Verhandlungen der
Deutschen Gesellschaft für innere Medizin

86. Kongreß, 13.–17. April 1980, Wiesbaden

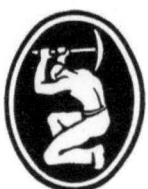

Verhandlungen der Deutschen Gesellschaft für innere Medizin

Herausgegeben von dem ständigen Schriftführer B. Schlegel

Mit 674 Abbildungen und 322 Tabellen

Referate zu folgenden Hauptthemen: Neuroendokrine Erkrankungen, Parenchymatöse Nierenerkrankungen, Präventivmedizin am Beispiel des Hochdrucks, Klinische Onkologie, Nutzen und Gefahren des prophylaktischen Denkens und Handelns in der Medizin

Symposien zu folgenden Themen: Tumorimmunologie, Klinische Therapieprüfung, Schmerzentstehung und Schmerzbehandlung

Freie Vorträge zu folgenden Themen: Nephrologie, Onkologie, Kardiologie, Hypertonie, Hepatologie, Gastroenterologie, Stoffwechsel, Diabetes, Pankreas, Angiologie, Hämatologie, Hämostaseologie, Pulmologie, Infektionskrankheiten, Rheumatologie, Klinische Pharmakologie, Intensivmedizin, Endokrinologie, Klinische Immunologie, Psychosomatik

Springer-Verlag Berlin Heidelberg GmbH 1980

Professor Dr. Bernhard Schlegel,
Kliniken der Landeshauptstadt Wiesbaden,
D-6200 Wiesbaden

ISBN 978-3-8070-0323-8   ISBN 978-3-642-47091-2 (eBook)
DOI 10.1007/978-3-642-47091-2

Library of Congress Catalog Card Number 73-19036.

Das Werk ist urheberrechtlich geschützt. Die dadurch begründeten Rechte, insbesondere die der Übersetzung, des Nachdruckes, die Entnahme von Abbildungen, der Funksendung, der Wiedergabe auf photomechanischem oder ähnlichem Wege und der Speicherung in Datenverarbeitungsanlagen bleiben, auch bei nur auszugsweiser Verwertung, vorbehalten.
Die Vergütungsansprüche des § 54, Abs. 2 UrhG werden durch die „Verwertungsgesellschaft Wort", München, wahrgenommen.
© Springer-Verlag Berlin Heidelberg 1980
Ursprünglich erschienen bei J. F. Bergmann Verlag, München 1980

Die Wiedergabe von Gebrauchsnamen, Handelsnamen, Warenbezeichnungen usw. in diesem Werk berechtigt auch ohne besondere Kennzeichnung nicht zu der Annahme, daß solche Namen im Sinne der Warenzeichen- und Markenschutz-Gesetzgebung als frei zu betrachten wären und daher von jedermann benutzt werden dürften.

Bindearbeiten: Großbuchbinderei A. Hiort, Wiesbaden
Verantwortlich für den Anzeigenteil: L. Siegel, H. Hüttig, Kurfürstendamm 237, D-1000 Berlin 15
2119/3321-543210

Inhaltsverzeichnis

Vorsitzender 1980—1981 XXIV
Vorstand 1980—1981 XXIV
Vorstand 1979—1980 XXIV
Ehrenmitglieder XXIV
Verzeichnis der Vorsitzenden seit 1882 XXVIII
Korrespondierende Mitglieder XXX
Diplommitglieder XXX
Ständige Schriftführer XXX
Kassenführer XXXI
Mitglieder des Ausschusses 1980—1981 XXXI
Begrüßungsworte des Vorsitzenden. *Buchborn, E.* (München) XXXII
Theodor-Frerichs-Preis 1980 XL
Die Medizin und die Wissenschaften vom Menschen. *Buchborn, E.* (München) ... XLIII

Neuroendokrine Erkrankungen

Einführung. *Buchborn, E., Mertens, H. G.* (München/Würzburg) Referat 1
Pathophysiologische Grundlagen. *Pfeiffer, E. F.* (Ulm) Referat 4
Neuroendokrinologische Aspekte der Endorphine. *Herz, A.* (München) Referat 4
Funktionelle Anatomie neuroendokriner Systeme. *Weindl, A., Sofroniew, M. V.* (München) Referat 12
Hypophysenvorderlappeninsuffizienz. *Solbach, H. G., Kley, H. K., Herrmann, J., Wiegelmann, W., Krüskemper, H. L.* (Düsseldorf) Referat 25
Radiologische Diagnostik. *Kazner, E., Steinhoff, H.* (Berlin/München) Referat 37
Raumfordernde Prozesse der Sellaregion. *Halves, E.* (Würzburg) Referat 37
Hypothalamisch-hypophysäres Cushing-Syndrom. *Scriba, P. C., Müller, O. A., Fahlbusch, R.* (München) Referat 51
Die Bedeutung des Zentralnervensystems in der Ätiologie des Morbus Cushing. *Fehm, H. L., Voigt, K. H., Pfeiffer, E. F.* (Ulm) 60
Akromegalie. *Seige, K., Ulrich, F. E.* (Halle) Referat 67
Hyperprolaktinämie. *Werder, K. v., Fahlbusch, R., Rjosk, H. K.* (München) Referat .. 73
Hypothalamischer und hypophysärer Hypogonadismus des Mannes. *Nieschlag, E., Brabant, G.* (Münster) Referat 83
Diabetes insipidus und Osmoregulation. *Uhlich, E.* (Bad Nauheim) Referat 94
Psychopharmaka und Neuroendokrinium. *Matussek, N.* (München) Referat 100
Psychosomatik der Anorexia nervosa. *Ploog, D.* (München) Referat 106

Parenchymatöse Nierenerkrankungen

I. Glomerulonephritis

Immunpathogenese — Immunologische Diagnostik. *Rother, K. O.* (Heidelberg) Referat 115
Pathomorphologie und Immunhistologie der Glomerulonephritis — synoptische Diagnostik. *Thoenes, W., Thoenes, G. H.* (Mainz/München) Referat 125
Klinik der Glomerulonephritis — Klinisch-morphologische Korrelation für ein Entscheidungsraster zum praktischen Handeln. *Renner, E.* (Köln) Referat 139

II. Chronische interstitielle Nephritis

Pathomorphologie des Niereninterstitium und seine Bedeutung für die Nierenfunktion. *Bohle, A., Mackensen-Haen, S., Grund, K. E., Gise, H. v.* (Tübingen) Referat 152
Interstitielle Nephritis bei Stoffwechselerkrankungen. *Schollmeyer, P.* (Freiburg) Referat . . . 156
Toxisch bedingte chronisch-interstitielle Nephritiden. *Dubach, U. C.* (Basel) Referat 166
Harnwegsinfekte und primär abakterielle chronisch-interstitielle Nephritiden. *Eigler, J.* (München) Referat 173

Nephrologie

Erfahrungen mit der kontinuierlichen Peritonealdialyse CPD bei akutem Nierenversagen nach kardiovaskulären Operationen sowie erheblicher kardialer Vorschädigung. *Scholz, R., Fraedrich, G., Leber, H. W., Mulch, J., Schütterle, G.* (Gießen) 183
Die Behandlung der Diuretica-resistenten Überwässerung und des akuten Nierenversagens mit der arteriovenösen Hämofiltration. *Gröne, H. J., Kaufhold, G., Kramer, P., Wigger, W., Burchardi, H., Stokke, T., Scheler, F.* (Göttingen) 187
Myelomniere und erweiterte Dialyseindikation. *Balcke, P., Schmidt, P., Kopsa, H., Zazgornik, J., Deutsch, E.* (Wien) 190
Der kolloidosmotische Druck bei Hämodialysepatienten. *Clasen, R., Grafen, K., Klose, K., Thelen, M., Köhler, H.* (Mainz) 192
Differenter Katecholaminstoffwechsel während Hämodialyse und Hämofiltration. *Lang, R., Vlaho, M., Kaufmann, W.* (Köln) 194
Der Einfluß von Plasmafiltration und Hämofiltration mit Filtratregeneration und Filtratrezirkulation auf die Elimination von Phenobarbital im Tierversuch. *Klehr, H. U., Hannich, M., Raqué, B., Kaschell, H. J.* (Bonn) 198
Untersuchungen zur Elimination harnpflichtiger Substanzen durch intraluminale Dickdarmperfusion. *Wizemann, V., Volz, H.-J., Zahn, G., Aigner, K.* (Gießen) 202
Symptomatologie und Verlauf der Analgetikanephropathie: Statistische Analyse von 230 Fällen. *Nitzsche, T., Bock, K. D., Anlauf, M., Brandt, J., Paar, D.* (Essen) 205
Niereninsuffizienz als Folge chronischer Bleivergiftung nach Schrotschußverletzung. *Stenglein, B., Richert, J., Eigler, J., Drasch, G.* (München) 208
Phosphatsubstitution bei Patienten im Akuten Nierenversagen. *Schweigart, U., Jäger, R., Bottermann, P., Kopp, K. F.* (München) 211
Zum Langzeitverlauf der chronischen Glomerulonephritis. *Dutz, H., Natusch, R.* (Berlin) . . 214
Plasmaseparation über Hohlfasermembranen zur Entfernung von Immunkomplexen bei der Wegenerschen Granulomatose. *Glöckner, W. M., Sieberth, H. G., Dienst, C., Kindler, J.* (Köln) 216
Erfolgreiche Behandlung einer schweren Abstoßungsreaktion nach Nierentransplantation durch Plasmaaustausch. *Liebau, G., Riegger, A. J. G., Roth, W., Wernet, P., Müller, G.* (Tübingen) 220
Einfluß der immunsuppressiven Therapie auf die Hepatitis-B-Virus-Infektion bei nierentransplantierten Patienten. *Jontofsohn, R., Herb, H. M., Berthold, H., Flemig, B.* (Freiburg/Tübingen) 222
Internistische Probleme bei Gravidität nach Nierentransplantation. *Samtleben, W., Castro, L. A., Baltzer, J., Müller, R., Land, W., Gurland, H. J.* (München/Regensburg) 225
Ein universelles Schrankenmodell. Glomeruläre Filtration und Blut-Liquor-Schranke. *Felgenhauer, K.* (Köln) 229
Differentialdiagnostische Anwendung der Gradientengelelektrophorese von Urinproteinen bei tubulo-interstitiellen Nierenerkrankungen. *Olbricht, C., Heyde, D. v. d., Alt, J., Jänig, H., Stolte, H.* (Hannover) 232
Zur Selektivität der renal-tubulären Resorption von kleinmolekularen Proteinen. *Boesken, W. H., Wacker, B., Kleuser, D., Mamier, A.* (Freiburg) 235
Nachweis von Serum-Amyloid-A (SAA) im Urin bei glomerulären Membranläsionen mit nicht-selektiver Proteinurie. *Linke, R. P., Giese, H. v., Bohle, A., Thomas, L., Grüner, S., Riethmüller, G., Beckh, B.* (München/Tübingen) 239
Hypophosphatämie bei Ca-Steinträgern – Effekt von Alter und Blutdruck? *Tschöpe, W., Schellenberg, B., Ritz, E., Wesch, H.* (Heidelberg) 244

Parathormon-vermittelte Histaminfreisetzung aus Mastzellen — Ursache des Pruritus bei sekundärem Hyperparathyreoidismus? *Wilhelms, O.-H., Kreusser, W., Ritz, E.* (Mannheim/Heidelberg) 248

Das Renin-Angiotensin-Aldosteron-System bei Patienten mit nephrotischem Syndrom: Effekt von 1-Sar-8-Ala-Angiotensin II. *Kramer, H. J., Düsing, R., Vetter, H., Kipnowski, J.* (Bonn/Münster) 251

Untersuchungen zur Beziehung von Arginin-Vasopressin, cAMP und Prostaglandin E_2 zur renalen Konzentrationsfähigkeit des Menschen. *Glänzer, K., Düsing, R., Kramer, H. J., Appenheimer, M., Vetter, H., Krück, F.* (Bonn/Münster) 256

Renale Prostaglandine und Wasser-Homöostase: Untersuchungen an gesunden Versuchspersonen und an Patienten mit Diabetes insipidus centralis. *Düsing, R., Herrmann, R., Glänzer, K., Vetter, H., Kramer, H. J.* (Bonn/Münster) 261

Assimilationsstörung verzweigtkettiger Ketosäuren in der Urämie. *Schauder, P., Matthaei, D., Henning, H. V., Scheler, F., Langenbeck, U.* (Göttingen) 265

Hoch- und mittelmolekulare Urämietoxine im Hämofiltrat von Patienten mit chronischer Urämie. *Brunner, H., Mann, H., Essers, U.* (Aachen) 270

Harnstoffzyklusenzyme und Proteingehalt in den Leukozyten von Normalpersonen und Patienten mit Niereninsuffizienz. *Vlaho, M.* (Köln) 273

Präventivmedizin am Beispiel des Hochdrucks

Epidemiologische Fakten als Ausgangspunkt praeventiver Zielsetzung. *Schettler, G.* (Heidelberg) Referat 276

Genetische Disposition als erster Schritt der Hochdruckentstehung. *Weber, P. C., Scherer, B.* (München) Referat 285

Pathobiochemie der essentiellen Hypertonie. *Distler, A.* (Mainz) Referat 295

Umwelteinflüsse als Risikofaktoren — ihre Erkennung als erster Schritt der Hochdruckprävention. *Bock, K. D.* (Essen) Referat 303

Psychosoziale Faktoren — ihre Rolle in der Pathogenese und ihre Bedeutung für die Prävention. *Kornitzer, M.* (Bruxelles) Referat 310

Grenzwert-Hypertonie. Diagnostik und Therapie an der Grenze zwischen Prävention und Frühbehandlung. *Held, E.* (München) Referat 310

Mögliche Frühdiagnose des essentiellen Hochdrucks durch einen genetischen Marker. *Wollheim, E.* (Würzburg) 319

Klinische Onkologie

I. Chemotherapie solider Tumoren

Malignes Wachstum. *Eder, M.* (München) Referat 323

Tumorinvasion und Metastasierung. *Grundmann, E.* (Münster) Referat 329

Basisprinzipien und klinische Pharmakologie der zytostatischen Behandlung. *Schmidt, C. G.* (Essen) Referat 337

Sensitivität und Resistenz bei der Tumortherapie. *Seeber, S.* (Essen) Referat 367

Die Polychemotherapie — kritisch betrachtet. *Gross, R., Claus, O.* (Köln) Referat 377

Bedeutung von Risiko- und Prognosefaktoren für die Therapieplanung und Therapiekontrolle bei metastasierenden Tumoren. *Nagel, G. A., Nagel-Studer, E.* (Göttingen) Referat 388

Kooperation zwischen Onkologen und Psychosomatikern bei der Behandlung solider Tumoren. *Diehl, V., Freyberger, H.* (Hannover) Referat 399

II. Paraneoplastische Syndrome

Allgemeinstörungen des Organismus bei lokalisierten Tumoren. *Wolfram, G.* (Freising-Weihenstephan) Referat 407
Immundefektzustände bei Tumorkranken. *Schumacher, K.* (Stuttgart) Referat 418
Endokrinologische Syndrome. *Krüskemper, H. J.* (Düsseldorf) Referat 428
Zur Wertigkeit paraneoplastischer Knochenmark- und Blutbildbefunde. *Helbig, W.* (Leipzig) Referat 428
Paraneoplastische Dermatosen. *Macher, E., Happle, R.* (Münster) Referat 432
Muskuläre und neurologische paraneoplastische Syndrome. *Pongratz, D. E.* (München) Referat 439

Onkologie

Sequentiell alternierende Chemotherapie nichtseminomatöser Hodentumoren mit Velbe/Bleomycin und Adriamycin/cis-Platinum. Ergebnisse einer prospektiven Studie bei 211 Patienten. *Scheulen, M. E., Schilcher, R. B., Higi, M., Mouratidou, D., Seeber, S., Schmidt, C. G.* (Essen) 450
Cis-Dichloro-Diamino-Platinum (CDDP) als Monotherapie bei soliden und metastasierenden therapierefraktären Tumoren. *Heyden, H. W. v., Beyer, J.-H., Lindemaier, G., Weinstock, N., Nagel, G. A.* (Göttingen) 454
cis-Dichlorodiaminplatinum(II) (DDP) bei refraktären soliden Tumoren – Eine Phase II-Studie. *Schilcher, R. B., Scheulen, M. E., Higi, M., Niederle, N., Seeber, S., Schmidt, C. G.* (Essen) 457
Überwachung der pulmonalen Bleomycin-Toxizität. *Goeckenjan, G., Schoppe, W. D., Jungblut, R., Schmidt-Gräff, A., Bremer, G.* (Düsseldorf) 460
Erste Ergebnisse mit dem ACO II-Protokoll beim inoperablen kleinzelligen Bronchialkarzinom. *Niederle, N., Schilcher, R. B., Bierbaum, W., Mouratidou, D., Seeber, S., Schmidt, C. G.* (Essen) 464
Eine randomisierte Phase-III-Studie mit 5-Fluorouracil, Carmustin und Vincristin im Vergleich zu Ftorafur, Carmustin und Vincristin bei metastasierten gastrointestinalen Tumoren. *Schnitzler, G., Arnold, H., Drings, P., Fritze, D., Geldmacher, J., Hartwich, H., Kempf, P., Meiser, R. J., Nedden, R., Oldershausen, H. F. v., Pappas, A., Queißer, W., Roemeling, V., Sievers, R., Wahrendorf, J., Westerhausen, M., Witte, W.* (Mannheim/Freiburg/Heidelberg/Erlangen/Mainz/Homburg/Darmstadt/Friedrichshafen/Duisburg/Karlsruhe) 467
Intraarterielle Perfusionstherapie des kleinen Beckens mit 5-Fluorouracil bei therapieresistenten Schmerzen des metastasierenden Kolonkarzinoms. *Beyer, J.-H., Heyden, H. W. v., Klee, M., Nagel, G. A., Schiller, U., Bornikoel, K., Schuster, R.* (Göttingen) 470
Xenotransplantation menschlicher Dickdarmkarzinome in thymusaplastische Nacktmäuse und deren Chemotherapie. *Fiebig, H. H., Löhr, G. W.* (Freiburg) 472
Optimierung des Leucovorin-Schutzes nach hochdosierter Methotrexat-Therapie. *Sauer, H., Schalhorn, A.* (München) 475
Fucosyltransferase- und N-Acetylneuraminyltransferaseaktivitäten in Lysaten normaler und neoplastischer lymphatischer Zellen sowie Parameyeloblasten des Menschen. *Augener, W., Abel, C. A., Brittinger, G.* (Essen/Denver – USA) 479
Untersuchungen zur Früherkennung von Sarkomen durch Nachweis von Tumorviren und Virusantikörpern. *Erfle, V., Hehlmann, R., Schetters, H., Meier, A., Luz, A.* (München) . 482
Diagnostik und Therapie der Lymphogranulomatosis X (Angio-Immunoblastische Lymphadenopathie). *Common, H. H., Arnold, H., Löhr, G. W., Sandritter, W.* (Freiburg) 484

Symposium:
Tumorimmunologie

Immunsystem und Tumorabwehr. *Wecker, E.* (Würzburg) Referat 488
Mechanismen der Tumorabwehr. *Wagner, H.* (Mainz) Referat 488

Interferone: Proteine mit antiviralen, antiproliferativen, immunregulatorischen und antitumoralen Eigenschaften. *Kirchner, H., Beck, J.* (Heidelberg) Referat 496
Tumorassoziierte Antigene und ihre Bedeutung für die Tumordiagnostik. *Kleist, S. v.* (Freiburg) Referat 503
Monoklonale Antikörper — Ein neues Werkzeug zur Charakterisierung menschlicher Tumorantigene. *Koprowski, H.* (Philadelphia — USA) Referat 506
Möglichkeiten einer adjuvanten Immuntherapie bei Malignomkranken. *Oettgen, H. F.* (New York — USA) Referat 506

Nutzen und Gefahren des prophylaktischen Denkens und Handelns in der Medizin

Einführung. *Riecker, G.* (München) Referat 507
Die Prophylaxe bakterieller Infektionen. *Siegenthaler, W., Fuchs, P., Lüthy, R.* (Zürich) Referat 511
Prophylaktische Maßnahmen in der Gastroenterologie. *Ewe, K.* (Mainz) Referat 519
Nutzen und Gefahren der adjuvanten Chemotherapie und Bestrahlung zur Metastasenprophylaxe. *Brunner, K. W.* (Bern) Referat 527
Thromboembolie-Prophylaxe. *Bolte, H.-D.* (München) Referat 536
Primäre und sekundäre Prävention kardiovaskulärer Erkrankungen — Metabolische Aspekte. *Schlierf, G.* (Heidelberg) Referat 546
Prophylaktische Maßnahmen bei koronarer Herzkrankheit und arterieller Verschlußkrankheit. *Hilger, H. H., Tauchert, M.* (Köln) Referat 550

Kardiologie

Progression experimenteller chronischer Coronarstenosen: hämodynamische und histologische Befunde. *Wüsten, B., Schaper, J., Gottwik, M. G.* (Gießen/Bad Nauheim) 560
Korrelation von quantitativen angiographischen Messungen und poststenotischer Perfusion bei experimenteller Stenose der Arteria circumflexa. *Gottwik, M. G., Wüsten, B., Schaper, W.* (Bad Nauheim/Gießen) 561
Erhöhte Plasmaspiegel der Plättchen-Releaseproteine β-Thromboglobulin und Plättchenfaktor 4 bei koronarer Herzkrankheit. *Mühlhauser, I., Schernthaner, G., Silberbauer, K., Kaindl, F.* (Wien) 563
Verminderte Thrombozytenaggregation und Thromboxansynthese nach Makrelendiät: Folge veränderter Lipidzusammensetzung von Thrombozytenmembranen. *Siess, W., Roth, P., Scherer, B., Weber, P. C.* (München) 567
Thallium-201-Kinetik zur quantitativen Erfassung von Störungen der regionalen Myokardperfusion bei Patienten mit koronarer Herzkrankheit. *Tillmanns, H., Knapp, W. H., Schuler, G., Schlegel, W., Kübler, W.* (Heidelberg) 569
Verbesserung quantitativer Aussagemöglichkeiten bei der Thallium-Myokardszintigraphie durch den Einsatz von Auswertungsrechnern. *Eichstädt, H., Maisch, B., Feine, U., Kochsiek, K., Felix, R., Schmutzler, H.* (Tübingen/Berlin) 573
Begrenzung der Indikationen zur Myokardszintigraphie mit Thallium-201 bei koronarer Herzkrankheit. *Schicha, H., Rentrop, P., Karsch, K. R., Blanke, H., Facorro, L., Kreuzer, H., Emrich, D.* (Göttingen) 577
„Posteriore" Beteiligung beim akuten Hinterwandinfarkt. *Schmengler, K., Schwamborn, J., Rettig, G., Doenecke, P., Bette, L.* (Homburg) 580
Diagnostische Bedeutung erhöhter Myoglobinspiegel im Serum. *Maisch, B., Ogrzewalla, W., Eichstätt, H., Kochsiek, K.* (Tübingen/Berlin) 583
Ventrikuläre Rhythmusstörungen nach Myokardinfarkt in Abhängigkeit von der Lokalisation der Koronarstenose. *Schilling, G., Gross-Fengels, W., Buschhaus, M., Simon, H., Schaede, A.* (Bonn) 588

Zuverlässigkeit der Pulskontrolle bei der Bewegungstherapie Koronarkranker. *Franken, G., Merx, W., Bethge, C., Feldhoff, K. H.* (Aachen) 590

Die Änderung der Koronardurchblutung und des myokardialen Sauerstoffverbrauches in Ruhe und bei Belastung nach Gabe von Nitrolingual im Vergleich zu Tenormin, einen kardioselektiven β-Rezeptorenblocker. *Jansen, W., Niehues, B., Tauchert, M., Hombach, V., Behrenbeck, D. W., Hilger H. H.* (Köln) 593

Intrakoronare Thrombolyse über Koronarkatheter im akuten Infarkt und bei instabiler Angina pectoris. *Rentrop, K. P., Blanke, H., Karsch, K. R., Köstering, H.* (Göttingen) 597

Langzeitergebnisse nach koronarchirurgischen Eingriffen – klinische, angiographische und hämodynamische Befunde. *Löser, R., Jehle, J., Spiller, P., Loogen, F., Bircks, W.* (Düsseldorf) 599

Zweidimensionale echokardiographische Analyse der linksventrikulären Funktion in der früh- und spät-postoperativen Phase nach koronarer Bypass-Operation. *Erbel, R., Schweizer, P., Bardos, P., Messmer, B. J., Meyer, J., Effert, S.* (Aachen) 603

Vergleich der antiarrhythmischen Wirksamkeit von Disopyramid und Mexiletin gegenüber stimulusinduzierten ventrikulären Tachykardien. *Breithardt, G., Seipel, L., Abendroth, R.-R.* (Düsseldorf) 606

Antiarrhythmische Wirkungen bei intravenöser Anwendung des neuen Calciumantagonisten Ro 11-1781. *Brisse, B., Bender, F., Bramann, H., Kuhs, H., Schwippe, G.* (Münster) 609

Klinisch-elektrophysiologische Effekte des neuen Antiarrhythmikums R 818 (Flecainid). *Abendroth, R.-R., Seipel, L., Breithardt, G.* (Düsseldorf) 613

Die Bedeutung der Vorhofstimulation für die Indikation zur Schrittmachertherapie beim Sinusknotensyndrom. *Rosenberger, W., Steinbeck, G., Lüderitz, B.* (München) 615

Diagnostische und therapeutische Elektrostimulation mit implantierten antitachykarden Herzschrittmachern. *Naumann d'Alnoncourt, C., Lüderitz, B.* (München) 621

Die Bestimmung der Serumhalbwertszeit für Lidocain in Abhängigkeit von der Leberfunktion. *Saborowski, F., Griebenow, R., Wambach, G., Schneider, M., Zapp, B.* (Köln) 625

Herzrhythmusstörungen bei Diabetes mellitus. *Hoff, H.-G., Niemeier, G., Hager, W., Reinwein, D.* (Essen) 627

Validität verschiedener gated-blood-pool-Verfahren zur nichtinvasiven Beurteilung der linksventrikulären Globalfunktion. *Karsch, K. R., Schicha, H., Rentrop, P., Blanke, H., Luig, H., Kreuzer, H., Emrich, D.* (Göttingen) 629

Koronare Hämodynamik und myokardialer Sauerstoffverbrauch unter Dihydralazininfusion. *Kment, A., Klepzig, M., Büll, U., Strauer, B. E.* (München) 633

Die pathophysiologische Rolle des Renin-Angiotensin-Systems (RAS) und der sympathischen Aktivität (SA) bei schwerer congestiver Cardiomyopathie (COCM) als periphere Kreislaufregulationsmechanismen. *Riegger, A. J. G., Hepp, A., Beyer, J., Steilner, H., Liebau, G., Hayduk, K., Kochsiek, K.* (Tübingen/Düsseldorf) 636

Bedeutung pressorischer und volumenregulierender Systeme als Kompensationsmechanismen bei chronisch eingeschränkter Pumpfunktion des linken Ventrikels. *Manthey, J., Dietz, R., Leinberger, H., Schmidt-Gayk, H., Schömig, A., Schwarz, F., Kübler, W.* (Heidelberg) 639

Die Rolle pressorischer Systeme bei Saunabelastung vor und nach Beta-Blockade. *Strasser, R., Dietz, R., Schömig, A., Manthey, J., van Dyck, J., Kübler, W.* (Heidelberg) 642

Untersuchung zu einen programmierten Kurs der Herzauskultation. *Burkhard, G. P., Renschler, H. E.* (Bonn) 646

Klinische und echokardiographische Befunde bei Mitralklappenringverkalkung. *Schweizer, P., Erbel, R., Richter, H. A., Effert, S.* (Aachen) 649

Ergebnisse bei mitralklappenerhaltenden und -ersetzenden Eingriffen am Herzen. *Mattern, H., Gliszczinski, C. v., Heck, I., Fricke, G.* (Bonn) 651

Die St.-Jude Medical (SJM)-Klappenprothese im Vergleich mit anderen Klappenprothesen. *Niehues, B., Lübbing, H., Jansen, W., Carstens, V., Behrenbeck, D. W.* (Köln) 656

Neuartige Funktionsdiagnostik der SJM-Klappe mittels M-mode-Echokardiographie und erste Verlaufskontrollen nach Klappenersatz. *Hidajat, H. C., Weber, J., Thormann, J., Schlepper, M.* (Bad Nauheim) 660

Angiographische und hämodynamische Befunde nach prothetischem Klappenersatz. *Löllgen, H., Just, H., Limbourg, P., Kersting, F., Kasper, W., Meinertz, T., Satter, P.* (Freiburg/Worms/Mainz/Frankfurt) 664

Eine neue, oral applizierbare, positiv inotrope Substanz: ARL-115. *Ruffmann, K. D., Mehmel, H., Kübler, W.* (Heidelberg) 668

Hämodynamik eines nichtglykosidartigen Kardiotonikums in der oralen Langzeittherapie
myokardialer Dekompensation. *Kramer, W., Thormann, J., Schlepper, M.* (Bad Nauheim) ... 671
Minimale kardiale Transitzeiten (MTT) zur Kontrolle einer vasodilatierenden Therapie bei
eingeschränkter linksventrikulärer Funktion. *Leinberger, H., Tillmanns, H., Zebe, H.,
Knapp, W. H., Kübler, W.* (Heidelberg) ... 675
Behandlung der schweren Herzinsuffizienz mit Prazosin. *Himmler, F. C., Wirtzfeld, A., Klein,
G., Volger, E., Schmidt, G.* (München) ... 677
Diagnostische und therapeutische Bedeutung der hämodynamischen Sofortwirkung von Bumetanid (Fordiuran) bei Patienten mit pulmonaler Hypertonie. *Maack, P., Kohl, F.-V., Rüdiger,
H. W.* (Hamburg) ... 680
Untersuchungen zur Kardiotoxizität von Daunorubicin. *Wilmsmeier, R., Brisse, B., Büchner, T.,
Urbanitz, D.* (Münster) ... 683

Hypertonie

Thromboxan B_2 (TXB_2)-, Prostaglandin E_2 (PGE_2)- und Prostaglandin F_{2a} (PGF_{2a})-Ausscheidung und Nierenfunktion. *Küppers, H., Schnurr, E.* (Düsseldorf) ... 686
Interferenz zwischen Diuretika und Antiphlogistika unter besonderer Berücksichtigung des
renalen Prostaglandinsystems. *Kipnowski, J., Düsing, R., Kramer, H. J.* (Bonn) ... 689
Einfluß veränderter Prostaglandinbildung auf die sympathoadrenerge Aktivität und die
Blutdruckregulation. *Lorenz, R., Spengler, U., Siess, W., Weber, P. C.* (München) ... 692
Renale Kallikreinausscheidung und Plasmakallikrein bei renoparenchymatösen Hypertonikern
mit chronischer Niereninsuffizienz im Vergleich zur essentiellen Hypertonie. *Feltkamp, H.,
Vlaho, M., Meurer, K. A.* (Köln) ... 694
Interrelation zwischen renaler Kallikreinaktivität und Blutdruckverhalten nach diuretischer und
sympathicolytischer Therapie bei essentieller Hypertension. *Overlack, A., Stumpe, K. O.,
Haberland, G. L., Ressel, C., Marklewitz, F., Krück, F.* (Bonn) ... 698
Hämodynamik des renalen Hochdrucks. *Bahlmann, J., Brod, J., Cachovan, M., Hubrich, W.,
Pretschner, D., Hundeshagen, H., Török, M.* (Hannover) ... 703
Antihypertensive Wirksamkeit von Guanfacin als Monotherapie und in Kombination mit
Saluretikum Clopamid. *Zehner, J., Ebel, H.* (Marburg) ... 708
Neues diagnostisches und therapeutisches Konzept bei renovaskulärer Hypertonie. *Ingrisch, H.,
Holzgreve, H., Middeke, M., Frey, K. W.* (München) ... 708
Perkutane Gefäßdilatation und Embolisation zur Behandlung der renalen Hypertonie. *Grosse-Vorholt, R., Seybold, D., Lux, E., Zeitler, E., Gessler, U.* (Nürnberg) ... 711
Perkutane Katheterdilatation bei renovaskulärem Hochdruck unter Berücksichtigung von
Transplantatnieren. *Mathias, K., Liebig, R.* (Freiburg) ... 713
Die medikamentöse Therapie des Bluthochdrucks – Theorie und Praxis. *Lohmann, D., Görlt, H.*
(Leipzig) ... 715
Kurz- und Langzeitergebnisse der Hypertoniebehandlung durch Gewichtsreduktion. *Wechsler, J.
G., Wenzel, H., Malfertheiner, P., Ditschuneit, H. H., Neef, P., Ditschuneit, H.* (Ulm) ... 718
Zur Behandlung reninabhängiger Hypertonie mit Captopril. *Rosenthal, J., Arlart, I., Jäger, H.,
Etzrodt, H.* (Ulm) ... 722
Periphere und kardiopulmonale Hämodynamik unter akuter Converting-Enzymhemmung bei
essentieller Hypertonie und Herzinsuffizienz. *Heck, I., Fricke, G., Stumpe, K. O., Mattern,
H., Krück, F.* (Bonn) ... 726
Tagesrhythmische Schwankungen der Plasmareninaktivität (PRA) bei Hypertonikern. *Haux, R.,
Anders, E., Gotzen, R., Schwab, M.* (Berlin) ... 731
Extrarenale und renale Mechanismen oder Reninstimulation nach Schleifendiuretika. *Hummerich, W., Krause, D. K., Konrads, A., Kaufmann, W.* (Köln) ... 734
Sympathikusaktivität und Kreislaufreagibilität bei Mineralocorticoid-induziertem Blutdruckanstieg. *Philipp, T., Cordes, U., Lüth, B., Wucherer, G., Zschiedrich, H., Distler, A.*
(Mainz) ... 738
Verhalten renal wirksamer Hormone unter isotoner NaCl-Belastung bei Normalpersonen und
essentiellen Hypertonikern. *Witzgall, H., Scherer, B., Weber, P. C.* (München) ... 741
Plasma-Normetanephrin: Ein neuer biochemischer Index zur Bestimmung der sympathischen
Nervenaktivität bei essentieller Hypertonie. *Kolloch, R., Kobayashi, K., Bornheimer, J.,
DeQuattro, V.* (Bonn/Los Angeles – USA) ... 744

Hepatologie

Prospektive kooperative Studie „Klinisch gesunde HBsAg-Träger" (DFG). *Kaboth, U., Arnold, W., Biswas, R., Böttcher, U., Creutzfeld, W., Dormeyer, H. H., Gerlich, W., Haux, R., Hess, G., Hesse, R., Hütteroth, T. H., Immich, H., Klinge, O., Knolle, J., Meyer zum Büschenfelde, K. H., Müller, R., Nowrousian, R., Pfeifer, U., Sattel, M., Schober, A., Schönborn, H., Stamm, B., Thomssen, R., Weißhaar, D., Wepler, W.* (Berlin/Flensburg/Göttingen/Hannover/Heidelberg/Kassel/Mainz/Würzburg) 744

Kooperative prospektive Studie „Akute Virushepatitis" (DFG). *Kaboth, U., Adami, B., Alexander, M., Alle, M., Arnold, W., Beckenbach, H., Biswas, R., Böttcher, U., Brodersen, M., Brückner, O., Brügmann, L., Creutzfeldt, W., Deicher, H., Deinhardt, F., Dormeyer, H. H., Frösner, G., Gerlich, W., Haux, R., Havemann, K., Hess, G., Hoffmann, H. G., Holzberg, R., Hütteroth, T. H., Immich, H., Klinge, O., Knolle, J., Loh, S. v., Luer, W., Martini, G. A., Meyer zum Büschenfelde, K. H., Müller, R., Nowrousian, R., Ortmans, H., Pfeifer, U., Reuss, M., Roggendorf, M., Sanwald, R., Sattel, M., Schober, A., Schönborn, H., Schultz, H., Sodomann, C. P., Stamm, B., Thamer, G., Thomssen, R., Tralle, S., Wepler, W., Wildhirt, E., Zilly, W.* (Berlin/Göttingen/Hannover/Heidelberg/Kassel/Mainz/Marburg/München/Würzburg) 749

Immunhistologische Untersuchungen bei asymptomatischen HBsAg-Trägern. *Dormeyer, H. H., Schönborn, H., Klinge, O., Arnold, W., Meyer zum Büschenfelde, K. H., Knolle, J., Born, M.* (Mainz/Kassel/Berlin/Flensburg/Bad Kreuznach) 756

Vergleich von Serummarkern zum quantitativen Nachweis von Dane-Partikeln. *Hess, G., Arnold, W., Meyer zum Büschenfelde, K. H.* (Berlin) 758

Anti-HBc-Ig-M: Ein früher Parameter der HBV-Infektion. *Berthold, H., Gissmann, L., Batsford, S., Jontofsohn, R.* (Freiburg) 761

Krankheitsspezifität und diagnostische Verwertbarkeit eines immunsuppresiven Serumfaktors (RIF). *Grauer, W., Berg, P. A.* (Tübingen) 765

Fehlender Einfluß von (+)-Cyanidol-3 auf Serumbilirubin, Serumgallensäuren und HBsAg-Elimination bei akuter Virushepatitis. *Männer, C., Czygan, P., Stiehl, A., Kommerell, B.* (Heidelberg) 765

Einfluß von Somatostatin auf Glukagon, Insulin und Aminosäuren im Plasma von Patienten mit akuter Hepatitis. *Limberg, B., Kommerell, B.* (Heidelberg) 766

Steroidhormone bei primären Leberkarzinom und bei Leberzirrhose. *Scheuer, A., Grün, R., Lehmann, F.-G.* (Marburg) 768

Ursachen der Hyperinsulinämie bei Patienten mit Leberzirrhose: Portocavale Shunts oder verminderte Degradationsfähigkeit der Leber? *Sonnenberg, G. E., Keller, U., Burckhardt, D., Gyr, K.* (Basel) 771

Beziehungen zwischen Plasmaammoniak, Plasmaaminosäuren und weiteren Parametern bei Leberzirrhose. Zwei Hauptkomponentenanalysen. *Holm, E., Striebel, J.-P., Langhans, W., Kattermann, R., Werner, B.* (Mannheim/Heidelberg) 775

Frühveränderungen von Leberhämodynamik und -funktion nach mesocavalem Shunt. *Herz, R., Halbfass, H. J., Rössle, U., Mathias, K., Herrmann, D., Gerok, W.* (Freiburg) 780

Orale Aminosäurebehandlung bei Patienten mit Leberzirrhose und portosystemischem Shunt. Eine prospektive kontrollierte Doppelblindstudie. *Sieg, A., Walker, S., Czygan, P., Stiehl, A., Kommerell, B.* (Heidelberg) 784

Einfluß einer oralen Gabe eines besonderen Aminosäurengemisches auf die chronische hepatische Enzephalopathie (CHE) von Patienten mit Leberzirrhose. *Schäfer, K., Winther, M. B., Ukida, M., Leweling, H., Reiter, H.-J., Bode, J. C.* (Marburg) 786

Vermehrte Glycinkonjugation biliärer Gallensäuren während der Behandlung von Patienten mit Cholesteringallensteinen mit Ursodeoxycholsäure oder Chenodeoxycholsäure. Einfluß auf die Cholesterinsättigung. *Stiehl, A., Raedsch, R., Götz, R., Walker, S., Czygan, P., Männer, C., Kommerell, B.* (Heidelberg) 790

Litholyse von Choledochuskonkrementen mit Capmul 8210. *Schmack, B., Schenk, J., Rösch, W., Riemann, J. F., Koch, H.* (Erlangen/Schweinfurt) 791

Retrodifferenzierung des Gallensäurenstoffwechsels bei Cholestase. *Back, P., Walter, K.* (Freiburg) 793

Nachweis komplementbindender Anti-ATPase-Antikörper in Seren von Patienten mit primär-biliärer Zirrhose. *Sayers, T. J., Kirchoff, M., Stechemesser, E., Klöppel, G., Berg, P. A.* (Tübingen/Hamburg) 795

Klassifizierung chronisch cholestatischer Leberkrankheiten mit Hilfe verschiedener antimitochondrialer Antikörper. *Wiedmann, K. H., Sayers, T. J., Berg, P. A., Kirchhoff, M., Klöppel, G., Stechemesser, E.* (Tübingen/Hamburg) 799

Verhinderung der Dimethylnitrosamin-Leberschädigung durch chronische Vorbehandlung mit Alkohol. *Teschke, R., Gellert, J., Haydn, M., Frenzel, H., Oldiges, H., Strohmeyer, G.* (Düsseldorf/Grafschaft-Schmallenberg) 802

Der Orotsäurestoffwechsel bei Leberkrankheiten. *Pausch, J., Bucher, B., Kahl, M. C., Gerok, W.* (Freiburg) 805

Stoffwechsel von Leberzirrhotikern unter Kohlenhydratdauerinfusionen. Eine kontrollierte Studie. *Egberts, E.-H., Müller, P. H., Malchow, H., Horbach, L., Prestele, L.* (Tübingen/Erlangen) 808

Anstieg der adulten und fetalen Form der Gamma-Glutamyl-Transferase (GGT)-Aktivität im Serum bei Patienten mit alkoholischen Leberschäden. *Rauen, J., Petrides, A. S., Teschke, R.* (Düsseldorf) 811

Orale und intravenöse Methohexital-Belastung als quantitative Leberfunktionsprüfung – Messung von Extraktionsrate und Leberdurchblutung. *Richter, E., Rietbrock, I., Epping, J., Heusler, H., Breimer, D. D.* (Würzburg/Leiden) 814

Der Nikotinsäure-Provokationstest beim Gilbert-Syndrom. Korrelation mit der Bilirubinclearance. *Röllinghoff, W., Paumgartner, G., Preisig, R.* (München/Bern) 816

Die Wirkung von Fasten auf die Bilirubinaufnahme durch die isoliert perfundierte Leber. *Gärtner, U., Gatmaitan, Z., Wolkoff, A. W.* (New York – USA) 819

Gastroenterologie

Endokrinologische Funktionsuntersuchungen bei Patienten mit Morbus Crohn. *Hotz, J., Goebell, H., Förster, S., Hartmann, I., Tharandt, L., Hackenberg, K.* (Essen) 821

Gallensäurenmetabolismus bei Morbus Crohn (Ileitis terminalis). *Matern, S., Fackler, O., Gerok, W.* (Freiburg) 824

Röntgenbefunde am Digestionstrakt bei Gallensäurentherapie. *Möckel, G., Hess, W.* (Hamburg) 826

Motilität und Sekretion – Grundlage der intestinalen Reinigungsfunktion? *Lux, G., Femppel, J., Lederer, P., Schmack, B., Schenk, J., Rösch, W., Domschke, W.* (Nürnberg) 826

Elektrische Potentialdifferenz im Colon der Ratte unter Streßbedingungen. *Wanitschke, R., Eichhorn, T., Ewe, K., Vescei, P.* (Mainz/Heidelberg) 827

Die alkalische Dünndarmphosphatase im Stuhl – ein Parameter der aktuellen Schädigung der Dünndarmschleimhaut. *Lehmann, F.-G., Cramer, P., Hillert, U., Hoge, R., Hufnagel, H.* (Marburg) 830

Das mikrosomale Äthanol oxidierende System (MEOS) und seine Induzierbarkeit durch chronische Alkoholgabe in Darm und Lunge. *Seitz, H., Lieber, C. S., Kommerell, B.* (Heidelberg/New York – USA) 834

Intestinale Absorption von Glukose, Wasser, Natrium und Xylose bei Personen mit regelmäßigem Alkoholkonsum. *Koch, W., Munzinger, R.* (Würzburg) 836

Veränderungen der Dünndarmschleimhaut bei Patienten mit renaler Osteopathie. *Samizadeh, A.* (Münster) 839

Wirkungsmechanismen von Bisacodyl: Die Rolle des Adenylatzyklasesystems und der Darmpermeabilität. *Farack, U., Loeschke, K., Nell, G.* (Homburg/München) 840

Morphologische Veränderungen des intestinalen autonomen Nervensystems bei Darmprozessen differenter Genese. *Schmidt, H., Riemann, J. F.* (Erlangen) 842

Vergleich der Wertigkeit von Cascara-Salax und X-Prep bei der Vorbereitung für Colonkontrastuntersuchungen. *Hain, P., Richter, D., Georgi, M.* (Mainz/Mannheim) 846

Verhalten der antralen Gastrin (G)- und Somatostatin (D)-Zellzahl sowie der immunoreaktiven Gastrin (IRG)- und Somatostatin (IRS)-Konzentration nach selektiver proximaler Vagotomie. *Arnold, R., Hülst, M. v., Miñana, I., Koop, H., Becker, H. D.* (Göttingen) 849

Vagale „Pancreatic Polypeptide"-Freisetzung bei der Ulkuskrankheit: ein Indikator für den Vagotonus? *Koop, H., Arnold, R., Becker, H. D., Börger, H. W., Keller, H.* (Göttingen) 851

Zum Abbau gastrointestinaler Hormone. *Reiss, M., Strunz, U.* (Erlangen) 854

Der Sekretionsmechanismus von intragastrischem Gastrin. *Hengels, K.-J., Fritsch, W.-P., Scholten, T., Müller, J. E.* (Düsseldorf) 855

XIII

Die Wirkung des HDC-Blockers (+)-Catechin auf die menschliche Magenschleimhaut bei akuten und chronischen Erkrankungen. *Reimann, H.-J., Swoboda, K., Wendt, P., Blümel, G., Schmidt, U., Rakette, S., Ultsch, B.* (München) 859
Untersuchungen zur Optimierung der kombinierten Anwendung von Cimetidin und Pirenzipin beim Menschen. *Londong, W., Londong, V., Weber, T., Werder, K. v.* (München) 863
Zelluläre Wirkungen von Somatostatin und Pirenzipin im Antrum der Ratte. *Tischbirek, K., Feurle, G. E., Al Badavi, K., Helmstaedter, V., Forssmann, W. G., Lehy, T.* (Heidelberg/Paris) 867
Die Wirkung eines Prostaglandin-Analogs auf die Pentagastrin-stimulierte Säuresekretion bei gesunden Probanden. *Simon, B., Müller, P., Kather, H., Kommerell, B.* (Heidelberg) ... 871
Prostaglandin E_2 hat zytoprotektive Wirkungen auf die Magenschleimhaut beim Menschen. *Ruppin, H., Person, B., Domschke, W., Robert, A.* (Erlangen/Kalamazoo – USA) 873
Wirkung von Domperidon auf die Abheilung des Ulcus ventriculi. Eine Placebo-kontrollierte Doppelblindstudie. *Weihrauch, T. R., Scheidt, E., Ewe, K.* (Mainz) 875
Medikamentös bedingte Ösophagusgeschwüre. *Wienbeck, M., Kuhnert, H., Rohner, H. G., Berges, W.* (Düsseldorf/München/Gladbeck) 878
Welche Faktoren beeinflussen den Erfolg einer konservativen Behandlung der Refluxösophagitis? *Sonnenberg, A., Berges, W., Wienbeck, M., Lepsien, G., Siewert, J. R., Blum, A. L.* (Düsseldorf/Göttingen/Zürich) 882
Zur adaptiven Relaxation des Magens. *Strunz, U.* (Erlangen) 886

Stoffwechsel

Synthese von Cholesterin, Gallensäuren und VLDL-Triglyceriden bei familiärer kombinierter Hyperlipidämie. *Beil, F. U., Grundy, S. M.* (Heidelberg/La Jolla – USA) 886
Untersuchungen zur familiären Hyperchylomikronämie. *Augustin, J., Poli, A., Hodenberg, E. v., Greten, H., Baggio, G., Fellin, R., Crepaldi, G.* (Heidelberg) 889
Zur Genetik der familiären Hyper-alpha-Lipoproteinämie. *Heckers, H., Brachthäuser, R., Fuhrmann, W.* (Gießen) 889
Die Vergrößerung des rauhen endoplasmatischen Retikulums – ein charakteristischer Zelldefekt bei familiären Hyperlipoproteinämien. *Koschinsky, T., Schwippert, B., Bünting, C., Maug, A., Gries, F. A., Canzler, H.* (Düsseldorf/Hannover) 896
Der Einfluß von i.v. Heparin- und/oder oraler Fettgabe auf die Morphologie menschlicher Lipoproteine. *Bode, G., Klör, H.-U., Ditschuneit, H.* (Ulm/Oklahoma – USA) 899
Der Einfluß von Menge und Art des Nahrungsfettes auf die Lipide in den HDL des Serums beim Menschen. *Wolfram, G., Adam, O., Zöllner, N.* (München) 902
Der Einfluß einer chronischen β-Rezeptorenblockade auf den Kohlenhydrat- und Fettstoffwechsel und deren hormonelle Regulation bei Hochdruckkranken. *Franz, I.-W., Lohmann, F. W., Koch, G., Agrawal, B., Hoenle, R.* (Berlin) 905
Einfluß eines Sojabohnen-Pektin-Gemisches auf Lipoproteinlipide und Apolipoproteine im Serum. *Richter, W., Weisweiler, P., Schwandt, P.* (München) 909
Abnorme HDL-Komposition nach Alkoholabusus. *Klose, G., Middelhoff, G., Greten, H.* (Heidelberg) 912
Regulation der Sterin-Synthese in menschlichen Leukozyten. *Krone, W., Betteridge, D. J., Galton, D. J.* (Heidelberg/London) 914
Der Einfluß von Steroidhormonen auf die Low-Density-Lipoprotein (LDL)-Rezeptoraktivität in Hautfibroblasten. *Henze, K., Chait, A., Bierman, E. L.* (Seattle – USA) 917
Regulation der Cholesterinsynthese durch Plasmalipoproteine im kultivierten Dünndarm – Hinweise auf einen LDL-Rezeptor. *Stange, E. F., Preclik, G., Alavi, M., Schneider, A., Ditschuneit, H.* (Ulm) 919
Humane intestinale Fettsäure: CoA-Ligase für langkettige Fettsäure. *Bierbach, H., Wieser, T.* (Mainz) 922
Untersuchungen des Harnsäurestoffwechsels Gesunder unter oraler Purinbelastung mit Hilfe stabiler Isotopen. *Löffler, W., Gröbner, W., Medina, R., Zöllner, N.* (München/Freising-Weihenstephan) 926
Der Einfluß von Purinen sowie Oxipurinol auf den Pyrimidinstoffwechsel in menschlichen Lymphozytenkulturen. *Banholzer, P., Gröbner, W., Zöllner, N.* (München) 928
Ausdauertraining und Serum-Lipoproteine – Aufbau und Motivationsarbeit einer Zwei-Jahres-Prospektivstudie. *Backs, C., Weisweiler, P., Hüllemann, K. D., Schwandt, P.* (Prien/München) 931

Ausdauertraining und Serumlipoproteine – Einfluß eines fünfmonatigen Ausdauertrainings auf die Serumlipoproteine. *Weisweiler, P., Backs, C., Schwandt, P., Hüllemann, K. D.* (München/Prien) 933
Die Behandlung der Adipositas durch eiweißsubstituiertes Fasten – Ergebnisse einer multizentrischen Studie. *Ditschuneit, H. H., Wechsler, J. G., Fußgänger, R.-D., Ditschuneit, H.* (Ulm) 936
Veränderungen klinischer und klinisch-chemischer Parameter unter stationärer Nulldiät im Vergleich zu einer Kontrollgruppe. *Schuler, B., Schmülling, R.-M., Luft, D., Eggstein, M.* (Tübingen) 939
Zum Dualismus der Katecholaminwirkung auf die Depotfettmobilisation beim Menschen: Einfluß von totalem Fasten. *Kather, H., Pries, J., Ring, I., Schrader, V., Simon, B.* (Heidelberg) 943

Diabetes

Verbesserte Diabeteseinstellung mit Hilfe tragbarer Insulinsteuergeräte. *Renner, R., Hepp, K. D., Mehnert, H.* (München) 945
Des-Phe-Insulin-haltige Insuline im intraindividuellen Vergleich zu handelsüblichen Präparaten. *Sachse, G., Federlin, K.* (Gießen) 953
Wertigkeit von Insulinrezeptorbestimmungen für die klinische Diabetologie. *Dreyer, M., Mangels, W., Siemers, U., Kühnau, J., Maack, P., Holle, A., Rüdiger, H. W.* (Hamburg). 955
Früh- und Spätwirkung des Insulins bei der Behandlung der diabetischen Ketoazidose. *Trapp, V. E., Paul, P., Reichard, G. A., Owen, O. E.* (Philadelphia – USA) 959
Ketonämie und Ketonkörperbildungsrate bei insulinabhängigen Diabetikern nach kurzfristigem Insulinentzug. *Sonnenberg, G. E., Keller, U., Berger, W.* (Basel) 959
Veränderter Insulinmetabolismus bei körperlich Trainierten. *Wirth, A., Diehm, C., Mayer, H., Schlierf, G.* (Heidelberg) 962
Eßverhalten jugendlicher Diabetiker. *Toeller, M., Engelhardt, B., Groote, A. C., Gries, F. A.* (Düsseldorf) 964
Eliminationskinetik von synthetischem humanem C-Peptid beim Menschen mit normaler und stark eingeschränkter Nierenfunktion. Fehlen einer Beeinflussung der körpereigenen Beta-Zell-Sekretion durch C-Peptid. *Zilker, T., Zilker, G. A., Ermler, R., Yanaihara, N., Bottermann, P.* (München) 967
Relation von Insulin zu C-Peptiden unter Anwendung antikonzeptioneller Steroide. *Hausmann, L., Friedhoff, G., Kaffarnik, H.* (Marburg) 972
Wirkung des neuen Glykosidhydrolasenhemmers Acarbose (Bay g 5421) auf den Stoffwechsel von Diabetikern. *Willms, B., Sachse, G., Unger, H.* (Bad Lauterberg) 975
Blutglucose und Seruminsulin nach oraler Applikation von Palatinit im Vergleich zu Glucose bei Diabetikern vom Erwachsenentyp. *Drost, H., Gierlich, P., Spengler, M., Jahnke, K.* (Wuppertal) 978
Studien zum Antagonismus von Insulin und Glucagon bei der Regulation der hepatischen Glucoseabgabe. *Böttger, I., Dietze, G., Wicklmayr, M., Häring, H. U., Schifman, R.* (München) 981
Einfluß von kurzfristigen Blutzuckerschwankungen auf die HbA_{1a-c}-Konzentration bei subklinischem Diabetes mellitus und alloxandiabetischen Ratten. *Sachse, G., Koch, U., Laube, H.* (Gießen) 985
„Insulin Like Activity" von Bradykinin auf den Aminosäurenstoffwechsel des Skeletmuskels. *Schifman, R., Dietze, G., Wicklmayr, M., Mehnert, H., Böttger, I.* (München) 988
Einfluß von Diabetestyp, Stoffwechselkontrolle (HbA1), Therapieform und Diabetesdauer auf HDL-Cholesterin und Plasmalipide bei Typ-I- und Typ-II-Diabetes mellitus. *Prager, R., Schernthaner, G., Mühlhauser, I., Müller, M.* (Wien) 991
Hypertonie und Arteriosklerose. Eine Multivarianzanalyse bei Diabetikern mit arterieller Verschlußkrankheit. *Janka, H. U., Standl, E., Mehnert, H.* (München) 994
Diagnostische Problematik beim organischen Hyperinsulinismus. *Landgraf, R., Landgraf-Leurs, M. M. C., Wirsching, R., Spelsberg, F.* (München) 997
Die Lokalisationsdiagnostik von Insulinomen durch perkutane transhepatische Pfortadersondierung mit gezielter Blutentnahme. *Beyer, J., Cordes, U., Atzpodien, W., Georgi, M., Günter, R., Thelen, M., Kümmerle, F., Happ, J., Krause, U.* (Mainz) 1000

Gefrierkonservierung (−196° C) tierischer und menschlicher Pankreasinseln zur Transplantation bei Diabetes mellitus. *Bretzel, R. G., Schneider, J., Dobroschke, J., Schwemmle, K., Federlin, K.* (Gießen) 1003

Einfluß verschiedener Stoffwechselparameter auf die Protein- und Basalmembransynthese in isolierten Glomerula diabetischer Ratten. *Hasslacher, C., Wahl, P.* (Heidelberg) 1007

Pankreas

Analyse des Isoamylasemusters: Rationelle Methoden und deren Anwendung bei Patienten mit Amylaseerhöhung unklarer Ätiologie. *Dürr, H. K., Wachter, W., Bode, C., Bode, J. C.* (Marburg) 1009

Vergleichende Untersuchungen zur Wertigkeit eines neuen Serumtrypsintests für die Diagnose der akuten Pankreatitis. *Hansen, W., Haberland, H., Goldmann, F. L.* (München) 1012

Serumenzymbestimmung zur Diagnostik der chronischen Pankreatitis? *Lankisch, P. G., Luerßen, K., Koop, H., O'Donnell, M. D., Arglebe, C.* (Göttingen/Dublin) 1014

Der Pancreolauryltest: ein Screeningtest für die Diagnostik der chronischen Pankreatitis? *Lankisch, P. G., Schreiber, A., Otto, J., Koop, H., Caspary, W. F.* (Göttingen) 1017

Screeningmethoden des exokrinen Pankreas (FDL-, PABA-Test, Stuhlchymotrypsinbestimmung) im Vergleich zum Sekretin-Pankreozymintest. *Stock, K. P., Schenk, J., Schmack, B., Domschke, W.* (Erlangen) 1021

Einfluß von Somatostatin auf den Verlauf der Pankreatitis. *Limberg, B., Kommerell, B.* (Heidelberg) 1024

Sekretionsverhalten des pankreatischen Polypeptids (PP) nach Gabe von Glukagon und Secretin bei Normalpersonen und Patienten mit primärem Hyperparathyreoidismus (PHPT). *Windeck, R., Eysselein, V., Singer, M., Goebell, H., Reinwein, D.* (Essen) 1025

Untersuchungen zur exokrinen und endokrinen Pankreasfunktion bei 38 Patienten nach partieller Duodenopankreatektomie. *Freise, J., Zick, R., Rumpf, H. D., Canzler, H.* (Hannover) .. 1027

Hypophysenvorderlappenfunktion bei pankreatektomierten Patienten. *Phillip, J., Grabner, W., Schwille, P. O., Sailer, D., Pichl, J.* (Frankfurt/Straubing/Erlangen) 1031

Angiologie

Die Ultraschall-Doppler-(USD)-Sonographie der A. carotis. Ein klinischer Erfahrungsbericht. *Reimer, F., Wernheimer, D., Lange, J., Friedrich, B., Maurer, P. C., Becker, H. M.* (München) 1035

Geschlechtsspezifische Unterschiede der Gefäßalterung. *Treese, N., Ungern-Sternberg, A. v.* (Mainz) 1038

Plasma-β-Thromboglobulinspiegel und Thrombozytenaggregation bei Patienten mit arterieller Verschlußkrankheit unterschiedlicher Schweregrade. *Standl, E., Janka, H. U.* (München) . 1041

Grenzen der Frühdiagnose tiefer Beinvenenthrombosen mit radiojodmarkiertem Fibrinogen. *Wuppermann, T., Rath, N. F., Zielonka, J., Pretschner, D. P., Fahr, C.* (Hannover) 1044

Zur thrombosehemmenden Wirkung von Azetylsalizylsäure und Dipyridamol. *Kirchmaier, C. M., Reinfelder, G., Sehrbrock, M., Trautmann, O., Bender, N., Breddin, K.* (Frankfurt) . 1050

Zur Wirksamkeit der Thrombolyse mit Urokinase am Beispiel des Paget-von-Schroetter-Syndroms. *Zimmermann, R., Mörl, H., Harenberg, J., Wahl, P., Kuhn, H. M., Gerhardt, P., Prager, P.* (Heidelberg) 1053

Hämatologie

Hemmung der autologen gemischten Lymphocytenkultur bei Morbus Hodgkin. *Begemann, M., Claas, G., Falke, H.* (Marburg) 1055

Fibrinogenspaltprodukte als Aktivitätszeichen des M. Hodgkin. *Girmann, G., Pees, H.* (Homburg) 1059

Aussagefähigkeit der Lymphographie bei der Lymphogranulomatose. Ist die Lymphographie überholt? *Schoppe, W. D., Fischer, J. T., Jungblut, R. M., Bremer, G.* (Düsseldorf) 1063
Untersuchungen zur Proteinsynthese in Non-Hodgkin-Lymphomen. *Emmerich, B., Thiel, E., Schneider, N., Maurer, R., Baier, R., Rastetter, J.* (München)..................... 1066
Die prognostische Bedeutung der Art des Behandlungserfolges bei Non-Hodgkin-Lymphomen. *Herrmann, R., Barcos, M., Stutzman, L.* (Heidelberg/Buffalo – USA/Montreal) 1070
Die prognostische Relevanz der verschiedenen Stadieneinteilungen und der Lymphozytenverdopplungszeit bei der chronischen lymphatischen Leukämie. *Bremer, K., Schmalhorst, U., Grisar, T., Jansen, H., Mattheus-Selter, I., Brittinger, G.* (Essen) 1072
Maligne Zweiterkrankungen bei Morbus Hodgkin, Plasmozytom und chronischer myeloischer Leukämie nach Strahlen- und zytostatischer Therapie. *Ostendorf, P., Zimmermann, R., Freund, M., Wilms, K., Benöhr, H.-C., Waller, H. D.* (Tübingen) 1076
Immunologische Diagnostik bei Haarzell-Leukämie. *Bross, K. J., Engelhardt, R., Löhr, G. W., Schmidt, G. M., Blume, K. G.* (Freiburg/Duarte – USA) 1080
Klassifizierung akuter Leukosen mit Hilfe monoklonaler Antikörper: Nachweis von zwei unterschiedlichen Blastentypen bei der AMML. *Wernet, P., Ziegler, A., Britzelmeier, C., Ostendorf, P., Milstein, C., Wilms, K., Waller, H. D.* (Tübingen) 1084
5'-Nukleotidase auf der Oberfläche von peripheren Zellen bei Leukämien und Lymphomen. Ein neuer Marker zur Differentialdiagnose? *Gutensohn, W., Emmerich, B., Berdel, W. E., Siegert, W., Theml, H., Thiel, E.* (München) 1084
Proliferationsverhalten hämatopoetischer Vorstufen in Methylcellulosekulturen bei Polycythämia vera. *Heilmann, E., Essers, U.* (Münster/Aachen) 1087
Morphologie von Erythrozytenschatten als in vivo-Trägersysteme. *Sprandel, U., Chalmers, R. A.* (Harrow) 1090
Klassen- und Leichtkettentypenverteilung von Doppelparaproteinämien. *Kövary, P. M., Hultsch, E., Janning, G., Weyer, F. G.* (Münster/Hannover) 1093
Klinische und immunologische Aspekte der Doppelparaproteinämie. *Schmidt, R. E., Niese, D., Illiger, H. J., Stroehmann, I.* (Bonn) 1094
Die Neuropathie bei monoklonalen Gammapathien. *Fateh-Moghadam, A., Besinger, U. A., Toyka, K. V., Kissel, H.* (München) 1097
Neue Aspekte in der Therapie des multiplen Myeloms: Kultur und Zytostatikasensitivitätstestung von Myelomstammzellen. *Ludwig, H.* (Wien) 1101
Glucocorticoidrezeptoren bei Leukämien und malignen Lymphomen. *Ho, A. D., Hunstein, W., Schmid, W.* (Heidelberg) 1105
Zur Therapie der prolymphozytären Leukämie: Splenektomie und Doxorubicin. *Meusers, P., König, E., Brittinger, G.* (Essen) 1108
Langzeitergebnisse mit einer niedrig dosierten initialen cytostatischen Therapie bei akuter Myeloblastenleukämie. *Essers, U., Ewers, M., Knechten, H., Knechten, H.* (Aachen) 1112
Hämopoetische Regeneration nach aggressiver Chemotherapie mit und ohne parenterale Ernährung. *Hartlapp, J. H., Illiger, J. H., Labedzki, L.* (Bonn) 1115

Hämostasiologie

Elimination von des-A-Fibrin und des-AB-Fibrin bei Kaninchen. *Kemkes, B., Herrmann, U., Mahn, I., Müller-Berghaus, G.* (Gießen) 1116
Untersuchungen zur Interaktion von ^{125}I-des-AB-Fibrin und ^{131}I-Fibrinogen. *Kröhnke, I., Mahn, I., Krell, W., Müller-Berghaus, G.* (Gießen) 1118
Gerinnungsfaktoren (Faktor XIII, Thrombin) als Wachstumsfaktoren der Fibroblasten. *Bruhn, H. D., Christophers, E., Pohl, J.* (Kiel) 1120
Wirkung von Corynebakterium parvum auf die Gerinnung bei Patienten mit metastasierendem Mammakarzinom. *Harenberg, J., Fritze, D., Zimmermann, R., Baumgärtner, A., Haas, R.* (Heidelberg) 1123
Diffuse intravasale Gerinnung: eine mögliche Komplikation nach LeVeen-Shunt-Implantation. *Murr, H., Grunst, J., Rindfleisch, G. E., Hiller, E.* (München) 1126
Häufigkeit und Bedeutung der Pseudohyperkaliämie bei Thrombozytosen und Thrombozythämien. *Mödder, B., Meuthen, I., Heidenreich, U.* (Köln) 1129
Assoziation von HLA-DRw 6, Bw 16 (38) mit hereditärer idiopathischer thrombozytopenischer Purpura. *Müller, C., Müller, G., Kömpf, J., Ostendorf, P., Rössler, R., Wernet, P.* (Tübingen) 1133

Pulmologie

Rechnerunterstützte Ganzkörperplethysmographie. *Heise, D., Trendelenburg, F.* (Homburg)   1136
Die spiroergometrische Bestimmung der „anaeroben Schwelle" bei gestörter Lungenfunktion. *Reinhard, U., Schmülling, R.-M., Müller, P. H., Kölle, W., Dudda, G., Kochsiek, K.* (Tübingen) 1139
Bestimmung des Mischluftanteils exspiratorischer Partialdruckkurven von CO_2, He, Ar und SF_6 zur Diagnostik des Lungenemphysems. *Worth, H., Zapletal, A., Smidt, U.* (Moers) 1142
Änderung des Angiotensin-Converting-Enzyms als Kriterium für den Verlauf einer Sarkoidose. *Baur, X., Fruhmann, G., König, G., Dahlheim, H.* (München) 1145
Veränderungen der Converting Enzymaktivität bei lungenverkleinernden Eingriffen und beim Bronchialkarzinom. *Heck, I., Spilker, G., Niederle, N., Bierbaum, W., Stumpe, K., Krück, F.* (Bonn/München/Essen) 1149
Messungen der Diffusionskapazität der Lunge und der arteriellen Blutgase zur Therapiekontrolle der Linksherzinsuffizienz. *Böselt, G., Hartmann, W., Fabel, H.* (Hannover) 1152
Spurenanalyse am transbronchialen Lungenbioptat: Neue Wege in der Diagnostik der Asbestose. *Kronenberger, H., Morgenroth, K., Meier-Sydow, J., Schneider, M., Tuengerthal, S.* (Frankfurt/Bochum) 1155
Die Bedeutung des inhalativen Provokationstests für die Diagnose der exogen-allergischen Alveolitis. *Fruhmann, G., Baur, X., König, G.* (München) 1161
Nachweis von Antikörpern gegen Getreideallergene bei Mehlexponierten – Eine vergleichende Untersuchung zwischen Radio-Allergo-Sorbens-Test (RAST), Haut- und inhalativem Provokationstest. *Thiel, H., Valenzuela, A., Rasche, B., Ulmer, W. T.* (Bochum) 1165
Serologisch-immunologische Grundlagen der spezifischen Hyposensibilisierung bei Respirationsallergien und deren katamnestische Beurteilung. *Michel, M., Huber, L.* (Berlin) 1170
Lungenfunktionelle Verlaufskontrollen bei Ziervögelhaltern mit exogen-allergischer Alveolitis nach Allergenkarenz. *Costabel, U., Matthys, H.* (Freiburg) 1173
Co-Diffusionskapazität – empfindlichster Kontrollparameter der immunsuppressiven Therapie histologisch gesicherter Lungenfibrosen. *Petermann, W., Schlaak, M.* (Kiel) 1176
Weitere Untersuchungen über die Langzeitprognose der idiopathischen Lungenfibrose unter Therapie mit Azathioprin oder D-Penicillamin und Prednison. *Rust, M., Meier-Sydow, J.* (Frankfurt) 1179
Einschränkung der körperlichen Leistungsfähigkeit bei Patienten mit Leberzirrhose. Beziehung zu Störungen des pulmonalen Gasaustausches. *Huber, A., Schomerus, H., Reinhard, U.* (Tübingen) 1182

Infektionskrankheiten

Vergleichende Pharmakokinetik und Mikrobiologie während achttägiger Therapie mit Cefaclor und Cefadroxil. *Lode, H., Hampel, B., Koeppe, P., Wagner, J.* (Berlin) 1186
Cefoperazon/Cefotaxim – Klinische und pharmakokinetische Untersuchungen mit zwei neuen Cephalosporinen. *Kemmerich, B., Lode, H., Belmega, G., Jendroschek, T., Koeppe, H., Wagner, J.* (Berlin) 1189
Modulation zellulärer und humoraler Abwehrfunktionen durch Immunglobuline bei bakteriellen Infektionen. *Zabel, P., Schlaak, M.* (Kiel) 1193
Adhärenz von E. coli an Uroepithelien – Einfluß des Zyklus. *Riedasch, G., Ritz, E., Möhring, K., Preugschat, I.* (Heidelberg) 1196
Experimentelle Studie zur Therapie der bakteriellen interstitiellen Nephritis. *Lison, A. E., Haßkamp, T., Möhlenkamp, H., Sibum, B., Speich, T., Müller, K. M.* (Münster) 1198
Häufigkeit und pathophysiologische Aspekte der INH-Hepatitis bei tuberkulostatischer Kombinationsbehandlung. *Musch, E., Eichelbaum, M., Wang, J. K., Sassen, W. v., Dengler, H. J.* (Bonn) 1201

Rheumatologie

Zellulärimmunologische Auffälligkeiten bei Patienten mit rheumatoider Arthritis: Hinweise auf einen immunologischen Regulationsdefekt. *Lemmel, E.-M., Möbus, H., Botzenhardt, U.* (Mainz) 1206

Untersuchungen über die Monozytenkinetik bei der rheumatoiden Arthritis (RA). *Dreher, R., Röbe-Oltmanns, B., Federlin, K.* (Gießen) 1206
Lasernephelometrische Bestimmungen von zirkulierenden Immunkomplexen und Rheumafaktoren im Verlauf von Erkrankungen des rheumatischen Formenkreises (rheumatoide Arthritis, SLE, Sklerodermie). *Debus, M., Helmke, K., Dreher, R., Teuber, J., Federlin, K.* (Gießen) 1209
Auswertung einer Basisdokumentation bei 1000 Fällen von rheumatoider Arthritis. *Franke, M. v., Engel, J. M., Ströbel, G.* (Baden-Baden) 1214
Kombination von Morbus Bechterew, Morbus Reiter und sekundärer Amyloidose. *Heidenreich, W., Jontofsohn, R., Faber, M., Schollmeyer, P.* (Freiburg) 1218
Ösophagusmotilität bei rheumatoider Arthritis. *Berges, W., Beck, C., Jacobi, E., Wienbeck, M.* (Düsseldorf) 1219

Klinische Pharmakologie

Einfluß von Lebererkrankungen und mesocavalem Shunt auf die Pharmakokinetik, biologische Verfügbarkeit und Wirkung von Verapamil. *Eichelbaum, M., Albrecht, M., Kliems, G., Schäfer, K., Somogyi, A.* (Bonn) 1222
Arzneimittelelimination bei primär biliärer Zirrhose. *Epping, J., Zilly, W., Richter, E., Heusler, H.* (Würzburg) 1224
Gestörter Medikamentenmetabolismus bei Patienten mit Gilberts-Syndrom (GS). *Kutz, K., Gugler, R., Lindstaedt, H., Miederer, S. E.* (Bonn) 1228
Toxischer Leberzerfall bei Carbromalvergiftung? *Hein, D., Königshausen, T., Borchard, F., Trobisch, H., Fritsch, W.-P.* (Düsseldorf) 1228
Einfluß des Alterns auf die Kinetik von Diazepam und Desmethyldiazepam. *Ochs, H. R., Bodem, G., Otten, H.* (Bonn) 1231
Der Einfluß von Glukocorticosteroiden auf die Amoxicillinresorption. *Höffken, G., Lode, H., Köppe, P.* (Berlin) 1233
Der Einfluß von Rifampicin auf die Pharmakokinetik von Theophyllin. *Zilly, W., Staib, A. H., Epping, J., Schuppan, D.* (Bad Brückenau/Frankfurt/Würzburg) 1236
Einfluß einer tuberkulostatischen Therapie auf die Kinetik von Diazepam und Desmethyldiazepam. *Ochs, H. R., Bodem, G., Dengler, H. J.* (Bonn) 1240
Untersuchungen zur kardialen und peripheren Wirkung von Meproscillarin bei Herzgesunden und Patienten mit Schlafmittelintoxikationen. *Gilfrich, H. J., Schuster, C. J., Schuster, H.-P., Schölmerich, P.* (Mainz) 1243
Einfluß von Clonidin auf die Plasmakatecholaminspiegel unter Ruhebedingungen und unter submaximaler Ergometerbelastung. *Hausen, M., Mäurer, W., Thomas, I., Kübler, W.* (Heidelberg) 1246
Nikotinwirkungen beim Zigarettenrauchen unter gleichzeitiger Gabe von Verapamil (Isoptin). *Spohr, U., Hieronymus, K., Müller, M., de Vries, J., Mörl, H., Kreußer, W., Comberg, U., Augustin, J., Schömig, A., Weber, E.* (Heidelberg) 1249
Funktion und Interaktion von Sulfinpyrazon bei antikoagulierten Patienten. *Walter, E., Staiger, C., Weber, E., Zimmermann, R.* (Heidelberg) 1253
Pharmakokinetik und Pharmakodynamik von Furosemid bei Normalpersonen, Leberzirrhose mit Ascites und terminaler Niereninsuffizienz. *Keller, E., Hoppe-Seyler, G., Knauf, H., Schollmeyer, P.* (Freiburg) 1257
Plasmaspiegel, Urinausscheidung und antihypertensiver Effekt von Guanfacin bei Patienten mit unterschiedlicher Nierenfunktion. *Kirch, W., Köhler, H., Braun, W.* (Mainz) 1261
Pharmakokinetik von Hydrochlorothiazid und Triamteren bei gestörter Nierenfunktion. *Knauf, H., Mutschler, E., Niemeyer, E., Schäfer, C., Schollmeyer, P., Wais, U.* (Frankfurt/Freiburg) 1264
Einfluß einer Dauertherapie mit D-Penicillamin auf die Digoxinplasmaspiegel. *Würkert, K., Rohde, H. J., Gilfrich, H. J.* (Mainz) 1265
Besteht zwischen Chinidin und Digitoxin eine klinisch relevante Interaktion? *Peters, U., Risler, T., Grabensee, B., Falkenstein, U., Krokou, J.* (Düsseldorf) 1268
Resorption und Elimination von β-Acetyldigoxin unter zytostatischer Therapie. *Kuhlmann, J., Zilly, W., Wilke, J., Borgmeier, B.* (Würzburg/Bad Brückenau) 1272

Farbsehstörungen unter Digoxintherapie. *Alken, R. G., Semjan, R., Miller, A., Rietbrock, N.* (Frankfurt) 1276
Die pharmakologische Beeinflußbarkeit der belastungsinduzierten Ischämiereaktion des linken Ventrikels bei koronarer Herzkrankheit (KHK). Radiokardiographische Untersuchungen mit Nitroglycerin (NTG) und Isosorbiddinitrat (ISD). *Klein, C.-P., Brill, G., Oberhausen, E., Bette, L.* (Homburg) 1280
Hemmung der Dihydrofolatreduktase menschlicher Leukozyten durch Triamteren und seine Metaboliten. *Schalhorn, A., Siegert, W., Sauer, H., Wilmanns, W.* (München) 1284

Symposium:
Klinische Therapieprüfung

Einführung zum Thema. *Neuhaus, G. A.* (Berlin) Referat 1288
Alternativen klinischer Therapiebeurteilung. *Überla, K. K.* (München) Referat 1291
Chemotherapie und Immuntherapie zur Erhaltung der kompletten Remission bei akuter myeloischer Leukämie – eine monozentrische kontrollierte klinische Studie in der Planung. *Büchner, T., Urbanitz, D., Wingert, F.* (Münster) Referat 1296
Praktische Grenzen kontrollierter multizentrischer Therapiestudien am Beispiel des fortgeschrittenen inoperablen Prostatakarzinoms. *Nagel, R.* (Berlin) Referat 1304
Zum Aussagewert prospektiver Studien in der Onkologie. *Havemann, K., Dudeck, J.* (Marburg/Gießen) Referat 1316
Chirurgisch-internistische Therapiestudie über die postoperative Rezidivprophylaxe des Morbus Crohn – Durchführung einer partiellen randomisierten Studie. *Ewe, K., Herfarth, C., Malchow, H.* (Mainz/Ulm/Tübingen) Referat 1327
Sekundärprophylaxe bei Zustand nach Herzinfarkt. Ergebnisse, Methodik und Probleme einer prospektiven multizentrischen Studie zur Wirkung von Azetylsalicylsäure, Phenprocoumon und Placebo. *Breddin, H. K., Überla, A. K.* (Frankfurt/München) Referat 1338
Klinische Therapiebeurteilung – Zusammenfassung für die Diskussion. *Jesdinsky, H. J.* (Düsseldorf) Referat 1349

Intensivmedizin

Zur nosokomialen Infektion der Atemwege auf einer internistischen Intensivstation: Erregerspektrum und Antibiotikaempfindlichkeit. *Schoeller, R., Alexander, M.* (Berlin) 1353
Forcierte Diurese in der Behandlung der akuten schweren INH-Vergiftung. *Weilemann, L. S., Gilfrich, H. J., Schuster, H. P., Rey, C.* (Mainz) 1358
Cerebrale Spätfolgen tiefer Komata durch exogene Intoxikationen. *Seyfeddinipur, S., Okonek, N.* (Mainz) 1361
Wirkung und Elimination eines neuen kolloidalen Plasmaersatzmittels – Mittelmolekulare Hydroxyäthylstärke 200/0,5. *Köhler, H., Clasen, R., Linfante, A., Gamm, H., Pitz, H.* (Mainz) 1365
Die Schockleber: Eine retrospektive klinische Studie. *Halbritter, R., Mayr, H., Jahrmärker, H., Rackwitz, R., Niebel, J.* (München) 1369
Klinische Bedeutung der Hyperlaktatämie. *Luft, D., Novotny, A., Schmid, A., Stein, W., Eggstein, M.* (Tübingen) 1373

Endokrinologie

β-Endorphinspiegel im Plasma von Patienten nach Stimulation der Hypophysenfunktion. *Laube, H., Sachse, G., Breidenbach, T., Teschemacher, H.* (Gießen) 1378
Adrenocorticotropin (ACTH), melanozytenstimulierendes Hormon (α-MSH) und β-Endorphin bei Patienten mit Bronchialkarzinom. *Gropp, C., Havemann, K., Scheuer, A., Sostmann, H., Koch, G., Kalbfleisch, H.* (Marburg) 1380

Die Bedeutung der metabolischen Serumclearancerate des Luteinisierungshormon-Releasinghormons (MCR LHRH) als Indikator des endogenen LHRH-Status – Modulation durch Östrogene. *Rosanowski, C., Tharandt, L., Benker, G., Reinwein, D.* (Essen) 1384

Langzeitergebnisse bei Cushing-Syndrom nach Adrenalektomie. *Krönke, H., Hackenberg, K., Benker, G., Reinwein, D., Hoff, H. G.* (Essen) 1387

Effekt von Lisurid auf Prolaktin-, Wachstumshormon- und Vasopressinsekretion bei Patienten mit Prolaktinom oder Akromegalie. *Ebeling, J., Desaga, U., Frahm, H.* (Hamburg) 1390

Über das Verhalten von Renin und Aldosteron bei Patienten mit adrenaler Insuffizienz. *Jungmann, E., Magnet, W., Schöffling, K.* (Frankfurt) 1393

Zirkulierende Antikörper gegen Membranantigene isolierter Schweinethyreozyten bei Patienten mit Morbus Basedow. *Grün, R., Hopf, U., Fiek, T., Meyer zum Büschenfelde, K. H.* (Berlin) 1397

Klinische Bedeutung und Nachweismethoden von Autoantikörpern gegen Schilddrüsenhormone. *Teuber, J., Helmke, K., Mäser, E., Grebe, S. F., Federlin, K.* (Gießen) 1399

Schilddrüsen-„stimulierende" Autoantikörper bei Patienten mit Typ I-Diabetes mellitus. *Schernthaner, G., Schleusener, H., Kotulla, P., Ludwig, H., Wenzel, B.* (Wien/Berlin) ... 1402

Experimentelle Untersuchungen zur Therapie von Thyreotoxikosen mit schilddrüsenhormonbindenden Proteinen. *Wahl, R., Bohner, J., Kallee, E., Anger, K., Schwick, H. G.* (Tübingen/Marburg) 1406

Plasmapherese an Hohlfasermembranen in der Behandlung der thyreotoxischen Krise. *Pickardt, C. R., Gröschel, G., Horn, K., Rinke, H., Schramm, W., Unterholzner, H.* (München) .. 1409

Therapiewahl und Behandlungsergebnis bei 749 Patienten mit autonomem Adenom der Schilddrüse. *Eickenbusch, W., Horster, F. A.* (Hagen/Düsseldorf) 1413

Retrospektive Studie zur Frage der konservativen Therapie der Hyperthyreose. *Schumm, P.-M., Usadel, K.-H., Schulz, F., Schumann, J., Schöffling, K.* (Frankfurt) 1415

Dipsogenic Effect of Small Doses of Vasopressin (ADH) in Dogs. *Szczepańska-Sadowska, E., Sobocińska, J., Sadowski, B.* (Warschau) 1420

Stimulation of Thirst and ADH Release After Intracranial Injection of Insulin in the Dog. *Kozłowski, S., Szczepańska-Sadowska, E., Sobocińska, J., Bąk, M., Czyżyk, A.* (Warschau) 1423

Endokrine Effekte der Lithiumlangzeitbehandlung bei Patienten mit endogener Depression: Latente Hypothyreose und „primärer" Hyperparathyreoidismus. *Conrad, A., Werner, W., Biro, G., Leicht, E.* (Homburg) 1426

Lokalisation des Phäochromozytoms durch Ultraschalltomographie – Vergleich mit anderen Untersuchungsverfahren. *Braun, B., Cordes, U., Günther, R., Kümmerle, F.* (Mainz) 1430

Plasmocytom-Parathormon (PTH)-unabhängige Osteoklasie. *Lilienfeld-Toal, H. v., Labedzki, L., Niederle, N., Keck, E., Schaefer, H. E.* (Bonn) 1436

Klinische Immunologie

Hemmung der Bildung von T-Zellkolonien bei Tumorpatienten. *Metzger, B., Grol, M., Schumacher, K.* (Stuttgart) 1436

Herabgesetzte T-Zellkolonienbildung bei Patienten mit malignen Tumoren. *Betzler, M., Herfarth, C., Flad, H. D., Ulmer, A. J.* (Ulm) 1436

Versuche zur Isolierung von autologen Antikörpern gegen Antigene, assoziiert mit Hodgkin- und Non-Hodgkin-Lymphomen. *Dölken, G., Löhr, G. W.* (Freiburg) 1439

Suppressorzell-induzierter Defekt der zellvermittelten Immunreaktivität beim Morbus Hodgkin. *Lenhard, V., Till, G., Manke, H. G., Drings, P.* (Heidelberg) 1442

Nachweis lytischer Komplementkomplexe (C59) bei der epimembranösen Glomerulonephritis. *Rauterberg, E. W., Schieck, C., Gehrig, T.* (Heidelberg) 1445

Starke Assoziation der idiopathischen perimembranösen Glomerulonephritis zu HLA-DR 3. *Müller, G., Müller, C., Wernet, P., Liebau, G., Kochsiek, K., Hayduk, K., Ising, H.* (Tübingen/Düsseldorf/Stuttgart) 1448

Zelluläre und humorale Immunreaktionen mit Streptokokkenantigenen bei Patienten mit chronischer Glomerulonephritis. *Gross, W. L., Staus, J., Schlaak, M., Hahn, G., Braun, D. G.* (Kiel/Basel) 1451

Natürliche Zytotoxizität beim Menschen: Stimulation in vivo durch Interferon. *Pape, G. R., Hadam, M. R., Eisenburg, J., Hofschneider, P.-H., Riethmüller, G.* (München) 1454

Klinische und immunologische Befunde bei Patienten mit variablem Immundefektsyndrom (CVID). *Peter, H. H., Bartholomäus, C., Meyer zu Schwabedissen, H., Pichler, W. J., Gendvilis, S., Wrabetz, W., Müller, R., Freyschmidt, J., Hesch, R. D., Deicher, H., Freischmidt, J.* (Hannover) 1458
Anti-γ-Globulinfaktoren bei monoklonalen Gammapathien. *Intorp, H. W., Leyssens, H.* (Münster) 1467
Verminderung früher Komplementkomponenten bei paraproteinämischer Xanthomatose. *Cassuto, J.-P., Kövary, P. M., Opferkuch, W., Maiolini, R., Herzberg, J., Schwartzkopff, W.,* (Nizza/Münster/Bochum/Bremen/Berlin) 1470
Eine seltene Kombination organspezifischer Autoimmunerkrankungen. *Müller, O. A., Horn, K., Schramm, W., Scriba, P. C., Thoenes, G.* (München) 1472
Nachweis von Seruminhibitions (SIF)- und Rosetteninhibitionsfaktoren (RIF) bei Myokarditis, Endokarditis und Postperikardiotomiesyndrom. *Maisch, B., Schubert, U., Grauer, W., Schuff-Werner, P., Berg, P. A.* (Tübingen) 1475
Heterogenität von Lebermembranautoantikörpern. *Manns, M., Meyer zum Büschenfelde, K. H., Hütteroth, T. H., Hess, G.* (Berlin) 1480
Weitere Untersuchungen zur T-Zellhyperreaktivität in NZB-Mäusen. *Botzenhardt, U., Stockinger, B., Lemmel, E.-M., Siegmund, V., Staneczek, J.* (Mainz) 1484

Psychosomatik

Die Funktion von Stationskonferenzen im Rahmen eines internistisch-psychosomatischen Stationskonzeptes. Entwicklung und Verarbeitung der emotionalen Belastungen der Mitarbeiter. *Gaus, E., Klingenburg, M., Simons, C., Westphale, C., Köhle, K.* (Ulm) 1487
Informed Consent in onkologischen Therapiestudien. *Kubanek, B., Simons, C., Köhle, K.* (Ulm) 1491
Die psychosomatische Untersuchung in der internistischen Praxis. *Maass, G.* (Wiesbaden) .. 1494
Die Intensivbehandlung als psychosomatisches Aufgabengebiet – Probleme und Konfliktmomente im Behandlungsteam. *Klapp, B. F., Laubach, W., Scheer, J. W.* (Gießen) 1499
Konsultations- und Liaisondienste. *Speidel, H.* (Hamburg) 1503
Langzeitergebnisse der Behandlung adipöser Patienten nach einem interdisziplinären gruppentherapeutischen Modell. *Koch, U., Kahlke, W., Gromus, B.* (Freiburg/Hamburg) 1507
Katamnestische Untersuchungen an 138 Patientinnen mit Anorexia nervosa. *Jörgens, V., Pavlovic, M., Greßnich, P., Berger, M., Zimmermann, H.* (Düsseldorf) 1510
Psychologische Behandlungsansätze bei essentiellen Hypertonikern. *Kallinke, D., Heim, P., Kulick, B.* (Heidelberg) 1512
Zur Psychodynamik der Verarbeitung von Herzoperationen. *Reimer, C., Flemming, B., Götze, P., Huse-Kleinstoll, G., Meffert, H.-J., Speidel, H.* (Hamburg) 1517
Fettstoffwechselstörung Typ IIa als hoher Risikofaktor für den Myocardinfarkt – Studie zu Krankheitseinsicht und -verhalten. *Weltner, C., Heckers, H., Klapp, B. F., Scheer, J. W.* (Wetzlar/Gießen) 1519
„Da es mich stach in meinen Nieren" (Psalm 73, 21). Über die Bedeutung psychosozialer Bedingungen für den Verlauf von Nierenerkrankungen. Ein Behandlungsversuch. *Huebschmann, H.* (Heidelberg) 1523

Symposium:
Schmerzentstehung und Schmerzbehandlung

Schmerzsyndrome in der Inneren Medizin und Neurologie. *Struppler, A.* (München) Referat 1528
Schmerzentstehung in Muskeln, Sehnen, Gelenken und Eingeweiden. *Schmidt, F.* (Kiel) Referat 1532
The Problem of Central Pain. *Bowsher, D.* (Liverpool) Referat 1535
Sympathisches Nervensystem und Schmerz. *Jänig, W.* (Kiel) Referat 1538
Experimental Model of Pain and Pain Provoked in Human by Convergence. *Albe-Fessard, D., Willer, J. C.* (Paris) Referat 1545

Mechanisms of Neurologic Pain and Measurements of Sensibility. *Lindblom, U.* (Stockholm) Referat 1545
Probleme der Schmerzmessung. *Handwerker, H. O.* (Heidelberg) Referat 1549
Electrical Stimulation of the Brain for Pain Control in Human. *Gybels, J.* (Leuven – Belgien) Referat 1553
Die Rolle der Neuropeptide in der spinalen Kontrolle des Schmerzes. *Zieglgänsberger, W.* (München) Referat 1559
Prinzipien der Schmerzbehandlung. *Struppler, A.* (München) Referat 1560

Anhang

Pathophysiologische Grundlagen der Neuroendokrinologie. *Pfeiffer, E. F.* (Ulm) 1563

Namenverzeichnis 1610
Sachverzeichnis 1618

Vorsitzender

1980–1981 Prof. Dr. med. *H. Mehnert* – München

Vorstand

1980–1981 Prof. Dr. med. *H. Mehnert* – München
Prof. Dr. med. *E. Buchborn* – München
Prof. Dr. med., Dr. med. vet. h. c. *H. G. Lasch* – Gießen
Prof. Dr. med. *H. J. Dengler* – Bonn
Prof. Dr. med. *B. Schlegel* – Wiesbaden

Vorstand

1979–1980 Prof. Dr. med. *E. Buchborn* – München
Prof. Dr. med. *W. Gerok* – Freiburg
Prof. Dr. med. *H. Mehnert* – München
Prof. Dr. med., Dr. med. vet. h. c. *H. G. Lasch* – Gießen
Prof. Dr. med. *B. Schlegel* – Wiesbaden

Ehrenmitglieder

1891 Geh. Med. Rat. Prof. Dr. med. *R. Virchow* – Berlin

1894 Dr. Prinz *Ludwig Ferdinand von Bayern*

1902 Wirkl. Geh. Med. Rat Prof. Dr. med. *E. v. Leyden* – Berlin

1907 Wirkl. Geh. Rat Prof. Dr. med. *E. v. Behring* – Marburg
Geh. Rat Prof. Dr. med. *H. Curschmann* – Leipzig
Geh. Rat Prof. Dr. med. *P. Ehrlich* – Frankfurt/Main
Geh. Rat Prof. Dr. med. *W. Erb* – Heidelberg
Geh. Rat Prof. Dr. med. *E. Fischer* – Berlin
Geh. Rat Prof. Dr. med. *R. Koch* – Berlin
Geh. Rat Prof. Dr. med. *v. Leube* – Würzburg
Geh. Rat Prof. Dr. med. *A. Merkel* – Nürnberg
Geh. Rat Prof. Dr. med. *Naunyn* – Baden-Baden
Geh. San.-Rat Dr. med. *E. Pfeiffer* – Wiesbaden
Geh. Rat Prof. Dr. med. *Pflüger* – Bonn
Geh. Rat Prof. Dr. med. *H. Quincke* – Kiel
Prof. Dr. med. *v. Recklinghausen* – Straßburg
Prof. Dr. med. *Schmiedeberg* – Straßburg
Wirkl. Geh. Rat Prof. Dr. med. *M. Schmidt* – Frankfurt/Main

1912 Geh. Rat Prof. Dr. med. *C. F. v. Röntgen* – München

1923 Geh. Rat Prof. Dr. med. *Bäumler* – Freiburg
Geh. Rat Prof. Dr. med. *Lichtheim* – Bern

1924 Geh. Rat Prof. Dr. med. *v. Strümpell* – Leipzig
Geh. Rat Prof. Dr. med. *Schultze* – Bonn
Geh. Rat Prof. Dr. med. *R. Stintzing* – Jena
Geh. Rat Prof. Dr. med. *F. Penzoldt* – Erlangen

1927 Geh. Rat Prof. Dr. med. *F. Kraus* – Berlin
Geh. Rat Prof. Dr. med. *O. Minkowski* – Wiesbaden

1928	Geh. Rat Prof. Dr. med. *A. Goldschneider* — Berlin
1932	Geh. Rat Prof. Dr. *W. His* — Berlin
	Geh. Rat, Ob.-San.-Rat Prof. Dr. med. *R. Ritter v. Jaksch* — Prag
	Prof. Dr. med. *G. Klemperer* — Berlin
	Prof. Dr. med. *A. Koranyi* — Budapest
	Geh. Rat. Prof. Dr. med. *L. v. Krehl* — Heidelberg
	Geh. Rat Prof. Dr. med. *F. Moritz* — Köln
	Geh. Rat Prof. Dr. med. *F. v. Müller* — München
	Prof. Dr. med. *E. v. Romberg* — München
	Prof. Dr. med. *R. F. Wenckebach* — Wien
1935	Geh. Rat Prof. Dr. med. *W. Zinn* —Berlin
	Prof. Dr. med. *O. Naegeli* — Zürich
1936	Prof. Dr. med. *L. Brauer* — Wiesbaden
	Prof. Dr. med. *W. Mollow* — Sofia
1938	Prof. Dr. med. *O. Foerster* — Breslau
	Prof. Dr. med. *L. R. Müller* — Erlangen
	Prof. Dr. med. *H. Pässler* — Dresden
	Prof. Dr. med. *F. Volhard* — Frankfurt/Main
1949	Prof. Dr. med. *G. v. Bergmann* — München
	Prof. Dr. med. *A. Schittenhelm* — München
1950	Prof. Dr. med. *H. Dietlen* — Saarbrücken
1951	Prof. Dr., Dr. med. h. c., Dr. phil. h. c. *G. Domagk* — Elberfeld
	Prof. Dr. med. et theol. et phil. *A. Schweitzer* — Lambarene/Kongo
1952	Prof. Dr. med. *W. Heubner* — Berlin
1954	Prof. Dr. med. *M. Nonne* — Hamburg
	Prof. Dr. med. *R. Rössle* — Berlin
	Prof. Dr. med. *O. Rostoski* — Dresden
	Prof. Dr. med. *W. Frey* — Zollikon/Zürich/Schweiz
	Sir *H. Dale* — London
1955	Prof. Dr. med. et theol. *R. Siebeck* — Heidelberg
	Prof. Dr. med. *S. J. Thannhauser* — Boston/USA
1956	Prof. Dr. med. *F. A. Schwenkenbecher* — Marburg
	Prof. Dr. med. *E. Grafe* — Würzburg
	Prof. Dr. med. *E. Franck* — Istanbul
	Dr. med. h. c., Dr. phil. h. c. *F. Springer* — Heidelberg
1957	Prof. Dr. med., Dres h. c., Dr. rer. nat. h. c. *M. Bürger* — Leipzig
	Prof. Dr. med. *P. Klee* — Wuppertal
	Prof. Dr. med. *C. Oehme* — Heidelberg
	Prof. Dr. med., Dr. med. h. c. *W. Stepp* — München

Prof. Dr. med. *H. Schmidt* — Wabern b. Bern/Schweiz
Prof. Dr. med. *C. D. de Langen* — Utrecht/Holland
Prof. Dr. med. *E. Lauda* — Wien
Prof. Dr. med. *W. Loeffler* — Zürich/Schweiz

1958 Prof. Dr. med. *E. P. Joslin* — Boston/Mass./USA
Prof. Dr. med., Dr. med. h. c. *G. Katsch* — Greifswald
Prof. Dr. med., Dr. med. h. c., Dr. med. h. c. *A. Weber* — Bad Nauheim

1959 Prof. Dr. med. *P. Martini* — Bonn
Prof. Dr. med. *W. Weitz* — Hamburg

1960 Prof. Dr. med. *H. H. Berg* — Hamburg
Prof. Dr. med. *F. Kauffmann* — Wiesbaden

1961 Prof. Dr. med. *R. Schoen* — Göttingen

1962 Prof. Dr. med. *H. Pette* — Hamburg
Prof. Dr. med. *K. Hansen* — Neckargemünd

1963 Prof. Dr. med., Dr. med. h. c. *W. Brednow* — Jena
Prof. Dr. med. *H. Reinwein* — Gauting b. München
Prof. Dr. med. *H. H. Bennhold* — Tübingen

1964 Prof. Dr. med., Dr. med. h. c., Dr. rer. nat. h. c. *H. W. Knipping* — Köln

1965 Prof. Dr. med., Dr. h. c. *J. Grober* — Bad Bodendorf
Prof. Dr. med., Dr. med. h. c. *F. Lommel* — Endorf/Obb.
Prof. Dr. med. vet., Dr. h. c. *J. Nörr* — München

1966 Prof. Dr. med. *N. Henning* — Erlangen
Prof. Dr. med. *A. Hittmair* — Innsbruck
Prof. Dr. med., Dr. med. h. c. *F. Hoff* — Neukirchen/Knüllgeb.
Prof. Dr. med. *H. Kalk* — Kassel
Prof. Dr. med. *K. Voit* — Ammerland/Starnberger See

1967 Prof. Dr. med., Dr. med. h. c. *L. Heilmeyer* — Freiburg/Brsg.
Prof. Dr. med. *W. Kittel* — Wiesbaden

1968 Prof. Dr. med., Dr. phil. *G. Bodechtel* — München
Prof. Dr. med., Dr. med. h. c. *N. Henning* — Erlangen
Prof. Dr. med. *J. Jacobi* — Hamburg

1969 Prof. Dr. med. *W. Hadorn* — Bern/Schweiz
Prof. Dr. med. *A. Jores* — Hamburg
Prof. Dr. med. *J. Waldenström* — Malmö/Schweden

1970 Prof. Dr. med. *A. Sturm* — Wuppertal

1971 Prof. Dr. med., Dr. sc. h. c., Dr. med. vet. h. c. *H. Frhr. v. Kress* — Berlin
Prof. Dr. med. *E. Wollheim* — Würzburg
Prof. Dr. med. *G. Budelmann* — Hamburg

1972	Prof. Dr. med., Dr. med. h. c. *R. Aschenbrenner* — Hamburg
	Prof. Dr. med., Dr. med. h. c. *H. E. Bock* — Tübingen
	Sir *H. Krebs*, M.D., M.A., F.R.S., F.R.C.P. — Oxford
1973	Prof. Dr. med. *H.-W. Bansi* — Hamburg
	Prof. Dr. med. *K. Oberdisse* — Düsseldorf
	Prof. Dr. med. *O. Gsell* — St. Gallen
1974	Prof. Dr. med. *F. Grosse-Brockhoff* — Düsseldorf
	Prof. Dr. med. *D. Jahn* — Regensburg
1975	Prof. Dr. med. *W. Doerr* — Heidelberg
	Prof. Dr. med. *M. Holzmann* — Zürich
1976	Prof. Dr. med., Dr. med. h. c. *F. Büchner* — Freiburg
	Prof. Dr. med. *G. Schaltenbrand* — Würzburg
	Prof. Dr. med. *H. Schwiegk* — München
1977	Prof. Dr. med. *W. Hollmann* — Potsdam
	Prof. Dr. med. *G. Kuschinsky* — Mainz
	Prof. Dr. med. *H. Sarre* — Freiburg
1978	Prof. Dr. med., Dr. phil. *R. Janzen* — Hamburg
	Prof. Dr. med., Dr. phil. *S. Koller* — Mainz
1979	Prof. Dr. med. *F. Koller* — Riehen b. Basel
	Prof. Dr. sc. med., Dres. h. c. *A. Sundermann* — Erfurt
1980	Prof. Dr. med. *H. Bartelheimer* — Hamburg
	Prof. Dr. med. *E. Fritze* — Bochum
	Prof. Dr. med. *W. H. Hauss* — Münster

Verzeichnis der Vorsitzenden seit 1882

1.	1882	⎫
2.	1883	⎬ Wirkl. Geh. Ob.-Med.-Rat Prof. Dr. med. *T. v. Frerichs* — Berlin
3.	1884	⎭
4.	1885	Geh. Hofrat Prof. Dr. med. *C. Gerhardt* — Würzburg
5.	1886	⎫
6.	1887	⎬ Wirkl. Geh. Med.-Rat Prof. Dr. med. *E. v. Leyden* — Berlin
7.	1888	⎭
8.	1889	Prof. Dr. med. *v. Liebermeister* — Tübingen
9.	1890	Hofrat Prof. Dr. med. *v. Nothnagel* — Wien
10.	1891	Wirkl. Geh. Med.-Rat Prof. Dr. med. *E. v. Leyden* — Berlin
11.	1892	Geh. Med.-Rat Prof. Dr. med. *H. Curschmann* — Leipzig
12.	1893	Prof. Dr. med. *H. Immermann* — Basel
	1894	kein Kongreß
13.	1895	Geh. Rat Prof. Dr. med. *H. v. Ziemssen* — München
14.	1896	Geh. Hofrat Prof. Dr. med. *Bäumler* — Freiburg i. Brsg.
15.	1897	Wirkl. Geh. Med.-Rat Prof. Dr. med. *E. v. Leyden* — Berlin
16.	1898	San.-Rat Prof. Dr. med. *M. Schmidt* — Frankfurt (Main)
17.	1899	Geh. Rat Prof. Dr. med. *H. Quincke* — Kiel
18.	1900	Ob.-San.-Rat Prof. Dr. med. *R. Ritter v. Jaksch* — Prag
19.	1901	Geh. Rat Prof. Dr. med. *Senator* — Berlin
20.	1902	Geh. Rat Prof. Dr. med. *Naunyn* — Straßburg
	1903	kein Kongreß
21.	1904	Ob.-Med.-Rat Prof. Dr. med. *A. v. Merkel* — Nürnberg
22.	1905	Geh. Rat Prof. Dr. med. *W. Erb* — Heidelberg
23.	1906	Geh. Med.-Rat. Prof. Dr. med. *v. Strümpell* — Breslau
24.	1907	Wirkl. Geh. Med.-Rat Prof. Dr. med. *E. v. Leyden* — Berlin
25.	1908	Prof. Dr. med. *F. v. Müller* — München
26.	1909	Geh. Med.-Rat Prof. Dr. med. *F. Schultze* — Bonn
27.	1910	Geh. Med.-Rat Prof. Dr. med. *F. Kraus* — Berlin
28.	1911	Geh. Rat Prof. Dr. med. *L. v. Krehl* — Straßburg
29.	1912	Geh. Med.-Rat Prof. Dr. med. *R. Stintzing* — Jena
30.	1913	Geh. Rat Prof. Dr. med. *F. Penzoldt* — Erlangen
31.	1914	Prof. Dr. med. *E. v. Romberg* — Tübingen
	1915	kein Kongreß
	1916	außerordentliche Tagung (Kriegstagung) in Warschau Vors.: Geh. Med.-Rat Prof. Dr. med. *W. His* — Berlin
	1917	kein Kongreß
	1918	kein Kongreß
	1919	kein Kongreß
32.	1920	Geh. Rat Prof. Dr. med. *O. Minkowski* — Breslau
33.	1921	Prof. Dr. med. *G. Klemperer* — Berlin
34.	1922	Prof. Dr. med. *L. Brauner* — Hamburg
35.	1923	Prof. Dr. med. *K. F. Wenckebach* — Wien
36.	1924	Geh. Rat Prof. Dr. med. *M. Matthes* — Königsberg
37.	1925	Geh. Rat Prof. Dr. med. *F. Moritz* — Köln
38.	1926	Prof. Dr. med. *H. Pässler* — Dresden
39.	1927	Prof. Dr. med. *O. Naegeli* — Zürich
40.	1928	Prof. Dr. med. *L. R. Müller* — Erlangen
41.	1929	Geh. Rat Prof. Dr. med. *W. Zinn* — Berlin
42.	1930	Prof. Dr. med. *F. Volhard* — Frankfurt/Main
43.	1931	Prof. Dr. med. *G. v. Bergmann* — Berlin

44.	1932	Prof. Dr. med. *P. Morawitz* – Leipzig
45.	1933	Prof. Dr. med. *A. Schittenhelm* – Kiel
46.	1934	(Prof. Dr. med. *L. Lichtwitz* – Altona, ist satzungsgemäß im Jahr 1934 ausgeschieden, ohne den Vorsitz geführt zu haben)
47.	1935	Prof. Dr. med. *H. Schottmüller* – Hamburg
48.	1936	Prof. Dr. med. *F. A. Schwenkenbecher* – Marburg
49.	1937	Prof. Dr. med. *R. Siebeck* – Heidelberg
50.	1938	Prof. Dr. med. *H. Assmann* – Königsberg
51.	1939	Prof. Dr. med., Dr. h. c. *W. Stepp* – München
52.	1940	Prof. Dr. med. *H. Dietlen* – Saarbrücken
	1941	kein Kongreß
	1942	kein Kongreß
53.	1943	Prof. Dr. med. *H. Eppinger* – Wien
	1944	kein Kongreß
	1945	kein Kongreß
	1946	kein Kongreß
	1947	kein Kongreß
54.	1948	Prof. Dr. med. *P. Martini* – Bonn
55.	1949	Prof. Dr. med. *C. Oehme* – Heidelberg
56.	1950	Prof. Dr. med. *W. Frey* – Oberhofen/Schweiz
57.	1951	Prof. Dr. med. *M. Bürger* – Leipzig
58.	1952	Prof. Dr. med. *P. Klee* – Wuppertal
59.	1953	Prof. Dr. med. *G. Katsch* – Greifswald
60.	1954	Prof. Dr. med. *H. H. Berg* – Hamburg
61.	1955	Prof. Dr. med. *H. Pette* – Hamburg
62.	1956	Prof. Dr. med. *R. Schoen* – Göttingen
63.	1957	Prof. Dr. med. *K. Hansen* – Lübeck
64.	1958	Prof. Dr. med. *H. Reinwein* – Kiel
65.	1959	Prof. Dr. med. Dr. med. h. c. *W. Brednow* – Jena
66.	1960	Prof. Dr. med. *H. Bennhold* – Tübingen
67.	1961	Prof. Dr. med. *J. Jacobi* – Hamburg
68.	1962	Prof. Dr. med. *F. Hoff* – Frankfurt/Main
69.	1963	Prof. Dr. med. Dr. sc. h. c., Dr. med. vet. h. c. *H. Frhr. v. Kress* – Berlin
70.	1964	Prof. Dr. med., Dr. med. h. c. *L. Heilmeyer* – Freiburg i. Brsg.
71.	1965	Prof. Dr. med. *A. Sturm* – Wuppertal-Barmen
72.	1966	Prof. Dr. med. et phil. *G. Bodechtel* – München
73.	1967	Prof. Dr. med. *A. Jores* – Hamburg
74.	1968	Prof. Dr. med., Dr. med. h. c. *H. E. Bock* – Tübingen
75.	1969	Prof. Dr. med. *D. Jahn* – Höfen
76.	1970	Prof. Dr. med. *K. Oberdisse* – Düsseldorf
77.	1971	Prof. Dr. med. *F. Grosse-Brockhoff* – Düsseldorf
78.	1972	Prof. Dr. med., Dres. med. h. c. *G. Schettler* – Heidelberg
79.	1973	Prof. Dr. med. *H. Begemann* – München
80.	1974	Prof. Dr. med. *H. P. Wolff* – Mainz
81.	1975	Prof. Dr. med. *P. Schölmerich* – Mainz
82.	1976	Prof. Dr. med. *H. A. Kühn* – Würzburg
83.	1977	Prof. Dr. med. *G. A. Neuhaus* – Berlin
84.	1978	Prof. Dr. med. *R. Gross* – Köln
85.	1979	Prof. Dr. med. *W. Gerok* – Freiburg
86.	1980	Prof. Dr. med. *E. Buchborn* – München

Korrespondierende Mitglieder

1939	Prof. Dr. med. *G. Fanconi* – Zürich
	Prof. Dr. med. *Hess* – Zürich
	Prof. Dr. med. *Ingwar* – Lund
	Prof. Dr. med. *Meulengracht* – Kopenhagen
	Prof. Dr. med. *Schüffner* – Amsterdam
	Prof. Dr. med. *Diaz* – Rio de Janeiro
1961	Prof. Dr. med. *W. Ehrich* – Philadelphia
	Prof. Dr. med. *E. Komiya* – Tokio
1965	Prof. Dr. med. *M. R. Castex* – Buenos Aires
1970	Prof. Dr. med. *V. Malamos* – Athen
	Prof. Sir *G. W. Pickering* – Oxford
	Dr. med. *I. H. Page* – Cleveland/Ohio
1971	Prof. Dr. med. *G. Biörck* – Stockholm
	Prof. Dr. med. *K. Lundbaek* – Aarhus
1972	Prof. Dr. med. *R. J. Bing* – Pasadena
	Dr. med. *D. S. Fredrickson* – Bethesda
	Prof. Dr. med. *A. Lambling* – Paris
	Prof. Dr. med. *H. N. Neufeld* – Tel Aviv
	Prof. Dr. med. *I. Shkhvatsabaya* – Moskau
1974	Prof. Dr. med. *J. W. Conn* – Ann Arbor
	Prof. Dr. med. *H. Popper* – New York
1976	Prof. Dr. med. *H. Herken* – Berlin
	Prof. Dr. med., Dr. phil. *S. Koller* – Mainz
	Prof. Dr. med. *E. Uehlinger* – Zollikon
1977	Sir *D. Dunlop*, Prof. of Medicine – Edinburgh
1978	Prof. Dr. med. *R. Schmid* – San Francisco
1979	Prof. Dr. med. *F. H. Epstein* – Zürich
	Prof. Dr. med. *G. W. Korting* – Mainz

Diplommitglieder

Dr. med. *J. Wibel* – Wiesbaden
Dr. med. h. c. *J. F. Bergmann*, Verlagsbuchhändler – Wiesbaden

Ständige Schriftführer

1882–1914	Geh. San.-Rat Dr. med. *E. Pfeiffer* – Wiesbaden
1914–1920	Prof. Dr. med. *W. Weintraud* – Wiesbaden
1921–1943	Prof. Dr. med. *A. Géronne* – Wiesbaden
1948–1960	Prof. Dr. med. *F. Kauffmann* – Wiesbaden
ab 1961	Prof. Dr. med. *B. Schlegel* – Wiesbaden

Kassenführer

1882–1884	San.-Rat Dr. med. *A. Pagenstecher* — Wiesbaden
1885–1920	Dr. med. *J. Wibel* — Wiesbaden
1921–1927	Dr. med. *W. Koch* — Wiesbaden
1928–1939	Dr. med. *E. Philippi* — Wiesbaden
1940–1954	Dr. med. *Achelis* — Wiesbaden
1955–1967	Prof. Dr. med. *W. Kittel* — Wiesbaden
ab Mai 1967	Prof. Dr. med. *K. Miehlke* — Wiesbaden

Mitglieder des Ausschusses

1980–1981 Prof. Dr. med. *U. Gessler* — Nürnberg
Prof. Dr. med. *H.-G. Mertens* — Würzburg
Prof. Dr. med. *U. C. Dubach* — Basel
Prof. Dr. med. *P. G. Scheurlen* — Homburg
Dr. med. *V. Harth* — Bamberg
Prof. Dr. med. *N. Zöllner* — München
Prof. Dr. med. *G. W. Löhr* — Freiburg
Prof. Dr. med. *R. Wenger* — Wien
Prof. Dr. med. *W. Rick* — Düsseldorf
Prof. Dr. med. *D. Klaus* — Dortmund
Prof. Dr. med. *W. Dölle* — Tübingen
Prof. Dr. med. *G. A. Martini* — Marburg
Dr. med. *E. Schüller* — Düsseldorf
Prof. Dr. med. *H.-D. Waller* — Tübingen
Prof. Dr. med. *W. Creutzfeldt* — Göttingen
Prof. Dr. med. *H. Fabel* — Hannover
Prof. Dr. med. *W. Kaufmann* — Köln
Prof. Dr. med. *B. Kommerell* — Heidelberg
Prof. Dr. med. *M. Eggstein* — Tübingen
Prof. Dr. med. *F. Trendelenburg* — Homburg
Prof. Dr. med. *E. Deutsch* — Wien
Prof. Dr. med. *G. Riecker* — München
Prof. Dr. med. *H. Losse* — Münster
Prof. Dr. med. *H. Gillmann* — Ludwigshafen
Prof. Dr. med. *J. Schirmeister* — Karlsruhe

Begrüßungsworte des Vorsitzenden

Buchborn, E., München

Hochverehrte und willkommene Gäste,
verehrte Ehrenmitglieder und Mitglieder unserer Gesellschaft,
meine Damen und Herren!

Zur 86. Tagung der Deutschen Gesellschaft für innere Medizin heiße ich Sie alle in Wiesbaden herzlich willkommen. Die Tradition, die wir damit alljährlich fortsetzen und der wir uns verbunden fühlen, soll in jedem Jahr von neuem die wissenschaftliche Lebendigkeit unserer Gesellschaft und unseres Faches bekunden und mit dieser Lebendigkeit auch unseren weiteren Jahreslauf als Internisten erfüllen.

Wenn wir diese internistischen Jahresläufe, die mit einem Kongreß in Wiesbaden begonnen haben, zusammenzählen, dann vollendet sich diesmal das siebzigste Jahr einer glücklichen Ehe mit unserer Gastgeberin, der Stadt Wiesbaden. Im bürgerlichen Leben wird das als eiserne oder Gnadenhochzeit gefeiert und gilt mit Recht als Ausdruck großer Treue und gegenseitiger Zuneigung.

So darf ich unter unseren Gästen als erste die Vertreter der Stadt Wiesbaden begrüßen, an ihrer Spitze das neugewählte Stadtoberhaupt, Herrn Oberbürgermeister *Oschatz* zusammen mit Herrn Stadtverordnetenvorsteher *Lonquich*. Von ihrer neubegonnenen Amtszeit erwarten wir uns eine ebenso gedeihliche Zusammenarbeit wie unter ihren Vorgängern, von denen wir als langjährigen Freund und Förderer unserer Gesellschaft auch in diesem Jahr Herrn Landtagspräsident a. D. *Georg Buch* herzlich in unserem Kreis willkommen heißen. Damit verbinden wir unseren Dank an die Stadt und ihre gewählten Vertreter für die Gastfreundschaft, die wir mit unserem Kongreß jedes Jahr von neuem hier erfahren.

Vom gastgebenden Land begrüße ich für die Hessische Landesregierung in Vertretung des Ministerpräsidenten und des Sozialministers Herrn Ministerialdirigent Dr. *Kubitza*; vom Hessischen Sozialministerium außerdem Herrn leitenden Ministerialrat Dr. *Karl* und Herrn Landesgewerbearzt Dr. *Reif* sowie für die Landesärztekammer Hessen ihren Vizepräsidenten Herrn Dr. *Pasewald*.

Frau Bundesminister *Antje Huber* hat zur Eröffnung des Kongresses durch ein Fernschreiben herzliche Grüße und gute Wünsche übermittelt. Auch Herr Staatssekretär Prof. *Wolters* vom Bundesministerium für Jugend, Familie und Gesundheit hat mir in einem persönlichen Gespräch sein Bedauern ausgedrückt, nicht an der Eröffnungssitzung teilnehmen zu können, wird jedoch an einem der anderen Kongreßtage hier sein.

Kollegiale Grüße entbiete ich Herrn Prof. *Füllgraff*, dem Präsidenten des Bundesgesundheitsamtes, mit dem uns vor allem die Zusammenarbeit auf dem Gebiet der Arzneimittelsicherheit verbindet, weiterhin Herrn Generalarzt Dr. *Scheunert* von der Inspektion des Sanitäts- und Gesundheitswesens im Bundesministerium für Verteidigung, mit dem wir sowohl im Wehrmedizinischen Beirat wie in der Weiterbildung der an Kliniken abkommandierten Sanitätsoffiziere zusammen-

arbeiten. Es freut mich, daß Herr Generaloberstabsarzt a. D. Prof. Dr. *Rebentisch* auch nach seinem kürzlichen Ausscheiden aus dem aktiven Dienst wieder den Weg zu uns nach Wiesbaden gefunden hat.

Aufs engste verbunden in der täglichen Arbeit am Krankenbett sind wir Internisten mit den Chirurgen. Deshalb verzeichnen wir dankbar die Anwesenheit des Präsidenten der Deutschen Gesellschaft für Chirurgie, Herrn Prof. Dr. *Heberer*, in dem ich zugleich einen Münchener Fakultätskollegen begrüße. An den beiden ersten Tagen unseres Kongresses wird in diesem Jahr weiterhin die Deutsche Gesellschaft für Neurologie teilnehmen, deren Vorsitzender Prof. Dr. *Mertens* uns seine Grüße morgen überbringen wird, da er heute noch seine eigene Jahrestagung in der Rhein-Main-Halle zu leiten hat.

Ähnlich eng, wenn auch anderer Art, sind für uns als wissenschaftliche Gesellschaft die Verbindungen zur Deutschen Forschungsgemeinschaft, die den weitaus größten Teil der Forschungsarbeit auch in der inneren Medizin ermöglicht. Deshalb ist es für mich ein dankbar empfundener Ausdruck dieser Verbundenheit, daß in diesem Jahr auch ihr Präsident, Herr Prof. Dr. *Seibold*, zusammen mit unserem ständigen Gast, Herrn Dr. *Fritz Fischer*, zu uns gekommen sind, der als sachverständiger und hilfsbereiter Betreuer, Förderer und Anreger vieler Wissenschaftler und ihrer Projekte aus der inneren Medizin unseres besonderen Dankes versichert sein darf. Auf dem Gebiet der Forschungsförderung sind wir weiterhin auch mit der Fritz-Thyssen-Stiftung verbunden, die Herr Dr. *Kerscher* heute hier vertritt.

Mit besonderer Freude und Ehrerbietung begrüße ich unsere Fachkollegin Frau Dr. *Veronika Carstens*, die Gattin unseres verehrten Bundespräsidenten, und danke ihr herzlich, daß sie unserer Einladung zur Eröffnungssitzung gefolgt ist. Daß die Gattin des Bundespräsidenten Ärztin ist, scheint sich damit nicht nur zu einer Tradition zu entwickeln, sondern gibt ihr auch lohnende Möglichkeiten, bestimmte Gebiete der Medizin durch ihre Schirmherrschaft zu fördern. Als Kollegin begrüße ich auch Frau Dr. *Scheurlen*, Saarländischer Staatsminister für Arbeit, Gesundheit und Sozialordnung.

Aus dem engeren Kreis unserer Gesellschaft begrüße ich mit besonderer Hochachtung unsere Ehrenmitglieder, die Herren *Aschenbrenner*/Hamburg, *Bock*/Tübingen, *Gsell*/St. Gallen, *Henning*/Erlangen, *Hollmann*/Potsdam, *Janzen*/Hamburg, *Koller*/Basel, *Kuschinsky*/Mainz, *Sarre*/Freiburg, *Sundermann*/Erfurt, *Wollheim*/Würzburg und Herrn *Herken*/Berlin als korrespondierendes Mitglied.

Unsere Ehrenmitglieder *Bodechtel*, *Doerr*, *Grosse-Brockhoff*, *Oberdisse* und *Schwiegk* haben mit Bedauern ihre Verhinderung mitgeteilt und ihre guten Wünsche für den Verlauf der Tagung übermittelt. Allen abwesenden Ehrenmitgliedern haben wir telegraphisch unsere Verbundenheit zum Ausdruck gebracht.

Daß die Wissenschaften und mit ihnen die Medizin keine Grenzen kennen und anerkennen, bezeugen auch in diesem Jahr die zahlreichen Teilnehmer, die als Referenten, Vortragende und Zuhörer aus 13 Ländern zu uns gekommen sind, und zwar − in alphabetischer Reihenfolge − aus Belgien, Bulgarien, DDR, Frankreich, Großbritannien, Jugoslawien, Niederlande, Norwegen, Österreich, Polen, Schweden, Schweiz, USA.

Ein besonders herzlicher und nachbarlicher Gruß gilt den Kollegen aus dem östlichen Teil Deutschlands, die zum dritten Mal als offizielle Delegation der DDR

unserer Einladung folgen konnten, so daß wir hier auf eine sich festigende Tradition hoffen dürfen, der ein immer intensiverer wechselseitiger Austausch folgen möge. Ich begrüße an der Spitze der Delegation Herrn Prof. Dr. *Seige*/Halle, den 1. Vorsitzenden unserer Schwestergesellschaft für innere Medizin in der DDR, sowie Prof. Dr. *Dutz*/Berlin, Doz. Dr. *Helbig*/Leipzig und Prof. Dr. *Lohmann*/ Leipzig.

Totenehrung

Meine Damen und Herren!

Das Leben einer wissenschaftlichen Gesellschaft wird getragen von der Leistung und Lebendigkeit ihrer Mitglieder. Ihre ständige Erneuerung geschieht im Wechsel von hoffnungsvoll begrüßtem Zuwachs an neuen, aktiven Mitgliedern und im trauernd vermerkten Fortgang unserer Verstorbenen. Im vergangenen Jahr hatte unsere Gesellschaft den Tod folgender Mitglieder zu beklagen:

Prof. Dr. *Friedrich Bahner*/Heidelberg
Prof. Dr. *Josef Becker*/Düsseldorf
Dr. *Hans Böhner*/Castrop-Rauxel
Dr. *Wilhelm Bücken*/Schwerte
Dr. med. habil. *Alexander Determann*/Diessen
Prof. Dr. *Friedrich Doenecke*/Feldberg-Altglashütten
Dr. *Erich Gäbert*/Freiberg/Sachsen (DDR)
Prof. Dr. *Peter Göbel*/Rottenburg am Neckar
Prof. Dr. *Walther Graubner*/Wiesbaden
Dr. *Hans Heidelbach*/Kirchzarten
Dr. *Claus Hilpert*/Lambsheim
Dr. *Hans Kämmerling*/Essen-Kupferdreh
Dr. *Gerassimos Metallinos*/Berlin
Prof. Dr. *Hans Moers*/Köln
Prof. Dr. *Bruno Niekau*/München
Dr. *Hans Jost Oetzmann*/Bad Pyrmont
Dr. Dr. rer. nat. *Gerhard Ohnesorge*/Hamburg
Prof. Dr. *Armin Prill*/Berlin-Neukölln
Dr. *Paul Ricken*/Essen
Dr. *Edo Rost*/Bad Zwischenahn
Dr. *Georg Sack*/Rastatt
Dr. *Otto-Hermann Schaffer*/Bad Krozingen
Prof. Dr. *Georg Schaltenbrand*/Würzburg
Dr. *Edmund Schöbel*/Leipzig
Prof. Dr. *Kurt Schwarz*/München
Dr. med. habil. *Johannes Seiler*/Köln
Dr. *Wilhelm Sieke*/Hagen
Doz. Dr. *Kurt Steuer*/Heufeld
Dr. *Konrad Veiel*/Öhringen
Doz. Dr. *Hans-Otto Wachsmuth*/Heidelberg
Prof. Dr. *Ludwig Weisbecker*/Kiel

Dr. *Karl Wesemeier*/Schöningen
Doz. Dr. *Gerhard von der Weth*/Bad Salzuflen
Prof. Dr. *Friedrich Wöhler*/Ihringen
Dr. *Willy Zemtzsch*/Merzig

Das Wirken unserer Verstorbenen wird fortdauern in den Menschen, denen sie begegneten und in ihrer ärztlichen und wissenschaftlichen Leistung. Einige von ihnen, die über ihren persönlichen Arbeitsbereich hinaus in unserer Gesellschaft gewirkt haben, darf ich mit wenigen Worten würdigen:

Friedrich Bahner

Erst verspätet erreichte uns die Nachricht, daß Friedrich Bahner am 2. Juli 1978, 65jährig in Heidelberg verstorben ist. Nach dem Studium der Medizin und der Chemie wandte er sich der inneren Medizin zu. Sein Doppelstudium prädestinierte ihn für seine erfolgreichen wissenschaftlichen, klinischen und experimentellen Arbeiten über die Endokrinologie und Stoffwechselkrankheiten, in denen biochemische Forschung eine besondere Rolle spielt und in denen wir ihm Handbuchbeiträge über Fettsucht und Magersucht verdanken. Seine klinische Prägung erhielt er vor allem durch Curt Oehme, einen unserer bedeutendsten Polikliniker, bei dem er die ganze Breite der inneren Medizin beherrschen lernte. Das mag ihn als einen der Pioniere einer eigenständigen klinischen Endokrinologie auch daran gehindert haben, diese als eine beschränkte Organspezialität zu betreiben. 1967 wurden seine Leistungen auf diesem Gebiet durch Umwandlung seines Extraordinariats an der Medizinischen Poliklinik Heidelberg in den ersten Lehrstuhl für Endokrinologie in Deutschland anerkannt, den er zu einer angesehen interdisziplinären Institution entwickelte. Die Weiterführung der universellen poliklinischen Tradition der *Oehme*schen Schule in dieser Institution gehört zu seinen bleibenden Verdiensten.

Friedrich Doenecke

Am 26. September 1979 verstarb 78jährig *Friedrich Doenecke* an seinem Alterssitz in Altglashütten im Schwarzwald. Sein Name ist untrennbar mit dem Aufbau der Universität des Saarlandes verbunden.

In seiner Geburtsstadt Halle/Saale fand er in *Franz Volhard*, einer der faszinierendsten Persönlichkeiten der damaligen Medizin, seinen Doktorvater, medizinischen Lehrer und Förderer. 1928 ging er mit ihm nach Frankfurt, wo er sich 1933 mit einer Arbeit über die Plasmaeiweißkörper habilitierte. 1936 kam er 35jährig als Chefarzt der Inneren Abteilung an das damalige Landeskrankenhaus Homburg/Saar. Die folgenden Jahre waren durch die Kriegs- und Nachkriegszeit bestimmt. Aus der Fortführung der Homburger Medizinischen Hochschulkurse über diese Zeit hinweg entwickelte Doenecke mit seinen Fachkollegen 1946 die ersten medizinischen Vorlesungen, um damit den saarländischen Studenten die Möglichkeit zum Medizinstudium zu eröffnen. Es folgten die bewegten Jahre des Aufbaus einer Medizinischen Universitätsklinik und einer Medizinischen Fakultät, aus der 1950 die Universität des Saarlandes hervorging. Doenecke hat als Dekan und Prodekan von 1949–1955 und als Prorektor 1957/58 sowie als akademischer Lehrer und Arzt diese Neugründung maßgeblich mitgestaltet und hier auch unserem Fach eine bedeutende Lehr- und Forschungsstätte hinterlassen.

Georg Schaltenbrand

Am 24. Oktober 1979 verstarb unser Ehrenmitglied *Georg Schaltenbrand* fast 82jährig in Würzburg. Er war einer der prominentesten Vertreter der deutschen Neurologie, auch im Ausland, das ihm aus mehrjährigen Studienaufenthalten in verschiedenen Ländern Europas und in Übersee sowie einer Professur in Peking vertraut war. Zur Neurologie kam er durch seinen Lehrer *Max Nonne* in Hamburg, bei dem er sich 1928 über den Aufbau der menschlichen Motorik habilitierte. 1935 übernahm er an der Medizinischen Klinik von *Erich Grafe* in Würzburg die Leitung der Neurologischen Abteilung, aus der sich später ein Extraordinariat und 1950 die erste Neurologische Universitätsklinik in Bayern entwickelten, die er bis 1968 leitete. Die enge Verbindung von Neuropathologie und Klinik bildete die Grundlage für die meisten Arbeiten seines umfangreichen Lebenswerkes. Aus der langjährigen Integration seiner Neurologischen Abteilung in eine Medizinische Universitätsklinik waren für uns Internisten vor allem seine wissenschaftlichen Untersuchungen über die Pathophysiologie des Liquorsystems sowie über die eitrigen und aseptischen Meningitiden wichtig.

Im Gedächtnis unserer Gesellschaft, die ihn 1976 zu ihrem Ehrenmitglied ernannte, wird er als einer der großen klinischen Forscher weiterleben, die durch ihre Persönlichkeit die Verbindungen der Neurologie mit der inneren Medizin lebendig hielten.

Kurt Schwarz

Am 7. Juli 1979 starb in München *Kurt Schwarz*, persönlicher Extraordinarius für innere Medizin. Als Schüler von *Gustav Bodechtel* gehörte er seit 1951 zu unserer Münchener Klinik. Unter den schwierigen Bedingungen, unter denen Anfang der 50er Jahre die Nachkriegsgeneration der jungen Wissenschaftler wieder mit Forschungsarbeiten begann, fand er seine eigene Arbeitsrichtung in der Endokrinologie und bildete eine rasch wachsende Arbeitsgruppe. Die Anerkennung, die er sich damit erwarb, kam in zwei Berufungen auf ordentliche Lehrstühle der inneren Medizin in Marburg und Essen zum Ausdruck. In der Ablehnung dieser Rufe erkennen wir rückblickend schon die ersten Zeichen seiner langwierigen Erkrankung. Sie zwang ihn immer mehr, sich aus der klinischen Tätigkeit zurückzuziehen, bis er ihr im Alter von 52 Jahren allzu früh erlag, seinen akademischen Lebenslauf unvollendet lassend.

Ludwig Weisbecker

Mit *Ludwig Weisbecker*, der am 13. Juni 1979 im 65. Lebensjahr in Kiel verstarb, hat die innere Medizin einen vielseitig begabten, weltoffenen und ideenreichen Wissenschaftler und einen begeisternden akademischen Lehrer verloren.

Nach schweren persönlichen Erlebnissen durch KZ-Haft in Buchenwald wurde für seinen akademischen Lebensweg die Begegnung mit *Ludwig Heilmeyer* entscheidend. Vom Pharmakologischen Institut Düsseldorf ging er mit ihm 1946 an die Medizinische Klinik Freiburg, wo er sich schon 1948 habilitierte. Seine wissenschaftlichen Arbeiten galten zunächst, seiner Herkunft aus der Pharmakologie folgend, klinisch-pharmakologischen Fragen der Schwermetallwirkungen und des Theophyllins. Später wandte er sich vor allem der Endokrinologie der Steroid- und Schilddrüsenhormone zu. Die äußeren Stationen seines weiteren erfolgreichen

Weges führten ihn vom Oberarzt der Medizinischen Klinik Freiburg über eine vertretungsweise Wahrnehmung des poliklinischen Lehrstuhls in Genf und einen abgelehnten Ruf auf den *Bürger*schen Lehrstuhl in Leipzig 1957 zunächst als Chefarzt und Ärztlicher Direktor an die Städt. Krankenanstalten Karlsruhe. Von hier aus wurde er 1962 auf den neu geschaffenen Lehrstuhl an der II. Medizinischen Klinik der Universität Kiel berufen. Er entwickelte diese Klinik mit seinem eigenen, tatkräftigen und unkonventionellen Stil zu einer fruchtbaren und anregenden akademischen Arbeitsstätte. Im bewegten Jahr 1969/70 versah er weitsichtig und vermittelnd das schwierige Amt des Rektors seiner Universität. Seine dynamische Persönlichkeit, die auch den familiären Schicksalsschlägen der letzten Jahre und schließlich seiner schweren Erkrankung lange widerstand, wird uns, die wir ihm persönlich begegnet sind, in lebendiger Erinnerung bleiben.

Wir gedenken unserer Toten in Trauer und Ehrerbietung.

Ich bitte Sie, sich zu ihren Ehren von Ihren Plätzen zu erheben.

Meine Damen und Herren!

Ich schließe mit einigen Worten zum wissenschaftlichen Programm, auch mit Worten des Dankens an seine Mitgestalter. Die Intentionen dieses Programms und unseres Kongresses sind seit der ersten Sitzung 1882 unverändert geblieben und wurden von *Theodor Frerichs* als Austausch von Erfahrungen, Anregung von Ideen und Vertretung gemeinsamer berechtigter Interessen definiert. Einige Hinweise zur Auswahl der Hauptthemen und Symposien enthält das Programm der Eröffnungssitzung.

Bei der Eröffnung des ersten Wiesbadener Internistenkongresses 1882 hat *Theodor Frerichs* die Einheitsidee des menschlichen Organismus als Grundlage der inneren Medizin bezeichnet. Sie sei auszubauen „durch eigene Arbeit und durch Verwertung der Bausteine, welche die Einzelfächer und Hilfswissenschaften uns heranbringen". Dieses Konzept bestimmt seither die Gestaltung unserer Tagungen, auch in diesem Jahr. Es verwirklicht sich in der thematischen Vielfalt aus den einzelnen Teilgebieten, die sich innerhalb der inneren Medizin entwickelt haben und durch Einbeziehung der Grundlagen- und Einzelfächer, die an ihrem wissenschaftlichen Fundament beteiligt sind. Dazu gehören auch gemeinsame Sitzungen mit anderen wissenschaftlichen Gesellschaften, deren klinischen Disziplinen aus der inneren Medizin hervorgegangen und in der ärztlichen Praxis mit ihr verbunden geblieben sind.

So tagen wir in diesem Jahr zusammen mit der Deutschen Gesellschaft für Neurologie. Gemeinsames Hauptthema sind die neuroendokrinen Erkrankungen. Das Neuroendokrinum, vor allem Hypothalamus und Hypophyse, bildet zusammen mit dem Vegetativum die wichtigste Nahtstelle zwischen Zentralnervensystem und inneren Organen. Die im letzten Jahrzehnt im Gehirn entdeckten Neuropeptide wirken hier nicht nur als Regulatoren des hypothalamo-hyophysären Systems, sondern auch als weit verbreitete synaptische Transmittersubstanzen, die zugleich zahlreiche Hirnfunktionen, wie z. B. Affektivität und Vigilanz, modulieren und konditionieren. So resultiert aus den komplementären Betrachtungsweisen von Molekularbiologie und Verhaltenspsychologie die Psychoneuroendokrinologie und integriert den Organismus zu einer psychosomatischen Einheit, die auch neue therapeutische Perspektiven eröffnet. Im engen Zusammenhang mit der Entdeckung der Neuropeptidhormone stand diejenige der sog. Endorphine. Ihre analgetische Wirkung verbindet das Hauptthema der neuroendokrinen Erkrankungen mit dem zugeordneten Symposium über Schmerzentstehung und Schmerzbehandlung.

Ein weiteres Hauptthema befaßt sich mit den parenchymatösen Nierenerkrankungen. Unter ihnen kommen Glomerulonephritis und chronische interstitielle Nephritis am häufigsten vor, auch als Ursache einer Schrumpfniere mit terminaler Urämie. Im Mittelpunkt werden hier die für die Praxis wichtigen Resultate der klinischen Nephrologie stehen.

Im Rahmen der Klinischen Onkologie wurde die Chemotherapie solider Tumoren beim Internistenkongreß bisher nicht umfassend behandelt. Aus den Erkenntnissen über morphologische und biologische Kriterien des malignen Wachstums und über nosologische sowie pharmakologische

Grundlagen der zytostatischen Chemotherapie soll sich eine kritische Sichtung der oft verwirrenden Fülle von Programmen für die Polychemotherapie und ihre Zurückführung auf gesicherte Prinzipien und einige wenige, für die Praxis des Internisten geeignete Therapieschemata ergeben. Damit wird sich auch die häufig aufgestellte Behauptung prüfen lassen, daß die Chemotherapie seit 25 Jahren stagniere. Ebenfalls therapeutische, aber auch diagnostische Aspekte bieten die paraneoplastischen Syndrome, die oft als Frühsymptome maligner Erkrankungen auftreten und einen wesentlichen Teil ihrer subjektiven Beschwerden bedingen können. – Ein gegenwärtig intensiv bearbeitetes Gebiet der Onkologie betrifft den Zusammenhang des Immunsystems mit der Tumorabwehr, von dem mancherseits eine zukunftsträchtige Entwicklung für die Krebsbehandlung erwartet wird. Im wissenschaftlichen Symposium über Tumorimmunologie wird der derzeitige Erkenntnisstand diskutiert werden.

Das Programm des Kongresses wird abgerundet durch aktuelle therapeutische Themen: Ein Symposium ist den Fragen und Problemen der klinischen Therapiebeurteilung durch kontrollierte Studien gewidmet. Es wird gemeinsam mit der Deutschen Gesellschaft für medizinische Dokumentation, Informatik und Statistik abgehalten. Weiterhin werden sich zwei Sitzungen mit präventiver Medizin und Prophylaxe beschäftigen, zwei Begriffe, die häufig synonym gebraucht werden. Die primäre Prävention wird am Beispiel des Hochdrucks dargestellt. Bei solchen genetisch determinierten Erkrankungen beinhaltet Prävention vor allem Maßnahmen gegen auslösende oder verstärkende psychosoziale Risikokonstellationen und Verhaltensweisen vor der eigentlichen Krankheitsmanifestation, wofür es noch relativ wenige praktisch gangbare Wege gibt. Prophylaxe oder Sekundärprävention hat dagegen die vorbeugende Verhütung von bedrohlichen Verläufen, Rezidiven oder Komplikationen bei bereits bestehender Grundkrankheit oder krankhaften Befundkonstellationen zum Ziel. Nutzen und Gefahren des prophylaktischen Denkens und Handelns sind somit Gegenstand alltäglicher ärztlicher Überlegungen und Entscheidungen.

Auch wenn die Auswahl der Themen vom Vorsitzenden bestimmt wird, der sich bemüht, jeweils innerhalb mehrerer Jahre das vielgestaltige Bild der inneren Medizin abgerundet zur Darstellung zu bringen, bedarf es doch des Rates mancher Kollegen bis zur endgültigen Gestaltung und der Bereitschaft vieler Referenten zur Mitwirkung, denen ich schon heute für diese Bereitschaft danke.

Für die Vorbereitung des ersten Hauptthemas der Neuroendokrinen Erkrankungen bin ich Herrn *Pfeiffer* und Herrn *Scriba* für ihren Rat dankbar. Die beiden Hauptthemen des zweiten Tages wurden in der Nephrologischen Arbeitsgruppe unserer Klinik vorbereitet, die auch aktiv bei den Referaten mitwirken wird. Herrn *Gross* und Herrn *Schmidt* verdanke ich wertvolle Vorschläge für die Gewinnung kompetenter Referenten für die klinisch-onkologische Sitzung. Das Hauptthema des letzten Tages über Nutzen und Gefahren des prophylaktischen Denkens und Handelns in der Medizin verdanke ich meinem Freund Gerhard *Riecker*; wir beide verdanken es freilich unserem gemeinsamen Lehrer *Schwiegk*, der es uns als eines seiner Leitthemen mitgegeben hat.

Für die Ausrichtung der drei Symposien habe ich den Kollegen *Neuhaus, Riethmüller* und *Struppler* zu danken.

In den Vortragssitzungen mit Forschungsergebnissen aus den einzelnen Teilgebieten kündigt sich die künftige Entwicklung der inneren Medizin an. Sie tragen dazu bei, die ganze Breite und Vielfalt unseres Faches alljährlich zu Wort kommen zu lassen. Für die schwierige und sachverständige Auswahl der Vorträge aus etwa 600 eingegangenen Anmeldungen, die das wissenschaftliche Niveau unserer Tagung maßgeblich mitbestimmt, danke ich den Vorsitzenden und Gutachtern in den 20 Sektionen.

Das Gelingen des Kongresses ist aber zuletzt entscheidend mit abhängig von den technischen und organisatorischen Vorbereitungen am Ort. Hier kann ich nur in den Dank meiner Vorgänger an unseren ständigen Schriftführer Herrn *Schlegel* und seine Sekretärin Fräulein *Zimmermann* einstimmen, die beide dem Vorsitzenden jede erdenkliche Sicherheit und Entlastung in dieser Hinsicht gewähren.

Ich schließe mit dem Dank an unsere Kollegen vom Bayerischen Ärzteorchester und seinen Dirigenten Dr. *Steinberg,* die sich ohne Zögern und selbstlos bereit erklärten, unsere Eröffnungssitzung musikalisch zu umrahmen.

Ihnen allen, verehrte Kolllegen, wünsche ich, daß Sie auch in diesem Jahr mit neuen Erkenntnissen und vielen Anregungen aus Wiesbaden in Ihre ärztliche und wissenschaftliche Arbeit zurückkehren.

Theodor-Frerichs-Preis 1980

Es waren zwei Arbeiten preiswürdig:

Untersuchungen zur hormonalen und nervalen Regulation der Pankreassekretion. Nachweis eines enteropankreatischen Reflexes
Eingereicht wurde die Arbeit unter dem Kennwort „*Reflex*" von Priv.-Doz. Dr. med. *Manfred V. Singer*, Univ.-Klinikum der GHS Essen

Infolge des überwiegenden Interesses an der humoralen Regulation der Pankreasfunktion blieb das Wissen über den nervalen Einfluß auf die exkretorische Funktion der Bauchspeicheldrüse bisher unvollständig.

In der vorgelegten Arbeit gelingt es, mittels eines denervierten Autotransplantates, diese Zusammenhänge zu analysieren und mit den Vorgängen am innervierten Pankreas zu vergleichen.

Die subtilen Untersuchungen widerlegen die bisherige Annahme, daß Atropin und trunkale Vagotomie durch Beeinträchtigung der Freisetzung gastrointestinaler Hormone aus der Dünndarmschleimhaut eine Verminderung des Pankreassekretionsvorganges bewirken. Die Beobachtung, daß weder durch Atropin noch durch Vagotomie die Sekretionsantwort des transplantierten Pankreas auf endogene Stimulation verändert wird, spricht für die Existenz eines enteropankreatischen vago-vagalen Reflexes. Darüber hinaus liefert der Vergleich der Latenzzeiten der Amylasesekretion bei intraduodenaler bzw. intraportaler Applikation von CCK eindeutig den experimentellen Beweis für eine nichthumorale Komponente der initialen Enzymantwort des Pankreas auf intestinale Stimuli.

Diese Arbeit erforderte einen erheblichen experimentellen Aufwand und großes methodisches Geschick. Die Ergebnisse eröffnen neue Einblicke in die regulativen Vorgänge im Bereich des Pankreas und des oberen Intestinaltraktes.

Zusammenfassung

Seit der Entdeckung des „ersten" Hormons Sekretin durch Bayliss und Starling im Jahr 1902 wurde den gastrointestinalen Hormonen in der Kontrolle der exokrinen Pankreassekretion die wesentlichste Funktion zugeschrieben. Mit der Entdeckung und Isolierung zahlreicher neuerer Peptidhormone des Darmes geriet in der Folgezeit der Einfluß der Nerven auf das Pankreas immer mehr in Vergessenheit, obwohl der russische Physiologe I. P. Pawlow bereits 1888 auf die Bedeutung der vagalen Pankreasinnervation hingewiesen hatte. Für die cephale und gastrische Phase der exokrinen Pankreassekretionsantwort auf eine Mahlzeit ist eine Stimulation des Pankreas durch den N. vagus experimentell beim Menschen und verschiedenen Tierarten nachgewiesen worden. Für die quantitativ wichtigste Phase der Pankreasantwort auf eine Mahlzeit – die intestinale Phase – hingegen, wird in den modernen Lehrbüchern und Übersichtsarbeiten eine ausschließlich hormonale Stimulation der Bikarbonat- und Enzymsekretion durch Sekretin und Cholecystokinin-Pankreozymin (CCK) angenommen. Die mögliche Existenz einer nervalen Komponente der intestinalen Phase der Pankreassekretion wird nicht einmal erwogen, obwohl sie schon vor fast 100 Jahren von Pawlow postuliert und experimentell nie widerlegt wurde. Die durch trunkale Vagotomie und Parasympatholytika bewirkte Hemmung der Pankreasantwort auf intestinale Stimuli wie Fett und Protein wird auf eine verminderte Freisetzung von Sekretin und CCK aus der Dünndarmschleimhaut zurückgeführt. Eine ebenso wahrscheinliche Erklärung für die Wirkung der trunkalen Vagotomie und der Parasympatholytika auf

das Pankreas ist, daß sie einen vagovagalen enteropankreatischen Reflex unterbrechen, welcher einen großen Anteil an der Stimulation des Pankreas während der intestinalen Phase der Pankreassekretion hat. Das Ziel der vorliegenden Arbeit war der Nachweis eines solchen enteropankreatischen Reflexes für die Stimulation der Enzymsekretion des Pankreas.

Die Studien wurden an wachen Hunden mit chronischen Magen- und Duodenalfisteln nach Thomas sowie an Hunden mit chronischer Duodenalfistel nach Thomas und einem subkutan autotransplantierten Processus uncinatus des Pankreas durchgeführt. Das autotransplantierte, denvierte Pankreas ist ein geeignetes Modell, um die Freisetzung intestinaler Hormone und ihre Abhängigkeit von einer intakten vagalen Innervation zu studieren. Da das Autotransplantat denerviert ist, kann es nur auf humoralem Weg stimuliert werden. Es ist somit ein Indikator für die Freisetzung gastrointestinaler Hormone durch intestinale Stimuli. Durch trunkale Vagotomie wird nur die Innervation des Dünndarms und des Restpankreas verändert, nicht aber die Innervation des autotransplantierten, denvierten Pankreas. Da ein Teil der Hunde sowohl eine Duodenalkanüle als auch einen autotransplantierten Processus uncinatus hatte, konnte bei ein und demselben Tier die Sekretion des innervierten und denervierten Pankreas gleichzeitig untersucht und miteinander verglichen werden.

Die Ergebnisse der durchgeführten Studien beweisen indirekt die Existenz eines enteropankreatischen Reflexes, welche die Enzymsekretion des Pankreas auf intestinale Stimuli vermittelt. Dieser Beweis gründet sich auf folgende Befunde:

1. Atropin und trunkale Vagotomie veränderten die Proteinsekretionsantwort des innervierten und autotransplantierten, denvierten Pankreas auf intravenöse Stimulation mit Caerulein nicht.

2. Atropin und trunkale Vagotomie verringerten signifikant die Proteinsekretion des innervierten Pankreas während der intraduodenalen Stimulation mit Tryptophan, hatten aber keinen Einfluß auf die Proteinsekretion des denervierten Autotransplantats.

3. Die Latenzzeit der Amylasesekretion nach intraduodenaler Gabe von Tryptophan (17,9 ± 2,2 s) oder Ölsäure (19,5 ± 1,5 s) war signifikant kürzer als die Minimalzeit (31,9 ± 1,5 s), die nach intraportaler Injektion von Cholecystokinin (CCK) erforderlich ist, um die Amylasesekretion des Pankreas zu stimulieren.

Diesem Protokoll lag die Idee zu Grunde, daß es durch die intraportale Injektion von CCK und die gleichzeitige Bestimmung der Amylasekonzentration in jedem Tropfen des Pankreassaftes möglich sein müßte, die Minimalzeit zu bestimmen, welche von der CCK-Freisetzung aus der Dünndarmschleimhaut durch Stimuli wie z. B. Aminosäuren vergehen muß, bis es zu einer Stimulation der Pankreasamylasesekretion kommt. Wenn die Latenzzeit der Pankreasenzymantwort auf intestinale Stimuli kürzer wäre als die Minimalzeit nach intraportaler Injektion von CCK, dann könnte die initiale Pankreasenzymantwort nicht hormonal vermittelt sein. Wenn Atropin und trunkale Vagotomie die initiale Enzymantwort auf intestinale Stimuli verlängerten, dann würde diese Beobachtung die These unterstützen, daß die Pankreasenzymantwort durch einen vagovagalen Reflex vermittelt wird.

4. Atropin und trunkale Vagotomie verlängerten die Latenzzeit der Amylasesekretion nach intraduodenaler Gabe von Tryptophan (225 ± 10 s) und Ölsäure (240 ± 13 s) um mehr als das Zehnfache, hatten aber keinen Einfluß auf die Latenzzeit der Amylasesekretion nach intraportaler Injektion von CCK.

5. Die Latenzzeit der Amylasesekretion des autotransplantierten, denvierten Pankreas nach intraduodenaler Injektion von Ölsäure und Tryptophan betrug 180–240 s und wurde durch Atropin nicht beeinflußt. Die Latenzzeit der Amylasesekretion des Autotransplantats lag somit in derselben Größenordnung wie die Latenzzeit des innervierten Pankreas, wenn Ölsäure oder Tryptophan nach vorheriger Gabe von Atropin intraduodenal injiziert wurden.

6. Die Beobachtung, daß trunkale Vagotomie, Atropin und Autotransplantation die Latenzzeit der Amylasesekretion nach intraduodenaler Injektion von Tryptophan oder Ölsäure deutlich verlängerten, deutet auf die Vermittlung der initialen Enzymsekretion des Pankreas durch einen vagovagalen, cholinergen Reflex hin.

Folsäureabhängige Schritte in der Biosynthese von Desoxyribonukleinsäurevorstufen: Vitamin B_{12} als Regulativ und Methotrexat als Antagonist

Eingereicht wurde die Arbeit unter dem Kennwort „*Vitamin B_{12} und Folsäure in der DNS-Synthese*" von Priv.-Doz. Dr. med. *Hansjörg Sauer*, Med. Klinik III im Klinikum Großhadern der Univ. München und Inst. für Hämatologie, Abt. Klinische Hämatologie der GSF München, und Dr. med. *Andreas Schalhorn*, Med. Klinik III am Klinikum Großhadern der Univ. München

An Lymphoblastendauerkulturen und an frischen menschlichen Knochenmarkszellen wird geprüft, wie Vitamin B_{12} in den Stoffwechsel der aktivierten C_1-Einheiten eingreift und wie ein funktioneller Folsäuremangel durch Substitution mit verschiedenen Folsäurederivaten in Anwesenheit und Abwesenheit von Vitamin B_{12} korrigiert werden kann.

Es wird festgestellt, daß die Methioninsynthetase, das einzige Enzym, das Vitamin B_{12}- und gleichzeitig Folsäure-abhängig ist, als Starter der Protein- und Enzymsynthese fungiert sowie gleichzeitig durch Freisetzung des Co-Faktors Tetrahydrofolat den C_1-Stoffwechsel in Gang setzt.

Durch Entwicklung einer analytischen Methode wird das Ausmaß einer Verwertungsstörung von Methyltetrahydrofolsäure (sog. „Methylfolatfalle"), deren biochemische Ursache für eine eingeschränkte Bioverfügbarkeit von Folsäurederivaten bisher umstritten war, quantitativ belegt. Diese Dysregulation im Folsäurestoffwechsel bei Vitamin B_{12}-Mangel muß somit als Erklärungsmöglichkeit der biochemischen Pathogenese der DNS-Synthesestörungen angesehen werden.

Darüber hinaus wird durch Erarbeitung einer Formel quantitativ ermittelt, welche Dosen an Citrovorumfaktor die funktionellen Auswirkungen von Methotrexat bei zytostatischer Therapie antagonisieren können. Damit wird eine wesentlich höhere Sicherheit bei Anwendung dieses Behandlungsverfahrens erreicht.

Zusammenfassung

Die Vitamin B_{12}-Abhängigkeit des intermediären Stoffwechsels der an Tetrahydrofolsäure (FH_4) aktivierten Einkohlenstoff (C_1)-Einheiten wird untersucht. Beim Menschen ist ein Enzym bekannt, das Vitamin B_{12}- *und* Folsäure-abhängig ist, die Methioninsynthetase (MS). Dieses Enzym reguliert den Stoffwechsel der FH_4-Derivate. Es katalysiert die Schlüsselreaktion, in der freie FH_4 aus ihrer Speicherform, der 5-Methyl-FH_4, freigesetzt wird, damit an ihr neue C_1-Einheiten aktiviert werden können. Diese C_1-Einheiten dienen als Substrate bei der de novo-Synthese von Purinkörpern und der Methylgruppe im Thymidylat, wodurch die für die DNS-Synthese benötigten Nukleotide zur Verfügung gestellt werden.

Durch das Studium der MS-Aktivität und des DNS-Stoffwechsels in Zellkulturen unter Vitamin B_{12}-Mangel sowie in Knochenmarkzellen von Patienten mit Vitamin B_{12}-Mangel, d. h. perniciöser Anämie, wird gezeigt, daß in der Situation des Vitamin B_{12}-Mangels die Bioverfügbarkeit von Methyl-FH_4 eingeschränkt ist. FH_4 kann aus ihrer Speicherform nicht freigesetzt werden. Als Folge dieser sog. Methylfolatfalle entsteht beim Vitamin B_{12}-Mangel ein funktioneller Folsäuremangel. Mit Hilfe der vorgelegten Ergebnisse läßt sich diese Methylfolatfallenhypothese als die beste Erklärungsmöglichkeit der biochemischen Pathogenese der Zellreifungs- und Zellteilungsstörungen beim Vitamin B_{12}-Mangel herausarbeiten.

Neben der Regulation durch Vitamin B_{12} werden die Beeinflussung des Folsäurestoffwechsels durch den Folsäureantagonisten Methotrexat (MTX) und die Aufhebung der MTX-Wirkung durch dessen Antidot 5-Formyl-FH_4 (Leucovorin) untersucht. An Zellkulturen sowie an Knochenmarkzellen von Patienten, die hochdosiert mit MTX behandelt wurden, kommt es nur zu einem Schutz der Zellen vor einer lang anhaltenden MTX-Wirkung (= Rescue-Effekt), wenn das Angebot des Antidots zehnmal höher ist als die aktuell in der Kultur oder im Körper vorhandene MTX-Menge. Aus diesen Daten wird zur Berechnung der für einen wirksamen Rescue-Effekt notwendigen Leucovorin-Dosis folgende Formel abgeleitet:

Leucovorin (mg) = 10 × MTX (mg/l) × 0,76 × Körpergewicht (kg).

Mit dieser Formel kann besonders für gefährdete Patienten mit verzögerter MTX-Elimination, die einen erhöhten Leucovorinbedarf haben, die Dosierung auf eine rationale Basis gestellt werden, was einen Sicherheitsgewinn für die Patienten darstellt.

Die Medizin und die Wissenschaften vom Menschen

Buchborn, E., München

Eröffnungsansprache

Die Kongresse unserer Gesellschaft sind nicht nur Zeitgeber für den alljährlich wiederkehrenden Austausch ärztlicher Erfahrungen und wissenschaftlicher Erkenntnisse. Sie waren vielmehr immer auch Anlaß zum Nachdenken, aber auch zum *Weiter*denken über das Selbstverständnis der inneren Medizin, das bisher entscheidend von ihrer Grundlegung durch die exakten Naturwissenschaften bestimmt war. Die Eröffnungsansprachen der Vorsitzenden spiegeln so auch Bestand und Wandel einer Idee der inneren Medizin wider.

Wenn ich diese gedanklichen Bemühungen um die Grundlagen heute zur Eröffnung unserer Tagung aus persönlicher Sicht weiterzuführen versuche, möchte ich das nicht in einer Festrede tun. Feste sind Höhepunkte in besonderer Umgebung und gehobener Stimmung, an denen Arbeit und Geschäfte ruhen und die uns so aus dem Alltag herausführen. Das Fragen nach den Bedingungen und Schwierigkeiten, aber auch nach den Zielen und Hoffnungen ärztlicher Praxis und klinischer Forschung soll stattdessen gerade in unsere Alltagsarbeit hineinführen und vielleicht auch in ihr weiterwirken.

Die zusammenfassende Idee, das Konzept der inneren Medizin, auf die wir uns bei solchen Fragen immer wieder beziehen, wurde schon in der ersten Sitzung 1882 von Theodor Frerichs folgendermaßen formuliert: „Die Innere Heilkunde ist berufen, die *Einheitsidee des menschlichen Organismus* festzuhalten und auszubauen; auch durch Verwertung der Bausteine, welche die Einzelfächer und Hilfswissenschaften uns heranbringen."

Die immer erneute Berufung auf diese Einheitsidee des menschlichen Organismus ist seither der Ausdruck für die Identität der inneren Medizin gewesen. Aber an der Schwelle zum zweiten Jahrhundert des Bestehens unserer Gesellschaft ist zu fragen: Können wir auch heute und für die Zukunft in dieser Einheitsidee noch unveränderlich den durchgehenden Begründungszusammenhang für unser Denken und Handeln als Internisten erkennen?

Die Beantwortung dieser Frage möchte ich in vier Abschnitten versuchen. Dazu ist

1. zunächst ein kurzer Rückblick auf die Anfänge vor 100 Jahren notwendig, um dann
2. festzustellen, welche Erweiterung die naturwissenschaftliche Grundlage der Medizin seitdem durch andere Wissenschaften vom Menschen erfahren hat und in der Zukunft benötigen wird, um nicht nur ihre gegenwärtigen Aufgaben zu erfüllen, sondern auch künftige Erfolge zu sichern;

3. müssen wir im engen Zusammenhang damit bedenken, welche Folgen sich in Krankenbetreuung, Ausbildung und Forschung für die Kompetenz der inneren Medizin und des Internisten aus diesem Schritt über die bisherigen Grenzen ergeben, jenseits derer die Herausforderung der Medizin heute liegt. Diese Grenzerweiterung wird uns schließlich
4. in ein Dilemma bringen: Ein umfassenderes, wissenschaftlich begründetes Konzept als die bisherige Einheitsidee des Organismus ist zwar für die Behandlung des kranken Menschen und für die Erforschung seiner Krankheiten geeigneter, aber es ist vom einzelnen Arzt nicht mehr ebenso umfassend zu praktizieren und muß daher zu neuer Inkompetenz führen.

Diesem Dilemma korrespondiert, was oft als Krise der Medizin bezeichnet wird. Dabei verstehen freilich die Ärzte und die Allgemeinheit unter Krise Verschiedenes. In der wissenschaftstheoretischen Grundlagenkrise fragt die Medizin danach, welche Wissenschaften vom Menschen sie zur Erfüllung ihrer Aufgabe benötigt und wie sich deren Erkenntnisse miteinander methodologisch verknüpfen lassen. In der Vertrauens- und Glaubwürdigkeitskrise fragen sich unsere Patienten und Kritiker, ob und wie ihre Erwartungen und Forderungen von der gegenwärtigen Medizin erfüllt werden. Beides durchdringt sich wechselseitig in der ärztlichen Praxis.

Es ist Ausgangspunkt der folgenden Überlegungen, daß die klinische Medizin selbst keine strenge, nur auf Erkenntnisgewinnung bedachte Wissenschaft ist. Als ärztliche Praxis wendet sie vielmehr andere Wissenschaften eklektisch an und verfügt daher über keine eigene, geschlossene Theorie. Sie benötigt die Methoden und Forschungstechniken verschiedener Wissenschaften, ihre Denkansätze und Resultate instrumentell, d. h. als Mittel zum Zweck für die Erfüllung ihres individuellen Heilauftrages. Dieser selbst ist Jahrtausende älter als moderne Wissenschaft und in der Grundfigur des Notleidens und Helfenwollens konstituiert.

Rückblick auf die Anfänge: Herkunft und Grenzen der Einheitsidee

Ursprünglich war die Gründung unserer Gesellschaft gegen das damalige wissenschaftliche Übergewicht und die Erfolge der Grundlagenwissenschaften gerichtet. Zu diesen Motiven unserer Gründerväter Theodor Frerichs und Ernst Leyden hieß es beim ersten Wiesbadener Kongreß: „. . . Die innere Heilkunde hat genugsam erfahren, welche Folgen die Fremdherrschaft brachte, mochte sie ausgeübt werden von der Physik, der pathologischen Anatomie, der Chemie oder schließlich den experimentellen Wissenschaften *(im Original: „der experimentellen Pathologie")*; sie alle sind nicht dazu angetan, unser Haus zu bauen, wir müssen es selber tun."

Dieser zeitbedingte Anlaß zur Formulierung der Einheitsidee für die innere Medizin hat in der Folgezeit keine Rolle mehr gespielt. Heute haben sich die Verhältnisse eher umgekehrt: Anders als z. B. in den angelsächsischen Clinical Research Units haben wir einen ungenügenden wechselseitigen Austausch zwischen den Institutionen der klinischen Forschung und der theoretischen Grundlagenfächer zu beklagen.

Demgegenüber hat eine zweite Thematik unsere Tagung wiederholt bewegt. Ich meine die Sorge um eine immer weitergehende Aufsplitterung der inneren Medizin infolge Spezialisierung ihrer Teilgebiete. Die Notwendigkeit einer solchen Spezialisierung in der klinischen Forschung ist heute unbestritten. In begrenzterem Umfang gilt dies auch für die Wahrnehmung bestimmter diagnostischer und therapeutischer Aufgaben in der Maximalstufe der Krankenversorgung, z. B. bei der Koronarangiographie oder in der Intensivmedizin.

Nur ein Teil der Befürchtungen, die mit dieser Spezialisierung zusammenhängen, ist dadurch ausgeräumt, daß es wenigstens formal gelungen ist, die Weiterentwicklung der Teilgebiete *innerhalb* und nicht *neben* der inneren Medizin voranzutreiben. Das manifestiert sich auch in den wechselnden Hauptthemen wie in den zahlreichen Sektionen unseres Kongreßprogramms. Wir bemühen uns damit, die Antinomie zwischen unvermeidlicher Spezialisierung und notwendiger Integration aufzuheben.

Aber auch von der spezialisierten Forschung selbst gehen integrierende Gegenbewegungen in Gestalt interdisziplinärer Fragestellungen aus. Aus dem Programm unserer Tagung sind die Themen Neuroendokrinologie, Tumorimmunologie, Schmerzforschung und Klinische Therapieprüfung Beispiele hierfür.

Nicht ebenso beruhigt können wir m. E. auf die strukturelle Entwicklung mancher Universitätskliniken und Krankenhausabteilungen für innere Medizin blicken. Ihre Aufteilung in verschiedene selbständige Organabteilungen muß ihre Mitarbeiter- und Bettenzahlen soweit reduzieren, daß die „kritische Masse" für eine leistungsfähige Einheit oft unterschritten wird. Einmal nach dem Prinzip des „Divide et impera" errichtet, werden sie dann nur zu leicht auch in „splendid isolation" weiterbetrieben. Das begünstigt ein der inneren Medizin fremdes organorientiertes anstatt ein patientenorientiertes Denken und Handeln. Damit wird nicht nur eine kompetente und optimale Krankenbehandlung, sondern auch eine umfassende Weiterbildung zum Internisten erschwert. Hier haben die 1971 von unserer Gesellschaft verabschiedeten Empfehlungen zur Gliederung Medizinischer Kliniken unverändert ihre Gültigkeit, wenn auch nicht überall ihre Geltung behalten.

So mögen manche der Ausgangspunkte für Frerichs Einheitsidee der inneren Medizin wie das damalige Übergewicht der Grundlagenwissenschaften historisch erledigt sein. Andere, wie die Vermeidung einer spezialistischen Zersplitterung, lassen sich zwar unter Kontrolle bringen, bleiben jedoch als Aufgabe bestehen.

Neue Probleme für die weitere Entwicklung der inneren Medizin ergeben sich aber daraus, daß dieses Einheitskonzept nicht nur ein theoretischer Entwurf ist, sondern – anders als philosophische Theorien – in Handlungen umgesetzt werden muß. Für dieses Handeln und für seine Eingriffe, die ja immer auch „Fehlgriff, Mißgriff und Übergriff" (Schipperges) sein können und oft sind, bedarf der Arzt der *Rechtfertigung* vor sich selbst und gegenüber dem Kranken. Heute erfordert diese Legitimation unabdingbar eine Begründung durch eine wissenschaftlich, d. h. eine methodisch gesicherte Medizin, an der sich der Arzt seiner persönlichen Erfahrung und Kompetenz vergewissert. Daß ärztliches Handeln auch dort noch gefordert sein kann, wo die Wissenschaft uns im Stich läßt, beleuchtet das Spannungsfeld zwischen wissenschaftlicher Medizin und ärztlicher Praxis.

Wie die Medizin wissenschaftlich gesichert werden kann und muß, darüber sind die Auffassungen freilich vielfältig. Zwei immer wieder zitierte Aussprüche markieren die Alternative: „Die Medizin wird (Natur)Wissenschaft sein oder sie wird nicht sein" (Naunyn 1908) und „Die Medizin ist eine soziale Wissenschaft" (Virchow 1848). Ob Naunyn allgemein von Wissenschaft gesprochen hat (wie das Originalzitat lautet) oder meinte, „die Medizin wird *Natur*wissenschaft sein oder sie wird nicht sein", hat die Interpreten und Hermeneuten vielfach beschäftigt – auch hier an dieser Stelle. Daß die Betonung auf *Natur*wissenschaft sinngemäß richtig ist, hat Naunyn schon einige Jahre vorher (1902) bestätigt, wenn er sagt:

„Ununterbrochen war bisher der Fortschritt (der Medizin) und er wird es auch ferner bleiben, solange wir unserer Fahne, der Fahne der *Natur*wissenschaft treu bleiben."

„Naturwissenschaft" und „Sozialwissenschaft" bezeichnen so schon am Beginn der modernen Medizin zwei verschiedene, heute of antithetisch verstandene Zugänge zur wissenschaftlichen Erforschung des Kranken, des Krankseins, der Krankheit und des Krankhaften. Später, nach Anwendung der Psychoanalyse auch auf körperliche Funktionsstörungen und Krankheiten, tritt zu diesen beiden Hauptzugängen noch ein etwas kleinerer Mitteleingang mit der Aufschrift „Psychosomatische Medizin".

Die moralisierenden Kritiker der naturwissenschaftlich-technischen Medizin stellen die Entwicklung seither gern so dar, als habe sich die Medizin zu Beginn ihres wissenschaftlichen Zeitalters beliebig zwischen diesen beiden Zugängen einer somatischen und einer psychosozialen Krankheitslehre entscheiden können. In Wirklichkeit handelt es sich bei der zunächst ausschließlich naturwissenschaftlichen Krankheitsaufklärung auch im Rückblick keineswegs um einen vermeidbaren Irrweg! Ebensowenig läßt sich daraus eine zwangsläufige Zusammengehörigkeit von Medizin und Naturwissenschaft ableiten. Vielmehr war es die Erklärungs- und Prognosekraft der naturwissenschaftlichen Methodik und Betrachtungsweise, die sie zur erfolgreichen Grundlage der Medizin und der ärztlichen Praxis machte.

Um nur einige Gründe hierfür zu nennen, sei darauf hingewiesen, daß im vorigen Jahrhundert zahlenmäßig akute Erkrankungen ganz im Vordergrund standen. Bei Seuchen, Infektionen, terminalen Leberzirrhosen, Gewalteinwirkungen, Kindersterblichkeit, Kindbettfieber und Operationsletalität sind nahezu ausschließlich körperlich faßbare Befunde bedeutsam. Die Seele trat medizinisch höchstens als „Randunschärfe" in Erscheinung. Wurde sie bei lebensbedrohlichem Verlauf beistandsbedürftig, gehörte sie traditionsgemäß zum Reservat der Theologen. Erst mit dem stärkeren Überwiegen chronischer Leiden und verbesserter Sozialstruktur trat auch das seelische Erleben und noch später die seelische Krankheitsverursachung ins Blickfeld.

So richteten sich die einzelnen Bewältigungsschritte gegen Krankheit und Kranksein zuerst gegen die wissenschaftliche Ignoranz, dann gegen die therapeutische Impotenz, später gegen die sog. Zivilisationskrankheiten. Schließlich richteten sie sich – wenn dieser ungenaue Ausdruck hier gestattet ist – gegen die Psychogenese körperlicher Krankheiten und zuletzt gegen die Soziogenese von Befindensstörungen. Zu Beginn der modernen Medizin im vorigen Jahrhundert war damit für eine andere Zeitgestalt der Nosologie als die somatische Betrachtungsweise zunächst weder Interesse, noch Resonanz oder Kredit vorhanden.

Trotz der damit erreichten Erfolge, auf die heute niemand, auch nicht die Kritiker der modernen Medizin, angesichts der persönlichen Katastrophe einer schweren Erkrankung mehr verzichten möchte, sind Nachteile nicht ausgeblieben. Wir kennen sie als funktionelle und strukturelle Defekte und Defizite der Medizin: Als unvermeidliche Verengung der Denkansätze, als Einseitigkeit der benützten Methoden und Begriffssysteme wie z. B. als überwertige Idee der Quantifizierbarkeit, als Widersprüche zwischen den angewandten Erklärungsmodellen und den daraus abgeleiteten Teilaspekten und schließlich als Unsicherheiten über die

Aufgaben und Ziele der Medizin mit Mißtrauen und enttäuschten Erwartungen gegenüber ihren Erfolgen und Möglichkeiten.

Hans Schaefer hat deshalb die einseitige naturwissenschaftliche Krankheitslehre als „Häresie" der Medizin bezeichnet. In der Theologie wird als Häresie bekanntlich die unbeglaubigte Verabsolutierung von Teilwahrheiten verstanden, die die Wahrheit der rechten Lehre einseitig verkürzt. Nun handelt es sich ja in der Medizin nicht um Wahrheiten des Glaubens, sondern um die Anwendung wissenschaftlicher Erkenntnis, die niemals zu absoluter Gewißheit führt. „Die wissenschaftliche Erkenntnis schreitet nicht von Wahrheit zu Wahrheit voran, sondern von Problem zu Problem" (Popper). Sie ist daher stets hypothetischer Natur und besitzt Geltung nur soweit und solange, wie ihre Methoden und Begriffe zur Erklärung der Erscheinungen ausreichen und sie nicht falsifiziert ist.

So vermittelt uns jede Einzelwissenschaft für die Medizin immer nur Teilaspekte und Teilwahrheiten und richtet sich wie ein Scheinwerfer immer nur auf bestimmte Sektoren der gesamten Wirklichkeit. Sie kann deshalb auch selbst nicht zur Häresie werden! Das schließt freilich nicht aus, daß Ärzte ihr begrenztes Wissen und Können, Patienten ihren Anspruch auf vollkommenes körperliches, seelisches und soziales Wohlbefinden und die Kritiker beider ihre beschränkte oder fehlende Krankheitserfahrung häretisch verabsolutieren. Sie halten dann die Teile für das Ganze, die Teilerfolge für endgültige Siege und die Heilung für das Heil.

So mußte auch die naturwissenschaftliche Medizin in den 150 Jahren ihrer kumulativen Entfaltung an Grenzen ihrer Erfahrung stoßen, die mit den Methoden der Morphologie und Physiologie, der Biophysik und Biochemie nicht zu überschreiten waren. Weitere Fortschritte im Krankheitsverständnis waren daher nur zu erwarten von einer

Grenzüberschreitung zu weiteren Wissenschaften vom Menschen

Die Gesetzmäßigkeiten eines solchen Erkenntnisfortschritts durch neue methodische Ansätze und Erklärungsmodelle (=Paradigmata) wurden von Thomas Kuhn als Paradigmawechsel beschrieben. In philosophischen Denksystemen erfolgt dieser Erkenntnisfortschritt durch pluralistische Konkurrenz zwischen alternativen Theorien und endgültige Ausschaltung falsifizierter Hypothesen.

Für die Medizin verhalten sich ihre historisch entfalteten Paradigmata wie z. B. die Humoralpathologie, die Molekularbiologie, die Epidemiologie oder die psychosomatische Medizin aber nicht alternativ, sondern *komplementär* zueinander. Deshalb ist ein medizinisches Paradigma wie z. B. die Einheitsidee des Organismus mehr als nur eine Theorie, die durch Beobachtungsdaten widerlegt werden könnte. Hier beinhaltet ein Paradigma auch die Umsetzung des theoretischen Wissens in ärztliche Handlungen und Haltungen. „Es ist eine Hauptfrage der wissenschaftlichen Medizin, herauszufinden, welches Paradigma auf welchen Bereich von Erscheinungen paßt" (F. Hartmann). Der medizinischen „Weltsicht" eines Paradigmas kann daher jeweils auch ein bestimmtes Menschen- und Arztbild korrespondieren. Und da die Medizin kein isolierter oder gar autonomer Teil der Gesamtgesellschaft ist, stehen auch ihre Paradigmata und ihre Konzepte von Gesundheit und Krankheit als dynamische Konstellationen in enger wechselseitiger Rückkopplung zu sozialen und ökonomischen Veränderungen und kulturellem Wandel in ihrer Umwelt. „Was alle angeht, können nur alle lösen", läßt Dürrenmatt einen seiner „Physiker" sagen.

Den Zusammenhang zwischen medizinischen Paradigmata und soziokulturellem

Milieu hat aus medizinsoziologischer Sicht Horst Baier dargestellt: Hiernach entspricht der naturwissenschaftlichen Medizin ein Paradigma, das Krankheit als Betriebsstörung im biochemisch, biophysikalisch oder neuerdings kybernetisch determinierten System des Organismus lokalisiert. Ihre Beherrschung durch „technische" Mittel macht das Individuum durch Wiederherstellung von Freiheitsgraden in der Leistungsgesellschaft wieder handlungs- und konkurrenzfähig. Die Utopie dieser Medizin ist nach Baier der, heute freilich zum „Halbgott" heruntergekommene, „göttliche Arzt", der durch Fachwissen und technische Möglichkeiten Überlebenschancen vermittelten, z. B. bei der Anwendung oder Unterlassung intensivmedizinischer Maßnahmen.

Eine erste Erweiterung dieser Krankheitsauffassung brachte die Einführung der psychosomatischen Betrachtungsweise durch Internisten wie R. Siebeck und V. v. Weizsäcker, die in der multifaktoriellen Konditionalität der Krankheit auch Erlebnisinhalte und biographische Zusammenhänge als ätiologische Faktoren berücksichtigten, die einem biologischen Instrumentarium nicht zugänglich waren. Ihr Arzttyp ist der Psychotherapeut, der innerseelische Disharmonien aufdeckt und Selbstwertkrisen überwinden hilft und damit auch ihre körperlichen Korrelate beseitigen kann.

Missionarische Übertreibungen, ungenügende Methodenkritik und fehlende intersubjektive Nachprüfbarkeit waren die Ursache, daß dieses neue Paradigma für innere Krankheiten und Funktionsstörungen lange Zeit nur randständige Bedeutung für die wissenschaftliche Grundlegung der inneren Medizin gewann. Auch mangelte es ihm an theoretischem Bezug zu den übrigen Hilfswissenschaften der inneren Medizin. Dennoch hat dieses aus der inneren Medizin hervorgegangene Paradigma m. E. überhaupt erst die Voraussetzungen dafür geschaffen, daß nun auch die soziale, die dritte Dimension der Medizin als Gegenstand einer medizinischen Grundlagenwissenschaft erkannt wurde; denn die sozialpathogenen Faktoren aus der Mitwelt bedürfen ja der psychischen Vermittlung. Bisher hatte der Arzt zwar täglich Umgang mit sozialen Fragen, aber er besaß keine wissenschaftliche Nosologie, die durch sozialwissenschaftliche Methoden oder Denkansätze gesichert war.

Dieses Paradigma der Sozialmedizin versteht nun die meisten Krankheiten und Befindensstörungen auch als „gesellschaftlich vermittelte" Kränkungen und stützt sich dabei auf statistische Korrelationen der Epidemiologie zwischen Krankheitshäufigkeit und bestimmten sozialen Verhaltensweisen oder Risikofaktoren. Hierzu gehören nicht nur Herzinfakt, Hochdruck oder Ulcuskrankheit als Folgen emotionaler Dauerbelastung (Streß), sondern auch die Leberzirrhose des Alkoholikers, die Arteriosklerose des Rauchers, der Diabetes des Überernährten bis hin zum Verkehrsunfall des aggressiven Autofahrers. Unbeantwortet bleibt dabei freilich die alte Streitfrage, welcher Anteil einer manifesten Erkrankung genetisch determiniert und welcher als erworbener Verstärkermechanismus aus der sozialen Mitwelt wirksam ist.

Aber die bisher als individuell oder schicksalhaft akzeptierte Krankheit wird damit zur gesellschaftlich bedingten. Sie trifft zwar nach wie vor den Einzelnen, ist aber nicht mehr von ihm allein zu verantworten, sondern soll kollektiv abgesichert werden durch „die" Wissenschaft, „die" Medizin oder „die" Gesellschaft.

Der damit verbundene Anspruch wird selbst dann noch aufrecht erhalten, wenn man als Reaktion auf eine soziale Zurücksetzung „seine Grippe nimmt" und so nicht nur das Recht auf Gesundheit, sondern auch auf „Krankheit" als

Wahrnehmung von Freiheitsgraden gegenüber der krankmachenden Gesellschaft postuliert. Die somatische Ätiologie der naturwissenschaftlichen Medizin wird damit in die „soziale Teleologie" einer soziopsychosomatischen Medizin überführt (H. Baier). Und der von der naturwissenschaftlichen Medizin angeblich autoritär entmündigte Patient wird durch die soziale Medizin emanzipiert zum selbstbestimmten Subjekt – eine freilich nur scheinbare Emanzipation angesichts der gleichzeitigen Zunahme kollektiver Zwänge und sozialer Abhängigkeiten, nicht zuletzt im Krankheitsfall gegenüber den expansiven und dysfunktionalen Bürokratien der sozialen Dienste und Versicherungen. Der vorherrschende Arzttyp dieser Medizin ist nach H. Baier der Lebensführer und Gesundheitserzieher. Sein Gegenbild ist der Arzt, der seine Patienten nur durch symptomatische Maßnahmen wie Psychopharmaka oder Kurverschreibungen an die krankmachende Gesellschaft anpaßt.

So hat nicht nur der medizinische und wissenschaftliche, sondern auch der soziale Fortschritt seine Ambivalenzen und Antinomien. Sie gilt es zu vergegenwärtigen, ehe wir die Notwendigkeit diskutieren, das traditionelle Konzept der inneren Medizin nicht nur wie bisher schon durch psychosomatische, sondern auch durch sozialwissenschaftliche Teilaspekte und Methoden zu erweitern – woran ich persönlich keinen Zweifel habe.

Ich zitiere zu dieser Frage den Tübinger Soziologen Friedrich Tenbruck. Er mag weniger als wir Ärzte im Verdacht stehen, ein gestörtes Verhältnis zur Soziologie zu besitzen, wenn er sagt: „Die Naturwissenschaft und ihr Abkömmling, die Technik, werden heute als verhängnisvolles Experiment zur Beherrschung der Natur verdammt. Nachdem sie nicht in der Lage waren, ihre sozialen Folgen vorauszusehen, müssen sie mit den Sozialwissenschaften zusammengespannt werden, um ihr Fortschrittsversprechen zu erfüllen. Damit scheinen wir unbemerkt bereit zu sein, das nachträglich den Naturwissenschaften verübelte Experiment an der Gesellschaft zu wiederholen. Jedes einzelne Vorhaben der Technik war eminent vernünftig und wohltätig. Nur ist im Resultat eine problematische technische Welt herausgekommen, die niemand so gewollt hat. Aber ebenso wie die Gesellschaft durch die Naturwissenschaften verwandelt worden ist, wird sie durch die Ausbreitung der Sozialwissenschaften institutionell verändert zur künstlichen und regulierten Gesellschaft – alles im Namen der Freiheit und Humanität, der alle Maßnahmen, einzeln genommen, gelten".

So wird die naturwissenschaftliche Heiltechnik ihre Fortsetzung und „Vollendung" finden in der sozialwissenschaftlichen Gesellschaftstechnik mit ihren Sozialingenieuren. Die Nebenwirkungen und möglichen Schäden durch Psycho- und Soziotherapie sind dabei gewiß nicht geringer zu veranschlagen als durch unsere konventionellen Behandlungsmethoden; nur gibt es hierfür bisher noch nicht die Sicherheitskontrollen und -vorschriften eines Arzneimittelgesetzes. Deshalb bedarf jede nichtärztliche Psychotherapie einer ärztlichen Indikationsstellung und Überwachung.

Was ergibt sich nun beim praktischen Gebrauch der alternativen Krankheitskonzepte, die sich aus den drei Paradigmata einer somatischen, einer psychosomatischen und einer sozialen Medizin ableiten lassen für die

Einheit und Vielfalt medizinischer Erkenntnis und ärztlichen Handelns

Die Schwierigkeiten entstehen dadurch, daß die individuelle Wirklichkeit eines Kranken, auf die wir ärztlich einwirken wollen, von keinem dieser drei

Paradigmata ganz und in identischer Weise erfaßt wird; wie es denn überhaupt keine Einzelwissenschaften und spezielle Methodik gibt, die den kranken – und ebenso den gesunden – Menschen zugleich als Ganzes und en detail beschreibt, erklärt und versteht.

Wie können wir also die Ergebnisse der biologischen, psychologischen und sozialen Wissenschaften vom Menschen als der heutigen Hilfswissenschaften der Medizin in ärztliche Praxis überführen? Zur Beantwortung dieser Frage ist zunächst davon auszugehen, daß jede dieser Wissenschaften ein- und dieselbe Erkrankung nicht nur in anderen Parametern und Begriffen beschreibt, sondern auf Grund ihrer methodischen Prämissen auch zu anderen Ergebnissen über ihre Entstehung, Prävention und Behandlung kommt, die sich nicht unmittelbar ineinander überführen lassen. Dies sei am Beispiel der Hochdruckkrankheit, einem Hauptthema unserer Tagung, verdeutlicht:

Für die *Naturwissenschaften* ist die essentielle Hypertonie eine genetisch determinierte, biochemisch vermittelte und durch äußere Risikofaktoren manifestierte Störung der Druck-Volumen-Beziehung im Kreislaufsystem. Ihre Prävention erfordert Vermeidung der Manifestationsfaktoren Übergewicht und Kochsalz. Ihre Therapie erfolgt durch volumenreduzierende Saluretica bzw. durch druckreduzierende Vasodilatantien.

Für die *Psychosomatik* wird der Hochdruck auf dem Boden genetischer Disposition durch konflikthafte Einstellung zu Leistung, Aggression und Autorität und durch die hieraus resultierende emotionale Streß-Situation hervorgerufen. Der Psychotherapeut versucht eine Korrektur dieser Fehleinstellungen entweder durch tiefenpsychologische Aufarbeitung ihrer individuellen Genese, durch symptomatische entspannende oder durch verhaltenstherapeutische Maßnahmen.

Von der *Sozialmedizin* wird die Ätiologie der Hypertonie in gesellschaftlichen Verhältnissen mit hohem Anpassungs- und Leistungsdruck, Übervölkerung, Industrialisierung, Entfremdung oder instabilen Sozialstrukturen gesehen. Die damit einhergehende Restriktion für eine ungehinderte Persönlichkeitsentfaltung wird damit nicht nur pathogenetisch, sondern auch sozialpräventiv und soziotherapeutisch entscheidend, ohne daß solche allgemein formulierten Hypothesen freilich empirisch nachgeprüft oder nachprüfbar sind.

In ähnlicher Weise erfaßt die Leberbiopsie beim Alkoholiker zwar die Fettleber, sagt uns aber nichts über seine Psychopathologie oder die Soziogenese seiner Trunksucht.

Für den ärztlichen Alltag und seine Umgangssprache genügt es, zu wissen, daß jede dieser drei Betrachungsweisen wichtige Teilaspekte der Gesamtsituation des Kranken beurteilen läßt – auch wenn diese realiter im subjektiven Erleben des Krankseins nie getrennt in Erscheinung treten. Deshalb müssen sie auch im Umgang mit dem Patienten methodologisch nicht scharf unterschieden werden. Körperliche Untersuchung oder Eingriffe, psychologisches Verstehen und soziale Zuwendung oder menschliches Mitgefühl können gleichzeitig Bestandteil der Arzt-Patientbeziehung sein. Aber wie lassen sich die differenten Befunde und Schlußfolgerungen der Einzelwissenschaften an ihren Bruchstellen miteinander zur *wissenschaftlichen Legitimation* verknüpfen, auf die rationales ärztliches Handeln heute angewiesen ist?

Hier treffen wir auf das Problem, daß durch die einzelwissenschaftliche Erforschung so komplexer Phänomene wie des menschlichen Krankseins Begriffs-

sprachen entstanden sind, die nicht mehr ohne weiteres ineinander übersetzt werden können. Dennoch sind sie unerläßlich, um diese Komplexität so weit zu reduzieren, daß sie überhaupt erst wissenschaftlich bearbeitet werden kann. Wenn aber die Realität des Kranken mit allen seinen Bezügen in Inneren und nach außen eine *Identität* darstellt, wie es besonders die innere Medizin mit ihrer Einheitsidee versteht, dann müssen wir nach möglichst fruchtbaren Verknüpfungen zwischen den einzelwissenschaftlichen Beobachtungszusammenhängen und Beschreibungsweisen suchen – nicht nur um Paradoxien aufzulösen und den Streit der Schulen zu beenden, sondern auch um unsere Wirkungsmöglichkeiten in Lehre, Forschung und Praxis zu erweitern.

Am Beispiel der Hochdruckkrankheit haben wir die fehlende Deckungsfähigkeit zwischen den Methoden und Erkenntnissen der Biologie, der Psychosomatik und der Soziologie kennen gelernt. Indem sie sich wechselseitig in der umfassenden Analyse des Krankseins ergänzen, verhalten sie sich zueinander *komplementär*. Bei gleichzeitigem Gebrauch als Erklärungsmodi für die *ganze* Wirklichkeit des Krankseins schließen sie sich aber infolge der begrenzten Reichweite ihrer jeweiligen Methoden, Begiffssysteme und Schlußfolgerungen gegenseitig aus. Obwohl aufeinander bezogen, lassen sie sich doch nicht unmittelbar ineinander überführen.

Daraus können wir für die Medizin eine *Unschärferelation* ableiten: Die komplexen Phänomene von Kranksein und Krankheit lassen sich nicht gleichzeitig genau und umfassend als somatische, psychische und soziale beschreiben. Je genauer die psychodynamischen und psychosozialen Gegebenheiten erfaßt werden, umso ungenauer und unbestimmbarer werden die körperlichen Determinanten des Kranken oder der Krankheit und umgekehrt. Im Extrem können wir den molekularbiologischen Krankheitserscheinungen nur an den zerteilten Strukturen eines unbelebten Organismus nachgehen und die sozialen Wirkungsketten nur statistisch als mögliche Mitbedingungen der Krankheitsentstehung wahrscheinlich machen, ohne daß beides damit wissenschaftlich *das Ganze* erfaßt hat, worauf ärztliches Handeln gerichtet ist.

Damit erweist sich auch das so vielfach problematisierte Leib-Seele-Verhältnis, das als zentrales Thema der inneren Medizin auch auf unseren Kongressen immer wieder zur Sprache kam, in Wirklichkeit als ein komplementäres Verhältnis zweier verschiedener wissenschaftlicher Erkenntnis- und Begriffszusammenhänge. Die Komplementarität, d.h. die Ergänzungsfähigkeit ihrer Teilaspekte wird nach meiner Überzeugung auch methodische Wege eröffnen, um gemeinsam mit Psychologie und Sozialwissenschaften die leibseelischen Vorgänge des Krankseins und seine sozialen Bezüge, soweit sie medizinisch relevant sind, als gleichzeitige Korrelate einer Identität zu verstehen, die in der menschlichen *Person* gegeben ist. Damit erhalten wir nicht nur ein gewissermaßen stereoskopisches Bild vom Kranken, sondern konstituieren auch die Einheitsidee der inneren Medizin neu.

Ziel einer solchen Anwendung komplementärer Einzelwissenschaften als Grundlage für ein mehrdimensionales Krankheitsverständnis ist nicht etwa die Aufdeckung durchgehender Kausalketten und Korrelationen von den molekularen Mikroprozessen und körperlichen Symptomen über Verhalten, Befinden, Erleben bis zu den unscharfen Randbedingungen sozialer Verhältnisse. Vielmehr soll damit eine Integrationsebene hergestellt werden, auf der nicht nur die wechselseitige theoretische Verknüpfung ermöglicht, sondern die *Bedeutung* komplementärer

Aussagen erkennbar wird, vor allem für die Patienten; denn das sind seine Fragen an den Arzt: „Was *bedeutet* das für mich und was wird damit aus mir?"

An der Beantwortung solchen Fragens werden nicht nur der Arzt und nicht nur die innere Medizin gemessen. Auch die Fruchtbarkeit psychologischer, sozialmedizinischer und medizinsoziologischer Forschungsansätze wird sich anstatt nur auf den Tagungen dieser Disziplinen hier auf dem Internistenkongreß erweisen müssen, der künftig das „Hic Rhodos" für diese neuen Hilfswissenschaften der inneren Medizin sein wird. Wenn ich – mutatis mutandis – ein Bild benutze, das ich dem Münchener Physiker Wolfgang Wild verdanke, dann sollen sich die medizinischen Wissenschaften und ihre Betrachtungsweisen dadurch entwickeln, daß eine Mehrzahl konkurrierender Paradigmata sich von Zeit zu Zeit einer Schönheitskonkurrenz stellt, wobei das Experiment oder die kontrollierte klinische Studie als Jury fungiert und – oft nach langem Zögern – die Preise verteilt. Die Preisverteilung ist aber kein endgültiges Urteil; denn eine junge unterlegene Bewerberin kann das nächste Mal den Sieg davontragen, weil sie sich in der Zwischenzeit trefflich entwickelt hat, während ihre vorher erfolgreiche Konkurrentin inzwischen gealtert ist und an Attraktivität verloren hat. Wenn es nach Lakatos zutrifft, daß dies besonders für Theorien gilt, deren prognostischer und antizipatorischer Gehalt größer ist als ihr empirisch bestätigter, dann haben auch die Sozialwissenschaften eine Chance in dieser Schönheitskonkurrenz kommender Internistenkongresse.

Folgen für Forschung und Ausbildung

Sie können hier nur an wenigen Beispielen erläutert werden. Die Krankheitsforschung komplementärer Wissenschaften vom Menschen wird vor allem interdisziplinär vorgehen müssen. Hierzu bedarf es zunächst geeigneter Methodenkombinationen und standardisierter Erhebungsinstrumente, um an denselben Personengruppen gleichzeitig die somatischen, psychischen und sozialen Korrelate des Krankheitsgeschehens erfassen zu können.

Wie sollen z. B. biographische Daten quantifiziert werden? Können bestimmte Lebensereignisse wie z. B. der Verlust des Elternhauses, des Partners, des Arbeitsplatzes, des sozialen Status oder einer vertrauten Umgebung in ihrer Häufigkeit und Zeitstruktur, in ihrer subjektiven *Bedeutung*, noch dazu bei retrospektiver Verzerrung wirklich ausreichend genau und reproduzierbar klassifiziert und beurteilt werden? Hierzu bedarf es zunächst einer weiteren Validierung der Befragungstechniken und einer Operationalisierung benutzter Begriffe wie etwa „Bewältigung" oder „Hoffnungslosigkeit". Erst dann erscheint eine Indexbildung oder gar eine Skalierung der subjektiv erlebten Gefährdung oder der prämorbiden Vulnerabilität möglich. Dann auch erst können bestimmte psychosoziale Konstellationen als Ursachen oder Prädiktoren von Krankheitsentstehung erkannt und vielleicht eines Tages in Kenntnis protektiver Faktoren auch präventiv beeinflußt werden. Ein Beispiel für diese noch ungelöste Methodenproblematik bietet das neue Paradigma der sog. Life event-Forschung. Sie fragt etwa in der Onkologie nach regelhaften Zusammenhängen zwischen den genannten lebensverändernden Ereignissen mit Trennungscharakter und dem Ausbruch oder der Metastasierung von Krebserkrankungen. Oder sie zieht die Kombination bestimmter Lebensereignisse, psychosozial belastender Konstellationen und subjektiver Bewältigungspotentiale zur Vorhersage eines Herzinfarktes heran.

Trotz der Vorläufigkeit der bisherigen Ergebnisse und unserer noch mangelhaften Kenntnisse über die psychophysischen Bindeglieder z. B. zwischen Streß und

immunologischer Tumor- oder Infektabwehr bin ich von der Erkenntnisträchtigkeit solcher Fragestellungen und der Notwendigkeit ihrer Bearbeitung auch im Rahmen der inneren Medizin überzeugt. Ihre Mühe und Aufwendigkeit sollten jedoch nicht ebenso rasch neue und gesicherte Ergebnisse erwarten lassen, wie es uns die lange etablierten Naturwissenschaften zur Gewohnheit gemacht haben. Umgekehrt sollten wir aber mit der Anwendung dieses Denkansatzes auch nicht warten, bis alle seine Hypothesen verifiziert sind. Die vorliegenden psychophysiologischen und epidemiologischen Erfahrungsdaten haben ihren Nutzen schon gezeigt, zumal auf dem heute so wichtigen Gebiet der präventiven Medizin. Schließlich konstituiert es ärztliches Handeln und Unterlassen seit je, seine Entscheidungen mit niemals ausreichendem Wissen unter Risiko und Unsicherheit treffen zu müssen.

Ähnlich wie in der Forschung stellt die Heranziehung weiterer Wissenschaften vom Menschen zur Begründung und Optimierung ärztlichen Handelns auch für die studentische *Ausbildung* ein wichtiges Problem dar. Der Bericht der Kleinen Kommission beim Bundesgesundheitsministerium zur Novellierung der Approbationsordnung lehnt es bedauerlicherweise ab, z. B. die Medizinische Psychologie und Soziologie aus der theoretischen Vorklinik, wo sie sich als „unverdauliches Divertimento" (Seidler) erwiesen haben und in der Gefahr der Ideologisierung stehen, in das klinische Studium zu verlegen. Dabei wäre nur hier eine Integration in die Tätigkeit am Krankenbett und auch der so vielfach postulierte Gesellschaftsbezug zu erwarten. Dafür soll am Ende des Studiums jetzt Sterbehilfe als Prüfungsgegenstand eingeführt werden!

Zu begrüßen ist dagegen die Forderung nach fächerübergreifenden, multidisziplinären Unterrichtsveranstaltungen, um ein vertieftes Verstehen medizinischer Zusammenhänge zu fördern. Organisatorische Schwierigkeiten der Abstimmung unter den beteiligten Dozenten, die antiquierte Trennung zwischen Vorklinik und Klinik, eine Kanonisierung der Gegenstandskataloge oder spezialistischer Fächeregoismus werden sich als Alibi hiergegen nicht dauerhaft aufrecht erhalten lassen.

Erwartungsgemäß sah sich die Kommission nicht in der Lage, konkrete Vorschläge zum Abbau der Stoffülle vorzulegen. Von Appellen an freiwillige Einsichten und Beschränkungen der Einzelfächer und ihrer Vertreter beim Mainzer Prüfungsinstitut ist wenig zu erwarten. Hierzu bedürfte es wahrscheinlich eines Konklaves, aus dem die Fachvertreter erst entlassen werden, wenn das Aufsteigen weißen Rauches anzeigt, daß sie ihre fachspezifisch überfrachteten Prüfungskataloge mit ihrem oft erst für die Facharztweiterbildung notwendigen Detailwissen verbrannt haben. Da dies jedoch eine Utopie ist, bleibt uns vorerst nur die Mühsal der Trauerarbeit.

Der entscheidende Defekt der Approbationsordnung wird dadurch ohnehin nicht gemildert. Er liegt in einer mangelhaften praktischen Ausbildung bei gleichzeitiger Überbetonung kognitiven Wissenserwerbs. Ersteres ist vor allem durch die übergroßen Studentenzahlen bedingt, die eine praktische Unterweisung im gebotenen Umfang verhindern. Die zweite Ursache liegt im veränderten studentischen Lernverhalten. Es wird durch die Multiple choice-Examina einseitig in Richtung auf Paukwissen und abfragbare Größen denaturiert. Leere Hörsäle trotz überfüllter Universitäten, Widerstand gegen qualifizierende Abschlußprüfungen nach den praktischen Kursen, lustlos absolviertes Praktisches Jahr mit häufigem Feilschen um minimal notwendige Präsenzpflichten zum Scheinerwerb sind die Folgen, die man nicht den Studenten vorwerfen kann. Schließlich müssen sie laut

Gegenstandskatalog schon als Vorkliniker in Psychologie Kenntnisse über Motivation und Lerntheorie erwerben – und was könnte mehr zum Auswendiglernen motivieren als die Abprüfung von Multiple choice-Fragen.

Möglicherweise lassen die neuen Empfehlungen mit Wegfall der schriftlichen Prüfung am Ende des Studiums und Einführung eines Pflichtassistentenjahres vor endgültiger Approbation bessere Ausbildungsresultate erwarten. Noch wirksamer und zeitsparender für die Studenten wäre eine Verlängerung der Famulaturen in der vorlesungsfreien Zeit gewesen. Es erscheint mir nicht unbillig, anstatt nur 6 Vorlesungsmonate wenigstens 10 Monate im Jahr, wie in den angelsächsischen Ländern auch, mit dem Medizinstudium zuzubringen.

Wie Sie alle wissen, war und ist es nur langsam und mühsam möglich, der Legislative und Exekutive die vorhersehbare und vorhergesehene Einsicht zu vermitteln, daß am Ende der jetzigen Ausbildung keinesfalls ein eigenverantwortlich tätiger Arzt zu erwarten sei. Unbegründet erscheint mit im Bericht der Kleinen Kommission die Schlußfolgerung, daß außer den großen Studentenzahlen in erster Linie mangelnde Planung und Organisation der Medizinischen Fakultäten für den bisherigen Mißerfolg der Approbationsordnung verantwortlich seien. Die hier liegenden Schwierigkeiten und Unvollkommenheiten sollen gewiß nicht verleugnet werden. Aber in Wirklichkeit waren die Verhältnisse doch genau umgekehrt: Daß die Approbationsordnung trotz der Studentenzahlen überhaupt pragmatisch realisiert wurde, ist nicht zuletzt den Hochschulen zu verdanken. Sie hätten die Approbationsordnung nach dem Buchstaben des Gesetzes innerhalb kürzester Frist ad absurdum führen können, z. B. durch bestimmungsgemäße Prüfung von Regelmäßigkeit *und Erfolg* der Praktikumsteilnahme, unabhängig davon, ob unter den gegebenen Studienbedingungen die geforderten Kenntnisse und Fähigkeiten überhaupt erworben werden *konnten*!

Entscheidend für die Zukunft wird ein Ausbildungssystem sein, das die ärztliche Approbation nicht, wie dies heute der Fall ist, praktisch nur nach den formalen Kriterien des kognitiven Wissenerwerbs erteilt, sondern auch eine ausreichende Qualifikation durch Praxis verlangt und bietet. Schließlich haben Universitäten auch früher nicht „fertige" Ärzte ausgebildet, sondern sie in eine anschließende Einübungsphase als Medizinal- oder Pflichtassistent entlassen. Ihre Wiedereinführung wird am nachdrücklichsten von den unmittelbar mit der Krankenversorgung befaßten Ärzteverbänden, kassenärztlichen Vereinigungen, Krankenhausgesellschaften sowie vom Bundesarbeitsministerium und deshalb auch von uns gefordert. Um so bemerkenswerter erscheint es mir, daß das Bundesgesundheits- und das Wissenschaftsministerium sowie die Bundesärztekammer, der Marburger Bund und die Konferenzen der Länderminister diese Pflichtassistentenzeit möglichst kurz bemessen möchten.

Dabei sollte nicht übersehen werden, daß Praxis am Krankenbett mit zunächst beschränkter Berufserlaubnis als Arzt zugleich auch – bitte verzeihen sie das harte Wort – *Erziehung zum Arzt* beinhaltet. Erst Erziehung durch Vorbild und im gegenseitigen Umgang kann die Haltungen und Einstellungen prägen, die der Verantwortung des Arztes für das menschliche Leben entsprechen und die eine humane Umsetzung wissenschaftlicher Hypothesen und Anwendung technischer Mittel ermöglichen. Im Miteinander am Krankenbett ergibt sich solche Erziehung als Nebenwirkung fast von selbst und bedarf daher weder besonderer Lernzielkataloge noch Organisation und ebensowenig einer abschließenden Prüfung.

Kehren wir von hier aus noch einmal zu den Anfängen 1882 und zum Auftrag

Theodor Frerichs' zurück: „Die innere Heilkunde ist berufen, die Einheitsidee des menschlichen Organismus festzuhalten und auszubauen; auch durch Verwertung der Bausteine, welche die Einzelfächer und Hilfswissenschaften uns heranbringen." Zu diesen Einzelfächern und Hilfswissenschaften der Medizin gehören heute auch die Verhaltens- und Sozialwissenschaften. Das hat nichts damit zu tun, daß wir als Ärzte die Gesellschaft höher bewerten als die Individualität des einzelnen Patienten. Allerdings bringt uns die berechtigte Forderung nach der Einbeziehung weiterer Wissenschaften vom Menschen in die Forschung, Ausbildung, Krankheitslehre und Praxis der inneren Medizin in eine Situation, die am treffendsten mit dem englischen Titel der bekannten Komödie „Der Arzt am Scheideweg" von G. B. Shaw zu benennen ist:

Des Doctors Dilemma

Dieses Dilemma betrifft sowohl den einzelnen Arzt wie die Medizin im Ganzen. Es besteht darin, daß ein durch weitere Wissenschaften vom Menschen umfassender begründetes Konzept zwar für die Prävention, Erforschung und Behandlung innerer Krankheiten angemessener ist als die bisherige, naturwissenschaftlich definierte Einheit des Organismus. Aber durch die Einbeziehung von Verhalten, sozialen Beziehungen und Lebensgeschichte in den Gesundheits- und Krankheitsbegriff werden nun auch alle offenen Fragen, Konflikte und Spannungen aus der Mitwelt der Patienten zum Gegenstand der Medizin, sobald sie nur in den Verdacht geraten, an der Entstehung von körperlichen, seelischen oder sozialen Befindensstörungen beteiligt zu sein.

Die Medizin beantwortet damit den auch von ihr selbst erzeugten Anspruch auf Zuständigkeit für alle Lebensfragen und gesellschaftlichen Bereiche. Es ist unvermeidlich, daß sie damit ungewollt, aber nicht unverschuldet Grenzen überschreitet, jenseits derer andere besser Bescheid wissen und ärztliche Allzuständigkeit in Inkompetenz umschlagen muß. Der Heranziehung weiterer Hilfswissenschaften wird daher in Zukunft auch eine viel engere Kooperation mit ganz anders qualifizierten Berufen wie Psychologen, Theologen, Ehe- und Erziehungsberater oder Sozialpädagogen parallel gehen müssen. Die Probleme ihrer Ausbildung für medizinische Aufgaben, ihres professionellen Status, ihrer Rivalitäten und Konkurrenz, ihrer Identifikation mit dem Patienten sind nicht gering zu veranschlagen, wie die Diskussion um das Psychotherapeutengesetz zeigt, das eigentlich ein Psychologengesetz ist, da Psychotherapie ursprünglich eine ärztliche Aufgabe ist. Wenn dabei, wie in den USA, die Sauerstoffflaschentransporteure zu Respirationstherapeuten avancieren, wird das zwar ihr Selbstgefühl und vielleicht auch ihr Gehalt steigern, aber nicht notwendigerweise auch dem Patienten helfen, der sich immer mehr Berufsgruppen gegenübersieht, die er nicht mehr unterscheiden kann (M. Pflanz).

Aber auch der einzelne Arzt und Internist kann das erweiterte Wissen und Können nicht mehr integrativ in seiner Person bewältigen und umfassend praktizieren; denn generalisierende Konzepte folgen anderen Gesetzen als die individuelle Wirklichkeit. Diese individuelle Wirklichkeit ist für uns heute nicht mehr in der Einheit des Organismus gegeben, sondern in der *Einheit der menschlichen Person*.

Weil die von der Medizin herangezogenen Wissenschaften und ihre Betrachtungsweisen und Methoden eben diese Person in komplementäre Teilaspekte

zerlegen *müssen* und dabei den Dualismus zwischen Subjekt und Objekt, zwischen Individuum und Gesellschaft, zwischen Mensch und Natur voraussetzen, kann die Einheit der Person nicht selbst abstrahierbarer Gegenstand von Wissenschaft, kann auch die Medizin als ärztliche Praxis nicht selbst exakte Wissenschaft sein. Eine Einheitsidee der inneren Medizin ließe sich daher heute nicht mehr biologisch oder psychosomatisch, sondern nur noch anthropologisch begründen. Die Medizin des 19. Jahrhunderts war naturwissenschaftlich, diejenige des 20. Jahrhunderts technologisch bestimmt. Unter Beibehaltung ihrer naturwissenschaftlichen und technischen Errungenschaften wird sie im nächsten Jahrhundert anthropologisch sein.

Bei Benutzung des heute leicht modisch klingenden Anthropologiebegriffes zögere ich allerdings; denn seine Bedeutung ist ungenau und schwankt zwischen medizinischer Vermessungskunde über Ethnomedizin bis zu fundamentalphilosophischer Wesensbestimmung. Als *ärztliche Anthropologie* muß sie sich zwar durch einzelwissenschaftliche Grundlagen legitimieren, verfügt aber selbst nicht über eigene Methoden, Erklärungsmodelle oder Theorien wie die instrumentellen Wissenschaften, die den Menschen auf seine Naturhaftigkeit, auf sein Erleben und Verhalten oder auf seine Verhältnisse reduzieren.

Deshalb gibt Medizin als ärztliche Anthropologie auch keine Antwort auf Fragen nach der Wesensbestimmung des Menschen, nach dem Sinn und Ziel seiner Existenz und seiner Krankheiten, nach seinen Aufgaben und Pflichten, sondern ist eine „Hilfswissenschaft der Sinnermöglichung". Sie versucht den Patienten durch möglichst weitgehende Wiederherstellung seiner krankhaft beeinträchtigten Freiheitsgrade in den Stand zu setzen, seine Wertvorstellungen, Daseinsentwürfe und sozialen Beziehungen in einer sinnstiftenden Ordnung zu verwirklichen – oder auch mit seinen Lastern und Torheiten zu leben.

Damit kann uns ärztliche Anthropologie auch einen Weg aus des Doktors Dilemma weisen: Mit einer gewissermaßen „anthropologischen" Diagnose zieht er aus den komplementären Einzelwissenschaften die für die jeweilige Situation seines Patienten dienlichen Kenntnisse, Methoden und Befunde heran, um sie in ihrer Brauchbarkeit und Bedeutung für die Person des Kranken und seine gegenwärtige wie zukünftige Lage zu *gewichten* und zu *bewerten*. Solche Gewichtungen machen den wesentlichen und wichtigsten Teil ärztlicher Entscheidungsprozesse aus und müssen mehr als bisher auch Gegenstand der Ausbildung sein. Je nach den Wünschen und Erwartungen des Patienten, je nach den Fähigkeiten und Möglichkeiten des Arztes und je nach der Art der Erkrankung kann es sich dabei um sehr verschiedene Anteile einzelwissenschaftlicher Erkenntnisse und Perspektiven handeln. „Das plurale Wesen Patient verlangt eine Pluralität der Medizin" (H. Baier). Dabei kann ein Zuwachs an Psychosomatik oder Sozialmedizin mit einem Mangel an solider naturwissenschaftlicher Methode erkauft werden müssen. Und umgekehrt kann eine Reduzierung an Individualität unvermeidlich sein, wenn intensivmedizinische Maßnahmen zur Lebensrettung geboten sind.

So mag dem Einzelnen im Zeitalter der Subdisziplinen und Teilgebietsspezialisten die Aufgabenerfüllung der inneren Medizin nach der Erweiterung ihrer Einheitsidee des Organismus zur Einheit der Person nurmehr arbeitsteilig und kooperativ durch sinnvolle Kompetenzaufteilung gelingen, wenn er neue Inkompetenz vermeiden will. Das Dilemma ist dadurch zwar zu mildern, aber nicht grundsätzlich aufzuheben. Dazu bedürfte es der Unschuld des Allwissenden oder des Nichtwissenden.

Unverzichtbar aber erscheint mir für den Internisten die Bereitschaft und Fähigkeit zur Überschau, die im therapeutischen Imperativ die *Person* des Kranken intendiert und aus der er für *seinen* Patienten ein umfassendes Behandlungskonzept aufstellt. Das ist unabhängig davon, ob das darin enthaltene Angebot von jedem Patienten und in jeder Situation gewünscht oder wahrgenommen wird und unabhängig auch davon, wie weit in concreto der einzelne Arzt diesem Anspruch persönlich gerecht werden kann.

Die Spannung, die damit wie seit je zwischen der Notwendigkeit, wissen zu müssen, und den Motiven, helfen zu wollen, entsteht, kann freilich nicht allein durch eine anthropologische Sicht der Medizin bewältigt werden. Die einzige wirkliche Solidarität zwischen Menschen ist nach einem Wort von Albert Camus die Solidarität gegenüber dem Tod, aus der die Sorge um das eigene Leben erwächst. Sie ist deshalb auch die einzige vollkommene Gemeinsamkeit zwischen dem Arzt und seinen Patienten gegenüber jeder Erscheinungsform der „Krankheit zum Tode" (Kierkegaard). Nur die „Solidarität des Todes und die daraus folgende Gegenseitigkeit des Lebens" (V. v. Weizsäcker) können aus der anthropologischen eine humane Medizin werden lassen.

In ihr tritt an die Stelle der Beherrschung von Krankheit und damit des kranken Menschen durch erkenntnisbestimmte Wissenschaft – und d. h. in unserem Kontext Beherrschung durch Natur-, Verhaltens- *und* Sozialwissenschaften – die ursprüngliche Aufgabe des Arztes als Therapeut. Ihn sucht der Kranke auf, nicht nur um Erkenntnisse, sondern um Hilfe und Beistand zu erhalten; θεραπεύειν heißt nicht nur pflegen und sorgen, sondern zuerst *zu Diensten sein*.

Nur in dieser dienenden Erfüllung ihrer Aufgabe aus Solidarität und in Gegenseitigkeit sowie Indienstnahme der Einzelwissenschaften kann die Medizin die Erwartungen und Hoffnungen erfüllen, die sie mit ihren Erfolgen und Fertigkeiten in den letzten 150 Jahren geweckt hat und deren Einlösung heute und morgen von uns gefordert wird.

„Die ärztliche Kunst", sagt Hans-Georg Gadamer in seiner Apologie der Heilkunst, „die ärztliche Kunst vollendet sich in der Zurücknahme ihrer selbst und in der Freigabe des anderen."

Neuroendokrine Erkrankungen

Einführung*

Buchborn, E. (Med. Univ.-Klinik Innenstadt, München), Mertens, H. G. (Neurolog. Univ.-Klinik Würzburg)

Referat

Buchborn, E.:

Sehr verehrte Kollegen, lieber Herr Mertens, ich begrüße Sie zur ersten wissenschaftlichen Sitzung unseres Kongresses und heiße diejenigen unter Ihnen, die noch nicht an der gestrigen Eröffnungssitzung teilnehmen konnten, herzlich in Wiesbaden willkommen. Mit besonderer Herzlichkeit begrüße ich die Mitglieder der Deutschen Gesellschaft für Neurologie und ihren Vorsitzenden Prof. Mertens, die in diesem Jahr gemeinsam mit unserer Gesellschaft in Wiesbaden tagen.

Es ist eine lange und wohlbegründete Tradition unserer Gesellschaft, bei ihren Kongressen auch gemeinsame Sitzungen mit anderen wissenschaftlichen Gesellschaften zu veranstalten, deren klinische Disziplinen aus der inneren Medizin hervorgegangen oder mit ihr in der ärztlichen Praxis und in der klinischen Grundlagenforschung verbunden sind. So fanden in der Vergangenheit gemeinsame Tagungen u. a. mit den Pädiatern, Röntgenologen, Pharmakologen, Pathologen, Rheumatologen, Tuberkuloseärzten und der Krebsgesellschft statt. In dieser Tradition kommt nicht nur die Stellung der inneren Medizin als zentrales Grundlagenfach der klinischen Medizin, sondern auch ihre integrierende Kraft zum Ausdruck.

Besonders eng sind solche Verbindungen seit je zur Neurologie gewesen, nicht nur durch gemeinsame Geschichte und Tagungen, sondern auch dadurch, daß viele Neurologen Mitglieder unserer Gesellschaft sind und wiederholt Vorsitzende unserer Gesellschaft waren, so u. a. Erb, Schultze, Pette und Bodechtel. So ist es für uns eine große Freude, auch in diesem Jahr wieder die Neurologen anläßlich ihrer 50. Jahrestagung bei uns zu begrüßen.

Ihre besondere Stellung und Bedeutung für die innere Medizin hat Pette beim Internistenkongreß 1955 hervorgehoben, als er in seiner Eröffnungsrede sagte: „Als Wissenschaft der Zusammenhangsprobleme ist die Neurologie wie keine andere Disziplin berufen, Ärzte heranzubilden, die nicht nur das erkrankte Organ mit Hilfe naturwissenschaftlicher Methoden, sondern den ganzen Menschen zu erfassen bestrebt sind. Wenn ich meine Stimme erhebe, ... tue ich es allein aus der leidenschaftlichen Überzeugung, daß die Neurologie nicht nur das treueste Kind der

---

* Referat anläßlich der gemeinsamen Sitzung der Deutschen Gesellschaft für innere Medizin und der Deutschen Gesellschaft für Neurologie

inneren Medizin ist, sondern auch auf das engste mit ihr verbunden bleiben muß."

Diesmal führen uns als erstes Hauptthema unseres Kongresses die neuroendokrinen Erkrankungen zusammen. Sie sind besonders geeignet zu zeigen, daß Neurologie und innere Medizin sich beide an organüberschreitenden Zusammenhängen orientieren. So hat die rasche und aufregende wissenschaftliche Entwicklung des letzten Jahrzehnts mit immer tieferen Einblicken in die Wirkung von Neurotransmittern und Gewebshormonen auf die Gehirnfunktionen und in ihren Zusammenhang mit dem hypothalamisch-hypophysären Endokrinium Guillemin, der 1977 den Nobelpreis für die Strukturaufklärung der Neuropeptide erhielt, zu der Feststellung veranlaßt, daß das Gehirn die größte Hormondrüse des Körpers sei.

Damit soll selbstverständlich nicht die Wiedereingliederung der Neurologie in die innere Medizin provoziert, aber doch der unlösbare Zusammenhang beider betont werden, nicht zuletzt für die gemeinsame Aufgabenerfüllung gegenüber unseren Patienten. Ich bin zuversichtlich, daß auch die Neurologen und ihr Vorsitzender mit uns in dieser Zusammengehörigkeit übereinstimmen, wenn ich nun Herrn Mertens zu seiner Einleitung für diese gemeinsame Sitzung bitte.

Mertens, H. G.:

Eine gemeinsame Tagung der Deutschen Gesellschaften für Innere Medizin und Neurologie findet heute erst zum dritten Male statt. Das Thema: Zentralnervensystem und Kreislauf engagierte erstmalig beide Fachrichtungen 1939 unter dem Vorsitz von Stepp, München. Mein Lehrer, G. Bodechtel, Düsseldorf, München, vereinte die Gesellschaften 1966 zum zweiten Mal als Internist und Neurologe mit den Themen: Schmerz und Stoffwechselstörungen des Gehirns; die Themen 3 und 4 der Internisten: Kreislauf bzw. Diabetes wurden von den Neurologen als spinale Mangeldurchblutung bzw. diabetische Polyneuropathie aufgegriffen und im Museum unter Vorsitz von Kalm weitergeführt. Damit sind aber die Beziehungen unserer beider Gesellschaften gewiß nicht erschöpft. Die erste systematische Bearbeitung der klinischen Neurologie der Welt hat der deutsche Internist Moritz von Romberg mit seinem Lehrbuch der Nervenkrankheiten des Menschen, das 1853 in englischer Übersetzung in London erschien, geliefert. Vor genau 75 Jahren, 1905, hat hier in Wiesbaden Wilhelm Erb als Präsident diesen Kongreß als einen Sammelpunkt für das ganze Gebiet der Inneren Medizin mit allen seinen Spezialitäten beschworen. Die Neurologie – von ihm als Neuropathologie bezeichnet – nannte er „die größte und wichtigste, am weitesten fortgeschrittene dieser Spezialitäten". „Um ihren Besitz" – so sagte er –, „leben wir im Streit, denn die Psychiater suchen sich derselben zu bemächtigen und sie mit ihrem Arbeitsgebiet zu vereinen auf Kosten der inneren Kliniken." „So schließe ich mich dem Ausspruche meines sehr verehrten Freundes Friedrich Schulze an: die Psychiatrie den Psychiatern und nur diese. Die Nervenpathologie den inneren Klinikern." Und weiter: „Es hieße alle Arbeit und Bestrebungen meiner langen wissenschaftlichen und akademischen Laufbahn desavouieren, wenn ich nicht zugeben wollte, daß die Neuropathologie ein volles Anrecht hat, eine selbständige Spezialität zu bilden, eigene Abteilungen und Ambulatorien und eigene akademische Vertretung zu besitzen. Ich spreche dies aus, obgleich ich hier als innerer Kliniker stehe und für die Rechte der Inneren Klinik plädiere." Die Entwicklung gab ihm recht, gegen die

Intervention des Internisten v. Strümpell, Breslau, und mit trauernder, resignierender Billigung von v. Leyden, Berlin und Friedrich Schultze, Bonn, die alle ebenfalls besonders erfolgreiche Neurologen waren und den dann folgenden Kongressen vorstanden.

Erb gründete zusammen mit Oppenheim 1907 die Gesellschaft Deutscher Nervenärzte, deren Traditionen die Neurologen heute mit ihrer 50. Jahresversammlung hier in Wiesbaden fortführen. Wenn die Internisten in 2 Jahren ihr 100jähriges Jubiläum feiern, ist es bei den Neurologen erst das 75jährige. Die Neurologische Gesellschaft ist also die jüngere Schwester oder treffender, die Tochter der Internisten. Die Interessen von Mutter und Tochter sind aber in weitem Umfang dieselben geblieben. Mein Lehrer H. Pette hat vor genau 25 Jahren dies als Vorsitzender beider Gesellschaften an dieser Stelle beschworen. Er sagte, „gibt es ein Organ unseres Körpers, das sich in krankhaftem Zustand nicht über das vegetative System auf das Zentralnervensystem auswirkt, zunächst funktionell und nicht selten später prozeßhaft? Die Grenzen zwischen den Erkrankungen der inneren Organe und den neurologischen Krankheiten sind unscharf, oft überhaupt nicht zu ziehen." Und zum Schluß: „Die Neurologie – und dies mögen Sie als ein Glaubensbekenntnis werten – kann ihren Aufgaben auch in Zukunft nur dann gerecht werden, wenn sie intern fundiert bleibt, mag sie im Rahmen einer inneren oder psychiatrischen oder selbständigen neurologischen Klinik gepflegt werden. Andererseits sei mir erlaubt zu sagen, daß die innere Medizin auch nur dann gut fundiert und in sich geschlossen bleibt, wenn Sie alle, meine Damen und Herren, von der Überzeugung durchdrungen sind, daß die Innere Medizin in Wissenschaft und Praxis einer neurologischen Denkweise nicht entraten darf."

Diesem Vermächtnis großer Internisten und Neurologen sind die Wiesbadener Tagungen eigentlich immer gerecht geworden, kaum eine, in der Neurologen nicht zu Wort kamen. Besonders gut sind vielleicht die letzten, von meinem Lehrer Rudolf Janzen organisierten Symposien, in ihrer Erinnerung: „Neurogene Leitsymptome, innerer Erkrankungen" 1976; „Polyneuropathien als diagnostische und therapeutische Aufgabe", „Muskelschwäche als Leit- und Warnsymptom bei Allgemeinkrankheiten" 1978. Als Beispiel darf ich mich zum Schluß darauf beschränken, Variationen der Thematik des heutigen Tages quasi als roten Ariadne-Faden durch das Themenlabyrinth der Internisten-Kongresse zurückzuverfolgen. Die Hirnstamm-Physiologie wurde hier zuerst von M. Nonne, v. Economo, Hugo Spatz und W. R. Heß vertreten. Von den Internisten war es vor allem L. R. Müller, der mit seiner Konzeption von den Lebensnerven eine sehr fruchtbare Schule begründete. Otfried Förster hat mit den klassisch gewordenen Referaten 1934 „Über die Bedeutung und Reichweite des Lokalisationsprinzipes im Nervensystem" und 1939 „Operativ-experimentelle Erfahrungen beim Menschen, über den Einfluß des Nervensystems auf den Kreislauf" für Sternstunden dieser Tagung gesorgt. V. Bergmann vergab 1931 Referate über Neuroregulation an Goldstein und v. Weizsäcker. 1937 erläuterte Siebeck, wie zentralnervöse Regulationen im Mittelpunkt des klinischen Denkens stehe. Speziell die Regulationen vegetativer Funktionen über das Hypophysen-Zwischenhirn-System und ihre pathogenetische Rolle wurden 1948 (Martini), 1950 (Frey), 1953 (Katsch), 1962 (Hoff) und besonders 1965 unter Sturm besprochen.

Diese Thematik hat in diesem Kreise immer ein brennendes Interesse gefunden. Die heutigen Referate zeigen offenbar nicht nur die Verkettung der Fächer Innere und Neurologie, sondern gleichzeitig auch, wie die Fortschritte beider an die Pflege spezialistischer Grundlagenforschungen gebunden sind. Die Größe der Naturwissenschaft erwächst aus der Kleinheit ihrer konkreten Forschungsziele. Nur, wenn nicht die großen, den Gesamtorganismus angehenden Fragen zuerst gestellt werden, sondern eine „methodische Askese" ihre ungeteilte Aufmerksamkeit ganz engen Teilbereichen zuwendet, gelingt oft beinahe unerwartet der entscheidende Durchbruch zu neuen Ausblicken auf unser naturwissenschaftliches Weltbild.

Ich schließe mit einem Zitat von Peter Sitte 1979:„Es scheint keinen anderen Zugang zum Ganzen zu geben, als den der Beschränkung." Meine Damen und Herren, die folgenden Referate werden Sie heute erleben lassen, daß sich das Tor zu einem zentralen Thema menschlicher Existenz nicht nur einen Spalt, sondern weit öffnet.

Pathophysiologische Grundlagen*

Pfeiffer, E. F. (Med. Naturwissenschaftl. Hochschule Ulm)

Referat

Siehe Anhang

Neuroendokrinologische Aspekte der Endorphine*

Herz, A. (Abt. Neuropharmakologie, Max-Planck-Institut für Psychiatrie, München)

Referat

Seit langem ist bekannt, daß Opiate ausgeprägte Wirkungen auf endokrine Funktionen, z. B. die der Hypophyse, haben [45]. Die Entdeckung körpereigener, morphinartig wirksamer Substanzen, der Endorphine, verleiht diesen endokrinen Wirkungen exogen zugeführter Opiate besondere Bedeutung und läßt vermuten, daß Endorphine bei der Steuerung endokriner Funktionen beteiligt sind. In diesem Referat sollen zunächst einige, im Zusammenhang mit endokrinologischen Fragen wesentliche Charakteristika der Endorphine dargestellt werden; sodann soll ein kurzer Überblick über die Beeinflussung hypophysärer Hormone durch Endorphine gegeben werden.

---

* Referat anläßlich der gemeinsamen Sitzung der Deutschen Gesellschaft für innere Medizin und der Deutschen Gesellschaft für Neurologie

Chemie und Verteilung der Endorphine

Im Jahre 1975 wurden von Hughes, Kosterlitz u. Mitarb. [20] zwei aus je fünf Aminosäuren bestehende Peptide, das Methionin(Met)-Enkephalin (Tyr-Gly-Gly-Phe-Met) und das Leucin(Leu)-Enkephalin (Tyr-Gly-Gly-Phe-Leu), aus Schweinegehirn extrahiert und als erste endogene Substanzen mit opiatartiger Wirksamkeit identifiziert. In der Folge zeigte sich schnell, daß die Aminosäurensequenz des Met-Enkephalins in einem schon bekannten Hypophysenvorderlappenhormon, dem aus 91 Aminosäuren bestehenden β-Lipotropin, enthalten ist. β-Lipotropin besitzt als solches keine Opiatwirkung, durch enzymatische Spaltung wird aus ihm aber ein Opioid, das aus 31 Aminosäuren bestehende β-Endorphin, freigesetzt. Dieses β-Endorphin weist am N-Terminus die Aminosäurensequenz des Met-Enkephalins auf. β-Lipotropin seinerseits ist wieder Bestandteil eines größeren Peptides, des Pro-Opiocortins („31 K-Peptid'). Bei dessen Spaltung entsteht neben β-Lipotropin/β-Endorphin u. a. auch ACTH, das wiederum die Vorstufe von α-MSH und CLIP darstellt [27] (Abb. 1).

Obwohl die Aminosäurensequenz des Met-Enkephalins im β-Lipotropin enthalten ist, muß man heute annehmen, daß physiologischerweise Met-Enkephalin nicht aus β-Lipotropin/β-Endorphin entsteht, sondern aus anderen hochmolekularen Vorstufen gebildet wird, welche im einzelnen aber noch nicht genau bekannt sind. Ähnliches gilt für die Vorstufen des zweiten Pentapeptids, des Leu-Enkephalins. Dessen Aminosäurensequenz ist in dem kürzlich aus der Hypophyse isolierten Dynorphin enthalten, das alle anderen bisher bekannten Opioide an biologischer Wirksamkeit an isolierten Präparaten übertrifft. Seine funktionellen Beziehungen zum Leu-Enkephalin sind zunächst ungeklärt [12].

Die verschiedenen Endorphine weisen in Gehirn und Hypophyse charakteristische Verteilungen auf und finden sich darüber hinaus in verschiedenen peripheren Organen, z. B. dem Magendarmtrakt [2, 42]. Die Verteilung von β-Endorphin und Met-Enkephalin in Gehirn und Hypophyse ist unterschiedlich [13, 14, 24]. β-Endorphin ist in der höchsten Konzentration im Hypophysenvorderlappen enthalten. Viel geringere Mengen finden sich im Gehirn; es ist hier auf wenige

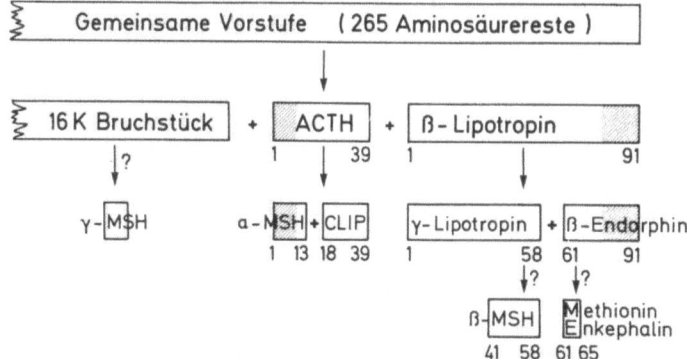

Abb. 1. Pro-Opiocortin, die Vorstufe von ACTH, β-Lipotropin und des 16-K-Bruchstücks. Aus dem ACTH entsteht durch enzymatische Spaltung α-MSH und CLIP, aus β-Lipotropin γ-Lipotropin und β-Endorphin. Im β-Endorphin ist zwar die Aminosäuresquenz des Methionin-Enkephalins enthalten, doch stellt β-Endorphin wahrscheinlich nicht die Vorstufe von Methionin-Enkephalin dar. Die Schraffierung gibt die immunoreaktiven Bereiche der Peptide wieder, die von den üblichen Antikörpern erkannt werden (in Anlehnung an Mains et al. 1978)

Strukturen, wie den Hypothalamus und das periaquäduktale Grau, beschränkt. Die Enkephaline hingegen sind weiter verbreitet, hohe Konzentrationen finden sich insbesondere in zum extrapyramidalen System gehörigen Strukturen, wie Nucleus caudatus und Globus pallidus, aber auch im Hypothalamus (Nucleus paraventricularis und Nucleus supraopticus), was auf eine Rolle bei der Regulation neuroendokriner Funktionen schließen läßt [25, 38].

Die Tatsache, daß Pro-Opiocortin die Vorstufe von β-Lipotropin/β-Endorphin und von ACTH/α-MSH darstellt, macht es verständlich, daß beide Gruppen von Peptiden in Hypophyse und Gehirn eine recht ähnliche Verteilung aufweisen. Eine weitere Parallele zeigt sich, wenn man die einzelnen Peptide betrachtet: Im Hypophysenvorderlappen findet sich vor allem das jeweils größere Peptid (ACTH bzw. β-Lipotropin), im Hypophysenzwischenlappen (der Ratte) das jeweils kleinere (β-Endorphin bzw. α-MSH). Auch im Gehirn ist vorwiegend β-Endorphin und α-MSH vorhanden. Dies läßt darauf schließen, daß die enzymatische Spaltung in beiden Klassen von Peptiden nach ähnlichen Prinzipien verläuft [13, 24].

Freisetzung der Endorphine

Das im Hypophysenvorderlappen und dem (bei der Ratte sehr gut ausgebildeten) Hypophysenzwischenlappen gespeicherte β-Lipotropin/β-Endorphin unterliegt offenbar unterschiedlichen Freisetzungsmechanismen [17, 33, 34] (Tabelle 1). In vitro werden diese Peptide aus dem Vorderlappen, zusammen mit ACTH, durch CRF („corticotropin releasing factor') und Vasopressin ausgeschüttet. Diese beiden Substanzen sind am Zwischenlappen unwirksam. Umgekehrt hemmt Dopamin in vitro die Spontanfreisetzung von β-Endorphin aus dem Zwischenlappen, nicht aber aus dem Vorderlappen. Während die in vivo Freisetzung von β-Endorphin – zusammen mit ACTH – beim Streß bestens gesichert ist [16, 18], bleibt zunächst unklar, ob und unter welchen Bedingungen β-Endorphin (und α-MSH) aus dem Zwischenlappen ins Blut abgegeben wird.

Die normalerweise im Blut gefundenen Konzentrationen an β-Endorphin sind äußerst niedrig (Basalwerte bei der Ratte 20–50 fmoles/ml; beim Menschen < 10 fmoles/ml) [18, 19]. Beim Streß, nach Adrenalektomie, Behandlung mit Metyrapon oder Insulin, steigen die β-Endorphinspiegel (ähnlich wie die ACTH-Spiegel) stark

Tabelle 1. Endorphine der Ratten-Hypophyse

	Vorderlappen	Zwischen-/Hinterlappen
Verhältnis β-Lipotropin/β-Endorphin	~ 1 : 1	< 1 : 10
Freisetzung in vitro		
Kalium-Ionen	+	∅
CRF	+	∅
Vasopressin	+	∅
Noradrenalin	+	∅
Dopamin	∅	Hemmung der Basalfreisetzung
Freisetzung in vivo		
z. B. Streß	+	?

+ wirksam; ∅ unwirksam

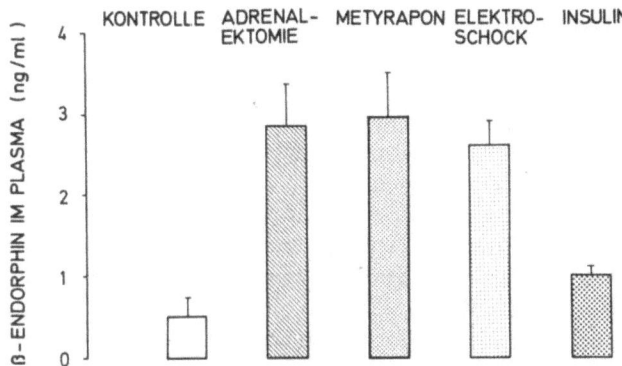

Abb. 2. Erhöhung der β-Endorphin-Immunoreaktivität im Rattenplasma nach Adrenalektomie, Metyrapon-Behandlung, Elektroschock und Insulin-Behandlung (nach Höllt et al. 1978)

an (Abb. 2). Beim Menschen werden bei mit erhöhter Aktivität des Hypophysenvorderlappens einhergehenden Erkrankungen (Morbus Addison, Morbus Cushing und Nelson Tumor) Erhöhungen des β-Endorphinspiegels im Plasma um das Hundertfache und mehr gemessen. Dies geht mit entsprechender Erhöhung der ACTH-Spiegel einher [19] (Abb. 3). Im Gegensatz zum ACTH ist das Zielorgan des in das Blut freigesetzten β-Endorphins aber nicht bekannt. Es ist fraglich, ob selbst die beim Streß im Blut zirkulierenden erhöhten Endorphinkonzentrationen hoch genug sind, um die in peripheren Organen, z. B. dem Intestinaltrakt, vorhandenen Opiatrezeptoren in effektivem Ausmaß besetzen zu können. Das gilt auch für die im Vas deferens der Ratte gefundenen speziellen Rezeptoren für β-Endorphin [41], da die Affinität des β-Endorphins zu diesen Rezeptoren nicht sehr hoch ist ($K_d \sim 100$ nM). Über mögliche spezielle Transportmechanismen, welche die offensichtliche

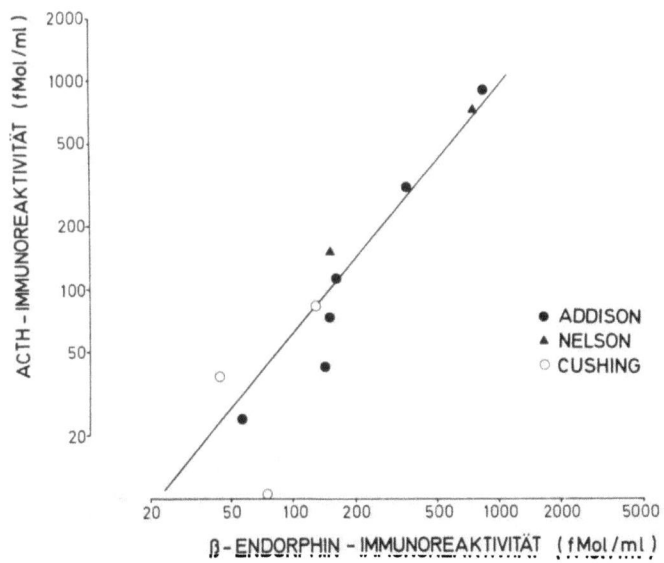

Abb. 3. Parallele Erhöhung von ACTH- und β-Endorphin-Immunoreaktivität in menschlichem Plasma bei Addisonscher Krankheit, Cushingscher Krankheit und Nelson-Tumor (nach Höllt et al. 1979)

Lücke von mehreren Größenordnungen zwischen Affinität und Substanz-Konzentration schließen könnten, ist bisher nichts bekannt.

In diesem Zusammenhang ist die Frage zu erörtern, inwieweit das in das Blut ausgeschüttete β-Endorphin das Zentralnervensystem oder die Hypophyse beeinflussen kann. Peptide vermögen die Blut-Gehirnschranke im allgemeinen nur mit Schwierigkeiten zu überwinden. Das konnte jüngst auch für β-Endorphin gezeigt werden [30]. Eine meßbare Permeation von intravenös injiziertem β-Endorphin in das Gehirn des Kaninchens wurde nur im Hypothalamus (der teilweise einer Blut-Gehirnschranke entbehrt), nicht aber in anderen Hirnabschnitten gefunden. Doch lagen auch hier die Werte unter denen der Hypophyse. Nur sehr niedrige Spiegel an β-Endorphin wurden im Liquor cerebrospinalis gemessen. Aus diesen Befunden kann geschlossen werden, daß z. B. die beim Streß beobachtete verringerte Schmerzempfindlichkeit wohl kaum durch die Permeation des hierbei vermehrt im Blut kreisenden β-Endorphins in entsprechende, innerhalb der Blut-Hirnschranke liegende Hirnstrukturen zu erklären ist. Eher ist es denkbar, daß im Blut zirkulierendes β-Endorphin die Hypothalamus-Hypophysenachse beeinflußt und auf diese Weise hormonelle Regulationen steuert.

Wirkungen der Endorphine auf die Hypothalamus-Hypophysenachse

Zahlreiche Befunde zeigen eine Beeinflussung hypophysärer Funktionen durch Morphin und andere Opiate. Die nach der Entdeckung der Endorphine vielfach vergleichend vorgenommene Untersuchung von Opiaten und Endorphinen erbrachte in der Regel ganz ähnliche Ergebnisse. Eine besondere Bedeutung hat in diesen neueren Arbeiten die Untersuchung der Wirkung von Opiatantagonisten, z. B. von Naloxon, bei alleiniger Verabfolgung, denn dadurch bewirkte Veränderungen endokriner Funktionen erlauben Schlüsse in Hinblick auf das Vorliegen endorphinerger tonischer Aktivität.

Hypophysenvorderlappenhormone

Prolaktin

Für die Prolaktinfreisetzung liegen die meisten und eindeutigsten Hinweise für eine Steuerung durch endorphinerge Mechanismen vor. Zahlreiche Befunde zeigen, daß Enkephaline und β-Endorphin an der Ratte eine ähnliche Steigerung der Prolaktinsekretion bewirken wie Morphin. Naloxon hebt diese Wirkung auf, was zeigt, daß diese Wirkungen durch Opiatrezeptoren vermittelt werden. Naloxon verhindert teilweise die durch Streß oder durch Säugen bewirkte Prolaktinausschüttung. Auch die Basalsekretion von Prolaktin wird durch Naloxon gesenkt [8, 15, 21, 26, 36, 39, 43] (Abb. 4). Der nächtliche Prolaktinanstieg beim Menschen kann durch Naloxon verhindert werden [9]. Diese Befunde lassen den Schluß zu, daß die Prolaktinsekretion unter der physiologischen Kontrolle endorphinerger Mechanismen steht.

Es erhebt sich die Frage nach dem Angriffspunkt dieser Mechanismen. Aus der Beobachtung, daß an isolierten Hypophysen oder suspendierten Hypophysenzellen weder Morphin, noch Naloxon eine Veränderung der Prolaktinfreisetzung bewirkte, wurde geschlossen, daß diese Regulation auf übergeordneter zentraler Ebene erfolgt [28, 29]. Neue Versuche, die zeigen, daß die Freisetzung von Prolaktin aus isolierten

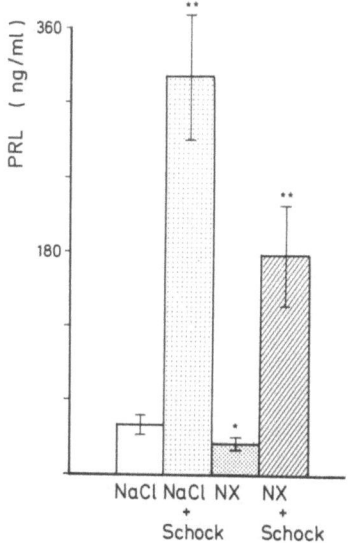

Abb. 4. Erhöhung des Prolaktinspiegels im Rattenplasma nach Schockbehandlung (foot-shock) und Erniedrigung durch Naloxon (10 mg/kg) (NX), *signifikante Differenz ($p < 0,05$), **($p < 0,01$) (nach Rossier et al. 1980)

Hypophysen durch Opioide gesteigert wird, wenn sie zuvor durch Zugabe von Dopamin gehemmt war, machen es aber wahrscheinlich, daß eine Kontrolle der Prolaktinfreisetzung durch Endorphine auf hypophysärer Ebene erfolgt – wenn freilich auch ein zusätzlicher hypothalamischer Angriffspunkt nicht ausgeschlossen werden kann [10].

Wachstumhormon

Die Beeinflussung der Freisetzung von Wachstumshormon aus dem Hypophysenvorderlappen durch Opioide zeigt viele Ähnlichkeiten mit dem Prolaktin. Morphin, Endorphine und Streß erhöhen die Sekretion von Wachstumshormon, zumindest an der Ratte; die Wirkung ist durch Naloxon reversibel. Naloxon vermindert auch die Basalsekretion [3, 11, 26, 28, 29, 39]. In Vergleich zu Prolaktin weist die Antwort eine längere Latenz auf und zeigt Speziesdifferenzen. Auf welcher Ebene die Endorphine mit der Wachstumshormonfreisetzung interferieren ist nicht geklärt; eine Wirkung auf Hypophysenebene ist bisher nicht gezeigt worden. Offenbar besteht aber keine Beziehung zu der durch Somatostatin bewirkten Freisetzungshemmung und es wird vermutet, daß im Falle des Wachstumshomons – im Gegensatz zum Prolaktin – die Endorphine ihre Kontrollfunktion über verschiedene Zwischenglieder ausüben.

Gonadotrope Hormone und Thyreotropes Hormon

Auch die Freisetzung des Luteinisierungshormones (LH) und des thyreotropen Hormons (TSH) scheint unter dem Einfluß endorphinerger Systeme zu stehen, doch ist hier, in Vergleich zu Prolaktin und Wachstumhormon, die Richtung der durch Opioide bewirkten Veränderungen umgekehrt. Opioide vermindern die Freisetzung von LH und TSH; diese Wirkung wird durch Naloxon antagonisiert. Naloxon allein verabfolgt führt zu einer starken Erhöhung des LH Spiegels im Blut, was zeigt, daß offenbar ein beträchtlicher endorphinerger Tonus physiologischerweise die LH-Se-

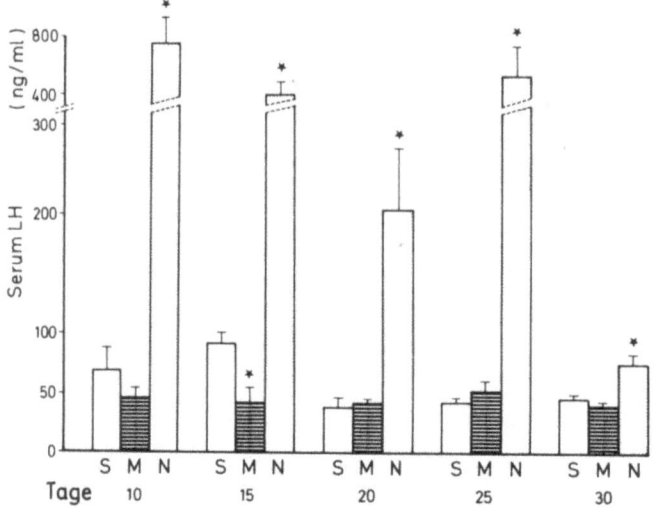

Abb. 5. Serum-LH-Spiegel präpubertärer weiblicher Ratten verschiedenen Alters nach Injektion von Morphin (M) und Naloxon (N). * Signifikante Differenz ($p < 0,05$) (nach Ieiri et al. 1979)

kretion bremst [5, 21, 28, 29, 31] (Abb. 5). Die nach Kastration beträchtlich erhöhten LH-Spiegel werden durch Naloxon noch weiter erhöht; daraus ist zu schließen, daß Endorphine auch unter diesen Bedingungen eine maximale Steigerung verhindern. Meist wird als Ort der Interaktion die Mediane Eminenz des Hypothalamus angenommen. Dopamin bewirkt hier Freisetzung von LHRH und es wird vermutet, daß die Endorphine mit der stimulierenden Wirkung des Dopamins auf die LHRH-Freisetzung aus den sekretorischen Nervenendigungen dieser Struktur interferieren [37]. Damit unterscheidet sich die inhibitorische „präsynaptische" Wirkung der Endorphine auf die Freisetzung von LHRH aus der Medianen Eminenz von der stimulierenden „postsynaptischen" Wirkung auf die Prolaktinzelle des Hypophysenvorderlappens – obwohl in beiden Fällen eine Wechselwirkung mit Dopamin im Spiele ist.

Eine Zusammenfassung der Beeinflussung der Sekretion der verschiedenen Hypophysenvorderlappenhormone durch Opiate/Endorphine einerseits und Naloxon andererseits gibt Tabelle 2.

Hypophysenhinterlappenhormone

Eine Reihe von Befunden weist darauf hin, daß endorphinerge Mechanismen auch die Freisetzung der Hypophysenhinterlappenhormone Vasopressin und Oxytocin

Tabelle 2. Beeinflussung der Sekretion der verschiedenen Hypophysenvorderlappenhormone durch Opiate/Endorphine und durch Naloxon

	PRL	GH	LH	FSH	TSH
Opiate/Endorphine	↗	↗	↙	±	↙
Naloxon	↙	↙	↗	↗	±

↗ Erhöhung; ↙ Verminderung; ± keine klare Beeinflussung

beeinflussen und hierbei vor allem die Enkephaline im Spiele sein dürften. So kommt im Hinterlappen Met-Enkephalin und Leu-Enkephalin, kaum aber β-Endorphin vor [7, 34]. Eine beträchtliche Dichte von Opiatrezeptoren wurde hier, im Gegensatz zum Vorderlappen, gefunden [40]. Schließlich förderte die Immunohistochemie ein vom Nucleus magnocellularis des Hypothalamus zum Hinterlappen ziehendes, Enkephalin enthaltendes Fasersystem zutage [35]. Jüngste in vitro Versuche zeigen, daß Enkephalin die durch elektrische Reizung bewirkte Freisetzung von Vasopressin aus isolierten Hinterlappen zu hemmen vermag [23]. Dieses letztere Ergebnis steht in Einklang mit einer Serie anderer Befunde, die zeigen, daß Endorphine die Freisetzung verschiedener Neurotransmitter aus Nervenendigungen hemmen; es überrascht aber in Hinblick auf in vivo Versuche, die zeigen, daß Morphin zu einer Erhöhung des Vasopressinspiegels im Blut führt [1, 6]. Zur Erklärung solcher Widersprüche muß wohl angenommen werden, daß am intakten Individuum indirekte, zu vermehrter Vasopressinausschüttung führende Mechanismen den Ausschlag geben, über deren Natur bisher wenig bekannt ist. Es sei an dieser Stelle auch nochmals erwähnt, daß Vasopressin eine Freisetzung von β-Endorphin aus dem Hypophysenvorderlappen bewirkt und enge Verwandtschaft zwischen dem CRF (corticotropin releasing factor) und Vasopressin besteht [38]. Die Implikationen dieses Zusammenhanges sind unklar.

Schlußbemerkungen

Die hier skizzierten Befunde zeigen, daß, obwohl noch viele Fragen offen sind, an der physiologischen Bedeutung endorphinerger Mechanismen bei der Steuerung hypophysärer endokriner Funktionen kein Zweifel besteht. In manchem erscheinen diese Wirkungen auf das endokrine System sogar überzeugender als andere, vieldiskutierte mögliche Funktionen der Endorphine, z. B. bei der Modulation der Schmerzempfindung. Neben den hier vorwiegend behandelten Wirkungen der Endorphine auf die Hypothalamus-Hypophysenachse dürften Endorphine auch für die Funktion anderer endokriner Organe von Bedeutung sein. So enthalten z. B. die Langerhansschen Inseln [4, 22] oder die chromaffinen Zellen des Nebennierenmarks Endorphine [44]. Aus letzteren werden sie zusammen mit dem Noradrenalin ausgeschüttet. Über deren Funktion kann zunächst nur spekuliert werden. Hier liegt noch ein weites Feld neuroendokrinologisch orientierter Endorphinforschung.

Literatur

1. Bisset GH, Chowdrey HS, Feldberg W (1978) Br J Pharmacol 62: 370–371 – 2. Bloom FE, Rossier J, Battenberg ELF, Bayon A, French E, Henricksen SJ, Siggins GR, Segal D, Browne R, Ling N, Guillemin R (1978) In: Costa E, Trabuchi M (eds) The endorphins. Raven Press, New York, pp 89–109 – 3. Bruni JF, Van Vugt D, Marshall S, Meites J (1977) Life Sci 21: 461–466 – 4. Bruni JF, Watkins WB, Yen SSC (1979) J Clin Endocrinol Metab 49: 649–651 – 5. Cicero TJ, Meyer ER, Bell ED, Koch GA (1976) Endocrinology 98: 367–372 – 6. De Bodo RC (1944) J Pharmacol Exp Ther 82: 74–85 – 7. Duka T, Höllt V, Przewłocki R, Wesche D (1978) Biochem Biophys Res Commun 85: 1119–1127 – 8. Dupont A, Cusan L, Labrie F, Coy DH, Li CH (1977) Biochem Biophys Res Commun 75: 76–82 – 9. Dupont A, Cusan L, Fernand L, Lamay A, Labrie F (1979) In: Collu R, Barbeau A, Ducharme JR, Rochefort J-G (eds) Central nervous system effects of hypothalamic hormones and other peptides. Raven Press, New York, pp 283–300 – 10. Enjalbert A, Ruberg M, Arancibia S, Priam M, Kordon C (1979) Nature 280: 595–597 – 11. Ferland L, Kledzik GS, Cusan L, Labrie F (1978) J Mol Cell Endocrinol 12: 267–272 – 12. Goldstein A, Tachibana S, Lowney LI, Hunikapiller M, Hood L (1979) Proc Natl Acad Sci USA 76: 6666–6670 – 13. Gramsch Ch, Höllt V, Mehraein P, Pasi A, Herz A (1979)

Brain Res 171: 261–270 – 14. Gramsch C, Kleber G, Höllt V, Pasi A, Mehraein P, Herz A (1980) Brain Res (in press) – 15. Grandison L, Guidotti A (1977) Nature 270: 357–359 – 16. Guillemin R, Vargo T, Rossier J, Minick S, Ling N, Rivier C, Vale W, Bloom F (1977) Science 197: 1367–1369 – 17. Herz A, Duka Th, Gramsch C, Höllt V, Osborne H, Przewłocki R, Schulz R, Wüster W (1980) In: Neural peptides and neuronal communications. Raven Press, New York (in press) – 18. Höllt V, Przewłocki R, Herz A (1978) Naunyn-Schmiedebergs Arch Pharmacol 303: 171–174 – 19. Höllt V, Müller OA, Fahlbusch R (1979) Life Sci 25: 37–44 – 20. Hughes J, Smith TW, Kosterlitz HW, Fothergill LA, Morgan BA, Morris HR (1975) Nature 258: 577–579 – 21. Ieiri T, Chen HT, Meites J (1979) Neuroendocrinology 29: 288–292 – 22. Ipp E, Dobbs R, Unger RH (1978) Nature 276: 190–191 – 23. Iversen LL, Iversen SD, Bloom FE (1980) Nature 284: 350–351 – 24. Kleber G, Gramsch C, Höllt V, Mehraein P, Pasi A, Herz A (1980) Neuroendocrinology (in press) – 25. Krieger DT (1979) Science 205: 366–372 – 26. Lien EL, Clark DE, McGregor HW (1978) FEBS Lett 88: 208–210 – 27. Mains RE, Eipper BA, Ling N (1977) Proc Natl Acad Sci USA 74: 3014–3018 – 28. Meites J, Bruni JF, Van Vugt DA, Smith AF (1979) Life Sci 24: 1325–1336 – 29. Meites J, Bruni JF, Van Vugt DA (1979) In: Collu R, Barbeau A, Ducharme JR, Rochefort J-G (eds) Central nervous system effects of hypothalamic hormones and other peptides. Raven Press, New York, 261–271 – 30. Merin M, Höllt V, Przewłocki R, Herz A (1980) Life Sci (in press) – 31. Pang CH, Zimmermann E, Sawyer CH (1977) Endocrinology 101: 1726–1732 – 32. Przewłocki R, Höllt V, Herz A (1978) Eur J Pharmacol 51: 179–183 – 33. Przewłocki R, Höllt V, Voigt KH, Herz A (1979) Life Sci 24: 1601–1608 – 34. Rossier J, Vargo T, Minick S, Ling N, Bloom FE, Guillemin R (1977) Proc Natl Acad Sci USA 74: 5162–5165 – 35. Rossier J, Battenberg E, Pittman Q, Bayon A, Koda L, Miller R, Guillemin R, Bloom F (1979) Nature 277: 653–655 – 36. Rossier J, French E, Rivier C, Shibasaki T, Guillemin R, Bloom F (1980) Proc Natl Acad Sci USA 77: 666–669 – 37. Rotsztejn WH, Drouva SH, Pattou E, Kordon C (1978) Nature 274: 281–282 – 38. Sar M, Stumpf WE, Miller RJ, Chang KJ, Cuatrecasas P (1978) J Com Neurol 182: 17–38 – 39. Shaar CS, Fredericson RCA, Diminger NB, Jackson L (1977) Life Sci 21: 853–860 – 40. Simantov R, Snyder SH (1977) Brain Res 124: 178–184 – 41. Schulz R, Faase E, Wüster M, Herz A (1979) Life Sci 24: 843–850 – 42. Teschemacher H (1978) In: Herz A (ed) Developments in opiate research. Marcel Dekker Inc, New York, pp 67–151 – 43. Van Vugt DA, Bruni JF, Meites J (1978) Life Sci 22: 88–90 – 44. Viveros OH, Diliberto EJ, Hazum E, Chang KJ (1979) Mol Pharmacol 16: 1101–1108 – 45. Zimmermann E, Gispen WH, Marks BH, deWied D (1973) Drug effects on neuroendocrine regulation. Prog Brain Res 19

Funktionelle Anatomie neuroendokriner Systeme*

Weindl, A., Sofroniew, M. V. (Neurolog. Klinik der TU und Anatom. Anstalt der Univ., München)**

Referat

1. Einleitung

In den letzten Jahren wurde im Zentralnervensystem außer den als klassische Neurohormone des Hypothalamus bekannten Oligopeptiden eine wachsende Zahl

---

* Referat anläßlich der gemeinsamen Sitzung der Deutschen Gesellschaft für innere Medizin und der Deutschen Gesellschaft für Neurologie
** Mit dankenswerter Unterstützung durch die Deutsche Forschungsgemeinschaft (We 608/6). Herrn Prof. N. Liebhardt, Gerichtsmedizinisches Institut der Universität München, Herrn Prof. W. Wuttke und Herrn Dr. B. Lee, Max-Planck-Institut für Biophysikalische Chemie, Göttingen, sowie Herrn Prof. H. J. Quabbe, Klinikum Steglitz, Berlin, danken wir für die Bereitstellung von frisch fixiertem Autopsiematerial bzw. von Rhesusaffen-Gehirnen. Frau R. Köpp-Eckmann, Frau I. Wild, Frau M. Stoeck, Frau P. Campbell und Frau E. Droessel sei für ihre Hilfe gedankt

Tabelle 1. Übersicht über die Lokalisation und Funktionen von Neuropeptiden

Peptid	Fundorte	Literatur	Funktionen
Vasopressin (9AS)	Magnozelluläres System: Neurone: Nu. supraopticus, paraventricularis Fasern: Hinterlappen	[31]	Antidiuresis, Hämostase
	Außenzone der Eminentia mediana Stria terminals, Amygdala	[25, 35]	ACTH-Freisetzung
	Parvozelluläres System: Neurone: Nu. suprachiasmaticus Fasern: laterales Septum, dorsaler Thalamus, Habenulae, Nu. interpeduncularis, med. Amygdala, ventraler Hippocampus	[24]	Neurotrope Wirkungen
Oxytocin (9AS)	Magnozelluläres System: Neurone: Nu. supraopticus, paraventricularis Faser: Hinterlappen		Uteruskontraktion, Milchejektion
	Kaudaler Hirnstamm (nu. tractus solitarii), Rückenmark (Seiten-, Hinterhorn)	[25, 35]	Neurotrope Wirkungen
Somatostatin (14AS)	Pankreas, Magen-Darm-Trakt, Schilddrüse Neurone: Nu. hypothalami anterior, Cortex, Hippocampus, Mesencephalon, Spinalganglien	[14, 23]	Sekretionshemmung
	Fasern: Eminentia mediana Hypothalamuskerne, Tuberculum olfactorium, Nu. accumbens, Amygdala, Rückenmark (Hinterhorn)	[14]	Hemmung der Wachstumshormonsekretion Neurotrope Wirkungen
LRH (10AS)	Neurone: Praeoptische Region, vorderer Hypothalamus	[2]	Gonadotropin-Freisetzung
	Fasern: Eminentia mediana, Organum vasculosum der Lamina terminalis, Septum, Thalamus, Mamillarregion, Nu. interpeduncularis, ventraler Hippocampus	[2, 35]	Neurotrope Wirkungen (Sexualverhalten)
TRH (3AS)	Neurone: dorsomedialer Hypothalamus Fasern: Eminentia mediana, Hirnstamm, Rückenmark	[14]	TSH-Freisetzung Neurotrope Wirkungen

Tabelle 1 (Fortsetzung)

Peptid	Fundorte	Literatur	Funktionen
β-Endorphin (30AS)	Zwischenlappen (β-Endorphin)		Analgesie Cortisonsekretion, Lipolyse, Melanophoren-stimulation
ACTH (39AS)	Vorderlappen (ACTH, β-LPH, α-MSH)		
β-Lipotropin (91AS)	Neurone: Mediobasaler Hypothalamus Fasern: vorderer Hypothalamus, Area praeoptica, ventrales Septum, dorsaler Thalamus, periaquaeductales Grau	[3, 4, 33]	Neurotrope Wirkungen
α-MSH (13AS)	Darm, Sympathikusganglien	[14, 23]	
Met-Enkephalin (5AS)	Neurone: Nu. arcuatus, ventromedialis paraventricularis, Septum laterale, Nu. interstitialis striae terminalis, Substantia nigra, periaquaeductales Grau, Hirnstamm, Trigeminuskern Fasern: Hypothalamuskerne Eminentia mediana Hirnstamm, Rückenmark	[4, 14]	Neurotrope Wirkungen u. a. Prolactin-Freisetzung Schmerzmodulation
Leu-Enkephalin (5AS)		[14, 23]	
Substance P (11AS)	Spinalganglien, Hautnerven, Hautgefäße Neurone: Nu. praemamillaris, dorsomedialis, ventromedialis, Thalamus, Mesencephalon, Basalganglien, Amygdala, Spinalganglien Hirnstamm Rückenmark Fasern: Hypothalamuskerne, Rückenmark, alle Hirnregionen außer Cortex	[6, 14]	Neurotrope Wirkungen Schmerzmodulation

Vasointestinales Peptid (28AS)	Darmwand, Blutgefäße Urogenitaltrakt, Hirngefäßnerven		Vasodilatation
Neurotensin (13AS)	Neurone: Hypothalamus, Neocortex Fasern: Hypothalamuskerne, Amygdala, Neostriatum, Neocortex	[10, 23]	Neurotrope Wirkungen (excitatorisch)
	Darmwand	[10]	Glucoregulation Magensekretion, Darmmotilität
	Neurone: Hypothalamus Fasern: Substantia gelantinosa des Rückenmarks und Trigeminuskern, mesencephales Grau, Hypothalamus anterior und Regio praeoptica, Stria terminalis, Amygdala, Cortex	[23, 30]	Neurotrope Wirkungen (Thermoregulation, Nociception)
Cholecystokinin (13AS)	Darmwand, Pankreasinseln Neurone: Cortex Fasern: Cortex, Hippocampus, Amygdala, Hypothalamus	[30] [23]	Neurotrope Wirkungen
Angiotensin II (8AS)	Juxtaglomerulärer Apparat Neurone: Hypothalamus (Nu. paraventricularis) Fasern: dorsomedialer Hypothalamus, Eminentia mediana, Hirnstamm, Rückenmark	[20, 29]	Durstregulation, Blutdrucksteigerung
Carnosin (2AS)	Olfaktorisches System	[13, 14] [15]	Neurotrope Wirkungen
Bombesin (14AS)	Amphibienhaut; bei Säugern: Gastrointestinaltrakt Hypothalamus, Thalamus und Mesencephalon	[17]	Neurotrope Wirkungen: Hypothermie, Hyperglycaemie, Analgesie

von weiteren Peptiden gefunden. Da ein Teil dieser Peptide ursprünglich in Nervenzellen und -fasern oder sekretorischen Zellen des Gastrointestinaltrakts entdeckt wurde, ist für mehrere dieser Peptide auch die Bezeichnung „Neuro-Gastrointestinopeptide" gebräuchlich. Eine physiologische Funktion dieser Peptide im Zentralnervensystem ist nur zum Teil gesichert. Tabelle 1 gibt eine Übersicht über die bisher bekannt gewordenen Peptide im Zentralnervensystem.

Da bei einigen dieser Peptide das tatsächliche Vorkommen und eine physiologische Bedeutung im Zentralnervensystem noch nicht vollständig geklärt ist, soll in dieser Übersicht im wesentlichen auf immunhistochemische Befunde über die funktionelle Organisation neurosekretorischer Neurone eingegangen werden, die Hypothalamushormone bilden. Die Existenz und physiologische Funktionen dieser Substanzen sind in zahlreichen mit verschiedenen Methoden durchgeführten Untersuchungen gesichert. In dieser Übersicht sollen am Gehirn des Menschen und anderer Primaten erhobene Befunde besonders berücksichtigt werden.

Einzelheiten über die angewendete Immunperoxydasetechnik, die Gewinnung und Charakterisierung der Antikörper wurden an anderer Stelle [26] ausführlich berichtet.

2. Peptiderge Neurone

2.1. Vaskuläre und neuronale efferente Verbindungen neurosekretorischer Hypothalamusneurone

2.1.1. Magnozelluläre Vasopressin-, Oxytocin- und Neurophysinneurone

Vasopressin und Oxytocin entstehen zusammen mit ihren jeweiligen Begleitpeptiden, den Neurophysinen (Molekulargewicht ca. 10 000), aus einem Präkursormolekül (Molekulargewicht ca. 25 000) [12] in getrennten sekretorischen magnozellulären Neuronen des Nucleus supraopticus, Nucleus paraventricularis oder in dazwischen liegenden Neuronen (Abb. 1). Im Nucleus supraopticus des Menschen überwiegt die Zahl der Vasopressin bildenden Neurone sehr stark [8].

In Axonen werden Vasopressin, Oxytocin und Neurophysin durch die Innenzone des Infundibulums zum Hypophysenhinterlappen transportiert. Dort erfolgt die Speicherung und Abgabe in Kapillaren des allgemeinen Kreislaufs, deren gefenstertes Endothel für Peptide und Proteine durchlässig ist. Vasopressin und Oxytocin gelangen auf dem Blutweg zu entfernten Zielorganen. Vasopressin bewirkt eine erhöhte Permeabilität der distalen Tubulusmembran der Niere für die Wasserrückresorption. Weitere Wirkungen von Vasopressin sind Blutdrucksteigerung [16], und eine fördernde Wirkung auf die Blutgerinnung [32]. Oxytocin bewirkt eine Kontraktion des Myometriums bei der Geburt und eine Milchejektion der Brustdrüse. Neurophysine sind im Blut nachweisbar, doch ist eine physiologische Wirkung der Neurophysine nicht bekannt. Neurophysin II ist durch Nikotin stimulierbar und mit Vasopressin assoziert, Neurophysin I ist durch Östrogene stimulierbar und mit Oxytocin assoziert [21].

Eine große Zahl von Vasopressin- und Neurophysinfasern aus dem Nucleus paraventricularis zieht über die Innenzone des Infundibulums zu Portalkapillaren der Außenzone [31]. Eine bei der Ratte beobachtete Zunahme von Vasopressin und Neurophysin in der Außenzone nach Adrenalektomie, das Ausbleiben der Zunahme unter Glukokortikoid- nicht aber unter Mineralokortikoidsubstitution [27, 28] weist auf eine Beteiligung von Vasopressin bei der ACTH-Sekretion hin.

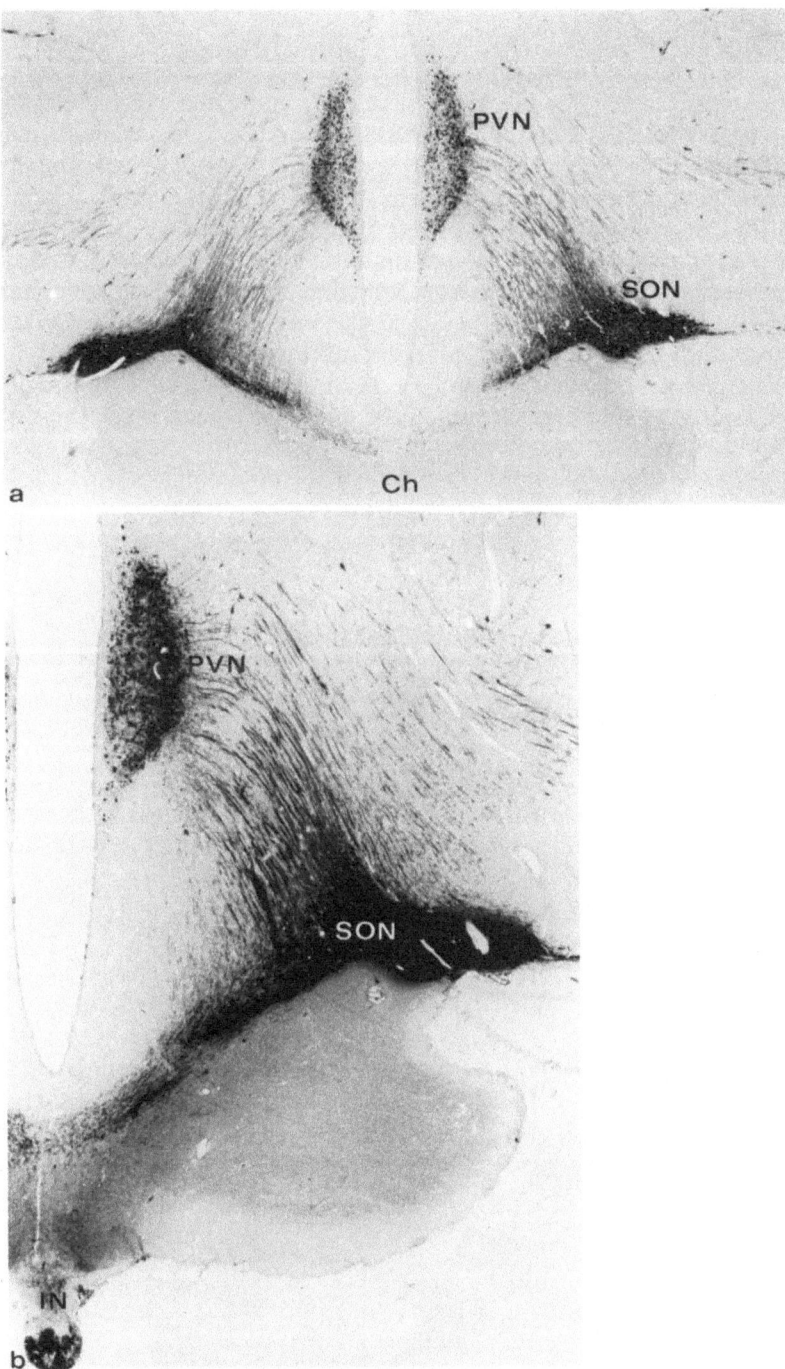

Abb. 1a, b. Rhesusaffe. Frontalschnitte durch den Nucleus paraventricularis (*PVN*) und supraopticus (*SON*). Neurophysin-Immunperoxydasereaktion. Efferente Fasern beider magnozellulärer Kerne bilden die hypothalamo-neurohypophysäre Bahn. Neurophysinfasern in der Außenzone des Infundibulums (*IN*) enden an Portalkapillaren. **a** 8,5×; **b** 13,6×

Magnozelluläre Neurone im Nucleus paraventricularis haben oft mehrere Fortsätze. Zentrale Fortsätze, die nicht zu Neurohämalregionen ziehen, projizieren zu anderen Neuronen [25, 35]. Vom Nucleus paraventricularis ziehen Neurophysin und vorwiegend Vasopressin enthaltende Fortsätze in der Stria terminalis zum zentralen Amygdalakern. Neurophysin und vorwiegend Oxytocin enthaltende Fasern ziehen kaudalwärts zum Mittelhirn, Hirnstamm und Rückenmark. Hauptzielgebiete dieser Fasern sind der Nucleus tractus solitarii und der dorsale Vaguskern (Abb. 2, 3), wo kardiovaskuläre Reflexe und Blutdruck reguliert werden [5]. Dort werden axosomatische und axodendritische Kontakte in großer Zahl gefunden (Abb. 2). Im Rückenmark werden Neurophysin- und Oxytocinfasern in der Umgebung des Zentralkanals, in der Marginalzone des Hinterhorns und im thorakalen Seitenhorn beobachtet (Abb. 3). Während Oxytocinfasern in der Substantia gelatinosa des Hinterhorns des Rückenmarks möglicherweise sensible

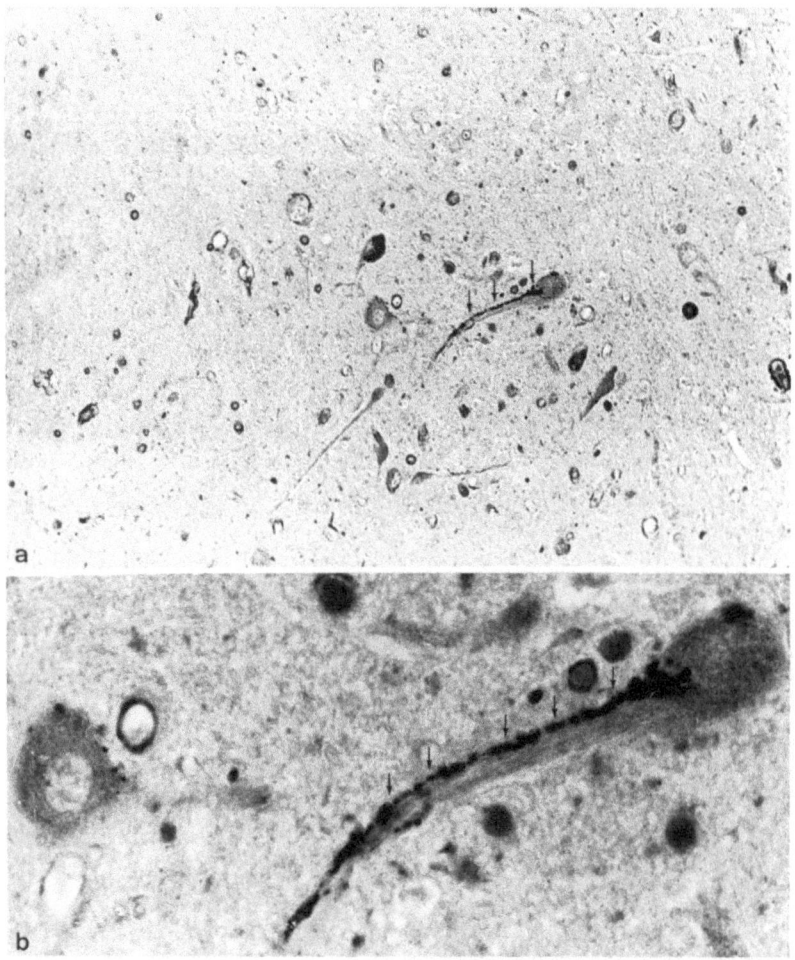

Abb. 2a, b. Mensch. Transversalschnitt durch den Übergangsbereich Medulla oblongata-Cervikalmark. Oxytocin-Immunperoxydasereaktion. Eine Oxytocinfaser bildet axodendritische und axosomatische Kontakte an einem Neuron im Bereich des dorsalen Vaguskerns. **a** Übersicht 136×; **b** Ausschnittvergrößerung von a 544×

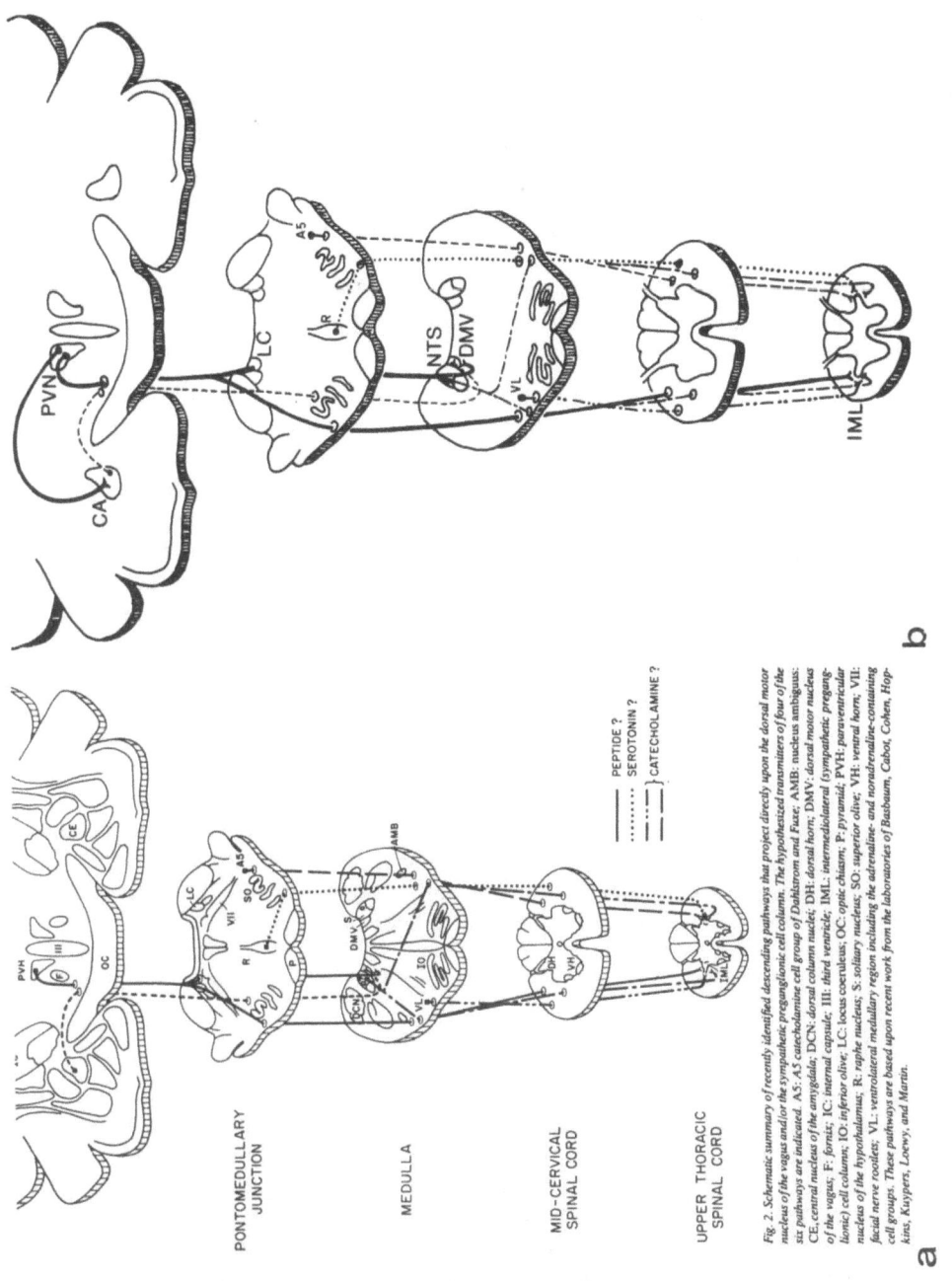

Abb. 3a, b. Schematische Darstellung kreislaufregulierender Bahnen. **a** In dem Schema von Cohen und Cabot [5] sind deszendierende Bahnen, die zum dorsalen Vaguskern, zum Nucleus tractus solitarii der kaudalen Medulla oblongata und zu präganglionären Neuronen des Sympathicus im thorakalen Seitenhorn projizieren, sowie deren z. T. hypothetische Transmitter dargestellt. **b** In diesem Schema sind die deszendierenden peptidergen Bahnen von a als extrahypophysäre deszendierende Oxytocin- und Neurophysinfasern magnozellulärer neurosekretorischer Neurone des Nucleus paraventricularis (*PVN*) hervorgehoben, die im dorsalen Vaguskern (*DMV*), Nucleus tractus solitarii (*NTS*) und im Intermediolateralbereich (*IML*) des Thorakalmarks enden. Extrahypophysäre Vasopressin- und Neurophysinfasern magnozellulärer neurosekretorischer Neurone des Nucleus paraventricularis projizieren über die Stria terminalis zu Neuronen im zentralen Amygdalakern (*CA*)

Afferenzen einschließlich Schmerzafferenzen modulierend beeinflussen, könnten Fasern im Seitenhorn und im Nucleus tractus solitarii die Aktivität von Neuronen beeinflussen, die den Blutdruck und andere Kreislauffunktionen kontrollieren. Eine Rolle neurophysärer Peptide im Bereich des Kreislaufzentrums der kaudalen Medulla oblongata wurde von Möhring et al. [16] postuliert. Möglicherweise spielt dabei ein gewisses Verhältnis von Vasopressin zu Oxytocin eine Rolle.

2.1.2. Parvozelluläre Vasopressin- und Neurophysinneurone des Nucleus suprachiasmaticus

Der Nucleus suprachiasmaticus, der eine zentrale Integrationsfunktion bei der Regulation biologischer Rhythmen hat, enthält parvozelluläre Vasopressin- und Neurophysin bildende, nicht aber Oxytocin bildende Neurone.

Der Nucleus suprachiasmaticus erhält Afferenzen aus der Retina über die retino-hypothalamische Bahn [18], Serotoninfasern aus den Raphekernen des kaudalen Hirnstamms [1] und Somatostatinfasern [35]. Feinkalibrige efferente Vasopressin und Neurophysin enthaltende Fasern des Nucleus suprachiasmaticus ziehen nicht zu Blutgefäßen in Neuro-Hämalregionen, sondern zu zentralen Neuronengruppen, wo sie vorwiegend axosomatische Kontakte bilden: Hauptzielgebiete sind das laterale Septum, der dorsale Thalamus, laterale Habenularkerne, zentrales Höhlengrau des Mesencephalons, hinterer Hypothalamus, Nucleus interpeduncularis des Mittelhirns, medialer Amygdalakern und ventraler Hippocampus [24].

Vasopressinfasern des Nucleus suprachiasmaticus, die durch die Innenzone des Organum vasculosum der Laminaterminalis ziehen, enden nicht an dessen Gefäßen [36]. Die Funktion dieser sehr ausgeprägten Vasopressin enthaltenden Projektionen ist nicht bekannt. Zentrale Wirkungen von Vasopressin auf die Retention von erlerntem Verhalten wurden bei der Ratte beobachtet [7].

2.1.3. LRH-Neurone

LRH wird in mediozellulären Neuronen [2] gebildet. LRH bildende Zellen werden bei Nagern in der präoptischen Region und im vorderen Hypothalamus, bei Primaten zusätzlich auch im mediobasalen Hypothalamus gefunden (Abb. 4) [35]. LRH-Fasern ziehen zu Portalkapillaren in der lateralen Außenzone des Infundibulums. Dopaminfasern, die in Juxtaposition zu LRH-Teminalen an Portalgefäßen enden, modulieren die Freisetzung von LRH und damit die Gonadotropinsekretion [11, 22]. Eine große Zahl von LRH-Fasern endet an den permeablen Kapillaren des Organum vasculosum der Lamina terminalis, das eine weitere Abgabestelle von Hypothalamushormonen in das Blut darstellt. LRH-Fasern, die nicht mit anderen Neuronen in Verbindung treten, verlaufen von der präoptischen Region zur Mamillarregion und zum Nucleus interpeduncularis [34]. Eine weitere Gruppe von LRH-Fasern verläuft dorsal zum Epithalamus, zum periaquäduktalen Grau des Mesencephalons und über den Fasciculus retroflexus zum Nucleus interpeduncularis [35]. Eine Einflußnahme von LRH-Fasern auf zentrale Neurone wird in Zusammenhang mit der Beeinflussung des Sexualverhaltens gesehen [19].

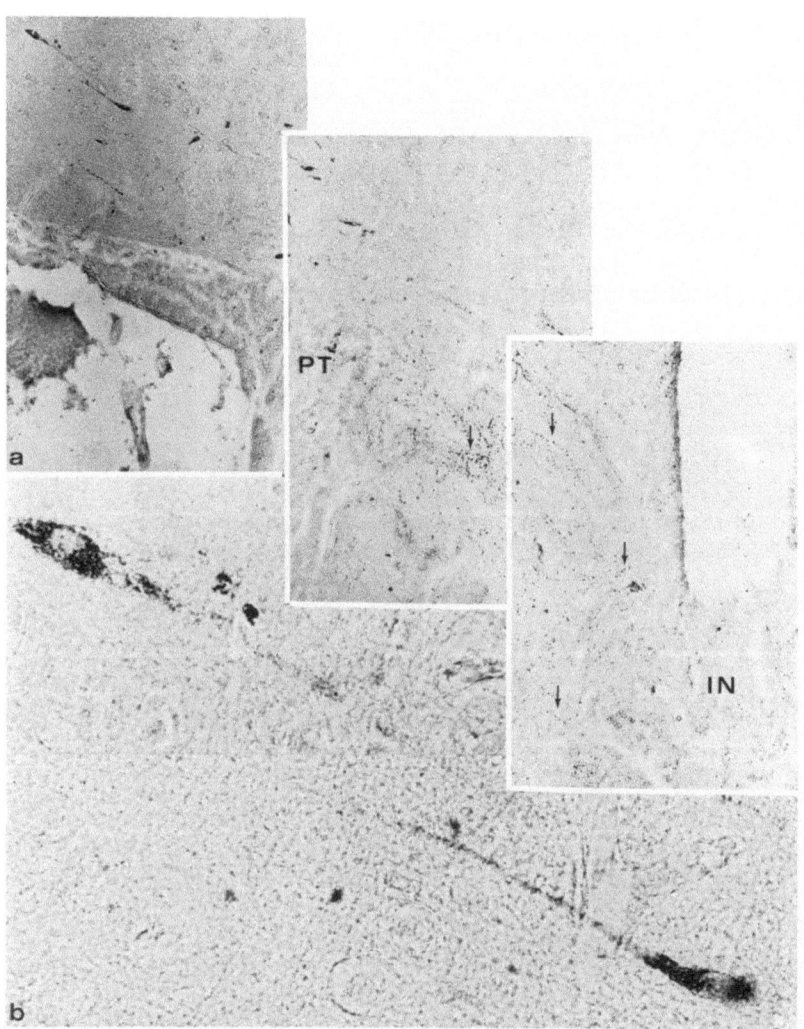

Abb. 4a, b. Rhesusaffe. Frontalschnitt durch den mediobasalen Hypothalamus und das Infundibulum (*IN*). LRH-Immunperoxydasereaktion. Beim Rhesusaffen sind im mediobasalen Hypothalamus LRH-Neurone nachweisbar, deren Fortsätze teils zum Infundibulum, teils zentral gerichtet sind. Im Infundibulum verlaufen LRH-Faser (↓) zu Portalkapillaren. PT pars tuberalis der Adenohypophyse. **a** Übersicht 68×; **b** Ausschnittvergrößerung von a 476×

2.1.4. Somatostatinneurone

Somatostatinperikaryen liegen periventrikulär im vorderen Hypothalamus. Somatostatinfasern, die in Portalkapillaren der medialen Außenzone der Eminentia mediana enden, stammen von diesen Perikaryen [9]. Diese Fasern hemmen die Sekretion von Wachstumshormon. Somatostatinfasern werden auch in der Umgebung von permeablen Kapillaren des Hypophysenhinterlappens [35], des Organum vasculosum der Lamina terminalis und nur vereinzelt im Subfornikalorgan [34] gefunden. Somatostatinfasern bilden dichte Felder von Terminalen in mehreren hypothalamischen Kernen (Nucleus praeopticus medianus, suprachiasmaticus, ventromedialis, infundibularis, praemamillaris, sowie Nucleus supraopticus und paraventricularis). Außerhalb des Hypothalamus werden Somatostatinperikaryen verstreut im Neocortex und Hippocampus gefunden [35]. Im Bereich des Nucleus interpeduncularis des Mesencephalons bilden Somatostatinperikaryen eine dichte Gruppe. Von diesen extrahypothalamischen Perikaryen stammen Somatostatinfasern, die außerhalb des Hypothalamus im Nucleus interstitialis der Stria terminalis, in der Stria terminalis, im Nucleus accumbens, Nucleus amygdalae medialis, Tuberculum olfactorium, in den Callejaschen Inseln, im Nucleus tractus solitarii und im Hinterhorn des Rückenmarks (Abb. 5) beobachtet werden [35].

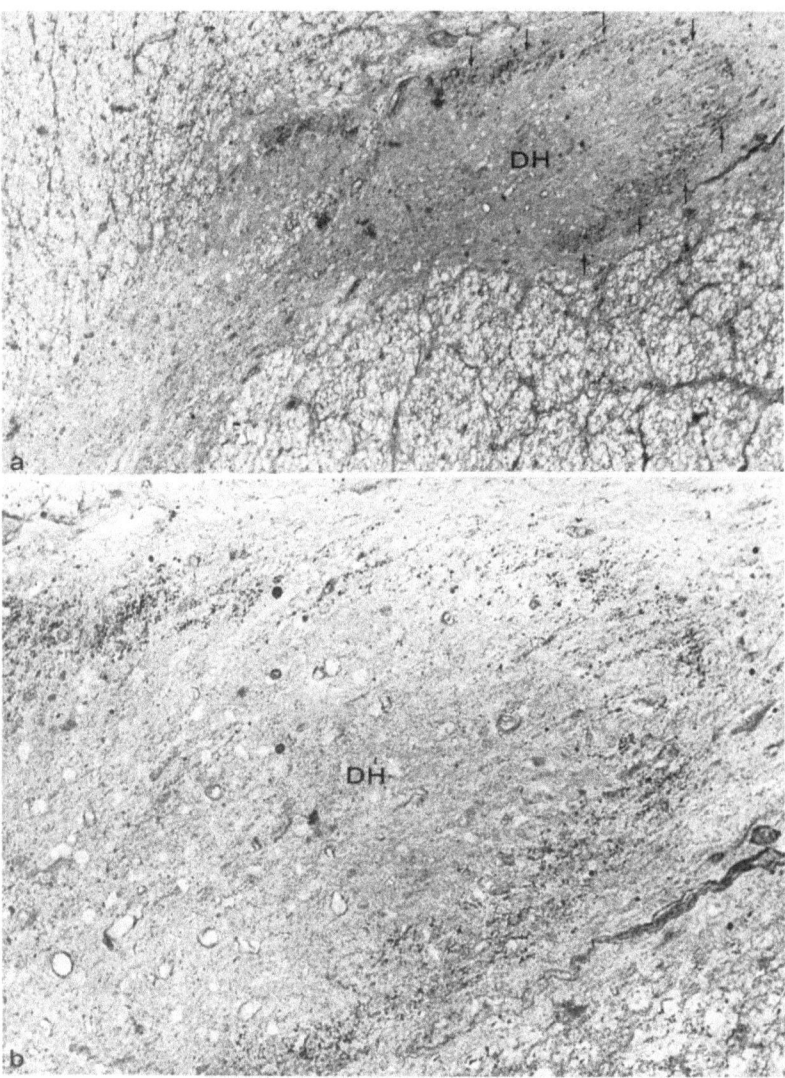

Abb. 5a, b. Mensch. Transversalschnitt durch das Hinterhorn des Cervikalmarks. Somatostatin-Immunperoxydasereaktion. Somatostatinfasern afferenter Hinterwurzelneurone enden in der Substantia gelatinosa (↓). **a** Übersicht 54×; **b** Ausschnittvergrößerung von a 544×

2.1.5. Weitere Neuropeptide und Hypothalamusfunktion

Die Funktionen weiterer Neuropeptide, die keine primär endokrine Funktion haben (Tabelle 1) sind noch nicht ausreichend geklärt. Beispielsweise wird durch Enkephalin-Fasern, die sowohl im Hypothalamus als auch in der Eminentia mediana enden, die Prolaktinsekretion stimuliert [14]. Veränderungen des Cholecystokiningehaltes werden mit einer Rolle dieses Peptids bei der Kontrolle der Nahrungsaufnahme in Zusammenhang gebracht [29].

3. Aminerge Neurone und Hypothalamusfunktion

Aminerge Neurone haben vielfältige Interaktionen mit peptidhormonbildenden neurosekretorischen Neuronen auf der Ebene hypothalamischer Kerne und auf der Ebene der Terminale der Eminentia mediana (Übersicht siehe [14]). Dopaminfasern und Noradrenalinfasern, die von Perikaryen außerhalb des Hypothalamus stammen, enden an mehreren Kerngruppen des Hypothalamus. Fasern von Dopaminneuronen im Nucleus infundibularis und ventomedialis, enden in der Zona externa der Eminentia mediana. In der lateralen Außenzone bilden Dopaminfasern axo-axonale Kontakte mit LRH-Fasern und haben eine inhibitorische Wirkung auf die LRH-Sekretion [14]. Dopaminfasern, die in der medialen Außenzone enden, hemmen die Prolaktinsekretion [14].

Serotoninfasern, die von Raphekernen des unteren Hirnstamms kommen, enden in hypothalamischen Kernen. Eine besonders reiche Serotonin-Innervation erhält der Nucleus suprachiasmaticus [1]. Serotonin ist quantitativ in der Eminentia mediana nachweisbar, doch ließen sich die Faserverbindungen noch nicht ausreichend darstellen.

Eine Einflußnahme peptiderger Neurone auf aminerge Neurone wird beispielsweise an den Dopaminneuronen des Nucleus infundibularis gefunden, an denen Somatostatin- [35] und Encephalinfasern enden [14].

4. Beziehungen weiterer Neurotransmitter (Acetylcholin, GABA) zum Hypothalamus

Weitere Transmitter, die die Hypothalamusfunktion beeinflussen, sind Acetylcholin und Gamma-Amino-Buttersäure (GABA), deren Schlüsselenzyme im Hypothalamus und in der Eminentia mediana nachweisbar sind [14].

5. Schlußbemerkungen

Durch die Anwendung immunhistochemischer Methoden zum Nachweis von Peptidhormonen, anderen Neuropeptiden und Leitenzymen biogener Amine sowie anderer Neurotransmitter, ließen sich wesentliche Fortschritte in der Aufklärung der funktionellen Anatomie des Hypothalamus und seiner neuroendokrinen Funktionen erzielen, die zu einer Erweiterung der theoretischen Basis für die Pathophysiologie hypothalamischer und hormoneller Funktionsstörungen und ihrer pharmakologischen Beeinflussung beitragen.

Literatur

1. Aghajanian GK, Bloom FE, Sheard MH (1969) Electron microscopy of degeneration within the serotonin pathway of the rat. Brain Res 13: 266–273 – 2. Barry J, Dubois MP, Poulain P (1973) LRF

producing cells of the mammalian hypothalamus. Z Zellforsch 146: 351–366 – 3. Bloch B, Bugnon C, Fellmann D, Lenys D, Gouget A (1979) Neurons of the rat hypothalamus reactive with antisera against endorphins, ACTH, MSH and β-LPH. Cell Tissue Res 204: 1–15 – 4. Bloom F, Battenberg E, Rossier J, Ling N, Guillemin R (1978) Neurons containing β-endorphin in rat brain exist separately from those containing enkephalin: Immunocytochemical studies. Proc Natl Acad Sci USA 75: 1591–1595 – 5. Cohen DH, Cabot JH (1979) Toward a cardiovascular neurobiology. Trends in Neurosciences 3: 273–276 – 6. Cuello AC, Kanazawa I (1978) The distribution of sbstance P immunoreactive fibers in the rat central nervous system. J Comp Neurol 178: 129–156 – 7. De Wied D (1976) Behavioral effects of intraventricularly administered vasopressin and vasopressin fragments. Life Sci 19: 685–690 – 8. Dierickx K, Vandesande F (1977) Immunocytochemical localization of the vasopressinergic and the oxytocinergic neurons in the human hypothalamus. Cell Tissue Res 184: 15–27 – 9. Elde R, Hökfelt T (1978) Distribution of hypothalamic hormones and other peptides in the brain. In: Ganong WF, Martini L (eds) Frontiers in neuroendocrinology, vol. 5. Raven Press, New York, p 33 – 10. Fahrenkrug J (1980) Vasointestinal peptide. Trends in Neurosciences 3: 1–2 – 11. Fuxe K, Hökfelt T, Lofstrom A, Johannson O, Agnati L, Everitt B, Goldstein M, Jeffcoate S, White N, Eneroth P, Gustafsson J-A, Scott P (1976) On the role of neurotransmitters and hypothalamic hormones and their interactions in hypothalamic and extrahypothalamic control of pituitary function and sexual behavior. In: Naftolin F, Ryan KJ, Davies J (eds) Subcellular mechanisms in reproductive neuroendocrinology. Elsevier, Amsterdam, p 53 – 12. Gainer H, Sarne Y, Brownstein M (1977) Biosynthesis and axonal transport of rat neurohypophysial proteins and peptides. J Cell Biol 73: 366–381 – 13. Ganten D, Fuxe K, Phillips MI, Mann JFE, Ganten U (1978) The brain renin-angiotensin system. Biochemistry, localization and possible role in drinking and blood pressure regulation. In: Ganong WF, Martini L (eds) Frontiers in neuroendocrinology, vol. 5. Raven Press, New York, p 61 – 14. Hökfelt T, Elde R, Fuxe K, Johansson O, Ljundahl A, Goldstein M, Luft R, Efendic S. Nilsson G, Terenius L, Ganten D, Jeffcoate S, Rehfeld J, Said S, Perez de la Mora M, Possani L, Tapia R, Teran L, Palacios R (1978) Aminergic and peptidergic pathways in the nervous system with special reference to the hypothalamus. In: Reichlin S, Baldessarini RJ, Martin JB (eds) The hypothalamus. Raven Press, New York, p 66 – 15. Margolis FL (1978) Carnosine. Trends in Neurosciences 1: 42–44 – 16. Möhring J, Arbogast R, Düsing R, Glänzer K, Kintz J, Liard J-F, Maciel JA, Montani JP, Schoun J (1980) Vasopressor role of vasopressin in hypertension. In: Wuttke W, Weindl A, Voigt KH, Dries R-R (eds) Brain and pituitary peptides. Karger, Basel, p 10 – 17. Moody TW, Pert CB (1979) Bombesin-like peptides in rat brain: Quantitation and biochemical characterization. Biochem Biophys Res Commun 90: 7–14 – 18. Moore RY, Lenn NJ (1972) A retinohypothalamic projection in the rat. J Comp Neurol 146: 1–14 – 19. Moss RL, McCann SM (1973) Induction of mating behavior in rats by luteinizing hormone-releasing factor. Science 181: 171–179 – 20. Rehfeld JH (1980) Cholecystokinins. Trends in Neurosciences 3: 65–67 – 21. Robinson AG (1978) Neurophysins, an aid to understanding the structure and function of the neurohypophysis. In: Ganong WF, Martini L (eds) Frontiers in neuroendocrinology, vol. 5. Raven Press, New York, p 24 – 22. Rotzstejn WH (1980) Neuromodulation in neuroendocrinology. Trends in Neurosciences 3: 67–70 – 23. Schultzberg M, Hökfelt T, Nilsson G, Terenius L, Rehfeld JH, Brown M, Elde R, Goldstein M, Said S (1980) Distribution of peptide- and catecholamine-containing neurons in the gastrointestinal tract of rat and guinea pig: immunohistochemical studies with antisera to substances P, vasoactive intestinal polypeptide, enkephalins, somatostatin, gastrin/cholecystokinin, neurotensin and dopamine β-hydroxylase. Neuroscience 5: 689–744 – 24. Sofroniew MV, Weindl A (1978) Projections from the parvocellular vasopressin- and neurophysin-containing neurons of the suprachiasmatic nucleus. Am J Anat 153: 391–430 – 25. Sofroniew MV, Weindl A (1981) Central nervous system distribution of vasopressin, oxytocin and neurophysin. In: Martinez JL, Jensen RA, Messing RB, Rigter H, McGaugh JL (eds) Endogenous peptides and learning and memory processes. Academic Press, New York (in press) – 26. Sofroniew MV, Weindl A, Schinko I, Wetzstein R (1979) The distribution of vasopressin-, oxytocin-, and neurophysinproducing neurons in the guinea pig brain. I. The classical hypothalamo-neurohypophyseal system. Cell Tissue Res 196: 367–384 – 27. Sofroniew MV, Weindl A, Wetzstein R (1977) Immunoperoxidase staining of vasopressin in the rat median eminence following adrenalectomy and steroid substitution. Acta Endocrinol [Suppl] (Kbh) 212: 93 – 28. Stillman MA, Recht LD, Rosario SL, Seif SM, Robinson AG, Zimmerman EA (1977) The effects of adrenalectomy and glucocorticoid replacement on vasopressin and vasopressinneurophysin in the zona externa of the median eminence of the rat. Endcrinology 101: 42–49 – 29. Straus E, Yalow RS (1979) Cholecystokinin in the brains of obese and non-obese mice. Science 203: 68–69 – 30. Uhl G (1980) Neurotensin. In: Martin JB, Bick K, Reichlin S (eds) Neurosecretion and brain peptides: Implications for brain funcion and neurological disease. Raven Press, New York (in press) – 31. Vandesande F, Dierickx K, De Mey J (1977) The origin of the vasopressingergic and oxytocinergic fibres of the external region of the median eminence of the rat hypophysis. Cell Tissue Res 180: 443–452 – 32. Voss H von,

Geserick C, Untiedt H, Göbel U (1980) The role of vasopressin and its analogues in haemostatis. In: Wuttke W, Weindl A, Voigt KH, Dries R-R (eds) Brain and pituitary peptides. Karger, Basel, p 18 – 33. Watson SJ, Barchas JD, Li CH (1977) β-Lipotropin: Localization of cells and axons in rat brain by immunocytochemistry. Proc Natl Acad Sci USA 74: 5155–5158 – 34. Weindl A, Sofroniew MV (1978) Neurohormones and circumventricular organs. In: Scott DE, Kozlowski GP, Weindl A (eds) Brain-endocrine interaction III. Neural hormones and reproduction. Karger Basel, p 20 – 35. Weindl A, Sofroniew MV (1980) Immunohistochemical localization of hypothalamic peptide hormones in neural target areas. In: Wuttke W, Weindl A, Voigt KH, Dries R-R (eds) Brain and pituitary peptides. Karger, Basel – 36. Weindl A, Sofroniew MV (1980) Relation of neuropeptides to circumventricular organs. In: Martin JB, Bick K, Reichlin S (eds) Neurosecretion and brain peptides: Implications for brain function and neurological disease. Raven Press, New York (in press)

Hypophysenvorderlappeninsuffizienz*

Solbach, H. G., Kley, H. K., Herrmann, J., Wiegelmann, W., Krüskemper, H. L.
(Med. Klinik und Poliklinik, Klinik C der Univ. Düsseldorf)

Referat

Klinik

Erkrankungen im Zwischenhirnhypophysenbereich gehen häufig mit einer Beeinträchtigung der Hypophysenvorderlappenfunktion einher, wobei das klinische Bild sehr variiert. Für die Symptomatik ist das Lebensalter bei Krankheitsbeginn und das Ausmaß des Hormonmangels von maßgeblicher Bedeutung.

Kommt es im Erwachsenenalter zu einem kompletten Ausfall der hypophysären Steuerungsfunktionen, einem sog. Panhypopituitarismus, so ist der klinische Aspekt sehr charakteristisch. Die Patienten zeigen die klassische Symptomatik der sekundären Hypothyreose, sekundären Nebennierenrindeninsuffizienz und des sekundären Hypogonadismus. Die Patienten klagen über eine große Hinfälligkeit, Müdigkeit, mangelnde Konzentrations- und Leistungsfähigkeit. Frauen geben eine Amenorrhoe, Männer einen Verlust der Libido und Potenz an. Auffallend ist das blaß-gelbliche Kolorit der meist trockenen und kühlen Haut, wobei man nicht selten eine feine Runzelung im Gesicht, eine sog. Geroderma, findet. Die lateralen Augenpartien sind ausgespart, Achsel- und Pubesbehaarung fallen aus, bei Männern ist der Bartwuchs, besonders der Backenbart schwach oder fehlt völlig. Das Genitale wird bei beiden Geschlechtern hypoplastisch. Bei den Patienten fällt ferner die alabasterfarbene Blässe auf, auch die Brustwarzen sind depigmentiert, dies ist durch den Mangel an Melanozyten-stimulierendem Hormon hervorgerufen. Meist findet sich ein leichtes Übergewicht.

Manifestiert sich das Krankheitsbild in der Kindheit oder Adoleszenz, so ist die klinische Symptomatik bei totaler Hypophysenvorerlappeninsuffizienz zusätzlich durch Störungen des Wachstums und fehlendem Pubertätseintritt mit komplettem praepuberalem Hypogonadismus geprägt.

---

* Referat anläßlich der gemeinsamen Sitzung der Deutschen Gesellschaft für innere Medizin und der Deutschen Gesellschaft für Neurologie

Zwischen diesen ausgeprägten Formen der hypophysären Ausfallssymptomatik und dem normalen Erscheinungsbild gibt es fließende Übergänge, je nachdem wie stark welche Partialfunktionen des Hypophysenvorderlappens von der Insuffizienz betroffen sind. So ist es durchaus möglich, daß nur ein Hormon des Hypophysenvorderlappens, z. B. die somatotrope Steuerung ausgefallen ist. Auch bei Beteiligung mehrerer Partialfunktionen können sich klinisch u. U. nur diskrete Symptome zeigen, wenn nur eine partielle Funktionseinschränkung vorliegt.

Das eindruckvollste und schwerste Bild findet sich beim hypophysären Koma, bei dem die Patienten über ein schläfriges und stuporöses Stadium tief komatös werden. Oft kommt es zu meist hypoglykämisch bedingten Krampfanfällen. Der gesamte Stoffwechsel ist auf ein sehr niedriges Niveau gesunken mit schwerer Hypothermie, Bradycardie und schließlich Hypotonie bis zum Schock. Der Zustand ist äußerst ernst und bedarf der sofortigen Substitutionstherapie.

Ursachen der diencephalo-hypophysären Insuffizienz

Aus der Tabelle 1 sind die Ursachen der diencephalo-hypophysären Insuffienz aufgeführt. Historisch am bekanntesten ist das Sheehan-Syndrom, bei dem es zu einer postpartalen Nekrose des Hypophysenvorderlappens gekommen ist. Diese

Tabelle 1. Ursachen der diencephalo-hypophysären Insuffizienz

1. *Postpartale Hypophysennekrose (Sheehan-Syndrom)*
2. *Intra- und suprasselläre Tumoren*
   Hormoninaktives chromophobes Adenom
   Craniopharyngiom
   Prolaktinom
   Eosinophiles Adenom (Akromegalie)
   Basophiles Adenom (Cushing-Syndrom)
   Carzinommetastasen
   Hypothalamusgliome
   – meningiome
   – epidermoide
   intra- und supraselläre Cysten
3. *Entzündliche Hirnerkrankungen*
   Virusinfektion
     Lues
     Tuberkulose u. a.
   Protozoen Infektionen
     z. B.: Toxoplasmose
   Mykosen, z. B.: Aktinomykose
                   Morbus Boeck
   Thrombophlebitis des Sinus cavernosus
4. *Schwere Schädeltraumen*
   Schädelbasisfrakturen
   Therapeutische Hypophysektomie
5. *Diencephalo-hypophysärer Minderwuchs*
   Cerebrale Geburtstraumen (patholog. Geburtslage, Asphyxie)
   Tumoren (vor allem Craniopharyngiom)
   Entzündungen
   Schwere Schädeltraumen
   Genetisch

akute Hypophysenvorderlappeninsuffizienz entwickelt sich im Anschluß an Geburten, die mit einer schweren Blutung einhergehen. Das Krankheitsbild ist jedoch selten.

Der Häufigkeit nach wesentlich wichtiger sind die intra- und suprasellären Tumoren. Hierbei entwickelt sich das Krankheitsbild in der Regel langsam über mehrere Jahre hinweg. Das klassische Bild der Hypophysenvorderlappeninsuffizienz ist am reinsten bei den hormoninaktiven chromophoben Adenomen und bei den Craniopharyngiomen ausgeprägt. Hier gehören die Erscheinungen des sekundären Hypogonadismus zu den Frühsymptomen, worauf schon 1953 Oberdisse und Tönnis [7] in ihren repräsentativen klinischen Untersuchungen hingewiesen hatten. Da das Craniopharyngiom häufig im Wachstumsalter manifestiert ist, ist bei diesem Krankheitsbild ein Minderwuchs in vielen Fällen vorhanden.

Bei den hormonaktiven Hypophysenvorderlappenadenomen, dem Prolaktinom, der Akromegalie und den basophilen Adenomen, sind die hypophysären Partialfunktionen unterschiedlich und meist weniger betroffen. Hier kommt es zu Mischbildern, wobei hormonale Überfunktions- und Insuffizienzzeichen sich überlappen.

Carcinommetastasen in der Hypophyse bewirken relativ schnell eine Insuffizienz, hierzu zählen Fernmetastasen vor allem des Mamma- und des Bronchialcarcinoms, aber auch des Magen- und Prostatacarcinoms.

Die in der Tabelle aufgeführten Hypothalamustumoren sowie die intra- und suprasellären Zysten können gelegentlich ebenfalls hormonelle Ausfälle des Hypophysenvorderlappens herbeiführen.

Von den entzündlichen Hirnerkrankungen sind die Tuberkulose und der Morbus Boeck die wichtigsten Kausalfaktoren für eine Hypophysenvorderlappeninsuffizienz entzündlicher Genese.

Schädelbasisfrakturen können die Hypophysenvorderlappenfunktion ebenfalls beeinträchtigen; die dann meist partiellen Insuffizienzerscheinungen sind klinisch nur diskret und werden exakt nur durch eine spezifisch endokrinologische Labordiagnostik aufgedeckt.

Therapeutische Hypophysektomien dagegen, z. B. bei metastasierendem Mammacarcinom, bedingen einen Panhypopituitarismus, der einer Substitutionsbehandlung bedarf.

Der diencephalo-hypophysäre Minderwuchs ist am häufigsten durch cerebrale Geburtstraumen hervorgerufen, worauf besonders Bierich [1] hingewiesen hat. Aber auch Hirntumoren, vor allem Craniopharyngiome können Ursache dieses charakteristischen Krankheitsbildes sein, in dessen Vordergrund die somatotrope Insuffizienz steht, bei dem aber auch alle anderen Partialfunktionen, besonders die gonadotrope Funktion betroffen sein können.

Endokrinologische Funktionsdiagnostik

Das Ausmaß der oft nur durch diskrete Symptome gekennzeichneten Hypophysenvorderlappeninsuffizienz ist allein durch eine exakte endokrinologische Funktionsdiagnostik zu erfassen. Nur hierdurch kann festgestellt werden, ob mehrere Systeme an der Funktionseinschränkung beteiligt sind und ob sich Dissoziationen der Hormonsekretion für die einzelnen Partialfunktionen des Hypophysenvorderlappens ergeben [10, 11].

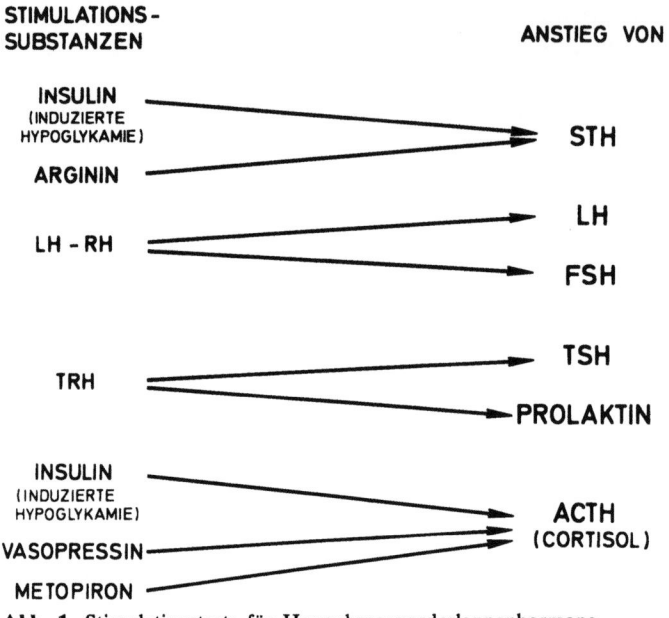

Abb. 1. Stimulationstests für Hypophysenvorderlappenhormone

Durch die Anwendung der radioimmunologischen Meßverfahren ist die direkte Bestimmung der Hypophysenvorderlappenhormone im Blut möglich. Es hat sich jedoch gezeigt, daß die Basalwerte dieser Hormone bei Patienten mit diencephalo-hypophysärer Insuffzienz in einigen Fällen noch im unteren bis mittleren Normbereich liegen. Wesentlich aussagekräftiger und unentbehrlich gegenüber solchen punktuellen Einzelbestimmungen sind deswegen Untersuchungen unter funktionsdynamischen Bedingungen, wobei Stimulationssubstanzen verabreicht werden.

In der Abb. 1 sind die wichtigsten Stimulationstests zur Überprüfung der Hypophysenvorderlappenfunktionen aufgeführt. Zur Erfassung der somatotropen

Tabelle 2. Durchführung des Insulinhypoglykämie-, LH-RH- und TRH-Tests

Test-Substanzen	Gemessene Hormone	Zeitpunkt der Blutentnahme (min)
Insulin (0.1–0.2 E · kg KG i. v.)	STH Cortisol (ACTH)	0 30 60 90
TRH (200–400 μg i. v.)	TSH Prolaktin	0 30 60
LH-RH (50–100 μg i. v.)	LH FSH	0 15 30 60

Funktionsreserven ist die insulininduzierte Hypoglykämie der wichtigste Provokationstest. Daneben ist der Arginintest in bestimmten Fällen, z. B. bei diabetischen Patienten, ebenfalls als Stimulationstest verwendbar. Der LH- und FSH-Anstieg im Blut nach Gabe von LH-RH ist ein spezifischer Parameter für die gonadotropen Hypophysenvorderlappenreserven. Nach TRH-Applikation ist sowohl ein Anstieg des TSH als auch des Prolaktins unter normalen Verhältnissen provozierbar. Um Informationen über die adrenocorticotropen Reserven zu erhalten, wird ebenfalls am häufigsten der Insulin-Hypoglykämietest meist mit Bestimmung des Cortisols und nur ausnahmsweise des ACTH durchgeführt, da im allgemeinen Cortisol ein dem ACTH paralleles Verhalten zeigt. Zusätzlich sind der Metopyron- und auch der Vasopressintest z. B. bei diabetischen Patienten anwendbar.

Die Durchführung der wichtigsten Stimulationstest ist in Tabelle 2 wiedergegeben, wobei Informationen über die Stimulationssubstanzen, die applizierte Dosis und die Zeiten der Blutabnahmen zusammengefaßt sind. Neben der isolierten Durchführung dieser verschiedenen Tests können die einzelnen Testsubstanzen simultan in einem Kombinationstest angewandt werden, wodurch sich die

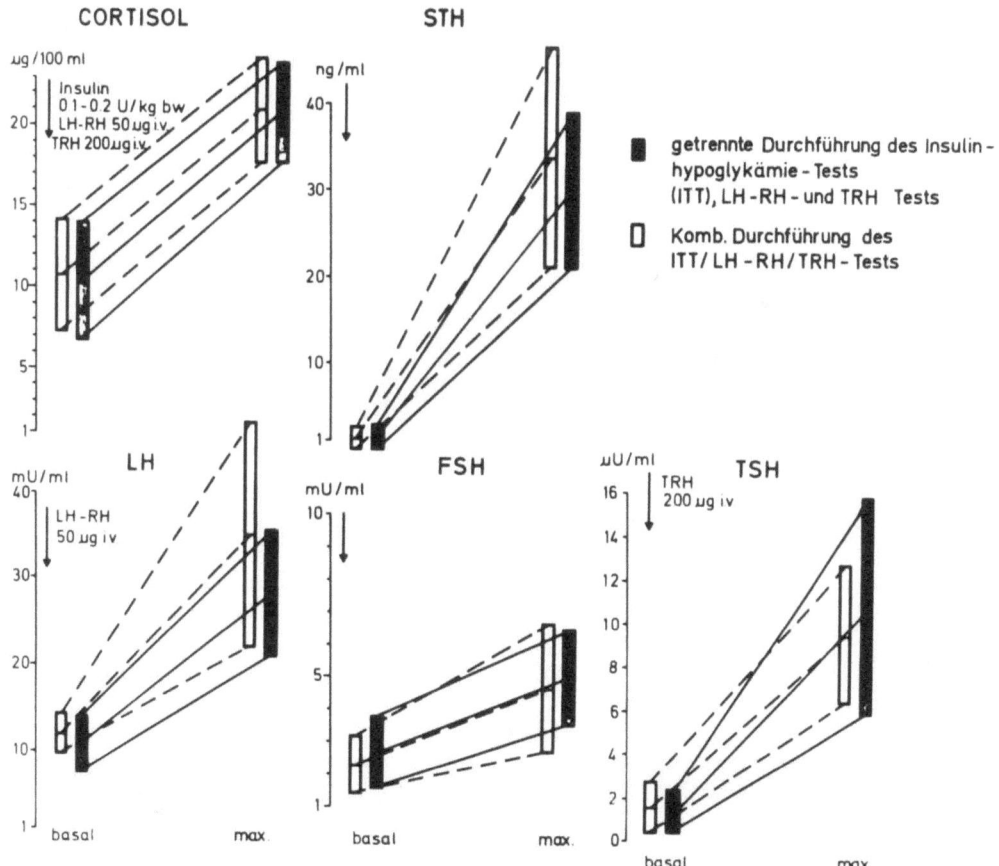

Abb. 2. Getrennte und kombinierte Durchführung des Insulinhypoglykämie-, LH-RH- und TRH-Tests

Möglichkeit bietet, in einem einzigen Testansatz sämtliche hypophysären Partialfunktionen zu überprüfen [2, 5, 13, 14].

Die Abb. 2 zeigt, daß der Anstieg von Cortisol, STH, LH, FSH und TSH bei getrennter und kombinierter Durchführung der Stimulationstests keine signifikanten Unterschiede aufweist. Es handelt sich um Mittelwerte und Standarddeviationen der Basalwerte und Maximalanstiege bei einem Kollektiv gesunder junger Männer. Dieser kombinierte Insulin-Hypoglykämie-/LH-RH-/TRH-Test wird von uns bei der Erfassung der hypophysären Insuffizienz routinemäßig angewandt.

Untersuchungsergebnisse

Bei den verschiedenen untersuchten Krankheitsbildern zeigte sich nun eine unterschiedlich ausgeprägte Hypophyseninsuffizienz. Wie die Abb. 3 über die Befunde bei acht Patientinnen mit einem Sheehan-Syndrom demonstriert, ist hierbei generell ein Panhypopituitarismus festzustellen. Sowohl das Wachstumshormon als auch Cortisol, LH, FSH, TSH und Prolaktin stiegen nach den verschiedenen Stimulationen nicht an, wobei auch schon bereits die Basalwerte erniedrigt waren. Die gestrichelten Areale zeigen jeweils den Normalbereich für die maximalen Anstiege der verschiedenen Hormone an. Alle Patientinnen wiesen aufgrund der

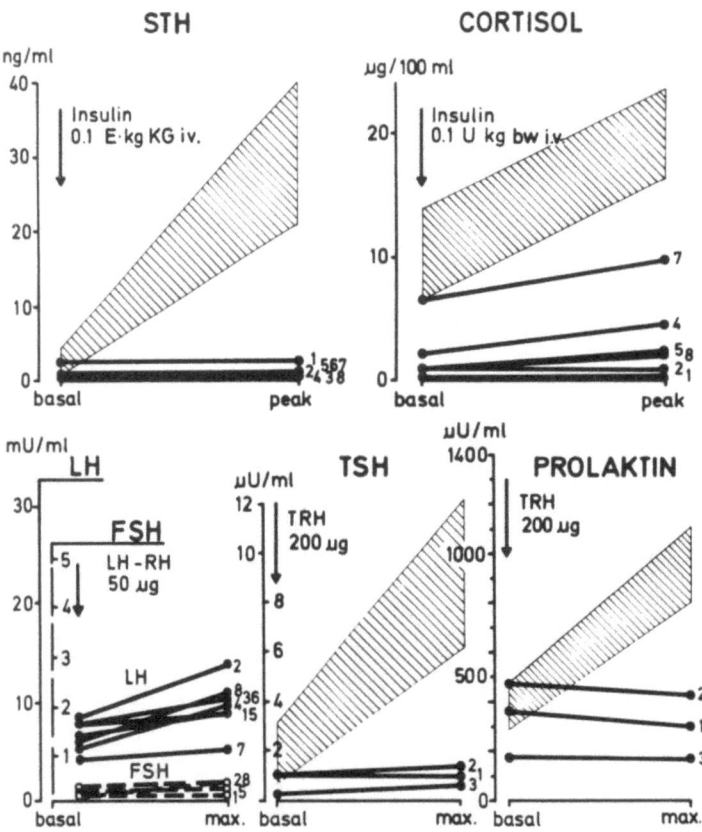

Abb. 3. Basal- und Maximalwerte nach Stimulation für STH, Cortisol, LH, FSH, TSH und Prolaktin bei Patientinnen mit einem Sheehan-Syndrom

klinischen Symptomatik eine sekundäre Nebennierenrindeninsuffizienz, eine Ovarialinsuffizienz sowie eine sekundäre Hypothyreose auf. Die Tatsache, daß bei allen Patientinnen eine deutliche Beeinträchtigung sämtlicher Partialfunktionen nachweisbar war, schließt jedoch nicht aus, daß es Übergangsformen mit unterschiedlich stark ausgeprägter Hypophysenvorderlappeninsuffizienz beim Sheehan-Syndrom gibt.

Ein anderes Bild ergibt sich beim diencephalo-hypophysären Zwergwuchs. In Abb. 4 sind die Testresultate bei solchen Patienten, denen bei Patienten mit einer konstitutionellen Entwicklungsverzögerung gegenübergestellt. Beim diencephalo-hypophysären Zwergwuchs wiesen alle 59 von uns untersuchten Fälle eine fehlende oder stark verminderte Wachstumshormonsekretion auf. Im Gegensatz dazu war die Wachstumshormonfreisetzung der 44 Patienten mit einer konstitutionellen Entwicklungsverzögerung entweder normal oder nur mäßig reduziert. Die gonadotrope Funktion war bei der Mehrzahl der jugendlichen und erwachsenen Patienten mit einem diencephalo-hypophysären Minderwuchs im Sinne eines sekundären Hypogonadismus gestört. Dagegen zeigten die Patienten mit einer konstitutionellen Entwicklungsverzögerung normale LH-Anstiege auf die

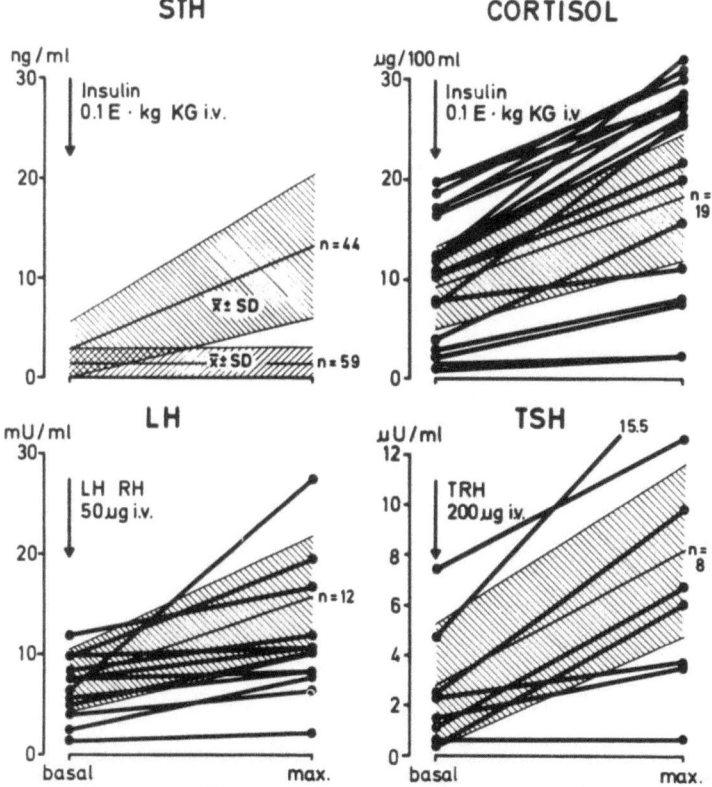

Abb. 4. Basal- und Maximalwerte nach Stimulation für STH, Cortisol, LH und TSH bei Patienten mit hypothalamo-hypophysärem Minderwuchs und konstitutioneller Entwicklungsverzögerung. Die Resultate für die Patienten mit konstitutioneller Entwicklungsverzögerung sind in den schraffierten Flächen als Mittelwerte und Streuungen dargestellt. Für das STH sind die Werte bei den Pat. mit hypothalamo-hypophysärem Minderwuchs im unteren Teil der Abb. ebenfalls schraffiert als Mittelwerte und Streuungen wiedergegeben

LH-RH-Stimulation. Nur eine geringe Zahl zwergwüchsiger Patienten hatte ein pathologisches Resultat im TRH-Test und die adrenocorticotrope Funktion war nur bei einem Viertel der Zwergwüchsigen beeinträchtigt. Der diencephalo-hypophysäre Minderwuchs hatte also ein sehr unterschiedliches Insuffizenzspektrum vom – seltenen – Panhypopituitarismus bis zur isolierten, allerdings obligaten somatotropen Insuffizienz.

Beim Craniopharyngiom (Abb. 5) ist in allen Fällen eine somatotrope Insuffizienz nachweisbar. Auch die gonadotrope Funktion ist erheblich beeinträchtigt. TSH und ACTH sind ebenfalls häufig von der Insuffizienz betroffen.

Beim chromophoben Adenom ist offensichtlich ebenfalls die somatotrope Funktion regelmäßig erheblich eingeschränkt (Abb. 6). Von 53 Patienten zeigten 43 überhaupt keinen Anstieg, zehn Patienten nur einen subnormalen Response. Die gonadotrope Steuerung ist in einem hohen Prozentsatz, d. h. in etwa 75%, TSH etwas weniger häufig, ACTH in 40% reduziert bzw. aufgehoben (Abb. 7).

Wie Abb. 8 demonstriert, sind bei der Akromegalie die Partialfunktionen weniger stark von der Insuffizienz betroffen. Das gleiche gilt für das Prolaktinom

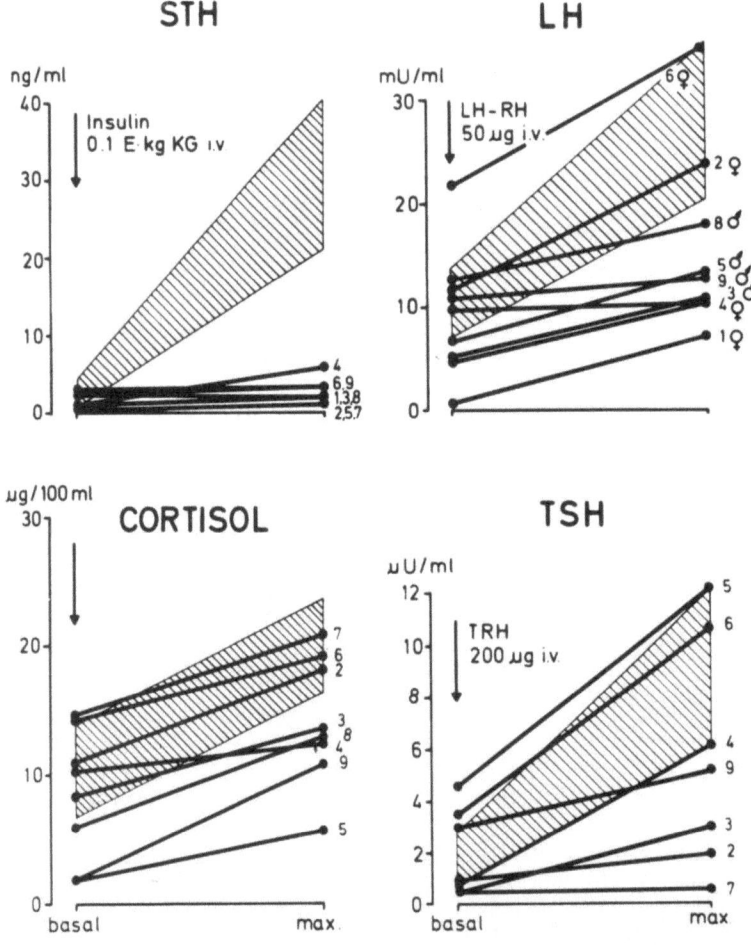

Abb. 5. Craniopharygiom. Basal- und Maximalwerte nach Stimulation (Normalbereich: Schraffierte Fläche)

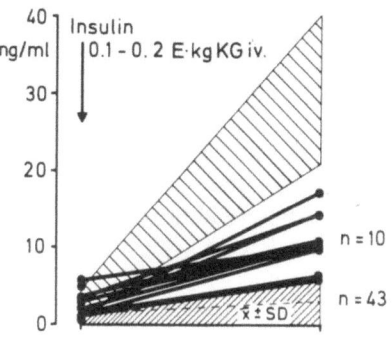

Abb. 6. STH im Insulinhypoglykämietest bei Patienten mit einem unbehandelten chromophoben Adenom im Vergleich zu einem Normalkollektiv (grobschraffierte Fläche: Normalbereich, engschraffierte Fläche: Patienten mit kompletter somatotroper Insuffizienz)

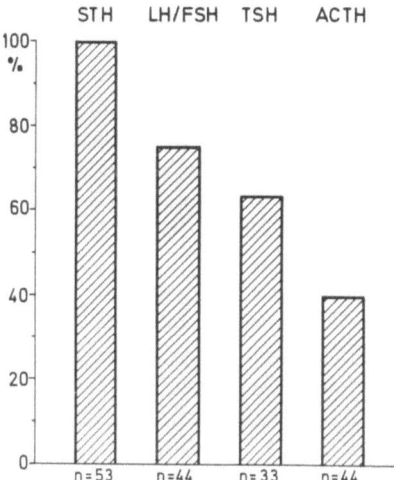

Abb. 7. Chromophobes Adenom. Prozentuale Häufigkeit der Insuffizienz hypophysärer Partialfunktionen

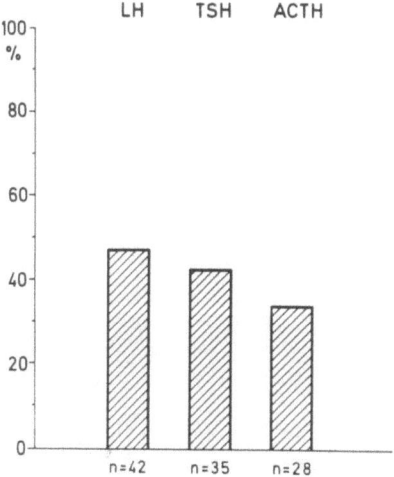

Abb. 8. Akromegalie. Prozentuale Häufigkeit der Insuffizienz hypophysärer Partialfunktionen

(Abb. 9), bei dem allerdings wieder die erhebliche Häufung der somatotropen Insuffizienz auffällt.

Es ist generell festzustellen, daß die Insuffizienz des Hypophysenvorderlappens bei der Erkrankung in dem Zwischenhirnhypophysenbereich in einem hohen Prozentsatz das Wachstumshormon betrifft, die Akromegalie natürlich ausgenommen. Recht häufig sind auch die gonadotropen Aktivitäten beeinrächtigt, dann folgt die thyreostimulierende Funktion und erst am Schluß die für die Lebensfähigkeit wichtigste, die adrenocorticotrope Funktion. Eine klinische Relevanz des ohnehin seltenen Prolaktinmangels ist nicht bekannt, mit einer Ausnahme, nämlich bei Sheehan-Syndrom, wo die Laktation postpartal prompt sistiert.

Auswirkungen auf periphere endokrine Organe

Es ergibt sich nun die Frage, wie stark sich die Beeinträchtigung der einzelnen hypophysären Partialfunktionen auf die von ihnen gesteuerten peripheren endokrinen Organe auswirkt.

Um dies festzustellen, empfiehlt sich auf jeden Fall die Funktionsüberprüfung von Nebennierenrinde, Schilddrüse und Gonaden, d. h. die Bestimmung von Cortisol, Thyroxin und Trijodthyronin sowie der Sexualhormone im Blut. In den meisten Fällen wird ohnehin aus Gründen der Praktikabilität der Cortisolanstieg und nicht der des ACTH im Blut als Parameter gemessen. Sollten bei mangelhaftem Anstieg des Cortisol, eine ausreichende Hypoglykämie vorausgesetzt, Zweifel an der hypophysären Genese der Nebennierenrindeninsuffizienz bestehen, so ist die direkte ACTH-Bestimmung im Stimulationstest aussagekräftiger bzw. kann der ACTH-Stimulationstest mit Cortisolbestimmung im Blut zusätzlich durchgeführt werden. Trijodthyronin und vor allem Thyroxin müssen immer bestimmt werden, um festzustellen, ob eine Hypothyreose vorliegt. Der TRH-Test zeigt dann durch hohe TSH-Werte deutlich an, wenn diese Hypothyreose primär bedingt ist. Jedoch spiegelt nach unserer Meinung der TRH-Test das Bestehen einer sekundären Hypothyreose nur unvollkommen wieder, wobei wir in Übereinstimmung mit anderen Autoren stehen [3, 6, 8, 9]. Zwar gibt es Korrelationen zwischen einem mangelhaften Anstieg des TSH nach Stimulation mit TRH und einer sekundären

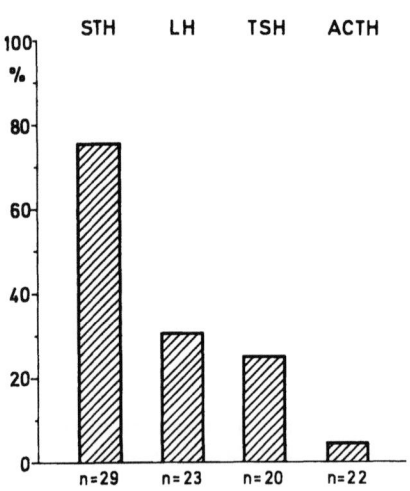

Abb. 9. Prolaktinom. Prozentuale Häufigkeit der Insuffizienz hypophysärer Partialfunktionen

Hypothyreose, jedoch kann ein normaler Anstieg von TSH im Stimulationstest sowohl mit einer euthyreoten Funktion als auch mit einer sekundären Hypothyreose einhergehen. Auf der anderen Seite findet sich eine fehlende oder subnormale Freisetzung des TSH nach TRH nicht nur bei sekundären Hypothyreosen sondern auch bei Bestehen einer euthyreoten Schilddrüsenfunktion. Somit ist die Aussagekraft des TRH-Testes hinsichtlich des Nachweises einer sekundären Hypothyreose sehr begrenzt. Für die Entscheidung, ob eine Substitution mit Schilddrüsenhormonen erforderlich ist, bedarf es deshalb der Erfassung der T3- und T4-Konzentrationen im Blut.

Im allgemeinen ist nach unserer Erfahrung eine verminderte Funktionsreserve des LH mit einem hypogonadotropen Hypogonadismus korreliert. Aber wir stimmen mit anderen Autoren [12] überein, daß die klinischen Zeichen des Hypogonadismus nur diskret sein oder sogar fehlen können. Um das Ausmaß der Gonadeninsuffizienz bei Bestehen eines sekundären Hypogonadismus zu definieren, sind Messungen der Sexualhormone wünschenswert.

Substitutionstherapie

Für die Substitutionsbehandlung der Hypophysenvorderlappeninsuffizienz ist die Therapie der sekundären Nebennierenrindeninsuffizienz am wichtigsten. Hier empfiehlt sich für die Dauerbehandlung die Gabe von Hydrocortison 15–40 mg täglich über den Tag verteilt, d. h. entsprechend der physiologischen Tagesrhythmik ist der Hauptanteil morgens einzunehmen und anschließend sind mittags und abends geringere Dosen zu applizieren. Zur exakten Ermittlung der benötigten Dosis erweist sich ein Cortisoltagesprofil als wertvoll [4]. Bei außergewöhnlichen Belastungen ist die Hydrocortisondosis bis auf 200 mg täglich zu erhöhen.

Die sekundäre Hypothyreose bedarf der Substitutionsbehandlung mit L-Thyroxin, wobei die Dosis mit 25 µg täglich beginnt und dann langsam gesteigert werden soll.

Die Substitutionsbehandlung des sekundären Hypogonadismus wird eingehender in späteren Vorträgen dieses Kongresses referiert, so daß ich nicht darauf eingehen muß.

Der hypophysäre Minderwuchs kann mit menschlichem STH, über lange Zeit verabreicht, behandelt werden, wenn noch kein Epiphysenschluß stattgefunden hat.

Die Therapie des hypophysären Komas besteht in der sofortigen Zufuhr von physiologischer Kochsalzlösung, hypertoner Glukoselösung und vor allem von Hydrocortison in hohen Dosen bis zu 1 g. Die intravenöse Gabe von Trijodthyronin erfolgt dann erst später in vorsichtiger Dosierung. Wegen der hohen Letalität des hypophysären Komas ist eine Intensivüberwachung unumgänglich.

Zusammenfassung

Die Häufigkeit von hypophysären Funktionsausfällen bei Erkrankungen im Zwischenhirn-Hypophysenbereich ist größer als früher angenommen. Die klinische Symptomatologie ergibt vielfach wertvolle Hinweise, aber sie ist manchmal so diskret, daß erst eine gezielte endokrinologische Funktionsdiagnostik die Insuffizienz aufdeckt.

Zur Erfassung der hypophysären Insuffizienz empfiehlt sich die Anwendung eines kombinierten Insulin-Hypoglykämie/LH-RH/TRH-Testes, mit dessen Hilfe die Häufigkeit und das Ausmaß der hypophysären Funktionseinschränkungen exakt zu beurteilen ist.

Bei den Erkrankungen im Zwischenhirn-Hypophysenbereich findet sich nahezu regelmäßig eine somatotrope Insuffizienz und relativ häufig eine Beeinträchtigung der gonadotropen Funktion. Auch die thyreotrope und adrenocorticotrope Steuerung ist, wenn auch weniger frequent, gestört.

Die Überprüfung der Funktion der peripheren endokrinen Organe ist zusätzlich erforderlich, besonders im Hinblick auf die evtl. erforderliche Substitutionsbehandlung.

Danksagung

Frau Gyde Müller sei führ ihre hervorragende technische Assistenz an dieser Stelle besonders gedankt.

Literatur

1. Bierich JR (1965) Klinik des hypophysären Zwergwuches. Symp Dtsch Ges Endokrinol 11: 56 — 2. Girard J, Staub JJ, Baumann JB, Stahl M, Nars PW (1974) Assessment of hypothalamo-anterior pituitary secreting capacity with one single test. Acta Endocrinol [Suppl] (Kbh) 184: 22 — 3. Jenkins JS, Gilbert CJA von (1976) Hypothalamic-pituitary function in patients with craniopharyngeom. J Clin Endocrinol Metab 43: 394 — 4. Kley HK, Krüskemper HL (1978) Cortisolsubstitution bei Nebennierenrindeninsuffizienz. Dtsch Med Wochenschr 103: 155 — 5. Kley HK, Wiegelmann W, Solbach HG, Krüskemper HL (1974) Kombinierter Stimulationstest zur Simultananalyse mehrerer Partialfunktionen der Adenohypophyse. Dtsch Med Wochenschr 99: 2014 — 6. McLaren EH, Hendricks S, Pimstone BL (1974) Thyrotrophin response to intravenous thyreotropin-releasing-hormone in patients with hypothalamic and pituitary disease. Clin Endocrinol 3: 113 — 7. Oberdisse K, Tönnis W (1953) Pathophysiologie, Klinik und Behandlung der Hypophysenadenome. Ergeb Inn Med Kinderheilkd 4: 976 — 8. Patel YC, Burger HG (1973) Serum thyrotropin (TSH) in pituitary and/or hypothalamic hypothyroidism: normal or elevated basal levels and paradoxical responses to thyrotrophin releasing hormone. J Clin Endocrinol Metab 37: 190 — 9. Pickardt CR, Mühlen von zur A. (1975) Established application for TRH stimulation test. Acta Endocrinol [Suppl] (Kbh) 193: 178 — 10. Solbach HG, Wiegelmann W, Kley HK, Rudorff KH, Krüskemper HL (1978) Endocrine evaluation of pituitary insufficiency. In: Fahlbusch R, Werder v K (eds) Treatment of pituitary adenomas. Thieme, Stuttgart, p 38 — 11. Solbach HG, Wiegelmann W, Kley HK, Rudorff KH, Krüskemper HL (1979) Endokrinologische Funktionsdiagnostik der hypothalamo-hypophysären Insuffizienz. Klin Wochenschr 57: 487–497 — 12. Valcke JC, Mahoudeau JA, Thieblot Ph, Pique L, Luton JP, Franchimont P, Moreau L, Bricaire H (1974) Critères d'interpretation du test utilisant l'hormone de liberation de la lutéostimuline (LH-RH). Ann Endocrinol (Paris) 35: 423 — 13. Wiegelmann W, Herrmann J, Kley HK, Solbach HG, Wildmeister W, Krüskemper HL (1975) Simultandiagnostik der Hypophysenvorderlappenfunktion bei Erkrankungen des Zwischenhirnhypophysensystems. Verh Dtsch Ges Inn Med 81: 1509 — 14. Wiegelmann W, Kley HK, Solbach HG, Krüskemper HL (1974) Wachstumshormon, Gonadotropine und Cortisol im Plasma von Männern unter kombinierter Anwendung des Insulinhypoglykämie/LH-RH-Stimulationstests. Klin Wochenschr 52: 194

Radiologische Diagnostik*

Kazner, E. (Neurochirurg. Klinik im Klinikum Charlottenburg der FU Berlin),
Steinhoff, H. (Radiolog. Klinik im Klinikum Großhadern der Univ. München)

Referat

Manuskript nicht eingegangen.

Raumfordernde Prozesse der Sellaregion*

Halves, E. (Neurochirurg. Univ.-Klinik Würzburg)

Referat

Raumfordernde Prozesse der Sellaregion können entweder von den Zellen des Sellainhalts, d. h. vom Hypophysengewebe oder von extrahypophysären Strukturen, wie z. B. den Hirnhäuten, dem Gehirn oder dem Knochen ausgehen. Da fast ausschließlich Tumoren hypophysären Ursprungs (Adenome, Craniopharyngeome) zu neuroendokrinologischen Störungen [8] führen und zahlenmäßig bei weitem überwiegen [30], sollen die übrigen Tumoren nur im Rahmen der differentialdiagnostischen Überlegungen gestreift werden.

Im Krankengut großer neurochirurgischer Kliniken findet man als Ursache einer sellanahen Raumforderung in etwa 60% Adenome [10, 13] und 10% Craniopharyngeome, während die extrasellären Tumoren mit 15% als Meningeome [12] und in etwa 5% als Gliome anzutreffen sind [30]. Die verbleibenden etwa 10% verteilen sich auf sehr seltene Raumforderungen wie Ventrikeltumoren, Metastasen, Chondrome, Granulome usw. Von allen intracerebralen Raumforderungen nehmen die Hypophysenadenome den 3. Rang in der Häufigkeit ein; in der Literatur [30] werden Zahlen zwischen 7 und 12% angegeben (Meningeom: 13–18%).

Die klinische Symptomatik der Tumoren extrahypophysärer Genese weist einige charakteristische Züge auf, die eine Abgrenzung gegenüber den Adenomen möglich machen kann. Da der Ursprungsort der Meningeome über die gesamte Breite der Schädelbasis verteilt liegt, tritt oft zunächst eine einseitige Visusminderung auf, die bis zur Erblindung führen kann. Erst zusätzliche Sehstörungen am anderen Auge führen dann häufig zur richtigen Diagnose und zur Einleitung der Therapie [12].

---
* Referat anläßlich der gemeinsamen Sitzung der Deutschen Gesellschaft für innere Medizin und der Deutschen Gesellschaft für Neurologie

Röntgenologisch sind die sellanahen Meningeome gelegentlich durch Verkalkungen erkennbar, die ausschlaggebende Untersuchung bei entsprechendem klinischem Verdacht ist jedoch das Computertomogramm.

Hormonelle Störungen sind präoperativ bei den Meningeomen sehr selten und nur eine differenzierte endokrinologische Untersuchung kann gelegentlich hypothalamisch-hypophysäre Achsenstörungen nachweisen [8, 13]. Zeichen erhöhten intrakraniellen Drucks mit Kopfschmerzen, Erbrechen und einer Stauungspapille treten nur bei sehr großen Meningeomen infolge ihrer Masse auf, bei Craniopharyngeomen [34] Ventrikel- und Hypothalamustumoren kann es aber aufgrund der Lokalisation zur einer Blockade der Liquorabflußwege aus dem For. Monroi kommen und dadurch zu einem Hydrocephalus occlusivus [14, 15, 30].

Sowohl bei Craniopharyngeomen [22] wie auch besonders bei den Hypophysenadenomen gibt es praktisch keine Symptome einer intrasellären Raumforderung. Obwohl auch schon die Mikroadenome (bis ungefähr 10 mm Durchmesser) größere Areale des normalen Hypophysengewebes beanspruchen, kommt es gelegentlich zu einer funktionellen [8], nicht aber zu einer druckbedingten Hypophysenvorderlappeninsuffizienz, da wir nachweisen konnten, daß etwa ein Zehntel des Hypophysenvorderlappengewebes in der Lage ist, eine normale Funktion aufrechtzuerhalten [13].

Extrahypophysäre Raumforderungen treten bei Makroadenomen auf, wenn sie das Diaphragma sellae in die Zisterna chiasmatis vorwölben [20, 23]. Bei einer streng mittelständigen Raumforderung wird dabei das Chiasma opticum komprimiert und aufgespreizt, so daß die hier kreuzenden nasalen Fasern der Sehnerven ausfallen und dadurch das typische Bild des Chiasmasyndroms, der bitemporalen Hemianopsie hervorrufen [9]. Besonders die hormonell inaktiven Adenome und die Prolactinome neigen zu sehr starkem Wachstum [8, 13, 20, 33], während ACTH oder Wachstumshormon-(hGH)-bildende Adenome (Morbus Cushing, Nelson-Syndrom, Akromegalie) auf dem sellären Raum oder seiner engeren Nachbarschaft begrenzt bleiben.

Aus dem eigenen Krankengut der vergangenen etwa 3 Jahre (operationstechnische Zäsur) waren von den 65 Patienten, die mit einem Adenom oder Craniopharyngeom nur unter dem Aspekt der Raumforderung operiert wurden (ausgenommen hormonell aktive Mikroadenome) 18 Prolactinome, aber nur drei hGH-Adenome bei 28 inaktiven Adenomen und 13 Craniopharyngeomen. Das heißt, daß bei 21 Patienten mit endokrinen aktiven Adenomen die hormonelle Störung toleriert wurde und erst die Sehstörungen als Ausdruck der extrasellären Raumforderung zur Diagnose und Therapie führten.

Art und Ausmaß der ophthalmologischen Symptome korrelieren nur insofern mit der Tumorgröße, als kleine Adenome mit geringem suprasellärem Wachstum auch nur geringe Sehstörungen – hier fast ausschließlich im Sinne einer bitemporalen Hemi- oder Quadrantenanopsie – hervorrufen, während bei sehr ausgedehnten Adenomen Art und Ausmaß der Sehstörung abhängig sind von:
erstens der Wachstumsrichtung des Tumors,
zweitens der Beschaffenheit der begrenzenden Pseudokapsel und
drittens der lokalen Druckdynamik.

Wegen des sehr langsamen Wachstums der Adenome treten die Sehstörungen meist schleichend auf und sind anfangs in der Regel uncharakteristisch, so daß die Differentialdiagnose gegenüber den entzündlichen, zirkulatorischen oder stoffwechselbedingten Ophthalmopathien schwerfällt. Die retrospektiv ermittelte

Symptomdauer unserer Patienten lag meist bei mehreren Jahren mit zum Teil uncharakteristischen, aber nicht immer unbedeutenden Ausfällen. Selbst bei einseitiger Erblindung kam es oft erst aufgrund eines akuten Ereignisses wie z. B. bei einer raschen Visusminderung oder Gesichtsfeldeinschränkung des anderen Auges oder dem Auftreten von Doppelbildern zur Revision der Diagnose oder überhaupt erst zur Aufnahme diagnostischer oder therapeutischer Schritte. Die Toleranzbreite ist bei den verschiedenen Berufs- und Bevölkerungsgruppen sehr unterschiedlich ausgeprägt. Allgemein konnten wir feststellen, daß besonders symmetrische Gesichtsfeldeinschränkungen sehr lange unbemerkt blieben, dabei aber einen sichereren ätiologischen Hinweis bieten als eine Visusminderung oder bulbu-motorische Störungen. Retrospektiv gab eine große Zahl unserer Patienten an, daß neben den oft ebenfalls wechselnden Visusstörungen auch passagere Doppelbilder bestanden – Befunde, die auch beispielsweise gut zum Bild einer Encephalomyelitis disseminata passen. Dagegen führte bei sechs Patienten eine ein- oder doppelseitige akute Ophthalmoplegie zur Diagnose einer sellären Raumforderung. Eine solche akute Zunahme der Tumorgröße fanden wir bei Einblutungen (z. B. bei Marcumar-Behandlung oder bei Prolactinomen während der Gravidität) oder bei superinfizierten Adenomen, die plötzlich in die keimbesiedelte Keilbeinhöhle eingebrochen waren. Diese akuten Krankheitsbilder erinnern sehr an eine basale Meningitis oder eine Blutung aus einem Aneurysma der A. communicans posterior.

Damit es überhaupt zu einem Druckanstieg kommen kann, der geeignet ist, die im Sinus cavernosus gut geschützt liegenden Augenmuskelnerven zu komprimieren, muß die Pseudokapsel des Tumors, d. h. das Diaphragma sellae und die Arachnoidea intakt sein, da sonst ein Druckausgleich in den freien Subarachnoidalraum erfolgen kann. Auch bei einem langsamen Durchwandern von Tumormassen durch ihre bindegewebigen Begrenzungen kann es im Laufe von Jahren zu erheblichen supra-, para- oder auch retrosellärem Wachstum kommen mit Ummauerung der Sehnerven aber ohne wesentliche Kompression, die zu merklichen Funktionseinbußen führt. Über die Beziehungen zwischen der Tumorgröße und dem Ausmaß der Sehstörungen läßt sich also folgendes feststellen:
1. Nur suprasellär wachsende Adenome führen zu Visus- und Gesichtsfeldstörungen.
2. Das Ausmaß der Sehstörungen läßt keine Aussage über die Größe des Tumors zu.

Beim Vorliegen von kompressionsbedingten Sehstörungen durch ein Adenom sind immer auch knöcherne Veränderungen der Sella turcica nachweisbar (Abb. 1). Unter Berücksichtigung dieses Zusammenhanges kann durch eine einzige seitliche Röntgenaufnahme des Schädels der Zeitraum zwischen der Äußerung von Krankheitssymptomen durch den Patienten und den Beginn der kausalen Therapie durch den Neurochirurgen erheblich abgekürzt werden (Abb. 2). Die entscheidende Voraussetzung für eine Erholungsfähigkeit der Sehnerven bildet die Vitalität der Papille des N. opticus – bei einer bereits eingetretenen Atrophie kommt jede Entlastung zu spät.

Trotz großer individueller Unterschiede in Form und Größe des Türkensattels lassen sich abgesehen vom ACTH-bildenden Adenom des Morbus Cushing [3] oft sogar schon beim Mikroadenom die typischen radiologischen Veränderungen feststellen, über die im vorausgehenden Referat eingehend berichtet wurde. Von den anderen neuroradiologischen Methoden haben sich zur Beurteilung von Art und

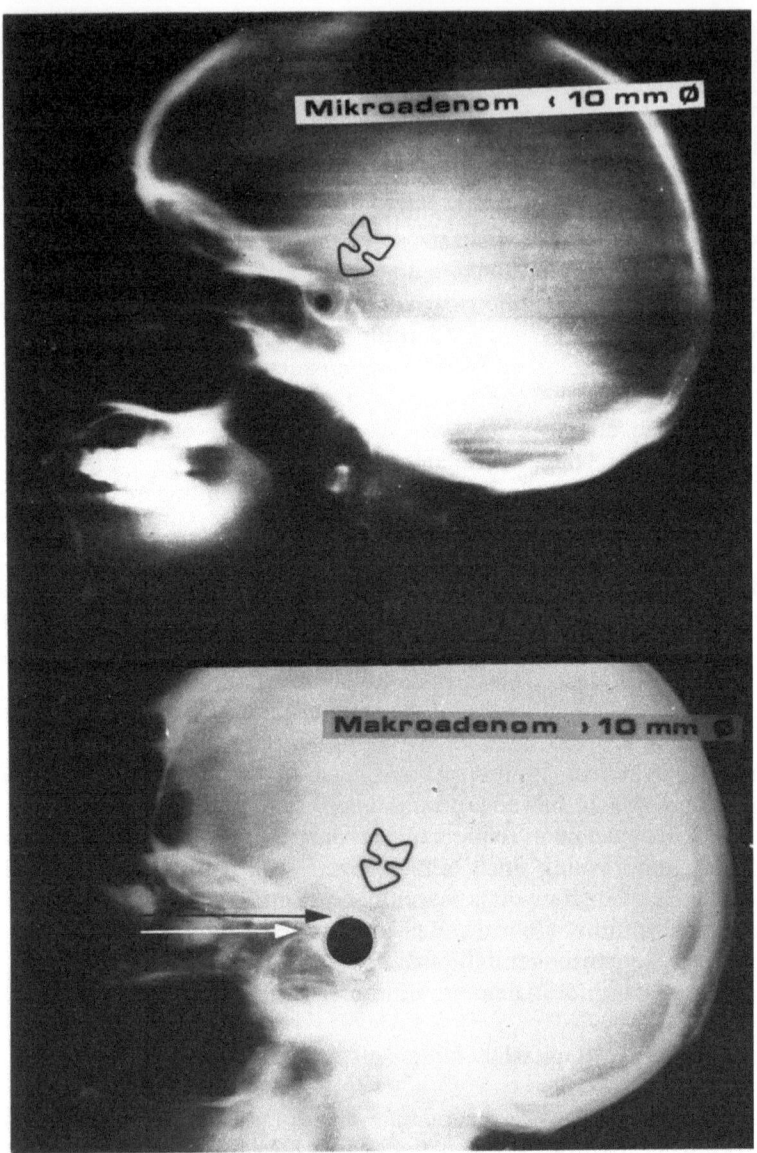

Abb. 1. Seitliche Röntgenaufnahme des Schädels. Oben: Mikroadenom (skizziert) *ohne* (oder mit geringen) Veränderungen der Sella turcica. Unten: Makroadenom (skizziert) *immer mit* pathologischer Erweiterung der Sella turcica. Die Raumforderung (schwarzer Pfeil) überragt das Niveau der vorderen Clinoidfortsätze (Weißer Pfeil) und führt dadurch zu Sehstörungen

Ausmaß der Raumforderung einzelne gezielte Fragestellungen herauskristallisiert: Das Pneumencephalogramm dient gelegentlich dazu, retroselläre Tumoranteile gegenüber dem Hirnstamm abzugrenzen, sowie zur Differenzialdiagnose gegenüber einem Empty-Sella-Syndrom, dessen Symptomatik mit atypischen Gesichtsfeldstörungen und evtl. dezenter Erweiterung der Sella turcica eine Raumforderung vortäuschen kann. Ursächlich liegt hierbei aber eine Abwinkelung der Sehnerven

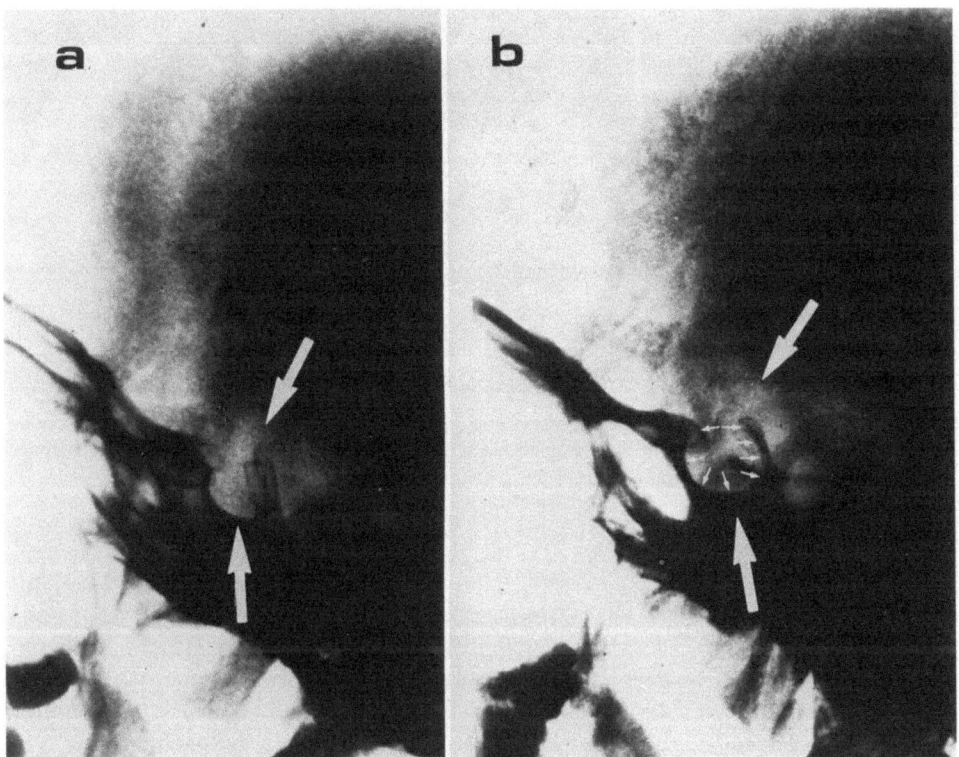

Abb. 2. Seitliche Röntgenaufnahme der Sella turcica. Entwicklung einer Raumforderung innerhalb von 4 Jahren bei einem 12jährigen Jungen **b** mit craniopharyngealer Cyste. Normalbefund **a** nach leichtem Schädeltrauma – Sehstörungen und Panhypopituitarismus **b**

durch Verlagerung in eine primär [21] oder sekundär [11] (= postoperativ) erweiterte Sella turcica vor.

Die Angiographie wird vorwiegend zur differentialdiagnostischen Klärung gegenüber extrahypophysären Raumforderungen besonders von Meningeomen und Aneurysmen herangezogen und kann bei sehr ausgedehnten Tumoren und besonders auch bei Rezidiven zur Veranschaulichung von Lagebeziehungen des Gefäßes zum Tumor dienen.

Die hervorragende Stellung bei der Detailuntersuchung von raumfordernden Prozessen der Sellaregion nimmt zweifellos die Computertomographie ein. Sie ist die einzige Untersuchungsmethode, die eine direkte Darstellung der Raumforderung erlaubt. Dadurch können Aussagen sowohl über ihre Ausdehnung, Lagebeziehung und Struktur (Dichte) gemacht werden (Abb. 3).

Die Zuordnung klinisch-ophthalmologischer Befunde zur Art und Ausdehnung der Raumforderung im Computertomogramm ist nur bedingt möglich und oft nur im Zusammenhang mit weiteren Untersuchungsdaten sinnvoll. So stellt z. B. der Befund eines Meningeoms des Planum präsellare mit vorwiegend unilateralen Visus- und Gesichtsfeldstörungen wegen der sehr viel festeren Tumorkonsistenz und seiner innigen Gefäßbeziehungen für die Sehkraft des Patienten die größere Bedrohung dar als eine Kompression des Chiasma durch ein viel größeres supra- und sogar

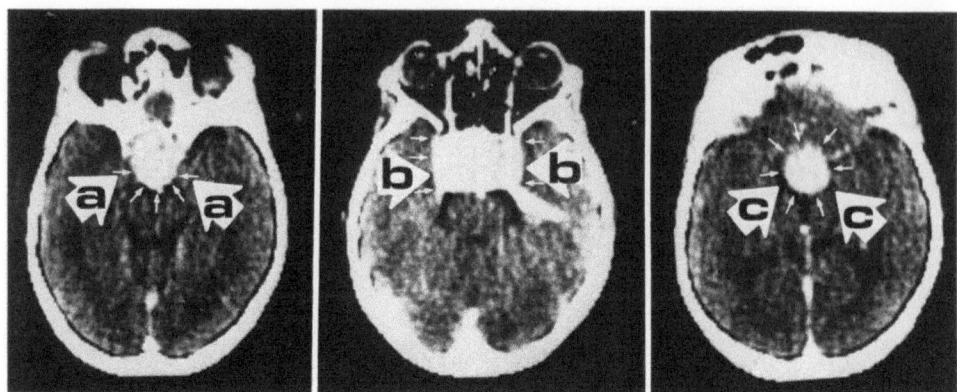

Abb. 3. Computertomographischer Nachweis eines retro- **a**, para- **b** und suprasellär **c** wachsenden Hypophysenadenoms. Sicherung der Diagnose und Entscheidungshilfe für die Wahl des operativen Zugangsweges

retrosellär wachsendes Adenom. Da die Pseudokapsel des Adenoms im Computertomogramm nicht sicher zu identifizieren ist, läßt sich aus der Art des Bildes nur vermuten, ob das Adenom die Grenzen überschritten hat. Ist dies der Fall, kann selbst ein gigantisches Tumorwachstum ohne gravierende Sehstörungen bleiben. Andererseits kann eine derbe Pseudokapsel von basal her beide Nn. optici so stark gegen die Ränder des knöchernen Opticuskanals drücken, daß eine Erblindung droht. Einen derartigen Verlauf kann man besonders dann beobachten, wenn es durch rasche Volumenzunahme in einem gut begrenzten Adenom z. B. durch eine Einblutung kommt, die sich oft sogar im Computertomogramm nachweisen läßt. Ein seitendifferentes Tumorwachstum ließ im eigenen Krankengut oft zwar eine ipsilaterale Betonung der Sehstörungen erkennen, eine strenge Korrelation bestand aber nicht. Das typische Chiasmasyndrom mit bitemporaler Hemianopsie läßt im Computertomogramm meist eine mediale symmetrische Konfiguration der Raumforderung erkennen. Besonders bei lateraler Ausdehung der basalen Tumoranteile kann es zu einer Drucksymptomatik der Augenmuskelnerven kommen, hierbei in erster Linie des sehr empfindlichen N. oculomotorius.

Für den Neurochirurgen bedeutet das Computertomogramm aufgrund der direkten Darstellung des Tumors und seiner Nachbarstrukturen sowohl im basalen knöchernen Bereich der Keilbeinhöhle als auch in der Nachbarschaft von Hirnstamm und Ventrikelsystem die ausschlaggebende Entscheidungshilfe für die Wahl des operativen Zugangswegs (Abb. 3). Postoperativ können Vergleichsuntersuchungen zusätzlich Aufschluß geben über die Vollständigkeit des Eingriffs ähnlich wie die Verlaufskontrolle hypersezernierter Vorderlappenhormone bei endokrin aktiven Hypophysenadenomen. Nicht zuletzt durch die sehr präzisen morphologischen und funktionellen Kontrollmöglichkeiten wurden die Therapeuten in den vergangenen Jahren stimuliert, bessere und konsequentere Operationsmethoden zu entwickeln, um nicht nur eine vorübergehende Entlastung der nervalen Strukturen, sondern die Heilung der Erkrankung zu erreichen. Lange Zeit wurden Hypophysenadenome nur unter dem Aspekt der Raumforderung entsprechend dem Ort ihrer Auswirkung am angehobenen Chiasma transkraniell operiert [20]. Der zunächst von Cushing bereits 1910 entwickelte nasale Zugangsweg durch die Keilbeinhöhle [19] wurde erst vor etwa 20 Jahren wiederentdeckt [10, 16], nachdem technische Entwicklungen wie die perioperative Röntgenbildwandlerkontrolle und besonders das Operationsmikroskop die notwendigen Voraussetzungen geschaffen hatten für die Entwicklung einer gezielten mikrochirurgischen Technik an der Hypophyse [6].

Der Inhalt der Sella turcica kann wegen ihrer basalen Excavation am Hinterrand der vorderen Schädelgrube nur vom transsphenoidalen Zugangsweg aus mit dem Operationsmikroskop betrachtet werden (Abb. 4). Gleichzeitig sind hierbei Operationsrisiko und Belastung für den Patienten geringer als bei einem endokraniellen Eingriff mit langdauernder Elevation des Frontalhirns. Deshalb bemühen sich einige neurochirurgische Zentren, die transsphenoidale Operationsmethode soweit als möglich auch bei suprasellären Raumforderungen anwenden zu können [6, 10, 11, 29] oder beide Methoden zu kombinieren [4, 6, 13]. Die hohe Rezidivrate von Hypophysenadenomen, die sowohl in die Keilbeinhöhle wie auch hinter das Chiasma gewachsen sind [9, 19, 20], und die größere Komplikationsrate bei transkraniellen Eingriffen [4, 35] veranlaßte uns zu folgendem therapeutischen Konzept, das wir bei der Behandlung von Hypophysenadenomen etwa in den letzten 3 Jahren durchführten:

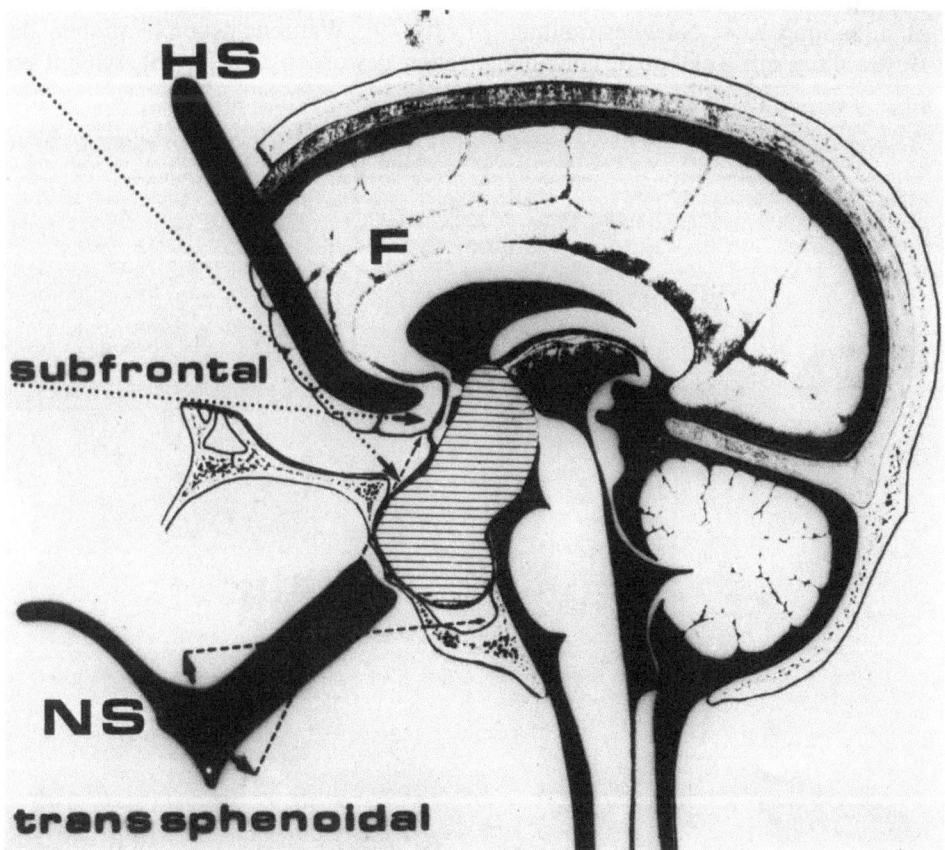

Abb. 4. Intrasphenoidal und supra-retrosellär wachsendes Hypophysenadenom (schraffiert). Die Einblickbegrenzung beim subfrontalen (........) Zugangsweg wurde nach Elevation des Frontalhirns (F) durch einen Hirnspatel (HS) skizziert (........). Der maximale Blickwinkel beim transsphenoidalen Zugangsweg (---------) wird durch Schwenken des Nasenspeculums (NS) in der Vertikalen erreicht

Alle Mikroadenome und Adenome mit intrasphenoidalem Anteil werden vom nasalen Zugangsweg aus primär operiert. Bei Mikroadenomen wird eine selektive Adenomexstirpation angestrebt, bei Makroadenomen ist es durch eine endoskopische Operationstechnik [6] möglich geworden, laterale, präselläre und fixierte supraselläre Anteile zu entfernen, die ca. 10 mm außerhalb der Sichtlinie des Operationsmikroskopes liegen (Abb. 5). Tumoranteile außerhalb dieses Bereiches können häufig aber in die Sicht- und Reichweite des mikrochirurgischen Instrumentariums gebracht werden. Dazu wird zunächst der basale Tumoranteil entfernt, dann der intrakranielle Druck durch lumbale Luftinsufflation in den Subarachnoidalraum kontrolliert erhöht und dadurch der Tumor nach basal verlagert (Abb. 6, 7). Auf diese Art und Weise konnten wir über 95% aller raumfordernder Adenome sicher und vollständig entfernen. Bei den verbleibenden ca. 5% wurde eine zweite, subfrontale Operation nach einem Intervall von ca. 4 Wochen erforderlich, um paraselläre und extrakapsulär gelegene Tumoranteile zu entfernen. Die unter Sicht vollständig operierten Adenome zeigten bis heute weder klinisch noch computertomographisch ein erneutes Wachstum. In der Literatur werden die Rezidivraten nach subfrontaler Operation zwischen 8% bis zu 45% angegeben. Dabei bestehen in den einzelnen Zentren große Unterschiede in der Handhabung einer Nachbestrahlung [11, 20, 29]. Während Komplikationen der Bestrahlung mit Telekobalt heutzutage selten geworden sind [2, 38], scheint ein

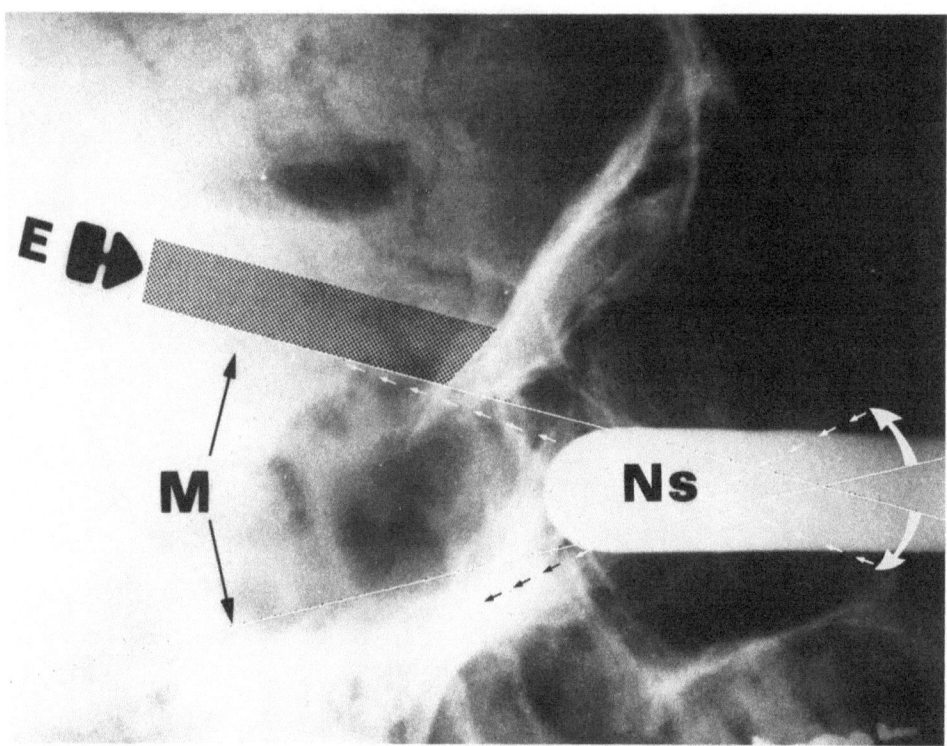

Abb. 5a. Seitliche Röntgenaufnahme des Schädels während einer transnasalen Hypophysenoperation. NS = Nasenspeculum, M = Blickfeld (= OP-Sektor) mit dem Operationsmikroskop, E = Erweiterter OP-Sektor durch das Endoskop. Der Gesamtsektor (M + E) kann vertikal geschwenkt werden (Pfeile)

nützlicher Effekt besonders bei sicher in situ verbliebenem Adenomgewebe zu bestehen. Die günstigsten Ergebnisse bei der operativen Behandlung von raumfordernden Hypophysenadenomen werden von Guiot [11] angegeben, der ebenfalls fast ausschließlich transnasal operiert und häufig nachbestrahlt. Die Rezidivrate ließ sich in seinem sehr umfangreichen Krankengut bis auf 1% reduzieren. In der Würzburger Klinik sind wir dazu übergegangen, nur noch gezielt nachzubestrahlen, wenn aufgrund des endoskopischen Befundes noch Tumormaterial nachweisbar war.

Neben dem Aspekt der Vollständigkeit einer Hypophysenoperation kommt der Gewebeschonung der Nachbarstrukturen größte Bedeutung zu. Während die direkte Präparation am komprimierten Sehnerven bei transkranieller Operation oft zu unvermeidbaren Gewebsschäden führt, beobachteten wir nach einer transsphenoidalen Entlastung in der Regel eine rasche Besserung der Sehleistung, die bereits nach wenigen Tagen einsetzte und noch über mehrere Monate an Intensität zunahm. Die Erholungsfähigkeit des Sehnerven ist dabei vorrangig davon abhängig, inwieweit bereits eine Atrophie eingetreten ist. Alter des Patienten, Dauer und Ausmaße der Kompression spielten dabei erst eine sekundäre Rolle. Bei Rezidivoperationen mit primärem transkraniellem Eingriff und suprasellären Verwachsungen war der Rückgang der Sehstörungen geringer, jedoch deutlich günstiger als nach transkranieller Revision. Bei Craniopharyngeomen bestehen von

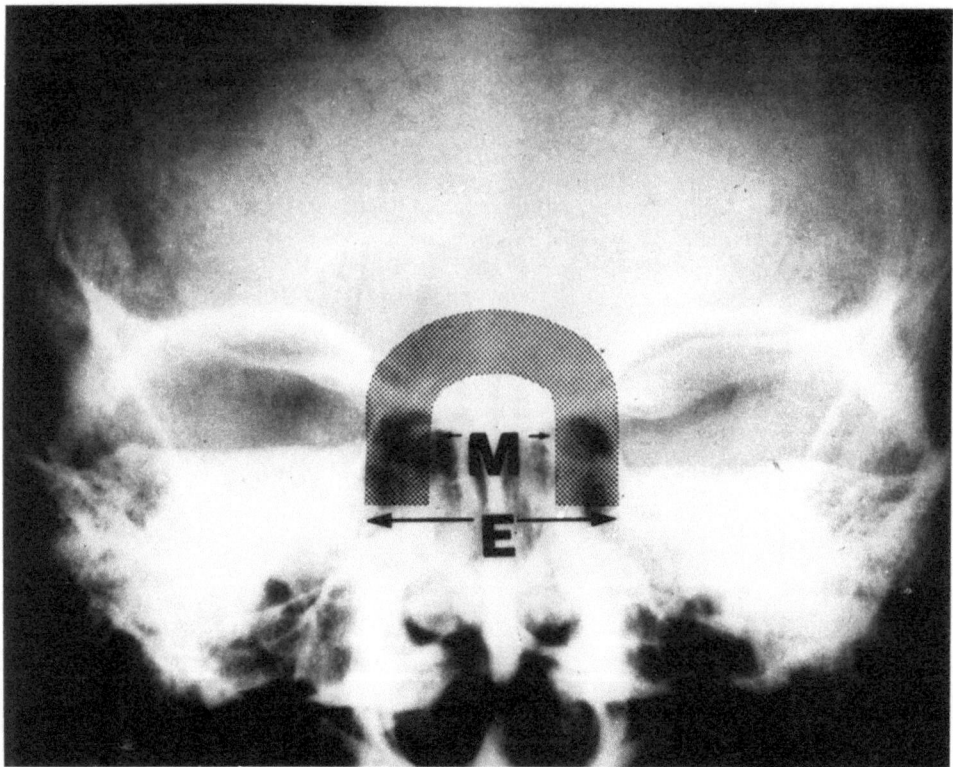

Abb. 5b. Ap-Röntgenaufnahme des Schädels. Die laterale Begrenzung des Operationssektors mit dem Mikroskop (*M*) und dem Endoskop (*E* = punktiert) bei transnasalem Zugangsweg wurden skizziert

vorneherein meist ähnliche Adhäsionen, die ebenfalls eine vollständige Entfernung des Tumors auf transnasalem Wege allein nicht zulassen [14, 15, 22, 25, 34].

Bei endokrin aktiven Hypophysenadenomen besteht eine enge Beziehung zwischen der Tumorgröße und den Plasmaspiegeln des hypersezernierten Hormons, so daß sich aufgrund präoperativer Labordaten schon gewisse Vorhersagen über die Operationsmöglichkeiten machen lassen:

Eine selektive Adenomoperation unter Schonung des normalen Hypophysenvorderlappengewebes ist nur bei Mikroadenomen bis ca. 10 mm Durchmesser mit ausreichender Sicherheit möglich [1, 13, 17, 18, 28]; das entspricht einem Grenzwert von ca. 50 ng/ml Wachstumshormon oder 300 ng/ml Prolactin [8, 13].

In beiden Fällen bedeutet das etwa eine Sekretionsleistung, die über dem 10fachen der Norm liegt.

Eine Normalisierung der Hypersekretion bei Makroadenomen ist bis zu einer Größenordnung um 150 ng/ml Wachstumshormon oder 500–1000 ng/ml Prolactin möglich [8, 13, 28]. Wesentlich höhere Ausgangsspiegel sind trotz der geschilderten

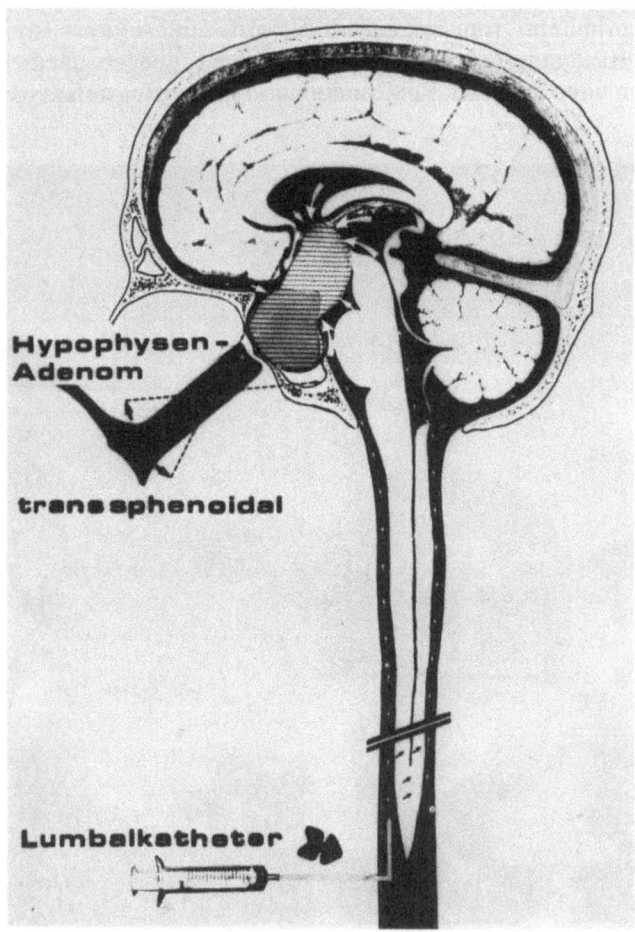

Abb. 6. Verlagerung der extrasphenoidalen (supra-, para-, retro- und präsellären) Adenomanteile (hell schraffiert) nach basal durch lumbale Luftinsufflation. Die intrasellären und intrasphenoidalen Tumoranteile (dunkel schraffiert) wurden vorher reseziert

kombinierten Operationstechnik oft nur auf die Hälfte [8] oder unter günstigen Bedingungen auf ein Viertel bis ein Zehntel [13] ihrer Ausgangsspiegel zu reduzieren oder zeigen sogar keine signifikanten Schwankungen, wenn endoskopisch Adenomgewebe in situ verbleiben muß. Es bleibt für die weitere Zukunft abzuwarten, ob die wenigen Zellverbände aktive Adenome, die offensichtlich in den Randstrukturen oder im Hypophysenstiel in situ verbleiben, in der Lage sind, sich zu einem raumfordernden Adenom neu zu formieren.

Beim Morbus Cushing sollte nach Ausschluß eines Nebennierenadenoms die mikrochirurgische Exploration der Hypophyse erfolgen, um im Falle eines Mikroadenoms dieses selektiv zu exstirpieren und dadurch die Nebennierenfunktion erhalten zu können [3, 7, 37]. Ist während der operativen Exploration kein abgegrenztes Adenom feststellbar, sondern handelt es sich um eine diffuse Hyperplasie, wäre besonders bei jüngeren Patienten anstelle der dann notwendig werdenden Hypophysektomie [28] die bilaterale Adrenalektomie vorzuziehen, d. h., daß der operative Eingriff als Exploration des Sellainhalts beendet wird. Eine extraselläre Raumforderung beim Morbus Cushing, die zu einer operativen Therapie zwingt, wurde bisher nur nach Adrenalektomie als sog. Nelson-Tumor beobachtet [8, 37].

Welche Alternativen zur Mikrochirurgie bieten sich bei der Behandlung raumfordernder Prozesse der Sellaregion an?

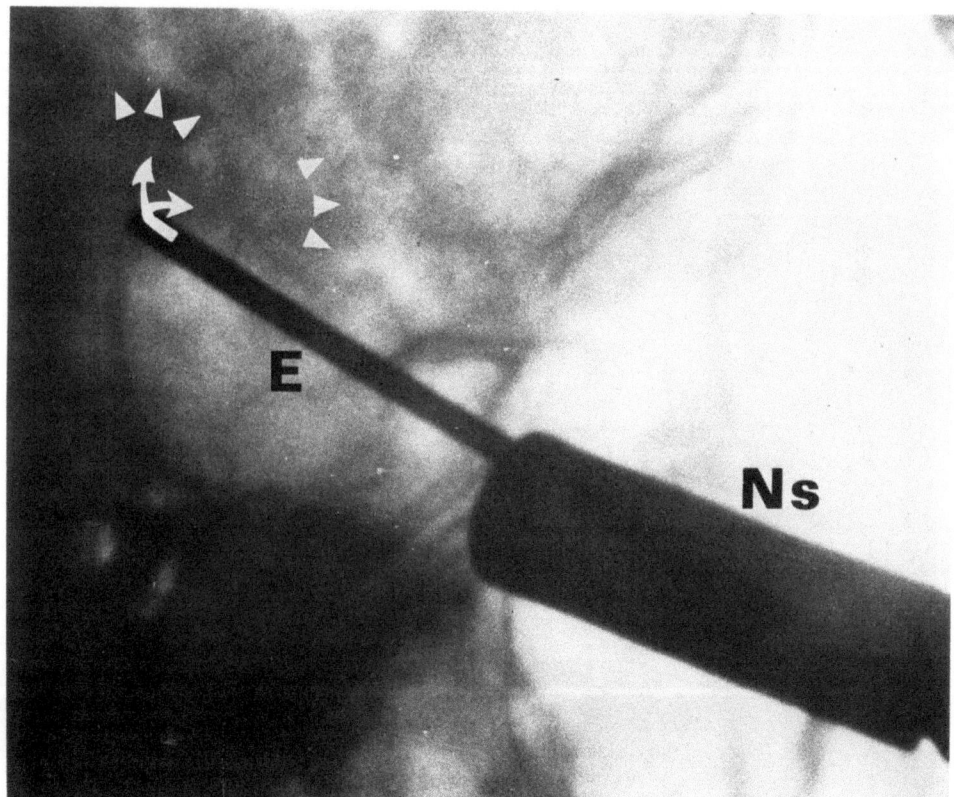

Abb. 7a. Intraoperative Röntgen-Bildwandler-Aufnahme bei transnasaler Adenomoperation. Instrument (*I*) an der Spitze der Sattellehne (→) nach Resektion der intrasphenoidalen (und intrasellären) Adenomanteile (Aufhellung)

Zur Beantwortung dieser Frage muß klar unterschieden werden zwischen intra- und extrasellärer Raumforderung. Eine extrasselläre Raumforderung mit Kompression der Sehnerven oder der Augenmuskelnerven muß rasch und schonend beseitigt werden, so daß nur unterschiedliche Operationsmethoden zur Diskussion stehen. Echte Alternativen gibt es nur für die Therapie der hormonell aktiven intrasellären Mikroadenome [5, 23, 27, 36, 37]. Eine sehr sinnvolle, weil funktionell und möglicherweise auch kausal in die Pathophysiologie der Adenomentwicklung eingreifende Therapie, ist die medikamentöse Behandlung bei Mikroprolactinomen und bei einer Anzahl von wachstumshormonbildenden Adenomen [24], über die nachfolgend berichtet wird.

Von den nichtchirurgischen Methoden hat sich die Bestrahlung mit schweren Teilchen aus dem Zyklotron (z. B. Proton) als einzige externe Strahlentherapie behauptet [23, 27]. Da die Teilchenbestrahlung ihren Intensitätsgipfel am Ende ihrer Reichweite besitzt, läßt sich nach genauer Röntgenlokalisation der sellären und parasellären Strukturen fast ausschließlich der Sellainhalt bestrahlen. Der Therapieerfolg, d. h. der Abfall der hypersezernierten Hormone tritt allerdings nicht wie bei mikrochirurgischen Eingriffen [1, 8, 13] innerhalb von Stunden, sondern erst nach Monaten bis zu 2 Jahren ein [23, 27]. Die Erfolge liegen nach klinischen Kriterien gemessen, bei ca. 85 % [23] im Falle der Akromegalie und damit im Bereich

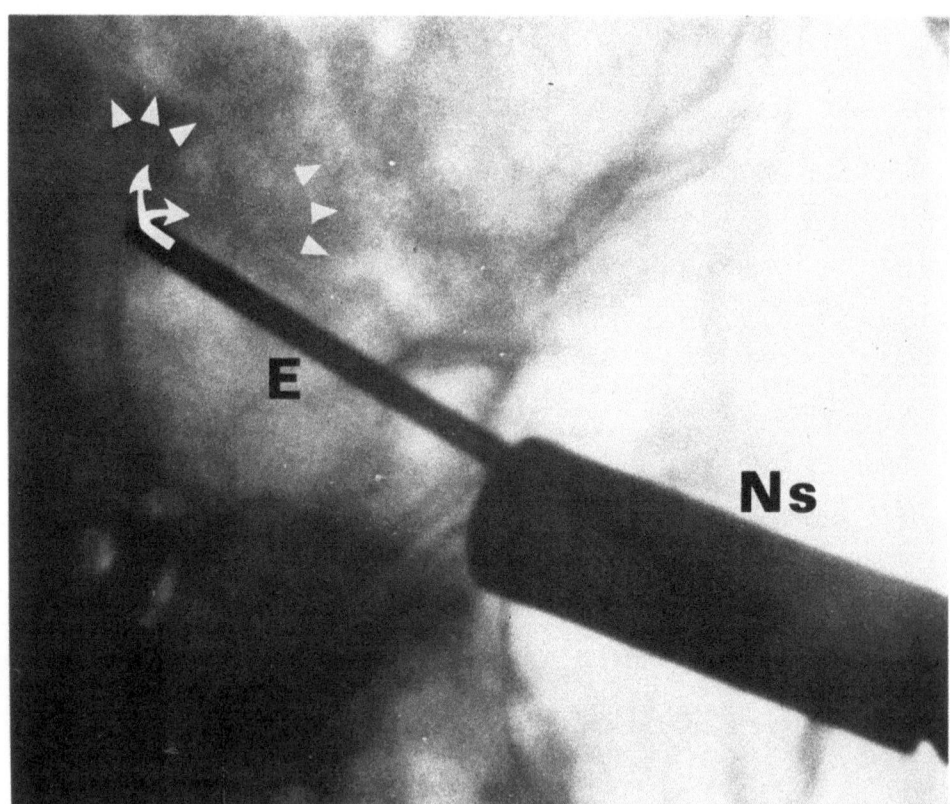

Abb. 7b. Nach lumbaler Luftfüllung zeichnen sich suprasselläre Adenomreste ab (▲). Endoskopische (*E*) Kontrolle und Operation

mikrochirurgischer Möglichkeiten [8, 18, 28]. Für die stereotaktischen Operationsmethoden kommen ebenfalls nur intraselläre Mikroadenome in Frage. Unter ihnen bietet die Anwendung einer Kältesonde in Lokalanästhesie [32] unter Kontrolle der Sehleistung den Vorteil, daß Wachstumshormonadenome offensichtlich empfindlicher sind als normales Hypophysenvorderlappengewebe und damit ähnliche Ergebnisse wie mit der selektiven Operationstechnik erreicht werden können [8, 31, 32, 36]. Dahingegen haben sich die Nuklidimplantationen [5] und die Elektrokoagulation aufgrund einer größeren Komplikationsrate bei schlechteren endokrinologischen Ergebnissen weniger für die Adenombehandlung bewährt. Die Elektrokoagulation wird aber mit gutem Erfolg weiterhin zur Hypophysektomie bei metastasierenden Karzinomen von Mamma und Prostata angewendet [26]. Da besonders die Teilchenbestrahlung und auch die Kryoapplikation einen hohen technischen Aufwand erfordern, werden sie auf wenige Zentren beschränkt bleiben.

Zusammenfassung wichtiger Aspekte:
1. Die *häufigste* und sowohl endokrinologisch als auch neuroophthalmologisch bedeutendste Raumforderung der Sellaregion stellen die *Hypophysenadenome* dar.
2. Hormonell aktive Adenome müssen aufgrund ihrer *endokrinen* Störungen im Stadium des Mikroadenoms erfaßt werden, um eine Heilung auf Dauer bei *intakter* Hypophysenfunktion erreichen zu können.
3. *Gesichtsfeldausfälle* weisen, auch ohne die typische Konfiguration des Chiasmasyndroms, deutlich auf eine sellanahe Raumforderung hin und müssen vorrangig auf ihre *mechanische* Genese hin abgeklärt werden.
4. Die Ursache von Sehstörungen aufgrund eines Hypophysenadenoms ist *immer* durch eine pathologische *Erweiterung der Sella turcica* im seitlichen Röntgenbild des Schädels zu erkennen; andere sellanahe Raumforderungen müssen durch eine Computertomographie nachgewiesen werden.
5. Die besten *kausalen und funktionellen* Ergebnisse sind durch einen differenzierten *mikrochirurgischen* Eingriff vorwiegend auf transnasalem Zugangsweg möglich; therapeutische Alternativen sind nur bei endokrin aktiven Mikroadenomen der Hypophyse gegeben.

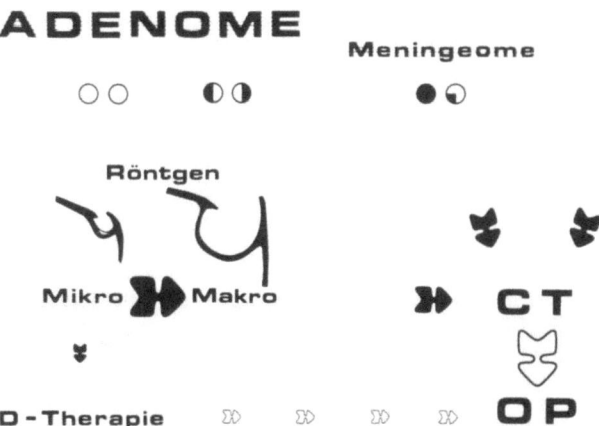

Abb. 8. Diagnostische und therapeutische Maßnahmen bei Raumforderungen der Sellaregion

Literatur

1. Allen JP, Cook DM, Greer MA, Paxton H, Castro A (1974) Serial plasma growth hormone concentration during selective removal of pituitary tumors in acromegaly. J Neurosurg 41: 38–43 – 2. Amine ARC, Sugar O (1971) Suprasellar osteogenic sarcoma following radiation for pituitary adenoma. J Neurosurg 44: 88–91 – 3. Bigos ST, Robert F, Pelletier G (1977) Cure of Cushing's disease by transsphenoidal removal of a microadenoma from a pituitary gland despite a radiographically normal sella turcica. J Clin Endocrinol Metab 45: 1251–1260 – 4. Burian K, Pendl G, Salah S (1970) Über die Rezidivhäufigkeit von Hypophysen-Adenomen nach transfrontaler, transsphenoidaler oder zweizeitig kombinierter Operation. Wien Med Wochenschr 120: 833–836 – 5. Burke CW, Doyle FH, Joplin GF, Arnot RN, Macerlin DP, Fraser TR (1973) Cushing's disease. Treatment by pituitary implantation of radioactive gold or yttrium seeds. Q J Med (New Series 42) 186: 693–714 – 6. Bushe KA, Halves E (1978) Modifizierte Technik bei transnasaler Operation der Hypophysengeschwülste. Acta Neurochir 41: 163–175 – 7. Carmalt MHB, Dalton GA, Fletcher RF, Smith WT (1977) The treatment of Cushing's disease by transsphenoidal hypophysectomy. Q J Med (New Series 46) 181: 119–134 – 8. Fahlbusch R (1978) Endokrine Funktionsstörungen bei cerebralen Prozessen. Thieme, Stuttgart – 9. German WJ, Flanigan S (1964) Pituitary adenomas: A follow-up study of the Cushing series. Clin Neurosurg 10: 72–81 – 10. Guiot G, Bouche J, Oproiu J (1973) Trans-sphenoidal approach in surgical treatment of pituitary adenomas: General principles and indications in non-functioning adenomas. In: Kohler PO, Ross GT (eds) Diagnosis and treatment of pituitary tumors. Elsevier, New York, p 159 – 11. Guiot G (1978) Considerations on the surgical treatment of pituitary adenomas. In: Fahlbusch R, Werder K von (eds) Treatment of pituitary adenomas. Thieme, Stuttgart, p 202 – 12. Halves E, Vogt H (1975) Meningiomas of the sellar region. In: Klug W, Brock M, Klinger M, Spoerri O (eds) Advances in neurosurgery, vol. 2. Springer, Berlin Heidelberg New York, p 60 – 13. Halves E (1979) Die Dynamik hypophysärer Partialfunktionen bei der operativen Behandlung der Hypophysentumoren. Habilitationsschrift, Würzburg – 14. Halves E (1980) Die ergänzende transsphenoidale Operation bei Craniopharyngiomen im Kindes- und Jugendalter. Neurochirurgia (im Druck) – 15. Hamberger CA, Hammer G, Norlen G, Jögren BS (1960) Surgical treatment of craniopharyngioma. Acta Otolaryngol (Stockh) 52: 285–292 – 16. Hardy J (1969) Transsphenoidal microsurgery of the normal and pathological pituitary. Clin Neurosurg 16: 185–217 – 17. Hardy J (1973) Transsphenoidal surgery of hypersecreting pituitary tumors. In: Koler PO, Ross GT (eds) Diagnosis and treatment of pituitary tumors. Elsevier, New York, p 179 – 18. Hardy J (1975) Transsphenoidal microsurgical removal of pituitary micro-adenomas. Prog Neurol Surg 6: 200–215 – 19. Henderson WR (1939) The pituitary adenomata: A follow-up study of the results of 338 cases (Dr. Harvey Cushing's series). Br J Surg 26: 811–921 – 20. Jefferson A (1978) The treatment of chromophobe pituitary adenomas by means of transfrontal surgery, radiation therapy and supportive hormone therapy. In: Fahlbusch R, Werder K von (eds) Treatment of pituitary adenomas. Thieme, Stuttgart, p 237 – 21. Jordan RM, Kendall JW, Kerber CW (1977) The primary empty sella syndrome. Am J Med 62: 569–580 – 22. Katz EL (1975) Late results of radical excision of craniopharyngiomas in children. J Neurosurg 42: 86–93 – 23. Kjellberg RN, Kliman B (1975) Bragg peak proton hypophysectomy for hyperpituitarism, induced hypopituitarism and neoplasms. Prog Neurol Surg 6: 295–315 – 24. Köberling J, Schwinn G, Dirks H (1975) Die Behandlung der Akromegalie mit Bromocriptin. Dtsch Med Wochenschr 100: 1540–1542 – 25. Kramer S, Southard M, Mansfield CM (1968) Radiotherapy in the management of cranio-pharyngiomas. Am J Roentgenol 103: 44–52 – 26. Landolt AM, Siegfried J (1970) Zur Behandlung maligner, metastasierender Tumoren mit der stereotaktischen transsphenoidalen Elektrokoagulation der Hypophyse. Schweiz Med Wochenschr 100: 1297–1306. – 27. Lawrence JH, Tobias CA, Linfoot JA, Born JL, Chong CY (1976) Heavy-particle therapy in acromegaly and Cushing disease. JAMA 235: 2307–2310 – 28. Lüdecke D, Kautzki R, Saeger W, Schrader D (1976) Selective removal of hypersecreting pituitary adenomas? Acta Neurochir 35: 27–42 – 29. Nicola G (1975) Trans-sphenoidal surgery for pituitary adenomas with extrasellar extension. In: Krayenbühl H, Maspes PE, Sweet WH (eds) Prog Neurol Surg 6: 142 – 30. Olivecrona H (1967) The surgical treatment of intracranial tumors. In: Olivecrona H, Tönnis W (Hrsg) Handbuch der Neurochirurgie, Bd IV/4. Springer, Berlin Heidelberg New York, S 1 – 31. Pelikonen R, Grahne B (1975) Treatment of acromegaly by transsphenoidal hypophysectomy with cryoapplication. Clin Endocrinol 4: 53–64 – 32. Rand RW, Heuser G, Adams DA (1975) Ten-year experience with stereotaxic cryohypophysectomy. Prog Neurol Surg 6: 252 – 33. Ray BS, Patterson RH (1971) Surgical experience with chromophobe adenomas of the pituitary gland. J Neurosurg 34: 726–729 – 34. Rougerie J (1979) What can be expected from the surgical treatment of craniopharyngiomas in children. Childs Brain 5: 433–449 – 35. Scharphuis T, Halves E, Grumme T (1973) The subfrontal and transethmoidal approach applied to hypophysectomy. Mod Aspects Neurosurg 4: 150–151 – 36. Tullio MV Di, Rand RW (1977) Efficacy of

cryohypophysectomy in the treatment of acromegaly. Evaluation of 54 cases. J Neurosurg 46: 1–11 – 37. Tyrell JB, Brooks RM, Fitzgerald PA, Cofoid PB, Forsham PH, Wilson CB (1978) Cushing's disease – Selective trans-sphenoidal resection of pituitary microadenomas. N Engl J Med 298: 753–758 – 38. Waltz TA, Brownell B (1966) Sarcomas: A possible late result of effective radiation therapy for pituitary adenoma. Neurosurg 24: 901–907

Hypothalamisch-hypophysäres Cushing-Syndrom*

Scriba, P. C., Müller, O. A. (Med. Klinik Innenstadt der Univ. München), Fahlbusch, R. (Neurochirurg. Klinik der Univ. München)

Referat

In diesem Saal ist zuletzt vor 15 Jahren beim 71. Kongreß im Rahmen des ersten Hauptthemas „Hypothalamische Steuerung des Hypophysenvorderlappens" am Rande auch über das Cushing-Syndrom verhandelt worden. Die seither erarbeiteten Fortschritte basieren auf den Entwicklungen der mikrochirurgischen Technik, der Radiologie und der sicherer gewordenen Hormonanalytik. Am auffälligsten sind das pathophysiologische Verständnis, die Präzision der Diagnose und die therapeutischen Ergebnisse verbessert worden.

Trotz seiner *Seltenheit* wird dem spontanen Cushing-Syndrom in Unterricht, Weiterbildung und Forschung vergleichsweise viel Aufmerksamkeit zuteil, nicht nur, weil es sich um ein so eindrucksvolles, in seinen pathophysiologischen Bezügen schön darstellbares Krankheitsbild handelt, sondern weil die häufigste Form, das ist das medikamentös induzierte Cushing-Syndrom, eben doch praktisch jeden Arzt irgendwann einmal mit der Problematik konfrontiert.

Das Lehrbuch von Labhart [13] enthält eine Zusammenstellung über die *Häufigkeit der Symptome* des spontanen Cushing-Syndroms bei über 1000 Fällen. Treffen die zehn Kardinalsymptome zusammen, wie Vollmondgesicht, stammbetonte Adipositas, Hypertonie, verminderte Glukosetoleranz, Amenorrhoe bzw. Libido- und Potenzverlust, Hirsutismus, Adynamie, Striae rubrae, hämorrhagische Diathese und Osteoporose, so fällt die klinische Diagnose vergleichsweise leicht. Dennoch wird die Diagnose im Einzelfall gar nicht selten jahrelang übersehen, und zwar bei unseren auswertbaren Fällen im Mittel mehr als 4 Jahre lang (Abb. 1). Wir haben ferner die möglichen *„Fehldiagnosen"* untersucht. Die diagnostischen Fehlinterpretationen (Tabelle 1) vor allem des Hochdrucks, der Adipositas, der Amenorrhoe und des Diabetes mellitus gehen natürlich auch kombiniert in diese Statistik ein. Neben der häufigen Chronizität der Entwicklung des Krankheitsbildes ist vor allem eine Asymmetrie in der Ausprägung der Einzelsymptome schuld an der Verzögerung bzw. Verkennung der Diagnose.

---
* Referat anläßlich der gemeinsamen Sitzung der Deutschen Gesellschaft für innere Medizin und der Deutschen Gesellschaft für Neurologie

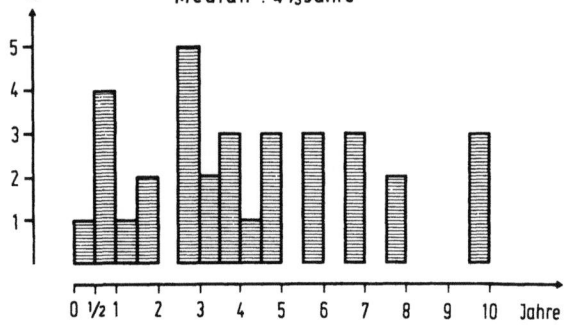

Abb. 1. Cushing-Syndrom ($n = 33$). Retrospektiv ermittelter Zeitraum zwischen Auftreten des ersten Symptoms und Diagnose

Spontanes Cushing-Syndrom heißt vor allem ein chronisches Zuviel an Cortisol mit unterschiedlich ausgeprägtem begleitenden Überschuß an adrenalen Mineralokortikosteroiden und Androgenen. Wie geht man bei klinischem Verdacht vor um zur Diagnose zu kommen?

Hier ist zunächst die *Ausschlußdiagnose* anzusprechen, da der Wunsch, ein Cushing-Syndrom z. B. bei alimentärer Adipositas oder Hypertonie auszuschließen, relativ häufig ist. Ein einzelner erhöhter, basaler, morgendlicher Cortisolwert ermöglicht noch nicht die Sicherung oder den Ausschluß eines Cushing-Syndroms. Das liegt sowohl an der bekanntlich episodischen Sekretion des Cortisols als auch an seiner Natur als „Streß-Hormon". Der Ausschluß eines Cushing-Syndroms gelingt am sichersten auch bei ambulanten Patienten durch den Dexamethasonhemmtest als Kurztest [7, 13, 16, 21]. Bei abendlicher Gabe von 2 mg Dexamethason wird die ACTH- und Cortisolsekretion des Gesunden so gehemmt, daß am nächsten Morgen praktisch kein Cortisol zu messen ist. Unser Labor hatte in den letzten 14 Monaten 186 Teste zu analysieren, mit denen in etwa 90% ein spontanes Cushing-Syndrom ausgeschlossen wurde (Abb. 2). Allerdings bedeutet eine fehlende oder verminderte Hemmbarkeit noch nicht das Vorliegen eines Cushing-Syndroms, da der Dexamethasonhemmtest z. B. bei Depression unspezifisch negativ ausfallen kann [7, 13, 27]. Bei unzureichender Supprimierbarkeit des Cortisols im Dexamethasonkurztest nehmen wir die Patienten zur *Sicherung* des Cushing-Syndroms stationär auf.

Dabei kommt man leider nicht mit einem einzigen Test aus (Tabelle 2). Als weiterführende *Beweise* für ein Cushing-Syndrom gelten ein aufgehobener

Tabelle 1. Verkennung des Cushing-Syndroms ($n = 33$)

	n
Hypertonie	11
Adipositas (Stammfettsucht)	10
Oligo-, Amenorrhoe	10
Diabetes mellitus	9
Ödeme	4
Nephrolithiasis	4
Hirsutismus	3
Wachstumsstillstand	2
Adynamie	2
Hypokaliämie	1
„Striae"	1

1. 1. 1979 - 28. 2 .1980

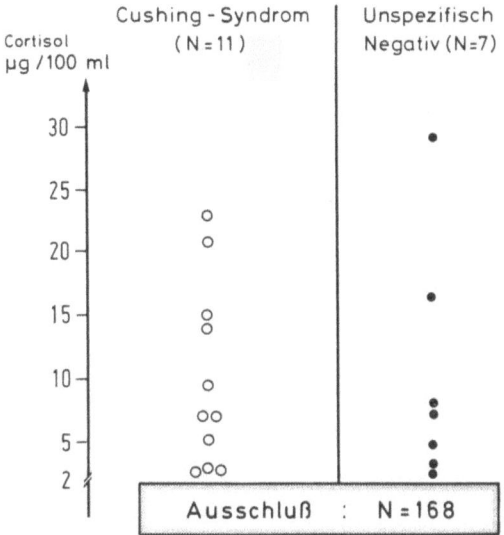

Abb. 2. Ergebnisse des Dexamethason-Kurztests ($n = 186$)

Cortisoltagesrhythmus [7, 30], erhöhte Ausscheidungswerte von freiem Cortisol bzw. der Kortikosteroidmetaboliten im 24-Stunden-Urin mit unzureichender Hemmung beim Standard-Liddle-Test [7, 9, 14] und ein unzureichender oder fehlender Anstieg von Cortisol und Wachstumshormon beim Insulinhypoglykämietest [3, 16]. Je eindeutiger die Befunde in jedem einzelnen dieser Teste sind, desto eher kann auch einmal einer ausgelassen werden. Die Reihung dieser Teste hinsichtlich ihrer diagnostischen Zuverlässigkeit ist etwas umstritten. Bevorzugt wird die Urinausscheidung von freiem Cortisol [9] bzw. der Kortikosteroidmeta-

Tabelle 2. Spezifische endokrinologische Funktionsdiagnostik des Cushing-Syndroms [aus 16]

A. *Ausschluß der Verdachtsdiagnose:*
   Dexamethason-Hemmtest (Kurztest): ausreichende Suppression des Serum-Kortisol-Spiegels (< 2 µg%) nach 2 mg Dexamethason
B. *Sicherung der Diagnose:*
   1. Serum-Kortisol-Spiegel:
      a) erhöht, aufgehobene Tagesrhythmik
      b) mangelnde Suppression nach 2 mg Dexamethason
   2. Kortikosteroid-Metaboliten bzw. freies Kortisol im 24-Stunden-Urin:
      a) erhöhte Ausscheidungswerte
      b) mangelnde Suppression nach 4 × 0,5 mg Dexamethason über 2 Tage
   3. Unzureichender oder fehlender Anstieg von Kortisol und hGH im Insulin-Hypoglykämie-Test trotz ausreichender Hypoglykämie (Blutzuckerwerte < 50 mg%)
C. *Differentialdiagnose* (hypothalamisch-hypophysär- bzw. adrenal-bedingtes Cushing-Syndrom)
   1. ACTH-Plasmaspiegel
   2. Lysin-Vasopressin-Test
   3. Dexamethason-Hemmtest mit höheren Dosen, zum Beispiel 4 × 2 mg täglich
   4. Metopiron-Test

boliten mit dem über 2 Tage laufenden Hemmtest [14]. Wir schätzen ferner den Insulinhypoglykämietest und halten den verbreiteten ACTH-Belastungstest für bei dieser Fragestellung am wenigsten aussagekräftig.

Ist der Hyperkortizismus, d. h. das Cushing-Syndrom als solches gesichert, so muß als nächstes die *Differentialdiagnose* der verschiedenen Formen des Cushing-Syndroms durchgeführt werden. Das Schema (Abb. 3) zeigt links oben die normale Beziehung zwischen dem Cortisol der Nebennieren, dem ACTH des Hypophysenvorderlappens und dem Corticotropin Releasing Factor, CRF, des Hypothalamus. Der Cortisol produzierende Tumor einer Nebenniere geht mit supprimierten ACTH-Werten und Atrophie der kontralateralen Nebenniere einher. Die zentralen hypothalamisch (III) oder hypophysär (IV) bedingten Formen des Cushing-Syndroms mit und ohne Tumornachweis in der Sella zeigen erhöhte ACTH-Werte und eine beiderseitige Nebennierenrindenhyperplasie. Paraneoplastisch gebildetes ACTH imitiert diese Situation (V) und dies gilt noch mehr für die allerdings seltene paraneoplastische Bildung von Corticotropin Releasing Factor (VI). Die medikamentösen Formen des Cushing-Syndroms sind ja meist anamnestisch abgrenzbar.

Die Durchführung der Differentialdiagnose zwischen den hier skizzierten Formen erfolgt heute praktisch ausschließlich durch Hormonanalytik. Dabei hat die radioimmunologische Bestimmung des *ACTH-Spiegels* im Plasma eine zentrale Bedeutung bekommen [2, 10, 18]. Während sich beim einseitigen Nebennierentumor erniedrigte ACTH-Spiegel finden, sind diese bei den zentralen Formen des Cushing-Syndroms grenzwertig bis deutlich erhöht (Abb. 4). Die Differentialdiagnose zwischen einerseits primär adrenalem und andererseits zentralem Cushing-Syndrom ist also mit einer einzigen Bestimmung des basalen ACTH-Spiegels möglich. Diese Methode gehört allerdings auch heute noch zu den etwas schwierigeren Hormonanalysen [18]. Wenn die ACTH-Bestimmung nicht oder nicht

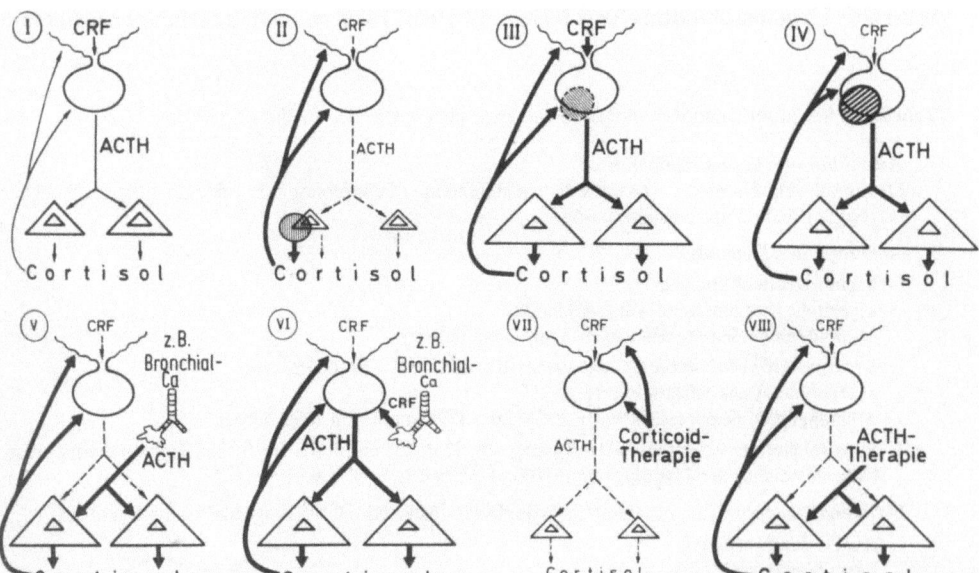

Abb. 3. Schematische Darstellung der Ursachen und der Pathophysiologie der verschiedenen Formen des Cushing-Syndroms [nach 16]

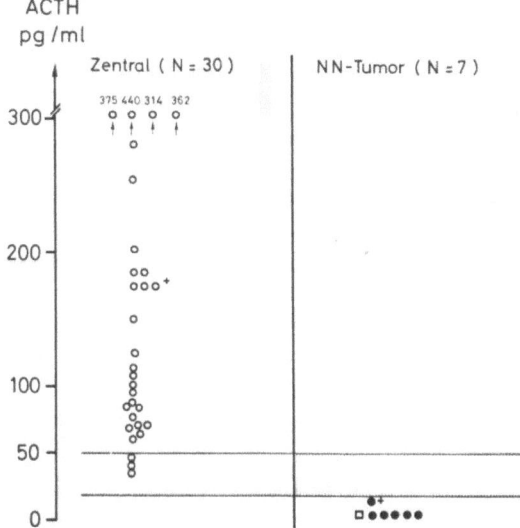

Abb. 4. ACTH-Plasmaspiegel bei zentralem und primär adrenalem Cushing-Syndrom [aus 18]

zuverlässig zur Verfügung steht (Tab. 2), wird man auf den Lysin-Vasopressin-Test [4] mit Anstieg der Cortisolwerte bei den zentralen Formen des Cushing-Syndroms zurückgreifen und auch den Hemmtest mit 4 × 2 mg Dexamethason [14] pro Tag durchführen. Diese Teste erlauben im allgemeinen auch zwischen zentralem Cushing-Syndrom und paraneoplastischer ACTH-Produktion [11] zu unterscheiden (Abb. 3). In Zweifelsfällen kann es allerdings erforderlich werden, nach einem Gradienten des ACTH-Plasmaspiegels zu suchen, welcher beim zentralen Cushing-Syndrom zwischen dem Bulbus venae jugularis cranialis und der Peripherie gefunden wird, während er an dieser Stelle beim paraneoplastischen ACTH-Syndrom vermißt wird [6, 12, 24].

Erwähnen möchte ich noch zwei Fälle, bei denen wir Schwierigkeiten mit der richtigen Zuordnung hatten (vgl. Abb. 4, durch ein Kreuz markierte Werte). Die eine Patientin litt an einem Pankreaskarzinom mit Verdacht auf paraneoplastische Produktion von CRF und dementsprechend erhöhter hypophysärer ACTH-Sekretion, die partiell regulierbar blieb [18, 29]. Ebenso selten wie diese Beobachtung ist die zweite Irrtumsmöglichkeit. Hier handelte es sich um ein zentrales Cushing-Syndrom, bei dem sich aus der bilateralen Nebennierenrindenhyperplasie ein hyperplasiogenes Adenom entwickelte, das funktionell autonom geworden war und wie die primären Nebennierentumoren die endogene ACTH-Sekretion fast supprimiert hatte [18].

Bei der *Häufigkeit* (Tabelle 3) der verschiedenen *Formen* des Cushing-Syndroms bei unseren Erwachsenen liegt mit Sicherheit eine Selektion hinsichtlich des paraneoplastischen Cushing-Syndroms vor, die im wissenschaftlichen Interesse an diesem Problem begründet ist. Etwa die Hälfte der z. T. gemeinsam mit Professor Dr. H. Blaha, Gauting, beobachteten Patienten mit ektoper ACTH-Sekretion hatten ein Bronchialkarzinom [18]. Auf die meisten paraneoplastischen ACTH-Syn-

Tabelle 3. Häufigkeit der Formen des Cushing-Syndroms, 45 eigene Fälle (1975–1980)

	n	%
Zentral	30	67
NNR-Tumor	6	13
Paraneoplastisch	9	20

drome wird man bisher leider erst in fortgeschrittenen Stadien durch eindeutige klinische Zeichen, wie z. B. eine schwere hypokaliämische Alkalose aufmerksam. Auch bei der Häufigkeit der zentralen, d. h. hypophysär-hypothalamischen Formen des Cushing-Syndroms in unserer Serie dürfte Selektion eine Rolle spielen, diesmal bedingt durch den Ruf der Münchener Neurochirurgie.

Die *radiologischen* Methoden kommen heute erst zum Einsatz, wenn die Artdiagnose des Cushing-Syndroms durch Hormonanalytik erfolgt ist. Computertomographie und auch Sonographie erlauben beim adrenalen Cushing-Syndrom die Seite des Tumors zu lokalisieren und seine Größe vorauszusagen. Beim zentralen Cushing-Syndrom ($n = 34$) zeigte die Sellaaufnahme die seltenen größeren ACTH produzierenden Adenome (Makroadenom, $n = 2$); hier kann die Computertomographie des Schädels dann die supra- oder parasellare Ausdehnung erfassen. Bei 19 von 34 Fällen von zentralem Cushing-Syndrom fanden wir, am besten durch die Sellatomographie, nur sehr diskrete Veränderungen, die für ein *Mikroadenom* sprachen.

Damit komme ich zur *Therapie*. Hier haben die letzten Jahre einen grundsätzlichen Wandel gebracht. Gelingt die selektive Mikroadenomentfernung aus der Hypophyse, so kann diese eine *kurative* Therapie ohne die Notwendigkeit einer lebenslangen Substitutionsbehandlung darstellen.

Früher wurde bei zentralem Cushing-Syndrom die *bilaterale Adrenalektomie* durchgeführt [22]. Dies hatte zur Folge, daß die Patienten mit einer lebenslangen Cortisolsubstitutionsbehandlung versorgt werden mußten mit all ihren Problemen, vor allem der mangelnden Streßfähigkeit. Es ist mir besonders wichtig, auch in diesem Kreise darauf hinzuweisen, daß die reguläre Substitution eines beidseitig Adrenalektomierten mit 25 mg Cortisol über den Tag verteilt (10 − 5 − 5 − 5 mg) im Falle einer intercurrenten Erkrankung sofort auf das 5−10fache der normalen Dosis, also auf ca. 150 − 300 mg Cortisol pro 24 Stunden erhöht werden muß, da sonst eine akute „Addison-Krise" droht. Leider mußten wir bei einer ganzen Reihe der von uns betreuten Adrenalektomierten erleben, daß diese Notfallregel nicht beherzt genug durchgeführt wurde.

Überdies kommt es nach der Literatur bei 10−15% der wegen eines zentralen Cushing-Syndroms beidseitig adrenalektomierten Patienten zu einer zunehmenden Sellavergrößerung aufgrund eines ACTH produzierenden Hypophysenadenoms [15, 20]. Für diesen als *Nelson-Tumor* bzw. Nelson-Syndrom bekannten Verlauf sind die Pigmentationszunahme und die Progredienz der Sellavergrößerung charakteristisch. Leider wächst ein Teil dieser Tumoren invasiv, so daß man sie mit einer radikalen Hypophysektomie behandeln und evtl. nachbestrahlen muß, was natürlich zu einer kompletten Hypophyseninsuffizienz führen kann.

Bei unseren 15 Patienten mit Nelson-Syndrom können wir zwei Gruppen unterscheiden [17, 18]. Fünf Patienten hatten eine geringere Vergrößerung der Sella mit einer z. T. längeren Latenz zwischen Adrenalektomie und Manifestation des Hypophysentumors. Sofern keine Progredienz der begleitenden Hypophysenvorderlappeninsuffizienz und keine Größenzunahme des Tumors zu sichern war, haben wir uns bis zu jetzt 10 Jahre lang abwartend verhalten. Bei der zweiten Gruppe von inzwischen 10 Patienten hat sich der Tumor im allgemeinen rascher nach der Adrenalektomie gezeigt, einige dieser Patienten hatten bereits eine mehr oder weniger vollständige Hypophysenvorderlappeninsuffizienz, so daß der Hypophysentumor behandelt werden mußte. Invasives Wachstum haben wir zweimal beobachtet. Die z. T. exzessive Höhe der ACTH-Spiegel [17, 18] erlaubt keine prognostische Aussage darüber, ob ein Nelson-Tumor schließlich operiert werden muß.

Die ursprüngliche Erklärung des Nelson-Syndroms als hyperplasiogene Geschwulst, die unter dem Einfluß einer vermehrten hypothalamischen CRF-Produktion wächst, kann wohl nicht aufrechterhalten werden. Bei den meisten Fällen von hypothalamisch-hypophysärem Cushing-Syndrom ist ja zum Zeitpunkt der Diagnose bereits ein Mikroadenom vorhanden. Es ist wahrscheinlicher, daß es sich beim Nelson-Tumor um einen zu einem beliebigen Zeitpunkt nach der beidseitigen Adrenalektomie offenkundig werdenden ACTH produzierenden Tumor handelt, der bei der Adrenalektomie noch nicht diagnostiziert wurde.

Zurück zum *zentralen Cushing-Syndrom*! Mehrere Arbeitskreise haben in den letzten Jahren berichtet, daß bei bis zu 90% der Patienten *Mikroadenome* in einer Größe von 2–10 mm Durchmesser in der Hypophyse zu finden sind [5, 19, 23, 25, 26]. Die Fortschritte der neurochirurgischen Operationstechnik [9a] erlauben die selektive Entfernung dieser Mikroadenome unter Erhalt der übrigen hypophysären Partialfunktionen [18, 19].

Für die Beurteilung des *Erfolges* der transsphenoidalen selektiven Adenomektomie sind drei Phasen wichtig. Zunächst erlaubt die Bestimmung der perioperativ entnommenen ACTH-Plasmaspiegel [18, 19] bereits eine Abschätzung des Erfolges des Eingriffes. Wird der ACTH-Plasmaspiegel gesenkt (Abb. 5), so wird häufig eine passagere isolierte sekundäre Nebennierenrindeninsuffizienz durchgemacht. Die ACTH produzierenden Zellen des gesunden Hypophysenvorderlappenanteils sind anfänglich noch durch den aus dem Adenom stammenden ACTH-Exzeß supprimiert. Die z. T. nicht meßbar niedrigen Cortisolwerte normalisieren sich manchmal erst Monate nach der Adenomektomie. Wenn in der dritten Phase die normale Regulation des hypothalamisch-hypophysär-adrenalen Regelkreises wieder nachweisbar ist [19], so ist der Patient als geheilt und, was besonders wichtig ist, auch als streßfähig zu betrachten. Diejenigen Fälle von zentralem Cushing-Syndrom, die diesen Verlauf zeigen, werden mit gutem Grund als Fälle von *primär hypophysärem* Adenom aufgefaßt (vgl. Abb. 3).

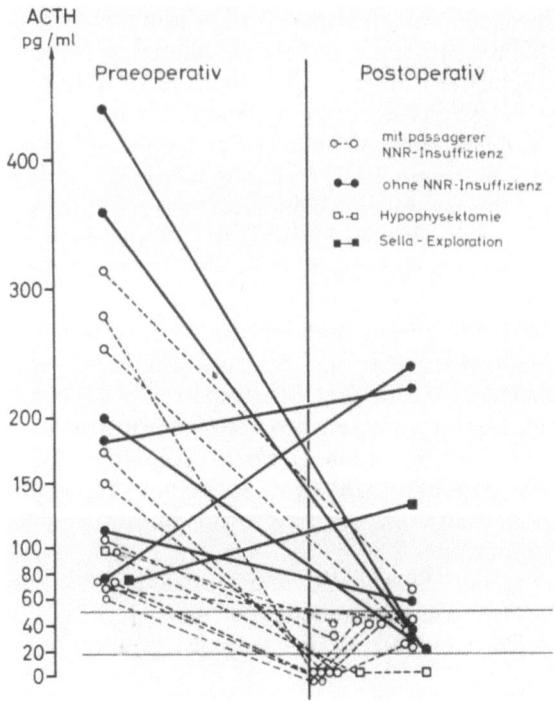

Abb. 5. ACTH-Plasmaspiegel vor und nach transsphenoidaler Hypophysenoperation ($n = 20$) bei zentralem Cushing-Syndrom [aus 19]

Daneben gibt es wahrscheinlich doch diejenige Form des zentralen Cushing-Syndroms [1, 10], bei der eine *primär-hypothalamische* Mehrproduktion von Corticotropin Releasing Factor (CRF) vorliegt. Der direkte Beweis für diese Form ist zur Zeit nicht möglich, da kein praktikabler CRF-Nachweis zur Verfügung steht. Zu vermuten ist ein solches Krankheitsbild aber z. B., wenn der Neurochirurg bei gesichertem zentralem Cushing-Syndrom kein Mikroadenom findet und das ACTH somit aus dem ganzen Hypophysenvorderlappen zu kommen scheint [10], oder wenn die noch ausstehende Langzeitbeobachtung vieler Fälle zeigen sollte, daß ein Teil der Patienten, bei denen eine vermeintlich kurative Entfernung des Mikroadenoms erfolgte, später doch ein Rezidiv bekommen. Bisher wurde unter den 20 in München transsphenoidal operierten Patienten mit zentralem Cushing-Syndrom bei bis zu 8jähriger Nachbeobachtung erst ein fragliches *Rezidiv* nach 3 Jahren gesehen.

Weniger erfreulich ist die Erfahrung bei den zentralen Cushing-Syndromen mit einem *größeren* ACTH produzierenden Hypophysenadenom. Bedingt durch die Zeichen der lokalen Raumforderung, wie Hypophysenvorderlappeninsuffizienz, evtl. auch Chiasmasyndrom, aber auch wegen des z. T. invasiven Wachstums kommen hier radikalere neurochirurgische Verfahren, wie transsphenoidale oder auch transkranielle Hypophysektomie mit Kryotherapie und anschließender externer Bestrahlung zum Einsatz. Trotz des therapeutischen Aufwandes gelingt es keineswegs immer, den ACTH-Exzeß zu beseitigen.

Aus der heutigen Sicht lassen sich unsere Vorschläge zur *Differentialtherapie* der Formen des zentralen Cushing-Syndroms folgendermaßen zusammenfassen:
1. Der Patient mit gesichertem zentralen Cushing-Syndrom sollte bei normaler oder geringgradig vergrößerter Sella turcica die Chance erhalten, durch transsphenoidale selektive Entfernung eines Mikroadenoms geheilt zu werden.
2. Wird in diesen Fällen kein Mikroadenom gefunden, so wird zumindestens bei jüngeren Patienten nicht total hypophysektomiert, da hier die bilaterale Adrenalektomie vorzuziehen ist. Eine Nebennierenrindeninsuffizienz ist eben leichter zu substituieren als eine vollständige Hypophysenvorderlappeninsuffizienz.
3. Die bilaterale Adrenalektomie bietet den Vorteil der sicheren, sofortigen Beseitigung des Hyperkortizismus. Sie kann bei perakutem Cushing-Syndrom erforderlich sein und wird ferner durchgeführt, wenn der Neurochirurg kein Mikroadenom findet, oder wenn trotz angestrebter vollständiger Entfernung des ACTH produzierenden Hypophysenvorderlappenadenoms das zentrale Cushing-Syndrom persistiert.
4. Bei gesichertem zentralen Cushing-Syndrom und großem ACTH produzierenden Hypophysentumor sind die aggressiveren neurochirurgischen und radiologischen Verfahren indiziert, besonders bei rascher Progredienz des Hypophysentumors und bei schon vorhandener Hypophysenvorderlappeninsuffizienz.
5. Der Nelson-Tumor muß operiert werden, wenn er rasch progredient ist.
6. Trotz vielfältiger positiver Ansatzpunkte [28] gibt es keine vergleichbar aussichtsreiche, medikamentöse Alternative zu der besprochenen chirurgischen Therapie des zentralen Cushing-Syndroms.

Die dargestellten Forschritte in der Diagnostik, Differentialdiagnose und -therapie des zentralen Cushing-Syndroms erlauben die Aussage, daß die Erkrankung mit den Vorstellungen von Harvey Cushing [8] wieder besser vereinbar ist.

Literatur

1. Berlinger FG, Ruder HJ, Wilber JF (1977) Cushing's syndrome associated with galactorrhea, amenorrhea and hypothyroidism: A primary hypothalamic disorder. J Clin Endocrinol Metab 45: 1205–1210 – 2. Besser GM, Landon J (1968) Plasma levels of immunoreactive corticotrophin in patients with Cushing's syndrome. Br Med J 4: 552–554 – 3. Bethge H, Winkelmann W, Zimmermann H (1966) Fehlender Anstieg der Corticosteroide im Plasma während der Insulinhypoglykämie beim Cushing-Syndrom. Acta Endocrinol (Kbh) 51: 166–174 – 4. Bethge H, Bayer JM, Winkelmann W (1969) Diagnosis of Cushing's syndrome. The differentiation between adrenocortical hyperplasia and adrenocortical adenoma by means of lysine-vasopressin. Acta Endocrinol (Kbh) 60: 47–59 – 5. Bigos ST, Somma M, Rasio E, Eastman RC, Lanthier A, Johnston HH, Hardy J (1980) Cushing's disease: Management by transsphenoidal pituitary microsurgery. J Clin Endocrinol Metab 50: 348–354 – 6. Corrigan DF, Schaaf M, Whaley RA, Czerwinski CL, Earll JM (1977) Selective venous sampling to differentiate ectopic ACTH-secretion from pituitary Cushing's syndrome. N Engl J Med 296: 861–862 – 7. Crapo L (1979) Cushing's syndrome: A review of diagnostic tests. Metabolism 28: 955–977 – 8. Cushing H (1932) The basophil adenomas of the pituitary body and their clinical manifestations (pituitary basophilism). John Hopkins Med J 50: 137–195 – 9. Eddy RL, Jones AL, Gilliland PF, Ibarra JD, Thompson JQ, McMurry JF (1973) Cushing's syndrome: A prospective study of diagnostic methods. Am J Med 55: 621–630 – 9a. Fahlbusch R, Marguth F (1979) Concepts in Eurosurgical treatment of pituitary adenomas. In: Marguth F, Brock M, Kazner E, Klinger M, Schmiedek P (eds) Neurovascular surgery. Specialized neurosurgical techniques. Springer, Berlin Heidelberg New York, p 129 – 10. Fehm HL, Voigt KH (1979) Pathopysiology of Cushing's disease. Pathobiol Annu 9: 225–255 – 11. Havemann K, Gropp C (1980) Ektope Hormonproduktion beim kleinzelligen Bronchialkarzinom. Biologische und immunologische Aspekte. Internist 21: 84–94 – 12. Kley HK, Betzholz R, Stolze T, Körfer R, Krüskemper HL (1978) Differentialdiagnose zwischen dem hypothalamisch-hypophysären Cushing-Syndrom und dem ektopischen ACTH-Syndrom. Dtsch Med Wochenschr 103: 783–786 – 13. Labhart A (1978) Klinik der Inneren Sekretion. Springer, Berlin Heidelberg New York, S 354 – 14. Liddle GW (1960) Tests of pituitary-adrenal suppressibility in the diagnosis of Cushing's syndrome. J Clin Endocrinol Metab 20: 1539–1560 – 15. Moore TJ, Dluhy RG, Williams GH, Cain JP (1976) Nelson's syndrome: Frequency, prognosis and effect of prior pituitary irradiation. Ann Intern Med 85: 731–734 – 16. Müller OA (1977) Cushing-Syndrom. Ausschluß und Differentialdiagnose. Z Allgemeinmed 53: 1457–1462 – 17. Müller OA, Baur X, Fahlbusch R, Madler M, Marguth F, Uhlig C, Scriba PC, Bayer JM (1978) Diagnosis and treatment of ACTH-producing pituitary tumors. In: Fahlbusch R, Werder K von (eds) Treatment of pituitary adenomas. Thieme, Stuttgart, p 343–351 – 18. Müller OA (1980) ACTH im Plasma: Bestimmungsmethoden und klinische Bedeutung. Thieme-Copythek, Stuttgart, S 1–179 – 19. Müller OA, Fahlbusch R, Scriba PC (1980) Cushing's disease: Endocrinology and treatment of ACTH producing pituitary microadenomas. Clin Endocrinol (Oxf) (in press) – 20. Nelson DH, Meakin JW, Thorn GW (1960) ACTH-producing pituitary tumors following adrenalectomy for Cushing's syndrome. Ann Intern Med 52: 560–569 – 21. Nugent CA, Nichols T, Tyler FH (1965) Diagnosis of Cushing's syndrome. Single dose dexamethasone suppression test. Arch Intern Med 116: 172–176 – 22. Orth DN, Liddle GW (1971) Results of treatment in 108 patients with Cushing's syndrome. N Engl J Med 285: 243–247 – 23. Salassa RM, Laws ER, Carenter PC, Northcutt RC (1978) Transphenoidal removal of pituitary microadenoma in Cushing's disease. Mayo Clin Proc 53: 24–28 – 24. Scriba PC, Werder K von, Richter J, Schwarz K (1968) Ein Beitrag zur klinischen Diagnostik des ektopischen ACTH-Syndroms. Klin Wochenschr 46: 49–51 – 25. Tyrrell JB, Brooks RM, Fitzgerald PA, Cofoid PB, Forsham PH, Wilson CB (1978) Cushing's disease. Selective transsphenoidal resection of pituitary microadenomas. N Engl J Med 298: 753–758 – 26. Wajchenberg BL, Silveira AA, Goldman J, Cesar FP, Marino R, Lima SS (1979) Evaluation of resection of pituitary microadenoma for the treatment of Cushing's disease in patients with radiologically normal sella turcica. Clin Endocrinol (Oxf) 11: 323–331 – 27. Wallace EZ, Rosman P, Toshav N, Sacerdote A, Balthazar A (1980) Pituitary-adrenocortical function in chronic renal failure: Studies of episodic secretion of cortisol and dexamethasone suppressibility. J Clin Endocrinol Metab 50: 46–51 – 28. Werder K von, Brendel C, Eversmann T, Fahlbusch R, Müller OA, Rjosk HK (1980) Medical therapy of hyperprolactinemia and Cushing's disease associated with pituitary adenomas. In: Faglia G, Giovanelli MA (eds) Pituitary microadenomas. Academic Press, New York San Francisco (in press) – 29. Yamamoto H, Hirata Y, Matsukura S, Imura H, Nakamura M, Tanaka A (1976) Studies on ectopic ACTH-producing tumors. IV CRF-like activity in tumour tissue. Acta Endocrinol (Kbh) 82: 183–192 – 30. Yoshida K, Satowa H, Sato A, Ichikawa Y, Kream J, Levin J, Zumoff B, Hellman L, Fukushima DK (1979) Plasma cortisol profiles in Cushing's syndrome. Acta Endocrinol (Kbh) 91: 319–328

Fehm, H. L. (Abt. Innere Medizin I), Voigt, K. H. (Abt. Physiologie I),
Pfeiffer, E. F. (Abt. Innere Medizin I, Univ. Ulm):
Die Bedeutung des Zentralnervensystems in der Ätiologie des Morbus Cushing*

Die eindruckvollsten Erfolge der Mikroadenomektomie in der Behandlung des Morbus Cushing, wie sie Herr Professor Scriba im Vorangegangenen geschildert hat, haben zu einer Renaissance der bereits von Harvey Cushing entwickelten Vorstellung geführt, daß es sich beim Morbus Cushing um eine primär hypophysäre Erkrankung handelt. Im Rahmen dieser Sitzung, die von Internisten und Neurologen gemeinsam veranstaltet wird, halten wir es für angebracht, kurz unsere Befunde vorzustellen, die dafür sprechen, daß es sich beim Morbus Cushing primär um eine Erkrankung extrahypothalamischer zentralnervöser Strukturen handelt (s. auch Krieger 1978).

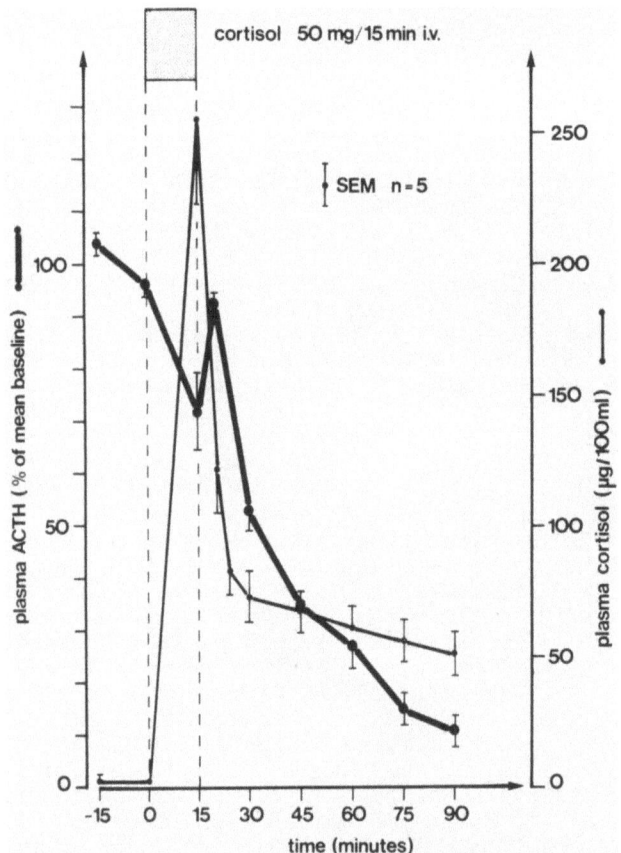

Abb. 1. Zeitlicher Verlauf der Plasma-ACTH-Werte (in Prozent des individuellen mittleren Ausgangswerts) und der Plasma-Cortisol-Konzentrationen unter der Infusion von 50 mg Cortisol während 15 Minuten bei fünf Patienten mit primärer Nebennierenrindeninsuffizienz. Die zwei Phasen der Hemmung der ACTH-Sekretion sind deutlich zu erkennen

---

* Referat anläßlich der gemeinsamen Sitzung der Deutschen Gesellschaft für innere Medizin und der Deutschen Gesellschaft für Neurologie

1. Physiologie des Corticosteroid-Feedback-Mechanismus

Daß das Cortisol die ACTH-Sekretion im Sinne eines negativen Rückkoppelungsmechanismus hemmt, ist lange bekannt. Wir konnten in den letzten Jahren zeigen, daß dieser Feedback-Mechanismus in der Weise eines Differential-Integral-Reglers funktioniert, wie wir ihn aus der Technik oder auch von anderen biologischen Systemen her kennen (Fehm et al. 1979a). Abb. 1 illustriert dies an einem Beispiel. Hier wurden Patienten mit primärer Nebennierenrindeninsuffizienz, also ohne endogene Cortisolsekretion untersucht. Wir gaben 50 mg Cortisol als Kurzzeitinfusion über 15 Minuten. Man erkennt eine biphasische Reaktion der ACTH-Spiegel: ein erster Abfall wurde während der Cortisolinfusion beobachtet; mit Beendigung der Infusion kam es zu einem kurzen Wiederanstieg der ACTH-Werte ehe ein zweiter anhaltender Abfall der ACTH-Werte eintrat.

Durch vielfältige Variation der Cortisoldosis und -applikationsweise konnte die ACTH-Reaktion genauer analysiert werden. Insgesamt ergab sich, daß einmal die ACTH-Sekretion immer dann gehemmt wird, wenn die Plasma-Cortisol-Konzentration sich ändert, d. h. ansteigt. Die absolute Höhe der Cortisolkonzentration spielt dabei keine Rolle.

Diese differentiale Komponente des Feedback setzt ohne zeitliche Verzögerung ein. Die integrale Komponente wird erst nach ca. 20 Minuten manifest. In dieser Phase entspricht das Ausmaß der Hemmung der applizierten Cortisoldosis, d. h. dem Integral der zeitlichen Verlaufskurve der Plasma-Cortisol-Konzentrationen.

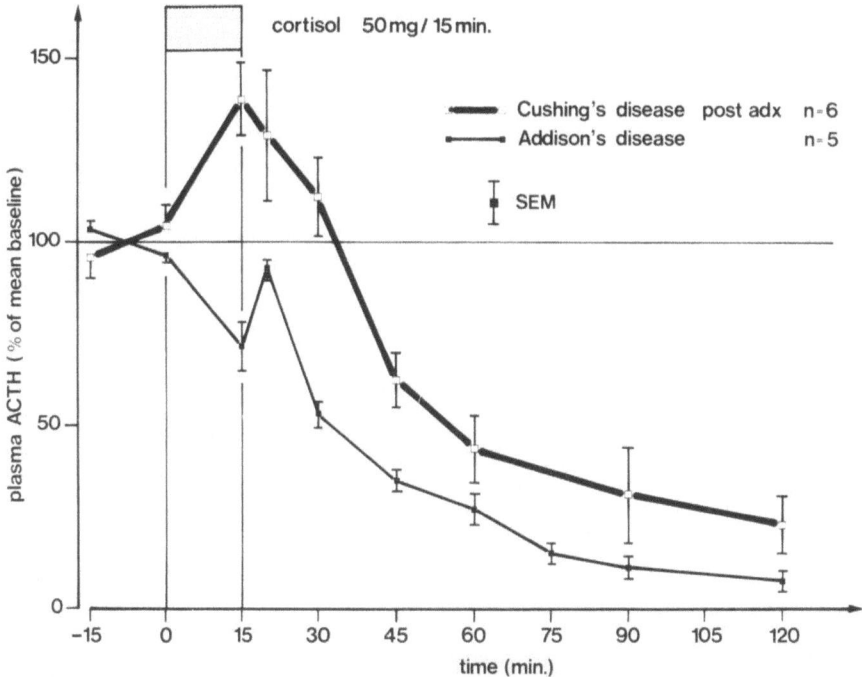

Abb. 2. Zeitlicher Verlauf der Plasma-ACTH-Spiegel (in Prozent des individuellen mittleren Ausgangswertes) unter der Infusion von 50 mg Corticol während 15 Minuten bei sechs Patienten mit Morbus Cushing nach totaler Adrenalektomie (dicke Linie) und fünf Patienten mit Morbus Addison (dünne Linie). In der Phase des differentialen Feedback-Mechanismus zeigten die Cushing-Patienten eine paradoxe Stimulation der ACTH-Sekretion

2. Störung des Corticosteroid-Feedback-Mechanismus beim Morbus Cushing: die paradoxe ACTH-Reaktion

Der Morbus Cushing ist u. a. durch eine Störung des Steroid-Feedback-Mechanismus charakterisiert. Es galt nun die Frage zu beantworten, wie die differentialen und integralen Feldback-Mechanismen bei diesen Patienten funktionieren bzw. genauer zu definieren, worin die Störung des Feedback eigentlich besteht. Wir haben dazu mit der gleichen Versuchsanordnung wie eben skizziert Patienten untersucht, die wegen eines Morbus Cushing total adrenalektomiert worden waren (Abb. 2). Bei diesen Patienten führte die Kurzzeitinfusion von Cortisol zu einer paradoxen Stimulation der ACTH-Sekretion in der Phase, in der unter physiologischen Bedingungen der differentiale Feedback-Mechanismus wirksam wird.

Die eingehende Analyse dieses Phänomens ergab, daß die Cushing-Patienten dadurch gekennzeichnet sind, daß der normalerweise negative differentiale Feedback-Mechanismus in einen positiven umgekehrt ist. Der integrale Mechanismus funktioniert dagegen ungestört (Fehm et al. 1977, 1979b). Damit liegt partiell ein Circulus vitiosus vor, bei dem jeder Anstieg der Plasma-Cortisol-Konzentration mit einem paradoxen Anstieg der ACTH-Sekretion beantwortet wird. Es ist unsere Arbeitshypothese, daß diese Störung pathognomonisch für den Morbus Cushing ist.

3. Das noradrenerge System und die paradoxe ACTH-Reaktion

Wir haben uns nun der Frage zugewandt, wie das Umkippen des differentialen Feedback von negativ nach positiv zustandekommt. 1978 berichtete eine japanische Arbeitsgruppe, daß bei Ratten, deren noradrenerges System im ZNS durch intraventrikuläre Injektion des Neurotoxins 6-OH-Dopamin ausgeschaltet ist, der differentiale Feedback-Mechanismus nicht mehr funktioniert (Kaneko und Hiroshige 1978). Wir haben deswegen den Einfluß von Neuropharmaka mit definierter Wirkung auf das noradrenerge System auf die ACTH-Sekretion beim Menschen untersucht. Wir wählten dazu das bekannte trizyklische Antidepressivum Desimipramin, das selektiv den Re-Uptake von Noradrenalin hemmt und dadurch die Noradrenalinkonzentration im synaptischen Spalt erhöht. Die Wirkungen von 50 mg Desimipramin p.o. auf die ACTH-Sekretion bei Patienten mit primärer Nebennierenrindeninsuffizienz sind in Abb. 3 dargestellt. Desimipramin hatte keinen Einfluß auf die basalen ACTH-Spiegel. Die Kurzzeitinfusion von Cortisol (50 mg in 20 Minuten) löste jedoch eine paradoxe ACTH-Stimulation aus. Insgesamt bewirkte Desimipramin eine Störung im Cortisol-Feedback-Mechanismus, die in allen Aspekten derjenigen entsprach, wie sie für Patienten mit Morbus Cushing charakteristisch ist.

Abb. 3. Wirkung von Desimipramin auf die ACTH-Sekretion bei Patienten mit Morbus Addison. ▶ Desimipramin allein hatte keinen Einfluß auf die ACTH-Spiegel. Die Reaktion der ACTH-Spiegel auf eine Cortisolinfusion (50 mg in 20 Minuten) zeigte jedoch, daß eine Störung im Steroid-Feedback-Mechanismus ausgelöst wurde. Im Vergleich zu den Placebo-behandelten Patienten (gestrichelte Linie) zeigten die Desimipramin-behandelten Patienten eine paradoxe ACTH-Reaktion in der Phase des differentialen Feedback-Mechanismus. Der integrale Feedback-Mechanismus funktionierte offenbar ungestört. Die Parallele zur spontanen ACTH-Reaktion auf die Cortisolgabe bei Cushing-Patienten ist deutlich

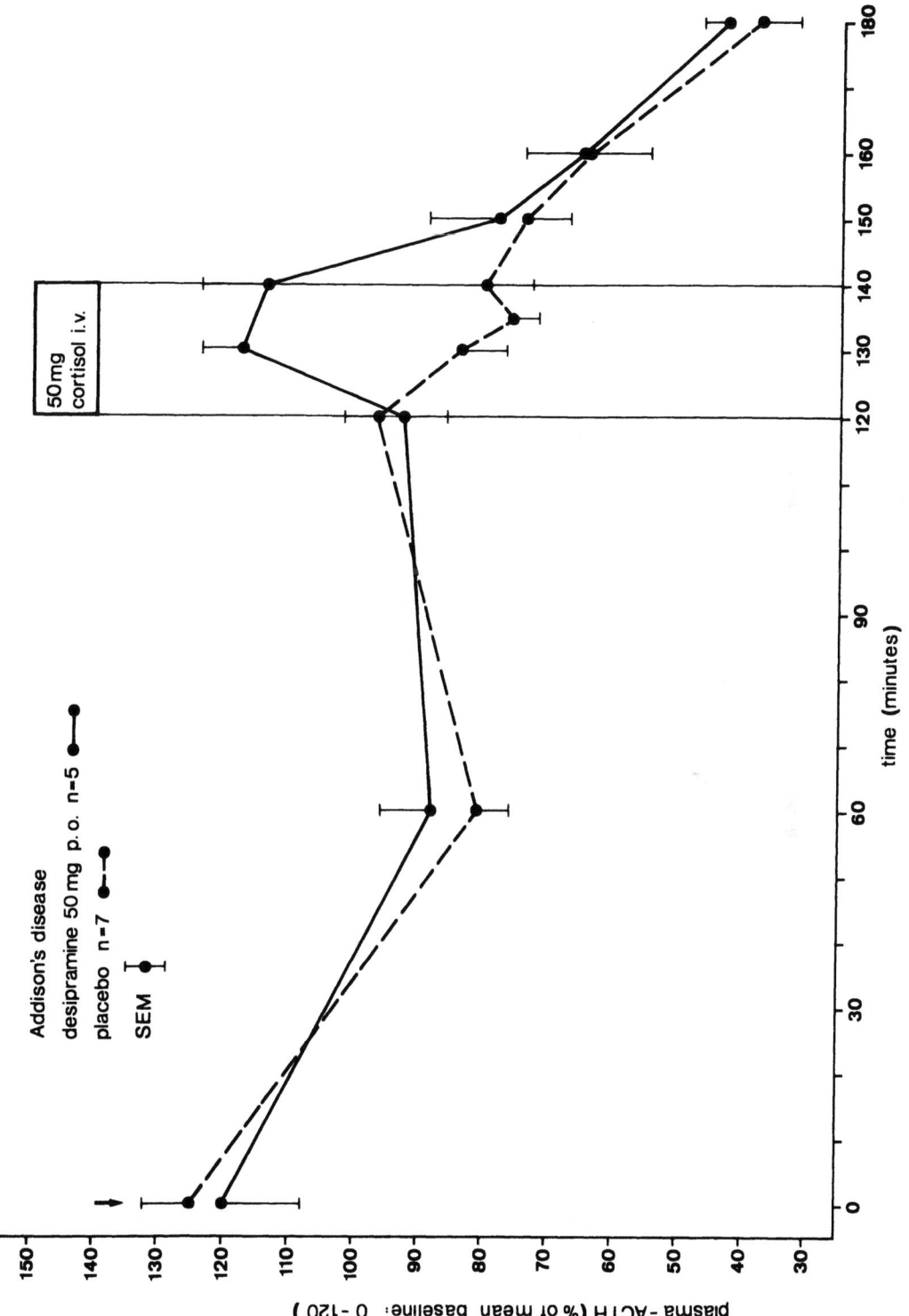

Aus diesen Daten leiten wir die Hypothese ab, daß beim Morbus Cushing eine Störung im noradrenergen System vorliegt, die ihrerseits Ursache für die gestörte ACTH-Sekretion ist. Wenn dem so ist, müßten Neuropharmaka, die das noradrenerge System in entgegengesetzter Richtung beeinflussen, wie das Desimipramin einen günstigen Effekt auf den Morbus Cushing haben. Ein solches Medikament steht im Reserpin seit langem zur Verfügung, das ja unter anderem die zentralnervösen Speicher für das Noradrenalin entleert. Diese Überlegungen sowie einzelne kasuistische Beobachtungen in der Literatur (Miura et al. 1975) haben uns ermutigt, Patienten mit Morbus Cushing versuchsweise mit Reserpin zu behandeln. In Abb. 4 ist das Ergebnis einer solchen Behandlung bei einer 56jährigen Patientin dargestellt. In der Abb. sind nur die wichtigsten, zur Verlaufsbeobachtung geeigneten Parameter aufgezeichnet. Bereits 2 Wochen nach Beginn der Behandlung waren die 17-Hydroxycorticosteroide im 24-Stunden-Urin normalisiert; das Plasma-Cortisol war im Dexamethason-Kurztest vollständig supprimierbar. Parallel dazu besserte sich die klinische Symptomatik. Nach ca. einem halben Jahr kam es zu einem Rezidiv. Es wurde nun eine Hypophysenexploration durchgeführt; dabei konnte ein 5 mm großes Mikroadenom entfernt werden. Postoperativ waren Plasma-ACTH und -Cortisol auf nicht meßbare Werte erniedrigt; die übrigen Partialfunktionen des Hypophysenvorderlappens waren ungestört. Dieser Fall belegt 1., daß die Anwesenheit eines ACTH produzierenden Hypophysenadenoms keine Kontraindikation für einen Therapieversuch mit Neuropharmaka darstellt und 2., daß der Therapieerfolg der Mikroadenomektomie nicht als Beweis für eine primär hypophysäre Ursache des Morbus Cushing gewertet werden darf.

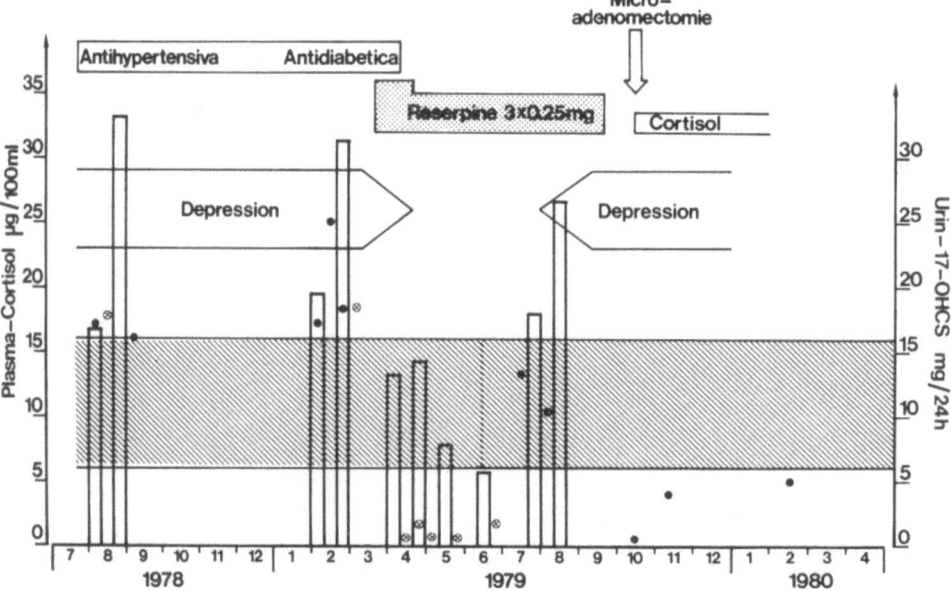

Abb. 4. Verlauf einiger klinischer und hormonanalytischer Daten bei einer Patientin mit Morbus Cushing unter der Therapie mit Reserpin. Bereits nach 2 Wochen war eine Remission eingetreten, die für etwa $\frac{1}{2}$ Jahr aufrechterhalten werden konnte. ⊗ Plasma-Cortisol-Werte um 8 Uhr morgens, 9 Stunden nach Einnahme von 1 mg Dexamethason

Spasmo-Harnosal® Harnosal®

Bewährt im Kampf gegen Zystitis und andere Harnwegsinfekte

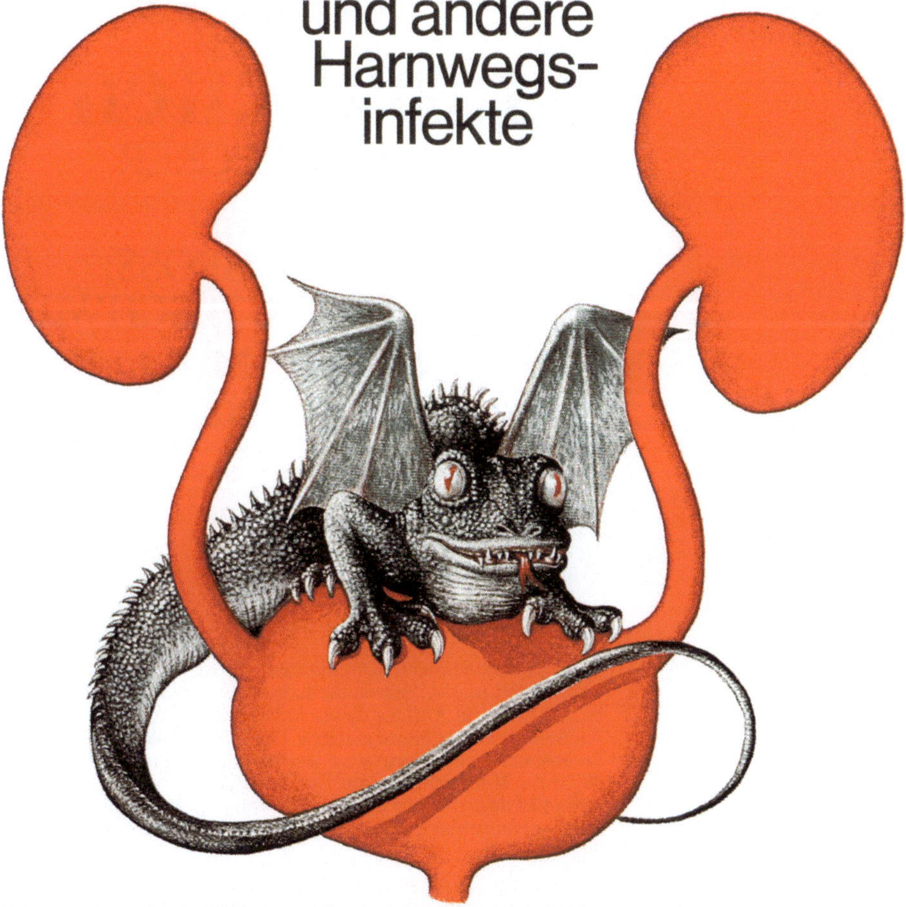

Zusammensetzung: SPASMO-HARNOSAL: 1 Dragee enthält 50 mg Phenazopyridin, 350 mg Sulfamethizol, 150 mg Sulfaethidol.
HARNOSAL: 1 Dragee bzw. 5 ml Saft enthält 350 mg Sulfamethizol, 150 mg Sulfaethidol.
Indikationen: SPASMO-HARNOSAL: Schmerzhafte bakterielle Infektionen der Nieren und Harnwege.
HARNOSAL: Akute und chronische bakterielle Infektionen der Nieren und Harnwege.
Kontraindikationen: Bestehende Überempfindlichkeit gegen Sulfonamide, letzte 3 Wochen der Schwangerschaft und Stillzeit, Patienten mit Niereninsuffizienz nur unter entsprechender Laborkontrolle (Laborwerte von mehr als 80 mg% Reststickstoff und 4 mg% Serumkreatinin). Bei Patienten, die gleichzeitig Antidiabetika erhalten, ist Vorsicht geboten.
Handelsformen und Preise: Spasmo-Harnosal OP mit 30 Dragees DM 13,53; OP mit 100 Dragees DM 40,76; Harnosal OP mit 30 Dragees DM 11,88; OP mit 100 Dragees DM 36,37; Harnosal-Saft OP mit 125 ml DM 13,64.

Spasmo-Harnosal®
zur initialen
Schmerzbeseitigung

Harnosal®
zur Ausheilung
des Infektes

Harnosal-Kombi®
die praxisgerechte
Therapie

Pharmazeutisches Werk GmbH Cuxhaven

Aus den Besprechungen:
„... einer der besten Leitfäden durch den Irrgarten der modernen Therapie innerer Krankheiten".
(Der Internist)

Jetzt in Neuauflage

Therapie innerer Krankheiten

Herausgeber: G. RIECKER

In Zusammenarbeit mit
E. BUCHBORN; R. GROSS;
H. JAHRMÄRKER; H. SCHWIEGK;
G. A. MARTINI; W. MÜLLER;
H. J. KARL; W. SIEGENTHALER

Mit Beiträgen zahlreicher Fachwissenschaftler
4., völlig neubearbeitete Auflage.
1980. 31 Abb. Etwa 720 Seiten.
Gebunden DM 88,—; approx. US $52.00
ISBN 3-540-10046-6

Die "Therapie innerer Krankheiten" hat in der Praxisliteratur der Internisten und Allgemeinmediziner einen festen Platz eingenommen. Die vierte Auflage dieses weitverbreiteten Werkes gibt den aktuellen Stand der heute gültigen Therapie wieder.
In übersichtlicher Form wird umfassend und praxisgerecht auf die Wahl der Medikamente, auf Dosierung, Nebenwirkungen und Kontraindikationen sowie auch auf prophylaktische Maßnahmen und Nachsorgeprobleme eingegangen und das jeweilige Behandlungsrisiko erörtert.

Mit besonderer Sorgfalt wurden Notfallpläne für die Erstversorgung akuter Krankheitszustände ausgearbeitet.
Ein umfangreiches Sach- und Pharmaregister, das sowohl chemische Kurzbezeichnungen als auch die handelsüblichen Bezeichnungen aufführt sowie Umrechnungstabellen für SI-Einheiten erleichtern die praktische Benutzung.

Das übersichtlich gegliederte, textlich straffgehaltene Buch ist nicht nur für den "Allgemein-Internisten", sondern auch für den Studenten in den klinischen Semestern und im praktischen Jahr ein unentbehrliches Nachschlagewerk.

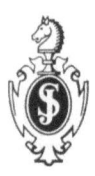

Springer-Verlag
Berlin
Heidelberg
New York

4. Morphologie und Bedeutung von ACTH produzierenden Mikroadenomen der Hypophyse beim Morbus Cushing

Sehen wir uns nun das Hypophysenadenom dieser Patientin etwas näher an. Herr Fahlbusch hat uns dankenswerterweise einen Teil des Tumors sowie eine Biopsie aus dem nicht tumorösen Hypophysengewebe zur immunhistochemischen Aufarbeitung zugesandt. Inzwischen haben wir 15 solcher Tumoren mit dieser Methodik untersucht und die Ergebnisse bei dieser Patientin sind durchaus repräsentativ für alle übrigen. Sämtliche Zellen des Tumors gaben eine positive Reaktion mit einem Antikörper gegen ACTH und das 16 K-Fragment des Proopiocortin (Abb. 5). Erstaunlicherweise fanden sich jedoch auch im paraadenomatösen Hypophysengewebe zahlreiche ACTH-positive Zellen (Abb. 6). Aufgrund des klinischen Verlaufs muß man annehmen, daß diese ACTH-Zellen sekretorisch inaktiv waren. In Übereinstimmung mit Saeger (1977) sind wir der Meinung, daß es sich bei diesen Tumoren um hyperplasiogene Geschwülste handelt, die unter der Wirkung einer dauernden Stimulation durch den Hypothalamus entstehen. Warum der hyperplasiogene Stimulus nur einen Teil der ACTH-Zellen im Hypophysenvorderlappen trifft, während die anderen ACTH-Zellen unter der Wirkung des Steroid-Feedback-Mechanismus ihre sekretorische Aktivität einstellen, bleibt ein ungelöstes Rätsel.

Zusammenfassend müssen wir feststellen, daß derzeit die Frage, ob der Morbus Cushing primär hypophysärer oder primär zentralnervöser Ätiologie ist, nicht

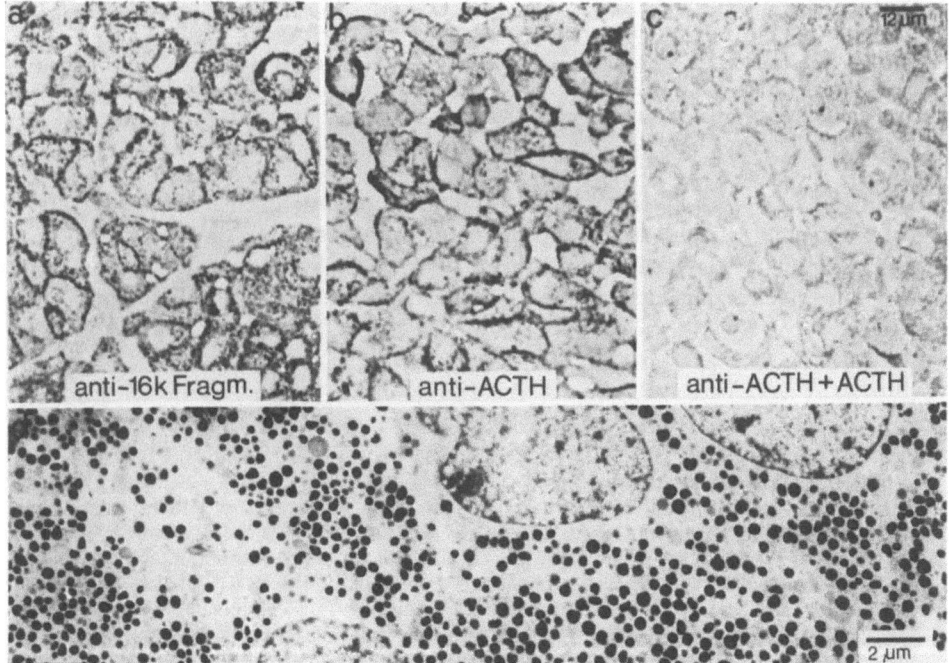

Abb. 5. Elektronenmikroskopische und immunhistochemische Untersuchung eines ACTH produzierenden Hypophysentumors (gleiche Patientin wie in Abb. 4). Sämtliche Zellen sind dicht gepackt mit Sekretgranula; sämtliche Zellen geben eine positive Reaktion mit einem Antikörper gegen ACTH und das 16 K-Fragment des Proopiocortin (Peroxidase-Antiperoxidase-Methode am entharzten, 0,5 µm dicken Eponschnitt). Identische Bilder wurden mit einem Antikörper gegen β-Endorphin erhalten

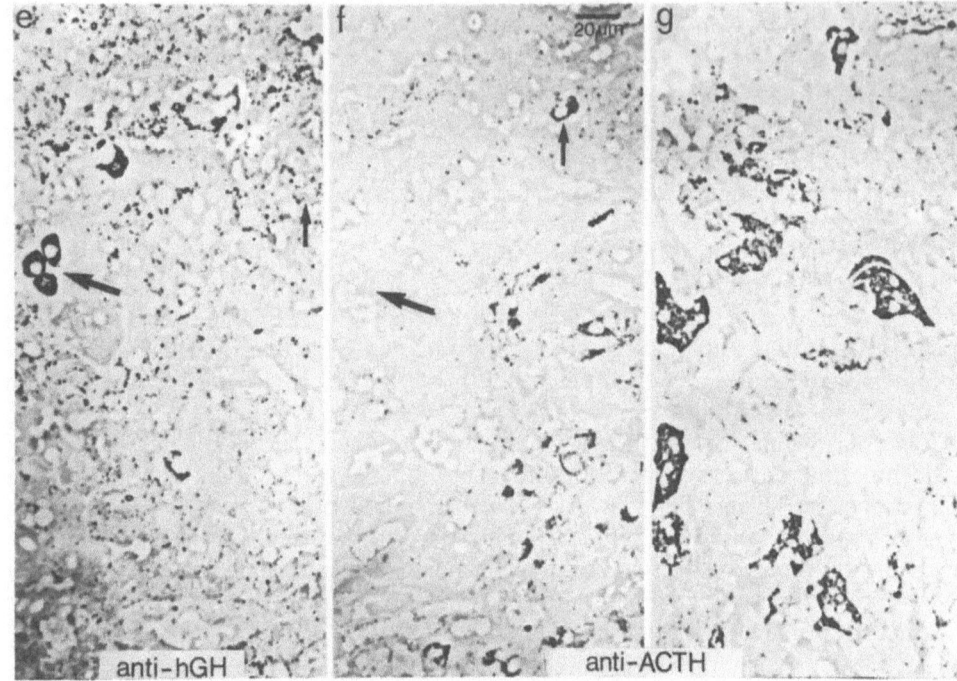

Abb. 6. Immunhistochemische Untersuchung des periadenomatösen Hypophysengewebes (gleiche Patientin wie Abb. 5). Es finden sich Abschnitte mit einzelnen und nestförmig angeordneten ACTH-positiven Zellen. Im linken Abschnitt Kontrollreaktion mit einem Antikörper gegen menschliches Wachstumhormon. Die Pfeile weisen auf identische Zellen mit unterschiedlicher Immunreaktivität in benachbarten Serienschnitten

schlüssig beantwortet werden kann. Es gibt Argumente für die eine wie die andere Annahme und es fehlt an übergreifenden Hypothesen, die imstande wären alle Phänomene zu erklären. Bezüglich des gegenwärtigen Standes der Diskussion dürfen wir auf eine kürzlich erschienene Übersichtsarbeit verweisen (Fehm und Voigt 1979).

Literatur

Fehm HL, Voigt KH, Lang RE, Beinert KE, Kummer GW, Pfeiffer EF (1977) Paradoxical ACTH response to glucocorticoids in Cushing's disease. N Engl J Med 297: 904–907 – Fehm HL, Voigt KH, Kummer GW, Lang RE, Pfeiffer EF (1979a) Differential and integral corticosteroid feedback effects on ACTH secretion in hypoadrenocorticism. J Clin Invest 63: 247–253 – Fehm HL, Voigt KH, Kummer GW, Pfeiffer EF (1979b) Positive rate-sensitive corticosteroid feedback mechanism of ACTH secretion in Cushing's disease. J Clin Invest 64: 102–108 – Fehm HL, Voigt KH (1979) Pathophysiology of Cushing's disease. In: Ioachim HL (ed) Pathobiology Annual 1979, vol 9. Raven Press, New York, pp 225–255 – Kaneko M, Hiroshige T (1978) Site of fast, rate-sensitive feedback inhibition of adrenocorticotropin secretion during stress. Am J Physiol 234: R46–R51 – Krieger DT (1978) The central nervous system and Cushing's disease. Med Clin North Am 62: 261–268 – Miura K, Aida M, Mihara A, Kato K, Ojima M, Demura R, Demura H, Okuyama M (1975) Treatment of Cushing's disease with reserpine and pituitary irradiation. J Clin Endocrinol Metab 41: 511–526 – Saeger W (1977) Die Morphologie der paraadenomatösen Adenohypophyse. Virchows Arch [Pathol Anat] 372: 299–314

Akromegalie*

Seige, K., Ulrich, F. E. (II. Med. Klinik und Poliklinik der Univ. Halle-Wittenberg, Halle)

Referat

Die physiologische Steuerung der Wachstumshormonsekretion (hGH) wird über Neurohormone vermittelt. 1973 gelang es Brazeau et al. die Struktur des Inhibiting Hormons (GRIH) aufzuklären. Es handelt sich um das Somatostatin, das inzwischen vollsynthetisiert wurde. Sein ubiquitäres Vorkommen und sein sich auf nahezu alle hormonellen Sekretionsprozesse erstreckender inhibitorischer Effekt haben berechtigte Zweifel an seiner Spezifität bezüglich der Wachstumshormonregulation aufkommen lassen [19, 28]. Bis heute ist die Strukturaufklärung des GRH nicht gelungen.

1978 beschrieben Nair et al. [18] ein aus Rinderhypothalami extrahiertes Peptid, das in vivo eine growth hormone releasing Aktivität bei Ratten zeigte. Die GRH und GRIH enthaltenden peptidergen Neuronen enden in der Eminentia medialis. Dieser Bereich des basalen Hypothalamus ist über das hypophysäre Portalsystem mit dem Hypophysenvorderlappen (HVL) verbunden. Die der hypophyseotropen Hormonbildung übergeordneten Strukturen setzen Neurotransmitter vom Monoamintyp frei. Dabei wird dem limbischen System, das eine Kontrollfunktion für hypophyseotrope Kernareale des Hypothalamus wahrnimmt, die Bildung von Serotonin zugeschrieben. In diesem Gebiet wurden auch GRH-haltige Zellen nachgewiesen. Noradrenalin und Dopamin wurden in den Nuclei ventromedialis und arcuatus gefunden. L-Dopa als Vorstufe des Dopamins stimuliert bei Gesunden die hGH-Sekretion. Ebenso wirkt das dopaminerge Apomorphin. 5-Hydroxytryptamin (Serotonin) soll gleichfalls einen stimulatorischen Effekt haben. Nach Müller et al. hemmt es jedoch, zumindest beim Hund, die hypoglykämieinduzierte hGH-Freisetzung. Die Wirkung wird hypothalamischen Regionen zugeordnet, in denen Glukorezeptoren lokalisiert sind. Die hGH-Sekretionshemmung durch Hyperglykämie und Erhöhung der freien Fettsäuren wird auf eine serotoninerge Regulation bezogen, weil beide Veränderungen mit einer Erhöhung der 5-Hydroxytryptaminsynthese einhergehen [5, 7, 9, 16, 17]. Die physiologische hGH-Sekretion wird durch alpha-Blocker gehemmt, durch beta-Blocker stimuliert. In Provokationstests zur Untersuchung der hGH-Sekretion wird der verstärkende Effekt einer beta-Blockade genutzt [24, 26]. Eine Übertragung tierexperimenteller Befunde auf den Menschen ist infolge Artspezifität meist nicht möglich. So ist selbst für den gesunden menschlichen Organismus die eindeutige Zuordnung hemmender und stimulierender Faktoren der suprahypophysären hGH-Regulation bislang noch nicht zu treffen.

Im Rahmen ätiopathogenetischer Überlegungen stellt sich die Frage nach einer hypophysären oder hypothalamischen Lokalisation der Akromegalieauslösung. Mit der Herausbildung eines Adenoms könnte die Steuerungsfähigkeit der somatotropen Elemente im HVL durch den Hypothalamus verlorengehen. Es sind jedoch

---

* Referat anläßlich der gemeinsamen Sitzung der Deutschen Gesellschaft für innere Medizin und der Deutschen Gesellschaft für Neurologie

Reaktionen der hGH-Sekretion bekannt, die als paradox bezeichnet werden. Sie geben Ansätze für Arbeitshypothesen zur Pathogenese der Akromegalie.

An dieser Stelle sei an die die Synthese und Sekretion betreffenden Gemeinsamkeiten des hGH und des Prolaktin erinnert. Sie haben ebenso wie gewisse strukturelle und funktionelle Übereinstimmungen ihren Ursprung in phylogenetischen Entwicklungsvorgängen [3, 13, 17, 21, 23]. L-Dopa, der Präkursor für Dopamin und Noradrenalin, induziert zumindest bei einem Teil der Akromegalen eine Depression der hGH-Werte. Aus dieser Gruppe rekrutieren sich die Patienten, deren hGH-Spiegel durch LHRH und TRH stimulierbar sind. Das betrifft 20% bzw. 60% der Akromegalen. Eine hGH-Depression läßt sich auch durch spezifische Dopaminrezeptorstimulatoren hervorrufen. Eine Vielzahl von pharmakologischen Studien bestätigt die paradoxe dopaminerge Hemmung und fand sie auch für antiserotoninerge Substanzen wie Methysergid und Methergolin als dopaminerg vermittelt [10, 17, 23, 27]. Die heute bekannten Möglichkeiten einer pharmakologischen Beeinflussung der hGH-Sekretion und -synthese (?) bei der Akromegalie geben für die Betrachtung ihrer Pathogenese einige interessante Denkanstöße.

Eine rein hypophysäre Genese könnte begründet werden mit dem Verschwinden der paradoxen Reaktionen nach radikaler Entfernung der Adenome. Das gilt sowohl für die durch TRH und LHRH als auch für die durch dopaminerge Substanzen hervorgerufenen hGH-Spiegelveränderungen. In vitro kann mit ihnen an Adenomgewebe eine hGH-Sekretionsstimulierung oder -hemmung induziert werden.

Die Erklärung für diese Phänomene, die gleichzeitig die hypophysäre Genese der Akromegalie unterstützt, könnte in einer Entdifferenzierung der Rezeptoren der Adenomzelle gesucht werden. Diese kann nicht mehr zwischen den einzelnen Stimuli unterscheiden. Auch könnten dopaminerge Substanzen physiologisch im Hypothalamus stimulierend und in der Hypophyse hemmend auf die hGH-Sekretion wirken. Im gesunden Organismus überwiegt der stimulierende Effekt. Durch einen Kontaktverlust zwischen Hypothalamus und Hypophyse kommt es zum Überwiegen der Hemmung am HVL.

Die Hypothese impliziert, daß das paradoxe Verhalten der hGH-Sekretion eine Eigenschaft der hypophysären Autonomie ist. Die auf dopaminerge Substanzen nicht mit einem hGH-Abfall reagierenden Non-Responder unterlägen dann einer hypothalamischen Steuerung. Dieses Verhalten des hGH korrespondiert nahezu vollständig mit dem des Prolaktins und scheint individuell festgelegt zu sein. Unter Berücksichtigung der Gemeinsamkeiten dieser beiden Hormone wäre somit auch an eine Bildung in einer somatomammotrophen Zelle zu denken. Diese könnte entweder in unterschiedlichen Anteilen hGH oder Prolaktin produzieren, oder diese Doppelfunktion über eine Shift-Reaktion wahrnehmen. Untersuchungen in vitro und der Nachweis erhöhter Prolaktinspiegel bei der Akromegalie – speziell bei Respondern – lassen auch dieser Ansicht eine gewisse Bedeutung zukommen [13, 16, 17, 22, 28, 30].

Mit der Annahme eines unterschiedlichen Anteils von somatomammotrophen Zellen oder Zellen mit TRH oder dopaminempfindlichen Rezeptoren lassen sich Response und Non-Response und alle dazwischenliegenden Verhaltensweisen als auf hypophysärer Ebene vermittelte Vorgänge auffassen. Jedoch gibt es für keine der angeführten Vorstellungen bislang so stichhaltige Beweise, daß eine hypothalamische Genese der Akromegalie völlig ausgeschlossen wäre. So könnte TRH im Hypothalamus eine Minderung des dopaminergen Tonus bedingen. Insbesondere die Unbeeinflußbarkeit der TRH-induzierten hGH-Freisetzung durch dopaminerge Substanzen und das Wiederauftreten des tiefschlafgekoppelten Hormonanstieges unter dopaminerger Behandlung sprechen eher dafür, daß hypothalamische Areale für dieses Verhalten und damit für die Entstehung der Akromegalie verantwortlich sind [10, 13]. Der Nachweis eines GH-ausschüttenden Faktors im Serum Akromegaler ist in in vitro-Versuchen an Affenhypophysen gelungen und läßt eine hypothalamische Mehrbildung von GRH annehmen [8].

Derzeit entspricht wohl die Annahme, daß zwei Formen der Akromegalie, eine hypophysäre und eine − vorsichtig ausgedrückt − suprahypophysäre bestehen, unseren Erkenntnissen am besten. Eine weitere Klärung ist erst zu erwarten, wenn GRH-Bestimmungen Einblicke in die hGH-bezogenen Regelmechanismen des Hypothalamus gestatten. Auch die Problematik der Akromegalen mit normalen hGH-Spiegeln, abnormem Regulationsverhalten und fehlendem Hypophysentumor wird dann transparenter [2, 4, 15].

Die fehlende Koinzidenz zwischen der Höhe der hGH-Spiegel und den klinisch-metabolischen Erscheinungen bei der Akromegalie läßt sich nicht durch differente Anteile des biologisch weniger wirksamen big-big- und big-hGH an der Sekretion erklären [28]. Über Konversionsmöglichkeiten bestehen unterschiedliche Meinungen. Die metabolische Clearance für hGH wird bei Akromegalen sowohl normal als auch vermindert gefunden. Unterschiede wurden in der Bindungsfähigkeit des little-hGH im Radiorezeptorassay gesehen. Eine abartige Struktur und Wirkung des little-hGH könnten damit durchaus für die oft fehlende Übereinstimmung zwischen dem Ausmaß des hGH-Exzesses und der Klinik als Erklärung dienen. Ein selektives Ansprechen biologisch stärker wirksamer hGH-Fraktionen auf dopaminerge Substanzen könnte auch der Grund für klinische Besserungen trotz ungenügender hGH-Suppression sein [23, 28].

Eine Erhöhung der Somatomedine im Serum wurde bei Akromegaliepatienten mit erhöhten und normalen hGH-Spiegeln gefunden. Eine eindeutige Zuordnung dieser Substanzen zur Pathogenese der Akromegalie ist bisher nicht möglich [6].

Bereits 1772 berichtete Saucerotte über einen Fall von „Acroissement singulier en grosseur des os d'un homme agé de 39 ans". 1868 − also vor mehr als 100 Jahren − beschrieb Pierre Marie unter dem Begriff Akromegalie eine „Hypertrophie singulaire noncongénitale des extrémités supérieures, inférieures et céphalique" [11, 28].

Die Akromegalie ist eine seltene Erkrankung ohne Geschlechtsbevorzugung. Sie tritt vorweigend im dritten und vierten Lebensjahrzehnt auf. Unbehandelt haben die Patienten eine mittlere Lebenserwartung von 13 Jahren. Zwischen den Erstsymptomen und der Diagnose liegen oft mehr als 10 Jahre. Anamnestisch finden sich diskrete Störungen im Antriebs- und Sexualverhalten, oft schon in der Pubertät. 25% der endokrin aktiven HVL-Tumoren rufen eine Akromegalie hervor. Etwa 5% bilden hGH und Prolaktin gleichzeitig und sind damit bihormonell. Morphologisch entsprechen 95% der Adenome bei der Akromegalie hochdifferenzierten oder undifferenzierten eosinophilen Tumoren. Der Rest wird chromophoben Geschwülsten, Hyperplasien oder ektopischen Hormonbildungen zugeschrieben [12, 20, 21, 25]. Die Akromegalie ist die Folge eines Wachstumshormonüberschusses. Tagesschwankungen der Hormonspiegel, abhängig von körperlicher Aktivität und Stoffwechsel, sind nicht selten. Die Diagnose ist mit Hilfe der radioimmunologischen Bestimmung des hGH im Serum und mit der Untersuchung der Stimulierbarkeit oder

Hemmung der Hormonausschüttung zu stellen. Auch das *paradoxe* Verhalten des hGH geht in die Diagnostik mit ein. Die seltene Form der normosomatotropen Akromegalie wird durch die gestörte Sekretionsdynamik erkannt. Sekundäre Hormonstörungen müssen durch gründliche endokrine Untersuchungen ausgeschlossen werden. Sellaziel- und -schichtaufnahmen, Computertomografie, Angiografie und Kontrollen der Gesichtsfelder sind nötig. Die klinische Symptomatik ist bekannt. Sie wird auch durch sekundäre Auswirkungen und durch die Raumforderung des sellären oder suprasellären Prozesses mitbestimmt [4, 15, 20].

Der klassische Phänotyp sollte vermuten lassen, daß dem „klinischen Blick" größte diagnostische Sicherheit zukommt. Trotz deutlicher Ausprägung der akromegalen Merkmale wird die Erkrankung jedoch erstaunlich oft übersehen, wie die Krankengeschichte eines 49jährigen Mannes zeigt. Seit Anfang der 60er Jahre vergrößerten sich Hände und Füße, die Stimme wurde tiefer, und eine starke Ermüdbarkeit trat auf. 1968 kam es zu Zuständen von Narkolepsie mit Einschlafen im Stehen und am Lenkrad! Erst 1971 − 10 Jahre nach den Initialsymptomen − wurde die Diagnose „Akromegalie" gestellt und eine transphenoidale Hypophysektomie durchgeführt. Nach vorübergehender Besserung traten vor 5 Jahren wieder narkoleptische Zustände auf. Es entwickelte sich erneut ein Hypersomatotropismus. Seit 3 Monaten steht der Patient in unserer Kontrolle. Die auf 250 µE/ml erhöhten hGH-Werte konnten durch 20 mg Parlodel täglich auf 50 µE/ml gesenkt werden. Ein Rezidiv des Hypophysentumors ist anzunehmen und wird zur Zweitoperation führen.

Bei einer 39jährigen Frau wurde 1971 transfrontal ein eosinophiles Hypophysenadenom entfernt. Auch hier lagen mehr als 8 Jahre zwischen den ersten akromegalen Symptomen und der Operation. Das Operationsergebnis war unbefriedigend, da die hGH-Werte nie 200 µE/ml unterschritten. Ein Parlodel-Behandlungsversuch schlug fehl. Anfang 1980 Zweitoperation und jetzt Rekonvaleszenz. Für diese Frau hat sich die Akromegalie in ihrer ganzen Tragik dargestellt, da eine Zwillingsschwester als „gesunder" oder „normaler" Phänotyp ihr die eigene Verunstaltung nahezu spiegelbildlich vor Augen führte!

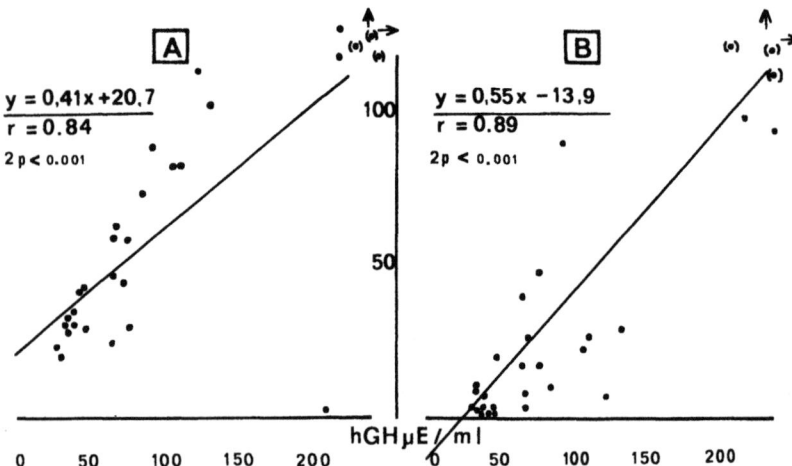

Abb. 1. Korrelationen zwischen ΔhGH [A], therapeutischem Optimum [B] und hGH-Ausgangswerten unter Parlodel ($n = 29$)

Die Therapie der Akromegalie wird heute mehr denn je vom Gedanken der Frühoperation bestimmt. Die neurologisch-neurochirurgische Konsultation ist unabhängig vom Sellabefund notwendig. Die Operation sollte, zumindest was das Chiasma-Syndrom anbelangt, präventiven Charakter haben. Die Methoden der Mikro- und Kryochirurgie und der transphenoidale Zugang haben die Ergebnisse entscheidend günstiger gestaltet. Läßt sich ein Hypophysentumor nicht nachweisen, und ist der Neurochirurg nicht von der Notwendigkeit eines Eingriffes zu überzeugen, oder stehen andere Gründe einer Operation entgegen, ist eine radiologische Therapie mit schweren Partikeln oder ^{90}Yttrium anzustreben. Mangeln andere Möglichkeiten, ist auch die konventionelle Bestrahlung einsetzbar [20, 29].

Erst wenn die postoperative Senkung der hGH-Spiegel nicht ausreicht, sollte eine Pharmakotherapie mit Bromocriptin einsetzen [1]. Präoperativ ist sie nur bei mäßig ausgeprägter Akromegalie mit fehlendem Tumornachweis oder bei objektiv begründeter Operations- und Bestrahlungsunfähigkeit indiziert.

Allenfalls kann sie während einer Bestrahlung zusätzlich angewandt werden. Eine engmaschige interdisziplinäre Kontrolle ist bei all diesen Patienten zwingend. Eine Hemmung des Tumorwachstums unter Pharmakotherapie ist für die Akromegalie bisher nicht erwiesen [14].

Die von uns mit Parlodel behandelten Patienten zeigten allgemein ein gutes Ansprechen, wenn wir auch nicht immer das angestrebte Optimum von Serum-hGH

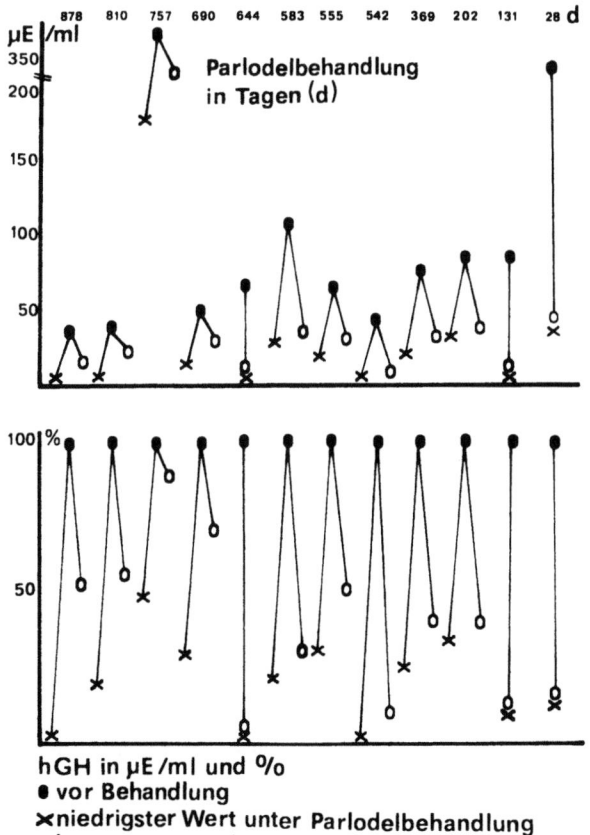

hGH in µE/ml und %
● vor Behandlung
× niedrigster Wert unter Parlodelbehandlung
○ letzter Kontrollwert   „   „

Abb. 2

unter 20 µE/ml erreichten. Wir sahen jedoch eine eindeutige Beziehung zwischen den hGH-Ausgangswerten und den Parlodel-abhängigen Suppressionen (Abb. 1).

Außerdem stellten wir zu verschiedenen Kontrollzeiten unterschiedliche Wirkungen auf den hGH-Spiegel fest. Dies möchten wir eher auf Spontanschwankungen des Wachstumshormonspiegels als auf eine fehlende Compliance der Patienten zurückführen. Es ist jedoch auch nicht ausschließbar, daß im Längsschnitt eine gewisse Abschwächung der hGH-Hemmung eintritt (Abb. 2).

In all unseren Fällen wurde maximal 20 mg Parlodel täglich auf drei Einnahmezeiten verteilt gegeben.

Unsere Kenntnisse über die Pathogenese der Akromegalie haben in den letzten Jahren durch Entdeckung und Einführung dopaminerger Behandlungsprinzipien an Tiefe gewonnen. Die Beziehungen zwischen physiologischen Steuerungen und pharmakologischen Effekten sind Anlaß für Hypothesen, die mit unterschiedlichem Gewicht Denkanstöße zur Klärung der Frage nach einer hypothalamischen oder hypophysären Genese des organischen Hypersomatotropismus gegeben haben. Die vollgültige Antwort steht noch aus, jedoch mehren sich die Anzeichen, daß die Akromegalie, ähnlich wie das Cushing-Syndrom oder andere Endokrinopathien, eine Krankheit ist, deren Entstehungsursachen für das Individuum auf unterschiedlichen Regulationsebenen zu suchen sind.

Literatur

1. Belforte L, Camanni F, Liuzzi A, Massara F, Molinatti GM, Müller EE, Silvestrini F (1977) Acta Endocrinol (Kbh) 85: 235–248 – 2. Camanni F, Massara F, Rosatello A, Molinatti GM (1977) J Endocrinol 44: 465–473 – 3. Clark BJ, Flückiger E, Loew DM, Vigouret J-M (1978) Triangle 17: 21–31 – 4. Feingold KR, Goldfine ID, Weinstein PhR (1979) J Neurosurg 50: 503–507 – 5. Fraser WM, Tucker HSt, Grubb SR, Wigand JP, Blackari WG (1979) Horm Metab Res 11: 149–155 – 6. Froesch ER (1979) Schweiz Rundschau Med 13: 412–416 – 7. Fuxe K (1978) Triangle 17: 1–11 – 8. Hagen TC, Lawrence AM, Kirsteins L (1971) J Clin Endocrinol Metab 33: 448–451 – 9. Hornykiewicz O (1978) In: Bromocriptin (Parlodel). Symposion vom 1. 4. 1978 in Wien. Hrsg. Sandoz-Gesellschaft Wien, S 7–27 – 10. Ishibashi M, Yamaji T, Kosaka K (1977) J Clin Endocrinol Metab 45: 275–279 – 11. Kinnman J (1978) In: Fahlbusch R, Werder K von (eds) Treatment of pituitary adenomas. Thieme, Stuttgart, pp 130–154 – 12. Landolt AM (1979) J Histochem Cytochem 10: 1395–1397 – 13. Liuzzi A, Verde G, Chiodini PG (1978) Triangle 17: 41–47 – 14. McGregor AM, Scanlon MF, Hall R, Hali K (1979) Br Med J 2: 700–703 – 15. Mims RB, Bethune JE (1974) Ann Intern Med 81: 781–784 – 16. Müller EE, Gil-Ad I, Panerai AE, Sechhi C, Luzzi A, Chiodini PG, Silvestrini F (1976) Excerpta Medica, Amsterdam Oxford, pp 211–231 (Intern Congr Series No 374) – 17. Müller EE, Chiodini PG, Cocchi D, Panerai AE, Oppizzi G, Colussi G, Locatelli V, Liuzzi A (1978) In: Fahlbusch R, Werder K von (eds) Treatment of pituitary adenomas. Thieme, Suttgart, pp 360–377 – 18. Nair RMG, Villier G de, Barnes M, Antalis J, Wilbur DL (1978) Endocrinology 103: 112–120 – 19. Neeb S, Grabner W (1978) Med Klin 73: 1489–1498 – 20. Neeb S, Grabner W (1979) Med Klin 74: 573–580 – 21. Pasteels JL (1978) Triangle 17: 55–61 – 22. Peillon F, Cesselin F, Garnier PE, Brandi AM, Donnadieu M, Hermite ML, Dubois MP (1978) Acta Endocrinol (Kbh) 87: 701–715 – 23. Quabbe HJ (1978) In: Fahlbusch R, Werder K von (eds) Treatment of pituitary adenomas. Thieme, Stuttgart, pp 47–60 – 24. Rohrberg R (1979) Inaugural-Dissertation, Halle – 25. Saeger W (1978) Endokrinologie 71: 45–59 – 26. Schönberger W, Grimm W, Ziegler R (1979) Dtsch Med Wochenschr 104: 1811–1813 – 27. Smythe GA, Compton PJ, Lazarus L (1976) Excerpta Medica, Amsterdam Oxford New York, pp 222–235 (Intern Congr Series No 381) – 28. Werder K von (1975) Wachstumshormone und Prolactin-Sekretion des Menschen. Urban & Schwarzenberg, München Berlin Wien – 29. Wilson ChB, Dempsey LC (1978) J Neurosurg 48: 13–22 – 30. Winkelmann W, Fricke U, Hadam W, Heesen D, Mies R (1978) In: Fahlbusch R, Werder K von (eds) Treatment of pituitary adenomas. Thieme, Stuttgart, pp 87–90

Hyperprolaktinämie*

Werder, K. v. (Med. Klinik Innenstadt), Fahlbusch, R. (Neurochirurg. Klinik im Klinikum Großhadern), Rjosk, H. K. (I. Frauenklinik der Univ. München)

Referat

1. Einleitung

Die Entdeckung und Strukturaufklärung eines eigenständigen humanen Prolaktins (hPRL) und die Möglichkeit, es beim Menschen radioimmunologisch zu messen, hat zu neuen Erkenntnissen in der Neuroendokrinologie und in der Reproduktions-Endokrinologie geführt [22]. Das humane Prolaktin ist ein einkettiges Peptidhormon mit drei Disulfidbrücken und einem Molekulargewicht von 22 000 [18]. Es ist chemisch dem humanen Wachstumshormon ähnlich, mit dem es sich zusammen mit dem placentaren Laktogen aus einem gemeinsamen Urpeptid entwickelt hat [13]. Im Gegensatz zum Wachstumshormon, dessen chemische Struktur bei verschiedenen Spezies sehr unterschiedlich ist, hat das Prolaktin-Molekül während der Evolution keine großen Änderungen erfahren [13]. Dies steht ganz im Gegensatz zur biologischen Aktivität, die bei verschiedenen Spezies erheblich variiert. Bei Fischen und Reptilien ist das Prolaktin für die Regulation des Salz- und Wasserhaushaltes verantwortlich, dazu wirkt es bei Fischen auf das Integument und motiviert zur Brutpflege. Bei Vögeln greift es in den Fett- und Kohlehydratstoffwechsel ein und bei Nagern wirkt es vornehmlich luteotrop [22]. Beim Menschen steht die Wirkung auf die Brustdrüse der Frau im Vordergrund (Tabelle 1). So ist es für die Galactopoese und die Lactogenese, d. h. die Aufrechterhaltung und das Einsetzen der Laktation erforderlich. Für die Ausbildung der Brustdrüse, der Mammogenese, ist hPRL neben Oestrogenen und weiteren anabolen Hormonen ebenfalls notwendig [22]. Weiterhin ist es für die Aufrechterhaltung des Corpus luteum von Bedeutung, wobei der luteotrope Effekt allerdings bei anderen Spezies weitaus mehr im Vordergrund steht, was ursprünglich dazu geführt hat, daß der Name „luteotropes Hormon – LTH " und Prolaktin synonym gebraucht wurden [22]. Beim Mann hat Prolaktin keine physiologische Bedeutung.

2. Regulation der Prolaktin-Sekretion

Als einzigstes Hypophysenvorderlappen-Hormon steht das Prolaktin unter vorwiegend inhibitorischer hypothalamischer Kontrolle. Dabei handelt es sich bei dem Prolaktin-Inhibiting-Faktor um das biogene Amin Dopamin [11]. Ob es neben Dopamin noch einen weiteren peptidergen PIF gibt, ist nicht bekannt [11, 22].

Tabelle 1. Physiologische Bedeutung des Prolaktin bei der Frau

1. Galaktopoese
2. Laktogenese
3. Mammogenese
4. Luteotroper Effekt

---

* Referat anläßlich der gemeinsamen Sitzung der Deutschen Gesellschaft für innere Medizin und der Deutschen Gesellschaft für Neurologie

Dopamin wirkt aber nicht nur über seine PIF-Natur inhibierend auf die laktotrophe Zelle, sondern hat auch einen hypothalamischen Angriffspunkt als Neurotransmitter für die tubero-infundibulären dopaminergen Neuronen.

Neben dem dominierenden PIF gibt es noch einen Prolaktin-Releasing-Faktor (PRF), wobei vieles darauf hinweist, daß sich dieser von dem TRH unterscheidet, das ebenfalls zu einer Stimulation der Prolaktin-Sekretion führt [11, 22].

Zu den physiologischen Stimula der Prolaktin-Sekretion gehört der Saugreiz beim Stillen. Allein der taktile Reiz an der Mammille führt zur Auslösung des neuroendokrinen Reflexes, der die Prolaktin-Ausschüttung hervorruft. Die Prolaktin-Spiegel sind bei Frauen geringfügig höher als beim Mann, was durch die permissive Wirkung der Oestrogene auf die Prolaktin-Sekretion zu erklären ist. Deshalb kommt es auch im Verlauf der Schwangerschaft zu einem kontinuierlichen Anstieg der Prolaktin-Spiegel [14, 17].

Streß führt ebenfalls zu einer Stimulation der Prolaktin-Sekretion, wobei dessen Bedeutung völlig ungeklärt ist. Mit dem Standard-Streß-Test, der Insulin-Hypoglykämie, läßt sich deshalb nicht nur die Wachstumshormon- und ACTH-Sekretion, sondern auch die Prolaktin-Sekretion beurteilen.

Die Prolaktin-Sekretion unterliegt einem Tagesrhythms. Dabei steigen die Spiegel in der zweiten Hälfte der Nacht zum Morgen hin langsam an, um im Verlauf des Tages wieder abzufallen [22].

3. Hyperprolaktinämischer Hypogonadismus

Pathophysiologisch spielt die verminderte Prolaktin-Sekretion, die zur Stillunfähigkeit sowie zur Corpus luteum-Insuffizienz führen kann, keine große Rolle. Im Vordergrund steht hingegen die vermehrte Prolaktin-Sekretion, die Hyperprolaktinämie. Auf Gund der für das Prolaktin einzigartigen überwiegend inhibitorischen

Tabelle 2. Ursachen der Hyperprolaktinämie

A. *Physiologische Ursachen*
   1. Gravidität
   2. Postpartale Laktation
   3. Streß (Insulin-Hypoglykämie, Operation etc.)

B. *Pathologische Ursachen*
   1. Prolaktin-produzierendes Hypophysenadenom (Prolaktinom)
      a) Makroprolaktinom (generelle Vergrößerung der Sella turcica)
      b) Mikroadenom (normale Sella turcica oder diskrete Veränderungen der Sella-Kontur)
   2. Störung des PIF-Transports zur Adenohypophyse oder der PIF-Produktion
      a) Kompression durch einen endokrin-inaktiven bzw. nicht PRL-produzierenden Tumor
      b) Hypophysenstiel-Durchtrennung
      c) Granulomatöse Erkrankungen der basalen Hirnhäute
      d) Supraselläre Tumoren (z. B. Kraniopharyngeom)
   3. Pharmaka
      a) Dopaminantagonisten
      b) Katecholamindepletoren
   4. Hypothalamische Stimulation bei Hypothyreose (endogenes TRH)
   5. Andere seltene Ursachen
      a) Herpes zoster-Encephalitis
      b) Trauma der Thoraxwand
      c) Ektopische PRL-Produktion

hypothalamischen Kontrolle können sowohl hypophysäre als auch hypothalamische Erkrankungen zu einer Prolaktin-Mehrsekretion führen (Tabelle 2). Ein Prolaktinproduzierendes Hypophysenadenom, ein sogenanntes Prolaktinom, kann zu einer Erweiterung oder Destruktion der Sella turcica führen. Bei röntgenologisch normaler Sella turcica kann ein Mikroprolaktinom Ursache der Hyperprolaktinämie sein. Ist die Sella vergrößert bzw. destruiert, muß allerdings das Prolaktin nicht im Tumor selbst gebildet werden. Bei suprasellärer Extension und Kompression des Hypophysenstiels kann PIF die Rest-Hypophyse nicht erreichen, die so enthemmt vermehrt PRL sezerniert. Auch bei suprasellären Prozessen, z. B. Kraniopharyngeomen, ist die Hyperprolaktinämie durch die Zerstörung der PIF-freisetzenden hypothalamischen Zentren bedingt. Prozesse an der Schädelbasis, z. B. granulomatöse Erkrankungen, können ebenso wie eine Hypophysenstiel-Durchtrennung den PIF-Transport zur laktotrophen Zelle des HVL stören, was eine Hyperprolaktinämie zur Folge hat. Sehr häufig ist die Hyperprolaktinämie medikamentös induziert. Hier stehen im Vordergrund die Dopaminantagonisten, bzw. Katecholamin-Depletoren (Tabelle 3). Selten ist die Ursache der Hyperprolaktinämie eine die inhibierende Kontrolle überwiegende vermehrte hypothalamische Stimulation. Bei schweren Hypothyreosen kann die vermehrte endogene TRH-Sekretion zu einer persistierenden Hyperprolaktinämie mit Amenorrhoe und Galaktorrhoe führen [20].

Die klinische Symptomatik der Hyperprolaktinämie ist bei Frauen durch Amenorrhoe oder anovulatorische Zyklusstörungen geprägt. Dazu findet sich in 70% der Fälle eine Galaktorrhoe sowie Störungen der sexuellen Aktivität [19, 20]. Auch leichte Virilisierungserscheinungen sind häufig zu beobachten [15, 16, 20].

Bei Männern stehen Störungen der sexuellen Aktivität ganz im Vordergrund, eine Galaktorrhoe ist eher selten [20]. Ist die Ursache ein Prolaktinom, so können durch lokale Einwirkungen des Hypophysenadenoms neben weiteren Partialausfällen der HVL-Funktion Gesichtsfeldeinschränkungen durch suprasellärer Tumorextension und Kopfschmerzen auftreten [24].

Die Ursache der Amenorrhoe bzw. der Libido- und Potenzstörungen ist ein hypothalamischer Hypogonadismus. Beim Gesunden hemmt Prolaktin über eine Steigerung des hypothalamischen Dopamin-Umsatzes seine eigene Freisetzung (Abb. 1). Dopamin hemmt ferner die LHRH-Sekretion und damit die Gonadotropin-Sekretion. Bei der Hyperprolaktinämie ist die hypothalamische Dopamin-Konzentration erhöht, ohne daß dadurch die autonome hypophysäre Prolaktinsekretion wesentlich beeinflußt wird. Die endogene LHRH-Freisetzung wird allerdings supprimiert, was zu einem hypogonadotropen Hypogonadismus führt (Abb. 1). Der LHRH-Mangel führt zu einer sekundären Atrophie der gonado-

Chlorpromazin Perphenazin Sulpirid Met oclopramid Pimozid Butyrophenone alpha-methyl-Dopa Reserpin Oestrogene (hohe Dosierung)	**Tabelle 3.** Pharmaka mit stimulierender Wirkung auf die Prolaktin-Sekretion

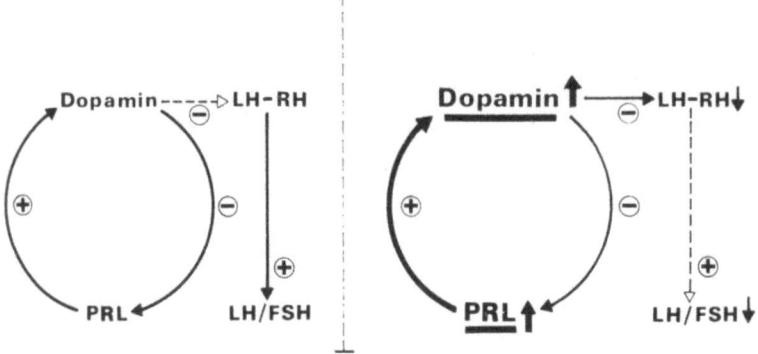

Abb. 1. Interaktion zwischen Prolaktin und Gonadotropin-Sekretion. Normalzustand (links), hyperprolaktinämischer Hypogonadismus (rechts)

trophen HVL-Zellen, die gegenüber einer exogenen LHRH-Applikation refraktär bleiben [4, 16, 17]. Die Stimulierbarkeit der LH- und FSH-Sekretion durch exogenes LHRH bleibt erst nach länger dauernder Hyperprolaktinämie aus, mit einer sekundären Atrophie der gonadotrophen Zellen infolge des endogenen LHRH-Mangels gut vereinbar [17].

Die Hyperprolaktinämie ist keine seltene Erkrankung. So wird die Häufigkeit der Hyperprolaktinämie als Ursache einer Amenorrhoe je nach Autor mit 10–40% angegeben [20]. Wir fanden bei 750 Patienten mit sekundärer Amenorrhoe in etwa 19% eine Hyperprolaktinämie (Abb. 2).

Der Prolaktin-produzierende Hypophysentumor ist das häufigste Hypophysenadenom überhaupt. Nach Einführung der Prolaktin-Bestimmung hat sich herausgestellt, daß ein Großteil der früher als endokrin-inaktiv angesehenen Adenome Prolaktin-produzierende Tumoren waren [9].

Von 307 hyperprolaktinämischen Patienten, die in unserer Klinik beobachtet wurden, fand sich bei 133 Frauen eine völlig normale Sella turcica (Abb. 3). Bei 68 Patientinnen fand sich die Sella geringfügig deformiert, auf ein Mikroadenom

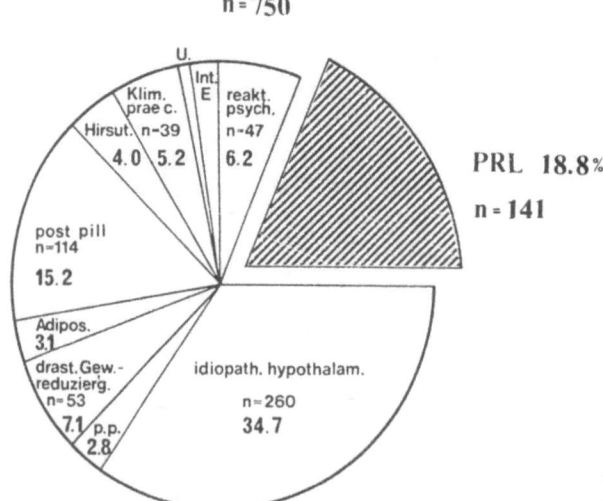

Abb. 2. Ursachen der sekundären Amenorrhoe bei 750 Patientinnen

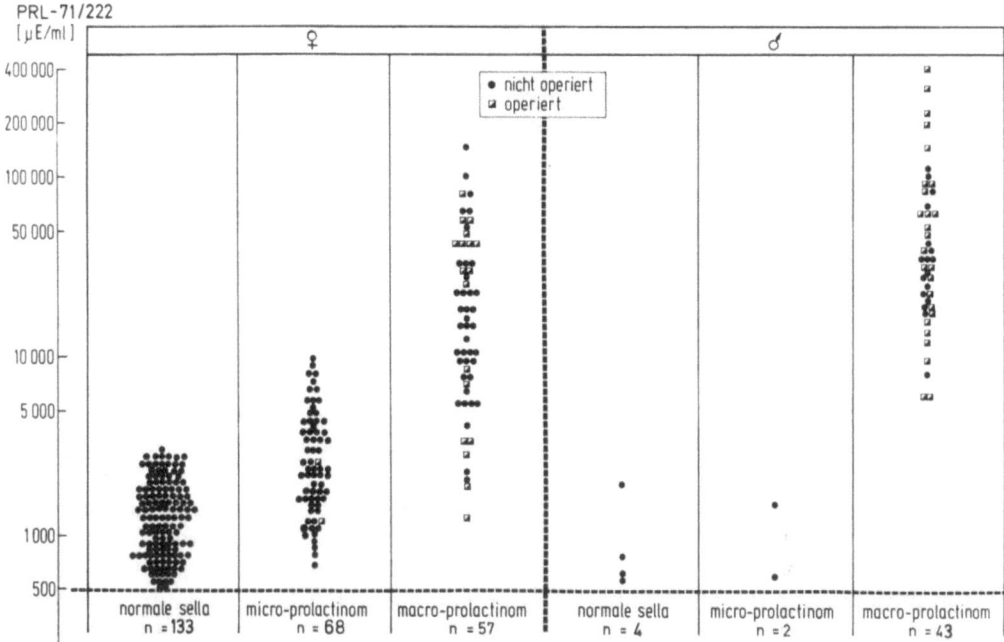

Abb. 3. Prolaktin-Spiegel bei 307 hyperprolaktinämischen Patienten mit Hypogonadismus mit und ohne Hinweis auf Vergrößerung der Sella turcica

hinweisend. Im Gegensatz zu den Frauen fand sich bei den hyperprolaktinämischen Männern nur selten eine normale Sella turcica bzw. röntgenologische Hinweise auf ein Mikroadenom. Bei all diesen Patienten war eine medikamentöse Ursache der Hyperprolaktinämie vorher ausgeschlossen worden. Kein wesentlicher Geschlechtsunterschied fand sich allerdings bei Patienten mit großen Hyperphysenadenomen, sogenannten Makroprolaktinomen. Es ist anzunehmen, daß es sich bei Mikro- und Makroprolaktinomen um zwei verschiedene Krankheitsbilder handelt. Letztere sind bei Männern und Frauen nahezu gleich häufig und zeichnen sich durch eine ausgeprägte Wachstumstendenz aus, wogegen Mikroprolaktinome praktisch ausschließlich bei der Frau vorkommen, wahrscheinlich Oestrogen-begünstigt sind und keinem ausgeprägten Proliferationsreiz unterliegen [17, 23, 24]. Der basale Prolaktinspiegel zeigt dabei eine gute Korrelation zu der Größe des Hypophysenadenoms (Abb. 3).

Die relative Häufigkeit der Hyperprolaktinämie hat die WHO dazu veranlaßt, die Prolaktin-Bestimmung als erste hormonanalytische Maßnahme bei Störungen der weiblichen und männlichen Fertilität zu empfehlen [3].

4. Therapie der Hyperprolaktinämie

Patienten mit hypophysären Hormonexzessen müssen einmal wegen einer Raumforderung im Bereich der Sella turcica, zum anderen wegen der Hormonmehrsekretion behandelt werden. Letztere wäre keine unbedingte Indikation für ein operatives Vorgehen, wenn eine adäquate medikamentöse Therapie zur Verfügung stände. Für den Morbus Cushing sowie für einen Großteil der Akromegalen gibt es allerdings keine effektive medikamentöse Therapie [23]. Im Gegensatz dazu hat die Einführung der langwirksamen Dopaminagonisten wie Bromocriptin dazu geführt, daß bei der Hyperprolaktinämie die medikamentöse Therapie zu einer echten Alternative zur chirurgischen Behandlung geworden ist. Obwohl die Wirksamkeit von Bromocriptin gut dokumentiert ist, ist immer noch kontrovers, ob Patienten mit radiologischen Hinweisen für ein Hypophysenadenom einer primären medikamentösen oder chirurgischen Therapie zugeführt werden sollen. Ziel der Behandlung der Hyperprolaktinämie ist einmal die Normalisation der Prolaktin-Sekretion sowie die Verminderung des Adenomgewebes. Es besteht kein Zweifel über die Art der Behandlung großer Prolaktinome, die zur suprasellären Extension und sich schnell entwickelndem Chiasma-Syndrom führen. Da eine rasche Verminderung der Gewebsmasse ganz im Vordergrund steht, ist die neurochirurgische Intervention die Therapie der Wahl.

Allerdings führen neurochirurgische Interventionen praktisch nie zu einer Normalisation extrem erhöhter Prolaktin-Spiegel bei Patienten mit großen Makroprolaktinomen (Abb. 4). Bei Patienten mit Mikroprolaktinomen oder auch intrasellären Makroprolaktinomen mit wenig erhöhten Prolaktin-Spiegeln sind die operativen Resultate deutlich besser (Abb. 4). Diese Patienten werden normalerweise auf transsphenoidalem Wege operiert, dagegen müssen große invasive Makroprolaktinome transfrontal oder aber kombiniert transsphenoidal-transfrontal angegangen werden [8].

Mikroadenome mit einem Durchmesser von 2–3 mm und nur mäßig erhöhten Prolaktin-Spiegeln können operativ praktisch immer normalisiert werden. Da diese

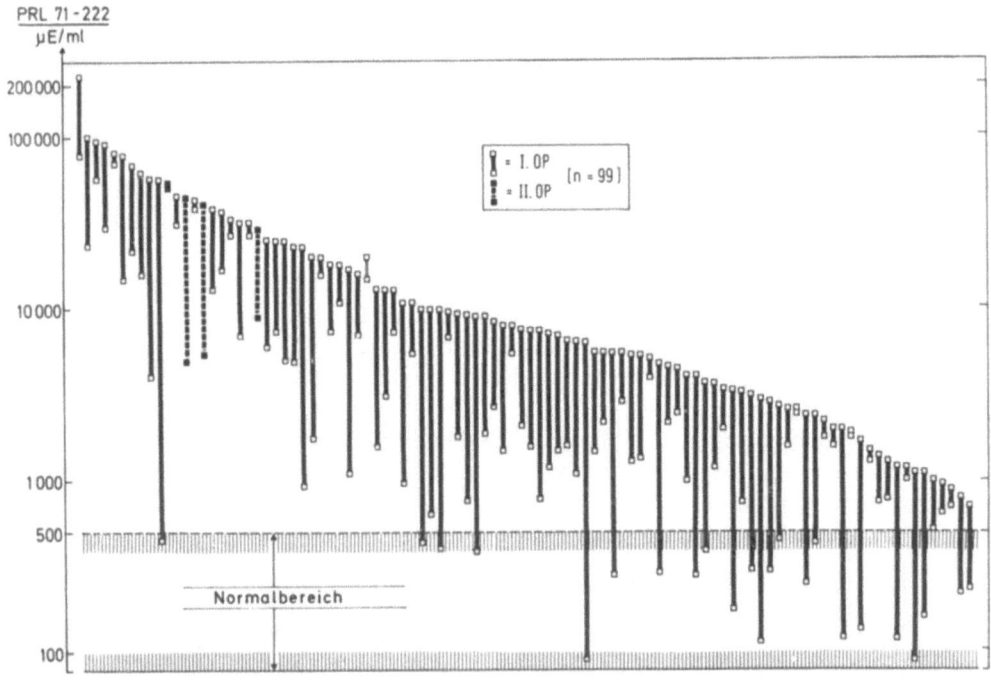

Abb. 4. Präoperative und postoperative Prolaktin-Spiegel bei 99 Patienten mit Prolaktinomen. Der postoperative Prolaktin-Spiegel wurde 1–2 Monate nach dem neurochirurgischen Eingriff gemessen

Patienten allerdings immer gut auf Bromocriptin ansprechen, ist es fraglich, ob diese Patienten überhaupt operiert werden müssen. Bei Patienten mit völlig normaler Sella turcica und Hyperprolaktinämie ist die Operation kontraindiziert, zumal Spontanverläufe unbehandelter Hyperprolaktinämie-Patienten über mehrere Jahre gezeigt haben, daß es bei solchen Patienten praktisch nie zu einem Adenomwachstum kommt [17].

Es gibt nur wenig Berichte in der Literatur, die die Effektivität der Bestahlung bei der Behandlung der Hyperprolaktinämie eindeutig dokumentieren [21]. Die meisten Patienten, die eine primäre Strahlentherapie erhielten, hatten Mikroprolaktinome und wurden anschließend mit Bromocriptin behandelt, wodurch der Behandlungseffekt der externen Bestrahlung verwischt wurde [19]. Nach unserer Erfahrung ist nur eine postoperative Bestrahlung bei Patienten mit sehr großen invasiven Makroadenomen gerechtfertigt, wobei in jedem Falle Bromocriptin ebenfalls gegeben werden sollte [24].

Unsere Kenntnisse bei der medikamentösen Behandlung der Hyperprolaktinämie beruhen praktisch ausschließlich auf der Erfahrung mit Bromocriptin, das zu einer langanhaltenden Normalisierung der erhöhten Prolaktin-Spiegel bei allen Patienten mit normaler Sella turcica und solchen mit Mikroprolaktinomen führt [5, 6]. Aber auch bei Patienten mit Makroprolaktinomen und sehr hohen Prolaktin-Spiegeln kann Bromocriptin in der Regel zu einer Normalisierung der Prolaktin-Sekretion führen (Abb. 5). Wenn die Prolaktin-Spiegel bei Patientinnen allerdings über 15 000 µE/ml liegen, können auch hohe Bromocriptin-Tagesdosen in

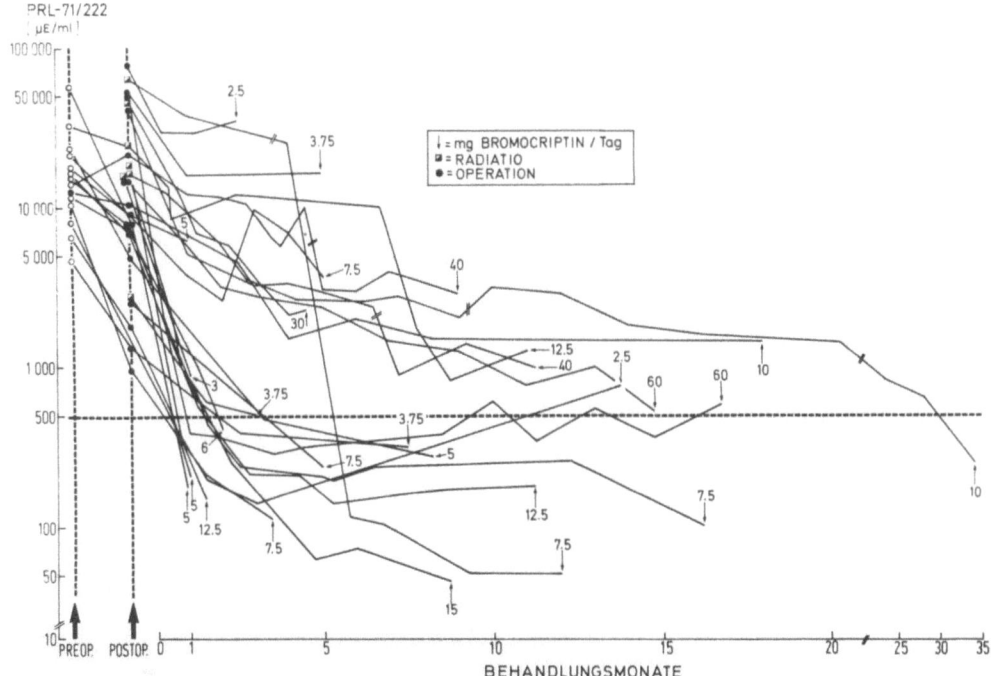

Abb. 5. Wirkung von Bromocriptin auf die Prolaktin-Spiegel bei 27 weiblichen Patienten mit Makroprolaktinomen. Prolaktin-Spiegel unter 12 000 µE/ml werden durch Bromocriptin in der Regel normalisiert. Die meisten Patienten mit Prolaktin-Spiegeln über 20 000 µE/ml erhielten zusätzlich eine Bestrahlung mit 5000 rad

der Regel zu keiner vollständigen Normalisierung der Prolaktin-Sekretion führen (Abb. 5). Dies steht im Gegensatz zu den Befunden bei Männern, wo wesentlich höhere Prolaktin-Spiegel durch Bromocriptin normalisiert werden können (Abb. 6). Die bessere Wirkung von Bromocriptin bei Männern erklärt sich durch die niedrigeren Oestrogen-Spiegel des Mannes, die die dopaminagonistische Wirkung auf die Prolaktin-Sekretion antagonisieren [1].

In den letzten Jahren sind zahlreiche Fälle beschrieben worden, bei denen anhand von computertomographischen oder röntgenologischen Befunden gezeigt werden konnte, daß Bromocriptin nicht nur einen hemmenden Effekt auf die Prolaktin-Sekretion, sondern auch auf das Prolaktinom-Wachstum hat [10, 12, 23]. Ein anderer Hinweis für die Reduktion laktotrophen Gewebes ist die persistierende Senkung der Prolaktin-Spiegel nach längerem Absetzen des Prolaktin-Hemmers [7]. Abb. 7 zeigt die persistierende Senkung der Prolaktin-Spiegel auch nach Langzeitentzug des Dopaminagonisten bei 15 männlichen und 14 weiblichen Patienten. Wenn die Fälle im einzelnen analysiert wurden, fand sich eine gute Korrelation zwischen der Dauer der Behandlung und dem Ausmaß der persistierenden Suppression. Der ausgeprägteste Effekt fand sich bei Patienten mit invasiven Prolaktinomen und extrem erhöhten Prolaktin-Spiegeln, von denen man weiß, daß sie mitosereich sind und wenig Granula aufweisen, einen beschleunigten Prolaktin-Umsatz dokumentierend.

Diese Ergebnisse zeigen die Notwendigkeit auf, alle Patienten mit Makroprolaktinomen und postoperativ persistierender Hyperprolaktinämie mit Bromocriptin zu behandeln. Da die Effektivität der chirurgischen Behandlung bei Makropro-

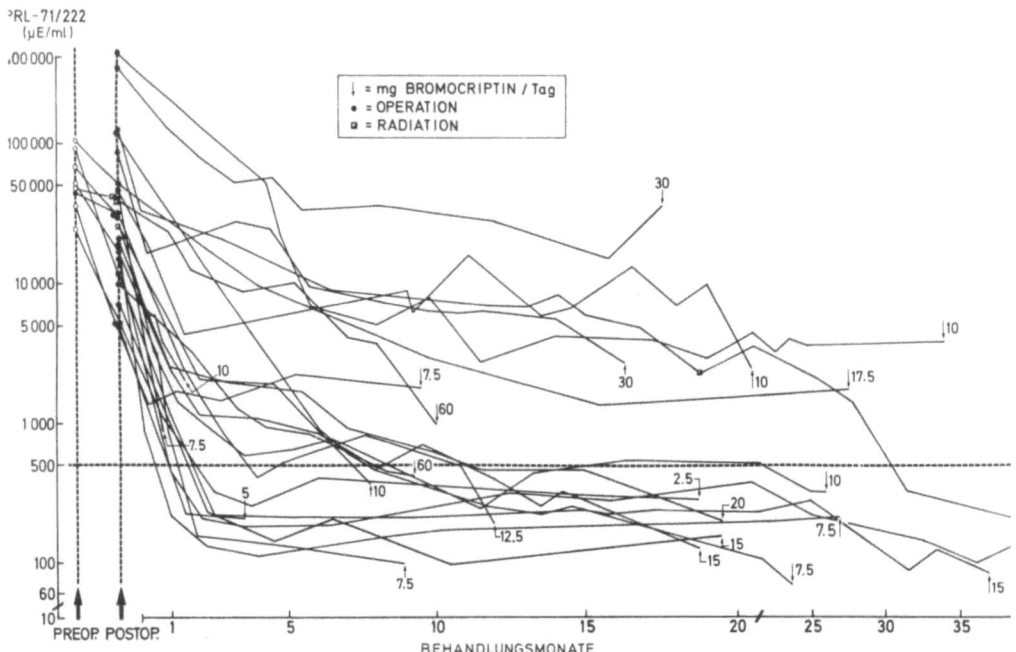

Abb. 6. Wirkung von Bromocriptin auf die Prolaktin-Spiegel bei 23 männlichen Patienten mit Makroprolaktinomen. Im Gegensatz zu den weiblichen Patienten führt Bromocriptin auch zu einer Normalisierung von Prolaktin-Spiegeln über 20 000 µE/ml

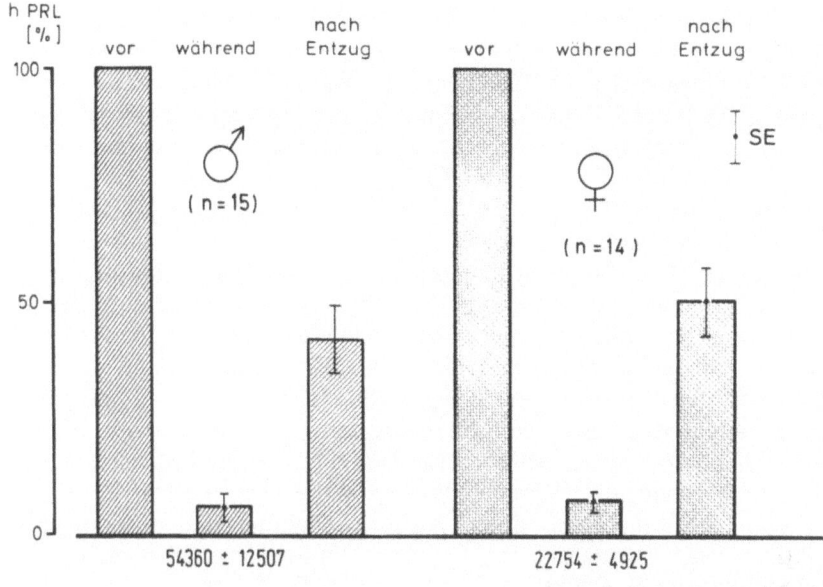

Abb. 7. Prolaktin-Spiegel vor und während der Bromocriptin-Therapie und nach Bromocriptin-Entzug bei 15 männlichen und 14 weiblichen Patienten mit Makroprolaktinomen. Der Prolaktin-Spiegel unter Bromocriptin und nach Entzug ist in Prozent des basalen Prolaktin-Spiegels vor Beginn der Therapie angegeben. Obwohl Bromocriptin mindestens 1 Monat ausgesetzt worden war, lagen die Prolaktin-Spiegel nach Bromocriptin-Entzug deutlich niedriger als vor Beginn der Behandlung

laktinomen mangelhaft ist, ist — wenn eine akute Gefahr für den Sehnerv durch Gesichtsfelduntersuchung und Computer-Tomographie ausgeschlossen worden ist — eine primäre Pharmakotherapie ebenfalls gerechtfertigt. Allerdings müssen engmaschige Kontrollen gewährleistet sein. Die Zukunft wird zeigen, ob sich bei einigen dieser Patienten ein operatives Vorgehen überhaupt erübrigt, oder ob durch die vorausgehende Therapie ein invasives Makroprolaktinom in neurochirurgisch resezierbares Adenom verwandelt werden kann.

5. Prolaktinom und Schwangerschaft

Schwangerschaften bei hyperprolaktinämischen Patientinnen sind nur nach exogener Gonadotropin-Applikation oder nach Normalisation der Prolaktin-Sekretion möglich. Die Einführung von Bromocriptin in die Therapie hat die Konzeptionsrate bei hyperprolaktinämischen Patientinnen dramatisch erhöht. So können jetzt auch Patientinnen mit großen Makroprolaktinomen schwanger werden [2, 14]. Allerdings kann es unter dem Einfluß der Oestrogene während der Schwangerschaft zu einem Prolaktinom-Wachstum kommen, was zu Sehstörungen und Kopfschmerzen führen kann. Bei Patientinnen mit Hyperprolaktinämie und normaler Sella turcica kommt es während der Schwangerschaft zu keiner dieser Komplikationen [14, 17]. Auch zeigen die Patientinnen während der Schwangerschaft keine überschießenden Anstiege der Prolaktin-Spiegel [17]. Bei Patientinnen mit eindeutigem Mikroadenom, die nicht operiert wurden, sondern bei denen die Schwangerschaft durch eine vorausgegangene Bromocriptin-Behandlung ermöglicht wurde, wurde ebenfalls in keinem Fall ein persistierendes Adenomwachstum registriert [14, 17]. So stiegen zwar die Prolaktin-Spiegel bei manchen Patientinnen während der Schwangerschaft exzessiv an [17], fielen aber nach Beendigung der Schwangerschaft wieder auf den prätherapeutischen Bereich. Nur bei Patientinnen mit großen Prolaktinomen bzw. mit schon vor der Schwangerschaft bestehender suprasellärer Adenomextension wurden Gesichtsfeldeinschränkungen am Ende des 3. Trimesteres beobachtet [17]. Am Universitätsklinikum München werden Patientinnen mit Hyperprolaktinämie, die schwanger werden wollen, sowohl vom Gynäkologen, Neurochirurgen und Endokrinologen gesehen. Bei allen Patientinnen mit abnormer Sella turcica wird eine Computer-Tomographie sowie eine Gesichtsfelduntersuchung durchgeführt. Dazu werden die Hypophysenvorderlappen-Partialfunktionen untersucht. Alle Patientinnen mit Prolaktin-Spiegeln unter 4000 µE/ml oder 200 ng/ml, einem intrasellären Adenom ohne Hinweis auf supraselläre Extension bzw. HVL-Insuffizienz werden allein mit Bromocriptin behandelt. Patientinnen mit höheren Prolaktin-Spiegeln, destruierter Sella turcica oder suprasellärer Extension werden vor der Schwangerschaft auf transsphenoidalem Wege operiert. Das Ziel ist die Redukion von Adenomgewebe unter Aufrechterhaltung der gonadotrophen HVL-Funktion. Eine Normalisierung der Prolaktin-Spiegel muß nicht operativ erzwungen werden, da eine postoperatve Bromocriptin-Therapie in jedem Falle erfolgreich sein wird.

Diesen Kriterien folgend, haben wir 61 Schwangerschaften bei 46 hyperprolaktinämischen Patientinnen beobachtet, ohne daß bei einer dieser Patientinnen es zu Adenom-assoziierten Komplikationen gekommen wäre [17]. Dies dokumentiert den Nutzen und die Notwendigkeit einer interdisziplinären Betreuung und Therapie hyperprolaktinämischer Patientinnen mit Kinderwunsch.

Literatur

1. D'Agata R, Scapagnini U (1979) Effect of bromocriptine (CB-154) on estrogen induced prolactin release. Acta Endocrinol (Kbh) 90: 193–197 – 2. Bergh T, Nillius SJ, Wide L (1978) Clinical course and outcome of pregnancies in amenorrhoeic women with hyperprolactinemia and pituitary tumors. Br Med J 2: 875–880 – 3. Bettendorf G (1977) WHO-consultation on the diagnosis and treatment of endocrine causes of infertility. Endokrinol Inform 1: 20 – 4. Carter JN, Tyson JE, Tolis G, Van Vliet S, Faiman C, Friesen HG (1979) Prolactin secreting tumors and hypogonadism in 22 men. N Engl J Med 299: 847–852 – 5. Del Pozo E, Friesen H, Burmeister P (1973) Endocrine profile of a specific prolactin inhibitor: Br-ergocryptine (CB-154). Schweiz Med Wochenschr 103: 847–848 – 6. Del Pozo E, Varga L, Wyss H, Tolis G, Friesen H, Wenner R, Vetter L, Uettwiler A (1974) Clinical and hormonal response to bromocriptine (CB-154) in the galactorrhea syndromes. J Clin Endocrinol Metab 39: 18–25 – 7. Eversmann T, Fahlbusch R, Rjosk HK, Werder K von (1979) Persisting suppression of prolactin secretion after longterm treatment with bromocriptine in patients with prolactinomas. Acta Endocrinol (Kbh) 92: 413–427 – 8. Fahlbusch R, Rjosk HK, Werder K von (1978) Operative treatment of prolactin producing adenomas. In: Fahlbusch R, Werder K von (eds) Treatment of pituitary adenomas. Thieme, Stuttgart, p 225 – 9. Franks S, Nabarro JDN, Jacobs HS (1977) Prevalence and presentation of hyperprolactinaemia in patients with "functionless" pituitary tumors. Lancet 1: 778–780 – 10. George SR, Burrow GN, Zinman B, Ezrin C (1979) Regression of pituitary tumors, a possible effect of bromo-ergocryptine. Am J Med 66: 697–702 – 11. MacLeod RM (1976) Regulation of prolactin secretion. In: Martini L, Ganong WF (eds) Frontiers in neuroendocrinoloy, vol 4. Raven Press, New York, pp 169–194 – 12. McGregor AM, Scanlon MF, Hall K, Cook DB, Hall R (1979) Reduction in size of a pituitary tumor by bromocriptine therapy. N Engl J Med 300: 291–293 – 13. Niall HD, Hogan ML, Sauer R, Rosenblum IY, Greenwood FC (1971) Sequences of pituitary and placental lactogenic and growth hormones: Evolution from a primordial peptide by gene reduplication. Proc Natl Acad Sci USA 68: 866 – 14. Rjosk HK, Fahlbusch R, Huber H, Werder K von (1978) Growth of prolactin producing pituitary adenomas during pregnancy. In: Fahlbusch R, Werder K von (eds) Treatment of

pituitary adenomas. Thieme, Stuttgart, p 395 − 15. Rjosk HK, Fahlbusch R, Werder K von (1979) Hyperprolaktinämische Sterilität. Arch Gynaekol 228: 518−530 − 16. Rjosk HK, Werder K von, Fahlbusch R (1976) Hyperprolaktinämische Amenorrhoe. Geburtsh Frauenheilkd 36: 575−587 − 17. Rjosk HK (1980) Hyperprolaktinämische Sterilität. Habilitationsschrift, Universität München − 18. Shome B, Parlow AF (1977) Human pituitary prolactin (hPRL): The entire linear amino acid sequence. J Clin Endocrinol Metab 45: 1112−1115 − 19. Thorner MO (1977) Prolactin: Clinical physiology and the significance and management of hyperprolactinemia. In: Martini L, Besser GM (eds) Clinical neuroendocrinology. Academic Press, New York San Francisco London, p 319 − 20. Werder K von, Fahlbusch R, Rjosk HK (1977) Hyperprolaktinämie. Internist 18: 520−528 − 21. Werder K von, Gottsmann M, Brendel C, Landgraf R, von Lieven H, Rjosk HK, Fahlbusch R (1978) Treatment of prolactinomas: efficacy of radiotherapy. Acta Endocrinol [Suppl] (Kbh) 215: 1 − 22. Werder K von, Rjosk HK (1979) Menschliches Prolaktin. Klin Wochenschr 57: 1−12 − 23. Werder K von, Brendel C, Eversmann T, Fahlbusch R, Müller OA, Rjosk HK (1980) Medical treatment of hyperprolactinemia and Cushing's disease with pituitary adenomas. In: Faglia E, Giovanelli M, MacLeod R (eds) Pituitary microadenomas. Academic Press, New York − 24. Werder K von, Fahlbusch R, Landgraf R, Pickardt CR, Rjosk HK, Scriba PC (1978) Treatment of patients with prolactinomas. J Endocrinol Invest 1: 47−58

Hypothalamischer und hypophysärer Hypogonadismus des Mannes*

Nieschlag, E., Brabant, G. (Abt. für Experimentelle Endokrinologie, Univ.-Frauenklinik Münster)

Referat

1. Definition und Klassifizierung des Hypogonadismus

Unter Hypogonadismus wird eine Störung der endokrinen und/oder exokrinen Hodenfunktion verstanden. Die Ursache für einen Hypogonadismus kann entweder in den Testes selber lokalisiert sein, in den übergeordneten steuernden Organen Hypothalamus und Hypophyse, in den Zielorganen der Androgene oder im Transportsystem für Androgene (Tabelle 1). In den letzten Jahren hat die Forschung gerade auf dem Gebiete der zentralen Steuerung der Hodenfunktion erhebliche Fortschritte gemacht, und es ergeben sich aus den physiologischen Beobachtungen neue Ansätze für Diagnostik und Therapie des Hypogonadismus.

2. Physiologie der Hypothalamus-Hypophysen-Testes-Funktion

2.1. LH-Sekretion

Zwischen den zentralen Strukturen Hypothalamus und Hypophyse und den Testes besteht ein Feedbackmechanismus, indem LH und FSH unter LH-RH-Kontrolle des Hypothalamus von der Hypophyse sezerniert werden und die testikuläre Hormonproduktion und die Spermatogenese anregen und indem von den Testes Steroide und auch Hormone mit Peptidcharakter sezerniert werden, die die Gonadotropinse-

---

* Referat anläßlich der gemeinsamen Sitzung der Deutschen Gesellschaft für innere Medizin und der Deutschen Gesellschaft für Neurologie

Tabelle 1. Einteilung des Hypogonadismus

Lokalisation der Ursache	Krankheitsbilder	Ursache
Hypothalamus	Idiopathischer Gonadotropin-mangel Kallmann-Syndrom Idiopathische Pubertas tarda Prader-Labhart-Willi-Syndrom Lawrence-Moon-Biedl-Syndrom Sarkoidose	LH-RH-Mangel

Hypophyse	Hypophyseninsuffizienz
	  Kraniopharyngeome
	  Adenome
	  u. a. Prolaktinome
	    FSH-produz. Adenome
	Hämosiderin-Ablagerung
	Fertile Eunuchen
	Biologisch inaktives LH
		LH- und FSH-Mangel
		
		LH-Mangel
		
		Isolierter LH-Mangel

Testes	Angeborene Anorchie Erworbene Anorchie Lageanomalien Klinefelter-Syndrom Seneszenz Pseudohermaphroditismus masculinus Oviduktpersistenz Morbus Addision Leydig-Zell-Tumor Varikozele Tubuläre Insuffizienz Sertoli-Cell-Only-Syndrom Orchitis Spermien-Antikörper	Verminderte/fehlende Testosteron-Synthese Enzymdefekt in Testosteron-Synthese Anti-Müller-Hormon-Mangel Androgen-Präkursoren-Mangel Östrogen-Überproduktion Gestörte Hämodynamik Wenig bekannte Ursachen Infektion Autoimmunisierung
Transportsystem	Vermindertes biologisch aktives Testosteron	z. B. bei chronischer Diphenylhydantoin-Therapie
Zielorgane	Testikuläre Feminisierung Perineoskrotale Hypospadie mit Pseudovagina	Androgen-Rezeptor-Mangel 5-α-Reduktase-Mangel

kretion ihrerseits hemmen. Testosteron als das in höchsten Konzentrationen von den Testes sezernierte Steroid spielt eine wichtige Rolle in der negativen Feedbackkontrolle der Gonadotropinsekretion. Es ist jedoch diskutiert worden, ob Testosteron direkt auf die LH-RH-, LH- und FSH-sezernierenden Zellen einwirkt oder ob es erst zu Östradiol umgewandelt werden muß, um die Gonadotropinsekretion zu hemmen, ähnlich wie Testosteron durch ein spezifisches Enzymsystem zunächst in Dihydrotestosteron umgewandelt werden muß, um in Zielorganen wie der Haut und akzessorischen Geschlechtsdrüsen wirksam zu werden. Es konnte auch bei Ratten und Menschen nachgewiesen werden, daß im Hypothalamus Testosteron zu Östradiol umgewandelt werden kann (Naftolin et al. 1975). Untersuchungen am Menschen unter *in-vivo*-Bedingungen konnten zeigen, daß eine periphere Aromatisierung von Testosteron zu Östradiol zur Entfaltung der Wirksamkeit im Hypothalamus-Hypophysensystem nicht erforderlich ist (Marynick et al. 1979).

Bei Ratten steht die Gonadotropinsekretion unter einem α-adrenergen Einfluß. Versuche mit Alpha- und Betablockern am Menschen erbrachten jedoch keinen meßbaren Einfluß auf die Gonadotropinsekretion und erst in hohen Dosen konnten Effekte bei subhumanen Primaten nachgewiesen werden (Brown et al. 1979, Krulich 1979).

Beim erwachsenen Mann findet sich eine tonische basale LH-Sekretion, auf die sich in etwa 90minütigen Abständen kurze LH-Gipfel aufpfropfen. Die Ausbildung dieses Spiking-Phänomens ist ein wesentliches Zeichen der pubertären Reifung des Hypophysen-Gonaden-Systems (Judd 1979). Die Ausreifung des hypothalamisch-hypophysären Systems hängt zunächst nicht von den gonadalen Steroiden ab, da sich auch bei anorchen Kindern eine Ausprägung dieses Spiking-Phänomens zur Zeit der Pubertät beobachten ließ (Conte et al. 1979). Die LH-Spikes werden physiologischerweise in einer gewissen Verzögerung von Testosteron-Gipfeln gefolgt (Vigersky et al. 1976). Beim Rhesusaffen konnte ein den LH-Sekretions-Gipfeln entsprechender LH-RH-Gipfel im Portalvenengeflecht der Hypophyse nachgewiesen werden (Carmel et al. 1976). Bei der Frau ist die physiologische Bedeutung der pulsatilen LH-Sekretion eindeutig gesichert, da Ovulationen nur unter der pulsatilen und nicht unter einer tonischen LH-Sekretion zustandekommen (Schneider und Leyendecker 1979). Welche Rolle der pulsatilen LH-Sekretion beim Manne zukommt, ist noch nicht eindeutig gesichert. Neuere therapeutische Studien lassen jedoch vermuten, daß auch beim Mann die pulsatile LH-Sekretion für die Ausbildung der normalen Hodenfunktion verantwortlich ist (Gutai et al. 1979, Jacobson et al. 1979).

2.2. FSH und Spermatogenese

Obwohl noch nicht endgültig gesichert, finden sich mehr und mehr Hinweise dafür, daß LH-RH auch das physiologische Freisetzungshormon für FSH ist (Wise et al. 1979). Eine dem LH entsprechende pulsatile Freisetzung des FSH ließ sich jedoch nicht nachweisen. Möglicherweise hängt dies mit der langen Halbwertszeit des FSH von etwa 40 Minuten gegenüber einer Halbwertszeit des LH von nur 10 Minuten zusammen.

Im klassischen Konzept der hypophysären Steuerung der Hodenfunktion wird dem FSH eine entscheidende Rolle in der Steuerung der Spermatogenese zugeschrieben. Bei kleinen Nagern, insbesondere der Ratte ist FSH jedoch nur für die Initiierung der Spermatogenese erforderlich, nicht aber für ihre Aufrechterhaltung (Dym et al. 1979). Beim Menschen gibt es dagegen klinische Hinweise, daß sich die Spermatogenese ohne FSH weder initiieren, noch aufrechterhalten läßt (Johnson 1966). Durch immunologische Neutralisierung des FSH konnte entsprechend bei einem subhumanen Primaten, dem Rhesusaffen, nachgewiesen werden, daß FSH für die Spermatogense erforderlich ist (Wickings et al. 1980). Diese experimentell erhobenen Befunde am Rhesusaffen und die klinischen Erfahrungen beim Menschen geben Hinweise dafür, daß die Rolle des FSH bei Primaten und kleinen Nagern durchaus unterschiedlich ist.

Die FSH-Sekretion wird ähnlich wie die des LH auch durch Steroidhormone kontrolliert. Zusätzlich ist jedoch ein weiteres, von den Testes sezerniertes Hormon mit Peptidcharakter für die Kontrolle der FSH-Sekretion verantwortlich. Hierbei handelt es sich um das in den Sertolizellen gebildete Inhibin, dessen Existenz inzwischen beim Versuchstier und beim Menschen als gesichert gelten kann (Chowdhury et al. 1978, Franchimont et al. 1980, Steinberger et al. 1976).

2.3. Prolaktin

Die physiologische Rolle des Prolaktins in der Steuerung der Hodenfunktion ist noch unklar. Eine vermehrte Prolaktin-Sekretion kann jedoch einen Hypogonadismus mitverursachen (von Werder u. Rjosk 1980).

3. Allgemeine klinische Symptomatik

Unabhängig von den verschiedenen Ursachen des Hypogonadismus sind die einzelnen Krankheitsbilder im wesentlichen durch Symptome des Androgenmangels gekennzeichnet. Entscheidend für die Ausprägung der Symptomatik ist der Zeitpunkt des Auftretens des Androgenmangels. Ein schon *zur Zeit der Pubertät* bestehender Androgenmangel führt zum eunuchoiden Hochwuchs mit überlangen Extremitäten. Die Testes bleiben klein, der Penis infantil, die sekundäre Geschlechtsbehaarung bildet sich kaum oder nur spärlich aus, vor allem die Stirn-Haargrenze bleibt gerade und die Pubesbehaarung steigt nicht bis zum Nabel auf, die Muskulatur bleibt schwach ausgeprägt, zur Mutation der Stimme kommt es nicht, Libido und Potenz entwickeln sich nicht.

Ein *nach erfolgter Pubertät* eintretender Androgenmangel führt zur Abnahme von Libido und Potenz und als Folge des verminderten anabolen und erythropoetischen Effektes zu Muskelatrophie, Osteoporose und Anämie. Im Gegensatz zu Patienten mit nicht endokrin bedingten Potenzstörungen, die seitens dieses Symptoms einen starken Leidensdruck haben, fällt bei den Patienten mit sekundärem Hypogonadismus auf, daß Libido- und Potenzverlust selten ein den Patienten zum Arzt führendes Symptom ist, obwohl dies ein frühes Symptom ist, wie retrospektive Studien ergeben haben (Lundberg und Wide 1978).

4. Krankheitsbilder

4.1. Hypothalamische Ursachen

Die durch eine Funktionsstörung des Hypothalamus bedingten Krankheitsbilder des Hypogonadismus gehen letztlich auf eine verminderte oder fehlende Sekretion des LH-RH zurück. Der LH-RH-Mangel kann als isolierte Funktionsstörung wie beim sogenannten *idiopathischen Gonadotropinmangel* (Synonyme: idiopathischer Eunuchoidismus oder hypogonadotroper Eunuchoidismus) auftreten oder er kann in Assoziation mit einer Störung des Riechhirns wie beim *Kallmann-Syndrom* vorkommen. Ferner kann die mangelnde LH-RH-Sekretion in Kombination mit anderen Symptomen wie dem *Prader-Labhardt-Willi-Syndrom* (Minderwuchs, Adipositas, Imbezilität, Diabetes mellitus, Myotonien) (Morgner et al. 1975) oder dem *Lawrence-Moon-Biedl-Syndrom* (Debilität, Polydaktylien, Adipositas, Retinitis pigmentosa, Minderwuchs) (Bowen et al. 1965) auftreten. Bei der *idiopathischen Pubertas tarda* kommt die LH-RH-Sekretion nicht rechtzeitig, sondern erst mit erheblicher Verzögerung in Gang, so daß die Pubertät erst jenseits des 16. Lebensjahres einsetzt. Auch im Rahmen von Systemerkrankungen, wie z. B. der

Sarkoidose, kann es zu einem Mitbefall des Hypothalamus und dadurch zu einem Hypogonadismus kommen (Snyder et al. 1979).

4.2. Hypophysäre Ursachen

Hypophysäre Störungen gehen häufig von *Tumoren* (Craniopharyngeome, Adenome, Metastasen) aus. Adenome der Hypophyse können von jedem Zelltyp abstammen, mit einer Übersekretion der entsprechenden Hormone (Akromegalie, Cushing-Syndrom) und mit einer partiellen oder totalen Hypophysen-Insuffizienz einhergehen. Ein durch Tumoren der Hypophyse verursachter LH- und FSH-Mangel und dadurch bedingter Hypogonadismus kann vor und nach der Pubertät auftreten; vor der Pubertät handelt es sich vorwiegend um Craniopharyngeome, nach der Pubertät vorwiegend um Adenome.

Gonadotropin-produzierende Hypophysenadenome sind selten. Bisher wurden nur wenige Tumoren beschrieben, bei denen entweder ausschließlich oder in Kombination mit anderen Hormonen vermehrt FSH produziert wurde (Cunningham et al. 1977, Friend et al. 1976). Die vermehrte FSH-Produktion führt dabei zu keiner spezifischen Symptomatik, sondern stellt mehr einen Laborbefund dar.

Die häufigste Form eines hormonaktiven Tumors der Hypophyse stellt das *Prolaktinom* dar (Carter et al. 1978, Franks et al. 1978). Die *Hyperprolaktinämie* muß bei der differentialdiagnostischen Abklärung einer Gynäkomastie in Betracht gezogen werden. Die Hyperprolaktinämie kann einen Hypogonadismus verursachen und zu Fertilitäts- und Potenzstörungen führen (Carter et al. 1978, Franks et al. 1978). Prolaktin übt dabei wahrscheinlich einen direkten Einfluß auf die Testes und die akzessorischen Geschlechtsdrüsen aus. Durch Versuche mit transplantierten Tumoren an Ratten erscheint es jedoch auch wahrscheinlich, daß Prolaktin einen direkten Einfluß auf die LH-RH- und LH-Sekretion ausübt (Hodson et al. 1980).

Zu einer Beeinträchtigung der Gonadotropinsekretion kann es auch durch *Ablagerung von Haemosiderin* in der Hypophyse kommen. So wurde bei Patienten mit Thalassaemia major eine verminderte Gonadotropin-Sekretion und ein Hypogonadismus festgestellt, deren Schweregrad mit der Dauer und Frequenz der notwendigen Transfusionen zunahm. Eine Beteiligung des Hypothalamus wurde dabei nicht festgestellt (Costin et al. 1979, Kletzky et al. 1979, Snyder et al. 1979).

Axelrod et al. (1979) entdeckten einen interessanten Fall mit Hypogonadismus, bei dem die hohen LH-Werte im Serum zunächst an einen primären Hodenschaden denken ließen. Der Patient zeigte jedoch einen normalen Anstieg des Plasma-Testosteron auf hCG-Gabe hin. Weitere Untersuchungen zeigten, daß es sich hier um die Synthese eines immunologisch aktiven, jedoch *biologisch inaktiven LH* handelte. Die Eltern des Patienten waren nahe Blutsverwandte, und es konnten in der Familie noch weitere Fälle mit diesem abnormen LH entdeckt werden. Es bleibt weiteren Untersuchungen vorbehalten festzustellen, ob die bei ingezüchteten Bevölkerungsgruppen festzustellende Abnahme der Fertilität über diese abnorme Gonadotropinproduktion erklärt werden kann.

Pasqualini beschrieb ein Syndrom, bei dem eunuchoider Habitus mit normaler oder niedrig normaler Hodengröße und intakter Spermatogenese verbunden war (Pasqualini et al. 1951). Wegen dieser Symptomatik wurden die Patienten als „*fertile Eunuchen*" bezeichnet. Spätere Hormonmessungen zeigten, daß es sich hierbei um einen isolierten LH-Mangel handelte und die FSH-Sekretion intakt war (McCullagh 1953).

5. Labordiagnostik

5.1. Testosteron und hCG-Test

Da die Symptome der verschiedenen Krankheitsbilder des Hypogonadismus letztlich durch den Androgenmangel bedingt sind, und Störungen der Testes, des Hypothalamus oder der Hypophyse zu Krankheitsbildern mit sehr ähnlicher Symptomatik führen, kann eine exakte Lokalisation der Ursache nur durch eine spezielle Labordiagnosik erfolgen.

Zunächst steht zur Sicherung des Androgenmangels die Bestimmung der Testosteron-Konzentration im Serum im Vordergrund. Bei der Beurteilung des im Labor ermittelten Testosteronwertes sind bestimmte physiologische und evtl. durch andere pathologische Zustände bedingte Einflüsse auf die Testosteron-Konzentration zu berücksichtigten (Nieschlag 1979). Nach dieser ersten Orientierung erlaubt der ebenfalls auf der Testosteronbestimmung im Plasma basierende hCG-Test oder Leydigzell-Funktionstest eine erste Differenzierung in eine primäre (= testikuläre) oder sekundäre Ursache des Hypogonadismus. Um vergleichbare Werte zu erhalten, muß dieser Test in standardisierter Weise durchgeführt werden (Nieschlag et al. 1971, 1973; Trockel et al. 1979).

5.2. Gonadotropine und LH-RH-Test

Auch die Bestimmung der Gonadotropine LH und FSH erlaubt eine Differenzierung in primäre und sekundäre Ursachen des Hypogonadismus. Hohe Gonadotropinwerte weisen auf einen primären Schaden der Testes hin, während niedrige LH und FSH-Werte bei einer Funktionsstörung des Hypothalamus oder der Hypophyse gefunden werden. Da jedoch pathologisch niedrige Werte und niedrig-normale Werte häufig von den gängigen Radioimmunoassays für LH und FSH nicht differenziert werden können, muß sich als eine weitere differenzierende Methode der LH-RH-Test anschließen, der in den verschiedensten Modifikationen durchgeführt wird. Auf ein einheitliches LH-RH-Dosierungs- und Blutabnahme-Schema konnte man sich noch nicht einigen. Der Test muß jedoch so angelegt sein, daß er zur Differentialdiagnose beitragen kann. Bei sekundärem Hypogonadismus kommt es zu einem subnormalen oder fehlenden Anstieg der Gonadotropine, bei primären Formen des Hypogonadismus entsprechend den hohen Ausgangswerten zu einer überschießenden Reaktion auf LH-RH. Deshalb kann bei hohen Ausgangswerten in der Routinediagnostik auf den LH-RH-Test verzichtet werden.

Die Differenzierung zwischen einer hypophysären oder einer hypothalamischen Ursache eines Hypogonadismus ist mit einer einmaligen LH-RH-Injektion nicht möglich. Hier wurden verschiedene weitere Verfahren erprobt. Der Clomiphen-Test, der sich bei dieser Fragestellung in der gynäkologischen Endokrinologie bewährt hat, liefert beim Mann keine eindeutigen Ergebnisse. Es wurde auch versucht, das auf eine LH-RH-Infusion folgende LH-Sekretionsmuster für die Diagnostik auszunutzen, das normalerweise in einer zweigipfligen LH-Kurve besteht. Bei einer Störung der Hypophysenfunktion bleibt der zweite und oft auch der erste Gipfel jedoch aus (Beitins et al. 1977, Bremner und Paulsen 1977, Bremner et al. 1977). Ferner kann der nach mehrtägiger LH-RH-Vorbehandlung durchgeführte LH-RH-Test zwischen hypothalamischer und hypophysärer Ursache unterscheiden (Snyder et al. 1979). Aber auch eine Vorbehandlung mit Testosteron führt dazu, daß im LH-RH-Test bei einer hypothalamischen Störung ein Anstieg des LH erfolgt, der vor dieser Behandlung nicht zu beobachten war, während dieser Anstieg bei Hypophysenstörung ausbleibt (eigene unveröffentlichte Beobachtung). Ein auf diese Weise nach Testosteron-Vorbehandlung durchgeführter LH-RH-Test kann auch zur Differentialdiagnose zwischen hypothalamischer und hypophysärer Ursache einer Pubertas tarda beitragen, wobei bei einem Patienten mit einer hypophysären Störung kein Anstieg, bei dem Jungen mit einer Hypothalamus-Funktionsstörung ein Anstieg des LH erfolgt.

6. Therapie

Wenn der sekundäre Hypogonadismus durch einen Tumor bedingt ist, muß zunächst stets erwogen werden, diesen Tumor zu beseitigen, insbesondere wenn lokale Druckerscheinungen den Nervus opticus und das Sehvermögen gefährden. Aber auch in der Phase bis zu einer evtl. Operation und in der Erholungsphase sollte ein Androgenmangel ebenso wie ein Cortisol- und Thyroxinmangel substituiert werden. Diese Substitutionstherapie darf erst abgesetzt werden, wenn erwiesen ist, daß die eigenen Funktionen vollständig zurückgekehrt sind.

Bei der Behandlung des Hypogonadismus sind zwei Zielsetzungen zu berücksichtigen. Ein Androgenmangel muß, um schwerwiegende allgemeine Störungen im Sinne einer Leistungsinsuffizienz, Muskelatrophie, Anämie und Osteoporose zu vermeiden und um Libido und Potenz zu erhalten, durch eine Substitutionstherapie mit Testosteron ausgeglichen werden. Soll darüber hinaus die gleichzeitige Fertilitätsstörung behoben werden, müssen andere Therapieformen in Erwägung gezogen werden.

6.1. Substitution mit Testosteron

Da Testosteron eine kurze Halbwertszeit von nur 10 Minuten hat und bei einer einmaligen Leberpassage fast vollständig abgebaut wird, werden zur Substitutionstherapie Testosteronester eingesetzt, die langsamer verstoffwechselt werden. Für die parenterale Langzeittherapie ist Testosteronönanthat das Mittel der Wahl. Eine einmalige Injektion von 200–250 mg Testosteronönanthat (Testoviron Depot 250 mg) führt zu einer Erhöhung der Plasmaspiegel für 10–14 Tage (Nieschlag et al. 1975, Schulte-Beerbühl und Nieschlag 1980). Zur Dauersubstitution des Hypogonadismus müssen 250 mg Testosteronönanthat alle 2–3 Wochen i.m. injiziert werden.

In neuerer Zeit konnte festgestellt werden, daß Testosteron, wenn es mit einer langen Seitenkette verestert ist, oral wirksam werden kann. Mit Undecansäure verestertes Testosteron wird mittels der Chylomikronen resorbiert und erreicht über den Lymphweg die Zirkulation und die Zielorgane vor der Leberpassage. Nach einmaliger Gabe von 40 mg dieser Substanz (Andriol) wird die maximale Testosteron-Konzentration im Blut nach 4 Stunden gemessen, Basalwerte sind nach 8 Stunden wieder erreicht (Nieschlag et al. 1976). Als Therapieschema hat sich die Gabe von 80–120 mg auf 2–3 Tagesdosen bewährt (Franchi et al. 1978). Wichtig ist, daß die Substanz mit einer Mahlzeit eingenommen wird, da dadurch die Resorption wesentlich verbessert wird (Frey et al. 1979).

Andere synthetische Androgenpräparate sind in der Substitution des Hypogonadismus entbehrlich. Auf 17α-Methyltestosteron sollte unter allen Umständen verzichtet werden, da es zu cholestatischem Ikterus und einer Peliosis der Leber kommen kann (deLorimer et al. 1965, Westaby et al. 1977).

6.2. Gonadotropin-Behandlung

Soll bei einem sekundären Hypogonadismus auch die Fertilitätsstörung behoben werden, so hat die Therapie mit Gonadotropinen eine hohe Erfolgsrate, wenn es nicht bereits zu einer Hyalinose des Tubulusepithels der Testes gekommen ist. Eine Vorbehandlung für etwa 4–6 Wochen mit 5 000 I.E. hCG, i.m., zweimal wöchentlich hat sich bewährt. Daran schließt sich eine Therapiephase mit 1 000 I.E. hCG und 75 I.E. hMG (human menopausal gonadotrophin) das sowohl LH als auch FSH-Aktivität enthält, an. Da die Spermatogenese des Mannes etwa 72 Tage beansprucht, sind erste Erfolge etwa nach 3 Monaten zu erwarten. Die Therapie sollte bis zum Eintritt einer Schwangerschaft fortgesetzt werden. Die hohe Effektivität dieser Therapie wird in zahlreichen Studien belegt (siehe Übersicht Schill 1979). Obwohl durch diese Therapie auch die Testosteronspiegel bis in den Normbereich angehoben werden können, macht die Häufigkeit der intramuskulären Injektionen es unmöglich, diese Therapie als Dauersubstitution einzusetzen. Nach erreichter Schwangerschaft wird daher auch diese Therapie in eine Dauersubstitution mit Testosteron einmünden. Die hohe Erfolgsrate dieser Therapieform bei sekundärem Hypogonadismus im Hinblick auf eine Schwangerschaft hat dazu geführt, daß die hCG/hMG-Therapie auch bei Patienten mit anderen Ursachen einer Fertilitätsstörung eingesetzt wurde. Wie zu erwarten, sind diese Ergebnisse jedoch nicht überzeugend.

6.3. Therapieversuche mit LH-RH

Bei hypothalamisch verursachten Formen des Hypogonadismus mit einem LH-RH-Mangel erscheint eine Therapie mit LH-RH sinnvoll. Es wurden bei derartigen Patienten verschiedene Dosierungen und Applikationswege (intravenös, intramuskulär, subkutan, intranasal) erprobt und es kamen neben dem nativen LH-RH auch LH-RH-Analoge mit verstärkter Wirkung („Superagonisten") zur Anwendung. Es fanden sich z. T. zwar vorübergehende Anstiege von LH und FSH sowie auch des Testosterons, aber einer Normalisierung der Hormonparameter über längere Zeit oder eine eindeutige Verbesserung der Fertilität konnte nicht erreicht werden (Happ et al. 1975, Mortimer et al. 1974, Tharandt et al. 1977). Auch die Anwendung verschiedener LH-RH-Superagonisten erbrachte keine überzeugenden Ergebnisse (Jaramillo et al. 1978, Smith 1979, Tharandt 1977, Wiegelmann et al. 1976). Es konnte sogar festgestellt werden, daß bei längerer Anwendung ein paradoxer Effekt mit Abfall der Gonadotropine und des Testosterons eintritt (Tharandt et al. 1977).

Die Erklärung für dieses Phänomen, sowie für die bisherigen geringen Erfolge gehen wahrscheinlich auf zwei Ursachen zurück. Bei einer höheren Dosierung des LH-RH kommt es zu einem Abfall der hypophysären Ansprechbarkeit auf LH-RH durch eine negative Rückkopplung der anfänglich erhöhten LH-Spiegel auf die Hypophyse und möglicherweise durch einen Verlust der hypophysären LH-RH-Rezeptoren (Patritti-Laborde und Odell 1978, Sandow 1980). Daneben führen die anfänglich erhöhten LH-Konzentrationen im Blut zu einem Verlust der testikulären LH-Rezeptoren (Hsueh et al. 1976, Labrie et al. 1978), was als „down-regulation" bezeichnet wird. Ferner berücksichtigen die bisher gewählten Therapieschemata meist die Physiologie der LH-RH und LH-Sekretion nur wenig, die – wie unter 2.1. erwähnt – durch ein pulsatiles Muster gekennzeichnet ist.

Die Übertragung dieser physiologischen Fakten auf die Therapie der hypothalamischen Amenorrhoe der Frau hat erwartungsgemäß zu guten Therapieerfolgen geführt (Leyendecker 1979). Auch beim männlichen hypothalamischen Hypogonadismus wurde bei einer durch eine Pumpe gesteuerten pulsatilen LH-RH-Therapie über erste Erfolge berichtet (Gutai et al. 1979, Jacobson et al. 1979).

Durch den Einsatz von LH-RH-Superagonisten wird sich das physiologische, pulsatile Muster der Gonadotropinsekretion kaum nachahmen lassen. Die Superagonisten werden eher zur Erzeugung des Effektes der „down-regulation" eingesetzt werden können. Entsprechend wird gegenwärtig erprobt, ob durch die Erzeugung dieses Phänomens ein neuer Weg zur Fertilitäts-Kontrolle gefunden werden kann. Während sich auch durch den Einsatz von LH-RH-Analogen Ovulationen unterdrücken lassen (Berquist et al. 1979a), konnte eine Suppression der Spermatogenese durch LH-RH-Analoge bisher noch nicht erreicht werden (Berquist et al. 1979b).

LH-RH läßt sich mit guten Erfolgsraten in der Behandlung der Lageanomalien der Testes einsetzen. In größeren Studien konnte gezeigt werden, daß durch die intranasale Anwendung von LH-RH in mehreren täglichen Dosen in einem hohen Prozentsatz eine Korrektur der Lageanomalie herbeigeführt werden kann (Cacciari et al. 1979, Happ et al. 1978, Illig et al. 1977). Vor allem die einfache Applikationsart läßt die intranasale LH-RH-Applikation als eine echte Alternative zur bisher praktizierten hCG-Therapie erscheinen.

Ähnlich wie die hCG/hMG-Therapie wurde auch die Therapie mit LH-RH und LH-RH-Analogen bei der Behandlung einer nicht endokrin bedingten Infertilität versucht. Hierbei sind jedoch die publizierten Erfolge und die einer eigenen Versuchsserie nicht überzeugend (Schwarzstein et al. 1978, Zarate et al. 1973). Auch Therapieversuche zur Behandlung der nicht endokrin bedingten Impotentia coeundi mit LH-RH brachte keine Erfolge (Davies et al. 1976).

Dankvermerk

Die eigenen hier zitierten Studien wurden mit Unterstützung der Deutschen Forschungsgemeinschaft und der Weltgesundheitsbehörde (WHO) durchgeführt. Frau C. Seiler danken wir für die sekretarielle Hilfe bei der Abfassung des Manuskriptes.

Literatur

Axelrod L, Neer RM, Kliman B (1979) Hypogonadism in a male with immunologically active, biologically inactive luteinizing hormone: an exception to a venerable rule. J Clin Endocrinol Metab 48: 279–287 – Beitins IZ, Dufau ML, O'Loughlin K, Catt KJ, McArthur JW (1977) Analysis of biological and immunological activities in the two pools of LH released during constant infusion of luteinizing hormone-releasing hormone (LHRH) in men. J Clin Endocrinol Metab 45: 605–608 – Berquist C, Nillius SJ, Wide L (1979a) Intranasal gonadotropin-releasing hormone agonist as a contraceptive agent. Lancet 2: 215–217 – Berquist C, Nillius SJ, Berg T, Skarin G, Wide L (1979b)

Inhibitory effects on gonadotrophin secretion and gonadal function in men during chronic treatment with a potent stimulary luteinizing hormone-releasing hormone analogue. Acta Endocrinol (Kbh) 91: 601–608 – Bremner WJ, Paulsen CA (1977) Prolonged intravenous infusions of LH-releasing hormone into normal men. Horm Metab Res 9: 13–16 – Bremner WJ, Fernando NN, Paulsen CA (1977) The effect of luteinizing hormone-releasing hormone in hypogonadotrophic eunuchoidism. Acta Endocrinol (Kbh) 86: 1–14 – Bowen P, Ferguson-Smith MA, Mosier D, Lee CSN, Butter HG (1965) The Lawrence-Moon-syndrome association with hypogonadotropic hypogonadism and sexchromosome aneuploidy. Arch Intern Med 116: 598–602 – Brown GM, Friend WC, Chambers JW (1979) Neuropharmacology of hypothalamic-pituitary regulation. In: Tolis G, Labrie F, Martin JB, Naftolin F (eds) Clinical neuroendocrinology. Raven Press, New York, pp 47–81 – Cacciari E, Cicognani A, Pirazzoli P, Bernardi F, Zappulla F, Capelli M, Tassinari D, Frejaville E (1979) Treatment of cryptorchidism by intranasal LH-RH. In: Laron Z, Tikva P (eds) Cryptorchidism. Karger, Basel München Paris London New York Sydney, pp 173–179 – Carmel PW, Araki S, Ferin M (1976) Pituitary stalk portal blood collection in rhesus monkeys evidence for pulsatile release of gonadotropin-releasing hormone (GnRH). Endocrinology 99: 243–248 – Carter JN, Tyson JE, Tolis G, Van Vliet S, Faiman C, Friesen HG (1978) Prolactin-secreting tumors and hypogonadism in 22 men. N Engl J Med 299: 847–852 – Chowdhury M, Steinberger A, Steinberger E (1978) Inhibition of de novo synthesis of FSH by the sertoli cell factor (SCF). Endocrinology 103: 644–649 – Conte FA, Grumbach MM, Kaplan SL, Reiter EO (1980) Correlation of luteinizing hormone-releasing factorinduced luteinizing hormone and follicle-stimulating hormone release from infancy to 19 years with the changing pattern of gonadotropin secretion in agonadal patients: Relation to the restraint of puberty. J Clin Endocrinol Metab 50: 163–168 – Costin G, Kogut MD, Hymann CB, Ortega JA (1979) Endocrine abnormalities in thalassemia major. Am J Dis Child 133: 497–502 – Cunningham GR, Huckins C (1977) An FSH and prolactinsecreting pituitary tumor: Pituitary dynamics and testicular histology. J Clin Endocrinol Metab 44: 248–253 – Davies TF, Mountjoy CQ, Gomez-Pan A, Watson MJ, Hanker JP, Besser GM, Hall R (1976) A double blind cross over trial of gonadotrophin releasing hormone (LHRH) in sexually impotent men. Clin Endocrinol (Oxf) 5: 601–607 – Dym M, Raj HGM, Lin YC, Chemes HE, Kotite NJ, Nayfeh SN, French FS (1979) Is FSH required for maintenance of spermatogenesis in adult rats? J Reprod Fertil [Suppl] 26: 175–182 – Franchi F, Luisi M, Kicovic PM (1978) Long-term study of oral testosterone undecanoate in hypogonadal males. Int J Androl 3: 1–5 – Franchimont P, Demoulin A, Verstraelen-Proyard J, Hazee-Hagelstein MT, Walton JS, Waites GMH (1978) Nature and mechanism of action of inhibin: perspective in regulation of male fertility. Int J Androl [Suppl] 2: 69–80 – Franks S, Jacobs HS, Martin N, Nabarro JDN (1978) Hyperprolactinaemia and impotence. Clin Endocrinol (Oxf) 8: 277–287 – Frey H, Aakvaag A, Saanum B, Falch J (1979) Bioavailability of oral testosterone undecanoate in males. Eur J Clin Pharmacol 16: 345–349 – Friend JN, Judge DM, Sherman BM, Santen JR (1976) FSH-secreting pituitary adenomas: stimulation and suppression studies in two patients. J Clin Endocrinol Metab 43: 650–657 – Gutai JP, Daneman D, Foley TP (1979) Response to pulsatile gonadotropin releasing hormone in hypothalamic hypogonadism. Acta Endocrinol [Suppl] (Kbh) 225: 137 – Happ J, Neubauer M, Egri A, Demisch K, Schöffling K, Beyer J (1975) GnRH therapy in males with hypogonadotrophic hypogonadism. Horm Metab Res 7: 526 – Happ J, Kollmann F, Krawehl C, Neubauer M, Krause U, Demisch K, Sandow J, Rechenberg W von, Beyer J (1978) Treatment of cryptorchidism with pernasal gonadotropin-releasing hormone therapy. Fertil Steril 29: 546–551 – Hodson CA, Simpkins JW, Pass KA, Aylsworth CF, Steger RW, Meites J (1980) Effects of a prolactin secreting pituitary tumor on hypothalamic, gonadotropic and testicular function in male rats. Neuroendocrinology 30: 7–10 – Hsueh AJ, Dufau ML, Catt KJ (1976) Regulation of luteinizing hormone receptors in testicular interstitial cells by gonadotropin. Biochem Biophys Res Commun 72: 1145–1150 – Illig R, Kollmann F, Borkenstein M, Kuber W, Exner GU, Kellerer K, Lunglmayr L, Prader A (1977) Treatment of cryptorchidism by intranasal synthetic luteinizing-hormone releasing hormone. Lancet 2: 518–520 – Jacobson RI, Seyler LE, Tamorlane WV, Gertner JM, Genel M (1979) Pulsatile subcutaneous nocturnal administration of GnRH by portable infusion pump in hypogonadotropic hypogonadism: initiation of gonadotropin responsiveness. J Clin Endocrinol Metab 49: 652–654 – Jaramillo CJ, Charro-Salgado AL, Perez-Infante V, Obanza EB, Iglesias FC, Fernandez-Cruz A, Coy D, Schally AV (1978) Clinical studies with D-TRP[6]-luteinizing hormone-releasing hormone in men with hypogonadotropic hypogonadism. Fertil Steril 30: 430–435 – Johnsen SG (1966) A study of human testicular function by the use of human menopausal gonadotrophin and of human chorionic gonadotrophin in male hypogonadotrophic eunuchoidism and infantilism. Acta Endocrinol (Kbh) 53: 315–341 – Judd HL (1979) Biorhythms of gonadotropins and testicular hormone secretion. In: Krieger DT (ed) Endocrine rhythms. Raven Press, New York, pp 299–324 – Kletzky OA, Costin G, Marrs RP, Bernstein G, March CM, Mishell DR (1979) Gonadotropin insufficiency in patients with thalassemia major. J Clin Endocrinol Metab

48: 901–905 – Krulich L (1979) Central neurotransmitters and the secretion of prolactin, GH, LH and TSH. In: Edelman IS, Schultz SG (eds) Annual review of physiology. Annual Reviews Inc. Palo Alto, pp 603–615 – Labrie F, Auclair C, Cusan L, Kelly PA, Pelletier G, Ferland L (1978) Inhibitory effect of LHRH and its agonists on testicular gonadotrophin receptors and spermatogenesis in the rat. Int J Androl [Suppl] 2: 1–6 – Leyendecker G (1979) The pathophysiology of hypothalamic ovarian failure. Eur J Obstet Gynec Reprod Biol 9: 175–186 – deLorimer AA, Gordan GS, Lowe RC, Carbone JV (1965) Methyltestosterone, related steroids and liver function. Arch Intern Med 116: 289–294 – Lundberg PO, Wide L (1978) Sexual function in males with pituitary tumors. Fertil Steril 29: 175–179 – Marynick SP, Loriaux DL, Sherins RJ, Pita JC, Lipsett MB (1979) Evidence that testosterone can suppress pituitary gonadotropin secretion independently of peripheral aromatization. J Clin Endocrinol Metab 49: 396–398 – Morgner KD, Geisthövel W, Niedergerke U, Mühlen A z v (1974) Hypogonadismus infolge Mangels an Luteotropin-Releasing-Hormon (LHRH) bei Prader-Labhart-Willi-Syndrom. Dtsch Med Wochenschr 99: 1196–1198 – Mortimer CH, McNeilly AS, Fisher RA, Murray MAF, Besser GM (1974) Gonadotrophin-releasing hormone therapy in hypogonadal males with hypothalamic or pituitary dysfunction. Br Med J 4: 617–621 – Naftolin F, Ryan KJ, Davies IJ, Reddy VV, Flores F, Petro Z, Kuhn M, White RJ, Wolin L, Takaoka Y (1975) The formation of estrogens by central neuroendocrine tissues. Recent Prog Horm Res 31: 295–300 – Nieschlag E, Rohr M, Wombacher H, Overzier C (1971) Leydig-Zell-Funktionstest. Bestimmung des Plasmatestosterons durch kompetitive Proteinbindung vor und nach hCG-Belastung. Klin Wochenschr 49: 91–95 – Nieschlag E, Kley KH, Wiegelmann W, Solbach HG, Krüskemper HL (1973) Lebensalter und endokrine Funktion der Testes des erwachsenen Mannes. Dtsch Med Wochenschr 98: 1281–1283 – Nieschlag E, Mauss J, Coert A, Kicovic P (1975) Plasma androgen levels in men after oral administration of testosterone or testosterone undecanoate. Acta Endocrinol (Kbh) 79: 366–371 – Nieschlag E, Cüppers HJ, Wiegelmann W, Wickings EJ (1976) Bioavailability and LH-suppressing effect of different testosterone preparations in normal and hypogonadal men. Horm Res 7: 138–142 – Nieschlag E (1979) Der männliche Hypogonadismus. Internist 20: 57–66 – Pasqualini RQ (1950) Diagnostico de la insuficiencia testicular. Endocrinologia 1: 20–27 – Patritti-Laborde N, Odell WD (1978) Short-loop feedback of luteinizing hormone: dose-response relationships and specificity. Fertil Steril 30: 456–460 – Sandow J, von der Ohe M, Kuhl H (1980) LH-RH and its analogues in contraception. Abstract, p 113, VI. Intern. Congress of Endocrinology, Melbourne/Australien – Schill WB (1979) Fortschritte in der pharmakologischen Theapie der Subfertilität beim Mann – eine Übersicht. Andrologia 11: 77–107 – Schneider HPG, Leyendecker G (1980) The normal and dysregulated human menstrual cycle. In: Briggs MH, Corbin A (eds) Adv Steroid Biochem Pharmacol 7: 23–50 – Schwarzstein L, Aparicio NJ, Turner D, Calamera JC, Mancini R, Schally AV (1975) Use of synthetic luteinizing hormone releasing hormone in treatment of oligospermic men: a preliminary report. Fertil Steril 26: 331–336 – Schulte-Beerbühl M, Nieschlag E (1980) Comparison of testosterone, dihydrotestosterone, luteinizing hormone, and follicle-stimulating hormone in serum after injection of testosterone enanthate or testosterone cypionate. Fertil Steril 33: 201–203 – Smith R, Donald RA, Espiner EA, Stronach SG, Edwards IA (1979) Normal adults and subjects with hypogonadotropic hypogonadism respond differently to D-Ser(TBU)^6-LH-RH-EA^{10}. J Clin Endocrinol Metab 48: 167–180 – Snyder PJ, Rudenstein RS, Gardner DF, Rothman JG (1979) Repetitive infusion of gonadotropin-releasing hormone distinguishes hypothalamic from pituitary hypogonadism. J Clin Endocrinol Metab 48: 864–868 – Steinberger A, Steinberger E (1976) Secretion of an FSH-inhibiting factor by cultured sertoli cells. Endocrinology 99: 918–922 – Tharandt L, Schulte H, Benker G, Hackenberg K, Reinwein D (1977) Treatment of isolated gonadotropin deficiency in men with synthetic LH-RH and a more potent analogue of LH-RH. Neuroendocrinology 24: 195–207 – Trockel U, Nieschlag E, Krüskemper HL (1980) Die differentialdiagnostische Bedeutung des Leydig-Zell-Stimulationstestes. Med Welt 31: 27–31 – Vigersky RA, Easley RB, Loriaux DL (1976) Effect of fluoxymesterone on the pituitary-gonadal axis: the role of testosterone estradiol-binding globulin. J Clin Endocrinol Metab 43: 1–5 – Westaby D, Paradinas FJ, Ogle SJ, Randell JB, Murray-Lyon IM (1977) Liver damage from long-term methyltestosterone. Lancet 2: 261–272 – Wickings EJ, Usadel KH, Dathe G, Nieschlag E (1980) The role of follicle stimulating hormone in testicular function of the mature rhesus monkey. Acta Endocrinol (Kbh) (in press) – Wiegelmann W, Solbach HG, Kley HK, Nieschlag E, Rudorff KH, Krüskemper HL (1976) Effect of a new LH-RH analogue (D-Ser(TBU)^6-EA^{10}-LH-RH) on gonadotrophin and gonadal steroid secretion in men. Horm Res 7: 1–10 – Wise PM, Rance N, Barr GD, Barraclough C (1979) Further evidence that luteinizing hormone-releasing hormone also is follicle-stimulating hormone-releasing hormone. Endocrinology 104: 940–945 – Zarate A, Valdés-Vallina F, González A, Perez-Ubierna C, Canales ES, Schally AV (1973) Therapeutic effect of synthetic luteinizing hormone-releasing hormone (LH-RH) in male infertility due to idiopathic azoospermia and oligospermia. Fertil Steril 24: 485–486

Diabetes insipidus und Osmoregulation*

Uhlich, E. (Kaiserberg-Klinik Bad Nauheim)

Referat

Der Diabetes insipidus (D. i.) ist ein Krankheitsbild, das durch die Unfähigkeit, einen konzentrierten Harn zu bilden, charakterisiert ist. Er gilt als eines der am besten charakterisierten Krankheitsbilder überhaupt: Die Struktur des Hormones, eines Nonapeptides mit einem 20gliedrigen Ring ist bekannt [9], die chemische Synthese ist gelungen und eine Substitutionstherapie (mit synthetisiertem Hormon oder Derivaten) als Therapie der Wahl etabliert [1, 9]. Über die Pathogenese besteht weitgehend Klarheit [2, 6], die Einteilung nach der Genese des D. i. ist kaum umstritten (s. Tabelle 1), diagnostisches bzw. differentialdiagnostisches Vorgehen (s. Tabelle 2) sind standardisiert [2]. Schließlich sind sowohl der zelluläre Angriffspunkt von Vasopressin als auch die molekularen Vorgänge der hormoninduzierten Permeabilitätsänderungen gut definiert [8].

Vasopressin im ZNS

Intrazelluläres Vasopressin wird nicht nur in den Nuclei supraoptici und paraventriculares, den klassischen Syntheseorten und im Hypophysenhinterlappen, dem Speicherort für ADH, nachgewiesen. Durch immunhistochemische Methoden gelang darüber hinaus der Nachweis von vasopressinhaltigen Strukturen auch im N. triangularis und arcuatus, von ADH-haltigen Nervenfasern die zum Seitenventrikel ziehen, von ADH-positiven Strukturen im Organum vasculosum der lamina terminalis und von Vasopressin im Hypophysenvorderlappen [3, 7].

Funktionsdiagnostische Untersuchungen ergaben, daß die in den verschiedenen Arealen nachgewiesenen unterschiedlich hohen Vasopressinkonzentrationen durch verschiedene Stimuli jeweils auch unterschiedlich stark zu beeinflussen sind.

Tabelle 1. Einteilung des Diabetes insipidus

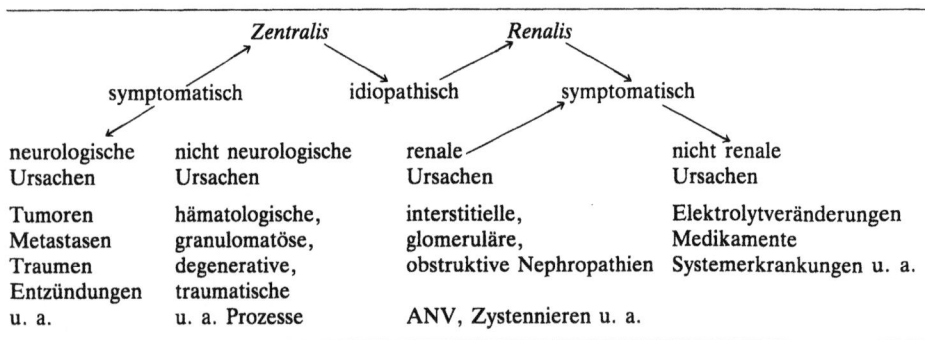

---

* Referat anläßlich der gemeinsamen Sitzung der Deutschen Gesellschaft für innere Medizin und der Deutschen Gesellschaft für Neurologie

Tabelle 2. Diagnostik des Diabetes insipidus

Bilanzierung
Durstversuch
Vasopressin-Substitution
Carter-Robbins-Test
ADH-Bestimmung im Plasma
Ergänzende Untersuchungen
(Rö., Neurol., Ophthalm. etc.)

Beispiel 1: Unter *osmotischer* Stimulation (Kochsalzbelastung) steigt der ADH-Gehalt der Area retrochiasmatica an, während er im gleichen Experiment im Hypophysenhinterlappen abfällt und in der lamina terminalis unverändert bleibt.

Beispiel 2: Unter *psychischer* Stimulation nimmt der Vasopressingehalt im Cortex cingularis um das zweifache zu, im Cortex frontalis um den gleichen Betrag ab, im Septum laterale bleibt er unverändert.

Die Synthese des Hormones findet in neurosekretorischen Zellen statt, die elektrophysiologisch gut zu charakterisieren sind. Der Transport von Vasopressin erfolgt über einen schnellen axoplasmatischen Fluß, der dem Transport in neurosekretorischen Granula entspricht (Flußgeschwindigkeit: 2–3 mm/h). Der langsame axoplasmatische, extragranuläre Fluß repräsentiert den rasch verfügbaren, aber quantitativ wesentlich geringeren Hormonanteil.

Der enzymatische Abbau von Vasopressin erfolgt zum Teil bereits am Syntheseort, besonders aber in Leber und Niere; ca. 20% werden unverändert mit dem Urin ausgeschieden.

ADH-Freisetzung

Die Abgabe von Vasopressin erfolgt rhythmisch; an isolierten Organen oder Zellverbänden ist eine pulsatile Frequenz von einigen Minuten nachgewiesen worden, beim Menschen lassen sich periodische Schwankungen mit einer Frequenz von einigen Stunden sowie eine diurnale Rhythmik mit hohen Werten zur Nacht finden [2, 9]. Die Werte des älteren Menschen scheinen höher zu sein als die im jugendlichen Alter. Geschlechtsspezifische Unterschiede sind nicht nachweisbar.

Die aktuellen Plasmawerte gesunder Personen liegen bei 1 bis 5 pg/ml. Es gibt große intra- und interindividuelle Schwankungen. Physiologische Anstiege, zum Beispiel im Durstversuch, führen zu Werten bis etwa 10 pg/ml, unter Streßbedingungen oder beim Syndrom inadäquater ADH-Sekretion (SIADH) werden bis über das 100fache der Norm erhöhte Werte gemessen [10]. Die biologische Halbwertszeit liegt bei 5–7 Minuten, der Verteilungsraum wird (dem Extrazellulärraum entsprechend) mit ca. 35 l angegeben; eine nennenswerte Eiweißbindung besteht nicht.

Die klassischen Stimuli zur ADH-Abgabe sind Veränderungen der Serumosmolalität und Serum-Natriumkonzentration sowie Änderungen intravasaler Volumina (s. Abb. 1). Änderungen des Blutzuckergehaltes und der Temperatur („Glucostat" und „Thermostat") beeinflussen die ADH-Sekretion ebenfalls. Messungen des Plasma-Vasopressinspiegels bei Störungen des Gleichgewichtsorganes und im Streß beweisen, daß ein Sekretionsstimulus auch vom Labyrinth, vom

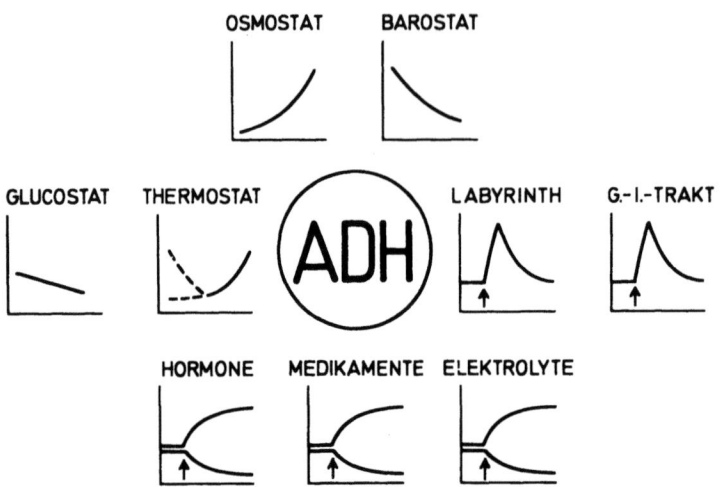

Abb. 1. Schema der verschiedenen Einflüsse auf das Vasopressin-System

Brechzentrum und vom Gastrointestinaltrakt ausgehen kann. Schließlich ist eine Beeinflussung durch Hormone, Medikamente, Gifte und andere Substanzen möglich [1, 2, 6, 9].

Nicht renale Effekte von Vasopressin

Unter der Vielzahl der in letzter Zeit entdeckten extrarenalen Effekte von Vasopressin, die in ihrer physiologischen Bedeutung allerdings noch nicht vollständig geklärt sind (ADH als Releasinghormon, inhibierender Effekt auf die Fettsäuresynthese, stimulierender Einfluß auf die Glycogenolyse etc.) sind die Beeinflussung des Blutdruckes und Effektes auf Gedächtnisleistungen besonders intensiv untersucht worden [4, 5, 12].

I. Blutdruckregulation

a) In vitro wird an verschiedenen Gefäßabschnitten mit bereits sehr niedrigen ADH-Konzentrationen im Medium in Kombination mit anderen vasokonstriktorischen Hormonen eine deutliche Gefäßkontraktion ausgelöst. Dies könnte als ein Hinweis angesehen werden, daß auch in vivo niedrige ADH-Konzentrationen über eine Gefäßkontraktion zu einem meßbaren Blutdruckanstieg führen.
b) Unter den Bedingungen des DOCA-Hochdruckes und bei spontan hypertensiven Ratten ist Vasopressin sehr wahrscheinlich an der Genese dieser Hypertonieform beteiligt; es findet sich eine positive Korrelation zwischen Blutdruck und Plasmavasopressin (s. Abb. 2).
c) Klinische Untersuchungen am Menschen zeigen, daß bei Patienten mit einem sogenannten „Orthostase-Syndrom" die barorezeptor-gesteuerte Regulierung der ADH-Sekretion gestört ist: Bereits relativ niedrige Vasopressinkonzentrationen führen hier zu einer arteriellen Druckerhöhung (s. Abb. 3).

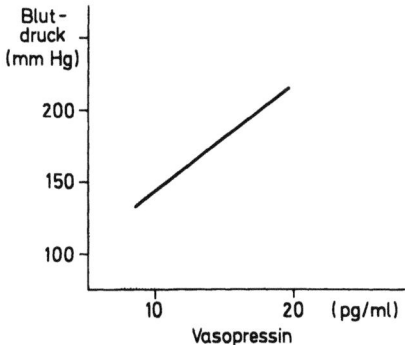

Abb. 2. Verhalten von Blutdruck und Vasopressinspiegel bei DOCA-hypertensiven Ratten (Schema)

II. Lern- und Gedächtnisleistungen

a) In recht sinnreichen tierexperimentellen Anordnungen konnte nachgewiesen werden, daß Lernvorgänge (z. B. die Betätigung eines Hebels um Futter zu bekommen) und Gedächtnisleistungen (z. B. Belohnung korrekt ausgeführter Vorgänge mit Futter, Bestrafung bei Fehlverhalten) nach Vasopressinapplikation signifikant positiv beeinflußt werden [12].

b) Die Applikation von Vasopressin bei Patienten nach einem cerebralen Trauma führte zu einer signifikanten Verkürzung der Rekonvaleszenz dieser Patienten im Vergleich zu nicht vasopressinsubstituierten Verletzten. Kriterium der positiven Beurteilung: Dauer der retrograden Amnesie [5].

So wie Vasopressin durch adrenerge und cholinerge Substanzen beeinflußt wird, wirkt es seinerseits auf den zerebralen Noradrenalin-Stoffwechsel, welcher ja eng mit den Lern- und Gedächtnisprozessen verknüpft ist. Der Mechanismus dieser vasopressinbeeinflußten Lernvorgänge scheint auf einer Modulation der Neurotransmission an den noradrenergen Nervenendigungen zu beruhen.

Das ADH-Exceß-Syndrom (SIADH, Schwartz-Bartter-Syndrom)

Die pathophysiologische Grundlage aller ADH-Exceß-Syndrome ist eine Symptomatik, welche entweder durch inadäquat erhöhte Vasopressinspiegel oder durch eine inadäquate Reaktion des peripheren Erfolgsorganes auf normale Vasopressinspiegel hervorgerufen wird [10].

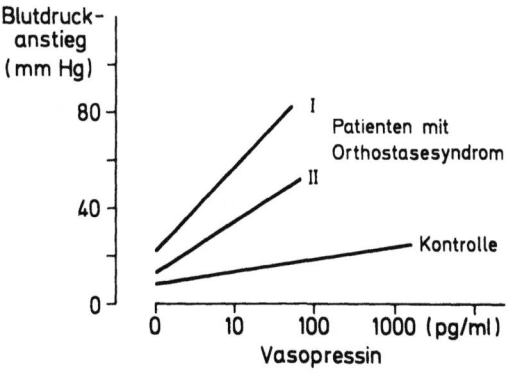

Abb. 3. Verhalten von Blutdruck und Vasopressin-Spiegel bei Patienten mit einem Orthostase-Syndrom (Schema)

Tabelle 3. Genese des ADH-Exceß-Syndromes

Tumoren (z. B. Carcinome, Sarkome, benigne Tumoren)

ZNS-Erkrankungen (Entzündungen, Verletzungen etc.)

Infektions-, Stoffwechsel-, Systemerkrankungen

Medikamente, Beatmung, „idiopathisch"

Eine allererste Beschreibung dieses Krankheitsbildes stammt von dem deutschen Kliniker Roth (1935), der eben diese Symptomatik bei einem Patienten mit einer Porphyrie beobachtete. Erst 20 Jahre später haben dann Schwartz und Bartter das nach ihnen benannte „Syndrom inappropriater ADH-Sekretion" zusammenfassend in mehreren Veröffentlichungen bekanntgemacht [2, 9, 10].

In der Folgezeit hat die Möglichkeit, aktuelle Vasopressinspiegel im Plasma zu bestimmen und die Kenntnis der Existenz dieser Symptomatik zur Entdeckung einer Vielzahl verschiedenster Krankheitsbilder geführt, bei denen sich erhöhte Vasopressinspiegel mit mehr oder minder ausgeprägter typischer Symptomatik nachweisen ließen (s. Tabelle 3).

Der dieser Erkrankung zugrundeliegende pathophysiologisch entscheidende Vorgang ist die durch den Vasopressinüberschuß verursachte zwanghafte Wasserrückresorption in den distalen Tubulusabschnitten bei sehr hoher Wasserpermeabilität. Diese inadäquate Wasserrückgewinnung führt nun in der Folge zu den klassischen Befunden:

1. Erniedrigtes Plasma-Natrium und damit erniedrigte Plasmaosmolalität
2. Hohe osmotische Konzentration des Urines wegen eines hohen Urin-Natrium-Gehaltes
3. Niedrige Plasma-Harnsäurekonzentration bei hoher Harnsäureclearance

Ist die Vasopressin/Osmolalitäts-Relation in entsprechender Weise verschoben und findet sich kein Anhalt für eine sonstige primäre Störung von Nierenfunktion, Herz-Kreislaufsystem und Endokrinium, ist die Diagnose eines „SIADH" nahezu gesichert.

Therapiekonzepte ADH-abhängiger Krankheitsbilder

Die Geschichte der medikamentösen Behandlungsversuche beim D. i. ist lang; es haben sich aber kaum andere als die zur echten hormonellen Substitution brauchbaren Präparate auf Dauer bewährt. Von diesen wieder ist ein injizierbares, aber auch über die Nasenschleimhaut applizierbares Derivat von Arginin-Vasopressin, das DDAVP (Minirin, Desmopressin), besonders hervorzuheben. Die Struktur ist nahezu identisch zum Arginin-Vasopressin, die biologische Halbwertszeit und damit die Wirkungsdauer beträgt 6–10 Stunden. Im Vergleich zum Vasopressin ist die pressorische Potenz des Derivates etwa 200fach niedriger. Die ACTH-stimulierende Wirkung entfällt in therapeutischer Dosis, es gibt praktisch keine Toleranzentwicklung [1].

Der therapeutische Einsatz anderer Medikamente bleibt nur auf wenige Einzelfälle beschränkt. Der Wirkungsmechanismus derartiger Präparate beruht darauf, daß entweder minimale noch vorhandene endogene, aber allein unwirksame ADH-Mengen am Erfolgsorgan potenziert werden (Beispiel: Chlorpropamid), oder

Tabelle 4. Therapiemöglichkeit beim ADH-Exceß-Syndrom

Therapie des SIADH

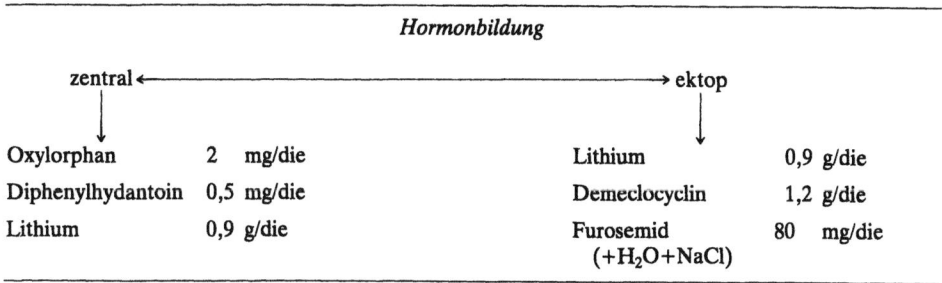

	Hormonbildung		
zentral			ektop
Oxylorphan	2 mg/die	Lithium	0,9 g/die
Diphenylhydantoin	0,5 mg/die	Demeclocyclin	1,2 g/die
Lithium	0,9 g/die	Furosemid ($+H_2O+NaCl$)	80 mg/die

über eine zentrale Stimulation Restaktivitäten von ADH freigesetzt und dann an der Niere wirksam werden (Beispiel: Carbamazepin).

Darüber hinaus gibt es durchaus Patienten mit einem D. i., die keiner medikamentösen Therapie bedürfen.

Die medikamentöse Behandlung des ADH-Exceß-Syndroms ist ebenfalls nicht in allen Fällen nötig, allerdings auch bei kaum einem Patienten kausal möglich. In einigen Fällen ist die Behandlung jedoch erprobt, es werden Lithium-Salze, Demeclocyclin und Phenhydan angewandt (s. Tab. 4) [10].

Literatur

1. Fichmann MP (1977) Disorders of renal concentration and dilution. In: Gonick HG (ed) Current nephrology, I. Pinecliff Med Pub Comp, Calif, p 57 – 2. Forsling ML (1977) Antidiuretic hormone. In: Ann Res Rev, vol 2. Churchill Livingstone, Edinburgh – 3. Hayward JN (1977) Hypothalmic magnocellular neuroendocrine cell activity and neurohypophysial hormone release. In: Moses AM, Share L (eds) Neurohypophysis. Karger, Basel, p 67 – 4. Möhring J (1978) Neurohypophyseal vasopressor principle: Vasopressor hormone as well as antidiuretic hormone? Klin Wochenschr 56: 71 – 5. Oliveros JC, Jandall MK, Timsit-Berthier M, Remy R, Bengheza A, Audibert A, Moeglen J (1978) Vasopressin in amnesia. Lancet 1: 42 – 6. Robertson GL (1977) The regulation of vasopressin function in health and disease. In: Greep RO (ed) Recent Prog Horm Res 33: 333 – 7. Sachs H, Fawcett P, Takabatake Y, Portanova R (1969) Biosynthesis and release of vasopressin and neurophysin. Recent Prog Horm Res 25: 447 – 8. Schafer JA, Andreoli TE (1972) The effect of antidiuretic hormone on water flows in isolated mammalian collecting tubules. J Clin Invest 51: 1264 – 9. Uhlich E (1976) Vasopressin: Bestimmungsmethoden, Physiologie und Pathophysiologie der Sekretion. Thieme, Stuttgart – 10. Uhlich E (1977) Das Syndrom der inadäquaten ADH-Sekretion (SIADH) „Schwartz-Bartter-Syndrom". Klin Wochenschr 55: 307 – 11. Walter R, Simmons WH (1977) Metabolism of neurohypophyseal hormones: Considerations from a molecular viewpoint. In: Moses AM, Share L (eds) Neurohypophysis. Karger, Basel, p 167 – 12. de Wied D, Bohus D, van Ree JM, Urban J, van Wimersma Greidanus TB (1977) Neurohypophyseal hormones and behavior. In: Greep RO (ed) Neurohypophysis. Academic Press, New York, p 201

Psychopharmaka und Neuroendokrinium*

Matussek, N. (Psychiatr. Klinik der Univ. München)

Referat

In fast allen Bereichen der klinischen Medizin werden heute in zunehmendem Maße Psychopharmaka verordnet. Neben Tranquilizern werden auch außerhalb der Psychiatrie Antidepressiva und Neuroleptika eingesetzt, während Lithiumsalze vorwiegend von Psychiatern verwendet werden. Da Psychopharmaka, wie fast alle heute im Handel befindlichen Medikamente, auch unerwünschte Wirkungen zeigen, ist es für den Arzt, der mit diesen Medikamenten umgeht, unbedingt notwendig, über die jweiligen Nebenwirkungen orientiert zu sein. Im folgenden werden die Effekte der für den Internisten und Allgemeinarzt wichtigsten Psychopharmakagruppen auf das neuroendokrine System besprochen und ihre klinische Relevanz diskutiert. Dabei möchte ich hier nur auf klinisch-neuroendokrinologische Untersuchungen eingehen und keine tierexperimentellen Studien aufführen.

Neuroleptika

Von den heute zur Verfügung stehenden Psychopharmaka müssen vom Arzt besonders die neuroendokrinen Effekte der Neuroleptika berücksichtigt werden. Phenothiazin- und Thioxanten-Derivate sowie die Butyrophenone[1] werden vorwiegend zur antipsychotischen Behandlung bei der Schizophrenie und Manie herangezogen und meist von Psychiatern verordnet. Allerdings werden Phenothiazine, wie Neurocil und Atosil, auch in der Allgemeinpraxis bei schweren Schlafstörungen verschrieben. Weit verbreitet ist auch die Anwendung von Reserpin in Präparaten zur Hochdruckbehandlung und Sulpirid (Dogmatil) als Antidepressivum in der Allgemeinpraxis.

Alle aufgeführten bis heute bekannten neuroleptisch wirkenden Substanzen führen in mehr oder weniger starkem Maße zu einer gesteigerten Prolaktinsekretion (Abb. 1). Durch den Prolaktinanstieg kommt es bei mit diesen Substanzen behandelten Patienten häufig zu einer Gynäkomastie, Galaktorrhoe oder Amenorrhoe. Bedingt ist der Prolaktinanstieg – mit Ausnahme vom Reserpin – durch Blockade postsynaptischer Dopamin (DA)-Rezeptoren, die auch für die antipsychotische Wirkung verantwortlich gemacht wird. Eine ganze Reihe von Untersuchungen weist nämlich darauf hin, daß bei Schizophrenie und Manie eine postsynaptische DA-Rezeptorempfindlichkeit vorliegt, und der therapeutische Effekt der Neuroleptika wird auf die Blockade der DA-Rezeptoren zurückgeführt [10, 17]. Mit Hilfe neuroendokrinologischer Methoden gelang es ferner, Hinweise auf eine postsynaptische DA-Rezeptorempfindlichkeit bei Schizophrenen zu

---

* Referat anläßlich der gemeinsamen Sitzung der Deutschen Gesellschaft für innere Medizin und der Deutschen Gesellschaft für Neurologie
1 Heute sind rund 35 verschiedene Neuroleptika im Handel. Aus diesem Grunde ist es nicht möglich, alle Handelsnamen aufzuzählen

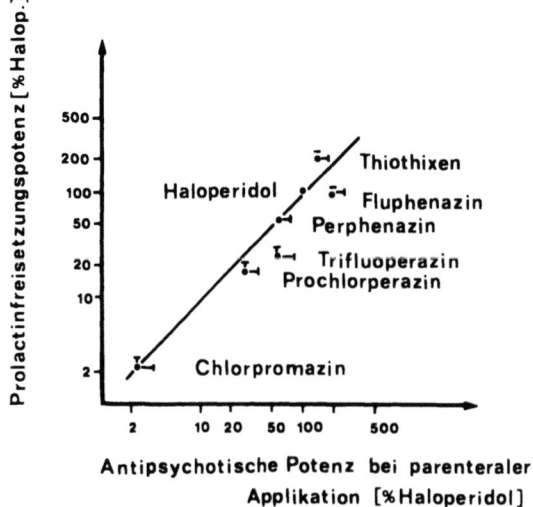

Abb. 1. Die Potenz von sieben Neuroleptika und ihre Beziehung zwischen Prolaktinfreisetzung und antipsychotischer Wirkung beim Menschen (Langer et al. 1977)

erhalten. Nach Gaben von Apomorphin, einem DA-Rezeptoragonisten, kommt es bei akut Schizophrenen zu einer signifikant früheren [16] und höheren [1, 15] Wachstumshormon (STH)-Sekretion als bei Kontrollen.

Besonders ausgeprägt ist der Prolaktinanstieg beim Sulpirid. Durch eine DA-Verarmung am postsynaptischen Rezeptor nach Reserpingaben kommt es ebenfalls zu einem Prolaktinanstieg. Aus den dargelegten Gründen ist es bei Patienten, die mit einer Galaktorrhoe oder Amenorrhoe in die Praxis kommen, unbedingt notwendig, eine Medikamentenanamnese, vor allem im Hinblick auf Neuroleptika, zu erheben.

Da die meisten Neuroleptika auch eine α-adrenolytische Aktivität besitzen, ist zu bedenken, daß manche neuroendokrinologischen Tests, vor allem im Hinblick auf die STH-Sekretion, davon beeinflußt werden und man unter Neuroleptika mit geringeren STH-Stimulationswerten rechnen muß. Da es nach Absetzen von Neuroleptika zu einer länger anhaltenden und starken Zunahme der postsynaptischen DA-Rezeptorempfindlichkeit kommt, muß dies bei der Interpretation neuroendokrinologischer Tests, an denen DA-Mechanismen, wie beim oben angeführten Apomorphintest, beteiligt sind, mit berücksichtigt werden.

Antidepressiva

Neuroendokrinologische Untersuchungen mit Antidepressiva sind bisher noch nicht so systematisch und intensiv durchgeführt worden wie mit Neuroleptika, und – soweit wir heute wissen – führen sie beim Patienten auch nicht zu so störenden Nebenwirkungen wie die Neuroleptika. Während Neuroleptika vorwiegend die Prolaktinsekretion stimulieren, kommt es nach Gabe von antidepressiv wirkenden Medikamenten vor allem zu einer Stimulation der STH- und manchmal auch der Prolaktinsekretion. Von den heute bekannten ungefähr 20 Antidepressiva beeinflussen alle den Noradrenalin (NA)- und, mit Ausnahme des Maprotilins

(Ludiomil), auch den Serotoninstoffwechsel im Zentralnervensystem. Diese Effekte scheinen für die antidepressive Wirksamkeit notwendig zu sein, da klinisch-biochemische und neuroendokrinologische Studien an depressiven Patienten auf Störungen aminerger Neurone hinweisen. Da in den letzten Jahren eine ganze Reihe neuer Antidepressiva entwickelt wurden, die sich in ihrem Wirkungsmechanismus wesentlich mehr als die Neuroleptika voneinander unterscheiden, sollen in diesem Zusammenhang nur an einigen ausgewählten Beispielen vorwiegend der klassischen tricyclischen Thymoleptika die neuroendokrinen Effekte aufgezeigt werden.

Als besonders guter Stimulator für die STH-Sekretion erwies sich nach Untersuchungen an unserer Klinik Desmethylimipramin (DMI; = Pertofran; [6]). Die dosisabhängie STH-Stimulation durch DMI (Abb. 2) ist sicherlich auf die NA-aufnahmehemmende Wirkung in die Nervenendigungen zurückzuführen, da Phentolamin, ein α-Adreno-Rezeptorblocker, diese STH-Sekretion dosisabhängig

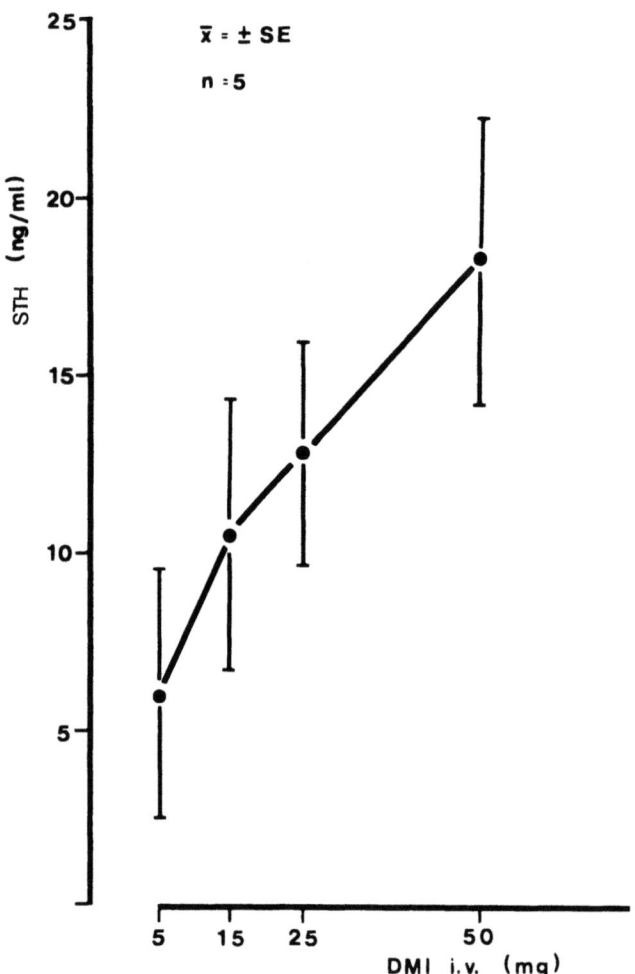

Abb. 2. STH-Maxima nach verschiedenen Dosen von DMI

reduziert. Von Interesse sind in diesem Zusammenhang auch die Untersuchungen an depressiven Patienten. Neurotisch depressive Patienten zeigen – im Gegensatz zu den endogen depressiven – eine signifikant höhere STH-Stimulation nach DMI-Gaben [7]. Die neuroendokrinologische Unterscheidung von neurotisch und endogen depressiven Patienten gelingt auch mit anderen Stimulationstests, wie Insulin-Hypoglykämie-, Amphetamin-, Clonidin-, Methylamphetamin- und Dexamethasonhemmtest (Zusammenfassung darüber s. [9]). Die mit den verschiedenen neuroendokrinen Tests erhobenen Befunde legen die Vermutung nahe, daß bei endogenen Depressionen – im Gegensatz zu neurotischen – eine geringere postsynaptische α-Rezeptorempfindlichkeit vorliegt [11]. Die geringere STH-Stimulierbarkeit in den verschiedenen Tests und die gesteigerte Cortisolsekretion endogen depressiver Patienten sollte man bei neuroendokrinologischen Untersuchungen berücksichtigen.

Obwohl bei gesunden Probanden Antidepressiva die STH-Sekretion meist stimulieren, wurde erst kürzlich eine paradoxe Wirkung von Amitriptylin (Saroten, Laroxyl) bei akromegalen Patienten beschrieben [3]. Ähnlich wie mit L-Dopa und Bromocryptin, die normalerweise die STH-Sekretion steigern, kommt es auch nach Amitriptylin zu einer Erniedrigung der circadianen STH-Sekretion. Der Mechanismus der paradoxen Wirkung dieser Substanzen ist bisher jedoch noch nicht bekannt.

In den therapeutisch angewandten Dosen, vor allem bei p.o. oder i.m. Applikation, führen Antidepressiva vorwiegend zu einer Stimulation der STH-Sekretion ohne nennenswerten Einfluß auf den Serum-Prolaktinspiegel. Wird Chlorimipramin (Anafranil) jedoch i.v. appliziert, kommt es zu einem starken Serum-Prolaktinanstieg (Laakmann, persönliche Mitteilung). Von den älteren tricyclischen Thymoleptika hemmt Chlorimipramin am stärksten die Serotonin (5-HT)-Aufnahme in die Nervenendigungen. Dagegen führt Fluoxetin, ein neues Antidepressivum mit noch stärkerer Blockade der 5-HT-Aufnahme, schon nach p.o. Medikation bei einigen Patienten zu langanhaltenden Prolaktinanstiegen im Serum mit extrapyramidalmotorischen Störungen [13]. Diese Autoren vermuten, daß Aktivitätszunahme serotonerger Neurone zu einer Hemmung nigrostriataler und tubero-infundibulärer dopaminerger Neurone führt und so den Prolaktinanstieg bewirkt. Dies muß jedoch noch weiterhin geprüft werden.

Lithium

Obwohl, wie eingangs erwähnt, die Lithiumprophylaxe endogen depressiver Patienten fast ausschließlich von Psychiatern durchgeführt wird, sollten wegen der Nebenwirkungen auch Internisten und Allgemeinmediziner mit den neuroendokrinen Lithiumeffekten vertraut sein. Im Mittelpunkt steht dabei die Schilddrüse. Eine in unserer Klinik an 88 Patienten durchgeführte Untersuchung zeigte bei 63,7% der Lithiumgruppe eine Struma 1. und 2. Grades, im Gegensatz zu 40% der Kontrollgruppe. Die Strumahäufigkeit der Kontrollgruppe entspricht ungefähr der Häufigkeit in Bayern, einem Jodmangelgebiet. Die peripheren Schilddrüsenhormone (T4 und T3) unterscheiden sich dagegen nicht zwischen Kontrollgruppe und den mit Lithium behandelten Patienten. Die mittleren Basalwerte des TSH liegen in der Lithiumgruppe jedoch signifikant über der Kontrollgruppe, ebenso der TSH-Anstieg nach TRH-Injektion (Tabelle 1 [4]). Ähnliche Ergebnisse sind auch von anderen Gruppen erhalten worden [2, 12]. Unter Lithiumbehandlung kommt es

Tabelle 1. Schilddrüsenfunktion bei Patienten unter Lithiumdauerbehandlung und einer Kontrollgruppe von Patienten mit affektiven Störungen ohne Lithium

	Lithium n = 88	Kontrollen n = 40	p < (t = Test)
T4 (μg/100 ml)	6,8 ± 1,9	7,6 ± 2,7	NS
T3 (ng/100 ml)	158,6 ± 52,0	145,2 ± 45,5	NS
TSH (μU/ml)	2,88 ± 2,0	1,97 ± 2,4	0,05
Δ TSH (μU/ml)	19,33 ± 15,1	11,14 ± 13,7	0,005
Struma I	n = 38 (43,2%)	n = 15 (37,5%)	
Struma II	n = 18 (20,5%)	n = 1 (2,5%)	

Δ TSH: TSH-Anstieg 25 Min nach i.v. Injektion von 200 μg TRH
Struma I: tastbare Struma
Struma II: sichtbare und tastbare Struma

bei einem Teil der Patienten zu einer sog. präklinischen Hypothyreose, bei der klinische Symptome fehlen und T4 und T3 noch im Normbereich liegen. Für den Internisten und Allgemeinpraktiker ergibt sich daraus jedoch, daß er bei erhöhtem Δ TSH nach TRH auch an die Folge einer Lithiummedikation denken muß. Von Interesse ist in diesem Zusammenhang, daß depressive Patienten und Alkoholiker häufig eine verringerte STH-Stimulation nach TRH zeigen ([8]; dort weitere Literaturhinweise zu diesem Thema).

Benzodiazepine

Neuroendokrinologische Untersuchungen beim Menschen nach Benzodiazepinen, Tranquilizern und Schlafmitteln liegen – im Gegensatz zu Studien mit Neuroleptika und Antidepressiva – nur in geringer Zahl vor und spielen für die Klinik, bisher zumindest, eine untergeordnete Rolle. Das gleiche gilt für die Stimulantien und Halluzinogene.

Diazepamgaben führen zu einer Stimulation der STH-Sekretion [18]. Koulu et al. [5] nehmen an, daß die Diazepaminduzierte STH-Sekretion durch dopaminerge Mechanismen gesteuert wird, da Pimozid, ein DA-Rezeptorantagonist, den STH-Anstieg blockt. Natrium-Valproat, ein GABA-Mimetikum, hemmt ebenfalls die Diazepam-bedingte STH-Sekretion, weshalb man annehmen darf, daß GABA eine inhibitorische Rolle bei der STH-Sekretion spielt. Bei den engen Beziehungen zwischen Benzodiazepinen und dem GABA-Stoffwechsel ist eine solche Interpretation möglich. Obwohl es in den oben angegebenen Studien nach akuter Diazepamgabe zu einer STH-Stimulation kommt, unterdrückt Diazepam signifikant nicht nur die nächtliche STH-, sondern auch die Cortisolsekretion, während Prolaktin und ACTH unbeeinflußt bleiben [19]. Bekanntlich wird die nächtliche

STH-Sekretion anders gesteuert als die am Tage. Der hemmende Diazepameinfluß auf die Cortisolsekretion sollte vor allem bei Untersuchungen depressiver Patienten bezüglich der circadianen Cortisolsekretion berücksichtigt werden. Systematische Studien über den Einfluß von Tranquilizern auf die Prolaktinsekretion liegen bisher nicht vor. Im letzten Jahr wurde jedoch der Fall einer Gynäkomastie unter Diazepammißbrauch beschrieben [14]. Nach täglichen Dosen von 80—140 mg Diazepam entwickelte sich bei einem sonst klinisch und endokrinologisch gesunden männlichen Patienten eine bilaterale Gynäkomastie, die sich nach Diazepamentzug wieder zurückbildete. Obwohl erneute Diazepamapplikation keinen Prolaktinanstieg bei diesem Patienten ergab, glauben die Autoren trotzdem, daß sich die Gynäkomastie über GABA-erge Mechanismen ohne Prolaktinerhöhung gebildet haben könnte.

In Psychopharmakologie und klinischer Psychiatrie werden in steigendem Maße neuroendokrinologische Methoden angewandt. Einerseits lassen sich dadurch — wie bei Neuroleptika — bestimmte Nebenwirkungen erklären, andererseits erhält man aus neuroendokrinologischen Untersuchungen weitere Hinweise über die Wirkungsmechanismen von Pharmaka. Für die Psychiatrie ergeben sich mit Hilfe neuroendokrinologischer Methoden neue Möglichkeiten, den neurobiologischen Störungen — vor allem bei den Psychosen — näherzukommen.

Zusammenfassung

Neuroleptika führen durch Blockade postsynaptischer Dopaminrezeptoren oder Dopaminverarmung zu einem Serum-Prolaktinanstieg. Da bei Schizophrenie und Manie ein überempfindlicher postsynaptischer Dopaminrezeptor angenommen wird, steht die antipsychotische Wirkung der Neuroleptika in enger Beziehung zum Prolaktinanstieg. — Nach Antidepressiva, die den Noradrenalinstoffwechsel beeinflussen, kommt es bei gesunden Probanden häufig zu einer Wachstumshormonstimulation. Endogen depressive Patienten zeigen dagegen keine Wachstumshormonstimulation mit Antidepressiva, aber auch nicht nach Insulin, Amphetamin und Clonidin. — Unter einer Lithiumdauerbehandlung entwickelt sich häufig eine präklinische Hypothyreose. — Benzodiazepine führen zu einer Wachstumshormonstimulation, die über dopaminerge Mechanismen erklärt wird.

Literatur

1. Casper RC, Davis JM, Pandey GN, Garver DL, Dekirmenjian H (1977) Neuroendocrine and amine studies in affective illness. Psychoneuroendocrinology 2: 105—114 — 2. Emerson CH, Dyson WL, Utiger RD (1973) Serum thyrotropin and thyroxine concentrations in patients receiving lithium carbonate. J Clin Endocrinol Metab 36: 338—346 — 3. Glass AR, Schaaf M, Dimond RC (1980) Amitriptyline-induced suppression of growth hormone in acromegaly. Psychoneuroendocrinology 5: 81—86 — 4. Greil W (1980) Pharmakokinetik und Toxikologie des Lithiums. Internationales Symposium über aktuelle Perspektive der Lithiumprophylaxe. Bibliotheca Psychiatrica. Karger, Stuttgart (im Druck) — 5. Koulu M, Lammintausta R, Kangas L, Dahlström S (1979) The effect of methysergide, pimozide, and sodium valproate on the diazepam-stimulated growth hormone secretion in man. J Clin Endocrinol Metab 48: 119—122 — 6. Laakmann G, Schumacher G, Benkert O, Werder K v (1977) Stimulation of growth hormone secretion by desimipramine and chlorimipramin in man. J Clin Endocrinol Metab 44: 1010 — 7. Laakmann G (1980) Beeinflussung der Hypophysenvorderlappen-Hormon-Sekretion durch Antidepressiva bei gesunden Versuchspersonen, neurotisch und endogen depressiven Patienten. Nervenarzt (im Druck) — 8. Loosen PT, Prange AJ (1980) Thyrotropin releasing hormone (TRH): a useful tool for psychoneuroendocrine investigation. Psychoneuroendocrinology

5: 63–80 – 9. Matussek N (1978) Neuroendokrinologische Untersuchungen bei depressiven Syndromen. Nervenarzt 49: 569–575 – 10. Matussek N (1980) Stoffwechselpathologie der Zyklothymie und Schizophrenie. In: Meyer EJ (Hrsg) Psychiatrie der Gegenwart, Bd II. Springer, Heidelberg – 11. Matussek N, Ackenheil A, Hippius H, Müller F, Schröder HTh, Schultes H, Wasilewski B (1980) Effect of clonidine on growth hormone release in psychiatric patients and controls. Psychiatry Res (im Druck) – 12. McLarty DG, O'Boyle JH, Spencer AC, Ratcliffe JG (1975) Effect of lithium on hypothalamic-pituitary-thyroid function in patients with affective disorders. Br Med J 3: 623–625 – 13. Meltzer HY, Young M, Metz J, Fang VS, Schyve PM, Arora RC (1979) Extrapyramidal side effects and increased serum prolactin following fluoxetine, a new antidepressant. J Neural Transm 45: 165–175 – 14. Moerck H-J, Magelund G (1979) Gynaecomastia and diazepam abuse. Lancet 1: 1344–1345 – 15. Pandey GN, Barger DL, Tamminga C, Ericksen S, Ali SI, Davis JM (1977) Postsynaptic supersensitivity in schizophrenia. Am J Psychiatry 134: 518–522 – 16. Rotrosen J, Angrist BM, Gershon S, Sachar EJ, Malpern FS (1976) Dopamine receptor alteration in schizophrenia: neuroendocrine evidence. Psychopharmacology 51: 1–7 – 17. Silverstone T (1978) Dopamine, mood, and manic depressive psychosis. In: Depressive disorders. Schattauer, Stuttgart New York – 18. Syvälahti EKG, Kango JH (1975) Serum growth hormone, serum immunoreactive insulin, and blood glucose response to oral and intravenous diazepam in man. Int J Clin Pharmacol 12: 74–82 – 19. Tormey WP, Dolphin C, Darragh AS (1979) The effects of diazepam on sleep, and on the nocturnal release of growth hormone, prolactin, ACTH, and cortisol. Br J Clin Pharmacol 8: 90–92

Psychosomatik der Anorexia nervosa*

Ploog, D. (Max-Planck-Inst. für Psychiatrie, München)

Referat

Die Anorexia nervosa ist wahrscheinlich die erste Krankheit, die unter psychosomatischen Gesichtspunkten beschrieben und erklärt worden ist. Die früheste Kasuistik stammt bereits aus dem Jahre 660 P.D. (Schadewaldt 1965). Die ersten Ärzte, die das Krankheitsbild vor etwa 100 Jahren genauer beschrieben, waren sich schon darüber einig, daß der Krankheit psychische Ursachen zugrunde liegen. Anders als Morton (1689) und Gull (1873) führte Lasègue (1873) im Sinne der Charcotschen Hysterielehre die Symptome allerdings auf eine „perversion du systême central nerveux" zurück. Das Doppelgesicht dieser Erkrankung, die zentralnervöse und endokrine Störung auf der einen, die psychische Genese mit den schweren Verhaltensstörungen auf der anderen Seite – prädestinieren die Anorexia nervosa für die psychosomatische Erforschung der komplementären Zusammenhänge seelischer und körperlicher Prozesse im Sinne Victor v. Weizsäckers (1947). Nicht die Beschreibung der psychosozialen Konstellationen, die zur Anorexie führen können, sondern die komplementären somatopsychischen Prozesse sollen Gegenstand dieses kurzen Referates sein.

* Referat anläßlich der gemeinsamen Sitzung der Deutschen Gesellschaft für innere Medizin und der Deutschen Gesellschaft für Neurologie

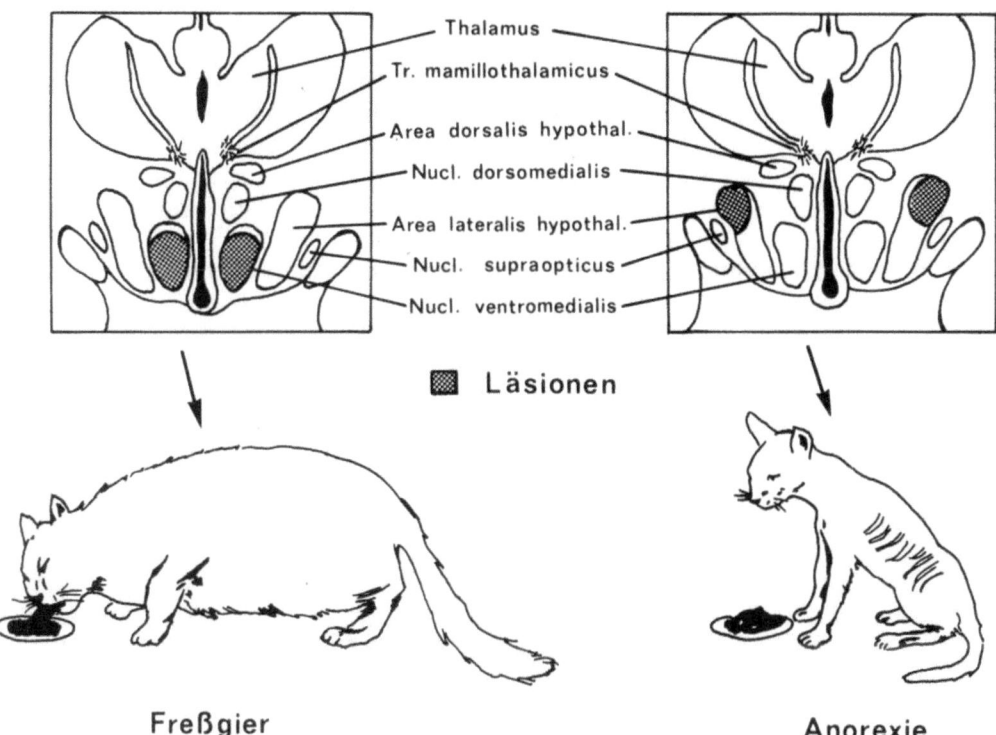

Abb. 1. Läsion des lateralen Hypothalamus vermindert, Läsion des ventromedialen Hypothalamus vermehrt die Freßlust (nach Netter 1957)

Ich werde über einige tierexperimentell begründete neurobiologische Prozesse der Nahrungsaufnahme und über das pathologisch triebhafte Nahrungsverhalten der magersüchtigen Patienten mit dessen endokrinen Folgen sprechen. Bemerkungen zur Verhaltenstherapie der Magersucht bilden den Schluß.

Die ursprüngliche Annahme, daß die Nahrungsaufnahme allein von zwei antagonistischen Zentren des Hypothalamus gesteuert wird, hat inzwischen beträchtliche Korrekturen erfahren. Zwar vermindert die Zerstörung des lateralen Hypothalamus die Freßlust von Ratten bis zur Aphagie, doch erholen die Tiere sich über mehrere Stadien so, daß sie ihr Körpergewicht auf einem niedrigen Niveau normal regeln können, jedoch sehr wählerisch bleiben. Dies steht im Einklang mit Läsionen des ventromedialen Hypothalamus. Diese fetten Tiere können ihr Gewicht ebenfalls bei variiertem Kalorienangebot auf höherem Niveau regeln. Das Freßverhalten der lädierten Tiere ist stark von der Nahrungsbeschaffenheit abhängig und daher stark von Wahrnehmungsreizen gesteuert (Powley u. Keesey 1970). Die Eßgier und die „Freßorgien" der Magersüchtigen (häufig mit anschließendem Erbrechen) wie auch ihr außerordentlich wählerisches Eßverhalten muß man in diesem Zusammenhang sehen. Man nimmt an, daß die Erhaltung des Körpergewichts durch das Zusammenwirken von inhibitorischem Einfluß des ventromedialen und dem exzitorischen Einfluß des lateralen Hypothalamus kontrolliert wird. Bei der

Entstehung und Ausprägung der Magersucht, der übrigens öfters Übergewichtigkeit vorangeht oder nachfolgt, dürften Störungen dieses Gleichgewichts vorliegen. Die Bedeutung der Thermoregulation für die Nahrungsaufnahme kann ich nur streifen. Thermoregulatorische Zellen des vorderen Hypothalamus nehmen Einfluß auf den ventromedialen und lateralen Hypothalamus (Hamilton 1969). Bei den Magersüchtigen liegt neben der Eßstörung auch eine Störung der Temperaturregulation vor. Sie haben einen großen, oft exzessiven Bewegungsdrang und sind sehr kälteempfindlich.

Die für die Nahrungsaufnahme verantwortlichen Hirnprozesse sind in das gesamte Trieb- und Motivationssystem des Organismus eingebettet. Dies zeigt sich am besten bei elektrischen Störungsreizen im Hypothalamus von Säugetieren. Gibt man den Tieren die Möglichkeit, ihr eigenes Gehirn elektrisch zu reizen, bevorzugen sie – bestimmte Lokalisationen der Hirnelektroden vorausgesetzt – den Hirnreiz anstelle von Futter und Wasser. Durch die Selbstreizung ändert sich das „Milieu interne" und ruft eine Änderung der Reaktionsbereitschaft gegenüber Reizen aus der Umgebung hervor. Man unterscheidet ein positiv motivierendes und ein negativ motivierendes Hirnsystem. Beide Substrate überlappen sich im medialen Hypothalamus. Während im vorderen Anteil der Übergangszone zum lateralen Hypothalamus vorwiegend sexuelles Verhalten ausgelöst werden kann, wird im mittleren Abschnitt Fressen und Trinken und im hinteren Abschnitt wiederum sexuelles Verhalten ausgelöst (Olds 1977). Gelangt man beim Affen jedoch in den Nucleus ventromedialis, treten hochgradig aversive Reizeffekte auf. Reizpunkte nahe der Ventrikelwand führen zum Ausspucken von Nahrung, andere zur Nahrungsverweigerung und zum Erbrechen (Robinson u. Mishkin 1968).

Der Suchtcharakter der Anorexie wird durch den Terminus Magersucht hervorgehoben. Die angeführten Beziehungen zwischen Hirnfunktionen und triebhaftem Verhalten weisen auf die Hirnprozesse hin, die anorektisches Verhalten bedingen und hervorrufen können. Gefühle der Freßgier und der Nahrungsaversion mischen sich in widersprüchlicher Weise, so daß selbst Erbrechen zur Lust werden und von Niedergeschlagenheit, Angst und Ruhelosigkeit gefolgt sein kann. Nicht selten masturbieren die Patientinnen exzessiv. Dem ventromedialen Hypothalamus, dem benachbarten Nucleus arcuatus und dem Tuber cinerium kommt eine große Bedeutung für die sexuelle Reifung zu. Die Sexualangst der Pubertätsmagersüchtigen, ihre Angst vor dem Erwachsenwerden und ihre damit verbundenen Insuffizienzgefühle dem zu bewältigenden Leben gegenüber sind oft hervorgehoben worden. Auch die Selbstwahrnehmung ihrer eigenen Körpererscheinung ist meist erheblich, nicht selten wahnhaft gestört. Sogar wenn sie bereits bis zum Gerippe abgemagert sind, nehmen sie sich selbst noch als zu dick wahr, während sie die Körpermaße anderer recht genau einzuschätzen vermögen (Slade u. Russell 1973).

Die komplementären Beziehungen von wahrgenommenen, affektbesetzten Objekten und hypothalamischer Nervenzelltätigkeit konnte in den letzten Jahren eindrucksvoll bewiesen werden. Registriert man beim Rhesusaffen die Entladungsmuster einzelner Neurone im lateralen Hypothalamus, findet man in einer Population von Zellen eine Zunahme der Entladungsfrequenz, wenn der hungrige Affe Futter erblickt. Nach Sättigung hören die Zellen auf zu feuern. Werden bestimmte Gegenstände als bedingende Reize und dann das Futter geboten, antwortet die Zelle schon, wenn der Affe den Gegenstand anblickt, ohne das Futter zu sehen. Vor Beginn dieses Lernprozesses spricht die Zelle nicht auf den

Gegenstand an. Einige Zellen, die eine zunehmende Entladungsfrequenz auf Futterreize zeigten, hatten eine Hemmung auf aversive Reize. Nach diesen Ergebnissen liegt die Annahme auf der Hand, daß Reize, die von der wahrgenommenen Nahrung ausgehen, auch beim Menschen zu einer differentiellen neuronalen Tätigkeit im lateralen Hypothalamus und in anderen Strukturen führen, durch die Eßverhalten direkt gesteuert wird. Dabei spielt die Lerngeschichte, die mit den Nahrungsobjekten gemacht wurde, eine mitbestimmende Rolle (Rolls et al. 1976, 1979).

Außer der neuronalen Kontrolle des Triebverhaltens und der Nahrungsaufnahme spielt die neurochemische bzw. endokrinologische Kontrolle eine ebenso wichtige und − wie wir sehen werden − beim anorektischen Patienten auch indirekt meßbare Rolle. Dafür sind zwei zentrale Katecholamin-Wirkungsmechanismen verantwortlich − ein noradrenerger, anregender Mechanismus mit Rezeptoren im medialen Hypothalamus und ein hemmender mit dopaminergen Rezeptoren im lateralen Hypothalamus. Gleichzeitig sind diese reich mit Katecholamin-Nervenendigungen besetzten Strukturen verantwortlich für die Kontrolle und Ausschüttung der Hypophysenhormone. Hier setzen die klinisch endokrinologischen Untersuchungen bei den Magersüchtigen an (Leibowitz 1976).

Ein wesentliches Symptom der Magersucht ist die Amenorrhoe; die Menstruation kann bereits vor dem Beginn der Gewichtsabnahme sistieren. Die Sekretionsmuster des luteinisierenden Hormons und des Cortisols sind bei uns von Doerr und Pirke durch Blutentnahmen während des Schlafens und Wachens in halbstündigen Abständen bei 16 anorektischen Patienten vor, während und nach der Therapie untersucht worden (Doerr et al. 1980, Pirke et al. 1979). Die gewonnenen Werte wurden in drei Ausscheidungsmuster klassifiziert, das infantile, pubertäre und adulte Muster, exemplarisch dargestellt bei einer 17jährigen Patientin bei der Aufnahme mit niedrigen Werten und geringer Fluktuation (Abb. 2, oben), nach Gewichtszunahme von 14% mit einem Peak während des Schlafes (Mitte) und normal hohen Werten unabhängig vom Schlaf (unten). Die Muster sind nicht von der Gewichtszunahme, sondern vom absoluten Körpergewicht abhängig. Unterhalb 69% des idealen Körpergewichts persistiert das infantile Muster. Die untere Grenze für das pubertäre Muster ist 70% und für das adulte Muster 80%. Die Resultate sprechen dafür, daß der jedem Muster zugehörige Hypothalamusfunktionszustand strikt gewichtsabhängig ist. Ob die Entwicklung der Hormonmuster lediglich gewichtsabhängig ist oder aber Audruck einer spezifisch hypothalamischen Dysfunktion bei der Magersucht, muß vorläufig offen bleiben. Neueste Untersuchungen von Pirke an der Ratte legen nahe, daß der Hungerzustand die Ausschüttung des Releasing Hormons für das luteinisierende Hormon (LHRH) von der Eminentia mediana des Hypothalamus behindert.

Beim Plasma-Cortisol sind die Ergebnisse anders. Alle Patientinnen zeigten anfänglich eine ungenügende Suppression auf Dexamethason oder ein sogenanntes, ebenfalls pathologisches early escape Phänomen (Abb. 3). Nach einer 10%igen Gewichtszunahme war die Suppression meist schon normal. Das 24-Stundenprofil war anfänglich in bezug auf zu viele sekretorische Episoden, einen erhöhten mittleren Plasmaspiegel und eine verlängerte Halbwertszeit verändert, normalisierte sich aber hochsignifikant schon nach den ersten 10% Gewichtsanstieg, zu einem Zeitpunkt also, wo von einer Änderung der anorektischen Symptomatik noch keine Rede sein kann. Man muß daher die gemessene zentrale Dysfunktion dem Fasten und nicht dem Krankheitsbild selbst zuschreiben.

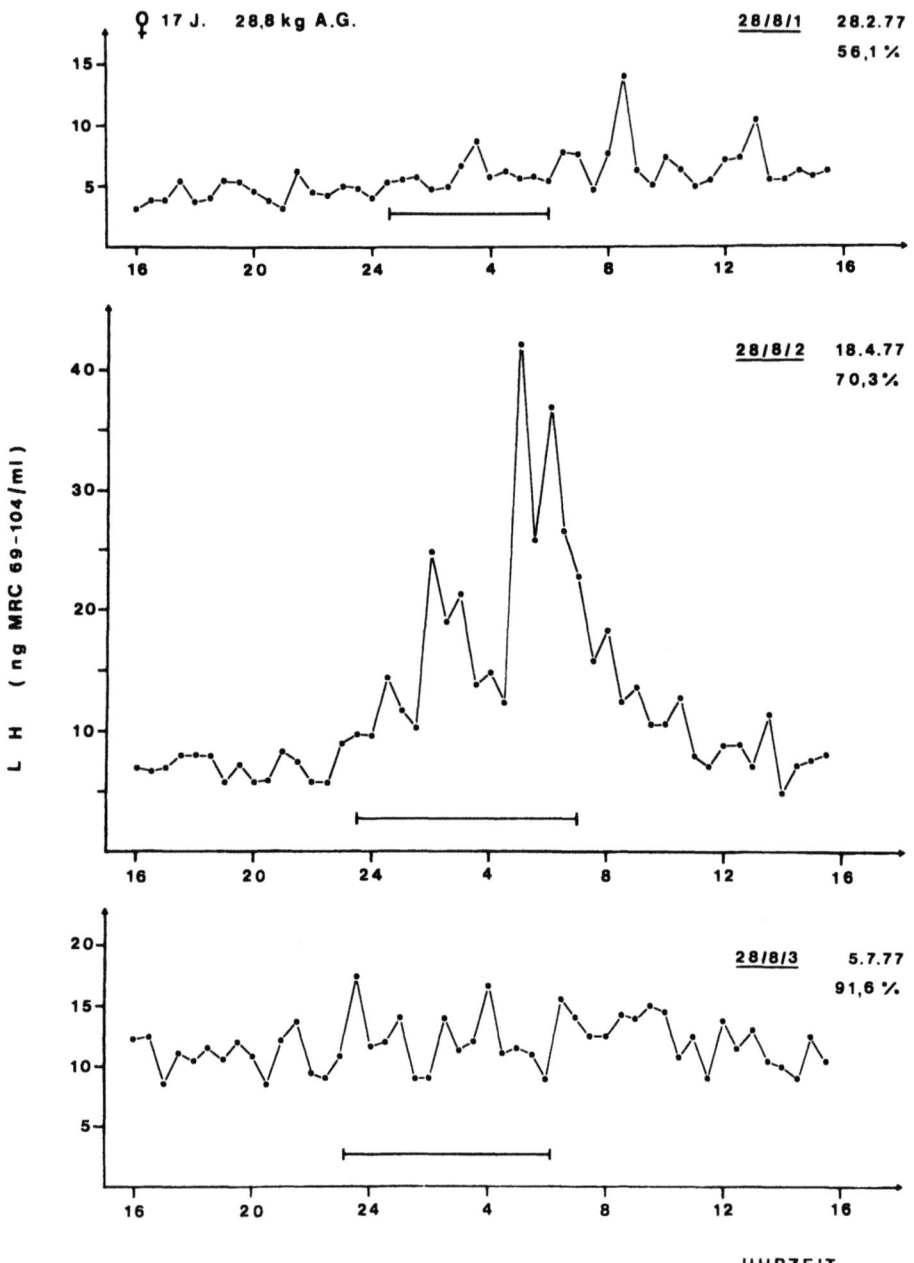

Abb. 2. LH (luteinisierendes Hormon)-Untersuchungen bei einer 17jährigen Patientin mit Anorexia nervosa. Bei der Aufnahme (oben) zeigte die Patientin ein infantiles LH-Muster, das durch niedrige Werte (um 5 ng/ml) und geringe Fluktuationen ausgezeichnet ist. Nach Gewichtszunahme um etwa 14% (Mitte) wies die Patientin ein pubertäres Muster auf, das durch signifikant höhere LH-Werte während des Schlafes gekennzeichnet ist. Die polygraphisch registrierte Schlafzeit ging von 24.00 bis 7.30 Uhr. Vor der Entlassung (unten) war das LH-Muster adult, das heißt, die Schlafabhängigkeit war wieder verloren gegangen und die LH-Werte lagen im Mittel über 8 ng/ml

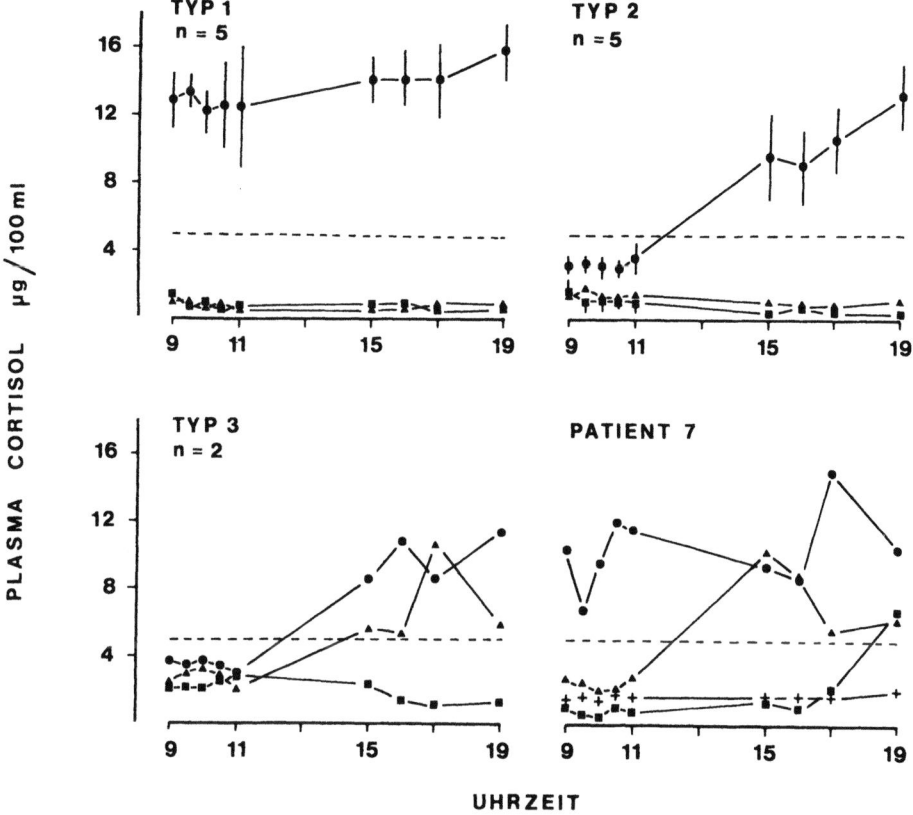

Abb. 3. Unterschiedliche Verlaufstypen beim Dexamethason-Suppressions-Test. Jeweils am Vorabend der Blutuntersuchung wurde um 23.00 Uhr 1,5 mg Dexamethason oral verabreicht. Punkte bedeuten die erste Untersuchung, Dreiecke die Untersuchung nach Gewichtszunahme um 10% des IBW, Quadrate Gewichtszunahme um 20% des IBW und Kreuze (nur bei Patient 7) Gewichtszunahme um 30% des IBW

Aufgrund katamnestischer Untersuchungen wird die Mortalität der Anorexie auf 15% geschätzt. Allein schon diese erschreckende Ziffer fordert zur Erforschung neuer Therapiemethoden heraus. Die somatischen Behandlungsformen einschließlich der Sondenfütterung haben sich nicht bewährt. Die psychoanalytische Therapie hat viel zum Verständnis der Psychodynamik der Magersüchtigen beigetragen. Dennoch muß man hinsichtlich der Erfolge skeptisch sein. Schon wegen der mangelnden Kooperation und Krankheitseinsicht der Patienten ist die aufdeckende Analyse wenig aussichtsreich. In den letzten 10 Jahren ist die Verhaltenstherapie, vor allem in ihren jüngeren Entwicklungsformen, in den Vordergrund gerückt (Schaefer u. Schwarz 1974, Fichter u. Wüschner-Stockheim 1979). Sie hat sich inzwischen zu einem breit gefächerten Therapieansatz entwickelt, in dem neben dem Untergewicht auch das stets gestörte Sozialverhalten, die spezifischen Ängste und die wohl immer vorhandenen familiären Konflikte berücksichtigt werden. Das Prinzip der Behandlung beruht auf der Belohnung für eigene Leistungen. Der mit dem Patienten gemeinsam aufgestellte Behandlungsplan setzt zunächst tägliche ganz kleine Ziele fest, die leicht erreicht werden können. Dazu gehört auch die regelmäßige Einnahme ganz kleiner Mahlzeiten mit dem Ziel, etwa 100 g täglich zuzunehmen. Die Belohnungen sind zeitlich streng an das erwünschte Zielverhalten gebunden. Man nennt das kontingente Verstärkung. Belohnungen sind z. B. Gespräche mit dem Therapeuten, Besuche, Ausgang, Bücherlesen und Gesellschaftsspiele. Die stationäre Behandlungsdauer liegt zwischen 6 Wochen und 4 Monaten. In der Phase sozialen Lernens, in der Ängste und selbstunsicheres Verhalten abgebaut und soziale Fertigkeiten im Rollenspiel entwickelt werden, lernt der Patient sein Gewicht selbst zu kontrollieren und seinen Tagesplan allein zu überwachen. Eltern, Geschwister und andere relevante Bezugspersonen werden vermehrt in die Behandlung einbezogen, da der Erfolg einer stationären Behandlung ohne Berücksichtigung der sozialen Bindungen und Beziehungen unsicherer und die Rückfallgefährdung größer ist. Wegen der meist noch instabilen Einstellungen und Zielvorstellungen ist eine ambulante Nachbetreuung notwendig. Dies zeigt der folgende Verlauf (Abb. 4). Nach kurzer Unterbrechung der ambulanten Überwachung erleidet die Patientin einen schweren Rückfall, der erst nach einer zweiten stationären Behandlung bis jetzt dauerhaft behoben werden konnte. Die genauere Ausarbeitung prognostisch günstiger und ungünstiger Zeichen ist dringend erforderlich, um den Zeitpunkt der Entlassung besser festlegen zu können. Die eingangs erwähnte Beurteilung des eigenen Körperumfangs ist möglicherweise ein empfindlicher Indikator (Ploog et al. 1980).

Mit der Abb. 5 sollen die bisher bekannten komplementären Prozesse bei der Magersucht zusammengefaßt werden.

a) Die reduzierte Nahrungsaufnahme führt zu Gewichtsverlusten und Mangelernährung. b) Diese wirkt auf die Hypothalamus-Hypophysenfunktion mit Abnahme des LH und Zunahme des Cortisols auf der einen Seite und führt c) zur zunehmenden Ausprägung anorektischen Erlebens und Verhaltens auf der anderen Seite. d) Dieses wiederum wirkt auf die hypothalamischen Funktionen mit Folgen für die HHN- und HHG-Achsen, e) sowie auf die neurale Kontrolle der Nahrungsaufnahme, die zu reduziertem Essen führt. f) Unsicher bleibt, ob sich die

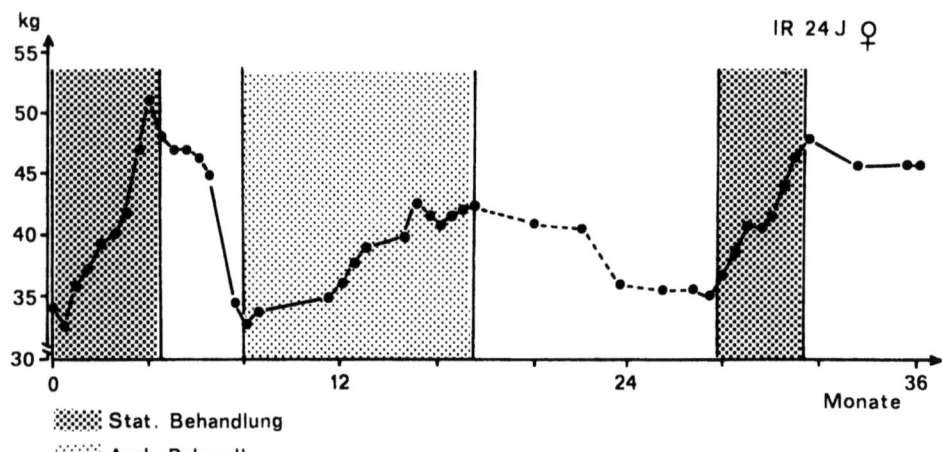

Abb. 4. Gewichtsverlauf bei einer 24jährigen verhaltenstherapeutisch behandelten Anorexiepatientin über ca. 4 Jahre

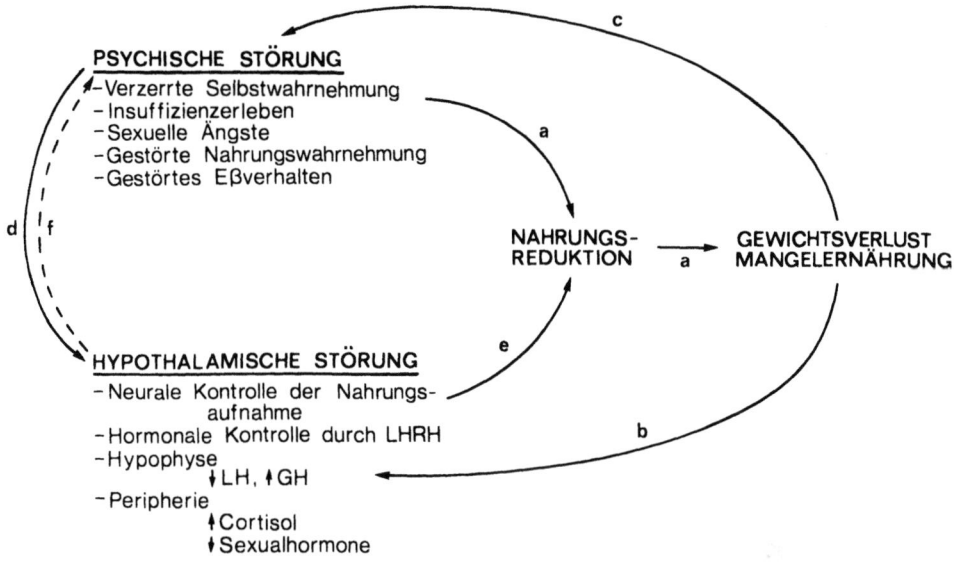

Abb. 5. Erklärung im Text (nach Russell 1977, modifiziert und ergänzt)

hypothalamische Störung direkt auf die geistig-seelische Verfassung auswirkt und unmittelbar für die Sucht bzw. das süchtige Verhalten verantwortlich zu machen ist. Aus den erwähnten Tierversuchen muß man diesen Schluß ziehen. Bei Darstellung dieser komplementären Prozesse beim Menschen muß man aber bekennen, daß ein faßbares körperliches Substrat, das krankheitsspezifisch ist, bisher nicht gefunden wurde. Denn die vorläufig gemessenen Veränderungen im Hormonhaushalt sind Folge des Gewichtsverlustes und der kalorischen Mangelernährung. Die Suche nach krankheitsspezifischen komplementären Störungen im Hypothalamus ist nicht abgeschlossen (Ploog et al. 1980).

Literatur

Doerr P, Fichter M, Pirke KM, Lund R (1980) Relationship between weight gain and hypothalamic pituitary adrenal function in patients with anorexia nervosa. J Steroid Biochem (in press) – Fichter MM, Wüschner-Stockheim M (1979) Die Pubertätsmagersucht: Symptomatik, Verlauf und Behandlungsmöglichkeiten. Paediatr Prax 22: 411–422 – Gull W (1873) Anorexia nervosa (apepsia hysterica). Br Med J 2: 527 – Hamilton CL (1969) Ingestion of nonnutritive bulk and wheel running in the rat. J Comp Physiol Psychol 69: 481–484 – Lasègue EC (1873) De l'anorexie hysterique. Arch Gén Méd 21: 385 – Leibowitz SF (1976) Brain catecholaminergic mechanisms for control of hunger. In: Novin D, Wyrwicka W, Bray G (eds) Basic mechanisms and clinical implications. Raven Press, New York, pp 1–18 – Morton R (1691) Phthisiologia seu exercitationes de phthisi. Frankfurt und Leipzig, Erstauflage London 1689 – Olds J (1977) Drives and reinforcements. Behavioral studies of hypothalamic functions. Raven Press, New York – Pirke KM, Fichter MM, Lund R, Doerr P (1979) Twenty-four hour sleep-wake pattern of plasma LH in patients with anorexia nervosa. Acta Endocrinol 92: 193–204 – Ploog D, Fichter M, Doerr P, Pirke KM (1980) Anorexia nervosa: Neurobiologie, Psychosomatik und Verhaltenstherapie. Internist (im Druck) – Powley TL, Keesey RE (1970) Relationship of body weight to the lateral hypothalamic feeding syndrome. J Comp Physiol Psychol 70: 25–36 – Rolls ET, Burton MJ, Mora F (1976) Hypothalamic neural respones associated with the sight fo food. Brain Res 111: 53–66 – Rolls ET, Sanghera MK, Roper-Hall A (1979) The latency of activation of neurones in the lateral hypothalamus and substantia innominata during feeding in the monkey. Brain Res

164: 121–135 – Russell GFM (1977) The present status of anorexia nervosa. Psychol Med 7: 363–367 – Slade PD, Russel GFM (1973) Awareness of body dimension in anorexia nervosa. Cross-sectional and longitudinal studies. Psychol Med 3: 188–199 – Schadewaldt H (1965) Medizingeschichtliche Betrachtungen zum Anorexie-Problem. In: Meyer JE, Feldmann H (Hrsg) Anorexia nervosa. Thieme, Stuttgart, S 1–14 – Schaefer K, Schwarz D (1974) Verhaltenstherapeutische Ansätze für die Anorexia nervosa. Z Klin Psychol Psychother 22: 267–284 – Weizsäcker V v (1947) Der Gestaltkreis. Theorie der Einheit von Wahrnehmen und Bewegen, 3. Aufl. Thieme, Stuttgart

Parenchymatöse Nierenerkrankungen

I. Glomerulonephritis

Immunpathogenese — Immunologische Diagnostik

Rother, K. O. (Inst. für Immunologie der Univ. Heidelberg)

Referat

Glomerulonephritiden werden durch Immunreaktionen ausgelöst. Die seit der Jahrhundertwende zunächst aus klinischen Beobachtungen und seit den 30er Jahren auch experimentell abgeleitete Grundkonzeption hat dem Test der Zeit standgehalten. Wir kennen heute mehrere pathogene Reaktionswege. Sie sind aus der klinischen Beobachtung oder aus der Morphologie einer eventuellen Nierenbiopsie nur sehr bedingt abzuleiten. Neben diese Diagnostik ist die immunhistologische und serologische Diagnostik der Pathogenese getreten.

I. Die Nephritis durch Autoantikörper gegen glomeruläre Basalmembran (GBM)

Rasch progrediente Formen der Glomerulonephritis können durch Auto-Aggression ausgelöst werden. Das auch als *Goodpasture Syndrom* bekannte Bild entspricht etwa 5% aller Glomerulonephritiden [10].

Man findet zirkulierende Auto-Ak gegen Niere und Lunge. Sie richten sich gegen Polysaccharid-Strukturen der glomerulären Basalmembran [24]. Weil sich ähnliche Antigene auch in der Lungenbasalmembran finden, reagieren diese Antikörper auch hier und lösen Lungenläsionen bis hin zu massiven Blutungen aus.

Die *Entstehung der Auto-Ak* ist nach wie vor ungeklärt. Auffällig ist, daß auch bei gesunden Menschen immer geringe Mengen autoantigener Membransubstanzen in der Zirkulation nachweisbar sind [6]. Warum sie unter besonderen Bedingungen eine Autoimmunisierung auslösen, kann man nur vermuten. In Frage kommt eine zentrale Fehlregulation des Immunapparates, z. B. durch funktionelles Versagen der Suppressorzellen [29]. Man kann aber auch an eine toxische Alteration der Antigene denken, wobei diese vorher körpereigenen Substanzen nun „fremd" werden. Hierfür spricht eine von Arbeitsmedizinern [14] vorgebrachte Beobachtung. Das Goodpasture Syndrom tritt vorwiegend bei jungen Männern, und hier wiederum bei solchen auf, welche in besonders intensiver Weise der Inhalation von Benzin oder Benzol ausgesetzt waren. Im Tierexperiment ist französischen Autoren die Erzeugung von Antikörpern gegen GBM durch Injektion von Quecksilberchlorid gelungen [8].

Die *Diagnose* stützt sich auf die Nierenbiopsie zusammen mit dem Nachweis der Auto-Ak im Serum. Charakteristisch ist bei der *Immunhistologie* die gleichmäßig-lineare Ablagerung der Auto-Ak entlang der glomerulären Basalmembran unterhalb des Endotheliums (Abb. 1). Mit geeigneten Antiseren lassen sich IgG,

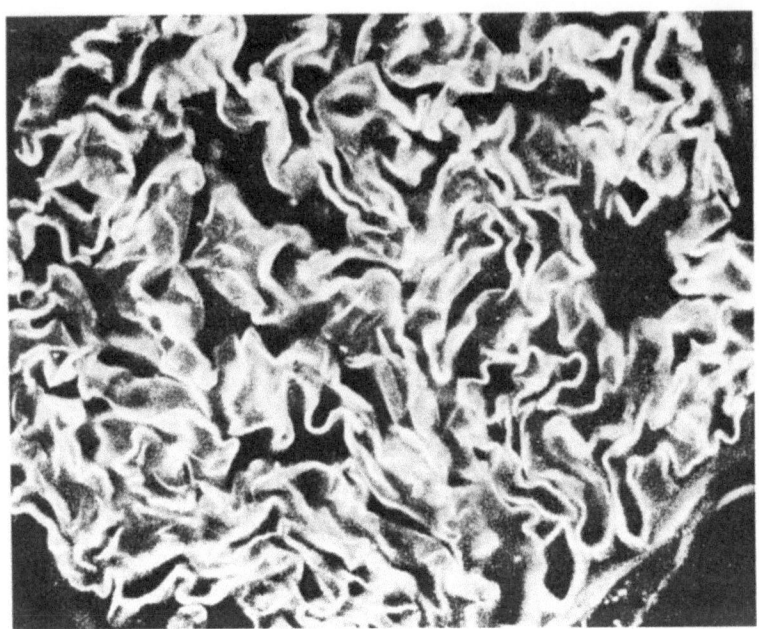

Abb. 1. Nierenschnitt eines Patienten mit Goodpasture-Syndrom. Mittels Immunfluoreszenz-Methode sind Auto-Antikörper gegen die glomeruläre Basalmembran leuchtend dargestellt. Charakteristisch ist die gleichförmiglineare Ablagerung entlang der Kapillar-Membran

IgM oder ausnahmsweise auch IgA-Ak [2] nachweisen. Da sich solche oder ähnliche Ablagerungsmuster aber auch bei der diabetischen Nephropathie und bei der membranoproliferativen Nephritis sowie in Frühstadien der Nierenbeteiligung beim Lupus erythematodes finden können, ist die Sicherung durch den *Nachweis zirkulierender Ak* notwendig. Wurden zum Nachweis Schnittpräparate menschlicher Nieren benutzt, über die das zu testende Serum gegossen wurde, so fanden sich in 89% von Goodpasture Patienten positive Ergebnisse [30]. Bei der empfindlicheren Radioimmuntechnik waren 96% der Patienten seropositiv [31].

Die bisher ungünstige *Prognose* konnte in den letzten Jahren mit Einführung der Plasmapherese wesentlich gebessert werden. Der Erfolg beruht nur z. T. auf der Entfernung der zirkulierenden Antikörper. Dafür sind die mit 1–2 l pro Sitzung in 1–2tägigen Abständen entzogenen Plasmamengen zu gering. Es ist vielmehr die Kombination der Plasmapherese mit immunsuppressiver Behandlung, die zu eindrucksvoller Besserung des klinischen Bildes mit Erholung der Nierenfunktion führen kann [9, 17]. Wir stellen uns vor, daß die Plasmapherese zu einem Stimulus der Serum-Eiweiß- und insbesondere der Ak-Produktion mit Proliferation der produzierenden Zellen führt. Trifft dann in die Proliferationsphase die zytostatische Behandlung, so kommt es zu einer Unterdrückung unter anderem auch der Produktion der Auto-Ak. Als Vorbereitung für eine evtl. Nierentransplantation ist die Unterdrückung der Auto-Ak-Produktion heute unerläßlich.

Vielleicht lassen sich in Zukunft noch bessere Ergebnisse durch gezielte Immunabsorption erreichen. Hierbei würde Patientenblut durch Absorptionssäulen zirkuliert, die mit einem beliebigen Antigen, in unserem Fall also mit glomerulärer Basalmembransubstanz, besetzt sind. Bei der Passage haften hier die gegen GBM gerichteten Antikörper und werden somit selektiv und schonend aus der Zirkulation entfernt. Das Verfahren ist zur Zeit noch im experimentellen Stadium [13].

II. Nephritiden durch Immunkomplexe

Der weitaus größte Teil der Glomerulonephritiden – etwa 85% des Krankengutes – wird durch Immunkomplexe (IK) ausgelöst. Substanzen, wie z. B. Bakterienbestandteile oder Viren, gelangen in die Zirkulation und lösen die Bildung von Ak aus. Die Ak bilden mit den noch oder wieder zirkulierenden Antigenen (Ag) Komplexe. Die Komplexe können in die Niere gelangen. Sind bei Komplexbildung Ak beteiligt, die das Serumkomplementsystem (C) aktivieren können, so kann diese Aktivierung den entzündlichen Prozeß in Gang setzen.

Für Überlegungen zu einer evtl. kausalen Therapie mittels Immunsuppression ist es wichtig zu wissen, daß nicht alle Komplexe, selbst nicht alle solche Komplexe, die C-aktivierende Ak enthalten, nephritogen sind. Entscheidend kann die *Größe der Komplexe* sein, welche wiederum von der Mengenrelation Ag zu Ak abhängt (Abb. 2).

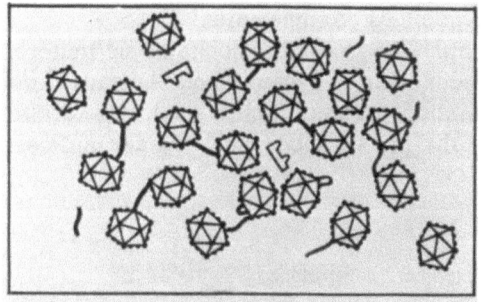

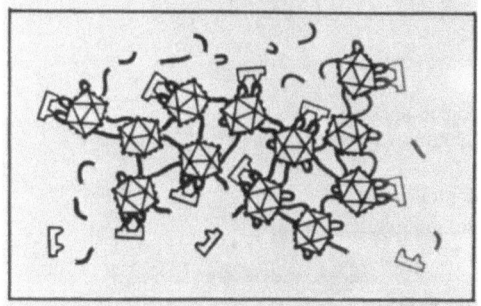

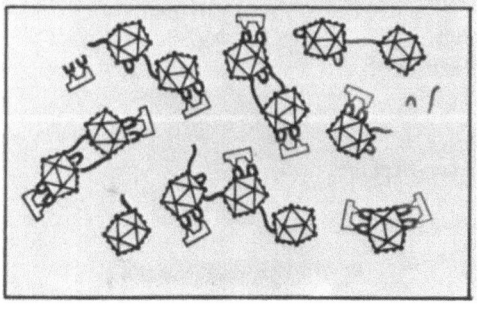

Abb. 2. Mit Verschiebung der Antigen-Antikörper-Relation ändert sich die Größe der Komplexe. Oben: kleine Komplexe bei wenig Antikörpern. Mitte: riesige Aggregate bei Antikörper-Überschuß. Unten: große (MW ca. 1 Mill.) Komplexe in der Äquivalenz-Zone. Aus: [6]

Bei viel Ag und wenig Ak kommt es zur Bildung kleiner und kleinster Komplexe. Sie sind nicht pathogen. Bei relativ wenig Ag und reichlich Ak entstehen durch Vernetzung Riesenkomplexe. Diese werden im wesentlichen von den wandständigen Phagozyten in Milz und Leber aus der Blutbahn eliminiert, bevor sie die Niere in ausreichender Zahl erreichen können. Keine oder eine nur geringe Ak-Bildung kann also für den Patienten ebenso günstig sein wie eine reichliche. Nur solche Komplexe, die im Ag-Ak-Gleichgewicht entstehen und im Größenbereich eines Mittelwertes von ca. 1 Million M.W. liegen, bleiben in der Niere haften und lösen die Erkrankung aus [7].

Nun ist diese Grundkonzeption von der Pathogenität zirkulierender Komplexe in den letzten Jahren zunehmend kritisiert worden. Experimentelle Beobachtungen weisen darauf hin, daß die Vereinigung von Ag und Ak nicht bereits in der Zirkulation, sondern möglicherweise erst in der Niere erfolgt. Wir müssen damit rechnen, daß sich zumindest bei einem Teil der Nephritiden die eigentlich pathogenen Immunkomplexe erst an der glomerulären Basalmembran selbst bilden [12, 26].

Dies gilt insbesondere für die sog. epimembranöse, von manchen Autoren auch perimembranöse, Nephritis genannten Fälle. Nach dieser Konzeption würden Ak auf dem Blutweg an die Basalmembran gelangen, sie durchdringen und dann jenseits der Membran mit den dort bereits lagernden Ag komplexieren.

Am Ort ihrer Ablagerung sind die Komplexe weder stabil, noch sind sie weiteren Reaktionen mit Ag oder Ak entzogen. Sie bleiben in dynamischem Austausch mit den noch zirkulierenden potentiellen Reaktionspartnern. Selbst große Ag-Ak-Depots können sich bei weiterer Ag-Zufuhr im Ag-Überschuß wieder auflösen [15].

Tabelle 1. Antigene, die bisher in Immunkomplexen bei Glomerulonephritiden nachgewiesen wurden

	Gefunden bei:
1. Körpereigene (Auto-)AG:	
a) Ig	Rheuma, Cryoglobulinämie, Hypergammaglobulinämische Purpura
b) DNS	Lupus erythematodes diss.
c) Spezifische zelluläre Ag	Tumoren, Autoimmunkrankheiten
2. Exogene Ag	
a) iatrogen	Medikamenten-Allergie, Serum Krankheit
b) Umwelt	Allerg. Alveolitis, Dermatitis herpetiformis, M. Crohn
c) Infekt-Erreger	
viral	Hepatitis, Dengue
bakteriell	Poststreptokokken-Nephritis, Lepra
Protozoen	Malaria, Tryposomiasis
Helminthen	Schistosomiasis, Onchocerciasis

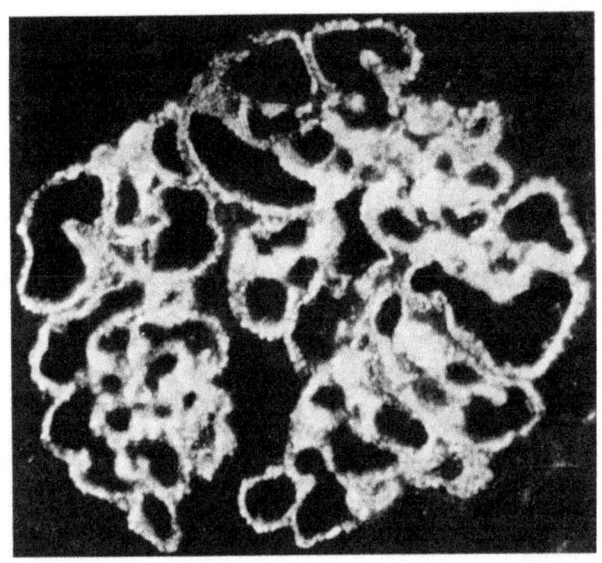

Abb. 3. Die Immunkomplexe werden in meist abgrenzbaren kleinen Klümpchen abgelagert, hier an der epithelialen Seite der Basalmembran. Nierenschnitt eines Patienten mit epimembranöser Glomerulonephritis

Nach wie vor unbefriedigend geblieben ist die Suche nach der *Ätiologie*. Zwar sind inzwischen viele Ag erkannt worden (Tabelle 1), doch ist der Großteil der chronischen Nephritiden hinsichtlich der beteiligten Ag noch immer unaufgeklärt.

Die *Diagnose der IK-Pathogenese* beruht auf der Biopsie mit immunhistologischer Analyse. Die typische klümpchenförmige Ablagerung der Komplexe ist nicht immer so charakteristisch wie auf Abb. 3.

Biopsien sind auch benutzt worden, um mit allerdings sehr aufwendigen immunhistologischen Verfahren nach den beteiligten Ag zu suchen. Dies gelingt nur in Ausnahmefällen und auch dann meist nur, wenn von voneherein nach einem wahrscheinlichen Ag gefahndet wird.

Der *serologische Nachweis der Komplexe* ist schwierig. Wenn er gelingt, ist seine Aussagekraft begrenzt, weil, wie gesagt, die zirkulierenden Komplexe nicht notwendigerweise den in der Niere abgelagerten entsprechen müssen. Dabei sind schon die Nachweismethoden selbst problematisch [16]. Jede Methode erfaßt jeweils nur eine bestimmte Eigenschaft der Komplexe. Diese aber können von Fall zu Fall und selbst beim gleichen Patienten mit der Zeit wechseln.

Tabelle 2 listet die Prinzipien der wesentlichen Verfahren auf. Man kann sich die Größenunterschiede zwischen Komplexen und sonstigen Serumeiweißkörpern zunutze machen, z. B. durch Verfahren der differentiellen Ausfällung oder der

Tabelle 2. Methoden zum Nachweis gelöster Immunkomplexe in Patienten-Sera

1. Physikochemische Eigenschaften
2. Komplementbindungsfähigkeit
   a) in vivo-gebundenes Komplement
   b) in vitro-Komplementverbrauch
3. Reaktion mit Antiglobulin (Rheumafaktor)
4. Reaktion des Fc-Teils mit Zellen

Nephelometrie. Zweitens kann man Komplexe an ihrer Fähigkeit erkennen, C zu binden. Dies setzt voraus, daß C-bindende Ak beteiligt sind. Drittens können die durch Komplexierung veränderten Immunglobuline durch den Rheumafaktor erkannt werden. Viertens kann man sich die Fähigkeit der Fc-Fragmente mancher Ak zunutze machen, an bestimmten Zellen zu binden, wodurch diese Indikatorzellen agglutiniert werden.

Will man alle denkbaren Komplexe erfassen, so muß man also verschiedene Methoden kombinieren. Empfohlen wird der
Clq-Bindungstest in Verbindung mit dem
Rheumafaktor-Inhibitions-Test und, falls durchführbar, der
Raji-Zelltest.

Eine *kausale Therapie durch Immunsuppression* ist bei dieser Erkrankungsgruppe bisher nicht etabliert, wenn auch die antiphlogistische Nebenwirkung solcher Medikation aktive Entzündungsprozesse in manchen Fällen günstig beeinflußt haben mag. Sie ist auch rational noch nicht ausreichend begründbar, weil einerseits präzise Informationen über die jeweilig pathogenen Komplexe nicht zu erhalten sind und weil andererseits eine Wirkung der Medikation auf biologische Regulationen – ich erinnere an physiologische Suppressorzellen – nicht ausgeschlossen ist. Hier mag die Quelle der Widersprüche und Enttäuschungen bei solchen Versuchen liegen.

Eine gesicherte Ausnahme bilden nur die bei *Lupus erythematodes* auftretenden Komplexnephritiden. Hier ist wieder einmal die Empirie der Theorie weit voraus. Durch gut kontrollierte Immunsuppression lassen sich eindrucksvolle Erfolge erzielen [25]. Grundlage der Therapie ist hier der *serologische Nachweis zirkulierender Auto-Ak*. Sie bilden mit Ag aus körpereigenen Zellkernen, voran der Doppelstrang-DNS pathogene Immunkomplexe.

III. Die IgA-Nephritis

Eine besondere Nephritisform wird durch Ak der IgA-Klasse hervorgerufen. Bei der Nierenbiopsie findet man Aggregate von IgA-Globulinen im Mesangium [1]. IgG kann in wechselnden Mengen ebenfalls dort nachgewiesen werden [32]. Das Ablagerungsmuster und der Nachweis der IgA-Natur der Ablagerungen sind so zuverlässig, daß Verwechselungen kaum möglich sind. Die Differentialdiagnose gegenüber der Purpura Schönlein-Henoch ist aus dem klinischen Bild zu stellen. Die IgA-Nephritis ist meist auch mit erhöhten IgA-Titern im Serum verbunden.

Wie es zu der IgA-Aggregation kommt, und warum sich die Aggregate – anders als die soeben beschriebenen Komplexe – im Mesangium ansammeln, ist nicht bekannt.

IV. Mediatorsysteme

Ich möchte nun einige Worte zu den Mediatoren sagen. Wir führen die pathogene Wirkung der bei den verschiedenen Nephritisformen beteiligten Ak, mit Ausnahme der IgA-Nephritis, auf deren Fähigkeit zurück, das *Serumkomplementsystem (C)* zu aktivieren. Auf Tabelle 3 sind biologische Funktionen des aktivierten Systems aufgezeichnet [23]. In unserem Zusammenhang sind die chemotaktischen Aktivitäten wichtig sowie die opsonisierenden und die gefäßwirksamen. Anaphylatoxin (C5a) stört die Kapillarwandungen und macht sie durchlässig. Es ist auch

Tabelle 3. Einige wichtige biologische Aktivitäten des Serum-Komplement-Systems und Zuordnung zu den Eiweißträgern

Aktivität	Komponente
Leukozytenmobilisierung	C3e
Freisetzung gefäßaktiver Substanzen	C2b, C3a, C5a
Leukozytenchemotaxis	C5a, C567
Immunadhärenz, Opsonisierung	C4b, C3b, C5b
Freisetzung lysosomaler Enzyme	C5a
Thrombozytenaggregation	C3b
Membranschädigung (Lyse)	C9
Auflösung von Immunkomplexen	C3b
T-B-Zellinteraktion	C3

chemotaktisch. Zusammen mit anderen chemotaktischen Aktivitäten lockt es Leukozyten an. Durch die immunopsonisierende und durch die Immunadhärenzwirkung der dritten Komponente haften polymorphkernige Leukozyten an der glomerulären Basalmembran. Die Haftung führt zur Ausschleusung destruierender Fermente. Dies ist der eigentliche Beginn der Läsion der Kapillarstrukturen.

Nun kann dieses Mediatorsystem nicht nur durch Ak, sondern auch durch einen sog. *Nebenschluß* aktiviert werden [11]. Er ist auf Abb. 4 in der oberen Hälfte eingetragen. Polysaccharide bakterieller Herkunft, aber auch Gammaglobuline bestimmter Klassen u. a., können diese Enzymkaskade in Gang setzen. Ähnlich wie bei der Aktivierung durch Ak die $\overline{C42}$-Konvertase, entsteht auch hier durch das Zusammenwirken der zunächst reagierenden Faktoren eine Konvertase, die auf das im Serum mit 1,2 mg/% reichlich vorhandene C3 einwirkt. Die Spaltung des C3 setzt die diversen biologischen Aktivitäten frei.

IVa. Sonderfall C3-NeF-Nephritis

Die Nebenschlußaktivierung eröffnet den Zugang zum Verständnis einer weiteren besonderen Nephritisform, der sog. „C3-Nephritis", auch „hypokomplementämi-

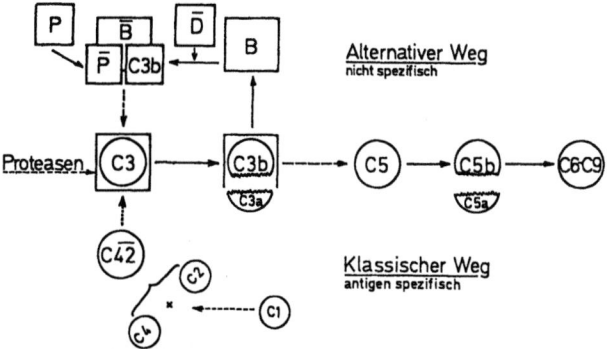

Abb. 4. Schematische Darstellung der Komplement-Aktivierung. Durch Antigen-Antikörper-Reaktion („klassischer" Weg) werden die Komponenten C1, C4 und C2 zu einem Enzym vereinigt ($\overline{C42}$), welches C3 spaltet. Ähnlich lagern sich beim Nebenschluß („alternativer" Weg) Serumfaktoren (B, D, P und C3b) zu einer C3-Konvertase zusammen und schließlich können auch andere Proteasen C3 zerlegen. Mit diesem Schritt werden auch die folgenden C-Faktoren bis hin zur Aktivierung des lytischen C9 aktiviert (aus Hadding 1979)

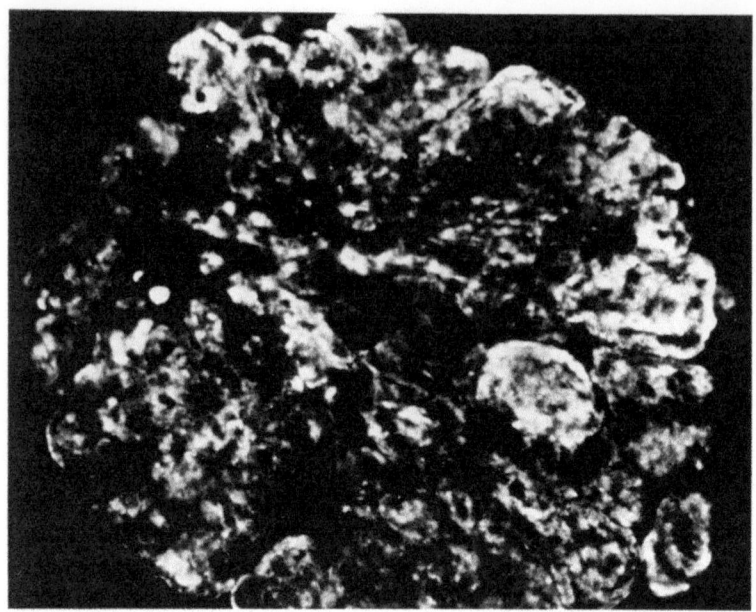

Abb. 5. Schlingenproliferation mit massiven C3b-Ablagerungen bei der membranoproliferativen Nephritis. In gleicher Weise lassen sich in den hier aufleuchtenden Depots oft auch Properdin und Faktor B nachweisen

sche Nephritis" oder – besser – nach dem histologischen Befund *„membranoproliferative"* bzw. „mesangiokapilläre *Nephritis"* genannt. Wegen der oft massiven Eiweißablagerungen im Mesangium bei Zerstörung der Basalmembran und folgender Schlingen-Proliferation (Abb. 5) ist manchem von Ihnen diese Nephritisform auch als „lobuläre Glomerulonephritis" bekannt. Man kann drei Formen voneinander abgrenzen [27]: solche mit subendothelialen Ablagerungen von Immunglobulinen, zweitens solche mit intramembranösen dichten Depots, und drittens solche mit Desintegration der Basalmembran. Zwischenformen sind beschrieben und auch der Übergang von einem in den anderen Typ ist beobachtet worden, so daß noch Unsicherheit hinsichtlich der nosologischen Zuordnung herrscht.

Diese Nephritisform ist zunächst durch persistent niedrige C-Titer aufgefallen. Heute wissen wir, daß dies in dem zunächst vermuteten Maße nicht zutrifft. Vielmehr können durchaus Phasen mit normalem oder fast normalem Serum-C-Spiegel mit solchen niederer Titer wechseln. Daher Abgang von der Bezeichnung hypokomplementämische Nephritis zugunsten der charakteristischen histologischen Beschreibung.

Im Serum der Patienten läßt sich meist der sog. *C3-Nephritisfaktor* nachweisen. Es ist ein Auto-Ak, der sich gegen die C3-Konvertase des Nebenschlusses der C-Aktivierung richtet [4]. Er blockiert den Zugang des in dieser Konvertase enthaltenen C3b, wodurch das Enzym für die physiologische Zerstörung durch den C3b Inaktivator unzugänglich wird. Die nunmehr stabile Konvertase setzt nach und nach unter Entstehung immer weiterer Konvertase den gesamten zirkulierenden C3-Pool des Serums um [28]. Aktives Serum-C bleibt kaum übrig.

Die *Diagnostik* beruht auf der Nierenbiopsie, kombiniert mit immunhistologischer Analyse. Diese wird ergänzt durch den Nachweis des C3-Nephritisfaktors im Serum, verbunden mit einer Bestimmung des C3-Titers. Der Nachweis der charakteristischen stabilen Konvertaseaktivität im Serum ist zuverlässig, doch können gelegentlich Interpretationsfehler unterlaufen. Der im Reagenzglas nachgewiesene C3-Umsatz muss nicht in jedem Fall auf der Anwesenheit des C3-Nephritisfaktors beruhen.

Obwohl die pathogene Bedeutung des C3-Nephritisfaktors bei den membranoproliferativen Glomerulonephritiden heute gesichert scheint, und obwohl im Falle der Auto-Ak-Bildung beim Goodpasture Syndrom die kombinierte *Behandlung mit Plasmapherese und Immunsuppression* gute Erfolge gezeigt hat, sind mir Übertragungen dieses Therapieprinzips auf die membranoproliferative Glomerulonephritis nicht bekannt. Im Hinblick auf die ungünstige Prognose dieser Nephritisformen scheint mir ein solcher Versuch überlegenswert.

V. Komplementbestimmungen

Zum Schluß noch einige Worte über C-Bestimmungen. Nach Einsicht in die pathogene Rolle des Systems war es naheliegend, Serumbestimmungen des C bzw. seiner Komponenten als Diagnostikum für die Abschätzung der entzündlichen Aktivität zu benutzen. Dies hat sich aber nur teilweise bewährt und in anderen Fällen enttäuscht [21]. Zunächst ist der zirkulierende Serumpool an C-Komponenten so groß, daß ganz massiver Verbrauch vorliegen muß, um sich in einem Absinken des Titers widerzuspiegeln. Ferner hat sich erwiesen, daß Verbrauch in weiten Grenzen durch homöostatische Regulationen der Produktion voll ausgeglichen werden kann. Und schließlich geht die durch C-Aktivierung ausgelöste Entzündung oft mit einer sog. akute Phase-Reaktion erhöhter Proteinproduktion einher, die den Verbrauch überdecken und sogar noch übertreffen kann. Eine wirkliche Einschätzung der jeweiligen entzündlichen Aktivität wäre also allenfalls durch eine Kombination von Titration und Umsatzbestimmung möglich, was für die Praxis völlig unrealistisch wäre.

Vielleicht kann uns künftig der jetzt in der Prüfung befindliche C3d-Nachweis aus den Schwierigkeiten befreien. C3d wird bei der Aktivierung von C3 abgespalten, spiegelt somit dessen Aktivierung wider und ist leicht nachweisbar.

Wir überblicken jetzt insgesamt etwa 2 200 C-Bestimmungen bei Nephritispatienten und können daraus folgendes ableiten [21].

1. *Einzelbestimmungen* sind *nur selten hilfreich*, aus den eben genannten Gründen sowie wegen der großen individuellen Schwankungsbreite.
2. Hinweise können aber *Verlaufsbeobachtungen* geben, z. B. kann bei Lupus erythematosus ein Absinken des Titers erstes Anzeichen für eine beginnende Nierenbeteiligung sein.
3. Wirkliche *Hilfen* leisten C-Bestimmungen *bei der Prognose*. Persistierend niedere oder erhöhte Titer sind ungünstig. Umgekehrt weisen nach zunächst abnormen Titern Perioden normaler Serumspiegel auf ein Ruhen des Grundprozesses hin.

Zur Technik:

Bestimmung nur eines Faktors kann die oft komplizierten Verschiebungen nicht widerspiegeln.

Bestimmungen der Komponenten als Protein, z. B. in der Mancini-Technik, kann in die Irre führen, weil hierbei biologisch inaktive Bruchstücke miterfaßt werden.

Empfohlen wird die Untersuchung nur frischen oder frisch gefrorenen Serums auf Gesamt-hämolytische Aktivität (CH50-Technik), verbunden mit der Bestimmung von C3 und C4 als Protein in der einfach zu handhabenden Mancini-Technik.

Literatur

1. Berger J et al. (1975) Recurrence of mesangial deposition of IgA after renal transplantation. Kidney Int 7: 232 — 2. Border WA et al. (1979) IgA antibasement membrane nephritis with pulmonary hemorrhage. Ann Int Med 91: 21 — 3. Cameron JS, Ogg CS, Boulton-Jones M, Robinson RO (1970) Treatment of lupus nephritis with cyclophosphamide. Lancet 2: 846 — 4. Daha MR, Leendert A van Es (1979) Further evidence for the antibody nature of C3 nephritis factor (C3 NeF). J Immunol 123: 755 — 5. Day NK (1977) Biological amplification systems in immunology. Day NK, Good RA (eds) Plenum Med. Book Co., New York London — 6. Dixon FJ (1972) Pathogenesis of immunological disease. J Immunol 109: 187 — 7. Dixon FJ (1971) Mechanisms of immunologic injury. In: Good RA (ed) Immunobiology. Sinauer Ass., Stamford, Conn., p 161 — 8. Druet P et al. (1978) Immune type glomerulonephritis induced by $HgCl_2$ in the Brown Norway Rat. Ann Immunol (Inst Pasteur) 129C: 777 — 9. Erickson St et al. (1979) Use of combined plasmapheresis and immunosuppression in the treatment of Goodpasture's syndrome. Mayo Clin Proc 54: 720 — 10. Germuth F, Rodriguez E (1973) Immunopathology of the renal glomerulus. Little, Brown and Co., Boston — 11. Götze O, Müller-Eberhard HJ (1976) The alternative pathway of complement activation. Dixon, Kunkel (eds) Adv Immunol 24: 1–35 — 12. Izui S, Lambert PH, Miescher PA (1976) In vitro demonstration of a particular affinity of glomerular basement membrane and collagen for DNA. J Exp Med 144: 428 — 13. Jungfer H (1976) Immunperfusion. Extrakorporale Hämoperfusion über Antigen-Glas-Derivate. Habilitationsschrift, Heidelberg — 14. Klavis G, Drommer W (1970) Goodpasture-Syndrom und Benzineinwirkung. Arch Toxikol 26: 40 — 15. Lambert PH, Miescher PA (1971) Aspect dynamique de la pathogénie des vasculites d'origine immunologique (dynamics of the immune complex type of vasculitis). Schweiz Med Wochenschr 101: 1797 — 16. Lambert PH (1979) Problems with the detection of immune complexes. Behring Inst Mit 64: 4 — 17. Lockwood CM et al. (1979) Plasma exchange in nephritis. Adv Nephrol 8: 383 — 18. Michael AF Jr, Vernier RL, Drummond KN, Vevitt JI, Herdman RG, Fish AJ, Good RA (1967) Immunosuppressive therapy of chronic renal disease. New Engl J Med 276: 817 — 19. Miescher PA, Gerebtzoff A, Lambert PH (1976) Immunosuppressive therapy. In: Miescher PA, Müller-Eberhard HJ (eds) Textbook of immunopathology, 2nd ed, vol 1. Grune & Stratton, New York, p 343 — 20. Miescher PA (1969) Chemical suppression of autoimmune phenomena in systemic lupus erythematodes. IVth Int. Congr. Nephrol., Stockholm 1969 — 21. Opferkuch W, Rother K, Schultz DR (1978) Clinical aspects of the complement system. Thieme, Stuttgart — 22. Pressman D, Sherman B (1951) The zone of localization of antibodies. XII. Immunological specificities and cross-reactions in the vascular beds of liver, kidney and lung. J Immunol 67: 21 — 23. Rother K (1974) Komplement: Biochemie und Pathologie. Steinkopff, Darmstadt — 24. Shibata S, Naruse T, Miyakawa Y, Nagasawa T (1970) Further purification of the glycoprotein that induces nephrotoxic antibody: isolation of the active polysaccharide fraction mainly composed of glucose. J Immunol 104: 215 — 25. Schur PH, Sandson J (1968) Immunologic factors and clinical activity in systemic lupus erythematodes. New Engl J Med 278: 533 — 26. Thoenes GH et al. (1979) Transplantation-induced immune complex kidney disease in rats with unilateral manifestation in the allografted kidney. Lab Invest 41: 321 — 27. Thoenes W (1979) Aktuelle Pathologie der Glomerulonephritis. Klin Wochenschr 57: 799 — 28. Vallota EH et al. (1971) Continuing C3 breakdown after bilateral nephrectomy in patients with membranoproliferative glomerulonephritis. J Clin Invest 50: 552 — 29. Waldmann TA, Broder S (1977) Suppressor cells in the regulation of the immune response. Prog Clin Immunol 155 — 30. Wilson C, Dixon F (1979) The renal response to immunological injury. Cit. n. Border et al. Ann Int Med 91: 21 — 31. Wilson C et al. (1974) Radioimmunoassay (RIA) for circulating anti-glomerular basement membrane antibodies. Kidney Int 6: 114a — 32. Zollinger V, Mihatsch M (1978) Renal pathology in biopsy. Springer, Berlin Heidelberg New York, p 350

Pathomorphologie und Immunhistologie der Glomerulonephritis – synoptische Diagnostik

Thoenes, W. (Patholog. Inst. der Univ. Mainz), Thoenes, G. H. (Immunbiolog. Labor, Med. Klinik Innenstadt der Univ. München)

Referat

Die Diagnostik der Glomerulonephritis ist, obwohl das prinzipiell für alle Erkrankungen gilt, in ganz besonderem Maße eine Sache der Synopse, d. h. für die endgültige nosologische Diagnose ist die Zusammenführung mehrerer unterschiedlicher Parameter unerläßlich. Diese ergeben sich im wesentlichen auf drei Sektoren, deren Aussagen sich gegenseitig ergänzen. Es sind: 1. die *Pathogenese*, die in erster Linie eine Immunpathogenese ist und die im wesentlichen durch Serologie und Immunhistologie erschlossen wird (Rother in diesem Band), 2. die *Pathomorphologie*, deren hauptsächliche Methoden die Lichtmikroskopie (LM) und die Elektronenmikroskopie (EM) ist, und schließlich 3. naturgemäß die *Klinik* (Renner in diesem Band). Die diagnostischen Aussagen zur Pathogenese und Pathomorphologie hängen eng miteinander zusammen und finden ihr Bindeglied in der Immunhistologie, die die Immunpathogenese gewissermaßen am Erfolgsort, dem Nierengewebe, wiederspiegelt. Bedenkt man, welch beträchtlicher Teil des diagnostischen Gesamtspektrums von den am Nierengewebe selbst erhobenen Aussagen (LM, EM, IFM) eingenommen wird, so wird offensichtlich, welche Bedeutung der von Brun u. Iversen (1953) eingeführten Nierenbiopsie zukommt. Es gibt – das kann man getrost aussagen – kaum eine glomeruläre Nierenerkrankung, die ohne Nierenbiopsie exakt diagnostiziert werden kann. Welchen klinischen Stellenwert eine exakte Diagnose im Einzelfall hat, m.a.W. inwieweit eine exakte Diagnosestellung für die sachgemäße Betreuung eines Glomerulonephritiskranken derzeit erforderlich ist, ist eine andere Frage, für die der Pathologe nicht zuständig ist.

Kurz ein Wort zur *Verarbeitung der Nierenbiopsie*: Hat man zwei vollwertige Nierenzylinder zur Verfügung, so dient der eine Zylinder für die LM, der zweite wird je zur Hälfte für die EM und die IFM verwendet. Wichtig allerdings ist es sicherzustellen, daß in allen Teilen Rindengewebe mit Glomeruli enthalten ist, was durch Betrachtung des frisch gewonnenen Nierenzylinders mit Hilfe eines Stereomikroskopes möglich ist (Thoenes et al. 1978). Aber auch an *einem* Zylinder können alle drei Methoden zur Anwendung kommen (Thoenes et al. 1978).

Zweifellos ist die Kombinationsuntersuchung das erstrebenswerte Ziel; denn gerade bei der GN sind pathogenetischer Mechanismus (sehr oft faßbar durch die IFM) und pathomorphologisches Substrat auf das engste miteinander verkoppelt. Sie bedingen sich gegenseitig und führen überhaupt erst in die Richtung einer nosologischen Diagnostik. Ich darf das kurz an zwei Beispielen erläutern: Wenn krankmachende Immunkomplexe in den Glomerulus gelangen, so können sie sich – aus bestimmten Gründen – an verschiedenen Stellen ablagern (Abb. 1), z. B. entweder im Bereich der Schlinge auf der Außenseite der Basalmembran *oder* im

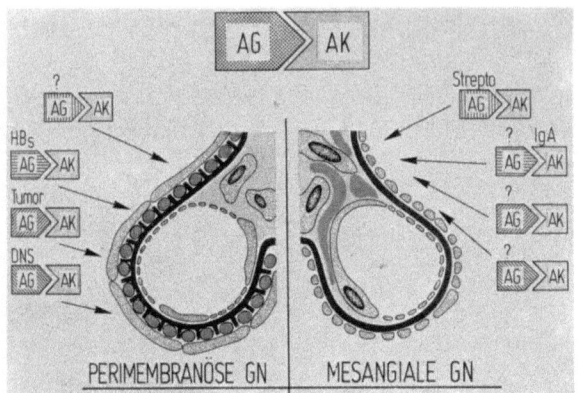

Abb. 1. Immunmorphogenese der Glomerulonephritis. Immunkomplexe (AG-AK) können sich an verschiedenen Stellen der glomerulären Kapillarschlingen ablagern und dadurch unterschiedliche GN-Formen hervorrufen (hier zwei Beispiele: Perimembranöse GN, links, und mesangiale GN, rechts). Dabei können es wiederum sehr verschiedene Antigene bzw. Antikörper (mehrere pathogenetische Zugänge) sein, die zu ein und derselben GN-Form führen

Bereich des Mesangiums; im einen Fall kommt es zu einer Verdickung der Schlingen*membran*, das Mesangium ist wenig verändert = (peri-)membranöse GN; im anderen Fall kommt es zum Gegenteil: Das Mesangium reagiert, und die Schlinge bleibt morphologisch unauffällig = mesangiale GN. So entstehen zwei morphologisch ganz unterschiedliche GN-Formen bei gleichem pathogenetischen Grundprinzip einer Immunkomplexnephritis. Immunkomplex heißt aber: Antigen + Antikörper. Da es verschiedene Antigene gibt, die eine Immunkomplexnephritis initiieren, gibt es auch mehrere pathogenetische Zugänge zu ein und derselben GN-Form (Abb. 1). Diese mit klinischen, serologischen, immunhistologischen und anderen Mitteln zu erfassen, wird unser diagnostisches Bestreben sein müssen.

Nach diesen generellen Voraussetzungen möchte ich mich der praktischen Differentialdiagnose der Glomerulonephritis anhand der Nierenbiopsie zuwenden. Dabei ist folgendes zu betonen:

1. Auf dem Gebiet der Pathomorphologie der Glomerulonephritis kann eine große Zahl wohl umrissener Formen unterschieden werden, über die – nach einer stürmischen Phase der Neu- oder Wiederentdeckung – in der Welt im Prinzip Einigkeit erzielt worden ist. Dies wird sich in absehbarer Zeit auch in einer WHO-Nomenklatur niederschlagen.

2. Die einzelnen pathohistologischen Formen haben häufig enge, aber keine einseitigen Beziehungen zum klinischen Bild, d. h. es kann mit hinreichender Sicherheit weder aus den klinischen Befunden auf die Art des histologischen Prozesses noch umgekehrt aus der Histologie mit Sicherheit auf die Merkmale des klinischen Bildes geschlossen werden. Es gibt lediglich „Vorzugsbeziehungen" zwischen Pathomorphologie und Klinik; diese allerdings sind recht charakteristisch, worauf ich später noch zurückkomme.

Was die Pathomorphologie anbetrifft (neuere monographische Darstellungen: Habib u. Kleinknecht 1971; Meadows 1973; Burkholder 1974; Zollinger und Mihatsch 1978), so möchte ich darauf verzichten die im deutschen Sprachraum gebräuchlichen pathohistologischen Systematiken der Glomerulonephritis als solche zu schildern (Gegenüberstellungen siehe Thoenes 1979). Ich möchte mich vielmehr in die Situation des Klinikers versetzen und die Frage beantworten: Welches „pathomorphologische Erwartungsspektrum" gibt es für den Kliniker, wenn er einen glomerulonephritiskranken Patienten betreut? Dieses Vorgehen hat

zugleich den Vorteil, von den bekannten klinischen Leitbildern ausgehen zu können, die im Prinzip auf Volhard und Fahr (1914) zurückgehen:
I. Akute GN,
II. Rasch progrediente GN,
III. Chronische GN, wobei es ratsam ist, für die chronische Glomerulonephritis die oligosymptomatischen Verlaufsformen von denjenigen mit großer Proteinurie zu trennen.

I. Akute Glomerulonephritis

Histologisch steht folgendes Bild im Vordergrund (Abb. 2): Die Glomeruli sind geschwollen und zellreich; dieser Zellreichtum beruht auf zwei Faktoren: 1. Vermehrung ortsständiger Zellen (Endothel- und Mesangiumzellen), 2. auf der Ansammlung kernhaltiger Blutzellen, insbesondere neutrophiler polymorphkerniger Leukozyten und Monozyten, wie sich besonders elektronenmikroskopisch zeigen läßt (Abb. 5c). Graduiert man für ein Patientenkollektiv, das innerhalb 8 Wochen nach dem akuten nephritischen Syndrom biopsiert wurde, den Leukozyten- und übrigen Zellgehalt und extrapoliert man aus der Gruppe auf den Verlauf (Sorger und Thoenes 1979), so ergibt sich, daß in der Anfangsphase stets Leukozyten vorhanden sind, die innerhalb 3 bis 4 Wochen an Zahl zurückgehen. Die übrigen Zellen gehen ebenfalls zurück, aber wesentlich langsamer, so daß in der 6. bis 8. Woche ein Bild mit hauptsächlich mesangialer Zellvermehrung resultiert (Abb. 2e). Dieses entzündliche Geschehen ist die Reaktion des Glomerulus auf ein lokales Immunkomplex-Geschehen, das sich immunfluoreszenzmikroskopisch in drei Varianten wiederspiegelt[1]: 1. einem „Sternhimmelmuster" mit verstreut im Bereich der Kapillare und der Mesangien gelegenen Immundepots (Abb. 2b), die Immunglobuline, Complement und (nach Treser et al. 1969) das Streptokokkenantigen enthalten, 2. einem „Girlandenmuster", bei dem die Kapillarschlingen mit Immundepots auf der Außen- und Innenseite förmlich überladen sind (Abb. 2d) und 3. einem „mesangialen Muster", das vorwiegend Complement beinhaltet (Abb. 2f). Die Wertigkeit dieser IFM-Typen für die Prognose bedarf noch der Klärung. Insgesamt bleibt aber festzuhalten, daß sich dieses schwere entzündliche Geschehen in der Regel innerhalb einiger Wochen oder Monate löst. Welcher Prozentsatz dieser Fälle in ein chronisches Stadium übergeht, möchte ich unter Hinweis auf widersprüchliche Literaturangaben, geographische Unterschiede etc. bewußt offenlassen. In unserem Material herrscht zweifellos die Tendenz zur Ausheilung bei weitem vor. Interessant ist noch die Inzidenz: es bestätigt sich, daß das Kindes- und Jugendalter bevorzugt ist, daß aber auch der alte Mensch akute Glomerulonephritiden bekommen kann.

Ausdrücklich sei noch auf zweierlei hingewiesen: 1. eine Glomerulonephritis, die histologisch exsudativ-proliferativen Charakter hat, kann auch der akute Beginn einer andersartigen Glomerulonephritisform sein, wie sich elektronenmikroskopisch zeigen läßt; z. B. das Frühstadium einer membranoproliferativen Glomerulonephritis mit sog. dichten intramembranösen Depots, also einer GN mit bekanntermaßen chronischem Verlauf (siehe später). Klinisch verdächtig sind dafür Fälle mit großer Proteinurie und Hypocomplementämie, die die akute Erkran-

---
1 Sorger u. W. Thoenes, 1979; G. H. Thoenes, in Vorbereitung

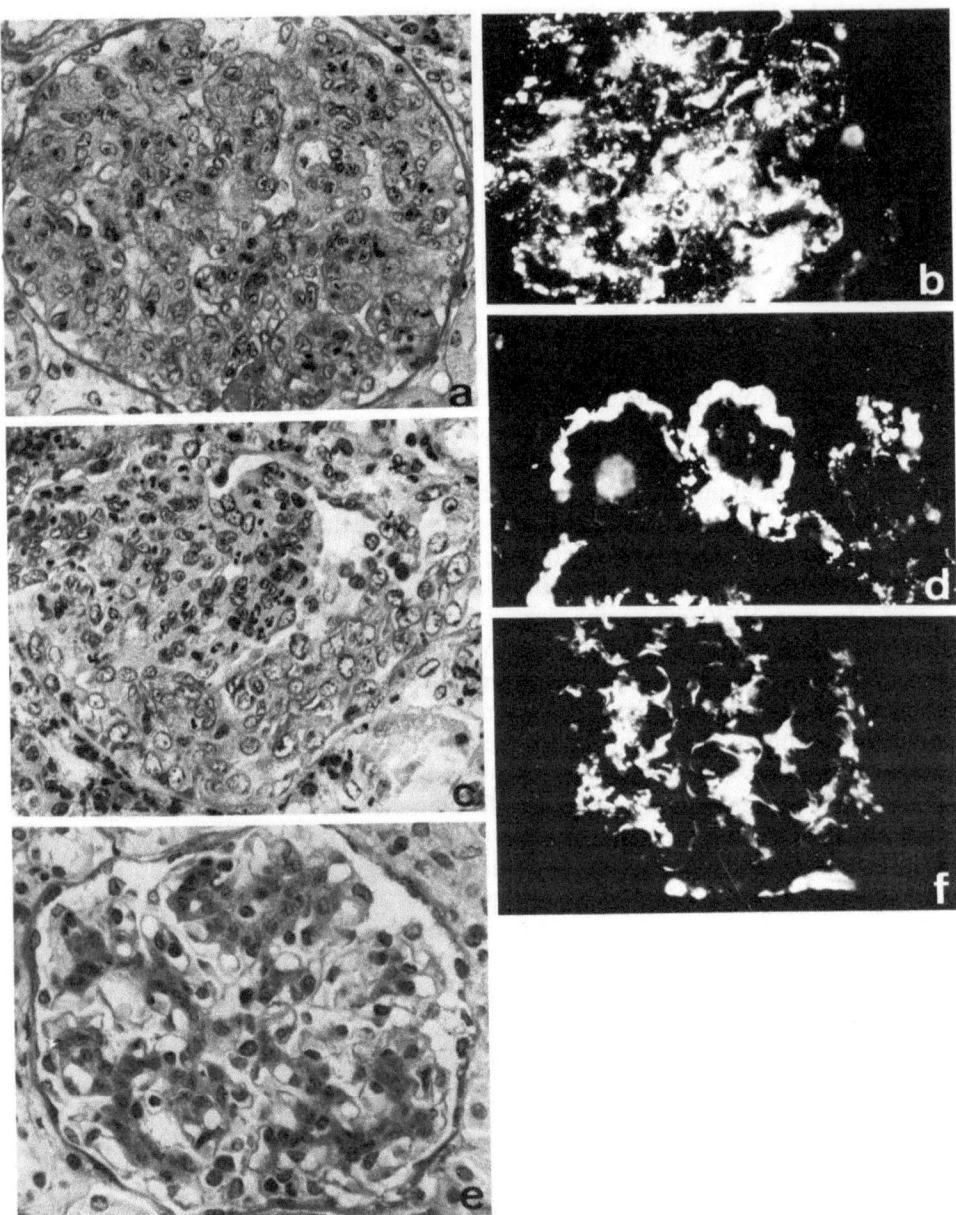

Abb. 2. Pathohistologie und Immunhistologie der akuten exsudativproliferativen GN vom Poststreptokokken-Typ. **a** LM: Exsudativ-proliferative GN (2. Woche); **b** IFM: Sternhimmelmuster (IgG); **c** LM: wie a jedoch mit extrakapillärer Proliferation (3. Woche); **d** IFM: Girlandenmuster (IgG); **e** LM: Mesangial-proliferative GN (12. Woche); **f** IFM: Mesangiales Muster (C$_3$)

kungsphase überdauert. 2. Akute streptokokkenbedingte Glomerulonephritiden können – selten – auch eine extrakapilläre Proliferaton aufweisen (Abb. 2c). Diese kann sich jedoch mit den intrakapillären Veränderungen zurückbilden, hat also hier nicht eine so ungünstige Bedeutung wie bei der rasch-progredienten GN.

II. Rasch-progrediente Glomerulonephritis

Hierunter verstehen wir solche *Glomerulonephritiden, die innerhalb längstens 6 Monaten nach dem Beginn bzw. der Diagnosestellung zur terminalen Niereninsuffizienz führen.* Das bedeutet, daß die Zugehörigkeit zu dieser Gruppe im Prinzip erst a posteriori festgestellt werden kann. Hervorstechendes Merkmal der hierbei vorwiegend anzutreffenden pathohistologischen Glomerulonephritisform ist, daß eine extrakapilläre Proliferation (sog. Halbmondbildung) über mehr als die halbe Kapselcircumferenz in mindestens 80% der Glomeruli angetroffen wird (Abb. 3). Veränderungen des Schlingenkonvolutes treten bei dem ersten Blick zurück, so daß – in mechanistischer Denkweise – häufig die Vorstellung besteht, das Schlingenkonvolut sei lediglich „komprimiert", selbst aber kaum betroffen. Dem muß nachhaltig widersprochen werden: Die extrakapilläre Proliferation ist vielmehr das Zeichen einer *besonders* schweren Schädigung des Schlingenkonvolutes. Diese kommt jedoch weniger in einer kapillären Proliferation, obwohl auch diese in milder

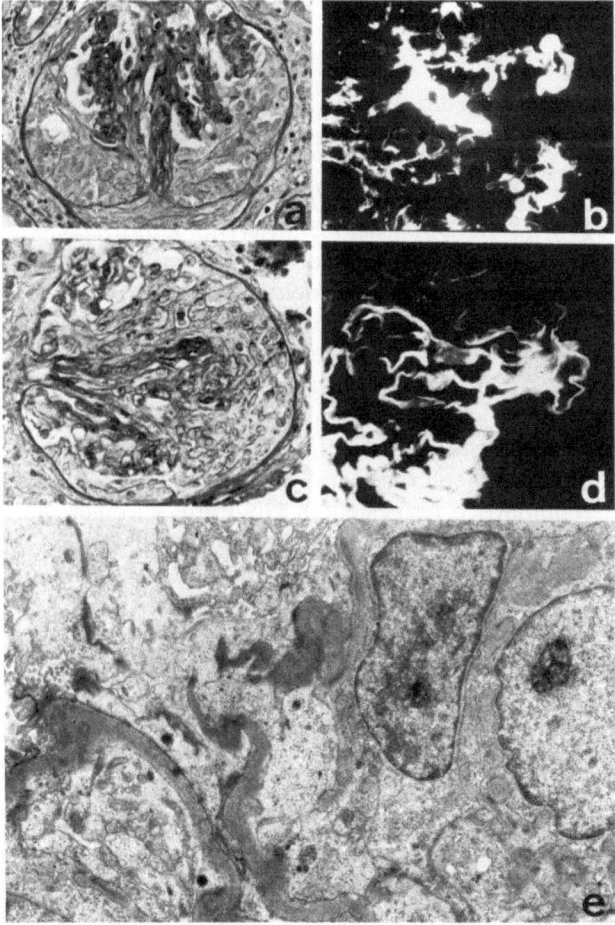

Abb. 3. Rasch progrediente Glomerulonephritis: Es findet sich hauptsächlich eine intra-extrakapillär-proliferative GN: **a, b** idiopathisch, **c, d** bei Goodpasture-Syndrom, hier mit linearer Immunfluoreszenz **d**, IgG. **e** Elektronenmikroskopisch Basalmembranrupturen (←)

Form vorhanden ist, als vielmehr in elektronenmikroskopisch nachweisbaren Basalmembranrupturen und umschriebenen Schlingennekrosen zum Ausdruck, Phänomene eines Schweregrades, der bei anderen GN-Formen nicht erreicht wird. Dementsprechend finden sich auch – als Ausdruck einer lokalen Aktivierung des Gerinnungssystems – häufig nachweisbare Fibrinausfällungen, sowohl intrakapillär als besonders auch extrakapillär. Es handelt sich somit um einen glomerulusschädigenden Prozeß, der die Grenze des Schlingenkonvolutes überschreitet, das viscerale und parietale Deckepithel aktiviert, häufig auch zur Zerstörung der Kapsel führt und schließlich innerhalb Wochen und Monaten den irreversiblen Untergang des Glomerulus bewirkt (Abb. 5). Daher die – von de Wardener (1961) übernommene – Bezeichnung „rasch-progrediente GN" (die zu wesentlichen Teilen der alten „subakuten GN" von Volhard und Fahr entspricht).

Allerdings kann es in einem Teil der Fälle – spontan oder therapiebedingt – zu einer (Teil-)Remission kommen, wobei die erhaltengebliebene Restpopulation der Glomeruli die Funktion trägt.

Nosologisch-pathogenetisch ergeben sich aus der Sicht des Pathologen drei Schwerpunkte:
1. Idiopathisch 77%
2. Goodpasture-Syndrom 18%
3. Bei Arteriitiden, z. B. Morbus Wegener 4%.

Chronische Glomerulonephritis
In diese Kategorie rechnen wir alle *GN-Formen, die sich länger als 12 Monate fortdauernd (chronisch) oder in Schüben (chronisch-rezidivierend) klinisch als aktive Erkrankung* (d.h. ohne Berücksichtigung der Phase der terminalen Niereninsuffizienz) *manifestieren. Der Beginn kann akut oder schleichend sein.*

Klinische Aktivitätszeichen sind in aller Regel Urinsymptome, d. h. Zeichen des durch die Entzündungsvorgänge mehr oder weniger gestörten glomerulären Filters, im wesentlichen Proteinurie und Erythrozyturie. Es ist eine alte Erfahrung, daß die Höhe der Proteinurie von besonderer klinischer Relevanz ist, d. h. ob eine GN mit einer einfachen Proteinurie (< 2,5 g/24 Std) oder mit einer großen Proteinurie (> 2,5 g/24 Std), letztere mit der Gefahr des nephrotischen Syndroms, einhergeht. Prüft man die Zuordnung der nierenbioptisch festgestellten GN-Form zu einer dieser beiden Gruppen, so ergibt sich ein charakteristisches Diagramm (Abb. 4a): Es läßt erkennen, daß grundsätzlich – bis auf wenige definitionsbedingte Ausnahmen (Minimalveränderungen = minimal changes-Nephrose; Minimalglomerulitis) zwar alle GN-Formen in beiden Gruppen vertreten sein können, daß jedoch klare Vorzugsbeziehungen bestehen. Daraus ergeben sich für den Kliniker in beiden Gruppen die eingangs erwähnten „Erwartungsspektren": Bei großer Proteinurie dominieren 3 Formen: Perimembranöse GN, fokal-segmental-sklerosierende GN, Minimalveränderungen (minimal-changes-nephrosis), zu denen noch zwei weitere hinzukommen: Membrano-proliferative GN, mesangialproliferative GN. Bei oligosymptomatischer GN hingegen überwiegen mesangial-proliferative GN und Minimalglomerulitis.

So ähnlich innerhalb beider Gruppen ggf. das klinische Bild auch ist, so verschieden sind die morphologischen und immunhistologischen Substrate, die der Ausdruck unterschiedlicher Krankheitsmechanismen sind:

(Peri-)Membranöse GN: Gemeinsam mit der akuten Poststreptokokken-GN (und der LE-GN) ist sie einer der profiliertesten Vertreter der Immunkomplex-Pa-

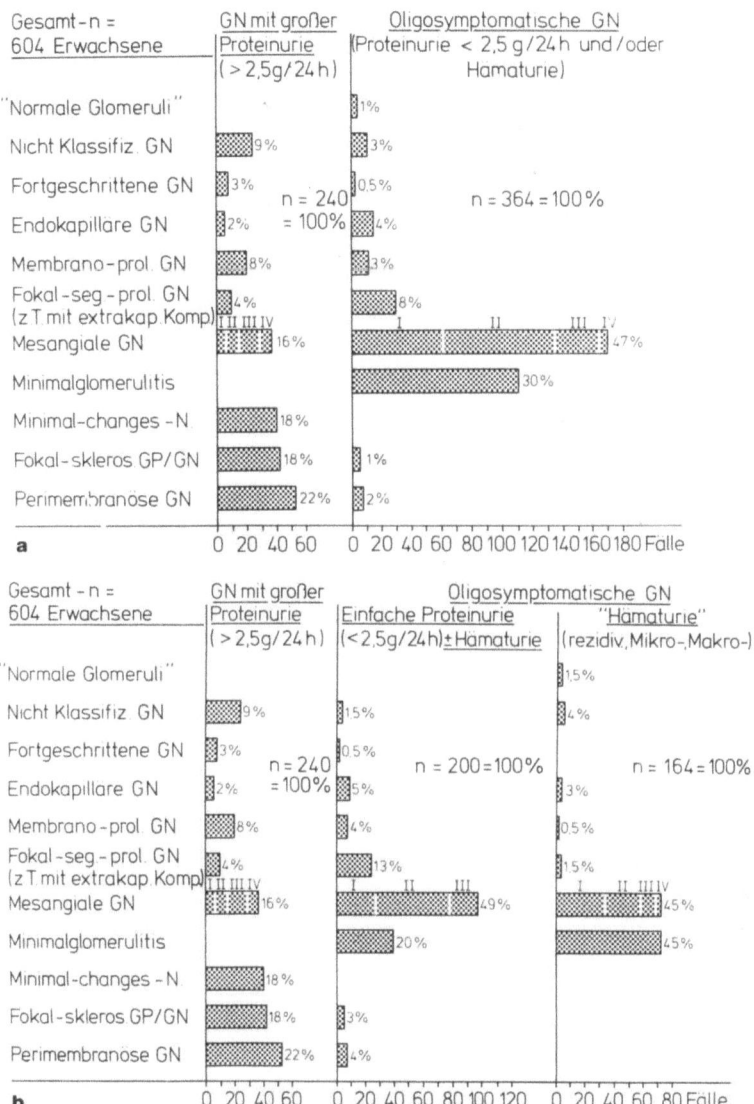

Abb. 4. Chronische Glomerulonephritis. Häufigkeit verschiedener pathohistologischer Formen der GN in Beziehung zu den klinischen Verlaufstypen der chronischen GN; **a** bei Unterteilung in GN mit großer Proteinurie (links) und chronische oligosymptomatische GN (rechts); **b** bei weiterer Unterteilung der chronischen oligosymptomatischen GN in die beiden Untergruppen ohne (Mitte) und mit (rechts) Vorherrschen des klinischen Leitsymptoms Hämaturie. – Beachte im letzteren Fall den großen Anteil von Minimalglomerulitiden (Abb. a aus W. Thoenes, Klin Wochenschr 57, 799, 1979)

thogenese. Die Immundepots, auf der Außenseite der glomerulären Basalmembran gelegen, bewirken die „membranöse" Transformation = Verdickung der Schlinge. Zugleich induzieren sie Veränderungen der Basalmembran selbst und die Bildung sog. Spikes, die die Immundepots umhüllen. Im Frühstadium, wenn die Spikes noch fehlen, ist die Diagnose nur immunhistologisch und/oder elektronenmikroskopisch

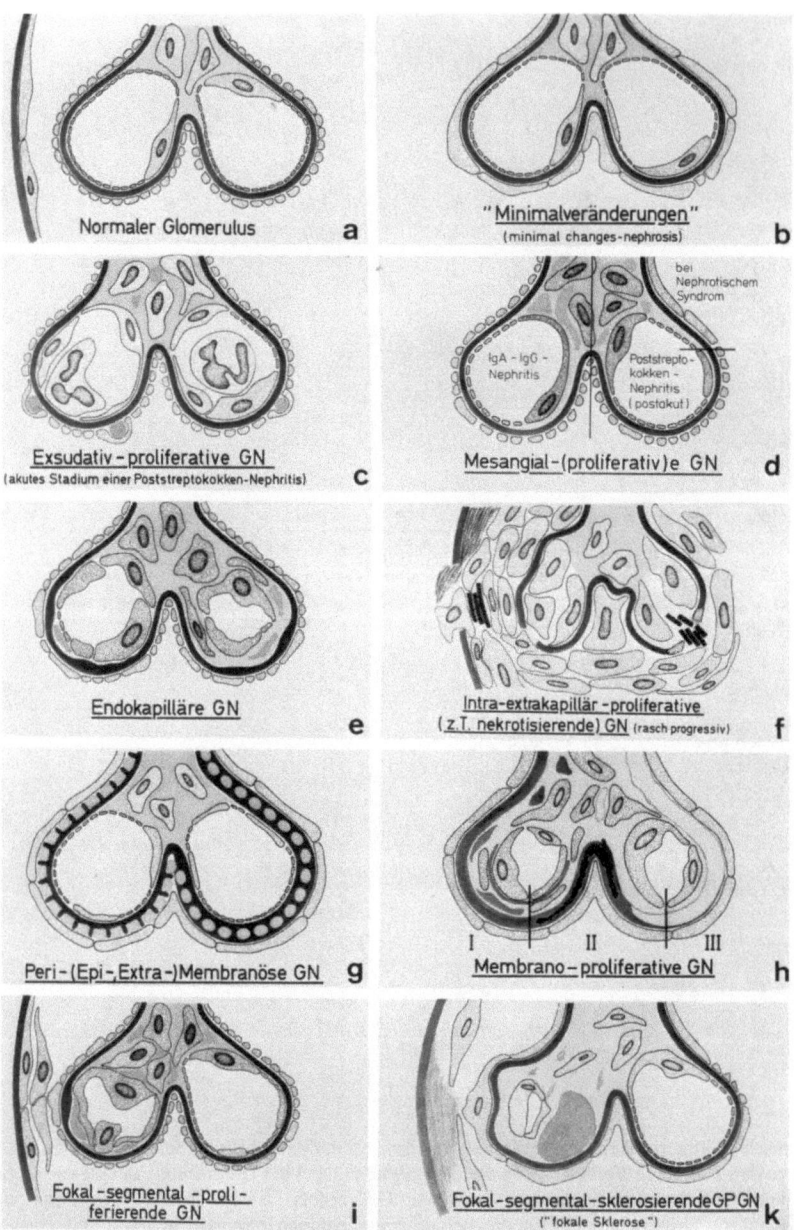

Abb. 5. Verschiedene pathohistologische Typen der GN im Schema unter Berücksichtigung elektronenmikroskopischer Befunde (aus W. Thoenes, Klin Wochenschr 57, 799, 1979, dort farbig)

zu stellen. Im Spätstadium kommt es zu zunehmender Verödung durch (vorwiegend sklerosierende) Mesangiumveränderungen und damit zur Schrumpfniere (Gärtner u. Mitarb. 1977, dort weit. Lit.). Während die Mehrzahl der Fälle idiopathisch ist, ist in anderen ein pathogenetischer Zusammenhang mit Hepatitis B, Penicillamintherapie, vereinzelt auch Neoplasmen bekannt.

Fokal-segmental-sklerosierende GP/GN: Völlig andere Verhältnisse bietet die sog. fokale Sklerose, so bezeichnet, weil das histologische Bild zunächst geprägt ist durch fokale Sklerosierung der Glomeruli und damit übereinstimmende Immunablagerungen hauptsächlich von IgM und C_3 (Habib u. Gubler 1971). Jedoch, beide Bilder täuschen; denn der Prozeß ist nicht wirklich fokal. Vielmehr sind die Glomeruli diffus betroffen, wie sich elektronenmikroskopisch zeigen läßt (Rumpelt und Thoenes 1972): Auch die lichtmikroskopisch minimalveränderten Glomeruli bieten Läsionen (Fußfortsatzverschmelzung), die denjenigen der minimal-changes-Nephrose (MCN) weitgehend entsprechen. Trotzdem weicht die fokale Sklerose von der MCN sowohl im klinischen Verlauf als auch im Therapieverhalten entscheidend ab: Es besteht meist eine primäre Steroidresistenz, und der Prozeß führt durch zunehmende Sklerosierung schließlich aller Glomeruli stets zur Schrumpfniere.

Ganz im Gegenteil dazu die *Minimalveränderungen (minimal changes-Nephrose) oder sog. Lipoidnephrose.* Im Kindesalter die häufigste Nephrose-Ursache (Churg et al. 1970; Habib et al. 1971), wird sie im Erwachsenenalter nicht selten verkannt. Histologisch sind die Glomeruli meistens unauffällig („nil") oder durch geringe Mesangiumverdickung minimal verändert. Nur elektronenmikroskopisch beweist die Umwandlung der Fußfortsätze in breite Cytoplasmaplatten die Läsion des Filters. Die Pathogenese war lange Zeit ganz unklar; denn im Gegensatz zu anderen Glomerulonephritiden sind die Glomeruli immunhistologisch negativ oder allenfalls (in 50% der Fälle) minimal positiv (Ig, Complement, G. H. Thoenes 1974), so daß auf diesem Wege die Pathogenese nicht geklärt werden kann. Vielmehr besteht hier offenbar eine Störung im T-lymphocytären System, dergestalt, daß während der nephrotischen Erkrankungsphasen – nicht jedoch in der Remission – die Mitogen (z. B. PHA)-Stimulierbarkeit der T-Lymphocyten unterdrückt ist (Moorthy et al. 1976). Im funktionellen Wechselspiel des lymphocytären Systems bedeutet das gegenüber der Norm ein Zuviel an T-Suppressorfunktion, wodurch es zur

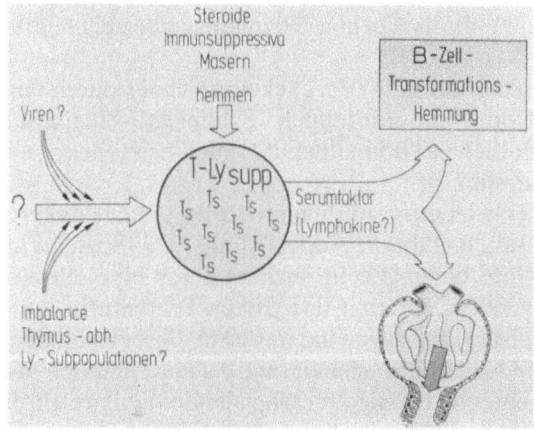

Abb. 6. Versuche einer schematischen Darstellung heutiger Vorstellungen über Veränderungen im T-Lymphozytensystem als Grundlage der minimal-changes-nephrosis (Lipoidnephrose) (nach Arbeiten von Shalhoub 1974; Lagrue et al. 1975; Moorthy et al. 1976; Schulte-Wissermann 1977). (Original)

Produktion eines in das Serum abgegebenen hitzestabilen Faktors (Lymphokin?) und zu einer (vorübergehenden) Immunsuppression kommt (Schulte-Wissermann et al. 1977). Es liegt nahe anzunehmen, daß dieser oder ein weiterer sekundärer Faktor auch die Permeabilitätsstörung des glomerulären Filters hervorruft (Abb. 6). Damit steht durchaus in Einklang, daß die Basalmembran morphologisch weitgehend unverändert ist; denn für die Erfassung physikochemischer Veränderungen des Gelfilter-Gefüges (vgl. Karnovsky 1979) ist selbst die Elektronenmikroskopie zu grob (Fußfortsatzfusion ist ein Sekundärphänomen). Die genannten Befunde am Lymphocytensystem bei MCN sind deshalb besonders wichtig, weil sie verschiedene Phänomene dem Verständnis näher bringen: 1. die bekannte Wirksamkeit von Steroiden und Immunsuppressiva und 2. die bekannte Beeinflussung der MCN durch Masern (vgl. experimentelle Befunde von Smithwick et al. 1966; Zweiman 1972) und 3. das Auftreten einer MCN bei Morbus Hodgkin (Sherman et al. 1969). In allen diesen Fällen entsteht eine T-Zell-Suppression, die das gestörte Gleichgewicht wieder zur Norm zurückführt. Somit scheint bei der MCN ein eigener immunpathogenetischer Mechanismus zu bestehen, der diese eiweißverlierende Glomerulopathie des entzündlichen Formenkreises hervorruft.

Membranoproliferative Glomerulonephritis. Obwohl nur in ca. 4% der Glomerulonephritiden vertreten, hat die membranoproliferative GN (MPGN) grundsätzliche Bedeutung, weil − zumindest bei einem Typ (Typ II) − ein weiterer immunpathogenetischer Weg in der Glomeruluspathologie beschritten wird: Die alternative Aktivierung des Complementsystems durch einen Serumfaktor (C_3-Nephritisfaktor) (West et al. 1965; Lit. Seelig 1977). Morphologisch ist dieser Typ II gekennzeichnet durch eine eigentümliche bandartige Verdichtung der Basalmembran (sog. intramembranöse dichte Depots (IMDD) (Galle u. Mathieu 1975; Habib et al. 1975), die teils bereits lichtmikroskopisch, teils erst elektronenmikroskopisch erkannt werden kann. Charakteristisch in der Immunhistologie eine reine C_3-Ablagerung, die mit der erst bei C_3 einsetzenden Aktivierung der Complementkaskade korreliert. − Es sei erwähnt, 1. daß die IMDD auch kombiniert sein können mit üblichen perimembranös gelegenen Immundepots, und 2. daß gerade diese GN-Form zu Beginn nicht selten einen exsudativen Charakter hat, dem klinisch ein akuter Krankheitsbeginn entspricht, nicht unterscheidbar von dem einer akuten Poststreptokokkennephritis. Ob hier Beziehungen bestehen, muß vorerst offenbleiben.

Häufiger kommt der Typ I (Habib et al. 1973) vor, gekennzeichnet durch eine starke Mesangiumaktivierung mit Doppelkonturierung der Schlingen, offenbar als Reaktion auf hartnäckige subendotheliale Immundepots, die meist auch nur elektronenmikroskopisch beweisbar sind.

Zusammen mit dem Typ III, der wiederum ein anderes Bild bietet (Argyrophilieverlust und Destruktion der Basalmembran, Anders et al. 1977; Strife et al. 1977), sind alle bisher bekannten Untertypen gekennzeichnet durch eine schwere Basalmembranschädigung, meist mit dem Resultat der großen Proteinurie. −

Wahrscheinlich handelt es sich bei den drei Typen um wesensmäßig verschiedene glomeruläre Erkrankungen, die jedoch eines gemeinsam haben, nämlich die schwere Schlingenschädigung, die eine unablässige mesangialendokapilläre Proliferation unterhält.

Wie Abb. 4a zeigt, herrschen bei der oligosymptomatischen GN andere pathomorphologische Formen vor: *Mesangial(proliferativ)e GN, diffus oder fokal betont.* Im Gegensatz zu den bisher besprochenen liegt bei diesem GN-Typ das

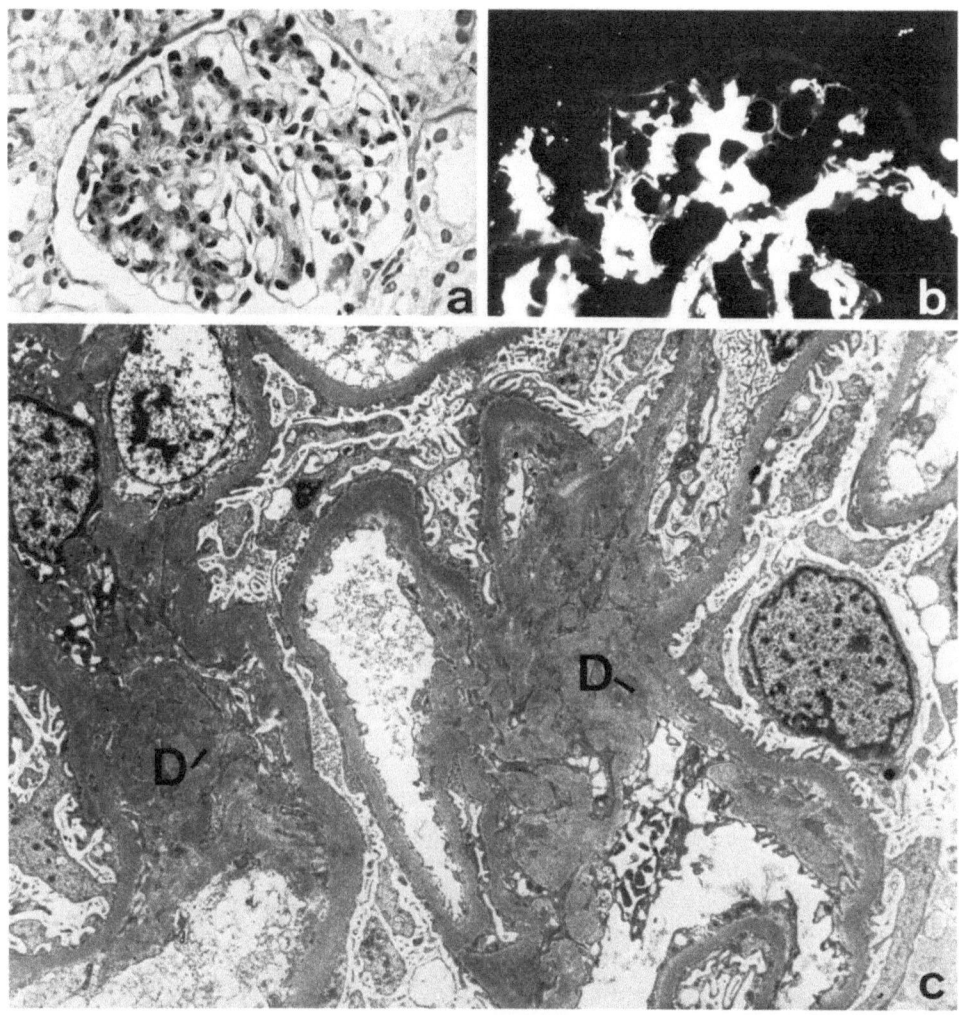

Abb. 7. Mesangiale GN, idiopathisch: 55 jähr. Mann, oligosymptomatische GN (Mikrohämaturie; 0,5–1 g Eiweiß/24 Std **a** Mesangiale Proliferation Grad II, **b** IFM: Granuläre Depots im Mesangium (IgM), **c** EM: Verdickung des Mesangiums mit reichlich Immundepots, (D) bei zarten Schlingen (3 850:1)

Schwergewicht der morphologischen Veränderungen im Bereich des Mesangiums, wobei die Schlingen lange Zeit zart bleiben (Abb. 7), obwohl sie die Quelle der in dieser Gruppe häufigen Hämaturie (Erythrozyturie) sind. Die Frage, warum man auch elektronenmikroskopisch kaum je eine Erythrozytendurchtrittsstelle findet, ist leicht zu beantworten:

Bei einer Makrohämaturie werden im Endharn ca. 3 Mill. Erythrozyten/Minute = 50 000 Ery./Sekunde ausgeschieden (Renner, pers. Mitt.), und höchstens 1 Sekunde dauert der Einstich der Biopsienadel in die Niere. Der Mensch hat etwa 2 Mill. Glomeruli, was bedeutet: bei einer Makrohämaturie tritt in 1 Sekunde im Mittel pro 40 Glomeruli 1 Erythrozyt aus. Ein elektronenmikroskopischer Schnitt

Mesangial (proliferativ)e GN (Grad I-IV)
Aufgliederung nach Immunhistologie (n=108)

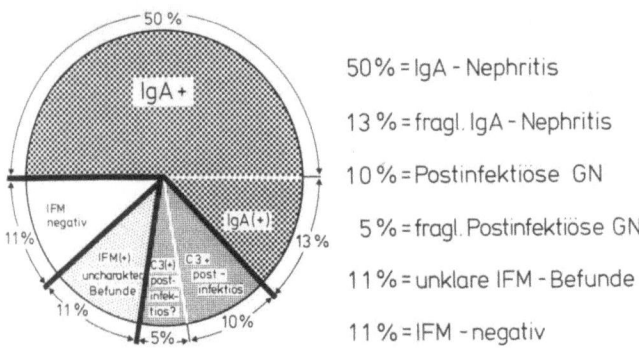

Abb. 8. Aufgliederung der mesangialen GN nach immunhistologischen Kriterien (aus W. Thoenes, Klin Wochenschr 57, 799, 1979)

von 50 nm Dicke beinhaltet aber nur den 4 000 Teil eines Glomerulus. Das wiederum bedeutet, daß eine Erythrozytendurchtrittsstelle nur in 1 von 160 000 Dünnschnitten angetroffen werden kann. Angenommen ein Pathologe würde regelmäßig pro Woche 20 = pro Jahr 1 000 Dünnschnitte von makrohämaturischen Nieren untersuchen, so würde er 160 Jahre = 4 aktive Forscherleben benötigen, um einmal einen Erythrozytenaustritt zu finden.

Nosologisch ist die mesangiale GN – wie auch andere GN-Formen – ein Sammeltopf für verschiedene pathogenetische Wege. Zur Aufschlüsselung ist die Immunhistologie unerläßlich (Abb. 8): In unserem Material ist nur ein kleiner Teil wahrscheinlich postinfektiöser Genese (C_3 und C_4 positiv). Den überwiegenden Teil stellt die mesangiale GN mit IgA-Prädominanz (IgA-IgG-Nephritis Berger; Thoenes 1979). Graduiert man die IgA-Nephritiden, so findet man alle Schweregrade; es überwiegen aber die leichteren Grade I und II, die prognostisch günstiger sind (Abb. 9). Das gilt in noch höherem Maße für die:

Minimalglomerulitis, jene Form, die man auch als Grad 0 der mesangialen GN bezeichnen könnte und die durch so geringe Mesangiumveränderungen gekennzeichnet ist, daß der histologische Befund häufig im Grenzbereich zur Norm liegt oder gar der Norm entspricht. Auch hier ist die Immunhistologie von entscheidender

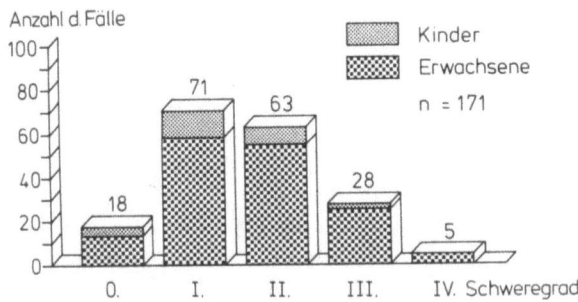

Abb. 9. Die IgA-Nephritis zeigt bei der Biopsie unterschiedliche Schweregrade (0 = Minimalglomerulitis, I = leicht, II = mäßig, III = mittel, IV = schwer). (Original)

Bedeutung; denn ein positiver Befund (mit IgA, IgG, IgM und/oder Complement), und sei er ebenfalls nur minimal, ist dann das entscheidende Kriterium für eine klinisch relevante Minimalglomerulitis. Es muß noch offenbleiben, in welchem Umfang es immunhistologisch negative Minimalläsionen mit Oligosymptomatik gibt, da deren Diagnostik naturgemäß besonders problematisch ist. Die Minimalglomerulitis kann eine gemischte Urinsymptomatik bieten, ist häufig aber das Substrat bzw. die Ursache einer (nicht nur Mikro-, sondern auch Makro-)Hämaturie. Es liegt auf der Hand, daß die Diagnose einer Minimalglomerulitis für manche Patienten eine längere Serie vergeblicher urologischer Untersuchungen beendet, die zur Suche nach einer postrenalen Blutungsquelle angestellt worden waren.

Betrachtet man die mesangiale und die minimale Glomerulitis zusammen, so umfassen sie den größten Teil (77%) der oligosymptomatischen Glomerulonephritiden, und dabei überwiegen wiederum die leichten Grade (minimal, I und II) bei weitem. Das gilt ganz besonders, wenn man aus der Gruppe der oligosymptomastischen Glomerulonephritiden noch diejenigen mit vorherrschender Hämaturie aussondert; denn die Zahl der Minimalglomerulitiden ist hier besonders groß (Abb. 4). Damit wäre bei der hämaturisch geprägten chronischen Glomerulonephritis zwar nicht im Einzelfall, aber doch im Durchschnitt die günstigste Prognose zu erwarten. Alle bisherigen Ausführungen beziehen sich auf die Glomeruli, die zweifelos im Mittelpunkt des Geschehens stehen. Es ist jedoch schon lange bekannt, daß daneben sehr häufig eine interstitielle Begleitnephritis besteht. Ihr Entstehungsmechanismus ist zwar überwiegend noch unklar, ihre Bedeutung für die Beeinträchtigung der Nierenfunktion aber hoch zu veranschlagen, wie im Arbeitskreis von Bohle (Lit. Bohle et al. in diesem Band) gezeigt werden konnte. Dadurch bestätigt sich, daß die Erkrankung von der hier die Rede ist, seit Volhard und Fahr mit vollem Recht als „Glomerulonephritis" bezeichnet wird.

Überblickt man abschließend auf Abb. 5 noch einmal die hauptsächlichen Typen der Glomerulonephritis, so ergibt sich eine beachtliche Palette. Sie spiegelt die differenzierten Antworten des Gewebes auf die differenzierte Immunpathogenese wider. Man möchte fragen: wie bekommt der eine Patient diese, der andere jene Glomerulonephritisform?

Manfred Eigen hat auf das Zusammenwirken von Zufall und Gesetz, von Würfel und Spielregel in der Natur aufmerksam gemacht. Angesichts der Formenfülle und der Gesetzmäßigkeiten der Immunpathogenese könnte man geneigt sein, dieses Prinzip auch auf unser Thema anzuwenden.

Literatur

Anders D, Agricola B, Sippel M, Thoenes W (1977) Basement membrane changes in membranoproliferative glomerulonephritis. II. Characterization of a third type by silver impregnation of ultra thin sections. Virchows Arch [Pathol Anat] 376: 1–19 – Bohle A, Mackensen-Haen S, Grund KE, Gise H v (1980) Pathomorphologie des Niereninterstitiums und ihre Bedeutung für die Nierenfunktion. Verh Dtsch Ges Inn Med (dort weit. Lit.) – Burkholder PM (1974) Atlas of human glomerular pathology. Harper & Row, Hagerstown New York London – Churg J, Habib R, White RHR (1970) Pathology of the nephrotic syndrome in children. Lancet 1299–1302 – Gärtner HV, Watanabe T, Ott V, Adam A, Bohle A, Edel HH, Kluthe R, Renner E, Scheler F, Schmülling RM, Sieberth H-G (1977) Correlations between morphologic and clinical features in idiopathic perimembranous glomerulonephritis. Curr Top Pathol 65: 1–29 – Galle P, Mahieu P (1975) Electron dense alteration of kidney basement membranes. Am J Med 58: 749–764 – Habib R, Gubler MC (1971) Les lésions glomérulaires focales des syndromes néphrotiques idiopathiques de l'enfant. Nephron 8: 382–401 – Habib R, Kleinknecht C (1971) The primary nephrotic syndrome of childhood. Classification and clinicopathologic study of 406 cases. Pathol Annu 1971: 417–474 – Habib R, Kleinknecht C, Gubler MC, Levy M (1973) Idiopathic membranoproliferative glomerulonephritis in children. Report of 105 cases. Clin Nephrol 1: 194–214 – Habib R, Gubler MC, Loirat C, Ben-Maiz H, Levy M (1975) Dense deposit disease: A variant of membranoproliferative glomerulonephritis. Kidney Int 7: 204–215 – Karnovsky MJ (1979) The structural bases for glomerular filtration. In: Churg J, Spargo BH, Mostofi FK (eds) Kidney disease: Present status. Int. Acad. Pathol. Monography No. 20. Williams and Wilkins – Lagrue G, Xheneumont B, Braneller A, Weil B (1975) Lymphokines und nephrotic syndrome. Lancet 271–272 – Meadows R (1973) Renal pathology. A light microscopic study of renal disease. Oxford Univ. Press, London New York Melbourne – Rumpelt HJ, Thoenes W (1972) Fokal-sklerosierende Glomerulopathie (Glomerulonephritis) – ein diffuser Prozeß. Klin Wochenschr 50: 1143–1146 – Schulte-Wissermann H, Lemmel E-M, Reitz M, Beck J, Straub E (1977) Nephrotic syndrome of childhood and disorder of T-cell function. Eur J Pediatr 124: 121–128 – Seelig HP, Seelig R (1977) Membranoproliferative Glomerulonephritis. Immunologische und pathogenetische Aspekte. Dtsch Med Wochenschr 102: 939–944 – Shalhoub R-J (1974) Pathogenesis of lipoid nephrosis: A disorder of T-cell function. Lancet 5: 556–559 – Sherman RL, Susin M, Weksler ME, Becker EL (1969) Lipid nephrosis in Hodgkin's disease. Am J Med 52: 669–706 – Smithwick EM, Berkovich S (1966) In vitro suppression of the lymphocyte response to tuberculin by live measles virus. Proc Soc Exp Biol Med 123: 276 – Sorger K, Thoenes W (1979) Zur Dynamik der akuten Glomerulonephritis. In: Klinisch-pathologische Korrelationen der Glomerulonephritis. Symposion Nürnberg 1979 – Strife CF, McEnery PT, McAdams AJ, West CD (1977) Membranoproliferative glomerulonephritis with disruption of the glomerular basement membrane. Clin Nephrol 7: 65–72 – Thoenes GH (1976) The immunhistology of glomerulonephritis – distinctive marks and variability. Curr Top Pathol 61: 61–106 – Thoenes GH (1974) Immunhistologische Befunde bei Minimalveränderungen und fokal sklerosierender Glomerulopathie und nephrotischem Syndrom. Klin Wochenschr 52: 371–378 – Thoenes GH (in Vorb) Die Immunhistologie der Glomerulonephritis. In: Losse H, Renner E (eds) Klinische Nephrologie. Thieme, Stuttgart – Thoenes W (1974) Pathomorphologische Prinzipien und Formen der Glomerulonephritis. Monatsschr Kinderheilkd 122: 728–740 – Thoenes W, Thoenes GH, Anders D, Rumpelt HJ (1978) Nierenbiopsie – methodische Voraussetzung zur vollen Nutzung der diagnostischen Aussagekraft. Nieren- und Hochdruckkrankh 7: 198–205 – Thoenes W (1979) Aktuelle Pathologie der Glomerulonephritis. Klin Wochenschr 57: 799–814 – Treser G, Semar M, McVicar M, Franklin M, Ty A, Sagel J, Lange K (1969) Antigenic streptococcal components in acute glomerulonephritis. Science 163: 676–677 – Volhard F, Fahr Th (1914) Die Brightsche Nierenkrankheit. Klinik, Pathologie und Atlas. Springer, Berlin – Wardener HE de (1961) Zit. n. Meadows R. In: Kincaid-Smith P, Mathew TH, Becker E Lovell (eds) Glomerulonephritis. Morphology, natural history and treatment, part II. Willy, New York Toronto, pp 695–710 – West CD, McAdams AJ, McConville JM, Davis NC, Holland NH (1965) Hypocomplementemic and normo-complementemic persistent (chronic) glomerulonephritis. Clinical and pathologic characteristics. J Pediatr 67: 1089–1112 – Zollinger HU, Mihatsch MJ (1978) Renal pathology in biopsy. Springer, Berlin Heidelberg New York – Zweiman B (1972) Effect of viable and non-viable measles virus on proliferating human lymphocytes. Int Arch Allergy Appl Immunol 43: 600

Klinik der Glomerulonephritis
Klinisch-morphologische Korrelation für ein Entscheidungsraster zum praktischen Handeln

Renner, E. (Med. Klinik I, Städt. Krankenhaus Köln-Merheim)

Referat

Die Geschichte der Glomerulonephritis ist charakterisiert durch fortwährende Versuche, das Krankheitsbild abzugrenzen, zu definieren, zu klassifizieren, eine Einteilung zu finden, die den verschiedenen klinischen Erscheinungsformen ebenso gerecht wird wie der morphologischen Vielfalt. Der Versuch eine solche Übereinstimmung zu erreichen ist bislang gescheitert, und wir müssen uns auch heute damit zufriedengeben, verschiedene Ebenen der Beschreibung zu akzeptieren, die nur partiell zur Deckung zu bringen sind: die pathogenetische, die morphologische und die klinische. In der Regel fehlen uns Kenntnisse über die Ätiologie oder das Antigen im Einzelfall.

Die Schwierigkeiten der Definition und Abgrenzung begannen bereits mit der Erstbeschreibung durch Richard Bright, 1827, der nach zwölfjähriger Beobachtung ein Syndrom und nicht eine später nach ihm benannte Erkrankung beschrieb [6]. In der ersten deutschsprachigen Monographie „Über die Bright'sche Nierenerkrankung und deren Behandlung" versuchte Frerichs im Jahre 1851 eine einheitliche Sicht des Krankheitsbildes zu bewahren [11]. Seine Stadienlehre wurde jedoch von Samuel Wilks bereits 1853 unter Hinweis auf die Inhomogenität des Syndroms abgelehnt. In den nachfolgenden Jahren wurden viele Erkrankungen von dem Syndrom abgetrennt, z. B. die Amyloidose bei chronischen Infekten oder die Stauungsniere, und Klebs definierte im Jahre 1870 erstmals den Begriff der Glomerulonephritis als eigenständige Erkrankung [16]. Es folgten viele Einteilungsversuche der klinischen Erscheinungsformen der Glomerulonephritis, die alle nicht unwidersprochen blieben. Es war das Verdienst von Volhard und Fahr bereits 1913 eine Einteilung nach klinischen und zum Teil morphologischen Gesichtspunkten vorgelegt zu haben, die den 1905 von Friedrich von Müller [19] geschaffenen Begriff der Nephrose zugrunde legte – damals gedacht als Sammelbegriff für alle degenerativen Nierenerkrankungen, denen lichtmikroskopisch eine Entzündung nicht anzusehen war. Diese von Volhard selbst und anderen modifizierte, aber prinzipiell beibehaltene Klassifizierung ging von einer Sicht der Glomerulonephritis als einheitliches Krankheitsbild – als Entität – aus, in deren Ätiologie praktisch nur der Streptokokkeninfekt, allenfalls sekundiert durch Pneumokokken, eine Rolle spielte. Volhard stellte in seiner Einteilung [23] die Nephrosen den akuten und chronischen Glomerulonephritiden gegenüber (Abb. 1), wobei die chronischen subakut, also in ihrer Dramatik den akuten nahekommend mit glomerulären und vaskulären Veränderungen rasch zur Niereninsuffizienz führend verlaufen konnten – rapid progressiv wie wir heute sagen. Als subchronisch, also nicht mehr ausheilbar, in der Symptomatik aber doch noch so aktiv, daß der progrediente Verlauf bereits erkennbar wird, bezeichnete er Formen, die durch glomeruläre Veränderungen geprägt oft bevorzugt nephrotisch verliefen. Die ganz chronische

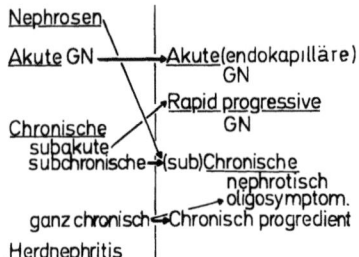

Abb. 1. Klinische Einteilung der Glomerulonephritiden nach Volhard 1931 (links) und nach heutiger Terminologie (rechts). Einzelheiten s. Text

Glomerulonephritis mit sklerosierenden Veränderungen hatte mit Hämaturie und geringer Proteinurie bei bereits eingetretener Niereninsuffizienz einen langsamen Verlauf über viele Jahre bis ins Terminalstadium. Schließlich wurde als Sonderform die Herdnephritis abgegrenzt, die mit Makrohämaturie verlief oder bei eitrigen Prozessen embolisch oder septisch entstand und eigentlich nur bei Patienten beobachtet wurde, die einem solchen akuten Infekt erlagen.

Die Zweifel an der Einheitlichkeit einer solchermaßen klassifizierten Glomerulonephritis mußten allerdings mit der Beobachtung kommen, daß die Prognose im Einzelfall jeder dieser Formen einer nach klinischer Symptomatik nicht vorhersagbaren erheblichen Varianz unterliegt.

Die Einführung der Nierenbiopsie durch Iversen und Brun 1951 [15] ermöglichte dann die Untersuchung von Frühstadien der Erkrankung und brachte bis heute eine solche Fülle von Varianten, daß wir nicht mehr von einer, sondern von mindestens 10 bis 15 morphologisch definierbaren Glomerulonephritiden auszugehen haben, erweitert noch durch immunhistologische Befunde. Die Korrelation zwischen klinischen Symptomen bzw. Syndromen und diesen morphologischen Verlaufsformen zeigt im Kollektiv eine eindeutige Bevorzugung bestimmter Verlaufsformen. Eine Auswertung von 2 500 Biopsien durch Bohle et al. 1976 [4] zeigt, daß der größte Teil der nephrotischen Syndrome durch die minimal-proliferierende, die perimembranöse, die membrano-proliferative und die fokal-sklerosierende Glomerulonephritis verursacht werden. Die mesangioproliferative verläuft bevorzugt oligosymptomatisch. Die einfache Feststellung von Proteinurie und Hämaturie ist differentialdiagnostisch nicht verwertbar, da sie zu den konstanten Kardinalsymptomen aller Verlaufsformen gehören (Abb. 2).

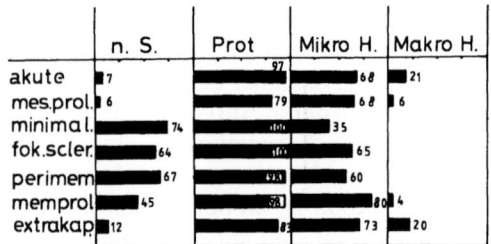

Abb. 2. Klinische Symptomatik bei 2 500 Nierenbiopsien mit verschiedenen morphologischen Glomerulonephritisformen (akute endokapilläre, mesangioproliferative, minimal-proliferierende GN, fokale Glomerulosklerose, perimembranöse, membranoproliferative, extrakapilläre GN). NS = Nephrotisches Syndrom; Prot. = Proteinurie; Mikro. H = Mikrohämaturie; Makro. H = Makrohämaturie. Zahlen in der Abbildung geben den Prozentsatz mit dem jeweiligen Symptom aus der Gesamtzahl der beobachteten Fälle an [4]

In der Hoffnung mit dieser morphologischen Einteilung zu Entitäten vorgestoßen zu sein haben wir uns heute angewöhnt, von *der* membranoproliferativen, *der* perimembranösen oder *der* mesangioproliferativen Glomerulonephritis zu sprechen und von ihrer Einheitlichkeit auszugehen. Spätestens als wir diese Glomerulonephritisformen zur Grundlage von Verlaufsbeobachtungen oder kontrollierten Therapiestudien machten, deren Ergebnisse sehr uneinheitlich waren, mußte auch hier der Zweifel an der Krankheitsentität aufkommen. Die Einheitlichkeit löst sich auch rasch auf, wenn wir folgende Zusammenhänge zwischen Ätiologie und morphologischem Resultat betrachten: Die perimembranöse Glomerulonephritis kann durch so unterschiedliche Ereignisse wie medikamentöse Nebenwirkung, Virusinfekte, Systemerkrankung, Refluxkrankheit oder granulomatöse Entzündung und schließlich als paraneoplastisches Syndrom entstehen. Was sich in der größten Gruppe der idiopathischen GN verbirgt, wissen wir nicht. Das klinische Resultat kann sich mit nephrotischem Syndrom, mit einfacher Proteinurie und Hämaturie und schließlich, seltener, mit rascher Progredienz zur Niereninsuffizienz zeigen.

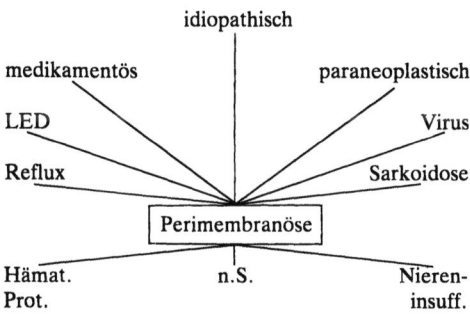

Auch die membranoproliferative GN kann nach sehr verschiedenartigen Ursachen gefunden werden, so nach Virusinfekten, bakteriellen Infektionen und in noch größerem Prozentsatz ohne bekannte Ätiologie als idiopathische GN, an deren Polyätiologie sicherlich kaum zu zweifeln ist. Das klinische Resultat ist wiederum vielgestaltig.

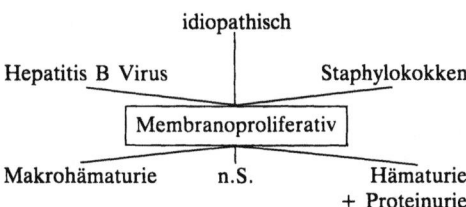

Auch die mesangioproliferative Glomerulonephritis umfaßt so differente Zustände wie die nicht oder noch nicht ausgeheilte Poststreptokokkennephritis oder die immunhistologisch abgrenzbare IgA/C3-Nephritis. Die mesangioproliferative GN kann auch im Rahmen von Systemerkrankungen auftreten und wahrscheinlich finden wir sie als primäre Form bei „low-respondern", deren Immunitätslage die Entstehung einer akuten Glomerulonephritis mit initial ausgeprägter Symptomatik nicht zustandekommen ließ. Wiederum findet sich eine größere „idiopathische" Gruppe. Das klinische Erscheinungsbild variiert zwischen Makrohämaturie, oligosymptomatischen Harnbefunden und seltener nephrotischem Syndrom. Auch wenn wir statistisch z. B. die Makrohämaturie am häufigsten der IgA-Nephritis zuordnen können, so ist prinzipiell doch von jedem ätiologischen Punkt ausgehend jedes klinische Ergebnis möglich, so daß wir – und dies gilt auch für die beiden vorangegangenen Formen – andererseits nicht von der Klinik auf die Morphologie und schon gar nicht auf die Ebene der Ätiologie schließen können.

Auch das Umgekehrte läßt sich zeigen: Die Glomerulonephritis nach Hepatitis B Infektion kann in Form der membranoproliferativen GN, der fokalen Glomerulosklerose oder der perimembranösen GN ablaufen.

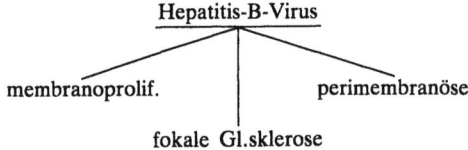

Ähnlich die Lupusnephritis. Sie kann als fokale glomeruläre Sklerose, als minimal proliferierende GN, extrakapilläre rapid-progressive GN, perimembranöse GN oder auch als mesangioproliferative GN ablaufen.

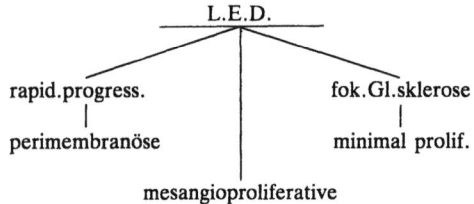

Daraus folgt: Das gleiche Antigen vermag also je nach möglicher Immunantwort verschiedene morphologische Verlaufsformen zu verursachen und andererseits können sehr unterschiedliche Antigene gleiche morphologische Erscheinungsbilder erzeugen.

Die Morphologie liefert uns also lediglich eine weitere Beschreibungsebene, ohne jedoch zur Krankheitsentität zu führen. Darum erscheint es wenig verwunderlich, daß noch so exakt angelegte, kontrollierte Therapiestudien, die die morphologische Erscheinungsform zum grundlegenden Ordnungsprinzip machten, bis heute keine sichere Information lieferten, ob die angewandte Therapie eigentlich wirksam war oder nicht.

Die Schemata unterstreichen die Bedeutung der Antigen-Erkennung für Abgrenzung und Behandlung der Glomerulonephritis. Dies stimmt mit der klinischen Beobachtung überein: Der überwundene Streptokokkeninfekt läßt die GN meist abheilen, die perimembranöse GN nach Gold- oder D-Penicillamin-Gabe bildet sich nach Absetzen der Medikamente in der Regel zurück und selbst schwerste morphologische Veränderungen mit bereits eingetretener Niereninsuffizienz bei membranoproliferativer GN oder rapid progressiver GN können sich zurückbilden, zumindest mit klinischer Heilung, wenn es gelingt, das Antigen zu beseitigen.

Obwohl wir die Liste möglicher ätiologischer Faktoren gegenüber der Annahme von Volhard erheblich erweitern können, wie die sicher noch nicht vollständige Abb. 3 zeigt, kennen wir in den allermeisten Fällen das Antigen nicht, so daß uns die Abgrenzung von Entitäten, bei denen wir Kenntnis von Ätiologie, Immunpathogenese, morphologischem Ergebnis und klinischer Verläufe voraussetzen müssen, nicht möglich ist – was alle unsere gegenwärtigen Einteilungsversuche relativiert.

Was hat nun die histologische Klassifizierung für die Klinik gebracht?

1. Sie hat die Einteilung nach klinischen Gesichtspunkten auf eine sicherere Basis gestellt und zugleich ihre prinzipielle Richtigkeit gezeigt. Die alte Volhardsche Einteilung erfährt in heutiger Sicht nur wenige Abwandlungen (Abb. 1). Der entzündliche Charakter der Nephrosen wurde, soweit es sich um Glomerulonephritiden handelt, nachgewiesen, so daß diese Erkrankungen, die in der Regel langfristig und chronisch verlaufen, deren Beginn meist unbekannt und deren Heilung in der Regel fraglich ist, in die Gruppe der chronischen Glomerulonephritiden mit nephrotischem Verlauf einzuordnen sind. Die akute Glomerulonephritis bleibt unverändert als Poststreptokokkenerkrankung mit humps oder ohne solche Veränderungen bei anderer Ätiologie. Die subakute Glomerulonephritis mit Halbmondproliferationen und mehr oder weniger ausgeprägten glomerulären und vaskulären Veränderungen heilt zwar in aller Regel nicht aus, kommt aber in ihrem rasch progredienten Verlauf nie aus der Symptomatik und den morphologischen Veränderungen einer akuten Erkrankung heraus, so daß wir die rapid progressive GN heute nicht den chronischen zuordnen möchten, sondern sie lieber als eigenständige Gruppierung betrachten.

Die überwiegende Zahl der Glomerulonephritiden verläuft so wie Volhard seine Subchronischen abgrenzte: Es findet sich mehr oder weniger ausgeprägte klinische, zum Teil akute Symptomatik, oft mit erkennbarer Progredienz, manchmal aber trotz Symptomatik konstant bleibend oder sogar zur klinischen Ausheilung führend. In dieser Gruppe der Chronischen (oder Subchronischen) finden wir bei nephrotischem

Streptokokken
Staph. aureus
Staph. albus
Pseudomonas
Proteus mir.
E. Coli
Clostrid.perf.
Salmonellen
Plasm. mal.
Spiroch. lues
Lepra
Schistosomiasis
Filariasis
Mycoplasmen

Hepatitis B
Cytomegalie
Masern
Varicellen
Mononucleose
Adenovirus
Coxsackie
ECHO 9
Choriomening.

Fremdeiweiß
Impfstoffe
Gold
Penicillamin
Heroin?
Sarcoidose
Tumorantigen

Abb. 3. Ätiologische Faktoren bei der menschlichen Glomerulonephritis

Verlauf die uns heute bekannten morphologischen Bilder wie minimal-proliferierende, perimembranöse, membrano-proliferative GN oder fokale Glomerulosklerose. Bei oligosymptomatischem Verlauf liegen ganz überwiegend mesangioproliferative in allen Schweregraden und immunhistologischen Varianten vor.

Die chronische progrediente GN, charakterisiert durch glomeruläre Sklerose oder Hyalinose zusammen mit ausgeprägten extraglomerulären Veränderungen verläuft so wie früher bei bereits eingetretener Niereninsuffizienz unaufhaltsam zum Terminalstadium.

Auf der Strecke geblieben ist die Herdnephritis als einheitliche Erkrankung im ursprünglichen Sinn, denn die Immunhistologie zeigt oft den diffusen Charakter auch bei herdförmiger Proliferation, und Übergänge zwischen herdförmig und diffus wurden häufig beschrieben, so daß heute mehr der Eindruck einer Differenzierung nach dem Schweregrad des Verlaufs besteht, als der einer Unterscheidbarkeit zweier verschiedener nosologisch abgrenzbarer Erkrankungen.

2. Eine zweite Erkenntnis durch die bioptische Klassifizierung ist die Beschreibung morphologischer Verlaufsformen mit prinzipiell guter oder schlechter Prognose, selbst dann, wenn es sich dabei nicht um einheitliche Erkrankungen handelt und Abweichungen jederzeit möglich sind. Unter den Zusammenstellungen der Literatur der letzten Jahre sei zu diesem Problem die wohl vollständigste und beste gezeigt, die Cameron 1978 publiziert hat [7]. Die Überlebensrate von Glomerulonephritis-Patienten läßt sich grob in 3 Gruppen trennen (Abb. 4):

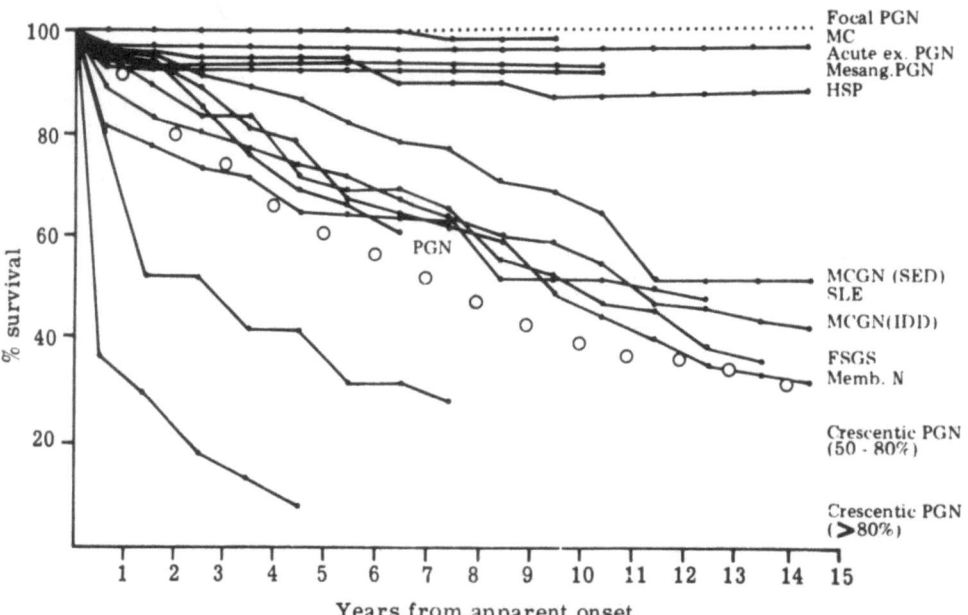

Abb. 4. Prognose der Glomerulonephritiden in bis zu 15jährigem Verlauf bei verschiedenen Glomerulonephritisformen (focal PGN = fokale proliferative GN; MC = minimal proliferierende GN; acute ex PGN = akute endokapilläre GN; mesang. PGN = mesangioproliferative GN; HSP = Schoenlein-Henloch-Syndrom; MCGN = membranoproliferative GN mit subendothelialen (SED) oder elektronendichten (DD) Ablagerungen; SLE = Lupusnephritis; FSGS = fokale und segmentale Glomerulosklerose; MEMB. N = perimembranöse GN; Crescentic PGN = extrakapilläre rapid progressive GN). Überlebensrate der Mamma-Carcinome Stadium I und II durch Kreise symbolisiert [7]

Exzellent bei nur fokaler Proliferation, bei minimal-proliferierender, akut endokapillärer, oder mesangioproliferativer GN und beim Schoenlein-Henoch-Syndrom. Die Prognose ist erheblich schlechter bei membranoproliferativer GN in beiden Varianten, bei Lupus-Nephritis, bei fokaler Glomerulosklerose und auch bei perimembranöser GN. Als eindrucksvoller Vergleich ist in dieser Abbildung die Überlebensrate bei Mamma-Carcinom Stadium I und II angegeben, um die relative Malignität dieser GN-Formen anzuzeigen. Am schlechtesten ist die Prognose beim Nachweis extrakapillärer Halbmondproliferationen, die unabhängig von der sonst vorliegenden Histologie den Verlauf beeinträchtigen, wobei die Zahl der betroffenen Glomeruli die Prognose bestimmt. Trotz aller Einwände gegen diese Art der Darstellung, wie z. B. die Zusammenfassung der Lupus-Nephritis oder der perimembranösen GN als eine Gruppe, gibt es zur Zeit noch keine bessere Aussage über die Prognose.

Überlebenszeit bedeutet aber weder Heilung noch Symptomlosigkeit. Wenn man die mesangioproliferative GN mit über 90% Überlebensrate nach 10 Jahren näher untersucht, findet man in größerem Prozentsatz doch Symptome der Progredienz. Von 120 mesangioproliferativen Glomerulonephritiden in unserem Material haben wir 58 Verlaufsbeobachtungen über 10 Jahre. 21 Patienten davon hatten weiter nur diskrete Urinsymptome als einziges Krankheitszeichen. 17 entwickelten eine Hypertonie mit diastolischen Werten über 100 mm Hg. Bei 10 entstand eine geringe bis mäßiggradige Niereninsuffizienz, und immerhin 10 waren in diesem Zeitraum in das Terminalstadium gekommen.

120 Mesangioproliferative GN
58 mehr als 10 J. Verlauf

Nur Harnbefunde	21
Hypertonie > 100 mm Hg d.	17
Insuffizienz > 16 mg/dl Kr_s	10
Terminale Insuff. (†)	10

Die Überlebensrate liegt in Übereinstimmung mit der Beobachtung von Cameron sicher über 90%, insbesondere wenn berücksichtigt wird, daß die Patienten, die sich einer Nachuntersuchung entzogen, mit größerer Wahrscheinlichkeit beschwerdefrei sind. Doch gibt die alleinige Angabe einer Überlebensrate von 90% nach 10 Jahren ein zu optimistisches Bild von dieser Erkrankung.

3. Eine dritte Information durch die histologische Klassifizierung ist die Sicherung der schon von Bright und Frerichs beschriebenen und von Volhard ebenfalls angenommenen schlechteren Prognose des nephrotischen Verlaufs. Wiederum einer Untersuchung von Cameron zufolge [7] besteht bei gleicher histologischer Glomerulonephritisform eine signifikante Differenz in der Prognose zwischen nephrotischer und nicht-nephrotischer Verlaufsform. Dies ist in der Abb. 5 für die membranoproliferative, die perimembranöse GN und die fokale Glomerulosklerose nach der gleichen Methode der Überlebensratenberechnung signifikant gesichert. Die Notwendigkeit einer Behandlung der Glomerulonephritis mit nephrotischem Verlauf läßt sich daraus ableiten und sei es auch nur symptomatisch. Einen ähnlich verschlechternden Einfluß hat die Hypertonie. Die Abb. 6 zeigt 93 Verlaufsbeobachtungen aus 120 mesangioproliferativen Glomerulonephritiden über im Mittel 5,3 Jahre geordnet nach Blutdruckwerten zum Biopsiezeitpunkt. 62 Patienten hatten bei Biopsie normotone Blutdruckwerte, 31 Patienten hatten einen meist mäßig-

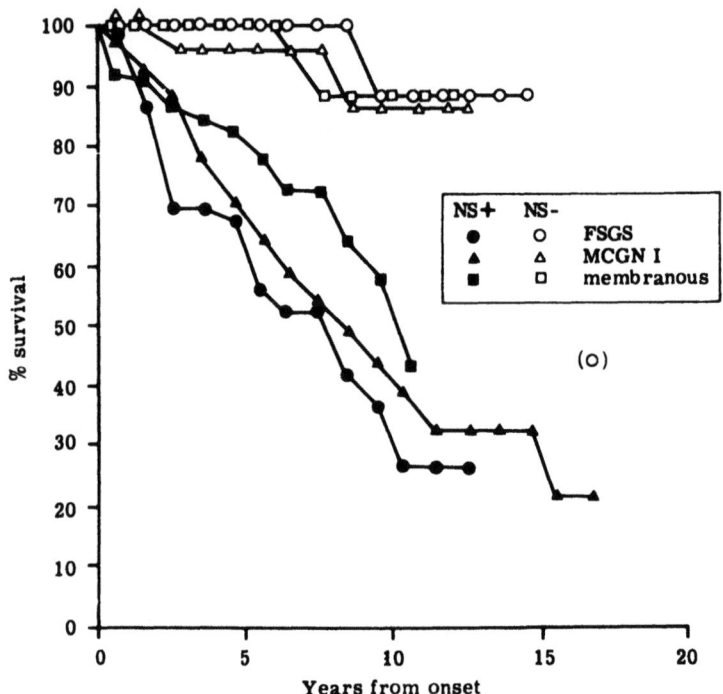

Abb. 5. Unterschiedliche Prognose bei nephrotischer oder nicht nephrotischer Verlaufsform gleicher Morphologie. NS = Nephrotisches Syndrom; FSGS = fokale und segmentale Glomerulosklerose; MCGN = membranoproliferative GN; membranous = perimembranöse GN [7]

gradigen Hypertonus mit diastolischen Werten von 100 oder darüber. Von den Normotonen hatten 48 nach im Mittel 6,3 Jahren noch normale Kreatininwerte; 13 zeigten nach einem Beobachtungszeitraum von im Mittel 5,2 Jahren jedoch einen Anstieg über 1,3 mg/dl. Bei den Hypertonie-Patienten waren nach im Mittel 7,5 Jahren nur noch 7 suffizient, während bei 15 bereits nach 3,3 Jahren der

120 Mesangioproliferative GN 93 Verlaufsbeobachtungen 2–12 J. (M = 5,3 J.)		
	62 Pat. RR < 100	31 Pat. RR > 100
Kr_S < 1,3 mg/dl	48 nach 6,3 J.	7 nach 7,5 J.
Kr_S > 1,3 mg/dl	13 nach 5,2 J.	15 nach 3,3 J.
Kr_S × 2	7 nach 5,1 J. 6 nach > 10 J.	11 nach 2,2 J. 4 nach > 10 J.
Kr_S > 1,3 mg/dl (Biopsie)	1 nach 3 J.	8 nach 0,6 J. 1 nach > 10 J.

Abb. 6. Verlaufsbeobachtungen bei mesangioproliferativer GN. Zeile 2 und 3 geben die Zahl der Patienten mit zum Biopsiezeitpunkt normalem Serumkreatinin (Kr_s) an und differenzieren nach weiter normalem oder erhöhtem Kreatininwert am Ende der Verlaufsperiode. Zeile 4 gibt an nach welchem Zeitraum die Patienten mit ansteigendem Serumkreatinin beim doppelten Ausgangswert angelangt waren. Zeile 5 gibt Patientenzahl und Zeitraum bis zum doppelten Kreatininausgangswert bei den Patienten an, die bereits zum Biopsiezeitpunkt über 1,3 mg/dl Kreatinin lagen

Kreatininwert von 1,3 mg/dl überschritten war. Wenn man als Maß für die Progredienz die Verdopplung des Ausgangskreatininwertes zugrunde legt, so war dieser Grenzwert bei der Hälfte der Normotonen, die eine Niereninsuffizienz entwickelten nach 5,1 Jahren erreicht, während die andere Hälfte noch nach 10 Jahren den doppelten Kreatininausgangswert nicht erreicht hatte. Bei den Hypertonikern dagegen waren die meisten bereits nach 2,2 Jahren beim doppelten Serumkreatininausgangswert angelangt. Am schlechtesten ist die Prognose, wenn Hypertonie und leichte Serumkreatininerhöhung bereits zum Biopsiezeitpunkt zusammenfallen. Hier waren die meisten Patienten bereits innerhalb des ersten Jahres beim doppelten Kreatininausgangswert angelangt. Therapieversuche bei dieser morphologischen Verlaufsform sollten sich deshalb vor allem auf diese Gruppe mit ungünstiger Prognose und raschem Verlauf konzentrieren.

4. Weiter erlaubt die morphologische Detailuntersuchung über eine Klassifizierung hinaus auch Prognosen innerhalb einzelner Verlaufsformen.

a) Die Prognose der akuten endokapillären GN wird in der Literatur mit 10–50% Übergang in chronische Verlaufsformen belastet [2, 14], wobei Glomerulonephritis-Epidemieuntersuchungen nach Streptokokken meist von völliger Ausheilung sprechen [1, 20], Kollektive sporadisch auftretender Streptokokkennephritiden meist schlechter beurteilt werden [2]. Abgesehen von anderen Gründen für diese Differenzen, zeigt die Morphologie, daß das Auftreten atypischer großer und konfluierender humps ebenso wie die Halbmondproliferation eine schlechtere Prognose bedeutet, insbesondere wiederum, wenn klinisch große Proteinurie oder ein nephrotisches Syndrom bestehen [9]. Sondert man diese erkennbaren Fälle aus, so ist die Prognose der akuten GN auch unter den sporadisch auftretenden mit über 85% Heilung beim Erwachsenen ebenso wie im Kindesalter mit 92,5% sehr gut [21, 22].

b) Ähnliche Aussagen ermöglicht die Quantifizierung der morphologischen Veränderungen bei der rapid progressiven GN mit extrakapillärer Halbmondbildung. Nicht nur die Zahl der betroffenen Glomeruli ist entscheidend – das Betroffensein von mehr als 80% ist prognostisch äußerst ungünstig –, sondern auch die Ausdehnung der einzelnen Halbmonde [13]. Viele kleine Halbmonde sind weniger gravierend als wenige große, die mehr als 50% der Zirkumferenz umfassen. Wenn bei nachgewiesener Halbmondproliferation das Glomerulumfiltrat unter 5 ml/min liegt, sind erfahrungsgemäß auch die neuen Therapieansätze einschließlich Plasmapherese wenig effektiv [13].

c) Innerhalb der fokalen Glomerulosklerose ist der gleichzeitige Nachweis von globaler und segmentaler Sklerose mit Befall von mindestens 20% aller Glomeruli als Risikobefund für einen raschen Übergang zur Niereninsuffizienz innerhalb weniger Jahre zu werten [10].

d) Die Quantifizierung von Veränderungen nach den vier Stadien von Churg und Ehrenreich bei der perimembranösen Glomerulonephritis, denen Gärtner und Bohle ein fünftes Reparationsstadium angefügt haben [12] erlaubt zeitlich prognostische Aussagen über den weiteren Verlauf, da die Stadien meist in regelmäßigem zeitlichen Ablauf aufeinanderfolgen.

Die Reihe derartiger, die prognostische Aussage und manchmal auch die Therapieindikation stützender Detailbefunde über die rein morphologische Klassifizierung hinaus, wäre fortzusetzen und sollte hier nur beispielhaft skizziert werden.

Auch die diagnostische Hilfe durch Immunhistologie im Einzelfall kann hier nur angedeutet werden. Fehlende immunfluoreszenzoptische Befunde lassen die minimal-proliferierende GN von anderen Formen mit minimaler Proliferation abgrenzen. Der Nachweis mit Anti-IgM macht die Diagnose der fokal sklerosierenden Glomerulonephritis auch beim Fehlen entsprechender lichtmikroskopischer Befunde wahrscheinlich, insbesondere, wenn gleichzeitig eine unselektive Proteinurie vorliegt. Die feinfiedrige mesangiale Immunfluoreszenz mit Anti-C3 weist bei mesangialer Proliferation auf Poststreptokokkenätiologie hin. Das Bild der granulär-perimembranös angeordneten Immundepots im Stadium I läßt die Diagnose schon stellen, ehe der Nachweis durch Spezialtechniken oder Elektronenmikroskopie erfolgt. Die lineare Immunfluoreszenz bei rapid-progressiver GN zeigt die ungünstige Prognose an und veranlaßt zur Plasmapherese-Therapie als vielleicht effektivste Maßnahme.

Es würde den Rahmen dieses Referates überschreiten an dieser Stelle auf die heute bekannten morphologischen extraglomerulären Veränderungen einzugehen, wie zum Beispiel interstitielle Entzündungen, deren Bedeutung als möglicher Progressionsfaktor für Glomerulonephritiden in letzter Zeit Gegenstand umfangreicher Untersuchungen ist [3, 5].

Aus all diesen Befunden und Beobachtungen wird deutlich, daß zur Charakterisierung der Glomerulonephritiden heute die Beschreibung von allen Ebenen aus notwendig ist, wenn wir Aussagen über Prognose und Therapiemöglichkeiten machen wollen. Dies würde bedeuten, daß wir die Kenntnis dieser Befunde in jedem Einzelfall voraussetzen müßten. Bleibt zu fragen, inwieweit uns 30 Jahre Biopsieerfahrung in die Lage versetzen, ohne Unterlassungen zu fürchten im Einzelfall auch auf Abklärung und Charakterisierung zu verzichten.

Dies wird möglich, wenn wir die klinischen Erscheinungsformen der Glomerulonephritis, natürlich gestützt auf die im vorangegangenen dargelegten Kenntnisse, als ein Entscheidungsraster zugrunde legen, uns also bewußt von Glomerulonephritisformen und deren Einteilungsschemata ab- und klinischen Syndromen zuwenden. In der diagnostischen Situation, in der die ohne Morphologie und Immunhistologie nicht erkennbare Glomerulonephritisform erst diagnostiziert werden soll, muß uns die klinisch charakterisierbare Erscheinungsform Entscheidungshilfe in der Frage, weiterführende aktive Diagnostik, ja oder nein, sein.

Die klinischen Erscheinungsformen lassen sich auf drei Situationen reduzieren:

 I. *Akutes Glomerulonephritis-Syndrom*
    a) Verlauf mit einfacher Hämaturie und Proteinurie
    b) Verlauf mit nephrotischem Syndrom
    c) Verlauf mit Oligurie und akuter Niereninsuffizienz

 II. *Oligosymptomatisches GN-Syndrom*

 III. *Chronisch progredientes GN-Syndrom*

Das akute Glomerulonephritis-Syndrom diagnostizieren wir bei Patienten, die ohne vorherige Hinweise subjektive Beschwerden entwickeln und objektive Krankheitszeichen aufweisen, wobei die obligate Hämaturie und Proteinurie oft geringeren Ausmaßes an eine glomeruläre Erkrankung denken läßt. Die Steigerung der Hämaturie bis zur Makrohämaturie ist für den Schweregrad der Erkrankung und die Prognose ohne besondere Bedeutung und braucht in dieser Symptomatik nicht gesondert erfaßt zu werden. Auch die Hypertonie läßt sich im Initalstadium nicht differentialdiagnostisch verwerten. So ist neben der obligaten Verlaufsform mit einfacher Hämaturie und Proteinurie lediglich noch die nephrotische Verlaufsform, deren Eiweißverluste systemische Veränderungen verursachen und die akut oligurische Verlaufsform mit akuter Niereninsuffizienz zu berücksichtigen. Das Syndrom ist nicht einheitlich: Es enthält aus unserer Einteilung (Abb. 1, rechte Seite) sowohl die wirkliche akute endokapilläre Glomerulonephritis, die sich am häufigsten unter a und c findet, als auch die rapid-progressive GN, überwiegend als c verlaufend und schließlich noch alle möglichen morphologischen Varianten der (sub)-chronischen GN als minimalproliferierende, perimembranöse, membranoproliferative oder auch mesangioproliferative GN, die meist unter b, seltener unter a zu finden sind. Dem akuten Syndrom gegenüberzustellen ist das oligosymptomatische Syndrom (oft auch latente Glomerulonephritis genannt), welches obligat mit Hämaturie verläuft, mit oder ohne geringe Proteinurie. Es bestehen keine subjektiven Symptome, die Nierenfunktion ist normal, die Blutdruckwerte sind meist normoton, allenfalls besteht ein geringer Hypertonus. Hier finden sich in unserer Einteilung die (sub)-chronischen mit oligosymptomatischer Verlaufsform, insbesondere die mesangioproliferative in verschiedenen Schweregraden. Das chronisch-progrediente Syndrom schließlich entspricht wirklich der chronisch fortschreitenden sklerosierenden Glomerulonephritis mit Niereninsuffizienz. Die meist lange Anamnese und die langsame Entwicklung zu diesem Stadium unterscheiden es vor allem vom akuten Glomerulonephritis-Syndrom.

Wenn wir überlegen, wann wir differentialdiagnostisch bioptisch aktiv werden müssen, so scheiden Zustände unter III aus, da abgesehen von symptomatischer Behandlung, die für alle GN-Formen in diesem Stadium gleich ist, eine besondere Behandlungsmöglichkeit nicht zur Verfügung steht. Eine Ausnahme sind Glomerulonephritiden im Rahmen von Systemerkrankungen, die selbst in diesem Stadium noch auf immunsuppressive Therapie ansprechen können. Im oligosymptomatischen Syndrom ist der Prozeß, obwohl nicht ausgeheilt, doch so weit zur Ruhe gekommen, daß die Spontanprognose gut ist und irgendwelche Therapiemaßnahmen, soweit heute bekannt, keinen günstigen Einfluß haben. In der Regel bleibt der Zustand über lange Zeit stabil, bei einigen Patienten treten jedoch Aktivierungen bzw. akute Schübe auf, die frühzeitig erfaßt werden müssen, da sich manchmal ein Wechsel in der Morphologie, z. B. von mesangioproliferativer GN zu fokaler Sklerose entwickelt, der zu therapeutischen Überlegungen Anlaß geben muß. Laufende sorgfältige Kontrollen sind in diesem Stadium daher notwendig, um derartige Ereignisse, die sich durch starke Proteinurie anzeigen können, frühzeitig zu erfassen. Erst bei derartigen Aktivierungen ist die weitere Abklärung durch Biopsie indiziert.

So stellt sich die Frage nach der aktiven Diagnostik nur beim akuten Syndrom und hier wiederum nur bei den Verlaufsformen nach b und c.

Die Abklärung der zugrundeliegenden Erkrankung bei nephrotischer Verlaufsform ist dringlich, da, wie dargelegt, das nephrotische Syndrom die Prognose auch bei gegebener morphologischer Verlaufsform verschlechtert und die Formen herausgefunden werden müssen, welche über eine symptomatische Therapie hinaus eventuell einer Chemotherapie zugänglich sind. Hierher gehören insbesondere die minimal-proliferierende GN als klassische Steroidindikation sowie manche Formen der fokalen Sklerose oder auch der mesangioproliferativen mit nephrotischem Syndrom. In jüngster Zeit gibt eine kontrollierte Studie aus mehreren Kliniken in den USA Hinweise darauf, daß die Prognose der bislang als therapieresistent geltenden perimembranösen GN mit nephrotischem Syndrom durch hochdosierte Steroidtherapie gebessert werden kann. Wenn auch bei genauem Studium der Publikation an Voraussetzungen und Ergebnisse noch eine Reihe von Fragen gestellt werden müssen, deren Abklärung notwendig wäre, so muß dieses Ergebnis bei der insgesamt schlechten Prognose der perimembranösen GN unbedingt weiter untersucht werden – nach Möglichkeit allerdings nicht mit einer Welle unkritischer und unkontrollierter Steroidmedikation [8].

Oligurie und akute Niereninsuffizienz zwingen rasch innerhalb der ersten Tage zum Ausschluß der rapid-progressiven GN. Findet man bei einer Biopsie in diesem Stadium dann eine akute diffuse endokapilläre mit ausgeprägter Proliferation, so bleibt die Therapie symptomatisch, je nach Temperament des Therapeuten mit oder ohne Heparin. Die rapid-progressive GN jedoch, sowohl als Immunkomplexerkrankung als auch als Antibasalmembrannephritis sollte heute unmittelbar der Plasmapherese-Therapie oder einer Vierfachtherapie mit Immunsuppressiva, Steroiden, Persantin und Antikoagulantien zugeführt werden. Es ist zwar wohl noch offen, welches der beiden Verfahren die besseren Ergebnisse auf lange Sicht zeigt [7, 17, 18]. Es ist weiterhin offen, ob die Beseitigung von Antikörpern bzw. Immunkomplexen oder die Elimination von Entzündungsmediatoren der Wirkungsmechanismus der Plasmapherese ist. Es besteht aber wenig Zweifel daran, daß diese Verfahren erstmals die Prognose der bislang in der Regel infausten rapid-progressiven GN gebessert haben.

Das akute Syndrom mit einfacher Hämaturie und Proteinurie bedarf in der Regel keiner bioptischen Klärung. Hier sind zwar auch verschiedenartige histologische Verlaufsformen enthalten, die Prognose ist aber günstig, die Spontanremissionsrate bei dieser Symptomatik hoch, und es gibt Anhaltspunkte, daß eine Therapie, die das Antigen-Antikörper-Verhältnis beeinflussen könnte, in diesem Stadium den Verlauf ungünstig beeinflußt.

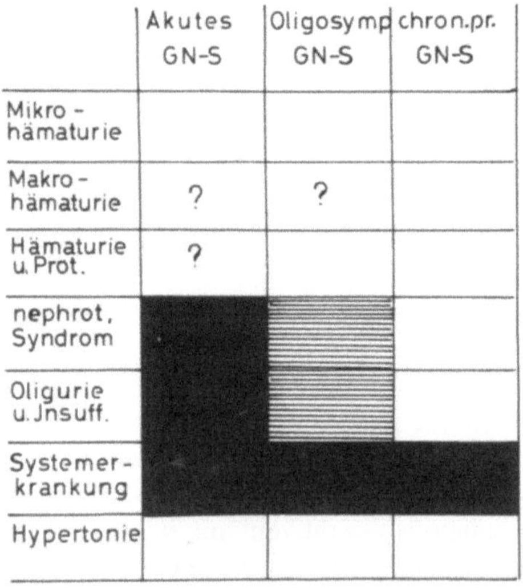

Abb. 7. Entscheidungsraster für die Indikationsstellung zur Nierenbiopsie. Schwarz = absolute Indikation. Schraffiert = Indikation bei akutem Schub bzw. Aktivierung. ? = relative Indikation. GNS = Glomerulonephritissyndrom

Entwerfen wir nach diesen Überlegungen ein Entscheidungsraster (Abb. 7) so ist die bioptische Klärung lediglich im Falle der nephrotischen Verlaufsform und der Oligurie beim akuten Syndrom außer Frage. Im oligosymptomatischen Stadium ist die Biopsie nur unumstritten, wenn die Symptomatik im Verlauf aktiviert wird, also praktisch sekundär ein akutes Syndrom entsteht. Sinnvoll erscheint die bioptische Klärung im Falle der Systemerkrankung bei allen Syndromen, um z. B. beim LED zu klären, welche der vielen möglichen Verlaufsformen vorliegt. Hypertonie oder auch Hämaturie indizieren die Diagnostik für sich allein nicht. Makrohämaturie sowie der einfache obligate Verlauf des akuten Syndroms geben allenfalls eine relative Indikation ab.

Es sind somit wenige, klinisch gut definierbare Situationen, die uns veranlassen müssen, die heute mögliche Diagnostik zur Charakterisierung einer Glomerulonephritis auf den verschiedenen Ebenen − immunpathogenetisch, morphologisch, klinisch − wahrzunehmen. Nicht die Zahl der in Zukunft mehr oder weniger routinemäßig ausgeführten und befundeten Biopsien, sondern die Untersuchung in genau definierten klinischen Situationen wird uns darin weiterführen, Klinik, Morphologie und Pathogenese dieser Erkrankung besser zur Deckung zu bringen als dies bis heute möglich ist.

Literatur

1. Abd-el-Aziz S. el Tayeb, Issa HA, Safouh M. (1972) Post streptococcal glomerulonephritis in children. J Egypt Publ Health Ass XLVII: 45−59 − 2. Baldwin DS, Gluck MC, Schacht RG, Gallo G (1974) The long-term course of poststreptococcal glomerulonephritis. Ann Int Med 80: 342−358 − 3. Bohle A, Bader R, Grund KE, Mackensen S, Neunhöfer J (1977) Serum creatinin concentration and renal interstitial volume. Virchows Arch [Pathol Anat] 375: 87−96 − 4. Bohle A, Eichenseher N, Fischbach H, Neild GH, Wehner H, Edel HH, Losse H, Renner E, Reichel W, Schütterle G (1976) The different forms of glomerulonephritis. Morphological and clinical aspects analysed in 2500 patients. Klin Wochenschr 54: 59−73 − 5. Bohle A, Grund KE, Mackensen S, Tolon M (1977) Correlations between renal interstitium and level of serum creatinin. Morphometric investigations of biopsies in perimembranous glomerulonephritis. Virchows Arch [Pathol Anat] 373: 15−22 − 6. Bright R (1827) Reports of medical cases. Longmann, Rees, Orme, Brown and Green, London − 7. Cameron JS (1979) The natural history of glomerulonephritis. In: Kincaid-Smith P, d'Apice AJF, Atkins RC (eds) Progress in glomerulonephritis. Wiley, New York − 8. Collaborative Study of the Adult Idiopathic Nephrotic Syndrome (1979) A controlled study of short-term prednisone treatment in adults with membranous nephropathy. N Engl J Med 301: 1301−1306 − 9. Dodge WE, Spargo BH, Travis LB, Srivastava RN, Carvajal HF, DeBeukelaer MM, Longley MP, Menshaca JA (1972) Poststreptococcal glomerulonephritis. A prospective study in children. N Engl J Med 286: 273−278 − 10. Ellis D, Kapur S, Antonovych TT, Salcedo JR, Yanis EJ (1978) Focal glomerulosclerosis in children. Correlation of histology with prognosis. J Pediatr 93: 762−768 − 11. Frerichs FTh (1851) Die Brightsche Nierenkrankheit und ihre Behandlung. Vieweg, Braunschweig − 12. Gärtner HV, Watanabe T, Ott V, Adam A, Bohle A, Edel HH, Kluthe R, Renner E, Scheler F, Schmälling RM, Sieberth HG (1977) Correlations between morphologic and clinical features in idiopathic perimembranous glomerulonephritis. Curr Top Pathol 1−30 − 13. Glassock RJ (1979) Clinical aspects of acute rapidly progressive and chronic glomerulonephritis. In: Strauss' and Welt's diseases of the kidney, 3rd ed, vol 1. Little Brown and Comp., Boston, p 711 ff − 14. Hinglais N, Garcia-Torres R, Kleinknecht D (1974) Long-term prognosis in acute glomerulonephritis. Am J Med 56: 52−60 − 15. Iversen P, Brun C (1951) Aspirations biopsy of the kidney. Am J Med 11: 324−330 − 16. Klebs H (1870) Handbuch der Pathologischen Anatomie, 3. Aufl. Springer, Berlin − 17. Lockwood CM, Boulton-Jones JM, Lowenthal RM, Simpson LJ, Peters DK, Wilson CB (1975) Recovery from Goodpastures syndrome after immunosuppressive treatment and plasmapheresis. Br Med J 2: 252−254 − 18. Lockwood CM, Rees AJ, Pinching NN, Pussell B, Sweny N, Uff J (1977) Plasma-exchange and immunesuppression in the treatment of fulminating immune complex cresentic nephritis. Lancet 1: 63−67 − 19. Müller Fr v (1906) Morbus Brightii. Verh Dtsch Path Ges 1905. Zbl Path 16. Fischer, Jena − 20. Potter EV, Abidh

S, Sharrett AR, Burt EG, Svartman M, Finklea JF, Poon-King T, Earle DP (1978) Clinical healing two to six years after poststreptococcal glomerulonephritis in Trinidad. N Engl J Med 298: 767–772 – 21. Sagel J, Treser G, Ty A, Yoshizawa N, Kleinberger H, Yuceoglu M, Wasserman E, Lange K (1973) Occurence and nature of glomerular lesions after group A Streptococci infections in children. Ann Int Med 79: 492–499 – 22. Sanjad S, Tolaymat A, Whitworth J, Levin S (1977) Acute glomerulonephritis in children. A review of 153 cases. South Med J 70: 1202–1206 – 23. Volhard F, Suter F (1931) Handbuch der Inneren Medizin, Bd. 6, zweiter Teil. Springer, Berlin, S 1025–1546

II. Chronische interstitielle Nephritis

Pathomorphologie des Niereninterstitium und seine Bedeutung für die Nierenfunktion*

Bohle, A.**, Mackensen-Haen, S., Grund, K. E., Gise, H. v.
(Patholog. Inst. der Univ. Tübingen)

Referat

Unter dem Niereninterstitium verstehen wir in Nierenrinde und -mark den Raum zwischen den Basalmembranen der Harnkanälchen (Bargmann 1978). In diesem Raum, der nach Immersionsfixierung oft so schmal erscheint, daß die Basalmembranen benachbarter Harnkanälchen sich fast berühren, verlaufen präglomerular die arteriellen Gefäße, die Lympgefäße und die Nierennerven (Kriz und Napiwotzky 1978; Kaissling und Kriz 1980).

In der postglomerulären Gefäßstrecke besteht das Niereninterstitium im Bereich der proximalen Konvolute aus Kapillaren, die die Harnkanälchen wie ein engmaschiges Netz umgeben (Kriz und Napiwotzky 1978; Kaissling und Kriz 1980).

Das Niereninterstitium enthält ferner wahrscheinlich multipotente Bindegewebszellen (Romen und Thoenes 1970), sowie neben kollagenen Fasern und Bindegewebsfibrillen eine glycoproteidreiche Grundsubstanz (Langer 1974; Bargmann 1978).

Dieser interstitielle Raum verliert durch eine unmittelbar nach dem Tode einsetzende „Drainage" (Swann 1958a) der Niere erheblich an Volumen (Swann et al. 1958b, 1959; Hanssen 1960; Parker et al. 1962); und zwar einmal, weil Blut- und Lymphflüssigkeit postmortal aus den Nieren abströmen, zum anderen, weil wahrscheinlich während des agonalen oder postmortalen Ausgleichs der Ionengradienten zwischen intra- und extrazellulären Räumen auch Flüssigkeit aus dem Niereninterstitium in die Harnkanälchenepithelien übertritt (Bohle et al. 1964).

Unabhängig von diesen Tatbeständen handelt es sich bei dem Niereninterstitium um eine dynamische Struktur, die sich unter pathologischen Bedingungen mit und ohne meßbare Folgen für die Nierenfunktion verändern kann.

---

* Herrn Professor Dr. E. Wollheim zu seinem 80. Geburtstag gewidmet
** Mit Unterstützung der Deutschen Forschungsgemeinschaft

Nicht verändert wird die Funktion der Niere, wenn die im Niereninterstitium liegenden pluripotenten Bindegewebszellen (Romen und Thoenes 1970) sich bei verschiedenen Glomerulonephritiden in Schaumzellen umwandeln und dabei an Größe und Zahl zunehmen.

Anders liegen die Verhältnisse, wenn es nach Transplantation einer Niere zur Entwicklung einer Lymphocele kommt und das Nierenrindeninterstitium sich seenartig erweitert. Solche Fälle sind gewöhnlich von einem Kreatininanstieg begleitet, ob bedingt durch eine Kompression der intertubulären Kapillaren durch ein Ödem und dadurch hervorgerufene hypoxische Zustände für die Tubulusepithelien, ist bisher nicht geklärt.

Das beim akuten Nierenversagen inobligat auftretende, allerdings gewöhnlich nicht so schwere, interstitielle Nierenrindenödem (Bohle et al. 1976) dürfte die Organfunktion kaum beeinflussen. Bei dieser Krankheit sind Tubulusepithelläsionen für die Funktionsstörung von entscheidender Bedeutung, worauf Wollheim bereits 1952 und andere nach ihm (Thurau und Schnermann 1965; Thurau und Boylan 1976; Bohle und Thurau 1974; Bohle et al. 1964, 1976; Bohle 1967) hingewiesen haben.

Treten im Nierenrindeninterstitium akut dichte diffuse Infiltrate von Entzündungszellen auf im Verlauf allergischer Erkrankungen, z. B. nach Einnahme von Methicillin oder anderen Medikamenten und kommt es während dieser allergischen Entzündung neben einer zellulären Infiltration zur granulären Ablagerung von Immunkomplexen im Bereich der tubulären Basalmembranen, so kann die Ausscheidungsfunktion der Niere zum Erliegen kommen, wenn durch die genannten Prozesse die Harnkanälchenepithelien mitgeschädigt werden. Schwerste akute interstitielle Nephritiden können daher urämisch verlaufen (Laberke und Bohle in Vorber. 1980) oder – wenn auch sehr selten – mit normaler Serumkreatininkonzentration einhergehen.

Bei primärer und sekundärer systematisierter Amyloidose kann es im Nierenrindeninterstitium zu herdförmigen oder zu diffusen Ablagerungen von Amyloidfibrillen kommen. Diese können den gesamten Raum zwischen intertubulären Kapillaren und Basalmembran der Harnkanälchen einnehmen und auch die Basalmembran der Tubuli „imprägnieren". Ähnlich wie beim interstitiellen Ödem sind in solchen Fällen die Kanälchen relativ weit auseinandergedrängt (Mackensen et al. 1977). Die Nierenfunktion wird durch solche Prozesse nicht beeinträchtigt.

Schließlich können im Nierenrindeninterstitium vermehrt Fasern auftreten (Bohle et al. 1977a-c; Mackensen et al. 1977, 1979; Grund et al. 1978; Fischbach et al. 1977) und den Raum zwischen intertubulären Kapillaren und Harnkanälchen verbreitern. Handelt es sich bei diesen Fasern um Kollagen I mit typischen Perioden, so ist das für die Funktion der Niere nicht ohne Bedeutung. Nimmt der interstitielle Raum der Nierenrinde durch Neubildung dieser Art von Kollagen zu, so erfolgt in signifikanter Korrelation zur Zunahme des interstitiellen Raumes ein Anstieg der Serumkreatininkonzentration. Es geht daher jede Verbreiterung des Nierenrindeninterstitium durch Neubildung von kollagenen Fasern mit einem Kreatininanstieg einher, und zwar auch dann, wenn die Nierenkörperchen nicht verändert sind.

Ist die Serumkreatininkonzentration bei einer chronischen interstitiellen Nephritis zunächst niedrig und steigt sie im Verlauf von Jahren langsam an, so spricht das dafür, daß der interstitielle, zur Fibrosierung führende Entzündungsprozeß zunächst herdförmigen Charakter hat. Erst im finalen urämischen Stadium verdient er die Bezeichnung „chronische diffuse interstitielle Nephritis". Dies gilt z. B. für die interstitiellen Nephritiden nach Bleivergiftungen. Sie bieten im Frühstadium das Bild einer herdförmigen chronischen interstitiellen Nephritis. Erst chronische Fälle von Bleivergiftung mit starker interstitieller Fibrose gehen mit Urämie einher.

Auch der chronische Kaliumverlust vermag, wenn man die Fälle von Conn-Syndrom einmal ausnimmt, zu einer irreversiblen interstitiellen Fibrose mit Kreatininanstieg, eventuell auch mit begleitender Entzündung, zu führen (Mackensen et al. 1979; Riemenschneider et al. in Druck). Diese Fibrose kann (K. D. Bock, persönliche Mitteilung 1980) persistieren, auch wenn es gelingt, eine zu Kalium- und Natriumverlust führende Anorexia nervosa erfolgreich zu behandeln.

Auch die endemische Balkannephritis ist in ihrem Frühstadium eine herdförmige interstitielle Nephritis mit nur leichter Serumkreatininerhöhung (Mackensen et al. 1979). Erst präfinal besitzt sie den Charakter einer chronischen diffusen sklerosierenden interstitiellen Entzündung und ist dann von anderen idiopathischen chronischen interstitiellen Nephritiden nicht zu unterscheiden.

Man kann somit bei chronischen sklerosierenden interstitiellen Nephritiden praktisch aus der Höhe der Serumkreatininkonzentration auf den Schweregrad der interstitiellen Fibrose schließen.

Das gilt auch für viele Fälle von akutem Nierenversagen im Sinne der akuten tubulären Insuffizienz Wollheims (1952), wenn sich bei ihnen die Serumkreatininwerte nicht wieder normalisieren (Bohle et al. 1979).

Bei solchen Fällen entspricht die Höhe der persistierenden Serumkreatininkonzentration dem Grad der interstitiellen Fibrose. Zur Entwicklung der interstitiellen Fibrose mit meist leichter begleitender Entzündung kommt es bei dieser Erkrankung, vor allem, wenn sie während der akuten Phase mit einem schweren interstitiellen Ödem einhergeht. Aus dem interstitiellen Ödem entwickelt sich aus bisher noch nicht geklärter Ursache die interstitielle Fibrose.

Die gleichen Korrelationen zwischen Schwere der Fibrose des Nierenrindeninterstitium und Höhe der Serumkreatininkonzentration können auch bei entzündlichen und nicht-entzündlichen glomerulären Nierenerkrankungen beobachtet werden (Bohle et al. 1977a-c; Mackensen et al. 1977, 1979; Grund et al. 1978; Fischbach et al. 1977). Dies wird erst verständlich, wenn man berücksichtigt, daß schwerste entzündliche und nicht-enzündliche glomeruläre Nierenerkrankungen mit normaler Serumkreatininkonzentration einhergehen, wenn das Nierenrindeninterstitium nicht verbreitert ist und kein akutes Nierenversagen besteht.

Aus diesen Befunden resultiert nach unserer Ansicht, daß bei allen Nierenerkrankungen glomerulärer und extra-glomerulärer Art, bereits eine leichte Erhöhung der Serumkreatininkonzentration für das Vorliegen einer interstitiellen Fibrose spricht, wenn ein akutes Nierenversagen ausgeschlossen werden kann.

Eine so apodiktische Aussage, die wir uns nach über 4jähriger Beschäftigung mit dem Einfluß des Nierenrindeninterstitium auf die Ausscheidungsfunktion der Niere zutrauen, ist vor wenigen Wochen von einem bedeutenden Kenner nicht nur der Nierenphysiologie, sondern der gesamten Nierenerkrankungen, nämlich von Herrn H. Sarre, als „provokativ" bezeichnet worden.

Berücksichtigt man jedoch, daß alle mit einer Fibrosierung der Nierenrinde einhergehenden Prozesse zur signifikanten Reduktion der postglomerulären Kapillarfläche führen (Bohle et al. 1980) und auch zur signifikanten Abnahme der Kapillaren der Nierenrinde pro Flächeneinheit, so wird die Bedeutung des Nierenrindeninterstitium für die Organfunktion deutlich. Dies umso mehr, wenn man weiß, daß die mit Fibrosierung des Nierenrindeninterstitium einhergehenden Prozesse zur signifikanten Atrophie der Harnkanälchen führen (Mackensen-Haen et al. in Vorb.).

Geht man von der nachgewiesenen Reduktion der postglomerulären Kapillarfläche durch fibrosierende Prozesse und der dadurch bedingten Widerstandserhöhung im postglomerulären Kapillarbereich aus und berücksichtigt, daß diese Widerstandserhöhung zwar zur Erhöhung des effektiven Filtrationsdruckes, aber gleichzeitig zu einer verlangsamten Durchströmung der Nierenkörperchen führt, so wird ein Kreatininanstieg selbst bei normaler Struktur der Nierenkörperchen verständlich.

Ob die mit interstitieller Fibrose einhergehende Tubulusatrophie die Glomerulumfunktion auch noch über den Thurau-Mechanismus (Thurau und Schnermann 1965; Thurau und Boylan 1976) beeinflußt, bedarf weiterer Untersuchungen.

Wenn nach den Worten des Volhard-Schülers, Hans Erhard Bock (H. E. Bock, pers. Mitt. 1980), Franz Volhard das Niereninterstitium einmal als den „Störenfried der Niere" bezeichnet hat, so erinnern solche Aussagen an die Worte Martin Luthers über den Jakobus-Brief, der von ihm bekanntlich als „ströherne Epistel" bezeichnet wurde, weil er in seine Theologie so wenig paßte, wie das Nierenrindeninterstitium in die Konzeption Volhards von der Funktion der menschlichen Niere.

Die Bemerkung Martin Luthers über den Jakobus-Brief hat indessen kein geringerer als Johann Gottfried v. Herder folgendermaßen kommentiert: „Wenn der Brief ströhern ist, so ist in dem Stroh viel starke, feste, nahrhafte, nur unausgelegte, unausgetretene Frucht."

Ein so bedachtsam formulierter Satz v. Herders sollte alle die nachdenklich stimmen, die wie einst Franz Volhard, auch heute noch im Nierenrindeninterstitium einen „Störenfried der Niere" sehen. Vielleicht werden dann Erkenntnisse über Teilfunktionen der Niere gewonnen, die weiterführen.

Literatur

Bargmann W (1978) Niere und ableitende Harnwege. Handbuch der mikroskopischen Anatomie des Menschen, Band VII/5. Springer, Berlin Heidelberg New York – Bock HE (1980) Pers. Mitt. – Bock KD (1980) Pers. Mitt. – Bohle A, Jahnecke J, Rauscher A (1964) Vergleichende histometrische Untersuchungen an bioptisch und autoptisch gewonnenem Nierengewebe mit normaler Funktion und bei akutem Nierenversagen. Klin Wochenschr 42: 1–12 – Bohle A (1965) Pathologische Anatomie des akuten Nierenversagens. Verh Dtsch Ges Path 49: 54–66 – Bohle A (1967) Neue Ergebnisse der Nierenforschung aus pathologisch-anatomischer Sicht. (Versuch einer Korrelation von Struktur und Funktion beim akuten Nierenversagen.) Monatskurse Ärztl Forbtbildung 17: 528–534 – Bohle A, Thurau K (1974) Funktion und Morphologie der Niere im akuten Nierenversagen. Verh Dtsch Ges Inn Med 80: 565–582 – Bohle A, Jahnecke J, Meyer D, Schubert GE (1976) Contribution to the pathomorphology of the acute renal failure. Proc. 6th Int. Congr. Nephr., Florence, 1975. Karger, Basel, pp 562–571 – Bohle A, Bader R, Grund KE, Mackensen S, Neunhoeffer J (1977a) Serum creatinine concentration and renal interstitial volume. Analyses of correlations in endocapillary (acute) glomerulonephritis and in moderately severe mesangioproliferative glomerulonephritis. Virchows Arch [Pathol Anat] 375: 87–96 – Bohle A, Glomb D, Grund KE, Mackensen S (1977b) Correlations between relative interstitial volume of the renal cortex and serum creatinine concentration in minimal changes with nephrotic syndrome and in focal sclerosing glomerulonephritis. Virchows Arch [Pathol Anat] 376: 221–232 – Bohle A, Grund KE, Mackensen S, Tolon M (1977c) Correlations between renal interstitium and level of serum creatinine. Virchows Arch [Pathol Anat] 373: 15–22 – Bohle A, Mackensen-Haen S, Grund KE, Christ H, Knöpfle E, Schellhorn S (1979) Shock kidney. Pathol Res Pract 165: 212–220 – Bohle A, Gise H v., Mackensen-Haen S, Stark B (1980) Correlations between post glomerular capillary area, size of the glomerular capillary tuft and elevation of serum creatinine concentration (in Vorb.) – Fischbach H, Mackensen S, Grund KE, Kellner A, Bohle A (1977)

Relationship between glomerular lesions, serum creatinine and interstitial volume in membrano-proliferative glomerulonephritis. Klin Wochenschr 55: 603–608 – Grund KE, Mackensen S, Grüner J, Neunhoeffer J, Bader H, Bohle A (1978) Renal insufficiency in nephrosclerosis (benign nephrosclerosis resp. transition from benign to secondary malignant nephrosclerosis). Correlations between morphological and functional parameters. Klin Wochenschr 56: 1147–1154 – Hanssen OE (1960) Early post mortem changes in mice with one kidney exteriorized: 2. the functional and the early post mortem morphology of the kidney. Acta Pathol Microbiol Scand 49: 297 – Herder JG v., Suphan-Ausgabe, Band 7, S. 500, Anmerkung 2 – Kaissling B, Kriz W (1980) Structural analysis of the rabbit kidney (in Vorb.) – Kriz W, Napiwotzky P (1979) Structural and functional aspects of the renal interstitium. Contrib Nephrol 16: 104–108 – Laberke H-G, Bohle A (1980) Acute interstitial nephritis: Correlations between clinical and morphological findings (in Vorb.) – Langer KH (1974) Niereninterstitium – Feinstrukturen und Kapillarpermeabilität. Habilitationsschrift Marburg – Luther M: Deutsche Bibel, Weimarer Ausgabe, Band 6, S 10 (Vorrede zum NT) – Mackensen S, Grund KE, Bader R, Bohle A (1977) The influence of glomerular and interstitial factors on the serum creatinine concentration in renal amyloidosis. Virchows Arch [Pathol Anat] 375: 159–168 – Mackensen S, Grund KE, Sindjic M, Bohle A (1979) Influence of the renal cortical interstitium on the serum creatinine concentration and serum creatinine clearance in different chronic sclerosing interstitial nephritides. Nephron 24: 30–34 – Mackensen-Haen S, Bader R, Grund R, Bohle A (1980) Correlations between renal cortical interstitial fibrosis, atrophy of the proximal tubules and impairment of the glomerular filtration rate (in Vorb.) – Parker MV, Swann HG, Sinclair JG (1962) The functional morphology of the kidney. Tex Rep Biol Med 20: 425–445 – Riemenschneider T, Mackensen-Haen S, Christ H, Bohle A (1980) Correlation between endogenous creatinine clearance and relative interstitial volume of the renal cortex in patients with diffuse membranous glomerulonephritis having a normal serum creatinine concentration. Lab Invest (in press) – Romen W, Thoenes W (1970) Histiocytäre und fibrocytäre Eigenschaften der interstitiellen Zellen der Nierenrinde. Virchows Arch [Cell Pathol] 5: 365–375 – Swann HG, Ormsby AA, Delashaw JB, Tharp WW (1958a) Relation of lymp to the distending fluids of the kidney. Proc Soc Exp Biol Med 97: 517 – Swann HG, Sinclair JG, Parker MV (1958b) Attempt to visualize a renal interstitial space. Fed Proc 17: 159 – Swann HG, Railey MJ, Carmignani AE (1959) Functional distension of the kidney in perinephritic hypertension. Am Heart J 58: 608 – Thurau K, Schnermann J (1965) Die Natriumkonzentration an den Macula densa-Zellen als regulierender Faktor für das Glomerulumfiltrat (Mikropunktionsversuche). Klin Wochenschr 43: 410–413 – Thurau K, Boylan JW (1976) Acute renal success. The unexpected logic of oliguria in acute renal failure. Am J Med 61: 308–315 – Wollheim E (1952) Über die tubulären Funktionsstörungen der Niere. Verh Dtsch Ges Inn Med 58: 211–216

Interstitielle Nephritis bei Stoffwechselerkrankungen

Schollmeyer, P. (Abt. Innere Medizin IV, Med. Poliklinik, Univ.-Klinikum Freiburg)

Referat

1. Vorbemerkungen

Fortschritte in der Kenntnis der Pathogenese, in Diagnostik und Therapie von entzündlichen Nierenerkrankungen im Verlauf der letzten 20 Jahre wurden vor allem auf dem Gebiet der Glomerulonephritis auf der Grundlage exakter morphologischer Befunde erzielt. Die Kliniker haben maßgeblich zu diesem Fortschritt durch die Entwicklung einer risikoarmen Technik der Nierenpunktion beigetragen, die dem Pathologen ausreichendes Material für eine nunmehr weitgehend einheitliche Systematik der Glomerulonephritis auf pathologisch anatomischer Basis geliefert hat [6, 34, 39].

Der langfristig auf den Glomerulus fixierte Blick der Pathologen hat jedoch die Bedeutung interstitieller Prozesse lange Zeit unterschätzt. Die von Bohle in den Vordergrund gerückte Bedeutung des Interstitiums [7, 8] wird auch den Kliniker dazu stimulieren, der interstitiellen Nephritis wieder mehr Beachtung zu schenken. Ob jedoch die Nierenbiopsie in gleichem Maße auch zur Erweiterung der Kenntnis der interstitiellen Nephritis beitragen wird, erscheint fraglich, da sie in der Regel kaum ausreichendes Gewebe aus marknahen Regionen liefert, die für die morphologische Beurteilung der interstitiellen Nephritis besonders wichtig sind. Auch hat die Indikation zur Biopsie bisher bestimmte Formen der interstitiellen Nephritis wie Uratnephropathie, Nephrokalzinose oder Analgetikanephropathie praktisch ausgeschlossen. Wahrscheinlich muß die Indikationsliste zur Nierenbiopsie neu überdacht werden.

Die systematische Einteilung der interstitiellen Nephritis erfolgt zweckmäßigerweise nach ätiologischen Gesichtspunkten, da die Pathogenese, insbesondere die Immunpathogenese vieler Formen der interstitiellen Nephritis noch ungeklärt ist (Tabelle 1).

Die klinische Diagnose der interstitiellen Nephritis ist eine Mosaikdiagnose, die unsicher bleibt, solange sie nicht histologisch oder aufgrund von Vorkrankheiten, z. B. der Gicht oder von eindeutigen anamnestischen Angaben, z. B. einem Analgetika-Abusus gesichert ist.

Das diagnostische Dilemma folgt aus der Tatsache, daß mit Hilfe klinischer Kriterien eine scharfe Trennung zwischen Glomerulonephritis und interstitieller Nephritis oft nicht definitiv möglich ist. Da das Nephron eine funktionelle Einheit ist, überschneiden sich im Verlauf der Erkrankung relativ früh ausschließlich tubuläre und glomerulär verursachte Symptome.

Auftragsgemäß werden aus der Gruppe der interstitiellen Nephritis bei Stoffwechselerkrankungen drei Formen, nämlich die Uratnephropathie, die Nephrokalzinose und die renale Amyloidose im einzelnen besprochen und der aktuelle Kenntnisstand dieser Krankheitsbilder erläutert.

Tabelle 1. Ursachen der interstitiellen Nephritis (n. Suki und Etnoyan, 1976)

1. *Infektiös:*	Akute und chron. Pyelonephritis
2. *Obstruktiv:*	Obstruktion oberer und unterer Harnwege
3. *Toxisch:*	Analgetika und Schwermetalle
4. *Vaskulär:*	Nephrosklerose, S-Hämoglobinämie, nach akutem Nierenversagen
5. *Hereditär:*	Familiäre Nephritis, Markschwammniere
6. *Physikalisch:*	Strahlennephritis
7. *Metabolisch:*	Hyperkalzämie, Hyperurikämie, Amyloidose, Oxalaturie, Hypokaliämie
8. *Neoplastisch:*	Leukämie, multiples Myelom
9. *Immunologisch:*	Kollagenosen, Transplantabstoßung
10. *Allergisch:*	Sulfonamide, Penicillin
11. *Endemisch:*	Balkannephritis

2. Uratnephropathie

Die primäre Gicht ist in 80–90% eine Folge einer erschwerten *Harnsäureausscheidung*. Der Quotient Uratclearance/Inulinclearance ist bei Gichtkranken erniedrigt [15]. Sie scheiden die gleiche Menge Harnsäure wie Gesunde, nur bei einem um ca. 2 mg/dl erhöhten Harnsäurespiegel aus [37]. Nur in 10–20% wird die Gicht durch eine vermehrte *Harnsäurebildung* bewirkt. Demzufolge beträgt die Harnsäureexkretion nur bei 10–20% der Gichtkranken mehr als 600 mg im steady state bei purinfreier Kost [9]. Eine Hyperurikämie besteht bei über 90% der Gichtkranken. Keinesfalls führt jedoch jede Hyperurikämie über 7 mg/dl beim Mann und 6 mg/dl bei der Frau zur Gicht (Tabelle 2).

Die Harnsäureausscheidung ist ein relativ komplizierter Vorgang. Bei geringer Proteinbindung wird Harnsäure frei filtriert. Nahezu 100% werden frühproximal reabsorbiert. Ein variabler Prozentsatz hiervon wird weiter distal tubulär sezerniert. Schließlich findet eine zweite – postsekretorische – Reabsorption statt, so daß die ausgeschiedene Menge eine Funktion von Sekretion und postsekretorischer Reabsorption ist [9].

Die Nierenbeteiligung bei der Gicht ist die häufigste extraartikuläre Manifestation der Erkrankung, die als primäre Nephropathie in drei verschiedenen Formen vorkommt, nämlich der Uratnephropathie, die eine interstitielle Nephritis ist, der akuten Uratverstopfungsniere und der Uratnephrolithiasis.

Als sekundäre Nephropathie treten häufig die morphologischen Veränderungen des Hochdrucks und der Arteriosklerose bei der Uratnephropathie und diejenigen chronischer Harnwegsinfekte bei der Nephrolithiasis hinzu. Bis auf die Uratablagerungen im Nierenparenchym sind alle morphologischen Veränderungen unspezifisch. Die spezifischen Kristallablagerungen, die bei der üblichen Formalinfixierung herausgelöst werden, finden sich vor allem im Interstitium der Medulla, in den Markpyramiden und den Papillen. Sie können sog. Mikro-Tophi bilden [36]. Die spezielle Lokalisation der Ablagerungen ergibt sich aus der hohen Urat- und Natriumkonzentration im Nierenmark. Cortikale interstitielle Veränderungen mit der Entwicklung von Kollagenfibrillen und Eindringen von Entzündungszellen sind nach Befunden von Greenbaum et al. (1961) und Gonick et al. (1965) die frühesten renalen Zeichen der Gicht. Diese Ansicht wird durch tierexperimentelle Befunde gestützt. Die pathogenetische Verknüpfung zwischen Hyperurikämie, Hyperuri-

Tabelle 2. Harnsäurewerte

Normal: Harnsäurepool 1 200 mg ♂
  600 mg ♀
Ausscheidung: ♂ < 600 mg/d
  ca. 450–500 mg/d Urin
  ca. 100–150 mg/d Darm
U-Clearance 8,5 ± 2,5 ml/min

Gicht: Harnsäurepool > 1 500 mg
  (−30 000 mg)
Ausscheidung: < 600 mg/die in 80%
  > 600 mg/die in 10–20%
U-Clearance: ca. 7,0 ± 2,2 ml/min

kosurie und interstitieller Uratablagerung sowie der interstitiellen Zellreaktion sind noch nicht völlig geklärt.

Die *Diagnose* der interstitiellen Uratnephropathie ist klinisch zu stellen. Sie ergibt sich aus dem Befund einer Hyperurikämie bzw. einer Gicht, belegt durch den Nachweis von Tophi oder anamnestisch durch Gichtattacken und den Befund der renalen Beteiligung in Form der Proteinurie und ggf. der eingeschränkten Funktion. Die *Röntgendiagnostik* ist hilfreich, wenn auch nicht spezifisch. Ihre Befunde sind durch die Besonderheiten einer diffusen interstitiellen Fibrosierung gekennzeichnet. Dafür sind die im Hilusbereich von den Kelchen bis zur Rindenregion reichenden unregelmäßig begrenzten rindenförmigen Aufhellungsbezirke typisch [21].

Legt man den Serum-Harnsäurespiegel als Risikokriterium für die Gicht zugrunde, so zeigt sich, daß bei Harnsäurespiegeln über 8 mg/dl nur in 25% und bei Harnsäurespiegeln über 9 mg/dl jedoch in 90% mit dem Auftreten der arthritischen Gicht zu rechnen ist [16].

Die renale Manifestation in Form der Gichtnephropathie ist häufig, eine schwerwiegende Einschränkung der Nierenfunktion jedoch selten. Klinische Zeichen einer renalen Beteiligung bei der Gicht ist vor allem die Proteinurie, die bei 20–40% der Gichtkranken gefunden wird. Eine deutliche Einschränkung der Nierenfunktion wurde von Barlow et al. (1968) in 40% gefunden, und nach älteren Befunden von Talbott et al. (1960) war die Niereninsuffizienz bei annähernd einem Viertel aller Gichtkranken letzten Endes die Todesursache. Die Analyse von Sektionsprotokollen zeigte bei 300 Gichtkranken morphologische Nierenveränderungen bei über 90%. Nach neuen Befunden von Berger et al. (1975) an 524 Gichtkranken findet sich in 27% eine Einschränkung der Nierenfunktion, gemessen an der glomerulären Filtrationsrate. Tophi, Proteinurie und der prozentuale Anteil der Konkrementträger nehmen mit Rückgang der Nierenfunktion zu. Ein Absinken der glomerulären Filtrationsrate unter 40 ml/min zeigen jedoch nur 2,5% der Kranken (Tabelle 3). Die hochgradige Einschränkung der Nierenfunktion ist selten allein auf die Gicht zurückzuführen, sie ist verbunden mit Altersveränderungen, Arteriosklerose oder Nephrolithiasis mit Pyelonephritis oder unabhängigen anderen Nierenerkrankungen. Langfristige Verlaufsbeobachtungen an 112 Patienten über 7–12 Jahre ließen keine Verschlechterung der Nierenfunktion bei Hyperurikämie ohne Gicht erkennen. Die renale Beteiligung der Gicht ist also häufig, eine schwerwiegende Einschränkung der Nierenfunktion bei chronischer Uratnephropathie ist jedoch selten.

Rosenfeld (1974) hat gezeigt, daß eine therapeutische Normalisierung des Harnsäurespiegels bei Patienten mit Hyperurikämie nach $2^1/_2$–3 Jahren bei normotensiven und hypertensiven Kranken, mit und ohne Einschränkung der Nierenfunktion, ohne Einfluß auf die glomeruläre Filtrationsrate ist.

Tabelle 3. Renale Beteiligung bei Gicht (N = 524) (n. Berger u. Yü 1975)

N	GFR ml/min	Proteinurie %	Konkremente %
14	4–40	100	14
19	41–60	68	16
54	61–80	63	26
49	81–90	24	16
388	> 90	8	10

Tabelle 4. Therapieempfehlung

Asymptomatische Hyperurikämie

Serumharnsäure > 9 mg/dl:	Allopurinol
7–9 mg/dl:	Trinkmenge 2 l
	Keine purinreiche Kost

Gicht: Akuter Anfall	Colchicin, Indomethacin
Intervall	Benzbromaron, Allopurinol
Bei Tophi, Nierensteinen oder	
eingeschränkter Nierenfunktion	Allopurinol

Liang et al. (1978) halten die Risiken einer asymptomatischen Hyperurikämie für die Nieren für gering. Unter Berücksichtigung einer bekanntermaßen besonders schlechten Patientencompliance bei asymptomatischen Krankheiten, den hohen Kosten, einer relativ hohen Nebenwirkungsquote der Urikosurika und der Xantinoxydasehemmer, sehen die Autoren keine Indikation für eine spezifische harnsäuresenkende Therapie bei asymptomatischer Hyperurikämie. Nur bei Patienten mit lymphoproliferativen und myeloproliferativen Erkrankungen während der spezifischen Behandlung sollte in jedem Fall ein Xantinoxydasehemmer gegeben werden.

Ein geringes Risiko der asymptomatischen Hyperurikämie ergibt sich auch aus den Befunden von Fessel (1979). Nur 1,8% von 113 Patienten mit asymptomatischer Hyperurikämie entwickelten eine milde Azotämie im Vergleich zu 2,1% eines Kontrollkollektivs mit normalen Harnsäurewerten im Verlauf von 8 Jahren. Mit Hilfe einer Modellrechnung unter Verwendung multipler Regressionen ergibt sich, daß eine schwerwiegende Azotämie erst von Harnsäurespiegeln von mehr als 13 mg/dl beim Mann und 10 mg/dl bei der Frau zu erwarten sind. Nur ein Nierenuratstein pro Jahr pro 114 Gichtkranken ist zu erwarten.

Wägt man die verschiedenen und z. T. kontroversen Ansichten gegeneinander ab, so ergibt sich die in Tabelle 4 zusammengestellte Therapieempfehlung in Anlehnung an Boss et al. (1979).

3. Nephrokalzinose

Patienten mit Hyperkalz*ämie* scheiden auch vermehrt Kalzium aus (Tabelle 5). Das Ausmaß der Hyperkalz*urie* wird von drei Faktoren bestimmt, nämlich vom Serumkalziumspiegel, der Aktivität des Parathormons und der Nierenfunktion.

Tabelle 5. Hyperkalzurie

Urinkalzium:	> 300 mg/die ♂
absolut	> 250 mg/die ♀
bei Nahrungskalzium bis 1 g	
Urinkalzium: QCa/Kr > 0,2	
relativ	

Ursachen: a) Erhöhtes Kalziumload
b) Verminderte tubuläre Resorption
c) a + b

Obgleich Parathormon die Kalziumreabsorption erhöht, tritt eine Hyperkalzurie dann auf, wenn die Zunahme des filtrierten Kalziums – des Kalziumload – durch eine gesteigerte Reabsorption nicht vollständig ausgeglichen wird. Das gilt stets für parathormonunabhängige Hyperkalzämien. Bei eingeschränkter Nierenfunktion findet man üblicherweise absolut eine verringerte Kalziumausscheidung und da eine Hyperkalzämie eine Niereninsuffizienz bewirken kann, kann bei hyperkalzämischen Patienten die Hyperkalzurie fehlen.

Eine Hyperkalzämie kann unabhängig von ihrer Ursache an der Niere Störungen der Funktion hervorrufen, an die sich Veränderungen der Struktur anschließen können. Beide zusammen bezeichnet man als „hyperkalzämische Nephropathie", deren Ausmaß von Dauer und Höhe der Hyperkalzämie bestimmt wird [25].

Die funktionellen Veränderungen beginnen mit einer Einschränkung des Konzentrationsvermögens, das sich klinisch als Polyurie und Polydipsie äußert. Weitere tubuläre Funktionsstörungen sind eine Verringerung der Reabsorption von Natrium, Kalzium und Magnesium. Die Veränderungen der Bikarbonatausscheidung und damit die Säure-Basen-Homöostase, sowie die Reabsorption von Phosphat sind von der Höhe des Parathormonspiegels abhängig. Patienten mit parathormonbedingter Hyperkalzämie neigen zur metabolischen Azidose, solche mit parathormonunabhängiger Hyperkalzämie zur metabolischen Alkalose. Die glomeruläre Filtrationsrate und der renale Plasmastrom können ebenfalls in Abhängigkeit von der Höhe des Kalziumspiegels eingeschränkt sein. Die akute Hyperkalzämie kann sogar zum polyurischen akuten Nierenversagen führen [25, 29].

Die akuten funktionellen Veränderungen der hyperkalzämischen Nephropathie sind reversibel, die strukturellen im allgemeinen nicht. Sie werden durch Nephrokalzinose und eine Nephrolithiasis bewirkt, die einzeln oder gemeinsam vorkommen.

Als Nephrokalzinose bezeichnet man Verkalkungen im Nierenparenchym. Sie nehmen ihren Ausgang meist von der Nierenpapille. Bevorzugter Ort der Kalziumablagerung ist das Interstitium im Bereich der Sammelrohre, der Henle'schen Schleife und der äußeren Markzone [10]. Der Mechanismus der Kalziumausfällung ist nicht ganz klar, sicher aber nicht einheitlich [29].

Nephrokalzinosen treten als Folge sehr unterschiedlicher Erkrankungen auf. Im Rahmen einer Hyperkalzurie beobachtet man sie vor allem beim primären Hyperparathyreoidismus sowie nach Vitamin-D_3- und AT-10-Überdosierungen.

Bei primären Nierenerkrankungen, wie Nierenrindennekrosen oder der seltenen Markschwammniere und der Oxalose, finden sich Kalkablagerungen auch im rindennahen Interstitium (Tabelle 6).

Die Diagnose der Nephrokalzinose ist eine Röntgendiagnose, die eine subtile Röntgentechnik erforderlich macht. Der besondere diagnostische Wert des Befundes einer Nephrokalzinose liegt darin, daß ihr Nachweis oft zum ersten Mal auf die zugrundeliegende Erkrankung hinweist.

Die klinische Bedeutung der Nephrokalzinose ist darin zu sehen, daß sie die Grundlage einer interstitiellen Nephritis ist und häufig zu Papillennekrosen führt.

Die kausale Therapie der Nephrokalzinose richtet sich nach der Grundkrankheit. Die symptomatische Therapie hat zum Ziel, eine Hyperkalzämie zu normalisieren und die Kalziumausscheidung zu verringern. Bei bedrohlicher Hyperkalzämie, d. h. im Rahmen einer Notfalltherapie, ist eine Intensivbehandlung mit Einschluß von

Tabelle 6. Ursachen der Nephrokalzinose

A. *Hyperkalzurie* durch negative Kalziumbilanz des Knochens:
 1. Hyperparathyreoidismus
 2. Vitamin-D_3- und AT-10-Überdosierung
 3. Neoplastisch: Skelettmetastasen, multiples Myelom
 4. Langfristige Immobilisation

B. *Hyperkalzurie* durch erhöhte intestinale Kalziumresorption:
 1. Erhöhte Kalziumaufnahme
 2. Idiopathische Hyperkalzurie

C. *Hyperkalzurie* durch verringerte tubuläre Reabsorption:
 selten: Phosphatmangel, RTA-Typ I

D. *Verschiedene Ursachen:*
 Analgetikaniere
 Laxantienabusus
 Oxalose
 Amphotherizin B-Therapie
 Äthylenglykolvergiftung

Corticosteroiden, forcierter Diurese, Furosemid-Gaben oder Mithramycin oder die Dialyse-Therapie mit kalziumfreien Dialysat durchzuführen. Die langfristige Therapie der Hyperkalzurie entspricht derjenigen bei Kalziumoxalatnephrolithiasis, d. h. in Gaben von Hydrochlorothiazid oder organischem Phosphat oder oraler Zellulose, unterstützt von diätetischen Maßnahmen [29].

4. Renale Amyloidose

Die Besprechung der renalen Amyloidose im Rahmen der interstitiellen Nephritis ist problematisch, da sich Amyloidablagerungen an allen Strukturen der Niere finden lassen, insbesondere an den Gefäßen. Das Interstitium ist jedoch frühzeitig mitbetroffen und die hier lokalisierten Prozesse bestimmen den Ablauf der Erkrankung mit.

Die Amyloidablagerungen im Interstitium, ausgedehnt und intensiv vor allem im Bereich der Medulla mit nachfolgender Fibrose, sind eine alte Beobachtung. Ihre Bedeutung für die Funktion der Niere ist kürzlich von Mackensen et al. (1978) herausgestellt worden. Warum die Ablagerungen im Interstitium des Marks ausgeprägter sind, ist noch ungeklärt. Im Bereich der Glomeruli findet sich Amyloid zunächst im Mesangium, das vermutlich Ort von Bildung und Resorption ist, aber auch im Verlauf der Basalmembran der glomerulären Kapillarschlingen und der Gefäße.

Die renale Form der Amyloidose ist weder pathogenetisch noch morphologisch einheitlich. Die bekannte Einteilung in primäre und sekundäre oder in perikollagene und periretikuläre Form ist zugunsten einer Einteilung nach dem Amyloidprotein weitgehend verlassen.

Amyloid, das gegenüber einer Proteolyse und Phagozytose außerordentlich resistent ist, besteht zu 95% aus Fibrillen mit ca. 10 nm Durchmesser. Die sog. primäre Amyloidose, ebenso wie diejenige beim Myelom, steht in engem Zusammenhang mit der Bildung von Immunglobulinfragmenten, die entweder von besonderen retikuloendothelialen Zellklonen oder als Autoantikörper gebildet werden. Die Fibrillen bestehen aus Fragmenten von Leichtkettenproteinen und werden AL-Proteine genannt. Amyloidfibrillen von Patienten mit sog. sekundärer Amyloidose oder von Patienten mit familiärem Mittelmeerfieber, bestehen aus einem Protein, das keinem bekannten Immunglobulin entspricht [19]. Dieses Protein wird als Amyloid-A (AA)-Protein bezeichnet (Tabelle 7). Antiserum gegen AA hat im Serum von Normalpersonen zum Nachweis kleiner Mengen eines entsprechenden Proteins geführt, das SAA genannt wird. Höhere Konzentrationen von SAA sind zwar bei Amyloidkranken aber auch im höheren Alter, sowie bei Patienten mit chronisch entzündlichen Erkrankungen ohne Amyloid gefunden worden [3].

Der sicherste Diagnosenachweis der Amyloidose ist die Nierenbiopsie. Sie ist jedem anderen Biopsieverfahren überlegen. Klinisch hat die Amyloidnephropathie keine *spezifischen* Besonderheiten. Leitsymptom ist die Proteinurie, die in 70−90% vorhanden ist und als erstes Symptom auf die renale Amyloidose hinweist [35]. Häufigste Ursache der Amyloidose ist in unserem Patientengut die rheumatoide Arthritis.

Zylindrurie und Mikrohämaturie bestehen häufig zusätzlich. Ca. $^1/_3$ der Patienten hat ein nephrotisches Syndrom [22]. Die SAA-Spiegel sind im allgemeinen erhöht, nicht jedoch bei Patienten mit nephrotischem Syndrom [18]. Die Proteinurie ist ganz im Anfang selektiv und wird im Verlauf der Erkrankung unselektiv [5].

Im Vergleich zu anderen Formen des nephrotischen Syndroms bleibt die Proteinurie bei Rückgang des Glomerulumfiltrats lange unverändert hoch, so daß mit forschreitender Erkrankung die Probleme der Überwässerung zunehmend in den Vordergrund treten.

Eine abrupte Verschlechterung der Nierenfunktion weist auf eine zusätzliche Nierenvenenthrombose hin, die eine häufige Spätkomplikation der Erkrankung ist [1]. Hochdruck kommt nach einzelnen Literaturangaben in der Hälfte der Fälle vor [35]. Bei Diagnosestellung ist in der Hälfte der Fälle das Serum-Kreatinin erhöht [17].

60−65% der Patienten mit renaler Amyloidose sterben in der Urämie, häufige andere Todesursache sind septische Komplikationen. Die mittlere Überlebenszeit zwischen bioptischer Diagnose und Tod beträgt 30 Monate, die prozentuale Überlebenszeit war nach 3 Jahren 24%, nach 5 Jahren 17% [22, 35]. Selbstverständlich ist bei terminaler Niereninsuffizienz die Indikation zur Dialysetherapie

Tabelle 7. Amyloidprotein (n. Jones 1979)

Protein	Vorkommen
AL (Amyloidleichtketten-protein)	Sog. primäres Amyloid Amyloid bei Myelom
AA (Amyloid A-Protein)	Sog. sekundäres Amyloid: Chron. entzündl. Erkrankungen Tumorabhängiges Amyloid Familiäre Amyloidose

SAA	Serumfraktion von AA
	Vermehrt: bei Amyloidose
	    im Alter
	    bei chron. entzündl.
	    Erkr. ohne Amyloid

wie auch zur Transplantation gegeben. Sowohl unter Dialyse-Therapie wie auch nach Transplantation sind die Überlebensraten bei Amyloidosekranken deutlich schlechter als bei allen anderen Nierenerkrankungen [19]. Nach zwei Jahren ist sie etwa halb so hoch wie die anderer mit diesem Verfahren behandelter Fälle. Ein Wiederauftreten der Amyloidose im Transplantat kommt vor [19].

Grundvorstellung der Therapie ist die Beseitigung eines chronischen Antigenstimulus bei der zugrundeliegenden chron. entzündlichen Erkrankung. Sofern dies nicht möglich, wie z. B. bei der endgültigen Sanierung einer Osteomyelitis, ist eine wirksame Therapie bisher nicht bekannt. Trotz der Vorstellung, daß an der Entwicklung der Fibrillen bei primärer Amyloidose Immunglobuline beteiligt sind, hat eine immunsuppressive Therapie nur in Einzelfällen zur Besserung des Krankheitsbildes beigetragen. Die Verwendung von Corticosteroiden allein hat den Verlauf z. T. verschlechtert. Spontanremissionen sind möglich [26].

In den letzten Jahren sind zwei neue Therapieformen in Erprobung, die Colchicin-Therapie und die Dimethylsulfoxydtherapie.

Das Konzept der Colchicin-Therapie ist aus der Beobachtung entstanden, daß mit Colchicin das familiäre Mittelmeerfieber günstig beeinflußt werden kann. Dieses Krankheitsbild, dessen Symptome sich in unregelmäßig auftretenden schmerzhaften, febrilen Perioden mit gleichzeitiger Polyserositis unter Bevorzugung des Peritonaeums äußert, geht in 25% mit der Entwicklung einer generalisierten AA-Amyloidose einher, die einen für diese Erkrankung typischen tödlichen Verlauf nimmt [31]. Die Erkrankung befällt vorwiegend ethnische Gruppen des Mittelmeerraumes wie Araber, Juden, Türken, Italiener und Griechen sowie Armenier. Colchicin (1,5 mg/die) vermag die febrilen Attacken der Erkrankung zu unterdrücken oder mindestens deutlich zu mildern, wie sorgfältige Doppelblindstudien gezeigt haben [38]. Erste Beobachtungen an wenigen Fällen deuten darauf hin, daß das nephrotische Syndrom und die Amyloidose des familiären Mittelmeerfiebers günstig beeinflußt werden können [27]. Dies gilt möglicherweise auch für Fälle mit primärer Amyloidose.

Die Behandlung mit DMSO gründet sich auf die Beobachtung, daß in vitro DMSO Amyloidfibrillen aufzulösen vermag. Im Tierexperiment kann mit einer zwei Monate langen intravenösen DMSO-Behandlung bei Mäusen die Kasein-induzierte Amyloidablagerung beseitigt werden [20]. Erste Beobachtungen bei renalen Amyloidosen im Gefolge einer rheumatoiden Arthritis von Rijswijk (1979) lassen einen günstigen Einfluß erkennen, allerdings bisher nur bei rheumatoider Arthritis. Die Zahl der behandelten Fälle ist noch extrem gering. Wegen der extremen Geruchs- und Geschmacksbelästigung ist die Therapie praktisch kaum durchführbar.

Die vorliegenden Ergebnisse zeigen, daß offensichtlich unterschiedliche Therapien je nach Form der Amyloidosen notwendig sind. Aufgrund bisher vorliegender Daten läßt sich die nachfolgende vorsichtige Therapieempfehlung geben: Bei der sekundären, der AA-Amyloidose steht die wirksame Therapie der Grundkrankheit im Vordergrund. Bei familiärem Mittelmeerfieber ist Colchicin in einer Dosis von 1–2 mg/die einen Therapieversuch wert. Bei der Amyloidose bei rheumatoider Arthritis kommt ein Therapieversuch mit Chlorambucil oder Cyclophosphamid in Frage. Bei primärer Amyloidose soll die Kombination zwischen Penicillamin und Azathioprin das Fortschreiten der Erkrankung in Einzelfällen verzögern können [26]. Insgesamt gesehen ist jedoch die Therapie der Amyloidose nach wie vor unbefriedigend.

Literatur

1. Barclay CPT, Cameron HM, Loughridge LA (1960) Amyloid disease in the kidney and renal vein thrombosis. Q J Med 29: 137 − 2. Barlow KA, Beilin LJ (1968) Renal disease in primary gout. Q J Med 37: 79 − 3. Benson MD, Cohen AS (1979) Serum amyloid A protein in amyloidosis, rheumatic and neoplastic diseases. Arthritis Rheum 22: 36−42 − 4. Berger L, Yü T (1975) Renal function in gout. Am J Med 59: 605−613 − 5. Boesken W Pers. Mitt. − 6. Bohle A, Eichenseher N, Fischbach H, Neild GH, Wehner U, Edel KH, Losse U, Renner E, Reichel W, Schütterle G (1976) The different forms of glomerulonephritis. Morphological and clinical aspects, analysed in 2500 patients. Klin Wochenschr 54: 59−73 − 7. Bohle A, Bader R, Grund KE, Mackensen S, Neunhoeffer J (1977) Serum creatinine concentration and renal interstitial volume. Virchows Arch [Pathol Anat] 375: 87−96 − 8. Bohle A, Christ H, Grund KE, Mackensen S (1979) The role of the interstitium of the renal cortex in renal disease. Contrib Nephrol 16: 109−114 − 9. Boss GR, Seegmiller JE (1979) Hyperuricemia and gout. N Engl J Med 300: 1459−1468 − 10. Carone FA, Epstein FH, Beck D, Levitin H (1960) The effects upon the kidney of transient hypercalcemia induced by parathyroid extract. Am J Pathol 36: 77 − 11. Fessel WJ (1979) Renal outcomes of gout and hyperuricemia. Am J Med 67: 74−82 − 12. Gonick HC, Rubini ME, Gleason JO, Sommers SC (1965) The renal lesion in gout. Am Intern Med 62: 667 − 13. Gonick HC (1977) Kidney in patients with abnormalities in Uric Acid Metabolism. Contr Nephrol (Karger, Basel) 7: 79−96 − 14. Greenbaum D, Ross JH, Steinberg VL (1961) Renal biopsy in gout. Brit Med J 1: 1502 − 15. Gutman AB, Yü TF (1957) Renal function in gout: With a commentary on the renal regulation of urate excretion and the role of the kidney in the pathogenesis of gout. Am J Med 23: 600 − 16. Hall AP, Barry PE, Dawber TR, Namara M (1967) Epidemiology of gout and hyperuricemia: A long term population study. Am J Med 42: 27 − 17. Jones NF (1947) Renal amyloid. In: Ledingham JGG (ed) Advanced medicine, No 10. Pitman, London, p 351 − 18. Jones NF (1977) Renal amyloidoses: Pathogenesis and therapy. Clin Nephrol 6: 459−464 − 19. Jones NF (1979) Renal amyloidosis and myelomatosis. In: Black D, Jones NF (eds) Renal disease. Blackwell, Oxford London Edinburgh Melbourne, p 713 − 20. Kedar J, Greenwald M, Ravid M (1977) Treatment of experimental murine amyloidosis with dimethyl sulfoxide. Eur J Clin Invest 7: 149−150 − 21. Kröpelin T, Mertz DP (1972) Zur Röntgendiagnose der Gichtniere. Dtsch Med Wochenschr 97: 71 − 22. Kyle RA, Bayrd ED (1975) Amyloidosis: Review of 236 cases. Medicine 54: 271 − 23. King M, Fries JF (1978) Asymptomatic hyperuricemia: The case for conservative management. Ann Intern Med 88: 666−670 − 24. Mackensen S, Grund KE, Bader R, Bohle A (1978) The influence of glomerular and interstitial factors on the serum creatinine concentration in renal amyloidosis. Virchows Arch [Pathol Anat] 375: 159−168 − 25. Massry SG (1979) Effects of electrolyte disorders on the kidney. In: Earley LE, Gottschalk CW (eds) Strauss and Welt's diseases of the kidney. Little Brown, Boston, p 1409 − 26. Missmahl HP, Willemsen M (1977) Therapie der Amyloidoseablagerungen. Dtsch Med Wochenschr 102: 1593−1595 − 27. Ravid M, Robson M, Kedar J (1979) Prolonged colchicine treatment in four patients with amyloidosis. Ann Intern Med 87: 568−570 − 28. Rijswijk MH, Donker AJ, Ruineut (1979) Dimethylsuphoxide in amyloidosis. Lancet 1: 207−208 − 29. Ritz E, Massry SG (1977) The kidney in disorders of Calcium Metabolism. Contrib Nephrol 7: 114−127 − 30. Rosenfeld JB (1974) Effect of long-term allopurinol administration on serial GFR in normotensive and hypertensive hyperuricemic subjects. Adv Exp Biol 41: 581−596 − 31. Sohar E, Gafni J, Pras M, Heller H (1967) Familial Mediterranean fever: a survey of 470 cases and review of literature. Am J Med 43: 227−253 − 32. Suki WN, Eknoyan G (1976) Tubulo-interstitial disease. In: Brenner BM, Rector FC (eds) The kidney. Saunders, Philadelphia London Toronto, p 1113 − 33. Talbott JH, Terplan KL (1960) The kidney in gout. Medicine 39: 405 − 34. Thoenes W (1974) Pathomorphologische Prinzipien und Formen der Glomerulonephritis. Monatsschr Kinderheilkd 122: 728−740 − 35. Trigger DR, Joekes AM (1973) Renal amyloidosis − a fourteen-year follow-up. Q J Med 42: 15 − 36. Uehlinger E (1976) Die pathologische Anatomie der Gicht. In: Zöllner N, Gröbner W (Hrsg) Gicht (Handbuch der Inneren Medizin, 5. neubearb. Aufl., Bd. VII/3). Springer, Berlin Heidelberg New York, S 213 − 37. Wyngaarden JB, Kelley WN (1978) Gout. In: Stanbury JB, Wyngaarden JB, Fredrickson (eds) The metabolic basis of inherited disease. McGraw-Hill, New York, p 918 − 38. Zemer D, Revach M, Pras M, Modan B, Schor S, Sohar E, Gafni J (1974) A controlled trial of colchicine in preventing attacks of familial mediterranean fever. N Engl J Med 291: 932−934 − 39. Zollinger HU, Mihatsch MJ (1978) Renal pathology in biopsy. Springer, Berlin Heidelberg New York

Toxisch bedingte chronisch-interstitielle Nephritiden

Dubach, U. C. (Med. Univ.-Poliklinik, Dept. Innere Medizin, Kantonsspital Basel)

Referat

In dieser Krankheitsgruppe dominiert die durch Analgetika erzeugte Nierenkrankheit.

Tabelle 1 zeigt die sehr seltenen, aber gesicherten toxischen Ursachen für die Entstehung einer chronisch-interstitiellen Nephropathie. Interstitielle Nephropathie bei *Saturnismus* ist eine seltene Ausnahme trotz der hohen Frequenz professioneller Intoxikationen mit Blei. Andere Schwermetalle sind vielleicht mitverantwortlich für das Auftreten interstitieller Nephropathien. Chronische *Cadmium*-Intoxikation führt seltenerweise zu schwerer interstitieller Nephritis mit Urämie (wobei Sklerose deutlicher als eine Proliferation vorherrscht); eine tubuläre Proteinurie ist als Primärmanifestation dieser Nierenintoxikation beobachtet worden; später kommt eine Osteomalazie hinzu. *Beryllium* verursacht eine granulomatöse Form der chronisch-interstitiellen Nephritis. Nierensteine sind hierbei Leitsymptom. Sie enthalten Beryllium oder Calcium-Oxalat. Die Liste mag unvollständig sein, wenn man bedenkt, wie oft der moderne Mensch wiederholten Kontakten mit industriellen Produkten oder Medikamenten ausgesetzt ist, die kleine Mengen von Schwermetallen enthalten. Es ist in Betracht zu ziehen, daß gewisse Verbindungen, die heute nicht als schädlich bekannt sind, durch lange Exposition zu chronisch-interstitiellen Nephritiden führen könnten.

*Röntgen*bestrahlung von 2500 Rad führt zu chronisch-interstitieller Nephritis mit Hypertonie, Proteinurie und Niereninsuffizienz. Diese Spätfolge einer Therapie sollte heute selten geworden sein!

Analgetika: Wenden wir uns der Analgetika-Nephropathie (AN) zu, einer Nierenkrankheit, der in den letzten vier Jahren in der Deutschen Medizinischen Wochenschrift ein einziger Originalartikel gewidmet wurde. Deshalb sei mir die gesuchte Praxisbezogenheit meiner Ausführungen vor deutschen Kollegen verziehen! Bei der AN (Synonyma: Nephropathie bei Analgetika-Mißbrauch, Nephropathie assoziiert mit Analgetika-Einnahme, Phenazetin-Nephropathie etc.) handelt es sich um eine neue Krankheitseinheit, welche 1950 erstmals beschrieben worden ist und auch heute noch in einigen Staaten, wie z. B. in den USA, in Frankreich und Italien nicht oft diagnostiziert wird.

Tabelle 1. Übersicht

Chronisch-interstitielle Nephritis

Toxische Ursachen	*Leitsymptome*
– Analgetika	Gicht
– Blei	Proteinurie und Osteomalazie
– Cadmium	Nierensteine
– Beryllium	Hypertonie, Proteinurie
– Röntgen	Niereninsuffizienz

Zur *Klinik:* Typischerweise lautet eine Anamnese etwa so: Es handelt sich um eine zirka 45 Jahre alte, häufig unverheiratete oder früh geschiedene Frau. Sie wirkt 10—20 Jahre älter, ist offensichtlich krank, blaß, hat leicht zyanotische Lippen und weist ein schmutzig-braunes Gesichtskolorit auf. Sie hat Gewicht verloren, der Appetit ist gering. Kopfschmerzen bestehen seit dem 20.—30. Lebensjahr. Von Ärzten der verschiedensten Fachrichtungen ist sie untersucht worden: Herzbeschwerden bestehen, gastroenterologische, neurologische, psychiatrische und hämatologische Konsultationen sind erfolgt. Sie klagt aber nicht über Beschwerden des Urogenitaltraktes! Analgetika nimmt sie ein, um sich stark genug für ihre Arbeit zu fühlen; dabei muß sie oft der Arbeit fernbleiben; das Analgetikum wird oft über Jahre gewechselt.

Erscheint der *Urin* bräunlich, muß an die Einnahme größerer Mengen von Analgetika gedacht werden. Bei nicht braun gefärbtem Urin ist diese Diagnose jedoch nicht auszuschließen! Die typischen Merkmale bei der Urinuntersuchung sind hier zusammengefaßt. Die Konzentrationsfähigkeit ist früh gestört und zeigt sich als tiefes spezifisches Gewicht nach Dürsten. Der Untersuchung auf den Hauptmetaboliten von Phenazetin, nämlich dem N-Acetyl-Paraminophenol (= NAPAP), ist die Aufdeckung von verborgenem Abusus phenazetinhaltiger Analgetika oft allein zu verdanken. Diese Untersuchung sollte heute regelmäßig in größeren Spitälern und Untersuchungseinheiten durchgeführt werden! Damit ließen sich rechtzeitiger und objektivierbarer Fälle von chronischem Analgetika-Abusus erfassen. Was dem Zöllner an der Grenze der Hund zur Auffindung von Heroin bedeutet, ist dem Arzt die Bestimmung von NAPAP im Urin zur Erfassung eines Analgetika-Abusus! Die Untersuchung auf Salizylate kann in der Praxis sofort mit Hilfe von Phenistix Ames vorgenommen werden.

Geographische Unterschiede: Der Verbrauch von Analgetika in Deutschland ist im „Stern" vom 17. 1. 1980 dargestellt worden. Hochgerechnet ergibt sich, daß jeder Bundesdeutsche pro Tag mindestens eine Tablette eines Analgetikums einnimmt. Von den 10 meist verkauften Analgetika enthalten nur zwei, das Togal und das Dolviran, Phenazetin. Tomapyrin enthält Paracetamol. Salizylate jedoch sind in vier Präparaten, im Tomapyrin, Togal, Gelonida und im Dolviran, enthalten.

Bei der Betrachtung des *Verbrauchs von Phenazetin (Tabelle 2)* allein pro Kopf und Jahr in Gramm für die verschiedenen Länder, ist festzustellen, daß dieser sehr unterschiedlich ist. Frankreich und Italien weisen bisher sehr wenige Fälle von Analgetika-Nephropathie, dagegen Australien, wie auch die Schweiz, eine sehr hohe Inzidenz dieser Krankheit auf. Gerade die Tatsache aber, daß in der Schweiz im

Tabelle 2. Phenazetinverbrauch (n. Schweiz. Med. Wochenschr. *110,* 112 1980)

Land	Jahr	Pro Kopf/pro Jahr in g
Australien	1961	22,3
Dänemark	1957	14,4
Großbritannien	1964	12,0
USA	1965	< 10,0
Schweden	1959	9,0
Schweiz	1954	8,0
Kanada	1965	6—7
Frankreich	1973	1,8
Italien	1976	0,8

Australien	25%	
Südafrika	18%	
Schweiz	12%	
(Basel	20%)	
Großbritannien	11%	
Kanada	6%	

Tabelle 3. Terminale Nierensuffizienz (nach Dialyse- und Tanspl. Register; Th. G. Murray 1979)

Vergleich zu den USA der Pro-Kopf-Verbrauch relativ gering ausfällt, läßt Zweifel aufkommen, ob das Phenazetin alleinige Ursache für die Entstehung der AN ist.

Dauer des Abusus: Schweizer Autoren behaupten, daß die tägliche Einnahme eines gemischten Analgetikums mit 1 g Phenazetin während mehr als 5 Jahren als Abusus zu betrachten ist, der in der Regel nach mehr als 10 Jahren, meistens mit 14 Jahren, zur Niereninsuffizienz führt.

Terminale Niereninsuffizienz (Tabelle 3): Die Frage, ob die hier gezeigten prozentualen Daten für Niereninsuffizienz das Vorkommen der AN wirklich widerspiegeln oder Ausdruck der Entwicklung des Dialyse- und Transplantationswesens in jedem Lande sind, möchte ich unbeantwortet lassen.

Zum Metabolismus von Phenazetin: Phenazetin wird praktisch vollständig in NAPAP, d. h. in Paracetamol, umgewandelt, in eine Verbindung, die heute in sehr vielen neuen Kombinationspräparaten als Ersatz für das verpönte Phenazetin erscheint. Die Bildung der sehr toxischen OH- und p-Phenetidine aus Phenazetin, die angeschuldigt werden, Carcinombildung im urorenalen System zu verursachen, entfällt damit. NAPAP ist der Hauptmetabolit von Phenazetin.

Zur *Pathogenese (Abb. 1):* Wie kommt es zur chronisch-interstitiellen Nephritis beim Abusus phenazetinhaltiger Analgetika? – Trotz einer Unzahl von Arbeiten und verschieden gerichteter Forschung ist auch heute die Pathogenese noch nicht bekannt. Wahrscheinlich ist die chronisch-interstitielle Nephritis sekundär anzu-

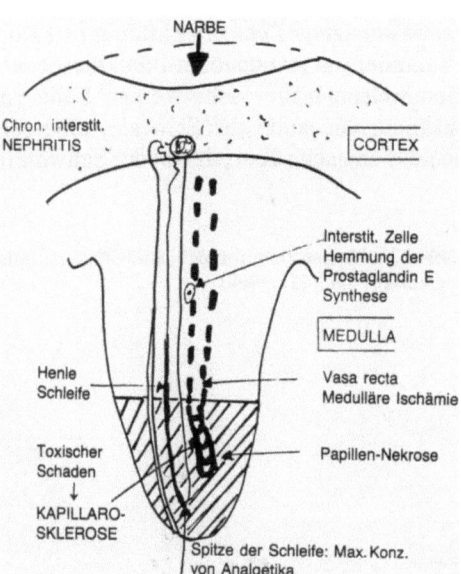

Abb. 1. Pathogenese Papillennekrose Analgetica (1980)

sehen als Antwort auf die Veränderungen im Nierenmark. Hier werden die meisten nicht-steroidalen Analgetika und deren Metaboliten in der Papillenspitze konzentriert. Die Prostaglandinsynthese wird durch Analgetika gehemmt und führt dadurch zur Drosselung der Markdurchblutung und zur entsprechenden Potenzierung der hier hochkonzentrierten toxischen Analgetika. Kürzlich wurde die sog. Kapillarosklerose beschrieben, gekennzeichnet durch eine Verdickung und Vakuolisierung der Basalmembran der Kapillaren, die ebenfalls als Folge einer Phenazetintoxizität angesehen wird. Toxischer und ischämischer Schaden addieren sich, wodurch Gefäßverschlüsse im Mark erfolgen, welche zur Papillennekrose führen. Sekundär dazu entsteht in der Nierenrinde die klassische chronisch-interstitielle Nephritis.

Psychosoziale Ursachen des Abusus: Wie entsteht der Abusus von Analgetika? — 1969 haben wir an 2900 Angestellten in 10 Uhrenfabriken die folgenden Erhebungen gemacht: Abusus tritt ein bei Wetterfühligkeit, nach durchgemachten Notlagen oder schweren Schicksalsschlägen; er ist häufiger bei Rauchern und kann bei Schweizerinnen öfters beobachtet werden als bei Ausländerinnen. Dagegen fand sich keine positive Korrelation zwischen regelmäßiger Analgetika-Einnahme und Feinheit der Arbeit, zu seltenen Pausen, Sitzen oder Stehen während der Arbeit. Auch blieb die Einnahme unbeeinflußt durch den Grad der Befriedigung bei der Arbeit, durch die Art der Freizeitbeschäftigung oder durch die Stellung in der Fabrik.

Die Sucht wurde begründet mit Stimulation der Arbeitsleistung (35%), Lösung von Spannungsgefühlen (24%), Bekämpfung von Angstsymptomen (20%) und am wenigsten häufig mit organischen Schmerzzuständen wie Kopfschmerzen (10%).

Unsere Schweizer Analgetika-Studie (Tabelle 4): 1968 wurden in 88 Betrieben der Nordwest-Schweiz freiwillig sich zur Verfügung stellende, gesunde Frauen im Alter von 30—49 Jahren gebeten, sich einer Urinuntersuchung im Hinblick auf mögliche Zucker- und Nierenkrankheit zu unterziehen. Daraus wurden 1254 Frauen mit normalen Nierentesten ausgesucht, bei denen in den Jahren 1969, 1970, 1971, 1972, 1975 und 1978 Urin und Blut auf Nierenkrankheiten untersucht wurden. Zu Beginn der Studie 1968 wurden zwei gleichgroße Gruppen gebildet, nämlich eine Kontrollgruppe, die kein NAPAP als Hinweis für einen fortgesetzten Mißbrauch phenazetinhaltiger Analgetika aufwies, und eine Abususgruppe mit Nachweis für

Tabelle 4. Schweiz. Analgetika-Studie

88 Betriebe der NW-Schweiz:	102 500 ♂	
Freiwillige, Gesunde:	7 311 ♀	
30—49 Jahre alt 1968:	1 254 ♀	
1978:	1 062 ♀	
Kontrollen: Urin, Blut 1969, 1970, 1971, 1972, 1975, 1978		

2 Gruppen: Nach Ausscheidung von NAPAP im Urin 1968		
Kontrollgruppe	Abususgruppe	
	hoch	tief
Kein NAPAP	viel NAPAP	weniger NAPAP

NAPAP = N-acetyl-p-aminophenol

Tabelle 5. Morbidität (Schweiz. Analgetika-Studie) Anzahl ♀ in % mit 1968 normalen und 1978 pathologischen Nierentesten

	Kontroll-Gruppe total	Abususgruppe total	hoch NAPAP	tief NAPAP
S. Kreatinin ↑	0,9	*6,7*	*12,0*	1,4
Spez. Gewicht n. Dürsten ↓	6,7	*23,2*	*35,4*	*11,5*
Bakteriurie	4,1	6,6	*10,0*	3,0
Proteinurie	2,0	2,3	3,6	0,9
Hämaturie	2,2	1,2	1,9	0,4

Kursiv = Statist. signif. gegen Kontrollgruppe
NAPAP = Hauptmetabolit von Phenazetin im Urin

diesen Hauptmetaboliten von Phenazetin. Je zur Hälfte war diese zweite Gruppe in eine „Hoch-NAPAP-Ausscheider"-, also viel Abusus betreibende, und eine weniger NAPAP-ausscheidende, weniger abhängige Untergruppe eingeteilt worden.

Morbidität: Die Anzahl Frauen, welche 1968 noch normale aber 1978 pathologische Nierenteste aufwiesen, ist in Tabelle 5 zusammengefaßt: 12% der Frauen mit hoher Ausscheidung von NAPAP im Urin zeigten ein erhöhtes Serum-Kreatinin, d. h. eine Niereninsuffizienz. Interessant erscheint die Tatsache, daß in der tiefen NAPAP-Gruppe, d. h. bei Frauen, die weniger, aber doch fortgesetzt Analgetika einnahmen, kein statistisch signifikanter Unterschied zur Kontrollgruppe festzustellen war. Ein ähnliches Resultat ergab sich auch für das statistisch gehäufte Vorkommen einer Bakteriurie in der „Hoch-NAPAP-Gruppe". Deutlich war das tiefe spezifische Gewicht nach Dürsten in der Abususgruppe, als Hinweis für die bei der chronisch-interstitiellen Nephritis als erste Läsion klinisch nachweisbare Veränderung einer herabgesetzten Konzentrationsfähigkeit der Niere. Unterschiede im Vorkommen einer Proteinurie und Hämaturie ließen sich für die beiden Gruppen statistisch nicht sichern.

Mortalität (Tabelle 6): Bei den 1968 bis 1978 verstorbenen 46 Frauen ergab sich eine dreimal höhere Mortalität in der Abususgruppe, wobei jedoch kein signifikanter Unterschied zwischen der „Hoch-" und „Tief-NAPAP-Gruppe" nachzuweisen war. Dieser Befund bleibt rätselhaft, und eine Erklärung muß über weitere statistische Untersuchungen gesucht werden.

Wie groß ist das *Risiko* im Hinblick auf *Morbidität* 10 Jahre nach Beginn der Studie in unserem Kollektiv? – Die Morbidität ist deutlich 10fach erhöht nur für die „Hoch-NAPAP"-Untergruppe im Hinblick auf eine Niereninsuffizienz, in bezug auf

Tabelle 6. Mortalität 1968–1978 (Schweiz. Analgetika-Studie)

	N	Verstorben N	Verstorben %
Abususgruppe	560	34	*6,1*
Hoch NAPAP	296	18	6,1
Tief NAPAP	264	16	6,1
Kontrollgruppe	540	12	2,2

p = 0,002 für 6,1 % vs. 2,2 %

die Einschränkung des spezifischen Gewichtes nach Dürsten etwa 6fach und für das Auftreten einer Bakteriurie 3mal größer als in der „Tief-NAPAP-Gruppe" und in der Kontrollgruppe.

Die *Mortalität* ist in der Abususgruppe 3mal größer, wobei sich kein Unterschied zwischen der „Hoch-NAPAP"- und der „Tief-NAPAP"-Abusus-Untergruppe ergibt. Hauptursache für den Tod sind Tumoren in 44%, für kardiovaskuläre Todesfälle in 25% und rein renale Todesursachen kommen nur in 6% vor!

Mißbraucher von Analgetika sterben also primär an einem Tumor oder an einer kardiovaskulären Krankheit, nicht aber an der Niereninsuffizienz oder einer Nierenkrankheit.

Welche Wirksubstanz ist für die AN verantwortlich?

Im *akuten Tierversuch* läßt sich mit Aspirin leicht, jedoch nur mit vielfach höheren Dosen an Phenazetin, eine Papillennekrose erzeugen. Nicht-steroidale entzündungshemmende Medikamente, wie Phenylbutazolidin, Mefanaminsäure, Indomethacin, Phenazon, Propoxyphenete, können an der Ratte akute Papillennekrosen erzeugen.

Lassen Sie mich festhalten, daß die beim *Menschen* heute als häufige chronische Nierenkrankheit erkannte AN nicht leichthin als „Phenazetin-Nephritis" bezeichnet werden darf. Die Bezeichnung ist falsch! – Warum? – Die meisten Patienten nehmen eine Analgetika-Mischung ein. Chronische Analgetika-Nephropathie oder Papillennekrose der Niere als Resultat eines Analgetika-Abusus ist mit der Einnahme einer Vielzahl von Analgetika-Mischungen in Verbindung gebracht worden. Bei keinem einzigen Patienten ist aber das *Phenazetin allein* eingenommen worden! Hingegen wurden oft Patienten beschrieben, die nur Paracetamol oder nur Aspirin über längere Zeit einnahmen. Die Heraushebung einer einzigen Komponente als schädlich, wie diejenige des Phenazetins, hat die ungünstige Einstellung aufkommen lassen, daß die übrigen Komponenten in Analgetika-Mischungen unschädlich seien. Man könnte argumentieren, daß bei Patienten mit Papillennekrosen nach Einnahme von nur Aspirin diese mit „Aspirin-Nephritis" bezeichnet werden sollten und nicht mit dem Begriff der „Phenazetin-Nephritis". Beide Bezeichnungen sind aber falsch.

Zu diesem Thema lassen Sie mich bitte ein Beispiel aus Australien anführen: 1962 wurde dort das Phenazetin freiwillig aus den frei über die Straße erhältlichen Kombinationsanalgetika von der Industrie zurückgezogen. Diese Mittel wurden dann aber als „Sicher ohne Phenazetin" angepriesen. Von einem der zwei noch frei erhältlichen, Phenazetin enthaltenden Kombinationspräparaten wurde 1967 das Phenazetin durch Salicylamid ersetzt. Kincaid-Smith stellte fest, daß 12 Jahre später noch etwa ein Drittel der Patienten mit Analgetika-Nephropathie nur Aspirin, Salicylamid und Coffein, aber kein Phenazetin, eingenommen hat. Diese Gruppe zeigte identische klinische Erscheinungen wie Patienten, welche ein Gemisch von Aspirin, Phenazetin und Coffein eingenommen hatten. Zudem stellte die australische Forscherin fest, daß, obschon der freie Verkauf von phenazetinhaltigen Analgetika von 1962–1975 ständig abgenommen hat und Kombinationspräparate mit Phenazetin nicht mehr frei über die Straße erhältlich waren, die Zahl neuer Patienten mit terminaler AN bis 1978 weiter angestiegen ist.

Eine Arbeitsgruppe um Zollinger (Basel) versuchte kürzlich, diese Erscheinung nicht, wie die australische Forscherin, mit der Nephrotoxizität nicht-phenazetinhaltiger Analgetika zu erklären: Ihre Hypothese besagt, daß auch die in der Schweiz von 1969–1978 festgestellte Halbierung des Pro-Kopf-Verbrauches von Phenazetin durch eine gleichbleibende Einnahme von Phenazetin einer sehr kleinen Kerngruppe von Abususpatienten (zirka 40 000) und durch eine geringere Einnahme von phenazetinhaltigen Analgetika in der Durchschnittsbevölkerung zu erklären sei. Diese Annahme erscheint fraglich.

Die gemachten Feststellungen sollten alle Verantwortlichen aufhorchen lassen, die sich aktiv um das alleinige Verbot von Phenazetin bemühen! Richtiger wäre es – meines Erachtens – Kombinationspräparate generell zu verbieten und nur unschädliche Einzelkomponentenpräparate zum freien Verkauf über die Straße zuzulassen. Damit würde wahrscheinlich ein Abusus derartiger neuer Analgetika kaum aufkommen können.

Schlußbemerkungen

Lassen Sie mich zum Schluß die für die Praxis relevanten Elemente bei Verdacht auf AN kurz revuepassieren: Wesentlich ist es, an die Krankheit zu denken, den Urin auf den Hauptmetaboliten von Phenazetin oder auf Salizylat zu untersuchen sowie das Serum-Kreatinin zu bestimmen. Der Patient ist genau auf Schmerzmittel hin zu befragen und Fremdanamnesen sind stets aufzunehmen. Die Inspektion ist wichtig.

Die *Therapie* besteht im Verbot jeglicher Analgetika, dem allfälligen Verschreiben von Tranquilizern sowie in der ärztlichen Führung des Patienten unter Kontrolle des Urins auf Metaboliten. Der Patient muß zur Abstinenz geführt werden!

Prognose: Die beste Lösung des Analgetika-Problems wäre die Unterlassung der fortgesetzten Einnahme derartiger Medikamente. Es besteht aber kein Grund zur Annahme, daß Schmerzmittel, auch phenazetinhaltige, wenn kurzfristig (z. B. bis zu 14 Tagen) mit Indikation und im Rahmen der pharmakologischen Vorschrift eingenommen, zu irreversiblen Nierenveränderungen führen.

Das Analgetika-Problem ist ein Problem unserer süchtigen Gesellschaft. Es ist zahlenmäßig fast gleich wichtig geworden wie das Alkohol- oder Raucherproblem. Warnungen auf allen Analgetika-Packungen und erschwerte Beschaffung der Schmerzmittel sind weltweit anzustreben. Einen medikamentösen Ersatz für sog. nierenschädigende Analgetika gibt es nicht! Eine solche Annahme führte zu anderen Abhängigkeiten und Organschädigungen!

Literatur (Übersichten)

Abel JA (1971) Analgesic nephropathy – A review of the literature, 1967–1970. Clin Pharmacol Ther 12: 583–598 – Carro-Ciampi A (1978) Phenacetin abuse: A review. Toxicology 10: 311–339 – Gsell O (1974) Nephropathie durch Analgetica. Papillennekrosen und chronische interstitielle Nephritis durch Mißbrauch phenacetinhaltiger Analgetica. Ergeb Inn Med Kinderheilkd 35: 68–175 – Heptinstall RH (1980) Interstitial nephritis: Pathology and pathogenesis. In: Leaf A et al. (eds) Renal pathophysiology. Raven Press, New York – Internat. Symposium über Probleme des Phenazetinabusus (1973) Facta-Publikation. Haschek H, Egermann H. (Hrsg). Wien, S 1–327 – Kincaid-Smith P (1980) Analgesic abuse and the kidney. Kidney Int 17: 250–260 – Mihatsch MJ, Hofer HO, Gutzwiler F, Brunner FP, Zollinger HU (1980) Phenacetinabusus I. Häufigkeit, Pro-Kopf-Verbrauch und Folgekosten. Schweiz Med Wochenschr 110: 108–115 – Richet G, Fillastre JP, Ulmann A (1976)

Néphropathies interstitielles. In: Néphrologie I. Flammarion, Paris, p 1006 ff – Ringoir S (1974) Aspects cliniques, épidémiologiques et expérimentaux de la néphropathie chronique avec abus d'analgésiques. Thérapie 29: 507–546 – Rosner J (1976) Experimental analgesic nephropathy. CRC Crit rev toxicol 4: 331–352 – Symposium on Analgesic Nephropathy (1978) Kidney Int 13: 1–113 (Sondernummer Januar) – Zech P, My H, Bernheim J, Berthoux F, Pozet N, Carreras L, Traeger J (1975) Les néphropathies chroniques d'origine toxique. In: Roche, Traeger (eds) Rein et toxique. Masson

Harnwegsinfekte und primär abakterielle chronisch-interstitielle Nephritiden

Eigler, J. (Med. Klinik Innenstadt der Univ. München)

Referat

Als mögliche Komplizierung einer chronischen, primär abakteriellen interstitiellen Nephritis erfordern bakterielle Infektionen der Niere bzw. ableitenden Harnwege eigenständige diagnostische und therapeutische Überlegungen; denn der Harnwegsinfekt

ist oft erster diagnostischer Hinweis auf das Vorliegen einer bis dahin unbemerkten chronischen Nephro- oder Uropathie,

kann die Progredienz einer Niereninsuffizienz bis zur terminalen Urämie beschleunigen und

ist einer Behandlung durch Chemotherapie oder Beseitigung disponierender Risikofaktoren zugänglich und damit von Einfluß auf die Prognose des renalen Grundleidens [43, 46].

Die Wertigkeit diagnostischer Kriterien – insbesondere der Bakteriurie – und die Effektivität bzw. Effizienz therapeutischer Empfehlungen haben in den letzten Jahren eine wechselnde Beurteilung erfahren [5, 50] und sind durch Nomenklaturprobleme belastet worden. Gegenstand des Referates ist daher der Versuch, einige Aspekte der Beziehungen zwischen primär abakteriellen, chronisch interstitiellen Nephritiden und bakteriellen Infekten darzustellen, wie sie sich als Bakteriurie, Zystitis oder Pyelonephritis klinisch manifestieren.

Primär tubulo-interstitielle Nephropathien im weiteren Sinn machen etwa 30% der zu terminaler chronischer Niereninsuffizienz führenden Erkrankungen aus. Folgt man den Überlegungen von Freedman [29], so lassen sie sich fünf großen Gruppen zuordnen (vgl. Tabelle 1).

Eine von zahlreichen Ursachen ist die in der Regel als Pyelonephritis definierte bakterielle Infektion von Nierenbecken und -parenchym. Während die *akute* Pyelonephritis klinisch und morphologisch vergleichsweise gut charakterisiert werden kann, tauchen bei der Definition der *chronischen* Pyelonephritis Schwierigkeiten auf [13, 40]. Das hat beispielsweise dazu geführt, daß in einer im vergangenen Jahr im Brit. Med. J. von Mitgliedern eines Medical Research Council publizierten Nomenklatur-Empfehlung [10] die Streichung dieses Begriffes zugun-

Tabelle 1. Ursachen tubulo-interstitieller Nephritis. – Modifiziert nach [29]

- Immunologische Reaktionen
  (z. B. Methicillin – induziert)
- Kongenitale Störungen
  (z. B. Zystinose, Nephronophtise)
- Prozesse mit vorwiegender
  Papillenschädigung
  (z. B. Analgetika)
- Sonstige
  (z. B. Röntgen-Strahlen)

} primär abakteriell

- Bakterielle Infektionen
  (z. B. Pyelonephritis)

sten von tubulo-interstitieller Nephritis vorgeschlagen wurde. Auf jeden Fall sollte zur Definition auch der chronischen Pyelonephritis der Nachweis von Bakterien im Urin bzw. der Niere gehören. Gelingt dieser Nachweis nicht, scheint es mir richtiger – etwa in Analogie zur Tuberkulose-Nomenklatur – von pyelonephritischer Narbe, postinfektiöser interstitieller Fibrose oder von tubulo-interstitieller Nephritis unklarer Genese zu sprechen. Auf diese Weise ließen sich dann ebenfalls immunologische Prozesse [2, 4, 55] einordnen, auch wenn derzeit noch umstritten ist, ob beim Menschen eine bakteriell induzierte und dann immunologisch perpetuierte, chronisch progrediente tubulo-interstitielle Entzündung größere klinische Bedeutung besitzt [19]; für autoimmunologische Reaktionen ist das nach den bisher vorliegenden Befunden insgesamt eher fraglich [64].

Unsicherheiten bei der klinischen und morphologischen Zuordnung chronisch interstitieller Entzündungsreaktionen der Niere waren ein Grund, warum die Diagnose der chronischen Pyelonephritis früher sehr viel häufiger gestellt und als Ursache der terminalen Niereninsuffizienz angesehen wurde. Als dann Kass 1956 mit der Einführung seines Konzepts von der signifikanten Bakteriurie einen insgesamt zuverlässigen und klinisch leicht anwendbaren Test zum Nachweis einer bakteriellen Besiedlung des Harntraktes lieferte, war es nur folgerichtig, nach Patienten mit Bakteriurie zu suchen und sie unabhängig von ihren Beschwerden mit Antibiotika zu behandeln, um so die Entstehung einer chronischen Niereninsuffizienz infolge bakterieller Infektion des Parenchyms zu verhindern. Die aus dieser Konzeption entwickelten Untersuchungen mit zum Teil epidemiologischen Dimensionen erbrachten wichtige Ergebnisse [6–8, 22, 25, 28, 34]: Bei der weiblichen Erwachsenen-Bevölkerung liegt die Bakteriurierate in der Größenordnung von 3–5% mit einer Zunahme von etwa 1% pro Dezenium (vgl. Abb. 1); jenseits des 50. Lebensjahres nimmt auch die bis dahin geringe Bakteriurie beim Mann an Häufigkeit zu. Umgekehrt sind die Verhältnisse in der Neugeborenen-Periode, hier ist die bakterielle Keimbesiedlung des Harntrakts häufiger bei Knaben als bei Mädchen; bei Mädchen im schulpflichtigen Alter beträgt die Bakteriurierate 1,5–2%. Die typische pyelonephritische Narbe entsteht in der Regel bereits im Kindesalter, meistens vor dem 4. Lebensjahr und häufig im Gefolge eines vesico-ureteralen Refluxes [41, 52, 84].

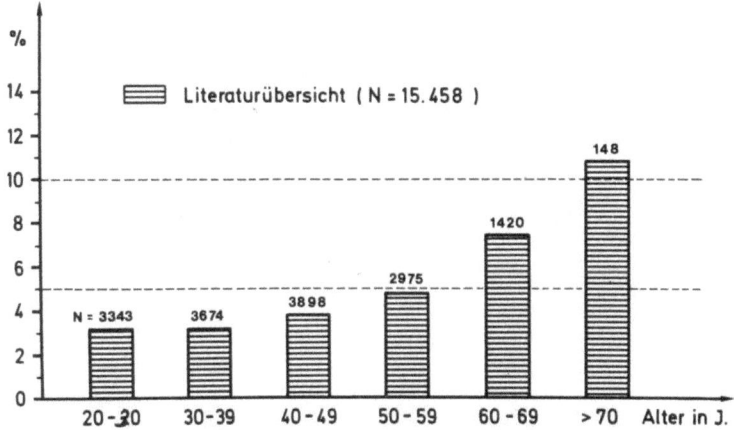

Abb. 1. Häufigkeit der Bakteriurie (> 100 000 Keime/ml Nativurin) bei Frauen in Abhängigkeit vom Lebensalter

Die Bakteriurie bei Frauen weist eine große Fluktuation auf, bei 20-30% von ihnen verschwindet sie spontan innerhalb eines Jahres, und die Rezidivquote nach konventioneller Therapie über 1-2 Wochen ist hoch; andererseits bleiben viele bakteriurische Patienten auch ohne Therapie beschwerdefrei.

Derartige Daten mußten Zweifel an der Richtigkeit des ursprünglichen Konzepts wecken. Hinzu kam die Tatsache, daß nach Präzisierung der morphologischen Kriterien auch von pathologisch-anatomischer Seite die Diagnose der unkomplizierten chronischen Pyelonephritis immer seltener gestellt wurde [39, 40]. Die Schweiz. Med. Wochenschr. artikulierte diese Zweifel in einem Editorial unter der Überschrift „Bakteriurie – Richtstrahl oder Irrlicht" [83]. Auch der Wert von Screening-Untersuchungen bei Erwachsenen ist inzwischen bestritten worden [5].

Die derzeitige kritische Distanz gegenüber früheren Therapieempfehlungen gründet sich also auf die genannten vergleichenden Untersuchungen und epidemiologischen Daten. Zusätzlich muß beim Abwägen von Nutzen und Risiken der medikamentösen Behandlung auf das Problem der Züchtung resistenter Keime [65], der compliance und möglichen Arzneimittelinterferenz bei Multimorbidität sowie auf das der Arzneimittelnebenwirkungen [3] verwiesen werden. Daraus resultiert die Suche nach zuverlässigen Kriterien, mit deren Hilfe es gelingt, den durch die Keimbesiedlung der Harnwege gefährdeten vom nicht-gefährdeten Patienten zu unterscheiden und einer differenzierten Behandlung zuzuführen.

Am eindeutigsten ist die Frage „Bakteriurie als Risikofaktor" für die Bakteriurie in der *Schwangerschaft* geklärt, weshalb darauf oft paradigmatisch verwiesen wird [15]. Die Einheitlichkeit des zu untersuchenden Patientenkollektivs sowie die vergleichsweise kurze Zeitspanne des praedisponierenden Faktors Gravidität ermöglichen am ehesten klare Aussagen: 25-30% aller Schwangeren mit Bakteriurie erkranken im Verlauf der Gravidität an einer akuten Pyelonephritis. Durch konsequente Therapie läßt sich diese Zahl auf unter 10% senken. Langzeituntersuchungen, die sich – allerdings bei verschiedenen Patientengruppen – sowohl auf die Jahre vor der Gravidität als auf die Zeit danach erstrecken, zeigen, daß bei Frauen, die bereits zehn Jahre vor der Schwangerschaft wegen einer

Bakteriurie behandelt worden waren, die Bakteriuriehäufigkeit in der Schwangerschaft auf das Doppelte erhöht ist [34]. 4—7 Jahre nach Entbindung fanden dann Bullen u. Kinkaid-Smith [16] bei ihren Patientinnen zwar noch eine erhebliche Bakteriurierate, aber keine Pyelonephritishäufung, Blutdruckerhöhung oder renale Funktionsminderung. Das Risiko im Hinblick auf renale Schädigungen scheint also bei diesen Frauen auf die Periode der Gravidität beschränkt zu sein, wenn keine davon unabhängige Nierenerkrankung vorliegt. Nach Parker u. Kunin [61] ist die Langzeitprognose nach akuter Pyelonephritis insgesamt jedoch nicht ganz so günstig.

Für andere Patientengruppen sind präzise Angaben dieser Art bisher nicht möglich. Das gilt beispielsweise für die Beziehung zwischen Bakteriurie, Harnwegsinfekt und *Blutdruckverhalten* [1, 44, 53, 62, 69, 70, 73, 85]. Wie Untersuchungen von Kunin u. McCormack [47] zeigen, sind systolischer und diastolischer Blutdruck bei bakteriurischen Frauen im Mittel zwar geringgradig höher, aber statistisch nicht signifikant von den Kontrollen unterschieden. In der Cardiff-Gruppe [74] fand sich lediglich für den diastolischen Druck ein geringer, statistisch eben signifikanter Unterschied, nämlich im Mittel 86 gegenüber 83 mmHg bei den gesunden Kontrollpersonen. Umgekehrt beobachteten Shapiro et al. [71] in einer Langzeituntersuchung an 800 Hypertonikern über 7 Jahre eine kumulative Zunahme der Bakteriuriehäufigkeit von ca. 1% pro Jahr. Ihre Daten machen darüberhinaus wahrscheinlich (ohne es statistisch sichern zu können), daß Hypertoniker mit Bakteriurie ein gering erhöhtes Pyelonephritis-Risiko mit allen daraus resultierenden Folgen besitzen. Der organisatorische Aufwand für die Durchführung epidemiologischer Untersuchungen, um solche möglichen Zusammenhänge zweifelsfrei zu klären, wird dabei offenkundig und die Frage, ob es sich bei der Kombination Bakteriurie und Hochdruck wirklich um eine kausale Beziehung mit möglicherweise therapeutischen Implikationen handelt, wird sich auf dem Wege epidemiologischer Vergleichsuntersuchungen wahrscheinlich nie ganz sicher entscheiden lassen. Die Empfehlung, eine isolierte, asymptomatische Bakteriurie — d.h. eine Bakteriurie nach Ausschluß definierter Risikofaktoren — bei Patienten mit essentieller Hypertonie nicht zu behandeln, sondern nur zu beobachten, ist daher durchaus anfechtbar.

Beim *Diabetiker* ist uns eine erhöhte Infektanfälligkeit geläufig, und in entsprechenden Reihenuntersuchungen bei erwachsenen Diabetikern — mindestens bei Frauen — wird meistens eine erhebliche Zunahme der Bakteriurierate gefunden [59, 60, 63, 79—82]. Bei diabetischen Kindern dagegen entspricht sie der gleichaltriger gesunder (vgl. Tabelle 2). Die Wertigkeit des Befundes hinsichtlich der

Tabelle 2. Bakteriuriehäufigkeit bei Diabetikern [60, 63, 79]

Autor	Männer		Frauen	
	N	%posit.	N	%posit.
Øysterby-Hansen	67	7,5	81	18,5
Vejlsgaard	141	0,7	128	18,8
Pometta et al.	Mädchen 6—15 Jahre		195	2,0
			183	1,6

Therapiebedürftigkeit ist umstritten. Es könnte sich um eine Begleiterscheinung handeln, die erst beim Auftreten weiterer Risikofaktoren – etwa instrumentelle Untersuchungen, Blasenentleerungsstörungen oder Papillenschädigungen – klinische Bedeutung bekommt und erst dann behandelt werden muß.

Die wahrscheinlich größte Zunahme der Bakteriuriehäufigkeit wird bei der bereits von Hr. Dubach [21] besprochenen *Analgetikanephropathie* [33, 37, 54, 58, 77] beobachtet, und viele Untersucher weisen darauf hin, daß die Diagnose gelegentlich erst gestellt wird, wenn Patienten wegen pyelonephritischer Beschwerden den Arzt konsultieren. Je nach untersuchtem Kollektiv schwanken die Angaben der Bakteriuriehäufigkeit zwischen 15 und 60% [12, 14], wobei eine Abhängigkeit von der Schwere der Niereninsuffizienz zu bestehen scheint. Zu dem umfangreichen Essener Krankengut [11, 12, 20] gehören auch 76 männliche Patienten mit Analgetikanephropathie. Bei ihnen betrug die Bakteriurierate 12%, bei den Patientinnen 33%. Auch hier betrifft also die Zunahme der Bakteriuriehäufigkeit Männer und Frauen in gleicher Weise, allerdings bleiben die geschlechtsspezifischen Unterschiede erhalten.

Sucht man für diese offensichtlich mit erhöhtem Pyelonephritisrisiko einhergehenden Erkrankungen nach Gemeinsamkeiten, so wird die eingangs erwähnte Zuordnung von Freedman, nämlich aus der Vielzahl der primär abakteriellen interstitiellen Nephritiden solche mit ausgeprägter Papillenschädigung herauszugreifen, verständlich (vgl. Tabelle 3). Nach der heute überwiegend vertretenen Auffassung besteht die Gefahr, daß bakterielle Harnwegsinfekte zum irreversiblen Nierenparenchymuntergang beitragen, immer – aber auch wohl nur – dann, wenn eine der in Tabelle 3 aufgeführten Erkrankungen als Pyelonephritis begünstigender Risikofaktor vorliegt[1]. Dem entsprechen zahlreiche Befunde, u.a. von Murray u. Goldberg [57], die bei einer Analyse von gut 100 Patienten mit chronisch interstitieller Nephritis zwar bei 27% Zeichen eines Harnwegsinfektes nachwiesen, aber eben immer nur im Gefolge einer primär abakteriellen Grunderkrankung. Im umfangreichen Krankengut von Berning u. Mitarb. [9] wurde in etwa 85% aller Fälle als Ursache von Nierenpapillennekrosen Obstruktion, Diabetes mellitus oder chronisch interstitielle Nephritis ermittelt.

Die Existenz einer primär bakteriellen chronisch interstitiellen Nephritis (d.h. einer chronischen Pyelonephritis ohne Obstruktion und ohne Papillenschädigung) als Ursache einer chronischen Niereninsuffizienz wird daher von manchen Autoren

Tabelle 3. Ursachen von chronisch interstitieller Nephritis mit ausgeprägter Papillenschädigung. Modifiziert nach [29]

Analgetika
Harnwegsobstruktion
Vesico-ureteraler Reflux
Diabetes mellitus
Gefäßerkrankungen
Sichelzellanämie
Transplantatabstoßung
Uratablagerung
Nephrocalzinose
Hypokaliämische Nephropathie
Chronische Schwermetallvergiftung
Amyloidose

---

1 Als Ausnahme muß die Nierentuberkulose erwähnt werden

überhaupt bestritten oder mindestens als ein sehr seltenes Ereignis angesehen [28, 30, 67, 76].

Hinsichtlich Häufigkeit und klinischer Bedeutung steht die intra- und extrarenale Obstruktion jeder Genese an erster Stelle, und auf die Gefahr, daß sich aus einer Obstruktion in Verbindung mit einer bis dato harmlos erscheinenden Bakteriurie eine septische Pyelonephritis mit lebensbedrohlicher Urosepsis entwickelt, kann man nicht nachdrücklich genug hinweisen.

Die besondere Vulnerabilität des Nierenmarks und der Papillenregion erklärt sich wahrscheinlich aus ihren strukturellen und funktionellen Besonderheiten. Dies gilt speziell für die Durchblutung über die Vasa recta. Schon Friedreich, der 1877 über eine Papillennekrose bei obstruktiver Uropathie berichtete [32], hat diese Vermutung geäußert, wenn er schreibt: „Und es wird um so mehr überall an den Knickungsstellen eine necrotische Abstoßung geschehen können, als auch die Gefäße an der Knickung sich beteiligen und damit die papillären Abschnitte in ihrer Ernährung beeinträchtigt werden."

Aus den bisherigen Feststellungen lassen sich einige allgemeine *diagnostische* Empfehlungen für den Erwachsenen ableiten [23, 24]:

Bei allen männlichen Patienten mit sicher nachgewiesener Bakteriurie sowie bei allen Frauen mit rezidivierender Bakteriurie ist eine nephrologisch-urologische Untersuchung erforderlich, um den nosologisch übergeordneten Begriff Harnwegsinfekt (vgl. Abb. 2) sowohl hinsichtlich Lokalisation (d.h. Niere bzw. unterer Harntrakt) als auch des klinischen Verlaufs (d.h. akut, chronisch oder asymptomatisch) zu differenzieren und nach Pyelonephritis begünstigenden Faktoren im oben erläuterten Sinne zu fahnden.

Zur Klärung der praktisch so wichtigen Frage, ob ein chronisch bakterieller Infekt das Nierenparenchym miterfaßt hat, gibt es bisher keinen im klinischen Alltag brauchbaren und zuverlässigen Test [46, 66]. Auch der 1974 von V. Thomas [78] beschriebene Nachweis von Antikörper überzogenen Bakterien, der sog. ACB-Test als Zeichen einer Nierenparenchymbeteiligung, der schnell weite Verbreitung gefunden hat [45], ist nach unserer Zusammenstellung der Literaturangaben [42] wegen häufig falsch positiver und falsch negativer Resultate dazu nicht oder noch nicht geeignet (vgl. Abb. 3). Mundt u. Polk [56] kommen zu ähnlichem Ergebnis. Aus bisher ungeklärten Gründen ist die Zahl der falsch positiven und falsch negativen Befunde bei Kindern mit bis zu 40% besonders hoch.

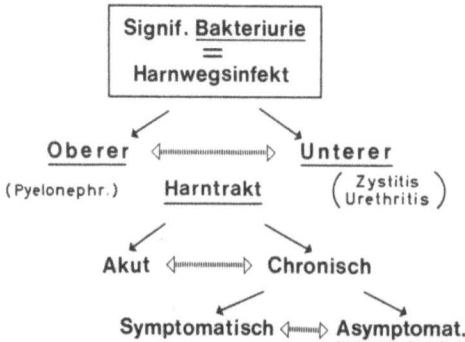

Abb. 2. Diagnostische Differenzierung des nosologisch übergeordneten Begriffs „Harnwegsinfekt". Einzelheiten s. Text

Trotzdem sind in Zukunft Verbesserungen der Diagnostik am ehesten von serologisch-immunologischer Seite zu erwarten [18, 38, 49, 51, 68, 75], und es könnte sein, daß auf diesem Wege schließlich eine noch genauere Charakterisierung von Pyelonephritis begünstigenden Risikofaktoren möglich wird. Vorerst aber bleibt die Diagnose der chronischen Pyelonephritis oft schwierig, so daß sich auch das *therapeutische* Vorgehen an der sorgfältigen Analyse des Einzelfalles orientieren muß. Als Leitlinien dürfen dabei jedoch heute gelten [17, 26, 31, 35, 36, 48, 72]:

1. Eine Indikation zur Chemotherapie besteht prinzipiell für Patienten mit bakteriellen Infekten, die das Parenchym (Niere oder Prostata) miterfaßt haben oder bei denen die praedisponierenden Faktoren im oben erläuterten Sinn nicht zu beseitigen sind. Wiederholte Therapiekontrollen im Abstand von Monaten sind unerläßlich.

2. Bei Patienten der genannten Risikogruppen sollten instrumentelle Eingriffe am Urogenitaltrakt unter Antibiotikaschutz vorgenommen werden.

3. Indikation zur und Intensität der Behandlung des akuten *unkomplizierten* Infekts der unteren Harnwege bei der Frau können sich mehr am Ausmaß der Beschwerden als am bakteriologischen Befund orientieren. Gleiches gilt sinngemäß für die Prophylaxe einer oft beträchtlichen Morbidität.

4. Sind Patienten beschwerdefrei und praedisponierende Faktoren ausgeschlossen, besteht nach gegenwärtiger Auffassung für die dann *isolierte* asymptomatische Bakteriurie des Erwachsenen keine Behandlungsnotwendigkeit.

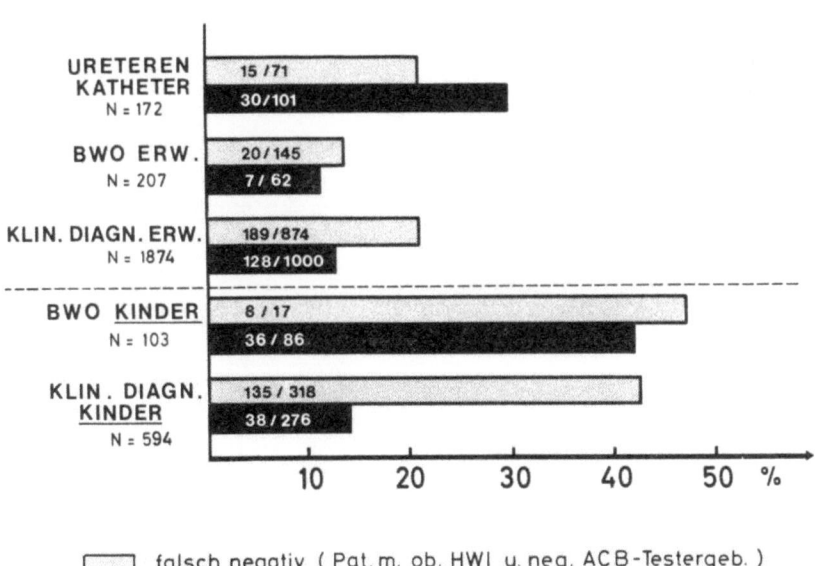

Abb. 3. Zusammenstellung der in der Literatur mitgeteilten Ergebnisse des ACB-Tests [42]. Ordinate: Verfahren zur Sicherung der Diagnose „oberer Harnwegsinfekt" – (Pyelonephritis) bei Erwachsenen und Kindern. BWO = Bladder-wash-out-Technik

Daß aber im Einzelfall die richtige Zuordnung bzw. Interpretation von Befunden zweifelhaft sein kann, zeigt das Beispiel einer Patientin (Abb. 4), die wir jetzt über 15 Jahre beobachten: Ursprünglich wegen Nephrolithiasis operiert, wurde sie uns zur Blutdruckeinstellung zuverlegt. Im Beobachtungszeitraum wurden zwar dreimal Nierenkoliken mit Steinabgang sowie ein kleines Konkrement im Kelchsystem der linken Niere nachgewiesen, aber nie akute pyelonephritische Schübe. Die Patientin wurde antibiotisch behandelt, wegen ständig rezidivierender Bakteriurie schließlich fortlaufend über Monate. Vor gut zwei Jahren haben wir uns dann entschlossen, die offensichtlich asymptomatische Colibakteriurie nicht mehr zu therapieren. Die Nierenfunktion – gemessen am Serum-Kreatinin – blieb über Jahre normal und die Patientin fühlt sich weiterhin wohl. Der therapeutische Optimist würde sagen, daß dieser günstige Verlauf durch unsere intensive Antibiotika-Therapie zustande kam. Möglich ist aber auch, daß hier eine asymptomatische Bakteriurie bei essentieller Hypertonie und Nephrolithiasis vorliegt und eine Antibiotikabehandlung unterbleiben durfte, so lange keine klinischen Zeichen des Harnwegsinfektes bzw. biochemische Hinweise einer Parenchymbeteiligung auftreten.

Die derzeitigen, hier wiedergegebenen Vorstellungen über Beziehungen zwischen Harnwegsinfekten, Risikofaktoren und pyelonephritischer Parenchymschädigung sollten also nicht darüber hinwegtäuschen, daß die offensichtliche Interdependenz, aber im Einzelfall unterschiedliche Wertigkeit von Risikofaktoren – darunter heute vielleicht noch nicht bekannte oder solche, die aus Zeitgründen hier im einzelnen nicht berücksichtigt werden konnten –, daß diese Interdependenz und unterschiedliche Wertigkeit in mancher Hinsicht noch nicht ausreichend geklärt sind. Es bleibt ein Gefühl irritierender Unsicherheit; aber diesen Grad an Unsicherheit teilt die Nephrologie mit vielen Bereichen der klinischen Medizin.

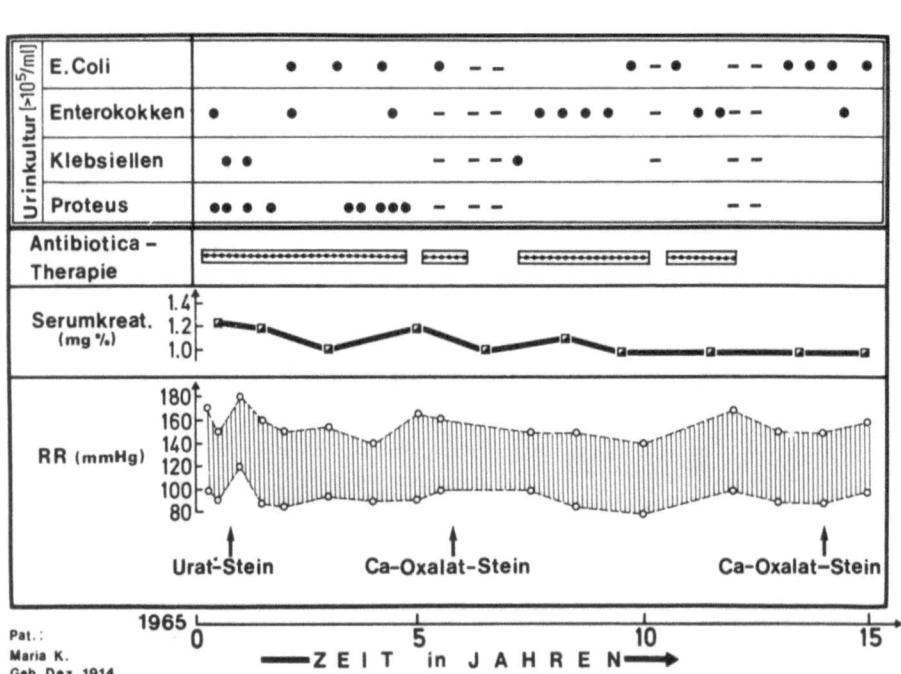

Abb. 4. Langzeitverlauf bei einer Patientin mit Nephrolithiasis, essentieller Hypertonie und Bakteriurie (Harnwegsinfekt). Einzelheiten s. Text

Literatur

1. Andersen HJ (1973) Hypertension, asymmetric renal parenchymal defect, sterile urine, and high E. coli antibody titre. Br Med J 3: 14 – 2. Angell ME, Relman AS (1968) "Active" chronic pyelonephritis without evidence of bacterial infection. N Engl J Med 278: 1303 – 3. Antibiotic treatment in kidneys of unequal function editorial (1976) Br Med J 1: 4 – 4. Aoki S, Imamura S, Aoki M, McCabe WR (1969) "Abacterial" and bacterial pyelonephritis. N Engl J Med 281: 1376 – 5. Asscher AW (1979) Course and consequences of covert bacteriuria. IV. Internat. Symp. on Pyelonephritis, Münster, 1979 (in press) – 6. Asscher AW, Sussman M, Waters WE, Evans JAS, Campell H, Evans KT, Williams JE (1969) Asymptomatic significant bacteriuria in the non-pregnant woman. II. Response to treatment and follow-up. Br Med J 1: 804 – 7. Asscher AW, Verrier-Jones ER, Verrier-Jones K, Mackenzie R, Williams LA (1979) Bacteriologic follow-up of schoolgirls with untreated covert bacteriuria. Kidney Int 16: 92 – 8. Asscher AW, Waters WE (1970) Significant bacteriuria in the non-pregnant woman. In: Kinkaid-Smith P, Fairley KF (eds) Renal infection and renal scarring. Mercedes, Melbourne p 25 – 9. Berning H, Orellana K, Selberg W (1974) Nierenpapillennekrosen. Dtsch Med Wochenschr 99: 1749 – 10. Blowers R, Asscher AW, Brumfitt W, Colley JRT, Saxton HM, Scott JES, Selkon JB, Smelie JM, White RHR (1979) Recommended terminology of urinary-tract infection. Br Med J 2: 717 – 11. Bock KD Pers. Mitt. – 12. Bock KD, Nitzsche T (1979) Analgesic nephropathy-symptomatology and clinical course. IV. Internat. Symp. on Pyelonephritis, Münster, 1979 (in press) – 13. Brod J (1956) Chronic pyelonephritis. Lancet 1: 973 – 14. Brod J, Kühn KW, Stender HS, Stolte E (1977) Phenacetin abuse and chronic pyelonephritis. Nephron 19: 311 – 15. Brumfitt W (1979) New developments in the study of pregnancy complicated by urinary tract infection. IV. Internat. Symp. on Pyelonephritis, Münster, 1979 (in press) – 16. Bullen M, Kinkaid-Smith P (1970) Asymptomatic pregnancy bacteriuria – a follow-up study 4–7 years after delivery. In: Kinkaid-Smith P, Fairley KF (eds) Renal infection and renal scarring. Mercedes Publ. Services, Melbourne, p 33 – 17. Chinn RH, Maskell R, Mead JA, Polak A (1976) Renal stones and urinary infection: A study of antibiotic treatment. Br Med J 2: 1411 – 18. Cornelius DR, Lark DL (1979) Some observations on attachement of E. coli to human vaginal epithelial cells. IV. Internat. Symp. on Pyelonephritis, Münster, 1979 (in press) – 19. Cotran RS (1979) Interstitial nephritis. In: Churg J, Spargo BH, Mostofi FK (eds) Kidney disease: Present status. Williams & Wilking Comp., Baltimore, p 254 – 20. Cove-Smith JR, Knapp MS (1978) Analgesic nephropathy: an important cause of chronic renal failure. Q J Med 57: 49 – 21. Dubach UC (1980) Toxisch bedingte interstitielle Nephritiden. Verh Dtsch Ges Inn Med (im Druck) – 22. Edwards B, White RHR, Maxted H, Deverill I, White PA (1975) Screening methods for covert bacteriuria in schoolgirls. Br Med J 2: 463 – 23. Eigler J (1978) Differentialdiagnostische und therapeutische Aspekte bei Harnwegsinfektionen. In: Fortschritt und Fortbildung in der Medizin. II. Interdisziplinäres Forum der Bundesärztekammer. Jahrbuch Deutscher Ärzteverlag 1978, S 167 – 24. Eigler J, Marget W (1976) Möglichkeiten und Bedeutung bakteriologischer Diagnostik. Internist 17: 77 – 25. Evans DA, Miao L, Hennekens CH, Kass EH (1980) Clearance of bacteriuria on discontinuing oral contraception. Br Med J 280: 152 – 26. Fang LST, Tolkoff-Rubin NE, Rubin RH (1978) Efficacy of single-dose and conventional amoxicillin therapy in urinary-tract infection localized by the antibody-coated bacteria technic. N Engl J Med 298: 413 – 27. Fessel WJ (1979) Renal outcomes of gout and hyperuricemia. Am J Med 67: 74 – 28. Freedman LR (1975) Natural history of urinary infection in adults. Kidney Int 8: S-96 – 29. Freedman LR Interstitial renal inflammation, including pyelonephritis and urinary tract infection. In: Early LE, Gottschalk CW (eds) Strauss and Welt's diseases of the kidney. Little, Brown and Co., Boston – 30. Freeman R (1973) Does bacteria lead to renal failure? Clin Nephrol 1: 61 – 31. Freeman RB, McFate-Smith W, Richardson JA, Hennelly PJ, Thurm RH, Urner Ch, Vallancourt JA, Griep RJ, Bromer L (1975) Long-term therapy for chronic bacteriuria in men: Public health service cooperative study. Ann Intern Med 83: 133 – 32. Friedreich N (1877) Über Nekrose der Nierenpapillen bei Hydronephrose. Virchows Arch [Pathol Anat] 69: 308 – 33. Gault MH, Blennerhassett J, Muehrcke RC (1971) Analgesic nephropathy. Am J Med 51: 740 – 34. Gillenwater JY, Harrison RB, Kunin CM (1979) Natural history of bacteriuria in schoolgirls. A long-term case control study. N Engl J Med 301: 396 – 35. Gleckman R, Crowley M, Natsios GA (1979) Therapy of recurrent invasive urinary-tract infections of men. N Engl J Med 301: 878 – 36. Greenwood D, Kawada Y, O'Grady F (1980) Treatment of acute bacterial cystitis: Economy versus efficacy. Lancet 1: 197 – 37. Gsell O (1974) Nephropathie durch Analgetika. Ergeb Inn Med Kinderheilkd 35: 67 – 38. Hanson LA, Ahlstedt S, Jodai U, Kaijser B, Larsson P, Lidin-Janson G, Lincoln K, Lindberg U, Mattsby I, Olling S, Peterson H, Sohl A (1975) The host-parasite relationships in urinary tract infections. Kidney Int 8: S-28 – 39. Heptinstall RH (1976) Interstitial nephritis. Am J Pathol 83: 214 – 40. Heptinstall RH (1976) Pathology of the kidney, II. ed. Little, Brown and Comp., Boston – 41. Hodson J, Maling TMJ, McManamon PJ, Lewis MG (1975) Reflux nephropathy. Kidney Int 8: S-50 – 42. Jünger E, Eigler J (in

Vorb.) Untersuchungen zur diagnostischen Wertigkeit von Antibodycoated Bakterien (ACB-Test) im Urin − 43. Kass EH, Zimmer SH (1969) Bacteriuria and renal disease. J Infect Dis 120: 27 − 44. Kinkaid-Smith P, Witw'srand MB (1955) Vascular obstruction in chronic pyelonephritic kidneys and its relation to hypertension. Lancet 269: 1263 − 45. Kohnle W, Vanek E, Federlin K, Franz HE (1975) Lokalisation eines Harnwegsinfektes durch Nachweis von antikörperbesetzten Bakterien im Urin. Dtsch Med Wochenschr 100: 2598 − 46. Kunin CM (1979) Detection, prevention and management of urinary tract infections, III ed. Lea & Febiger, Philadelphia − 47. Kunin CM, McCormack RC (1968) An epidemiologic study of bacteriuria and blood pressure among nuns and working women. N Engl J Med 278: 635 − 48. Lindemeyer RIM (1963) Factors determining the outcome of chemotherapy in infections of the urinary tract. Ann Intern Med 58: 201 − 49. Losse H, Intorp HW, Lison AE, Funke C (1975) Evidence of an autoimmune mechanism in pyelonephritis. Kidney Int 8: S-44 − 50. Losse H, Loew H, Lison A (1979) Neuere Aspekte der Pyelonephritis. Nieren- u. Hochdruckkrankheiten 8: 15 − 51. McCluskey RT, Klassen J (1973) Immunologically mediated glomerular, tubular and interstitial renal disease. N Engl J Med 288: 564 − 52. McLachlan MSF, Meller ST, Verrier Jones ER, Asscher AW, Fletcher EWL, Mayor-White RT, Ledingham JGG, Smith JC, Johnston HH (1975) Urinary tract in schoolgirls with covert bacteriuria. Arch Dis Child 50: 253 − 53. Miall WE, Kass EH, Ling J, Stuart KL (1962) Factors influencing arterial pressure in the general population in Jamaica. Br Med J 5: 497 − 54. Mihatsch MJ (1980) Phenacetin abuse. II. Chronic renal failure. An autopsy study in Basel. Schweiz Med Wochenschr 110: 116 − 55. Miller Th (1979) Immunobiologic factors in the pathogenesis of renal infection. Kidney Int 16: 665 − 56. Mundt KA, Polk BF (1979) Identification of site of urinary-tract infections by antibody coated bacteria assay. Lancet 1: 1172 − 57. Murray T, Goldberg M (1975) Chronic interstitial nephritis: Etiologic factors. Ann Intern Med 82: 453 − 58. Nanra RS, Kinkaid-Smith P (1972) Chronic effect of analgesics on the kidney. In: Edwards (ed) Drugs affecting kidney function and metabolism. Prog Biochem Pharmacol 7: 285 − 59. O'Sullivan DJ, Fitzgerald MG, Meynell MJ, Malins JM (1961) Urinary tract infection. A comparative study in the diabetic and general population. Br Med J 4: 786 − 60. Østerby-Hansen R (1964) Bacteriuria in diabetic and nondiabetic out-patients. Acta Med Scand 176: 721 − 61. Parker J, Kunin C (1973) Pyelonephritis in young women − a 10- to 20-year follow-up. JAMA 224: 585 − 62. Pfau A, Rosenmann E (1978) Unilateral chronic pyelonephritis and hypertension: Coincidental or causal relationship? Am J Med 65: 499 − 63. Pometta D, Rees SB, Younger C, Kass EH (1967) Asymptomatic bacteriuria in diabetes mellitus. N Engl J Med 276: 1118 − 64. Rubin R, Cotran RS (1979) Immunological aspects of urinary tract infection, with a critical survey of the antibody-coated bacteria assay. IV. Internat. Symp. on Pyelonephritis, Münster, 1979 (in press) − 65. Sack RB (1979) Prophylactic antibiotics? The individual versus the community. N Engl J Med 300: 1107 − 66. Schardijn G (1979) Urinary β_2-microglobulin in upper and lower urinary-tract infections. Lancet 1: 805 − 67. Schechter H, Leonard CD, Scribner BH (1971) Chronic pyelonephritis as a cause of renal failure in dialysis candidates. JAMA 216: 514 − 68. Schena FP (1979) Immunological and bacteriological studies in chronic pyelonephritis associated with kidney stones. Nephron 23: 162 − 69. Shapiro AP (1963) Experimental pyelonephritis and hypertension: Implications for the clinical problem. Ann Intern Med 59: 37 − 70. Shapiro AP, Kobernick JL (1961) Susceptibility of rats with renal hypertension to pyelonephritis, and predisposition of rats with chronic pyelonephritis to hormonal hypertension. Circ Res 9: 869 − 71. Shapiro AP, Sapira JD, Scheib ET (1971) Development of bacteriuria in a hypertensive population − a 7 year follow-up study. Ann Intern Med 74: 861 − 72. Smith JW, Jones SR, Reed WP et al. (1979) Recurrent urinary tract infections in men − characteristics and response to therapy. Ann Intern Med 91: 544 − 73. Smythe CM, Rivers CF, Rosemond RM (1960) A comparison of the incidence of bacteriuria among hypertensives and matched controls. Arch Intern Med 105: 121/899 − 74. Sussman M, Asscher AW, Waters WE, Evans J, Campbell H, Evans KT, Williams JE (1969) Asymptomatic significant bacteriuria in the non-pregnant woman. I. Description of a population. Br Med J 1: 799 − 75. Svanborg Edén, Korhonen CT, Leffler H, Marild S (1979) Pathogenetic aspects of bacterial adherence in urinary tract infection. IV. Internat. Symp. on Pyelonephritis, Münster, 1979 (in press) − 76. Stewart JH (1975) Diseases causing end-stage renal failure in South Wales. Br Med J 1: 440 − 77. Thiele KG, Berning H (1969) Nierenpapillen-nekrosen und Analgetik-Mißbrauch. Münch Med Wochenschr 111: 1673 − 78. Thomas V, Shelokov A, Forland M (1974) Antibody coated bacteria in the urine and the site of urinary tract infection. N Engl J Med 290: 588 − 79. Vejlsgaard R (1966) Studies on urinary infection in diabetics. I. Bacteriuria in patients with diabetes mellitus and in control subjects. Acta Med Scand 179: 173 − 80. Vejlsgaard R (1966) Studies on urinary infection in diabetics. II. Significant bacteriuria in relation to long-term diabetic manifestations. Acta Med Scand 179: 183 − 81. Vejlsgaard R (1973) Studies on urinary infection in diabetics. III. Significant bacteriuria in pregnant diabetics and in matched controls. Acta Med Scand 193: 337 − 82. Vejlsgaard R (1973) Studies on urinary infections in diabetics. IV. Significant bacteriuria in pregnancy in relation to age of onset, duration of diabetes, angiopathy and urological symptoms. Acta Med Scand 193:343 — 83. Vorburger Ch (1978) Bacteriurie — Richtstrahl oder Irrlicht? Schweiz Med Wochenschr 108:941 — 84. Winberg J, Bergström T, Jacobsson B (1975) Morbidity, age and sex distribution, recurrences and renal scarring in symptomatic urinary tract infection in childhood. Kidney Int 8:S-101 — 85. Woods JW (1960) Susceptibility to experimental pyelonephritis when hormonal hypertension is prevented by hypotensive drugs. J Clin Invest 39:1813

Nephrologie

Scholz, R. (Zentrum für Innere Medizin), Fraedrich, G. (Zentrum für Chirurgie, Kardiovaskuläre Abt.), Leber, H. W. (Zentrum für Innere Medizin), Mulch, J. (Zentrum für Chirurgie, Kardiovaskuläre Abt.), Schütterle, G. (Zentrum für Innere Medizin der Univ. Gießen):
Erfahrungen mit der kontinuierlichen Peritonealdialyse CPD bei akuten Nierenversagen nach kardiovaskulären Operationen sowie erheblicher kardialer Vorschädigung

Die bisherige Therapie der Urämie bei akuten Nierenversagen jeglicher Genese bestand aus einer Hämodialysebehandlung, neuerdings auch aus einer Hämofiltration.

Bei erheblich kardial vorgeschädigten Patienten bieten beide Verfahren, insbesondere die Hämodialyse, wesentlich weniger die Hämofiltration, durch die nicht unerhebliche Kreislaufbelastung [2] Schwierigkeiten, da sie bei diesen Patienten ein irreversibles Herz-Kreislaufversagen auslösen können. Dies trifft neben den Fällen mit akuten Nierenversagen unterschiedlicher Genese bei kardialer Vorschädigung, hohem Alter, Katecholaminbedürftigkeit und/oder Beatmungspflichtigkeit vor allem auch für Patienten nach kardiovasculären Operationen zu. Diese Erfahrungen veranlaßten uns hierbei ein Dialyseverfahren mit möglichst geringer Kreislaufbelastung anzuwenden, wie es seit einigen Jahren in Form der kontinuierlichen Peritonealdialyse CAPD für Patienten mit chronischer Urämie beschrieben wurde [4–7, 9–12, 14, 15].

Methodik

1. Patientengut
1.1. Akutes Nierenversagen nach kardiovasculären Operationen
Seit Dezember 1978 kam es bei 21 von 550 Patienten = 3,7% nach kardiovaskulären Operationen zu einem akuten Nierenversagen, das eine Dialysebehandlung erforderlich machte. Die Altersverteilung, Geschlechtszugehörigkeit und vorausgegangene Operationsart sind aus der Abb. 1 zu entnehmen. Den Literaturangaben [3, 17] entsprechend überwiegen Klappenersatzoperationen am li. Herzen sowie aortokoronare Venen-Bypass-Operationen. Das akute Nierenversagen wurde, zumindest vordergründig, häufig durch ein schweres, postoperatives Linksherzversagen im Sinne des „low cardiac output-Syndroms" verursacht. Daneben war in 6 Fällen eine Vorschädigung der Nieren bekannt. Weniger häufig traten hämorrhagische Komplikationen sowie Rhythmusstörungen auf, die jeweils über einen temporären Blutdruckabfall zum akuten Nierenversagen führten.

1.2. Sonstige akute Nierenversagen bei kardialer Vorschädigung
Bei 11 Patienten mit akutem Nierenversagen unterschiedlicher Genese, für die infolge erheblich

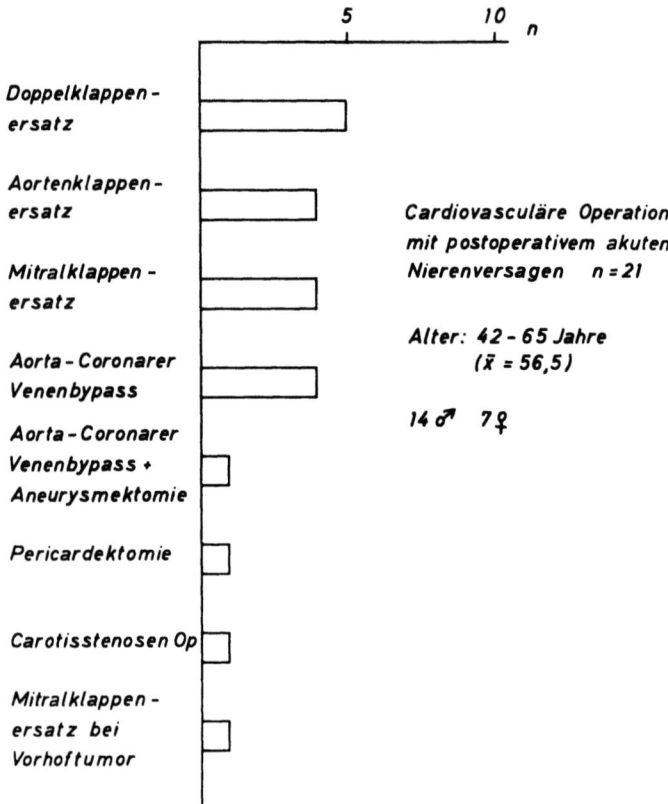

Abb. 1

vorgeschädigter kardialer Leistungsfähigkeit eine Hämodialysebehandlung ein zusätzliches Risiko dargestellt hätte, führten wir ebenfalls eine CPD durch. Die Altersverteilung, Geschlechtszugehörigkeit und auslösenden Ursachen des akuten Nierenversagens sind in der Tabelle 1 dargestellt. Bei diesen Patienten war 5mal eine erhebliche Vorschädigung der Nieren bekannt, 4mal bestand zusätzlich ein Insulin-pflichtiger Diabetes mellitus.

2. Katheter und Durchführung der CPD

Der intraperitoneale Katheter wurde nach der von Tenckhoff et al. [16] 1968 beschriebenen Methode eingelegt, wenn Serum-Harnstoff über 150 mg/dl und/oder Kreatinin im Serum über 4–5 ml/dl anstiegen. Diese Grenzwerte wurden entsprechend dem klinischen Zustand des Patienten – Azidose, Hyperkaliämie, Restdiurese, Überwässerung etc. – modifiziert. Die Dauerperitonealdialyse erfolgte im Prinzip mit 5maligem Wechsel von 2 l Dialysat bei 8stündiger nächtlicher Pause.

Als Dialysat kamen je nach Serum-Kaliumkonzentration und Hydratationszustand des Patienten die CAPD-Lösungen 1, 2 und 3 bzw. 1K, 2K und 3K der Firma Fresenius zur Anwendung.

Entsprechend dem individuellen Bedarf, z. B. katabole Stoffwechsellage mit hoher Anstiegsrate des Harnstoffs im Serum, Überwässerung etc. wurde das Grundprinzip durch Erhöhung der Wechselfrequenz mit folgender Verkürzung der Verweildauer modifiziert.

Tabelle 1. CPD – Akutes Nierenversagen (n = 11; Alter: 44–88 Jahre ($\bar{x}$ = 72,7); 6 ♂, 5 ♀,

Nicht cardiochir. Operationen	4
Sepsis	2
Akute Pankreatitis	2
Apoplekt. Insult	1
Massive globale Herzinsuffizienz	1
Polytrauma	1

Ergebnisse

Die CPD wurde bei den insgesamt 31 Patienten zwischen 1 und 29 Tagen, im Mittel 7,4 Tage ohne Unterbrechung nach der oben beschriebenen Methode durchgeführt. Die harnpflichtigen Substanzen im Serum ließen sich zufriedenstellend senken und während der gesamten Dialysedauer relativ konstant halten. Der Mittelwert für Serum-Harnstoff sank von 230 mg/dl vor CPD auf 165 mg/dl während der CPD, das Serum-Kreatinin von 7,6 mg/dl auf 5,9 mg/dl ab. Der Serum-Kaliumspiegel ließ sich während der gesamten Dialysedauer zufriedenstellend konstant halten. Der Mittelwert lag bei 4,6 mmol/l. Bedrohliche Hyperkaliämiephasen traten in keinem Falle auf. Teilweise war sogar eine mäßiggradige Kalium-Substitution erforderlich.

Der Säure-Basen-Haushalt war während der CPD weitgehend ausgeglichen. Der pH-Wert lag im Mittel bei 7,38, der Basenüberschuß bei −1,3 mäq/l. Nur teilweise war zur Erreichung dieses Ergebnisses eine geringe Substitution mit Natriumbicarbonat notwendig. Diese ließ sich umso leichter durchführen, als sich die Bilanzierung des Wasserhaushaltes problemlos gestaltete. Die mittlere Ultrafiltrationsrate betrug 2,1 l/24 Std, sie konnte bis auf maximal 8,2 l/24 Std gesteigert werden. Probleme durch den erheblichen Proteinverlust über die Peritonealdialyse, wie in der Literatur beschrieben ist [4, 5, 10−14] konnten nicht beobachtet werden. In wenigen Fällen wurden geringe Mengen Humanalbumin substituiert. Die nicht unerhebliche Glukoseresorption ließ sich risikolos für den Patienten, teilweise mit zusätzlichen Insulin-Gaben beheben.

Auswirkungen der CPD auf die Kreislaufverhältnisse waren in keinem Fall zu beobachten. Es kam zu keinem dialysebedingten Blutdruckabfall, Frequenzanstieg und/oder Erhöhung des Katecholaminbedarfes. Eine klinisch relevante Beeinträchtigung der Atemfunktion war nicht festzustellen. Bei beatmungspflichtigen Patienten war eine dialysebedingte Korrektur der Beatmungsparameter nicht erforderlich.

Peritonitische Reizerscheinungen traten 5mal während den insgesamt 227 Dialysetagen auf. Sie waren nie schwerwiegender Natur und konnten mittels geeigneter Antibiose und Fortführung der CPD jeweils innerhalb weniger Tage beherrscht werden. Eine wesentliche Verschlechterung des Krankheitsbildes durch diese Komplikation war nie festzustellen.

Diskussion

Gegenüber den unbefriedigenden Ergebnissen mit der intermittierenden Peritonealdialyse [3, 8] sowie Hämodialyse konnte gezeigt werden, daß die CPD bei akutem Nierenversagen von kardial vorgeschädigten Patienten, vor allem nach kardiovaskulären Operationen, eine geeignete therapeutische Methode ist. Unter Berücksichtigung der kontinuierlichen Anwendung ist eine effiziente Dialyse mit ausreichender Elimination harnpflichtiger Substanzen sowie Regulierung des Wasser-, Elektrolyt- und Säure-Basen-Haushaltes gewährleistet [4, 5, 10−12, 14]. Eine wesentliche Beeinträchtigung der Herz-Kreislauf- und Lungenfunktion ist hiermit vermeidbar [1].

Das nach wie vor gegebene Risiko der Peritonitis erfordert eine Einhaltung streng steriler Bedingungen bei Wechsel des Dialysates, Beibehaltung der Schlauchverbindungen im Intervall und entsprechende Versorgung der Katheteraustrittsstelle

[7, 10, 12, 14]. Bei Gebrauch der neuerlich vorliegenden Überleitungssysteme und Konektoren sollte eine weitere Senkung der Peritonitisrate möglich sein. Diese Komplikation stellt daher u. E. keine Kontraindikation gegenüber der Anwendung der CPD dar. Angesichts der relativ problemlosen Anwendung sollte zur Vermeidung einer Verschlechterung der Herz-Kreislauf-Situation infolge stärkerer urämischer Stoffwechselsituation sowie Volumenüberlastung ein frühzeitiger Dialysebeginn nach folgenden Kriterien erfolgen:

1. Serum-Harnstoffanstieg über 150 mg/dl, 2. Serum-Kreatininanstieg über 4−5 mg/dl, 3. Serum-Kalium-Anstieg über 6 mg/dl, 4. massive metabolische Azidose, 5. Volumenüberladung/Lungenstauung bei Oligurie/Anurie. Weitere schwerwiegende metabolische Entgleisungen mit zwangsläufig folgender Verschlechterung der Herzleistung und Kreislauffunktion lassen sich somit vermeiden. Unverändert bleibt die erhebliche Gefährdung dieser Patienten bestehen.

Literatur

1. Criée C-P, Neuhaus KL, Kreuzer H (1979) Einfluß der Dauer-Peritonealdialyse auf die Lungenfunktion. Nieren- u. Hochdruckkrankheiten 8 (5): 205−207 − 2. Hampl H, Paeprer H, Unger V, Kessel MW (1979) Hemodynamic during hemodialysis, sequential ultrafiltration and hemofiltration. J Dialysis 2(1): 51−71 − 3. Krian A, Grabensee B, Körfer R, Rumpf P, Wittenhaugen D, Zumfelde L, Bircks W (1975) Erfahrungen in der Therapie des akuten Nierenversagens nach kardiovaskulären Operationen. Thoraxchirurgie 23: 403−407 − 4. Moncrief JW, Nolph KD, Rubin J, Popovich RP (1978) Additional experience with continuous ambulatory peritoneal dialysis (CAPD). Trans Am Soc Artif Intern Organs 24: 476−483 − 5. Nolph KD, Popovich RP, Moncrief JW (1978) Theoretical and practical implications of continuous ambulatory peritoneal dialysis. Nephron 21: 117−122 − 6. Oreopoulos DG, Robson M, Izatt S, Clayton S, deVeber GA (1978) A simple and safe technique for continuous ambulatory peritoneal dialysis (CAPD). Trans Am Soc Artif Intern Organ 24: 484−487 − 7. Oreopoulos DG, Vas S, Zellerman G (1979) Continuous ambulatory peritoneal dialysis (CAPD). Abstr. of the 12th Annual Contractors' Conference. Artificial Kidney-Chronic Uremia Program (NIAMDD), vol 12, p 58−59 − 8. Polonius M-J, Albrecht K-H, Bleese N, Stein J (1975) Die Peritonealdialyse zur Behandlung der postoperativen Niereninsuffizienz nach herz- und gefäßchirurgischen Eingriffen (Indikation, Technik, Komplikationen, Resultate). Thoraxchirurgie 23: 400−402 − 9. Popovich RP, Moncrief JW, Decherd J-B, Bomar JB, Pyle WK (1976) The definitation of a novel portable/wearable equilibrium peritoneal dialysis technique. Trans Am Soc Artif Inter Organs (Abstr) 5: 64 − 10. Popovich RP, Moncrief JW, Nolpf KD, Ghods AJ, Twardowski ZJ, Pyle WK (1978) Continuous ambulatory peritoneal dialysis. Ann Intern Med 88: 449−456 − 11. Rieger J, Dorn D, Hinsch W (1979) Bilanzuntersuchungen bei Dauer-Peritonealdialyse. Nieren- u. Hochdruckkrankheiten 8(5): 202−204 − 12. Robson MD, Oreopoulos DG, Clyton S, Izatt S, Rapoport A, deVeber GA (1978) Comparison of intermittent with continuous peritoneal dialysis. Proc Eur Dial Transplant Assoc 15: 197−204 − 13. Schoppe W-D, Dirks E, Schnurr E, Kindler U (1976) Proteinverlust bei Peritonealdialysen. Verh Dtsch Ges Inn Med 82: 1565−1568 − 14. Schuenemann B, Falda Z, Mergerian H, Quellhorst E (1979) Klinische Erfahrungen mit der Dauer-Peritonealdialyse. Nieren- u. Hochdruckkrankheiten 8(5): 193−197 − 15. Smeby LC, Wiederøe T-E (1979) Kinetics of continuous ambulatory peritoneal dialysis. Proceedings ESAO, Genf, p 156−160 − 16. Tenckhoff H, Schlechter H (1968) A bacteriologically safe peritoneal access device. Trans Am Soc Artif Intern Organs 14: 181−186 − 17. Wetzels E, Herms W (1970) Akutes Nierenversagen nach Eingriffen am Herzen und an den großen intrathorakalen Gefäßen. In: Klütsch K, Wollheim E, Holtmeier HJ (Hrsg) Die Niere im Kreislauf. 9. Internationales Symposium der Deutschen Gesellschaft für Fortschritte auf dem Gebiet der Inneren Medizin. Thieme, Stuttgart, S 99−106

Gröne, H. J., Kaufhold, G., Kramer, P., Wigger, W., Burchardi, H., Stokke, T., Scheler, F. (Med. Klinik, Abt. für Nephrologie und Inst. für Klin. Anaesthesiologie der Univ. Göttingen):
Die Behandlung der Diuretica-resistenten Überwässerung und des akuten Nierenversagens mit der arteriovenösen Hämofiltration

I. Einleitung

Das akute Nierenversagen und die Diuretica-resistente Überwässerung stellen bei Intensivpatienten mit schweren Grundkrankheiten lebensbedrohende Komplikationen dar. Die arteriovenöse Hämofiltration ist eine 1977 an der Medizinischen Klinik Göttingen konzipierte, einfache Methode, akute Entgleisungen des Wasser- und Elektrolythaushaltes und das akute Nierenversagen zu korrigieren [1].

II. Methode

Katheter mit einem Durchmesser von 3 mm werden in Seldinger-Technik in Arteria und Vena femoralis mit Hilfe einer besonders langen Spirale und eines Erweiterungskatheters eingeführt und mit einem Ultrafilter (AMICON Diafilter TM 20 oder 30; Amicon GmbH, Witten, BRD) verbunden. Durch den arteriovenösen Druckgradienten fließt Blut durch den Filter mit einer semipermeablen Membran. Die Membran ist für Moleküle bis zu einem Molekulargewicht von 10 000 durchlässig. Ultrafiltrat wird an den Membranen der Hohlfasern des Filters abgepreßt. Wenn Heparin in einer Dosis von 750 E/Std kontinuierlich über eine im arteriellen Blutstrom liegende Kanülenspitze infundiert wird, kann eine Gerinnung des Blutes im extrakorporalen System verhindert werden. Zur Substitution der filtrierten Flüssigkeit wird eine kaliumfreie Ringer-Lactatlösung verwandt (Na 142, Ca 4,0, Mg 1,5, Cl 103,0, Lactat 44,5 mVal/l). Die Blutvolumenstromstärke wird im arteriellen Zustrom mit einem Statham-Flowmeter (kanülierende Sonde) mit automatischer Nullwert-Stabilisierung gemessen.

III. Ergebnisse

Die Blutvolumenstromstärke variiert während eines Herzzyklus; sie erreicht während der Systole Werte bis 200 ml/min, in der Diastole sinkt die Blutflußrate deutlich ab oder sistiert für 50–200 ms. Die mittlere arterielle Blutflußrate wird außer vom arteriellen Druck vom venösen Abflußdruck, d. h. vom arteriovenösen Druckgradienten, sowie vom Flußwiderstand im Filter (Anzahl offener Kapillaren, abgeknickte Katheter) und von der Viskosität des Blutes bestimmt. Im Patientenkollektiv unterscheiden sich die Blutflußraten bei einem bestimmten arteriellen Mitteldruck deutlich voneinander. Am einzelnen Patienten mit variierendem arteriellen Mitteldruck besteht eine direkte proportionale Abhängigkeit der mittleren Blutflußrate vom mittleren arteriellen Druck. Im Gegensatz zur Niere werden bei systolischen Blutdruckwerten von 70 mm Hg noch ausreichende Ultrafiltrationsraten (300–500 ml/h) erreicht. Filtration und Blutflußrate sinken im allgemeinen mit steigendem Hämatokrit (Abb. 2). Patienten mit einem Hämatokritwert größer als 45% sind für eine arteriovenöse Hämofiltration nicht geeignet, da die Filtrationsrate zu gering ist. Die Mehrzahl der Patienten weist Hämatokritwerte von 30–35% auf; eine relativ zu hohe, die arteriovenöse Hämofiltration behindernde Viskosität des Blutes ist so nicht gegeben. Die Filtrationsrate beträgt meist 20–30% der Blutflußrate. Filtrationsfraktionen von 0,1–0,5 sind möglich; eine Abhängigkeit der Filtrationsfraktion vom Hämatokrit wird nicht gefunden.

73 Patienten sind an den Kliniken der Universität Göttingen bisher mit der arteriovenösen Hämofiltration behandelt worden. Die arteriovenöse Hämofiltration wird zur Behandlung: a) der Diuretica-resistenten Überwässerung ($n = 45$): bei

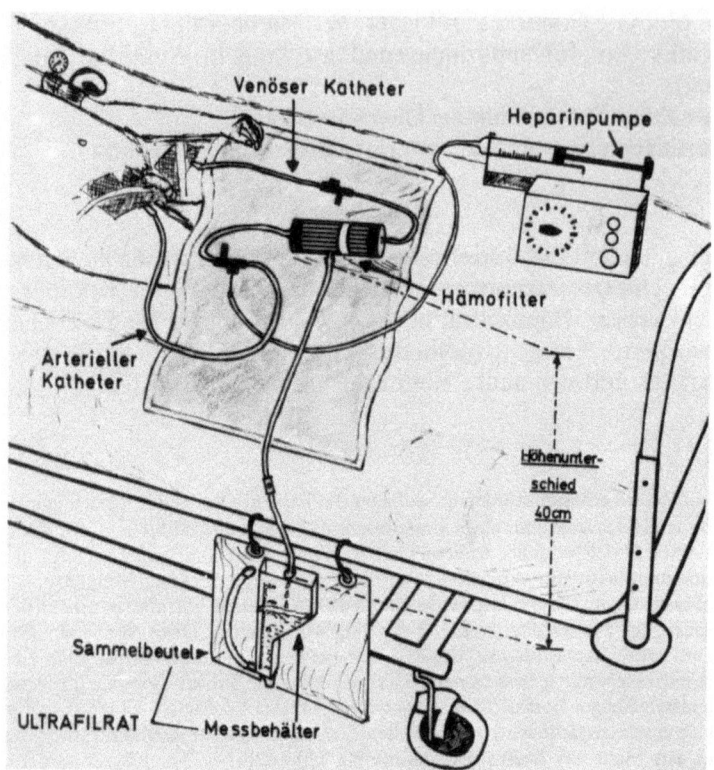

Abb. 1. Schematische Darstellung der arterio-venösen Hämofiltration. Das Ultrafiltrat läuft in ein tief am Bett hängendes Sammelgefäß, um durch Sog die arteriovenöse Hämofiltration zu unterstützen

Flüssigkeitslunge ($n = 16$), Stauungsherzinsuffizienz ($n = 24$), Volumenhochdruck ($n = 5$); b) Natriuretica-resistenten Hypernatriämie ($n = 4$); c) der parenteralen hyperkalorischen Ernährung bei Niereninsuffizienz ($n = 10$); d) des akuten Nierenversagens bei Intensivpatienten ($n = 14$) eingesetzt.

Die Behandlung der Diuretica-resistenten Überwässerung mit der arteriovenösen Hämofiltration demonstriert der folgende Fall (Abb. 2). Ein 10jähriges Kind entwickelte nach einem thoraxchirurgischen Eingriff ein Nierenversagen und bei Überwässerung eine schwere pulmonale Diffusionsstörung. Eine Hypoxämie wurde durch Überdruckbeatmung mit 100% Sauerstoff und extrakorporale Oxygenierung des Blutes unzureichend behandelt. Durch stetigen, vorsichtigen Flüssigkeitsentzug mit Hilfe der arteriovenösen Hämofiltration sank der Sauerstofftransfer im Oxygenator; der arterielle Sauerstoffpartialdruck stieg auf 100 mm Hg innerhalb von 15 Std an.

Die arteriovenöse Hämofiltration wurde bei 14 zumeist beatmeten Intensivpatienten zur Behandlung des akuten Nierenversagens eingesetzt. Das Nierenversagen trat komplizierend posttraumatisch, postoperativ oder nach schwerer Intoxikation auf. Bei einem 16jährigen Mädchen mit Paraquat-Intoxikation und Lungeninsuffizienz konnte ein anurisches Nierenversagen mit der arteriovenösen Hämofiltration über 24 Tage kompensiert werden. In der 3. Woche wurde beständig eine Plasma-Kreatininkonzentration von 5 mg bei einer Substitution-Filtrationsrate von

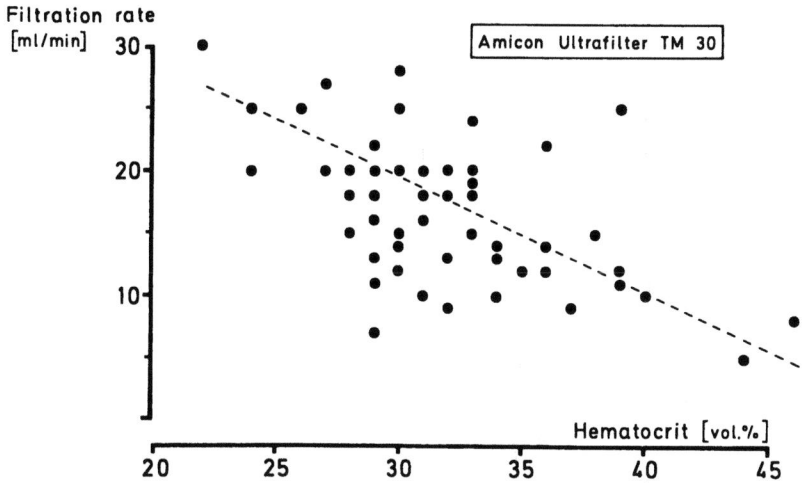

Abb. 2. Abhängigkeit zwischen Filtrationsrate und Hämatokrit

7–9 ml/min erreicht. Eine hyperkalorische Ernährung war bei einem Flüssigkeitsumsatz von etwa 4–12 l/die möglich.

IV. Diskussion

Flüssigkeitsentzug durch Ultrafiltration bei Patienten mit Überwässerung, pulmonaler Kongestion und Linksherzinsuffizienz ist mehrmals demonstriert worden [2–4]. Der zentralvenöse Druck und der Pulmonalarteriendruck sinken, die Lungendiffusionskapazität wird erhöht. Bei Ultrafiltration ist eine hämodynamische Instabilität wie Blutdruckabfall, Tachycardie, selbst bei Patienten mit niedrigen Blutdruckwerten, meist nicht nachzuweisen [5, 6]. Die arteriovenöse Hämofiltration ermöglicht bei Diuretica-resistenter Überwässerung auf einfache Weise ohne Blutpumpen einen stetigen Flüssigkeitsentzug. Da bei alleiniger Ultrafiltration eine Hyperkaliämie auftreten kann, sollte die Serum-Kaliumkonzentration kontrolliert und eventuell durch Ionen-Austauscherharze gesenkt werden.

Eine Niereninsuffizienz ist bei einem Glomerulumfiltrat von 8 ml/min noch kompensiert. Die nach 48stündiger, konstanter Ultrafiltrationsrate bei arteriovenöser Hämofiltration erreichten steady state-Plasma-Kreatininkonzentrationen entsprechen denen bei gleich hoher glomerulärer Filtrationsrate. Bei einer Ultrafiltrat-Substitutionsrate von 10 ml/min sinkt die Plasma-Kreatininkonzentration auf Werte von 5–6 mg%. Im Mittel werden Filtrationsraten von 5–10 ml/min erreicht. Die Plasma-Kreatininkonzentrationen sind geringer als bei chronischen Hämodialysepatienten. Die arteriovenöse Hämofiltration kann ein akutes Nierenversagen kompensieren.

Die Prognose schwerer konsumierender Erkrankungen mit begleitendem akuten Nierenversagen scheint durch eine hyperkalorische Ernährung günstig beeinflußt zu werden [7–9]. Dies erfordert eine Flüssigkeitszufuhr von mehr als 3 l/die, die mit Hilfe der arteriovenösen Hämofiltration beständig entzogen werden können. Im Gegensatz zur stundenweise eingesetzten maschinellen Dialyse unterliegen Elektrolyt- und Wasserhaushalt sowie die Hämodynamik des kleinen und großen

Kreislaufes keinen abrupten Veränderungen. Bei der kontinuierlichen Peritonealdialyse ist stets, besonders bei nicht geübtem Personal, die Möglichkeit einer Peritonitis gegeben, die bei der abgeschwächten Infektionsresistenz niereninsuffizienter Patienten lebensbedrohend ist. Eine Peritonealdialyse kann bei älteren Patienten mit Lungenemphysem zu einer insuffizienten Lungenfunktion führen. Die maschinelle Hämofiltration und -dialyse sowie die Peritonealdialyse erfordern einen großen Sach- und Personalaufwand. Die arteriovenöse Hämofiltration wird durch die den Patienten betreuende Pflegekraft überwacht.

Die arteriovenöse Hämofiltration ist zur Behandlung der Überwässerung, von Elektrolytstörungen und des akuten Nierenversagens geeignet. Sie ist eine einfache und kostengünstige Methode, die besonders auf Intensivstationen bevorzugt eingesetzt werden kann.

Literatur

1. Kramer P, Wigger W, Rieger J, Matthaei D, Scheler F (1977) Arteriovenous haemofiltration: A new and simple method for treatment of overhydrated patients resistant to diuretics. Klin Wochenschr 55: 1121–1122 – 2. Silverstein ME, Ford CA, Lysaght MJ, Henderson LW (1974) Treatment of severe fluid overload by ultrafiltration. N Engl J Med 291: 747–751 – 3. Thieler H, Schmidt U, Kulick B (1976) Isolierte Ultrafiltration mit Dialysator und Blutpumpe bei hydropischer Herzinsuffizienz. Z Gesamte Inn Med 31: 1050–1051 – 4. Pogglitsch H, Waller J, Giessauff W, Holzer H, Katschnigg H (1977) Die Behandlung therapie-refraktärer Ödeme mittels Hämofiltration. Intensivmedizin 14 (Suppl 14): 104–111 – 5. Gerhardt RE, Abdulla AM, Mach SJ, Hudson JB (1979) Isolated ultrafiltration in the therapy of volume overload accompanying oliguric vascular shock states. Am Heart J 98: 567–571 – 6. Bergstrom J, Asaba H, Fürst P, Oules R (1976) Dialysis, ultrafiltration and blood pressure. Proc Eur Dial Transplant Assoc 13: 293–300 – 7. Abel RM, Beck CH, Abbott WM, Ryan JA, Barnett GO, Fischer JE (1973) Improved survival from acute renal failure after treatment with intravenous essential L-amino acids and glucose. Results of a prospective double-blind study. N Engl J Med 288: 659–699 – 8. Lee HA (1978) The nutrional management of renal disease. In: Dickerson JWT, Lee HA (eds) Nutrition in the clinical management of disease. Arnold Publ., London, pp 210–235 – 9. Lee HA (1977) The management of acute renal failure following trauma. Br J Anaesth 49: 697–705

Balcke, P., Schmidt, P., Kopsa, H., Zazgornik, J., Deutsch, E. (I. Med. Univ.-Klinik Wien):
Myelomniere und erweiterte Dialyseindikation

Eine progrediente Niereninsuffizienz ist in vielen Fällen ausschlaggebend für die Prognose und Lebenserwartung von Myelompatienten. Ob es sinnvoll ist in diesen Fällen bei Erreichen einer terminalen Niereninsuffizienz mit der Hämodialysetherapie zu beginnen, stellt für den behandelnden Arzt eine schwierige Entscheidung dar, zumal maligne Erkrankungen zumeist als Kontraindikation angesehen werden. Wir haben 4 Patienten im Endstadium einer Myelomniere zum Teil wegen des guten Allgemeinbefindens, zum Teil wegen einer besonderen sozialen Situation in das chronische Dialyseprogramm aufgenommen.

Beim 1. Patienten handelt es sich um einen 51jährigen Mann, bei dem die Durchuntersuchung wegen pathologischen Rippenfrakturen ein IgG Myelom vom Lambda-Subtyp ergeben hatte. In der Elektrophorese bestand ein M-Gradient im Gamma-Bereich, die IgG-Konzentration im Serum betrug 11 g/dl, im Sternalpunktat fanden sich 90% Plasmazellen. Röntgenologisch ließen sich vereinzelte osteolytische Herde nachweisen. Es bestand weiters klinisch eine fortgeschrittene

Niereninsuffizienz, jedoch ohne Zeichen eines nephrotischen Syndroms. Therapeutisch wurden durch 3 Monate Melphalan gegeben und nach einer rasch progredienten Verschlechterung der Nierenfunktion mit der Hämodialysetherapie begonnen. Von einem Heptadonentzugssyndrom und der schlechten Kooperationsbereitschaft des Patienten abgesehen, traten im weiteren keine besonderen Komplikationen auf. Der Patient verstarb jedoch nach 3 Monaten Dialysetherapie an einer akuten Herzrhythmusstörung, vermutlich infolge Hyperkaliämie.

Bei dem 2. Fall, einem 63jährigen Mann, wurde ebenfalls nach pathologischen Serienrippenfrakturen ein IgG-Myelom vom Lambda-Subtyp festgestellt. Auch bei ihm bestand in der Serumelektrophorese ein M-Gradient im Gamma-Bereich. Die IgG-Konzentration im Serum betrug 3,3 g/dl. Röntgenologisch fanden sich Serienrippenfrakturen sowie eine Fraktur der linken Clavikula. Die Routineuntersuchung ergab eine mäßiggradige Niereninsuffizienz. Nachdem es unter entwässernden Maßnahmen zu einer rasch progredienten Niereninsuffizienz gekommen war, mußte 6 Monate nach Diagnosestellung mit der Hämodialysetherapie begonnen werden. Nach 5 Monaten zeigte sich eine ausreichende Funktion der eigenen Nieren, so daß auf weitere Dialysen verzichtet werden konnte. Die Gabe von Melphalan mußte wegen einer ausgeprägten Leuko- und Thrombocytopenie auf 4 Monate beschränkt werden. Der Patient lebte nach Aussetzen der Dialysetherapie noch 7 Monate und starb schließlich unter den Zeichen der cardialen Decompensation. Autoptisch war diese einer Amyloidose des Herzen zuzuordnen.

Bei der 3. Patientin, einer 51jährigen Frau, führte die Abklärung eines nephrotischen Syndroms zur Diagnose eines IgG-Myeloms vom Kappa-Subtyp. In der Serumelektrophorese war ein M-Gradient nicht nachzuweisen. Die Konzentration der Serum-Immunglobuline lag im unteren Normbereich. Im Sternalmark wiesen 95% der IgG-Zellen Kappa-Ketten auf. Nachdem es unter den Zeichen eines Niereninfarktes innerhalb eines Monats zu einer raschen Progredienz der Niereninsuffizienz gekommen war, wurde schließlich mit der Hämodialysetherapie begonnen. Der Versuch einer Melphalan-Therapie mußte wegen einer Leuko- und Thrombocytopenie abgebrochen werden. Als Komplikation trat während der 9-monatigen Dialysetherapie eine gastrointestinale Blutung auf, die jedoch konservativ beherrscht werden konnte. In den letzten Monaten der Dialyse kam es zu einer raschen Progredienz der Amyloidose, wobei besonders eine hepatale Beeinträchtigung klinisch im Vordergrund stand. Unmittelbare Todesursache war schließlich eine Endocarditis bei Shunt-Infektion. Autoptisch fanden sich neben entzündlichen Veränderungen an den Herzklappen eine generalisierte Amyloidose fast aller Organe.

Als 4. Patient wurde ein 46jähriger Myelompatient mit einer light chain disease vom Lambda-Typ nach einer rasch progredienten Niereninsuffizienz mit 4wöchiger Anamnese in das Dialyseprogramm aufgenommen.

Bei ihm bestand in der Serum-Elektrophorese ein M-Gradient im Beta-2-Bereich. Die Lambda-Ketten-Konzentration im Serum betrug 1600 mg%, die der Kappa-Ketten 1,5 mg%. Die Konzentration der Immunglobuline lag im Normbereich. Im Sternalpunktat fanden sich 15% pathologische Plasmazellen. Röntgenologisch wurden massive Knochendestruktionen, insbesonders des Beckens, der Oberschenkel sowie des Schädels gefunden. Eine Melphalan-Theraphie wurde durch 2 Monate versucht, mußte jedoch wie bei den anderen Patienten wegen einer Leuko- und Thrombocytopenie abgebrochen werden. 2 Monate nach der Aufnahme in das Dialyseprogramm wurde eine Nierentransplantation vorgenommen, wobei jedoch ein primär irreversibles Transplantatversagen eine Fortsetzung der Dauerdialyse erforderlich machte. Der Patient steht nun seit 18 Monaten bei subjektiv sehr gutem Befinden und voll berufstätig im Dialyseprogramm unserer Klinik. Röntgenologisch fand sich keine wesentliche Zunahme der Knochendestruktionen.

Wie die vier vorgestellten Patienten zeigen, muß bei Myelomniere und Dialyse mit ganz unterschiedlichen Verlaufsformen gerechnet werden. Ungünstig für die Lebenserwartung scheint eine bereits vor Dialysebeginn manifest generalisierte Amyloidose zu sein. So war die Klinik bei der Patientin, bei der primär ein nephrotisches Syndrom infolge einer Nierenamyloidose bestanden hatte, besonders komplikationsreich. Den günstigsten Verlauf unter Dialysetherapie zeigt der Patient mit einer light chain disease vom Lambda-Typ. Als Erklärung dafür könnte angenommen werden, daß Patienten mit massiver renaler Ausscheidung nephrotoxischer leichter Ketten in einem relativ frühen Stadium ihrer Myelomerkrankung in ein terminales Nierenversagen kommen – zu einem Zeitpunkt, wo noch keine wesentliche Beeinträchtigung anderer Organe besteht.

In einzelnen Fällen kann darüber hinaus auch mit einer Reversibilität des Nierenversagens gerechnet werden, wie der Verlauf des Patienten zeigt, bei dem sich nach 5 Monaten Dialysetherapie wiederum eine ausreichende Restfunktion einstellte. In diesem Fall hatte ein eindeutiger Zusammenhang zwischen der akuten Verschlechterung der Nierenfunktion und einer entwässernden Therapie mit Dehydratation bestanden.

Was das subjektive Befinden und die erreichte Lebensqualität betrifft, bestanden – von der Patientin mit rasch progredienter generalisierter Amyloidose abgesehen – keine wesentlichen Unterschiede zu den übrigen Dialysepatienten. Bei den Patienten mit der längsten Überlebenszeit war die Morbidität während der Dauerdialyse (% Hospitalisierungstage von Beobachtungszeit) mit 8,6 und 5,8% nicht größer, als diejenige anderer Dialysepatienten mit 11,8% im Durchschnitt.

Relativ problematisch und schwer steuerbar scheint eine zytostatische Therapie unter Dialysebedingungen zu sein. So mußte in allen Fällen die Therapie mit Melphalan nach einiger Zeit wegen einer ausgeprägten Leuko- und Thrombocytopenie abgesetzt werden.

Abschließend glauben wir sagen zu können, daß eine Hämodialysetherapie bei Patienten mit Myelom durchaus in Erwägung gezogen werden muß. Insbesondere bei Patienten mit light chain disease sowie bei Fällen, bei denen andere, extrarenale Faktoren zu einer rasch progredienten Niereninsuffizienz beigetragen haben, kann mit guten Ergebnissen gerechnet werden.

Clasen, R., Grafen, K. (I. Med. Klinik und Poliklinik), Klose, K., Thelen, M. (Inst. für klin. Strahlenkunde), Köhler, H. (I. Med. Klinik und Poliklinik der Univ. Mainz):
Der kolloidosmotische Druck bei Hämodialysepatienten

1. Einleitung

Beim Auftreten von klinischen und röntgenologischen Zeichen einer Lungenstauung läßt sich bei Hämodialysepatienten oft schwer unterscheiden, inwieweit es sich hierbei um einen reinen Überwässerungszustand handelt, bzw. welche Bedeutung einer Herzinsuffizienz zukommt. Der kolloidosmotische Druck (KOD) reguliert die Flüssigkeitsverteilung zwischen Intra- und Extravasalraum. Im wesentlichen kommt er durch die Serumalbumine zustande. Bei normalem, konstantem Serum-Proteingehalt wäre demzufolge ein Abfall des KOD als Hinweis auf einen Überwässerungszustand zu werten. In der vorliegenden Untersuchung wollten wir die Wertigkeit des KOD zur Erfassung von Überwässerungszuständen bei Dialysepatienten überprüfen.

2. Patienten und Methode

Bei 15 ambulanten Patienten unseres Limited care-Dialysezentrums (6 Männer und 9 Frauen, Durchschnittsalter 50,4 Jahre), die dreimal wöchentlich dialysiert wurden, verglichen wir vor und nach einer 5stündigen Hämodialyse die folgenden Befunde: Klinischer Untersuchungsbefund, Körpergewicht, Röntgen-Thorax p.a., Computertomogramm des Herzens, kolloidosmotischer Druck (Onkometer nach Weil, Membran Amicon PM 10), Osmolarität, Gesamteiweiß mit Elektrophorese, Blutbild, harnpflichtige Substanzen, Elektrolyte. Außerdem bestimmten wir bei 10 stationären Dialysepatienten prä- und postdialytisch sowie in stündlichen Abständen während einer Hämodialyse, KOD, Serum-Osmolarität, Gesamteiweiß und Elektrophorese, harnpflichtige Substanzen. Der KOD der Dialysepatienten wurde mit dem KOD von 30 Männern und Frauen verglichen, die routinemäßig zur betriebsärztlichen Untersuchung kamen.

3. Ergebnisse und Diskussion

3.1. KOD und Hämodialyse

Bei den ambulanten Hämodialysepatienten fand sich prädialytisch ein KOD von 26,3 ± 0,37 mm Hg, der nach einer 5stündigen Hämodialyse auf 31,7 ± 0,8 mm Hg ($p < 0,01$) angestiegen war. Die Zunahme des KOD und die Gewichtsabnahme, im Mittel 2,7 ± 0,37 kg, standen in guter Übereinstimmung. Als Ursache des KOD-Anstieges ist der intravasale Volumenentzug anzusehen. So kam es mit der Zunahme des KOD um 5,7 mm Hg gleichzeitig zum Anstieg des Hämatokrits um 2,2% und des Gesamtproteins um 0,8 g% ($p < 0,01$). Nach rechnerischer Korrektur der Hämokonzentration mit Hilfe des Hämatokrits ergaben sich prä- und postdialytisch keine Unterschiede im kolloidosmotischen Druck, Hämatokrit und Gesamtprotein. Der postdialytisch erhöhte KOD bildet einen onkotisch wirksamen Gradienten zur Flüssigkeitsverteilung von extra- nach intravasal und gleicht damit den überproportionalen, dialysebedingten Flüssigkeitsenzug aus dem Intravasalraum wieder aus. Dieser Vorgang ist bis zur nächsten Dialyse abgeschlossen. Diese Befunde stehen in guter Übereinstimmung zum postdialytischen Abfall des Plasmavolumens, das erst 16–20 Stunden später wieder seinen Ausgangswert erreicht [2].

Der KOD von überwässerten Hämodialysepatienten (26,3 ± 0,37 mm Hg) zeigte keinen Unterschied gegenüber dem KOD von nierengesunden Männern und Frauen ohne aktuelle Erkrankung (26,8 ± 0,47 mm Hg). Der Grund dürfte darin zu suchen sein, daß prädialytisch eine gleichmäßige Flüssigkeitsverteilung in allen Körperkompartimenten vorliegt. Dadurch genügt die prädialytische Flüssigkeitsanreicherung im Intravasalraum nicht, um einen signifikanten Abfall des KOD hervorzurufen, der lediglich Auskunft über das intravasale Kompartiment gibt.

3.2. KOD und Körperlage

Bei stationären, liegenden Patienten fand sich der KOD um ca. 3 mm Hg niedriger als bei den ambulanten Patienten. Dies gilt sowohl für Dialysepatienten (23,1 ± 0,22 mm Hg) als auch für Patienten mit normaler Nierenfunktion (22,9 ± 0,46 mm Hg). Die wesentliche Ursache dürfte darin liegen, daß im Liegen der hydrostatische Druck geringer und der transkapilläre Flüssigkeitseinstrom von extra- nach intravasal größer ist. Deshalb sind Vergleiche zwischen liegenden und ambulanten Patienten nicht aussagekräftig [1].

3.3. KOD und Grad der Überwässerung
Der prädialytisch gemessene KOD zeigte keine Korrelation zu den klinischen und röntgenologischen Zeichen der Überwässerung. Auch das Computertomogramm des Herzens, insbesondere die Weite der Vorhöfe, waren nicht mit dem Verhalten des KOD in Einklang zu bringen. Darüber hinaus kamen prädialytische Überwässerungszustände und ein dialysebedingter Flüssigkeitsentzug im Computertomogramm nicht entsprechend zum Ausdruck, so daß diese Methode zur Erfassung von Überwässerungszuständen ungeeignet erscheint.

4. Zusammenfassung

a) Der kolloidosmotische Druck (KOD) ist lageabhängig. Ein Vergleich zwischen stationären und ambulanten Patienten ist somit nur bedingt möglich.

b) Der prädialytische KOD zeigt keine Korrelation zu den klinischen und röntgenologischen Zeichen der Überwässerung.

c) Der KOD von überwässerten Patienten und gesunden Probanden unterscheidet sich nicht. Er ist somit zur Erfassung von mittelgradigen Überwässerungszuständen ungeeignet.

d) Nach einer 5stündigen Hämodialyse mit einer mittleren Gewichtsabnahme von 2,6 kg zeigt sich ein Anstieg des KOD um 5,7 mm Hg. Dieser ausgeprägte KOD-Anstieg ist die Folge des dialysebedingten, überproportionalen Flüssigkeitsentzuges aus dem Intravasalraum.

Literatur

1. Morissette MP (1977) Colloid osmotic pressure: its measurement and clinical value. Can Med Assoc J 23: 897 – 2. Tuckman J, Blumberg A (1976) Serial measurements of total blood volume in patients on maintenance hemodialysis. Klin Wochenschr 54: 735

Lang, R. (Lehrst. Innere Medizin II), Vlaho, M. (Lehrst. Innere Medizin I), Kaufmann, W. (Lehrst. Innere Medizin II der Univ. Köln):
Differenter Katecholaminstoffwechsel während Hämodialyse und Hämofiltration

Das Prinzip der Dialyse, wie es nunmehr seit über 30 Jahren bei der künstlichen Niere angewandt wird, beruht auf Diffusion durch eine semipermeable Membran. Nun wird seit einigen Jahren ein anderes Verfahren zunehmend klinisch angewandt [1], welches auf dem Prinzip der Filtration beruht, wobei unter Anwendung hochpermeabler Membranen durch hydrostatischen Druck ein primärharnähnliches Filtrat aus dem Blut abgepreßt wird. Dieses Verfahren der Hämofiltration hat sich insbesondere bei hämodynamischen Komplikationen der chronischen Niereninsuffizienz bewährt [2]. Bei seiner Anwendung ist im Vergleich zur Hämodialyse eine größere Kreislaufstabilität des Patienten zu beobachten, jedoch kann die Ursache dieses günstigeren Wirkungsmechanismus bislang pathophysiologisch nicht voll eingeordnet werden. Das Ausmaß der Plasmavolumenverminderung spielt jedenfalls dabei keine wesentliche Rolle.

Wir haben daher zu dieser Frage vergleichende Katecholaminuntersuchungen während Hämodialyse und Hämofiltration durchgeführt. Bei sieben chronisch niereninsuffizienten Männern wurden in wöchentlichen Abständen und alternierender Sequenz sowohl eine Hämodialyse als auch eine Hämofiltration durchgeführt, wobei Blutfluß (200 ml/min) und linearer Volumenentzug (3 l) unter beiden Verfahren gleich gehalten wurden. Beim selben Patienten wurden die Plasmakatecholamin-Konzentrationen vor Beginn und nach Beendigung beider Verfahren

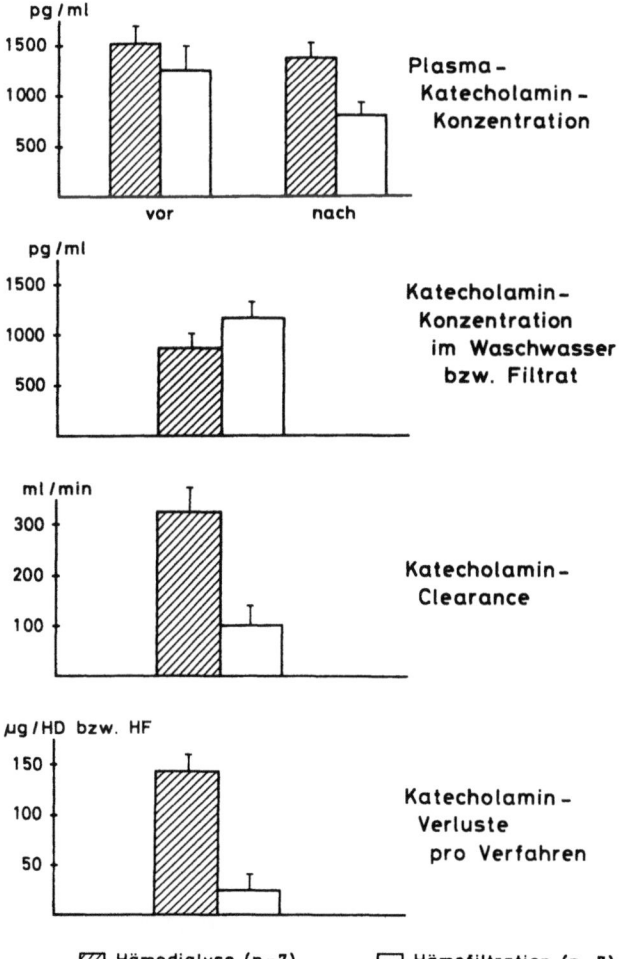

Abb. 1. Katecholamin-Konzentrationen im Plasma sowie im Waschwasser und im Filtrat von sieben urämischen Patienten, bei denen sowohl eine Hämodialyse als auch eine Hämofiltration durchgeführt wurde. Die errechnete Katecholamin-Clearance sowie die totale Katecholamin-Elimination differieren signifikant zwischen beiden Verfahren, mit sechsfach größerem Verlust während Dialyse

gemessen [3]. Während beider Verfahren (Dialysedauer 5 h, Filtrationsdauer 3–4 h) wurden die Katecholamin-Konzentrationen im Waschwasser (durchschnittlich 178,2 l) bzw. Filtrat (durchschnittlich 20,8 l) wiederholt bestimmt sowie Blutdruck und Herzfrequenz fortlaufend registriert.

Während beider Verfahren zeigte der mittlere arterielle Blutdruck bei den meisten Patienten abnehmende Tendenz. Dabei war auffallend, daß im Gegensatz zur relativen Kreislaufstabilität unter Hämofiltration, während Hämodialyse das Blutdruckverhalten unruhiger war, die Blutdruckamplitude gegen Ende schließlich wesentlich kleiner wurde und die Herzfrequenz deutlich anstieg. Bei beiden Verfahren nahm die stark erhöhte Plasmakatecholaminkonzentration ab; unter Dialyse weniger als unter Filtration, wo sie nach Beendigung des Verfahrens fast normalisiert war (siehe Abb. 1). Katecholamine ließen sich sowohl im Waschwasser als auch im Filtrat nachweisen, wobei die aufgrund mehrfacher Bestimmungen ermittelten Durchschnittswerte im Filtrat höher lagen (siehe Abb. 1). Errechnete man jedoch die Katecholamin-Clearance für beide Verfahren, so zeigte sich eine wesentlich größere Katecholamin-Clearance während Dialyse (300 ml/min) gegenüber der Filtration (100 ml/min). Entsprechend war der Gesamtverlust an Katecholaminen während Hämodialyse (146,1 µg) gegenüber Hämofiltration (24,5 µg) sechs-fach größer (s. Abb. 1). Die Anteile der einzelnen Katecholamine Noradrenalin und Adrenalin waren jedoch unterschiedlich an diesem Verlust beteiligt: Während unter Dialyse die Noradrenalin-Clearance kleiner als die Clearance der Gesamtkatecholamine war, wurde unter Filtration die Noradrenalin-Clearance größer gefunden (s. Abb. 2). Umgekehrt bei der Adrenalin-Clearance: während unter Dialyse die Adrenalin-Clearance mit 419 ml/min wesentlich größer war als die entsprechende Gesamt-Katecholamin-Clearance von 325 ml/min,

		Hämo-Dialyse	Hämo-Filtration
Clearance ml/min	Katecholamine	325	100
	Noradrenalin	296	130
	Adrenalin	419	68
stündliche Elimination µg/h	Katecholamine	29,2	7,1
	Noradrenalin	9,2	5,0
	Adrenalin	20,0	2,0
Gesamt-verluste µg/HD bzw. HF	Katecholamine	146,1	24,5
	Noradrenalin	46,0	17,5
	Adrenalin	100,1	7,0

Abb. 2. Nicht nur die Elimination der Gesamt-Katecholamine differierte, sondern auch die Elimination der einzelnen Katecholamine Noradrenalin und Adrenalin zeigte ein unterschiedliches Verhalten während Hämodialyse und Hämofiltration. Während Filtration war der Eliminationsquotient von Noradrenalin zu Adrenalin mit 2,5 normal, jedoch betrug er während Dialyse nur 0,46; d. h. während Dialyse wurde 10mal mehr Adrenalin pro Stunde eliminiert als während Filtration

war sie während Filtration mit 68 ml/min kleiner als die entsprechende Gesamt-Katecholamin-Clearance von 100 ml/min. Natürlich spiegelte sich dieser Sachverhalt in der stündlichen Ausscheidung während beider Verfahren wider (s. Abb. 2). So war z. B. die Elimination von Adrenalin pro Stunde während Dialyse gegenüber Filtration zehnfach größer (20 µg gegenüber 2 µg). Aus den Untersuchungen ergab sich somit, daß nicht nur der Gesamtverlust an Katecholaminen pro Zeit während Hämodialyse gegenüber Hämofiltration wesentlich höher lag, sondern auch ein unterschiedliches Eliminationsverhältnis Noradrenalin zu Adrenalin bestand (Eliminationsquotient Noradrenalin zu Adrenalin unter Dialyse 0,46, unter Filtration mit 2,5 annähernd normal).

Wir ordnen nun diese Befunde nicht als Folge, sondern als Ursache der größeren Kreislaufinstabilität während Dialyse ein. Bekanntlich besteht bei Nierenkranken gegenüber Gesunden ein erhöhter Plasmakatecholaminspiegel [4], jedoch sind die freien Nervenendigungen katecholaminverarmt [5]. Die höhere Plasma-Katecholamin-Konzentration beruht nicht auf einer gesteigerten Synthese und Freisetzung, die meist sogar verringert ist, sondern auf der gestörten renalen Ausscheidung und dem verminderten metabolischen Abbau der Katecholamine [6]. Auch der synaptische Wiederaufnahme-Mechanismus der Katecholamine in die Vesikel ist in der Urämie leicht gestört [5]. Dennoch spielt für die Kreislauffunktion des urämischen Patienten die Wiederaufnahme der zirkulierenden Katecholamine und damit die Höhe des Plasmakatecholaminspiegels eine größere Rolle als bei Gesunden. Unter diesem Aspekt des gestörten Katecholamin-Stoffwechsels muß die größere Katecholamin-Elimination während Dialyse gegenüber Filtration gesehen werden. Sie betrug nach unseren Untersuchungen immerhin das dreifache der normalen Tages-Exkretion eines Gesunden. Obwohl also unter Dialyse insgesamt mehr Katecholamine eliminiert wurden als unter Filtration, hatte der Plasmakatecholaminspiegel am Ende nicht stärker abgenommen (s. Abb. 1). Eine vermehrte Stimulation der Freisetzung und Resynthese der Katecholamine mußte also erfolgt sein. Darüber hinaus nahm unter Hämofiltration sowohl der Plasmanoradrenalinspiegel um 33% ab als auch in gleicher Weise der Adrenalinspiegel (31%); während im Gegensatz dazu unter Hämodialyse nur der Noradrenalinspiegel mit 22% abnahm, jedoch der Adrenalinspiegel (1%), trotz hoher Clearance, weitgehend unverändert blieb. Dieser Sachverhalt spricht für eine sympathische Erschöpfungsreaktion. Da in der Urämie die Katecholamin-Synthese pro Zeiteinheit limitiert ist, insbesondere Noradrenalin an den freien Nervenendigungen nicht in ausreichendem Maße zur Verfügung steht, springt in dieser Lage das Nebennierenmark ein. Ähnliche Situationen sind tierexperimentell bekannt: wenn z. B. die gesamten sympathischen Nervenendigungen selektiv durch 6-Hydroxydopamin zerstört werden, wird die Kreislauffunktion durch eine gesteigerte Nebennierenmarksaktivität aufrechterhalten [7, 8]. Analog dazu wird der dialysebedingte, für den urämischen Patienten pro Zeiteinheit relativ zu große Noradrenalin-Verlust durch verstärkte Nebennierenmarkstätigkeit kompensiert. Daraus resultiert eine unterschiedliche Hämodynamik zwischen Dialyse und Filtration. Auf Grund invasiver Studien [9] ist diese heute bekannt und stellt sich vereinfacht so dar: Unter Dialyse steigt bei leichter Herzzeitvolumenabnahme die Herzfrequenz stark an und der periphere Widerstand ändert sich nur gering. Unter Filtration nimmt das Herzzeitvolumen stärker ab, die Herzfrequenz ändert sich kaum und der periphere Widerstand steigt stark an. Während dieser beiden verschiedenen Verfahren wird somit die Schlagvolumenabnahme unterschiedlich kompensiert, bei der Hämodialyse mit Frequenzanstieg, bei der Hämofiltration mit Anstieg des peripheren Widerstandes. Unsere Befunde können zum pathophysiologischen Verständnis dieses Mechanismus beitragen. Ursache ist u. E. nicht das Plasmavolumen, welches in gleichem Ausmaß eliminiert wird, sondern die unterschiedliche Katecholamin-Elimination. Reaktiv tritt während beider Verfahren eine sympathoadrenale Aktivitätssteigerung auf, die sich jedoch in Qualität, Quantität und auslösendem Mechanismus unterscheidet. Während unter Hämodialyse die sympathische Aktivitätssteigerung mit ausgeprägter adrenaler Komponente vorwiegend als Kompensationsmechanismus des gesteigerten Katecholaminverlustes einzuordnen ist, stellt die sympathische Aktivitätssteigerung unter Hämofiltration nur eine adäquate Antwort auf den Volumenentzug dar. Entsprechend steht hämodynamisch dort, wo vermehrt Adrenalin eingesetzt werden muß, die Herzfrequenzsteigerung im Vordergrund; dort wo noch ausreichend Noradrenalin zur Verfügung steht, steigt der periphere Widerstand an. Unter dieser Sicht wird auch der zunächst paradox erscheinende Sachverhalt verständlich, daß nämlich die Hämofiltration sowohl bei schwerer Hypertonie als auch bei Hypotonie mit Hyperhydratation erfolgreich ist. Bei schwerer Hypertonie wird Volumen und Noradrenalin entfernt ohne zusätzliche Stimulation des sympathicoadrenalen Systems. Bei Hypotonie wird gemessen an dem Volumenentzug relativ mehr Noradrenalin pro Zeiteinheit dem Patienten belassen als während Dialyse. Generell kann gesagt werden, daß bei allen Zuständen wo eine maximale Anspannung bzw. Erschöpfung des sympathischen Systems angenommen werden kann, z. B. im Alter, beim Kreislaufschock usw., die Anwendung der Hämofiltration sinnvoller ist.

Literatur

1. Henderson LW, Livoti LG, Ford ChA, Kelly AB, Lysaght MJ (1973) Clinical experience with intermittent hemodiafiltration. Trans Am Soc Artif Intern Organs 19: 119 – 2.Quellhorst E (1979) Hämofiltration – Differentialindikation zur Hämodialyse unter Berücksichtigung hämodynamischer und metabolischer Aspekte. Klin Wochenschr 57: 1061 – 3. Griffiths JC, Leung FYT, McDonald TJ (1970) Fluorimetric determination of plasma catecholamines: Normal human epinephrine and norepinephrine levels. Clin Chim Acta 30: 395 – 4. Brecht HM, Ernst W, Koch KM (1975) Plasma noradrenaline levels in regular haemodialysis patients. Proc Eur Dial Transplant Assoc 12: 281 – 5. Hennemann H, Hevendehl G, Horler E, Heidland A (1973) Toxic sympathicopathy in uraemia. Proc Eur Dial Transplant Assoc 10: 166 – 6. Atuk NO, Westervent FB, Peach M (1975) Altered catecholamine metabolism, plasma renin activity and hypertension in renal failure. Abstr 475. VI. Int. Congr. Nephrol. Florence, 1975 – 7. Gauthier P, Nadeau RA, Champlain J de (1972) Acute and chronic cardiovascular effects of 6-hydroxydopamine in dogs. Circ Res 31: 207 – 8. Champlain J de, Ameringen MR van (1972) Regulation of blood pressure by sympathetic fibers and adrenal medulla in normotensive and hypertensive rats. Circ Res 31: 617 – 9. Hampl H, Paeprer H, Unger V, Kessel M (1978) Vergleichende hämodynamische Studien bei konventioneller Hämodialyse zur Hämodialyse mit vorangehender Ultrafiltration und Hämofiltration. Nieren- u Hochdruckkrankheiten 1: 29

Klehr, H. U., Hannich, M., Raqué, B., Kaschell, H. J. (Med. Universitätsklinik Bonn):
Der Einfluß von Plasmafiltration und Hämofiltration mit Filtratregeneration und Filtratrezirkulation auf die Elimination von Phenobarbital im Tierversuch

Die Hämoperfusion über Sorbentien als Behandlungsverfahren endogener und exogener Vergiftungszustände ist unspezifisch und mit den bekannten Problemen

der Biokompatibilität behaftet. Ein extrakorporales Entgiftungssystem sollte folgenden Anforderungen gerecht werden:
1. Es sollte für Substanzen mit den verschiedensten biophysikalischen und biochemischen Eigenschaften geeignet sein, z. B. auch für hochmolekulare und proteingebundene Substanzen.
2. Es sollte während der Behandlung den Austausch von unbeschichteten Sorbentien entsprechend den jeweiligen Erfordernissen ermöglichen.
3. Der direkte Kontakt der Blutzellbestandteile mit den Sorbentien sollte verhindert werden.
4. Die Flüssigkeitsbilanz sollte nicht beeinflußt werden.
5. Das System sollte bei jedem Hämatokrit und bei jeder Blutviskosität eingesetzt werden können.

Hämofiltration und Plasmafiltration [3–6] bieten die Möglichkeiten, den Kontakt zwischen Blutzellbestandteilen und Sorbentien zu verhindern und außerdem substanzspezifische Sorbentien zu verwenden. Die Rezirkulation des entgifteten Filtrates vermeidet Probleme der Flüssigkeitsbilanz. Um die Blutviskosität im Filter zu vermindern, benutzten wir die Methode der Predilution-Filtration. Der extrakorporale Kreislauf wurde aus im Handel erhältlichen Modulen konzipiert.

Um die Effektivität und die Biokompatibilität des Systems zu testen, führten wir Versuche an Hunden durch.

Methodik

10 Bastardhunden wurden 150 mg/kg KG Phenobarbital über 30 min infundiert. Wir wählten Phenobarbital, da seine Pharmakokinetik beim Hund bekannt ist. Die Halbwertzeit beträgt beim Hund ca. 50 Std, die spontane Körper-Clearance 20 ml/min. 2 Std nach Infusion der Substanz wurden die Hunde heparinisiert und an den extrakorporalen Kreislauf angeschlossen. Proben wurden aus der Arterie, der Vene und aus dem Filtrat entnommen. Die Phenobarbitalkonzentration dieser Proben wurde mittels Gaschromatographie bestimmt.

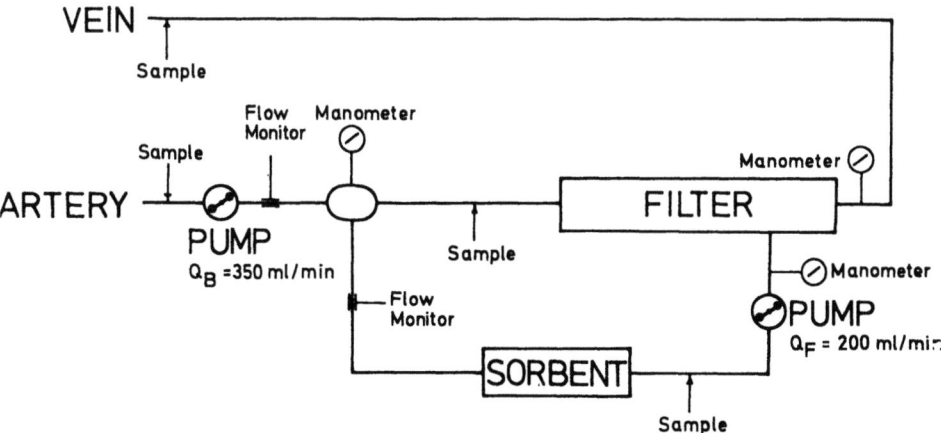

Abb. 1. Schematische Darstellung des von uns verwendeten extrakorporalen Systems

Arterielles Blut wird mit einer Blutflußrate von 350 ml/min durch das System gepumpt bei einem mittleren Hämatokrit von 36%. In einer Mischkammer vor dem Filter wird das vom Filter kommende in der Sorbentiensäule entgiftete Plasma-Filtrat dem Blut wieder zugemischt. Es resultiert ein Blutfluß von 550 ml/min bei einem mittleren Hämatokrit von 21%. Vom Filter fließt das wieder auf seinen ursprünglichen Hämatokritwert eingedickte Blut mit einer Flußrate von 350 ml/min zurück in die Vene. Als Filter finden Verwendung 1 Amicon 40-Polysulfon-Hohlfaserfilter mit einer Oberfläche von 1,28 m^2 oder parallel geschaltete Asahi-Plasmaflo-Celluloseacetat-Filter mit zusammen 1,3 m^2 Oberfläche. Das Filtrat aus dem Filter wird mit einer konstanten Flußrate von 200 ml/min zur Mischkammer zurückgepumpt. Es entsteht so ein geschlossener Kreislauf des Filtrates durch die Adsorberpatrone, die in diesem Fall mit 100 g Holzkohle gefüllt ist. Die Flußgeschwindigkeit wird kontinuierlich elektromagnetisch gemessen.

Die Abb. 2 zeigt die semilogarithmische Darstellung der Phenobarbitalkonzentration im Plasma gegenüber der Zeit bei einem 17 kg schweren Hund, der 2,55 g Phenobarbital über $^1/_2$ Std infundiert bekommen hat. Unter der Filtration kommt es zu einem deutlichen Abfall der Plasmaspiegel und zwar um 85% von 205 auf 30 mg/l. Der Abfall der Plasmaspiegelkurve ist deutlich steiler als ohne extrakorporalen Kreislauf. Die Konzentration im Plasmafiltrat fällt parallel ab, die Konzentration im Plasmafiltrat nach Passage der Adsorbersäule ist gleich Null.

Wir berechneten die Plasmahalbwertzeit für Phenobarbital unter der Filtration mit 1 Std gegenüber der spontanen Halbwertzeit von 50 Std. Aus dem Kurvenverlauf folgt, daß das System eine beträchtliche Steigerung der Phenobarbitalelimination bewirkt.

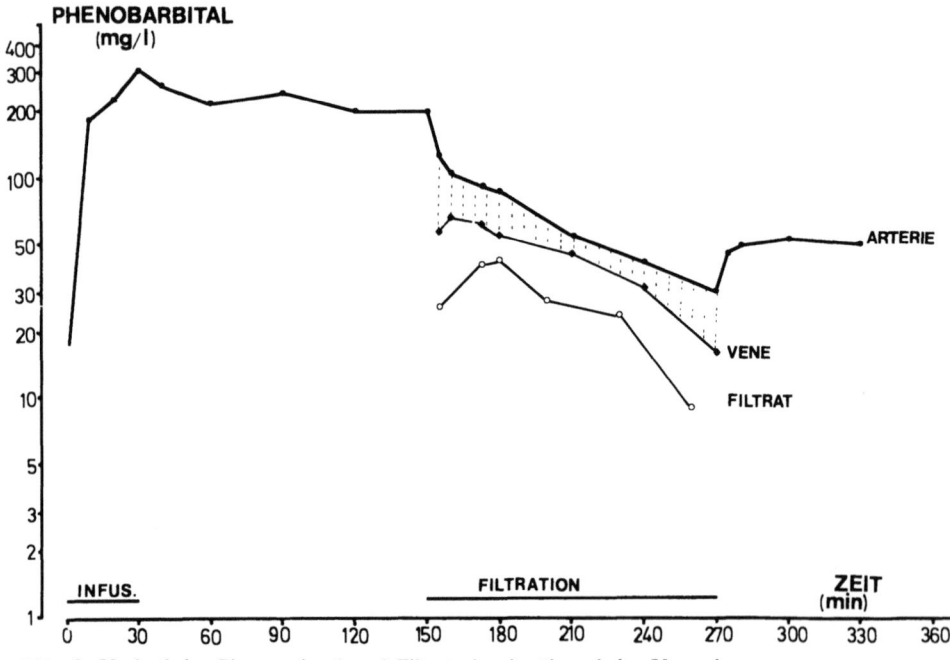

Abb. 2. Verlauf der Plasmaspiegel und Filtratspiegel während des Versuchs

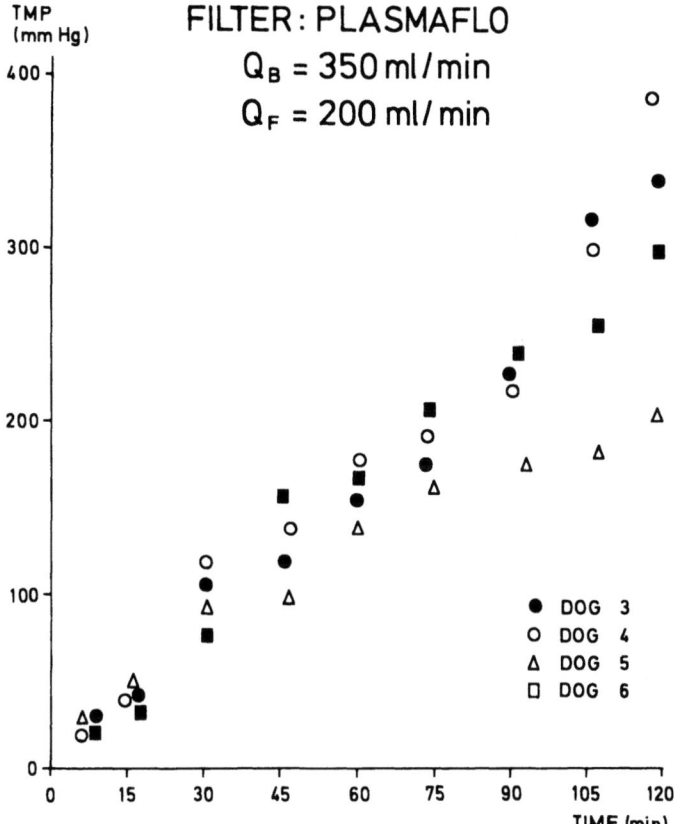

Abb. 3. Transmembrandruck (TMP) während der Plasmafiltration bei Asahi-Plasmaflo als Funktion der Zeit, dargestellt am Beispiel von vier Hundeversuchen

Aus der Differenz der Eingangsplasmaspiegel C_a und der Ausgangsplasmaspiegel C_v berechneten wir unter Berücksichtigung der Blutflußgeschwindigkeit Q_b die mittlere extrakorporale Clearance Cl des Systems für Phenobarbital nach der Formel

$$Cl = Q_B \times \frac{C_A - C_V}{C_A}$$

Die extrakorporale Clearance des Systems für Phenobarbital betrug

120,8 ± 12,4 (SD) ml/min

gegenüber einer spontanen Plasmaclearance von 20 ml/min in einem Kontrollversuch.

Die in 2 Std eliminierte Substanzmenge

$$A = Q_B \times (C_A - C_V) \times \text{Zeit betrug } 1350 \pm 165 \text{ (SD) mg}$$

Phenobarbital, das entspricht 51% der gegebenen Dosis.

Es bestanden für Phenobarbital keine wesentlichen Unterschiede zwischen Plasmafiltration und Hämofiltration.

Während der Versuche traten einige Probleme in der Handhabung des Systems auf. Während der 2 Std Behandlung ließ sich der Filtratfluß von 200 ml/min nur dadurch aufrechterhalten, daß der Transmembrandruck erheblich stieg.

In den 2 Std der Filtration stieg der Transmembrandruck bis auf Werte über 300 mm Hg. Wir erklären diese Phänomen durch Sekundärmembranbildung bei relativ hohem Blutfluß und relativ hohem Transmembrandruck. Es weist auf eine zeitlich begrenzte Verwendungsmöglichkeit unter den gewählten Versuchsbedingungen mit hohem Blutfluß und hohem Transmembrandruck hin.

Eine Hämolyse als Nebenwirkung wurde nicht beobachtet. Es wurde jedoch ein Leukozyten- und Thrombozytenabfall um jeweils ca. 40% registriert, die jedoch schon vor Anschluß des extrakorporalen Kreislaufs registriert wurden und damit wenigstens zum Teil durch die Intoxikation erklärt werden müssen.

Unsere Ergebnisse haben am Beispiel des Phenobarbitals gezeigt, daß das von uns vorgeschlagene Entgiftungssystem effizient und ausreichend sicher ist. Es bietet den Vorteil, daß die für die zu entfernende Substanz am besten geeigneten Sorbentien benutzt und auch während der Behandlung gewechselt werden können. Durch die Rezirkulation des Filtrates kann es zu keinem Flüssigkeits-Bilanzproblem kommen. Obwohl es zu keinem Kontakt zwischen Blutzellen und Adsorbens kommt, treten Thrombozyten- und Leukozytenabfälle in Verbindung mit einer Erhöhung des Transmembrandruckes auf, die die Behandlungsdauer limitieren. Ähnliche Befunde wurden auch von anderen Autoren erhoben [1, 2], die dieses Phänomen als Ablagerung von Blutzellbestandteilen und Plasmaeiweißen in der Membran in Abhängigkeit von der Höhe des Transmembrandruckes interpretierten.

Literatur

Asanuma Y, Smith JW, Suwa S, Zawicki J, Harasaki H, Dixon AC, Malchesky PS, Nose Y (1979) Membrane plasmapheresis: Platelet and protein effects on filtration. ESAO Proc 6: 308–314 – Asanuma Y, Smith JW, Malchesky PS, Hermann RE, Carey WD, Nose Y (1979) Preclinical evaluation of membrane plasmapheresis with on-line bilirubin removal. ISAO, New York – Ouchi K, Piatkiewicz W, Malchesky PS, Carey WD, Hermann RE, Nose Y (1978) An efficient, specific and blood compatible sorbent system for hepatic assist. Trans Am Soc Artif Intern Organs 24: 246–249 – Sieberth HG, Glöckner WM, Hirsch H, Borberg H, Mahieu P (1979) Plasmaseparation by membranes in man, vol 3. ISAO, New York – Smith J, Piatkiewicz W, Asanuma Y, Malchesky P, Nose Y (1979) In vitro and ex vivo studies of microporous membran plasma filtration, vol 3. ISAO, New York – Yamazaki Z, Fujimori Y, Sanjo K, Kojima Y, Sugiura M, Wada T, Inoue N, Sakai T, Oda T, Kominami N, Fujisaki U, Kataoka K (1976) New artificial liver support system (plasma perfusion detoxication) for hepatic coma. Artificial Organs (Jpn) (Suppl) 5: 227–230

Wizemann, V., Volz, H. J., Zahn, G. (Med. Univ.-Klinik), Aigner, K. (Chirurg. Univ.-Klinik, Gießen):
Untersuchungen zur Elimination harnpflichtiger Substanzen durch intraluminale Dickdarmperfusion

Nach Berechnungen von Sparks (1979) gelangen täglich bis zu 71 g Harnstoff, 2,9 g Kreatinin, 2 g Phosphat und 2,5 g Harnsäure in das Lumen des Gastrointestinaltrakts. Um einen Teil dieser Substanzen enteral zu eliminieren und eine Detoxikation des urämischen Organismus zu erreichen, wurden Methoden wie gastrointestinale Dialyse (Phillips et al. 1976), orale Adsorbentien (Yatzidis 1979) und Perfusion von isolierten Jejunum- und Ileumschlingen (Schloerb 1976; Heintz et al. 1961) beim Menschen angewendet.

Da der Dünndarm wesentliche digestive und absorptive Funktionen zu erfüllen hat, sollte geprüft werden, ob die intraluminale Perfusion (Lavage) des Dickdarms, dessen wesentliche Funktion im Wasser- und Elektrolyttransport besteht, für die Detoxikation bei Niereninsuffizienz effektiv ist. Es wurde von folgenden Fragestellungen ausgegangen.

1. In welchen Quantitäten werden harnpflichtige Substanzen durch Colonperfusion eliminiert?
2. Läßt sich die Elimination pharmakologisch beeinflussen und
3. welche unerwünschten Wirkungen treten bei diesem therapeutischen Versuch auf?

Als Versuchstiere wurden 10 Wochen alte Hausschweine verwendet. An der ersten Colonschlinge der turbanartigen Grimmdarmspirale der Schweine wurde ein doppelläufiger Anus praeter angelegt. Am 10. postoperativen Tag wurden zwei

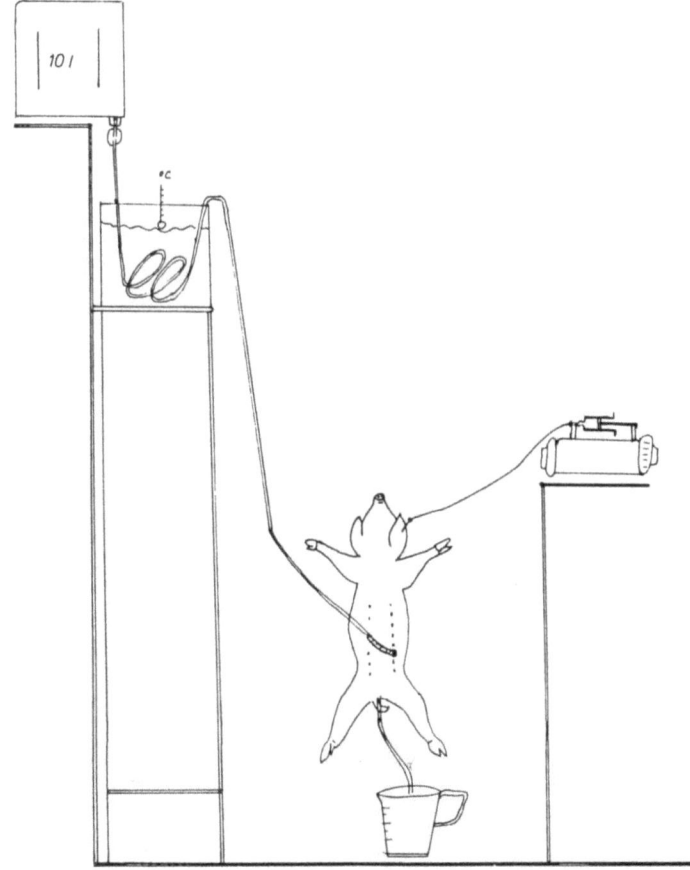

Abb. 1. Versuchsanordnung zur intraluminalen Colonperfusion des Schweins

Versuchsserien durchgeführt. Bei fünf Schweinen wurde durch Infusion von sterilem Harnstoff und Kreatinin bis zur steady-state Serumkonzentration von 200 mg% bzw. 20 mg% eine Urämie simuliert. In einer zweiten Versuchsserie wurden acht Tiere beidseitig nephrektomiert. Über den distalen Schenkel des Anus praeter wurde der gesamte Dickdarm perfundiert, wobei das Perfusat im Rektum mit Hilfe eines Kindertubus aufgefangen und anschließend analysiert wurde (Abb. 1). Das Perfusat hatte folgende Zusammensetzung in mmol/l: NaCl 48, KCl 2, $CaCl_2$ 1, $MgCl_2$ 1. Die Osmolarität wurde mit Sorbit auf 390 mOsmol eingestellt.

Bei den Tieren mit simulierter Urämie wurde eine Eliminationskinetik erarbeitet. Es zeigte sich, daß die Harnstoff-, Kreatinin- und Harnsäureelimination durch Colonperfusion linear mit der Flußrate ansteigen, wobei eine Perfusionsgeschwindigkeit von mehr als 3 l/Std zu einer Antiperistaltik führte. Im einzelnen ließen sich durch Dickdarmspülung stündlich maximal 4 mg Kreatinin und 50 mg Harnstoff ausscheiden. Die Eiweißausscheidung war ebenfalls abhängig vom Perfusatfluß und lag maximal bei 200 mg/Std. Gerichtete Elektrolyttransporte konnten nicht beobachtet werden. Nach vorheriger Aufsättigung der Tiere i.v. appliziertes Vit. B 12 konnte mit einer radioimmunologischen Methode nicht im Perfusat entdeckt werden.

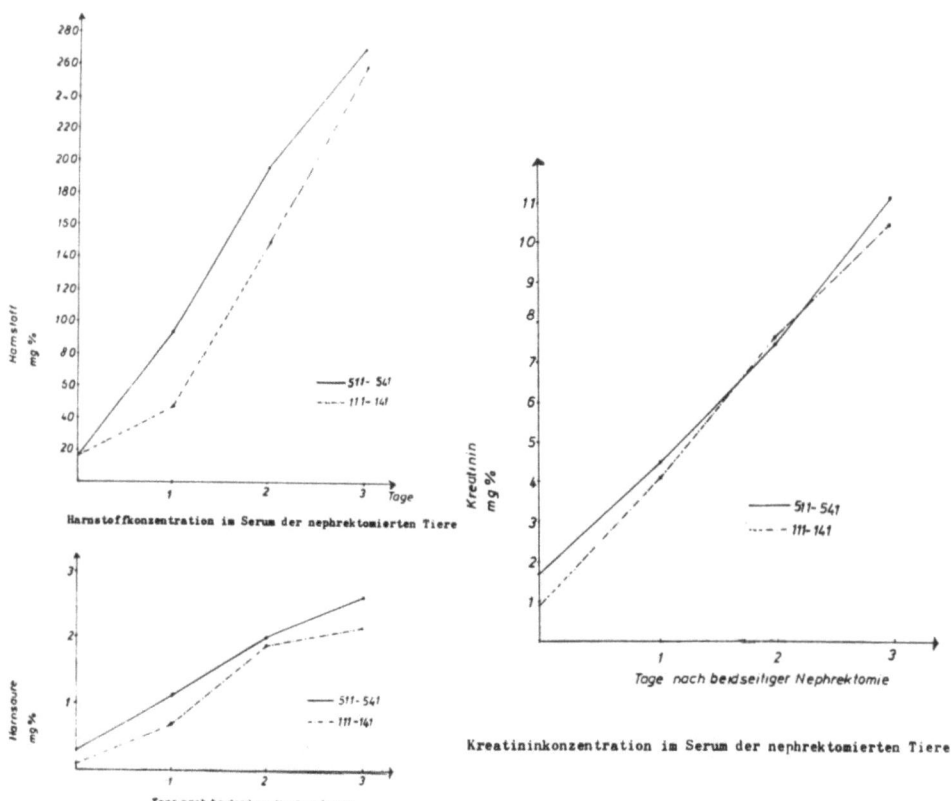

Abb. 2. Serumkonzentration der harnpflichtigen Substanzen nach bilateraler Nephrektomie. Die Tiere wurden täglich 7 Std mit intraluminaler Dickdarmperfusion behandelt

Der Zusatz von jeweils 1,6 mg/ml Prostaglandin E_1 oder Pg E_2 sowie 1 m molaren Tehophyllin in das Perfusat beeinflussen die Harnstoff- und Kreatininelimination nicht, während 2 m molares Natriumdesoxycholat zu einer fünffachen Steigerung der Elimination führte.

Von den acht bilateral nephrektomierten Tieren starben sechs Schweine unmittelbar postoperativ. Zwei Schweine überlebten die Nephrektomie 78 bzw. 80 Std. Obwohl beide Tiere jeweils insgesamt 21 Std durch Colonperfusion behandelt wurden, stiegen die harnpflichtigen Substanzen im Serum linear an (Abb. 2). Als Todesursache ist eine Hyperkaliämie anzunehmen. Die Überlebenszeiten der beiden mit Colonperfusion behandelten Schweine entsprechen denen von bilateral nephrektomierten Hunden ohne jegliche Therapie. Die histologische Untersuchung der Colonmukosa nach Perfusion ergab bei allen Versuchstieren ausgeprägte Veränderungen in Form von mononucleären Infiltrationen, zum Teil sogar partielle Ablösungen der Dickdarmmukosa.

Zusammenfassend ergibt sich aus unseren Versuchen, daß die Methode der intraluminalen Colonperfusion zur Behandlung der Niereninsuffizienz uneffektiv ist und schwere morphologische Schäden bewirkt.

Literatur

1. Heintz R, Renner D, Minner W (1961) Die Behandlung der chronischen Niereninsuffizienz durch wiederholte Perfusion einer isolierten Dünndarmschlinge. Dtsch Med Wochenschr 86: 813–819 – 2. Phillips RA, Huang CC, Lee S, Young T, Blackwell R (1976) A new approach to the study of gastrointestinal functions in man by an oral lavage method. Chin Med J [Engl] 23: 85–91 – 3. Schloerb PR (1976) Intestinal dialysis in 1975 perspective (1976): Sorbents and intestinal loop nitrogen transport. Kidney Int 10: 248–250 – 4. Sparks RE (1979) Review of gastrointestinal perfusion in the treatment of uremia. Clin Nephrol 11: 81–85 – 5. Yatzidis H, Koutsicos D, Digenis P (1979) Newer oral sorbents in uremia. Clin Nephrol 11: 105–106

Nitzsche, T., Bock, K. D., Anlauf, M. (Abteilung für Nieren- und Hochdruckkranke im Klinikum), Brandt, H. (Inst. für Med. Informatik und Biomathematik), Paar, D. (Zentrales klin.-chem. Laboratorium, Essen[*]):
Symptomatologie und Verlauf der Analgetikanephropathie: Statistische Analyse von 230 Fällen[**]

In der Medizinischen Klinik des Klinikum Essen haben wir in der Zeit von 1962 bis 1979 285 Patienten mit erheblichem Phenacetinabusus beobachtet und deren anamnestische, klinische, biochemische und radiologische Daten einer computerassistierten Analyse unterzogen. 230 davon hatten eine chronisch-interstitielle Nephritis, 55 nicht, obwohl Dauer des Abusus und Gesamtmenge an Phenacetin sich in beiden Gruppen nur wenig unterschieden (*mit* Nephropathie durchschnittlich 4,49 kg in 15 Jahren, *ohne* Nephropathie durchschnittlich 3,26 kg in 15,6 Jahren) – lediglich die Tagesdosis lag bei den Kranken etwas höher.

Zwei Drittel der Patienten waren Frauen. Der Abusus, dessen Ursache in 84% der Fälle Kopfschmerzen waren, kann in jedem Alter, auch schon in der Kindheit,

---

[*] Herrn Prof. Dr. O.H. Arnold zum 70. Geburtstag gewidmet
[**] Die Untersuchungen wurden von der Sandoz-Stiftung gefördert

beginnen. Die durchschnittliche Expositionszeit betrug bei unseren Patienten 16,7 Jahre bis zur Diagnose.

Bei der Erstuntersuchung (in allen Fällen gleichzeitig Diagnosestellung) hatten 87% bereits eine eingeschränkte glomeruläre Filtration, 83% eine Erhöhung des Serum-Kreatinin auf über 1,3 mg/dl. Auffällig war die Diskrepanz zwischen geringen Urinbefunden und der Schwere der Niereninsuffizienz: Leukozyturie und Mikroerythrozyturie waren nur bei weniger als einem Drittel der Patienten vorhanden, eine Proteinurie bei 22% (geringfügig), ein Harnwegsinfekt nur bei 27%. Makrohämaturien mit und ohne Abgang von Papillen ergab die Anamnese bei 14%. Dagegen hatten 82% charakteristische röntgenologische Veränderungen: Symmetrische Parenchymschrumpfungen, nicht korrespondierend mit den Kelchen, und Papillennekrosen [6–8]. 60% der Patienten hatten einen erhöhten Blutdruck. – Gastrointestinale Symptome, wie Ulcera oder Magen-Darm-Blutungen waren sehr selten, doch hatten 43% eine Lebervergrößerung, für die sich keine andere Ursache fand (9% auch eine Milzvergrößerung) und bei 76% zeigte das Lebergewebe eine auffällig starke Ablagerung von Lipofuszin.

Zu unserer Überraschung fand sich keine signifikante Korrelation zwischen Nierenfunktion und Phenacetinmenge (Abb. 1). Das entspricht der oben erwähnten Beobachtung, daß die Differenz der Gesamtmenge an Phenacetin bei Kranken und nicht Kranken nur gering war. Auch zwischen systolischem und diastolischem Blutdruck und Kreatinin-Clearance fand sich keine signifikante Korrelation. Dagegen war die Korrelation zwischen Basenexzeß und Kreatinin-Clearance signifikant, – bemerkenswert ist jedoch, daß 48% keine Azidose hatten (dabei auch Fälle mit fortgeschrittener Niereninsuffizienz). Wie zu erwarten, ergab sich ebenfalls eine signifikante Korrelation zwischen Hämoglobin bzw. Erythrozyten und glomerulärer Filtration. Brod [2] fand dieselben Korrelationen bei Nierenfunktionsstörungen anderer Genese. Unsere Untersuchungen geben keinen Anhalt dafür, daß Phenacetin die Erythropoese zusätzlich (z. B. durch einen toxischen Effekt auf das Knochenmark) schädigt. In Ländern, in denen die Analgetika oft höhere Dosen an Salicylaten enthalten (Australien, USA, Kanada) sind stärker ausgeprägte Anämien durch deren Nebenwirkungen (gastrointestinale Blutungen) zu erklären [10, 12].

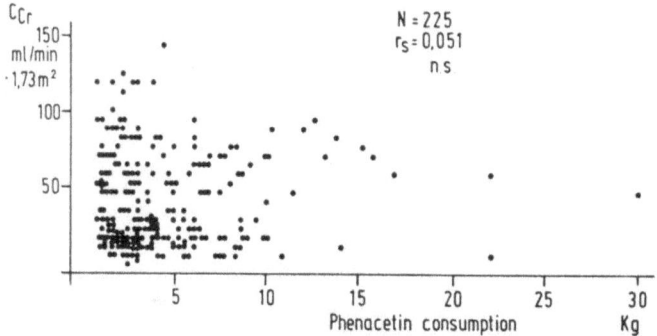

Abb. 1. Beziehung zwischen Gesamtmenge an Phenacetin (Abszisse) und Kreatinin-Clearance (Ordinate) bei 225 Patienten mit Analgetika-Nephropathie. Die Korrelation ist statistisch nicht signifikant

		mit Nephropathie N = 221	ohne Nephropathie N = 53
1.	Phenacetin	100 %	100 %
2.	Coffein	94,1 %	92,5 %
3.	Salicylate	82,8 %	90,6 %
4.	Phenazone	67,9 %	58,4 %
5.	Codeine	38,0 %	54,8 %
6.	Barbiturate	37,6 %	47,2 %
7.	Bromide	15,4 %	18,9 %
8.	Paracetamol	13,1 %	22,6 %
9.	Andere	38,0 %	47,2 %

Abb. 2. Vergleich der Medikament-Einnahme von Patienten mit und ohne Nephropathie

Von 230 Kranken wurden 105 nachuntersucht, 1–10mal (durchschnittlich 3mal) im Abstand von 1–10 Jahren (Durchschnitt: 3 Jahre). 72 hatten den Abusus eingestellt, 19 fortgesetzt, in 14 Fällen war dies zweifelhaft. Eine Heilung sahen wir in keinem Fall, jedoch bei 64% der Patienten, die kein Phenacetin mehr genommen hatten, eine unveränderte oder sogar gebesserte Nierenfunktion, dagegen bei denen, die den Abusus fortgesetzt hatten, in 74% eine Verschlechterung, in keinem Fall eine Besserung. Von den 55 Patienten ohne Nephropathie wurden bisher 9 nachuntersucht, 1–2mal im Abstand von 1–13 Jahren (Durchschnitt: 4,5 Jahre). Keiner davon hatte eine Nephropathie entwickelt. Diese Patienten hatten mit großer Wahrscheinlichkeit kein Phenacetin mehr genommen.

Die immer wieder diskutierte und noch nicht endgültig beantwortete Frage ist, ob Phenacetin (bzw. seine Metaboliten) allein oder in Kombination mit anderen in diesen Mischpräparaten enthaltenen Substanzen für den Nierenschaden verantwortlich ist. Australische Untersucher schuldigten in erster Linie die Salicylate an [3, 9, 11, 12]. Dagegen spricht unter anderem, daß bei Patienten mit rheumatoider Arthritis, die oft lange Zeit mit hohen Dosen von Aspirin behandelt wurden, die typische Nephropathie, wenn überhaupt, nur extrem selten gesehen wurde [4, 13].

Abb. 2 zeigt eine Medikament-Analyse bei unseren Probanden mit und ohne interstitielle Nephritis. 17,2% der Kranken und 9,4% der Nicht-Kranken hatten keine Salicylate zusätzlich eingenommen.

In Übereinstimmung mit der von Gsell [5] zusammengefaßten Literatur zu diesem Thema war allein Phenacetin regelmäßiger Bestandteil der von diesen Patienten eingenommenen Analgetika, alle anderen Komponenten wechseln. Einen Anhalt für eine ursächliche Rolle der Salicylate ergaben unsere Untersuchungen nicht. Die Frage, warum es keine signifikante Korrelation zwischen dem Grad der Niereninsuffizienz und der Gesamtmenge an Phenacetin gibt, bleibt ebenso unbeantwortet, wie die Frage, warum ein kleiner Teil der Abuser keine Nierenkrankheit entwickelt [15].

Literatur

1. Bock KD (1974) Häufigkeit und klinische Wertigkeit der arzneimittelbedingten chronischen interstitiellen Nephritis. In: Kluthe R, Oechslen D (eds) Aktuelle Diagnostik von Nierenerkrankungen. Thieme, Stuttgart, S 30 – 2. Brod J (ed) (1973) The kidney. Butterworth, London – 3. Burry A,

Hopkins J (1977) Phenacetin and analgesic nephropathy. Med J Aust 1: 879 − 4. Burry HC, Dieppe PA, Bresnihan FB, Brown C (1976) Salicylates and renal function in rheumatoid arthritis. Br Med J 1: 613 − 5. Gsell O (1974) Nephropathie durch Analgetica. Ergeb Inn Med Kinderheilkd 35: 67 − 6. Lindvall N (1978) Radiological changes of renal papillary necrosis. Kidney Int 13: 93 − 7. Messer B (1973) Das Urogramm der interstitiellen Nephritis nach Phenacetin-Abusus. In: Haschek H (ed) Probleme des Phenacetinabusus. Facta Publ. H. Egermann, Wien, S 127 − 8. Messer B (1975) Das urographische Bild der Nephropathie nach Phenacetin-Abusus. Med Welt (NF) 26: 817 − 9. Molland EA (1978) Experimental renal papillary necrosis. Kidney Int 13: 5 − 10. Murray TG, Goldberg M (1978) Analgesic-associated nephropathy in the USA: Epidemiologic clinical and pathogenetic features. Kidney Int 13: 64 − 11. Nanra RS (1976) Analgesic nephropathy. Med J Aust 1: 745 − 12. Nanra RS, Stuart-Taylor J, Leon AH de, White KH (1978) Analgesic nephropathy: Etiology, clinical syndrome, and clinicopathologic correlations in Australia. Kidney Int 13: 79 − 13. New Zealand rheumatism association study (1974) Aspirin and the kidney. Br Med J 1: 593 − 14. Nitzsche T (1973) Verlaufsbeobachtungen bei Kranken mit Nephropathie nach Phenacetin-Abusus. In: Haschek H (ed) Probleme des Phenacetinabusus. Facta Publ. H. Egermann, Wien, S 143 − 15. Waters WE, Elwood PC, Asscher AW (1973) Community survey of analgesic consumption and kidney function in women. Lancet 1: 341

Stenglein, B., Richert, J., Eigler, J. (Med. Klinik Innenstadt), Drasch, G. (Inst. für Rechtsmedizin der Univ. München):
Niereninsuffizienz als Folge chronischer Bleivergiftung nach Schrotschußverletzung

Die Symptome der akuten Bleivergiftung wurden in den vergangenen Jahrhunderten immer wieder beobachtet und sind vor allem mit der frühen industriellen Entwicklung verknüpft. Über den Zusammenhang zwischen chronischer Bleivergiftung und Niereninsuffizienz wurde in der uns bekannten Literatur erstmals 1863 berichtet [6] und hier verdient besondere Erwähnung die Studie von Henderson [3], der 1954 die Häufung tödlicher Urämien bei jungen Erwachsenen in Queensland/Australien auf die Inkorporation bleihaltiger Farben in der Kindheit zurückführen konnte. Der Fall der Patientin, über den wir hier berichten, ist vom Verlauf her ähnlich, von der Ätiologie aber als seltener Einzelfall anzusehen. Was uns besonders wichtig erscheint, ist die lange Latenz zwischen auslösendem Ereignis und dem Auftreten der Erkrankung, die Schwierigkeit in einer beweisenden Diagnostik und nicht zuletzt Bezüge zu unserer ökologischen Situation.

Fallbericht

Bei der vorliegenden Patientin handelt es sich um eine 44jährige Süditalienerin, die im Alter von 6 Jahren im Bereich des Gesichtsschädels mit Bleischrot angeschossen wurde und diesen Unfall relativ unbeschadet überstand. 30 Jahre später suchte sie wegen unspezifischer Beschwerden und allgemeiner Leistungsminderung einen Arzt auf. Es wurde eine leichte Anämie, eine mäßiggradige Niereninsuffizienz (Kreatinin um 3 mg%) und beidseits kleine Nieren festgestellt. Die Genese der Niereninsuffizienz konnte nicht geklärt werden. 1977, das Kreatinin war jetzt um 5 mg%, wurde die Patientin mit Verdachtsdiagnose einer chronischen Pyelonephritis aufgenommen. Wir fanden eine kleinwüchsige Frau von normaler Intelligenz, ohne Ödeme, mit einem mäßig erhöhten Blutdruck, der allgemeine körperliche Untersuchungsbefund war sonst ohne wesentliche Auffälligkeiten.

Tabelle 1. Laborfunde bei Diagnosestellung

Hb	11,9 g% (normochrom)
Norales Differential-Blutbild	
HsN	36 mg%
Kreatinin	4,8 mg%
Gesamt-Eiweiß, Serum-Elektrolyte normal	
Urin-Sediment und Addis-Count normal	
Eiweiß im 24-h-Urin	0,5–1,4 g
Kreatinin-Clearance	16 l/min

Die Einweisungsdiagnose chronische Pyelonephritis konnte durch Labordaten und das Infusionsurogramm mit Tomographie beider Nieren ausgeschlossen werden. Es fanden sich kleine Nieren mit geringgradig verschmälertem Parenchymrandsaum, kein Harnstau, keine Kelchverplumpung, keine Konkremente oder narbige Einziehungen. Dieser Befund wurde auch sonographisch bestätigt. Die Unergiebigkeit der zu diesem Zeitpunkt vorliegenden Befunde, die in Richtung einer interstitiellen Nierenerkrankung wiesen, hatte eine erneute ausführliche Anamnese und Untersuchung zur Folge, die zum röntgenologischen Nachweis von ca. 200 Schrotkugeln im Bereich des Schädels führte und den Verdacht auf eine Bleinephropathie nahelegte.

Weitere 2 Jahre, nachdem der Verdacht auf eine Bleinephropathie erstmals geäußert worden war, war die Niereninsuffizienz so fortgeschritten, daß die Patientin in das chronische Hämodialyse-Programm aufgenommen werden mußte.

Tabelle 2. Bleinachweis

1. Analyse der Projektile:
Material: Weichblei, kein Nachweis anderer Metalle
Methode: Röntgenfluoreszenz
ca. 200 lokalisierte Einzelkugeln von 72 mg Gewicht und 15,9 qmm Oberfläche ergibt 15 g Blei mit 32 qcm Oberfläche

2. Blei in Urin, Blut und Knochen:
Urin	60 µg Pb/1 l (normal)
Blut	100 µg Pb/1 l (normal)
Knochen (Beckenkamm)	15,3 µg Pb/1 g (normal 2,7–6,3 µg/1 g)

nach Provokation mit Ca EDTA:
Urin	200 µg Pb/1 l
Blut	300 µg Pb/1 l

Methode: Flammenlose Atom-Absorptionsspektrophotometrie

3. Indirekte Methoden:
Delta-Aminolaevulin-Säure im Urin	normal
Porphobilinogen quant. im Urin	nicht nachweisbar
Pophyrine semiquant. im Urin	nicht nachweisbar

Normalwerte nach [4]

Diskussion

Nach Emerson [1] gibt es für das Vorliegen einer Bleinephropathie folgende Kriterien:
- Zeichen einer langsam fortschreitenden Niereninsuffizienz
- anamnestische Hinweise für eine Bleiabsorption in der Vergangenheit
- beidseits mäßige Schrumpfnieren
- Ausschluß anderer Ursachen für eine chronische Niereninsuffizienz
- positiver EDTA-Provokationstest, Nachweis eines erhöhten Bleigehaltes im Knochen.

Alle Bedingungen sind bei unserer Patientin erfüllt, so daß die Diagnose als gesichert angesehen werden kann.

Das Problem der Diagnostik von Langzeitwirkungen einer minimalen bis mäßigen Bleiexposition stellt sich nicht nur bei derart seltenen Einzelerkrankungen, sondern ist auch ein Teil unserer ökologischen Situation. Chronische Blutbleispiegel von 25 µg% gelten als potentiell schädlich. Besonders empfindlich gegenüber Blei ist das kindliche, sich entwickelnde Gehirn. Amerikanische Schulkinder mit hohem Bleigehalt in den Zähnen bewältigten Intelligenzteste wesentlich schlechter als solche mit niedrigen [5]. Etwa 90% des Gesamtbleis im menschlichen Körper lagert sich im Knochen ab, wo es Bestandteil des Apatit-Kristalls wird und von wo es sehr langsam wieder abgegeben werden kann. Die Annahme, daß der Bleigehalt im menschlichen Knochen kein natürlicher ist, sondern Folge unserer industriellen und technischen Entwicklung, beweisen Untersuchungen an den Skeletten peruanischer Indios, die vor 1600 Jahren lebten und wo sich ein Bleigehalt fand, der 700- bis 1000fach niedriger als unserer ist [2].

Zur Zeit gibt es keine absoluten Zahlen darüber, wo die Grenze zwischen Toxizität und Nicht-Toxizität liegt. Unsere Patientin hatte Blut- und Urinspiegel, die nach allgemeiner Meinung heute als normal gelten und auch nach Provokation keineswegs sehr hoch lagen. Deutlich über der Norm war lediglich der Bleigehalt des Knochens, die gängigen Teste zum Nachweis einer Bleiintoxikation fielen negativ aus und die Klinik war uncharakteristisch. Es ist nicht auszuschließen, daß Erkrankungen mit ähnlicher unspezifischer Symptomatik, die auf unsere Umweltbedingungen zurückzuführen sind, zunehmen werden. Was das Problem der chronischen Bleiintoxikation betrifft, glauben wir, daß die von uns angewandte Methode der Knochenbiopsie zwar sicher nicht für Reihenuntersuchungen geeignet ist, aber in ausgewählten Fällen den herkömmlichen Methoden überlegen ist.

Literatur

1. Emerson BT (1965): The renal excretion of urate in chronic lead nephropathy. Australas Ann Med 14: 295 − 2. Ericson JE, Shirahata MS, Patterson CC (1979): Skeletal concentrations of lead in ancient peruvians. N Engl J Med 300: 946 − 3. Henderson DA (1958): The etiology of chronic nephritis in Queensland. Med J Australia 1: 377 − 4. Mueller B (ed) (1975): Gerichtliche Medizin. Springer, Berlin Heidelberg New York − 5. Needleman HL, Gunnoe C, Leviton A, Reed R, Peresie H, Maher C, Barrett P (1979): Deficits in psychologic and classroom performance of children with elevated dentine lead levels. N Engl J Med 300: 689 − 6. Ollivier A (1863): De l'albuminurie saturnine. Arch Gen Med 2: 2

Schweigart, U., Jäger, R., Bottermann, P., Kopp, K. F. (II. Med. Klinik der TU München):
Phosphatsubstitution bei Patienten im Akuten Nierenversagen

Phosphatmangelzustände sind in den letzten Jahren häufig und bei den verschiedensten Erkrankungen beschrieben worden [1]. Als Beispiele seien hier die Behandlung des diabetischen Komas und die Hyperalimantation genannt.

Die Rolle des Phosphats im Extrazellulärraum ist abgesehen von einer gewissen Pufferfunktion gering. Im Intrazellulärraum liegt Phosphat als organische Verbindung vor, zu nennen ist hier für alle Zellen das ATP, für die Muskulatur zusätzlich das Creatinphosphat und für die Erythrocyten das 2,3-Diphosphoglyzerat.

Diese Substanz entsteht nur in den Erythrocyten in größerer Menge und ist sowohl in vivo als auch in vitro von einer Reihe Parameter wie z. B. dem Substratangebot und dem pH-Wert abhängig, außerdem wird im Rahmen der Glykolyse mehrfach Phosphat in den Stoffwechsel eingeschleust [2]. Das in den Erythrocyten entstehende 2,3-Diphosphoglyzerat ist ein energiereiches Phosphat mit der speziellen Eigenschaft, daß es die periphere Sauerstoffabgabe erleichtert, also eine Rechtsverschiebung der Sauerstoffbindungskurve bewirkt.

Erythrocyten als Untersuchungsobjekt für die intrazelluläre Entstehung von energiereichen Substanzen haben nun den großen Vorteil, daß sie leicht für beliebig häufige Bestimmungen zugänglich sind und in der Aufarbeitung relativ einfach zu handhaben sind, andererseits sind die Ergebnisse natürlich nur bedingt auf andere Zellen übertragbar, da die Erythrocyten keine Atmungskette und keinen Zitronensäurezyklus haben. Wir haben sieben Patienten während des akuten Nierenversagens (ANV) über einen Zeitraum von mindestens 2 Wochen untersucht. Die Genese des ANV war 4× ein Polytrauma und 3× ein postoperatives Nierenversagen. Die Patienten wurden in der Regel täglich dialysiert und vollständig parenteral ernährt.

Diese parenterale Ernähung bestand zunächst aus Kohlenhydraten in Form von konzentrierter Glucoselösung, bilanzierten Aminosäureinfusionen und entsprechender Elektrolytkorrektur. Phosphat wurde den Patienten zunächst nicht substituiert, es wurden auch phosphatfreie Dialysate verwendet.

Nach Untersuchungen von Cruz beträgt der Phosphatverlust während Dialyse ca. 40–60 mmol [3].

Es war also aufgrund dieser Tatsachen bereits mit einem Phosphatmangel zu rechnen, andererseits sollten Patienten keine unkritische Phosphatsubstitution erhalten, da dies durchaus Komplikationen auslösen kann, wie es aus Tierversuchen bekannt ist und vor einem Jahr von der Arbeitsgruppe von Ritz berichtet wurde [4].

Wir wollten untersuchen, unter welchen Bedingungen zumindest in den Erythrocyten eine Resynthese von energiereichen Phosphaten eintritt und in wieweit 2,3-DPG der geeignete Parameter hierfür ist.

Neben der Niereninsuffizienz und einer Anämie um 10 g% Hb hatten unsere Patienten nur eine leichte metabolische Acidose, was auf die vorhergehende Korrektur mit Natriumbikarbonat zurückzuführen ist. Der Serumphosphatspiegel war leicht erniedrigt, bzw. im unteren Normbereich. Die 2,3-DPG-Spiegel waren stark erniedrigt. Gesunde haben 2,3-DPG-Spiegel im Vollblut um 2,0 mmol/l Blut.

Wir haben die Phosphatsubstitution z. T. als Na-, z. T. als Kaliumphosphat durchgeführt, die substituierte Menge wurde über den Tag verteilt und richtete sich nach der Höhe der Serumphosphatspiegel; in der Regel wurden 30−60 mmol/24 h zugeführt.

Lagen die Phosphatspiegel im Serum vor der Dialyse unter 1 mmol/l, so wurden die Patienten gegen 2 mmol Phosphat dialysiert. Die metabolische Acidose wurde bei den Patienten etwas überschießend auf errechnete BE-Werte von +5 mmol/l versucht zu korrigieren.

Phosphatsubstitution ohne Korrektur der metabolischen Acidose hatte einen Anstieg von 2,3-DPG zur Folge.

Die Korrektur der metabolischen Acidose allein hatte dagegen einen deutlichen Effekt auf die 2,3-DPG-Spiegel. Es kam zu einem signifikanten Anstieg, der noch erheblich zunahm, wenn gleichzeitig Phosphat gegeben wurde.

Nach Überkompensation der metabolischen Acidose und reichlicher Phosphatsubstitution stiegen die 2,3-DPG-Spiegel im Blut auf Werte um 2,06 mmol/l Blut an, also Werte, wie sie bei Gesunden zu erwarten sind. Auffallend niedrig sind die Schilddrüsenhormonspiegel dieser Patienten (Tabelle 1).

Versucht man nun die einzelnen Parameter auf ihren Einfluß hin zu prüfen, so ergibt sich zwischen 2,3-DPG und BE bzw. pH keine statistisch zu sichernde Korrelation, was z. T. darauf zurückzuführen ist, daß sich 2,3-DPG-Spiegel langsam verändern, die Säure-Basenverhältnisse bei diesen Intensivpatienten aber immer in einem recht labilen Gleichgewicht sind.

Serumphosphatspiegel und 2,3-DPG-Spiegel zeigen eine statistisch zwar signifikante Korrelation ($r = 0.395$; $n = 35$), die aber recht locker ist, d. h. Serumphosphat kann nicht der einzige Parameter sein, der die Resynthese begünstigt. Ein Faktor ist der pH-Wert. Ein anderer scheinen die Schilddrüsenparameter zu sein, wie die Abb. 1 zeigt. Das Gleiche gilt aber für T_3, hier zeigt sich die engste Korrelation zur Höhe der 2,3-DPG-Spiegel.

Zusammenfassend können die Ergebnisse folgendermaßen interpretiert werden:

Im akuten Nierenversagen besteht ein intrazellulärer Mangel an energiereichen Phosphaten. Nimmt man die 2,3-DPG-Spiegel als Parameter einer Resynthese, so erfolgt diese nur dann, wenn sowohl die metabolische Acidose als auch der Phosphatmangel überschießend kompensiert wurden, dies bestätigen die in vitro-Untersuchungen [5]. Von entscheidender Wichtigkeit ist sicher in diesem Zusammenhang der Einfluß der Schilddrüsenhormone, hier ergeben sich vielleicht Erklärungsmöglichkeiten für die Beobachtung von Straub [6], der bei Kindern ein

Tabelle 1. Akutes Nierenversagen mit Phosphatsubstitution

2,3−DPG	2,07 ± 0,39 mmol/l Blut
2,3−DPG	20,91 ± 3,84 μmol/g Hb
2,3−DPG	6,87 ± 1,84 mmol/l Ery
Phosphat (Serum)	2,55 ± 0,15 mmol/l
Phosphat (Ery)	2,25 ± 0,11 mmol/l
BE	+ 4,03 ± 1,02 mmol/l
Hb	9,91 ± 0,38 g/100 ml
HKt	30,17 ± 1,66 Vol %
Thyroxin	6,4 ± 0,40 μg/100 ml
T_3 Ria	92,2 ± 6,04 μg/100 ml

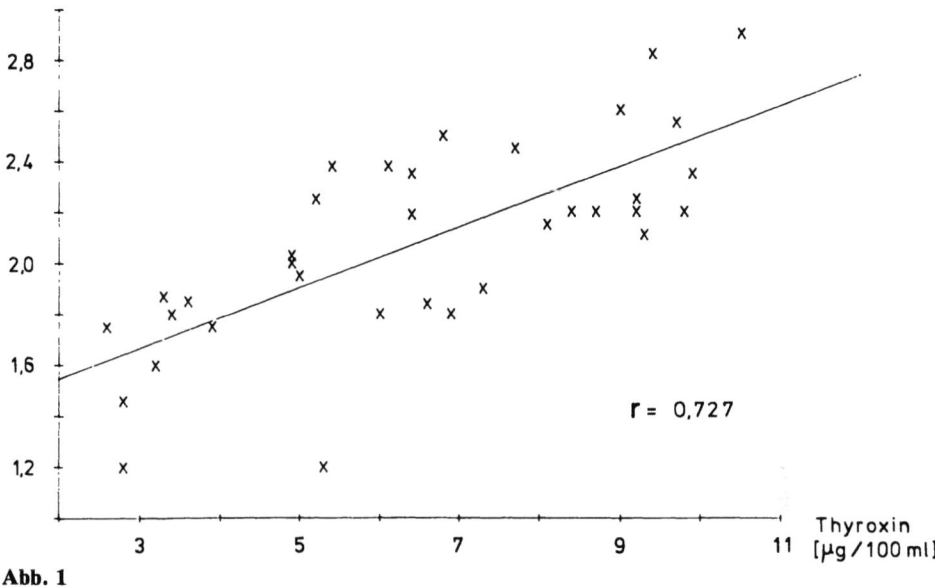

Abb. 1

akutes Nierenversagen mehrfach durch die Gabe von Thyroxin konservativ beherrschen konnte.

Berechnet man nun den Effekt, den der Anstieg von 2,3-DPG auf die periphere Sauerstoffabgabe hat, wenn gleichzeitig die metabolische Acidose ausgeglichen wird, so fällt ja einerseits die Rechtsverschiebung durch die Acidose – der sog. Bohr-Effekt – weg, gleichzeitig kommt es aufgrund der günstigeren pH-Verhältnisse zu einer Steigerung der Glykolyse und unter optimalen Bedingungen zu einem 2,3-DPG-Anstieg.

Letztlich resultiert daraus eine Rechtsverschiebung um 8 torr, d. h. bei gleichem Gewebs-pO_2 werden ca. 16% Sauerstoff mehr abgegeben.

Literatur

1. Seldin DW, Emmett M (1979) Effect of phosphate depletion on organ fuction. Abstracts of the 4th International Workshop on Phosphate and Other Minerals. Strasbourg, p 267 – 2. Duhm J (1973) 2,3-DPG metabolism of erythrocytes and oxygen transport function of blood. In: Gerlach E, Moser K, Deutsch E (eds) Erythrocytes, thrombocytes, leucocytes. IInd International Symposium, Vienna, June 1972. Thieme, Stuttgart, pp 149–157 – 3. Cruz C, Levin NW, Shah S, Zinn D, Kilates MC, Parfitt AM, Kleerekoper M (1979) Factors determining hypophosphatemia in chronic hemodialysis. Abstracts of the 4th International Workshop on Phosphate and Other Minerals. Strasbourg, p 219 – 4. Ritz K (1979) Verh Dtsch Ges Inn Med (im Druck) – 5. Minakami S, Tomoda A, Tsuda S (1975) Effect of intracellular pH (pHi) on red cell glycolysis. In: Brewer GJ (ed) Erythrocyte structure and function. Alan R. Liss, Inc., New York, pp 149–153 – 6. Straub E (1975) Thyroxinbehandlung beim akuten Nierenversagen. Wochenschr Kinderheilkd 123: 723–735

Dutz, H., Natusch, R. (II. Med. Klinik, Charité, Berlin, DDR):
Zum Langzeitverlauf der chronischen Glomerulonephritis

Die Möglichkeiten einer therapeutischen Beeinflussung des Verlaufs der chronischen Glomerulonephritis sind noch immer ein umstrittenes Problem der modernen Nephrologie. Unklarheiten über Ätiologie und Spontanverlauf, Vielfalt histologischer und immunhistologischer Ausprägungen sowie ungenügend enge Korrelationen zwischen klinischer Symptomatik und histologischem Befund erschweren die Durchführung kontrollierter Behandlungsstudien; die relativ langsame Progredienz der meisten Glomerulonephritis-Formen erfordert langjährige Beobachtungszeiten. Die bisher vorliegenden kontrollierten Studien (z. B. German Research Group 1977; Rose 1977) leiden an zu kurzer Laufzeit (1–2 Jahre). Nachfolgend soll über einige eigene Beobachtungsserien zur Veranschaulichung dieser Problematik berichtet werden.

1. Die Wirkung einer Prednison-Monotherapie (Initialdosis 60–100 mg/d, Erhaltungsdosis 10–20 mg/d) wurde mit einer durchschnittlichen Behandlungszeit von 14 (10–17) Monaten an 70 morphologisch gemischten Glomerulonephritiden (membranös 22, Glomerulonephritis + Pyelonephritis 17, fokalproliferativ 8, membranoproliferativ 8, mesangioproliferativ 7, extrakapilläre proliferativ 8) erprobt. In dieser wie auch in den folgenden Beobachtungsserien waren weder glomeruläre Veränderungen bei Systemerkrankungen, noch sog. minimal changes glomerulonephritis enthalten. Durch Prednison konnte zwar die Proteinurie von durchschnittlich 5,2 g/d auf durchschnittlich 2,7 g/d gesenkt werden; die Nierenfunktion verschlechterte sich jedoch trotz Behandlung (Kreatininanstieg von 1,74 mg% auf 2,5 mg%) Abb. 1.

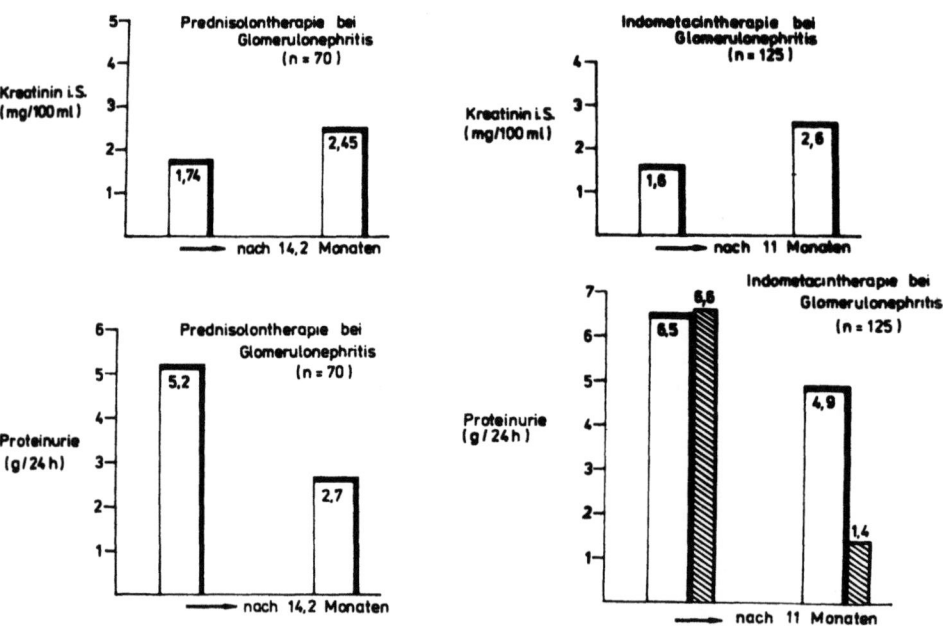

Abb. 1. Einfluß einer Prednisolon- bzw. Indomethazin-Monotherapie auf das Serumkreatinin und die Proteinurie bei chronischer Glomerulonephritis (rechter unterer Bildausschnitt, schraffierte Säulen) = 63% der Patienten reagierten mit einem durchschnittlichen Proteinrückgang von 6,6 g/24 h auf 1,4 g/24 h

2. In einer anderen Serie wurde Indomethazin als Monotherapie (100–200 mg/d) bei 126 morphologisch gemischten Formen (51 mesangioproliferativ, 27 sog. Defektzustände, 25 fokalproliferative Glomerulonephritis, 5 membranöse, 2 proliferativ skleros. Glomerulonephritis), über ein Jahr lang verabfolgt. Es konnte wiederum die Proteinurie (von durchschnittlich 6,5 g/d auf 4,9 g/d; in 63% von 6,6 g/d auf 1,4 g/d) gebessert werden, das Serum-Kreatinin stieg auch hier (von 1,6 mg/% auf 2,6 mg %/d) an. In beiden Serien ergaben Kontrollbiopsien bei oft mangelnder Korrelation zum klinischen Verlauf in etwa $1/4$ der Fälle eine stärkere Ausprägung der histomorphologischen Veränderungen, in der Hälfte ein Gleichbleiben, und in $1/4$ eine Verbesserung.

3. Um Eindrücke über den spontanen Langzeitverlauf ohne medikamentöse Behandlung zu gewinnen, wurde eine Gruppe von 110 Glomerulonephritiden mit einer durchschnittlichen Beobachtungszeit von 8 Jahren (3–18) analysiert. Histologisch handelte es sich in der Hälfte der Fälle um mesangioproliferative, bei den übrigen überwiegend um fokalproliferative und sog. Defektzustände; es waren nur 5 membranöse und 2 proliferativ skleros. Formen in dem gesamten Beobachtungsgut. Im Durchschnitt stieg das Kreatinin von 1,0 auf 1,1, die Proteinurie von 1,2 auf 2 g an. Bei 17 Patienten, die schon zu Beginn einen erhöhten Kreatininwert hatten, stieg das Kreatinin weiter an (Mittelwert 2,3). Die durchschnittlichen RR-Werte blieben (unter Behandlung) konstant (140/80 mm Hg), jedoch zeigten 40 therapeutisch schlecht zu beeinflussende Hypertoniker aus der Gesamtgruppe einen etwas stärkeren Kreatininanstieg. Ebenso zeigten Patienten mit einer konstanten Proteinurie stärkere Kreatininanstiege. Insgesamt war also in dieser Gruppe mit überwiegend als morphologisch günstig geltenden Fällen sehr langsame Progredienz zu verzeichnen.

4. Um neben der Wirkung einer Prednison- bzw. Indomethazin-Monotherapie auch die einer Therapie mit Immunsuppressiva im Langzeitverlauf zu ergründen, wurden insgesamt 63 Patienten mit einer Beobachtungszeit von mehr als 10 Jahren retrospektiv analysiert, von denen 39 immunosuppressiv (Azathioprin, Cyclophosphamid mit und ohne Prednison) und 24 nicht behandelt wurden. Es zeigte sich, daß in den ersten Jahren der Prozentsatz derjenigen Patienten, die in das Stadium der terminalen Niereninsuffizienz kamen, in der unbehandelten Serie größer war als in der behandelten, daß jedoch nach ca. 10 Jahren die behandelten Patienten ungünstiger lagen (Abb. 2.).

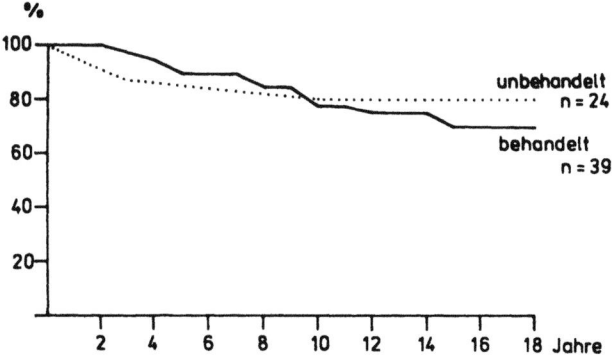

Abb. 2. Häufigkeit progredienter Verläufe (terminale Niereninsuffizienz) bei unbehandelten (nach 18 Jahren 20,8%) und behandelten (nach 18 Jahren 30,8%) Glomerulonephritiden

Allerdings muß in Rechnung gestellt werden, daß eine Indikation zur Behandlung meist wegen stärkerer morphologischer Ausprägung gestellt wurde, so daß ein echter Vergleich nicht möglich ist. Auch in diesen Serien beeindruckt die im Durchschnitt sehr langsame Progredienz.

Schlußfolgerungen

1. Der Spontanverlauf ohne medikamentöse Therapie ist, vor allem bei den mesangioproliferativen und fokalproliferativen Formen der chronischen Glomerulonephritis, ein relativ langsamer, so daß bei Erwägung einer immunosuppressiven Therapie Nutzen und Schäden durch Nebenwirkungen gegeneinander abgewogen werden müssen.
2. Indomethazin und Prednison vermindern eine Proteinurie; ihre Wirkung auf morphologische Ausprägung und Nierenfunktion ist jedoch fraglich.
3. Hypertonie und konstante Proteinurie (insbesondere nephrotisches Syndrom) verschlechtern die Prognose der chronischen Glomerulonephritis.
4. Der Nutzen einer immunosuppressiven Therapie kann erst auf der Basis streng alternierend behandelter Patienten unter Langzeitbeobachtung eingeschätzt werden, wobei koordinierte Studien mehrerer Zentren zu statistisch aussagekräftigen Ergebnissen führen werden.
5. Für die Praxis ergibt sich die Notwendigkeit der Behandlung einer Hypertonie und einer großen Proteinurie bei chronischer Glomerulonephritis. Bei histomorphologisch als günstig einzuschätzenden Formen und bei langsamer klinischer Progredienz empfiehlt sich Zurückhaltung in der Indikation zur immunosuppressiven Therapie; bei ungünstigen Formen (extrakapilläre Glomerulonephritis) und bei rascher Progredienz sollte, ebenso wie bei Systemerkrankungen (L.E.) ein Behandlungsversuch unternommen werden.

Literatur

Cameron JS (1977) Diseases of the urinary system: Treatment of glomerulonephritis by drugs. Br Med J 1: 1457 – Medical Research Council Working Party (1971) Controlled trial of azathioprine and prednisone in chronic renal disease. Br Med J 2: 239–241 – Michielsen P, Vanrenterghem S, Roels L (1976) Treatment of chronic glomerulonephritis with indomethacin. In: Kluthe R, Vogtland A, Batsford StR (eds) Glomerulonephritis. Thieme, Stuttgart, p 149 – Natusch R, Göbel U, Mohnike A, Scholz D (1979) Zur Therapie der Glomerulonephritis. Dtsch Gesundh-Wesen 34: 115 – Rose G (1977) Medical research council trials. In: Kluthe R, Vogt A, Batsford SR (eds) Glomerulonephritis. International Conference on Pathogenesis, Pathology and Treatment, Freiburg. Wiley & Sons, New York, pp 174–182

Glöckner, W. M., Sieberth, H. G., Dienst, C., Kindler, J. (Med. Univ.-Klinik, Köln):
Plasmaseparation über Hohlfasermembranen zur Entfernung von Immunkomplexen bei der Wegenerschen Granulomatose

Die Wegenersche Granulomatose ist in ihrer generalisierten Form charakterisiert durch die Trias einer nekrotisierend-granulomatösen Vaskulitis des oberen und unteren Respirationstraktes, einer Glomerulonephritis sowie einer disseminierten

Vaskulitis [1, 6]. Die Ätiologie dieses Krankheitsbildes ist bisher ungeklärt, jedoch wird ein Immunmechanismus vermutet, zumal fluoreszenz- und elektronenmikroskopisch in Nierenbiopsien Ablagerungen nachgewiesen werden konnten, die Immunkomplexdepots glichen [9]. Weiterhin wurde das Vorkommen von zirkulierenden Immunkomplexen während der akuten Phase der Erkrankung beschrieben, wogegen in der Remission diese Immunkomplexe nicht mehr nachweisbar waren [5].

Hier soll das Krankheitsbild eines Patienten mit Wegenerscher Granulomatose vorgestellt werden, bei dem wir ebenfalls hohe Immunkomplexspiegel fanden, und bei dem erst durch Einsatz von Plasmaaustauschbehandlungen zusätzlich zur Immunsuppression der rasche Krankheitsverlauf gestoppt und eine fast vollständige Remission induziert werden konnte, was von einem Abfall der Immunkomplexe bis in den Normbereich begleitet wurde.

Methodik. Die Plasmaaustauschbehandlungen erfolgten, wie schon früher beschrieben [3], mittels Plasmafiltration über Hohlfasermembranen, die eine Durchlässigkeit für Moleküle bis zu etwa 3 Mio. Dalton haben; es wurden jeweils 5 l Plasma gegen eine 3%ige Humanalbuminlösung ausgetauscht. Zirkulierende Immunkomplexe wurden nach Präzipitation mit Polyäthylenglykol nephelometrisch als Immunkomplex-gebundenes IgG, IgM und C_4 bestimmt [2].

Casus. 23jähriger Mann mit multiplen Haut- und Schleimhautulcera, die histologisch eine ausgeprägt nekrotisierende, z. T. granulierende Entzündung mit mehrkernigen Riesenzellen vom Fremdkörpertyp und Übergreifen auf die kleinen Gefäße zeigten. Außerdem bot er einen einseitigen Exophthalmus, eine Kieferhöhlenverschattung sowie beidseitige retikulo-noduläre Lungeninfiltrationen, weiterhin Fieber und polyarthritische Beschwerden.

Unter einer kombinierten immunsuppressiven Therapie mit Steroiden und Cyclophosphamid kam es zu einem Rückgang der Ulcerationen und der pulmonalen Infiltrate, jedoch verschlechterte sich die Nierenfunktion rapide (Abb. 1). Deshalb entschlossen wir uns zwei Wochen nach Beginn der immunsuppressiven Therapie zur zusätzlichen Plasmaaustauschbehandlung, woraufhin ein prompter Anstieg der Diurese und der Kreatinin-Clearance und ein eindrucksvoller Abfall der Retentionswerte beobachtet werden konnte (Abb. 1). Drei Wochen nach Abschluß der fünfmaligen Plasmaaustauschbehandlung hatte sich die Nierenfunktion von einer Kreatinin-Clearance von 10 auf 72 ml/min restituiert und ist seit einem Jahr unter alleiniger Cyclophosphamid-Therapie (2 mg/kg/d) konstant geblieben. Es besteht allerdings unverändert eine Proteinurie von 5 bis 8 g/24 h, wie sie auch schon unter der Plasmaaustauschbehandlung nachweisbar war.

Die Untersuchung des Serums auf Immunkomplexe zeigte vor Beginn der Plasmaaustauschbehandlung deutlich erhöhte Werte, die beim Dreifachen des oberen Normwertes lagen. Unter der Plasmaaustauschbehandlung kam es zu einer sehr raschen Reduktion der Immunkomplexe, wobei dieser Abfall trotz des höheren Molekulargewichts deutlich schneller ablief als der des freien Serum-IgG (Abb. 2). Eine Erklärung hierfür könnte in der durch den Plasmaaustausch induzierten Deblockierung des RHS liegen, dem wichtigsten Eliminationssystem für Immunkomplexe [7, 8]. Auch ein Jahr nach Beendigung der Plasmaaustauschbehandlung konnten wir unter der immunsuppressiven Therapie bisher keinen Wiederanstieg der Immunkomplexe über den Normwert hinaus feststellen, wie wir es auch für den Anti-Basalmembran-Antikörper beim Goodpasture-Syndrom gefunden haben [4]. Die Höhe des Immunkomplexspiegels korreliert hier somit gut mit der klinischen Aktivität der Wegenerschen Granulomatose, ein Befund, wie er auch beim Lupus erythematodes disseminatus beschrieben wurde [8].

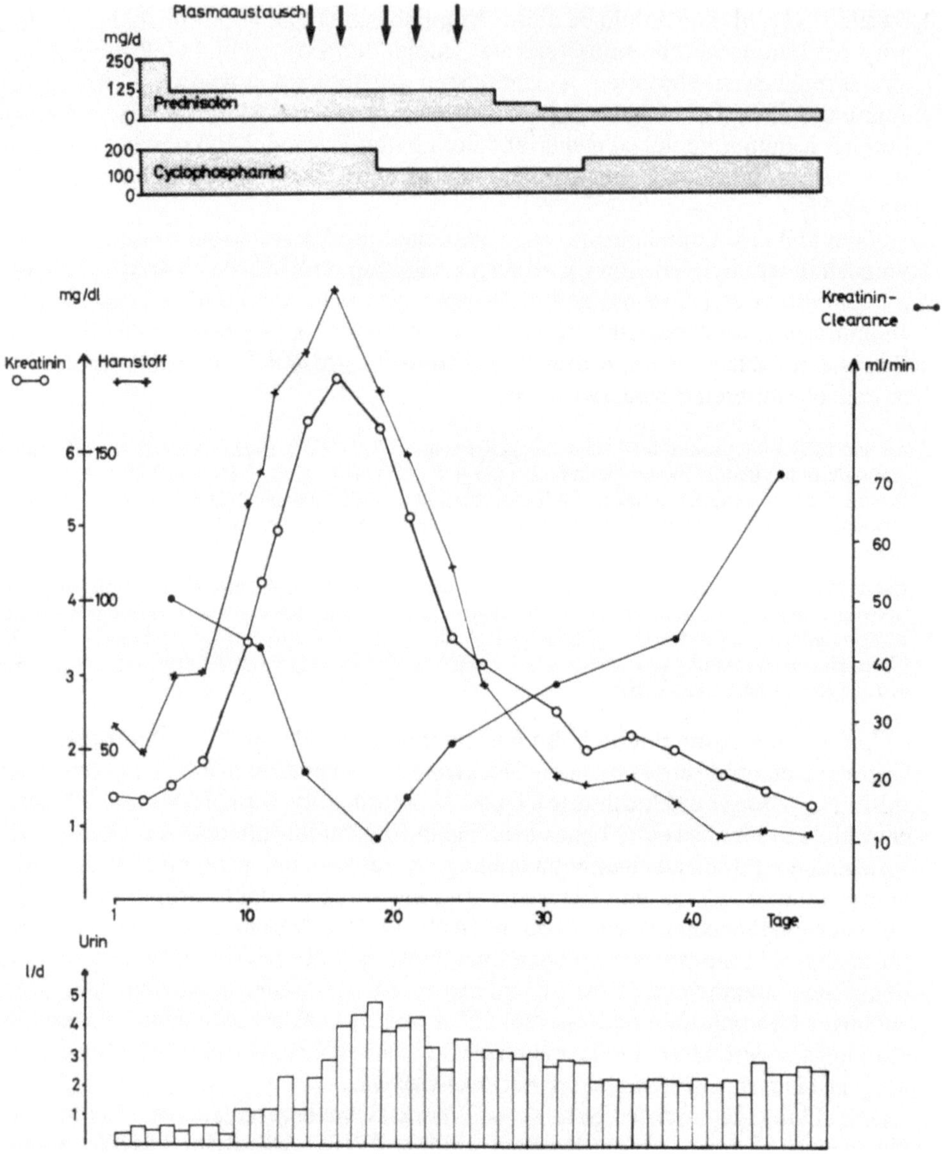

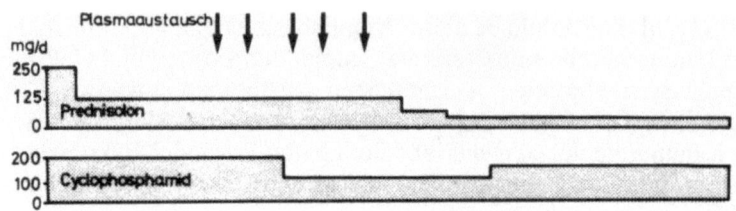

Abb. 1. Verlauf der Retentionswerte und der Kreatinin-Clearance sowie der Diurese unter Immunsuppression und fünfmaliger Plasmaaustauschbehandlung

Zusammenfassend läßt sich somit feststellen, daß es uns möglich war im akuten Stadium einer Wegenerschen Granulomatose deutlich erhöhte Immunkomplexspiegel nachzuweisen. Weiterhin konnten die Immunkomplexe durch Plasmaaustausch rasch eliminiert werden, was mit einer eindrucksvollen Besserung des Nierenversagens einherging. Letztlich konnte diese Remission der Wegenerschen Granulomatose durch eine kontinuierliche Immunsuppression mit Cyclophosphamid bisher über ein Jahr voll aufrechterhalten werden.

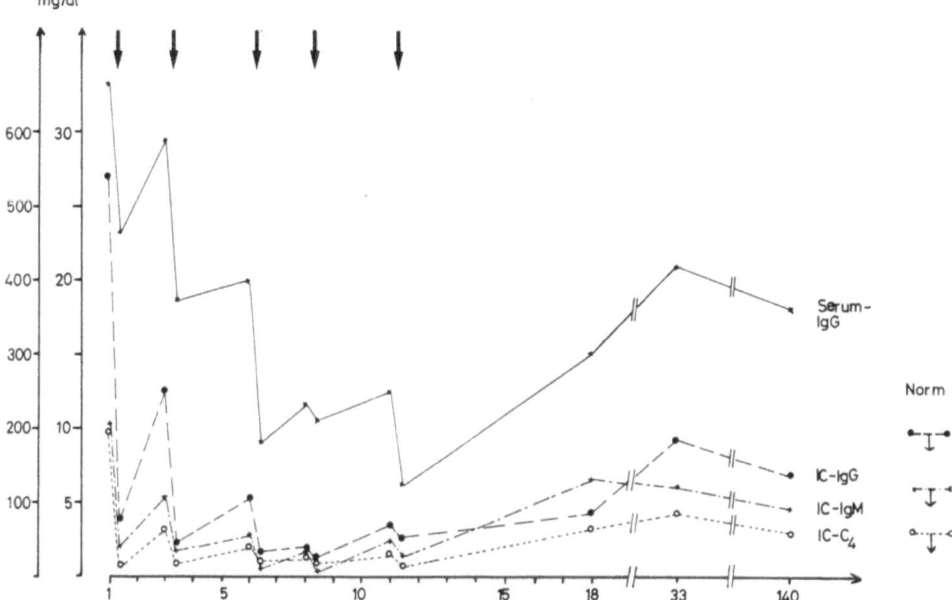

Abb. 2. Verlaufsdiagramm der Serumkonzentration von freiem IgG und von Immunkomplex-gebundenem IgG, IgM und C₄ unter konstanter Immunsuppression und fünfmaligem Plasmaaustausch

Literatur

1. Fauci AS, Wolff SM (1973) Wegener's granulomatosis: Studies in eighteen patients and a review of the literature. Medicine 52: 535–561 – 2. Gauci L, Ursule E, Serrou B (1979) A semi-automated system permitting analysis of immune complex components. In: Peeters H (ed) Proc. 26th Colloquium 1978. Protides of the biological fluids. Pergamon Press, p 29 – 3. Glöckner WM, Sieberth HG (1978) Plasmafiltration, a new method of plasma exchange. Proc Eur Soc Artif Organs 5: 214–217 – 4. Glöckner WM, Kindler J, Vlaho M, Maerker-Alzer G, Mahieu P, Sieberth HG (1979) Antikörper-Eliminierung mittels Plasmafiltration über Hohlfasermembranen am Beispiel des Goodpasture-Syndroms. Verh Dtsch Ges Inn Med 85: 971–973 – 5. Howell SB, Epstein WV (1976) Circulating immunoglobulin complexes in Wegener's granulomatosis. Am J Med 60: 259–268 – 6. Imbach P (1977) Wegenersche Granulomatose. Ergeb Inn Med Kinderheilkd 39: 33–58 – 7. Lockwood CM, Worlledge S, Nicholas A, Cotton C, Peters DK (1979) Reversal of impaired splenic function in patients with nephritis or vasculitis (or both) by plasma exchange. N Engl J Med 300: 524 – 8. Verrier Jones J, Bucknall RC, Cumming RH, Asplin CM, Fraser ID, Bothamley J, Davies P, Hamblin TJ (1976) Plasmapheresis in the management of acute systemic lupus erythematosus? Lancet 1: 709–711 – 9. Wolff SM, Fauci AS, Horn RG, Dale DC (1974) Wegener's granulomatosis. Ann Intern Med 81: 513–525

Liebau, G., Riegger, A. J. G., Roth, W., Wernet, P., Müller, G. (Abt. III der Med. Univ.-Klinik Tübingen):
Erfolgreiche Behandlung einer schweren Abstoßungsreaktion nach Nierentransplantation durch Plasmaaustausch

Plasmaaustausch hat sich bei verschiedenen Nierenerkrankungen bewährt. Das Prinzip des therapeutischen Effekts beruht wahrscheinlich auf der Elimination zirkulierender Immunkomplexe [1]. Auch die akute Abstoßungsreaktion nach Nierentransplantation gehört in diesen Formenkreis von Krankheiten, wobei der therapeutische Wert von Plasmaaustausch bislang nicht erwiesen ist.

Krankheitsverlauf: Ein 40jähriger Patient wurde wegen terminaler Niereninsuffizienz bei chronischer Glomerulonephritis seit 1976 im Hämodialyseprogramm behandelt. Eine erste Transplantation einer Leichenniere erfolgte im Juli 1978. Wegen einer nicht beherrschbaren akuten Abstoßungsreaktion wurde die Niere im September 1978 explantiert und die Dauerdialysebehandlung fortgesetzt.

Im Frühjahr 1979 wurde erneut eine Leichenniere transplantiert.

Patient: HLA-A2-BW35-B40-Cw3-DR2-DR4.
Donor: HLA-A2-BW35-B40-Cw3-DR3-DR4.

Trotz dieser guten Übereinstimmung war die Transplantatfunktion von Beginn an unbefriedigend. Klinisch wurde eine akute Abstoßung angenommen, die histologisch humoralen und zellulären Charakter aufwies. Trotz hochdosierter Behandlung mit ALS, Azathioprin und Prednison (7 g in 14 Tagen) sowie Transplantatbestrahlung wurde nur eine kurz anhaltende Besserung erzielt. Es entwickelte sich eine schwer einstellbare Hypertonie, das Serumkreatinin stieg bis auf 7,5 mg/100 ml an und der Patient wurde anurisch. Histologisch lag wiederum eine schwere humorale und zelluläre Abstoßungsreaktion vor. Da sich das Krankheitsbild gegenüber der konventionellen Behandlung als therapierefraktär erwiesen hatte, wurde die medikamentöse Immunsuppression auf einer Erhaltungsdosis belassen und der Versuch einer Plasmaaustauschbehandlung gemacht.

Diese erfolgte nach dem Prinzip der Hämofiltration wobei die Ciminofistel als arterieller und venöser Zugang benutzt wurde. Apparativ verwendeten wir einen konventionellen Hämoprozessor (Fresenius). Zur Plasmaseparation diente eine Hohlfasermembran (Asahi) mit einer Durchlässigkeit für Moleküle bis zu 3 Mio. Dalton. Das filtrierte Plasma wurde durch eine 3%ige Humanalbuminlösung substituiert. Insgesamt wurden 4,5 l Plasma filtriert und substituiert, was etwa einem Austausch von 70% des Plasmavolumens entspricht. In zweitägigen Abständen wurden sechs solcher Austauschbehandlungen vorgenommen.

Die Wirksamkeit des Plasmaaustausches ließ sich am Verlauf der Serumkonzentrationen der Immunglobuline und des Komplements dokumentieren (Tabelle 1). Weiterhin waren die vor der Behandlung im „cross match" bestimmten Antikörper gegen B- und T-Lymphozyten nach den Plasmaaustauschserien nicht mehr nachweisbar. Nach Durchführung des dritten Plasmaaustauschs, also etwa eine Woche nach Behandlungsbeginn normalisierten sich bei gleichbleibender antihypertensiver Therapie die Blutdruckwerte. Mit Zunahme der Diurese fiel die Serumkreatininkonzentration auf 3,5 mg/100 ml ab. Eine erneut durchgeführte Nierenbiopsie zeigte, daß die Veränderungen im Sinne der schweren zellulären Abstoßungsreaktion abgeklungen waren, während humorale Abstoßungszeichen unverändert fortbestanden.

Tabelle 1. Veränderungen von Immunglobulinen und Komplement während zweier Plasmaaustauschserien (S. H. ♂ 40 J.)

	1. Plasmaaustausch			2. Plasmaaustausch	
	vor	während	nach	vor	nach
IgG (mg%)	250	30	28	196	119
IgA (mg%)	67	55	55	57	38
IgM (mg%)	47	42	39	36	22
C_3 (mg%)	101	71	64	69	45
C_4 (mg%)	28	19	19	21	18

Unter einer Erhaltungstheapie mit Azathioprin (1,5 mg/kg) und Prednison (12,5 mg) ließ sich ein guter klinischer Zustand des Patienten aufrecht erhalten und die Nierenfunktion blieb konstant mit Kreatininwerten zwischen 3 und 4 mg% 100 ml. Insgesamt 9 Monate nach der Transplantation traten dann wieder klinisch die Zeichen einer Abstoßung mit Fieber, Transplantatvergrößerung, Hypertonie, Nachlassen der Diurese und Anstieg der Retentionswerte auf. Gleichzeitig wurden wieder Antikörper gegen B- und T-Lymphozyten nachgewiesen. Auf eine erneute Plasmaaustauschserie und eine intensivere immunsuppressive Behandlung mußte verzichtet werden, da sich im Bereich der Cimino-Fistel eine eitrige Infektion entwickelt hatte, die zu einem septischen Krankheitsbild führte. Die immunsuppressive Behandlung wurde deshalb abgesetzt. Der Patient wird seither wieder hämodialysiert, wobei das Transplantat noch eine gute Restfunktion aufweist.

Der Verlauf bei diesem Patienten zeigt, daß Plasmaaustausch unter bestimmten Vorraussetzungen zur Behandlung schwerer akuter Abstoßungsreaktionen nach

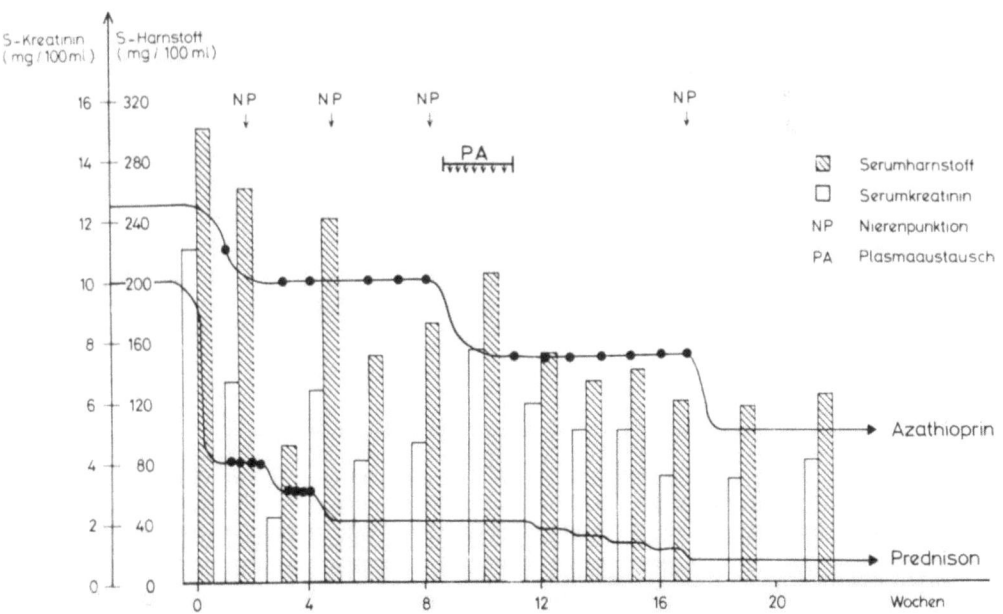

Abb. 1. Verlauf der Harnstoff- und Kreatininkonzentration im Serum eines Patienten nach Nierentransplantation. Die durchgezogenen Linien für die Medikamentendosis (mg/die) sind auf die Ordinateneinteilung des Serumharnstoffs zu beziehen. Jeder Punkt auf der Linie für Prednison entspricht einer zusätzlichen Gabe von 1 g intravenös (S. H. 39 J.)

Nierentransplantation geeignet ist. Möglicherweise kann der histologische Typ der Abstoßung und der Nachweis verschiedener Immunphänomene bei der Indikationsstellung zu dieser Behandlungsmethode hilfreich sein. Bislang handelt es sich jedoch in dieser Situation noch um ein experimentelles und teures Verfahren, welches für den Patienten auch gewisse Risiken birgt. Deshalb ist eine routinemäßige Anwendung als Alternative oder als Zusatz zur medikamentösen Immunsuppression noch nicht zu rechtfertigen.

Wir halten dieses Verfahren erst dann für indiziert, wenn eine akute Abstoßung vorliegt, die nach Ausschöpfung der konventionellen Therapie nicht beherrscht wird. Erleichtert wird die Indikationsstellung, wenn die apparativen Voraussetzungen für die Hämofiltration vorhanden sind, denn bei Nutzung dieser Technik läßt sich der notwendige personelle Aufwand in Grenzen halten.

Literatur

1. McKenzie PE, Taylor AE, Woodroffe AJ, Seymour AE, Chan Y-L, Clarkson AR (1979) Plasmapheresis in glomerulonephritis. Clin Nephrol 12: 97–108

Jontofsohn, R., Herb, H. M. (Zentrum Innere Medizin IV), Berthold, H. (Zentrum für Hygiene der Univ. Freiburg), Flemig, B. (Hygiene-Inst. der Univ. Tübingen):
Einfluß der immunsuppressiven Therapie auf die Hepatitis-B-Virus-Infektion bei nierentransplantierten Patienten

An unserem Transplantationszentrum treten hepatische Komplikationen nach Nierentransplantation mit einer Inzidenz von 18% auf (Herb et al. 1979). Hauptursache ist die Hepatitis-B-Infektion (HBV-Infektion) mit einem Anteil von 71%. In den USA ist die Häufigkeit hepatischer Komplikationen höher als bei uns, jedoch steht dort nicht die Hepatitis B an erster Stelle, sondern die Non A-Non B-Hepatitis (Ware et al. 1979). In der vorliegenden Arbeit galt unser Interesse insbesondere denjenigen Patienten, welche erst nach der Transplantation eine manifeste HBV-Infektion aufwiesen. Hierbei stellte sich vor allem die Frage, welche Bedeutung die immunsuppressive Therapie für die Infektion hat.

Methodik

Bei 220 nierentransplantierten Patienten werden in regelmäßigen Abständen Seren zur Untersuchung der HB-Serologie gewonnen. Hierbei wurden folgende Untersuchungen durchgeführt: HB_s-Antigen, HB_e-Antigen, Anti-HB_s, Anti-HB_c, differenziert nach IgG und IgM. In besonderen Fällen wurde Anti-HB_c-IgM quantitativ mit dem RIA bestimmt. Daneben wurden die Leberenzyme routinemäßig kontrolliert. Bei Verdacht auf das Vorliegen einer chronischen Hepatitis wurden Leberbiopsien gewonnen, welche zum Teil auch immunhistologisch auf Vorhandensein von HB_s- und HB_c-Antigen untersucht wurden.

Ergebnisse und Diskussion

Insgesamt konnten wir bei 15 Patienten eine nach der Transplantation neu aufgetretene Hepatitis B nachweisen. Die HBV-Infektion äußerte sich in 10 Fällen durch das Neuauftreten von HB_s-Antigen. In 5 Fällen wurde die Hepatitis B gesichert durch eine neuaufgetretene histologisch nachgewiesene Hepatitis bei gleichzeitigem Nachweis von Anti-HB_c. In einigen dieser Fälle wurde zusätzlich HB_c-Ag in der Leberzelle immunhistologisch nachgewiesen. Um den Infektionszeitpunkt festzulegen untersuchten wir auch Seren, die unmittelbar vor der Transplantation abgenommen wurden. 10 der 15 Patienten waren bereits vor der Transplantation Anti-HB_c-positiv. Diese Patienten wiesen also bereits zum Zeitpunkt der Nierentransplantation die Parameter einer abgelaufenen oder ablaufenden HBV-Infektion auf. Offenbar wurde diese Infektion erst unter der immunsuppressiven Therapie manifest. Zur Illustration sollen folgende ausgewählte Kasuistiken dienen:

Fall 1: Die jetzt 40jährige Patientin wurde 1970 terminal niereninsuffizient, und es wurde die chronische Hämodialyse eingeleitet. 1971 machte sie eine HB_s-Ag-positive Hepatitis durch und eliminierte nach 4 Monaten das HB_s-Ag. Sie war fortan bei allen Kontrolluntersuchungen HB_s-Ag-negativ. 1972 wurde sie erfolgreich nierentransplantiert. Noch im gleichen Jahr wurde sie erneut HB_s-Ag-positiv. Die Nachuntersuchung der Seren von der HB_s-Ag-negativen Phase ergab den positiven Nachweis von Anti-HB_c ohne Anti-HB_s. Jetzt – 8 Jahre später – besteht bei der Patientin eine persistierende HB_s-Antigenämie mit geringen Transaminasenerhöhungen.

Bei Betrachtung eines solchen Infektionsverlaufs drängt sich die Vermutung auf, daß infolge der veränderten Immunitätslage beim Dialysepatienten die HB_s-Ag-Elimination nicht der Elimination des gesamten im Körper befindlichen Virusmaterials entspricht. Vielmehr muß angenommen werden, daß in einigen Fällen trotz Verschwinden des HB_s-Ag eine latente Virus-Infektion weiterbesteht. Diese latente Infektion kann durch Änderung der Immunsituation wie im Falle der Nierentransplantation reaktiviert werden. Diese Hypothese wird durch den folgenden Verlauf, bei dem zusätzlich die Titer des Anti-HB_c-IgM im RIA bestimmt wurden, gestützt:

Fall 2: Der jetzt 41jährige Patient wurde seit 1970 chronisch hämodialysiert. 1971 machte er eine HB_s-Ag-positive Hepatitis durch. Das HB_s-Ag verschwand innerhalb von 6 Monaten. Wie bei jeder HBV-Infektion entwickelte auch er in der floriden Phase Anti-HB_c der IgM-Klasse (Abb. 1). Zunächst lagen die Anti-HB_c-IgM-Titer relativ niedrig bei 1 : 1000. Nach der ersten Transplantation im Feburar 1973 kam es zu einem Titeranstieg auf 1 : 17000 im März 1973, bis zu einem Maximum von 1 : 75 000 im Februar 1974. Zu diesem Zeitpunkt wird der bislang HB_s-negative Patient erneut HB_s-positiv. Nach Explantation der Niere im Mai 1974 und Absetzen der immunsuppressiven Therapie wird der Patient erneut HB_s-Ag-negativ und die Anti-HB_c-IgM-Titer sind rückläufig. Im Oktober 1976 erfolgt die Zweittransplantation. Danach wird ein erneuter Anstieg des Anti-HB_c-IgM-Titers auf 1 : 80 000 beobachtet, und der Patient wird zum 3. Mal HB_s-Ag-positiv. Die Leberhistologie bietet das Bild einer chronisch persistierenden Hepatitis.

Der mehrphasige Velauf der Aktivität der HBV-Infektion korreliert zeitlich mit den Phasen der immunsuppressiven Therapie nach Nierentransplantation und spricht eindeutig für die Reaktivierung einer latenten HBV-Infektion unter der immunsuppressiven Therapie. Eine solche Reaktivierung der HBV-Infektion unter der immunsuppressiven Therapie. Eine solche Reaktivierung der HBV-Infektion wurde zwar bislang nur selten beschrieben (Nagington et al. 1977), ist aber von anderen Virsus-Infektionen her geläufig, z. B. beim Herpes simplex. Wichtig erscheint uns der Befund, daß der Nachweis von Anti-HB_c nach Elimination des HB_s-Ag zumindest beim Dialysepatienten keinesfalls als Indiz für die erfolgreiche und endgültige Auseinandersetzung mit dem HBV gedeutet werden darf, da, wie oben dargelegt, bei Änderung der Immunsituation diese Patienten erneut HB_s-positiv werden können.

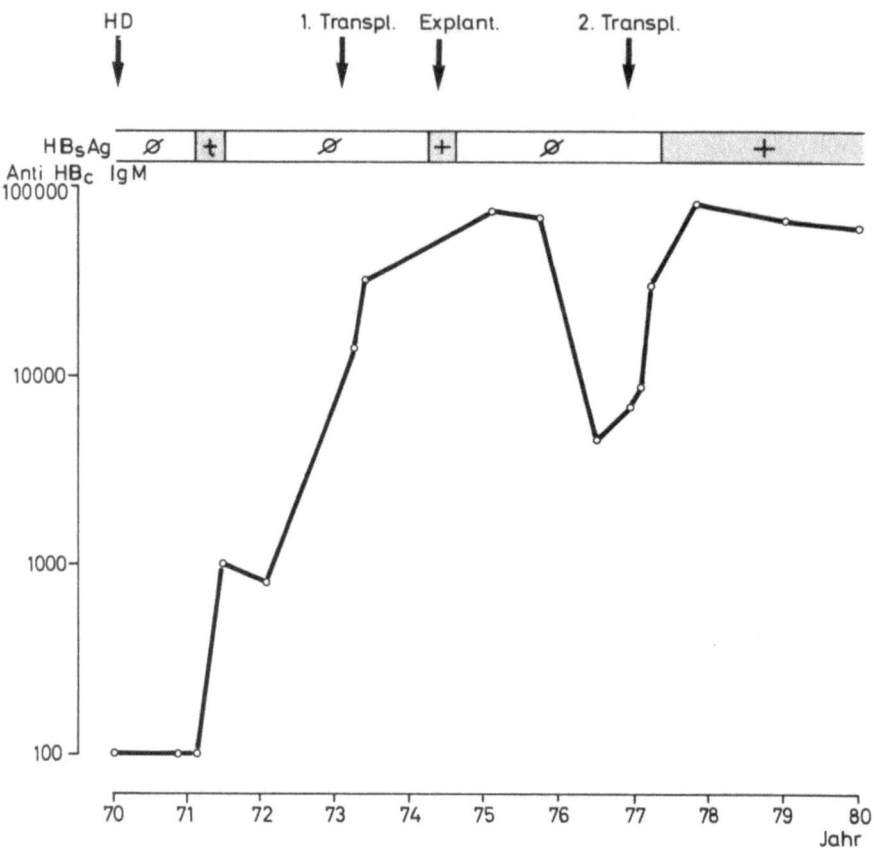

Abb. 1. HB_s-Serologie nach Nierentransplantation mit quantitativer Bestimmung der Anti-HB_c-IgM-Titer

Auch Patienten, welche nie HB_s-Ag-positiv waren, sondern nur Anti-HB_c-positiv, können eine latente HBV-Infektion aufweisen wie der folgende Verlauf zeigt:

Fall 3: Die 53 Jahre alte Patientin wurde im März 1979 transplantiert. Sie war bislang zu keinem Zeitpunkt HB_s-Ag-positiv gewesen. 6 Wochen später, im Mai 1979, entwickelte sie eine akute Hepatitis B und wurde HB_s-Ag-positiv. Aufgrund der Inkubationszeit wäre eine Infektion im Rahmen der Transplantation durchaus denkbar gewesen. Eine Nachuntersuchung von Seren vor der Transplantation ergab jedoch, daß sie bereits zu diesem Zeitpunkt Anti-HB_c-IgM-positiv war. Somit müssen wir davon ausgehen, daß bei ihr eine latente HBV-Infektion bestand. Unter der immunsuppressiven Therapie wurde der HBV-Infekt aktiviert. Aus der akuten Hepatitis entwickelte sich in diesem Fall eine rasch progrediente CAH, welche innerhalb von wenigen Monaten zur Leberzirrhose führte und im Coma hepaticum endete.

Nicht immer führt die Reaktivierung einer HBV-Infektion zu einer chronischen Infektion. Wir konnten auch Patienten beobachten, die im weiteren Verlauf unter der immunsuppressiven Therapie das HB_s-Ag eliminierten und Anti-HB_s entwickelten. Bei keinem Patienten mit Anti-HB_s beobachteten wir die Reaktivierung der HBV-Infektion. Daraus ließe sich evtl. schließen, daß Patienten mit Anti-HB_s das HBV-Material endgültig eliminiert haben.

Bei den 5 Patienten, bei denen wir kein Anti-HB_c zum Zeitpunkt der Transplantation feststellen konnten, muß eine Infektion im Zusammenhang mit der Transplantation oder danach angenommen werden. Leider waren wir nicht in der Lage, nachweisen zu können, ob die Infektion durch das Transplantat selbst übertragen wurde. Ein solcher Infektionsmodus wurde von anderen Autoren beschrieben (Wolf et al. 1979) und erscheint bei 3 unserer Patienten möglich, entsprechend dem Auftreten von HB_s-Ag innerhalb von 6 Monaten nach der Transplantation. Bei den anderen beiden Patienten kam es erst Jahre nach der Transplantation zur HBV-Infektion, so daß kein Zusammenhang zwischen Infektion und Transplantation anzunehmen ist.

Zusammenfassung

1. Die HB_s-Elimination bei chronischen Dialysepatienten entspricht nicht immer einer Viruselimination.
2. Das Persistieren von Anti-HB_c ohne Entwicklung von Anti-HB_s bei Dialysepatienten ist suspekt auf das Bestehen einer latenten HBV-Infektion.
3. Die veränderte immunologische Situation nach Nierentransplantation kann eine latente HBV-Infektion reaktivieren.
4. Das Neuauftreten einer Hepatitis B nach Nierentransplantation ist im allgemeinen Folge der Reaktivierung eines latenten HBV-Infekts.
5. Die Entwicklung von Anti-HB_s ist evtl. ein Indikator für die endgültige Überwindung einer HBV-Infektion.

Literatur

1. Herb HM, Berthold H, Franke D, Jontofsohn R, Lesch R (1979) Lebererkrankungen bei nierentransplantierten Patienten. Verh Dtsch Ges Inn Med 85: 491–492 – 2. Nagington J, Cossart YE, Cohen BJ (1977) Reactivation of hepatitis B after transplantation operations. Lancet 5: 558–560 – 3. Ware AJ, Luby JP, Hollinger B, Eigenbrodt EH, Cuthbert JA, Atkins CR, Shorey J, Hull AR, Combes B (1979) Etiology of liver disease in renal transplant patients. Ann Intern Med 91: 364–371 – 4. Wolf JL, Perkins HA, Schreeder MT, Vicenti F (1979) The transplanted kidney as a source of hepatitis B infection. Ann Intern Med 91: 412–413

Samtleben, W., Castro, L. A. (Med. Klinik I, Klinikum Großhadern), Baltzer, J. (I. Frauenklinik der Univ. München), Müller, R. (Nephrolog. Abt. Krankenhaus St. Josef, Regensburg), Land, W. (Chirurg. Klinik, Klinikum Großhadern), Gurland, H. J. (Med. Klinik I, Klinikum Großhadern der Univ. München):
Internistische Probleme bei Gravidität nach Nierentransplantation

Bei niereninsuffizienten Frauen kommt es bei einem Serum-Kreatinin über 3 mg/dl regelmäßig zur Entwicklung eines hypogonadotropen Hypogonadismus mit nachfolgender Sterilität [3, 6]. Graviditäten sind deshalb bei diesem Patientenkreis eine Seltenheit. Dies trifft ganz besonders für das dialysepflichtige Terminalstadium der Niereninsuffizienz zu. Unter den ca. 13 000 Dialysepatientinnen im Alter von 15 bis 44 Jahren, die bis Ende 1978 vom EDTA-Registry erfaßt waren, wurden nur 16 ausgetragene Schwangerschaften berichtet [17]. Nach einer erfolgreichen Nierentransplantation kommt es jedoch innerhalb eines Zeitraumes von 4 Wochen bis zu 12 Monaten zu regelmäßigen Menstruationen und Ovulationen [8, 11].

Bisher wurde in Europa über 110 [17] und in Nordamerika über 279 [14] Kinder nierentransplantierter Mütter berichtet.

Graviditäten bei nierentransplantierten Müttern weisen einige Besonderheiten auf. Zu bedenken ist, daß nach Transplantation einer Leichenniere die Patientenüberlebensrate gegenüber der Normalbevölkerung verkürzt ist. Darüber hinaus läßt sich der Funktionszustand der transplantierten Niere während der Schwangerschaft nicht voraussagen. Gelegentlich kommt es zu einer reversiblen Verschlechterung der Nierenfunktion im letzten Trimenon der Gravidität [6, 10, 13, 15, 17]. In ca. 9% der Graviditäten ist mit einer Abstoßungsepisode [10, 14] zu rechnen, die bei einigen Patientinnen zum Organverlust mit Wiederaufnahme der Dialysebehandlung [7, 14, 17] geführt hat. Weiterhin stehen Mutter und Kind während der gesamten Gravidität unter einer effektiven immunsuppressiven Behandlung, die meist mit Azathioprin und Prednison durchgeführt wird. Azathioprin kann in hoher Dosis bei Mäusen und Kaninchen teratogen wirken [5], während bei Ratten ein solcher Effekt nicht nachweisbar war [17]. Beim Menschen scheint das Auftreten von Mißbildungen bei Kindern nierentransplantierter Mütter von der Höhe der Azathioprin-Dosis abzuhängen [17]. Es wird in 3 bis 6% [14, 17] beschrieben, verglichen mit ca. 2% [17] in der Normalbevölkerung. Ein bestimmtes Muster von Fehlbildungen scheint nicht vorzuliegen. Außerdem kommen Präeklampsie [14] und vorzeitiger Blasensprung [9, 14] häufiger als bei gesunden Frauen vor. Weiterhin wurden potentiell reversible Veränderungen beim Kind beschrieben, wie z. B. eine Nebenniereninsuffizienz oder eine Thymushypoplasie [3, 7, 9, 11, 12, 14]. Eine weitere Gefahr für den Foeten stellt das Infektionsrisiko dar. Virusinfektionen kommen bei nierentransplantierten Patientinnen häufiger als in der Normalbevölkerung vor. Intrauterine Cytomegalievirusinfektionen können zu Mißbildungen führen [4, 16], aber auch eine intrauterine Übertragung von Herpesviren und Hepatitis B-Viren [10] ist möglich.

Im folgenden soll nun über drei im Transplantationszentrum München beobachtete Graviditäten nierentransplantierter Patientinnen berichtet werden.

Bei der ersten Patientin (Abb. 1) wurde 5 Monate nach der Transplantation eine Frühschwangerschaft vermutet und biochemisch bestätigt. Im Verlauf der Gravidität erfolgte eine stufenweise Reduzierung der Steroidmedikation auf 15 mg pro Tag, während die Azathioprin-Dosis bei täglich 100 mg beibehalten wurde, was einer Dosis von ca. 2 mg pro kg Körpergewicht entsprach. Während sich das Serum-Kreatinin im ersten und zweiten Trimenon um 1,2 mg/dl bewegte, kam es in der 30. Schwangerschaftswoche zu einem langsamen Anstieg der Retentionswerte. Als Ursache wurden eine Abstoßung der Transplantatniere, eine atypisch verlaufende Gestose oder lediglich eine Verschlechterung der Nierenfunktion gegen Ende der Gravidität diskutiert. Aufgrund der unklaren Situation erfolgte in der 33. Schwangerschaftswoche die Beendigung der Gravidität durch Sectio. Das 1750 g schwere Kind zeigte außer einer geringgradigen Hypospadie keine weiteren Mißbildungen. Nach einem kurzzeitigen Abfall des Serum-Kreatinins bei der Patientin erfolgte innerhalb der nächsten 2 Monate ein weiterer kontinuierlicher, schließlich rascher Anstieg der Retentionswerte, so daß wegen der jetzt bioptisch gesicherten Abstoßungskrise eine Behandlung mit insgesamt 3 × 500 mg Methylprednisolon durchgeführt wurde. Unter dieser Therapie sank das Kreatinin und ist heute 18 Monate nach der Abstoßungsepisode weiterhin stabil um 2 mg/dl. Während der Sectio wurde eine offene Nierenbiopsie durchgeführt, die an den Glomeruli keine Veränderungen zeigte. Somit dürfte eine Gestose als Ursache für den

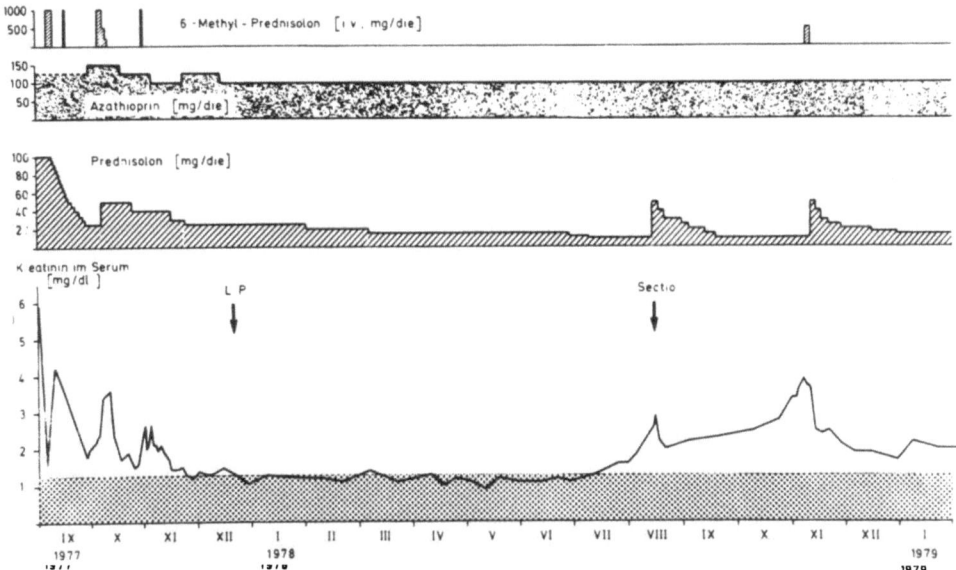

Abb. 1. Immunsuppressive Behandlung und Serum-Kreatininwerte während Gravidität (Patientin R.T.)

Kreatininanstieg unwahrscheinlich gewesen sein. Der Verlauf mit postpartalem Kreatininanstieg und gutem Ansprechen auf die Steroid-Therapie sprechen für eine Abstoßungsreaktion, die im letzten Trimenon der Schwangerschaft begonnen hatte und im Falle dieser Patientin durch hochdosierte Steroidgaben zu beeinflussen war.

Bei der zweiten Patientin bestand ein Kinderwunsch, der das Motiv zur Nierentransplantation war. Hier kam es bereits 3 Monate nach erfolgter Transplantation zum Eintritt der Schwangerschaft. Der Verlauf der Gravidität war ohne Probleme. In der 36. Schwangerschaftswoche kam es jedoch zum vorzeitigen Blasensprung ohne Wehentätigkeit, weshalb bei geburtsunbereitem Muttermund eine Indikation zur Schnittentbindung gesehen wurde. Das weibliche Frühgeborene zeigte keinerlei Mißbildungen. Die immunsuppressive Behandlung erfolgte während der Schwangerschaft mit anfangs 20, zuletzt 15 mg Prednisolon pro Tag. Auch die Azathioprin-Dosis wurde stufenweise von 100 mg auf 50 mg reduziert. Trotz reduzierter Immunsuppression war es bei dieser Patientin nicht zu einer Abstoßung gekommen.

Bei der 3. HBs-Antigen-positiven Patientin, die unter einer immunsuppressiven Erhaltungstherapie von täglich 10 mg Prednislon und 100 mg Azathioprin stand, trat zwei Jahre nach erfolgreicher Transplantation eine Schwangerschaft ein. Auch hier war der Verlauf der Gravidität problemlos. Bei Erreichen des Geburtstermines wurde wegen eines Mißverhältnisses zwischen kindlichem Kopf und mütterlichem Becken eine Sectio durchgeführt. Das Kind zeigte keine Fehlbildungen. Es ist serologisch jedoch HBs-Antigen-positiv, wobei die Virusübertragung wahrscheinlich intrauterin erfolgte.

Unsere Erfahrungen bestätigen das Risiko einer Schwangerschaft bei nierentransplantierten Patientinnen: Im ersten Fall wurde ein progredienter Kreatininanstieg als Ausdruck einer Abstoßungsreaktion gesehen und eine geringe kindliche Mißbildung beobachtet. Bei der zweiten Patientin mußte die Schwangerschaft wegen vorzeitigen Blasensprunges beendet werden. Bei der 3. von uns geschilderten Patientin erfolgte eine Übertragung des Hepatitis B-Virus auf das Kind.

Die vorliegende Literatur und unsere Beobachtungen zeigen, daß eine Gravidität nach Nierentransplantation keine absolute Indikation zur Interruptio darstellt. Nach jahrelanger Sterilität während der Phase der Dialysebehandlung besteht bei transplantierten Patientinnen häufig ein Kinderwunsch, und auch eine Aufklärung über mögliche Risiken führt häufig nicht zu einer Änderung dieser Einstellung. In der Literatur wird das Risiko einer Gravidität für Mutter und Kind unter folgenden Bedingungen am geringsten erachtet [1, 2, 14]: Die Nierenfunktion sollte über mindestens 12 Monate stabil sein und das Serum-Kreatinin maximal 2 mg/dl betragen. Proteinurie und Hypertonie sollten nicht vorhanden sein. Hinsichtlich der Immunsuppression sollte die tägliche Erhaltungsdosis von maximal 2 mg Azathioprin pro kg Körpergewicht sowie maximal 10 mg Prednisolon nicht überschritten werden. Die beiden ersten hier vorgestellten Fälle stellen zumindest die Forderung eines zeitlichen Limits von einem Jahr in Zweifel.

Eine nach Nierentransplantation erfolgreich ausgetragene Schwangerschaft spiegelt den Grad der erreichbaren Rehabilitation besonders eindrucksvoll wider. Bei jungen Dialysepatientinnen kann dieser Aspekt die Motivation zur Nierentransplantation verstärken.

Literatur

1. Baer RA (1976) Pregnancy in patients with renal disease. A study of 44 cases. Obstet Gynecol 48: 13–18 – 2. Davison JM, Lind T, Uldall PR (1976) Planned pregnancy in a renal transplant recipient. Br J Obstet Gynaecol 83: 518–527 – 3. Editorial Notes (1975) Pregnancy after renal transplantation. Ann Intern Med 82: 113–114 – 4. Evans TJ, McCollum JPK, Valdimarsson H (1975) Congenital cytomegalovirus infection after maternal renal transplantation. Lancet 1: 1359–1360 – 5. Githens JH, Rosenkrantz JG, Tunnock SM (1965) Teratogenic effects of azathioprine (Imuran). J Pediatr 66: 959–961 – 6. Horbach J, Liebergen F van, Mastboom J, Wijdeveld P (1973) Pregnancy in a patient after cadaveric renal transplantation. Acta Med Scand 194: 237–240 – 6. Kjellstrand CM, Johnson TL (1978) Chronic renal failure. In: Conn HC (ed) Current therapy. Saunders Comp., Philadelphia London Toronto, p 535–540 – 7. Kopsa H, Schmidt P, Mayr WR, Zazgornik J, Kotzaurek R, Pils P, Golob E, Friedrich F, Piza F, Wagner O, Kux M (1976) Abstoßung des Nierentransplantats nach Schwangerschaft und Geburt. Schweiz Med Wochenschr 106: 58–61 – 8. Merkatz IR, Schwartz GH, David DS, Stenzel KH, Riggio R, Whitsell JC (1971) Resumption of female reproductive function following renal transplantation. JAMA 216: 1749–1754 – 9. Nolan GH, Sweet RL, Laros RK, Roure CA (1974) Renal cadaver transplantation followed by successful pregnancies. Obstet Gynecol 43: 732–739 – 10. Papoff P, Whetham JCG, Katz A, deVeber GA (1977) Pregnancy in renal transplant recipients: report of two successful pregnancies in a patient with impaired renal function. Can Med Assoc J 117: 1288–1295 – 11. Penn I, Makowski E, Droegemueller W, Halgrimson CG, Starzl TE (1971) Parenthood in renal homograft recipients. JAMA 216: 1755–1761 – 12. Price HV, Salaman JR, Laurence KM, Langmaid H (1976) Immunosuppressive drugs and the foetus. Transplantation 21: 294–298 – 13. Robertson JG, Cockburn F, Woodruff M (1974) Successful pregnancy after cadaveric renal transplantation. J Obstet Gynaecol Brit Cwlth 81: 777–780 – 14. Rudolph JE, Schweizer RT, Bartus SA (1979) Pregnancy in renal transplant patients. Transplantation 27: 26–29 – 15. Salant DJ, Marcus RG, Milne FJ, Meyers AM, Botha JR, Myburgh JA (1976) Pregnancy in renal transplant recipients. S Afr Med J 50: 1288–1290 – 16. Stäubli M, Mieth D, Bader P, Largiadèr F, Binswanger U (1976) Konnatale Zytomegalie des Kindes einer nierentransplantierten Mutter. Dtsch Med Wochenschr 101: 414–416 – 17. Wing AJ, Brunner FP, Brynger H, Chantler C, Donckerwolcke RA, Gurland HJ, Jacobs C, Mansell MA (to be published) Successful pregnancies in women treated by dialysis and transplantation in Europe

Felgenhauer, K. (Univ.-Nervenklinik Köln):
**Ein universelles Schrankenmodell:
Glomeruläre Filtration und Blut-Liquor-Schranke**

Von allen Plasmafiltraten sind das glomeruläre Primärfiltrat und der Liquor cerebrospinalis die eiweißärmsten, und das Produktions- und Weiterleitungssystem beider Flüssigkeiten ist durchaus vergleichbar (Abb. 1). Der primäre Filtrationsort ist jeweils ein Kapillarendothel. Sowohl die Glomerulum- als auch die Plexuskapillaren haben Fenster, die mit 600 Å Durchmesser auch den beiden größten Serumproteinen, β-Lipoprotein und Immunoglobulin M, die beide etwa 240 Å groß sind, eine Passage erlauben. Die Basalmembran scheint der eigentliche molekulare Filter sowohl der Blut-Urin- als auch der Blut-Liquor-Schranke zu sein. Sie ist eine porenlose Trennschicht und besteht aus einem Filzwerk feiner Fibrillen, das in eine gelartige hydrophile Grundsubstanz eingelagert ist. Man muß sich vorstellen, daß die Fibrillen nicht fest miteinander verbunden sind wie in technischen Filtern, sondern sich gleitend gegeneinander verschieben können, so daß auch die größten Proteine, mitgerissen vom Flüssigkeitsstrom, eine Chance haben, auf die andere Seite zu gelangen. Im Plexus chorioideus treffen sie dann auf eine Epithelschicht, deren Zellen fest miteinander verbunden sind, und die nur mit Hilfe der Pinozytose passierbar ist. Damit erinnert die Plexuswand an sekretorische Epithelien, in deren Stroma man auch fenestrierte Kapillaren finden kann.

Ein Vergleich mit anderen Schranken des Organismus zeigt, daß es kaum einen zweiten Filter gibt, bei dem so hohe transkapilläre Druckdifferenzen auf eine Basalmembran einwirken wie in der Niere. Damit wird die einzigartig hohe Filtrationsgeschwindigkeit in den glomerulären Kapillarschlingen verständlich. Das

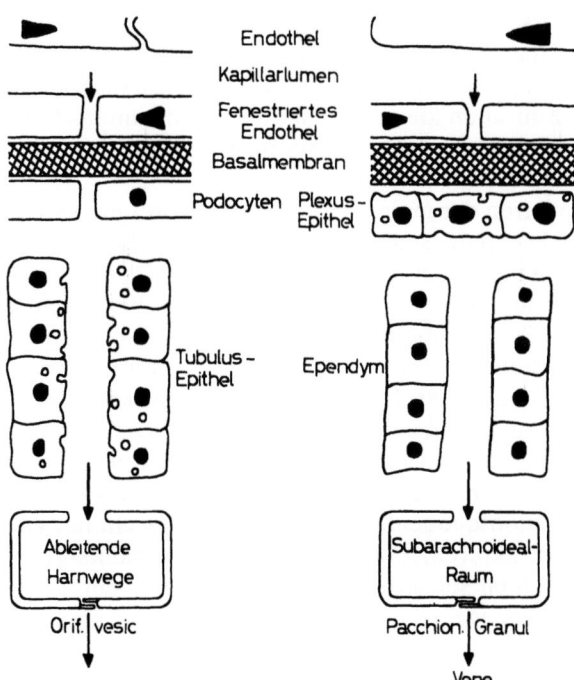

Abb. 1. Gegenüberstellung analoger Strukturelemente des Harn- und Liquorweges

Tubulusepithel und das Ependym sind nicht nur in ihrer Struktur ähnlich, sondern haben auch einige metabolische Gemeinsamkeiten. Besonders wichtig für den Eiweißtransport ist jedoch die intensive Endozytose-Aktivität des Nierenepithels, mit dessen Hilfe der weitaus größte Teil des Proteins wieder resorbiert wird.

Der Liquor strömt nach Verlassen der epithelausgekleideten Ventrikel langsam durch den Subarachnoidealraum, der durch ein System druckgesteuerter Ventile, die Pacchionischen Granulationen, drainiert wird. So gelangt das Plexusfiltrat in leicht modifizierter Zusammensetzung schließlich wieder in den Blutkreislauf. Wesentlich stärker wird der Urin auf seinem Wege durch den Tubuluskanal in seiner Zusammensetzung verändert, bevor er zur Entleerung gesammelt wird.

Wenn der Proteintransfer in beiden Filtrationsorganen so ähnlich ist, warum ist das Proteinmuster beider Flüssigkeiten so verschieden? Die Unterschiede werden verständlich, wenn wir die Selektivitäten beider Filtrationsvorgänge vergleichen. Während der lumbale Liquor das Produkt einer relativ unselektiven Filtration ist, gibt es außer dem Urin keine andere Körperflüssigkeit, bei deren Bildung die großmolekularen Serumproteine einer ähnlich starken Restriktion unterliegen. Der Selektivitätsunterschied wird unmittelbar sichtbar, wenn man den Filtrationsvorgang, der hydrodynamischen Gesetzen folgt, mit Hilfe der Exclusionselektrophorese in kontinuierlichen Polyacrylamidgradienten experimentell imitiert. Besonders aufschlußreich sind die mit einem solchen Molekülsieb erhaltenen Muster, wenn man die Proteine zunächst in Agarosegel nach ihrer Ladung auftrennt [1]. Ein solches zweidimensionales Verfahren vermag unter optimalen Voraussetzungen 2–300 Komponenten sichtbar zu machen. So viele Einzelproteine sind jedoch in keiner menschlichen Körperflüssigkeit vorhanden, wenn man sie mit den üblichen Färbemethoden darstellt. Im Serum liegt die Nachweisschwelle bei etwa 10 mg/dl, und es lassen sich etwa 70 Komponenten darstellen. Ein Vergleich der zweidimensionalen Muster von Serum und Liquor zeigt, daß auch großmolekulare Proteine der Mutterflüssigkeit, etwa die Immunglobuline und das α_2-Makroglobulin in leicht nachweisbarer Menge durch die intakte Blut-Liquor-Schranke hindurchtreten. Im Urin sieht man hingegen keine Serumproteine, die größer als Transferrin sind. Dafür finden sich jedoch in hoher Konzentration kleinmolekulare Proteine unter 45 000 dalton, die mit großer Wahrscheinlichkeit aus dem Serum stammen, dort aber unterhalb der färberischen Nachweisschwelle liegen.

Die sehr unterschiedlichen Spektren der molekularen Größen von Liquor- und Urinproteinen sind in Form der Selektivitätsindizes quantifizierbar. Die Permeabilität jeder Schranke zwischen Blut und Sekundärkompartment läßt sich im Steady State mit Hilfe der Konzentrationsquotienten Serum/Filtrat einiger ausgesuchter Markerproteine beurteilen. Diese Konzentrationsquotienten sind eine Funktion der hydrodynamischen Radien, die sich in der Regel in logarithmischem Maßstab als Linie darstellen lassen. Die Neigung dieser Linie, der Selektivitätskoeffizient, bezeichnet das Verhältnis von klein- und großmolekularen Proteinen. Die Lage und die Neigung der Filtrationslinie charakterisiert den aktuellen Zustand jeder Schranke des Organismus unter der Voraussetzung, daß ein dynamisches Gleichgewicht vorliegt [2]. Die Konzentrationsquotienten Q hängen jedoch nicht nur von der Permeabilität P der Schrankenstrukturen, sondern auch vom Flüssigkeits-Turnover T oder der Fließgeschwindigkeit im Sekundärkompartment ab. Die einfachste Form, die Abhängigkeit der Proteinspiegel von der Flußdynamik auszudrücken ist die Formel $Q = T/P + 1$, wobei T das Turnover und P die Permeabilität bedeuten (Abb. 2). Jede Schrankenstörung verringert den Konzentrationsunterschied

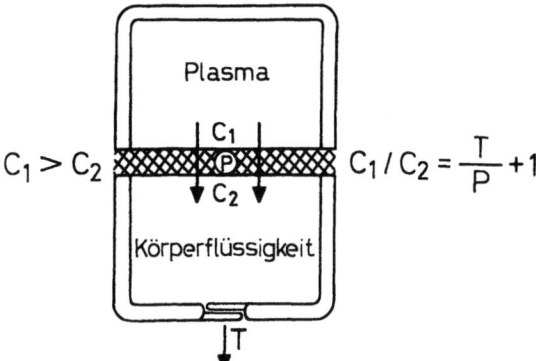

Abb. 2. Schematische Darstellung einer Filtrationsschranke im Steady State. C = Konzentration; P = Permeabilität; T = Turnover im Sekundärkompartment

zwischen Serum und Sekundärflüssigkeit. Als Ursachen einer Schrankenstörung, also einer Verschiebung des dynamischen Steady State kommen sowohl eine Behinderung des normalen Flüssigkeits-Turnovers als auch eine Permeabilitätszunahme in Frage. Dafür zwei Beispiele:
1. Jede Behinderung der freien Liquorzirkulation führt zu einem Abfall der Filtrationslinien, der allein vom Ausmaß der Blockade abhängt. So findet man bei Rückenmarks- und Hirntumoren von der leichten Störung bis zum kompletten Zusammenbruch der Schranke alle Grade einer Verschiebung des normalen Austauschgleichgewichtes.
2. Bei jeder Arthritis findet sich eine Schrankenstörung, die überwiegend Folge einer gesteigerten Permeabilität jener Kapillaren ist, an deren Wänden sich das Gleichgewicht zwischen Blut und Synovialflüssigkeit einstellt.

Mit Hilfe der Filtrationslinie läßt sich auch die Intensität einer humoralen Immunantwort in einem Gewebe ermitteln, das mit dem punktierten Flüssigkeitskompartment in Verbindung steht. Bei reinen Schrankenstörungen geht der Immunglobulinanstieg nicht über den der Markerproteine hinaus. Findet man jedoch für die aktuelle Schrankenpermeabilität unerwartet niedrige Quotienten, dann ist eine lokale Antikörpersynthese anzunehmen. Der Nachweis einer solchen sekretorischen γ-Globulinfraktion hat sich als ein verläßlicher neuer Entzündungsparameter bei Erkrankungen des Zentralnervensystems erwiesen [3].

Literatur

1. Felgenhauer K, Hagedorn D (1980) Two-dimensional separation of human body fluid proteins. Clin Chim Acta 100: 121–132 – 2. Felgenhauer K (1980) Protein filtration and secretion at human body fluid barriers. Pfluegers Arch 384: 9–17 – 3. Felgenhauer K, Schliep G, Rapic N (1976) Evaluation of the blood-SCF barrier by protein gradients and the humoral immune response within the central nervous system. J Neurol Sci 30: 113–128

Olbricht, C., Heyde, D. v.d., Alt, J., Jänig, H., Stolte, H. (Dept. Innere Medizin, Abt. Nephrologie der Med. Hochschule Hannover):
Differentialdiagnostische Anwendung der Gradientengelelektrophorese von Urinproteinen bei tubulo-interstitiellen Nierenerkrankungen

Einleitung

Tubulo-interstitielle Nierenerkrankungen werden normalerweise anhand von Routinelaborbefunden des Blutes und des Urins sowie dem i.v. Pyelogramm und durch den Konzentrationsversuch sowie eventuell einen Säurebelastungstest charakterisiert. Mit beiden Tests erfaßt man überwiegend die Funktion der distalen Nephronabschnitte. Nicht diagnostiziert werden tubulär-proximale und glomeruläre Schäden. Hierzu ist eine Untersuchung der Proteinurie aufschlußreich. Eine erhöhte Eiweißausscheidung muß nicht notwendigerweise einen glomerulären Schaden bedeuten, da es auch eine tubuläre Proteinurie gibt [1]. Dagegen werden Proteine mit einem MG höher als Albumin (HMW) vermehrt bei glomerulären Schäden filtriert und ausgeschieden [2]. Proteine mit kleinerem MG als Albumin (LMW) werden in der gesunden Niere mehr oder weniger frei filtriert und überwiegend im proximalen Tubulus rückresorbiert [2]. Die vermehrte Ausscheidung von LMW im Urin zeigt daher tubulär-proximale Schäden an. Eine vermehrte Albuminausscheidung zeigt dagegen sowohl glomeruläre als auch tubuläre Schäden, da Albumin bei glomerulären Schäden vermehrt filtriert und ausgeschieden wird, und bei tubulärproximalen Schäden das normalerweise filtrierte Albumin weniger resorbiert und damit ebenfalls vermehrt ausgeschieden wird.

Es wurde daher versucht durch Messung von entsprechenden Proteinmustern im Urin glomeruläre und tubulär-proximale Schäden bei tubulo-interstitiellen Nierenerkrankungen diagnostisch zu charakterisieren.

Methoden

Gemessen wurden die Kreatinin-Clearance mit Standard-Methoden, das Gesamtprotein nach Lowry [3] und Beta-2-Microglobulin mit dem Phadebas Radioimmunassay (Pharmacia Uppsala). Die Urineiweiße wurden durch die Gradientengel-Elektrophorese nach Neuhoff [4] aufgetrennt, die Gele mit Amidoschwarz gefärbt und mit einem Joyce-Loebl-Zweistrahl-Mikrodensitometer gemessen. Nach Planimetrie wurde sowohl Albumin wie auch die LMW und HMW-Moleküle durch Vergleich mit einem Albuminstandard quantitativ bestimmt und danach der Quotient LMW/HMW berechnet.

Patientengruppen

Neben den in der Tabelle angeführten Gruppen wurden 1 Patient mit Fanconi-Syndrom sowie 10 Patienten mit chron. interst. postinfekt. Nephritis (CIN-I), deren GFR über 65 ml/min liegt, untersucht.

Ergebnisse

1. Erwartungsgemäß zeigt der Pat. mit Fanconi-Syndrom ein rein tubuläres Proteinuriemuster. Nur LMW und vermehrt Albumin werden ausgeschieden (Abb. 1). *2.* Bei Pat. mit CIN-I mit GFR 65 ml/min fand sich ein normales Urineiweißmuster, erst bei CIN-I mit GFR 40 ml/min hatten 6 Patienten ein überwiegend tubuläres, und 7 Pat. ein tubulo-glomeruläres Proteinuriemuster. *3.* Pat. mit CIN-Ph zeigen überwiegend tubuläre Eiweiß-Muster im Urin. In der

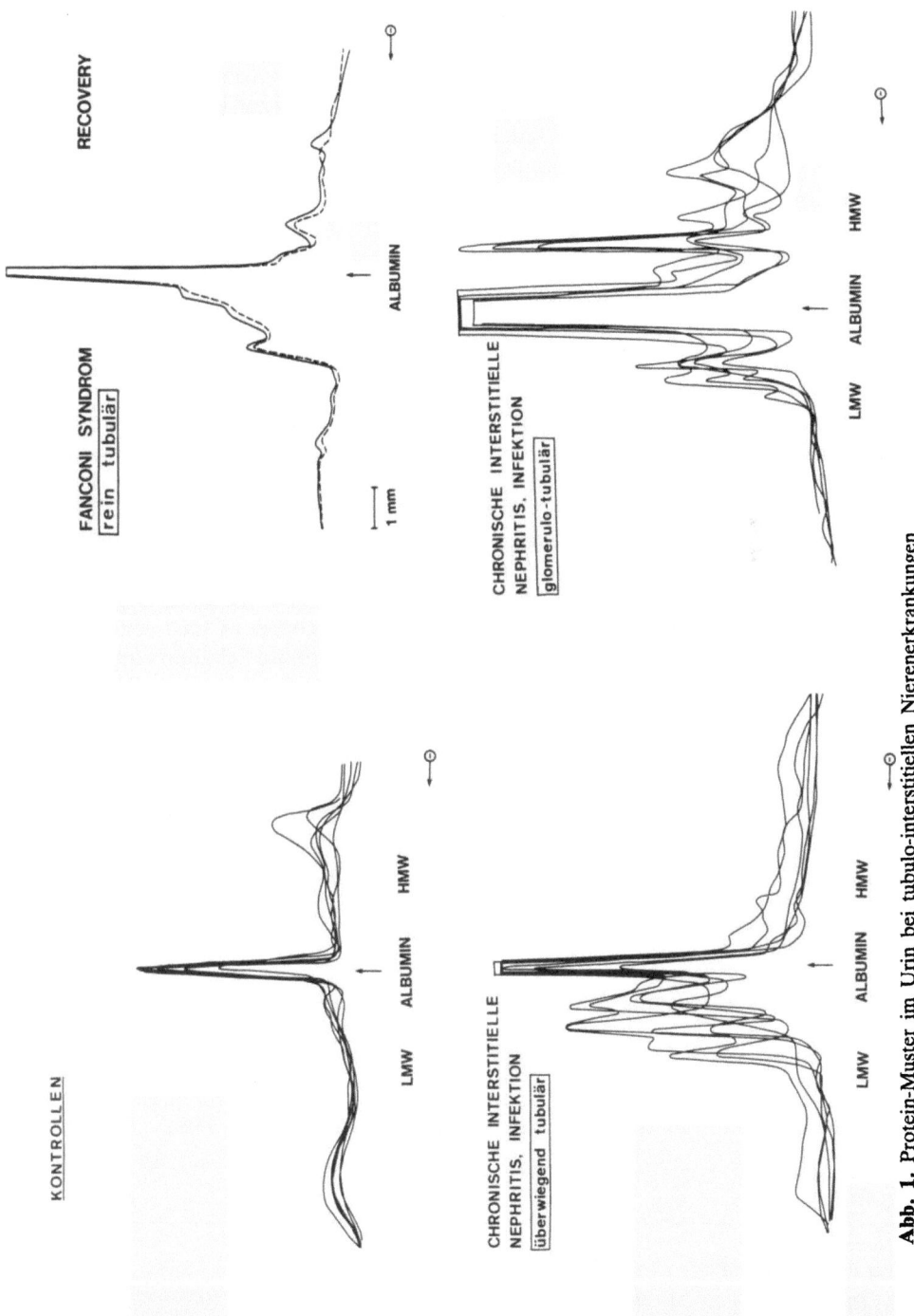

Abb. 1. Protein-Muster im Urin bei tubulo-interstitiellen Nierenerkrankungen

Analyse der Einzelfälle zeigte sich auch eine signifikante tubuläre Proteinurie, die nicht abhängig von der GFR ist. *4.* Die Proteinmuster bei Pat. mit P sind nicht einheitlich und sowohl tubulär als auch glomerulär. Eine Korrelation der Proteinurie oder des Eiweißmusters mit der GFR, lambda bzw. kappa Leichtketten, der Plasmocytomtyp oder der Dauer der Erkrankung ist nicht nachweisbar. Bei normaler Filtrationsrate kommen neben tubulären auch glomeruläre Proteinuriemuster vor.

Schlußfolgerungen

1. Zur Auftrennung der Urinproteine nach ihrem Molekulargewicht hat sich die Gradientengel-Elektrophorese praktisch – klinisch bewährt. Sie ist einfach und wenig zeitaufwendig (2–3 h). *2.* Durch die Unterteilung in Albumin, LMW- und HMW-Protein, sowie deren Quantifizierung lassen sich an Hand charakteristischer Muster tubulär-proximale und glomeruläre Schäden bei primär tubulo-interstitiellen Nierenerkrankungen diagnostizieren. *3.* Bei CIN-I ließen sich bei einer GFR von weniger als 40 ml/min in der Hälfte der Fälle tubulär-proximale Schäden feststellen, in der anderen Hälfte zeigten sich zudem vermehrt glomeruläre Schäden, d. h. hier sind erhöhte glomeruläre Permeabilitätsänderungen zu diskutieren. *4.* Bei der CIN-Ph wurden unabhängig von der Filtrationsrate nahezu ausnahmslos tubuläre Muster gefunden. Die CIN-Ph zeigt also in einem viel früheren Stadium der Erkrankung bereits tubulär-proximale Schäden als dies bei der CIN-I der Fall ist. *5.* Bei Pat. mit P liegen bei normaler GFR bereits glomeruläre Schäden vor, wofür es auch morphologische Hinweise gibt [5].

Tabelle 1. Patientengruppen und Ergebnisse

	n	GFR ml/min	Proteinurie g/24 h	Albuminurie g/24 h	β_2-Microglobulin mg/24 h	LMW/ HMW
Kontrollen	16	127 ± 20	0,16 ± 0,05	0,02 ± 0,01	0,15 ± 0,09	0,86 ± 0,25
Chronische Interstitielle Nephritisinfektion (CIN-I)						
a) Überwiegend tubulär	6	18 ± 14	0,45 ± 0,34	0,11 ± 0,12	34,8 ± 37,7	2,91 ± 0,79
b) Glomerulotubulär	7	28 ± 13	1,59 ± 1,95	0,65 ± 0,62	6,5 ± 8,9	0,39 ± 0,14
Chronische interstitielle Nephritis, Phenacetinabusus (CIN-Ph)	20	26 ± 22	1,80 ± 1,40	1,06 ± 1,05	24,3 ± 16,8	1,6 ± 0,5
Nierenbeteiligung bei Plasmocytom (P)						
a) Überwiegend tubulär	4	32 – 241	0,4 – 5,4	0,8 – 1,1	n.g.	3,3 ± 6,8
b) Glomerulotubulär	8	12 – 139	0,28 – 5,7	0,02 – 0,4	n.g.	0,23 – 1,5
c) Überwiegend glomerulär	5	28 – 148	7,9 – 14,7	0,2 – 9,0	n.g.	0,1 – 1,7

Literatur

1. Butler EA, Flynn FV (1958) The proteinuria of renal tubular disorders. Lancet 2: 978–980 – 2. Lowry OH, Rosebrough NJ, Farr CA, Randall RJ (1951) Protein measurement with the Folin phenol reagent. J Biol Chem 193: 265–275 – 3. Neuhoff V (1973) Microelectrophoresis in gradient gels. In: Neuhoff V (ed) Micromethods in molecular biology. Springer, Berlin, pp 1–83 – 4. Stolte H, Alt J, Schurek HJ (1980) Experimentelle und klinische Untersuchungen zur Differentialdiagnostik der Proteinurie. Klin Wochenschr 57: 1069–1079 – 5. Thiele J, Kühn K, Zobl H, Krull P (1976) Die frühen Veränderungen der menschlichen Niere bei Paraproteinämie. Eine elektromikroskopische Untersuchung. Beitr Pathol 157: 349–366

Boesken, W. H., Wacker, B., Kleuser, D., Mamier, A. (Nephrolog. Labor der Med. Univ.-Klinik, Freiburg):
Zur Selektivität der renal-tubulären Resorption von kleinmolekularen Proteinen

Der Begriff der glomerulären Selektivität ist für die Differenzierung der großen Proteinurie akzeptiert und bedeutet, daß das erkrankte glomeruläre Membransystem die Serumproteine unterschiedlich filtriert, einmal unselektiv entsprechend ihrer Konzentration oder andererseits selektiv entsprechend ihrer molekularen Größe. Die tubuläre Selektivität möchte ich definieren als die Eigenschaft der Zellen des proximalen Tubulus, bei der Resorption der mikromolekularen Proteine des Primärharns eine Auswahl zu treffen. Die vorliegende Untersuchung bezieht sich dabei auf die Proteine mit einem Molekulargewicht kleiner als das des Albumins, also von etwa 65–10 000 d. Diese Proteine werden beim Gesunden durch das Glomerulum nur geringgradig retiniert und fast vollständig resorbiert.

Die Tatsache einer für tubulo-interstitielle Erkrankungen spezifischen kleinmolekularen Proteinurie wurde von Butler und Flynn 1958 erstmals beschrieben (Lancet 2: 978). Die Frage nach der tubulären Selektivität wird in der Literatur kontrovers beantwortet; unsere Ansicht einer selektiven Resorption (Klin Wochenschr 53: 473) beruhte auf folgenden Beobachtungen: 1. Die PAA-SDS-Discelektrophorese (DE) zeigt bei Patienten mit tubulo-interstitiellen Veränderungen zwei verschiedene Muster der mikromolekularen Proteinurie: Einmal den Typ IV mit allen Mikroproteinen (Mol.-Gew. 65–10 000 d), zum anderen den Typ VI mit nur den größeren Mikroproteinen (Mol.-Gew. 65–40 000 d). 2. Im Verlauf schwerer akuter Tubulusschäden (Transplantrejektion, akutes Nierenversagen) findet sich parallel zur klinischen Besserung bei täglicher DE-Analyse des Urins ein gradueller Übergang der mikromolekularen Proteinurie vom Typ IV über den Typ VI zur physiologischen Proteinurie. 3. Eine unselektive Resorption müßte im Falle einer großen prärenalen mikromolekularen Paraproteinurie (Bence-Jones; L-Ketten) durch die Konkurrenz bezüglich der tubulären Resorptionskapazität zur obligaten Proteinurie mit allen Bestandteilen des Primärharns führen; dies ist jedoch nicht der Fall.

In der vorliegenden Arbeit soll die Frage nach der Selektivität der tubulären Resorption durch die Untersuchung der Clearances der kleinen Proteine geklärt werden. Als wesentliches Ergebnis zeigte sich, daß bei den verschiedenen mikromolekularen Proteinurien die Clearances der größeren Mikroproteine (65–40 000 d) praktisch identisch sind, die kleineren Proteine (40–10 000 d) aber je nach tubulärer Schädigung signifikant unterschiedliche Clearances aufweisen.

Es wurden 18 Patienten mit einer mikromolekularen Proteinurie nach DE ausgewählt: 5 wiesen den Typ IV, 6 den Typ VI auf, 5 waren beiden Formen nicht eindeutig zuzuordnen und 2 hatten eine Ig-L-Ketten-Paraproteinurie. Es wurden in Serum und Urin folgende Bestimmungen durchgeführt: Gesamteiweiß, Creatinin, IgG, Transferrin (Tr; 89 000 d), Albumin (Alb; 67 000 d), α-1-Antitrypsin (α1AT; 54 000 d), α-2-HS-Glycoprotein (α2HSG; 49 000 d), dimere Ig-L-Ketten (DiL; 45 000 d), α-1-saures Glycoprotein (α1acG; 44 000 d), β-2-Glycoprotein-I (β2G; 40 000 d), Retinol-bindendes Protein (RPB; 21 000 d), Lysozym (Ly; 15 000 d) und β-2-Mikroglobulin (β2M; 11 800 d). Die Analysen wurden ohne vorherige Einengung des Urins mittels RIA (β2M) bzw. radialer Immundiffusion durchgeführt. Lediglich für α2HSG und β2G war zur besseren Quantifizierung eine Konzentration mittels Minicon B-15 unter Kontrolle des globalen und selektiven Proteinverlusts durch Konzentration notwendig.

Die Clearances der einzelnen Proteine wurden zunächst ausgedrückt in Relation zu der des Creatinin. Zur besseren Vergleichbarkeit wurden diese Werte jedoch – ähnlich der Bestimmung der glomerulären Selektivität – als relative Proteinclearances ausgedrückt. Als Bezugspunkt wurde α1acG (rel. C = 1) gewählt, da dieses Protein beiden untersuchten Proteinurieformen gemeinsam ist und zudem in allen Proben gut bestimmbar war. Verglichen wurde nun entsprechend den DE-Analysen die Gruppe der Proteine Alb, α1AT, α2HSG, DiL und α1acG mit der Gruppe bestehend aus β2M, Ly, RBP, β2G und α1acG. Als Maß des unterschiedlichen Verhaltens dieser Proteingruppen wurde die Steigung der Regressionsgeraden gewählt. Wegen des gemeinsamen Punktes α1acG = 1 war das einfachste Maß der Schnitpunkt der Geraden mit der Achse der Clearancewerte, der für die kleineren Proteine als τ, für die größeren Mikroproteine als γ bezeichnet wurde. Der Steigungswinkel der Regressionsgeraden aus den Clearancewerten war – analog zur glomerulären Selektivität – dann brauchbar, wenn E(Mol.-Gew.) 5000 E (Clearance) entsprach.

Die Ergebnisse zeigen Abb. 1 und Tabelle 1: Zwischen den Patienten mit einer Proteinurie vom Typ IV bzw. VI besteht ein statistisch signifikanter Unterschied bezüglich der Clearances der kleinsten Mikroproteine, der sich im Schnittpunkt τ mit 113 ± 67 bzw. 9,6 ± 5,6 und im Steigungswinkel τ mit 79° bzw 25° ausdrückt. Patienten mit einer mikromolekularen Proteinurie zwischen diesen beiden Formen weisen entsprechende Zwischenwerte für τ auf. Im Gegensatz zu diesen kleineren Proteinen werden die größeren Mikroproteine Mol.-Gew. 65–40 000 d bei allen Patienten mit tubulärer Schädigung gleichartig behandelt, wie sich im Schnittpunkt und Winkel γ ausdrückt.

Auch die einzelnen Clearances, die zur Geraden τ beitragen, sind zwischen beiden Gruppen IV und VI signifikant unterschiedlich.

Vergleicht man die nephrologischen Daten dieser zwei Patientengruppen IV und VI (Tabelle 1), zeigt sich zwar eine gleichgroße Gesamtproteinurie, der Anteil der mikromolekularen Proteinurie, das mittlere Urinvolumen und die glomeruläre Retention sind jedoch bei der klassischen tubulären Proteinurie Typ IV signifikant größer. Die Untersuchung von zwei Patienten mit einer Paraproteinurie zeigt, daß die Clearance der dimeren L-Ketten erheblich größer ist als es der Steigung der zugehörigen Geraden γ entspricht. Die Steigung der Geraden τ bei diesen Patienten gibt das unterschiedliche Ausmaß der Tubulopathie im Rahmen der Bence-Jones-Nephropathie an. Die Verlaufsbeobachtung einzelner Patienten mit akuter

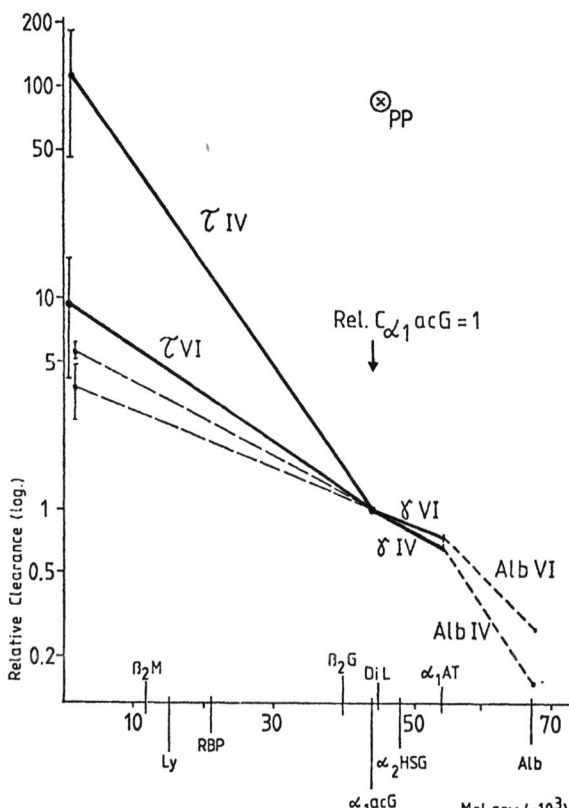

Abb. 1. Regressionsgeraden aus den Clearances der kleineren (β_2M; Ly; RBP; β_2G; $\alpha_1$acG) und der größeren ($\alpha_1$acG; DiL; α_2HSG; α_2HSG; α_2HSG; α_1AT) Mikroproteine verglichen mit der relativen Albumin-Clearance. Der Schnittpunkt der Geraden mit der Ordinate dient als Maß der unterschiedlichen tubulären Behandlung der Mikroproteine

passagerer Tubulopathie zeigt, daß die Steigung der Geraden τ, bzw der Winkel τ sich von 80° gegen 10° graduell vermindert.

Wir schließen aus diesen Befunden folgendes:

1. Die tubuläre Resorption der kleinen Serumproteine Mol.-Gew. 65–10 000 erfolgt selektiv; die Steigung der Regressionsgeraden gebildet aus den Clearances der Proteine Mol.-Gew. 44–10 000 d drückt das Ausmaß der klassischen tubulären Proteinurie aus, die der Proteine Mol.-Gew. 65–44 000 d ist ein Maß einer rudimentären Tubulusschädigung.

2. Die Selektivität ist offenbar an die molekulare Größe von Proteinen bzw. von Gruppen ähnlich großer Proteine gebunden; es bestehen mindestens zwei unabhängige Resorptionssysteme.

3. Schwere tubuläre Schäden führen zur Ausscheidung aller Mikroproteine; bei leichteren tubulären Veränderungen bleibt die Fähigkeit zur Resorption der kleinsten Mikroproteine erhalten. Histologisch finden sich hier vorwiegend vaskuläre interstitielle Veränderungen.

4. Kleinmolekulare Paraproteinurien haben eine überproportional hohe Clearance, verglichen mit den anderen Mikroproteinen.

5. Im Heilungsverlauf nach akuten Tubulopathien findet sich eine graduelle Verminderung der Steigung der Clearancegeraden, die wohl die Normalisierung der Resorption von Mikroproteinen ausdrückt.

Tabelle 1. Daten von Patienten mit klassischer mikromolekularer tubulärer Proteinurie (Typ IV), mit mikromolekularer Proteinurie Mol.-Gew. 70–40 000 d (Typ VI), mit mikromolekularen Zwischenformen (Z) sowie mit mikromolekularer Paraproteinurie (PP) durch diemere Ig-Leicht. Ketten: τ = Schnittpunkt der Regressionsgeraden der relativen Clearances der kleineren Mikroproteine Mol.-Gew. 44–10 000 d mit der Ordinate als Maß der unterschiedlichen tubulären Resorption. γ = analog für die größeren Mikroproteine Mol.-Gew. 54–44 000 d. Die jeweils zweite Zahlenreihe gibt den Steigungswinkel dieser Geraden analog zu dem bei der glomerulären Selektivität an. Zwischen IV und VI besteht eine signifikant unterschiedliche Behandlung der kleineren Mikroproteine. Kleine Paraproteine werden offenbar unabhängig von den übrigen Mikroproteinen behandelt. wie die hohen γ-Werte der Gruppe PP zeigen.

	Pat./Alter	Protein-urie (mg/d)	Urin-volumen (ml/d)	C_{Creat}	τ	$\sphericalangle\tau$	γ	$\sphericalangle\gamma$
IV	1. Ba;47	775	2350	6	92	79	5,0	13
	2. He;44	2500	1600	53	45	71	5,9	15
	3. Ke;33	2080	3250	13	134	83	5,2	13
	4. Ra;86	700	1800	4	62	74	5,7	12
	5. Re;49	880	1600	46	234	86	6,4	15
	M ± SD	1387 ± 751	2120 ± 628	24 ± 20	113 ± 67	79 ± 6	5,6 ± 5	14 ± 1
VI	6. Fe;70	1130	950	6	14	29	3,9	9
	7. De;57	1300	1500	70	11	32	3,5	8
	8. En;46	500	300	83	3	9	5,8	15
	9. He;44	800	1300	43	13	39	3,5	9
	10. Lo;53	550	1100	22	1	1	2,5	7
	11. St;69	1930	1600	39	16	44	3,0	8
	M ± SD	1033 ± 490	1125 ± 430	44 ± 26	9.6 ± 5.6	26 ± 16	3,7 ± 1.1	9 ± 3
Z	12. bis 16.	M ± SD		37 ± 29	20 ± 6	51 ± 7	3,4 ± 0.5	9 ± 2
PP	17. En;80	2200	1600	38	14	40	436	87
	18. SH;53	1200	2100	12	35	65	20	43

Literatur

im Text.

Linke, R. P. (Inst. für Immunologie der Univ. München), Gise, H. v., Bohle, A. (Patholog. Inst. der Univ. Tübingen), Thomas, L., Grüner, S., Riethmüller, G., Beckh, B. (Inst. für Immunologie der Univ. München):
Nachweis von Serum-Amyloid-A (SAA) im Urin bei glomerulären Membranläsionen mit nicht-selektiver Proteinurie*

Einleitung

Amyoid-Fibrillen sind vor allem aufgebaut aus unlöslichen Fragmenten bestimmter Serumproteine, die mit Hilfe von Antiseren gegen gereinigte Amyloid-Fibrillenproteine identifiziert werden können [1]. Entsprechend der Heterogenität der Amyloid-Fibrillenproteine sind auch diese Serumproteine, die zur Amyloidbildung fähig sind, chemisch heterogen. Besonders gut untersucht sind amyloid-bildende Immunglobulinfragmente und das Serum-Amyloid-A-Protein (SAA) [2–4].

SAA ist ein physiologisch vorkommendes Akutphasenprotein von α_1-elektrophoretischer Mobilität und 180 Kilodalton (k) Größe [3, 12, 18]. Dem SAA verwandte Proteine werden in Exsudaten wie Ascites, Synovialflüssigkeit [4, 7] und im Urin [5] gefunden.

In der hier vorgelegten Arbeit werden amyloid-A-verwandte Proteine im Urin näher untersucht. Dabei wird die Frage bearbeitet, unter welchen Bedingungen diese Proteine im Urin erscheinen. Darüber hinaus soll zur Frage Stellung genommen werden, welche Bedeutung dem Nachweis vom Amyloid und der Identifikation von amyloidverwandten Proteinen im Urin zukommt.

Material und Methode

Sera und Urine von Patienten mit Proteinurie und glomerulärem Amyloid wurden uns in gefrorenem Zustande zugesandt. Die Urine wurden unmittelbar bei 4° C mit der Negativdruck-Dialyse mit Hilfe eines Visking Dialyseschlauches (Nr. 44104, Serva, 6900 Heidelberg) 30fach konzentriert und bis zur Verwendung zusammen mit den Sera bei $-20°$ C aufgehoben. Es wurden Urine von 12 Patienten mit Nieren-Amyloid (bioptisch diagnostiziert in 11 Fällen, s.u.) und Urine von drei gesunden Individuen untersucht.

Die Agarose-Elektrophoresen wurden nach Johansson [6] in Barbitursäurepuffer (Ionenstärke 0,03, pH 8,6) in 1,5% Agarose (Seakem Agarose, Typ ME, MCI Biomedical, Div. Marine Colloids Inc., Rockland, Maine) ausgeführt und mit Amido-Schwarz 10B (E. Merck, 6100 Darmstadt) wie beschrieben [6] angefärbt. In Verbindung mit der Microimmunelektrophorese nach Scheidegger [6a] wurden so in der Agarose-Elektrophrese Albumin, Transferrin und Immunglobulin G unter Verwendung entsprechender Antisera (Behringwerke AG, 3550 Marburg) identifiziert.

Die semiquantitative *Bestimmung von SAA* wurde in der Immunodiffusion mit Hilfe eines monospezifischen Antiserums gegen Amyloid-A-Protein durchgeführt wie bereits beschrieben [3, 7].

Die *Nierenbiopsien* wurden in 4% Paraformaldehyd in 0,1 M Phosphatpuffer fixiert und im Paraffinschnitt mit der alkalischen Kongorotfärbung [8] auf das Vorliegen von Amyloid untersucht. Anfärbung und die grüne Doppelbrechung im Polarisationsmikroskop waren die Kriterien für das Vorliegen von Amyloid. Das so fixierte Nierengewebe wurde für die elektronenoptische Untersuchung mit 2% Osmiumtetroxid in 0,1 M Phosphatpuffer sowie Uranylacetat behandelt und in Araldid eingebettet. Nach Kontrastierung der 0,01 μ dicken Schnitte mit Bleizitrat wurden die Membranläsionen ausgezählt mit Hilfe eines Siemens Elektronenmikroskopes, Typ 102, wie beschrieben [9].

Die *Urinsedimente*, gewonnen nach Zentrifugation bei 3000 g für 15 min, wurden nach Auftrocknen auf Objektträgern in 2% Humanserum und Kongorotfärbung [8] licht- und polarisationsoptisch und nach Behandlung auf Pioloform beschichteten Schlitzträgern mit Phosphorwolframsäure im Negativkontrast-Verfahren elektronenoptisch auf das Vorhandensein von Amyloid untersucht.

---

* Mit Unterstützung der Deutschen Forschungsgemeinschaft, Kennedyallee 50, 5300 Bonn-Bad Godesberg

Ergebnisse

1. Agarose-Elektrophorese

Die untersuchten Urine lassen sich je nach beobachtetem Elektrophorese-Muster in drei Hauptgruppen einteilen (Abb. 1a). Kriterium für die Einteilung ist das Vorliegen von Markerproteinen bestimmter Größe wie Albumin (66 k), Transferrin (90 k) und/oder Immunglobulin G (150 k). Das Vorhandensein aller drei Markerproteine im Urin (Gruppe A), als nicht-selektive Proteinurie gewertet [10, 11], fanden wir in vier der 12 Fälle. Das alleinige Vorkommen von Albumin und Transferrin (Gruppe B), als selektive Proteinurie gewertet wurde in sieben Fällen gefunden. Spuren von vorwiegend Albumin bei einer Gesamtproteinausscheidung von weniger als 1 g/Tag wurden in einer dritten Gruppe (C) zusammengefaßt.

2. SAA-Bestimmung

Bei drei Patienten mit nicht-selektiver Proteinurie wurden Amyloid-A-verwandte Substanzen im Urin identifiziert. Alle drei zeigen eine SAA-Erhöhung im Serum. In einem vierten Fall mit nicht-selektiver Proteinurie ohne SAA-Erhöhung im Serum wurden keine Amyloid-A-verwandten Proteine im Urin gefunden. Bei allen Patienten mit selektiver Proteinurie war der Nachweis SAA-verwandter Proteine im Urin negativ, unabhängig davon, ob SAA im Serum erhöht war oder nicht. Dasselbe gilt für gesunde Individuen, wie in Gruppe C gezeigt und in einer Versuchsgruppe mit 10 gesunden Individuen (hier nicht dargestellt). Eine Zusammenstellung der Ergebnisse zeigt Tabelle 1.

3. Glomeruläre Läsionen

Bei allen untersuchten Patienten wurde Amyloid in der Niere histochemisch und elektronenoptisch nachgewiesen. Die Anzahl der Membranläsionen pro zentraler Glomerulusschnittebene ist in Tabelle 1 wiedergegeben. Das Ausmaß der Membranläsionen läßt sich am vorliegenden Untersuchungsgut weder mit der Proteinausscheidung noch mit der Qualität der Urinproteine und damit der Selektivität noch mit dem Kreatininspiegel korrelieren.

4. Harnsedimente

Bei keinem Patienten ließ sich nach Kongorotfärbung im Harnsediment Amyloid nachweisen. Dieselben Sedimente zeigten im elektronenoptischen Bild ein feinfibrilläres Material, das allerdings für Amyloid nichttypisch war (Abb. 1b). Neben diesem Material waren bei zwei Patienten in Spuren starre, nicht verzweigte Fibrillen von etwa 10 nm sichtbar, wie sie für Amyloid typisch sind (Abb. 1c).

Diskussion

In der hier vorgelegten Abeit ließ sich unser früherer Befund [5], daß Amyloid-A-haltige Proteine im Urin ausgeschieden werden, bestätigen. Die Resultate zeigen fernerhin, daß für die Ausscheidung SAA-ähnlicher Proteine im Urin mindestens zwei Bedingungen erfüllt sein müssen: erstens, eine deutliche SAA-Erhöhung im Serum und zweitens, eine nicht selektive Proteinurie. Dies gilt allerdings nur für das hier vorgestellte Untersuchungsgut, das nur Amyloidne-

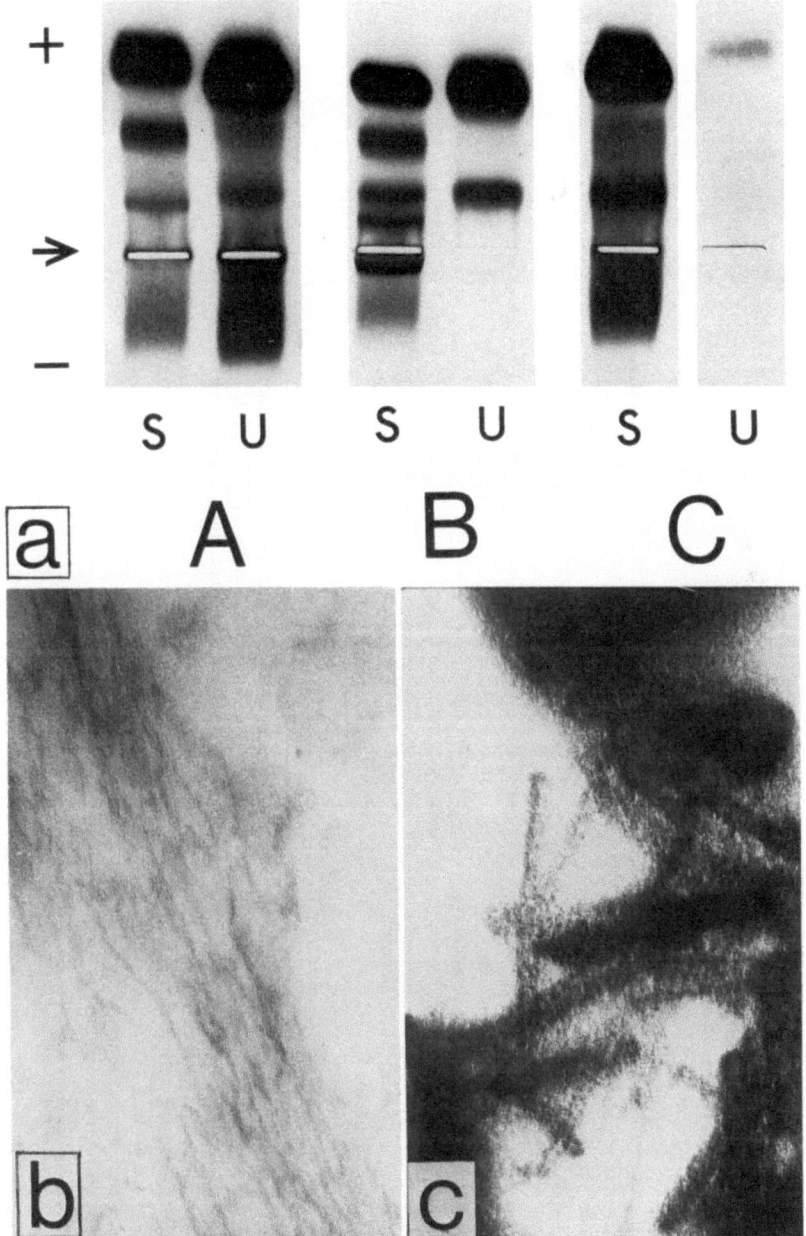

Abb. 1a–c. a Agarose-Elektrophorese der Urinproteine (U) im Vergleich zu den Serumproteinen (S) des gleichen Patienten. Der Pfeil zeigt die Auftragsstelle und die Ladungszeichen geben die Polung an. *A.* Nicht-selektive Proteinurie (Patient A 1, Tabelle 1): Die Urinproteine entsprechen etwa dem Elektrophorese-Muster der Serumproteine. *B.* Selektive Proteinurie (Patient B 10): Im Urin ist nur Albumin und Transferrin sichtbar, die Immunglobuline fehlen. *C.* Normalbefund (Patient C 1): Man erkennt ausschließlich ein wenig Albumin. **b** Elektronenoptische Darstellung von feinen, welligen Urinfibrillen unbekannter Natur, die den Typ II-Fibrillen von Winer et al. [20] entsprechen dürften; Abbildungsmaßstab 80.750 : 1. **c** Elektronenoptische Darstellung von Urinfibrillen, die Ähnlichkeit mit Amyloid aufweisen. Abbildungsmaßstab 161.500 : 1

Tabelle 1. Zusammenstellung der Ergebnisse

Gruppe	Amyloid-Typ[a]	Grundkrankheit	Serum SAA	Urin quant.[b]	Urin Kreat.[c]	Urin Alb	Urin IgG	Urin SAA	Urinsed.[d] KR	Urinsed.[d] EM	Glomeruläre Läsionen[h]
A 1	Sekundäre A.	Rezid. Osteomyelitis	+++	12,0 E	20,0	+	+	++	–	–	20
2	Sekundäre A.	Tuberkulose	++	19,2	4,2	+	+	+	–	–	nd
3	Sekundäre A.	Rheum. Arthritis	++	11,8	0,8	+	+	+	–	–	6
4	Sekundäre A.	Rheum. Arthritis	–	12,0	nd	+	+	–	–	–	9
B 5	Sekundäre A.	Morbus Crohn	+	10 E	0,7	+	–	–	–	–	12
6	A.b. Plasm.	Plasmozytom	+	nd	nd	+	–	–	–	+[e]	7
7	A.b. M. Myel.	Multiples Myelom	+	3	5,0	+	–	–	–	+[f]	11
8	Sekundäre A.	Osteomyelitis	+	12	2,7	+	–	–	–	–	6
9	Sekundäre A.	Rezidiv. Anginen	–	4,0	4,9	+	–	–	–	–	18
10	A. b. M. Wald.	Morbus Waldenström	–	6,5 E	0,9	+	–	–	–	–	13
11	Sekundäre A.	Tuberkulose	nd	nd	nd	+	–	–	–	–	nd
C 12	A. b. FMF	Famil. Mittelmeerfieb.	–	[g]	nd	–	–	–	–	–	nd
13	Normalperson	keine	–		nd	–	–	–	–	–	nd
14	Normalperson	keine	–		nd	–	–	–	–	–	nd
15	Normalperson	keine	–		nd	–	–	–	–	–	nd

Abkürzungen: A. = Amyloidose, SAA = Serum Amyloid A Protein, Alb = Albumin, IgG = Immunglobulin G, KR = Kongorotfärbung, EM = Elektronenmikroskopische Untersuchung im Negativkontrast, nd = nicht untersucht

Erklärungen: A, B, C stellen die in Abb. 1 gezeigten Gruppen dar. Jede Zeile entspricht einem Individuum

[a] Amyloid-Typen nach klinischen Gesichtspunkten nach Reiman et al. [22] klassifiziert
[b] Quantitative Bestimmung der Urinproteine in g/die (Zahlen) oder in ‰ Essbach (Zahlen E)
[c] Kreatinin in mg %
[d] Das Urinsediment wurde wie in „Material und Methoden" beschrieben aufgearbeitet
[e] Einzelne, amyloidartige Fibrillen sichtbar
[f] Verdacht auf amyloidartige Fibrillen
[g] Urinproteine unter 1 g/d
[h] Deckzellaufbrüche pro zentraler Schnittebene im Glomerulum nach elektronenoptischer Auszählung

phrosen einschließt. Es ist daher denkbar, das unter ähnlichen Bedingungen, die auf anderen Krankheitsursachen beruhen, ähnliche oder auch andere Befunde erhoben werden.

Aus den Bedingungen folgt zum einen, daß das Erscheinen von Amyloid-A-haltigen Substanzen an den Blutspiegel von SAA gebunden zu sein scheint, und zum anderen, daß die ausgeschiedenen Moleküle eine Größenordnung von wenigstens der Größe von Immunglobulin G haben, da sie immer zusammen mit Immunglobulin G im Urin auftreten. Die Größe dieser SAA-verwandten Proteine im Urin könnte demnach die von SAA sein, die mit 180 k bestimmt worden ist [3, 12, 13].

Demnach dürften die Amyloid-A-verwandten Proteine im Urin mit dem SAA aus dem Serum identisch sein entsprechend der Herkunft der übrigen Urinprotein aus dem Serum bei glomerulären Schäden, wie sie hier vorliegen [10].

Diese Daten stehen im Gegensatz zu drei anderen Arbeitsgruppen [4, 14, 15], die SAA im Serum mit einer Größe von 80–100 k angeben. Bei selektive Proteinurie sollte SAA, wenn es dieses Molekulargewicht haben würde, zusammen mit Albumin und Transferrin ausgeschieden werden. Dies ließ sich jedoch bei den hier untersuchten Fällen nicht nachweisen, was die molekulare Größe von SAA von um 180 k stützt.

Der Nachweis von SAA im Urin kann von diagnostischer Bedeutung sein. Auch wenn sein Auftreten keine Korrelation zeigte zur Zahl der glomerulären Aufbrüche und anderen Labordaten wie etwa zum Typ der Proteinurie, so signalisiert sein Auftreten dennoch einen schweren glomerulären Schaden. Es muß allerdings einschränkend betont werden, daß die beeinträchtigte Tubulusfunktion die Zusammensetzung der im Urin erscheinenden Proteine erheblich verändern kann [10, 11, 16].

Auf die Möglichkeit, die Amyloiddiagnose aus dem Urinsediment zu stellen, haben Derosena et al. [17] zuerst hingewiesen. Eigene Untersuchungen haben das Vorhandensein von Amyloid im ableitenden Harnsystem bei der Maus bestätigt, ohne daß sich Amyloid im Urinsediment der Maus hat nachweisen lassen, vielleicht aufgrund der massiven Beimengung anderer unlöslicher Substanzen [18]. Auch beim Menschen wurden diese unlöslichen Substanzen elektronenoptisch von Shirahama et al. [19] und Winer et al. [20] gefunden. Die Befunde dieser Autoren, daß der Nachweis von Amyloid im Urin schwierig und unsicher ist, konnten wir hier bestätigen. Abgesehen davon, daß die Elektronenmikroskopie allenfalls eine assistierende Rolle für die Amyloiddiagnose spielt, da Amyloid polarisationsoptisch definiert ist [21], ist die elektronenoptische Diagnose von Amyloid aus dem Urinsediment bisher auch aus den erwähnten methodischen Gründen für die Diagnose der Amyloidose ungeeignet.

Literatur

1. Glenner GG, Page (1976) Amyloid, amyloidosis, amyloidogenesis. Int Rev Exp Pathol 15: 1 – 2. Levin M, Pras M, Linke RP, Franklin EC (1973) Immunologic studies of ASF, the major non-immunoglobulin component of certain amyloid fibrils (Abstract). Arthritis Rheum 16: 123 – 3. Linke RP, Sipe JD, Pollock PS, Ignaczak TF, Glenner GG (1975) Isolation of a low-molecular weight serum component antigenically related to an amyloid fibril protein of unknown origin. Proc Natl Acad Sci USA 72: 1473 – 4. Husby G, Natvig JB (1974) A serum component related to non-immunoglobulin amyloid proteins AS – a possible precursor of the fibrils. J Clin Invest 53: 1054 – 5. Linke RP (1979) Emerging chemical classification of generalized and local amyloid deposits. In: Orimo H, Shimada K,

Iriki M, Maeda D (eds) Advances in Gerontology. Excerpta Medica, Amsterdam Oxford Princeton, p 464 – 6. Johansson BG (1972) Agarose gel electrophoresis. Scand J Clin Lab Invest 29: [Suppl 124]7 – 6a. Scheidegger JJ (1955) Une micro-methode de l'immuno-électrophorèse. Int Arch Allergy Appl Immunol 7: 103 – 7. Linke RP, König G, Goethe S (1980) Serum amyloid protein SAA: structure, antigenic features and correlation to other acute phase measures in rheumatoid arthritis. ISRA-Symposium, 10.–11. Sept. 1979. Excerpta Medica, Amsterdam (im Druck) – 8. Puchtler H, Sweat F, Levine M (1962) On the binding of Congo red by amyloid. J Histochem Cytochem 10: 355 – 9. von Gise H, Mikeler E, Gruber M, Christ H, Bohle A (1968) Investigations on the cause of nephrotic syndrome in renal amyloidosis. A discussion of electron microscopic findings. Virchows Arch [Pathol Anat] 379: 131 – 10. Hardwicke J (1975) Laboratory aspects of proteinuria in human diseases. Clin Nephrol 3: 37 – 11. Boesken WH (1979) Diagnostic significance of SDS-PAA-electrophoresis of urinary proteins: different forms of proteinuria and their correlation to renal diseases. Curr Probl Clin Biochem 9: 5 – 12. Benditt EP, Eriksen N (1977) Amyloid protein SAA is associated with high density lipoprotein from human serum. Proc Natl Acad Sci USA 74: 4025 – 13. Linke RP (1979) Temperature-induced dissociation of serum amyloid protein SAA. Z Immunitaetsforsch 155: 255 – 14. Rosenthal CJ, Franklin EC, Frangione B, Greenspan J (1976) Isolation and partial characterization of SAA – an amyloid-relatet protein from human serum. J Immunol 116: 1415 – 15. Benson MD, Skinner M, Lian J, Cohen AS (1975) "A" protein of amyloidosis. Isolation of a crossreacting component from serum by affinity chromatography. Arthritis Rheum 18: 315 – 16. Stolte H, Alt J, Schurck H-J (1979) Experimentelle und klinische Untersuchungen zur Differentialdiagnose der Proteinurie. Klin Wochenschr 75: 1069 – 17. Derosena R, Koss MN, Pirani CL (1975) Demonstration of amyloid fibrils in urinary sediment. N Engl J Med 293: 1131 – 18. Linke RP (1976) Urinary amyloid fibrils in the absence of amyloidosis. Brit Med J 2: 1259 – 19. Shirahama T, Skinner M, Cohen AS et al. (1977) Uncertain value of urinary sediments in the diagnosis of amyloidosis. N Engl J Med 297: 821 – 20. Winer RL, Wuerker RB, Erickson JO, Cooper WL (1979) Ultrastructural examination of urinary sediment. Value in renal amyloidosis. Am J Clin Pathol 71: 36 – 21. Glenner GG, Eanes ED, Bladen HA, Linke RP, Termine D (1974) β-pleated sheet fibrils. A comparison of native amyloid with synthetic protein fibrils. J Histochem Cytochem 22: 1141 – 22. Reimann HA, Kouchy RF, Eklund CM (1935) Primary amyloidosis limited to tissue of mesodermal origin. Am J Pathol 11: 977

Tschöpe, W., Schellenberg, B., Ritz, E. (Med. Univ.-Klinik), Wesch, H. (Deutsches Krebsforschungszentrum Heidelberg):
Hypophosphatämie bei Ca-Steinträgern – Effekt von Alter und Blutdruck?*

Einleitung

Bei Patienten mit rezidivierender Calcium-Steinerkrankung findet sich häufig die sogenannte „idiopathische Hypercalciurie",

Nach der Erstbeschreibung von Hennemann [1] ist sie durch folgende Besonderheiten gekennzeichnet:
– Hypercalciurie (durch intestinale Hyperabsorption von Calcium)
– Normocalcämie
– Hypophosphatämie.

Die von vielen [1, 2], aber nicht von allen Untersuchern [3, 4] gefundene Hypophosphatämie bei Patienten mit idiopathischer Hypercalciurie ist insofern von Bedeutung, als niedrige Serum-Phosphor-Spiegel die renale Synthese von 1,25 $(OH)_2D_3$ stimulieren und über 1,25 $(OH)_2D_3$ vermittelte Steigerung der intestinalen Calcium-Absorption die Hypercalciurie unterhalten können. Das postulierte renale „Phosphat-Leck" bei Steinträgern wurde bisher nicht eindeutig definiert. Darüber hinaus fehlen bisher Untersuchungen, die den Einfluß von z. B. Alter und anderen physikalischen Faktoren, die Einfluß auf das Plasma-Phosphat nehmen, in Rechnung stellen.

---

* Mit Unterstützung des Bundesministeriums für Familie und Gesundheit und der DFG Ts/15/3

Es war das Ziel der vorliegenden Untersuchung, zu prüfen, ob sich eine Hypophosphatämie (und niedrige renale Phosphat-Schwelle) bei Patienten mit idiopathischer Hypercalciurie sichern läßt, und welche die möglichen Determinanten für niedriges Serum-Phosphat sind.

Patienten und Methoden

Auswahl männlicher Normal-Individuen (Alter 19–41 Jahre) anhand von Computer-erzeugten Zufallszahlen; alle Urinsammlungen fanden unter freier Diät statt; Blutentnahmen und Messung des Blutdrucks morgens nüchtern zwischen 8 und 10 Uhr. Ausschluß medikamentös behandelter Individuen. Zur gleichen Zeit Untersuchung von 84 nicht-therapierten Rezidiv-Ca-Steinträgern nach Ausschluß von metabolischen Steinursachen (RTA, HPT etc.), abgesehen von idiopathischer Hypercalciurie.

Kriterien für Eintritt in die Studie (Normal-Individuen und Patienten):
– Serum-Kreatinin unter 1,4 mg%,
– GFR 80–140 ml/min × 1,73 m^2,
– Serum-Glukose unter 110 mg%,
– Urin-Volumen über 600 ml/24 h.

Serum-, Plasma- und Urin-Messungen wurden mit Routine-Methodik bei beiden Kollektiven durchgeführt (SMA-12-Technikon-Autoanalyser). TMP/GFR wurde nach Bijvoet [5] berechnet, 25 (OH)D$_3$ wurde nach Belsey [6], iPTH mit Antikörper AVI/2 [7], Urin-cAMP nach Tovey [8] gemessen.

Die statistischen Berechnungen wurden nach Wesch [9] und Weber [10] durchgeführt.

Resultate

1. Die Patienten waren im Mittel 5 Jahre älter als die Kontroll-Population (IHC: 35,5 ± 11 Jahre, Kontrollen: 30,5 ± 7 Jahre). Patienten hatten höheren Blutdruck (138/90 mm Hg gegenüber 133/86 mm Hg, $p < 0,05$), weiterhin war die renale Phosphatschwelle (2,32 mg% versus 2,54 mg%) signifikant erniedrigt ($p < 0,05$), ebenfalls das Serum-Phosphor (2,98 ± 0,59 mg% versus 3,19 ± 0,6 mg%, $p < 0,01$). Die Patienten wiesen eine deutliche Hypercalciurie auf: Ca/Cr-Quotient 0,44 ± 0,21 versus 0,34 ± 0,17 bei Kontrollen ($p < 0,01$). Wurden jedoch normotensive und altersgleiche Stein-Patienten mit normotensiven Kontrollen verglichen, fiel der Unterschied hinsichtlich des Serum-Phosphats weg: Kontrollen 3,16 ± 0,54 mg%; Patienten 3,18 ± 0,51 mg%; n.s. Die Patienten wiesen jedoch weiterhin, wenn auch geringergradig, eine Hypercalciurie auf: 12,4 ± 5,6 mval/24 h gegenüber 10,66 ± 5,4 mval/24 h bei Kontrollen; $p < 0,05$). Die Mittelwerte für physikalische und Plasma- bzw. Urin-Meßwerte sind in Tabelle 1 wiedergegeben.
2. Lineare Regressionen und Korrelationen. Es bestand keine Korrelation zwischen UV$_{Ca}$ und Plasma-Phosphat bzw. TMP/GFR in der Normalbevölkerung, es konnte jedoch bei den Patienten eine signifikante inverse Korrelation zwischen UV$_{Ca}$ und Plasma-Phosphat ($r = -0,3$, $p < 0,05$) gefunden werden. Gleichzeitig bestand jedoch bei Calcium-Steinträgern eine signifikante inverse Korrelation ($r = -0,4$, $p < 0,01$) zwischen Alter und Plasma-Phosphat und eine weitere inverse Korrelation zwischen systolischem Blutdruck und Plasma-Phosphat ($r = -0,27$, $p < 0,05$). Signifikante, inverse Korrelationen zwischen Blutdruck und Plas-

ma-Phosphat konnten auch in der Normalbevölkerung in den Altersgruppen zwischen 20 und 30 Jahren bzw. 30 und 40 Jahren gefunden werden. Die Beziehung zwischen Blutdruck und Plasma-Phosphor in der Normalbevölkerung ($n = 238$) ist in Abb. 1 ersichtlich.

Die Abhängigkeit des Plasma-Phosphats von Blutdruck und Alter steht in wurde das Serum-Phosphat als unabhängige Variable zusätzlich mittels multipler linearer Regressions-Analyse nach Weber [10] untersucht. Lediglich ca. 11% der Gesamt-Varianz des Serum-Phosphats konnte durch die Variablen, aufgeführt in Tabelle 1, erklärt werden. 58% der Gesamterklärbarkeit trug allein der systolische Blutdruck bei, die Natrium-Ausscheidung 28%; der Beitrag aller anderen Variablen war zu vernachlässigen.

Diskussion

Die Untersuchung zeigte – nicht unerwartet – bei Steinpatienten eine höhere Ausscheidung von Calcium und erhöhte Calcium-Kreatinin-Quotienten im Urin. Außerdem wiesen Rezidivsteinbildner niedrigeres Plasma-Phosphat- bzw. niedrigere renale Phosphatschwelle auf, wie dies bereits von anderen [1, 2] gefunden wurde. Außerdem waren die Rezidivsteinbildner im Mittel älter und hatten im Mittel höhere Blutdrucke. Keine Unterschiede konnten gefunden werden hinsichtlich

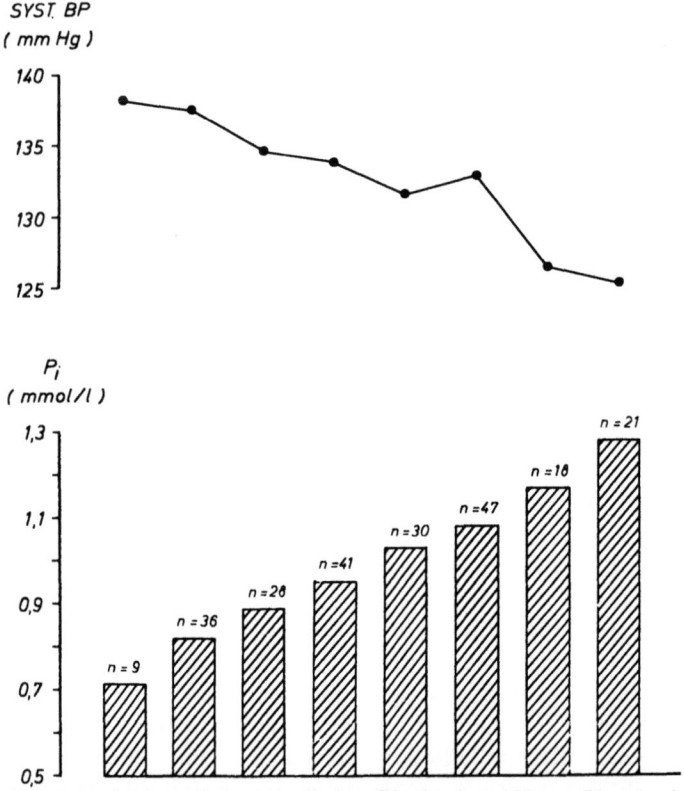

Abb. 1. Beziehung zwischen systolischem Blutdruck und Plasma-Phosphat in der gesunden, männlichen Normalbevölkerung ($n = 238$) im Alter zwischen 19 und 41 Jahren

Tabelle 1. Mittelwerte der physikalischen, Serum- bzw. Plasma- und Urin-Meßgrößen bei männlichen Kontrollen der Normalbevölkerung ($n = 238$) und hypercalciurischen Calcium-Steinpatienten

	Kontrollen ($n = 238$)	Stein-Pat. ($n = 84$)	Altersgl.-Stein-Pat. ($n = 42$)
Alter (Jahre)	30,5	35,5	30,6
Gewicht (kg)	75,5	76,5	74,5
RR syst, (mm Hg)	133	138	134
RR diast. (mm Hg)	86	90	88
Calcium (mmol/l)	2,36	2,38	2,41
TMPi/GFR (mg/dl)	2,54	2,32	2,57
iPTH (pmol/l)	30,3	19	20
25 (OH) D (nmol/l)	132	111	99
Volumen (ml/24 h)	1394	1987	1938
UV_{Ca} (mmol/24 h)	5,5	7	6,4
UV_{Na} (mmol/24 h)	207	225	207
Ca/Cr (mol/mol)	0,34	0,44	0,39
cAMP (µmol/mol Cr)	276	255	258

Körpergewicht, iPTH, Urin-cAMP, Vitamin D-Status oder Urin-Ausscheidung von Natrium. – Die bei Steinbildnern beschriebene Hypophosphatämie konnte nicht von allen Untersuchern bestätigt werden [3, 4]. Die obigen Daten lassen eine mögliche Erklärung für die Diskrepanz in der Literatur hinsichtlich des Verhaltens der Serum-Phosphorspiegel bei Rezidivsteinträgern zu: Plasma-Phosphat-Spiegel und TMP/GFR waren zwar bei den Patienten niedriger, aber nur, wenn die Rezidivsteingruppe ohne Rücksicht auf Alter oder Blutdruck mit den Kontrollen verglichen wurde. Keine Unterschiede waren nachweisbar, wenn strikt altersgleich verglichen wurde und/oder normotensive Kontrollen mit normotensiven Rezidivsteinträgern verglichen wurden.

Die Abhängigkeit des Plasma-Phosphats von Blutdruck und Alter steht in Übereinstimmung mit der Literatur: Ljunghall et al. [11] beobachtete in der Normalbevölkerung eine inverse Relation zwischen Blutdruck und Plasma-Phosphat im Alter um 50 Jahren. Außerdem beobachtete Heidland [12] eine erhöhte fraktionelle Phosphat-Clearance bei Individuen mit verschiedenen Hochdruckformen.

Es erscheint fraglich, ob der Hypophosphatämie die Rolle eines auslösenden Mechanismus bei der Entstehung von IHC zukommt; die vorliegende Untersuchung zeigt klar die Notwendigkeit der Kontrolle von Alter und Blutdruck bei Untersuchungen des Calcium-Phosphat-Haushaltes auf.

Literatur

1. Henneman PH, Forbes AP, Benedict PH, Dudley HR (1958) Idiopathic hypercalciuria. N Engl J Med 259: 802–807 – 2. Shen FH, Baylink DJ, Nielsen RL, Sherrard DJ, Ivey JL, Haussler MR (1977) Increased serum 1,25-dihydroxyvitamin D in idiopathic hypercalciuria. J Lab Clin Med 90: 955–962 – 3. Pak CYC, Ohata M, Lawrence C, Synder W (1974) The hypercalciurias: causes, parathyroid functions and diagnostic criteria. J Clin Invest 54: 387–400 – 4. Schønau Joergensen F (1975) The urinary excretion and serum concentration of calcium, magnesium, sodium and phosphate in male patients with recurring renal stone formation. Scand J Urol Nephrol 9: 243–248 – 5. Bijvoet OLM (1969) Relation of plasma phosphate concentration to renal tubular reabsorption of phosphate. Clin Sci 37: 23–26 – 6. Belsey RE, Deluca HS, Potts JT (1974) A rapid assay for 25-OH-vitamin D_3 without preparative

chromatography. J Clin Endocrinol Metab 38: 1046–1051 – 7. Bouillon R, Konincks P, de Moor P (1974) Serum parathyroid hormone. Radioimmunoassay and related procedures in medicine. International Atomic Energy, Vienna – 8. Tovey KC, Oldham KG, Whelan JEM (1974) A simple direct assay for cyclic AMP in plasma and other biological samples using an improved competitive protein binding technique. Clin Chim Acta 56: 221–234 – 9. Wesch H, Winkler U, Sesadt (1975) System zur Erfassung und statistischen Auswertung von Daten mittels eines Taschenrechners. Medizin und Technik 20: 217 – 10. Weber E (1967, 1968) Biometrische Bearbeitung multipler Regressionen unter besonderer Berücksichtigung der Auswahl, der Transformation und der Linearkombination von Variablen. Statistische Hefte 8: 228–251, 9: 13–33 – 11. Ljunghall S, Hedstrand H (1977) Serum phosphate inversely related to blood pressure. Br Med J 1: 553–554 – 12. Heidland A, Hennemann H, Hensler R, Heidbreder E, Gekle D (1971) Untersuchungen zur Pathophysiologie der renalen Phosphatexkretion bei essentieller und renovaskulärer Hypertonie, Pyelonephritis und Glomerulonephritis. Klin Wochenschr 49: 1121–1128

Wilhelms, O.-H., Kreusser, W., Ritz, E. (Boehringer Mannheim GmbH und Med. Universitätsklinik Heidelberg):
Parathormon-vermittelte Histaminfreisetzung aus Mastzellen – Ursache des Pruritus bei sekundärem Hyperparathyreoidismus?

Bei Patienten mit hochgradigem sekundärem Hyperparathyreoidismus wurde unerträglicher Pruritus beschrieben [1], der sich nach Parathyreoidectomie rasch zurückbildete. Bei diesen Patienten wurde der Pruritus auf einen veränderten, relativ erhöhten Haut-Calcium-Gehalt zurückgeführt.

Bekanntlich ist Juckreiz oft auch ein Symptom allergischer Erkrankungen. Als Ursache hierfür kommt die Freisetzung von Mediatoren der Allergie, wie Histamin, aus Mastzellen in Betracht. Die Stimulation einer selektiven, nicht cytotoxischen Sekretion von Histamin aus Mastzellen kann aber nicht nur durch spezifische Allergene, sondern auch unspezifisch, z. B. durch basische Peptide, wie Mellitin aus Bienengift oder auch Corticotropin-1,24-tetracosapeptid, einem Fragment des adrenocorticotropen Hormons (ACTH) in Konzentrationen um 10^{-6} M ausgelöst werden [2, 3].

Deshalb haben wir überprüft, ob auch Parathormon-Fragment (PTH) eine Histaminfreisetzung aus Mastzellen stimulieren kann. Damit wäre eine alternative Ursache für den Pruritus bei fortgeschrittenem Hyperparathyreoidismus aufgezeigt.

Für die Abklärung dieser Fragestellung bietet sich ein in-vitro-Test mit Mastzellsuspension aus Ratten an, der üblicherweise als Untersuchungsverfahren für den Soforttyp I der Allergie benutzt wird. Nach Zusatz von spezifischem Antigen ins Inkubationsmedium sezernieren sensibilisierte Mastzellen aus Tieren, die durch Immunisierung mit Antigen sensibilisiert worden waren, Histamin.

Die Menge des freigesetzten Histamins im Zellüberstand wird als Maß für die Stärke der anaphylaktischen Reaktion benutzt.

Analog wurde nun der Einfluß unterschiedlicher Konzentrationen von Parathormon-1,34-Fragment im Bereich von 10^{-12}–10^{-6} M auf Ratten-Mastzellsuspension in vitro untersucht. Zum Vergleich wurde auch die Wirkung anderer Peptidhormone, nämlich Calcitonin, Glucagon und Insulin bei einer Konzentration von 10^{-6} M geprüft.

Dazu wurden jeweils ca. 3×10^4 Mastzellen/Probe, die durch Puffer-Spülung aus dem Peritoneal- und Pleural-Raum von Ratten gewonnen und einmal mit Puffer gewaschen worden waren, in Phosphat-Puffer, pH 6,8, der u.a. Gelatine, Glukose und Phosphatidylserin, aber kein Zusatz von Calcium-Ionen enthielt, in An- oder Abwesenheit der Peptidhormone für 60 min/37° C inkubiert. Nach anschließender Zugabe von CaCl$_2$-Lösung oder alternativ von Ca^{2+}-freiem Puffer und einer weiteren Inkubationszeit von 10 min/37° C wurde freigesetztes Histamin im Zellüberstand fluorimetrisch mit einer automatisierten Methode [4] bestimmt.

Um auszuschließen, daß Histamin aufgrund einer cytotoxischen Reaktion aus den Mastzellen frei wurde, wurde gleichzeitig auch eine Bestimmung des Lactat-Dehydrogenase-Gehalts im Zellüberstand nach dem fotometrischen Verfahren von Wróblewski und LaDue [5] durchgeführt. Als Positiv-Kontrolle für eine cytotoxische Freisetzungsreaktion wurde die Stimulation durch den Ionophor A 23.187 (5 µg/ml) benutzt.

Ebenso wurde unmittelbar nach Reaktionsstop eine Bestimmung des cAMP-Spiegels in Zell-Aliquoten der verschiedenen Ansätze mit und ohne PTH-Zusatz nach Steiner et al. [6] durchgeführt.

Ergebnisse

10^{-6} M PTH-Fragment bewirkte nach 60-minütiger Vorinkubationszeit eine eindeutige Histaminfreisetzung aus Mastzellen in vitro von ca. 30% des Gesamtgehalts ($p < 0,005$, $n = 6$). Die mittlere spontane Histaminfreisetzung war dagegen < 10%. Geringere Konzentrationen von PTH-Fragment (10^{-8}, 10^{-10} und 10^{-12} M) zeigten keine Wirkung. Ebenso waren Calcitonin, Glucagon und Insulin bei einer Konzentration von 10^{-6} M unwirksam (n jeweils = 4) (Abb. 1).

Die Histaminfreisetzung durch PTH-Fragment war praktisch unabhängig von extrazellulären Ca^{++}-Ionen, denn auch in Puffer mit EDTA-Zusatz (0,4 mM) wurde eine selektive Histaminfreisetzung ausgelöst.

Der Gehalt an Lactat-Dehydrogenase in Überständen aus Mastzellen, die mit 10^{-6} M PTH-Fragment stimuliert worden waren, betrug im Mittel < 10 IU/ml und zeigte keine Unterschiede zu den entsprechenden Kontrollen nach Pufferzugabe. Dagegen bewirkte Stimulation mit cytotoxischen Konzentrationen des Ionophors A

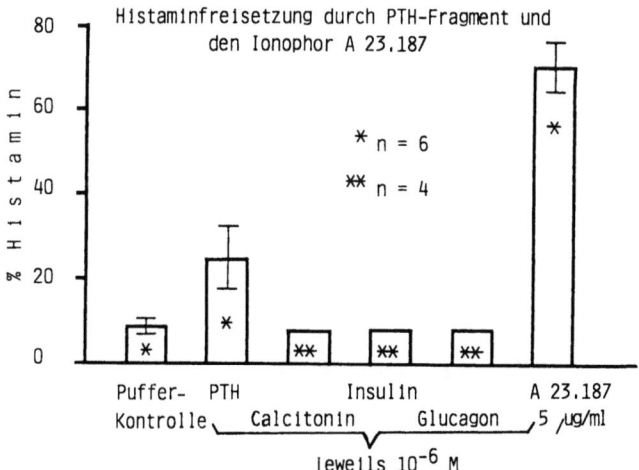

Abb. 1. Einfluß von Parathormon, Calcitonin, Insulin und Glucagon auf die Histaminfreisetzung der Rattenmastzelle

Freisetzung von Histamin und Lactat-dehydrogenase durch PTH-Fragment und den Ionophor A 23.187

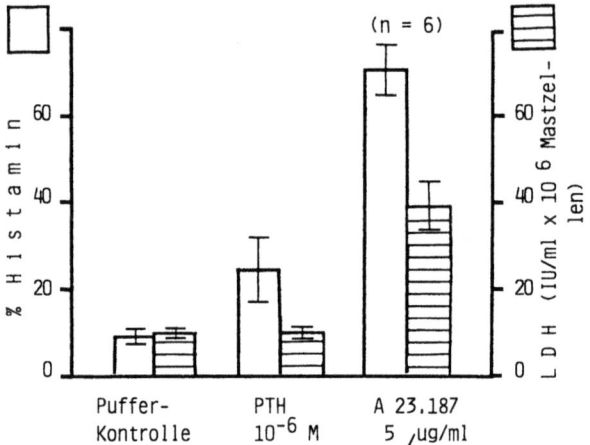

Abb. 2. Einfluß von Parathormon und Ionophor A 23.187 auf die Freisetzung von Histamin und den Lactat-Dehydrogenasegehalt der Rattenmastzelle

23.187 (5 µg/ml) sowohl eine Freisetzung von Histamin in Höhe von ca. 70% des Gesamtgehalts als auch von LDH (39 ± 5,9 IU/ml, $n = 6$). Dies entspricht etwa 35% des gesamten LDH-Gehalts im Ultraschallhomogenat entsprechender Mastzell-Suspensionen (121 ± 17 IU/ml in 10^6 Mastzellen/ml) (Abb. 2).

Der cAMP-Spiegel der Mastzellsuspension war nach unterschiedlich langer Vorinkubationszeit von 0 und 60 min mit PTH-Fragment und unmittelbarem Reaktionsstop 1,5 und 10 min nach Calcium-Zugabe in keinem Fall eindeutig verändert im Vergleich zu den Kontrollen.

Zusammengefaßt kann also festgestellt werden, daß PTH-1,34-Fragment in relativ hoher Konzentration, die dem 100- bis 1000fachen der physiologisch wirksamen PTH-Konzentrationen entspricht, eine selektive, nicht cytotoxische Histaminfreisetzung aus Ratten-Mastzellen bewirkte. Es konnte nicht gezeigt werden, daß eine durch PTH-Fragment induzierte Veränderung des cAMP-Spiegels mit dieser Histaminfreisetzung verbunden ist.

Diese Fähigkeit von PTH zur selektiven Histaminfreisetzung könnte eine Teilursache für den Pruritus beim fortgeschrittenen sekundären Hyperparathyreoidismus sein.

Literatur

1. Massry et al. (1968) N Engl J Med 279: 697 – 2. Jasani B, Stanworth DR (1973) Int Arch Allergy Appl Immunol 45: 74–81 – 3. Stanworth DR, Kings M (1979) Biochem J 180: 665–668 – 4. Shore PA et al. (1959) J Pharmacol Exp Ther 127: 182–186 – 5. Wróblewski F, LaDue JS (1955) Proc Soc Exp Biol Med 90: 210 – 6. Steiner AL et al. (1972) J Biol Chem 247: 1106

Kramer, H. J., Düsing, R. (Med. Univ.-Poliklinik Bonn), Vetter, H. (Med. Univ.-Poliklinik Münster), Kipnowski, J. (Med. Univ.-Poliklinik Bonn)
Das Renin-Angiotensin-Aldosteron-System bei Patienten mit nephrotischem Syndrom: Effekt von 1-Sar-8-Ala-Angiotensin II

Einleitung

Seit der Einführung von Angiotensin II-Analogen, die Angiotensin II-antagonistische Aktivität besitzen, wurden diese Substanzen zur Untersuchung der Rolle des Renin – Angiotensin Systems bei verschiedenen physiologischen und pathologischen Zuständen verwendet, insbesondere bei verschiedenen Hypertonie-Formen [1–4, 15] und bei der Leberzirrhose [14]. Angiotensin II-Analoge wirken als spezifische Antagonisten in Gegenwart hoher endogener Angiotensin-II-Spiegel, besitzen jedoch selbst eine zwar geringe aber signifikante eigene Angiotensin II-agonistische Wirkung.

Ziel der vorliegenden Untersuchungen war die Klärung der Frage, inwieweit systemischer arterieller Blutdruck und Nierenfunktion bei Patienten mit stabilem nephrotischem Syndrom unter normaler Kochsalzzufuhr vom Renin-Angiotensin-Aldosteron System abhängig sind. Neben der Messung der Plasma Renin Aktivität (PRA) und Plasma-Aldosteron-Konzentration wurde 1-Sar-8-Ala-Angiotensin II (Saralasin) zur weiteren Klärung der funktionellen Bedeutung dieses Regulationssystems verwendet. Schließlich sollte untersucht werden, ob Änderungen der PRA, Plasma Aldosteron Konzentration oder der Nierenfunktion Angiotensin II-antagonistische oder agonistische Wirkungen von Saralasin darstellen und inwieweit solche organspezifisch sind.

Methodik

Die Untersuchungen erfolgern an sechs gesunden Probanden (3 weibliche, 3 männliche Probanden) im Alter von 19–46 Jahren und an sechs Patienten (2 weibliche und 4 männliche Patienten) im Alter von 17–42 Jahren mit ausgeprägten Oedemen und den typischen Laboratoriumsbefunden eines nephrotischen Syndroms. Histologisch lag diesem bei einem Patienten eine fokal-sklerosierende Glomerulonephritis, bei je zwei Patienten eine perimembranöse bzw. membranoproliferative Glomerulonephritis und bei einem Patienten eine minimal proliferierende interkapilläre Glomerulonephritis ("minimal change lesion") zugrunde. Die diuretische oder sonstige Behandlung wurde wenigstens vier Wochen vor der Untersuchung abgesetzt. Alle Probanden erhielten eine tägliche Natriumzufuhr zwischen 110 und 120 mÄq. Bei allen Patienten lagen Blutdruck und glomeruläre Filtrationsrate im Normbereich (Tabelle 1).

Am Morgen der Untersuchung erhielten alle nächtern Probanden 1 Liter ungesüßten Tee zwischen 7.00 und 8.00 Uhr sowie zusäzliche Flüssigkeit während der Untersuchung zur Erhaltung eines ausreichenden Harnflusses. Nach zwei anschließenden 60-Minuten-Kontrollperioden wurde Saralasin gelöst in 5%iger Glukose-Lösung während zwei 30-Minuten-Perioden successive in einer Dosierung von 2 bzw. 5 µg/min/kg und schließlich während 60 Minuten in einer Dosierung von 10 µg/min/kg intravenös infundiert. Eine weitere Kontrollperiode von 60 Minuten folgte. Nebenwirkungen der Saralasin-Infusion wurden nicht beobachtet. Vor, während und nach Saralasin-Infusion wurden Blutdruckverhalten, Plasma Renin-Aktivität (PRA) und Plasma Aldosteron-Konzentration im Liegen untersucht, bei den sechs Patienten mit nephrotischem Syndrom zusätzlich glomeruläre Filtrationsrate (GFR), Harnminutenvolumen (V), sowie Natrium-($U_{Na}V$) und Kalium-(U_KV) Ausscheidung im Urin. Die Blutdruckmessung erfolgte alle 2 Minuten automatisch mittels einer Arteriosonde Roche. Natrium- und Kalium-Konzentrationen in Plasma und Urin wurden flammenphotometrisch bestimmt, die Bestimmung der Kreatinin-Konzentrationen erfolgte nach üblichen Autoanalyzer-Methoden. Die GFR wurde als endogene Kreatinin-Clearance berechnet. PRA und Plasma Aldosteron-Konzentration wurden radioimmunologisch bestimmt [5, 16].

Zur statistischen Auswertung der Ergebnisse wurden der 2seitige Student-*t*-Test bzw. der gepaarte *t*-Test verwendet.

Tabelle 1. Systolischer und diastolischer Blutdruck (RR), glomeruläre Filtrationsrate (GFR), Natrium- ($U_{Na}V$) und Kalium- (U_KV) Ausscheidung, Na/K-Quotient, Plasma Renin-Aktivität (PRA) und Plasma Aldosteron-Konzentration (PA) bei Patienten mit nephrotischem Syndrom vor, während und nach Saralasin-Infusion

	Saralasin-Infusion (µg/min/kg)				
	Vor	2 µg	5 µg	10 µg	Nach
RR (mm Hg)	126 ± 2/88 ± 2[a]	139 ± 3/100 ± 4[b]	140 ± 4/100 ± 4[b]	145 ± 4/109 ± 5[b]	128 ± 4/91 ± 4
GFR (ml/min)	145 ±17	133 ±13	135 ±13	118 ±21[b]	136 ±20
$U_{Na}V$ (µÄq/min)	91 ±28	72 ±20	84 ±21	63 ±18[b]	118 ±45
U_KV (µÄq/min)	86 ±17	82 ±16	95 ±11	68 ±13[b]	100 ±26
Na/K	1,06	0,88	0,88	0,93	1,18
PRA (ng/ml/3 h)	1,86 ± 0,43	1,75 ± 0,44	1,66 ± 0,46	1,27 ± 0,40	2,19 ± 1,09
PA (pg/ml)	43,7 ± 8,5	45,2 ± 10,0	78,4 ± 13,7[c]	44,4 ± 7,4	51,5 ±16,9

[a] S. E.; [b] $p < 0,02$; [c] $p < 0,05$

Ergebnisse

Gegenüber der Gruppe gesunder Probanden war der systolische Ausgangsblutdruck der Patienten mit nephrotischem Syndrom signifikant niedriger (125,7 ± 2,0 vs. 138,7 ± 2,7 mm Hg; $p < 0,01$), hinsichtlich des diastolischen Blutdrucks ergab sich keine signifikante Differenz (86,5 ± 1,7 vs. 83,7 ± 3,9 mm Hg). Basale PRA (1,86 ± 0,43 ng/ml/3 h) und Plasma Aldosteron-Konzentration (43,7 ± 8,5 pg/ml) lagen ebenfalls niedriger als bei gesunden Probanden (3,97 ± 1,83 ng/ml/3 h bzw. 71,8 ± 13,9 pg/ml) und bewegten sich im untersten Normbereich.

Die intravenöse Infusion von Saralasin in Dosen von 2 und 10 µg/min/kg führte bei gesunden Probanden zu keiner signifikanten Änderung des systolischen oder des diastolischen Blutdrucks, der nur eine geringe Tendenz zum Anstieg aufwies (Abb. 1). Die PRA blieb bei Kontrollpersonen durch Saralasin ebenfalls unbeeinflußt, während ein dosisabhängiger Anstieg der Plasma Aldosteron Konzentration auf 117,8 ± 30,4 pg/ml bei 2 µg/min/kg Saralasin und auf 172,8 ± 28,4 pg/ml bei 10 µg/min/kg Saralasin ($p < 0,02$) beobachtet wurde, die sich innerhalb einer Stunde nach Infusionsende noch nicht normalisiert hatte (Abb. 1).

Im Gegensatz zu gesunden Probanden stiegen systolischer und diastolischer Blutdruck bei allen Patienten mit nephrotischem Syndrom dosisabhängig an ($p < 0,02$) mit stärkstem Blutdruckanstieg bei einer Infusionsrate von 10 µg/min/kg

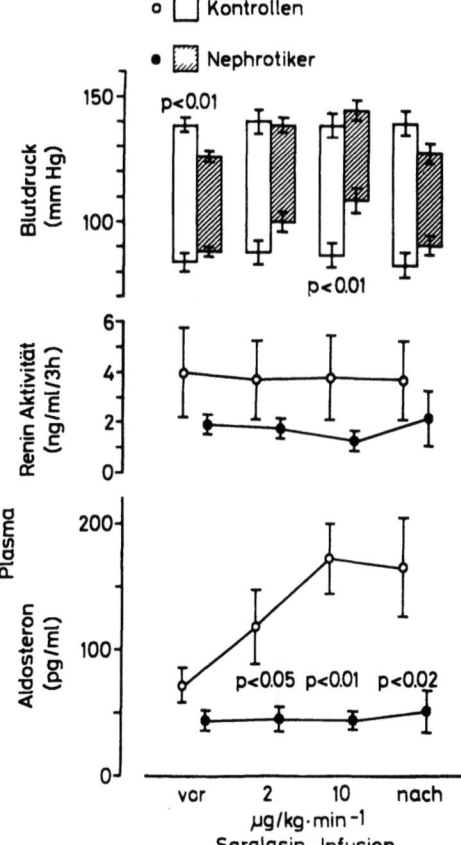

Abb. 1. Verhalten von Blutdruck, Plasma-Renin-Aktivität und Plasma-Aldosteron-Konzentration vor, während und nach Saralasin-Infusion bei gesunden Probanden und bei Patienten mit nephrotischem Syndrom

(Abb. 1, Tabelle 1), bei der der diastolische Blutdruck signifikant über dem der gesunden Probanden lag ($p < 0,01$). Innerhalb einer Stunde nach Infusion hatten sich die Blutdruckwerte wieder normalisiert.

Die PRA fiel unter steigender Dosierung der Saralasin-Infusion dosisabhängig gering ab (Abb. 1, Tabelle 1).

Die Plasma-Aldosteron-Konzentration war bei einer Infusionsrate von 2 µg/min/kg gegenüber den Ausgangswerten unverändert, stieg jedoch bei einer Infusionsrate von 5 µg/min/kg signifikant auf 78,4 ± 13,7 pg/ml an ($p < 0,05$). Die mittlere Plasma Aldosteron-Konzentration sank dann bei einer Infusionsrate von 10 µg/min/kg erneut auf Kontrollwerte und blieb während einer Stunde nach Infusionsende unverändert im Normbereich (Abb. 1, Tabelle 1). Gegenüber gesunden Probanden war die Plasma Aldosteron-Konzentration bei Patienten mit nephrotischem Syndrom während der Infusionsrate von 2 µg/min/kg ($p = 0,05$) und 10 µg/min/kg ($p < 0,01$) Saralasin sowie während der folgenden Kontrollperiode ($p < 0,02$) signifikant erniedrigt (Abb. 1).

Bei Patienten mit nephrotischem Syndrom fiel die mittlere GFR unter Saralasin bei einer Infusionsrate von 2 und 5 µg/min/kg nur gering ab, sank jedoch unter der Dosis von 10 µg/min/kg signifikant um 19% ($p < 0,02$) und erreichte nach Absetzen der Infusion erneut den Ausgangswert (Tabelle 1). Ähnlich führten 2 und 5 µg/min/kg Saralasin zu keiner signifikanten Änderung der $U_{Na}V$, während diese unter einer Infusionsrate von 10 µg/min/kg signifikant um 31% abnahm ($p < 0,02$, Tabelle 1). Parallel dazu sank die U_KV unter dieser Dosierung ebenfalls signifikant ab ($p < 0,02$), während unter der Infusionsrate von 5 µg/min/kg bei gesteigerter Plasma Aldosteron-Konzentraion eine leichte Zunahme der Kalium-Ausscheidung zu beobachten war. Die Ausscheidung beider Kationen lag nach Absetzen der Infusion etwa wieder in Höhe der Ausgangswerte. Der Na/K-Quotient, der vor und nach der Infusion von Saralasin mehr als 1 betrug, war während der gesamten Saralasininfusion auf weniger als 1 reduziert (Tabelle 1).

Diskussion

Tierexperimentelle Befunde lassen vermuten, daß dem Renin-Angiotensin-System eine besondere Rolle bei der Erhaltung eines normalen arteriellen Blutdruckniveaus unter Kochsalzentzug sowie bei reduziertem Herzzeitvolumen nach Ligatur der V. cava thoracica inferior zukommt [8, 9]. Schroeder et al. [14] fanden zudem bei Patienten mit dekompensierter Leberzirrhose während Kochsalzverarmung und während anschließender Kochsalzsubstitution eine erhöhte PRA and Plasma-Aldosteron-Konzentration und schlossen aus der blutdrucksenkenden Wirkung von Saralasin, daß dem Angiotensin II bei solchen Patienen eine wichtige Rolle in der Blutdruckregulation zukommt. Diese Befunde ließen sich jedoch bei Patienten mit stabilem Ascites nicht bestätigen [6]. Ähnlich wie bei gesunden Probanden [1, 8, 12] und bei hypertensiven Patienten [2—4] dürften auch hier pressorische und depressorische Wirkungen von Saralasin in Abhängigkeit von der Natriumbilanz bzw. der basalen PRA zutage treten. Da wir auch beim hypalbuminämischen Ödem des nephrotischen Patienten im allgemeinen ein reduziertes „effektives Plasmavolumen" mit stimuliertem Renin-Angiotensin-Aldosteron-System [17, 18] vermuten, war das Ziel dieser Studie, die mögliche Bedeutung des Renin-Angiotensin-Systems für die Blutdruckregulation und Nierenfunktion solcher Patienten zu untersuchen.

Zusammenfassend fand sich bei allen Patienten eine erniedrigte basale PRA und supprimierte Plasma-Aldosteron-Konzentration. Daneben wiesen unsere Patienten mit nephrotischem Syndrom im Gegensatz zu gesunden Probanden bereits während der niedrigsten Saralasin-Infusionsrate einen signifikanten Anstieg des systolischen und diastolischen Blutdrucks auf, ein Befund, der eine gesteigerte Gefäßreagibilität auch gegenüber den niedrignormalen Angiotensin-II-Konzentrationen ausschließt. Die Ergebnisse bestätigen zudem dosisabhängige funktionelle Unterschiede zwischen Angiotensin-II-Rezeptoren des peripheren Gefäßsystems, des renalen Gefäßbetts und der Nebennierenrinde.

Von der Arbeitsgruppe um Laragh [11] wurde kürzlich ein sog. *vasokonstriktorischer Typ* des nephrotischen Syndroms mit hoher oder normaler PRA bei histologisch zugrundeliegender minimal proliferierender interkapillärer Glomerulonephritis von einem *hypervolämischen Typ* mit niedriger PRA abgegrenzt, bei dem es sich histologisch um eine meist Steroid-resistente „nephritische" Form des nephrotischen Syndroms handelt.

Da dem nephrotischen Syndrom unserer Patienten histologisch nur in einem Falle eine zudem Steroid-resistente minimal proliferierende interkapilläre Glomerulonephritis ("minimal change lesion") zugrunde lag, bei den übrigen Patienten dagegen proliferative Veränderungen bestanden, entspricht die hier untersuchte Gruppe von Patienten mit nephrotischem Syndrom histologisch und funktionell dem hypervolämischen Typ. Eine minimal proliferierende interkapilläre Glomerulonephritis fanden wir in unserem Krankengut von 48 Patienten mit nephrotischem Syndrom nur zweimal [10], so daß der hypervolämische Typ mit niedriger PRA tatsächlich sehr viel häufiger anzutreffen sein dürfte als bisher vermutet wurde. Aufgrund der vorliegenden Befunde ergibt sich somit kein Anhalt für eine Beteiligung des Renin-Angiotensin-Aldosteron-Systems an der Aufrechterhaltung eines normalen Blutdruckniveaus bei Patienten mit nephrotischem Syndrom vom hypervolämischen Typ.

Literatur

1. Beckerhoff R, Vetter W, Furrer J, Nussberger J, Schmied U, Siegenthaler W (1976) Angiotensinblockade mit Saralasin. Einfluß auf den normalen Blutdruck und auf den renovaskulären Hochdruck. Dtsch Med Wochenschr 101: 398–401 – 2. Brunner HR, Gavras H, Laragh JH, Keenan R (1974) Hypertension in man: exposure of the renin and sodium components using angiotensin II blockade. Circ Res 35 [Suppl. 1]: 35–43 – 3. Case DB, Wallace JM, Keim HJ, Sealey JE, Laragh JH (1976) Usefulness and limitations of saralasin, a partial competitive agonist of angiotensin II, for evaluating the renin and sodium factors in hypertensive patients. Am J Med 60: 825–836 – 4. Gavras H, Brunner HR, Vaughan ED Jr, Laragh JH (1973) Angiotensin-sodium interaction in blood pressure maintenance of renal hypertensive and normotensive rats. Science 180: 1369–1372 – 5. Haber E, Koerner R, Page LB, Kliman B, Purnode A (1960) Application of a radioimmunoassay for angiotensin I to the physiologic measurements of plasma renin activity in normal human subjects. J Clin Endocrinol Metab 29: 1349–1355 – 6. Hata T, Ogihara T, Mikami M, Nakamaru M, Mandai T, Kumahara Y (1979) Blood pressure response to (1-sarcosine, 8-isoleucine) angiotensin II in patients with liver cirrhosis and ascites. Jpn Circ J 43: 37–41 – 7. Hollenberg NK, Williams GH, Burger B, Ishikawa I, Adams DF (1976) Blockade and stimulation of renal, adrenal, and vascular angiotensin II receptors with 1-sar, 8-ala angiotensin II in normal man. J Clin Invest 57: 39–46 – 8. Johnson JA, Davis JO (1973) Angiotensin II: important role in maintenance of arterial blood pressure. Science 179: 906 – 9. Johnson JA, Davis JO (1973) Effects of a specific competitive antagonist of angiotensin II on arterial blood pressure and adrenal steroid secretion in dogs. Circ Res 32 [Suppl. 1]: 159 – 10. Kipnowski J, Düsing R, Kramer HJ (1980) Langzeitbeobachtung zu Verlauf und Behandlung des nephrotischen Syndroms bei 48 Patienten in Abhängigkeit vom histologischen Typ. In: Gessler U (Hrsg) Klinisch-pathologische Korrelationen bei der Glomerulonephritis. (im Druck) – 11. Meltzer JI, Keim HJ, Laragh JH, Sealey JE, Kung-Ming J,

Chien S (1979) Nephrotic syndrome: Vasoconstriction and hypervolemic types indicated by reninsodium profiling. Ann Intern Med 91: 688–696 – 12. MacGregor GA, Dawes PM (1976) Agonist and antagonist effects of sar-ala-angiotensin II in salt-loaded and salt-depleted normal man. Br J Clin Pharmacol 3: 483 – 13. Saltman S, Fredlung P, Catt KJ (1976) Actions of angiotensin II antagonists upon aldosterone production by isolated adrenal glomerulosa cells. Endocrinology 98: 894 – 14. Schroeder ET, Anderson GH, Goldman SH, Streeten DHP (1976) Effect of blockade of angiotensin II on blood pressure, renin and aldosterone in cirrhosis. Kidney Int 9: 511–519 – 15. Streeten MB, Anderson GH Jr, Dalakos TG (1976) Angiotensin blockade: its clinical significance. Am J Med 60: 817–824 – 16. Vetter W, Vetter H, Siegenthaler W (1973) Radioimmunoassay for aldosterone without chromatography. 2. Determinaton of plasma aldosterone. Acta Endocrinol (Kbh) 74: 558–567 – 17. Veyrat R, DeChamplain J, Boucher R, Genest J (1964) Measurement of human arterial renin activity in some physiological and pathological states. Can Med Assoc J 90: 215–220 – 18. Wolff HP, Bette L, Blaise H, Düsterdieck G, Jahnecke J, Kogayashi T, Krück F, Lommer D, Schieffer H (1966) Role of aldosterone in edema formation. Ann NY Acad Sci 139: 285–294

Glänzer, K., Düsing, R., Kramer, H. J., Appenheimer, M. (Med. Univ.-Poliklinik, Bonn), Vetter, H. (Med. Poliklinik der Westf. Univ. Münster), Krück, F. (Med. Univ.-Poliklinik, Bonn):
Untersuchungen zur Beziehung von Arginin-Vasopressin, cAMP und Prostaglandin E_2 zur renalen Konzentrationsfähigkeit des Menschen

Neben dem antidiuretischen Hormon kommt den renalen Prostaglandinen (PG) wahrscheinlich eine Bedeutung bei der Regulation der renalen Wasserexkretion zu. So finden sich:
 1. Eine hohe PG-Synthetase-Aktivität in den interstitiellen Zellen [16] und den Sammelrohrepithelien [13] des Nierenmarks.
 2. Prostaglandin E hemmt die ADH-abhängige Wasserpermeabilitätsänderung an der Krötenblase [12] und im isolierten Sammelrohr [6].
 3. Eine Hemmung der PG-Synthese steigert das renale Konzentrationsvermögen in vivo [1, 2, 8].

Der Mechanismus des Antagonismus AVP-PGE hinsichtlich der AVP-abhängigen Wasserexkretion ist jedoch weiter umstritten. In der Ratte hemmt PGE die Vasopressin-sensitive Adenylcyclase während Indomethacin die cAMP-Konzentration signifikant erhöht [11]. Andererseits konnte kein Unterschied in der Ausscheidung von cAMP gefunden werden, wenn Normalpersonen [2, 8] oder Patienten mit zentralem Diabetes insipidus [4] mit Vasopressin oder 1-Desamino-8-Arginin-Vasopressin behandelt wurden, jedoch wurde ein weiterer Anstieg der Urinosmolalität beobachtet, wenn gleichzeitig zur Gabe von Vasopressin eine PG-Synthesehemmung mit Indomethacin erfolgte.

Die vorliegende Untersuchung hatte zum Ziel die Interaktionen von AVP, PGE_2 und cAMP während Stimulation der AVP-Sekretion durch Infusion hypertoner Kochsalzlösung vor und unter Indomethacinbehandlung zu untersuchen.

Material und Methodik

Zwei Frauen und fünf Männer im Alter von 19–34 Jahren dienten als Versuchspersonen. Am Morgen der Untersuchung wurde eine Wasserdiurese durch Trinken von 20 ml Tee/kg Körpergewicht induziert. Der Urin wurde während der Studie in 30minütigen Intervallen gesammelt. Nach zwei Kontroll-Urinsammelperioden zwischen 8.00 und 9.00 Uhr folgte eine intravenöse Infusion von 2,5% NaCl-Lösung mit einer Geschwindigkeit von 0,3 ml/min pro kg Körpergewicht über eine Gesamtdauer von 45 min.

Das identische Versuchsprotokoll wurde mit den Versuchspersonen wiederholt, nachdem sie 2 mg Indomethacin/kg p. o. am Abend vor und weitere 2 mg/kg am Morgen der Untersuchung erhalten hatten.

Die Urinkonzentrationen von AVP und PGE_2 wurden mittels Radioimmunoassay und cyclisches AMP mit einem kompetitiven Proteinbindungsassay bestimmt.

Ergebnisse

Wirkung der Kochsalzinfusion auf die Nierenfunktion

Die endogene Kreatinin-Clearance und das Urinminutenvolumen wurden durch die Salzbelastung nicht signifikant beeinflußt. Die Urin-Natrium-Ausscheidung stieg dagegen signifikant von 129 ± 31 auf 381 ± 103 µmol/min an, ebenso wie die Urinosmolalität von 332 ± 107 auf 641 ± 81 und die Plasmaosmolalität von $283 \pm 2,3$ auf $301 \pm 2,3$ mosmol/kg H_2O anstiegen ($p < 0,0001$). Die Freiwasserclearance fiel von $3,5 \pm 2,2$ auf $-2,2 \pm 0,6$ ml/min ab.

Indomethacin änderte Urinminutenvolumen und Kreatinin-Clearance unter Wasserdiurese und Kochsalzinfusion nicht signifikant gegenüber den Werten ohne Indomethacin-Behandlung. Die Natriumausscheidung wurde unte NaCl-Infusion während Indomethacinbehandlung im gleichen Ausmaß wie ohne PG-Synthesehemmung von 130 ± 25 auf 345 ± 88 µmol/min gesteigert, während die Kaliumausscheidung unverändert blieb.

Die Urinosmolalität stieg unter PG-Synthesehemmung durch Kochsalzinfusion von 228 ± 78 auf 816 ± 84 mosmol/kg H_2O, also signifikant höher als unter alleiniger Kochsalzinfusion an. Parallel verhielt sich die C_{H_2O}, die von $3,6 \pm 2,0$ auf $-3,0 \pm 0,3$ stärker abfiel als ohne Indomethacinbehandlung. Die Plasmaosmolalität stieg von $282 \pm 2,2$ auf $294 \pm 1,8$ signifikant, jedoch weniger als ohne Indomethacin an.

Urinausscheidung von AVP, PGE_2 und cAMP

Die Urinausscheidung von AVP unter Kontrollbedingungen betrug 163 ± 26 fmol/min und wurde durch Indomethacin gering auf 127 ± 31 fmol/min erniedrigt. Unter Stimulation des endogenen AVP durch hypertone Kochsalzlösung stieg die AVP-Ausscheidung auf 317 ± 41 fmol/min und wurde durch die gleichzeitige Indomethacingabe signifikant auf 240 ± 37 fmol/min ($p = 0,014$) supprimiert (Abb. 1).

Die Urinausscheidung von PGE_2 betrug unter Kontrollbedingungen im Mittel $1,62 \pm 0,4$ pmol/min und wurde durch Kochsalzbelastung auf $0,68 \pm 0,2$ pmol/min gesenkt ($p = 0,014$).

Indomethacinbehandlung erniedrigte die PGE-Exkretion sowohl unter Kontrollbedingungen als auch unter Kochsalzinfusion (Abb. 1).

Die Ausscheidung von cAMP betrug $2,4 \pm 0,2$ µmol/g Kreatinin unter Kontrollbedingungen und stieg auf $3,5 + 0,2$ µmol/g Kreatinin während Kochsalzinfusion signifikant an. Die Indomethacinbehandlung hatte keine Wirkung auf die cAMP-Ausscheidung während Kontrollbedingungen ($2,2 \pm 0,1$ µmol/g Kreatinin) oder während hypertoner Kochsalzinfusion ($3,15 \pm 0,1$ µmol/g Kreatinin (Abb. 1).

Diskussion

Die vorliegende Untersuchung zeigt, daß die Stimulation der endogenen AVP-Sekretion durch Infusion hypertoner Kochsalzlösung von einer erniedrigten PGE_2-Ausscheidung begleitet ist. Unsere Daten stellen deshalb eine bedeutende

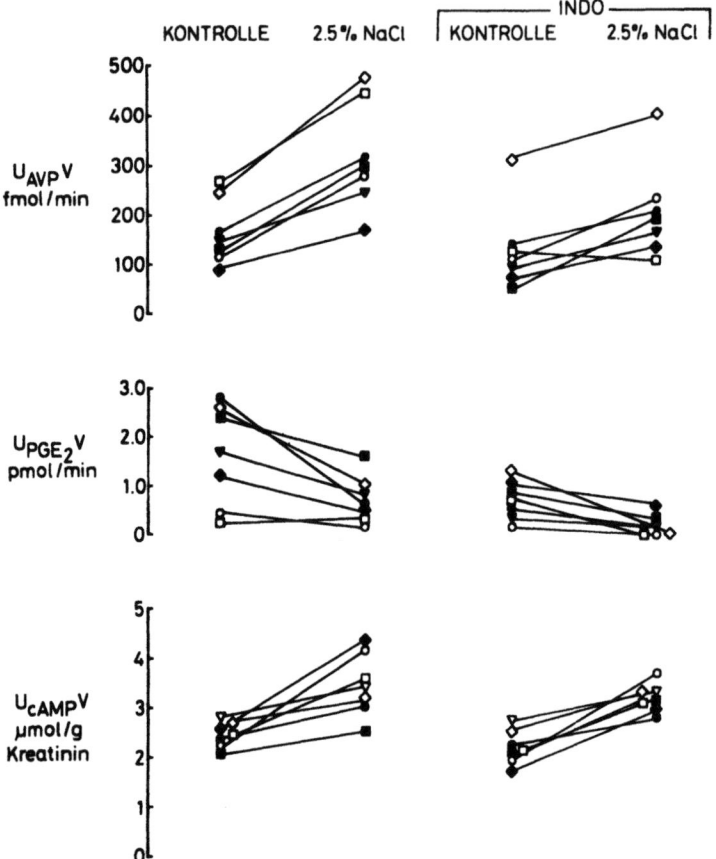

Abb. 1. Wirkung einer hypertonen Kochsalzinfusion auf die Urinausscheidung von Arginin-Vasopressin ($U_{AVP}V$), Prostaglandin E_2 ($U_{PGE_2}V$) und cyclisches Adenosinmonophosphat ($U_{cAMP}V$) bei sieben gesunden Probanden mit und ohne gleichzeitige Indomethacinbehandlung (INDO)

Rolle von AVP in der Regulation der PGE_2-Biosynthese in vivo in Frage. Entsprechend wurde in vivo gezeigt [16], daß AVP ein relativ schwacher Stimulus für die PGE_2-Synthese im Vergleich zu Angiotensin II ist.

Wir interpretieren die Abnahme der PGE_2-Ausscheidung unter Kochsalzinfusion als Folge der Suppression des Renin-Angiotensin-Systems [3, 9, 16].

Zusammenfassung

Unsere Ergebnisse lassen sich folgendermaßen zusammenfassen:
1. Eine Hemmung der PG-Synthese steigert das renale Harnkonzentrationsvermögen.
2. Indomethacin supprimiert die basale Urin-AVP-Ausscheidung gering und erniedrigt die AVP-Ausscheidung deutlich während hypertoner Kochsalzinfusion. Dieser Effekt von Indomethacin bleibt z. Z. noch unklar. Entweder hat der unter Indomethacin beobachtete geringere Anstieg der Plasmaosmolalität zu einer verminderten Stimulation der AVP-Sekretion geführt oder eine zentrale Hemmung der AVP-Sekretion muß angenommen werden [7, 10, 15].

Tabelle 1. Wirkung einer hypertonen Kochsalzinfusion auf Urinvolumen (V), Natrium- ($U_{Na}V$) und Kaliumausscheidung (U_KV), Urinosmolalität (U_{osm}), Plasmaosmolalität (P_{osm}), endogene Kreatinin-Clearance (GFR), die Freiwasser-Clearance (C_{H_2O}) und die Urinausscheidung von Arginin-Vasopressin ($U_{AVP}V$), Prostaglandin E_2 ($U_{PGE_2}V$) und cyclisches Adenosinmonophosphat ($U_{cAMP}V$) bei sieben gesunden Probanden mit und ohne gleichzeitige Indomethacinbehandlung (INDO)

	Control (C)	2,5% saline (S)	p C vs S	Control + INDO (C + I)	p C vs C+I	2,5% saline + INDO (S + I)	p S vs S+I
$\dot{V}$ [ml/min]	6,03 ± 2,38	3,31 ± 1,02	n.s.	5,96 ± 2,18	n.s.	1,92 ± 0,37	n.s.
$U_{Na}V$ [µmol/min]	129 ± 31	381 ± 103	0,021	130 ± 25	n.s.	345 ± 88	n.s.
U_KV [µmol/min]	68 ± 20	74 ± 11	n.s.	75 ± 20	n.s.	67 ± 13	n.s.
U_{osm} [mosm/kg]	332 ± 107	641 ± 81	0,004	228 ± 78	n.s.	816 ± 84	0,007
P_{osm} [mosm/kg]	283 ± 2,3	301 ± 2,3	<0,0001	282 ± 2,2	n.s.	294 ± 1,8	0,021
GFR [ml/min]	158 ± 11	158 ± 15	n.s.	147 ± 14	n.s.	139 ± 10	n.s.
C_{H_2O} [ml/min]	3,50 ± 2,23	−2,21 ± 0,62	0,032	3,60 ± 1,99	n.s.	−3,02 ± 0,27	n.s.
$U_{AVP}V$ [fmol/min]	163 ± 26	317 ± 41	<0,0001	127 ± 31	n.s.	240 ± 37	0,014
$U_{PGE_2}V$ [pmol/min]	1,62 ± 0,40	0,68 ± 0,20	0,014	0,68 ± 0,20	0,023	0,17 ± 0,09	0,029
$U_{cAMP}V$ [µmol/gCr]	2,40 ± 0,09	3,46 ± 0,24	0,0015	2,21 ± 0,12	n.s.	3,15 ± 0,12	n.s.

$\bar{X}$ ± SEM $n = 7$

3. Die gesteigerte renale Konzentrationsfähigkeit unter PG-Synthesehemmung geht nicht mit einer erhöhten Ausscheidung von cyclischem AMP einher, obwohl einschränkend in Frage gestellt werden muß, inwiefern die Urinausscheidung von cAMP hinreichend genau die AVP-abhängige Fraktion von cAMP reflektiert. Andere Mechanismen als die PG-vermittelte Hemmung der Adenyl-Cyclase im Sammelrohr müssen an diesem Effekt beteiligt sein, z. B.

A. Eine Abnahme der medullären Durchblutung und

B. möglicherweise eine gesteigerte Natriumresorption im aufsteigenden Schleifenschenkel.

Literatur

1. Anderson RJ, Berl T, McDonald KM, Schrier RW (1975) Evidence for an in vivo antagonism between vasopressin and prostaglandin in the mammalian kidney. J Clin Invest 56: 420–426 – 2. Berl R, Raz A, Wald H, Horowitz J, Czaczkes W (1977) Prostaglandin synthesis inhibition and the action of vasopressin, studies in man and rat. Am J Physiol 232: F. 529–537 – 3. Davila D, Davila T, Oliw E, Änggard E (1978) The influence of dietary sodium on urinary prostaglandin excretion. Acta Physiol Scand 103: 100–106 – 4. Düsing R, Herrmann R, Kramer HJ (1980) The renal prostaglandin system in central diabetes insipidus: Effects of desamino-arginine-Vasopressin. Adv Prostaglandin Thromboxane Res 7: 1111–1113 – 5. Ganguli M, Tobian L, Azar S, O'Donnell M (1977) Evidence that prostaglandin synthesis inhibitors increase the concentration of sodium and chloride in rat renal medulla. Circ Res 40 [Suppl 1]: 135–139 – 6. Grantham JJ, Orloff J (1968) Effects of prostaglandin E_1 on the permeability response of the isolated collecting tubule to vasopressin, adenosine 3',5'-monophosphate and theophylline. J Clin Invest 47: 1154–1161 – 7. Hoffmann WE, Schmid PG (1979) Cardiovascular and antidiuretic effects of central prostaglandin E_2. J Physiol 288: 159–169 – 8. Kramer HJ, Bäcker A, Hinzen S, Düsing R (1978) Effects of inhibition of prostaglandin-syntheses on renal electrolyte excretion and concentrating ability in healthy man. Prostaglandins Med 1: 341–349 – 9. Kramer HJ, Prior W, Stinnesbeck B, Bäcker A, Eden J, Düsing R (1980) Interaction between renal prostaglandin metabolism and salt and water balance in healthy man. Adv Prostaglandin Thromboxane Res 7: 1021–1026 – 10. Leksell LG (1976) Influence of prostaglandin E_1 on cerebral mechanisms involved in the control of fluid balance. Acta Physiol Scand 98: 85–93 – 11. Lum GM, Aisenbrey GA, Dunn MJ, Berl T, Schrier RW, McDonald KM (1977) In vivo effect of indomethacin to potentiate the renal medullary cyclic AMP response to vasopressin. J Clin Invest 59: 8–13 – 12. Orloff J, Handler JS, Bergstrom S (1965) Effect of prostaglandin (PGE_1) on the permeability response of toad bladder to vasopressin, theophylline, and adenosine 3',5'-monophosphate. Nature 205: 397–398 – 13. Smith WL, Wilkin GP (1977) Immunochemistry of prostaglandin endoperoxide-forming cyclooxygenases: The detection of the cyclooxygenases in rat, rabbit and guinea pig kidneys by immunofluorescence. Prostaglandins 13: 873–892 – 14. Stokes JB (1979) Effects of prostaglandin E_2 on chloride transport across the rabbit thick ascending limb of Henle. Selective of the medullary portion. J Clin Invest 64: 495–502 – 15. Vilhardt H, Hedquist P (1970) A possible role of prostaglandin E_2 in the regulation of vasopressin secretion in rats. Life Sci 9: 825–830 – 16. Zusman RM, Keiser HR (1977) Prostaglandin biosynthesis by rabbit renomedullary interstitial cells in tissue culture. Stimulation by angiotensin II, bradykinin, and arginine vasopressin. J Clin Invest 60: 215–223 – 17. Zusman RM, Keiser HR, Handler JS (1978) Effect of adrenal steroids on vasopressin-stimulated PGE synthesis and water flow. Am J Physiol 234: F 532–540

Düsing, R., Herrmann, R., Glänzer, K. (Med. Univ.-Poliklinik Bonn), Vetter, H. (Med. Univ.-Poliklinik Münster), Kramer, H. J. (Medizinische Univ. Poliklinik Bonn):
**Renale Prostaglandine und Wasser-Homöostase:
Untersuchungen an gesunden Versuchspersonen
und an Patienten mit Diabetes insipidus centralis**

1. Einleitung

Neben einer möglichen Rolle des renalen Prostaglandinsystems bei der Regulation der renalen Elektrolytausscheidung weisen eine Vielzahl experimenteller Befunde auf eine Beteiligung renaler Prostaglandine (PG) bei der Regulation der renalen Wasserausscheidung hin. Hohe PG-Synthetase-Aktivität ist in den Sammelrohren des Nierenmarkes nachweisbar [7, 13] und in vitro-Untersuchungen an der Krötenblase [12] und dem isolierten Sammelrohr [4] haben gezeigt, daß PGE die Vasopressin-induzierte Zunahme der Wasserpermeabilität in diesen Geweben antagonisiert. Diesem funktionellen Antagonismus entspricht biochemisch eine PGE-vermittelte Hemmung der duch Vasopressin aktivierten Adenylcyclase. Dieser diuretische Effekt renaler PG konnte in vivo erstmals an akut hypophysektomierten Hunden nachgewiesen werden, bei denen exogen zugeführtes Vasopressin zu einem signifikant höheren Anstieg der Urinosmolalität führte, wenn die Tiere zuvor mit dem PG-Synthetase-Hemmstoff Indometacin behandelt waren [1]. In vitro-Untersuchungen an interstitiellen Nierenmarkszellen von Kaninchen und der Krötenblase [16,17] konnten darüber hinaus zeigen, daß Vasopressin selbst in diesen Geweben die Biosynthese von PGE_2 stimuliert. Diese Befunde wurden durch den Nachweis einer niedrigen Ausscheidung von PGE_2 im Urin von Ratten mit hereditärem Diabetes insipidus (Brattleboro) unterstützt [2]. Im Gegensatz zu diesen Befunden wurde von anderen Untersuchern eine Abhängigkeit der Ausscheidung von PGE_2 im Urin vom Urinvolumen beschrieben [8, 10].

In der vorliegenden Untersuchung wurde daher das renale Prostaglandinsystem bei gesunden Versuchspersonen unter normaler und exzessiver Flüssigkeitszufuhr und bei Patienten mit zentralem Diabetes insipidus (DI) vor und während Behandlung mit dem Vasopressin-Analog 1-desamino-8-Arginin Vasopressin (DDAVP) untersucht.

2. Methodik

Sechs gesunde Versuchspersonen (4 weiblich und 2 männlich, 21 bis 31 Jahre alt) wurden auf eine Zufuhr von 150 mÄq Natrium und 80 mÄq Kalium pro Tag bilanziert und während ad libitum und exzessiver Flüssigkeitszufuhr (etwa 1 Liter Wasser alle 4 Stunden) untersucht. Darüber hinaus wurden 5 Patienten mit zentralem DI (2 weiblich und 3 männlich, 17 bis 48 Jahre alt), 1 Patientin mit idiopathischem und 4 Patienten mit hereditärem DI in die Untersuchung aufgenommen. Vier der 5 Patienten waren vor der Untersuchung mit DDAVP eingestellt, welches jedoch mindestens 5 Tage vor den Untersuchungen abgesetzt worden war. Die Patienten wurden ebenfalls auf eine Zufuhr von 150 mÄq Natrium und 80 mÄq Kalium pro Tag bilanziert und dann während Kontrolle, während Gabe von DDAVP (7,5 µg alle 12 Stunden) und während DDAVP-Behandlung und gleichzeitiger Gabe von Indometacin (150 mg/Tag) untersucht. Während des gesamten Untersuchungsprotokolls wurden sowohl bei den gesunden Versuchspersonen als auch bei den Patienten mit DI 24-Stunden-Urine gesammelt. Plasma- und Urin-Konzentrationen von Natrium, Kalium und Kreatinin wurden mit Hilfe eines Flammenphotometers bzw. konventioneller Autoanalyzer-Methoden bestimmt. Die Bestimmung von Plasma- und Urin-Osmolalität erfolgte mit Hilfe eines Knaur Osmometers. Die Plasma-Renin-Aktivität (PRA) wurde mit Hilfe eines Radioimmunoassays für Angiotensin I [5], Plasma-Aldosteron (PA) [14] und Plasma-Arginin-Vasopressin (AVP)-Konzentrationen [11] mit Hilfe spezifischer Radioimmunoassays bestimmt. Die minimale meßbare Konzentration von AVP mit Hilfe dieses Assays beträgt 0,2 pg/ml Plasma. Die Ausscheidung von zyklischem Adenosinmonophosphat (cAMP) wurde mit Hilfe einer Protein-Bindungsmethode ermittelt [3]. Die Bestimmung der Urinausscheidung von PGE_2 und $PGF_{2\alpha}$ erfolgte mit Hilfe von Radioimmunoassays [6]. Da mittels Radioimmunoassay allgemein höhere PG-Ausscheidungsraten bestimmt werden als mit Hilfe der Gas-Chromatographie/Massenspektrometrie, besteht die Möglichkeit, daß die Kalkulation der PG-Ausscheidungsraten auf der Basis von radioimmunologisch gemessenen PG-Konzentrationen methodisch bedingte, artefizielle Erhöhungen der PG-Ausscheidung bei großen Urinvolumina ergibt. Aus diesem Grunde wurde in der vorliegenden Untersuchung bei der Polydipsie-Studie und bei einer Patientin mit DI die PG-Ausscheidung nach Volumenanpassung der Urine durch Verdünnung der konzentrierten Urine bzw. Evaporation der verdünnten Urine bestimmt.

3. Ergebnisse und Diskussion

Der Effekt der Polydipsie auf Nierenfunktion, Plasma-Osmolalität und Serum-Natrium-Konzentration, PRA und PA ist in Tabelle 1 wiedergegeben. Der Anstieg des mittleren Urinvolumens von 1203 auf 5072 ml/Tag war dabei, in nicht Volumen-angepaßten Urinproben bestimmt, mit einem hochsignifikanten Anstieg der Urinausscheidung von PGE_2 von 163 ± 23 auf 669 ± 89 ng/24 h und $PGF_{2\alpha}$ von 319 ± 17 auf 995 ± 88 ng/24 h vergesellschaftet. Verdünnung der Kontrollurine auf Urinvolumina während Polydipsie erhöhte die kalkulierte Ausscheidung von PGE_2 auf 425 ± 62 und $PGF_{2\alpha}$ auf 901 ± 135 ng/24 h. Nach Verdünnung der Kontrollurine war ein signifikanter Unterschied der PG-Ausscheidung zwischen Kontrollperiode und Polyurie damit nicht mehr nachweisbar. In polyurischen Urinproben, welche auf Volumina während der Kontrollperiode evaporiert worden waren, konnte die Ausscheidung von $PGF_{2\alpha}$ nicht mehr von der während der Kontrollperiode unterschieden werden (355 ± 77 ng/24 h), während die Ausscheidung von PGE_2 noch geringfügig ($p = 0{,}05$) gegenüber der Kontrollperiode erhöht war (356 ± 61 ng/24 h).

Tabelle 1. Effekt einer Polydipsie auf Urinvolumen (V), Urin-Osmolalität (U_{osm}), osmolale Clearance (C_{osm}), Freiwasser-Clearance (C_{H2O}), Urinausscheidung von Natrium ($U_{Na}V$) und Kalium (U_KV), Kreatinin-Clearance (C_{Kr}), Plasma-Osmolalität (P_{osm}), Serum-Natrium-Konzentration (S_{Na}), Plasma-Renin-Aktivität (PRA) und Plasma-Aldosteron-Konzentration (PA) bei sechs gesunden Versuchspersonen

	Kontrolle	Polydipsie
V (ml/24 h)	1203 ± 242	5072 ± 320[a]
U_{osm} (mosm/l)	659 ± 79	170 ± 19[a]
C_{osm} (ml/min)	1,87 ± 0,27	2,13 ± 0,27
C_{H2O} (ml/min)	−1,03 ± 0,21	1,39 ± 0,27[a]
$U_{Na}V$ (mÄq/24 h)	141 ± 17	168 ± 28
U_KV (mÄq/24 h)	78 ± 15	71 ± 7
C_{Kr} (ml/min)	135 ± 6	138 ± 6
P_{osm} (mosm/l)	288,3 ± 3,0	279,8 ± 2,0[b]
S_{Na} (mÄq/l)	146,8 ± 2,0	140,0 ± 2,9[c]
PRA Ruhe (ng/ml/3 h)	0,98 ± 0,26	1,06 ± 0,18
PRA stimuliert (ng/ml/3 h)	1,88 ± 0,26	2,54 ± 0,71
PA Ruhe (pg/ml)	94,3 ± 26,3	71,5 ± 12,8
PA stimuliert (pg/ml)	224,8 ± 84,5	169,3 ± 63,2

[a] $p < 0{,}001$; [b] $p < 0{,}025$; [c] $p < 0{,}05$

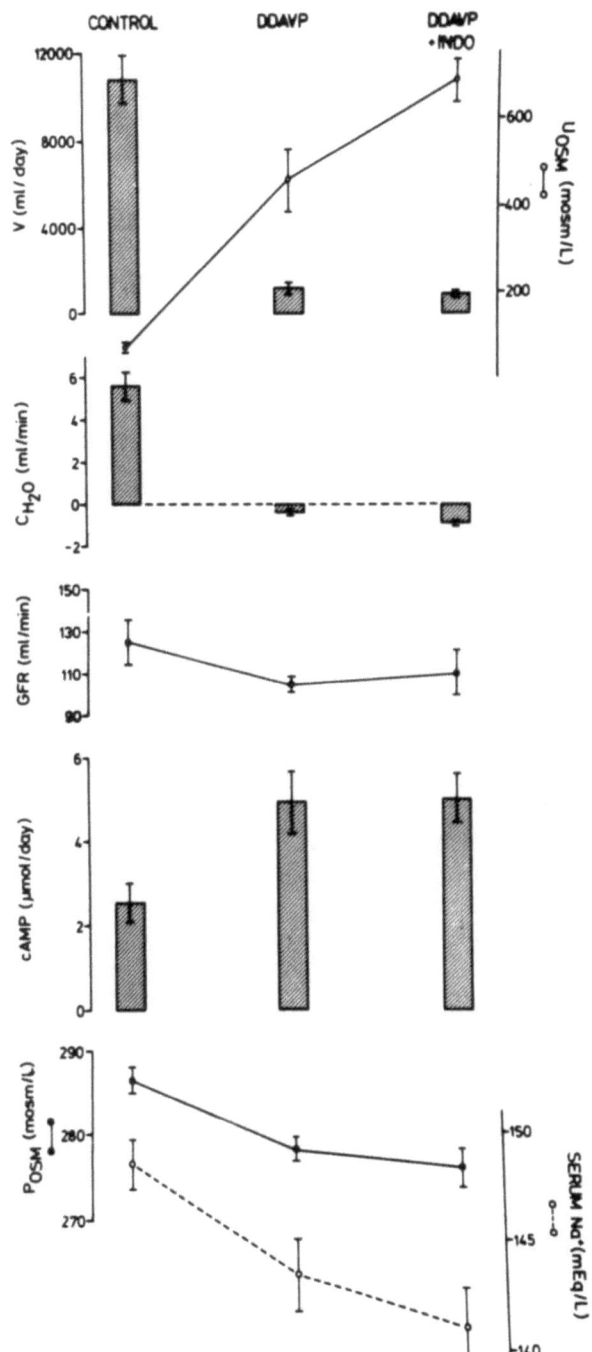

Abb. 1. Wirkung von DDAVP und DDAVP plus Indometacin bei fünf Patienten mit Diabetes insipidus centralis auf Urinvolumen (V), Urin-Osmolalität (U_{osm}), Freiwasser-Clearance (C_{H2O}), Kreatinin-Clearance (GFR), Urinausscheidung von cAMP, Plasma-Osmolalität (P_{osm}) und Serum-Natrium-Konzentration (Serum Na^+)

Bei allen Patienten mit zentralem DI konnten Plasma-AVP-Konzentrationen von < 0,2 pg/ml gemessen werden. Der Effekt der Behandlung mit DDAVP und der gleichzeitigen Gabe von DDAVP und Indometacin auf Nierenfunktion, Plasma-Osmolalität, Serum-Natrium-Konzentration und Urinausscheidung von cAMP ist in Abb. 1 dargestellt. Dabei ist hervorzuheben, daß während gleichzeitiger Gabe von DDAVP und Indometacin ein weiterer signifikanter Anstieg der Urinosmolalität von 460 ± 72 auf 685 ± 48 mosmol/l ($p < 0,002$) und ein Abfall der Freiwasser-Clearance von $-0,41 \pm 0,17$ auf $-0,93 \pm 0,14$ ml/min ($p < 0,05$) verglichen mit alleiniger DDAVP Gabe beobachtet werden konnte. Bei allen Patienten war die PRA sowohl in Ruhe ($0,32 \pm 0,16$ ng/ml/3 h) als auch nach dreistündiger orthostatischer Belastung ($0,94 \pm 0,24$ ng/ml/3 h) deutlich supprimiert mit einem weiteren leichten Abfall nach DDAVP und DDAVP plus Indometacin. Der Befund einer supprimierten PRA bei polyurischen Patienten mit zentralem DI steht in Gegensatz zu früheren Beobachtungen, in welchen eine stimulierte PRA bei Patienten mit zentralem DI beschrieben wurde [9, 15]. In nicht Volumen-angepaßten Urinproben betrug die Urinausscheidung von PGE_2 und $PGF_{2\alpha}$ bei Patienten mit zentralem DI während Kontrolle 305 ± 30 bzw. 559 ± 213 ng/24 h. Bei einer Patientin ergab sich jedoch nach Evaporation des polyurischen Urins auf das Volumen während DDAVP-Behandlung eine PGE_2-Ausscheidung von 88 an Stelle von 345 ng/24 h bei einer PG-Bestimmung in einer nicht Volumen-angepaßten Urinprobe. Es erscheint daher wahrscheinlich, daß bei Patienten mit zentralem DI in Analogie zu Ratten mit hereditärem DI eine supprimierte Ausscheidung von PG vorliegt. Unter DDAVP war die Ausscheidung von PGE_2 mit 925 ± 237 ng/24 h deutlich erhöht, während die Ausscheidung von $PGF_{2\alpha}$ gegenüber der polyurischen Kontrollperiode unverändert blieb (454 ± 110 ng/24 h). Bei Berücksichtigung der durch das große Urinvolumen bedingten artefiziellen Vergrößerung der kalkulierten PG-Ausscheidung erscheint es uns berechtigt, davon auszugehen daß DDAVP bei Patienten mit zentralem DI die supprimierte PG-Ausscheidung stimuliert. Unter Indometacin kam es zu einem signifikanten Abfall der Urinausscheidung von PGE_2 auf 318 ± 88 und $PGF_{2\alpha}$ auf 224 ± 61 ng/24 h. Während DDAVP die Ausscheidung von cAMP im Urin von $2,55 \pm 0,64$ auf $4,91 \pm 0,75$ µmol/24 h ($p < 0,05$) erhöhte, konnte unter Indometacin keine weitere Veränderung der cAMP-Ausscheidung festgestellt werden ($5,02 \pm 0,59$ µmol/24 h). Zusammenfassend läßt sich aufgrund der beschriebenen Resultate feststellen:

Eine Polydipsie-induzierte Polyurie ist bei gesunden Versuchspersonen nicht mit einem signifikanten Anstieg der Urinausscheidung von PGE_2 oder $PGF_{2\alpha}$ vergesellschaftet. Eine Abhängigkeit der Urin-PG-Ausscheidung vom Urinfluß besteht nicht.

Bei Patienten mit zentralem DI ist die basale PG-Ausscheidung supprimiert. Dies könnte einerseits durch die völlige Abwesenheit von endogenem AVP bedingt sein, könnte andererseits jedoch auch über die bei diesen Patienten supprimierte PRA vermittelt sein.

Das AVP-Analog DDAVP stimuliert bei Patienten mit zentralem DI die renale PG-Biosynthese.

Der unter gleichzeitiger Indometacingabe verstärkte renale Effekt von DDAVP ist nicht mit einer erhöhten Ausscheidung von cAMP im Urin vergesellschaftet. Dabei bleibt unklar, ob die Urinausscheidung von cAMP nur unzureichend die AVP-abhängige Fraktion von cAMP reflektiert oder ob der Effekt des renalen

Prostaglandinsystems auf den Urinkonzentrationsmechanismus über andere Effekte als eine Hemmung der AVP-aktivierten Adenylcyclase vermittelt wird.

Literatur

1. Anderson RJ, Berl T, McDonald KM, Schrier RW (1975) Evidence for an in vivo antagonism between vasopressin and prostaglandins in the mammalian kidney. J Clin Invest 56: 420 – 2. Dunn MJ, Greeley HP, Horner J, Valtin H (1977) Renal excretion of prostaglandin E_2 (PGE_2) and $PGF_{2\alpha}$ in Brattleboro homozygous diabetes insipidus (DI) rats. Kidney Int 12: 555 – 3. Gilman AG (1970) A protein binding assay for adenosine 3′,5′-cyclic monophosphate. Proc Natl Acad Sci 67: 305 – 4. Grantham JJ, Orloff J (1968) Effect of prostaglandin E_1 on the permeability response of the isolated collecting tubule to vasopressin, adenosine 3′,5′-monophosphate and theophylline. J Clin Invest 47: 1154 – 5. Haber E, Koerner T, Page LB, Kliman B, Purnode A (1969) Application of a radioimmunoassay for angiotensin I to the physiologic measurement of plasma renin activity in normal human subjects. J Clin Endocrinol 29: 1349 – 6. Jaffe BM, Behrmann HR, Parker CW (1973) Radioimmunoassay measurement of prostaglandin E, A, and F in human plasma. J Clin Invest 52: 398 – 7. Janszen FH, Nugteren DH (1971) Histochemical localization of prostaglandin synthetase. Histochemistry 27: 159 – 8. Kaye Z, Zipser R, Hahn J, Zia P, Horton R (1979) The effect of urine volume on renal prostaglandin (PGE) excretion in man. Clin Res 27: 62 – 9. Kirilow G, Bosadjieva, Ankov V (1979) Renin-angiotensinaldosterone system in central diabetes insipidus. Acta Endocrinol (Kbh) 91: 213 – 10. Lifschitz MD, Patak RV, Rosenblatt SG, Stein JH (1978) Water diuresis stimulates renal prostaglandin E excretion in the dog. Clin Res 26: 805 – 11. Möhring B, Möhring J (1975) Plasma ADH in normal Long-Evans rats and in Long-Evans rats heterozygous and homozygous for hypothalamic diabetes insipidus. Life Sci 17: 1307 – 12. Orloff J, Handler JS, Berstrom S (1965) Effect of prostaglandin (PGE_1) on the permeability response of toad bladder to vasopressin, theophylline, and adenosine 3′,5′-monophosphate. Nature 205: 397 – 13. Smith WL, Wilkin GP (1977) Immunochemistry of prostaglandin endoperoxide-forming cyclooxygenases: The detection of the cyclooxygenases in rat, rabbit, and guinea pig kidneys by immunofluorescence. Prostaglandins 13: 873 – 14. Vetter W, Vetter H, Siegenthaler W (1973) Radioimmunoassay for aldosterone without chromatography. Acta Endocrinol (Kbh) 74: 558 – 15. Werning C, Baumann K, Weidmann P, Gysling E, Siegenthaler W (1969) Die Plasmareninaktivität bei dekompensiertem und nicht dekompensiertem Diabetes insipidus. Zugleich ein Beitrag zur Regulation der Reninsekretion. Schweiz Med Wochenschr 99: 661 – 16. Zusman RM, Keiser HR, Handler JS (1977) Vasopressin stimulated prostaglandin E biosynthesis in the toad urinary bladder. Effect on water flow. Am J Physiol 60: 1339 – 17. Zusman RM, Keiser HR (1977) Prostaglandin biosynthesis by rabbit renomedullary interstitial cells in tissue culture. Stimulation by angiotensin II, bradykinin, and arginine vasopressin. J Clin Invest 60: 215

Schauder, P., Matthaei, D., Henning, H. V., Scheler, F., Langenbeck, U. (Med. Univ.Klinik, Göttingen):
Assimilationsstörung verzweigtkettiger Ketosäuren in der Urämie

Verzweigtkettige Ketosäuren (BCKA's) werden zunehmend zur diätetischen Behandlung der Urämie eingesetzt (Walser 1978). Die Beurteilung dieser neuen Therapieform ist erschwert, weil bisher bei Urämikern nur wenig Informationen verfügbar sind sowohl über BCKA-Blutspiegel als auch über den BCKA-Stoffwechsel.

Wir berichteten kürzlich, daß die Serumkonzentrationen von α-Ketoisocapronsäure (KICA) und α-Keto-β-Methyl-n-Valeriansäure (KMVA) sowie von α-Ketoisovaleriansäure (KIVA) bei Urämikern im Vergleich zu gesunden Kontrollen deutlich erniedrigt sind (Schauder et al. 1979).

Nach oraler Glukosebelastung kommt es zu einem signifikanten Abfall verzweigtkettiger Aminosäuren im Blut gesunder Kontrollpersonen, wahrscheinlich infolge des glukoseinduzierten Insulinanstiegs (Swendseid et al. 1967; Zinnemann et

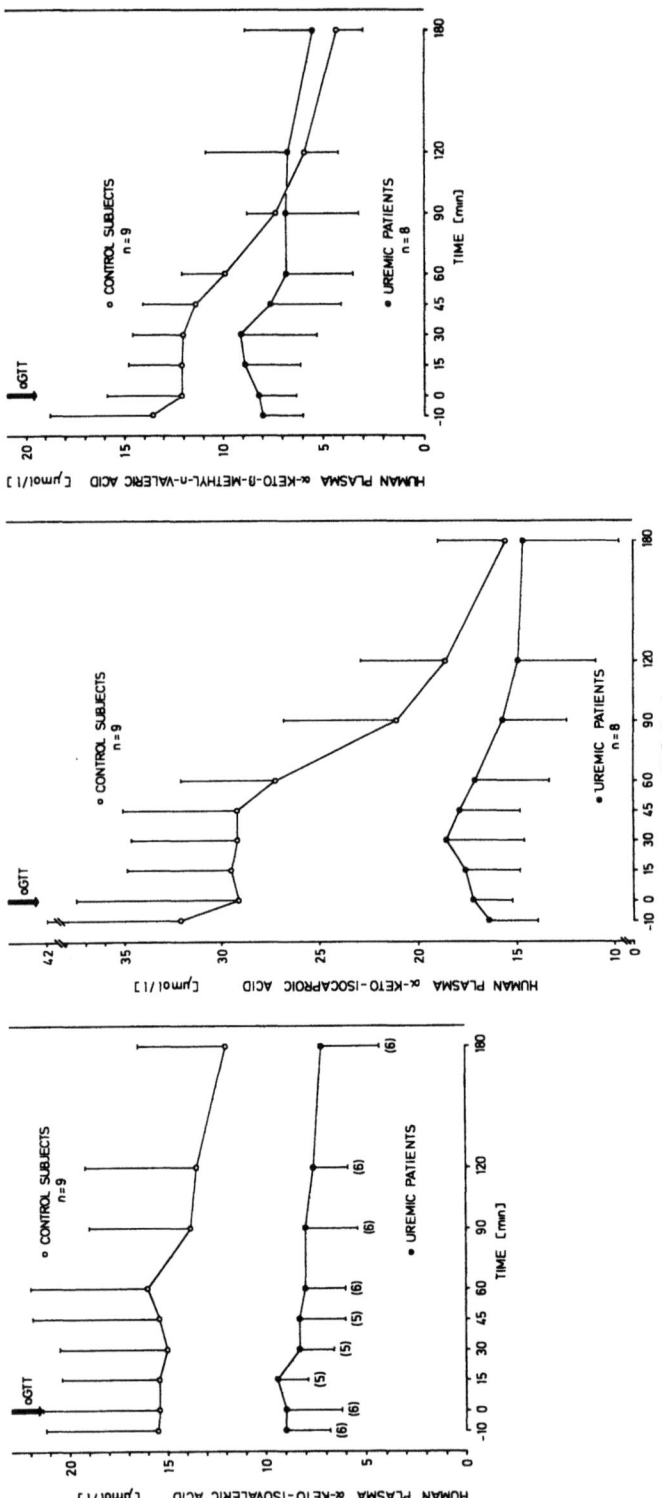

Abb. 1. Einfluß eines oGTT auf die Plasmakonzentrationen von KMVA, KICA und KIVA bei Urämikern und stoffwechselgesunden Kontrollen. Bei den Kontrollen fielen während der Glukosebelastung alle, bei den Urämikern nur KMVA und KIVA signifikant ab (Minute 0 vs Minute 180; $p < 0,05$). Das Ausmaß des Abfalls von MVA war den Urämikern signifikant vermindert (35% vs 68% bei den Kontrollen)

al. 1969). Aus diesen Untersuchungen läßt sich vermuten, daß möglicherweise auch die Ketoanaloge der verzweigtkettigen Aminosäuren nach oraler Glukosebelastung abfallen. Wir haben deswegen bei stoffwechselgesunden Kontrollen und bei Urämikern nach Glukosebelastung das Verhalten der Blutspiegel von KICA, KMVA und KIVA untersucht.

Patienten und Methoden

Bei 8 Urämikern (Alter 27 bis 48 Jahre; Kreatinin 6,2 bis 11,2 mg%) und 9 stoffwechselgesunden Kontrollen (28 bis 55 Jahre; Kreatinin 0,8 bis 1,1 mg%) wurde ein oraler Glukosetoleranztest (oGGT) mit 100 g Glukose durchgeführt und zu den Zeitpunkten −10, 0, 15, 30, 45, 60, 90, 120 und 180 min venöses Blut entnommen zur gaschromatographischen Bestimmung von KICA, KMVA, KIVA (Langenbeck et al. 1978), zur radioimmunchemischen Bestimmung von Insulin (Melani et al. 1965) und C-Peptid (KIT der Fima NOVO, Kopenhagen) sowie zur enzymatischen Bestimmung der Blutglukose (KIT der Firma Boehringer, Ingelheim).

Die statistische Berechnung erfolgte durch Trendanalyse mit orthogonalen Polynomen (Keppel 1973).

Ergebnisse

Die Plasmakonzentrationen von KIVA, KICA und KMVA sind in Abb. 1 gezeigt. Urämiker hatten signifikant niedrigere BCKA-Spiegel als Kontrollpersonen. Zum Zeitpunkt Null betrugen die Konzentrationen für KIVA bei Urämikern 9,0 ± 2,8 µMol/l vs 15,4 ± 6,0 µMol/l bei den Kontrollen ($p < 0,05$). Die entsprechenden Werte für KICA betrugen 17,2 ± 2,0 vs 29,1 ± 8,4 µMol/l ($p < 0,05$) und für KMVA 8,2 ± 1,9 vs 12,1 ± 3,8 µMol/l ($p < 0,05$).

Im Verlauf des oGTT fielen die Konzentrationen von KICA bei allen 9 Kontrollen deutlich ab (29,1 ± 8,4 µMol/l zum Zeitpunkt 0 min vs 15,5 ± 2,5 µMol/l zum Zeitpunkt 180 min, $p < 0,05$). Hingegen zeigte sich bei den Urämikern kein signifikanter Abfall (16,4 ± 2,5 µMol/l vs 14,6 ± 4,9 µMol/l; n.s.).

Auch die Konzentration der KMVA fiel bei allen Kontrollen signifikant ab (12,1 ± 3,8 µMol/l zum Zeitpunkt 0 min vs 4,3 ± 1,3 µMol/l zum Zeitpunkt 180 min, $p < 0,05$). Bei 7 von 8 Urämikern ließ sich ebenfalls ein Abfall feststellen (8,2 ± 1,9 µMol/l vs 5,5 ± 3,4 µMol/l, $p < 0,05$). Der prozentuale Abfall war allerdings deutlich geringer als bei den Kontrollen (35% vs 68%).

Die Konzentration der KIVA fiel schwach, aber signifikant ab ($p < 0,05$) sowohl bei den Kontrollen (15,4 ± 6,0 µMol/l vs 12,0 ± 4,5 µMol/l, als auch bei den Urämikern (9,0 ± 2,8 µMol/l vs 7,2 ± 2,9 µMol/l).

Abb. 2 zeigt die Serumkonzentrationen von Insulin und C-Peptid, sowie die Blutglukosespiegel von 8 Urämikern und 9 Kontrollen vor und während eines oGTT. Kontrollpersonen hatten einen niedrigeren Nüchternblutzuckerwert als die Urämiker (72 ± 3 vs 86 ± 4 mg/dl, $p < 0,05$). Sechs von 8 Urämikern hatten eine Glukoseassimilationsstörung, d.h. die Summe des 60 und 120 Minutenwertes für Glukose lag über 300 mg%.

Sowohl bei den Kontrollen als auch bei den Urämikern kam es nach Glukosebelastung zu einem deutlichen Anstieg von Insulin und C-Peptid. Dabei traten keine signifikanten Unterschiede zwischen beiden Gruppen auf.

Diskussion

Die Ergebnisse dieser Studie zeigen, daß bei Urämikern nicht nur erniedrigte BCKA-Blutspiegel vorliegen (Schauder et al. 1979), sondern daß sich die

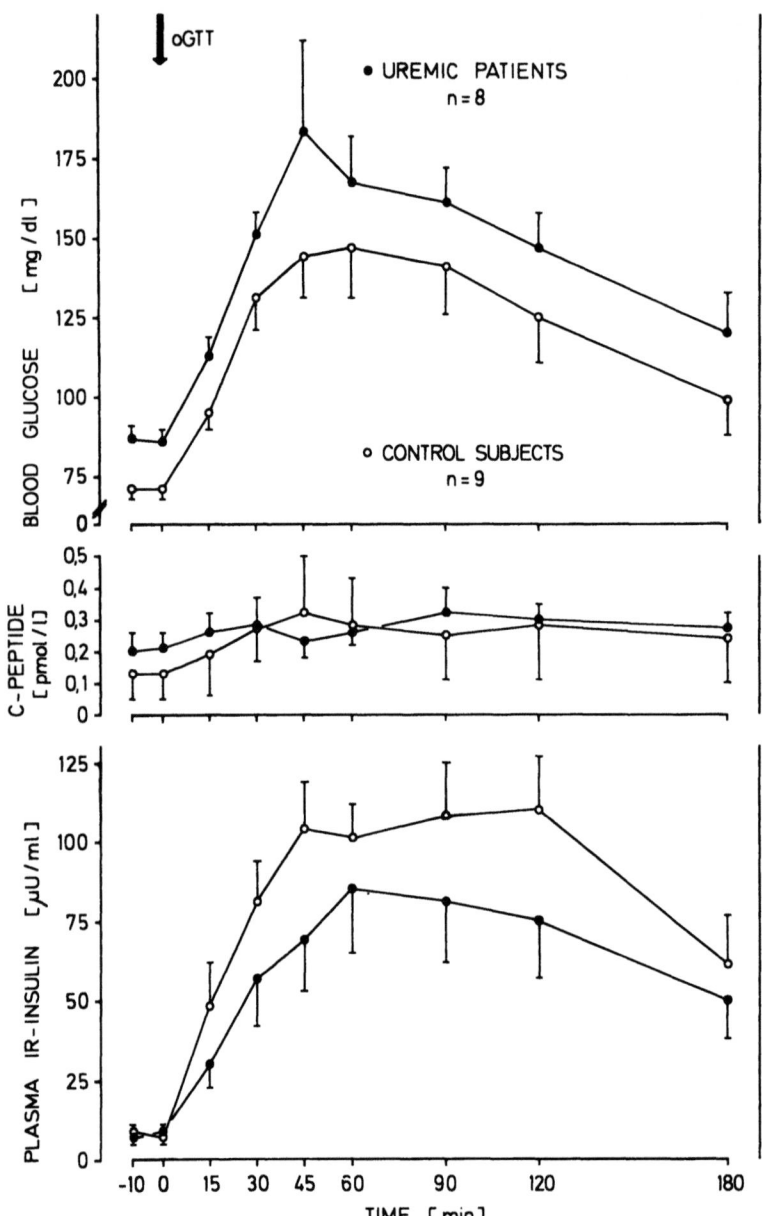

Abb. 2. Einfluß eines Glukosetoleranztest auf das Verhalten von Blutglukose, Serum-Insulin und C-Peptid bei Urämikern und stoffwechselgesunden Kontrollen. Sechs von 8 Urämikern hatten einen pathologischen oGTT. Der glukoseinduzierte Anstieg von Insulin und C-Peptid war bei den Urämikern nicht signifikant unterschiedlich im Vergleich zu den Kontrollen

BCKA-Blutspiegel auch nach oraler Glukosebelastung anders verhalten als beim Gesunden. Sowohl KICA, KMVA als auch KIVA fallen bei stoffwechselgesunden Kontrollen im Verlaufe eines oGTT signifikant ab. Bei Urämikern läßt sich hingegen für KICA kein und für die KMVA nur ein deutlich verzögerter Abfall feststellen, während Plasma-KIVA bei Urämikern im Verlaufe des oGTT genauso um 20% sinkt wie bei den Kontrollen (Abb. 1).

KICA und MEVA werden somit in der Urämie verzögert in die peripheren Gewebe abgegeben, das heißt bei Urämikern findet sich eine Assimiliationsstörung für diese beiden verzweigtkettigen Ketosäuren.

Nach exogener Gabe von Insulin kommt es zu einem Abfall der Konzentration verzweigtkettiger Aminosäuren im Blut (Zinnemann-Telchow et al. 1967; Pozewsky et al. 1969). Der Abfall verzweigtkettiger Aminosäuren nach oraler oder intravenöser Glukosebelastung wird deswegen auf die unter diesen Bedingungen nachweisbare, gesteigerte Insulinsekretion zurückgeführt (Swendseid et al. 1967; Zinnemann et al. 1966; Crofford et al. 1964). Es ist wahrscheinlich, daß der hier beobachtete BCKA-Abfall ebenfalls Folge der vermehrten Insulinfreisetzung ist, und daß der verzögerte BCKA-Abfall bei Urämikern somit entweder Ausdruck einer gestörten Insulinsekretion oder einer gestörten Insulinwirkung sein könnte.

Die urämiebedingte Glukoseassimilationsstörung wird auf eine periphere Insulinresistenz zurückgeführt weil in der Regel keine Minderung der Insulinsekretion nachzuweisen ist (DeFronzo 1978). Wie aus Abb. 2 ersichtlich lagen die Blutzuckerwerte bei den von uns untersuchten Urämikern im Verlaufe der Glukosebelastung deutlich höher als bei den Kontrollen. Sechs von 8 Urämikern hatten einen pathologischen oGTT, das heißt eine gestörte Glukoseassimilationsstörung. Der glukoseinduzierte Anstieg von Insulin und C-Peptid war bei Urämikern und Kontrollen nicht signifikant verschieden. Es ist daher durchaus denkbar, daß die urämiebedingte Assimilationsstörung verzweigtkettiger Ketosäuren ebenso wie die urämiebedingte Glukoseassimilationsstörung auf eine periphere Insulinresistenz zurückzuführen ist.

Die Assimilationsstörung von KICA und KMVA in der Urämie ist bei der oralen Ketosäure-Therapie zu berücksichtigen.

Die Untersuchungen wurden durch die Deutsche Forschungsgemeinschaft unterstützt (Scha 246/4; He 718/3; La 201).

Für die ausgezeichnete technische Assistenz danken wir Frau A. Mench-Hoinowski.

Literatur

1. Crofford OB, Felts PW, Lacy NN (1964) Effect of glucose infusion on the individual plasma free amino acids in man. Proc Soc Exp Biol Med 117: 11–14 – 2. DeFronzo A (1978) Pathogenesis of glucose intolerance in uremia. Metabolism (Suppl 2) 27: 1866–1880 – 3. Keppel G (1973) Design and analysis. A researchers handbook. Prentice-Hall Inc., Englewood Cliffs, NY – 4. Langenbeck U, Wendel U, Mench-Hoinowski A, Kuschel A, Becker D, Przyrembel H, Bremer HJ (1978) Correlation between branched-chain amino acids and branched-chain α-keto acids in blood of maplesyrup urine disease. Clin Chim Acta 88: 283–291 – 5. Melani F, Ditschuneit H, Bartelt KH, Friedrich H, Pfeiffer EF (1965) Über die radioimmunologische Bestimmung von Insulin im Blut. Klin Wochenschr 43: 1000–1007 – 6. Schauder P, Matthaei D, Scheler F, Mench-Hoinowski A, Langenbeck U (1979) Blood levels of branched-chain α-keto acids in uremia: Therapeutic implications. Klin Wochenschr 57: 825–830 – 7. Swendseid ME, Tuttle GST, Drenick GJ, Joven CB, Massey FJ (1967) Plasma amino acid response to glucose administration in various nutritive states. Am J Clin Nutr 20: 243–251 – 8. Zinnemann-Telchow H, Bethge H, Herberg L (1967) Untersuchungen am Menschen über die Veränderungen der Aminosäuren im Plasma im Verlauf des Insulin-Stress-Testes. Klin Wochenschr 45: 768–777 – 9. Zinnemann HH, Nutall FQ, Goetz FC (1966) Effect of endogenous insulin on human amino acid metabolism. Diabetes 15: 5–8 – 10. Pozefsky T, Felig P, Tobin JD (1969) Amino acid balance across tissues of the forearm in postabsorptive man. Effect of insulin at two dose levels. J Clin Invest 48: 2273–2282 – 11. Walser M (1978) Keto acid therapy in chronic renal failure. Nephron 21: 57–74

Brunner, H., Mann, H., Essers, U. (Abt. Innere Medizin II der RWTH Aachen):
Hoch- und mittelmolekulare Urämietoxine im Hämofiltrat von Patienten mit chronischer Urämie*

Trotz jahrelanger klinischer Beobachtungen an Dialysepatienten sowie zahlreicher experimenteller Untersuchungen kann die Frage, inwieweit neben nieder- und mittelmolekularen auch höhermolekulare Substanzen als Urämiegifte zu berücksichtigen sind, nicht befriedigend beantwortet werden. Gerade in jüngerer Zeit häufen sich Arbeiten, die auch undialysierbaren Substanzen neben den durch Hämodialyse entfernbaren Stoffen eine Bedeutung für Spätkomplikationen bei chronischer Urämie zusprechen [2, 6–10].

Die Prüfung der biologischen Wirkung so extrem heterogen zusammengesetzter Flüssigkeiten wie Serum, Urin, Dialysat und Hämofiltrat bleibt problematisch. Es scheint notwendig, die vermuteten „Toxine" präparativ zu isolieren, um sie mindestens in vorgereinigter Form zu testen. In dieser Absicht haben wir Hämofiltrat von Patienten mit chronischer Niereninsuffizienz präparativ fraktioniert und die Wirkung der Fraktionen auf die DNA-Synthese von Knochenmarkzellen der Ratte in vitro geprüft.

Material und Methoden

Von sieben Patienten mit chronischem Nierenversagen im Dauerdialyseprogramm wurden 22 Hämofiltrate der RP6-Niere (Postdilution; je ca. 20 l) durch Umkehrosmose (40 bar; nominelle Ausschlußgrenze der Membranen: 500 Dalton) entsalzt und konzentriert. Details s. [3].

Präparative Gelchromatographie auf Sephadex G-15 (Pharmacia): Säule: 2 m × 5 cm; 0,05 n NH_4HCO_3; bei 6° C; 9 cm/h; 5 g/Lauf; weitere Details s. [4, 5].

Analytische Gelchromatographie auf Ultrogel AcA 54 (LKB): Säule: 2 m × 1,19 cm; 0,05 n NH_4HCO_3; 11,5 cm/h.

Präparative Gelchromatographie auf Ultrogel AcA 54 (LKB): Säule: 2 m × 2,06 cm; 0,05 n NH_4HCO_3; 9,5 cm/h.

In vitro-Dialyse des entsalzten konzentrierten Hämofiltrats: Visking-Dialysierschläuche (36 × 32; Serva, Heidelberg), Dialyse 45 h gegen destilliertes Wasser bei 5° C, Wechsel nach je 6 h.

Details zum ^{3}H-Thymidineinbau in Knochenmarkzellen der Ratte in vitro s. [1].

Ergebnisse und Diskussion

Hämofiltrat von Patienten mit chronischer Urämie (RP6-Niere) wird durch Umkehrosmose konzentriert und entsalzt, anschließend lyophilisiert und über Makrosäulen auf Sephadex G-15 in 18 bis 20 Fraktionen aufgetrennt. Die Wirkung dieser Fraktionen auf die ^{3}H-Thymidineinbaurate in Knochenmarkzellen der Ratte in vitro wird untersucht. Neben einigen niedermolekularen Fraktionen zeigen speziell die kurz hinter der Ausschlußgrenze des Trenngels eluierten Fraktionen (Peak „1" und „2") eine stark hemmende Wirkung. Die anhand von dünnschichtchromatographischen Untersuchungen nachgewiesene Heterogenität macht eine Rechromatographie nötig. Mittels der für solche Trennprobleme gewöhnlich eingesetzten Sephadexgele (hier: Sephadex G-75, G-100 und G-200) können nur unbefriedigende Trennungen erhalten werden im Gegensatz zur Chromatographie an Ultrogel AcA 54, wodurch Peak 1 auch präparativ in mindestens acht

---

* Mit Unterstützung der Deutschen Forschungsgemeinschaft

Unterfraktionen zerlegt wird. Diese verhalten sich sehr unterschiedlich hinsichtlich ihrer Knochenmarktoxizität in vitro (Abb. 1). Durch Molekulargewichtsvergleiche an kalibrierten Säulen lassen sich die toxischen Fraktionen in zwei Gruppen unterteilen, deren eine höhermolekulare Substanzen enthält, die durch konventionelle Dialyse wahrscheinlich nur langsam – wenn überhaupt – eliminierbar sind. Die zweite Gruppe besteht aus Substanzen weit geringerer Molekulargewichte bis herab zu den sogen. „Mittelmolekülen". Daß sich die Toxizitäten der beiden Gruppen nicht überlappen, wird im Chromatogamm deutlich, da die zwischenliegenden Molekulargewichtsbereiche (Fraktionen 1.4 und 1.5 in Abb. 1) nur geringen Einfluß auf die DNA-Synthese der Zellen haben.

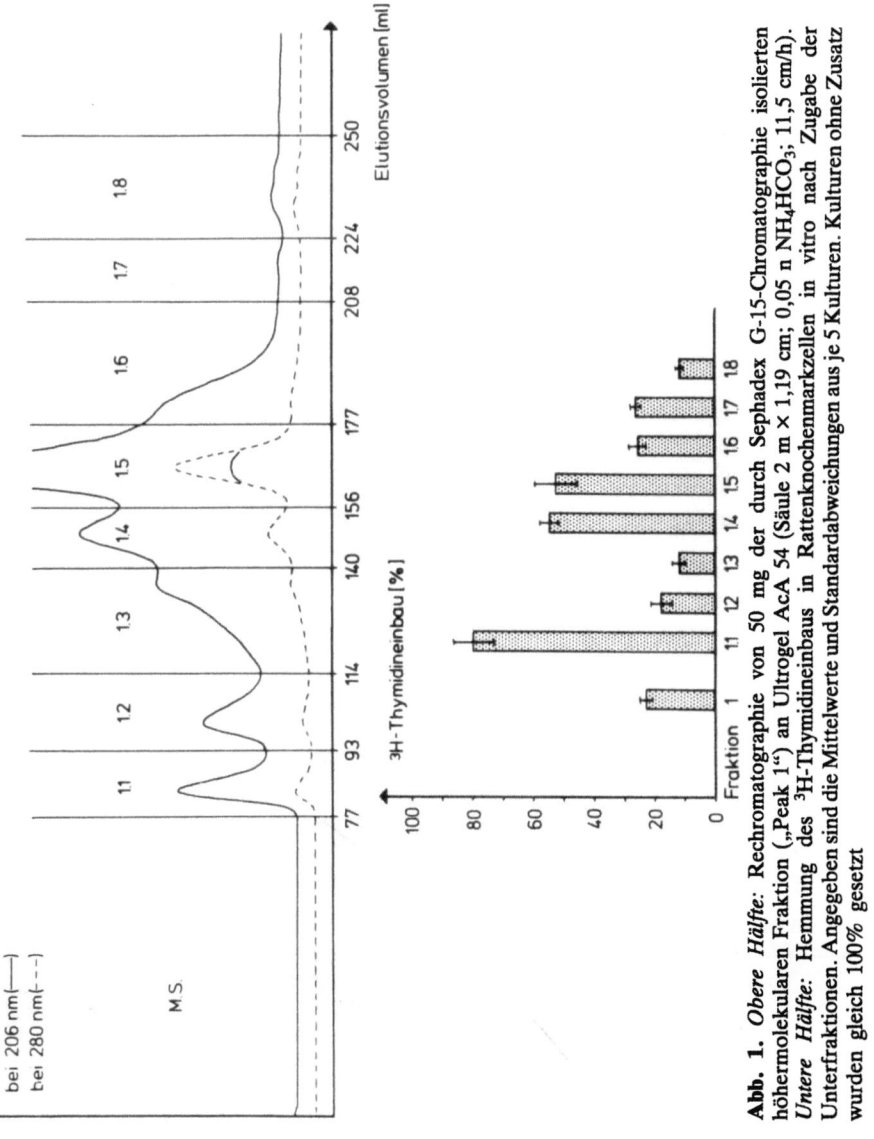

Abb. 1. *Obere Hälfte:* Rechromatographie von 50 mg der durch Sephadex G-15-Chromatographie isolierten höhermolekularen Fraktion („Peak 1") an Ultrogel AcA 54 (Säule 2 m × 1,19 cm; 0,05 n NH_4HCO_3; 11,5 cm/h). *Untere Hälfte:* Hemmung des ^{3}H-Thymidineinbaus in Rattenknochenmarkzellen in vitro nach Zugabe der Unterfraktionen. Angegeben sind die Mittelwerte und Standardabweichungen aus je 5 Kulturen. Kulturen ohne Zusatz wurden gleich 100% gesetzt

Da die Sephadex G-15-Chromatographie von Hämofiltrat in Verbindung mit der Rechromatographie an Ultrogel AcA 54 zeigt, daß die hemmenden Aktivitäten nicht nur mittel-, sondern auch höhermolekularen Fraktionen zuzuordnen sind, sollte man erwarten, daß eine in vitro Dialyse von Hämofiltrat in Visking-Schläuchen diese Befunde bestätigt. Dabei werden tatsächlich Retentate und Dialysate erhalten, deren Elutionsdiagramme an Ultrogel AcA 54-Säulen charakterisitsche Unterschiede zeigen. Die Retentate ähneln in ihrer Molekulargewichtsverteilung weitgehend Peak 1 aus der Sephadex-G-15-Chromatographie, während die Dialysate völlig andere Zusammensetzungen zeigen. Parallel dazu geht eine unterschiedliche Hemmakivität auf die DNA-Synthese von Knochenmarkzellen in vitro. Die Retentate sind wesentlich toxischer als die Dialysate (bezogen jeweils auf salzfreie Trockeneinwaagen).

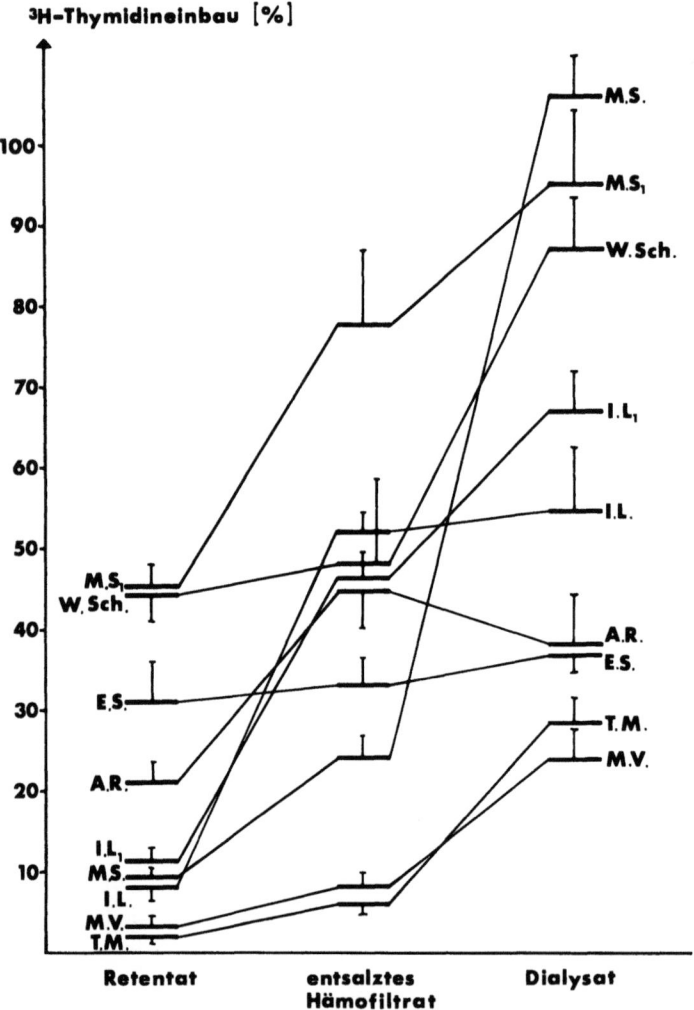

Abb. 2. Hemmung des ^{3}H-Thymidineinbaus in Rattenknochenmarkzellen in vitro nach Zugabe von entsalztem Hämofiltrat sowie der daraus durch Dialyse in Visking-Schläuchen isolierten Retentate bzw. Dialysate. Angegeben sind die Mittelwerte und Standardabweichungen aus je 5 Kulturen. Kulturen ohne Zusatz wurden gleich 100% gesetzt

Die höhermolekularen Fraktionen, die durch präparative Ultrogelfraktionierung in mindestens acht Unterfraktionen zerlegt werden, können alternativ auch durch Ionenaustauschchromatographie an DEAE-Cellulose in 16 Hauptfraktionen aufgetrennt werden, wenn die Extinktion des Eluats bei 206 nm gemessen wird, was durch Einsatz eines Doppelsäulensystems (zur Kompensation der Basislinienverschiebung bei Verwendung eines Puffergradienten) möglich ist. Die erhaltenen Fraktionen lassen sich ebenfalls durch unterschiedliche Hemmaktivitäten charakterisieren. Auch diese sind jedoch dünnschichtchromatographisch nicht einheitlich.

Schlußfolgerung

Substanzen im Hämofiltrat von Patienten mit chronischer Niereninsuffizienz, die die DNA-Synthese von Knochenmarkzellen der Ratte in vitro hoch signifikant hemmen, sind nicht nur den sogen. „Mittelmolekülen", sondern auch höhermolekularen Fraktionen zuzuordnen. Diese sind bezüglich ihrer Molekulargewichte als auch ihrer Ladungen heterogen. Es ist zu erwarten, daß sie durch konventionelle Hämodialyse nur langsam – wenn überhaupt – eliminierbar sind. Wieweit diese Substanzen für Spätkomplikationen bei Patienten der chronischen Hämodialysebehandlung verantwortlich sind, kann aufgrund der vorliegenden in vitro Untersuchungen nicht beurteilt werden.

Danksagung

Für wertvolle experimentelle Mitarbeit danken wir Frau Helga Riedel, Fräulein Regina Dombrowski und Frau Stephanie Vogel. Den Assistentinnen, Schwestern und Pflegern der Aachener Dialyseabteilung danken wir für die freundliche Zusammenarbeit.

Literatur

1. Brunner H, Essers U, Heintz R (1977) Nieren- und Hochdruckkrankheiten 6: 171 – 2. Brunner H, Essers U, Heintz R (1978) In: Urämie als Intoxikationszustand. Sympos. Aachen 1977. Wiss. Informat. Fresenius, Beiheft 6: 38 – 3. Brunner H, Mann H, Essers U, Schultheis R, Byrne T, Heintz R (1978) Aritf Organs 2: 375 – 4. Brunner H, Essers U, Mann H (1979) Nieren- und Hochdruckkrankheiten 8: 26 – 5. Brunner H, Mann H, Essers U, Schultheis R, Byrne T, Heintz R (1979) In: Watschinger B (Hrsg) 3. Donausymposium für Nephrologie. C. Bindernagel, Friedberg/Hessen, S 135 – 6. McDermott FT, Galbraith AJ, Corlett RJ (1975) Scott Med J 20: 317 – 7. Jörstad S, Smeby C, Wideröe T-E, Berg KJ (1979) Clin Nephrol 12: 168 – 8. Nelson DS, Penrose JM (1973) Aust J Exp Biol Med Sci 51: 259 – 9. Scigalla P, Gudin VI, Noack CH, Devaux S, Grossmann P (1980) Dtsch Gesundh-Wesen 35: 170 – 10. Raskova J, Morrison AB, Shea SM, Raska K (1979) Am J Pathol 97: 277

Vlaho, M. (Med. Univ.-Klinik, Köln):
Harnstoffzyklusenzyme und Proteingehalt in den Leukozyten von Normalpersonen und Patienten mit Niereninsuffizienz

Die angeborenen Defekte einzelner enzymatischer Stufen des Harnstoffzyklus sind gleichsam in der Leber und in den Leukozyten nachweisbar [6]. Über die erworbenen Störungen im Ablauf des Harnstoffzyklus bei Urämie wurden bis jetzt lediglich tierexperimentelle Befunde mitgeteilt [4, 5]. Da die Lebergewebsentnahme bei den urämischen Patienten mit hohen Risiken verbunden ist, wurde hier der Versuch unternommen, die Aktivitäten der Harnstoffzyklusenzyme und den Proteingehalt in den Leukozyten von Normalpersonen und Patienten mit chronischer Urämie zu untersuchen.

Material und Methode

Die Untersuchungen erfolgten an 12 Normalpersonen, 7 Patienten mit chronischer Niereninsuffizienz (endogene Kreatinin-Clearance 5−20 ml/min/1,73 m^2) und an 6 Dialysepatienten. 20 ml heparinisiertes Blut wurden mit einer 3%igen Dextranlösung gemischt und 90 min zum Sedimentieren bei 0−4° C abgestellt. Danach wurde das Plasma mit Dextran abpipettiert und verworfen, die weiße Zellschicht von den Erythrozyten weitgehend abgetrennt und abzentrifugiert. Nach mehrmaligem Zentrifugieren und Versetzen mit einer 0,9% NaCl-Lösung wurde schließlich der Pellet mit 5 ml H$_2$O versetzt, um die verbleibenden roten Zellen zu zerstören. Nach nochmaligem Zentrifugieren und Waschen mit physiologischer Kochsalzlösung konnten die weißen Blutzellen abgetrennt und für die geplanten Bestimmungen verwendet werden. Die so abgetrennten Leukozyten wurden mechanisch und mittels Ultraschall homogenisiert, und das Homogenat nach Einfrieren und Auftauen für die Bestimmung der Harnstoffzyklusenzyme und des Proteingehaltes nach der Methode von Schimke [3] und Lowry et al. [1] verwendet.

Ergebnisse und Diskussion

Wie in der Tabelle 1 dargestellt, sind folgende Enzyme des Harnstoffzyklus in den Leukozyten von den Patienten im Stadium der noch kompensierten Retention im Vergleich zu Normalpersonen signifikant erniedrigt: Ornithincarbamyltransferase (OCT) und Argininosuccinatlyase (ASAL). Der Proteingehalt der Leukozyten von diesen Patienten war ebenfalls im Vergleich zu Kontrollpersonen signifikant erniedrigt. Die restlichen Enzyme des Harnstoffzyklus (Carbamylphosphatsynthetase (CPS), Argininosuccinatsynthetase (ASAS) und Arginase) waren im Vergleich zu Normalpersonen nicht wesentlich verändert.

Tabelle 1. Harnstoffzyklusenzyme und Proteingehalt in den Leukozyten von Patienten im praedialytischen und dialytischen Stadium verglichen mit den Werten der Normalpersonen. OCT = Ornithincarbamylphosphattransferase; CPS = Carbamylphosphatsynthetase; ASAS = Argininosuccinatsynthetase; ASAL = Argininosuccinatlyase; mg/g L. = mg/g Leukozyten; U/g L. = Units/g Leukozyten; n.s. = nicht signifikant

	Protein mg/g L.	OCT U/g L.	CPS U/g L.	Arginase U/g L.	ASAS U/g L.	ASAL U/g L.	n
Kontrollpersonen	x = 186,4 s ± 22,0	14,5 2,8	8,1 2,2	5708,6 874,6	53,2 31,0	26,5 10,9	12
Patienten im Stadium der komp. Retention	x = 113,6 s ± 11,3	7,2 1,2	7,3 0,7	5452,4 1194,0	55,6 12,1	5,7 4,6	7
Signifikanz	$p < 0,05$	$p < 0,05$	n.s.	n.s.	n.s.	$p < 0,05$	
Kontrollpersonen	x = 186,4 s ± 22,0	14,5 2,8	8,1 2,2	5708,6 874,6	53,2 31,0	26,5 10,9	12
Dialysepatienten	x = 148,4 s ± 43,3	6,9 2,5	7,8 1,4	6804,7 1719,0	113,8 38,0	3,4 3,3	6
Signifikanz	n.s.	$p < 0,05$	n.s.	n.s.	$p < 0,05$	$p < 0,05$	

Bei den Dialysepatienten fand sich folgende Konstellation: Die Aktivitäten der OCT und ASAL waren im Vergleich zu Normalpersonen auch signifikant erniedrigt, die Aktivität der Argininosuccinatsynthetase (ASAS), des Schlüsselenzyms des Harnstoffzyklus, jedoch signifikant erhöht. Die restlichen Enzyme waren nicht verändert. Der Proteingehalt der Leukozyten von Dialysepatienten lag durchschnittlich deutlich niedriger als bei Normalpersonen, erreichte jedoch wegen großer Streuung den Signifikanzbereich nicht. Aus diesen Untersuchungen geht hervor, daß der Eiweißumsatz und der Ablauf des Harnstoffzyklus in den Leukozyten von Patienten mit chronischer Niereninsuffizienz gestört sind. Der verminderte Eiweißgehalt in den Leukozyten von urämischen Patienten könnte als Hinweis auf die in der Regel mangelhafte Eiweißsynthese und/oder Eiweißfehlernährung sein. Als gemeinsamer Defekt im Ablauf des Harnstoffzyklus bei beiden Patientenkollektiven — sowohl im praedialytischen als auch im dialytischen Stadium — ist eine auffällig erniedrigte Aktivität der Argininosuccinatlyase (ASAL). Menyhart and Grof haben bereits beschrieben, daß der Harnstoffzusatz zu einer Mitochondrienfraktion aus der Leber die Aktivität der Argininosuccinatlyase hemmt. Es wurde ebenfalls gefunden, daß unter verschiedenen Harnstoffzyklusenzymen nur die Aktivität der ASAL durch Harnstoff hemmbar ist [2]. Unsere Ergebnisse sprechen dafür, daß die Aktivität der ASAL auch in vivo — bei urämischen Patienten — durch Harnstoff gehemmt wird. Bezüglich der OCT-Aktivität-Erniedrigung kann zur Zeit keine Interpretation gefunden werden, obwohl diese im Tierversuch beschrieben worden ist [4].

Zusammenfassung

In den Leukozyten von Patienten im praedialytischen und dialytischen Stadium konnten abnorme Aktivitäten der Harnstoffzyklusenzyme festgestellt werden. Die Aktivitäten der Ornithicarbamyltransferase und der Argininosuccinatlyase sind bei beiden Kollektiven im Vergleich zu Normalpersonen erniedrigt. Die Aktivität der Argininosuccinatsynthetase ist bei Dialysepatienten erhöht. Der Eiweißgehalt in den Leukozyten ist bei den Patienten deutlich erniedrigt.

Literatur

1. Lowry OH, Rosebrough NJ, Farr AL, Randall RJ (1951) Protein measurement with the Folin Phenol reagent. J Biol Chem 193:265 — 2. Menyhart J, Grof J (1977) Urea as a selective inhibitor of argininosuccinate lyase. Eur J Biochem 75:405 — 3. Schimke RT (1962) Adaptive characteristics of urea cycle enzymes in the rat. J Biol Chem 237:459 — 4. Swendseid ME, Wang M, Chan W, Kopple JD (1975) The urea cycle in uremia. Kidney Int 7:280 — 5. Vlaho M, Knuettgen D, Gutbrod W, Sieberth HG (1977) Changes of urea-cycle enzymes and urea synthesis in experimental acute and chronic uremia. In: Abstract XIV Congr Eur Dial Transpl As. Helsinki, p 337 — 6. Wolfe DM, Gatfield PD (1975) Leukocyte urea cycle enzymes in hyperammonemia. Pediat Res 9:531

Präventivmedizin am Beispiel des Hochdrucks

Epidemiologische Fakten als Ausgangspunkt praeventiver Zielsetzung

Schettler, G. (Med. Univ.-Klinik Heidelberg)

Referat

Ergebnisse der Epidemiologie haben dazu beigetragen, die Pathogenese, Klinik und Prognose der degenerativen Herz- und Gefäßkrankheiten besser zu verstehen. Noch immer stehen diese Krankheiten an der Spitze der Morbiditäts- und Mortalitätsstatistik aller Industrieländer. Es ist jedoch in einigen Ländern wie in den USA ein rückläufiger Trend der koronaren Herzkrankheit und des Hirnschlags zu erkennen. In der Bundesrepublik ist ein vergleichbarer Rückgang für den Hirnschlag, nicht aber für den Herzinfarkt zu verzeichnen. Die bei uns in den letzten 25 Jahren erfolgte massive Zunahme der tödlichen Herzinfarkte hat sich aber verlangsamt. Bei Männern zwischen dem 40. und 44. Lebensjahr ist ein geringfügiger Rückgang zu verzeichnen. Nach den letzten Werten des Statistischen Bundesamtes ist die koronare Gesamtmortalität wieder angestiegen.

Die zerebralen, koronaren und peripheren Angiopathien sind fast ausschließlich durch die Arteriosklerose verursacht. Sie werden durch krankheitsbegünstigende und krankmachende Faktoren beschleunigt und verstärkt. Diese bedeuten ein echtes Risiko für den einzelnen wie für ganze Völker und Bevölkerungsgruppen. Risikofaktoren sind also nicht bloße Indikatoren. Es ist heute allgemein akzeptiert, daß sie eine kausale Rolle im Arterioskleroseprozeß spielen. Das geht nicht nur aus morphologischen und klinischen Daten hervor, sondern ergibt sich aus den großen prospektiven Langzeitstudien. Gesamtmortalität, alle Koronartodesfälle, Myokardinfarkt und plötzlicher Herztod steigen mit der Zahl der drei primären Risikofaktoren Hypertonie, Hypercholesterinämie und Zigarettenrauchen, überproportional an. Die uns zunächst interessierende Hypertonie ist ein selbständiger Risikofaktor für die koronaren Herzkrankheiten und für die zerebralen Ereignisse. Für diese Fakten sprechen die Ergebnisse praeventiver und therapeutischer Untersuchungen.

Seit der Einführung der Antihypertensiva in den 50er Jahren hat sich das Schicksal der Hypertoniker ständig verbessert. Als Beispiel kann die Zusammenstellung von Hany und Mitarb. dienen. Die Überlebensrate von 97 Patienten mit maligner Hypertonie ist am längsten in der gut behandelten Gruppe, wo nach 8 Jahren noch 40% lebten. In der unbehandelten Gruppe lebte nach 3 Jahren kein

Patient mehr. Zu vergleichbaren Ergebnissen kam die Mayo-Klinik (Farmer et al.). Verbessert wurden vor allem die Zahlen für zerebrale Massenblutungen und Nierenversagen. Bei mittelschweren Hypertonien (Männer mit diastolischem RR zwischen 115 und 129 mm Hg) konnte in der Veterans Administration Co-operative Study die Anzahl der kardio-, zerebro- und renovaskulären Erkrankungen durch die antihypertensiven Maßnahmen gesenkt werden. Auch bei diastolischen RR-Werten zwischen 90 und 114 mm Hg konnten die Gefäßkomplikationen verringert werden. Die Gesamtmorbidität und -mortalität wurde allerdings in der Therapie, verglichen mit der Plazebogruppe, nur bei Blutdruckwerten zwischen 105 und 114 mm Hg verbessert.

Alle prospektiven epidemiologischen Untersuchungen zeigen zwar übereinstimmend ein erhöhtes Risiko auch bei diastolischen Werten zwischen 90 und 104 mm Hg. Es bleibt aber nach der VA-Studie die Frage offen, ob die Korrektur dieser Grenzblutdruckwerte nützlich ist. Diese Frage wurde durch die 10 Jahre laufende US Public Health Service Hospitals Cooperative Study partiell beantwortet (Tabelle 1). Unter 389 Patienten mit diastolischen Werten zwischen 90 und 115 mm Hg, von denen 80% relativ niedrige Ausgangswerte zwischen 90 und 105 mm Hg hatten, war die Anzahl der *direkten Hypertoniefolgen*, nämlich Apoplexie, Linksherzhypertrophie und -dilatation, Retinopathie gegenüber der Plazebogruppe deutlich vermindert (15% in der aktiv therapierten Gruppe, 33% in der Plazebo-Gruppe). Von den *arteriosklerosebedingten Folgeerkrankungen* war jedoch die Quote der tödlichen und nichttödlichen Herzinfarkte, der plötzlichen Herztodesfälle und der Fälle mit intermittierender zerebraler Ischämie in beiden Gruppen gleich. Auch die Angina pectoris-Fälle unterschieden sich nicht.

Tabelle 1. Erste Krankheitsmanifestationen unter aktiver und unter Plazebotherapie

	Aktive Therapie		Plazebo	
	N	%	N	%
Gesamtzahl der Patienten	193		196	
Alle Erkrankungsfälle	56	29	90	46
Direkte Hypertoniefolgen	29	15	65	33
Apoplex	0		2	0,5
LVH	9	5	23	12
Erregungsrückbildungsstörung	10	5	22	11
Röntg. Herzverbreiterung	10	5	15	8
Retinopathie	0		3	2
Arterioskl. Folgeerkrankungen	27	14	25	13
Myokardinfarkt (überlebt)	6	3	5	3
Myokardinfarkt (letal)	1	0,5	1	0,5
Plötzlicher Herztod	1	0,5	1	0,5
Angina pectoris (CHD)	18	9	18	9
Interm. cerebrale Ischämie	0		0	
Claudicatio Intermittens	1	0,5	0	
Progrediente Hypertonie (> 130 mm Hg diastolisch)	0		12	6

(U.S. Public Health Service Hospitals Cooperative Study Group Circ Res 40 (Suppl. 1): 98–105, 1977)

Beide Studien verfolgten relativ wenige Fälle, die überdies vorwiegend klinisch behandelt wurden.

Die soeben veröffentlichten Ergebnisse des Hypertension Detection and Follow-up Program der USA zeigen, daß auch eine Normalisierung der Grenzblutdruckwerte (borderline hypertension) anzustreben ist. Von ca. 159 000 Personen wurden 10 940 Patienten zwischen dem 30. und 69. Lebensjahr erfaßt, deren diastolischer Blutdruck höher als 90 mm Hg war. Die eine Hälfte dieser Probanden, das heißt, ca. 5 000 wurde über fünf Jahre in 14 Zentren gezielt behandelt, die andere Hälfte wurde in hausärztliche Behandlung zurücküberwiesen.

In der klinischen Gruppe wurden die Patienten nach einem genau festgelegten Plan therapiert. Jeder hatte einen Zielblutdruck. Bei Eingangsblutdruckwerten von 100 mm Hg oder höher lag dieser bei 90 mm Hg, bei Eingangswerten zwischen 90 und 99 mm Hg wurden 10 mm Hg abgezogen, so daß der niedrigste Zielblutdruckbei 80 mm Hg liegen konnte. Zur medikamentösen Senkung dieser Blutdruckwerte wurde ein Stufenplan festgelegt. In der ersten Phase wurden Chlortalidon, Triamteren oder Spironolacton verabreicht. In der zweiten Stufe folgten Reserpin oder Methyldopa, in der dritten Stufe zusätzlich Hydralazin, in der vierten Stufe zusätzlich Guanethidin. Kam man mit dieser Behandlung nicht zurecht, so wurden weitere Antihypertensiva eingesetzt. Betablocker wurden kaum verwandt, da sie bei Beginn der Studie als Antihypertensiva noch nicht zugelassen waren. Den Hausärzten wurde die Behandlung freigestellt, der Stufenplan für die klinischen Fälle war ihnen jedoch bekannt. Es wurden nun zur Auswertung der Ergebnisse nach den Eingangswerten drei Blutdruckgruppen gebildet. Die erste Gruppe umfaßte Werte zwischen 90 und 104 mm Hg, die zweite Gruppe 105 bis 114 mm Hg und die dritte Gruppe 115 mm Hg und darüber.

Es ergab sich, daß das Einnahmeverhalten unterschiedlich war. In der klinisch behandelten Gruppe nahmen mehr Patienten ihre Medikamente regelmäßig ein als in der „Hausarztgruppe". So erhielten im 1. Jahr 67,6% der klinischen Gruppe und 42,5% der Hausarztgruppe Tabletten. Nach fünf Jahren lagen die Zahlen bei 77,8 und 58,3%. Die Tabletten-Einnahme nahm in beiden Gruppen vom ersten bis zum fünften Jahre stetig zu. Mit der Schwere der Hypertonie stieg die Zahl der zuverlässigen Tabletteneinnehmer an. Am auffälligsten war die Zunahme in der Hausarztgruppe zwischen den Blutdruckbereichen I und II. Dies erklärt sich daraus, daß viele Ärzte erst in der zweiten Kategorie mit Blutdruckwerten von 105 bis 114 mm Hg die medikamentöse Behandlung einsetzten und im niedrigsten Bereich zwischen 90 und 104 mm Hg zunächst abwartend reagierten. So betrug die Differenz der tabletteneinnehmenden Patienten in der niedrigsten Blutdruck-Kategorie zwischen klinischer und Hausarztgruppe im ersten Jahr rund 27%, 19% in der mittleren Blutdruck-Kategorie und 22% in der höheren Kategorie. Für das fünfte Jahr lagen die entsprechenden Zahlen bei 21%, 14%, 16%. Dementsprechend wurde in der klinischen Gruppe der Zielblutdruck im ersten Behandlungsjahr öfter erreicht als in der Hausarztgruppe (51,8% gegenüber 29,4%). Nach fünf Jahren lagen die Zahlen bei 64,9 und 43,6%.

Die Reduktion der *Gesamtmortalität* der klinischen Gruppe gegenüber der Hausarztgruppe betrug 17% und war damit signifikant. Besonders ausgeprägt war der Rückgang in der niedrigsten Blutdruck-Kategorie. Er betrug 22% für 90 bis 94 mm Hg, 23% für 95 bis 99 mm Hg und 14% für die Werte zwischen 100 und 104 mm Hg. Für die mittleren und hohen Bereiche des Blutdrucks war der Unterschied in der Reduktion der Gesamtmortalität zwischen beiden Gruppen nicht signifikant. Sie betrug für den mittleren 13%, für den hohen Bereich 7% (Tabelle 2).

Man muß dabei berücksichtigen, daß die hohen Blutdruckwerte durch die Hausärzte vergleichbar häufiger und stärker therapiert wurden als die milden Formen der Hypertonie. Im Vergleich zur klinischen Gruppe fand man deswegen auch bei der Hausarztgruppe einen relativ größeren Abfall der diastolischen Blutdruckwerte in den beiden höheren als in der niedrigen Blutdruck-Kategorie.

Bei der Aufschlüsselung nach einzelnen Todesursachen ergab sich, daß durch intensive Therapie die Apoplexierate in allen drei Blutdruck-Kategorien um 45% gesenkt wurde. In der niedrigsten RR-Kategorie wurde die Rate der Myokardinfarkte um 46% gesenkt. Auffälligerweise wurde jedoch in der mittleren und hohen Blutdruck-Kategorie eine Zunahme der Myokardinfarkte gefunden. Es fand also eine Verschiebung der Erkrankung in eine andere Gefäßprovinz statt. Wir sind darauf an anderer Stelle eingegangen (Schettler und Dengler).

Eine weitere Aufschlüsselung der Hypertoniefolgen wurde bisher noch nicht vorgenommen.

Die Studie läßt folgende Schlußfolgerungen zu: Bisher war nicht sicher, ob diastolische Werte unter 104 mm Hg medikamentös therapiert werden sollten. Jetzt zeigt sich, daß bei diesen milden Hypertonien (90 bis 104 mm Hg) innerhalb von fünf Jahren eine Senkung der gesamten Mortalität um 20% zu erzielen ist. Apoplexie und Myokardinfarkte nehmen ab. Bisher war der diastolische Zielblutdruck 90 mm Hg. Aus der Studie ergibt sich, daß auch bei noch niedrigeren Werten eine Lebensverlängerung zu erreichen ist.

Es ist also möglich, große Bevölkerungsgruppen mit Bluthochdruck zu erfassen und zu therapieren. Bemerkenswert ist, daß in dieser Studie nicht nur Ärzte mitarbeiteten, sondern para-medizinisches Personal in starkem Maße eingesetzt war. Für die Überwachung der Medikamententherapie waren natürlich die Ärzte zuständig, für die Entdeckung und den groben Verlauf der Hypertonie beim Einzelnen haben sich die Hilfskräfte hervorragend bewährt. Wohlgemerkt gelten diese Ergebnisse nur für die milden Formen der Hypertonie, die sogenannte borderline Hypertonie. Gerade diese Gruppe ist es aber, welche die Masse der Hochdruckkranken auch bei uns ausmacht. Am Rückgang der Gesamtmortalität und speziell der zerebralen und koronaren Mortalität in den USA sind diese Maßnahmen zweifellos beteiligt.

Tabelle 2. Hypertension Detection and Follow-up Program. Reduktion der Gesamtmortalität der Klinik-Gruppe gegenüber der Hausarzt-Gruppe in Prozent nach 5 Jahren Follow-up entsprechend diastolischem Eingangsblutdruck (JAMA 242: 2562–2571, 1979)

Total	17%[a]
90–104	20%[a]
90– 94	22%
95– 99	23%
100–104	14%
105–114	13%
115+	7%

[a] $p < 0,1$

Welche Bedeutung haben die Beta-Blocker?

Sie wurden in der Australischen Nationalen Blutdruckstudie angewandt. Der therapeutische Stufenplan setzte zunächst Chlorothiazid, dann Methyldopa, Propranolol oder Pindolol ein. Waren dann noch zusätzliche Maßnahmen nötig, so wurden Hydralazin und Chlonidin verwandt. Eine Überlegenheit der Betablocker für die 3323 geprüften Hypertoniker mit diastolischen RR-Werten zwischen 95 und 109 mm Hg und systolischen Werten unter 200 mm Hg im Alter zwischen 30 und 69 Jahren bestand nicht. Ein genereller Therapieerfolg wurde nur bei diastolischen RR-Werten ab 100 mm Hg gefunden. In dieser Gruppe gab es 8 Myokardinfarkte und 8 Apoplexien gegenüber 17 Myokardinfarkten und 17 Apoplexien in der Kontrollgruppe. Zum Unterschied der US-Studie wurden unter den 103 647 Untersuchten nur jene Hochdruckfälle ausgewählt, welche frei von sämtlichen Hochdruckfolgen waren. Dies galt insbesondere für EKG-Veränderungen und Herzgröße. In der US-Studie wurden diese frühen Manifestationen der Hypertonieschäden nicht berücksichtigt.

Die eben abgeschlossene Göteborg-Studie, welche 635 Männer im Alter zwischen 47 und 54 Jahren mit einem mittleren diastolischen Druck von 116 mm Hg erfaßte, ergab eine deutliche protektive Wirkung der Betablocker-Therapie gegenüber einer unbehandelten Kontrollgruppe von 391 Hypertonikern mit mittleren diastolischen Werten von 111 mm Hg. Nach vier Jahren lag die Herzinfarktrate in der Behandlungsgruppe mit 3,6% deutlich niedriger als die Infarktrate in der unbehandelten Gruppe mit 6,9%. Auch die Anzahl der Schlaganfälle war in der Therapiegruppe deutlich niedriger. Immerhin ist festzuhalten, daß 76% der behandelten Hypertoniker am Ende der Vier-Jahres-Studie die Betablocker-Therapie regelmäßig durchgeführt hatten. Der Zielblutdruck betrug in dieser Studie 95 mm Hg. Er wurde, falls Betablocker allein nicht ausreichten, zusätzlich durch Verabreichung von Diuretika und Vasodilatoren angestrebt. Es ist also kein Zweifel, daß Betablocker zum Rüstzeug der Hypertonie-Behandlung gehören.

Für unsere Bevölkerung ist zu schließen, daß die Erfassung von Blutdruckerhöhungen intensiviert werden muß und daß die klinische Behandlung ebenso wie jene durch den niedergelassenen Arzt bestimmten Empfehlungen folgen sollte. Engmaschige Kontrollen der Blutdruckwerte für die Erfassung frischer Fälle sowie für die Therapiekontrolle sollten auch bei uns mit Hilfe paramedizinischen Personals angestrebt werden. Dies ist nicht etwa eine Konkurrenz für die Ärzteschaft, sondern eine durchaus erwünschte Ergänzung ihrer Tätigkeit.

Die Weltgesundheitsorganisation hat eine Reihe von Präventivstudien eingerichtet, welche auf der Zusammenarbeit zwischen Ärzten und der gesamten Gemeinde beruhen. Die von E. Nüssel und Mitarb. im Heidelberger Herzinfarktinstitut gestartete Studie in Eberbach und Wiesloch geht davon aus. Im Zuge der sogenannten kommunalen Daseinsfürsorge arbeiten Behörden und öffentliche Einrichtungen wie Schulen, Betriebe und Vereine, Nahrungsmittelhersteller, Gastwirte u.a. mit den Ärzten zusammen, um gesündere Lebensbedingungen zu schaffen. Bei einer Beteiligung von rd. 97% der Bevölkerung wurden zunächst die Risikofaktoren festgestellt und es wird in den folgenden Jahren versucht, sie zu beeinflussen. Ziel all dieser Vorhaben ist es, die Lebensqualität des Einzelnen zu verbessern und die Zahl der beschwerdefreien Lebensjahre zu vermehren. Dies kann, von der krankmachenden Rolle der Risikofaktoren ausgehend, auf verschiedene Weise geschehen. Einmal kann die Entstehung von Risikofaktoren vermieden werden, zum anderen können bereits bestehende Risikokonditionen abgebaut werden und schließlich können bereits eingetretene Folgeerkrankungen therapiert werden. Dies wären also Aufgaben einer primären, sekundären und tertiären Prävention. Welche von diesen drei Möglichkeiten für den Rückgang der koronaren und zerebralen Mortalität, zum Beispiel in den USA, verantwortlich ist, kann bis heute noch nicht entschieden werden. Zwar haben die soeben berichteten Therapie-Studien daran einen beträchtlichen Anteil, aber es muß ernsthaft erwogen werden, ob die primäre Prävention hieran wesentlich beteiligt ist. Dies gilt auch für alle Studien, welche auf dem Konzept der sogenannten multiplen Risiken angelegt wurden. Man muß bei all diesen Studien berücksichtigen, daß die Beeinflussung eines einzelnen Risikofaktors für die kommunale Prävention ungenügend ist. Davon geht auch unser Eberbach-Wiesloch-Projekt aus. Mit Bezug auf die hier diskutierte Hypertonie ergibt sich, daß sie bei einer anscheinend gesunden Druchschnittsbevölkerung relativ häufig vorkommt, und daß Frauen relativ besser dran sind (Abb. 1), daß sie bei Rauchern und Nichtrauchern mit steigendem Alter zunimmt (Abb. 2) und daß wir bei bestehender Hypertonie auch relativ mehr Hypercholesterinaemien, Hypertriglyzeridaemien, Hyperurikaemien und Hyperglykaemien vorfinden (Abb. 3).

In den nächsten Jahren wird sich herausstellen, was die Gesundheitserziehung in einer Gemeinde leisten kann, wobei Eberbach und Wiesloch für Interventionsmaßnahmen herangezogen werden, während Neckargemünd als Kontrollzentrum lediglich für die Risikoerfassung ohne Interventionsmaßnahmen dient. Freilich muß man dabei berücksichtigen, daß Interventionsprogramme bei den heutigen Kommunikationsmöglichkeiten auch von solchen Kontrollgruppen übernommen werden, ohne daß sie im Detail geplant und kontrolliert werden. Dies ergibt sich aus dem vielzitierten Nord-Karelien-Projekt.

Es geht von der Erfassung und Beeinflussung multipler Risiken aus. Nachdem für Nord-Karelien die absolut höchste Morbiditäts- und Mortalitätsrate für koronare Herzkrankheiten und Schlaganfälle gefunden wurde, hat man bereits 1971 aufgrund eines Volksbegehrens ein integriertes, gemeindebezogenes Fünf-Jahres-Programm zur Reduzierung der Risikofaktoren Rauchen, Hypertonie, Hypercholesterinaemie konzipiert. Die Studie erfaßte zwischen 1972 und 1977 jeweils 10 000 Probanden im Alter von 25–59 Jahren, welche zur Hälfte in Nord-Karelien, zur Hälfte in einem benachbarten, demographisch vergleichbaren Bezirk wohnten. Interveniert wurde mittels intensiver öffentlicher und individueller Aufklärung und Beratung. Innerhalb der fünf Jahre gelang, bezogen auf das Kontrollkollektiv, eine Reduzierung des rein rechnerischen Koronarrisikos um 17% für Männer und 12% für Frauen. Dabei ergab sich ein Rückgang des Rauchens um 9,8%, des

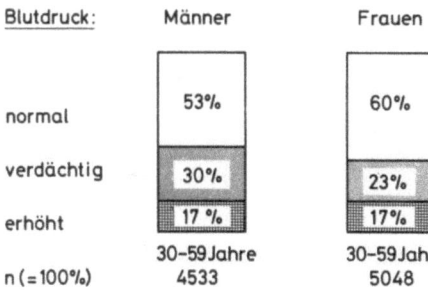
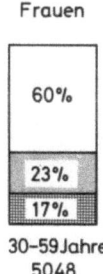

Abb. 1. Blutdruck (WHO Projekt CVD 018 Heidelberg Jan. 80) nach E. Nüssel

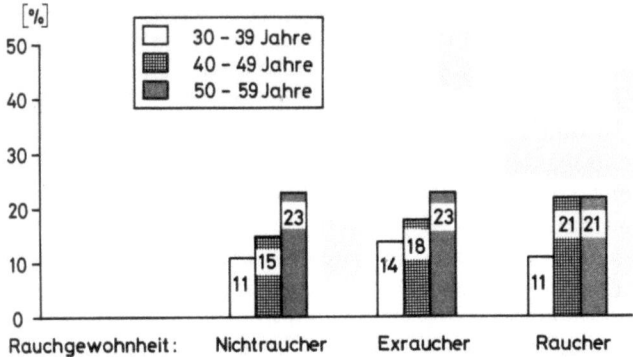

Abb. 2. Hypertonie und Rauchen 30–59j. Männer (WHO Projekt CVD 018 Heidelberg Jan. 80) nach E. Nüssel

Blutdruck-Risikos um 4,2% und des Cholesterin-Risikos um 2,6%. Diesen errechneten Sollwerten entsprachen die im Beobachtungszeitraum tatsächlich ermittelten Inzidenzraten an kardiovaskulären Erkrankungen. Die Gesamtsterblichkeit in Nord-Karelien sank um 5%, die Mortalität an kardiovaskulären Erkrankungen nahm bei Männern um 13%, bei Frauen um 31% ab. Die Inzidenz des akuten Herzinfarktes sank bei Männern um 16% und bei Frauen um 4%, jene von Schlaganfällen bei Männern um 38 und bei Frauen um 50%. Aber auch im benachbarten Kontrollkollektiv wurde ein vergleichbarer Rückgang beobachtet! Aus den Ergebnissen dieser Studie können m.E. nur die bereits erwähnten Schlußfolgerungen gezogen werden, daß solche Interventionsprogramme generell für eine interessierte Bevölkerungsgruppe nützlich sein können. Die mit viel Engagement durchgeführt Kampagne in Nord-Karelien, unterstützt durch Regierungsmaßnahmen, zum Beispiel gegen das Zigarettenrauchen, schlägt für beide benachbarten Provinzen offensichtlich durch.

In einer weiteren finnischen Studie wurden präventive Maßnahmen bei Patienten mit überstandenem Herzinfarkt angewandt. 375 Patienten im Alter von 65 Jahren wurden in die randomisierte Studie aufgenommen. In einem Zeitraum von drei Jahren wurde eine multifaktorielle Intervention durchgeführt, bei der regelmäßige klinische Untersuchungen, Beratungen, Beeinflussung des Blutdrucks und der Rauchgewohnheiten, diätetische Maßnahmen vor allem beachtet wurden. Innerhalb der drei Beobachtungsjahre war die kumulative Koronarmortalität in der

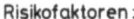

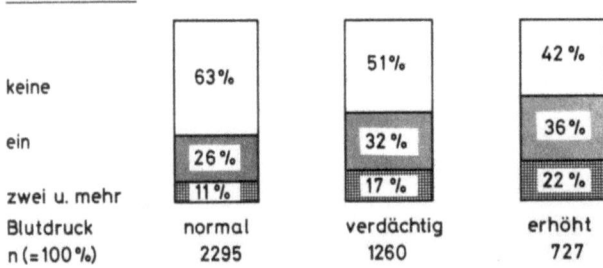

Abb. 3. Risikofaktorenanzahl und Blutdruck (Chol. ≥ 260, TG ≥ 200, HS ≥ 8,0, BZ ≥ 130) 30–59j. Männer (WHO Projekt CVD 018 Heidelberg Jan. 80) nach E. Nüssel

Interventionsgruppe signifikant niedriger als in der Kontrollgruppe (18,6% gegen 29,4%). Dieser Unterschied lag hauptsächlich an der Reduktion der Anzahl von plötzlichen Todesfällen in der Interventionsgruppe (5,8% gegen 14,4%). Die Reduzierung war am ausgeprägtesten in den ersten 6 Monaten nach dem akuten Herzinfarkt. Auf der anderen Seite wiesen 18,1% in der Interventionsgruppe und 11,2% in der Kontrollgruppe einen nichttödlichen Re-infarkt in den ersten 6 Monaten auf, ein Unterschied, der nach drei Jahren nicht mehr nachweisbar war.

Den Änderungen der Rauchgewohnheiten, die für die USA bewiesen sind, kommt zweifellos eine ganz erhebliche protektive Wirkung zu. Bei der Auswertung der US-amerikanischen Ergebnisse durch das National Institute of Health zeigte sich u. a., daß die Angehörigen höherer sozialer Klassen mit besserer Erziehung präventiven Maßnahmen wesentlich aufgeschlossener gegenüberstehen als Gruppen mit niedrigem Sozial- und Erziehungsstatus. Dies gilt sowohl für die Hypertonie als auch für Zigarettenrauchen und Ernährungsmaßnahmen.

Diese zielen vor allem darauf ab, die atheroseklerosefördernden, krankhaften Plasmalipid-Konstellationen zu reduzieren. Aus den Ergebnissen der soeben publizierten Konferenz der American Health Foundation ist festzuhalten, daß atherosklerotische Komplikationen, und insbesondere koronare Herzkrankheiten, in Bevölkerungsgruppen und bei Einzelpersonen ungewöhnlich selten sind, die niedrige Schwellenwerte für Cholesterin und atherogene Lipoproteine haben. Die drei Experten-Kommissionen der Epidemiologen, der experimentellen Pathologischen Anatomen sowie der Kliniker und klinischen Biochemiker kamen übereinstimmend zur Empfehlung, daß Industrievölker mittlere Plasmacholesterinwerte von 160 ± 30 mg% anstreben sollten! Die entsprechenden optimalen LDL-Cholesterin-Konzentrationen sollten zwischen 90 und 100 mg% liegen, die Werte für das HDL-Cholesterin sollten 50 mg% betragen. Bei derartigen Konzentrationen sind nennenswerte atherosklerotische Läsionen, aber auch darauf beruhende Folgekrankheiten nicht zu erwarten. Es ist als gesichert anzusehen, daß die Low Density Lipoproteine am massivsten atherogen wirken. Aber auch die triglyzeridreichen Very Low Density Lipoproteine (VLDL) sind ausgesprochen atherogen. Insbesondere entstehen nach fettreichen Mahlzeiten beim Abbau der Chylomikronen intermediäre Partikel, die sogenannten remnants, welche ebenso wie die LDL-Klassen den Atheroskleroseprozeß entscheidend fördern. Hohe HDL-Cholesterin-Konzentrationen wirken der Atherombildung entgegen. Sie sind auch im Einzelfall prognostisch günstig zu verwerten. Wir müssen jedoch davon ausgehen, daß die High Density Lipoproteine biochemisch und immunologisch heterogen sind. Weitere Untersuchungen müssen noch abgewartet werden, ehe diese vorwiegend epidemiologisch als günstig herausgestellten hohen HDL-Cholesterin-Konzentrationen als präventives Ziel akzeptiert werden können. Für Screening-Verfahren ist die Bestimmung des Gesamtcholesterins heute nach wie vor aussagekräftig.

Es ist keineswegs utopisch, die Normalwerte für Gesamt-Cholesterin in unserer Bevölkerung unter 200 mg% zu verlegen. Man kann dies mit einfachen Ernährungsmaßnahmen erreichen, wie das in der Tabelle 3 dargestellt ist. Solche Kostformen sind als „Prudent Diet", das heißt, als vernünftige Ernährung durchaus akzeptabel. Es ist bemerkenswert, daß auch in unserer Bevölkerung die mittleren Cholesterin-Konzentrationen rückläufig sind. Das gilt insbesondere für Individuen und Familien mit koronaren Herzkrankheiten bzw. mit hohem koronaren Risiko. Es

Tabelle 3. Einfluß von Diät auf den Cholesterinspiegel (B. Lewis, 1979)

Reduzierter und modifizierter Fettverzehr (30%, P/S 1,0)	− 20 mg/dl
Reduzierter Cholesterinverzehr (200 mg)	− 8 mg/dl
Erhöhter Verzehr von Ballaststoffen (6 → 46 g)	− 15 mg/dl
Modifizierter Proteinverzehr (↑ Gemüse)	− 8 mg/dl
Summe Cholesterin-Differenz	− 51 mg/dl

gibt gewichtige Hinweise dafür, daß die atherosklerosefördernde Wirkung von Zigarettenrauchen und Hypertonie wesentlich reduziert wird, wenn optimale Lipidkonzentrationen erreicht wurden. Es fehlt dann offensichtlich die Matrix für die Atheromentwicklung mit ihren deletären Folgen. Dies gilt auch für die Entstehung und Wachstum begleitender Thrombosen in atherosklerotischen Bezirken.

Die bisher vorliegenden primären und sekundären Präventivstudien mit lipidsenkenden Maßnahmen wurden kürzlich im Kongreßheft der Münchner Medizinischen Wochenschrift zusammengefaßt. In Houston wurden Ergebnisse der Oslo-Studie referiert, aus denen hervorgeht, daß eine Ernährungsumstellung mit einer Anhebung des Quotienten „mehrfach ungesättigte zu gesättigten Fettsäuren" auf 1,0 zu einer Reduktion der Cholesterinwerte führt. In einem Kollektiv von 1230 Männern ergab sich in der Präventionsgruppe gegenüber einer Kontrollgruppe ein Abfall um rd. 35 mg% Cholesterin und ein Rückgang der tödlichen und nichttödlichen Koronarkrankheiten. Fünf tödlichen und 13 nichttödlichen Ereignissen standen 10 bzw. 21 Fälle in der Kontrollgruppe gegenüber.

Auch die Ergebnisse epidemiologischer Studien mit Lipidsenkern sind eindeutig, soweit es sich um gut kontrollierte Untersuchungen handelt. Beispiele sind die Studien von Carlson und Mitarb., welche mit 2 g Clofibrat und 3 g Nikotinsäure pro Tag einen Rückgang der Cholesterinwerte bei Risikogruppen zwischen 15 und 20% und der Triglyzeridwerte um 30% erreichten, die mit einer Reduktion nichttödlicher und tödlicher Herzinfarkte verbunden war. Auch die mit dem Anionenaustauscher Cholestipol bei 2278 hypercholesterinaemischen Patienten auf die Dauer von drei Jahren durchgeführte Studie ergab bei einer durchschnittlichen Cholesterinreduktion um 15% eine Verminderung der koronaren Todesfälle auf 17 gegenüber 27 der Kontrollgruppe. Am günstigsten waren die Ergebnisse bei Männern vor dem 50. Lebensjahr und bei jenen mit früher durchgemachten koronaren Herzkrankheiten (15 gegenüber 5). Bei hypercholesterinaemischen Frauen wurde in dieser Studie trotz eines Rückgangs des Cholesterins eine Verbesserung der koronaren und allgemeinen Sterblichkeit nicht gefunden. Am deutlichsten sind die protektiven Effekte bei Patienten mit hohem Risiko, zum Beispiel bei zigarettenrauchenden hypertonischen Hypercholesterinaemikern. Allein durch Senkung des Cholesterinspiegels lassen sich protektive Effekte erzielen, wie sie auch in der WHO-Studie mit Clofibrat erreicht wurden. Auf die Problematik dieser vieldiskutierten Studie kann ich hier nicht eingehen. Ich halte es aber für wichtig darauf hinzuweisen, daß die angebliche kanzerogene Wirkung von Lipidsenkern weder epidemiologisch noch biochemisch oder klinisch bewiesen wurde. Die bei kleinen Nagern mit Clofibrat erzeugten Proliferationen von Peroxisomen sind bei Ratten auch mit Aspirin hervorgerufen worden. Lipidsenker vom Typ der Nikotinsäure, des D-Thyroxins, des Sitosterols, der Phospholipide und der Anionenaustauscher haben keine vergleichbaren Wirkungen. Im übrigen ist zu betonen, daß am Anfang jeder lipidsenkender Maßnahme die Ernährungsumstellung zu stehen hat.

Fassen wir zusammen:

Die heute bekannten epidemiologischen Fakten müssen als Ausgangspunkt praeventiver Zielsetzungen anerkannt werden. Die Industriegesellschaften sind durch krankheitsfördernde und krankmachende Risiken belastet, welche letzten Endes auf Verhaltensstörungen beruhen. Sie beim einzelnen zu erkennen und abzubauen ist ein wichtiges Anliegen für alle, denen Gesundheit und Wohlbefinden unserer Bevölkerung am Herzen liegt.

Literatur

Australian Blood Pressure Study (1980) Controlled therapeutic trial in mild hypertension. Lancet I: 1261 – Carlson LA et al. (1977) Reduction of myocardial reinfarction by the combined treatment with clofibrate and nicotinic acid. Atherosclerosis 28: 81–86 – Conference on Health Effects of Blood Lipids (1979) American Health Foundation, New York. Prev Med 8: 609 – Dengler HJ, Schettler G (1965) Hochdruck und Herzinfarkt. Naturwissenschaft und Medizin 2: 52–60 – Farmer RG, Gifford RW, Hines EH (1963) Effect of medical treatment of severe hypertension. Arch Intern Med 112: 118–128 – Göteburg-Studie (in Druck) – Hany A, Schaub F, Nager F (1965) Die Prognose der behandelten malignen Hypertonie. Dtsch Med Wochenschr 90: 18–26 – Hypertension Detection and Follow-up Program Cooperative Group (1979) Five-year findings of the Hypertension and Follow-up Program. I. Reduction in mortality of persons with high blood presure, including mild hypertension. JAMA 242: 2562–2571 – Puska P et al. (1979) Changes in coronary risk factors during comprehensive five-year community programme to control cardiovascular diseases (North Karelia project). Br Med J 2: 1173–1178 – Report from the Commitee of Principal Investigators (1978) A co-operative trial in the primary prevention of ischaemic heart disease using clofibrate. Br Heart J 40: 1069–1118 – Rosenhamer G, Carlson LA (1980) Effect of combined clofibrate nicotinic acid treatment in ischaemic heart disease. An interim report. Atherosclerosis (in press) – Salonen JT et al. (1979) Changes in morbidity and mortality during comprehensive community programme to control cardiovascular diseases during 1972–1977 in North Karelia. Br Med J 2: 1178–1183 – U.S. Public Health Service Hospitals Cooperative Study Group: Treatment of mild hypertension. Results of a ten-year intervention trial. Circ Res 40 (Suppl 1): I 98–I 105 – Veterans Administration Cooperative Study Group on Antihypertensive Agents (1967) Effects of treatment on morbidity in hypertension: Results in patients with diastolic blood pressure averaging 115 through 129 mm Hg. JAMA 202: 1028–1034 – Veterans Administration Cooperative Study Group on Antihypertensive Agents (1970) Effects of treatment on morbidity in hypertension: II. Results in patients with diastolic blood pressure averaging 90 through 114 mm Hg. JAMA 213: 1143–1152

Genetische Disposition als erster Schritt der Hochdruckentstehung

Weber, P. C., Scherer, B. (Med. Univ.-Klinik Innenstadt, München)

Referat

Einleitung

Hoher Blutdruck stellt den wichtigsten Risikofaktor für den Schlaganfall dar und trägt wesentlich zu anderen kardiovaskulären Erkrankungen bei. Die Folgeerkrankungen der Hypertonie sind durch konsequente Drucksenkung durch meist lebenslange Einnahme von Antihypertensiva signifikant zu vermindern. Das eigentliche Ziel der Hypertoniebekämpfung sollte aber nicht die Therapie, sondern die Prävention sein. Der erste Schritt zur Prävention liegt in der möglichst frühzeitigen Aufdeckung der wahrscheinlich genetisch determinierten Disposition. Im folgenden soll die Berechtigung dieser Annahme anhand vorliegender Erkenntnisse überprüft und mögliche Konsequenzen aufgezeigt werden.

I. Familiäre Häufung

Problem der Kovarianz von genetischen und Umweltfaktoren

Schon vor über 200 Jahren beschrieb Morgagni eine familiäre Häufung des Schlaganfalls [1]. Weiterhin haben Untersuchungen an erwachsenen Patienten eine familiäre Häufung der Hypertonie und eine Tendenz vergleichbarer Blutdruckwerte bei engen Verwandten erbracht [2]. Die Untersuchung genetischer oder Umwelteinflüsse auf die Blutdruckhöhe ist nun a priori durch die Tatsache erschwert, daß der Blutdruck eine kontinuierliche Variable ist, ohne qualitative Unterschiede diesseits oder jenseits des arbiträr festgelegten Normbereichs. Dies findet in den unimodalen Verteilungskurven der Blutdruckwerte seinen Ausdruck, die bei allen bisher durchgeführten epidemiologischen Studien gefunden wurden [2, 3]. Diese Beobachtung prägte auch wesentlich die heute akzeptierte Auffassung, daß die essentielle Hypertonie eine multifaktorielle Erkrankung im Sinne einer quantitativen Abweichung von der Norm darstellt, für deren Manifestation sowohl eine polygenetisch vererbte Disposition als auch exogene Risikofaktoren notwendig sind (Literatur bei [4]), Abb. 1.

Die familiäre Häufung der Hochdruckkrankheit allein belegt aber noch nicht eine besondere Bedeutung von genetischen Faktoren, da in der Regel gemeinsame häusliche Verhältnisse bestehen und ein vergleichbares Blutdruckverhalten auf ähnlichen sozio-ökonomischen, nutritiven und kulturellen Umwelteinflüssen im Sinne von vergleichbaren Risikofaktoren beruhen könnte.

In den neueren Untersuchungen zur Erfassung einer genetischen Disposition bei der Hochdruckentstehung und deren Interaktion mit Umweltrisikofaktoren wurden diese Überlegungen berücksichtigt. Der Nachweis und die Abtrennung von genetischen und Umweltfaktoren gelang mit Hilfe bestimmter epidemiologischer Methoden, die an Familien mit natürlichen und adoptierten Kindern, bei monozygoten und dizygoten Zwillingen, an den Kindern monozygoter Zwillinge, an Neugeborenen und deren Müttern, sowie an genetisch hypertensiven Tiermodellen durchgeführt wurden.

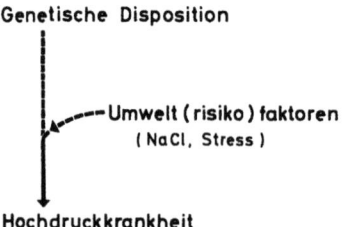

Abb. 1. Die Addition von genetischer Disposition und Umweltrisikofaktoren führt zur Hochdruckkrankheit

Blutdruckkorrelation adoptierter und natürlicher Kinder in vergleichbarer häuslicher Umgebung

Ein wichtiger Schritt bei der Abtrennung genetischer von Umweltfaktoren für die Blutdruckhöhe gelang in Untersuchungen von Familien mit sowohl natürlichen als auch adoptierten Kindern [5]. Trotz gemeinsamer häuslicher Umgebung – also vergleichbaren Umwelt(risiko)faktoren – fand sich eine signifikante Blutdruckkorrelation nur bei genetisch verwandten Familienmitgliedern, d.h. zwischen Eltern und natürlichen Kindern sowie zwischen natürlichen Geschwistern. Diese Übereinstimmung fand sich nicht zwischen Adoptivkindern und Adoptiveltern sowie zwischen natürlichen und adoptierten Kindern. Die Ergebnisse zeigen, daß bei der familiären Konkordanz des Blutdruckniveaus genetische Faktoren eine wichtige Rolle spielen.

Blutdruckkorrelation genetisch unterschiedlich eng verwandter Personen

Aus vergleichenden Untersuchungen an monozygoten und dizygoten Zwillingen und an Kindern monozygoter Zwillinge wurden Rückschlüsse über die quantitative Beteiligung des genetischen Einflusses auf die Blutdruckhöhe gezogen [6–8], Abb. 2. In verschiedenen, unabhängigen Untersuchungen wurde für die Blutdruckhöhe monozygoter Zwillinge im Alter zwischen 5 und 60 Jahren ein Korrelationskoeffizient von 0,55 bis 0,87, im Mittel etwa 0,7 gefunden. Demgegenüber waren die Werte für dizygote Zwillinge bzw. natürliche Geschwister und für die Kinder monozygoter Zwillinge (≙ genetisch natürliche Geschwister, die aber in verschiedenen Familien leben) mit 0,25 bis 0,35 wesentlich geringer. Diese Werte sind ähnlich denen zwischen Eltern und natürlichen Kindern. Aus diesen Untersuchungen wurde abgeleitet, daß je nach Konstellation der genetische Einfluß auf die Blutdruckvariabilität zwischen 30 und 70% betragen könne.

Aus den Daten kann also ein genetischer Einfluß auf die Blutdruckhöhe gefolgert werden. Bei Verwendung entsprechender epidemiologischer Untersuchungsmethoden sollte sich eine Teilpopulation mit hohem Gefährdungsgrad zur Entwicklung einer Hypertonie identifizieren lassen. Voraussetzung für präventivmedizinische Maßnahmen ist die frühestmögliche Entdeckung der genetischen Disposition. Bei polygener Heredität und unterschiedlichen Umweltrisikofaktoren ist es darüber hinaus erstrebenswert, die aus dieser Interaktion resultierenden Pathomechanismen zu verstehen.

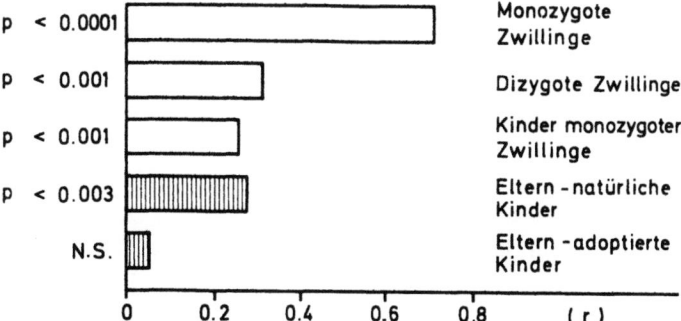

Abb. 2. Blutdruckkorrelationen (r) zwischen genetisch unterschiedlich eng verwandten Personen [6–8]

II. Hypertensive Tiermodelle

Analogieschlüsse aus Untersuchungen genetisch hypertensiver Rattenstämme

Bei aller Einschränkung der Vergleichbarkeit haben Untersuchungen am Modell der genetisch hypertensiven Ratte gegenüber den bislang besprochenen deskriptiven Humanstudien zur Beantwortung unserer Fragestellung drei Vorteile:

1. Können durch gezielte Kreuzungen genetisch reine Populationen gewonnen werden,
2. kann experimentell durch invasive Untersuchungen das Zusammenspiel zwischen genetischer Disposition und exogenen Risikofaktoren analysiert werden und
3. läßt die erheblich kürzere Lebensdauer das Ergebnis dieser Interaktion von genetischem Einfluß und Umweltfaktoren in einem überschaubaren Zeitraum erwarten.

Hieraus können Rückschlüsse für Humanstudien gezogen werden, in denen epidemiologische Untersuchungen unter Einbezug pathophysiologischer Überlegungen durchgeführt werden.

Zu den Rattenmodellen:

Die vier bislang am besten untersuchten genetisch hypertensiven Tierstämme sind durch biochemische und funktionelle Charakteristika voneinander unterschieden (Literatur bei [9]). Ohne auf Einzelheiten einzugehen, beschränken wir uns auf Beobachtungen, die anhand von Analogieschlüssen für die nachfolgenden Überlegungen aus Humanuntersuchungen nützlich sein können.

Je nach verwendetem Rattenmodell ist eine (mit)verursachende Rolle entweder in Störungen neurogener oder renaler Funktionen bislang nachgewiesen. Bei zwei dieser hypertensiven Rattenstämme, nämlich dem japanischen spontan hypertensiven Stamm (SHR) von Okamoto und dem Neuseeland genetisch hypertensiven Stamm (GHR) wird die Genese der Hypertonie im wesentlichen in Normabweichungen des Katecholaminstoffwechsels vermutet. Typisch sind erhöhte Katecholaminspiegel und initial als Folge zum Teil erhöhte Reninwerte, sowie eine initial erhöhte renale $PGF_{2\alpha}$-Synthese. Bei dem SHR-Stamm konnten Störungen des Katecholaminstoffwechsels in bestimmten Hirnkernen, die an der Blutdruckregulation beteiligt sind, schon sehr frühzeitig, zum Teil im prähypertensiven Stadium, gefunden werden [10].

Im Unterschied dazu kommt bei dem NaCl-sensitiven Rattenstamm von Dahl und dem Rattenstamm von Bianchi in Mailand renalen Mechanismen eine wichtige, wahrscheinlich den Hochdruck initiierende Rolle hinzu. Typisch sind verminderte Reninspiegel und bei dem NaCl-sensitiven Dahl-Stamm eine verminderte Kallikreinausscheidung. In beiden letzteren Fällen kann durch Nierenkreuztransplantation die Hochdruckdisposition entweder verhindert oder übertragen werden (Tabelle 1).

In den Untersuchungen an dem Salz-sensitiven Rattenstamm von Dahl wurde darüber hinaus bislang am eindeutigsten nachgewiesen, daß eine genetisch fixierte Disposition – hier zu einem beträchtlichen Teil in einer renalen Abnormalität lokalisiert – erst in Verbindung mit einem exogenen Risikofaktor, nämlich hoher Kochsalzzufuhr, zur Hochdruckentstehung führt.

Tabelle 1. Befunde bei den vier bislang am besten charakterisierten genetisch hypertensiven Rattenstämmen

Hypertensiver Rattenstamm	Genetische Kontrolle	Phänotypische Ausprägung	Biochemische und funktionelle Befunde
SHR (Japan)	1 Hauptgen plus additive Gene	ZNS autonomes NS	Catecholamine ↑ Renin ↑ renales PGF_{2a} ↑
GHR (Neuseeland)	additiv polygen	autonomes NS	ähnlich SHR
Dahl (NaCl-sensitiv)	additive diallele Loci	Niere (Nebenniere)	Kallikrein ↓ Renin ↓ Mineralokortikoide ↑
Mailand	polygen	Niere	Filtrationskoeffizient ↓ Renaler Plasmafluß ↑ Renin ↓

Ausgehend von diesen Befunden, hat man nun versucht, ähnliche phänotypische Charakteristika bei Personen mit familiärer Hypertoniedisposition nachzuweisen. Dabei fanden sich Hinweise für die beiden in den Rattenmodellen diskutierten Mechanismen.

III. Biochemische/funktionelle Charakteristika

Epiphänomene, Hochdruckfolge oder genetisch fixierte Marker?

Wie bei allen chronischen Erkrankungen, sind auch bei der essentiellen Hypertonie verursachende Faktoren schon vor der klinischen Manifestation wirksam. Der Nachweis eines phänotypischen Merkmals genetischer Disposition hat weiterhin zu erfolgen, solange initiierende Mechanismen noch nicht durch Anpassungsreaktionen verschleiert sind, d. h. solange der Blutdruck noch normal ist. Einige Beispiele sollen zeigen, daß Anfänge zum Verständnis dieses komplexen Sachverhaltes gemacht wurden.

Anhaltspunkte für genetische Disposition einer renalen oder Zellmembran-Normabweichung

Die Arbeitsgruppe von Kass und Zinner [11] fand bei Untersuchungen einer Gruppe von über 700 *normotonen* Kindern bei der Mehrzahl der Kinder hypertensiver Eltern, also bei Kindern mit genetischer Disposition, eine verminderte Kallikreinausscheidung über einen Beobachtungszeitraum von 8 Jahren hinweg. Bei den Kindern korrelierte die Häufigkeit verminderter Kalikreinausscheidung mit der Häufigkeit höherer Blutdruckwerte. Bei schwarzhäutigen Kindern ist diese Konstellation sowie eine verminderte Reninsekretion, eine größere Hypertonieprävalenz und eine gesteigerte Empfindlichkeit des Blutdrucks nach Kochsalzbelastung häufiger. Von den Autoren wird diskutiert, daß eine verminderte Aktivität des vasodilatierend wirkenden Kallikrein-Kinin-Systems direkt sowie über eine Störung der renalen Kochsalzelimination ätiologisch an der Hochdruckgenese beteiligt sein könnte.

Interessant sind auch die kürzlich publizierten Daten von Schachter und Mitarbeitern [12], die an normotonen 6 Monate alten (weißen) Kindern erhoben wurden: Sie fanden nur bei *den* Kindern, die eine familiäre Hochdruckbelastung, also eine genetische Disposition aufwiesen, eine positive Korrelation zwischen Kochsalzaufnahme und Blutdruckhöhe. Diese Korrelation war bei Kindern ohne genetische Disposition nicht nachweisbar. Sowohl die mittlere NaCl-Aufnahme wie auch die mittlere Blutdruckhöhe waren jedoch in beiden Kinder-Kollektiven gleich. Hieraus kann vermutet werden, daß nur bei entsprechender genetischer Disposition die Höhe der NaCl-Aufnahme die Blutdruckhöhe mitbestimmt. In diesem Befund kann auch die Erklärung für alle jene Beobachtungen gesucht werden, die bei epidemiologischen Untersuchungen ohne Berücksichtigung genetisch disponierter Personengruppen keine Korrelation zwischen Kochsalzaufnahme und Blutdruckhöhe erbrachten.

Bianchi und Mitarbeiter machten bei ihren Untersuchungen an *normotonen* Kindern mit bzw. ohne genetische Hochdruck-Disposition folgende wichtige Beobachtung: Sie fanden bei 39% der Kinder hypertensiver Eltern als einzig faßbare funktionelle bzw. humorale Abnormalität eine renale Funktionsstörung im Sinne eines verminderten Filtrationskoeffizienten, der mit einem (kompensatorisch) erhöhten renalen Plasmafluß und verminderter Reninsekretion einherging [13]. Die Autoren zogen den Schluß, daß dies möglicherweise Ausdruck einer *schon* oder *nur* im prähypertensiven Stadium nachweisbaren renalen Abnormalität ist, die über eine verminderte renale NaCl-Elimination zur Hochdruckgenese beitragen könne.

Im Zusammenhang mit allen Befunden, die Hinweise für eine Abhängigkeit der Blutdruckhöhe von der Kochsalzaufnahme und damit auf Kochsalz als Risikofaktor der essentiellen Hypertonie erbracht haben, sind alte und neue Beobachtungen [14] zu sehen, die eine Störung des transmembranalen Natrium/Kaliumtransportes an Erythrozyten- oder Leukozytenmembranen als einfach zugänglichen, möglicherweise genetisch fixierten Marker der Hochdruckkrankheit interpretiert haben. Die Autoren sehen in dieser Membranabnormalität die Erklärung für eine gesteigerte intrazelluläre Natriumkonzentration und im Falle von glatten Gefäßmuskelzellen deren gesteigerte Erregbarkeit auf humorale oder neurogene Pressorstimuli. Bei der Wertung dieser Befunde ist jedoch zu berücksichtigen, daß die meisten dieser Daten an Patienten mit manifester Hochdruckkrankheit erhoben wurden und daher eine Trennung verursachender von verursachten Störungen schwierig ist.

Anhaltspunkte für genetische Disposition neurogener Dysfunktion

Eine Reihe früherer Beobachtungen bei Patienten mit manifester, mehr noch Befunde an Patienten mit labiler Hypertonie wurden als Beleg für eine sympatho-adrenerge Überaktivität oder verminderte parasympathische Aktivität gewertet, oder – und das erscheint wichtig – als gesteigerte kardiovaskuläre Antwort, d.h. gesteigerte Herzfrequenz und Blutdruck auf entsprechende Streßstimuli aufgefaßt [15]. Allerdings lagen bis vor kurzem praktisch keine Untersuchungen an normotonen, genetisch unterschiedlich disponierten Personen vor. Darüber hinaus ist die Analyse streßinduzierter, neurogener, insbesondere zentral-nervöser Triggermechanismen, die an der Hochdruckgenese beteiligt sein könnten, äußerst schwierig. Nur auf sehr indirektem Wege ist es möglich, genetische Anlage von Verhaltensmustern und physiologischen Anpassungsreaktionen zu differenzieren.

Gesunde zeigen unter psychologischem oder mentalem Streß Kreislaufreaktionen, die qualitativ den hämodynamischen Verhältnissen bei labiler Hypertonie entsprechen. Es ist sehr wohl vorstellbar, daß das Ausmaß dieser Reaktionen u.a. genetisch kontrolliert wird.

1979 publizierten nun Falkner und Mitarbeiter erstmals sehr interessante Untersuchungsergebnisse zu diesem Fragenkomplex [16].

Sie untersuchten die Kreislaufantwort und die Plasma-Katecholaminspiegel als Maß für die sympatho-adrenerge Aktivität nach mentalem Streß bei labil hypertonen und normotonen, jedoch genetisch unterschiedlich belasteten Kindern. Sie fanden bei den normotonen Kindern *mit* familiärer Hochdruckbelastung eine gesteigerte Blutdruckantwort auf mentalen Streß. Dies ging mit einer gesteigerten Herzfrequenz und signifikant höheren Katecholaminspiegeln im Vergleich zu Kindern ohne genetische Disposition einher. Die Kreislaufantwort der normotonen, jedoch genetisch belasteten Kinder war qualitativ vergleichbar mit der gleichaltriger, labil hypertoner Kinder. Quantitativ reagierten über 60% der genetisch belasteten, normotonen Kinder wie labil hypertone, der Rest zeigte eine Kreislaufantwort vergleichbar mit der normotoner Kinder ohne familiäre Hochdruckbelastung. Auch der Anstieg der Plasma-Katecholamine war nur bei dem Kollektiv mit pathologischer Kreislaufreaktion erhöht. Die Autoren schlossen aus diesen Ergebnissen, daß bei einem erheblichen Prozentsatz normotoner Kinder mit familiärer Hochdruckbelastung eine Disposition zur Hyperreaktivität des Kreislaufsystems auf psychogene Stimuli vorliegt und daß dies am ehesten auf Normabweichungen der Aktivität oder der Wirkung des sympatho-adrenergen Systems beruhe. Möglicherweise könnte das sympatho-adrenerge System über solche Triggermechanismen an der Genese der Hochdruckkrankheit beteiligt sein.

In Tabelle 2 sind nochmals die verschiedenen biochemischen und funktionellen Normabweichungen, die bei normotonen Personen mit familiärer Hochdruckbelastung bislang gefunden wurden, zusammengestellt. Möglicherweise können sie als Ausdruck einer genetischen Disposition zur Hochdruckentwicklung aufgefaßt werden.

IV. Frühestmögliche Erfassung einer genetischen Disposition

Konsequenzen für präventivmedizinische Überlegungen

Wenn wir nun aus dem Gesagten eine genetische Disposition zur Hochdruckkrankheit annehmen können und evtl. sogar deren unterschiedliche phänotypische Ausprägungen *vor* der klinischen Manifestation vermuten, stellt sich die Frage, ob diese Normabweichungen in irgend einer Form schon von Geburt an nachweisbar sind.

Tabelle 2. Zusammenstellung von Normabweichungen normotoner Personen mit familiärer (genetischer) Hochdruckdisposition

Zinner	1978	Erniedrigte Kallikreinausscheidung
Bianchi	1979	Erhöhter renaler Plasmafluß, erniedrigte Filtrationsfraktion und erniedrigte Plasmareninwerte
Schachter	1979	NaCl-Aufnahme positiv mit Blutdruck korreliert
Garay	1979	Verminderter Na^+/K^+-Flux-Quotient an Erythrozyten-Membranen
Falkner	1979	Erhöhte sympathoadrenerge Aktivität, erhöhte Herzfrequenz und erhöhter Blutdruck nach Streß
Scherer	1979	Höhere Blutdruckwerte bei Neugeborenen mit familiärer Hochdruckbelastung

Tabelle 3. Frühzeitig nachweisbare Blutdruckkorrelationen zwischen Eltern und Kindern

Miall	1963	ab 5. Lebensjahr	Eltern-Kinder
Zinner	1971	2.–14. Lebensjahr	Mutter-Kind
Biron	1974–76	2.–20. Lebensjahr	Eltern-leibliche/adopt. Kinder
Hennekens	1976	1. Monat	Mutter-Kind
Lee	1976	1. Woche	Mutter-Kind
de Swiet	1979	1. Jahr	Mutter-Kind
München	1979	1. Woche/12 Monate	Mutter-Kind

Zwischen 1970 und 1976 konnte eine Reihe von Arbeitsgruppen eine genetische Komponente für die Höhe des Blutdrucks über Blutdruckkorrelationen bzw. Blutdruck-Tracking bei 2- bis 20jährigen Kindern nachweisen. In den letzten 5 Jahren wurden signifikante Blutdruckkorrelationen und Blutdruck-Tracking schon im ersten Lebensjahr, ja in der ersten Lebenswoche nachgewiesen [17, 18], Tabelle 3. Blutdruck-Tracking ist definiert als Korrelation zwischen mehreren, zeitlich auseinanderliegenden Blutdruckmessungen am gleichen Individuum [11].

In unseren eigenen Untersuchungen [19], die wir seit 1977 an nunmehr etwa 700 Neugeborenen und deren Familien durchgeführt haben, konnten wir diese früheren Befunde bestätigen und einige neue Beobachtungen hinzufügen.

Wie bei allen bisherigen Studien an Erwachsenen, fanden wir auch bei Neugeborenen eine unimodale Verteilungskurve der Blutdruckwerte – Hinweis auf die polygene Kontrolle der Blutdruckhöhe. Abbildung 3. Neugeborene mit

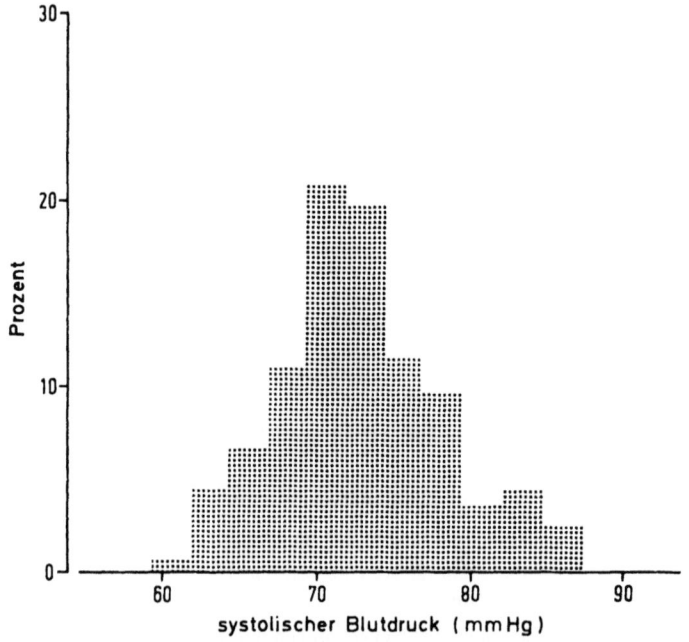

Abb. 3. Unimodale Verteilungskurve der Blutdruckwerte (hier gezeigt für systolischen Blutdruck) von Neugeborenen in der 1. Lebenswoche ($n = 171$)

familärer Hochdruckbelastung zeigen schon am 3. und 5. Lebenstag höhere Blutdruckwerte (Abb. 4). Dies ist ein möglicher Hinweis für den sehr frühzeitig faßbaren Effekt genetischer Einflüsse auf die Blutdruckhöhe. Am 5. Lebenstag bestand eine positive Korrelation zwischen dem Blutdruck der Neugeborenen und dem ihrer Mütter, sowie eine positive Korrelation zwischen der Blutdruckhöhe der Neugeborenen und ihrer eigenen Prostaglandin $F_{2\alpha}$-Ausscheidung. $PGF_{2\alpha}$ könnte sowohl über eine direkte Vasokonstriktion als auch indirekt über eine Verstärkung neurogener vasokonstriktorischer Stimuli zu einer Erhöhung des Blutdrucks führen. Dabei ergibt sich eine erstaunliche Parallele zu Befunden am Modell der spontan hypertensiven Ratte: Ahnfelt-Rønne und Mitarbeiter konnten an diesem Modell schon im prähypertensiven Stadium eine gesteigerte renale $PGF_{2\alpha}$-Synthese finden [20].

Zusammenfassung

1. Die familiäre Häufung der Hochdruckkrankheit ist zum Teil auf eine wahrscheinlich polygenetisch vererbte Disposition zu beziehen.
2. Frühzeitige Korrelationen der Blutdruckhöhe finden sich nur bei genetisch verwandten Familienmitgliedern. Sie sind zwischen Mutter und Neugeborenem schon in der ersten Lebenswoche meßbar.

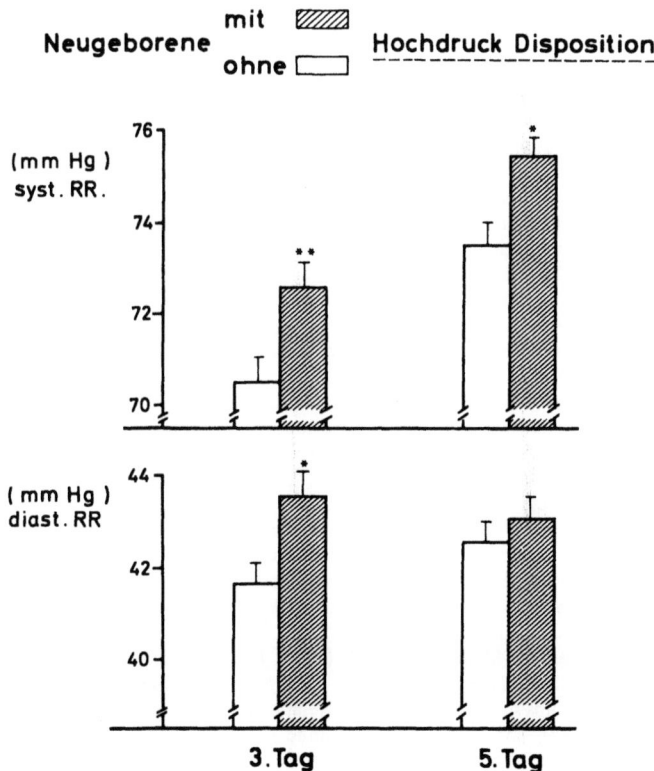

Abb. 4. Nachweis eines genetischen Einflusses auf die Blutdruckhöhe bei Neugeborenen

3. Es finden sich bei genetisch belasteten, normotonen Kindern und Jugendlichen funktionelle und biochemische Charakteristika, die darauf hindeuten, daß die genetische Hochdruckdisposition möglicherweise in unterschiedlichen phänotypischen Merkmalen schon vor der klinischen Manifestation nachweisbar ist.

Weiteren Untersuchungen ist es vorbehalten zu zeigen, ob diese Beobachtungen für präventiv-medizinische Überlegungen nutzbar zu machen sind, insbesondere ob sie zur Beurteilung des individuell negativen Einflusses verschiedener Umweltrisikofaktoren bzw. zur Ermittlung differenzierter Therapieformen anwendbar sind. Unseres Erachtens lassen sich aber schon derzeit zwei Schlüsse ziehen:
1. Präventiv-medizinische Maßnahmen bei der Hochdruckerkrankung sollten so früh wie möglich, d. h. im Kindesalter beginnen.
2. Es wäre ein großer Fortschritt, wenn man präventive Interventionsmaßnahmen an der sich phänotypisch offensichtlich unterschiedlich manifestierenden genetischen Disposition und ihrer Ausprägungsmöglichkeit durch differente Umweltrisikofaktoren orientieren könnte.

Literatur

1. Morgagni JB (1769) The seats and causes of diseases investigated by Anatomy, vol 1. London. − 2. Miall WE, Heneage P, Khosla T, Lovell HG, Moore F (1967) Factors influencing the degree of resemblance in arterial pressure of close relatives. Clin Sci 33: 271−283 − 3. Kotchen JM (1977) Effect of relative weight on familial blood pressure aggregations. Am J Epidemiol 105: 214−222 − 4. Mendlowitz M (1979) Some theories of hypertension: Fact and fancy. Hypertension 1: 435−441 − 5. Biron P, Mongeau J-G (1978) Familial aggregation of blood pressure and its components. Pediatr Clin N Am 25: 29−33 − 6. Hennekens ChH, Jesse MJ, Klein BE, Gourley JE, Blumenthal S (1976) Aggregation of blood pressure in infants and their siblings. Am J Epidemiol 103: 457−463 − 7. Havlik RJ, Garrison RJ, Katz SH, Ellison RC, Feinleib M, Myrianthopoulos NC (1979) Detection of genetic variance in blood pressure of seven-year-old twins. Am J Epidemiol 109: 512−516 − 8. Rose RJ, Miller JZ, Grim CE, Christian JC (1979) Aggregation of blood pressure in the families of identical twins. Am J Epidemiol 109: 503−511 − 9. Folkow BUG, Hallbäck MIL (1977) Physiopathology of spontaneous hypertension in rats. In: Genest J, Koiw E, Kuchel O (eds) Hypertension. McGraw-Hill Book Comp., New York, pp 507−529 − 10. Grobecker H, Saavedra JM, Roizen MF, Weise V, Kopin IJ, Axelrod J (1976) Peripheral and central catecholaminergic neurons in genetic and experimental hypertension in rats. Clin Sci Mol Med 51: 377s−380s − 11. Zinner SH, Margolius HS, Rosner B, Keiser HR, Kass EH (1976) Familial aggregation of urinary kallikrein concentration in childhood: Relation to blood pressure, race and urinary electrolytes. Am J Epidemiol 104: 124−132 − 12. Schachter J, Kuller LH, Perkins JM, Radin ME (1979) Infant blood pressure and heart rate: Relation to ethnic group (black or white), nutrition and electrolyte intake. Am J Epidemiol 110: 205−218 − 13. Bianchi G, Cusi D, Gatti M, Lupi GP, Ferrari P, Barlassina C, Picotti GB, Bracchi G, Colombo G, Gori D, Velis O, Mazzei D (1979) A renal abnormality as a possible cause of "essential" hypertension. Lancet 1: 173−177 − 14. Garay RP, Meyer Ph (1979) A new test showing abnormal net Na^+ and K^+ fluxes in erythrocytes of essential hypertensive patients. Lancet 1: 349−353 − 15. Kuchel O (1977) Autonomic nervous system in hypertension: Clinical aspects. In: Genest J, Koiw E, Kuchel O (eds) Hypertension. McGraw-Hill Book Comp., New York, pp 93−114 − 16. Falkner B, Onesti G, Angelakos ET (1979) Hemodynamic response to mental stress in normal adolescents with varying degrees of genetic risk for essential hypertension. In: Yamori Y, Lovenberg W, Freis ED (eds) Prophylactic approach to hypertensive diseases. Raven Press, New York, pp 149−155 − 17. Lee Y-H, Rosner B, Gould JB, Lowe EW, Kass EH (1976) Familial aggregation of blood pressures of newborn infants and their mothers. Pediatrics 58: 722−729 − 18. De Swiet M, Fayers P, Shinebourne EA (1976) Blood pressure survey in a population of newborn infants. Br Med J 2: 9−11 − 19. Scherer B, Friedmann B, Dumbs A, Holzmann K, Weber PC (1980) Urinary prostaglandins in human neonates: Relationship to kidney function and blood pressure. Klin Wochenschr 58: 449−455 − 20. Ahnfelt-Rønne I, Arrigoni-Martelli E (1978) Increased $PGF_{2\alpha}$ synthesis in renal papilla of spontaneously hypertensive rats. Biochem Pharmacol 27: 2363−2367

Pathobiochemie der essentiellen Hypertonie

Distler, A. (I. Med. Klinik und Poliklinik der Univ. Mainz)

Referat

Die essentielle Hypertonie ist bis heute nur negativ definiert, nämlich als eine Hochdruckform ohne erkennbare Ursache. Diese Definition beinhaltet, daß kein von der Norm abweichender Befund festgestellt wird, der für sich allein schon als Erklärung für die Blutdruckerhöhung in Betracht käme.

In den letzten Jahren wurde bei Patienten mit essentieller Hypertonie eine Reihe von Normabweichungen biochemischer Parameter wie der Kallikrein- oder Prostaglandinausscheidung, des Plasma-Katecholaminspiegels, der Plasma-Reninaktivität oder der Natriumkonzentration und der ATPase-Aktivität in den Erythrozyten festgestellt. Diese Normabweichungen waren jedoch immer nur bei einem *Teil* der untersuchten Patienten nachweisbar.

Ich will im folgenden aus der Vielzahl von beschriebenen Normabweichungen biochemischer Parameter drei Faktoren herausgreifen, die für das normale und pathologische Blutdruckverhalten von Bedeutung sein können, und zwar
1. das renale Kallikrein-Kinin-System,
2. das Renin-Angiotensin-System und
3. das sympathische Nervensystem.

Ich bin mir im klaren darüber, daß es sich hierbei um eine willkürliche Auswahl handelt, doch wäre es unmöglich, alle beschriebenen Normabweichungen in diesem Referat abzuhandeln.

1. Kallikrein-Kinin-System

Kallikreine sind Serin-Proteasen, welche *Kinine* aus Substraten, den sog. Kininogenen, freisetzen. Man unterscheidet zwei Klassen von Kallikreinen, nämlich die Plasma-Kallikreine und die sog. glandulären Kallikreine. Das im Urin nachweisbare Kallikrein wird wahrscheinlich in der Niere selbst gebildet [1, 2] und gehört zu der Gruppe der glandulären Kallikreine. Die folgende Darstellung beschränkt sich auf das *renale* Kallikrein-Kinin-System, da im wesentlichen nur dieses mit der Regulation der Natrium- und Volumenhomöostase sowie der langfristigen Blutdruckregulation in Verbindung gebracht wurde [3, 12].

Aus renalem Gewebe-Präkallikrein entsteht unter der Einwirkung eines Aktivators aktives Kallikrein. Bei dem unter der Einwirkung von Nierenkallikrein gebildeten Kinin handelt es sich um das Dekapeptid *Lysyl-Bradykinin*, das als „Kallidin" bezeichnet wird.

Tierexperimentell konnte wiederholt gezeigt werden, daß eine Infusion von Kininen in die Nierenarterie zu einer Steigerung des renalen Blutflusses sowie der Diurese und Natriurese führt [4–6]. Aus den Befunden, die nach Gabe von Bradykinin in die Nierenarterie erhoben wurden, kann jedoch nicht ohne weiteres auf die physiologische Rolle von Kininen, die intrarenal gebildet werden, geschlossen werden, da Wirkungsort und Konzentration möglicherweise unterschiedlich sind. Es bleibt deshalb unklar, welche Rolle das renale Kallikrein-Kinin-System bei der Regulation der Nierendurchblutung sowie der Natrium- und Volumenhomöostase spielt.

Ein neuer interesanter Befund [7] ist, daß Urin-Kallikrein in vitro in der Lage ist, die Aktivierung von inaktivem Renin, welches normalerweise etwa 80% des Gesamtrenins im Plasma ausmacht, zu beschleunigen. Es ist jedoch unklar, ob Nierenkallikrein tatsächlich eine *physiologische* Rolle bei der Umwandlung von inaktivem Prorenin in enzymatisch aktives Renin spielt.

Bereits in den Dreißiger Jahren erschienen Berichte, wonach die Kallikrein-Ausscheidung bei Patienten mit essentieller Hypertonie vermindert ist [8, 9]. Diese Befunde gerieten in Vergessenheit, bis 1971 Margolius et al. [10] erneut eine verminderte Kallikreinausscheidung bei Patienten mit essentieller Hypertonie beschrieben. In dem von Margolius et al. untersuchten Kollektiv bestand ein Großteil der Patienten aus Negern und es wurde später festgestellt, daß Neger insgesamt eine niedrigere Kallikreinausscheidung aufweisen als Weiße [11, 12]. Während Levy et al. [11] unter normaler Kochsalzzufuhr bei Negern keine Unterschiede in der Kallikreinausscheidung zwischen Normotonikern und Hypertonikern fanden, beobachteten Carretero et al. [12] zwar bei Negern ebenfalls eine im Durchschnitt geringere Kallikrein-Ausscheidung als bei Weißen; hypertensive Schwarze zeigten jedoch eine signifikant niedrigere Kallikreinausscheidung als schwarze Normotoniker (Abb. 1).

Es stellt sich nun die Frage, ob die verminderte Kallikreinausscheidung, die bei einem Teil der Patienten mit essentieller Hypertonie nachweisbar ist und die vermutlich Ausdruck einer verminderten Kallikrein-Bildung in der Niere ist, einen pathogenetischen Faktor in der Kausalkette der essentiellen Hypertonie darstellt. Verschiedene Befunde scheinen eher dafür zu sprechen, daß die verminderte Kallikrein-Ausscheidung eine *Folge* des Hochdrucks als dessen Ursache darstellt. So beobachteten Overlack et al. [13] bei Patienten mit Grenzwerthypertonie eine normale Kallikreinausscheidung und nur bei Patienten mit manifester Hypertonie eine Erniedrigung der Kallikreinausscheidung. Auch bei verschiedenen tierexperimentellen Hochdruckformen wurde im Anfangsstadium der Hypertonie eine normale, bei fortgeschrittenem Stadium der Hypertonie eine verminderte Kallikreinausscheidung beobachtet [3, 12]. Die Bedeutung des renalen Kallikrein-Kinin-Systems für die Hochdruckpathogenese bleibt demnach zunächst unklar. Bisher liegen keine überzeugenden Hinweise dafür vor, daß das renale Kallikrein-Kinin-System eine primäre Rolle in der Pathogenese der essentiellen Hypertonie spielt.

2. Renin-Angiotensin-System

Schon seit mehr als 10 Jahren ist bekannt, daß rund 20−25% der Patienten mit essentieller Hypertonie erniedrigte Plasma-Renin-Werte aufweisen. Bei etwa 10−15% sind die Plasma-Renin-Werte erhöht und bei etwa 60−70% der Patienten mit essentieller Hypertonie liegen die Reninwerte im Normbereich.

Besonderes Interesse hat immer wieder die Patienten-Gruppe mit niedrigem Renin ("low renin hypertension") hervorgerufen und es ist wegen der Analogie zum primären Aldosteronismus, bei dem ja auch in typischer Weise die Plasma-Reninwerte erniedrigt sind, vermutet worden, daß eine vermehrte Mineralocorticoid-Produktion Ursache der Reninerniedrigung bei dieser Patientengruppe sein könnte

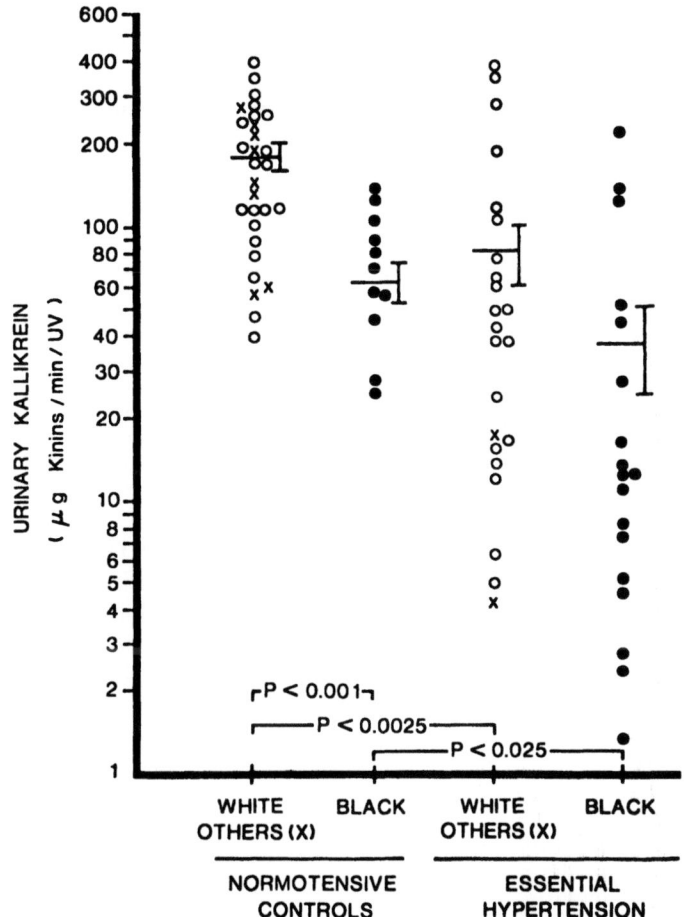

Abb. 1. Kallikreinausscheidung bei Normotonikern und bei Patienten mit essentieller Hypertonie (○ Weiße, ● Neger, × Angehörige anderer Rassen) [12]

[14–16]. Diskutiert wurde u.a., daß eine gesteigerte Bildung von 18-OH-Desoxycorticosteron [17] bzw. von 16 β-OH-Dehydroepiandrosteron [18] Ursache der Hypertonie und der Renin-Suppression sein könnte. Bisher liegen aber keine überzeugenden Belege dafür vor, daß eines dieser Steroide oder ein anderes, noch unbekanntes Mineralocorticoid Ursache der Renin-Erniedrigung bei Patienten mit „low renin hypertension" sein könnte [19, 20].

Von gewissem praktischem Interesse ist die Tatsache, daß Spironolactone [16, 21], aber auch andere, nicht-mineralocorticoid-antagonistisch wirksame Diuretika [22] bei Patienten mit niedrigem Renin häufig zu einer stärkeren Blutdrucksenkung führen als bei Patienten mit normalem Plasma-Renin. Worauf der bessere antihypertensive Effekt der Diuretika bei dieser Patientengruppe beruht, ist unklar. Möglicherweise liegt bei Patienten mit niedrigem Renin, die gut auf Diuretika reagieren, eine genetisch bedingte gesteigerte Empfindlichkeit gegenüber Kochsalz vor [19]. Die genetische Bedingtheit der Empfindlichkeit gegenüber Kochsalz und deren Bedeutung für die Hochdruckpathogenese wird durch tierexperimentelle Untersuchungen der Arbeitsgrppe von Dahl [23] belegt. Dieser gelang es, aus einem einzigen Stamm von Sprague-Dawley-Ratten zwei Stämme zu züchten, von denen der eine bei gleicher Kochsalzzufuhr mit dem raschen Auftreten einer Hypertonie reagiert, während der andere keine Blutdruckreaktion zeigt.

Die Tatsache, daß die meisten Patienten mit essentieller Hypertonie eine normale oder sogar subnormale Plasma-Reninaktivität aufweisen, scheint zunächst eher gegen eine Bedeutung des Renin-Angiotensin-Systems für die Pathogenese der essentiellen Hypertonie zu sprechen. Es konnte jedoch gezeigt werden, daß eine pharmakologische Hemmung des „converting enzyme" durch Captopril den Blutdruck nicht nur bei Patienten mit renovaskulärem Hochdruck, sondern auch bei Patienten mit essentieller Hypertonie senkt [24].

> Das Converting enzyme ist verantwortlich für die Umwandlung von Angiotensin I in das pressorisch wirksame Angiotensin II. Das Converting enzyme ist identisch mit der Kininase II, die für den Abbau von Bradykinin verantwortlich ist. Eine pharmakologische Hemmung des Converting enzyme führt zu einer verminderten Bildung von Angiotensin II wie auch – zumindest theoretisch – zu einem Anstau von Bradykinin. Nach allen bisher vorliegenden Befunden besteht der wesentliche Wirkungsmechanismus des Converting enzyme-Hemmstoffs Captopril in der verminderten Bildung von Angiotensin II [24, 25, 27]. Ein Anstau von Bradykinin im Blut konnte unter einer Therapie mit Captopril bisher nicht nachgewiesen werden [25].

Während die eindeutige blutdrucksenkende Wirkung von Captopril bei Patienten mit essentieller Hypertonie auf eine wichtige Rolle des Renin-Angiotensin-Systems für die Aufrechterhaltung des Hochdrucks bei essentieller Hypertonie hinzuweisen scheint, lassen Befunde der Arbeitsgruppe von Schalekamp [26] eher einen nicht-renalen Angriffspunkt der Wirkung von Captopril vermuten. Diese Autoren beobachteten nach Volumendepletion auch bei nephrektomierten Patienten eine Blutdrucksenkung nach Gabe von Captopril; möglicherweise hemmt Captopril die Bildung von Angiotensin II aus *lokal* in der Gefäßwand selbst unter dem Einfluß von vaskulärem Renin gebildetem Angiotensin I [27].

3. Sympathisches Nervensystem

Ein Überfunktionszustand des sympathischen Nervensystems ist als Ursache oder Mitursache der essentiellen Hypertonie immer wieder vermutet worden [28, 29]. Als wesentliches Argument für die Annahme, daß das sympathische Nervensystem an der Pathogenese der essentiellen Hypertonie beteiligt ist, diente die Tatsache, daß der Blutdruck bei einem Großteil der Hypertoniepatienten durch Substanzen, die mit der Sympathikusfunktion interferieren wie Reserpin, Clonidin, α-Methyl-Dopa oder Guanethidin, wirkungsvoll gesenkt werden kann. Auch der Befund, daß das Herzzeitvolumen bei jüngeren Hypertonikern mit leichter Hypertonie häufig erhöht ist, wurde verschiedentlich als Hinweis auf einen gesteigerten Funktionszustand des sympathischen Nervensystems bei beginnender Hypertonie gedeutet [28]. Da eine direkte Bestimmung der Sympathikusaktivität durch Messung des Aktionspotentials der für die Blutdruckregulation relevanten sympathischen Nervenfasern oder durch unmittelbare Messung des aus den noradrenergen Neuronen freigesetzten sympathischen Überträgerstoffs Noradrenalin beim Menschen nicht möglich ist, wurde in den vergangenen Jahren versucht, auf indirekte Weise durch Bestimmung der Noradrenalinkonzentration im Blut Auskunft über den Sympathikotonus bei der essentiellen Hypertonie zu erhalten. Eine Reihe von Beobachtungen macht wahrscheinlich, daß die Plasma-Noradrenalinkonzentration ein Maß für die Sympathikusaktivität darstellt: So wurden extrem niedrige Plasma-Noradrenalinkonzentrationen bei Patienten mit autonomer Insuffizienz festgestellt, die sich durch aufrechte Körperhaltung nicht stimulieren ließ [30]. Stimulationsmaßnahmen wie Stehen [31–33] oder eine Ergometerbelastung [34–36] führen bei Gesunden wie bei Patienten mit Hypertonie zu einem deutlichen Anstieg des Plasma-Noradrenalinspiegels.

Verschiedene Untersucher haben erhöhte Plasma-Noradrenalinspiegel zumindest bei einem Teil der Patienten mit essentieller Hypertonie beobachtet [31, 33, 36–41]. Bei stabiler Hypertonie wurden höhere Noradrenalinwerte als bei Grenzwerthypertonie festgestellt [37, 39].

Andere Autoren [32, 42] haben demgegenüber unter Berücksichtigung eines altersbedingten Anstiegs der Noradrenalinkonzentration im Plasma keinen signifikanten Unterschied zwischen Normotonikern und Patienten mit essentieller Hypertonie feststellen können.

Bei der Diskussion der Bedeutung erhöhter Plasma-Noradrenalinspiegel für die Hochdruckpathogenese muß man sich jedoch vor Augen halten, daß auch bei Patienten mit normalem Blutdruck, z. B. bei Patienten mit *endogener Depression* [43] oder mit *Hypothyreose* [44] erhöhte Plasma-Noradrenalinspiegel beobachtet wurden. Ein erhöhter Sympathikotonus kann deshalb nur dann als bedeutsam für die

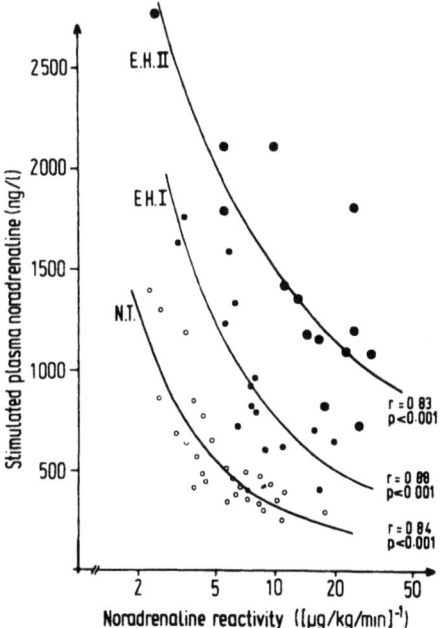

Abb. 2. Beziehungen zwischen Plasmanoradrenalinspiegel nach 2minütiger Ergometerbelastung (200 W) und Reagibilität des Kreislaufsystems gegenüber exogenem Noradrenalin bei normotonen Probanden (NT) sowie bei Patienten mit essentieller Hypertonie (EH). Die Patienten mit essentieller Hypertonie wurden entsprechend ihrer Blutdruckhöhe in 2 Gruppen eingeteilt. EH I = arterieller Mitteldruck bis 135 mm Hg; EH II = arterieller Mitteldruck über 135 mm Hg. Die Noradrenalin-Reagibilität wird durch den reziproken Wert der Noradrenalindosis (pro kg und min) ausgedrückt, die den arteriellen Mitteldruck um 20 mm Hg über das Ausgangsniveau anhebt. Ein hoher Wert auf der Abszisse bezeichnet eine hohe Noradrenalinempfindlichkeit und umgekehrt. Man erkennt, daß bei den 3 untersuchten Gruppen eine hochsignifikante inverse Korrelation zwischen stimulierten Plasmanoradrenalinwerten und Reagibilität gegenüber Noradrenalin besteht. Die Beziehung zwischen beiden Parametern ist jedoch bei Patienten mit essentieller Hypertonie ausnahmslos gestört [36]

Blutdruckerhöhung angesehen werden, wenn die Blutdruckreaktion auf den sympathischen Überträgerstoff Noradrenalin ebenfalls gesteigert oder zumindest nicht herabgesetzt ist.

In eigenen Untersuchungen über die Beziehungen zwischen Sympathikotonus und Blutdruckreaktion auf exogen zugeführtes Noradrenalin konnten wir zeigen [36], daß bei Normotonikern wie bei Patienten mit essentieller Hypertonie eine inverse Beziehung zwischen einem Inikator der Sympathikusaktivität, der Plasma-Noradrenalinkonzentration während Ergometerbelasung, und der Empfindlichkeit gegenüber exogenem Noradrenalin besteht. Die Beziehung zwischen Sympathikusaktivität und der Reagibilität gegenüber Noradrenalin erwies sich jedoch bei den Patienten mit essentieller Hypertonie ausnahmslos als gestört. Bei Patienten mit hohen Plasma-Noradrenalinwerten war die pressorische Reaktion auf Noradrenalin nicht entsprechend vermindert, und bei Patienten mit normalen Noradrenalinspiegeln war die Empfindlichkeit gegenüber Noradrenalin inadäquat gesteigert (Abb. 2). Zwischen Reagibilität gegenüber Noradrenalin und Blutdruckhöhe ergab sich keine, zwischen stimulierten Plasma-Noradrenalinwerten und Blutdruck lediglich eine schwach signifikante Beziehung. Dagegen zeigte eine multiple Regressionsanalyse eine hochsignifikante Korrelation zwischen der Kombination beider Faktoren und der Höhe des arteriellen Mitteldrucks (Abb. 3). Diese Befunde weisen darauf hin, daß keiner der beiden Faktoren allein die Blutdruckhöhe bestimmt. Vielmehr muß die Sympthikusaktivität im Zusammenhang mit ihrer Effektivität, d.h. mit der Reagibilität des Kreislaufsystems gegenüber Noradrenalin, betrachtet werden. Beide Faktoren zusammen stellen offenbar eine wesentliche Determinante der Blutdruckhöhe bei Normotonikern wie bei Patienten mit essentieller Hypertonie dar.

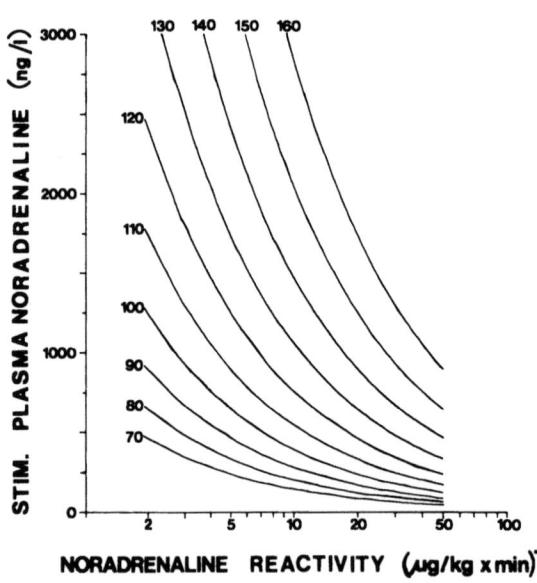

Abb. 3. Computerdarstellung der Abhängigkeit des mittleren arteriellen Blutdruckes von der Kombination aus Sympathikusaktivität (repräsentiert durch die stimulierte Plasmanoradrenalinkonzentration) und Empfindlichkeit des Kreislaufsystems gegenüber Noradrenalin [36]

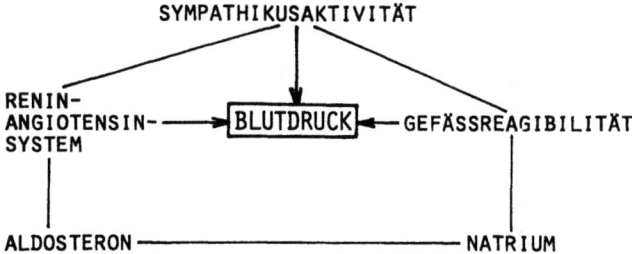

Abb. 4. Schematische Darstellung der funktionellen Beziehungen zwischen Sympathikusaktivität, Renin-Angiotensin-System, Aldosteronsekretion, Natriumhaushalt, Gefäßreagibilität und Blutdruck

Schlußfolgerungen

Wir kennen heute eine Reihe von Normabweichungen biochemischer Parameter bei der essentiellen Hypertonie, die jedoch immer nur bei einem Teil der Patienten nachweisbar sind. Es ist extrem unwahrscheinlich, daß jemals eine einzige Ursache, sei es die vermehrte Bildung eines pressorischen oder die verminderte Bildung eines depressorischen Prinzips, als Ursache der essentiellen Hypertonie herausgefunden wird. Die wesentliche Störung bei der essentiellen Hypertonie scheint vielmehr eine gestörte Relation verschiedener für die Blutdruckregulation bedeutsamer Faktoren zueinander zu sein.

Die Faktoren, auf die ich im einzelnen eingegangen bin, sind untereinander aufs engste verknüpft (Schema Abb. 4 [ohne Berücksichtigung des renalen Kallikrein-Kinin-Systems]). Sympathikusaktivität, Gefäßreagibilität und Renin-Angiotensin-System stehen in enger Beziehung zur Blutdruckhöhe selbst, diese Faktoren sind jedoch auch untereinander funktionell eng verknüpft. So vermag das sympathische Nervensystem die Reninsekretion zu beeinflussen, die Höhe der Reninsekretion bestimmt das Ausmaß der Aldosteronsekretion, die wiederum die Natriumrückresorption beeinflußt. Zugleich bestehen negative Rückkoppelungssysteme, etwa zwischen Aldosteron- und Reninsekretion. Es ist demnach nicht sinnvoll, lediglich einen dieser Faktoren herauszugreifen und näher zu untersuchen. Vielmehr müssen alle diese Parameter in ihrer Relation zueinander betrachtet werden. Eine gestörte Beziehung dieser – und sicher noch zahlreicher weiterer – Parameter zueinander scheint die eigentliche Voraussetzung für die Entstehung und Aufrechterhaltung der essentiellen Hypertonie zu bilden.

Literatur

1. Nustadt K, Vaaje K, Pierce JV (1975) Synthesis of kallikrein by rat kidney slices. Br J Pharmacol 53: 229 – 2. Roblero J, Croxatto H, Garcia R, Corthorn J, De Vito E (1976) Kallikrein-like activity in perfusates and urine of isolated rat kidneys. Am J Physiol 231: 1383 – 3. Distler A, Wolff HP (1979) Renales Kallikrein-Kinin-System und Blutdruckregulation. Klin Wochenschr 27: 1037 – 4. Webster ME, Gilmore JP (1964) Influence of kallidin-10 on renal function. Am J Physiol 206: 714 – 5. Willis LR, Ludens JH, Hook JB, Williamson HE (1969) Mechanisms of natriuretic action of bradykinin. Am J Physiol 217: 1 – 6. Stein JH, Congbalay RC, Karsh DL, Osgood RW, Ferris TF (1972) The effect of bradykinin on proximal tubular sodium reabsorption in the dog: Evidence for functional nephron heterogeneity. J Clin Invest 51: 1709 – 7. Sealey JE, Atlas SA, Laragh JH (1978) Human urinary kallikrein converts inactive to active renin and is a possible physiological activator of renin. Nature 275: 144 – 8. Elliot AH, Nuzum FR (1934) The urinary excretion of a depressor substance (Kallikrein of Frey and Kraut) in arterial hypertension. Endocrinology 18: 462 – 9. Werle E, Korsten H (1938) Der

Kallikreingehalt des Harns, des Speichels und des Blutes bei Gesunden und Kranken. Z Ges Exp Med 103: 153 – 10. Margolius HS, Geller R, Pisano JJ, Sjoerdsma A (1971) Altered urinary kallikrein excretion in human hypertension. Lancet 2: 1063 – 11. Levy SB, Frigon RP, Stone RA (1978) Urinary kallikrein and plasma renin activity as determinants of renal blood flow. J Clin Invest 60: 129 – 12. Carretero OA, Scicli AG (1978) The renal kallikrein-kinin system in human and in experimental hypertension. Klin Wochenschr 56 (Suppl 1): 113 – 13. Overlack A, Stumpe KO, Zywzok W, Ressel C, Krück F (1978) Renale Kallikreinausscheidung bei Normotonikern und Hypertonikern unter unterschiedlicher Kochsalzzufuhr. Verh Dtsch Ges Inn Med 84: 810 – 14. Adlin EV, Channick BJ, Marks AD (1969) Salivary sodium-postassium ratio and plasma renin activity in hypertension. Circulation 39: 685 – 15. Woods JW, Liddle GW, Stant EG, Michelakis AM, Brill AB (1969) Effect of an adrenal inhibitor in hypertensive patients with suppressed renin. Arch Intern Med 123: 366 – 16. Spark RF, Melby JC (1971) Hypertension and low plasma renin activity. Presumptive evidence for mineralocorticoid excess. Ann Intern Med 75: 831 – 17. Melby JC, Dale SL, Gerkin RJ, Gaunt R, Wilson TE (1972) 18-Hydroxy-11-deoxycorticosterone (18-OH-DOC) secretion in experimental and human hypertension. In: Genest J, Koiw E (eds) Hypertension '72. Springer, Heidelberg New York, p 350 – 18. Sennett JA, Brown RD, Island DP, Yarbro LR, Watson JT, Slaton PE, Hollifield JW, Liddle GW (1975) Evidence for a new mineralocorticoid in patients with low-renin essential hypertension. Circ Res 36 (Suppl 1): 2 – 19. Distler A (1974) Ist die essentielle Hypertonie noch eine Krankheitseinheit? Abgrenzung der hyporeninämischen Hypertonie. Internist 15: 146 – 20. Dunn MJ, Tannen RL (1977) Low renin essential hypertension. In: Genest J, Koiw E, Kuchel O (eds) Hypertension. Physiopathology and treatment. McGraw-Hill Book Comp., New York, St Louis, p 349 – 21. Carey RM, Douglas JG, Schweikert R, Liddle GW (1972) The syndrome of essential hypertension and suppressed plasma renin activity. Arch Intern Med 130: 849 – 22. Distler A, Keim JH, Philipp Th, Philippi A, Walter U, Werner E (1974) Austauschbares Natrium, Gesamtkörperkalium, Plasmavolumen und blutdrucksenkende Wirkung verschiedener Diuretika bei Patienten mit essentieller Hypertonie und niedrigem Plasmarenin. Dtsch Med Wochenschr 99: 864 – 23. Knudsen KD, Dahl LK, Thompson K, Iwai J, Heine M, Leitl G (1970) Inheritance of hypertension in the rat. J Exp Med 132: 976 – 24. Atkinson AB, Robertson JIS (1979) Captopril in the treatment of clinical hypertension and cardiac failure. Lancet 2: 836 – 25. Johnston CI, Millar JA, McGrath BP, Matthews GP (1979) Longterm effects of captopril (SQ 14 225) on blood-pressure and hormone levels in essential hypertension. Lancet 2: 493 – 26. de Bruyn J, Man in't Veld A, Wenting G, Boomsma F, Schalekamp M (1980) Converting enzyme inhibitor affects blood pressure equally in renovascular hypertension, essential hypertension and the anephric state. Clin Sci (in press) – 27. Horovitz ZP (1980) Pharmacology and mechanism of action of inhibitors of the renin angiotensin system. In: Gross F, Liedtke RK (eds) Pharmacology and clinical use of angiotensin I converting enzyme inhibitors. Fischer, Stuttgart New York, p 9 – 28. Birkenhäger WH, Schalekamp MADH (1976) Control mechanisms in essential hypertension. Elsevier, Amsterdam Oxford New York, p 18 – 29. de Champlain J (1978) The contribution of the sympathetic nervous system to arterial hypertension. Can J Physiol Pharmacol 56: 341 – 30. Bannister R, Sever PS, Gross M (1977) Cardiovascular reflexes and biochemical responses in progressive autonomic failure. Brain 100: 324 – 31. Brecht HM, Schoeppe W (1977) Die sympathische Aktivität bei Blutdruckgesunden und Patienten mit essentieller Hypertonie. Verh Dtsch Ges Inn Med 83: 280 – 32. Lake CR, Ziegler MG, Colemann MD, Kopin IJ (1977) Age-adjusted norepinephrine levels are similar in normotensive and hypertensive subjects. N Engl J Med 296: 208 – 33. Sever PS, Birch M, Osikowska B, Tunbridge RDG (1977) Plasma-noradrenaline in essential hypertension. Lancet 1: 1078 – 34. Distler A, Keim HJ, Cordes U, Philipp Th, Wolff HP (1978) Sympathetic responsiveness and antihypertensive effect of betareceptor blockade in essential hypertension. Am J Med 64: 446 – 35. Irving MH, Britton BJ, Wood WG, Padgham C, Carruthers M (1974) Effect of β-adrenergic blockade on plasma catecholamines in exercise. Nature 248: 531 – 36. Philipp Th, Distler A, Cordes U (1978) Sympathetic nervous system and blood-pressure control in essential hypertension. Lancet 2: 959 – 37. Cuche JL, Kuchel O, Barbeau A, Langlois Y, Boucher R, Genest J (1974) Autonomic nervous system and benign essential hypertension. 1. Usual blood pressure, catecholamines, renin and their interrelationship. Circ Res 35: 281 – 38. de Champlain J, Farley L, Cousineau D, van Ameringen M-R (1976) Circulating catecholamine levels in human and experimental hypertension. Circ Res 38: 109 – 39. de Quattro V, Chan S (1972) Raised plasma catecholamines in some patients with primary hypertension. Lancet 1: 806 – 40. Esler M, Julius S, Zweifler A, Randall O, Harburg E, Gardiner H, de Quattro V (1977) Mild high-renin essential hypertension. Neurogenic human hypertension? N Eng J Med 296: 405 – 41. Planz G, Gierlichs HW, Hawlina A, Planz R, Stephany W, Rahn KH (1976) A comparison of catecholamine concentrations and dopamine β-hydroxylase activities in plasma from normotensive subjects and from patients with essential hypertension at rest and during exercise. Klin Wochenschr 54: 561 – 42. Pedersen EB, Christensen NJ (1975) Catecholamines in plasma and urine in patients with essential

hypertension determined by double-isotope derivative techniques. Acta Med Scand 198: 373 – 43.
Louis WJ, Doyle AE, Anavekar SN (1975) Plasma noradrenaline concentration and blood pressure in essential hypertension, phaeochromocytoma and depression. Clin Sci Mol Med 48: 239s – 44.
Christensen NJ (1972) Increased levels of plasma noradrenaline in hypothyroidism. J Clin Endocrinol 35: 359

Umwelteinflüsse als Risikofaktoren — ihre Erkennung als erster Schritt der Hochdruckprävention

Bock, K. D. (Abt. für Nieren- und Hochdruckkranke, Med. Klinik und Poliklinik der GHS Essen)

Referat

Es besteht Übereinstimmung darüber, daß die essentielle, zum Teil auch einzelne sekundäre Hypertonien auf einer genetischen Grundlage entstehen [6, 8, 12, 28, 45, 47] unabhängig davon, ob die Vererbung polygenetisch erfolgt, wie die meisten Autoren annehmen [8], oder monogenetisch, zumindest oligogenetisch, wofür neuere Berechnungen sprechen könnten [6], oder ob das sogenannte „threshold-model" zutrifft [11, 29], wonach das Risiko einen Hochdruck zu bekommen sich auf einer kontinuierlichen Verteilungskurve befindet, aber erst an einem bestimmten Punkt, bei einer bestimmten Schwelle der Übergang von Normo- zu Hypertonie erfolgt. Die Genetiker haben errechnet, daß der genetische Anteil bei der Entwicklung eines Hochdrucks rund 60—70% beträgt [12, 28]. Keine menschliche Rasse bleibt von der Hypertonie verschont. Der Altersanstieg des systolischen und diastolischen Blutdrucks bei Männern und Frauen ist bei Weißen, Schwarzen, Japanern und Chinesen außerordentlich ähnlich [16]. Dennoch ist hoher Blutdruck kein unentrinnbares Schicksal. In Asien, Afrika, Südamerika, Neuguinea und auf Inseln im Pazifischen Ozean gibt es isoliert lebende Stämme, die einen niedrigen Blutdruck haben und bei denen der Altersanstieg des systolischen und diastolischen Blutdrucks ausbleibt [5, 28, 40, 47]. Ihnen ist gemeinsam, daß sie schlank sind, von der Außenwelt isoliert leben, ein primitives, meist nicht monetäres ökonomisches System haben, körperlich aktiv sind und ihre Nahrung niedrig kalorisch ist und einen niedrigeren Natriumgehalt (unter 40—50 mmol/Tag) bei hohem Kaliumgehalt aufweist. Die Abwesenheit der Hypertonie in diesen Populationen beruht auf Umwelteinflüssen und nicht etwa auf einer fehlenden genetischen Hochdruckdispostion. Denn wenn diese Menschen auswandern oder auf andere Weise in Kontakt mit der Zivilisation kommen, mit allen daraus resultierenden Konsequenzen in bezug auf Ernährung, körperliche Arbeit, soziokulturelle und sozioökonomische Bedingungen, steigt ihr Blutdruck in ähnlicher Weise wie in industrialisierten Populationen an [5]. Die Analyse der für den Druckanstieg verantwortlichen permissiven Umweltfaktoren ist äußerst schwierig, weil sie sich durchweg nicht einzeln, sondern stets in Kombination ändern. Dennoch lohnt die Mühe, denn wenn es gelänge, diejenigen Umweltfaktoren 1. zu identifizieren und 2. zu eliminieren, welche bei vorhandener Erbanlage die Hochdruckkrankheit manifest machen, müßte es gelingen, die Hypertonie ganz oder teilweise auszurotten. Von beiden Zielen sind wir noch weit entfernt.

In der folgenden Besprechung von Umweltfaktoren, die möglicherweise für die Hochdruckmanifestation bedeutsam sind, sind die psychosozialen Faktoren ausgeklammert; ich verweise auf das folgende Referat von Herrn Kornitzer. Die Diskussion möglicher Präventivmaßnahmen wird sich auf die Primärprävention beschränken.

Das *Klima* hat offensichtlich keinen unmittelbaren Einfluß auf die Manifestation der Hypertonie. Aufgrund von Studien an Populationen, die in den Gebirgen Amerikas und Asiens in großen Höhen leben und niedrigere Blutdrucke als im Flachland lebende Angehörige der gleichen Voksgruppe haben, die insbesondere auch den Altersanstieg des Blutdrucks vermissen lassen, wurde vermutet, daß die *Höhe* einen Einfluß auf den Blutdruck hat. Jedoch treten bei der Übersiedlung von Bergbewohnern in das Flachland so erhebliche Änderungen der psychosozialen und ökonomischen Verhältnisse auf, daß hiermit allein die Differenzen im Blutdruck erklärbar sind [7]. Im besonderen ergab sich eine enge Korrelation zwischen dem Blutdruck und dem Körpergewicht, welches unter den primitiven Lebensbedingungen in großer Höhe meist niedriger ist als bei der gleichen Population im Flachland. In diesem Sinne spricht auch das in Äthiopien beobachtete Gegenbeispiel: Dort haben die im Hochland lebenden Stämme einen höheren sozioökonomischen Status, höheres Gewicht und höheren Blutdruck als die Flachländer.

Obwohl Sportarten mit überwiegend isotonischer Muskelbetätigung akut den Blutdruck senken können, fehlen Beweise, daß dadurch langfristig der Blutdruck verändert wird. Die Epidemiologie liefert ebenfalls keine Anhaltspunkte dafür, daß *körperlich arbeitende Berufsgruppen* durchschnittlich niedrigere Blutdrucke aufweisen, eher ist das Gegenteil der Fall. In Japan zeigte sich z. B., daß die Gruppe der Fischer, der Land- und Forstarbeiter den höchsten durchschnittlichen Blutdruck hatte, verglichen mit anderen Berufsgruppen, insbesondere den in Großstädten lebenden Angestellten [16].

Von den *Genußmitteln* ist in unserem Zusammenhang *Alkohol* von besonderem Interesse, da in den letzten Jahren von verschiedenen Untersuchern gezeigt wurde, daß Alkoholiker etwa doppelt so oft einen Hochdruck aufweisen wie Nicht-Alkoholiker [1, 22]. Anscheinend besteht eine Beziehung zur Menge des aufgenommenen Alkohols: Kleine Mengen, bis zu zwei Drinks pro Tag, sind belanglos, während mit zunehmender Zahl der Drinks die durchschnittlichen systolischen und diastolischen Blutdrucke steigen, und zwar bei beiden Geschlechtern und bei allen untersuchten Rassen, unabhängig vom jeweiligen Körpergewicht, von zusätzlichem Rauchen oder Kaffeegenuß. Es ist offen, ob diese statistische Beziehung auf einem direkten ursächlichen Zusammenhang beruht. Dafür findet sich eigentlich keine plausible experimentelle Basis. Vielmehr ist denkbar, daß hoher Blutdruck und gesteigerter Alkoholkonsum über einen dritten gemeinsamen Faktor verknüpft sind, z. B. in einer besonderen persönlichen Reaktion auf exogene Einwirkungen, auf „Streß".

Unabhängig davon, daß *Rauchen* ein Risikofaktor für verschiedene Gefäßerkrankungen ist, hat es im akuten Versuch keinen nennenswerten Einfluß auf den Blutdruck, und aus den meisten epidemiologischen Untersuchungen geht hervor, daß Hypertoniker eher weniger rauchen als die Durchschnittsbevölkerung. Zwei neuere Studien [4, 18] aus England haben aber gezeigt, daß sich unter den Patienten mit maligner Hypertonie ein überraschend hoher Prozentsatz von Rauchern findet.

Die Prognose der Patienten mit maligner Hypertonie, die rauchen ist schlechter als die der Nichraucher, und das Risiko eines Übergangs in die maligne Phase wird für rauchende Hypertoniker vier- bis fünfmal höher geschätzt als das von Nichtrauchern. Auch hieraus läßt sich die Empfehlung für den Hypertoniker ableiten, möglichst nicht zu rauchen.

Zum Glück liegen die Dinge beim *Kaffee* günstiger. Zwar wurde kürzlich in einer sorgfältigen Studie an 9 jungen, nicht an Kaffee gewöhnten Versuchspersonen gezeigt, daß die einmalige Gabe von 250 mg Coffein den Blutdruck, die Plasma-Renin-Aktivität und die Plasma-Katecholamine steigert, gleichzeitig allerdings auch die Natrium-Exkretion [36]. Jedoch haben weder die Framingham-Studie [9] noch eine Untersuchung an über 72 000 Angestellten der IBM [2] Hinweise dafür ergeben, daß zwischen Kaffee-Konsum und Blutdruck bzw. cardiovasculären Komplikationen eindeutige und direkte Zusammehänge bestehen. Möglicherweise kompensiert bei chronischem Kaffee-Konsum die Natriurese etwaige Effekte auf den Blutdruck, die angesichts der zentralstimulierenden Wirkung des Coffeins durchaus plausibel wären.

Der Übergang zwischen Genußmitteln und *blutdrucksteigernd wirkenden Medikamenten* ist die Lakritze, der Sucus liquiritiae. Die wirksame Substanz ist die *Glycyrrhizinsäure*, die chemisch den Corticoiden ähnlich ist und alle Wirkungen der Mineralocorticoide aufweist: Natrium-Retention mit Ödembildung, Hochdruck und Hypokaliämie. Glycyrrhizinsäure ist nicht nur die Wirksubstanz von Carbenoxolon zur Ulcus-Therapie, sondern auch in Form von Sucus liquiritiae in zahllosen Präparaten zur Behandlung von Magenerkrankung oder zur Behandlung der Bronchitis enthalten, darüberhinaus in vielen lakritzenhaltigen Süßigkeiten, die meist von Kindern, nicht selten aber auch von Erwachsenen in großen Mengen konsumiert werden. Wir haben in den letzten Jahren eine größere Zahl von glycyrrhizinsäure-induzierten Hypertonien gesehen, teils durch verordnete oder frei verkäufliche Medikamente, teils durch Lakritz-Abusus, 2 davon mit schweren hypokaliämischen Lähmungen. Ich glaube, daß nicht wenige dieser Fälle übersehen werden. Sicher wäre es auch einmal interessant, der Frage nachzugehen, wie es sich mit dem Lakritzenkonsum von Kindern verhält, deren Blutdrucke in der oberen Quintile liegen. Daß therapeutisch verordnete *Mineralo-* und *Glucocorticoide*, die längere Anwendung von *ACTH* und weiblichen *Sexualhormonen* blutdrucksteigernd wirken können, ist inzwischen gut bekannt, ebenso daß *Ovulationshemmer* den Blutdruck steigern, in den meisten Fällen nur unbedeutend, bei 3–5% der Frauen aber bis in pathologische Bereiche. Auch Ephedrin, Amphetamin (enthalten u. a. in Nasentropfen, Antiasthmatica, Appetitzüglern), tricyclische Antidepressiva und MAO-Hemmer können Blutdrucksteigerungen verursachen.

In der Diskussion um die Beziehungen zwischen *Ernährung* und Hochdruck stehen drei Faktoren im Vordergrund: Übergewicht, die Zusammensetzung des Trinkwassers und das Kochsalz.

Jenseits methodischer Fehlerquellen findet sich statistisch eine positive Korrelation zwischen *Körpergewicht* und Blutdruck, und durch eine Gewichtsreduktion läßt sich der Blutdruck senken [20, 21, 41]. Die Ursache dieser Beziehung ist gänzlich unklar, ebenso, ob der blutdrucksenkende Effekt einer Entfettungskur allein auf dem gleichzeitigen Kochsalzentzug beruht. Hier deutet sich eine der vielen Schwierigkeiten bei der Interpretation epidemiologischer Befunde an: Beim Vergleich verschiedener Bevölkerungsgruppen, bei Studien an Auswanderern, selbst bei Vergleichen innerhalb einer Bevölkerung, ändert sich neben vielen anderen Faktoren meist auch die Ernährung, und zwar so gut wie niemals nur in einem Bestandteil, sondern meist in sehr komplexer Weise. Dies wiederum kann sich ganz verschieden einerseits auf die Hochdruckhäufigkeit, andererseits auf das Spektrum der cardiovasculären Morbidität und Mortalität auswirken, das ja nicht allein vom Hochdruck bestimmt wird. Die Situation wird nicht gerade klarer dadurch, daß es auch Adipose mit normalem Blutdruck gibt. Prüft man die Möglichkeiten einer *Primärprävention* des Hochdrucks durch Reduktion des Körpergewichtes, so ist aufgrund statistischer Berechnungen davon auszugehen, daß die Blutdruckverteilungskurve der gesamten Bevölkerung nur zu etwa 5% vom Körpergewicht bestimmt wird [3]. Dieser Anteil wäre durch eine Primärprävention zu erfassen. Berechnungen aufgrund der Evans county-Studie [41] zeigen, daß, wenn es gelänge, die 12% der weißen Bevölkerung zu entfetten, die eindeutig übergewichtig sind, die Inzidenz der Hypertonie um 28% abnehmen würde. Dabei wird vorausgesetzt, daß die Gewichtsreduktion in allen Fällen *und* anhaltend erfolgreich ist, eine etwas unrealistische Annahme. Weitet man das Interventionsprogramm aus, indem man nicht nur die 12% bereits Übergewichtigen einbezieht, sondern die ganze Bevölkerung, weil man auch bei den noch Normgewichtigen eine Gewichtszunahme verhindern will, wird der primär-präventive Effekt naturgemäß größer, aber auch der Aufwand höher und die Art der Interventionsmaßnahmen muß differenzierter werden. Berücksichtigt man den Aufwand und den jedenfalls mit den bisherigen Gewichtsreduktionsprogrammen zu erwartenden Erfolg, so muß man zweifeln, ob solche Programme allein unter dem Gesichtspunkt der Hypertonieprävention zu rechtfertigen wären. Da die Adipositas aber zugleich ein Risikofaktor für viele andere Erkrankungen ist, muß die Gesamtsituation berücksichtigt werden. Quantitative Zahlen über den Gesamtnutzen von Gewichtsreduktionsprogrammen habe ich nicht, aber aufgrund allgemeiner Überlegungen müßten solche Programme durchaus lohnend sein.

Seit 1957 [23] ist eine wachsende Zahl von Studien über die Zusammenhänge zwischen der *Härte des Trinkwassers* und der Mortalität an Kreislaufkrankheiten erschienen, vor allem aus Japan, Großbritannien und den USA [24, 27, 30, 32, 39]. Sehr schnell zeigte sich, daß mit der Härte des Wassers, d. h. mit dem Gehalt an Calciumcarbonat, auch zahlreiche andere chemische Bestandteile wechseln, häufig unabhängig voneinander. Inzwischen sind in diese Untersuchungen einbezogen worden der Gehalt an Magnesium, Cadmium, Natrium, Kalium, Blei, Quecksilber, Zink, Kupfer, Chrom, Kobalt, Eisen, Vanadium und weitere chemische Substanzen, ihr Zuviel oder Zuwenig, und ihre Relation zueinander. Ein Autor hat errechnet, daß derzeit 64 verschiedene Hypothesen diskutiert werden. In England wurden Beziehungen zwischen der Härte des Wassers und dem Blutdruck gefunden, in den USA war dies jedoch nicht der Fall. Schröder [37, 38] hat insbesondere die Rolle des Cadmiums hervorgehoben, das in subtoxischen Dosen blutdrucksteigernd wirkt. Auch gibt es Anhaltspunkte, daß ein Mangel an Magnesium die Entwicklung eines Hochdrucks begünstigt. Schließlich hat sich herausgestellt, daß die Wasserhärte nicht nur mit der cardiovasculären Mortalität, sondern auch mit der Säuglingssterblichkeit, der Häufigkeit von Bronchitis, bestimmten angeborenen Mißbildungen und einigen Neoplasmen korreliert ist. All das heißt zusammengefaßt, daß die Situation weitgehend ungeklärt ist und Konsequenzen für Präventivmaßnahmen noch nicht abgeleitet werden können, so verlockend dies auch wäre, denn Veränderungen der Trinkwasserzusammensetzung sind relativ einfach und billig zu erreichen und könnten erhebliche Auswirkungen auf die Morbidität haben.

Unter dem Gesichtspunkt des Hochdrucks scheint *Natrium* der bei weitem wichtigste Nahrungsbestandteil zu sein [13, 16, 24, 25, 35, 40]. Ich kann hier nicht auf die Fülle des Beweismaterials eingehen, das belegt, daß erhöhte Natrium-Zufuhr blutdrucksteigernd, daß Natrium-Entzug durch Diät oder Medikamente blutdrucksenkend wirkt. Im Hinblick auf eine Primärprävention ist bemerkenswert, daß die eingangs erwähnten, seit Jahrhunderten isoliert lebenden Bevölkerungsgruppen mit normalem, mit dem Alter nicht steigenden Blutdruck eine außerordentlich niedrige Natriumzufuhr in der Größenordnung von 5–40 mmol/Tag und gleichzeitig eine hohe Kalium-Zufuhr, d. h. ein Natrium-Kalium-Verhältnis in der Nahrung von weit unter 1 aufweisen. Eine solche Ernährung scheint der unserer menschlichen Vorfahren zu entsprechen, für die speziell im warmen Klima die Entwicklung kochsalzkonservierender Mechanismen lebenswichtig war [10]. Tatsächlich hat man bei diesen primitiven Gesellschaften eine erhöhte Aldosteron-Exkretion, teilweise auch eine erhöhte Renin-Aktivität gefunden. Mit der Einführung des Kochsalzes als Konservierungsmittel und Geschmackskorrigens sind diese unter Selektionsdruck entstandenen kochsalzkonservierenden Mechanismen potentiell pathogen geworden, indem sie bei einem Teil der Menschen einen Hochdruck erzeugen. So gesehen wären die von uns als normal angesehenen Renin- und Aldosteronwerte eigentlich zu niedrig, und die erhöhten Werte, die wir durch Natriumentzug herbeiführen, normal. Das Experiment lehrt aber darüber hinaus, daß die hochdruckerzeugende Wirkung des Kochsalzes genetisch determiniert ist: Es ließen sich Rattenstämme züchten, die salzempfindlich oder salzresistent sind [24]. Die Epidemiologie zeigt, daß zwar beim Vergleich verschiedener Populationen Beziehungen zwischen Kochsalzkonsum und Hochdruckhäufigkeit bestehen, daß aber innerhalb der gleichen Population solche Beziehungen häufig nicht gefunden werden können [24]. Ein Grund dafür liegt darin, daß der individuelle Kochsalzkonsum außerordentlich schwer festzulegen ist, ebenso übrigens wie ein individueller Blutdruckwert. Wichtiger ist aber wohl, daß in Industriegesellschaften, die wie auch die unsere, weit über den Bedarf hinaus Kochsalz konsumieren, nämlich im Durchschnitt 13–15 g/Tag, die hochdruckerzeugende Schwellendosis bei den kochsalzempfindlichen Individuen erheblich überschritten ist. Bei hohem Gesamtkonsum erlaubt dann eine fehlende Differenz zwischen Hypertonikern und Nichthypertonikern keine Aussage mehr über den pathogenen Effekt des Kochsalzes bei der kleinen Gruppe kochsalzempfindlicher Menschen.

Alle diese Befunde sowie Beobachtungen an spontan hypertensiven Ratten, bei denen die sonst unausbleibliche Entwicklung einer Hypertonie durch Salzentzug verhindert oder stark verzögert wird, legen natürlich den Gedanken an eine Primärprävention des Hochdrucks durch Salzrestriktion nahe [13, 35]. Dabei wäre es aufgrund epidemiologischer, klinischer und experimenteller Befunde zweckmäßig, gleichzeitig die Kalium-Zufuhr zu erhöhen, d. h. den Na/K-Quotienten zu senken. Kürzlich hat das McGovern-Comittee des amerikanischen Senats sogenannte „Dietary Goals for the United States" formuliert [43, 46], wohl das erste staatliche Ernährungsprogramm der Welt. In der ersten Fassung wurde neben zahlreichen anderen detaillierten Empfehlungen geraten, den Kochsalzkonsum auf täglich 3 g, in der zweiten Fassung auf täglich 5 g zu beschränken. Dabei wurde davon ausgegangen, daß der minimale Kochsalzbedarf pro Tag in der Größenordnung von 1–3 g liegt. Wie nicht anders zu erwarten, sind diese unter Mithilfe von Experten formulierten Ernährungsempfehlungen auf viel Zustimmung [z. B. 17], aber auch auf scharfe Ablehnung [z. B. 15] gestoßen. Abschließend sollen die wichtigsten Fragen, die ein solches Programm zur Primärprävention des Hochdrucks vermittels einer Limitierung der täglichen Kochsalzzufuhr auf 5 g aufwirft, diskutiert werden.

1. Läßt sich durch ein derartiges Programm die *Entstehung von Hypertonien verhindern oder vermindern*? Wenn ja, in welchem Ausmaß?

Die Antwort wäre: Verhindern nein, vermindern sehr wahrscheinlich. Dabei bleibt offen, welcher Prozentsatz an Hypertonien verhindert wird und/oder ob die Manifestation nur zeitlich hinausgeschoben wird. Freis [13] schätzt, daß bei einem Salzkonsum von 1−5 g/Tag die Hypertoniehäufigkeit um 80% vermindert würde.

2. Welche *Zielgruppe* kommt für eine Intervention in Betracht? Die gesamte Bevölkerung einschließlich der Kinder und Säuglinge? Oder nur die Risikopopulation, d. h. 20 (bis 30)%?

Interveniert man bei der gesamten Bevölkerung, so wäre die Manipulation des Kochsalzkonsums bei 70−80% letztlich überflüssig, weil nicht erkennbar ist, daß für diese der derzeitige Salzverbrauch in irgendeiner Weise schädlich ist. Der Anteil überflüssig diät-manipulierter Menschen würde sogar auf 85−90% steigen, wenn sich herausstellt, daß nur die Hälfte der Risikopopulation von der Kochsalzrestriktion profitiert. Interveniert man nur bei der Risikopopulation, so würde der Anteil der nutzlos in ihren Ernährungsgewohnheiten veränderten Individuen drastisch sinken, nämlich auf unter 5−10%. Die entscheidende Schwierigkeit besteht nur darin, daß wir bis heute nicht in der Lage sind, die Risikopopulation, d. h. den Prähypertoniker, eindeutig zu identifizieren [19].

3. *Welche Interventionsmaßnahmen* kommen in Betracht?

Die vorhandenen *Kochsalzersatzmittel* sind wegen ihres Geschmacks nahezu unbrauchbar [48].

Weiterhin könnte der *Salzzusatz* zu industriell gefertigten Nahrungsmitteln gesenkt werden, der aus Geschmacks-, aber auch aus Konservierungsgründen erfolgt [42]. Das könnte durch gesetzliche Vorschriften, aber auch auf freiwilliger Basis geschehen, je nachdem welche Zielgruppe man ansteuert und welche grundsätzliche Auffassung über die Aufgabe des Staates auf diesem Gebiet besteht. Auf jeden Fall müßte ein ausreichendes Angebot salzarmer Nahrungsmittel gewährleistet werden.

Die wichtigste Maßnahme wäre die *Gesundheitserziehung* in bezug auf die Ernährung, beginnend in der Schule und bei den Müttern unter Einbeziehung der Säuglings- und Kleinkinder-Ernährung.

4. Für die geplanten Interventionsmaßnahmen sollten die *Erfolgsaussichten* zumindest geschätzt werden. Geht man von den bisherigen Erfahrungen mit kochsalzarmer Kost, aber auch mit der Entfettungstherapie oder der Diabetiker-Diät aus, müßte man den Erfolg gesundheitserzieherischer Maßnahmen gering einschätzen; neue Methoden wären dringend nötig. Auch mögliche *Nachteile* sind zu bedenken, etwa die Toxizität neuer Kochsalzersatzmittel − s. Zuckerersatzstoffe! [44] − oder alternativer Konservierungsmethoden, bei Einbeziehung der Gesamtbevölkerung in die Interventionsmaßnahme vielleicht auch eine größere Häufigkeit hypotoner Störungen.

5. All das und weitere Faktoren müßten in eine umfassende *Kosten/Nutzen/Schaden-Analyse* eingehen. Sie sollte z. B. etwas darüber aussagen, ob die Bilanz

günstiger ist, wenn sich die Intervention auf die Gesamtpopulation oder nur auf die Risikopopulation erstreckt. Auch wäre die etwas ketzerische Frage zu beantworten, ob die Sekundär-Prävention, d. h. die Früherkennung und Frühbehandlung von Hypertonikern vielleicht effektiver oder billiger ist als eine möglicherweise wenig wirksame Primärprävention. Schließlich könnte man aber auch beides tun.

Mit der Aufzählung vieler unbeantworteter Fragen möchte ich nicht dahin mißverstanden werden, daß ich grundsätzlich gegen den Versuch einer solchen Primärprävention des Hochdrucks wäre, im Gegenteil. Bis wir nämlich eine schlüssige Antwort auf alle Fragen haben, würden 50 oder mehr Jahre vergehen, in denen nichts geschieht. Wenn wir z. B. über einen einfachen Test verfügen würden, mit dem sich die Risikopopulation, die Prähypertoniker, eindeutig identifizieren lassen, etwa die Messung des Natriumgehalts oder des Natrium-Influx in die Erythrozyten, wie das Losse [25] angegeben hat, wäre schon eine wichtige Teilfrage gelöst. Andere ließen sich in überschaubarer Zeit durch begrenzte Studien beantworten, die zum Teil auch schon im Gang sind. Es ist aber auch nicht zu übersehen — das zieht sich auch wie ein roter Faden durch die Diskussion um die „Dietary Goals" in den Vereinigten Staaten [44], daß hier zum Teil politische Entscheidungen getroffen werden und damit auch die Frage berührt wird, welches Verständnis wir vom Staat haben. Ist er der besorgte Vater, der seine unverständigen Kinder zu ihrem Besten zwingt, sie bevormundet (hier im engsten Wortsinne)? Oder, im anderen Extrem, genügt der Staat seiner Pflicht, wenn er vollständig und intensiv aufklärt, dem mündigen Bürger aber überläßt, ob er seine Ratschläge befolgt oder nicht? Hier scheiden sich bekanntlich die Geister. Sir George Pickering, der große alte Mann der Hochdruckforschung, hat kürzlich gesagt [34]: „Die Ziele der Behandlung" — das gilt natürlich erst recht für die Prävention — „sollten denen der Amerikanischen Unabhängigkeitserklärung von 1776 entsprechen: Leben, Freiheit und das Streben nach Glück. Die Ärzte konzentrieren sich naturgemäß auf das erste Ziel, und sie mißachten leider das zweite und dritte."

Literatur

1. Beevers DG (1977) Lancet 2: 114 — 2. Bertrand CA, Pomper I, Hillman G, Duffy JC, Michell I (1978) N Engl J Med 299: 315 — 3. Blackburn H 33: 236 — 4. Bloxham CA, Beevers DG, Walker JM (1979) Br Med J 1: 581 — 5. Cassel J 31: 41 — 6. Cavalli-Sforza LL, Bodmer WF (1971) The genetics of human populations. Freeman & Co., San Francisco — 7. Cruz-Coke R 14: 25 — 8. Cruz-Coke R 14: 40 — 9. Dawber TR, Kannel WB, Gordon T (1974) N Engl J Med 291: 871 — 10. Denton D (1976) In: Sambhi MP (ed) Antihypertensive agents. Stratton, New York, p 577 — 11. Edwards JH (1960) Acta Gen Stat Med 10: 63 — 12. Feinleib M, Garrison R, Borhani N, Rosemann R, Christian J 31: 3 — 13. Freis ED (1976) Circulation 53: 589 — 14. Gross F, Robertson JIS (eds) (1979) Arterial hypertension. Pitman Medical, Tunbridge Wells, Great Britain — 15. Harper AE (1978) Am J Clin Nutr 31: 310 — 16. Hatano S 31: 63 — 17. Hegsted DM (1978) Am J Clin Nutr 31: 1504 — 18. Isles C, Brown JJ, Cumming AMM, Lever AF, McAreavey D, Robertson JIS, Hawthorne VM, Stewart GM, Robertson JWK, Wapshaw J (1979) Br Med J 1: 579 — 19. Julius S, Schork MA 33: 38 — 20. Kannel WB, Brand N, Skinner JJ, Dawber TR, McNamara PM (1967) Ann Intern Med 67: 48 — 21. Kannel WB, Sorlie P 31: 533 — 22. Klatzky AL, Friedman GD, Siegelaub AB, Gérard MJ (1977) N Engl J Med 296: 1194 — 23. Kobayashi J (1957) Ber. Ohara Inst. Landwirtsch. Biol. Okayama Univ. 11: 12 — 24. Langford HG, Watson RL 31: 119 — 25. Losse H (1978) Aktuel Ernährung 3: 72 — 26. Mackay A, Brown JJ, Cumming AMM, Isles C, Lever AF, Robertson JIS (1979) Br Med J 2: 770 — 27. Masironi R 14: 46 — 28. Miall WE 33: 18 — 29. Morton NE, Yee S, Elston RC, Lew R (1970) Clin Genet 1: 84 — 30. Neri LC, Johansen HL 33: 203 — 31. Paul O (ed) (1975) Epidemiology and control of hypertension. Thieme, Stuttgart — 32. Perry HM, Perry EF 31: 147 — 33. Perry HM, Smith WM (eds) (1978) Mild

hypertension: To treat or not to treat. New York Academy of Sciences, New York — 34. Pickering G (1978) J R Soc Med 71: 885 — 35. Prior I 14: 158 — 36. Robertson D, Frölich JC, Carr RK, Watson JT, Hollifield JW, Shand DG, Oates JA (1978) N Engl J Med 298: 181 — 37. Schroeder HA (1965) J Chronic Dis 18: 647 — 38. Schroeder HA (1967) Circulation 35: 570 — 39. Shaper AG, Clayton DG, Stanley F 31: 163 — 40. Tobian L 31: 131 — 41. Tyroler HA, Heyden S, Hames CG 31: 177 — 42. Wachtel U (1978) Aktuel Ernährung 3: 91 — 43. Weil WB (1979) Am J Dis Child 133: 368 — 44. White PL (1979) JAMA 241: 1407 — 45. Winkelstein W 31: 101 — 46. Woodruff CW (1979) Am J Dis Child 133: 371 — 47. Yamori Y 14: 28 — 48. Zacharias R (1978) Aktuel Ernährung 3: 96

Psychosoziale Faktoren — ihre Rolle in der Pathogenese und ihre Bedeutung für die Prävention

Kornitzer, M. (Laboratoire d'epidemiologie de medicine sociale, Univ. Libre de Bruxelles)

Referat

Manuskript nicht eingegangen

Grenzwert-Hypertonie — Diagnostik und Therapie an der Grenze zwischen Prävention und Frühbehandlung

Held, E. (Med. Klinik Innenstadt der Univ. München)

Referat

Die Bedeutung manifester Hypertonie als Vorläufer direkt hochdruck-bedingter oder indirekt hochdruck-assoziierter kardiovaskulärer Erkrankungen ist seit langem erkannt und hat zu intensivierten therapeutischen Bemühungen veranlaßt. Hinsichtlich der Grenzwert-Hypertonie ist das Problem-Bewußtsein wesentlich geringer und unsicherer.

Der Begriff suggeriert nämlich schwankendes Blutdruckverhalten um eine Grenze, oberhalb derer erhöhtes Risiko wahrscheinlich, unterhalb dagegen nicht anzunehmen sei. Diese Einschätzung wird durch scheinbar eindeutige, weil zahlenmäßig präzise Angaben über den Verlauf dieser imaginären Grenze gefördert. Da der therapeutische Impuls, sei er kurativer oder präventiver Art, epidemiologisch oder individuell angelegt, entscheidend vom Risiko-Bewußtsein abhängt, wird im Fall jeder Blutdruck-Erhöhung die Einordnung in die Gruppe der Normotoniker, Grenzwert-Hypertoniker oder manifest Hypertonen wichtige

Behandlungskonsequenzen haben. Daher muß am Beginn diagnostischer und therapeutischer Überlegungen die Definition der Grenzwert-Hypertonie überprüft, ferner das epidemiologische Ausmaß und die pathogenetische Bedeutung hinsichtlich direkter oder indirekter Folge-Erkrankungen skizziert werden.

Die *Definition* der Grenzwert-Hypertonie als eines zwischen sicherer Normotonie (bis 140/90) und manifester Hypertonie (oberhalb 160/95 mm Hg) gelegenen Bereiches ohne nachweisbare hypertensive Zielorganschäden ist kritikbedürftig:

1. Die Definition läßt offen, ob es sich um Gelegenheits- oder Wiederholungsmessungen handelt. Wiederholungsmessungen zeigen oft infolge der starken Variabilität des Blutdrucks gerade im Grenzwertbereich völlig unterschiedliche Werte, tendenziell oft absinkende Werte, so daß jeder Einzelwert zu Fehleinschätzungen führen kann.

2. Die Grenzen sind altersunabhängig angegeben und würden damit junge Probanden fälschlicherweise noch dem normotonen, alte unnötigerweise schon dem hypertonen Bereich zuordnen.

3. Festlegungen der diastolischen Grenze zur manifesten Hypertonie schwanken zwischen 95 und 100 mm Hg; durch diesen Spielraum werden fast 50% der Hypertoniker entweder dem Grenzwertbereich oder dem Bereich manifester (milder) Hypertonie zugeordnet – mit erheblich differenten therapeutischen Konsequenzen.

Derartige Katalogisierung nach Blutdruckmessung ohne weitere Präzisierung hinsichtlich Alter und Meßbedingungen ist demnach unbiologisch und nur historisch auf Grund epidemiologischer Ansätze erklärbar.

Es sind viele verschiedene Vorschläge zur exakten Eingrenzung gemacht aber keine einheitliche Definition allgemein akzeptiert worden. Verbreitet ist die Zuordnung, die Julius [10] vorschlug: Oberste Normalgrenze für 17- bis 40jährige: 140/90, für 41- bis 60jährige 150/90, ab 60. Lebensjahr 160/90 mm Hg. Der unterste diastolische Wert manifester Hypertonie wird für alle Altersgruppen mit 100 mm Hg (!) angesetzt.

Biologisch sinnvoller scheint das zweite Merkmal – Fehlen von Zielorganschäden – zu sein, doch ist auch dieses nicht zweifelsfrei, weil von der Trennschärfe der Methoden abhängig. Diese ist trotz zahlreicher Versuche verbesserter Reproduzierbarkeit und Quantifizierbarkeit (z. B. bei EKG-Veränderungen durch den Minnesota-Code oder bei röntgenologischen Hypertrophiezeichen durch semiquantitative Normierung) weiterhin eingeschränkt. Denn neue diagnostische Methoden mit höherer Sensitivität und nahezu beliebiger Wiederholbarkeit sind in der Lage, frühzeitige Blutdruck-assoziierte Veränderungen zu entdecken. So kann beispielsweise durch Ultraschall-Kardiographie [24] in Frühphasen arterieller Druckerhöhung eine asymmetrische Septumhypertrophie nachgewiesen werden, bevor konventionelle Methoden irgendwelche Normabweichungen erkennen lassen.

Die Abgrenzung einer Grenzwert-Hypertonie ohne Zielorganschäden von einer manifesten Hypertonie mit bereits nachweisbaren Läsionen wird damit fragwürdig.

Aus diesen Definitions- und Abgrenzungsschwierigkeiten darf jedoch keine diagnostische Restriktion begründet werden, da die epidemiologische Bedeutung der Grenzwert-Hypertonie so beträchtlich ist (s. unten), daß im Gegenteil intensivierte und verbesserte Diagnostik geboten ist.

Aus Interventionsstudien ist bekannt, daß der Mittelwert von drei aufeinander folgenden Blutdruckmessungen innerhalb einer Untersuchung ca. 65% manifest hypertoner Personen richtig erkennen läßt [6]. Bei Grenzwert-Hypertonikern ist die Wahrscheinlichkeit richtiger Zuordnung nach punktueller Messung des Gelegenheitsblutdruckes weitaus geringer: Definitionsgemäß handelt es sich um Personen, deren Blutdruck – seltener – immer im Grenzbereich liegt oder – weitaus häufiger – zwischen normalen, grenzwertigen und hypertonen Werten fluktuiert. Julius [8] wies nach, daß auch der Mittelwert von drei an verschiedenen Tagen durchgeführten Blutdruckmessungen nur wenig mit dem Mittelwert häuslicher Eigenmessungen übereinstimmt: Nur in ca. 30% der bei Klinikmessung im Grenzwertbereich Gefundenen hatten einen Blutdruck-Mittelwert über der Norm, wenn Eigenmessungen über eine Woche unter häuslichen Bedingungen durchgeführt wurden.

Konsequenterweise sollte daher erstens bei *jedem* Patienten während der ersten Untersuchung dreimal der Blutdruck gemessen und – bei auf das Alter bezogenem nicht eindeutigem Normalwert – zweitens häusliche Eigenkontrollen veranlaßt werden.

Ist der Mittelwert dieser Eigenmessungen oberhalb der Altersnorm, ist eine Grenzwert-Hypertonie sicher. Dieses Vorgehen ist unter epidemiologischen Bedingungen nicht immer, im individuellen Fall aber stets durchführbar und von bedeutendem therapeutischem und prognostischem Wert: Es ist nämlich als sicher anzunehmen, daß hypertensive Folgeschäden nicht von einzelnen Extremwerten, sondern vom *durchschnittlichen* Blutdruck-Niveau bestimmt werden [10].

Demnach erschiene es logisch, eine Grenzziehung zum normotonen Bevölkerungsanteil mit durchschnittlichem kardiovaskulären Risiko zwar zu akzeptieren, eine solche gegenüber manifest Hypertonen jedoch abzulehnen. Dieser Versuch, Grenzwert-Hypertoniker nicht von ihrem Muster pathophysiologischer und struktureller Abweichungen von der Norm, sondern von ihrem kardiovaskulären Risiko her schärfer zu definieren, scheitert aber an der Tatsache, daß das Blutdruckverhalten und proportional dazu kardiovaskuläre Mortalität ein Kontinuum darstellen, d. h. es bleibt die prinzipielle Frage, mit welcher Berechtigung innerhalb dieses Kontinuums eine Grenze gezogen wird, ohne wissenschaftlich befriedigende Antwort.

Epidemiologisch gesehen ist dagegen die Einbeziehung eines Grenzbereichs in Risiko-Betrachtungen äußerst wichtig und hat für die individuelle Diagnostik und Therapie weitreichende Folgerungen:

Auf Grund der skizzierten Schwierigkeiten zuverlässiger Festlegung des Grenzwert-Hypertonie-Bereichs sind auch Angaben zur Inzidenz der Bevölkerung ungenau. Die meisten Schätzungen gehen von 10–15% der Gesamtbevölkerung aus. Dieser und der kontinuierlich an ihn anschließende Blutdruck-Bereich, der zwischen 90 bis 104 mm Hg als milde Hypertonie bezeichnet wird, enthält ca. 70% aller Hypertoniker [7]. Welche qualitative epidemiologische Bedeutung diese Zahl besitzt, wird durch die Tatsache unterstrichen, daß ca. 60% der Hypertonie-bedingten kardiovaskulären Übersterblichkeit auf diese Gruppen entfällt.

Innerhalb der Grenzwert-Hypertonie ist auf Grund retrospektiver Analyse epidemiologischer Daten mit ca. 100% Exzeß Mortalität zu rechnen [10]. In einer prospektiven Studie an über 40jährigen war bei einer Kontrollzeit über 15 Jahre die Rate kardiovaskulärer Mortalität bei Grenzwert-Hypertonikern 33,5% gegenüber 17,5% bei Normotonikern [18].

Das Exzeß-Morbiditätsrisiko ist, abhängig von den skizzierten Schwierigkeiten von Definition und Abgrenzung, schwerer faßbar und wird auf 100–300% geschätzt [9]. Genauere Zahlen werden nur von aufwendigen Langzeit-Studien zu erwarten sein, durch die die ausgeprägte Eigenschaft der Grenzwert-Hypertonie, nicht nur bei zeitlich dicht aufeinanderfolgenden, sondern auch bei während mehrjähriger Verlaufskontrolle wiederholten Blutdruckmessungen phasenweise in normotone Bereiche abzusinken oder in eindeutig hypertone anzusteigen, berücksichtigt wird. Dieses ausgeprägte sog. Cross over, d. h. das Durchmischen eines Grenzwerthypertoniker-Kollektivs zwischen normotonem, grenzwertigem und hypertonem Bereich, das in einer Studie an 98 Grenzwert-Hypertonikern über 4 Jahre nachgewiesen wurde, erschwert die Datengewinnung besonders hinsichtlich der Langzeit-Prognose [15].

Auch individuell ist die Wahrscheinlichkeit, über mehrere Jahre innerhalb eines bestimmten Blutdruck-Bereichs zu verbleiben, relativ gering: Die an Kindern und Jugendlichen durchgeführte Muscatine-Studie [3] zeigte für die Merkmale „systolischer und diastolischer Blutdruck" eine deutlich niedrigere Persistenz innerhalb von 6 Jahren im Vergleich zu den Merkmalen „Gewicht" oder „Cholesterin-Konzentration".

Aus derartigen Zusammenhängen läßt sich für das diagnostische Vorgehen im Einzelfall nur folgern, daß nach der Sicherung der Diagnose „Grenzwert-Hypertonie" unbedingt langfristige Kontrollen durch Praxis- und Eigenmessungen anschließen müssen, um das durchschnittliche Blutdruck-Niveau über Jahre zu kontrollieren und einen Risiko-Anstieg durch Übergang in eine persistierend manifeste Hypertonie rechtzeitig zu erkennen. Dieser Übergang ist in ca. 10–26% [10, 5] zu erwarten und erhöht für diese Gruppe das kardiovaskuläre Risiko besonders stark. Die Wahrscheinlichkeit eines Übergangs vom Grenzwertbereich in den manifester Hypertonie wird durch ein Mosaik unbeeinflußbarer (endogener) und prinzipiell beeinflußbarer (exogener) Faktoren gefördert (Tabelle 1).

Erbliche Faktoren spielen eine pathogenetisch noch unklare, epidemiologisch jedoch unumstritten wichtige Rolle [30], in der Erstuntersuchung des Grenzwert-Hypertonikers ist daher die gezielte Familien-Anamnese von erheblicher prognostischer Bedeutung. Weiterer Indikator für die erhöhte Wahrscheinlichkeit, daß sich eine manifeste Hypertonie entwickeln kann, ist das Blutdruck-Niveau selbst [10]: Es ist auf Grund genetischer Untersuchungen und Langzeit-Kontrollen berechtigt anzunehmen, daß von frühester Kindheit an eine Gruppe identifizierbar

Tabelle 1. Risikomuster bei Grenzwert-Hypertonie

Endogene bzw. unbeeinflußbare Faktoren:
Rasse
Geschlecht
Genetische Belastung
Alter

Exogene bzw. beeinflußbare Faktoren:
Übergewicht
Natrium-Konsum
Nikotin-Abusus
Medikamente
Diabetes mellitus

ist, die einen im obersten Verteilungsbereich persistierenden Blutdruck aufweist und mit diesem Merkmal bei fast immer nachweisbarer erblicher Belastung eine in Longitudinalstudien erkennbare Risiko-Gruppe darstellt („tracking").

Alle weiteren als Indikatoren für eine prognostische Beurteilung herangezogenen Merkmale (Herzfrequenz, Antwort auf pressorische Reize, Muster pressorischer Hormonkonzentrationen im Plasma oder Urin u.a.) sind umstritten und fallen gegenüber den Kriterien „erbliche Belastung" und „durchschnittliches Blutdruck-Niveau selbst" an Aussagekraft weit zurück. Um so bedeutsamer ist die Ausschöpfung aller diagnostischer Möglichkeiten, die Bedingungen zu erfassen, die nach epidemiologischer Kenntnis aus retro- und prospektiven Studien der Hochdruckentwicklung assoziiert und daher als ihre Risiko-Faktoren anzusehen sind. Der diagnostische Auftrag hinsichtlich der Grenzwert-Hypertonie besteht somit in der intensivierten Ersterfassung, der Langzeit-Überwachung gesicherter Fälle und schließlich der Erfassung sowie Überprüfung des die Hypertonie begleitenden Risiko-Musters (Tabelle 2) (diagnostisches Programm).

Liegt das Risiko kardiovaskulärer Morbidität und Mortalität bei Grenzwert-Hypertonikern auch unstrittig weit über dem normotoner Vergleichsgruppen, so ist die therapeutische Intensität angesichts dieser Kenntnis überraschend zurückhaltend. Dies wird durch mehrere Gesichtspunkte erklärlich, nämlich die scheinbar fehlende Effektivität antihypertensiver Pharmako-Therapie bei milden Blutdruckformen hinsichtlich Reduktion der Mortalität und speziell der Arteriosklerose-assoziierten Gefäßveränderungen, ferner
das relativ geringe Problembewußtsein gegenüber der Grenzwert-Hypertonie als Krankheitsvorläufer, und damit zusammenhängend

Tabelle 2. Diagnostisches Programm bei Grenzwerthypertonie: Risikofaktoren und Zielorganschäden

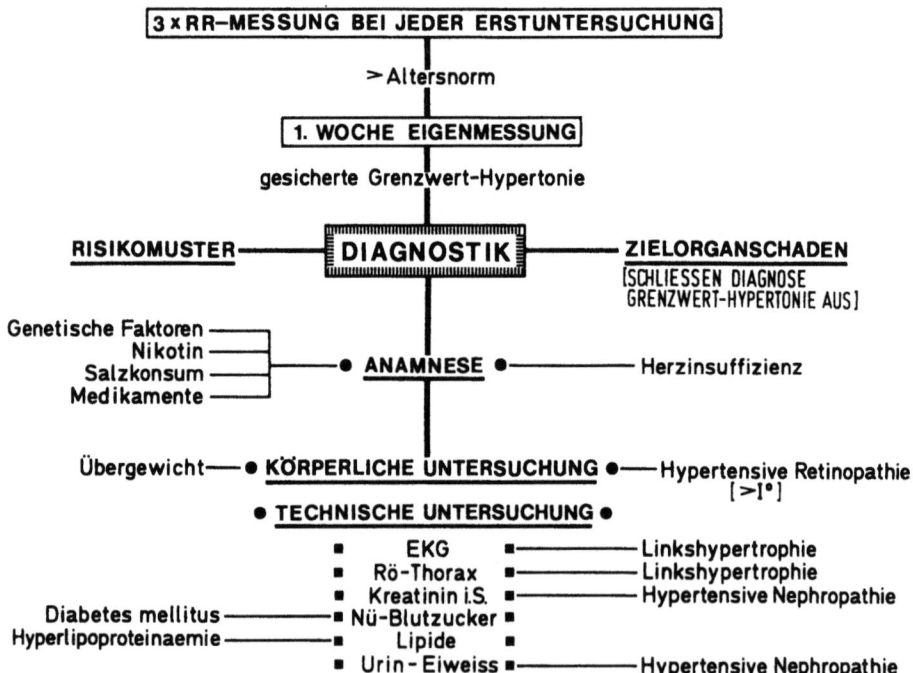

das ganz überwiegend durch kurative Maßnahmen, nicht durch präventive Interventionsmöglichkeiten bestimmte ärztliche Selbstverständnis.

Assoziation zwischen definierbaren endogenen oder exogenen Gegebenheiten einerseits und Krankheitskonstellationen andererseits rückt dann zu kausaler Beziehung auf, wenn gezielte Intervention der assoziierten Faktoren eine unzweifelhafte und in der Richtung erwartete Beeinflussung der Folge-Krankheiten hervorruft. – In der Assoziation zwischen der Gegebenheit „Hypertonie" und erhöhter Mortalität durch vaskuläre Folge-Krankheiten ist diese Kausaliät für schwere Hypertonie-Formen eindeutig belegt [27], für mittelschwere wahrscheinlich gemacht [28], aber für die milde Hypertonie nicht gesichert. Als Ursache dieser Beweisnot wurde geltend gemacht:
zu kleine Kollektive und/oder zu kurze Kontrollzeit, so daß sich keine statistische Sicherheit für die Wirksamkeit antihypertensiver Pharmako-Therapie finden ließ entsprechend der bio-statistischen Regel, daß ein Merkmal großer Penetranz einen nur kleinen, einer geringen Penetranz aber einen großen Beobachtungsrahmen benötigt, um sichere Aussagen zu gewähren.

Ferner wurde argumentiert, daß die Hypertonie-assoziierte Morbidität sich innerhalb der zwischen 3 und maximal 7 Jahren bewegenden Kontrollzeit der einzelnen Studien nicht sicher von anderen Ursachen abgrenzen lasse.

Bezüglich des wichtigsten Einwands, daß in allen Studien die Herzinfarkt-Rate nicht abnahm und daher eine effektive antihypertensive Therapie hinsichtlich des Koronar-Risikos zweifelhaft sei, führte Smith [16] bei der Analyse der sog. US-Public-Health-Study aus, daß sich zwei Manifestationsformen in ihrer Ansprechbarkeit auf antihypertensive Pharmako-Therapie abgrenzen ließen (Tabelle 3): nämlich Hochdruck-typische und arteriosklerotische. Für erstere konnte er eine Morbiditätssenkung von 44% nachweisen.

Das scheinbare Versagen gegenüber den arteriosklerotischen Folgen in verschiedenen Studien wäre durch relativ hohes Eintrittsalter der Probanden bei Untersuchungsbeginn, d. h. durch lange Vorlaufzeit der Hypertonie oder aber durch überwiegende Wirksamkeit anderer als hypertensiver Mechanismen in der Arteriosklerose-Manifestation erklärbar.

Tabelle 3. Gefäßläsionen bei Hypertonie: Hochdruck-typische und Arteriosklerose-typische Organmanifestationen

Hypertonie-typische Manifestationen:
Cerebrale Blutung
Hypertensive Encephalopathie
Hypertensive Retinopathie
Linksherzhypertrophie
Aortendissektion
Hypertensive Nephropathie
Progrediente Hypertonie

Arteriosklerose-typische Manifestationen:
Myokard-Infarkt
Koronare Herzkrankheit
  – Angina pectoris
  – EKG-Veränderungen
  – Arrhythmien
Claudicatio-Syndrome

Die erste Erklärung kann durch experimentelle Befunde gestützt werden, nach denen hypertensive Gefäßveränderungen schon nach nur kurzer Zeit einwirkender Drucknoxe irreversibel sind [1, 4] und zum Ausgangspunkt für (dann auch druck*un*abhängige) Gefäßwandprozesse mit dem Endpunkt arteriosklerotischer Lumenverengerung werden können.

Die zweite Erklärung geht davon aus, daß die Hypertonie der dominierende, aber nicht einzige Faktor in der Pathogenese degenerativer Gefäßveränderungen ist und somit gerade in leichten Graden der Blutdruckerhöhung die Druck-Komponente nicht den pathogenetischen Kern darstellt, Druck-Normalisierung demzufolge nur die typisch hypertensiven, aber nicht die druckunabhängigen arteriosklerotischen Veränderungen beeinflussen können.

Einige dieser Überlegungen beinhalten demnach die Folgerung, daß eine Hypertonie möglichst frühzeitig behandelt werden müßte und daß bei gleichzeitiger oder unabhängiger Intervention Hypertonie-unabhängige Risiko-Faktoren der Arterisklerose auf ihre Kausalität hin geprüft und soweit möglich, korrigiert werden sollten.

Die These, daß wegen früh einsetzender irreversibler Gefäßschäden die Hypertonie grundsätzlich in ihrem Beginn behandelt werden soll, ist nur sinnvoll, wenn geklärt ist, ob antihypertensive Pharmako-Therapie bei ausreichend großem Kontroll-Kollektiv und Verlaufszeitraum auch bei Einschluß jüngerer Personen die kardiovaskuläre Mortalität senkt, und eventuell arteriosklerotisch bedingte Krankheitsmanifestationen verhindert oder verzögert.

Zu dieser Frage ist vor kurzem (Dezember 1979) ein erstes und noch unvollständiges, dennoch bereits kurz nach Veröffentlichung als wegweisend bezeichnetes [23] Ergebnis der Hypertension Detection and Follow up Program (HDFP) publiziert worden:

7825 Frauen und Männer mit milder oder grenzwertiger Hypertonie (90–104 mm Hg diastolisch) wurden nach Randomisierung entweder der üblichen Behandlung durch Hausärzte zugeführt oder in ein spezielles Hypertonie-Zentrum überwiesen. Das Hauptgewicht der dort durchgeführten Behandlung lag in antihypertensiver Pharmako-Therapie. Nach fünfjähriger Dauer ergaben sich bei den „intensiv" Behandelten (gegenüber den in „üblicher Weise" Behandelten) als Hauptbefunde: Blutdruck-Normalisierung in 64% (gegenüber 43%); mittlerer diastolischer Blutdruck-Abfall von 96 auf 83 mm Hg (gegenüber 96 auf 88 mm Hg); Rückgang der Gesamtmortalität um 20%, speziell der kardiovaskulären Mortalität um 26%!

Nach Abgrenzung einer Untergruppe, charakterisiert durch diastolische Blutdruckwerte zwischen 90 und 94 mm Hg – also der Grenzwerthypertonie-Gruppe am nächsten kommend – betrug in dieser der Rückgang der Gesamtmortalität 22%. Die Eindeutigkeit dieser Ergebnisse wird noch eindrucksvoller, wenn man sich vergegenwärtigt, daß die Kontroll-Population keine Placebo-Gruppe war, sondern ebenfalls unter medizinischer Behandlung stand.

In dieser z. Z. umfassendsten wichtigen Studie ergibt sich also auch im untersten Hypertonie-Bereich eine klare Mortalitätsreduktion durch Pharmako-Therapie, Morbiditätsanalysen liegen z. Z. noch nicht vor, lassen aber eine ebenfalls deutliche Reduktion sicher erwarten.

In dieser Studie war ausdrücklich auf intensive Befolgung der verordneten Pharmako-Therapie hingewirkt worden, so daß die beschriebenen Effekte überwiegend der Wirksamkeit antihypertensiver Therapie zugeschrieben werden müssen [7].

Dennoch ist in dieser Studie ein weiterer Ansatz enthalten, der auf Mehrfach-Intervention von Risiko-Faktoren, wie Übergewicht, überhöhten Natrium-Konsum, Fettstoffwechselstörungen und Nikotin-Abusus abzielt, ohne daß diese Gesichtspunkte im Rahmen der HDFP-Studie eine entscheidende Rolle gespielt hätten.

Dieser Punkt leitet aber über zu der Frage, inwieweit auch ohne pharmakologische Therapie durch epidemiologische oder individuelle Beeinflussung des jeweiligen Risiko-Musters von Bevölkerung oder Individuum allein eine Reduktion von Hypertonie und kardiovaskulärer Mortalität erwartet werden könnte.

Derartige reine Interventionsstudien können bekanntlich auf primäre oder sekundäre Prävention, auf Beeinflussung eines oder mehrerer Risiko-Faktoren und schließlich auf Querschnittsuntersuchungen oder Merkmal-selektierte Gruppen-Untersuchungen angelegt sein.

Daß eine Hypertonie durch Intervention eines als Risiko-Faktors vermuteten Merkmals signifikante Blutdruck-Reduktion erfahren kann, ist durch kontrollierte Studien sowohl an tierexperimentellen Modellen, wie unter humanpathologischen Bedingungen belegt: Korrektur von Übergewicht [22, 29], Natrium-Zufuhr [17, 19, 26] und andere, obwohl immer wieder kritische Einwände die Kausalität zwischen derartigen Interventionsversuchen und beschriebenem Erfolg auf den Blutdruck in Zweifel ziehen. Derartige Diskussionspunkte hier darzustellen, ist nicht Aufgabe des Referats.

Intervention hinsichtlich *mehrerer* Risiko-Faktoren ist das wahrscheinlich wirkungsvollste, aber auch einschneidendste Vorhaben, weil es die Lebensweise von Individuen oder ganzen Bevölkerungsgruppen zu beeinflussen sucht.

Das oben erwähnte, noch unzureichende Problem-Bewußtsein gegenüber potentiellem Krankheitswert der Grenzwert-Hypertonie und das traditionelle ärztliche Selbstverständnis mit fast ausschließlicher Betonung kurativer Gesichtspunkte unterhält die Reserve gegenüber Präventivmaßnahmen epidemiologischer Größenordnung.

Weltweit sind jedoch mehrere große Studien angelegt, die an Hand von randomisierten Gruppen oder im Vergleich gegen Kontroll-Gemeinden oder -Provinzen eine konzentrierte Aufklärung über die Bedeutung der wichtigsten Risiko-Faktoren – Hochdruck, Übergewicht, Fettstoffwechselstörungen, Nikotin – betreiben und Massenmedien, traditionelle Versorgungsstrukturen, wie Ärzte und Ambulanzen, wie auch neue Betreuungs-Verfahren (Spezialkliniken, speziell trainierte Krankenschwestern, systematische Hausbesuche usw.) einsetzen, um die Wirksamkeit präventiver Maßnahmen zu optimieren [2, 11–14, 20].

Aufklärerische Intensität wurde zunächst durch gesteigerte Adhärenz antihypertensiver Pharmako-Therapie ablesbar, die in einer Studie von 38% auf 66% stieg [14], d. h. eine Kooperationssteigerung, wie sie auch in der zitierten HDFP-Studie festgestellte wurde, eine signifikante Gewichtsabnahme als Folge des intensiven Aufklärungsprogramms war in 56% zu verzeichnen [14].

Die sogenannte Nordkarelien-Studie, in ihren ersten Ergebnissen kürzlich veröffentlicht [21, 25], hat über eine effektive und statistisch signifikante Senkung von systolischem und diastolischem Blutdruck bei Männern und Frauen, die gesunkene Nikotin-Menge und die nachweisbare, wenngleich nicht signifikante Cholesterin-Reduktion eine Senkung des errechenbaren Risikos koronarer Herzerkrankung von 17,4% (bei Männern) bzw. 11,5% (bei Frauen) erwarten lassen: Bei Männern zwischen 30. und 64. Lebensjahr gingen akute Herzinfarkte tatsächlich um 17% zurück, Myokardinfarkt-Rezidive um 44%. Die Fünfjahres-Mortalität ging um 6% zurück, innerhalb der letzten 4 Jahre sogar um 11% [25]. Diese Resultate können als Bestätigung grundsätzlicher Blickänderung der Medizin von überwiegend kurativen Aufgaben zur Erkennung von Risiko-Bedingungen epidemiologischer Massenerkrankungen und deren präventiver Bekämpfung gelten.

Für derartig geänderte Gewichtung gesundheitspolitischer Ziele kann die Grenzwert-Hypertonie als gutes Beispiel untersucht werden: Ihre epidemiologische Bedeutung ist bekannt, wesentliche Risiko-Bedingungen sind gesichert, experimentelle und klinische Versuche haben die Reversibilität durch Reduktion von Risiko-Faktoren nachgewiesen; überregionale Erziehungsprogramme haben gezeigt, daß Blutdruck und andere zur Arteriosklerose assoziierte Bedingungen signifikant zu reduzieren und besonders gefährdete Gruppen durch verbesserte Adhärenz an antihypertensive Pharmako-Therapie in normale oder erheblich niedrigere Blutdruck-Bereiche zu bringen sind [21]. Angesichts dieser Erfahrungswerte muß die Grenzwert-Hypertonie als ein epidemiologisch und individuell wichtiger Gefährdungsfaktor angesehen werden und ihre noch weit unterschätzte Bedeutung dazu veranlassen, bei allen ärztlichen Konsultationen nach diesem

Tabelle 4. Betreuung des Grenzwert-Hypertonikers: Allgemeinbehandlung, Korrektur von Risikofaktoren und Pharmakotherapie

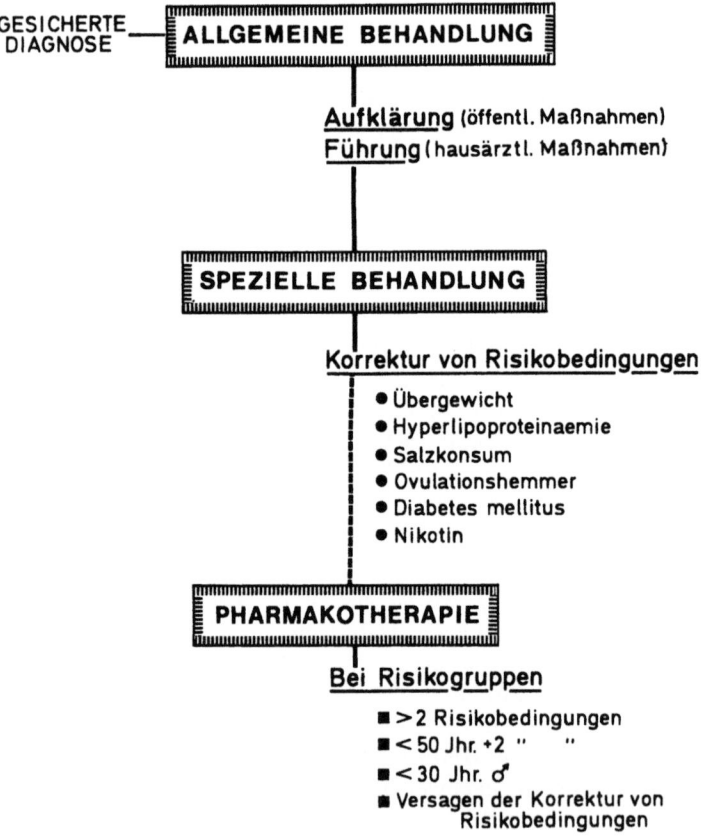

kardiovaskulären Risiko-Faktor zu fahnden, nach gesicherter Erkennung das gesamte kardiovaskuläre Risiko-Muster zu charakterisieren, durch gezielte und intensive Aufklärung die Reduktion von Risiko-Faktoren zu veranlassen und den Effekt über lange Kontroll-Zeiträume zu überwachen, schließlich den Blutdruck besonders gefährdeter Gruppierungen innerhalb der Grenzwert-Hypertoniker durch zunächst zeitlich begrenzte Pharmako-Therapie zu normalisieren (Tabelle 4).

Literatur

1. Berry CL (1978) Br Heart J 40: 709 – 2. Brennan LA, Krishan J, Nobrega FT, Labarthe DR, Timm ME, McGrath JV, Sheps SG, Hunt JC (1979) Mayo Clin Proc 54: 307 – 3. Clarke WR, Schrott HG, Leaverton PE, Connor WE, Lauer RM (1978) Circulation 58: 626 – 4. Haudenschild CC, Prescott MF, Chobanian AV (1980) Hypertension 2: 33 – 5. Hedstrand H, Aberg H (1975) Acta Med Scand 198: 389 – 6. Hypertension Detection and Follow up Program Cooperative Group (1978) J Chron Dis 31: 651 – 7. Hypertension Detection and Follow up Program Cooperative Group (1979) JAMA 242: 2562 – 8. Julius S, Ellis CN, Pascual AV, Matice M, Hansson L, Hunyor SN, Sandler LN (1974) JAMA 229: 663 – 9. Julius S (1977) Med Clin Am 61: 495 – 10. Julius S (1978) Pediatr Clin N Am 25: 35 – 11. Kornitzer M, DeBacker G, Dramaix M, Thilly C (1980) Circulation 61: 18 – 12. Krishan J, Brennan LA, Nobrega FT, Smoldt RK, Smutka LK, Labarthe DR, McEnaney JA, Hunt JC (1979) Mayo Clin Proc 54: 299 – 13. Labarthe DR, Krishan J, Nobrega FT, Brennan LA, Smoldt RK, Dale Mori H, Hunt JC (1979) Mayo Clin Proc 54: 289 – 14. Levine DM, Green LW, Deeds SG, Chwalow J, Russell RP, Finlay J (1979) JAMA 241: 1700 – 15. Linss G, Böthig S (1974) Dtsch Gesundheitsw 29: 635 – 16. McFate Smith W (1977) Circ Res (Suppl 1) 40: I–98 – 17. Morgan T, Gillies A, Morgan G, Adam W, Wilson M, Carney S (1978) Lancet 1: 227 – 18. Omae T, Takeshita M, Ueda K, Sadoshima S, Hirota Y, Tanaka K, Enjoji M (1979) In: Gross F, Strasser T (eds) Mild hypertension: Natural history and management. Pitman Medical, Tunbridge Wells, Engl., 93 –19. Parijs J, Joossens JV, Van der Linden L, Verstreken G, Amery AKPC (1973) Am Heart J 85: 22 – 20. Paul O (1979) In: Gross F, Strasser T (eds) Mild hypertension: Natural history and management. Pitman Medical, Tunbridge Wells, Engl., 221 – 21. Puska P, Tuomilehto J, Salonen J, Neittaanmäki L, Maki J, Virtamo J, Nissinen A, Koskela K, Takalo T (1979) Br Med J 2: 1173 – 22. Reisin E, Abel R, Modan M, Silverberg DS, Eliahou HE, Modan B (1978) N Engl J Med 298: 1 – 23. Relman AS (1980) N Engl J Med 5: 293 – 24. Safar ME, Lehner JP, Vincent MJ, Plainfosse MT, Simon ACh (1979) Am J Cardiol 44: 930 – 25. Salonen JT, Puska P, Mustaniemi H (1979) Br Med J 2: 1178 – 26. Shibata H, Hatano S (1979) In: Gross F, Strasser T (eds) Mild hypertension: Natural history and management. Pitman Medicals, Tunbridge Wells, Engl., p 147 – 27. Veterans Administration Cooperative Study Group on Antihypertensive Agents (1967) JAMA 202: 1028 – 28. Veterans Administration Cooperative Study Group on Antihypertensive Agents (1970) JAMA 213: 1143 – 29. Young JB, Mullen D, Landsberg L (1978) Metabolism 27: 1711 – 30. Zinner SH, Margolius HS, Rosner BR, Kass EH (1977) In: Levine LS, New MI (eds) Juvenile hypertension. Raven Press, New York, p 45

Wollheim, E. (Laboratorium Hochdruckforschung, Univ.-Klinikum Würzburg):
Mögliche Frühdiagnose des essentiellen Hochdrucks durch einen genetischen Marker*

Eine wirksame präventive Intervention beim essentiellen Hochdruck setzt die Erfassung der genetischen Anlage lange vor der Manifestation der Krankheit voraus. Versuche unseres Würzburger Laboratoriums dienen dieser Aufgabe.

Im Harn normotoner Kontrollpersonen wird eine durch Präzipitation und Säulenchromatographie isolierbare Polypeptidfraktion ausgeschieden. Diese Fraktion senkt im Kaninchen-Bioassay den Blutdruck. Sie ist nicht identisch mit anderen

---

* Forschungsaufträge Nr. H II 4-43096-85/73 und Nr. 4719-2/13 (77) des Bundesministeriums für Jugend, Familie und Gesundheit

blutdrucksenkenden Substanzen des Harns wie Kallikrein, Bradykinin oder Prostaglandinen.

Die Abb. 1 zeigt in der linken Säule die prozentuale Blutdrucksenkung im Bioassay bei einer unserer Kontrollgruppen. Es sind 291 Harne von 19 Personen beiderlei Geschlechts, die bis zu 5 Jahren wiederholt untersucht wurden. Die mittlere Senkung beträgt hier 33,8% ± 0,6%. Mehr als 95% dieser Gruppe läßt eine Blutdrucksenkung von 20% gegenüber dem Ausgangswert während 3 Minuten oder länger erkennen. Wir definieren daher als vasoaktiv (VA^+) eine Fraktion, von der 5 γ/kg Kaninchen den Blutdruck um 20% oder mehr senkt. Schwächer wirksame Fraktionen werden als VA^- bezeichnet.

Die 2. und 3. Säulenreihe stellen eine Gruppe von 71 sekundären Hypertonien verschiedener Genese und 76 essentiellen Hypertonien gegenüber. Diese Gruppen sind nach Alter (42,6 ± 1,6, resp. 43,9 ± 1,5) und Geschlechtsverteilung sowie klinischem Schweregrad etwa gleich. Die sekundären Hypertonien verhalten sich mit einem Mittelwert der Senkung von 33,4 ± 1,0% wie die Kontrollgruppen. Bei den essentiellen Hypertonien sind 82% nach unserer Definition VA^-, die übrigen liegen im unteren Normbereich. Der Mittelwert dieser Gruppe liegt bei 8,8 ± 1,2%. Die Differenz dieser beiden Gruppen ist statistisch hoch signifikant.

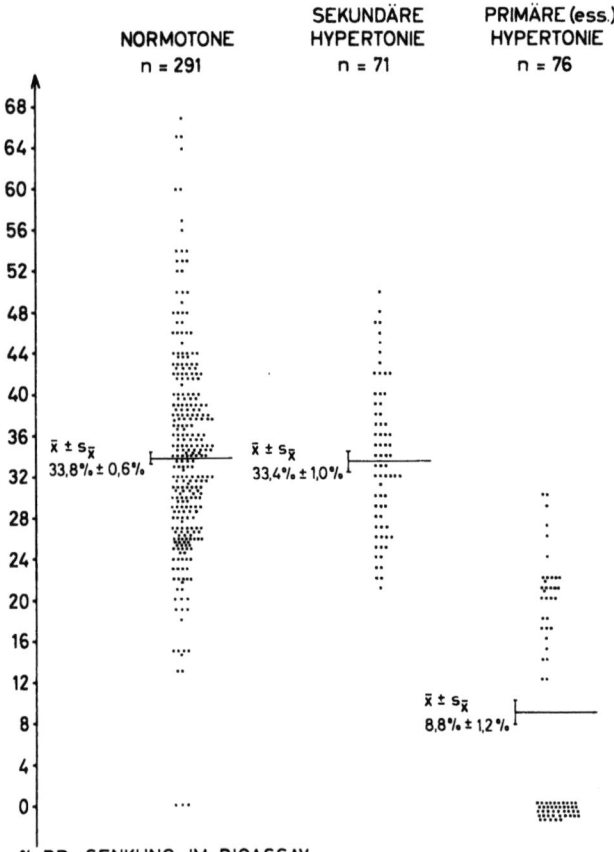

Abb. 1. Prozentuale Senkung im Bioassay am Blutdruck des Kaninchens bei einer Gruppe von Normotonen, von sekundären Hypertonien verschiedener Genese und von essentiellen Hypertonien

Die nächste Abb. zeigt für verschiedene Gruppen links die Mittelwerte der Blutdrucksenkung im Bioassay, rechts die familiäre Blutdruckbelastung. Dabei ergeben sich signifikante Korrelationen. Bei den VA positiven sekundären Hypertonien ist die hereditäre Belastung 37%, bei den VA negativen essentiellen Hypertonien 68%. Von einer weiteren Gruppe von 75 Grenzwerthypertonien verhalten sich 54 wie Normotone oder sekundäre Hypertonien. Nur 21 Fälle entsprechen im Fehlen der Vasoaktivität und in der Genetik den essentiellen Hypertonien. Es handelt sich hier offenbar um zwei verschiedene Krankheitsbilder. Aus anderen klinischen Beobachtungen ist wahrschenlich, daß ein Teil der Grenzwerthypertonien nicht Anfangsstadium des essentiellen Hochdrucks ist, sondern mit fortschreitendem Alter normoton wird (Weidmann u. a.).

Die gute Korrelation zwischen Aktivität bzw. Inaktivität der Polypeptidfraktion aus Harn und familiärer Hochdruckbelastung legt nahe, in der Inaktivität eines der genetischen Merkmale der essentiellen Hypertonie zu sehen.

Damit ergibt sich die Frage, ob mit diesem Verfahren die Anlage zum essentiellen Hochdruck lange vor seiner Manifestation feststellbar werden könnte. Wir untersuchten daher bisher 684 normotone Soldaten zwischen 18 und 25 Jahren sowie 252 Kinder der Universitäts-Kinderklinik Würzburg mit verschiedensten nicht-hypertensiven Erkrankungen. Die Familienanamnese der Soldaten wurde durch Befragung, resp. durch Fragebogen, bei den Kindern durch Untersuchung der Eltern, eruiert. Wie im unteren Teil der Abb. zu sehen ist, zeigen beide Gruppen z. Z. der Untersuchung normotoner Jugendlicher die gleiche Korrelation zwischen Verhalten der Harnfraktion und familiärer Belastung. Etwa 70% haben eine der Norm entsprechende aktive Polypeptidfraktion mit einer familiären Hochdruckbelastung von 33%, resp. 27%, während bei den VA negativen Soldaten wie Kindern

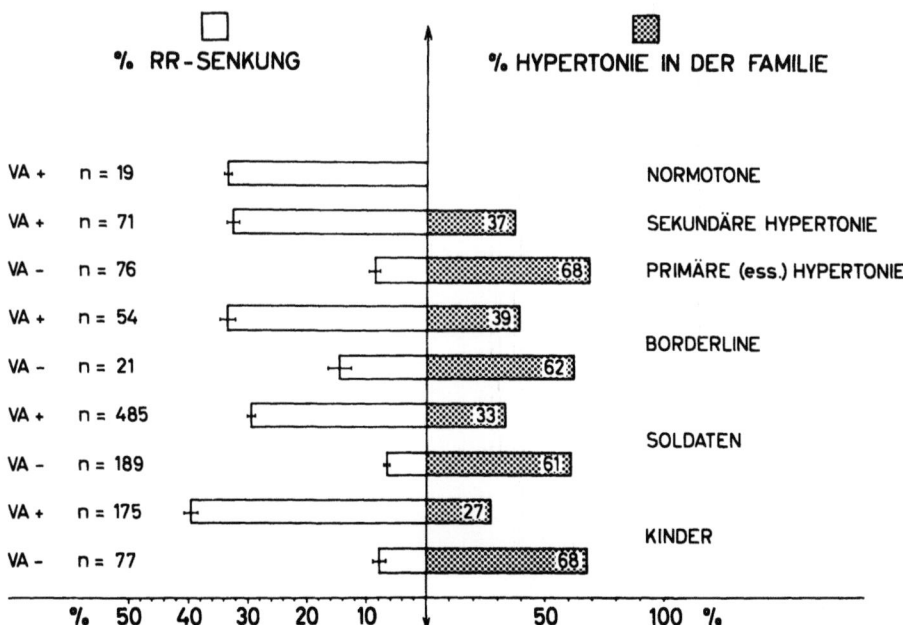

Abb. 2. Korrelation zwischen prozentualer Blutdrucksenkung im Bioassay und familiärer Hochdruckbelastung bei verschiedenen Untersuchungsgruppen

eine familiäre Hochdruckbelastung von 61%, resp. 68% gefunden wurde. Es ist wahrscheinlich, daß mit diesem Verfahren eine der genetischen Voraussetzungen für den essentiellen Hochdruck lange vor seiner Manifestation erkannt werden kann.

Zusammenfassung

1. Die Peptidfraktion aus Urin von Normotonen und sekundären Hypertonien ist vasodilatierend, die von essentiellen Hypertonien inaktiv oder schwach aktiv.
2. Es besteht eine signifikante Korrelation zwischen hereditärer Hochdruckbelastung und Aktivität bzw. Inaktivität dieser Fraktion.
3. Der Test ermöglicht wahrscheinlich die Früherkennung des essentiellen Hochdrucks vor seiner Manifestation.

Mitarbeiter an diesen Unteruchungen waren: Sigrid Peterknecht, C. Dees, M. Arnold, Gabriele Bülow, D. Bülow und L. Hübner.

Klinische Onkologie

I. Chemotherapie solider Tumoren

Malignes Wachstum[*]

Eder, M. (Pathologisches Institut der Universität München)

Referat

Die Tatsache, daß neben den medizinischen Fachdisziplinen fast alle naturwissenschaftlichen Fächer an der Erforschung der Probleme des malignen Wachstums beteiligt sind, darf nicht darüber hinwegtäuschen, daß zwar Wachstum ein biologisches Grundphänomen ist, das naturwissenschaftlich definiert und mit naturwissenschaftlichen Methoden erforschbar ist, Malignität dagegen primär kein naturwissenschaftlicher Begriff ist. Die über ein Jahrhundert reichende Diskussion über die begriffliche Abgrenzung ist hieraus erklärbar.

1863 formulierte Rudolf Virchow in seinem grundlegenden Werk über die krankhaften Geschwülste: „Wollte man auch Jemand auf das Blut pressen, daß er sagen sollte, was Geschwülste eigentlich seien, so glaube ich nicht, daß man irgendeinen lebenden Menschen finden würde, der in der Lage wäre, dies sagen zu können." Diese drastische Formulierung bedeutete nicht, daß Rudolf Virchow nicht wußte, daß Tumoren ein abnormer Wachstumsprozeß sind, es schien ihm nur unmöglich, eine allgemein verbindliche Formulierung für die Fülle der Erscheinungen und ihre Unterschiede, die wir beim Menschen beobachten, zu geben. Seit dieser Zeit hat sich eine übergroße Zahl von Forscherpersönlichkeiten um eine Charakterisierung und Definition bemüht, erwähnt seien nur die Namen Borst, Hueck, Büngeler, Hamperl, denen es zu danken ist, daß das Problem immer mehr eingekreist wurde. Ohne diese faszinierende Forschungsentwicklung, an der deutsche Autoren so maßgeblich mitbeteiligt sind, im einzelnen darstellen zu können, sei deshalb die heute allen WHO-Klassifikationen zugrunde liegende Tumordefinition in der Formulierung von Willis dem Zitat von Virchow gegenübergestellt: „Unter Geschwulst (Tumor) wird eine Gewebsvermehrung verstanden, deren Wachstum überschießt, mit dem normalen Gewebe nicht koordiniert ist und auch dann anhält, wenn der auslösende Reiz nicht mehr wirksam ist." Fügt man nun dieser allgemeinen Tumordefinition die Charakterisierung für maligne Geschwülste hinzu, so ist zu ergänzen, daß diese Gewebsvermehrung

---

[*] Herrn Professor Dr. W. Büngeler zum 80. Geburtstag

sowohl mit Invasion und Destruktion als auch mit Metastasierung unbehandelt in der Regel zum Tode führt. Dabei ist es nicht Unkenntnis, die dazu führt, daß eine solche Fülle von Eigenschaften und Merkmalen zur Definition von malignem Wachstum herangezogen wird, die kürzeste Formulierung wäre „der Verlust der physiologischen Wachstumskontrolle und -regulation". Vielmehr ist es die Tatsache, daß sowohl die drei Grundeigenschaften – überschießendes Wachstum, unkoordiniertes Umgebungsverhalten (etwa Differenzierungsverlust) und reizunabhängiges Wachstum – als auch die beiden Malignitätseigenschaften – Invasion und Metastasierung – bei der Vielfalt der malignen Tumoren des Menschen sowohl zeitlich different als auch quantitativ unterschiedlich auftreten können.

Die Variabilität in der Expression der verschiedenen Malignitätseigenschaften ist aber nicht regellos verteilt, sondern ganz deutlich bestimmten Tumorgruppen zugeordnet. Diese Gruppenbildungen beruhen auf der von Virchow begonnenen, von Borst erstmalig vollendeten, dann immer weiter ausgestalteten und auch allen WHO-Klassifikationen zugrunde liegenden histogenetischen Geschwulsteinteilung; sie beruht auf der Ableitung bzw. dem Vergleich mit dem jeweiligen Muttergewebe. Die biologische Charakterisierung des Wachstumsverhaltens selbst aber ergibt sich ausschließlich aus dem Ergebnis klinischer (und letztlich autoptisch gesicherter) Verlaufskontrollen. Diese gestatten nicht nur Aussagen über die statistisch gemittelte Prognose, sie führen auch zu der Erkenntnis, daß bei bestimmten Tumorgruppen die Ausprägung der Malignitätseigenschaften sowohl zeitlich als auch quantitativ different sein kann.

So lassen sich für jede Tumor- und Malignitätseigenschaft Extrembeispiele zeigen, z. B. die relativ geringe Wachstumsintensität der adenoidcystischen Carcinome mit oft vieljährigem Verlauf, der hochdifferenzierten Lipo- oder Myosarkome oder der Synovialome, verglichen mit der hohen Wachstumsintensität anaplastischer Carcinome, z. B. des kleinzelligen Bronchialcarcinoms; ähnlich unterschiedlich kann der Grad der Differenz zum Muttergewebe, etwa gemessen am Differenzierungsgrad, sein, so daß z. B. hoch differenzierte follikuläre Schilddrüsencarcinome oder Prostatacarcinome sich nur schwer von nichtmalignen Neubildungen dieser Organe unterscheiden lassen, wenn nicht andere Malignitätseigenschaften herangezogen werden, verglichen mit den anaplastischen Carcinomen, bei denen der Differenzierungsverlust so hochgradig ist, daß vielfach die Herkunft, also die Ableitung aus dem Muttergewebe, nicht mehr bestimmbar ist. Auch das Ausmaß der Invasionsfähigkeit und Metastasenentwicklung kann bei histogenetisch umschriebenen Tumorgruppen extrem different entwickelt sein; so kennen wir eine ganze Gruppe von malignen Tumoren, die überwiegend lokal invasiv und destruktiv wachsen, deren Metastasierungfähigkeit aber relativ gering ist, oft erst nach jahrelangem Verlauf auftritt, im Unterschied zu malignen Tumoren, bei denen in der Mehrzahl der Fälle schon bei frühester Entdeckung ausgedehnte hämatogene Metastasen realisiert sind.

Zwar gilt für viele maligne Tumoren, daß der Grad der Wachstumsintensität mit dem Ausmaß des Differenzierungsverlustes und der Fähigkeit, früh invasiv und auch früh metastasierend sich auszubreiten, korreliert. Hierauf beruht z. B. die prognostische Aussagefähigkeit der Bestimmung der verschiedenen Differenzierungsgrade, etwa bei den Darmcarcinomen, aber eine derartige Korrelation trifft nicht für alle Organtumoren in gleichem Maße zu.

Es ist besonders wesentlich, festzuhalten, daß unsere Kenntnis von prognostisch differenten, also in der Ausprägung der Malignitätseigenschaften unterschiedenen,

Tumorgruppen stetig zunimmt. So ist z. B. erst seit relativ kurzer Zeit bekannt, daß bei den malignen fibrösen Histiocytomen die sog. myxoide Variante sich von den pleomorphen fibrösen Histiocytomen durch deutliche Unterschiede in der Entwicklung hämatogener Metastasen auszeichnet. Es ist verständlich, daß mit immer weiterer Untergliederung prognostisch differenter Tumorgruppen eine zuverlässige Charakterisierung und morphologische Bestimmung schwieriger geworden ist, für verschiedene Tumorgruppen hat deshalb der Einsatz von Zusatzmethoden histochemischer und immunhistochemischer Art beträchtliche Bedeutung erlangt, hier ist die Entwicklung z. Z. voll im Gang, so daß weitere Fortschritte für eine prognostisch relevante Untergliederung der verschiedenen Tumorarten erwartet werden können.

Fügt man nun noch hinzu, daß auch bei der Entwicklung eines histogenetisch einheitlichen Tumors, z. B. des Plattenepithelcarcinoms der Portio, das Auftreten der Invasionseigenschaft zeitlich extrem different sein kann, so daß bei voller zellulärer Transformation über Jahre die Invasivität fehlt (das sog. Carcinoma in situ), in anderen Fällen aber sofort mit der zellulären Transformation realisiert wird, dann ergibt sich als entscheidende Schlußfolgerung:

Malignes Wachstum ist zwar generell ein der physiologischen Wachstumsregulation entzogener Wachstumsprozeß, die einzelnen Malignitätseigenschaften und -merkmale stellen aber, auch wenn sie vielfach miteinander verkoppelt auftreten, für sich *getrennte biologische Ereignisse* dar, die sich teils zellbezogen, teils an der Oberfläche im Verhalten zur Umgebung realisieren und deren Kenntnis auch Ansatz therapeutischer Maßnahmen in der Zukunft sein könnte.

Weil Invasionsfähigkeit und Metastasierungseigenschaften für das maligne Wachstumsverhalten aber entscheidend sind, wird sich das nachfolgende Referat (Grundmann) mit der Kenntnis dieser Phänomene beschäftigen.

Für die Zusammenhänge der Malignitätseigenschaften mit Malignitätsmerkmalen, aber auch für die Frage einer zukünftigen Onkotherapie lohnt sich ein Blick auf die ersten Schritte der Cancerisierung. Für die Mehrzahl der malignen Tumoren auch beim Menschen darf in der Entstehungsphase ein Mehrstufenprozeß angenommen werden. Der erste Schritt, die Initiation, führt zur Entstehung molekularer, nicht sichtbarer Veränderungen, im zweiten Schritt, der Latenzperiode, vermehren sich primär initiierte Zellen und werden selektiert, erst am Ende der Latenzperiode treten sichtbare zelluläre Veränderungen auf, die für die Diagnostik so entscheidende Bedeutung haben. Daß es sich hierbei um einen zellgebundenen Prozeß handelt, ergibt sich aus der Tatsache, daß diese Schritte bei chemischer Cancerisierung auch an Zellen in der Gewebekultur ablaufen, freilich in sehr viel kürzeren Zeitabständen. Die so in der Gewebekultur entstandenen Geschwulstzellen, dies gilt auch für eine viral bedingte Transformation, zeigen neben strukturellen zellulären Veränderungen die sog. Transformationsphänomene. Am bekanntesten ist hierbei die sog. Kontaktinhibition, Geschwulstzellen nehmen im Vergleich zu Normalzellen keine interzellulären Verbindungsbrücken auf, andere Transformationsphänomene führen zur Aufhebung des Einschichtenwachstums, Oberflächenveränderungen an den Geschwulstzellen wie Lektinagglutinierbarkeit sind entwickelt. Diese für Geschwulstzellen typischen Änderungen im Wachstumsverhalten, die Transformationsphänomene, sind deshalb so interessant, weil Veränderungen des Umgebungsmilieus in der Gewebekultur, etwa die Zufuhr von Fibronektin, in der Lage sind, alle diese geschwulstzelltypischen Transformationsphänomene, einschließlich struktureller Veränderungen, aufzuheben, die

Zellen sogar wieder für wachstumsregulatorische Stimuli ansprechbar zu machen. Werden aber so veränderte Zellen in das Tier zurückverbracht, so erweisen sie ihr volles Malignitätspotential durch Entwicklung von Metastasen.

Diese Reversibilität der Transformationsphänomene bei Beibehaltung der onkogenen Eigenschaften führt somit zu der Schlußfolgerung, daß Onkogenitätseigenschaft und Transformationsphänomene zwar aufs engste miteinander zusammenhängen, jedoch *nicht identisch* sind.

In die gleiche Richtung weist auch eine weitere Beobachtung. Seit langer Zeit ist bekannt, daß die nach einer Initiation eintretende Latenzperiode durch die Zufuhr bestimmter nichtcancerogener Stoffe abgekürzt werden kann. Hormone z. B. können einen solchen Promotoreffekt verursachen. Beim Studium dieser Phänomene haben die Wirkungen der effektiven Stoffe aus dem Krotonöl, die Phorbolester, besondere Aufmerksamkeit erregt. Diese als Cocarcinogene bezeichneten Wirkungen führen nämlich an normalen Zellen zum Auftreten zellulärer Veränderungen und an Gewebekultur-Zellen zur Entwicklung der sog. Transformationsphänomene, die aber nach Entfernung der Phorbolester-Wirkung voll reversibel sind, wenn nicht vorher eine spezifische cancerogene Initiation stattgefunden hat.

Es kann als ausreichend wahrscheinlich angenommen werden, daß die sog. Initiation mit Veränderungen der Zell-DNA einhergeht; für einige Carcinogene ist die vermutlich entscheidende Veränderung ausreichend wahrscheinlich, und zwar bei bestimmten Nitrosaminen z. B. die Methylierung des Sauerstoffatoms in Sechserstellung am Guanin. Daß gleichzeitig zahlreiche andere Reaktionen stattfinden, die sich z. T. toxisch für die Zellen auswirken, sei nur mit erwähnt. Seit einem Jahrzehnt ist die Existenz von Reparaturenzymen für DNA-Schäden gesichert (Hanawalt et al. 1979), die Frage, welche Rolle diese DNA-Reparaturmechanismen für die Carcinogenese und die Chemotherapie spielen, steht in intensiver Diskussion (Harbers 1978).

Am bekanntesten ist die sog. Excisionsreparatur; genetische Defekte dieses Systems verursachen das Xeroderma pigmentosum und sind für die Entstehung der dabei auftretenden Hautcarcinome maßgeblich. Bei der Excisionsreparatur wird durch mehrere Enzyme nach Incision das fehlerhafte DNA-Stück herausgeschnitten und mit Hilfe des vorhandenen Komplementärstrangs, der nicht betroffen ist, eine weitgehend fehlerfreie Reparatur ermöglicht. Excisionsreparaturmechanismen arbeiten also weitgehend fehlerfrei. Es gibt aber auch DNA-Fehler, die nicht durch Excision beseitigt werden können, wobei trotz des Fehlers die Replikationsfähigkeit bestehen bleibt, über den Fehler gewissermaßen hinwegläuft und erst nach mehreren Zellteilungen das fehlerhafte Stück durch einen komplizierten Mechanismus neu aufgebaut wird. Diese postreplikative Reparatur (Rekombination) ist also sehr viel komplizierter, Baufehler beim Wiederaufbau sind möglich. Ob ein jüngst bei Bakterien bekannt gewordener ungewöhnlich rasch einsetzender Reparaturmechanismus (die sog. SOS-Reparatur), die mit erheblichen Fehlern – bei Bakterien mit Mutation – behaftet ist, auch in tierischen Zellen und beim Menschen vorkommt, ist noch offen.

Mit aller Zurückhaltung, die einem noch ganz in Entwicklung begriffenen Arbeitsgebiet angemessen ist, lassen sich wenige Punkte doch bereits andeuten:
1. Die organspezifische Ausstattung der Zellen mit DNA-Repair-Systemen ist different. Offenbar spielt für die Organotropie bestimmter cancerogener Stoffe nicht nur die organspezifische Aktivierung der cancerogenen Substanzen, sondern

auch die organspezifisch differente Ausstattung mit DNA-Repair-Mechanismen eine Rolle.

2. Es ist vermutet worden, daß bei carcinogen induzierter DNA-Veränderung und mangelnder fehlerfreier Excisionsreparatur die fehlerhafte Postreplikationsreparatur an der Entstehung neuer Zelleigenschaften – etwa der Entwicklung von Zellen mit Wachstumsvorteil in der Latenzperiode – eine Rolle spielen kann.

Dieser Hinweis auf die molekularen Mechanismen und ihren Zusammenhang mit der Proliferation erscheint deshalb bedeutsam, weil auch Cytostatika Interaktionen mit DNA eingehen, gleichzeitig aber Hinweise darauf vorliegen, daß unterschiedliche Effekte auf das Proliferationsverhalten und die DNA-Reparatur-Mechanismen auftreten (Thielmann u. Gersbach 1978). Erst die Zukunft wird zeigen müssen, ob sich hieraus nun auch therapeutisch interessante Schlußfolgerungen, etwa bei der Wahl von Kombinationstherapien ziehen lassen.

Die heute vorliegenden Kenntnisse über das Wachstumsverhalten in soliden Tumoren spielen für die z. Z. gebräuchliche Onkotherapie eine entscheidende Rolle. Es kann davon ausgegangen werden, daß nur in der Anfangsphase von entstehenden Tumoren und in der Anfangsphase der Entwicklung von Metastasen ein weitgehend exponentielles Wachstum vorliegt, bei dem aus jeder Zellteilung zwei sich weiter teilende Zellen hervorgehen. Sehr rasch geht aber dann das Wachstum in eine nichtexponentielle Phase über, nur ein Teil der Tumorzellen bleibt im Wachstum, die Größe dieser Wachstumsfraktion variiert beträchtlich. Andere Tumorzellen finden sich in Wachstumsruhe (G_0- bzw. G_1-Phase), können aber jederzeit wieder in Wachstum eintreten. Ein anderer Teil der Tumorzellen differenziert aber wie im normalen Gewebe aus und nimmt auch später am Wachstum nicht mehr teil. Wieder andere Tumorzellfelder geraten durch die Inbalance von rascher Massenzunahme der Tumorzellen durch Wachstum und nicht ausreichender Induktion ernährender Tumorgefäße in einen Ernährungsmangelzustand und gehen, wenn sich die Versorgungssituation nicht ändert, in Nekrose über. Damit finden sich aber in soliden Tumoren Tumorzellabschnitte, die entweder durch Differenzierung oder durch Nekrose am Wachstum nicht mehr teilnehmen, der Anteil dieser Tumorzellen wird als Zellverlustrate bezeichnet. Messungen und Berechnungen an menschlichen Tumoren zeigen, daß diese Zellverlustrate z. T. 80% und mehr betragen kann, was bedeutet, daß das klinisch zu beobachtende Wachstum auf die hohe proliferative Aktivität der verbleibenden proliferationsfähigen Zellen zurückzuführen ist. Dies aber bedeutet, daß, bei den verschiedenen Tumorarten des Menschen unterschiedlich, das Wachstum (etwa die Größenzunahme von Metastasen) davon bestimmt wird, wie groß die Zahl der Zellen in einer Metastase ist, die weiterhin am Wachstum teilnehmen, also der Wachstumsfraktion, wie schnell sich diese am Wachstum beteiligten Zellen teilen, d. h. also von der variablen Länge des Generationszyklus dieser teilungsfähigen Zellen; dem steht gegenüber die bei den verschiedenen Tumoren sehr unterschiedliche Größe der Zellverlustrate, also der Tumorzellabschnitte, die durch Differenzierung oder Nekrose am Wachstum nicht mehr teilnehmen, aber sehr erhebliche Volumensabschnitte (etwa von Metastasen) einnehmen.

Zahlreiche Messungen über die Differenzen in der Proliferationsaktivität menschlicher Tumoren sind durchgeführt worden (Zusammenfassung z. B. Steel 1977). Daß dabei das kleinzellige Bronchialcarcinom mit seiner enormen Proliferationsaktivität die höchsten Meßwerte für die Wachstumsintensität aufweist,

überrascht nicht. Alle derartigen Messungen geben zwar einen richtigen Eindruck von den Unterschieden in der Wachstumsintensität, sie haben aber den Nachteil, daß sie meist nur an kleinsten Gewebsstückchen oder Einzelzellen durchgeführt worden sind, in soliden Tumoren aber eine enorme Heterogenität von wachsenden und ruhenden Tumorzellabschnitten besteht. Die große Schwankungsbreite der erhobenen Meßwerte ist hierdurch erklärt. Erst in jüngster Zeit ist durch Untersuchungen von Rabes et al. 1979 eine Methode entwickelt und angewandt worden, die uns wenigstens für einige Tumoren ein komplettes Bild vermittelt. So gelingt es z. B. durch den Anschluß von Perfusionsgeräten während der Operation von Tumoren, etwa von Nierentumoren, ein Weiterleben von Organ und Tumor zu gewährleisten, so daß nach Entnahme von tumortragendem Organ und Tumor eine proliferationskinetische Analyse über den gesamten Tumor hin durchgeführt werden kann. Die wesentlichen Befunde, die sich bei so analysierten Nierencarcinomen ergaben, sind:
1. Eine hohe Wachstumsrate findet sich z. T. in Tumorrandbereichen − der Wachstumsfront − wobei aber eine Konkurrenz zwischen neu entstehender Tumorzellmasse und Ernährung durch Induktion von neuen Gefäßen eintritt.
2. Die enorme Differenz zwischen intensiv wachsenden und ruhenden Tumorabschnitten ist z. T. darauf zurückzuführen, daß Tumorzellen um ernährende Gefäße, also unter günstigen Ernährungsbedingungen, hohe Proliferationsaktivität zeigen; mit zunehmendem Abstand von ernährenden Gefäßen nimmt die Proliferationsaktivität der Tumorzellen ab.
3. Unbeschadet hiervon findet sich in ein und demselben Tumor eine Beziehung zwischen Proliferationsaktivität und Differenzierungsgrad der Tumorzellen; geringer differenzierte Tumorzellfelder zeigen eine höhere Proliferationsaktivität als hochdifferenzierte Tumorzellabschnitte.
4. Es läßt sich eine sichere Beziehung zwischen Proliferationsaktivität und histologischem Bautyp (z. B. solid, papillär usw.) feststellen.

Noch ist die Zahl der so detailliert analysierten verschiedenen malignen Tumoren des Menschen relativ klein; daß gerade für die Onkotherapie aber sehr viel genauere Vergleichsdaten auch von anderen Tumoren benötigt werden und auch erhalten werden können, ist evident.

Mit dieser kurzen, im vorliegenden Rahmen nur skizzenhaften Charakterisierung hoffe ich gezeigt zu haben, daß malignes Wachstum mit Verlust der physiologischen Regulationsfähigkeit des Wachstums in eine Fülle von biologisch und auch prognostisch differenten Untergruppen von Tumoren zerfällt, die wir bereits heute ausreichend klassifizieren und in ihrer Ausprägung der Einzelmerkmale der Malignität charakterisieren können. Jeden Tag werden neue Fortschritte auf diesem sich immer weiter differenzierenden Gebiet sichtbar. Nur durch eine engste Kooperation der Fächer kann es gelingen, diese möglichst rasch auch für die praktische Therapie nutzbar zu machen.

Literatur

Hanawalt PC, Cooper PK, Ganesan AK, Smith CA (1979) DNA repair in bacteria and mammalian cells. Ann Rev Biochem 48: 783−863 − Harbers E (1978) Zur Rolle der enzymatischen DNA-Reparatur bei Carcinogenese und Krebschemotherapie. Z Krebsforsch 92: 1−9 − Rabes HM (1979) Proliferative Vorgänge während der Frühstadien der malignen Transformation. Verh Dtsch Ges Pathol 63: 18−39 − Rabes HM, Carl P, Meister P, Rattenhuber U (1979) Analysis of proliferative compartments in human tumors. I. Renal Adenocarcinoma. Cancer 44: 799−813 − Steel GG (1977)

Growth kinetics of tumours. Clarendon Press, Oxford – Thielmann HW, Gersbach H (1978) Carcinogen-induced DNA-repair in nucleotide-permeable Escherichia coli cells. Z Krebsforsch 92: 157–176

Tumorinvasion und Metastasierung

Grundmann, E. (Pathologisches Institut der Univ. Münster)

Referat

Die Tumormetastasierung erfolgt über mindestens drei Schritte (Grundmann 1979a):
1. Einwachsen des Tumors in ein Blut- oder Lymphgefäß und Ablösung der Tumorzellen,
2. Verschleppung der Tumorzellen, wobei viele Tumorzellen aufgelöst werden,
3. Anhaften der Tumorzellen an der Gefäßwand und destruierende Infiltration.

Daraus geht hervor, daß die Metastasierung von der Tumorinvasion abhängig ist; beide Eigenschaften sind spezifisch für Zellen bösartiger Tumoren und gehören zusammen.

Wahrscheinlich gelangen bei den meisten bösartigen Tumoren täglich mehrere Millionen Tumorzellen in das Lymph- oder Blutsystem. Davon überleben bis zur Anheftung weniger als 1‰ (Weiss 1980, Fidler et al. 1978, Poste u. Fidler 1980).

Der Durchbruch von Zellen eines Primärtumors durch die Gefäßmembranen ist also ein häufiges Ereignis. Eine Großzahl der Zellen wird intravasal abgetötet, eine noch größere Zahl während und nach dem Auswachsen aus den Lymph- und Blutgefäßbahnen in das umgebende Fremdgewebe. Hier wirkt der gesamte Komplex der generalisierten und lokalen Abwehrmechanismen. Die Entstehung von Metastasen ist also in sich gesehen ein insuffizienter Prozeß, der nur in sehr seltenen Fällen zum „Erfolg", nämlich zur Bildung einer Tochtergeschwulst führt.

Damit sind aber *Tumorinvasion* und *Metastasierung* doch zwei verschiedene Vorgänge, woraus ich die Berechtigung entnehme, mich zunächst mit dem ersten, d. h. mit der *Tumorinvasion* zu befassen.

Zwei Eigenschaften stehen hier im Vordergrund: Die *Motilität* und die *destruktive Potenz*.

Die *Motilität* ist in einer nun nahezu unendlichen Zahl von Zeitrafferfilmen festgehalten. Danach ist jede einzelne Tumorzelle zur Lokomotion, d. h. zur Eigenbeweglichkeit, befähigt. Es ist also weniger der Propulsionsdruck durch die Proliferation einer Zellpopulation, der das spezifische infiltrierende Tumorwachstum erzeugt. Sträuli (1980) hat dies besonders eindrucksvoll am Rattenmesothel belegt, und zwar nach intraperitonealer Implantation von L 5222-Leukämiezellen: Die in der Norm einander unmittelbar berührenden Deckzellen des Mesothels kontrahieren sich als erste Antwort auf den direkten Kontakt mit den Leukämiezellen. Wie immer diese Kontraktion auch zustande kommen mag – sie muß auf einen *lytischen* Einfluß zurückgeführt werden, der auf die interzellulären Kontakte der Mesothelzellen ausgeübt wird. Es handelt sich somit um einen dissoziativen Vorgang, der Teile der submesothelialen Basalmembran entblößt. Die Leukämiezellen heften sich nun auf diese mesothelfreien Zonen an. Darauf folgt ein *destruktives* Phänomen, wiederum lytischer Natur: Die Basalmembran verschwindet, und es entstehen Höhlen, die mit Leukämiezellen angefüllt sind. Nun bewegen sich die Leukämiezellen zwischen den Strukturelementen des Mesothels, auch zwischen den Kollagenfasern und elastischen Lamellen. Die Leukämiezellen zeigen eine typische polarisierte Form, wie sie für sich amöboid bewegende Zellen charakteristisch ist.

Aus diesen, hier exemplarisch genannten Beobachtungen von Sträuli (1980) ergibt sich, daß bei der Invasion Lokomotion und lytische Aktionen zusammenwirken, wobei die lytischen Effekte sowohl dissoziativ als auch destruktiv sind. Beide Effekte sind der Proliferation der Tumorzellen überlagert. Für Lokomotion und Lyse sind Oberflächeneigenschaften der Zellen verantwortlich. Nach vielen Beobachtungen (Glick 1980) spielen Glykoproteine bzw. Glykokonjugate eine entscheidende Rolle im „Sozialverhalten" der Tumorzellen. Die Matrix, welche die Tumorzellen umgibt, enthält verschiedene Komponenten, wie z. B. Fibronektin und Heparinsulfat. Glick (1980) konnte an Glykopeptiden von menschlichen Neuroblastomzellen durch Einwirkung von α-L-Fucosidase eine sehr starke Freisetzung von Fucose nachweisen, nicht in menschlichen Hautfibroblasten oder Nierenfibroblasten. Möglicherweise ist dies Ausdruck einer generalisierten Glykopeptidänderung, die für transformierte Tumorzellen charakteristisch ist.

Die Penetration der Tumorzelle in eine Blut- oder Lymphgefäßbahn muß in jedem Fall die *Basalmembran* zerstören. Dies gilt morphologisch als charakteristisch für ein invasives Wachstum. Basalmembranen enthalten alle Säugetierorganismen als eine im wesentlichen gleichartig aufgebaute Struktur, die zu 40 bis 60% aus Typ-IV-Kollagen, Glykoproteinen und Glykosaminglykanen besteht. Basalmembranen sind außerordentlich resistent gegen mechanische oder chemische Einwirkungen. Bei der Tumorzellinvasion wird die Basalmembran in charakteristischer Weise zerstört, wobei nach Liotta (1980) drei Schritte zu unterscheiden sind (Abb. 1):

A. Die Anheftung der Tumorzellen an die Basalmembran, und zwar in einem Bereich, der von Endothelzellen nicht (mehr) bedeckt ist.
B. Auflösung der Basalmembran im Bereich der Anheftungsstelle.
C. Einwanderung der Tumorzellen durch den Basalmembrandefekt mit aktiver Zell-Lokomotion.

Wenn lebende Zellen mit markierten Typ-IV-Kollagen inkubiert werden, entstehen lösliche Abbauprodukte, die im umgebenden Medium nachgewiesen werden können. Die Kollagen-lösende Aktivität im Medium kultivierter Tumorzellen und der Kollagengehalt gehen direkt parallel zur Metastasenpotenz dieser Zellen. Daraus ergibt sich, daß Tumorzellen eine bevorzugt Kollagen von Typ IV angreifende proteolytische Aktivität besitzen. Nach Liotta (1980) hat diese Aktivität ein Molgewicht von 70 000 Dalton, hat keine signifikante Degradierungsaktivität gegen nicht kollagene Proteine oder gegen Kollagen vom Typ I, II, III oder V. Durch Elektrophorese konnte nachgewiesen werden, daß dieses Enzym der Typ-IV-Kollagenase ein großes Pepsin ablöst. Adhäsionsstudien konnten darüber

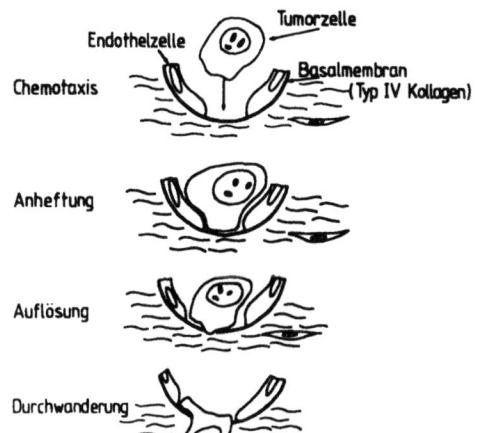

Abb. 1. Schritte der Tumorzellpenetration durch eine endotheliale Basalmembran (nach Liotta 1980)

hinaus belegen, daß metastasierende Sarkomzellen sich spontan nicht an andere Kollagene binden, stets jedoch an Typ-IV-Kollagen. Damit ist erstmals eine spezifische biochemische Interaktion von Tumorzellen und Basalmembran identifiziert worden. Wenn die Tumorzellen die Basalmembran passiert haben, nutzen sie ihre lytischen Enzymaktivitäten zur weiteren Expansion. Aus der Fülle der in den letzten Jahren gefundenen Enzyme seien die Sialyltransferase, die Galactosyltransferase und die Fucosyltransferase genannt, die z. B. bei metastasierenden Mammacarcinomen der Ratte direkt mit der Metastasierungs-Frequenz korrelieren (Kim 1979).

Motilität und lytische Oberflächenaktivitäten erklären die für bösartige Tumorzellen charakteristische invasive Destruktion und destruierende Invasion.

Beim Auswachsen von Tumorzellen aus der Blutgefäßbahn geht dieser Invasion eine Anheftung der Tumorzellen am vaskulären Endothel voraus, verbunden mit einer lokalen Blutgerinnung: Es bildet sich ein Fibrin-Plättchen-Thrombus in Umgebung der Tumorzellen. Obgleich ein Zusammenhang zwischen Blutgerinnung und hämatogener Metastasierung schon von Schmidt (1903) angenommen worden war, ist die Bedeutung dieses Zusammenhangs bis in die jüngste Zeit hart umstritten. Filmstudien hatten schon Anfang der sechziger Jahre gezeigt (Wood et al. 1961), daß in der Kaninchenohrkammer nach intravenöser Injektion von Tumorzellen sich rasch ein Fibrin-Plättchen-Thrombus bildet, der die Tumorzellen umscheidet und als Voraussetzung für die Penetration der Tumorzellen in das umgebende Gewebe angesehen worden ist. Es liegt nahe, hierin einen therapeutischen Ansatz zu sehen; ich erinnere an die Publikationen von Gastpar zur Metastasenprophylaxe mit Aggregationshemmern (Gastpar 1980). Hilgard (1980) injizierte lebende Lewis-lung-Carcinomzellen in C-57-Black-Mäuse, die vorher mit Antikoagulantien behandelt worden waren. Die Anzahl der Lungenmetastasen zeigte charakteristische Unterschiede. Diejenigen Substanzen, welche die Fibrinbildung stören, z. B. Heparin, Phenprocoumon oder auch Urokinase, die eine schnelle Lyse präzipitierten Fibrins bewirkt, reduzieren die metastasenbildende Wirksamkeit injizierter Tumorzellen am meisten. Keinen signifikanten Effekt zeigten Substanzen, welche die Fibrinolyse hemmen oder die Plättchenfunktion beeinflussen, z. B. Aspirin. Wenn die Blutgerinnung *nach* der Tumorzellverabreichung beeinflußt wurde, zeigt nur Phenprocoumon einen Effekt auf die Metastasenfrequenz.

Die Untersuchung des Zusammenhanges zwischen der Bedeutung von Gerinnungsfaktoren und der Metastasierung bedarf weiterer gesicherter Befunde. Nach Maat (1978) bewirkt eine Veränderung der Blutgerinnung nur eine verschiedene Tumorzellverteilung unter Beeinflussung des zweiten Schrittes der Kaskaden-Theorie (s. u.).

Alle diese Beobachtungen erklären noch nicht ausreichend die Tatsache, daß die Metastasenentstehung vom Standpunkt der Tumorzelldissemination ein relativ seltenes Phänomen ist. Hier hilft wahrscheinlich die Beobachtung, daß alle Carcinome aus verschiedenen Zellpopulationen aufgebaut sind, die eine unterschiedliche Metastasierungsbereitschaft besitzen. Daß damit die Theorie von der monoklonalen Entstehung bösartiger Tumoren zumindest in Frage gestellt ist, sei nur am Rande bemerkt.

Wenn man bei Lewis-lung-Tumoren oder bei bestimmten Mäusemelanomen, die durch subkutane Injektion in die Pfote der Tiere übertragbar sind, aus den Lungenmetastasen Zellen in die Pfoten syngener Tiere injiziert, ergibt sich eine Vergrößerung der Lungenmetastasen und eine Steigerung der Metastasenfrequenz in der zweiten „Generation". Durch wiederholte zyklische in vitro- und in vivo-Passagen haben Fidler et al. mehrere Linien von B-16-Melanomen und von einem Mäusefibrosarcom gewonnen, die in verschiedenem Ausmaße Lungenmetastasen setzen (Fidler u. Kripke 1980; Poste u. Fidler 1980). Selbst bei diesen sehr metastasierungsfreudigen Tiersystemen ist nach überschlagsmäßigen Berechnungen höchstens jede 1000. Tumorzelle in der Lage, eine Metastase hervorzurufen.

Gegen die Fidlerschen Ergebnisse hat Weiss (1980) zu Recht eingewandt, daß die kombinierte in-vitro-in-vivo-Methodik noch nicht den gesamten metastatischen Prozeß erfaßte. Trotzdem nimmt auch Weiss die Existenz einer relativ kleinen, metastasenfreudigen Population in einem bösartigen Tumor an, wobei diese Population aber nur ein vorübergehendes Kompartiment des gesamten Tumors ist, ja, daß auch in den Metastasen wieder metastasierungsfreudige Subpopulationen entstehen (Abb. 2). Aus weniger metastasierungsfreudigen Subpopulationen können Mikrometastasen entstehen, die unter Umwelteinfluß schließlich auch zu größeren Metastasen auswachsen können. Der Begriff „Umwelteinfluß" wird von Weiss sehr weit gefaßt. Er erwähnt ausdrücklich „lokal bedingte Veränderungen" und versteht darunter auch *immunologische Faktoren* im Wirtsgewebe.

Den T-Lymphozyten und Makrophagen kommt hier nach heutiger Kenntnis die Hauptbedeutung zu. Drainage der Ductus-thoracicus-Lymphozyten von Ratten, was mit einer besonders starken Reduktion der kreisenden T-Lymphozyten einhergeht, erhöht die Rate der Lungenmetastasen experimenteller Sarkome (Ecclis u. Alexander 1975). Kim (1979) fand in den Milzzellen von Tieren ohne Metastasen eine wesentlich höhere Rate von T-Lymphozyten als in Tieren mit Metastasen des gleichen Tumors. Freilich müssen hier komplizierende Faktoren, z. B. blockierende Faktoren gegen sensibilisierte Lymphozyten, mit in Betracht gezogen werden, wie sie zuerst von Hellström u. Hellström (1974) gesichert werden konnten. Bei jedem Tumor treten sowohl verschiedene Neoantigene auf als auch sog. embryonale Antigene, welche die Immunantwort bestimmen können.

Dabei sind auch B-Lymphozyten beteiligt, wie sich besonders eindrucksvoll beim Hühnchen nach experimenteller Bursektomie zeigen ließ (Niedorf et al. 1978): Die

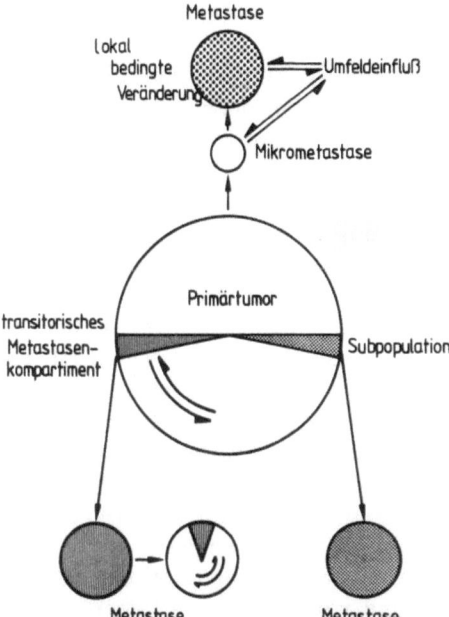

Abb. 2. Metastasierungsmöglichkeiten aus verschiedenen Subpopulationen eines Primärtumors (nach Weiss 1980)

dadurch bedingte Entfernung oder zumindest Reduktion der B-Lymphozyten führt nicht nur zu einer Verlängerung der Carcinogeneselatenz, sondern auch zur signifikanten Abnahme der Metastasen von durch Benzpyren induzierten Sarkomen. Ein Bursal-Inhibitionsfaktor (BIF) scheint die T-Zellproliferation selektiv zu hemmen (Danielson u. Van Alten 1974). Immunologische Faktoren spielen wahrscheinlich bei der primären Carcinogenese, d. h. bei der Transformation von normalen Zellen in Tumorzellen, keine Rolle, dagegen bei allen Wachstumsphänomenen bösartiger Geschwülste (Grundmann 1979b).

In den regionären Lymphknoten bösartiger Tumoren treten die ersten Metastasen im Maschenwerk der Randsinus auf, und von hier aus wandern die Tumorzellen markwärts. Sie können die schmalen Spalten im lymphatischen Gewebe durch ihre amöboide Lokomotion passieren. Aus neueren quantitativen Analysen über die Reaktion der verschiedenen Lymphozytenkompartimente in den Lymphknoten (Meyer et al. 1980) hat sich ergeben, daß schon am 5. Tag nach Beginn des Tumorwachstums bei experimentell erzeugten autochthonen Magen- und Dickdarmcarcinomen der Ratte eine Vermehrung der parakortikalen T-Zone auftritt.

Bei Weiterwachsen der Tumoren geht diese Primärreaktion in eine gemischte Immunreaktion mit Vergrößerung der Keimzentren und Vermehrung der hilusnahen Plasmazellpopulationen einher. Besonders auffallend ist die Vermehrung der diffus im lymphatischen Gewebe liegenden histiocytären Zellen ganz analog den Beobachtungen an transplantierten syngenischen Tumoren, begleitet von einer relativ hohen Zahl von Mastzellen (Meyer et al. 1980).

Wahrscheinlich entstehen viele Metastasen aus „schlafenden" Tumorzellen. Nach den Untersuchungen von Schirrmacher (1980) ist das Metastasierungsausmaß bei verschiedenen Tumorzellsystemen abhängig von der T-Zellaktivität, und die

Aktivierung des T-Zellsystems kann die „Schlafdauer" von bereits metastasierten Tumorzellen signifikant erhöhen (Wheelock 1980).

Die *Organselektivität* bei vielen Metastasierungsvorgängen konnte bislang nur statistisch angegangen werden. Bei solchen Untersuchungen zeigt sich erneut, daß das Angehen von Metastasen ein Ausnahmephänomen ist: Wenn bei einer Obduktion in Leber oder Lungen Metastasen eines Carcinoms gefunden werden, so ist es meist eine zählbare Metastasenmenge im Gegensatz etwa zu einer disseminierten Durchsetzung von Leber oder Lungen bei einer Miliartuberkulose. Trotzdem wissen wir, daß die Lungen von Millionen von Tumorzellen passiert werden. Bross (1980) hat eine spezifizierte „Kaskaden-Theorie" aufgestellt: In einem ersten Schritt werden die Tumorzellen in einem „Realisationsort" abgelagert, wo sie meist noch nicht in der Lage sind, als freie Zellen zu leben. Erst nach Adaptation an das neue Milieu (Immunitätslage usw.), wahrscheinlich kombiniert mit einer Malignitätssteigerung spezifischer Tumorzellklone im Zuge einer natürlichen Selektion, gewinnen die Tumorzellen die Möglichkeit, in diesem primären Realisationsort eine größere Metastase oder Metastasen zu bilden und sekundär in die übrigen Organe zu gelangen. Bei den meisten Tumoren sind die Lungen die primären „Realisationsorte". Als Beispiele werden periphere Sarkome der Weichteile oder der Knochen, Tumoren des Mund-Hals-Bereiches oder der Hoden genannt, die primär in die Lungen und von dort aus in Leber, Nieren, Nebennieren, Gehirn usw. metastasieren. Tumoren im portalen Abflußgebiet haben dagegen ihren primären Realisationsort in der Leber mit sekundärer Absiedlung in Lungen, Schilddrüse und Gehirn usw. Bross folgerte aus seinen statistischen Analysen, daß der Dissemination durch das lymphatische System eine vergleichsweise geringe Rolle zugeordnet werden kann.

Hier ist der entscheidende Schwachpunkt der Bross'schen Analysen. Wissen wir doch bei Tumoren der männlichen und weiblichen Genitalorgane, bei Mammacarcinomen, beim Bronchialcarcinom und bei vielen anderen Tumoren, daß die Lymphknoten die ersten und auch für das Schicksal der Patienten entscheidenden Metastasierungsorte darstellen. Für die Knochenmetastasen beim Prostatacarcinom spielen die paravertebralen Batsonschen Venenplexus eine entscheidende Rolle. Gilbert (1979), der auch auf die venöse Ausbreitung von Tumorzellen in das Knochensystem besonders hingewiesen hat, gab ein recht übersichtliches Schema über die klinisch wichtige Metastasenlokalisation (Abb. 3) unter Berücksichtigung der „primären Realisationsorte": Lungen, Leber und Skelettsystem.

Freilich bleiben viele Fragen offen. So ist die Stellung der Prostaglandine beim Metastasierungsprozeß ein wohl viel diskutiertes, aber noch nicht sicher abgeklärtes Problem. Für das Wachstum von Metastasen ist mit Sicherheit die Neubildung von Blutgefäßen wichtig, und bestimmte Tumorzellen sind in der Lage, einen „Angiogenese-Faktor" zu produzieren (Folkman u. Greenspan 1975), ein Faktor, der interessanterweise auch von Lymphozyten und Makrophagen gebildet werden kann.

Die in den letzten Jahren hin und wieder diskutierte Frage, ob durch ärztliche Manipulationen, etwa bereits durch eine Massage der Prostata, vermehrt Tumorzellen in das periphere Blut eingepreßt werden können, hat Wallace (1980) für das Walker-Carcinom eindeutig negativ beantwortet: Wenn man diesen Tumor etwa in der Rattenpfote intensiv massiert, erhöhen sich weder Zahl noch Ausmaß der Metastasen. Tierexperimente sind nicht ohne weiteres auf die Verhältnisse beim Patienten zu übertragen. Zur Frage, ob iatrogen, z. B. durch Probebiopsien oder

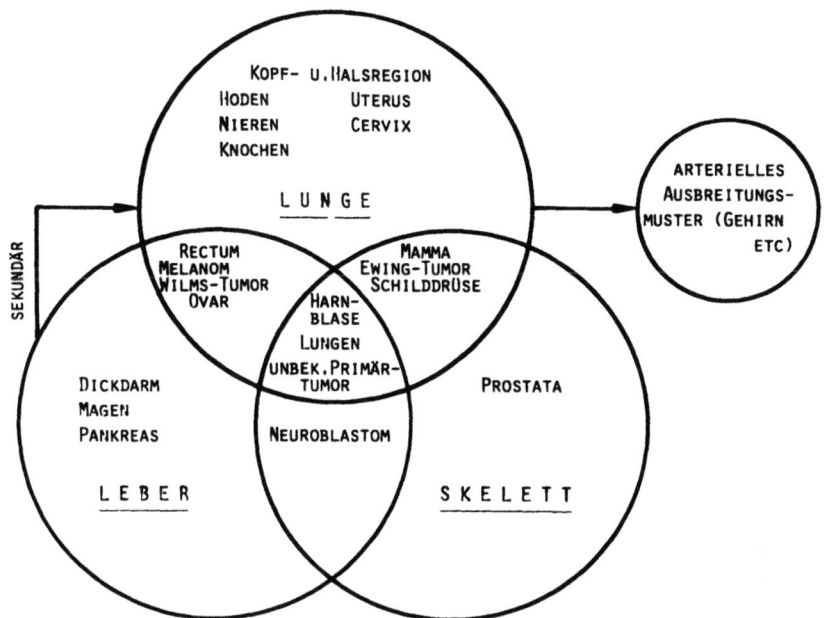

Abb. 3. Häufigste Tumoren, die in Lungen, Leber und Skelett metastasieren („Metastasenmuster" nach Gilbert 1979)

Probepunktionen, eine Förderung hämatogener oder lymphogener Metastasierung ausgelöst werden kann, hat eine ad-hoc-Kommission des Wissenschaftlichen Beirates der Bundesärztekammer (Dhom 1980) eindeutig Stellung genommen: Bislang ergeben sich keinerlei Beweise für die Förderung von Metastasen durch Biopsien (vgl. auch Grundmann 1979c).

Aufregender erscheinen mir die Mitteilungen von Gorelik et al. (1980), wonach am metastasierenden Lewis-lung-carcinoma der Maus eine umgekehrte Beziehung besteht zwischen der Größe des Primärtumors und der Zahl und der Größe von Lungenmetastasen: Je kleiner die implantierte Zellzahl ist, desto größer ist die Masse der Lungenmetastasen. Die Autoren folgern daraus, daß der Primärtumor auf noch unbekannte Weise das Wachstum von Metastasen aufhalten kann, möglicherweise über eine „konkomitante Immunität". Wenn sich diese Tierexperimente auf den Menschen übertragen ließen, müßten wir generell umdenken.

Zusammenfassend ergibt sich also, daß wir über Tumorinvasion und Metastasierung allerlei gesicherte Informationen haben: Die Invasion ist weniger eine Folge des Proliferationsdruckes bösartiger Tumoren als ein Ergebnis der Motilität und destruktiven enzymatischen Oberflächenpotenz der Tumorzellen.

Spezifische Enzyme, welche das Basalmembrankollagen und die umgebenden Zellen zerstören können, bewirken die Zerstörung der Lymph- und Blutgefäßwand und leiten damit den ersten Schritt der Metastasierung ein. Den zweiten Metastasierungsschritt, die Dissemination, überleben weniger als 1‰ der Tumorzellen, den dritten Schritt, nämlich die Invasion und das Wachstum im Fremdgewebe noch eine wesentlich kleinere Zahl. Entscheidend sind außer lokalen Immunfaktoren verschiedene Subpopulationen, aus denen bösartige Tumoren bestehen. Diese Subpopulationen haben verschiedene Metastasierungspotenz (übrigens auch verschiedene immunologische Eigenschaften und eine unterschiedliche Zytostatikaresistenz!). Sicher spielen Gerinnungsfaktoren auch eine erhebliche Bedeutung in dieser dritten und entscheidenden Metastasierungsphase. Aus statistischen Untersuchungen ließ sich eine „Kaskaden-Theorie" der Metastasierung ableiten, die für die Klinik brauchbare Daten über die Organverteilung von Tumormetastasen erbracht hat. Daß Probepunktionen oder -biopsien hämatogene oder lymphogene Metastasen fördern, konnte bislang nicht bewiesen werden.

Literatur

Bross IDJ (1980) The biostatistical and biological basis for a cascade theory of human metastasis. In: Grundmann E (ed) Metastatic tumor growth. Fischer, Stuttgart New York (Cancer Campaign, vol. IV, in press) – Danielson JR, Van Alten PJ (1974) Lymphocyte proliferation inhibited by cells and by effector substances obtained from bursal lymphocytes. Prog Exp Tumor Res 19: 194–202 – Eccles S, Alexander P (1975) Immunologically mediated restraint of latent tumour metastasis. Nature 257: 52–53 – Fidler IJ, Gersten DM, Hart IR (1978) The biology of cancer invasion and metastasis. Adv Cancer Res 28: 149–250 – Fidler IJ, Kripke ML (1980) Metastatic heterogeneity of cells from the K-1735 melanoma. In: Grundmann E (ed) Metastatic tumor growth. Fischer, Stuttgart New York (Cancer Campaign, vol. IV, in press) – Folkman J (1975) Tumor angiogenesis. In: Becker FF (ed) Cancer, a comprehensive treatise. Plenum Press, New York, p 355 – Gastpar H (1980) Metastasenprophylaxe mit Aggregationshemmern. In: Grundmann E (ed) Metastatic tumor growth. Fischer, Stuttgart New York (Cancer Campaign, vol. IV, in press) – Gilbert HA (1979) Patterns of metastases. Adria Lab. Inc., Ohio, p 1 – Glick M (1980) Biochemical specifities at the cell surface. In: Grundmann E (ed) Metastatic tumor growth. Fischer, Stuttgart New York (Cancer Campaign, vol. IV, in press) – Gorelik I, Segal M, Feldman M (1980) Immunological and non-immunological mechanisms in the interactions between cells of primary tumors and metastasis. In: Grundmann E (ed) Metastatic tumor growth. Fischer, Stuttgart New York (Cancer Campaign, vol. IV, in press) – Grundmann E (1979a) Einführung in die Allgemeine Pathologie. Fischer, Stuttgart New York – Grundmann E (1979b) Tumor immunology. In: Merten OP, Lindner J (eds) Proc. X Triennial World Congress of Anat. a. Clinic. Pathology, pp 218–223 – Grundmann E (1979c) Keine Metastasenförderung durch Biopsien. Dtsch Ärztebl 76: 699–702 – Hellström KE, Hellström I (1969) Cellular immunity against tumor antigens. Adv Cancer Res 12: 167–223 – Hilgard P (1980) Metastatic spread and altered blood coagulability. In: Grundmann E (ed) Metastatic tumor growth. Fischer, Stuttgart New York (Cancer Campaign, vol. IV, in press) – Kim U (1979) Factors influencing metastasis of breast cancer. In: McGuire WL (ed) Breast cancer. vol. III. Plenum Publ Corp, New York, p 1 – Liotta LA (1980) Interaction of metastatic tumor cells with basement membrane collagen. In: Grundmann E (ed) Metastatic tumor growth. Fischer, Stuttgart New York (Cancer Campaign, vol. IV, in press) – Matt B (1978) Extrapulmonary colony formation after intravenous injection of tumour cells into heparin-treated animals. Br J Cancer 37: 369–376 – Meyer EM, Schlake W, Nomura K, Grundmann E (1980) Immunohistological reactions in lymphnodes during carcinogenesis and tumor growth. In: Grundmann E (ed) Metastatic tumor growth. Fischer, Stuttgart New York (Cancer Campaign, vol. IV, in press) – Niedorf, HR, Lusznat A, Hultsch E, Grundmann E (1978) The influence of embryonal bursectomy on Benzpyrene-induced sarcoma of the chicken. Z Krebsforsch 91: 323–334 – Poste G, Fidler EJ (1980) The pathogenesis of cancer metastasis. Nature 283: 139–146 – Schirrmacher V (1980) Metastatic spread and cellular antitumor reactions in a murrine model system. In: Grundmann E (ed) Metastatic tumor growth. Fischer, Stuttgart New York (Cancer Campaign, vol. IV, in press) – Schmidt MB (1903) Die Verbreitungswege der Karzinome und die Beziehung generalisierter Sarkome on den leukämischen Neubildungen. Fischer, Jena – Sträuli P (1980) Interaction of locomotive and lytic activities of tumor cells in invasion. In: Grundmann E (ed) Metastatic tumor growth. Fischer, Stuttgart New York (Cancer Campaign, vol. IV, in press) – Wallace AC, Josephson RL, Hollenberg NK (1980) Observations on lymphnode metastasis. In: Grundmann E (ed) Metastatic tumor growth. Fischer, Stuttgart New York (Cancer Campaign, vol. IV, in press) – Weiss L (1980) Comments on possible differences between cancer cells in primary tumors and their metastasis. In: Grundmann E (ed) Metastatic tumor growth. Fischer, Stuttgart New York (Cancer Campaign, vol. IV, in press) – Wheelock EF, Weinhold KJ, Goltstein (1980) Host mechanisms involved in control of the tumor dormancy state. In: Grundmann E (ed) Metastatic tumor growth. Fischer, Stuttgart New York (Cancer campaign, vol. IV, in press) – Wood JS, Holyoke D, Yardley JH (1961) Mechanisms of metastasis production by blood-borne cancer cells. Can Cancer Conf 4: 167–223

Basisprinzipien und klinische Pharmakologie der zytostatischen Behandlung

Schmidt, C. G. (Innere Univ.-Klinik und Poliklinik, Abt. Tumorforschung, Westdeutsches Tumorzentrum Essen)

Referat

Maligne Geschwülste verfügen durch die ihnen eigentümliche biologische Charakteristik über die Fähigkeit der Disseminierung, die sie ebenso wie die malignen Hämoblastosen über kurz oder lang der Möglichkeit einer lokalen Therapie entzieht. Die heutigen Basiskonzepte der Chemotherapie maligner Erkrankungen beruhen im wesentlichen auf empirischen Daten, die zunehmend naturwissenschaftlich-theoretisch vertieft werden und Differenzen zwischen normalen und Tumorzellen auszunutzen versuchen. Diese Differenzen können teilweise durch den proliferativen Charakter maligner Zellen erklärt werden, jedoch muß darauf hingewiesen werden, daß die Spanne der Proliferationskinetik bei Geschwülsten von Tumor zu Tumor ganz außerordentlich schwankt. Wir müssen ferner die Tatsache berücksichtigen, daß die meisten Geschwülste nicht über eine einzelne konstante Wachstumsrate verfügen, diese sich vielmehr mit dem Alter der jeweiligen Geschwulst verändert. In bestimmten Phasen ihrer Entwicklung entfalten Tumore ein exponentielles Wachstum. Dies bedeutet, daß die spezifische Produktionsrate der Zellmasse oder des Tumorvolumens über eine bestimmte Zeit konstant verläuft; die zelluläre Neubildungsrate verhält sich proportional zur Zahl der vorhandenen Zellen.

Die Definition des exponentiellen Wachstums setzt keineswegs eine homogene Uniformität des Tumors voraus, sondern nur das identische Wachstumsverhalten der neugebildeten zu den produzierenden Zellen. Für die Chemotherapiesensibilität von Geschwülsten, die aus Gründen der sogenannten kinetischen Resistenz eine negative Korrelation zur jeweiligen Tumormasse erkennen läßt, ist wichtig, daß klinische Symptome, die zur Diagnose führen, stets erst relativ spät in der Lebensspanne des Tumors auftreten. In der Regel sind von der Entstehung der ersten Tumorzelle an gerechnet, etwa 30 Zellverdopplungen vorausgegangen, ehe die Geschwulst klinisch manifest wird.

Für die weiteren Betrachtungen mag angeführt werden, daß es schwierig ist, das Wachstumsverhalten von Geschwülsten exakt, d. h. mathematisch zu beschreiben, um daraus nicht nur den Tumor zu beobachten, sondern vielmehr die Grundsätze zu verstehen, nach denen sich das Wachstum vollzieht. Es hat zahlreiche Versuche gegeben, das Geschwulstwachstum mathematisch zu beschreiben, wobei besonders die Gompertzsche Wachstumskurve Verbreitung gefunden hat. Trägt man auf eine Abszisse die arithmetische Zeitskala und auf der Ordinate das maximale Tumorvolumen auf, so zeigt die Gompertzsche Wachstumskurve eine steile Zunahme des Tumorvolumens in den frühen Wachstumsstadien, welche von einem Plateau abgelöst wird. Dies bedeutet, daß das Wachstum = Zunahme des Tumorvolumens pro Zeiteinheit mit steigender Zellzahl zunächst bis zu einem Maximum ansteigt. Die Zellproduktionsrate ist an beiden Enden der Kurve am niedrigsten, bei kleinem Tumorvolumen groß (Abb. 1). Die größte Wachstumsfraktion ist in diesem Modell erst bei einer mittleren Tumorgröße gegeben, die dem Wendepunkt der S-förmigen Wachstumsfunktion entspricht. Die maximale Wachstumsrate ist also bei Punkt 3 auf der Gompertzschen Wachstumskurve zu verzeichnen, d. h. wenn die Tumormasse etwa 37% ihres Maximalvolumens erreicht hat.

Das Verhalten sehr kleiner Tumorfoci kann experimentell durch Zelltitrationsverfahren bei der Tumorokkulation nachgewiesen werden. Die Ursache der Wachstumsverzögerung dieser kleinen Herde ist unbekannt.

Unter der klinischen Situation eines Patienten dürfte zutreffen, daß für Entwicklungen der Metastasen diese sich in der Wachstumskurve zwischen Punkt 3 und 4 bewegen können. Dies kann bedeuten, daß eine effektive Behandlung unter gleichwirkender und gleichbleibender Effizienz bei kleinen Tumoren längere Zeit brauchen kann, um einen equivalenten Therapieeffekt zu erzeugen als bei mittelgroßen, da die Sensibilität gegenüber der Therapie eine komplexe Funktion der Interaktion von Wachstumsfraktion, Zellerneuerung und Zellabtötung in bezug auf das Tumorvolumen ist. Dies bedeutet ferner, daß bei der Reduktion großer Tumormassen durch die Chemotherapie bei Erreichen von kleinen Tumorvolumina möglicherweise mit besonders intensivem Wachstum gerechnet werden muß, so daß eine Reduktion der Dosis, die vielleicht in diesem Stadium zur Vermeidung von Nebenwirkungen in Erwägung gezogen werden könnte, nicht angebracht ist. Die gelegentlich in den USA anzutreffende Strategie der „late intensification" findet in diesen Vorstellungen ihre theoretische Basis. Die geschilderte Anschauung wird durch einige klinische Beobachtungen gestützt: z. B. das gute Ansprechen von Tumoren oder Metastasen mittlerer Größe bei scheinbarer Resistenz kleinerer Herde, aber auch durch die Tatsache, daß der Effekt der adjuvanten Chemotherapie z. B. beim Osteosarkom oder Mammacarcinom dosisabhängig zu sein scheint und bei Dosisminderung oder Verminderung der Therapiezyklen bzw. ihrer Spreizung ungünstiger ausfällt. Die Verkleinerung von Tumorherden sollte bei chemotherapeutischen Folgekursen nicht allgemein zur Dosisminderung oder zur Abkürzung der Therapie, möglicherweise eher sogar zur Dosiseskalation führen.

Für den Kliniker ist die große Variationsbreite der Wachstumskinetik menschlicher Geschwülste ein Faktor, der ständig in therapeutische Überlegungen einfließt. Dies gilt nicht nur für Geschwülste unterschiedlicher Histologie, sondern auch für nahe verwandte Kategorien. Obgleich es zahllose Publikationen zu diesem

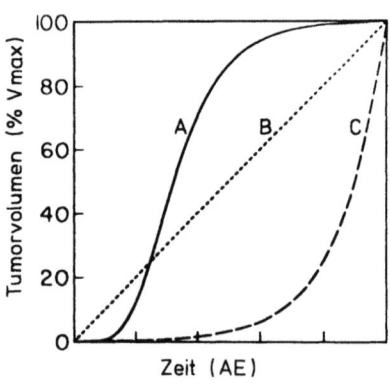

Abb. 1. Gompertzsche (*A*), lineare (*B*) und exponentielle (*C*) Wachstumskurven in arithmetischer Darstellung. Nur die Gompertzsche Wachstumskurve hat einen Maximalwert (V_{max}), der asymptotisch angenähert wird

Thema gibt, bleibt das Verständnis der Variationsbreite ein zentrales Problem. Die verwertbaren Daten der Tumorverdopplungszeit korrespondieren mit einer log-normalen Verteilung, so daß die Verteilung auf einer logarithmischen Skala fast symmetrisch ist. So weisen Adenocarcinome einige geometrische mittlere Verdopplungszeit von 77,8 Tagen auf, wobei jedoch etwa 40% der genau untersuchten Fälle erhebliche Abweichungen erkennen lassen. In Abb. 2 ist die Verdopplungszeit mit ihrer Streubreite dargestellt.

Aus diesen Messungen lassen sich folgende Rückschlüsse ziehen (Gordon-Steel):

1. Lungenmetastasen der meisten Geschwülste besitzen eine Verdopplungszeit von etwa 2 Monaten, solche von Adenocarcinomen des colo-rectalen Traktes wachsen sehr viel langsamer und benötigen im Schnitt 95 Tage zur Verdopplung. Das schnellste Wachstum findet sich bei Lungenmetastasen von Osteosarkomen, Teratocarcinomen und malignen Lymphomen, die nahezu übereinstimmen.
2. Metastasen von Adenocarcinomen in der Lunge wachsen langsamer als solche von Plattenepitheltumoren oder Sarkomen.
3. Bei primären Bronchialcarcinomen weist die Gruppe der Adenocarcinome wiederum ein langsameres Wachstum auf als Plattenepithel- und undifferenzierte Tumoren.
4. Bei malignen Lymphomen der verschiedenen Subentitäten bestehen zwischen der Wachstumskinetik von Lungen- und Lymphknotenmetastasen keine signifikanten Differenzen.

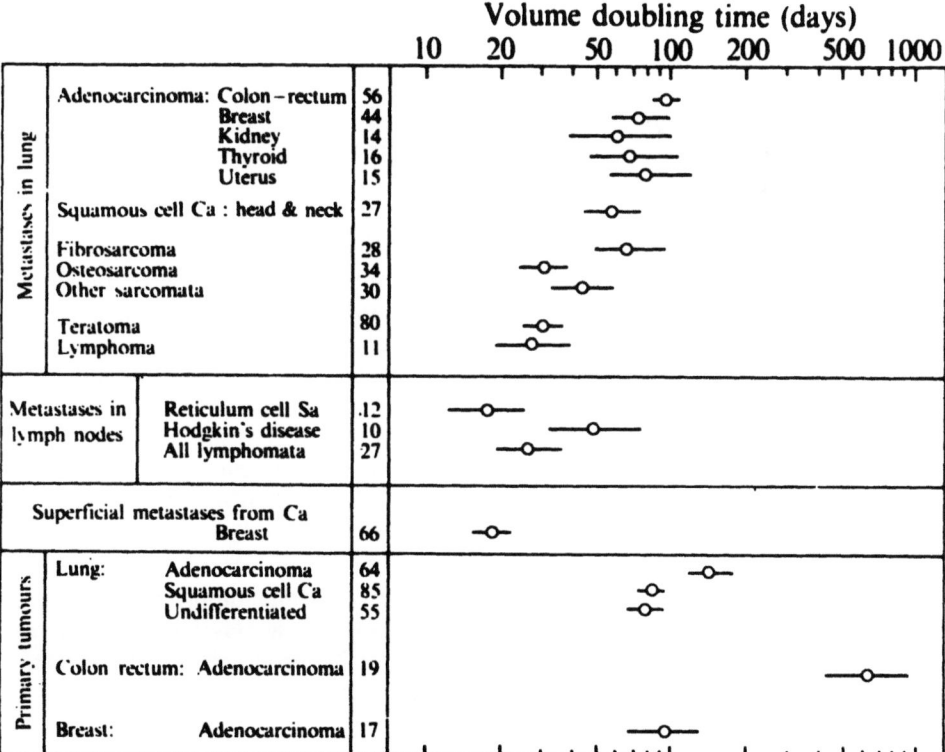

Abb. 2. Verdopplungszeiten verschiedener menschlicher Tumorkategorien

5. Primärtumoren des Colo-Rectaltraktes gehören mit einer mittleren Verdopplungszeit von 632 Tagen zu den am langsamsten wachsenden Geschwülsten, obgleich die Bestimmung dieser Parameter methodisch schwierig ist und Fehlerquellen beinhaltet.

6. Beim Mammacarcinom scheint die Wachstumsgeschwindigkeit von Lungenmetastasen mit 74 Tagen größer als diejenige des Primärtumors mit 96 Tagen zu sein, obgleich die Differenz nicht signifikant ist.

Die für den Kliniker naheliegende Frage, ob die Tumorwachstumsrate einen wesentlichen prognostischen Faktor darstellt, muß dagegen eher zurückhaltend beantwortet werden. Vielmehr gibt es vier hervorragend dokumentierte Beispiele, welche belegen, daß von den zwei Parametern – nämlich Tumormasse und Wachstumskinetik – die Tumormasse den größeren Einfluß auf die Prognose erkennen läßt.

1. Bei primären Bronchialcarcinomen ist die Tumorgröße, insbesondere das Ausmaß des nach der Resektion verbleibenden malignen Gewebes als prognostischer Faktor stärker wirksam als die Wachstumskinetik (Steel u. Buell).

2. Die kooperative Studie von Fisher belegt beim Mammacarcinom eine direkte Korrelation zwischen Tumorgröße einerseits und Zahl der befallenen axillären Lymphknoten andererseits für die Überlebensquote (s. Abb. 4 Fisher aus dem Vortrag Zinser).

Fehlen axilläre Lymphknoten, so beträgt die Metastasierungsrate nach 5 Jahren nur 21% mit einem identischen Plateau nach 10 Jahren. Sind dagegen axilläre Lymphknoten bei der Erstoperation vorhanden, beträgt die Rezidivrate 67 bzw. 76% nach 5 bzw. 10 Jahren. Die nähere Analyse läßt die Beziehung noch deutlicher werden. Bei Befall von ein bis drei Lymphknoten beträgt die Rezidivrate nach 5 Jahren 53, bei mehr als vier Lymphknoten 80%. Nach 10 Jahren lauten die entsprechenden Zahlen 65 bzw. 86%. Dies bedeutet, daß bei Befall von mehr als vier axillären Lymphknoten nach 10 Jahren nur noch 14% dieser Patientinnen rezidivfrei überleben.

3. Melanoblastom. Die Bedeutung der initial meßbaren Tumormasse für den Verlauf der Erkrankung ist in überzeugender Weise für das maligne Melanoblastom nachgewiesen worden, bei dem ein exakter Zusammenhang zwischen Tumordicke und Tumorprognose besteht. Frühere Versuche, insbesondere im Hinblick auf die Clarksche Nomenklatur hatten bereits eine Beziehung zwischen Tumorinfiltration durch die verschiedenen Hautschichten einerseits und Prognose andererseits ergeben. Bei einer Tumordicke von 0,76 mm besteht bei fachgerechter Resektion eine Heilungschance von annähernd 100%. Dieser Prozentsatz sinkt nach den Daten der Breslauschen Nomenklatur, bezogen auf die 3-Jahres-Rezidivfreiheit, bei einer Tumordicke bis 1,5 mm auf 75%, bei 1,5–3,99 mm auf 49% und sie beträgt bei einer Tumordicke über 4 mm nur noch 38%.

4. Bei verschiedenen akuten Leukämien hängt das Ansprechen auf die Chemotherapie von der leukämischen Zellmasse zu Beginn der Behandlung ab, wobei ich in Erinnerung rufen darf, daß die Leukämien auf Grund des H_3-Thymidinmarkierungsindex nicht als Erkrankungen mit akzelerierter Zellproliferation, sondern eher als Defekte in der Regulation des Pools proliferierender Zellen zu deuten sind.

Als Resultat kinetischer Studien am Lewis-Lungentumor kann das Tumorgewebe schematisch in vier Kompartimente mit unterschiedlichen Beiträgen zum

Nettowachstum des Tumors, aber auch mit unterschiedlichem Verhalten gegenüber chemotherapeutischen Maßnahmen unterteilt werden:

Das Kompartiment A stellt den clonogenen, proliferierenden Pool dar, welcher gegenüber der Chemotherapie Zyklospezifitäts-sensibel ist. Demgegenüber enthält das Kompartiment B clonogene, jedoch zeitweise nichtproliferierende Zellen. Der Anteil eines Tumors an dieser Zellfraktion ist kritisch und ein „Recruitment" solcher Zellen in den proliferierenden Pool ist möglich. Es wird diskutiert, daß auch dieser Pool gegenüber Zyklus-unspezifischen Zytostatika teilweise sensibel ist.

Das dritte Kompartiment (C) mit irreversiblem Verlust der Clonogenität und Proliferationsfähigkeit hat für die Chemotherapieplanung keine Bedeutung, ebenso wie das Kompartiment D, welches durch Lyse oder Resorption untergehende Zellen enthält.

Zahlreiche Analysen der letzten Jahre haben übereinstimmend ergeben, daß die meisten bösartigen Geschwülste durch einen außerordentlich großen spontanen Zellverlust in ihrer Wachstumscharakteristik gekennzeichnet sind. Iversen hat bereits 1967 einen Verlust zwischen 95 und 99% in menschlichen Geschwülsten angegeben und Steel kam zu einer Verlustrate von etwa 60% der neugebildeten Zellen. Die hohe spontane Verlustrate, die von Tumor zu Tumor variieren mag, erklärt möglicherweise die dramatische Verbesserung in der Chemotherapie, z. B. der testikulären Tumoren, die eoipso durch zentralen Zerfall und Spontannekrosen gekennzeichnet sind, so daß hier möglicherweise bei rasch wachsenden Geschwülsten die Chemotherapie trotz eines großen Tumorvolumens nur eine schmale Fraktion von clonogenen Zellen treffen und eliminieren muß.

Zusammenfassend ist der Chemotherapieeffekt mindestens von folgenden Faktoren abhängig:
1. Zahl der vorhandenen Tumorzellen,
2. Zahl der die Therapie überlebenden Zellen,
3. Zeitdauer des Therapieintervalls,
4. Verdopplungszeit des Tumors
a) Anteil der Wachstumsfraktion und
b) Zellzyklus- und Generationszeit der sich teilenden Zellen.

Die z.Z. zur Verfügung stehenden Zytostatika umfassen alkylierende Verbindungen, Antimetabolite, pflanzliche Alkaloide vom Typ der Spindelgifte, zytostatisch wirksame Antibiotika, anorganische Verbindungen vom Typ des Cis-Platin und Mischverbindungen wie Procarbazin (Natulan) oder ICRF 159 (Rasoxan). Die meisten Antimetabolite, welche in die entsprechenden Nukleotide oder höhere Phosphate umgewandelt werden, beeinflußt die Synthese oder Funktion der Nukleinsäuren. Die Zellmembranen sind relativ undurchlässig für Nukleotide und Nukleinsäuren, wohingegen Purine, Pyrimidin und Nukleoside leicht permeieren. Innerhalb der Zelle erfolgt die Umwandlung der Antimetaboliten zu ihren entsprechenden Nukleotidformen, so daß diese mit in natürlich vorkommenden Basen und Nukleosiden um einzelne anabolische Enzyme konkurrieren. Die auftretende Hemmung kann kompetitiv und nichtkompetitiv sein. Antimetabolite können somit entweder die Nukleinsäuresynthese hemmen, in Kompetition mit normalen Substraten für die entsprechenden Enzyme der Nukleinsäure treten oder aber in DNA und RNA eingebaut werden, wo sie dann mit der Normalfunktion der Nukleinsäuren interferieren. Dies bedeutet, daß die Antimetabolite in der Regel in der DNA-synthetisierenden S-Phase wirksam werden, so daß die Zellen aus G_2 in die Mitose eintreten und bis zur G_1-Phase weiterlaufen, wo dann am Übergang zur

S-Phase ein Block eintritt. Protein- und RNS-Synthese laufen zunächst fort, was auch zu unbalanciertem Wachstum führt. Alkylierende Substanzen repräsentieren eine große Variationsbreite von Verbindungen, wie Epoxyde, Aziridine, Alkan-Sulphate oder 2-Chloräthylamin. Ihnen gemeinsam ist die Ausbildung eines hochreaktiven positiv geladenen Alkyl-Radikals. Der biologische Effekt kommt durch Alkylierung von nukleophilen Seiten innerhalb der Zelle zustande. In der Regel sind bifunktionelle alkylierende Substanzen wirksamer als monofunktionelle. Zahlreiche Untersuchungen weisen darauf hin, daß die wichtigste Alkylierung durch Bindung an die N-7-Position des Guanin und die N-3-Position des Adenins der DNA geschieht. Als Folge der Alkylierung dieser beiden Basen kommt es zur Spaltung der Desoxyribusidbindung sowie zu Zwischenstrangvernetzungen mit Interferenz der DNA-Replikation, welche zum Zelltod führen kann.

Zytostatisch wirksame Antibiotika vom Typ der Anthracycline wie z. B. Adriamycin führen zur Interkalierung der DNA-Moleküle.

Man kann die Wirkung der einzelnen Zytostatika grafisch darstellen, indem der Logarithmus der überlebenden Zellfraktion gegen die Konzentration des Medikamentes aufgetragen wird. Handelt es sich um eine exponentielle Kurve, wie z. B. unter N-Lost, ist der Rückschluß erlaubt, daß die Substanz alle Phasen des Zellzyklus beeinflußt, also eine Zyklus-unspezifische Substanz darstellt. Fällt die Kurve steil ab und geht dann bei höheren Konzentrationen in ein Plateau über – wie z. B. unter Vinblastin, Methotrexat und Cytosin-Arabinosid – ist der zellabtötende Effekt mit großer Wahrscheinlichkeit auf bestimmte Zellzyklusphasen beschränkt, so daß eine phasenspezifische Substanz vorliegt. Ein intermediärer Kurvenverlauf, der keiner dieser beiden eben dargestellten Verlaufsformen entspricht, dürfte mit multiplem Letaleffekt ohne spezifische Sensibilität innerhalb der Phase einhergehen, so daß es sich um zyklus- oder nicht um phasenspezifische Substanzen handelt. Zu ihnen gehört Zyclophosphamid (Endoxan), Fluorouracil, Actinomycin D und Adriamycin.

Die Blockade des Zellzyklus durch Spindelgifte (Colchicin, Vinblastin, Vincristin) in der Mitose, diejenige zwischen G_2 und Mitose durch Actinomycin D in Analogie zu ionisierenden Strahlen ist ebenso bekannt wie die Hemmung der DNS-Synthese durch Cytosin-Arabinosid, Hydroxyharnstoff oder Methotrexat. Hier kommt jedoch bereits eine Selbstlimitierung des zytostatischen Effektes zum Vorschein, da diese Substanzen auch den Eintritt der Zellen in die vulnerable S-Phase hemmen. Eine vierte Klasse stellen die allgemein alkylierenden Zytostatika, die Nitrosoharnstoffderivate und die DNS-bindenden Antibiotika dar, da sie eine allgemeine Verzögerung aller Zellzyklusphasen hervorrufen und daher als nichtphasenspezifisch einzustufen sind.

Die geschilderten Befunde lassen die Faszination verstehen, welche das Konzept der Synchronisation auf den Chemotherapeuten ausgeübt hat. Tumorgewebe setzen sich aus einer a-synchron wachsenden Zellpopulation zusammen, die zu gegebenem Zeitpunkt der Applikation eines Zytostatikum sich in jeweils unterschiedlichen vulnerablen Phasen befindet. Die Anwendung einer blockierenden Substanz würde daher die Arretierung und Anhäufung von Tumorzellen in bestimmten Phasen bewirken, die in einem zweiten Therapieschritt der Attacke eines bestimmten phasenspezifischen Medikamentes in erhöhtem Maße ausgesetzt wären. Aus einer a-synchronen wäre eine synchronisierte Population geworden; der erwartete Therapieeffekt sollte sich in verstärkter Tumorregression niederschlagen. Perfekte A-Synchronie bedeutet eine stabile zelluläre Altersverteilung bei konstantem

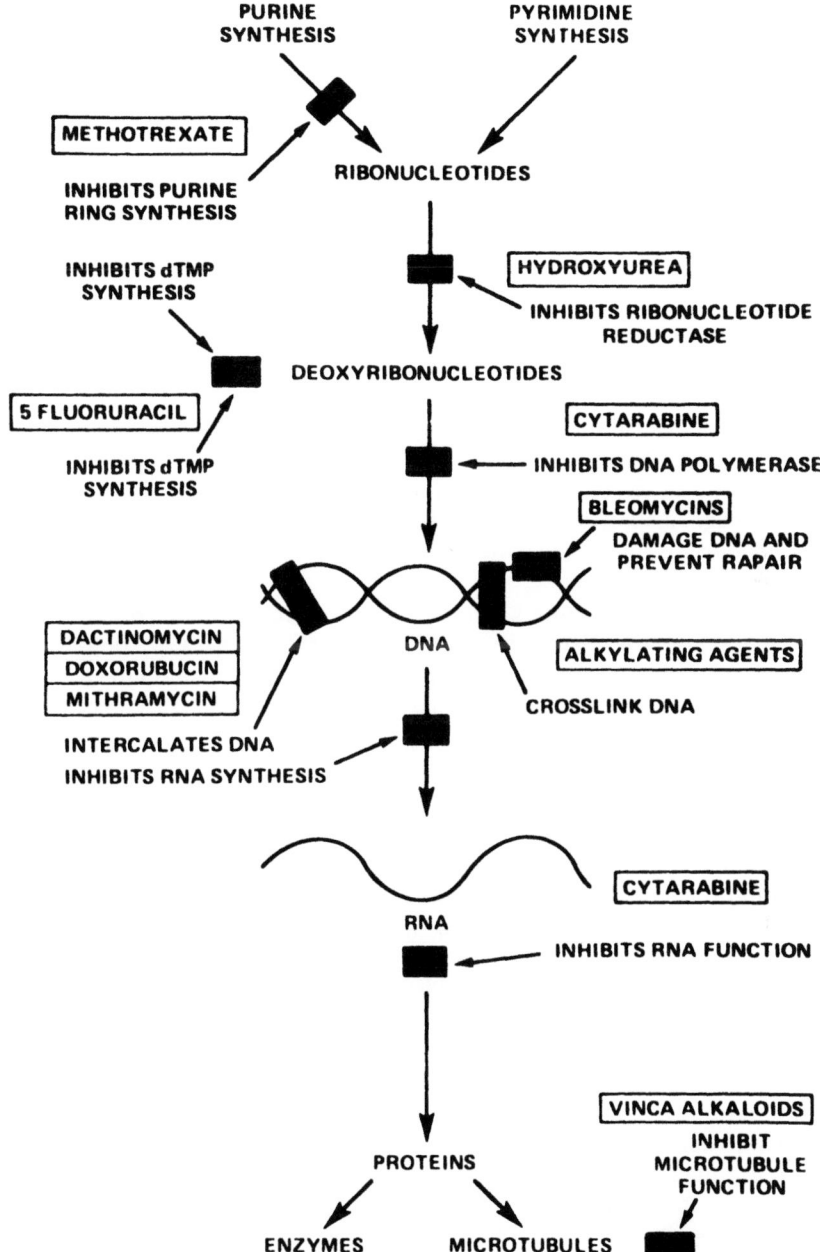

Abb. 3. Schematische Darstellung der Wirkungsweise verschiedener Zytostatika

Markierungs- und Mitoseindex. Perfekte Synchronie würde eine instabile Altersverteilung der Zellen und die Konzentration auf eine Zyklusphase bedeuten; der Mitoseindex müßte scharf gegen Null abfallen. Das Hauptproblem besteht in der Frage, wie lange eine Synchronisation aufrecht erhalten werden kann und wie vollständig sie ist. Grundsätzlich bewirkt jedes Zytostatikum, welches in den Zyklus eingreift, eine partielle Synchronisation. Versuche, diesen Effekt für die Therapie auszunutzen, hängen vom Grad der Synchronie und der Phasenspezifität des Medikamentes ab.

Zweifellos wird durch die kombinierte Polychemotherapie stets eine gewisse partielle passagere Synchronisation erreicht, bei der jedoch die Frage offenbleiben muß, in welcher Weise sie für den zytosiden Effekt der Therapie maßgebend ist. Es sei darauf hingewiesen, daß für die zytostatische Therapie nur jene Tumorzellen von Wichtigkeit sind, die aktiv proliferieren und daher clonogene Potenzen aufweisen. Normalgewebe und auch Geschwülste sind jedoch aus verschieden Zelltypen mit unterschiedlichen Differenzierungsgraden zusammengesetzt, worunter wir auch jene Zellen verstehen müssen, die nur noch einige Zellteilungen durchmachen und natürlicherweise absterben. Diese Zellen werden aber mit der H_3-Thymidin-Inkorporationstechnik genauso erfaßt, wie die echten clonogenen Zellen und geben daher ein unzutreffendes Bild wieder. Der Anteil echter clonogener Zellen variiert und ist oft sehr gering. Auch nach der Strahlen- oder Chemotherapie können die beschädigten Zellen noch einige Zellteilungen durchlaufen, ehe sie endgültig absterben. Derartige Zellen können mit der oben geschilderten Methode zum gegenwärtigen Zeitpunkt noch nicht von echten überlebenden clonogenen Zellen unterschieden werden.

Die H_3-Thymidin-Inkorporation kann ohne Berücksichtigung der sogenannten Vorstufen (Precursors) die Ergebnisse erheblich verfälschen. Von besonderer Bedeutung wäre daher die Einführung zur Analyse clonaler Zellen unter in vivo- und in vitro-Bedingungen. Es muß ferner erwähnt werden, daß in manchen Tumoren der Zellzyklus innerhalb des Zentrums deutlich langsamer verläuft als in der eigentlichen Wachstumszone der Peripherie. Infolgedessen ist die zeitliche Ausrichtung des Synchronisationseffektes zwischen beiden Zonen verschieden, wie experimentell deutlich an Fibrosarkomen gezeigt wurde. Für menschliche Geschwülste gilt die Beobachtung, daß die Wachstumsfraktion im allgemeinen kleiner ist als in Experimentaltumoren und daß darüber hinaus die Verteilung der Zellzyklen in ihren verschiedenen Phasen stärker variiert als bei experimentellen Geschwülsten. Schließlich kommt hinzu, daß die Proliferationskinetik und der Ablauf in der Zellzyklusphase bei menschlichen Geschwülsten Differenzen zwischen Primärtumor und einzelnen Metastasen erkennen läßt, welche sich in Versuchen zur Synchronisation niederschlagen muß. Grundsätzlich dürfte zutreffen, daß der Grad einer erreichbaren Synchronie bei menschlichen Geschwülsten geringer als in Experimentaltumoren ist.

Schließlich muß darauf hingewiesen werden, daß durch die Chemotherapie nicht nur synchronisierende Effekte hervorgerufen werden, sondern auch das sogenannte Recruitment, so daß Zellen aus der Ruhephase (G_0) in die aktiven Wachstums- und später Teilungsphasen überführt werden. Dies läßt sich an Knochenmarkstammzellen besonders leicht nachweisen, die 8–10 Stunden nach der Applikation von Hydroxyharnstoff in das proliferierende Kompartiment eintreten. Da wir hier über den Vorteil verfügen, die Zahl der Stammzellen durch die Milzkolonietechnik messen zu können, verfügen wir über exakte Verhältnisse. Die zytostatisch bedingte Schädigung von Stamm- und Tumorzellen bewirkt eine Ausschüttung aus dem Reservepool in Form des sogenannten Recruitmentphänomens. Zumindest für die Knochenmarkstammzelle gilt die Beobachtung, daß Synchronisation und Recruitment nicht unabhängig voneinander betrachtet werden können, da sie gleichzeitig auftreten.

Es ist in der Tat ein außerordentlich großes klinisches Problem, den Zeitpunkt der chemotherapeutischen Applikation zu planen. Dies läßt sich – wie Untersuchungen der Toronto-Gruppe an hämatopoetischen Stammzellen im Vergleich zu leukämischen und zu Plasmozytomzellen gezeigt haben – auch in der Differenz von Dosisüberlebensquoten für diese Zellen erkennen. Die clonogenen Zellen der Leukämie und des Plasmozytoms proliferieren rasch und zeigen eine deutlich differenzierte Sensibilität gegenüber bestimmten Zytostatika im Vergleich zu hämatopoetischen Stammzellen. Man wird sicher annehmen dürfen, daß diese Differenzen grundlegende Unterschiede der infrage kommenden malignen Zellpopulationen reflektieren, obgleich uns die Einzelheiten bisher nicht bekannt sind.

Für die hier infrage stehenden Überlegungen ist die Technik der Milzkolonieauszählung bei supra-letaler Bestrahlung mit syngenischer Knochenmarktransplantation von größter Bedeutung gewesen, da eine supra-letale Strahlendosis die Mehrzahl der endogenen Stammzellen vernichtet. Bei anschließender intravenöser Injektion des syngeneischen Knochenmarks folgt nach einer gewissen Verzögerungsphase das exponentielle Wachstum der Stammzellen, die als koloniebildende Einheiten ausgezählt werden können. Unter diesen Bedingungen ist die Majorität der koloniebildenden Stammzellen aktiv proliferierend und befindet sich aktiv im Zellzyklus.

Erst dann, wenn das hämatopoetische Gewebe wieder repopularisiert ist, tritt eine Rückkopplung mit Hemmung der hämatopoetischen koloniebildenden Funktion ein, vermutlich deshalb, weil die Zellen nun aus dem Zyklus aus- (out of cell cycle) und in den G_0-Status eintreten. Wird unter diesen Umständen eine Chemotherapie appliziert, verhält sich das proliferierende System sehr viel empfindlicher gegenüber dem Letaleffekt dieser Zytostatika als im nichtproliferierendem Status. Es besteht also eine hochgradige Empfindlichkeit des exponentiellen Stammzellwachstums in der proliferierenden Phase im Gegensatz zur deutlich niedrigeren Empfindlichkeit in der ruhenden Periode. Ruhende Stammzellen sind in der transitionellen Phase weitaus weniger empfindlich als maligne Lymphomzellen im proliferierendem Status. Diese Differenz ist eine entscheidende Voraussetzung für die Möglichkeit der Chemotherapie überhaupt. Es ist daher von äußerster Wichtigkeit, Therapieintervalle über einen bestimmten Zeitraum zu spreizen, um die hämatologische Toxizität zu verkleinern. Obgleich einige experimentelle Untersuchungen vorliegen, ist es äußerst schwierig, für die Humanmedizin zeitliche Rückschlüsse verbindlich festzulegen. Menschliche Tumoren des gleichen histologischen Typs variieren hinsichtlich ihrer Kinetik erheblich, wie sich z. B. durch Injektion einer Einzeldosis von Cytosin-Arabinosid bei Patienten mit akuter Lymphoblastenleukämie nachweisen läßt. Hier ist bei übereinstimmender Histologie ein Anstieg des Markierungsindex gemessen worden, der zwischen 25 und 96 Stunden differierte. Noch schwieriger werden die Verhältnisse bei soliden Tumoren im Hinblick auf ihre Heterogenität, wobei z. B. für Metastasen von Tumoren des Hals-, Nasen- und Ohrenbereichs unterschiedlich gemessene Kinetiken und auch unterschiedlich eingetretene partielle Synchronisation beobachtet wurde. Dennoch waren die chemotherapeutischen Maßnahmen von gleichartiger Tumorrückbildung gefolgt, die der Theorie nicht entsprechen.

Die Behandlung eines Tumors durch Zytostatika führt zu sehr komplexen Schädigungsreaktionen. Eine einigermaßen wirksame Tumorrückbildung hat die Eliminierung von etwa 90% der Tumorstammzellen zur Voraussetzung. Zahlreiche bereits letal getroffene Zellen können noch mehrere Zellzyklen durchlaufen, haben jedoch ihre clonogenen Eigenschaften bereits verloren. Man versteht, wie schwierig es ist, kinetische Studien in behandelten Tumoren durchzuführen, da diese Zellen durch mikroskopische oder autoradiografische Techniken nicht von den echten überlebenden clonogenen Stammzellen unterschieden werden können, die das weitere Wachstum besorgen.

Zumindest unter experimentellen Bedingungen verfügen wir über Hinweise auf beschleunigte Proliferation von Tumorzellen nach der Behandlung. Überlebende clonogene Zellen vermögen ihre Depletion nach der Therapie rasch auszugleichen. Die zytostatische Behandlung kann daher zu zwei Reaktionen führen:
1. Reduktion der Tumorzellzahl und verzögerte nachfolgende Schrumpfung des Tumorvolumens nach Resorption des Zelldetritus und
2. erneute Aktivierung des Tumorwachstums, die der Wachstumsgeschwindigkeit kleiner Tumorzellzahlen entspricht.

Wollen wir versuchen, das komplexe klinische Bild unter Einwirkung der Chemotherapie zu analysieren, läßt sich nur ein Teil von ihm auf zellkinetische Effekte zurückführen, wohingegen die Pharmakodynamik, d. h. z. B. die Influxrate der Substanzen in die Tumoren bzw. die Tumorzelle, die Metabolisierung von Zytostatika, das Ablaufen von Repair-Prozessen und biochemische Umgehungsmechanismen eine mindest ebenso große Rolle spielen.

Bisher liegen erst Ansatzpunkte für die Übertragung zellkinetischer Daten in die Klinik vor, da die zur Verfügung stehenden Befunde nur Mittelwerte aus allen Zelltypen darstellen und die entscheidenden clonogenen Zellen offensichtlich stets eine Minorität ausmachen. Die meisten der mit Thymidinmarkierung erhaltenen Werte stammen vermutlich von nichtclonogenen Zellen.

Einen wichtigen Beitrag zum kinetischen Verständnis von Tumorwachstum und Chemotherapieeffekt hat das L 1210-Modell von Skipper und Schabel geliefert. Es verfügt im Vergleich zu menschlichen Tumoren über eine besonders große Wachstumsfraktion (Teilung von 99,999% aller Zellen innerhalb von 12−24 Stunden).

Die wichtigsten Ergebnisse lassen sich wie folgt zusammenfassen:
1. Die Injektion einer einzelnen Tumorzelle führt zum Tode des Empfängers.
2. Die Überlebenszeit eines Versuchstieres korreliert umgekehrt mit der Zahl inokkulierter Tumorzellen.
3. Die Zeitdauer zwischen Inokulation der Tumorzellen und Tod des Rezipienten kann aus der inokulierten Zellzahl und der mittleren Verdopplungszeit der Zellpopulation berechnet werden.
4. Bei hoher Wachstumsfraktion führt eine einmalige adäquate Chemotherapie zu einer fraktionellen Tumorzellabtötung unabhängig von der ursprünglichen Zellzahl.

Die Anwendung eines Chemotherapieregimes unter diesen Bedingungen verzögert das Wachstum von kleinen Tumorimplantaten genauso, wie dasjenige von großen, so daß die fraktionierte Zellabtötung unabhängig von der Tumorgröße ist. Diese experimentellen Daten wurden als Modellbeispiel gewählt, bei dem die Abtötungsrate der Leukämiezellen eine exponentielle Funktion der Chemotherapiedosis ist.

Bedauerlicherweise läßt sich dieses interessante Modell nicht ohne Einschränkung auf menschliche Tumoren übertragen. Wir haben es vielmehr mit einer

Reihe von erheblichen Einschränkungen in der Übertragung zellkinetischer Studien in die klinische Wirklichkeit zu tun, die ich wie folgt zusammenfassen möchte:

1. Langsames Wachstum der menschlichen Geschwülste.

2. Die gewöhnlich breite Verteilung der intermitotischen Phasen von Tumorzellen.

3. Auftreten verschiedener Ischämieareale in Geschwülsten, welche eine genügende Konzentration von zytostatisch wirksamen Substanzen erschweren mag.

4. Die Schwierigkeit, clonogene Stammzellen mit geringer Proliferationsrate zu treffen.

5. Mangelhafte Spezifität der Substanzen.

Die Wirkung der Zytostatika beruht zunächst auf der Zellschädigung des getroffenen Gewebes, die ihrerseits von verschiedenen Faktoren beeinflußt wird – z. B. der Blutzufuhr, der inhomogenen Verteilung der Substanz im Tumor, der Zelloberfläche von Tumorzellen mit ihrer unterschiedlichen Resorptionsfähigkeit, der intrazellulären Konzentration der Medikamente und von verschiedenen intrazellulären Enzymkonzentrationen bzw. Aktivitäten, die für die Aktivierung, Metabolisierung bzw. den Repaireffekt verantwortlich sind. Darüber hinaus muß die Pharmakokinetik der Substanzen für die Entwicklung des Therapieregimes berücksichtigt werden. Verbindungen, die über eine lange Plasmahalbwertszeit verfügen – z. B. Cyclophosphamid und Adriamycin – legen aus diesem Grunde eine hochdosierte Intervallapplikation nahe, die unter Berücksichtigung der Plasmahalbwertszeit der niedrig dosierten kontinuierlichen täglichen Gabe vorzuziehen ist. Auf der anderen Seite können Verbindungen mit kurzer Plasmahalbwertszeit wie Methotrexat auch in Form einer eher kontinuierlichen Applikation verordnet werden. 5-Fluorouracil kann auf der anderen Seite als Beispiel einer dazwischenstehenden Verbindung angeführt werden, da die Dosiswirkungskurve relativ steil ist, so daß eine über 5–7 Tage gegebene hohe Dosierung vertretbar ist.

An der Spitze der Plasmahalbwertszeit steht Stickstofflost mit einer ungewöhnlich kurzen Verweildauer von nur 30–60 Sekunden; auch Cytosin-Arabinosid wird relativ rasch desaminiert und hat daher in der Originalsubstanz eine kurze Plasmahalbwertszeit.

Pharmakokinetik kann definiert werden als Analyse des zeitlichen Verhaltens der Konzentration eines Medikamentes und seiner Metabolite in verschiedenen Flüssigkeiten, Geweben und Exkreten des Körpers mit dem Versuch einer mathematischen Interpretation der erhaltenen Daten. Der Anwendung der Pharmakokinetik liegt letztendlich der Wunsch zu Grunde, Basisinformationen über die Konzentration des Medikamentes im Zielorgan zu irgendeiner Zeit als Funktion der Dosis und der Applikation zu verstehen, woraus sich im Idealfall eine optimale Dosierung und Applikationsroute ableiten läßt, die zu einer sicheren und wirksameren Therapie führt.

Die klassischen pharmakokinetischen Studien basieren auf der Annahme eines linearen Transportes des Medikamentes und seiner Metabolite zwischen den verschiedenen zentralen Kompartimenten, Plasma, Körperflüssigkeiten, Geweben und Ausscheidungsorganen. Diese Pharmakokinetik kann als Maßstab nur dann dienen, wenn eine gute Relation zwischen klinischem Ansprechen und der

Plasmakonzentration des Medikamentes besteht und wenn darüber hinaus ein hoher therapeutischer Index zugrunde gelegt werden kann.

Dies gilt jedoch nicht für Zytostatika, da diese Verbindungen in der Regel eine hohe Toxizität und daher einen niedrigen therapeutischen Index aufweisen. Die pharmakokinetischen Verhältnisse sind für die Tumortherapie sehr spezialisiert und weichen von den Standardregeln ab. Die quantitative Zytotoxizität kann z. B. für Zytostatika exakt nur dann beschrieben werden, wenn die Zielorgane bzw. Zellen für die Medikamente genau bekannt sind. Es ist ganz offensichtlich, daß im Gegensatz zur klassischen Pharmakokinetik die Plasmakonzentration der Zytostatika unzuverlässig ist in der Vorhersage der toxischen Nebenwirkungen und daher als nicht adäquate Technik eingestuft werden muß. Bei Zytostatika verhält sich die Medikamentenkonzentration, welche kritisch für ihre allgemeine Toxizität ist, in verschiedenen Organen ganz unterschiedlich und weist große Abweichungen von der Plasmakonzentration auf.

Ein wichtiges Feld muß ferner in der Einwirkung des Krankheitsstadiums auf die Pharmakokinetik von Zytostatika gesehen werden. Es ist deutlich geworden, daß die Tumormasse einen Einfluß auf die Toxizität von Zytostatika entfaltet. Experimentelle Untersuchungen weisen auf eine Verstärkung des toxischen Effektes von Zytostatika in Abhängigkeit von der zu behandelnden Tumormasse hin, so daß die Toxizität von cancerostatisch wirksamen Verbindungen auf den Wirtsorganismus durch die Gesamttumormasse und ihre Ausbreitung beeinflußt wird. Dieses Problem bedarf weiterer Beachtung, da die biochemischen und pharmakologischen Zusammenhänge nur ungenügend verstanden werden, aber große klinische Bedeutung aufweisen. Es gibt Anzeichen dafür, daß die Verteilung des Medikamentes innerhalb der verschiedenen Kompartimente durch die Existenz des Tumors verändert werden kann. Sollte sich dies herausstellen, wird man pharmakokinetische Studien an tumorfreien normalen Tieren nicht als verbindlich für die aktuelle klinische Situation sondern nur als Vorstudien bewerten müssen.

Die Größe des Tumors ist also auch für die Toxizität der anzuwendenden Substanz von Bedeutung und nicht nur im Hinblick auf das therapeutische Resultat. Verallgemeinernd formuliert können wir in etwa davon ausgehen, daß die Erfolge der Chemotherapie umgekehrt proportional zur Zahl der Tumorzellen zu Beginn der Behandlung sind, woraus zwingend zu schließen ist, daß bei nachgewiesener Disseminierung oder bei vermuteter okkulter Disseminierung die Chemotherapie nicht eine Spät- sondern eine Frühtherapie darstellen muß. Dies bedeutet, daß die historische Entwicklung – zunächst Chirurgie oder Strahlentherapie und erst bei weit fortgeschrittenen Tumoren Einschaltung der Chemotherapie – als überholt anzusehen ist. Andererseits hat die Umsetzung dieses Konzeptes in die Klinik zur Entwicklung des Begriffes der sogenannten reduktiven Chirurgie geführt, worunter wir chirurgische oder gegebenenfalls strahlentherapeutische Maßnahmen verstehen müssen, die in der Absicht der Tumorverkleinerung durchgeführt werden, ohne in der Lage zu sein, die Gesamttumormasse in sano entfernen bzw. sterilisieren zu können. Durch die Verkleinerung der Tumormasse werden die Ausgangsvoraussetzungen für die Chemotherapie bei entsprechend sensiblen Geschwülsten verbessert.

Eine schematische Darstellung der Pharmakokinetik von Zytostatika, die allgemein verbindlich sein könnte, kann aus den oben erwähnten Gründen nicht gegeben werden, so daß die Hauptgruppen einer getrennten Besprechung bedürfen.

Der klinische Gebrauch von Zytostatika basiert neben der Wirkung auf die verschiedenen Zyklusphasen der Tumorzelle auf dem Verständnis ihrer Pharmakologie, welche die Absorption, Verteilung, den Stoffwechsel, die Ausscheidung und die Konzentration dieser Substanzen an der Rezeptortumorzelle zur Basis hat. Die klinische Pharmakologie dieser Substanzen ist z. T. durch ihren engen therapeutischen Index sowie darüber hinaus durch die Beobachtung ihrer erheblichen Labilität in physiologischen Systemen, die Wirksamkcit in geringen Konzentrationen und durch eine ungewöhnliche Membranpermeabilität sowie durch die Metabolisierung dieser Substanzen gekennzeichnet. Im Rahmen dieses Vortrages ist es nicht möglich, die Pharmakokinetik aller bekannten Zytostatika darzustellen, vielmehr soll der Versuch unternommen werden, an einigen Beispielen die Daten vorzustellen.

Alkylierende Substanzen

Alkylierende Substanzen sind seit der Anwendung von Stickstoff-Lost in der Behandlung der Lymphogranulomatose 1943 in klinischem Gebrauch. Dennoch war wenig über ihre klinische Pharmakologie bekannt. Erst die kürzliche Entwicklung moderner analytischer Technologie insbesondere unter Verwendung der Gaschromatographie im Zusammenhang mit dem Massenspektrophotometer hat es erlaubt, die Erkenntnisse zu vertiefen. Als Beispiel sei Cyclophosphamid (Endoxan) genannt. Die Entwicklung dieser Verbindung durch Arnold und Bourseaux und die Erarbeitung ihrer Pharmakologie durch Brock kann als eine entscheidende Weiterentwicklung für die Selektivität alkylierender Substanzen durch Modifikation der chemischen Struktur gelten. In diesem Fall war es die Substitution der N-Methylgruppe des Stickstoff-Lost durch eine zyklische Phosphamidgruppe. Diese Substitution wurde vorgenommen in der Annahme, daß die Phosphamidgruppe die labile Stickstoff-Lost-Gruppe stabilisieren würden, indem die Ionisation der Chloräthylseitenkette verzögert würde, bis der Phosphamidring eine Spaltung erfahren hat. Die Synthese dieser Verbindung beruhte ferner auf dem Nachweis der größeren Aktivität von Phosphatasen bzw. Phosphamidasen in Tumor- gegenüber Normalgeweben.

Dieses theoretische Konzept war plausibel, ist jedoch möglicherweise nicht maßgebend für die Wirksamkeit des Cyclophosphamidmoleküls. Weitere Untersuchungen ließen klar die Aktivierung der zunächst inerten Substanz durch hepatische mikrosomale Enzymsysteme erkennen.

Das mikrosomale P-450-Oxydasesystem der Leber wandelt Cyclophosphamid in 4-Hydroxy-Cyclophosphamid um, eine Substanz, die ihrerseits mit ihrer azyklischen tautomeren Form, dem Aldophosphamid in einem Gleichgewicht steht. Die weitere Oxydation von Aldophosphamid durch die Aldehydoxydase der Leber führt zur Bildung eines inaktiven Metaboliten – Carboxyphosphamid, während die Dehydrogenierung von 4-Hydroxyphosphamid eine andere inaktive Substanz – nämlich 4-Ketocyclophosphamid liefert. Der weitere Prozeß der Aktivierung schließt eine nicht enzymatische Spaltung des Aldophosphamid mit der Bildung von Phosphoramid-Lost und Acrolein ein, die beide sehr zytotoxisch sind und möglicherweise die aktiven Formen des Medikamentes darstellen. Phosphoramid-Lost wird weiter zu

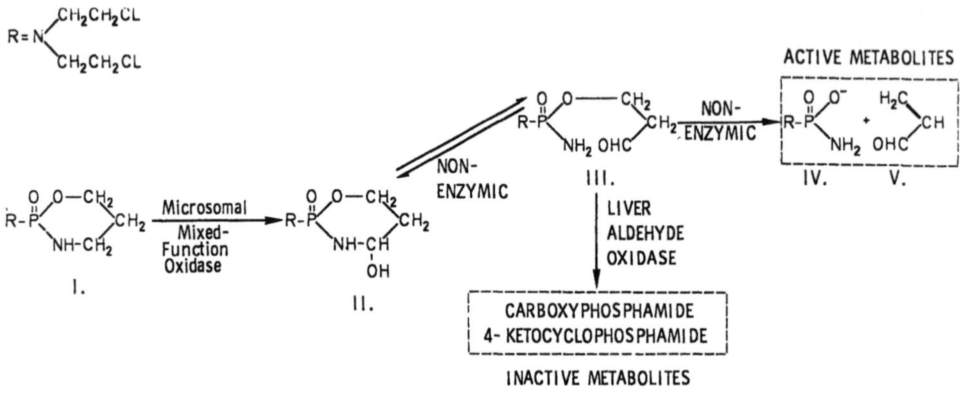

Abb. 4 Metabolism of cyclophosphamide: I) cyclophosphamide; II) 4-hydroxycyclophosphamide; III) aldophosphamide; IV) phosphoramide mustard; V) acrolein.

einer Nicht-Lostverbindung hydrolysiert, Acrolein wird in einer weiteren Stoffwechselstufe in Form vom 3-Hydroxypropyl-Mercaptoharnsäure ausgeschieden.

Es ist anzunehmen, daß 4-Hydroxy-Cyclophosphamid und Aldophosphamid als Trägersubstanzen dienen, um die endgültige Aktivierung des Endoxans zu Phosphamid-Lost und Acrolein innerhalb der Tumorzellen zu ermöglichen.

Durch radioaktive Markierung des Cyclophosphamidmoleküls ist es möglich gewesen, seine Pharmakokinetik zu messen. Die Plasmaverteilungskurve verläuft biexponentiell mit einer raschen Initialphase und einer zweiten langsameren Phase, welche den Stoffwechsel und die Ausscheidung der Substanz beschreibt. In einer Dosis zwischen 10 und 80 mg/kg beträgt die Plasmahalbwertszeit für Cyclophosphamid bei Menschen 4–6,5 Stunden, wobei die Ursprungssubstanz offensichtlich nicht an Plasmaproteine gebunden wird, obgleich die Cyclophosphamidmetabolite mit alkylierender Aktivität etwa zu 50% an Proteine gebunden werden. Es ist bemerkenswert und durchaus verständlich, daß die Behandlung mit Schlafmitteln wie Phenobarbital den Stoffwechsel des Cyclophosphamids beschleunigt, weil durch die Anwendung dieser Substanzen das mikrosomale Oxydasesystem der Leber aktiviert – d. h. also trainiert wird. Dagegen wird – ebenfalls durchaus verständlich – unter Phenobarbitalvorbehandlung die Gesamtmenge der alkylierenden Metabolite nicht beeinflußt. Unter Phenobarbitalvorbehandlung sinkt die Plasmahalbwertszeit des Cyclophosphamid von 4 auf 1,6 Stunden. Die Vorbehandlung mit Allopurinol verlängert dagegen die Plasmahalbwertszeit von Cyclophosphamid, bleibt aber ebenso ohne Effekt auf die Konzentration der Metabolite wie Phenobarbital.

Die renale Clearance von Endoxan ist gering und beträgt 11 ml/min (etwa 15% der Kreatinin-Clearance). Sie wird durch Phenobarbitalvorbehandlung auf 18 ml/min gesteigert. Da Cyclophosphamid – wie erwähnt – nicht an Plasmaproteine gebunden ist, können diese niedrigen Werte als Ausdruck einer extensiven renalen tubulären Reabsorption gedeutet werden.

Die Ausscheidung von Endoxan und seiner Metabolite im Stuhl sowie in Form von Kohlendioxyd in der Ausatmungsluft beträgt weniger als 2%. Nur in minimalen Mengen konnte Endoxan im Liquor cerebro-spinalis, in der Milch, Schweiß,

Speichel und der Synovialflüssigkeit nachgewiesen werden. Für den Kliniker ist jedoch bemerkenswert, daß unter Therapie mit alkylierenden Substanzen auch eine reaktive Konjunktivitis auftritt, wobei hier die Exkretion von zytotoxischen Zwischenprodukten über die Konjunktiva für diese Reaktion verantwortlich sein dürfte.

Eine Weiterentwicklung des Endoxans führte zur Entwicklung der Verbindung Ifosfamid, die als Holoxan zur Verfügung steht. Auch diese Substanz gehört zur Verbindungsklasse der Oxazaphosphorine, ist aber im Gegensatz zum Endoxan dadurch charakterisiert, daß nur eine Chloräthylseitenkette am Stickstoff, die andere dagegen über eine NH-Gruppe an das Phosphoratom angelagert ist. Wenn man die Geschwindigkeit der Chloridionenfreisetzung als Maß für die chemische Reaktivität zugrundelegt, zeigt sich bei Holoxan gegenüber Endoxan eine deutlich niedrigere chemische Reaktivität, die auch in vitro bestätigt werden kann. Ganz allgemein liegt die zytotoxisch wirksame Konzentration um drei bis vier Größenordnungen höher als die aktiver N-Lost-Verbindungen. Auch Holoxan muß ähnlich wie Endoxan erst in vivo aktiviert werden. Nach den Untersuchungen von Brock unterscheiden sich beide Moleküle deutlich im kurativen bzw. toxischen Kumulationsrest, wobei die kurative Wirkung von Holoxan stärker als die toxische Wirkung kumuliert, so daß sich dieses Molekül von anderen Alkylantien stärker unterscheidet. Dieser Befund ist auch als Basis für die Anwendung dieser Substanz im Form der fraktionierten Stoßtherapie anzusehen.

Holoxan wird rasch resorbiert, wobei radioaktiv markiertes Holoxan nach i.v. Applikation bereits in wenigen Minuten in den Organen nachweisbar ist. Das Konzentrationsmaximum wird etwa in 30 Minuten erreicht. Die höchsten Konzentrationen bestehen in Leber, Dünndarm und Nieren gefolgt von Lunge, Milz, Muskel, Tumor, Dickdarm, Haut, Gehirn und Knochen.

Ebenso wie beim Endoxan folgt der Konzentrationsabfall in zwei Phasen, wobei die erste Phase rasch eintritt und nur 30 Minuten beträgt, wohingegen die zweite Phase zwar bis zu 8–24 Stunden betragen kann, im Serum jedoch als Halbwertszeit etwa 100 Minuten, in den Organen 4–7 Stunden beträgt. Die radiochromatografische Trennung zeigt, daß 25% des Holoxanmoleküls innerhalb von 4 Stunden metabolisiert sind. Der größte Teil des Moleküls wird mit dem Urin (71%) eliminiert.

Die Kinetik von Holoxan nach oraler Gabe läßt keinen wesentlichen Unterschied zur Kinetik nach Injektionen erkennen.

Ifosfamid wird in Analogie zum Endoxan ebenfalls an Lebermikrosomen in Abhängigkeit von der NADPH-Konzentration zu 4-Hydroxy-Ifosfamid umgewandelt. Da es sich um das gleiche Enzymsystem handelt, können Barbiturate auch hier eine Induktion des Enzymsystems mit Beschleunigung des Holoxanstoffwechsels bewirken. Vermutlich wird – ebenso wie beim Endoxan – die Verstoffwechselung des Holoxan durch Hydroxylierung am Ringkohlenstoffatom 4 eingeleitet, so daß durch Ringöffnung Aldoifosfamid und das Tautomer 4-Hydroxy-Ifosfamid entstehen. Auch diese beiden Intermediärprodukte sind instabil. Weitere Abbauprodukte sind 4-Keto-Ifosfamid und 4-Carboxy-Ifosfamid, die im Urin ausgeschieden aber zytotoxisch inaktiv sind. Ebenso wie beim Endoxan werden auch beim Stoffwechsel des Holoxan eine Chloräthylverbindung des Phosphorsäurediamids und Acrolein nachgewiesen. Die stabilen Metabolite des Holoxan – also die Deaktivierungsprodukte des Hydroxy-Ifosfamid weisen bereits 5 Minuten nach Injektion eine relativ hohe Konzentration im Serum auf. In Analogie zum Endoxan ist festzustellen, daß die biologische Wirkung, nämlich die Alkylierung nucleophiler Zentren in der Zelle, die mit der zytotoxischen Aktivität gleichzustellen ist, auch beim Holoxan an die Anwesentheit des aktivierten, am Kohlenstoffatom 4 hydroxylierten Oxazaphospherinringes gebunden ist.

Die Nebenwirkungen beider Substanzen entsprechen denjenigen der alkylierenden Substanzen und können in Form der akuten, subakuten und der chronischen Toxizität getrennt werden. Im Hinblick auf den cancerogenen, den mutagenen Effekt, die Leukodepression sowie die Alopezie bestehen keine Differenzen.

Im Gegensatz zu den meisten anderen alkylierenden Zytostatika kommt den Oxazaphospherinen – Endoxan und Holoxan – ein urotoxischer Effekt zu, der sich bei geringerer Wirkung als Mikro-, später als Makrohämaturie mit einer hämorrhagischen Zystitis äußert und bekanntlich oft zum Abbruch der Therapie geführt hat. Es ist eine der Aufgaben der modernen Arzneimittelforschung, die selektive Toxizität der Zytostatika einzuschränken oder zu verhindern. Dies ist für die Oxazaphosphorine durch die Entwicklung von Natrium-2-Mercaptoethansulfonat, welches als Uromitexan zur Verfügung steht, der Arbeitsgruppe von Herrn Brock in bemerkenswerter Weise gelungen. Als relativ untoxische Thiolverbindung wird das Molekül rasch über die Nieren ausgeschieden und ist praktisch nicht gewebegängig. In Tierversuchen konnten die typischen Harnblasenveränderungen verhütet werden, wobei die wirksame Dosis von Uromitexan als Uroprotektor bei etwa 20% derjenigen des benutzten Oxazaphosphorins lag. Es ist bemerkenswert, daß der detoxifizierende Effekt von Uromitexan auf die Niere und Harnwege begrenzt ist, so daß die zytostatische Wirksamkeit der Oxazaphosphorine nicht beeinträchtigt wird. Man wird annehmen dürfen, daß die Urotoxizität des Endoxans und Holoxans auf die Ausscheidung von Acrolein zurückzuführen ist, da eine Parallelität zwischen dem Ausmaß der hämorrhagischen Zystitis einerseits und der Konzentration der Metabolite im Urin andererseits besteht.

Die Nitrosoharnstoffe

Die Gruppe der Nitrosoharnstoffe umfassen zur Zeit im wesentlichen Bis-Chloräthyl-Nitrosoharnstoff (BCNU) und Chloräthyl-Cyclohexyl-Nitrosoharnstoff (CCNU) und die entsprechende Methylverbindung. Alle drei Moleküle entstammen einem Untersuchungsprogramm des NCI, welches Beziehungen zwischen Struktur und Wirksamkeit verfolgt. Allen drei Verbindungen sind folgende Effekte gemeinsam:
1. Deutliche Wirksamkeit in der L 1210-Leukämie der Mäuse.
2. Hohe Lipidlöslichkeit, welche ihren Transport durch die Blut-Hirn-Schranke erlaubt.
3. Rascher, nicht enzymatischer Zerfall in Abhängigkeit vom pH-Wert, der Temperatur und der Mikroumgebung.
4. Biotransformation oder Entwicklung von Abbauprodukten, welche Nukleinsäuren und Proteine alkylieren, sowie zu einer Karbamylreaktion der Proteine in der intakten Zelle führen. Nur das BCNU verfügt über 2-Chloräthylgruppen, die insgesamt die alkylierende Potenz der drei Substanzen darstellt.

Der Isozyanatanteil des Moleküls ist verantwortlich für die Karbamylreaktion und die Hemmung des DNS-Repairs bei Einzelstrangbrüchen. Darüber hinaus entfalten die Verbindungen eine Hemmung folgender Funktionen:

1. Synthese und sogenanntes Processing der ribosomalen Vorläufer RNA und der nukleoplasmatischen Messenger RNA.
2. Hemmung der DNS-Synthese sowie Beeinflussung der Basenzusammensetzung.
3. Beeinflussung der Aktivität der DNA-Polymerase.
4. Beeinflussung des Zellzyklus in der G_2-Phase.

Alle drei Verbindungen sind bemerkenswert instabil, was zu sehr kurzen Halbwertszeiten führt. Sie betragen für BCNU und CCNU 15–30 bzw. 94 Minuten. Die chemische Halbwertszeit im Plasma liegt für BCNU in der Größenordnung von 5 und für CCNU in der Größenordnung von 15 Minuten. Die Anwendung von radioaktiv markierten Nitrosoharnstoffen bestätigt die rasche Absorption und Verteilung sowie den raschen Abbau der Verbindungen. Es ist interessant, daß auch diese Verbindungen im wesentlichen durch mikrosomale Enzyme der Leber hydroxyliert werden, die vom Zytochrom P-450 abhängig sind. In einem geringeren Grade kann BCNU in der Lunge eine Denitrosation zu Chloräthylharnstoff erfahren, welches vermutlich nicht mehr zytostatisch aktiv ist.

Untersuchungen über die Pharmakokinetik der Nitrosoharnstoffe sind durch den raschen Abbau des Moleküls unter in vivo-Bedingungen erschwert. Erst die oben zitierten neuen Technologien führten zur Isolierung verschiedener isomerer Ring-hydroxylierter Metaboliten und freier sowie konjugierter hydroxylierter Cylohexylaminbasen.

BCNU: 1,3-Bis(2-chloroethyl)-1-nitrosourea

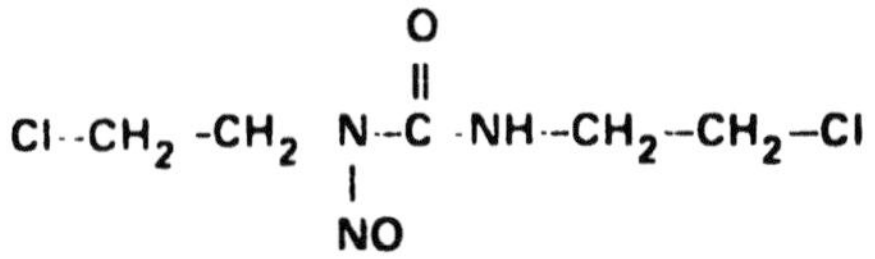

$$Cl-CH_2-CH_2-\underset{\underset{NO}{|}}{N}-\overset{\overset{O}{\|}}{C}-NH-CH_2-CH_2-Cl$$

CCNU: 1-(2-chloroethyl)-3-cyclohexyl-1-nitrosourea

$$Cl-CH_2-CH_2-\underset{\underset{NO}{|}}{N}-\overset{\overset{O}{\|}}{C}-NH-\bigcirc$$

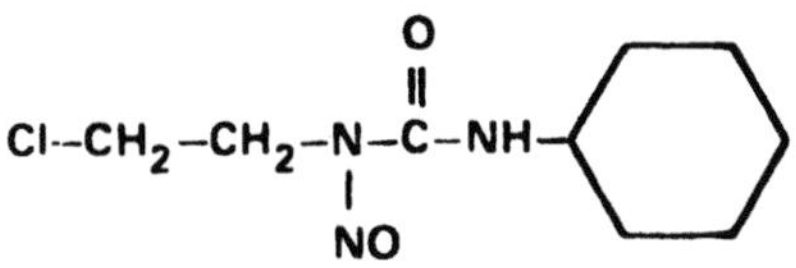

MeCCNU: 1-(2-Chloroethyl)-3-(4-methyl cyclohexyl)-1-nitrosourea

$$Cl-CH_2-CH_2-\underset{\underset{NO}{|}}{N}-\overset{\overset{O}{\|}}{C}-NH-\bigcirc-CH_3$$

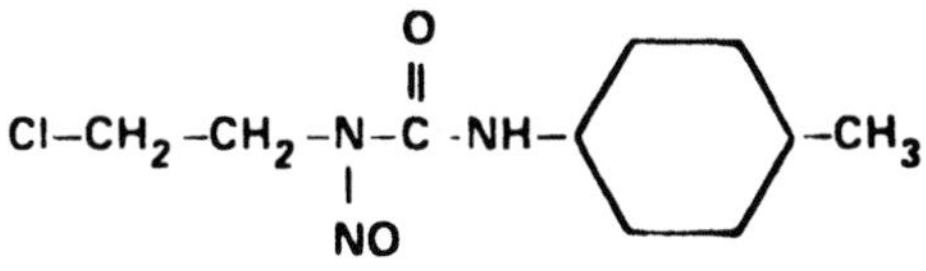

Abb. 5. Strukturformeln für Halogen-N-alkyl-N-Nitrosäuren

Radioaktiv markierte Nitrosoharnstoffe und ihre Abbauprodukte können rasch in den Liquor cerebro-spinalis übertreten. Die Liquorkonzentration ist abhängig von der jeweiligen Plasmakonzentration und macht etwa 15—30% der Plasmakonzentration aus. Die biliäre Ausscheidung und Reabsorption aus dem Gastrointestinaltrakt spielt eine erhebliche Rolle, wohingegen die fäkale Ausscheidung sowie diejenige von Kohlendioxyd in der Ausatmungsluft nur einen geringeren Anteil der Eliminierung darstellen.

Die wesentlichen Organtoxizitäten dieser Verbindungen betreffen das Knochenmark, Lymphgewebe, Niere, Lunge, Leber und Gastrointestinaltrakt, von denen die Wirkung auf das Knochenmark überwiegt, da sie mit Verzögerung und kumulativ, vermutlich auch bizyklisch auftritt.

Aus zeitlichen Gründen ist es nicht möglich, auf die Pharmakokinetik von DTIC (Dimithyltriazenoimidazolcarboxamid) einzugehen, zumal diese Substanz im Vergleich zu den anderen Zytostatika nur eine geringe Bedeutung aufweist.

Antibiotika

Adriamycin und Daunomycin

Adriamycin und Daunomycin gehören zu den bedeutendsten Zytostatika, die im letzten Jahrzehnt entwickelt worden sind. Als Streptomycesprodukte gehören sie zu der Anthracyclingruppe und unterscheiden sich nur durch eine Hydroxylgruppe, die dem Adriamycin in der Seitenkette angelagert ist. Beide Verbindungen bestehen aus tetrazyklischen ungesättigten Ringen mit einer Chinontypstruktur des B-Ringes und einem ungewöhnlichen Aminoglykosid, dem Daunosamin, welches dem Ring D angelagert ist. Dieser Zucker wird für die Interkalation der Verbindung in die Nukleinsäure-Helix benötigt. Während Daunomycin seine Anwendung in der Behandlung akuter Leukämien erfahren hat, kann Adriamycin als ein Zytostatikum mit breiter Indikation gelten und wird zur Zeit vorwiegend in der Behandlung maligner Lymphome, Weichteilsarkome, Mammacarcinome und des kleinzelligen Bronchialcarcinoms angewandt. Neuere Forschungsrichtungen beschäftigen sich mit zwei Problemen:

1. Versuchen, den therapeutischen Index durch Synthese von analogen Verbindungen zu verbessern und
2. die gefährliche Kardiotoxizität entweder früh genug zu erkennen oder zu verhindern.

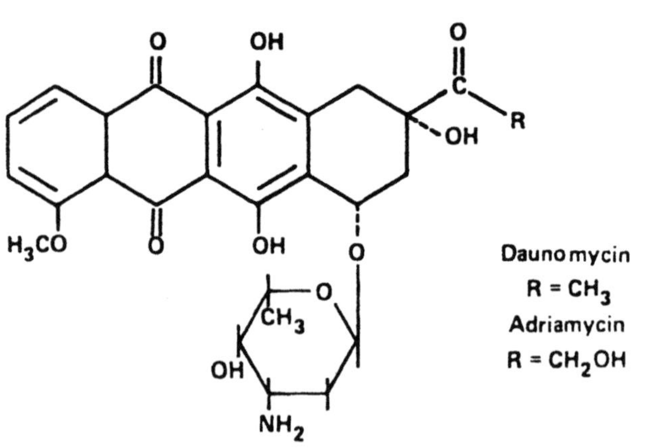

Daunomycin
R = CH$_3$

Adriamycin
R = CH$_2$OH

Abb. 6

Der Wirkungsmechanismus der Anthracycline wird durch die meisten Wissenschaftler auf eine Hemmung der DNA-Synthese nach Interkalation dieser Verbindung in die DNA-Helix zurückgeführt. Beide Verbindungen werden rasch nach ihrer Applikation innerhalb der nuklearen DNA angetroffen, wobei sie eine typische Fluoreszenz an Chromosomen hervorrufen. Die Interkalation führt außerdem zur Entspiralisierung der DNA-Helix und Hemmung der RNA- und DNA-Synthese. Darüber hinaus können die isolierten RNA und DNA-Polymerasen in vitro gehemmt werden, so daß auch eine Bindung an einsträngige DNA vermutet werden darf. Die Verbindungen entfalten das Maximum ihres Effektes während der S-Phase des Zellzyklus und führen daher zur Akkumulation der Zellen in der späten S- oder der G_2-Phase. In höheren Konzentrationen hemmen die Anthracycline alle Phasen des Zellzyklus.

Adriamycin und Daunomycin unterliegen einem vorwiegend in der Leber lokalisiertem Abbau durch lösliche und mikrosomale Enzyme, wobei vier Veränderungen eintreten:
1. Reduktion der Alkylseitenkette zu Adriamycinol und Daunomycinol durch eine Aldo-Ketoreduktase.
2. Reduktive oder hydrolytische Spaltung der Glykosidbindung vom tetrazyklischen Molekül und
3. Demethylierung, Sulphatierung oder Kopplung an Glukuronsäure der 4-Hydroxylgruppe. Nur etwa 10% der applizierten Substanz werden mit dem Urin ausgeschieden. Der hauptsächlichste Stoffwechselweg betrifft die biliäre Ausscheidung, obgleich hier noch Fragen offen sind. Von den Metaboliten entfaltet die Verbindung mit Hydroxylierung der Alkylseitenkette Antitumoraktivität.

Im Hinblick auf die vorwiegende Metabolisierung in der Leber und die biliäre Exkretion besteht eine enge Beziehung zwischen Leberfunktion und Ausscheidung. Während eine Störung der renalen Funktion ohne Einfluß auf die Eliminierung beider Anthracycline bleibt, ist eine hepatische Dysfunktion mit einer deutlichen Verzögerung der Metabolisierung und Ausscheidung verbunden und führt zu schweren toxischen Nebenwirkungen bei Patienten, welche die volle Dosis erhalten. Infolgedessen ist es notwendig, bei Erhöhung der Bilirubinkonzentration über 1,2−3,0 mg% eine Reduktion auf 50% und über 3 mg% eine Reduktion auf 75% der Dosis vorzunehmen.

Adriamycin wird nach seiner Resorption im Plasma in Form einer biphasischen Kurve eliminiert, wobei die initiale Halbwertszeit 1,1 Stunden beträgt gefolgt von einer zweiten Phase von 16,7 Stunden Dauer. Das Medikament wird rasch aus dem Plasma in die Leber transportiert, wobei die verlangsamte 2. Clearencephase aus dem Plasma als Basis für die Standardtherapie in Form der hochdosierten intermittierenden Applikation dient.

Adriamycin passiert die Blut-Hirn-Schranke nicht, so daß es im Zentralnervensystem praktisch nicht nachweisbar ist. Bemerkenswerterweise wird der chemotherapeutische Effekt des Adriamycin durch die Hyperthermie verstärkt. Inkubation von Tumorzellen auf 43° C erhöht den zytotoxischen Effekt − ein Ergebnis, welches weiterer Bearbeitung bedarf.

Die toxischen Nebenwirkungen betreffen im wesentlichen zwei Organe:
1. die Myelosuppression und
2. den Herzmuskel.

Die akute Toxizität, welche die Dosis limitiert, ist sicherlich in Form der Myelosuppression zu sehen. Die Langzeitanwendung der Substanz wird limitiert durch die Entwicklung der Kardiotoxizität. Pathologisch-anatomisch besteht hier eine Fragmentierung und Zerstörung von Myofibrillen, Schwellung von Mitochondrien und Auftreten von intrazellulären Einschlüssen. Da die Entstehung einer Adriamycin-induzierten Herzinsuffizienz bei einer Gesamtdosis von 550 mg/m^2 scharf ansteigt und dann 20% der so behandelten Patienten betrifft, gilt diese Dosis als oberer Wert der Gesamtdosis. Auch für die Kardiotoxizität sind zwei Phasen zu unterscheiden – nämlich die akute Toxizität, welche sich im wesentlichen in Herzrhythmusstörungen äußert und die chronische Toxizität. Auftreten von Sinustachykardien, Extrasystolen und ST-T-Wellenveränderungen können beobachtet werden, jedoch sei darauf hingewiesen, daß die routinemäßige elektrokardiografische Überwachung allein nicht ausreicht. Einige Autoren benutzen als zusätzliches Hilfsmittel zur Früherfassung einer Adriamycin-induzierten Kardiopathie die Echokardiographie.

Es ist bis heute unbekannt, auf welche Mechanismen die Kardiotoxizität des Adriamycin zurückzuführen ist. Einige Ergebnisse sprechen dafür, daß der Energiestoffwechsel an den Herzmuskelmitochondrien beeinflußt wird, da die Sauerstoffaufnahme reduziert wird, so daß eine Interferenz mit dem Elektronentransportsystem angenommen wird. Dies wäre verständlich im Hinblick auf die chinonartige Struktur der Anthracycline, um so mehr als Ubichinon-abhängige Enzyme für den Energiestoffwechsel des Herzmuskels wichtig sind. Dieser Befund wird jedoch relativiert durch die Beobachtung, daß die Medikamentenkonzentration, welche notwendig ist, um diesen Effekt zu erzielen, weit über derjenigen liegt, die in vivo wirksam ist, so daß es offen bleiben muß, ob dieser Mechanismus angeschuldigt werden kann.

Zur Zeit werden eine Reihe von Versuchen unternommen, durch Modifikation des Moleküls und Substitution die Kardiotoxizität bei erhaltener zytotoxischer Wirkung zu beeinflussen. Interesse ist in diesem Zusammenhang dem Daunomycin-DNA-Komplex gewidmet worden, der bekanntlich auch im Menschen seine Antitumoraktivität behält. Die Kardiotoxizität dieser Verbindung ist als gering einzustufen, weil dieser Komplex nur durch Pinozytose in die Zelle aufgenommen werden kann, wozu der Herzmuskel nicht in der Lage ist. Im Tierversuch ist daher der Adriamycin-DNS-Komplex als nichtkardiotoxisch einzustufen.

Abschließend sei darauf hingewiesen, daß Adriamycin mit dem früher bekannten Antibiotikum Actinomycin D einen radiosensibilisierenden Effekt gemeinsam hat, so daß selbst nach früher durchgeführter Strahlentherapie eine Sensibilisierung der bestrahlten Areale eintreten kann. Dies gilt insbesondere für den Ösophagus und die Haut, so daß diese Reaktionen die Kombination von Adriamycin und Strahlentherapie in der Behandlung von Lymphomen, Mammacarcinomen und kleinzelligen Bronchialcarcinomen erheblich beeinträchtigen. Bei sonst tolerablen Strahlendosen sind nicht nur schwere Hautreaktionen sondern auch tracheo-oesophageale Fisteln und Weichteilnekrosen aufgetreten.

Bleomycin

Bleomycin wurde von Umezawa aus Streptomyceskulturen isoliert und stellt eine Mischung verschiedener Polypeptide mit einem ungefähren Molekulargewicht von 1500 dar. Seine Hauptwirksamkeit richtet sich gegen Plattenepithelcarcinome des

Respirationstraktes, maligne Lymphome und testikuläre Carcinome. Wegen seiner geringen Myelosuppression eignet sich diese Verbindung für den Einbau in Polychemotherapieprogramme bei den obigen Tumoren.

Die verschiedenen Polypeptide unterscheiden sich untereinander nur in der Zusammensetzung ihrer terminalen Alkylamingruppe und können durch Ionenaustauschchromatographie getrennt werden. Die wichtigste Verbindung umfaßt das sogenannte A_2-Peptid, welches 50% des kommerziellen Präparates darstellt und als aktive Fraktion angesehen wird. Die bemerkenswerte Ansammlung von Bleomycin in der Lunge bzw. der Haut und dem Plattenepithel sowie seine Wirkung auf die o. g. Tumoren ist im wesentlichen darauf zurückzuführen, daß das abbauende Enzym, eine Aminopeptidase, nur in geringer Aktivität in der Haut und Lunge vorliegt. Damit konnte sowohl das Auftreten von Nebeneffekten nämlich in der Lunge und der Haut als auch die bevorzugte Wirksamkeit bei Organtumoren nämlich ebenso Lunge und Plattenepithel auf die Abwesenheit des Bleomycin-inaktivierenden Enzymsystems, der Aminopeptidase, zurückgeführt werden.

Die Bleomycine sind in der Lage, Doppelstrang-DNA zu spalten und Thyminbasen sowie Fragmente der DNA mit niedrigem Molekulargewicht freizusetzen. Es ist aber noch offen, ob diese biochemisch erkennbare Wirkung der in vivo-Wirkung exakt entspricht. Die DNS-Spaltung kann durch interkalierende Substanzen verstärkt werden. Tumorzellen entfalten ihre größte Vulnerabilität gegenüber Bleomycin während ihrer aktiven Proliferationsphase mit Verzögerung in der G_2-Phase des Zellzyklus, da hier durch Bleomycin eine partielle Synchronisation eintritt.

Die Pharmakokinetik des Bleomycins wird nur teilweise verstanden, da der mikrobiologische Nachweistest in seiner Empfindlichkeit zu wünschen übrigläßt. Offensichtlich verschwindet die Substanz relativ rasch aus dem Plasma, wobei 50% innerhalb von 24 Stunden mit dem Urin ausgeschieden werden.

Die Applikation geschieht bisher ein- oder zweimal wöchentlich im Hinblick auf die Toxizität, wobei jedoch bekanntermaßen die kontinuierliche intravenöse Bleomycinapplikation über 5 Tage in der Behandlung der testikulären Carcinome zu bedeutenden Erfolgen geführt hat. Dies basiert auf der größeren Zytotoxizität der Verbindung auf proliferierende Zellen. Man geht von der Annahme aus, daß innerhalb von 5 Tagen bei kontinuierlicher Applikation nahezu alle Tumorzellen z. B. bei testikulären Carcinomen in die vulnerable Phase eintreten und daher durch die Substanz erfaßt werden.

Die Toxizität betrifft vor allen Dingen die interstitielle pulmonale Fibrose, die gelegentlich fatal sein kann. Im allgemeinen wird die Nebenwirkung unter 10% beobachtet. Obgleich sie unabhäng von der Dosis ist und daher nicht in Dosisabhängigkeit vorhergesagt werden kann – sie kommt sogar schon bei Applikation von weniger als 50 mg Gesamtdosis vor – besteht doch eine Anhäufung dieser Nebenwirkung bei Dosen jenseits von 400 mg oder einer individuellen Dosis von mehr als 25 mg/m^2, ferner bei einem Alter jenseits von 70 Jahren.

Histologisch entspricht diesem Bild ein interstitielles Ödem, die Ablagerung intraalveolärer Hyalinamembranen und eine Hyperplasie der alveolären Makrophagen sowie in späteren Stadien die Entwicklung von Collagen mit entsprechender Einschränkung des Gasaustausches, herabgesetzter arterieller Sauerstoffsättigung und Vitalkapazität.

Antimetabolite

Methotrexat

Methotrexat ist der am längsten bekannte Antimetabolit, der als Folsäureantagonist Eingang in die Behandlung der akuten Leukämien verschiedener Tumoren unter Einschluß des Chorioncarcinoms, Mammacarcinoms und des osteogenen Sarkoms gefunden hat. Das erneute klinische Interesse, welches dieser Substanz entgegengebracht wird, basiert auf dem besseren Verständnis des Wirkungsmechanismus und der Entstehung der Chemotherapie-induzierten Resistenz. Darüber hinaus verstehen wir heute besser als vor 20 Jahren die verschiedenen Faktoren, welche die Toxizität dieses Medikamentes beeinflussen. Ebenso wie 5-Fluorouracil gilt Methotrexat als ein Musterbeispiel in der Verwirklichung einer biochemisch orientierten Arzneimittelentwicklung und der tatsächlichen Wirkung. Als Folsäureantagonist entfaltet Methotrexat seine toxische Aktivität durch eine außerordentlich starke Bindung an die Dehydrofolsäurereduktase (Abb. 7).

Die Hemmung bewirkt eine Erschöpfung des intrazellulären Pools an reduzierter Folsäure, die ihrerseits für die Synthese von Thymidinen und Purinen benötigt wird, so daß letztendlich die DNS-Synthese gehemmt wird, da diese Substanzen unentbehrliche Vorläuferstufen darstellen. Neuere Ergebnisse legen die Annahme nahe, daß nur geringe Restaktivitäten der Dehydrofolsäurereduktase notwendig sind, um einen ausreichenden Pool an reduzierter Folsäure für die DNS-Synthese aufrecht zu erhalten. Dies bedeutet daher, daß beachtliche Konzentrationen an freiem Methotrexat notwendig sind, um die Hemmung des Enzyms aufrechtzuerhalten. So läßt sich im Knochenmark eine vollständige Hemmung der DNS-Synthese durch Methotrexat nur erreichen, wenn die extrazelluläre Konzentration des Medikamentes wenigstens 1×10^{-8} M enthält.

Man wird ferner davon ausgehen müssen, daß die komplette Hemmung der DNS-Synthese in malignen Zellen möglicherweise eine höhere Konzentration an Methotrexat erfordert, da diese Zellen eines adäquaten Transportmechanismus für die Substanz entbehren. Die Untersuchungen von Goldmann haben die Rolle des freien intrazellulären Methotrexat zur Aufrechterhaltung einer effektiven Hemmung der DNS-Synthese in vitro und in vivo belegt. Diese Hemmung wird bei Entfernung des Medikamentes rasch aufgehoben. Der Wirkungsmechanismus

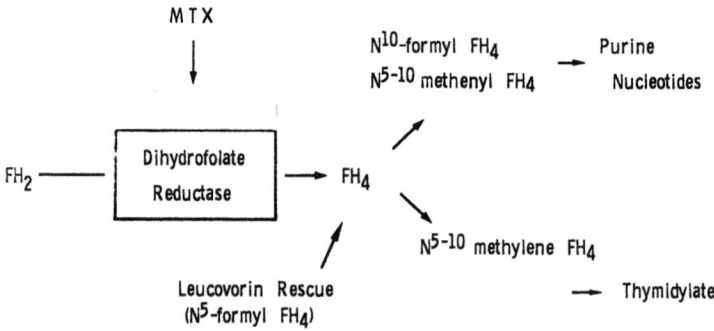

Metabolic pathways inhibited by methotrexate (MTX) **Abb. 7**

dieses Medikamentes wird ferner durch die Tatsache kompliziert, daß sich unter Hemmung der Dehydrofolsäurereduktase eine größere Konzentration von Dehydrofolat als Folge des Blocks ansammelt, die ihrerseits bei genügend großen Konzentrationen in der Lage ist, den Block der Dehydrofolatreduktasehemmung zu überwinden. Um dies zu verhindern, sind erhebliche Konzentrationserhöhungen des freien Medikamentes notwendig.

Die pharmakokinetischen Untersuchungen für Methotrexat zeigen deutlich, daß für die zytotoxische Wirkung zwei Faktoren maßgebend sind:
1. die Dauer der Exposition der Zelle gegenüber dem Medikament,
2. die Konzentration der Substanz.

Es ist lange bekannt, daß der zytostatische und zytotoxische Effekt des Methotrexat durch Leukoverin, also 5-Formyl-Tetrahydrofolat aufgehoben werden kann, weil auf diese Weise der Block umgangen wird. Leukoverin wird sehr rasch zu anderen Tetrahydrofolaten in vivo umgewandelt und kann daher den Block der Folsäurereduktasehemmung umgehen. Vermutlich ist dies möglich, weil Leukoverin und Methotrexat ein gemeinsames Transportsystem durch die Zellmembran benutzen. Dieser Mechanismus ist die biochemische und pharmakologische Grundlage der hochdosierten Methotrexattherapie und des Leukoverin-Rescue-Phänomens, welches bekanntlich in der Behandlung der osteogenen Sarkome eine Rolle spielt.

Die meisten Aspekte der klinischen Pharmakologie des Methotrexat können als Funktion der Konzentration des Arzneimittels verstanden werden. Sowohl für die konventionelle Dosierung als auch für die hochdosierte Therapie ist hinsichtlich der Plasma-Clearance ein nennenswerter Unterschied nicht festzustellen. Einer einzelnen Injektion von 25 mg/m^2 folgt eine initiale rasche Phase der Verteilung des Medikamentes innerhalb des Körperwassers gefolgt von einer zweiten Phase rascher Clearance aus dem Plasma bei einer Halbwertszeit von 2–3 Stunden. Diese Phase ist eng mit der renalen Ausscheidung als primärem Eliminationsmechanismus gekoppelt. Eine dritte Phase mit beträchtlich längerer Halbwertszeit von etwa 8–10 Stunden schließt sich an. Methotrexat wird metabolisiert z. B. zum 7-Hydroxy-Methotrexat, wobei diese Umwandlung durch eine Aldehydoxydase in der Leber geschieht.

Wichtig für das Verständnis der Pharmakokinetik des Methotrexat ist die Beobachtung, daß die Plasma-Clearance, der Metabolismus und die Ausscheidung der Substanz von Patient zu Patient variiert, was sich bekanntermaßen auch in der durchaus unterschiedlichen Ausprägung der Myelosuppression bei gleicher Dosierung äußert. Wichtig ist auch die Beobachtung, daß im Hinblick auf die große Wasserlöslichkeit der Substanz Patienten mit größeren Ergüssen eine andere Pharmakokinetik aufweisen, weil im dritten Raum eine Konzentration des Medikamentes stattfindet, die als Depot für spätere Freisetzung dient.

Für die Ausscheidung der Substanz und seiner Metabolite steht die Nierenfunktion ganz im Vordergrund. Neuere Experimente belegen eine herabgesetzte Löslichkeit von Methotrexat in saurem Urin, so daß insbesondere bei der hochdosierten Methotrexattherapie mit der Ausfällung von Methotrexatkristallen im Tubulus zu rechnen ist. Bei Affen konnte die Hauptfraktion der intrarenalen Präzipitate als 7-Hydroxy-Methotrexat identifiziert werden. Es ist für die Klinik daher notwendig, zwei wesentliche Parameter zu berücksichtigen:
1. Setzt die Methotrexattherapie in der konventionellen sowie der hohen Dosierung eine intakte Nierenfunktion voraus. Nichtbeachtung dieser Tatsache

führt zu schweren und schwersten toxischen Nebenwirkungen. Die Methotrexatdosis muß bei jeder Störung der Nierenfunktion deutlich herabgesetzt werden, die Medikation kann sogar verunmöglicht werden.

2. Die Nichtbeachtung der leichten Ausfällbarkeit von Methotrexat und seiner Metaboliten in saurem Urin kann sekundär zur renalen Insuffizienz durch Ausfällung tubulärer Kristalle führen, so daß nicht nur eine genügende Flüssigkeitszufuhr sondern auch die Alkalisierung des Urins zu den Standardmaßnahmen unter hochdosierter Methotrexatmedikation gehören.

Schließlich sei daran erinnert, daß Methotrexat in der Prophylaxe bzw. der Therapie der Meningosis leucaemica sowie der Meningosis neoplastica durch seine intrathekale Applikation eine bedeutende Rolle spielt. Die normale Halbwertszeit des Methotrexat im Liquor cerebro-spinalis nach Applikation einer einzelnen Dosis von 6–12 mg/m^2 beträgt 12 Stunden. Auch die intrathekale Applikation von Methotrexat ist von einer Myelosuppression gefolgt, weil das Medikament aus dem Liquor rückresorbiert wird und in die systemische Zirkulation eintritt. Die Plasmapharmakokinetik nach intrathekaler Methotrexatapplikation ist gekennzeichnet durch einen langsamen Anstieg des Plasmaspiegels und nachweisbarer Konzentration der zytotoxischen Substanz im Blut bis zu 48 Stunden.

Als Nebenwirkung der intrathekalen Methotrexatapplikation sind zentralnervöse Komplikationen beschrieben, die bemerkenswerterweise kaum bei der prophylatischen sondern nur unter therapeutischer Indikation auftreten. Sie treten in der Regel erst nach der zweiten oder vierten intrathekalen Applikation auf. Patienten, welche neurotoxische Nebenwirkungen unter intrathekaler Methotrexatapplikation zeigen, weisen eine deutlich erhöhte Konzentration des Medikamentes im Liquor auf im Vergleich zu asymptomatischen Patienten. Diese Ergebnisse legen die Annahme nahe, daß die Neurotoxizität sich bei solchen Patienten entwickelt, bei denen infolge der meningealen neoplastischen Infiltration die Fähigkeit zur Ausscheidung oder Rückresorption des Medikamentes aus dem Liquor cerebro-spinalis erheblich beeinträchtigt ist. Für den Kliniker ergibt sich aus dieser Beobachtung eine vorsichtige Handhabung der intrathekalen Applikation immer dann, wenn eine meningeale Blockade bei neoplastischer Infiltration vermutet werden muß.

Ein besonders bemerkenswertes Phänomen stellt die Frage der sekundär induzierten Therapieresistenz nach Methotrexatapplikation dar. Aus zeitlichen Gründen ist es nicht möglich, auf dieses Phänomen hier einzugehen.

5-Fluorouracil (5-FU)

Die Synthese von 5-Fluorouracil durch Heidelberger im Jahre 1957 kann als weiteres Musterbeispiel einer rationellen Planung und Durchführung in der Entwicklung eines cancerostatischen Medikamentes gelten. Durch Einführung des Fluoratoms ist ein Pyrimidinantagonist entstanden, der letztendlich auch die Nukleinsäuresynthese hemmt. 5-FU hat seine Bedeutung gewonnen in der Behandlung des Mammacarcinoms, von Adenocarcinomen des Gastrointestinaltraktes und der Ovarien. Obgleich diese Substanz nunmehr seit mehr als 20 Jahren bekannt ist, bleiben noch Fragen hinsichtlich der Pharmakokinetik und der Beziehung zwischen Metabolismus und Toxizität offen.

5-FU entfaltet seine Wirkung nach initialer Aktivierung zu dem Nukleotid 5-Fluorouracil-Monophosphat entweder durch Transfer eines Ribosephosphates an 5-FU, katalysiert durch die Uracyl-Phosphorybosyltransferase, oder durch Anfügung von Ribose durch die Uridinphoshorolase und anschließende Übertragung von Phosphat durch die Uridinkinase. Fehlen die aktivierenden Enzyme — die Uridinkinase oder die Phosphorybosyltransferase — kann das Medikament nicht aktiviert werden — ein Faktor — welcher zumindest unter experimentellen Bedingungen im Tierversuch eine Resistenz gegenüber dem Medikament bewirkt. Der weitere wichtige Schritt besteht in der Umwandlung zu 5-Fluordesoxyuridin-Monophosphat unter Einschluß der Ribonukleotidreduktase. Diese Verbindung — 5-Fluordesoxyuridin-Monophosphat entfaltet die Hemmung der Thymidylatsynthetase durch Kovalentbindung an das Enzym. Als Folge der Thymidylatsynthetasehemmung ist die Umwandlung von Desoxyuridin-Monophosphat zu Thymidylat unterbrochen, was sich in einer Hemmung der DNS-Synthese niederschlägt.

Für das Verständnis der Wirkung ist die Analyse des kinetischen Profils im FdUMP-Pool notwendig. Nach einer einzelnen Injektion von 5-FU tritt die Erholung in der DNS-Synthese für die verschiedenen Gewebe zu unterschiedlichen Zeitpunkten auf, wobei die Dauer der DNS-Hemmung bestimmt wird durch die relative Konzentration des dUMP-Pools und natürlich die absinkende Konzentration des Hemm-Pools. Gewebe, welche in der Lage sind, hohe Konzentrationen an dUMP bereitzustellen, wie z. B. im Knochenmark, weisen eine Aufhebung der Thymidylatsynthetasehemmung in enger Korrelation zu einem bemerkenswerten Anstieg der Substratkonzentration und Kompetition des Substrates mit dem neusynthetisierten Enzym auf. Für die Darmschleimhaut ist das rasche Verschwinden der Hemmsubstanz im wesentlichen auf die Phosphataseaktivität zurückzuführen, so daß hier der zytostatische Effekt des 5-FU rasch abklingt. Derartige Studien belegen eindeutig, daß zahlreiche Faktoren unter Einschluß der Pool-Größe des Substrates und der Phosphataseaktivitäten ebenso wie diejenige der Bildung der eigentlich hemmenden Substanz — nämlich des 5-FdUMP — zusammen die Wirkgröße und die Dauer des Effektes von 5-FU in den einzelnen Geweben bewirken.

Die Pharmakokinetik von 5-FU wird nur teilweise verstanden, was im wesentlichen auf methodische Probleme zurückzuführen ist, da hochspezifische Nachweismethoden nicht zur Verfügung stehen. Mit Hilfe eines mikrobiologischen Testes gelang es Clarkson die Plasma-Clearance von 5-FU und seiner Nukleoside nachzuweisen. Nach intravenöser Applikation von Routinekonzentrationen (15 mg/kg) finden sich Plasmawerte von 10^{-3} bis 10^{-4} M. Die Plasma-Clearance ist anfänglich sehr steil mit einer Halbwertszeit von 10—20 Minuten und einem Abfall auf weniger als 10^{-8} Molar innerhalb von 3 Stunden. Offensichtlich verhält sich der aktive Metabolit 5-FdUMP hinsichtlich seiner Pharmakokinetik anders als die Muttersubstanz 5-FU, da die Clearance langsamer erfolgt mit einer spezifischen Halbwertszeit für jedes Gewebe. Es sei jedoch darauf hingewiesen, daß die Beziehung zwischen Pharmakokinetik und Toxizität des Medikamentes nicht genügend verstanden wird, insbesondere sind die Veränderungen der Pool-Größe von 5-FdUMP und dUMP in menschlichen Geweben noch nicht genügend bekannt.

5-FU diffundiert rasch in die Zellen und das Körperwasser ebenso wie auch in Exsudate, so daß hier ebenfalls Depotwirkung wie bei Methotrexat besteht. Darüber hinaus werden beachtliche Konzentrationen bis 10^{-6} Molar 30 Minuten nach der Injektion im Liquor cerebro-spinalis gefunden. Auch vom Liquor aus kann eine Rückresorption in die allgemeine Zirkulation stattfinden. Der rasche Eintritt in den Liquor mag für die zentralnervösen Symptome wie Somnolenz, Ataxie und sogar Pyramidenbahnzeichen verantwortlich sein, die in etwa 2% der Patienten unter dieser Behandlung eintreten.

Die perorale Administration der Substanz ist durch unsichere und individuell außerordentlich variable Absorption charakterisiert und dürfte verantwortlich sein für eine Verminderung der zytostatischen Wirkung unter per-oraler Therapie.

Während die Aktivierung des 5-FU in fast allen Geweben, die über entsprechende Enzyme verfügen, stattfinden kann, ist der Abbau des Medikamentes im wesentlichen eine Funktion der Leber, wobei die Dehydrouracyldehydrogenase den Pyrimidinring reduziert, der dann in Alpha-Fluoro-Beta-Alanin, Harnstoff, Ammoniak und CO_2 gespalten wird. Bemerkenswerterweise sind die abbauenden Enzyme auch in der Mukosa der Darmschleimhaut vorhanden, jedoch nicht in den meisten Tumoren des Gastrointestinaltraktes.

Kürzlich sind weitere fluorierte Pyrimidine hinzugekommen, z. B. Ftorafur und 5-Fluoro-Desoxyuridin. Ftorafur ist als analog dem 5-FU ein Furanose-Nukleosid, dessen Antitumoraktivität ähnlich derjenigen von 5-FU verläuft. Es weist jedoch einen wesentlich geringeren myelosuppressiven Effekt auf. Seine Pharmakokinetik weicht erheblich von derjenigen des 5-FU ab. Ftorafur dürfte einer spontanen Hydrolyse zu 5-FU in saurem Milieu unterliegen wie z. B. im Magen. Darüber hinaus wird eine enzymatische Umwandlung zu 5-FU in der Leber angenommen. Auch für Ftorafur konnte 5-Fluor-Desoxyuridin-Monophosphat als Metabolit erkannt werden, so daß die Annahme gerechtfertigt ist, in Ftorafur eine Depotform des 5-Fluorouracils zu sehen. Die Differenzen hinsichtlich der Myelosuppression mögen daher auf die langsamere Freisetzung von 5-FU aus dem Ftorafurmolekül zurückgeführt werden können, da auch 5-FU bei einer verlängerten Infusion mit kleinen Dosen relativ geringe myelosuppressive Toxizität bei erhaltenden antineoplastischen Wirkungen aufweist.

Die langsame Hydrolyse der Substanz führt dazu, daß nach seiner Applikation 5-FU im Plasma für mehrere Tage nachweisbar ist. Die Halbwertszeit des radioaktiv markierten Ftorafurmoleküls und seiner Metabolite wird daher mit 16,8 Stunden beim Menschen im Vergleich zur raschen Clearance von 5-FU mit 10–20 Minuten angegeben. 50% der Substanz werden unverändert im Urin ausgeschieden, der Rest in metabolisierter Form. Die klinische Toxizität des Ftorafur unterscheidet sich von derjenigen des 5-FU – wenn 5-FU als hochdosierte Kurzinfusion gegeben wird. Dagegen sind die Wirkungen analog, wenn 5-Fluorouracil in Form einer kontinuierlichen intravenösen Infusion verabreicht wird.

Cytidin und Desoxycytidinanaloge

Die wichtigsten Verbindungen sind Cytosin-Arabinosid und 5-Azacytidin. Nukleoside sind durch ihren raschen Transport in sich teilende Gewebe charakterisiert und benötigen nur die Phosphorylierung zum Nukleotid, um in den Stoffwechselweg der Nukleotid-Triphosphatsynthese einzugreifen.

Cytosin-Arabinosid oder Ara-C ist das 2-Beta OH-Analog von Desoxycytidin, während 5-Azacytidin eine einzelne Stickstoffsubstitution innerhalb des Pyrimidinrings enthält (Abb. 8).

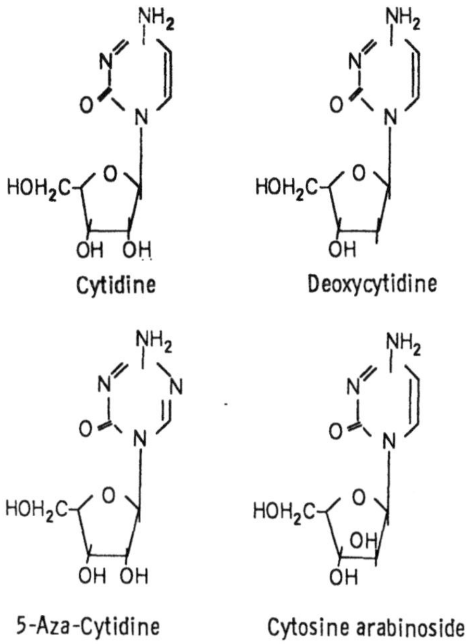

Abb. 8. Strukturformeln für die physiologischen Nukleoside Cytidin und Deoxycytidin und ihre cytotoxischen Analoge 5-Azacytidin und Cytosin-Arabinosid

Cytosin-Arabinosid

Die aktive Form von Ara-C ist das Triphosphat Ara-CTP, welches als kompetitiver Hemmer der DNS-Polymerase wirkt und daher in die DNS-Synthese eingreift. Die Aktivierung von Ara-C zu seinem Triphosphat kann daher als das Schlüsselereignis der zytotoxischen Wirkung gelten. Es handelt sich um einen Mehrschrittprozeß, der eine sequentielle Phosphorylierung durch die Desoxycytidinkinase zum Monophosphat, durch die Monophosphatkinase zum Diphosphat und durch die Nukleosiddiphosphatkinase zum Triphosphat beinhaltet. Die Desoxycytidinkinase – das Enzym der ersten Phosphorylierungsstufe ist in kleinen Konzentrationen in menschlichen Leukämiezellen nachgewiesen worden und entfaltet eine hohe Affinität zu dem Medikament. Der Verlust an diesem Enzym wird als einer der Faktoren für die Chemotherapieresistenz unter Ara-C angesehen, obgleich Zweifel offenbleiben, da eine Beziehung zwischen Enzymaktivität vor der Behandlung und Ansprechen nicht besteht.

Für die Pharmakokinetik der Substanz ist nicht nur ihre in drei Schritten erfolgende Phosphorylierung maßgebend, sondern vielmehr noch das Verhalten der abbauenden Enzyme. Menschliche Leukämiezellen weisen zwei metabolisierende Enzyme auf – die Cytidindesaminase und die Desoxycytidindesaminase. Wichtig für unser Verständnis ist die Tatsache, daß das erste dieser abbauenden Fermente, die Cytidindesaminase, in 20–25fachem Überschuß gegenüber der Desoxycytidinkinase gefunden wird, welche Ara-C in die Monophosphatstufe umwandelt und daher als aktivierendes Enzym anzusprechen ist. Auch hier ist der Versuch unternommen worden, die Aktivität der Cytidindesaminase mit dem therapeutischen Erfolg bei menschlichen Leukämien in Beziehung zu bringen. Das zweite abbauende Enzym – die Desoxycytidindesaminase wurde in hohen Konzentrationen in Tumorzellen nachgewiesen. Es überrascht daher nicht, daß etwa 80% der Monophosphatnukleotidverbindungen in leukämischen Zellen in Form des Abbauproduktes als Ara-UMP nachgewiesen wurde.

Die Verteilung und Aktivität der beiden abbauenden Enzyme gilt als maßgebend für die Resistenz gegenüber Ara-C, weil diese beiden Enzyme durch ihre hohe Affinität zum Substrat die aktive Konzentration des Medikamentes bestimmen. Patienten mit akuter myeloischer Leukämie weisen sehr unterschiedliche Spiegel an diesen Enzymen auf, wobei die größte Variationsbreite für die Cytidindesaminase gilt, so daß einer der Faktoren, welcher das unterschiedliche Ansprechen dieser Leukämien auf Cytosin-Arabinosid bestimmt, in der unterschiedlichen primären Verteilung zu sehen ist.

Die Ara-C-Pharmakokinetik wird im wesentlichen durch die Cytidindesaminase bestimmt, die in hohen Konzentrationen in der Leber, den Granulozyten und der Darmschleimhaut gefunden wird. Die Plasmahalbwertszeit ist mit 3–15 Minuten sehr kurz, gefolgt von einer zweiten Periodik von $2-2^{1}/_{2}$ Stunden. Die Umwandlung von Ara-C zu Ara-U geschieht sehr rasch und diese Verbindung ist das hauptsächliche Stoffwechselprodukt, welches im Plasma schon Minuten nach der Applikation der Substanz gefunden wird. Mehr als 90% der Ara-C-Dosis werden innerhalb von 24 Stunden im Urin – hauptsächlich in Form von Ara-C – gefunden.

Ara-C entfaltet eine erhebliche antineoplastische Wirksamkeit auch bei intrathekaler Applikation, wird hier jedoch wesentlich langsamer verstoffwechselt mit einer Halbwertszeit von 2–11 Stunden. Es kann daher auch als Ersatz für die intrathekale Methotrexatgabe Verwendung finden, die Nebenwirkungen sind jedoch nicht wesentlich anders.

Ara-C gehört zu den S-Phasen-spezifischen Medikamenten. Im Hinblick auf diese Tatsache und die sehr kurze Plasmahalbwertszeit sind Versuche unternommen worden, die Wirksamkeit des Medikamentes zu verbessern. Dies geschieht zunächst durch kontinuierliche intravenöse Infusionen z. B. über 5–7 Tage bei der akuten myeloischen Leukämie, um einen konstanten Plasmaspiegel zu erreichen. Andere Versuche benutzen zunächst die Applikation einer sogenannten Loading-Dosis. Schließlich sei ein weiterer interessanter Mechanismus genannt, welcher zumindest im Tierversuch vielversprechend ist. Da Ara-C außerordentlich rasch desaminiert und damit inaktiviert wird, ist es naheliegend, das abbauende Enzym zu hemmen, um die Konzentration der Wirksubstanz aufrecht zu erhalten. Dies kann durch Tetrahydrouridin geschehen, welches ein potenter Hemmstoff der Desaminase ist. Ein solcher Versuch würde noch wirksamer sein, wenn in der Tat die Erhöhung des Desaminasespiegels in Tumorzellen für die Resistenz verantwortlich ist. Gegen-

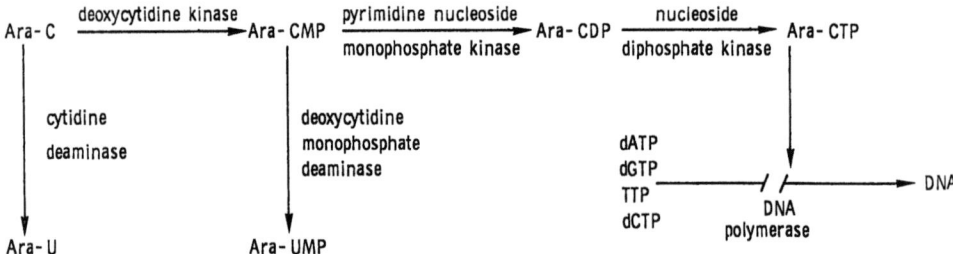

Abb. 9. Weg einer intrazellulären Umwandlung von Cytosin-Arabinosid zu seiner aktiven Form Ara-CTP und zu seinen inaktiven Deaminationsprodukten Ara-U und Ara-UMP

wärtig laufen klinische Versuche der Kombination von Tetrahydrouridin und Ara-C. Schließlich sei darauf hingewiesen, daß auch die Depotform des Medikamentes mit langsamem Freisetzen von Ara-C benutzt werden kann. Zum gegenwärtigen Zeitpunkt findet Cyclocytidin reges Interesse, da dieses Molekül nur einer langsamen spontanen Hydrolyse mit Freisetzung von Ara-C unterliegt. Cyclocytidin kann nicht durch die desaminierenden Enzyme abgebaut werden. Pharmakologische Studien bei Menschen zeigen, daß unter diesen Umständen die Ara-C-Konzentrationen mit großem Überschuß gegenüber dem Abbauprodukt Ara-C und für mindestens 4 Stunden aufrecht erhalten werden können. Cyclocytidin wird parenteral absorbiert, oral jedoch kaum aufgenommen. Zwei unerwartete Komplikationen – plötzliches Auftreten von erheblichen Parotisschmerzen und die posturale Hypotension – schränken jedoch die Verwendung dieser Substanz im Augenblick ein.

Aus zeitlichen Gründen ist es nicht möglich, auf Ara-Cytidin einzugehen.

Pflanzenalkaloide

Vincristin und Vinblastin

Die wichtigsten Vinca-Alkaloide umfassen Vinblastin, Vincristin und neuerdings Maytansin. Obgleich zwischen Vinblastin und Vincristin (s. Abb. 10) nur geringe strukturelle Unterschiede innerhalb des Indolringes bestehen, weisen beide Verbindungen unterschiedliche Wirksamkeit und Toxizitäten und das Fehlen einer erheblichen Kreuzresistenz auf.

Trotz der weiten klinischen Anwendung sind Informationen über den Stoffwechsel und die Verteilung der Substanz bei Menschen noch lückenhaft. Erst kürzlich ist es gelungen, für Vinblastin und Vincristin durch Tritiummarkierung des aromatischen Ringes die Voraussetzung zu schaffen, um den Tritiumaustausch mit dem Körperwasser zu reduzieren und damit pharmakologische und pharmakokinetische Studien durchzuführen.

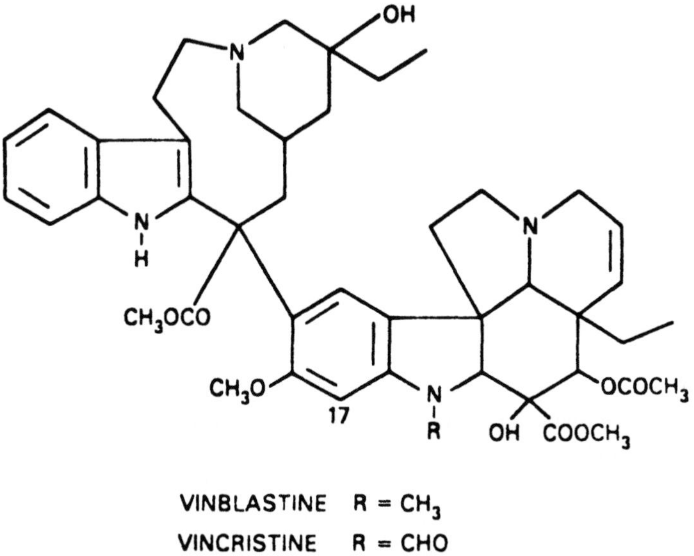

Abb. 10. Strukturformel von Vincristin und Vinblastin

Die Vinca-Alkaloide sind zellspezifische Substanzen, welche die Mitose in der Metaphase arretieren. Die Verbindungen entfalten ihren Effekt durch Bindung an Mikrotubuli indem sie die Bildung der mitotischen Spindel blockieren und die Zelle daher in der Metaphase arretieren. Durch das Fehlen einer intakten mitotischen Spindel wird die Verteilung der Chromosomen gestört, die in Form von aggregierten Haufen (sogenannte Cluster) auftreten und schließlich zum Zelltod führen.

Die Plasma-Clearance des markierten Vinblastin folgt einer biphasischen Kurve und beträgt initial 4,5 und in der zweiten Phase 190 Minuten. Die terminale langsame Elimination wird beeinflußt durch die Aufnahme der Substanz durch die Zellen in Abhängigkeit von der jeweiligen Konzentration mikrotubilärer Proteine und wird ebenso beeinflußt durch die starke Bindung der Substanz an Plasmaeiweißkörper, welche als weiterer Faktor für die verlängerte Zirkulation gilt. Bemerkenswert ist auch die Bindung an verschiedene Blutbestandtiele, die in folgender Reihenfolge abnimmt: Plasma, Thrombozyten, Erythrozyten und Leukozyten. Etwa 30–40% werden über das Gallengangssystem in den Stuhl ausgeschieden, 12–17% mittels des Urin, vorwiegend als Originalsubstanz. Der Abbau der Substanz läßt noch viele Fragen offen.

Die pharmakokinetischen Studien für das Vincristin lassen eine ähnliche Verlaufskurve wie Vinblastin erkennen; der biphasische Verlauf beträgt 15 und 75 Minuten. Die Gewebskonzentrationen sind nach einer Stunde am höchsten mit Ausnahme des Gehirns, welches auch nach 24 Stunden die geringste Aktivität aufweist. Diese geringe Aktivität innerhalb des Zentralnervensystems steht in bemerkenswertem Gegensatz zu der sehr bekannten Neurotoxizität des Vincristin und es ist noch offen, ob das Vincristin oder seine Metabolite für diese Wirkung verantwortlich sind. Da die Ausscheidung mittels des Stuhls – möglicherweise auch durch Biodegradation – stattfindet, muß der bekannten neurotoxischen Wirkung mit Auftreten eines paralytischen Ileus auch für den Abbau und die Ausscheidung der Substanz eine Bedeutung zuerkannt werden.

Beide Verbindungen werden als Sulfate appliziert, die stabiler als die freien Basen sind. Die orale Absorption ist ungewiß und inkomplett, so daß die Substanzen intravenös gegeben werden.

Alle Vinca-Alkaloide können neurotoxische Nebenwirkungen entfalten, die jedoch beim Vincristin weit überwiegen. Vinblastin ist sicherlich wirksamer als Vincristin z. B. in der Behandlung der Lymphogranulomatose mit kompletten Remissionsraten bis 33%. Auch in der Therapie der Non-Hodgkin-Lymphome ist das Vinblastin dem Vincristin überlegen. Die erhebliche myelosuppressive Nebenwirkung des Vinblastins, die deutlich stärker ausgeprägt ist als beim Vincristin, war der Grund für die verbreitete Anwendung von Vincristin innerhalb verschiedener Polychemotherapieprogramme, da hier eine überlappende myelosuppressive Toxizität vermieden werden kann. Dies gilt z. B. für die Behandlung der akuten lymphoblastischen Leukämie der Kinder und des MOPP-Regimes beim Morbus Hodgkin.

Zytostatika entfalten darüber hinaus Wirkungen bei unterschiedlicher zeitlicher Applikation, die über unsere bisherigen Vorstellungen hinausgehen. Dies gilt z. B. für das sogenannte „Priming".

Unter diesem Begriff verstehen wir die bemerkenswerte Beobachtung, daß eine vorhergehende Applikation von Zytostatika die Letalität nachfolgender anderer Zytostatika oder der Strahlentherapie vermindert. So ist z. B. 40 mg Busulphan/kg Körpergewicht eine tödliche Dosis für Mäuse. Durch vorangehende Applikation von Cyclophosphamid wird die Letalität dieser Dosis vermindert. Auch eine sonst tödliche Strahlendosis von 1000 rad wird von 40–70% der Mäuse überlebt, wenn die Tiere 3 Tage vor der Bestrahlung Cyclophosphamid zusätzlich erhalten hatten. Die vorangehende Gabe von Cyclophosphamid verbessert die Verträglichkeit eines nachfolgenden Zytostatikum oder der nachfolgenden Bestrahlung. Dabei handelt es sich nicht um einen Schutzeffekt der vorangegangenen Cyclophosphamidapplikation, da die Zahl der Stammzellen (CFUs) nach vorheriger Cyclophosphamidgabe und nachfolgender Bestrahlung niedriger als nach der Bestrahlung allein gemessen wurde. Die Markdepression ist also bei der Kombination Cyclophosphamid und Bestrahlung stärker ausgeprägt.

Die Verträglichkeit von sonst tödlichen Dosen ist vielmehr durch eine beschleunigte Regeneration der Hämatopoese bedingt, wobei eine Induktion von Faktoren vermutet wird, welche die Hämatopoese beeinflussen. Transplantierte Stammzellen proliferieren rascher, wenn die Empfänger vorher Cyclophosphamid erhalten hatten. Da mit dem Serum dieser so behandelten Tiere Faktoren, die die Regeneration der Hämatopoese beschleunigen, nicht übertragbar sind, dürfte es sich vermutlich um Mechanismen handeln, die in der Mikroumgebung ablaufen. Das „Priming" genannte Verfahren hat sich in die Klinik übertragen lassen. Wurden 500 mg Cyclophosphamid 7 Tage vor 140 mg Melphalan/m^2 bei Patienten mit malignem Melanom gegeben, so war die Verträglichkeit dieser hohen Dosis deutlich verbessert als gegenüber Melphalan allein.

Sensitivität und Resistenz bei der Tumortherapie

Seeber, S. (Innere Universitätsklinik und Poliklinik, Abt. Tumorforschung, Westdeutsches Tumorzentrum, Essen)

Referat

Während das Spektrum chemotherapiesensibler Tumoren durch neue Substanzen, neue Kombinationen, aber auch durch neue Anwendungsformen herkömmlicher Substanzen erweitert werden konnte, ist das Resistenzproblem inzwischen in eine zentrale Position gerückt:

Die *primäre oder intrinsische Resistenz* ist dafür verantwortlich, daß die Chemotherapie bei häufigen Tumoren wie Adeno- und Plattenepithelkarzinomen nach wie vor experimentellen Charakter tragen muß.

Dem Problem der primären Resistenz ist es fernerhin zuzuschreiben, daß derzeit über 85% aller Chemotherapieindikationen lediglich ein palliatives, allenfalls 15% ein kuratives Ziel verfolgen können, wobei die chemotherapeutisch heilbaren Erkrankungen nach wie vor unter 10% liegen.

Die *erworbene oder sekundäre Resistenz* schließlich hat als zellbiologische Ursache für die klinische Situation des Rückfalls zu gelten. Der in diesem Begriff enthaltende Zeitfaktor äußert sich in jenen schon fast ominösen mittleren Remissionsdauern von 6–10 Monaten, wie wir sie für unterschiedliche palliative

Tabelle 1. Resistenzmechanismen (I)

1. Verminderte zelluläre Inkorporation
2. Verminderte intrazelluläre Aktivierung
3. Verminderte intrazelluläre Retention
   a) erhöhte enzymatische Degradation
   b) Deletion spezifischer Bindungsproteine
   c) energieabhängiger Efflux („outward pump")
4. Erhöhte intrazelluläre Konzentration der „target"-Enzyme
5. Veränderung der Tertiärstruktur von „target"-Enzymen

Chemotherapieformen (beispielsweise Mammakarzinom, kleinzelliges Bronchialkarzinom, Ovarialkarzinom, Weichteilsarkome) kennengelernt haben.

Die pharmakodynamischen Mechanismen, welche der primären und der sekundären Resistenz zugrunde liegen können, sind in den Tabellen 1 und 2 zusammengestellt.

Offensichtlich gibt es für die Tumorzelle vielfältige Möglichkeiten, sich dem exogenen Zugriff entweder primär oder nach einer gewissen Gewöhnung zu entziehen.

Im Falle des Methotrexats, welches in einem energieabhängigen Prozeß „carrier"-gebunden in die Zelle transportiert wird, kommen verschiedene Resistenzmechanismen in Frage:
1. Verminderter Transport des MTX.
2. Erhöhte Konzentration des „target"-Enzyms, also der Dihydrofolatreduktase.
3. Verminderte Affinität zum „target"-Enzym und
4. eine Umgehung des Blocks mit Utilisierung von exogenem Thymidin.

Heute besteht weitgehende Übereinstimmung darüber, daß der *transmembranöse Transport* beim MTX die entscheidende Determinante darstellt. Eine klinische Konsequenz war die hochdosierte Anwendung, wobei selbst in normalerweise resitente Osteosarkomzellen genügend Antimetabolit inkorporiert werden kann.

Tabelle 2. Resistenzmechanismen (II)

6. Adoption alternativer metabolischer Reaktionswege
7. „repair" geschädigter DNA
8. Veränderung der Verteilung von Rezeptorproteinen an Zelloberfläche, Zytoplasma oder Zellkern
9. Immunmechanismen
   a) Veränderung der Tumorzell-Antigenität
   b) immunologische Inaktivierung antigener zytostatischer Substanzen
10. Zellkinetische Veränderungen
    a) Verkürzung der Zytostatika-sensiblen Zyklusphasen
    b) Verminderung des proliferierenden „pools"

Das für MTX und den Citrovorumfaktor gleiche Trägersystem erlaubt einen spezifischen Schutz der normalen Wechselgewebe in der sogenannten „rescue"-Phase, wobei — dies ist das besondere — dieser nachträgliche Schutz durch den Cofaktor im „carrier"-armen Osteosarkomgegewebe unterbleibt oder umgekehrt: damit das Prinzip überhaupt bevorzugt den Tumor trifft, bedarf es dessen primärer Resistenz gegenüber konventionellen Dosen von MTX.

Diese Technik, deren Wirkung beim jugendlichen Osteosarkom unbestritten ist, ist freilich hinsichtlich ihrer Wirksamkeit bei anderen Indikationen überschätzt worden.

Dann das Problem der Anthracyclinresistenz.

Die Anthracycline Adriamycin und Daunomycin haben die moderne Chemotherapie bereichert. Limitierend für diese Substanzen ist, wie wir heute wissen, weniger deren Kardiotoxizität als eben die erworbene Resistenz. Diese Resistenz läßt sich in klassischer Weise im Tierexperiment simulieren, beispielsweise am Modell des Ehrlich-Aszites, wobei unter wöchentlicher Transplantation des Tumors und langsam ansteigenden 14tägigen Dosierungen des Anthracyclins ein Empfindlichkeitsverlust in der Größenordnung eines Faktors von 15—20 bereits nach wenigen Wochen eintritt. Der vorher Anthracyclin-kurable Tumor ist nunmehr in vivo absolut refraktär.

Den feinsten biochemischen Parameter stellt in diesem Falle die Synthese der nucleolaren Vorläufer RNA 45S dar, welche in der sensiblen Zellinie absolut blockiert wird, während in der resistenten Zelle kein Einfluß zu sehen ist.

Was ist nun verantwortlich für die hier auch biochemisch dokumentierbare Wirkungslosigkeit des Adriamycins?

Eine Antwort ergibt sich zunächst durch eine Bestimmung der Anthracyclininkorporation (Abb. 1): sie ist — untere Linie — im Falle des resistenten Tumors markant erniedrigt, wobei die solide Linie dem Kontrolltumor entspricht. Die Abbildung zeigt gleichzeitig, daß ein Detergens wie Tween 80 — auch in einer nichttoxischen Konzentration — in der Lage ist, den Einbau in den Zellkern der resistenten Zelle wieder zu normalisieren. Interessanterweise restauriert das

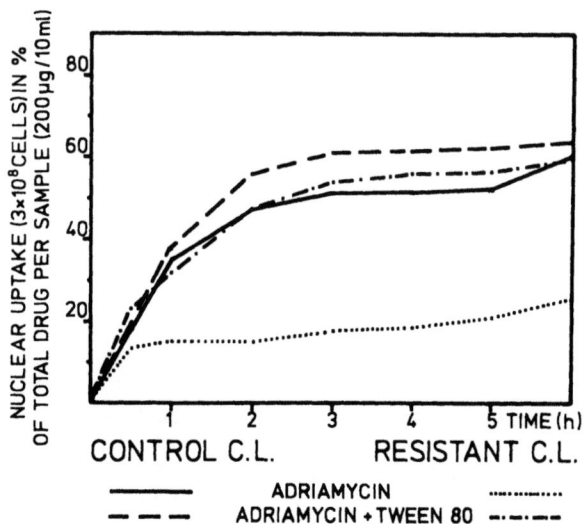

Abb. 1. Vergleichende nukleare Inkorporation in vitro von Adriamycin in sensible und resistente Ehrlich-Asziteszellen. Im Falle der resistenten Linie findet sich eine markante Verminderung der nuklearen Konzentration, welche durch das Detergens Tween 80 wieder normalisiert werden kann. Das Detergens hat andererseits auf die Inkorporation in die sensible Zelle wenig Einfluß

Detergens Tween 80 in diesem Modell auch in vivo die Sensitivität und macht den Tumor kurabel.

Wie kommt nun diese erniedrigte intrazelluläre Anthracyclin-Konzentration im Falle der Resistenz zustande?

Bisher liegen – auch nach diesen eigenen Untersuchungen – zumindest zwei Pathomechanismen zugrunde:

1. Eine biochemische Membranveränderung, funktionell eine Membranabdichtung, durch Zunahme hochmolekularer Glykoproteine (in Abb. 2 links unten dargestellt und spezifisch mit Fucose markiert). Auffälligerweise handelt es sich genau um die Komponenten, welche unter Detergensbedingungen, die die Resistenz wieder aufheben, aus der Membran extrahiert werden.

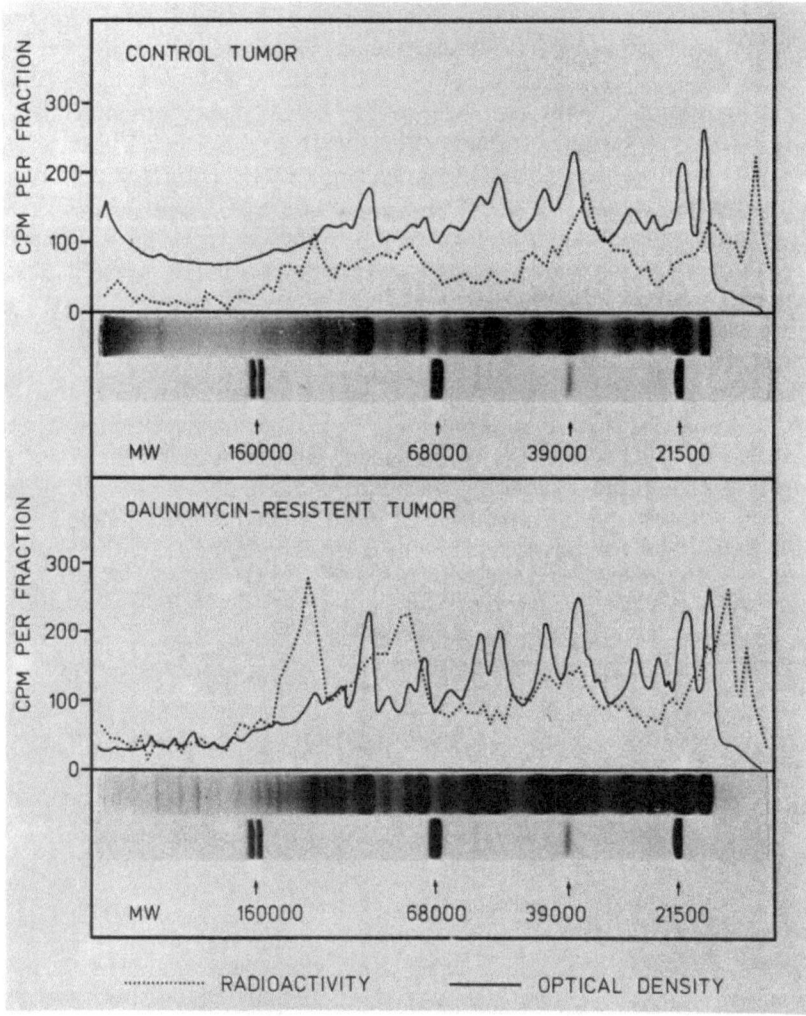

Abb. 2. Vergleichende gelelektrophoretische Trennung von Tween 80-extrahierbaren, mit 14 C-Fucose-markierten Glykoproteinen. Im Falle des resistenten Tumors kann unter solchen Bedingungen eine hochmolekulare Glykoproteinfraktion mit einem Molekulargewicht von über 100 000 Dalton extrahiert werden. Unter denselben Bedingungen war es (Abb. 1) zu einer Normalisierung der Adriamycininkorporation in die resistente Zelle gekommen

Der 2. Pathomechanismus für die verminderte Anthracyclinretention in der resistenten Zelle scheint eine nach außen gerichtete energieabhängige Pumpe zu sein (Abb. 3). Ein solcher Prozeß wird auch – wie wir heute wissen – im Falle der acquirierten Resistenz gegenüber Vincaalkaloiden wirksam.

Zum Verständnis: Kontroll- und Resistenztumor wurden hier durch Natriumacid metabolisch blockiert: es resultiert für beide Tumorlinien eine identische Einbaukurve. Gibt man nun den Energieträger Glucose im Überschuß zu, so kommt es isoliert im Resistenzmodell zu einer Auswärtsbewegung des intrazellulären Anthracyclins, was nur über die Aktivierung einer solchen Pumpe erklärbar ist.

Es ist bemerkenswert, daß neben Detergentien auch eine Hyperthermiebehandlung in der Lage ist, die verminderte Anthracyclinretention in der resistenten Zelle

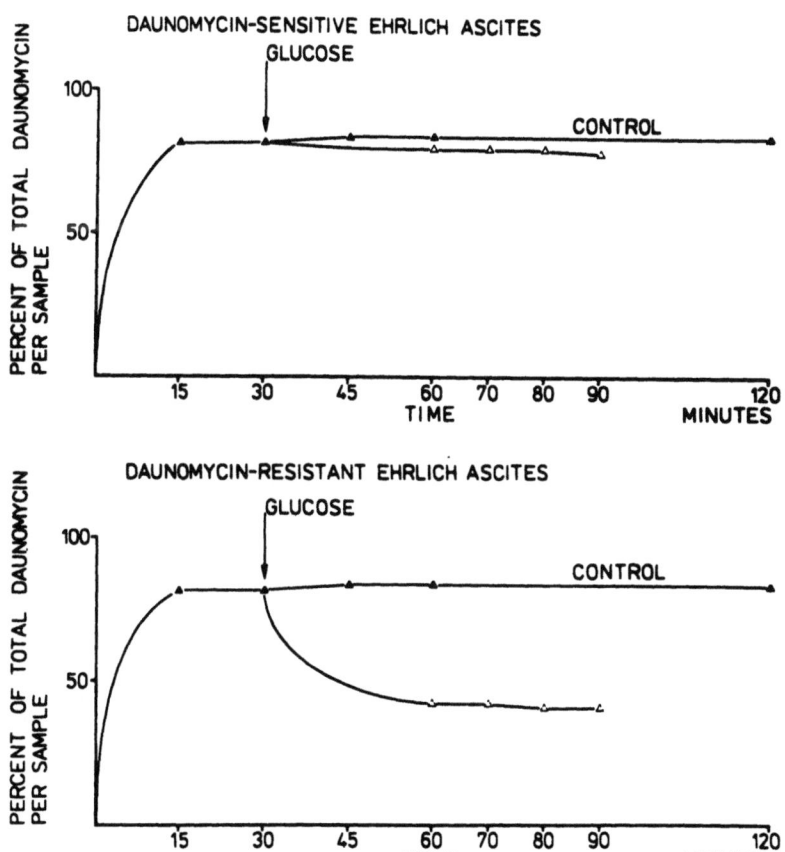

Abb. 3. Vergleichende nukleare Inkorporation von Daunomycin in Daunomycin-sensible und Daunomycin-resistente Ehrlich-Aszitestumorzellen. In beiden Fällen wurden die Tumorzellen mit Beginn der in vitro-Inkubation durch Natriumacid metabolisch blockiert. Die Inkorporationskinetik war hernach in der resistenten Linie nicht mehr von der sensiblen Zelle abweichend, während normalerweise hier eine verminderte Inkorporation bzw. verminderte intrazelluläre Retention gemessen wird. Addierte man zum Zeitpunkt 30 min nach Inkubationsbeginn den Energieträger Glucose (Pfeil), so kam es vor allem in der resistenten Linie zu einem Ausstrom des Anthracyclins bis auf die ohne metabolische Blockade zu erwartende intranukleare Konzentration. Dieser Vorgang ist nur durch eine energieverbrauchende auswärtsgerichtete „Pumpe" für das Anthracyclin erklärbar

zu erhöhen. *Summarisch also:* die erworbene Anthracyclinresistenz als biochemisch wie pharmakodynamisch multifaktorielles, möglicherweise aber reversibles Geschehen.

Bei klinisch vorliegender Anthracyclinresistenz ist − wie wir heute wissen − mit einer breitangelegten Resistenz gegenüber so unterschiedlichen Substanzen wie Actinomycin D, Mithramycin, AMSA, ja sogar gegenüber Vincaalkaloiden und Podophyllotoxinderivaten zu rechnen. Um so wichtiger scheint, daß die klassischen Alkylantien sowie das die Ära einer *anorganischen Chemotherapie* einleitende cis-Platin nicht nur diesen Resistenzmechanismus nicht teilen, sondern in Anthracyclin-resistenten Linien eine besondere Wirksamkeit entfalten können: man hat dies auch als kollaterale *Sensitivität* bezeichnet.

Im Falle des cis-Platins ist allerdings erneut klargeworden, wie unvollkommen unsere Kenntnisse über die für den Zelltod verantwortlichen Reaktionen selbst bei bifunktionell vernetzenden Substanzen sind: ist es die bifunktionelle Substitution an einer Base, oder die Vernetzung innerhalb eines DNA-Stranges, oder die Vernetzung zwischen benachbarten DNA-Strängen, oder gar die DNA-Nucleoproteinvernetzung, die den Zelltod herbeiführt? Es muß angenommen werden, daß − egal wo diese kritische Interaktion stattfindet − ein erhöhtes Reparaturvermögen seitens der Tumorzelle zu einer Resistenz führen kann. Bei klinischer Anwendung erfolgt übrigens die Resistenzentwicklung gegenüber cis-Platin wie bei Adriamycin meist nach etwa 4−8 Monaten. Es ist bemerkenswert, daß in den Modellen Adriamycin bei Platinresistenz ebenso wirksam ist wie cis-Platin bei Adriamycinresistenz: wir sprechen von einer fehlenden Kreuzresistenz.

Es ist ein seit langem verfolgtes Ziel der experimentellen Chemotherapie, individuelle Resistenzmuster menschlicher Tumoren prätherapeutisch festzulegen bzw. eine prätherapeutische Sensibilitätsbestimmung durchzuführen (Tabelle 3).

Daß biochemische Kurzzeittests mit der relativ einfachen Bestimmung von Nucleinsäurevorläufereinbauraten dem komplexen Problem meist nicht gerecht werden können, sollte durch die eben beschriebenen Details klargeworden sein. Solche Tests sind ja − wenn man die Sache zurückverfolgt −, der rapiden Entwicklung der modernen Polychemotherapie eher hinterhergelaufen als daß sie eine individualisierte, bessere Chemotherapie eingeleitet hätten. Dennoch sollte ihre Weiterentwicklung besonders in den Fällen fortgesetzt werden, wo für eine gegebene Substanz der für den Zelltod kritische biochemische Schaden bekannt ist.

Ähnliches gilt für Prädiktivtests auf der Basis von kultivierten Tumorstammzellen aus menschlichen Tumoren, wie sie jetzt von der Arbeitsgruppe von Salmon in

Tabelle 3. Prätherapeutische Sensibilitätsbestimmung menschlicher Tumoren

Biochemischer Test	I. Kurzzeitinkubation von Tumorzellsuspensionen mit Nukleinsäure-Vorläufern (Thymidin, Uridin) Hemmung der Inkorporation durch Zytostatika
Zellbiologischer Test	II. Langzeit-Inkubation von Tumorzellsuspensionen in Agar → klonales Wachstum von Tumorstammzellen → Hemmung der Kolonienbildung durch Zytostatika
„in-vivo"-Test	III. Heterotransplantation menschlicher Tumoren in immuninkompetente, sog. „nackte" Mäuse → Bestimmung von Tumorwachstumskurven und Überlebenszeit

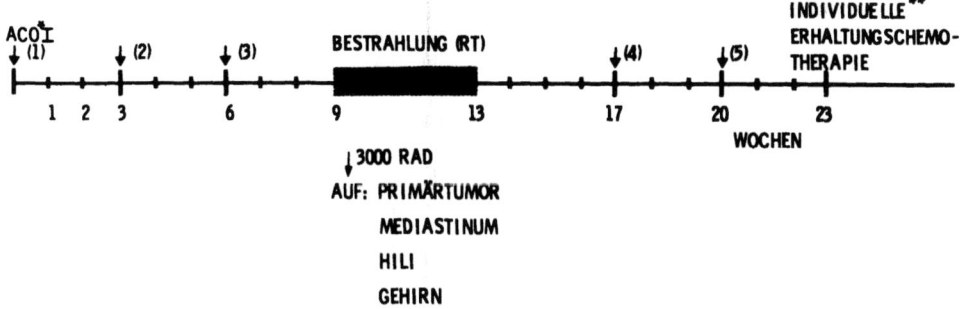

Abb. 4. Protokoll zur interdisziplinären Behandlung des inoperablen kleinzelligen Bronchialkarzinoms, welches spätestens nach fünf Zyklen eine Individualisierung zur Vermeidung von Resistenzen vorsieht

Tucson entwickelt wurden und immerhin im Falle der Empfindlichkeit zu 65%, im Falle der Resistenz gar zu 98% eine richtige Vorhersage zu gestatten scheinen. Hier stellt sich unter anderem das Problem, inwieweit die klonal in vitro wachsende Tumorzellpopulation noch für den biopsierten Tumor repräsentativ ist und diese Methode teilt mit dem dritten hier angeführten Ansatz – der Heterotransplantation menschlicher Tumoren in immuninkompetente sogenannte nackte Mäuse – ein logistisches Problem: das Ergebnis ist häufig erst nach 3 Wochen solide genug, um klinische Konsequenzen abzuleiten: dies ist in der Regel bereits der Zeitpunkt des zweiten Chemotherapiekurses.

Das Modell der nackten Maus hat inzwischen jedoch äußerst interessante Befunde geliefert: so gibt es menschliche Melanome, die isoliert auf Ifosfamid oder isoliert auf cis-Platin ansprechen, menschliche Darmtumoren, die alleine auf Methyl-CCNU ansprechen bei absoluter Wirkungslosigkeit nahe verwandter Alkylantien. Eine mehr spezifische Therapie scheint also im Einzelfalle möglich.

Die Grundlage des heute gültigen Vorgehens muß man jedoch mit dem Begriff „rationale Empirie" umschreiben. Nach dem tierexperimentellen Screening erfolgt die Toxizitätsprüfung beim Menschen (Phase I), dann die Prüfung bei den verschiedenen Tumoren auf Wirksamkeit (Phase II). Die Heterotransplantation menschlicher Tumoren in der nackten Maus stellt eine enge Verknüpfung von Präklinik und Klinik dar, ist jedoch erst im Einzelfalle durchführbar.

Aus den Daten der Phase II werden abgeleitet:
1. Ansprechwahrscheinlichkeit von Einzelsubstanzen bei verschiedenen Tumoren.

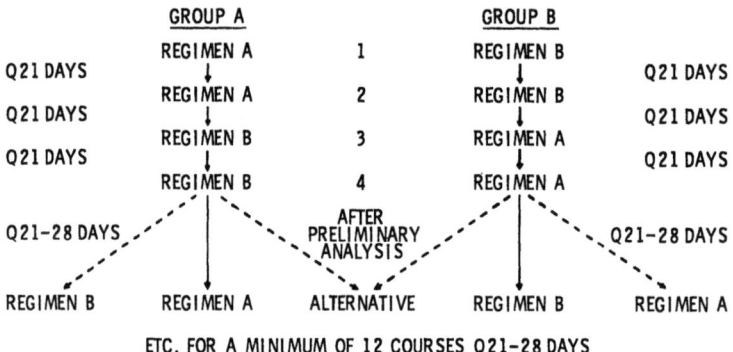

Abb. 5. Behandlungsplan für metastasierte Hodenteratome am Westdeutschen Tumorzentrum Essen. Eine randomisierte Phase III-Studie. Für beide Therapiearme sieht das Programm bereits nach vier Kursen eine weitgehende Individualisierung des Behandlungskonzepts mit Verwendung der dann als am wirksamsten erkannten Substanzen vor

2. Ansprechwahrscheinlichkeit von bestimmten Kombinationen bei verschiedenen Tumoren.
3. Ansprechwahrscheinlichkeit bei vorgegebenen Resistenzen.

Die derzeitige Therapie erfolgt mit den Kombinationen, welche nach der Summe bisheriger Phase II-Daten die besten Ergebnisse erbracht haben. Diese Kombinationen werden durch prospektive Studien im Rahmen der klinischen Phase III ständig verbessert.

Ein typischer Therapieplan der späten Phase II ist in Abb. 4 für kleinzellige Bronchialkarzinome dargestellt. Da etwa 90% aller Patienten primär ansprechen, stellt sich nicht das Problem der prätherapeutischen Sensibilitätsbestimmung, sondern der frühzeitigen Erkennung einer erworbenen Resistenz. Spätestens nach dem 4. Therapiekurs, also bereits nach 12 Wochen, ist daher innerhalb dieses Protokolls eine Neuüberlegung hinsichtlich des weiteren therapeutischen Procedere fest eingeplant.

Eine Remission beim kleinzelligen Bronchialkarzinom sollte möglichst innerhalb dieses kurzen Zeitraums induziert werden, anderenfalls wird die Prognose sprunghaft schlechter. Dies bedeutet, daß in allen Fällen, in denen die zu erwartende Dynamik der Tumorrückbildung unbefriedigend verläuft, möglichst rasch umgestellt werden muß – mit anderen Worten –, eine Individualisierung des therapeutischen Konzepts ist häufig notwendig und moderne Therapieprotokolle sollten dieser Notwendigkeit Rechnung tragen, anstatt den Patienten allzulange in ein starres Schema zu pressen.

In der in Abb. 5 dargestellten Therapiestudie, wie sie derzeit am Westdeutschen Tumorzentrum für disseminierte maligne Hodenteratome durchgeführt wird, sind solche Gesichtspunkte berücksichtigt worden: sie beinhaltet den Wechsel nichtkreuzresistenter Kombinationen in der Induktionsphase, sieht aber wiederum bereits nach 4–6 Kursen je nach Verlauf eine Individualisierung der Chemotherpie mit Anwendung der als am meisten wirksam erkannten Substanzen vor.

Daß selbst bei solchem Vorgehen eine Resistenzentwicklung in vielen Fällen nicht verhindert werden kann, mag aus den in Abb. 6 dargestellten Überlebenskurven hervorgehen: sie repräsentieren im Prinzip das Problem der kinetischen Resistenz, wie es von Schabel definiert worden ist und welches bedeutet, daß die Zahl von Mutationen in Richtung Resistenz direkt von der Zahl der Tumorzellen vor Therapiebeginn abzuhängen scheint. Mit zunehmender Tumormasse des malignen Teratoms werden anhaltende klinische Vollremissionen absteigend zwischen 90% (minimale Metastasierung), 50% (ausgedehnte pulmonale Metastasierung) und 20% (ausgedehnte pulmonale plus subphrenische Metastasierung) erzielt.

Ähnliches findet sich (Abb. 7) beim kleinzelligen Bronchialkarzinom, wobei Patienten mit Inoperabilität, aber nur begrenzter Metastasierung („limited disease") eine relativ günstige Langzeitprognose besitzen, während Langzeitremissionen im Falle der Kategorie „extensive disease" hier kaum möglich sind, ebenfalls eine Expression der kinetischen Resistenz. Für den Kliniker ist abzuleiten, daß es selbst bei Inoperabilität und hämatogener Dissemination große prognostische Unterschiede geben kann, so daß der Begriff der Frühdiagnose zumindest bei

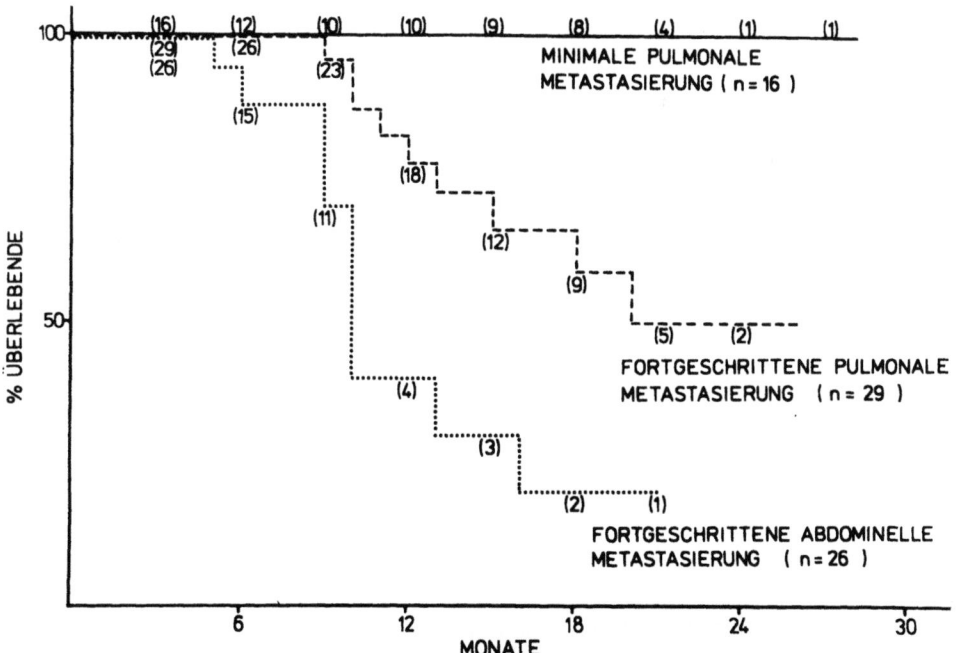

Abb. 6. Aktuarielle Überlebensraten bei Patienten mit unterschiedlich ausgedehnter Metastasierung des malignen Hodenteratoms. Mit Zunahme der Tumormasse vor Behandlungsbeginn sinkt die Lebenserwartung bzw. steigt das von Schabel mit dem Begriff „kinetische Resistenz" umschriebene Risiko zum Rezidiv

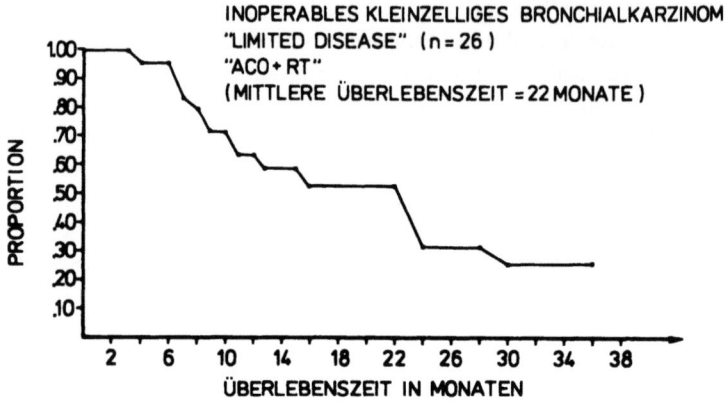

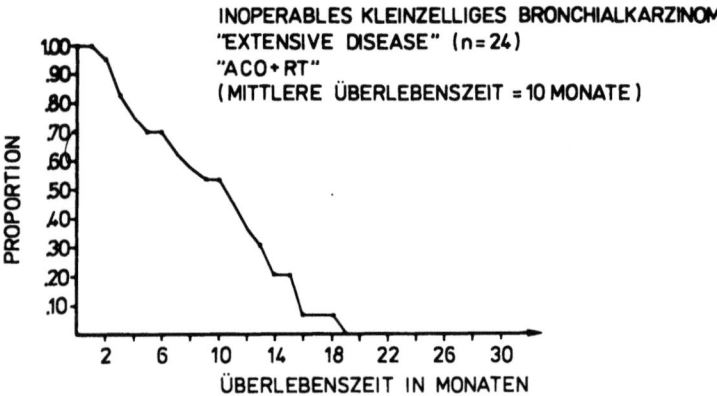

Abb 7. Unterschiedliche Überlebenserwartung bei inoperablen kleinzelligen Bronchialkarzinomen in Abhängigkeit von der prätherapeutischen Tumormasse, möglicherweise als Ausdruck einer unterschiedlichen kinetischen Resistenz

einigen chemotherapiesensiblen Erkrankungen auf minimal metastasierte Krankheitsbilder erweitert werden sollte. Es wird darauf ankommen, bei möglichst vielen inoperablen Patienten die Metastasierung so früh als möglich zu erfassen, um dann eine wirksame, nur über einen kurzen Zeitraum dauernde Chemotherapie einzusetzen, welche von den Substanzen her so breitbasig angelegt sein sollte, evtl. mit Hilfe eines sequentiellen Wechsels nichtkreuzresistenter Kombinationen, daß für Resistenzentwicklungen wenig Raum bleibt. Ähnliches gilt für adjuvante Chemotherapiepläne, welche ja ebenfalls kurative Ziele verfolgen. Hier hat sich analog inzwischen die Tendenz abgezeichnet, diese postoperative Chemotherapie möglichst hochdosiert, aber nur über einen kurzen Zeitraum hinweg durchzuführen.

Im Bereich der Palliativtherapie gelten andere Gesichtspunkte. Hier kann dann eine wesentliche Lebensverlängerung erzielt werden, wenn die meist niedriger dosierten Programme unter Berücksichtigung aller Kenntnisse über Resistenzen und Kreuzresistenzen in einer solchen Reihenfolge eingesetzt werden, daß mehrere Remissionen hintereinander möglich sind. Hier gibt es ja für das Mammakarzinom das klassische Beispiel der initialen CMF-Behandlung gefolgt von einer adriamycinhaltigen Kombination.

Wenn wir heute bei zahlreichen Tumoren zumindest in der Lage sind, gute Teiloder sogar Vollremissionen zu erzielen, wenn wenig ansprechende Tumoren wie menschliche Plattenepithelkarzinome inzwischen zumindest als ansprechend eingestuft werden können, wenn früher lediglich ansprechende Tumoren wie das Ovarialkarzinom heute bereits als sensibel gelten und wenn früher chemotherapiesensibel eingestufte Tumoren wie Lymphome oder Hodenteratome heute als chemotherapeutisch heilbar gelten, so zeigt dies, daß der Begriff der primären Chemotherapiesensibilität bzw. der Resistenz im Wandel begriffen ist. Diese Ergebnisse weisen aber um so dringlicher darauf hin, daß zur weiteren Verbesserung der Chemotherapie einer Individualisierung nach selektiver Empfindlichkeit und dem Aspekt der Vermeidung acquirierter Resistenzen besondere Beachtung geschenkt werden muß.

Die Polychemotherapie — kritisch betrachtet

Gross R., Claus, O.* (Med. Univ.-Klinik Köln)

Referat

Krokowski [42] hat im Februar 1980 darauf hingewiesen, daß die Krebsbehandlung (von den Leukosen und malignen Lymphomen abgesehen) zur Zeit stagniert oder sich allenfalls in kleinen Schritten vorwärts bewegt. In gleicher Richtung sprechen die 5-Jahres-Überlebensquoten des American Nat. Cancer Institutes die zwischen 1955 und 1978 einen Anstieg insgesamt um rund 2% ausweisen (Abb. 1 [51]). Bei dem scheinbar erschreckend geringen Fortschritt der Lebenserwartung in 13 Jahren ist allerdings zu bedenken, daß in der gleichen Zeit eine stärkere Auffächerung in kurable oder langfristig beherrschbare Tumoren einerseits, in heute noch wenig

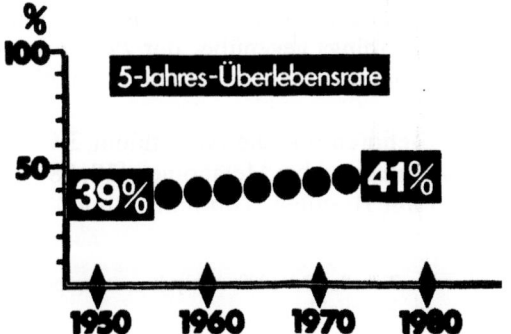

Abb. 1. Bericht des National Cancer Institute USA

---

* Soweit eigene Zahlen aufgeführt werden, sind sie für die Jahre 1960–1972 der Dissertation von H. Harnisch [29] entnommen

Tabelle 1. Entwicklung der Chemotherapie von Tumoren

Periode	Substanzen	Applikationen
bis 1945	*Nur experimentell:* Mitosegifte („Radiomimetika") Bakt. Toxine Oncolyt. Viren	
ab ≈ 1945	*Klinische Anwendung:* LOST-Derivate ⎫ Antimetaboliten ⎬ oft toxisch Pflanzl. Alkaloide ⎭	i.v., p.o.
ab ≈ 1955	Besser verträgliche Derivate u. neue Substanzen	i.v., p.o. intrathekal Infusion Perfusion
ab ≈ 1960	Kombinationen (Polychemotherapie)	intrathekal Infusion Perfusion
ab ≈ 1970	Vortestung in vitro Immunotherapie der „Restkrankheit"	Zell-zyklusgerecht

beeinflußbare andererseits, stattgefunden hat, auf die wir noch kurz zurückkommen werden.

Ferner ist zu beachten, daß es neben einer Lebensverlängerung mindestens ebenso auf die Erhaltung der Lebensqualität und auf die Freiheit oder Erleichterung von Tumorsymptomen ankommt. Umgekehrt kann die reine Lebensverlängerung um den Preis schwerer Nebenwirkungen oder Mutilationen nur auf ausdrücklichen Wunsch der Kranken das Behandlungsziel sein.

Stimmen die relativ geringen Fortschritte auch für unser engeres Thema, die Polychemotherapie?

Um sich die moderne Polychemotherapie in ihren Prinzipien klar zu machen, ist – wie immer – der historische Zugang der einfachste. Stellt er doch nichts anderes dar als den Nachvollzug einer rund 40jährigen Entwicklung in wenigen Minuten.

Tabelle 1 zeigt die wesentlichen Entwicklungen seit 1945. Dabei ist festzuhalten, daß es auch heute noch unter bestimmten, genau definierten Bedingungen eine *Monochemotherapie* gibt, die zahlenmäßig allerdings gegenüber der *Polychemotherapie* in den Hintergrund getreten ist. Die wichtigsten Indikationen einer Monotherapie zeigt Tabelle 2.

1. Zur ersten Gruppe der Monotherapie gehören u.a. die Anwendung BCNU oder Methyl-CCNU oder DTIC bei Hirntumoren und bei Melanomen [10, 28, 45, 61], die Behandlung chronischer Myelosen mit Busulfan, Dibrommannitol oder

Monochemotherapie besonders bei
1. Überlegenheit einer Substanz bei best. Tumoren
2. Lokale (arterielle) Perfusion
3. Rescue-Therapie
4. (Teil-) Synchronisation

Tabelle 2. 1980: Polychemotherapie als Regelfall!

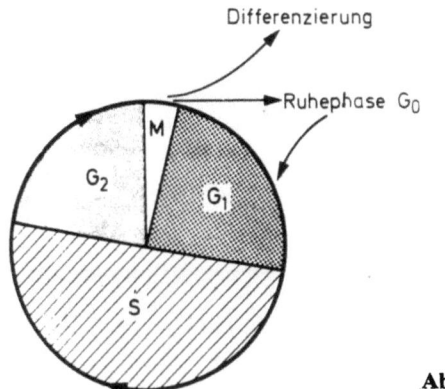

Abb. 2

Hydroxyharnstoff, die Anwendung von Chloräthylaminooxazaphosphorinen oder von Podophyllinderivaten bei Ovarialkarzinomen [8, 9, 59], die Behandlung der Plasmozytome mit Melphalan oder Cyclophosphamid [3, 4, 6, 41].

2. *Lokale Perfusionen* oder die sogenannte *„Rescue'-Therapie* werden meist mit extremen Dosen von Methotrexat unter gleichzeitigem Schutz des Gesamtorganismus durch hohe Dosen von Citrovorumfaktor durchgeführt [15, 37–39, 60].

3. Wie wir an anderer Stelle schon besonders betonten, ist die zellzyklusgerechte sogenannte *Teilsynchronisation* gewöhnlich eine Monotherapie [30, 40, 51]. Die zur Synchronisation selbst verwendeten Substanzen wie Vincristin, Hydroxyharnstoff u.a. können – trotz chemischer Identität – nicht als Teile einer Polychemotherapie aufgefaßt werden, da die mitosenarretierende Substanz bewußt nicht in cytociden Dosen gegeben wird und nur den asynchronen Zellteilungszyklus vorübergehend anhalten soll (Abb. 2).

Die akuten Leukosen und die Mehrzahl aller soliden Tumoren werden aber heute – vor allem basierend auf den Vorstellungen und Ergebnissen von Goldin [25–27] sowie von Skipper und Schabel [57, 58] – durch eine Kombination von mehreren Substanzen angegangen (Tabelle 3). Diese Kombinationen beruhen letztlich auf pharmakokinetischen sowie auf zellkinetischen Befunden und Erwägungen. Die rationale Basis aller Kombinationen ist die erwiesene oder vermutete Wirksamkeit jeder einzelnen Substanz, um Repairmechanismen oder primäres und sekundäres Ausweichen auf andere Stoffwechselwege und damit die Resistenz zu verhindern. Dabei kann es durchaus sinnvoll sein, Intervall- oder Erhaltungsbehandlung nach Remissionsinduktionen mit anderen Medikamenten zu treiben. Umgekehrt können

Tabelle 3. Stufen moderner Chemotherapie von Tumoren

1. Wirksame Substanzen besonders in den Phasen – Synthese (S) – Mitose (M) und auf Zellen in – Teilungsvorbereitung (G_1) – Teilungsruhe (G_0)	2. Angriff an mehreren Stoffwechsel- oder Zyklusphasen	3. Möglichst viele (synchron teilende) Tumorzellen zugleich in die empfindliche Phase bringen
= *bessere Monotherapie*	= *Polychemotherapie*	= *(Teil-)Synchronisation*

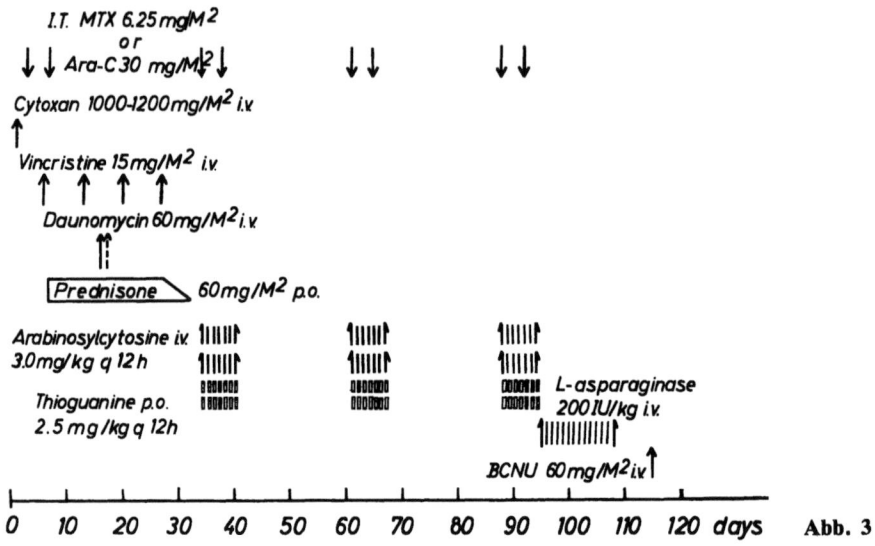

Abb. 3

wir z. B. einem Schema für die Behandlung maligner Lymphome ([23], Abb. 3) nichts abgewinnen, das innerhalb von 120 Tagen allein neun Zytostatica enthält. Handelt es sich bei solchen Kombinationen um einen pharmakokinetischen oder zellkinetisch überlegenen Cocktail oder um eine schlichte Polypragmasie – eine der großen Gefahren unserer derzeitigen Chemotherapie?

Darüber hinaus ist die Wirksamkeit solcher Behandlungsprotokolle schwer zu beurteilen, da sie viel zu viele Variable – in moderner Terminologie: Arme – hat. Gerade aus diesem Grund sind sogenannte Protokoll-Review-Kommissionen im nationalen oder im internationalen Rahmen sehr zu begrüßen, weil sie frühzeitig die Einführer zu einer empirischen oder wenigstens logischen Begründung ihrer Kombinationen zwingen.

Betrachtet man die Ursachen der primären oder erworbenen Resistenz von Tumorzellen (Tabelle 4), so bietet sich biochemisch die Überwindung veränderter Enzymaffinitäten, Membranpermeabilitäten, Stoffwechselwege der Tumorzellen durch Kombinationen geradezu an. Dagegen kann auch die beste Polychemotherapie andere wesentliche Ursachen der Resistenz nicht überspielen, wie vor allem die Größe der Primärtumoren oder Metastasen, ihre schlechte Vaskularisation, das Verharren der Zellen in Teilungsruhe (G_0-Phase) mit potentiellem Wiedereintritt in

Tabelle 4. Ursachen einer Resistenz (von den Tumorzellen her)

Auf dem Blutwege nicht erreichbar
Mangelnde Aktivierung des Wirkstoffes
Veränderte Zellpermeabilität

Geringe Wachstumsrate
Lange G_1-Phase

Mangel an Enzymen
Überproduktion von Enzymen
Veränderte Affinität von Enzymen
Veränderte Stoffwechselwege

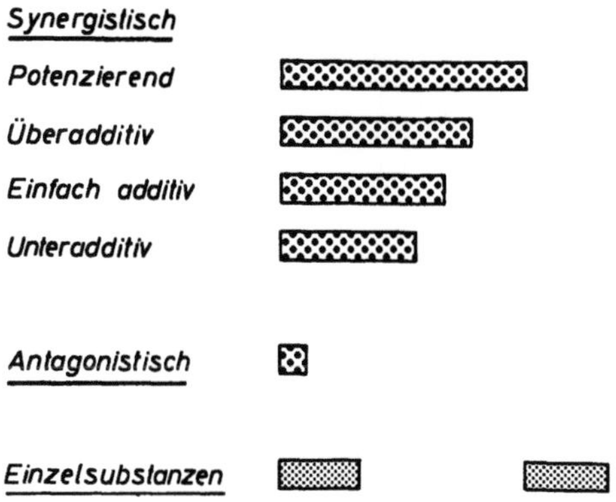

Synergistisch

Potenzierend ▨▨▨▨▨▨▨▨▨▨

Überadditiv ▨▨▨▨▨▨▨▨

Einfach additiv ▨▨▨▨▨▨

Unteradditiv ▨▨▨▨

Antagonistisch ▨

Einzelsubstanzen ▨ ▨

Abb. 4. Grundsätzlich mögliche Effekte von Kombinationen

den Zellzyklus, das bereits gezeigte sogenannte ‚Recruitment'. Eine weitere theoretische Grundlage der Polychemotherapie ist ferner die Hoffnung, daß die Kombinationen in der Zerstörung von Tumorzellen mindestens überadditiv, möglichst potenzierend wirken (Abb. 4), während ihrer Toxizität sich allenfalls addieren, möglichst aber verschiedene Organe belasten und damit hinsichtlich der Organfunktionen nicht multiplikativ sein soll – wie z. B. die Myelotoxizität des Adriamycins, die Neurotoxizität des Vincristins, die Nephrotoxizität der Platinverbindungen.

Hat die Polychemotherapie bisher diese Erwartungen erfüllt?

Vor einer Antwort auf diese Frage ist zunächst festzustellen, daß die Zahl der möglichen Kombinationen, Dosen, Darreichungsformen, Reihenfolgen im mathematischen Sinne zwar begrenzt, aber unübersehbar groß ist. Dies zeigt schon ein Blick auf die Tabelle 5. Nimmt man noch die Kombinationen und Sequenzen mit den beiden anderen großen Formen der Tumortherapie dazu, so steigt die bereits unübersehbar große Zahl in das praktisch Unendliche (Tabelle 6).

Um eine Übersicht des derzeitigen tatsächlichen internationalen Standes zu gewinnen, haben wir für 1960–1978 je einschließlich die in Tabelle 7 aufgeführten Zeitschriften und alle uns erreichbaren Bücher (s. Literaturverzeichnis) systematisch auf Polychemotherapieschemata durchgesehen. Insgesamt fanden wir (ohne den heute schon unerfüllbaren Anspruch auf Vollständigkeit) von der Zusammensetzung her rund 1000 Kombinationen. Abb. 5 zeigt in absteigender Reihenfolge die zehn häufigsten in der Polychemotherapie kombinierten Substanzen.

Wichtiger als diese Übersicht erscheint uns ein Vergleich zwischen den experimentell und den klinisch eingesetzten Kombinationen.

Tabelle 5. Zahl der möglichen Schemata bei Polychemotherapie

Für n Substanzen
     n^x Kombinationen
     a Applikationsformen
     d Dosierungen
     r Reihenfolgen
     t_1 Zeitintervalle innerhalb eines Zyklus
     t_2 Zeitintervalle zwischen 2 Zyklen
     ergibt sich $Z =$
     $\boxed{n \cdot n^x \cdot d \cdot a \cdot r \cdot t_1 \cdot t_2}$

Variabel sind:
Die Zahl der kombin. Substanzen,
Ihre Einzeldosis, ihre Gesamtdosis,
Die Reihenfolge der Substanzen,
Die Kombination mit palliat. Chirurgie
          mit Strahlentherapie
          mit unspezif. Immunstimulation
          mit „spezifischer" Immunstimulation
Regionale Perfusionen (mit Antidot)

Tabelle 6. Heute übliche Kombinationen in der Tumorchemotherapie

Cancer Chemotherapy Abstracts
Cancer Chemotherapy Reports
Current Articles on Neoplasia
Proc. Am. Soc. Clin. Oncology
Leukemia Abstracts
DIMDI (Medlars)

Tabelle 7. Für Polychemotherapie-Schemata durchgesehene Internationale Bibliographien

Bei den soliden Tumoren (Abb. 6) stehen rund 89% experimentell untersuchten Kombinationen von maximal zwei Substanzen in der Klinik rund 56% Kombinationen mit drei oder mehr Substanzen gegenüber.

Das gleiche Bild (Abb. 7) ergibt sich übrigens für die einen Sonderfall darstellenden hämatologischen Neoplasien, d. h. die Leukosen und die malignen Lymphome.

Mit anderen Worten: Die Mehrzahl aller in der Klinik eingesetzten Kombinationen der Polychemotherapie beruht nicht auf experimentellen Daten. Wie kamen dann die Erfinder der verschiedenen Schemata zu ihren Kombinationen, Dosierungen, Reihenfolgen? Offensichtlich ganz überwiegend auf der Grundlage der bereits genannten pharmakologischen und zellkinetischen Erwägungen.

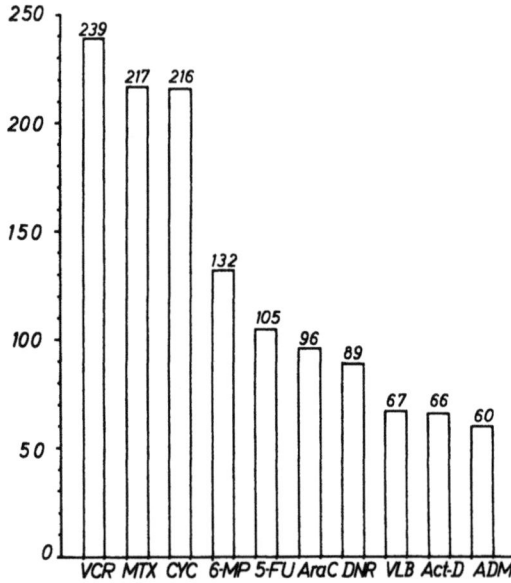

Abb. 5. Die zehn häufigsten Substanzen aus der Polychemotherapie (1960–1978)

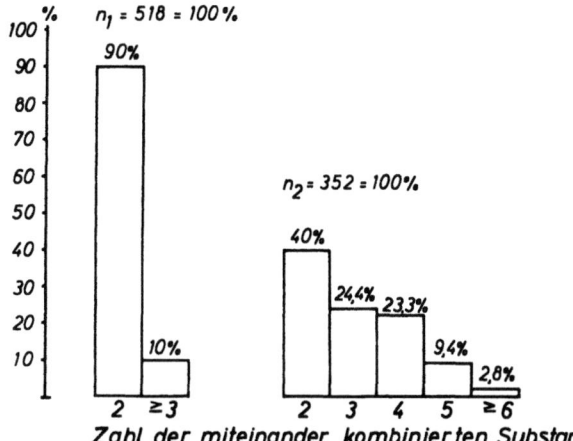

Abb. 6. Zahl der Kombinationen gegen solide Tumoren (1960–1978) ($n = 558$)

Dabei ist nicht zu verkennen, daß eine Anzahl von Kombinationen sich seit vielen Jahren in der Klinik bewährt hat, ohne daß die soeben angesprochenen experimentellen Grundlagen bisher vorliegen würden.

Um dazu nur wenige zu erwähnen, nennen wir beispielhaft aus den soliden Tumoren nur

das COPP-Schema für die Hodgkin-Lymphome (Tabelle 8, [49])
das CHOP-Schema für Non-Hodgkin-Lymphome (Tabelle 9, [48]
das SAKK-Schema für Bronchialkarzinome (Tabelle 10, [1, 2, 7])
das VAC-Schema für Mammakarzinome (Tabelle 11, [53])
das Einhorn-Schema für Hodentumoren (Tabelle 12, [16])

Alle diese Schemata, eine Auswahl der einfachsten und gängigsten, sind allen Onkologen und vielen der Zuhörer bekannt. Daneben gibt es etwa 50–100 allgemein verbreitete oder international anerkannte Schemata der Polychemothe-

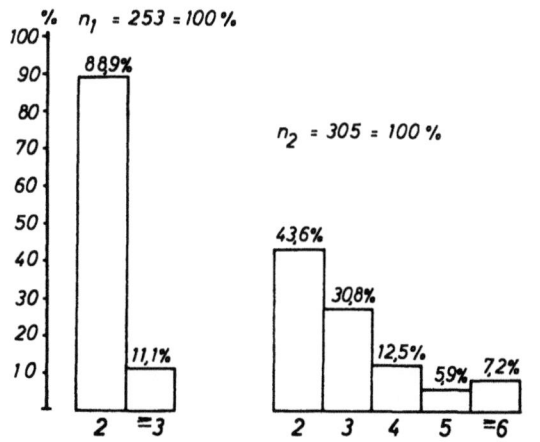

Abb. 7. Zahl der Kombinationen gegen hämatologische Neoplasien (1960–1978) ($n = 870$)

Cyclophosphamid	650 mg/m² i.v. T.1 u. 8	**Tabelle 8.** COPP-Schema gegen M. Hodgkin
Vincristinsulfat	1,4 mg/m² i.v. T. 1 u. 8	
Procarbazin	100 mg/m² p.o. T. 1–14	
Prednison	40 mg/m² p.o. T. 1–14	

Cyclophosphamid	750 mg/m² i.v. T. 1	**Tabelle 9.** CHOP-Schema gegen NHL nach McKelvey E. M. u. a.
Adriamycin	50 mg/m² i.v. T. 1	
Vincristinsulfat	1,4 mg/m² i.v. T. 1	
Prednison	25 mg/m² p.o. T. 1–5	

Amethopterin	20 mg/m² i.v. T. 1, 8, 15	**Tabelle 10.** SAKK-Schema gegen Bronchial-Karzinome n. Alberto P. u. a.
Vincristinsulfat	1 mg/m² i.v. T. 1, 8, 15	
Cyclophosphamid	60 mg/m² p.o. T. 1–15	
Procarbazin	80 mg/m² p.o. T. 1–15	

Vincristinsulfat	1 mg/m² i.v. T. 1	**Tabelle 11.** VAC-Schema gegen Mamma-Karzinome nach Salmon S. E. und Jones S. E.
Adriamycin	40 mg/m² i.v. T. 1	
Cyclophosphamid	200 mg/m² p.o. T. 3–6	

Bleomycin	30 mg i.v. T. 1	**Tabelle 12.** Einhorn-Schema gegen Hodentumoren
Cis-Platin	20 mg/m² i.v. T. 1–5	
Vinblastinsulfat	0,2 mg/kg i.v. T. 1 u. 2	

rapie. Sie sind zum Teil aggressiver als die gezeigten einfachen Beispiele. Ob sie mehr leisten, ist für den größten Teil von ihnen bisher statistisch nicht erwiesen.

Originelle Kombinationen wurden und werden immer wieder angeboten. Sie versprechen einen echten Fortschritt, vor allem bei den Tumoren, die mit den Basismethoden schon ausbehandelt sind oder die zu den wenig aussichtsreichen Gruppen III und IV der bekannten Einteilung von de Vita [13] gehören (Tabellen 13, 14). Gegenüber der Vierergruppierung für die Chancen einer Polychemotherapie hat sich in den letzten Jahren wenig verändert, neben den Leukosen und malignen Lymphomen vor allem bei den Neoplasien des Urogenitaltraktes, vielleicht auch beim Mammakarzinom oder beim kleinzelligen Bronchialkarzinom.

Tabelle 13. Geschwülste, bei denen eine chemotherapeutisch bedingte Verbesserung der Remissionsrate und Verlängerung der Überlebenszeit noch nicht nachgewiesen wurde

Epi- und Hypopharynx-Karzinome
Karzinome der Mundhöhle
Primäre Hirngeschwülste
Primäre endokrine Tumoren
Malignes Melanoblastom
Maligne Karzinoid-Tumoren
Osteogenes Sarkom? (evtl. bereits jetzt in Gruppe 2)
Weichteilsarkome? (evtl. bereits jetzt in Gruppe 2)
Kleinzelliges Bronchial-Karzinom? (evtl. bereits jetzt in Gruppe 2)

Tabelle 14. Chemotherapie-resistente Tumoren

Hypernephroide Karzinome
Blasen-Karzinome
Ösophagus-Karzinome
Plattenepithel-Karzinome des Bronchial-Systems
Pankreas-Karzinome
Magen-Karzinome
Hepatozelluläre Karzinome
Schilddrüsen-Karzinome? (evtl. in Gruppe 3 einzustufen)

Unverkennbar ist aber auch, daß immer wieder neue Schemata oft geringer Modifikation angeboten werden, die die Mehrzahl der Ärzte nur verwirren können. Gerade an dieser Stelle muß mit Deutlichkeit gesagt werden, daß die moderne Chemotherapie von Neoplasien und ihre Adaptation an die individuelle Situation des Patienten – wir nennen beispielhaft: vorausgegangene Operationen, Strahlenbehandlung, zytostatische Kuren, verminderte Infektresistenz, Blutungsbereitschaft, schlechter Allgemeinzustand – heute nicht mehr z. B. von einem Gastroenterologen oder Pulmonologen, nicht einmal von einem Strahlentherapeuten, sozusagen mit der linken Hand gemacht werden können, sondern den hämato-onkologischen Spezialisten erfordern.

Umgekehrt halten wir es – uns selbst eingeschlossen – für wenig sinnvoll, in allgemeinen medizinischen Wochenschriften Details einer komplizierten Polychemotherapie anzugeben und gleichzeitig die Allgemeininternisten (etwa eines mittleren Krankenhauses) zu warnen, diese selbstständig anzuwenden. Solche Vorschläge gehören u. E. in Zeitschriften für Spezialisten. Der Nichtfachmann braucht nur zu wissen, welche Behandlungsprinzipien es gibt, wie die allgemeinen Therapieaussichten bei den jeweiligen Tumoren sind, damit er die Behandlung in Zusammenarbeit mit einem Tumorzentrum, einem onkologischen Arbeitskreis oder einem onkologisch versierten Kollegen einleiten kann. Diesem Ziel dienen auch die sogenannten „Umsetzungsmodelle", wie sie unseres Wissens in der Bundesrepublik durch Diehl [14], Gallmeier [21] u. a. praktiziert werden.

In den Tumorzentren sowie in den onkologischen Arbeitskreisen laufen zur Zeit zahlreiche kooperative Studien auf deutscher, europäischer oder breiter internationaler Ebene. Ihre Probleme hinsichtlich der Polychemotherapie lassen sich in drei Punkten zusammenfassen:

1. Oft fehlt die bereits angesprochene Originalität, d. h. es werden Modifikationen erprobt, die zwar für die feinere weitere Entwicklung interessant sind, aber den dringend benötigten aktuellen Durchbruch nicht erwarten lassen.

2. Eine genaue Analyse der Ergebnisse einiger in- und ausländischer Tumorzentren läßt erkennen, daß diese zum Teil mehr oder minder unbewußt selektionieren, d. h. aus dem großen Angebot nur Kranke des jüngeren oder mittleren Alters mit ihrer ungleich besseren Toleranz oder prognostisch günstigere Fälle aufnehmen. Jede Statistik hat daher in unserer Sicht nur Relevanz, wenn gleichzeitig auch die selten genannte Zahl aller angebotenen Patienten aufgeführt wird.

3. Häufig scheint eine Überlegenheit einer bestimmten Chemotherapie zu bestehen; sie ist aber nach den üblichen statistischen Methoden nicht oder noch nicht gesichert.

Tabelle 15. Mögliche Ergebnisse cooperativer Studien

1. Statistisch gesicherter Vorteil der Prüf-Kombination gegenüber einem anerkannten Standard
2. Kein statistisch gesicherter Vorteil, aber „Trend" zu besseren Ergebnissen
3. Kein Vorteil oder sichere Unterlegenheit

Man kann in unserer Sicht drei Gruppen von Ergebnissen unterscheiden (Tab. 15) von denen leider die mittlere Gruppe in praxi am dichtesten besetzt ist:
a) Die Überlegenheit einer Kombination ist statistisch gesichert;
b) Ein sogenannter Trend zu besseren Ergebnissen ist zu erkennen, doch fehlt die statistische Sicherung in prospektiven randomisierten Studien.
c) Das neue Schema zeigt keine Überlegenheit, ja sogar mehr Todesfälle in der Gruppe der zu prüfenden Kombination.

Hier im Zeitalter des immer schnelleren methodischen Fortschritts möglichst rasch zu gesicherten Ergebnissen zu kommen, erfordert die uneigennützige Zusammenarbeit möglichst vieler Kliniken, die mit Hilfe staatlicher, halbstaatlicher oder privater Initiativen bereits angelaufen ist, aber der Intensivierung und vor allem der weiteren Koordination bedarf.

Zusammenfassung und Schlußfolgerung

1. Die Polychemotherapie beruht zur Zeit überwiegend nicht auf gesicherten experimentellen Daten, sondern auf pharmakokinetischen und zellkinetischen Vorstellungen. Trotzdem ist für eine größere Zahl experimentell noch nicht gesicherter 3er, 4er und 5er Kombinationen der therapeutische Wert in randomisierten Studien erwiesen oder mindestens wahrscheinlich.
2. Während onkologische Zentren und Kliniken in kooperativen Programmen die weitere Erprobung der zahlenmäßig nicht übersehbaren Kombinationen betreiben sollten, ist dem Nichtspezialisten dringend anzuraten, sich an die bewährten Standardprogramme und nicht an die jeweils neuesten Empfehlungen zu halten. Hier gilt die alte Devise, daß die Preisgabe persönlicher Erfahrung nur durch den erwiesenen und bedeutenden, nicht durch den vermeintlichen oder geringen Fortschritt aufgewogen werden kann.
3. Während viele Schemata durch Modifikationen bereits bewährter Kombinationen nichts prinzipiell Neues bringen, sollte der einzelne Arzt um so mehr sein Augenmerk auf die individuelle Situation seines Patienten, z. B. über eine Dosis-Reduktion oder Spreizung der Zwischenräume bei schlechtem Allgemeinzustand, geschädigtem Knochenmark, Niereninsuffizienz usw. richten.
4. Der supportiven Therapie, z. B. mit Hyperalimentation, Substitution mit plasmatischen und zellulären Blutbestandteilen, Gnotobiose, die hier nicht behandelt werden konnten, kommt eine entscheidende Bedeutung für den Erfolg der Polychemotherapie zu.

Literatur

1. Alberto P et al. (1970) Abstract No. 759. 10th International Cancer Congress – 2. Alberto P (1973) Cancer Treat Rep 341: 199 – 3. Alexanian R et al. (1969) JAMA 208: 1680 – 4. Alexaninan R (1972) Cancer 30: 382 – 5. Bernard J et al. (1972) Semin Hematol 9: 181 – 6. Bersagel DE (1972) Cancer

30: 1588 − 7. Brunner et al. (1978) 14th Ann. Meet., ASCO, vol. 19, p C-436 − 8. Brunner KW, Nagel OA (Hrsg) (1979) Internistische Krebstherapie, 2. Aufl. Springer, Berlin Heidelberg New York − 9. Canellos GP (1976) Med Clin North Am 60: 1001 − 10. Carter S (1976) Int J Dermatol 15: 59−61 − 11. Cole WH (ed) (1970) Chemotherapy of cancer. Lea and Febiger, Philadelphia − 12. Day SB, Laisd Myers WP, Stansly P, Gerrattini S, Lewis MG (1976−1979) Progress in Cancer Research and Therapy, vol. 1−8. Raven Press, New York − 13. de Vita VT, Schein RS (1973) The use of drugs in combination for the treatment of cancer. Rational and results. N Engl J Med 288: 998−1006 − 14. Diehl V (1980) Persönliche Mitteilung − 15. Djerassi J, Kim JS, Nayak N (1977) New "rescue" with massive doses of Citrovorum factor for potentially lethal methotrexate Toxicity. Cancer Treat Rep 61: 749 − 16. Einhorn LE, Donohue JP (1977) J Urol 117: 65−69 − 17. Essers U (1977) Chemotherapie metastasierender solider Tumoren und Hämoblastosen. Enke, Stuttgart − 18. Greenspan EM (ed) Clinical cancer chemotherapy. Raven Press, New York − 19. Fetzer J, Füllenbach D, Gabel H (Hrsg) (1978) Adriamycin, 2. Bd., Solide Tumoren Hämoblastosen. Kehrer Offset K.G., Freiburg i. Br. − 20. Becker Frederick F (1977) Cancer 5. Plenum Press, New York London − 21. Gallmeier WM (1979) Serie in der Münch Med Wochenschr − 22. Garattini S, Franchi G (eds) (1973) Chemotherapy of cancer dissemination and metastasis. North Holland Publ. Comp., Amsterdam − 23. Garrett TJ et al. (1977) Cancer Treat Rep 61: 7−16 − 24. Gee TS et al. (1976) Cancer 37: 1256 − 25. Goldin, A (1969) Adv Pharmacol Chemother − 26. Goldin A (1964−1968) Advances in chemotherapy. Academic Press, New York − 27. Goldin A, Kyo K (eds) (1968) Cancer chemotherapy. Endeavors to breakthroyh the barriers. Proceedings of Takeda Intern. Conference Osaka, Japan. Tokyo: Marzen 1968 XV. 308 p 4, (Gann Monograph 2) − 28. Goldsmith MA, Carter SK (1974) Cancer Treat Rev 1: 153 − 29. Harnisch K-H (1976) Kombinations-Chemotherapie der Tumoren, Berichtszeitraum Januar 1960−Dezember 1972. Dissertation, Köln − 30. Hartwich G (Hrsg) (1976) Synchronisationsbehandlung maligner Tumoren. Peri-Med.-Verlag Dr. med. D. Straube, Erlangen − 31. Hertl M, Korhuber B, Landbeck G (Hrsg) (1977) Ergebnisse der pädiatrischen Onkologie 1. Enke, Stuttgart − 32. Hertl M, Kornhuber B, Landbeck G (Hrsg) (1978) Ergebnisse der pädiatrischen Onkologie 2. Enke, Stuttgart − 33. Hertl M, Kornhuber B, Landbeck G (Hrsg) (1979) Ergebnisse der pädiatrischen Onkologie 3. Enke, Stuttgart − 34. Holland JF, Frei III E (ed) (1973) Cancer medicine. Lea and Febiger, Philadelphia − 35. Horton J, Hill GJ (eds) (1977) Clinical oncology. Saunders, Philadelphia − 36. International Directory of Specialised Cancer Research and Treatment Establishments, second edition (1978) VICC, Gent− 37. Jacobs SA, Lanticky MJ (1978) Phase I trial of high dose Methotrexate with modified Citrovorum factor rescue. Cancer Treat Rep 62: 397 − 38. Jaffe N, Paed D (1972) Recent advances in the chemotherapy of osteogenic sarcoma. Cancer 30: 1627 − 39. Karakonsis CP (1978) Proc. 14th Ann. Meet. ASCO, vol. 19, p C-377 − 40. Klein HO, Gross R (1978) Neuere Entwicklungen auf dem Gebiet der zytostatischen Kombinations-Chemotherapie. Dtsch Ärztebl 75/38, 21. 9. 1978 Köln − 41. Korst DR et al. (1964) JAMA 189: 758 − 42. Krokowski E (1980) 25 Jahre Stagnation der kurativen Krebstherapie − dennoch kein Grund zur Resignation. Rhein Ärztebl 34: 83 − 43. Lang W, Platzer E (1975) Internistische Tumortherapie. Verlagsges Otto Spatz, München − 44. Lawrence Walter Jr, Terz JJ (eds) Cancer management. Grune and Stratton, New York San Francisco London − 45. Levin VA (1976) Cancer Treat Rep 60: 719 − 46. Levin VA et al. (1976) Cancer Treat Rep 60: 6 − 47. Mathé G et al. (1967) Lancet 1: 380 − 48. McKelvey EM et al. (1975) Proc Am Ass, Cancer Res 14: 273 − 49. Morgenfeld M et al. (1972) Proc. XIV. Int. Cong. Hem. Sao Paulo, Abstr. No. 578 − 50. 5. Report, National Cancer Institute, USA (zitiert nach E. Krokowski) − 51. Nicoline Claudio (1976) The principles and methods of cell synchronisation in cancer chemotherapy. Biochim Biophys Acta 458: 243 − 52. Oeser H (1979) Krebs: Schicksal oder Verschulden. Thieme, Stuttgart − 53. Salmon SE, Jones SE (1979) Onkolog 2: 45 − 54. Salmon SE, Jones SE (eds) (1977) Adjuvant therapy of cancer. North Holland Publ Comp Amsterdam Oxford New York − 55. Sartorelli AC, Johns DG (eds) (1974) Antineoplastic and immunosuppressive agents, vol. I und II. Springer, Berlin Heidelberg New York − 56. Schmähl D (Hrsg) (1978) Behandlung und Nachbehandlung des Mammakarzinoms. Thieme, Stuttgart − 57. Skipper HE, Schabel FM Jr, Wilkox WS (1967) Experimental evaluation of potential anticancer agents. XXI, Scheduling of arabinosylcytosine to take advantage of its 5-phase specitically against cancer cells. Cancer Chemother Rep 51: 125 − 58. Skipper HE, Schabel F, Wilkox WS (1968) Experimental evaluation of potential anticancer agents. Further sudies of certain basic concepts underlying chemotherapy of leucemia. Cancer Chemother Rep 45: 5 − 59. Spiers ASO (1976) Br J Haematol 32: 291 − 60. Stoller RG, Kaplan HG, Cummings FJ (1979) A clinical and pharmacological study of high dose methotrexate with minimal leucovorin rescue. Cancer Res 39: 908 − 61. Young RC et al. (1974) Clin Pharmacol Ther 15: 617

Bedeutung von Risiko- und Prognosefaktoren für die Therapieplanung und Therapiekontrolle bei metastasierenden Tumoren

Nagel, G. A., Nagel-Studer, E. (Abt. Hämatologie/Onkologie, Med. Univ.-Klinik, Göttingen)

Referat

Risiko- und Prognosefaktoren wird in den letzten Jahren – vor allem im Rahmen kontrollierter Studien zur Behandlung maligner Tumoren – vermehrt Aufmerksamkeit geschenkt [13]. Risikofaktoren sind Faktoren, von denen das Krebserkrankungsrisiko, Prognosefaktoren demgegenüber solche, von denen der Verlauf einer Tumorerkrankung abhängt. Hier geht es vor allem um die Frage, wieweit Prognosefaktoren nicht nur den Spontanverlauf einer Tumorerkrankung, sondern auch das Behandlungsergebnis beeinflussen. Auf die Kriterien der Erfolgsbeurteilung der Tumortherapie und auf die Erfahrung Klinik/Arzt in der Behandlung maligner Tumoren, die ebenfalls zum Ergebnis beitragen, wird nicht näher eingegangen.

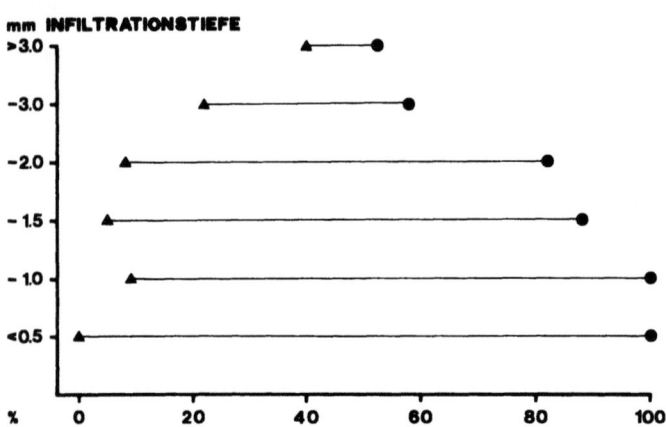

Abb. 1. Malignes Melanom. Einfluß von Prognosefaktoren auf den Verlauf

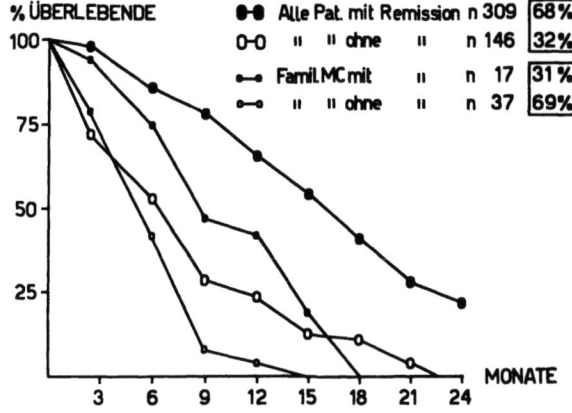

Abb. 2. Absterbekurven von Patientinnen mit metastasierendem Mammakarzinom unter Chemotherapie. Deutlich schlechtere Prognose von Patientinnen mit familiärem Mammakarzinom

Prognosefaktoren und Verlauf von Tumorerkrankungen

Für jeden Tumor läßt sich ein Katalog von Risiko- und Prognosefaktoren aufstellen. Abb. 1 zeigt beispielsweise die Beziehungen zwischen Level (Niveau, Tiefenausdehnung), Lymphknotenbefall und Überlebensraten beim malignen Melanom [11]. Eine Übersicht der prognostischen Kategorien beim Mammakarzinom vermittelt Tabelle 1 [10].

Die folgenden Ausführungen betreffen im wesentlichen das Mammakarzinom − man könnte jedoch jeden anderen Tumor als Beispiel wählen. Einzelne der in Tabelle 1 [10] angeführten Prognosefaktoren besitzen durchaus eigenständige prognostische Bedeutung. Andere wiederum können sich gegenseitig verstärken, was unten am Beispiel der Prognosefaktoren „Familiäres Mammakarzinom" und „Hyperprolaktinämie" näher erläutert wird. Das kumulative Vorkommen mehrerer

Tabelle 1. Prognosefaktoren beim Mammakarzinom

Metastasierendes Mammakarzinom: Prognosefaktoren

1. Histologie
2. Metastasierungstyp
3. Rezeptorstatus, weitere Marker
4. Proliferationsindex
5. Intervall Op-Metastasierung
6. Art der Vorbehandlung
7. Therapieresistenz
8. Menopausenalter
9. Körpergewicht
10. Allgemeinsymptome
11. Labor
    − Sehr hohe Senkung
    − Panzytopenie
    − Lymphopenie
    − Hyperprolaktinämie
    − Immunkomplexe
12. Begleiterkrankungen
13. Psyche
14. Familäres Vorkommen

Mammakarzinom: Generalisierung nach „kurativer" Mastektomie (NSABP B-01)

Tabelle 2. Prognose des Mammakarzinoms in Abhängigkeit der Zahl befallener Lymphknoten bei Operation

Befallene Lymphknoten	% Pat. mit Metastasen post op.	
	5 Jahre	10 Jahre
0	18	24
1–3	50	65
4+	79	89

Prognosefaktoren wirkt sich jedoch nicht immer meßbar aus, offensichtlich weil solche Faktoren primär verknüpft bzw. unterschiedliche Ausdrucksformen eines Syndroms einer gegebenen biologischen Situation sind. Das gilt z. B. für die Assoziation fortgeschrittenes Lebensalter, höherer Differenzierungsgrad des Tumors, positiver Rezeptorstatus und niedriger Thymidinmarkierungsindex – ein prognostisch recht günstiges Syndrom [9]. Günstige und ungünstige Prognosefaktoren können sich auch gegenseitig neutralisieren oder aber ein Prognosefaktor kann so stark sein, daß er schwächere überspielt. Solch ein beherrschender Prognosefaktor ist das „Nichtansprechen auf systemische Therapie". Die Histologie „medulläres Mammakarzinom" z. B. bedeutet eine gute Prognose auch wenn dieses Karzinom zytologisch undifferenziert ist, also ein ungünstiges Prognosekriterium trägt. Nimmt man nun jedoch das prognostisch ungünstige dominante Merkmal „Nichtansprechen auf Chemotherapie" hinzu, so verläuft das medulläre Mammakarzinom rasch tödlich [1].

Einfluß von Prognosefaktoren auf Therapieergebnisse

Beeinflussen nun Prognosefaktoren nicht nur den Verlauf einer Tumorerkrankung spontan sondern auch unter einer Therapie? Die Antwort ist eindeutig – die Therapie ist nur ein Kofaktor bei der Erzielung eines Therapieresultates, Prognosefaktoren sind weitere. Das bekannteste Beispiel beim Mammakarzinom: Die 5- und 10-Jahresergebnisse der „kurativen" Mastektomie bei lokoregionalem Mammakarzinom in Beziehung zum Prognosefaktor „Lymphknotenbefall" [5]

Mammakarzinom: Remissionsraten/Rezeptorstatus[a]

Tabelle 3. Prognose des metastasierenden Mammakarzinoms unter Systemtherapie in Abhängigkeit von Östrogenrezeptorstatus

Therapie	Remissionen %	
	Rezeptor +	Rezeptor –
Ovarektomie Hypophysektomie	55	8
Östrogene Androgene	60	8
Tamoxifen	59	5
Zytostatika	55	58

[a] NEJM *302*, 82, 1980

(Tabelle 2). Aber auch die Ergebnisse der Systemtherapie sind abhängig von Prognosefaktoren. Tabelle 3 zeigt dies am Beispiel der Remissionsraten verschiedener Systemtherapien des metastasierenden Mammakarzinoms bezogen auf den Prognosefaktor „Rezeptorstatus" [6]. E-Rezeptor positive Tumoren sprechen ebenso häufig auf Hormontherapie an wie auf Chemotherapie, die Wirkung der letzteren dürfte demnach rezeptorunabhängig sein.

Folgende weitere Beispiele sind Ergebnisse von Untersuchungen der eigenen Arbeitsgruppe: Ausgewertet wurden 455 Patientinnen mit metastasierendem Mammakarzinom, die im Zeitraum von 1970–1976 in Basel erfaßt und mit CMF (P)[1] oder CMFVP[1] behandelt worden waren. Abb. 2 gibt die Verläufe des Gesamtkrankengutes sowie einer speziell ungünstigen Untergruppe der familiären Mammakarzinome wieder. Bei 309 Patientinnen war die Chemotherapie erfolgreich, was einer Remissionsrate von 68% entspricht. 146 oder 32% der Tumoren waren chemotherapieresistent. Im Gesamtkollektiv fanden sich 54 familiäre Mammakarzinome, wovon sich nur 17 (31%) mit Chemotherapie günstig beeinflussen ließen, während 37 (69%) progredient waren. Bei den familiären Mammakarzinomen lag jedoch nicht nur die Remissionsrate um 50% niedriger als beim Gesamtkollektiv, sondern auch die mittlere Remissionsdauer war entsprechend kürzer, was sich wieder in den kürzeren medianen Überlebenszeiten – gerechnet ab Beginn der Chemotherapie – dieser Patientinnen ausdrückt: alle Chemotherapieerfolge 16 Monate, alle Chemotherapieversager 6,5 Monate, familiäres Mammakarzinom Chemotherapieerfolge 9 Monate, familiäres Mammakarzinom Chemotherapieversager 5 Monate. Das Kriterium familiäres Mammakarzinom bedingt also nicht nur ein schlechtes Ansprechen auf eine Chemotherapie, sondern auch einen überaus ungünstigen Verlauf unter derselben.

Betrachtet man diese ungünstigen Prognosen der familiären Mammakarzinome unter der Therapie muß man sich fragen, ob es nicht eine weitere Untergruppe mit noch schlechterer Prognose gibt bzw. ob eine Therapie bei außerordentlich ungünstigen Verlaufsformen überhaupt sinnvoll, wenn nicht sogar schädlich ist.

Eine solche Untergruppe stellt das familiäre Mammakarzinom in Kombination mit Hyperprolaktinämie dar [10]. Die Konstellation – familiäres Mammakarzinom plus Hyperprolaktinämie – ist nicht häufig zu erwarten. Geht man davon aus, daß 15–30% aller Mammakarzinome hereditär sind [7] und 15% der Mammakarzinome mit Hyperprolaktinämie einhergehen [15], so wäre die Kombination hereditäres hyperprolaktinämisches Mammakarzinom bei ca. 3% aller Mammakarzinomträgerinnen zu erwarten. Wahrscheinlich liegt die Zahl jedoch wesentlich höher [6, 8]. Wir haben im eigenen Krankengut konsequent nach dieser Konstellation gesucht und bisher 18 Fälle gefunden (Tabelle 4).

Die beiden ungünstigen Prognosefaktoren – Heredität und Hyperprolaktinämie – trafen in 20% der familiären Fälle und damit wider Erwarten häufig zusammen. Es

Familiäres Mamma Ca	82
– davon mit Hyperprolaktinämie	18=22%
– davon Typ I	13
Typ II	4
Typ III	1

Tabelle 4. Häufigkeit des familiären hyperprolaktinämischen Mammakarzinoms. Erläuterungen familiärer Typ s. Abb. 6

---

1 Endoxan (C), Methotrexate (M), 5-Fluorouracil (F), Prednison (P), Vincristin (V)

Typ	N	Remissionen	
		Chemotherapie	Chemoth + CB-154
I	13	2[a]	4[d]/6[e]
II	4	2[b]	0/1
III	1	1[c]	–

[a] Remissionsdauer 2, 4 Monate
[b] Remissionsdauer 6, 14 Monate
[c] Remissionsdauer 7 Monate
[d] Remissionsdauer 3, 4, 6, 8 Monate
[e] Alle Patienten primäre Chemoth.-Versager

Tabelle 5. Chemotherapieresultate beim familiären hyperprolaktinämischen Mammakarzinom. Die Erfolgsquote kann durch Zugabe von CB-154 (Senkung der Prolaktinspiegel) gesteigert werden

dominiert der Typ I des familiären Mammakarzinoms. Tabelle 5 gibt die Resultate bei diesen Patientinnen unter zytostatischer Chemotherapie wieder. Bei 7 Patientinnen wurde bei Tumorprogredienz unter Chemotherapie der Prolaktinhemmer CB 154 (Bromocryptin, Parlodel, Pravidel) zugegeben ohne das Chemotherapieschema zu ändern. Es gelang damit bei 4 dieser primär chemotherapierefraktären 7 Patientinnen doch noch eine Tumorremission zu erzielen. Die Hyperprolaktinämie stellt also einen prognostisch außerordentlich ungünstigen Prognosefaktor dar. Kombiniert sich die Hyperprolaktinämie mit dem Prognosefaktor „familiäres Mammakarzinom" so sprechen nur 2 von 13 (~ 15%) der Patientinnen auf Chemotherapie an, wobei die Remissionen nur von kurzer Dauer sind. Eine Kombination Chemotherapie/Prolaktinhemmer muß in solchen Situationen empfohlen werden.

Im Rahmen der obenerwähnten Untersuchungen von 455 Patientinnen mit Mammakarzinomen haben wir auch den Einfluß verschiedener Kombinationen von Prognosefaktoren auf die Therapieergebnisse analysiert. Tabelle 6 zeigt ein besonders günstiges, Tabelle 7 ein besonders ungünstiges Syndrom. Im Gegensatz zu den relativ seltenen familiären hyperprolaktinämischen Mammakarzinomen sind die in Tabellen 6 und 7 dargestellten Situationen häufig und man kann sich vorstellen, daß je nach Vorherrschen der einen oder anderen Therapiegruppe das Therapieresultat einer Studie recht unterschiedlich ausfallen kann.

Bedeutung von Prognosefaktoren für die Interpretation von Studienergebnissen

Ebenso überzeugend wie bei Mammakarzinomen läßt sich bei anderen Tumoren nachweisen, daß prognostische Faktoren für das Endergebnis einer Tumortherapie oft mindestens ebenso große Bedeutung besitzen wie die Therapie selbst. Leider

Metastasierendes Mammakarzinom: prognostisch günstig; N = 53
– Patientin ambulant
– Körpergewicht < 70 kg
– postmenopausal
– keine Lebermetastasen
Remissionsrate mit CMF (VP): 80%

Tabelle 6. Kombination von Prognosefaktoren zu einem günstigen prognostischen Syndrom

Metastasierendes Mammakarzinom: prognostisch ungünstig; N = 31
– Patientin bettlägerig – Körpergewicht > 70 kg – postmenopausal – Lebermetastasen
Remissionsrate mit CMF (VP): 28%

Tabelle 7. Kombination von Prognosefaktoren zu einem ungünstigen prognostischen Syndrom

findet man in der Literatur nur selten eine Aufschlüsselung des Krankengutes nach prognostischen Kriterien, was die Interpretation mitgeteilter Ergebnisse von Studien erschwert oder verunmöglicht und Diskrepanzen der Ergebnisse verschiedener Studien mühelos erklärt. Sucht man beispielsweise in der Literatur Angaben über die Ergebnisse der Chemotherapie des metastasierenden Mammakarzinoms mit der Kombination 5-FU, Adriamycin, Endoxan (FAC) so gibt ein Autor [6], Remissionsraten von 43%, der andere [3] von 82% an. Wahrscheinlich bedingt eine bezüglich Prognosefaktoren unterschiedliche Zusammensetzung des Krankengutes diese abweichenden Ergebnisse.

Solch einen „Einfluß des Therapeuten" haben wir auch im erwähnten Basler Krankengut von 455 Patientinnen gefunden, je nachdem ob onkologische Spezialisten oder niedergelassener Arzt in der Therapie federführend war (Tab. 8). Man fragt sich natürlich, ob die Chemotherapie von Therapeuten, die nicht routinemäßig Zytostatika verordnen, unsachgemäß zur Anwendung gekommen ist. Diese Hypothese konnte jedoch verworfen werden. Die plausibelste Erklärung ist, daß der erfahrene Therapeut mit der Zeit in der Indikationsstellung zur Chemotherapie sicherer wird, Prognosefaktoren berücksichtigen lernt und Therapieergebnisse anders interpretiert. Indikationsstellung zur Chemotherapie heißt dabei vor allem auch Wissen wann nicht behandelt werden soll, Ausschluß prognostisch ungünstiger Patientinnengruppen, Vermeiden der Überbehandlung. Dieses Wissen, welcher Patient für eine gegebene Therapie geeignet, welcher ungeeignet sein dürfte, ist offensichtlich Erfahrungssache, kann vielfach nicht verbalisiert werden und dürfte gerade die Ergebnisse von Chemotherapiestudien, die nur von einem Therapeuten oder von einer Institution gewonnen werden und speziell kleine Patientenzahlen betreffen, wesentlich beeinflussen.

CMF (P) und CMFVP beim metastasierenden Mamma Ca: Ergebnisse in der Praxis, Basel, 1970–1976

Therapeut	Zahl Patienten	% Remissionen
Onkologie BS ambulante Pat.	162	72
Onkologie BS stationäre Pat.	75	48
Onkolog. Konsiliar D stationäre Pat.	159	36
Hausärzte ambulante Pat.	59	21

Tabelle 8. Unterschiedliche Therapieergebnisse des metastasierenden Mammakarzinoms mit einheitlichem Therapieschema bei jedoch verschiedenen behandelnden Institutionen. Die angegebenen Remissionsraten entsprechen den vom behandelnden Arzt selbst erhobenen. Demnach beträgt die durchschnittliche Remissionsrate ca. 50%. Bei Nachbefundung durch unabhängige Untersucher ergab sich eine durchschnittliche Remissionsrate von 68%

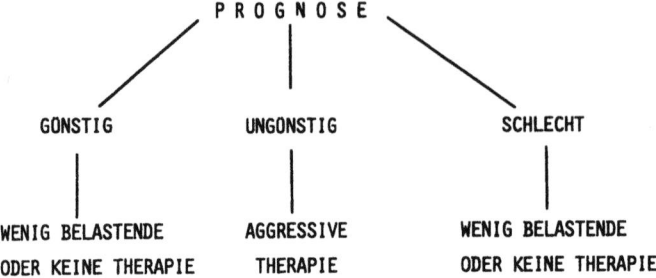

Abb. 3. Therapeutischer Grundsatzentscheid beim metastasierenden Tumoren unter Berücksichtigung der Prognose

Bedeutung von Prognosefaktoren für die Therapieplanung

Weil Prognosefaktoren ein Therapieergebnis beeinflussen, muß die Wahl der Therapie auf Prognosefaktoren abgestimmt werden. Praktisch gesprochen: Die Aggressivität der Therapie muß in vernünftiger Relation zum möglichen Ergebnis und dem damit verbunden Krankheitsverlauf stehen. Es geht dabei ebenso sehr darum, unnötige oder unnötig aggressive Behandlungen zu vermeiden, wie sich möglicherweise andererseits bietende Chancen zu nutzen. Weil vielfach gutes Therapieergebnis und gute Spontanprognose korrelieren, dient die Prognose als Richtschnur für den Therapieentscheid (Abb. 3). Ist die Prognose sehr gut oder sehr schlecht, wird man — wenn überhaupt — therapeutisch „mild", ist die Prognose ungünstig — insbesondere bei stark durch den Tumor beeinträchtigter Lebensqualität — therapeutisch „härter" verfahren. Dieses Vorgehen gilt selbstverständlich nur für Tumoren, die heute erst temporär palliativ beeinflußt werden können. Besteht eine Chance auf kuratives Vorgehen selbst bei fortgeschrittener Metastasierung — wie beispielsweise bei Hodentumoren oder Tumoren im Kindesalter — dann wird man grundsätzlich kompromißlos behandeln müssen. Abb. 4 zeigt, wie dieses Indikationsschema — z. B. beim Mammakarzinom — angewendet wird, wobei wegen der guten palliativen Aussichten Patientinnen mit schlechter Prognose in der Prämenopause zytostatisch behandelt werden sollen, während man sich in der Postmenopause wegen der dann geringer werdenden therapeutischen Breite der Zytostatika recht zurückhaltend verhält. Tabelle 9 enthält einige praktische Beispiele.

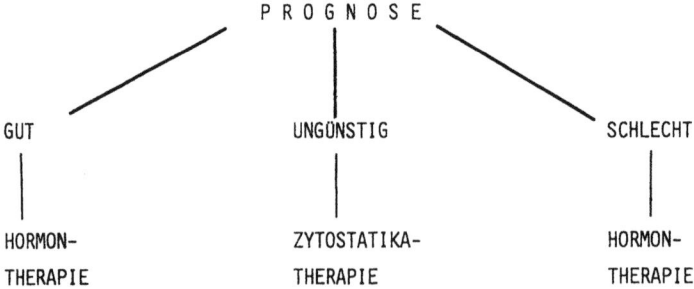

Abb. 4. Therapeutischer Grundsatzentscheid beim metastasierenden Mammakarzinom unter Berücksichtigung der Prognose

Tabelle 9. Therapieentscheid bei Patienten mit metastasierendem Mammakarzinom unterschiedlicher Prognose

Klinik:	– 60 J. – Intervall 6 J. – ER + – Hautmetastasen	– 40 J. – Intervall 1 J. – ER – – Lungenmetastasen	– 40 J. – Intervall 1 J. – Metastasen, Kno Leber, Gehirn mult. – familiäre Form
Prognose:	gut	ungünstig	schlecht
Therapie:	Tamoxifen	FAC	Kortikosteroide

Im Rahmen randomisierter Therapiestudien kommt Prognosefaktoren heute eine zentrale Bedeutung zu. Dabei geht es darum, eine homogene Verteilung des Krankengutes auf die verschiedenen Therapiearme des Protokolls sicherzustellen, womit eine Verfälschung der Ergebnisse durch die zufällige Häufung eines Prognosekollektivs in einem Therapiearm vermieden wird. Im Prinzip wird das Krankengut dabei zunächst in einem Schichtung oder Stratifikation genannten Prozeß aufgeschlüsselt, worauf jede prognostische Untergruppe getrennt randomisiert wird (Abb. 5). Um auch eine Kontrolle dafür zu haben, wieweit das Krankengut des Protokolls selektioniert, also mehr oder weniger repräsentativ für das Gesamtkrankengut einer Tumorerkrankung ist, werden nicht in das Protokoll aufgenommene Patientinnen im Idealfall nicht etwa aus der Kontrolle entlassen, sondern gemäß Abb. 6 getrennt erfaßt und wie die Protokollpatienten dokumentiert und weiter verfolgt. Diesen Idealfall zu realisieren stellt allerdings enorme Ansprüche hinsichtlich Organisation, Personalaufwand und Statistik.

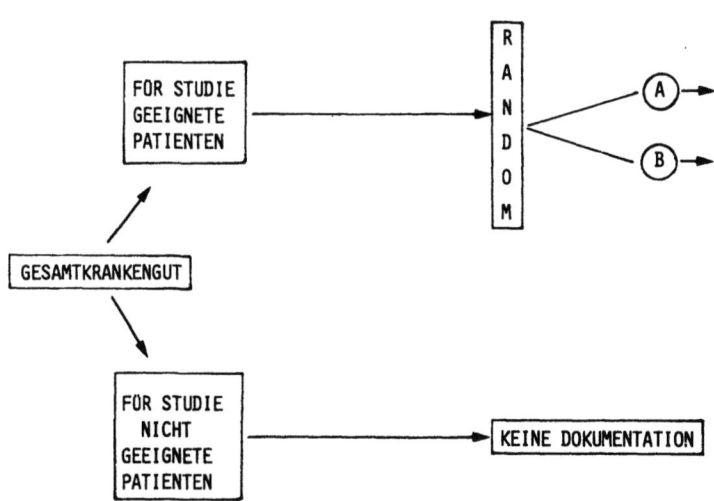

Abb. 5. Schema zum Aufbau eines Studienprotokolls bei unbekannten Prognosefaktoren. Protokoll erfaßt jedoch nicht alle Patientinnen und ist für das Gesamtkrankengut somit nicht repräsentativ

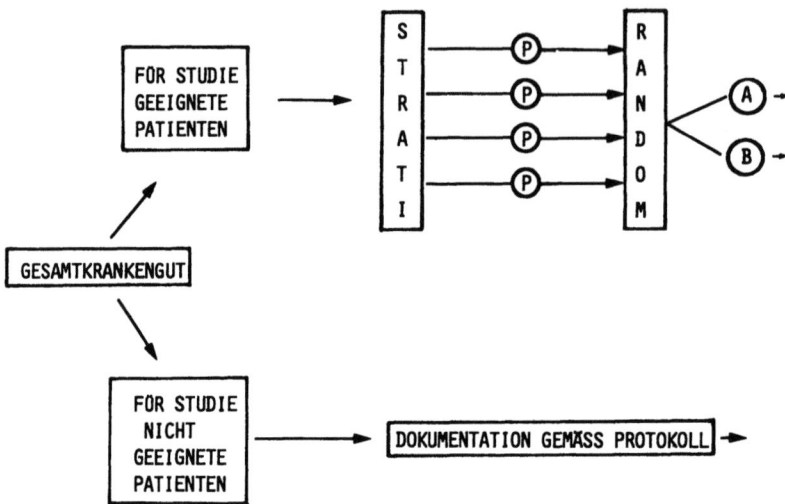

Abb. 6. Schema zur Abfassung eines Studienprotokolls bei bekannten Prognosefaktoren. Protokoll erfaßt alle Patientinnen und ist für das Gesamtkrankengut repräsentativ

Prognose- und Risikofaktoren: Onkologisches Forschungsgebiet

Wenn auch – wie oben erwähnt – Prognosekataloge für metastasierende Tumoren vorliegen, soll das nicht darüber hinwegtäuschen, daß diese noch sehr unvollständig sind und über die Zusammenhänge Prognosekriterien und Therapieergebnisse noch sehr wenig gearbeitet wurde. Die zentrale Bedeutung der Biotypisierung wurde jedoch erkannt. Man kann deswegen insbesondere angesichts des gegenwärtigen therapeutischen Dilemmas, z. B. beim metastasierenden Mammakarzinom, sogar der Meinung sein, daß es wichtiger ist zunächst mehr über den Tumor und Wirt bzw. die Prognosekriterien zu erfahren, als weiterhin empirisch erstellte Therapieschemata in sogenannten randomisierten Studien untereinander zu vergleichen. Letzterer Studienweg war in den frühen Siebziger Jahren noch gut gängig. Die gegenwärtige Stagnation der Chemotherapie fordert in den Achtzigern jetzt neue, weniger empirische Studienansätze, Protokolle mit exakteren Fragestellungen und vermehrt wissenschaftliche Kleinarbeit.

Ein solcher Forschungsansatz ist der Versuch, rationale Therapiemodalitäten zu suchen, z. B. bezogen auf bestimmte prognostisch definierte Tumortypen. Daß dies möglich ist, wurde am Beispiel des hyperprolaktinämischen Mammakarzinoms (Tabelle 5) erläutert.

Ein weiterer Forschungsansatz besteht darin, vermehrt Beziehungen zwischen Risiko- und Prognosefaktoren aufzuklären. Einige solcher Beziehungen sind gesichert. Familiäre Belastungen ist z. B. ein Risikofaktor, der – wie aus Abb. 7 hervorgeht – beim familiären Mammakarzinom Typ I für eine Gesunde, deren Mutter und Schwester an Mammakarzinom erkrankt sind, ein neunmal höheres Erkrankungsrisiko (verglichen mit dem Durchschnittsrisiko der weiblichen Bevölkerung) bedeutet [10]. Der familiäre Typ I bedingt – soviel man weiß – aber auch eine besonders ungünstige Prognose – mit oder ohne Therapie. Für die

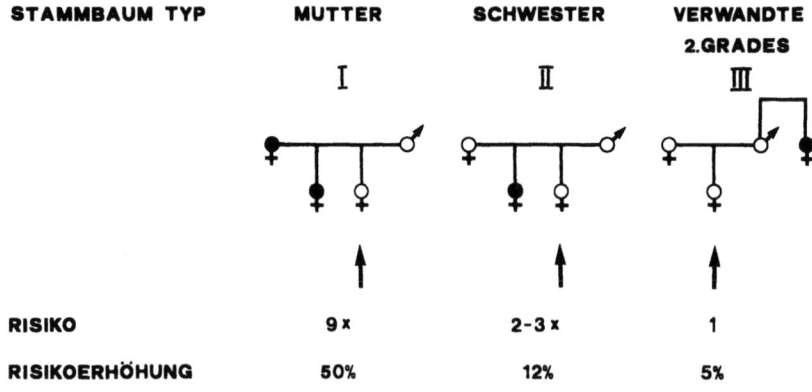

Abb. 7. Typen familiären Mammakarzinoms und entsprechende Risikoerhöhung. Bezugsrisiko der Durchschnittsbevölkerung = 1

Risikofaktorforschung scheint sich hier ein interessantes Forschungsgebiet zu öffnen: Durch den Rückschluß von Prognosefaktoren auf Risikofaktoren könnte die Präventivmedizin neuen Auftrieb erhalten, ist es doch wesentlich einfacher, im Rahmen klinischer Studien Prognosefaktoren zu erfassen, als Risikofaktoren.

Schlußfolgerungen

Die biochemischen und pharmakologischen Wirkungsmechanismen von Zytostatika erklären die Wirksamkeit oder Unwirksamkeit dieser Mittel nur teilweise. Einen nicht unerheblichen Beitrag zum Verlauf einer Tumorkrankheit leisten Tumor und Wirt selbst.

Tumor und Wirtsfaktoren – darunter die sogenannten prognostischen Faktoren – entscheiden dabei sowohl über den Spontanverlauf einer Tumorerkrankung als auch den Verlauf einer Therapie.

Die Vielfalt und vielfältige Kombinationsmöglichkeit prognostischer Faktoren bedingt die oft so unterschiedlichen Verlaufsformen selbst maligner Tumoren eines gut definierten histologischen Typs und eines einheitlichen klinischen Stadiums.

Die gängigen Stadieneinteilungen von Tumoren – nämlich pathologisch-anatomische und klinische – erfassen offensichtlich bei weitem nicht alle prognostischen Faktoren, die für den Therapieentscheid von Bedeutung sind. Man wird daher neben den beiden bisherigen mit der Zeit auch eine dritte – eine biologische Stadieneinteilung von Tumoren – benötigen.

Hat man bei einzelnen Tumoren den Eindruck, die Chemotherapie stagniere, gilt dies für die Erforschung der Prognosefaktoren und damit eine bessere Indikationsstellung zur Chemotherapie sicher nicht. Die rezeptorbezogene Therapie beim Mammakarzinom ist hierfür das beste Beispiel. Mit der weiteren

Erforschung von Prognosefaktoren wird es schrittweise möglich werden, die bisher sehr empirisch-schematische Chemotherapie zugunsten neuer logisch-individualisierter Therapien zu verlassen und onkologische Systemtherapie wird je länger je weniger ausschließlich Chemotherapie sein.

Unterschiedliche Therapieergebnisse bei ein und demselben Tumor können bei den therapeutisch sehr gut untersuchten Tumoren wie dem Mammakarzinom kaum Zytostatikamodifikationen zugeschrieben werden. Schwankende Therapieergebnisse lassen sich durch Selektionsprozeß erklären. Man soll sich deswegen, solange sich nicht eindeutig bessere Therapien durchsetzen, an vertraute Therapieschemata halten und nicht jede neue Publikation überbewerten. Vertraut sein mit einer Therapie heißt: sicher sein im Umgang mit derselben, adäquat dosieren, Nebenwirkungen kennen, früher erkennen und bekämpfen, individuell dosieren, Erfahrungen mit einer Therapie sammeln. Solche Erfahrung ist auf einem noch so empirischen Therapiegebiet wie dem onkologischen unentbehrlich.

Ergibt sich auch eine Schlußfolgerung für die gegenwärtig sehr gefragte onkologische Therapieforschung im Rahmen prospektiver Studien? Vielleicht müßte mit der Zeit das Schwergewicht der Fragestellungen etwas verlagert werden. Fragt man gegenwärtig noch vor allem nach der Überlegenheit alternativer Therapieschemata – wobei es wie z. B. beim Mammakarzinom oder den gastrointestinalen Tumoren ein Kunststück ist originell zu fragen – widmet man anderen im Grunde genommen zur Zeit viel mehr versprechenden Ansätzen zu wenig Aufmerksamkeit. Dazu gehört die Suche nach Prognosefaktoren.

Auf die Zusammenhänge Prognosefaktoren–Risikofaktoren wurde hingewiesen. Ebenso auf die sich für die Epidemiologie und Präventivmedizin ergebenden Konsequenzen.

Weiterhin lohnt sich die bessere Erforschung prognostischer Faktoren im Hinblick auf die Indikationsstellung zur sogenannten adjuvanten Chemotherapie. Die bessere Kenntnis von Prognosefaktoren hülfe hier, Überbehandlung zu vermeiden.

Die Untersuchung von Prognosefaktoren und deren Einflußnahme auf Therapieergebnisse wird auch nicht im Deskriptiven steckenbleiben dürfen. Fragen stellen sich wie: Wann ist Rauchen nicht nur Risiko-, sondern auch Prognosefaktor? Wie erklärt sich die Chemotherapieresistenz des Mammakarzinoms bei Hyperprolaktinämie? Welche Wirtsfaktoren beeinflussen überhaupt und wie die Wirksamkeit oder Unwirksamkeit von Zystostatika? Die Antwort auf solche Fragen könnte der Schlüssel zu neuen „physiologischen" Therapien sein, Therapien, die – so hoffen wir – besser als die gegenwärtige Chemotherapie sind.

Zusammenfassung

Von drei wesentlichen Größen hängt das Ergebnis der Tumortherapie ab: Tumor, Wirt und Therapie. Tumor- und Wirtsfaktoren sind Prognosefaktoren im engeren Sinn. Diese Faktoren können den Tumorverlauf entweder individuell oder in gegenseitiger Wechselwirkung beeinflussen. Die Wirkung einer Chemotherapie darf nicht unabhängig von Prognosefaktoren verstanden werden. Dies wird insbesondere an der Unwirksamkeit der Chemotherapie bei Vorliegen ungünstiger prognostischer Faktoren erläutert. Eine Verbesserung chemotherapeutischer Ergebnisse ist zu erwarten, wenn prognostische Fakten in der Tumortherapie adäquat berücksichtigt werden.

Literatur

1. Berg JW et al. (1966) Factors influencing short and long term survival of breast cancer patients. Surg Gynecol Obstet 122: 1311–1316 – 2. Blumenschein GR et al. (1975) Kombinierte Chemotherapie des metastasierenden Mammakarzinoms mit 5-Fluorouracil, Adriamycin und Cylophosphamid (FAC-Schema). Clin Res 23: 336 A – 3. Bull J et al. (1978) A randomized comparative trial of adriamycin versus methotrexate in combination drug therapy. Cancer 41: 1649–1657 – 4. Gutterman JU et al. (1976) Chemoimmunotherapy of advanced breast cancer: Prolongation of remission and survival with BCG. Br Med J 2: 1222–1225 – 5. Fisher B et al. (1978) The evolution of breast cancer surgery: Past, present, and future. Semin Oncol 5: 385–394 – 6. Henderson C et al. (1980) Cancer of the breast. The past decade. (Second of two parts) N Engl J Med 302: 78–90 – 7. Knudson AG Jr (1977) Mutation and cancer in man. Cancer 39: 1882–1886 – 8. Kwa HG et al. (1976) Plasma prolactin and its relationship to risk factors in human breast cancer. Int J Cancer 17: 441–447 – 9. Meyer JS et al. (1977) Low incidence of estrogen receptor in breast carcinomas with rapid rates of cellular replication. Cancer 40: 2290–2298 – 10. Nagel-Studer E et al. (1978) Zur Biologie des Mammakarzinoms. Ansatzpunkte für die aktuelle Therapieforschung. Schweiz Med Wochenschr 108: 2050–2059 – 11. Nagel G et al. (1978) Das maligne Melanom: Prognosekriterien und Therapie. Schweiz Med Wochenschr 108: 71–75 – 12. Smalley RV et al. (1977) A comparison of Cyclophosphamid, Adriamycin 5-Fluorouracil (CAF) and Cyclophosphamid, Methotrexate, 5-Fluorouracil, Vincristine, Prednisone (CMFVP) in patients with metastatic breast cancer: A Southeastern Cancer Study Group Project. Cancer 40: 625–632 – 13. Staquet MJ (ed) (1975) Cancer therapy: Prognostic factors and criteria of response. Raven Press, New York – 14. Swenerton KD et al. (1979) Prognostic factors in metastatic breast cancer treated with combination chemotherapy. Cancer 40: 1552–1562 – 15. Zumoff B (1978) Plasma hormone concentrations in human breast cancer. In: Sharma RK et al. (eds) Endocrine control in neoplasia. Raven Press, New York

Kooperation zwischen Onkologen und Psychosomatikern bei der Behandlung solider Tumoren

Diehl, V., Freyberger, H. (Abt. für Hämatologie und Onkologie sowie Abt. für Psychosomatik, Med. Hochschule Hannover)

Referat

Wir schlagen folgende *drei* kooperative Basisschritte vor:
1. *Die diagnostische und psychodynamische Aufschlüsselung der sekundär-psychischen Rückwirkungen beim Patienten.*
2. *Das Aufzeigen von Möglichkeiten der psychologisch-medizinischen Therapieinterventionen (ergänzend zur Somatotherapie).*
3. *Die psychologisch-medizinische Weiterbildung der Ärzte und Schwestern-Pfleger-Gruppe.*

Unser Vorschlag zur Kooperation wird anhand der *klinisch*-onkologischen Arbeit dargestellt und ermöglicht Übertragungen auf die onkologische Zusammenarbeit mit den *niedergelassenen* Kollegen.

I. Die diagnostische und psychodynamische Aufschlüsselung der sekundär-psychischen Rückwirkungen beim Patienten

Das Erleben einer Tumorerkrankung beinhaltet als ersten psychodynamischen Ablauf einen sekundären *Objektverlust*. Das heißt: Es kommt beim Patienten infolge der wahrgenommenen somatischen Störung zu einem ausgeprägten Verlusterleben an eigenen körperlichen Funktionen (Freyberger 1977). Diesen Objektverlust erlebt der Patient im Sinne einer erheblichen *narzißtischen* Kränkung, die eine massive Erschütterung seines Selbstwertgefühles mit Zeichen der *emotionalen Schockreaktion* beinhaltet. Diese reaktive Psychopathologie zeigt eine deutliche Korrelation mit *Ängsten* von Symptomverschlimmerungen, die nicht selten in Richtung von Todesängsten kulminieren. Diese symptombezogenen Ängste bedingen beim Patienten eine verstärkte Konzentration von seelischen Valenzen auf die Krankheit im allgemeinen und häufig darüber hinaus gezielt auf den Bereich der erkrankten Organprovinz zuungunsten seiner Kommunikationsfähigkeit: Wir sehen beim Patienten die Neigung zur gesteigerten Wiedergabe von Daten der Krankheitsgeschichte, von körperlichen Sensationen und hypochondrischen Vorstellungen (*sekundäre Hypochondrie*). Schließlich kommt es zur Unterdrückung jener (frustrations-)aggressiven Strebungen im Sinne des Grolls, Unmutes und der feindselig getönten Enttäuschung, die beim Patienten im Angesicht des Objektverlustes mobilisiert wurden. Der Patient muß diese (frustrations-)aggressiven Strebungen unterdrücken, weil er nämlich bei deren Äußerung befürchten würde, unwiderruflich die Zuwendung seiner Umwelt zu verlieren. Die Folge dieser *Aggressionsabwehr* stellt die *Erschöpfungsdepression* dar, die unter Umständen in Züge der *Hoffnungslosigkeit* oder gar des Wunsches nach Euthanasie ausmündet. Die Aggressionsabwehr kann episodisch oder rezidivierend durchlässig werden und äußert sich vor allem in hilfloser Wut oder — scheinbar unmotiviertem — feindseligem Agieren. Schließlich läßt sich beim Patienten eine *introspektive* Einschränkung, also eine Herabsetzung seines selbstreflektorischen Vermögens, nachweisen.

Diese sekundär-psychischen Rückwirkungen beinhalten auch jene psychischen Abwehrprozesse, die sich der Tumorkranke nach Art eines Selbstschutzmechanismus aufbaut. Insbesondere geht es um ein Abwehrverhalten, das wir „*Verleugnungsarbeit*" nennen (Freyberger 1979). Anhand dieses Begriffes bezeichnen wir die Tendenz des Patienten, auf unbewußtem oder halbbewußtem Niveau subjektiv beeinträchtigende, intrapsychische Wahrnehmungen und äußere, widrige Umweltumstände partiell auszublenden. Es handelt sich um eine Art von episodischer, rezidivierender oder kontinuierlicher „Skotomisierung" des seelischen Bewußtseinsfeldes mit dem Ziel, massive Unlust zu vermeiden. Die Verleugnungsarbeit stellt beim Tumorkranken ein zentrales psychisches Abwehrverhalten dar, das im Falle der realitätsgerechten Ausrichtung hocheffektiv funktioniert. Dank einer *adaptativen* Verleugnungsarbeit wird der Mehrzahl der Patienten ermöglicht, die traumatisierende Vorstellung, an einem Tumor zu leiden, in begrenztem Umfang zu ertragen; die therapeutischen Interventionen ohne grobes Widerstreben zu akzeptieren und den seelischen Leidensdruck infolge der sekundär-psychischen

Rückwirkungen ein Stück zu mildern. Diese für Tumorkranke so charakteristischen sekundär-psychischen Rückwirkungen können bei nicht wenigen Patienten mit weiteren seelischen Störungen kombiniert sein, die andere Ursachen haben. Es handelt sich um Züge von narzißtischem Gekränktsein und reaktiver oder neurotischer Depression, die nach *zwischenmenschlichen* Versagungen (meist primären Objektverlusterlebnissen) faßbar werden, denen – im Sinne von direkten zeitlichen Korrelationen – eine Tumormanifestation folgen kann. Diese Zusammenhänge im Sinne der sog. *„Life event"*-Forschung (Rahe 1972) sind bei Tumorkranken jedoch noch nicht hinreichend erklärt.

II. Das Aufzeigen von Möglichkeiten der psychologisch-medizinischen Therapieinterventionen (ergänzend zur Somatotherapie)

Nach der diagnostischen Aufschlüsselung der sekundär-psychischen Rückwirkungen folgt als *zweiter* Basisschritt der Kooperation zwischen Onkologen und Psychosomatikern das Aufzeigen von Möglichkeiten der psychologisch-medizinischen Therapieinterventionen. Inhalt dieser gemeinsamen Arbeit ist das Prinzip des sog. *„Social Support"*. Hierunter verstehen wir die *emotionale Präsenz* jener Personen, die den Tumorpatienten begleiten mit dem Ziel einer psychischen Unterstützung zur realitätsgerechten Verarbeitung seiner individuellen Situation. Aus dieser Zuwendung kann sich unter Umständen eine spezifische psychotherapeutische Arbeit ergeben. Diese psychosozialen Stützfunktionen sind beim Tumorkranken einerseits während akuter Krankheitsphasen notwendig; z. B. anläßlich der den Patienten belastenden Chemotherapie sowie im Falle des Auftretens von Tumorrezidiven (Diehl et al. 1979a). Andererseits ist diese Stützfunktion bedeutsam während der verschiedenen Etappen der Nachsorge einschließlich der psychosozialen Rehabilitation (Kerekjarto et al. 1979). Nach unserer Erfahrung werden diese psychosozialen Stützfunktionen („Social Support") dem Tumorkranken hauptsächlich durch folgende *drei* Personengruppen vermittelt:
A. Die Therapeuten,
B. die Angehörigen,
C. die Mitpatienten.

A. Therapeutengruppe

Diese Gruppe umfaßt alle den Patienten im klinischen wie poliklinischen Bereich umsorgenden Personen; also: Ärzte, Schwestern, Pfleger, Psychosomatiker, Seelsorger, Sozialarbeiter, Krankengymnasten etc. Die emotionale Präsenz dieser Gruppe beinhaltet die Fähigkeit, das seelische Verhalten des Patienten wahrzunehmen und zu beurteilen sowie – falls notwendig – helfend beeinflussend darauf einzugehen; ferner: zu klären, ob und welche weiterreichenden psychologisch-medizinischen Interventionen im Einzelfall angezeigt sind. Die emotionale Präsenz der Betreuergruppe wird besonders gefordert während des Prozesses der Aufklärung. Für uns steht außer Frage, daß aufgeklärt werden soll. Jedoch ist im Einzelfall sorgsam zu beurteilen, wann, in welcher Form und in welchem Umfang dem Patienten seine Diagnose, die Behandlungsmodalitäten und deren negative Folgen sowie die Prognose seiner Erkrankung mitzuteilen sind. Im Verlaufe der

Begleitung des Tumorpatienten ist die emotionale Präsenz der Betreuer notwendig zur Aufrechterhaltung der Kommunikation und Kooperation sowie zur Bewältigung von Krisensituationen.

Folgende *drei* Interventionen seitens der Therapeutengruppe erfordern einen nur geringen zeitlichen Aufwand und haben sich als äußerst effektiv erwiesen (Freyberger 1979):

1. Die wiederholte Anregung des Patienten zur *Verbalisierung* seiner *sekundär-hypochondrischen* Gedanken und Gefühle, da er sich dann seelisch merklich entlastet fühlt.
2. Infolge der verbalen Abfuhr seiner sekundären Hypochondrie erfährt das *introspektive* Vermögen des Patienten eine Stimulierung. Dadurch wird dieser aus seinem hypochondrischen Agieren ein Stück herausgerissen und kann stattdessen – gemeinsam mit den Therapeuten – emotional gezielter über seine medizinischen wie persönlichen Probleme reflektieren.
3. Das Zutagetreten von Feindseligkeitsgefühlen beim Patienten ist von den Pflegepersonen genau zu beachten und zu würdigen. Die frustrations-aggressiven Strebungen äußern sich nach solchen Versagungen, die sich häufig im medizinischen Alltag nicht vermeiden lassen; z. B. nach realer oder imaginierter ungenügender emotionaler Zuwendung seitens der Therapeuten und der Angehörigen.

Besondere Anforderungen werden an die emotionale Zuwendung der Therapeutengruppe gestellt im Angesicht des Sterbens eines Patienten. Ein instruktives Beispiel einer supportiv ausgerichteten Sterbehilfe ist das „Comfort Care Only Therapy"-Prinzip von Schmale (1979), das eine gezielte psychologische wie somatische Annäherung beim sterbenden Patienten beinhaltet (s. auch bei Pieper 1977, Koch et al. 1978).

B. Die Angehörigen

Tumorkranke erfahren unbestreitbar große emotionale Hilfe von seiten der *Angehörigen,* da für die überwiegende Mehrzahl der Tumorpatienten die *Familie* das *wichtigste Beziehungssystem* darstellt (Diehl et al. 1976, Holland 1976). Deshalb können unter Umständen beträchtliche seelische Rückwirkungen auch bei den Angehörigen auftreten. Anhand dessen wird deutlich, daß wir nicht selten einem psychotherapiebedürftigen Tumorpatienten nur dann erfolgversprechend helfen können, wenn gleichzeitig seine Familie eine psychotherapeutische Mitveränderung erfährt. Die emotionale Präsenz der Therapeutengruppe hat die Angehörigen möglichst mit einzubeziehen. Falls eine weitergehende *Familientherapie* (Wirsching et al. 1979) notwendig werden sollte, dann müßte diese der Psychosomatiker übernehmen.

C. Die Mitpatienten

Die möglichen Interventionen der Mitpatienten können unter Umständen für den Tumorkranken ebenfalls ein deutlich supportives Element darstellen. Diese psychosozialen Zuwendungen, die meist ungezielt wirksam werden, betreffen einerseits den laufenden *medizinischen Informationsfluß* innerhalb der Patientengruppe. Andererseits geht es innerhalb der Patientenkontakte um die *Verbalisierung* von beeinträchtigenden, *sekundär-hypochondrischen* Inhalten sowie um das gegenseitige *Sich-Aussprechenkönnen* des eigenen Leidensdruckes. Schließlich scheint innerhalb der gegenseitigen Patientenkontakte regionalen *Selbsthilfegruppen* eine gewisse Bedeutung zuzukommen; allerdings unter der Voraussetzung, daß geeignete Leiter verfügbar sind. Die offenbare Effektivität der Selbsthilfegruppen bei Tumorkranken wurde bisher vor allem am Beispiel der Colostomieträger (ILCO-Gruppen, Freyberger 1976) und bei Patientinnen mit Mammacarcinom beschrieben.

Als Folge der psychosozialen Stützfunktion seitens der Therapeuten, Angehörigen und Mitpatienten tritt beim Patienten das Gefühl einer *psychischen Sicherung* zutage. Diese Sicherung beinhaltet keinen statischen Zustand, sondern vielmehr einen dynamischen Prozeß, der im Idealfall darin kulminiert, daß der Patient angesichts von Diagnose, therapieinduziertem Leiden konfrontiert mit der *Wahrheit eines endlichen Lebens* zu einer sinnvollen Lebensgestaltung findet. Eine solche Lebensgestaltung kann nach unserer Erfahrung durchaus qualitativ reicher sein als die Lebensphase vor der Manifestation des Tumors. Ferner beinhaltet die emotionale Präsenz der begleitenden Personen einesteils eine ausgeprägtere Hilfe zur Intensitätsabschwächung der genannten sekundär-psychischen Rückwirkungen; insbesondere: der Angst, Depression und der symptomatologischen Folgen einer Durchlässigkeit der Aggressionsabwehr. Anderenteils kommt es dank der Umwelthilfen zu einer realitätsgerecht-adaptativen Verleugnungsarbeit, die das Bewußtsein einer neuen Realität ertragen läßt. Die Begleitung bis hin zum Sterben erfordert meist die wechselseitige Präsenz eines psychosomatisch-seelsorgerlich-onkologischen Teams. Nach unserer Erfahrung ist die Annahme des Todes eher die Ausnahme. Die letzte Aufgabe des „Social Support" stellt die Verhinderung der seelischen Dekompensation im Zustand einer absoluten Hoffnungslosigkeit dar.

III. Die psychologisch-medizinische Weiterbildung der Ärzte-Schwestern-Pfleger-Gruppe

A. Definitionen

Die Formulierung der mehrschichtigen psychosozialen Stütz- oder „Social-Support"-Funktionen sollten also den *zweiten kooperativen Basis-Schritt* zwischen Internisten und Psychosomatikern darstellen. Im Anschluß hieran läßt sich der *dritte* kooperative Basis-Schritt aufzeigen: Die Diskussion einer *psychologisch-medizinischen Weiterbildung* für jene Ärzte, Schwestern, Pfleger und weitere Mitglieder der Therapeutengruppe, die für die Verwirklichung der Stützfunktionen in Frage kommen. Wir bringen *drei* Angebote dieser Weiterbildung vor.

1. Die Balint-Gruppe

Die Definition dieser Gruppenarbeit und die zugrundeliegenden Prozesse sind hinreichend bekannt. Voraussetzung für eine sinnvolle Gruppenarbeit ist die wöchentlich eineinhalbstündige Teilnahme über einen Zeitraum von drei Jahren. Die schließlichen *Ziele* dieser Gruppenarbeit sind folgende (Speidel 1975):
a) Das vermehrte psychologisch-medizinische Selbstverständnis der Teilnehmer durch neu erworbene Vermögen zur Eigenwahrnehmung.
 Daraus resultiert:
b) Die Schärfung des Empfindens für die seelischen Probleme der Patienten.
c) Die Fähigkeit zur Entwicklung von psychotherapeutischen Strategien beim einzelnen Patienten.

2. Fallbesprechungs(„Case-work")-Gruppe

Von der Balint-Gruppe ergeben sich fließende Übergänge zur Fallbesprechungs(„Case-work")-Gruppe, die nicht jene hohen psychologischen Eignungskriterien voraussetzt, die für die Balint-Gruppe notwendig sind (Speidel 1975). Im

Gegensatz zu dieser ist die Fallbesprechungs-Gruppe mehr faktenorientiert: Es dominieren direkte Patientenvorstellungen, die Vermittlung neuer Lehrinhalte und die gemeinsam-reflektierende Vertiefung von eingebrachten Voten. Sofern eine solche Fallarbeit konstruktiv verläuft, dann kann diese unter Umständen schließlich in die Balint-Gruppenarbeit übergeführt werden.

3. Regelmäßige Diskussion der Patientenbefunde nach psychosomatischen Konsilien

Eine größere Aufgeschlossenheit der Ärzte, Schwestern und Pfleger sowie der weiteren Mitglieder der Therapeutengruppe anläßlich der Kontakte mit dem Psychosomatiker besteht hinsichtlich der Durchsprache der psychosomatischen Konsilbefunde bei stationären wie ambulanten Patienten und zwar vor allem dann, wenn diese Patienten vorher gemeinsam gesehen wurden. Es hat sich als vorteilhaft erwiesen, diese gemeinsame Durchsprache von Patientenbefunden in Abständen mit solchen *Konferenzen* zu verbinden, innerhalb derer die *emotionalen* Belastungen und die *interaktionellen* Probleme der Ärzte-Schwestern-Pflegergruppe zur Diskussion stehen.

Das Stichwort „*emotionale Belastungen der Ärzte-Schwestern-Pfleger-Gruppe*" soll signalisieren, daß deren Beziehung zum Tumorkranken insofern komplexer strukturiert ist, als die Ärzte und Pflegepersonen nicht nur ihre emotionale Präsenz gegenüber dem Patienten kundtun, sondern umgekehrt auch infolge der unmittelbaren Konfrontation gerade mit Tumorkranken gefühlhaft stärker beeindruckt werden. Es gibt keinen Zweifel daran, daß in onkologischen Einheiten die emotionale *Belastungsfähigkeit* der Therapeutengruppe sehr intensiv gefordert wird. Dementsprechend können wir besonders auf onkologischen Stationen vor allem bei den Schwestern und Pflegern bestimmte Verhaltensweisen beobachten, die vornehmlich als *Abwehrformationen* imponieren. Beispiele für diese Verhaltensweisen sind die Flucht in Überaktivitäten zuungunsten eines genügenden gefühlhaften und verbalen Sich-Entfalten-Lassens des Patienten; ferner: die Vermeidung von häufigeren, direkten Kontakten zum Patienten und die Verleugnung der Schwere von dessen psychophysischem Zustand, ebenso wie die überschießende Versachlichung der medizinischen Situation; schließlich betreffen diese Verhaltensweisen ein pathologisches Sich-Gekränktfühlen infolge von berechtigtem Widerspruch des Patienten sowie forciert-resignatorische Einstellungen der Pflegepersonen im Angesicht des Patienten.

B. Lernziele

Die wesentlichen *Lernziele* dieser *drei* psychologisch-medizinischen Weiterbildungsmöglichkeiten sehen wir darin, daß sich Ärzte, Schwestern und Pfleger schließlich imstande fühlen, beim einzelnen Patienten – ergänzend zur somatischen Untersuchung – selbständig folgende *zwei* Fragen zu klären:

Erste Frage. Sind beim Patienten die sekundären-psychischen Rückwirkungen und die sog. „Life event"-Folgen realitätsgerecht kompensiert, ferner: die Problematik der sog. „Aufklärung" milde und gut durchschaubar, schließlich: die familiäre Umwelt harmonisch? Sofern diese drei Fragen mit „ja" beantwortet werden können, dann verzichten wir auf die Hinzuziehung des Psychosomatikers.

Zweite Frage. Wird die erste Frage mit „Nein" beantwortet, dann ist die ergänzende Hinzuziehung des Psychosomatikers angezeigt, der spezielle supportiv-psychotherapeutische Strategien, evtl. auch familientherapeutische Ansätze, zu entwickeln hat.

Kritische Schlußbemerkungen zur Kooperation zwischen Onkologen und Psychosomatikern

Das *Verfehlen* dieser Lernziele seitens der onkologischen Therapiegruppe bedeutet, daß entweder psychologisch-medizinische Interventionen beim Patienten total fortfallen oder aber die Funktion des Psychosomatikers eine oberflächlich-konsiliarische bleibt, ohne daß gleichzeitig die Ärzte-Pfleger-Gruppe eine ergänzende Einbeziehung erfährt. Dadurch wird die unbefriedigende Situation verdeutlicht, die heute den klinischen Alltag beherrscht: Angesichts der gerade bei onkologischen Patienten ausgeprägten sekundär-psychischen Rückwirkungen bauen Onkologen und Pflegepersonen eine rein fachbezogene Arbeitsbeziehung zum Patienten auf, während – streng hiervon getrennt – der Psychosomatiker punktuell nur einige wenige Patienten psychotherapeutisch betreuen kann. Demgegenüber bleibt die große potentielle Möglichkeit der „Social Support"-Funktionen seitens der Ärzte-Pfleger-Gruppe völlig unausgenutzt.

Für diese höchst unbefriedigende Situation führen wir die folgenden Gründe an:

1. Die aktive *Aufgeschlossenheit* der Onkologen und Psychosomatiker hinsichtlich der psychologisch-medizinischen Patientenprobleme ist generell noch nicht hinreichend ausgeprägt.

2. Sofern jedoch auf beiden Seiten die aktive Aufgeschlossenheit hinreichend ist, tritt fast regelhaft eine weitere Schwierigkeit auf: Die Ärzte und Pflegepersonen geben an, infolge erheblicher Arbeitsüberlastung nicht imstande zu sein, die für psychologisch-medizinische Weiterbildung und Patientenumgang notwendige zusätzliche Zeit verfügbar machen zu können. Diese Aussage der onkologischen Therapeutengruppe pflegt die Mehrzahl der Psychosomatiker als unbewußten oder gar bewußten „Widerstand" gegenüber der psychologischen Medizin zu interpretieren. Aber auch die so deutenden Psychosomatiker sind nur extrem selten in der Lage, den von ihnen einzubringenden, erheblichen Arbeitsanteil zeitlich zu bewältigen, da ihnen die personellen Möglichkeiten fehlen.

Diese Gegenüberstellung der onkologischen und psychosomatischen Situation ähnelt zwei starren Fronten, die sich derzeit kaum aufweichen lassen, obwohl sich dahinter – zumindest theoretisch – ein ausgeprägtes psychologisch-medizinisches Potential verbirgt. Daraus resultiert die dringliche Empfehlung, für mehr Personal zu sorgen. Diese Forderung ist jedoch aus finanziellen und personellen Gründen nicht zu verwirklichen. Deshalb gelangen wir zu dem Schluß, daß wir zwar *Vorschläge* formulieren können, ohne jedoch derzeit imstande zu sein, für den klinischen Alltag *realitätsgerechte Kooperationsmodelle* zwischen Onkologen und Psychosomatikern zu konzipieren. Daher bleibt vorläufig nichts anderes übrig, als mittels real verfügbarer, wenig personalintensiver Gruppen *improvisatorische* Modelle zu erarbeiten. Für derart zu formulierende improvisatorische Modelle bieten wir folgende zwei, funktional eng miteinander korrelierte Vorschläge an:

1. Poliklinisches Modell. Psychosomatiker, der zweimal wöchentlich für jeweils $1^1/_2$ Stunden spontan-verbindlich konsiliarisch verfügbar und außerhalb dieser Zeiträume nach Möglichkeit jederzeit abrufbar ist; der ferner anläßlich seines Patientenumganges in einer ständig engen Arbeitsbeziehung zur Ärzte-Schwestern-Pfleger-Gruppe steht („Consultation Liaison"-Prinzip, Freyberger 1980). Schließlich leitet der Psychosomatiker in einwöchigen oder 14tägigen Abständen eine Balint- oder Fallbesprechungsgruppe. Auch wird unter seiner Supervision eine ambulante Nachversorgung der Tumorpatienten durch studentische Hilfstherapeuten angeboten, die ihrerseits eine ausreichende Supervision erfahren.

2. Klinisch-stationäres Modell (am Beispiel einer 18-Bettenstation): Psychosomatiker, der täglich mindestens $1^1/_2$ Stunden spontan – also nicht ausschließlich auf Konsiliarbegehren hin – für die Station verfügbar und außerhalb dieser Zeiträume nach Möglichkeit jederzeit abrufbar ist; der ferner hinsichtlich des Patientenumganges in einer ständig engen Arbeitsbeziehung zur Ärzte-Schwestern-Pfleger-Gruppe („Consultation-Liaison") steht. Schließlich leitet der Psychosomatiker in einwöchigen oder 14tägigen Abständen eine Balint- oder Fallbesprechungsgruppe. Auch wird unter seiner Supervision eine ambulante Nachversorgung der Tumorpatienten durch studentische Hilfstherapeuten angeboten.

Diese Einengung auf Improvisationen und deren fragliche allgemeinverbindliche Realisierung ist deshalb so bedauerlich, da jene Onkologen, die sich mit Psychosomatikern zusammengetan haben, deutliche psychotherapeutische Wirkungen bei ihren Patienten beobachten und bei sich selber einen wesentlichen Kenntniszuwachs hinsichtlich psychologischer Medizin wahrgenommen haben. Umgekehrt ermöglicht die Zusammenarbeit mit dem Onkologen dem Psychosomatiker eine bisher kaum berücksichtigte Gelegenheit des gezielt-effektiven Umganges mit Tumorpatienten.

Literatur

Balint M (1957) Der Arzt, sein Patient und die Krankheit. Klett, Stuttgart – Diehl A, Diehl V (1979a) Menschlichkeit-Bildung von Pflegepersonal und Ärzten. Vortr. 2. Oeynhausener Gespräche (1979, noch unveröffentlicht) – Diehl V, Diehl A (1979b) Die Krebserkrankung im Bewußtsein der Patienten. Deutscher Arzt 10: 41 – Freyberger H (1976) Definition und Funktion der Selbsthilfegruppe. Nieders Ärztebl 12: 395 – Freyberger H (1977) Psychosomatik der erwachsenen Patienten. In: Freyberger H (Hrsg) Psychosomatik des Kindesalters und des erwachsenen Patienten. Klinik der Gegenwart XI: 529 – Freyberger H (1979) Renal transplant unit. In: Freyberger H (ed) Psychotherapeutic interventions in life threatening illness. Adv Psychosom Med 10: 151 – Freyberger H (1980) Consultation liaison. Prax Psychother Psychosom (in press) – Holland J (1976) Coping with cancer, a challenge to the behavioral challenges. In: Cullen JW et al. (eds) Cancer, the behavioral dimensions. Raven Press, New York – Kerekjarto M v, Jährig C, Koch U (1979) Medizinpsychologische Betreuung von Tumorpatienten im stationären und ambulanten Bereich. Projektantrag der Abt. für Medizin. Psychologie, Univ. Hamburg, an das Tumorzentrum (unveröffentlicht) – Koch U, Schmeling Ch (1978) Umgang mit Sterbenden; ein Lernprogramm für Ärzte, Medizinstudenten und Krankenschwestern. Medizin Psychol 1: 82 – Pieper HCh (1977) Gespräche mit Sterbenden. Vandenbroeck u. Rupprecht, Göttingen – Rahe RH (1972) Subjects recent life changes and their near-future illness reports. Ann Clin Res 4: 250 – Schmale AH (1979) The dying patient. In: Freyberger H (ed) Psychotherapeutic interventions in life threatening illness. Adv Psychosom Med 10: 99 – Speidel H (1975) Die Balintgruppe. Therapiewoche 25: 3696 – Wirsching M, Stierlin H, Weber G, Wirsching B (1979) Familiendynamik und Familientherapie onkologischer Krankheiten (noch unveröffentlicht)

II. Paraneoplastische Syndrome

Allgemeinstörungen des Organismus bei lokalisierten Tumoren

Wolfram, G. (Inst. für Ernährungswissenschaft Freising-Weihenstephan der TU München)

Referat

Einleitung

Ein Patient sucht seinen Arzt auf und berichtet folgendes: Seit etwa 2 Monaten bemerke er eine Einschränkung der körperlichen Leistungsfähigkeit. Außerdem habe sich sein Appetit verschlechtert. Seine Frau habe ihn gedrängt, deshalb zum Arzt zu gehen. Eine erste Untersuchung des Patienten ergibt als wichtigsten Befund einen Gewichtsverlust von 3 kg. Die gründliche laborchemische und röntgenologische Untersuchung bestätigt die Verdachtsdiagnose „Tumor", in unserem Fall ein Bronchialcarcinom.

Gegenstand meiner Ausführungen sind Allgemeinstörungen des Organismus bei lokalisierten Tumoren, deren Größe im Verhältnis zur Körpermasse gering und deren Lokalisation keine direkte Beziehung zu diesen Allgemeinstörungen erkennen läßt. Aufgrund realistischer Schätzungen darf man annehmen, daß in einer beliebigen Gruppe von Krebskranken in verschiedenen Stadien der Krankheit 10—50% an einem paraneoplastischen Syndrom leiden und 70% der Patienten irgendwann im Verlauf ihrer Krankheit ein solches Syndrom entwickeln werden [32]. Die Allgemeinstörungen des Organismus sind darunter viel häufiger als endokrine oder neurologische paraneoplastische Syndrome.

Bei den Überlegungen zur Pathogenese von Allgemeinstörungen lokalisierter Tumoren stellt sich rasch die Frage nach „spezifischen" Stoffwechselveränderungen im Tumor und den vielleicht „unspezifischen" Stoffwechselreaktionen des Carcinomträgers, die für Allgemeinstörungen wie Anorexie, Kachexie oder Fieber verantwortlich sein könnten. Die gezielte Tumortherapie wird vorerst in jedem Fall von der Chirurgie, Radiologie oder Chemotherapie durchgeführt werden müssen. Aus kausalen Zusammenhängen zwischen Stoffwechselveränderungen und Allgemeinstörungen könnten sich jedoch für die unterstützende Allgemeinbehandlung, z. B. durch Überwindung der Anorexie, wichtige Ansätze ergeben.

Unterschiede im Stoffwechsel von Tumor und Organismus

Jede Krebszelle ist aus einer normalen Zelle durch maligne Entartung entstanden und ihr Stoffwechsel wird in Abhängigkeit von ihrer Herkunft und dem Grad ihrer Malignität unterschiedlich verändert sein.

Eine frühe Erkenntnis der Biochemie maligner entarteter Zellen war die Entdeckung Otto Warburgs aus dem Jahre 1923, daß in schnellwachsenden entdifferenzierten Tumoren die Glycolyse der bevorzugte Weg der Energieerzeugung ist. Durch die Verwendung neuer Versuchsmodelle, speziell von Hepatomen mit unterschiedlichen Wachstumsraten und damit unterschiedlichen Graden der Malignität, konnten in neuerer Zeit quantitative und auch einige qualitative Unterschiede zwischen dem Stoffwechsel von Tumorzellen und gesunden Zellen anhand der Aktivität von Schlüsselenzymen nachgewiesen werden [47, 48]. Um beim Beispiel des Kohlenhydratstoffwechsels zu bleiben, liegen die quantitativen Unterschiede in der verminderten Aktivität der Schlüsselenzyme der Gluconeogenese einerseits und der erhöhten Aktivität der entsprechenden Enzyme der Glycolyse andererseits. Die qualitativen Unterschiede ergeben sich aus Verschiebungen der Isoenzyme. Die leberspezifische Glucokinase und Pyruvatkinase mit hoher Michaeliskonstante gehen verloren, dafür erscheinen vermehrt eine Hexokinase und Pyruvatkinase mit niedriger Michaeliskonstante [47].

Die quantitativen und qualitativen Veränderungen im Kohlenhydratstoffwechsel der Tumorzelle führen zu einer Betonung der Glycolyse mit dem Endprodukt Milchsäure, welche die Tumorzelle an das Blut abgibt, und zu einer Verminderung der Gluconeogenese. Die Besonderheit dieser Stoffwechselsituation besteht darin, daß der Abbau der Glucose zu Milchsäure im Tumorgewebe und die Gluconeogenese aus Milchsäure in Leber oder Nierenrinde ablaufen. Dies hat vor allem energetische Konsequenzen. Die Tumorzelle gewinnt beim Abbau von Glucose zu Milchsäure 2 Mol ATP pro Mol Glucose. Die Gluconeogenese aus Milchsäure erfordert 6 Mol ATP, die aus den Energiereserven des Organismus bereitgestellt werden müssen. Der Organismus verliert bei jedem Durchlauf dieses Cori-Zyklus pro Mol Glucose 2 Mol ATP durch die Glycolyse an den Tumor und zweimal 6 Mol ATP für die Gluconeogenese aus 2 Mol Milchsäure, also insgesamt 14 Mol ATP [22]. Bei Patienten mit wenig fortgeschrittenem Tumor wurde eine Steigerung des Cori-Zyklus auf das Zwei- bis Vierfache festgestellt [34]. Bezogen auf einen 70 kg schweren Menschen entspricht dies einer täglichen Neubildung von 100–150 g Glucose allein aus Lactat. Dabei wurde die Gluconeogenese aus Aminosäuren noch nicht berücksichtigt. Die Tumorzelle gewinnt auf diese Weise relativ wenig Energie für ihre eigenen Zwecke zu Lasten eines hohen Energieaufwandes seitens des Organismus. Die daraus abgeleitete Theorie zur Pathogenese der Kachexie blieb jedoch nicht unwidersprochen [29].

Bei Energiemangel verwendet der Organismus zunächst immer Eiweiß für die Gluconeogenese. Gesundes Gewebe stellt aber nach einiger Zeit auf die Verbrennung von Fett und Ketonkörpern um, während der Tumor unabhängig von der Ernährungssituation des Organismus nahezu ausschließlich Glucose zur Energiegewinnung benützt. Die Gluconeogenese aus Aminosäuren ist auch an Veränderungen des Aminosäurespektrums im Blut abzulesen. Während die verzweigtkettigen Aminosäuren im wesentlichen unverändert bleiben, sind die glucogenen Aminosäuren Alanin, Glycin und Threonin erniedrigt [9]. Für die Substrataufnahme des Tumors ist auch bezeichnend, daß die Glucose der interstitiellen Flüssigkeit vom Tumorgewebe fast vollständig ausgeschöpft wird, während normales Gewebe nur etwa ein Drittel dieser Glucose aufnimmt [24].

Besonderheiten im Aminosäurenstoffwechsel werden aufgrund von Veränderungen der Aminosäuremuster im Serum und im Muskel von Tumorpatienten postuliert [9, 50]. Durch eine verminderte Zufuhr bestimmter essentieller Aminosäuren konnte im Tierexperiment Tumorwachstum gehemmt werden, ohne daß das Wachstum des Wirts wesentlich beeinflußt wurde [42]. Durch gezielte

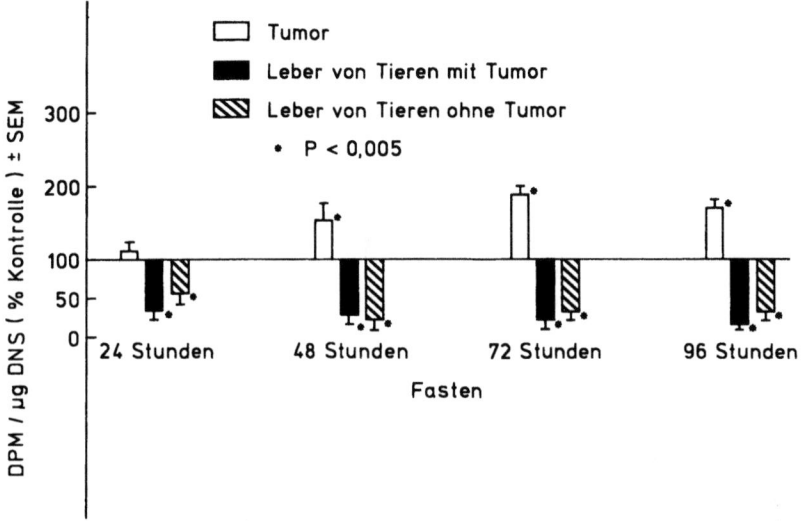

Abb. 1. Einbau von ³H-Thymidin in die DNS von Tumoren und in die DNS des Lebergewebes von Tieren mit Tumor und von Tieren ohne Tumor während Fasten [6]

Eingriffe in den Aminosäurenstoffwechsel ergeben sich interessante Perspektiven für ein zusätzliches therapeutisches Konzept.

Die Abweichungen im Nucleinsäurestoffwechsel der Tumorzelle konnten anhand von Einbaustudien des DNS-Vorläufers ³H-Thymidin eindrucksvoll dargestellt werden. Selbst während einer Hungersituation erhöhte sich im Tumor die DNS-Synthese, während in der Leber von Ratten mit und ohne Tumor dieser Parameter abnahm [6] (Abb. 1). Das Ergebnis dieses Versuchs dokumentiert die Unabhängigkeit des Tumors vom Stoffwechsel des Wirtsorganismus und seiner ernährungsbedingten Regulation.

Besonderheiten, die einmal von der Herkunft der Tumorzelle und zum anderen dem Grad ihrer Malignität abhängen, münden am Ende doch in Stoffwechselveränderungen, die allen Krebszellen mehr oder minder gemeinsam sind (Tabelle 1).

Tabelle 1. Stoffwechselmuster der Tumorzelle [48]

Kohlenhydratstoffwechsel	
Glycolyse	↑
Gluconeogenese	↓
Pentose-Phosphat	↑
Nucleotidstoffwechsel	
Purinsynthese	↑
Purinabbau	↓
Pyrimidinsynthese	↑
Pyrimidinabbau	↓
DNS-Synthese	↑
Proteinstoffwechsel	
Proteinsynthese	↑
Aminosäureabbau	↓
Harnstoffzyklus	↑

Diese Merkmale des Tumorstoffwechsels wurden zwar an verschiedenen Arten von Hepatomen beim Tier erstmals genauer untersucht, sie sind inzwischen aber auch an menschlichen Hepatomen [46, 48] und an menschlichen Hypernephromen [45, 48] nachgewiesen worden.

Lactatazidose

Bei Patienten mit lokalisierten Tumoren findet man im allgemeinen normale oder nur gering erhöhte Serum-Lactatspiegel (Abb. 2) [4, 21]. Situationen, die bereits für sich als auslösende Ursache einer Lactatazidose bekannt sind, z. B. Schock unterschiedlicher Genese, Äthanolintoxikation, können bei einem Krebspatienten in Abhängigkeit von der Tumormasse das Risiko einer Stoffwechselentgleisung im Sinne einer Lactatazidose erhöhen. Als Ursache wird eine akute Überlastung der Gluconeogenese aus Lactat in Leber und Niere diskutiert. Nach Angaben in der Literatur kann auch die Infusion einer hochprozentigen Glucoselösung bei Hyperalimentation eines Tumorkranken zu einer Lactatazidose führen [23]. Eine Lactatazidose wurde jedoch bisher nur bei einem Zusammentreffen mehrerer kausaler Faktoren beschrieben. Die Lactatazidose ist also eine ungewöhnliche aber dennoch mögliche Komplikation bei einem Patienten mit lokalisiertem Tumor.

Appetitlosigkeit und Gewichtsverlust sind häufige Allgemeinstörungen im Spätstadium einer malignen Erkrankung. Das volle Ausmaß der Kachexie ist jedoch die Manifestation einer Katastrophe, die früh ihren Anfang nimmt und lange verdeckt bleiben kann. Appetitstörungen und Gewichtsverlust können auch als erste klinische Manifestationen einer Tumorkrankheit auftreten und einen klinischen Eindruck der Krankheit vermitteln, der in keinem Verhältnis zum geschätzten oder bekannten Ausmaß des Tumors steht.

Anorexie

Über die Häufigkeit und die zeitliche Beziehung des Appetitverlustes zum Verlauf der Krankheit liegen kaum zuverlässige Angaben vor. Ein Grund dafür sind die

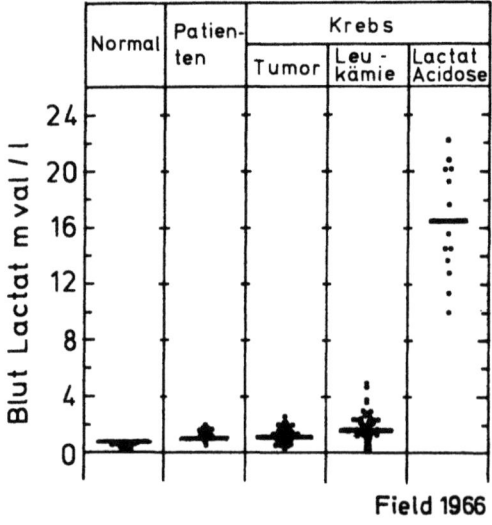

Abb. 2. Lactatkonzentrationen im Blut von Kontrollpersonen, Patienten ohne Tumor und Patienten mit verschiedenen Krebsarten (modifiziert nach [4])

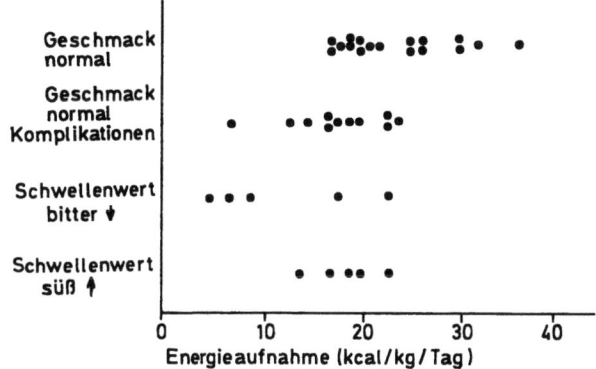

Abb. 3. Energiezufuhr bei Krebspatienten. Patienten mit normalen Geschmacksempfindungen und ohne Komplikationen haben eine höhere Energieaufnahme als Patienten mit zwar normalem Geschmack aber mit Komplikationen wie Schmerz, Übelkeit oder Stenosen im Bereich des Magen-Darm-Trakts. Veränderungen in den Geschmacksempfindungen bitter oder süß vermindern ebenfalls die Energieaufnahme [19]

Schwierigkeiten bei der Objektivierung dieses Symptoms. Manche Patienten leugnen bei der Anamnese Veränderungen des Appetits und haben dennoch Gewicht verloren. Gelegentlich werden ein rasches Sättigungsgefühl trotz guten Appetits bei Beginn der Mahlzeit oder auch guter Appetit am Morgen und zunehmende Appetitlosigkeit im weiteren Verlauf des Tages angegeben. Nach vorsichtiger Schätzung dürfte bei 10–20% der Patienten mit lokalisierten Tumoren im Frühstadium mit Anorexie zu rechnen sein [32, 40].

Die Regulation von Hunger und Sättigung ist auch im physiologischen Bereich noch nicht ausreichend geklärt [18]. Von den Chemorezeptoren der Mundhöhle und den verschiedenartigen Neurorezeptoren des Magen- und Darmtrakts bis zu den Zentren im Hypothalamus sind viele Angriffspunkte für Störfaktoren denkbar [18, 40]. Dementsprechend groß ist die Zahl der Hypothesen zur Entstehung der Anorexie [30, 40, 41].

Neurophysiologisch objektivierbare Befunde liegen auf dem Gebiet der Geschmacksempfindungen von Tumorpatienten vor, bei denen lokal keine Veränderungen der Mundschleimhaut festgestellt werden konnten [17]. Die häufigsten Störungen waren eine Erhöhung des Schwellenwerts der Geschmacksempfindung für „süß" bei etwa einem Drittel der untersuchten Patienten und eine Erniedrigung des Schwellenwerts für die Geschmacksrichtung „bitter" bei etwa einem Sechstel der Patienten [15, 18, 19, 49]. Die Patienten mit diesen Geschmacksstörungen zeigten im Vergleich zu Tumorpatienten mit normalem Geschmackssinn eine verminderte Energieaufnahme [19] (Abb. 3). Eine weitere Gruppe von Tumorpatienten mit unveränderten Geschmacksempfindungen aber anderen Komplikationen wie Schmerzen oder Metastasen nahm ebenfalls weniger Nahrung zu sich. Hier muß man psychische Einflüsse als mögliche Ursache diskutieren [25]. Patienten mit einer Aversion gegen Fleisch hatten zum Teil eine Senkung des Schwellenwerts der Geschmacksempfindung „bitter" um den Faktor 100 (Abb. 4). Von den Patienten ohne Fleischaversion wich dagegen keiner von den Werten einer Kontrollgruppe gesunder Personen ab [17]. Die Geschmacksstörungen nehmen an Häufigkeit und Ausprägung mit dem Wachstum des Tumors zu. Nach erfolgreicher Therapie oder während einer Remission wurden Besserungen der Geschmacksstörungen beobachtet [35]. Ex juvantibus ist dies eine interessante Bestätigung causaler Zusammenhänge zwischen Tumor und Geschmacksempfinden. Die Bedeutung von Geschmacksstörungen oder auch von möglichen Störungen

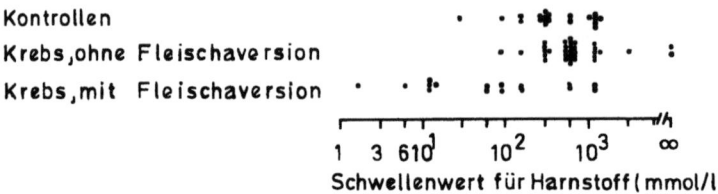

Abb. 4. Schwellenwert für die Geschmacksqualität „bitter" (Harnstoff) bei Kontrollpersonen sowie bei Krebspatienten mit und ohne Aversion gegen Fleisch [17]

des Geruchssinns im Rahmen des komplexeren Problems der Anorexie wird noch unterschiedlich beurteilt [30].

Als Ursachen der Anorexie werden durch den Tumor bedingte Stoffwechselstörungen mit Veränderungen von Metabolit- oder Hormonspiegeln im Blut oder vom Tumor produzierte pathologische Verbindungen diskutiert [18]. Ein erhöhter Lactatspiegel im Blut könnte Übelkeit und Appetitverlust verursachen [33]. Veränderungen im Aminosäurenmuster des Blutes von Tumorpatienten sollen den Appetit hemmen [18, 40]. Erniedrigte Insulinspiegel werden in der Literatur mit der Anorexie in Verbindung gebracht [18, 36]. Katecholamine, in einer für den Tumorpatienten durchaus vorstellbaren Streßsituation vermehrt freigesetzt, können Zentren im Hypothalamus hemmen [19]. Im weiteren Verlauf der Krankheit ist daran zu denken, daß ein beginnendes Defizit an bestimmten Nährstoffen, z. B. Thiamin oder Zink, die Anorexie noch verstärken könnte, oder daß bei länger andauernder Störung der Nahrungsaufnahme atrophische Veränderungen an Schleimhaut und Muskulatur von Magen und Darm zu Funktionsstörungen führen, die mit dem raschen Sättigungsgefühl mancher Tumorkranker in Verbindung zu bringen sind [18]. Darüber hinaus besteht die Hypothese, daß vom Tumor stammende Peptide, Oligonucleotide und weitere niedermolekulare Metabolite für die Anorexie des Tumorkranken verantwortlich sind [40]. Dafür fehlt allerdings bisher ein experimenteller Beweis. Bei allen diesen Überlegungen sollte man nicht übersehen, daß die Nahrungsaufnahme des Krebspatienten auch durch psychische Faktoren gestört sein kann. Ein durch diagnostische oder therapeutische Maßnahmen verängstigter und deprimierter Patient wird selbst angenehmen Geschmacksempfindungen keinen so positiven Anreiz zur Nahrungsaufnahme abgewinnen können [25]. Die entscheidende Frage, warum der Patient mit einem lokalisierten Tumor bei freiem Angebot an Nahrung nicht mehr ausreichend ißt, kann heute noch nicht beantwortet werden. Wahrscheinlich sind mehrere Faktoren beteiligt [18, 30].

Kachexie

Kachexie als allgemeiner physischer und auch psychischer Verfall, in seinem klinischen Bild gekennzeichnet durch Gewichtsverlust, Schwäche und Apathie, ist die Folge lokaler und systemischer negativer Einflüsse des Tumors auf den Organismus.

Unter 129 Patienten mit Brochialcarcinom von begrenzter räumlicher Ausdehnung hatten 40% einen Gewichtsverlust von wenigstens 6% [16]. In einer anderen Studie hatten von 200 Patienten mit lokalisierten Tumoren ohne Metastasen 8,5% zum Zeitpunkt der Diagnose einen Gewichtsverlust angegeben [32]. Nach unseren eigenen Beobachtungen und den Angaben in der Literatur steht das Ausmaß der Kachexie in keiner sicheren Beziehung zur Tumorzellart, zur Tumormasse, zur Tumorausbreitung oder zur Nahrungsaufnahme [38]. Eine bestehende Kachexie wird sich allerdings mit der Ausbreitung des Tumors verstärken [32].

Früher galt Gewichtsverlust als Frühsymptom eines Tumors, eine verbesserte Diagnostik und häufigere Untersuchungen führen heute öfter zur Entdeckung eines Tumors bevor eine Gewichtsabnahme nachweisbar ist. Ungeklärter Gewichtsverlust muß immer Anlaß zur Suche nach einem Tumor sein.

Als einfachster klinischer Parameter für die Kachexie gilt das Körpergewicht. Im Verlauf der Kachexie wird nicht nur Fettgewebe, sondern auch Muskelgewebe zur Energiegewinnung herangezogen [51]. Dies führt zu Verlusten an fettfreier Körpermasse und Änderungen in der Zusammensetzung des Körpers [43]. Durch Wasserretention, die sich nicht durch Ödeme manifestieren muß, kann der tatsächliche Verlust an Körpersubstanz weiter verschleiert werden [38]. Selektive Messungen einzelner Körpergewebe und Flüssigkeitsräume weisen dies nach [43].

Ganz allgemein betrachtet wird der Gewichtsverlust verursacht durch eine negative Bilanz zwischen Energieaufnahme und Energieverbrauch. Durch Anorexie bedingt kann auch die Energieaufnahme gestört sein, es gibt jedoch auch Tumorpatienten, die trotz unveränderter Nahrungszufuhr Gewicht verlieren. Eine Steigerung des Grundumsatzes als allgemein gültiges Merkmal des Stoffwechsels beim Krebskranken konnte bisher nicht nachgewiesen werden. Lediglich bei rasch wachsenden Tumoren und bei Fieber, z. B. bei Leukämien oder Morbus Hodgkin, ist mit einer Erhöhung des Grundumsatzes zu rechnen. Bei einigen Patienten mit Tumor soll die Nahrungsenergie angeblich mit einem geringeren Wirkungsgrad genutzt werden [51]. Methodische Schwierigkeiten und große individuelle Unterschiede zwischen Energieaufnahme, Energieabgabe und Ruheumsatz von Krebskranken erschweren gesicherte Aussagen. Mit zunehmender Kachexie ist auch mit sekundären Veränderungen der Funktion einzelner Organe zu rechnen [28], z. B. verminderter Proliferation der Dünndarmschleimhaut mit Resorptionsstörungen, welche die Kachexie weiter begünstigen [28, 44]. Die Kachexie des Tumorkranken geht mit zahlreichen Stoffwechselveränderungen einher. Erhöhte Gluconeogenese, verschlechterte Glucosetoleranz, erhöhte Lipolyse, vermehrter Eiweißabbau [3, 16], speziell im Muskel [51], Störungen im Aminosäurenstoffwechsel [9], verminderte Eiweißsynthese speziell von Immunglobulinen werden beschrieben. Weil diese Veränderungen zum großen Teil auch bei Kachexie anderen Ursprungs in ähnlichem Ausmaß vorliegen können, bleibt die Frage nach möglichen negativen Einflüssen von toxischen Peptiden oder anderen Metaboliten des Tumors auf den Stoffwechsel des Wirtsorganismus interessant [18]; denn selten erreicht die Masse eines isolierten Tumors mehr als wenige Prozent der Körpermasse, und dennoch soll das spezifische Stoffwechselmuster des Tumors den Stoffwechsel des gesamten Organismus so nachhaltig und verhängnisvoll verändern.

Fieber

Bei einer bisher gesunden Person ist Fieber im allgemeinen Ausdruck einer Infektion. Ein Tumor kann von sich aus Fieber erzeugen, aber Fieberepisoden sind bei Leukämien in über 80%, bei Lymphomen in über 50% und bei soliden Tumoren in 50% auf Infektionen zurückzuführen [20, 32]. Diese Zahlen sprechen einerseits

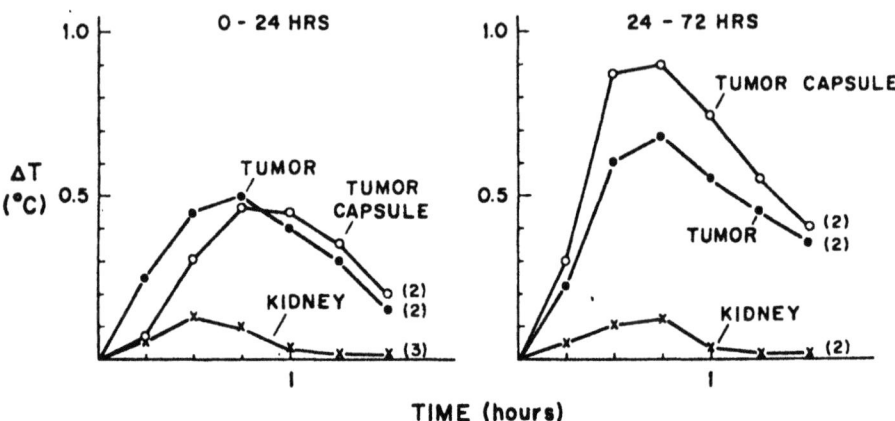

Abb. 5. Nachweis einer Pyrogen-Reaktion beim Kaninchen durch Injektion von Material aus normaler Niere bzw. Hypernephromgewebe und dessen Kapsel. Die Zahlen in Klammern geben die Zahl der Versuche an [5]

dafür, bei einem Patienten mit bekanntem Tumor Fieberschübe nicht leichtfertig als Tumorfieber auf sich beruhen zu lassen, sondern nach dem Erreger zu suchen, und andererseits bei einem bisher gesunden Patienten mit Fieber nach Ausschluß einer Infektion auch an das paraneoplastische Syndrom zu denken. Die Bedeutung der Infektion bei Krebskranken unterstreichen Erhebungen über die Todesursachen [26]. Etwa 50% der Patienten mit soliden Tumoren und über 70% der Patienten mit akuten Leukämien sterben an Infektionen [26, 27].

Durch den Tumor selbst bedingtes Fieber findet man bei Sarkomen, Hypernephromen und bei Carcinomen der Bauchspeicheldrüse, der Leber oder des Magens. Auch beim Morbus Hodgkin kann bereits Fieber auftreten, wenn er noch auf eine einzige Lymphknotenregion begrenzt ist. Allerdings tritt das Pel-Ebstein-Fieber nur in etwa 3% der Fälle auf. Bei malignen Tumoren der Niere ist in etwa 20% der Patienten mit Fieber zu rechnen, aber nur bei 2% als alleiniges Frühsymptom [7].

An der Existenz eines durch Tumor verursachten Fiebers besteht heute nur noch wenig Zweifel. Gewebe von verschiedenen menschlichen Tumoren, z. B. Lymphomen und Zellinien vom Morbus Hodgkin produzieren endogene Pyrogene in vitro [1]. Mit Extrakten aus Nierentumoren und deren Kapsel konnte im Vergleich zu Extrakten aus gesunden Nieren nach Inkubation bei Kaninchen eine deutliche Fieberreaktion erzeugt werden (Abb. 5). Eine Isolierung von im Blut des Tumorpatienten vorhandenen Pyrogenen oder ihre eindeutige Identifizierung ist bisher noch nicht erfolgt [1].

Therapie

Patienten mit Anorexie, Kachexie und ihren Folgen sind einem erhöhten Risiko von Infektionen ausgesetzt. Die Verminderung ihrer physischen und psychischen Leistungsfähigkeit schränkt die Anwendung von gezielten chirurgischen, radiologischen und chemotherapeutischen Maßnahmen von vornherein ein. Diese Maßnahmen werden dann ihrerseits den Ernährungszustand der Patienten beeinträchtigen [28, 31, 41]. Wie rasch vielfältige Nährstoffmangelzustände bei

Tabelle 2. Nährstoffmangel bei Patienten mit Tumoren ($n=120$) [8]

Ascorbinsäure in Leukozyten ↓	71%
Anämie	49%
Thiamin-Mangel	37%
Folsäure-Mangel	23%
Vitamin A-Mangel	15%
Vitamin B_{12}-Mangel	0%
Albumin < 3,5 g/100 ml	47%
< 3,0 g/100 ml	20%
Gewichtsverlust 0– 6%	24%
7–15%	31%
16–25%	31%

Tumorpatienten auftreten können, wurde wiederholt gezeigt [8] (Tabelle 2). Die Erfassung des Ernährungszustandes mit zuverlässigen Parametern ist für die Prognose und die Therapiekontrolle gleichermaßen wichtig [2, 38]. Einwände gegen die Ernährungstherapie wegen einer einseitigen Begünstigung des Tumorwachstums beruhen vorwiegend auf Tierexperimenten, die ohne gezielte Tumortherapie durchgeführt wurden [10]. Beim Patienten mit Tumor werden optimale Ernährung und eine geeignete Tumortherapie immer gleichzeitig zur Anwendung kommen [12]. Nachteilige Folgen dieses Vorgehens sind bisher nicht belegt.

Es liegt im Interesse des Patienten, seiner Familie und des Arztes die Ernährung des Tumorpatienten möglichst früh fest in die Hand zu nehmen, da die Erhaltung eines guten Ernährungszustandes risikoarmer und zeitsparender ist als seine Wiederherstellung. Der Krebspatient muß mit Geduld zum Essen ermutigt und von der Bedeutung seiner aktiven Mithilfe auf diesem Gebiet für das gesamte therapeutische Konzept überzeugt werden. Was, welche Mengen und wie oft der Patient ißt, sollte nicht vom Speiseplan der Küche oder vom Organisationsplan der Station abhängen, sondern von den Wünschen des Patienten. Negative Auswirkungen eines raschen Sättigungsgefühls können durch mehrere kleine Mahlzeiten ausgeglichen werden [18]. Bei Geschmacksstörungen kommt dem Geruch, der Temperatur und dem Aussehen der Speisen erhöhte Bedeutung zu. Eine Aversion gegen Fleisch wirkt sich bei warmem Braten deutlicher aus, als bei kalten Fleischsalaten (Tabelle 3).

Patienten mit bereits bestehender Kachexie müssen energisch einer intensiven Ernährungstherapie zugeführt werden. Die technischen Voraussetzungen haben sich in den letzten Jahren stark verbessert [37]. Eine Ergänzung der oralen Nährstoffzufuhr durch Sondennahrung oder eine zusätzliche parenterale

Tabelle 3. Ernährung des Krebskranken

Individuelle Speisepläne!
Vorschläge bei Fleischaversion (Eiweiß kalt!)

Eiweißreiche Salate
Eier, Käse-Sellerie, Thunfisch, Geflügel

Eiweißreiche Zwischenmahlzeiten
Quarkaufstrich, Hüttenkäse, Müsli

Eiweißreiche Nachtische
Joghurtspeisen mit Früchten, Milchmixgetränke, Pudding mit Vanillecreme

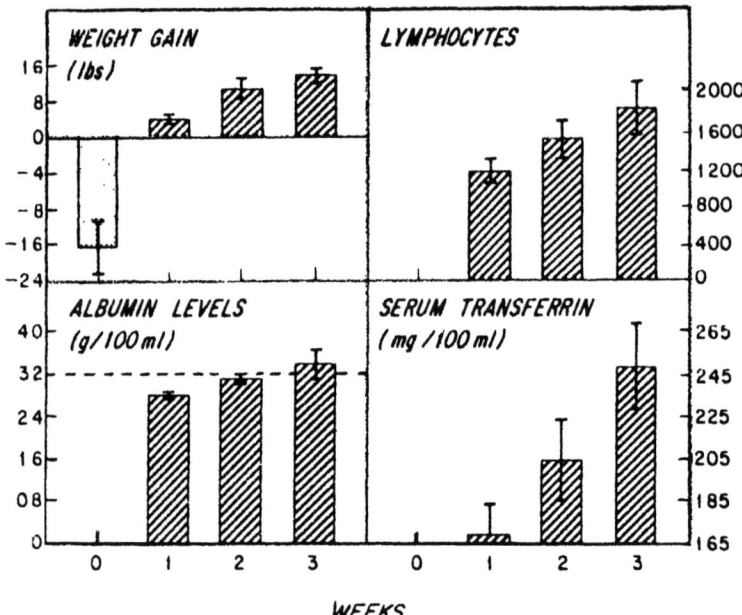

Abb. 6. Verhalten von Körpergewicht, Albumin und Transferrin im Serum sowie Lymphozytenzahl bei Tumorpatienten unter intensiver Ernährungstherapie [3]

Ernährung, die von einigen Zentren auch schon ambulant durchgeführt wird [39], sind zwar aufwendige und teuere, aber für den Patienten entscheidend wichtige Maßnahmen. Gehen Gewichtsverlust des Tumorpatienten zu Lasten von Fettgewebe und fettfreier Körpermasse, so scheint bei Gewichtszunahme zunächst das Fettgewebe zuzunehmen [52]. Verlaufskontrollen mit differenzierten Methoden weisen nach, daß durch Ernährungstherapie nach wenigen Wochen neben der Gewichtszunahme auch ein Anstieg der Serumeiweißfraktionen, als Parameter des Eiweißstoffwechsels, sowie Lymphozytenzahl oder der zellvermittelten Immunität möglich sind [3] (Abb. 6). Chemotherapie und Strahlentherapie zeigten bei diesen Patienten wesentlich weniger Nebenwirkungen, so daß höhere Dosierungen toleriert und die Behandlungsintervalle verkürzt werden konnten [11–14].

Ohne Zweifel sind Allgemeinstörungen lokalisierter Tumoren in Form von Anorexie und Kachexie durch biochemische Veränderungen verursacht und bestimmen bei einer großen Zahl der Tumorpatienten die Prognose der Krankheit. Verhungern müßten heute nur noch sehr wenige Tumorpatienten. Eine Verbesserung der Ernährungssituation schafft günstigere Voraussetzungen für eine gezielte Tumortherapie und hebt das Allgemeinbefinden sowie die Stimmung der Patienten.

Literatur

1. Bernheim HA, Block LH, Atkins E (1979) Fever: Pathogenesis, pathophysiology and purpose. Ann Intern Med 91: 261–270 – 2. Blackburn GL, Benotti PN, Bistrian BR, Bothe A, Maini BS, Schlamm HT, Smith MF (1979) Nutritional assessment and treatment of hospital malnutrition. Infusionstherapie 6: 238–250 – 3. Blackburn GL, Maini BS, Bistrian BR, McDermott WV Jr (1977) The effect of cancer

on nitrogen, electrolyte and mineral metabolism. Cancer Res 37: 2348–2353 – 4. Block JB (1974) Lactic acidosis in malignancy and observations on its possible pathogenesis. Ann NY Acad Sci 230: 94–101 – 5. Bodel P (1974) Tumors and fever. Ann NY Acad Sci 130: 6–13 – 6. Brennan MF (1977) Uncomplicated starvtion versus cancer cachexia. Cancer Res 37: 2359–2364 – 7. Chisholm GD (1974) Nephrogenic ridge tumors and their syndromes. Ann NY Acad Sci 230: 403–423 – 8. Calman KC (1980) Nutritional support in cancer. In: Karran SJ, Alberti KG (eds) Practical nutritional support. Pitman Medical, Bath, p 283 – 9. Clarke EF, Lewis AM, Waterhause C (1978) Peripheral amino acid levels in patients with cancer. Cancer 42: 2909–2913 – 10. Cameron JL, Pavlet WA (1976) Stimulation of growth of a transplantable hepatoma in rats by parenteral nutrition. J Natl Cancer Inst 56: 597 – 11. Copeland EM, MacFayden BV, Lanzotti VJ, Dudrick SJ (1975) Intravenous hyperalimentation as an adjunct to cancer chemotherapy. Am J Surg 129: 167 – 12. Copeland EM, Daly JM, Ota DM, Dudrick SJ (1979) Nutrition, cancer and intravenous hyperalimentation. Cancer 43: 2108–2116 – 13. Copeland EM, Souchon EA, MacFayden BV, Rapp MA, Dudrick SJ (1977) Intravenous hyperalimentation as an adjunct to radiation therapy. Cancer 39: 609–616 – 14. Copeland EM, MacFayden BV, Dudrick SJ (1974) Intravenous hyperalimentation in cancer patients. J Surg Res 16: 241–247 – 15. Carson JAS, Formican A (1977) Taste acuity and food attitudes of selected patients with cancer. J Am Diet Assoc 70: 361–365 – 16. Costa G (1977) Cachexia, the metabolic component of neoplastic diseases. Cancer 37: 2327–2335 – 17. DeWys WD, Walters K (1975) Abnormalities of taste sensation in cancer patients. Cancer 36: 1888–1896 – 18. DeWys WD (1979) Anorexia as a general effect of cancer. Cancer 43: 2013–2019 – 19. DeWys WD (1977) Anorexia in cancer patients. Cancer Res 37: 2354–2358 – 20. Dilworth JA, Mandell GL (1975) Infections in patients with cancer. Semin Oncol 2: 349–359 – 21. Field MJ, Block JB, Levin R, Rall DP (1966) Significance of blood lactate elevations amoung patients with acute leucemia and other neoplastic proliferative disorders. Am J Med 40: 528 – 22. Gold J (1974) Cancer cachexia and gluconeogenesis. Ann NY Acad Sci 230: 103–111 – 23. Goodgame JT, Pizzo P, Brennan MF (1978) Iatrogenic lactid acidosis. Cancer 42: 800–803 – 24. Gullino P, Grantham FH, Courtney AH (1967) Relationship between oxygen and gluconseconsumption by transplanted tumors in vivo. Cancer Res 27: 1041–1052 – 25. Holland JCB, Rowland J, Plumb M (1977) Psychological aspects of anorexia in cancer patients. Cancer 37: 2425–2428 – 26. Inagaki J, Rodriguez V, Bodey GP (1974) Causes of death in cancer patients. Cancer 33: 568–573 – 27. Ketchel SJ, Rodriguez V (1978) Acute infections in cancer patients. Semin Oncol 5: 167–179 – 28. Lawrence W (1979) Effects of cancer on nutrition. Cancer 43: 2020–2029 – 29. Morris HP (1965) Studies on the development of biochemistry and biology of experimental hepatomas. Adv Cancer Res 9: 227 – 30. Morrison SD (1978) Origins of anorexia in neoplastic disease. Am J Clin Nutr 31: 1104–1107 – 31. Ohnuma T, Holland JF (1977) Nutritional consequences of cancer chemotherapy and immunotherapy. Cancer Res 37: 2395–2406 – 32. Payan HM, Gilbert EF, Mattson M (1978) Hematological and biochemical paraneoplastic disorders. Arch Pathol Lab Med 102: 19–21 – 33. Pitts FN, McClure JN (1967) Lactate metabolism in anxiety neurosis. N Engl J Med 277: 1329 – 34. Reichard GA, Moury MJ, Hochella NJ, Patterson AL, Weinhouse S (1963) Quantitative estimation of the cori cycle in the human. J Biol Chem 238: 495 – 35. Russ J, DeWys WD (1977) Correction of taste abnormality of malignancy with intravenous hyperalimentation. Arch Intern Med 138: 799–800 – 36. Schein PS, Kisner D, Haller D, Blecher M, Hamosch M (1979) Cachexia of malignancy – Potential role of insulin in nutritional management. Cancer 43: 2070–2076 – 37. Shenkin A, Wretlind A (1978) Allgemeine Aspekte hinsichtlich der intravenösen Ernährung von Krebspatienten. Infusionstherapie 5: 1–11 – 38. Shils ME (1979) Principles of nutritional therapy. Cancer 43: 2093–2102 – 39. Solassol C, Joyeux H, Etco L, Pujol H, Romieu C (1974) New techniques for long term intravenous feeding. An artifical gut in 75 patients. Ann Surg 4: 179 – 40. Theologides A (1976) Anorexia-producing intermediary metabolites. Am J Clin Nutr 29: 552–558 – 41. Theologides A (1979) Cancer cachexia. Cancer 43: 2004–2012 – 42. Theurer RC (1971) Effect of essential amino acid restriction on growth of female C57BL mice and their implanted BW 10232 adenocarcinomas. J Nutr 101: 223 – 43. Warnold I, Lundholm K, Schersten T (1978) Energy balance and body composition in cancer patients. Cancer Res 38: 1801–1807 – 44. Weiner R, Matkowitz R, Hartig W, Conradi G, Laue R (1979) Enterale Resorption und Tumorkachexie. Z Gesamte Inn Med 34: 57–61 – 45. Weber G, Jackson RC, Williams JC et al. (1977) Enzymatic markers of neoplastic transformation and regulation of purine and pyrimidine metabolism. Adv Enzyme Regul 15: 53–77 – 46. Weber G, Walt RA, Glover JL et al. (1976) Biochemical basis of malignancy in man. Biological characterization of human tumours. Excerpta Medica, Amsterdam, p 60 – 47. Weber, G (1977) Enzymology of cancer cells. N Engl J Med 296: 486–492 – 48. Weber G (1977) Enzymology of cancer cells. N Engl J Med 296: 541–551 – 49. Williams LR, Cohen MH, Sewell MB (1978) Altered taste thresholds in lung cancer. Am J Clin Nutr 31: 122–125 – 50. Wilson EA, Sprague AD, Hurst ME, Reddich JW (1976) Free serum amino acids in patients with advanced cervical carcinoma. Gynecol Oncol 4: 311 – 51. Young VR (1977) Energy metabolism and requirements in the cancer patient.

Immundefektzustände bei Tumorkranken

Schumacher, K. (Abt. für Hämatologie, Immunologie und Onkologie, Zentrum für Innere Medizin, Robert-Bosch-Krankenhaus, Stuttgart)

Referat

I. Einleitung

Untersuchungen der letzten Dekaden haben reichlich Information ergeben, daß sowohl bei experimentellen Tiertumoren als auch bei Tumorkrankheiten des Menschen Störungen entweder der Antikörpersynthese, der zellgebundenen Immunantwort oder von beidem häufig vorkommen. Es scheint naheliegend anzunehmen, daß solche immunologischen Defektzustände in direkter Beziehung stehen zum Vorhandensein bzw. zur Proliferation von Tumorzellen (Abb. 1).

Berücksichtigt man, daß Tumorzellen Neo-Antigene auf ihrer Oberfläche tragen – dies gilt für virusinduzierte, für chemisch induzierte Tiertumoren und wurde auch für einen Teil von Tumoren des Menschen nachgewiesen – [5, 18, 19, 23], dann ist zu erwarten, daß Tumorzellen, die vom Immunsystem als fremd erkannt werden, sofort zerstört werden können [4, 31]. Im Falle des Überlebens von Tumorzellen muß man andererseits annehmen, daß der Mechanismus der Tumorzellerkennung, der Tumorzellzerstörung oder das Immunsystem defekt sind. Dafür spricht auch die höhere Tumorrate bei angeborenen und erworbenen Immundefektzuständen.

Die Störung des Immunsystems, die vielleicht latent vorhanden war und das Tumorwachstum begünstigt hat, wird durch Vorgänge, die in enger Beziehung

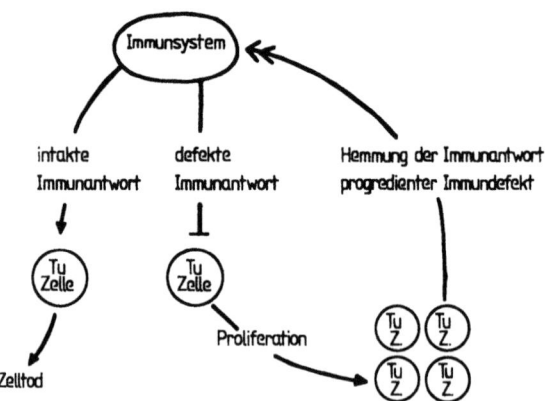

Abb. 1. Interaktion Immunsystem : Tumorzellen

stehen zum Tumorwachstum, weiterhin wesentlich verstärkt und weitet sich zu einem generellen Immundefekt aus.

II. Experimentelle Grundlagen

Die Grundlagen unserer Kenntnisse über die Interaktion von Immunsystem und Tumorkrankheit wurden weitgehend an tierexperimentellen Modellen erarbeitet.

Die in Abb. 2 gezeigten Mechanismen der Zerstörung einer Zielzelle (linke Bildhälfte) und der Störungen dieses Vorganges (rechte Bildhälfte) gelten gleichermaßen für Tumorzellen wie für Infektionserreger.

Wichtigste Störfaktoren, die bei Tumorkrankheiten auftreten und zu einem allgemeinen Defekt der Immunantwort führen können, sind blockierende Immunkomplexe, Hemmfaktoren der Immunantwort, sogenannte Suppressorzellen [3, 6–8, 10, 12, 13, 26, 29, 33–35, 37–39] und Defekte immunkompetenter Zellen [22].

III. Immundefekte bei Tumorpatienten

Für die Tumorkrankheiten des Menschen finden wir bezüglich der Einflüsse auf das Immunsystem prinzipiell ähnliche Verhältnisse wie bei autochtonen Tiertumoren.

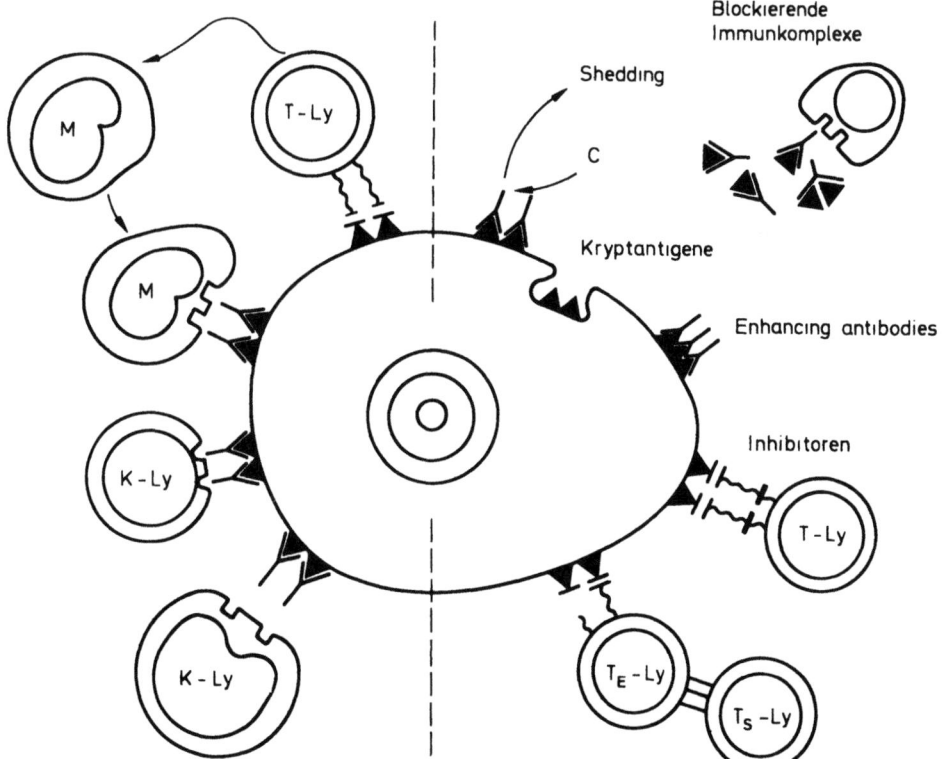

Abb. 2. Immunreaktionen an der Targetzelle und Möglichkeiten der Störung der Immunantwort [35]

1. Blockierende Immunkomplexe 2. Peptide mit immunsuppressiver Wirkung 3. Proteine mit immunsupressiver Wirkung 4. Suppressor-Zellen (T-Lymphozyten, Makrophagen) 5. Makrophagen-Defekt	**Tabelle 1.** Mechanismen die zur Störung der Immunabwehr bei Tumorpatienten führen

Auch für den Menschen wurde gezeigt, daß dem Tumorwachstum häufig eine generelle Depression des Immunsystems folgt. Dies äußert sich sowohl in einer mangelhaften Immunantwort gegen Tumorzellen, als auch in einer Abwehrschwäche gegen Infektionen [16].

Die Mechanismen, die zum Immundefekt führen, werden im Folgenden besprochen (Tabelle 1).

a) Zirkulierende Immunkomplexe

Seit 1971 wurden bei zahlreichen Tumoren des Menschen nephrotische Syndrome nachgewiesen, die man später, als man gelernt hatte, Immunkomplexe in der Zirkulation zu bestimmen, auf die Ablagerung von zirkulierenden Immunkomplexen zurückführen konnte [36].

Diese Immunkomplexe bestehen aus Tumor-Antigenen, dem zugehörigen Antikörper und Komplement [1]. Sie kommen bei fast allen Tumoren des Menschen in unterschiedlicher Häufigkeit vor [36] (Tabelle 2).

Immunkomplexe führen aber nicht nur gelegentlich zur Immunkomplexkrankheit mit Glomerulonephritis, sondern sie haben die für den Tumorträger fatale Wirkung, immunkompetente Zellen (K-Zellen) zu hemmen und selbst bei sonst intakter Immunabwehr auch die zelluläre Immunantwort gegen einen Tumor zu blockieren [1, 2, 15]. Zahlreiche Studien beim Menschen und in Tierexperimenten haben gezeigt, daß der Nachweis blockierender Immunkomplexe mit der Tumorgröße korreliert und eine schlechte Prognose der Krankheit anzeigt [14, 36] (Tabelle 3).

Raji Zell Ria zum Nachweis von Immunkomplexen bei Tumor-Patienten

Tabelle 2. Nachweis von zirkulierenden Immunkomplexen bei verschiedenen Tumoren des Menschen [n. 36]

Diagnose	Fallzahl	Zahl pos.	%pos.
Melanom	195	94	48
Colon-Ca	82	43	52
Bronch.-Ca	51	13	26
Brust.-Ca	44	15	34
Prostata-Ca	32	7	22
Pankreas-Ca	17	5	29
Magen-Ca	16	6	38
Oesoph.-Ca	11	5	46
Osteog. Sa	50	24	48
Lymphome	19	3	16
Normal Pers.	176	34	19

Tabelle 3. Vergleich der Tumormasse mit Immunkomplexnachweis bei Melanompatienten [n. 36]

Tumormasse	Zahl	Zahl pos.	% pos.	AHG µg aequ./ml
Stad. I (nicht nachw.)	74	41	55	36
Stad. II (1– 10 g)	61	26	42	45
Stad. III (10– 100 g)	81	47	58	76
Stad. IV (100–1000 g)	20	15	75	674

b) Peptide mit immunsuppressiver Wirkung

1970 und 1971 wurde von verschiedenen Autoren [6, 33, 39] ein immunsuppressiver Faktor im Serum von Tumorpatienten beschrieben. Einige Zeit später konnten Scheurlen u. Mitarb. [33] zeigen, daß es sich um ein Peptid mit einem Molekulargewicht von kleiner als 10 000 Daltons handelt. Glasgow et al. [8] fanden, daß dieses Peptid bei 66% von Tumorpatienten vorkam, die eine fehlende Hautreaktion auf Dinitrochlorbenzol (DNCB) gezeigt hatten. Gleichzeitig konnten diese und andere Autoren zeigen, daß die Reaktivität von Lymphozyten in der Kultur durch das Serum dieser Tumorpatienten gehemmt wurde (Tabelle 4).

Damit war nachgewiesen worden, daß die fehlende Hautreaktion vom verzögerten Typ bei Tumorpatienten koinzident war mit einem niedermolekularen Serumfaktor. Ähnliche Befunde wurden auch für das Hodgkin-Lymphom mitgeteilt [33].

Die Ausprägung der Störung der zellgebundenen Immunkompetenz korreliert mit der Menge an immunsuppressivem Peptid einerseits und mit dem Tumorstadium andererseits.

Einen bedeutenden Befund konnte die Arbeitsgruppe Havemann [11] erheben. Bei Patienten mit kleinzelligem Bronchialkarzinom und Cushing-Syndrom konnte sie als Antigen aus Immunkomplexen ein Peptid isolieren, das typische endokrinologische Eigenschaften von ACTH hat, ohne mit ACTH voll identisch zu sein. Hier liegt also der Fall vor, daß ein aus Immunkomplexen isoliertes Tumor-Antigen über seine typische endokrinologische Wirkung immunsuppressiv wirkt. Patienten, die das ACTH-Peptid in großen Mengen in der Zirkulation haben, zeigen infolge der hohen Steroidsekretion eine katabole Stoffwechsellage mit reduzierter Protein- und damit Immunglobulinsynthese und einen Defekt der zellulären Immunkompetenz, der sowohl die zytotoxische Effektorfunktion von T-Lymphozyten als auch die Phagozy-

Tabelle 4. Korrelation zwischen verzögerter (zellulärer) Immunität (Haut-Reaktivität) und dem Nachweis von immunsuppressivem Faktor in Seren von Tumorpatienten [n. 8] (MW < 10000)

Haut-Test	Immunsuppressiver Faktor	Kein Immunsuppress. F.	Gesamtzahl
Positiv	0	12	12
Negativ	27	14	41
Gesamt	27	26	53

tosefunktion der Makrophagen betrifft, also einen allgemeinen Immundefekt hervorruft.

c) Proteine mit immunsuppressiver Wirkung

1966 beschrieben Ricci et al. [28] eine reduzierte Stimulierbarkeit von Lymphozyten bei Patienten mit nichtlymphoiden Tumoren. Diese Befunde wurden von anderen Arbeitsgruppen bestätigt [6].

Es wurde gezeigt, daß diese immunsuppressiven Faktoren nicht nur die Lymphozytenfunktion in vitro hemmen, sondern auch in vivo zum Beispiel die Transplantatabstoßung verzögern [24], daß also eine echte Unterdrückung zellulärer Immunreaktionen vorliegt.

Während die Arbeitsgruppe Mannik [20] ihren Inhibitor als Alpha$_2$-Glykoprotein identifizieren konnte, haben die übrigen Arbeitsgruppen bisher keine chemische Charakterisierung ihrer immunsuppressiven Proteine vorgelegt.

Whitehead et al. [38] isolierten einen hochmolekularen Inhibitor aus Kulturen einer Zellinie von Kolonkarzinom, der ebenfalls die Lymphozytenproliferation hemmt.

Wir haben 1974 [34] über einen aus Humanleber isolierten Inhibitor berichtet, der in vitro die Lymphozytenstimulation hemmt (Abb. 3). Dieses Protein wurde inzwischen weitgehend gereinigt. Es handelt sich um ein stark basisches Glykoprotein mit einem Molekulargewicht von 60 000 Daltons. Dieses Protein konnten wir inzwischen in hoher Konzentration bei Tumorpatienten nachweisen. Es hat stark immunsuppressive Eigenschaften.

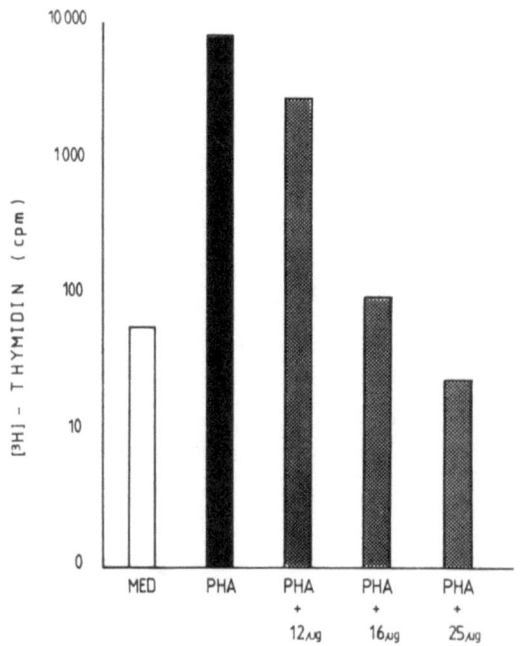

Abb. 3. Hemmung der Lymphozytenproliferation durch steigende Dosen von immunregulatorischem Leberprotein [34]

Offenbar gehört dieser Hemmfaktor der Immunantwort ebenso wie eine Reihe von anderen Faktoren zu einer Gruppe von immunregulatorischen Proteinen, die vielleicht von der Leber bzw. vom retikuloendothelialen System (RES) gebildet werden und die aus bisher unbekannten Gründen bei Tumorpatienten vermehrt vorkommen.

d) Suppressorzellen

Suppressorzellen, entweder T-Lymphozyten oder Monozyten, haben die Fähigkeit, eine Immunantwort im Sinne der Unterdrückung zu regulieren. Bei bisher zwei Tumorkrankheiten des Menschen, dem Hodgkin-Lymphom und dem Plasmozytom konnte gezeigt werden, daß der zelluläre Defekt bei Hodgkin-Patienten und der humorale Immundefekt bei Plasmozytompatienten vor allem durch Suppressorzellen verursacht werden. Diese, die zelluläre Immunantwort unterdrückenden Zellen sind keine T-Lymphozyten, sondern es handelt sich dabei um Monozyten [17, 27, 32].

Hier liegt also weniger ein eigentlicher Defekt einer Zellart vor, sondern mehr eine Störung der Interaktion immunkompetenter Zellen.

Für andere Tumoren des Menschen wurden bezüglich Suppressorzellen bislang nur vorläufige Befunde erhoben [17].

e) Makrophagendefekt

Eine intakte Zell-Interaktion zwischen Makrophagen und T-Lymphozyten setzt auch ein System voraus, mit dem man in vitro T-Lymphozyten zur Proliferation in Kolonien bringen kann. Hierzu ist neben einer milden Stimulation der T-Lymphozyten noch ein Wachstumsfaktor notwendig, der wahrscheinlich von Makrophagen abgegeben wird.

Zellen von Normalpersonen führen in diesem Kulturansatz zur Ausbildung von ca. 500-1 500 T-Zellkolonien. Zellen von Tumorpatienten dagegen zeigen eine stark reduzierte Fähigkeit, derartige T-Zellkolonien zu bilden (Abb. 4) [22]. Der Grad der Störung ist dabei abhängig vom Tumorstadium (Abb. 5) [22].

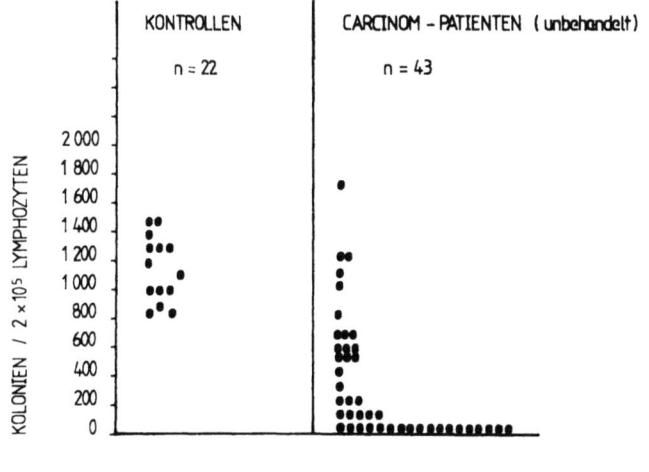

Abb. 4. [n. 22]

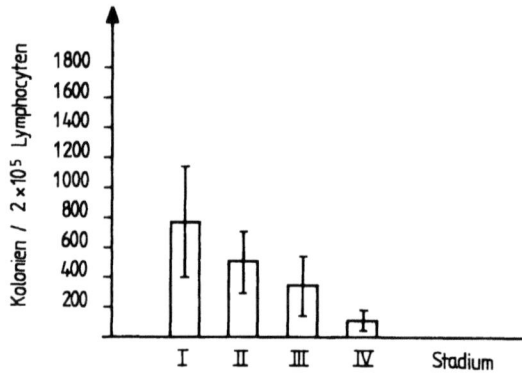

Abb. 5. Reduktion der Bildung von T-Zellkolonien bei Tumorpatienten [22]

Wir führen diese mangelhafte Bildung von T-Zellkolonien auf das Fehlen eines bisher noch nicht gut definierten Kolonie-Proliferationsfaktors, also auf einen funktionellen Defekt der Makrophagen zurück.

Über die Ursache des Defektes können wir derzeit keine Aussage machen, auch wissen wir noch nicht, wie weit hier Hemmfaktoren, zum Beispiel in Form der Prostaglandine, Defekte von T-Helferzellen oder Suppressorzellen eine Rolle spielen [21].

IV. Klinische Symptomatik der Immundefekte bei Tumorpatienten

Es wurde gezeigt, daß eine Tumorerkrankung, auch bereits im frühen Stadium, fortschreitend mit der Tumorprogression, zu einem mehr oder minder ausgeprägten generellen Defekt der Immunabwehr führt. Das bedeutet, daß Tumorpatienten auch eine verminderte Resistenz gegenüber Infektionen haben.

Die Störung der Infektionsresistenz betrifft fast alle Arten von Infektionserregern, allerdings unterschiedlich je nach dem, welche Abwehrfunktion besonders stark gestört ist (Tabelle 5).

Bevorzugte Infektionen sind bei T-Zelldefekten wie dem Hodgkin-Lymphom und anderen Lymphomen, aber auch bei Tumoren, Virus- und Protozoeninfekte und

Tabelle 5. Infektion bei verschiedenen Formen von Immundefekten bei Tumorpatienten

T-Zell-Defekte
Hodgkin Lymphom
Non-Hodgkin-Lymphome
Carcinome
Virusinfektion
Listeriose
Infektionen mit seltenen Keimen

B-Zell-Defekte
Non-Hodgkin-Lymphome
Carcinome
Bakterielle Infektionen mit häufigen Keimen

Phagocytose-Defekte
Akute Leukämien
Carcinome
Infektionen mit Bakterien und Pilzen

Infektionen mit seltenen oder sogenannten opportunistischen Keimen; bei B-Zelldefekten wie sie bei Non-Hodgkin-Lymphomen und bei Tumoren vorkommen, vor allem bakterielle Infekte mit den üblichen, häufig anzutreffenden Bakterien; bei Phagozytosedefekten wie akuten Leukämien und auch Tumoren ebenfalls bakterielle Infekte und Pilzinfektionen [25]. Wechselnde Ausprägung und Kombinationen verschiedener Defekte sind für die Variabilität des klinischen Bildes der gestörten Infektionsresistenz bei Tumorpatienten verantwortlich.

V. Therapeutische Möglichkeiten zur Besserung von Immundefekten

a) Optimale Tumorbehandlung (Tabelle 6)

Da ein offenbar kausaler, wenn auch nicht in allen Phasen aufgeklärter Zusammenhang zwischen der Tumorerkrankung und dem Immundefekt eines Patienten besteht, ist die logische Konsequenz zur Abwendung eines Immundefektes die optimale Behandlung des Tumorleidens. Dies gilt sowohl für die Systemerkrankungen als auch für die Erkrankungen an soliden Tumoren.

Gelingt es durch die Therapie, einen Tumor zu beseitigen oder ein fortgeschrittenes Tumorleiden unter Kontrolle, das heißt zum Stillstand oder in eine partielle oder komplette Remission zu bringen, dann reduzieren sich die sekundären tumorinduzierten Immundefekte.

Wie eine solche Therapie auszusehen hat, hängt von der Art und Ausbreitung einer Tumorerkrankung ab. Sicher ist aber, daß der durch die Therapie in der Regel zusätzlich gesetzte immunsuppressive Effekt dann keine wesentliche Rolle im Ablauf des Krankheitsgeschehens spielt, wenn es zu einer Tumorremission kommt.

b) Elimination von zirkulierenden Tumorantigenen, Immunkomplexen und Inhibitoren

Zirkulierende Inhibitoren der Immunantwort, Antigene, Immunkomplexe und immunregulatorische Proteine und Peptide mit immunsuppressiver Wirkung fördern das Tumorwachstum, verschlechtern die Prognose der Tumorerkrankung und sind für zahlreiche Infektionen verantwortlich.

Falls eine Tumorerkrankung auf die übliche Therapie nicht genügend anspricht oder auch als additive Maßnahme, erscheint es sinnvoll, die im Blut zirkulierenden immunsuppressiven Substanzen durch geeignete Methoden wie Plasmapherese bzw. Plasmafiltration aus dem Blut zu entfernen.

Nach vorläufigen Erfahrungen gelingt es allein durch Elimination der immunsuppressorischen Substanzen aus dem Blut eine Besserung der Infektionsresistenz und sogar Tumorregression zu erreichen.

---

1. Optimale Tumorbehandlung
2. Elimination von zirkulierenden Antigenen, Immunkomplexen und Inhibitoren durch Plasmapherese
3. Unspezifische Immunstimulation
4. Supportive Maßnahmen

Tabelle 6. Therapeutische Möglichkeiten zur Behandlung von Immundefektzuständen bei Tumorpatienten

Allerdings werden diese Substanzen offenbar rasch nachgebildet, so daß diese Maßnahme nur in Verbindung mit der Standard-Tumor-Therapie sinnvoll erscheint.

c) Unspezifische und spezifische Immunstimulation

Ebenso wichtig wie die Elimination von suppressiven Faktoren sind Versuche, durch eine Stimulation von T-Lymphozyten und Makrophagen mit geeigneten Stoffen die Defekte der immunkompetenten Zellen auszugleichen. Hierzu werden als unspezifische Stimulantien bakterielle Antigene wie BCG, Corynebacterium parvum und anderes verwendet. Diese Antigene können einerseits Makrophagen aktivieren, andererseits induzieren sie die Produktion von Interferon in Lymphozyten.

Ebenfalls Makrophagen aktivierend wirkt Levamisol. T-Lymphozyten können aktiviert werden durch Transfer-Faktor.

Das neuerdings begrenzt zur Verfügung stehende Interferon verhindert Virusinfektionen und entfaltet gewisse tumorhemmende Wirkungen bei wahrscheinlich virusinduzierten Tumoren wie dem Burkitt-Lymphom, dem Nasopharyngialkarzinom, dem Schmincke-Tumor und wohl auch beim Plasmozytom und dem osteogenen Sarkom [17].

Alle diese Maßnahmen dienen dem Ziel, die aus verschiedenen Gründen defekte Immunantwort zu reaktivieren und der Infektionsresistenz und der Tumorabwehr nutzbar zu machen. Sicher fehlt aber hier bisher noch der große Durchbruch, so daß man die Richtigkeit des Konzeptes noch in Frage stellen muß.

d) Supportive Maßnahmen

Speziell zum Ausgleich der gestörten Phagozytosefunktion mit der Neigung zu septischen Krankheitsbildern, vor allem bei Leukämien, hat sich die Infusion großer Mengen von Granulozyten (5×10^{10} bis 1×10^{11}) bewährt. Nach bisher unbestätigten Berichten soll es aber danach nicht nur zu einer besseren Beherrschung von Infektionen, sondern auch zu einer besseren Prognose der malignen Erkrankung kommen.

Zum Ausgleich sekundärer Antikörpermangelsyndrome, insbesondere, wenn septische oder Organinfektionen bestehen, ist die intravenöse Zufuhr großer Mengen (ca. 10–20 g/d) von Immunglobulinen neben der antibiotischen Therapie angezeigt [35a].

Wenn auch noch eine Reihe von Wissenslücken spekulativ überbrückt werden müssen und manche Therapieform noch experimenteller Natur ist, so nehmen doch besonders auch bezüglich der Interaktion zwischen Tumorerkrankung und Immunsystem unsere Kenntnisse und damit auch die therapeutischen Möglichkeiten allmählich konkretere Formen an.

Literatur

1. Baldwin RW, Robins RA (1975) Humoral factors abrogating cell-mediated immunity in the tumor bearing host. Curr Top Microbiol Immunol 72: 21 – 2. Baldwin RW, Robins RA (1976) Factors interfering with immunological rejection of tumors. Br Med Bull 32: 118 – 3. Berendt MJ, North RJ (1980) T-cell mediated suppression of anti-tumor immunity. J Exp Med 151: 69 – 4. Burnet FM (1970) Immunological surveillance. Pergamon Press, New York – 5. Ferrer JF, Kaplan HS (1968) Antigenic characteristics of lymphomas induced by radiation leukemia virus. (RAD LV) in mice and rats. Cancer

Res 28: 2522 – 6. Gatti RA (1971) Serum inhibitors of lymphocyte responses. Lancet 1: 1351 – 7. Girmann G, Pees H, Schwarze G, Scheurlen PG (1976) Immunosuppression by micromolecular fibrinogen degradation products in cancer. Nature 259: 399 – 8. Glasgow AH, Nimberg RB, Menzoian JO et al. (1974) Association of energy with an immunosuppressive peptide fraction in the serum of patients with cancer. N Engl J Med 291: 1263 – 9. Gold P, Freedman SO (1965) Demonstration of tumor specific antigens in human colonic carcinomata by immunological tolerance and absorption techniques. J Exp Med 121: 439 – 10. Greene MI, Perry LL, Benacerraf B (1979) Regulation of the immun responce to tumor antigen. V. Modulation of suppresor T-cell activity in vivo. Am Ass Pathol 95: 159 – 11. Havemann K – 12. Hawrylko E (1978) Mechanisms by which tumors escape immun destruction. In: Waters H (ed) Handbook of cancer immunology, vol. 2. Garland STPM Press, New York London – 13. Hellström I, Hellström KE (1969) Studies on cellular immunity and its serum mediated inhibition of Moloney virus induced mouse sarcomas. Int J Cancer 4: 587 – 14. Hellström I, Sjøgren HO, Warner GA, Hellström KE (1971) Blocking of cell-mediated tumor immunity by sera from patients with growing neoplasms. Int J Cancer 7: 226 – 15. Hellström KE, Hellström I (1974) Lymphocyte-mediated cytotoxicity and blocking serum activity to tumor antigens. Adv Immunol 18: 209 – 16. Herberman RB (1976) Immunologic approaches to the diagnosis of cancer. Cancer 37: 549 – 17. Kirchner H (1979) Mechanisms of immunosuppression in cancer. In: Herberman RB, McIntire KR (eds) Immunodiagnosis of cancer. Dekker, Inc., New York Basel – 18. Klein G (1968) Tumor specific transplantation antigens. Cancer Res 3: 625 – 19. Kurth R, Bauer H (1972) Common tumor-specific surface antigens on cells of different species transformed by avian RNA tumor viruses. Virology 49: 145 – 20. Mannik JA, Schmid K (1967) Prolongation of allograft survival by an alpha globulin isolated from normal blood. Transplantation 5: 1231 – 21. Metzger B, Grol M, Schumacher K (1980) Macrophage-T-Lymphocyte interaction in vitro. 11. Arbeitstagung Leukozytenkulturen, Erlangen 1980, Abstr. Nr.: 77 D – 22. Metzger B, Grol M, Schumacher K (1980) Hemmung der Bildung von T-Zell-Kolonien bei Tumorpatienten. Verh Dtsch Ges Inn Med (im Druck) – 23. Mohana Kumar T, Pauly JL, Sokal JE, Metzgar RS (1975) Human leukemia associated antigen: Detection on cells of establishe lymphoblastoid lines. J Immunol 115: 1542 – 24. Mowbray JF (1963) Effect of larges doses of an alpha$_2$ glycoprotein fraction on the survival of rat skin homografts. Transplantation 1: 15 – 25. Nauta EH (1979) Infection in the compromised host. In: Dick G (ed) Immunological aspects of infectious diseases. MTP Press Ltd., Falcon House, Lancaster, England – 26. Pappas A, Scheurlen PG (1968) Untersuchungen über den Einfluß von Plasma-Hodgkin-Kranker auf die Phytohämagglutinin-Transformation normaler Lymphozyten. Verh Dtsch Ges Inn Med 74: 1254 – 27. Quan PC, Burtin P (1978) Demonstration of nonspecific suppressor cells in the peripheral lymphocytes of cancer patients. Cancer Res 38: 288 – 28. Ricci M, Passaleva A, Ricca M (1966). Lancet 2: 503 – 29. Sample WF, Gertner HR, Chretien PB (1971) Inhibition of phytohemagglutinin-induced in vitro lymphocyte transformation by serum from patients with carcinoma. J Natl Cancer Inst 46: 1291 – 30. Singhal SK, Sinclair NRStC (1975) Suppressor cells in immunity. Internat. Sympos. Univ. of Western Ontario. Press, London, Can. – 31. Smith RT, Landy M (1970) Immun surveillance. Academic Press, New York – 32. Schechter CP, Soehnlein F (1978) Monocyte-mediated inhibition of lymphocyte blastogenesis in Hodgkin's disease. Blood 52: 261 – 33. Scheurlen PG (1970) 10th Internat. Cancer Congr., Houston 1970, Abstr. No. 191 – 34. Schumacher K, Maerker-Alzer G, Wehmer U (1974) A lymphocyte-inhibiting factor isolated from normal human liver. Nature 251: 655 – 35. Schumacher K (1979) Stand und Ausblick bei der immunologischen Karzinomtherapie. Langenbecks Arch Chir 349: 89 – 35a. Schumacher K (1979) Immunologische Aspekte bei der Behandlung von septischen Krankheitszuständen. Intensivmedizin 16: 135 – 36. Theofilopoulos AN, Dixon FJ (1979) Immuncomplexes associated with neoplasia. In: Herbermann RB, McIntire KR (eds) Immunodiagnosis of cancer. Dekker, Inc., New York Basel – 37. Treves AJ, Carnand C, Trainin N, Feldman M, Cohen IR (1974) Enhancing T-lymphocytes from tumor-bearing mice suppress host resistance to a syngeneic tumor. Eur J Immunol 4: 722 – 38. Whitehead JS, Kim YS (1980) An inhibitor of lymphocyte proliferation produced by a human colonic adenocarcinoma cell line in culture. Cancer Res 40: 29 – 39. Whittaker MG, Rees K, Clark CG (1971) Reduced lymphocyte transformation in breast cancer. Lancet 1: 892

Endokrinologische Syndrome

Krüskemper, H. J. (Med. Univ.-Klinik Düsseldorf)

Referat

Manuskript nicht eingegangen.

Zur Wertigkeit paraneoplastischer Knochenmark- und Blutbildbefunde

Helbig, W. (Med. Univ.-Klinik Abt. für Hämatologie/Onkologie, Leipzig)

Referat

Folgt man der Boudin-Definition des paraneoplastischen Syndroms (PNS), nach der es sich dabei um pathologische, an das Vorhandensein eines malignen Tumors gebundene Veränderungen handelt, die nicht auf Metastasen zurückzuführen sind, weil sie auch bei nichtmetastasierenden Tumoren auftreten können, so wird einem schnell die Unschärfe dieses Terminus deutlich. Thomas [5] bezeichnet deshalb den Begriff Paraneoplasie als Arbeitsbegriff.

Ein begleitender hämatologischer Symptomenkomplex ist bei Neoplasien der blutbildenden Organe recht gut bekannt. Bei knochenmarkeigenen Neoplasien gehört er in Form von Anämie, Thrombozytopenie oder Granulozytopenie unmittelbar zum pathogenetischen Prozeß, so daß es hier nicht der Einführung des Begriffes eines PNS bedarf. Dies gilt wohl auch für die symptomatischen autoimmunhämolytischen Anämien bei malignen Lymphomen, die zuweilen der Manifestierung der lymphatischen Neoplasie und damit ihrer Diagnose vorausgehen können, und die wohl noch am ehesten als PNS anzusprechen sind.

Bei den nichthämatopoetischen, nichtlymphatischen Neoplasien, den soliden Tumoren, bestehen weit unklarere Verhältnisse. Generell kann man zwischen den relativ gut definierten speziellen, aber klinisch seltenen hämatologischen PNS und allgemeinen, recht vieldeutigen, aber häufigen hämatologischen Symptomen und Befunden unterscheiden. Zu ersteren, den speziellen PNS gehören z. B. die sekundäre Polyzythämie bei Nieren- und Leberzellkarzinomen [4], die mikroangiopathische hämolytische Anämie bei Blutströmungsbehinderungen im Tumorbereich und auch die weitgehend analog entstehende Thrombozytopenie beim Kasabach-Merritt-Syndrom. Diesen und anderen relativ wenigen speziellen Formen stehen die häufigen, allgemeinen und für den Einzelfall schwer zu definierenden und zu determinierenden Anämien, Leukozytosen und Linksverschiebungen, Thrombozytopenien und Knochenmarkveränderungen bis hin zu leukämoiden Reaktionen gegenüber [3].

Zwischen beiden Gruppen – den seltenen spezifischen und den häufigen allgemeinen Symptomenkomplexen – bestehen fließende Übergänge. So wären hier etwa Fehldiagnosen von chronisch-lymphatischen Leukämien einzuordnen, die typische Blutbild- und Knochenmarkveränderungen aufweisen, und bei denen ein gleichzeitig entdecktes und erfolgreich operiertes Malignom zur vollständigen Rückbildung der vermeintlichen CLL führen kann [2].

Die mitgeteilten größeren Untersuchungen zum hämatologischen PNS aus retrospektiver Sicht lassen fast nie bezüglich Häufigkeiten und Wertigkeit des PNS sichere Schlußfolgerungen zu. Wer könnte schon – und dies sei am Beispiel des häufigsten Befundes, nämlich der Anämie beim Tumor erläutert – sagen:
– ob zum Zeitpunkt ihrer Diagnose nicht doch eine wie auch immer geartete metastatische Beeinflussung, z. B. durch die immerhin in 13% auftretenden Knochenmarkmikrometastasen [1], vorlag,
– ob wirklich während dieses Zeitraumes keine tumorbedingte Blutung zur Anämie führte,
– ob Hämolyse oder Proliferationsstörung durch Substanzmangel, Substratverteilungsstörung bzw. Substratverwertungsstörung vorlag.

Alle diese zur besseren, wenn schon nicht exakten Klassifizierung als PNS wichtigen Einzelfragen zu beantworten, ist also retrospektiv kaum möglich.

Vor diesem Dilemma standen auch wir bei der Bearbeitung unseres eigenen Krankengutes. Wir entschlossen uns deshalb, besonders die Fälle zu betrachten, die aufgrund pathologischer Blutveränderungen einer Knochenmarkuntersuchung unterzogen werden mußten. Hämorrhagische Diathesen wurden nicht einbezogen.

Innerhalb von 14 Jahren betreuten wir an der Medizinischen Universitätsklinik Leipzig 1309 Tumorpatienten, bei denen 249mal eine KM-Untersuchung, d. h. also bei fast jedem 5. Patienten, vorgenommen werden mußte.

Das Tumorleiden war primär bei nur 40 Fällen bekannt. Bei den übrigen bestand klinisch Tumorverdacht, z. T. – bei 40 Patienten – bei Fernmetastasen *ohne* bekannten Primärtumor, und bei 88 Patienten waren vordergründig nur Blutbildveränderungen vorhanden, ohne daß initial ein Tumorverdacht geäußert wurde.

Die dargestellten Häufigkeiten stellen in zweierlei Hinsicht eine Selektion aus einem Gesamtkollektiv dar:
1. Handelt es sich um ein ausschließlich stationär beobachtetes Krankengut einer internen Klinik?
2. Wurden nur die besonders hämatologisch auffälligen Patienten, bei denen eine Knochenmarkuntersuchung notwendig war, berücksichtigt?

Trotzdem unterrichten sie uns recht gut über die Häufigkeitsrangfolge hämatologischer Befunde.

Häufigster Befund (Tabelle 1) waren in $2/3$ aller Fälle Anämien[1], zumeist unklare, und auch schwere Formen unter 7 g/dl Hämoglobin.

Anulozytose als Zeichen der gestörten Hämoglobinsynthese fand sich bei fast $1/4$ der Patienten, bei Colonkarzinomen bei jedem 3. und bei Magenkarzinomen sogar bei jedem 2. Patienten. Megalozyten wurden hingegen nur bei 10% der Patienten beobachtet.

---

[1] Definitionen s. Anhang dieses Beitrages!

Tabelle 1. Hämatologisches PNS: Knochenmark ($n = 246$)

Kombinierte Reaktionen		
MPS 1/MPS 2	(75/28)	30%/11%
lymphoz.-plasmaz. R.	(10)	4%
KM-Hypoplasie	(30)	12%
Isolierte Reaktionen		
Myeloische Reaktion	(11)	4%
Eosinophilie	(40)	14%
lymphatische Reaktion	(2)	1%
Megaloblasten	(13)	5%
Riesenneutrophile	(44)	18%

Leukozytosen waren bei 33% vorhanden und damit zweithäufigstes Blutbildsymptom; bei 4% überstiegen sie sogar $3 \times 10^9/l$. Nur in 4% bestanden primäre Leukozytopenien. Leukozytosen waren fast stets durch Granulozytosen bedingt und mit Linksverschiebungen leichten und mittleren Grades, bei 9% aber auch mit einer sehr starken kombiniert. Die Linksverschiebung war ihrerseits fast immer mit toxischer Granulation (33%), seltener mit Doehle-Körperchen (6%) verbunden.

Eine periphere Eosinophilie, mit 5% relativ selten, war bei Bronchuskarzinomen (16%) signifikant häufiger ($p < 0,05$). Absolute Lymphozytopenien (24%) wurden fast so oft wie Granulozytosen – Lymphozytosen (2%) aber recht selten beobachtet. Thrombozytopenien, selbstverständlich ohne zytostatische Therapie, waren primär bei 14%, Erhöhungen nur bei 4% zu eruieren.

Interessanter, wenn auch gleichermaßen unspezifisch, erwiesen sich die Knochenmarkveränderungen (Tabelle 2). Paraneoplastische Hyperplasien im Sinne reaktiver myeloproliferativer Syndrome (MPS) von mittelstarkem (MPS 1) oder starkem (MPS 2) Ausmaß und in mindestens zwei Hämatopoesen bestanden immerhin bei 30% bzw. 11%, mithin also bei $^2/_5$ aller untersuchten Tumorpatienten. Das starke MPS

Tabelle 2. Hämatologisches PNS: Blutbild ($n = 246$)

1. *Erythrozyten:*
Hb. erniedrigt (63)[a] normal (37), erhöht (0)
Anulozytose (23) – Magen-Ca.(51); Colon-Ca. (33)
Megalozytose (10)

2. *Leukozyten:* normal (60), erhöht (33), erniedrigt (7)
Lymphozytose (2)	Lymphozytopenie (24)
Granulozytose (28)	Granulozytopenie (2)
Eosinophilie (5)	Bronchus-Ca. (16)
Linksverschiebung (Grad 1, 2, 3) – (16, 9, 9)	
Tox. Granulation (33)	Doehle Körper (6)

3. *Thrombozyten:* normal (82), erniedrigt (14), erhöht (4)

[a] Zahlen in Prozent

ging in der Regel auch mit einer stärkeren peripheren Leukozytose mit Linksverschiebung und toxischen Veränderungen einher und war nicht selten primär verdächtig auf eine eigenständige myeloproliferative Bluterkrankung. Lymphozytär-plasmazelluläre Reaktionen (4%) wurden meist kombiniert mit Knochenmarkhypoplasien (12%) oder isolierter myeloischer Reaktion (4%) gefunden. Neben letzteren war die Knochenmarkeosinophilie mit 14% häufiger als eine Vermehrung dieser Zellen im peripheren Blut. Wohl überwiegend Folsäuremangel-induzierte Veränderungen waren inform Riesenneutrophiler (18%) häufiger als eine leicht megaloblastische Erythropoese.

Aufgrund der vorliegenden Befunde und der vergleichsweise herangezogenen Krankenunterlagen stellte sich das hämatologische Syndrom (Tabelle 3) als allgemeiner, vieldeutiger Befund oder Befundkomplex inform von Anämien, Leukozytosen, Lymphozytopenien und isolierten, häufiger aber kombinierten Myeloproliferationen bis hin zur leukämoiden Reaktion dar. Ihre Unspezifität und Formenreichtum sind – nicht zuletzt durch ihre Komplexizität – pathogenetisch noch wenig zu verstehen und in die biologische Auseinandersetzung von Tumor und Gesamtorganismus einzuordnen.

Wir können auch nur unzureichend oder partiell nur unter erheblichem Aufwand das hämatologische Syndrom als Folge von Tumorkomplikationen (wie z. B. nach Blutungen) vom PNS im engeren Sinne abgrenzen. Unsere Befunde zeigten darüber hinaus, daß spezielle PNS wie z. B. eine sekundäre Polyzythämie oder eine mikroangiopathische Anämie, die in unserem Krankengut überhaupt nicht vorkamen, wohl als recht seltene Besonderheiten einzuordnen sind.

Für die Ausprägung des hämatologischen PNS erwies sich das Tumorstadium als von viel größerer Bedeutung als die Tumorart selbst. Für die Tumordiagnostik kann der paraneoplastische hämatologische Befund nicht selten zum Leitbefund werden, der erhebliche differentialdiagnostische Probleme aufwirft, der aber nur in sehr wenigen Fällen als Frühdiagnostikum Wertigkeit erlangt, wie z. T. früher angenommen wurde [6].

Wir zogen aus dem Schrifttum und unserem – wenn auch zahlenmäßig nur kleinen – Material die Schlußfolgerung, besser auf den noch so unscharf definierten und verwendeten Begriff des hämatologischen PNS zu verzichten. Er könnte den Kliniker bei bekanntem Primärtumor dazu verleiten, den begleitenden hämatologischen Symptomenkomplex als etwas Endgültiges anzusehen, und ihn dadurch vielleicht sogar von einer weiteren, pathogenetisch orientierten Abklärung des häufig individuellen Krankheitszustandes ablenken.

Tabelle 3. Hämatologisches PNS: Wertigkeit

1. *Formen*
   allgemeine ≫ spezielle
   Anämie   mikroangiopath. hämolyt. A.
   Leukozytose u. a.   Polyzythämie
2. *Ausprägung*
   Tu.-Stadium ≫ Tu.-Art
3. *Diagnostik*
   Leitbefund > Diff.-Diagnose ≫ Frühdiagnostikum

Neben subtilen, klinischen Einzelbeobachtungen werden uns erst methodisch bezüglich Tumorart, Tumorstadium und Verlauf exakt vorgegebene Großstudien und ein noch besseres Verständnis der Auseinandersetzung von Tumor und Gesamtorganismus in die Lage versetzen, genaueres zur Definition eines hämatologischen PNS auszusagen – oder uns vielleicht veranlassen, ganz auf diesen „Para-Begriff" zu verzichten.

Anhang

Alle Prozentzahlen beziehen sich auf 249 Fälle.

Definitionen

Anämie: < 11g/dl Hämoglobin
Leukozytose: > 10 × 10^9/l
Leukozytopenie: < 3 × 10^9/l
Thrombozytopenie: < 100 × 10^9/l
Thrombozytose: > 300 × 10^9/l
Linksverschiebung (LV) 1: Stabkernige und Metamyelozyten: < 10 Zellen
LV 2: Stabkernige bis Myeloblasten: 10 bis 20 Zellen
LV 3: wie LV 2 – aber > 20 Zellen
Granulozytose: > 7 × 10^9/l
Granulozytopenie: < 1,5 × 10^9/l
Eosinophilie: > 0,5 × 10^9/l
Lymphozytose: > 4 × 10^9/l
Lymphozytopenie: < 1,0 × 10^9/l

Literatur

1. Helbig W, Findeisen B, Janke H (1969) Tumorzellen im Knochenmark. Z Inn Med 24: 387–402 – 2. Meusers P, König E, Brittinger G (1979) Chronische lymphatische Leukämie als Fehldiagnose bei Malignomen und chronisch-entzündlichen Prozessen. Med Welt 30: 1819–1821 – 3. Payan HM, Gilbert EF, Mattson M (1978) Hematological and biochemical paraneoplastic disorders. Arch Pathol Lab Med 102: 19–21 – 4. Pusch H-J, Koch W, Wegener M, Fährer E (1976) Paraneoplastische Syndrome in der inneren Medizin. Med Welt 27: 2372–2376 – 5. Thomas C (1975) Das paraneoplastische Syndrom. Med Klin 70: 2053–2065 – 6. Wichert P v (1971) Paraneoplastische Syndrome. Med Klin 66: 1461–1465

Paraneoplastische Dermatosen

Macher, E., Happle, R. (Univ.-Hautklinik Münster)

Referat

1. Einleitung

Die folgende Übersicht beschränkt sich auf die Beschreibung von zehn Dermatosen, deren paraneoplastische Genese gesichert ist. Damit ist die Liste der paraneoplastischen kutanen Syndrome sicher nicht vollständig. Andererseits würde die Einbeziehung aller Dermatosen, bei denen irgendwann einmal eine paraneoplastische Ätiologie vermutet worden ist, das Konzept der paraneoplastischen Syndrome verwässern.

Diese zehn Syndrome lassen sich einteilen in eine Gruppe von vier obligat oder vorwiegend paraneoplastischen Dermatosen und eine weitere Gruppe von sechs fakultativ paraneoplastischen Dermatosen.

2. Obligat oder vorwiegend paraneoplastische Dermatosen

Obligat paraneoplastisch sind das Bazex-Syndrom und das Erythema gyratum repens, während die erworbene Hypertrichosis lanuginosa und das Glukagonom-Syndrom vorwiegend paraneoplastischer Natur sind.

2.1. Paraneoplastische Akrokeratose (Bazex-Syndrom)

Die paraneoplastische Akrokeratose (Bazex-Syndrom) ist durch eine psoriasiforme Rötung und Schuppung in akraler Lokalisation charakterisiert (Bazex et al. 1967). Befallen sind Nase, Ohren, Hände und Füße. Bei einem eigenen Patienten war die paraneoplastische Akrokeratose ausgelöst durch ein Bronchialkarzinom mit Metastasierung in die Halslymphknoten (Abb. 1). Dieser Befund war typisch, denn

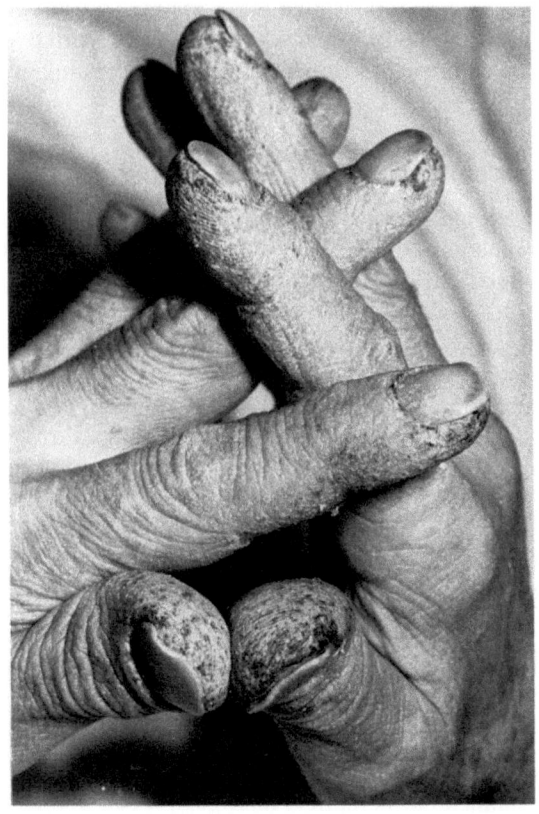

Abb. 1. Paraneoplastische Akrokeratose bei Bronchialkarzinom mit Metastasierung in die Halslymphknoten

die paraneoplastische Akrokeratose wird nicht nur immer durch einen malignen Tumor ausgelöst, sondern dieser Tumor ist auch immer im Hals-Thorax-Bereich lokalisiert. Es handelt sich um Karzinome des Larynx, des Pharynx, des Oesophagus und der Bronchien. Bei Behandlung des zugrundeliegenden Tumors bildet sich die paraneoplastische Akrokeratose zurück.

Das Syndrom wird in Frankreich, wo es erstmals beschrieben worden ist, nicht allzu selten beobachtet (Puissant u. Benveniste 1972, Labouche et al. 1973). Dagegen ist die paraneoplastische Akrokeratose in der Bundesrepublik noch nahezu unbekannt, obwohl sie hier wahrscheinlich nicht seltener auftritt als in Frankreich.

2.2. Erythema gyratum repens

Beim Erythema gyratum repens handelt es sich um ausgedehnte gebänderte, in Wellen wandernde Erytheme, deren Figuration an gemasertes Holz erinnert. Die Dermatose ist immer durch einen malignen Tumor verursacht, wobei es sich um viszerale Karzinome, in der Hälfte der Fälle um Bronchialkarzinome handelt (Skolnick u. Mainman 1975). Die paraneoplastische Natur des Erythema gyratum repens erweist sich aus der raschen Abheilung nach Behandlung des zugrundeliegenden Tumors.

Es liegt nahe, bei dieser entzündlichen paraneoplastischen Dermatose einen Immunmechanismus anzunehmen; bisher gibt es aber keine stichhaltigen Befunde, welche diese Vermutung untermauern könnten (Holt u. Davies 1977). Die praktische Bedeutung des Erythema gyratum repens liegt darin, daß es sich um ein meist recht früh auftretendes Signal der Tumorentwicklung handelt, so daß es sinnvoll ist, aufgrund dieses kutanen Syndroms eine intensive Tumorsuche und eine anschließende Behandlung durchzuführen.

2.3. Erworbene Hypertrichosis lanuginosa

Diese Dermatose tritt nur sehr selten auf. Es kommt zu einem starken generalisierten Wachstum der Lanugohaare, die 3−4 cm lang werden können und die Haut des Patienten wie einen Pelz umgeben (Herzberg et al. 1969). Bei den zugrundeliegenden malignen Tumoren handelt es sich meist um viszerale Karzinome (Wadskov et al. 1976). Es liegt nahe, einen hormonalen Wachstumsfaktor anzunehmen, der von den Tumoren abgesondert wird; bisher ist es aber nicht gelungen, diesen Wachstumsfaktor zu definieren. Im übrigen ist es fraglich, ob man dem eindrucksvollen Phänomen der Hypertrichosis lanuginosa eine praktische Bedeutung für die Diagnostik zusprechen soll, denn offenbar tritt dieses kutane Syndrom immer erst in fortgeschrittenen Tumorstadien auf, in denen eine kurative Behandlung bisher nicht möglich ist.

Eine nicht paraneoplastische erworbene Hypertrichosis lanuginosa kann nach Gabe des Antihypertonikums Minoxidil auftreten (Pettinger u. Mitchell 1973). Nach Absetzen des Medikamentes ist diese Hypertrichosis reversibel (Piérard et al. 1979).

2.4. Glukagonom-Syndrom

Das Glukagonom-Syndrom wird ausgelöst durch Tumoren der Alpha-2-Zellen des Pankreas. Diese Geschwülste sind manchmal benigner, häufiger jedoch maligner

Natur. Es kommt zu einer vermehrten Glukagonausschüttung im Blut mit Diabetes mellitus und Gewichtsverlust. An der Haut entstehen wandernde nekrolytische Erytheme, die vorzugsweise um die Körperöffnungen herum lokalisiert sind (Mallinson et al. 1974). Diese Erytheme sind wahrscheinlich früher oft als Candidamykose fehlgedeutet worden. Im Initialstadium des wandernden nekrolytischen Erythems ergibt die histologische Untersuchung einen charakteristischen Befund. Der obere Anteil der Epidermis ist im Sinne einer vakuoligen Degeneration verändert (Bang-Pedersen et al. 1976). Die Dermatose heilt schlagartig ab, sobald der Pankreastumor chirurgisch entfernt ist.

Das wandernde nekrolytische Erythem, das im Rahmen des Glukagonom-Syndroms entsteht, hat praktische Bedeutung für die Diagnostik, denn es handelt sich um ein Symptom, das schon bei sehr kleinen Inselzellkarzinomen auftritt (Binnick et al. 1977).

3. Fakultativ paraneoplastische Dermatosen

Den folgenden kutanen Syndromen *kann* ein maligner Tumor als Ursache zugrundeliegen: Akanthosis nigricans, Dermatomyositis, Erythema anulare centrifugum, erworbene Ichthyosis, Pyoderma gangraenosum und generalisierte plane Xanthome.

3.1. Akanthosis nigricans

Bei der Akanthosis nigricans ist die Haut symmetrisch in den großen Körperfalten baumrindenartig verdickt. Es gibt auch eine benigne Form, die bei adipösen Patienten auftritt. Darüber hinaus ist auch eine dominant erbliche benigne Akanthosis nigricans ohne Adipositas bekannt (Lawrence et al. 1971).

Bei ausgeprägten Formen der malignen Akanthosis nigricans können auch Lippen und Mundschleimhaut von der Papillomatose befallen sein. Man findet bei dieser Dermatose Adenokarzinome, insbesondere des Magens (Curth et al. 1962). Die Akanthosis nigricans tritt als paraneoplastisches Syndrom meist erst dann auf, wenn es für eine kurative Behandlung des Karzinoms zu spät ist. Es gibt aber auch einige wenige Berichte über lebensverlängernde oder gar kurative Behandlung bei Akanthosis nigricans (Möller et al. 1978).

3.2. Dermatomyositis

Bei dieser Krankheit muß unterschieden werden zwischen der Dermatomyositis der Kinder und Jugendlichen, die mit Verkalkung der Gelenke einhergeht und offenbar nicht durch maligne Tumoren verursacht wird, und der Dermatomyositis des Erwachsenen, bei der man vor allem jenseits des 40. Lebensjahres häufig maligne Tumoren als Ursache findet (Vesterager et al. 1980). Bei einer eigenen Patientin wurde ein lymphoepitheliales Karzinom vom Typ Schmincke mit Metastasierung in die Halslymphknoten gefunden. Nach Kobaltbestrahlung des Primärtumors und der Metastasen kam es zu einer deutlichen Besserung der Dermatomyositis (Manegold u. Happle 1976).

Offenbar wird die Dermatomyositis wesentlich häufiger durch maligne Tumoren verursacht als die Polymyositis ohne Hautbeteiligung (Callen et al. 1980). Bei den zugrundeliegenden Tumoren handelt es sich meist um Adenokarzinome, seltener um Tumoren des lymphoepithelialen Systems. Bei erwachsenen Patienten mit Dermatomyositis, insbesondere jenseits des 40. Lebensjahres, ist eine intensive Tumorsuche notwendig, weil bei diesem paraneoplastischen Syndrom der Tumor oft noch kurativ oder zumindest im Sinne einer Lebensverlängerung behandelt werden kann.

3.3. Erythema anulare centrifugum

Das Erythema anulare centrifugum ist charakterisiert durch bogig begrenzte langsam wandernde Eritheme, die eigenartige girlandenförmige Figuren bilden. Im Gegensatz zu der paraneoplastischen Dermatose, die im Rahmen des Glukagonom-Syndroms auftritt, kommt es beim Erythema anulare centrifugum nicht zu einer Nekrolyse im Zentrum der Rötung. Bei einer eigenen Patientin entstand das Erythema anulare centrifugum im zeitlichen Zusammenhang mit einer hochakut verlaufenden myeloischen Leukämie, der die Patientin drei Monate später erlag (Bönniger u. Happle 1977).

Das Erythema anulare centrifugum kann sowohl durch Lymphome und myeloische Leukämien als auch durch Adenokarzinome ausgelöst werden (Herzberg 1980). Die Aufdeckung der paraneoplastischen Natur dieser Dermatose erscheint praktisch sinnvoll, denn eine frühzeitig eingeleitete Tumortherapie kann zumindest lebensverlängernde Wirkung haben.

3.4. Erworbene Ichthyosis

Die Bezeichnung „erworbene Ichthyosis" ist widersprüchlich, denn der Begriff der Ichthyosis ist eigentlich monogenen Erbleiden, die sich in einer diffusen Hyperkeratose manifestieren, vorbehalten. Andererseits handelt es sich um einen gebräuchlichen Ausdruck. Die erworbene Ichthyosis kann durch einen Morbus Hodgkin ausgelöst werden, seltener durch viszerale Karzinome (Flint et al. 1975). Es handelt sich um eine recht uncharakteristische Dermatose, deren praktische Bedeutung als paraneoplastisches Signal nicht sehr groß sein dürfte.

3.5. Pyoderma gangraenosum

Das Pyoderma gangraenosum ist durch Nekrosen mit einem charakteristischen blauroten Randsaum gekennzeichnet. Das wuchernde Granulationsgewebe verleiht den Ulzerationen ein strickmusterartiges Aussehen. Der Verlauf ist extrem chronisch. Es handelt sich nicht um eine Pyodermie, wie der Name vermuten lassen könnte. Das Pyoderma gangraenosum spricht nicht auf Antibiotika, dagegen relativ gut auf Kortikoide und Immunsuppressiva an. Im vergangenen Jahrzehnt sind zahlreiche Berichte über das Auftreten eines Pyoderma gangraenosum bei Hämoblastosen erschienen, wobei es sich um myeloische Leukämien, Lymphome oder Polycytaemia vera gehandelt hat (Cramers 1976, Kövary u. Lonauer 1977).

Es liegt nahe anzunehmen, daß dem Pyoderma gangraenosum in diesen Fällen ein gestörter Immunmechanismus zugrundeliegt. Bemerkenswert ist in diesem Zusammenhang die Beziehung zwischen dieser Dermatose und Paraproteinämie. Man findet beim Pyoderma gangraenosum gehäuft eine IgA-Paraproteinämie, und in einigen Fällen konnte ein IgA-Plasmozytom als Ursache dieser monoklonalen Gammopathie diagnostiziert werden (Kövary et al. 1976).

3.6. Generalisierte plane Xanthome

Generalisierte plane Xanthome sind ein fakultativ paraneoplastisches Syndrom, das durch ein Plasmozytom ausgelöst werden kann. Bemerkenswerterweise findet sich bei dieser Dermatose ein abnormes Komplementprofil mit Verminderung früher Komplementkomponenten (Kövary et al. 1978).

4. Dermatosen, die nicht zu den paraneoplastischen Syndromen zählen

Zur besseren Abgrenzung des Begriffs der paraneoplastischen Dermatosen seien abschließend einige Syndrome erwähnt, bei denen es sich nicht um Paraneoplasien handelt, obwohl sie in der Literatur gelegentlich als solche bezeichnet worden sind.

Zum Beispiel ist das Sézary-Syndrom eine besondere Form der Erythrodermie, die als kutane Manifestation einer T-Zell Leukämie aufgefaßt wird (Lutzner et al. 1975). Diese Erythrodermie wird nicht durch indirekte Fernwirkung eines Tumors, sondern durch direkte Besiedlung der Haut mit Tumorzellen ausgelöst. Deshalb handelt es sich definitionsgemäß nicht um eine Paraneoplasie.

Nicht zu den paraneoplastischen Dermatosen zählen ferner monogene Erbleiden, bei denen Hautveränderungen und interne Tumoren auftreten, ohne daß eine unmittelbare kausale Beziehung zwischen Tumorwachstum und Dermatose besteht. Zum Beispiel entwickeln sich beim Bloom-Syndrom fleckige Erytheme und Atrophien im Gesicht als Folge einer vermehrten Lichtempfindlichkeit. Das Syndrom ist durch den in vitro-Befund einer erhöhten Chromosomenbrüchigkeit charakterisiert (German et al. 1979). Die Patienten erkranken häufig schon in der Kindheit an einer Leukämie. Der Hautbefund läßt sich als ein Signal für die spätere Entstehung einer malignen internen Erkrankung interpretieren, aber es handelt sich nicht um eine Paraneoplasie, da die Hautveränderung nicht durch das Tumorwachstum ausgelöst wird.

Dasselbe gilt für das Cowden-Syndrom, das autosomal dominant vererbt wird und charakterisiert ist durch multiple Tricholemmome des Gesichtes und andere Hamartome der Haut. An den Händen und Füßen bestehen charakteristische punktförmige Hyperkeratosen (Gentry et al. 1974). Diese Hautanomalien sind ein Signal für die spätere Entwicklung von Karzinomen der Mammae, der Schilddrüse und des Colon. Aber auch bei diesem Syndrom sind die Hautveränderungen nicht verursacht durch die Tumoren. Es handelt sich nicht um eine Paraneoplasie, sondern um eine monogen vererbte Symptomenkombination.

5. Schlußbemerkung

Die Kenntnis der kutanen paraneoplastischen Syndrome ist für die Praxis wichtig, weil die richtige Deutung der Dermatose in vielen Fällen zur Aufdeckung eines behandelbaren malignen Tumors führen kann. Die Pathomechanismen, die zur Entstehung der paraneoplastischen Dermatosen führen, sind noch nahezu unbekannt. Den Internisten und den Dermatologen stellt sich die gemeinsame Aufgabe, diese pathogenetischen Zusammenhänge aufzuklären.

Literatur

Bang Pedersen N, Jonsson L, Holst JJ (1976) Necrolytic migratory erythema and glucagon cell tumour of the pancreas: the glucagonoma syndrome. Acta Derm Venereol (Stockh) 56: 391–395 – Bazex A, Salvador R, Dupré A, Parant M, Christol B, Cantala P, Carles P (1967) Dermatose psoriasiforme acromélique d'étiologie cancéreuse (entité para-néoplasique originale). Bull Soc Fr Derm Syph 74: 130–135 – Binnick AN, Spencer SK, Dennison WL Jr, Horton ES (1977) Glucagonoma syndrome. Report of two cases and literature review. Arch Dermatol 113: 749–754 – Bönniger F, Happle R (1977) Erythema annulare centrifugum als Symptom einer akuten myeloischen Leukämie. Z Hautkr 52: 77–80 – Callen JP, Hyla JF, Bole GG, Kay DR (1980) The relationship of dermatomyositis and polymyositis to internal malignancy. Arch Dermatol 116: 295–298 – Cramers M (1976) Bullous pyoderma gangraenosum in association with myeloid leukaemia. Acta Derm Venereol (Stockh) 56: 311–313 – Curth HO, Hilberg AW, Machacek GF (1962) The site and histology of the cancer associated with malignant acanthosis nigricans. Cancer 15: 364–382 – Flint GL, Flam M, Soter NA (1975) Acquired ichthyosis. A sign of nonlymphoproliferative malignant disorders. Arch Dermatol 111: 1446–1447 – Gentry WC Jr, Eskritt NR, Gorlin RJ (1974) Multiple hamartoma syndrome (Cowden disease). Arch Dermatol 109: 521–525 – German J, Bloom D, Passarge E (1979) Bloom's syndrome. VII. Progress report for 1978. Clin Genet 15: 361–367 – Herzberg JJ (1980) Cutane paraneoplastische Syndrome. Perimed Fachbuch, Erlangen, S 71 – Herzberg JJ, Potjan K, Gebauer D (1969) Hypertrichose lanugineuse acquise. Un nouveau syndrome paranéplasique cutané. Ann Dermatol Syph 96: 129–134 – Holt PJA, Davies MG (1977) Erythema gyratum repens – an immunologically mediated dermatosis? Br J Dermatol 96: 343–347 – Kövary PM, Lonauer G (1977) Pyoderma gangraenosum und Leukämie. Hautarzt 28 [Suppl 2]: 203–205 – Kövary PM, Janning G, Neumann K, Opferkuch W (1978) Anomalies des composants du complément chez une malade atteinte de xanthomatose diffuse paraprotéinémique. In: Les Colloques de l'INSERM, Immunopathologie cutanée. INSERM 80: 405–408 – Kövary PM, Soergel T, Happle R (1976) Pyoderma gangraenosum und IgA-Paraproteinämie. Z Hautkr 51: 91–96 – Labouche F, Martin JC, Galesne R, Baret MF (1973) Acrokératose paranéoplasique avec cancer de l'oesophage. Bull Soc Fr Derm Syph 80: 205–210 – Lawrence G, Thruston C, Shultz K, Mengel M (1971) Acanthosis nigricans, teleangiectasia and diabetes mellitus. Birth Defects 7/8: 322–333 – Lutzner MA, Edelson RL, Schein P, Green I, Kirkpatrick C, Ahmed A (1975) Cutaneous T-cell lymphomas: the Sézary syndrome, mycosis fungoides and related disorders. Ann Intern Med 83: 534–552 – Mallinson CN, Bloom SR, Warin AP, Salmon PR, Cox B (1974) A glucagonoma syndrome. Lancet 2: 1–5 – Manegold HG, Happle R (1976) Dermatomyositis bei lymphoepithelialem Carcinom Typ Schmincke. Z Hautkr 51: 199–202 – Möller H, Eriksson S, Holen O, Waldenström JG (1978) Complete reversibility of paraneoplastic acanthosis nigricans after operation. Acta Med Scand 203: 245–246 – Pettinger WA, Mitchell HC (1973) Minoxidil an alternative to nephrectomy for refractory hypertension. N Engl J Med 289: 167–171 – Piérard GE, Letot B, Henry C (1979) Hypertrichose lanugineuse induite par le Minoxidil. Dermatologica 158: 175–177 – Puissant A, Benveniste M (1972) Das Bazex-Syndrom. Ein neues paraneoplastisches Syndrom. Münch Med Wochenschr 114: 19–22 – Skolnick M, Mainman ER (1975) Erythema gyratum repens with metastatic adenocarcinoma. Arch Dermatol 111: 227–229 – Vesterager L, Worm AM, Thomsen K (1980) Dermatomyositis and malignancy. Clin Exp Dermatol 5: 31–35 – Wadskov S, Bro-Jørgensen A, Søndergaard J (1976) Acquired hypertrichosis lanuginosa, a skin marker of internal malignancy. Arch Dermatol 112: 1442–1444

Muskuläre und neurologische paraneoplastische Syndrome*

Pongratz D. E. (Med. Klinik Innenstadt der Univ. München)

Referat

1. Häufigkeit muskulärer und neurologischer paraneoplastischer Syndrome

Paraneoplastische Syndrome im Bereich der Muskulatur und des Nervensystems sind verglichen mit primär dort auftretenden Malignomen bzw. Metastasen eher selten. Aber immerhin findet man sie bei aufmerksamer Suche, wie die Studie von Croft und Wilkinson an 1465 Patienten mit malignen Tumoren gezeigt hat, in 6,6% aller Fälle. Dabei stehen zahlenmäßig die Affektionen der peripheren Nerven und der Muskulatur im Vordergrund.

Was die Art des Primärtumors anlangt, gibt es klare Prädilektionen. In guter Übereinstimmung weisen die bereits zitierte Untersuchung von Croft und Wilkinson sowie die Zusammenstellung von Thomas et al. darauf hin, daß das kleinzellige Bronchialkarzinom über die Hälfte dieser Krankheitsbilder bedingt. Ihm folgen in deutlich geringerer Häufigkeit Mamma, Magen und Ovar. Letztendlich jedoch kann praktisch jedes Malignom gelegentlich ein paraneoplastisches Syndrom hervorrufen.

2. Systematik

Gestatten Sie mir als nächstes einen Überblick über die möglichen Erkrankungen nach topischen Gesichtspunkten. Nach dem führenden klinischen Bild lassen sich fünf Gruppen auftrennen, in welchen jeweils ein Teil des neuromuskulären Systems isoliert oder schwerpunktmäßig befallen ist. Es sind dies:
1. Die Affektionen der Skelettmuskulatur
2. Die Störungen im Bereich der neuromuskulären Übertragung
3. Die Erkrankungen des peripheren Neurons
4. Die Schädigungen überwiegend im Bereich des Rückenmarks sowie
5. Die Affektionen des Zentralnervensystems

3. Allgemeine diagnostische Bedeutung

Lassen Sie mich bitte noch eine Vorbemerkung machen, ehe wir medias in res gehen. Es ist nicht nur in Anbetracht der gegebenen Zeit unmöglich, alle Einzelheiten zu besprechen, vielmehr erscheint dies auch nicht so sinnvoll. Mein Ziel ist es, Schwerpunkte zu setzen und insbesondere die häufigen, sowie die zum Teil sich besonders früh manifestierenden paraneoplastischen Syndrome zu apostrophieren. Denn vor allem diese sind es ja, denen in der klinischen Praxis eine Art Markerfunktion zukommen kann oder muß. Es ist keine große Kunst, bei einem Patienten mit einem bekannten Malignom neurologische oder muskuläre Symptome als praneoplastisch zu identifizieren. Es ist jedoch bedeutungsvoll, im Falle bestimmter neuromuskulärer Störungen, vor allem beim älteren Menschen,

* Mit Unterstützung durch die Friedrich-Baur-Stiftung, München

differentialdiagnostisch an ein bis dahin okkultes Malignom zu denken. Die ungeschminkten Kasuistiken, welche ich Ihnen vor Augen führen werde, sprechen diesbezüglich für sich.

4. Paraneoplastische Erkrankungen der Skelettmuskulatur

Beginnen wir mit den Erkrankungen der Muskulatur. Sie beinhalten im wesentlichen zwei ätiologisch differente große Gruppen, nämlich die paraneoplastische Dermatomyositis bzw. Polymyositis einerseits und endokrine Myopathien, insbesondere auf dem Boden einer ektopen ACTH-Produktion andererseits. Inwieweit es darüber hinaus abgesehen von Muskelatrophien bei allgemeiner Tumorkachexie noch weitere sog. paraneoplastische Myopathien gibt, erscheint mir eher fraglich. Vielmehr steht zu erwarten, daß die bisher nicht näher einzuordnenden Affektionen der Muskulatur im Rahmen maligner Erkrankungen durch Fortschritte in der technischen Diagnostik zunehmend unter die beiden erstgenannten Hauptgruppen subsummiert werden können.

Die endokrinologischen Syndrome wurden ja bereits besprochen. Aus muskulärer Sicht darf noch einmal die oft sehr eindrucksvolle, vor allem den M. quadriceps femoris betreffende Atrophie beim Glucocorticoidexzess apostrophiert werden.

Lassen Sie mich etwas näher eingehen auf die sicher wichtigste paraneoplastische Muskelerkrankung, die Polymyositis bzw. Dermatomyositis. Hier zwei Kasuistiken:

Die bis dahin immer gesunde 60jährige Patientin bemerkte relativ akut eine schnell fortschreitende Schwäche, vorwiegend der Schultergürtel-Oberarmmuskulatur im Verein mit ziehenden muskelkaterähnlichen Schmerzen. Wochen später traten neben Schwierigkeiten beim Treppensteigen auch eine

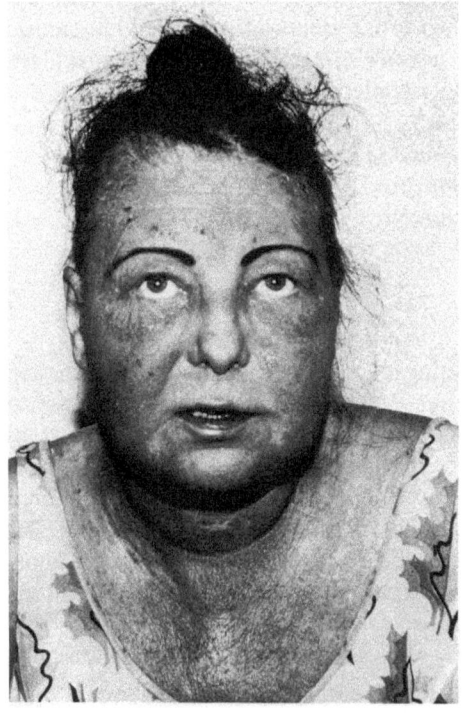

Abb. 1. Flächenhaftes Erythem mit Schwerpunkt im Gesicht sowie im vorderen Halsdreieck bei akuter Dermatomyositis. Zusätzlich iatrogenes Cushing-Syndrom im Rahmen des schlechten Ansprechens auf die Therapie

Schwäche der Nackenmuskulatur sowie Schluckstörungen auf. Schließlich kam es an sämtlichen Fingern zu einer druckschmerzhaften Rötung des Nagelfalzes. Im weiteren bildete sich ein unscharf begrenztes flächiges Erythem mit Schwerpunkt im Gesicht sowie im vorderen Halsdreieck aus. Im Verein mit den typischen cutanen Veränderungen bereitete die Verdachtsdiagnose einer akuten Dermatomyositis keine großen Schwierigkeiten. Der elektromyographische Befund sowie eine auf 1 000 U/l erhöhte CK-Aktivität im Serum sprachen ebenfalls eindeutig für eine floride Muskelerkrankung, welche morphologisch einer akuten Polymyositis vom perifaszikulären Typ zuzuordnen war. Sie sehen den infiltrativen Prozeß mit Schwerpunkt im perimysialen und perivaskulären Bereich im Verein mit dem dort betont ablaufenden Parenchymuntergang bei noch relativ gut erhaltenem Faszikelkern (Abb. 2). Eine Tumorsuche verlief zu diesem Zeitpunkt negativ. Im Verlauf mußte auffallen, daß das Krankheitsbild nur relativ schlecht auf die Therapie mit Steroiden und Azathioprin ansprach, wobei es nicht gelang, die Glucocorticoide unter die Cushingschwellendosis zu senken. Erst 1 Jahr später entdeckte man ein leider schon metastasierendes Mammakarzinom.

Eine zweite Beobachtung:

Die 68jährige Frau entwickelte innerhalb eines Jahres ganz schleichend eine zunehmende Gangstörung, welche in ihrer Charakteristik einem Watschelgang entsprach. Erst später gesellte sich dazu auch eine Schwäche und Atrophie der Schultergürtel-Oberarmmuskulatur. Muskelschmerzen oder Hautsymptome traten nicht auf. Bei der klinischen Untersuchung fand sich ein sehr an eine Muskeldystrophie erinnerndes Bild mit deutlichen proximal betonten Myatrophien, welche jedoch im Gegensatz zu den allein schon aufgrund des Alters differentialdiagnostisch wenig wahrscheinlichen degenerativen Myopathien bestimmte Muskeln, hier etwa den M. deltoideus nicht aussparten (Abb. 3). Die weitere technische Diagnostik deckte eine chronische diffuse Polymyositis auf. Sie sehen, wie hier der entzündliche Prozeß von der Faszikelperipherie aus den gesamten Muskel durchwandert hat (Abb. 4). Auf der Suche nach einem möglichen Malignom stieß man schließlich auf ein Plasmozytom, eine Erkrankung, welche nur selten paraneoplastische Reaktionen bedingt.

Diese beiden Kasuistiken sollen das ganze klinische Spektrum der paraneoplastischen Polymyositis bzw. Dermatomyositis beleuchten. Es handelt sich um ein entweder akut oder primär chronisch sich entwickelndes, teilweise mit Hauteffloreszenzen einhergehendes Krankheitsbild, bei welchem klinisch die Hauptsymptome Muskelschwäche und -Atrophie ganz im Vordergrund stehen, während Schmerzen nur in knapp der Hälfte der Fälle angetroffen werden (Pearson). Besonderheiten des Muskelbefalles, so eine Beteiligung der Kopfheber- oder der Schluckmuskulatur, insbesondere aber cutane Veränderungen sind diagnostisch in der Abgrenzung von Myopathien anderer Genese hilfreich. Zur sicheren Einordnung sind im Regelfall die genannten technischen Zusatzuntersuchungen erforderlich, wobei jedoch nicht verschwiegen werden darf, daß selbst die Muskelbiopsie

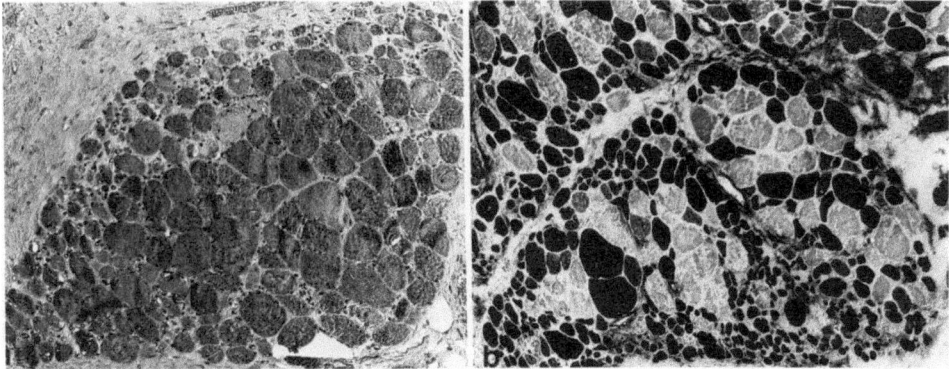

Abb. 2. Akute Polymyositis vom perifaszikulären Typ; **a** Trichrom 75×: Schüttere perimysial und perivasculär betonte Infiltration. Ausgeprägte perifaszikuläre Atrophie mit floridem Parenchymuntergang; **b** Myofibrilläre ATPase-Reaktion, bei pH 9,4, 75×: Enzymhistochemisch tritt die perifaszikuläre Atrophie bei gut erhaltenem Faszikelkern noch deutlicher zutage

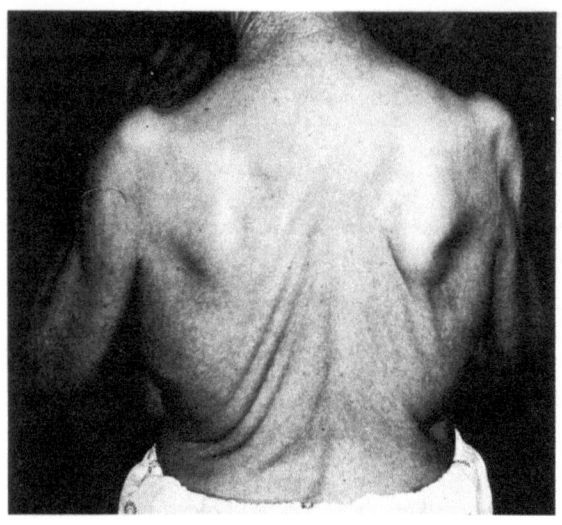

Abb. 3. Deutliche Muskelatrophien im Schultergürtel-Oberarmbereich bei primär chronischer Polymyositis

selten negative, bzw. gelegentlich ätiologisch nicht eindeutige Befunde, etwa in Form einer sog. nekrotisierenden Myopathie ohne Nachweis von Infiltraten erbringen kann.

Streng genommen gibt es keine klinischen oder morphologischen Kriterien, welche eine paraneoplastische Genese des Krankheitsbildes wahrscheinlich machen können. Jedoch sollte eine Erstmanifestation der Erkrankung jenseits des 40. Lebensjahres bzw. ein schlechtes Ansprechen auf die Therapie mit Glucocorticoiden und ggf. Azathioprin stets Veranlassung geben, nach einem okkulten Neoplasma zu fahnden.

5. Paraneoplastische Erkrankungen im Bereich der neuromuskulären Übertragung

Gehen wir topographisch in aufsteigender Reihe weiter zu den Störungen der neuromuskulären Übertragung, so ist hier das sog. Eaton-Lambert-Syndrom zu

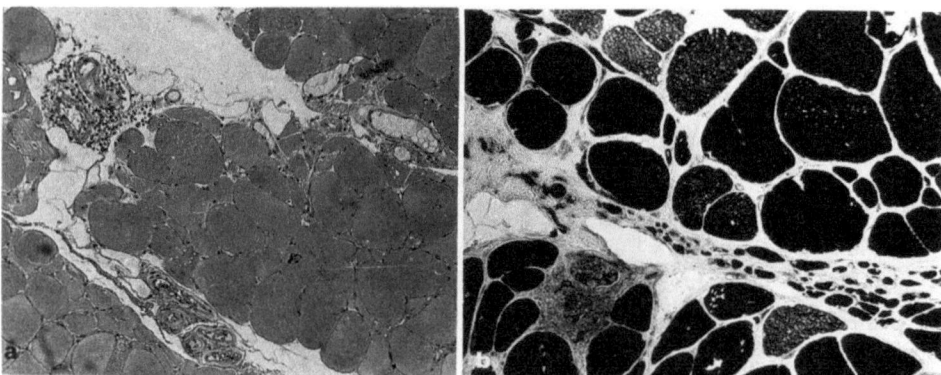

Abb. 4. Chronische diffuse Polymyositis; **a** Azanfärbung 75×: Es besteht eine diffuse myopathische Parenchymalteration. Infiltrate sind nur schütter perivasculär betont vorhanden; **b** Myofibrilläre ATPase-Reaktion bei pH 9,4: Die enzymhistochemisch stellenweise nachweisbare deutliche perifaszikuläre Atrophie ist in solchen Fällen eine wichtige diagnostische Hilfe

nennen, ein Krankheitsbild, welches überwiegend, wenn nicht ausschließlich paraneoplastischer Natur ist. Auch hier mögen zwei Kasuistiken die Palette der Erscheinungsformen sowie Schwierigkeiten in der Diagnosefindung beleuchten.

Ein 56jähriger Mann entwickelte innerhalb von Monaten langsam zunehmend eine erhebliche Schwäche, vorwiegend im Bereich der Beinmuskulatur, welche es ihm unmöglich machte, längere Strecken zu gehen. Insbesondere nach Ruhepausen, vor allem morgens beim Aufstehen, war er weitgehend bewegungsunfähig. Zusätzlich klagte er über ziehende beinbetonte Muskelschmerzen. Der klinisch-neurologische Befund war zunächst wenig eindrucksvoll. Es bestanden keine Verschmächtigung der Muskulatur und keine Parese bei der Untersuchung im Bett. Das Gangbild wirkte uncharakteristisch müde, schleppend. Die Sensibilität war ungestört. Im Hirnnervenbereich ergaben sich keine Ausfälle. Bemerkenswert war lediglich eine Abschwächung des Patellarsehnenreflexes sowie ein Fehlen des Achillessehnenreflexes beidseits. Auch der elektromyographische Befund erbrachte anfänglich keine Klarheit. Erst die iterative Nervenstimulation bei hoher Reizfrequenz ergab anhand einer ausgeprägten Fazilitation des initial erniedrigten Summenaktionspotentials die Diagnose eines Eaton-Lambert-Syndroms.

Eine daraufhin vorgenommene intensive Suche nach einem Bronchialkarzinom blieb erfolglos. Unter symptomatischer Therapie mit Guanidin-Hydrochlorid besserte sich der neuromuskuläre Block. Der Patient verstarb Monate später ganz akut in der Intensivstation einer Klinik am Heimatort unter dem Bild einer fudrojant sich entwickelnden Pneumonie. Erst die Sektion deckte ein 5 mm im Durchmesser großes kleinzelliges Bronchialkarzinom auf.

Eine zweite Beobachtung zeigt das Krankheitsbild unter einem ganz anderen diagnostischen Aspekt: Der 53jährige Mann wurde uns aus der Chirurgischen Universitätsklinik zugewiesen, weil im Rahmen einer Probethorakotomie, welche ein inoperables metastasierendes und infiltrierend wachsendes Bronchialkarzinom aufgedeckt hatte, dem Anästhesisten das Bestehen einer Überempfindlichkeit gegenüber Muskelrelaxantien aufgefallen war. Wenn man gezielt die Anamnese erhob, waren Symptome im Sinne einer abnormen Muskelermüdbarkeit, wiederum vorwiegend der Beine, schon Monate vorher aufgefallen, jedoch als sog. Allgemeinsymptomatik fehlgedeutet worden.

In diesem Falle fiel dann die richtige Diagnose vergleichsweise leicht.

Die dargestellten Fälle haben uns die Schwierigkeit der Erkennung des Eaton-Lambert-Syndroms bereits beleuchtet. Die pathologische Muskelermüdbarkeit beginnt hier in aller Regel sehr uncharakteristisch und wird häufig als Allgemeinsymptomatik oder gar als psychogene Störung verkannt. Im Vordergrund steht die Schwäche der Beinmuskulatur. Daneben prägen uncharakteristische ziehende Schmerzen das Bild. Neurologisch führt die oft vorhandene Areflexie diagnostisch weiter in die Irre. Man muß schon sehr gezielt nachfragen, will man anhand der Charakteristik einer pathologischen Muskelermüdbarkeit oder der häufig vorhandenen vorübergehenden Besserung der Kraft nach Muskelarbeit den richtigen Verdacht schöpfen. Gegenüber der differentialdiagnostisch abzugrenzenden Myasthenia gravis bestehen einige wichtige Unterschiede. So ist insbesondere die dort geläufige Beteiligung der Augen- und Gesichtsmuskulatur beim Eaton-Lambert-Syndrom eher selten. Der bevorzugte Skelettmuskelbefall ist unterschiedlich. Auch im Hinblick auf Muskelschmerzen sowie das Reflexverhalten erscheinen die Krankheitsbilder different. Der für die Myasthenia gravis als orientierende diagnostische Maßnahme so hilfreiche Tensilontest versagt beim Eaton-Lambert-Syndrom weitgehend. Die Diagnose kann nur neurophysiologisch mittels der iterativen Nervenstimulation gestellt werden, wobei es bereits als sehr auffällig betrachtet werden muß, wenn die erste Reizantwort wegen der Blockade zahlreicher Synapsen abnorm niedrig ausfällt, was bei der Myasthenia gravis in diesem Ausmaß nicht der Fall ist. Dabei beträgt etwa bei dem in der 2. Kasuistik dargestellten Patienten die Amplitude des Summenaktionspotentials im Hypothenar ca. 1 mV, während beim Gesunden Potentiale um 10 mV registriert werden. Bei der differentialdiagnostisch zu erwägenden Myasthenia gravis wird im Gegensatz dazu im gleichen Muskel ein Summenaktionspotential von 6,5 mV registriert.

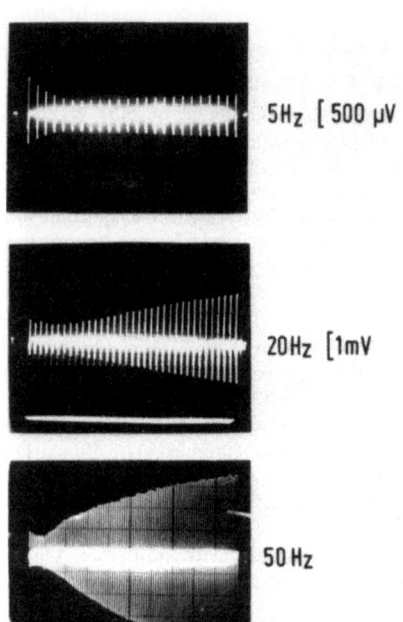

Abb. 5. Eaton Lambert-Syndrom. Iterative Stimulation des N. ulnaris. Ableitung vom Hypothenar. Das initiale Summenaktionspotential ist auf etwa $1/10$ der normalen Höhe reduziert. Im niedrigen Frequenzbereich ist eine Reduktion, im hohen Frequenzbereich eine Fazilitation auf das Vielfache der Ausgangsamplitude zu beobachten

Sowohl bei der Myasthenie, als auch, wenngleich weniger ausgeprägt beim Eaton-Lambert-Syndrom, findet man im niedrigen Frequenzbereich, hier gezeigt am Beispiel von 2 und 5 Hertz einen Amplitudenabfall. Mit hoher Reizfrequenz (vgl. Abb. 5) wird ausschließlich beim Eaton-Lambert-Syndrom eine Fazilitation des Summenaktionspotentials auf das Vielfache der Ausgangsamplitude registriert.

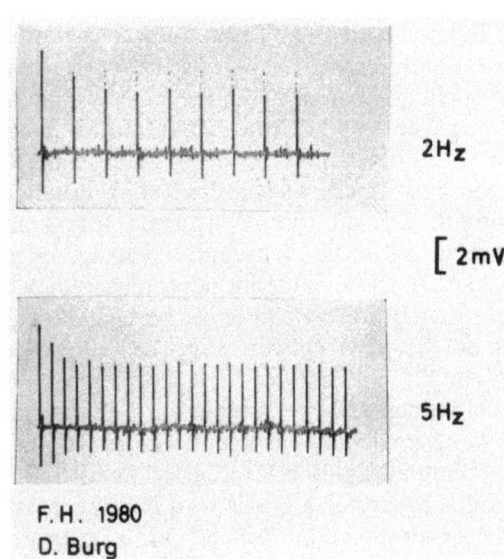

Abb. 6. Myasthenia gravis. Iterative Stimulation des N. ulnaris. Ableitung vom Hypothenar. Das initiale Summenaktionspotential ist im Vergleich zum Gesunden nur geringfügig erniedrigt. Im Frequenzbereich von 2 und 5 Hertz nimmt die Ausgangsamplitude des Summenaktionspotentials deutlich ab

Vergleichsweise können beim Gesunden oder bei der Myasthenia gravis lediglich geringgradige Fazilitationen beobachtet werden. Da diese hochfrequente Serienstimulation für den Patienten relativ unangenehm ist, wird sie in praxi unter Novocainblockade des Nerven proximal des Stimulationsortes nur bei qualifiziertem Verdacht auf ein paraneoplastisches myasthenes Syndrom durchgeführt.

Lokalisatorisch unterscheidet sich der Block beim Eaton-Lambert-Syndrom nach heutiger Kenntnis von dem bei der Myasthenia gravis. Während bei dieser eine postsynaptische Blockade durch humorale Antikörper als gesichert angesehen werden kann, scheint beim Eaton-Lambert-Syndrom eine präsynaptische Ausschüttungsstörung für Acetylcholin vorzuliegen. Diese begründet auch das Phänomen der Fazilitation. Therapeutisch wird hier Guanidin-Hydrochlorid eingesetzt, während der in der Myastheniebehandlung wohl etablierte Cholinesterasehemmer Mestinon keine befriedigende Kompensation erlaubt. Kausal wirksam ist naürlich die operative Entfernung des Tumors, wenngleich sie nicht immer eine volle Remission des myasthenen Syndroms nach sich zieht.

6. Paraneoplastische Erkrankungen der peripheren Nerven

Der Topographie folgend seien als nächstes die paraneoplastischen peripheren Neuropathien angesprochen. Sie gehören, wie eingangs bereits erwähnt, zu den häufigsten Manifestationen am Nervensystem und stellen diagnostisch oft eine besondere Crux dar. Es ist neurologisch keine Kunst, eine Polyneuropathie zu diagnostizieren, es ist aber außerordentlich schwierig, besondere klinische Konditionen zu formulieren, bei welchen man im riesigen Gesamtspektrum dieser Krankheitsbilder am ehesten an ein okkultes Neoplasma denken sollte. Vom

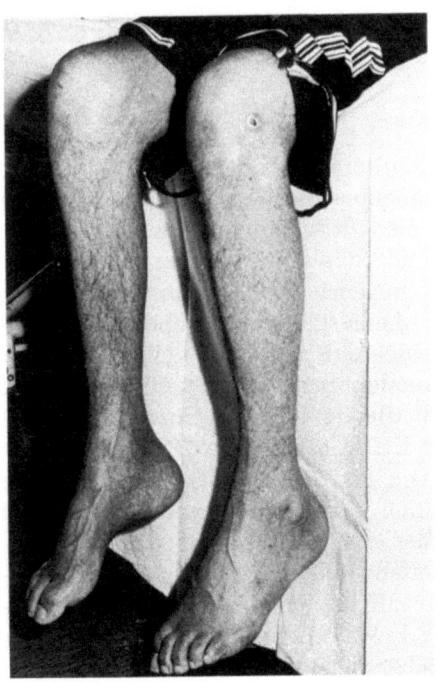

Abb. 7. Distal beinbetonte Muskelatrophien mit sensiblen und trophischen Störungen bei paraneoplastischer Polyneuropathie

Erscheinungsbild her sind die überwiegend sensiblen bzw. motorischen Formen seltener, als die meist distal beinbetonten gemischten Manifestationen. Vielleicht kann man als Richtschnur nehmen, daß insbesondere beim älteren Menschen jede akut bis subakut sich entwickelnde periphere Neuropathie, welche nicht ganz klar auf die häufigsten und geläufigsten Ätiologien, wie Alkoholabusus, Tablettenmißbrauch oder Diabetes mellitus zu beziehen ist, differentialdiagnostisch eine paraneoplastische Genese erwägen lassen muß. Eine einschlägige Kasuistik:

> Ein 70jähriger Patient bemerkte aus vollem Wohlbefinden eine zunehmende Gangunsicherheit, stolperte ständig über seine eigenen Fußspitzen und gab zusätzlich eine Taubheit der Zehen sowie Brennen und Ameisenlaufen an den Fußsohlen an. Die neurologische Untersuchung ergab Befunde im Sinne einer Polyneuropathie, was sich elektromyographisch untermauern ließ. Internistisch war bei der Erstuntersuchung kein wesentlicher Befund zu erheben. Eine gering vergrößerte Leber im Verein mit der anamnestischen Angabe eines regelmäßigen Alkoholkonsums führten zur Einordnung als Neuropathie bei chronischem Alkoholismus. Erst als im Verlauf der Patient glaubhaft beteuerte, völlige Abstinenz einzuhalten, und die periphere Neuropathie weiter fortschritt, entdeckte man endoskopisch ein leider schon metastasierendes internistisch bisher symptomloses Magenkarzinom.

7. Paraneoplastische Erkrankungen des Rückenmarks

Lassen Sie mich weitergehen zu den Myelopathien, welche ich in Anbetracht der gegebenen Zeit nur kurz ansprechen möchte. Zu nennen sind im wesentlichen eine paraneoplastische Myelitis bzw. nekrotisierende Myelopathie auf der einen, sowie eine subakute Systemdegeneration auf der anderen Seite. Erstere imponiert unter dem Leitsymptom einer querschnittartigen Paraplegie der Beine, meist im Verein mit Blasen-Mastdarmstörungen. Letztere entspricht dem Bild einer myatrophen Lateralsklerose.

Somit gehört aus neurologischer Sicht also auch das Querschnittssyndrom sowie die nukleäre Systematrophie in die mögliche, wenngleich relativ seltene Differentialdiagnose paraneoplastischer Syndrome hinein, wobei diese Einordnung insbesondere bei lokalisierten spinalen Ausfällen eigentlich nur per modum exclusionis zu treffen ist.

8. Paraneoplastische Erkrankungen des Gehirns

Außerordentliche diagnostische Schwierigkeiten bereiten nicht selten die schließlich noch zu besprechenden zentralnervösen paraneoplastischen Syndrome. Nach der heute üblichen Nomenklatur unterscheidet man zwischen einer limbischen bzw. bulbären Enzephalitis, einer Kleinhirnrindendegeneration sowie der sog. progressiven multifokalen Leukoenzephalopathie, wenngleich im klinischen Bild durchaus fließende Übergänge zwischen den einzelnen Manifestationen bestehen und jeweils oft nur nach der Prädilektion einzelner Hirnabschnitte bestimmte Leitsymptome in den Vordergrund treten. So kennzeichnen die limbische Enzephalitis mnestische oder psychoaffektive Störungen sowie Anfälle. Bei der bulbären Enzephalitis steht ein bulbärparalytisches Bild im Vordergrund. Die cerebelläre Degeneration ist vorrangig geprägt durch eine schwere Ataxie und dysarthrische Sprache. Die progressive multifokale Leukoenzephalopathie schließlich macht das bunteste neurologische Bild mit dem Nebeneinander von Hemi- oder Tetraparesen, Koordinationsstörungen, Demenz, Krampfanfällen und nicht selten Gesichtsfelddefekten. Der Liquor ist hier im Regelfall unauffällig, bei der Kleinhirnrindendegeneration zeigt er gelegentlich eine leichte Eiweißvermehrung, bei den erstgenannten Krankheitsbildern zusätzlich eine mäßige Pleozytose. Sämtliche neurora-

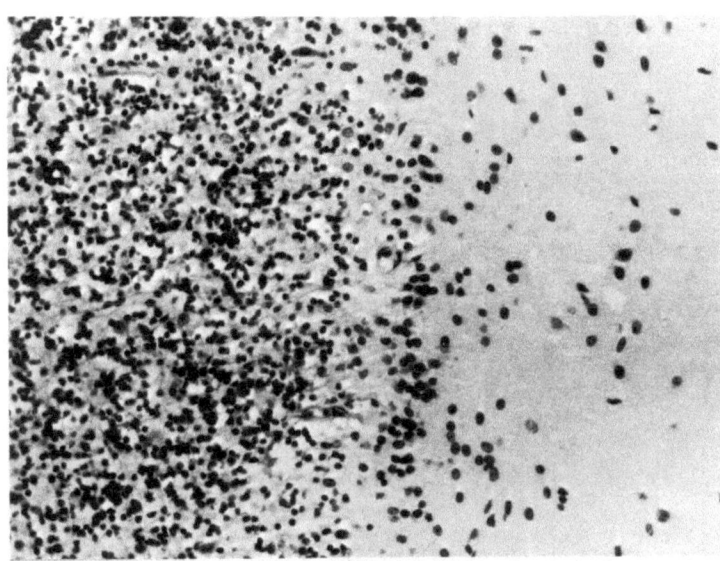

Abb. 8. HE-Färbung 270×: Paraneoplastische Kleinhirndegeneration mit fast völligem Fehlen der Purkinje-Zellen in der Kleinhirnrinde und Gliavermehrung in der Molekularschicht

diologischen Untersuchungen führen in der Einordnung nicht weiter.

Gestatten Sie mir, lediglich die häufig besonders früh manifest werdende Kleinhirnrindendegeneration anhand einer sehr lehrreichen Fehldiagnose zu illustrieren:

Eine 35jährige Frau erkrankte relativ akut mit einer im Vordergrund stehenden ausgeprägten Rumpf- und Extremitätenataxie, welche sie standunfähig machte. Dazu gesellte sich eine skandierende Sprachstörung sowie ein grober Kopftremor. Eine vermutete Encephalomyelitis disseminata ließ sich anhand eines unauffälligen Liquors nicht untermauern. Die Therapie mit Glucocorticoiden brachte keinen Effekt. Internistisch ergaben sich zu Beginn der Erkrankung keine Auffälligkeiten. Hellhörig wurde man erst, als plötzlich ein Aszites auftrat, welcher auf eine Peritonealkarzinose zu beziehen war. Die Patientin verstarb wenige Wochen danach. Die Sektion deckte ein metastasierendes Ovarialkarzinom auf. Neuropathologisch fand sich ein fast völliges Fehlen der Purkinje-Zellen in der Kleinhirnrinde mit Gliavermehrung in der Molekularschicht. Das Vlies des Nucleus dentatus enthielt größere Mengen von fixen Abbauzellen. Mithin lag das Bild einer paraneoplastischen Kleinhirndegeneration vor.

Aus Fehldiagnosen zu lernen ist unsere Verpflichtung. Dennoch werden uns derartige Problemfälle immer wieder vor fast unlösbare Aufgaben stellen.

9. Ätiologische Aspekte

Wenn wir im folgenden zur Frage der Ätiologie dieser paraneoplastischen Syndrome kommen, so kann man hier nur einige Krankheitsbilder beispielhaft herausgreifen.

Relativ klar zu umreißen sind strukturelle Befunde bei der progressiven multifokalen Leukoenzephalopathie. Hier finden sich lichtmikroskopisch an zahlreichen Stellen der weißen Marksubstanz des Gehirns wölkchenförmige Demyelinisierungen. Die Oligodendroglia ist im Herdbereich schwer geschädigt. Ultrastrukturell lassen sich in deren Kernen Gebilde nachweisen, welche morphologisch Papovavirionen entsprechen (Abb. 9).

Beim Eaton-Lambert-Syndrom gibt es gute Argumente dafür, daß eine biochemisch allerdings noch nicht identifizierte tumoreigene Substanz den neuro-

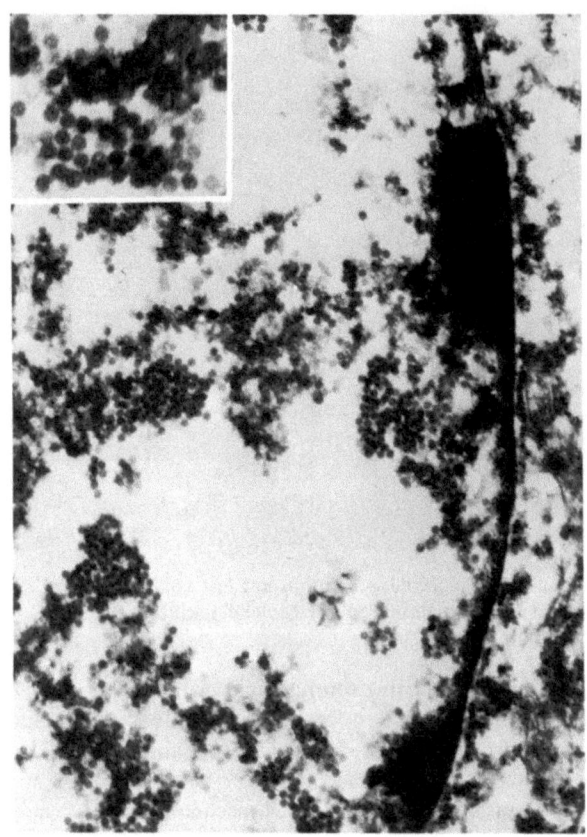

Abb. 9. Progressive multifokale Leukoenzephalopathie. In einem Zellkern zahlreiche runde ca. 40 nm große, morphologisch Papovavirionen gleichende Einschlüsse. Vergr. 57600× Inset: Vergr. 94500×

muskulären Block hervorruft. Ishikawa und Mitarbeiter konnten 1977 sehr elegant zeigen, daß der Acetonextrakt eines Bronchialkarzinoms im Tierexperiment das Krankheitsbild hervorruft.

Bei der Polymyositis liegen Daten dafür vor, daß hier rein zelluläre Autoimmunphänomene die entscheidende pathogenetische Rolle spielen. Wie diese jedoch mit den Neoplasmen in Zusammenhang stehen, ist unklar.

Bezüglich der endokrinen Myopathien darf ich auf heute schon Dargestelltes verweisen. Für alle übrigen, jetzt nicht genannten paraneoplastischen Syndrome existieren nur Hypothesen.

10. Zusammenfassung

Die breit gestreute Palette möglicher muskulärer und neurologischer paraneoplastischer Syndrome macht es schwer, das Dargestellte kurz und prägnant zusammenzufassen. Auch weiß ich nicht, ob mir gelungen ist, was ich vor allem versuchen wollte, nämlich Sie anhand der geschilderten Kasuistiken zu beunruhigen. Aus neurologischer Sicht müssen die Vielfalt der Erscheinungsformen und die bei unbekanntem Primärtumor auftauchenden diagnostischen Tücken Unruhe erzeugen, geht es doch internistisch-onkologisch ganz entscheidend darum, diese vielfältigen paraneoplastischen Syndrome, von den Myopathien angefangen, bis hin zur Kleinhirnrindendegeneration, als diagnostische Fingerzeige und Hilfen für eine möglichst frühe Erkennung eines okkulten Malignoms richtig zu verstehen.

Für die Überlassung der neuropathologischen Befunde, sowie der Abb. 8 danke ich Herrn Professor Dr. O. Stochdorph, Vorstand des Instituts für Neuropathologie der Universität München sehr herzlich. Den elektronenmikroskopischen Befund sowie die Abb. 9 verdanke ich der Zusammenarbeit mit Herrn Professor Dr. G. Hübner, Pathologisches Institut der Universität München. Die neurophysiologischen Befunde sowie die Abb. 5 und 6 wurden mir freundlicherweise von Frau Dr. med. Doris Burg, Friedrich-Baur-Institut bei der Medizinischen Klinik Innenstadt der Universität München zur Verfügung gestellt.

Literatur

Balzereit F (1976) Paraneoplastische neurogene Syndrome. Verh Dtsch Ges Inn Med 82: 550–556 – Barnes BE, Bryn M (1976) Dermatomyositis and malignancy. Ann Intern Med 84: 68–76 – Lord Brain, Wilkinson M (1965) Subacute cerebellar degeneration associated with neoplasms. Brain 88: 465–478 – Lord Brain et al. (1965) Motor neurone disease as a manifestation of neoplasm. Brain 88: 479–502 – Croft PB, Wilkinson M (1965) The incidence of carcinomatous neuromyopathy in patients with various types of carcinoma. Brain 88: 427–434 – Croft PB, Wilkinson M (1969) The course and prognosis in some types of carcinomatous neuromyopathy. Brain 92: 1–8 – Currie S et al. (1971) Immunological aspects of polymyositis. The in vitro activity of lymphocytes on incubation of muscle antigen and with muscle cultures. Q J Med 40: 63–84 – DeVere R, Bradley WG (1975) Polymyositis: Its presentation, morbidity and mortality. Brain 98: 636–666 – Henson RA et al. (1965) Encephalomyelitis with carcinoma. Brain 88: 449–464 – Henson RA (1974) Neuromuscular disorders associated with malignant disease. In: Walton JN (ed) Disorders of voluntary muscle. Churchill Livingstone, Edinburgh London, pp 760–774 – Ishikawa K et al. (1977) A neuromuscular transmission block produced by a cancer tissue extract derived from a patient with the myasthenic syndrome. Neurology 27: 140–143 – Janzen R (1967) Reaktionen des Nervensystems und Malignome. In: Krebsforschung und Krebsbekämpfung, Bd VI: 252–264 – Jerusalem F (1972) Paraneoplastische Syndrome und Krankheitsbilder. Nervenarzt 43: 169–175 – Neundörfer B (1973) Differentialtypologie der Polyneuritiden und Polyneuropathien. Schriftenreihe Neurologie, Bd 11: Springer, Berlin Heidelberg New York – Oh SJ, Kim KW (1973) Guanidine hydrochloride in Eaton-Lambert syndrome. Neurology (Minneap) 23: 1084–1090 – Paone JF, Jeysaingham K (1980) Remission of cerebellar dysfunction after pneumonectomy for bronchogenic carcinoma. N Engl J Med 17: 156 – Peters G (1970) Klinische Neuropathologie. Thieme, Stuttgart – Pearson CM, Currie S (1974) Polymyositis and related disorders. In: Walton JN (ed) Disorders of voluntary muscle. Churchill Linvingstone, Edinburgh London, pp 614–652 – Pongratz D (1976) Differentialdiagnose der Erkrankungen der Skelettmuskulatur an Hand von Muskelbiopsien. Enzymhistochemische und histometrische Untersuchungen zur besonderen Vulnerabilität der Typ-II-Faser. Thieme, Stuttgart – Pongratz D (1979) Die Klinik entzündlich-rheumatischer Muskelerkrankungen. Therapiewoche 29: 6015–6032 – Richardson EP (1974) Our evolving understanding of progressive multifocal leukoencephalopathy. Ann NY Acad Sci 230: 358–364 – Rose AL, Walton JN (1966) Polymyositis: A survey of 89 cases with particular reference to treatment and prognosis. Brain 89: 747–768 – Scarlato G (1978) Die paraneoplastischen Myopathien. Aktuelle Neurologie 5: 15–21 – Silverman L, Rubinstein LI (1955) Electron microscopic observations on a case of progressive multifocal leucoencephalopathy. Acta Neuropathol (Berl) 5: 215–224 – Thomas C et al. (1972) Neurologische Formen des paraneoplastischen Syndroms. Schattauer, Stuttgart New York – Zangemeister WH et al. (1978) Carcinomatous encephalomyelopathy in conjunction with encephalomyeloradiculitis. J Neurol 218: 63–71

Onkologie

Scheulen, M. E., Schilcher, R. B., Higi, M., Mouratidou, D., Seeber, S., Schmidt, C. G. (Innere Univ.-Klinik und Poliklinik, Tumorforschung, Westdeutsches Tumorzentrum, Essen):
Sequentiell alternierende Chemotherapie nichtseminomatöser Hodentumoren mit Velbe/Bleomycin und Adriamycin/cis-Platinum.
Ergebnisse einer prospektiven Studie bei 211 Patienten*

Seit der Einführung der ersten wirksamen zytostatischen Behandlung nichtseminomatöser Hodentumoren durch Li et al. (1960) sind die Behandlungsergebnisse kontinuierlich verbessert worden (Samuels et al. 1979; Einhorn u. Donohue 1977).

Am Westdeutschen Tumorzentrum Essen wurden seit 1975 insgesamt 245 Patienten mit nichtseminomatösen Hodentumoren behandelt. Nach pathologischer Stadieneinteilung gehörten davon 34 Patienten dem Stadium I und 140 Patienten dem Stadium II an. Bei 71 Patienten lag aufgrund nachweisbarer pulmonaler Metastasierung ein Stadium IV vor.

Diese 71 Patienten wurden im Rahmen einer Phase III-Studie mit den Zytostatika-Kombinationen Velbe/Bleomycin und Adriamycin/cis-Platinum behandelt.

Die Velbe/Bleomycin-Kombination umfaßte die intravenöse Gabe von 0,2 mg/kg Velbe täglich an den Tagen 1 und 2 und von 30 Einheiten Bleomycin täglich als Dauerinfusion an 5 aufeinanderfolgenden Tagen. Die Adriamycin/cis-Platinum-Kombination bestand aus 60 mg/m^2 Adriamycin intravenös an Tag 1 und 20 mg/m^2 cis-Platinum täglich an 5 aufeinanderfolgenden Tagen unter forcierter Diurese mit 2500 ml physiologischer Kochsalzlösung pro Tag (Scheulen et al. im Druck).

Nach Randomisierung wurden die Patienten initial mit einer der beiden Kombinationen in dreiwöchigem Abstand zweimal behandelt, dann erfolgte Umstellung auf die alternative Kombination, die ebenfalls zweimal verabreicht wurde. Nach Analyse der Behandlungsergebnisse wurde die sequentielle Behandlung in derselben Weise fortgesetzt, bzw. bei Ansprechen auf nur eine Kombination diese weitergegeben oder bei Versagen beider Kombinationen auf eine Therapie mit Ifosfamid/VP 16-213 umgestellt. Nach Erreichen einer Vollremission wurden mindestens weitere sechs Chemotherapiekurse durchgeführt.

Unabhängig von der Randomisierung wurde in beiden Patientengruppen eine Ansprechrate von 89% erzielt. Insgesamt wurde bei 38 von 71 Patienten (54%) eine Vollremission erreicht.

Die Analyse der Überlebenszeiten ergibt einen signifikanten Unterschied zwischen den 38 Patienten, bei denen Vollremissionen erzielt wurden, und den übrigen 33 Patienten. Bei einer mittleren Beobachtungszeit von 15 Monaten betrug die 2-Jahres-Überlebensrate bei Patienten, die eine Vollremission erreichten, 63%, im Gegensatz zu 29% bei den übrigen Patienten („Life-table"-Methode nach Cutler u. Ederer 1958).

Die Überlebenszeiten waren von der Tumorausdehnung und -lokalisation abhängig. Von den Patienten mit minimaler pulmonaler Erkrankung (Tumorvolumen unter 10 ccm) ist bei einer mittleren Beobachtungszeit von 18 Monaten kein Patient gestorben. Im Gegensatz dazu beträgt die Zwei-Jahres-Überlebensrate bei Patienten mit fortgeschrittener abdomineller Metastasierung (tastbare retroperitoneale Tumormassen oder Lebermetastasen zusätzlich zu pulmonalen Metastasen) weniger als 20% (Abb. 1).

---

* Mit Unterstützung der Deutschen Forschungsgemeinschaft (SFB 102)

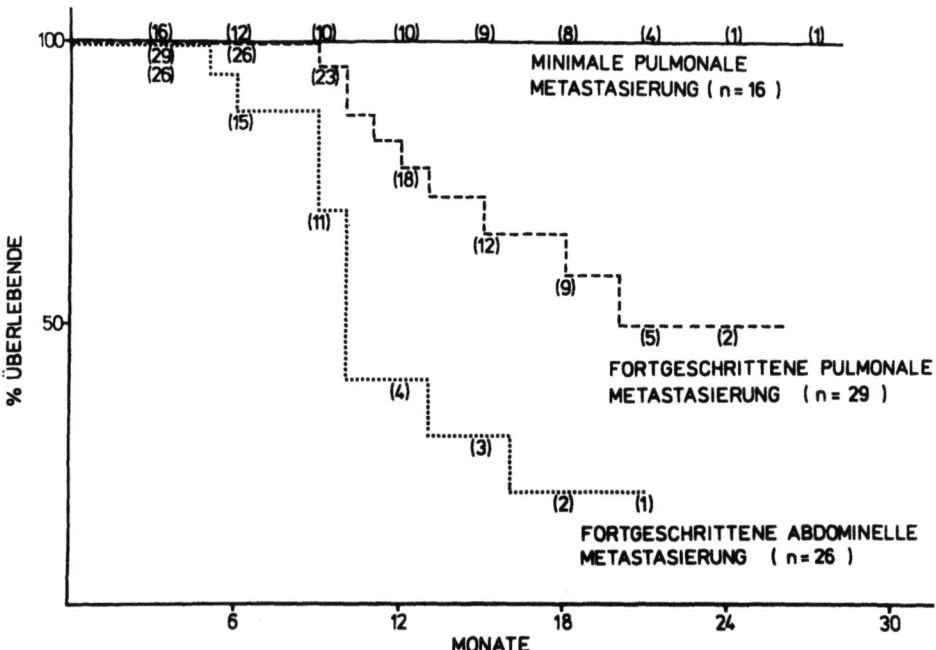

Abb. 1. Überlebensraten von 71 Patienten mit nichtseminomatösen Hodentumoren im Stadium IV in Abhängigkeit von der Tumorausdehnung und -lokalisation nach der „Life-table"-Methode (Cutler u. Ederer 1958)

Außerdem wurde die Prognose signifikant durch initial erhöhte β-HCG- und LDH-Werte negativ beeinflußt. Während 76% der Patienten ohne β-HCG-Erhöhung Vollremissionen erreichten, konnten nur bei 32% der Patienten mit erhöhten β-HCG-Werten Vollremissionen erzielt werden. Der ungünstige Einfluß der LDH wird durch die signifikant voneinander verschiedenen Raten rezidivfreien Überlebens von 63% bei Patienten ohne und 26% bei Patienten mit initial erhöhter LDH dokumentiert.

Zur Bestimmung einer möglicherweise bestehenden Kreuzresistenz zwischen den Kombinationen Velbe/Bleomycin und Adriamycin/cis-Platinum wurden insgesamt 153 Einzelkurse Velbe/Bleomyin und 137 Einzelkurse Adriamycin/cis-Platinum ausgewertet. Für beide Kombinationen ergab sich dabei eine identische Ansprechrate von 72%. 19mal wurde Velbe/Bleomycin und 28mal Adriamycin/cis-Platinum verabreicht, nachdem die jeweilige Alternativkombination vorher versagt hatte. In 21% dieser Fälle war Velbe/Bleomycin nach Versagen von Adriamycin/cis-Platinum effektiv. Umgekehrt war in 46% dieser Fälle Adriamycin/cis-Platinum nach Versagen von Velbe/Bleomycin effektiv, was auf unterschiedliche Kreuzresistenzmuster zwischen beiden Zytostatikakombinationen schließen läßt.

Während Patienten im Stadium I nach Orchiektomie und retroperitonealer Lymphadenektomie keine weitere Behandlung erhielten, wurde bei Patienten im Stadium II danach in Abhängigkeit von der Subklassifizierung eine „combined-modality"-Behandlung durchgeführt (Scheulen et al. 1979).

Patienten im Stadium IIA (totale Entfernung befallener retroperitonealer Lymphknoten und Normalisierung der Tumormarker α_1-Fetoprotein und β-HCG nach Operation) erhielten sechs Kurse einer sequentiellen Chemotherapie mit Velbe/Bleomycin und Adriamycin/cis-Platinum mit fakultativer

Radiotherapie des Retroperitonealraums. Patienten im Stadium IIB (subtotale Entfernung befallener retroperitonealer Lymphknoten oder persistierende Erhöhung der Tumormarker oder der LDH nach Lymphadenektomie) und Patienten im Stadium IIC (palliative Entfernung ausgedehnter retroperitonealer Tumormassen) erhielten insgesamt mindestens zwölf Chemotherapiekurse, wobei individuell nach sechs Kursen eine Radiotherapie oder Relaparotomie erfolgte.

Die Rate für rezidivfreies Überleben beträgt nach 4 Jahren für Patienten im Stadium I 90% bei einer mittleren Beobachtungszeit von 2 Jahren („Life-table"-Methode nach Cutler u. Ederer 1958). Im Vergleich dazu sind die Raten für 4-Jahre-rezidivfreies Überleben für Patienten in den Stadien IIA und IIB unabhängig von der zusätzlichen Radiotherapie nicht signifikant verschieden von diesem Wert. Demgegenüber ist die Rate für 4-Jahre-rezidvreies Überleben für Patienten im Stadium IIC mit ausgedehntem retropertitonealem Tumorbefall mit 10% signifikant niedriger (Tabelle 1).

Die sequentiell alternierende Chemotherapie mit Velbe/Bleomycin und Adriamycin/cis-Platinum wurde bei insgesamt 211 Patienten mit metastasierten nichtseminomatösen Hodentumoren durchgeführt. In einer prognostisch relativ ungünstigen Auswahl von 71 Patienten mit disseminierter Erkrankung im Stadium IV wurde bei mäßiger Toxizität eine Vollremissionsrate von 54% erzielt. Die mittlere Überlebenszeit der Patienten in Vollremission ist dabei länger als 27 Monate. Die Wirksamkeit der sequentiell alternierenden Chemotherapie mit Velbe/Bleomycin und Adriamycin/cis-Platinum im Rahmen einer „combined-modality"-Behandlung von Patienten im Stadium II wird durch die Rate für 4-Jahre-rezidivfreies Überleben von mehr als 80% bei Patienten im Stadium IIB mit residueller Erkrankung nach Lymphadenektomie eindrucksvoll demonstriert.

Unsere Studien zeigen, daß

1. die sequentiell alternierende Chemotherapie mit Velbe/Bleomycin und Adriamycin/cis-Platinum bei nichtseminomatösen Hodentumoren im Früh- und Spätstadium bei mäßiger Toxizität wirkungsvoll ist,

2. die Kombination Adriamycin/cis-Platinum als Induktionsbehandlung eine der Kombination Velbe/Bleomycin vergleichbare Effektivität hat, und

3. Adriamycin/cis-Platinum darüber hinaus in etwa 50% der Fälle wirksam ist, in denen eine Resistenz gegenüber Velbe/Bleomycin vorliegt oder eingetreten ist.

Ausgehend von der Erfahrung, daß Rezidive nach einem krankheitsfreien Intervall von 2 Jahren selten sind (Samuels et al. 1979), ergeben vorsichtige Schätzungen, daß z. Z. etwa 30% aller Patienten mit disseminierten nichtseminomatösen Hodentumoren durch alleinige Chemotherapie und bis zu 80% der Patienten mit regional metastasierten Hodentumoren durch Kombination von Lymphadenektomie, postoperativer Chemotherapie und Radiotherapie geheilt werden können.

Bei disseminierter Erkrankung könnte eine Erhöhung dieser potentiellen Heilungsraten durch eine Intensivierung der Chemotherapie während der Induktionsphase erzielt werden, z. B. durch individuelle, dem Leukozytennadir angepaßte Zytostatikadosierung oder Verkürzung des therapiefreien Intervalls.

Bei ausgedehnter abdomineller Erkrankung sind die Heilungsaussichten vor allem von dem Erfolg operativer Maßnahmen zum Zeitpunkt maximaler Chemotherapie-induzierter Tumorreduktion abhängig.

Bei den Frühstadien I und IIA besteht die Hauptaufgabe weiterer kontrollierter Studien darin, zu untersuchen, ob eine Reduktion der therapeutischen Maßnahmen

Tabelle 1. Behandlungsergebnisse bei 174 Patienten mit nicht-seminomatösen Hodentumoren in den Stadien I und II („Life-table"-Methode nach Cutler und Ederer 1958)

Behandlung nach Orchiektomie und Lymphadenektomie	Stadium I	Stadium II		Stadium II B	Stadium II C
	keine	6 × Chemoth. plus Radioth.	6 × Chemoth.	min. 12 × Chemoth.	
				(+/− Radioth.)	+/− Relaparotomie)
Anzahl der Patienten	34	35	33	40	32
Anzahl der Patienten ohne nachweisbare Erkrankung	32 (94%)	34 (97%)	31 (94%)	34 (85%)	8 (25%)
Rezidive Histologie (Dixon & Moore)					
II Embryonales Ca	1/10	1/14	0/13	3/14	13/17
III Teratom	0/12	0/4	0/6	1/7	6/6
IV Terato-Ca (Mischtumor)	0/10	0/15	2/10	1/14	4/7
V Chorio-Ca (+/−embry. Ca)	1/2	0/2	0/4	1/5	1/2
Lokalisation(en)					
Retrop. Lymphknoten	2	–	2	2	17
Mediastinum	–	–	–	1	1
Supraclav. Lymphknoten	–	–	–	1	1
Lunge	–	1	1	3	9
Leber	–	–	1	–	2
Rezidiv-freies Überleben nach 48 Monaten	90 ± 7%	97 ± 3%	87 ± 8%	81 ± 7%	10 ± 6%
Überleben nach 48 Monaten	95 ± 5%	100%	80 ± 14%	92 ± 5%	12 ± 8%

möglich ist ohne die eindrucksvollen Ergebnisse zu verschlechtern, um eine Überbehandlung eines nicht unerheblichen Teils dieser Patienten zu vermeiden (Carter 1979).

Literatur

Carter SK (1979) A perspective on adjuvant chemotherapy of testicular cancer. J Cancer Res Clin Oncol 95: 1–9 – Cutler SJ, Ederer F (1958) Maximum utilization of the life table method in analyzing survival. J Chron Dis 8: 699–712 – Einhorn LH, Donohue J (1977) cis-Diamminedichloroplatinum, vinblastine, and bleomycin combination chemotherapy in disseminated testicular cancer. Ann Intern Med 87: 293–298 – Li MC, Whitmore WF Jr, Golbey R, Grabstald H (1960) Effects of combined drug therapy on metastatic cancer of the testis. JAMA 174: 1291–1299 – Samuels ML, Johnson DE, Brown B, Bracken RB, Morgan ME, von Eschenbach A (1979) Velban plus continuous infusion bleomycin (VB-3) in stage III advanced testicular cancer: Results in 99 patients with a note on high-dose velban and sequential cis-platinum. In: Johnson DE, Samuels ML (eds) Cancer of the genitourinary tract. Raven Press, New York, pp 159–172 – Scheulen ME, Seeber S, Schilcher RB, Hossfeld DK, Schmidt CG (1979) Combination chemotherapy and radiotherapy in stage II non-seminomatous testicular cancer. In: Jones SE, Salmon SE (eds) Adjuvant therapy of cancer II. Grune & Stratton, New York, pp 337–344 – Scheulen ME, Seeber S, Schilcher RB, Meier CR, Schmidt CG (in press) Sequential combination chemotherapy with vinblastine (NSC-49842)/bleomycin(NSC-125066) and adriamycin (NSC-123127)/cis-dichlorodiammineplatinum(II)(NSC-119875) in disseminated non-seminomatous testicular cancer. Cancer Treat Rep

Heyden, H. W. v., Beyer, J.-H., Lindemaier G. (Med. Univ.-Klinik Göttingen, Abt. Hämatologie/Onkologie), Weinstock N. (Med. Univ.-Klinik Göttingen, Abt. Klinische Chemie), Nagel, G. A. (Med. Univ.-Klinik Göttingen, Abt. Hämatologie/Onkologie, Göttingen):
Cis-Dichloro-Diamino-Platinum (CDDP) als Monotherapie bei soliden und metastasierenden therapierefraktären Tumoren

Einleitung

Im folgenden berichten wir über die zytostatische Wirksamkeit von CDDP bei 20 Patienten, die nach Behandlung mit konventionellen zytostatischen Schemata als ausbehandelt anzusehen waren.

Ergebnisse

20 Patienten mit einem medianen Alter von 42,2 Jahren waren folgendermaßen vorbehandelt worden:
Operation + Strahlentherapie: 2mal
Operation + Chemotherapie: 6mal
Operation + Strahlentherapie + Chemotherapie: 12mal.
 Bei zwei Patienten war die Aussicht auf eine erfolgreiche zytostatische Therapie von vornherein als so gering einzuschätzen, daß CDDP primär eingesetzt worden ist.
 Folgende Diagnosen wurden gestellt:
Hodenmalignome 9mal
Gynäkologische Malignome 6mal

Hypernephrome 2mal
Rektumkarzinom 1mal
Adenokarzinom der Lunge 1mal
Wilms-Tumor 1mal

CDDP wurde in einer Dosis von 3 mg/kg Körpergewicht in einer 8-Stunden-Infusion mit einer begleitenden Mannit-Infusion gegeben.

Insgesamt wurde in 63 Therapiekursen 10 809 mg CDDP appliziert. Acht Patienten erhielten einen Kursus, jeweils vier Patienten zwei bzw. vier Kurse, drei Patienten sieben Kurse und ein Patient zehn Kurse mit CDDP.

Folgende Ergebnisse wurden erzielt:
Komplette Remission 1mal = 5%
Partielle Remission 5mal = 25%
Ansprechen 2mal = 10%
Keine Veränderung 4mal = 20%
Progression 8mal = 40%

Die mediane Remissionsdauer für die Patienten mit kompletten und partiellen Remissionen betrug 211 Tage (60–84 Tage), die medianen Überlebenszeiten für die Patienten, die auf die Therapie nur angesprochen bzw. keine Veränderungen aufgewiesen haben, 90 Tage (30–130 Tage). Innerhalb einer Beobachtungsdauer von 16 Monaten sind bereits 15 Patienten verstorben.

Die *Nebenwirkungen* des CDDP auf die Hämatopoese machte sich vorwiegend in einer Anämie bemerkbar.

Bei zwölf Patienten wurde ein Hämoglobingehalt unter 10 g% mit einem Minimalwert von 5,3 g% festgestellt. Eine Leukopenie unter 3000/μl wurde dreimal (Minimalwert 900 μl) und eine Thrombopenie unter 100 000/μl wurde viermal mit einem Minimalwert von 7 000/μl beobachtet.

Hinsichtlich der Nephrotoxizität wurde bei sechs Patienten keine pathologische Abweichung der Kreatininwerte und der entsprechenden Clearancewerte gemessen. Bei sechs Patienten mit normalen Ausgangswerten vor Beginn der Platintherapie wurde nach Beendigung eine Erhöhung des Kreatininwertes mit einem Medianwert von 2,5 mg% (1,6–3,1 mg%) festgestellt. Bei acht Patienten wurde eine Platintherapie trotz erhöhter Kreatininwerte durchgeführt. Vor Beginn der Platintherapie betrug der mediane Kreatininwert 1,8 mg% (1,5–3,4 mg%). Nach Beendigung der Platintherapie betrug der mediane Kreatininwert 2,3 mg% (0,7–4,6 mg%). Hierunter befand sich eine Patientin, die an einem akuten Nierenversagen verstorben ist.

Bei allen Patienten wurde regelmäßig vor Beginn eines jeden Platinkurses ein Audiogramm durchgeführt. Bei sieben Patienten wurden Einschränkungen der Hörfähigkeit in den hohen Tonbereichen nach 180 mg, 490 mg, 660 mg, 679 mg, 510 mg, 820 mg und 1620 mg CDDP beobachtet.

Bei einem der Patienten wurden mit der Methode der Atomabsorptionsspektrophotometrie Platinspiegel im Serum, Platinausscheidungen im Urin unter einer einstündigen, 8stündigen und 24stündigen Infusion gemessen.

Die höchsten Platin-Serumspiegel wurden jeweils nach Beendigung der Platininfusion, also nach 1 Stunde, 8 Stunden und 24 Stunden, festgestellt. Die Serumwerte lagen nach 1 Stunde bei 6 μg/ml, nach 8 Stunden bei 4 μg/ml und nach 24 Stunden bei 3 μg/ml.

Unter der einstündigen Infusion konnte eine eindeutige biphasische Serumverlaufskurve gesehen werden. Platinspiegel zwischen 2 und 4 μg/ml wurden bis zum fünften Tag post infusionem festgestellt. Platin im Serum konnte noch nach 20 Tagen bis zum Beginn des neuen Kurses nachgewiesen werden. Eine Kumulation der Platinspiegel von Kurs zu Kurs wurde nicht beobachtet.

Unter einer 24stündigen Infusion wurden folgende Mengen an Platin im Urin ausgeschieden:
nach 24 Stunden: 17,19 mg = 37% der infundierten Menge
am 2. Tag: 7,7 mg = 8,3% der infundierten Menge
am 5. Tag: 3,2 mg = 4,2% der infundierten Menge
am 11. Tag: 2,3 mg = 2,5% der infundierten Menge

Diskussion

Seit Einführung des Adriblastins scheint CDDP dasjenige Zytostatikum mit dem größten antineoplastischen Zugewinn zu sein. Platin hat bereits einen gesicherten Stellenwert in der Therapie der Ovarialkarzinome und Hodentumoren [1]. Die bisher als therapierefraktär angesehenen Plattenepithelkarzinome und extraintestinalen Adenokarzinome scheinen nur in der Kombination mit CDDP Aussicht auf Therapieerfolg zu haben [1]. CDDP scheint zudem auch nach Ergebnissen des Tumorzentrums in Essen auf Melanome und Sarkome nicht ohne Wirkung zu bleiben. Außerdem kann Platin in Kombination mit VP16 eine gute alternative Therapie bei Patienten mit bisher ausbehandelten Hodgkin- und Nicht-Hodgkin-Lymphomen sein.

Die Einführung des Platin bedeutet daher nicht nur unseres Erachtens eine enorme ärztliche Bereicherung, sondern auch eine entsprechende Belastung dadurch, daß bisher therapierefraktäre Tumorpatienten zumindestens als potentiell therapierbar angesehen werden müssen.

Therapieeffekte des CDDP

Man beobachtet neben der primären Resistenz eine Sofortwirkung des Platins, d. h. nach einer Injektion eine dramatische Einschmelzung der Tumormassen, die um so drastischer erscheint, je größer die Tumorausdehnung ist und andererseits eine langsamere kumulative zytostatische Wirkung, die klinisch erst nach dem dritten Therapiekurs zur Auswirkung kommen kann. Man könnte meinen, daß die intrazellulären Platinspiegel bzw. neu entstehende Platinverbindungen ein gewisses Konzentrationsminimum aufweisen müssen, bevor eine zytostatische Wirkung überhaupt einsetzen kann. Diese verzögert einsetzende Wirksamkeit könnte vielleicht pharmakokinetisch durch einen zu geringen Platininflux oder biochemisch durch eine langsame Umwandlung von CDDP in andere zelltoxische Platinverbindungen erklärt werden.

Unkenntnis herrscht über die optimale Dosismenge, Applikationsdauer und Applikationssequenz.

Zur Toxizität

Hinsichtlich der Hörschäden durch Platin scheinen ältere Patienten über 65 Jahre wegen Othosklerose relativ geschützter zu sein als jüngere Patienten.

Die Nierentoxizität ist zu vermeiden, sofern für eine ausreichende osmotische Diurese mit entsprechenden Elektrolytkontrollen gesorgt wird. Andere nierentoxische Medikamente, besonders Aminoglycoside und Cephalosporine und Methotrexat, sind wegen der kumulativen Nierentoxizität für die Gesamtdauer der zytostatischen Therapie mit Platin zu vermeiden.

Therapielimitierend erscheint daher weniger die Nephrotoxizität als die Polyneuropathie, die allerdings erst bei Langzeitbehandlungen zur Geltung kommt.

Literatur

1. Osieka R, Schmidt CG (1979) Cis-Diamino-Dichloro-Platin (II) – Ein neues Zytostatikum aus der Gruppe der Schwermetallkomplexe. Klin Wochenschr 57: 1249–1258

Schilcher, R. B., Scheulen, M. E., Higi, M., Niederle, N., Seeber, S., Schmidt, C. G. (Innere Klinik und Poliklinik, Tumorforschung, Westdeutsches Tumorzentrum, Essen):
cis-Dichlorodiaminplatinum(II) (DDP) bei refraktären soliden Tumoren – Eine Phase II-Studie

Die Metallverbindungen des Platins sind eine neue Gruppe antineoplastischer Substanzen. Durch sie werden DNA-Strangvernetzungen gebildet ähnlich wie bei den Alkylantien, zu denen jedoch keine komplette Kreuzresistenz besteht. Geht man davon aus, daß der therapeutische Wert von cis-Dichlorodiaminplatinum(II) (DDP, cis-Platin) bei testikulären Karzinomen, Ovarialkarzinomen sowie Tumoren im Kopf- und Halsbereich als gesichert gelten kann [4, 11], so sind die bisherigen Daten zur Wirksamkeit bei anderen Tumoren, beispielsweise Mammakarzinomen, Bronchialkarzinomen der verschiedenen histologischen Untergruppen, therapierefraktären Lymphomen und Sarkomen sowie malignen Melanomen noch nicht endgültig bestätigt. In einem großen Teil der bisherigen Studien wurde cis-Platin in einer 5tägigen Dosierung von 15–20 mg/m^2 Körperoberfläche pro Tag verabreicht [6, 7]. Bei gleichzeitiger Hydratation war die Nephrotoxizität gering. Andere Autoren [2, 3, 9, 13] verwendeten mittelhohe bis hohe Einzeldosen von 50–100 mg/m^2 Körperoberfläche an jeweils einem Behandlungstag. Hierbei wurde eine forcierte Diurese, meist mit Mannitol, mit oder ohne Furosemid durchgeführt. Inwieweit bei einzelnen Entitäten oder klinisch-onkologischen Situationen die höherdosierte Einzelgabe der konventionellen 5tägigen Dosierung überlegen ist, ist noch nicht geklärt. Der therapeutische Wert der niedrigen Dosis von 20 mg/m^2 Körperoberfläche über 5 Tage muß jedoch als unbestritten gelten, zumal diese cis-Platin-Dosierung zu den hervorragenden Ergebnissen der modernen Chemotherapie testikulärer Teratome beigetragen hat [4, 8, 10, 12]. Bei auf VEBA-, ABO- oder Actinomycin D-Protokolle therapierefraktäre Hoden-Teratome war eine Ansprechrate von über 50% erzielt worden [8].

Das jetzige Protokoll sah mindestens zwei Therapiekurse dieser Art im Abstand von 3 Wochen vor, wobei bei Versagen der Chemotherapie vor Umsetzen auf ein anderes Zytostatikum oder eine neue Kombination der Wert einer hochdosierten cis-Platin-Therapie geprüft werden sollte. Hierbei sollte jeder Patient als seine eigene Kontrolle dienen. Zwischen Januar 1978 und Juni 1979 wurden insgesamt 64

Patienten im Rahmen dieser Phase II-Studie mit cis-Platin behandelt; auswertbar waren 58 Patienten. Der niedrige Dosisbereich wurde initial bei allen auswertbaren Patienten angewendet, 10 Patienten erhielten zusätzlich die höherdosierte Stoßtherapie mit 50–100 mg/m² Körperoberfläche in Abständen von 2–3 Wochen. Es wurde in besonderem Maße auf supportive Maßnahmen zur Hydratation und Diurese geachtet.

Alle Patienten der Studie mußten meßbare Tumorparameter zeigen, auf konventionelle Chemotherapie nicht oder nicht mehr ansprechen und eine Lebenserwartung von noch mindestens 10 Wochen aufweisen. Der Allgemeinstatus nach Karnowsky sollte über 50% liegen. Mäßiggradige Einschränkung der Nierenfunktion bis zu einem Kreatininwert von 1,6 mg% erlaubte in Einzelfällen noch die Aufnahme in das Therapieprotokoll, wenn keine andere chemotherapeutische Alternative vorhanden war. Die Zahl der absoluten Granulozyten sollte über 2 000/mm³, die Zahl der Thrombozyten über 100 000/mm³ liegen. Vor jedem Kurs erfolgte eine klinische Untersuchung, Röntgenuntersuchung des Thorax und der Tumormanifestationen und die laborchemischen Kontrollen einschließlich Blutbild, LDH, alkalische Phosphatase, Gamma-GT, GOT, GPT und Elektrolyte. Harnpflichtige Substanzen im Serum wurden vor und nach jeder Chemotherapie, bei Bedarf auch im therapiefreien Intervall, überprüft. Unter Platinapplikation auftretende gastrointestinale Beschwerden konnten mit Sedativa oder Antiemetika beherrscht werden, besonders scheint die Gabe von Levomepromazin einen günstigen antiemetischen Effekt zu haben [5].

Die jetzige Studie von 58 Patienten umfaßte unterschiedliche Histologien (Tabelle 1). Die größte Gruppe von zwölf Patienten stellten hierbei Melanome dar, sieben Patienten hatten therapierefraktäre inoperable Bronchialkarzinome. Eine interessante Gruppe stellten die verschiedenen Weichteilsarkome dar, darüber hinaus wurden Einzelerfahrungen bei Patienten mit malignen Lymphomen, bei Plattenepithelkarzinomen und einigen seltenen Tumoren gewonnen. Das entsprechende therapeutische Ergebnis ist ebenfalls in Tabelle 1 vermerkt. Im Falle des malignen Melanoms wurde bei einem von zwölf Patienten eine klinische Vollremission, bei drei von zwölf Patienten eine partielle Remission und bei drei weiteren Patienten ein sogenannter no-change-Status erzielt. In dieser Gruppe war also ein deutliches Ansprechen auf cis-Platin registriert worden. Bei der Gruppe der Bronchialkarzinome war das Ergebnis bei großzelligen Tumoren insofern auffallend, als bei drei von vier Patienten je ein Ansprechen bis zur Teilremission registriert werden konnte. Bei der heterogenen Gruppe der Sarkome wurde bei einem von drei Patienten mit Spindelzellsarkom eine Vollremission erzielt, darüber hinaus Teilremissionen bei zwei von vier Patienten mit Fibro-Sarkomen, bei einem von drei Patienten mit undifferenziertem Sarkom sowie bei je einem Patienten mit Lipo- und Angiosarkom erreicht.

Besonders interessant scheinen die Befunde bei zwei Patienten mit Nebennierenrindenkarzinom zu sein, wo in einem Fall eine klinische Vollremission, über mehrere Monate anhaltend, in einem weiteren Fall eine klinische Teilremission erzielt wurde. Erwähnenswert ist außerdem eine klinische Vollremission im Falle eines metastasierten Harnblasenkarzinoms. Periphere Neuropathien traten nach einem Kurs cis-Platin bei einem Patienten mit undifferenziertem Schilddrüsenkarzinom auf; über die toxische Neuro- und Ophthalmopathie unter DDP-Therapie war unlängst berichtet worden [1].

Tabelle 1. (n = 58 Patienten)

Histologiem	Pat.	CR	PR	NC	P	Ansprechrate (%) CR + PR
Malignes Melanom	12	1	3	3	5	33
Bronchial-Ca.						
– kleinzellig	2	–	–	–	2	
– großzellig	4	–	3	–	1	75
– Plattenepithel	1	–	–	–	1	
Terato-Ca. d. Hodens	6	–	–	4	2	
verh. Plattenepithel-Ca.	4	–	2	2	–	
Sarkome						
– Ewing	1	–	–	–	1	
– Spindelzell	3	1	–	1	1	
– Fibro	4	–	2	–	2	
– Leiomyo	1	–	–	1	–	
– Lipo	1	–	1	–	–	
– Angio	1	–	1	–	–	
– undifferenziert	3	–	1	1	1	
Morbus Hodgkin	3	–	2	–	1	
Plasmozytom	1	–	–	1	–	
Phäochromozytom	1	–	1	–	–	
NNR-Ca.	2	1	1	–	–	
Hämangioperizytom	1	–	–	1	–	
Cervix-Ca.	1	–	1	–	–	
Harnblasen-Ca.	1	1	–	–	–	
undiff. Schiddrüsen-Ca.	1	–	–	1	–	
Synovialom	1	–	–	–	1	
papilläres Ca.	1	–	1	–	–	
undiff. Ca.	2	–	1	–	1	

Insgesamt zehn Patienten hatten die höherdosierte DDP-Stoßtherapie erhalten. Die Selektion dieser Patienten ist naturgemäß prognostisch ungünstiger, da hier neben der konventionellen Chemotherapie auch eine niedrigdosierte Platintherapie unwirksam gewesen war. Bei insgesamt sechs von zehn Patienten war bei vorher deutlicher Progression ein vorübergehender no-change-Status zu erzielen.

In einer zusammenfassenden Beurteilung (Tabelle 2) kann festgestellt werden, daß cis-Platin bei 24 von 58 Patienten (41%) trotz intensiver polychemotherapeutischer Vorbehandlung einen günstigen therapeutischen Effekt auf solide Tumoren unterschiedlichster histologischer Entitäten hatte. Diese Daten sind dringend erweiterungsbedürftig, geben aber Anhaltspunkte dafür, daß selbst sehr wenig beeinflußbare Histologien unter cis-Platin-Therapie einen günstigeren klinischen Verlauf erwarten lassen. In besonderem Maße überprüfenswert sind unsere Daten bei malignen Melanomen, bei nichtkleinzelligen Bronchialkarzinomen, bei einigen

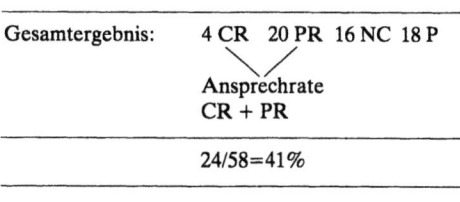

Gesamtergebnis: 4 CR 20 PR 16 NC 18 P
Ansprechrate CR + PR
24/58 = 41%

Tabelle 2. cis-Platin (DDP) bei refraktionären soliden Tumoren – Phase II-Studie Westdeutsches Tumorzentrum Essen (1/78–6/79); 64 Patienten, auswertbar: 58 Patienten

Weichteilsarkomen, aber auch bei seltenen Tumoren, wie dem Nebennierenrindenkarzinom. Die hier vorgelegten Daten ergänzen bekannte Untersuchungen zur monotherapeutischen Behandlung des Ovarialkarzinoms, des Cervixkarzinoms, des Blasen- und Prostatakarzinoms, welche bei vorbehandelten Patienten ein Ansprechen für cis-Platin zwischen 30 und 50% erwarten lassen. Nach wie vor ungeklärt ist die Frage, ob eine höhere Einzeldosierung von cis-Platin gegenüber der konventionellen Applikation Vorteile bringt. Geringgradig bessere Ansprechraten müssen hier unter Umständen mit größeren subjektiven und objektiven Nebenwirkungen erkauft werden.

Literatur

1. Becher R, Schütt P, Osieka R, Schmidt CG (1980) Peripheral neuropathy and ophthalmologic toxicity after treatment with cis-Dichlorodiaminoplatinum II. J Cancer Res Clin Oncol 96: 219–221 – 2. Chary KK, Higby DJ, Henderson ES, Swinerton KD (1977) Phase I-study of high-dose cis-Dichlorodiammineplatinum (II) with forced diuresis. Cancer Treat Rep 61: 367–370 – 3. Cohen CJ, Castro-Marin A, Deppe G, Bruckner HW, Holland JF (1978) Chemotherapy of advanced recurrent cervical cancer with Platinum II – Preliminary report. Proc Am Soc Clin Oncol 19: 401 – 4. Einhorn LH, Donohue J (1977) cis-Diamminedichloroplatinum, vinblastin, and bleomycin combination chemotherapy in desseminated testicular cancer. Ann Intern Med 87: 293–298 – 5. Higi M, Niederle N, Bierbaum W, Schmidt CG, Seeber S (1980) Pronounced antiemetic activity of the antipsychotic drug levomepromazin (L) in patients receiving cancer chemotherapy. J Cancer Res Clin Oncol (in press) – 6. Hill JM, Loeb E, MacLellan A, Hill NO, Khan A, King JJ (1975) Clinical studies of Platinum coordination compounds in the treatment of various malignant diseases. Cancer Chemother Rep 59: 647–659 – 7. Lippmann AJ, Helson C, Helson L, Krakoff IH (1973) Clinical trials of cis-Diamminedichloroplatinum (NSC-119875). Cancer Chemother Rep 57: 191–200 – 8. Osieka R, Bruntsch U, Gallmeier WM, Seeber S, Schmidt CG (1976) cis-Diammino-dichloro-platin (II) in der Behandlung therapieresistenter maligner Hodenteratome. Dtsch Med Wochenschr 101: 191 – 9. Panettiere FJ, Lane M, Lehane D (1978) Effectiveness of a new outpatient program utilizing CACP in the chemotherapy of advanced epidermoid head and neck tumors. Proc Am Soc Clin Oncol 19: 410 – 10. Scheulen ME, Seeber S, Schilcher RB, Hossfeld DK, Schmidt CG (1979) Combination chemotherapy (Chx) and radiotherapy (Rx) in stage II nonseminomatous testicular cancer (TC). In: Salmon SE, Jones SE (eds) Adjuvant therapy of cancer II. Grune & Stratton, New York, pp 337–344 – 11. Seeber S, Scheulen ME, Schilcher RB, Meier CR, Schmidt CG (1979) Sequential combination chemotherapy with velbane-bleomycin and adriamycin-cis-platinum in stage II testicular teratomas. Proc Am Ass Cancer Res 20: 282 – 12. Seeber S, Scheulen ME, Schilcher RB, Higi M, Niederle N, Mouratidou D, Bierbaum WC, Schmidt CG (1980) Sequential combination chemotherapy with vinblastine-bleomycin and adriamycin-cisplatin in early and late testicular cancer. In: "Cisplatin-current status and new developments". Academic Press, New York (in press) – 13. Wiltshaw E (1977) Cisplatin. NDA Amendment, vol. 4.2, pp 00163–00165

Goeckenjan, G. (Med. Klinik und Poliklinik, Klinik B), Schoppe, W. D., Jungblut, R. (Med. Klinik und Poliklinik, Klinik A), Schmidt-Gräff, A. (Patholog. Institut), Bremer, G. (Med. Klinik und Poliklinik, Klinik C der Univ. Düsseldorf):
Überwachung der pulmonalen Bleomycin-Toxizität

Die Anwendung von Bleomycin in der cytostatischen Therapie maligner Tumoren ist durch die pulmonale Toxizität der Substanz limitiert [1–3, 5, 7–14]. Es sollte geprüft werden, ob durch eine engmaschige klinische, röntgenologische und funktionsanalytische Überwachung schwere Komplikationen der Bleomycintherapie vermieden werden können.

Untersuchungsgut und Methodik

Untersucht wurden 22 Patienten (17 Männer, 5 Frauen) im Alter von 19–54 Jahren (Mittelwert 33,2 Jahre). Grundleiden waren maligne Lymphome ($n = 13$), maligne Hodentumoren ($n = 5$), extragonadale Seminome ($n = 3$) und metastasierendes Collumcarcinom ($n = 1$). Bleomycin wurde als intravenöse Dauerinfusion im Rahmen einer zyklischen Kombinationstherapie mit Velbe, CCNU und Prednisolon ($n = 12$), Velbe ($n = 5$), Velbe und cis-Platin ($n = 4$), Velbe, DTIC, Adriamycin und Prednisolon ($n = 1$) sowie Adriamycin ($n = 1$) verabreicht. Die Gesamtdosis Bleomycin betrug 120–750 mg (Mittelwert 350,8 mg), bezogen auf die Körperoberfläche 54,9–443,0 mg/m^2 (Mittelwert 195,5 mg/m^2). Vor Beginn der Therapie und 4 Wochen nach jedem Zyklusbeginn wurden eine klinische Untersuchung, eine Röntgenuntersuchung der Thoraxorgane und eine Lungenfunktionsprüfung durchgeführt.

Ergebnisse und Diskussion

Bei vier der 22 Patienten wurden die Zeichen einer wahrscheinlich Bleomycin-bedingten interstitiellen Pneumonie und Lungenfibrose histologisch nachgewiesen. Zwei dieser Patienten sind zu Beginn unserer Untersuchungsserie an einer kardiorespiratorischen Insuffizienz bei schwerer Lungenfibrose nach einer Bleomycindosis von jeweils 360 mg verstorben. In beiden Fällen wurde die Diagnose erst in einem fortgeschrittenen Stadium der Bleomycinlunge gestellt. Die Verzögerung der Diagnosestellung war in einem Falle darauf zurückzuführen, daß sich der Patient erst 10–14 Tage nach Beginn einer progredienten Dyspnoe in unsere Behandlung begab. Die daraufhin eingeleitete Corticoidtherapie konnte den letalen Ausgang nicht verhindern. Im zweiten Falle war eine unter der Bleomycinbehandlung aufgetretene Zeichnungsvermehrung der Lunge als pulmonale Tumormanifestation fehlgedeutet worden. Demgegenüber wurde bei zwei weiteren Patienten aufgrund der klinischen und funktionsanalytischen Verlaufsuntersuchungen der Verdacht auf eine Bleomycinpneumopathie wesentlich frühzeitiger geäußert. Es handelte sich um einen 27jährigen Patienten mit einer Lymphogranulomatose IV b, bei dem bereits nach 60 mg Bleomycin eine durch transbronchiale Lungenbiopsie histologisch gesicherte Pneumopathie auftrat. Nach Absetzen von Bleomycin und hochdosierter Corticoidbehandlung kam es zu einer weitgehenden Teilrückbildung der Lungenfunktionseinschränkung mit den Zeichen einer verbleibenden geringen Lungenfibrose. Die hohe Empfindlichkeit dieses Patienten auf die geringe Bleomycindosis ist wahrscheinlich darauf zurückzuführen, daß eine Therapie mit sechs Zyklen des MOPP-Schemas vorangegangen war, wobei eine pulmonale Toxizität des Cyclophosphamids anzunehmen ist [4, 16].

Bei einer 51jährigen Patientin mit einem malignen Lymphom entwickelte sich nach einer Bleomycingesamtdosis von 440 mg ebenfalls eine bioptisch gesicherte Bleomycinpneumopathie. Unter einer Corticoidtherapie kam es zu einer deutlichen Besserung der Lungenfunktionsparameter mit den Zeichen einer verbleibenden mäßiggradigen Lungenfibrose.

Die klinische Symptomatik begann bei den vier Patienten mit nachgewiesener Bleomycinpneumopathie mit Dyspnoe und Reizhusten. Auskultatorisch bestand in allen vier Fällen ein Knisterrasseln vorwiegend über den Lungenunterfeldern, das jedoch zu Beginn der subjektiven Symptomatik noch nicht in allen Fällen nachweisbar war. Röntgenologisch fanden sich in der Frühphase der Bleomycinpneumopathie gegenüber den Voruntersuchungen zumeist deutlich höher stehende Zwerchfelle als Ausdruck einer eingeschränkten Dehnbarkeit der Lunge. Die beiden erstgenannten Fälle mit letal verlaufender Bleomycinlunge zeigten eine ausgedehnte beidseitige, kleinfleckig-retikuläre und zum Teil auch streifige

Tabelle 1. Ergebnisse der Lungenfunktionsprüfung vor und nach Bleomycintherapie. VK = Vitalkapazität. TK = Totalkapazität. RV = Residualvolumen. TGV = Thorakales Gasvolumen. FEV 1 = Einsekundenkapazität. R_t = Atemwegswiderstand. Cdyn = Dynamische Comliance. p = Irrtumswahrscheinlichkeit (Wilcoxon-Test für verbundene Stichproben). $\bar{x}$ = Mittelwert. s = Standardabweichung

Parameter	Dimension	n	vor Bleomycin $\bar{x} \pm s$	nach Bleomycin $\bar{x} \pm s$	p
VK	1	20	4,01 ± 0,98	3,57 ± 1,35	< 0,05
TK	1	20	6,44 ± 1,32	6,36 ± 1,38	n. s.
RV	1	20	2,44 ± 0,65	2,79 ± 0,46	< 0,01
TGV	1	20	3,74 ± 0,97	3,91 ± 0,81	n. s.
FEV 1	1/s	20	2,85 ± 0,88	2,44 ± 1,06	< 0,01
FEV 1/VK	%	20	70,9 ± 13,4	67,5 ± 9,5	n. s.
R_t	kPas/1	20	0,221 ± 0,093	0,235 ± 0,057	n. s.
Cdyn	1/kPa	16	2,41 ± 0,95	1,44 ± 0,70	< 0,001

Zeichnungsvermehrung der Lungenfelder, während die beiden anderen Patienten nur eine diskrete interstitielle Zeichnungsvermehrung erkennen ließen.

Bei 20 der 22 Patienten konnten Lungenfunktionsprüfungen vor Beginn und nach Abschluß der Bleomycintherapie durchgeführt werden. Sie ergaben einen signifikanten Abfall der Vitalkapazität, der absoluten 1-Sekundenkapazität und der Lungencompliance sowie einen signifikanten Anstieg des Residualvolumens (Tabelle 1). Die Totalkapazität, das thorakale Gasvolumen, die relative 1-Sekundenkapazität und der Atemwegswiderstand zeigten keine signifikanten Veränderungen. Die bei vier Patienten untersuchte Single-Breath-CO-Diffusionskapazität war in allen Fällen unter der Bleomycintherapie vermindert.

Die leicht zu bestimmende Vitalkapazität scheint als Verlaufsparameter zur Beurteilung der Lungenfunktion unter der Bleomycintherapie geeignet, wenn beachtet wird, daß die Wertigkeit dieses Parameters durch vorbestehende Lungenveränderungen erheblich eingeschränkt wird. Abb. 1 läßt erkennen, daß die Vitalkapazität bei Patienten mit malignen Lymphomen sowie bei Patienten mit Hodentumoren und extragonadalen Seminomen ohne Lungenmetastasen erwartungsgemäß abfällt. Bei Patienten mit malignen Hodentumoren bzw. extragonadalen Seminomen und Vorliegen von Lungenmetastasen findet sich dagegen ein Anstieg der Vitalkapazität, der auf die Rückbildung der Lungenmetastasen zurückzuführen ist. Die Vitalkapazität ist in diesen Fällen nur mit Einschränkungen als Verlaufsparameter geeignet. Der verstärkte Abfall der Vitalkapazität bei den Patienten mit malignen Lymphomen gegenüber den Patienten mit Hodentumoren ist wahrscheinlich auf die bei den malignen Lymphomen häufig vorangegangenen Bestrahlungen im Thoraxbereich zurückzuführen, welche die Bleomycintoxizität wahrscheinlich steigern [15]. Daneben war den Patienten mit malignen Lymphomen in allen Fällen zuvor im Rahmen des MOPP-Schemas Cyclophosphamid verabreicht worden, das möglicherweise ebenfalls die pulmonale Bleomycintoxizität erhöht.

Die Untersuchungen haben ergeben, daß wegen der geringen Spezifität und Sensitivität der untersuchten Verlaufsparameter die Kontrolle eines Parameters allein nicht die sichere Früherkennung der Bleomycinpneumopathie erlaubt. Vielmehr ist eine kombinierte klinische, radiologische und lungenfunktionsanalytische Untersuchung vor Beginn der Bleomycintherapie und jeweils 4 Wochen nach

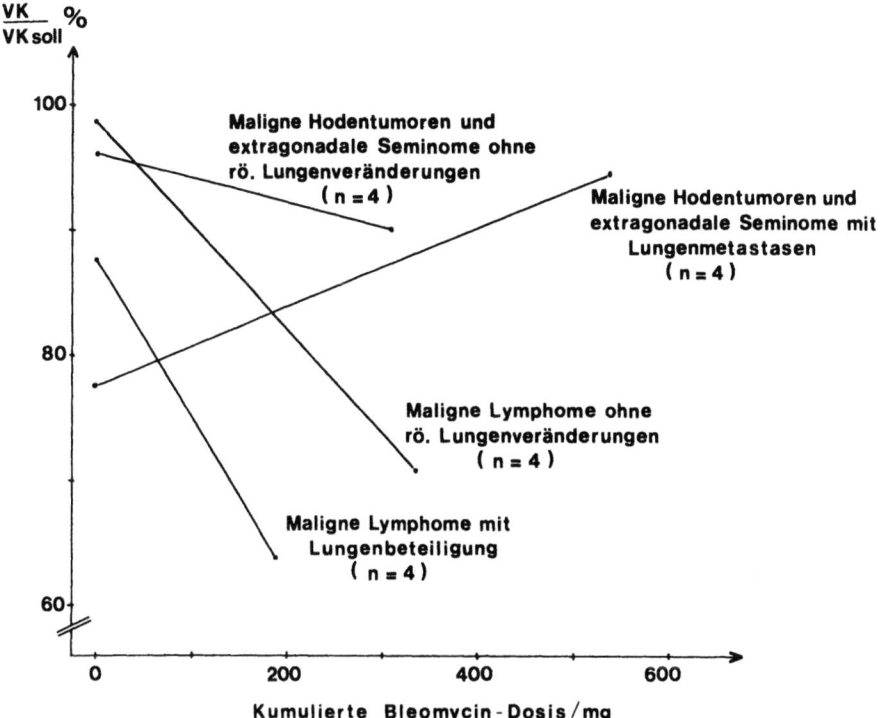

Abb. 1. Verhalten der Mittelwerte der Vitalkapazität bei vier Gruppen von Patienten in Abhängigkeit von der verabreichten Gesamtdosis Bleomycin

Beginn eines Behandlungszyklus erforderlich. Die Bleomycintherapie sollte abgesetzt werden, wenn auskultatorisch Knisterrasseln und röntgenologisch eine interstitielle Zeichnungsvermehrung auftreten, wenn die Vitalkapazität um mehr als 20–30% gegenüber dem Ausgangswert abfällt oder wenn eine arterielle Hypoxämie auftritt. Im Zweifelsfalle – insbesondere zur Abgrenzung gegenüber einer Pneumonie oder einer diffusen Tumorinfiltration der Lunge – sollte eine transbronchiale Lungenbiopsie durchgeführt werden. Bei klinisch und röntgenologisch manifester Bleomycinlunge ist eine hochdosierte Corticoidtherapie indiziert, die in Frühfällen zu einer deutlichen Besserung der Lungenfunktionseinschränkung und wahrscheinlich auch zu einer Verminderung des Ausmaßes der verbleibenden Fibrose beitragen kann [6].

Literatur

1. Bedrossian CWM, Luna MA, Mackay B, Lichtiger B (1973) Ultrastructure of pulmonary bleomycin toxicity. Cancer 32: 44–51 – 2. Bourguet J, Bourdinière J, Subileau C, Jézéquel J, de Labarthe B, Kerisit J (1973) Manifestations pneumologiques au cours des traitements par la Bleomycine. Ann Oto-Laryngologie (Paris) 90: 169–189 – 3. Burkhardt A, Gebbers JO, Höltje WJ (1977) Die Bleomycin-Lunge. Dtsch Med Wochenschr 102: 281–289 – 4. Dohner VA, Ward HP, Stanford RE (1972) Alveolitis during procarbazine, vincristine and cyclophosphamide therapy. Chest 62: 636–639 – 5. Frey S, Marone C, Zimmermann A (1977) Interstitielle Pneumopathie nach niedrig dosierter Bleomycintherapie. Schweiz Med Wochenschr 107: 1418–1422 – 6. Goeckenjan G, Schoppe WD, Bremer G, Schmidt-Gräff A: Verlaufsuntersuchungen der Bleomycin-Lunge unter einer Corticoste-

roidtherapie. Atemwegs- und Lungenkr (im Druck) – 7. Horowitz AL, Friedman M, Smith J, Yagoda A, La Monte C, Watson RC (1973) The pulmonary changes of bleomycin toxicity. Radiology 106: 65–68 – 8. Jacovino JR, Leitner J, Abbas AK, Lokich JL, Snider GL (1976) Fatal pulmonary reaction from low doses of bleomycin. An idiosyncratic tissue response. JAMA 235: 1253–1255 – 9. Krous HF, Hamlin WB (1973) Pulmonary toxicity due to bleomycin. Report of a case. Arch Pathol 95: 407–410 – 10. Laccourreye H, Haas C, Basset JM, Haguet JF (1977) Toxicité pulmonaire de la Bléomycine. Nouvelles considérations pratiques. Ann Otolaryngol Chir Cervicofac 94: 571–582 – 11. Luna MA, Bedrossian CW, Lichtiger B, Salem PA (1972) Interstitial pneumonitis associated with bleomycin therapy. Am J Clin Pathol 58: 501–510 – 12. Pascual RS, Mosher MB, Sikand RS, de Conti RC, Bouhuys A (1973) Effects of Bleomycin on pulmonary function in man. Am Rev Respir Dis 108: 211–217 – 13. Perez-Guerra F, Harkleroad L, Walsh RE, Constanzi JJ (1972) Acute bleomycin lung. Am Rev Respir Dis 106: 909–913 – 14. Rudders RA, Hensley GT (1973) Bleomycin pulmonary toxicity. Chest 63: 626–628 – 15. Samuels ML, Johnson DE, Holoye PY, Lanzotti VJ (1976) Large-dose bleomycin therapy and pulmonary toxicity. A possible role of prior radiotherapy. JAMA 235: 1117–1120 – 16. Topilow AA, Rothenberg SP, Cottrell RS (1973) Interstitial pneumonia after prolonged treatment with cyclophosphamide. Am Rev Respir Dis 108: 114–117

Niederle N., Schilcher R. B., Bierbaum, W., Mouratidou, D., Seeber S., Schmidt, C. G. (Innere Univ.-Klinik und Poliklinik, Tumorforschung, Westdeutsches Tumorzentrum, Essen):
Erste Ergebnisse mit dem ACO II-Protokoll beim inoperablen kleinzelligen Bronchialkarzinom

Das kleinzellige Bronchialkarzinom unterscheidet sich von den übrigen malignen Lungentumoren durch schnelleres Tumorwachstum und frühzeitigere Disseminationstendenz [10, 13]. Für die notwendige primär systemische Therapie [9] stehen wirksame Zytostatika zur Verfügung [1, 14]. Durch unterschiedlich aggressive Kombinationen mehrerer dieser Substanzen konnten in den letzten Jahren zunehmend große Anteile an kompletten Remissionen erzielt werden [2–4, 6, 8, 12, 15]. Sie stellen einen ersten entscheidenden Schritt zu einer verbesserten Krankheitsprognose dar [3].

Um möglichst rasch hohe komplette Remissionsraten zu erzielen, wird am Westdeutschen Tumorzentrum Essen, in Abwandlung der kombinierten Chemo- und Radiotherapie „ACO I plus RT" [11], die aggressivere Induktionsbehandlung „ACO II plus RT" durchgeführt. Über erste Ergebnisse wird berichtet.

Stadieneinteilung und Therapieprogramm

Neben der feingeweblichen Tumorstruktur und dem Allgemeinzustand des Patienten kommen der Krankheitsausbreitung zum Zeitpunkt der Diagnosestellung besondere Bedeutung für Therapieansprechen und damit Überlebenszeit zu [5, 7, 9, 16]. Deswegen müssen vor der Therapieplanung die beiden Krankheitsstadien „limited" und „extensive disease" unterschieden werden. „Limited disease" besteht bei einer loco-regional begrenzten Krankheitsausbreitung mit oder ohne ipsilateralem supraclaviculärem Lymphknotenbefall, Atelektase, Pleuraerguß und/oder Phrenicusparese. Im Stadium „extensive disease" liegt dagegen eine meist hämatogene Metastasierung außerhalb des Thorax, bevorzugt in Leber, Gehirn und Knochenmark, vor. Die Stratifikation in diese beiden Krankheitsstadien erfolgt mittels klinischer Untersuchung, Röntgen-Thorax in zwei Ebenen, Leber-, Hirn- und Knochenszintigraphie sowie Beckenkammbiopsie.

Im Stadium „limited disease" wird eine viermalige Zytostatikagabe im Abstand von jeweils 3 Wochen durchgeführt (Abb. 1). Nach der zweiten Chemotherapieapplikation erfolgt die prophylaktische Schädelbestrahlung mit 30 Gy, nach der vierten Induktionsbehandlung eine Reevaluation mit nochmaliger bronchoskopischer Gewebeentnahme und anschließender konsolidierender Bestrahlung von Mediastinum, Hili und Tumorkernschatten mit ebenfalls 30 Gy. Bei kompletter Remission wird danach randomisiert in die Erhaltungstherapie mit VP 16-213 beziehungsweise keine Therapie.

Im Stadium „extensive disease" erfolgt bei Therapieansprechen nach vier bis sechs ACO-Kursen eine erneute Stratifikation. Patienten mit kompletter Remission erhalten eine Radiatio gefolgt von der Erhaltungstherapie mit VP 16-213, Patienten mit partieller Remission werden einer alternativen Kombinationschemotherapie zugeführt.

Die Kombination ACO II beinhaltet: Adriamycin 60 mg/m^2 i.v. an Tag 1, Cyclophosphamid 750 mg/m^2 als 1-Stunden-Infusion jeweils an Tag 1 und 2 sowie Vincristin 1,5 mg i.v. an Tag 1, 8 und 15. Die Erhaltungstherapie besteht in einer fünftägigen Einnahme von 150 mg/m^2 VP 16-213 alle 3–4 Wochen.

Patienten und Ergebnisse

Bis Ende 1979 sind 52 Männer mit primär inoperablem kleinzelligen Bronchialkarzinom behandelt worden. Für die Untersuchung auswertbar waren, bei einem Frühtodesfall nach der ersten ACO-Gabe und einem Therapieabbruch, 50 Patienten. 33 hatten eine loco-regional begrenzte Erkrankung, 17 bereits Fernmetastasen. Das Lebensalter bei Diagnosestellung betrug 30–70 Jahre, Median 53 Jahre; der Karnofsky-Status 30–90%, Median 70%. Die am häufigsten geklagten Beschwerden waren Schwäche, Gewichtsabnahme, Dyspnoe, Thoraxschmerzen und Husten mit Auswurf. Eine paraneoplastische Polyneuropathie war bei vier Patienten nachweisbar.

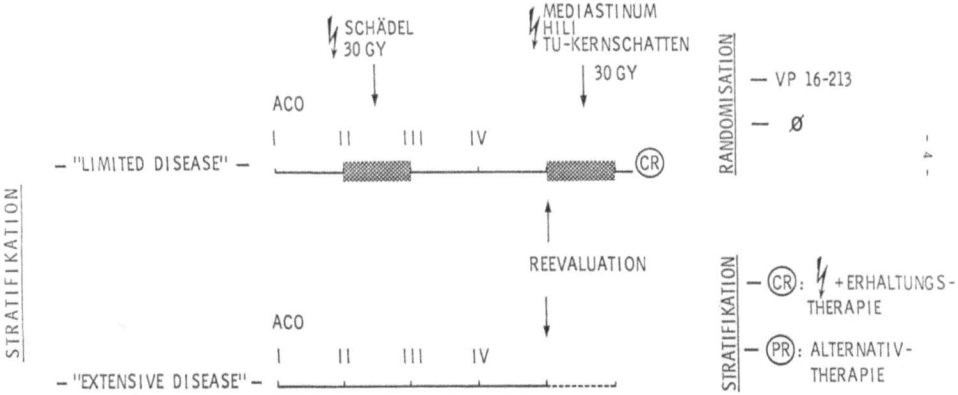

Abb. 1. Therapieschema der prospektiven Studie „ACO II plus RT" (CR = komplette Remission, PR = Teilremission)

	limited: $n = 33$		exentive: $n = 17$	
	n	%	n	%
CR	22	67	2	12
PR	6	18	10	59
MR	4	12	4	24
idem	–		–	
Progreß	1	3	1	5

Tabelle 1. Behandlungsergebnisse (ACO II plus RT) bei 50 Patienten mit inoperablem kleinzelligem Bronchialkarzinom. (CR = komplette Remission, PR = Teilremission, MR = Ansprechen unter 50%). Gesamtansprechrate: 96%. Induktion der CR: im Mittel nach 3, 4 Kursen

Bei einer Gesamtansprechrate von 96% konnte im Stadium „limited disease" bei 22 Erkrankten (67%) eine komplette Remission erzielt werden (Tabelle 1). Sechs Patienten wiesen eine Teilremission, vier ein Ansprechen unter 50% und nur einer eine Krankheitsprogression auf. Im Stadium „extensive disease" lag der Anteil an kompletten Remissionen bei 12%. Hier wurden in der Mehrzahl der Patienten nur Teilremissionen oder ein noch geringeres Ansprechen erreicht (Tabelle 1). Der röntgenologische Nachweis einer kompletten Remission konnte in der Regel nach drei oder spätestens vier Chemotherapiekursen geführt werden.

Alopezie, Übelkeit, Erbrechen und Geschmacksstörungen waren die häufigsten Nebenwirkungen, Vincristinpolyneuropathien traten im Mittel nach dreimaliger ACO-Gabe auf. Eine passagere Leukozytopenie von $1000-1500/mm^3$ wurde angestrebt und hatte nur selten behandlungsbedürftige Infekte zur Folge. Im Verlauf der Induktionsphase war fast immer ein progredienter Abfall von Hämoglobin und Eryhtrozyten zu beobachten. Thrombozytenwerte unter $100\,000/mm^3$ waren nie nachweisbar.

Schlußfolgerung

Zusammenfassend kann festgestellt werden, daß durch die kombinierte Modalität aus intensiver Induktionschemotherapie und Bestrahlung ein hoher Anteil der prognostisch wichtigen kompletten Remissionen, vorzugweise im Stadium „limited disease", erzielt werden kann. Bei in der Regel nur zweitägiger stationärer Behandlung mußte die Therapie nie wegen Nebenwirkungen abgebrochen, selten die Zytostatikagabe bei noch bestehender Leukozytopenie verschoben werden. Der Wert einer zytostatischen Erhaltungstherapie läßt sich, bei bisher 24 randomisierten Patienten, noch nicht sicher beurteilen.

Literatur

1. Broder LE, Cohen MH, Selawry OS (1977) Treatment of bronchogenic carcinoma. II. Small cell. Cancer Treat Rev 4: 219–260 – 2. Cohen MH, Ihde DC, Bunn PA, Fossieck BE Jr, Matthews MJ, Chackney SE, Johnston-Early A, Makuch R, Minna JD (1979) Cyclic alternating combination chemotherapy for small cell bronchogenic carcinoma. Cancer Treat Rep 63: 163–170 – 3. Einhorn LH, Bond WH, Hornback N, Joe BT (1978) Long-term results in combined-modality treatment of small cell carcinoma of the lung. Semin Oncol 5: 309–313 – 4. Greco FA, Richardson RL, Snell JD, Stroup SL, Oldham RK (1979) Small cell lung cancer. Complete remission and improved survival. Am J Med 66: 625–630 – 5. Hansen HH, Dombernowsky P, Hirsch FR (1978) Staging procedures and prognostic features in small cell anaplastic bronchogenic carcinoma. Semin Oncol 5: 280–287 – 6. Johnson RE, Brereton HD, Kent CH (1976) Small-cell carcinoma of the lung: attempt to remedy causes of past therapeutic failure. Lancet 2: 289–291 – 7. Lanzotti VJ, Thomas DR, Boyle LE, Smith TL, Gehan EA,

Samuels ML (1977) Survival with inoperable lung cancer. An integration of prognostic variables based on simple clinical criteria. Cancer 39: 303–313 – 8. Livingstone RB, Moore TN, Heilbrun L, Bottomley R, Lehane D, Rivkin SE, Thigpen T (1978) Small-cell carcinoma of the lung: combined chemotherapy and radiation. Ann Intern Med 88: 194–199 – 9. Mountain CF (1978) Clinical biology of small cell carcinoma: relationship to surgical therapy. Semin Oncol 5: 272–279 – 10. Muggia MF, Krezoski SK, Hansen HH (1974) Cell kinetic studies in patients with small cell carcinoma of the lung. Cancer 34: 1683–1690 – 11. Seeber S, Schmidt CG, Holfeld H, Scherer E (1977) Integrale Behandlung (Chemo- und Radiotherapie) des inoperablen Bronchialkarzinoms. Dtsch Med Wochenschr 102: 147–152 – 12. Seeber S, Niederle N, Schilcher RB, Schmidt CG (1980) Adriamycin, Cyclophosphamid und Vincristin („ACO") beim kleinzelligen Bronchialkarzinom. Verlaufsanalyse und Langzeitergebnisse. Onkologie 3: 5–11 – 13. Strauss MJ (1974) The growth characteristics of lung cancer and its application to treatment design. Semin Oncol 1: 167–174 – 14. Tucker RD, Ferguson A, VanWyk C, Sealy R, Hewitson R, Levin W (1978) Chemotherapy of small cell carcinoma of the lung with V.P. 16-213. Cancer 41: 1710–1714 – 15. VanHoutte P, Tancini G, De Jager R, Lustman-Maréchal J, Milani F, Bonadonna G, Kenis Y (1979) Small cell carcinoma of the lung: a combined modality treatment. Eur J Cancer 15: 1159–1165 – 16. Zelen M (1973) Keynote address on biostatistics and data retrieval. Cancer Chemother Rep 4: 31–42

Schnitzler, G. (Onkolog. Zentrum, Klinikum Mannheim), Arnold, H. (Med. Univ.-Klinik Freiburg), Drings, P. (Thoraxchirurg. Spezialklinik Heidelberg), Fritze, D. (Med. Univ.-Klinik Heidelberg), Geldmacher, J. (Med. Univ.-Klinik Freiburg), Hartwich, H. (Med. Klinik und Poliklinik der Univ. Erlangen), Kempf, P. (Chirurg. Klinik Mainz), Meiser R. J. (Med. Univ.-Klinik und Poliklinik Homburg), Nedden, R. (Med. Klinik Darmstadt), Oldershausen, H. F. v. (Med. Klinik Friedrichshafen), Pappas, A. (Med. Univ.-Klinik und Poliklinik Homburg), Queißer, W. (Onkolog. Zentrum Mannheim), Roemeling, V. (Med. Klinik mit Poliklinik Erlangen), Sievers, R. (Med. Klinik Darmstadt), Wahrendorf, J. (Inst. für Dokumentation, DKFZ Heidelberg), Westerhausen, M. (Med. Klinik Duisburg), Witte, W. (Med. Abt. der Ev. Diakonissenanstalt Karlsruhe):
Eine randomisierte Phase-III-Studie mit 5-Fluorouracil, Carmustin und Vincristin im Vergleich zu Ftorafur, Carmustin und Vincristin bei metastasierten gastrointestinalen Tumoren

In einer vorausgehenden, bereits publizierten Studie (DMW 104/1979) wurde bei metastasierten gastrointestinalen Tumoren eine zytostatische Kombinationstherapie aus 5-Fluorouracil (10 mg/kg/d) und Carmustin (40 mg/m^2/d) mit einer Kombination bestehend aus Ftorafur (30 mg/kg/d) und Carmustin (40 mg/m^2/d) verglichen. Dabei zeigte sich ein geringgradig besseres Ansprechen der FU-Kombination von 32,7% gegenüber 26,3% der Ftorafur-Kombination. Die mediane Überlebenszeit war mit 5-FU doppelt so lange wie mit Ftorafur, nämlich 330 Tage gegenüber 163 Tagen. Hinsichtlich der Nebenwirkungen zeigte sich kein auffälliger Unterschied. Damals wurde die geringere Wirksamkeit des neu eingeführten Ftorafur auf die bewußt niedrige Dosierung zurückgeführt. Aus diesem Grunde wurde eine Folgestudie mit einer höheren Ftorafur-Dosierung durchgeführt.

Material und Methodik

1. Geprüft wurde die Kombination FU, Carmustin und Vincristin im Vergleich mit der Kombination Ftorafur, Carmustin und Vincristin hinsichtlich der Tumorregression, der Überlebenszeit sowie der Häufigkeit und Schwere der Nebenwirkungen.

2. In die Studie aufgenommen wurden Patienten mit histologisch gesichertem, metastasiertem Adenokarzinom des Magens, Kolons, Sigmas und Rektums, wobei hier kein Unterschied zwischen primär kurativ operabel oder primär inoperabel bzw. nur palliativ operabel gemacht wurde. Vorausgesetzt wurde ein ausreichend guter Allgemeinzustand, Alter unter 75 Jahre und Aufklärbarkeit. Nicht aufgenommen wurden Patienten mit einer den klinischen Zustand herabsetzende Zweitkrankheit sowie Zweittumoren. Eine vorausgegangene Chemotherapie oder eine gleichzeitige Strahlentherapie führte ebenfalls zum Ausschluß.
3. Eine Stratifikation wurde in drei Gruppen vorgenommen und zwar in Magenkarzinome, Kolon- und Sigmakarzinome sowie in Rektumkarzinome.
4. Die Randomisation der multizentrischen Studie erfolgte zentral von der Studienleitung.
5. In beiden Therapieformen wurden Carmustin und Vincristin in derselben Dosis und Applikationsweise verabfolgt. Zusätzlich wurde in der einen Therapieform 5-FU, in der anderen Ftorafur appliziert. Die Dosierung von Ftorafur lag mit 2 g/m^2/d ungefähr doppelt so hoch wie in der Vorstudie (30 mg/kg/d). Die Dosierung von FU und Carmustin sowie die Applikationsweise aller drei Substanzen bleiben unverändert. Zusätzlich wurde Vincristin in das zytostatische Regime aufgenommen. Beide Therapien wurden nach 6 Wochen wiederholt. Nach zwei Zyklen, d. h. vor Beginn des dritten Behandlungszyklus, wurde die Erfolgsbeurteilung hinsichtlich der Ansprechbarkeit vorgenommen. War ein Erfolg der Therapie zu beobachten, so wurde die Therapie bis zur erkennbaren Progredienz fortgesetzt. Bei Nichtansprechen wurde die Therapie abgebrochen.
6. Zur Beurteilung des Erfolges der Chemotherapie wurden die Kriterien *komplette Remission, partielle Remission, Besserung ("Improvement"), gleichbleibender Befund ("No Change")* und *Progression* herangezogen.

Als *Responder* wurden komplette und partielle Remissionen sowie Improvement zusammengefaßt. Die *Non-Responder* setzen sich aus No-Change und Progression zusammen. Patienten, die vor Tag 14 verstarben, wurden als Early Death aus der Auswertung herausgenommen.
7. Die Überlebenszeit wurde gemäß der von Peto und Mitarb. beschriebenen Methodik ausgewertet. Für die beiden Therapieformen wurden die Kaplan-Meier-Schätzungen der Überlebenskurven berechnet. Aus diesem ergab sich die mediane Überlebenszeit. Der weitere statistische Vergleich der Überlebenszeiten wurde mit der Lorgrank-Analyse durchgeführt.

Ergebnisse

1. Die Ergebnisse der Randomisation und Stratifikation zeigt folgendes Bild: 83 Patienten wurden in die Studie aufgenommen, vier entfielen durch Early Death, so daß 79 Patienten ausgewertet werden konnten. 39 wurden mit Therapie A, 40 mit Therapie B behandelt. Im weiteren wurde ein Vergleich beider Gruppen hinsichtlich Durchschnittsalter, Geschlecht, Allgemeinzustand und Metastasentyp vorgenommen. Auffällige Unterschiede zeigten sich hier nicht.
2. Auswertbar waren 54 Patienten hinsichtlich der *Responderquoten.* Insgesamt konnten davon elf als Responder eingestuft werden, was einem Anteil von 20% entspricht. Die FU-Kombination zeigte einen Anteil an Respondern von 24%. Demgegenüber betrug der Responderanteil bei der Ftorafur-Kombination 16%. Somit zeigte sich ein geringgradig besseres Ansprechen der FU-Kombination. Zu bemerken wäre hier, daß keine einzige komplette Remission durch die Chemotherapie erzielt werden konnte.
3. Die *Kaplan-Meier-Schätzungen der Überlebenskurven* ergaben einen deutlich unterschiedlichen Verlauf beider Therapieformen (Abb. 1: A entspricht der FU-Kombination, B der Ftorafur-Kombination). Dieser Unterschied spiegelte sich in der medianen Überlebenszeit wider: 304 Tage bei der FU-Kombination standen 144 Tage bei der Ftorafur-Kombination gegenüber.
4. Bei der *Logrank-Analyse* wird dem Anteil der beobachteten Todesfälle (O) die Anzahl der erwarteten Todesfälle (E) gegenübergestellt. Hierbei wird den erwarteten Todesfällen die Hypothese des gleichen Sterberisikos zugrunde gelegt. 24,9 erwarteten Todesfällen standen bei der FU-Kombination 13 tatsächlich beobachtete Todesfälle gegenüber, d. h. das Sterberisiko war bei dieser Kom-

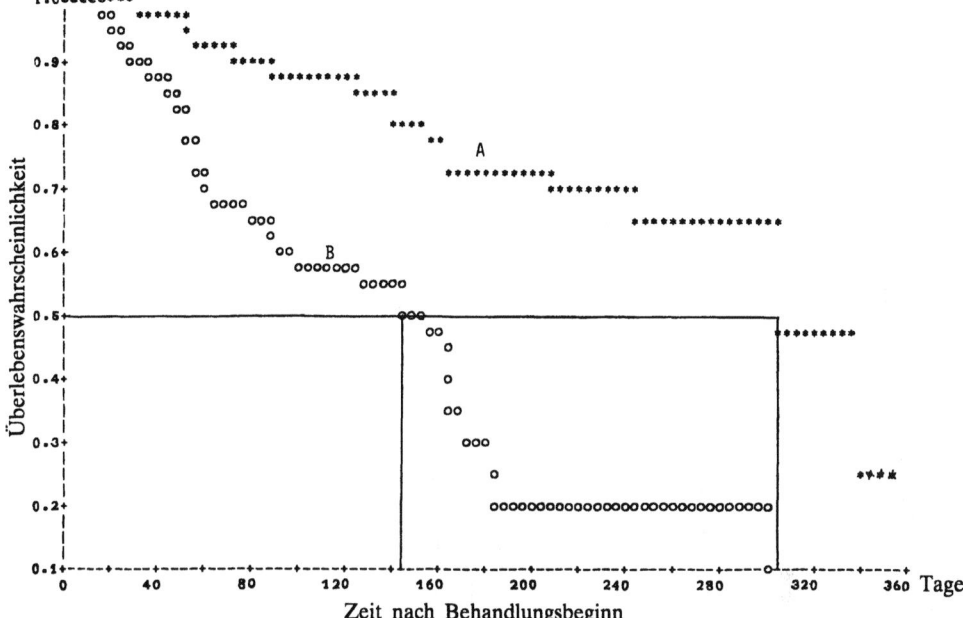

Abb. 1. Überlebenskurve der beiden Therapieformen

bination deutlich geringer als man vom Gesamtkollektiv gesehen erwarten dürfte. Die Ftorafur-Kombination zeigte das entgegengesetzte Bild: 16 erwarteten Todesfällen standen 28 tatsächlich beobachtete Todesfälle gegenüber. Das Sterberisiko war somit in dieser Gruppe gegenüber dem Gesamtkollektiv erhöht (Tabelle 1).

Diese Ergebnisse kommen sehr gut in dem Quotienten O/E zum Ausdruck, der bei Therapie A deutlich unter, bei der Therapie B hingegen deutlich über 1, der relativen Sterberate des Gesamtkollektivs, liegt. Statistisch waren diese Ergebnisse mit einer Irrtumswahrscheinlichkeit von $p < 0{,}01$ zu sichern. Die Ergebnisse der drei Stratifikationsgruppen zeigten dieselbe Tendenz.

5. Weiterhin wurden die Nebenwirkungen beider Therapieformen gegenübergestellt. Hinsichtlich Knochenmarktoxizität, Alopezie und gastrointestinaler Nebenwirkungen konnte zwischen beiden Kombinationen kein *auffälliger Unterschied* gefunden werden. Am deutlichsten trat hier die gastrointestinale Toxizität in Erscheinung.

Tabelle 1. Anzahl Beobachter (O) und erwarteter (E) Todesfälle (Logrank-Analyse)

	Therapie A			Therapie B		
	O	E	O/E	O	E	O/E
Magen	4	10,21	0,39	12	5,79	2,07
Kolon + Sigma	7	9,48	0,74	9	6,52	1,38
Rektum	2	5,18	0,39	7	3,82	1,83
Gesamt	13	24,87	0,52	28	16,13	1,74

Zusammenfassung

Verglichen wurden zwei Zytostatikakombinationen, jeweils bestehend aus Carmustin und Vincristin, sowie Fluorouracil oder Ftorafur hinsichtlich Tumorregression, Überlebenszeit und Nebenwirkungen. Dabei zeigte sich bezüglich der Tumorregression nur ein geringfügiger Unterschied zugunsten der FU-Kombination. Die Überlebenszeiten sowie die Ergebnisse der Logrank-Analyse wiesen die FU-Kombination als die überlegenere Therapie aus, was in den medianen Überlebenszeiten von 304 Tagen dieser Kombination gegenüber 144 Tagen bei der Ftorafur-Kombination deutlich zu Tage trat. Hinsichtlich der Nebenwirkungen ergaben sich keine auffälligen Unterschiede.

Literatur

1. Queißer W, Schaefer J, Arnold H, Drings P, Geldmacher J, Hartwich G, Kredel L, Mayer M, Neidhardt B, Oldershausen HF v, Rösch W, Wahrendorf J (1979) Prospektive kontrollierte Studie bei metastasierten gastrointestinaler Tumoren. Vergleich zwischen 5-Fluorouracil-Carmustin und Ftorafur-Carmustin. Dtsch Med Wochenschr 104: 1231–1236 – 2. Valdivieso M, Bodey GP, Gottlieb JA, Freireich EJ (1976) Clinical evaluation of Ftorafur (Pyridine-deoxyribose N_1-2-Furanidyl-5-Fluorouracil). Cancer Res 36: 1821–1824 – 3. Hall SW, Valdivieso M, Benjamin RS (1977) Intermittent high single-dose Ftorafur: Phase I clinical trial with a pharmacologic-toxicity correlation. Cancer Treat Rep 61: 1495–1498

Beyer, J.-H., Heyden, H. W. v., Klee, M., Nagel, G. A. (Med. Univ.-Klinik, Abt. Hämatologie/Onkologie, Göttingen), Schiller, U. (Chirurg. Univ.-Klinik Göttingen), Bornikoel, K., Schuster, R. (Med. Univ.-Klinik, Abt. für Röntgendiagnostik, Göttingen):
Intraarterielle Perfusionstherapie des kleinen Beckens mit 5-Fluorouracil bei therapieresistenten Schmerzen des metastasierenden Kolonkarzinoms

Patienten mit rezidivierendem oder metastasierendem Rektum- oder Kolonkarzinom haben sehr oft, wenn der Tumor im kleinen Becken wächst, unerträgliche Schmerzen, die mit keiner konservativen Analgetikatherapie beherrscht werden können. Die Lebensqualität dieser Patienten mit diesem sogenannten Post-Proktektomiesyndrom ist erheblich vermindert, sie sind an das Bett gefesselt und häufig von Morphinderivaten abhängig. Bevor eine chirurgische Schmerzausschaltung durchgeführt werden sollte, z. B. durch eine Rhizotomie oder Chordotomie, kann eine intraarterielle Beckenperfusionstherapie mit 5-Fluorouracil eine Schmerzlinderung oder Schmerzfreiheit mit Anheben der Lebensqualität erreichen (Hafström et al. [2]).

Wir behandelten sechs Männer (Durchschnittsalter 62,8 Jahre) und acht Frauen (Durchschnittsalter 58,0 Jahre) mit lokal im kleinen Becken wachsenden kolorektalen Tumoren. Neben den üblichen Untersuchungen wurden vor und nach den intraarteriellen Perfusionstherapien Computertomographien des Abdomens und des kleinen Beckens sowie Beckenangiographien durchgeführt, um den Sitz und die Tumorausdehnung zu bestimmen.

Es wurden perkutan über beide Arteriae femorales je ein Sidewinder-Katheter der Größe 7 in beide Arteriae iliacae internae eingelegt und das Perfusionsgebiet angiographisch dargestellt. Lag die Tumorausdehnung außerhalb des Versorgungsgebietes beider Arteriae iliacae internae, wurde ein Pigtail-Katheter über eine Arteria femoralis in die Aortenbifurkation eingelegt. Die Katheter wurden zur Gewährleistung einer stabilen Lage an der Haut angenäht. Die Patienten mußten eine strenge Bettruhe einhalten.

Wir perfundierten 5-Fluorouracil in einer Dosierung von 15–30 mg/kg Körpergewicht kontinuierlich über 24 Stunden für 1–5 Tage und heparinisierten gleichzeitig die Patienten mit Liquemin 800 IE/Stunde kontinuierlich über 24 Stunden für 1–5 Tage mittels eines Perfusors.

Drei Patienten wurden über 1 × 24 Stunden, vier Patienten über 2 × 24 Stunden, ein Patient über 3 × 24 Stunden und sechs Patienten über 5 × 24 Stunden perfundiert. Drei Patienten erhielten zwei, ein Patient drei Perfusionsbehandlungen.

Keine Schmerzlinderung wurde bei zwei Patienten erreicht, sie mußten einer Lumbalblockade zugeführt werden.

Fünf Patienten bekamen eine deutliche Schmerzminderung über 50%, gemessen am Schmerzmittelverbrauch, welche mehrere Wochen anhielt. Einige davon wurden einer zweiten und dritten Perfusionstherapie zugeführt, die teilweise wieder eine Schmerzlinderung brachte. Bei Erfolglosigkeit der Therapie wurde eine Lumbalblockade durchgeführt.

Sieben Patienten erreichten eine Schmerzfreiheit über einen Zeitraum von 3 Wochen bis zu 8 Monaten (im Durchschnitt 16 Wochen). Sie benötigten keine Analgetika mehr, hatten eine normale Lebensqualität und führten ein entsprechend normales Leben.

Es wurde mit dieser Methode bei 12 von 14 Patienten ein guter palliativer Therapieeffekt erreicht, ohne daß eine wesentliche Lebensverlängerung bei den Patienten gesehen wurde.

Die Kontrollen der Computer-Tomographien und der Angiographien zeigten nur in wenigen Fällen einen Rückgang der Tumorgrößen unter dieser Therapie, so daß der gute palliative Effekt der Schmerzfreiheit oder Schmerzminderung nicht allein auf die Abnahme der Tumorgröße zu beziehen ist. Diskutiert wird zusätzlich ein Effekt auf die Schmerzrezeptoren der Nerven (Cavanagh et al. [1]).

Als Nebenwirkungen dieser Therapie sahen wir bei fünf von sechs Patienten, die über fünf Tage perfundiert wurden, Rötungen und Schwellungen im Perfusionsgebiet, die sich an der Haut als intradermale Entzündung manifestierten und nach wenigen Wochen in eine starke Bräunung der Haut übergingen.

Diarrhoen wurden bei zwei von 14 Patienten gesehen, die nur wenige Tage anhielten. Eine geringe Leukopenie wurde nur einmal beobachtet.

Die von anderen Autoren (Sullivan et al. [3]) beobachteten Nebenwirkungen, wie z. B. Blutungen, Gerinnungsstörungen mit Katheterverstopfungen oder Verlegungen der Arterien, Katheterdislokationen, postrenales Nierenversagen mit der Notwendigkeit der Nierenfistelung, lokalen oder generalisierten Infektionen wurden bei uns nicht beobachtet.

Literatur

1. Cavanagh D, Hovadhanakul P, Comas MR (1975) Regional chemotherapy – A comparison of pelvic perfusion and intraarterial infusion in patients with advanced gynecologic cancer. Am J Obstet Gynecol 123 : 435–441 – 2. Hafström L, Jonsson P-E, Landberg T, Owman T, Sundkvist K (1979) Intraarterial

infusion chemotherapy (5-Fluorouracil) in patients with inextirpable or locally recurrent rectal cancer. Am J Surg 137: 757–762 – 3. Sullivan RD, Watkins E, Zurek WZ (1964) Cancer chemotherapy by prolonged ambulatory arterial infusion. Proceedings: National Cancer Conference 5, Philadelphia, pp 543–559

Fiebig, H. H., Löhr, G. W. (Med. Univ.-Klinik, Freiburg):
Xenotransplantation menschlicher Dickdarmkarzinome in thymusaplastische Nacktmäuse und deren Chemotherapie

Einleitung

Thymusaplastische Nacktmäuse haben in der Immunologie und der experimentellen Krebsforschung eine zunehmende Bedeutung erlangt. Aufgrund der Thymusaplasie weisen Nacktmäuse keine funktionstüchtigen T-Lymphozyten und damit keine zelluläre Immunabwehr auf (Pantelouris 1968). Heterologe Haut- und Tumortransplantate werden damit von der Nacktmaus nicht abgestoßen (Povlsen u. Rygaard 1971).

Für die experimentelle Krebsforschung bietet sich damit die Möglichkeit, die Zellbiologie menschlicher Tumoren im Tier zu studieren und sie als Tumormodelle für therapeutische Studien zu verwenden.

Von November 1978 bis April 1979 hatten wir insgesamt 150 maligne Tumoren heterolog in Nacktmäuse transplantiert. Unter den verschiedenen Tumoren wiesen Karzinome des Dickdarms die höchste Angangsrate auf, wobei etwa die Hälfte der Tumoren rasch progredient wuchs. Basierend auf der Transplantation von 30 colo-rektalen Karzinomen sollen folgende Fragen untersucht werden:
1. Tumorangangsrate,
2. Rate der rasch progredient wachsenden Tumoren,
3. Vergleich des histologischen Bildes,
4. Ansprechbarkeit auf Chemotherapie.

Methodik

Nacktmäuse vom NMRI-Stamm wurden unter Laminar-Flow-Bedingungen gehalten. Die Versuchstiere stammen aus der eigenen Zucht. Die Zucht und Tierhaltung wurde wie von Fortmeier beschrieben, durchgeführt. Zur Transplantation wurden vier Tumorscheibchen von Operationspräparaten (etwa 5 × 5 × 0,5–1 mm Durchmesser) innerhalb von 15–30 Minuten nach der Resektion subcutan in drei bis vier Nacktmäuse in die vordere und hintere Milchleiste beiderseits implantiert. Zum Tumorangang wurde der histologische Nachweis von vitalem Tumorgewebe in der 1. Passage gefordert. Die Tumordurchmesser wurden alle 2 Wochen mit einer Schublehre über mindestens 5 Monate gemessen. Die Therapie wurde mit dem in der Klinik bei colo-reaktalen Karzinomen wirksamen Fluorouracil, mit Methyl-CNU sowie in Kombination mit Vincristin durchgeführt. Zusätzlich wurden neu synthetisierte Nitrosoharnstoffe geprüft. Jede Gruppe umfaßte sechs bis zehn Tumoren.

Ergebnisse und Diskussion

In Tabelle 1 ist die Tumorangangsrate aufgeführt. 24 der 30 colo-rektalen Karzinome wuchsen erfolgreich an. Drei der sechs Rektumkarzinome waren präoperativ mit 2000–2500 rad vorbestrahlt. Zwei der vorbehandelten Karzinome wuchsen dennoch

Tabelle 1. Transplantation menschlicher Dickdarmkarzinome in Nacktmäuse: Angangsrate und Wachstumstendenz

Tumor	take/total	Progredient wachsend[a]/total	stationär[b]/ total	Präoperative Bestrahlung/total
Colon-Ca.	19/24	13/24	6/24	
Rektum-Ca.	5/6	3/6	2/6	3[c]/6
Total n	24/30	16/30	8/30	
%	80	53	27	

[a] Tumorgröße (axb) der 1. Passage nach 3. Mon. > 60 mm^2
[b] ≤ 59 mm^2
[c] 2 Tumoren wuchsen progredient

rasch progredient. Das Wachstum auch von anfangs infizierten Tumoren (Eröffnung der Abszesse, Gabe von Antibiotika durch das Trinkwasser), die kurze Zeitspanne von 15–30 Minuten bis zur Transplantation und die Transplantationstechnik können unsere im Vergleich zur Literatur hohe Angangsrate von 80% erklären. Über eine vergleichbare Angangsrate wurde von Sharley et al. (1978) mit 15 von 18 erfolgreichen Transplantationen berichtet. Bei der Zusammenfassung der in verschiedenen Laboratorien durchgeführten Transplantationen von Dickdarmkarzinomen ergibt sich eine Angangsrate von 71% (42/59) (Nomura et al. 1977).

Für Therapieversuche ist von entscheidender Bedeutung, ob die Tumoren in der Nacktmaus progredient wachsen. Wird dafür in der 1. Passage nach 3 Monaten eine Tumorgröße des Produktes der Tumordurchmesser von mehr als 60 mm^2 gefordert, so wuchsen 13 von 24 Colonkarzinomen und drei der sechs Rektumkarzinome rasch progredient (53%). Tumoren mit einer kleineren Tumorgröße wurden als stationär angesehen. Sie sind für Therapieversuche nicht geeignet. Die im Vergleich zu anderen Tumoren hohe Angangsrate von 80% und insbesondere die Rate der rasch progredient wachsenden Tumoren lassen heterolog transplantierte menschliche Dickdarmkarzinome als ausgezeichnete experimentelle Modelle erscheinen.

Bei einem Vergleich des histologischen Bildes zwischen Ursprungstumoren und den transplantierten Tumoren fanden wir ebenso wie andere (Sharley et al. 1978) keine Unterschiede im histologischen Bild. Eine Metastasierung wurde in der Nacktmaus in keinem Fall gefunden. Die Fähigkeit der CEA-Sezernierung behielt der Tumor bei den untersuchten Fällen auch in der Nacktmaus bei.

Sechs rasch wachsende Colonkarzinome und drei Rektumkarzinome wurden zytostatisch behandelt. Sensibel in Form eines Tumorrückganges auf weniger als der Hälfte der Ausgangsgröße (Remission) waren nur zwei der neun Tumoren. Beim Colonkarzinom 37/2 bewirkte die Kombination von 5-Fu + Methyl-CCNU + Vincristin eine Remission. Beim Rektumkarzinom 158/3 bewirkten Methyl-CCNU und das neue Aminosäurederivat Acetamido-CNU eine Remission, während der Methansulfonsäureester CNU-EMS und das Pyrimidinderivat ACNU (Tabelle 2) zu einem vorübergehenden Wachstumsstillstand führten. Das Rektumkarzinom 22/3 blieb unter der Kombination von 5-Fu, Methyl-CCNU plus Vincristin stationär. Sechs weitere Dickdarmkarzinome waren resistent gegenüber der in Tabelle 2 angegebenen Behandlung.

Zwei der neun untersuchten Tumoren sprachen somit auf eine der getesteten Therapie in Form einer Remission an. Die in der Nacktmaus wachsenden menschlichen Dickdarmkarzinome scheinen damit gegenüber der Chemotherapie

Tabelle 2. Chemotherapie menschlicher Dickdarmkarzinome in Nacktmäusen

Tumor		5-Fu	MeCCNU	5-Fu + MeCCNU + VCR	Cyclophosphamide	Acetamido-CNU	CNU-EMS	ACNU
Colon-Ca.	4/5	P	P	P				
Colon-Ca.	37/2	I	I	R	I	I		
Colon-Ca.	90/2	P	P	P	P	P		
Colon-Ca.	95/2	P		P				
Colon-Ca.	110/5	P		P		P	P	P
Colon-Ca.	164/2				P			P
Rektum-Ca.	22/5	P	P	NC				
Rektum-Ca.	87/3	P		P				
Rektum-Ca.	158/3		R			R	I	I

R, Remission, < 50% der initialen Tumorgröße; I, Improvement, 51%–100%; NC, no change, 101%–125%; P, Progression > 126%, jeweils 21 Tage nach Therapiebeginn
Acetamido-CNU = 1-(2-Chloroäthyl)-1-nitroso-3-(methylencarboxamido) urea
CNUEMS = 2-(3-(2-Chloroäthyl)-3-nitrosoureido)äthylmethansulfonat (Fiebig et al. 1980)
ACNU = 1-(4-amino-2-methyl-5-pirimidinyl)methyl-3-(2-chloroethyl)-3-nitrosourea hydrochloride) (Saito et al. 1977, 1980)

ähnlich resistent zu sein wie die im Patienten wachsenden Tumoren. Weitere Untersuchungen sind notwendig, um zu überprüfen, ob eine Korrelation des Ansprechens besteht.

Literatur

1. Fiebig HH, Eisenbrand G, Zeller WJ, Zentgraf R (1980) Anticancer activity of new nitrosoureas against Walker carcinosarcoma 256 and DMBA-induced mammary cancer of the rat. Oncology 37: 177–183 – 2. Fortmeyer HP (1980) Breeding and keeping of nu/nu mice and rnu/rnu rats. In: Bastert G, Schmidt-Matthiesen H, Fortmeyer HP (eds) Thymusaplastic nude mice and rats in clinical oncology. Fischer, Stuttgart – 3. Nomura T, Ohsawa N, Tamaoki N, Fujiwara (eds) (1977) List of human tumors transplanted to nude mice. In: The second international workshop on nude mice. Fischer, New York Stuttgart, pp 587–596 – 4. Pantelouris EM (1968) Absence of a thymus in a mouse mutant. Nature 217: 370–371 – 5. Povlsen CO, Rygaard J (1971) Heterotransplantation of human adenocarcinomas of the colon and rectum to the mouse mutant nude. A study of nine consecutive transplantations. Acta Pathol Microbiol Scand [A] 79: 159–169 – 6. Saito T, Yokoyame M, Himori T, Ujiie S, Sugawara N, Sugiyama Z, Kitada K (1977) Phase I and preliminary phase II study of 1-(4-amino-2-methyl-5-pyrimidinyl)methyl-3-(2-chloroethyl)-3-nitrosourea hydrochloride (ACNU) administered by intermittent dose schedule. Cancer Chemother 4: 991 – 7. Saito T (1980) Continuation of phase II studie of 1-(4-amino-2-methylpyrimidine-5-yl)-methyl-3-(2-chloroethyl)-3-nitrosourea hydrochloride (ACNU). Recent Results Cancer Res 91–106 – 8. Sharley FE, Fogh JM, Hajdn SJ, Fitzgerald PJ, Fogh J (1978) Experience with surgical pathology with human tumor growth in the nude mouse. In: Fogh J, Giovanella BC (eds) The nude mouse in experimental and clinical research. Academic Press, New York, pp 187–214

Sauer, H. (Med. Klinik III, Klinikum Großhadern der Univ. München und Abt. für Klin. Hämatologie der Gesellschaft für Strahlen- und Umweltforschung mbH München), Schalhorn, A. (Med. Klinik III, Klinikum Großhadern der Univ. München):
Optimierung des Leucovorin-Schutzes nach hochdosierter Methotrexat-Therapie

Sehr hohe Methotrexat(MTX)-Dosen können erfolgreich sein bei Tumoren, die gegen die konventionelle MTX-Therapie resistent sind oder während des Verlaufs eine Resistenz entwickeln. Vor allem osteogene Sarkome aber auch Weichteilsarkome, akute Leukämien, Non-Hodgkin-Lymphome, Bronchialkarzinome, Tumoren im HNO-Bereich, zerebrale Tumoren und einige gynäkologische Tumoren wurden mit Hochdosis-Methotrexat (HDMTX) behandelt. Immer, wenn eine MTX-Einzeldosis von 100–150 mg oder 80 mg/m^2 überschritten wird, ist eine anschließende Schutztherapie notwendig, die in den normal schnell proliferierenden Wechselgeweben die MTX-Wirkung aufhebt und damit potentiell letale Nebenwirkungen verhindert. Dieser sog. Rescue-Effekt kann durch die Gabe des MTX-Antidots 5-Formyl-Tetrahydrofolsäure (Leucovorin) erreicht werden [1].

MTX führt zu einem funktionellen Folsäuremangel. Indem es spezifisch die Dihydrofolat-Reduktase hemmt, kommt es zu einer Verarmung an tetrahydrierten Folsäurederivaten, die als Träger von Einkohlenstoff(C_1)-Einheiten für die Purin-de-novo-Synthese und die Bildung von Thymidinmonophosphat aus Deoxyuridinmonophosphat (Thymidylat-Synthetase-Reaktion) benötigt werden. Dieser Pool der C_1-Einheiten kann durch Leucovorin wieder aufgefüllt werden, wodurch die Antidotwirkung dieser Substanz erklärt ist.

Folgen der intrazellulären MTX-Wirkung sind ein verminderter Einbau von Deoxyuridin (dUR) und ein reaktiv gesteigerter Einbau von exogen angebotenem Thymidin (dTR) über den sog. Salvage-Pathway (Thymidin-Kinase-Reaktion) in die DNS der Zellen. Der daraus resultierende Abfall des Quotienten dUR/dTR stellt einen guten biochemischen Parameter der MTX-Wirkung dar [5]. Unter Benutzung dieses Parameters haben wir die Schutzwirkung des Leucovorins auf gesunde Knochenmarkzellen nach HDMTX näher geprüft. Bei Patienten, die mit HDMTX (7,5 g/m^2 als 6 Std-Infusion) und anschließend mit Leucovorin (15 mg i.v. alle 3 bzw. 6 Std) behandelt wurden, ergab sich zunächst der erwartete Abfall von dUR/dTR unter 0,1 (Normbereich: 0,6–1,3) [6]. Jedoch erfolgt keine Normalisierung mit Beginn der Leucovorin-Injektionen. Erst wenn die MTX-Spiegel im Serum auf Werte zwischen 10^{-6} und 10^{-7} M abgefallen sind, wird das Leucovorin wirksam [5]. Zu diesem Zeitpunkt liegen die Leucovorin-Spiegel bzw. die Spiegel der aus ihm entstehenden 5-Methyl-Tetrahydrofolsäure zwischen 10^{-5} und 10^{-6} M [4]. Dies entspricht eigenen Ergebnissen aus Versuchen an menschlichen Lymphoblastendauerlinien in vitro, wo die Leucovorin-Konzentration im Medium mehr als 10fach über der Methotrexat-Konzentration liegen mußte, um einen effektiven Rescue zu gewährleisten [5].

Diese Ergebnisse verdeutlichen die Wichtigkeit der raschen MTX-Elimination aus den normalen Geweben, die die Voraussetzung für das Wirksamwerden der üblichen Leucovorin-Dosen ist. Eine regelrechte Elimination und damit die Sicherstellung der Leucovorin-Wirkung ist gegeben, wenn die MTX-Spiegel im Serum – ohne deren regelmäßige Bestimmung die HDMTX-Therapie nicht durchgeführt werden sollte – nach 48 Std unter 3×10^{-7} und nach 72 Std unter 1×10^{-7} M abgefallen sind [6, 7]. Die MTX-Spiegel-Bestimmung erfolgt bei uns durch

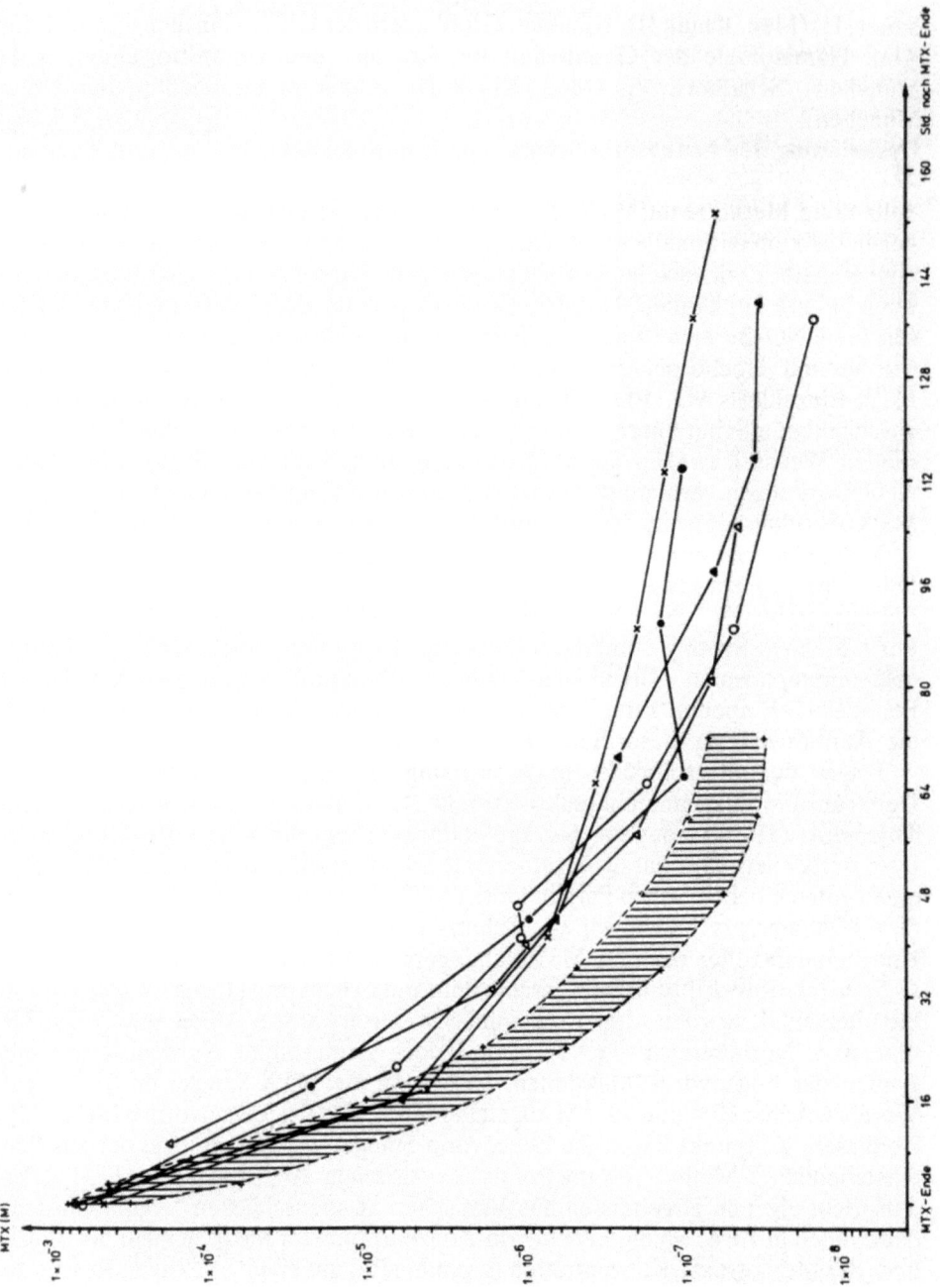

Abb. 1. Methotrexat-Serum-Spiegel nach hochdosierter Methotrexat (HDMTX)-Behandlung. Schraffierter Bereich = normale Elimination bei 85 Therapie-Zyklen. Verläufe von fünf Patienten mit verzögerter Methotrexat (MTX)-Elimination

die Hemmung einer aus *L. casei* gereinigten Dihydrofolat-Reduktase durch MTX-haltige Serumproben [5].

Für Patienten mit verzögerter MTX-Elimination sind höhere Leucovorin-Dosen notwendig, um nach 48 Std eine gegenüber der MTX-Konzentration 10fach höhere Leucovorin-Konzentration zu erreichen, die erst die sichere Aufhebung der MTX-Wirkung gewährleistet. Eine über 48 Std anhaltende MTX-Wirkung führt zu schweren Knochenmark- und Schleimhautschäden. Für die dann erforderliche sog. Hochdosis-Leucovorin-Rescue-Therapie gab es bisher nur wenig konkrete Dosisempfehlungen [3]. Aus unseren biochemischen Daten und der Angabe, daß sich MTX in 76% des Körpervolumens verteilt [2], wurde folgende vereinfachte Formel zur Berechnung der Dosis für die hochdosierte Rescue-Therapie entwickelt:

$$\text{Leucovorin (mg)} = 10 \cdot \text{MTX (mg/l)} \cdot 0{,}76 \cdot \text{Körpergewicht (kg)}. \tag{I}$$

Für die Umrechnung molarer MTX-Spiegel in mg/l gilt folgende Formel:

$$\text{MTX (mg/l)} = \frac{\text{MTX im Serum (M)}}{10^{-6}\,\text{M}} \cdot 0{,}5\,. \tag{II}$$

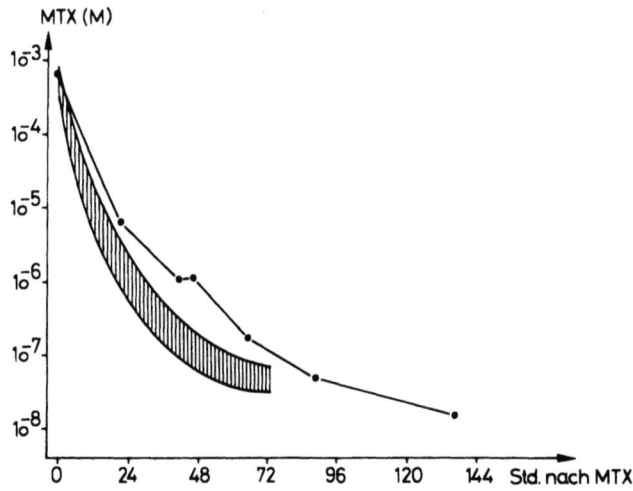

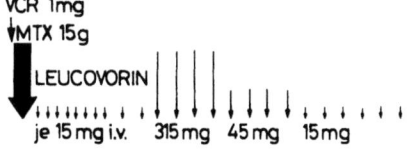

Abb. 2. Hochdosis-Leucovorin-Rescue-Behandlung bei einem Patienten mit verzögerter Methotrexat (MTX)-Elimination. Schraffierter Bereich = normale Elimination

Die nach Formel I und II berechnete Leucovorin-Menge wird alle 6 Std als Kurzinfusion über 15 min infundiert. Die einmal berechnete Menge wird 4mal gegeben. Dann erfolgt die Neuberechnung nach einem neu bestimmten MTX-Spiegel. Diese Dosis wird wieder 4mal in 6stündigem Abstand gegeben usw. bis der MTX-Spiegel auf ca. 5×10^{-8} M abgefallen ist.

Während insgesamt 91 HDMTX-Gaben bei 23 Patienten fand sich 5mal eine verzögerte MTX-Elimination. Bei keinem dieser fünf Patienten kam es unter Anwendung der nach den o.g. Formeln berechneten Hochdosis-Leucovorin-Rescue-Therapie zu einer Knochenmarkdepression oder zu Schleimhautschäden (Abb. 1).

Bei einem Patienten konnte durch Untersuchung des DNS-Stoffwechsels der Knochenmarkzellen auch die sofortige biochemische Wirksamkeit einer einzigen hochdosierten Leucovorin-Gabe demonstriert werden (Abb. 2).

47 Stunden nach Ende der MTX-Infusion war der Serum-MTX-Spiegel noch $1,1 \times 10^{-6}$ M. Als Ausdruck der fortbestehenden MTX-Wirkung − trotz normaldosierter Leucovorin-Gaben − war der dUR/dTR-Quotient auf 0,04 erniedrigt. Bereits 1 Stunde nach einer hochdosierten Leucovorin-Gabe (315 mg i.v.) war der Quotient mit 0,47 annähernd normal.

Die dargelegten Grundlagen und die darauf aufbauende Praxis der hochdosierten Leucovorin-Schutztherapie bei verlangsamter MTX-Elimination nach HDMTX-Behandlung bringt einen wesentlichen Sicherheitsgewinn für die mit diesem potentiell hochtoxischen Therapie-Regime behandelten Patienten.

Literatur

1. Bertino JR (1977) „Rescue" techniques in cancer chemotherapy: use of leucovorin and other rescue agents after methotrexate treatment. Semin Oncol 4: 203−216 − 2. Bleyer WA (1978) The clinical pharmacology of methotrexate. Cancer 41: 36−51 − 3. Djerassi I, Kim JS, Nayak NP, Ohanissian H, Adler S, Hsieh S (1977) New „rescue" with massive doses of citrovorum factor to potentially lethal methotrexate toxicity. Cancer Treat Rep 61: 749−750 − 4. Goldman ID (1975) Membrane transport of methotrexate and other folate compounds: Relevance to rescue protocols. Cancer Chemother Rep 6: 63−72 − 5. Sauer H, Schalhorn A, Wilmanns W (1979) The biochemistry of the citrovorum factor rescue effect in normal bone marrow cells after high-dose methotrexate. Eur J Cancer 15: 1203−1209 − 6. Sauer H, Schalhorn A (1980) Rationelle Grundlagen und Praxis des Citrovorumfaktor (Leucovorin)-Schutzes nach hochdosierter Methotrexat-Therapie. Oncologie (im Druck) − 7. Stoller RG, Hande KR, Jacobs SA, Rosenberg SA, Chabner BA (1977) Use of plasma pharmacokinetics to predict and prevent methotrexate toxicity. N Engl J Med 297: 630−633

Augener, W. (Hämatolog. Abt. der Med. Klinik und Poliklinik des Univ.-Klinikums der GHS Essen), Abel, C. A. (Dept. of Medicine, Natl. Jew. Hospital and Research Center, Denver, USA), Brittinger, G. (Hämatolog. Abteilung der Med. Klinik und Poliklinik des Univ.-Klinikums der GHS Essen):
Fucosyltransferase- und N-Acetylneuraminyltransferaseaktivitäten in Lysaten normaler und neoplastischer lymphatischer Zellen sowie Paramyeloblasten des Menschen*

Sowohl im Rahmen der zellulären Ontogenese als auch der Onkogenese kommt es zu Änderungen im Mosaik der Glykoproteine und Glykolipide von Plasmamembranen, wobei die Modulation der komplexen Kohlehydrate dieser Strukturen der Zelloberfläche mit Lektinen nachgewiesen und verfolgt werden kann [1]. Für die phänotypische Expression von Oligosaccharidketten sind die Glykosyltransferaseaktivitäten der Zellen verantwortlich. Nachgewiesene Differenzen in den Oligosaccharidketten der Glykoproteine und Glykolipide der Plasmamembranen zwischen unreifen und reifen normalen Zellen sowie ihren neoplastischen Äquivalenten scheinen mit den Aktivitäten der entsprechenden Glykosyltransferasen zu korrelieren [2]. Die für den schrittweisen Aufbau einer bestimmten Oligosaccharidkette notwendigen Glykosyltransferasen sind als Funktionseinheit im Sinne eines Multienzymkomplexes zu sehen, in dem sie nacheinander wirken und in dem ihre Aktivitäten in richtigen Verhältnissen zueinander stehen müssen, damit bestimmte Kohlehydratsequenzen reproduzierbar aufgebaut werden können [3].

Die Mitglieder der Familie der Fucosyltransferasen (Fuc-T) benötigen GDP-Fuc und die der Familie der N-Acetylneuraminyltransferasen (NeuAc-T) CMP-NeuAc bei der Elongation einer Oligosaccharidkette um Fuc bzw. NeuAc. Als funktionell distinkte Enzyme werden jedoch die einzelnen Mitglieder einer Glykosyltransferasefamilie durch ihre Akzeptorspezifität und durch die Position des C-Atoms in einer Kohlehydratsequenz, an das sie ihr Zuckermolekül koppeln, charakterisiert. So sind für die verschiedenen möglichen glykosidischen Bindungen von NeuAc an einen endständigen Galactosylrest in Position C-2, C-3, C-4 und C-6 verschiedene NeuAc-T erforderlich.

Es war Ziel unserer Untersuchung herauszufinden, wie sich verschiedene Leukämiezellen und normale T- und B-Lymphozyten des Menschen in ihren Fuc-T- und NeuAc-T-Aktivitäten unterscheiden. In dieser Versuchsreihe wurden die Disaccharide Lactose, Melibiose, Cellobiose, Gentiobiose, Trehalose, Sucrose und Maltose auf ihre Akzeptorspezifität für Fuc-T und NeuAc-T getestet mit der Absicht, die möglicherweise entstehenden Trisaccharide später auf die Position der Bindung von Fuc bzw. NeuAc analysieren zu können.

Normale T- und B-Lymphozyten gesunder Spender und leukämische ($> 30\,000/\mu l$ Blut) myeloische und lymphatische Zellen von Patienten mit verschiedenen Leukämien und leukämischen malignen Non-Hodgkin-Lymphomen wurden nach Defibrination des Blutes mit Glasperlen und nach Elimination Eisenpulver-phagozytierender Zellen im magnetischen Feld mittels Gradientenzentrifugation isoliert [4].

Die isolierten Zellen wurden morphologisch, zytoschemisch, durch den Nachweis von Oberflächenimmunglobulinen (SmIg), Ia-Antigen und Fc- und C3-Rezeptoren

---

* Förderung durch die Kind-Philipp-Stiftung für Leukämie-Forschung und durch die Deutsche Forschungsgemeinschaft, SFB 102, B 6

sowie durch ihre Fähigkeit zur Bildung von Spontanrosetten mit Schaferythrozyten (SRBC-R), einem Marker für reife T-Zellen, charakterisiert [5].

Isolierte normale T-Lymphozyten bildeten zu über 90% SRBC-R, und isolierte normale B-Lymphozyten waren zu 90% SmIg-positiv.

Von den verschiedenen Zellpräparationen wurden Homogenate (10^8 Zellen/ml) in 0,05 M HEPES-Puffer, pH 6,8, der 0,1% Triton X-100 enthielt, durch Sonikation hergestellt.

Nach Zentrifugation (5 Minuten, 300 g) wurde der Proteingehalt im Überstand (Lysat) gegen Rinderserumalbumin mit dem „Bio-Rad Protein Assay" bestimmt.

Zur Bestimmung der Aktivitäten der Fuc-T oder der NeuAc-T wurden jeweils 50 µl Lysat (5×10^6 Zellen) mit 100 µl Disaccharid-Akzeptorlösung (1 M) in einem Gesamtreaktionsvolumen von 220 µl (10 mmol/l $MgCl_2$) entweder nach Zugabe von 2118 pmol/10 µl GDP-[^{14}C] Fuc (Amersham Buchler CFB. 149, 118 mCi/mmol) oder von 1824 pmol/25 µl CMP-[^{14}C]NeuAc (NEC-619, 276 mCi/mmol) bei 37°C inkubiert.

Nach Reaktionszeiten von 0 bis mehreren Stunden wurden jeweils 25 µl des Reaktionsgemisches auf Whatman 3MM-Papier aufgetragen und in 0,05 M Tetraboratpuffer, pH 9,0, hochspannungselektrophoretisch bei 2000 Volt für 55 Minuten (Fuc-T) oder 70 Minuten (NeuAc-T) getrennt [3]. Bei Einsatz der verschiedenen Disaccharide als exogene Akzeptoren zeigte in den Fuc-T- und in den NeuAc-T-Ansätzen lediglich die Lactose-Akzeptorspezifität. Zur Verdeutlichung dieser Spezifität ist zu sagen, daß bei den gleichzeitig durchgeführten Galactosyltransferasebestimmungen nicht Lactose, sondern Cellobiose und Gentibiose Akzeptoren waren.

Die Reaktionsprodukte aus den Fuc-T- und NeuAc-T-Ansätzen, nämlich [^{14}C] Fuc-Lactose und [^{14}C] NeuAc-Lactose, wurden im Szintillationszähler quantifiziert.

Abb. 1 zeigt den Transfer von Fuc und NeuAc in pmol durch 5×10^6 Paramyeloblasten auf Lactose. Der Transfer war über 120 Minuten linear und nach

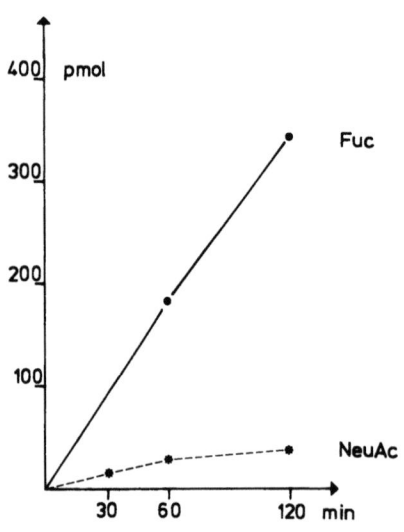

Abb. 1. Transfer von [^{14}C] Fuc und [^{14}C] NeuAc auf Lactose (Gal-β1,4-Glc) mit Bildung von [^{14}C] Fuc-Lactose und [^{14}C] NeuAc-Lactose durch 5×10^6 Paramyeloblasten

dieser Zeit waren 342 pmol Fuc an Lactose gekoppelt. Abb. 1 läßt weiterhin erkennen, daß die Paramyeloblasten kaum NeuAc auf Lactose transferierten.

Abb. 2 gibt in pmol/h/mg Lysatprotein die NeuAc-T- und die Fuc-T-Aktivitäten verschiedener Leukämiezellen sowie normaler T- und B-Lymphozyten wieder. Monoklonal proliferierende leukämische lymphoide B-Zellen (SmIg$^+$) verschiedener maligner Non-Hodgkin-Lymphome und leukämisch neoplastische T-Zellen (SRBC-R$^+$) zeigten hohe NeuAc-T- und kaum nachweisbare Fuc-T-Aktivität. Neoplastische Myeloblasten wiesen dagegen niedrige NeuAc-T- und in drei von den aufgezeigten vier Fällen hohe Fuc-T-Aktivität auf. Auch die Blasten akuter lymphatischer Leukämien zeigten kaum NeuAc-T- und hohe oder niedrige Fuc-T-Aktivität. Die Non-T/Non-B-Blasten eines $2^1/_2$jährigen Kindes hatten nur geringe Aktivität beider Transferasen, während die Blasten eines Patienten mit leukämischem lymphoblastischen malignen Non-Hodgkin-Lymphom vom „Convoluted Cell Type", d. h. Zellen, die in der Reifungsreihe der Stammzellen zu reifen T-Zellen (SRBC-R$^+$) weiter entwickelt sind als Non-T/Non-B-Blasten, durch hohe Fuc-T-Aktivität gekennzeichnet waren. Normale T-Lymphozyten und normale B-Lymphozyten wiesen niedrige Fuc-T- und NeuAc-T-Aktivität auf.

Geht man davon aus, daß die monoklonal proliferierenden Zellen verschiedener Leukämien auf unterschiedlichen Reifungsstufen ihrer normalen Entwicklungsachse arretiert sind, so zeigen unsere Ergebnisse, daß leukämische Zellen differenter Reifegrade durch unterschiedliche Fuc-T- und NeuAc-T-Aktivitäten mit Spezifität für Lactose als exogenen Akzeptor charakterisiert sind.

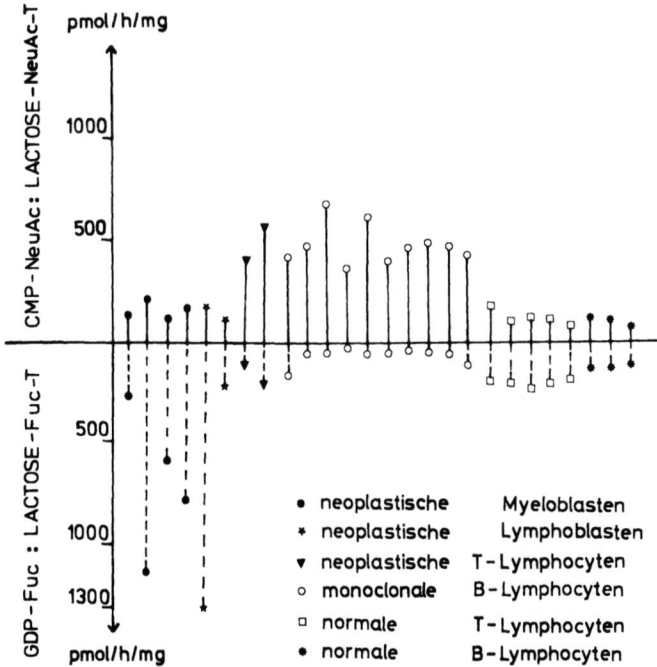

Abb. 2. Transfer in pmol/h/mg Lysatprotein von NeuAc und Fuc durch normale T- und B-Lymphozyten sowie verschiedene Leukämie-Zellen

Unreifere Blasten weisen hohe Fuc-T-Aktivität im Gegensatz zu reiferen neoplastischen Zellen (SmIg$^+$ oder SRBC-R$^+$) auf, die dagegen durch eine hohe NeuAc-T-Aktivität gekennzeichnet sind.

Weitere Untersuchungen müssen zeigen, an welches oder an welche C-Atome der Lactose Fuc oder NeuAc gekoppelt wird, wodurch dann entschieden werden kann, ob die gemessenen Transferaseaktivitäten durch nur ein oder mehrere Mitglieder der Familie der Fuc-T oder NeuAc-T bedingt sind.

Strukturanalysen der Oligosaccharidketten von Glykoproteinen und Glykolipiden von Plasmamembranen haben ergeben, daß Fuc-Moleküle sowohl endständig als auch an zentralerer Stelle in die Oligosaccharidketten eingebaut werden als die nahezu stets endständige NeuAc [6]. Fuc-T und NeuAc-T können die gleichen endständigen Kohlehydratsequenzen als Akzeptoren benutzen, wobei sie jedoch zum Teil nur alternativ wirken können [7]. Fuc-T scheinen während der Ontogenese beim schrittweisen Aufbau einer Oligosaccharidkette früher wirksam zu werden als NeuAc-T. So könnten hohe Fuc-T-Aktivitäten für eine frühe und hohe NeuAc-T-Aktivitäten für eine spätere Reifestufe hämatologischer Zellen charakteristisch sein. Es besteht die Möglichkeit, daß bei der Zellreifung früh entstehende inkomplette Oligosaccharidketten zunächst fucosyliert und frei gebliebene Oligosaccharidketten, die weiter aufgebaut werden sollen oder im Rahmen der antigenen Modulation der Zelloberfläche später entstehen, anschließend mit NeuAc beladen werden.

Zur Zeit von uns durchgeführte Verlaufsuntersuchungen werden zeigen, ob die Fuc-T-Aktivität monoklonal proliferierender lymphoider B-Zellen verschiedener maligner Non-Hodgkin-Lymphome ein Maß für den prozentualen Anteil unreifer Blasten an der Gesamtpopulation dieser Zellen ist. Damit wäre eine prognostische Aussage möglich, die eine Entscheidungshilfe bei der Festlegung therapeutischer Maßnahmen geben könnte.

Literatur

1. Reisner Y, Biniaminov M, Rosenthal E, Sharon N, Ramot B (1979) Proc Natl Acad Sci 76: 447 − 2. Despont JP, Abel CA, Grey HM (1975) Cell Immunol 17: 487 − 3. Roseman S, Carlson DM, Jourdian GW, McGuire EJ, Kaufmann B, Basu S, Bartholomew B (1966) Methods Enzymol 8: 354 − 4. Perlmann H, Perlmann P, Pape GR, Hallden G (1976) Scand J Immunol [Suppl] 5: 57 − 5. Augener W, Abel CA, Brittinger G (1979) Protides of biological fluids. 27th Colloquium 1979. Peeters H, p 569 − 6. Glick MC (1978) Glycoproteins and glycolipids in disease processes. Walborg EF, p 404 − 7. Beyer TA, Rearick JI, Paulson JC, Priels JP, Sadler JE, Hill RL (1979) J Biol Chem 254: 12531

Erfle, V., Hehlmann, R., Schetters, H., Meier, A., Luz, A. (Gesellschaft für Strahlen- und Umweltforschung, Abt. für Pathologie, Neuherberg und Med. Poliklinik der Univ. München):
Untersuchungen zur Früherkennung von Sarkomen durch Nachweis von Tumorviren und Virusantikörpern*

RNS-Tumorviren können mesenchymale Tumoren in einer Reihe von Tierarten erzeugen. Auch in menschlichen mesenchymalen Neoplasien (Leukämien, Lym-

---

* Die Arbeiten wurden im Rahmen eines EURATOM-Assoziationsvertrages (Contract No. 218-76-1 BIO D) und des SFB 51/A 20 der DFG durchgeführt

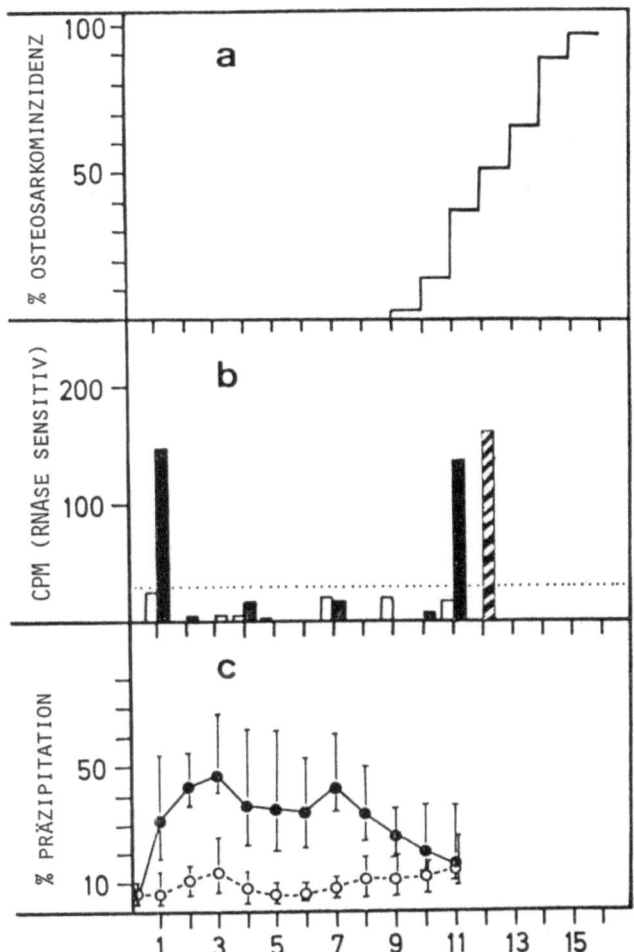

Abb. 1. Retrovirus-Expression nach Behandlung mit ^{224}Radium bis zum Auftreten von Osteosarkomen. **a** *Kumulative Osteosarkom-Inzidenz* nach protrahierter Bestrahlung von weiblichen C3HX101/F$_1$-Mäusen mit ^{224}Ra (2 × wöchentlich 0,5 µCi/kg Körpergewicht über 36 Wochen entsprechend einer Gesamtskelettdosis von 1100 rad). **b** *Virus-Expression im Knochengewebe.* Das Vorhandensein von Retrovirus wurde durch den Nachweis von 70 S RNS und reverser Transkriptase mit Hilfe des sogenannten „simultaneous detection"-Tests im vereinigten Knochengewebe von sieben Mäusen pro Monat untersucht. Die RNAse-sensitiven cpm in der 60–70 S-Region der Glyzerin-Sedimentationsgradienten nach einer endogenen reverse Transkriptase-Reaktion sind aufgetragen. ▬▬▬ bestrahlte Tiere ohne Tumor; ▨▨▨ bestrahlte Tiere mit Tumor; ☐ unbestrahlte Tiere; ..... Nullwert der reverse Transkriptase-Reaktion. **c** *Antivirale Antikörper im Serum.* Radioimmun-Präzipitations-Test mit ^{3}H-Leucin-markiertem Retrovirus, isoliert von einem ^{224}Ra-induzierten Osteosarkom einer C3HX101/F$_1$-Maus. Der Mittelwert von je sieben 1 : 25 verdünnten Seren bestrahlter (●――●) und unbestrahlter (O– – –O) Mäuse ist aufgetragen. Die höchsten und niedrigsten Präzipitationswerte in jedem Monat sind angezeigt

phome und Sarkome) werden Partikel beobachtet, die diesen Tumorviren ähneln (vergleiche Hehlmann u. Mitarb., diese Verhandlungen 1973, 1977). Es erschien uns wichtig festzustellen, ob RNS-Tumorviren als Marker zur Früherkennung dieser Neoplasien eingesetzt werden können.

Wir wählten zu diesem Zweck ein Tiermodell mit hoher Tumorinzidenz und deutlich erkennbarer Latenzzeit. Das strahleninduzierte Osteosarkom der Maus erwies sich als geeignetes Modell. Die Injektion von 36 µCi ^{224}Ra in C3HX101/F$_1$-Mäuse verteilt über 36 Wochen führte nach einer Latenzzeit von ca. 15 Monaten zu einer Osteosarkominzidenz von nahezu 100%.

RNS-Tumorviren konnten im Knochengewebe im 1. und im 11. Monat nach Beginn der Strahlenbehandlung sowie im 12. Monat in den Tumoren durch den Nachweis virusspezifischer reverser Transkriptase und hochmolekularer 70 S RNS gefunden werden. In den Seren der behandelten Tiere wurden mit Hilfe eines Radioimmuntests schon im 1. Monat nach Beginn der Bestrahlung deutlich erhöhte Antikörperspiegel gegen diese Viren nachgewiesen. Gegen Ende der Latenzzeit sanken die Antikörperspiegel wieder auf die Werte der unbehandelten Tiere ab (Abb. 1).

Die Ergebnisse zeigen eine Aktivierung von RNS-Tumorviren im bestrahlten Knochengewebe lange bevor die Osteosarkome histologisch und klinisch manifest werden. Der Nachweis von RNS-Tumorvirusmarkern kann somit möglicherweise zur Früherkennung von Sarkomen verwendet werden.

Literatur

Kann bei den Verfassern angefordert werden.

Common, H. H., Arnold, H., Löhr, G. W. (Med. Univ.-Klinik Freiburg), Sandritter, W. (Patholog. Inst. der Univ. Freiburg):
**Diagnostik und Therapie der Lymphogranulomatosis X
(Angio-Immunoblastische Lymphadenopathie)**

Der Begriff *Lymphogranulomatosis X* (LGR-X) wurde von Lennert [1] geprägt und soll zum Ausdruck bringen, daß es sich histologisch um eine dem M. Hodgkin ähnliche lymphatische Erkrankung handelt, deren Wesen noch im Dunkeln liegt. Als Synonyma gelten die Bezeichnungen *Angio-immunoblastische Lymphadenopathie mit Dysproteinämie [2] und Immunoblastische Lymphadenopathie [3]*. Diese Erkrankung hat sich als eigenständiges Krankheitsbild herausgebildet. Die für die *histologische* Diagnose wichtigen *Kriterien* sind: Zerstörung der Lymphknotenstruktur, Proliferation postkapillärer Venolen, zelluläre Infiltration mit Plasmazellen, Immunoblasten, Lymphozyten, Eosinophilen und Histozyten sowie interzellär Nachweis von eosinophilem, PAS-positivem Material.

Als wichtigste *Differentialdiagnosen* seien genannt: die diffuse Sarkomatose mit plasmozytärer Differenzierung [4], die Hydantoin-induzierte Lymphadenopathie, das Lennert-Lymphom [5, 6], das T-Zonen-Lymphom [7], das chronische pluripotente immunproliferative Syndrom [8], maligne Lymphome sowie infektiöse und reaktiv entstandene Lymphknotenerkrankungen. Das *klinische Bild* ist folgendermaßen gekennzeichnet: die Erkrankung findet sich überwiegend bei älteren Menschen; sie sind im Mittel um 60 Jahre alt. Männer und Frauen sind annähernd gleich häufig befallen. Sie erkranken akut mit mehreren der folgenden Symptome: Fieber, Schweißausbrüche, Gewichtsabnahme, Abgeschlagenheit, Leistungsschwund etc. *Generalisierte Lymphknotenschwellungen* bestanden nicht selten schon einige Wochen zuvor, bildeten sich teilweise oder ganz zurück und vergrößerten sich wieder mit verstärkten Allgemeinsymptomen. Außer den Lymphknotenvergrößerungen findet man meist eine Splenomegalie und nicht selten eine vergrößerte Leber. Viele Patienten klagen über ein juckendes Exanthem. *Anamnestisch* besteht häufig eine Allergie; diese tritt meist kurz vor oder mit der Lymphknotenschwellung auf, so daß eine sehr enge Verbindung zur Ätiologie dieser Erkrankung zu bestehen scheint. Als wichtigste pathologische *Laborwerte* findet man: Dysproteinämie (in fast allen Fällen), polyklonale Vermehrung der Gammaglobuline und Anämie (in $2/3$ der Fälle), positiver Coombs-Test (in $1/2$ der Fälle), Thrombopenie (in $1/4$ der Fälle). Leukozyten und Knochenmark zeigen sehr unterschiedliche Befunde.

Bei den *von uns beobachteten neun Patienten*[1] fanden sich die erwähnten Symptome, klinischen Befunde und Labordaten in der angegebenen Häufigkeit. Erhöhte Leberenzymwerte hatten 66% der Patienten. Sieben der neun Patienten waren Männer und zwei Frauen; das Alter lag zwischen 49 und 76 Jahren (Durchschnitt von 59 Jahren). Drei Patienten befanden sich im Stadium III und sechs im Stadium IV. Alle Patienten außer einem hatten B-Symptome. Ein Exanthem bestand bei fünf und Pruritus bei vier Patienten. Bei fünf Patienten begann die Erkrankung nach langdauernder Einnahme von Medikamenten (Antibiotika in zwei Fällen und mehrere Medikamente in drei Fällen) und in je einem Fall nach Austernessen bzw. Frischzelltherapie. Eigene *cytophotometrische Bestimmungen des DNS-Gehaltes* an Lymphknotentupfpräparaten ergaben, daß bei den untersuchten Zellen *Aneuploidie* vorlag: die lymphoiden Zellen und kleinen Immunoblasten zeigten einen Gipfel im triploiden Bereich, die großen Immunoblasten waren hypertetraploid.

Auf der *Abb. 1* ist die bei unseren neun Patienten durchgeführte *Therapie* zusammengestellt: die ersten drei und die beiden letzten Patienten sind nach 28, 17, 6, 6 bzw. 4 Monaten *verstorben* (mittlere Überlebenszeit von 12,2 Monaten). Die vier noch *lebenden* Patienten leben durchschnittlich 16 Monate nach Diagnosestellung.

Indikation zur Behandlung war meist eine Anämie und/oder Thrombopenie, Progredienz mit rascher Lymphknotenvergrößerung oder erhebliche subjektive Beschwerden.

In bezug auf die Therapie läßt sich zusammenfassend sagen: 1. *Alle* Patienten wurden *behandelt:* Zwei Patienten 1 bzw. 2 Monate nach Diagnosestellung; die anderen sieben Patienten unmittelbar nach Diagnosestellung bzw. Überweisung zu uns. Bei drei Patienten wurde eine Therapiepause eingelegt: bei einer Patientin (CR) trat nach 14 Monaten ein Rezidiv auf – sie verstarb 3 Monate später; bei der anderen Patientin (KE) besteht seit 11 Monaten klinisch eine komplette Remission; ein Patient (WT) verschlechterte sich rapide während der Therapiepause – er verstarb nach einem weiteren Monat.

2. *Sechs* Patienten wurden *zunächst nur mit Steroiden* behandelt: eine Patientin (KE) wurde 3 Monate nur mit Steroiden behandelt und befindet sich seither – wie schon erwähnt – in einer kompletten Remission; zwei Patienten (PM + WT) erhielten nach 3 bzw. 1 Monat zusätzlich ein Cytostatikum (Azathioprin bzw.

---
[1] Sechs der neun Patienten wurden in Zusammenhang mit der prospektiven Studie der Kieler Lymphomgruppe über maligne Non-Hodgkin-Lymphome untersucht

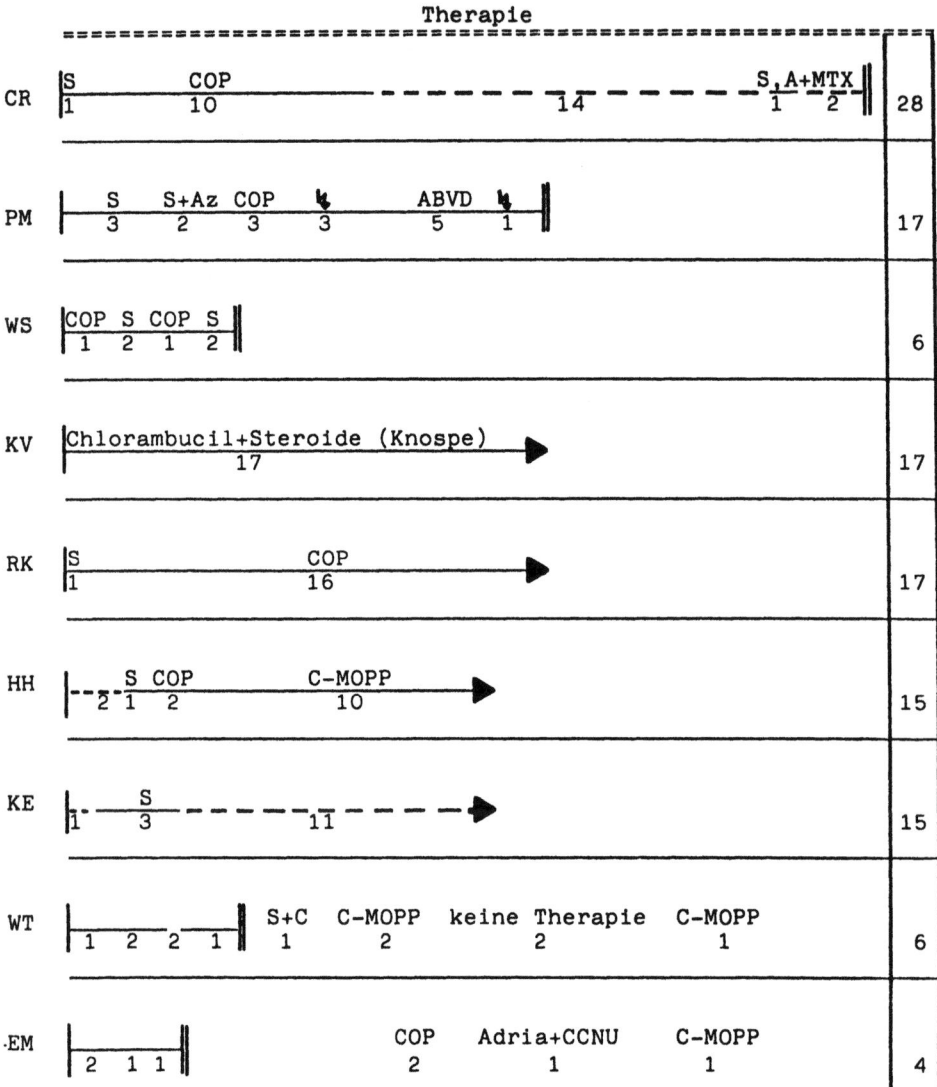

Abb. 1. *Therapieart und -dauer bei neun Patienten.* Kolumne links: Initialen der Patienten. Mitte: Therapieart und -dauer. Rechte Kolumne: Anzahl der Monate entsprechend der Überlebens- bzw. Beobachtungszeit. Abkürzungen: S = Steroide; A = Adriamycin; MTX = Methotrexat; Az = Azathioprin; C = Cyclophosphamid; ⚡ = Bestrahlung; Kombinationsschemata (COP, ABVD, C-MOPP) entsprechen den üblichen Abkürzungen. Durchgehende Linie = Therapiedurchführung. Unterbrochene Linie = Therapiepause. Doppellinie am Ende der Linie = Patient verstorben. Pfeil am Ende der Linie = Patient lebt. Die Zahlen unter den Linien geben die Anzahl der Monate wieder

Cyclophosphamid); bei drei Patienten (CR, RK + HH) wurde nach einem Monat eine Kombinationschemotherapie nach dem COP-Schema durchgeführt.

3. *Drei* Patienten wurden *von Beginn an* mit einer *Kombinationschemotherapie* behandelt: zwei (WS + EM) mit COP und ein Patient (KV) mit Leukeran + Steroiden.

4. *Wegen Progredienz* mußten fünf Patienten mit *anderen Chemotherapieschemata* behandelt werden: ein Patient (WT) wegen Progredienz unter Steroiden + Endoxan und vier Patienten (CR, PM, HH + EM) wegen Progredienz unter COP.

Todesursache war bei drei Patienten eine Pneumonie; zwei Patienten starben an den Folgen der Grundkrankheit.

Wegen der häufig auftretenden Infektionen wird von den meisten Autoren empfohlen, von einer intensiven Chemotherapie abzusehen; dagegen lassen sich jedoch nach unseren Beobachtungen folgende Einwände erheben: 1. Ohne diese Chemotherapie wären diese Patienten wahrscheinlich noch früher an ihrer Grunderkrankung verstorben. 2. Bei drei Patienten trat die nicht mehr zu beeinflussende Verschlechterung nach Therapiepausen von 14, 3 bzw. 2 Monaten auf. 3. Von den vier lebenden Patienten stehen drei seit 17, 15 bzw. 12 Monaten unter einer Dauertherapie mit Cytostatika; alle drei befinden sich in einer partiellen Remission.

Die LGR-X wird allgemein als eine Erkrankung angesehen, bei der eine *reaktive, atypische Immunreaktion* vorliegt. Befunde, die für eine solche Annahme sprechen, sind u. a.: anamnestisch: das häufige Auftreten „allergischer Reaktionen", serologisch: die polyklone Immunglobulinvermehrung und der Nachweis von Antikörpern gegen verschiedene Zellen und Zellbestandteile, histologisch: die Art der zellulären Infiltration mit lymphoiden Zellen und zahlreiche Plasmazellen sowie der auffallende Gefäßreichtum und therapeutisch: das Ansprechen auf Steroide – wenn auch meist nur vorübergehend.

Auf Grund folgender Befunde muß man die LGR-X jedoch als eine zum mindestens potentiell *maligne Erkrankung* ansehen: 1. die mittlere Überlebenszeit ist derjenigen der Non-Hodgkin-Lymphome von hohem Malignitätsgrad ähnlich, 2. histologisch kann gelegentlich schon bei Diagnosestellung oder aber in späterem Verlauf neben dem typischen Bild der LGR-X ein malignes Lymphom diagnostiziert werden; und 3. konnte durch eigene DNS-Bestimmungen und Chromosomenanalysen [10, 11] eine *Aneuploide* nachgewiesen werden, wie sie nur bei malignen Erkrankungen gefunden wird.

Weitere Untersuchungen sind nötig, um prognostische Kriterien zu finden und damit dem Kliniker eine bessere Entscheidungshilfe bei der Durchführung der Therapie zu geben.

Literatur

1. Radaszkiewicz T, Lennert K (1975) Lymphogranulomatosis X. Dtsch Med Wochenschr 100: 1157–1163 – 2. Frizzera G, Moran EM, Rappaport H (1974) Angio-immunoblastic lymphadenopathy with dysproteinaemia. Lancet 1: 1070–1073 – 3. Lukes RJ, Tindle BH (1975) Immunoblastic lymphadenopathy. N Engl J Med 292: 1–8 – 4. Flandrin G, Daniel MY, El Yafi G, Chelloul N (1972) Sarcomatoses ganglionnaires diffuses à différenciation plasmocytaires avec anémie hémolytique autoimmune. Actual Hématol 6: 25–41 – 5. Lennert K, Mestdagh J (1968) Lymphogranulomatosen mit konstant hohem Epitheloidzellgehalt. Virchows Arch [Pathol Anat] 344: 1–20 – 6. Burke JS, Butler JJ (1976) Malignant lymphoma with a high content of epithelioid histiocytes (Lennert's lymphoma). Am J Clin Pathol 66: 1–9 – 7. Lennert K (1976) Klassifikation und Morphologie der Non-Hodgkin-Lymphome. In: Löffler H (Hrsg) Maligne Lymphome und monoklonale Gammapathien. Hämatologie und Bluttransfusion, Bd 18. Lehmanns, München, S 145–166 – 8. Westerhausen M, Oehlert W (1972) Chronisches pluripotentielles immunproliferatives Syndrom. Dtsch Med Wochenschr 97: 1407–1413 – 9. Frizzera G, Moran EM, Rappaport H (1975) Angio-immunoblastic lymphadenopathy. Am J Med 59: 803–818 – 10. Hossfeld DK, Höffken K, Schmidt CG (1976) Chromosome abnormalities in angioimmunoblastic lymphadenopathy. Lancet 1: 198 – 11. Bamberg M, Donhuijsen K, Höher PG, Hohlfeld H, Hossfeld DK (1979) Malignant progression of angioimmunoblastic lymphadenopathy. J Cancer Res Clin Oncol 93: 255–264

Symposium:
Tumorimmunologie

Immunsystem und Tumorabwehr

Wecker, E. (Inst. für Immunbiologie der Univ. Würzburg)

Referat

Manuskript nicht eingegangen.

Mechanismen der Tumorabwehr

Wagner, H. (Inst. für Med. Mikrobiologie der Univ. Mainz)

Referat

Die Diskussion über Mechanismen der Tumorabwehr möchte ich in den allgemeinen Rahmen der Gast-Wirts-Beziehung stellen. In Analogie zu den Problemen der Infektabwehr, wie sie im Rahmen der medizinischen Mikrobiologie studiert werden, soll formal der autochthon wachsende Tumor als ein dem Wirt wesensfremdes Pathogen betrachtet werden. Dabei sollen heute weniger die krankmachenden Eigenschaften des spontan wachsenden Tumors interessieren. Vielmehr werden im Vordergrund der Diskussion die immunologischen Reaktionsmöglichkeiten stehen, die dem Wirt bei Abwehr eines gegebenen, spontan wachsenden Tumors potentiell zur Verfügung stehen.

Erkennen von Antigen, Spezifität, Gedächtnis und die Fähigkeit zwischen „selbst" und „nicht selbst" zu unterscheiden sind einige der wesentlichen Eigenschaften des Immunapparates. Wir wissen, daß auf der zellulären Ebene die Erkennung von fremden, nicht individualcharakteristischen Zelloberflächenmerkmalen durch Lymphozyten nach dem Prinzip der Zuständigkeit erfolgt. Mikroareale bzw. Determinanten an Makromolekülen werden durch einen antigenreaktiven Lymphozyten nur dann als Antigen erkannt, wenn die Konfiguration der Determinanten komplementär zu der des Lymphozytenrezeptors ist (Schlüssel-Schloß-Prinzip). Da man heute annimmt, daß unter physiologischen Bedingungen Lymphozyten gegen syngenetische, d. h. individualspezifische Determinanten tolerant sind, ist es naheliegend zu folgern, daß Tumorzellen „verfremdet" sein müssen, um im Rahmen der adaptiven Immunreaktivität als Antigen wirken zu können.

Einer der Eckpfeiler der Immunsurveillance-Theorie, wie sie ursprünglich von Thomas und Burnet [1] formuliert wurde, basiert auf der Annahme, daß die meisten, wenn nicht alle, autochthon wachsenden Tumoren immunogene Determinanten tragen, die charakteristisch für das Transformationsereignis sind. Diese Determinanten wurden als tumorspezifische Transplantationsantigene (TSTA) bezeichnet. TSTA wiederum sollen von Immunozyten im Rahmen der adaptiven Immunität als „fremd", d. h. als Antigen erkannt werden (Abb. 1).

Da zur Zeit wenig gesicherte Hinweise dafür existieren, daß spontan wachsende maligne Tumoren tumorspezifische Antigene besitzen (Abb. 2), wird heute die Theorie der Immunsurveillance in ihrer ursprünglichen Form ernsthaft in Frage gestellt. Im Gegensatz zu Tiermodellen, bei denen vertikal oder horizontal übertragene Tumorviren bekannt sind, gibt es beim Menschen, mit Ausnahme des Epstein/Barr-Virus (Burkitt-Lymphom), vielleicht auch mit Ausnahme des Morbus Hodgkin, oder bestimmten Formen der lymphatischen Leukämie, wenig gesicherte Hinweise für eine Virusgenese von Tumoren. Sollte daher das Prinzip der „Verfremdung", d. h. der Immunogenität für spontan wachsende humane Tumoren

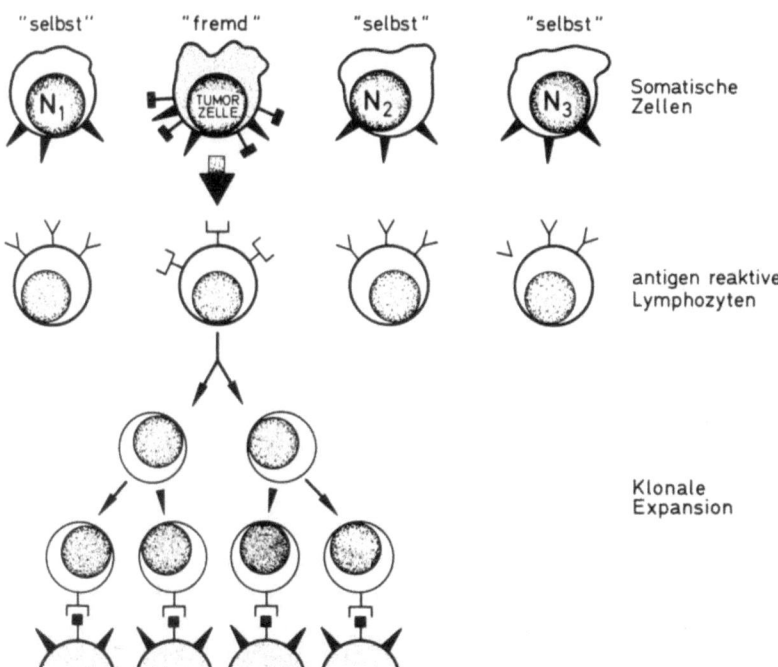

Abb. 1. Schematische Darstellung der „Verfremdungstheorie". Neben klassischen Transplantationsantigenen (dargestellt durch das Symbol ▶— sollen Tumorzellen tumorspezifische Antigene (—■) tragen, die durch antigenreaktive Lymphozyten erkannt wurden. Im Rahmen der adaptiven Immunität wurden dann tumorspezifische Effektormechanismen ausgelöst

nicht zutreffen? Ich meine, daß die entscheidende Frage nicht sein kann ob spontan entstehende Tumoren *de facto* immunogen sind und mittels ihrer Immunogenität immunologische Abwehrmechanismen provozieren. Die Tatsache, daß spontan wachsende Tumoren nicht abgestoßen werden, scheint diese Frage ja zu verneinen. Mir scheint es viel wichtiger zu fragen, ob spontan entstehende Tumoren potentiell immunogen sein können. Sollten Tumorzellen Oberflächenstrukturen besitzen, die sich in ihrer Art, Organisation oder Menge von Oberflächenstrukturen normaler Zellen unterscheiden, dann könnte es auch gelingen, solche „a priori" schwachen Antigene zu Immunogenen zu konvertieren. Nur als Immunogene sind jedoch Tumorzellen in der Lage, die Abwehrmechanismen des adaptiven Immunsystems effektiv in Gang zu setzen.

Eine Übersicht über die z. Z. diskutierten Abwehrmechanismen, die bei der Tumorabwehr potentiell beteiligt sein könnten, ist in Abb. 3 zusammengestellt. Erkennen die Effektorprodukte von Lymphozyten für Tumorzellen charakteristische Determinanten, so sprechen wir von spezifischen Abwehrmechanismen, dargestellt einmal durch zytotoxische T-Zellen und zum anderen durch Antikörper, die von antigenspezifischen B-Lymphozyten gebildet werden. Die Gruppe der nichtspezifischen Abwehrmechanismen wird hier als „selektiv" bezeichnet, weil ihre funktionelle Aktivität scheinbar selektiv gegen Tumorzellen gerichtet ist. Normale Zellen scheinen, wenn überhaupt, nur gering beeinflußt zu werden.

Über die biologische Wirkung von Interferon wird mein Kollege, Dr. Kirchner, im folgenden Beitrag Stellung nehmen. Wichtig in dem hier diskutierten Zusammenhang ist, daß Interferon nicht nur antivirale Moleküle darstellen, sondern auch die Funktion der Zellen beeinflussen [2]. Während die experimentell zu beobachtende Suppression des Tumorwachstums einem direkten Effekt von Interferon auf die Teilungsrate von Tumorzellen zugeschrieben wird, beeinflußt

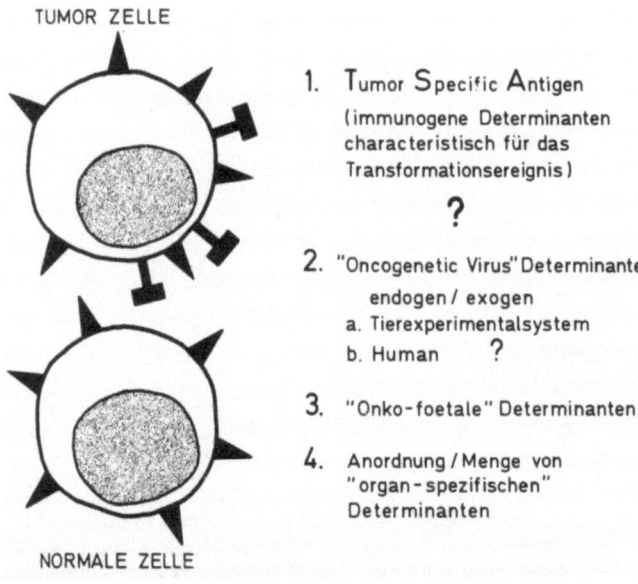

Abb. 2. Zur Zeit diskutierte Mechanismen der „Verfremdung"

Interferon auch Zellen des Immunsystems. Zwar soll die Zellteilungsrate von Immunozyten durch Interferon inhibiert werden, dafür werden die spezialisierten Funktionsmerkmale der beeinflußten Zellen gesteigert. So verstärkt Interferon die antigenspezifische Zytotoxizität von T-Killerzellen, als auch die unspezifische Zytotoxizität von aktivierten Makrophagen, die von Natural-Killer (NK)-Zellen und die von K-Zellen (Ortaldo u. Herberman, persönliche Mitteilung). Nach Gresser (persönliche Mitteilung) steht im Rahmen der Tumorabwehr die wachstumsinhibierende Wirkung von Interferon auf Tumorzellen im Vordergrund; der Effekt auf Immunozyten sei zweitrangig. Es ist zu wünschen, daß die z. Z. laufenden experimentellen und klinischen Studien zu einer Klärung der Frage führen, inwieweit die biologisch interessanten Interferone gezielt im Rahmen von therapeutischen Anti-Tumormaßnahmen eingesetzt werden können.

Komplement ist ein Bestandteil jedes normalen Plasmas und stellt ein aktivierbares System von elf Plasmaproteinen dar, die in Form von neun Komponenten (C1−C9) in einer festgelegten Sequenz miteinander reagieren. Läuft die Aktivierung an Zelloberflächen ab, so kommt es zur Zerstörung der Zellen. Die wichtigsten biologischen Leistungen gehen von der dritten (C3) Komponente aus, nachdem dieses Protein in die biologisch aktiven Produkte C3a und C3b gespalten wird [3]. Interessant in unserem Zusammenhang hier sind Befunde, wonach zur C3-Spaltung notwendige Proteasen nicht nur über das $\overline{C42}$-Enzym (klassische antikörperabhängige C-Aktivierung), oder über den Faktor B (Nebenschlußaktivierung), sondern auch über membranständige Proteasen, wie sie an bestimmten Tumorzellen zu finden sind, bereitgestellt werden können [4]. Nach diesen Befunden könnten auch membranständige Proteasen an Tumorzellen über die C3-Spaltung eine Tumorzellyse induzieren.

Im Rahmen der zwar selektiven, aber unspezifischen Anti-Tumorabwehrmechanismen, möchte ich kurz auf den „tumor necrosis factor" (TNF) eingehen, dessen

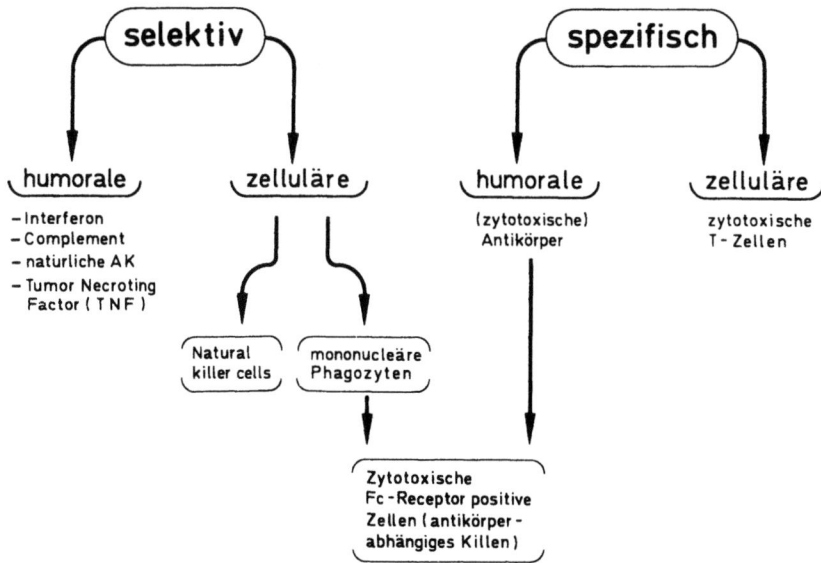

Abb. 3. Tumor-(Immun-)abwehrmechanismen

biologische Wirkung von den Arbeitsgruppen um Old, Oettgen und Hoffmann untersucht worden ist [5]. Diese Autoren konnten zeigen, daß das Phänomen der „haemorrhagischen Tumornekrosis" auf die in vivo-Wirkung eines definierbaren Serumproteins (TNF) zurückzuführen ist, der in Experimentaltieren nach Gabe von Gram-negativen Bakterien oder aber der von Endotoxin (LPS) im Serum nachzuweisen ist. Mit anderen Worten, nach Stimulierung (Konditionierung) des retikuloendothelialen Systems mit BCG, C. parvum oder Zymosan scheint LPS die Freisetzung von TNF aus Makrophagen zu verursachen (Abb. 4). In vitro zeigt TNF eine selektive Zytotoxizität gegenüber transformierten Zellen. Diese Aktivität ist nicht speziesbegrenzt; z. B. ist Mäuse-TNF in vitro auch gegen humane Tumorzellen wirksam. In vivo führt die Gabe von TNF in Tieren mit experimentell gesetzten Hauttumoren zum Phänomen der ‚haemorrhagischen Nekrose'. Im Rahmen therapeutischer Einsatzmöglichkeiten machen diese Befunde TNF zu einem biologisch interessanten Molekül, dessen Funktionsmerkmale in vitro und in vivo z. Z. eingehend untersucht werden.

Sowohl Makrophagen als auch Natural-Killer (NK)-Zellen können in verschiedenen Tumorsystemen eine in vivo-Resistenz gegen Tumoren herbeiführen [6, 7]. Darüber hinaus fanden sich beide Effektormechanismen in athymischen (nu/nu) oder neonatal thymektomierten Mäusen; ein Befund, der auf ihre T-Zellunabhängigkeit hinweist. Hier möchte ich mich auf die Diskussion einer möglichen Rolle von NK-Zellen als Antitumoreffektorzellen beschränken.

Ein Teil der Funktionscharakteristika von NK-Zellen ist in Tabelle 1 dargestellt. Ursprünglich wurde angenommen, daß NK-Zellen „Null-Zellen" seien, d. h., daß die für T- und B-Zellen charakteristischen Membranmarker fehlen. Aufgrund neuerer Daten werden sowohl murine als auch menschliche NK-Zellen vorläufig der T-Zellinie zugeordnet. Man hatte geglaubt, daß NK-Zellreaktivität nur in jungen Mäusen und Ratten zwischen der 3. und 12. Lebenswoche nachzuweisen ist. Diese Annahme hätte gegen eine Anti-Tumorrolle im erwachsenen Tier gesprochen. Neuere Befunde haben jedoch ergeben, daß Interferon, oder aber Interferoninduktoren wie C. parvum, BCG oder Viren, zu einer dramatischen Verstärkung der NK-Aktivität auch im erwachsenen Tier führt [7]. Da in klinischen Immunothe-

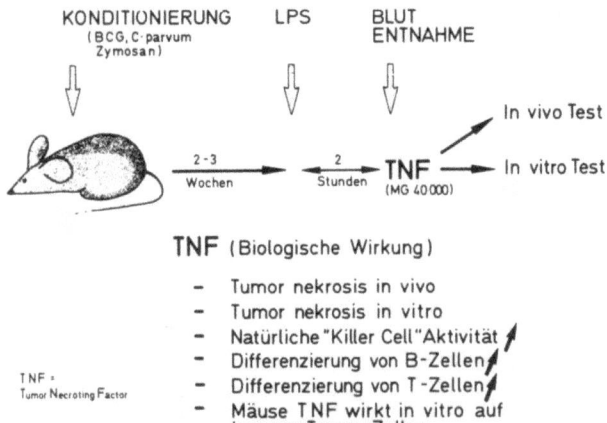

Abb. 4. Induktion und in vivo in vitro-Wirkungen von TNF

Tabelle 1. Eigenschaften von „Natural Killer" (NK)-Zellen

T-Zellmarker – 60–70% von NK-Cellen bilden SRBC-Rosetten – reagieren mit Antiseren, die auch T-Zellen charakterisieren – wachsen in Gegenwart von Interleukin 2	*Oberflächenmarker* – Rezeptoren für Fc-Stück von IgG – C'-Rezeptor negativ – nicht adherent, phagozytieren nicht – Ig-negativ
Spezifität – lysieren selektiv bestimmte Tumorzellen – wahrscheinlich ein Gemisch aus clonal heterogenen Effektorzellen – zeigen nur geringe Reaktivität gegen Knochenmarkszellen, fötale Zellen etc.	*Ontogeny und Regulation* – Prekursorzellen im Knochenmark – Aktivität wird drastisch durch Interferon verstärkt – NK-Zellen produzieren selbst Interferon (positiv Regulation) – NK-Aktivität wird durch Prostaglandine supprimiert

rapiestudien BCG oder C. parvum teilweise einen Einfluß auf Tumorwachstum und Lebenserwartung zeitigten, könnte der Antitumoreffekt dieser Substanzen u. a. mit ihrer Wirkung auf die NK-Aktivität erklärt werden.

NK-Zellen haben entweder eine spontane zytotoxische Aktivität, oder aber entwickeln hohe Aktivität als Antwort auf Tumorzellen oder andere Stimuli. Auch bei Makrophagen kann eine spontane zytotoxische Aktivität gegen Tumorzellen nachgewiesen werden; eine Verstärkung dieser Zytotoxizität nach externer Stimulierung durch Tumorzellen oder anderen Stimuli dauert jedoch gewöhnlich 4–7 Tage. Diese Zeitspanne ist nötig, um im Rahmen der adaptiven Immunität T-Zellen gegen TSTA zu sensibilisieren. Im Gegensatz zur NK-Aktivität, die T-Zell-unabhängig ist und durch Interferon kontrolliert zu sein scheint, scheint die Zytotoxizität von Makrophagen durch Lymphokine kontrolliert zu sein, die von aktivierten T-Zellen sezerniert werden. Obwohl z. Z. noch keine eindeutigen Hinweise für eine zentrale Rolle von NK-Zellen bei der Abwehr gegen primär entstehende Tumoren zur Verfügung stehen, könnten NK-Zellen im Rahmen der natürlichen Abwehrmechanismen dann entscheidend werden, wenn eine kleine Zahl von Tumorzellen noch nicht ausreicht, um eine adaptive T-Zellimmunreaktion zu induzieren (Tabelle 2). Nach diesen Überlegungen würde die T-Zellimmunität später in Aktion treten und könnte entscheidend werden bei der Entwicklung einer spezifischen Resistenz gegen progressiv wachsende Tumoren.

Im Rahmen der adaptiven Immunität gegen experimentell gesetzte, syngenetische transplantierte Tumoren spielen zytotoxische T-Zellen (Tabelle 3) eine zentrale Rolle [8]. Im Gegensatz zu Antikörpern, deren Spezifität durch die Affinität der Antigenbindungsstelle zum TSTA gegeben ist („Schlüssel-Schloß"-Prinzip), zeigen T-Zellen eine scheinbar doppelte Spezifität. Einmal sind sie spezifisch für das Fremdantigen. Zum anderen erkennen sie das Fremdantigen nur dann, wenn es ihnen im Zusammenhang mit syngenetischen Transplantationsantigenen präsentiert wird (Phänomen der HLA bzw. H-2-Restriktion) [9]. Entsprechend dieser „doppelten" Spezifität wurden in Abb. 4 T-Zellen mit zwei Rezeptoren dargestellt, wobei der eine Rezeptor für das Fremdantigen (TSTA) zuständig sei, der andere für

Tabelle 2. Sind NK-Zellen in vivo reaktiv?

- NK-sensitive Tumorzellen wachsen schlecht in athymischen Mäusen
- Korrelation zwischen NK-Aktivität und Resistenz gegen NK-sensitiven Tumorzellen in Mäusen
- Resistenz läßt sich transferieren (Chimärenversuche)

Offene Fragen:
- Sind NK-Zellen präthymische T-Zellen?
- Sind NK-Zellen und K-Zellen identisch?
- Sind NK-Zellen wesentlich im Rahmen der Tumorabwehr?
- Wie beeinflußt Interferon die Bildung von NK-Zellen?
- Sind NK-Zellen klonal? Was erkennen sie an Tumorzellen?

---

das syngenetische Transplantationsantigen. Ein weiteres Merkmal zytotoxischer T-Zellreaktionen ist, daß ihre Induktion von T-Helferzellen kontrolliert wird, die wiederum Fremdantigen nur dann „sehen" können, wenn sie es durch syngenetische Makrophagen präsentiert bekommen. Dies scheint sowohl für „lösliche" Fremdantigene, wie z. B. Insulin zuzutreffen, als auch für a priori zellgebundene Fremdantigene, wie z. B. TSTA. Danach müßten im letzteren Falle syngenetische Makrophagen TSTA erst aufnehmen, bevor es in immunogener Form präsentiert werden kann. Nach neuesten Befunden [10] scheint die Kaskade an Zellinteraktionen, denen die Induktion zytotoxischer T-Effektorzellen zugrundeliegt, sich wie folgt abzuspielen (Abb. 5). Die Rolle von antigenpräsentierenden Makrophagen erscheint zweifach. Einmal präsentieren sie antigenspezifischen T-Helferzellen das Fremdantigen in adäquater Form, d. h. im Zusammenhang mit syngenetischen Transplantationsantigenen. Diese Antigenpräsentation per se (Signal 1) reicht jedoch nicht aus, um T-Helferzellen zu aktivieren. Dazu muß gleichzeitig ein Mediator von Makrophagen sezerniert werden (Interleukin 1, MG 20 000), der als Signal 2 die Aktivierung von jenen T-Helferzellen kontrolliert, die „ihr" Antigen durch Makrophagen präsentiert bekommen. Die Fähigkeit Interleukin 1 zu produzieren, scheint in der Maus nur I-A-positiven Makrophagen und dentritischen Zellen zuzukommen. Nach diesen Überlegungen kann ein Fremdantigen durch antigenpräsentierende Makrophagen nur dann in immunogener Form T-Helferzellen präsentiert werden, wenn die Zelle gleichzeitig Interleukin 1 zu sezernieren vermag.

Ähnlich wie bei den T-Helferzellen, scheint auch der Aktivierung von T-Killerzellen ein „Zwei-Signal"-Mechanismus zugrunde zu liegen (Fig. 5). Anti-

---

1. T-Helferzellen (oder T-Helferzellprodukt) sind essentiel für ihre Aktivierung
2. T-Helferzellen werden aktiviert, vorausgesetzt Fremdantigen wird durch Makrophagen präsentiert
3. Fremdantigen wird erkannt zusammen mit syngenetischen MHC-Strukturen (MHC-Restriktion)

Tabelle 3. Funktionelle Besonderheiten zytotoxischer T-Zellen

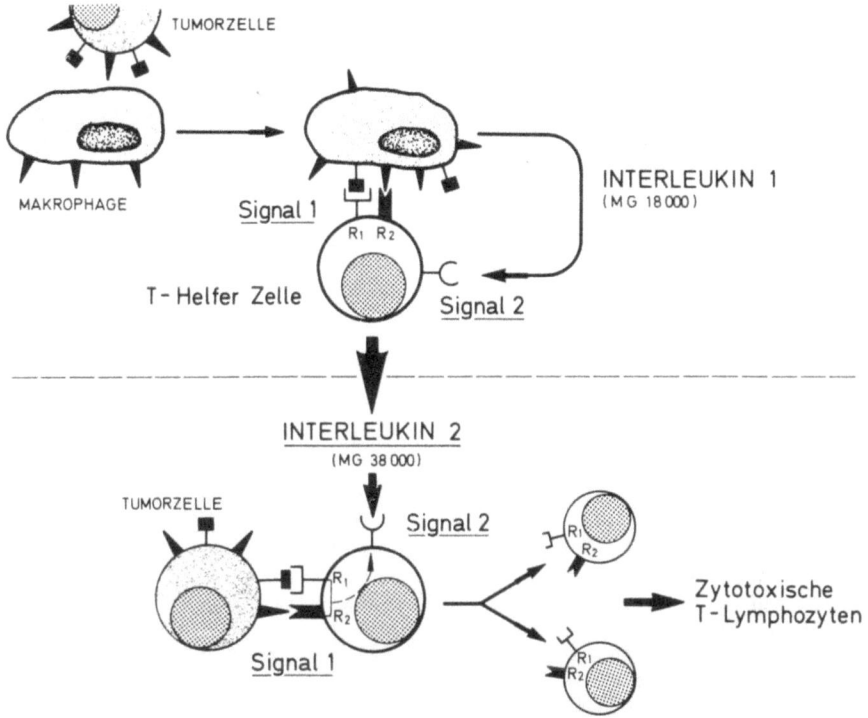

Abb. 5. Schematische Darstellung der Makrophagen-T/Helfer-T-Killerzellinteraktionen. R_1, R_2 entspricht den zwei Rezeptoren, wie sie im Rahmen des „dual recognition"-Modells für T-Zellen postuliert werden. ──■ = Symbol for TSTA; ▶── = Symbol für normale Antigene; - - -▶ Symbol für den Befund, daß naive T-Zellen erst nach Antigenkontakt für die Wirkung von Interleukin 2 empfänglich werden

genspezifische „Prä"-T-Killerzellen „sehen" das Fremdantigen im Zusammenhang mit syngenetischen Transplantationsantigenen (Signal 1). Die T-Zell-Rezeptorantigen-Interaktion allein (Signal 1) scheint für die Aktivierung von Prä-T-Killerzellen nicht auszureichen. Signal 1 macht die T-Zellen jedoch sensibel für den Effekt von Interleukin 2 (Signal 2), das die Aktivierung und die clonale Expansion von jenen Prä-T-Killerzellen bewirkt, die „ihrem" Antigen konfrontiert wurden. Nach diesen Überlegungen kommt dem antigenunspezifischen Interleukin 2, das nach antigenspezifischer Aktivierung von T-Helferzellen sezerniert wird, eine zentrale Rolle bei der Aktivierung von T-Killerzellen zu. Da Interleukin 2 in der Kaskade von Zellinteraktionen sowohl Makrophagen als auch T-Helferzellen nachgeordnet ist (Abb. 5), sollte Interleukin 2 die Notwendigkeit für Makrophagen und T-Helferzellen bei der Induktion von T-Killerzellen umgehen. Diese Forderung scheint sich zumindest unter in vitro-Kulturbedingungen experimentell zu bestätigen [10]. Heute ist es möglich, das T-Helferzellprodukt Interleukin 2 in präparativem Maßstab aus dem Kulturüberstand sowohl von humanen als auch von murinen T-Zellen zu gewinnen. Interleukin 2 scheint auch in vivo funktionell aktiv zu sein. So lassen sich in athymischen (nu/nu) Mäusen antigenspezifische T-Helferzellen [11] als auch antigenspezifische T-Killerzellen in vivo induzieren, vorausgesetzt, den T-Zell-defekten Tieren wird Antigen plus Interleukin 2 während der Immunisierungsphase gegeben. Ziel unserer z. Z. laufenden Versuche ist es zu prüfen, ob durch in vivo-Applikation von Interleukin 2 im Experimentaltier die zytotoxische T-Zellreaktivität gegen syngenetische, transplantierte Tumoren verstärkt werden kann.

Meinen Kollegen, Dr. M. Röllinghoff, Dr. K. Pfizenmaier, Dr. W. Solbach, K. Heeg und Fräulein C. Hardt möchte ich dafür danken, hier über gemeinsam erarbeitete Experimentalbefunde berichten zu können.

Literatur

1. Burnet FM (1970) The concept of immunological surveillance. Prog Exp Tumor Res 13: 1–27 – 2. Gresser I (1977) On the varied biologic effects of Interferon. Cell Immunol 34: 406–415 – 3. Hadding U (1980) Das Komplementsystem. Medizin in unserer Zeit 4: 23–32 – 4. Dierich MP, Schulz Th, Yefenof E, Klein G (1979) Detection of proteolytic (C-3 cleaving) activity on mouse mastocytoma (P815) cells and other mouse cell lines by formation of cell contact with C3-carrying mouse lymphocytes. Eur J Immunol 9: 928–932 – 5. Green S, Dobrjansky A, Carswell EA, Kassel RL, Old JL, Fiore N, Schwartz MK (1976) Partial purification of a serum factor that causes necrosis of tumors. Proc Natl Acad Sci USA 73: 381–385 – 6. James K, McBride B, Stuart A (eds) (1977) The macrophage and cancer. Econo print, Edinburgh – 7. Herbermann BR, Holden HT (1979) Natural killer cells as antitumor effector cells. J Natl Cancer Inst 62: 441–445 – 8. Wagner H, Pfizenmaier K, Röllinghoff M (1980) The role of the major histocompatibility complex in murine cytotoxic T cell response. Adv Cancer Res (in press) – 9. Zinkernagel RM, Doherty P (1979) MHC-restricted cytotoxic T cells: studies on the biological role of polymorphic major transplantation antigens determining T cell restriction specificity function and responsiveness. Adv Immunol 27: 52–87 – 10. Wagner H, Hardt C, Heeg K, Pfizenmaier K, Solbach W, Bartlett R, Stockinger H, Röllinghoff M (1980) T cell derived helper factors (interleukin 2) as a probe to analyse CTL responsiveness and thymic maturation of CTL progenitors. Transplant Rev 51 (in press) – 11. Wagner H, Hardt C, Heeg K, Röllinghoff M, Pfizenmaier K (1980) T cell derived helper factor allows in vivo induction of cytotoxic T cells in nu/nu mice. Nature 284: 278–280

Interferone: Proteine mit antiviralen, antiproliferativen, immunregulatorischen und antitumoralen Eigenschaften

Kirchner, H., Beck, J. (Inst. für Virusforschung, Deutsches Krebsforschungszentrum, Heidelberg)

Referat

Im folgenden Beitrag soll versucht werden, einen Überblick über die neueren Entwicklungen auf dem Interferongebiet zu geben und daraus die theoretischen Grundlagen abzuleiten, weshalb man hoffen könnte, daß Interferontherapie bei menschlichen Tumoren sinnvoll sein könnte. Vorweg sei betont, daß keiner der bisher durchgeführten Therapieversuche ausreicht, um den Schluß zuzulassen, daß Interferontherapie einen Durchbruch in der Behandlung menschlicher Tumoren bedeuten würde. Die Studie, über die bisher die meisten Erfahrungen vorliegen, ist das Therapieprotokoll an Osteosarkompatienten, das in Schweden durchgeführt wird [9]. Selbst bei dieser Untersuchung, die bereits seit einigen Jahren durchgeführt wird, reichen die Ergebnisse nicht aus, um statistisch eindeutige Ergebnisse zuzulassen. Das gleiche gilt um so mehr für die Therapieprotokolle, die erst im letzten Jahr begonnen worden sind.

1. Entdeckung des Interferons

Interferon wurde vor etwa 20 Jahren von Isaacs und Lindenmann bei der Untersuchung der schon länger bekannten viralen Interferenz entdeckt [1]. Man versteht unter der viralen Interferenz ein Phänomen, wonach ein Virus sich in einer Gewebekultur, die vorher mit einem anderen Virustyp infiziert worden war, nur begrenzt vermehren kann. Isaacs und Lindenmann haben gezeigt, daß diese virale Interferenz auf einem löslichen Protein beruht, das sie Interferon nannten. Seither sind enorme Anstrengungen unternommen worden, die Struktur dieses Proteins und die Ursachen des antiviralen Effektes zu definieren. Diese Arbeiten haben teilweise zum Erfolg geführt, es bestehen aber noch viele Unklarheiten.

Interferon wird nicht nur in vitro gebildet, sondern kann auch in vivo nachgewiesen werden, zum Beispiel im Serum von Mäusen nach Injektion bestimmter Viren. In vivo wird Interferon ebenfalls gebildet nach Injektion sog. Interferoninduzenten. Der bekannteste Interferoninduzent ist das Poly I-Poly C. Daneben gibt es niedermolekulare Induzenten wie z. B. das Tiloron. Bis jetzt ist der klinische Einsatz der Interferoninduzenten dadurch limitiert, daß sie meist recht toxisch sind.

2. Definition und Subtypen des Interferons

Man nimmt heute an, daß es verschiedene Subtypen von Interferonen gibt, weshalb es gerechtfertigt erscheint, den Interferonbegriff im Plural zu gebrauchen. Im folgenden wird eine vorläufige Definition der Interferone gegeben: Interferone sind Proteine, die von Zellen auf exogene Reize gebildet werden und die sich durch eine hohe spezifische Aktivität auszeichnen. Sie haben eine antivirale Eigenschaft und daneben weitere biologische Eigenschaften.

Man unterscheidet verschiedene Subtypen von Interferonen, wobei die bestehende Nomenklatur nicht völlig befriedigt und vermutlich geändert werden wird (Tabelle 1).

Gegenwärtig unterscheidet man zwischen Typ I und Typ II Interferon. Typ I Interferon kann prinzipiell von vielen verschiedenen Arten von Zellen gebildet werden. Es wird fast ausschließlich auf viralen Reiz gebildet und es ist in seiner Struktur sehr gut charakterisiert. In absehbarer Zeit wird die Aminosäurensequenz

Tabelle 1. Interferonsubtypen

Typ I Interferon: Viral induziert in Kulturen verschiedener Zelltypen
Fibroblasteninterferon
Leukozyteninterferon
Lymphoblasteninterferon

Typ II Interferon: Nicht viral induziert in Lymphozytenkulturen
Mitogeninterferon
Alloantigeninterferon

dieses Interferons definiert sein. Man unterscheidet zwei Subtypen des Typ I Interferons, das Leukozyteninterferon und das Fibroblasteninterferon (siehe unten).

Das Typ II Interferon dagegen wird auf nichtvirale Stimuli gebildet, und zwar von Lymphozyten. Die Stimuli, die hier in Frage kommen, sind immunologischer Art wie zum Beispiel Antigene oder Alloantigene. Auch die sog. Mitogene wie Phytohemagglutinin und Concanavalin A induzieren Typ II Interferon in Lymphozytenkulturen. Eine bessere Charakterisierung des Typ II Interferons stellt ein Hauptanliegen unseres Labors dar, und wir haben zu diesem Problem eine Reihe von Arbeiten veröffentlicht, die allerdings zu speziell sind, um hier diskutiert zu werden [3, 5–7].

Es ist wichtig, darauf hinzuweisen, daß der Definition des Typ I und Typ II Interferons nicht der Produktionsmodus allein zugrundeliegt, sondern gleichermaßen physikochemische und biologische Unterschiede zwischen beiden Interferonen. So ist z. B. Typ I Interferon säurestabil, während Typ II Interferon säurelabil ist. Ein Antiserum geben Typ I Interferon reagiert nicht kreuz mit Typ II Interferon.

3. Eigenschaften des Interferons

Es sei nochmals betont, daß Proteine mit Interferoneigenschaften sowohl auf virale als auch auf nichtvirale Stimuli gebildet werden. Es ist daher erforderlich, die Eigenschaften zusammenzufassen, die eine Substanz haben muß, um als Interferon bezeichnet zu werden (Tabelle 2).

1. Sie muß ein Protein sein, das auf exogenen Reiz von Zellen gebildet wird.
2. Sie muß einen antiviralen Effekt haben. Dieser Effekt ist nicht virusspezifisch und kann gleichermaßen gegen viele verschiedene Viren nachgewiesen werden.
3. Sie muß eine gewisse Speziesrestriktion aufweisen, z. B. wirkt Mausinterferon nicht auf die Virusvermehrung in menschlichen Zellen und umgekehrt.
4. Der antivirale Effekt weist eine weitere wichtige Besonderheit auf, und dadurch unterscheidet sich Interferon z. B. von antiviralen Antikörpern. Interferon wirkt nur dann antiviral, wenn die Zellen vor der Virusinfektion mit Interferon vorbehandelt worden sind. Wenn Interferon gleichzeitig mit Virus auf Zellkulturen gegeben wird, ist ein antiviraler Effekt nicht nachweisbar.

Es ist daher wichtig, darauf hinzuweisen, daß der sog. antivirale Effekt von Interferon eigentlich ein antizellulärer Effekt ist. Die Zelle wird derartig verändert, daß eine Virusproduktion nicht mehr möglich ist.

Der Nachweis des Interferons bedient sich des antiviralen Effekts (Tabelle 3). Zellen werden mit dem zu testenden Interferon vorinkubiert und einige Stunden

Tabelle 2. Eigenschaften der Interferone

Proteincharakter (MG ca. 30 000)
Indirekter antiviraler Effekt, Präinkubation der Zellen erforderlich
Wirksam gegen viele Viren
Speziesrestriktion
Hohe spezifische Aktivität (10^9 IE/mg)
Nichtantivirale Effekte

Tabelle 3. Nachweis von Interferonen

1. Präinkubation einer Zellkultur
2. Infektion mit einem geeigneten Virus (z. B. Vesikular-Stomatitis-Virus)
3. Bestimmung des Virustiters zu einer Kontrolle

1 IE ist definiert als die Menge an Interferon, die die Virusausbeute um 50% reduziert

später mit einem geeigneten Virus infiziert, z. B. mit Vesicular-Stomatitis-Virus. Aus dem Unterschied in der Virusausbeute zwischen der interferonbehandelten Kultur und der unbehandelten Kontrollkultur kann dann der Interferongehalt der Testlösung bestimmt werden.

Als eine Internationale Einheit an Interferon wird diejenige Menge an Interferon bezeichnet, die zu einer 50%igen Reduktion der Virusausbeute in einer mit Interferon vorbehandelten Zellkultur führt. Man sollte hier nochmals auf die enorm hohe biologische Aktivität von Interferon hinweisen. Man nimmt an, daß 1 mg reines Interferon 10^9 Einheiten entspricht.

4. Nichtantivirale Effekte des Interferons

Wie bereits oben erwähnt, ist es inzwischen gesichert, daß Interferone neben dem antiviralen Effekt weitere wichtige biologische Effekte haben. Diese waren viele Jahre umstritten, sind jedoch im letzten Jahr bei Verwendung von hochgereinigtem Interferon eindeutig bestätigt worden. Es handelt sich im wesentlichen um vier verschiedene Wirkungen (Tabelle 4):

1. Interferon ist in der Lage, immunregulatorische Wirkungen auszuüben, sowohl in vivo, als auch in vitro. Es handelt sich dabei sowohl um immunstimulatorische als auch um immunsuppressive Wirkungen. Diese Effekte sind vielfältig und komplex und sollen hier nicht im einzelnen besprochen werden. Es ist jedoch besonders zu betonen, daß Interferon immunsuppressiv wirken kann, und dieser Effekt wird umso eher beobachtet werden, wenn hochkonzentriertes Interferon zur Therapie verwendet werden wird.
2. Wichtiger in dem hier zu besprechenden Zusammenhang ist der Befund, daß bestimmte Effektorzellen der Immunabwehr, vor allem die Makrophagen und die Natural-Killer-Zellen durch Interferon aktiviert werden und dadurch eine erhöhte Fähigkeit erlangen, Tumorzellen abzutöten.
3. Interferon hat weiterhin einen direkten antiproliferativen Effekt auf das Wachstum von Zellen, insbesondere Tumorzellen. Es ist noch nicht geklärt, ob bei diesem antiproliferativen Effekt eine Selektivität für Tumorzellen besteht, oder ob prinzipiell alle schnell proliferierenden Gewebe durch Interferon am Wachstum gehindert werden können. Man könnte sich vorstellen, daß hochgereinigtes

Tabelle 4. Zelluläre Effekte des Interferons

1. Immunregulatorische Effekte, Immunstimulation, Immunsuppression
2. Aktivierung von Makrophagen, Natural-Killer-Zellen etc.
3. Antiproliferative Effekte auf Zellen, keine Selektivität für Tumorzellen
4. Antitumorale Effekte in Tiermodellen

Interferon dieselben Nebenwirkungen hat wie Zytostatika, die ja alle auf der mangelnden Spezifität der Zytostatika für maligne Zellen beruhen.

4. Interferon hat einen antitumoralen Effekt in tierexperimentellen Tumormodellen. Dieser Effekt ist vor allem nachzuweisen, wenn die Tumormasse vorher durch andere Maßnahmen reduziert worden ist, wie z. B. durch Operation oder Bestrahlung. Die genauen Ursachen des antitumoralen Effekts von Interferon sind noch unzureichend erforscht. Man könnte sich vorstellen, daß es sich dabei um eine Kombination der obengenannten Effekte handelt, einerseits um einen direkten antiproliferativen Effekt auf Tumorzellen und zum anderen um eine Aktivierung von Zellen, die bei der Tumorabwehr wichtig sind, besonders von Makrophagen und Natural-Killer-Zellen.

5. Herstellung von Interferon

Die Möglichkeit der antitumoralen Wirksamkeit von Interferon führt zu der Frage der Herstellung und Verfügbarkeit von Interferon. Wir haben oben bereits erwähnt, daß es verschiedene Typen von Interferon gibt, wobei es im Augenblick nicht möglich ist, nennenswerte Mengen von Typ II Interferon herzustellen, so daß es sich bei dem zur Therapie beim Menschen verwandten Interferon ausschließlich um Typ I Interferon handelt. Hier gibt es wiederum verschiedene Subtypen. Wir wollen diese im Hinblick auf die Herstellungsverfahren besprechen.

Leukozyteninterferon wird nach dem Verfahren von Cantell in Leukozytenkulturen produziert, die mit Virus stimuliert werden. Die Leukozyten werden aus dem sog. Buffy-Coat von Blutkonserven gewonnen, was man ohne großen Aufwand und ohne den Wert der Blutkonserven zu beeinträchtigen, tun kann. Als Buffy-Coat bezeichnet man die Grenzschicht zwischen Erythrozyten und Plasma in Blutkonserven, die besonders reich an Leukozyten ist. Derartige Leukozyten sind seit langem für die Interferonherstellung verwendet worden. Erst in letzter Zeit sind – u. a. auch in unserem Labor – Untersuchungen durchgeführt worden, um die eigentliche Produzentenzelle des Interferons in dem Leukozytengemisch zu definieren [6]. Falls sich die Interferontherapie von Nutzen erweisen sollte, könnte das Produktionsverfahren aus Buffy-Coat, das bisher nur an wenigen Stellen, vor allem in Helsinki, durchgeführt wurde, allgemein in Blutbanken zur Anwendung gelangen.

Fibroblasteninterferon wird in Massenkulturen von Fibroblasten hergestellt, ebenfalls nach viraler Stimulation. Es wurden im Laufe der Jahre bestimmte molekularbiologische Kunstgriffe entwickelt, um die Ausbeute an Interferon zu erhöhen. Man nennt das dabei angewandte Verfahren das Superinduktionsverfahren.

Dauerkulturen von Lymphozyten, sog. lymphoblastoide Zell-Linien, werden ebenfalls für die Interferonproduktion eingesetzt. Das Interferon, das von diesen Zellen gebildet wird, ist in seinen Eigenschaften dem Leukozyteninterferon ähnlich.

Letztlich sind alle Produktionsverfahren von Interferon dadurch limitiert, daß alle Interferone zunächst erheblich konzentriert und gereinigt werden müssen, um für die Therapie geeignet zu sein. Die Ausbeute ist in der Regel recht gering. Das Verfahren der Zukunft könnte die Interferonproduktion durch klonierte Bakterien darstellen, ein gentechnologisches Verfahren, um das sich gegenwärtig sehr viele

Gruppen bemühen. Erste Teilerfolge sind vor kurzem von der Arbeitsgruppe von Weissman in Zürich mitgeteilt worden.

6. Therapie mit Interferon

Interferon könnte sowohl in der antiviralen Therapie als auch in der Tumortherapie sinnvoll eingesetzt werden. In beiden Fällen war bisher die Therapie limitiert durch den Mangel an genügenden Mengen ausreichend gereinigten Interferons. Die Probleme der antiviralen Therapie sind kürzlich zusammenfassend dargestellt worden [8], sie sollen hier nicht besprochen werden. Die Probleme der Tumortherapie mit Interferon sind ebenfalls erheblich [9] und sollen hier zumindest teilweise diskutiert werden.

Die Tumortherapie mit Interferon ist eine experimentelle Therapie und es ist nicht sicher, ob Therapieversuche mit Interferon erfolgreich sein werden oder nicht. Der einzige sinnvolle und gangbare Weg ist der, vergleichende Therapieversuche an randomisierten Gruppen durchzuführen. Anekdotenhafte Berichte von einzelnen sog. Therapieerfolgen führen sicherlich überhaupt nicht weiter.

Bei der Therapie mit Interferon gibt es noch viele ungelöste Probleme, z. B. über die optimalen Dosierungsschemata oder die Art der Applikation. Es ist noch ungeklärt, ob für die Therapie bestimmte Subtypen besser geeignet sind als andere. Pharmakokinetische Untersuchungen sind bisher nur in unzureichendem Zustand durchgeführt worden.

Die einzige Behandlungsstudie, die bisher über einen längeren Zeitraum durchgeführt worden ist, ist die schwedische Osteosarkomstudie, die von Strander am Karolinska-Institut betreut wird [9]. Ursprünglich waren historische Kontrollen mit der Interferon-behandelten Gruppe verglichen worden. Gegen diese Kontrollen wurden jedoch erhebliche Einwände geltend gemacht, so daß die ursprüngliche, optimistische Einschätzung der Therapieerfolge vermutlich ungerechtfertigt war. Gegenwärtig werden zwei Gruppen miteinander verglichen, eine Interferongruppe und eine Kontrollgruppe. Obwohl es so aussieht, als ob in der Interferongruppe die Zahl der Patienten mit Metastasen kleiner ist als in der Kontrollgruppe, sind die Ergebnisse noch nicht statistisch abzusichern.

Andere Studien werden in Schweden an Plasmozyten- und Melanompatienten durchgeführt. Darüber hinaus wird gegenwärtig eine große Studie bei verschiedenen Krebsformen mit Mitteln der amerikanischen Krebsgesellschaft durchgeführt. Alle diese Untersuchungen sind zum Zeitpunkt dieses Referates noch nicht zu beurteilen. Die Ergebnisse werden mit großer Spannung erwartet.

Die bisherigen Therapieversuche mit Interferon (einschließlich der antiviralen Therapieversuche) lassen schwerwiegende Nebenwirkungen nicht erkennen. Beschrieben wurden Fieber und andere Allgemeinsymptome, aber Hinweise auf schwerwiegende Organstörungen wurden nicht beobachtet. Es ist aber zu bedenken, daß bisher nur in seltenen Fällen hochdosiertes Interferon zur Anwendung gelangte. Es ist vorstellbar, daß zur Tumortherapie viel höhere Dosierungen erforderlich sein werden und daß dann durchaus Nebenwirkungen zu erwarten sind, die dann z. B. auf den antiproliferativen oder auf den immunsuppressiven Effekt von Interferon zurückzuführen sind.

Ein schwerwiegendes Problem ist gegenwärtig dadurch gegeben, daß die Nachfrage nach Interferon erheblich größer ist als die Produktionskapazitäten. Unabhängig davon ist die Produktion außerordentlich kostspielig. Das wird sich in absehbarer Zeit vermutlich ändern. Gegenwärtig ist es jedoch unmöglich, Interferon für andere Zwecke als sorgfältig geplante Therapieprotokolle zur Verfügung zu stellen.

7. Zusammenfassung

1. Interferone sind Proteine mit sehr hoher biologischer Aktivität, die neben antiviralen Effekten weitere wichtige biologische Eigenschaften haben.

2. Es gibt verschiedene Subtypen von Interferonen, wobei das Typ I Interferon, das auf viralen Reiz gebildet wird, bereits sehr gut charakterisiert ist.

3. Interferone werden auf nichtvirale Reize gebildet, hierher gehört z. B. das Typ II Interferon, das noch kaum charakterisiert ist.

4. Auf Grund experimenteller Befunde ist es sinnvoll, Interferon in der Tumortherapie beim Menschen zu erproben.

5. Der einzige Weg besteht in der Durchführung kontrollierter klinischer Studien.

6. Ob Interferon bei der Therapie einer oder mehrerer Tumorformen des Menschen wirksam sein wird, ist noch nicht abzusehen.

7. Gegenwärtig (zum Zeitpunkt der Abfassung des Referates) ist es ungerechtfertigt, in der Interferontherapie einen Durchbruch in der Behandlung der Krebskrankheit zu sehen.

Literatur

1. Burke DC (1977) The status of interferon. Sci Am 236: 42–50 – 2. Gresser I (1977) On the varied biologic effects of interferon. Cell Immunol 34: 406–415 – 3. Hirt HM, Schwenteck M, Becker H, Kirchner H (1978) Interferon production and lymphocyte stimulation in human leucocyte cultures stimulated by corynebacterium parvum. Clin Exp Immunol 32: 471–476 – 4. Jungwirth C (1978) Interferone: Proteine mit antiviralen Eigenschaften. Nachrichten Chemie und Technik 26: 9–10 – 5. Kirchner H, Becker H, Hirt HM, Zawatzky R (1979) Interferone: Proteine mit antiviralen, antiproliferativen und immunregulatorischen Eigenschaften. Pharmazie in unserer Zeit 8: 113–118 – 6. Kirchner H, Peter HH, Hirt HM, Zawatzky R, Dalügge H, Bradstreet P (1979) Studies of the producer cell of interferon in human lymphocyte cultures. Immunobiol 156: 65–76 – 7. Kirchner H, Zawatzky R, Schirrmacher V (1979) Interferon production in the murine mixed lymphocyte culture. I. Interferon production caused by differences in the H-2 K and H-2 D region but not by differences in the I region or the M locus. Eur J Immunol 9: 97–99 – 8. Neumann-Haefelin D (1977) Abwehr und Bekämpfung von Virusinfektionen durch Interferon. Dtsch Med Wochenschr 102: 766–772 – 9. Strander H (1977) Interferons: Antineoplastic drugs? Blut 35: 277–288 – 10. Stuart WE (1979) The interferon system. Springer, Wien New York

Tumorassoziierte Antigene und ihre Bedeutung für die Tumordiagnostik

Kleist, S. v. (Inst. für Immunbiologie Freiburg)

Referat

Seit nunmehr einer ganzen Reihe von Jahren versucht man zur Diagnostik maligner Tumoren biologische Markersubstanzen hinzuzuziehen, wobei man sich bis jetzt hauptsächlich auf zirkulierende Tumormarker stützte, die im Blut mit Hilfe sehr sensibler immunologischer Methoden nachgewiesen werden. Man sollte aber nicht vergessen, daß zellständige Komponenten, wie beispielsweise bestimmte Zellmembranantigene, mit zu den Tumormarkern gehören.

Was man unter dem Begriff Tumormarker versteht, ist inzwischen hinlänglich bekannt: es sind die Substanzen, die durch ihr vermehrtes Vorkommen ein malignes Wachstum „verraten". Diese Markersubstanzen können sowohl von den Tumorzellen (de novo) hergestellt werden, oder ihre Synthese wird nur durch den Tumor verstärkt, d. h. es handelt sich in diesem Fall schon um normalerweise im Organismus vorkommende Komponenten. Von den in der Klinik für diagnostische Zwecke im Serum gemessenen Tumormarkern gehören die besser bekannten zu drei Gruppen, nämlich den Hormonen, den Enzymen und vor allem den tumorassoziierten Antigenen. Von dieser letzteren Gruppe soll hier die Rede sein. Bei diesen Antigenen handelt es sich um Produkte der Krebszelle selbst. Da das Vorkommen der Antigene in der Zirkulation ein krankheitsabhängiges Verhalten zeigt, insofern, als die Serumkonzentration mit der Gesamttumormasse korreliert, werden sie zu sehr brauchbaren Markerantigenen bei maligner Erkrankung.

Obwohl es streng genommen noch keine Substanz oder kein Antigen beim Menschen gibt, das den Namen tumor*spezifisch* verdient, kann man doch das Erscheinen oder Wiedererscheinen in vermehrtem Maße einiger tumorassoziierter Antigene, wie z. B. des CEA (= carcinoembryonales Antigen) und des AFP (= alpha-Fötoprotein), als genügend pathognomonisch betrachten, um ihm eine tumordiagnostische Bedeutung zuzumessen.

Es ist nunmehr jedoch auch hinlänglich bekannt, daß sowohl das AFP als auch das CEA nicht nur bei Tumorträgern nachgewiesen wird, sondern auch bei Patienten mit nicht malignen Erkrankungen, wie z. B. chronischen Leberaffektionen oder im Fall des CEA sogar bei starken Rauchern. Theoretisch kann man also mit Bestimmungen dieser Substanzen keine Tumordiagnose betreiben. Aufgrund der langjährigen Erfahrungen, die man mit diesen beiden Markern gewinnen konnte, ist es aber möglich geworden, diese Aussage dahingehend zu nuancieren, daß es zumindest zwei unterscheidende Kriterien gibt, die erlauben, aus den Serumbestimmungen des CEA und AFP dennoch diagnostische Rückschlüsse zu ziehen. Da ist erstens die Konzentration: bei nicht malignen Erkrankungen übersteigt die Serumkonzentration der beiden Tumorantigene im allgemeinen nicht gewisse Höchstwerte. CEA-Serumwerte werden bei Verwendung eines Tests mit einem unteren Normalwert von 2–5 ng/ml maximal 30 ng/ml nicht übersteigen im Falle einer gutartigen Erkrankung. Beim AFP würde ein Wert bis 10 ng/ml bei einem Patienten mit Lebersymptomatik mit Sicherheit gegen ein Hepatom sprechen, wohingegen eine Serumkonzentration von über 2000 ng/ml mit größter Wahrscheinlichkeit für das Vorliegen eines primären Leberkarzinoms sprechen würde (Lehmann 1979). In Ländern, in denen das primäre Hepatom zu den häufigen Tumoren gehört, wie etwa Algerien, wird daher der AFP-Nachweis auch heute schon als eine der Hauptgrundlagen für die Diagnosestellung dieser Tumoren genommen.

Das zweite Kriterium, dem bei Markerbestimmungen eine diagnostische Bedeutung zukommt, ist der *Anstieg* der Kurve, die man durch wiederholte Serumbestimmungen am gleichen Patienten erhält und die allein, wie ebenfalls hinlänglich bekannt sein sollte, zu klinischen Aussagen berechtigt. Stetig ansteigende Markerserumwerte, also eine Kurve mit steigender Tendenz − mag der Anstiegswinkel auch noch so flach sein − ist eines der sichersten und frühesten Zeichen des (Wieder-)Auftretens oder der Progredienz der Tumorkrankheit.

Die Anwendung von Tumormarkern als Hilfsmittel in der Tumordiagnostik kann aus diesem Grund heute nicht mehr außer acht gelassen werden. Jedoch kann nur die Entwicklung von markerproduzierenden, malignen Zellen erfaßt werden. Ein Wachstum von markernegativen Zellen läßt sich natürlich mit Markerbestimmungen nicht verfolgen. Dies gilt im übrigen nicht nur für die Bestimmung von tumorassoziierten Antigenen, sondern auch für alle anderen Markersubstanzen, bzw. die sie produzierenden oder stimulierenden Tumoren.

Es ist weiterhin eine bekannte Tatsache, daß die Korrelation zwischen den zirkulierenden tumorassoziierten Antigenen und den verschiedenen soliden Tumoren nicht gleich gut ist. Beim CEA ist diese Korrelation am besten bei intestinalen Tumoren; weit weniger gut ist sie zwischen dem Vorhandensein eines selbst fortgeschrittenen Mammatumors oder Lungentumors, was natürlich die diagnostische Verwendung für dieses tumorassoziierte Antigen erheblich einschränkt: nur etwa 30−40% von Patienten mit Mammatumoren beispielsweise, weisen positive Serum-CEA-Werte auf. Allerdings handelt es sich bei den 50−60% übrigen um falschnegative Fälle, wie wir mit neueren Untersuchungen zeigen konnten, da 90% aller Mammatumoren CEA-positives Gewebe aufweisen. In anderen Worten, 50−70% aller Mammatumoren geben, obwohl sie CEA produzieren, dieses nicht an das Serum ab!

Ein zweites diagnostisches Anwendungsgebiet tumorassoziierter Antigene in der Onkologie ist der Nachweis dieser Substanzen im Tumorgewebe selbst. Mit Hilfe der gleichen spezifischen Antiseren, mit denen die zirkulierenden tumorassoziierten Antigene (AFP und CEA) nachgewiesen werden, kann man diese Antigene auch in Tumoren lokalisieren. Dies erlaubt zweierlei: einmal gelingt es dadurch differenzialdiagnostische Probleme, wie sie etwa Hodentumoren bieten, mit Hilfe des immunhistologischen Nachweises, etwa einer AFP-Produktion im Tumorgewebe, lösen zu helfen, zum anderen gelingt es mit Hilfe von isotopenmarkierten Antikörpern auch kleinste Tumoren im Organismus darzustellen.

Zunächst zum ersten Aspekt: im Gegensatz zum CEA, dessen immunhistologischer Nachweis in der Zelle noch nicht zu den routinemäßig anwendbaren oder angewandten Methoden gehört, hat sich die Anwendung des immunhistologischen Nachweises von AFP, besonders in der Klassifizierung von embryonalen Gonadentumoren, bereits als nützlich erwiesen, nachdem man heute zu den rein morphologischen Kriterien auch biologisch funktionelle Gesichtspunkte hinzunimmt. Die Synthese des AFP findet im menschlichen Embryo zunächst im Dottersack statt und so ist es erklärlich, daß bei Patienten mit embryonalen Tumoren mit Dottersackanteilen zirkulierendes AFP nachgewiesen werden kann; in anderen Worten, das Vorkommen von AFP im Serum von Trägern embryonaler Tumoren ist ein Hinweis darauf, daß diese Tumoren Dottersackanteile aufweisen. Reine Seminome sind dagegen immer AFP-negativ (Talerman 1974)!

Die Tatsache also, daß AFP von Dottersackzellen synthetisiert wird, machen es zu einem ausgezeichneten Marker des sehr malignen sogenannten endodermal sinus tumors (EST im englischen Schrifttum abgekürzt), des sogenannten Dottersacktumors (Nørgaard-Pedersen 1979). Obwohl der EST schon vor Jahrzehnten von Teilum als eine eigene Tumoreinheit postuliert wurde, kommt man erst heute dazu, ihn aufgrund der biologischen Marker zu bestätigen. Im Hinblick auf die verhältnismäßig leichte Durchführbarkeit z. B. der Immunperoxidasemethode, wäre es möglich, diese Technik zu einer Standardmethode bei der Diagnostik und Klassifizierung von Seminomen und Teratomen werden zu lassen (Teilum 1965). Wird der histologische Nachweis der Tumormarker noch durch den Nachweis der zirkulierenden Marker ergänzt, so wird dem Kliniker gleichzeitig die Möglichkeit geboten, den Verlauf der Krankheit zu überwachen. Jeder Kliniker sollte an die Möglichkeit denken, besonders etwa beim Vorliegen der zwar seltenen aber deshalb eben um so schwerer zu diagnostizierenden atypisch lokalisierten EST, nach der Bestimmung des zirkulierenden und gewebsständigen Markers zu fragen, dessen Nachweis einen wertvollen Hinweis dann auf das Vorliegen derartiger stark maligner Tumoren liefern kann.

Bei der Lokalisation von Tumoren mit Hilfe von radioaktiv markierten Antikörpern, die gegen auf der Tumorzellmembran exprimierten Antigene, wie CEA und AFP, gerichtet sind, handelt es sich um eine relativ neue aber wohl zukunftsträchtige Entwicklung, die allerdings erst in zwei klinischen Zentren in Europa ausgeführt wird. Die radioaktiven Antikörper werden dabei in die Blutbahn oder die Lymphbahn injiziert und ihre präferenzielle Lokalisation im Tumor szintigraphisch erfaßt. Diese als RID (= radioimmuno detection) bezeichnete Methode wurde erstmals von David Goldenberg (1980) in Lexington, Kentucky, eingeführt, der auch über die größten klinischen Erfahrungen verfügt. Er veröffentlichte bereits über 220 solcher Immunszintigramme von CEA- und AFP-haltigen Tumoren, wobei er über 3% falsch positive und etwa 17% falsch negative Ergebnisse berichtete. Unter den 90% richtig positiven in einer Serie von 27 Patienten mit Rektokolonkarzinomen, befanden sich zwei, bei denen die Bariumkontrastmethode einen normalen Befund ergeben hatte. Von 13 Patienten mit klinisch verifizierten Ovarialkarzinomen wurden mit Hilfe der RID alle Primärtumoren und sechs von neun Metastasen lokalisiert. Im Gegensatz dazu wurden nur zwei der neun metastatischen Fälle mit konventionellen Methoden (SCAN, Ultraschall und Sonographie) nachgewiesen (Goldenberg 1980).

Zusammenfassend kann man also sagen, daß sich der immerwährende Traum, mit Hilfe zirkulierender tumorassoziierter Antigene oder Marker eine frühe Diagnose des Krebses zu stellen, zwar noch nicht erfüllt hat, dennoch ist es möglich, mit Hilfe ihrer Bestimmung dank ihrer engen Korrelation zur Tumorzellmasse auf einen Tumor hinzuweisen, direkt oder indirekt.

Literatur

1. Goldenberg D (1980) Tumor markers. Med World 1: 53−64 − 2. Lehmann FG, Wegener T (1979) Alpha fetoprotein in liver cirrhosis II. Early detection of hepatoma. In: Lehmann FG (ed)

Carcinoembryonic proteins. Chemistry, biology, clinical application, vol. I. Elsevier, Amsterdam, pp 514–520 – 3. Nørgaard-Pedersen B et al. (1979) Tumor markers in gonadal and extragonadal germ cell tumors. Recent progress. In: Lehmann FG (ed) Carcinoembryonic proteins, vol. I. Elsevier, Amsterdam Oxford New York, pp 209–217 – 4. Talerman A, Haije WG (1974) Alpha-fetoprotein and germ cell tumors: a possible role of yolk sack tumor in production of alpha-fetoprotein. Cancer 34:1722–1726 – 5. Teilum G (1965) Classification of endodermal sinus tumor (Mesoblastoma vitellinum) and so called 'embryonal carcinoma' of the ovary. Acta Pathol Microbiol Scand 64:407–429

Monoklonale Antikörper – Ein neues Werkzeug zur Charakterisierung menschlicher Tumorantigene

Koprowski, H. (The Wistar Inst., Philadelphia, USA)

Referat

Manuskript nicht eingegangen.

Möglichkeiten einer adjuvanten Immuntherapie bei Malignomkranken

Oettgen, H. F. (Memorial Sloan-Kettering Cancer-Center, New York, USA)

Referat

Manuskript nicht eingegangen.

Nutzen und Gefahren des prophylaktischen Denkens und Handelns in der Medizin

Einführung

Riecker, G. (Med. Klinik I, Klinikum Großhadern der Univ. München)

Referat

Der Versuch, auf rationalem Wege die Entstehung von Krankheiten zu verhüten oder deren Folgestörungen zu verhindern, durchzieht die gesamte Medizingeschichte und ist in den Gestaltungen der Gesundheitsvorsorge ein Teil der allgemeinen Kulturgeschichte. Als neuzeitliche Vertreter der Kunst, das Leben zu verlängern, seien J. P. Frank (1790) und C. W. Hufeland (1798) angeführt. Unzweifelhaft sind eugenische Geburtenplanung, der Rückgang der Säuglingssterblichkeit, das Verschwinden von bestimmten epidemischen Infektionskrankheiten wie auch die verlängerte Lebenserwartung des zivilisierten Menschen eindrucksvolle Resultate wirksamer Krankheitsprophylaxe.

Die Begriffe „Prophylaxe" und „Prävention" werden hier als Synonyma verwendet, wobei eine „primäre Prävention" die Verhütung von Erstkrankheiten (= vorsymptomatische Phase) und eine „sekundäre Prävention" die Verhütung von Folgekrankheiten, Rezidiven oder Komplikationen umfaßt.

Weniger eindeutig sind die Ergebnisse sekundär-präventiver Maßnahmen. Übertriebene Erwartungen und enttäuschte Hoffnungen spalten das ärztliche Lager in Prophylaxe-freudige und Prophylaxe-kritische Therapeuten. Eine Problemsituation, die ich als „die Prophylaxe-Kontroverse" bezeichnen möchte und die dazu herausfordert, das *Pro* und *Contra* prophylaktischer Maßnahmen einer Prüfung zu unterziehen.

Schon die Allgemeinen Spitalgesetze des Senkenbergischen Instituts aus dem 18. Jahrhundert zeugen von den Schwierigkeiten, die Patienten von der Nützlichkeit und gleichzeitigen Ungefährlichkeit ärztlicher Bemühungen zu überzeugen:

„Jeder soll seyne vom Spital-Medico verordneten Arzeneyen zu gehöriger Zeit und Ordnung wohl gebrauchen und sich nicht unterstehen, etwas von Arzeneyen wegzuschütten, oder heimlich zu verstecken."

Kritischer formuliert Poulssen in seinem 1909 erschienenen „Lehrbuch der Pharmakologie":

„Für den praktischen Arzt ist es wichtig, daß er imstande ist, dem ständig wachsenden Strom von neuen Arzneimitteln, die mit hartnäckiger Reklame um seine Gunst werben, mit Kritik zu begegnen."

Das, was uns an prophylaktischen Maßnahmen zur Verfügung steht, zielt ab
1. auf Krankheitsverhütung,
a) im Rahmen der allgemeinen Gesundheitsvorsorge,
b) durch spezielle Maßnahmen,
c) durch Früherkennung und Therapie angeborener oder erworbener Funktionsstörungen;
2. auf Rezidivprophylaxe,
d.h. auf Ausschaltung nosologischer Faktoren bzw. Fortsetzung der Kausaltherapie im Stadium der Remission;
3. auf die Verhütung von Zweitkrankheiten und
4. auf die Verhütung von Komplikationen,
a) im Gefolge der Grundkrankheit,
b) im Gefolge von diagnostischen, therapeutischen und prophylaktischen Maßnahmen.

ad 1a): Ernährung und Lebensweise, Ausschaltung von exogenen Risikofaktoren u. a.
ad 1b): Impfprophylaxe, Eugenik (einschl. Mutationsprophylaxe), Kropfprophylaxe in Endemiegebieten, Hygienemaßnahmen (einschl. Asepsis) u. a.
ad 1c): Prä-, peri- und postnatale Diagnostik, Substitutionstherapie bei angeborenen oder erworbenen Mangelzuständen (z. B. Gammaglobulin, Vitamin B 12, IgG-Anti-D, Fibrinogen, Cohn-Fraktion I) u. a.

ad 2): Immunsuppression bei generalisierten Immunopathien (einschl. Myasthenia gravis, Goodpasture-Syndrom), Hemmung der Säuresekretion bei Ulkuskrankheit, Antiarrhythmika bei rezidiv. Herzrhythmusstörungen, Anfallsprophylaxe bei zerebralem Krampfleiden, Synovektomie bei rheumatoider Arthritis, Antikoagulation nach Thromboembolie, adjuvante Chemotherapie maligner Tumoren, Rezidivprophylaxe bei Asthma bronchiale, bei chronischer Pyelonephritis, bei chronisch-rezidiv. Pankreatitis, operatives Staging (z. B. Hodgkin) u. a.

ad 3): Penicillin während und nach Streptokokkenangina, Cholecystektomie bei klinisch relevanter Cholelithiasis, antihypertensive Therapie, Infektionsprophylaxe beim gefährdeten Patienten, Vitamin B-12-Substitution, Antikoagulation nach prothetischem Klappenersatz, Behandlung primärer und sekundärer Hyperlipoproteinämien u. a.

ad 4a): postoperative Schockprophylaxe, Thromboembolieprophylaxe (postoperativ, nach prothetischem Klappenersatz u. a.), aorto-koronarer Bypass, Lidocain beim Auftreten von „Warnarrhythmien", nach Myokardinfarkt, künstlicher Herzschrittmacher bei bifaszikulärem Block, Desobliteration der A. carotis, zerebrale Bypass-Operation, u. a.
ad 4b): durch kritische Indikationsstellung, Kenntnis der Pharmakokinetik und -dynamik, Vorbeugung und Behandlung von unerwünschten Nebenwirkungen, Beachtung und Nutzung von Arzneimittelinteraktionen, u. a.

Zu unterscheiden sind ferner eingeführte und „geschätzte", aber dennoch umstrittene prophylaktische Maßnahmen:

prophylaktische porto-cavale Anastomose
Clofibrat und Bezafibrat bezüglich Koronarmortalität
ASS + Dipyridamol nach prothetischem Klappenersatz
Plättchenaggregationshemmer zur postoperativen Thromboembolieprophylaxe
Diätvorschriften zur Rezidivstein-Prävention (Kalzium-Nephrolithiasis)
Tonsillektomie nach akuter (Streptokokken-Glomerulonephritis)
Rezidivprophylaxe mit Sulfasalazin beim M. Crohn u. a.
Ein tieferer Grund für das Versagen mancher prophylaktischer Maßnahmen ist in dem „trinitarischen Denken der Medizin" (Staehelin 1980) zu suchen: *eine* Ursache − *eine* Krankheit − *eine* Therapie! Es ist offenkundig und eine allgemeine Erfahrung, daß eine monokausale Therapie bei multifaktorieller Genese eines Krankheitszustandes nur von begrenzter Wirksamkeit sein kann. Der Versuch, der Atherosklerose durch lipidsenkende Pharmaka allein beizukommen, ist hierfür ein geeignetes Beispiel.
Bei der Erwägung prophylaktischer Maßnahmen sind außerdem mögliche, oft schwerwiegende Folgestörungen zu berücksichtigen:
Durchfälle nach trunkulärer Vagotomie
Blutungen unter Anticoagulantien
Neoplasien nach Immunsuppressiva
Uratsteine durch Urokosurika (Brenzbromaron)
Generalisation des Impfvirus (z. B. Röteln) unter Immunsuppressiva
medikamentöser L.E. (z. B. Hydralazin)
Corticosteroidnebenwirkungen
Kontrazeptivanebenwirkungen (z. B. Hypertonie, Thromboembolie, Endometrium-Neoplasien)
BCG-Sepsis als Letalkomplikation bei angeborenen Immundefekten
lithogene Wirkung von Clofibrat
Hyperthyreose gehäuft unter Jodsalzprophylaxe
Häufung von Colonkarzinomen bei cholezystektomierten Patienten?
Infertilität (reversibel) nach Sulfasalazin
Keimselektion bei ungezielter Antibiotikaprophylaxe
Rebound-Effekt nach low-dose-Heparin → Lungenembolie
Cumarinnekrosen
Wundheilungsstörungen unter Heparin u. a.
Eine den klinischen Gegebenheiten angemessene, d. h. praktikable Abschätzung des Nutzens und der Gefahren einer prophylaktischen (präventiven) Maßnahme setzt konkret die Beantwortung von mindestens drei Fragen (nach Prognose, Effektivität und Nutzen/Risiko) voraus:
1. Ist der Verlauf der Grundkrankheit hinsichtlich Krankheitsbeginn, Rezidivhäufigkeit und Organkomplikationen (individuell oder statistisch) vorhersehbar?
2. Ist die geplante prophylaktische Maßnahme geeignet, die Krankheitsmanifestation zu verhüten oder den spontanen Krankheitsverlauf hinsichtlich Rezidivhäufigkeit bzw. Organkomplikationen nachweisbar günstig zu beeinflussen?
3. Steht das (individuelle oder statistische) Risiko der prophylaktischen Maßnahme in einem angemessenen Verhältnis zum abschätzbaren Nutzen?
Die Beantwortung dieser Fragen folgt dem aktuellen Stand des Wissens und könnte formal mit den Bewertungskriterien „ja", „fraglich" oder „nein" erfolgen.

Aus der gemischten Skalierung von 1–3 mit a–c lassen sich eine Reihe von Beispielen anführen, die geeignet sind, trotz der fast schon nicht mehr übersehbaren Vielfalt dieser Thematik bestimmte Aussagen bezüglich des Wertes einer prophylaktischen Maßnahme zu treffen; aber auch, die (mangels verläßlicher Daten) immer noch unscharfen Grenzen zwischen den Indikationsgruppen und damit den manchmal nur intuitiv erfaßbaren Ermessensspielraum des Therapeuten deutlich zu machen.

1. Beispiele einer gut abschätzbaren Prognose bei erwiesenem Nutzen und praktisch zu vernachlässigendem Risiko der prophylaktischen Maßnahme sind: die Poliomyelitisschutzimpfung, die Implantation künstlicher Herzschrittmacher und die Verhütung von Hochdruckkomplikationen durch antihypertensive Therapie etc.

2. Die Konstellation einer gut abschätzbaren Prognose bei vertretbarem Nutzen/Risikoverhältnis findet sich bei zahlreichen prophylaktischen Maßnahmen: u. a. bei der hormonellen Kontrazeption, beim zerebralen Bypass wegen transienter ischämischer Attacken, Rezidivprophylaxe des mittelschweren Asthma bronchiale mit Corticoiden.

3. Zu den prophylaktischen Maßnahmen, deren Nutzen fraglich ist, wenngleich deren Risiko praktisch vernachlässigt werden kann, gehören u. a.: Kompressionsstrümpfe zur Thromboembolieprophylaxe, zahlreiche Geriatrika, die Sklerosierung von Oesophagus-Fundusvarizen.

4. Zu den prophylaktischen Maßnahmen, deren Nutzen fraglich ist, die aber dennoch mit einem Risiko belastet sind, gehören die Schutzimpfung beim Allergiker während einer Hyposensibilisierung, der portocavale Shunt bei portaler Hypertension vor der ersten Blutung und die generale Antibiotikaprophylaxe auf Intensivstationen.

5. Ist die Prognose einer Krankheit nicht abschätzbar, so ist auch der Nutzen prophylaktischer Maßnahmen nicht erkennbar. Unabhängig vom jeweiligen Risiko ist deshalb das Nutzen/Risikoverhältnis von vornherein indiskutabel. Zu dieser Gruppe gehören beispielsweise die prophylaktische Digitalisierung vor Operationen, der aorto-koronare Bypass bei traktabler 1-Gefäßerkrankung, der zerebrale Bypass nach asymptomatischem Arteria carotis interna-Verschluß.

Es ist ganz offenkundig, daß das Für und Wider einer prophylaktischen Maßnahme eine Reihe von Gesichtspunkten zu bedenken gibt, die bei bestimmten Konstellationen sowohl an die Erfahrung wie auch an den Ausbildungsstand des Therapeuten beträchtliche Anforderungen stellt. Ganz abgesehen von kaum vorhersehbaren unerwünschten Nebenwirkungen und von der Vielzahl möglicher Arzneimittelinteraktionen fordert die Übertragung statistischer Erfahrungswerte auf die konkrete Situation des Einzelfalles von dem Therapeuten ein hohes Maß von Vorstellungskraft, Einfühlungsvermögen und Augenmaß ab.

Daran wird deutlich – und diese Problematik macht die Abwicklung dieses Themas auch so schwierig –, daß der ärztliche Entscheidungsprozeß bei aller Verfügbarkeit von statistischen Erfahrungswerten immer noch ein komplexes intuitives Element enthält, das wegen seiner Unwägbarkeiten und wegen seiner subjektiven Inhalte auch Fehlentscheidungen Tür und Tor öffnet. In Hinsicht auf diese Fehlerquellen verdienen wissenschaftliche Bemühungen unsere Förderung, die darauf abzielen, die Art und Weise ärztlichen Handelns selbst zum Gegenstand der Forschung zu machen.

Eine letzte Quelle therapeutischer (einschl. Prophylaxe) Fehlentscheidungen sollte nicht unerwähnt bleiben: Eine dem nosologischen Zusammenhang entfremdete Spezialisierung. Hierzu abschließend ein Wort Hanns Hippius: „... daß wir in der Medizin mit dem Vorantreiben der Spezialisierung nur dann im Recht sind, wenn wir gleichzeitig Organisationsformen und Wege finden, die engstes Zusammenwirken im Einzelfalle gewährleisten".

Die Prophylaxe bakterieller Infektionen

Siegenthaler, W., Fuchs, P., Lüthy, R. (Dept. für Innere Medizin der Univ. Zürich)

Referat

Die *Chemo- oder Antibiotikaprophylaxe* ist jedem mit Infektionskrankheiten vertrauten Arzt eher suspekt, weil sie allzuoft falsch angewandt wird. Keine anderen so potenten, teuren, aber auch mit Nebenwirkungen belasteten Substanzen werden oft so kritiklos eingesetzt wie die Antibiotika. Nicht selten überdeckt der Vorwand der Prophylaxe diagnostische oder therapeutische Unsicherheiten.

Verschiedene Studien haben gezeigt, daß ein großer Teil der Prophylaxen mit Chemotherapeutika nicht begründbar und inadäquat ist. Aus einer eigenen Untersuchung in einer chirurgischen Klinik geht hervor, daß 58% der durchgeführten Infektprophylaxen *nicht indiziert* waren und die übrigen 42% zwar indiziert waren, aber bezüglich Anwendung des Antibiotikums und Dauer der Prophylaxe *nicht richtig* durchgeführt wurden [1]. Die häufigste Fehlindikation war dabei die Chemoprophylaxe bei Dauerkatheterträgern, die erwiesenermaßen das Entstehen einer Bakteriurie nicht verhindern kann und charakteristischerweise zur Selektion von resistenten Bakterien im Urin führt. Andere Studien ergaben, daß in Spitälern im allgemeinen etwa zwei Drittel der Antibiotikaverabreichungen nicht indiziert oder inadäquat sind [2-7]. Entsprechende Untersuchungen bei praktizierenden Ärzten liegen kaum vor [1a, 5]. Immerhin geht daraus hervor, daß bei mehr als der Hälfte der Patienten mit banalen grippalen Infektionen, denen in etwa 90% nicht bakterielle Infekte zugrundeliegen, „prophylaktisch" Antibiotika eingesetzt werden [5]. Ähnliche Resultate ergeben sich aus einer eigenen Studie in schweizerischen Verhältnissen [1a].

Eine *begründete Prophylaxe,* die einer kritischen Indikationsstellung folgt, ist andererseits eine unerläßliche Voraussetzung im Umgang mit Infektionskrankheiten. Diese Indikationsstellung ist allerdings nicht einfach, da es für die wenigsten Prophylaxemaßnahmen statistisch gesicherte Hinweise gibt, die den Nutzen dieser Maßnahmen klar belegen würden.

Drei Überlegungen sollen helfen, die *Indikation für eine erfolgversprechende Chemoprophylaxe* zu stellen:
1. Ist der Nutzen der Chemoprophylaxe bei der vorliegenden Krankheit erwiesen oder aufgrund der heutigen Kenntnisse mindestens sehr wahrscheinlich?
2. Ist das Risiko toxischer Nebenwirkungen geringer als das Infektionsrisiko?

3. Richtet sich die Prophylaxe gegen definierte Erreger, welche gegen die verwendeten Chemotherapeutika in der vorgesehenen Verabreichungsform voraussichtlich empfindlich sind?

Unbestrittene Prophylaxemaßnahmen wie zum Beispiel jene gegen Malaria erfüllen alle drei Bedingungen. Andere wiederum scheitern an der Nichterfüllung eines oder mehrerer Kriterien. Die Prophylaxe bei Katheterträgern an der ersten, die Impfprophylaxe gegen Pocken heute an der zweiten Überlegung, die Antibiotikaprophylaxe bei banalen grippalen Infekten bei im übrigen gesunden Patienten an allen drei Kriterien.

Der statistische Nachweis des Nutzens einer Prophylaxe ist oftmals aus quantitativen oder ethischen Gründen nicht zu erbringen. Wenn aber das vermutete Infektionsrisiko das Risiko der Chemoprophylaxe bei weitem übertrifft, ist trotz fehlender statistischer Absicherung eine Prophylaxe angezeigt.

In diesem Rahmen beschränken wir uns auf die *nichtchirurgische Chemoprophylaxe bakterieller Infektionen*. Dazu hat die amerikanische Veterans Administration 1977 Richtlinien publiziert und dabei die folgenden gesicherten oder höchstwahrscheinlich nützlichen Indikationen angeführt [8]:

Rheumatisches Fieber (Streptokokkeninfekt)
Rezidivprophylaxe des rheumatischen Fiebers
Meningokokkenmeningitis
Tuberkulose
Endokarditis
Granulozytopenie.

Zusätzlich kann heute auch die rezidivierende Harnwegsinfektion der Frau in diese Liste aufgenommen werden.

Aus praktischen und zeitlichen Gründen besprechen wir nur die für den Praktiker und den Kliniker gleichermaßen bedeutungsvollen Aspekte der Prophylaxe von Endokarditis, rezidivierender Harnwegsinfektion der Frau und bakteriellen Infektionen bei Granulozytopenie, die heute zweifellos am häufigsten zur Diskussion stehen.

Endokarditisprophylaxe

Das Dilemma der Prophylaxe zeigt sich besonders deutlich bei der *Endokarditisprophylaxe*. Der Nutzen der Prophylaxe ist bei diesem Krankheitsbild statistisch nicht gesichert. Aussagekräftige Studien sind praktisch nicht durchführbar, weil das Krankengut zu beschränkt ist und ethische Überlegungen ein Unterlassen der Prophylaxe verbieten. Wir wissen aber aus experimentellen Arbeiten, daß bei verletztem Endothel mit sterilen Vegetationen schon Bakteriämien von kurzer Dauer eine Endokarditis verursachen können [9]. Diese Endokarditiden können verhindert werden, wenn bakterizide, nicht aber bakteriostatische Antibiotika vor Auftreten der Bakteriämie verabreicht werden [10, 11]. Selbstverständlich lassen sich diese tierexperimentellen Daten nicht ohne weiteres auf den Menschen übertragen. Es ist aber bekannt, daß bei diagnostischen oder therapeutischen Manipulationen kurzfristige Bakteriämien auftreten können. Die diesbezüglich wichtigsten Eingriffe sind Zahnextraktionen und andere Manipulationen am Zahnapparat, starre Bronchoskopie, Eingriffe an septischen Herden sowie urologische Manipulationen wie Blasenkatheterisierung, Cystoskopie und transurethrale Prostataresektion. Kurzfristige Bakteriämien sind auch bei Gastroskopie,

Sigmoidoskopie, Koloskopie, perkutaner Leberbiopsie und gynäkologischen Manipulationen beschrieben, sind jedoch nach unseren eigenen Erfahrungen und Untersuchungen sowie aufgrund der Literatur bezüglich Endokarditisrisiko nicht von wesentlicher Bedeutung [12].

Man muß davon ausgehen, daß jede dieser Bakteriämien an einem vorgeschädigten Endothel zu einer Endokarditis führen kann, obwohl nur ein kleinerer Teil der Endokarditispatienten anamnestisch einen Eingriff dieser Art angeben kann. Nach wie vor ist einerseits die Mortalität der etablierten Endokarditis hoch, andererseits ist das Risiko der Antibiotikaprophylaxe bei Wahl des geeigneten Prophylaktikums und bei der Kürze der Verabreichungsdauer minimal. Daher läßt es sich aufgrund der heutigen Kenntnisse wohl nicht verantworten, eine Prophylaxe zu unterlassen.

Dabei muß es Ziel der Endokarditisprophylaxe sein, eine Endokarditis in 100% der gefährdeten Fälle zu verhüten. Da die Dauer der prophylaktischen Maßnahmen kurz ist und diese unmittelbar vor dem vorgesehenen Eingriff erfolgen müssen, um eine Selektion resistenter Keime zu verhindern, läßt sich daher der erhöhte Aufwand der parenteralen und damit kontrollierten Verabreichung rechtfertigen.

Zu den *zu Endokarditis prädisponierenden Herzkrankheiten* gehören erworbene Klappenfehler, angeborene Herzfehler mit Ausnahme des unkomplizierten Septum secundum-Defektes und des operierten Ductus Botalli, intrakardiale Prothese sowie durchgemachte Endokarditiden [13, 14]. *Eindeutige Indikationen für die Prophylaxe* sind Zahneingriffe, starre Bronchoskopie, Eingriffe an septischen Herden und urologische Manipulationen, bei denen die Bakteriämiehäufigkeit groß und die Möglichkeit des Auftretens einer Endokarditis wohl dokumentiert ist, so daß es sich empfehlen läßt, vorbehaltlos eine Prophylaxe durchzuführen. Bei Eingriffen, die weniger häufig zu Bakteriämien führen, wie z. B. Gastroskopie, Sigmoidoskopie, Koloskopie, Leberbiopsie und gynäkologische Manipulationen, läßt sich zur Zeit nicht entscheiden, ob eine regelmäßige Prophylaxe notwendig ist. Allerdings scheinen Patienten mit künstlichen Herzklappen einem besonderen Risiko ausgesetzt zu sein, so daß bei diesen Patienten auch bei derartigen Manipulationen eine Prophylaxe in Betracht gezogen werden sollte. *Keine Prophylaxe* ist aufgrund des heutigen Wissens bei Fiberbronchoskopie, Angiographie und Herzkatheteruntersuchungen notwendig [13, 14].

Bei Eingriffen im Mundbereich und im oberen Respirationstrakt ist vorwiegend mit Streptokokken, bei Eingriffen im Urogenitaltrakt mit gramnegativen Bakterien und Enterokokken und bei Eingriffen im Gastrointestinaltrakt mit Enterobakterien, Enterokokken und anderen Streptokokken zu rechnen. Deshalb hat die American Heart Association (AHA) 1977 ein Prophylaxeschema ausgearbeitet, das wohl im jetzigen Zeitpunkt als verbindlich angesehen werden kann, obwohl sich in Zukunft möglicherweise Änderungen aufdrängen werden, sofern kontrollierte Studien dies nahelegen [13]. Dazu könnte ein kürzlich erfolgter Aufruf, Endokarditiden, die trotz entsprechender Prophylaxe auftreten, einer zentralen Kontrollstelle der AHA zu melden, beitragen.

Wir schlagen in Anlehnung an die Empfehlungen der AHA folgende *prophylaktischen Maßnahmen* vor:

Zahnbehandlungen und Eingriffe im oberen Respirationstrakt

Eine Stunde vor dem Eingriff 2 Mio E Procain-Penicillin und 1 g Streptomycin i.m.; hiernach 6stündlich 500 mg Penicillin V während 2 Tagen. Bei Penicillinüberempfindlichkeit vor dem Eingriff Infusion von 1 g Vancomycin über 30 min, nach dem Eingriff Erythromycin 6stündlich 500 mg p.o. während 2 Tagen.

Eingriffe im Urogenitalbereich und Gastrointestinalbereich

30 min vor dem Eingriff Ampicillin 1 g i.m. und Gentamicin 80 mg i.m., hiernach noch zweimal die vorangegangene intramuskuläre Dosis in 8stündlichem Abstand (total 3 g Ampicillin und 240 mg Gentamicin). Voraussetzung für Gentamicin ist eine normale Nierenfunktion. Bei Penicillinallergie Vancomycin 1 g über 30 min i.v. vor dem Eingriff plus 1 g Streptomycin i.m. als einmalige Dosis.

Prophylaxe bei symptomatischem rezidivierendem Harnwegsinfekt der Frau

Ein in der ambulanten Praxis wichtiges Krankheitsbild ist der symptomatische *rezidivierende Harnwegsinfekt der Frau*. Dabei ist nach neueren Erkenntnissen wesentlich, daß die unkomplizierte Infektion bei Patientinnen, bei denen weder eine Obstruktion der ableitenden Harnwege noch eine Schwangerschaft vorliegen, wahrscheinlich nicht zu Nierenschädigungen prädisponiert [15, 16]. Bei Auftreten von häufigen symptomatischen Infekten, welche die Patientinnen in ihrem Wohlbefinden wesentlich beeinträchtigen, ist jedoch trotz geringem Risiko eine Prophylaxe wünschenswert, sofern diese die Morbidität entscheidend senken kann, eine minimale Nebenwirkungsrate aufweist, die Selektion resistenter Keime möglichst verhindert und ökonomisch vertretbar ist.

Die *Therapie der akuten Harnwegsinfektion* ist erfahrungsgemäß einfach. Eine neuere Studie hat gezeigt, daß bei unkomplizierten Harnwegsinfektionen ohne Nachweis von antikörperbesetzten Bakterien eine einmalige Gabe von 3 g Amoxycillin die Bakteriurie eliminiert [17]. Zweifellos werden weitere Untersuchungen ergeben, daß auch mit anderen Substanzen entsprechend einfache Behandlungen durchzuführen sind. Ebenso einfach ist die Behandlung der nur selten auftretenden Rezidive, die wie erstmalige Infektionen behandelt werden können.

Treten die *Harnwegsinfektrezidive* hingegen mehrmals jährlich auf und sind die damit verbundenen Beschwerden der Patientin nicht zumutbar, drängt sich eine Langzeitprophylaxe auf. Diese sollte mit Vorteil nicht mit Antibiotika, nach welchen bekanntermaßen gehäuft resistente E. coli-Stämme nachweisbar sind, wie Tetracyclin oder Ampicillin durchgeführt werden. Bewährt haben sich diesbezüglich vor allem Cotrimoxazol, eventuell auch Nitrofurantoin und Mandelaminsäure.

In verschiedenen Studien wurde versucht, die Rezidivhäufigkeit durch eine Langzeitprophylaxe mit verschiedenen Substanzen in unterschiedlicher Dosierung zu vermindern. Dabei erwies sich Cotrimoxazol den übrigen verwendeten Substanzen Sulfamethoxazol, Mandelaminsäure und Nitrofurantoin überlegen (Tabelle 1). Die Reduktion der periurethralen und perianalen Flora unter Cotrimoxazol mag entscheidend zu diesem Erfolg beitragen [19-22]. Optimale Resultate, d. h. eine Verminderung der Rezidive von 3,4 auf 0,1 pro Jahr [18] resp. von 4,1 auf 0,1 pro Jahr [21], wurden mit Cotrimoxazol in niedriger Dosierung und dreimaliger Gabe wöchentlich erreicht, ohne daß Nebenwirkungen beobachtet wurden. Die Resistenzzunahme erwies sich als klinisch unbedeutend, obwohl hier Langzeitstudien noch letzte Bedenken ausräumen müssen [21, 22].

Tabelle 1. Der rezidivierende Harnwegsinfekt bei der Frau. Verminderung der Rezidivhäufigkeit durch verschiedene Substanzen (Rezidive pro Patientenjahr)

	Harding and Ronald (1974) N Engl J Med 291 : 597–601 42 Patienten	Ronald et al. (1975) Can Med Assoc J (Suppl) 112 : 13–16 28 Patienten	Stamey et al. (1977) N Engl J Med 296 : 780–783 28 Patienten	Harding et al. (1979) JAMA 242 : 1975–1977 32 Patienten
Ohne Prophylaxe	3,4	≥ 2	3,3	4,1
SMZ	2,5	–	–	–
Mandelaminsäure	1,6	–	–	–
Nitrofurantoin	–	1,0[f]	0,5[e]	–
TMP/SMX	0,1[a]	1,3[d] 0,4[c]	0[b]	0,1[a]

[a] 40 mg TMP + 200 mg SMX 3 × wöchentlich
[b] 40 mg TMP + 200 mg SMX täglich
[c] 40 mg TMP + 200 mg SMX 2 × wöchentlich
[d] 80 mg TMP + 400 mg SMX 1 × wöchentlich
[e] 100 mg Nitrofurantoin täglich
[f] 50 mg Nitrofurantoin täglich

Damit steht mit der *Cotrimoxazolprophylaxe* des rezidivierenden Harnwegsinfekts bei der Frau eine optimale Prophylaxemaßnahme, deren Nutzen gesichert ist, deren Risiko vernachlässigbar ist und deren Kosten gering sind, zur Verfügung. Aufgrund vergleichender Studien empfiehlt sich die Durchführung der Cotrimoxazolprophylaxe mit 40 mg TMP und 200 mg SMX, d. h. einer halben Tablette der handelsüblichen Präparate, dreimal wöchentlich vor dem Schlafengehen, wenn häufig rezidivierende Harnwegsinfekte bei im übrigen gesunden und nichtschwangeren Frauen auftreten (Tabelle 1). Es versteht sich, daß vorrangig eine Sanierung der akuten Harnwegsinfektion mit einem geeigneten Chemotherapeutikum durchgeführt werden muß.

Prophylaxe von Infektionen bei Granulozytopenie

Ein Problem, das um so aktueller wird, je aggressiver und einschneidender die modernen Therapiemethoden werden, ist die *Verhütung von Infektionen bei Granulozytopenien* im Rahmen von aplasierenden Maßnahmen bei Leukämien und anderen Grundkrankheiten. Es ist erwiesen, daß bei Granulozytopenie, d. h. einer Granulozytenzahl von weniger als 1000/mm^3, Fieber und Infektionen gehäuft auftreten. In über 90% der granulozytopenischen Episoden tritt Fieber auf [23], dem in bis zu einem Viertel der Fälle bakterielle Septikämien zugrundeliegen [23, 24]. Bakterielle Infektionen sind denn auch die wichtigsten Ursachen von Morbidität und Mortalität granulozytopenischer Patienten [23–26]. Zwar ermöglichen die modernen antibiotischen Therapien nicht selten deren Behandlung, doch ist in Anbetracht der Toxizität dieser Behandlungen und der trotz allem hohen Mortalität eine Prophylaxe von Infektionsepisoden von weit größerer Bedeutung.

Diese Prophylaxe ist insbesondere eine Frage der Spitalhygiene, welche eine Kontamination mit pathogenen Spitalkeimen zu verhindern sucht, was im allgemeinen durch eine einfache *Umkehrisolation* des Kranken in einem Einzelzimmer erreichbar ist. In vielen Studien wurde auch die prophylaktische Verabreichung von Antibiotika geprüft. Dabei standen vor allem nichtresorbierbare Antibiotika im Rahmen der „Darmsterilisierung" zur Diskussion. In zwei größeren kontrollierten Studien ließ sich eine Verminderung der Infektionsepisoden mit der Verwendung solcher Antibiotika in Zusammenhang bringen [27, 28]. Andere Studien [29, 30] konnten allerdings diesen Zusammenhang nicht belegen, obwohl die Infektionshäufigkeit bei jenen Patienten abnahm, welche sowohl mit prophylaktischen Antibiotikagaben als auch mit einem Isolationssystem geschützt wurden. Die strikte Isolierung mit Hilfe aufwendiger Isoliersysteme wurde in einer neueren Studie [31] wiederum als entscheidende Maßnahme für die Reduktion der Infekthäufigkeit angesehen. Eine weitere Studie [32] kommt zum Schluß, daß Isolation und „Darmsterilisierung" zwar eine Verminderung der lebensbedrohlichen Infekte bewirken, daß aber die Nebenwirkungen der antibiotischen Behandlung so schwerwiegend, die Zuverlässigkeit der Durchführung allzu sehr von der intensiven und fachlich korrekten Betreuung des Patienten abhängig und die entsprechenden Maßnahmen so aufwendig und kostenintensiv sind, daß es fraglich ist, ob diese Art Prophylaxe in großem Rahmen praktiziert werden kann.

Ein Lichtblick im Dilemma dieser Prophylaxe scheint nun die Verwendung von *Cotrimoxazol bei granulozytopenischen Patienten* zu sein. Nachdem einige Studien gezeigt haben, daß die orale Verabreichung von Cotrimoxazol die Häufigkeit von Fieber und Infektionen bei granulozytopenischen Patienten vermindert, konnte diese günstige Wirkung in prospektiven Studien belegt werden [33, 34]. In einer randomisierten prospektiven Studie [33] an 30 Patienten wurde gezeigt, daß die Gruppe, welche nur mit nichtresorbierbaren Antibiotika behandelt wurde, signifikant häufiger Infektionen entwickelte als die Gruppe, welche mit nichtresorbierbaren Antibiotika und Cotrimoxazol behandelt wurde. Infektbedingte Todesfälle traten nur in der Kontrollgruppe auf, und die Latenz, nach welcher nach Eintreten der Neutropenie systemische Antibiotika eingesetzt werden mußten, betrug in der Kontrollgruppe 2 Tage, in der Cotrimoxazolgruppe 12 Tage (Tabelle 2). In einer weiteren prospektiven randomisierten Studie [34] erhielt eine Gruppe granulozytopenischer Patienten eine Prophylaxe mit Cotrimoxazol, eine Gruppe die klassische Darmsterilisierung mit Nystatin, Polymyxin und Neomycin sowie topische Desinfizientien, und eine Gruppe erhielt keinerlei Prophylaxe. Nach 4 Monaten wurde die Gruppe 2 aufgelöst, weil weder Patienten noch Ärzte gewillt waren, die starke Belastung der Darmsterilisierung weiter zu ertragen. Gruppe 1 zeigte 19% febrile granulozytopenische Tage, die Kontrollgruppe 39%. In Gruppe 1 traten während 909 granulozytopenischen Tagen keine Bakteriämien auf, in der

Tabelle 2. Cotrimoxazolprophylaxe bei Granulozytopenie

	Nichtresorbierbare Antibiotika ($n = 16$)	TMP/SMX + nichtresorbierbare Antibiotika ($n = 14$)
Infektionen	94%	57%
Infektbedingte Todesfälle	2	0
Tage von Neutropeniebeginn bis zur Verabreichung systemischer Antibiotika	2	12

Enno et al. (1978) Lancet 2: 395–397

	TMP/SMX	Keine Prophylaxe
Granulozytopenische Episoden	59	52
Febrile Tage	19%	39%
Bakteriämien	0	9
Candidämien	2	2
Harnwegsinfekte	0	6
Pneumonien	7	8
Weichteilinfekte	4	7
Lokaler Pilzbefall	2	3

Tabelle 3. Cotrimoxazolprophylaxe bei Granulozytopenie

Gurwith et al. (1979) Am J Med 66 : 248−256

Kontrollgruppe während 796 Tagen neun Bakteriämien. Ein disseminierter Candidabefall war in beiden Gruppen in zwei Fällen nachweisbar. Die übrigen infektiösen Episoden waren in beiden Gruppen vergleichbar (Tabelle 3). Damit legen diese Studien nahe, daß die orale Prophylaxe mit Cotrimoxazol eine wirksame, gut verträgliche und kostengünstige Alternative zur Darmsterilisation ist.

Selbstverständlich werden weitere kontrollierte Studien das optimale Vorgehen bei der Prophylaxe von Infektionen bei granulozytopenischen Patienten sichern müssen. Im gegenwärtigen Zeitpunkt kann aber empfohlen werden, diese Patienten mit 160 mg TMP und 800 mg SMX zweimal täglich, d. h. zweimal zwei Tabletten der handelsüblichen Präparate, zu behandeln und eine einfache Umkehrisolation im Einzelzimmer einzurichten, diese subjektiv gut erträglichen, wenig aufwendigen, gut kontrollierbaren und kostengünstigen Maßnahmen senken die Infektionsrate bei granulozytopenischen Patienten bedeutend.

Wir haben versucht, Entwicklungen und Tendenzen, aber auch Unsicherheiten auf dem Gebiet der am häufigsten angewandten nichtchirurgischen Prophylaxemaßnahmen bakterieller Infektionen anhand von drei Krankheitsgruppen zu skizzieren. Wenn damit gleichzeitig das Bedürfnis nach vermehrter Anwendung rationeller Überlegungen in diesem Bereich zum Ausdruck gekommen ist, haben die Ausführungen ihren Zweck erfüllt.

Literatur

1. Eijsten A, Lüthy R, Akovbiantz A (1979) Antibiotikaverbrauch an einer chirurgischen Klinik. Schweiz Med Wochenschr 109: 1931−1936 − 1a. Simmen H (1980) Antibiotikaeinsatz in der ambulanten Praxis. Ergebnisse und Gedanken zu einer Umfrage bei praktizierenden Ärzten im Kanton Zürich. Schweiz Med Wochenschr (im Druck) − 2. Castle M, Wilfert CM, Cate TR, Osterhout S (1977) Antibiotic use at Duke University Medical Center. JAMA 237: 2819−2822 − 3. Jones RS, Barks J, Bratton T, McRee E, Pannell J, Yanchick VA, Browne R, Smith JW (1977) The effect of an educational program upon hospital antibiotic use. Am J Med Sci 273: 79−85 − 4. Roberts AW, Visconti JA (1972) The rational and irrational use of systemic antimicrobial drugs. Am J Hosp Pharm 29: 828−834 − 5. Simmons HE, Stolley PD (1974) This is medical progress? Trends and consequences of antibiotic use in the United States. JAMA 227: 1023−1028 − 6. Kunin CM, Tupasi T, Craig WA (1973) Use of antibiotics. A brief exposition of the problem and some tentative solutions. Ann Intern Med 79: 555−560 − 7. Wolfangel U, Kayser FH, Munzinger J (1975) Die Anwendung von Chemotherapeutika im Krankenhaus. Schweiz Med Wochenschr 105: 1047−1051 − 8. Audits of antimicrobial usage (1977) 2. Nonsurgical prophylaxis. Veterans Administration ad hoc interdisciplinary advisory committee

on antimicrobial drug usage. JAMA 237: 1134–1137 – 9. Freedman LR (1975) Endocardite expérimentale. Schweiz Med Wochenschr 105: 1417–1420 – 10. Durack DT, Petersdorf RG (1973) Chemotherapy of experimental streptococcal endocarditis. J Clin Invest 52: 592–598 – 11. Southwick FS, Durack DT (1974) Chemotherapy of experimental streptococcal endocarditis. III. Failure of a bacteriostatic agent (Tetracycline) in prophylaxis. J Clin Pathol 27: 261–264 – 12. Everett ED, Hirschmann JV (1977) Transient bacteremia and endocarditis prophylaxis. A review. Medicine 56: 61–77 – 13. Kaplan ED, Anthony BF, Bisno A, Durack D, Houser H, Millard D, Sanford J, Shulman ST, Stillerman M, Taranta A, Wenger N (1977) AHA Committee Report: Prevention of bacterial endocarditis. Circulation 56: 139–143A – 14. Sipes JN, Thompson RL, Hook EW (1977) Prophylaxis of infective endocarditis: A reevaluation. Annu Rev Med 28: 371–391 – 15. Santoro J, Kaye D (1978) Recurrent urinary tract infections. Pathogenesis and management. Med Clin North Am 62: 1005–1020 – 16. Riedasch G, Ritz E (1979) Der rezidivierende Harnwegsinfekt der Frau. Neue Gesichtspunkte zur Pathogenese und Therapie. Dtsch Med Wochenschr 104: 37–39 – 17. Fang LST, Tolkoff-Rubin NE, Rubin RH (1978) Efficacy of single-dose and conventional amoxicillin therapy in urinary tract infection localized by the antibody-coated bacteria technic. N Engl J Med 298: 413–416 – 18. Harding GKM, Ronald AR (1974) A controlled study of antimicrobial prophylaxis of recurrent urinary infection in women. N Engl J Med 291: 597–601 – 19. Ronald AR, Harding GKM, Mathias R, Wong CK, Muir P (1975) Prophylaxis of recurring urinary tract infection in females: a comparison of nitrofurantoin with trimethoprim-sulfamethoxazole. Can Med Assoc J (Suppl) 112: 13–16 – 20. Stamey TA, Condy M, Mihara G (1977) Prophylactic efficacy of nitrofurantoin macrocrystals and trimethoprim-sulfamethoxazole in urinary infections. N Engl J Med 296: 780–783 – 21. Harding GKM, Buckwold FJ, Marrie TJ, Thompson L, Light B, Ronald AR (1979) Prophylaxis of recurrent urinary tract infection in female patients. JAMA 242: 1975–1977 – 22. Pearson NJ, McSherry AM, Towner KJ, Cattell WR (1979) emergence of trimethoprim-resistant enterobacteria in patients receiving long-term co-trimoxazole for the control of intractable urinary-tract infection. Lancet 2: 1205–1208 – 23. Gurwith MJ, Brunton JL, Lank BA, Ronald AR, Harding GKM (1978) Granulocytopenia in hospitalized patients. I. Prognostic factors and etiology of fever. Am J Med 64: 121–132 – 24. Hennemann HH (1977) Septikämien bei Leukämien. Med Klin 72: 650–653 – 25. Levine AS, Graw RG, Young RC (1972) Management of infections in patients with leukemia and lymphoma: current concepts and experimental approaches. Semin Hematol 9: 141–179 – 26. Klastersky J, Henri A, Hensgens C, Daneau D (1974) Gram-negative infections in cancer. JAMA 227: 45–48 – 27. Storring RA, McElwain TJ, Jameson B, Wiltshaw E (1977) Oral non-absorbed antibiotics prevent infection in acute non-lymphoblastic leukemia. Lancet 2: 837–840 – 28. Schimpff SC, Greene WH, Young VM, Fortner CL, Jepsen L, Cusack N, Block JB, Wiernik PH (1975) Infection prevention in acute nonlymphocytic leukemia. Laminar air flow room reverse isolation with oral, nonabsorbable antibiotic prophylaxis. Ann Intern Med 82: 351–358 – 29. Yates JW, Holland JF (1973) A controlled study of isolation and endogenous microbial suppression in acute myelocytic leukemia patients. Cancer 32: 1490–1498 – 30. Levine AS, Siegel SE, Schreiber AD, Hauser J, Preisler H, Godstein IM, Seidler F, Simon R, Perry S, Bennett JE, Henderson ES (1973) Protected environments and prophylactic antibiotics. N Engl J Med 288: 477–483 – 31. Rodriguez V, Bodey GP, Freireich EJ, McCredie KB, Gutterman JU, Keating MJ, Smith TL, Gehan EA (1978) Randomized trial of protected environment-prophylactic antibiotics in 145 adults with acute leukemia. Medicine 57: 253–266 – 32. Hahn DM, Schimpff SC, Fortner CL, Smyth AC, Young VM, Wiernik PH (1978) Infection in acute leukemia patients receiving oral nonabsorbable antibiotics. Antimicrob Agents Chemother 13: 958–964 – 33. Enno A, Darrell J, Hows J, Catovsky D, Goldman JM, Galton DAG (1978) Co-trimoxazole for prevention of infection in acute leukemia. Lancet 2: 395–397 – 34. Gurwith MJ, Brunton JL, Lank BA, Harding GKM, Ronald AR (1979) A prospective controlled investigation of prophylactic trimethoprim/sulfamethoxazole in hospitalized granulocytopenic patients. Am J Med 66: 248–256

Prophylaktische Maßnahmen in der Gastroenterologie

Ewe, K. (I. Med. Klinik und Poliklinik der Univ. Mainz)

Referat

Aus der Vielzahl der prophylaktischen Möglichkeiten in der Gastroenterologie werden im folgenden vier ausgewählt, an denen sich die Probleme der Prophylaxe und Prävention besonders auffällig demonstrieren lassen.
1. Oesophagusvarizenblutung
2. Ulcus pepticum ⟨Streßulcus / Ulcusrezidiv
3. Coloncarcinom
4. Reisediarrhoe

Oesophagusvarizenblutung

Die Komplexität des Prophylaxebegriffes wird am Beispiel der Oesophagusvarizenblutung besonders deutlich.

Primäre Prävention. Die häufigste Ursache für die Entstehung von Oesophagusvarizen ist die Leberzirrhose und die häufigsten Ursachen für die Zirrhose wiederum Alkoholabusus und Hepatitis. Somit bestände die primäre Prävention der Oesophagusvarizenblutung in der Verhinderung der Leberzirrhose. Der Alkoholkonsum wird von ärztlicher Seite allein wenig zu beeinflussen sein. Bei der Hepatitis dagegen wurden in der letzten Zeit jedoch verschiedene neue prophylaktische Möglichkeiten erschlossen. Die posthepatitische Zirrhose entsteht im wesentlichen aus der chronisch aktiven Hepatitis, als deren Ursache die Hepatitis B oder die sogenannte Non A–Non B-Hepatitis in Frage kommen. Bei Exposition bzw. Inokulation mit HB_SAg- und besonders mit HB_EAg-positivem Blut verhindert die passive Immunisierung mit einem Hepatitis-B-Immunglobulin die Infektion oder schiebt sie zumindest hinaus und läßt die Erkrankung mitigiert verlaufen. Den entscheidenden Fortschritt auf diesem Gebiet wird jedoch die aktive Immunisierung mit inaktiven Hepatitis B-Viren bringen, welche nach erfolgreichen Vorversuchen in den nächsten Jahren erwartet werden kann.

Sekundäre Prävention. Haben sich bereits Oesophagusvarizen gebildet, geht es in der sekundären Prävention darum, das Auftreten einer gefährlichen Komplikation zu verhindern: Die Oesophagusvarizenblutung, da sich die Prognose quoad vitam nach einer einmal eingetretenen Blutung mit jeder weiteren Blutung immer mehr verschlechtert. Nach der vierten Blutung beispielsweise liegt die Chance noch 1 Jahr zu leben für Männer unter 10% (Abb. 1) [13].

Shuntoperation

Es lag daher nahe, die infauste Prognose prophylaktisch durch eine Druckentlastung des Pfortadersystems in das Cavasystem – durch einen portocavalen Shunt – zu

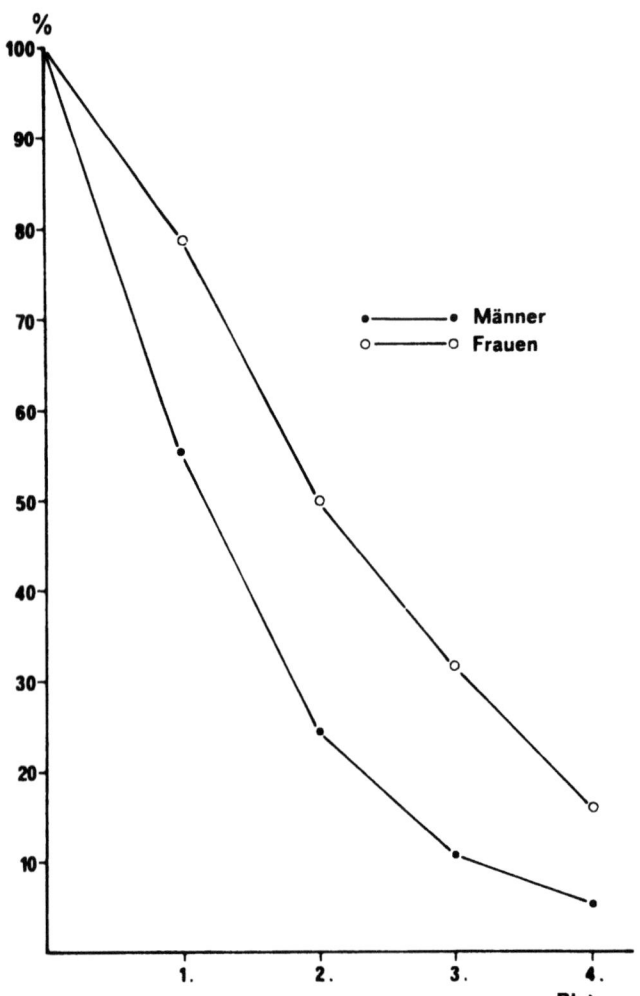

Abb. 1. Prozentuale Letalität bei erster bis vierter Oesophagusvarizenblutung (nach Liehr u. Kasper)

bessern. Definitionsgemäß wird unterschieden zwischen dem prophylaktischen Shunt, d. h. einem Shunt bei einem Patienten mit Oesophagusvarizen, der noch nicht geblutet hat und einem therapeutischen Shunt, d. h. einem Shunt, bei bereits vorangegangener Blutung. Die meisten chirurgischen Berichte über die Erfolge dieser Operation waren positiv: Die Blutungstendenz wurde durch den Eingriff deutlich gesenkt. Untersuchte man aber randomisiert und prospektiv die Überlebensrate von Patienten mit und ohne Shunt, so ließ sich kein Unterschied zwischen beiden Kollektiven finden, weder für den prophylaktischen Shunt (Abb. 2) [21] noch für den therapeutischen Shunt (Abb. 3) [2]. Die Vorteile des verringerten Blutungsrisikos wurden aufgehoben durch die Nachteile des vermehrt auftretenden Leberversagens, welches als Folge der herabgesetzten Leberdurchblutung angesehen wird sowie vermehrt auftretenden Encephalopathien.

Ob sich durch Selektion von Patienten nach verschiedenen Parametern der Leberfunktion oder nach der zugrundeliegenden Lebererkrankung und des

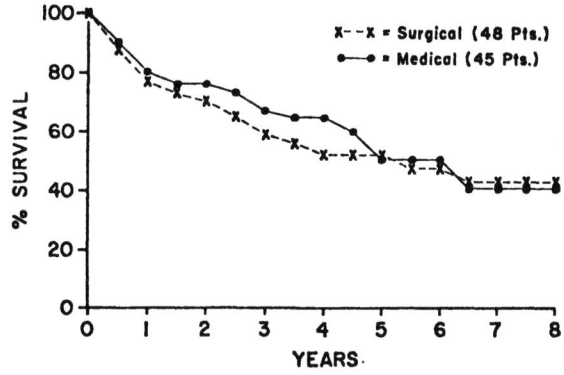

Abb. 2. Überlebensrate nach prophylaktischer Shunt-Operation (Resnick et al.). Der prophylaktische porto-cavale Shunt beeinflußte die Überlebensrate nicht signifikant

Pfortaderhochdruckes eine Indikation für einen Shunt herausarbeiten läßt, oder ob es durch eine neue Operationstechnik gelingt, die Nachteile der bisherigen Shuntverfahren zu beseitigen, ist nicht geklärt. Die Erfahrungen mit dem mesenterico-renalen Warren-Shunt, bei dem die Leberdurchblutung weitgehend unverändert bleibt, reichen für eine endgültige Beurteilung noch nicht aus, darüber hinaus ist die Operationstechnik dieses Shunts kompliziert und wird nur an wenigen Zentren geübt.

Aus diesem Beispiel wird klar, daß es bei einer prophylaktischen Maßnahme nicht genügt, nur ein pathogenetisches Schädigungsprinzip auszuschalten und sei es das theoretisch wichtigste – im vorliegenden Fall die portocavale Hypertension. Die Probleme sind in der Regel komplex. Es gibt daher kaum eine Alternative zur Durchführung einer prospektiven kontrollierten und randomisierten Untersuchung.

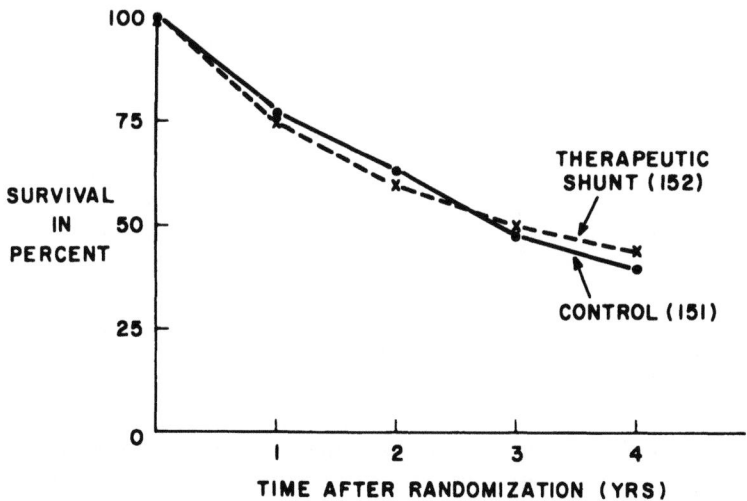

Abb. 3. Überlebensrate nach therapeutischer Shunt-Operation (nach Conn). Die Ergebnisse dreier prospektiver, kontrollierter, randomisierter Studien ließen keinen signifikanten Einfluß des therapeutischen porto-cavalen Shunts auf die Überlebensrate erkennen

Endoskopische Sklerosierung von Oesophagusvarizen

Eine ähnliche Problematik wie für die Shunt-Operation wird auch bei einem anderen Verfahren der Oesophagusvarizenbehandlung sichtbar, das in den letzten Jahren zunehmend geübt wird: Die endoskopische Sklerosierung.

Hierbei wird entweder intravasal oder in der Regel paravasal unter endoskopischer Sicht ein Sklerosierungsmittel injiziert. Dieses Verfahren ist im Vergleich zur Operation weniger eingreifend und wird besonders auch zur Stillung der akuten Oesophagusvarizenblutung angwandt. Es gibt aber auch hier, wenn auch seltener, Komplikationen wie Oesophaguswandnekrose und Mediastinitis und Pyothorax, Ulcerationen, Oesophagusstenosen, Pleuraergüsse und Blutung aus Magenfornixvarizen. Diese Methode befindet sich noch in der optimistischen Phase, welche auch die Shunt-Operationen durchlaufen haben. Die bisher erschienenen Berichte sind in der Regel positiv, es wurden Fälle beschrieben, bei denen Oesophagusvarizen nach der Sklerosierung nicht mehr nachweisbar waren, bei anderen traten keine Rezidivblutungen auf [19, 24]. Mit Ausnahme einer ersten Pilotstudie mit insgesamt 31 Patienten (15 mit Injektion und 16 konservativ behandelte) über 25 Monate mit günstigen Ergebnissen [25] liegen bisher noch keine kontrollierten Studien vor, die über die Quote der Versager und Komplikationen in Relation zu den Erfolgen und zu nicht behandelten Fällen eine gesicherte Aussage zuließen. Der prophylaktische Wert dieses Verfahrens zur Verhütung von Oesophagusvarizenblutungen kann deshalb z. Z. noch nicht als gesichert gelten.

Prophylaxe zur Verhinderung des Streßulcus und des Ulcusrezidivs

Streßulcus. Nach schweren Traumen tritt das Streßulcus in fast 100% der Fälle auf wie systematische endoskopische Untersuchungen gezeigt haben [14]. Zum Streß gehören in diesem Zusammenhang Multitraumen, schwere Verbrennungen, ausgedehnte Operationen, besonders wenn sie durch Sepsis, Peritonitis, Nierenversagen oder Ateminsuffizienz kompliziert sind, ferner bei Schädel-Hirntraumen und nach Transplantationen. Die Ulcera können innerhalb von Stunden entstehen, etwa 10% bluten, meist 3—8 Tage nach Streßbeginn. Ist die Blutung so stark, daß operiert werden muß, liegt die Letalität bei über 50%. Wegen dieser schlechten Prognose ist es gerechtfertigt, generell eine routinemäßige Prophylaxe durchzuführen, wenn die o. g. Streßfaktoren vorliegen. Es stellt sich somit die Frage nach einer wirksamen und praktikablen Prophylaxe.

Nach geltenden Vorstellungen entstehen die Streßulcera durch lokale Ischämie mit Schädigung des Gewebes und sekundärer Andauung durch den Magensaft. Da die erste Komponente, die Ischämie, bisher nicht ausgeschaltet werden kann, muß verhindert werden, daß das Magensekret wirksam werden kann. Dies kann geschehen durch das Binden der Magensäure, d. h. durch Antazida oder durch Hemmung der Magensaftsekretion z. B. durch H_2-Rezeptorenblocker [8, 10, 15, 20]. Beides hat Vor- und Nachteile.

Wegen des relativ schnellen Verschwindens aus dem Magen muß das Antazidum stündlich gegeben werden. Damit wird relativ sicher ein pH > 3,5 erreicht. Praktisch bedeutet dies, daß 24mal am Tag etwa 30 ml eines wirksamen Antazidums in die Magensonde gespritzt werden müssen, eine Maßnahme, die in der Regel zu Durchfällen führt, eine Alkalose begünstigen kann und schließlich auch bei resezierenden Eingriffen am Gastrointestinaltrakt nicht eingesetzt werden kann.

H$_2$-Rezeptorenblocker wie Cimetidin (Tagamet) sind einfacher zu handhaben, da sie parenteral gegeben werden und einfach der Infusion zugesetzt werden können. Komplikationen sind selten. Es können bei Niereninsuffizienz reversible Verwirrtheitszustände auftreten [23]. Cimetidin ist aber weniger wirksam, das Magen-pH liegt häufig unter 3,5 [20]. Trotz dieses Nachteils hat sich diese Form der Prophylaxe wegen der einfacheren Handhabung weitgehend durchgesetzt. Diese Streßulcusprophylaxe wird heute bei der Mehrzahl aller chirurgischen Wachstationen nach größeren Eingriffen routinemäßig durchgeführt. Möglicherweise ließe sich die Wirksamkeit der Cimetidin-Therapie durch die Kombination mit Pirenzepin (Gastrozepin) steigern, das ebenfalls intravenös gegeben wird. Es hat einen atropinähnlichen Effekt auf die Magensekretion und hebt in der Kombination mit Cimetidin den Magen-pH weiter an [4].

Dieses Beispiel macht deutlich, wie die effektivere prophylaktische Maßnahme in praxi durch die praktikablere verdrängt wird.

Rezidivprophylaxe. Ein anderes Problem, das im Zusammenhang mit dem Ulcus und der Prophylaxe von wesentlicher praktischer Bedeutung ist, ist die Rezidivprophylaxe. Die Rezidivquote des Duodenalulcus ist hoch. Bereits nach einem Vierteljahr ist der größte Teil der abgeheilten Ulcera wieder rezidiviert (Abb. 4) [7]. Es ist jetzt erstmals gelungen, diese Rezidivhäufigkeit medikamentös zu senken. Die Gabe von 2 × 400 mg Tagamet am Tag oder von 400 mg in einer Einzeldosis senkt die Rezidivrate signifikant [7]. Jedoch auch diese prophylaktische Maßnahme löst das Rezidivproblem nicht vollständig. Nach Absetzen des Medikamentes ist die Rezidivrate wieder so hoch, als wäre das Mittel nicht gegeben worden. Dies bedeutet, daß die Rezidivhäufigkeit sich nur senken läßt, so lange das Medikament gegeben wird. Die Ulcuskrankheit als solche wird durch diese Maßnahme nicht beeinflußt. Dies wirft die Frage auf, ob im Falle immer wieder rezidivierender Ulcera nicht eine chirurgische Maßnahme wie die selektive proximale Vagotomie die bessere prophylaktische Maßnahme ist.

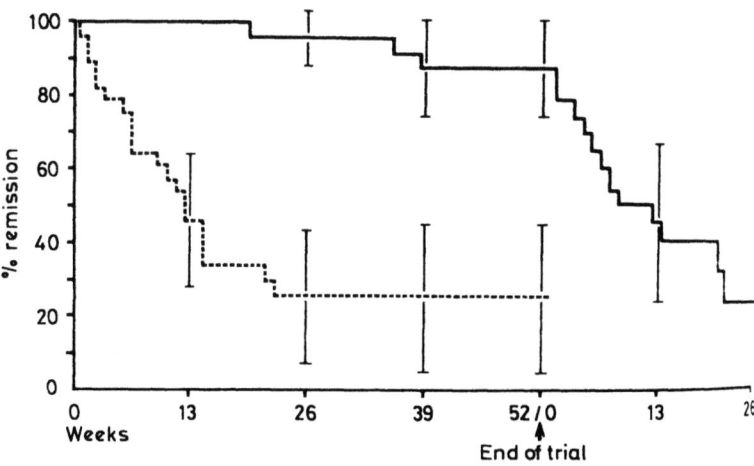

Abb. 4. Langzeitprophylaxe bei abgeheiltem Ulcus duodeni mit Cimetidin. Nach Absetzen der einjährigen prophylaktischen Medikation treten die Rezidive gleich häufig und gleich schnell ein wie unter Placebo

Coloncarcinom

In der Bundesrepublik Deutschland starben 1975 22302 Menschen am colo-rektalen Carcinom. Die Tendenz ist im Gegensatz zum Magencarcinom noch weiterhin steigend. Es stellt sich nun die Frage: Gibt es eine Erklärung hierfür und wenn ja, lassen sich prophylaktische Maßnahmen dagegen ergreifen?

Burkitt und Hill haben in diesem Zusammenhang ein Konzept entwickelt. Danach ist die Diät der westlichen Industriestaaten cancerogen: Sie ist ballastarm, fett- und eiweißreich. Dies führt zu einer Änderung der Bakterienflora, die aus den unter der Diät vermehrt anfallenden Gallensäuren und Lipiden Cancerogene machen, welche ihrerseits durch den verlängerten Wandkontakt – Obstipation durch ballastarme Kost – vermehrt wirksam werden können. Der erste Schritt, die Umwandlung von primären Gallensäuren in sekundäre ist physiologisch. Die bei der Vermehrung von Clostridien gesteigerte Umwandlung in Cholantren dagegen ist pathologisch. Epidemiologische Studien scheinen dieser Theorie recht zu geben: Je fettreicher und damit faserärmer die Diät ist, desto höher ist die Todesrate an Coloncarcinomen (Abb. 5) [27]. Die Bundesrepublik Deutschland findet sich im oberen Teil der Geraden zusammen mit anderen westlichen Industriestaaten, während ganz unten Länder mit einer fettarmen und faserreichen Kost stehen. Die Konsequenz für eine Prophylaxe des Coloncarcinoms wäre somit eine Verringerung der Fettzufuhr zugunsten der Faserstoffe. Ein Trend hierzu ist zwar erkennbar, ob er aber ausreicht, um einen wirklichen Tendenzwandel zu erreichen, ist unsicher. Es soll auch nicht verschwiegen werden, daß die Zusammenhänge nicht so klar und einfach sind, wie sie oben dargelegt wurden [18].

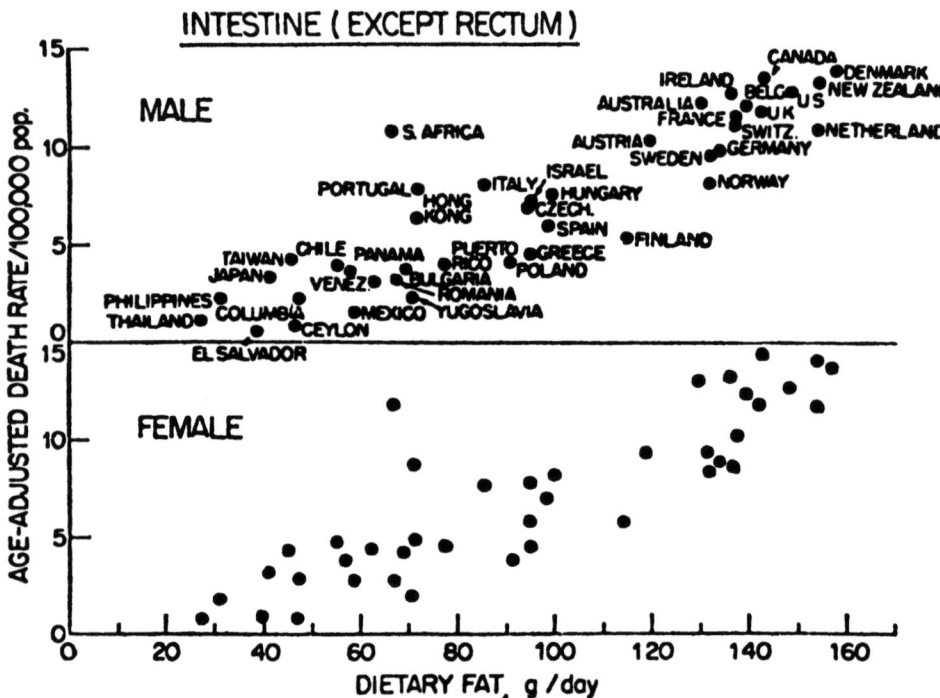

Abb. 5. Alterskorrigierte Todesrate an Coloncarcinom pro 100 000 Einwohner in Abhängigkeit vom durchschnittlichen täglichen Fettkonsum (nach Wynder u. Reddy)

Das Carcinom ist das Endstadium dieser pathogenetischen Entwicklungsreihe. Da aber jeder Cancer seinen Präcancer haben soll, muß dem Carcinom eine entsprechende Läsion vorausgehen. Dieses ist der „Polyp", das Adenom, wie es nach der neuen Nomenklatur der WHO heißt. Nicht jeder Polyp wird zum Carcinom. Geschätzt wird ein Verhältnis von 10−20 : 1 = Polyp : Carcinom. Der Zeitraum bis zur malignen Entartung beträgt viele Jahre bis Jahrzehnte. Hierin liegt jedoch die große Chance für die Carcinomprophylaxe. Folgt man der Theorie über die Polypen−Carcinomsequenz, dann ist jeder entfernte Polyp ein verhindertes Carcinom. Durch den modifizierten Guajak-Test nach Greegor auf okkultes Blut im Stuhl, der am 1. Januar 1977 als Hämoccult-Test in die gesetzliche Krebsvorsorge in Deutschland eingeführt wurde, gelingt es einmal $\frac{2}{3}$ bis $\frac{3}{4}$ der Carcinome aufzuspüren, aber auch etwa 50% aller größeren Polypen. Diese können dann endoskopisch abgetragen werden.

Wie sich dies auf die Rate von Rektumcarcinome auswirken kann, zeigt die Studie von Gilbertsen. Es wurden insgesamt 18158 Patienten im Alter von über 45 Jahren in diese Studie aufgenommen, jährlich rektoskopiert und alle Polypen endoskopisch abgetragen. Die Studie läuft bereits über 25 Jahre. Statistisch wären in dieser Zeit 77−80 Rektumcarcinome zu erwarten gewesen, gefunden wurden nur elf, welche sich alle in einem frühen Stadium befanden.

Die endoskopische Polypenabtragung kann darüber hinaus auch auf Adenome ausgedehnt werden, die bereits fokal maligne entartet sind (Atypie 3. Grades). Hat das Carcinom die Muscularis mucosae noch nicht überschritten und ist der Polyp im Gesunden abgetragen, so ist dieser Eingriff die adäquate Behandlung und eine chirurgische Segmentresektion entfällt, wie sie bei Infiltration in die Muscularis mucosae und darüber hinaus erforderlich ist. Die Prognose solcher Patienten mit fokalem Carcinom ist gut, im Gegensatz zu Patienten mit voll ausgebildetem Carcinom, bei denen die Gesamt-5-Jahresüberlebensrate nur ca. 40% beträgt und mit zunehmendem Lymphknotenbefall auf ca. 10% sinkt. Nach Abtragung des oder der Polypen reicht es aus, die prophylaktische Untersuchung auf Rezidive alle 2−3 Jahre durchzuführen, da die Tumorverdopplungszeit von Colonpolypen ca. 5 Jahre beträgt.

Am Beispiel der Prophylaxe beim colo-rektalen Carcinom kann gezeigt werden, daß eine primäre Prävention durch eine anticancerogene Diät schon sehr früh einsetzen kann, daß sie aber auch noch spät durch die Beseitigung von Adenomen erfolgreich ist, bevor sich ein Carcinom gebildet hat.

Prophylaxe gegen Reisediarrhoe

Die Reisediarrhoe ist weniger schwerwiegend als die zuvor beschriebenen Erkrankungen, sie erlaubt es aber, ein anderes Problem der Prophylaxe anzusprechen: Nämlich die Ineffizienz prophylaktischer Maßnahmen, die häufig durchgeführt und empfohlen werden, ohne jedoch wirksam zu sein.

Bei Reisen in tropische und subtropische Gegenden ist die Reisediarrhoe, die „Tourista", ein relativ häufiges Ereignis. Der Verlauf ist typisch: Frühestens 3 Tage nach der Ankunft treten akut wäßrige, voluminöse Diarrhoen ohne Blutbeimengungen auf, ferner Bauchschmerzen, Übelkeit und bei einem Teil der Patienten auch Erbrechen und Fieber. Die Dauer der Erscheinungen überschreitet 1−2 Tage meist nicht, sie dauert seltener bis zu 5 Tagen an. Ursache sind in etwa der Hälfte der Fälle enteropathogene Coli-Stämme, die ein hitzelabiles Enterotoxin produzieren, das manche Eigenschaften mit der Choleratoxin teilt [6, 17]. Die Erkrankung ist nicht gefährlich, aber unangenehm.

Es ist vielfach üblich, eine Prophylaxe mit Hydroxychinolinderivaten zu betreiben wie Mexaform, Intestopan oder Enterovioform. Aber trotz der Verbreitung und Beliebtheit dieser Substanzen ist ihre prophylaktische Wirkung nicht gesichert [11, 26]. Es gibt sogar eine Studie, nach der skandinavische Touristen in Mittelmeerländern unter diesen Drogen häufiger an Salmonellen erkrankten als andere, die keine Hydroxychinoline einnahmen [16]. Ferner können diese Substanzen Nebenwirkungen verursachen wie Schwindel, Sehstörungen oder andere reversible neurologische Störungen. Schwere irreversible neurologische Störungen, als SMON (subakute myelo-optische Neuropathie) bezeichnet, treten allerdings nur nach langer hochdosierter Gabe auf, wie sie z. B. in Japan üblich waren.

Mit verschiedenen anderen Medikamenten ist eine Prophylaxe gegen die Reisediarrhoe jedoch möglich. Mit Neomycin und Sulfonamiden läßt sich ein gewisser Schutz erreichen [12]. Sicherer ist Wismuth-Subsalicylat, allerdings in einer hohen Dosierung von 4 × 60 g täglich [3] und ferner mit Doxicyclin (Vibramycin) 100 mg täglich [22]. Der Schutz vor der Reisediarrhoe ist allerdings auch bei dieser Therapie nicht absolut und es ist eine Frage der Anschauung, ob man das Risiko der Reisediarrhoe auf sich nehmen will oder ein wirksames Antibiotikum einnimmt, wobei zumindest theoretisch die Möglichkeit der enteralen Infektion mit resistenten Keimen diskutiert wird.

Zusammenfassung

Es wurde an vier Beispielen verschiedene Probleme der Prophylaxe in der Gastroenterologie besprochen:

Die primäre Prävention am Beispiel der Oesophagusvarizenblutung (Hepatitis B) und des Coloncarcinoms (diätetische Maßnahmen; Polypektomie) und die sekundäre Prävention samt der Notwendigkeit des Erfolgsnachweises einer prophylaktischen Maßnahme durch kontrollierte Studien (Shunt-Operation; Sklerosierung von Oesophagusvarizen), die Praktikabilität der Durchführung der Prophylaxe (Streßulcus) und die Dauer der prophylaktischen Maßnahme (Rezidivprophylaxe beim Duodenalulcus) und schließlich die Ineffizienz gewisser gebräuchlicher prophylaktischer Maßnahmen (Reisediarrhoe).

Es wurde gezeigt, daß Wertigkeit und Nutzen der prophylaktischen Maßnahmen ein weites Spektrum umfassen und einer kritischen Wertung bedürfen.

Literatur

1. Burkitt DP (1971) Epidemiology of cancer of the colon and rectum. Cancer 28: 3–13 – 2. Conn HO (1974) Therapeutic portocaval anastomosis: To shunt or not to shunt. Gastroenterology 67: 1065–1073 – 3. Du Pont HL, Sullivan P, Evans DG, Pickering LK, Evans DJ, Vollet JJ, Ericsson CD, Ackerman PD, Tjoa WS (1980) Prevention of traveler's diarrhea (emporiatic enteritis). JAMA 243: 237–241 – 4. Fritsch W-P (1978) Andere Sekretionshemmer und Medikamente zur Förderung der Schleimhautresistenz. In: Blum AL, Siewert JR (Hrsg) Ulcus-Therapie. Springer, Berlin Heidelberg New York, S 137–157 – 5. Gilbertsen VA (1974) Proctosigmoidoscopy and polypectomy in reducing the incidence of rectal cancer. Cancer 34: 936–939 – 6. Gorbach SL, Kean BH, Evans DG, Evans DJ, Bessudo D (1975) Traveler's diarrhea and toxigenic Escherichia coli. N Engl J Med 292: 933–936 – 7. Gudmand-Hoyer E, Birger-Jensen K, Krag E, Rask-Madsen J, Rahbek I, Rune SJ, Wulff HR (1978)

Prophylactic effect of cimetidine in duodenal ulcer disease. Br Med J 1: 1095–1097 – 8. Hastings PR, Skillman JJ, Bushnell LS, Silen W (1978) Antacid titration in the prevention of acute gastrointestinal bleeding: a controlled, randomized trial in 100 critically ill patients. N Engl J Med 298: 1041–1045 – 9. Hill MJ, Drasar BS, Meade TW, Cox AG, Simpson JEP, Morson BC (1975) Faecal bile acids and clostridia in patients with cancer of the large bowel. Lancet 1: 535–539 – 10. Jones RH, Rudge CJ, Bewick M, Parsons V, Weston MJ (1978) Cimetidine: Prophylaxis against upper gastrointestinal haemorrhage after renal transplantation. Br Med J 1: 398–400 – 11. Kean BH, Waters S (1959) The diarrhea of traveler's. III Drug prophylaxis in Mexico. N Engl J Med 261: 71–74 – 12. Kean BH, Schaffner W, Brennan RW, Waters S (1962) The diarrhea of traveler's V. Prophylaxis with phtalylsulfathiazole and neomycin sulphate. JAMA 180: 367–371 – 13. Liehr H, Kasper H (1975) Leberkrankheiten. Aesopus-Verl., Milano München Lugano, S 127 – 14. Lucas CE, Sugawa C, Riddle J, Rector F, Rosenberg B, Walt AJ (1971) Natural history and surgical dilemma of „stress" gastric-bleeding. Arch Surg 102: 266–273 – 15. MacDougall BRD, Bailey RJ, Williams R (1971) H_2-receptor antagonists and antacids in the prevention of acute gastrointestinal haemorrhage in fulminant hepatic failures – two controlled trials. Lancet 1: 617–619 – 16. Mentzing LW, Ringertz O (1968) Salmonella infection in tourists. II prophylaxis against salmonellosis. Acta Pathol Microbiol Scand 74: 405–413 – 17. Merson MH, Morris GK, Sack DA, Wells JG, Feeley JC, Sack RB, Creech WB, Kapikian AZ, Gangarosa EJ (1976) Traveler's diarrhea in Mexico: a prospective study. N Engl J Med 294: 1299–1305 – 18. Miller B, Strohmeyer G (1979) Divertikulose und Karzinom des Dickdarms als Faserstoffmangelkrankheiten: Tatsache oder Hypothese? Internist 20: 195–200 – 19. Paquet KJ, Büsing V, Kliems G (1977) Wandsklerosierung der Speiseröhre wegen akuter, konservativ unstillbarer und drohender Varizenblutung. Dtsch Med Wochenschr 102: 59–61 – 20. Priebe HJ, Skillman JJ, Bushnell LS, Long PC, Silen W (1980) Antacid versus cimetidine in preventing acute gastrointestinal bleeding. N Engl J Med 302: 426–430 – 21. Resnick RH, Chalmers TC, Ishihara AM, Garcean AJ, Callow AD, Schimmel EM, O'Hara ET (1969) A controlled study of prophylactic portocaval shunt. Ann Intern Med 70: 675–688 – 22. Sack DA, Kaminsky DC, Sack RB, Etotia JW, Arthur RR, Kapikian AZ, Orshov F, Orshov I (1978) Prophylactic doxycycline for traveler's diarrhea results of a prospective double-blind study of peace corps volunteers in Kenya. N Engl J Med 298: 758–763 – 23. Schentag JJ, Cerra FB, Calleri G, De Gloppler E, Rose JQ, Bernhard H (1979) Pharmacokinetic and clinical studies in patients with cimetidine-associated mental confusion. Lancet 1: 177–181 – 24. Soehendra N (1979) Oesophagusvarizensklerosierung. In: Henning H (Hrsg) Fortschritte der gastroenterologischen Endoskopie, Bd. 10. Witzstrock, Baden-Baden, S 36–41 – 25. Terblanche J, Northover JMA, Bornman P, Kalm D, Silber W, Barbezat GO, Sellars S, Campbell JAH, Saunders SJ (1979) A prospective controlled trial of sclerotherapy in the long term management of patients after esophageal variceal bleeding. Surg Gynecol Obstet 148: 323–333 – 26. Turner AC (1967) Traveler's diarrhea: a survey of symptoms, occurrence and possible prophylaxis. Br Med J 4: 653–654 – 27. Wynder EL, Reddy BS (1975) Dietary fat and colon cancer. J Natl Cancer Inst 54: 7–10

Nutzen und Gefahren der adjuvanten Chemotherapie und Bestrahlung zur Metastasenprophylaxe

Brunner, K. W. (Inst. für Med. Onkologie, Inselspital Bern)

Referat

Zusatztherapien in Form einer postoperativen Strahlen- oder Chemotherapie nach makroskopisch radikaler Operation eines malignen Tumors haben zum Ziel, im Körper zurückbleibende, klinisch nicht faßbare Mikrometastasen zu eliminieren und damit das Lokalrezidiv bzw. die Metastasierung zu verhindern und die definitiven Heilungsraten zu verbessern. Naturgemäß ist die lokoregionale Strahlentherapie gegen das Lokalrezidiv, die Chemotherapie gegen die latente Fernmetastasierung gerichtet.

Das Dilemma der adjuvanten Tumortherapien besteht darin, daß das Metastasierungsrisiko im Einzelfall nicht erfaßt werden kann. In die oft eingreifenden adjuvanten Therapien wird daher stets eine unbekannte Zahl von Patienten einbezogen, die ihrer gar nicht bedürfen, weil sie schon durch die Operation geheilt sind.

I. Hypothesen und Voraussetzungen der adjuvanten Therapien

Den adjuvanten Therapien liegen bestimmte Hypothesen und Voraussetzungen zugrunde, die in *Tabelle 1* dargestellt sind.

Die wichtigste, durch die zellkinetische Forschung und durch Tierversuche [13, 15, 16] gestützte Hypothese besteht darin, daß auch beim Menschen mikroskopisch kleine Tumorherde, die nach einer Operation zurückbleiben, wesentlich besser auf eine tumorspezifische Therapie (Strahlen- oder Chemotherapie) ansprechen als klinisch manifeste Tumorherde. Die Wirkung adjuvanter Therapien im *Tierversuch* ist unbestritten. In der *Zellkinetik* ist die Hypothese der besseren Eliminierbarkeit von Mikrometastasen in jüngster Zeit durch gewisse theoretische Überlegungen etwas ins Wanken geraten [13].

Der *potentielle Nutzen* einer adjuvanten Maßnahme muß für eine bestimmte Patientengruppe in einer vernünftigen Relation zu den voraussehbaren Nachteilen und zum Aufwand stehen. Die wichtigsten Nachteile einer adjuvanten Therapie sind ihre Anwendung bei einer nicht voraussehbaren Zahl von Patienten ohne Mikrometastasen, die einer adjuvanten Therapie gar nicht bedürfen, sowie die kurz-, mittel- und langfristigen Nebenwirkungen solcher Behandlungen.

Eine entscheidende Voraussetzung für klinische Versuche mit adjuvanten Therapien bildet somit die *Definierbarkeit des Metastasierungsrisikos* für ein bestimmtes Patientenkollektiv. Es muß aufgrund statistisch erforschter prognostischer Faktoren in einer Patientengruppe faßbar sein. Beim Mammakarzinom ist es das Vorhandensein von axillären Lymphknotenmetastasen sowie die Zahl der befallenen Lymphknoten, welche das Metastasierungsrisiko bestimmt und Versuche mit der adjuvanten Chemotherapie rechtfertigt (vgl. Tabelle 2) [7].

Tabelle 1. Hypothesen und Voraussetzungen der adjuvanten Chemo- oder Strahlentherapie

1. Die adjuvante (Strahlen- oder Chemo-)Therapie ist wirksamer bei mikroskopisch kleinen residuellen Tumorherden als bei klinisch nachweisbarem Rezidiv:
   – Zellkinetik
   – Tierversuch
2. Das Rezidiv-, bzw. Metastasierungsrisiko ist annähernd definierbar
3. Der Nutzen einer adjuvanten Maßnahme für eine bestimmte Risikogruppe übertrifft die folgenden wichtigsten Nachteile:
   – Anwendung der adjuvanten Maßnahme bei einer unbekannten Zahl schon durch Operation geheilter Patienten
   – In Relation zum Nutzen akzeptable kurz-, mittel- und langfristige Nebenwirkungen der adjuvanten Maßnahme

II. Grundauffassungen zur adjuvanten Therapie

In der Krebsmedizin lassen sich heute gegenüber adjuvanten therapeutischen Maßnahmen drei unterschiedliche Grundauffassungen feststellen:

1. Der *therapeutische Maximalismus*, der auf dem Gebiet der Metastasenprophylaxe für die Durchführung aller potentiell wirksamen Maßnahmen oder für die Durchführung einer bestimmten Maßnahme bei allen Patienten eintritt. Diese Haltung war früher weit verbreitet. Noch heute besteht da und dort das Dogma des „mehr ist besser", das Festhalten an traditionellen Vorstellungen und die unkritische Einstellung, man habe ohnehin nichts zu verlieren. Ein *Beispiel* des therapeutischen Maximalismus ist die ungezielte Durchführung der postoperativen Strahlentherapie bei allen Patientinnen mit radikal operiertem Mammakarzinom. Dabei wird das tatsächliche Risiko eines Lokalrezidivs in den verschiedenen Stadien nicht berücksichtigt. Zudem wird ignoriert, daß die Verhinderung des Lokalrezidivs die Häufigkeit der Fernmetastasierung und damit die Gesamtprognose in der überwiegenden Zahl der Fälle nicht beeinflußt [18].

2. Eine ähnliche unkritische Haltung liegt aber auch dem *therapeutischen Minimalismus* zugrunde, der auf dem Gebiet der Metastasenprophylaxe von vornherein auf Maßnahmen verzichten möchte, die nicht bei allen oder einer überwiegenden Mehrzahl von Patienten wirksam sind. Dieser Haltung liegt oft ein dogmatischer Pessimismus zugrunde. Häufig wird diese Einstellung mit dem „primum nil nocere" gerechtfertigt, ohne daß man bereit ist, Nutzen und Gefahren einer bestimmten Maßnahme kritisch gegeneinander abzuwägen. Es besteht oft eine grundsätzlich ablehnende Haltung gegenüber der „Statistik" in der klinischen Medizin.

Beide Haltungen, der therapeutische Maximalismus wie der Minimalismus lassen sich durch solide Ergebnisse der klinischen Forschung meistens nicht beeindrucken.

3. Gegenüber der optimistischen und der pessimistischen Grundhaltung setzt sich in den letzten Jahren die Erkenntnis durch, daß eine kritische klinische Forschung in der Lage ist, im Sinne einer *optimalen Rezidivprophylaxe* jene Maßnahmen zu definieren, die in einer bestimmten Risikogruppe die besten Aussichten bieten, das Metastasierungsrisiko in einem klar definierten Patientenkollektiv herabzusetzen und echte Fortschritte in der Krebsmedizin zu gewährleisten. *Prospektive kontrollierte Untersuchungen* sind in der Lage, Nutzen und Nachteile einer adjuvanten Therapie im gültigen Vergleich zu einer gleich zusammengesetzten Kontrollgruppe zu erfassen und zu dokumentieren. Solche Untersuchungen sind

Tabelle 2. Lymphknotenbefall und Metastasierungsrate bzw. Überlebenszeit beim Mammakarzinom

Ipsilaterale axilläre Lymphknoten (N)	Metastasierungsrate (%)		Überlebensrate (%)	
	5 Jahre	10 Jahre	5 Jahre	10 Jahre
N −	21	24	76	65
N +	67	76	46	25
N + (1−3)	53	65	62	38
N + (≥ 4)	80	86	31	13

schwierig, mühsam und dauern lange, bis sie zu definitiven Schlüssen berechtigen.

III. Resultate der adjuvanten Therapien

Es gibt heute, außer etwa beim kindlichen Wilms'-Tumor, kaum definitiv etablierte adjuvante Therapien, die bei bestimmten Tumorarten und in klar definierten Krankheitsstadien eine völlig gesicherte Indikation haben. Dies gilt sowohl für die adjuvante Strahlen- wie auch für die Chemotherapie. Die meisten adjuvanten Therapien befinden sich in einem mehr oder weniger fortgeschrittenen Versuchsstadium. Endpunkte dieser Untersuchungen sind die definitiven Heilungsraten nach 5 oder – bei bestimmten Krebskrankheiten – nach 10 Jahren. Diese Endpunkte wurden bis heute in den wenigsten Studien erreicht.

Wir können auf dem Gebiet der adjuvanten Therapien erfolgversprechende, noch nicht endgültig etablierte Maßnahmen, solche im reinen Versuchsstadium, ferner solche mit kontroversen Ergebnissen und mit bis jetzt eindeutig negativen Resultaten unterscheiden.

Erfolgversprechende Ergebnisse (vgl. Tabelle 3) liegen bei der adjuvanten Chemotherapie des makroskopisch radikal operierten *Mammakarzinoms* vor. Resultate nach 3–5 Jahren zeigen, daß bei Befall axillärer Lymphknoten eine 6–12monatige Chemotherapie in der Lage ist, die rezidivfreie Überlebenszeit um 20–25% herabzusetzen. Die Resultate sind besser mit Kombinationschemotherapien als mit Monochemotherapie. In einzelnen Untersuchungen besteht ein Vorteil nur für Frauen in der Prämenopause; eine Mehrzahl der Studien weist bei gleicher Dosierung der Zytostatika positive Ergebnisse auch bei Frauen in der Postmenopause auf [3]. Die Frage, ob sich die für 3–5 Jahre vorliegenden guten Resultate bei längerer Beobachtungszeit bestätigen, ist noch nicht endgültig zu beantworten.

Beim *Lymphoma malignum Hodgkin* führt die adjuvante Chemotherapie nach kurativer Strahlentherapie in gewissen Stadien mit erhöhtem Rezidivrisiko zu einer Erhöhung der Zahl der definitiven Heilungen [14, 17]. Allerdings steigt mit der kombinierten Strahlen- und Chemotherapie auch das Risiko von Zweitneoplasien in Form von akuten Leukämien und von Nicht-Hodgkin-Lymphomen [4, 8, 20]. Die erzielten Verbesserungen mit der kombinierten Therapie müssen daher langfristig diese Gefahren mehr als kompensieren. Zudem muß nachgewiesen werden, daß die gleiche therapeutische Maßnahme, die adjuvant eingesetzt wird, nicht in der Lage ist, gleich gute Ergebnisse zu bringen, wenn sie erst im Rezidiv zum Einsatz gelangt.

Tabelle 3. Erfolgsversprechende, noch nicht endgültig etablierte adjuvante Therapien

1. Mammakarzinom T_{1-3}, N_1, M_0:CMF (VP) 1 Jahr: 3–5 Jahresresultate
2. M. Hodgkin IIIB, $IIIA_{-2}$: Adjuvante Chemotherapie nach Strahlentherapie (MOPP)
3. Ovarialkarzinom III und IV: Adjuvante Chemotherapie nach tumorreduktiver Chirurgie DDP/HMM/ADM/CTX. (High risk IB, II, III: Strahlentherapie)
4. Nicht-Hodgkin-Lymphome, Stadium I und II: Adjuvante Chemotherapie (CVP) nach Strahlentherapie
5. Kindliche solide Tumoren: Ewig-Sarkom, Rhabdomyosarkom, Neuroblastom

Tabelle 4. Adjuvante Therapien im reinen Versuchsstadium

1. Weichteilsarkome: Adriblastin und Kombinationen
2. Hodenkarzinome, Stadium II: CIS-Plantinum und Kombinationen
3. Adjuvante Hormontherapien bei ER+ Mammakarzinomen
4. ORL-Tumoren: Präoperative Chemotherapie: simultane Chemo- und Strahlentherapie
5. Undifferenzierte Schilddrüsenkarzinome
6. Hirntumoren: Strahlen- und Chemotherapie
7. Sämtliche adjuvante Immuntherapien

Beim *Ovarialkarzinom* scheint sich in den fortgeschrittenen Stadien III und IV in einer zunehmenden Zahl von Untersuchungen eine adjuvante, aggressive und recht belastende Chemotherapie bei jenen Fällen zu bewähren, bei denen sich alle größeren Tumormassen (mehr als 1,5 cm ⌀) durch die tumorreduktive Chirurgie entfernen lassen. In diesen Fällen werden immer häufiger definitive Heilungen beschrieben. Dies scheint bei einer Tumorart mit einer notorisch schlechten Prognose, wie sie das Ovarialkarzinom hat, zu einem echten Durchbruch zu führen [21, 23].

Bei den *Nicht-Hodgkin-Lymphomen* in den Stadien I und II ergibt die adjuvante Chemotherapie nach Strahlentherapie eine signifikant höhere Zahl definitiver Heilungen [2].

Schließlich müssen noch die *kindlichen Tumoren* erwähnt werden. Beim Wilms'-Tumor ist die kombinierte Chirurgie, Chemotherapie und Strahlentherapie schon lange etabliert. Beim Ewing-Sarkom, Rhabdomyosarkom und Neuroblastom besteht kaum ein Zweifel, daß kombinierte Therapien zu besseren Ergebnissen führen. Optimale Sequenz und Intensität der verschiedenen Modalitäten werden aber weiter erforscht [5].

Im reinen *Versuchsstadium* (vgl. Tabelle 4) befinden sich die adjuvanten Therapien bei den Weichteilsarkomen, bei den Hodenkarzinomen, bei den ORL-Tumoren, bei den undifferenzierten Schilddrüsenkarzinomen und den Hirntumoren. Ganz am Anfang stehen Untersuchungen über die adjuvanten hormonellen Maßnahmen beim Mammakarzinom mit positiven Hormonrezeptoren. Im Versuch befinden sich praktisch auch noch alle adjuvanten spezifischen und unspezifischen Immunotherapien, die zum Teil einander widersprechende Ergebnisse zeigen [22].

Kontrovers (vgl. Tabelle 5) sind die Ergebnisse der adjuvanten Chemotherapie beim *Osteosarkom* [12, 19]. Zwar zeigen mehrere Untersuchungen sowohl mit Adriblastin wie auch mit hochdosiertem Methotrexat und anschließender Neutra-

Tabelle 5. Kontroverse Ergebnisse adjuvanter Therapien

1. Osteosarkom: Adriblastin und/oder hochdosiert Methotrexat mit CF
2. Malignes Melanom: DTIC und/oder Immuntherapie
3. M. Hodgkin: Adjuvante Chemotherapie nach Strahlentherapie Stadium IIA und IIB
4. Radikal operiertes Bronchuskarzinom: Intrapleurale Immunotherapie

Tabelle 6. Bis jetzt negative Ergebnisse von Studien über adjuvante Therapien

1. Gastrointestinalkarzinome: Fluorouracil und Kombinationen; Strahlentherapie
2. Postoperative Strahlentherapie des operablen Mammakarzinoms: (T_{1-3}, $N_{0.1}$, M_0)
3. Postoperative Chemotherapie operabler Bronchuskarzinome

lisierung mit Citrovorum-Faktor ein Ansteigen der rezidivfreien Raten nach 3—5 Jahren, namentlich infolge Herabsetzung der Zahl der Fälle mit Lungenmetastasierung im Vergleich zu historischen Kontrollen. In der Mayo-Klinik konnte aber gezeigt werden, daß sich in den letzten Jahren auch ohne adjuvante Therapie die Prognose des Osteosarkoms nach Amputation, möglicherweise wegen früherer Erfassung und infolge des vermehrten Einsatzes der chirurgischen Entfernung von Lungenmetastasen, wesentlich gebessert hat. Dies führte dazu, daß das Ausmaß der Verbesserung der Heilungsraten beim osteogenen Sarkom durch die adjuvante Therapie in neuester Zeit wieder in Zweifel gezogen wird.

Beim *malignen Melanom* ist sowohl die Chemotherapie wie auch die BCG-Immunotherapie oder eine Kombination beider Therapiemodalitäten nach wie vor umstritten. Positiven Ergebnissen mit der einen oder anderen Methode stehen negative Resultate gegenüber [1].

Auch die adjuvante Chemotherapie nach Strahlentherapie des *M. Hodgkin in den Stadien IIA und IIB* ergab in verschiedenen Untersuchungen unterschiedliche Ergebnisse [14]. Kontrovers ist ferner die *intrapleurale Immunotherapie* beim radikal operierten Bronchuskarzinom in Form von BCG oder Corynebacterium parvum. Einer ersten positiven Untersuchung bei einer eher kleinen Patientengruppe stehen heute negative Ergebnisse in größeren Patientenserien gegenüber [6, 9, 10].

Durchaus *negativ* (vgl. Tabelle 6) verliefen bis jetzt Untersuchungen über die adjuvante Chemotherapie wie auch die adjuvante Strahlentherapie bei den *Gastrointestinalkarzinomen*. Diese Ergebnisse sind verständlich, solange bei den Gastrointestinaltumoren keine sehr wirksamen zytostatischen Therapien zur Verfügung stehen [11].

Keinen Nutzen haben bis heute die *postoperativen Chemotherapien* beim operablen Bronchuskarzinom gezeigt [9].

IV. Kritik und Fehlerquellen der Untersuchungen über adjuvante Therapien

Die zum Teil kontroversen oder nicht schlüssigen Untersuchungen über die adjuvanten Therapien weisen auf die Schwierigkeiten hin, die mit solchen Studien, selbst wenn sie sorgfältig geplant sind, verbunden sind. Die wichtigsten Fehlerquellen sind der Vergleich mit einer nicht identisch zusammengesetzten und daher nicht repräsentativen Kontrollgruppe, zu kleine Patientenzahlen mit zufälligen Ungleichheiten des Krankengutes in den Vergleichsgruppen oder Fehler in der Datensammlung und Datenverarbeitung, also in der Methodik.

Aber selbst bei einwandfreier Durchführung einer Studie über die adjuvante Therapie kann es zu „falsch positiven" Ergebnissen kommen.

So kann eine Untersuchung durchaus über längere Zeit eine Verbesserung der rezidivfreien Überlebenszeit zeigen, im Endergebnis aber doch negativ sein.

Bei *längerer Beobachtung* kann es sich herausstellen, daß die zuerst bessere rezidivfreie Überlebenskurve sich der Kurve der Kontrollgruppe annähert und die langfristige Heilungsrate nicht verbessert wird: kommt es dazu, so liegt lediglich ein Aufschieben des Rezidivs oder der Metastasierung vor.

Ferner kann eine adjuvante Maßnahme zu einer Verbesserung der Heilungsraten führen, ohne daß daraus auf die definitive Nützlichkeit des adjuvanten Einsatzes dieser Maßnahme geschlossen werden kann. Dies ist dann der Fall, wenn die gleiche Maßnahme, die adjuvant eingesetzt wird, auch dann noch Heilungen herbeiführt, wenn sie erst beim nachgewiesenen Rezidiv angewandt wird.

Neben den bereits genannten Einwänden gegenüber Resultaten der adjuvanten Strahlen- und Chemotherapie lassen sich *weitere Bedenken* formulieren, selbst dann, wenn die Wirksamkeit einer adjuvanten Maßnahme mit ausreichender Sicherheit nachgewiesen ist.

Solche Bedenken bestehen, wenn im Verhältnis zur Gesamtzahl der behandelten Patienten die Zahl derjenigen, die von der prophylaktischen Maßnahme profitieren, relativ klein ist. Dies trifft dann zu, wenn die Risikogruppe schlecht definiert ist und man ungezielt eine große Zahl von Patienten mit einer adjuvanten Maßnahme belastet, die in Wirklichkeit nur einer kleinen Zahl von Fällen zugutekommt. Ein typisches Beispiel hierfür ist die prophylaktische Ovarektomie nach Radikaloperation eines Mammakarzinoms bei Frauen in der Prämenopause. Obwohl diese Maßnahme eine gewisse Wirkung auf die Gesamtüberlebenszeit hat, ist sie nicht gerechtfertigt, da nur etwa 30% der Mammakarzinome hormonabhängig sind und zudem nur etwa die Hälfte im Verlaufe ihrer Krankheit Metastasen aufweisen. Dies kann sich ändern, wenn es mit Hilfe der Bestimmung der Hormonrezeptoren gelingt, die Patientinnen besser zu selektionieren.

Eine an sich wirksame adjuvante Maßnahme wird problematisch, wenn geringe Verbesserungen der definitiven Heilungsrate mit starken Nebenwirkungen oder Langzeitkomplikationen erkauft werden müssen. Allerdings ist in dieser Situation ein objektives Abwägen über Aufwand und Nutzen schon wesentlich schwieriger. Ein Urteil darüber, ob beispielsweise eine 10%ige Verbesserung der definitiven Heilungsrate mit einer adjuvanten Chemotherapie, die mit starken Nebenwirkungen bei 100% der Fälle erkauft wird, lohnenswert ist, kann kaum ohne subjektive Wertungen gefällt werden.

Einwände gegenüber adjuvanten Maßnahmen sind ferner zu erheben, wenn Resultate von Untersuchungen, die nur für eine bestimmte Patienten- bzw. Risikogruppe gelten, in unzulässiger Weise verallgemeinert und auf andere Patientengruppen *übertragen* werden. Der falsche Analogieschluß ist ein durchaus häufiges Ereignis in der Medizin.

Bei den heute erfolgversprechenden, aber noch nicht definitiv etablierten adjuvanten Therapien, wie wir sie früher aufgeführt haben, bestehen noch zahlreiche *ungelöste Probleme,* bevor sie definitiv in die tägliche Praxis übergeführt werden können (Tabelle 7).

So steht bei vielen aussichtsreichen adjuvanten Chemotherapien die *optimale Dosierung* der Zytostatika, das *Dosierungsintervall* und die *optimale Zahl* und *Art der Zytostatika in einer Kombination* noch keineswegs fest. Dies gilt auch für die optimale Behandlungsdauer. Ein weiteres Problem bietet die Frage, wie lange es bei Nachweis erster positiver Resultate gerechtfertigt ist, unbehandelte Kontrollgruppen beizubehalten. Nach Vorliegen erster positiver Resultate der adjuvanten Chemotherapie bei Frauen mit Mammakarzinom in der Prämenopause machte das früher beschriebene Übertragungsphänomen es schwierig, Patientinnen in der

Tabelle 7. Probleme bei wirksamen adjuvanten Chemotherapien

1. Optimale Intensität (Dosierungen, Zahl der Zytostatika in Kombinationen)
2. Optimale Dauer
3. Beibehaltung von Kontrollgruppen
4. Psychische Belastung
5. Langfristige, bleibende Nebenwirkungen

Postmenopause einer unbehandelten Kontrollgruppe zuzuteilen. Die rasche, oft voreilige Verbreitung positiver Ergebnisse über adjuvante Therapien kann in gewissen Fällen die Weiterführung kritischer Untersuchungen wesentlich erschweren und die Sicherung der positiven Resultate gefährden.

Schließlich sind die häufig starken psychischen Belastungen und die noch nicht eindeutig geklärten langfristigen *Nebenwirkungen* zu berücksichtigen, welche oft Folge von langfristigen und intensiven adjuvanten Chemotherapien sind. Sie können nur im Rahmen schlüssiger und einwandfreier Untersuchungen, die Aussicht auf eine definitive Verbesserung der Behandlungsergebnisse bieten, in Kauf genommen werden.

Die *kurz- und mittelfristigen Nebenwirkungen* einer adjuvanten Strahlen- und Chemotherapie bestehen häufig in einer Beeinträchtigung des Allgemeinbefindens, in Nausea und Erbrechen, in einer erhöhten Anfälligkeit für Infekte und in dem je nach verwendeten Zytostatika mehr oder weniger häufigen Haarverlust.

Schwerwiegender sind die langfristigen Nebenwirkungen. Die Strahlentherapie kann zu funktionellen Beeinträchtigungen bestimmter Organe, wie der Lungen, des Zentralnervensystems, des Herzens und der Nieren führen. Die Strahlentherapie des unteren Abdomens sowie die meisten Chemotherapien bewirken bei Frauen in über 70% und bei Männern in über 90% eine definitive *Sterilität* trotz aller Schutzmaßnahmen. Am schwersten wiegt die mögliche Induktion von Zweitneoplasien. So treten nach kombinierter ausgedehnter Strahlen- und Chemotherapie beim Lymphome malignum Hodgkin in ca. 4% nach 7 Jahren akute Leukämien und in ca. 4,5% nach 10 Jahren Nicht-Hodgkin-Lymphome auf [6, 20].

Die Induktion von *Zweitneoplasien* ist bei kombinierter Strahlen- und Chemotherapie mehr als additiv, tritt also häufiger auf, als man bei Addition der Induktionsraten für Strahlentherapie und Chemotherapie allein erwarten würde [4]. Bei den meisten übrigen adjuvanten Chemotherapien ist bis heute eine erhöhte Rate von Zweitneoplasien nicht bekannt. Dabei ist allerdings zu berücksichtigen, daß die Dauer der meisten Untersuchungen 5 Jahre noch nicht überschreitet.

Die zahlreichen Versuche, in einwandfreien klinischen Untersuchungen, die bei vielen Krebsarten und Tumorstadien unbefriedigenden Ergebnisse der alleinigen chirurgischen Behandlung durch adjuvante Maßnahmen der Strahlen- und Chemotherapie zu verbessern, sind zwar gerechtfertigt und sinnvoll, wenn sie mit der notwendigen Sorgfalt und Aussicht auf Erfolg durchgeführt werden. Solche Versuche sind aber mit Risiken und möglichen Mißerfolgen verbunden. Die Ausschaltung aller Risiken würde Stillstand und Resignation in der Krebsmedizin bedeuten. Es kann nur darum gehen, die Risiken durch sorgfältige Planung, lückenlose Dokumentation und kritische Auswertung, nicht zuletzt aber auch durch eine einwandfreie ärztliche Ethik möglichst begrenzt und kalkulierbar zu halten.

Dazu gehört ein sorgfältiges Abwägen der Voraussetzungen, die einen klinischen Versuch als notwendig, aussichtsreich und gerechtfertigt erscheinen lassen. Nur dann lassen sich Nutzen und Aufwand auf einer objektiven Basis gegeneinander abwägen. Die Erarbeitung objektiver Daten in kritischen Untersuchungen ist mühsam und schwierig, aber grundsätzlich möglich. Zu warnen ist in erster Linie vor voreiligen Schlußfolgerungen aufgrund erster und früher Ergebnisse, die in der Medizin ja so oft zu einem Schnellzugseffekt führen: allzuoft möchte jedermann möglichst rasch auf diesen Schnellzug aufspringen, bevor bekannt ist, wohin er überhaupt fährt. Gewarnt werden muß auch vor Verallgemeinerungen und unzulässigen Übertragungen positiver Ergebnisse. Auf der anderen Seite darf aber nicht eine grundsätzlich ablehnende Haltung mögliche Fortschritte in der Krebsbehandlung verhindern. Tatsachen und echte Ergebnisse sollten nicht verwirren, sondern erleuchten, auch wenn es auf diesem Sektor der Medizin oft schwierig ist, das Licht in der Dunkelheit zu sehen.

Literatur

1. Adjuvant therapy for sarcomas and melanomas (1979) In: Salmon SE, Jones SE (eds) Adjuvant therapy of cancer II. Grune and Stratton, New York, p 497 – 2. Bonadonna G, Lattuada A, Monfardini S, Milani F, Banfi A (1979) Combined radiotherapy–chemotherapy in localized non-Hodgkin's lymphomas: 5-year results of a randomized study. In: Jones SE, Salmon SE (eds) Adjuvant therapy of cancer. Grune and Stratton, New York London, pp 145–153 – 3. Bonadonna G, Valagussa P, Rossi A et al. (1978) Are surgical adjuvant trials altering the course of breast cancer? Semin Oncol 5: 450–464 – 4. Canellos GP, DeVita VT, Arseneau JC, Whang-Peng J, Johnson REC (1975) Second malignancies complicating Hodgkin's disease in remission. Lancet 1: 947–949 – 5. Childhood tumors (1979) In: Jones SE, Salmon SE (eds) Adjuvant therapy of cancer II. Grune and Stratton, New York London Toronto, pp 393–418 – 6. Desforges JF, Rutherford CJ, Piro A (1979) Hodgkin's disease. N Engl J Med 301: 1212–1221 – 7. Fisher B, Slack N, Katrych DL et al. (1975) Ten year follow up results of patients with carcinoma of the breast in a cooperative clinical trial evaluating surgical adjuvant chemotherapy. Surg Gynecol Obstet 140: 528–534 – 8. Krikorian JG, Burke JS, Rosenberg SA et al. (1979) Occurence of non-Hodgkin's lymphoma after therapy for Hodgkin's disease. N Engl J Med 300: 452–458 – 9. Lung cancer (1979) In: Jones SE, Salmon SE (eds) Adjuvant therapy of cancer II. Grune and Stratton, New York, p 537 – 10. McKneally MF, Maver CM, Alley RD et al. (1979) Regional immunotherapy of lung cancer using intrapleural BCG: Summary of a four year randomized study. In: Muggia FM, Rozencweig M (eds) Progress in cancer research and therapy, vol 11. Raven Press, New York, p 471 – 11. Moertel Ch G (1979) Surgical adjuvant therapy of GI cancer. In: Jones SE, Salmon SE (eds) Adjuvant therapy of cancer II. Grune and Stratton, New York, p 573 – 12. Muggia F, Catane R, Lee YJ, Rosencweig M (1979) Factors responsible for therapeutic success in osteosarcoma: a critical analysis of adjuvant trial results. In: Jones SE, Salmon SE (eds) Adjuvant therapy of cancer II. Grune and Stratton, New York London Toronto, p 383 – 13. Norton L, Simon R (1977) Tumor size, sensitivity to therapy, and design of treatment schedules. Cancer Treat Rep 61: 1307–1317 – 14. Rosenberg SA, Kaplan HS, Glatstein E et al. (1978) Combined modality therapy of Hodgkin's disease: a report on the Stanford trials. Cancer 42: 991–1000 – 15. Schabel FM (1977) Surgical adjuvant chemotherapy of metastatic murine tumors. Cancer 40: 558–568 – 16. Schabel FM Jr, Griswald DP Jr, Corbett TH, Laster WR Jr, Dykes DJ, Rose WC (1979) Recent studies with surgical adjuvant chemotherapy or immunotherapy of metastatic solid tumors of mice. In: Jones SE, Salmon SE (eds) Adjuvant therapy of cancer. Grune and Stratton, New York, p 3ff – 17. Stein RS, Hilborn RM, Flexner JM et al. (1978) Anatomie substages of stage III Hodgkin's disease: implications for staging, therapy, and experimental design. Cancer 42: 429–436 – 18. Stjernswärd J (1977) Adjuvant radiotherapy trials in breast cancer. Cancer 39: 2846–2867 – 19. Taylor WF, Ivins JC, Dahlin DC et al. (1978) Trends and variability in survival osteosarcoma. Mayo Clin Proc 53: 695–700 – 20. Valagussa AP, Santoro A, Kenda R et al. (1980) Second malignancies in Hodgkin's disease: a complication of certain forms of treatment. Br Med J 5: 216–219 – 21. Vogl SE, Berenzweig M, Kaplan BH, Moukhtar M, Bulkin W (1979) The CHAD and HAD regimens in advanced ovarian cancer: combination chemotherapy including cyclophosphamide, hexamethylmelamine, adriamycin and cis-dichloro-diammineplatinum (II). Cancer Treat Rep 63: 311–317 – 22.

Whittaker JA, Slater AJ (1978) In: Terry WD, Windhorst D (eds) Immunotherapy of cancer: present status of trials in man. Raven Press, New York, p 393 – 23. Young RC, Chabner BA, Hubbard SP et al. (1978) Advanced ovarian adenocarcinoma: melphalan (PAM) vs. combination chemotherapy (Hexa-CAF). N Engl J Med 299: 1262–1266

Thromboembolie-Prophylaxe

Bolte, H.-D. (Med. Klinik I der Univ. München im Klinikum Großhadern)

Referat

Thromboembolische Ereignisse (z. B. Lungenembolien, arterielle cerebrale Embolien) sind häufig akut lebensbedrohend. Um so mehr ist der Arzt aus dieser Erfahrung heraus zu prophylaktischen Maßnahmen angehalten, die im Falle von Antikoagulantien im engeren Sinne oder Thrombozytenaggregationshemmern in nicht übersichtlicher Weise durch Blutungskomplikationen riskant sind. In diesem Spannungsfeld zwischen Nutzen und Risiko einer Behandlungsform ist das Bedürfnis nach den Resultaten von zuverlässig durchgeführten Langzeitstudien besonders groß. Für die ärztliche Entscheidung im Einzelfall sind aber die Resultate solcher Studien nur von beschränkter Aussagefähigkeit, da die besonderen Umstände im Einzelfall (Abwägung von Blutungsrisiken, bzw. Erkennung von Thromboembolie-disponierenden Faktoren) meistens die zugrundeliegenden Bedingungen für eine Studie überschreiten.

In dieser Situation kommt es dann darauf an, die Konfiguration der Krankheitsumstände einerseits mit den Eigenschaften der anzuwendenden Pharmaka andererseits unter Berücksichtigung von klinischen Studien so abzuwägen, daß eine Entscheidung zustande kommt, die bei dem nach ärztlichem Ermessen vertretbaren Risiko einen möglichst wirksamen prophylaktischen Nutzen erwarten läßt. Mit anderen Worten: eine Entscheidung gegen das Resultat einer Studie, auch gegen eine Thromboembolieprophylaxe kann genauso klinisch logisch sein, wie etwa die Anwendung von Antikoagulantien bei offensichtlich klinisch vorhandenen Thromboembolierisiken, ohne daß eine diesbezügliche Studie anhand von Langzeitergebnissen zur Begründung herangezogen werden kann.

Möglichkeiten einer Beeinflussung der Hämostase:

I. Beeinflussung rheologischer Größen (s. Tabelle 1)

Eine Verminderung des Blutstromes bzw. eine Stase des Blutes fördern die Gerinnung mit Entwicklung eines sog. roten Thrombus, der fibrinreich ist und der vorzugsweise durch eine Aktivierung plasmatischer gerinnungsfähiger Substanzen zustandekommt. Maßnahmen, die die Blutströmungsgeschwindigkeit, auch im venösen Gefäßsystem fördern, sind deshalb geeignet, Thrombosen in den entsprechenden Gefäßabschnitten zu vermindern. Auf diesem Prinzip basiert die

Tabelle 1. Thromboembolieprophylaxe. Beeinflussung rheologischer Größen

---

A. *Wadenkompression* [1]
1. kontinuierlich
2. intermittierend

B. *Hämodilution* – Erniedrigung des Hämatokrits

C. *Niedrigmolekulare Dextrane*

D. *Medikamentös*
   durch venöse Vasokonstriktion z. B. Mutterkornalkaloide: Dihydroergotamin [5]
   durch Erniedrigung der Blutviskosität z. B. Pentoxyfyllin (Erythrozytenflexibilität), Fibrinolyse (z. B. Ancrod, Streptokinase)

Anwendung von *Wadenkompression* [1], die sowohl als kontinuierliche Wadenkompression im Sinne von Schaumgummibandagen, als auch apparativ als intermittierende Wadenkompression empfohlen wird. Außerdem rheologisch wirksam ist eine *Hämodilution,* die durch Verminderung des Hämatokrits mittels Zellseparatoren erreicht werden kann und die etwa bei Operationen am Herzen genutzt wird. *Niedrigmolekulare Dextrane* fördern durch Hämodilution einerseits die Blutströmungsgeschwindigkeit im peripheren Gefäßsystem und bewirken zusätzlich über eine Verhinderung des Erythrozyten-Sludge Phänomens eine Verbesserung der Strömung. Durch Studien nicht zweifelsfrei gesichert, aber wahrscheinlich ist, daß Mutterkornalkaloide vom Typ des *Dihydroergotamin* über eine venöse Vasokonstriktion ebenfalls Thrombose-prophylaktisch wirksam sind mit dem Effekt einer Beschleunigung des venösen Blutstromes [1a]. Über eine Erniedrigung der Blutviskosität sollen Substanzen, wie Pentoxyfyllin (Trental) wirksam werden (Steigerung der Erythrozytenflexibilität). Eine durch Ancrod (Arwin), ein Schlangengift bewirkte Erniedrigung der Fibrinogenkonzentration im Blut, unterstützt auf plasmatischem Gebiet eine Verminderung der Blutviskosität. Auf dem gleichen Effekt ist möglicherweise der therapeutische Einfluß von *Streptokinase* [2] zurückzuführen, der bei akutem Myokardinfarkt nach einer multizentrischen europäischen Studie eine Verbesserung der Überlebenszahlen bei bestimmten Patienten bewirkt.

II. Medikamentöse Beeinflussung der Hämostase (s. Tabelle 2)

Medikamente, die im engeren Sinne die Blutgerinnung beeinflussen, sind Antikoagulantien, die eine Hemmung der plasmatischen Gerinnung bewirken:

Tabelle 2. Medikamente: Thromboembolieprophylaxe

Antikoagulantien: (Hemmung der plasmatischen Gerinnung)
Heparin
Cumarine

Thrombocytenaggregationshemmer:
Acetylsalizylsäure
Dipyridamol
Sulfinpyrazon
Betarezeptorenblocker (in vitro)

Heparin in niedriger Dosierung durch eine Hemmung der Umwandlung von Faktor X A und in höherer Dosierung durch eine Hemmung der Wirkung von Thrombin auf die Reaktion: Fibrinogenumwandlung in Fibrin; ferner Cumarine, die als Vitamin K-Antagonist die Bereitstellung von Prothrombin verhindern. Von dieser Substanzgruppe abzugrenzen sind die sog. Thrombozytenaggregationshemmer, die über eine Wirkung auf den Prostaglandinstoffwechsel Einfluß auf die Thrombozytenaggregation nehmen, und die darüber hinaus am Endothel von Gefäßzellen direkt wirksam werden können [3, 4].

Das Verständnis des Wirkungsmechanismus [s. 3, 3a] dieser Substanzen ergibt sich im wesentlichen aus in vitro-Untersuchungen. Demgegenüber ist die in vivo nachprüfbare Wirkung dieser Pharmaka verhältnismäßig lückenhaft. So läßt sich unter dem Einfluß von *Acetylsalizylsäure* in vivo nachweisen eine Hemmung der Prostaglandinzyklooxygenase sowie eine Hemmung der Synthese von Thromboxan A_2. Bei höherer Dosis dieses Pharmakons findet man eine Hemmung der Synthese von Thromboxan A_2 und zusätzlich von Prostacyclin. Da Prostacyclin hinsichtlich der Thrombozytenaggregation antagonistische Effekte zu Thromboxan A_2 besitzt, kann im Einzelfall bei höherer Dosis durchaus der vermindernde Effekt auf die Thrombozytenaggregation annulliert werden. Im schlimmsten Fall kommt es möglicherweise sogar zu einer Aggregationssteigerung. Von *Dipyridamol* ist in vivo nachzuweisen eine Normalisierung einer zuvor verkürzten Plättchenlebenszeit. Diese Wirkung ist an das Vorhandensein von Prostacyclin gebunden. *Sulfinpyrazon* normalisiert ebenfalls eine verkürzte Plättchenlebenszeit und bewirkt außerdem eine reversible, vom jeweiligen Blutspiegel abhängige Hemmung der Prostaglandinzyklooxygenase. Ebenfalls mit Verschwinden des Pharmakons reversibel ist die Wirkung von Dipyridamol. Demgegenüber hat Acetylsalizylsäure einen irreversiblen Effekt auf die Hemmung der Zyclooxygenase, der erst dann wieder verschwindet, wenn die von dem Medikament beeinflußte Thrombozytenpopulation entsprechend der Thrombozytenlebenszeit wieder verschwunden ist (Schrifttum s. bei [3]).

Für die Erarbeitung von Langzeitstudien war außerdem folgende Überlegung bedeutsam:

Während im venösen Gefäßsystem vorzugsweise fibrinreiche, rote Thromben angetroffen werden als Folge einer vorherrschenden plasmatischen Gerinnung, findet sich im arteriellen Gefäßsystem häufig der sog. fibrinarme und thrombozytenreiche weiße Thrombus. Für seine Entstehung ist die Aggregation von Thrombozyten in erster Linie ausschlaggebend.

Aussagefähigkeit von Langzeitstudien (s. auch Tabelle 3)

In den letzten Jahren sind zahlreiche Versuche unternommen worden bei koronarer Herzerkrankung, insbesondere nach Myokardinfarkt einen therapeutischen Nutzen von Thrombozytenaggregationshemmern anhand von experimentellen Untersuchungen und Langzeitstudien zu belegen. Thrombozytenaggregationshemmer besitzen nämlich Wirkungen auf den Prostaglandinstoffwechsel, die geeignet erscheinen, eine Thrombosbildung an der Koronararterienwand zu inhibieren.

Ein generelles Bemühen bei Langzeitstudien ist, eine möglichst große Anzahl von Patienten zu erfassen, die hinsichtlich des weiteren Verlaufs meist über längere Zeit verfolgt werden. Die großen Eingangszahlen erscheinen auch deshalb notwendig, weil nämlich eine verhältnismäßig geringe Anzahl von Patienten als Therapieerfolg

Tabelle 3. Die Aussagefähigkeit von kontrollierten Langzeitstudien kann für die Entscheidung im Einzelfall multipel eingeschränkt sein (betr. z. B. Studien nach Myokardinfarkt) [6]

1. Homogenität der Gruppen über längere Zeit nicht gewährleistet z. B.
   A. Geringe Absterbeziffern bei hoher Eingangszahl
   B. Placebogruppe höheres Arrhythmierisiko
2. Einfluß einer zusätzlichen medikamentösen Therapie
   z. B. Betarezeptorenblocker
3. Pathogenese der plötzlichen kardialen Todesfälle unklar
   Akute Koronarthrombose?
   Akute Herzrhythmusstörung?
   Akute physische Überlastung?
   Akzidentielle Einflüsse auf die Gerinnung (z. B. Virusinfekte)?
4. Einfluß von Körpertraining bzw. relativer Immobilisation
5. Wirkungsmechanismus bzw. Pharmakokinetik der Testsubstanz unklar

bzw. als Placeboeffekt Berücksichtigung finden. In dieser Hinsicht ist die Berücksichtigung des Endpunktes einer Studie von ausschlaggebender Bedeutung. So hat sich nämlich die Erfassung von kardialen Todesfällen als ein naheliegender Endpunkt einer prophylaktischen Studie gezeigt. Eine verhältnismäßig geringe Anzahl von Verstorbenen, die zum Resultat einer verminderten Mortalitätsrate bei Patienten unter Therapie geführt haben, läßt natürlich den einschränkenden Gedanken zu, daß die Homogenität der Gruppe eine andere ist, als sie vorhanden war bei Beginn der Studie. Hinzu kommt daß bei längerfristig angelegten Studien der Einfluß einer begleitenden Medikation häufig nicht erfaßt werden kann.

In der Sulfinpyrazon-Studie [7, 7a] z. B. war der Einfluß von Betarezeptorenblockern in beiden Gruppen (Placebo/Sulfinpyrazon-Gruppe) angeblich statistisch homogen verteilt. Es besteht aber durchaus die Möglichkeit, daß die Patienten, die Sulfinpyrazon erhielten, in höherem Prozentsatz Betarezeptorenblocker erhalten haben. Dieser Umstand braucht nur bei verhältnismäßig wenigen Patienten der Fall gewesen zu sein, um etwa eine Verminderung der Zahl kardialer Todesfälle zu bewirken.

Hinzu kommt, daß die Pathogenese der plötzlichen kardialen Todesfälle selbstredend entscheidend für die Interpretation der Resultate ist. Gerade dieser Umstand ist aber einer näheren Analyse aus begreiflichen Gründen nicht zugänglich. So bleibt es offen, ob eine akute Koronarthrombose bei kardial verstorbenen Patienten oder akute Herzrhythmusstörungen ursächlich waren. Außerdem ist denkbar, daß akute physische oder psychische Belastungen den Tod herbeigeführt haben oder etwa akzidentelle Einflüsse mit verstärkter Blutungsneigung, etwa im Rahmen von Virusinfekten. Auch ist der Einfluß von Körpertraining oder relativer Immobilisation für differente Resultate nicht ausgeschlossen. Darüber hinaus wird eine Deutung der Resultate wesentlich dadurch erschwert, daß der Mechanismus im Sinne der Kauselverkettung zwischen der Pharmakokinetik und Pharmakodynamik der Testsubstanz einerseits und der Verminderung kardialer Todesfälle andererseits völlig ungeklärt ist.

In diesem Zusammenhang sind nur einige Gesichtspunkte berührt worden, die aber mehr oder weniger für zahlreiche Studien, die mit Thrombozytenaggregationshemmern durchgeführt worden sind, zutreffen. Trotz solcher Einschränkungen wird man im Hinblick auf die Entscheidung bzw. Therapieempfehlung im Einzelfall dann Resultate von Therapiestudien ins Kalkül ziehen, wenn mehrere Studien mit unterschiedlichen Einschränkungen bei ähnlich wirkenden Substanzen bzw. Substanzgruppen dennoch zum gleichen prophylaktischen bzw. therapeutischen Resultat geführt haben.

In dieser Hinsicht sei auf die Resultate bei koronarer Herzkrankheit und nach Myokardinfarkt eingegangen. Es findet sich anhand von Studien eine Reduktion von Mortalitätsziffern nach Myokardinfarkt bis zu 160 Tagen bei bestimmten Patienten mit verhältnismäßig kurzer Periode zwischen eingetretenem Infarktereignis und Beginn der Therapie mit Streptokinase [2]. Außerdem läßt sich statistisch nachweislich ein prophylaktischer Effekt von Heparin und Cumarinen zur Prophylaxe arterieller zerebraler Embolien und auch venöser Lungenembolien bei Myokardinfarkt zeigen [8]. Ebenfalls ist durch die gleichen Pharmaka eine Reduktion der tiefen Beinvenenthrombose nach Myokardinfarkt mit Hilfe von Radio-Fibrinogentesten nachgewiesen worden [9]. Schließlich sei der prophylaktische Effekt im Hinblick auf Verminderung der Zahl kardialer Todesfälle durch Thrombozytenaggregationshemmer erwähnt, der zwischen dem 2. und 7. Monat nach Myokardinfarkt wirksam werden soll [7, 7a]. Aufgrund von Studien ergibt sich damit unter Einbeziehung auch anderer Indikationen ein prophylaktischer Einfluß durch eine Hemmung der Thrombozytenaggregation als *gesicherte Indikation* bei arterio-venösen Shunts zur Hämodialyse mit Aspirin [10], ferner bei transitorisch-ischämischen Attacken [11]. Als umstritten oder noch nicht gesichert sind Indikationen anzusehen bei Herzklappenprothesen, in diesen Fällen wird man eine Langzeitantikoagulation mit Cumarinen eher vorziehen. Ferner ist bei Zustand nach Myokardinfarkt, wie schon gesagt, die Zahl der kardialen Todesfälle möglicherweise vermindert. Außerdem sprechen neuere Studien für einen prophylaktischen Effekt bei offenen oder halboffenen Entarteriektomien hinsichtlich der Rethrombosierungsrate [12]. Ohne prophylaktischen Effekt sind Thrombozytenaggregationshemmer auf die Verschlußrate nach aorto-koronaren Bypass-Operationen [13].

Hingewiesen sei noch auf eine zu Recht vielbeachtete Studie von Loeliger et al., die mit Phenprocoumon mit Hilfe des Thrombose-Dienstes Leiden erarbeitet wurde [22]. Die Resultate sprechen für eine Verminderung von Myokardinfarkt-Rezidiven bei Patienten, jünger als 65 Jahre, sofern eine sorgfältige und ausreichend dosierte Antikoagulation (Thrombotest-Aktivität 7,5 – 8,2%) durchgeführt wird.

In neuerer Zeit hat der holländische Thrombosedienst die Wirksamkeit der Dauerantikoagulation auch bei über 60jährigen Patienten gegenüber Placebo belegt [23]. Allerdings wird von den Autoren davor gewarnt, die Dauerantikoagulation bis etwa über das 70. Lebensjahr hinaus fortzusetzen wegen der dann zunehmenden Blutungskomplikationen.

Methodisches Vorgehen für die ärztliche Entscheidung im Einzelfall

In Kenntnis der Resultate von therapeutischen Studien und möglichst auch unter Berücksichtigung der Einschränkungen der Aussagefähigkeit gewinnen die Bedingungen im Einzelfall an erheblicher Bedeutung. Das bedeutet, daß besondere Risiken, die den Patienten bedrohen, gravierend in die Entscheidung einbezogen werden müssen. Demzufolge sind thromboembolische Risikokonstellationen vorzugsweise Indikationen für eine Thromboembolieprophylaxe. Derartige Indikatoren für thromboembolische Ereignisse bzw. Risiken für Thromboembolien sind

Tabelle 4. Thromboembolierisiko erhöht

bei:
Immobilisierung
Übergewicht
Tiefe Beinvenenthrombose
Dilative Kardiomyopathien
Herzwandaneurysmen
Vorhofflimmern bei großen Vorhöfen
Hormonelle Kontrazeption
Graviditas
Behandlung mit Corticosteroiden
Thrombozytose
Hyperfibrinogenämie
Katecholaminexzeß
Immunkomplex-Krankheit
Paraneoplastische Syndrome
Thromboembolievorgeschichte

aus der Tabelle 4 zu ersehen. Andererseits wird man die Entscheidung für eine Thromboembolieprophylaxe besonders zurückhaltend bzw. einschränkend wählen, wenn offensichtliche Blutungsrisiken gegeben sind bzw. Bedingungen für eine erhöhte Blutungsbereitschaft gegeben sind. Derartige Risikoindikatoren sind in der Tabelle 5 zusammengestellt.

Im Folgenden sollen einige Alternativen bestimmter Konstellationen, die als beispielhaft für die Entscheidungsbildung im Einzelfall gelten können, abgehandelt werden.

Am wenigsten problematisch ist die *Alternative A:* Dabei ist die Thromboembolieprophylaxe durch kontrollierte Studien erwiesen und außerdem eine klinische Begründung durch ein erhöhtes Thromboembolierisiko gegeben. Klinische Beispiele für diese Alternative sind: tiefe Beinvenenthrombose, ferner Konstellationen nach urologischen, chirurgischen, orthopädischen, gynäkologischen großen Operationen, nach Herzklappenprothesen-Operationen und außerdem nach Anlegung arterio-venöser Shunts (Xenografts) zur Hämodialysetherapie, ferner bei Anlegung arterio-venöser Shunts (Xenografts) zur Hämodialysetherapie, ferner bei absoluter Arrhythmie mit Vorhofflimmern und vergrößertem linken Vorhof (Mitralstenose z. B.), schließlich bei Zustand nach Myokardinfarkt mit großen Ventrikelwandakinesien. Selbstverständlich ist hierbei vorausgesetzt, daß Einschränkungen der Indikation nicht gegeben sind, wie sie etwa in der vorausgegan-

Tabelle 5. Blutungsrisiko erhöht

bei:
Manifeste Hypertonie
Ulcuskrankheiten (Magen, Darm)
Oesophagusvarizen
Dickdarmdivertikulose
Hämorrhagische Diathese
    unterschiedlicher Genese und Ätiologie
Nieren-, Ureter-, Blasensteinleiden
i.m. Injektionen
Perikarditis (cave: Hämoperikard)
Aortenaneurysma
Vorgerücktes Lebensalter

Tabelle 6. Alternative A

Thromboembolieprophylaxe durch kontrollierte Studien erwiesen, bei erhöhtem Thromboembolierisiko

Klinische Beispiele
- Tiefe Beinvenenthrombose [14, 17]
- Nach urologischen, chirurgischen [15], orthopädischen [16], gynäkologischen großen Operationen
- Herzklappenprothesen (Cumarine + Aspirin)
- Arterio-venöse Shunts (Xenografts) zur Hämodialysetherapie
- Absolute Arrhythmie bei Vorhofflimmern und vergrößertem linken Vorhof (Mitralstenose) (Cumarine) [17, 17a, 18, 19]
- Zustand nach Myokardinfarkt mit großen Ventrikelwandakinesien (Aneurysmen) (Cumarine)

Empfehlung:
- Low dose Heparin s.c. – kurzfristig
- Cumarine – langfristig
- Aspirin + Dipyridamol – langfristig

genen Tabelle 5 hinsichtlich der Blutungsrisiken dargestellt sind. Das bedeutet, daß offensichtliche Kontraindikationen selbstverständlich zu berücksichtigen sind, wie etwa eine manifeste Hypertonie, Ulkuskrankheiten, Oesophagusvarizen, hämorrhagische Diathese unterschiedlicher Genese und Ätiologie, Aortenaneurysma und ein vorgerücktes Lebensalter. Diese Problematik wird deutlich bei der *Alternative B:* Thromboembolieprophylaxe durch kontrollierte Studien erwiesen, aber ein erhöhtes Blutungsrisiko ist gegeben. Beim klinischen Beispiel transienter ischämischer Attacken bei gleichzeitig vorhandener Leberzirrhose mit Oesophagusvarizen wird man auf die Anwendung von Antikoagulantien verzichten. Bei labiler Hypertonie wird man eine entsprechende Thromboembolieprophylaxe betreiben, aber besonders sorgfältig den Blutdruck medikamentös auf Werte unter 180 mm Hg senken. Sprechen anamnestische Angaben für ein Nieren- oder Blasensteinleiden, wird man Thrombozytenaggregationshemmer mit rascher Abklingquote der Wirkung bevorzugen, etwa vom Typ des Dipyridamol oder des Sulfinpyrazons. Bei einer Ulkuskrankheit bietet sich die Anwendung von Heparin in niedriger Dosis an, solange ein florides Ulkus röntgenologisch oder gastroskopisch nicht ausgeschlossen ist.

Bei einer begleitenden Perikarditis, etwa im Rahmen eines Myokardinfarktes wird man eine Reduktion der Antikoagulantiendosis (Heparin) den Vorzug geben,

Tabelle 7. Alternative B

Thromboembolieprophylaxe durch kontrollierte Studien erwiesen, aber erhöhte Blutungsrisiken (Kontraindikationen)

Klinische Beispiele
- transiente ischämische Attacken
  bei Leberzirrhose mit Oesophagusvarizen
- Myokardinfarkt mit Perikarderguß
- tiefe Beinvenenthrombose
  bei nachgewiesenem nicht blutenden Ulcus duodeni

Empfehlung:
- Antikoagulantien oder Thrombozytenaggregationshemmer nur bei vertretbarem Risiko

Tabelle 8. Alternative C

Thromboembolieprophylaxe durch Studien *nicht* generell erwiesen aber klinisch begründbar durch erhöhtes Thromboembolierisiko

Klinische Beispiele
- dilative Herzmuskelerkrankungen mit Zeichen der hochgradigen Herzinsuffizienz
- Immunkomplexvaskulitis
- Diurese-Behandlung bei Ödemkrankheiten
- nach revaskularisierenden Operationen peripherer Arterien [12]

Empfehlung:
- Dicumarole
- Heparin

---

solange eine Progredienz des Perikardergusses bzw. eine Perikardtamponade sich nicht anbahnt.

Bei Verdachtsmomenten für ein Aortenaneurysma wird man auf jede Antikoagulantientherapie bzw. -prophylaxe völlig verzichten müssen.

Alternative C: Die Thromboembolieprophylaxe ist durch Studien nicht erwiesen, aber klinische Gesichtspunkte kommen einer Begründung mit Anwendung einer Antikoagulantientherapie gleich, insbesondere wenn ein erhöhtes Thromboembolierisiko gegeben ist. Insofern ergeben sich dann Indikationen etwa bei dilativen Herzmuskelerkrankungen mit Zeichen der hochgradigen Herzinsuffizienz mit Langzeitantikoagulantien vom Typ der Cumarine, ferner bei einer Diuresebehandlung im Rahmen von Ödemkrankheiten, nach revaskularisierenden Operationen peripherer Extremitätenarterien sowie bei bestimmten Formen von Immunkomplexvaskulitis. Bei letzterer Erkrankung können nämlich Zeichen der arteriellen Verschlußsymptomatik so prävalieren, daß sich eine Antikoagulantientherapie bzw. -prophylaxe aufdrängt, ohne daß Studien hierfür als Begründung herangezogen werden können.

Wird die Thromboembolieprophylaxe durch kontrollierte Studien als nicht erwiesen angesehen, wird man insbesondere bei erhöhtem Blutungsrisiko selbstverständlich auf eine Langzeit-Thromboembolieprophylaxe verzichten, z. B. bei absoluter Arrhythmie mit Vorhofflimmern und nicht vergrößerten Vorhöfen[1].

Eine weitere *Alternative E* ergibt sich bei Patienten nach Myokardinfarkt auf dem Boden von vorgelegten Studien mit Thrombozytenaggregationshemmern. Die z. Z. mögliche klinische Schlußfolgerung besteht u. E. in einer Medikation dieser

Tabelle 9. Alternative D

Thromboembolieprophylaxe durch kontrollierte Studien *nicht* erwiesen bei erhöhtem Blutungsrisiko

Klinische Beispiele
- absolute Arrhythmie mit Vorhofflimmern bei nicht vergrößerten Vorhöfen
- rezidivierende Blutungen (z. B. Ulcera duodeni, Colondivertikulose, Nephrolithiasis)
- Zustand nach Myokardinfarkt im höheren Lebensalter

Empfehlung:
- keine Prophylaxe

---

1 Andererseits ist bei einem häufigen Wechsel zwischen Vorhofflimmern und Sinusrhythmus trotz normaler Vorhofgröße eine Thromboembolieprophylaxe sehr ratsam

Tabelle 10. Alternative E

Prophylaxe kardinaler Todesfälle durch Thrombozytenaggregationshemmer trotz kontrollierter Studien noch zweifelhaft [20]

Klinisches Beispiel
Zustand nach Myokardinfarkt ohne begleitende Herzrhythmusstörungen
– Sulfinpyrazon (2.–7. Monat nach Myokardinfarkt)
– Aspirin – Dipyridamol (PARIS) 8. Woche–2 Jahre nach Myokardinfarkt

Empfehlung:
Vertretbar bei fehlenden Blutungsrisiken
– Sulfinpyrazon 4 × 200 mg/die
– Aspirin – Dipyridamol
– Aspirin 300–900 mg/die

Thrombozytenaggregationshemmer bei Patienten ohne begleitende Herzrhythmusstörungen nach Myokardinfarkt, sofern Kontraindikationen fehlen, zwischen dem 2. und 7. Monat nach Myokardinfarkt oder mit Aspirin/Dipyridamol im Anschluß an die 8. Woche nach Myokardinfarkt, höchstens aber für 2 Jahre. Auch hierbei werden die Überlegungen, die bei den anderen Alternativen besprochen wurden, sinngemäß Anwendung finden müssen für die Entscheidung im Einzelfalle.

Zusammenfassende Schlußfolgerungen

1. Thromboembolieprophylaxe richtet sich auf eine Beeinflussung rheologischer Größen einerseits sowie auf eine medikamentöse Beeinflussung der Gerinnung andererseits. Wir unterscheiden Hemmer der plasmatischen Gerinnung, wie Heparin und Cumarine von Thrombozytenaggregationshemmern, z. B. Acetylsalizylsäure, Dipyridamol, Sulfinpyrazon.
2. Langzeitstudien sind zur Sicherung des angestrebten prophylaktischen Nutzens notwendig. Ihre Aussagefähigkeit ist selbst bei hoher statistischer Signifikanz aus methodischen Gründen multipel eingeschränkt. Der Wert von Langzeitstudien erscheint dann am größten für die klinische Praxis, wenn mehrere Studien mit gleicher Zielsetzung und unterschiedlichen methodischen Einschränkungen dennoch zum gleichen Resultat führen.
3. Die Problematik des Einzelfalles ist in seiner Komplexizität statistisch nicht erfaßt.
4. In der Nutzen/Risikoabwägung haben mit mehr oder weniger großem Gewicht die folgenden Gesichtspunkte Bedeutung:
Resultate von Langzeitstudien;
spezielle Thromboembolierisiken, die die Indikation zu einer Thromboembolieprophylaxe im Zweifel fördern;
spezielle Blutungsrisiken (einschl. Kontraindikationen), die die Indikation zur Thromboembolieprophylaxe im Zweifel vermindern oder verhindern;
pharmakologische Interaktionen;
Pharmakogenese und Pharmakokinetik der verwendeten Medikamente.
5. Als gesicherte Indikationen zur Prophylaxe von Thromboembolien gelten:
Die tiefe Beinvenenthrombose (Heparin, low dose; Cumarine);
postoperative Verläufe nach großen chirurgischen Eingriffen in der Chirurgie,

Gynäkologie, Orthopädie (Heparin, low dose; langfristig Cumarine oder Heparin/Dipyridamol);
Mitralklappenfehler mit Vorhofflimmern (Langzeitbehandlung mit Cumarinen);
Mitral- und Aortenklappenprothesen (Dicumarole oder Thrombozytenaggregationshemmer);
Myokardinfarkt (Heparin/Cumarine, 4–6 Wochen nach dem akuten Ereignis);
Dilative Kardiomyopathien (Cumarine);
Arteriovenöse Shunts (Scribner)-Thrombozytenaggregationshemmer;
Verbrauchskoagulopathie bei Schocksyndrom (Heparin, auch low dose);
rezidivierende transiente cerebrale Ischämien (Thrombozytenaggregationshemmer).
6. Als umstritten gelten die folgenden Indikationen:
Prophylaxe des Reinfarktes nach Myokardinfarkt mit Cumarinen (länger als 2–3 Jahre);
Prophylaxe kardialer Todesfälle nach Myokardinfarkt mit Sulfinpyrazon (Anturano-Studie), mit Aspirin (AMIS-Studie) und Persantin-Aspirin (PARIS-Studie).
7. Als nicht begründbar gelten Thromboembolie-prophylaktische Maßnahmen bei:
Bioprothesen ohne Vorhofflimmern, ferner zur Prophylaxe von Rethrombosierungen nach aortokoronaren Bypass-Operationen.
8. Für die klinische Praxis sind die zahlreichen *Interaktionen* bedeutsam: eine Wirkungsverstärkung von Cumarinen ist gegeben bei gleichzeitiger Medikation von Pyrazolonderivaten (Verdrängung von Cumarin aus der Albuminbindung, Hemmung der Thrombozytenaggregation), Indomethacin, Clofibrat, Chloralhydrat, Sulfinpyrazon, Sulfamethoxin, Tolbutamid, Diazoxid, Disulfiram. Synergistisch mit Cumarinen wirken: Chinin, Chinidin, Salicylate, C17-alkylierte anabole Steroide (dosisabhängige Hemmung der Synthese von leberabhängigen Gerinnungsfaktoren, Chloramphenicol und Allopurinol (Hemmung des Cumarinmetabolismus).

Eine Abschwächung der Cumarinwirkung ist gegeben bei gleichzeitiger Anwendung von Barbituraten, Glutetimid, Rifampicin, Griseofulvin. Corticosteroide können die Dosistoleranz für Cumarine erhöhen, wahrscheinlich durch eine vermehrte Synthese von Gerinnungsfaktoren (nach [21]).

Literatur

1. Holford CP (1976) Graded compression for preventing deep venous thrombosis. Br Med J 2: 969 – 1a. Koppenhagen K, Wiechmann A, Zühlke H-V, Wenig HG, Häring R (1979) Leistungsfähigkeit und Risiko der Thromboembolieprophylaxe in der Chirurgie. Therapiewoche 29: 37 – 2. Verstraete M (1979) Streptokinase in acute myocardial infarction. N Engl J Med 301: 797 – 3. Ostendorf P (1979) Was ist gesichert in der Therapie mit Plättchenaggregationshemmern? Internist 20: 585 – 3a. Oelz O (1979) Wirkungsmechanismus und klinische Indikationen der Thrombozytenaggregationshemmer. Schweiz Med Wochenschr 109: 348 – 4. Ostendorf P, Hiller E (1978) Früherkennung und Prophylaxe thromboembolischer Erkrankungen. Therapiewoche 28: 2353 – 5. Stammatakis JD, Kakkar VV, Lawrence DL, Ward VP (1979) Synergistic effect of heparin and dihydroergotamine in the prophylaxis of postoperative deep vein thrombosis. In: Pabst HW, Maurer O (Hrsg) Postoperative Thromboembolie-Prophylaxe. Schattauer, Stuttgart, S 109 – 6. Bolte H-D (1980) Sulfinpyrazon (Anturano) – Neue Indikation: Myokardinfarkt? Munch Med Wochenschr 122: 507 – 7. Braunwald E (1980) Treatment of

the patient after myocardial infarction. The last decade and the next. N Engl J Med 302: 290 – 7a. Th Anturano Reinfarction Trial Research Group: (1980) Sulfinpyrazone in the prevention of sudden death after myocardial infarction. N Eng J Med 302: 250 – 8. Frishman WH, Ribner HS (1979) Anticoagulation in myocardial infarction: Modern approach to an old problem. Am J Med 43: 1207 – 9. Blaisdell FW (1979) Low-dose heparin prophylaxis of venous thrombosis: An editorial. Am Heart J 97: 685 – 10. Harter HR, Burch JW, Majerus PW, Stanford N, Delmez JA, Anderson CB, Weerts CA (1979) Prevention of thrombosis in patients on hemodialysis by low-dose aspirin. N Engl J Med 301: 577 – 11. Ostendorf P (1979) Therapie mit Antikoagulantien und Thrombozytenaggregationshemmern bei extrakraniellen Gefäßstenosen und Gefäßverschlüssen. Internist 20: 539 – 12. Bollinger A, Fritschy J, Torres C, Piquerez MJ (1978) Thrombozytenaggregationshemmer nach offener oder halboffener Endarteriektomie – Vorläufige Resultate einer prospektiven Studie. VASA 7: 82 – 13. Pantely GA, Goodnight SH, Rahimtoola SH, Harlan BJ, DeMots H, Calvin L, Rösch J (1979) Failure of antiplatelet and anticoagulant therapy to improve patency of grafts after coronary-artery bypass. N Engl J Med 301: 962 – 14. Kakkar VV, Stamatakis JD, Bentley PG, Lawrence D, de Haas HA, Ward VP (1979) Postoperative Prophylaxe der tiefen Venenthrombose. JAMA 241: 39 – 15. Matt EM, Gruber UF (1977) Prophylaxe postoperativer thromboembolischer Komplikationen mit subkutan verabreichten kleinen Heparin-Dosen. Fortschr Med 95: 669 – 16. Schöndorf TH (1978) Thromboemboleprophylaxe mit Heparin bei elektiven Hüftgelenksoperationen. Dtsch Med Wochenschr 103: 1877 – 17. Hull R, Delmore T, Genton E, Hirsh J, Gent M, Sackett D, McLaughlin D, Armstrong P (1979) Warfarin sodium versus low-dose heparin in the long-term treatment of venous thrombosis. N Engl J Med 301: 855 – 17a. Szekely P (1964) Systemic embolism and anticoagulant prophylaxis in rheumatic heart disease. Br Med J 1: 1209 – 18. Coulshead N, Epstein EJ, McKendrick CS, Galloway RW, Walker E (1970) Systemic embolism in mitral valve diseases. Br Heart J 32: 26 – 19. Fleming HA, Bailey SM (1971) Mitral valve disease, systemic embolism and anticoagulants. Postgrad Med J 47: 599 – 20. Verstreate M, Vermylen J, Roberts H (1979) The challenge of clinical trials in thrombosis. Schattauer, Stuttgart New York – 21. Gugler R, Dengler HJ (1973) Arzneimittelinteraktionen mit oralen Antikoagulantien vom Cumarintyp. Klin Wochenschr 51: 1081 – 22. Loeliger EA, Hensen A, Kroes F, v Dijk N, Ferres N, De Jonge H, Hemker HC (1967) A double blind trial of long term anticoagulant treatment after myocardial infarction. Act Med Scand 182: 549 – 23. Loeliger EA (1980) Pro und Kontra: Antikoagulantien oder Thrombozytenfunktionshemmer in der Prophylaxe des Herzinfarktes. Int 21: 397

Primäre und sekundäre Prävention kardiovaskulärer Erkrankungen – Metabolische Aspekte

Schlierf, G. (Klin. Inst. für Herzinfarktforschung an der Med. Univ.-Klinik Heidelberg)

Referat

Stoffwechselstörungen wie Hyperlipidämien oder Dyslipoproteinämien, Diabetes mellitus und Hyperurikämie wurden in epidemiologischen Langzeituntersuchungen als Risikofaktoren kardiovaskulärer Erkrankungen identifiziert. Im Fall der Hyperlipidämien gilt die Risikovorhersage sowohl für den Erstinfarkt als auch für den Reinfarkt und experimentelle Studien haben pathogene Mechanismen zum Teil bis zur molekularen Ebene aufgeklärt. Die logische Folge dieser Erkenntnisse waren Versuche der primären und sekundären Prävention durch Beeinflussung der genannten Risiken. Wenn – zu Recht – kritisch angemerkt wird, daß der Erfolg derartiger prophylaktischer Maßnahmen im epidemiologischen Langzeitversuch bisher noch nicht zweifelsfrei bewiesen werden konnte, müssen fairerweise auch die Größenordnungen derartiger Untersuchungen genannt werden, wie sie sich aus den Forderungen des Statistikers bezüglich Adhärenz, drop-out-Raten, Grad der statistischen Sicherung etc. ergeben. So wurde berechnet, daß eine kontrollierte Studie zur primären Prävention des Herzinfarktes durch Ernährungsumstellung 123 000, zur sekundären Prävention etwa 21 000 Probanden rekrutieren müßte, wenn das eindeutige Kriterium einer Verminderung der Gesamtmortalität zum Nachweis anstünde (Ahrens 1969). Eine Studie dieser Größenordnung dürfte auch in Zukunft nicht realisierbar sein. Lassen Sie mich daher am Beispiel des Risikofaktors „Hyperlipidämie" Fakten und Folgerungen für die primäre und sekundäre Prävention nach dem heutigen Wissensstand streiflichtartig resümieren.

1. Die Fakten

Hyperlipidämien bzw. Dyslipoproteinämien gehören, meist im Zusammenspiel mit anderen Risikofaktoren, zu den wichtigen pathogenetischen Faktoren der Arteriosklerose bzw. ihrer klinischen Folgeerkrankungen, insbesondere des Myokardinfarktes. Hypercholesterinämien durch Vermehrung der LDL-Lipoproteine führen bei der familiären Hypercholesterinämie im Rahmen eines monokausalen Geschehens dazu, daß Homozygote in der Regel vor dem 20. Lebensjahr an Herzinfarkt versterben, Heterozygote 3–10mal stärker gefährdet sind als „Normalpersonen" und bis zum 50. Lebensjahr in entsprechenden Familien etwa die Hälfte der heterozygoten Probanden mit dem Auftreten klinischer Erscheinungen einer koronaren Herzkrankheit rechnen muß (Schlierf u. Oster 1978). Als Belege für die atherogene Wirkung der Hyperlipoproteinämie liegen neben zahllosen Tierexperimenten in vitro-Studien mit humanen Gewebskulturen, Daten zum Auftreten von Serumlipiden in der Intima und Media und schließlich der erfolgreiche Regressionsnachweis bei Tier und Mensch vor (Wissler u. Vesselinovitch 1975). Eine Präzisierung der Risikovorhersage ist durch Kenntnis der Lipoproteinmuster möglich (Wolfram u. Schlierf 1979).

Als neuer und aufregender epidemiologischer Befund in diesem Bereich sind Daten von Rose und Shipley (1980) zu nennen, denen zufolge die Hypercholesterinämie nach Ausschluß der karzinombedingten Hypocholesterinämien auch als Risikofaktor für die Gesamtmortalität zu gelten hat. In vier großen prospektiven Studien steigt die Gesamtmortalität von niedrigsten Cholesterinspiegeln ab etwa 160 mg% kontinuierlich an: ein wichtiges Argument gegen die heute gern verbreitete Meinung einer Gefährdung durch „zu starke Senkung des Cholesterinspiegels".

Als unbestreitbares Faktum soll hier ferner die Beeinflußbarkeit der Hyperlipidämien bzw. Dyslipoproteinämien durch Faktoren der Lebensweise und insbesondere der Ernährung kurz zusammengefaßt werden (Tabelle 1, nach Lewis 1980).

Tabelle 1. Einfluß diätetischer Maßnahmen auf den Cholesterinspiegel (nach Lewis B. 1979)

Verminderte und modifizierte Zufuhr von Fett (30%, P/S 1,0)	– 21 mg/dl
Verminderte Cholesterinzufuhr (200 mg)	– 8 mg/dl
Erhöhte Zufuhr von Ballaststoffen (6 → 46 g)	– 8 mg/dl
Modifizierte Eiweißzufuhr (↑ Gemüse)	– 8 mg/dl
	45 mg/dl

Dabei ist Menge und Art des Fettverzehrs ein wichtiger aber nicht der einzige Faktor. Cholesterinspiegelsenkend wirkt neben einer fett- und cholesterinarmen bzw. fettmodifizierten Ernährung auch der erhöhte Verzehr von Ballaststoffen und die Bevorzugung pflanzlicher Eiweißquellen. Daten aus einer repräsentativen Studie zum Ernährungs- und Gesundheitszustand 20–40jähriger Heidelberger (Ernährungsbericht 1980) relativieren auch das „Butter/Margarine-Problem": Wesentlich bedeutsamere Lieferanten von gesättigten Fetten und von Cholesterin sind Fleisch und Fleischwaren sowie Eier. Geht es darum, den Fettverzehr beim Mittagessen im gewünschten Sinn zu beeinflussen, so sollte statt der emotionsgeladenen Überlegung, ob das Steak mit Butter oder Margarine zuzubereiten sei, die Wahl einer halb so großen Fleischportion ins Auge gefaßt werden. Nur mit einem Satz erwähnt werden kann an dieser Stelle die Rolle körperlicher Aktivität bei der Regulierung von Plasmalipidspiegeln und Lipoproteinmustern, die sich insbesondere als wichtiger Faktor der Senkung erhöhter Triglyzeridspiegel und Beeinflussung der Relation von LDL zu HDL darstellt (Wirth et al. 1979). Die gern kolportierte Annahme, daß nämlich ein Mehr an körperlicher Bewegung eine zusätzliche Kalorienaufnahme begünstige, ist inzwischen in mehreren Studien widerlegt (Hartung et al. 1980).

2. Die Folgerungen

Für die Konsequenzen aus den bisher streiflichtartig dargestellten Befunden gibt es vier Optionen.

a) Da der „endgültige" Beweis für die Wirksamkeit der Ausschaltung von Stoffwechselrisikofaktoren durch Änderung der Lebensweise bezüglich einer Verminderung der Herzinfarktmortalität bzw. der Gesamtmortalität noch aussteht, sind Ratschläge zur Ernährungsumstellung für die Prophylaxe des Herzinfarktes verfrüht. Eine derartige „rein wissenschaftliche" Entscheidung kann respektiert werden, wenn man sich dabei zum einen darüber klar ist, daß nicht nur Handeln sondern auch Nichthandeln gefährlich sein kann und zum anderen, daß dann auch die Diätetik der Hypertonie und des Diabetes mellitus mit den gleichen Argumenten in Frage zu stellen ist.

b) Option b) akzeptiert eine Beeinflussung der Stoffwechselrisikofaktoren bei Patienten, aber nicht bei gesunden Risikoträgern. Die Grundlagen für eine derartige Entscheidung sind schwankend. Zum einen zeigen die bisherigen Studien eine bessere Wirksamkeit der primären Prävention, also der Risikoausschaltung *vor* dem Herzinfarkt im Vergleich zur sekundären Prävention, der Risikoausschaltung *nach* dem Herzinfarkt (Epstein u. Schlierf 1977), zum anderen wird die Prognose derartiger Patienten oft nur noch in geringem Maße durch die primären Risikofaktoren und sehr viel wesentlicher beispielsweise durch den Zustand des Myokards, das Vorliegen von Rhythmusstörungen, einer Herzvergrößerung etc. bestimmt.

c) Option c) geht davon aus, daß Stoffwechselrisikofaktoren selbst wenn sie, wie im Fall der Hyperlipidämie sehr häufig sind (je nach Alter und Körpergewicht zwischen 10 bis über 25%) immer nur den kleineren Teil der Bevölkerung betreffen und Bemühungen zur Ausschaltung der Risikofaktoren sich daher auf diesen Teil der Population beschränken und konzentrieren sollten. Die Entscheidung für ein derartiges Vorgehen setzt voraus, daß Risikoträger identifiziert werden können – durch Massen-„Screening" möglich – sie wird jedoch der Problematik nicht gerecht, daß sich Risikokonstellationen in der Regel erst nach dem 20. Lebensjahr entwickeln und eine Vorhersage dieser Gefährdung heute nicht möglich ist. Gefahren eines prophylaktischen Denkens in diesem Sinne egeben sich aus der Möglichkeit einer „Neurotisierung" von so identifizierten Risikoträgern und durchaus spürbaren Aufschlägen beim Abschluß von Lebensversicherungen.

d) Option d) ist die Befürwortung präventiver Maßnahmen im Bereich der Lebensweise für die gesamte gefährdete Population (Connor 1979). Hier ist die Feststellung der Gefährdung des Einzelnen nicht erforderlich. Argumente für Option d) – meine persönliche Option – sind die Häufigkeit des Vorkommens von Stoffwechselrisikofaktoren, die Unmöglichkeit beim Kind und Jugendlichen, wo Ernährung und Bewegungsgewohnheiten geprägt werden, die spätere Risikokonstellation vorherzusagen, die Unnötigkeit des Massen-Screening, die Wahrscheinlichkeit des größeren Nutzens bei frühzeitiger Ausschaltung bzw. Prävention der Risikofaktoren. Ein derartiges Vorgehen setzt voraus, daß die empfohlenen Maßnahmen unschädlich sind und ist vergleichbar mit dem Vorgehen bei Nährstoffmangelsituationen (Anreicherung mit Vitamin B, mit Eisen, mit Jod etc.) für die gesamte Population.

Nach den Überlegungen einer Arbeitsgruppe der American Society for Clinical Nutrition (1979) zum Zusammenhang zwischen verschiedenen Ernährungsfaktoren und Gesundheitsstörungen rangieren die Belege für die Prognoseverbesserung durch einen Eingriff in den Fettverzehr weit vor jenen einer Kohlenhydratrestriktion bei Diabetes und einer Beschränkung der Kalorienaufnahme bei Adipositas. Die pathogene Rolle einer erhöhten Zufuhr von gesättigten Fetten und Cholesterin liegt größenordnungsmäßig in dem Bereich, der für Zucker und Karies bzw. Alkohol und Leberzirrhose ermittelt worden ist.

Zusammenfassend wurde am Beispiel des Risikofaktors Hyperlipidämie die Rolle für die Pathogenese der Arteriosklerose und die Beeinflußbarkeit durch Maßnahmen im Bereich der Lebensführung, insbesondere im Bereich der Ernährung dargestellt. Von verschiedenen Möglichkeiten, aus diesen Fakten entsprechende Konsequenzen zu ziehen, wird vom Referenten eine allgemeine Prophylaxe in der gefährdeten Population durch Beeinflussung exzessiver Ernährungs- und ungünstiger Lebensgewohnheiten favorisiert. Erfolgreiche Versuche der Risikominderung durch derartige Maßnahmen sind das „Nordkarelien-Projekt" (Puska et al. 1979) und auch die Entwicklung der kardiovaskulären Mortalität in den USA (U.S. Department of Health, Education and Wellfare 1979).

Literatur

Ahrens EH (Chairman) (1969) Mass field trials of the diet-heart question. Report of the diet-heart review panel of the National Heart Institute. American Heart Association – American Society for Clinical Nutrition, Inc. (1979) Report of the task force on the evidence relating six dietary factors to the nation's health. Ahrens EH, Connor WE (Co-chairman) Washington – Connor WE (1979) Too little or too much: the case for preventive nutrition. Am J Clin Nutr 32: 1975 – Epstein FH, Schlierf G (1977) Influence on health of different fats in food Nutritional habits (with particular reference to dietary fats), serum lipid levels and human disease (with particular reference to coronary heart disease). Commission of the European Communities – Information on Agriculture, no. 40 – Hartung GH, Forengt JP, Mitchell RE, Vlasek I, Gotto AM (1980) Relation of diet to high-density-lipoprotein cholesterol in middle aged marathon runners, joggers, and inactive men. N Engl J Med 302: 357–362 – Lewis B (Chairman) (1979) Conference on the health effects of blood lipids: optimal distributions for populations. Prev Med 8: 679–714 – Puska P, Tuomilehto J, Salonen J, Neittaanmäki L, Maki J,

Virtamo J, Nissinen A, Koskela K, Takalo T (1979) Changes in coronary risk factors during comprehensive five-year community programme to control cardiovascular diseases (North Karelia project). Br Med J 2: 1173–1178 – Rose G, Shipley MJ (1980) Occasional survey: Plasma lipids and mortality: a source of error. Lancet 1: 523 – Schlierf G, Oster P (1978) Diagnostik und Therapie der Fettstoffwechselstörungen. Thieme, Stuttgart – US Department of Health, Education and Welfare (1979) Proceedings of the conference on the decline in coronary heart disease mortality. Havlik RJ, Feinleib M (eds) NIH Publication, no. 79, p 1610 – Wirth A, Schlierf G, Schettler G (1979) Körperliche Aktivität und Fettstoffwechsel. Klin Wochenschr 57: 1195–1201 – Wissler RW, Vesselinovitch D (1975) Regression of atherosclerosis in experimental animals and man. Verh Dtsch Ges Inn Med 81: 857 – Wolfram G, Schlierf G (1979) LDL-Cholesterin und HDL-Cholesterin – Risikofaktor und Schutzfaktor? Internist 20: 613–618

Prophylaktische Maßnahmen bei koronarer Herzkrankheit und arterieller Verschlußkrankheit

Hilger H. H., Tauchert, M. (Med. Univ.-Klinik und -Poliklinik Köln, Lehrst. Innere Medizin III und Abt. für Kardiologie)

Referat

Die Unterscheidung zwischen primärer und sekundärer Prävention führt zu einer Unterscheidung zwischen primären und sekundären Risikofaktoren. In diesem Sinne primäre Risikofaktoren sind Rauchen, Hypertonus, Übergewicht, Fettstoffwechselstörungen, Diabetes mellitus, Hyperurikämie und Bewegungsmangel. Hiervon sind nach bisherigen Erfahrungen nur die ersten drei durch Beratung des Patienten und Medikation mit kontrollierbarem Erfolg beeinflußbar. Die Stoffwechselstörungen können zwar diätetisch und medikamentös behandelt werden, wir wissen aber noch nicht einwandfrei gesichert, ob eine Besserung oder Normalisierung der Laborwerte mit der Verhinderung einer weiteren Progression oder sogar einer Rückbildung stoffwechselbedingter Gefäßwandveränderungen gleichzusetzen ist.

Als sekundäre Risikofaktoren sind Störungen anzusehen, die aus der Einwirkung der primären Risikofaktoren resultieren und die dann für sich allein oder zusammen mit den primären Faktoren den Patienten bedrohen. Hier sind vor allem die Bereitschaft zu Thrombose und Embolie, Arrhythmieneigung des vorgeschädigten Herzens, stenosierende Gefäßsklerose und Narben im Myokard als Folge der stenosierenden Koronarsklerose anzuführen. Hiervon sind Thrombose-, Embolie- und Arrhythmieneigung medikamentös beeinflußbar. Die Gefäßsklerose ist nach derzeitiger Kenntnis irreversibel und nur bei einem Teil der Patienten durch gefäßchirurgische Maßnahmen behandelbar. Die Vernarbung des Herzmuskels entzieht sich einer kausalen Terapie.

Dem Hausarzt kommt bei dem chronischen Charakter der arteriellen Verschlußleiden und ihrer Neigung zur Progredienz mit entsprechend schwieriger Führung der Patienten die entscheidende Rolle im Therapiekonzept zu. Seine eigene Erfahrung mit der Behandlung arterieller Durchblutungsstörungen und seine Zusammenarbeit mit den diagnostisch und operativ tätigen Kollegen entscheiden über den Erfolg der

Therapie. Die *diätetische* Beratung sollte sich nicht auf die Aufstellung eines Diätplanes beschränken, sondern eine gewisse Kontrolle einschließen. Die *„Stoffwechsel"-Pharmaka* (Antidiabetika, Lipidstoffwechselpharmaka und harnsäuresenkende Substanzen) beeinflussen die entsprechenden Laborwerte, im Hinblick auf die Prävention weiterer Gefäßschäden ist ihr Wert jedoch noch nicht sicher erwiesen. *Antihypertensiva* entlasten das Herz und wirken damit der Angina pectoris und der Herzinsuffizienz entgegen. Es bleibt aber ebenfalls fraglich, ob eine Normalisierung des Blutdrucks die Progression der Arteriosklerose verhindert, wohingegen deren Komplikationen bei Senkung eines pathologisch erhöhten Blutdrucks in der Regel günstig prophylaktisch entgegengewirkt werden kann.

Wie Herr Bolte in seinem Referat über die Thromboembolieprophylaxe bereits ausgeführt hat, haben *Antikoagulantien* und *Aggregationshemmer* eine statistisch nachweisbare präventive Wirkung; im Einzelfall müssen bei ihrem Einsatz Nutzen und Risiko sorgfältig abgewogen werden. *Vasodilatatoren* haben bei der Behandlung der koronaren Herzkrankheit enttäuscht; die im Tierversuch nachweisbare medikamentös induzierte Kollateralenvermehrung hat sich beim Menschen nicht als tragfähiges therapeutisches Konzept erwiesen. Bei der Behandlung der cerebrovaskulären Insuffizienz und der Claudicatio intermittens ist ihr Wert umstritten. Die antianginös wirkenden Substanzen werden vor allem als Symptomatika eingesetzt; es kann jedoch als sicher gelten, daß sie in vielen Fällen den Schritt von der Angina pectoris zum Herzinfarkt verhindern. Eine richtig, d. h. ggf. sehr hochdosierte antianginöse Therapie hat daher auch einen hohen präventiven Wert.

Arrhythmien als Folge der koronaren Herzkrankheit sind für die Prognose der betroffenen Patienten außerordentlich bedeutsam. Breithardt und Seipel (1979) [1] schätzen, daß in der Bundesrepublik Deutschland jährlich etwa 70 000 Personen einen plötzlichen Herztod erleiden, die Mehrzahl von ihnen durch Kammerflimmern. Bei Patienten, die einen Infarkt durchgemacht haben, läßt sich der plötzliche Herztod durch langfristige Einnahme von Beta-Blockern erheblich reduzieren (Multicentre International Study 1975 [10], Wilhelmsson et al. 1974 [19]).

Die Mehrzahl der in einer *Rehabilitationssportgruppe* kontrolliert trainierten Patienten erreicht durch die Übungsbehandlung eine höhere Belastbarkeit bei verminderter Frequenz pektanginöser Anfälle und einer besseren psychischen Anpassung an die Erkrankung. Dies beruht offenbar nicht auf einer Bildung zusätzlicher Kollateralen durch das Training (Ferguson 1974 [3]), sondern auf einer ökonomisierten Arbeit der peripheren Muskulatur. Lee u. Mitarb. (1979) [9] haben nachgewiesen, daß auch Patienten mit einer erheblichen Störung der Ventrikelfunktion erfolgreich in ein Übungsprogramm einbezogen werden können. Die Ergebnisse der finnischen multifaktoriellen Interventionsstudie von Kallio et al. (1979 [7]) bei Herzinfarktpatienten zeigen, daß in der Sportgruppe unter kontrolliertem körperlichen Training die Gesamtletalität mit 22% innerhalb von 3 Jahren signifikant geringer ist als mit 30% in der Kontrollgruppe. Bislang fehlen jedoch weitere Daten, die einen positiven Einfluß des kontrollierten körperlichen Trainings auf die Reinfarkthäufigkeit und die Lebenserwartung beweisen (Rost 1980 [14]). Zu warnen ist auch vor körperlich zu stark belastendem Training bei Patienten, die sich zwar subjektiv dabei wohl fühlen, objektiv jedoch eine Zunahme der pathologischen Herzdilatation mit myokardialer Gefügedilatation erkennen lassen.

Die Frage, ob und wann ein Koronarpatient invasiv untersucht und ggf. operativ behandelt werden muß, kann mit Hilfe der in der *Vorfelddiagnostik* gebräuchlichen

Methoden nicht definitiv entschieden werden. Diese erlauben jedoch mit guter Zuverlässigkeit die Unterscheidung, ob ein Patient an einer funktionell bedeutsamen Koronarsklerose leidet oder nicht. Wichtigstes Verfahren ist die Ergometrie, die in Deutschland meist als Fahrradergometrie durchgeführt wird. Ihre Treffsicherheit ist für ein indirektes Untersuchungsverfahren hoch: 85% der aufgrund des Ergometer-EKG's als koronarinsuffizienzverdächtig anzusehenden Patienten haben angiographisch höhergradige Koronarstenosen. Als Ergänzung der Ergometeruntersuchung hat sich der Dipyridamol-Test bewährt, der ebenfalls etwa 85% richtig positive Resultate erbringt (Tauchert et al. 1976 [15], Tauchert 1977 [16]) und insbesondere geeignet erscheint, funktionell kritische Koronarstenosen aufzuspüren. Bei einer Kombination von Ergometrie und Dipyridamol-Test steigt die Zahl der richtig positiven Ergebnisse auf 95% an. Als weitere nicht invasive Methode zur Erkennung der koronaren Herzkrankheit steht die Myokardszintigraphie zur Verfügung, speziell die Thallium-201-Perfusionsszintigraphie, die in Ruhe und unter Belastung durchgeführt wird. Ihr diagnostischer Wert ist jedoch noch nicht soweit geklärt, daß sie einen festen Platz in der Vorfelddiagnostik der koronaren Herzkrankheit gefunden hat.

Die Entscheidung für oder gegen eine *Koronaroperation* fällt ausschließlich anhand einer *Koronarographie,* für die bei gegebener allgemeiner Operabilität des zu untersuchenden Patienten folgende Indikationen allgemein akzeptiert sind: 1. Klärung der Operationsindikation: bei konservativ therapierefraktärer Angina pectoris, bei einer Crescendo-Angina (nach obligat vorangegangener medikamentöser Behandlung (Hilger et al. 1979 [5]), bei Verdacht auf ein Herzwandaneurysma mit konservativ nicht beherrschbarer Herzinsuffizienz oder Herzrhythmusstörungen und außerdem bei hochgradig pathologischem Ausfall eines Funktionstestes (auch wenn das Beschwerdebild des Patienten noch diskret ist). 2. Eine Koronarographie aus prognostischer Indikation sollte nur in sorgfältig erwogenen Ausnahmefällen durchgeführt werden.

Unter verschiedenen Umständen sollte eine Koronarographie *nicht* durchgeführt werden: Eine generalisierte, stenosierende Gefäßsklerose stellt in der Regel eine Kontraindikation dar. Weiterhin sollte die Untersuchung bei schweren, voraussichtlich therapierefraktären Zweiterkrankungen (z. B. Malignom, Niereninsuffizienz, Lebercirrhose) nicht durchgeführt werden. Fortsetzen des Rauchens und ein erhebliches Übergewicht beweisen eine mangelhafte Bereitschaft des Patienten, seine eigenen Möglichkeiten im Rahmen der Therapie zu nutzen und Kooperationsverpflichtungen zu übernehmen; dies sollte mit Rücksicht auf die große Zahl kooperationsbereiter, auf die spezielle Diagnostik und Therapie wartender Patienten eine strikte Kontraindikation zur Koronarographie sein. Bei der Abwägung von Nutzen und Gefahren prophylaktischen Tuns und Lassens ist hier im offenen, ausführlichen Gespräch zwischen Arzt und Patient eine wichtige und klärende Entscheidungssituation gegeben.

Die Altersgrenze von etwa 60–65 Jahren ist fließend; mit zunehmendem Alter wächst jedoch die Wahrscheinlichkeit, daß im Angiogramm eine diffuse, chirurgisch nicht angehbare Sklerose gefunden wird; die Entscheidung muß jeweils individuell unter Berücksichtigung der objektiven und subjektiven Gesamtumstände getroffen werden.

In den ersten Wochen nach einem Herzinfarkt ist die perioperative Komplikationsrate deutlich erhöht. Eine Frühoperation und folglich auch eine frühe Koronarographie sind daher meist nicht indiziert. Eine Ausnahme liegt vor, wenn nach dem Infarkt fortbestehende Stenokardien die Vermutung nahelegen, daß außer dem Versorgungsgefäß des Infarktareals weitere Koronaräste kritisch verengt sind.

Technisch einwandfreie Koronarographien und Laevokardiogramme erlauben meist eine klare Entscheidung, ob ein Patient mit Aussicht auf Erfolg einem koronarchirurgischen Eingriff unterzogen werden kann. Ein typisches Beispiel ist die Koronargefäßdarstellung eines 51jährigen Mannes (Abb. 1), bei dem sich je eine operationsbedürftige Stenose im Ramus interventricularis anterior (RIVA) der linken Koronararterie und in der rechten Koronararterie bei noch intaktem Ventrikel fand. Hochgradige, das Koronarlumen um 90% und mehr einengende Stenosen sind prognostisch sehr bedeutsam. So fanden Rafflenbeul u. Mitarb. (1980 [12]), daß solche Stenosen im Laufe eines Jahres in jedem Fall zum Verschluß des Gefäßes führen. Andererseits besteht keine ganz verläßliche Beziehung zwischen dem Gefäßbefund im Angiogramm und der Myokardfunktion. Dies wird am Beispiel eines 56jährigen Patienten deutlich (Abb. 2 u. 3), der trotz kompletter Unterbrechung aller drei Koronarhauptäste dank ausgiebiger Bildung von Kollateralen und Anastomosen eine nur wenig gestörte Funktion des linken Ventrikels hat. Die Natur kann also eventuell spontan vorzügliche Kompensationsmechanismen entwickeln.

Die *Indikationen zur Bypass-Operation* sind heute weitgehend einheitlich (Tabelle 1): Der Eingriff sollte, sofern die pektanginösen Beschwerden konservativ nicht beherrscht werden, bei hochgradiger Stenosierung des Stammes der linken Koronararterie, des zentralen RIVA-Anteils oder von mindestens zwei Hauptästen durchgeführt werden. Als Voraussetzungen gelten ein ausreichender peripherer Abfluß im zu anastomosierenden Gefäß, ein Kaliber dieser Arterie von mindestens

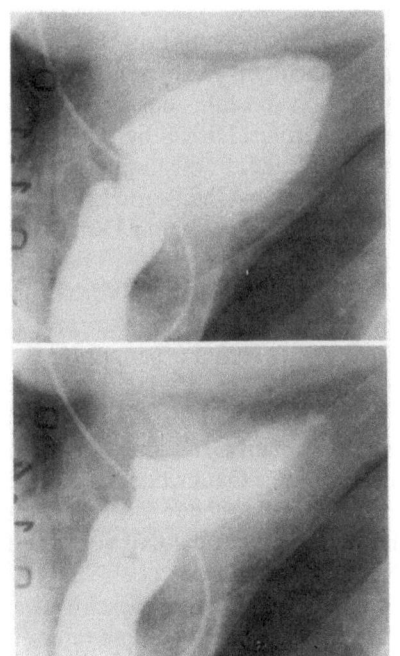

Abb. 1. Selektives Koronarogramm bei einem 51jährigen Patienten (Z. E.) mit konservativ therapierefraktärer Angina pectoris und intakter Ventrikelfunktion; *oben:* proximal gelegene hochgradige Stenose im Ramus interventricularis anterior der linken Koronararterie; *unten:* zu Beginn des mittleren Drittels gelegene hochgradige Stenose der rechten Koronararterie

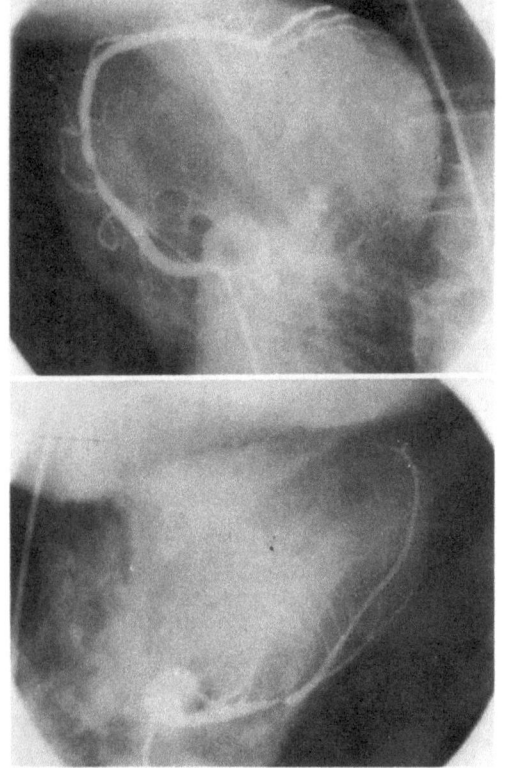

Abb. 2. Selektives Koronarogramm bei einem 56jährigen Patienten (A. P.) mit medikamentös gut beherrschbarer Angina pectoris; *oben:* proximale Unterbrechung von Ramus interventricularis anterior und Ramus circumflexus sowie hochgradige Stenosierung des Ramus obliquus der linken Koronararterie mit gut entwickelter Kollateralzirkulation; *unten:* proximaler Verschluß der rechten Koronararterie mit guter Kollateraldurchblutung

1 mm, eine noch sichtbare eigene Kontraktion des durch die vorgesehene Venenbrücke versorgten Myokardbezirks sowie eine Mindestfunktion des linken Ventrikels, als deren Maß eine Ejektionsfraktion von mehr als 30% gilt.

Das primäre Therapieziel einer Bypass-Operation besteht darin, daß die Beschwerden des Patienten gebessert oder beseitigt werden. Dies gelingt bei etwa 90% der operierten Kranken. Der Erfolg hängt von der Vollständigkeit der Revaskularisierung ab, d. h., alle größeren Bypass-geeigneten Gefäße mit kritischen Stenosen müssen versorgt werden. Zu viele Bypässe mit zu geringem Durchflußvolumen sind hingegen eher schädlich, da sie fast regelhaft obturieren. Die hohe Erfolgsquote hinsichtlich der Beschwerdenbesserung wird mit einem verhältnismäßig niedrigen Risiko erkauft: Die perioperative Letalität der koronaren Bypass-Operation liegt heute bei etwa 2% mit noch rückläufiger Tendenz.

Das weitergehende Ziel der operativen Koronartherapie, die Verlängerung des Lebens, wird weniger eindeutig erreicht. Aus der Fülle von Berichten über die Ergebnisse der Koronarchirurgie erscheinen aus statistischen Gründen, wegen der Zahl der beobachteten Fälle und wegen der zunehmenden Dauer der Nachbeobachtungsphasen, vor allem neuere Arbeiten relevant. Dabei ergeben Untersuchungen, in denen ausschließlich chirurgisch behandelte Patientenkollektive vorgestellt werden, eindrucksvolle Resultate (Tabelle 2): Nach 5 Jahren leben noch 78–94% der operierten Koronarpatienten, über 90% von ihnen sind in ihren Beschwerden gebessert oder beschwerdefrei. Die hervorragenden Ergebnisse von Green mit 94% Überlebenden nach 5 Jahren (1979 [4]) beruhen sicherlich darauf, daß er gemeinsam

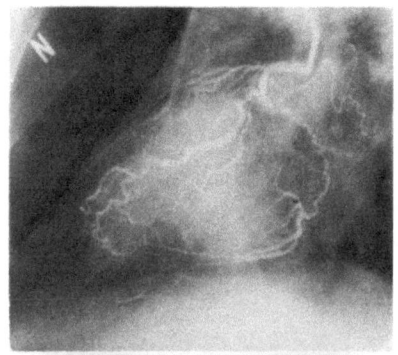
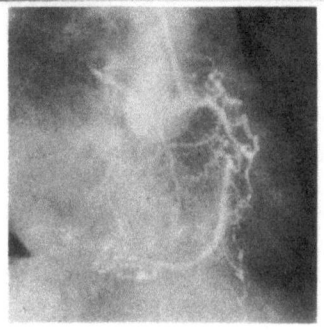

Abb. 3. Laevokardiogramm des gleichen Patienten wie in Abb. 2; *oben:* Systole; *unten:* Diastole; gut erhaltene Kontraktionsfähigkeit des linken Ventrikels trotz hochgradiger 3-Gefäßerkrankung (s. Abb. 2)

mit Kemp schon 1970 mit einer umfassenden Revaskularisierung, d. h. einer Bypass-Versorgung aller um über 50% verengten größeren Koronararterien begann. Es steht jedoch außer Zweifel, daß der therapeutische Wert der Koronarchirurgie nur bewiesen werden kann, wenn diese Therapieform mit einer konsequenten medikamentösen Behandlung prospektiv verglichen wird. Eine solche Studie ist erstmals von 13 Kliniken der amerikanischen Veterans Administration begonnen worden (Murphy et al. 1977 [11]; Read et al. 1978 [13]). Die Zwischenergebnisse dieser Studie an 686 Patienten nach 4 Jahren zeigen einen unerwartet geringen Vorteil der chirurgischen gegenüber der medikamentösen Therapie (Tabelle 3): Im Gesamtkollektiv besteht nur ein geringer, nicht signifikanter Unterschied von 86% zu 83% Überlebenden nach 4 Jahren (operativ zu konservativ). Klar überlegen ist die Koronaroperation nur bei Stenosen im Stamm der linken Koronararterie mit 93% Überlebenden gegenüber 65% ohne Operation. Nach Herausnehmen der 90 Patienten mit einer Stammstenose ergibt

Tabelle 1. Indikationen zur aortokoronaren Bypass-Operation

Bei therapierefraktärer Angina pectoris und hochgradiger Stenosierung:
A. des Stammes der linken Koronararterie
B. des zentralen Anteils des RIVA
C. von mindestens zwei Hauptästen

Voraussetzungen:
A. Ausreichendes Kaliber des zu anastomisierenden Gefäßes (> 1 mm)
B. Ausreichender peripherer Abfluß
C. (Rest)-Kontraktilität im durch den Bypass versorgten Myokardareal
D. Ejektionsfraktion > 30%

Tabelle 2. Ergebnisse der Aorta-koronaren Bypass-Operation (5 Jahre)

Autor	N	Überlebend	Gebessert
Lawrie et al. (1977)	434	78%	93%
Isom et al. (1978)	1174	88%	92%
Green et al. (1979)	140	94%	95%

sich kein Unterschied mehr in der Überlebensrate von chirurgisch und medikamentös behandelten Patienten (85% zu 86%).

An der Veterans Administrationstudie ist vor allem wegen der folgenden Punkte Kritik geübt worden: 1. Die operative Letalität ist mit 5,8% hoch und belastet das Gesamtergebnis erheblich. Sie wird darauf zurückgeführt, daß Kliniken mit geringer Operationsfrequenz und entsprechend geringer Erfahrung an der Studie beteiligt waren. 2. Auch die verhältnismäßig niedrige Quote von 71% offener Bypass-Gefäße bei der Kontrolluntersuchung spricht für eine nicht optimale chirurgische Versorgung. 3. Der Zeitpunkt der Kontrolluntersuchung lag verhältnismäßig früh (4 Jahre Beobachtung); es ist zu erwarten, daß sich die operierte Gruppe zunehmend positiv von der Kontrollgruppe abhebt, da der Einfluß der Operationsletalität auf das Gesamtergebnis laufend abnimmt. 4. Die Patienten der Veterans Administration stellen eine Auswahl dar, die für die Gesamtheit der Koronarpatienten nicht repräsentativ ist.

Trotz dieser Vorbehalte liefert die Veterans-Administrationstudie wertvolle Hinweise für die Beurteilung der Koronarchirurgie. Aus ihr und aus den nichtrandomisierten Studien läßt sich der *Status quo der Myokardrevaskularisation* wie folgt definieren: 1. Pektanginöse Beschwerden werden durch die Bypass-Operation mit hoher Wahrscheinlichkeit beseitigt; Patienten mit medikamentös therapierefraktärer Angina pectoris und angiographisch gesicherter Operationsindikation sollten daher operiert werden. 2. Der sehr gute palliative Effekt der Bypass-Operation wird mit einem geringen Operationsrisiko erkauft. 3. Es ist bisher – mit der Ausnahme der Stammstenose der linken Koronararterie – noch nicht eindeutig erwiesen, daß die operative Versorgung das Leben eines Koronarpatienten regelhaft verlängert. Entsprechend sollte die Operationsindikation bei asymptomatischen Patienten mit objektiven Kriterien für eine Bypass-Operation zurückhaltend gestellt werden.

Cerebrale Durchblutungsstörungen als Folge eines arteriellen Verschlußleidens haben hinsichtlich der durch sie bedingten Morbidität und Mortalität eine ähnliche Bedeutung wie die koronare Herzkrankheit: Jährlich erkranken in der Bundesre-

Tabelle 3. Veterans Administration-Studie

4-Jahre-Überlebensrate		
Gesamtkollektiv:	konservativ ($N = 354$)	83%
	chirurgisch ($N = 332$)	86%
Nur Stammstenose:	konservativ ($N = 44$)	65%
	chirurgisch ($N = 46$)	93%
Ohne Stammstenose:	konservativ ($N = 310$)	86%
	chirurgisch ($N = 286$)	85%

publik Deutschland etwa 200 000 Patienten an einer cerebrovaskulären Insuffizienz, etwa 70 000 sterben daran (Vollmar 1974 [17]).

Die primären Risikofaktoren bei cerebralen Durchblutungsstörungen entsprechen weitgehend denen der koronaren Herzkrankheit. Ihre Beeinflussung mit dem Ziel einer primären Prävention erscheint jedoch bei dem meist höheren Alter der Patienten nicht mehr als entscheidend. Sekundäre Prävention ist jedoch sowohl medikamentös als auch chirurgisch möglich. Die medikamentöse Therapie besteht vor allem in der Gabe von Aggregationshemmern; Herr Bolte hat hierzu bereits Stellung genommen. Der Wert von Vasodilatatoren ist ähnlich umstritten wie bei der koronaren Herzkrankheit; sie haben dementsprechend auch keinen festen Platz in der Pharmakotherapie der cerebrovaskulären Insuffizienz. Sowohl für medikamentös als auch für chirurgisch behandelte Patienten ist jedoch eine Optimierung der Förderleistung des Herzens wichtig; sie sollten daher digitalisiert werden, wenn auch nur der Verdacht auf eine Herzinsuffizienz besteht sowie bei bradykarden Herzrhythmusstörungen ggf. mit einem Herzschrittmacher versorgt werden, eventuell in Kombination mit einer antiarrhythmischen Medikation bei Bestehen eines Bradykardie-Tachykardiesyndroms.

Die Indikation zur chirurgischen Rekonstruktion wird vorwiegend anhand des Schweregrades der cerebralen Durchblutungsstörung gestellt: Im symptomfreien Stadium I wird nur operiert, wenn im Angiogramm kritische beidseitige Stenosen nachgewiesen werden. Im Stadium II, bei dem klinisch transitorische ischämische Attacken ohne Residuen gefunden werden, sollte operiert werden, sofern angiographisch ein operationswürdiger Befund festgestellt wird. Als operationswürdig gelten vor allem verruköse und ulzeröse Stenosen wegen ihrer Neigung zur Bildung wandständiger Thromben (Eisenhardt 1980 [2]), nicht dagegen mittelgradige, einseitige Stenosen mit glatter Oberfläche. Im Stadium III, bei ischämischen Insulten mit langsamer und eventuell unvollständiger Erholung, wird die Operationsindikation mit Zurückhaltung gestellt, da hier ein erheblich erhöhtes Operationsrisiko besteht. Im Stadium IV, beim manifesten ischämischen Insult mit Dauerdefekt, wird nur noch operiert, wenn die kontralaterale Arteria carotis eine kritische Stenose aufweist. Als Operationsmethode der Wahl bei Carotisstenosen gilt die offene Thrombendarteriektomie. Die Operationsletalität ist verhältnismäßig niedrig: im Stadium I 1–2%, im Stadium II 2–3%, im Stadium III etwa 8% und im Stadium IV 3–4% (Eisenhardt 1980 [2]; Vollmar 1979 [18]). In den Stadien II bis IV wird mit der Operation bei etwa 90% der Patienten eine Besserung erzielt; im symptomfreien Stadium I kann das Befinden des Patienten nicht zur Beurteilung des Operationserfolges herangezogen werden.

Die Spätergebnisse sind erheblich schlechter: Nach Angaben von Eisenhardt u. Mitarb. (1980 [2]) sind bei einer mittleren Beobachtungszeit von 6 Jahren nur noch etwa 60% aller Patienten gebessert; 27% der Operierten sind während der Nachbeobachtung verstorben. Vollmar (1979 [18]) gibt etwas günstigere Zahlen an und weist vor allem darauf hin, daß die Prognose der operierten Patienten gegenüber dem Spontanverlauf deutlich gebessert ist: In der größten Gruppe, den Patienten im Stadium II, bleiben etwa 85% in den 5 postoperativen Jahren asymptomatisch gegenüber nur 20–30% im Spontanverlauf.

Eine weitere große Gruppe von Patienten mit arteriellem Verschlußleiden hat Symptome eines *Durchblutungsmangels der unteren Extremitäten*. Auch bei dieser Manifestation der Arteriosklerose hat die medikamentöse Therapie nur bescheidene Erfolge, während einem Teil der Patienten durch eine Operation geholfen werden kann. Chirurgisch angehbar sind Stenosen und Verschlüsse der infrarenalen Aorta und der Beckenarterien. Als Operationsverfahren stehen Thrombarteriektomie und aorto-femoraler Gefäßersatz konkurrierend oder einander ergänzend zur Verfügung. Nach Untersuchungen von Zehle und Kovarik (1978 [20]) liegt die perioperative Letalität bei aorto-femoralem Gefäßersatz bei etwa 5%, ein befriedigendes Frühergebnis wird bei etwa 93% der Patienten erreicht, ein gutes Spätergebnis bei etwa 85%. Ein lebensverlängernder Effekt kommt dem Eingriff jedoch nicht zu: Weder nach 5 noch nach 10 Jahren besteht hinsichtlich der Überlebensrate eine positive Differenz zwischen den operierten und nicht operierten Patienten. Es sei hier aber ausdrücklich auf den großen palliativ-therapeutischen Nutzen der gefäßchirurgischen Behandlungsverfahren hingewiesen mit Erzielung von Beschwerdefreiheit oder -linderung sowie Funktionsverbesserung über oft viele Jahre. Die Verlängerung bzw. Nichtverlängerung der Lebensdauer kann also keinesfalls der alleinige und bestimmende Maßstab für die Bewertung des Nutzens operativer Maßnahmen bei arterieller Verschlußkrankheit sein.

Eine kritische Wertung der Ergebnisse der sekundären Prävention der arteriellen Verschlußleiden und insbesondere ihrer operativen Behandlung führt zu der Feststellung, daß auf diesem Gebiet mit großem Aufwand mehr palliative als kurative Erfolge erzielt werden. Hinsichtlich der Verbesserung der Prognose schneidet die Carotisrekonstruktion noch am günstigsten ab. Bei der Koronarchirurgie und bei der aorto-femoralen Rekonstruktion steht der Nachweis einer generellen Verbesserung der Prognose noch aus. Der Vergleich von Aufwand und Effekt fällt für die sekundäre Prävention der arteriellen Verschlußkrankheit nicht sehr günstig aus. Da jedoch für einen erheblichen Teil der Bevölkerung eine primäre Prävention – die im übrigen keineswegs in allen Punkten geklärt ist – bereits jetzt zu spät kommt, sind Überlegungen über eine Steigerung der Effizienz der sekundären Prävention erforderlich.

Die medikamentöse, sekundär-präventive Therapie benutzt die bereits aufgeführten Präparategruppen, die der Behandlung von Stoffwechselstörungen, des Hochdrucks, der Thrombose- und Embolieneigung, der Angina pectoris und der Arrhythmien dienen. Verbesserungen der medikamentösen Behandlung dürften eher im Detail liegen; grundsätzlich neue Wege der Pharmakotherapie der arteriellen Verschlußkrankheiten sind z. Z. nicht erkennbar. Das gleiche gilt für die chirurgische Therapie, bei der nach einer Zeit der zügigen Entwicklung jetzt eher eine Phase der Ausbreitung der neuen Methoden vorherzusehen ist. Eine Verbesserung der Behandlungsergebnisse ist daher am ehesten von einer Verbesserung der Früherkennung der arteriellen Verschlußleiden zu erwarten. Hierfür sind in den letzten Jahren neue Untersuchungstechniken entwickelt worden, die bereits breitere Anwendung in der Klinik finden. Sie werden jedoch erst angewendet, wenn eine Voruntersuchung bereits den Verdacht auf eine arterielle Durchblutungsstörung erbracht hat. Eine frühere Diagnostik arterieller Verschlußleiden und damit evtl. eine Verbesserung ihrer Prognose durch frühzeitige Anwendung sekundär-präventiver Therapiemaßnahmen hängt daher entscheidend davon ab, daß die diagnostischen Basismethoden und insbesondere die sorgfältige Erhebung der Anamnese konsequent eingesetzt werden.

Noch wichtiger und allein kausal effektiv ist hingegen die wirkliche primäre Prophylaxe degenerativer Gefäßerkrankungen durch Vermeidung der als Risikofaktoren erkannten atherogenen Noxen. Nur hier ergibt sich eine volkswirtschaftlich und individuell gleichermaßen ideale Kosten-Nutzenrelation, indem z. B. die primäre Kosteneinsparung für schädliche Genußmittel und Kalorienträger am wirksamsten eine Krankheitsmanifestation verhindert und somit therapeutische und sekundär-prophylaktische Folgekosten vermeidet. Auch dann werden vermutlich noch immer spontane Erkrankungen unvermeidlich auftreten und behandelt werden müssen. Unser aller Engagement sollte aber viel stärker noch als bisher aufklärerisch und mit gutem Beispiel im Bereich der primären Gesundheitsvorsorge liegen. Es kann allen Beteiligten Freude machen, birgt die wenigsten Gefahren und erzielt den größten Nutzen.

Literatur

1. Breithardt G, Seipel L (1979) Läßt sich der plötzliche Herztod durch Medikamente verhindern? Internist Welt 2: 365 − 2. Eisenhardt H-J, Zehle A, Horsch S, Landes Th (1980) Die chirurgische Behandlung der Karotisstenose: Indikation, Früh- und Langzeitergebnisse. Therapiewoche 30: 1563 − 3. Ferguson RJ, Petitclerc R, Choquette G, Chaniotis L, Gauthier P, Huot R, Allard C, Jankowski L, Campeau L (1974) Effect of physical training on treadmill exercise capacity, collateral circulation and progression of coronary disease. Am J Cardiol 34: 764 − 4. Green GE, Kemp HG, Alan SE, Pierson RN, Friedman MI, David I (1979) Coronary bypass surgery. J Thorac Cardiovasc Surg 77: 48 − 5. Hilger HH, Tauchert M (1979) Präinfarktsyndrom. Intensivmedizin 16: 80 − 6. Isom OW, Spencer FC, Glassman E, Cunningham JN, Teiko P, Reed GE, Body AD (1978) Does coronary bypass increase longevity? J Thorac Cardiovasc Surg 75: 28 − 7. Kallio V, Hämäläinen H, Hakila J, Luurila OJ (1979) Reduction in sudden deaths by a multifactorial intervention programme after acute myocardial infarction. Lancet 2: 1091 − 8. Lawrie GM, Morris GC, Howell JF, Ogura JW, Spencer WH, Cashion WR, Winters WL, Beazley HL, Chapman DW, Peterson PK, Lie JT (1977) Results of coronary bypass more than 5 years after operation in 434 patients. Am J Cardiol 40: 665 − 9. Lee AP, Ice R, Blessey R, Sanmarco ME (1979) Long-term effects of physical training on coronary patients with impaired ventricular function. Circulation 60: 1519 − 10. Multicentre International Study (1975) Improvement in prognosis of myocardial infarction by long-term beta-adrenoceptor blockade using practolol. Br Med J 3: 735 − 11. Murphy ML, Hultgren HN, Detre K, Thomsen J, Takaro T (1977) Treatment of chronic stable angina: A preliminary report of survival date of the randomized Veterans Administration cooperative study. N Engl Med 297: 621 − 12. Rafflenbeul W, Smith L-R, Rogers WJ, Mantle JA, Rackley CE, Russell RO, Freudenberg H, Lichtlen PR (1980) Koronarmorphologie bei Patienten mit instabiler Angina pectoris. Herz 5: 25 − 13. Read RC, Murphy ML, Hultgren HN, Takaro T (1978) Survival of men treated for chronic stable angina pectoris. J Thorac Cardiovasc Surg 75: 1 − 14. Rost R (1980) Persönliche Mitteilung − 15. Tauchert M, Behrenbeck DW, Hötzel J, Hilger HH (1976) Ein neuer pharmakologischer Test zur Diagnose der Koronarinsuffizienz. Dtsch Med Wochenschr 101: 35 − 16. Tauchert M (1977) Der Dipyridamol-Test als Suchmethode bei koronarer Herzkrankheit. Internist 18: 588 − 17. Vollmar J (1974) Chirurgische Behandlungsmöglichkeiten bei cerebrovaskulärer Insuffizienz. Dtsch Med Wochenschr 99: 465 − 18. Vollmar J, Hamann H (1979) Operative Behandlung der cerebro-vaskulären Insuffizienz. Internist 20: 547 − 19. Wilhelmsson G, Vedin JA, Wilhelmsen L, Tibblin G, Werkö L (1974) Reduction of sudden death after myocardial infarction by treatment with alprenolol. Preliminary results. Lancet 2: 1157 − 20. Zehle A, Kovarik U (1978) Spätergebnisse nach aortofemoralem Gefäßersatz. Med Klin 73: 1192

MIX
Papier aus verantwortungsvollen Quellen
Paper from responsible sources
FSC® C105338

If you have any concerns about our products,
you can contact us on
ProductSafety@springernature.com

In case Publisher is established outside the EU,
the EU authorized representative is:
**Springer Nature Customer Service Center GmbH
Europaplatz 3, 69115 Heidelberg, Germany**

Printed by Libri Plureos GmbH
in Hamburg, Germany

Verhandlungen der Deutschen Gesellschaft für innere Medizin

86. Kongreß, 13.–17. April 1980, Wiesbaden

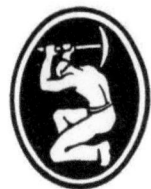

Verhandlungen der
Deutschen Gesellschaft für innere Medizin

Herausgegeben von dem ständigen Schriftführer B. Schlegel

Mit 674 Abbildungen und 322 Tabellen

Referate zu folgenden Hauptthemen: Neuroendokrine Erkrankungen, Parenchymatöse Nierenerkrankungen, Präventivmedizin am Beispiel des Hochdrucks, Klinische Onkologie, Nutzen und Gefahren des prophylaktischen Denkens und Handelns in der Medizin

Symposien zu folgenden Themen: Tumorimmunologie, Klinische Therapieprüfung, Schmerzentstehung und Schmerzbehandlung

Freie Vorträge zu folgenden Themen: Nephrologie, Onkologie, Kardiologie, Hypertonie, Hepatologie, Gastroenterologie, Stoffwechsel, Diabetes, Pankreas, Angiologie, Hämatologie, Hämostaseologie, Pulmologie, Infektionskrankheiten, Rheumatologie, Klinische Pharmakologie, Intensivmedizin, Endokrinologie, Klinische Immunologie, Psychosomatik

Springer-Verlag Berlin Heidelberg GmbH 1980

Professor Dr. Bernhard Schlegel,
Kliniken der Landeshauptstadt Wiesbaden,
D-6200 Wiesbaden

ISBN 978-3-8070-0323-8   ISBN 978-3-642-47091-2 (eBook)
DOI 10.1007/978-3-642-47091-2

Library of Congress Catalog Card Number 73-19036.

Das Werk ist urheberrechtlich geschützt. Die dadurch begründeten Rechte, insbesondere die der Übersetzung, des Nachdruckes, die Entnahme von Abbildungen, der Funksendung, der Wiedergabe auf photomechanischem oder ähnlichem Wege und der Speicherung in Datenverarbeitungsanlagen bleiben, auch bei nur auszugsweiser Verwertung, vorbehalten.
Die Vergütungsansprüche des § 54, Abs. 2 UrhG werden durch die „Verwertungsgesellschaft Wort", München, wahrgenommen.
© Springer-Verlag Berlin Heidelberg 1980
Ursprünglich erschienen bei J. F. Bergmann Verlag, München 1980

Die Wiedergabe von Gebrauchsnamen, Handelsnamen, Warenbezeichnungen usw. in diesem Werk berechtigt auch ohne besondere Kennzeichnung nicht zu der Annahme, daß solche Namen im Sinne der Warenzeichen- und Markenschutz-Gesetzgebung als frei zu betrachten wären und daher von jedermann benutzt werden dürften.

Bindearbeiten: Großbuchbinderei A. Hiort, Wiesbaden
Verantwortlich für den Anzeigenteil: L. Siegel, H. Hüttig, Kurfürstendamm 237, D-1000 Berlin 15
2119/3321-543210

Inhaltsverzeichnis

Vorsitzender 1980–1981 ... XXIV
Vorstand 1980–1981 ... XXIV
Vorstand 1979–1980 ... XXIV
Ehrenmitglieder ... XXIV
Verzeichnis der Vorsitzenden seit 1882 ... XXVIII
Korrespondierende Mitglieder ... XXX
Diplommitglieder ... XXX
Ständige Schriftführer ... XXX
Kassenführer ... XXXI
Mitglieder des Ausschusses 1980–1981 ... XXXI
Begrüßungsworte des Vorsitzenden. *Buchborn, E.* (München) ... XXXII
Theodor-Frerichs-Preis 1980 ... XL
Die Medizin und die Wissenschaften vom Menschen. *Buchborn, E.* (München) ... XLIII

Neuroendokrine Erkrankungen

Einführung. *Buchborn, E., Mertens, H. G.* (München/Würzburg) Referat ... 1
Pathophysiologische Grundlagen. *Pfeiffer, E. F.* (Ulm) Referat ... 4
Neuroendokrinologische Aspekte der Endorphine. *Herz, A.* (München) Referat ... 4
Funktionelle Anatomie neuroendokriner Systeme. *Weindl, A., Sofroniew, M. V.* (München) Referat ... 12
Hypophysenvorderlappeninsuffizienz. *Solbach, H. G., Kley, H. K., Herrmann, J., Wiegelmann, W., Krüskemper, H. L.* (Düsseldorf) Referat ... 25
Radiologische Diagnostik. *Kazner, E., Steinhoff, H.* (Berlin/München) Referat ... 37
Raumfordernde Prozesse der Sellaregion. *Halves, E.* (Würzburg) Referat ... 37
Hypothalamisch-hypophysäres Cushing-Syndrom. *Scriba, P. C., Müller, O. A., Fahlbusch, R.* (München) Referat ... 51
Die Bedeutung des Zentralnervensystems in der Ätiologie des Morbus Cushing. *Fehm, H. L., Voigt, K. H., Pfeiffer, E. F.* (Ulm) ... 60
Akromegalie. *Seige, K., Ulrich, F. E.* (Halle) Referat ... 67
Hyperprolaktinämie. *Werder, K. v., Fahlbusch, R., Rjosk, H. K.* (München) Referat ... 73
Hypothalamischer und hypophysärer Hypogonadismus des Mannes. *Nieschlag, E., Brabant, G.* (Münster) Referat ... 83
Diabetes insipidus und Osmoregulation. *Uhlich, E.* (Bad Nauheim) Referat ... 94
Psychopharmaka und Neuroendokrinium. *Matussek, N.* (München) Referat ... 100
Psychosomatik der Anorexia nervosa. *Ploog, D.* (München) Referat ... 106

Parenchymatöse Nierenerkrankungen

I. Glomerulonephritis

Immunpathogenese – Immunologische Diagnostik. *Rother, K. O.* (Heidelberg) Referat ... 115
Pathomorphologie und Immunhistologie der Glomerulonephritis – synoptische Diagnostik. *Thoenes, W., Thoenes, G. H.* (Mainz/München) Referat ... 125
Klinik der Glomerulonephritis – Klinisch-morphologische Korrelation für ein Entscheidungsraster zum praktischen Handeln. *Renner, E.* (Köln) Referat ... 139

II. Chronische interstitielle Nephritis

Pathomorphologie des Niereninterstitium und seine Bedeutung für die Nierenfunktion. *Bohle, A., Mackensen-Haen, S., Grund, K. E., Gise, H. v.* (Tübingen) Referat 152
Interstitielle Nephritis bei Stoffwechselerkrankungen. *Schollmeyer, P.* (Freiburg) Referat . . . 156
Toxisch bedingte chronisch-interstitielle Nephritiden. *Dubach, U. C.* (Basel) Referat 166
Harnwegsinfekte und primär abakterielle chronisch-interstitielle Nephritiden. *Eigler, J.* (München) Referat 173

Nephrologie

Erfahrungen mit der kontinuierlichen Peritonealdialyse CPD bei akutem Nierenversagen nach kardiovaskulären Operationen sowie erheblicher kardialer Vorschädigung. *Scholz, R., Fraedrich, G., Leber, H. W., Mulch, J., Schütterle, G.* (Gießen) 183
Die Behandlung der Diuretica-resistenten Überwässerung und des akuten Nierenversagens mit der arteriovenösen Hämofiltration. *Gröne, H. J., Kaufhold, G., Kramer, P., Wigger, W., Burchardi, H., Stokke, T., Scheler, F.* (Göttingen) 187
Myelomniere und erweiterte Dialyseindikation. *Balcke, P., Schmidt, P., Kopsa, H., Zazgornik, J., Deutsch, E.* (Wien) 190
Der kolloidosmotische Druck bei Hämodialysepatienten. *Clasen, R., Grafen, K., Klose, K., Thelen, M., Köhler, H.* (Mainz) 192
Differenter Katecholaminstoffwechsel während Hämodialyse und Hämofiltration. *Lang, R., Vlaho, M., Kaufmann, W.* (Köln) 194
Der Einfluß von Plasmafiltration und Hämofiltration mit Filtratregeneration und Filtratrezirkulation auf die Elimination von Phenobarbital im Tierversuch. *Klehr, H. U., Hannich, M., Raqué, B., Kaschell, H. J.* (Bonn) 198
Untersuchungen zur Elimination harnpflichtiger Substanzen durch intraluminale Dickdarmperfusion. *Wizemann, V., Volz, H.-J., Zahn, G., Aigner, K.* (Gießen) 202
Symptomatologie und Verlauf der Analgetikanephropathie: Statistische Analyse von 230 Fällen. *Nitzsche, T., Bock, K. D., Anlauf, M., Brandt, H., Paar, D.* (Essen) 205
Niereninsuffizienz als Folge chronischer Bleivergiftung nach Schrotschußverletzung. *Stenglein, B., Richert, J., Eigler, J., Drasch, G.* (München) 208
Phosphatsubstitution bei Patienten im Akuten Nierenversagen. *Schweigart, U., Jäger, R., Bottermann, P., Kopp, K. F.* (München) 211
Zum Langzeitverlauf der chronischen Glomerulonephritis. *Dutz, H., Natusch, R.* (Berlin) . . 214
Plasmaseparation über Hohlfasermembranen zur Entfernung von Immunkomplexen bei der Wegenerschen Granulomatose. *Glöckner, W. M., Sieberth, H. G., Dienst, C., Kindler, J.* (Köln) 216
Erfolgreiche Behandlung einer schweren Abstoßungsreaktion nach Nierentransplantation durch Plasmaaustausch. *Liebau, G., Riegger, A. J. G., Roth, W., Wernet, P., Müller, G.* (Tübingen) 220
Einfluß der immunsuppressiven Therapie auf die Hepatitis-B-Virus-Infektion bei nierentransplantierten Patienten. *Jontofsohn, R., Herb, H. M., Berthold, H., Flemig, B.* (Freiburg/Tübingen) 222
Internistische Probleme bei Gravidität nach Nierentransplantation. *Samtleben, W., Castro, L. A., Baltzer, J., Müller, R., Land, W., Gurland, H. J.* (München/Regensburg) 225
Ein universelles Schrankenmodell. Glomeruläre Filtration und Blut-Liquor-Schranke. *Felgenhauer, K.* (Köln) 229
Differentialdiagnostische Anwendung der Gradientengelelektrophorese von Urinproteinen bei tubulo-interstitiellen Nierenerkrankungen. *Olbricht, C., Heyde, D. v. d., Alt, J., Jänig, H., Stolte, H.* (Hannover) 232
Zur Selektivität der renal-tubulären Resorption von kleinmolekularen Proteinen. *Boesken, W. H., Wacker, B., Kleuser, D., Mamier, A.* (Freiburg) 235
Nachweis von Serum-Amyloid-A (SAA) im Urin bei glomerulären Membranläsionen mit nicht-selektiver Proteinurie. *Linke, R. P., Giese, H. v., Bohle, A., Thomas, L., Grüner, S., Riethmüller, G., Beckh, B.* (München/Tübingen) 239
Hypophosphatämie bei Ca-Steinträgern — Effekt von Alter und Blutdruck? *Tschöpe, W., Schellenberg, B., Ritz, E., Wesch, H.* (Heidelberg) 244

Parathormon-vermittelte Histaminfreisetzung aus Mastzellen – Ursache des Pruritus bei sekundärem Hyperparathyreoidismus? *Wilhelms, O.-H., Kreusser, W., Ritz, E.* (Mannheim/Heidelberg) 248

Das Renin-Angiotensin-Aldosteron-System bei Patienten mit nephrotischem Syndrom: Effekt von 1-Sar-8-Ala-Angiotensin II. *Kramer, H. J., Düsing, R., Vetter, H., Kipnowski, J.* (Bonn/Münster) 251

Untersuchungen zur Beziehung von Arginin-Vasopressin, cAMP und Prostaglandin E_2 zur renalen Konzentrationsfähigkeit des Menschen. *Glänzer, K., Düsing, R., Kramer, H. J., Appenheimer, M., Vetter, H., Krück, F.* (Bonn/Münster) 256

Renale Prostaglandine und Wasser-Homöostase: Untersuchungen an gesunden Versuchspersonen und an Patienten mit Diabetes insipidus centralis. *Düsing, R., Herrmann, R., Glänzer, K., Vetter, H., Kramer, H. J.* (Bonn/Münster) 261

Assimilationsstörung verzweigtkettiger Ketosäuren in der Urämie. *Schauder, P., Matthaei, D., Henning, H. V., Scheler, F., Langenbeck, U.* (Göttingen) 265

Hoch- und mittelmolekulare Urämietoxine im Hämofiltrat von Patienten mit chronischer Urämie. *Brunner, H., Mann, H., Essers, U.* (Aachen) 270

Harnstoffzyklusenzyme und Proteingehalt in den Leukozyten von Normalpersonen und Patienten mit Niereninsuffizienz. *Vlaho, M.* (Köln) 273

Präventivmedizin am Beispiel des Hochdrucks

Epidemiologische Fakten als Ausgangspunkt praeventiver Zielsetzung. *Schettler, G.* (Heidelberg) Referat 276

Genetische Disposition als erster Schritt der Hochdruckentstehung. *Weber, P. C., Scherer, B.* (München) Referat 285

Pathobiochemie der essentiellen Hypertonie. *Distler, A.* (Mainz) Referat 295

Umwelteinflüsse als Risikofaktoren – ihre Erkennung als erster Schritt der Hochdruckprävention. *Bock, K. D.* (Essen) Referat 303

Psychosoziale Faktoren – ihre Rolle in der Pathogenese und ihre Bedeutung für die Prävention. *Kornitzer, M.* (Bruxelles) Referat 310

Grenzwert-Hypertonie. Diagnostik und Therapie an der Grenze zwischen Prävention und Frühbehandlung. *Held, E.* (München) Referat 310

Mögliche Frühdiagnose des essentiellen Hochdrucks durch einen genetischen Marker. *Wollheim, E.* (Würzburg) 319

Klinische Onkologie

I. Chemotherapie solider Tumoren

Malignes Wachstum. *Eder, M.* (München) Referat 323

Tumorinvasion und Metastasierung. *Grundmann, E.* (Münster) Referat 329

Basisprinzipien und klinische Pharmakologie der zytostatischen Behandlung. *Schmidt, C. G.* (Essen) Referat 337

Sensitivität und Resistenz bei der Tumortherapie. *Seeber, S.* (Essen) Referat 367

Die Polychemotherapie – kritisch betrachtet. *Gross, R., Claus, O.* (Köln) Referat 377

Bedeutung von Risiko- und Prognosefaktoren für die Therapieplanung und Therapiekontrolle bei metastasierenden Tumoren. *Nagel, G. A., Nagel-Studer, E.* (Göttingen) Referat 388

Kooperation zwischen Onkologen und Psychosomatikern bei der Behandlung solider Tumoren. *Diehl, V., Freyberger, H.* (Hannover) Referat 399

II. Paraneoplastische Syndrome

Allgemeinstörungen des Organismus bei lokalisierten Tumoren. *Wolfram, G.* (Freising-Weihenstephan) Referat 407
Immundefektzustände bei Tumorkranken. *Schumacher, K.* (Stuttgart) Referat 418
Endokrinologische Syndrome. *Krüskemper, H. J.* (Düsseldorf) Referat 428
Zur Wertigkeit paraneoplastischer Knochenmark- und Blutbildbefunde. *Helbig, W.* (Leipzig) Referat 428
Paraneoplastische Dermatosen. *Macher, E., Happle, R.* (Münster) Referat 432
Muskuläre und neurologische paraneoplastische Syndrome. *Pongratz, D. E.* (München) Referat 439

Onkologie

Sequentiell alternierende Chemotherapie nichtseminomatöser Hodentumoren mit Velbe/Bleomycin und Adriamycin/cis-Platinum. Ergebnisse einer prospektiven Studie bei 211 Patienten. *Scheulen, M. E., Schilcher, R. B., Higi, M., Mouratidou, D., Seeber, S., Schmidt, C. G.* (Essen) 450
Cis-Dichloro-Diamino-Platinum (CDDP) als Monotherapie bei soliden und metastasierenden therapierefraktären Tumoren. *Heyden, H. W. v., Beyer, J.-H., Lindemaier, G., Weinstock, N., Nagel, G. A.* (Göttingen) 454
cis-Dichlorodiaminplatinum(II) (DDP) bei refraktären soliden Tumoren – Eine Phase II-Studie. *Schilcher, R. B., Scheulen, M. E., Higi, M., Niederle, N., Seeber, S., Schmidt, C. G.* (Essen) 457
Überwachung der pulmonalen Bleomycin-Toxizität. *Goeckenjan, G., Schoppe, W. D., Jungblut, R., Schmidt-Gräff, A., Bremer, G.* (Düsseldorf) 460
Erste Ergebnisse mit dem ACO II-Protokoll beim inoperablen kleinzelligen Bronchialkarzinom. *Niederle, N., Schilcher, R. B., Bierbaum, W., Mouratidou, D., Seeber, S., Schmidt, C. G.* (Essen) 464
Eine randomisierte Phase-III-Studie mit 5-Fluorouracil, Carmustin und Vincristin im Vergleich zu Ftorafur, Carmustin und Vincristin bei metastasierten gastrointestinalen Tumoren. *Schnitzler, G., Arnold, H., Drings, P., Fritze, D., Geldmacher, J., Hartwich, H., Kempf, P., Meiser, R. J., Nedden, R., Oldershausen, H. F. v., Pappas, A., Queißer, W., Roemeling, V., Sievers, R., Wahrendorf, J., Westerhausen, M., Witte, W.* (Mannheim/Freiburg/Heidelberg/Erlangen/Mainz/Homburg/Darmstadt/Friedrichshafen/Duisburg/Karlsruhe) 467
Intraarterielle Perfusionstherapie des kleinen Beckens mit 5-Fluorouracil bei therapieresistenten Schmerzen des metastasierenden Kolonkarzinoms. *Beyer, J.-H., Heyden, H. W. v., Klee, M., Nagel, G. A., Schiller, U., Bornikoel, K., Schuster, R.* (Göttingen) 470
Xenotransplantation menschlicher Dickdarmkarzinome in thymusaplastische Nacktmäuse und deren Chemotherapie. *Fiebig, H. H., Löhr, G. W.* (Freiburg) 472
Optimierung des Leucovorin-Schutzes nach hochdosierter Methotrexat-Therapie. *Sauer, H., Schalhorn, A.* (München) 475
Fucosyltransferase- und N-Acetylneuraminyltransferaseaktivitäten in Lysaten normaler und neoplastischer lymphatischer Zellen sowie Parameyeloblasten des Menschen. *Augener, W., Abel, C. A., Brittinger, G.* (Essen/Denver – USA) 479
Untersuchungen zur Früherkennung von Sarkomen durch Nachweis von Tumorviren und Virusantikörpern. *Erfle, V., Hehlmann, R., Schetters, H., Meier, A., Luz, A.* (München) . 482
Diagnostik und Therapie der Lymphogranulomatosis X (Angio-Immunoblastische Lymphadenopathie). *Common, H. H., Arnold, H., Löhr, G. W., Sandritter, W.* (Freiburg) 484

Symposium: Tumorimmunologie

Immunsystem und Tumorabwehr. *Wecker, E.* (Würzburg) Referat 488
Mechanismen der Tumorabwehr. *Wagner, H.* (Mainz) Referat 488

Interferone: Proteine mit antiviralen, antiproliferativen, immunregulatorischen und antitumoralen Eigenschaften. *Kirchner, H., Beck, J.* (Heidelberg) Referat 496
Tumorassoziierte Antigene und ihre Bedeutung für die Tumordiagnostik. *Kleist, S. v.* (Freiburg) Referat 503
Monoklonale Antikörper — Ein neues Werkzeug zur Charakterisierung menschlicher Tumorantigene. *Koprowski, H.* (Philadelphia — USA) Referat 506
Möglichkeiten einer adjuvanten Immuntherapie bei Malignomkranken. *Oettgen, H. F.* (New York — USA) Referat 506

Nutzen und Gefahren des prophylaktischen Denkens und Handelns in der Medizin

Einführung. *Riecker, G.* (München) Referat 507
Die Prophylaxe bakterieller Infektionen. *Siegenthaler, W., Fuchs, P., Lüthy, R.* (Zürich) Referat 511
Prophylaktische Maßnahmen in der Gastroenterologie. *Ewe, K.* (Mainz) Referat 519
Nutzen und Gefahren der adjuvanten Chemotherapie und Bestrahlung zur Metastasenprophylaxe. *Brunner, K. W.* (Bern) Referat 527
Thromboembolie-Prophylaxe. *Bolte, H.-D.* (München) Referat 536
Primäre und sekundäre Prävention kardiovaskulärer Erkrankungen — Metabolische Aspekte. *Schlierf, G.* (Heidelberg) Referat 546
Prophylaktische Maßnahmen bei koronarer Herzkrankheit und arterieller Verschlußkrankheit. *Hilger, H. H., Tauchert, M.* (Köln) Referat 550

Kardiologie

Progression experimenteller chronischer Coronarstenosen: hämodynamische und histologische Befunde. *Wüsten, B., Schaper, J., Gottwik, M. G.* (Gießen/Bad Nauheim) 560
Korrelation von quantitativen angiographischen Messungen und poststenotischer Perfusion bei experimenteller Stenose der Arteria circumflexa. *Gottwik, M. G., Wüsten, B., Schaper, W.* (Bad Nauheim/Gießen) 561
Erhöhte Plasmaspiegel der Plättchen-Releaseproteine β-Thromboglobulin und Plättchenfaktor 4 bei koronarer Herzkrankheit. *Mühlhauser, I., Schernthaner, G., Silberbauer, K., Kaindl, F.* (Wien) 563
Verminderte Thrombozytenaggregation und Thromboxansynthese nach Makrelendiät: Folge veränderter Lipidzusammensetzung von Thrombozytenmembranen. *Siess, W., Roth, P., Scherer, B., Weber, P. C.* (München) 567
Thallium-201-Kinetik zur quantitativen Erfassung von Störungen der regionalen Myokardperfusion bei Patienten mit koronarer Herzkrankheit. *Tillmanns, H., Knapp, W. H., Schuler, G., Schlegel, W., Kübler, W.* (Heidelberg) 569
Verbesserung quantitativer Aussagemöglichkeiten bei der Thallium-Myokardszintigraphie durch den Einsatz von Auswertungsrechnern. *Eichstädt, H., Maisch, B., Feine, U., Kochsiek, K., Felix, R., Schmutzler, H.* (Tübingen/Berlin) 573
Begrenzung der Indikationen zur Myokardszintigraphie mit Thallium-201 bei koronarer Herzkrankheit. *Schicha, H., Rentrop, P., Karsch, K. R., Blanke, H., Facorro, L., Kreuzer, H., Emrich, D.* (Göttingen) 577
„Posteriore" Beteiligung beim akuten Hinterwandinfarkt. *Schmengler, K., Schwamborn, J., Rettig, G., Doenecke, P., Bette, L.* (Homburg) 580
Diagnostische Bedeutung erhöhter Myoglobinspiegel im Serum. *Maisch, B., Ogrzewalla, W., Eichstätt, H., Kochsiek, K.* (Tübingen/Berlin) 583
Ventrikuläre Rhythmusstörungen nach Myokardinfarkt in Abhängigkeit von der Lokalisation der Koronarstenose. *Schilling, G., Gross-Fengels, W., Buschhaus, M., Simon, H., Schaede, A.* (Bonn) 588

Zuverlässigkeit der Pulskontrolle bei der Bewegungstherapie Koronarkranker. *Franken, G., Merx, W., Bethge, C., Feldhoff, K. H.* (Aachen) 590

Die Änderung der Koronardurchblutung und des myokardialen Sauerstoffverbrauches in Ruhe und bei Belastung nach Gabe von Nitrolingual im Vergleich zu Tenormin, einen kardioselektiven β-Rezeptorenblocker. *Jansen, W., Niehues, B., Tauchert, M., Hombach, V., Behrenbeck, D. W., Hilger H. H.* (Köln) 593

Intrakoronare Thrombolyse über Koronarkatheter im akuten Infarkt und bei instabiler Angina pectoris. *Rentrop, K. P., Blanke, H., Karsch, K. R., Köstering, H.* (Göttingen) 597

Langzeitergebnisse nach koronarchirurgischen Eingriffen – klinische, angiographische und hämodynamische Befunde. *Löser, R., Jehle, J., Spiller, P., Loogen, F., Bircks, W.* (Düsseldorf) 599

Zweidimensionale echokardiographische Analyse der linksventrikulären Funktion in der früh- und spät-postoperativen Phase nach koronarer Bypass-Operation. *Erbel, R., Schweizer, P., Bardos, P., Messmer, B. J., Meyer, J., Effert, S.* (Aachen) 603

Vergleich der antiarrhythmischen Wirksamkeit von Disopyramid und Mexiletin gegenüber stimulusinduzierten ventrikulären Tachykardien. *Breithardt, G., Seipel, L., Abendroth, R.-R.* (Düsseldorf) 606

Antiarrhythmische Wirkungen bei intravenöser Anwendung des neuen Calciumantagonisten Ro 11-1781. *Brisse, B., Bender, F., Bramann, H., Kuhs, H., Schwippe, G.* (Münster) 609

Klinisch-elektrophysiologische Effekte des neuen Antiarrhythmikums R 818 (Flecainid). *Abendroth, R.-R., Seipel, L., Breithardt, G.* (Düsseldorf) 613

Die Bedeutung der Vorhofstimulation für die Indikation zur Schrittmachertherapie beim Sinusknotensyndrom. *Rosenberger, W., Steinbeck, G., Lüderitz, B.* (München) 615

Diagnostische und therapeutische Elektrostimulation mit implantierten antitachykarden Herzschrittmachern. *Naumann d'Alnoncourt, C., Lüderitz, B.* (München) 621

Die Bestimmung der Serumhalbwertszeit für Lidocain in Abhängigkeit von der Leberfunktion. *Saborowski, F., Griebenow, R., Wambach, G., Schneider, M., Zapp, B.* (Köln) 625

Herzrhythmusstörungen bei Diabetes mellitus. *Hoff, H.-G., Niemeier, G., Hager, W., Reinwein, D.* (Essen) 627

Validität verschiedener gated-blood-pool-Verfahren zur nichtinvasiven Beurteilung der linksventrikulären Globalfunktion. *Karsch, K. R., Schicha, H., Rentrop, P., Blanke, H., Luig, H., Kreuzer, H., Emrich, D.* (Göttingen) 629

Koronare Hämodynamik und myokardialer Sauerstoffverbrauch unter Dihydralazininfusion. *Kment, A., Klepzig, M., Büll, U., Strauer, B. E.* (München) 633

Die pathophysiologische Rolle des Renin-Angiotensin-Systems (RAS) und der sympathischen Aktivität (SA) bei schwerer congestiver Cardiomyopathie (COCM) als periphere Kreislaufregulationsmechanismen. *Riegger, A. J. G., Hepp, A., Beyer, J., Steilner, H., Liebau, G., Hayduk, K., Kochsiek, K.* (Tübingen/Düsseldorf) 636

Bedeutung pressorischer und volumenregulierender Systeme als Kompensationsmechanismen bei chronisch eingeschränkter Pumpfunktion des linken Ventrikels. *Manthey, J., Dietz, R., Leinberger, H., Schmidt-Gayk, Schömig, A., Schwarz, F., Kübler, W.* (Heidelberg) 639

Die Rolle pressorischer Systeme bei Saunabelastung vor und nach Beta-Blockade. *Strasser, R., Dietz, R., Schömig, A., Manthey, J., van Dyck, J., Kübler, W.* (Heidelberg) 642

Untersuchung zu einen programmierten Kurs der Herzauskultation. *Burkhard, G. P., Renschler, H. E.* (Bonn) 646

Klinische und echokardiographische Befunde bei Mitralklappenringverkalkung. *Schweizer, P., Erbel, R., Richter, H. A., Effert, S.* (Aachen) 649

Ergebnisse bei mitralklappenerhaltenden und -ersetzenden Eingriffen am Herzen. *Mattern, H., Gliszczinski, C. v., Heck, I., Fricke, G.* (Bonn) 651

Die St.-Jude Medical (SJM)-Klappenprothese im Vergleich mit anderen Klappenprothesen. *Niehues, B., Lübbing, H., Jansen, W., Carstens, V., Behrenbeck, D. W.* (Köln) 656

Neuartige Funktionsdiagnostik der SJM-Klappe mittels M-mode-Echokardiographie und erste Verlaufskontrollen nach Klappenersatz. *Hidajat, H. C., Weber, J., Thormann, J., Schlepper, M.* (Bad Nauheim) 660

Angiographische und hämodynamische Befunde nach prothetischem Klappenersatz. *Löllgen, H., Just, H., Limbourg, P., Kersting, F., Kasper, W., Meinertz, T., Satter, P.* (Freiburg/Worms/Mainz/Frankfurt) 664

Eine neue, oral applizierbare, positiv inotrope Substanz: ARL-115. *Ruffmann, K. D., Mehmel, H., Kübler, W.* (Heidelberg) 668

Hämodynamik eines nichtglykosidartigen Kardiotonikums in der oralen Langzeittherapie myokardialer Dekompensation. *Kramer, W., Thormann, J., Schlepper, M.* (Bad Nauheim) ... 671

Minimale kardiale Transitzeiten (MTT) zur Kontrolle einer vasodilatierenden Therapie bei eingeschränkter linksventrikulärer Funktion. *Leinberger, H., Tillmanns, H., Zebe, H., Knapp, W. H., Kübler, W.* (Heidelberg) ... 675

Behandlung der schweren Herzinsuffizienz mit Prazosin. *Himmler, F. C., Wirtzfeld, A., Klein, G., Volger, E., Schmidt, G.* (München) ... 677

Diagnostische und therapeutische Bedeutung der hämodynamischen Sofortwirkung von Bumetanid (Fordiuran) bei Patienten mit pulmonaler Hypertonie. *Maack, P., Kohl, F.-V., Rüdiger, H. W.* (Hamburg) ... 680

Untersuchungen zur Kardiotoxität von Daunorubicin. *Wilmsmeier, R., Brisse, B., Büchner, T., Urbanitz, D.* (Münster) ... 683

Hypertonie

Thromboxan B_2 (TXB_2)-, Prostaglandin E_2 (PGE_2)- und Prostaglandin F_{2a} (PGF_{2a})-Ausscheidung und Nierenfunktion. *Küppers, H., Schnurr, E.* (Düsseldorf) ... 686

Interferenz zwischen Diuretika und Antiphlogistika unter besonderer Berücksichtigung des renalen Prostaglandinsystems. *Kipnowski, J., Düsing, R., Kramer, H. J.* (Bonn) ... 689

Einfluß veränderter Prostaglandinbildung auf die sympathoadrenerge Aktivität und die Blutdruckregulation. *Lorenz, R., Spengler, U., Siess, W., Weber, P. C.* (München) ... 692

Renale Kallikreinausscheidung und Plasmakallikrein bei renoparenchymatösen Hypertonikern mit chronischer Niereninsuffizienz im Vergleich zur essentiellen Hypertonie. *Feltkamp, H., Vlaho, M., Meurer, K. A.* (Köln) ... 694

Interrelation zwischen renaler Kallikreinaktivität und Blutdruckverhalten nach diuretischer und sympathicolytischer Therapie bei essentieller Hypertension. *Overlack, A., Stumpe, K. O., Haberland, G. L., Ressel, C., Marklewitz, F., Krück, F.* (Bonn) ... 698

Hämodynamik des renalen Hochdrucks. *Bahlmann, J., Brod, J., Cachovan, M., Hubrich, W., Pretschner, D., Hundeshagen, H., Török, M.* (Hannover) ... 703

Antihypertensive Wirksamkeit von Guanfacin als Monotherapie und in Kombination mit Saluretikum Clopamid. *Zehner, J., Ebel, H.* (Marburg) ... 708

Neues diagnostisches und therapeutisches Konzept bei renovaskulärer Hypertonie. *Ingrisch, H., Holzgreve, H., Middeke, M., Frey, K. W.* (München) ... 708

Perkutane Gefäßdilatation und Embolisation zur Behandlung der renalen Hypertonie. *Grosse-Vorholt, R., Seybold, D., Lux, E., Zeitler, E., Gessler, U.* (Nürnberg) ... 711

Perkutane Katheterdilatation bei renovaskulärem Hochdruck unter Berücksichtigung von Transplantatnieren. *Mathias, K., Liebig, R.* (Freiburg) ... 713

Die medikamentöse Therapie des Bluthochdrucks – Theorie und Praxis. *Lohmann, D., Görlt, H.* (Leipzig) ... 715

Kurz- und Langzeitergebnisse der Hypertoniebehandlung durch Gewichtsreduktion. *Wechsler, J. G., Wenzel, H., Malfertheiner, P., Ditschuneit, H. H., Neef, P., Ditschuneit, H.* (Ulm) ... 718

Zur Behandlung reninabhängiger Hypertonie mit Captopril. *Rosenthal, J., Arlart, I., Jäger, H., Etzrodt, H.* (Ulm) ... 722

Periphere und kardiopulmonale Hämodynamik unter akuter Converting-Enzymhemmung bei essentieller Hypertonie und Herzinsuffizienz. *Heck, I., Fricke, G., Stumpe, K. O., Mattern, H., Krück, F.* (Bonn) ... 726

Tagesrhythmische Schwankungen der Plasmareninaktivität (PRA) bei Hypertonikern. *Haux, R., Anders, E., Gotzen, R., Schwab, M.* (Berlin) ... 731

Extrarenale und renale Mechanismen oder Reninstimulation nach Schleifendiuretika. *Hummerich, W., Krause, D. K., Konrads, A., Kaufmann, W.* (Köln) ... 734

Sympathikusaktivität und Kreislaufreagibilität bei Mineralocorticoid-induziertem Blutdruckanstieg. *Philipp, T., Cordes, U., Lüth, B., Wucherer, G., Zschiedrich, H., Distler, A.* (Mainz) ... 738

Verhalten renal wirksamer Hormone unter isotoner NaCl-Belastung bei Normalpersonen und essentiellen Hypertonikern. *Witzgall, H., Scherer, B., Weber, P. C.* (München) ... 741

Plasma-Normetanephrin: Ein neuer biochemischer Index zur Bestimmung der sympathischen Nervenaktivität bei essentieller Hypertonie. *Kolloch, R., Kobayashi, K., Bornheimer, J., DeQuattro, V.* (Bonn/Los Angeles – USA) ... 744

Hepatologie

Prospektive kooperative Studie „Klinisch gesunde HBsAg-Träger" (DFG). *Kaboth, U., Arnold, W., Biswas, R., Böttcher, U., Creutzfeld, W., Dormeyer, H. H., Gerlich, W., Haux, R., Hess, G., Hesse, R., Hütteroth, T. H., Immich, H., Klinge, O., Knolle, J., Meyer zum Büschenfelde, K. H., Müller, R., Nowrousian, R., Pfeifer, U., Sattel, M., Schober, A., Schönborn, H., Stamm, B., Thomssen, R., Weißhaar, D., Wepler, W.* (Berlin/Flensburg/Göttingen/Hannover/Heidelberg/Kassel/Mainz/Würzburg) 744

Kooperative prospektive Studie „Akute Virushepatitis" (DFG). *Kaboth, U., Adami, B., Alexander, M., Alle, M., Arnold, W., Beckenbach, H., Biswas, R., Böttcher, U., Brodersen, M., Brückner, O., Brügmann, L., Creutzfeldt, W., Deicher, H., Deinhardt, F., Dormeyer, H. H., Frösner, G., Gerlich, W., Haux, R., Havemann, K., Hess, G., Hoffmann, H. G., Holzberg, R., Hütteroth, T. H., Immich, H., Klinge, O., Knolle, J., Loh, S. v., Luer, W., Martini, G. A., Meyer zum Büschenfelde, K. H., Müller, R., Nowrousian, R., Ortmans, H., Pfeifer. U., Reuss, M., Roggendorf, M., Sanwald, R., Sattel, M., Schober, A., Schönborn, H., Schultz, H., Sodomann, C. P., Stamm, B., Thamer, G., Thomssen, R., Tralle, S., Wepler, W., Wildhirt, E., Zilly, W.* (Berlin/Göttingen/Hannover/Heidelberg/Kassel/Mainz/Marburg/München/Würzburg) 749

Immunhistologische Untersuchungen bei asymptomatischen HBsAg-Trägern. *Dormeyer, H. H., Schönborn, H., Klinge, O., Arnold, W., Meyer zum Büschenfelde, K. H., Knolle, J., Born, M.* (Mainz/Kassel/Berlin/Flensburg/Bad Kreuznach) 756

Vergleich von Serummarkern zum quantitativen Nachweis von Dane-Partikeln. *Hess, G., Arnold, W., Meyer zum Büschenfelde, K. H.* (Berlin) 758

Anti-HBc-Ig-M: Ein früher Parameter der HBV-Infektion. *Berthold, H., Gissmann, L., Batsford, S., Jontofsohn, R.* (Freiburg) 761

Krankheitsspezifität und diagnostische Verwertbarkeit eines immunsuppresiven Serumfaktors (RIF). *Grauer, W., Berg, P. A.* (Tübingen) 765

Fehlender Einfluß von (+)-Cyanidol-3 auf Serumbilirubin, Serumgallensäuren und HBsAg-Elimination bei akuter Virushepatitis. *Männer, C., Czygan, P., Stiehl, A., Kommerell, B.* (Heidelberg) 765

Einfluß von Somatostatin auf Glukagon, Insulin und Aminosäuren im Plasma von Patienten mit akuter Hepatitis. *Limberg, B., Kommerell, B.* (Heidelberg) 766

Steroidhormone beim primären Leberkarzinom und bei Leberzirrhose. *Scheuer, A., Grün, R., Lehmann, F.-G.* (Marburg) 768

Ursachen der Hyperinsulinämie bei Patienten mit Leberzirrhose: Portocavale Shunts oder verminderte Degradationsfähigkeit der Leber? *Sonnenberg, G. E., Keller, U., Burckhardt, D., Gyr, K.* (Basel) 771

Beziehungen zwischen Plasmaammoniak, Plasmaaminosäuren und weiteren Parametern bei Leberzirrhose. Zwei Hauptkomponentenanalysen. *Holm, E., Striebel, J.-P., Langhans, W., Kattermann, R., Werner, B.* (Mannheim/Heidelberg) 775

Frühveränderungen von Leberhämodynamik und -funktion nach mesocavalem Shunt. *Herz, R., Halbfass, H. J., Rössle, U., Mathias, K., Herrmann, D., Gerok, W.* (Freiburg) 780

Orale Aminosäurebehandlung bei Patienten mit Leberzirrhose und portosystemischem Shunt. Eine prospektive kontrollierte Doppelblindstudie. *Sieg, A., Walker, S., Czygan, P., Stiehl, A., Kommerell, B.* (Heidelberg) 784

Einfluß einer oralen Gabe eines besonderen Aminosäurengemisches auf die chronische hepatische Enzephalopathie (CHE) von Patienten mit Leberzirrhose. *Schäfer, K., Winther, M. B., Ukida, M., Leweling, H., Reiter, H.-J., Bode, J. C.* (Marburg) 786

Vermehrte Glycinkonjugation biliärer Gallensäuren während der Behandlung von Patienten mit Cholesteringallensteinen mit Ursodeoxycholsäure oder Chenodeoxycholsäure. Einfluß auf die Cholesterinsättigung. *Stiehl, A., Raedsch, R., Götz, R., Walker, S., Czygan, P., Männer, C., Kommerell, B.* (Heidelberg) 790

Litholyse von Choledochuskonkrementen mit Capmul 8210. *Schmack, B., Schenk, J., Rösch, W., Riemann, J. F., Koch, H.* (Erlangen/Schweinfurt) 791

Retrodifferenzierung des Gallensäurenstoffwechsels bei Cholestase. *Back, P., Walter, K.* (Freiburg) 793

Nachweis komplementbindender Anti-ATPase-Antikörper in Seren von Patienten mit primär-biliärer Zirrhose. *Sayers, T. J., Kirchoff, M., Stechemesser, E., Klöppel, G., Berg, P. A.* (Tübingen/Hamburg) 795

Klassifizierung chronisch cholestatischer Leberkrankheiten mit Hilfe verschiedener antimitochondrialer Antikörper. *Wiedmann, K. H., Sayers, T. J., Berg, P. A., Kirchhoff, M., Klöppel, G., Stechemesser, E.* (Tübingen/Hamburg) 799
Verhinderung der Dimethylnitrosamin-Leberschädigung durch chronische Vorbehandlung mit Alkohol. *Teschke, R., Gellert, J., Haydn, M., Frenzel, H., Oldiges, H., Strohmeyer, G.* (Düsseldorf/Grafschaft-Schmallenberg) 802
Der Orotsäurestoffwechsel bei Leberkrankheiten. *Pausch, J., Bucher, B., Kahl, M. C., Gerok, W.* (Freiburg) 805
Stoffwechsel von Leberzirrhotikern unter Kohlenhydratdauerinfusionen. Eine kontrollierte Studie. *Egberts, E.-H., Müller, P. H., Malchow, H., Horbach, L., Prestele, L.* (Tübingen/Erlangen) 808
Anstieg der adulten und fetalen Form der Gamma-Glutamyl-Transferase (GGT)-Aktivität im Serum bei Patienten mit alkoholischen Leberschäden. *Rauen, J., Petrides, A. S., Teschke, R.* (Düsseldorf) 811
Orale und intravenöse Methohexital-Belastung als quantitative Leberfunktionsprüfung – Messung von Extraktionsrate und Leberdurchblutung. *Richter, E., Rietbrock, I., Epping, J., Heusler, H., Breimer, D. D.* (Würzburg/Leiden) 814
Der Nikotinsäure-Provokationstest beim Gilbert-Syndrom. Korrelation mit der Bilirubinclearance. *Röllinghoff, W., Paumgartner, G., Preisig, R.* (München/Bern) 816
Die Wirkung von Fasten auf die Bilirubinaufnahme durch die isoliert perfundierte Leber. *Gärtner, U., Gatmaitan, Z., Wolkoff, A. W.* (New York – USA) 819

Gastroenterologie

Endokrinologische Funktionsuntersuchungen bei Patienten mit Morbus Crohn. *Hotz, J., Goebell, H., Förster, S., Hartmann, I., Tharandt, L., Hackenberg, K.* (Essen) 821
Gallensäurenmetabolismus bei Morbus Crohn (Ileitis terminalis). *Matern, S., Fackler, O., Gerok, W.* (Freiburg) 824
Röntgenbefunde am Digestionstrakt bei Gallensäurentherapie. *Möckel, G., Hess, W.* (Hamburg) 826
Motilität und Sekretion – Grundlage der intestinalen Reinigungsfunktion? *Lux, G., Femppel, J., Lederer, P., Schmack, B., Schenk, J., Rösch, W., Domschke, W.* (Nürnberg) 826
Elektrische Potentialdifferenz im Colon der Ratte unter Streßbedingungen. *Wanitschke, R., Eichhorn, T., Ewe, K., Vescei, P.* (Mainz/Heidelberg) 827
Die alkalische Dünndarmphosphatase im Stuhl – ein Parameter der aktuellen Schädigung der Dünndarmschleimhaut. *Lehmann, F.-G., Cramer, P., Hillert, U., Hoge, R., Hufnagel, H.* (Marburg) 830
Das mikrosomale Äthanol oxidierende System (MEOS) und seine Induzierbarkeit durch chronische Alkoholgabe in Darm und Lunge. *Seitz, H., Lieber, C. S., Kommerell, B.* (Heidelberg/New York – USA) 834
Intestinale Absorption von Glukose, Wasser, Natrium und Xylose bei Personen mit regelmäßigem Alkoholkonsum. *Koch, W., Munzinger, R.* (Würzburg) 836
Veränderungen der Dünndarmschleimhaut bei Patienten mit renaler Osteopathie. *Samizadeh, A.* (Münster) 839
Wirkungsmechanismus von Bisacodyl: Die Rolle des Adenylatzyklasesystems und der Darmpermeabilität. *Farack, U., Loeschke, K., Nell, G.* (Homburg/München) 840
Morphologische Veränderungen des intestinalen autonomen Nervensystems bei Darmprozessen differenter Genese. *Schmidt, H., Riemann, J. F.* (Erlangen) 842
Vergleich der Wertigkeit von Cascara-Salax und X-Prep bei der Vorbereitung für Colonkontrastuntersuchungen. *Hain, P., Richter, D., Georgi, M.* (Mainz/Mannheim) 846
Verhalten der antralen Gastrin (G)- und Somatostatin (D)-Zellzahl sowie der immunoreaktiven Gastrin (IRG)- und Somatostatin (IRS)-Konzentration nach selektiver proximaler Vagotomie. *Arnold, R., Hülst, M. v., Miñana, I., Koop, H., Becker, H. D.* (Göttingen) 849
Vagale „Pancreatic Polypeptide"-Freisetzung bei der Ulkuskrankheit: ein Indikator für den Vagotonus? *Koop, H., Arnold, R., Becker, H. D., Börger, H. W., Keller, H.* (Göttingen) 851
Zum Abbau gastrointestinaler Hormone. *Reiss, M., Strunz, U.* (Erlangen) 854
Der Sekretionsmechanismus von intragastrischem Gastrin. *Hengels, K.-J., Fritsch, W.-P., Scholten, T., Müller, J. E.* (Düsseldorf) 855

Die Wirkung des HDC-Blockers (+)-Catechin auf die menschliche Magenschleimhaut bei akuten und chronischen Erkrankungen. *Reimann, H.-J., Swoboda, K., Wendt, P., Blümel, G., Schmidt, U., Rakette, S., Ultsch, B.* (München) 859

Untersuchungen zur Optimierung der kombinierten Anwendung von Cimetidin und Pirenzipin beim Menschen. *Londong, W., Londong, V., Weber, T., Werder, K. v.* (München) 863

Zelluläre Wirkungen von Somatostatin und Pirenzipin im Antrum der Ratte. *Tischbirek, K., Feurle, G. E., Al Badavi, K., Helmstaedter, V., Forssmann, W. G., Lehy, T.* (Heidelberg/Paris) 867

Die Wirkung eines Prostaglandin-Analogs auf die Pentagastrin-stimulierte Säuresekretion bei gesunden Probanden. *Simon, B., Müller, P., Kather, H., Kommerell, B.* (Heidelberg) ... 871

Prostaglandin E_2 hat zytoprotektive Wirkungen auf die Magenschleimhaut beim Menschen. *Ruppin, H., Person, B., Domschke, W., Robert, A.* (Erlangen/Kalamazoo – USA) 873

Wirkung von Domperidon auf die Abheilung des Ulcus ventriculi. Eine Placebo-kontrollierte Doppelblindstudie. *Weihrauch, T. R., Scheidt, E., Ewe, K.* (Mainz) 875

Medikamentös bedingte Ösophagusgeschwüre. *Wienbeck, M., Kuhnert, H., Rohner, H. G., Berges, W.* (Düsseldorf/München/Gladbeck) 878

Welche Faktoren beeinflussen den Erfolg einer konservativen Behandlung der Refluxösophagitis? *Sonnenberg, A., Berges, W., Wienbeck, M., Lepsien, G., Siewert, J. R., Blum, A. L.* (Düsseldorf/Göttingen/Zürich) 882

Zur adaptiven Relaxation des Magens. *Strunz, U.* (Erlangen) 886

Stoffwechsel

Synthese von Cholesterin, Gallensäuren und VLDL-Triglyceriden bei familiärer kombinierter Hyperlipidämie. *Beil, F. U., Grundy, S. M.* (Heidelberg/La Jolla – USA) 886

Untersuchungen zur familiären Hyperchylomikronämie. *Augustin, J., Poli, A., Hodenberg, E. v., Greten, H., Baggio, G., Fellin, R., Crepaldi, G.* (Heidelberg) 889

Zur Genetik der familiären Hyper-alpha-Lipoproteinämie. *Heckers, H., Brachthäuser, R., Fuhrmann, W.* (Gießen) 889

Die Vergrößerung des rauhen endoplasmatischen Retikulums – ein charakteristischer Zelldefekt bei familiären Hyperlipoproteinämien. *Koschinsky, T., Schwippert, B., Bünting, C., Maug, A., Gries, F. A., Canzler, H.* (Düsseldorf/Hannover) 896

Der Einfluß von i.v. Heparin- und/oder oraler Fettgabe auf die Morphologie menschlicher Lipoproteine. *Bode, G., Klör, H.-U., Ditschuneit, H.* (Ulm/Oklahoma – USA) 899

Der Einfluß von Menge und Art des Nahrungsfettes auf die Lipide in den HDL des Serums beim Menschen. *Wolfram, G., Adam, O., Zöllner, N.* (München) 902

Der Einfluß einer chronischen β-Rezeptorenblockade auf den Kohlenhydrat- und Fettstoffwechsel und deren hormonelle Regulation bei Hochdruckkranken. *Franz, I.-W., Lohmann, F. W., Koch, G., Agrawal, B., Hoenle, R.* (Berlin) 905

Einfluß eines Sojabohnen-Pektin-Gemisches auf Lipoproteinlipide und Apolipoproteine im Serum. *Richter, W., Weisweiler, P., Schwandt, P.* (München) 909

Abnorme HDL-Komposition nach Alkoholabusus. *Klose, G., Middelhoff, G., Greten, H.* (Heidelberg) 912

Regulation der Sterin-Synthese in menschlichen Leukozyten. *Krone, W., Betteridge, D. J., Galton, D. J.* (Heidelberg/London) 914

Der Einfluß von Steroidhormonen auf die Low-Density-Lipoprotein (LDL)-Rezeptoraktivität in Hautfibroblasten. *Henze, K., Chait, A., Bierman, E. L.* (Seattle – USA) 917

Regulation der Cholesterinsynthese durch Plasmalipoproteine im kultivierten Dünndarm – Hinweise auf einen LDL-Rezeptor. *Stange, E. F., Preclik, G., Alavi, M., Schneider, A., Ditschuneit, H.* (Ulm) 919

Humane intestinale Fettsäure: CoA-Ligase für langkettige Fettsäure. *Bierbach, H., Wieser, T.* (Mainz) 922

Untersuchungen des Harnsäurestoffwechsels Gesunder unter oraler Purinbelastung mit Hilfe stabiler Isotopen. *Löffler, W., Gröbner, W., Medina, R., Zöllner, N.* (München/Freising-Weihenstephan) 926

Der Einfluß von Purinen sowie Oxipurinol auf den Pyrimidinstoffwechsel in menschlichen Lymphozytenkulturen. *Banholzer, P., Gröbner, W., Zöllner, N.* (München) 928

Ausdauertraining und Serum-Lipoproteine – Aufbau und Motivationsarbeit einer Zwei-Jahres-Prospektivstudie. *Backs, C., Weisweiler, P., Hüllemann, K. D., Schwandt, P.* (Prien/München) 931

Ausdauertraining und Serumlipoproteine – Einfluß eines fünfmonatigen Ausdauertrainings auf die Serumlipoproteine. *Weisweiler, P., Backs, C., Schwandt, P., Hüllemann, K. D.* (München/Prien) 933
Die Behandlung der Adipositas durch eiweißsubstituiertes Fasten – Ergebnisse einer multizentrischen Studie. *Ditschuneit, H. H., Wechsler, J. G., Fußgänger, R.-D., Ditschuneit, H.* (Ulm) 936
Veränderungen klinischer und klinisch-chemischer Parameter unter stationärer Nulldiät im Vergleich zu einer Kontrollgruppe. *Schuler, B., Schmülling, R.-M., Luft, D., Eggstein, M.* (Tübingen) 939
Zum Dualismus der Katecholaminwirkung auf die Depotfettmobilisation beim Menschen: Einfluß von totalem Fasten. *Kather, H., Pries, J., Ring, I., Schrader, V., Simon, B.* (Heidelberg) 943

Diabetes

Verbesserte Diabeteseinstellung mit Hilfe tragbarer Insulinsteuergeräte. *Renner, R., Hepp, K. D., Mehnert, H.* (München) 945
Des-Phe-Insulin-haltige Insuline im intraindividuellen Vergleich zu handelsüblichen Präparaten. *Sachse, G., Federlin, K.* (Gießen) 953
Wertigkeit von Insulinrezeptorbestimmungen für die klinische Diabetologie. *Dreyer, M., Mangels, W., Siemers, U., Kühnau, J., Maack, P., Holle, A., Rüdiger, H. W.* (Hamburg) . 955
Früh- und Spätwirkung des Insulins bei der Behandlung der diabetischen Ketoazidose. *Trapp, V. E., Paul, P., Reichard, G. A., Owen, O. E.* (Philadelphia – USA) 959
Ketonämie und Ketonkörperbildungsrate bei insulinabhängigen Diabetikern nach kurzfristigem Insulinentzug. *Sonnenberg, G. E., Keller, U., Berger, W.* (Basel) 959
Veränderter Insulinmetabolismus bei körperlich Trainierten. *Wirth, A., Diehm, C., Mayer, H., Schlierf, G.* (Heidelberg) 962
Eßverhalten jugendlicher Diabetiker. *Toeller, M., Engelhardt, B., Groote, A. C., Gries, F. A.* (Düsseldorf) 964
Eliminationskinetik von synthetischem humanem C-Peptid beim Menschen mit normaler und stark eingeschränkter Nierenfunktion. Fehlen einer Beeinflussung der körpereigenen Beta-Zell-Sekretion durch C-Peptid. *Zilker, T., Zilker, G. A., Ermler, R., Yanaihara, N., Bottermann, P.* (München) 967
Relation von Insulin zu C-Peptiden unter Anwendung antikonzeptioneller Steroide. *Hausmann, L., Friedhoff, G., Kaffarnik, H.* (Marburg) 972
Wirkung des neuen Glykosidhydrolasenhemmers Acarbose (Bay g 5421) auf den Stoffwechsel von Diabetikern. *Willms, B., Sachse, G., Unger, H.* (Bad Lauterberg) 975
Blutglucose und Seruminsulin nach oraler Applikation von Palatinit im Vergleich zu Glucose bei Diabetikern vom Erwachsenentyp. *Drost, H., Gierlich, P., Spengler, M., Jahnke, K.* (Wuppertal) 978
Studien zum Antagonismus von Insulin und Glucagon bei der Regulation der hepatischen Glucoseabgabe. *Böttger, I., Dietze, G., Wicklmayr, M., Häring, H. U., Schifman, R.* (München) 981
Einfluß von kurzfristigen Blutzuckerschwankungen auf die HbA$_{1a-c}$-Konzentration bei subklinischem Diabetes mellitus und alloxandiabetischen Ratten. *Sachse, G., Koch, U., Laube, H.* (Gießen) 985
„Insulin Like Activity" von Bradykinin auf den Aminosäurenstoffwechsel des Skelettmuskels. *Schifman, R., Dietze, G., Wicklmayr, M., Mehnert, H., Böttger, I.* (München) 988
Einfluß von Diabetestyp, Stoffwechselkontrolle (HbA1), Therapieform und Diabetesdauer auf HDL-Cholesterin und Plasmalipide bei Typ-I- und Typ-II-Diabetes mellitus. *Prager, R., Schernthaner, G., Mühlhauser, I., Müller, M.* (Wien) 991
Hypertonie und Arteriosklerose. Eine Multivarianzanalyse bei Diabetikern mit arterieller Verschlußkrankheit. *Janka, H. U., Standl, E., Mehnert, H.* (München) 994
Diagnostische Problematik beim organischen Hyperinsulinismus. *Landgraf, R., Landgraf-Leurs, M. M. C., Wirsching, R., Spelsberg, F.* (München) 997
Die Lokalisationsidagnostik von Insulinomen durch perkutane transhepatische Pfortadersondierung mit gezielter Blutentnahme. *Beyer, J., Cordes, U., Atzpodien, W., Georgi, M., Günter, R., Thelen, M., Kümmerle, F., Happ, J., Krause, U.* (Mainz) 1000

Gefrierkonservierung (−196° C) tierischer und menschlicher Pankreasinseln zur Transplantation bei Diabetes mellitus. *Bretzel, R. G., Schneider, J., Dobroschke, J., Schwemmle, K., Federlin, K.* (Gießen) 1003

Einfluß verschiedener Stoffwechselparameter auf die Protein- und Basalmembransynthese in isolierten Glomerula diabetischer Ratten. *Hasslacher, C., Wahl, P.* (Heidelberg) 1007

Pankreas

Analyse des Isoamylasemusters: Rationelle Methoden und deren Anwendung bei Patienten mit Amylaseerhöhung unklarer Ätiologie. *Dürr, H. K., Wachter, W., Bode, C., Bode, J. C.* (Marburg) 1009

Vergleichende Untersuchungen zur Wertigkeit eines neuen Serumtrypsintests für die Diagnose der akuten Pankreatitis. *Hansen, W., Haberland, H., Goldmann, F. L.* (München) 1012

Serumenzymbestimmung zur Diagnostik der chronischen Pankreatitis? *Lankisch, P. G., Luerßen, K., Koop, H., O'Donnell, M. D., Arglebe, C.* (Göttingen/Dublin) 1014

Der Pancreolauryltest: ein Screeningtest für die Diagnostik der chronischen Pankreatitis? *Lankisch, P. G., Schreiber, A., Otto, J., Koop, H., Caspary, W. F.* (Göttingen) 1017

Screeningmethoden des exokrinen Pankreas (FDL-, PABA-Test, Stuhlchymotrypsinbestimmung) im Vergleich zum Sekretin-Pankreozymintest. *Stock, K. P., Schenk, J., Schmack, B., Domschke, W.* (Erlangen) 1021

Einfluß von Somatostatin auf den Verlauf der Pankreatitis. *Limberg, B., Kommerell, B.* (Heidelberg) 1024

Sekretionsverhalten des pankreatischen Polypeptids (PP) nach Gabe von Glukagon und Secretin bei Normalpersonen und Patienten mit primärem Hyperparathyreoidismus (PHPT). *Windeck, R., Eysselein, V., Singer, M., Goebell, H., Reinwein, D.* (Essen) 1025

Untersuchungen zur exokrinen und endokrinen Pankreasfunktion bei 38 Patienten nach partieller Duodenopankreatektomie. *Freise, J., Zick, R., Rumpf, H. D., Canzler, H.* (Hannover) .. 1027

Hypophysenvorderlappenfunktion bei pankreatektomierten Patienten. *Phillip, J., Grabner, W., Schwille, P. O., Sailer, D., Pichl, J.* (Frankfurt/Straubing/Erlangen) 1031

Angiologie

Die Ultraschall-Doppler-(USD)-Sonographie der A. carotis. Ein klinischer Erfahrungsbericht. *Reimer, F., Wernheimer, D., Lange, J., Friedrich, B., Maurer, P. C., Becker, H. M.* (München) 1035

Geschlechtsspezifische Unterschiede der Gefäßalterung. *Treese, N., Ungern-Sternberg, A. v.* (Mainz) 1038

Plasma-β-Thromboglobulinspiegel und Thrombozytenaggregation bei Patienten mit arterieller Verschlußkrankheit unterschiedlicher Schweregrade. *Standl, E., Janka, H. U.* (München) . 1041

Grenzen der Frühdiagnose tiefer Beinvenenthrombosen mit radiojodmarkiertem Fibrinogen. *Wuppermann, T., Rath, N. F., Zielonka, J., Pretschner, D. P., Fahr, C.* (Hannover) 1044

Zur thrombosehemmenden Wirkung von Azetylsalizylsäure und Dipyridamol. *Kirchmaier, C. M., Reinfelder, G., Sehrbrock, M., Trautmann, O., Bender, N., Breddin, K.* (Frankfurt) . 1050

Zur Wirksamkeit der Thrombolyse mit Urokinase am Beispiel des Paget-von-Schroetter-Syndroms. *Zimmermann, R., Mörl, H., Harenberg, J., Wahl, P., Kuhn, H. M., Gerhardt, P., Prager, P.* (Heidelberg) 1053

Hämatologie

Hemmung der autologen gemischten Lymphocytenkultur bei Morbus Hodgkin. *Begemann, M., Claas, G., Falke, H.* (Marburg) 1055

Fibrinogenspaltprodukte als Aktivitätszeichen des M. Hodgkin. *Girmann, G., Pees, H.* (Homburg) 1059

Aussagefähigkeit der Lymphographie bei der Lymphogranulomatose. Ist die Lymphographie überholt? *Schoppe, W. D., Fischer, J. T., Jungblut, R. M., Bremer, G.* (Düsseldorf) 1063
Untersuchungen zur Proteinsynthese in Non-Hodgkin-Lymphomen. *Emmerich, B., Thiel, E., Schneider, N., Maurer, R., Baier, R., Rastetter, J.* (München) 1066
Die prognostische Bedeutung der Art des Behandlungserfolges bei Non-Hodgkin-Lymphomen. *Herrmann, R., Barcos, M., Stutzman, L.* (Heidelberg/Buffalo – USA/Montreal) 1070
Die prognostische Relevanz der verschiedenen Stadieneinteilungen und der Lymphozytenverdopplungszeit bei der chronischen lymphatischen Leukämie. *Bremer, K., Schmalhorst, U., Grisar, T., Jansen, H., Mattheus-Selter, I., Brittinger, G.* (Essen) 1072
Maligne Zweiterkrankungen bei Morbus Hodgkin, Plasmozytom und chronischer myeloischer Leukämie nach Strahlen- und zytostatischer Therapie. *Ostendorf, P., Zimmermann, R., Freund, M., Wilms, K., Benöhr, H.-C., Waller, H. D.* (Tübingen) 1076
Immunologische Diagnostik bei Haarzell-Leukämie. *Bross, K. J., Engelhardt, R., Löhr, G. W., Schmidt, G. M., Blume, K. G.* (Freiburg/Duarte – USA) 1080
Klassifizierung akuter Leukosen mit Hilfe monoklonaler Antikörper: Nachweis von zwei unterschiedlichen Blastentypen bei der AMML. *Wernet, P., Ziegler, A., Britzelmeier, C., Ostendorf, P., Milstein, C., Wilms, K., Waller, H. D.* (Tübingen) 1084
5'-Nukleotidase auf der Oberfläche von peripheren Zellen bei Leukämien und Lymphomen. Ein neuer Marker zur Differentialdiagnose? *Gutensohn, W., Emmerich, B., Berdel, W. E., Siegert, W., Theml, H., Thiel, E.* (München) 1084
Proliferationsverhalten hämatopoetischer Vorstufen in Methylcellulosekulturen bei Polycythämia vera. *Heilmann, E., Essers, U.* (Münster/Aachen) 1087
Morphologie von Erythrozytenschatten als in vivo-Trägersysteme. *Sprandel, U., Chalmers, R. A.* (Harrow) 1090
Klassen- und Leichtkettentypenverteilung von Doppelparaproteinämien. *Kövary, P. M., Hultsch, E., Janning, G., Weyer, F. G.* (Münster/Hannover) 1093
Klinische und immunologische Aspekte der Doppelparaproteinämie. *Schmidt, R. E., Niese, D., Illiger, H. J., Stroehmann, I.* (Bonn) 1094
Die Neuropathie bei monoklonalen Gammapathien. *Fateh-Moghadam, A., Besinger, U. A., Toyka, K. V., Kissel, H.* (München) 1097
Neue Aspekte in der Therapie des multiplen Myeloms: Kultur und Zytostatikasensitivitätstestung von Myelomstammzellen. *Ludwig, H.* (Wien) 1101
Glucocorticoidrezeptoren bei Leukämien und malignen Lymphomen. *Ho, A. D., Hunstein, W., Schmid, W.* (Heidelberg) 1105
Zur Therapie der prolymphozytären Leukämie: Splenektomie und Doxorubicin. *Meusers, P., König, E., Brittinger, G.* (Essen) 1108
Langzeitergebnisse mit einer niedrig dosierten initialen cytostatischen Therapie bei akuter Myeloblastenleukämie. *Essers, U., Ewers, M., Knechten, H., Knechten, H.* (Aachen) 1112
Hämopoetische Regeneration nach aggressiver Chemotherapie mit und ohne parenterale Ernährung. *Hartlapp, J. H., Illiger, J. H., Labedzki, L.* (Bonn) 1115

Hämostasiologie

Elimination von des-A-Fibrin und des-AB-Fibrin bei Kaninchen. *Kemkes, B., Herrmann, U., Mahn, I., Müller-Berghaus, G.* (Gießen) 1116
Untersuchungen zur Interaktion von ^{125}I-des-AB-Fibrin und ^{131}I-Fibrinogen. *Kröhnke, I., Mahn, I., Krell, W., Müller-Berghaus, G.* (Gießen) 1118
Gerinnungsfaktoren (Faktor XIII, Thrombin) als Wachstumsfaktoren der Fibroblasten. *Bruhn, H. D., Christophers, E., Pohl, J.* (Kiel) 1120
Wirkung von Corynebakterium parvum auf die Gerinnung bei Patienten mit metastasierendem Mammakarzinom. *Harenberg, J., Fritze, D., Zimmermann, R., Baumgärtner, A., Haas, R.* (Heidelberg) 1123
Diffuse intravasale Gerinnung: eine mögliche Komplikation nach LeVeen-Shunt-Implantation. *Murr, H., Grunst, J., Rindfleisch, G. E., Hiller, E.* (München) 1126
Häufigkeit und Bedeutung der Pseudohyperkaliämie bei Thrombozytosen und Thrombozythämien. *Mödder, B., Meuthen, I., Heidenreich, U.* (Köln) 1129
Assoziation von HLA-DRw 6, Bw 16 (38) mit hereditärer idiopathischer thrombozytopenischer Purpura. *Müller, C., Müller, G., Kömpf, J., Ostendorf, P., Rössler, R., Wernet, P.* (Tübingen) 1133

Pulmologie

Rechnerunterstützte Ganzkörperplethysmographie. *Heise, D., Trendelenburg, F.* (Homburg) ... 1136
Die spiroergometrische Bestimmung der „anaeroben Schwelle" bei gestörter Lungenfunktion. *Reinhard, U., Schmülling, R.-M., Müller, P. H., Kölle, W., Dudda, G., Kochsiek, K.* (Tübingen) ... 1139
Bestimmung des Mischluftanteils exspiratorischer Partialdruckkurven von CO_2, He, Ar und SF_6 zur Diagnostik des Lungenemphysems. *Worth, H., Zapletal, A., Smidt, U.* (Moers) ... 1142
Änderung des Angiotensin-Converting-Enzyms als Kriterium für den Verlauf einer Sarkoidose. *Baur, X., Fruhmann, G., König, G., Dahlheim, H.* (München) ... 1145
Veränderungen der Converting Enzymaktivität bei lungenverkleinernden Eingriffen und beim Bronchialkarzinom. *Heck, I., Spilker, G., Niederle, N., Bierbaum, W., Stumpe, K., Krück, F.* (Bonn/München/Essen) ... 1149
Messungen der Diffusionskapazität der Lunge und der arteriellen Blutgase zur Therapiekontrolle der Linksherzinsuffizienz. *Böselt, G., Hartmann, W., Fabel, H.* (Hannover) ... 1152
Spurenanalyse am transbronchialen Lungenbioptat: Neue Wege in der Diagnostik der Asbestose. *Kronenberger, H., Morgenroth, K., Meier-Sydow, J., Schneider, M., Tuengerthal, S.* (Frankfurt/Bochum) ... 1155
Die Bedeutung des inhalativen Provokationstests für die Diagnose der exogen-allergischen Alveolitis. *Fruhmann, G., Baur, X., König, G.* (München) ... 1161
Nachweis von Antikörpern gegen Getreideallergene bei Mehlexponierten – Eine vergleichende Untersuchung zwischen Radio-Allergo-Sorbens-Test (RAST), Haut- und inhalativem Provokationstest. *Thiel, H., Valenzuela, A., Rasche, B., Ulmer, W. T.* (Bochum) ... 1165
Serologisch-immunologische Grundlagen der spezifischen Hyposensibilisierung bei Respirationsallergien und deren katamnestische Beurteilung. *Michel, M., Huber, L.* (Berlin) ... 1170
Lungenfunktionelle Verlaufskontrollen bei Ziervögelhaltern mit exogen-allergischer Alveolitis nach Allergenkarenz. *Costabel, U., Matthys, H.* (Freiburg) ... 1173
Co-Diffusionskapazität – empfindlichster Kontrollparameter der immunsuppressiven Therapie histologisch gesicherter Lungenfibrosen. *Petermann, W., Schlaak, M.* (Kiel) ... 1176
Weitere Untersuchungen über die Langzeitprognose der idiopathischen Lungenfibrose unter Therapie mit Azathioprin oder D-Penicillamin und Prednison. *Rust, M., Meier-Sydow, J.* (Frankfurt) ... 1179
Einschränkung der körperlichen Leistungsfähigkeit bei Patienten mit Leberzirrhose. Beziehung zu Störungen des pulmonalen Gasaustausches. *Huber, A., Schomerus, H., Reinhard, U.* (Tübingen) ... 1182

Infektionskrankheiten

Vergleichende Pharmakokinetik und Mikrobiologie während achttägiger Therapie mit Cefaclor und Cefadroxil. *Lode, H., Hampel, B., Koeppe, P., Wagner, J.* (Berlin) ... 1186
Cefoperazon/Cefotaxim – Klinische und pharmakokinetische Untersuchungen mit zwei neuen Cephalosporinen. *Kemmerich, B., Lode, H., Belmega, G., Jendroschek, T., Koeppe, H., Wagner, J.* (Berlin) ... 1189
Modulation zellulärer und humoraler Abwehrfunktionen durch Immunglobuline bei bakteriellen Infektionen. *Zabel, P., Schlaak, M.* (Kiel) ... 1193
Adhärenz von E. coli an Uroepithelien – Einfluß des Zyklus. *Riedasch, G., Ritz, E., Möhring, K., Preugschat, I.* (Heidelberg) ... 1196
Experimentelle Studie zur Therapie der bakteriellen interstitiellen Nephritis. *Lison, A. E., Haßkamp, T., Möhlenkamp, H., Sibum, B., Speich, T., Müller, K. M.* (Münster) ... 1198
Häufigkeit und pathophysiologische Aspekte der INH-Hepatitis bei tuberkulostatischer Kombinationsbehandlung. *Musch, E., Eichelbaum, M., Wang, J. K., Sassen, W. v., Dengler, H. J.* (Bonn) ... 1201

Rheumatologie

Zellulärimmunologische Auffälligkeiten bei Patienten mit rheumatoider Arthritis: Hinweise auf einen immunologischen Regulationsdefekt. *Lemmel, E.-M., Möbus, H., Botzenhardt, U.* (Mainz) ... 1206

Untersuchungen über die Monozytenkinetik bei der rheumatoiden Arthritis (RA). *Dreher, R., Röbe-Oltmanns, B., Federlin, K.* (Gießen) 1206
Lasernephelometrische Bestimmungen von zirkulierenden Immunkomplexen und Rheumafaktoren im Verlauf von Erkrankungen des rheumatischen Formenkreises (rheumatoide Arthritis, SLE, Sklerodermie). *Debus, M., Helmke, K., Dreher, R., Teuber, J., Federlin, K.* (Gießen) 1209
Auswertung einer Basisdokumentation bei 1000 Fällen von rheumatoider Arthritis. *Franke, M. v., Engel, J. M., Ströbel, G.* (Baden-Baden) 1214
Kombination von Morbus Bechterew, Morbus Reiter und sekundärer Amyloidose. *Heidenreich, W., Jontofsohn, R., Faber, M., Schollmeyer, P.* (Freiburg) 1218
Ösophagusmotilität bei rheumatoider Arthritis. *Berges, W., Beck, C., Jacobi, E., Wienbeck, M.* (Düsseldorf) 1219

Klinische Pharmakologie

Einfluß von Lebererkrankungen und mesocavalem Shunt auf die Pharmakokinetik, biologische Verfügbarkeit und Wirkung von Verapamil. *Eichelbaum, M., Albrecht, M., Kliems, G., Schäfer, K., Somogyi, A.* (Bonn) 1222
Arzneimittelelimination bei primär biliärer Zirrhose. *Epping, J., Zilly, W., Richter, E., Heusler, H.* (Würzburg) 1224
Gestörter Medikamentenmetabolismus bei Patienten mit Gilberts-Syndrom (GS). *Kutz, K., Gugler, R., Lindstaedt, H., Miederer, S. E.* (Bonn) 1228
Toxischer Leberzerfall bei Carbromalvergiftung? *Hein, D., Königshausen, T., Borchard, F., Trobisch, H., Fritsch, W.-P.* (Düsseldorf) 1228
Einfluß des Alterns auf die Kinetik von Diazepam und Desmethyldiazepam. *Ochs, H. R., Bodem, G., Otten, H.* (Bonn) 1231
Der Einfluß von Glukocorticosteroiden auf die Amoxicillinresorption. *Höffken, G., Lode, H., Köppe, P.* (Berlin) 1233
Der Einfluß von Rifampicin auf die Pharmakokinetik von Theophyllin. *Zilly, W., Staib, A. H., Epping, J., Schuppan, D.* (Bad Brückenau/Frankfurt/Würzburg) 1236
Einfluß einer tuberkulostatischen Therapie auf die Kinetik von Diazepam und Desmethyldiazepam. *Ochs, H. R., Bodem, G., Dengler, H. J.* (Bonn) 1240
Untersuchungen zur kardialen und peripheren Wirkung von Meproscillarin bei Herzgesunden und Patienten mit Schlafmittelintoxikationen. *Gilfrich, H. J., Schuster, C. J., Schuster, H- P., Schölmerich, P.* (Mainz) 1243
Einfluß von Clonidin auf die Plasmakatecholaminspiegel unter Ruhebedingungen und unter submaximaler Ergometerbelastung. *Hausen, M., Mäurer, W., Thomas, I., Kübler, W.* (Heidelberg) 1246
Nikotinwirkungen beim Zigarettenrauchen unter gleichzeitiger Gabe von Verapamil (Isoptin). *Spohr, U., Hieronymus, K., Müller, M., de Vries, J., Mörl, H., Kreußer, W., Comberg, U., Augustin, J., Schömig, A., Weber, E.* (Heidelberg) 1249
Funktion und Interaktion von Sulfinpyrazon bei antikoagulierten Patienten. *Walter, E., Staiger, C., Weber, E., Zimmermann, R.* (Heidelberg) 1253
Pharmakokinetik und Pharmakodynamik von Furosemid bei Normalpersonen, Leberzirrhose mit Ascites und terminaler Niereninsuffizienz. *Keller, E., Hoppe-Seyler, G., Knauf, H., Schollmeyer, P.* (Freiburg) 1257
Plasmaspiegel, Urinausscheidung und antihypertensiver Effekt von Guanfacin bei Patienten mit unterschiedlicher Nierenfunktion. *Kirch, W., Köhler, H., Braun, W.* (Mainz) 1261
Pharmakokinetik von Hydrochlorothiazid und Triamteren bei gestörter Nierenfunktion. *Knauf, H., Mutschler, E., Niemeyer, E., Schäfer, C., Schollmeyer, P., Wais, U.* (Frankfurt/Freiburg) 1264
Einfluß einer Dauertherapie mit D-Penicillamin auf die Digoxinplasmaspiegel. *Würkert, K., Rohde, H. J., Gilfrich, H. J.* (Mainz) 1265
Besteht zwischen Chinidin und Digitoxin eine klinisch relevante Interaktion? *Peters, U., Risler, T., Grabensee, B., Falkenstein, U., Krokou, J.* (Düsseldorf) 1268
Resorption und Elimination von β-Acetyldigoxin unter zytostatischer Therapie. *Kuhlmann, J., Zilly, W., Wilke, J., Borgmeier, B.* (Würzburg/Bad Brückenau) 1272

Farbsehstörungen unter Digoxintherapie. *Alken, R. G., Semjan, R., Miller, A., Rietbrock, N.* (Frankfurt) 1276
Die pharmakologische Beeinflußbarkeit der belastungsinduzierten Ischämiereaktion des linken Ventrikels bei koronarer Herzkrankheit (KHK). Radiokardiographische Untersuchungen mit Nitroglycerin (NTG) und Isosorbiddinitrat (ISD). *Klein, C.-P., Brill, G., Oberhausen, E., Bette, L.* (Homburg) 1280
Hemmung der Dihydrofolatreduktase menschlicher Leukozyten durch Triamteren und seine Metaboliten. *Schalhorn, A., Siegert, W., Sauer, H., Wilmanns, W.* (München) 1284

Symposium:
Klinische Therapieprüfung

Einführung zum Thema. *Neuhaus, G. A.* (Berlin) Referat 1288
Alternativen klinischer Therapiebeurteilung. *Überla, K. K.* (München) Referat 1291
Chemotherapie und Immuntherapie zur Erhaltung der kompletten Remission bei akuter myeloischer Leukämie – eine monozentrische kontrollierte klinische Studie in der Planung. *Büchner, T., Urbanitz, D., Wingert, F.* (Münster) Referat 1296
Praktische Grenzen kontrollierter multizentrischer Therapiestudien am Beispiel des fortgeschrittenen inoperablen Prostatakarzinoms. *Nagel, R.* (Berlin) Referat 1304
Zum Aussagewert prospektiver Studien in der Onkologie. *Havemann, K., Dudeck, J.* (Marburg/Gießen) Referat 1316
Chirurgisch-internistische Therapiestudie über die postoperative Rezidivprophylaxe des Morbus Crohn – Durchführung einer partiellen randomisierten Studie. *Ewe, K., Herfarth, C., Malchow, H.* (Mainz/Ulm/Tübingen) Referat 1327
Sekundärprophylaxe bei Zustand nach Herzinfarkt. Ergebnisse, Methodik und Probleme einer prospektiven multizentrischen Studie zur Wirkung von Azetylsalicylsäure, Phenprocoumon und Placebo. *Breddin, H. K., Überla, A. K.* (Frankfurt/München) Referat 1338
Klinische Therapiebeurteilung – Zusammenfassung für die Diskussion. *Jesdinsky, H. J.* (Düsseldorf) Referat 1349

Intensivmedizin

Zur nosokomialen Infektion der Atemwege auf einer internistischen Intensivstation: Erregerspektrum und Antibiotikaempfindlichkeit. *Schoeller, R., Alexander, M.* (Berlin) 1353
Forcierte Diurese in der Behandlung der akuten schweren INH-Vergiftung. *Weilemann, L. S., Gilfrich, H. J., Schuster, H. P., Rey, C.* (Mainz) 1358
Cerebrale Spätfolgen tiefer Komata durch exogene Intoxikationen. *Seyfeddinipur, S., Okonek, N.* (Mainz) 1361
Wirkung und Elimination eines neuen kolloidalen Plasmaersatzmittels – Mittelmolekulare Hydroxyäthylstärke 200/0,5. *Köhler, H., Clasen, R., Linfante, A., Gamm, H., Pitz, H.* (Mainz) 1365
Die Schockleber: Eine retrospektive klinische Studie. *Halbritter, R., Mayr, H., Jahrmärker, H., Rackwitz, R., Niebel, J.* (München) 1369
Klinische Bedeutung der Hyperlaktatämie. *Luft, D., Novotny, A., Schmid, A., Stein, W., Eggstein, M.* (Tübingen) 1373

Endokrinologie

β-Endorphinspiegel im Plasma von Patienten nach Stimulation der Hypophysenfunktion. *Laube, H., Sachse, G., Breidenbach, T., Teschemacher, H.* (Gießen) 1378
Adrenocorticotropin (ACTH), melanozytenstimulierendes Hormon (α-MSH) und β-Endorphin bei Patienten mit Bronchialkarzinom. *Gropp, C., Havemann, K., Scheuer, A., Sostmann, H., Koch, G., Kalbfleisch, H.* (Marburg) 1380

Die Bedeutung der metabolischen Serumclearancerate des Luteinisierungshormon-Releasinghormons (MCR LHRH) als Indikator des endogenen LHRH-Status − Modulation durch Östrogene. *Rosanowski, C., Tharandt, L., Benker, G., Reinwein, D.* (Essen) 1384

Langzeitergebnisse bei Cushing-Syndrom nach Adrenalektomie. *Krönke, H., Hackenberg, K., Benker, G., Reinwein, D., Hoff, H. G.* (Essen) 1387

Effekt von Lisurid auf Prolaktin-, Wachstumshormon- und Vasopressinsekretion bei Patienten mit Prolaktinom oder Akromegalie. *Ebeling, J., Desaga, U., Frahm, H.* (Hamburg) 1390

Über das Verhalten von Renin und Aldosteron bei Patienten mit adrenaler Insuffizienz. *Jungmann, E., Magnet, W., Schöffling, K.* (Frankfurt) 1393

Zirkulierende Antikörper gegen Membranantigene isolierter Schweinethyreozyten bei Patienten mit Morbus Basedow. *Grün, R., Hopf, U., Fiek, T., Meyer zum Büschenfelde, K. H.* (Berlin) 1397

Klinische Bedeutung und Nachweismethoden von Autoantikörpern gegen Schilddrüsenhormone. *Teuber, J., Helmke, K., Mäser, E., Grebe, S. F., Federlin, K.* (Gießen) 1399

Schilddrüsen-„stimulierende" Autoantikörper bei Patienten mit Typ I-Diabetes mellitus. *Schernthaner, G., Schleusener, H., Kotulla, P., Ludwig, H., Wenzel, B.* (Wien/Berlin) ... 1402

Experimentelle Untersuchungen zur Therapie von Thyreotoxikosen mit schilddrüsenhormonbindenden Proteinen. *Wahl, R., Bohner, J., Kallee, E., Anger, K., Schwick, H. G.* (Tübingen/Marburg) 1406

Plasmapherese an Hohlfasermembranen in der Behandlung der thyreotoxischen Krise. *Pickardt, C. R., Gröschel, G., Horn, K., Rinke, H., Schramm, W., Unterholzner, H.* (München) .. 1409

Therapiewahl und Behandlungsergebnis bei 749 Patienten mit autonomem Adenom der Schilddrüse. *Eickenbusch, W., Horster, F. A.* (Hagen/Düsseldorf) 1413

Retrospektive Studie zur Frage der konservativen Therapie der Hyperthyreose. *Schumm, P.-M., Usadel, K.-H., Schulz, F., Schumann, J., Schöffling, K.* (Frankfurt) 1415

Dipsogenic Effect of Small Doses of Vasopressin (ADH) in Dogs. *Szczepańska-Sadowska, E., Sobocińska, J., Sadowski, B.* (Warschau) 1420

Stimulation of Thirst and ADH Release After Intracranial Injection of Insulin in the Dog. *Kozłowski, S., Szczepańska-Sadowska, E., Sobocińska, J., Bąk, M., Czyżyk, A.* (Warschau) 1423

Endokrine Effekte der Lithiumlangzeitbehandlung bei Patienten mit endogener Depression: Latente Hypothyreose und „primärer" Hyperparathyreoidismus. *Conrad, A., Werner, W., Biro, G., Leicht, E.* (Homburg) 1426

Lokalisation des Phäochromozytoms durch Ultraschalltomographie − Vergleich mit anderen Untersuchungsverfahren. *Braun, B., Cordes, U., Günther, R., Kümmerle, F.* (Mainz) 1430

Plasmocytom-Parathormon (PTH)-unabhängige Osteoklasie. *Lilienfeld-Toal, H. v., Labedzki, L., Niederle, N., Keck, E., Schaefer, H. E.* (Bonn) 1436

Klinische Immunologie

Hemmung der Bildung von T-Zellkolonien bei Tumorpatienten. *Metzger, B., Grol, M., Schumacher, K.* (Stuttgart) 1436

Herabgesetzte T-Zellkolonienbildung bei Patienten mit malignen Tumoren. *Betzler, M., Herfarth, C., Flad, H. D., Ulmer, A. J.* (Ulm) 1436

Versuche zur Isolierung von autologen Antikörpern gegen Antigene, assoziiert mit Hodgkin- und Non-Hodgkin-Lymphomen. *Dölken, G., Löhr, G. W.* (Freiburg) 1439

Suppressorzell-induzierter Defekt der zellvermittelten Immunreaktivität beim Morbus Hodgkin. *Lenhard, V., Till, G., Manke, H. G., Drings, P.* (Heidelberg) 1442

Nachweis lytischer Komplementkomplexe (C59) bei der epimembranösen Glomerulonephritis. *Rauterberg, E. W., Schieck, C., Gehrig, T.* (Heidelberg) 1445

Starke Assoziation der idiopathischen perimembranösen Glomerulonephritis zu HLA-DR 3. *Müller, G., Müller, C., Wernet, P., Liebau, G., Kochsiek, K., Hayduk, K., Ising, H.* (Tübingen/Düsseldorf/Stuttgart) 1448

Zelluläre und humorale Immunreaktionen mit Streptokokkenantigenen bei Patienten mit chronischer Glomerulonephritis. *Gross, W. L., Staus, J., Schlaak, M., Hahn, G., Braun, D. G.* (Kiel/Basel) 1451

Natürliche Zytotoxizität beim Menschen: Stimulation in vivo durch Interferon. *Pape, G. R., Hadam, M. R., Eisenburg, J., Hofschneider, P.-H., Riethmüller, G.* (München) 1454

Klinische und immunologische Befunde bei Patienten mit variablem Immundefektsyndrom (CVID). *Peter, H. H., Bartholomäus, C., Meyer zu Schwabedissen, H., Pichler, W. J., Gendvilis, S., Wrabetz, W., Müller, R., Freyschmidt, J., Hesch, R. D., Deicher, H., Freischmidt, J.* (Hannover) 1458
Anti-γ-Globulinfaktoren bei monoklonalen Gammapathien. *Intorp, H. W., Leyssens, H.* (Münster) 1467
Verminderung früher Komplementkomponenten bei paraproteinämischer Xanthomatose. *Cassuto, J.-P., Kövary, P. M., Opferkuch, W., Maiolini, R., Herzberg, J., Schwartzkopff, W.,* (Nizza/Münster/Bochum/Bremen/Berlin) 1470
Eine seltene Kombination organspezifischer Autoimmunerkrankungen. *Müller, O. A., Horn, K., Schramm, W., Scriba, P. C., Thoenes, G.* (München) 1472
Nachweis von Seruminhibitions (SIF)- und Rosetteninhibitionsfaktoren (RIF) bei Myokarditis, Endokarditis und Postperikardiotomiesyndrom. *Maisch, B., Schubert, U., Grauer, W., Schuff-Werner, P., Berg, P. A.* (Tübingen) 1475
Heterogenität von Lebermembranautoantikörpern. *Manns, M., Meyer zum Büschenfelde, K. H., Hütteroth, T. H., Hess, G.* (Berlin) 1480
Weitere Untersuchungen zur T-Zellhyperreaktivität in NZB-Mäusen. *Botzenhardt, U., Stockinger, B., Lemmel, E.-M., Siegmund, V., Staneczek, J.* (Mainz) 1484

Psychosomatik

Die Funktion von Stationskonferenzen im Rahmen eines internistisch-psychosomatischen Stationskonzeptes. Entwicklung und Verarbeitung der emotionalen Belastungen der Mitarbeiter. *Gaus, E., Klingenburg, M., Simons, C., Westphale, C., Köhle, K.* (Ulm) 1487
Informed Consent in onkologischen Therapiestudien. *Kubanek, B., Simons, C., Köhle, K.* (Ulm) 1491
Die psychosomatische Untersuchung in der internistischen Praxis. *Maass, G.* (Wiesbaden) .. 1494
Die Intensivbehandlung als psychosomatisches Aufgabengebiet – Probleme und Konfliktmomente im Behandlungsteam. *Klapp, B. F., Laubach, W., Scheer, J. W.* (Gießen) 1499
Konsultations- und Liaisondienste. *Speidel, H.* (Hamburg) 1503
Langzeitergebnisse der Behandlung adipöser Patienten nach einem interdisziplinären gruppentherapeutischen Modell. *Koch, U., Kahlke, W., Gromus, B.* (Freiburg/Hamburg) 1507
Katamnestische Untersuchungen an 138 Patientinnen mit Anorexia nervosa. *Jörgens, V., Pavlovic, M., Greßnich, P., Berger, M., Zimmermann, H.* (Düsseldorf) 1510
Psychologische Behandlungsansätze bei essentiellen Hypertonikern. *Kallinke, D., Heim, P., Kulick, B.* (Heidelberg) 1512
Zur Psychodynamik der Verarbeitung von Herzoperationen. *Reimer, C., Flemming, B., Götze, P., Huse-Kleinstoll, G., Meffert, H.-J., Speidel, H.* (Hamburg) 1517
Fettstoffwechselstörung Typ IIa als hoher Risikofaktor für den Myocardinfarkt – Studie zu Krankheitseinsicht und -verhalten. *Weltner, C., Heckers, H., Klapp, B. F., Scheer, J. W.* (Wetzlar/Gießen) 1519
„Da es mich stach in meinen Nieren" (Psalm 73, 21). Über die Bedeutung psychosozialer Bedingungen für den Verlauf von Nierenerkrankungen. Ein Behandlungsversuch. *Huebschmann, H.* (Heidelberg) 1523

**Symposium:
Schmerzentstehung und Schmerzbehandlung**

Schmerzsyndrome in der Inneren Medizin und Neurologie. *Struppler, A.* (München) Referat   1528
Schmerzentstehung in Muskeln, Sehnen, Gelenken und Eingeweiden. *Schmidt, F.* (Kiel) Referat 1532
The Problem of Central Pain. *Bowsher, D.* (Liverpool) Referat 1535
Sympathisches Nervensystem und Schmerz. *Jänig, W.* (Kiel) Referat 1538
Experimental Model of Pain and Pain Provoked in Human by Convergence. *Albe-Fessard, D., Willer, J. C.* (Paris) Referat 1545

Mechanisms of Neurologic Pain and Measurements of Sensibility. *Lindblom, U.* (Stockholm) Referat 1545
Probleme der Schmerzmessung. *Handwerker, H. O.* (Heidelberg) Referat 1549
Electrical Stimulation of the Brain for Pain Control in Human. *Gybels, J.* (Leuven – Belgien) Referat 1553
Die Rolle der Neuropeptide in der spinalen Kontrolle des Schmerzes. *Zieglgänsberger, W.* (München) Referat 1559
Prinzipien der Schmerzbehandlung. *Struppler, A.* (München) Referat 1560

Anhang

Pathophysiologische Grundlagen der Neuroendokrinologie. *Pfeiffer, E. F.* (Ulm) 1563

Namenverzeichnis 1610
Sachverzeichnis 1618

Vorsitzender
1980–1981 Prof. Dr. med. *H. Mehnert* – München

Vorstand
1980–1981 Prof. Dr. med. *H. Mehnert* – München
Prof. Dr. med. *E. Buchborn* – München
Prof. Dr. med., Dr. med. vet. h. c. *H. G. Lasch* – Gießen
Prof. Dr. med. *H. J. Dengler* – Bonn
Prof. Dr. med. *B. Schlegel* – Wiesbaden

Vorstand
1979–1980 Prof. Dr. med. *E. Buchborn* – München
Prof. Dr. med. *W. Gerok* – Freiburg
Prof. Dr. med. *H. Mehnert* – München
Prof. Dr. med., Dr. med. vet. h. c. *H. G. Lasch* – Gießen
Prof. Dr. med. *B. Schlegel* – Wiesbaden

Ehrenmitglieder

1891   Geh. Med. Rat. Prof. Dr. med. *R. Virchow* – Berlin

1894   Dr. Prinz *Ludwig Ferdinand von Bayern*

1902   Wirkl. Geh. Med. Rat Prof. Dr. med. *E. v. Leyden* – Berlin

1907   Wirkl. Geh. Rat Prof. Dr. med. *E. v. Behring* – Marburg
Geh. Rat Prof. Dr. med. *H. Curschmann* – Leipzig
Geh. Rat Prof. Dr. med. *P. Ehrlich* – Frankfurt/Main
Geh. Rat Prof. Dr. med. *W. Erb* – Heidelberg
Geh. Rat Prof. Dr. med. *E. Fischer* – Berlin
Geh. Rat Prof. Dr. med. *R. Koch* – Berlin
Geh. Rat Prof. Dr. med. *v. Leube* – Würzburg
Geh. Rat Prof. Dr. med. *A. Merkel* – Nürnberg
Geh. Rat Prof. Dr. med. *Naunyn* – Baden-Baden
Geh. San.-Rat Dr. med. *E. Pfeiffer* – Wiesbaden
Geh. Rat Prof. Dr. med. *Pflüger* – Bonn
Geh. Rat Prof. Dr. med. *H. Quincke* – Kiel
Prof. Dr. med. *v. Recklinghausen* – Straßburg
Prof. Dr. med. *Schmiedeberg* – Straßburg
Wirkl. Geh. Rat Prof. Dr. med. *M. Schmidt* – Frankfurt/Main

1912   Geh. Rat Prof. Dr. med. *C. F. v. Röntgen* – München

1923   Geh. Rat Prof. Dr. med. *Bäumler* – Freiburg
Geh. Rat Prof. Dr. med. *Lichtheim* – Bern

1924   Geh. Rat Prof. Dr. med. *v. Strümpell* – Leipzig
Geh. Rat Prof. Dr. med. *Schultze* – Bonn
Geh. Rat Prof. Dr. med. *R. Stintzing* – Jena
Geh. Rat Prof. Dr. med. *F. Penzoldt* – Erlangen

1927   Geh. Rat Prof. Dr. med. *F. Kraus* – Berlin
Geh. Rat Prof. Dr. med. *O. Minkowski* – Wiesbaden

1928	Geh. Rat Prof. Dr. med. *A. Goldschneider* — Berlin
1932	Geh. Rat Prof. Dr. *W. His* — Berlin
	Geh. Rat, Ob.-San.-Rat Prof. Dr. med. *R. Ritter v. Jaksch* — Prag
	Prof. Dr. med. *G. Klemperer* — Berlin
	Prof. Dr. med. *A. Koranyi* — Budapest
	Geh. Rat. Prof. Dr. med. *L. v. Krehl* — Heidelberg
	Geh. Rat Prof. Dr. med. *F. Moritz* — Köln
	Geh. Rat Prof. Dr. med. *F. v. Müller* — München
	Prof. Dr. med. *E. v. Romberg* — München
	Prof. Dr. med. *R. F. Wenckebach* — Wien
1935	Geh. Rat Prof. Dr. med. *W. Zinn* —Berlin
	Prof. Dr. med. *O. Naegeli* — Zürich
1936	Prof. Dr. med. *L. Brauer* — Wiesbaden
	Prof. Dr. med. *W. Mollow* — Sofia
1938	Prof. Dr. med. *O. Foerster* — Breslau
	Prof. Dr. med. *L. R. Müller* — Erlangen
	Prof. Dr. med. *H. Pässler* — Dresden
	Prof. Dr. med. *F. Volhard* — Frankfurt/Main
1949	Prof. Dr. med. *G. v. Bergmann* — München
	Prof. Dr. med. *A. Schittenhelm* — München
1950	Prof. Dr. med. *H. Dietlen* — Saarbrücken
1951	Prof. Dr., Dr. med. h. c., Dr. phil. h. c. *G. Domagk* — Elberfeld
	Prof. Dr. med. et theol. et phil. *A. Schweitzer* — Lambarene/Kongo
1952	Prof. Dr. med. *W. Heubner* — Berlin
1954	Prof. Dr. med. *M. Nonne* — Hamburg
	Prof. Dr. med. *R. Rössle* — Berlin
	Prof. Dr. med. *O. Rostoski* — Dresden
	Prof. Dr. med. *W. Frey* — Zollikon/Zürich/Schweiz
	Sir *H. Dale* — London
1955	Prof. Dr. med. et theol. *R. Siebeck* — Heidelberg
	Prof. Dr. med. *S. J. Thannhauser* — Boston/USA
1956	Prof. Dr. med. *F. A. Schwenkenbecher* — Marburg
	Prof. Dr. med. *E. Grafe* — Würzburg
	Prof. Dr. med. *E. Franck* — Istanbul
	Dr. med. h. c., Dr. phil. h. c. *F. Springer* — Heidelberg
1957	Prof. Dr. med., Dres h. c., Dr. rer. nat. h. c. *M. Bürger* — Leipzig
	Prof. Dr. med. *P. Klee* — Wuppertal
	Prof. Dr. med. *C. Oehme* — Heidelberg
	Prof. Dr. med., Dr. med. h. c. *W. Stepp* — München

Prof. Dr. med. *H. Schmidt* — Wabern b. Bern/Schweiz
Prof. Dr. med. *C. D. de Langen* — Utrecht/Holland
Prof. Dr. med. *E. Lauda* — Wien
Prof. Dr. med. *W. Loeffler* — Zürich/Schweiz

1958 Prof. Dr. med. *E. P. Joslin* — Boston/Mass./USA
Prof. Dr. med., Dr. med. h. c. *G. Katsch* — Greifswald
Prof. Dr. med., Dr. med. h. c., Dr. med. h. c. *A. Weber* — Bad Nauheim

1959 Prof. Dr. med. *P. Martini* — Bonn
Prof. Dr. med. *W. Weitz* — Hamburg

1960 Prof. Dr. med. *H. H. Berg* — Hamburg
Prof. Dr. med. *F. Kauffmann* — Wiesbaden

1961 Prof. Dr. med. *R. Schoen* — Göttingen

1962 Prof. Dr. med. *H. Pette* — Hamburg
Prof. Dr. med. *K. Hansen* — Neckargemünd

1963 Prof. Dr. med., Dr. med. h. c. *W. Brednow* — Jena
Prof. Dr. med. *H. Reinwein* — Gauting b. München
Prof. Dr. med. *H. H. Bennhold* — Tübingen

1964 Prof. Dr. med., Dr. med. h. c., Dr. rer. nat. h. c. *H. W. Knipping* — Köln

1965 Prof. Dr. med., Dr. h. c. *J. Grober* — Bad Bodendorf
Prof. Dr. med., Dr. med. h. c. *F. Lommel* — Endorf/Obb.
Prof. Dr. med. vet., Dr. h. c. *J. Nörr* — München

1966 Prof. Dr. med. *N. Henning* — Erlangen
Prof. Dr. med. *A. Hittmair* — Innsbruck
Prof. Dr. med., Dr. med. h. c. *F. Hoff* — Neukirchen/Knüllgeb.
Prof. Dr. med. *H. Kalk* — Kassel
Prof. Dr. med. *K. Voit* — Ammerland/Starnberger See

1967 Prof. Dr. med., Dr. med. h. c. *L. Heilmeyer* — Freiburg/Brsg.
Prof. Dr. med. *W. Kittel* — Wiesbaden

1968 Prof. Dr. med., Dr. phil. *G. Bodechtel* — München
Prof. Dr. med., Dr. med. h. c. *N. Henning* — Erlangen
Prof. Dr. med. *J. Jacobi* — Hamburg

1969 Prof. Dr. med. *W. Hadorn* — Bern/Schweiz
Prof. Dr. med. *A. Jores* — Hamburg
Prof. Dr. med. *J. Waldenström* — Malmö/Schweden

1970 Prof. Dr. med. *A. Sturm* — Wuppertal

1971 Prof. Dr. med., Dr. sc. h. c., Dr. med. vet. h. c. *H. Frhr. v. Kress* — Berlin
Prof. Dr. med. *E. Wollheim* — Würzburg
Prof. Dr. med. *G. Budelmann* — Hamburg

1972 Prof. Dr. med., Dr. med. h. c. *R. Aschenbrenner* – Hamburg
Prof. Dr. med., Dr. med. h. c. *H. E. Bock* – Tübingen
Sir *H. Krebs*, M.D., M.A., F.R.S., F.R.C.P. – Oxford

1973 Prof. Dr. med. *H.-W. Bansi* – Hamburg
Prof. Dr. med. *K. Oberdisse* – Düsseldorf
Prof. Dr. med. *O. Gsell* – St. Gallen

1974 Prof. Dr. med. *F. Grosse-Brockhoff* – Düsseldorf
Prof. Dr. med. *D. Jahn* – Regensburg

1975 Prof. Dr. med. *W. Doerr* – Heidelberg
Prof. Dr. med. *M. Holzmann* – Zürich

1976 Prof. Dr. med., Dr. med. h. c. *F. Büchner* – Freiburg
Prof. Dr. med. *G. Schaltenbrand* – Würzburg
Prof. Dr. med. *H. Schwiegk* – München

1977 Prof. Dr. med. *W. Hollmann* – Potsdam
Prof. Dr. med. *G. Kuschinsky* – Mainz
Prof. Dr. med. *H. Sarre* – Freiburg

1978 Prof. Dr. med., Dr. phil. *R. Janzen* – Hamburg
Prof. Dr. med., Dr. phil. *S. Koller* – Mainz

1979 Prof. Dr. med. *F. Koller* – Riehen b. Basel
Prof. Dr. sc. med., Dres. h. c. *A. Sundermann* – Erfurt

1980 Prof. Dr. med. *H. Bartelheimer* – Hamburg
Prof. Dr. med. *E. Fritze* – Bochum
Prof. Dr. med. *W. H. Hauss* – Münster

Verzeichnis der Vorsitzenden seit 1882

1.	1882	⎫
2.	1883	⎬ Wirkl. Geh. Ob.-Med.-Rat Prof. Dr. med. *T. v. Frerichs* — Berlin
3.	1884	⎭
4.	1885	Geh. Hofrat Prof. Dr. med. *C. Gerhardt* — Würzburg
5.	1886	⎫
6.	1887	⎬ Wirkl. Geh. Med.-Rat Prof. Dr. med. *E. v. Leyden* — Berlin
7.	1888	⎭
8.	1889	Prof. Dr. med. *v. Liebermeister* — Tübingen
9.	1890	Hofrat Prof. Dr. med. *v. Nothnagel* — Wien
10.	1891	Wirkl. Geh. Med.-Rat Prof. Dr. med. *E. v. Leyden* — Berlin
11.	1892	Geh. Med.-Rat Prof. Dr. med. *H. Curschmann* — Leipzig
12.	1893	Prof. Dr. med. *H. Immermann* — Basel
	1894	kein Kongreß
13.	1895	Geh. Rat Prof. Dr. med. *H. v. Ziemssen* — München
14.	1896	Geh. Hofrat Prof. Dr. med. *Bäumler* — Freiburg i. Brsg.
15.	1897	Wirkl. Geh. Med.-Rat Prof. Dr. med. *E. v. Leyden* — Berlin
16.	1898	San.-Rat Prof. Dr. med. *M. Schmidt* — Frankfurt (Main)
17.	1899	Geh. Rat Prof. Dr. med. *H. Quincke* — Kiel
18.	1900	Ob.-San.-Rat Prof. Dr. med. *R. Ritter v. Jaksch* — Prag
19.	1901	Geh. Rat Prof. Dr. med. *Senator* — Berlin
20.	1902	Geh. Rat Prof. Dr. med. *Naunyn* — Straßburg
	1903	kein Kongreß
21.	1904	Ob.-Med.-Rat Prof. Dr. med. *A. v. Merkel* — Nürnberg
22.	1905	Geh. Rat Prof. Dr. med. *W. Erb* — Heidelberg
23.	1906	Geh. Med.-Rat. Prof. Dr. med. *v. Strümpell* — Breslau
24.	1907	Wirkl. Geh. Med.-Rat Prof. Dr. med. *E. v. Leyden* — Berlin
25.	1908	Prof. Dr. med. *F. v. Müller* — München
26.	1909	Geh. Med.-Rat Prof. Dr. med. *F. Schultze* — Bonn
27.	1910	Geh. Med.-Rat Prof. Dr. med. *F. Kraus* — Berlin
28.	1911	Geh. Rat Prof. Dr. med. *L. v. Krehl* — Straßburg
29.	1912	Geh. Med.-Rat Prof. Dr. med. *R. Stintzing* — Jena
30.	1913	Geh. Rat Prof. Dr. med. *F. Penzoldt* — Erlangen
31.	1914	Prof. Dr. med. *E. v. Romberg* — Tübingen
	1915	kein Kongreß
	1916	außerordentliche Tagung (Kriegstagung) in Warschau Vors.: Geh. Med.-Rat Prof. Dr. med. *W. His* — Berlin
	1917	kein Kongreß
	1918	kein Kongreß
	1919	kein Kongreß
32.	1920	Geh. Rat Prof. Dr. med. *O. Minkowski* — Breslau
33.	1921	Prof. Dr. med. *G. Klemperer* — Berlin
34.	1922	Prof. Dr. med. *L. Brauner* — Hamburg
35.	1923	Prof. Dr. med. *K. F. Wenckebach* — Wien
36.	1924	Geh. Rat Prof. Dr. med. *M. Matthes* — Königsberg
37.	1925	Geh. Rat Prof. Dr. med. *F. Moritz* — Köln
38.	1926	Prof. Dr. med. *H. Pässler* — Dresden
39.	1927	Prof. Dr. med. *O. Naegeli* — Zürich
40.	1928	Prof. Dr. med. *L. R. Müller* — Erlangen
41.	1929	Geh. Rat Prof. Dr. med. *W. Zinn* — Berlin
42.	1930	Prof. Dr. med. *F. Volhard* — Frankfurt/Main
43.	1931	Prof. Dr. med. *G. v. Bergmann* — Berlin

44.	1932	Prof. Dr. med. *P. Morawitz* − Leipzig
45.	1933	Prof. Dr. med. *A. Schittenhelm* − Kiel
46.	1934	(Prof. Dr. med. *L. Lichtwitz* − Altona, ist satzungsgemäß im Jahr 1934 ausgeschieden, ohne den Vorsitz geführt zu haben)
47.	1935	Prof. Dr. med. *H. Schottmüller* − Hamburg
48.	1936	Prof. Dr. med. *F. A. Schwenkenbecher* − Marburg
49.	1937	Prof. Dr. med. *R. Siebeck* − Heidelberg
50.	1938	Prof. Dr. med. *H. Assmann* − Königsberg
51.	1939	Prof. Dr. med., Dr. h. c. *W. Stepp* − München
52.	1940	Prof. Dr. med. *H. Dietlen* − Saarbrücken
	1941	kein Kongreß
	1942	kein Kongreß
53.	1943	Prof. Dr. med. *H. Eppinger* − Wien
	1944	kein Kongreß
	1945	kein Kongreß
	1946	kein Kongreß
	1947	kein Kongreß
54.	1948	Prof. Dr. med. *P. Martini* − Bonn
55.	1949	Prof. Dr. med. *C. Oehme* − Heidelberg
56.	1950	Prof. Dr. med. *W. Frey* − Oberhofen/Schweiz
57.	1951	Prof. Dr. med. *M. Bürger* − Leipzig
58.	1952	Prof. Dr. med. *P. Klee* − Wuppertal
59.	1953	Prof. Dr. med. *G. Katsch* − Greifswald
60.	1954	Prof. Dr. med. *H. H. Berg* − Hamburg
61.	1955	Prof. Dr. med. *H. Pette* − Hamburg
62.	1956	Prof. Dr. med. *R. Schoen* − Göttingen
63.	1957	Prof. Dr. med. *K. Hansen* − Lübeck
64.	1958	Prof. Dr. med. *H. Reinwein* − Kiel
65.	1959	Prof. Dr. med. Dr. med. h. c. *W. Brednow* − Jena
66.	1960	Prof. Dr. med. *H. Bennhold* − Tübingen
67.	1961	Prof. Dr. med. *J. Jacobi* − Hamburg
68.	1962	Prof. Dr. med. *F. Hoff* − Frankfurt/Main
69.	1963	Prof. Dr. med. Dr. sc. h. c., Dr. med. vet. h. c. *H. Frhr. v. Kress* − Berlin
70.	1964	Prof. Dr. med., Dr. med. h. c. *L. Heilmeyer* − Freiburg i. Brsg.
71.	1965	Prof. Dr. med. *A. Sturm* − Wuppertal-Barmen
72.	1966	Prof. Dr. med. et phil. *G. Bodechtel* − München
73.	1967	Prof. Dr. med. *A. Jores* − Hamburg
74.	1968	Prof. Dr. med., Dr. med. h. c. *H. E. Bock* − Tübingen
75.	1969	Prof. Dr. med. *D. Jahn* − Höfen
76.	1970	Prof. Dr. med. *K. Oberdisse* − Düsseldorf
77.	1971	Prof. Dr. med. *F. Grosse-Brockhoff* − Düsseldorf
78.	1972	Prof. Dr. med., Dres. med. h. c. *G. Schettler* − Heidelberg
79.	1973	Prof. Dr. med. *H. Begemann* − München
80.	1974	Prof. Dr. med. *H. P. Wolff* − Mainz
81.	1975	Prof. Dr. med. *P. Schölmerich* − Mainz
82.	1976	Prof. Dr. med. *H. A. Kühn* − Würzburg
83.	1977	Prof. Dr. med. *G. A. Neuhaus* − Berlin
84.	1978	Prof. Dr. med. *R. Gross* − Köln
85.	1979	Prof. Dr. med. *W. Gerok* − Freiburg
86.	1980	Prof. Dr. med. *E. Buchborn* − München

Korrespondierende Mitglieder

1939   Prof. Dr. med. *G. Fanconi* — Zürich
Prof. Dr. med. *Hess* — Zürich
Prof. Dr. med. *Ingwar* — Lund
Prof. Dr. med. *Meulengracht* — Kopenhagen
Prof. Dr. med. *Schüffner* — Amsterdam
Prof. Dr. med. *Diaz* — Rio de Janeiro

1961   Prof. Dr. med. *W. Ehrich* — Philadelphia
Prof. Dr. med. *E. Komiya* — Tokio

1965   Prof. Dr. med. *M. R. Castex* — Buenos Aires

1970   Prof. Dr. med. *V. Malamos* — Athen
Prof. Sir *G. W. Pickering* — Oxford
Dr. med. *I. H. Page* — Cleveland/Ohio

1971   Prof. Dr. med. *G. Biörck* — Stockholm
Prof. Dr. med. *K. Lundbaek* — Aarhus

1972   Prof. Dr. med. *R. J. Bing* — Pasadena
Dr. med. *D. S. Fredrickson* — Bethesda
Prof. Dr. med. *A. Lambling* — Paris
Prof. Dr. med. *H. N. Neufeld* — Tel Aviv
Prof. Dr. med. *I. Shkhvatsabaya* — Moskau

1974   Prof. Dr. med. *J. W. Conn* — Ann Arbor
Prof. Dr. med. *H. Popper* — New York

1976   Prof. Dr. med. *H. Herken* — Berlin
Prof. Dr. med., Dr. phil. *S. Koller* — Mainz
Prof. Dr. med. *E. Uehlinger* — Zollikon

1977   Sir *D. Dunlop*, Prof. of Medicine — Edinburgh

1978   Prof. Dr. med. *R. Schmid* — San Francisco

1979   Prof. Dr. med. *F. H. Epstein* — Zürich
Prof. Dr. med. *G. W. Korting* — Mainz

Diplommitglieder

Dr. med. *J. Wibel* — Wiesbaden
Dr. med. h. c. *J. F. Bergmann*, Verlagsbuchhändler — Wiesbaden

Ständige Schriftführer

1882–1914 Geh. San.-Rat Dr. med. *E. Pfeiffer* — Wiesbaden
1914–1920 Prof. Dr. med. *W. Weintraud* — Wiesbaden
1921–1943 Prof. Dr. med. *A. Géronne* — Wiesbaden
1948–1960 Prof. Dr. med. *F. Kauffmann* — Wiesbaden
ab 1961   Prof. Dr. med. *B. Schlegel* — Wiesbaden

Kassenführer

1882–1884	San.-Rat Dr. med. *A. Pagenstecher* – Wiesbaden
1885–1920	Dr. med. *J. Wibel* – Wiesbaden
1921–1927	Dr. med. *W. Koch* – Wiesbaden
1928–1939	Dr. med. *E. Philippi* – Wiesbaden
1940–1954	Dr. med. *Achelis* – Wiesbaden
1955–1967	Prof. Dr. med. *W. Kittel* – Wiesbaden
ab Mai 1967	Prof. Dr. med. *K. Miehlke* – Wiesbaden

Mitglieder des Ausschusses

1980–1981 Prof. Dr. med. *U. Gessler* – Nürnberg
Prof. Dr. med. *H.-G. Mertens* – Würzburg
Prof. Dr. med. *U. C. Dubach* – Basel
Prof. Dr. med. *P. G. Scheurlen* – Homburg
Dr. med. *V. Harth* – Bamberg
Prof. Dr. med. *N. Zöllner* – München
Prof. Dr. med. *G. W. Löhr* – Freiburg
Prof. Dr. med. *R. Wenger* – Wien
Prof. Dr. med. *W. Rick* – Düsseldorf
Prof. Dr. med. *D. Klaus* – Dortmund
Prof. Dr. med. *W. Dölle* – Tübingen
Prof. Dr. med. *G. A. Martini* – Marburg
Dr. med. *E. Schüller* – Düsseldorf
Prof. Dr. med. *H.-D. Waller* – Tübingen
Prof. Dr. med. *W. Creutzfeldt* – Göttingen
Prof. Dr. med. *H. Fabel* – Hannover
Prof. Dr. med. *W. Kaufmann* – Köln
Prof. Dr. med. *B. Kommerell* – Heidelberg
Prof. Dr. med. *M. Eggstein* – Tübingen
Prof. Dr. med. *F. Trendelenburg* – Homburg
Prof. Dr. med. *E. Deutsch* – Wien
Prof. Dr. med. *G. Riecker* – München
Prof. Dr. med. *H. Losse* – Münster
Prof. Dr. med. *H. Gillmann* – Ludwigshafen
Prof. Dr. med. *J. Schirmeister* – Karlsruhe

Begrüßungsworte des Vorsitzenden

Buchborn, E., München

Hochverehrte und willkommene Gäste,
verehrte Ehrenmitglieder und Mitglieder unserer Gesellschaft,
meine Damen und Herren!

Zur 86. Tagung der Deutschen Gesellschaft für innere Medizin heiße ich Sie alle in Wiesbaden herzlich willkommen. Die Tradition, die wir damit alljährlich fortsetzen und der wir uns verbunden fühlen, soll in jedem Jahr von neuem die wissenschaftliche Lebendigkeit unserer Gesellschaft und unseres Faches bekunden und mit dieser Lebendigkeit auch unseren weiteren Jahreslauf als Internisten erfüllen.

Wenn wir diese internistischen Jahresläufe, die mit einem Kongreß in Wiesbaden begonnen haben, zusammenzählen, dann vollendet sich diesmal das siebzigste Jahr einer glücklichen Ehe mit unserer Gastgeberin, der Stadt Wiesbaden. Im bürgerlichen Leben wird das als eiserne oder Gnadenhochzeit gefeiert und gilt mit Recht als Ausdruck großer Treue und gegenseitiger Zuneigung.

So darf ich unter unseren Gästen als erste die Vertreter der Stadt Wiesbaden begrüßen, an ihrer Spitze das neugewählte Stadtoberhaupt, Herrn Oberbürgermeister *Oschatz* zusammen mit Herrn Stadtverordnetenvorsteher *Lonquich*. Von ihrer neubegonnenen Amtszeit erwarten wir uns eine ebenso gedeihliche Zusammenarbeit wie unter ihren Vorgängern, von denen wir als langjährigen Freund und Förderer unserer Gesellschaft auch in diesem Jahr Herrn Landtagspräsident a. D. *Georg Buch* herzlich in unserem Kreis willkommen heißen. Damit verbinden wir unseren Dank an die Stadt und ihre gewählten Vertreter für die Gastfreundschaft, die wir mit unserem Kongreß jedes Jahr von neuem hier erfahren.

Vom gastgebenden Land begrüße ich für die Hessische Landesregierung in Vertretung des Ministerpräsidenten und des Sozialministers Herrn Ministerialdirigent Dr. *Kubitza*; vom Hessischen Sozialministerium außerdem Herrn leitenden Ministerialrat Dr. *Karl* und Herrn Landesgewerbearzt Dr. *Reif* sowie für die Landesärztekammer Hessen ihren Vizepräsidenten Herrn Dr. *Pasewald*.

Frau Bundesminister *Antje Huber* hat zur Eröffnung des Kongresses durch ein Fernschreiben herzliche Grüße und gute Wünsche übermittelt. Auch Herr Staatssekretär Prof. *Wolters* vom Bundesministerium für Jugend, Familie und Gesundheit hat mir in einem persönlichen Gespräch sein Bedauern ausgedrückt, nicht an der Eröffnungssitzung teilnehmen zu können, wird jedoch an einem der anderen Kongreßtage hier sein.

Kollegiale Grüße entbiete ich Herrn Prof. *Füllgraff*, dem Präsidenten des Bundesgesundheitsamtes, mit dem uns vor allem die Zusammenarbeit auf dem Gebiet der Arzneimittelsicherheit verbindet, weiterhin Herrn Generalarzt Dr. *Scheunert* von der Inspektion des Sanitäts- und Gesundheitswesens im Bundesministerium für Verteidigung, mit dem wir sowohl im Wehrmedizinischen Beirat wie in der Weiterbildung der an Kliniken abkommandierten Sanitätsoffiziere zusammen-

arbeiten. Es freut mich, daß Herr Generaloberstabsarzt a. D. Prof. Dr. *Rebentisch* auch nach seinem kürzlichen Ausscheiden aus dem aktiven Dienst wieder den Weg zu uns nach Wiesbaden gefunden hat.

Aufs engste verbunden in der täglichen Arbeit am Krankenbett sind wir Internisten mit den Chirurgen. Deshalb verzeichnen wir dankbar die Anwesenheit des Präsidenten der Deutschen Gesellschaft für Chirurgie, Herrn Prof. Dr. *Heberer*, in dem ich zugleich einen Münchener Fakultätskollegen begrüße. An den beiden ersten Tagen unseres Kongresses wird in diesem Jahr weiterhin die Deutsche Gesellschaft für Neurologie teilnehmen, deren Vorsitzender Prof. Dr. *Mertens* uns seine Grüße morgen überbringen wird, da er heute noch seine eigene Jahrestagung in der Rhein-Main-Halle zu leiten hat.

Ähnlich eng, wenn auch anderer Art, sind für uns als wissenschaftliche Gesellschaft die Verbindungen zur Deutschen Forschungsgemeinschaft, die den weitaus größten Teil der Forschungsarbeit auch in der inneren Medizin ermöglicht. Deshalb ist es für mich ein dankbar empfundener Ausdruck dieser Verbundenheit, daß in diesem Jahr auch ihr Präsident, Herr Prof. Dr. *Seibold*, zusammen mit unserem ständigen Gast, Herrn Dr. *Fritz Fischer*, zu uns gekommen sind, der als sachverständiger und hilfsbereiter Betreuer, Förderer und Anreger vieler Wissenschaftler und ihrer Projekte aus der inneren Medizin unseres besonderen Dankes versichert sein darf. Auf dem Gebiet der Forschungsförderung sind wir weiterhin auch mit der Fritz-Thyssen-Stiftung verbunden, die Herr Dr. *Kerscher* heute hier vertritt.

Mit besonderer Freude und Ehrerbietung begrüße ich unsere Fachkollegin Frau Dr. *Veronika Carstens*, die Gattin unseres verehrten Bundespräsidenten, und danke ihr herzlich, daß sie unserer Einladung zur Eröffnungssitzung gefolgt ist. Daß die Gattin des Bundespräsidenten Ärztin ist, scheint sich damit nicht nur zu einer Tradition zu entwickeln, sondern gibt ihr auch lohnende Möglichkeiten, bestimmte Gebiete der Medizin durch ihre Schirmherrschaft zu fördern. Als Kollegin begrüße ich auch Frau Dr. *Scheurlen*, Saarländischer Staatsminister für Arbeit, Gesundheit und Sozialordnung.

Aus dem engeren Kreis unserer Gesellschaft begrüße ich mit besonderer Hochachtung unsere Ehrenmitglieder, die Herren *Aschenbrenner*/Hamburg, *Bock*/Tübingen, *Gsell*/St. Gallen, *Henning*/Erlangen, *Hollmann*/Potsdam, *Janzen*/Hamburg, *Koller*/Basel, *Kuschinsky*/Mainz, *Sarre*/Freiburg, *Sundermann*/Erfurt, *Wollheim*/Würzburg und Herrn *Herken*/Berlin als korrespondierendes Mitglied.

Unsere Ehrenmitglieder *Bodechtel*, *Doerr*, *Grosse-Brockhoff*, *Oberdisse* und *Schwiegk* haben mit Bedauern ihre Verhinderung mitgeteilt und ihre guten Wünsche für den Verlauf der Tagung übermittelt. Allen abwesenden Ehrenmitgliedern haben wir telegraphisch unsere Verbundenheit zum Ausdruck gebracht.

Daß die Wissenschaften und mit ihnen die Medizin keine Grenzen kennen und anerkennen, bezeugen auch in diesem Jahr die zahlreichen Teilnehmer, die als Referenten, Vortragende und Zuhörer aus 13 Ländern zu uns gekommen sind, und zwar – in alphabetischer Reihenfolge – aus Belgien, Bulgarien, DDR, Frankreich, Großbritannien, Jugoslawien, Niederlande, Norwegen, Österreich, Polen, Schweden, Schweiz, USA.

Ein besonders herzlicher und nachbarlicher Gruß gilt den Kollegen aus dem östlichen Teil Deutschlands, die zum dritten Mal als offizielle Delegation der DDR

unserer Einladung folgen konnten, so daß wir hier auf eine sich festigende Tradition hoffen dürfen, der ein immer intensiverer wechselseitiger Austausch folgen möge. Ich begrüße an der Spitze der Delegation Herrn Prof. Dr. *Seige*/Halle, den 1. Vorsitzenden unserer Schwestergesellschaft für innere Medizin in der DDR, sowie Prof. Dr. *Dutz*/Berlin, Doz. Dr. *Helbig*/Leipzig und Prof. Dr. *Lohmann*/Leipzig.

Totenehrung

Meine Damen und Herren!

Das Leben einer wissenschaftlichen Gesellschaft wird getragen von der Leistung und Lebendigkeit ihrer Mitglieder. Ihre ständige Erneuerung geschieht im Wechsel von hoffnungsvoll begrüßtem Zuwachs an neuen, aktiven Mitgliedern und im trauernd vermerkten Fortgang unserer Verstorbenen. Im vergangenen Jahr hatte unsere Gesellschaft den Tod folgender Mitglieder zu beklagen:

Prof. Dr. *Friedrich Bahner*/Heidelberg
Prof. Dr. *Josef Becker*/Düsseldorf
Dr. *Hans Böhner*/Castrop-Rauxel
Dr. *Wilhelm Bücken*/Schwerte
Dr. med. habil. *Alexander Determann*/Diessen
Prof. Dr. *Friedrich Doenecke*/Feldberg-Altglashütten
Dr. *Erich Gäbert*/Freiberg/Sachsen (DDR)
Prof. Dr. *Peter Göbel*/Rottenburg am Neckar
Prof. Dr. *Walther Graubner*/Wiesbaden
Dr. *Hans Heidelbach*/Kirchzarten
Dr. *Claus Hilpert*/Lambsheim
Dr. *Hans Kämmerling*/Essen-Kupferdreh
Dr. *Gerassimos Metallinos*/Berlin
Prof. Dr. *Hans Moers*/Köln
Prof. Dr. *Bruno Niekau*/München
Dr. *Hans Jost Oetzmann*/Bad Pyrmont
Dr. Dr. rer. nat. *Gerhard Ohnesorge*/Hamburg
Prof. Dr. *Armin Prill*/Berlin-Neukölln
Dr. *Paul Ricken*/Essen
Dr. *Edo Rost*/Bad Zwischenahn
Dr. *Georg Sack*/Rastatt
Dr. *Otto-Hermann Schaffer*/Bad Krozingen
Prof. Dr. *Georg Schaltenbrand*/Würzburg
Dr. *Edmund Schöbel*/Leipzig
Prof. Dr. *Kurt Schwarz*/München
Dr. med. habil. *Johannes Seiler*/Köln
Dr. *Wilhelm Sieke*/Hagen
Doz. Dr. *Kurt Steuer*/Heufeld
Dr. *Konrad Veiel*/Öhringen
Doz. Dr. *Hans-Otto Wachsmuth*/Heidelberg
Prof. Dr. *Ludwig Weisbecker*/Kiel

Dr. *Karl Wesemeier*/Schöningen
Doz. Dr. *Gerhard von der Weth*/Bad Salzuflen
Prof. Dr. *Friedrich Wöhler*/Ihringen
Dr. *Willy Zemtzsch*/Merzig

Das Wirken unserer Verstorbenen wird fortdauern in den Menschen, denen sie begegneten und in ihrer ärztlichen und wissenschaftlichen Leistung. Einige von ihnen, die über ihren persönlichen Arbeitsbereich hinaus in unserer Gesellschaft gewirkt haben, darf ich mit wenigen Worten würdigen:

Friedrich Bahner

Erst verspätet erreichte uns die Nachricht, daß Friedrich Bahner am 2. Juli 1978, 65jährig in Heidelberg verstorben ist. Nach dem Studium der Medizin und der Chemie wandte er sich der inneren Medizin zu. Sein Doppelstudium prädestinierte ihn für seine erfolgreichen wissenschaftlichen, klinischen und experimentellen Arbeiten über die Endokrinologie und Stoffwechselkrankheiten, in denen biochemische Forschung eine besondere Rolle spielt und in denen wir ihm Handbuchbeiträge über Fettsucht und Magersucht verdanken. Seine klinische Prägung erhielt er vor allem durch Curt Oehme, einen unserer bedeutendsten Polikliniker, bei dem er die ganze Breite der inneren Medizin beherrschen lernte. Das mag ihn als einen der Pioniere einer eigenständigen klinischen Endokrinologie auch daran gehindert haben, diese als eine beschränkte Organspezialität zu betreiben. 1967 wurden seine Leistungen auf diesem Gebiet durch Umwandlung seines Extraordinariats an der Medizinischen Poliklinik Heidelberg in den ersten Lehrstuhl für Endokrinologie in Deutschland anerkannt, den er zu einer angesehen interdisziplinären Institution entwickelte. Die Weiterführung der universellen poliklinischen Tradition der *Oehme*schen Schule in dieser Institution gehört zu seinen bleibenden Verdiensten.

Friedrich Doenecke

Am 26. September 1979 verstarb 78jährig *Friedrich Doenecke* an seinem Alterssitz in Altglashütten im Schwarzwald. Sein Name ist untrennbar mit dem Aufbau der Universität des Saarlandes verbunden.

In seiner Geburtsstadt Halle/Saale fand er in *Franz Volhard*, einer der faszinierendsten Persönlichkeiten der damaligen Medizin, seinen Doktorvater, medizinischen Lehrer und Förderer. 1928 ging er mit ihm nach Frankfurt, wo er sich 1933 mit einer Arbeit über die Plasmaeiweißkörper habilitierte. 1936 kam er 35jährig als Chefarzt der Inneren Abteilung an das damalige Landeskrankenhaus Homburg/Saar. Die folgenden Jahre waren durch die Kriegs- und Nachkriegszeit bestimmt. Aus der Fortführung der Homburger Medizinischen Hochschulkurse über diese Zeit hinweg entwickelte Doenecke mit seinen Fachkollegen 1946 die ersten medizinischen Vorlesungen, um damit den saarländischen Studenten die Möglichkeit zum Medizinstudium zu eröffnen. Es folgten die bewegten Jahre des Aufbaus einer Medizinischen Universitätsklinik und einer Medizinischen Fakultät, aus der 1950 die Universität des Saarlandes hervorging. Doenecke hat als Dekan und Prodekan von 1949–1955 und als Prorektor 1957/58 sowie als akademischer Lehrer und Arzt diese Neugründung maßgeblich mitgestaltet und hier auch unserem Fach eine bedeutende Lehr- und Forschungsstätte hinterlassen.

Weges führten ihn vom Oberarzt der Medizinischen Klinik Freiburg über eine vertretungsweise Wahrnehmung des poliklinischen Lehrstuhls in Genf und einen abgelehnten Ruf auf den *Bürger*schen Lehrstuhl in Leipzig 1957 zunächst als Chefarzt und Ärztlicher Direktor an die Städt. Krankenanstalten Karlsruhe. Von hier aus wurde er 1962 auf den neu geschaffenen Lehrstuhl an der II. Medizinischen Klinik der Universität Kiel berufen. Er entwickelte diese Klinik mit seinem eigenen, tatkräftigen und unkonventionellen Stil zu einer fruchtbaren und anregenden akademischen Arbeitsstätte. Im bewegten Jahr 1969/70 versah er weitsichtig und vermittelnd das schwierige Amt des Rektors seiner Universität. Seine dynamische Persönlichkeit, die auch den familiären Schicksalsschlägen der letzten Jahre und schließlich seiner schweren Erkrankung lange widerstand, wird uns, die wir ihm persönlich begegnet sind, in lebendiger Erinnerung bleiben.

Wir gedenken unserer Toten in Trauer und Ehrerbietung.

Ich bitte Sie, sich zu ihren Ehren von Ihren Plätzen zu erheben.

Meine Damen und Herren!

Ich schließe mit einigen Worten zum wissenschaftlichen Programm, auch mit Worten des Dankens an seine Mitgestalter. Die Intentionen dieses Programms und unseres Kongresses sind seit der ersten Sitzung 1882 unverändert geblieben und wurden von *Theodor Frerichs* als Austausch von Erfahrungen, Anregung von Ideen und Vertretung gemeinsamer berechtigter Interessen definiert. Einige Hinweise zur Auswahl der Hauptthemen und Symposien enthält das Programm der Eröffnungssitzung.

Bei der Eröffnung des ersten Wiesbadener Internistenkongresses 1882 hat *Theodor Frerichs* die Einheitsidee des menschlichen Organismus als Grundlage der inneren Medizin bezeichnet. Sie sei auszubauen „durch eigene Arbeit und durch Verwertung der Bausteine, welche die Einzelfächer und Hilfswissenschaften uns heranbringen". Dieses Konzept bestimmt seither die Gestaltung unserer Tagungen, auch in diesem Jahr. Es verwirklicht sich in der thematischen Vielfalt aus den einzelnen Teilgebieten, die sich innerhalb der inneren Medizin entwickelt haben und durch Einbeziehung der Grundlagen- und Einzelfächer, die an ihrem wissenschaftlichen Fundament beteiligt sind. Dazu gehören auch gemeinsame Sitzungen mit anderen wissenschaftlichen Gesellschaften, deren klinischen Disziplinen aus der inneren Medizin hervorgegangen und in der ärztlichen Praxis mit ihr verbunden geblieben sind.

So tagen wir in diesem Jahr zusammen mit der Deutschen Gesellschaft für Neurologie. Gemeinsames Hauptthema sind die neuroendokrinen Erkrankungen. Das Neuroendokrinium, vor allem Hypothalamus und Hypophyse, bildet zusammen mit dem Vegetativum die wichtigste Nahtstelle zwischen Zentralnervensystem und inneren Organen. Die im letzten Jahrzehnt im Gehirn entdeckten Neuropeptide wirken hier nicht nur als Regulatoren des hypothalamo-hyophysären Systems, sondern auch als weit verbreitete synaptische Transmittersubstanzen, die zugleich zahlreiche Hirnfunktionen, wie z. B. Affektivität und Vigilanz, modulieren und konditionieren. So resultiert aus den komplementären Betrachtungsweisen von Molekularbiologie und Verhaltenspsychologie die Psychoneuroendokrinologie und integriert den Organismus zu einer psychosomatischen Einheit, die auch neue therapeutische Perspektiven eröffnet. Im engen Zusammenhang mit der Entdeckung der Neuropeptidhormone stand diejenige der sog. Endorphine. Ihre analgetische Wirkung verbindet das Hauptthema der neuroendokrinen Erkrankungen mit dem zugeordneten Symposium über Schmerzentstehung und Schmerzbehandlung.

Ein weiteres Hauptthema befaßt sich mit den parenchymatösen Nierenerkrankungen. Unter ihnen kommen Glomerulonephritis und chronische interstitielle Nephritis am häufigsten vor, auch als Ursache einer Schrumpfniere mit terminaler Urämie. Im Mittelpunkt werden hier die für die Praxis wichtigen Resultate der klinischen Nephrologie stehen.

Im Rahmen der Klinischen Onkologie wurde die Chemotherapie solider Tumoren beim Internistenkongreß bisher nicht umfassend behandelt. Aus den Erkenntnissen über morphologische und biologische Kriterien des malignen Wachstums und über nosologische sowie pharmakologische

XXXVII

Grundlagen der zytostatischen Chemotherapie soll sich eine kritische Sichtung der oft verwirrenden Fülle von Programmen für die Polychemotherapie und ihre Zurückführung auf gesicherte Prinzipien und einige wenige, für die Praxis des Internisten geeignete Therapieschemata ergeben. Damit wird sich auch die häufig aufgestellte Behauptung prüfen lassen, daß die Chemotherapie seit 25 Jahren stagniere. Ebenfalls therapeutische, aber auch diagnostische Aspekte bieten die paraneoplastischen Syndrome, die oft als Frühsymptome maligner Erkrankungen auftreten und einen wesentlichen Teil ihrer subjektiven Beschwerden bedingen können. – Ein gegenwärtig intensiv bearbeitetes Gebiet der Onkologie betrifft den Zusammenhang des Immunsystems mit der Tumorabwehr, von dem mancherseits eine zukunftsträchtige Entwicklung für die Krebsbehandlung erwartet wird. Im wissenschaftlichen Symposium über Tumorimmunologie wird der derzeitige Erkenntnisstand diskutiert werden.

Das Programm des Kongresses wird abgerundet durch aktuelle therapeutische Themen: Ein Symposium ist den Fragen und Problemen der klinischen Therapiebeurteilung durch kontrollierte Studien gewidmet. Es wird gemeinsam mit der Deutschen Gesellschaft für medizinische Dokumentation, Informatik und Statistik abgehalten. Weiterhin werden sich zwei Sitzungen mit präventiver Medizin und Prophylaxe beschäftigen, zwei Begriffe, die häufig synonym gebraucht werden. Die primäre Prävention wird am Beispiel des Hochdrucks dargestellt. Bei solchen genetisch determinierten Erkrankungen beinhaltet Prävention vor allem Maßnahmen gegen auslösende oder verstärkende psychosoziale Risikokonstellationen und Verhaltensweisen vor der eigentlichen Krankheitsmanifestation, wofür es noch relativ wenige praktisch gangbare Wege gibt. Prophylaxe oder Sekundärprävention hat dagegen die vorbeugende Verhütung von bedrohlichen Verläufen, Rezidiven oder Komplikationen bei bereits bestehender Grundkrankheit oder krankhaften Befundkonstellationen zum Ziel. Nutzen und Gefahren des prophylaktischen Denkens und Handelns sind somit Gegenstand alltäglicher ärztlicher Überlegungen und Entscheidungen.

Auch wenn die Auswahl der Themen vom Vorsitzenden bestimmt wird, der sich bemüht, jeweils innerhalb mehrerer Jahre das vielgestaltige Bild der inneren Medizin abgerundet zur Darstellung zu bringen, bedarf es doch des Rates mancher Kollegen bis zur endgültigen Gestaltung und der Bereitschaft vieler Referenten zur Mitwirkung, denen ich schon heute für diese Bereitschaft danke.

Für die Vorbereitung des ersten Hauptthemas der Neuroendokrinen Erkrankungen bin ich Herrn *Pfeiffer* und Herrn *Scriba* für ihren Rat dankbar. Die beiden Hauptthemen des zweiten Tages wurden in der Nephrologischen Arbeitsgruppe unserer Klinik vorbereitet, die auch aktiv bei den Referaten mitwirken wird. Herrn *Gross* und Herrn *Schmidt* verdanke ich wertvolle Vorschläge für die Gewinnung kompetenter Referenten für die klinisch-onkologische Sitzung. Das Hauptthema des letzten Tages über Nutzen und Gefahren des prophylaktischen Denkens und Handelns in der Medizin verdanke ich meinem Freund Gerhard *Riecker*; wir beide verdanken es freilich unserem gemeinsamen Lehrer *Schwiegk*, der es uns als eines seiner Leitthemen mitgegeben hat.

Für die Ausrichtung der drei Symposien habe ich den Kollegen *Neuhaus*, *Riethmüller* und *Struppler* zu danken.

In den Vortragssitzungen mit Forschungsergebnissen aus den einzelnen Teilgebieten kündigt sich die künftige Entwicklung der inneren Medizin an. Sie tragen dazu bei, die ganze Breite und Vielfalt unseres Faches alljährlich zu Wort kommen zu lassen. Für die schwierige und sachverständige Auswahl der Vorträge aus etwa 600 eingegangenen Anmeldungen, die das wissenschaftliche Niveau unserer Tagung maßgeblich mitbestimmt, danke ich den Vorsitzenden und Gutachtern in den 20 Sektionen.

Das Gelingen des Kongresses ist aber zuletzt entscheidend mit abhängig von den technischen und organisatorischen Vorbereitungen am Ort. Hier kann ich nur in den Dank meiner Vorgänger an unseren ständigen Schriftführer Herrn *Schlegel* und seine Sekretärin Fräulein *Zimmermann* einstimmen, die beide dem Vorsitzenden jede erdenkliche Sicherheit und Entlastung in dieser Hinsicht gewähren.

Ich schließe mit dem Dank an unsere Kollegen vom Bayerischen Ärzteorchester und seinen Dirigenten Dr. *Steinberg,* die sich ohne Zögern und selbstlos bereit erklärten, unsere Eröffnungssitzung musikalisch zu umrahmen.

Ihnen allen, verehrte Kolllegen, wünsche ich, daß Sie auch in diesem Jahr mit neuen Erkenntnissen und vielen Anregungen aus Wiesbaden in Ihre ärztliche und wissenschaftliche Arbeit zurückkehren.

Georg Schaltenbrand

Am 24. Oktober 1979 verstarb unser Ehrenmitglied *Georg Schaltenbrand* fast 82jährig in Würzburg. Er war einer der prominentesten Vertreter der deutschen Neurologie, auch im Ausland, das ihm aus mehrjährigen Studienaufenthalten in verschiedenen Ländern Europas und in Übersee sowie einer Professur in Peking vertraut war. Zur Neurologie kam er durch seinen Lehrer *Max Nonne* in Hamburg, bei dem er sich 1928 über den Aufbau der menschlichen Motorik habilitierte. 1935 übernahm er an der Medizinischen Klinik von *Erich Grafe* in Würzburg die Leitung der Neurologischen Abteilung, aus der sich später ein Extraordinariat und 1950 die erste Neurologische Universitätsklinik in Bayern entwickelten, die er bis 1968 leitete. Die enge Verbindung von Neuropathologie und Klinik bildete die Grundlage für die meisten Arbeiten seines umfangreichen Lebenswerkes. Aus der langjährigen Integration seiner Neurologischen Abteilung in eine Medizinische Universitätsklinik waren für uns Internisten vor allem seine wissenschaftlichen Untersuchungen über die Pathophysiologie des Liquorsystems sowie über die eitrigen und aseptischen Meningitiden wichtig.

Im Gedächtnis unserer Gesellschaft, die ihn 1976 zu ihrem Ehrenmitglied ernannte, wird er als einer der großen klinischen Forscher weiterleben, die durch ihre Persönlichkeit die Verbindungen der Neurologie mit der inneren Medizin lebendig hielten.

Kurt Schwarz

Am 7. Juli 1979 starb in München *Kurt Schwarz*, persönlicher Extraordinarius für innere Medizin. Als Schüler von *Gustav Bodechtel* gehörte er seit 1951 zu unserer Münchener Klinik. Unter den schwierigen Bedingungen, unter denen Anfang der 50er Jahre die Nachkriegsgeneration der jungen Wissenschaftler wieder mit Forschungsarbeiten begann, fand er seine eigene Arbeitsrichtung in der Endokrinologie und bildete eine rasch wachsende Arbeitsgruppe. Die Anerkennung, die er sich damit erwarb, kam in zwei Berufungen auf ordentliche Lehrstühle der inneren Medizin in Marburg und Essen zum Ausdruck. In der Ablehnung dieser Rufe erkennen wir rückblickend schon die ersten Zeichen seiner langwierigen Erkrankung. Sie zwang ihn immer mehr, sich aus der klinischen Tätigkeit zurückzuziehen, bis er ihr im Alter von 52 Jahren allzu früh erlag, seinen akademischen Lebenslauf unvollendet lassend.

Ludwig Weisbecker

Mit *Ludwig Weisbecker*, der am 13. Juni 1979 im 65. Lebensjahr in Kiel verstarb, hat die innere Medizin einen vielseitig begabten, weltoffenen und ideenreichen Wissenschaftler und einen begeisternden akademischen Lehrer verloren.

Nach schweren persönlichen Erlebnissen durch KZ-Haft in Buchenwald wurde für seinen akademischen Lebensweg die Begegnung mit *Ludwig Heilmeyer* entscheidend. Vom Pharmakologischen Institut Düsseldorf ging er mit ihm 1946 an die Medizinische Klinik Freiburg, wo er sich schon 1948 habilitierte. Seine wissenschaftlichen Arbeiten galten zunächst, seiner Herkunft aus der Pharmakologie folgend, klinisch-pharmakologischen Fragen der Schwermetallwirkungen und des Theophyllins. Später wandte er sich vor allem der Endokrinologie der Steroid- und Schilddrüsenhormone zu. Die äußeren Stationen seines weiteren erfolgreichen

Theodor-Frerichs-Preis 1980

Es waren zwei Arbeiten preiswürdig:

Untersuchungen zur hormonalen und nervalen Regulation der Pankreassekretion. Nachweis eines enteropankreatischen Reflexes

Eingereicht wurde die Arbeit unter dem Kennwort „*Reflex*" von Priv.-Doz. Dr. med. *Manfred V. Singer*, Univ.-Klinikum der GHS Essen

Infolge des überwiegenden Interesses an der humoralen Regulation der Pankreasfunktion blieb das Wissen über den nervalen Einfluß auf die exkretorische Funktion der Bauchspeicheldrüse bisher unvollständig.

In der vorgelegten Arbeit gelingt es, mittels eines denervierten Autotransplantates, diese Zusammenhänge zu analysieren und mit den Vorgängen am innervierten Pankreas zu vergleichen.

Die subtilen Untersuchungen widerlegen die bisherige Annahme, daß Atropin und trunkale Vagotomie durch Beeinträchtigung der Freisetzung gastrointestinaler Hormone aus der Dünndarmschleimhaut eine Verminderung des Pankreassekretionsvorganges bewirken. Die Beobachtung, daß weder durch Atropin noch durch Vagotomie die Sekretionsantwort des transplantierten Pankreas auf endogene Stimulation verändert wird, spricht für die Existenz eines enteropankreatischen vago-vagalen Reflexes. Darüber hinaus liefert der Vergleich der Latenzzeiten der Amylasesekretion bei intraduodenaler bzw. intraportaler Applikation von CCK eindeutig den experimentellen Beweis für eine nichthumorale Komponente der initialen Enzymantwort des Pankreas auf intestinale Stimuli.

Diese Arbeit erforderte einen erheblichen experimentellen Aufwand und großes methodisches Geschick. Die Ergebnisse eröffnen neue Einblicke in die regulativen Vorgänge im Bereich des Pankreas und des oberen Intestinaltraktes.

Zusammenfassung

Seit der Entdeckung des „ersten" Hormons Sekretin durch Bayliss und Starling im Jahr 1902 wurde den gastrointestinalen Hormonen in der Kontrolle der exokrinen Pankreassekretion die wesentlichste Funktion zugeschrieben. Mit der Entdeckung und Isolierung zahlreicher neuerer Peptidhormone des Darmes geriet in der Folgezeit der Einfluß der Nerven auf das Pankreas immer mehr in Vergessenheit, obwohl der russische Physiologe I. P. Pawlow bereits 1888 auf die Bedeutung der vagalen Pankreasinnervation hingewiesen hatte. Für die cephale und gastrische Phase der exokrinen Pankreassekretionsantwort auf eine Mahlzeit ist eine Stimulation des Pankreas durch den N. vagus experimentell beim Menschen und verschiedenen Tierarten nachgewiesen worden. Für die quantitativ wichtigste Phase der Pankreasantwort auf eine Mahlzeit – die intestinale Phase – hingegen, wird in den modernen Lehrbüchern und Übersichtsarbeiten eine ausschließlich hormonale Stimulation der Bikarbonat- und Enzymsekretion durch Sekretin und Cholecystokinin-Pankreozymin (CCK) angenommen. Die mögliche Existenz einer nervalen Komponente der intestinalen Phase der Pankreassekretion wird nicht einmal erwogen, obwohl sie schon vor fast 100 Jahren von Pawlow postuliert und experimentell nie widerlegt wurde. Die durch trunkale Vagotomie und Parasympatholytika bewirkte Hemmung der Pankreasantwort auf intestinale Stimuli wie Fett und Protein wird auf eine verminderte Freisetzung von Sekretin und CCK aus der Dünndarmschleimhaut zurückgeführt. Eine ebenso wahrscheinliche Erklärung für die Wirkung der trunkalen Vagotomie und der Parasympatholytika auf

das Pankreas ist, daß sie einen vagovagalen enteropankreatischen Reflex unterbrechen, welcher einen großen Anteil an der Stimulation des Pankreas während der intestinalen Phase der Pankreassekretion hat. Das Ziel der vorliegenden Arbeit war der Nachweis eines solchen enteropankreatischen Reflexes für die Stimulation der Enzymsekretion des Pankreas.

Die Studien wurden an wachen Hunden mit chronischen Magen- und Duodenalfisteln nach Thomas sowie an Hunden mit chronischer Duodenalfistel nach Thomas und einem subkutan autotransplantierten Processus uncinatus des Pankreas durchgeführt. Das autotransplantierte, denervierte Pankreas ist ein geeignetes Modell, um die Freisetzung intestinaler Hormone und ihre Abhängigkeit von einer intakten vagalen Innervation zu studieren. Da das Autotransplantat denerviert ist, kann es nur auf humoralem Weg stimuliert werden. Es ist somit ein Indikator für die Freisetzung gastrointestinaler Hormone durch intestinale Stimuli. Durch trunkale Vagotomie wird nur die Innervation des Dünndarms und des Restpankreas verändert, nicht aber die Innervation des autotransplantierten, denervierten Pankreas. Da ein Teil der Hunde sowohl eine Duodenalkanüle als auch einen autotransplantierten Processus uncinatus hatte, konnte bei ein und demselben Tier die Sekretion des innervierten und denervierten Pankreas gleichzeitig untersucht und miteinander verglichen werden.

Die Ergebnisse der durchgeführten Studien beweisen indirekt die Existenz eines enteropankreatischen Reflexes, welche die Enzymsekretion des Pankreas auf intestinale Stimuli vermittelt. Dieser Beweis gründet sich auf folgende Befunde:

1. Atropin und trunkale Vagotomie veränderten die Proteinsekretionsantwort des innervierten und autotransplantierten, denervierten Pankreas auf intravenöse Stimulation mit Caerulein nicht.

2. Atropin und trunkale Vagotomie verringerten signifikant die Proteinsekretion des innervierten Pankreas während der intraduodenalen Stimulation mit Tryptophan, hatten aber keinen Einfluß auf die Proteinsekretion des denervierten Autotransplantats.

3. Die Latenzzeit der Amylasesekretion nach intraduodenaler Gabe von Tryptophan ($17,9 \pm 2,2$ s) oder Ölsäure ($19,5 \pm 1,5$ s) war signifikant kürzer als die Minimalzeit ($31,9 \pm 1,5$ s), die nach intraportaler Injektion von Cholecystokinin (CCK) erforderlich ist, um die Amylasesekretion des Pankreas zu stimulieren.

Diesem Protokoll lag die Idee zu Grunde, daß es durch die intraportale Injektion von CCK und die gleichzeitige Bestimmung der Amylasekonzentration in jedem Tropfen des Pankreassaftes möglich sein müßte, die Minimalzeit zu bestimmen, welche von der CCK-Freisetzung aus der Dünndarmschleimhaut durch Stimuli wie z. B. Aminosäuren vergehen muß, bis es zu einer Stimulation der Pankreasamylasesekretion kommt. Wenn die Latenzzeit der Pankreasenzymantwort auf intestinale Stimuli kürzer wäre als die Minimalzeit nach intraportaler Injektion von CCK, dann könnte die initiale Pankreasenzymantwort nicht hormonal vermittelt sein. Wenn Atropin und trunkale Vagotomie die initiale Enzymantwort auf intestinale Stimuli verlängerten, dann würde diese Beobachtung die These unterstützen, daß die Pankreasenzymantwort durch einen vagovagalen Reflex vermittelt wird.

4. Atropin und trunkale Vagotomie verlängerten die Latenzzeit der Amylasesekretion nach intraduodenaler Gabe von Tryptophan (225 ± 10 s) und Ölsäure (240 ± 13 s) um mehr als das Zehnfache, hatten aber keinen Einfluß auf die Latenzzeit der Amylasesekretion nach intraportaler Injektion von CCK.

5. Die Latenzzeit der Amylasesekretion des autotransplantierten, denervierten Pankreas nach intraduodenaler Injektion von Ölsäure und Tryptophan betrug $180-240$ s und wurde durch Atropin nicht beeinflußt. Die Latenzzeit der Amylasesekretion des Autotransplantats lag somit in derselben Größenordnung wie die Latenzzeit des innervierten Pankreas, wenn Ölsäure oder Tryptophan nach vorheriger Gabe von Atropin intraduodenal injiziert wurden.

6. Die Beobachtung, daß trunkale Vagotomie, Atropin und Autotransplantation die Latenzzeit der Amylasesekretion nach intraduodenaler Injektion von Tryptophan oder Ölsäure deutlich verlängerten, deutet auf die Vermittlung der initialen Enzymsekretion des Pankreas durch einen vagovagalen, cholinergen Reflex hin.

Folsäureabhängige Schritte in der Biosynthese von Desoxyribonukleinsäurevorstufen: Vitamin B_{12} als Regulativ und Methotrexat als Antagonist

Eingereicht wurde die Arbeit unter dem Kennwort „*Vitamin B_{12} und Folsäure in der DNS-Synthese*" von Priv.-Doz. Dr. med. *Hansjörg Sauer,* Med. Klinik III im Klinikum Großhadern der Univ. München und Inst. für Hämatologie, Abt. Klinische Hämatologie der GSF München, und Dr. med. *Andreas Schalhorn,* Med. Klinik III am Klinikum Großhadern der Univ. München

An Lymphoblastendauerkulturen und an frischen menschlichen Knochenmarkszellen wird geprüft, wie Vitamin B_{12} in den Stoffwechsel der aktivierten C_1-Einheiten eingreift und wie ein funktioneller Folsäuremangel durch Substitution mit verschiedenen Folsäurederivaten in Anwesenheit und Abwesenheit von Vitamin B_{12} korrigiert werden kann.

Es wird festgestellt, daß die Methioninsynthetase, das einzige Enzym, das Vitamin B_{12}- und gleichzeitig Folsäure-abhängig ist, als Starter der Protein- und Enzymsynthese fungiert sowie gleichzeitig durch Freisetzung des Co-Faktors Tetrahydrofolat den C_1-Stoffwechsel in Gang setzt.

Durch Entwicklung einer analytischen Methode wird das Ausmaß einer Verwertungsstörung von Methyltetrahydrofolsäure (sog. „Methylfolatfalle"), deren biochemische Ursache für eine eingeschränkte Bioverfügbarkeit von Folsäurederivaten bisher umstritten war, quantitativ belegt. Diese Dysregulation im Folsäurestoffwechsel bei Vitamin B_{12}-Mangel muß somit als Erklärungsmöglichkeit der biochemischen Pathogenese der DNS-Synthesestörungen angesehen werden.

Darüber hinaus wird durch Erarbeitung einer Formel quantitativ ermittelt, welche Dosen an Citrovorumfaktor die funktionellen Auswirkungen von Methotrexat bei zytostatischer Therapie antagonisieren können. Damit wird eine wesentlich höhere Sicherheit bei Anwendung dieses Behandlungsverfahrens erreicht.

Zusammenfassung

Die Vitamin B_{12}-Abhängigkeit des intermediären Stoffwechsels der an Tetrahydrofolsäure (FH_4) aktivierten Einkohlenstoff (C_1)-Einheiten wird untersucht. Beim Menschen ist ein Enzym bekannt, das Vitamin B_{12}- *und* Folsäure-abhängig ist, die Methioninsynthetase (MS). Dieses Enzym reguliert den Stoffwechsel der FH_4-Derivate. Es katalysiert die Schlüsselreaktion, in der freie FH_4 aus ihrer Speicherform, der 5-Methyl-FH_4, freigesetzt wird, damit an ihr neue C_1-Einheiten aktiviert werden können. Diese C_1-Einheiten dienen als Substrate bei der de novo-Synthese von Purinkörpern und der Methylgruppe im Thymidylat, wodurch die für die DNS-Synthese benötigten Nukleotide zur Verfügung gestellt werden.

Durch das Studium der MS-Aktivität und des DNS-Stoffwechsels in Zellkulturen unter Vitamin B_{12}-Mangel sowie in Knochenmarkzellen von Patienten mit Vitamin B_{12}-Mangel, d. h. perniciöser Anämie, wird gezeigt, daß in der Situation des Vitamin B_{12}-Mangels die Bioverfügbarkeit von Methyl-FH_4 eingeschränkt ist. FH_4 kann aus ihrer Speicherform nicht freigesetzt werden. Als Folge dieser sog. Methylfolatfalle entsteht beim Vitamin B_{12}-Mangel ein funktioneller Folsäuremangel. Mit Hilfe der vorgelegten Ergebnisse läßt sich diese Methylfolatfallenhypothese als die beste Erklärungsmöglichkeit der biochemischen Pathogenese der Zellreifungs- und Zellteilungsstörungen beim Vitamin B_{12}-Mangel herausarbeiten.

Neben der Regulation durch Vitamin B_{12} werden die Beeinflussung des Folsäurestoffwechsels durch den Folsäureantagonisten Methotrexat (MTX) und die Aufhebung der MTX-Wirkung durch dessen Antidot 5-Formyl-FH_4 (Leucovorin) untersucht. An Zellkulturen sowie an Knochenmarkzellen von Patienten, die hochdosiert mit MTX behandelt wurden, kommt es nur zu einem Schutz der Zellen vor einer lang anhaltenden MTX-Wirkung (= Rescue-Effekt), wenn das Angebot des Antidots zehnmal höher ist als die aktuell in der Kultur oder im Körper vorhandene MTX-Menge. Aus diesen Daten wird zur Berechnung der für einen wirksamen Rescue-Effekt notwendigen Leucovorin-Dosis folgende Formel abgeleitet:

Leucovorin (mg) = $10 \times$ MTX (mg/l) $\times 0{,}76 \times$ Körpergewicht (kg).

Mit dieser Formel kann besonders für gefährdete Patienten mit verzögerter MTX-Elimination, die einen erhöhten Leucovorinbedarf haben, die Dosierung auf eine rationale Basis gestellt werden, was einen Sicherheitsgewinn für die Patienten darstellt.

Die Medizin und die Wissenschaften vom Menschen

Buchborn, E., München

Eröffnungsansprache

Die Kongresse unserer Gesellschaft sind nicht nur Zeitgeber für den alljährlich wiederkehrenden Austausch ärztlicher Erfahrungen und wissenschaftlicher Erkenntnisse. Sie waren vielmehr immer auch Anlaß zum Nachdenken, aber auch zum *Weiter*denken über das Selbstverständnis der inneren Medizin, das bisher entscheidend von ihrer Grundlegung durch die exakten Naturwissenschaften bestimmt war. Die Eröffnungsansprachen der Vorsitzenden spiegeln so auch Bestand und Wandel einer Idee der inneren Medizin wider.

Wenn ich diese gedanklichen Bemühungen um die Grundlagen heute zur Eröffnung unserer Tagung aus persönlicher Sicht weiterzuführen versuche, möchte ich das nicht in einer Festrede tun. Feste sind Höhepunkte in besonderer Umgebung und gehobener Stimmung, an denen Arbeit und Geschäfte ruhen und die uns so aus dem Alltag herausführen. Das Fragen nach den Bedingungen und Schwierigkeiten, aber auch nach den Zielen und Hoffnungen ärztlicher Praxis und klinischer Forschung soll stattdessen gerade in unsere Alltagsarbeit hineinführen und vielleicht auch in ihr weiterwirken.

Die zusammenfassende Idee, das Konzept der inneren Medizin, auf die wir uns bei solchen Fragen immer wieder beziehen, wurde schon in der ersten Sitzung 1882 von Theodor Frerichs folgendermaßen formuliert: „Die Innere Heilkunde ist berufen, die *Einheitsidee des menschlichen Organismus* festzuhalten und auszubauen; auch durch Verwertung der Bausteine, welche die Einzelfächer und Hilfswissenschaften uns heranbringen."

Die immer erneute Berufung auf diese Einheitsidee des menschlichen Organismus ist seither der Ausdruck für die Identität der inneren Medizin gewesen. Aber an der Schwelle zum zweiten Jahrhundert des Bestehens unserer Gesellschaft ist zu fragen: Können wir auch heute und für die Zukunft in dieser Einheitsidee noch unveränderlich den durchgehenden Begründungszusammenhang für unser Denken und Handeln als Internisten erkennen?

Die Beantwortung dieser Frage möchte ich in vier Abschnitten versuchen. Dazu ist
1. zunächst ein kurzer Rückblick auf die Anfänge vor 100 Jahren notwendig, um dann
2. festzustellen, welche Erweiterung die naturwissenschaftliche Grundlage der Medizin seitdem durch andere Wissenschaften vom Menschen erfahren hat und in der Zukunft benötigen wird, um nicht nur ihre gegenwärtigen Aufgaben zu erfüllen, sondern auch künftige Erfolge zu sichern;

3. müssen wir im engen Zusammenhang damit bedenken, welche Folgen sich in Krankenbetreuung, Ausbildung und Forschung für die Kompetenz der inneren Medizin und des Internisten aus diesem Schritt über die bisherigen Grenzen ergeben, jenseits derer die Herausforderung der Medizin heute liegt. Diese Grenzerweiterung wird uns schließlich

4. in ein Dilemma bringen: Ein umfassenderes, wissenschaftlich begründetes Konzept als die bisherige Einheitsidee des Organismus ist zwar für die Behandlung des kranken Menschen und für die Erforschung seiner Krankheiten geeigneter, aber es ist vom einzelnen Arzt nicht mehr ebenso umfassend zu praktizieren und muß daher zu neuer Inkompetenz führen.

Diesem Dilemma korrespondiert, was oft als Krise der Medizin bezeichnet wird. Dabei verstehen freilich die Ärzte und die Allgemeinheit unter Krise Verschiedenes. In der wissenschaftstheoretischen Grundlagenkrise fragt die Medizin danach, welche Wissenschaften vom Menschen sie zur Erfüllung ihrer Aufgabe benötigt und wie sich deren Erkenntnisse miteinander methodologisch verknüpfen lassen. In der Vertrauens- und Glaubwürdigkeitskrise fragen sich unsere Patienten und Kritiker, ob und wie ihre Erwartungen und Forderungen von der gegenwärtigen Medizin erfüllt werden. Beides durchdringt sich wechselseitig in der ärztlichen Praxis.

Es ist Ausgangspunkt der folgenden Überlegungen, daß die klinische Medizin selbst keine strenge, nur auf Erkenntnisgewinnung bedachte Wissenschaft ist. Als ärztliche Praxis wendet sie vielmehr andere Wissenschaften eklektisch an und verfügt daher über keine eigene, geschlossene Theorie. Sie benötigt die Methoden und Forschungstechniken verschiedener Wissenschaften, ihre Denkansätze und Resultate instrumentell, d. h. als Mittel zum Zweck für die Erfüllung ihres individuellen Heilauftrages. Dieser selbst ist Jahrtausende älter als moderne Wissenschaft und in der Grundfigur des Notleidens und Helfenwollens konstituiert.

Rückblick auf die Anfänge: Herkunft und Grenzen der Einheitsidee

Ursprünglich war die Gründung unserer Gesellschaft gegen das damalige wissenschaftliche Übergewicht und die Erfolge der Grundlagenwissenschaften gerichtet. Zu diesen Motiven unserer Gründerväter Theodor Frerichs und Ernst Leyden hieß es beim ersten Wiesbadener Kongreß: „. . . Die innere Heilkunde hat genugsam erfahren, welche Folgen die Fremdherrschaft brachte, mochte sie ausgeübt werden von der Physik, der pathologischen Anatomie, der Chemie oder schließlich den experimentellen Wissenschaften *(im Original: „der experimentellen Pathologie")*; sie alle sind nicht dazu angetan, unser Haus zu bauen, wir müssen es selber tun."

Dieser zeitbedingte Anlaß zur Formulierung der Einheitsidee für die innere Medizin hat in der Folgezeit keine Rolle mehr gespielt. Heute haben sich die Verhältnisse eher umgekehrt: Anders als z. B. in den angelsächsischen Clinical Research Units haben wir einen ungenügenden wechselseitigen Austausch zwischen den Institutionen der klinischen Forschung und der theoretischen Grundlagenfächer zu beklagen.

Demgegenüber hat eine zweite Thematik unsere Tagung wiederholt bewegt. Ich meine die Sorge um eine immer weitergehende Aufsplitterung der inneren Medizin infolge Spezialisierung ihrer Teilgebiete. Die Notwendigkeit einer solchen Spezialisierung in der klinischen Forschung ist heute unbestritten. In begrenzterem Umfang gilt dies auch für die Wahrnehmung bestimmter diagnostischer und therapeutischer Aufgaben in der Maximalstufe der Krankenversorgung, z. B. bei der Koronarangiographie oder in der Intensivmedizin.

Nur ein Teil der Befürchtungen, die mit dieser Spezialisierung zusammenhängen, ist dadurch ausgeräumt, daß es wenigstens formal gelungen ist, die Weiterentwicklung der Teilgebiete *innerhalb* und nicht *neben* der inneren Medizin voranzutreiben. Das manifestiert sich auch in den wechselnden Hauptthemen wie in den zahlreichen Sektionen unseres Kongreßprogramms. Wir bemühen uns damit, die Antinomie zwischen unvermeidlicher Spezialisierung und notwendiger Integration aufzuheben.

Aber auch von der spezialisierten Forschung selbst gehen integrierende Gegenbewegungen in Gestalt interdisziplinärer Fragestellungen aus. Aus dem Programm unserer Tagung sind die Themen Neuroendokrinologie, Tumorimmunologie, Schmerzforschung und Klinische Therapieprüfung Beispiele hierfür.

Nicht ebenso beruhigt können wir m. E. auf die strukturelle Entwicklung mancher Universitätskliniken und Krankenhausabteilungen für innere Medizin blicken. Ihre Aufteilung in verschiedene selbständige Organabteilungen muß ihre Mitarbeiter- und Bettenzahlen soweit reduzieren, daß die „kritische Masse" für eine leistungsfähige Einheit oft unterschritten wird. Einmal nach dem Prinzip des „Divide et impera" errichtet, werden sie dann nur zu leicht auch in „splendid isolation" weiterbetrieben. Das begünstigt ein der inneren Medizin fremdes organorientiertes anstatt ein patientenorientiertes Denken und Handeln. Damit wird nicht nur eine kompetente und optimale Krankenbehandlung, sondern auch eine umfassende Weiterbildung zum Internisten erschwert. Hier haben die 1971 von unserer Gesellschaft verabschiedeten Empfehlungen zur Gliederung Medizinischer Kliniken unverändert ihre Gültigkeit, wenn auch nicht überall ihre Geltung behalten.

So mögen manche der Ausgangspunkte für Frerichs Einheitsidee der inneren Medizin wie das damalige Übergewicht der Grundlagenwissenschaften historisch erledigt sein. Andere, wie die Vermeidung einer spezialistischen Zersplitterung, lassen sich zwar unter Kontrolle bringen, bleiben jedoch als Aufgabe bestehen.

Neue Probleme für die weitere Entwicklung der inneren Medizin ergeben sich aber daraus, daß dieses Einheitskonzept nicht nur ein theoretischer Entwurf ist, sondern – anders als philosophische Theorien – in Handlungen umgesetzt werden muß. Für dieses Handeln und für seine Eingriffe, die ja immer auch „Fehlgriff, Mißgriff und Übergriff" (Schipperges) sein können und oft sind, bedarf der Arzt der *Rechtfertigung* vor sich selbst und gegenüber dem Kranken. Heute erfordert diese Legitimation unabdingbar eine Begründung durch eine wissenschaftlich, d. h. eine methodisch gesicherte Medizin, an der sich der Arzt seiner persönlichen Erfahrung und Kompetenz vergewissert. Daß ärztliches Handeln auch dort noch gefordert sein kann, wo die Wissenschaft uns im Stich läßt, beleuchtet das Spannungsfeld zwischen wissenschaftlicher Medizin und ärztlicher Praxis.

Wie die Medizin wissenschaftlich gesichert werden kann und muß, darüber sind die Auffassungen freilich vielfältig. Zwei immer wieder zitierte Aussprüche markieren die Alternative: „Die Medizin wird (Natur)Wissenschaft sein oder sie wird nicht sein" (Naunyn 1908) und „Die Medizin ist eine soziale Wissenschaft" (Virchow 1848). Ob Naunyn allgemein von Wissenschaft gesprochen hat (wie das Originalzitat lautet) oder meinte, „die Medizin wird *Natur*wissenschaft sein oder sie wird nicht sein", hat die Interpreten und Hermeneuten vielfach beschäftigt – auch hier an dieser Stelle. Daß die Betonung auf *Natur*wissenschaft sinngemäß richtig ist, hat Naunyn schon einige Jahre vorher (1902) bestätigt, wenn er sagt:

„Ununterbrochen war bisher der Fortschritt (der Medizin) und er wird es auch ferner bleiben, solange wir unserer Fahne, der Fahne der *Natur*wissenschaft treu bleiben."

„Naturwissenschaft" und „Sozialwissenschaft" bezeichnen so schon am Beginn der modernen Medizin zwei verschiedene, heute of antithetisch verstandene Zugänge zur wissenschaftlichen Erforschung des Kranken, des Krankseins, der Krankheit und des Krankhaften. Später, nach Anwendung der Psychoanalyse auch auf körperliche Funktionsstörungen und Krankheiten, tritt zu diesen beiden Hauptzugängen noch ein etwas kleinerer Mitteleingang mit der Aufschrift „Psychosomatische Medizin".

Die moralisierenden Kritiker der naturwissenschaftlich-technischen Medizin stellen die Entwicklung seither gern so dar, als habe sich die Medizin zu Beginn ihres wissenschaftlichen Zeitalters beliebig zwischen diesen beiden Zugängen einer somatischen und einer psychosozialen Krankheitslehre entscheiden können. In Wirklichkeit handelt es sich bei der zunächst ausschließlich naturwissenschaftlichen Krankheitsaufklärung auch im Rückblick keineswegs um einen vermeidbaren Irrweg! Ebensowenig läßt sich daraus eine zwangsläufige Zusammengehörigkeit von Medizin und Naturwissenschaft ableiten. Vielmehr war es die Erklärungs- und Prognosekraft der naturwissenschaftlichen Methodik und Betrachtungsweise, die sie zur erfolgreichen Grundlage der Medizin und der ärztlichen Praxis machte.

Um nur einige Gründe hierfür zu nennen, sei darauf hingewiesen, daß im vorigen Jahrhundert zahlenmäßig akute Erkrankungen ganz im Vordergrund standen. Bei Seuchen, Infektionen, terminalen Leberzirrhosen, Gewalteinwirkungen, Kindersterblichkeit, Kindbettfieber und Operationsletalität sind nahezu ausschließlich körperlich faßbare Befunde bedeutsam. Die Seele trat medizinisch höchstens als „Randunschärfe" in Erscheinung. Wurde sie bei lebensbedrohlichem Verlauf beistandsbedürftig, gehörte sie traditionsgemäß zum Reservat der Theologen. Erst mit dem stärkeren Überwiegen chronischer Leiden und verbesserter Sozialstruktur trat auch das seelische Erleben und noch später die seelische Krankheitsverursachung ins Blickfeld.

So richteten sich die einzelnen Bewältigungsschritte gegen Krankheit und Kranksein zuerst gegen die wissenschaftliche Ignoranz, dann gegen die therapeutische Impotenz, später gegen die sog. Zivilisationskrankheiten. Schließlich richteten sie sich – wenn dieser ungenaue Ausdruck hier gestattet ist – gegen die Psychogenese körperlicher Krankheiten und zuletzt gegen die Soziogenese von Befindensstörungen. Zu Beginn der modernen Medizin im vorigen Jahrhundert war damit für eine andere Zeitgestalt der Nosologie als die somatische Betrachtungsweise zunächst weder Interesse, noch Resonanz oder Kredit vorhanden.

Trotz der damit erreichten Erfolge, auf die heute niemand, auch nicht die Kritiker der modernen Medizin, angesichts der persönlichen Katastrophe einer schweren Erkrankung mehr verzichten möchte, sind Nachteile nicht ausgeblieben. Wir kennen sie als funktionelle und strukturelle Defekte und Defizite der Medizin: Als unvermeidliche Verengung der Denkansätze, als Einseitigkeit der benützten Methoden und Begriffssysteme wie z. B. als überwertige Idee der Quantifizierbarkeit, als Widersprüche zwischen den angewandten Erklärungsmodellen und den daraus abgeleiteten Teilaspekten und schließlich als Unsicherheiten über die

Aufgaben und Ziele der Medizin mit Mißtrauen und enttäuschten Erwartungen gegenüber ihren Erfolgen und Möglichkeiten.

Hans Schaefer hat deshalb die einseitige naturwissenschaftliche Krankheitslehre als „Häresie" der Medizin bezeichnet. In der Theologie wird als Häresie bekanntlich die unbeglaubigte Verabsolutierung von Teilwahrheiten verstanden, die die Wahrheit der rechten Lehre einseitig verkürzt. Nun handelt es sich ja in der Medizin nicht um Wahrheiten des Glaubens, sondern um die Anwendung wissenschaftlicher Erkenntnis, die niemals zu absoluter Gewißheit führt. „Die wissenschaftliche Erkenntnis schreitet nicht von Wahrheit zu Wahrheit voran, sondern von Problem zu Problem" (Popper). Sie ist daher stets hypothetischer Natur und besitzt Geltung nur soweit und solange, wie ihre Methoden und Begriffe zur Erklärung der Erscheinungen ausreichen und sie nicht falsifiziert ist.

So vermittelt uns jede Einzelwissenschaft für die Medizin immer nur Teilaspekte und Teilwahrheiten und richtet sich wie ein Scheinwerfer immer nur auf bestimmte Sektoren der gesamten Wirklichkeit. Sie kann deshalb auch selbst nicht zur Häresie werden! Das schließt freilich nicht aus, daß Ärzte ihr begrenztes Wissen und Können, Patienten ihren Anspruch auf vollkommenes körperliches, seelisches und soziales Wohlbefinden und die Kritiker beider ihre beschränkte oder fehlende Krankheitserfahrung häretisch verabsolutieren. Sie halten dann die Teile für das Ganze, die Teilerfolge für endgültige Siege und die Heilung für das Heil.

So mußte auch die naturwissenschaftliche Medizin in den 150 Jahren ihrer kumulativen Entfaltung an Grenzen ihrer Erfahrung stoßen, die mit den Methoden der Morphologie und Physiologie, der Biophysik und Biochemie nicht zu überschreiten waren. Weitere Fortschritte im Krankheitsverständnis waren daher nur zu erwarten von einer

Grenzüberschreitung zu weiteren Wissenschaften vom Menschen

Die Gesetzmäßigkeiten eines solchen Erkenntnisfortschritts durch neue methodische Ansätze und Erklärungsmodelle (= Paradigmata) wurden von Thomas Kuhn als Paradigmawechsel beschrieben. In philosophischen Denksystemen erfolgt dieser Erkenntnisfortschritt durch pluralistische Konkurrenz zwischen alternativen Theorien und endgültige Ausschaltung falsifizierter Hypothesen.

Für die Medizin verhalten sich ihre historisch entfalteten Paradigmata wie z. B. die Humoralpathologie, die Molekularbiologie, die Epidemiologie oder die psychosomatische Medizin aber nicht alternativ, sondern *komplementär* zueinander. Deshalb ist ein medizinisches Paradigma wie z. B. die Einheitsidee des Organismus mehr als nur eine Theorie, die durch Beobachtungsdaten widerlegt werden könnte. Hier beinhaltet ein Paradigma auch die Umsetzung des theoretischen Wissens in ärztliche Handlungen und Haltungen. „Es ist eine Hauptfrage der wissenschaftlichen Medizin, herauszufinden, welches Paradigma auf welchen Bereich von Erscheinungen paßt" (F. Hartmann). Der medizinischen „Weltsicht" eines Paradigmas kann daher jeweils auch ein bestimmtes Menschen- und Arztbild korrespondieren. Und da die Medizin kein isolierter oder gar autonomer Teil der Gesamtgesellschaft ist, stehen auch ihre Paradigmata und ihre Konzepte von Gesundheit und Krankheit als dynamische Konstellationen in enger wechselseitiger Rückkopplung zu sozialen und ökonomischen Veränderungen und kulturellem Wandel in ihrer Umwelt. „Was alle angeht, können nur alle lösen", läßt Dürrenmatt einen seiner „Physiker" sagen.

Den Zusammenhang zwischen medizinischen Paradigmata und soziokulturellem

Milieu hat aus medizinsoziologischer Sicht Horst Baier dargestellt: Hiernach entspricht der naturwissenschaftlichen Medizin ein Paradigma, das Krankheit als Betriebsstörung im biochemisch, biophysikalisch oder neuerdings kybernetisch determinierten System des Organismus lokalisiert. Ihre Beherrschung durch „technische" Mittel macht das Individuum durch Wiederherstellung von Freiheitsgraden in der Leistungsgesellschaft wieder handlungs- und konkurrenzfähig. Die Utopie dieser Medizin ist nach Baier der, heute freilich zum „Halbgott" heruntergekommene, „göttliche Arzt", der durch Fachwissen und technische Möglichkeiten Überlebenschancen vermittelten, z. B. bei der Anwendung oder Unterlassung intensivmedizinischer Maßnahmen.

Eine erste Erweiterung dieser Krankheitsauffassung brachte die Einführung der psychosomatischen Betrachtungsweise durch Internisten wie R. Siebeck und V. v. Weizsäcker, die in der multifaktoriellen Konditionalität der Krankheit auch Erlebnisinhalte und biographische Zusammenhänge als ätiologische Faktoren berücksichtigten, die einem biologischen Instrumentarium nicht zugänglich waren. Ihr Arzttyp ist der Psychotherapeut, der innerseelische Disharmonien aufdeckt und Selbstwertkrisen überwinden hilft und damit auch ihre körperlichen Korrelate beseitigen kann.

Missionarische Übertreibungen, ungenügende Methodenkritik und fehlende intersubjektive Nachprüfbarkeit waren die Ursache, daß dieses neue Paradigma für innere Krankheiten und Funktionsstörungen lange Zeit nur randständige Bedeutung für die wissenschaftliche Grundlegung der inneren Medizin gewann. Auch mangelte es ihm an theoretischem Bezug zu den übrigen Hilfswissenschaften der inneren Medizin. Dennoch hat dieses aus der inneren Medizin hervorgegangene Paradigma m. E. überhaupt erst die Voraussetzungen dafür geschaffen, daß nun auch die soziale, die dritte Dimension der Medizin als Gegenstand einer medizinischen Grundlagenwissenschaft erkannt wurde; denn die sozialpathogenen Faktoren aus der Mitwelt bedürfen ja der psychischen Vermittlung. Bisher hatte der Arzt zwar täglich Umgang mit sozialen Fragen, aber er besaß keine wissenschaftliche Nosologie, die durch sozialwissenschaftliche Methoden oder Denkansätze gesichert war.

Dieses Paradigma der Sozialmedizin versteht nun die meisten Krankheiten und Befindensstörungen auch als „gesellschaftlich vermittelte" Kränkungen und stützt sich dabei auf statistische Korrelationen der Epidemiologie zwischen Krankheitshäufigkeit und bestimmten sozialen Verhaltensweisen oder Risikofaktoren. Hierzu gehören nicht nur Herzinfakt, Hochdruck oder Ulcuskrankheit als Folgen emotionaler Dauerbelastung (Streß), sondern auch die Leberzirrhose des Alkoholikers, die Arteriosklerose des Rauchers, der Diabetes des Überernährten bis hin zum Verkehrsunfall des aggressiven Autofahrers. Unbeantwortet bleibt dabei freilich die alte Streitfrage, welcher Anteil einer manifesten Erkrankung genetisch determiniert und welcher als erworbener Verstärkermechanismus aus der sozialen Mitwelt wirksam ist.

Aber die bisher als individuell oder schicksalhaft akzeptierte Krankheit wird damit zur gesellschaftlich bedingten. Sie trifft zwar nach wie vor den Einzelnen, ist aber nicht mehr von ihm allein zu verantworten, sondern soll kollektiv abgesichert werden durch „die" Wissenschaft, „die" Medizin oder „die" Gesellschaft.

Der damit verbundene Anspruch wird selbst dann noch aufrecht erhalten, wenn man als Reaktion auf eine soziale Zurücksetzung „seine Grippe nimmt" und so nicht nur das Recht auf Gesundheit, sondern auch auf „Krankheit" als

Wahrnehmung von Freiheitsgraden gegenüber der krankmachenden Gesellschaft postuliert. Die somatische Ätiologie der naturwissenschaftlichen Medizin wird damit in die „soziale Teleologie" einer soziopsychosomatischen Medizin überführt (H. Baier). Und der von der naturwissenschaftlichen Medizin angeblich autoritär entmündigte Patient wird durch die soziale Medizin emanzipiert zum selbstbestimmten Subjekt – eine freilich nur scheinbare Emanzipation angesichts der gleichzeitigen Zunahme kollektiver Zwänge und sozialer Abhängigkeiten, nicht zuletzt im Krankheitsfall gegenüber den expansiven und dysfunktionalen Bürokratien der sozialen Dienste und Versicherungen. Der vorherrschende Arzttyp dieser Medizin ist nach H. Baier der Lebensführer und Gesundheitserzieher. Sein Gegenbild ist der Arzt, der seine Patienten nur durch symptomatische Maßnahmen wie Psychopharmaka oder Kurverschreibungen an die krankmachende Gesellschaft anpaßt.

So hat nicht nur der medizinische und wissenschaftliche, sondern auch der soziale Fortschritt seine Ambivalenzen und Antinomien. Sie gilt es zu vergegenwärtigen, ehe wir die Notwendigkeit diskutieren, das traditionelle Konzept der inneren Medizin nicht nur wie bisher schon durch psychosomatische, sondern auch durch sozialwissenschaftliche Teilaspekte und Methoden zu erweitern – woran ich persönlich keinen Zweifel habe.

Ich zitiere zu dieser Frage den Tübinger Soziologen Friedrich Tenbruck. Er mag weniger als wir Ärzte im Verdacht stehen, ein gestörtes Verhältnis zur Soziologie zu besitzen, wenn er sagt: „Die Naturwissenschaft und ihr Abkömmling, die Technik, werden heute als verhängnisvolles Experiment zur Beherrschung der Natur verdammt. Nachdem sie nicht in der Lage waren, ihre sozialen Folgen vorauszusehen, müssen sie mit den Sozialwissenschaften zusammengespannt werden, um ihr Fortschrittsversprechen zu erfüllen. Damit scheinen wir unbemerkt bereit zu sein, das nachträglich den Naturwissenschaften verübelte Experiment an der Gesellschaft zu wiederholen. Jedes einzelne Vorhaben der Technik war eminent vernünftig und wohltätig. Nur ist im Resultat eine problematische technische Welt herausgekommen, die niemand so gewollt hat. Aber ebenso wie die Gesellschaft durch die Naturwissenschaften verwandelt worden ist, wird sie durch die Ausbreitung der Sozialwissenschaften institutionell verändert zur künstlichen und regulierten Gesellschaft – alles im Namen der Freiheit und Humanität, der alle Maßnahmen, einzeln genommen, gelten".

So wird die naturwissenschaftliche Heiltechnik ihre Fortsetzung und „Vollendung" finden in der sozialwissenschaftlichen Gesellschaftstechnik mit ihren Sozialingenieuren. Die Nebenwirkungen und möglichen Schäden durch Psycho- und Soziotherapie sind dabei gewiß nicht geringer zu veranschlagen als durch unsere konventionellen Behandlungsmethoden; nur gibt es hierfür bisher noch nicht die Sicherheitskontrollen und -vorschriften eines Arzneimittelgesetzes. Deshalb bedarf jede nichtärztliche Psychotherapie einer ärztlichen Indikationsstellung und Überwachung.

Was ergibt sich nun beim praktischen Gebrauch der alternativen Krankheitskonzepte, die sich aus den drei Paradigmata einer somatischen, einer psychosomatischen und einer sozialen Medizin ableiten lassen für die

Einheit und Vielfalt medizinischer Erkenntnis und ärztlichen Handelns

Die Schwierigkeiten entstehen dadurch, daß die individuelle Wirklichkeit eines Kranken, auf die wir ärztlich einwirken wollen, von keinem dieser drei

Paradigmata ganz und in identischer Weise erfaßt wird; wie es denn überhaupt keine Einzelwissenschaften und spezielle Methodik gibt, die den kranken – und ebenso den gesunden – Menschen zugleich als Ganzes und en detail beschreibt, erklärt und versteht.

Wie können wir also die Ergebnisse der biologischen, psychologischen und sozialen Wissenschaften vom Menschen als der heutigen Hilfswissenschaften der Medizin in ärztliche Praxis überführen? Zur Beantwortung dieser Frage ist zunächst davon auszugehen, daß jede dieser Wissenschaften ein- und dieselbe Erkrankung nicht nur in anderen Parametern und Begriffen beschreibt, sondern auf Grund ihrer methodischen Prämissen auch zu anderen Ergebnissen über ihre Entstehung, Prävention und Behandlung kommt, die sich nicht unmittelbar ineinander überführen lassen. Dies sei am Beispiel der Hochdruckkrankheit, einem Hauptthema unserer Tagung, verdeutlicht:

Für die *Naturwissenschaften* ist die essentielle Hypertonie eine genetisch determinierte, biochemisch vermittelte und durch äußere Risikofaktoren manifestierte Störung der Druck-Volumen-Beziehung im Kreislaufsystem. Ihre Prävention erfordert Vermeidung der Manifestationsfaktoren Übergewicht und Kochsalz. Ihre Therapie erfolgt durch volumenreduzierende Saluretica bzw. durch druckreduzierende Vasodilatantien.

Für die *Psychosomatik* wird der Hochdruck auf dem Boden genetischer Disposition durch konflikthafte Einstellung zu Leistung, Aggression und Autorität und durch die hieraus resultierende emotionale Streß-Situation hervorgerufen. Der Psychotherapeut versucht eine Korrektur dieser Fehleinstellungen entweder durch tiefenpsychologische Aufarbeitung ihrer individuellen Genese, durch symptomatische entspannende oder durch verhaltenstherapeutische Maßnahmen.

Von der *Sozialmedizin* wird die Ätiologie der Hypertonie in gesellschaftlichen Verhältnissen mit hohem Anpassungs- und Leistungsdruck, Übervölkerung, Industrialisierung, Entfremdung oder instabilen Sozialstrukturen gesehen. Die damit einhergehende Restriktion für eine ungehinderte Persönlichkeitsentfaltung wird damit nicht nur pathogenetisch, sondern auch sozialpräventiv und soziotherapeutisch entscheidend, ohne daß solche allgemein formulierten Hypothesen freilich empirisch nachgeprüft oder nachprüfbar sind.

In ähnlicher Weise erfaßt die Leberbiopsie beim Alkoholiker zwar die Fettleber, sagt uns aber nichts über seine Psychopathologie oder die Soziogenese seiner Trunksucht.

Für den ärztlichen Alltag und seine Umgangssprache genügt es, zu wissen, daß jede dieser drei Betrachungsweisen wichtige Teilaspekte der Gesamtsituation des Kranken beurteilen läßt – auch wenn diese realiter im subjektiven Erleben des Krankseins nie getrennt in Erscheinung treten. Deshalb müssen sie auch im Umgang mit dem Patienten methodologisch nicht scharf unterschieden werden. Körperliche Untersuchung oder Eingriffe, psychologisches Verstehen und soziale Zuwendung oder menschliches Mitgefühl können gleichzeitig Bestandteil der Arzt-Patientbeziehung sein. Aber wie lassen sich die differenten Befunde und Schlußfolgerungen der Einzelwissenschaften an ihren Bruchstellen miteinander zur *wissenschaftlichen* Legitimation verknüpfen, auf die rationales ärztliches Handeln heute angewiesen ist?

Hier treffen wir auf das Problem, daß durch die einzelwissenschaftliche Erforschung so komplexer Phänomene wie des menschlichen Krankseins Begriffs-

sprachen entstanden sind, die nicht mehr ohne weiteres ineinander übersetzt werden können. Dennoch sind sie unerläßlich, um diese Komplexität so weit zu reduzieren, daß sie überhaupt erst wissenschaftlich bearbeitet werden kann. Wenn aber die Realität des Kranken mit allen seinen Bezügen in Inneren und nach außen eine *Identität* darstellt, wie es besonders die innere Medizin mit ihrer Einheitsidee versteht, dann müssen wir nach möglichst fruchtbaren Verknüpfungen zwischen den einzelwissenschaftlichen Beobachtungszusammenhängen und Beschreibungsweisen suchen — nicht nur um Paradoxien aufzulösen und den Streit der Schulen zu beenden, sondern auch um unsere Wirkungsmöglichkeiten in Lehre, Forschung und Praxis zu erweitern.

Am Beispiel der Hochdruckkrankheit haben wir die fehlende Deckungsfähigkeit zwischen den Methoden und Erkenntnissen der Biologie, der Psychosomatik und der Soziologie kennen gelernt. Indem sie sich wechselseitig in der umfassenden Analyse des Krankseins ergänzen, verhalten sie sich zueinander *komplementär*. Bei gleichzeitigem Gebrauch als Erklärungsmodi für die *ganze* Wirklichkeit des Krankseins schließen sie sich aber infolge der begrenzten Reichweite ihrer jeweiligen Methoden, Begiffssysteme und Schlußfolgerungen gegenseitig aus. Obwohl aufeinander bezogen, lassen sie sich doch nicht unmittelbar ineinander überführen.

Daraus können wir für die Medizin eine *Unschärferelation* ableiten: Die komplexen Phänomene von Kranksein und Krankheit lassen sich nicht gleichzeitig genau und umfassend als somatische, psychische und soziale beschreiben. Je genauer die psychodynamischen und psychosozialen Gegebenheiten erfaßt werden, umso ungenauer und unbestimmbarer werden die körperlichen Determinanten des Kranken oder der Krankheit und umgekehrt. Im Extrem können wir den molekularbiologischen Krankheitserscheinungen nur an den zerteilten Strukturen eines unbelebten Organismus nachgehen und die sozialen Wirkungsketten nur statistisch als mögliche Mitbedingungen der Krankheitsentstehung wahrscheinlich machen, ohne daß beides damit wissenschaftlich *das Ganze* erfaßt hat, worauf ärztliches Handeln gerichtet ist.

Damit erweist sich auch das so vielfach problematisierte Leib-Seele-Verhältnis, das als zentrales Thema der inneren Medizin auch auf unseren Kongressen immer wieder zur Sprache kam, in Wirklichkeit als ein komplementäres Verhältnis zweier verschiedener wissenschaftlicher Erkenntnis- und Begriffszusammenhänge. Die Komplementarität, d.h. die Ergänzungsfähigkeit ihrer Teilaspekte wird nach meiner Überzeugung auch methodische Wege eröffnen, um gemeinsam mit Psychologie und Sozialwissenschaften die leibseelischen Vorgänge des Krankseins und seine sozialen Bezüge, soweit sie medizinisch relevant sind, als gleichzeitige Korrelate einer Identität zu verstehen, die in der menschlichen *Person* gegeben ist. Damit erhalten wir nicht nur ein gewissermaßen stereoskopisches Bild vom Kranken, sondern konstituieren auch die Einheitsidee der inneren Medizin neu.

Ziel einer solchen Anwendung komplementärer Einzelwissenschaften als Grundlage für ein mehrdimensionales Krankheitsverständnis ist nicht etwa die Aufdeckung durchgehender Kausalketten und Korrelationen von den molekularen Mikroprozessen und körperlichen Symptomen über Verhalten, Befinden, Erleben bis zu den unscharfen Randbedingungen sozialer Verhältnisse. Vielmehr soll damit eine Integrationsebene hergestellt werden, auf der nicht nur die wechselseitige theoretische Verknüpfung ermöglicht, sondern die *Bedeutung* komplementärer

Aussagen erkennbar wird, vor allem für die Patienten; denn das sind seine Fragen an den Arzt: „Was *bedeutet* das für mich und was wird damit aus mir?"

An der Beantwortung solchen Fragens werden nicht nur der Arzt und nicht nur die innere Medizin gemessen. Auch die Fruchtbarkeit psychologischer, sozialmedizinischer und medizinsoziologischer Forschungsansätze wird sich anstatt nur auf den Tagungen dieser Disziplinen hier auf dem Internistenkongreß erweisen müssen, der künftig das „Hic Rhodos" für diese neuen Hilfswissenschaften der inneren Medizin sein wird. Wenn ich – mutatis mutandis – ein Bild benutze, das ich dem Münchener Physiker Wolfgang Wild verdanke, dann sollen sich die medizinischen Wissenschaften und ihre Betrachtungsweisen dadurch entwickeln, daß eine Mehrzahl konkurrierender Paradigmata sich von Zeit zu Zeit einer Schönheitskonkurrenz stellt, wobei das Experiment oder die kontrollierte klinische Studie als Jury fungiert und – oft nach langem Zögern – die Preise verteilt. Die Preisverteilung ist aber kein endgültiges Urteil; denn eine junge unterlegene Bewerberin kann das nächste Mal den Sieg davontragen, weil sie sich in der Zwischenzeit trefflich entwickelt hat, während ihre vorher erfolgreiche Konkurrentin inzwischen gealtert ist und an Attraktivität verloren hat. Wenn es nach Lakatos zutrifft, daß dies besonders für Theorien gilt, deren prognostischer und antizipatorischer Gehalt größer ist als ihr empirisch bestätigter, dann haben auch die Sozialwissenschaften eine Chance in dieser Schönheitskonkurrenz kommender Internistenkongresse.

Folgen für Forschung und Ausbildung

Sie können hier nur an wenigen Beispielen erläutert werden. Die Krankheitsforschung komplementärer Wissenschaften vom Menschen wird vor allem interdisziplinär vorgehen müssen. Hierzu bedarf es zunächst geeigneter Methodenkombinationen und standardisierter Erhebungsinstrumente, um an denselben Personengruppen gleichzeitig die somatischen, psychischen und sozialen Korrelate des Krankheitsgeschehens erfassen zu können.

Wie sollen z. B. biographische Daten quantifiziert werden? Können bestimmte Lebensereignisse wie z. B. der Verlust des Elternhauses, des Partners, des Arbeitsplatzes, des sozialen Status oder einer vertrauten Umgebung in ihrer Häufigkeit und Zeitstruktur, in ihrer subjektiven *Bedeutung*, noch dazu bei retrospektiver Verzerrung wirklich ausreichend genau und reproduzierbar klassifiziert und beurteilt werden? Hierzu bedarf es zunächst einer weiteren Validierung der Befragungstechniken und einer Operationalisierung benutzter Begriffe wie etwa „Bewältigung" oder „Hoffnungslosigkeit". Erst dann erscheint eine Indexbildung oder gar eine Skalierung der subjektiv erlebten Gefährdung oder der prämorbiden Vulnerabilität möglich. Dann auch erst können bestimmte psychosoziale Konstellationen als Ursachen oder Prädiktoren von Krankheitsentstehung erkannt und vielleicht eines Tages in Kenntnis protektiver Faktoren auch präventiv beeinflußt werden. Ein Beispiel für diese noch ungelöste Methodenproblematik bietet das neue Paradigma der sog. Life event-Forschung. Sie fragt etwa in der Onkologie nach regelhaften Zusammenhängen zwischen den genannten lebensverändernden Ereignissen mit Trennungscharakter und dem Ausbruch oder der Metastasierung von Krebserkrankungen. Oder sie zieht die Kombination bestimmter Lebensereignisse, psychosozial belastender Konstellationen und subjektiver Bewältigungspotentiale zur Vorhersage eines Herzinfarktes heran.

Trotz der Vorläufigkeit der bisherigen Ergebnisse und unserer noch mangelhaften Kenntnisse über die psychophysischen Bindeglieder z. B. zwischen Streß und

immunologischer Tumor- oder Infektabwehr bin ich von der Erkenntnisträchtigkeit solcher Fragestellungen und der Notwendigkeit ihrer Bearbeitung auch im Rahmen der inneren Medizin überzeugt. Ihre Mühe und Aufwendigkeit sollten jedoch nicht ebenso rasch neue und gesicherte Ergebnisse erwarten lassen, wie es uns die lange etablierten Naturwissenschaften zur Gewohnheit gemacht haben. Umgekehrt sollten wir aber mit der Anwendung dieses Denkansatzes auch nicht warten, bis alle seine Hypothesen verifiziert sind. Die vorliegenden psychophysiologischen und epidemiologischen Erfahrungsdaten haben ihren Nutzen schon gezeigt, zumal auf dem heute so wichtigen Gebiet der präventiven Medizin. Schließlich konstituiert es ärztliches Handeln und Unterlassen seit je, seine Entscheidungen mit niemals ausreichendem Wissen unter Risiko und Unsicherheit treffen zu müssen.

Ähnlich wie in der Forschung stellt die Heranziehung weiterer Wissenschaften vom Menschen zur Begründung und Optimierung ärztlichen Handelns auch für die studentische *Ausbildung* ein wichtiges Problem dar. Der Bericht der Kleinen Kommission beim Bundesgesundheitsministerium zur Novellierung der Approbationsordnung lehnt es bedauerlicherweise ab, z. B. die Medizinische Psychologie und Soziologie aus der theoretischen Vorklinik, wo sie sich als „unverdauliches Divertimento" (Seidler) erwiesen haben und in der Gefahr der Ideologisierung stehen, in das klinische Studium zu verlegen. Dabei wäre nur hier eine Integration in die Tätigkeit am Krankenbett und auch der so vielfach postulierte Gesellschaftsbezug zu erwarten. Dafür soll am Ende des Studiums jetzt Sterbehilfe als Prüfungsgegenstand eingeführt werden!

Zu begrüßen ist dagegen die Forderung nach fächerübergreifenden, multidisziplinären Unterrichtsveranstaltungen, um ein vertieftes Verstehen medizinischer Zusammenhänge zu fördern. Organisatorische Schwierigkeiten der Abstimmung unter den beteiligten Dozenten, die antiquierte Trennung zwischen Vorklinik und Klinik, eine Kanonisierung der Gegenstandskataloge oder spezialistischer Fächeregoismus werden sich als Alibi hiergegen nicht dauerhaft aufrecht erhalten lassen.

Erwartungsgemäß sah sich die Kommission nicht in der Lage, konkrete Vorschläge zum Abbau der Stoffülle vorzulegen. Von Appellen an freiwillige Einsichten und Beschränkungen der Einzelfächer und ihrer Vertreter beim Mainzer Prüfungsinstitut ist wenig zu erwarten. Hierzu bedürfte es wahrscheinlich eines Konklaves, aus dem die Fachvertreter erst entlasssen werden, wenn das Aufsteigen weißen Rauches anzeigt, daß sie ihre fachspezifisch überfrachteten Prüfungskataloge mit ihrem oft erst für die Facharztweiterbildung notwendigen Detailwissen verbrannt haben. Da dies jedoch eine Utopie ist, bleibt uns vorerst nur die Mühsal der Trauerarbeit.

Der entscheidende Defekt der Approbationsordnung wird dadurch ohnehin nicht gemildert. Er liegt in einer mangelhaften praktischen Ausbildung bei gleichzeitiger Überbetonung kognitiven Wissenserwerbs. Ersteres ist vor allem durch die übergroßen Studentenzahlen bedingt, die eine praktische Unterweisung im gebotenen Umfang verhindern. Die zweite Ursache liegt im veränderten studentischen Lernverhalten. Es wird durch die Multiple choice-Examina einseitig in Richtung auf Paukwissen und abfragbare Größen denaturiert. Leere Hörsäle trotz überfüllter Universitäten, Widerstand gegen qualifizierende Abschlußprüfungen nach den praktischen Kursen, lustlos absolviertes Praktisches Jahr mit häufigem Feilschen um minimal notwendige Präsenzpflichten zum Scheinerwerb sind die Folgen, die man nicht den Studenten vorwerfen kann. Schließlich müssen sie laut

Gegenstandskatalog schon als Vorkliniker in Psychologie Kenntnisse über Motivation und Lerntheorie erwerben – und was könnte mehr zum Auswendiglernen motivieren als die Abprüfung von Multiple choice-Fragen.

Möglicherweise lassen die neuen Empfehlungen mit Wegfall der schriftlichen Prüfung am Ende des Studiums und Einführung eines Pflichtassistentenjahres vor endgültiger Approbation bessere Ausbildungsresultate erwarten. Noch wirksamer und zeitsparender für die Studenten wäre eine Verlängerung der Famulaturen in der vorlesungsfreien Zeit gewesen. Es erscheint mir nicht unbillig, anstatt nur 6 Vorlesungsmonate wenigstens 10 Monate im Jahr, wie in den angelsächsischen Ländern auch, mit dem Medizinstudium zuzubringen.

Wie Sie alle wissen, war und ist es nur langsam und mühsam möglich, der Legislative und Exekutive die vorhersehbare und vorhergesehene Einsicht zu vermitteln, daß am Ende der jetzigen Ausbildung keinesfalls ein eigenverantwortlich tätiger Arzt zu erwarten sei. Unbegründet erscheint mit im Bericht der Kleinen Kommission die Schlußfolgerung, daß außer den großen Studentenzahlen in erster Linie mangelnde Planung und Organisation der Medizinischen Fakultäten für den bisherigen Mißerfolg der Approbationsordnung verantwortlich seien. Die hier liegenden Schwierigkeiten und Unvollkommenheiten sollen gewiß nicht verleugnet werden. Aber in Wirklichkeit waren die Verhältnisse doch genau umgekehrt: Daß die Approbationsordnung trotz der Studentenzahlen überhaupt pragmatisch realisiert wurde, ist nicht zuletzt den Hochschulen zu verdanken. Sie hätten die Approbationsordnung nach dem Buchstaben des Gesetzes innerhalb kürzester Frist ad absurdum führen können, z. B. durch bestimmungsgemäße Prüfung von Regelmäßigkeit *und Erfolg* der Praktikumsteilnahme, unabhängig davon, ob unter den gegebenen Studienbedingungen die geforderten Kenntnisse und Fähigkeiten überhaupt erworben werden *konnten!*

Entscheidend für die Zukunft wird ein Ausbildungssystem sein, das die ärztliche Approbation nicht, wie dies heute der Fall ist, praktisch nur nach den formalen Kriterien des kognitiven Wissenerwerbs erteilt, sondern auch eine ausreichende Qualifikation durch Praxis verlangt und bietet. Schließlich haben Universitäten auch früher nicht „fertige" Ärzte ausgebildet, sondern sie in eine anschließende Einübungsphase als Medizinal- oder Pflichtassistent entlassen. Ihre Wiedereinführung wird am nachdrücklichsten von den unmittelbar mit der Krankenversorgung befaßten Ärzteverbänden, kassenärztlichen Vereinigungen, Krankenhausgesellschaften sowie vom Bundesarbeitsministerium und deshalb auch von uns gefordert. Um so bemerkenswerter erscheint es mir, daß das Bundesgesundheits- und das Wissenschaftsministerium sowie die Bundesärztekammer, der Marburger Bund und die Konferenzen der Länderminister diese Pflichtassistentenzeit möglichst kurz bemessen möchten.

Dabei sollte nicht übersehen werden, daß Praxis am Krankenbett mit zunächst beschränkter Berufserlaubnis als Arzt zugleich auch – bitte verzeihen sie das harte Wort – *Erziehung zum Arzt* beinhaltet. Erst Erziehung durch Vorbild und im gegenseitigen Umgang kann die Haltungen und Einstellungen prägen, die der Verantwortung des Arztes für das menschliche Leben entsprechen und die eine humane Umsetzung wissenschaftlicher Hypothesen und Anwendung technischer Mittel ermöglichen. Im Miteinander am Krankenbett ergibt sich solche Erziehung als Nebenwirkung fast von selbst und bedarf daher weder besonderer Lernzielkataloge noch Organisation und ebensowenig einer abschließenden Prüfung.

Kehren wir von hier aus noch einmal zu den Anfängen 1882 und zum Auftrag

Theodor Frerichs' zurück: „Die innere Heilkunde ist berufen, die Einheitsidee des menschlichen Organismus festzuhalten und auszubauen; auch durch Verwertung der Bausteine, welche die Einzelfächer und Hilfswissenschaften uns heranbringen." Zu diesen Einzelfächern und Hilfswissenschaften der Medizin gehören heute auch die Verhaltens- und Sozialwissenschaften. Das hat nichts damit zu tun, daß wir als Ärzte die Gesellschaft höher bewerten als die Individualität des einzelnen Patienten. Allerdings bringt uns die berechtigte Forderung nach der Einbeziehung weiterer Wissenschaften vom Menschen in die Forschung, Ausbildung, Krankheitslehre und Praxis der inneren Medizin in eine Situation, die am treffendsten mit dem englischen Titel der bekannten Komödie „Der Arzt am Scheideweg" von G. B. Shaw zu benennen ist:

Des Doctors Dilemma

Dieses Dilemma betrifft sowohl den einzelnen Arzt wie die Medizin im Ganzen. Es besteht darin, daß ein durch weitere Wissenschaften vom Menschen umfassender begründetes Konzept zwar für die Prävention, Erforschung und Behandlung innerer Krankheiten angemessener ist als die bisherige, naturwissenschaftlich definierte Einheit des Organismus. Aber durch die Einbeziehung von Verhalten, sozialen Beziehungen und Lebensgeschichte in den Gesundheits- und Krankheitsbegriff werden nun auch alle offenen Fragen, Konflikte und Spannungen aus der Mitwelt der Patienten zum Gegenstand der Medizin, sobald sie nur in den Verdacht geraten, an der Entstehung von körperlichen, seelischen oder sozialen Befindensstörungen beteiligt zu sein.

Die Medizin beantwortet damit den auch von ihr selbst erzeugten Anspruch auf Zuständigkeit für alle Lebensfragen und gesellschaftlichen Bereiche. Es ist unvermeidlich, daß sie damit ungewollt, aber nicht unverschuldet Grenzen überschreitet, jenseits derer andere besser Bescheid wissen und ärztliche Allzuständigkeit in Inkompetenz umschlagen muß. Der Heranziehung weiterer Hilfswissenschaften wird daher in Zukunft auch eine viel engere Kooperation mit ganz anders qualifizierten Berufen wie Psychologen, Theologen, Ehe- und Erziehungsberater oder Sozialpädagogen parallel gehen müssen. Die Probleme ihrer Ausbildung für medizinische Aufgaben, ihres professionellen Status, ihrer Rivalitäten und Konkurrenz, ihrer Identifikation mit dem Patienten sind nicht gering zu veranschlagen, wie die Diskussion um das Psychotherapeutengesetz zeigt, das eigentlich ein Psychologengesetz ist, da Psychotherapie ursprünglich eine ärztliche Aufgabe ist. Wenn dabei, wie in den USA, die Sauerstoffflaschentransporteure zu Respirationstherapeuten avancieren, wird das zwar ihr Selbstgefühl und vielleicht auch ihr Gehalt steigern, aber nicht notwendigerweise auch dem Patienten helfen, der sich immer mehr Berufsgruppen gegenübersieht, die er nicht mehr unterscheiden kann (M. Pflanz).

Aber auch der einzelne Arzt und Internist kann das erweiterte Wissen und Können nicht mehr integrativ in seiner Person bewältigen und umfassend praktizieren; denn generalisierende Konzepte folgen anderen Gesetzen als die individuelle Wirklichkeit. Diese individuelle Wirklichkeit ist für uns heute nicht mehr in der Einheit des Organismus gegeben, sondern in der *Einheit der menschlichen Person*.

Weil die von der Medizin herangezogenen Wissenschaften und ihre Betrachtungsweisen und Methoden eben diese Person in komplementäre Teilaspekte

zerlegen *müssen* und dabei den Dualismus zwischen Subjekt und Objekt, zwischen Individuum und Gesellschaft, zwischen Mensch und Natur voraussetzen, kann die Einheit der Person nicht selbst abstrahierbarer Gegenstand von Wissenschaft, kann auch die Medizin als ärztliche Praxis nicht selbst exakte Wissenschaft sein. Eine Einheitsidee der inneren Medizin ließe sich daher heute nicht mehr biologisch oder psychosomatisch, sondern nur noch anthropologisch begründen. Die Medizin des 19. Jahrhunderts war naturwissenschaftlich, diejenige des 20. Jahrhunderts technologisch bestimmt. Unter Beibehaltung ihrer naturwissenschaftlichen und technischen Errungenschaften wird sie im nächsten Jahrhundert anthropologisch sein.

Bei Benutzung des heute leicht modisch klingenden Anthropologiebegriffes zögere ich allerdings; denn seine Bedeutung ist ungenau und schwankt zwischen medizinischer Vermessungskunde über Ethnomedizin bis zu fundamentalphilosophischer Wesensbestimmung. Als *ärztliche Anthropologie* muß sie sich zwar durch einzelwissenschaftliche Grundlagen legitimieren, verfügt aber selbst nicht über eigene Methoden, Erklärungsmodelle oder Theorien wie die instrumentellen Wissenschaften, die den Menschen auf seine Naturhaftigkeit, auf sein Erleben und Verhalten oder auf seine Verhältnisse reduzieren.

Deshalb gibt Medizin als ärztliche Anthropologie auch keine Antwort auf Fragen nach der Wesensbestimmung des Menschen, nach dem Sinn und Ziel seiner Existenz und seiner Krankheiten, nach seinen Aufgaben und Pflichten, sondern ist eine „Hilfswissenschaft der Sinnermöglichung". Sie versucht den Patienten durch möglichst weitgehende Wiederherstellung seiner krankhaft beeinträchtigten Freiheitsgrade in den Stand zu setzen, seine Wertvorstellungen, Daseinsentwürfe und sozialen Beziehungen in einer sinnstiftenden Ordnung zu verwirklichen – oder auch mit seinen Lastern und Torheiten zu leben.

Damit kann uns ärztliche Anthropologie auch einen Weg aus des Doktors Dilemma weisen: Mit einer gewissermaßen „anthropologischen" Diagnose zieht er aus den komplementären Einzelwissenschaften die für die jeweilige Situation seines Patienten dienlichen Kenntnisse, Methoden und Befunde heran, um sie in ihrer Brauchbarkeit und Bedeutung für die Person des Kranken und seine gegenwärtige wie zukünftige Lage zu *gewichten* und zu *bewerten*. Solche Gewichtungen machen den wesentlichen und wichtigsten Teil ärztlicher Entscheidungsprozesse aus und müssen mehr als bisher auch Gegenstand der Ausbildung sein. Je nach den Wünschen und Erwartungen des Patienten, je nach den Fähigkeiten und Möglichkeiten des Arztes und je nach der Art der Erkrankung kann es sich dabei um sehr verschiedene Anteile einzelwissenschaftlicher Erkenntnisse und Perspektiven handeln. „Das plurale Wesen Patient verlangt eine Pluralität der Medizin" (H. Baier). Dabei kann ein Zuwachs an Psychosomatik oder Sozialmedizin mit einem Mangel an solider naturwissenschaftlicher Methode erkauft werden müssen. Und umgekehrt kann eine Reduzierung an Individualität unvermeidlich sein, wenn intensivmedizinische Maßnahmen zur Lebensrettung geboten sind.

So mag dem Einzelnen im Zeitalter der Subdisziplinen und Teilgebietsspezialisten die Aufgabenerfüllung der inneren Medizin nach der Erweiterung ihrer Einheitsidee des Organismus zur Einheit der Person nurmehr arbeitsteilig und kooperativ durch sinnvolle Kompetenzaufteilung gelingen, wenn er neue Inkompetenz vermeiden will. Das Dilemma ist dadurch zwar zu mildern, aber nicht grundsätzlich aufzuheben. Dazu bedürfte es der Unschuld des Allwissenden oder des Nichtwissenden.

Unverzichtbar aber erscheint mir für den Internisten die Bereitschaft und Fähigkeit zur Überschau, die im therapeutischen Imperativ die *Person* des Kranken intendiert und aus der er für *seinen* Patienten ein umfassendes Behandlungskonzept aufstellt. Das ist unabhängig davon, ob das darin enthaltene Angebot von jedem Patienten und in jeder Situation gewünscht oder wahrgenommen wird und unabhängig auch davon, wie weit in concreto der einzelne Arzt diesem Anspruch persönlich gerecht werden kann.

Die Spannung, die damit wie seit je zwischen der Notwendigkeit, wissen zu müssen, und den Motiven, helfen zu wollen, entsteht, kann freilich nicht allein durch eine anthropologische Sicht der Medizin bewältigt werden. Die einzige wirkliche Solidarität zwischen Menschen ist nach einem Wort von Albert Camus die Solidarität gegenüber dem Tod, aus der die Sorge um das eigene Leben erwächst. Sie ist deshalb auch die einzige vollkommene Gemeinsamkeit zwischen dem Arzt und seinen Patienten gegenüber jeder Erscheinungsform der „Krankheit zum Tode" (Kierkegaard). Nur die „Solidarität des Todes und die daraus folgende Gegenseitigkeit des Lebens" (V. v. Weizsäcker) können aus der anthropologischen eine humane Medizin werden lassen.

In ihr tritt an die Stelle der Beherrschung von Krankheit und damit des kranken Menschen durch erkenntnisbestimmte Wissenschaft – und d. h. in unserem Kontext Beherrschung durch Natur-, Verhaltens- *und* Sozialwissenschaften – die ursprüngliche Aufgabe des Arztes als Therapeut. Ihn sucht der Kranke auf, nicht nur um Erkenntnisse, sondern um Hilfe und Beistand zu erhalten; ϑεραπεύειν heißt nicht nur pflegen und sorgen, sondern zuerst *zu Diensten sein*.

Nur in dieser dienenden Erfüllung ihrer Aufgabe aus Solidarität und in Gegenseitigkeit sowie Indienstnahme der Einzelwissenschaften kann die Medizin die Erwartungen und Hoffnungen erfüllen, die sie mit ihren Erfolgen und Fertigkeiten in den letzten 150 Jahren geweckt hat und deren Einlösung heute und morgen von uns gefordert wird.

„Die ärztliche Kunst", sagt Hans-Georg Gadamer in seiner Apologie der Heilkunst, „die ärztliche Kunst vollendet sich in der Zurücknahme ihrer selbst und in der Freigabe des anderen."

Kardiologie

Wüsten, B. (Zentrum für Innere Medizin, Gießen), Schaper, J., Gottwik, M. G. (Kerckhoff Klinik und MPI, Abt. Exp. Kardiologie, Bad Nauheim):
Progression experimenteller chronischer Coronarstenosen: hämodynamische und histologische Befunde

Die pathogenetische Bedeutung der Coronarsklerose bei coronarer Herzerkrankung steht außer Zweifel. Nach wie vor umstritten für das Krankheitsgeschehen ist die Bedeutung der Thrombose. Es gibt zwar zahlreiche Befunde, die auf einen kausalen Zusammenhang zwischen parietalen Thrombusformationen und Coronarsklerose hinweisen, ebenso wie dem verschließenden Thrombus auf dem Boden sklerotischer Vorschädigungen als Ursache des transmuralen Infarktes zunehmende Bedeutung beigemessen wird. Viele Beobachtungen sprechen dafür, daß das vielgestaltige Erscheinungsbild der coronaren Herzerkrankung aus dem Zusammenwirken von Coronarsklerose, Endothelläsion und Thrombose, unter Dominanz des einen oder anderen Faktors resultiert.

Modifizierend im Sinne einer Kompensation der Gefäßschädigung wirkt die gegenläufige Entwicklung eines Kollateralkreislaufes. Dieser kann unter der Voraussetzung, daß das Fortschreiten der Gefäßstenosierung langsam genug abläuft, die dadurch entstehende Mangeldurchblutung zumindest teilweise ausgleichen. In chronischen Tierexperimenten wurde bei Hunden die Progredienz von chronischen Coronarstenosen untersucht. Von besonderem Interesse erscheint die Frage, welchen Einfluß der Ausgangsstenosegrad auf die Progredienz der Stenosierung hat und welche pathomorphologischen Veränderungen im einzelnen für das Fortschreiten einer vorbestehenden Lumeneinengung in einem gegebenen Beobachtungszeitraum verantwortlich sind.

Der Ramus circumflexus der linken Coronararterie wurde durch Teflonkonstriktoren stenosiert, so daß die intraoperativ gemessene reaktive Hyperämie nach 30 s dauerndem Gefäßverschluß signifikant vermindert war. Das Verhältnis von reaktiver Hyperämie nach Stenosierung zu reaktiver Hyperämie am intakten Gefäß lag in den einzelnen Versuchen zwischen 0,18 und 0,60. Nach 10 Wochen wurden die Herzen exzitiert und isoliert mit Blut eines Spendertieres perfundiert. Der Ramus circumflexus wurde direkt distal der Stenose präpariert und mit einem Faden zur temporären Okklusion angeschlungen.

Während Adenosin-induzierter maximaler Vasodilatation wurde der Gesamtcoronarfluß und die regionale Durchblutung mit radioaktiven Mikrosphären gemessen. Gemessen wurde der Perfusionsdruck und der poststenotische Druck distal der Stenose. Messungen wurden bei durchlässiger Stenose und während Okklusion des stenosierten Gefäßes durchgeführt. Bei einem Perfusiondruck von 100 mm Hg betrug die mittlere Durchblutung im normal versorgten Gebiet bei maximaler Vasodilatation 650 ml/min und 100 g. Im poststenotischen Versorgungsgebiet war die maximale Durchblutung bei durchlässiger Stenose auf 280 ml/min und 100 g limitiert. Wird der Restzufluß über die Stenose durch Ligatur des Ramus circumflexus unterbunden, so resultiert ein weiterer signifikanter Abfall der Durchblutung auf einen Durchblutungswert von 160 ml/min und 100 g. Dieser Durchblutungswert resultiert allein aus der Versorgung des Circumflexa-Gebietes über Kollateralen. Der hier gemessene mittlere Kollateralfluß resultiert aus einem deutlichen Zuwachs der Gefäßkapazität präformierter Kollateralen, induziert durch das Anlegen der Stenose, denn im Vergleich dazu beträgt der bei akuter Okklusion gemessene Kollateralfluß in einem unvorbehandelten Vergleichskollektiv mit gleicher Methodik bestimmt nur 24 ± 15 ml/min und 100 g.

Berechnet man den Restzufluß zum poststenotischen Gebiet für den Einzelversuch und betrachtet die Kollateralversorgung als Funktion des Reststenoseflusses, so zeigt sich eine inverse Beziehung in dem Sinne, daß mit abnehmender Versorgung über das stenosierte Gefäß die Kapazität der Kollateralen zunimmt.

Vergleicht man den Ausgangsschweregrad der Stenose mit dem Restfluß über die Stenose am Ende der Beobachtungszeit, so ergibt sich nur eine lose Korrelation zwischen beiden Parametern, in dem Sinne, daß eine Progredienz der Stenose bishin zum totalen oder subtotalen Verschluß des stenosierten Gefäßes unabhängig ist vom Ausgangsstenosegrad.

Die stenosierten Gefäßabschnitte wurden nach Durchführung der hämodynamischen Messungen präpariert und für lichtmikroskopische und rasterelektronenoptische Untersuchungen aufgearbeitet.

In vier Fällen waren über das Maß der artifiziell erzeugten Stenosierung hinausgehende Wandveränderungen nicht nachweisbar. Zweimal fanden sich geringe wandständige Thrombusformationen, während sich in den übrigen Stenosen deutliche morphologische Veränderungen mit dadurch bedingter Progredienz der Stenosierung zeigten. Es fanden sich Endothelproliferationen, diffuse, frische und ältere intravasale Hämorrhagien. In drei Fällen kam es durch Thrombosierung des Restlumens zu subtotalem bzw. totalem Gefäßverschluß. Vergleicht man die hämodynamischen Messungen akut bei Anlegen der Stenose mit dem Stenosegrad am Ende der Beobachtungszeit mit dem Ausmaß von Thrombosierung im Bereich der Stenose, so ergibt sich eine gute Übereinstimmung zwischen histologischen Veränderungen und Restfluß über die Stenose. Die akute Ausgangsstenosierung in den Fällen, die keine Thrombosierung und in den Fällen die schwerste Veränderungen zeigten, sind nicht signifikant unterschiedlich. Ein Befund, der zeigt, daß die Thrombusentstehung vom Ausgangsstenosegrad unabhängig ist.

Durch die rasterelektronenmikroskopischen Untersuchungen konnte gezeigt werden, daß Endothelveränderungen mit Endothelabschilferungen und Thrombozytenanlagerungen kausal für die Entstehung der Thrombosierung in dem gezeigten Modell verantwortlich sind. Durch diese Befunde wird die pathogenetische Bedeutung der Endotheldefekte für die Entstehung von Thrombusformationen bishin zum kompletten thrombotischen Gefäßverschluß unterstrichen.

Gottwik, M. G. (Kerckhoff Klinik und MPI, Abt. Exp. Kardiologie, Bad Nauheim), Wüsten B. (Med. Univ.-Klinik, Gießen), Schaper, W. (Kerckhoff-Institut, Abt. Exp. Kardiologie, Bad Nauheim):
Korrelation von quantitativen angiographischen Messungen und poststenotischer Perfusion bei experimenteller Stenose der Arteria circumflexa

Ein permanentes Problem bei der Beurteilung von angiographischen Befunden ist die Quantifizierung von Stenosen und damit ihre Bedeutung in der Blutversorgung der poststenotischen Myokardbezirke. Dem Kliniker zugängliche quantifizierbare Parameter sind: das ursprüngliche Gefäßlumen, seine Einengung und die Zahl und Größe der Kollateralen, welche Blut in das ischämiegefährdete Gebiet führen.

Die folgende experimentelle Untersuchung sollte dazu dienen, unter standardisierten Versuchsbedingungen, im Tiermodell, bei genau definierten Druckflußverhältnissen und der hohen Qualität des Postmortalangiogramms die Beziehungen von Myokarddurchblutung und angiographischem Befund zu untersuchen. Das Tiermodell wurde von Wüsten beschrieben [1]. Frühere Arbeiten unserer Gruppe haben gezeigt, daß eine fixierte externe Stenose eines Coronargefäßes beim Hund innerhalb von 6–8 Wochen zur raschen Ausbildung von Kollateralgefäßen im poststenotischen Gebiet führt [2]. Die Druckflußverhältnisse im normalen und poststenotischen Gewebe wurden in 15 Herzen nach Ausbildung von Kollateralen in einer von Wüsten und Schaper entwickelten isolierten, blutperfundierten Präparation untersucht [3, 4]. Die Durchblutung wurde bei einem genau definierten Perfusionsdruck von 100 mm Hg mit radioaktiven Mikrosphären gemessen und mit den Ergebnissen aus Postmortalangiographien korreliert, welche mit Hilfe einer Bariumsulfatgelatinefüllung der Gefäße durchgeführt wurde.

Die angiographisch bei 10facher Vergrößerung gemessenen Stenoselumina betrugen 7–55% des praestenotischen Originallumens der Gefäße ($p < 0,005$). Der poststenotisch gemessene Fluß war um 74 ± 10% vermindert. Der Korrelationskoeffizient zwischen Stenosefluß und Gefäßreduktion betrug $r = 0,88$ bezogen auf den Durchmesser, $r = 0,72$ bezogen auf den Stenosequerschnitt. Die Summe der im Angiogramm meßbaren Kollateralen ausgedrückt in Prozent des Originallumens des Gefäßes korrelierte mit dem errechneten Kollateralanteil der Perfusion des poststenotischen Myokards mit $r = 0,57$ ($p < 0,05$).

Diese Ergebnisse wurden bei maximaler Gefäßdilation erzielt, während unter Kontrollbedingung, bei Ruhefluß, eine signifikante Verminderung der Durchblutung im poststenotischen Arealen des beschriebenen Kollektivs nicht vorlag. In der Genauigkeit der Untersuchungsmethode stellte sich die angiographische Messung der Stenose als schwächster Parameter heraus mit SD ± 16%.

Die Ergebnisse zeigen, daß basierend auf Messungen an Postmortalangiogrammen bei maximaler Vasodilation quantitative Aussagen über die Perfusion von poststenotischen Myokardarealen gemacht werden können.

Literatur

1. Wüsten B (1978) Die Determinanten des Koronarwiderstandes. Habilitationsschrift, Gießen – 2. Gottwick M, Wüsten B, Hofmann M, Schaper W (1979) The Topography of collateral growth in experimental chronic coronary constriction. Circulation 59 (Suppl. 2): 260 – 3. Schaper W, Wüsten B, Flameng W, Schoethold J, Winkler B, Pasyk S (1975) Local dilatory reserve in chronic experimental coronary occlusion without infarction. Quantification of collateral development. Basic Res Cardiol 70: 159–173 – 4. Wüsten B, Schaper W (1980) Quantification of extravascular coronary resistance. In: Baan J, Arntzenius AC, Jellin EL (eds) Cardiac dynamics. The Hague, Boston London, pp. 249–259

Mühlhauser, I., Schernthaner, G., Silberbauer, K. (II. Med. Univ.-Klinik, Wien), Kaindl, F. (Kardiolog. Univ.-Klinik, Wien):
Erhöhte Plasmaspiegel der Plättchen-Releaseproteine β-Thromboglobulin und Plättchenfaktor 4 bei koronarer Herzkrankheit

Einleitung

Ein pathologisches Verhalten der Thrombozyten wird seit langem als möglicher Faktor in der Pathogenese und im Verlauf der koronaren Herzkrankheit diskutiert [6, 11].

Zur quantitativen Erfassung der in vivo-Aktivität der Blutplättchen stand bisher allerdings nur die relativ aufwendige Bestimmung der Cr^{51}-Thrombozytenhalblebenszeit zur Verfügung, die sich für eine weite klinische Anwendung als wenig geeignet erwies.

Daher erschien es vielversprechend, daß kürzlich Radioimmunoassays zur Messung der Plasmakonzentrationen von β-Thromboglobulin (β-TG) und Plättchenfaktor 4 (PF4) entwickelt wurden [1, 2]. β-TG und PF4 sind plättchenspezifische Proteine, die während der Plättchen-„Release"-Reaktion gleichzeitig ins Plasma freigesetzt werden und mit der Thrombozytenhalblebenszeit eine negative, lineare Korrelation zeigen [5, 7].

Da weiter bereits mehrere Autoren über hohe β-TG- oder PF4-Werte bei verschiedenen Erkrankungen mit gesteigertem thrombovaskulären Risiko berichteten [3, 4, 9, 10], wurde die Messung dieser beiden Plättchenproteine im Plasma als geeignete Methode zur quantitativen Erfassung der in vivo-Thrombozytenaktivität empfohlen [3, 7].

In der vorliegenden Studie wurden die Plasmakonzentrationen von β-TG und PF4 bei Patienten mit koronarer Herzkrankheit (KHK) im Vergleich zu Kontrollpersonen untersucht. Gleichzeitig sollten mögliche Einflüsse einer aortokoronaren Bypaßoperation sowie einer medikamentösen Therapie mit β-blockierenden Substanzen bzw. oralen Antikoagulantien auf die Plättchenfunktion dieser Patienten analysiert werden.

Patienten und Methoden

Die Plasmakonzentrationen von β-TG und PF4 wurden bei 110 ambulanten, nichtdiabetischen Patienten mit KHK und 100 gesunden Personen gemessen. 95 der Patienten hatten einen oder mehrere Myokardinfarkte erlitten, wobei der letzte mindestens drei Monate zurücklag. Personen, die außer β-blockierenden Substanzen noch andere plättchenaggregationshemmende Medikamente einnahmen, wurden nicht in die Studie aufgenommen.

28 der 110 Patienten hatten eine aortokoronare Bypaßoperation, 10 dieser 28 Patienten waren mit β-blockierenden Substanzen behandelt. 25 der Patienten ohne Bypaßoperation waren ebenfalls mit β-blockierenden Medikamenten und 19 mit oralen Antikoagulantien behandelt. Die übrigen 38 Patienten hatten weder β-Blocker, noch Dikumarinderivate.

Die Plasmakonzentrationen von β-TG und PF4 wurden unter Berücksichtigung besonderer Blutabnahme- und -weiterverarbeitungsbedingungen – wie an anderer Stelle ausführlicher berichtet [10] – in plättchenarmem Plasma bestimmt. Weiter erfolgte die Messung der Plättchenproteine jeweils im Doppelansatz mit und ohne Zusatz von 100 ng Prostaglandin I_2 (33 ng/ml) zu den Assay-Röhrchen. Es wurden Radioimmunoassay-Kits des Radio-Chemical-Centre, Amersham bzw. der Abbot-Company verwendet.

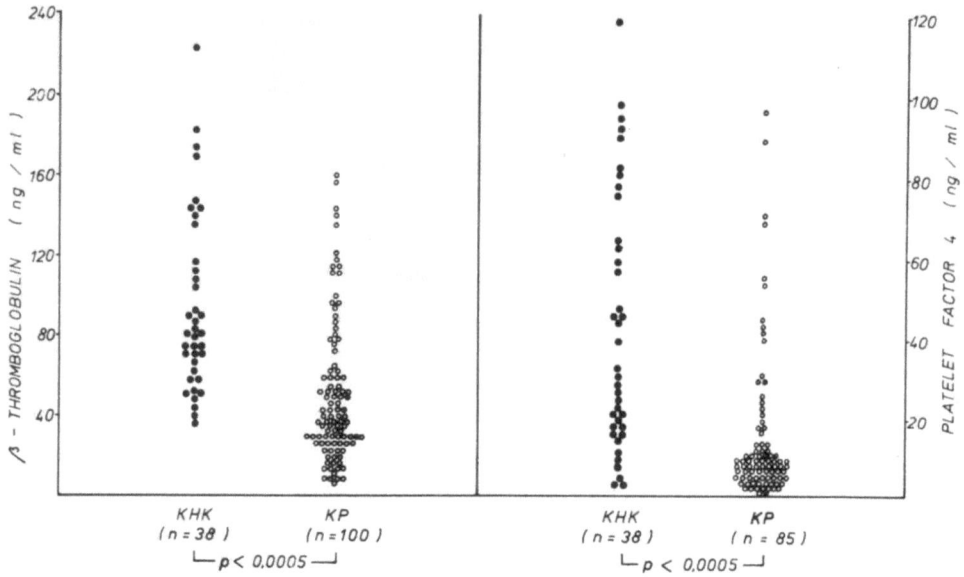

Abb. 1. Plasmakonzentrationen von β-TG und PF4 (ohne PGI$_2$) bei Patienten mit KHK ohne medikamentöse oder chirurgische Therapie im Vergleich zu Kontrollpersonen

Ergebnisse

Die mittleren Plasmakonzentrationen von β-TG und PF4 betrugen in der Kontrollgruppe 53 ng/ml bzw. 16 ng/ml ohne PGI$_2$-Zusatz zu den Assay-Röhrchen und 35 ng/ml bzw. 6 ng/ml mit PGI$_2$-Zusatz zu den Röhrchen. Der Unterschied zwischen den Werten gemessen mit und ohne PGI$_2$ war statistisch signifikant ($p < 0,001$).

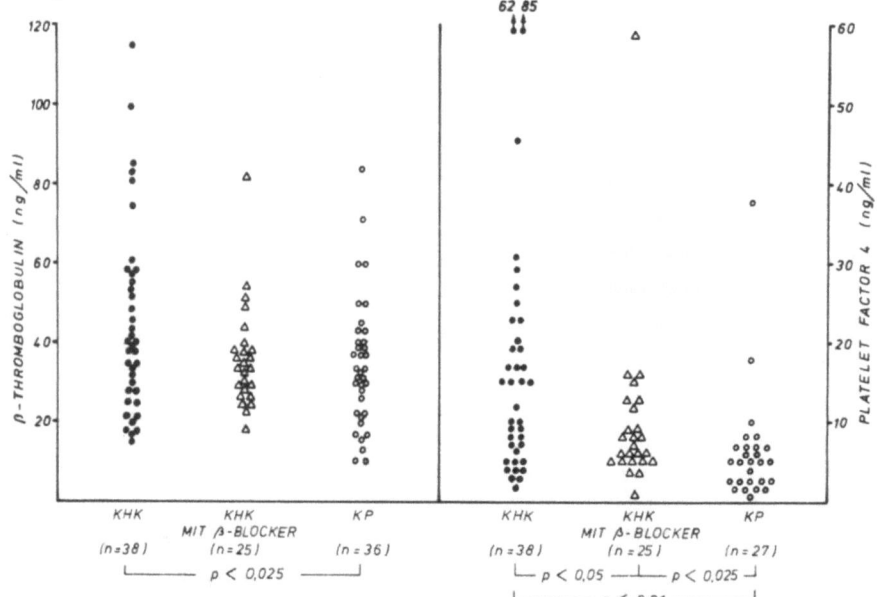

Abb. 2. Plasmakonzentrationen von β-TG und PF4 (mit PGI$_2$) bei KHK-Patienten mit β-blockierenden Medikamenten im Vergleich zu unbehandelten Patienten und Kontrollen

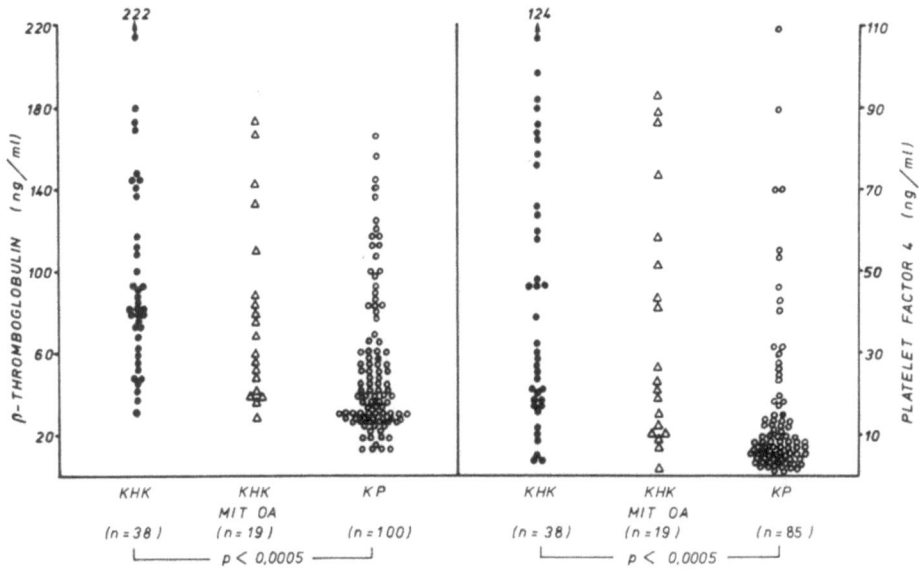

Abb. 3. Plasmakonzentrationen von β-TG und PF4 (ohne PGI$_2$) bei KHK-Patienten mit oralen Antikoagulantien (OA) im Vergleich zu unbehandelten Patienten und Kontrollen

Patienten mit KHK zeigten im Mittel signifikant höhere β-TG- und PF4-Werte als Kontrollpersonen, wobei die höchsten Konzentrationen in der Patientengruppe ohne medikamentöse oder chirurgische Therapie erhoben wurden (β-TG ohne PGI$_2$: 93 ng/ml; PF4 ohne PGI$_2$: 45 ng/ml; β-TG mit PGI$_2$: 45 ng/ml; PF4 mit PGI$_2$: 17 ng/ml). Siehe auch Abb. 1–4.

Die Plasmakonzentrationen von β-TG und PF4 waren positiv korreliert ($r = 0,83$; $p < 0,001$).

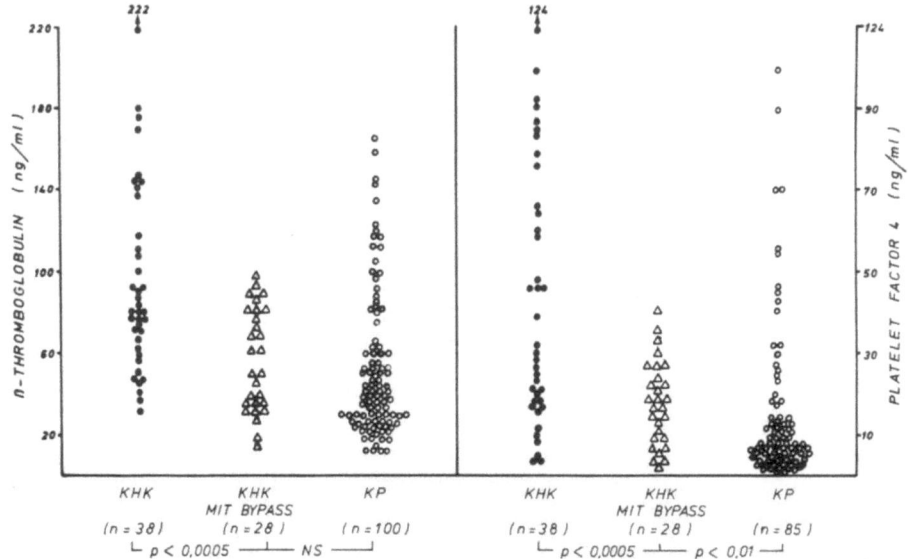

Abb. 4. Plasmakonzentrationen von β-TG und PF4 (ohne PGI$_2$) bei KHK-Patienten mit aortokoronarer Bypaßoperation im Vergleich zu unbehandelten Patienten und Kontrollen

Patienten mit β-blockierenden Substanzen zeigten deutlich niedrigere β-TG- und PF4-Werte als Patienten ohne diese Therapie. Der Unterschied war statistisch signifikant für PF4 ($p < 0{,}05$). Siehe auch Abb. 2.

Patienten mit oraler Antikoagulantientherapie hatten hingegen ähnliche β-TG- und PF4-Werte wie unbehandelte Patienten (Abb. 3).

Patienten mit aortokoronarer Bypaßoperation zeigten im Vergleich zu Kontrollpersonen nur gering höhere Plättchen-Proteinkonzentrationen (Abb. 4).

Diskussion

Die vorliegenden Daten sind ein weiterer Hinweis für eine pathologische Thrombozytenfunktion zumindest bei einem Teil der Patienten mit KHK. Diese Ergebnisse sind insofern bemerkenswert, als sich unsere Patienten zum Zeitpunkt der Untersuchung in einer relativ stabilen Phase der Erkrankung befanden, d. h. keiner der Patienten hatte einen akuten Herzinfarkt oder eine instabile Angina pectoris.

Wie aus den Abb. 1–4 ersichtlich ist, bestehen sowohl bei Kontrollpersonen als auch bei Patienten eine weite Streuung der β-TG- und PF4-Konzentrationen und eine große Überlappung der Werte zwischen den einzelnen Gruppen. Ob wiederholt erhöhte β-TG- oder PF4-Werte bei einzelnen KHK-Patienten ein gesteigertes Thromboserisiko anzeigen, könnte nur in weiteren prospektiven Studien geklärt werden.

Der in vitro-Release der Plättchenproteine kann, wie anhand der präsentierten Resultate gezeigt wurde, durch Zusatz von PGI_2, einer potenten thrombozytenaggregationshemmenden Substanz, zu den Assay-Röhrchen signifikant reduziert werden. Vergleichbare Ergebnisse dürften auch durch Zusatz ausreichender Konzentrationen PGE_1, wie früher von Ludlam und Pepper [7] empfohlen wurde, zu erzielen sein.

Da KHK-Patienten mit β-Blocker-Therapie deutlich niedrigere β-TG- und PF4-Werte zeigten als Patienten ohne diese Medikamente, könnten diese Resultate auf einen möglichen plättchenprotektiven Effekt β-adrenerg blockierender Substanzen hinweisen. Diese Ergebnisse sind insofern nicht überraschend, als von einzelnen β-Blockern bekannt ist, daß sie das in vitro- und im Tierexperiment das in vivo-Verhalten der Thrombozyten beeinflussen können [6].

Der nicht signifikante Unterschied der β-TG- und PF4-Werte zwischen der Patientengruppe mit und ohne oraler Antikoagulantientherapie bestätigt hingegen den bekannten fehlenden Einfluß der Dikumarinderivate auf die Plättchenfunktion.

Interessanterweise, zeigten Patienten mit aortokoronarer Bypaßoperation signifikant niedriger β-TG- und PF4-Konzentrationen als KHK-Patienten ohne Therapie. Diese Ergebnisse erscheinen überraschend, andererseits liegen bisher in der Literatur nicht übereinstimmende Ergebnisse über Plättchenhalblebenszeitbestimmungen bei Patienten mit Bypaßoperation vor [8, 12]. Eine der möglichen Ursachen für die nahezu normalen Plasmakonzentrationen von β-TG und PF4 in dieser Patientengruppe könnte in der β-Blockertherapie bei einem Teil der Patienten gelegen sein.

Literatur

1. Bolton AE, Ludlam CA, Moore S, Pepper DS, Cash JD (1976) Three approaches to the radioimmunoassay of human β-thromboglobulin. Br J Haematol 33: 233–238 – 2. Bolton AE, Ludlam CA, Pepper DS, Moore S, Cash JD (1976) A radioimmunoassay for platelet factor 4. Thromb Res 8: 51–58 – 3. Boughton BJ, Allington MJ, King A (1978) Platelet and plasma β-thromboglobulin in myeloproliferative syndromes and secondary thrombocytosis. Br J Haematol 40: 125–132 – 4. Cella G, Zahavi J, De Haas HA, Kakkar VV (1979) β-Thromboglobulin, platelet production time and platelet function in vascular disease. Br J Haematol 43: 127–136 – 5. Doyle DJ, Chesterman CN, Cade JF, McGready JR, Rennie GC, Morgan FJ (1980) Plasma concentrations of plateletspecific proteins correlated with platelet survival. Blood 55: 82–84 – 6. Haft JI, Fani K, Alcorta C, Toor M (1973) Effect of propranolol on stress induced intravascular platelet aggregation in the heart (Abstr) Circulation (Suppl IV) 48: 57 – 7. Ludlam CA (1979) Evidence for the platelet specificity of β-thromboglobulin and studies on its plasma concentration in healthy individuals. Br J Haematol 41: 271–278 – 8. Ritchie JL, Harker LA (1977) Platelet and fibrinogen survival in coronary atherosclerosis. Am J Cardiol 39: 595–598 – 9. Schernthaner G, Silberbauer K, Sinzinger H, Müller M (1979) Plasma β-thromboglobulin and glycosylated hemoglobin (HbA_1) in type-I and type-II diabetes mellitus. Thrombos Haemostas 42: 334–338 – 10. Schernthaner G, Silberbauer K, Mühlhauser I (1980) Zur klinischen Bedeutung der radioimmunologischen Bestimmung von β-Thromboglobulin und Plättchenfaktor 4. Acta Med Austr 7 (im Druck) – 11. Steele PP, Weily HS, Davies H, Genton E (1973) Platelet function studies in coronary artery disease. Circulation 48: 1194–1200 – 12. Steele P, Rainwater J, Vogel R, Genton E (1978) Platelet suppressant therapy in patients with coronary artery disease. JAMA 240: 228–231

Siess, W., Roth, P., Scherer, B., Weber, P. C. (Med. Klinik Innenstadt der Univ. München):
Verminderte Thrombozytenaggregation und Thromboxansynthese nach Makrelendiät:
Folge veränderter Lipidzusammensetzung von Thrombozytenmembranen*

Einleitung

Grönlandeskimos haben trotz hoher nutritiver Fettzufuhr eine geringe Inzidenz kardiovaskulärer Erkrankungen und eine Blutungstendenz, die möglicherweise aus einer verminderten Thrombozytenfunktion resultieren [1]. Ihre einseitige, vorwiegend aus Salzwasserfischen bestehende Ernährung bedingt eine eigene Fettsäurezusammensetzung ihrer Plasma- und Thrombozytenlipide. Dabei scheint am wesentlichsten die Aufnahme von Eicosapentaensäure (C20 : 5ω3) statt Arachidonsäure (C20 : 4ω6) [2]. C20 : 5 ist die Vorläuferfettsäure der Prostaglandine der 3er-Serie und hat in vitro im Gegensatz zu C20 : 4 eine Thrombozyten-aggregationshemmende Wirkung [3, 4]. Weiterhin kann C20 : 5 wahrscheinlich zu Prostacyclin (PGI) der 3er-Serie, das ähnliche biologische Eigenschaften wie PGI_2 hat, synthetisiert werden [4, 5].

Eine in Richtung der Eskimonahrung geänderte Zufuhr von Fettsäuren könnte sich daher für die Prävention bestimmter kardiovaskulärer Erkrankungen in westlich zivilisierten Ländern günstig auswirken.

Methoden

Sieben gesunde männliche Probanden wurden auf eine einwöchige Diät, die fast ausschließlich aus Makrelen (500–800 g/Tag) bestand, gesetzt. Dieser Fisch hat einen hohen Gehalt an C20 : 5 [6].

---

* Mit Unterstützung der DFG We 681/4

Thrombozytenaggregation und Thromboxanbildung wurde in plättchenreichem Plasma (PRP) bei einer Thrombozytenkonzentration von 250 000/µl gemessen. Alle Analysen wurden unter zeitlich kontrollierten Bedingungen durchgeführt. Die Thrombozytenaggregation wurde nach Born [7] lichtoptisch gemessen. TXA_2 wurde über das stabile Hydrolyseprodukt TXB_2 nach Extraktion radioimmunologisch mit Hilfe eines spezifischen und empfindlichen Antikörpers bestimmt. Die Fettsäureanalysen im Plasma und in gewaschenen Thrombozytensuspensionen erfolgten nach Lipidextraktion, säulen- und dünnschichtchromatographischer Auftrennung [8] und anschließender Methylierung gaschromatographisch.

Ergebnisse und Diskussion

Eine einwöchige Makrelendiät veränderte das Fettsäuremuster von Plasma und Thrombozyten gesunder Probanden beträchtlich: Der Gehalt einfach ungesättigter und ω-3 mehrfach ungesättigter Fettsäuren (C20 : 5, C22 : 6) nahm zu, der von Sterarinsäure, Linolsäure, C20 : 4 ab. Entsprechend änderte sich das C20 : 5/C20 : 4-Verhältnis in Plasma- und Thrombozytenlipiden. Dies war abhängig von der Dauer der Makrelendiät und der Menge der zugeführten täglichen Menge. Es bestand eine direkte Beziehung zwischen der Änderung des C20 : 5/C20 : 4-Quotienten in den plasmafreien Fettsäuren und den Thrombozytenphospholipiden, was frühere Arbeiten bestätigt, daß die freien Fettsäuren im Plasma direkt die Fettsäurezusammensetzung der Thrombozytenmembran beeinflussen [9]. Die spezifische Freisetzung von C20 : 4 und C20 : 5 nach Thrombin-induzierter Aggregation unterstreicht die Bedeutung dieser Fettsäuren für die Plättchenfunktion.

Während der Makrelendiät war die Thrombozytenaggregation und TXB_2-Bildung nach Stimulation mit Collagen in niedriger Dosierung vermindert. Dabei korrelierte die Verminderung der Thrombozytenaggregation mit der verminderten TXB_2-Bildung und war abhängig von dem C20 : 5/C20 : 4-Quotienten in den Thrombozytenphospholipiden. Aggregation und TXB_2-Bildung nach exogener C20 : 4-Zufuhr war nicht verändert, d. h. die Aktivität der Plättchen-Cyclooxygenase per se war unverändert.

Diese Befunde legen folgenden Zusammenhang zwischen Änderung des Thrombozyten-Membranfettsäuremusters und Aggregation nahe: Physiologische aggregationsauslösende Substanzen wie Collagen oder Thrombin stimulieren eine

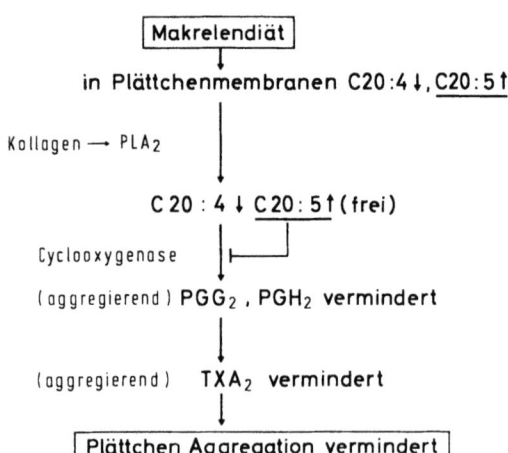

Abb. 1. Vermuteter Mechanismus, durch den eine Makrelendiät zu einer Verminderung aggregationsfördernder Arachidonsäure (C20 : 4)-Metabolite in Thrombozyten führt und damit die Plättchenaggregation reduziert

thrombozytäre Phospholipase; dadurch wird aus den veränderten Thrombozytenmembranen sowohl C20 : 4 – und zwar vermindert – als auch die neu inkorporierte C20 : 5 freigesetzt. Letztere hemmt die Thrombozyten-Cyclooxygenase kompetitiv und führt auf diese Weise zu einer verminderten Bildung aggregationsfördernder C20 : 4-Metabolite incl. TXA_2, Abb. 1.

Andere denkbare Mechanismen sind eine Änderung physiko-chemischer Eigenschaften – Viskosität und Fluidität – der Thrombozytenmembran durch einen erhöhten Anteil ungesättigter Fettsäuren [10] während der Makrelendiät, oder eine verminderte Thrombozytenaggregation und Thromboxanbildung durch einen verminderten Cholesteringehalt der Thrombozytenmembran [11] aufgrund eines verminderten Plasma-Cholesterinspiegels während der Makrelendiät.

Diese Ergebnisse lassen eine Prävention bestimmter kardiovaskulärer Erkrankungen durch Änderung nutritiv zugeführter Fettsäuren aussichtsreich erscheinen [12].

Literatur

1. Dyerberg J, Bang HO (1979) Haemostatic function and platelet polyunsaturated fatty acids in Eskimos. Lancet 2: 433–435 – 2. Sinclair H (1980) Dietary fats and coronary heart disease. Lancet 1: 414–415 – 3. Dyerberg J, Bang HO (1978) Dietary fat and thrombosis. Lancet 1: 152 – 4. Dyerberg J, Bang HO, Stoffersen E, Moncada S, Vane JR (1978) Eicosapentaenoic acid and prevention of thrombosis and atherosclerosis? Lancet 2: 117–119 – 5. Needleman P, Raz A, Minkes MS, Ferrendelli JA, Sprecher H (1979) Triene prostaglandins: prostacyclin and thromboxane biosynthesis and unique biological properties. Proc Natl Acad Sci 76: 944–948 – 6. Von Lossonczy TO, Ruiter A, Bronsgeest-Schoute HC, van Gent OM, Hermus RJJ (1978) The effect of a fish diet on serum lipids in healthy human subjects. Am J Clin Nutr 31: 1340–1346 – 7. Born GVR (1962) Aggregation of blood platelets by adenosine diphosphate and its reversal. Nature 194: 927–929 – 8. Bills TK, Smith JB, Silver MJ (1976) Metabolism of (^{14}C)arachidonic acid by human platelets. Biochim Biophys Acta 424: 303–314 – 9. Cohen P, Derksen A, van den Bosch H (1970) Pathways of fatty acid metabolism in human platelets. J Clin Invest 49: 128–139 – 10. Schaeffer BE, Curtis ASG (1977) Effects on cell adhesion and membrane fluidity of changes in plasmalemmal lipids in mouse L929 cells. J Cell Sci 26: 47–55 – 11. Shattil SJ, Anaya-Galindo R, Bennett J, Colman RW, Cooper RA (1975) Platelet hypersensitivity by cholesterol incorporation. J Clin Invest 55: 636–643 – 12. Siess W, Roth P, Scherer B, Kurzmann I, Böhlig B, Weber PC (1980) Platelet-membrane fatty acids, platelet aggregation, and thromboxane formation during a mackerel diet. Lancet 1: 441–444

Tillmanns, H., Knapp, W. H., Schuler, G., Schlegel, W., Kübler, W. (Med. Univ.-Klinik, Abt. Inn. Med. III, Kardiologie, und Inst. für Nuklearmedizin, Deutsches Krebsforschungszentrum, Heidelberg):
Thallium-201-Kinetik zur quantitativen Erfassung von Störungen der regionalen Myokardperfusion bei Patienten mit koronarer Herzkrankheit

Einleitung

Zur nichtinvasiven Beurteilung der regionalen Myokardperfusion koronarkranker Patienten wird heute vielfach neben der lokalen Aufnahme eines myokardaffinen Radionuklids [1–3, 6, 9, 11–15] auch dessen Rückverteilung in das zum Zeitpunkt der Nuklidapplikation ischämische Gewebe herangezogen [4, 8, 10]. Die übliche Bewertung beider Vorgänge ist bei Verwendung des Indikators Thallium-201 aufgrund dessen niederer Energie oftmals jedoch mit Unsicherheiten belastet [7], da Absorptionsvorgänge in diesem niedrigen Energiebereich eine Quantifizierung des Einzelbildes sehr erschweren. Dividiert man jedoch die hintergrundkorrigierten Zählraten über verschiedenen Myokardregionen durch transformierte, zeitlich nachfolgende Aktivitäten über diesen Arealen in derselben Projektionsebene, so ergibt sich eine neue Quotientenmatrix, die den regionalen Aktivitätsabfall in dem entsprechenden Zeitintervall wiedergibt und nicht von Absorptionsvorgängen beeinflußt wird.

Mit Hilfe der Objektivierung und Quantifizierung der Rückverteilung des myokardaffinen Indikators Thallium-201 sollte untersucht werden, ob der Zeitverlauf der regionalen myokardialen Thallium-201-Aktivitäten eine Unterscheidung zwischen Koronarkranken und -gesunden zuläßt.

Methodik

Die Untersuchungen wurden bei 44 Patienten mit angiographisch nachgewiesener koronarer Herzkrankheit ohne Myokardinfarkt — 14 Patienten mit 1-Gefäß-, 10 Patienten mit 2-Gefäß- und 20 Patienten mit 3-Gefäßerkrankung — sowie bei 15 Koronargesunden durchgeführt. Nach i.v. Bolusinjektion von 2 mCi Thallium-201-Chlorid wurden Myokardszintigramme in drei Standardprojektionen angefertigt. Die myokardiale Aktivitätsverteilung wurde 5 min, 30 min, 1, 2 und 4 Std nach Injektion digital erfaßt. Hierbei wurden in antero-posteriorer, in 30° LAO- und 60° LAO-Projektion jeweils über drei Myokardarealen die Zählraten korrespondierenden Matrixpunkten zugeordnet [5].

Bei Koronargesunden ließ der Zeitverlauf der regionalen myokardialen Thallium-201-Aktivität über jeder region of interest im Anschluß an ein initiales Maximum (5–10 min nach i.v. Injektion) eine kontinuierliche Abnahme der Zählraten erkennen, welche teils auf den physikalischen Zerfall, teils auf ein Austreten des Isotops aus der Myokardzelle zurückgeführt werden kann. Bei Patienten mit einer koronaren Herzkrankheit war in allen drei Standardprojektionen eine deutlich geringere Abnahme der Zählraten in der Zeiteinheit septal und über der Herzspitze nachzuweisen; gelegentlich fand sich, besonders über der Herzspitze, sogar eine absolute Zunahme der Aktivität 4 Std nach Injektion.

Zur Beschreibung der Steilheit des Abfalls der Thallium-201-Zählerraten wurde jeweils ein Quotient aus der 4 Std- und 1 Std- bzw. $^1/_2$ Std-Aktivität gebildet; diese Zeitintervalle wiesen ein Optimum der Zählraten-Hintergrund-Relation auf. Zur quantitativen Analyse der Auswaschkinetik wurden sowohl die einzelnen regionalen Quotienten als auch der Mittelwert dieser Quotienten herangezogen. Der Quotient aus den Hintergrundaktivitäten nach 4 Std bzw. $^1/_2$ Std betrug 0,65–0,7, der Wert für das normale Myokard 0,6, bei Redistribution 0,8–0,85. Daraus ergibt sich eine geringfügige Überschätzung des Wertes bei normalem Myokard von 0,01, bei Redistribution Unterschätzung des Quotienten um 0,04. Die Quotientenmatrix wurde sowohl mit als auch ohne Berücksichtigung der Hintergrundaktivitäten analysiert.

Ergebnisse

Patienten mit koronarer Herzkrankheit wiesen eine deutlich verzögerte Abnahme der myokardialen Thallium-201-Aktivität auf, an einer signifikanten Zunahme des mittleren myokardialen Zählratenquotienten der 4 Std bzw. 1 Std nach Injektion registrierten Aktivitäten zu erkennen. Innerhalb des Kollektivs der Koronarkranken fand sich zwischen der 1-, 2- und 3-Gefäß-Erkrankung kein signifikanter Unterschied. Abb. 1 zeigt das Verhalten des mittleren 4 Std/1 Std-Thallium-201-Zählratenquotienten nach Hintergrundkorrektur. Subtraktion der Hintergrundaktivität bewirkte eine deutliche Verbesserung der Diskriminationsfähigkeit zwischen beiden Gruppen. Nur vier Patienten mit koronarer Herzkrankheit (in der

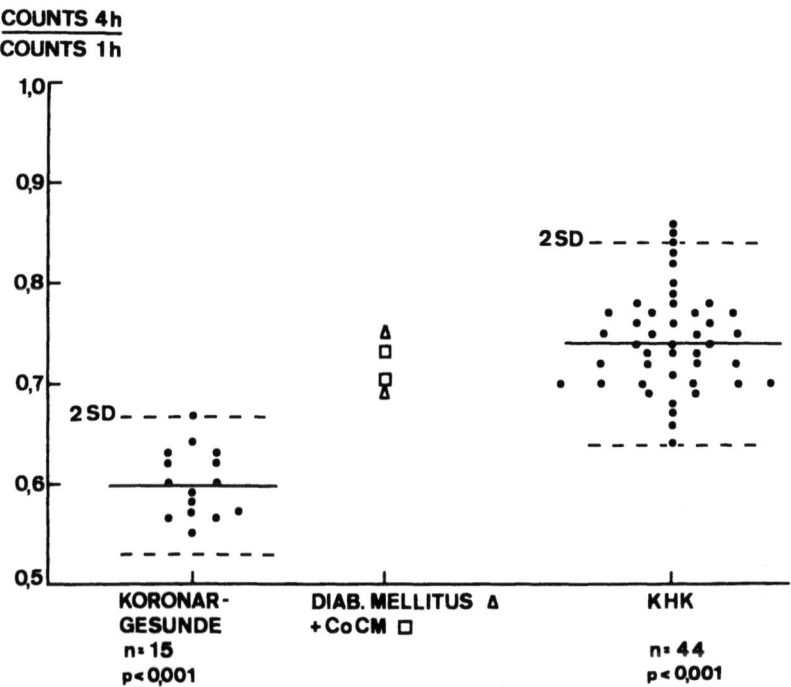

Abb. 1. Verhalten der hintergrundkorrigierten Werte des mittleren myokardialen 4 Std/1 Std-Thallium-201-Zählratenquotienten bei Koronargesunden (*links*) und Patienten mit koronarer Herzkrankheit (*rechts*). Die durchgezogenen Linien geben das arithmetische Mittel, die unterbrochenen Linien den Vertrauensbereich (± 2 SD) der einzelnen Kollektive an. Nur vier Patienten mit koronarer Herzkrankheit fielen in den Vertrauensbereich der Kontrollgruppe. Allerdings wiesen auch zwei Patienten mit kongestiver Kardiomyopathie und zwei Patienten mit langjährigem Diabetes mellitus (*Mitte*) einen hohen mittleren Zählraten-Quotienten auf

Abb. rechts) fielen in den Vertrauensbereich (± 2 SD) der Kontrollgruppe (links). Allerdings zeichneten sich auch zwei Patienten mit kongestiver Kardiomyopathie und zwei Patienten mit langjährigem Diabetes mellitus durch einen hohen mittleren Quotienten aus.

Berücksichtigt man anstelle des Durchschnittswertes der Abnahme der myokardialen Thallium-201-Zählrate die neun einzelnen, bei jedem Patienten gewonnenen regionalen 4 Std/1 Std-Zählratenverhältnisse, so läßt sich bei Verwendung der maximalen myokardialen Zählratenquotienten, welche Areale verlangsamten Thalliumauswasches repräsentieren, eine noch bessere Diskrimination der Patienten mit koronarer Herzkrankheit von Koronargesunden erzielen. Die Verbesserung wird besonders deutlich, wenn eine Hintergrundsubtraktion durchgeführt wird (Abb. 2). Hier sind die hintergrundkorrigierten Quotienten aufgetragen, links Koronargesunde, rechts Patienten mit koronarer Herzkrankheit. Die Koronarkranken, welche kaum erhöhte Zählratenquotienten aufwiesen, zeichneten sich im allgemeinen durch subkritische Koronararterienstenosen bzw. gute Kollateralisierung aus. Die in dieser Abbildung vereinzelt zu erkennenden Quotientenwerte über 1,0 bedeuten eine echte Zunahme der Aktivität im vorher minderperfundierten Myokard.

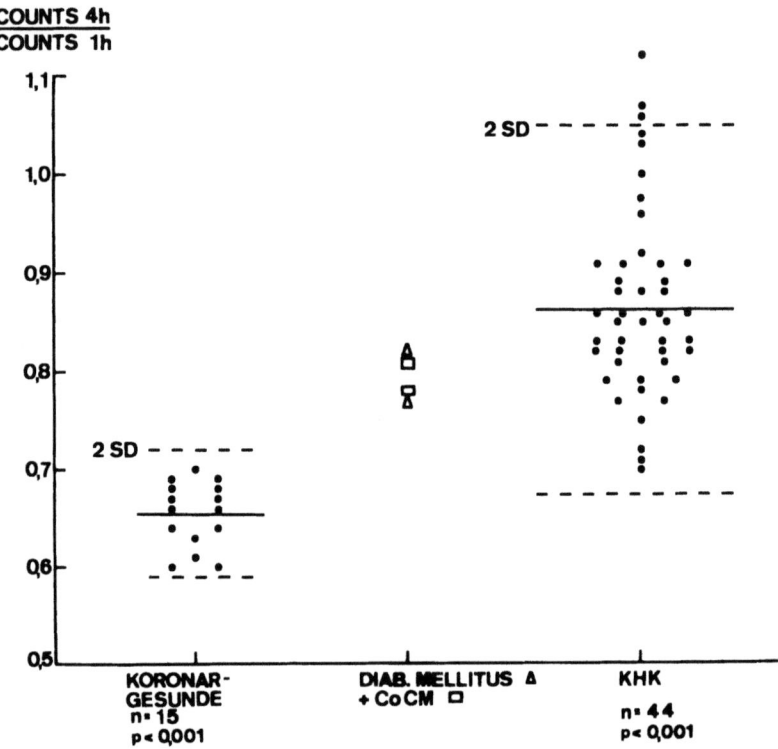

Abb. 2. Verhalten des maximalen regionalen myokardialen 4 Std/1 Std-Thallium-201-Zählratenquotienten (hintergrundkorrigiert) bei Koronargesunden (*links*) und Patienten mit koronarer Herzkrankheit (*rechts*). Die durchgezogenen Linien geben das arithmetische Mittel, die unterbrochenen Linien den Vertrauensbereich (± 2 SD) der einzelnen Kollektive an. Nur drei Koronarkranke fielen in den Vertrauensbereich der Kontrollgruppe; sie zeichneten sich durch subkritische Koronararterienstenosen bzw. durch gute Kollateralisierung aus. Die im Kollektiv der Koronarkranken vereinzelt zu erkennenden Quotientenwerte über 1,0 bedeuten eine echte Zunahme der Aktivität im vorher minderperfundierten Myokard

Zusammenfassung

Bei 44 Patienten mit koronarer Herzkrankheit (ohne Myokardinfarkt) und 15 Koronargesunden wurde die regionale myokardiale Thallium-201-Aktivitätsbelegung 5 min, 30 min, 1, 2 und 4 Std nach i.v. Injektion des Radionuklids digital erfaßt. In AP-, 30° LAO- und 60° LAO-Projektion wurden die Zählraten korrespondierenden Matrixpunkten zugeordnet. Die digitale Auswertung der zu verschiedenen Zeitpunkten post injectionem vorhandenen myokardialen Aktivitätsrelationen erlaubt eine quantitative Beurteilung der Redistribution dieses Isotops. Es konnte gezeigt werden, daß diese Redistribution auf einer echten Zunahme der Aktivität vorher minderperfundierter Regionen, meist jedoch auf einem schnelleren Aktivitätsverlust normal perfundierter Myokardregionen beruht. Patienten mit hämodynamisch signifikanten Koronararterienstenosen (≧ 75%) wiesen im Gegensatz zu Koronargesunden eine Verzögerung der regionalen myokardialen Thallium-201-Auswaschkinetik auf.

Literatur

1. Bailey IK, Griffith LSC, Rouleau J, Strauss HW, Pitt B (1977) Thallium-201 myocardial perfusion imaging at rest and during exercise: Comparative sensitivity to electrocardiography in coronary artery disease. Circulation 55: 79 – 2. Bradley-Moore PR, Lebowitz E, Greene MW, Atkins HL, Ansari AN (1975) Thallium-201 for medical use. II. Biologic behaviour. J Nucl Med 16: 156 – 3. Hamilton GW, Trobaugh GB, Ritchie JL, Williams DL, Weaver WD, Gould KL (1977) Myocardial imaging with intravenously injected thallium-201 in patients with suspected coronary artery disease: Analysis of technique and correlation with electrocardiographic, coronary anatomic and ventriculographic findings. Am J Cardiol 39: 347 – 4. Hör G, Sebening H, Sauer E, Dressler J, Wagner-Manslau C, Bofilias I, Lutilsky L, Pabst HW (1977) Thallium-201 redistribution in coronary heart disease (CHD): Early and delayed myocardial scans. J Nucl Med 18: 599 (Abstr) – 5. Knapp WH, Doll J, Tillmanns H, Zimmermann R Bilddarstellung von Thallium-Auswasch und -Redistribution. In: Riccabone G (Hrsg) Die klinische Relevanz der Nuklearmedizin (im Druck) – 6. Knapp WH, Tillmanns H, Doll J, Georgi P (1975) Myokardperfusion und Herzfunktion – simultane Isotopenuntersuchung regionaler myokardialer Erscheinungszeiten (MAT) und minimaler kardialer Transitzeiten (MTT). In: Radioaktive Isotope in Klinik und Forschung, Bd. 12. Urban u. Schwarzenberg, München Berlin Wien, S 413 – 7. Mueller TM, Marcus ML, Ehrhardt JC, Chaudhuri T, Abboud FM (1976) Limitations of thallium-201 myocardial perfusion scintigrams. Circulation 54: 640 – 8. Pohost GM, Zir LM, Moore RH, McKusick KA, Guiney TE, Beller GA (1977) Differentiation of transiently ischemic from infarcted myocardium by serial imaging after a single dose of thallium-201. Circulation 55: 294 – 9. Ritchie JL, Trobaugh GB, Hamilton GW, Gould KL, Narahara KA, Murray JA, Williams DL (1977) Myocardial imaging with thallium-201 at rest and during exercise: Comparison with coronary arteriography and resting and stress electrocardiography. Circulation 56: 66 – 10. Schelbert H, Schuler G, Ashburn W, Covell J (1977) Time course of redistribution of Tl-201 after transient ischemia. J Nucl Med 18: 598 (Abstr) – 11. Strauss HW, Harrison K, Langan JK, Lebowitz E, Pitt B (1975) Thallium-201 for myocardial imaging: Relation of thallium-201 to regional myocardial perfusion. Circulation 51: 641 – 12. Tillmanns H, Knapp WH, Doll J, Olshausen K v, Mehmel HC, Kübler W (1978) Regional myocardial perfusion and performance in patients with different degrees of coronary artery narrowing under resting conditions and following intravenous injection of dipyridamole. In: Kaltenbach M, Lichtlen P, Balcon R, Bussmann W-D (eds) Coronary heart disease. Proceedings of the 3rd International Symposion, Frankfurt. Thieme, Stuttgart, p 102 – 13. Tillmanns H, Knapp WH, Mehmel HC, Doll J, Kübler W, Georgi P (1977) Regional myocardial perfusion in patients with ischemic heart disease. Herz 2: 156 – 14. Tillmanns H, Knapp WH, Mehmel HC, Kübler W, Doll J, Schömig A (1976) Regionale Myokardperfusion und Myokardfunktion – Ergebnisse eines neuen nuklearmedizinischen Verfahrens. Verh Dtsch Ges Inn Med 82: 1141 – 15. Zaret BL, Strauss HW, Martin ND, Wells H-P, Jr, Flamm MD (1973) Noninvasive regional myocardial perfusion with radioactive potassium. N Engl J Med 288: 809

Eichstädt, H. (Abt. Innere Medizin/Kardiologie, Univ.-Klinikum Berlin-Charlottenburg), Maisch, B. (Abt. III, Med. Univ.-Klinik), Feine, U. (Radiolog. Inst., Abt. Nuklearmedizin der Univ.), Kochsiek, K. (Abt. III, Med. Univ.-Klinik Tübingen), Felix, R. (Radiolog. Univ.-Klinik), Schmutzler, H. (Med. Univ.-Klinik Berlin-Charlottenburg):
Verbesserung quantitativer Aussagemöglichkeiten bei der Thallium-Myokardszintigraphie durch den Einsatz von Auswertungsrechnern

1. Übersicht und Fragestellung

Sowohl die Myokardszintigraphie als auch die Herzbinnenraumszintigraphie haben sich als nichtinvasive Methoden der Herzdiagnostik weitverbreitet etabliert. Während die Herzbinnenraumszintigraphie aber seit jeher zwingend an Rechenanlagen gebunden war, ließ die Myokardszintigraphie alleine mit Großfeldkameras ein Bilddokument erstellen, welches zu einer mehr qualitativen Aussage über Ischämien oder Narbenbezirke herangezogen werden konnte. Ein zusätzlicher Rechneranschluß erlaubt jedoch die Quantifizierung der Traceraufnahme in einzelnen Myokardsegmenten oder Subsegmenten und in Hintergrundorganen, sowie die Bestimmung der sog. Wash-out-Zeiten bei der Elimination des Radionuklids aus dem Myokard.

Wir führten in der Myokarddiagnostik zunächst eine reine *Sichtauswertung* durch, der dann die *rechnergesteuerte Segmentauswertung* mit Ausdruck der abgefragten Daten folgte. In einer Gegenüberstellung sollte geprüft werden, ob die Quantifizierung der erhobenen Befunde gegenüber der bloßen Ja-Nein-Entscheidung des Sichtbefundes so wesentliche Zusatzaspekte bringt, daß ein Rechneranschluß lohnt, und in wieviel Prozent der Fälle bei der Sichtauswertung entweder positive Befunde entgehen oder negative Befunde falsch positiv eingeschätzt werden. In allen Fällen diente uns das Koronarogramm als Referenzbefund.

2. Material und Methodik der Sichtauswertung

Zur vergleichenden Untersuchung wurden aus unseren Myokardszintigrammen 220 Fälle mit koronarer Herzerkrankung herangezogen (42 Patienten vor und nach Bypass-Operation, 30 Patienten vor und nach Aneurysmaresektion, 148 nicht operierte Koronarkranke).

Die ersten 90 Fälle dieses Untersuchungsgutes wurden durch zwei unabhängige Untersucher anhand eines Bilddokumentes deskriptiv befundet, während alle 220 Fälle zusätzlich durch in den Rechner eingegebene Programme automatisch ausgewertet wurden.

Die Untersuchung der Patienten erfolgte in beiden Gruppen auf gleiche Weise: die Aufnahmen wurden nach Applikation von ca. 1,5 mCi Tl-Chlorid nach Ergometerbelastung und nach 2stündiger Ruhepause gewonnen. Auf einem CONRAC-Display konnte die Aufnahme in Graustufen oder als Farbdisplay wiedergegeben werden. Die Dokumentation erfolgte auf Röntgenfilmplatte über ein Speicheroszilloskop, bzw. auf Polaroidfilm, oder auf einem Umkehrfilm Ektachrome 160.

Zur Sichtauswertung wurde der linke Ventrikel vom Befunder nach fünf gedachten Segmenten (anterior, apikal, inferior, septal und posterolateral) auf Defektbildungen abgesucht, zu deren Darstellung mehrere, in der Regel fünf Kamerapositionen gewählt wurden (30° RAO, AP sowie 30, 45, 60 und 90° LAO). Das anteriore, apikale und inferiore Segment wurden in den rechts-schrägen bzw. anterioren Projektionen bewertet, das septale, inferiore und posterolaterale Segment in den links-schrägen Projektionen. Eingestuft wurde eine Speicherverminderung oder ein Speicherverlust im Bezug auf die Speicherintensität des umgebenden Areals, wobei Graustufen oder Farbstufen dem Befunder zur Intensitätsgraduierung dienten (das CONRAC-Display erlaubt bei 16 Farbstufen z. B. die Erkennung von Intensitätsunterschieden von je 6,25%).

So konnten Aussagen 1. über *Infarktnarben* und 2. über belastungsinduzierte *Ischämien* gemacht werden: Infarktnarben wurden nach Prüfung anamnestischer Labordaten und Narbenkriterien im Ruhe-EKG diagnostiziert, wenn die Färbung im betroffenen Segment einen Abfall auf unter 50% der Maximalspeicherung oder mindestens um 20% unter die Umgebungsspeicherung anzeigte. Dagegen wurden Ischämiebezirke in der Sichtauswertung angenommen, wenn sich 1. ein Abfall des Uptake um 10–50% nach Belastung ergab und 2. der Defekt im nachfolgenden Spätszintigramm nicht mehr lokalisiert werden konnte.

2.1 Ergebnisse bei der Sichtauswertung

Von 23 transmuralen Infarkten konnten so 19 identifiziert werden, von 67 Patienten mit signifikanten Koronarstenosen allerdings nur 47 zweifelsfrei. Nicht genügend große Aktivitätsmenge, zu geringe Zähldauer je Projektion oder nicht ausreichend hohe Belastung bis über die Schwelle der Koronarinsuffizienz könnten für dieses relativ schlechte Ergebnis ebenso verantwortlich sein wie auch Abbildungsmängel und Schwierigkeiten bei der deskriptiven Sichtauswertung per se:

$$\text{Sensitivität} = \frac{63}{63 + 27} \times \frac{100}{1} = 70\%,$$

$$\text{Spezifität} = \frac{7}{7 + 4} \times \frac{100}{1} = 63{,}6\%.$$

So erhielten wir bei diesen insgesamt 90 Patienten eine Sensitivität von 70% (bei 63 richtig positiven Fällen) und eine Spezifität von 63,6% (bei sieben richtig negativen Fällen).

3. Material und Methodik der Rechnerauswertung

Bei allen 220 Patienten wurde die Untersuchung zusätzlich mittels in einen DEC-Rechner eingegebener Programme durchgeführt. Über die Region des Herzens wurde eine reguläre „region of interest" gelegt und das Herz so isoliert zur Auswertung dargestellt. In einem weiteren Rechnerschritt wurde eine zweifache 9-Punkte-Glättung durchgeführt. Aus dem geglätteten Bild wurde ein Hintergrundwert bestimmt und über eine interpolierende Hintergrundsubtraktion (modifiziert nach Goris) vom ungeglätteten Ausgangsspeicherwert subtrahiert.

Alle Punkte außerhalb der Region waren vorher vom Rechner mit 0 multipliziert worden, so daß die Impulse der entsprechenden Matrixflächen nicht mit in die Countraten eingingen. Alle Punkte innerhalb der Region wurden jedoch mit 1 multipliziert und gingen so in die Berechnung der Countraten mit ein. Die Aktivität über jedem Matrixpunkt ließen wir im Programm durch eine Gerade zwischen einem vom Computer vorgewählten Punkt und dem korrespondierenden Koordinatenpunkt festlegen; so erhielten wir die als Kurve aufgetragene Aktivität (vergl. Abb. 1) für jeden Punkt oder negativ die Hintergrundaktivität.

Die vorher schon bei der Sichtauswertung verwendeten Segmente des linken Ventrikels wurden auch bei der rechnergesteuerten Auswertung in RAO- und LAO-Projektion eingegeben und die Impulsraten aus den Einzelsegmenten bestimmt (vergl. Abb. 2).

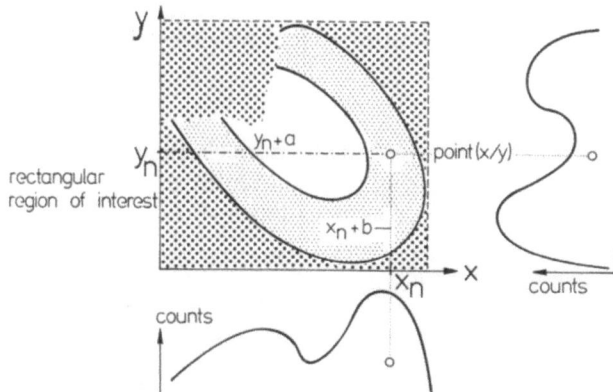

Abb. 1. Schematische Darstellung der Countratenanalyse bei interpolierender Hintergrundsubtraktion (nähere Erläuterungen siehe im Text)

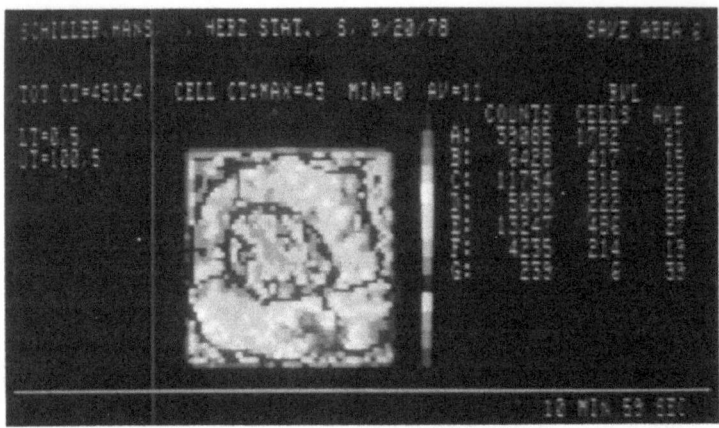

Abb. 2. Szintigraphische Darstellung des linken Ventrikels in AP-Projektion nach interpolierender Hintergrundsubtraktion mit automatischer Impulsratenzählung aus den einzelnen Myokardsegmenten

3.1 Ergebnisse der Rechnerauswertung

Mit den geschilderten Rechnerprogrammen ließ sich die Treffsicherheit der diagnostischen Aussage deutlich steigern:

$$\text{Sensitivität} = \frac{209}{209 + 11} \times \frac{100}{1} = 95\%,$$

$$\text{Spezifität} = \frac{9}{9 + 1} \times \frac{100}{1} = 90\%.$$

Richtig positiv heißt bei dieser Berechnung der Wertigkeit für die *Koronargruppe*, daß angiographisch nachgewiesene Gefäßobstruktionen von mehr als 70% Kalibereinengung in der Belastungsszintigraphie auch tatsächlich eine Speicherverminderung provozierten. Dabei legten wir an die ausgedruckten Countraten den gleichen Prozentmaßstab an wie bei der Sichtauswertung (50% Intensitätsabfall für Infarkte, 10–50% für Ischämien). In der *Bypass-Gruppe* persistierte bei angiographisch nachgewiesenem Bypass-Verschluß tatsächlich der vorher bestehende Speicherdefekt, oder es resultierte bei angiographisch offenem Bypass ein eindeutiger Anstieg der Countraten in dem Bypass-abhängigen Segment. Bei *Aneurysmaresektionen* konnten gegenüber den präoperativen Befunden Defektverkleinerungen und Ventrikelverkleinerungen anhand der Countraten eindeutig dokumentiert werden, was bei der Sichtauswertung nicht möglich war.

4. Zusammenfassung

Durch Auswertungsrechner ergibt sich eine wesentliche Bereicherung der diagnostischen Möglichkeiten bei der Myokardszintigraphie. Defekte, die bei der Sichtauswertung (Sensitivität 70%) in der routinemäßigen Koronardiagnostik übersehen werden, können bei der Rechnerauswertung (Sensitivität 95%) am Countratenabfall identifiziert werden. Postoperativ kann bei eindeutigem Countratenanstieg in Bypass-abhängigen Segmenten eine verläßliche Aussage über die Patency-Rate möglich sein. Nach Aneurysmaresektionen können Defektverkleinerung und Menge des funktionstüchtigen Restmyokards quantifiziert werden, was bei Sichtauswertung nicht möglich ist.

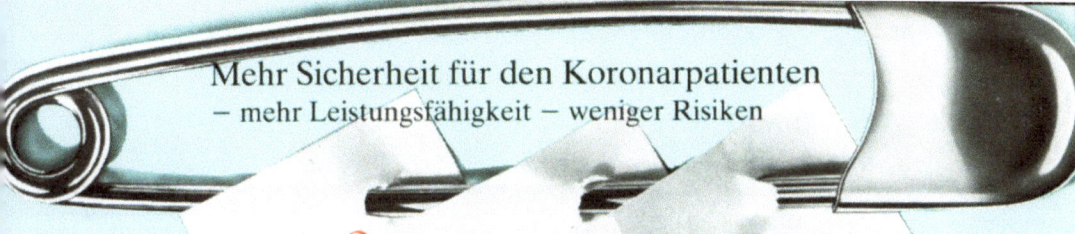

Mehr Sicherheit für den Koronarpatienten
– mehr Leistungsfähigkeit – weniger Risiken

weniger O₂ durch Senkung der Herzfrequenz

weniger O₂ durch Zügelung des Anstiegs freier Fettsäuren

weniger Risiken durch 1x1 Tablette morgens mit 24-Stunden-Wirkung

Visken® retard

Von SANDOZ neu entwickelt:

die moderne 1x1 Gabe bei Koronarinsuffizienz

– mehr Sicherheit
– mehr Leistungsfähigkeit
– weniger Risiken

SANDOZ

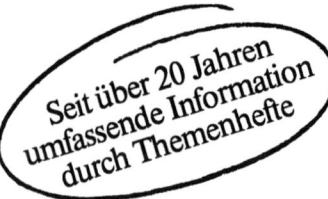
Seit über 20 Jahren umfassende Information durch Themenhefte

Der Internist

Organ des Berufsverbandes Deutscher Internisten

ISSN 0020-9554   Titel Nr. 108

Herausgegeben von
M. Broglie, Wiesbaden; E. Buchborn, München; W. Dölle, Tübingen;
R. Gross, Köln; V. Harth, Bamberg; G. A. Martini, Marburg; G. Riecker,
München; H. Schwiegk, München; F. Valentin, München

Unter Mitwirkung von
E. Schüller, R. Schindlbeck (Für den Vorstand des Berufsverbandes
Deutscher Internisten); R. Aschenbrenner, H. W. Bansi, H. Bartelheimer,
H. E. Bock, G. Hoff, W. Hoffmeister, W. Rick

Die Zeitschrift DER INTERNIST ist das führende deutsche Fortbildungsorgan für das gesamte Gebiet der Inneren Medizin und zugleich Organ des Berufsverbandes Deutscher Internisten. Jedem Teilgebiet des Faches wird ein eigenes Heft gewidmet, das von Seiten der Redaktion mit einer entsprechenden Einführung zum Thema eröffnet wird. Der Stoff ist in sorgfältige, langfristige Themenplanung gegliedert. Die für den praktizierenden Internisten aktuellen Probleme bestimmen in Form von Übersichtsaufsätzen den Charakter der einzelnen Hefte, so daß sie als willkommene Ergänzung der großen Lehr- und Handbücher gelten können.
Alle Beiträge sind aufeinander abgestimmt, um das jeweilige Thema umfassend darzustellen. Diagnostik und Therapie haben unbedingten Vorrang vor theoretischen Ausführungen, da die Facharztweiterbildung und die Fortbildung des praktizierenden Internisten ein wesentliches Ziel der Zeitschrift ist.
Die Sparte 'Kurze Informationen' bringt abwechslungsreiche, gut kommentierte wissenschaftliche Nachrichten.
Kompetente Mitarbeiter wählen aus ihrem Spezialgebiet das 'Wichtigste und Interessanteste aus.
Folgende Rubriken kehren in unregelmäßiger Folge wieder:
'Kasuistik', 'Kurze Informationen', 'Pharmakologie und praktische Therapie' und 'Klinische Chemie'.
Besondere Beachtung findet jeweils das Dezemberheft, das ausschließlich therapeutischen Themen gewidmet ist.
Unter dem Titel: 'Was ist gesichert in der Therapie?' werden kritisch und wertend die gesicherten Behandlungsverfahren in den verschiedenen Teilgebieten der Medizin hervorgehoben.
Im Sonderteil 'Mitteilungen des Berufsverbandes Deutscher Internisten' nimmt die Zeitschrift laufend zu allen bedeutenden standespolitischen, wirtschaftlichen und juristischen Fragen Stellung.
DER INTERNIST erfreut sich eines ständig wachsenden Zuspruchs in Klinik, Krankenhaus und freier Praxis und gibt den Vertretern der benachbarten Disziplinen wertvolle Informationen.

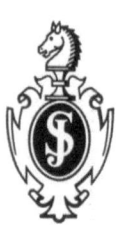

Springer-Verlag
Berlin
Heidelberg
New York

Bezugsbedingungen:
1980, Band 21 (12 Hefte):
DM 138,–, zuzüglich Porto und Versandspesen.
Für Ihre Bestellung wenden Sie sich bitte an Ihren Buchhändler
oder direkt an:
Springer-Verlag, Postfach 105280, D-6900 Heidelberg

Literatur

1. Eichstädt H, Schumacher M, Feine U, Kochsiek K (1978) Rechnerunterstützte 201-Tl-Myokardszintigraphie in der Routinediagnostik der koronaren Herzerkrankung. Nuclearmedizin 17: 233–237 – 2. Eichstädt H, Gauss A, Andrasch R, Feine U, Kochsiek K (1979) Noninvasive perfusion control by Thallium-201 myocardial scintigraphy after coronary artery bypass curgery. Cardiovasc Radiol 2: 243–248 – 3. Goris ML, Daspit SG, Laughlin P, Kriss JP (1976) Interpolative background subtraction. J Nucl Med 17: 744 – 4. Lenaers A, Block P, Thiel E, van, Lebedelle M, Becquevort P, Erbsman F, Ermans AM (1977) Segmental analysis of Tl-201 stress myocardial scintigraphy. J Nucl Med 18: 509 – 5. Meade RC, Bamrah VS, Horgan JD, Ruetz PP, Kronenwetter C, Yeh EL (1978) Quantitative methods in the evaluation of thallium-201 myocardial perfusion images. J Nucl Med 19: 1175 – 6. Narahara KA, Hamilton G, Williams DL, Gould KL (1977) An experimental model for analyses of the true myocardial and background image components. J Nucl Med 18: 781 – 7. Verani MS, Marcus ML, Razzak MA, Ehrhardt JC (1978) Sensitivity and specificity of thallium-201 perfusion scintigrams under exercise in the diagnosis of coronary artery disease. J Nucl Med 19: 773

Schicha H. (Nuklearmed. Abt.), Rentrop, P., Karsch, K. R., Blanke, H. (Kardiolog. Abt.), Facorro, L. (Nuklearmed. Abt.), Kreuzer, H. (Kardiolog. Abt.), Emrich, D. (Nuklearmed. Abt. der Univ.-Kliniken Göttingen):
Begrenzung der Indikationen zur Myokardszintigraphie mit Thallium-201 bei koronarer Herzkrankheit

Einleitung

Eine klinische Anwendung der Myokardszintigraphie wurde durch die Einführung von Thallium-201 ermöglicht [1, 5]. Zahlreiche Untersuchungen zur Aussagefähigkeit der Thallium-Szintigraphie liegen inzwischen vor. Es ist jedoch nun erforderlich, auch die Einschränkungen zu beachten, um eine Diskreditierung der Methode infolge nicht korrekter Indikationsstellung zu vermeiden und um eine kritische Interpretation der Daten zu gewährleisten.

Vergleich von Literaturdaten

Tabelle 1 zeigt die Sensitivität der Thallium-Szintigraphie zum Nachweis einer koronaren Herzkrankheit (KHK). Sie weist bei 918 Patienten von 16 Autoren große Unterschiede auf: In Ruhe 35–65% (Durchschnittswert 50%) und nach Belastung 62–98% (Durchschnittswert 78%). Diese Unterschiede haben verschiedene Gründe:
1. Unterschiede in der Methodik; dies betrifft sowohl die Höhe der Belastung wie auch die szintigraphische Technik.
2. Unterschiede in der Observer-Performance.
3. Unterschiede der Spezifität zwischen 69 und 95%.
4. Unterschiede in der Zusammensetzung des Krankengutes.

Sensitivität der Thallium-Szintigraphie

Durch Anwendung einer von uns entwickelten quantitativen Methode [10] konnte eine im Vergleich zur Literatur relativ hohe Sensitivität von 70% in Ruhe und 92% nach maximaler Belastung erzielt werden [2, 11].
Es waren hauptsächlich zwei Fragen zu klären:
1. Wie empfindlich ist die Thallium-Szintigraphie zum Nachweis einer koronaren Herzkrankheit?

Tabelle 1. Sensitivität der TL-SC zum Nachweis einer KHK

Autor	Jahr	n	Ruhe (%)	Belastung (%)
Bailey et al.	1977	63	49	62
Blood et al.	1978	62	56	90
Bodenheimer et al.	1978	49	–	81
Botvinick et al.	1978	65	–	85
Buell et al.	1976	38	62	–
Burguet et al.	1976	24	44	–
Hamilton et al.	1978	107	35	66
Lenaers et al.	1977	70	–	–
Loesse et al.	1979	130	–	98
McLaughlin et al.	1977	26	–	75
McKillop et al.	1979	47	–	91
Pabst et al.	1976	26	–	–
Pachinger et al.	1977	53	65	–
Ritchie et al.	1977	76	38	66
Turner et al.	1978	34	–	68
Verani et al.	1978	48	–	–
Bereich			35–65	62–98
Mittel		918	50	78
Schicha et al.	1979/80	60	70	92

Literatur zur Tabelle s. [11]

2. Wie empfindlich ist die Thallium-Szintigraphie zum Nachweis stenosierter Gefäße, d. h. zum Nachweis der Ausdehnung einer koronaren Herzkrankheit?

Unsere Daten zeigen, daß die Sensitivität der Thallium-Szintigraphie wesentlich davon abhängt, ob abgelaufene Infarkte vorliegen oder nicht. Sie betrug zum Nachweis einer KHK mit abgelaufenem Infarkt 88% in Ruhe und 97% nach Belastung und war bei Patienten ohne abgelaufenen Infarkt mit 46% in Ruhe und 85% nach Belastung signifikant niedriger. Die Sensitivität zum Nachweis betroffener Gefäßprovinzen betrug für solche mit abgelaufenem Infarkt in Ruhe 86% und nach Belastung 93% und war für Areale ohne Infarkt mit 26% in Ruhe und nur 67% nach Belastung signifikant niedriger. Für Patienten ohne Infarkt nahm die Sensitivität mit zunehmendem Gefäßbefall ab und betrug bei 3-Gefäß-KHK zum Nachweis einer KHK 69% und zum Nachweis des Gefäßbefalles nur 56%.

Vergleich mit invasiv erhaltenen Daten

Für die niedrige Sensitivität der Thallium-Szintigraphie bei Patienten mit Mehrgefäß-KHK ohne Infarkt kommen zwei Ursachen in Frage: Entweder ist die Empfindlichkeit aus methodischen Gründen zu niedrig, oder die szintigraphisch nicht erfaßten Stenosen waren hämodynamisch nicht signifikant.

Zur Klärung dieser Frage wurde bei 20 ausgewählten Patienten zusätzlich eine biplane Cineventrikulographie während maximaler Belastungsangina durchgeführt. Hierbei wurden Motilitätsstörungen in über 90% der untersuchten Gefäßprovinzen ohne Infarkt, die von ≥ 50% stenosierten Gefäßen versorgt wurden, beobachtet, eine reduzierte Thallium-Aufnahme jedoch nur in 66% [8]. In Arealen mit laevokardiographisch nachgewiesener Motilitätsstörung wurde ein verminderter Thallium-uptake in akinetischen und dyskinetischen Regionen in 86% beobachtet, in hypokinetischen Regionen jedoch nur in 34% [4]. Entsprechend diesem Ergebnis fand sich eine lockere, jedoch statistisch signifikante Korrelation zwischen einem quantitativen Thallium-Score [4] und der angiographisch bestimmten linksventrikulären Ejektionsfraktion. Dagegen war keine Beziehung zwischen Thallium-Score und Koronar-Score nach Kaltenbach [3] feststellbar [4, 13].

Schlußfolgerungen und Indikationen zur Thallium-Szintigraphie

Obwohl unsere Ergebnisse im Vergleich mit Literaturdaten eher gut abschneiden, sind unsere Schlußfolgerungen weniger optimistisch. Der klinische Wert einer Untersuchung hängt nicht nur von Sensitivität und Spezifität ab, sondern vom Voraussagewert des individuellen Testergebnisses. Der Voraussagewert wird jedoch auch von der Prävalenz der Erkrankung im Untersuchungsgut bestimmt (Bayes' Theorem) [6]. Eine Analyse des Voraussagewertes ergibt [11, 13], daß die Thallium-Szintigraphie zum Screening (niedrige Prävalenz) und beim Vorliegen einer typischen Angina pectoris (hohe Prävalenz) weniger sinnvoll ist. Ein ausreichend hoher Voraussagewert findet sich nur bei mittlerer Prävalenz, z. B. bei Patienten mit atypischer Angina oder bei asymptomatischen Patienten mit pathologischem EKG. Insbesondere ist die Szintigraphie nicht geeignet, angiographisch bereits festgestellte Stenosen auf ihre hämodynamische Wirksamkeit zu prüfen [7, 11, 13]. Die genannten Einschränkungen gelten auch für die Myokardszintigraphie zur Kontrolle nach Bypass Operation [9, 12]. Beim akuten Myokardinfarkt ist die Sensitivität der Szintigraphie mit nahezu 100% innerhalb der ersten 6 Std zwar hoch [14], eine wesentliche zusätzliche Aussage erscheint jedoch nur bei bestimmten Patienten möglich zu sein (z. B. WPW-Syndrom, Schrittmacher usw.).

Eine Begrenzung der Indikationen zur Thallium-Szintigraphie ist nicht zuletzt deshalb nötig, weil die Strahlenbelastung des Patienten relativ hoch [1] und die Untersuchung teuer und aufwendig ist.

Literatur

1. Atkins HL, Budinger TF, Lebowitz E et al. (1977) J Nucl Med 18: 133 – 2. Emrich D, Rentrop P, Facorro L et al. (1978) 2nd Internat. Congr. World Fed. Nucl. Med. and Biol., Washington, Sept. 1978 – 3. Kaltenbach M (1975) Z Kardiol 64: 597 – 4. Karsch KR, Schicha H, Rentrop P et al. (1980) Z Kardiol (im Druck) – 5. Lebowitz E, Greene MW, Fairchield F et al. (1975) J Nucl Med 16: 151 – 6. Lusted LB (1978) Semin Nucl Med 8: 299 – 7. McKillop JH, Murray RG, Turner JG (1979) J Nucl Med 20: 715 – 8. Rentrop P, Karsch KR, Schicha H (1979) Internat. Cardiovasc. Congr. II, Febr. 1979, Scottsdale, Arizona (in press) – 9. Robinson PS, Williams BT, Webb-Peploe MM et al. (1979) Br Heart J 42: 455 – 10. Schicha H, Facorro L, Rentrop P et al. (1979) Nuklearmedizin 6: 266 – 11. Schicha H, Rentrop P, Facorro K et al. (1980) Z Kardiol 69: 31 – 12. Schicha H, Blanke H, Rentrop P et al. (1980) Z Kardiol (im Druck) – 13. Schicha H, Rentrop P, Karsch KR et al. (1980) European Symposium on Detection of Ischemic Myocardium with Exercise, Düsseldorf 28. 2.–1. 3. (im Druck) – 14. Wackers FJTh, Becker AE, Samson G et al. (1977) Circulation 56: 72

Schmengler, K. (Abt. Innere Medizin III), Schwamborn, J. (Abt. Innere Medizin I), Rettig, G., Doenecke, P., Bette, L. (Abt. Innere Medizin III, Homburg):
„Posteriore" Beteiligung beim akuten Hinterwandinfarkt

1. Einleitung und Problemstellung

Bekanntlich wird im Bereich der Herzhinterwand ein unterer diaphragmaler Anteil von der eigentlichen „hohen", posterioren Hinterwand unterschieden. Während der übliche diaphragmale Infarkt mit den entsprechenden Extremitätenableitungen direkt erfaßt wird, ist der höher liegende „posteriore" Infarkt aufgrund des Fehlens direkter Infarktableitungen mit dem üblichen EKG-Ableitungsprogramm lediglich indirekt nachzuweisen. Wilson hat als erster bereits 1944 auffällige QRS-Veränderungen in den rechtspräkordialen Brustwandableitungen beschrieben [10], und durch spätere Untersuchungen verschiedener Autoren [1–3, 6, 8] ist gezeigt worden, daß beim posterioren Hinterwandinfarkt in klassischen Fällen das Spiegelbild des typischen Infarkt-EKG in den Ableitungen V_1 und V_2 bestehen kann.

Die bisherigen, uns zu diesem Thema bekannt gewordenen Publikationen beschränken sich in der Regel auf das chronische Infarktstadium, und hierbei auch nur auf die strikt posterioren bzw. posterolateralen Infarkte. Ziel unserer Arbeit war die Beantwortung folgender Fragen:
1. Wie häufig tritt eine posteriore Beteiligung beim akuten Hinterwandinfarkt auf?
2. Besteht ein Formenwandel typischer EKG-Veränderungen während des Infarktablaufes?
3. Gibt es Besonderheiten dieses Infarkttyps bezüglich klinischem Verlauf, Komplikationsrate (insbesondere Reizbildungsstörungen und Erregungsleitungsstörungen) oder im Verhalten der Infarktenzyme?
4. Lassen sich besondere EKG-Kriterien zur differentialdiagnostischen Abgrenzung, insbesondere der Rechtshypertrophie, finden?

2. Methodik

Hierzu wurden in einer retrospektiven Studie 123 Patienten mit frischem, transmuralem Hinterwandinfarkt auf das Vorliegen einer posterioren Beteiligung untersucht. Sämtliche Patienten befanden sich anfangs auf unserer Medizinischen Intensivstation, das Infarktgeschehen war klinisch, elektrokardiographisch und enzymatisch gesichert. Eine posteriore Beteiligung wurde dann angenommen, wenn mindestens drei, und in jedem Fall die beiden ersten der folgenden fünf EKG-Kriterien im Routineableitungsprogramm erfüllt waren [3, 6, 8]:
1. R-Wellen-Erhöhung rechtspräkordial (R/S in $V_1/V_2 \geq 1$ s);
2. R-Wellen-Verbreiterung rechtspräkordial (R in $V_1/V_2 \geq 0,04$ s);
3. R-Amplitudensturz linkspräkordial (R in $V_6 \leq 0,5$ mV; R in $V_5/V_6 \leq 1/2$ R V_4/V_5);
4. T-Welle in V_1 positiv;
5. ST-Senkung rechtspräkordial.

Aus Gründen differentialdiagnostischer Sicherheit wurden Patienten mit einem Reinfarkt nur dann in die Studie aufgenommen, wenn der vorherige EKG-Verlauf uns bekannt und ein früherer Hinterwandinfarkt ausgeschlossen war. Ebenso wurden Patienten mit bekannter oder klinisch verdächtiger Rechtshypertrophie oder Lageanomalie des Herzens ausgeschlossen. Mehrfach wurden zusätzliche EKG-Ableitungen, insbesondere bei lateraler Beteiligung, erhalten, Vektorkardiogramme hingegen nur in Einzelfällen. Zusätzlich wurden klinischer Verlauf, Rhythmusstörungen, Reizleitungsstörungen sowie Enzymverhalten aller 123 Patienten überprüft und verglichen mit den entsprechenden Parametern der Patienten mit posteriorer Beteiligung.

3. Ergebnisse

1. Wir fanden bei den 123 untersuchten Patienten mit akutem Hinterwandinfarkt in 22 Fällen eine posteriore Beteiligung. Dies entspricht einem Prozentsatz von 17,9, also etwas unter 20%. Da uns aus der Literatur bisher keine ähnlichen Untersuchungen bekannt sind, fehlen hier Vergleichszahlen.

Sieben Patienten hatten einen infero-postero-lateralen Infarkt (31,8%), sechs einen infero-posterioren Infarkt (27,3%), sieben einen postero-lateralen Infarkt (31,8%) und zwei Patienten einen postero-basalen bzw. postero-septalen Infarkt (9,1%).

2. Breite und hohe R-Zacken rechtspräkordial sind die Hauptkriterien des posterioren Infarktes und daher immer vorhanden. Der linkspräkordiale Amplitudensturz kommt in fast $2/3$ der Fälle vor, ein positives T ist in etwa 75%, und eine rechtspräkordiale ST-Streckensenkung in gut 90% zu finden. Ein ausgeprägter Linkstyp kommt in fast 75% der Fälle vor.

3. Bezüglich des EKG-Wandels während des Infarktablaufes wird auf Abb. 1 verwiesen.

4. Bezüglich des klinischen Schweregrades des Infarktes, des Spitzenwertes der CK, der Komplikationsrate sowie der Ausbildung von Rhythmusstörungen bzw. Reizleitungsstörungen ergaben sich keine signifikanten Unterschiede zwischen der Gruppe des posterioren Hinterwandinfarktes und der Gruppe von Hinterwandinfarkten ohne posteriore Beteiligung.

5. In der Differentialdiagnose des posterioren Hinterwandinfarktes sind die rechtsventrikuläre Hypertrophie, Lageanomalien des Herzens, atypische Rechtsschenkelblock-Formen, das WPW-Syndrom Typ A sowie bestimmte Linkshypertrophien mit septaler Beteiligung abzugrenzen. Größere Schwierigkeiten dürfte jedoch bei genauerer klinischer Betrachtung lediglich die rechtsventrikuläre Hypertrophie in Einzelfällen verursachen. Zur Auffindung evtl. auch weniger bekannter Unterscheidungsmerkmale wurde unseren 22 Fällen mit posteriorem

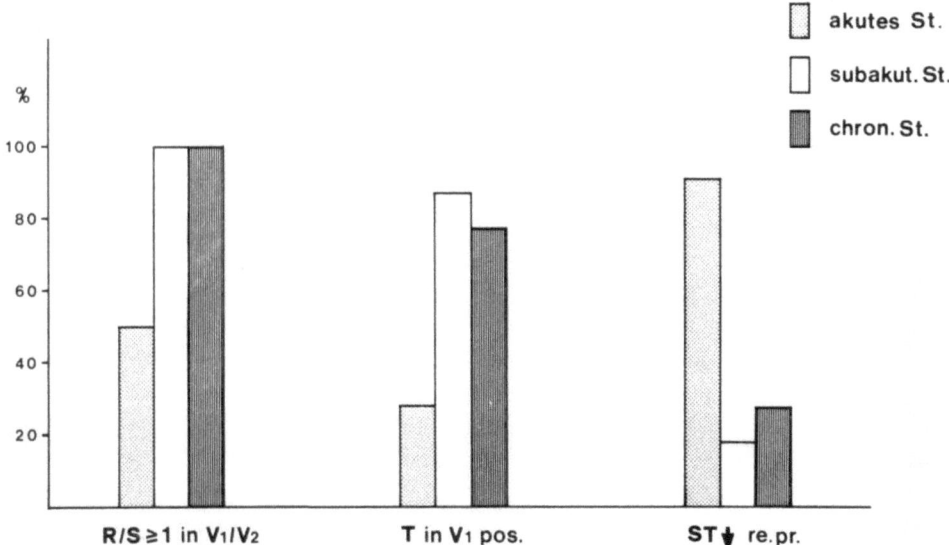

Abb. 1. EKG-Wandel im Infarktablauf

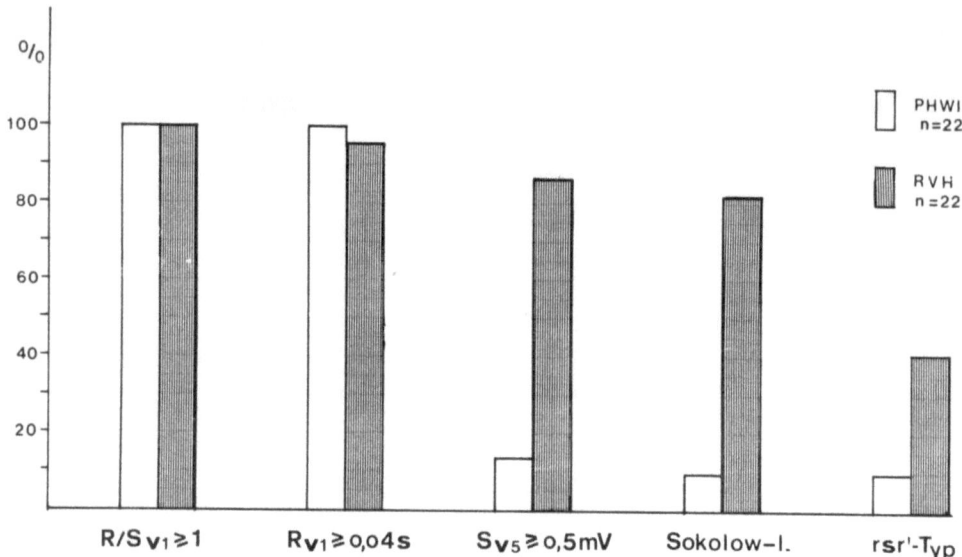

Abb. 2a. EKG-Kriterien bei PHWI und RVH (Teil 1)

Hinterwandinfarkt eine gleichgroße Anzahl von Patienten mit klinisch und hämodynamisch gesicherter rechtsventrikulärer Hypertrophie gegenübergestellt und die Häufigkeit bestimmter EKG-Kriterien miteinander verglichen. Voraussetzung war auch bei Rechtshypertrophie eine RS-Relation ≥ 1 in V_1, so daß dieses Kriterium auch hier in 100% zutrifft. Einzelheiten sind auf Abb. 2, Teil 1 und Teil 2, aufgeführt. Wesentliche differentialdiagnostische Merkmale sind das Fehlen tiefer S-Zacken linkspräkordial und damit das Fehlen eines Sokolow-Index bei posteriorem Hinterwandinfarkt. Weiterhin sind das Überwiegen des Linkstyps sowie die

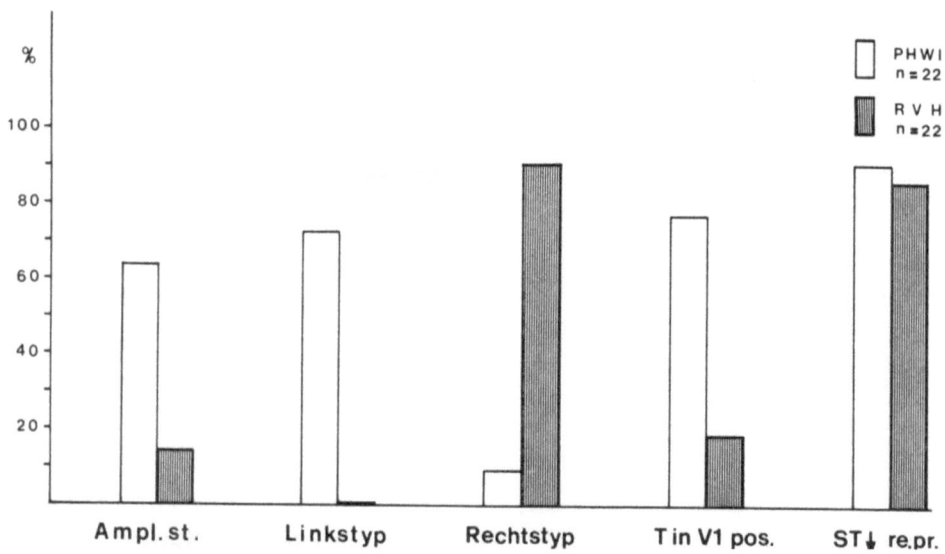

Abb. 2b. EKG-Kriterien bei PHWI und RVH (Teil II)

positive T-Welle in V_1 bei den Patienten mit posteriorem Hinterwandinfarkt markant häufige Befunde.

4. Diskussion und Schlußfolgerung

Unsere Befunde zeigen, daß beim akuten Hinterwandinfarkt der reine posteriore Infarkt im klassischen Sinne äußerst selten ist und Kombinationen mit der lateralen und/oder diaphragmalen Wand des linken Ventrikels viel häufiger vorkommen. Dies steht im Einklang mit neueren vergleichenden klinischen und morphologisch-anatomischen Untersuchungen [5, 7, 9], nach denen eine eindeutige elektrokardiographische Zuordnung des Hinterwandinfarktes zu einer wohldefinierten anatomischen Lokalisation nicht verläßlich ist. Da sich außerdem in unserer Untersuchung keine sicheren Beziehungen zwischen klinischen und laborchemischen Parametern und der Art der Hinterwandbeteiligung ergaben, so erscheint uns die Kenntnis des posterioren Typs des akuten Hinterwandinfarktes lediglich aus Gründen der Differentialdiagnose, insbesondere der Abgrenzung einer Rechtshypertrophie, bedeutsam. Eine Ausnahme bilden lediglich die seltenen Fälle des reinen posterioren Infarktes, bei denen ohne Kenntnis der elektrokardiographischen indirekten Infarktzeichen die Infarktdiagnose verfehlt werden könnte.

Literatur

1. Levy L, Jacobs HJ, Chastant HP, Strauss HB (1950) Prominent R wave and shallow S wave in lead V 1 as a result of lateral myocardial infarction. Am Heart J 40: 447–452 – 2. Myers GB, Klein HA, Hiratzka T (1949) Correlation of electrocardiographic and pathologic findings in posterolateral infarction. Am Heart J 38: 837–862 – 3. Perloff JK (1964) The recognition of strictly posterior myocardial infarction by conventional scalar electrocardiography. Circulation 30: 706–718 – 4. Portheine H, Hesse G (1963) Zur elektrokardiographischen Diagnostik des Posterolateral-Infarktes unter Berücksichtigung der vektordiagraphischen Befunde. Med Welt 17: 925–931 – 5. Roberts WC, Gardin JM (1978) Editorials: Location of myocardial infarcts: A confusion of terms and definitions. Am J Cardiol 42: 868–872 – 6. Rösli R, Lichtlen P (1972) Zur Diagnose und Differentialdiagnose des strikte posterioren bzw. posterolateralen Infarktes. Schweiz Med Wochenschr 102: 181–192 – 7. Savage RM, Wagner GS, Ideker RE, Podolsky SA, Hackel DB (1977) Correlation of postmortem anatomic findings with electrocardiographic changes in patients with myocardial infarction. Circulation 55: 279–289 – 8. Schamroth L (1972) The electrocardiographic diagnosis of acute myocardial infarction. In: Meltzer LE, Dunning AJ (eds) Textbook of coronary care. Excerpta Medica, Amsterdam, p 61 – 9. Sullivan W, Vlodaver Z, Tuna N, Long L, Edwards JE (1978) Correlation of electrocardiographic and pathologic findings in healed myocardial infarction. Am J Cardiol 42: 724–732 – 10. Wilson FN, Johnston FD, Rosenbaum FF, Erlanger H, Kossmann CE, Hecht H, Cotrim N, Menezes de Oliveira R, Scarsi R, Barker PS (1944) The precordial electrocardiogram. Am Heart J 27: 19–85

Maisch, B., Ogrzewalla, W. (Med. Univ.-Klinik, Abt. III, Tübingen), Eichstätt, H. (Klinikum Charlottenburg, Abt. Kardiologie, Berlin), Kochsiek, K. (Med. Univ.-Klinik, Abt. III, Tübingen):
Diagnostische Bedeutung erhöhter Myoglobinspiegel im Serum

Die Diagnose eines frischen Myokardinfarktes läßt sich zwar in den meisten Fällen anhand der typischen klinischen Befunde, charakteristischer EKG-Veränderungen und pathologisch erhöhter Enzymwerte stellen, dennoch geben atypische Symptome, zerebrale Begleiterkrankungen und uncharakteristische EKG-Veränderungen, insbesondere in der Frühphase eines Herzinfarktes oft diagnostische Probleme auf. In letzter Zeit fand deshalb der Nachweis von Myoglobin im Serum zur Infarktdiagnostik besonderes Interesse [1–3, 7, 8].

1. Methoden

Für unsere Untersuchungen verwendeten wir einen Radioimmunoassay (CIS/CEA, Sorin), dessen analytische Empfindlichkeit, definiert als Myoglobinmenge, die einen 5%igen Abfall der initialen Bindungskapazität verursacht, $8 \pm 1,5$ ng/ml betrug. Die Intraassay-Varianz für Myoglobinwerte im unteren Meßbereich von 25 ng/ml betrug 7,8% ($n = 15$), für den oberen Meßbereich von 320 ng/ml 3,4% ($n = 15$). Die entsprechenden Interassay-Varianzen ($n = 10$) waren mit 8,2% und 4,9% nur geringfügig größer. Im Recovery-Test besteht eine gute Korrelation zwischen gebundenem und zugegebenem Myoglobin ($r = 0,98$, $y = 1,02$, $x + 32,3$). Der Mittelwert der Normalwerte herzgesunder Probanden einer poliklinischen Sprechstunde war mit $32,4 \pm 20,8$ ng/ml für 26 männliche und $31,6 \pm 23,0$ ng/ml 24 weiblicher Patienten nahezu identisch.

Die Häufigkeit der Myoglobinwerte ist für den Bereich zwischen 10–40 ng/ml am größten. Als Normalbereich wurde die zweifache Standardabweichung, d. h. Werte bis 76 ng/ml definiert.

2. Ergebnisse

In den Seren von 31 Infarktpatienten wurde die Myoglobinkonzentration über 24 Std in zweistündigem und in den folgenden 2 Tagen in sechsstündigem Abstand bestimmt und mit anderen laborchemischen und klinischen Parametern einer Myokardnekrose verglichen. 15 Infarkte betrafen die Vorderwand (48%), 16 die Hinterwand (52%). Die Ausdehnung von drei Vorderwand- und drei Hinterwandinfarkten waren subendokardial, die übrigen Myokardnekrosen waren transmural. Den typischen Verlauf des Hinterwandinfarktes eines 49jährigen Patienten zeigt Abb. 1 mit den Bestimmungen des Serummyoglobins, der CK-NAC und LDH. Während 3 Std nach Beginn der Angina pectoris die CK-NAC-Werte und die mitbestimmte CK-MB mit 35 bzw. 4 ng/ml normal waren, konnte bereits zu diesem Zeitpunkt ein pathologisch erhöhter Serummyoglobinwert von 103 ng/ml nachgewiesen werden.

Da es sich bei den meisten Myokardischämien wie bei diesem Patienten nicht um ein einphasiges Ereignis handelt, sondern im Beobachtungszeitraum mehrfach Anstiege und Abfälle mit unterschiedlicher Eliminationsrate von CK-NAC und Serummyoglobin auftraten, wandten wir für die Berechnung der kumulativen Enzym- und Myoglobinfreisetzung aus dem Herzmuskel nicht das 1-Komponentenmodell [5, 6], sondern ein 2-Komponentenmodell an. Neben einer langsamen Elimination wird in diesem Modell zusätzlich eine schnelle Elimination oder das Abfluten von Kreatinkinase und Myoglobin in ein 2. Kompartiment angenommen.

Vergleicht man für alle 31 Patienten die Zeiten bis zum Auftreten des ersten pathologischen Myoglobinwerts nach Beginn der Angina pectoris mit den Verläufen für die CK-NAC, dann läßt sich der erste pathologische Myoglobinwert durchschnittlich 4,9 Std nach Angina pectoris nachweisen, während die ersten pathologischen CK-NAC-Werte erst nach 8,1 Std auftraten ($2P < 0,01$). Der maximale Serummyoglobinspiegel wird nach 7,7 Std signifikant früher erreicht ($2P < 0,01$) als der Gipfelwert der CK-NAC mit 14,6 Std. Die Elimination des

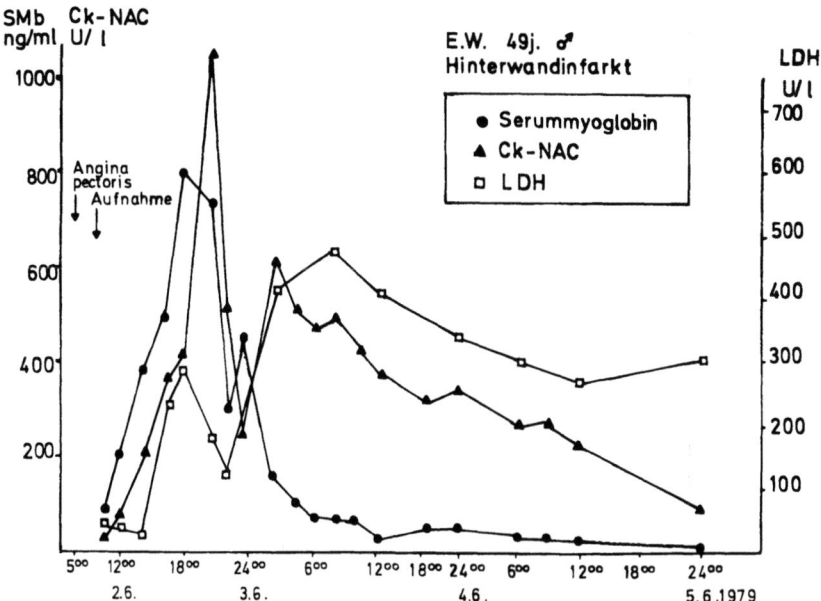

Abb. 1. Zweiphasiger Verlauf eines Hinterwandinfarktes mit Bestimmung des Serummyoglobins und der „Infarktenzyme" CK-NAC und LDH

Serummyoglobins erfolgt signifikant vor der CK-NAC und der CK-MB. Die Halbwertszeiten der Elimination von 18,7 Std für die Serummyoglobinwerte liegt ca. 10 Std vor der Halbwertszeit der CK-NAC mit 28,25 ± 11,35 Std (2 $P <$ 0,01).

Nach den experimentellen Untersuchungen von Shell et al. [5] und Sobel et al. [6] besteht eine Beziehung zwischen der anatomischen Infarktgröße und der kumulativ freigesetzten Kreatinkinaseaktivität im Serum, die eine Abschätzung der Infarktgröße ermöglicht. Die Korrelation der kumulativ freigesetzten CK-NAC mit dem Myoglobin ergibt sowohl für das 1-Komponentenmodell als auch für das von uns bevorzugte 2-Komponentenmodell eine ausreichende Korrelation mit einem Korrelationskoeffizienten $r = 0,66$ bzw. $r = 0,55$ (Abb. 2a). Im 1-Komponentenmodell werden bei einer Eliminationsrate $k_d = 0,001$ 1669 ± 926 U ($\bar{x} \pm s_{\bar{x}}$) CK-NAC und 1678 ± 1212 ng Myoglobin freigesetzt. Die Berechnung der entsprechenden Mengen im 2-Komponentenmodell beträgt für die CK-NAC 5176 ± 1773 U ($\bar{x} \pm s_{\bar{x}}$), also das dreifache und für das Myoglobin 9635 ± 6828, also das 5,7fache des 1-Komponentenmodells.

Die prognostische Wertigkeit von kumulativ freigesetzter Myoglobinmenge und Kreatinkinase prüften wir mit dem koronarprognostischen Index nach Norris [4]. Das Mortalitätsrisiko der Patienten läßt sich mit der kumulativ freigesetzten Myoglobinmenge besser abschätzen als mit der kumulativ freigesetzten Kreatinkinase: Das gesamte freigesetzte Myoglobin korrelierte mit dem koronarprognostischen Index mit $r = 0,72$, die kumulativ freigesetzte Kreatinkinase nur mit $r = 0,32$ (Abb. 2b).

Wie bei der immunologischen Identität von Herz- und Skelettmuskelmyoglobin zu erwarten ist, müssen bei der Bewertung pathologisch erhöhter Serummyoglo-

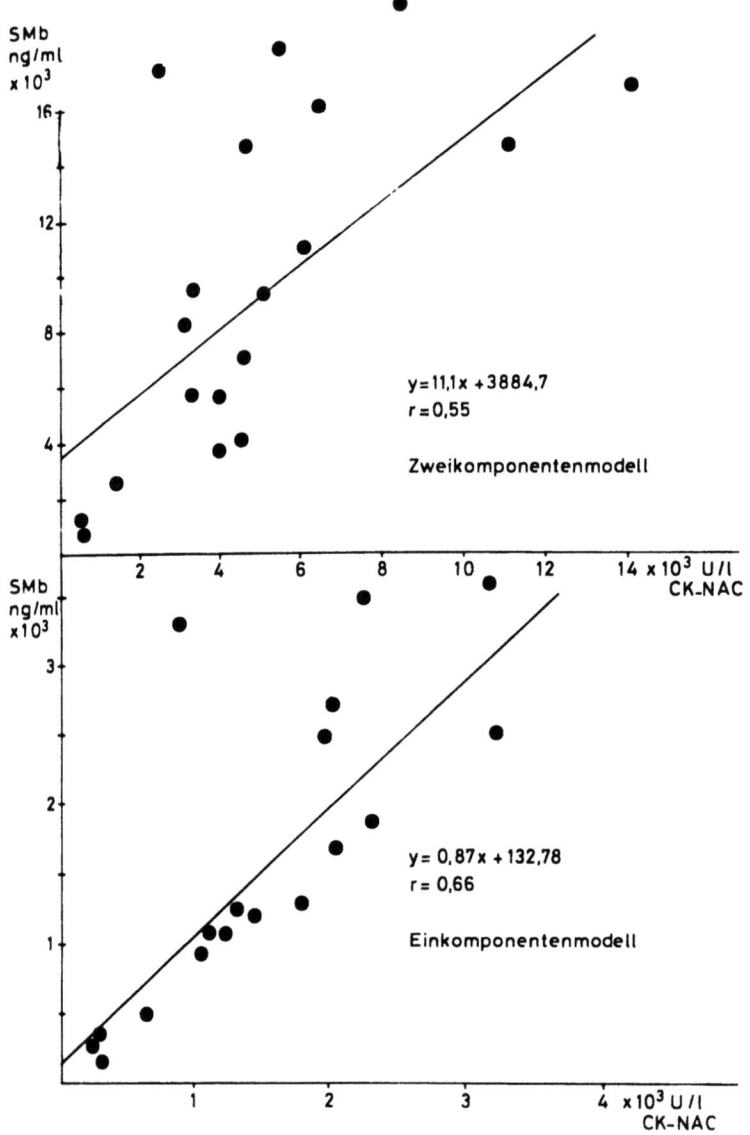

Abb. 2a. Korrelation der kumulativ freigesetzten CK-NAC und des Serummyoglobinspiegels nach Myokardinfarkt mit dem 1-Komponentenmodell (*unten*) und dem 2-Komponentenmodell (*oben*)

binwerte Kreuzreaktionen zwischen Myoglobin aus Myokard und quergestreifter Muskulatur ausgeschlossen werden, ähnlich wie das für die CK-NAC gilt. Pathologisch erhöhte Serummyoglobinspiegel fanden sich bei 10 Patienten mit Myopathien und Myositis (462 ± 316 ng/ml), fünf Patienten nach Polytrauma (610 ± 204 ng/ml), fünf Patienten nach Reanimation (215 ± 35 ng/ml) und drei Patienten nach epileptischen Anfällen (132 ± 24 ng/ml). Keine signifikante Erhöhung der Serummyoglobinspiegel konnten wir nach maximaler Fahrradergometerbelastung und intramuskulärer Injektion beobachten.

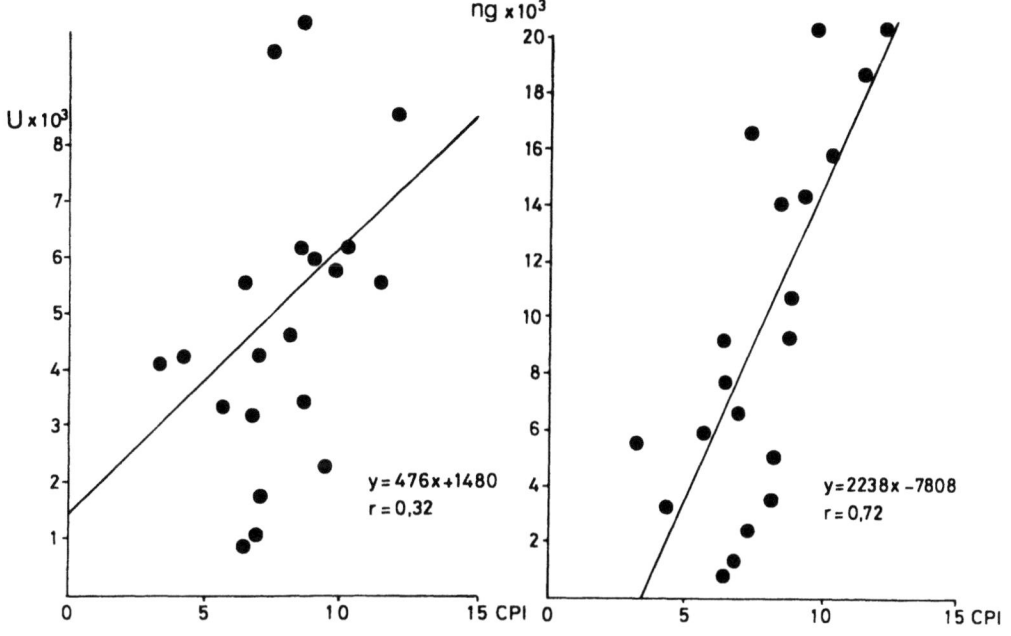

berechnet nach dem Zweikomponentenmodell (n=20)

Abb. 2b. Korrelation des koronarprognostischen Index nach Norris et al. (1969) mit der kumulativ freigesetzten CK-NAC (*links*) und dem kumulativ freigesetzten Serummyoglobin (*rechts*)

3. Diskussion und Zusammenfassung

Bei allen 31 Infarktpatienten konnten erhöhte Serummyoglobinspiegel nachgewiesen werden. Bei 20 von 31 Patienten mit Myokardinfarkt ließ sich eine kumulative Bestimmung des Myoglobins und der CK-NAC durchführen. Erste pathologische Serummyoglobinwerte waren 4,9 Std, maximale Serummyoglobinwerte 7,7 Std nach Beginn der Angina pectoris nachweisbar, d. h. jeweils 2–7 Std vor dem entsprechenden Kreatinasewert. Mit den Serummyoglobinbestimmungen ist in unklaren Fällen deshalb die Diagnose eines Herzinfarktes schneller zu stellen als mit der CK-NAC (vgl. 3). Das kumulativ freigesetzte Myoglobin korreliert mit der in Serienbestimmungen festgestellten Gesamtkreatinkinase. Die Myoglobinfreisetzung erlaubt damit eine Abschätzung der Infarktgröße. Aufgrund der mehrphasigen Enzym- bzw. Myoglobinfreisetzungen und unterschiedlichen Eliminationsrate wurde einem 2-Komponentenmodell für die Berechnung der Vorzug gegeben.

Infolge ihrer immunologischen Identität kommen Kreuzreaktionen zwischen Herz- und Skelettmuskelmyoglobin vor. Von solchen Kreuzreaktionen abgesehen, bestätigen erhöhte Serummyoglobinspiegel einen nicht länger als 36–48 Std zurückliegenden Myokardinfarkt frühzeitig und mit hoher Empfindlichkeit.

Literatur

1. Gilkeson G, Stone MJ, Waterman M, Ting R, Gomez-Sanchez C, Hull A, Willerson JI (1978) Detection of myoglobin by radioimmunoassay in human sera: Its usefulness and limitations as an emergency screening test for acute myocardial infarction. Am Heart J 95: 70–72 – 2. Kagen L, Scheidt

S, Roberts L, Porter A, Paul H (1975) Myoglobinemia following acute myocardial infarction. Am J Med 58: 177–180 – 3. Kaiser H, Spaar U, Sold G, Wolfrum D-I, Kreuzer H (1979) Radioimmunologische Bestimmung von Human-Myoglobin in der Diagnostik des akuten Myokardinfarkts. Klin Wochenschr 57: 225–235 – 4. Norris RM, Brandt PWT, Courgtzey DE, Lee AI, Scott PJ (1969) A new coronary prognostic index. Lancet 1: 274–278 – 5. Shell WE, Kjekshus J, Sobel BE (1971) Quantitative assessment of the extent of myocardial infarction in the conscious dog by means of analysis of serial changes in serum creatine phosphokinase activity. J Clin Invest 50: 2614–2625 – 6. Sobel BE, Bresnaban GF, Shell WE, Yoder RD (1972) Estimation of infarct size in man and its relation to prognosis. Circulation 44: 640–648 – 7. Stone MJ, Waterman MR, Harimoto D, Murray G, Wilson N, Platt MR, Blomqvist G, Willerson JT (1977) Serum myoglobin level as diagnostic test in patients with acute myocardial infarction. Br Heart J 39: 375–380 – 8. Stone MJ, Willerson JT, Gomez-Sanchez CE, Waterman M (1975) Radioimmunoassay of myoglobin in human serum. Results in patients with acute myocardial infarction. J Clin Invest 56: 1334–1339

Schilling, G., Gross-Fengels, W., Buschhaus, M., Simon, H., Schaede, A. (Med. Klinik, Lehrst. Kardiologie der Univ. Bonn):
Ventrikuläre Rhythmusstörungen nach Myokardinfarkt in Abhängigkeit von der Lokalisation der Koronarstenose

Das Vorkommen ventrikulärer Arrhythmien ist für die Prognose von Infarktpatienten von großer Bedeutung, da für diese Patientengruppe (vor allem beim Vorkommen ventrikulärer Tachykardien) das Risiko, einen plötzlichen Herztod zu erleiden, mindestens doppelt so hoch ist wie bei Infarktpatienten ohne schwere Rhythmusstörungen.

Verschiedene Untersucher (Ryan, Bethge, Vorpahl) haben festgestellt, daß bei Patienten mit koronarer Herzkrankheit für die Entstehung von ventrikulären Rhythmusstörungen am ehesten linksventrikuläre Asynergien von Bedeutung sind. Da ja nach Infarktlokalisation auch das Ausmaß und die Lokalisation der Asynergien unterschiedlich sind, interessierte uns, ob sich entsprechend der Infarktlokalisation Unterschiede im Bild der ventrikulären Arrhythmien ergeben.

Federmann u. Mitarb. (1978) zeigten, daß in der ersten Postinfarktphase bei allen Infarktlokalisationen im gleichen Maße ventrikuläre Rhythmusstörungen vorkommen. Innerhalb des ersten Jahres nach Infarkt waren jedoch schwerwiegende Arrhythmien bei Patienten mit Hinterwandinfarkt signifikant häufiger aufgetreten als bei Patienten mit Vorderwandinfarkt. Eine angiographische Kontrolle der Infarktlokalisation und des Schweregrads der Stenosen ist in dieser Untersuchung jedoch nicht erfolgt.

Fleischmann (1979) fand dagegen bei Patienten mit rezidivierenden Kammertachykardien keine Unterschiede im Vorkommen dieser Tachykardien in Abhängigkeit zur Koronarstenose. Auch Vorpahl und Bethge fanden bei ihren Untersuchungen von Patienten in der Postinfarktphase keine wesentlichen Unterschiede im Schweregrad und in der Häufigkeit von Arrhythmien in Abhängigkeit zur Infarktlokalisation.

Wir untersuchten 56 Infarktpatienten, die angiographisch Stenosen von mehr als 90% in einem der drei Hauptäste der Koronararterien aufgewiesen hatten mit 24-Std-Langzeit-EKG. Es handelte sich um sieben Frauen im Alter zwischen 39 und 63 Jahren (Mittel 50,1 Jahre) und um 49 Männer im Alter zwischen 32 und 60 Jahren (Mittel 50,2). Bei allen Patienten war anamnestisch ein Infarkt bekannt und bei jedem Patienten war eine Koronarographie mit Laevokardiographie durchgeführt worden. Ein 24-Std-EKG wurde entweder in der Woche vor oder in der Woche nach der Koronarographie durchgeführt; dadurch war gewährleistet, daß weitgehend alle Medikamente außer Nitropräparaten abgesetzt worden waren.

Die Auswertung der Bänder erfolgte zuerst automatisch mit dem Auswertesystem ICR 6200, danach erfolgte eine visuelle Kontrolle. Die Auswertezeiten für ein 24-Std-Band waren sehr stark abhängig von der Aufnahmequalität: sie lagen zwischen 30 min und mehreren Stunden. Die Bewertung der Arrhythmien erfolgte nach der Klassifizierung von Lown, die auf dem ersten Dia nochmal zu sehen ist. Grad 5 wurde von uns (wie von vielen anderen Untersuchern) nicht verwendet, da die Wertigkeit dieses Phänomens für die Auslösung von Kammertachykardien noch nicht ganz geklärt ist. Bei den von uns im Langzeit-EKG entdeckten – allerdings meist kurzen – Kammertachykardien ist keine durch ein R-auf-T-Phänomen ausgelöst worden. Auf eine quantitative Auswertung der VES haben wir in dieser Untersuchung bewußt verzichtet, da für diese Untersuchung eine zusätzliche Information über den Schweregrad der Arrhythmien nicht zu erwarten war. Es hat sich zwar bestätigt, daß meist mit höheren Lown-Graden auch die Gesamtzahl der VES zunahm. Eine enge Beziehung gab es bei unserem Patientengut jedoch nicht, denn von sechs Patienten mit Lown 4b hatten zwei während der gesamten 24 Std nur jeweils eine kurze Kammertachykardie, sonst jedoch keinerlei ventrikuläre Extrasystolen.

Ergebnisse

Bei den 56 Patienten wurden folgende Stenoselokalisationen (Einengung des Lumens von mehr als 90%) gefunden: 19 Patienten im RCA, 20 Patienten im LAD, sieben Patienten im Ramus circumflexus, zehn Patienten im RCA und LAD. In der Abbildung sind die Ergebnisse der EKG-Langzeituntersuchungen (aufgeschlüsselt nach Lown-Graden) den verschiedenen Stenoselokalisationen zugeordnet.

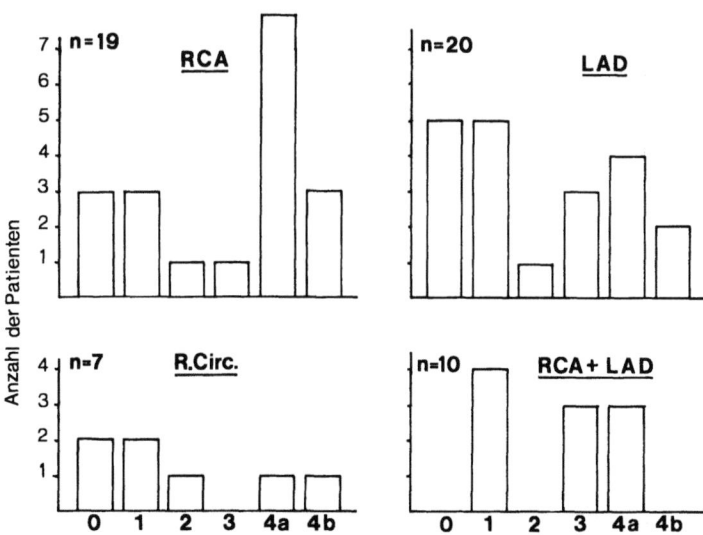

Abb. 1. Arrhythmievorkommen bei verschiedenen Lokalisationen der Koronarstenosen (in Lown-Graden)

Insgesamt hatten 45 Patienten (= 81%) ventrikuläre Rhythmusstörungen. Hierbei ist am ehesten ein Überwiegen der Lown-Grade 4a und 4b bei Stenosen im Bereich der rechten Koronararterie festzustellen.

Aufgrund der prognostischen Bedeutung wird oft eine Grenze zwischen hochgradigen Arrhythmien (Lown 3 und höher) und weniger schweren Arrhythmien (Lown-Grad 2 oder weniger) gezogen. Wegen des vergleichbaren Versorgungsgebietes des Ramus circumflexus und der rechten Koronararterie (was sich ja auch in ähnlichen Infarktbildern zeigt) können diese beiden Stenoselokalisationen zusammengefaßt werden. Damit erhält man folgende Relation im Auftreten sogenannter hochgradiger oder schwerwiegender ventrikulärer Arrhythmien: Den relativ höchsten Anteil dieser schwerwiegenden VES ist bei Patieten mit zwei oder drei Gefäßstenosen zu finden (60%). Bei den RCA- und Circumflexstenosen sind es knapp über 50%, bei den LAD-Stenosen knapp unter 50%. Signifikante Unterschiede zwischen den drei Gruppen sind nicht vorhanden; wegen der relativ kleinen Patientenzahl wäre eine verbindliche Aussage auch nicht gerechtfertigt.

Am wichtigsten war uns der direkte Vergleich von entsprechenden Stenosen im RCA und LAD: von den 56 Patienten hatten acht Patienten einen proximalen Verschluß im LAD und ebenfalls acht Patienten im RCA. Auch hier ist jedoch kein Überwiegen hochgradiger Arrhythmien bei der ein oder anderen Lokalisation festzustellen, insgesamt sind bei beiden Gruppen die höheren Lown-Grade 3, 4a und 4b häufiger vertreten. Nicht überraschend ist, daß fast alle diese Patienten linksventrikuläre Akinesien im Bereich des jeweiligen Versorgungsgebietes aufwiesen; nur zwei der 16 Patienten hatten Hypokinesien, die übrigen Akinesien.

Daraus ergibt sich die Frage, ob bei einer Gegenüberstellung von Patienten mit Hypokinesien und Patienten mit Akinesien tatsächlich die schwerwiegenden Arrhythmien bei den Akinesien überwiegen. Auch dies war nicht so deutlich wie wir es erwartet hatten, obwohl die Lown-Grade 3 und 4a bei den Hypokinesien etwas weniger häufig sind. Die Unterschiede werden deutlicher, wenn man zu den Hypokinesien die Patienten mit unauffälligem Laevokardiogramm zählt.

Faßt man die Ergebnisse zusammen, so zeigt sich, daß eindeutige Unterschiede in der Ausprägung schwerer Arrhythmien in Abhängigkeit von der Infarktlokalisation nicht zu sehen waren. Wir konnten lediglich eine Tendenz zu höhergradigen Arrhythmien bei RCA-Stenosen feststellen. Des weiteren bestätigte sich die Annahme, daß bei Patienten mit Asynergien ventrikuläre Rhythmusstörungen besonders häufig vorkommen, wobei hochgradige Arrhythmien bei Akinesien häufiger sind als bei Patienten mit Hypokinesien.

Franken, G., Merx, W., Bethge, C., Feldhoff, K. H. (Abt. Innere Medizin I, Med. Fakultät der RWTH Aachen):
Zuverlässigkeit der Pulskontrolle bei der Bewegungstherapie Koronarkranker

In der Rehabilitation Koronarkranker nimmt die Bewegungstherapie einen zunehmend breiteren Raum ein. Der wichtigste und einzig praktikable Kontrollparameter für die Belastungsintensität ist dabei die Herzfrequenz. Sie wird in der Regel durch eigene Pulszählung der Teilnehmer von Rehabilitationsgruppen bestimmt. Diese ist aber aus verständlichen Gründen erst nach Belastungsende, also bereits in der Erholungsphase, möglich. Es ist daher zu erwarten, daß zu diesem Zeitpunkt bereits ein physiologischer Frequenzabfall stattgefunden hat, und es stellt sich die Frage, inwieweit der gezählte Puls der maximal erreichten bzw. gewünschten Herzfrequenz entspricht.

Methode

Bei 43 Teilnehmern einer ambulanten Rehabilitationsgruppe, sämtlich Koronarkranken überwiegend mit Zustand nach Herzinfarkt, wurde die am Ende einer Ausdauerübung (Laufen) im steady-state erreichte maximale Herzfrequenz mittels EKG-Telemetrie bestimmt und verglichen mit der unmittelbar nach Belastungsende über 15 s selbst gezählten Pulsfrequenz.

Als „sicher falsch" wurden die Pulsfrequenzen angesehen, die die Telemetrie-Frequenz überschritten, als „wahrscheinlich falsch" diejenigen, die sich entweder nicht durch vier teilen ließen – wo also offensichtlich ein Multiplikationsfehler vorlag – oder die mehr als 15% unter der Telemetriefrequenz lagen. Betrachtet man nämlich die Häufigkeit der prozentualen Abweichung von der Telemetriefrequenz, so zeigt sich, daß 87% der Meßergebnisse einen Frequenzabfall zwischen 0 und 15% aufweisen und bei größeren Abweichungen ein steiler Abfall der Häufigkeit stattfindet. Die übrigen als richtig akzeptierten Messungen wurden zur weiteren Auswertung herangezogen.

Ergebnisse

Es liegen insgesamt 570 Wertepaare vor, für jeden der 43 Probanden zwischen 1 und 40, im Mittel 13. Von diesen sind im oben definierten Sinne 84 als „sicher" und 97 als „wahrscheinlich falsch" anzunehmen. Die Fehlerquote beträgt also 32%.

Die Fehlerquote ist individuell sehr verschieden: Einige Teilnehmer zählen sehr zuverlässig, andere haben fast regelhaft falsche Ergebnisse. Die Fehlerquote der einzelnen schwankt im Bereich ± 1 Standardabweichung um den Mittelwert zwischen 10 und 60%.

Neu aufgenommene Teilnehmer weisen bei den ersten beiden Übungsveranstaltungen, d. h. den ersten vier Pulszählungen, eine Fehlerquote von 42% auf im Gegensatz zu 28% bei den weiteren Zählungen. Dieser Unterschied ist statistisch signifikant ($p < 0{,}002$).

Schlüsselt man die Fehlerquote nach der Herzfrequenz auf, so ergibt sich, daß sie in den Gruppen mit Frequenzen unter 100/min und über 150/min am höchsten liegt (44 bzw. 39%), während sie in dem Bereich zwischen 100 und 150/min 29% beträgt. Unter Berücksichtigung der relativ kleinen Kollektive in den hohen und niedrigen Frequenzbereichen ergeben sich aber keine klaren Unterschiede. Auch eine weitere Differenzierung der Herzfrequenzen bringt keine zusätzliche Information.

Bei den 389 als richtig anzusehenden Messungen ergibt sich eine Abhängigkeit der absoluten und relativen Differenzen zwischen telemetrischer und gezählter Herzfrequenz von der maximalen (d. h. der telemetrischen) Herzfrequenz in dem Sinne, daß der Frequenzabfall umso größer ist, je höher die erreichte Herzfrequenz war. In der Abb. 1 sind als Säulendiagramme die absoluten Abweichungen (helle Säulen) und die relativen Abweichungen (dunkle Säulen) abgestuft in Gruppen zu jeweils 10 Schlägen/min aufgetragen. Darübergelegt ist die Regressionsgerade der Einzelwerte der absoluten Abweichungen. Trotz der weiten Streuung in den Gruppen ist die Steigung der Regressionsgeraden statistisch signifikant.

81% der Messungen – entsprechend den Mittelwerten von 75% der Probanden – liegen zwischen Herzfrequenzen von 100–150/min. Dabei weicht die gezählte Herzfrequenz von der telemetrischen um im Mittel 8,7 Schläge/min (SD ± 5,5) ab;

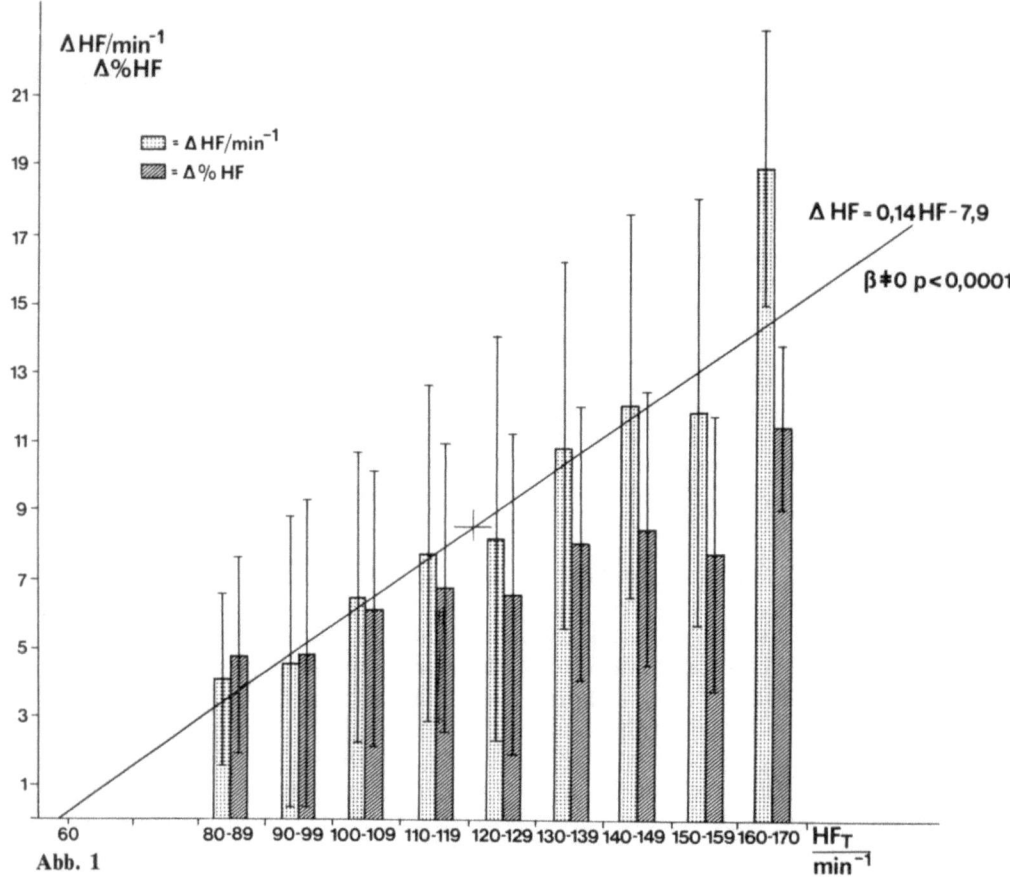
Abb. 1

11% liegen unter 100/min, bei ihnen beträgt die mittlere Abweichung 4,5 Schläge/min (SD ± 3,8); 7% übersteigen 150/min, ihr Frequenzabfall ist durchschnittlich 14 Schläge/min (SD ± 6,4).

Diskussion und Schlußfolgerungen

Aus der Arbeitsphysiologie ist bekannt, daß bereits wenige Sekunden nach Belastungsende ein Frequenzabfall stattfindet (Weidener 1975). So fällt eine Pulszählung, die etwa 5 s nach Belastungsende beginnt und 15 s dauert, in den steil abfallenden Teil der exponentiellen Pulsfrequenz-Zeit-Kurve. In dem Kollektiv unserer koronarkranken Probanden ist dieser physiologische Frequenzabfall zwar individuell sehr unterschiedlich, aber im Mittel der erreichten Herzfrequenz direkt proportional. Abweichungen über 15 rel.% sind bei einer Zählung innerhalb von etwa 20 s nach Belastungsende unwahrscheinlich (Nandi und Spodick 1977, Weidener 1975). Daß die Pulszählung mittels Palpation und Stoppuhr subjektive und methodische Fehler beinhaltet, ist berichtet (Weidener 1975), überraschend ist aber die Höhe der hier ermittelten Fehlerquote von etwa $1/3$ der Pulszählungen, möglicherweise liegt sie sogar noch höher.

Offensichtlich und durchaus erwartungsgemäß ist eine zuverlässige Zählung Übungssache. Die „Anfänger" machen deutlich mehr Fehler als die „Erfahrenen", allerdings ist die Fehlerquote bei den einzelnen Teilnehmern sehr unterschiedlich. Probanden mit hoher Herzfrequenz zählen nicht häufiger falsch als solche mit niedriger, bei letzteren fällt ein Verzählen um 1–2 Schläge/15 s sogar stärker ins Gewicht.

Daraus ergibt sich:
1. Das Pulszählen sollte sorgfältig erlernt, geübt und regelmäßig von einem erfahrenen Übungsleiter oder dem überwachenden Arzt kontrolliert werden.
2. Bei einer Kontrolle der Belastung anhand der Pulsfrequenz wird die erreichte Trainingsfrequenz regelmäßig unterschätzt. Das bedeutet, daß ein Proband, dem ein Frequenzlimit z. B. aufgrund eines Belastungsversuches am Ergometer gesetzt ist, sich bei eigener Pulszählung eventuell überfordern kann.
3. Zur Korrektur empfiehlt sich daher folgende vereinfachende, aber praktikable Faustregel:
Puls unter 100/min + 5 = Trainingsfrequenz;
Puls 100–140/min + 10 = Trainingsfrequenz;
Puls über 140/min + 15 = Trainingsfrequenz.

Literatur

1. Nandi PS, Spodick DH (1977) Recovery from exercise at varying work loads. Time course of responses of heart rate and systolic time intervals. Br Heart J 39: 958–966 – 2. Weidener J (1975) Die Herzschlagfrequenz bei ergometrischer Leistung. In: Mellerowicz H, Jokl E, Hansen G (Hrsg) Ergebnisse der Ergometrie. perimed, Erlangen, S 115–124

Jansen, W., Niehues, B., Tauchert, M., Hombach, V., Behrenbeck, D. W., Hilger, H. H. (III. Med. Klinik und Abt. für Kardiologie, Köln):
Die Änderung der Koronardurchblutung und des myokardialen Sauerstoffverbrauches in Ruhe und bei Belastung nach Gabe von Nitrolingual im Vergleich zu Tenormin, einem kardioselektiven β-Rezeptorenblocker*

Einleitung

Ein anerkanntes Therapieprinzip der antianginösen Behandlung bei Patienten mit koronarer Herzerkrankung (KHK) stellt die medikamentöse induzierte Senkung des myokardialen Sauerstoffverbrauches dar. *Nitrate* und *β-Rezeptorenblocker* sind wegen ihres nachgewiesenen sauerstoffeinsparenden Effektes die Medikamente der Wahl in der symptomatischen Therapie der Koronarinsuffizienz.

Um das Ausmaß der myokardialen Sauerstoffeinsparung durch diese Stoffgruppen zu erfassen, haben wir in einer vergleichenden Studie an koronarkranken Patienten den Einfluß von *Nitroglycerin* und *Atenolol* auf die systemische und koronare Hämodynamik in Ruhe und unter Ergometerbelastung untersucht.

---
* Mit Unterstützung der Deutschen Forschungsgemeinschaft im Rahmen des SFB 68, Köln

Methode

Untersucht wurden 19 Patienten (13 Männer und 6 Frauen) im Alter zwischen 35 und 54 Jahren (Durchschnittsalter 47 ± 5,8 Jahren), bei denen die Diagnose einer KHK durch Anamnese, Klinik und Koronarangiographie gesichert war. Alle herzwirksamen Pharmaka waren entsprechend ihrer Pharmakodynamik vor der Untersuchung abgesetzt worden; eine sedierende oder analgesierende Prämedikation wurde bewußt vermieden. Zunächst wurden in Ruhe folgende Parameter bestimmt: Herzfrequenz, Drucke im großen und kleinen Kreislauf, Herzzeitvolumen (mit der Farbstoffverdünnungsmethode), Herzindex, Schlagvolumen, arterielle, zentralvenöse und koronarvenöse Sauerstoffsättigung, Koronardurchblutung (mit der Argon-Methode [1]), Koronarwiderstand sowie der myokardiale Sauerstoffverbrauch. Anschließend erfolgte eine Fahrradergometerbelastung mit 0,5 W/kg/KG über etwa 12 min. Eine höhere Belastung wurde im Interesse eines Steady-State während der hämodynamischen Messungen bewußt vermieden. Gegen Ende dieser Belastung wurden alle Messungen wiederholt.

Nach einer etwa 30minütigen Ruhepause, in der sich Herzfrequenz- und Blutdruckwerte wieder normalisierten, erhielten zehn Patienten 0,1 mg/kg/KG *Atenolol* intravenös und neun Patienten 0,8 mg *Nitroglycerin* sublingual appliziert. Zum Zeitpunkt des zu erwartenden Wirkungsmaximums wurden alle oben genannten hämodynamischen Prüfparameter erneut bestimmt. Abschließend folgte auf der gleichen Belastungsstufe wie bei der ersten Ergometrie die letzte Messung, wobei die Patienten der Nitratgruppe unmittelbar vor der Belastung erneut 0,8 mg *Nitroglycerin* verabreicht bekamen. Die Signifikanzberechnung der einzelnen Gruppen erfolgte mit dem *t*-Test für verbundene Stichproben, das Signifikanzniveau wurde mit $p < 0{,}05$ festgelegt.

Ergebnisse

Die wichtigsten hämodynamischen Parameter sind in Tabelle 1 zusammengefaßt. Unter *Atenolol*-Wirkung wurde die Herzfrequenz in Ruhe nicht wesentlich (−6%), bei Belastung jedoch signifikant (−14%) gesenkt; demgegenüber lag die Herzfrequenz unter *Nitroglycerin* in Ruhe um 18%, bei der Ergometrie um fast 8% höher als der jeweilige Kontrollwert. Nach *Nitrat*- und *Betablocker*-Gabe zeigten Herzzeitvolumen und Herzindex in Ruhe und während physischer Belastung eine gleichgerichtete, prozentual ähnlich ausgeprägte signifikante Abnahme um 13 bzw.

Tabelle 1. Mittelwerte einschließlich Standardabweichungen von Herzfrequenz (HF), Herzzeitvolumen (HZV), Koronardurchblutung ($\dot{V}_{cor}$), myokardialer Sauerstoffverbrauch ($M\dot{V}O_2$) und Koronarwiderstand (R_{cor}) bei Patienten mit koronarer Herzerkrankung in Ruhe und während Belastung unter dem Einfluß von 0,1 mg/kg ATENOLOL i.v. ($n = 10$) und 0,8 mg *Nitroglycerin* sublingual ($n = 9$)

		HF (n/min)	HZV (l/min)	$\dot{V}_{cor}$ (ml/min × 100 g)	$M\dot{V}O_2$ (ml/min × 100 g)	R_{cor} (mm Hg/ml/min × 100 g)
	Ruhe					
$n = 10$	Kontrollwert	75 ± 10	5,4 ± 1,0	81 ± 15	9,3 ± 1,7	1,10 ± 0,20
	Atenolol	71 ± 12	4,6 ± 0,7[a]	66 ± 12[b]	7,2 ± 1,5[b]	1,29 ± 0,30[a]
$n = 9$	Kontrollwert	88 ± 8	5,4 ± 1,3	88 ± 22	11,5 ± 3,4	0,98 ± 0,13
	Nitroglycerin	99 ± 8[c]	4,6 ± 0,8[a]	74 ± 10[a]	9,3 ± 2,0[a]	1,16 ± 0,21[a]
	Ergometrie					
$n = 10$	Kontrollwert	111 ± 18	9,4 ± 1,9	146 ± 36	17,1 ± 3,6	0,67 ± 0,20
	Atenolol	96 ± 14[b]	7,8 ± 1,5[b]	106 ± 21[c]	11,6 ± 1,7[c]	0,90 ± 0,20
$n = 10$	Kontrollwert	116 ± 19	9,2 ± 2,3	116 ± 27	16,0 ± 5,4	0,80 ± 0,19
	Nitroglycerin	125 ± 17[b]	7,6 ± 1,2[b]	99 ± 28[b]	13,1 ± 4,9[b]	0,86 ± 0,17

[a] $p < 0{,}05$;   [b] $p < 0{,}01$;   [c] $p < 0{,}001$

17%. Das Schlagvolumen änderte sich nach β-Rezeptorenblockade weder in Ruhe (−6%) noch bei Belastung (−4%) wesentlich; hingegen war nach der *Nitrat*-Gabe in Ruhe eine Änderung von fast 28%, unter Ergometrie eine solche von annähernd 20% zu beobachten. Der systolische Druck nahm unter dem Einfluß beider Pharmaka signifikant, der arterielle Mitteldruck und der diastolische Druck jedoch nicht signifikant ab; während Belastung ließ sich eine signifikante Abnahme nur nach *Nitrat*-Applikation statistisch sichern. Der phasische und mittlere Pulmonalarteriendruck wurde durch *Nitroglycerin* in Ruhe und unter Belastungsbedingungen hoch signifikant gesenkt ($p < 0{,}001$). Nach β-Blockade kam es demgegenüber vor allem unter Ergometrie zu einem Anstieg des pulmonalarteriellen Mitteldruckes um etwa 8%. Das Druckfrequenzprodukt, als orientierender Index für die Herzarbeit, zeigte nach *Atenolol* eine deutliche Abnahme; für *Nitroglycerin* ließ sich eine solche Änderung statistisch nicht sichern.

Unter *Atenolol* nahm die Koronardurchblutung in Ruhe signifikant um etwa 19%, unter Belastung sogar um 28% ab. Nach *Nitroglycerin* kam es sowohl in Ruhe als auch bei körperlicher Arbeit zu einer etwas geringeren, jedoch ebenfalls signifikanten Senkung des Koronarflusses um 15%. Der Koronarwiderstand nahm bei beiden Patientenkollektiven in Ruhe und bei Belastung zu, wobei sich nur unter Ruhebedingungen ein statistischer Unterschied ergab. Die durch *Atenolol* indu-

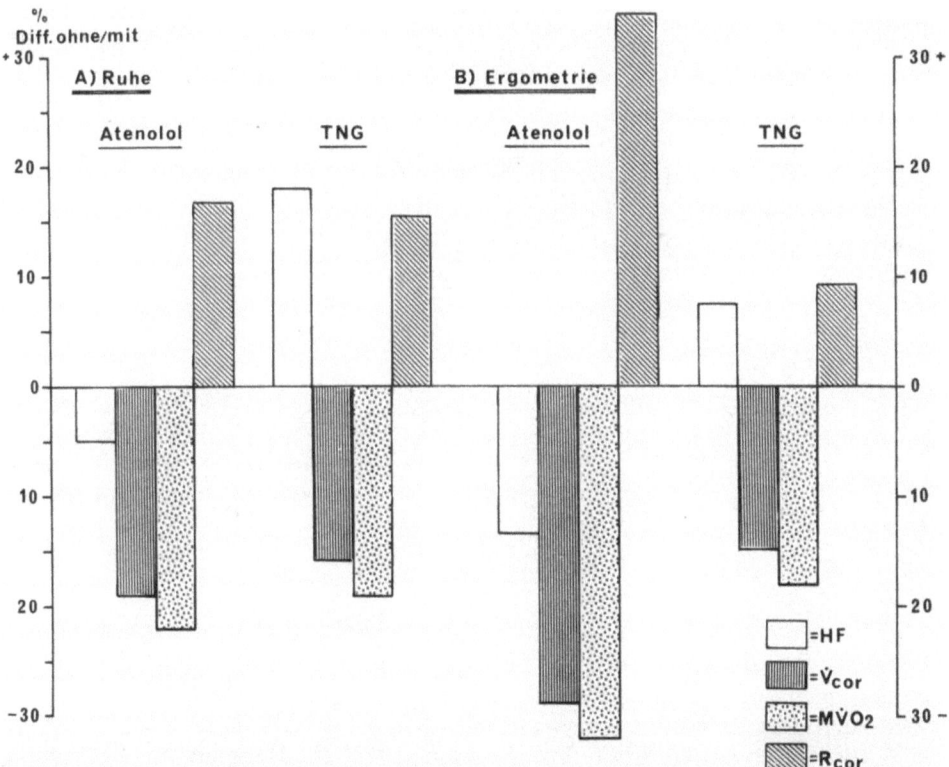

Abb. 1. Prozentuale Änderung der Herzfrequenz (HF), der Koronardurchblutung ($\dot{V}_{cor}$), des myokardialen Sauerstoffverbrauches ($M\dot{V}O_2$) und des Koronarwiderstandes (R_{cor}) bei Patienten mit KHK in Ruhe und bei Belastung unter dem Einfluß von 0,1 mg/kg *Atenolol* i.v. ($n = 10$) und 0,8 mg *Nitroglycerin* sublingual ($n = 9$)

zierte Abnahme des myokardialen Sauerstoffverbrauches betrug in Ruhe durchschnittlich 22%, bei der Ergometerbelastung sogar 32%. Nach 0,8 mg *Nitroglycerin* wurde der Sauerstoffverbrauch des Herzens in beiden Untersuchungsbedingungen um etwa 18% gesenkt.

Unsere Ergebnisse stimmen mit Untersuchungsbefunden von Gorlin [5] überein, der nach *Nitroglycerin*-Gabe eine Verminderung der Ruhedurchblutung von 16% und des Sauerstoffverbrauches von 17% beobachtete. Strauer [10] und Behrenbeck [1] sahen bei Ruhemessungen eine dosisabhängige Abnahme der Koronardurchblutung und des Sauerstoffverbrauches zwischen 11 und 27%. Demgegenüber fand Parker [9] nach Gabe von 0,5 mg *Nitroglycerin* weder in Ruhe noch bei Belastung eine Änderung des Koronarflusses. Vergleichbare Änderungen der systemischen und koronaren Hämodynamik in Ruhe und bei Belastung wurden von Lichtlen [7] nach Gabe von 5 mg Isosorbiddinitrat mitgeteilt. Unter Belastung nahm die Koronardurchblutung im Mittel um 17% ab, während der koronare Widerstand keinen signifikanten Anstieg zeigte. Die beobachteten hämodynamischen Veränderungen nach i.v. Injektion von *Atenolol* bestätigten die bisherigen Untersuchungsergebnisse von Lichtlen [8] und Strauer [11]. Strauer fand bei elf Patienten mit dekompensierter essentieller Hypertonie nach i.v. Gabe von 5 mg *Atenolol* eine Herzfrequenz- und Blutdrucksenkung um 13 bzw. 5%. Die Koronardurchblutung und der myokardiale Sauerstoffverbrauch wurden um 14,5 bzw. 13,6% reduziert. Einen dem *Atenolol* vergleichbaren sauerstoffeinsparenden Effekt unter Ruhebedingungen fand Dolder [3] nach Gabe von *Pindolol;* der myokardiale Sauerstoffverbrauch wurde um 16%, der Koronarfluß um 17% reduziert.

Studien über den Einfluß von β-Rezeptorenblockern auf die Koronardurchblutung und den myokardialen Sauerstoffverbrauch bei körperlicher Belastung liegen unseres Wissens mit Ausnahme von Jörgensen [6] und Ekström-Jodal [4] nicht vor. Jörgensen fand bei körperlicher Belastung unter *Propanolol*-Infusion eine Abnahme des myokardialen Sauerstoffverbrauches von etwa 31%, der Koronardurchblutung von 21%.

Zusammenfassung

Bei Patienten mit KHK führte die i.v. Gabe von 0,1 mg/kg/KG *Atenolol* in Ruhe und bei körperlicher Belastung zu einer signifikanten Reduktion des myokardialen Sauerstoffverbrauches um 22 bzw. 32% bei gleichzeitiger Abnahme der Koronardurchblutung um 19 bzw. 28%. Demgegenüber nahm nach Gabe von 0,8 mg *Nitroglycerin* der myokardiale Sauerstoffverbrauch in Ruhe um etwa 15%, bei Belastung um 18% ab; die Koronardurchblutung war jeweils um 15% vermindert.

Hämodynamisch besteht somit ein Unterschied zwischen der antianginösen Wirkung der β-Sympatikolytika und der Nitrate. *Nitrate* vermindern durch Änderungen der Vor- und Nachlast die Herzarbeit und dadurch den Sauerstoffverbrauch. Die Senkung des myokardialen Sauerstoffverbrauches nach *Betablokkade* wird durch direkte Einflußnahme auf mechanische Herzparameter (Senkung der Herzfrequenz, des Aortendrucks und der Kontraktilität) erreicht. Die Vorlast wird bei Anwendung von β-Blockern nicht verändert. Die vorgestellten Daten zeigen somit, daß unter dem Einfluß beider Stoffgruppen der myokardiale Sauerstoffverbrauch während körperlicher Belastung deutlich vermindert wird. Bei äquivalenter Dosierung von *Nitraten* und *β-Blockern* ist der sauerstoffeinsparende Effekt beider Medikamentengruppen jedoch gleich.

Literatur

1. Behrenbeck DW, Hilger HH (1976) Beeinflussung von Koronardurchblutung und Koronarangiogramm durch Nitrate. In: Rudolph W, Siegenthaler W (Hrsg) Nitrate, Wirkung auf Herz und Kreislauf. Urban u. Schwarzenberg, München Berlin Wien, S 86 − 2. Bretschneider HJ, Cott L, Hilgert G, Probst R, Rau G (1966) Gaschromatographische Trennung und Analyse von Argon als Basis einer neuen Fremdgasmethode zur Durchblutungsmessung von Organen. Verh Dtsch Ges Kreisl-Forsch 32: 267 − 3. Dolder M, Kaufmann M, Gurtner HP (1971) Zur Wirkung eines neuen Beta-Rezeptoren-Blockers (LB 46, Visken) auf die Groß- und Kleinkreislaufhämodynamik sowie den Koronarfluß beim Menschen. Schweiz Med Wochenschr 101: 1869 − 4. Ekström-Jodal B, Häggendal E, Malmberg R, Svedmyr N (1972) The effect of adrenergic beta receptor blockade on coronary circulation in man during work. Acta Med Scand 191: 245 − 5. Gorlin R, Brachfeld N, MacLeod C, Bopp B (1959) Effect of nitroglycerin on the coronary circulation in patients with coronary artery disease or increased left ventricular work. Circulation 19: 705 − 6. Jörgensen CR, Wang K, Wang Y, Gobel FL, Nelson RR, Taylor H (1973) Effect of propranolol on myocardial oxygen consumption and its hemodynamic correlates during upright exercise. Circulation 48: 1173 − 7. Lichtlen P, Halter J, Gattiker K (1974) The effect of isosorbiddinitrat on coronary blood flow, coronary resistance and left ventricular dynamics under exercise in patients with coronary artery disease. Basis Res Cardiol 69: 402 − 8. Lichtlen P, Amende J, Simon R Die Wirkung von Tenormin (ICI 66082) auf die linksventrikuläre Funktion bei Normalpersonen und Patienten mit einer koronaren Herzkrankheit. In: Tenormin: Neue Wege für das kranke Herz, ICI-Pharmaka, Plankstadt, ICI − 9. Parker JO, West RO, DiGiorgi S (1971) The effect of nitroglycerin on coronary blood flow and the hemodynamic response to exercise in coronary artery disease. Am J Cardiol 27: 59 − 10. Strauer BE (1979) Koronare und systemische Gefäßkapazität unter Nitroglycerin und Dihydralazin. In: Zweites Hamburger Nitroglycerin-Symposion. Pharmazeutische Verlagsgesellschaft, München − 11. Strauer BE (1979) Das Hochdruckherz. Springer, Berlin Heidelberg New York

Rentrop, K. P., Blanke, H., Karsch, K. R., Köstering, H. (Abt. Kardiologie, Univ.-Klinik Göttingen):
Intrakoronare Thrombolyse über Koronarkatheter im akuten Infarkt und bei instabiler Angina pectoris

Einleitung

Die Pathogenese der akuten ischämischen Syndrome ist umstritten. Bei Patienten, die an akutem Myokardinfarkt starben, wurde autoptisch in der Mehrzahl der Fälle eine Koronarthrombose gefunden (Chandler 1974). In letzter Zeit wird eine spastische Verengung der Kranzgefäße diskutiert (Oliva 1977).

Patientengut und Methodik

Zwischen dem 1. Januar 1977 und dem 30. März 1980 wurden 103 Patienten im akuten Infarktstadium koronarangiographisch untersucht. Es fanden sich stets Stenosen von mindestens 90% im infarktbezogenen Gefäß. Bei 29 Patienten dieser Gruppe (Gruppe MI) und fünf Patienten mit instabiler Angina pectoris (Gruppe AP) wurde Streptokinase in das ischämiebezogene Kranzgefäß infundiert. Zwischen Beginn der Infarktsymptomatik und akuter Diagnostik lagen bei den Patienten der Gruppe MI 5,5 ± 4 Std. Unmittelbar im Anschluß an die angiographische Untersuchung wurde über den Koronarkatheter ein Bolus von NTG, 0,1−0,45 mg in das ischämiebezogene Kranzgefäß injiziert (Oliva 1977). Nach 3 min erfolgte eine erneute Kontrastmitteldarstellung des Gefäßes. Die zehn zuletzt untersuchten Infarktpatienten erhielten anschließend Nifedipin, 10 mg sublingual; 5 min später erfolgte eine Kontrollangiographie. Anschließend wurde Streptokinase in einer Dosis von 2 000 Einheiten/min über einen Zeitraum von 15–95 min in das Infarktgefäß infundiert. Die Methodik ist an anderer Stelle ausführlich beschrieben worden (Rentrop 1980). Die Gesamtdosis betrug 128 000 ± 35 000 Einheiten Streptokinase. Es wurde eine Antikoagulation zunächst mit Heparin und dann mit Dicoumarol durchgeführt. Eine Kontrollangiographie erfolgte 25 ± 11 Tage später bei 22 Patienten der Gruppe MI und bei drei Patienten der Gruppe AP.

Ergebnisse

Bei 22 der 29 Infarktpatienten kam es während der intrakoronaren Streptokinaseinfusion zur Wiedereröffnung des verschlossenen Gefäßes bzw. zu einer deutlichen Lumenerweiterung im Bereich hochgradiger Stenosen (Gruppe MI_1), bei sieben Infarktpatienten war die lokale Lysebehandlnung nach angiographischen Kriterien nicht erfolgreich (Gruppe MI_2). Die vorausgehende intrakoronare Nitratapplikation führte bei drei Patienten der Gruppe MI_1 zu einer Wiedereröffnung oder Lumenzunahme im Infarktgefäß. Nach sublingualer Nifedipinapplikation kam es bei einem Patienten der Gruppe MI_1 zur Wiedereröffnung des Infarktgefäßes.

ST-Hebungen und Angina pectoris-Symptomatik waren nach Abschluß der intrakoronaren Lysetherapie bei den MI_1-Patienten rückläufig. Die Ejektionsfraktion stieg von 50,5 ± 12% vor auf 54,6 ± 9% an ($p < 0,005$). Bei sechs Patienten dieser Gruppe wurde inzwischen eine aortokoronare Bypass-Operation durchgeführt, wobei sich keine makroskopischen Zeichen eines transmuralen Infarktes fanden.

Die drei MI_2-Patienten, bei denen das Infarktgefäß vollständig verschlossen war, wurden während der akuten Intervention nicht beschwerdefrei.

Subtotale Stenosen, die durch die intrakoronare Pharmakaapplikation nicht zu beeinflussen waren, lagen bei vier MI_2-Patienten und bei allen fünf Patienten mit instabiler Angina pectoris vor. Diese Patienten wurde unter der intravenösen Nitroglycerin- bzw. Nitroprussidnatriumtherapie beschwerdefrei.

Das Fibrinogen fiel nur gering von 451 ± 93 mg% auf 430 ± 91 mg% ab; die Thrombinzeit war nach Heparinisierung am Ende der akuten Untersuchung auf mehr als 5 min angestiegen; am Folgetage betrug sie 43 ± 20 s. Bei zwei Patienten kam es im Anschluß an die Untersuchung zu einer Blutung im Bereich einer arteriellen Punktionsstelle, die chirurgisch versorgt wurde.

Diskussion

Die Akutangiographie und die intrakoronare Streptokinaseinfusion führte in keinem Fall zu schwerwiegenden Komplikationen. Die Streptokinasegesamtdosis war so gering, daß ein signifikanter Abfall des Fibrinogenspiegels nicht erfolgte. Die beiden Blutungskomplikationen dürften auf die Heparinisierung zurückzuführen sein.

Während im Tierexperiment im unmittelbaren Anschluß an die Reperfusion häufig lebensbedrohliche Arrhythmien auftreten (Sommers 1964), sahen wir bei unseren Patienten lediglich ventrikuläre Extrasystolen. Die geringere Arrhythmieneigung bei Wiedereröffnung des Kranzgefäßes durch intrakoronare Streptokinaseapplikation dürfte durch das langsamere Einsetzen der Reperfusion zu erklären sein (Moschos 1970).

Wiedereröffnung verschlossener Kranzgefäße bzw. Lumenzunahme im Bereich subtotaler Stenosen während der intrakoronaren Streptokinaseinfusion ließen bei 22 von 29 Infarktpatienten darauf schließen, daß akute Koronarthromben vorlagen. Zusätzlich könnte bei vier Patienten dieser Gruppe ein Koronarspasmus bestanden haben, da der Infarktverschluß durch intrakoronare Applikation von NTG bzw. sublinguale Gabe von Nifedipin beeinflußbar war.

Rückbildungen von ST-Hebungen nach Reperfusion wurde von einigen Autoren als Hinweis auf die Rettung von untergangsbedrohtem Myokard gedeutet (Maroko 1972), während andere Autoren eine Beschleunigung des Zelltodes nach Reperfusion diskutieren (Capone 1978). Die rasche Abnahme der Schmerzen könnte in gleicher Weise gedeutet werden. Jedoch ist eine Ausdehnung der Nekrose nach Reperfusion wenig wahrscheinlich, da die Ejektionsfraktion unmittelbar nach der Streptokinaseinfusion signifikant angestiegen war.

Bei den vier Infarktpatienten sowie den fünf Patienten mit instabiler Angina pectoris, die subtotale, nicht zu beeinflussende Stenosen aufwiesen und unter einer lastsenkenden medikamentösen Therapie beschwerdefrei wurden, waren die ischämischen Episoden am ehesten durch eine Erhöhung des myokardialen Sauerstoffbedarfs bei hochgradigen, fixierten Koronarstenosen zu erklären.

Literatur

Capone RJ, Most AS (1978) Myocardial hemorrhage after coronary reperfusion in pigs. Am J Cardiol 41:259 − Chandler AB, Chapman I, Erhardt LR, Roberts WC, Schwartz CJ, Sinapius D, Spain DM, Sherry S, Ness PM, Simon TL (1974) Coronary thrombosis in myocardial infarction. Am J Cardiol 34:823 − Maroko PR, Libby P, Ginks WR, Bloor CM, Shell WE, Sobel BE, Ross J, Jr (1972) Coronary artery reperfusion. I. Early effects on local myocardial function and the extent of myocardial necrosis. J Clin Invest 51:2710 − Moschos CB, Burke WM, Lehan PH, Oldwewurtel HA, Regan TJ (1970) Thrombolytic agents and lysis of coronary artery thrombosis. Cardiovasc Res 4:228 − Oliva PB, Breckinridge JC (1977) Arteriographic evidence of coronary spasm in acute myocardial infarction. Circulation 56:366 − Rentrop P, Blanke H, Köstering H, Karsch KR (1980) Intrakoronare Streptokinase-Applikation bei akutem Infarkt und instabiler Angina pectoris. Dtsch Med Wochenschr 105:221−228 − Sommers HM, Jennings RB (1964) The influence of procaine amide and oxygen on the onset of ventricular fibrillation following temporary occlusion of the letft circumflex artery. Fed Proc 23:444

Löser, R., Jehle, J., Spiller, P., Loogen, F. (Med. Klinik B), Bircks, W. (Chirurg. Klinik B, Univ. Düsseldorf):
Langzeitergebnisse nach koronarchirurgischen Eingriffen − klinische, angiographische und hämodynamische Befunde

Die vor gut 10 Jahren eingeführte direkte Revaskularisation hat zu einer wesentlichen Bereicherung der Therapie der koronaren Herzkrankheit beigetragen. Es gilt heute als unumstritten, daß durch die aortokoronare Bypass-Operation eine deutliche Besserung der Angina pectoris-Beschwerden erreicht werden kann. Offen sind hingegen noch zahlreiche Fragen hinsichtlich der Langzeitergebnisse nach koronarchirurgischen Eingriffen.

Ziel unserer Untersuchung war es deshalb, bei einer Patientengruppe die klinischen, angiographischen und hämodynamischen Befunde etwa 5 Jahre nach koronarer Revaskularisation zu überprüfen und mit den präoperativ sowie kurze Zeit nach der Operation erhobenen Befunden zu vergleichen.

Es wurden 37 Patienten mit koronarer Herzkrankheit untersucht. Das mittlere Alter der Patienten betrug 54 ± 6 Jahre. Die Untersuchungen erfolgten 8,1 ± 5,9 Monate vor der Operation, sowie 5,4 ± 5,3 Monate und 57,0 ± 15,3 Monate nach der Operation. Zu diesen Zeitpunkten wurden bei allen Patienten die klinischen Befunde erhoben. Eine Koronarangiographie und Ventrikulographie wurde bei allen Patienten präoperativ und frühpostoperativ, bei 20 Patienten zusätzlich auch spätpostoperativ durchgeführt.

Das präoperative Koronarangiogramm zeigte bei 27% der insgesamt 37 Patienten eine 1-Gefäß-Erkrankung, bei 22% eine 2-Gefäß-Erkrankung und bei 51% eine 3-Gefäß-Erkrankung. 29 Patienten hatten präoperativ einen Myokardinfarkt durchgemacht. Es wurden im Mittel 1,6 Anastomosen pro Patient angelegt.

Die sog. „patency rate" der aortokoronaren Anastomosen, d. h. das prozentuale Verhältnis von offenen zu insgesamt angelegten Anastomosen betrug frühpostoperativ im Mittel 92%, spätpostoperativ 83%.

Die Werte lagen für die drei großen Koronargefäße in der gleichen Größenordnung.

Das Ausmaß der angiographisch nachgewiesenen Koronargefäßveränderungen wurde, aufgeschlüsselt nach anastomosierten und nicht anastomosierten Gefäßen, in vier Schweregrade aufgeteilt: keine bzw. nur geringgradige, mittelgradige und höhergradige Stenosen sowie Gefäßverschlüsse (Abb. 1).

Von den anastomosierten Koronargefäßen waren präoperativ 26%, frühpostoperativ 55% und spätpostoperativ 84% verschlossen.

Im Gegensatz dazu wiesen die nichtanastomosierten Koronargefäße nur eine geringe Progression der stenosierenden Veränderungen auf. Präoperativ zeigten insgesamt 86% dieser Gefäße leichtere und mittelgradige Veränderungen, frühpostoperativ noch 83%, spätpostoperativ 70%. Aus diesen Befunden ergibt sich, daß ein hoher Prozentsatz der anastomosierten Koronargefäße bereits frühzeitig nach der Operation proximal der Anastomosen verschlossen ist. Nach im Mittel 5 Jahren liegt der Anteil von proximalen Gefäßverschlüssen nochmals wesentlich höher.

In Abb. 2 sind die Veränderungen der Angina pectoris-Beschwerden nach der Revaskularisation dargestellt. Präoperativ litten 73% der Patienten an Angina pectoris vom klinischen Schweregrad III und IV. Frühpostoperativ waren 57% der Patienten beschwerdefrei, 33% hatten nur noch bei stärkeren körperlichen Belastungen Angina pectoris. Bei der spätpostoperativen Kontrolle gaben 53% der Patienten weiterhin Beschwerdefreiheit an, 17% hatten Beschwerden vom klinischen Schweregrad II, 30% klagten über Angina pectoris bei mittleren körperlichen Anstrengungen. Beschwerden vom klinischen Schweregrad IV wurden von keinem Patienten mehr angegeben. Eine eindeutige Beziehung zwischen früh- und spätpostoperativen Angina pectoris-Beschwerden und dem Revaskularisationsgrad ergab sich nicht. Diese Befunde zeigen, daß auch im Mittel 5 Jahre nach koronarer Revaskularisation die direkt postoperativ nachgewiesene Verbesserung der Angina pectoris weitgehend erhalten bleibt.

Zwischen den präoperativen, frühpostoperativen und spätpostoperativen Werten für den systolischen und enddiastolischen Druck im linken Ventrikel, die Herzfrequenz, das enddiastolische Volumen, die Ejektionsfraktion und die mittlere zirkumferentielle Verkürzungsgeschwindigkeit ließen sich keine signifikanten Unterschiede nachweisen. Aus diesen Befunden ist zu schließen, daß die

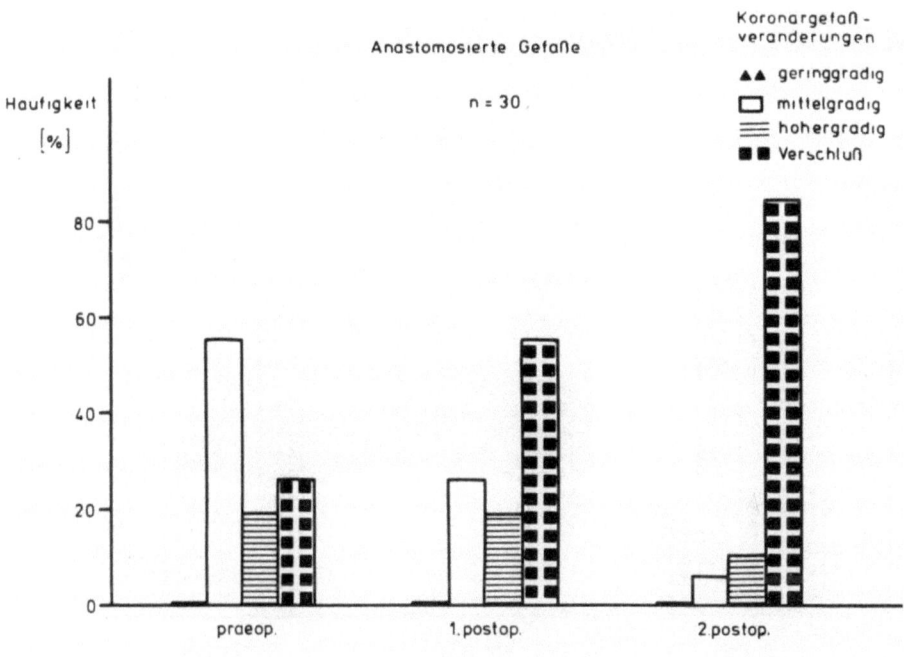
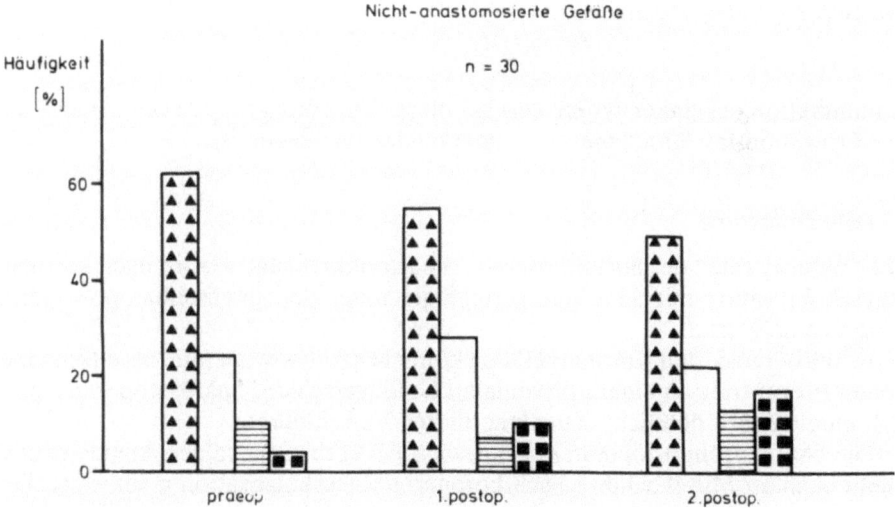

Abb. 1. Häufigkeit und Ausmaß der angiographisch nachgewiesenen Koronargefäßerkrankungen in anastomosierten (*oben*) und nichtanastomosierten Gefäßen (*unten*) bei der präoperativen und ersten und zweiten postoperativen Untersuchung

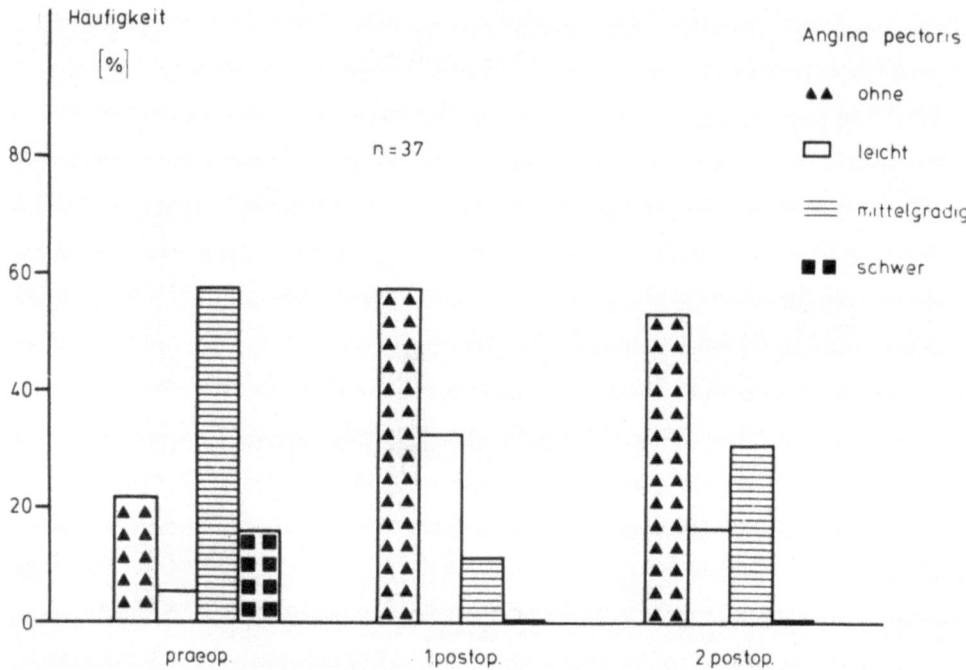

Abb. 2. Häufigkeit und Ausmaß der Angina pectoris-Beschwerden bei der präoperativen und ersten und zweiten postoperativen Untersuchung

Ruhefunktion des linken Ventrikels bei dieser Patientengruppe auch 5 Jahre nach der Operation im Mittel praktisch unverändert geblieben ist.

Zusammenfassung

Die „patency rate" der aortokoronaren Anastomosen liegt 5 Jahre nach koronarer Revaskularisation mit 83% nur geringfügig unter den unmittelbar postoperativ gefundenen Werten.

In anastomosierten Koronargefäßen kommt es frühpostoperativ bereits in einem hohen Prozentsatz zu einem proximalen Gefäßverschluß. Spätpostoperativ findet sich eine weitere deutliche Zunahme dieser Verschlußrate.

Die bereits frühpostoperativ nachgewiesene Verbesserung der Angina pectoris bleibt auch im Mittel 5 Jahre nach koronarer Revaskularisation noch weitgehend erhalten.

Die Ruhefunktion des linken Ventrikels verändert sich auch 5 Jahre nach dem koronarchirurgischen Eingriff im Vergleich zu den Vorbefunden nicht wesentlich.

Erbel, R., Schweizer, P. (Abt. Innere Medizin I), Bardos, P., Messmer, B. J. (Abt. Herz- und Gefäßchirurgie), Meyer, J., Effert, S. (Abt. Innere Medizin I der RWTH Aachen):
Zweidimensionale echokardiographische Analyse der linksventrikulären Funktion in der früh- und spät-postoperativen Phase nach koronarer Bypass-Operation

Die M-mode-Echokardiographie eignet sich, insbesondere bei Ventrikeln mit asynergen Regionen, nicht zur Abschätzung der globalen Ventrikelfunktion [3b, 4]. Erst die Einführung der zweidimensionalen Echokardiographie konnte die methodischen Schwierigkeiten der eindimensionalen M-mode-Echokardiographie überwinden. Volumen- und Ejektionsfraktionsbestimmungen des linken Ventrikels konnten selbst bei Patienten mit koronarer Herzerkrankung zuverlässig durchgeführt werden [1, 3a, 6]. In der vorliegenden Studie wurde die linksventrikuläre Funktion vor und nach aortokoronaren Bypass-Operationen analysiert.

Methoden

Bei 31 Patienten (27 Männer und 4 Frauen) mit einem Durchschnittsalter von 51,9 Jahren (40–63 Jahre) wurden durchschnittlich 2,4 ± 1,0 Bypass-Anschlüsse angelegt. In 26 Fällen zum Ramus interventricularis anterior, in 12 Fällen zum Ramus circumflexus der linken Koronararterie, in 11 Fällen zur rechten Koronararterie, in 6 Fällen zum Ramus diagonalis und in 9 Fällen zum Ramus marginalis des Ramus circumflexus.

Neben Herzfrequenz und Blutdruck wurden bei allen Patienten zweidimensionale Echokardiogramme von der Gegend des Herzspitzenstoßes in der 4-Kammer-Schnittebene aufgezeichnet. Die Auswertung der Volumina in Enddiastole (Beginn von QRS) und Endsystole (kleinster Ventrikelumfang bei Ende T) erfolgte computerunterstützt und halbautomatisch. Zur Volumenberechnung wurde die Simpson-Methode verwandt. Mit Hilfe errechneter Regressionsgleichungen, die im Vergleich zur Cineventrikulographie aufgestellt worden waren, wurden die Berechnungen wegen bekannter systematischer Fehler in der zweidimensionalen echokardiographischen Volumenbestimmung korrigiert [3a].

Die Patienten wurden präoperativ, frühpostoperativ (10–14 Tage) und spätpostoperativ (6 Monate) untersucht.

Ergebnisse

Frühpostoperativ konnten bei 29/31 Patienten quantitativ auswertbare zweidimensionale Echokardiogramme aufgezeichnet werden. Vier der 31 Patienten wiesen postoperativ einen Perikarderguß auf, der in zwei Fällen eine Rethorakotomie erforderte. Die Herzfrequenz war von 72,1 ± 2,3 min^{-1} auf 94,8 ± 2,3 min^{-1} ($p = 0,0001$) angestiegen. Der Blutdruck betrug präoperativ 131,2 ± 3,7/83,1 ± 2,3 mm Hg, frühpostoperativ 130,2 ± 3,9/85,7 ± 3,2 mm Hg. Das enddiastolische Volumen fiel nicht signifikant (ns) von 172,3 ± 9,1 ml auf 155,8 ± 9,2 ml. Das endsystolische Volumen stieg von 70,1 ± 8,2 ml auf 77,8 ± 7,8 ml (ns) an. Daraus folgte ein Abfall des Schlagvolumens (Abb. 1) auf 103,2 ± 3,7 ml auf 78 ± 3,5 ml ($p < 0,0001$). Die Ejektionsfraktion fiel von 62,4 ± 2,7 auf 52,5 ± 2,6 ml ($p < 0,02$). Das berechnete Herzminutenvolumen blieb mit annähernd 7,44 ± 0,009 und 7,39 ± 0,08 l/min konstant.

Sechs Monate postoperativ konnten 22 der 31 Patienten nachuntersucht werden. $1/4$ der Patienten wiesen noch einen geringen Perikarderguß auf. Die Herzfrequenz war auf 77,6 ± 2,8 min^{-1} abgefallen ($p < 0,01$). Der Blutdruck betrug 140,5 ± 4,8/89,7 ± 1,7 mm Hg. Nur der Anstieg des diastolischen Blutdrucks war signifikant

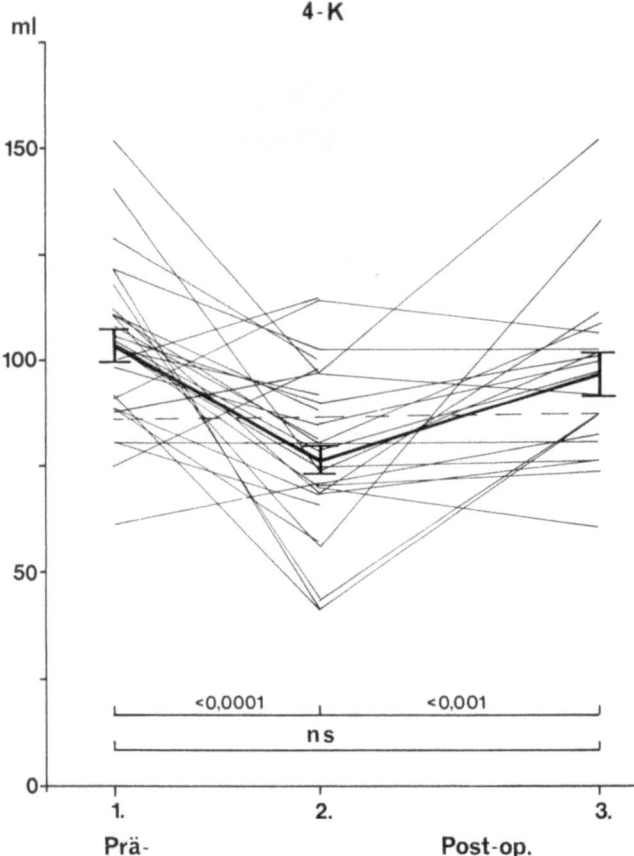

Abb. 1. Verhalten des Schlagvolumens in der früh- und spätpostoperativen Phase nach aortokoronarer Bypass-Operation berechnet aus dem zweidimensionalen Echokardiogramm. Die Schnittebene entsprach dem 4-Kammer-Blick (4-K). 1. Prä-, 2. 10–14 Tage, 3. 6 Monate postoperativ. Neben den Einzelwerten sind die Mittelwerte mit den Standardabweichungen der Mittelwerte eingezeichnet. Im unteren Teil der Abbildung sind die Signifikanzen eingetragen

($p < 0,05$). Das enddiastolische Volumen war mit 155,5 ± 12,5 ml gegenüber dem frühpostoperativen Wert konstant. Das endsystolische Volumen fiel auf 59,9 ± 8,5 ml ab. Hieraus resultierte ein Wiederanstieg des Schlagvolumens auf 95,7 ± 4,6 ml ($p < 0,01$). Die Ejektionsfraktion erreichte wieder den Ausgangswert 64,2 ± 2,3 ($p < 0,005$). Das errechnete Herzminutenvolumen war auch spätpostoperativ nicht signifikant gegenüber dem präoperativen Wert verändert (7,43 ± 0,13 l/min).

Wandbewegungsstörungen des Septums wurden bei 17 der 29 Patienten in der frühpostoperativen Phase beobachtet. Zur quantitativen Analyse wurde die prozentuale Halbachsenverkürzung der Septumbewegung und der Hinterwandbewegung entsprechend der in Abb. 2 wiedergegebenen Methode berechnet. In der Abbildung ist beim Vergleich zwischen Enddiastole und Endsystole deutlich die beobachtete gestörte Septumbewegung zu sehen. Im Mittel sank die prozentuale Halbachsenverkürzung von 34,8 ± 3,4 auf 14,7 ± 3,2% ($p < 0,01$) im Septumbereich ab. Für die Hinterwand ergab sich dagegen ein Anstieg von 24,7 ± 3,2 auf 28,9

4-KAMMER-BLICK

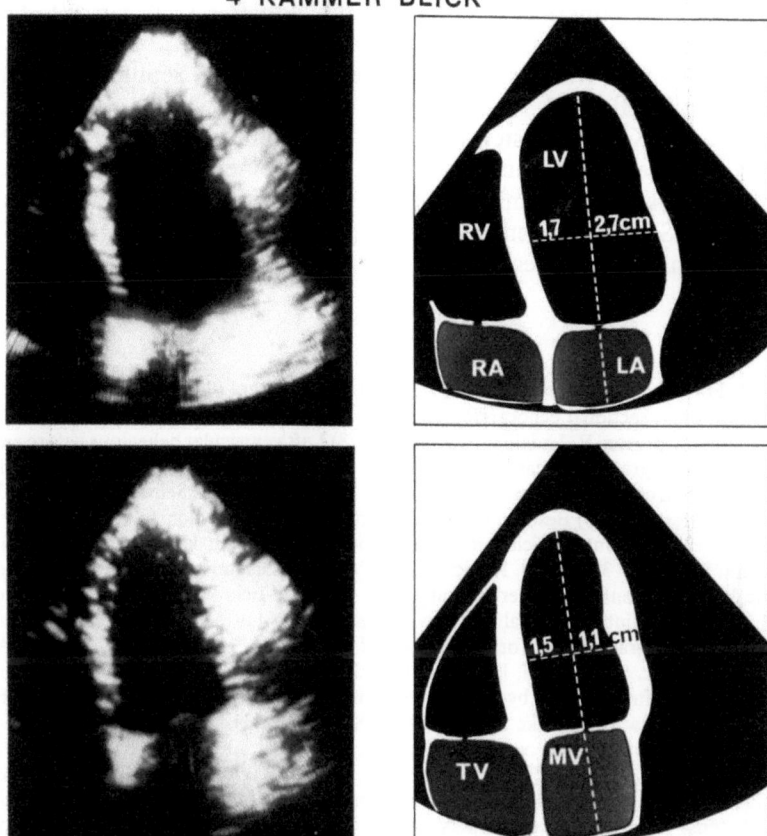

Abb. 2. Originalregistrierung eines zweidimensionalen Echokardiogramms in der 4-Kammer-Schnittebene in der frühpostoperativen Phase. Im oberen Teil der Abbildung ist die Enddiastole und im unteren Teil die Endsystole dargestellt. Deutlich zu erkennen ist die verminderte Septumbewegung sowohl in der Originalabbildung als auch in der schematischen Zeichnung. Eingetragen in die schematische Zeichnung wurde das methodische Vorgehen zur Bestimmung der prozentualen Halbachsenverkürzung. LV = linker Ventrikel, RV = rechter Ventrikel, RA = rechter Vorhof, LA = linker Vorhof, TV = Trikuspidalklappe, MV = Mitralklappe

± 2,8% (ns). In der spätpostoperativen Phase stieg die Septumbewegung wieder auf 19,0 ± 2,9% an. Die Hinterwandverkürzung betrug 28,6 ± 1,4% ($p < 0,09$).

Zusammenfassung und Schlußfolgerung

Bei nicht signifikantem Abfall des enddiastolischen Volumens und Anstieg des endsystolischen Volumens wurde frühpostoperativ ein signifikanter Abfall des Schlagvolumens und der Ejektionsfraktion nach aortokoronarer Bypass-Operation gefunden. Die Ursache liegt in einer verminderten Septumbewegung begründet, die durch die Hyperkinesie der Hinterwand nicht kompensiert werden konnte.

Erst 6 Monate postoperativ hat die Funktion des linken Ventrikels, gemessen an Hand der Ejektionsfraktion, ihren Ausgangswert erreicht. Entsprechende Untersuchungsergebnisse, unter Verwendung von epikardialen Markern, weisen ebenfalls auf eine eingeschränkte Funktion postoperativ bis zum 6 Monat hin [7]. Die zweidimensionale Echokardiographie bestätigt damit M-mode-echokardiographische Studien, die ebenfalls frühpostoperativ eine verminderte Septumbewegung nachweisen konnten [2, 5].

Die Regelgröße des Kreislaufsystems stellt das Herzminutenvolumen dar. Der Abfall des Schlagvolumens wird kompensatorisch durch eine Herzfrequenzsteigerung ausgeglichen, so daß das Herzminutenvolumen gleich bleibt. Spätpostoperativ sinkt mit steigendem Schlagvolumen die Herzfrequenz wieder ab. Das Herzminutenvolumen wird konstant gehalten.

Literatur

1. Carr K, Engler R, Forsythe J, Johnson A, Gosink B (1979) Measurement of left ventricular ejection fraction by mechanical cross sectional echocardiography. Circulation 59: 1196–1206 – 2. Corallo S, Pezzano A, Castagnone M, Brusoni B, Ladelli L, Rovelli F (1978) Left ventricular behaviour before and after coronary artery bypass graft. Echocardiographic study. In European Congress on Ultrasonic in Medicine, Bologna. Edizioni centro, minerva medica, pp 287–288 – 3a. Erbel R, Schweizer P, Meyer J, Grenner H, Krebs W, Effert S (1980) Bestimmung der Volumina und der Ejektionsfraktion des linken Ventrikels aus dem zweidimensionalen Echokardiogramm bei Patienten mit koronarer Herzerkrankung. Z Kardiol 69: 52–61 – 3b. Erbel R, Schweizer P (1980) Diagnostischer Stellenwert der Echokardiographie bei der koronaren Herzerkrankung. – 1. M-Mode-Echokardiographie. Z Kardiol (im Druck) – 4. Linhart JW, Mintz GS, Segal BL, Kawai N, Kotler MN (1975) Left ventricular volume measurements by echocardiography: Fact or fiction? Am J Cardiol 36: 114–118 – 5. Righetti A, Crawford MH, O'Rourke RA, Schelbert H, Daily PO, Ross J Jr (1977) Interventricular septal motion and left ventricular function after coronary bypass surgery. Am J Cardiol 39: 372–377 – 6. Schiller NB, Acquatella H, Ports TA, Drew D, Goerke J, Ringertz H, Silverman NH, Brundage B, Boswell R, Carlsson E, Parmley WW (1979) Left ventricular volume from paired biplane two-dimensional echocardiography. Circulation 60: 547–555 – 7. Serruys PW, Brower RW, ten Kate HJ, Brand vd M, Hugenholtz PG (1978) Early myocardial depression after coronary artery bypass surgery. In: Roskamm H, Schmuziger M (eds) Coronary heart surgery. Springer, Berlin Heidelberg New York, pp 349–354

Breithardt, G., Seipel, L., Abendroth, R.-R. (Med. Klinik B der Univ. Düsseldorf):
Vergleich der antiarrhythmischen Wirksamkeit von Disopyramid und Mexiletin gegenüber stimulusinduzierten ventrikulären Tachykardien

Die Kontrolle der prophylaktischen Wirksamkeit eines Antiarrhythmikums gegenüber rezidivierenden ventrikulären Tachykardien (VT) ist schwierig, da diese oft nur sporadisch auftreten und im Intervall oft nur wenige spontane Arrhythmien zu beobachten sind. Mit Hilfe elektrophysiologischer Stimulationsverfahren ist es jedoch heute möglich, die Bereitschaft des Myokards zu kreisenden Erregungen (Reentry) zu prüfen [1]. Diese Verfahren sind in letzter Zeit zur Effektivitätskontrolle einer antiarrhythmischen Therapie bei Patienten mit rezidivierenden VT erfolgreich eingesetzt worden (Übersicht bei [2, 3]). Ziel der vorliegenden Untersuchung war es, die Wirksamkeit von Disopyramid und Mexiletin im subakuten Versuch gegenüber stimulusinduzierten ventrikulären Tachykardien und bei der Langzeitbehandlung zu prüfen.

Methodik

Zwölf Patienten (mittleres Alter 54 ± 12 Jahre; 10 männl., 2 weibl.) mit dokumentierten rezidivierenden ventrikulären Tachykardien, davon zwei Patienten zusätzlich mit dokumentiertem Kammerflimmern, wurden untersucht. Es fanden sich folgende Diagnosen: Koronare Herzkrankheit ($n = 7$), Hinterwandaneurysma ohne erkennbare Ursache ($n = 1$), idiopathische VT ($n = 2$), kongestive Kariomyopathie ($n = 2$). Die Zahl der dokumentierten VT lag zwischen $1-5$ ($n = 4$), $15-20$ ($n = 5$), $30-50$ ($n = 2$) sowie mehr als 100 ($n = 1$). Sieben Patienten waren früher bereits ein oder mehrere Male wegen dieser Arrhythmien kardiovertiert oder defibrilliert worden.

Zur Sicherung der Diagnose der VT wurde bei allen Patienten eine eingehende elektrophysiologische Untersuchung mit intrakardialer Ableitung und Stimulation durchgeführt [2]. Nach Bestätigung der Diagnose und Festlegung der Auslösebedingungen der VT (Kontrolle) erhielten die Patienten in wechselnder Reihenfolge Disopyramid (600 mg/Tag; Rythmodul), Mexiletin (600–1000 mg/Tag; Mexitil) oder eine Kombination beider Medikamente oral. Frühestens nach zwei- bis dreitägiger oraler Therapie wurden die Auslösebedingungen der VT über einen im rechten Ventrikel belassenen oder neu eingeführten Stimulationskatheter geprüft. Eine VT wurde dann als erschwert auslösbar angesehen, wenn entweder anstatt einem vorzeitigen Impuls zwei notwendig waren oder wenn die Frequenz der Grundstimulation (S_1-S_1) um 20/min oder mehr angehoben werden mußte.

Ergebnisse

Abb. 1 gibt an, wie sich die Induzierbarkeit der VT unter den drei Therapieformen änderte. In zwei Fällen (Patient 1 und 2) waren alle drei Behandlungsformen ineffektiv, d. h. die VT konnten unter gleichen Bedingungen ausgelöst werden. In vier anderen Fällen (Patient 3–6) erwiesen sich Disopyramid und Mexiletin alleine ebenfalls als unwirksam oder die durch eines der Medikamente bewirkte Änderung der Induzierbarkeit war nur gering. Unter der Kombinationstherapie war die Induktion der VT jedoch wesentlich erschwert oder es konnten sogar keine VT mehr

Patient	Disopyramid	Mexiletin	Disopyramid plus Mexiletin
1.	→	→	→
2.	→	→	→
3.	→	→	▼
4.	$S_2 \rightarrow S_2 S_3$	$S_2 \rightarrow S_2 S_3$	▼▼▼
5.	→	$S_2 \rightarrow S_2 S_3$	▼▼▼▼
6.	→	∅	▼▼▼
7.	▼▼	→	→
8.	▼	→	▼
9.	▼▼	▼	▼▼ (torsade de pointe)
10.	▼▼▼	▼▼▼	▼▼
11.	▼▼▼	▼▼▼	▼▼▼
12.	▼▼▼	▼▼	▼▼▼

n=12

Auslösbarkeit: → unverändert, ▼▼ erschwert, ∅ nicht geprüft

Abb. 1. Wirkung von Disopyramid und Mexiletin auf stimulusinduzierte ventrikuläre Tachykardien bei 12 Patienten im subakuten oralen Versuch. Die Pfeile geben die beobachtete Änderung der Induzierbarkeit an: →, unveränderte Auslösbarkeit; ▼, erschwerte Auslösbarkeit. Die Zahl der Pfeile (▼▼▼) gibt an, um wieviel Stufen von je 20/min die Grundfrequenz der rechtsventrikulären Stimulation (S_1-S_1) angehoben werden konnte, ohne daß eine VT ausgelöst wurde

ausgelöst werden. Disopyramid alleine war in zwei Fällen (Patient 7 und 8) wirksam, während hier Mexiletin keinen Effekt zeigte. Schließlich waren in vier weiteren Fällen (Patient 9–12) alle drei Therapieformen ähnlich wirksam.

In fünf Fällen konnten VT unter allen drei Therapieformen entweder bei unveränderter oder erschwerter Induzierbarkeit ausgelöst werden. Die Frequenz der VT betrug in diesen Fällen bei der Kontrollstimulation 188 ± 45/min, unter Disopyramid alleine 170 ± 40/min und unter Mexiletin alleine 172 ± 31/min. Dagegen sank die Frequenz der VT unter der Kombination von Disopyramid und Mexiletin auf 146 ± 39/min ab.

Schwerwiegende Nebenwirkungen wurden während der subakuten Testung nicht beobachtet. In zwei Fällen war eine Kardioversion während der Kontrollstimulation, in einem weiteren Fall unter Disopyramid notwendig. Die übrigen VT konnten durch elektrische Stimulationsverfahren terminiert werden. Einzelne Patienten klagten anfangs über eine geringe, passagere Mundtrockenheit unter Disopyramid, in einem Fall (Patient 8) trat unter Mexiletin (Blutspiegel 2,18 µg/ml) ein ausgeprägter Tremor sowie ein Verwirrungszustand auf. Beide Nebenwirkungen klangen nach Absetzen innerhalb eines Tages ab. Höhergradige Leitungsstörungen wurden im EKG nicht beobachtet. Zeichen der Herzinsuffizienz traten weder erstmals auf noch wurde bei drei Patienten mit ausgeprägter Einschränkung der linksventrikulären Funktion eine Verschlechterung beobachtet.

Auf Grund der Ergebnisse der subakuten Testung wurden die Patienten mit Disopyramid ($n = 3$) oder einer Kombination von Disopyramid und Mexiletin ($n = 7$) entlassen. Bei Kombinationstherapie betrug die Dosis von Disopyramid 600 mg, die von Mexiletin 600 mg ($n = 3$), 800 mg ($n = 2$) bzw. 1000 mg ($n = 2$). Zwei Patienten erhielten eine andere Medikation, da keine der Behandlungsformen wirksam war.

Bei der Langzeittherapie kam es zu zwei akuten Herztodesfällen. In einem Fall war die Dosis der Antiarrhythmika vom Hausarzt reduziert worden; in einem weiteren Fall waren unter der Kombination von Disopyramid und Mexiletin zwar keine beständigen ventrikulären Tachykardien, jedoch längere „torsade de pointes"-artige Salven beobachtet worden. Bei den restlichen sieben Patienten traten während einer mittleren Nachbeobachtungsdauer von 43 ± 26 Wochen (minimal 6 Wochen, maximal 84 Wochen) keine VT mehr auf.

Blutspiegelbestimmungen wurden während der subakuten Testung in sieben Fällen durchgeführt. Bei Patienten mit unveränderter Induzierbarkeit lagen die Blutspiegel zum Zeitpunkt der Testung niedriger als bei solchen, bei denen die VT schwerer oder nicht mehr ausgelöst werden konnten. Es fand sich jedoch eine deutliche Überlappung.

Diskussion

Die Befunde belegen die Wirksamkeit von Disopyramid und Mexiletin gegenüber stimulusinduzierten und spontanen ventrikulären Tachykardien. Disopyramid war in zwei Fällen dem Mexiletin überlegen. In den übrigen Fällen waren die Wirkungen der Einzelsubstanzen sehr ähnlich. In vier dieser Fälle konnte auch durch eine Kombinationstherapie der bereits bei Einzelmedikation nachweisbare Effekt nicht gesteigert werden. Dagegen war in vier weiteren Fällen *nur* die Kombination beider Medikamente ausreichend wirksam, während jedes Medikament allein keine nennenswerte Änderung der Induzierbarkeit der VT bewirkte. Die Ergebnisse der

Das erfolgreiche Antiarrhythmikum
Neo-Gilurytmal®

zur konsequenten Behandlung der Extrasystolen

zur Prophylaxe anfallsweiser Tachykardien

Vorteil 1: eindrucksvolle, durch internationale Veröffentlichungen bestätigte Therapieergebnisse

Vorteil 2: unkomplizierte, patientengerechte Dosierung

Vorteil 3: frei von zentralnervösen und anticholinergischen Effekten

Vorteil 4: ohne Beeinträchtigung des Kreislaufes, der Inotropie und der Koronardurchblutung

Vorteil 5: interaktionsfreie Komedikation mit Digitalisglykosiden

GIULINI PHARMA GMBH
HANNOVER

für die parenterale Therapie
Gilurytmal-Ampullen

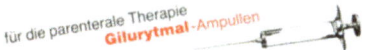

C. HALLHUBER
Rehabilitation in ambulanten Koronargruppen
Ein humanökologischer Ansatz
Mit einem Beitrag von N. Wrana
Herausgeber: Stiftung Rehabilitation
1980. 10 Abbildungen, 13 Tabellen. XVI, 203 Seiten
DM 34,–
Mengenpreis: ab 20 Exemplare je DM 27,20
ISBN 3-540-09870-4

Psychosozialer „Stress" und koronare Herzkrankheit 2
Therapie und Prävention
Verhandlungsbericht vom 2. Werkstattgespräch am 7. und 8. Juli 1977 in Höhenried
Herausgeber: M. J. HALLHUBER
1978. 59 Abbildungen, 14 Tabellen. X, 273 Seiten (6 Seiten in Englisch)
DM 39,–
ISBN 3-540-08902-0

Psychosozialer „Stress" und koronare Herzkrankheit
Verhandlungsbericht vom Werkstattgespräch am 8. und 9. Juli 1976 in der Klinik Höhenried
Herausgeber: M. J. HALLHUBER
1977. 12 Abbildungen, 8 Tabellen. VIII, 204 Seiten (21 Seiten in Englisch)
DM 39,–
ISBN 3-540-08322-7

Psychosozialer „Stress" und koronare Herzkrankheit 3
Verhalten und koronare Herzkrankheit
Zur Problematik des Typ-A-Verhaltensmusters
Verhandlungsbericht vom 3. Werkstattgespräch am 13. und 14. Juli 1979 in Höhenried
Herausgeber: T. M. DEMBROWSI und M. J. HALLHUBER
Etwa 46 Abbildungen, etwa 20 Tabellen. Etwa 280 Seiten
ISBN 3-540-10392-9
In Vorbereitung

Springer-Verlag Berlin Heidelberg New York

Vom Belastungs-EKG zur Koronarangiographie

Ihre zentrale Bedeutung für zeitgemäße Diagnose und Therapie der koronaren Herzkrankheit

Herausgeber: M. Kaltenbach, H. Roskamm
Mit Beiträgen von H.-J. Becker, W.-D. Bussmann, M. Kaltenbach, G. Kober, J. Petersen, H. Roskamm, L. Samek, P. Stürzenhofecker
Unter Mitarbeit von P. Bubenheimer, H.-J. Engel, A. Grüntzig, G. Hör, P. Lichtlen, P. Rentrop, E. Sauer, H. Schicha, H. Sebening

1980. 318 Abbildungen in 800 Einzeldarstellungen.
Etwa 390 Seiten.
Gebunden DM 148,–; approx. US $87.40
ISBN 3-540-09861-5

Inhaltsübersicht: Pathophysiologische Grundlagen.– Anamnese und Voruntersuchungen.– Koronararteriographie und Ventrikulographie.– Prognose und Verlauf der koronaren Herzkrankheit.– Therapeutische Maßnahmen bei koronarer Herzkrankheit.– Angina pectoris ohne bisherigen Herzinfarkt. Anamnese, Voruntersuchungen, Koronarangiographie und therapeutische Konsequenzen.– Der nicht-transmurale Herzinfarkt. Anamnese, Voruntersuchungen, Koronarangiographie und therapeutische Konsequenzen. – Zustand nach transmuralem Herzinfarkt, einschließlich Ventrikelaneurysma. Anamnese, Voruntersuchungen, Koronarangiographie und therapeutische Konsequenzen.– Frischer Herzinfarkt und seine Komplikationen. Indikationen zur Koronarangiographie und therapeutische Konsequenzen.– Mechanische Dilatation von Koronararterienstenosen bei Patienten mit Angina pectoris.– Koronarangiographie bei Vitien.– Koronarangiographie zur Differentialdiagnose anderer Herzkrankheiten.– Literatur.– Sachverzeichnis.

Jedes Jahr erkranken rund eine halbe Million Bundesbürger an Koronarleiden. Der Arzt braucht zur Diagnose dieser Krankheit kompetente Informationen, die ihm dieses Buch in ausgezeichneter Weise liefert. Da neben der Koronarangiographie das EKG, insbesondere das Belastungs-EKG mit seinen vielen diagnostischen Möglichkeiten eine ebenso große Rolle spielt, geben die Autoren dem Arzt eine Entscheidungshilfe, welches diagnostische Verfahren wann indiziert ist.
Das Buch bildet somit eine wertvolle Grundlage für die Frage, ob der behandelnde Arzt den Patienten zur Koronarangiographie überweist oder ob andere, weniger belastende Methoden für eine sichere Diagnose ausreichen.
Da die Koronarangiographie den letzten und schwerwiegendsten diagnostischen Schritt der Kardiologie darstellt, war eine umfassende Information aller Ärztegruppen, die Herzpatienten betreuen, über Indikation und Technik dieser Methode notwendig.
In einem besonderen Kapitel werden an klassischen Beispielen Anamnese, notwendige Voruntersuchungen, Ergebnisse der invasiven Diagnose sowie die therapeutischen Konsequenzen besprochen.

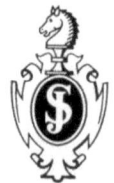

Springer-Verlag
Berlin Heidelberg New York

subakuten oralen Testung wurden durch die Langzeitbeobachtung der unter Disopyramid oder einer Kombination beider Substanzen stehenden Patienten bestätigt. Insbesondere die Kombination beider Medikamente dürfte eine sehr wirksame Prophylaxe gegenüber rezidivierenden VT darstellen.

Literatur

1. Breithardt G, Seipel L, Abendroth R-R, Haerten K, Loogen F (1979) Initiierung und Terminierung ventrikulärer Tachykardien durch Elektrostimulation. Z Kardiol 68: 575 – 2. Breithardt G, Seipel L (1979) Elektrostimulation zur Diagnostik ventrikulärer Tachykardien. Dtsch Med Wochenschr 104: 1730 – 3. Breithardt G, Seipel L (1979) Elektrostimulation in der Therapie chronischrezidivierender ventrikulärer Tachykardien. Dtsch Med Wochenschr 104: 1763

Brisse, B., Bender, F., Bramann, H., Kuhs, H., Schwippe, G. (Abt. Innere Medizin C, Med. Univ.-Klinik und Poliklinik Münster):
Antiarrhythmische Wirkungen bei intravenöser Anwendung des neuen Calciumantagonisten Ro 11-1781

Die Anwendung von Calciumantagonisten in der Klinik hat sich bisher überwiegend wegen der antianginösen Effekte aufgrund eines reduzierten Sauerstoffverbrauches des Myokards bewährt. Eine Kombination mit antiarrhythmischen Eigenschaften ist bislang unter klinischen Bedingungen nur beim Verapamil bekannt (Bender 1970). Der neue Calciumantagonist Ro 11-1781 kann nach bisherigen pharmakologischen und klinischen Voruntersuchungen ebenfalls in die Gruppe der Antiarrhythmika eingeordnet werden (Brisse et al. 1978, Cocco et al. 1979). In den dargestellten Untersuchungen wurde die antiarrhythmische Wirkung von Ro 11-1781 nach intravenöser Applikation bei verschiedenen Herzrhythmusstörungen in der Klinik geprüft.

Patientengut und Methodik

Der Einfluß einer intravenösen Injektion von 1 mg/kg Ro 11-1781 wurde bei insgesamt 37 Patienten mit verschiedenen chronischen Arrhythmien mit Hilfe von Langzeit-EKG-Untersuchungen gemessen. Die Aufzeichnungen der EKGs erfolgten mit der Lown-Trommel; in elf Fällen schloß sich eine Langzeitregistrierung mit Hilfe eines Bandspeicher-EKGs über 24 Std an (Holter-Monitoring). Die Kasuistik umfaßte folgende Patientengruppen: Zehn Patienten mit chronischem Vorhofflimmern und schneller AV-Überleitung (8 Männer, 2 Frauen) mit einem Durchschnittsalter von 49,5 Jahren ($s = 8,9$ Jahre). In fünf Fällen bestand ein Mitralvitium, einmal ein Zustand nach Aortenklappenersatz, einmal ein Zustand nach Myokarditis, dreimal eine koronare Krankheit. 20 Patienten litten an chronischen ventrikulären Extrasystolien, die nach der Lown-Klassifizierung der Gruppe 2 zuzurechnen sind. Hierbei handelt es sich um 13 Männer und sieben Frauen im Alter von 18–54 Jahren, im Durchschnitt 33,5 Jahre ($s = 11,2$ Jahre). Zunächst wurden bei elf dieser Patienten die antiarrhythmischen Wirkungen nach einer intravenösen Injektion überprüft (1 mg/kg i.v.). Zwei dieser elf Patienten wurden anschließend ebenso wie neun weitere Patienten mit einer intravenösen Infusion behandelt. In zehn dieser elf Fälle erfolgte die anschließende Überwachung mit einem Holter-Monitoring. Der elfte Patient zeigte eine beträchtliche Spontanvariabilität seiner Extrasystolen und wurde daher in der Beurteilung der Langzeitergebnisse unter der Infusion nicht berücksichtigt. 7 Patienten mit chronischen Vorhofextrasystolien (4 Männer und 3 Frauen) im Alter von 16–56 Jahren ($\bar{x} = 36,4$, $s = 15,5$ Jahre) erhielten ausschließlich eine intravenöse Injektion von Ro 11-1781 (50 µg/kg/min; 4 Std).

Ergebnisse und Diskussion

Die günstigsten therapeutischen Ergebnisse wurden bei Patienten mit Vorhofflimmern und schneller AV-Überleitungsrate erzielt: In sämtlichen Fällen kam es zu einer Reduktion der Kammerfrequenz, die im Durchschnitt ca. 21% betrug. Die durchschnittliche Ausgangsfrequenz der Kammer von 102/min ($s = 29,8$) ließ sich bereits bei Injektionsende auf 85,6 ($s = 17,8$) vermindern. Die niedrigsten Kammerfrequenzen wurden nach 5 min mit durchschnittlich 79,3 ($s = 17,0$) bzw. 10 min mit einer Frequenz von 80,8 ($s = 22,8$) erzielt. Nach 15 min war die Kammerfrequenz mit 81,2 ($s = 25,6$) und nach 20 min mit 82,2 ($s = 25,9$) sowie nach 30 min mit 83,6 ($s = 22,2$) noch signifikant vermindert. Nach 1 Std betrug die AV-Überleitungsrate 89,2 ($s = 29,2$) und lag damit ebenfalls noch ca. 12% unter dem Ausgangswert. Die quantitative Abnahme der Herzfrequenz zum Zeitpunkt der deutlichsten medikamentösen Beeinflussung nach 5 bzw. 10 min erwies sich als abhängig von der Ausgangsfrequenz (Abb. 1). Diese Ergebnisse weisen auf zuverlässige Verminderung der AV-Überleitungsrate hin, wie sie in der Therapie der Tachyarrhythmie bei Vorhofflimmern insbesondere bei akuten Situationen zu fordern ist. Auf diese Indikationen wurde bereits in einer früheren Publikation hingewiesen (Brisse et al. 1978); inzwischen liegen Bestätigungen auch aus anderen Anwendungsbereichen vor: Intra- und postoperativ ließ sich bei tachykardem Vorhofflimmern, und bei supraventrikulärer paroxysmaler Tachykardie zuverlässig eine Frequenzminderung durch Ro 11-1781 erzielen (Metzler et al. 1979). Es ließ sich in dieser Studie zeigen, daß auch die von uns angewandte Dosis von 1 mg/kg i.v. zur Erreichung dieses therapeutischen Effektes erforderlich ist. Es ist besonders auf die anhaltende Wirkung hinzuweisen, so daß nach 30 min noch eine ausreichende Frequenzminderung in fast allen Fällen vorlag und nach 60 min noch eine im

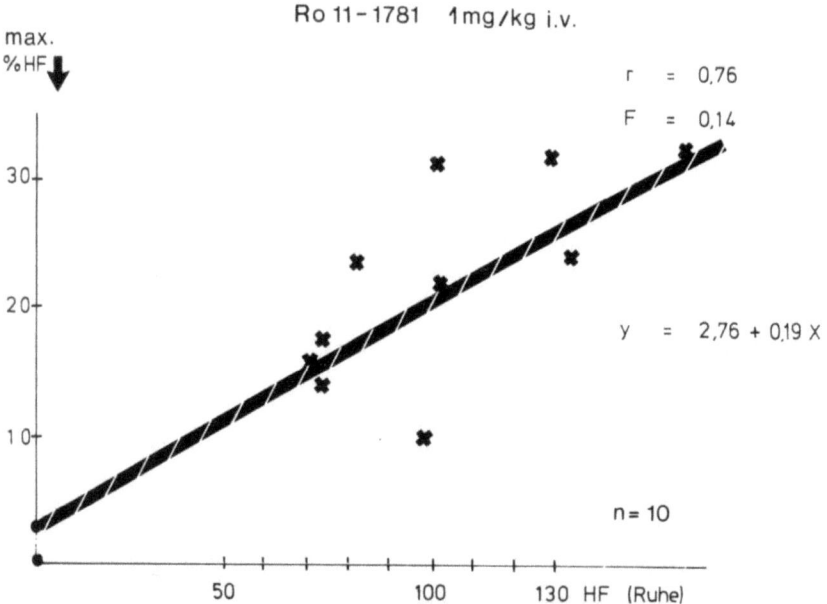

Abb. 1. Patienten mit chronischem Vorhofflimmern: Abhängigkeit der Verminderung der AV-Überleitung von der Ausgangsfrequenz

Einzelfall nachweisbare Frequenzsenkung. Nach Bischoff et al. (1978) läßt sich bei systematischer Untersuchung der elektrokardiographischen und systolischen Zeitintervalle gesunder Patienten zeigen, daß stets eine etwa 10%ige Verlängerung der PQ-Zeit 5 min nach Applikation des Medikamentes zu erwarten ist. Diese Wirkung ist auf eine Verlängerung der AH-Zeit zurückzuführen, während die HV-Zeit konstant bleibt (Gmeiner et al. 1978). Weder die intraatriale noch die intraventrikuläre Erregungsleitung wurden beeinflußt (Bischoff et al. 1978). Bei chronischer ventrikulärer Extrasystolie wurde bei Patienten der Lown-Klassifizierung Gruppe 2 in sechs von elf Fällen eine mehr als 30%ige Reduktion nach einmaliger intravenöser Applikation des Calciumantagonisten erreicht; in drei Fällen betrug die Reduktion der VES-Rate mehr als 50% (Abb. 2). Da es sich um Patienten mit chronischen sehr stabilen ventrikulären Extrasystolien handelte und sämtliche Ektopien kontrolliert ausgezählt wurden, so daß Auswertefehler ausgeschlossen sind, kann die Effektivität mit etwa 50% angegeben werden. Es ist zu berücksichtigen, daß es sich hierbei um Patienten handelt, die bereits mehrere Antiarrhythmika in ausreichender Dosierung über längere Zeit ohne hinreichenden therapeutischen Effekt erhalten hatten, so daß es sich um eine weitgehende Negativauslese handelte mit relativ ungünstiger therapeutischer Voraussetzung. Durch die anschließende Infusion von Ro 11-1781 ließ sich innerhalb der 1. Std in acht von zehn Fällen die Wirkung der intravenösen Injektion stabilisieren, d. h. eine Senkung der ventrikulären Extrasystolierate von mindestens 30% erzielen. In fünf von zehn Fällen betrug die

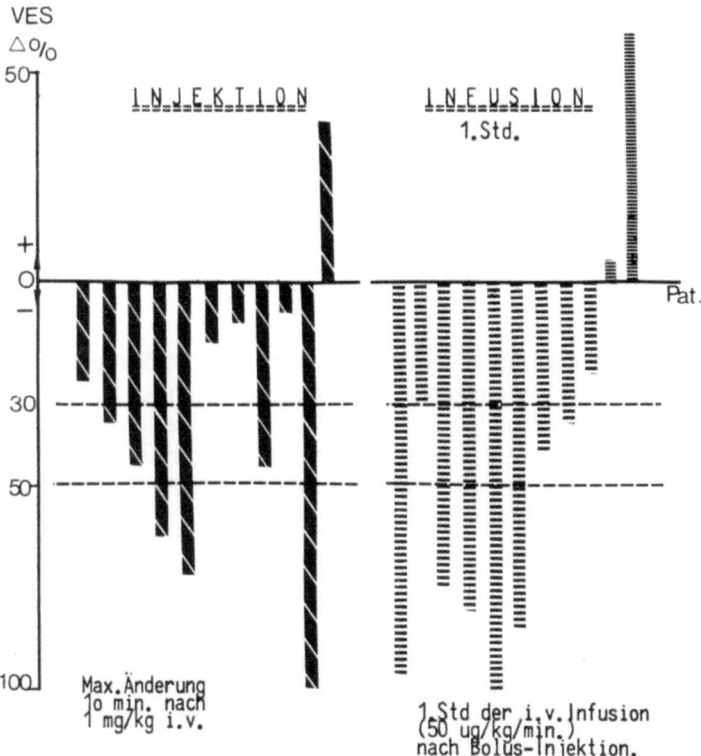

Abb. 2. Prozentuale Änderung der VES-Rate unter dem Einfluß des Calciumantagonisten Ro 11-1781

Verminderung der VES mehr als 70%. Grundsätzlich wurde die intravenöse Infusion nur bei positivem oder zumindest fraglichem Effekt der intravenösen Injektion angewandt, so daß hieraus die relativ günstigere Erfolgsrate im Vergleich zum vorangehenden Kollektiv resultiert. Verlaufskontrollen konnten zeigen, daß diese erzielte Verminderung der Ektopierate in der 1. Std während der 2. und 3. Std unter der Infusion bei 50—60% beibehalten wurde. In der 4. Std war dann bereits wieder eine deutliche Zunahme der VES-Rate zu registrieren. Es ist daher zu überprüfen, ob die gewählte Dosis für eine Langzeittherapie ausreichend hoch war. Grundsätzlich wäre, wie bei jedem wirksamen Antiarrhythmikum, auch eine dosisabhängige Begünstigung von Reentry-Mechanismen denkbar. Eine Steigerung der Dosis in der intravenösen Langzeitapplikation wäre aber auch durch eine hypotensive Wirkung von Ro 11-1781 mindestens bei etwa 30% der Patienten ein limitierender Faktor. Eine Zunahme der VES unabhängig von der Therapie bedingt durch eine Änderung der Spontanvariabilität (Winkle 1978) ist zwar grundsätzlich mitzudiskutieren; da ein zeitlich ähnlicher Verlauf jedoch bei drei Patienten beobachtet wurde, ist diese Deutung nicht so sehr wahrscheinlich. Bei sieben Patienten mit supraventrikulären Extrasystolien wurde nur in drei von sieben Fällen eine passagere Reduktion unter der intravenösen Injektion bzw. innerhalb der ersten 10 min gesehen. Tierexperimentelle Untersuchungen (Frank et al. 1978) weisen darauf hin, daß in der Situation des experimentellen Myokardinfarktes durch Ro 11-1781 eine Reduktion der Ektopierate, nicht des Kammerflimmerns erzielt werden konnte. Inwieweit hier Besonderheiten des Tierexperimentes zu berücksichtigen sind, muß offenbleiben. Entsprechende klinische Untersuchungen liegen bislang nicht vor.

Vergleichende Untersuchungen von Seipel (1979) konnten mit Hilfe elektrophysiologischer Messungen grundsätzlich ähnliche Eigenschaften des Calciumantagonisten Ro 11-1781 sowie Verapamil und D 600 nachweisen. Es ergibt sich somit eine günstige therapeutische Wirkung des neuen Calciumantagonisten bei Rhythmusstörungen infolge schneller AV-Überleitung und ca. 50% der Patienten mit ventrikulärer Extrasystolie unter der intravenösen Anwendung.

Zusammenfassung

Untersuchungen an 37 Patienten mit chronischen Herzrhythmusstörungen haben gezeigt, daß bei intravenöser Anwendung des Calciumantagonisten Ro 11-1781 eine etwa 20%ige jedoch frequenzabhängige Reduktion der AV-Überleitungsrate zu erzielen ist. Eine Reduktion der ventrikulären Extrasystolie wurde in etwa 50% erreicht. Ro 11-1781 zählt somit zu den wenigen bisher bekannten Calciumantagonisten mit antiarrhythmischen Eigenschaften.

Literatur

1. Bender F (1970) Arzneim-Forsch 20: 1310 — 2. Bischoff KO, Hager W, Flohr E, Heredia D (1978) Z Kardiol 67: 268 — 3. Brisse B, Bender F, Gülker H, Niehues H (1978) Z Kardiol 67: 609 — 4. Cocco G, Strozzi C, Chu D (1979) Clin Cardiol 2: 212 — 5. Frank J, Dolder M, Gertsch M, Althaus U, Gurtner HP (1978) Schweiz Med Wochenschr 108: 1740 — 6. Gmeiner R, Ng CK, Gstöttner M, Schwenninger C (1978) Fortschr Klin Pharmako 16: 81 — 7. Metzler H, List WF (1979) Wien Med Wochenschr 15: 432 — 8. Seipel L, Breithardt G (1979) Symposion der Fa. Thiemann — 9. Winkle RA (1978) Circulation 57: 1116

Abendroth, R.-R., Seipel, L., Breithardt, G. (Med. Klinik und Poliklinik, Klinik B, Kardiologie, der Univ. Düsseldorf):
Klinisch-elektrophysiologische Effekte des neuen Antiarrhythmikums R 818 (Flecainid)

In der vorliegenden Untersuchung wurde der Effekt des neuen Antiarrhythmikums Flecainid auf die Sinusknotenautomatie und die intrakardiale Erregungsleitung bei Patienten mit normalem und geschädigtem Reizleitungssystem geprüft.

Die Untersuchungen wurden im Rahmen einer diagnostischen His-Bündel-Elektrographie durchgeführt. Hierbei wurde ein His-Bündel-Elektrogramm sowie ein atriales wie rechtsventrikuläres Elektrogramm simultan mit den Extremitätenableitungen I–III kontinuierlich abgeleitet. Sowohl vor als auch nach Gabe von R 818 wurden die verschiedenen Sinusknotenfunktionsparameter sowie die intrakardialen Leitungs- und Refraktärzeiten bestimmt.

In dem untersuchten Patientenkollektiv ($n = 24$) fanden sich 13 Patienten mit normaler Erregungsleitung und Herzrhythmusstörungen oder Synkopen, ein Patient mit einem Sick-Sinus-Syndrom, acht Patienten mit Störungen der atrioventrikulären oder intraventrikulären Erregungsleitung und zwei Patienten mit einem WPW-Syndrom.

Die Injektion von Flecainid erfolgte langsam intravenös über 5–7 min. Folgende Dosierungen von Flecainid wurden geprüft: bei zwei Patienten 0,5 mg/kg, bei 17 Patienten 1,0 mg/kg und bei fünf Patienten 1,5–2,0 mg/kg i.v. Die Signifikanzberechnung wurde mit dem t-Test für gepaarte Werte durchgeführt.

Die Sinusknotenfunktion und die intrakardiale Erregungsleitung wurde durch Flecainid mit einer Dosis von 0,5 mg/kg i.v. so unwesentlich beeinflußt, so daß keine weiteren Untersuchungen mit dieser Dosierung in einem größeren Patientenkollektiv durchgeführt wurden. Auf die Darstellung der Ergebnisse wird deshalb auch an dieser Stelle verzichtet.

Flecainid beeinflußte weder mit 1,0 noch mit 1,5–2,0 mg/kg i.v. die Sinusknotenfrequenz (A-A), die Sinusknotenerholungszeit (SNRT) oder die korrigierte Sinusknotenerholungszeit (CSNRT; Tabelle 1). Soweit überhaupt Veränderungen vorlagen, waren diese nicht signifikant. Auch bei Patienten mit einem Sick-Sinus-Syndrom und primär verlängerter Sinusknotenerholungszeit betrug die Verlängerung durch R 818 nicht wesentlich mehr als 100 ms.

Die intraatriale Leitung (P-A/HRA-A; Tabelle 2) wurde um 11% bei einer Dosis von 1,0 mg/kg bzw. um 23% bei einer Dosis von 1,5–2,0 mg/kg des Kontrollwertes verlängert. Diese Verlängerung war nicht signifikant. Es ergab sich auch keine gesicherte Beziehung zwischen Verlängerung und injizierter Dosis.

Tabelle 1. Effekt von Flecainid auf die Sinusknotenfunktion

n ms	17			5		
	Kontrolle	Flecainid 1,0 mg/kg	Δ%	Kontrolle	Flecainid 1,5–2,0 mg/kg	Δ%
A-A	784,0 ± 168,4	801,0 ± 177,2	+ 2	910,0 ± 163,6	812,4 ± 159,6	− 11
SNRT	1095,9 ± 190,4	1120,6 ± 236,2	+ 2	1254,0 ± 273,6	1256,0 ± 261,5	± 0
CSNRT	311,9 ± 97,8	322,6 ± 121,5	+ 3	344,0 ± 210,0	443,6 ± 212,8	± 29

Die Leitungszeit im AV-Knoten (Tabelle 2) wurde im Mittel um 16% des Kontrollwertes bei einer Flecainiddosis von 1,0 mg/kg verlängert. Diese Veränderung war hochsignifikant ($p < 0{,}005$). Bei einer Dosis von 1,5–2,0 mg/kg R 818 verlängerte sich die A-H-Zeit um 11%, diese Zunahme ist jedoch nicht signifikant, was vielleicht durch das kleine Patientenkollektiv zu erklären ist. Die Verlängerung der A-H-Zeit war unter hochfrequenter Vorhofstimulation ausgeprägter als bei Spontanrhythmus, was für eine zusätzliche Verlängerung der Refraktärzeit im AV-Knoten spricht. Es ließ sich keine gesicherte Abhängigkeit zwischen Dosis und Effekt auf die A-H-Zeit ableiten. Blockierungen im AV-Knoten bei Spontanrhythmus wurden bei keiner Dosierung beobachtet.

Die intraventrikuläre Erregungsleitung (Tabelle 2) wurde bei einer Dosis von 1,0 mg/kg um 16% signifikant ($p < 0{,}005$) verlängert. Es zeigt sich eine deutliche Abhängigkeit des Effektes von der Dosierung. Bei 1,5–2,0 mg/kg betrug die Verlängerung 47% ($p < 0{,}005$). Auch hier bestand eine gewisse Abhängigkeit von der Stimulationsfrequenz, was für eine zusätzliche Beeinflussung der Refraktärzeit im His-Purkinje-System spricht. Bei einem Patienten mit geschädigtem His-Purkinje-System trat nach R 818 eine periphere Blockierung im Hisschen Bündel unter hochfrequenter Stimulation auf. Bei Sinusrhythmus lag weiterhin eine 1:1 Überleitung vor. Alle Patienten mit intermittierendem Linksschenkelblock zeigten nach Gabe von R 818 einen konstanten Schenkelblock.

Die QRS-Komplexe verbreiterten sich bei einer Dosis von 1,0 mg/kg um 12%, dieses Verhalten war signifikant ($p < 0{,}005$). Die Verbreiterung des QRS-Komplexes unter einer Dosis von 1,5–2,0 mg/kg um 25% ist wiederum bedingt durch das kleine Patientengut nicht signifikant.

Mit einer Dosis von 1,0 mg/kg Flecainid wurde die effektive Refraktärperiode des Vorhofs von $206{,}3 \pm 17{,}7$ auf $210{,}8 \pm 18{,}0$ ms, die funktionelle Refraktärperiode des AV-Knotens von $396{,}0 \pm 43{,}6$ auf $427{,}8 \pm 27{,}4$ ms, die effektive Refraktärperiode des AV-Knotens von $278{,}3 \pm 37{,}6$ auf $320{,}0 \pm 43{,}8$ ms und die effektive Refraktärperiode des Ventrikels von $218{,}8 \pm 3{,}3$ auf $230{,}0 \pm 14{,}2$ ms verlängert. Die Verlängerung der funktionellen Refraktärperiode im AV-Knoten sowie die im Bereich des Ventrikels waren signifikant ($p < 0{,}005$).

Bei einem Patienten mit WPW-Syndrom hatte R 818 keinen Effekt. Bei einem anderen Patienten wurde die Leitung im akzessorischen Bündel antegrad blockiert, so daß sich die QRS-Komplexe normalisierten und die Deltawelle verschwand. Allerdings wurde die retrograde Leitung über das akzessorische Bündel nicht

Tabelle 2. Effekt von Flecainid auf die intrakardiale Erregungsleitung

n ms	17			5		
	Kontrolle	Flecainid 1,0 mg/kg	Δ%	Kontrolle	Flecainid 1,5–2,0 mg/kg	Δ%
P-A/ HRA-A	$25{,}4 \pm 8{,}1$	$28{,}2 \pm 7{,}7$	+11	$22{,}8 \pm 6{,}9$	$28{,}0 \pm 9{,}1$	+23
A-H	$88{,}8 \pm 11{,}1$	$102{,}7 \pm 16{,}3$	+16	$108{,}0 \pm 94{,}0$	$119{,}6 \pm 80{,}4$	+11
H-V	$50{,}8 \pm 12{,}9$	$59{,}1 \pm 15{,}0$	+16	$48{,}0 \pm 10{,}9$	$70{,}6 \pm 17{,}2$	+47
QRS	$104{,}8 \pm 28{,}6$	$117{,}8 \pm 37{,}0$	+12	$80{,}0 \pm 10{,}0$	$100{,}0 \pm 20{,}0$	+25

beeinflußt, so daß auch nach R 818 noch Tachykardien durch einen Reentry ausgelöst werden konnten.

Zusammenfassend bleibt festzuhalten, daß Flecainid keinen wesentlichen Einfluß auf die Sinusknotenautomatie, auch nicht bei den bisher getesteten Fällen mit Sinusknotensyndrom, hat. Die intraventrikuläre Erregungsleitung wird in allen Kompartimenten des Reizleitungssystems verlängert. Als kritisch in Hinblick auf mögliche Nebenwirkungen ist hierbei die Verlängerung der intraventrikulären Erregungsleitung anzusehen, die besonders bei höherer Dosierung über 1 mg/kg deutlich ausgeprägt ist und unter Umständen bei entsprechender Vorschädigung zu einem AV-Block im Bereich des His-Purkinje-Systems oder zur Induktion von Rhythmusstörungen führen kann. Bei Patienten mit entsprechender Vorschädigung (z. B. Schenkelblock) sollten keine höheren Dosen als 1,0 mg/kg Flecainid verabreicht werden und dies auch nur unter kontrollierten Bedingungen. Hinsichtlich des antiarrhythmischen Effektes von Flecainid kann nach vorliegender Untersuchung keine Aussage gemacht werden. Dieser bleibt mit anderen Methoden zu testen.

Rosenberger, W., Steinbeck, G., Lüderitz, B. (Med. Klinik I der Univ. München, Klinikum Großhadern):
Die Bedeutung der Vorhofstimulation für die Indikation zur Schrittmachertherapie beim Sinusknotensyndrom

1. Einleitung

Die programmierte Vorhofstimulation hat in der Diagnostik von Sinusknotenfunktionsstörungen weite klinische Verbreitung erfahren. Mit Hilfe dieser invasiven Untersuchungsmethode lassen sich elektrophysiologische Daten gewinnen, die eine genauere Beurteilung von Sinusknotenautomatie und sinuatrialer Leitung erlauben. So gibt die Sinusknotenerholungszeit (*Skez*) nach schneller atrialer Stimulation Aufschluß über die Sinusknotengeneratorfunktion [8, 12, 13], die Kalkulation der sinuatrialen Leitungszeit (*Salz*) mittels atrialer Einzelstimulation [15, 16, 20] ermöglicht eine qualitative und quantitative Beurteilung der Erregungsleitung über das sinuatriale Grenzgebiet. Die praktische Bedeutung dieser elektrophysiologischen Befunde für die Indikationsstellung zur Schrittmacherimplantation ist nicht ausreichend geklärt. 70 konsekutive Patienten mit klinischen und elektrokardiographischen Zeichen eines Sinusknotensyndroms wurden unterteilt in eine Gruppe A, die konservativ behandelt wurde, und in eine Gruppe B, die einer Schrittmachertherapie zugeführt werden mußte. Alle Patienten wurden einer diagnostischen Vorhofstimulation unterzogen, so daß eine Korrelation zwischen Ausmaß der Sinusknotenerkrankung und elektrophysiologischen Parametern möglich wurde.

2. Patienten und Methodik

Vor der Durchführung der intrakardialen Ableitungen wurden die Patienten eingehend anamnestiziert, körperlich untersucht, Röntgenaufnahmen des Thorax p.a. und seitlich sowie Laboruntersuchungen vorgenommen. Des weiteren wurden durchgeführt Ruhe-EKG, 24-Std-EKG, Carotisdruckversuch, Atropintest und in einigen Fällen ein Belastungs-EKG. Folgende EKG-Befunde wurden als Indikatoren einer Sinusknotendysfunktion angesehen: Eine mittlere Sinusknotenfrequenz von weniger als 60/min, sinuatriale Blockierungen, Sinusknotenstillstand z. T. einhergehend mit supraventrikulärer Tachykardie und intermittierendem Vorhofflimmern/-flattern. An klinischen Symptomen wurden Synkope, Schwindel, Herzinsuffizienz, Angina pectoris und Palpitationen als möglicher Hinweis auf eine gestörte Sinusknotenfunktion gewertet. Die Vorhofstimulation wurde bei 70 Patienten mit klinischen und elektrokardiographischen Hinweisen auf ein Sinusknotensyndrom und bei 21 Kontrollpersonen im Rahmen diagnostischer Herzkatheteruntersuchungen vorgenommen. Eine schriftliche Einverständniserklärung lag in allen Fällen vor. Die Sinusknotenerholungszeit (*Skez*) wurde mittels schneller atrialer Stimulation bestimmt. Zur Kalkulation der sinuatrialen Leitungszeit (*Salz*) wurde die atriale Einzelstimulation nach der von Strauss et al. 1973 angegebenen Methode durchgeführt. Folgende Meßgrößen wurden bestimmt: 1. Zeitintervall zwischen zwei spontanen Vorhoferregungen: a_1-a_1; 2. präextrasystolisches Intervall a_1-a_2 (Abstand zwischen der spontanen Vorhofaktion und der durch den Stimulus hervorgerufenen atrialen Zusatzerregung); 3. postextrasystolisches Intervall: a_2-a_3 (Intervall zwischen der atrialen Zusatzerregung und der nächsten spontanen Vorhofaktion); 4. der dem postextrasystolischen Intervall folgende Zyklus: a_3-a_4. Die Länge des postextrasystolischen Intervalls a_2-a_3 wird als Funktion des präextrasystolischen Intervalls graphisch dargestellt. Am Übergang von kompensatorischen a_2-a_3 Intervallen zu nicht kompensatorischen setzt sich das postextrasystolische Intervall theoretisch aus dem Sinusgrundzyklus sowie der Summe aus retrograder und antegrader sinuatrialer Leitungszeit zusammen. Die Hälfte der Differenz aus postextrasystolischem Intervall und Vorhofzyklus ergibt somit rechnerisch die einfache sinuatriale Leitungszeit [16]. Die statistische Analyse der Meßwerte erfolgte mit dem Test von Kuskal und Wallis [14] und anschließender Kontrastierung nach Dunn [6]. Die Häufigkeitsunterschiede bei den klinischen Symptomen und EKG-Befunden wurden mit dem 4-Felder Test auf ihre Signifikanz geprüft.

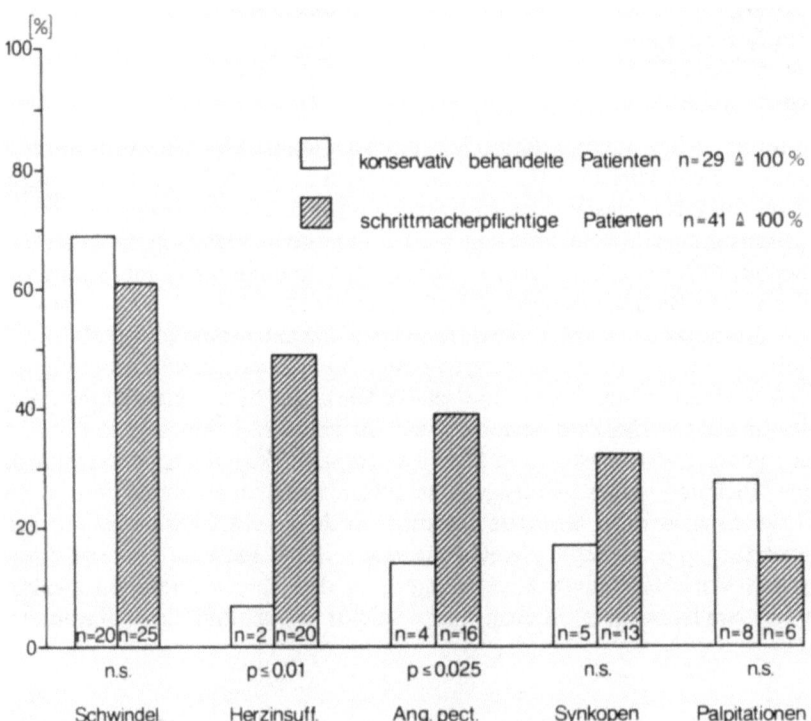

Abb. 1. Gegenüberstellung der relativen Häufigkeit von klinischen Symptomen bei 29 konservativ behandelten Patienten (Gruppe A) und 41 schrittmacherpflichtigen Patienten (Gruppe B). Die statistische Prüfung der Häufigkeitsunterschiede erfolgte mit dem 4-Felder-Test

3. Ergebnisse

Das Patientengut wurde nach dem klinischen Schweregrad in zwei Gruppen aufgeteilt. Gruppe A: 29 Sinusknotenkranke, die konservativ behandelt werden konnten; Gruppe B: 41 Sinusknotenkranke, die einer Schrittmachertherapie zugeführt werden mußten.

3.1 Klinische Symptome

69 der 70 Patienten mit Sinusknotensyndrom zeigten klinische Symptome, die für dieses Krankheitsbild charakteristisch sind. Der prozentuale Anteil an Patienten mit Schwindel, dem am häufigsten geklagten Symptom, war in Gruppe A mit 69% und in Gruppe B mit 61% etwa gleich. Palpitationen wurden bei den konservativ behandelten, Synkopen bei den schrittmacherpflichtigen Patienten in einem höheren Prozentsatz beobachtet. Die Symptome Herzinsuffizienz und Angina pectoris fanden sich mit signifikant höherer relativer Häufigkeit in Gruppe B (Abb. 1).

3.2 Abnorme EKG-Befunde

Bei 66 von 70 Sinusknotenkranken konnten pathologische Elektrokardiogramme registriert werden. Bei 83% der schrittmacherbedürftigen Patienten fand sich eine Sinusbradykardie, wohingegen bei den konservativ behandelten Patienten eine mittlere Sinusknotenfrequenz unter 60/min nur in 48% auftrat. Insgesamt war bei den 70 Patienten mit Sinusknotensyndrom die Sinusknotenfrequenz mit 59 ± 11/min deutlich ($p < 0,01$) niedriger als die der Kontrollgruppe mit 72 ± 13/min. Die mittlere Sinusknotenfrequenz war in Gruppe A mit 63 ± 11/min signifikant niedriger im Vergleich zur Kontrollgruppe C. Konservativ behandelbare und schrittmacherbedürftige Patienten zeigten keinen statistisch signifikanten Unterschied bezüglich dieses Parameters (Abb. 2 oben). Nur geringe Unterschiede bestanden zwischen Gruppe A und B bezüglich der Inzidenz von SA-Block, Vorhoftachykardie und Vorhofflattern/-flimmern. Eine Sinusbradykardie fand sich signifikant ($p < 0,01$) häufiger bei den schrittmacherpflichtigen Patienten. Ein Sinusknotenstillstand wurde lediglich bei einem Patienten der Gruppe A beobachtet. Demgegenüber zeigten neun Patienten der Gruppe B diese Rhythmusstörung ($p < 0,05$). Die Sinusknotendysfunktion war in 26 Fällen mit AV-Überleitungsstörungen vergesellschaftet, von denen acht der Gruppe A und 18 der Gruppe B angehörten.

3.3 Elektrophysiologische Befunde

Bei 21 Patienten ohne klinische oder elektrokardiographische Hinweise auf eine gestörte Sinusknotenfunktion wurde eine max. *Skez* zwischen 780 ms und 1440 ms gemessen, der Mittelwert lag bei 1167 ± 206 ms ($\pm$ SD). Die Kalkulation der *Salz* erbrachte im Kontrollkollektiv Einzelwerte zwischen 45 ms und 96 ms und eine mittlere *Salz* von 67 ± 16 ms ($\pm$ SD). Die max. *Skez* der Sinusknotenkranken war mit 2538 ± 2431 ms ($\pm$ SD) signifikant ($p < 0,01$) länger im Vergleich zur Kontrollgruppe, wobei die Einzelwerte in 38 Fällen größer als der Mittelwert der Kontrollgruppe $+ 2$ SD waren. Die für Patienten mit Sinusknotensyndrom errechnete *Salz* war mit 123 ± 43 ms ebenfalls signifikant ($p < 0,01$) länger als die der

Kontrollgruppe C. Bei insgesamt 37 Patienten war dieser Wert über den Mittelwert der Kontrolle + 2 SD hinaus verlängert. Die elektrophysiologischen Daten der konservativ behandelten (Gruppe A) und schrittmacherbedürftigen Patienten wurden mit denen des Kontrollkollektivs und untereinander verglichen (Abb. 2 Mitte und unten). Die max. *Skez* der Gruppe A war deutlich ($p < 0,01$) gegenüber dem Kontrollkollektiv verlängert. Zusätzlich fand sich eine signifikant ($p < 0,01$) längere max. *Skez* für die Patienten mit der ausgeprägteren, schrittmacherbedürftigen Form von Sinusknotensyndrom (Gruppe B) im Vergleich zu Gruppe A. Ein anderes Verhalten boten die Werte für die *Salz*. So ließ sich zwar ein signifikanter

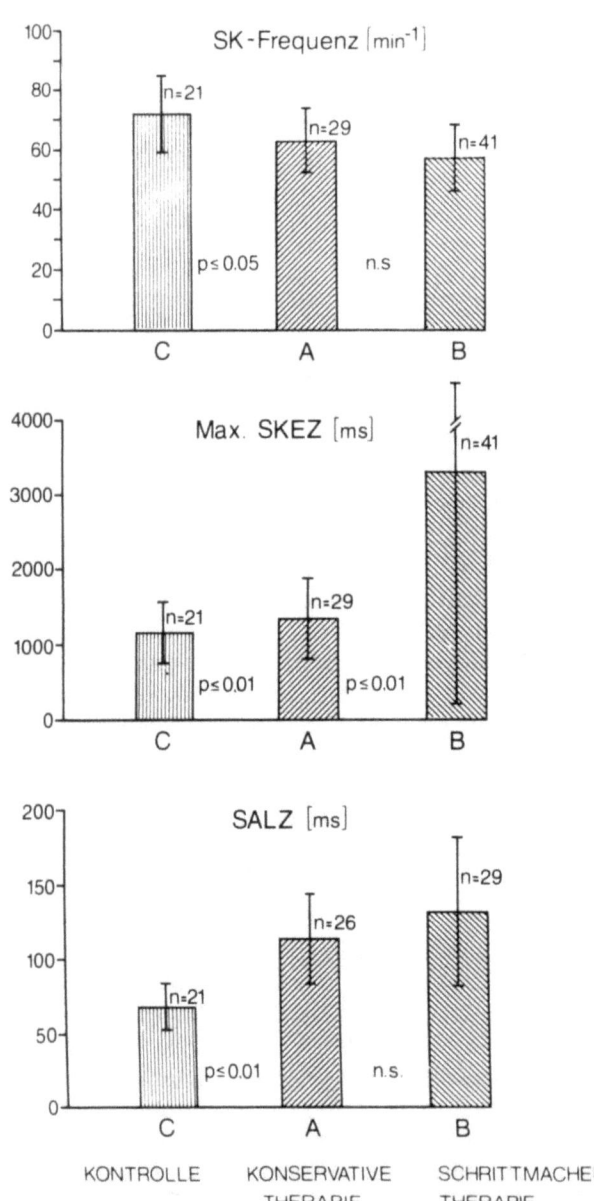

Abb. 2. Spontane Sinusknotenfrequenz (*oben*), maximale Sinusknotenerholungszeit (*Mitte*) und sinuatriale Leitungszeit (*unten*) bei einem Kontrollkollektiv von 21 Patienten (C), 29 konservativ behandelten (A) sowie 41 schrittmacherpflichtigen Patienten mit Sinusknotensyndrom. Die statistischen Angaben beziehen sich auf den Vergleich der Kollektive rechts und links von den jeweils angegebenen Irrtumswahrscheinlichkeiten

($p < 0{,}01$) Unterschied zwischen Gruppe C und Gruppe A statistisch sichern, nicht jedoch zwischen Gruppe A und Gruppe B.

4. Diskussion

Die in dieser Untersuchung angegebenen Werte für die max. *Skez* bei Normalpersonen und Patienten mit Sinusknotensyndrom korrelieren gut mit den von anderen Arbeitsgruppen gemessenen [3, 8, 9]. Für die *Salz* wurden jedoch von Seipel et al. (1974) [15] und Dhingra et al. (1977) [5] längere Normalwerte veröffentlicht. Diese Diskrepanz erklärt sich aus der von unserer Methode abweichenden Bestimmung eines mittleren nicht kompensatorischen Vorhofintervalles, das länger ist als das von uns zur Berechnung der *Salz* herangezogene Intervall a_2-a_3 am Übergang von der kompensatorischen zur nicht kompensatorischen Pause. Ursächlich kommt für die a_2-a_3-Intervallverlängerung mit Zunahme der Vorzeitigkeit der Stimulation eine Zunahme der retrograden sinuatrialen Leitungszeit [1, 19] und eine Depression des Schrittmachers durch den Extrareiz [2, 18] in Betracht. Unsere Methode nimmt als Ausgangspunkt zur *Salz*-Bestimmung den Übergang von der kompensatorischen zur nicht kompensatorischen Pause. Es konnte jedoch von Miller et al. (1974) [11] in tierexperimentellen Untersuchungen gezeigt werden, daß am Übergang von kompensatorischen zu nicht kompensatorischen a_2-a_3-Intervallen das Schrittmacherzentrum von der retrograden Vorhoferregung nicht erreicht wird. Statt dessen kennzeichnet der Übergang die Depolarisation latenter Schrittmacherzellen [19], die das Schrittmacherzentrum elektrotonisch beeinflussen. Läßt sich demnach die *Salz* beim Menschen auch nur näherungsweise bestimmen und sind die Normalwerte je nach Auswertmethode auch verschieden, so wird dennoch mit der vorzeitigen atrialen Stimulation erstmals die qualitative Beurteilung der sinuatrialen Leitung beim Menschen möglich. Weitgehende Übereinstimmung besteht zwischen den hier berichteten Werten für die *Salz* bei Patienten mit Sinusknotensyndrom und den in der Literatur für Sinusknotenkranke angegebenen Werten [3, 4, 7, 10]. Die Patienten mit der ausgeprägten, schrittmacherbedürftigen Form des Sinusknotensyndroms (Gruppe B) zeigten die Symptome Herzinsuffizienz und Angina pectoris signifikant häufiger als die Patienten der Gruppe A. Die Gruppe B wies ebenfalls häufiger eine Sinusbradykardie ($p < 0{,}01$) und einen Sinusknotenstillstand ($p < 0{,}05$) auf als die konservativ behandelbaren Patienten. Bezüglich der max. *Skez* ließ sich ein statistisch signifikanter Unterschied zwischen schrittmacherpflichtiger und konservativ behandelbarer Form des Sinusknotensyndroms sichern. Die Verlängerung der max. *Skez* korreliert gut mit dem klinischen Schweregrad der Sinusknotendysfunktion. Anhand dieses Parameters gelingt nicht nur eine Diskriminierung zwischen Normalkollektiv und Sinusknotenkranken, sondern auch die zusätzliche Differenzierung zwischen ausgeprägter und leichterer Form des Sinusknotensyndroms. Während mit der Berechnung der *Salz* auch eine Unterscheidung zwischen normaler und pathologischer Sinusknotenfunktion gelingt, liefert sie für die Beurteilung des Schweregrades der Sinusknotendysfunktion keine zusätzlichen Informationen. Durch Erregungsleitungsstörungen in der sinuatrialen Grenzregion kann es jedoch während schneller atrialer Stimulation zu einer Herabsetzung der Depolarisationsrate des Sinusknotens und damit zu einer fälschlich zu niedrigen Erholungszeit kommen. Deshalb empfiehlt sich in unklaren Fällen die Bestimmung sowohl von *Skez* als auch *Salz*.

Die Indikation zur Schrittmacherimplantation wird weitgehend bestimmt von der individuellen Ausprägung klinischer Symptome und dem gleichzeitigen Vorhandensein pathologischer Elektrokardiogramme und elektrophysiologischer Parameter. Insbesondere die max. *Skez* kann, falls klinische Symptomatik und EKG-Befund nicht eindeutig sind, für die Indikationstellung zur Schrittmacherimplantation herangezogen werden.

5. *Zusammenfassung*

Durch retrospektive Korrelation von klinischen Symptomen und EKG-Befunden mit den elektrophysiologischen Daten von 70 Patienten mit Sinusknotensnydrom wurde die Bedeutung der Vorhofstimulation für die Indikation zur Schrittmacherimplantation zu klären versucht. Die schrittmacherpflichtigen Sinusknotenkranken (Gruppe B) zeigten neben den klinischen Symptomen Herzinsuffizienz und Angina pectoris signifikant häufiger Sinusbradykardie und Sinusknotenstillstand im Vergleich zu den konservativ behandelten Patienten (Gruppe A). Während durch die Bestimmung der Sinuatrialen Leitungszeit eine Unterscheidung zwischen normaler und pathologischer Sinusknotenfunktion möglich war, gelang anhand der max. Sinusknotenerholungszeit nicht nur die Diskriminierung zwischen Normalkollektiv (21 Patienten) und Sinusknotenkranken sondern auch die zusätzliche Differenzierung zwischen schrittmacherpflichtiger und konservativ behandelbarer Form des Sinusknotensyndroms. Deshalb sollte die Sinusknotenerholungszeit, falls Klinik und EKG-Befund nicht eindeutig sind, für die Indikationsstellung zur Schrittmacherimplantation herangezogen werden.

Literatur

1. Bonke FIM, Bouman LN, van Rijn HE (1969) Change of cardiac rhythm in the rabbit after an atrial premature beat. Circ Res 24: 533 – 2. Breithardt G, Seipel L (1976) The effect of premature atrial depolarisation on sinus node automaticity in man. Circulation 56: 920 – 3. Breithardt G, Seipel L, Loogen F (1977) Sinus node recovery time and calculated sinoatrial conduction time in normal subjects and patients with sinus node dysfunction. Circulation 56: 43 – 4. Crook B, Kitson D, McComish M, Jewitt D (1977) Indirect measurement of sinoatrial conduction time in patients with sinoatrial disease and in controls. Br Heart J 39: 771 – 5. Dhingra RC, Amat-Y-Leon F, Wyndham C, Deedwania PC, Wu D, Denes P, Rosen KM (1977) Clinical significance of prolonged sinoatrial conduction time. Circulation 55: 8 – 6. Lienert GA (1973) Verteilungsfreie Methoden in der Biostatistik, Bd. 1. Hain/KNO-Verlag, Kronberg, S 308 – 7. Lüderitz B, Steinbeck G, Naumann d'Alnoncourt C, Rosenberger W (1978) Relevance of diagnostic atrial stimulation for pacemaker treatment in sinoatrial disease. In: Bonke FIM (ed) The sinus node, structure, function and clinical relevance. Martinus Nijhoff, The Hague – 8. Mandel WJ, Hayakawa H, Danzig R, Marcus HS (1971) Evaluation of sinoatrial node function in man by overdrive suppression. Circulation 44: 59 – 9. Mandel WJ, Hayakawa H, Allen HN, Danzig R, Kermaier AJ (1972) Assessment of sinus node function in patients with the sick sinus syndrome. Circulation 46: 761 – 10. Masini G, Dianda R, Graziina A (1975) Analysis of sinoatrial conduction in man using premature atrial stimulation. Cardiovasc Res 9: 498 – 11. Miller HC, Strauss HC (1974) Measurement of sinoatrial conduction time by premature atrial stimulation in the rabbit. Circ Res 35: 935 – 12. Narula OS, Samet P, Javier RP (1972) Significance of sinus node recovery time. Circulation 45: 140 – 13. Rosen KM, Loeb HS, Sinno MZ, Rahimtoola SH, Gunnar RM (1971) Cardiac conduction in patients with symptomatic sinus node disease. Circulation 43: 836 – 14. Sachs L (1974) Angewandte Statistik. Springer, Berlin Heidelberg New York, S 238 – 15. Seipel L, Breithardt A, Both A, Loogen F (1974) Messung der sinuatrialen Leitungszeit mittels vorzeitiger Vorhofstimulation beim Menschen. Dtsch Med Wochenschr 99: 1895 – 16. Steinbeck G, Körber H-J, Lüderitz B (1974) Die Bestimmung der sinuatrialen Leitungszeit beim Menschen durch gekoppelte atriale Einzelstimulation. Klin Wochenschr 52: 1151 – 17. Steinbeck G, Jacob F, Lüderitz B (1976) Analysis of sinus node response to premature atrial stimulation in the isolated rabbit heart. V. Internat.

Symposium on Cardiac Pacing. Excerpta Medica, Amsterdam — 18. Steinbeck G, Lüderitz B (1977) Sinoatrial pacemaker shift following atrial stimulation in man. Circulation 56: 402 — 19. Steinbeck G, Allessie MA, Bonke FIM, Lammers WJEP (1978) Sinus node response to premature atrial stimulation in the rabbit studied with multiple microelectrode impalements. Circ Res 43: 695 — 20. Strauss HC, Saroff AL, Bigger JT, Jr, Giardina EGV (1973) Premature atrial stimulation as a key to the understanding of sinoatrial conduction in man. Circulation 47: 88

Naumann d'Alnoncourt, C., Lüderitz, B. (Med. Klinik I der Univ. München, Klinikum Großhadern):
Diagnostische und therapeutische Elektrostimulation mit implantierten antitachykarden Herzschrittmachern

Die Unterbrechung hochfrequenter Herzrhythmusstörungen mit Elektrostimulationsmethoden beruht auf unterschiedlichen Mechanismen. Als Ursache der

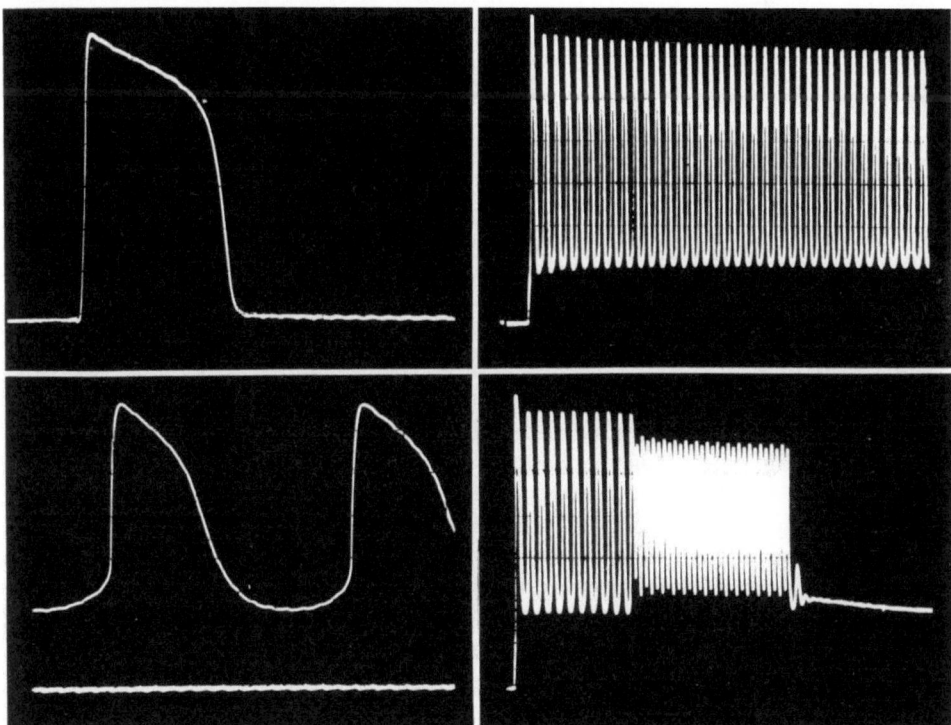

Abb. 1. „Overdrive suppression" von abnormer Automatie im Ventrikelmyokard. *Oben links:* Aktionspotential einer ventrikulären Muskelfaser. *Unten links:* Induktion automatischer Reizbildung durch depolarisierenden Gleichstrom. *Oben rechts:* Automatische Reizbildung hält an, solange der depolarisierende Gleichstrom fließt (> 10 s). *Unten rechts:* 3 s nach Einschalten des depolarisierenden Gleichstroms beginnt ein „overdrive pacing" mit einer Frequenz von 450/min (bipolare Stimulation, Impulsdauer 1 ms, 1,5fache Schwellenreizstromstärke). Es resultiert „Overdrive suppression" trotz fortbestehender Wirkung des depolarisierenden Gleichstroms. Ableitungen vom isolierten Papillarmuskel des Meerschweinchenherzens. Alle Ableitungen von der gleichen Faser. Eichung: vertikal 40 mV, horizontal links 100 ms, rechts 2 s

„overdrive suppression" in Strukturen mit automatischer Reizbildung wird ein elektrogener Natriumefflux diskutiert, der durch Hyperpolarisation der Zellmembran die spontane diastolische Depolarisation verzögert [7]. Auch pathologische Reizbildung, wie abnorme Automatie im Ventrikelmyokard, wird durch „overdrive pacing" supprimiert (Abb. 1). Das Prinzip der Tachykardieunterbrechung mit Einzelimpulsen (kompetitive Stimulation), besteht in der vorzeitigen Depolarisation des Myokards, so daß eine pathologische Erregungswelle einer Tachykardie auf refraktäres Gewebe trifft und blockiert wird [8]. Atriale Hochfrequenzstimulation wird zur Konversion von Vorhofflattern in Vorhofflimmern angewandt, das häufig spontan in einen normofrequenten Rhythmus revertiert [1, 2]. Die Initiierung des Flimmerns beruht auf zunehmender Fraktionierung der Erregungsausbreitung durch wiederholte Stimulation während der relativen Refraktärperiode. Vom Stimulationsort verläuft die Erregungswelle nicht gleichmäßig zentrifugal in alle Richtungen, sondern nach jedem wirksamen Stimulus in eine andere Vorzugsrichtung, da in der relativen Refraktärperiode in einigen Richtungen noch Refraktärität herrschen kann obschon in anderen Richtungen die Repolarisation abgeschlossen ist. Gleichzeitig wird das Verhältnis von depolarisiertem zu repolarisiertem Myokard zunehmend größer, bis die multiplen Erregungsfronten kein erregbares Gewebe mehr antreffen und das Flimmern sistiert [vgl. 6].

Therapeutische Elektrostimulation

Bei 9 Patienten mit medikamentös therapierefraktären supraventrikulären und ventrikulären Tachyarrhythmien wurden von uns antitachykarde Schrittmacher implantiert, die individuell an die jeweilige Rhythmusstörung adaptiert waren [4, 5]. Während der vorangegangenen diagnostischen Stimulation waren bei spontanem Auftreten oder nach Auslösung der Rhythmusstörung der effektive Stimulationsmodus, der optimale Stimulationsort, die wirksame Stimulationsfrequenz sowie die Art der Steuerung der Impulsabgabe und die Dauer der Impulsabgabe bestimmt worden. Atriale Hochfrequenzstimulation wurde bei supraventrikulärer Tachykardie und bei tachysystolischem Vorhofflattern eingesetzt. Bei zwei Patienten erfolgte die Impulsauslösung patientengesteuert durch Auflegen eines Magneten. Der Magnet betätigt einen Magnetschalter (reed relay) im implantierten Schrittmacher und aktiviert den Stimulationskreis. Bei zwei anderen Patienten mit supraventrikulären Tachykardien setzte die Impulsauslösung automatisch EKG-gesteuert ein. Bei der EKG-Steuerung überwacht der Schrittmacher über den Elektrodenkatheter ständig den Abstand aufeinanderfolgender EKG-Signale und löst bei Unterschreiten einer kritischen Zykluslänge und Überschreiten einer kritischen Anzahl aufeinander folgender kurzer Intervalle die vorprogrammierte Impulsfolge aus. Nach Beendigung der Stimulation beginnt erneut, nach einer vorgegebenen Latenz, die Überwachung der Herzzyklen. Bei den vier Patienten lag die wirksame Stimulationsdauer bei 1—6 s, die Stimulationsfrequenz zwischen 400 und 1016/min.

Bei fünf Patienten mit supraventrikulären und ventrikulären Tachykardien wurde ein Aggregat zur kompetitiven Stimulation implantiert, einmal als patientengesteuerte Ausführung, wobei die Aktivierung des Schrittmachers bei Bedarf über einen Magnetschalter erfolgte und viermal als festfrequente Dauerstimulatoren. Die Stimulationsfrequenzen lagen zwischen 70 und 90/min. In einem Fall von paroxysmalem Vorhofflattern wurde ein extern steuerbarer Universalstimulator implantiert. Bei der von uns beschriebenen fremdgesteuerten Stimulation [3] wird der implantierte Schrittmacher mittels Steuerimpulsen von einem externen Schrittmacher über Brustwandelelektroden getriggert. Der Vorteil dieser Steuerung liegt in der beliebig wählbaren Stimulationsart, es können Hochfrequenzstimulation, kompetitive Stimulation oder Overdrive Stimulation durchgeführt werden, selbst spezielle Stimulationsmodi wie frequenzbezogene Stimulation oder Stimulation mit Mehrfachimpulsen mit wählbarem Kopplungsintervall sind möglich.

Bei allen 9 Patienten war nach Implantation des antitachykarden Schrittmachers eine signifikante klinische Besserung der Arrhythmien mit Reduktion der Anfallsdauer und/oder Anfallshäufigkeit zu erreichen. Bei Patienten mit EKG-gesteuerten Aggregaten oder kompetitiv stimulierenden Schrittmachern wurde die Dauer der Tachykardie auf wenige Sekunden reduziert. Bei Patienten mit fremdgesteuerten und patientengesteuerten Schrittmachern dauerte die Tachykardie naturgemäß bis zur Durchführung der Stimulation an. Bei Patienten mit antitachykarden Schrittmachern und zusätzlicher Basisstimulation mit einer Frequenz, die 10–20% über der Ruheeigenfrequenz lag, wurde auch die Häufigkeit der Tachykardienanfälle reduziert.

Diagnostische Elektrostimulation

In vielen Fällen tachykarder Rhythmusstörungen erweist sich erst die kombinierte Anwendung von Elektrostimulation und medikamentöser Behandlung als therapeutisch wirksam. Zur Kontrolle und Optimierung einer kombinierten Therapie ist die diagnostische Elektrostimulation ein wertvolles Mittel, da sie die Objektivierung der elektrophysiologischen Wirkung eines Antiarrhythmikums erlaubt. Es liegt daher nahe, zu prüfen, inwieweit die bereits implantierten Aggregate für die diagnostische Elektrostimulation eingesetzt werden können. Die Bedeutung dieser Möglichkeit wird an Hand einer Fallbeschreibung diskutiert.

W. W., männl., 65 Jahre: Seit 5 Jahren Tachysystolie bei paroxysmalem Vorhofflattern. Koronare Herzkrankheit. Tachykardie mehrmals täglich mit Stenokardie und Schwindel. Globale Herzinsuffizienz mit Ruhedyspnoe und prätibialen Ödemen. Vorhoffrequenz um 280/min, Kammerfrequenz bis 190/min. Implantation eines extern steuerbaren Stimulators mit Sondenlage im rechten Vorhof. In seiner Grundfunktion arbeitet der Schrittmacher als positiv getriggerter (synchroner) „stand by"-Schrittmacher, der erst nach Absinken der Herzfrequenz unter die Schrittmachergrundfrequenz (70/min) wirksam den Vorhof stimuliert. Durch Magnetumschaltung kann der Schrittmacher durch elektrische Impulse (Brustwandelektroden) im Frequenzbereich zwischen 70 und 400/min gesteuert werden und folgt somit jedem Stimulationsmodus den ein externer Universalstimulator vorgibt. Zur Unterbrechung des Vorhofflatterns wurde bei dem Patienten atriale Hochfrequenzstimulation durchgeführt.

Bei der diagnostischen Stimulation kam die gekoppelte Stimulation zur Anwendung, mit deren Hilfe die funktionelle und effektive Refraktärzeit der atrioventrikulären Überleitung bestimmt wurde. Die Messungen wurden bei Vorhofbasisstimulation von 100/min durchgeführt. An jede achte Aktion wurde ein Extrastimulus mit zunehmender Vorzeitigkeit in 5 ms-Schritten angekoppelt. Es war zu prüfen, welche Glykosidkonzentration im Serum die atrioventrikuläre Überleitung soweit herabsetzt, daß bei Auftreten von Vorhofflattern höhergradige Blockierung der Vorhofflatterwellen eintrat, ohne daß die normofrequente Überleitung beeinträchtigt wurde.

Abb. 2 zeigt die nichtinvasive Messung der effektiven und der funktionellen Refraktärperiode der atrioventrikulären Überleitung unter Kontrollbedingungen und unter dem Einfluß von Digoxin in einer Serumkonzentration von $c = 1,9$ ng/ml. Nach Digitalisbehandlung kommt es zu einer ausgeprägten Zunahme beider Parameter. Während der Langzeittherapie mit Digoxin kam es bei paroxysmalem Vorhofflattern auf Grund der Verlängerung der Refraktärperiode zur Umwandlung

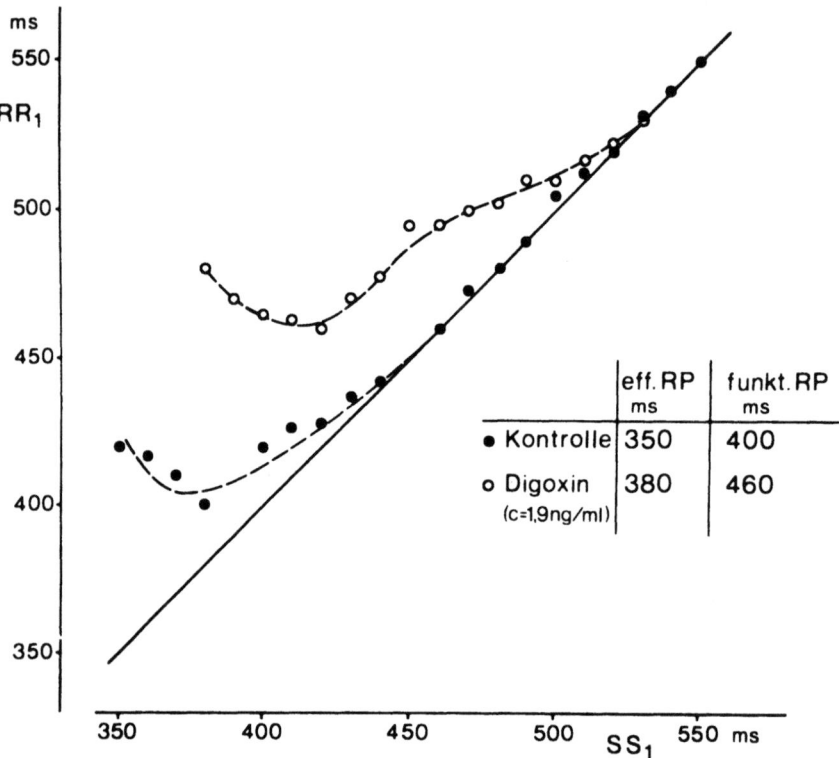

Abb. 2. Refraktärzeit der atrioventrikulären Überleitung unter dem Einfluß vom Digoxin. Nichtinvasive Messungen mit Hilfe eines implantierten antitachykarden Herzschrittmachers. SS_1: Kopplungsintervall des Zusatzstimulus an Basisaktionen. RR_1: Abstand der QRS Komplexe bei vorzeitiger Stimulation. Bei Verkürzung der Kopplungsintervalle im Vorhof nehmen die RR_1-Abstände zunächst im gleichen Maße ab, bis bei kurzen Intervallen ($SS_1 < 460$ ms) zunehmende Verzögerung der AV-Überleitung eintritt. Die RR_1-Intervalle nehmen zunächst relativ, dann absolut zu, bis die effektive Refraktärzeit ($SS_1 = 350$ ms) erreicht ist. Die funktionelle Refraktärzeit der AV-Überleitung ist definiert als das kürzeste RR_1-Intervall

des 3 : 2 Blockes in einen 2 : 1 Block. Die Kammerfrequenz nahm dadurch von 190 auf 140/min ab und konnte durch atriale Hochfrequenzstimulation dann normalisiert werden.

Literatur

1. Lüderitz B (ed) (1976) Cardiac pacing, diagnostic and therapeutic tools. Springer, Berlin Heidelberg New York − 2. Lüderitz B (1979) Elektrische Stimulation des Herzens, Diagnostik und Therapie kardialer Rhythmusstörungen. Springer, Berlin Heidelberg New York − 3. Naumann d'Alnoncourt C, Beyer J, Lüderitz B (1978) Therapie vom tachysystolischen Arrhythmien durch implantierte Schrittmachersysteme. Intensivmed 15: 196 − 4. Naumann d'Alnoncourt C, Lüderitz B (1979) Therapie tachykarder Rhythmusstörungen mit implantierten Schrittmachern. Dtsch Med Wochenschr 104: 1009 − 5. Naumann d'Alnoncourt C, Lüderitz B (1979) Diagnostic and therapeutic pacing in tachycardias by implantable pacemakers. In: Meere C (ed) World symposium on cardiac pacing. Pacesymp, Montreal − 6. Naumann d'Alnoncourt C, Lüderitz B (1980) Elektrostimulation bei Tachyarrhythmien − Pathophysiologie und Therapie. Herz/Kreisl 12: 145 − 7. Vassalle M (1970) Electrogenic suppression of automaticity in sheep and dog Purkinje fibers. Circ Res 27: 361 − 8. Wellens HJJ, Schuilenburg RM, Durrer D (1972) Electrical stimulation of the heart in patients with ventricular tachycardia. Circulation 46: 216

Saborowski, F. (Lehrst. für Innere Medizin II), Griebenow, R., Wambach, G., Schneider, M., Zapp, B. (Abt. Innere Medizin II, Univ. Köln):
Die Bestimmung der Serumhalbwertszeit für Lidocain in Abhängigkeit von der Leberfunktion

Die Anwendung von Lidocain bei der Behandlung von ventrikulären Extrasystolen und von Kammertachykardien besonders im Rahmen eines akuten Myokardinfarktes ist weit verbreitet. Die antiarrhythmische Wirkung ist darin begründet, daß Lidocain am Kalium- und schnellen Natriumkanal wirksam ist. Die Wirksamkeit und die toxischen Nebenwirkungen der meisten Antiarrhythmika zeigen ein gleichbleibendes Verhältnis zur Konzentration der entsprechenden Substanz und ihrer Metabolite im Blut und im Gewebe, nicht aber zur verabreichten Dosis. Die Kenntnis von pharmakokinetischen Daten ist daher unerläßlich. Lidocain hat eine Plasmahalbwertszeit von 8–17 min, 60–70% der Substanz sind an Serumproteine gebunden und die therapeutischen Plasmaspiegel liegen zwischen 1,5 und 5,0 µg/ml. Der Abbau in der Leber erfolgt durch Deäthylierung und Hydrolyse [2]. Da auch bei einer Gabe von 1,0–4,0 mg Lidocain/min toxische Plasmaspiegel erreicht werden können, sind wir der Frage nachgegangen, wie die Plasmahalbwertszeit für Lidocain bei Lebergesunden und Patienten mit chronischen Lebererkrankungen aussieht.

Material und Methoden

Mit einem neuen Enzym-Immuno-Assay (Mercotest Emit-cad Lidocain, Artikel 448 344, Firma Merck) wurden bei acht Kontrollpersonen (3 Frauen, 5 Männer), acht Patienten (3 Frauen, 4 Männer) mit chronischen Lebererkrankungen und vier Patienten (3 Frauen, 1 Mann) mit Leberzirrhose Serumabklingkurven für Lidocain nach einem Bolus von 100 mg i.v. ermittelt und die entsprechenden Halbwertszeiten (Phase I) für Lidocain berechnet. Die Blutentnahmen erfolgten in der 1., 3., 5., 10., 15., 20. und 30. min nach der Injektion. Als Maß für die chronische Leberschädigung wurden die Transaminasen und die gamma-Globulin-Fraktionen bestimmt. Bei sechs Patienten mit chronischen Lebererkrankungen wurde die histologische Diagnose durch Leberpunktion gestellt (Professor Dr. Blessing, Patholog. Inst. der Städt. Krankenhäuser Köln), zwei Patienten wurden szintigraphisch untersucht. Die Diagnose einer Leberzirrhose wurde anhand der Vorgeschichte und der vorhandenen portalen Hypertension mit Ösophagusvarizen und Aszites gestellt.

Ergebnisse und Diskussion

In Tabelle 1 sind für die Kontrollpersonen und die Patienten mit chronischen Lebererkrankungen die Mittelwerte für das Alter, das Körpergewicht, die

Tabelle 1. Zusammenstellung der Mittelwerte ($\pm$ SD) für Alter, Körpergewicht, Transaminasen, Gesamteiweiß und gamma-Globuline bei acht Kontrollpersonen und acht Patienten mit chronischen Lebererkrankungen

	Kontrollpersonen	Patienten mit Lebererkrankungen
Anzahl	8 (5m/3w)	8 (4m/4w)
Alter (Jahre)	42,5 ± 21,0	52,5 ± 7,1
Körpergew. (kg)	72,4 ± 17,0	61,1 ± 20,5
SGOT (μ/l)	12,5 ± 6,7	22,1 ± 12,6
SGPT (μ/l)	13,1 ± 6,7	30,1 ± 13,3
Ges.-Eiweiß (g/100 ml)	6,8 ± 0,5	6,3 ± 0,6
γ-Globuline (rel. %)	15,7 ± 3,3	18,7 ± 6,1

($\times \pm$ SD)

Transaminasen, das Gesamteiweiß und die gamma-Globulin-Fraktion dargestellt. Als Ausdruck für die Leberschädigung sind die Transaminasen und die gamma-Globulin-Fraktion gegenüber den Kontrollpersonen deutlich erhöht. Das Körpergewicht liegt in der Gruppe der Patienten mit chronischen Lebererkrankungen niedriger als bei den Kontrollpersonen.

Die histologischen Diagnosen der Patienten mit chronischen Lebererkrankungen lauten: großtropfige Leberzellverfettung (3mal), interstitielle Fibrose (3mal) und chronische Hepatitis (4mal).

In Abb. 1 sind die mittleren Regressionsgeraden der Serumabklingkurven von Lidocain für die Kontrollpersonen (log y = 0,246−0,023 x, $r = -0,60$) und für die Patienten mit chronischen Lebererkrankungen (log y = 0,148−0,012 x, $r = -0,50$) dargestellt. Die maximalen Serumkonzentrationen werden in beiden Gruppen bereits nach 1 min erreicht. Es errechnet sich eine Serumhalbwertszeit für Lidocain (Phase I) von 13,3 (8,3−30,3) min für die Kontrollpersonen und von 30,0 (12,8−73,8) min für die Patienten mit chronischen Lebererkrankungen.

Für die vier Patienten mit Leberzirrhose liegt die Serumhalbwertszeit zwischen 18 und 32 min, der Zeitpunkt der maximal erreichten Serumkonzentrationen liegt für zwei Patienten bei 1 min und für die beiden anderen Patienten bei 3 min. Die Streuung der maximal erreichten Serumkonzentrationen ist groß: 1,4−5,5 µg/ml, ohne daß eine sichere Beziehung zum Körpergewicht zu erkennen ist.

Für die Bestimmung von Lidocainkonzentrationen im Serum stehen heute zwei Methoden zur Verfügung: Die Gas- bzw. Flüssigkeitschromatographie und der Enzym-Immuno-Assay (Cobb et al. 1977). Der Enzym-Immuno-Assay beruht auf dem Prinzip der kompetitiven Proteinbindungsanalyse, bei der ein Enzym als Markierung und ein Antikörper als spezifisches Bindungsprotein verwendet werden. Die gemessene Enzymaktivität ist der Medikamentenkonzentration direkt propor-

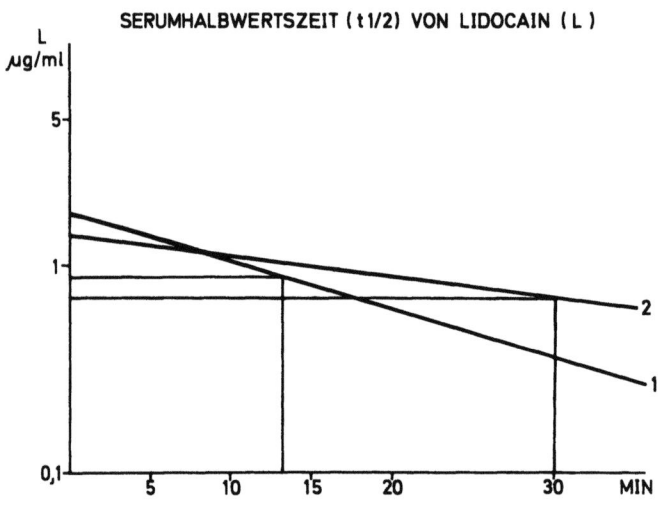

Abb. 1. Mittlere Regressionsgeraden für die Serumabklingkurven von Lidocain für Normalpersonen *1* und für Patienten mit chronischen Lebererkrankungen *2* und die dazugehörigen mittleren Plasmahalbwertszeiten

tional. Oltmanns et al. (1980) führten Lidocain-Bestimmungen im Plasma mit dem Enzym-Immuno-Assay und gaschromatographisch durch. Zwischen den beiden Methoden bestand eine gute Korrelation ($r = 0{,}934$).

Zusammenfassung

1. Mit Hilfe des Enzym-Immuno-Assays (Firma Merck) ist es möglich, Serumkonzentrationen von Lidocain in einem Bereich von 1,0–10,0 µg/ml ohne großen apparativen und zeitlichen Aufwand zu bestimmen. Die Methode zeigt eine hohe Spezifität für Lidocain.
2. Die Serumhalbwertszeit (Phase I) für Kontrollpersonen besträgt mit diesem Assay im Mittel 13,3 min und stimmt mit den Angaben aus der Literatur überein. Die Serumhalbwertszeit ist für Patienten mit chronischen Lebererkrankungen im Mittel auf 30,0 min verlängert, so daß mit einer Kumulation und toxischen Nebenwirkungen zu rechnen ist.
3. Bei vier Patienten mit einer Leberzirrhose liegt die Plasmahalbwertszeit im gleichen Bereich wie bei den Patienten mit chronischen Lebererkrankungen.

Literatur

1. Cobb ME, Buckley N, Hu MW, Miller JG, Singh P, Schneider RS (1977) Homogeneous enzyme immunoassay for lidocaine in serum. Clin Chem 23: 1161 – 2. Hsieh YY, Arnsdorf MF, Goldberg LJ (1978) Pharmacology of cardiovascular drugs. In: Hurst JW (ed) The heart. McGraw-Hill Book Company, New York, p 1949 – 3. Oltmanns D, Siegers CP, Schloms M (1980) Wertigkeit von Lidocain-Plasmaspiegelbestimmungen bei kardiologischen Intensivpatienten. 94. Tagung der Nordwestdeutschen Gesellschaft für Innere Medizin (Hamburg)

Hoff, H.-G., Niemeier, G., Hager, W., Reinwein, D. (Med. Klinik und Poliklinik der GHS Essen):
Herzrhythmusstörungen bei Diabetes mellitus

Kardiovaskuläre Komplikationen bestimmen heute in erster Linie das Schicksal des Diabetikers. Daß hierbei nicht nur dem im Vergleich zu Nichtdiabetikern erhöhten Risiko, an einer koronaren Herzkrankheit zu erkranken oder einen Herzinfarkt zu erleiden, sondern auch dem Auftreten von Herzrhythmusstörungen Beachtung geschenkt werden muß, unterstreicht die Tatsache, daß bei Schrittmacherträgern in einem Prozentsatz, der deutlich über der altersgemäßen Erwartung liegt, eine diabetische Stoffwechsellage beschrieben wird [1].
   Ausgehend von dieser klinischen Beobachtung haben wir bei 666 Patienten mit subklinischem oder manifestem Diabetes mellitus, die in den Jahren 1975–1977 in unserer Klinik ambulant oder stationär behandelt wurden, retrospektiv anhand der elektrokardiographischen Aufzeichnungen die Häufigkeit und Art der Reizbildungs- und Reizleitungsstörungen ermittelt. Da es unklar ist, ob diese Herzrhythmusstörungen Ausdruck einer diabetischen Mikroangiopathie und somit direkte Folge des Diabetes sind oder eher auf die bei Diabetikern, vor allem bei schlechter Stoffwechselführung, früher, schneller und ausgeprägter auftretende Arterioskle-

Tabelle 1. Häufigkeit und Art der Herzrythmusstörungen

	Subklinischer Diabetes ($n = 84$)	Manifester Diabetes ($n = 126$)
A. Reizbildungsstörungen	%	%
Vorhofflattern	2,4	0,8
Vorhofflimmern	29,8	22,2
B. Reizleitungsstörungen		
AV-Block I°	20,4	12,7
II°	14,3	7,9
III°	16,7	23,0
SA-Block II°	5,9	4,8
III°	2,4	5,5
Rechtsschenkelblock	11,9	7,9
linksanteriorer Hemiblock	11,9	13,5
linksposteriorer Hemiblock	–	0,8
Linksschenkelblock	3,6	10,3
Bifaszikulärer Block	7,1	8,7

rose zurückzuführen sind, wurden diese Daten in Bezug gesetzt zu Typ, Stadium, Dauer und Spätkomplikationen des Diabetes sowie zum Alter der Patienten und den Risikofaktoren einer Arteriosklerose.

Die Klassifizierung des Diabetes nach dem Manifestationsalter und -typ sowie die Stadieneinteilung erfolgte in Anlehnung an die Nomenklaturempfehlungen der WHO [2].

In unserem Patientenkollektiv (329 ♂, 337 ♀) überwog bei weitem der Diabetes vom Erwachsenentyp (93%). Während bei Männern ein subklinischer Diabetes in nahezu gleicher Häufigkeit wie ein manifester gefunden wurde (23,7% : 22,8%), litten Frauen etwas häufiger an einer manifesten Zuckererkrankung (20,4% : 26,1%). Vertreten waren bevorzugt die höheren Altersgruppen mit einem Altersgipfel für Männer zwischen 50−59 Jahren und für Frauen jenseits des 60. Lebensjahres. Die juvenilen Diabetiker beiderlei Geschlechts hatten ein deutlich niedrigeres Durchschnittsalter als das Gesamtkollektiv.

Rhythmusstörungen fanden sich bei 31,5% der Patienten. Sie waren häufiger bei manifestem Diabetes mellitus. Frauen waren in jedem Stadium der Zuckerkrankheit etwas stärker vertreten als Männer (♂: subklin. : manif. = 11,8% : 13,4%, ♀: subklin. : manif. = 15,8% : 21,9%). Kein juveniler Diabetiker litt unter Rhythmusstörungen.

Häufigste Rhythmusstörung bei subklinischem Diabetes mellitus war das Vorhofflimmern. Bei manifestem Diabetes wurde es nur von den AV-Blockierungen III° gering übertroffen (Tabelle 1). Während bei subklinischem Diabetes Blockierungen I° und II° vorherrschten, dominierten bei manifestem Diabetes höhergradige Blockierungen. Gleiches gilt für die sinuaurikulären Blockierungen (Tabelle 1). Herzrhythmusstörungen, die zu einer Bradykardie führen können, nehmen also mit zunehmender Schwere der Zuckerkrankheit zu. Ebenso wurden komplexe Schenkelblockierungen geringgradig häufiger bei manifestem Diabetes gefunden. Mit steigendem Alter nimmt die Häufigkeit der Rhythmusstörungen zu. Sie finden sich bei über 70jährigen in über 60%. Eine wesentliche Geschlechtsdifferenz findet sich in keiner Altersgruppe (Tabelle 2).

Altersgruppe	Subklinischer Diabetes ♂	♀	Manifester Diabetes ♂	♀
20–39	4,7	2,9	0	0
40–49	10,4	15,0	2,9	6,7
50–59	10,5	13,3	11,6	16,7
60–69	14,1	11,1	24,4	24,4
≧ 70	20,0	17,8	42,0	42,2

Tabelle 2. Häufigkeit der Rhythmusstörungen in den verschiedenen Altersgruppen

Manifestationen einer diabetischen Mikroangiopathie wurden bei Patienten mit manifestem Diabetes ohne Rhythmusstörungen etwas häufiger gefunden (Retinopathie: 15%, Kimmelstiel-Wilson-Syndrom: 9,5%) als bei Patienten mit Rhythmusstörungen (7,9% bzw. 7,1%). Erwartungsgemäß fanden sich diese Veränderungen am häufigsten in der Gruppe der juvenilen Diabetiker (39,1% bzw. 26,1%), von denen niemand Rhythmusstörungen aufwies. Symptome der Arteriosklerose hingegen wurden häufiger bei Patienten mit Rhythmusstörungen angetroffen (subklin. Diabetes: 18,2% : 32,1%, manif. Diabetes: 30,0% : 41,3%). Hinsichtlich der Risikofaktoren der Arteriosklerose ergaben sich keine Unterschiede zwischen Patienten mit und ohne Rhythmusstörungen in bezug auf Übergewicht, Nikotinkonsum und arterielle Hypertonie. Diabetiker mit Herzrhythmusstörungen hatten jedoch häufiger erhöhte Cholesterolserumspiegel (♂: 10,0% : 4,4%, ♀: 12,3% : 5,9%).

Diese Befunde sprechen dafür, daß Herzrhythmusstörungen bei Diabetikern pathogenetisch in erster Linie als Folgen der Arteriosklerose und nicht der diabetischen Mikroangiopathie anzusehen sind.

Literatur

1. Hasslacher Ch, Wahl P, Thorspecken R, Nüssel E (1976) Risikofaktoren bei Patienten mit schweren bradykarden Herzrhythmusstörungen. Z Kardiol 65: 890–896 – 2. Diabetes mellitus (1965) Report of a WHO Expert Committee. WHO Tech Rep Ser 310

Karsch, K. R. (Abt. Kardiologie), Schicha, H. (Abt. Nuklearmedizin), Rentrop, P., Blanke, H. (Abt. Kardiologie), Luig, H. (Abt. Nuklearmedizin), Kreuzer, H. (Abt. Kardiologie), Emrich, D. (Abt. Nuklearmedizin, Med. Klinik, Univ. Göttingen):
Validität verschiedener gated-blood-pool-Verfahren zur nichtinvasiven Beurteilung der linksventrikulären Globalfunktion

Einleitung

Die nichtinvasive Bestimmung der linksventrikulären Ejektionsfraktion (LVEF) mit EKG-getriggerten Aufnahmen im steady-state (gated-blood-pool, GBP) ist ein nuklearmedizinisches Standardverfahren in der Diagnostik der koronaren Herzerkrankung [2, 3, 6, 7]. Dabei kommen verschiedene kommerziell verfügbare Systeme zur Anwendung, die sich in der Wahl der linksventrikulären Region of Interest (ROI) sowie des Untergrundes (background, BG) unterscheiden. Ziel der vorliegenden Studie war es, die Validität der verschiedenen Verfahren im Vergleich zur LVEF-Bestimmung aus biplanen Cineventrikulogrammen zu prüfen.

Material und Methoden

Bei 37 Patienten [mittleres Alter ($\bar{x} \pm$ SD): 52,4 $\pm$ 6,7 Jahre] wurde eine GBP-Untersuchung im steady-state und im Rahmen einer diagnostischen Herzkatheteruntersuchung eine biplane Cineventrikulographie des linken Ventrikels durchgeführt. 23 Patienten hatten eine koronare Herzerkrankung, drei einen Mitralklappenfehler, zwei eine kongestive Kardiomyopathie, neun Patienten waren herzgesund.

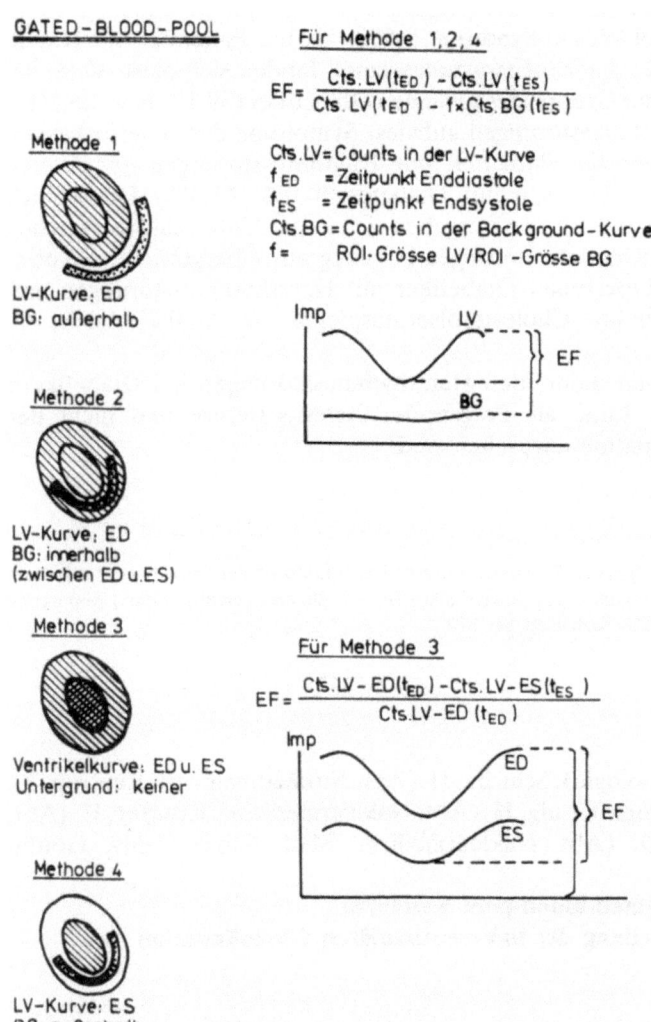

Abb. 1. *Links:* GBP-Methoden 1–4. Methoden 1, 2 und 4 mit Background-Korrektur, Methode 3 mit zwei Zeitaktivitätskurven ohne Background-Korrektur. *Rechts:* schematische Darstellung der unterschiedlichen Auswerteverfahren. LV = linker Ventrikel; BG = Background; ED = enddiastolische Kontur des linken Ventrikels; ES = endsystolische Kontur des linken Ventrikels

Die GBP-Messung erfolgte 1–2 Std vor oder nach der Angiographie in Ruhe und liegender Position mit 20 mCi 99m Tc-Humanalbumin (Cardiolyte, NEN). Die Aufnahmen erfolgten mit einer mobilen Anger-Kamera (LEM, Searle) mit einem low-energy all purpose Kollimator (LEAP). Die Datenaquisition und -analyse wurde mit dem Computersystem der Fa. CGR, Koch & Sterzel, durchgeführt. Die Daten wurden in LAO 30° bis 45° in einer 64 × 64 Matrix mit 1,5 Zoom und 8-Bit-Bildtiefe mit einem EKG-Trigger im frame-mode mit 16 Segmenten pro Herzzyklus registriert. In 5–10 min wurden über der enddiastolischen Kontur des linken Ventrikels 0,6–1,8 Mill. Counts aufgenommen.

Die LVEF wurde nach vier Modifikationen bestimmt (Abb. 1):

Methode 1: Eine LV-Zeitaktivitätskurve von der ROI, die dem LV in der Enddiastole (ED) entspricht, der BG wurde außerhalb der LVED gewählt.

Methode 2: ROI wie in Methode 1, BG zwischen ED und endsystolischer (ES) Kontur.

Methode 3: Verfahren nach Luig et al. [4]. Registrierung von zwei Zeitaktivitätskurven über ED- und ES-Kontur ohne BG-Korrektur. Die LVEF-Bestimmung erfolgt aus der Differenz des Maximums der ED-Kurve zum Minimum der ES-Kurve.

Methode 4: LV-Zeitaktivitätskurve von der ROI, die dem LV in der ES entspricht, der BG wurde außerhalb der LVES Kontur gewählt.

Die ROIs wurden mit Light-Pen durch einen Nuklearmediziner festgelegt. Gleichzeitig wurden ihm zur Überprüfung der Reproduzierbarkeit drei Patienten in wechselnder Reihenfolge fünfmal vorgelegt. Die Bestimmung der LVEF aus dem biplanen Cineventrikulogramm (30° RAO, 60° LAO) erfolgte in herkömmlicher Weise nach Dodge et al. (1966) [1].

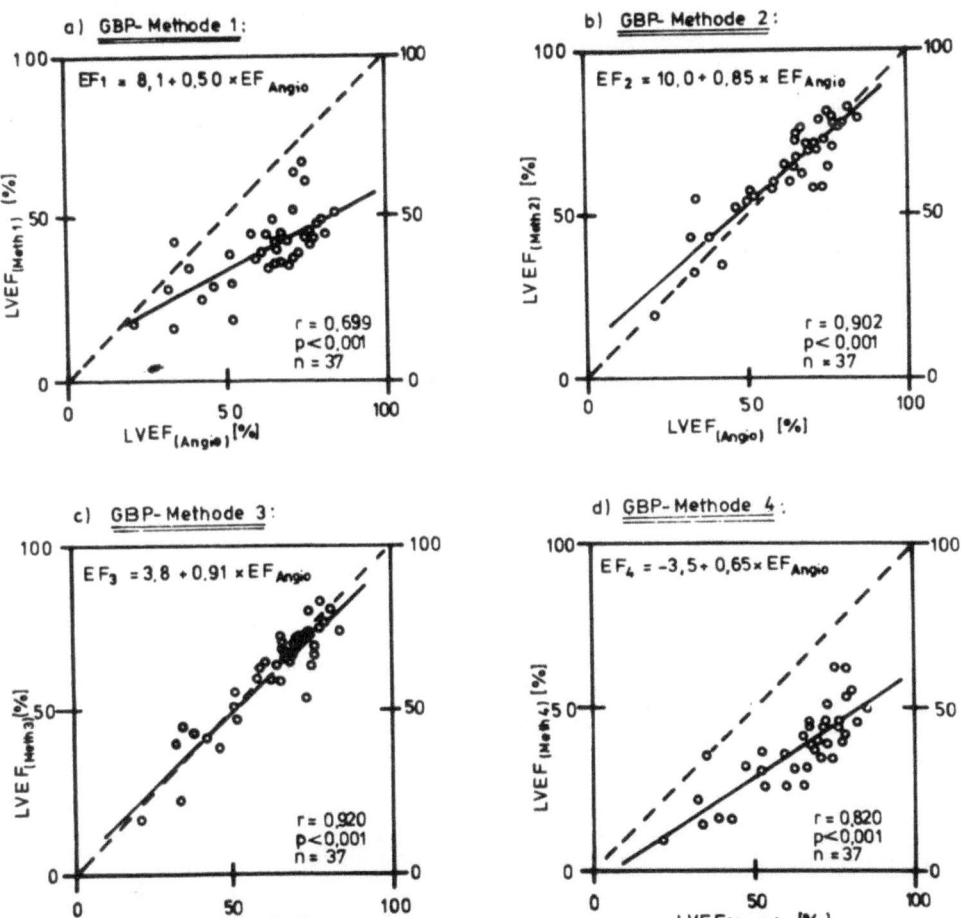

Abb. 2a–d. Korrelationen der GBP-Methode 1–4 mit dem biplanen Cineventrikulogramm. LVEF = linksventrikuläre Ejektionsfraktion; Angio = Cineventrikulogramm

Ergebnisse

Die Abb. 2a zeigt die LVEF-Werte der GBP-Methode 1 im Vergleich zum biplanen Cineventrikulogramm (Angio). Obwohl eine deutliche Korrelation ($r = 0,699$) bestand, unterschätzte dieses Verfahren die LVEF beträchtlich, wie der niedrige Steigungskoeffizient von 0,50 zeigte. Die Unterschätzung betrug im vorliegenden Krankengut durchschnittlich 23%. Die Abb. 2b zeigt die Korrelation zwischen GBP-Methode 2 und dem Angiogramm. Die Beziehung war mit $r = 0,902$ hochsignifikant. Die Regressionsgerade entsprach nahezu der Identitätslinie. Der Durchschnittswert betrug 63,5% und war von dem der Angiographie mit 63,2% nicht signifikant verschieden. Die Abb. 2c zeigt die Korrelation zwischen den Werten der GBP-Methode 3 und der Cineventrikulographie. Die Korrelation war statistisch hochsignifikant; bei dieser Methode ergab sich mit $r = 0,920$ der höchste Korrelationskoeffizient. Die Regressionsgerade entsprach der Identitätslinie. Der Durchschnittswert betrug 61,3% und war von dem der Angiographie nicht signifikant verschieden. Die Abb. 2d zeigt den Vergleich von GBP-Methode 4 mit dem Angiogramm. Trotz besserer Korrelation im Vergleich zu Methode 1 ($r = 0,820$) lagen die GBP-Werte auch hier signifikant zu niedrig, wie der Steigungskoeffizient von 0,65 zeigt. Im Durchschnitt wurden die angiographischen Werte um 26% unterschätzt.

Für die beiden besten GBP-Methoden (2 und 3) ergab sich eine Intraobservervarianz zwischen 2,1 und 4,2%, die maximale Abweichung betrug 5%.

Diskussion

Die von uns verwendete GBP-Methode 1 entsprach dem kommerziell angebotenen Standardverfahren [7]. Wie die Ergebnisse zeigen, wird durch dieses Auswerteverfahren die cineventrikulographisch bestimmte LVEF deutlich unterschätzt, ebenso wie bei der GBP-Methode 4; beide Methoden unterscheiden sich in der Wahl der enddiastolischen bzw. endsystolischen Ventrikelkontur zur Messung der LV-Zeitaktivitätskurve. Eine weitere Modifikation der GBP-Methode 1 stellt Methode 2 dar. Die ROI, von der die LV-Zeitaktivitätskurve registriert wird, entspricht der enddiastolischen Ventrikelkontur analog der Methode 1, jedoch wird der Untergrund zwischen die enddiastolische und endsystolische Kontur gelegt. Es findet sich im Vergleich zur Cineventrikulographie eine mit einem $r = 0,902$ hervorragende Korrelation.

Die beste Korrelation zwischen angiographisch bestimmter LVEF und der mit gated-blood-pool bestimmten EF zeigte die GBP-Methode 3. Dieses von Luig et al. [4] entwickelte Verfahren macht durch die Bestimmung zweier linksventrikulärer Zeitaktivitätskurven eine Untergrundkorrektur überflüssig.

Die Intraobservervarianz der beiden Auswerteverfahren mit ausreichender Genauigkeit (Methode 2 und Methode 3) betrug zwischen 2,1 und 4,2% und lag damit im Bereich der biplanen Cineventrikulographie [5].

Die Ergebnisse zeigen, daß die Bestimmung der linksventrikulären Ejektionsfraktion bei Verwendung von backgroundfreien Auswerteverfahren eine hohe Genauigkeit und Reproduzierbarkeit aufweisen, die der biplanen Cineventrikulographie entsprechen.

Literatur

1. Dodge HT, Sandler H, Baxby WA, Hawly RR (1966) Usefulness and limitations of radiographic methods for determining left ventricular volume. Am J Cardiol 18: 10–19 – 2. Douglas MA, Ostrow HG, Green MV, Bailey JJ, Johnston GS (1976) A computer processing system for ECG-gated radioisotope angiography of the human heart. Comp Biomed Res 9: 133–135 – 3. Hoffmann G, Kleine N (1965) Eine neue Methode zur unblutigen Messung des Schlagvolumens am Menschen über viele Tage mit Hilfe von Tracern. Verh Dtsch Ges Kreislaufforsch 31: 93–97 – 4. Luig H, Bartella R, Carstens B, Domovitz S, Reuter S, Emrich D, Facorro L, Schicha H, Graf M, Karsch KR, Rentrop P, Kreuzer H (1979) Nuklearmedizinische Bestimmung linksventrikulärer Volumenkurven ohne Untergrundkorrektur und ihre Validisierung durch direkten Vergleich mit biplan laevokardiographisch ermittelten Auswurffraktionen. Nucl Med 18: 120–124 – 5. Schönbeck M, Rütishauser W, Krayenbühl HP, Lichtlen P, Wellauer J (1975) Kineangiographische linksventrikuläre Dimensionsanalyse bei Normalen und bei Patienten mit einer koronaren Herzkrankheit. Z Kardiol 63: 221–235 – 6. Strauss HW, Zaret BL, Hurley PJ, Nataragan TK, Pitt B (1971) A scintigraphic method for measuring left ventricular ejection fraction in man without cardiac catheterization. Am J Cardiol 28: 575–583 – 7. Van Dyke D, Anger HO, Sullivan RW (1972) Cardiac evaluation from radioisotope dynamics. Nucl Med 13: 585–592

Kment, A., Klepzig, M. (I. Med. Klinik), Büll, U. (Radiolog. Klinik), Strauer, B. E. (I. Med. Klinik, Klinikum Großhadern, Univ. München):
Koronare Hämodynamik und myokardialer Sauerstoffverbrauch unter Dihydralazininfusion

Vasodilatatoren bei der Digitalis- und Diuretika-refraktären Herzinsuffizienz werden in der Therapie der akuten und chronischen Herzinsuffizienz zunehmend eingesetzt. Durch Senkung der Vor- und Nachlast mit diastolischer und systolischer Entlastung des linken Ventrikels wird ein Anstieg des Schlagvolumens und des Herzindex erreicht.

Untersuchungsergebnisse über den Einfluß der Abnahme des preload und afterload sowie die Änderung der Herzfrequenz und der Kontraktilität auf die koronare Hämodynamik und die myokardiale Energiebilanz stehen bislang nicht zur Verfügung.

Es soll daher im folgenden die Änderung der hämodynamischen und koronaren Funktionsgrößen unter dem Einfluß von Dihydralazin (DH) untersucht werden.

Patienten und Methodik

Im Rahmen diagnostischer Herzkatheterisierungen einschließlich Koronarangiographie und Ventrikulographie wurden 31 Patienten mit kompensierter und dekompensierter Herzinsuffizienz untersucht, bei denen eine koronare Herzkrankheit (KHK) des klinischen Schweregrades I/IV mit und ohne essentielle Hypertonie (EH) bestand. Zur Einstellung eines hämodynamischen Gleichgewichtes wurde eine Kontrollperiode von 30 min abgewartet und anschließend folgende Funktionsgrößen gemessen: systolische und diastolische Drucke im linken Ventrikel und der Aorta, Herzfrequenz, Herzindex, Wanddicken und Ventrikelvolumina. Die diastolischen und systolischen Wandspannungskomponenten sowie die isovolumetrischen Kontraktilitätsindices wurden aus den gemessenen Größen ermittelt [1].

Parallel dazu wurden die Koronardurchblutung (V_{COR}) mit der Argonmethode [2], die arterio-koronarvenöse Sauerstoffdifferenz (avDO_2) sowie der Koronarwiderstand (R_{COR}) und der myokardiale Sauerstoffverbrauch (MVO_2) bestimmt [3].

DH wurde über 10 min mit einer mittleren Dosis von 15 mg intravenös injiziert. 20 min später wurden sämtliche hämodynamische Parameter einschließlich der koronaren Funktionsgrößen, wiederholt.

Zwölf Patienten wurden mit ^{201}Thallium (1,5 mCi) vor und 1 Woche später nach Infusion von DH vergleichbarer Dosis mit einer quantifizierenden Myokardszintigraphie untersucht. Neun Patienten hatten eine KHK I/III, drei Patienten eine EH ohne signifikante Koronarstenosen.

Anreicherung und Verteilung im Herzmuskel und seiner Umgebung wurden 35, 115 und 150 min nach DH unter Anwendung einer Großfeldgammakamera (Ohio Nuclear, ON 110) mit elektronischer Vergrößerungseinrichtung aufgenommen und auf ein Datensystem überspielt (Deutsche Intertechnique, Cine 200). Die Aufnahmezeit betrug je Projektion 6 min. Unter Verwendung einer region of interest, die den linken Ventrikel (45° LAO-Projektion) umfaßte, wurden die linksventrikulären ^{201}Thalliumaufnahmen gemessen und − durch Normierung auf die jeweils injizierte ^{201}Thalliumaktivität − die Werte in Ruhe sowie nach DH verglichen [4]. Unter Verwendung eines Computerprogrammes wurden für jede Projektion die in der Herzregion enthaltenen Speicherplätze zu je vier zusammengefaßt und daraus regionale Zählratendichten festgelegt.

Ergebnisse

1. Ventrikelfunktion

20 min nach DH erfolgten ein signifikanter Abfall der systolischen Wandspannung (-21386 dyn/cm^2), der diastolischen Wandspannung (-6536 dyn/cm^2) sowie des peripheren arteriellen Widerstandes ($-31,8\%$) (Tabelle 1). Der Schlagvolumenindex stieg um 17,8%. Da die Herzfrequenz geringgradig und nicht signifikant um 8,1% zunahm, kam es zu einem ausgeprägten Anstieg des Herzindex von 25,3%. Die maximale Druckanstiegsgeschwindigkeit (dp/dt$_{max}$) erhöhte sich geringgradig um 5,8%, während die Verkürzungsgeschwindigkeit der kontraktilen Elemente (V_{pm}) um 30,6% zunahm.

Tabelle 1. Ventrikelfunktion und koronare Hämodynamik vor bzw. 20 min nach Dihydralazin i.v.

		vor	nach	P
		Dihydralazin		
T$_{syst}$	(10^3 · dyn/cm^2)	202 ± 70	181 ± 68	< 0,001
T$_{diast}$	(10^3 · dyn/cm^2)	28,2 ± 15,8	21,7 ± 14,3	< 0,001
TPR	(mm Hg · min/l)	22,6 ± 5,1	15,4 ± 3,3	< 0,001
SVI	(ml)	37,6 ± 7,7	44,3 ± 9,9	< 0,001
HF	(m^{-1})	74 ± 15	81 ± 16	n.s.
HI	(l/min · m^2)	2,7 ± 0,4	3,4 ± 0,6	< 0,001
dp/dt$_{max}$	(mm Hg/s)	1649 ± 446	1744 ± 599	n.s.
V$_{pm}$	(ml/s)	0,94 ± 0,26	1,23 ± 0,59	< 0,01
V$_{COR}$	(ml/min · 100 g)	64 ± 15	80 ± 29	< 0,001
R$_{COR}$	(mm Hg · min · 100 g/ml)	1,5 ± 0,4	1,1 ± 0,3	< 0.001
P$_{COR}$	(mm Hg)	92 ± 12	80 ± 11	< 0,001
avDO$_2$	(Vol%)	13,6 ± 1,7	11,3 ± 2,3	< 0,001
MVO$_2$	(ml/min · 100 g)	8,6 ± 2,0	8,9 ± 2,9	n.s.

$\bar{X} + S_x$, $n = 31$

T$_{syst}$ = max. systolische Wandspannung, T$_{diast}$ = diastolische Wandspannung, TPR = art. Gefäßwiderstand, SVI = Schlagvolumenindex, HF = Herzfrequenz, HI = Herzindex, dp/dt$_{max}$ = max. Druckanstiegsgeschwindigkeit, V$_{pm}$ = Verkürzungsgeschwindigkeit der kontraktilen Elemente, V$_{COR}$ = Koronardurchblutung des linken Ventrikels, R$_{COR}$ = Koronarwiderstand, P$_{COR}$ = Koronarer Perfusionsdruck, avDO$_2$ = arterio-koronarvenöse Sauerstoffdifferenz, MVO$_2$ = Sauerstoffverbrauch des linken Ventrikels, n.s. = nicht signifikant

2. ^{201}Thalliumspeicherung (45° LAO)

35 und 115 min nach DH kam es zu einem deutlichen Anstieg der ^{201}Thalliumanreicherung sowohl bei den Patienten mit KHK (+ 25% bzw. + 27%) und bei der EH (+ 23% bzw. + 26%). Nach 150 min war der Abfall der ^{201}Thalliumanreicherung bei der KHK (−8%) deutlich schwächer ausgeprägt als bei der EH (−19%) (Tabelle 2). Eindeutige Änderungen von regionalen ^{201}TL-Speicherwerten (Zunahme) traten nur bei drei von neun Patienten mit KHK auf.

3. Koronare Funktionsgrößen und myokardialer Sauerstoffverbrauch

V_{COR} stieg um 25%, während R_{COR} um 26,5% und der koronare Perfusionsdruck (P_{COR}) um 13,2% abnahmen. Vor und nach DH blieb der MVO_2 nahezu unverändert (+ 3,1%), die $avDO_2$ wurde jedoch signifikant um 16,2% vermindert.

Diskussion

Die Therapie der akuten und chronischen Herzinsuffizienz mit überwiegend afterload senkenden Vasidilatatoren wie DH führt zu einer Steigerung der auxotonen Funktionsgrößen. Die ausgeprägte Zunahme des Schlagvolumenindex und Herzindex in unserer Patientengruppe konnte von anderen Autoren ebenfalls übereinstimmend bestätigt werden [5, 6]. Da das Schlagvolumen des linken Ventrikels nicht nur invers mit der syst. Wandspannung sondern auch invers mit der arteriellen Impedanz und dem arteriellen Gefäßwiderstand korreliert, führt die signifikante Abnahme dieser beiden Funktionsparameter zu einer ausgeprägten Senkung des afterload, während die Abnahme der diastolischen Wandspannung als Index des preload geringer einzustufen ist. Dabei dürfte der Senkung des arteriellen Gefäßwiderstandes durch Gefäßdilatation der präkapillären Widerstandsgefäße eine größere Bedeutung zukommen, da die Abnahme des arteriellen Druckes durch die gleichzeitige Zunahme der auxotonen Funktionsgrößen abgeschwächt und damit partiell kompensiert wird [7]. Die Abnahme des arteriellen Druckes ist jedoch unabhängig von der vorbestehenden Grunderkrankung und ist umso ausgeprägter je höher das Ausgangsblutdruckniveau lag. Neben einer preload- und afterload-Senkung, die eine Abnahme des myokardialen Sauerstoffverbrauches bewirken, ist in unterschiedlichem Ausmaß zu rechnen, mit einer beta-adrenergen Stimulation und damit wiederum mit einer potentiellen Zunahme des myokardialen Energiebedarfes. Als Zeichen einer solchen beta-adrenergen Stimulation kann der von uns

Tabelle 2. Verhalten der ^{201}TL-Speicherung ($\bar{x} \pm S_x$) im Myokard des linken Ventrikels (45° LAO-Projektion) vor und nach DH bei Patienten mit koronarer Herzkrankheit (KHK) und essentieller Hypertonie (EH). (Kontrolle = ^{201}TL-Speicherung in Ruhe)

	KHK		EH
35 min nach DH Kontrolle	1,25 ± 0,17	n.s.	1,23 ± 0,22
115 min nach DH Kontrolle	1,27 ± 0,10	n.s.	1,26 ± 0,20
150 min nach DH 115 min nach DH	0,90 ± 0,03	$p < 0,05$	0,81 ± 0,2

(KHK, n = 9, EH, n = 3)

beobachtete Anstieg der Kontraktilitätsindices und der Herzfrequenz bewertet werden. Demzufolge kann die Zunahme dieser Größen zu einer weiteren Steigerung des Herzindex und der Herzarbeit beitragen.

Da Myokardperfusion, myokardialer Sauerstoffverbrauch und vitale Myokardmasse als die wesentlichen Determinanten der Thalliumaufnahme anzusehen sind, untersuchten wir deshalb zunächst das Verhalten der ^{201}Thalliumspeicherung. Nach DH stieg die myokardiale ^{201}Thalliumspeicherung im linken Ventrikel sowohl bei der KHK als auch bei der EH quantitativ vergleichbar an. Bemerkenswerterweise war ein verminderter wash-out-Effekt, mit einer reduzierten Abnahme der ^{201}Thalliumspeicherung bei der KHK ersichtlich, was auf eine Störung der Myokardperfusion oder auch des myokardialen aeroben Stoffwechsels schließen läßt.

Da während des Untersuchungszeitraumes die linksventrikuläre Muskelmasse unverändert blieb, wurden V_{COR} und der MVO_2 direkt bestimmt. Nach DH kam es zu einer deutlichen Zunahme von V_{COR} bei Abnahme des P_{COR} und R_{COR}. Da die arterio-koronarvenöse Sauerstoffdifferenz bei nahezu unverändertem MVO_2 gleichfalls abnahm, ist eine metabolisch bedingte Zunahme von V_{COR} auszuschließen.

Beide Untersuchungsmethoden zusammen weisen deshalb auf eine direkte Koronardilatation hin.

Damit ist DH als geeigneter Vasodilatator zur Behandlung der Herzinsuffizienz mit Steigerung der auxotonen Funktionsgrößen einzustufen, da dies mit einer Zunahme der Koronardurchblutung in allen Wandabschnitten ohne Zunahme des myokardialen Energiebedarfes einhergeht.

Literatur

1. Strauer BE (1979) Das Hochdruckherz. Springer, Berlin Heidelberg New York, S 8–9 – 2. Bretschneider HJ et al. (1966) Gaschromatographische Trennung und Analyse von Argon als Basis einer neuen Fremdgasmethode zur Durchblutungsmessung von Organen. Verh Dtsch Ges Kreisl-Forsch 32: 267 – 3. Strauer BE (1977) Die quantitative Bestimmung der Koronarreserve in der Diagnostik koronarer Durchblutungsstörungen. Internist 18: 579 – 4. Büll U et al. (1978) Effects of physical stress and pharmacologically induced coronary dilatation on myocardial and non-myocardial ^{201}thallium-uptake. Eur J Nucl Med 3: 19–27 – 5. Franciosa JA, Pierpoint G (1977) Hemodynamic improvement after oral hydralazine in 16 patients. Am Intern Med 86: 388–393 – 6. Rubin SA, Chatterzee K (1979) Influence of short-term oral hydralazine therapy on exercise hemodynamics in patients with severe chronic heart failure. Am J Cardiol 44: 1183–1189 – 7. Ablad B (1963) A study of the mechanism of the hemodynamic effects of hydralazine in man. Acta Pharmacol Toxicol [Suppl] (Kbh) 20: 5–53

Riegger, A. J. G., Hepp, A., Beyer, J., Steilner, H., Liebau, G. (Med. Univ.-Klinik, Abt. III, Tübingen), Hayduk, K. (Marienhospital Düsseldorf), Kochsiek, K. (Med. Univ.-Klinik, Abt. III, Tübingen):
Die pathophysiologische Rolle des Renin-Angiotensin-Systems (RAS) und der sympathischen Aktivität (SA) bei schwerer congestiver Cardiomyopathie (COCM) als periphere Kreislaufregulationsmechanismen

Die Rolle vasopressorischer Hormone als periphere Kreislaufregulationsmechanismen bei der schweren congestiven Herzinsuffizienz ist bis heute nicht eindeutig geklärt. In der Literatur bestehen völlig konträre Meinungen [1–6]. In letzter Zeit hat die therapeutische Anwendung von Gefäßdilatantien bei der schweren Herzinsuffizienz das Augenmerk wieder mehr auf die Bedeutung der Zusammenhänge zwischen verminderter Myokardfunktion und dem Verhalten des peripheren Gefäßsystems gelenkt. Die congestive Herzinsuffizienz läßt sich durch einen deutlich erhöhten linksventrikulären enddiastolischen Druck bei vermindertem Herzminutenvolumen charakterisieren. Um bei der verminderten Herzförderleistung einen suffizienten Blutdruck aufrecht erhalten zu können, kommt es zu einer teilweise erheblichen Vasokonstriktion, was dann wieder zu einer vermehrten Belastung des linken Ventrikels führt. Dieser Mechanismus bildet die Grundlage für einen Circulus vitiosus, woraus eine fortschreitende Verschlechterung der Herzfunktion resultiert.

1. Methoden

Neun Patienten mit congestiver Cardiomyopathie im klinischen Schweregrad III–IV wurden teilweise zweimal im Verlauf der Erkrankung mittels Rechtsherzkatheter untersucht. Hierbei wurden im Plasma Reninkonzentration und Angiotensin II radioimmunologisch und Noradrenalin radioenzymatisch bestimmt.

2. Ergebnisse

Hämodynamisch zeigte sich eine negative signifikante Korrelation ($p < 0,01$) zwischen Herzindex und peripherem Gesamtwiderstand, d. h. je schlechter die Herzförderleistung war, um so höher war der periphere Gesamtwiderstand. Ebenso fand sich für die Plasma-Renin-Konzentration eine negative signifikante Beziehung zum Herzindex ($p < 0,01$), wobei mit abnehmender Herzförderleistung teilweise ganz erheblich hohe Reninspiegel auftraten (Abb. 1).

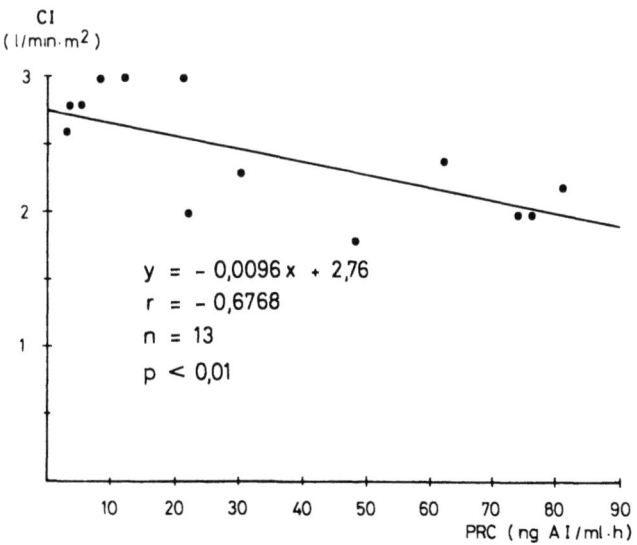

Abb. 1

Relation between Plasma-Renin-Concentration
and Angiotensin II in Congestive Heart Failure
Compaired with Normals

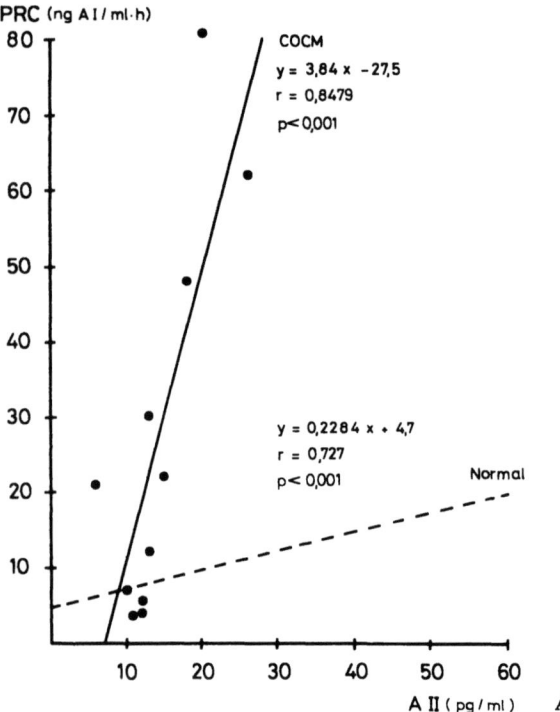

Abb. 2

Ein identisches Verhalten wie die Plasma-Renin-Konzentration zeigten die Angiotensin II-Spiegel ($p < 0{,}01$), ebenso verhielten sich die Noradrenalinspiegel als Maß für die sympathische Aktivität ($p < 0{,}05$). Es gelang uns jedoch nicht, wahrscheinlich auf Grund der zu geringen Fallzahl, eine signifikante Beziehung zwischen peripherem Widerstand und den Pressorhormonen nachzuweisen. Sieht man sich bei diesen Patienten das Verhältnis von Renin zu Angiotensin II an (Abb. 2), so zeigt sich ein abweichendes Verhalten von der Norm, und zwar lagen die Angiotensin II-Spiegel im Verhältnis zur Renin-Konzentration wesentlich niedriger als bei gesunden Kontrollpersonen. Untersucht man diese Befunde weiter und vergleicht sie mit hämodynamischen Daten, so zeigt sich bei acht dieser Patienten eine positive signifikante Beziehung ($p < 0{,}01$) zwischen Lungenarterienwiderstand und dem Verhältnis Plasma-Renin-Konzentration zu Angiotensin II, d. h. je höher der Lungenarterienwiderstand war, um so niedriger war der gemessene Angiotensin II-Spiegel bezogen auf die Renin-Konzentration.

3. Schlußfolgerungen

Bei der schweren congestiven Cardiomyopathie spielt die vermehrte Aktivität des Renin-Angiotensin-Systems und des Sympathikus eine wesentliche Rolle bei der kompensatorischen Erhöhung des peripheren Widerstands bei schwerer Schädigung der Herzfunktion. Diese Pressorsysteme stehen in einer direkten negativen Korrelation zur Herzförderleistung, d. h. sie beeinflussen direkt den bei Verminderung der Herzfunktion teilweise erheblichen Anstieg der Nachlast. Es ergaben sich Anhaltspunkte für eine relative Erniedrigung der Angiotensin II-Spiegel im Verhältnis zur Plasma-Renin-Konzentration bei einem Teil dieser Patienten. Möglicherweise spielt hierbei ein veränderter Abbau oder eine verminderte Aktivität des Converting-Enzyms eine Rolle, dessen Aktivität sich praktisch ausschließlich in der Lungenstrombahn nachweisen läßt. Diese Befunde bedürfen jedoch noch weiterer Klärung.

Unsere Ergebnisse können als pathophysiologische Grundlage für eine Therapie mit Gefäßdilatantien angesehen werden und bilden eine Möglichkeit, deren Wirkungsweisen und Angriffspunkte teilweise zu erklären.

4. Literatur

1. Brown JJ, Davies DL, Johnson VW, Lever AF, Robertson JIS (1970) Renin relationships in congestive cardiac failure, treated and untreated. Am Heart J 80: 329–342 – 2. Davis JO (1965) Physiology of congestive heart failure. In: Hamilton WP, Dow P (eds) Handbook of physiology, sect. 2. Circulation, vol. 3. American Physiological Society, Washington DC, pp 2071–2122 – 3. Freeman RH, Davis JO, William GM, De Forrest JM, Seymour AA, Rowe BP (1979) Effects of the oral converting enzyme inhibitor, SQ 14225, in a model of low cardiac output in dogs. Circ Res 45: 540–545 – 4. Gavras H, Faxon DP, Berkoben J, Brunner HR, Ryan TJ (1978) Angiotensin converting enzyme inhibition in patients with congestive heart failure. Circulation 58: 770–776 – 5. Genest J, Granger A, de Champlain J, Boucher R (1968) Endocrine factors in congestive heart failure. Am J Cardiol 22: 35–42 – 6. Johnson JA, Davis JO (1973) Important role of angiotensin II in the control of arterial blood pressure. Science 179: 906–907

Manthey, J., Dietz, R., Leinberger, H., Schmidt-Gayk, H., Schömig, A., Schwarz, F., Kübler, W. (Med. Univ. Klinik, Heidelberg, Abt. Innere Medizin III, Kardiologie):
Bedeutung pressorischer und volumenregulierender Systeme als Kompensationsmechanismen bei chronisch eingeschränkter Pumpfunktion des linken Ventrikels*

Bei Patienten mit verminderter Herzleistung kommt es frühzeitig – noch bevor klinische Zeichen der Herzinsuffizienz auftreten – kompensatorisch zu vermehrter Kochsalz- und Wasserretention mit Expansion des extrazellulären Volumens [1, 3, 5].

Die dafür verantwortlichen Mechanismen sind nicht vollständig bekannt, aufgrund meist tierexperimenteller Studien werden jedoch Veränderungen der verschiedenen pressorischen und volumenregulierenden Systeme postuliert [1, 3, 5]. Über das Verhalten dieser Systeme bei gut kompensierter Herzinsuffizienz ist nur wenig bekannt. Ziel unserer Untersuchungen war deshalb der Vergleich der Aktivität pressorischer und volumenregulierender Systeme, und zwar
1. des Sympatho-neuronalen Systems,
2. des Renin-Angiotensin-Systems und
3. des Vasopressin-Systems

---
* Mit Unterstützung der Deutschen Forschungsgemeinschaft (SFB 90)

bei Patienten mit zwar eingeschränkter linksventrikulärer Funktion aber noch normalen Füllungsdrucken und bei Kontrollpersonen vor und nach Stimulation dieser Systeme.

Patienten und Methodik

Wir untersuchten 13 Patienten mit eLVF (Ejektionsfraktion ≤ 45%) und normalen Füllungsdrucken (diastolischer Pulmonalarteriendruck ≤ 12 mm Hg). Es handelt sich um neun Patienten mit congestiver Cardiomyopathie und um vier Patienten mit koronarer Herzkrankheit. 14 Patienten mit pektanginösen Beschwerden ohne signifikante Veränderungen an den Herzkranzgefäßen und normaler linksventrikulärer Funktion (Ejektionsfraktion ≥ 60%) dienten als Kontrollpersonen. Zur Stimulation der Systeme wurden durchgeführt:
1. eine submaximale körperliche Belastung durch Fahrradergometrie (5 min mit 25 Watt),
2. eine Vor- und Nachlastreduktion durch Nitroglycerin (1,2 mg sublingual),
3. eine Volumendepletion durch Furosemid (0,5 mg/kg intravenös) und
4. eine orale Volumenbelastung durch 20 ml Tee/kg.

Bei den Patienten wurden Herzfrequenz, systolischer und diastolischer Blutdruck nach Riva-Rocci sowie Pulmonalarteriendruck und Herzzeitvolumen mit Hilfe eines Thermistorkatheters bestimmt. Vor und nach Intervention wurden Blutproben zur Bestimmung von Plasmareninaktivität [4], Plasmanoradrenalin [2], Plasmavasopressin [6] und Plasmaosmolalität abgenommen.

Ergebnisse und Diskussion

Abb. 1 gibt Auskunft über die hämodynamische Situation in beiden Patientengruppen. Die Kontrollpersonen hatten unter Ruhebedingungen einen mittleren

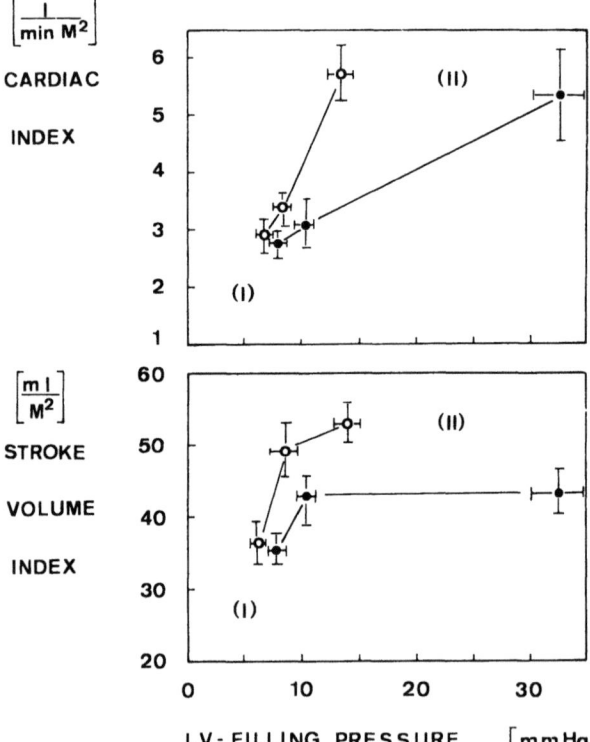

Abb. 1. Herzindex und Schlagvolumenindex (Mittelwerte ± SEM) in Abhängigkeit vom linksventrikulären Füllungsdruck bei Kontrollpersonen (*offene Punkte*) und bei Patienten mit eingeschränkter linksventrikulärer Funktion (*geschlossene Punkte*). Mittlere Punkte = Ausgangswerte vor Intervention; *linke Punkte* (I) = Werte 10 min nach Nitroglyceringabe; *rechte Punkte* (II) = Werte unter körperlicher Belastung

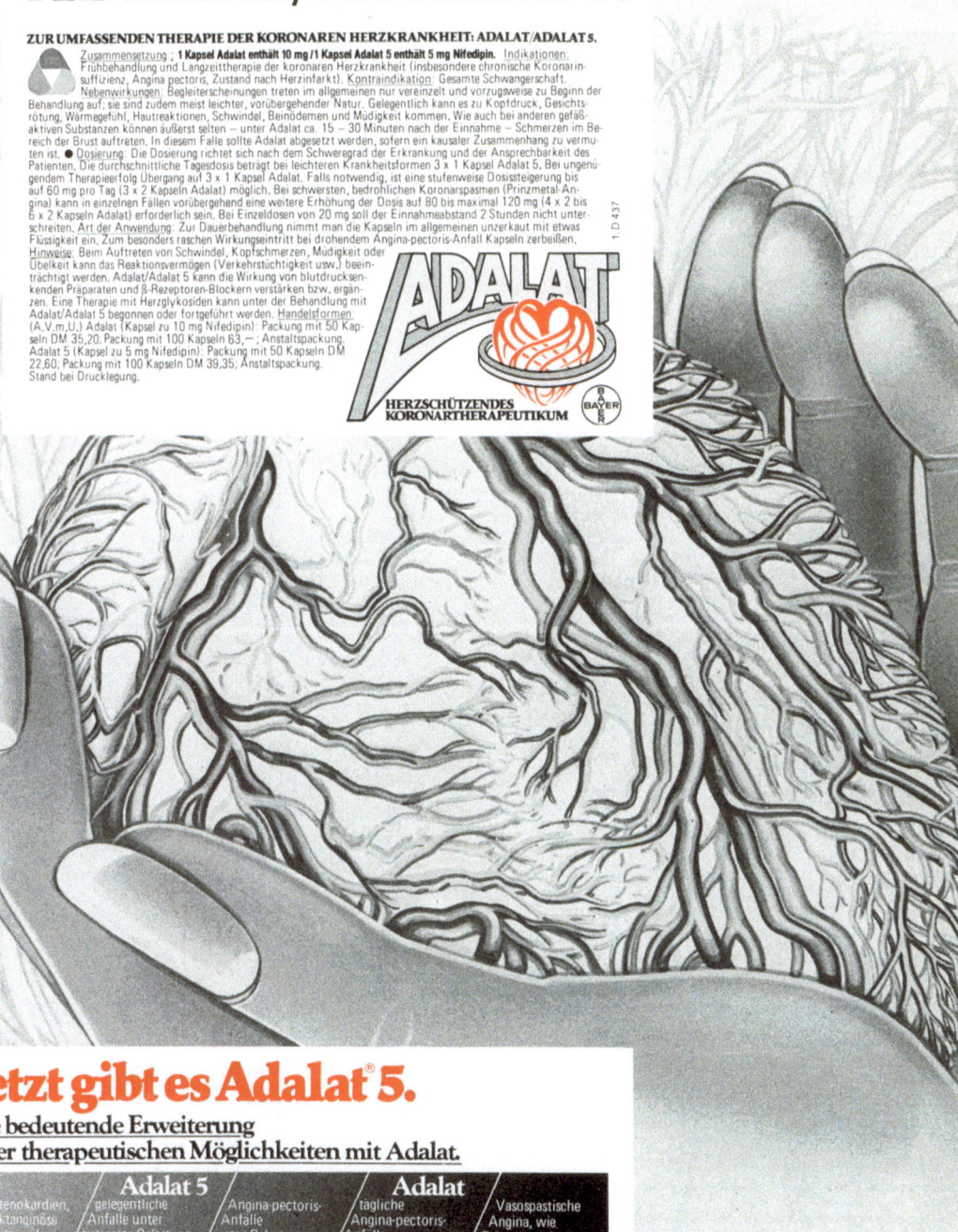

Springer Titel zum Thema

Kardiologie

Koronare Herzkrankheit

Wertigkeit diagnostischer Verfahren und therapeutischer Maßnahmen
Herausgeber: E. Lang
Mit Beiträgen zahlreicher Fachwissenschaftler
1980. Etwa 130 Abbildungen.
Etwa 180 Seiten.
DM 29,80
ISBN 3-540-10145-4

Myocardial Biopsy

Diagnostic Significance
Editor: H.-D. Bolte
1980. Approx. 87 figures,
approx. 36 tables. Approx. 180 pages.
Cloth DM 48,–
ISBN 3-540-10063-6

J. SCHMIDT-VOIGT
Diagnostische Leitbilder bei koronarer Herzkrankheit

1980. Etwa 74 Abbildungen.
Etwa 90 Seiten.
DM 34,–
ISBN 3-540-

Hierzu lieferbar:
J. SCHMIDT-VOIGT
Herzauskultation audiovisuell

Langspielplatte 30 cm
mit 76 akustischen Beispielen, Leitfaden mit 48 Seiten 76 Abbildungen.
DM 24,80
ISBN 3-8070-0121-1

B.E. STRAUER
Hypertensive Heart Disease

Translated from the German
1980. 65 figures, 19 tables.
VIII, 106 pages.
Cloth DM 28,–
ISBN 3-540-10041-5

Arterielle Hypertonie

Ätiopathogenese, Diagnostik und Therapie
Herausgeber: J. Rosenthal
1980. 173 Abbildungen, 75 Tabellen.
Etwa 600 Seiten.
DM 89,–

G. BODEM
Herzinsuffizienz

Pathophysiologie – Klinische Symptomatologie – Therapie
1980. 21 Abbildungen, 18 Tabellen.
XI, 104 Seiten.
(Kliniktaschenbücher)
DM 24,–
ISBN 3-540-09943-3

Central Interaction Between Respiratory and Cardiovascular Control Systems

Editors: H.P. Koepchen,
S.M. Hilton, A. Trzebski
1980. 89 figures, 5 tables.
Approx. 260 pages.
DM 46,–
ISBN 3-540-09948-4

C. HALHUBER
Rehabilitation in ambulanten Koronargruppen

Ein humanökologischer Ansatz
Mit einem Beitrag von N. Wrana
1980. 10 Abbildungen, 13 Tabellen.
XVI, 203 Seiten.
(Rehabilitation und Prävention, Band 13)
DM 34,–
Mengenpreis: ab 20 Exemplare 20% Nachlaß pro Exemplar
ISBN 3-540-09870-4

Springer-Verlag
Berlin
Heidelberg
New York

diastolischen Pulmonalarteriendruck von 9 ± 2 (SEM) mm Hg und einen Herzindex von 3,4 ± 0,76 l/min/m². Bei körperlicher Belastung stiegen der Füllungsdruck im Mittel auf 13 ± 3 mm Hg und der Herzindex auf 5,7 ± 1,3 l/min/m² an. Patienten mit eLVF unterschieden sich in Ruhe nicht signifikant von der Kontrollgruppe. Bei Belastung nahm der Herzindex bei den Patienten mit eLVF gleichfalls deutlich (um 73%) zu auf im Mittel 5,4 ± 0,8 l/min/m² und war damit vom Kontrollwert nicht signifikant verschieden. Der Füllungsdruck lag bei den Patienten mit eLVF unter körperlicher Belastung mit 33 ± 9 mm Hg sehr viel höher als in der Kontrollgruppe ($p < 0,001$).

Die Plasmanoradrenalinkonzentration betrug bei den Kontrollpersonen in Ruhe im Mittel 212 ± 47 gegenüber 327 ± 58 pg/ml bei den Patienten mit eLVF ($p < 0,1$). Bei körperlicher Belastung hatten die Patienten mit eLVF signifikant höhere Noradrenalinwerte (652 ± 83 pg/ml) als die Kontrollpersonen (327 ± 58 pg/ml, $p < 0,05$).

Nach Nitroglycerin stieg die Noradrenalinkonzentration in beiden Gruppen um etwa 200 pg/ml an, so daß die Patienten mit eLVF wiederum etwas höhere Noradrenalinwerte hatten als die Kontrollpersonen ($p < 0,1$).

Die Plasmareninaktivität betrug bei den Kontrollpersonen in Ruhe 0,76 ± 0,17 ng/ml/h und war damit signifikant höher als bei den Patienten mit eLVF (0.33 ± 0,10 ng/ml/h, $p < 0,05$). Sowohl nach körperlicher Belastung als auch nach Gabe von Nitroglycerin stieg die Plasmareninaktivität in beiden Gruppen leicht an ($p < 0,05$). Eine deutliche Zunahme der Plasmareninaktivität fand sich jedoch erst nach Stimulation durch Furosemid (Abb. 2). Vor und nach allen Interventionen hatten Patienten mit eLVF stets niedrigere Plasmareninwerte als die Kontrollpersonen ($p < 0,05$).

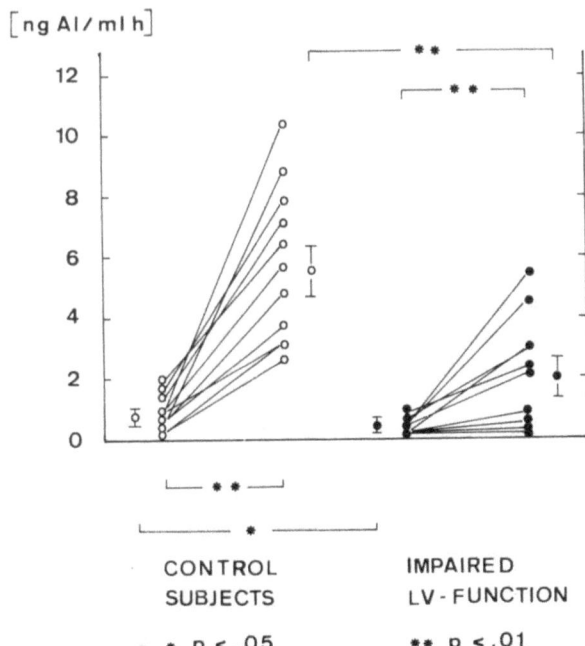

Abb. 2. Plasmareninaktivität bei Kontrollpersonen (*offene Punkte*) und bei Patienten mit eingeschränkter linksventrikulärer Funktion (*geschlossene Punkte*) vor und 1 Std nach Furosemidgabe (0,5 mg/kg)

Die Plasmavasopressin-Konzentration betrug bei den Kontrollpersonen in Ruhe 4,3 ± 0,63 pg/ml, stieg nach körperlicher Belastung auf 5,3 ± 0,95 ($p > 0,1$) und nach Gabe von Nitroglycerin auf 9,1 ± 1,78 pg/ml ($p < 0,01$) an. Nach oraler Wasserbelastung sank die Plasma-Vasopressin-Konzentration auf 1,9 + 0,81 pg/ml ($p < 0,05$). Die korrespondierenden Werte der Patienten mit eLVF waren von den Kontrollwerten nicht signifikant verschieden.

Unsere Untersuchungen zeigen, daß bei den von uns untersuchten Patienten mit eLVF trotz erhöhter Aktivität des sympathoneuronalen Systems das Renin-Angiotensin-System supprimiert ist. Als mögliche Ursache kommt eine vermehrte Natriumretention mit infolgedessen vergrößertem extrazellulärem Volumen in Betracht. Hinweise auf eine erhöhte Aktivität des Vasopressin-Systems, die für eine vermehrte Flüssigkeitsretention verantwortlich gemacht werden könnte [5], fanden wir bei unseren Patienten mit eLVF nicht.

Wir danken Herrn Prof. Dr. E. Hackenthal für die Bestimmung der Plasmareninaktivität.

Literatur

1. Braunwald E, Plauth WH, Morrow AG (1965) A method for the determination and quantification of impaired sodium excretion. Circulation 32: 223–231 – 2. Da Prada M, Zürcher G (1976) Simultaneous radioenzymatic determination of plasma and tissue adrenaline, noradrenaline, and dopamine within femtomol range. Life Sci 19: 1161–1174 – 3. Davis O (1960) Mechanisms of salt and water retention in congestive heart failure. Am J Med 29: 486–507 – 4. Haber E, Koerner T, Page LB, Kliman B, Purnode A (1969) Application of a radioimmunoassay for Angiotensin I to the physiologic measurements of plasma renin activity in normal human subjects. J Clin Endocrinol 29: 1349–1355 – 5. Laragh JH (1962) Hormones and the pathogenesis of congestive heart failure: vasopressin, aldosterone, and angiotensin II. Circulation 25: 1015–1023 – 6. Uhlich E, Weber P, Gröschel-Stewart U, Röschlau T (1975) Radioimmunoassay of arginine vasopressin in human plasma. Hormon Metab Res 7: 501–507

Strasser, R., Dietz, R., Schömig, A., Manthey, J., van Dyck, J., Kübler, W. (Med. Klinik, Abt. Kardiologie, Univ. Heidelberg):
Die Rolle pressorischer Systeme bei Saunabelastung vor und nach Beta-Blockade

Bei akuter Wärme- und Kältebelastung kommt es rasch zu ausgeprägten hämodynamischen Veränderungen. Der menschliche Körper kann sehr schnell auf diese hämodynamischen Veränderungen reagieren.

Uns interessierte in dieser Studie:
– Welche Rolle spielt die sympathische Aktivität bei der Reaktion auf die akute thermische Belastung?
– Gibt es Hinweise für das Mitwirken anderer pressorischer Systeme?
und
– Welchen Einfluß hat dabei eine Beta-Blockade?

Wir untersuchten zehn Probanden im Alter von 18–30 Jahren in Ruhe, nach 10 min Sauna bei 90° C, 3% Luftfeuchtigkeit, nach anschließender Kälteexposition im Kältebad bei 14° C und erneut nach 30 min Ruhe.

Dieselbe Untersuchung wiederholten wir an einem anderen Tag nach Gabe von 200 mg Metoprolol oral.

Die hämodynamischen Veränderungen erfaßten wir anhand von Herzfrequenz- und Blutdruckverhalten.

Die Herzfrequenz steigt vor Beta-Blockade von 70 ± 6 Schläge/min in Ruhe auf 102 ± 5 Schläge/min in der Sauna an und fällt nach der Kälte wieder auf Ausgangswerte ab. Unter Beta-Blockade mit 200 mg Metoprolol ist der Frequenzanstieg bei erniedrigten Basalwerten (57 ± 1 Schläge/min) in der Sauna (89 ± 7 Schläge/min) deutlich geringer.

Der systolische Blutdruck (Ruhewert 131 ± 5 mm Hg, nach Beta-Blockade 117 ± 6 mm Hg) steigt in der Sauna deutlich an (142 ± 5 mm Hg, nach Beta-Blockade 120 ± 6 mm Hg). Der diastolische Blutdruck fällt leicht ab (von 83 ± 5 auf 74 ± 5 mm Hg, nach Metoprolol von 80 ± 6 auf 78 ± 6 mm Hg). 2 min nach Kälteexposition sind sowohl der systolische als auch der diastolische Blutdruck um etwa 30 mm Hg angestiegen. Dieser Anstieg bleibt nach Beta-Blockade aus. Der initiale Druckanstieg während der Kälteexposition wurde nicht gemessen.

Die Rolle der sympathischen Aktivität unter diesen Belastungen erfaßten wir anhand der Noradrenalin- und Adrenalinspiegel (Abb. 1), die mit einer radioenzymatischen Methode, modifiziert nach Da Prawda und Zurcher (1976), gemessen wurden. Wir finden einen Anstieg der Plasmaadrenalinspiegel von 58 ± 9 pg/ml in Ruhe auf 96 ± 4 pg/ml in der Sauna. Unter Kältebelastung findet kein weiterer Anstieg der Adrenalinspiegel statt (114 ± 15 pg/ml). Die Beta-Blockade bewirkt bei

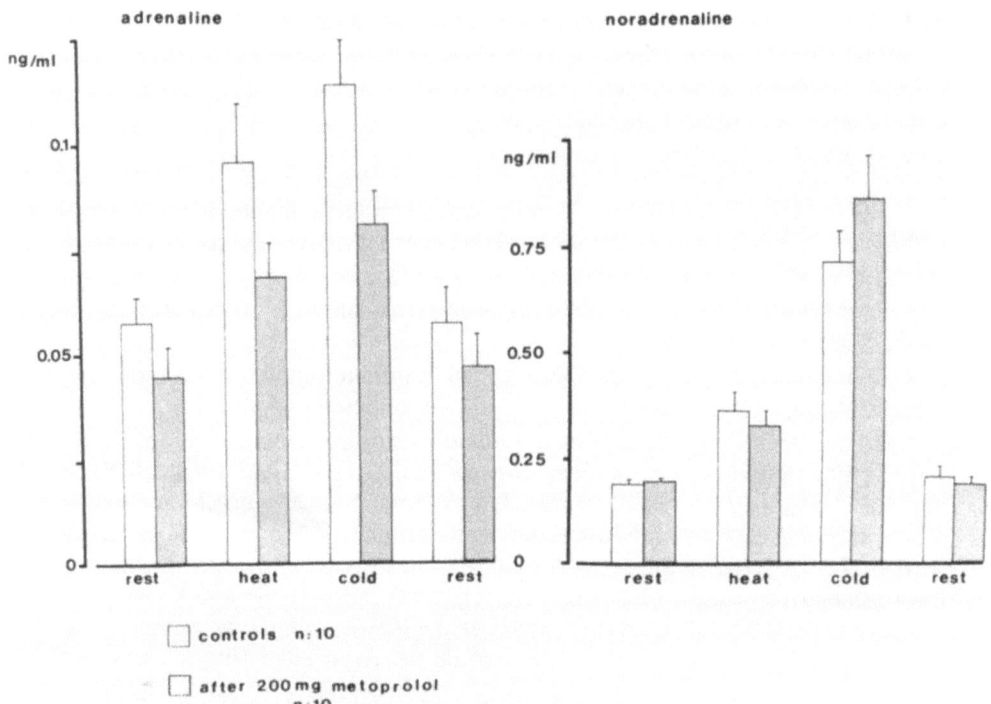

Abb. 1. Adrenalin- (*links*) und Noradrenalinspiegel (*rechts*) im Serum vor und nach Beta-Blockade in Ruhe, während der Saunabelastung und nach Kältebelastung (vgl. Text)

gleichen Ruhewerten (58 ± 9 pg/ml) einen deutlich geringeren Anstieg der Adrenalinspiegel in der Sauna (96 ± 8 pg/ml) und nach Kältebelastung (81 ± 6 pg/ml).

Deutlich anders ist das Verhalten der Noradrenalinspiegel. Nach einem deutlichen Anstieg der Noradrenalinspiegel in der Sauna (Ruhe 180 ± 20 pg/ml, Sauna 363 ± 58 pg/ml) finden wir nach der Kälteexposition um weitere 100% erhöhte Noradrenalinspiegel (718 ± 75 pg/ml). Die Beta-Blockade ändert das Verhalten der Noradrenalinspiegel nicht (Ruhe 186 ± 15 pg/ml, Sauna 331 ± 36 pg/ml, Kälte 877 ± 100 pg/ml).

Es ist zu erkennen, daß es unter Kältebelastung zu einer ausgeprägten Stimulation des sympathoneuronalen Systems und einer nur geringen Stimulation des sympathoadrenalen Systems kommt.

Es besteht damit eine deutliche Diskrepanz zwischen dem Verhalten der Katecholaminspiegel und der Herzfrequenz.

Die vagale Reaktion, die während des Untertauchens unter Wasser eintritt, hält nur kurz an und erklärt den etwa 2 min nach Kältebad gemessenen Frequenzabfall nicht. Die von uns gefundenen Adrenalin- und Noradrenalinspiegel entsprechen in ihrem Verlauf nach Kältebelastung den bisher bekannten Daten im cold-pressure-Test.

Auch bei körperlicher Belastung kommt es vor und nach Beta-Blockade zu einem vergleichbaren Anstieg der Noradrenalin- und Adrenalinspiegel (unveröffentlichte Daten). Die Stimulation des sympathischen Systems ist dort jedoch mit einem deutlichen Frequenzanstieg verbunden. Im Gegensatz dazu ist bei thermischer Belastung die Stimulation mit einem Frequenzabfall verbunden. Wir haben daher nach der Beteiligung weiterer pressorischer Systeme gesucht.

Während der Sauna kommt es bei einem durchschnittlichen Gewichtsverlust von 0,7 kg zu einem erheblichen Volumenverlust. Dieser wird sichtbar an den signifikanten Anstiegen von Hämatokrit (von 39,8 ± 1,2% auf 42,1 ± 1,3%) und Hämoglobin (13,5 ± 0,4 auf 14,3 ± 0,3 g/100 ml). Diese Hämokonzentration setzt sich während der anschließenden nur sehr kurzen Kälteperiode fort (HK: 44,2 ± 1,3%, HB: 14,9 ± 0,4 g/100 ml). Bereits nach 30 min Ruhe fallen beide Werte wohl bedingt durch Flüssigkeitseinstrom aus dem Gewebe wieder deutlich ab (HK: 40,7 ± 1,4%, HB: 14,5 ± 0,2 g/100 ml).

Es liegt nahe, bei derart großen Volumenverschiebungen Veränderungen im ADH-System zu erwarten.

Wir haben deshalb die ADH-Spiegel radioimmunologisch nach einer modifizierten Methode von Robertson et al. (1973) gemessen (Abb. 2).

Bei den Kontrollen kommt es nach Saunaexposition zu einem leichten (Ruhe 3,55 ± 0,81 pg/ml, Sauna 5,53 ± 1,4 pg/ml), nach Kältebad zu einem signifikanten Anstieg der ADH-Spiegel (7,9 ± 2,2 pg/ml). Unter Beta-Blockade mit Metoprolol wird dieser starke Anstieg unter Kältebelastung vermindert (Ruhe 5,55 ± 2,1 pg/ml, Sauna 4,7 ± 1,2 pg/ml, Kälte 6,1 ± 0,9 pg/ml). Dies könnte Hinweis auf eine zum Teil Beta-Rezeptoren-vermittelte Ausschüttung des ADH sein. Das ADH selbst trägt, wie auch in neueren Arbeiten von Cowley et al. (1980) gezeigt, unabhängig von einer Volumenregulation wesentlich zur Kontrolle des arteriellen Blutdruckes bei.

Zum anderen könnte sich damit zum Teil der starke Frequenzabfall nach Kälteexposition als Teilwirkung des ADH-Systems unter gleichzeitiger Aktivierung des Barorezeptorenreflexes erklären.

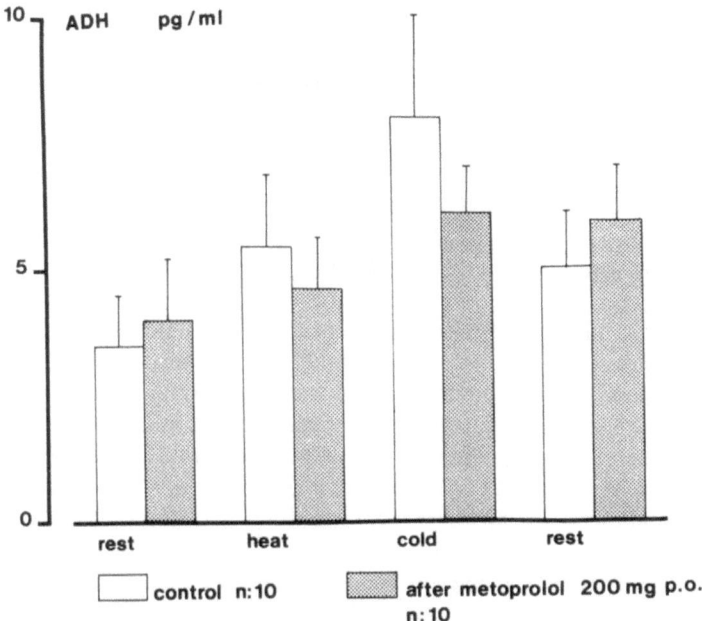

Abb. 2. Serum-ADH-Spiegel vor und nach Beta-Blockade in Ruhe, während Saunabelastung und nach Kältebelastung

Zusammenfassung

Unter Saunabelastung kommt es bei einem deutlichen Frequenz- und Blutdruckanstieg zu einer Stimulation sowohl des sympathoneuronalen als auch des sympathoadrenalen Systems und gleichzeitig zu einer geringen Stimulation des ADH-Systems.

Die Beta-Blockade bewirkt eine deutlich geringere Auslenkung dieser Parameter.

Nach Kältebelastung kommt es neben einem Anstieg des systolischen Blutdruckkes und einem Frequenzabfall zu einer starken Stimulation des sympathoneuronalen Systems bei unverändertem sympathoadrenalem System.

Gleichzeitig finden wir eine ausgeprägte Stimulation des ADH-Systems, die zu einer Aktivierung des Barorezeptorenreflexes beiträgt und damit zu dem Frequenzabfall führt.

Die Stimulation des ADH-Systems wird durch Beta-Blockade deutlich vermindert.

Literatur

Cowley AW, Jr, Sara J, Guinn MM (1980) Evidence and quantification of the vasopressin arterial pressure control system in the dog. Circ Res 46: 58–67 – Da Prawda M, Zurcher G (1976) Simultaneous radioenzymatic determination of plasma and tissue adrenaline, noradrenaline and dopamine within the fentomole range. Life Sci 19: 1161–1174 – Robertson GL, Mahr EA, Athar S, Sinha T (1973) Development and clinical application of a new method for the radioimmunoassay of arginine vasopressin in human plasma. J Clin Invest 52: 2340–2352

Burkhard, G. P., Renschler, H. E. (Inst. für Didaktik der Medizin der Univ. Bonn):
Untersuchung zu einem programmierten Kurs der Herzauskultation

Seit dem SS 1974 ist in Bonn die Teilnahme an einem programmierten Kurs der Herzauskultation für alle Studenten des 1. klinischen Semesters Pflicht. Der angebotene Kurs besteht aus fünf Lektionen mit einer durchschnittlichen Dauer von 35 min sowie einem Vor- und Nachtest. Er wurde von unserer Arbeitsgruppe in Köln entwickelt und wird dort noch in einer ersten Fassung eingesetzt [1, 3, 4]. Die klinischen Befunde der vier wichtigsten erworbenen Vitien: Aortenstenose und -insuffizienz, Mitralstenose und -insuffizienz sowie des offenen Ductus arteriosus (Botalli) werden – von einzelnen Komponenten ausgehend – systematisch erlernt. Hierzu werden die verbalen Informationen sowie der mit einem Simulator erzeugte Herzschall über ein Tonband vermittelt und ergänzende Informationen über ein Oszilloskop, eine gesteuerte Bildprojektion und in gedrucktem Begleitmaterial dargeboten. Dieser Kurs ist verfügbar als Microfiche/Tonbandkassettenpaket für Einzellerner, er wird aber auch im Gruppenunterricht mit Parallelschulung eingesetzt.

Zur Bearbeitung verschiedener Fragestellungen findet seit Jahren folgendes Untersuchungsdesign Anwendung: Die erste Hälfte der pro Semester ungefähr vorhandenen 200 Studenten bearbeitet (teils als Einzellerner, teils als Gruppenlerner) zuerst den Auskultationskurs, um anschließend am Krankenbett zu lernen; für die zweite Hälfte der Studenten gilt die umgekehrte Anordnung.

Seit Einführung dieses Kurses im SS 1974 liegen systematisch erhobene Untersuchungsdaten vor, die ingesamt Auskunft geben können 1. über den resultierenden globalen Lernerfolg, 2. den Lernerfolg bei Einzel- bzw. Gruppenlernen und 3. den Effekt der Auskultationsübungen, der durch den Zusammenhang zwischen unterschiedlichen Lernvoraussetzungen der Studenten und verschiedenartigen Kombinationen des Kurses mit Bedside-Teaching entsteht.

Damit sollte es möglich sein, die Hypothesen empirisch zu unterbauen, wonach Unterrichtsteile mit audiovisuellen Medien nur wirksam werden, wenn sie nach pädagogischen Gesichtspunkten mit den personengebundenen Unterrichtsteilen verbunden werden [2].

Stellvertretend für alle bisher vorliegenden Daten sollen mit denen des WS 77/78 und des SS 1978 diese Fragen beantwortet werden.

1. Globaler Lernerfolg

Von den am Kurs in den gesamten Semestern insgesamt teilnehmenden Studenten wurden im Vortest etwa 45–50% der insgesamt 25 Fragen richtig beantwortet, nach der Teilnahme etwa 70–75%. Damit ergab sich konkret im Wintersemester 1977/78 ein relativer Lernzuwachs von 44%, im Sommersemester 1978 ein solcher von 41%. Über alle Semester seit 1974 hinweg pendelte sich der relative Lernerfolg zwischen 40–50% ein. Beziehen wir den Lernerfolg auf die unterschiedliche Kursanordnung, ergibt sich folgendes Bild:

Im Wintersemester 1977/78 erreichen die Studenten, die mit dem Kurs beginnen, einen relativen Lernzuwachs von 47%; diejenigen, die mit dem Lernen am Krankenbett beginnen, einen Lernzuwachs von 41%.

Für das Sommersemester gilt ähnliches.

Der relative Lernzuwachs bei Anordnung ‚Kurs zuerst' beträgt im Vergleich zur umgekehrten Reihenfolge 50% versus 30%.

In beiden Fällen weisen die Studenten, die den Kurs zuerst durchführen, einen höheren Lernerfolg auf. Wenngleich die Nachtestergebnisse von der Kursanordnung unabhängig hoch sind, so ist doch bemerkenswert, daß sich die Vortestergebnisse unterscheiden. Diejenigen, die erst am Krankenbett lernen, haben einen mit p kleiner als 0,01 niedrigeren Vortest-Punktwert.

Die Schlußfolgerung, daß diese Studenten in bezug auf das im Kurs zu vermittelnde Wissen am Krankenbett relativ wenig gelernt haben, darf gezogen werden.

2. Lernerfolg bei Einzel- bzw. Gruppenlernern

Zur Überprüfung dieser Fragestellung wurden die Studenten des Wintersemesters 1977/78 bei Durchführung des Kurses im Verhältnis 1 : 2 von uns randomisiert auf die Einzellern- bzw. Gruppenlernsituation verteilt. Hier ergab sich für die Einzellerner im Vergleich zu den Gruppenlernern ein höherer Lernzuwachs, und zwar betrug dieser für Einzellerner 47%, für die Gruppenlerner 43%. Die individuell auszuwählende Lernzeit und das frei zu bestimmende Lerntempo führten offensichtlich zu besseren Resultaten.

Wesentlich deutlicher wird dieser Unterschied bei freiwilliger Zuordnung zu den Einzellernern bzw. Gruppenlernern im Sommersemester 1978.

Bei einer erwarteten noch höheren Motivation weisen die Einzellerner im Vergleich zu den Gruppenlernern einen wesentlich höheren Lernzuwachs, 54% versus 34%, auf. Die Unterschiede der Ergebnisse im Eingangs- und Abschlußtest zwischen den verglichenen Gruppen sind auf dem 5- bzw. 1%-Niveau signifikant (Abb. 1).

3. Lernerfolg der besseren bzw. schlechteren Studenten bezogen auf unterschiedliche Kursanordnung

Es wurde der Frage nachgegangen, welche Kursanordnung – Auskultationskurs zuerst, dann Lernen am Krankenbett oder umgekehrt – besseren oder schwächeren Studenten am besten gerecht wird. Zu diesem Zwecke wurden die Studenten der beiden genannten Semester mit Hilfe der angegebenen Physikumspunktzahlen bei der Auswertung in ein oberes und unteres Leistungsdrittel eingeordnet und der aus

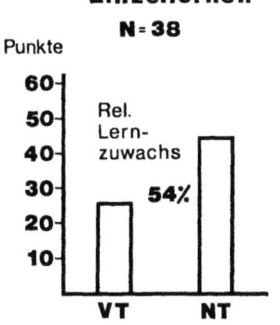
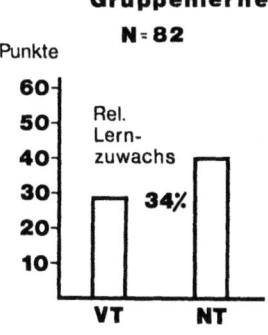

Abb. 1. Vergleich der Mittelwerte der im Vortest (VT) und im Nachtest (NT) erzielten Punkte zwischen Einzellernen und Gruppenlernen. Für den relativen Lernzuwachs wird der zwischen Vor- und Nachtest erzielte Punktgewinn prozentual auf den nach dem Vortest maximal möglichen Punktgewinn bezogen. Dargestellt sind die Ergebnisse des SS 1978 von 120 Studenten

Lernen am Krankenbett ➔ Auskultationkurs

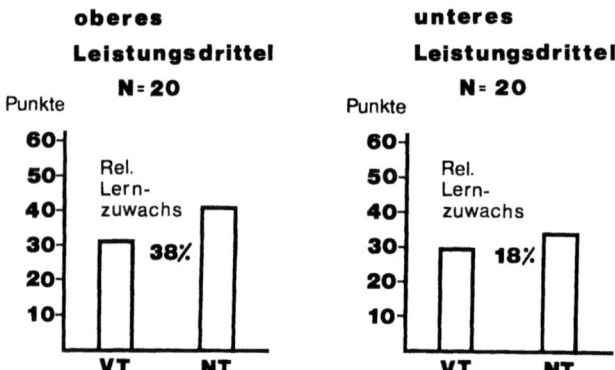

Abb. 2. Vergleich der Mittelwerte der im Vortest (VT) und im Nachtest (NT) erzielten Punkte zwischen oberem und unterem Leistungsdrittel bei der Reihenfolge zuerst Lernen am Krankenbett, dann Auskultationskurs. Für den relativen Lernzuwachs wird der zwischen Vor- und Nachtest erzielte Punktgewinn prozentual auf den nach dem Vortest noch maximal möglichen Punktgewinn bezogen. Dargestellt sind die Ergebnisse des SS 1978 von 59 Studenten

dem Kurs resultierende Lernerfolg für diese Gruppen errechnet und verglichen.

Eine sich bereits im Wintersemester 1977/78 abzeichnende kritische Reaktion der schwächeren Studenten auf die Kursanordnung wird im Sommersemester 1978 mit freier Wahl der Lernform deutlicher. Wenn der Auskultationskurs zuerst durchgeführt wird, weisen die besseren Studenten im Vergleich zu den schwächeren einen Lernzuwachs von 55% versus 44% auf. Bei Lernen am Krankenbett und anschließendem Auskultationskurs erreichen die besseren Studenten im Vergleich zu den schwächeren einen Lernzuwachs von 38% versus 18% (Abb. 2).

Schon für die besseren Studenten scheint die Gesamtanordnung des Kurses eine gewisse Bedeutung zu haben. Für die schwächeren Studenten gilt dies in verstärktem Maße. Die Anordnung – Auskultationskurs zuerst, dann Lernen am Krankenbett – bringt für diese Studenten wesentlich bessere Ergebnisse.

Daraus ergibt sich, daß der Einsatz von audiovisuellen Medien zur Ergänzung des personengebundenen Unterrichts nicht willkürlich, sondern besonders im Hinblick auf die lernschwächeren Studenten gezielt erfolgen muß.

Literatur

1. Baldus O, Recht K, Altmann H, Hilger HH, Renschler H (1964) Erfahrungen über den Einsatz von programmierten Auskultationsübungen im klinischen-kardiologischen Unterricht und in der ärztlichen Fortbildung. Verh Dtsch Ges Inn Med 80: 1218–1221 – 2. Heidt EU (1977) Medien und Lernprozesse. Beltz-Verlag, Weinheim Basel – 3. Menken U (1975) Untersuchungen bei der Entwicklung eines programmierten Kurses der Herzauskultation. Dissertation, Medizinische Fakultät der Universität Köln – 4. Renschler HE, Flörkemeier V, Thoma R (1971) Elektronische Simulation von Herzgeräuschen als neue Form des klinischen Unterrichts. Therapiewoche 21(51): 4015

Schweizer, P., Erbel, R. (Abt. Innere Medizin I), Richter, H. A. (Abt. Pathologie), Effert, S. (Abt. Innere Medizin I der RWTH Aachen):
Klinische und echokardiographische Befunde bei Mitralklappenringverkalkung

Verkalkungen des Herzskeletts sind ein häufiger pathologisch-anatomischer Befund bei alten Menschen, dem normalerweise keine besondere Bedeutung geschenkt wird. In Einzelfällen kann die Kalkablagerung aber, vor allem im Mitralringbereich, ein beträchtliches Ausmaß erreichen und klinisch manifest werden [4]. Die geeignete diagnostische Methode, neben der Röntgendurchleuchtung, ist dann die Echokardiographie [2, 3].

Die klinischen und echokardiographischen Befunde von 25 Patienten mit signifikanter Mitralklappenringverkalkung wurden näher analysiert.

Methode

Die Patientengruppe wurde im Hinblick auf die Alters- und Geschlechtsverteilung, das klinische Bild, die Begleiterkrankungen und die Haemodynamik ($n = 10$) ausgewertet. Die echokardiographischen Untersuchungen erfolgten sowohl im herkömmlichen M-mode-Verfahren als auch mit Hilfe der zweidimensionalen Echokardiographie. Aus den M-mode-Registrierungen wurden die Durchmesser des linken Vorhofes, die Bewegungsamplitude und die frühdiastolische Schließungsgeschwindigkeit (EF) des vorderen Mitralsegels ausgemessen.

Mit dem zweidimensionalen elektronischen Sektor-Scanner wurde das Herz in mehreren Schnittrichtungen von parasternal links und von apikal aus untersucht. Das Verfahren diente zur näheren Lokalisation der Kalkablagerungen und zur Beurteilung der Dynamik des Mitralklappenapparates. In einem Falle konnte das Bewegungsspiel eines verkalkten Klappenapparates postmortal in einem Kreislaufsimulator näher überprüft werden [6].

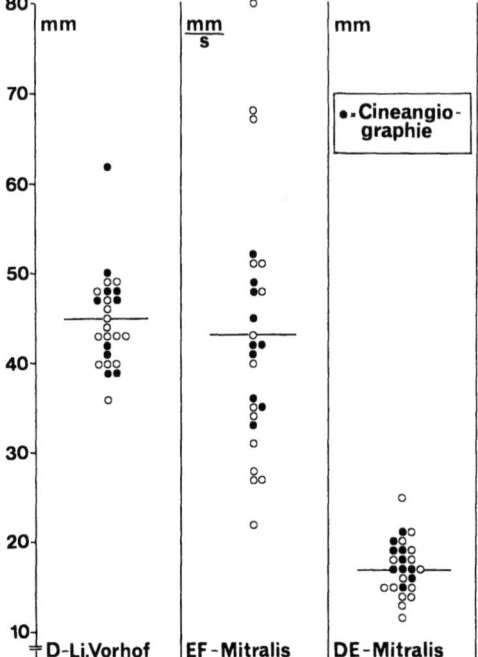

Abb. 1. Meßwerte der M-mode-Echokardiographie bei 25 Patienten mit signifikanter Mitralringverkalkung: Durchmesser (D) des linken Vorhofes, frühdiastolische Schließungsgeschwindigkeit (EF) und Amplitude (DE) des vorderen Mitralsegels

Ergebnisse

Die 25 Patienten waren im Alter von 50–81 Jahren (mittleres Alter 67 ± 9 Jahre), 23 waren weiblichen und zwei männlichen Geschlechts. Alle Patienten hatten ein systolisches Geräusch über der Herzspitze, das in 20 Fällen von musikalischem Crescendo-Decrescendo-Charakter und in fünf Fällen bandförmig-holosystolisch war. Bei zwei Patienten lag außerdem ein Präsystolikum vor.

Folgende zusätzliche kardiale Befunde wurden erhoben: klinisch und hämodynamisch schwere Mitralinsuffizienz ($n = 3$); Mitralsegelprolaps ($n = 2$); hämodynamisch gesicherte ($n = 6$); schwere ($n = 5$) Aortenstenose (mittl. Gradient 42–87 mm Hg); AV-Block III° ($n = 3$).

Die Ergebnisse der *M-mode-Echokardiographie* sind in Abb. 1 aufgeführt. Der Durchmesser des linken Vorhofes, die Amplitude und die frühdiastolische Schließungsgeschwindigkeit des vorderen Mitralsegels waren pathologisch verändert. Als Hinweis auf die Mitralringverkalkung fand sich in allen Fällen ein breites Echoband hinter dem posterioren Mitralsegel und in fünf Fällen zusätzlich ein weiteres Echoband vor dem anterioren Mitralsegel.

Mit der *zweidimensionalen Echokardiographie* konnte die Lokalisation der Kalkablagerungen genau bestimmt werden. Diese war nicht nur auf den Mitralringbereich beschränkt, sondern dehnte sich in 60% auf die submitrale Region und in 24% auch auf die Aortenklappenregion aus. Wie aus Abb. 2 zu ersehen, wird durch die Ausdehnung des Verkalkungsprozesses auf die submitrale Region die Bewegung der basalen Mitralsegelabschnitte behindert. Beide Mitralsegel können

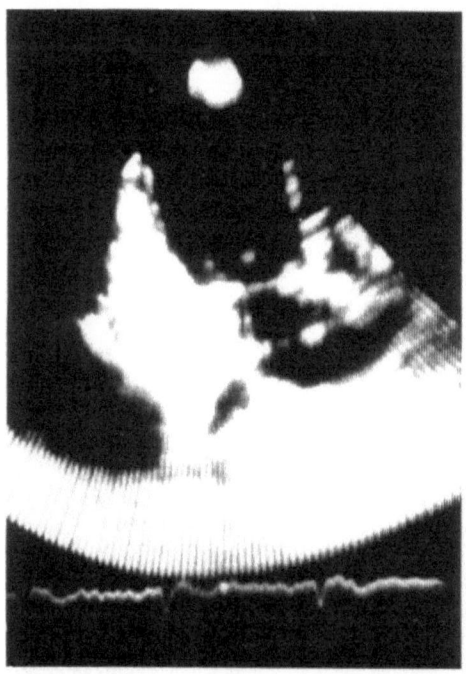 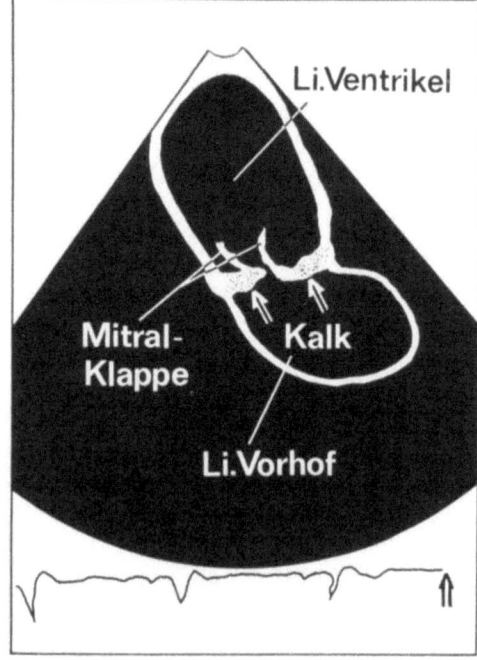

Abb. 2. Zweidimensionales Ultraschallschnittbild des linken Ventrikels und linken Vorhofes (*links*, Originalregistrierung in Kammerdiastole): Ausgedehnte Mitralringverkalkung (*Pfeile*), die submitral reichen, die Mitralregion verlagern und die Segelbewegung einschränken. Die freien Ränder beider Mitralsegel sind unauffällig

verlagert und die Mitralklappenebene vorhofwärts angehoben werden. In einem Falle, der pathologisch-anamtomisch und in einem Kreiskaufsimulator untersucht werden konnte, war die Kalkablagerung so ausgeprägt, daß neben der Mitralinsuffizienz auch eine zusätzliche Stenose resultierte (Einschränkung der Klappenöffnungsfläche auf 1,05 cm^2; normal im Kreislaufsimulator 2,9 cm^2).

Zusammenfassung und Schlußfolgerung

Die Mitralklappenringverkalkung kann bei älteren vorwiegend weiblichen Patienten ein beträchtliches Ausmaß erreichen. Neben der Röntgendurchleuchtung ist die Echokardiographie das geeignete diagnostische Verfahren zur näheren Lokalisation der Kalkdepots. Auf ursächlich in Frage kommende kardiale Befunde wie Mitralsegelprolaps und Aortenstenose (24%) muß geachtet werden.

Wie echokardiographisch zu sehen, kommt es durch die Kalkablagerungen zu einer Behinderung im Bewegungsablauf der Klappensegel. Diese dürfte neben der von Perloff und Roberts diskutierten Einschränkung der Sphinkterreaktion des verkalkten Mitralringes eine zusätzliche Rolle in der Pathogenese der Mitralinsuffizienz spielen [1, 5]. Letztere ist aber nur selten hämodynamisch relevant.

Literatur

1. Adler E et al. (1969) Experimentelle extravalvuläre Mitralinsuffizienz durch Klappenringdilatation. Arch Kreisl-Forsch 59: 29–35 – 2. D'Cruz IA et al. (1977) Clinical manifestations of mitral annulus calcification, with emphasis on its echocardiographic features. Am Heart J 94: 367–377 – 3. D'Cruz IA et al. (1979) Submitral calcification or sclerosis in elderly patients: M mode and two dimensional echocardiography in "mitral anulus calcification". Am J Cardiol 44: 31–37 – 4. Korn D et al. (1962) Massive calcification of the mitral annulus. N Engl J Med 267: 900–909 – 5. Perloff JK, Roberts WC (1972) The mitral apparatus. Circulation 46: 227–239 – 6. Richter HA, Schoenmackers J (1979) Das strömungsdynamische Verhalten künstlicher Herzklappen in Mitralposition während experimenteller Pulsation. Herz/Kreisl 11: 267–274

Mattern, H., Gliszczinski, C. v., Heck, I., Fricke, G. (Med. Univ.-Poliklinik Bonn):
Ergebnisse bei mitralklappenerhaltenden und -ersetzenden Eingriffen am Herzen*

1. Einleitung

Bei Operationen an der Mitralklappe sind grundsätzlich klappenerhaltende von klappenersetzenden Eingriffen zu unterscheiden. Erstere teilen sich in geschlossene und offene Kommissurotomien sowie in Klappenrekonstruktionen. Zum Klappenersatz stehen Kunstventile und Bioprothesen zur Verfügung. Die Frage ist, ob angesichts der Möglichkeit einer klappenersetzenden Operation die Kommisurotomie noch vertretbar ist. Anhand von aktuariellen Überlebenskurven ist dies nicht eindeutig zu beantworten. Daher wurde in einer retrospektiven Studie der klinische

---

* Mit Unterstützung des Ministeriums für Wissenschaft und Forschung des Landes Nordrhein-Westfalen (Az II B 5.FA 7750)

Verlauf und die postoperative Hämodynamik durch Herzkatheteruntersuchungen verfolgt und mit den präoperativen Befunden verglichen.

2. Patientengut und Methode

Ausgewertet wurden die hämodynamischen und klinischen Untersuchungsbefunde von 172 Patienten, die sich von 1958—1979 wegen eines Mitralvitiums in der kardiologischen Kontrolle der Med. Univ. Poliklinik Bonn befanden. Bei 54 Patienten wurde ein klappenersetzender Eingriff vorgenommen, wobei 34 Patienten ein Kunstventil in Mitralposition erhielten, vorwiegend eine Björk-Shiley-Kippscheibenklappe und bei 20 Patienten wurde eine Bioprothese nach Hancock implantiert. Bei diesen Patienten bestand vorwiegend ein kombiniertes Mitralvitium, bei einigen war bereits früher eine Kommissurotomie vorausgegangen. Das Durchschnittsalter lag bei den Alloprothesen bei 45,7 Jahren und bei den Bioprothesen bei 42,2 Jahren mit einer mittleren Beobachtungsdauer von 5,0 Jahren. Wegen reiner Mitralinsuffizienz wurde bei 10 Patienten eine Rekonstruktion nach Carpentier durchgeführt (Durchschnittsalter 44,3 Jahre; Beobachtungszeitraum 4,1 Jahre). Bei den Mitralkommissurotomien handelt es sich zum einen um eine Verlaufsbeobachtung an zehn Patienten mit einem Durchschnittsalter von 51,1 Jahren und einer Beobachtungsdauer von 5,2 Jahren, die sich sowohl prä- als auch postoperativ einer Herzkatheteruntersuchung unterzogen haben, darunter acht als geschlossene und zwei als offene Mitralkommissurotomien. Zum anderen wurden die postoperativen Befunde von Herzkatheteruntersuchungen und klinische Befunde von 47 mitralkommissurotomierten Patienten analysiert, die sich über einen längeren Zeitraum in unserer kardiologischen Kontrolle befanden (Durchschnittsalter 49,6 Jahre; mittlere Beobachtungszeit 9,6 Jahre). Um eine Vergleichsbasis zu bekommen, wurden die Befunde von 51 nicht operierten Patienten mit einer operationsbedürftigen Mitralstenose herangezogen, für die nach allgemein anerkannten Grundsätzen eine Indikation zur Kommissurotomie bestand, jedoch aus unterschiedlichen Gründen zur Operation nicht bereit waren (Durchschnittsalter 48,2 Jahre).

Bei der statistischen Auswertung kam der t-Test nach *Student* zur Anwendung, es wurde Signifikanz für $p < 0,05$ definiert.

3. Ergebnisse

3.1. Bei den Alloprothesen und Bioprothesen besserte sich der klinische Schweregrad im Mittel um 1,5 Schweregradklassen nach der NYHA, und bei den Rekonstruktionen um 1,2 Schweregradklassen (Abb. 1). Von den zehn Patienten

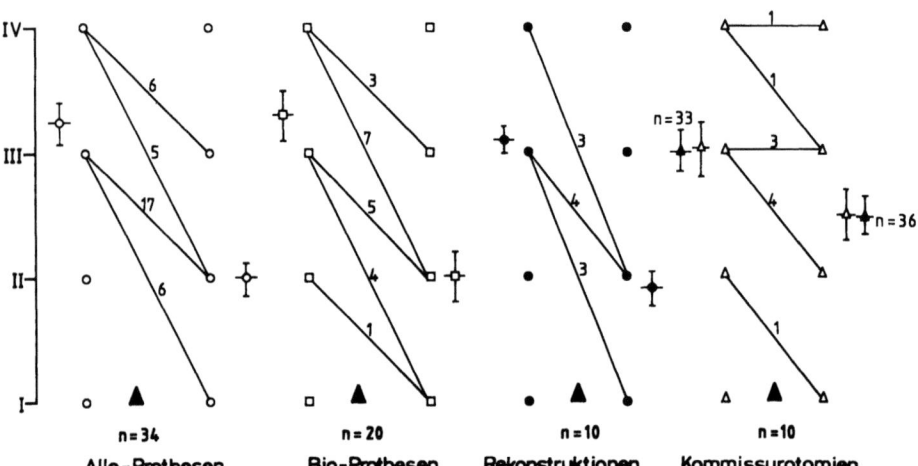

Abb. 1. Klinischer Schweregrad nach der NYHA. Prä- sowie postoperativ nach Mitralklappenoperation bei 34 Patienten mit Alloprothesen, 29 Patienten mit Bioprothesen, 10 Patienten mit Rekonstruktionen sowie 10 Patienten mit Kommissurotomien (prä- und postoperativ hämodynamisch nachuntersucht) sowie 33 nicht operierten Mitralpatienten und 36 postoperativ hämodynamisch nachuntersuchten mitralkommissurotomierten Patienten. -ϕ- = Mittelwerte

mit Kommissurotomie, die prä- sowie postoperativ mittels Herzkatheter nachuntersucht wurden, fand sich nur eine mittlere Besserung um 0,5 Schweregradklassen, wobei angemerkt werden muß, daß diese Patienten sich überwiegend einer nochmaligen Herzkatheteruntersuchung unterzogen, weil sie klinisch gegenüber präoperativ nicht gebessert waren. Auch bei den übrigen 36 Patienten, die mitralkommissurotomiert und postoperativ hämodynamisch nachuntersucht wurden, lag der klinische Schweregrad zwischen II und III. Die 33 nicht operierten Patienten fanden sich meist im Stadium III der NYHA. Schlüsselt man den klinischen Schweregrad bei den Mitralkommisurotomien über den postoperativen Zeitraum näher auf, so findet sich bei den Patienten mit einer mittleren Beobachtungsdauer von 4,8 Jahren ein mittlerer Schweregrad von 2,1 und bei den Patienten mit einer mittleren Beobachtungsdauer von 15,3 Jahren ein klinischer Schweregrad im Mittel von 2,6. Es bestand lediglich eine Signifikanz zu den nicht operierten Mitralvitien mit der Schweregradklasse III.

3.2. Die hämodynamischen Parameter zeigen eine ähnliche Tendenz. Der Pulmonalarterienmitteldruck (PAMP) sinkt bei den Allografts um 11 mm Hg und bei den Bioprothesen um 6 mm Hg auf postoperativ 23 mm Hg. Bei den Rekonstruktionen ist eine Abnahme um 8 mm Hg zu verzeichnen. Bei den Mitralkommissurotomien geht der Pulmonalarterienmitteldruck nur um 3–4 mm Hg zurück und liegt weiterhin im pathologischen Bereich zwischen 25 und 30 mm Hg. Bei den nicht operierten Mitralvitien lag der PAMP um 35 mm Hg. Bei den Mitralkommissurotomien steigt der PAMP im Laufe der Jahre wieder bis 30 mm Hg an (Abb. 2).

3.3. Der Lungenwiderstand bei den Allografts und Xenografts sank um 80 dyn · s · cm^{-5} auf postoperativ 155 dyn · s · cm^{-5}, während bei den Mitralkommissurotomien eine mittlere Abnahme von 10 dyn · s · cm^{-5} zu verzeichnen war. Das

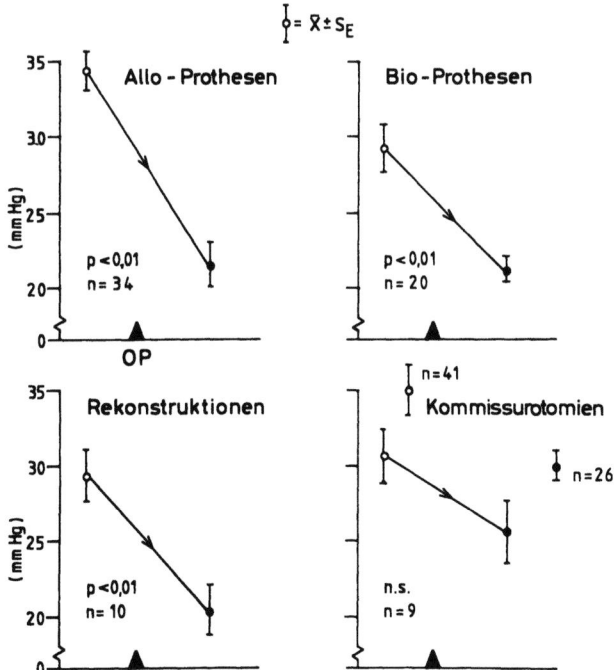

Abb. 2. Pulmonalarterienmitteldruck prä- sowie postoperativ nach Mitralklappenoperation. *Offener Kreis:* vor-; *geschlossener* Kreis: nach Mitralklappenoperation

bessere Ergebnis beim Lungenwiderstand unter den Mitralkommissurotomien zeigten nur die Patienten mit einer mittleren Beobachtungsdauer von 4,7 Jahren mit einem postoperativen Lungenwiderstand von 155 dyn · s · cm^{-5}. Dieser Wert ist mit denen der Kunstventile zu vergleichen.

3.4. Der Cardiac-Index in Ruhe steigt bei den Allo- und Bioprothesen sowie Rekonstruktionen signifikant um 400—600 ml/min/m^2 an, während bei den Kommissurotomien der Cardiac-Index sogar geringgradig jedoch nicht signifikant abfällt. Mit der Dauer des postoperativen Zeitraumes bei den Kommissurotomien nimmt der Cardiac-Index weiter ab, um schließlich den gleichen Wert wie die nicht Operierten zu erreichen.

3.5 Hinsichtlich der Klappenöffnungsfläche schneiden die Patienten mit klappenersetzender Operation besser ab, als Patienten mit Kommissurotomien (Abb. 3). Bei Patienten mit Allograft nimmt die Klappenöffnungsfläche um 1,1 cm^2 und bei den Bioprothesen um 0,7 cm^2 zu und liegt im Mittel postoperativ zwischen 2,1 und 2,3 cm^2. Bei den Rekonstruktionen ist keine Änderung zu verzeichnen, da nur bei reiner Mitralinsuffizienz eine Rekonstruktion durchgeführt wurde. Bei den Kommissurotomien liegt die präoperative Klappenöffnungsfläche besonders niedrig um 0,9 cm^2 und steigt postoperativ nur geringgradig an und liegt um 1,1 cm^2.

3.6. Das nahezu gleiche Resultat zeigt auch die Beurteilung des transmitralen Druckgradientens bei den Mitralkommissurotomien, der präoperativ bei 15 mm Hg und postoperativ bei 13 mm Hg im Durchschnitt liegt. Bei den Alloprothesen und Bioprothesen besteht eine hochsignifikante Abnahme des transmitralen Druckgradienten um 7 mm Hg und liegt im Mittel postoperativ bei 5 mm Hg.

3.7. Bei den klappenersetzenden Eingriffen wurde von uns bei 22% der Patienten postoperativ eine Australia-Antigen positive Hepatitis festgestellt, dagegen nur bei

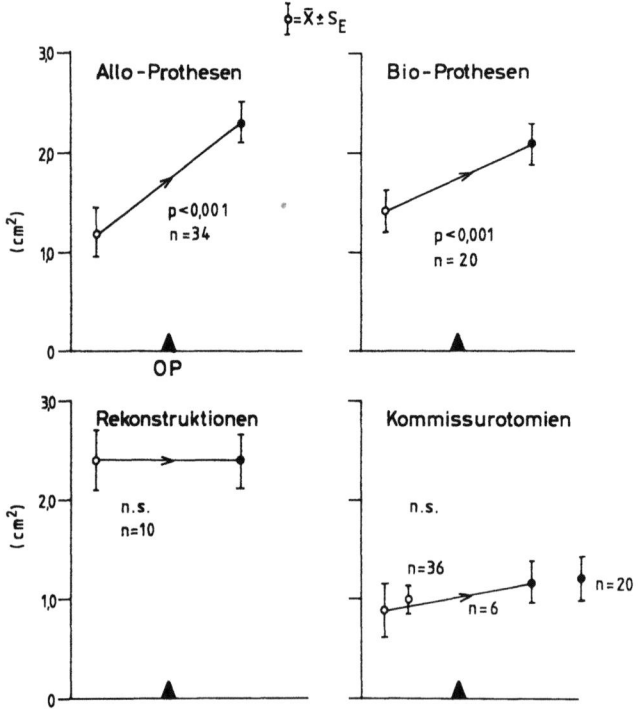

Abb. 3. Klappenöffnungsfläche, berechnet nach Gorlin, prä- sowie postoperativ nach Mitralklappenoperation

drei Patienten nach durchgeführter Kommissurotomie. Die klappenersetzenden wie auch die klappenerhaltenden Eingriffe wiesen nahezu die gleiche Gesamtspätkomplikationsrate von 6,1–6,5 pro 100 Patientenjahre auf. In der Thromboemboliehäufigkeit lagen die Alloprothesen mit 4,0 pro 100 Patientenjahre höher als die Bioprothesen, Rekonstruktionen und Kommissurotomien mit einer Thromboembolierate um 1,5–0,9 pro 100 Patientenjahre. Nur die nicht Operierten wiesen mit 6,2 pro 100 Patientenjahre die höchsten Thromboembolien auf. Bei den Alloprothesen war eine Spät-Letalitätsrate von 1,7 pro 100 Patientenjahre zu verzeichnen und war damit deutlich niedriger als bei den Kommissurotomien mit einer Spät-Letalitätsrate von 2,5 pro 100 Patientenjahre.

4. Zusammenfassung

Bei den hämodynamischen Messungen schnitten die 54 Patienten mit klappenersetzenden Eingriffen eindeutig besser ab als die 57 Patienten mit Mitralkommissurotomien. Von den Patienten mit Kommissurotomien zeigten insgesamt 30 der Operierten weder nach durchschnittlich 5 noch nach 15 Jahren signifikant andere hämodynamische Befunde als die nicht operierten Mitralvitien. Jedoch waren Anzeichen einer Druck- und Widerstandsentlastung im Lungenkreislauf durchschnittlich 5 Jahre nach der Operation zu finden, nicht mehr aber nach durchschnittlich 15 Jahren. Besonders starke Beeinträchtigung der Hämodynamik fanden sich postoperativ bei Mitralverkalkungen, ausgeprägten Mitralinsuffizienzen und Flimmerarrhythmien. Als auslösende Faktoren werden fortschreitende fibrös-sklerotische Umbauprozesse am Klappenapparat diskutiert, die auch eine vollständige Sprengung der Stenose oft nicht verhindern. Als Problem erwies sich, daß die postoperativen Herzkatheteruntersuchungen bei Kommissurotomien oft eine Selektion ungünstiger klinischer Spätverläufe darstellen. Die Spät-Komplikationsrate war bei allen Operierten nahezu gleich, nur in der Thromboemboliehäufigkeit schnitten die Patienten mit Bioprothesen, Kommissurotomien und Rekonstruktionen besser ab als Patienten mit Allograft. Obwohl die Patienten mit klappenersetzenden Eingriffen postoperativ signifikant bessere hämodynamische Resultate aufwiesen, waren die Mitralkommissurotomien in der Häufigkeit der Spätkomplikationen den klappenersetzenden Eingriffen nicht unterlegen. Insbesondere war die Thromboembolierate bei den klappenerhaltenden Operationsverfahren wie auch bei den Bioprothesen deutlich niedriger. Daher dürften die klappenerhaltenden Operationen bei sorgfältiger differentieller Indikationsstellung einen ebenbürtigen Platz neben den klappenersetzenden Eingriffen behaupten.

Literatur

1. Feigenbaum H, Linback RR, Nasser WK (1968) Hemodynamic studies before and after instrumental mitral commissurotomy. Circulation 38: 26–29 – 2. Fricke G, Papachrysanthou Ch, Mattern H, Wißkirchen KJ (1978) Prä- und postoperative Hämodynamik bei Mitralklappenersatz durch Björk-Shiley- bzw. Schweine-Klappen. Verh Dtsch Ges Inn Med 84: 772–776 – 3. Fricke G, Mattern H (1979) Hämodynamik nach isoliertem Mitral- und Aortenklappenersatz durch Alloprothesen. Herz/Kreisl 11: 229–235 – 4. Gattiker K, Messmer BJ, Rothlin M, Senning A (1972) Spätresultate nach offener Mitralklappenrekonstruktion. Schweiz Med Wochenschr 102: 432–435 – 5. Knothe W, Iffland U, Herlein F, Mulch J (1967) Eine kritische Analyse bei 341 operierten Mitralstenosen. Thoraxchirurgie 15: 292–296 – 6. Konertz W, Papachrysanthou Ch, Bernhard A (1980) Zur Problematik der Mitralstenosen nach geschlossener Kommissurotomie. Therapiewoche 30: 2417–2419 – 7. Mattern H, Fricke G, Wißkirchen KJ, Bartsch B (1977) Hämodynamische und klinische Befunde nach

Mitralklappenersatz mit biologischem Material (Hancock-Porcine-Xenograft). Verh Dtsch Ges Inn Med 83: 353–355 – 8. Mattern H, Wißkirchen KJ, Fricke G (1979) Hancock-Mitralklappenprothese – Hämodynamik und Verlaufsbeobachtung. Z Kardiol 68: 684 – 9. Mullin EM, Glancy DL, Higgs LM, Epstein SE, Morrow AG (1972) Current results of operation for mitral stenosis. Circulation 46: 298–308 – 10. Rothlin M, Bardos P, Messner BJ (1975) Mitralklappenchirurgie: Spätresultate bis 10 Jahre nach der Operation bei 501 Patienten. Thoraxchirurgie 23: 538–545 – 11. Seipel L, Loogen F, Haerten K (1978) Langzeitergebnis nach klappenerhaltenden Operationen. Med Welt 29: 488–491 – 12. Turina M, Messner BJ, Senning A (1972) Closed mitral commissurotomy: Operative results and late follow upon 137 patients. Surgery 72: 812–818

Niehues, B. (Med. Klinik, Lehrst. III), Lübbing, H. (Abt. für Kardiochirurgie), Jansen, W., Carstens, V., Behrenbeck, D. W. (Med. Klinik, Lehrst. III, Köln):
Die St.-Jude Medical (SJM)-Klappenprothese im Vergleich mit anderen Klappenprothesen

Die Geschichte der Kardiochirurgie ist zum Teil die Geschichte der Suche nach einem optimalen Klappenersatz. Die Kugelprothesen sind relativ rasch von Scheibenklappen und den Kippscheibenventilen verdrängt worden.

Das prothesenbedingte Strombahnhindernis ist dadurch deutlich verkleinert worden. Klinische Untersuchungen haben jedoch gezeigt, daß bei den Kippscheibenventilen zwischen Laborversuchen und in vivo-Messungen erhebliche Unterschiede bestehen insofern, als die gemessenen Öffnungswinkel unter den theoretisch möglichen Winkeln lagen und die absolute geometrische Öffnungsfläche von der in vivo gemessenen Öffnungsfläche nicht erreicht wird. Ein unterschiedliches Konstruktionsprinzip weist die seit 1972 entwickelte St.-Jude-Medical-Klappenprothese auf. Das hervorstechende Merkmal sind zwei Halbscheibenklappen, die sich an getrennten mittelständigen Scharnieren bewegen. Das Gehäuse und die Halbscheibenklappen bestehen aus einem Graphitkern, der Überzug ist aus hochpolymerisiertem Kohlenstoff, dem Pyrolitcarbon. In Laborversuchen am Pulsduplikator konnte die lamilare und zentrale Strömung durch diese Klappe sichtbar gemacht werden. Das deutlich bessere Strömungsverhalten der SJM-Klappe, das von Emery u. Mitarb. [2] 1979 erstmals beschrieben wurde, konnte auch von Neumaier u. Mitarb. [7] in einem neu entwickelten Pulsduplikator bestätigt werden. Das bessere Strömungsverhalten ist auch ein Grund dafür, daß im Tierexperiment thromboembolische Komplikationen nicht auftraten [2].

Patient und Methodik

Zur Sicherung des Operationserfolges nach Implantation einer SJM-Klappe sind von uns 21 Patienten durch eine Herzkatheteruntersuchung nachuntersucht worden. Die Kontrollen fanden zwei bis zehn Wochen nach der OP statt. Vierzehn Patienten kamen zur Untersuchung nach Klappenimplantation in Aortenposition, sieben Patienten wurden nachuntersucht nach Implantation einer SJM-Klappe in Mitralposition. Der Druckgradient über der Aorten- bzw. Mitralklappe wurde durch direkte simultane Registrierung der vor und hinter der Klappe gemessenen Drucke durch transseptale Sondierung bestimmt. Das Herzzeitvolumen und der daraus errechnete Index wurde mit der Farbstoffverdünnungsmethode ermittelt. Unter einer Belastung durch 0,5 mg Orciprenalin i.v. wurde der Druckgradient erneut bestimmt.

Ergebnis nach Implantation in Mitralposition

Der präoperativ ermittelte diastolische Druckgradient über der Mitralklappe lag vor der Operation bei 8 mm Hg und sank nach Implantation der SJM-Klappe bei sechs Patienten auf 0 mm Hg ab. Lediglich bei einer Patientin wurde postoperativ ein diastolischer Druckgradient von 2 mm Hg gemessen (Abb. 1a). Während präoperativ nach Belastung durch die Laevokardiographie erhebliche Erhöhungen des diastolischen Druckgradienten bis auf Werte von 22 mm Hg, im Mittel 15 mm Hg gemessen wurden, war postoperativ unter Stimulation mit 0,5 mg Orciprenalin ein maximaler Anstieg des diastolischen Druckgradienten über der Klappe auf 4 mm Hg zu beobachten, im Mittel betrug der diastolische Druckgradient postoperativ unter Stimulation 2 mm Hg bei einer Steigerung des Cardiac-Index um 90% (s. Abb. 1a, linke Seite).

Aufgrund der verbesserten Klappenfunktion war ein deutlicher Abfall des Mitteldruckes in der Arteria pulmonalis von präoperativ 26 auf postoperativ 19 mm Hg zu verzeichnen (Abb. 1b). Bei einer Patientin wurde prä- und postoperativ ein erhöhter Druck im kleinen Kreislauf von 35 mm Hg gemessen, obwohl der diastolische Druckgradient von präoperativ 10 auf postoperativ 2 mm Hg in Ruhe abfiel. Diese Beobachtung zeigt, daß durch die Messung des Mitteldruckes im kleinen Kreislauf keine Aussage möglich ist über die Klappenfunktion, da 1. der Zustand des Myokards und 2. die Reaktion des kleinen Kreislaufs, zum Beispiel eine fixierte pulmonale Hypertonie aufgrund der langen Krankheitsdauer, in die Messung des Mitteldruckes eingehen.

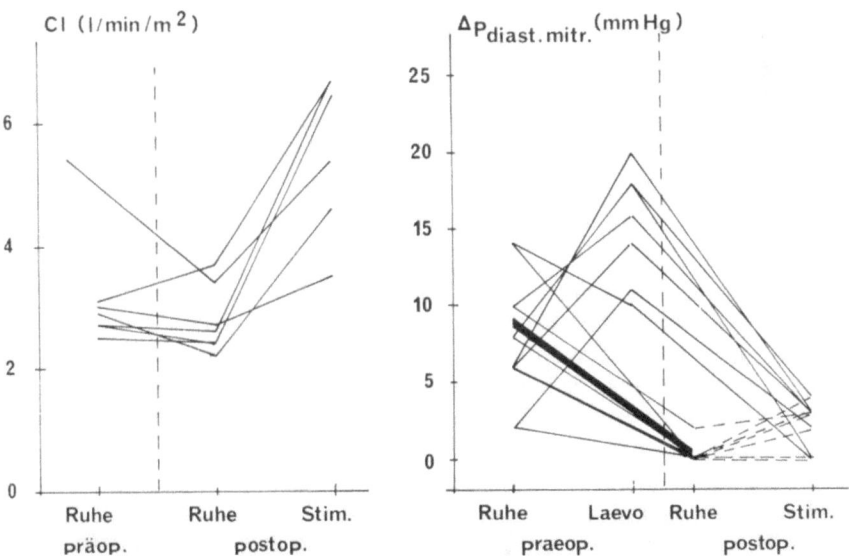

Abb. 1a. Cardiac-Index in Ruhe, präoperativ und postoperativ in Ruhe und unter Stimulation mit 0,5 mg Orciprenalin (*linke Seite*) sowie diastolischer Druckgradient über der Mitralklappe in Ruhe und nach Laevokardiographie, präoperativ und postoperativ in Ruhe und unter Stimulation mit Orciprenalin (*rechte Seite*)

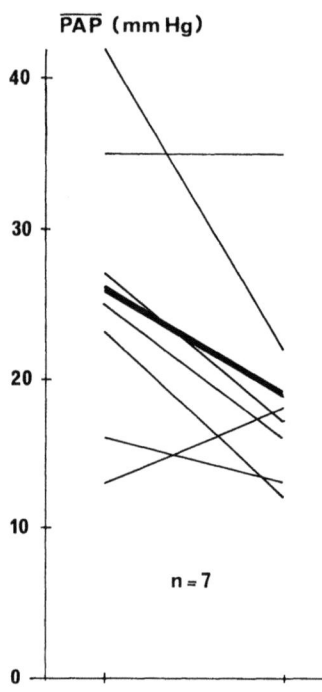

Abb. 1b. Pulmonalarterienmitteldruck (PAP) vor und nach Mitralklappenersatz mit der St.-Jude-Medical-Prothese

Ergebnisse nach Implantation in Aortenposition

Der linksventrikuläre enddiastolische Druck, der bei den 14 Patienten präoperativ im Mittel bei 26 mm Hg lag, war postoperativ auf 11 mm Hg abgefallen. Diese Abnahme des linksventrikulären enddiastolischen Druckes reflektiert eine Verminderung der Druck- bzw. Volumenbelastung. Der Cardiac-Index zeigte in Ruhe postoperativ keine signifikante Zunahme (Abb. 2, Mitte). Bei allen Patienten betrug nach Implantation der SJM-Klappe in Aortenposition der systolische Druckgradient über der Aortenklappe im Mittel 1 mm Hg, der höchste systolische Druckgradient wurde mit 4 mm Hg bestimmt.

Nach Stimulation durch Orciprenalin und einem Anstieg des Cardiac-Index um 45% wurde bei allen Patienten nach Aortenklappenersatz ein systolischer Druckgradient von im Mittel 8 mm Hg registriert. Bei sieben von vierzehn Patienten war auch nach Stimulation kein systolischer Druckgradient über der Aortenklappe nachzuweisen. Acht Patienten wurden wegen einer überwiegenden Stenose mit einem Druckgradienten über der Aortenklappe von im Mittel 59 mm Hg untersucht (Abb. 2, rechts). Postoperativ war lediglich bei einem Patienten ein systolischer Druckgradient von 4 mm Hg in Ruhe nachzuweisen, im Mittel wurde postoperativ der Druckgradient bei den acht Patienten mit Aortenklappenstenose mit 0,5 mm Hg bestimmt. Unter Stimulation konnte bei fünf Patienten kein Anstieg des Druckgradienten beobachtet werden, ein Patient zeigte einen deutlichen systolischen Druckgradienten von 42 mm Hg, zwei andere Patienten wiesen einen postoperativen Druckgradienten unter Stimulation von 16 bzw. 18 mm Hg auf.

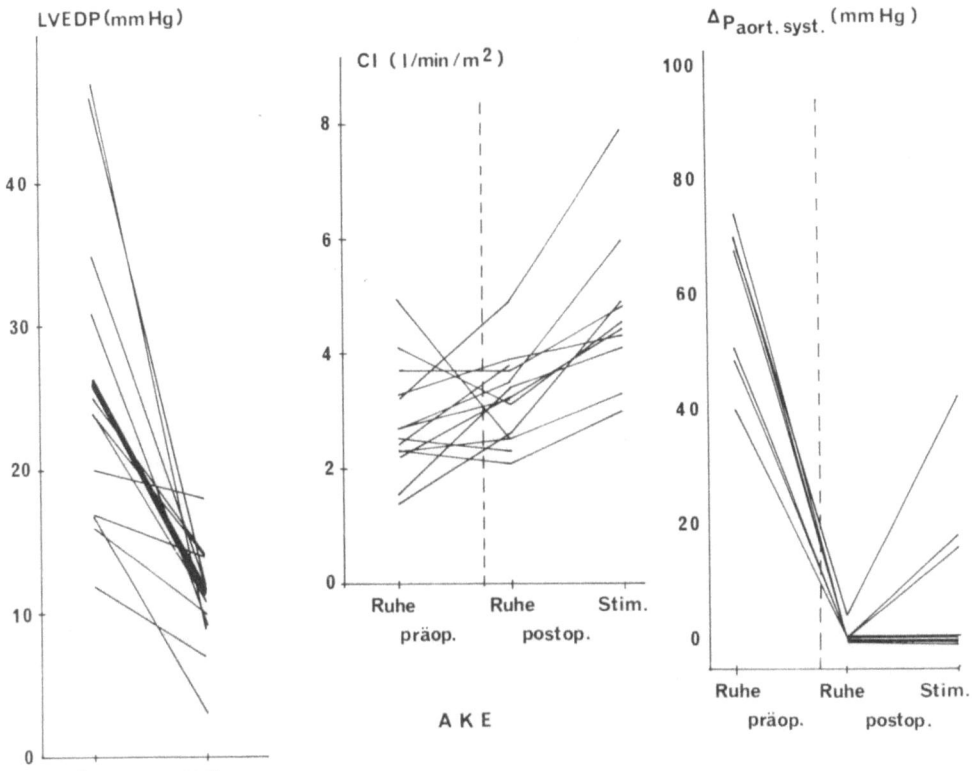

Abb. 2. Linksventrikulärer enddiastolischer Druck (LVEDP) prä- und postoperativ sowie Cardiac-Index (CI) präoperativ in Ruhe und postoperativ in Ruhe und unter Stimulation (*links* und *Mitte*). Ferner systolischer Druckgradient über der Aortenklappe präoperativ in Ruhe und postoperativ in Ruhe und unter Stimulation mit Orciprenalin bei acht Patienten mit überwiegender Aortenstenose (*rechts*)

Diskussion

Die der Literatur entnommenen Ruhegradienten über der Mitralklappe schwankten zwischen 5 und 8 mm Hg [3, 6, 9]. Wesentliche Unterschiede zwischen den einzelnen Prothesentypen, seien es Hancock-Bioprothesen oder Lillehei-Kaster-Prothesen, bestanden nicht.

Auch die Ruhegradienten in Aortenposition liegen deutlich über den von uns gemessenen Werten und schwanken zwischen 19 und 31 mm Hg im Mittel [1, 5, 9]. Die deutlichen Verbesserungen der diastolischen Druckgradienten bei Mitralklappenersatz durch die SJM-Prothese wurde auch in jüngsten Veröffentlichungen [4, 8] bestätigt. Die Verringerung der systolischen Druckgradienten in Aortenposition bei der SJM-Klappe gegenüber der Lillehei-Kaster-Prothese wurde von Trieb u. Mitarb. beschrieben.

Im Hinblick auf die Hämolyserate konnten wir feststellen, daß während des stationären Aufenthaltes postoperativ kein LDH-Anstieg auf über 300 Einheiten auftrat, während wir bei den LKP-Prothesenträgern überwiegend LDH-Anstiege auf weit über 300 Einheiten beobachteten.

Das hämodynamische Profil der SJM-Klappen sowohl in Mitral- als auch in Aortenposition erscheint daher deutlich besser als bei den Lillehei-Kaster-Prothesen und den Björk-Shiley-Klappen. Die Kriterien einer idealen Klappenprothese, nämliche lebenslange Haltbarkeit, geringe Raumbeanspruchung, chemische und immunologische Inaktivität, optimales Durchflußvolumen sowie die Vermeidung von Thrombose und Hämolyse sowie insbesondere Geräuscharmut werden von den SJM-Klappen besser erfüllt als von den anderen bisher gebräuchlichen Klappenmodellen. Weitere Untersuchungen sind erforderlich um festzustellen, ob auf eine Dauerantikoagulation verzichtet werden kann.

Literatur

1. Dalichau H, Huhmann W, Lichtlen P, Borst HG (1976) Klinische und hämodynamische Untersuchungen über die Brauchbarkeit der Starr-Edwards-Diskusklappe. Thoraxchirurgie 24: 401 − 2. Emery RW, Mettler E, Nicoloff DM (1979) A new cardiac prothesis: The St.-Jude-Medical-valve. Circulation 60 (Suppl 1): 48 − 3. Horstkotte D, Haerten K, Leuner Chr, Pöttgen W, Kindler U, Loogen F (1978) Chronische intravasale Hämolyse nach Björk-Shiley-, Lillehei-Kaster- und Starr-Edwards-Mitralklappenersatz. Z Kardiol 67: 629 − 4. Horstkotte D, Haerten K, Seipel L, Loogen F (1980) Klinische und hämodynamische Ergebnisse nach Mitralklappenersatz mit St.-Jude-Medical-Prothesen im Vergleich zu Björk-Shiley-Klappen. Z Kardiol 69: 201 − 5. Huhmann W, Dalichau H, Lichtlen P, Borst HG (1976) Zur Funktionsfähigkeit der Lillehei-Kaster-Klappe in Aortenposition. Thoraxchirurgie 24: 390 − 6. McIntosh ChL, Michaelis LL, Morrow AG, Itscoitz SB, Redwood DR, Epstein StE (1975) Atrioventricular valve replacement with the Hancock porcine xenograft: A five-year clinical experience. Surgery 78: 768 − 7. Neumaier K, Tessari R, Schlepper M, Langsdorf S, Gottwik M (1980) Eigenschaften der SJM- und Björk-Shiley-Aortenklappenprothesen in einem neu entwickelten Pulsduplikator. Z Kardiol 69: 198 − 8. Niehues B, Lübbing H, Jansen W, Behrenbeck DW, Tauchert M, Dalichau H (1980) Hämodynamische Frühergebnisse nach Implantation der St.-Jude-Medical-Klappenprothese. Therapiewoche 30: 2405 − 9. Sigwart U, Gleichmann U, Schmidt H, Borst HG (1976) Die Lillehei-Kaster-Klappenprothese: Bemerkungen zur Hämodynamik und Mechanik in vivo. Thoraxchirurgie 24: 397

Hidajat, H. C., Weber, J., Thormann, J., Schlepper, M. (Kerckhoff-Klinik, Max-Planck-Ges., Bad Nauheim):
Neuartige Funktionsdiagnostik der SJM-Klappe mittels M-mode-Echokardiographie und erste Verlaufskontrollen nach Klappenersatz

Bereits vor 8 Jahren wurde von Possis und Nicoloff in den Vereinigten Staaten eine neue Kunstklappe konstruiert [1] mit der Absicht, ein besseres Strömungsprofil zu erhalten und die Thrombosegefahr weiter zu reduzieren als bisher. Diese neue Klappe − Saint-Jude-Medical-Klappe genannt − ist ganz aus Pyrolyt-Carbon hergestellt, eine anorganische Substanz, welche eine minimale Thrombogenität aufweist. Dieses Material hat jedoch den Nachteil, so gut wie nicht kontrastgebend zu sein, so daß sie sich bei den routinemäßigen Röntgenuntersuchungen unzureichend, bzw. kaum darstellt [2]. Dadurch ist eine röntgenologische Beurteilung der implantierten SJM-Klappe schwer oder gar nicht möglich. Es gelang uns, eine andere Methode zur nichtinvasiven Verlaufskontrolle dieser neuen Klappe zu erarbeiten [3].

Die neue SJM-Klappe zeigt eine zweiflügelige, fast halbrunde Klappenkonstruktion, die ein gegensinnig gerichtetes Klappenspiel, bzw. Kippbewegung im Prinzip hat. Die beiden Drehachsen befinden sich parallel zueinander und dicht in der Mittellinie des Klappenringansatzes. In geschlossener Stellung ist der Klappenringansatzareal ganz von beiden Flügeln verschlossen. In offener Stellung stehen beide Flügel nahezu parallel zueinander in Richtung des Strömungsprofils und demzufolge senkrecht zur Klappenringansatzebene.

Das Prinzip der Echokardiographie besteht darin, daß jede Wand, bzw. Fläche mit unterschiedlicher Material- bzw. Gewebedichte zurückreflektiert wird und optisch dargestellt werden kann [4]. Wenn nun ein Echostrahl senkrecht auf beide in offener Stellung, und damit parallel zueinanderstehenden Klappenflügeln fällt, werden beide Flügel echokardiographisch sichtbar.

Bei unseren experimentellen Untersuchungen mittels Linksherzsimulator plazierten wir den Transducer in der Klappenebene mit unterschiedlichen Positionen, bzw. Graden zu beiden Drehachsen. Der Simulator ist ganz aus Plexiglas hergestellt, so daß von außen eine optische Kontrolle der Transducerposition zu den Drehachsen und zur Klappenebene gewährleistet ist. Bei Anschallung mit 0 Grad, d. h., wenn der Schallstrahl parallel zu den Drehachsen der Flügel einfällt, ergeben sich Bilder, die keine Funktionsanalyse zulassen. Auch bei der Anschallung in einem Winkel von 45° zu den Drehachsen kommen funktionell schwer interpretierbare Bilder zur Darstellung. Nur bei einer Anschallung von 90°, d. h. senkrecht auf die Drehachsen der beiden Flügel entstehen Bilder, bei denen beide Flügel, nämlich der transducernahe (obere Teil) und der transducerferne (untere Teil) bei Klappenschluß und bei Klappenöffnung dargestellt werden. Wenn der Transducer zwar senkrecht zur Drehachse einfällt, aber mit unterschiedlichem Winkel zur Klappenringansatzebene, dann ergeben sich praktisch zwei echokardiographische Variationen, wobei entweder der transducernahe Flügel (oberer) größer oder kleiner dargestellt wird als der transducerferne (unterer).

Obengenannte experimentelle Untersuchungen wurden durchgeführt, nachdem bereits 16 Patienten eine Klappenersatzoperation hinter sich hatten und bei drei die routinemäßigen echokardiographischen Untersuchungen Aufzeichnungen ergaben, die bis dahin nicht bekannt waren. Daraufhin gelang es uns, experimentell ähnliche Bilder zu bekommen und diese zu deuten.

Bei einer echokardiographischen Untersuchung der Mitral- und Aortenklappe bei Patienten wählt man das sog. „Echofenster", und im Echokardiogramm kommen beide Klappen zur Darstellung [5]. Bei der Mitralklappendarstellung fällt der Echostrahl senkrecht oder nahezu senkrecht auf den Commissurenverlauf in geschlossener Stellung und das Septum interventricularis, so daß der Echostrahl dementsprechend auf beide Klappensegel trifft. Die beiden Mitralsegel sowie das Septum kommen echokardiographisch zur Darstellung. An der Aortenklappe fällt der Echostrahl senkrecht, bzw. nahezu senkrecht auf den sich in geschlossener Stellung einander berührenden rechtscoronaren und nicht-coronaren Semilunarklappenrand. Diese Berührungslinie verläuft normalerweise *senkrecht* auf das Ostium der linken Coronararterie. Das Echokardiogramm zeigt das Klappenspiel der beiden Semilunarklappen.

Aus oben gesagten anatomischen Gegebenheiten haben wir (s. Abb. 1) sowohl für die Aorten- als auch Mitralposition zwei Anhaltspunkte, die für das Festlegen der Drehachsenrichtung der SJM-Klappe *unbedingt* zu berücksichtigen sind. Wurde die SJM-Klappe in Aortenposition so eingesetzt, daß der Drehachsenverlauf in

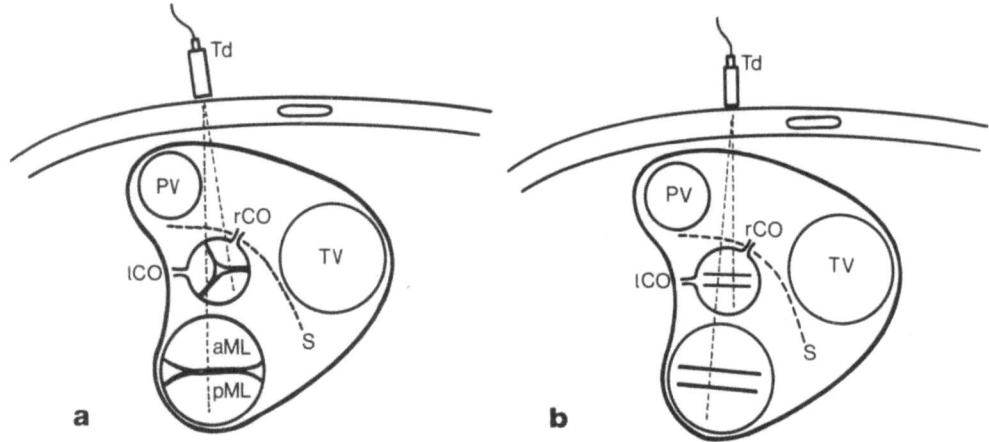

Abb. 1. a Klappenebene von kranial präoperativ. **b** Klappenebene von kranial postoperativ nach Doppelklappenersatzoperation mit SJM-Prothesen. Td = Transducer; PV = Pulmonalklappe; TV = Trikuspidalklappe; S = Septumverlauf; rCO = rechte Coronararterie; lCO = linke Coronararterie; aML = vorderes Mitralsegel; pML = hinteres Mitralsegel

Richtung des linken Coronarostiums läuft, wird der Echostrahl demzufolge senkrecht oder nahezu senkrecht auf beide halbrunden Flügel treffen, wenn die Klappe offensteht. Dies gilt auch für die Klappe in Mitralposition, wenn der Drehachsenverlauf parallel zum Septum und Commissuren steht.

Das Echokardiogramm zeigt eine SJM-Klappe in Aortenposition, wobei in der Systole beide Flügel aufgehen und im Bild sichtbar werden. Das Echokardiogramm daneben zeigt eine SJM-Klappe in Mitralposition, wobei in der Diastole beide Flügel

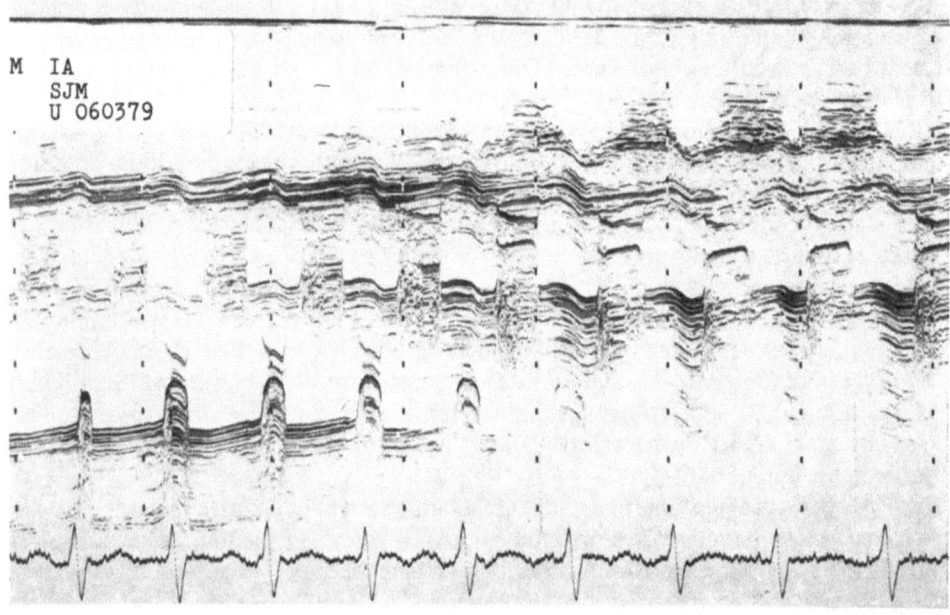

sichtbar werden. Abb. 2 zeigt die SJM-Klappe nach Doppelklappenersatzoperation, wobei im Wechsel beide Klappen auf- und zugehen.

Bei allen operierten Patienten wurden bisher ca. 3 Wochen postoperativ echokardiographische Untersuchungen durchgeführt. Die weitere Kontrolle folgte durchschnittlich nach 6–10 Monaten.

Bei 26 Patienten wurde nach durchschnittlich 6 Monaten (± 3 Wochen) zusätzlich eine Linksherzkatheter-Kontrolluntersuchung durchgeführt, um die hämodynamischen Verhältnisse zu überprüfen [6].

Bei Auswertung der echokardiographischen Kontrollen wurden bestimmte vergleichbare Kriterien zur Funktionsanalyse herangezogen,

a) paralleler Verlauf und

b) Abstand der beiden Flügel zueinander in offener Stellung.

c) Bewegungsamplitude der transducernahen (oberen) und

d) transducerfernen (unteren) Flügel, beide gemessen von der Klappenringansatzstelle aus.

Diese Werte wurden in mm ausgedrückt, als Durchschnittswert von 5 Herzschlägen bei einer mittleren Herzfrequenz von 70–80/min.

Bei 24 von insgesamt 32 Patienten, bei denen nach unseren Empfehlungen die Kunstklappe implantiert wurde, ergaben die angeführten Parameter zur Funktionsanalyse beim individuellen Vergleich nahezu identische Werte. Die Reproduzierbarkeit ist durch das Auffinden der Transducerposition im Echofenster gewährleistet, bei der die maximale Bewegungsamplitude beider Klappenflügel dargestellt wird und ist unabhängig von der untersuchenden Person oder Arzt.

Es ist noch kurz zu erwähnen, daß

a) das Echokardiogramm *nur* das Sichtbarmachen der Kippbewegungen beider Flügel ermöglicht (nicht aber die Größe der Kunstklappe),

b) wir experimentell zusätzlich bestimmte Dysfunktionen der Kunstklappe voraussagen konnten.

Zusammenfassend ist zu fordern, daß vom Kardiochirurgen diese SJM-Klappe so eingelegt wird, daß sie jeweils *senkrecht* zu den Drehachsen der beiden Flügel angeschallt werden kann. Dabei stehen den Kardiochirurgen 2 *anatomische Anhaltspunkte* zur Verfügung, die *unbedingt* beachtet werden müssen. Dann erst sind die Bewegungsabläufe der beiden Flügel der Prothese echokardiographisch sichtbar und ist als Alternative zu den Röntgenuntersuchungen eine nichtinvasive Verlaufskontrolle *jederzeit* möglich.

Literatur

1. Gombrich P (1977) Clinical manual. St. Jude Medical Inc., p 2 – 2. Gombrich P (1977) Echokardiographie 69 – 3. Hidajat HC, Weber J, Gottwik MG, Thormann J, Schlepper M (1979) Echokardiographische Identifizierung und Funktionsdiagnostik bei SJM-Herzklappenprothese. Z Kardiol 68: 276 – 4. Garmiak R, Waag RC (1975) Cardiac ultrasound. Mosby Comp., St. Louis, pp 6–9 – 5. Feigenbaum H (1976) Echocardiography 58 – 6. Thormann J, Gottwik M, Schlepper M, Hidajat H (1980) Ein Vergleich belastungsinduzierter hämodynamischer Änderungen nach Aortenklappenersatz mit BS- und SJM-Prothesen; die Inkonstanz der kalkulierten Aortenklappenöffnungsfläche unter Belastungsbedingungen. Z Kardiol 69: 100–109

Löllgen, H., Just, H. (Med. Klinik, Univ. Freiburg), Limbourg, P. (Med. Klinik I, Stadtkrankenhaus Worms), Kersting, F., Kasper, W., Meinertz, T. (II. Med. Klinik, Univ. Mainz), Satter P. (Zentrum für Chirurgie, Abt. Herz- und Thoraxchirurgie, Klinikum Frankfurt):
Angiographische und hämodynamische Befunde nach prothetischem Klappenersatz

Verschiedene Untersucher konnten in den letzten Jahren zeigen, daß der prothetische Klappenersatz bei Aorten- und Mitralvitien zu deutlichen Verbesserungen von klinischem Schweregrad und hämodynamischen Parametern führt. Nicht einheitlich sind die Mitteilungen darüber, ob sich nach einem solchen Klappenersatz, vor allem in Aortenposition, die Zeichen der Hypertrophie und Dilatation zurückbilden [2, 4, 5]. Nach Mitralklappenersatz verbessert sich zwar die Hämodynamik, die angiokardiographisch oder echokardiographisch bestimmten Meßgrößen zeigen eher eine Verschlechterung [3, 7].

In der vorliegenden Studie sollte geprüft werden, welche angiokardiographischen Änderungen nach prothetischem Klappenersatz beobachtet werden und welche Beziehungen zur Hämodynamik vorliegen.

Methodik

Untersucht wurden 51 Patienten mit prothetischem Aortenklappenersatz (AVR) und 21 Patienten mit Mitralklappenersatz (MVR). Die Nachuntersuchung mittels Herzkatheter erfolgte im Mittel nach 1 Jahr postoperativ. Nicht eingeschlossen in diese Studie wurden Patienten mit Mehrfachklappenersatz und solche, bei denen eine akute Klappenfunktionsstörung eine sofortige Operation notwendig machte. Alle untersuchten Patienten konnten zum Zeitpunkt der Untersuchung submaximal auf dem Fahrradergometer belastet werden.

Die Herzkatheteruntersuchung erfolgte in Körperruhe mit Sondierung des rechten und linken Herzens nach Punktion der A. und V. femoralis mit transseptaler Sondierung des linken Vorhofs und des linken Ventrikels. Das Herzminutenvolumen wurde nach der Farbstoffverdünnungsmethode bestimmt, die Berechnung der hämodynamischen Größen in der üblichen Weise. Die angiokardiographische Darstellung des linken Ventrikels geschah in RAO-Position (35°), die der Aortenwurzel in LAO (60°). Die Auswertung der Ventrikelgrößen erfolgte nach der Flächen-Länge-Methode (Volumat, Fa. Siemens). Die Mittelwerte der Daten vor und nach der Operation wurden mit dem Student-t-Test auf etwaige signifikante Unterschiede hin geprüft.

Die implantierten Klappen waren überwiegend vom Typ Björk-Shiley, in einigen wenigen Fällen andere Kunststoffklappen bzw. biologische Klappen vom Typ Hancock. Wegen der geringen Fallzahl der letzteren Klappen wurde auf eine getrennte Auswertung verzichtet.

Ergebnisse

Der klinische Schweregrad besserte sich bei Patienten mit AVR von 3,2 auf 1,75 (nach NYHA), bei Patienten mit MVR von 3,4 auf 1,8. Bei acht Patienten mit AVR und bei drei Patienten mit MVR bestand ein paraprothetisches Leck. Die Änderungen der wichtigsten hämodynamischen und angiokardiographischen Größen sind in Tabelle 1 für die Patienten mit AVR und in Tabelle 2 für die mit MVR angeführt. Die Daten wurden dabei nach der Art des Vitiums aufgegliedert. Eine statistische Analyse der Patienten mit reiner Mitralinsuffizienz und reiner Mitralstenose wurde wegen der kleinen Fallzahl nicht durchgeführt.

Tabelle 1. Hämodynamische und angiographische Befunde nach Aortenklappenersatz

Art des Vitiums		LVEDP	$P_{sLV}-P_{sAo}$	TPR	LVEDV	LVESV	LV-Gewicht	Vcf	EF
		(mm Hg)		(dyn · s · cm^{-5})	(ml · m^{-2})		(g)	(circ · s^{-1})	(%)
Kombin. Aorten-	prä	16,7	58,0	1144	187,6	76,7	166	0,92	60
klappenvitium		(6,8)	(12,1)		(84,2)	(47,3)	(85)	(0,33)	(15)
(AI + AS)	post	7,9[b]	10,8[b]	977[a]	147,4[b]	43,7[b]	144	1,45[b]	66[a]
(n = 51)		(5,3)	(7,2)	234	(30,2)	(29,6)	(72)	(0,47)	(13,8)
Aortenklappen-	prä	17,8	–	1084	152	72	135,4	0,83	54
insuffizienz		(8,1)		441	(42,1)	(37,3)	(29,3)	(0,31)	(13,6)
(AI) (n = 14)	post	5,5[a]	4,3[b]	1073	118[b]	53	103,6[b]	1,23[b]	53,9
		(4,3)	(3,6)	212	(36,2)	(11,4)	(26,4)	(0,57)	(7,2)
Aortenklappen-	prä	16,4	88,8	1145	113	64,6	96,2	1,06	50
stenose (AS)		(7,1)	(24)	425	(28)	(36)	(35,2)	(0,32)	(9,2)
(n = 9)	post	10,0[b]	14,6[b]	981	105,6	40,2	107,3	1,47[b]	62[b]
		(5,9)	(14,9)	362	(34,1)	(14,2)	(52,5)	(0,41)	(9,1)

Abkürzungen: LVEDP: enddiastol. Druck im linken Ventrikel; PsLV: systol. linksventrikulärer Druck; PsAo: systolischer Aortendruck; TPR: arterieller peripherer Widerstand; LVEDV: enddiastolisches Volumen; LVESV: endsystol. Volumen des linken Ventrikels; LV: linker Ventrikel; Vcf: circumferentielle Faserverkürzungsgeschwindigkeit; EF: Ejektionsfraktion
[a] $P < 0.05$; [b] $P < 0.01$; prä: präoperativ; post: postoperativ

Tabelle 2. Hämodynamische und angiographische Befunde nach Mitralklappenersatz

Art des Vitiums		LVEDP	P$_{LVed}$–PLA	PVR	HMV	LA[a]	LVEDV	LVESV	LV Gew.	Vcf	EF
		(mm Hg)		(dyn · s · cm^{-5})	(l/min)	(ml · m^{-2})			(g)	(circ · s^{-1})	(%)
Komb. Mitralvitium (MI + MS) (n = 13)	prä	7,9 (3,9)	12,3 (6,9)	388 (207)	3,01 (1,2)	20 (6,1)	112 (42)	51 (30)	90 (37)	1,3 (0,6)	62 (15)
	post	10,0 (6,8)	4,7[b] (1,7)	241[b] (67)	3,7[a] (0,7)	14[b] (7)	122 (57)	59 (50)	106 (24)	1,2 (0,6)	59 (19)
Mitralinsuffizienz (MI) (n = 4)	prä	20,2	0	428	2,6	23	154	71	115	0,96	56,1
	post	12,0	4	412	3,13	13	124	50	79	1,34	60,6
Mitralstenose (MS) (n = 4)	prä	5,2	14,8	831	1,95	20,6	104	38	48	1,05	56
	post	10,2	7,6	283	2,5	13	107	40	83	0,99	61
Alle Patienten (n = 21)	prä	7,9 (4,6)	14,4 (6,3)	493 (292)	2,45 (0,7)	20,3 (7,3)	110 (40)	46 (29)	81 (38)	1,2 (0,5)	58 (15)
	post	10,2 (5,8)	4,7[b] (2,4)	282[a] (58)	3,41[b] (0,8)	10,1[b] (4,4)	123 (52)	59 (44)	93 (33)	1,1 (0,5)	56 (18)

Abkürzungen: (wie Tabelle 1; PLVed: enddiastol. Druck im linken Ventrikel; PLA: mittl. Druck im linken Vorhof; PVR: Pulmonaler Gefäßwiderstand; HMV: Herzminutenvolumen; LA: linker Vorhof.
Zahlen in Klammern: einfache Standardabweichung. (Diese Angaben fehlen für MI und MS aufgrund der kleinen Fallzahl)

Diskussion

Die Befunde der vorliegenden Untersuchung zeigen in Übereinstimmung mit der Literatur, daß nach prothetischem Klappenersatz klinischer Schweregrad und Hämodynamik deutlich gebessert werden. Die angiographisch ermittelten Parameter besserten sich hingegen nicht in allen Patientengruppen.

Nach *Aortenklappenersatz* beobachtet man je nach Art des Aortenvitiums signifikante Verbesserungen von Dimensionen und Funktion. Ein Rückgang der Hypertrophie trat nur bei Aorteninsuffizienz ein. Die fehlende Kammergewichtsänderung bei Aortenstenose und kombinierten Aortenvitien beruht möglicherweise auf der größeren Druckbelastung im untersuchten Patientengut. Bei diesen lag der mittlere praeoperative Druckgradient deutlich über den Werten vergleichbarer Studien [2, 5]. Eine Rückbildung der Dilatation ließ sich nur bei Aorteninsuffizienz und bei kombinierten Vitien nachweisen. Bei den Patienten mit Aortenstenose war der Ausgangswert bereits deutlich geringer als in den anderen Gruppen, so daß eine wesentliche Reduktion bei anzunehmender myokardialer Schädigung nicht zu erwarten war. Die Funktionsgröße Vcf bessert sich bei allen untersuchten Patienten, die Ejektionsfraktion blieb bei Patienten mit Aorteninsuffizienz jedoch unverändert. Diese Konstellation (u. a. auch von Kennedy in gleicher Weise beobachtet [5]), zeigt, daß postoperativ die Zunahme der EF eher bei Vitien mit Druckbelastung zu erwarten ist, bedingt durch eine Abnahme der Nachlast.

Nach *Mitralklappenersatz* bessern sich die hämodynamischen Größen signifikant mit Ausnahme des linksventrikulären enddiastolischen Druckes. Dies beruht auf der postoperativen Volumenbelastung des linken Ventrikels nach Beseitigung der Mitralstenose. Alle untersuchten angiokardiographischen Meßgrößen zeigten nach Mitralklappenersatz keine signifikanten Verbesserungen. Allerdings konnten wir im Gegensatz zu anderen Autoren [s. 3] auch keine weitere Verschlechterung beobachten. Die postoperative Zunahme der Nachlast bei den Patienten mit reiner oder überwiegender Mitralinsuffizienz erklärt die fehlenden Veränderungen aller Nachlastabhängigen Größen (Vcf, EF). Weiterhin kann ein Teil der divergierenden Befunde auch durch den Untersuchungszeitraum erklärt werden, da postoperative Veränderungen erst nach einer Zeit von mindestens 6 Monaten stabil werden [3, 7]. Die beschriebenen Befunde nach Mitralklappenersatz stimmen recht gut mit echokardiographischen Verlaufsbeobachtungen überein, wonach Dilatation und Hypertrophie auch postoperativ meist fortbestehen [7].

Zusammenfassend kommt es nach prothetischem Klappenersatz nur bei Aortenvitien zu signifikanten Besserungen von Dilatation und Hypertrophie. Entscheidend für eine postoperative Verbesserung ist das Ausmaß der praeoperativen (und evtl. der intraoperativen) Myokardschädigung. Eine akute Volumen- und/oder Druckbelastung in der postoperativen Phase spielen zusätzlich eine Rolle [3, 5–8].

Literatur

1. Borer JS et al. (1979) Left ventricular function at rest and during exercise after aortic valve replacement in patients with aortic regurgitation. Am J Cardiol 44: 1297–1305 – 2. Gault JH et al. (1970) Left ventricular performance following correction of free aortic regurgitation. Circulation 42: 773–782 – 3. Hagl S (1977) Hämodynamik nach Mitral- und Aortenklappenersatz. Herz 2: 299–313 – 4. Harken DE et al. (1960) Partial and complete protheses in aortic insuffiency. J Thorac Cardiovasc Surg 40: 744–751 – 5. Kennedy JW et al. (1977) Left ventricular function before and following aortic valve replacement. Circulation 56: 944–950 – 6. Schuler G (1979) Serial noninvasive

assessment of left ventricular hypertrophy and function after surgical correction of aortic regurgitation. Am J Cardiol 44: 585–594 – 7. Schuler G (1979) Temporal response of left ventricular performance to mitral valve surgery. Circulation 59: 1218–1231 – 8. Schwarz F et al. (1979) Impaired left ventricular function in chronic aortic valve disease: Survival and function after replacement by Björk-Shiley prosthesis. Circulation 60: 48–58

Ruffmann, K. D., Mehmel, H., Kübler, W. (Abt. Innere Med. III, Kardiologie, Univ. Heidelberg):
Eine neue, oral applizierbare, positiv inotrope Substanz: ARL-115

In der Behandlung der chronischen Herzinsuffizienz kann mit den üblichen therapeutischen Mitteln – wie Digitalismedikation, Diurese, salzarme Diät – nicht immer ein Erfolg erzielt werden. Eine neue, oral applizierbare Substanz, die entweder an Stelle von Digitalis gegeben werden kann oder in Verbindung mit diesem, ist daher von Interesse. ARL-115 ist eine Substanz einer neuartigen Stoffklasse, deren positiv inotrope Wirkung in vitro und im Tierversuch nachgewiesen wurde. In der vorliegenden Untersuchung sollte geprüft werden, ob mit ARL-115 nach oraler Applikation eine Verbesserung der LV-Funktion erreicht werden kann.

Bei sechs Patienten mit Verdacht auf koronare Herzkrankheit wurde die Substanz im Rahmen einer diagnostischen Herzkatheteruntersuchung angewendet. Nach entsprechender Aufklärung erteilten alle Patienten am Tage vor der Untersuchung schriftlich ihr Einverständnis. Zwei der Patienten standen zum Zeitpunkt der Untersuchung unter Digitalismedikation.

Nach einer LV-Ventriculographie nahmen die Patienten 150 mg ARL-115 per os ein. 30 min danach erfolgte eine zweite Ventriculographie. Zum gleichen Zeitpunkt wurde Blut zur Bestimmung des Plasmaspiegels von ARL-115 entnommen. Aortendruck und der Druck im linken Ventrikel (LV) wurden über einen mit Flüssigkeit gefüllten Katheter und ein Statham-Druckelement sowie über ein Tip-Manometer kontinuierlich registriert. Berechnungen der volumetrischen Meßwerte erfolgten nach der Flächen-Längen-Methode. Die dargestellten Mittelwerte beziehen sich auf die sechs untersuchten Patienten. Signifikanzberechnungen erfolgten mit Hilfe des Studentschen t-Testes für gepaarte Meßwerte.

Der ARL-Plasmaspiegel erreichte 30 min nach der Einnahme im Mittel 560 ng/ml. Die hämodynamischen Auswirkungen zeigen die folgenden Abb.

Der enddiastolische Druck im LV nahm von 16 auf 13 mm Hg signifikant ab, während sich die maximale Druckanstiegsgeschwindigkeit von 1870 auf 1970 mm Hg/s erhöhte (Abb. 1). Die Herzfrequenz änderte sich nicht signifikant. Der systolische Spitzendruck blieben ebenfalls konstant.

Die entsprechenden volumetrischen Meßwerte zeigt die Abb. 2. Der enddiastolische Volumenindex war während der zweiten Ventriculographie, 30 min nach der Einnahme von ARL-115, nicht signifikant verändert, während der endsystolische Volumenindex von 50 auf 42 ml/m^2 signifikant abnahm. Entsprechend stieg die Ejektionsfraktion von 57% auf 66% signifikant an. Die mittlere circumferentielle Faserverkürzungsgeschwindigkeit (CFSR) stieg von 0,93 auf 1,17/s ebenfalls signifikant an. Dies entspricht einer Zunahme der Schlagarbeit des LV und – bei konstanter Herzfrequenz – einer Zunahme der Herzleistung.

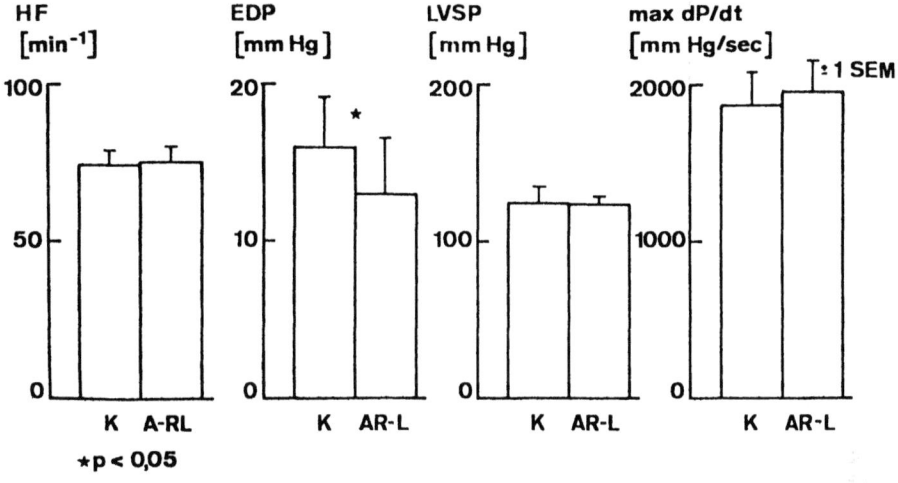

Abb. 1

Abb. 3 zeigt die Veränderung von EF und CFSR im intraindividuellen Vergleich. EF und CFSR nehmen nach der Gabe von ARL-115 stets – für die einzelnen Patienten jedoch verschieden stark – zu. Das Signifikanzniveau am unteren Rand der Abb. bezieht sich auf die Unterscheidung der aus diesen Einzelwerten gewonnenen Mittelwerte.

Bei sechs untersuchten Patienten führte ARL-115 nach peroraler Applikation zu einer Steigerung der EF und CFSR; es kam zu einer Abnahme des endsystolischen

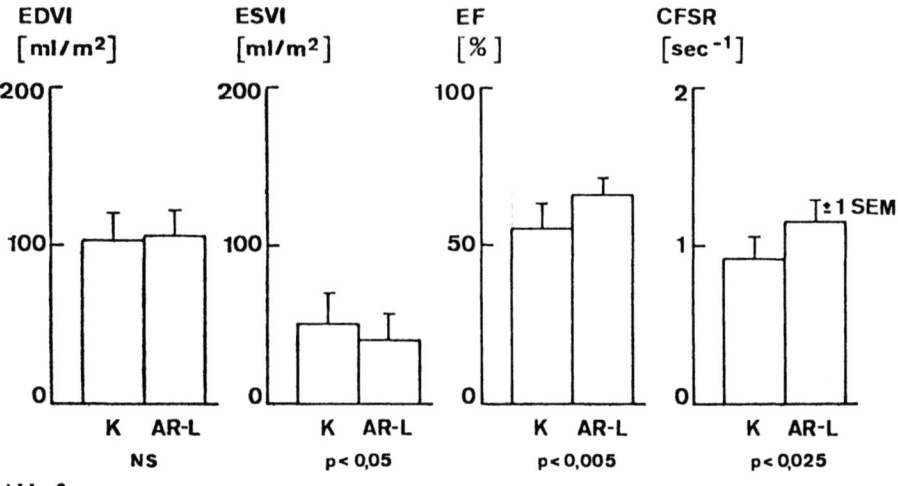

Abb. 2

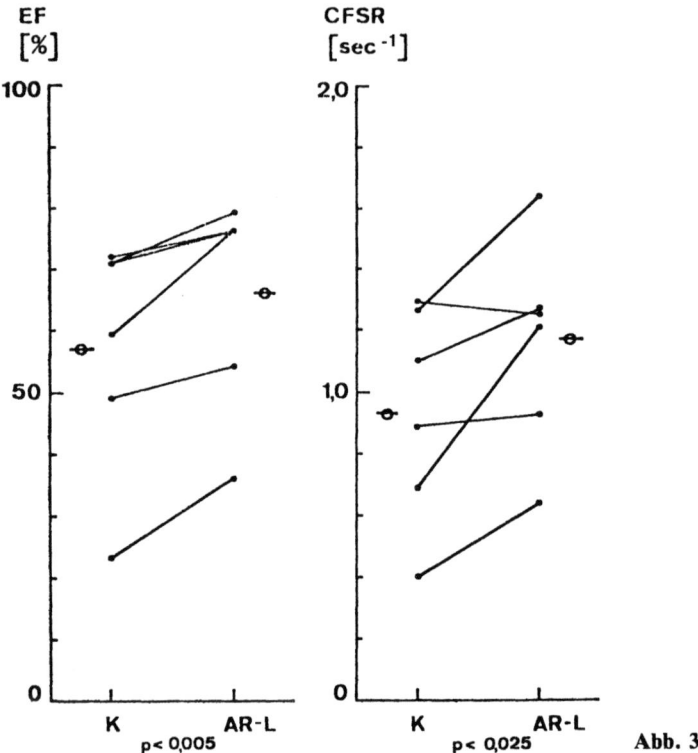

Abb. 3

Volumens und des enddiastolischen Druckes bei unverändertem enddiastolischem Volumen. Herzfrequenz und systolischer Blutdruck änderten sich hierbei nicht. Wie aus Versuchen am kontraktilen Protein hervorgeht, die Herzig et al. am kontraktilen Protein durchführten, bewirkt ARL-115 eine direkte Aktivierung der kontraktilen Strukturen des Herzmuskels über eine Erhöhung der Ca^{2+}-Empfindlichkeit.

Zusammenfassend handelt es sich bei ARL-115 um eine Substanz einer neuen Stoffklasse, die geeignet ist eine Verbesserung der LV-Funktion zu erzielen. Sie ist oral applizierbar und daher möglicherweise für die Langzeittherapie zu verwenden. Ein Wirkungseintritt ist bereits 30 min nach peroraler Einnahme zu verzeichnen. Die Substanz ist möglicherweise in der Lage, eine über die Digitaliswirkung hinausgehende Verbesserung der LV-Funktion zu erreichen.

Das vorgestellte Kollektiv ist für generelle Rückschlüsse zu klein. Jedoch scheint die Annahme berechtigt, daß eine weitere Prüfung von ARL-115 bei der Behandlung der chronischen Herzinsuffizienz von Interesse ist.

Kramer, W., Thormann, J., Schlepper, M. (Kerckhoff-Klinik, Bad Nauheim):
Hämodynamik eines nichtglykosidartigen Kardiotonikums in der oralen Langzeittherapie myokardialer Dekompensation

Die medikamentöse Behandlung des kongestiven Herzversagens erweist sich häufig trotz Digitalisierung und Adjuvanstherapie mit Diuretika sowie afterload-reduzierenden Substanzen als inadäquat. Dosissteigerung der Glykoside ist durch ihren geringen therapeutischen Index und der Einsatz von Katecholaminen durch Arrhythmiegefahr sowie unerwünschten Effekt auf den arteriellen Druck limitiert [1].

Mit AR-L 115 wird ein neues Kardiotonikum diskutiert, das als Phenylimidazopyridinderivat keine strukturelle Ähnlichkeit mit Glykosiden, Katecholaminen oder dem Aminobipyridinderivat Amrinone aufweist. Wir haben das Aktivitätsprofil dieser Substanz bei intravenöser Gabe getestet und den Nachweis einer Inotropiesteigerung führen können [2]. Ziel der vorliegenden Studie war es zu prüfen, inwieweit diese Substanz auch bei der oralen Applikation in der Langzeittherapie myokardialer Dekompensation wirksam ist.

Untersucht wurden 18 Patienten im Durchschnittsalter von 39 Jahren mit kongestiver Kardiomyopathie. Dieses Krankheitsbild wurde gewählt, um ein homogenes Patientenkollektiv zu erhalten, bei dem ventrikulographisch asymmetrische Kontraktionsmuster ausgeschlossen waren. Durch Invasivdiagnostik gesichert, bestand bei keinem der Patienten zusätzlich ein Klappenvitium oder eine koronare Herzkrankheit. Nach Definition der New York Heart Association waren zwölf Patienten dem Grad III und sechs Patienten dem Grad IV zuzuordnen. Bei fünf Patienten lag Vorhofflimmern und bei 13 Patienten Sinusrhythmus vor. Alle Patienten erhielten Digitalis im therapeutischen Bereich mit einem mittleren Serumspiegel von 1,4 µg/ml. Die Diuretikamedikation wurde in unveränderter Dosierung fortgesetzt. Die Applikation von AR-L 115 erfolgte 3mal täglich mit einer Dosis von 200 mg. Das Einnahmeprotokoll war bei allen Patienten identisch.

Der Zeitverlauf des hämodynamischen Effektes wurde zunächst bei fünf Patienten 40, 60, 120 und 300 min nach Gabe des Präparates bestimmt. Gemessen wurden Herzfrequenz (HF), arterieller Druck (RR) und über einen Verweilkatheter der pulmonalarterielle Mitteldruck (PAM) sowie per Thermodilutions-Technik das Herzzeitvolumen (HZV). Im M-mode-Verfahren wurden echokardiographisch Ejektionsfraktion (EF), circumferentielle Faserverkürzungsgeschwindigkeit (VCF), Schlagvolumen-Index (SVI) und fraktionierte Hinterwanddickenzunahme (ΔTh) errechnet [3]. Die linksventrikuläre Ejektionszeit wurde dem simultan registrierten Carotissphygmogramm entnommen.

Der Wirkungseintritt variierte zwischen 40 und 60 min und die hämodynamische Maximalwirkung zwischen 60 und 120 min nach Gabe der Substanz. Bei nachgewiesenem hämodynamischen Effekt lag der Serumspiegel von AR-L 115 über 500 µg/ml. Aufgrund dieser Erfahrung wurden beim gesamten Patientenkollektiv an 4 aufeinanderfolgenden Tagen die Messungen jeweils vor und 120 bzw. 300 min nach Applikation des Präparates fortgesetzt.

Im Kontrollstadium vor Gabe des Medikamentes wiesen alle Patienten signifikante Hinweise für eine reduzierte Ventrikelfunktion auf. Der Cardiac-Index lag unter 2,5 l/min/m^2, während der pulmonalarterielle Mitteldruck jeweils auf über 18 mm Hg angehoben war. Die echokardiographischen Funktionsdaten unterschieden sich mit einer EF von 33,4%, einer VCF von 0,67 circ/s und einer ΔTh von 33,0% signifikant von einem Kollektiv ohne kardiale Erkrankungen.

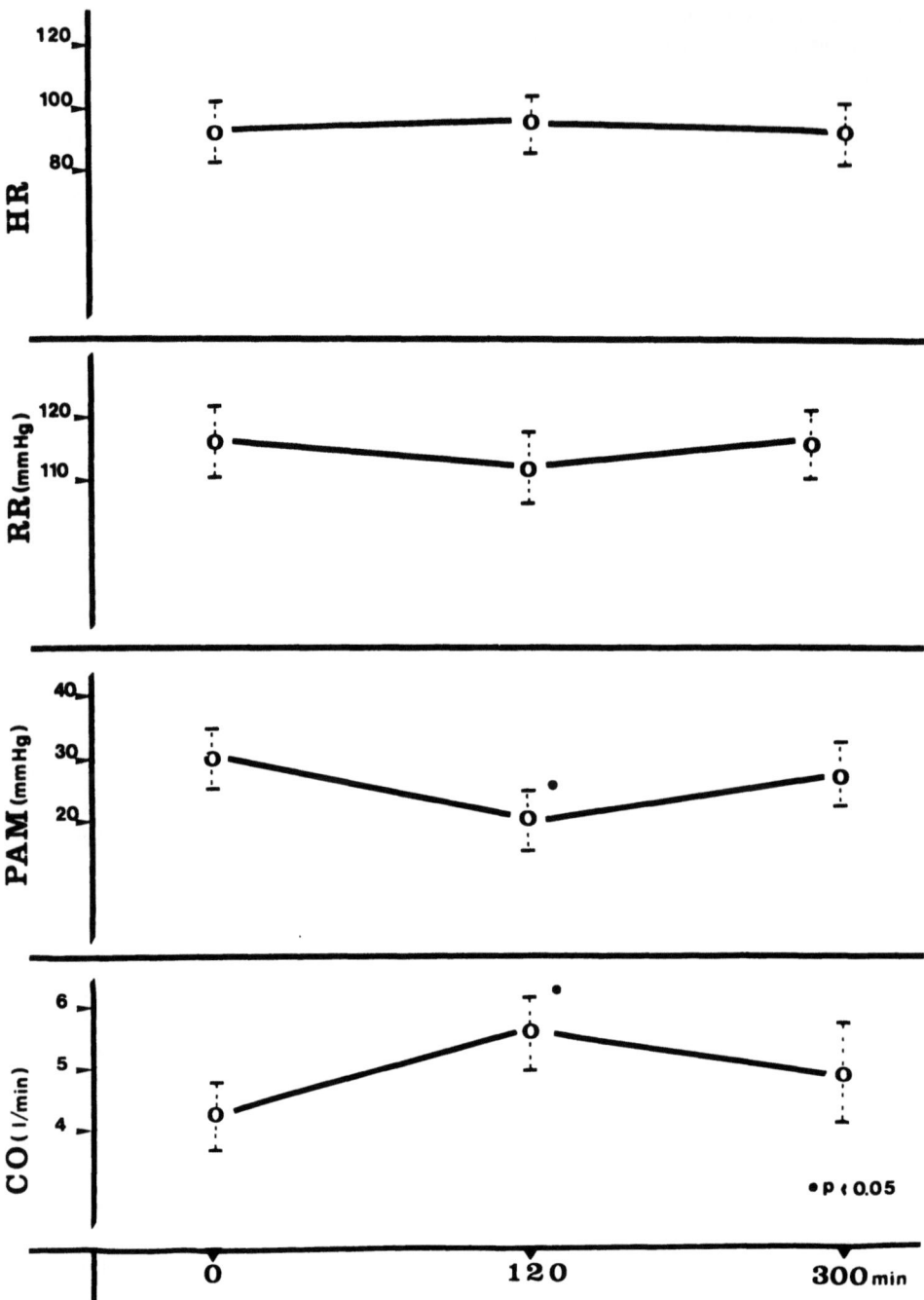

Abb. 1. Beeinflussung von Herzfrequenz (HR), systemarteriellem Druck (RR), pulmonalarteriellem Mitteldruck (PAM), Cardiac-Output (CO) vor (0), 120 und 300 min nach oraler Applikation von 200 mm Hg AR-L 115

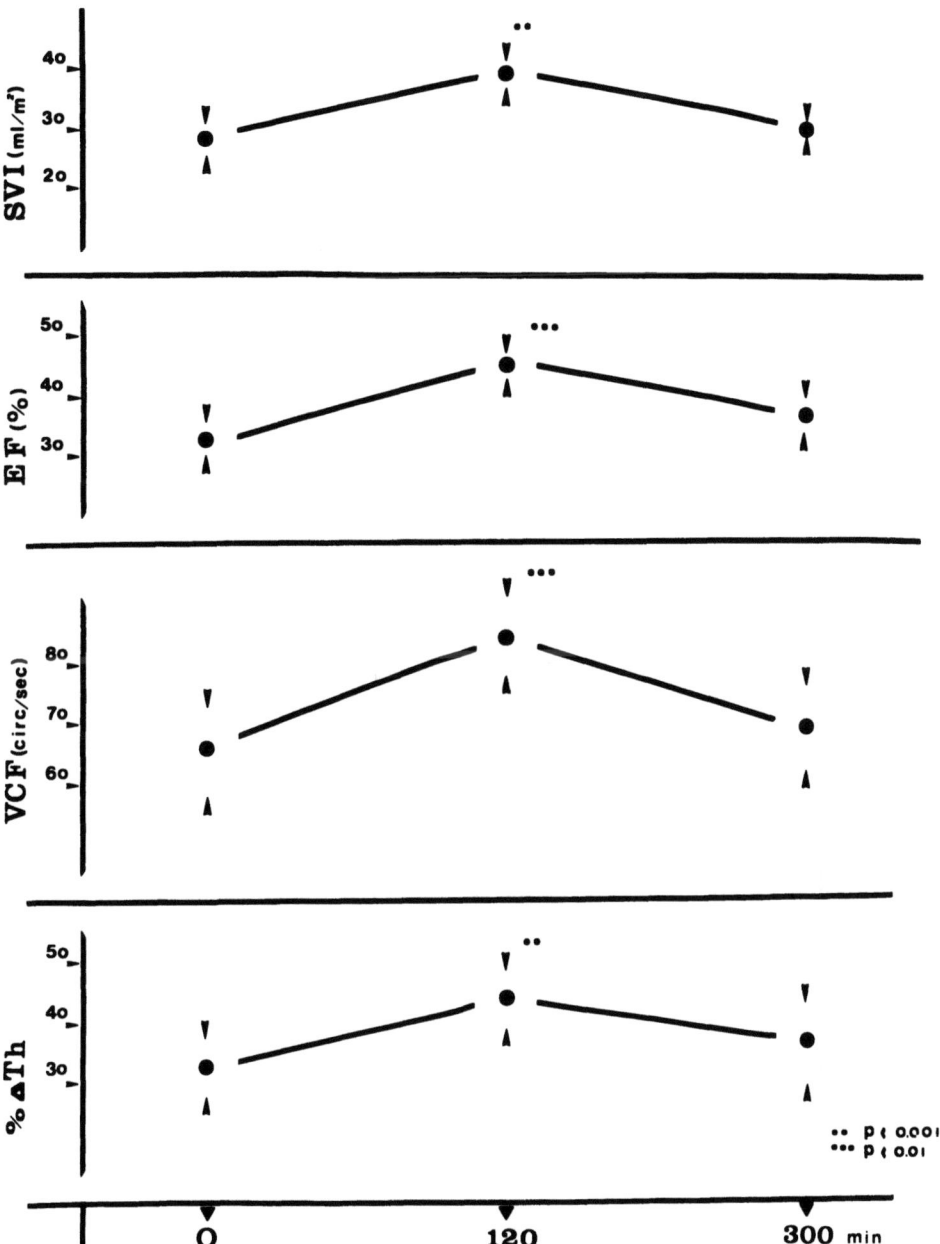

Abb. 2. Beeinflussung von Schlagvolumen-Index (SVI), Ejektionsfraktion (EF), circumferentielle Faserverkürzungsgeschwindigkeit (VCF) und fraktionierte Hinterwanddickenzunahme (%ΔTh) vor (0), 120 und 300 min nach oraler Applikation von 200 mm Hg AR-L 115

Verglichen mit den Basiswerten waren zwar 120 min nach Applikation in der Tendenz die Herzfrequenz beschleunigt sowie der systemarterielle Druck reduziert, signifikante Unterschiede ließen sich jedoch statistisch nicht sichern. Dagegen stieg der Cardiac-Output signifikant von im Mittel 4,2 l/min auf 5,5 l/min an, während der pulmonalarterielle Mitteldruck von 30,6 mm Hg auf 21,8 mm Hg abfiel (Abb. 1).

Der Schlagvolumenindex erhöhte sich um 38,5% von 28,8 ml/m^2 auf 39,9 ml/m^2. Analog wurde eine signifikante Erhöhung der Ejektionsfraktion von 33% auf 45% und eine Zunahme der circumferentiellen Faserverkürzungsgeschwindigkeit von im Mittel 0,67 circ/s auf 0,84 circ/s ermittelt. Als einen von einer asymmetrischen Septumbewegung (z. B. bei kompl. Linksschenkelblock) unabhängigen Index der linksventrikulären Funktion wurde zusätzlich die fraktionierte Zunahme der Hinterwanddicke von Enddiastole zu Endsystole errechnet [3]. Übereinstimmend mit der circumferentiellen Faserverkürzungsgeschwindigkeit ließ sich ebenfalls durch diesen Parameter eine Kontraktilitätssteigerung des linken Ventrikels um 32% nachweisen. Fünf Stunden nach oraler Medikation war in jedem Falle die hämodynamische Ausgangssituation wieder erreicht (Abb. 2).

Trotz dreimaliger täglicher Applikation unterschieden sich die jeweiligen morgendlichen Basiswerte statistisch nicht von den Initialwerten, so daß kein kumulativer Effekt wie z. B. bei Amrinone [4] nachweisbar war. Anderseits war der prozentuale Anstieg des hämodynamischen Effektes nach Gaben von AR-L 115 an den 4 konsekutiven Tagen ebenfalls nicht signifikant different, so daß auch ein tachyphylaktischer Effekt für den Untersuchungszeitraum ausgeschlossen war. Einen Einfluß von AR-L 115 auf das elektrische Reizbildungs- und/oder Reizleitungssystem wurde nicht beobachtet. Das mittlere Atrioventrikularintervall war mit im Mittel 0,18 vs. 0,17 s unverändert und bei Langzeit-EKG-Registrierungen (Holter-Monitor) war keine verstärkte Ektopieneigung objektivierbar.

Es wurde weder eine subjektiv noch objektiv klinisch manifeste Toxizität im Rahmen der oralen Medikation beobachtet. Zwei Patienten gaben als Nebeneffekt unangenehm empfundene Palpitationen an. Ein Patient klagte über Schwindelneigung und drei Patienten über Sehstörungen im Sinne von Helligkeitssehen. Zwei Patienten im klinischen Stadium IV, deren hämodynamische Situation nicht durch konventionelle Therapie stabilisiert werden konnte, zeigten jedoch auch nach AR-L 115 keine Beeinflussung ihrer Ventrikelfunktion. Anderseits war der prozentuale Anstieg der linksventrikulären Funktionsdaten bei Patienten mit relativ guter hämodynamischer Ausgangssituation ebenfalls geringgradig. Inwieweit hier im Einzelfall dem Ausmaß der myokardial-zellulären Degeneration und/oder Fibrose bzw. anderseits dem noch ungeklärten Angriffspunkt der Substanz eine Bedeutung zukommt, kann letztlich nicht beantwortet werden.

Zusammenfassend ließen sich bei 16 von 18 Patienten mit kongestiver Kardiomyopathie trotz Digitalisierung im therapeutischen Bereich durch orale Gabe von AR-L 115 kontraktile Reserven mobilisieren.

Literatur

1. Goldberg LJ, Hsieh YY, Resnekor L (1977) Newer catecholamines for treatment of heart failure and shock: an update on dopamine and a first look at dobutamine. Prog Cardiovasc Dis 19: 327–340 – 2. Thormann J, Kramer W, Schlepper M (1980) Wirkungsnachweis eines neuen therapeutischen Prinzips zur Behandlung myokardialer Dekompensation. Z Kardiol 69 (im Druck) – 3. Weber HJ, Schwarz F,

Thormann J, Schlepper M (1978) Serielle echokardiographische Untersuchungen der Ventrikelfunktion vor und nach Aortenklappenersatz. Z Kardiol 67: 207 – 4. Le Jemtel TH, Keung E, Ribner HS, Davis R, Wexler J, Blaufox MD, Sonnenblick EH (1980) Substained beneficial effects of oral amrinone on cardiac and renal function in patients with severe congestive heart failure. Am J Cardiol 45: 123–129

Leinberger, H., Tillmanns, H., Zebe, H. (Med. Klinik III, Kardiologie, Univ. Heidelberg), Knapp, W. H. (Deutsches Krebsforschungszentrum, Heidelberg), Kübler, W. (Med. Klinik III, Kardiologie, Univ. Heidelberg):
Minimale kardiale Transitzeiten (MTT) zur Kontrolle einer vasodilatierenden Therapie bei eingeschränkter linksventrikulärer Funktion

Ziel der vorliegenden Untersuchungen war es, minimale kardiale Transitzeiten (MTT) als nichtinvasiven und wenig strahlenbelastenden Funktionsparameter des Herzens [1] auf ihre Eignung zur Therapiekontrolle bei der chronischen Herzinsuffizienz zu untersuchen.

Patientenauswahl und Protokoll

Die Untersuchung wurde bei elf Patienten durchgeführt, eine diagnostische Herzkatheteruntersuchung mit Laevokardiographie und Koronarangiographie ergab als Ursache der Herzinsuffizienz eine kongestive Kardiomyopathie mit einer linksventrikulären Ejektionsfraktion zwischen 16 und 46%. 24–48 Std nach der Herzkatheteruntersuchung wurden nach i.v. Bolusinjektion von 2 mCi 99mTc-DTPA die regionalen MTT anhand des zugehörigen Zeitaktivitätsverlaufes bestimmt und frequenzkorrigiert [1]. Die Patienten wurden dann für 14 Tage mit Phentolamin, einem α-Blocker mit arteriolär und venös dilatierender Wirkung behandelt. Das Präparat wurde in einer Retardzubereitung (Regitin SR) in einer oralen Dosis von 200–400 mg/die verabreicht. Die Basistherapie mit Digitalis und Diuretika wurde unverändert beibehalten.

Aufgrund des Wirkungsprinzips einer vasodilatierenden Therapie können Änderungen des pulmonalen Blutvolumens und damit der pulmonalen Transitzeit erwartet werden. Deshalb ist eine höhere Spezifität der Methode zu erwarten, wenn die kardialen MTT ermittelt werden, die den gesamten MTT abzüglich der pulmonalen MTT entsprechen.

Ergebnisse

Für das untersuchte Patientenkollektiv, ergänzt durch Patienten mit KHK und einer EF 60%, beträgt die Korrelation der angiographisch bestimmten EF mit den kardialen MTT vor Therapiebeginn für eine exponentielle Regressionsfunktion $r = 0{,}80$ (Abb. 1).

Die exponentielle Beziehung führt dazu, daß die kardialen MTT bei Patienten mit hochgradig eingeschränkter linksventrikulärer Funktion eine besonders hohe Sensitivität aufweisen, da kleine Änderungen der EF zu ausgeprägten Änderungen der kardialen MTT führen.

Die gesamten MTT, d. h. die vom rechten Vorhof bis zur Aorta gemessene MTT, zeigten bei den Patienten keine gerichtete Veränderung unter der Behandlung. Die kardialen MTT, d. h. die gesamten MTT abzüglich der pulmonalen MTT, nahmen bei acht der elf Patienten deutlich ab. Der Therapieerfolg einer Phentolaminbehandlung wird im wesentlichen von den linksventrikulären Füllungsdrucken

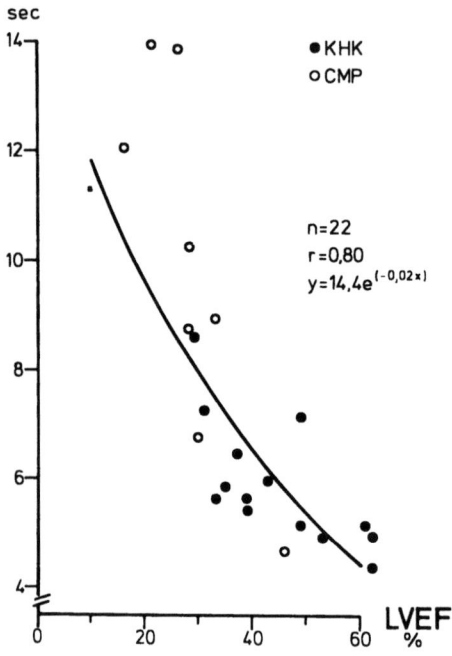

Abb. 1. Korrelation der angiographisch bestimmten Ejektionsfraktion (LVEF) mit den kardialen MTT für das untersuchte Patientenkollektiv (CMP), ergänzt durch Patienten mit koronarer Herzkrankheit (KHK)

bestimmt. Eine Korrelation der Änderung der kardialen MTT unter Phentolamin mit den enddiastolischen Druckwerten im linken Ventrikel, gemessen vor Phentolamingabe, zeigt, daß erst ab Füllungsdrucken von 20 mm Hg eine deutliche Verkürzung der kardialen MTT erfolgt (Abb. 2). Damit läßt sich mit dieser nichtinvasiven Methode der mit invasiven Untersuchungen gefundene Befund bestätigen, daß der insuffiziente Ventrikel am effektivsten bei Füllungsdrucken von 15–20 mm Hg arbeitet und eine therapeutische Senkung des preloads bei Füllungsdrucken unter 20 mm Hg nicht angezeigt ist.

Die kardialen MTT nehmen bei allen acht Patienten mit erhöhten Füllungsdrucken ab, im Mittel von 10,7 auf 7,4 s ($p < 0,01$). Dies entspricht einer Zunahme der EF um +10% im Mittel. Im Gegensatz zu den kardialen MTT nehmen jedoch die pulmonalen MTT dieser Patienten zu, im Mittel von 7,9 auf 9,8 s ($p < 0,01$). Unter Berücksichtigung der rückläufigen kardialen MTT kann die Verlängerung der pulmonalen MTT auf eine Zunahme des pulmonalen Blutvolumens zurückgeführt

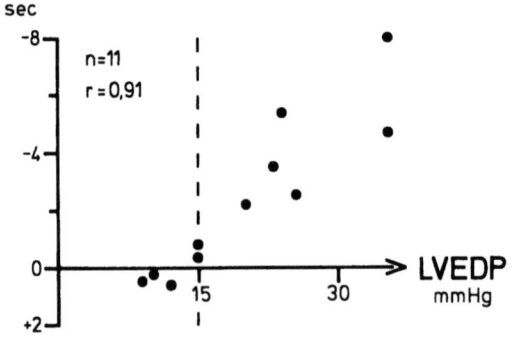

Abb. 2. Korrelation der Änderung der kardialen MTT unter Phentolamin mit den enddiastolischen Druckwerten im linken Ventrikel vor Phentolamingabe (LVEDP)

werden. Nun nehmen unter Phentolamin die linksventrikulären Füllungsdrucke ab [2], aus diesem Grunde wäre eine Abnahme des pulmonalen Blutvolumens zu erwarten. Die beobachtete Zunahme legt den Schluß nahe, daß es zu einer erheblichen Dilatation von pulmonalen Kapazitätsgefäßen kommt. Damit wird ein mögliches Wirkungsprinzip der vasodilatierenden Therapie aufgezeigt, das durch die Erhöhung der pulmonalen vaskulären Compliance zur Senkung der linksventrikulären Füllungsdrucke mit beitragen kann.

Zusammenfassung

1. Kardiale minimale Transitzeiten (MTT) zeigen eine exponentielle Beziehung zur angiographisch bestimmten Ejektionsfraktion des linken Ventrikels. Sie erweisen sich somit bei hochgradig eingeschränkter linksventrikulärer Funktion als ein besonders sensitives Verfahren zur nichtinvasiven Bestimmung der linksventrikulären Funktion.

2. Aufgrund einer Zunahme der pulmonalen MTT durch Phentolaminbehandlung ist eine Beurteilung des Therapieerfolgs nur mit den kardialen MTT, nicht jedoch mit den gesamten vom rechten Vorhof bis zur Aorta gemessenen MTT möglich. Ein Therapieerfolg ist nur mit Patienten mit linksventrikulären Füllungsdrucken über 20 mm Hg zu beobachten.

Literatur

1. Tillmanns H, Knapp WH, Olshausen KV, Mehmel HC, Doll J, Kübler W (1978) Die Wertigkeit radiokardiographisch bestimmter Funktionsparameter des rechten und linken Herzens bei der koronaren Herzkrankheit. Verh Dtsch Ges Inn Med 84: 707–711 – 2. Zebe H, Mehmel HC, Leinberger H, Mäurer W, Tillmanns H, Kübler W (1978) Phentolamine: Short- and long-term effects in the treatment of congestive heart failure. In: Kaltenbach M, Lichtlen P, Balcon R, Bussmann WD (eds) Coronary heart disease. Thieme, Stuttgart, pp 261–265

Himmler, F. C., Wirtzfeld, A., Klein, G., Volger, E., Schmidt, G. (I. Med. Klinik der TU München):
Behandlung der schweren Herzinsuffizienz mit Prazosin

Bei der Behandlung der schweren gegenüber Digitalis und Diuretika therapieresistenten Herzinsuffizienz haben in den letzten Jahren neben den Katecholaminen die peripheren Vasodilatatoren zunehmend an Bedeutung gewonnen. Dabei ist sowohl eine Reduzierung der Vorlast bei erhöhten Füllungsdrücken als auch eine Reduzierung der Nachlast durch Erniedrigung des peripheren Gesamtwiderstandes erwünscht. Heute stehen uns verschiedene gefäßerweiternde Substanzen zur Verfügung, die sich bezüglich ihrer Wirksamkeit und ihrer Verabreichungsformen deutlich unterscheiden. Das i.v. zu applizierende Nitroglycerin und die oral verabreichten Langzeitnitrate bewirken eine venöse Vasodilatation und somit zwar eine Erniedrigung pathologisch erhöhter Füllungsdrücke, aber kaum eine Verbesserung der kardialen Auswurfleistung. Andererseits wirkt das oral verabreichte Hydralazin besonders auf die arteriellen Gefäßbereiche und führt durch Senkung des

Afterloads zu einer Steigerung des Herzzeitvolumens, jedoch kaum zu einer Erniedrigung pathologisch erhöhter Füllungsdrücke. Eine ausgeprägte Reduktion von Preload und Afterload zugleich ist durch Nitroprussidnatrium zu erreichen, das aber nur i.v. verabreicht werden kann. Prazosin wurde bisher in der Hochdrucktherapie verabreicht und ist oral applizierbar; es zeigt eine etwa gleichstarke Wirkung im arteriellen wie im venösen Gefäßsystem und sollte daher für die Behandlung der schweren Herzinsuffizienz besonders geeignet sein.

Unsere Untersuchung umfaßt 20 Patienten (von 21–24 Jahren), die wegen einer therapierefraktären Herzinsuffizienz auf der Intensivstation aufgenommen wurden. Dem Myokardversagen lag 6mal eine koronare Herzerkrankung, 14mal eine kongestive Kardiomyopathie zugrunde. Alle Patienten entsprachen klinisch dem Schweregrad III–IV der NYHA. Eine vorausgegangene längere Behandlung mit Digitalis und Diuretika war ungenügend wirksam, Digitalisintoxikationen waren ausgeschlossen. Die Bestimmung der hämodynamischen Meßgrößen erfolgte über einen dreilumigen Swan-Ganz-Thermodilutionskatheter; dabei wurden gemessen: Der Pulmonalarteriendruck, der Mitteldruck im Pulmonalkapillarbereich als Größe des linksventrikulären Füllungsdrucks, der Mitteldruck im rechten Vorhof und das Herzminutenvolumen nach der Thermodilutionsmethode mit Hilfe eines Cardiacoutputcomputers. Der arterielle Druck wurde 6mal über eine Radialiskanüle direkt registriert, in den übrigen Fällen nach Riva-Rocci unblutig ermittelt. Die Herzfrequenz wurde aus dem EKG abgelesen. Unter der Berücksichtigung der Körperoberfläche wurde aus den direkt registrierten Meßgrößen die folgenden Parameter abgeleitet: Der Herzindex, der Schlafvolumenindex, der Schlafarbeitsindex sowie der systemarterielle Widerstand. Nach wiederholter Registrierung einer stabilen hämodynamischen Ausgangssituation wurde mit der Behandlung mit Prazosin in Form einer Einzelgabe von 4 mg per os begonnen. Im weiteren erfolgten die hämodynamischen Messungen jeweils nach $^{1}/_{2}$, 1, 2 und 6 Std. Eine Behandlung mit 4 mg Prazosin in 6stündlichen Abständen erfolgte über mehrere Tage. Alle Signifikanzberechnungen wurden mit Hilfe des t-Tests für verbundene Stichproben durchgeführt.

Ergebnisse

Nach oraler Gabe von 4 mg Prazosin kam es zu einem signifikanten Abfall der linksventrikulären Füllungsdrücke um durchschnittlich 16% (von 24,7 auf 21,1 mm Hg im Mittel); gleichzeitig kam es zu einem signifikanten Abfall der rechtsventrikulären Füllungsdrücke um durchschnittlich 24% (von 8,6 auf 6,6 mm Hg im Mittel). Zugleich zeigte sich ein ebenfalls signifikanter Anstieg der kardialen Förderleistung mit einer mittleren Erhöhung des Herzindex von 2,1 auf 2,6 l/min/m², das entspricht einem Anstieg um 20%. Auch der Schlagvolumenindex stieg um durchschnittlich 19% (von 24,1 auf 28,6 mm Hg im Mittel) an. Die Herzfrequenz zeigte keine signifikante Änderung. Der systemarterielle Widerstand, der vor Therapie bei den meisten Patienten als Ausdruck der peripheren Vasokonstriktion mehr oder minder stark erhöht war, fiel unter Prazosin um 21% signifikant von einem Kontrollwert von 1740 auf 1370 dyn · s · cm^{-5} ab. Im Gegensatz dazu fiel der mittlere arterielle Blutdruck nur geringgradig um 4% unbedeutend ab. Der Schlagarbeitsindex des linken Ventrikels war bei allen Patienten vor Therapiebeginn erniedrigt (im Mittel auf 21 g · m/m²), nach Prazosin zeigte sich eine signifikante Steigerung des Schlagarbeitsindex um 24% auf 26,7 g · m/m² im Mittel. Einen

Tabelle 1. Hämodynamische Wirkungen von Prazosin (4 mg p.o.) bei Patienten mit therapieresistenter Herzinsuffizienz ($n = 20$)

Meßgröße	Kontrollwert ($x \pm s$)	120 min nach Prazosin ($x \pm s$)	Prozentuale Änderung	p
Herzfrequenz (min^{-1})	93,5 ± 17,0	91,8 ± 15,6	–	n.s.
Herzindex (l/min · m^2)	2,1 ± 0,3	2,56 ± 0,4	+ 20%	< 0,001
Schlagvolumen-Index (ml/m^2)	24,1 ± 6,8	28,6 ± 6,5	+ 19%	< 0,001
Pulmonalkapillarmitteldruck (mm Hg)	24,7 ± 9,1	21,1 ± 9,6	– 16%	< 0,01
Rechtsatrialer Druck (mm Hg)	8,6 ± 7,1	6,6 ± 7,2	– 24%	< 0,001
Art. Mitteldruck (mm Hg)	88,0 ± 10	84,5 ± 10	– 4%	< 0,05
Art. Gefäßwiderstand (dyn · s · cm^{-5})	1740 ± 441	1370 ± 224	– 21%	< 0,001
Schlagarbeitsindex (g · m/m^2)	21,6 ± 8,9	26,7 ± 9,9	+ 24%	< 0,001

zusammenfassenden Überblick über die hämodynamischen Auswirkungen der Therapie bei unseren Patienten zeigt die Tabelle 1.

Prazosin ist ein wirksamer peripherer Vasodilatator, der durch eine Blockierung der alpha-Rezeptoren gleichmäßig stark im venösen und arteriellen Gefäßsystem wirkt. Zugleich wird eine direkte gefäßmuskeldilatierende Eigenschaft diskutiert. Das Pharmakon ist oral applizierbar und infolge der effektiven Gewebskonzentration bis zu 6 Std wirksam. Unsere Untersuchungen zeigen, daß Prazosin im Akutversuch bei Patienten mit schwerer Herzinsuffizienz eine beträchtliche

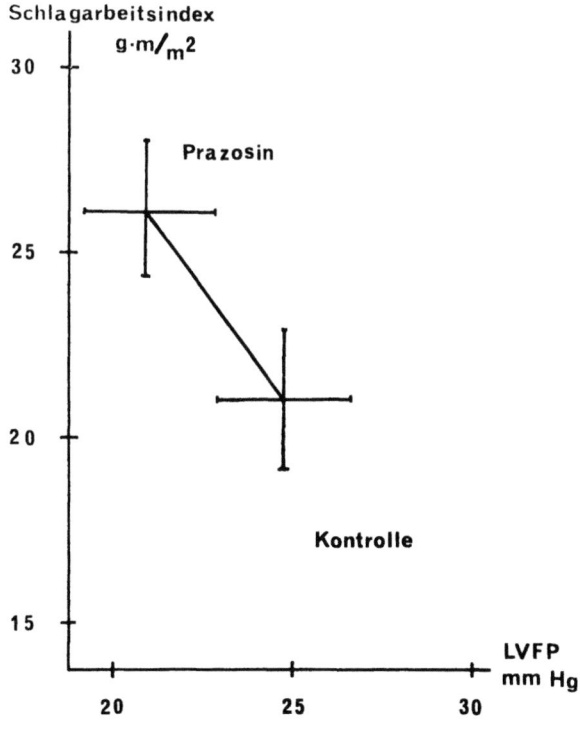

Abb. 1. Wirkung von 4 mg Prazosin p.o. auf die Ventrikelfunktion bei Patienten mit „therapieresistenter" Herzinsuffizienz ($n = 20$). LVFP = linksventrikulärer Füllungsdruck

Reduzierung des peripheren Gesamtwiderstandes, eine signifikante Reduzierung der rechts- und linksventrikulären Füllungsdrücke sowie gleichzeitig eine Steigerung des Herzzeitvolumens, des Schlagvolumens und des Schlagarbeitsindex (um jeweils ca. 20%) bei gleichbleibender Herzfrequenz und unbedeutendem Blutdruckabfall bewirkt (Abb. 1). Durch die Reduzierung des diastolischen Ventrikeldrucks und -volumens wird gleichzeitig eine verbesserte Sauerstoffbilanz ermöglicht.

Literatur

1. Awan NA et al. (1978) Clinical pharmacology and therapeutic application of prazosin in acute and chronic refractory congestive heart failure. Am J Med 65: 146 – 2. Braunwald E (1977) Vasodilatator therapy – a physiologic approach to the treatment of heart failure. N Engl J Med 297: 331 – 3. Bussmann WD (1979) Therapie der akuten Herzinsuffizienz mit Vasodilatatoren. Pharmakotherapie 2: 75 – 4. Chatterjee K, Parmley WW (1977) The role of vasodilator therapy in heart failure. Prog Cardiovasc Dis 14: 301 – 5. Cohn JN, Franciosa JA (1977) Drug therapy. Vasodilatator therapy of cardiac failure. N Engl J Med 297: 27 – 6. Cohn JN (1977) Vasodilator therapy for failure: the influence of impedance on left ventricular performance. Prog Cardiovasc Dis 19: 301 – 7. Caran J, Kühn Ch, Zähringer J, Emslander P, Krüger R, Bolte HD, Lüderitz B (1978) Zur Wirkung von Prazosin auf die myokardiale Pumpfunktion bei globaler Herzinsuffizienz. Z Kardiol (Suppl. V): 10 – 8. Himmler FCh, Wirtzfeld A, Klein G et al. Hämodynamische Wirkungen von Prazosin bei Patienten mit schwerer Herzinsuffizienz. Herz/Kreisl (im Druck) – 9. Himmler FCh, Wirtzfeld A, Klein G Hämodynamischer Wirkungsvergleich von Prazosin und Nitroglycerin bei der schweren Herzinsuffizienz. Vasodilatatoren-Symposion, Rotenburg. Witzstrock, Baden-Baden (im Druck) – 10. Klein G, Wirtzfeld A, Himmler FC, Volger E (1979) Therapie dekompensierter Herzklappenvitien mit Nitroglycerin. Dtsch Med Wochenschr 194: 582 – 11. Mason DT (1978) Afterload reduction and cardiac performance. Physiological basis of systemic vasodilators as a new approach in treatment of congestive heart failure. Am J Med 65: 106 – 12. Mason DT, Spann JF, Zelis R, Amsterdam EA (1970) Alterations of hemodynamics and myocardial mechanics in patients with congestive heart failure: Pathophysiologic mechanisms and assessment of cardiac function and ventricular contractility. Prog Cardiovasc Dis 12: 507 – 13. Mathey D (1979) Behandlung der Herzinsuffizienz mit Vasodilatatoren. Dtsch Med Wochenschr 104: 563 – 14. Schröder R (1977) Behandlung der Herzinsuffizienz mit Vasodilatatoren. Dtsch Med Wochenschr 102: 1388 – 15. Wirtzfeld A, Klein G, Himmler FCh (1979) Neue pharmakologische Behandlungsmethoden für die therapieresistente Herzinsuffizienz. Pharmakotherapie 2: 59

Maack, P., Kohl, F.-V., Rüdiger, H. W. (I. Med. Klinik der Univ. Hamburg):
Diagnostische und therapeutische Bedeutung der hämodynamischen Sofortwirkung von Bumetanid (Fordiuran) bei Patienten mit pulmonaler Hypertonie

Schleifendiuretika der Thiazidgruppe haben neben der Verminderung des zirkulierenden Blutvolumens durch Diurese auch durch einen diureseunabhängigen Soforteffekt eine hämodynamische Bedeutung. So wurde in mehreren Untersuchungen gezeigt, daß erhöhte pulmonalarterielle Drucke durch eine postkapilläre Vasodilatation im großen Kreislauf innerhalb von 15 min nach i.v. Gabe von Furosemid signifikant gesenkt werden können [2, 4]. Dabei war in allen Fällen eine manifeste Linksherzinsuffizienz Ursache der pulmonalen Druckerhöhung.

Da eine vergleichbare diureseunabhängige Senkung hoher pulmonalarterieller Drucke auch mit Bumetanid nachweisbar ist [5], führten wir weitergehende hämodynamische Untersuchungen mit Bumetanid durch mit der Fragestellung, ob der beobachtete Soforteffekt auch bei Patienten mit einem pulmonalen Hypertonus nichtkardialer Genese eintritt.

Wir untersuchten dazu 40 Patienten mit einem pulmonalen Hypertonus in Ruhe ($\overline{PA}$ > 25 mm Hg). Ursache der Druckerhöhung war bei 21 Patienten eine kardiale und bei 19 Patienten eine pulmonale Grunderkrankung (Klappenvitien, Kardiomyopathie, koronare Herzkrankheit; chronische Bronchitis, Lungenfibrose). Nach der initialen Messung der Drucke in rechtem Herzen und Arteria pulmonalis über einen venös eingeschwemmten Katheter wurden 2 mg Bumetanid direkt in die Pulmonalarterie injiziert und der Pulmonalisdruck über die folgenden 15 min fortlaufend registriert. Bei einem Teil der Patienten schlossen wir nach 4 Std eine 2. Druckmessung in RV und PA an, um eine Änderung der Drucke durch den hämodynamischen Soforteffekt innerhalb der ersten 15 min von einer hämodynamischen Auswirkung der Diurese trennen zu können.

Wir fanden, daß durch den hämodynamischen Soforteffekt von Bumetanid der Pulmonalisdruck zwar im Mittel um 20% abfiel, die drucksenkende Wirkung auch nach Ablauf der Diurese bei den untersuchten Patienten jedoch sehr unterschiedlich ausgeprägt war. Dabei bestand eine Gesetzmäßigkeit in der Reaktion auf Bumetanid derart, daß die Senkung des pulmonalarteriellen Mitteldruckes nur für die Patientengruppe mit kardialer Grunderkrankung statistisch signifikant ist ($p < 0,004$ bei $n = 21$), dagegen nicht für Patienten mit einer Druckerhöhung pulmonaler Genese (Abb. 1).

Eine mögliche Erklärung für diese unterschiedliche Reaktion auf Bumetanid ist die gleichzeitige Änderung eines der Parameter, die für die Höhe des pulmonalarteriellen Mitteldruckes mitbestimmend sind (Abb. 2). Folgende Alternativen sind bei Einsetzen der Sofortwirkung denkbar:
1. Bei einem Abfall des pulmonalarteriellen Mitteldruckes ($\bar{p}_{re}$) gilt die in Abb. 2 gezeigte Beziehung weiterhin, wenn zugleich auch das HZV abnimmt.

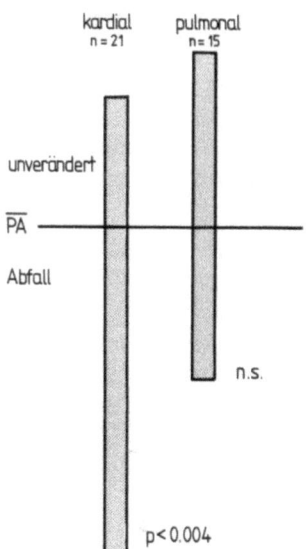

Abb. 1. Änderung des pulmonalarteriellen Mitteldruckes 15 min nach i.v. Gabe von Bumetanid bei Patienten mit pulmonalem Hypertonus aufgrund einer kardialen (21) oder einer pulmonalen Grunderkrankung (15 Patienten)

$$\frac{\bar{p}_{re}-\bar{p}_{li}}{HZV} = R$$

Abb. 2. Beziehung der Parameter, die den pulmonalarteriellen Mitteldruck ($\bar{p}_{re}$) mitbestimmen, nach dem Ohmschen Gesetz: Herzzeitvolumen (HZV), intrapulmonaler Gefäßwiderstand (R), linksatrialer enddiastolischer Füllungsdruck ($\bar{p}_{li}$)

Voruntersuchungen mit Furosemid ergaben jedoch übereinstimmend, daß sich das HZV im Untersuchungszeitraum nicht verändert [1, 4, 6].

2. Gleichsinnig mit der Senkung des pulmonalarteriellen Mitteldruckes fällt auch der intrapulmonale Gefäßwiderstand (R). Das würde bedeuten, daß Schleifendiuretika nicht nur im großen Kreislauf postkapillär durch venöses Pooling wirksam werden, sondern auch einen direkten Angriffspunkt präkapillär im kleinen Kreislauf besitzen.

Diese Möglichkeit läßt sich anhand unserer Untersuchungsdaten nicht ausschließen; hämodynamische Untersuchungen an Hunden zeigten jedoch nach Gabe von Schleifendiuretika keine Änderung der arteriellen Gefäßwiderstände [3]. Diese Theorie würde auch nicht das beobachtete, grundlegend unterschiedliche Verhalten der zwei Patientengruppen mit dem Ausbleiben des hämodynamischen Soforteffektes gerade bei Patienten mit pulmonaler Grunderkrankung erklären.

3. Nicht nur der pulmonalarterielle Mitteldruck, sondern gleichzeitig auch der linksatriale Füllungsdruck ($\bar{p}_{li}$) nimmt nach i.v. Gabe von Schleifendiuretika ab, d. h. auch im kleinen Kreislauf bewirken Schleifendiuretika ein venöses Pooling durch postkapilläre Vasodilatation. Dieser Wirkungsmechanismus hätte besonders dann deutliche Auswirkungen, wenn der Füllungsdruck zuvor deutlich erhöht war. Eine solche Druckerhöhung liegt z. B. bei Patienten mit einer manifesten Linksherzinsuffizienz und konsekutivem stauungsbedingten pulmonalen Hypertonus vor. Damit läßt sich unsere Beobachtung, daß nur bei Patienten mit kardialer Grundkrankheit ein signifikanter hämodynamischer Soforteffekt auf i.v. Gabe von Bumetanid eintrat, am ehesten durch diese Theorie erklären. Untersuchungen an Hunden zeigten, daß tatsächlich eine Senkung des pulmonalarteriellen Mitteldruckes einem ausgeprägten Abfall des postkapillären Venenverschlußdruckes parallel ging [3].

Schlußfolgerung dieser Beobachtungen für die praktische Anwendung von Schleifendiuretika bei Patienten mit pulmonalem Hypertonus ist, daß der hämodynamische Soforteffekt von Schleifendiuretika nur dann den pulmonalarteriellen Druck senkt, wenn eine manifeste Linksherzinsuffizienz vorliegt.

Literatur

1. Abrahamsen AM (1977) Haemodynamics and renal function following injection of Bumetanide. Acta Med Scand 201: 481–485 – 2. Biamino G, Wessel HJ, Nöring J, Schröder R (1975) Plethysmographische und in vitro-Untersuchungen über die vasodilatorische Wirkung von Furosemid (Lasix). Int J Clin Pharmacol 12: 356–368 – 3. Bourland WA, Day DK, Williamson HE (1977) The role of the kidney in the early nondiuretic action of furosemide to reduce elevated left atrial pressure in the hypervolemic dog. J Pharmacol Exp Ther 202: 221–229 – 4. Dikshit K, Vyden JK, Forrester JS, Chatterjee K, Prakash R, Swan HJC (1973) Renal and extrarenal hemodynamic effects of furosemide in congestive heart failure after acute myocardial infarction. N Engl J Med 288: 1087–1090 – 5. Maack P, Kohl F-V, Rüdiger HW (1980) Hämodynamische Sofortwirkung von Bumetanid bei Patienten mit pulmonaler Hypertonie. Therapiewoche 30: 889–895 – 6. Schenk KE, Biamino G, Schröder R (1975)

Akutwirkung von Furosemid auf die Hämodynamik von Postinfarktpatienten in Ruhe und unter ergometrischer Belastung — ein Vergleich mit der Wirkung von Nitroglycerin. Verh Dtsch Ges Inn Med 81: 303—306

Wilmsmeier, R., Brisse, B., Büchner, T., Urbanitz, D. (Med. Klinik und Poliklinik der Univ. Münster):
Untersuchungen zur Kardiotoxizität von Daunorubicin (DNR)

Das Zytostatikum Daunorubicin schädigt nach experimentellen und klinischen Untersuchungen in einer bestimmten Anzahl von Fällen das Herz. Diese Studie beschäftigt sich mit den kardialen Symptomen der DNR-Toxizität, die unmittelbar unter der Therapie bis zu 24 Std nach der letzten Injektion mit biochemischen und nichtinvasiven diagnostischen Methoden erfaßbar sind.

Patientengut und Methodik

Untersucht wurden 15 Patienten mit einer akuten Leukämie. Es handelte sich um sechs weibliche und neun männliche Patienten mit einem Durchschnittsalter von 42 Jahren. Fünf Patienten wurden zweimal erfaßt. Dreizehn Patienten hatten über 500 mg/m^2 DNR erhalten, fünf Patienten 300—500 mg/m^2 und zwei Patienten 180 mg/m^2. Zum Zeitpunkt der Beobachtung befanden sich zwölf Patienten in Vollremission, fünf in Partialremission und drei im Rezidiv. Das Daunorubicin wurde je nach Schema an zwei oder drei aufeinanderfolgenden Tagen mit einer Dosis von jeweils 45—60 mg/m^2 injiziert. Unmittelbar vor Beginn und nach Abschluß eines Behandlungskurses wurde ein kardiologischer Status erhoben. Er bestand aus den zwölf Standardableitungen des EKG, einem Phonokardiogramm, einem Vektorkardiogramm sowie aus Aufzeichnungen der Carotispulskurve zur nichtinvasiven Bestimmung der Präejektionsphase (PEP) und der linksventrikulären Ejektionszeit (LVET) nach der Methode von Weissler et al. [7, 8]. Außerdem wurden in die Diagnostik einbezogen die Röntgen-Thoraxbefunde, die Bestimmungen der Enzyme CPK, CK-MB, LDH, GOT und GPT sowie Dauerregistrierungen des EKG über 30 min in zwölfstündigen Abständen.

Ergebnisse

An erster Stelle der Auffälligkeiten stehen Sinustachykardien mit Frequenzen bis zu 155 Schlägen/min, die bei 14 der 20 Patienten auftraten. Bei sechs Patienten bestand die Tachykardie bereits zum Zeitpunkt der 0-Registrierung, die restlichen acht entwickelten sie erst unter der Therapie. Bei sieben Patienten traten paroxysmale supraventrikuläre Tachykardien auf, deren Dauer von einigen wenigen Schlägen bis zu einer halben min reichte. Drei dieser sieben Patienten wiesen ansonsten einen völlig unauffälligen Pocket-EKG-Verlauf auf. Bei vier Patienten waren vereinzelt auftretende Extrasystolen supraventrikulären Ursprungs zu beobachten, zwei weitere Patienten boten ein ähnliches Bild, jedoch mit ventrikulären Extrasystolen. Drei Patienten entwickelten unter der Therapie einen AV-Rhythmus. In den Extremitäten- und Brustwandkardiogrammen kam es bei drei Patienten zu einer Verlängerung der PQ-Zeit bis zum AV-Block I° und bei drei weiteren Patienten zu einer Störung der ventrikulären Repolarisation. Weder das Vektorkardiogramm noch das Phonokardiogramm erbrachte eine Befunderweiterung bezüglich Veränderungen unter der Therapie, die den Allgemeinzustand oder gar vitale Funktionen eines Patienten beeinflußt hätten. Auch konnte bei keinem Patienten eine Erhöhung der Enzymaktivitäten nachgewiesen werden. Von Interesse war schließlich noch der Verlauf der STI. Weissler et al. wiesen nach, daß eine Einschränkung der myokardialen Kontraktionskraft zu einer Verlängerung der Anspannungszeit (PEP) und gleichzeitig zu einer Verkürzung der linksventrikulären Austreibungszeit (LVET) führt [8]. Garrard et al. errechneten einen Korrelationskoeffizienten von PEP mit dem Auswurfvolumen (EF) von $r = -0{,}69$, von LVET mit EF von $r = +0{,}67$. Der Korrelationskoeffizient für den Quotienten dieser beiden Werte PEP/LVET = STI schließlich betrug $r = -0{,}9$ [4]. Ein Anstieg von STI ergibt also ein zuverlässiges Maß für die herabgesetzte Auswurffraktion des Herzens. Der Normalwert von STI beträgt nach Garrard et al. 0,345 mit einer Standardabweichung von SD = 0,04 [4]. Als Maß für die Trennung von pathologischem Befund und Normvariante kann die zweifache Standardabweichung angesehen werden [5]. Unter der Therapie vergrößerte sich bei sieben Patienten der STI-Wert, wobei die Zunahme in drei Fällen das Maß der zweifachen Standardabweichung überschritt. Zwei dieser drei Patienten wiesen jedoch trotz dieser Steigerung nur Normalwerte auf, da sich STI zu Beginn der Studie im unteren Normbereich befunden hatte. Die letzte Patientin dagegen – eine 19jährige Frau mit einer erhaltenen Gesamtdosis von 360 mg/m^2 DNR – erreichte eindeutig pathologische Bereiche mit STI = 0,523. Im klinischen Verlauf entwickelte diese Patientin dann innerhalb von drei Wochen eine schwere kardiale Insuffizienz mit typischen Zeichen wie Zyanose, Stauungsmerkmalen und Herzvergrößerung. Unter der Behandlung mit Glykosiden und Diuretika bildeten sich jedoch alle Zeichen wieder zurück, was im Gegensatz steht zu Beobachtungen von Bonadonna et al. [2] und Lefrak et al. [6], die von Therapieresistenz nach erfolgter Dekompensation berichten.

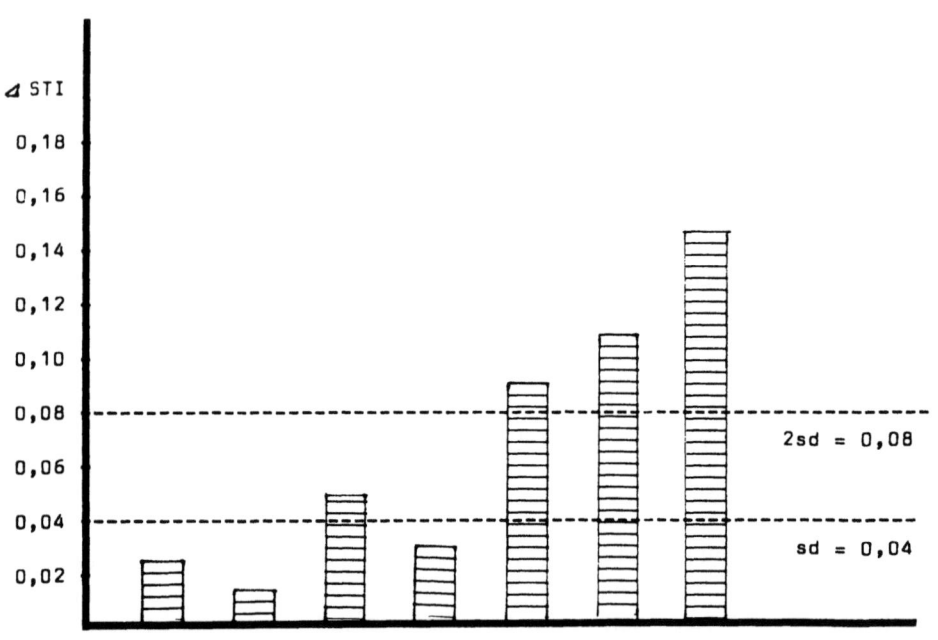

Abb. 1. Zunahme von PEP/LVET (= STI) unter DNR-Therapie

Diskussion

EKG, Pocket-EKG und Vektorkardiogramm ließen an einer Beeinflussung der Herzfunktion durch das Daunorubicin nicht zweifeln, sie ergaben jedoch keinen Anhaltspunkt für transmurale Potentialdefekte und damit für ausgedehnte Myokardnekrosen. Allerdings zeigten sie eine Beeinträchtigung der Kontraktilität sowie der Reizbildung und der Erregungsleitung. Wenn man einmal von den anhaltenden Frequenzstörungen wie Tachy- und Bradykardie absieht, so stehen diese Reizbildungs- und Erregungsstörungen an der Spitze der Veränderungen, die mit elektrokardiographischen Methoden erfaßt werden konnten. Sie entsprechen den Zeichen, die bereits an anderer Stelle als unspezifische Frühveränderungen gedeutet wurden [3, 6], reversibel sind und nicht in Beziehung stehen zu Gesamtdosis, Alter und Remissionszustand der Patienten. Bei vorbestehenden Unregelmäßigkeiten im EKG wie z. B. AV-Block oder erhöhtem Sokolow-Index bestand übrigens keine höhere Tendenz, weitere Schäden zu entwickeln als bei vorher normalem EKG. Dies steht im Gegensatz zu Beobachtungen von Bonadonna et al. [1]. Wie unser Beispiel zeigt, können jedoch schwere Veränderungen der Herzfunktion, bestehend aus Insuffizienz, Kardiomegalie etc., in allen Dosisbereichen auftreten, die Gesamtdosis hat nicht den alleinigen Einfluß, der ihr von anderer Seite zugeschrieben wird. Dabei ist die Bestimmung der CPK- und CK-MB-Aktivitäten zur Frühdiagnostik einer DNR-induzierten Insuffizienz nicht geeignet. Dagegen gibt der STI-Wert ein sicheres Zeichen für eine bevorstehende Dekompensation, sofern eine Steigerung der STI um mehr als die zweifache Standardabweichung erfolgt und eindeutig pathologische Werte erreicht werden.

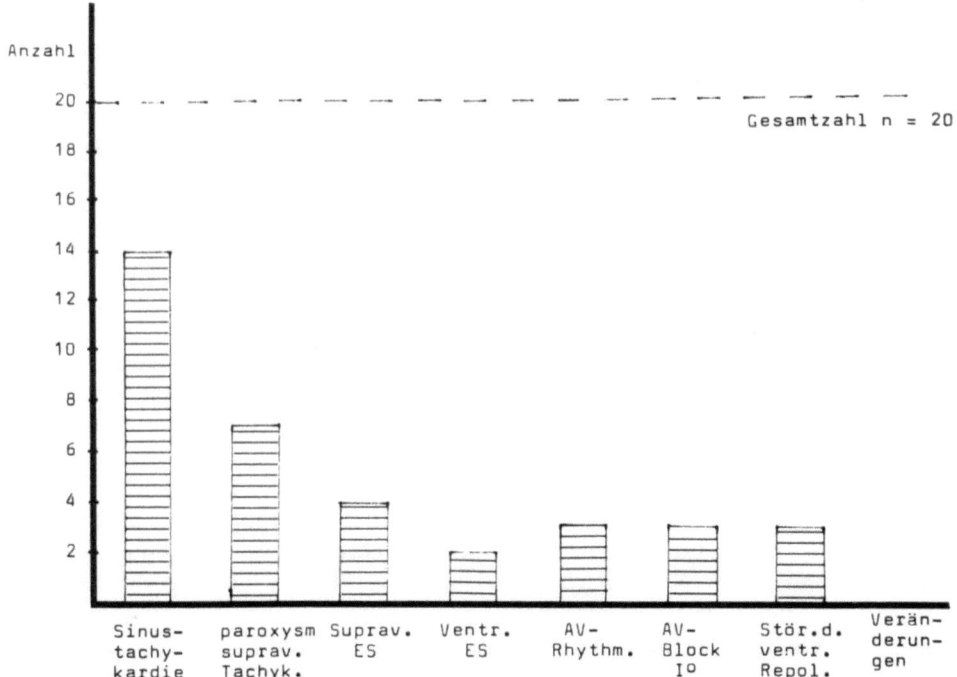

Abb. 2. Häufigkeit der unter DNR-Therapie aufgetretenen Reizleitungs- und Erregungsstörungen

Literatur

1. Bonadonna G, Monfardini S, De Lena M, Fossati-Bellani F, Beretta G (1972) Clinical trials with adriamycin. Results of three-years study. Int. Symposium on Adriamycin. Springer, Berlin – 2. Bonadonna G, Monfardini S (1969) Cardiac toxicity of daunorubicin. Lancet 1: 837 – 3. Bühner R (1977) Zytostatika-induzierte Kardiomyopathie. Münch Med Wochenschr 119: 1097 – 4. Garrard CL, Jr, Weissler AM, Dodge HT (1970) The relationship of alterations in systolic time intervals to ejection fraction in patients with cardiac disease. Circulation 42: 455–462 – 5. Kuhn H, Loogen F (1980) Die Bestimmung der systolischen Zeitintervalle. Dtsch Med Wochenschr 105: 214–218 – 6. Lefrak EA, Pitha J, Rosenheim S, O'Bryan RM, Burgess MA, Gottlieb JA (1975) Adriamycin cardiomyopathy. Cancer Chemother Rep (Part 3) 6: 203–208 – 7. Weissler AM, Harris WS, Schoenfeld CD (1969) Bedside technics for the evaluation of ventricular function in man. Am J Cardiol 23: 577–583 – 8. Weissler AM, Harris WS, Schoenfeld CD (1968) Systolic time intervals in heart failure in man Circulation 37: 149–159

Hypertonie

Küppers, H., Schnurr, E. (Med. Klinik A der Univ. Düsseldorf):
**Thromboxan B$_2$ (TXB$_2$)-, Prostaglandin E$_2$ (PGE$_2$)-
und Prostaglandin F$_{2a}$ (PGF$_{2a}$)-Ausscheidung und Nierenfunktion**

Das Vorkommen des vasodilatatorisch wirksamen PGE$_2$ und des vasokonstriktorischen PGF$_{2a}$ im menschlichen Urin ist bekannt [1]. Auch über Funktionen der Prostaglandine in der Niere und Wechselwirkungen mit renal wirksamen Regelsystemen ist berichtet worden. Scherer et al. [2] fanden bei essentiellen Hypertonikern eine erniedrigte basale Ausscheidung von PGE$_2$ bei einer im Normbereich liegenden Ausscheidung von PGF$_{2a}$ im Urin. Die im Gefäßbereich weitaus stärker wirksamen Substanzen Prostacyclin I$_2$ und Thromboxan A$_2$ bzw. deren stabile Abbauprodukte 6-keto-PGF$_{1a}$ und Thromboxan B$_2$ sind im Urin nur in wenigen Fällen nachgewiesen worden. Die Angaben über einen Zusammenhang dieser Substanzen mit der Nierenfunktion sind spärlich. Morrison et al. [3] konnten bei Kaninchen bei Ureterobstruktion eine erhöhte TXB$_2$-Ausscheidung im Urin nachweisen. Ziel der Untersuchung war die Beantwortung der Frage, ob TXB$_2$ im menschlichen Urin ausgeschieden wird und ob eine Beziehung zwischen der Ausscheidung von Prostaglandinen und der Nierenfunktion besteht.

Die Bestimmung von PGE$_2$, PGF$_{2a}$ und TXB$_2$ erfolgte radioimmunologisch. PGE$_2$ und PGF$_{2a}$ wurden mit einem käuflichen Test-Kit der Fa. Clinical Assays Inc., Cambridge, Mass., USA, gemessen. Diese Verfahren sind seit längerer Zeit erprobt und sollen hier nicht näher beschrieben werden.

Die Bestimmung von TXB$_2$ erfolgte nach einer Methode von J. B. Smith, Thomas Jefferson University, Philadelphia, USA. Durch Inkubation von ^{3}H-markierter Arachidonsäure und Thrombozyten wurde ^{3}H-Thromboxan B$_2$ synthetisiert und anschließend durch Kieselgelchromatographie gereinigt. Das Syntheseprodukt wurde als Tracer im Radioimmunoassay eingesetzt (Tabelle 1). Der Antikörper gegen TXB$_2$ ist ebenfalls eine Gabe von J. B. Smith, Philadelphia. Die Kreuzreaktion mit PGE$_2$ und PGF$_{2a}$ war kleiner als 0,002% [4]. Die niedrigste bestimmbare TXB$_2$-Konzentration betrug 0,4 pmol/ml. Die Intra-Assay-Varianz

Tabelle 1. Tabellarische Aufstellung des Vorgehens bei der Präparation von ^{3}H-Tromboxan B$_2$

I. Thrombozytenpräparation
Kaninchenblut mit Na-Citrat mischen (10:1)
Zentrifugation (15 min, 250 g)
Thrombozytenreiches Plasma mischen mit 0,1 M EDTA (10:1)
Zentrifugation (4° C, 15 min, 1500 g)
Thrombozyten waschen mit Tris-EDTA-Puffer
Zentrifugation (4° C, 15 min, 1500 g)
Thrombozytenaufschwemmung in Tris-EDTA-Puffer

II. Thromboxansynthese
^{3}H-Arachidonsäure (150 µCi) 0,5 ml Thrombozytenaufschw. zugeben
Inkubation (37° C, 10 min)
Zugabe von 4,5 ml physiol. NaCl, pH 3,5
Extraktion mit Äthylacetat
Eindampfen, Thromboxan in Chloroform aufnehmen

III. Kieselgel-Säulenchromatographie

wurde mit einem Variationskoeffizienten von 10,6% bestimmt. Bei Ratten war die TXB$_2$-Ausscheidung im Urin durch Indomethacin hemmbar.

Um einen Anhalt über die normale Ausscheidung von TXB$_2$ zu erhalten, wurde zunächst bei 20 gesunden Personen (Alter: 19—45 Jahre) die TXB$_2$-Ausscheidung im 24-Std-Urin bestimmt.

Bei 19 Patienten (11 Frauen und 8 Männern) mit einer Nierenerkrankung und unterschiedlicher Nierenfunktion erfolgte die Messung der PGE$_2$-, PGF$_{2a}$- und TXB$_2$-Ausscheidung im 24-Std-Urin. Als Grunderkrankung wurde bei den meisten Patienten eine chronische Glomerulonephritis vermutet, nur ein kleiner Teil war histologisch gesichert. Eine Hypertonie bestand bei keinem der Patienten. Eine medikamentöse Therapie erfolgte nicht. Die Kochsalzzufuhr war nicht eingeschränkt. Die Nierenfunktion wurde durch die endogene Kreatinin-Clearance über 24 Std bestimmt und lag zwischen 23 und 146 ml/min.

Bei den 20 Versuchspersonen mit normaler Nierenfunktion wurde eine Ausscheidung von TXB$_2$ im Mittel von 6,7 ± 4,0 nmol/d (x ± s) (Range: 3,4—19,7) bestimmt.

Die Ergebnisse der PGE$_2$-, PGF$_{2a}$- und TXB$_2$-Ausscheidung bei den 19 Patienten mit Nierenerkrankung sind in Abb. 1 gegen die endogene Kreatinin-Clearance aufgetragen. Die mittlere Ausscheidung betrug für:
PGE$_2$ 8,5 ± 6,9 nmol/d (x ± s) (Range: 1—25,7)
PGF$_{2a}$ 2,2 ± 1,0 nmol/d (x ± s) (Range: 0,4—4,0)
TXB$_2$ 6,5 ± 3,8 nmol/d (x ± s) (Range: 2,5—16,2)

Die Korrelationen zwischen endogener Kreatinin-Clearance und PGE$_2$-, PGF$_{2a}$- und TXB$_2$-Ausscheidung im Urin über 24 Std waren nicht signifikant. Ebenfalls nicht signifikant waren die Korrelationen zwischen TXB$_2$ und PGE$_2$ bzw. PGF$_{2a}$.

Die Wirkungen von Thromboxan und Prostacyclin sind gut aus dem Gefäßsystem bekannt. Thromboxan wird vorwiegend im Thrombozyten gebildet und hat eine stark vasokonstriktorische Wirkung. Prostacyclin hingegen besitzt eine vasodilatatorische Wirkung und wird in den Endothelzellen gebildet. Es wird vermutet, daß diese beiden Substanzen im Gleichgewicht stehen und so einen der Regelmechanismen für den peripheren Gefäßwiderstand darstellen. Unsere Untersuchungen

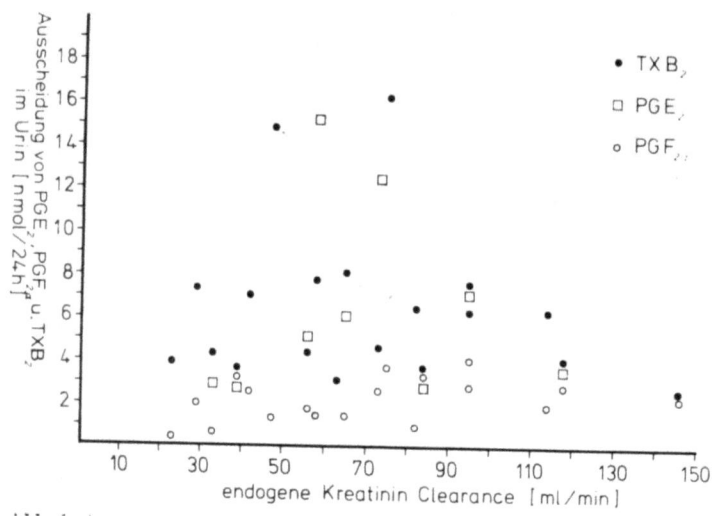

Abb. 1. Ausscheidung von Prostaglandin E_2, Prostaglandin F_{2a} und Thromboxan B_2 im 24-Std-Urin in Abhängigkeit von der endogenen Kreatinin-Clearance

zeigen, daß Thromboxan in der Niere gebildet werden kann. Gegen die Annahme einer Filtration von thrombozytär gebildetem Thromboxan aus dem Gefäßsystem spricht unsere Feststellung, daß die Thromboxanausscheidung unabhängig von der Nierenfunktion ist.

In welchen renalen Strukturen Thromboxan gebildet wird, ist nicht bekannt. Nach Frölich [5] ist beim Hund die Eintrittsstelle der Prostaglandine in den Tubulus die Henlesche Schleife. Vorstellbar ist, daß auf diese Weise medullär gebildete Prostaglandine über die Tubulusflüssigkeit in rindennahe Abschnitte der Niere gelangen können. Es ist nicht bekannt, ob und in welcher Weise diese intratubulären Prostaglandine die Tubulusfunktionen beeinflussen können.

Zur Methode ist anzumerken, daß sich hinter dem von uns im Urin radioimmunologisch bestimmten und gleiche chromatographische Eigenschaften zeigenden Thromboxan B_2 auch ein bis jetzt nicht bekannter Prostaglandinmetabolit verstecken kann, der ähnliche physikalische und immunologische Eigenschaften wie TXB_2 besitzt.

Für die ausgezeichnete technische Assistenz sei Fräulein M. Thoennes gedankt.

Literatur

1. Dunn MJ, Hood VL (1977) Am J Physiol 233: F169 – 2. Scherer B, Held E, Lange HH, Weber PC (1977) Klin Wochenschr 57: 567 – 3. Morrison AR, Nishikawa K, Needleman P (1977) Nature 267: 259 – 4. Abraham GE (1973) International Atomic Energy Agency, Symposium on Radioimmunoassay, Istanbul – 5. Frölich JC (1977) Kidney Int 11: 256

Kipnowski, J., Düsing, R., Kramer, H. J. (Med. Univ.-Poliklinik Bonn):
Interferenz zwischen Diuretika und Antiphlogistika unter besonderer Berücksichtigung des renalen Prostaglandinsystems

Einleitung

Untersuchungen der letzten Jahre lassen eine Beteiligung des renalen Prostaglandin (PG)-Systems an der renalen Wasser- und Elektrolytregulation vermuten [2]. Die Beobachtung, daß eine Indometacinbehandlung den natriuretischen und antihypertensiven Effekt von Furosemid sowohl bei Hypertonikern als auch bei Gesunden weitgehend aufhob [9], führte zur Hypothese, daß die Furosemidwirkung über das renale PG-System vermittelt wird. Bei der Ratte [3] und beim Menschen [11] konnte die Wirkung von Spironolactone durch Gabe von Acetylsalicylsäure aufgehoben werden. Ähnlich zeigte sich bei Hunden eine deutliche Reduktion der durch Bumetanid gesteigerten Natriurese, wenn gleichzeitig Indometacin verabreicht wurde [7, 8]. Es ist bekannt, daß sowohl Furosemid als auch Bumetanid die PGE_2-Ausscheidung im Urin, die als Indikator für die renale PG-Synthese angesehen werden kann [4], steigert [1, 6–8, 10, 12]. Dagegen konnte bei anästhesierten Hunden unter Gabe von Chlorothiazid und Benzolamid keine Änderung der PGE_2-Ausscheidung im Urin verifiziert werden [10].

Da eine Interferenz von Diuretika und nicht-steroidalen Antiphlogistika von klinischer Bedeutung bei der Behandlung des Ödems und der Hypertonie sein könnte, wurde in der vorliegenden Untersuchung die Wirkung dreier repräsentativer Diuretika (Furosemid, Hydrochlorothiazid, Spironolactone) auf die renale Wasser- und Elektrolytausscheidung und das renale PG-System ohne und mit gleichzeitiger Hemmung der PG-Synthese durch Indometacin untersucht. Unter Berücksichtigung von Untersuchungsergebnissen, die eine verminderte PGE_2-Ausscheidung im Urin bei hypertensiven Patienten vermuten lassen [1, 13], wurde in einer zweiten Versuchsreihe die PGE_2-Ausscheidung bei Gesunden und bei Patienten mit essentieller Hypertonie verglichen. Letztlich interessierte der Vergleich der durch Hydrochlorothiazid und Furosemid induzierten Veränderungen der Natriurese und der PGE_2-Ausscheidung im Urin von Gesunden und hypertensiven Patienten.

Methodik

In einer ersten randomisierten Versuchsreihe wurden sechs gesunde Probanden, zwei weibliche und vier männliche, im Alter von 22–31 Jahren unter einer täglichen Na-Zufuhr von 150 mÄq vor und nach oraler Gabe von 3 × 40 mg Furosemid (F), 3 × 25 mg Hydrochlorothiazid (HCT) sowie nach i.v. Gabe von 200 mg Spironolactone (S) ohne und mit gleichzeitiger Hemmung der PG-Synthese untersucht. Dazu wurden am Vorabend 50 mg Indometacin (I) sowie 3 × 50 mg während der 24-Std-Urinsammelperioden verabreicht. Eine Kontrollperiode von 2 Tagen ging dem Versuchsbeginn voraus. Intervalle von 4 Tagen zwischen den jeweiligen Versuchstagen dienten zur erneuten Bilanzierung der Probanden.

In einer zweiten Versuchsserie wurde die basale PGE_2-Ausscheidung im Urin bei 22 hypertensiven Patienten im Alter von 28–50 Jahren und mittleren systolischen bzw. diastolischen Blutdruckwerten von 155 ± 4 bzw. 108 ± 3 mm Hg bestimmt und mit den bei 20 gesunden Probanden gleicher Altersverteilung erhobenen Befunden verglichen. Anschließend erhielten fünfzehn der hypertensiven Patienten 3 × 25 mg HCT, sieben 3 × 40 mg F pro Tag. Die dabei beobachteten Effekte bezüglich Natriurese und PGE_2-Ausscheidung im Urin wurden mit den bei normotensiven Patienten erhobenen Befunden verglichen. Natrium- und Kaliumkonzentrationen wurden flammenphotometrisch bestimmt. Die PGE_2-Ausscheidung im Urin wurde radioimmunologisch bestimmt. Zur statistischen Auswertung der Ergebnisse wurde der Wilcoxon-Test für abhängige Stichproben verwendet [5]. Die Ergebnisse werden als Mittelwerte ± SEM angegeben.

Ergebnisse

Die Gabe von 3 × 40 mg F führte bei gesunden Probanden zu einem signifikanten Anstieg der $U_{Na}V$ von 154,5 ± 23,5 auf 325,8 ± 42,2 mÄq/24 h ($p < 0,05$), der durch gleichzeitige Gabe von I fast vollständig auf 208,7 ± 26,5 mÄq/24 h ($p < 0,05$) supprimiert wurde. Die mittlere basale PGE_2-Ausscheidung im Urin, die sich aus je drei Einzelmessungen bei jeder Versuchsperson berechnete, lag bei 436 ± 59 ng/24 h.

Parallel zur gesteigerten Natriurese unter F fand sich ein signifikanter Anstieg der $U_{PGE_2}V$ von 434 ± 111 auf 915 ± 228 ng/24 h ($p < 0,05$). Die gleichzeitige Verabreichung von I reduzierte den F-induzierten Anstieg der $U_{PGE_2}V$ auf 367 ± 125 ng/24 h ($p < 0,05$).

Unter 3 × 25 mg HCT stieg die $U_{Na}V$ von 145,0 ± 18,5 auf 389,3 ± 47,7 mÄq/24 h ($p < 0,05$). Auch hier wurde der Anstieg unter gleichzeitiger I-Gabe signifikant auf 279,0 ± 45,2 mÄq/24 h gesenkt ($p < 0,05$). Obwohl der variable Anstieg der $U_{PGE_2}V$ unter HCT von 453 ± 117 auf 1032 ± 296 ng/24 h statistisch nicht signifikant war, konnte unter gleichzeitiger I-Gabe eine deutliche Suppression der $U_{PGE_2}V$ auf 248 ± 85 ng/24 h ($p < 0,05$) beobachtet werden.

Der nach S (200 mg i.v.) verzeichnete Anstieg der $U_{Na}V$ von 163,0 ± 31,2 auf 214,2 ± 24,9 mÄq/24 h reduzierte sich unter I nicht signifikant auf 180,7 ± 38,3 mÄq/24 h, jedoch sank der von 2,03 ± 0,26 auf 3,80 ± 0,40 angestiegene Na/K-Quotient im Urin ($p < 0,05$) auf 1,97 ± 0,17 ($p < 0,05$). Alle Probanden zeigten mit Ausnahme einer Versuchsperson einen mittleren Anstieg der $U_{PGE_2}V$ von 421 ± 105 auf 1507 ± 366 ng/24 h. Dieser Anstieg wurde durch I wiederum signifikant auf 153 ± 47 ng/24 h supprimiert ($p < 0,05$).

Die basale PGE_2-Ausscheidung im Urin von 20 gesunden Probanden lag mit 313 ± 22 ng/24 h etwas höher als bei den 22 hypertensiven Patienten (253 ± 36 ng/24 h) (Abb. 1).

Unter 3 × 25 mg HCT zeigte sich wie bei den gesunden Probanden ein Anstieg der $U_{Na}V$ von 180,6 ± 18,2 auf 272,8 ± 19,4 mÄq/24 h ($p < 0,05$). Sechs der 15 Patienten, die zunächst mit HCT behandelt wurden, konnten nach 6 Monaten erneut unter gleichzeitiger Gabe von I untersucht werden. Es zeigte sich eine Suppression der

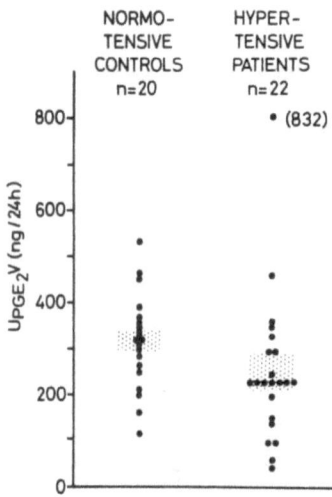

Abb. 1. Vergleich der PGE_2-Ausscheidung im Urin zwischen Gesunden und hypertensiven Patienten

Tabelle 1. Wirkung von Furosemid (F) und Hydrochlorothiazid (HCT) ohne und mit Indometacin (I) auf die Natriurese und die PGE$_2$-Ausscheidung bei normotensiven und hypertensiven Patienten

A. Normotensive Patienten

	Kontrolle	F	F + I
$U_{Na}V$ (mÄq/24 h)	154,5 ± 23,5	325,8 ± 42,2	208,7 ± 26,5
$U_{PGE_2}V$ (ng/24 h)	434 ± 111	915 ± 228	367 ± 125

	Kontrolle	HCT	HCT + I
$U_{Na}V$ (mÄq/24 h)	145,0 ± 18,5	389,3 ± 47,7	279,0 ± 45,2
$U_{PGE_2}V$ (ng/24 h)	453 ± 117	1032 ± 269	248 ± 85

B. Hypertensive Patienten

	Kontrolle	F	F + I
$U_{Na}V$ (mÄq/24 h)	194,3 ± 26,1	369,0 ± 28,9	289,5 ± 20,6
$U_{PGE_2}V$ (ng/24 h)	307 ± 108	1089 ± 312	538 ± 129

	Kontrolle	HCT
$U_{Na}V$ (mÄq/24 h)	180,6 ± 18,2	272,8 ± 19,4
$U_{PGE_2}V$ (ng/24 h)	228 ± 21	818 ± 126

Natriurese im Mittel um 61%. Bei allen Patienten stieg die $U_{PGE_2}V$ unter akuter HCT-Gabe von 228 ± 21 auf 818 ± 126 ng/24 h ($p < 0,05$). Bei den sechs chronisch behandelten HCT-Patienten sank die $U_{PGE_2}V$ unter I um 44,6%.

F in einer Dosierung von 3 × 40 mg führte wie bei Gesunden auch bei den sechs männlichen Hypertonikern zum signifikanten Anstieg der $U_{Na}V$ von 194,3 ± 26,1 auf 369,0 ± 28,9 mÄq/24 h ($p < 0,05$), der von einem parallelen Anstieg der $U_{PGE_2}V$ von 307 ± 108 auf 1089 ± 312 ng/24 h begleitet war ($p < 0,05$). Unter gleichzeitiger I-Gabe reduzierte sich die Natriurese auf 289,5 ± 20,3 mÄq/24 h ($p < 0,05$), während die PGE$_2$-Ausscheidung im Urin auf 538 ± 129 ng/24 h (n.s.) zurückging.

Diskussion

Die vorliegende Untersuchung zeigt bei gesunden Versuchspersonen die typischen diuretikainduzierten Effekte bezüglich der renalen Wasser- und Elektrolytausscheidung und der PGE$_2$-Ausscheidung im Urin [2]. Verschiedene Untersuchergruppen fanden bei hypertensiven Patienten eine verminderte PGE$_2$-Ausscheidung im Urin im Vergleich zu gesunden Probanden [1, 13]. In der vorliegenden Untersuchung konnte dieser Unterschied ebenfalls bezüglich der gemittelten PGE$_2$-Ausscheidung im Urin bestätigt werden ohne daß dieser Unterschied statistisch hätte überprüft werden können, da die geschlechtsspezifische Verteilung in beiden Probandengruppen nicht identisch war. Es ist bekannt, daß die $U_{PGE_2}V$ bei weiblichen Patienten im Mittel niedriger als bei männlichen ist. Die Untersuchung zeigt jedoch, daß innerhalb der hypertensiven Patientengruppe Untergruppen mit eher niedriger, normaler bzw. hoher PGE$_2$-Ausscheidung im Urin enthalten sind. Der Vergleich zwischen den durch F oder HCT induzierten Veränderungen bezüglich $U_{Na}V$ und $U_{PGE_2}V$ ergibt bei normotensiven und hypertensiven Patienten keine Unterschiede.

Obwohl die Frage nach einem direkten biochemischen und/oder funktionellen Zusammenhang zwischen Diuretikawirkung und renalem PG-System anhand der vorliegenden Daten nicht beantwortet werden kann, könnte die beobachtete Zunahme der PG-Aktivität zur natriuretischen und antihypertensiven Wirkung der Diuretika beitragen, die durch Hemmung der PG-Synthese zumindest teilweise aufgehoben wird.

Literatur

1. Abe K, Yasujima M, Chiba S, Irokawa N, Ito T, Yoshinaga K (1977) Effect of furosemide on urinary excretion of prostaglandin E in normal volunteers and patients with essential hypertension. Prostaglandins 14: 513–521 – 2. Düsing R, Kramer HJ (1978) Prostaglandins and renal sodium excretion. In: Lee JB (ed) Renal prostaglandins. Eden Press, Montreal, pp 92–107 – 3. Elliot HC (1962) Reduced adrenocortical steroid excretion rates in man following aspirin administration. Metabolism 11: 1015–1018 – 4. Frölich JC, Wilson TW, Sweetman BJ, Smigel M, Nies AS, Carr K, Watson JT, Oates JA (1975) Urinary prostaglandins. Identification and origin. J Clin Invest 55: 763–770 – 5. Hays WL (1973) Statistics for the social sciences, 2nd edn. Holt, London New York, p 778 – 6. Oliw E, Anggard E (1979) Different effects of furosemide on urinary excretion of prostaglandin E_2 and $F_{2\alpha}$ in rabbits. Acta Physiol Scand 105: 367–373 – 7. Olsen UB, Ahnefelt-Ronne I (1976) Renal cortical blood redistribution after bumetanide related to heterogenicity of cortical prostaglandin metabolism in dogs. Acta Physiol Scand 97: 251 – 8. Olsen UB, Ahnefelt-Ronne I (1976) Bumetanide induced increase of renal blood flow in conscious dogs and its relation to local renal hormones (PGE, kallikrein, and renin). Acta Pharmacol Toxicol 38: 219–228 – 9. Patak RV, Mookerjee BK, Bentzel CJ, Hysert PE, Babej M, Lee JB (1975) Antagonism of the effects of furosemide by indomethacin in normal and hypertensive man. Prostaglandins 10: 649–659 – 10. Patak RV, Fadem SZ, Rosenblatt SG, Lifschitz MD, Stein JH (1979) Diuretic-induced changes in renal blood flow and prostaglandin E excretion in dogs. Am J Physiol 236F: 494–500 – 11. Tweedale M, Ogilvie RI (1973) Antagonism of spironolactone-induced natriuresis by aspirin in man. N Engl J Med 289: 198–200 – 12. Weber PC, Scherer B, Larsson C (1977) Increase of free arachidonic acid by furosemide in man as a cause of prostaglandin and renin release. Eur J Pharmacol 41: 329–332 – 13. Weber PC, Scherer B, Lange HH, Held E, Schnermann J (1978) Renal prostaglandins and renin release. Relationship to regulation of electrolyte excretion and blood pressure. Proc. VII. Int. Congr. Nephrol., Montreal. Karger, Basel, p 99

Lorenz, R., Spengler, U., Siess, W., Weber, P. C. (Med. Klinik Innenstadt der Univ. München):
Einfluß veränderter Prostaglandinbildung auf die sympathoadrenerge Aktivität und die Blutdruckregulation

Einleitung

Es gibt zahlreiche Hinweise auf eine Beteiligung des Prostaglandinsystems an der Blutdruckregulation (McGiff 1979). Insbesondere sind reziproke Wechselwirkungen des Prostaglandinsystems mit zwei Pressorsystemen bekannt: Sympathonervale Reize können Prostaglandine freisetzen (Ferreira et al. 1967), Prostaglandin E_2 hemmt die Noradrenalinfreisetzung auf sympathonervale Stimulation (Hedquist 1970), und die renale Vasokonstriktion auf Angiotensin II wird durch in loco gebildete Prostaglandine gemildert (Aiken et al. 1973). Bei der essentiellen Hypertonie wurden die Plasmakatecholaminspiegel nicht regelhaft verändert gefunden (Lake et al. 1977), hingegen ist die inverse Korrelation zwischen Noradrenalinplasmaspiegel und Noradrenalinempfindlichkeit bei der Hypertonie gestört (Philipp et al. 1978).

Tabelle 1. Blutdruck (RR_s/RR_d) (Mittel ± SD) in Ruhe, unter Infusion von Angiotensin II (0,6 µg/min) und Noradrenalin (5 µg/min) unter Kontrollbedingungen, nach Indomethazin ($n = 13$) und nach Makrelendiät ($n = 4$)

RR (mm Hg)	Ruhe	Angiotensin II	Noradrenalin
Kontrolle	112 ± 10/70 ± 4	137 ± 14/93 ± 12	130 ± 12/84 ± 7
Indomethazin	120 ± 11/76 ± 8	149 ± 21/100 ± 9	138 ± 15/91 ± 8
Makrele	110 ± 9/72 ± 7	131 ± 12/ 99 ± 7	118 ± 8/82 ± 5

Die geringe Prävalenz von Arteriosklerose und Hypertonie bei Grönlandeskimos wird zunehmend mit ihrer ungewöhnlichen Nahrungsfettaufnahme in Zusammenhang gebracht: Ihre Kost, vornehmlich Makrelen, ist arm an Arachidonsäure, der Präkursorfettsäure der normalerweise überwiegenden Dienprostaglandine, hingegen reich an Eikosapentaensäure, der Präkursorfettsäure der Trienprostaglandine, die in der Summe ein „günstigeres" Wirkungsspektrum besitzen (Dyerberg et al. 1978).

Wir untersuchten deshalb das Blutdruckverhalten unter Infusion von Pressoren nach akuter Blockade des Prostaglandinsystems und nach diätetischer Manipulation der Prostaglandinpräkursorfettsäuren.

Methoden

Untersucht wurden 13 gesunde Normotoniker (männlich, 34 ± 7 J). Nach einer Ruheperiode (45 min) wurde über 20 min entweder Noradrenalin (5 µg/min) oder Angiotensin II (0,6 µg/min) infundiert. In kurzen Abständen (5 min) wurde sphygmomanometrisch der Blutdruck gemessen und am Ende jedes Abschnitts eine Plasmaprobe zur Noradrenalin- (Peuler et al. 1976) und Renin- (Weber et al. 1975) Bestimmung gewonnen. Alle Probanden unterzogen sich demselben Protokoll auch nach Prämedikation mit Indomethazin (150 mg, p.o.) am Vorabend und am Morgen des Versuchstages und einige nochmals nach einer neuntägigen sonst fettfreien Makrelendiät (650 g/d, entsprechend ca. 10 g/d Eikosapentaensäure). Die Ergebnisse wurden mit dem t-Test für gepaarte Stichproben verglichen.

Ergebnisse

Sowohl der Ruheblutdruck als auch der Blutdruck unter Infusion der beiden untersuchten Pressorhormone lag nach akuter Indomethazingabe signifikant höher, die Blutdruckreaktion auf die infundierten Pressoren war nach der Fischdiät signifikant abgeschwächt (Tabelle 1).

Nach Indomethazingabe waren die endogenen Plasmanoradrenalin- und Plasmareninspiegel signifikant erniedrigt, nach Fischdiät beide signifikant erhöht (Tabelle 2).

Tabelle 2. Basale Plasmaspiegel von Noradrenalin (pg/ml) und Renin (ng/ml · h) unter Kontrollbedingungen, nach Indomethazin ($n = 13$) und nach Makrelendiät ($n = 4$) (Mittel ± SD)

	Noradrenalin	Renin
Kontrolle	242 ± 92	1,0 ± 0,44
Indomethazin	187 ± 60	0,3 ± 0,26
Makrelendiät	384 ± 90	6,0 ± 3,3

Diskussion

Unter akuter Blockade des Prostaglandinsystems steigt der Ruheblutdruck und die Empfindlichkeit auf zwei Pressorhormone, obwohl die Aktivität zweier endogener Pressorsysteme erniedrigt ist. Ein möglicherweise noch stärkerer Effekt wird dabei durch den sogar deutlicheren reflektorischen Herzfrequenzabfall überdeckt.

Umgekehrt zeigt sich nach diätetischer Manipulation in Richtung auf ein Überwiegen der Trienprostaglandine über die Dienprostaglandine eine erhöhte basale Aktivität zweier Pressorsysteme, ohne daß es zu einem Blutdruckanstieg kommt und eine verminderte Empfindlichkeit auf zwei infundierte Vasopressoren. Das bestätigt und erweitert Befunde von Wennmalm (1978), Negus (1976) und Güllner (1979). Prostaglandine scheinen eine wichtige modulierende Wirkung auf das sympathoadrenerge und das Renin-Angiotensin-System auszuüben. Durch diätetische Beeinflussung funktionell entscheidender Membranfettsäuren – die bei der Verfügbarkeit der Reinsubstanzen in den Bereich des Möglichen rückt – scheint ein gemeinsamer prophylaktischer Ansatzpunkt der Hypertonie- und Arteriosklerosentstehung denkbar (Siess et al. 1980).

Literatur

Aiken JW, Vane JR (1973) Intrarenal prostaglandin release attenuates the renal vasoconstrictor activity of angiotensin. J Pharm Exp Ther 184: 678–687 – Dyerberg J, Bang HO, Stoffersen E (1978) Eicosapentaenoic acid and prevention of thrombosis and atherosclerosis. Lancet 2: 117–119 – Ferreira SH, Vane JR (1967) Nature 216: 868–873 – Güllner HG, Lake CR, Bartter FC, Kafka MS (1979) Effect of inhibition of prostaglandin synthesis on sympathetic nervous system function in man. J Clin Endocrinol Metab 49: 552–556 – Hedqvist P (1970) Studies on the effect of prostaglandins E_1 and E_2 on the sympathetic neuromuscular transmission in some animal tissues. Acta Phys Scand (Suppl) 79: 345 – Lake CR, Ziegler MG, Coleman MD, Kopin IJ (1977) Age adjusted plasma norepinephrine levels are similar in normotensive and hypertensive subjects. N Engl J Med 296: 208–209 – McGiff JC (1979) Prostaglandins in circulatory disorders. Triangel 18: 101–107 – Negus P, Tannen RL, Dunn MJ (1976) Indomethacin potentiates the vasoconstrictor actions of angiotensin II in normal man. Prostaglandin 12: 175–180 – Peuler JD, Johnson GA (1977) Simultaneous single isotope radioenzymatic assay of plasma norepinephrine, epinephrine and dopamine. Life Sci 21: 625–636 – Philipp T, Distler A, Cordes U (1978) Sympathetic nervous system and blood pressure control in essential hypertension. Lancet 4: 959–963 – Siess W, Roth P, Scherer B, Kurzmann I, Böhlig B, Weber PC (1980) Platelet-membrane fatty acids, platelet aggregation and thromboxane formation during a mackerel diet. Lancet 1: 441–444 – Weber PC, Held E, Uhlich E, Eigler J (1975) Reaction constants of renin in juxtaglomerular apparatus and plasma renin activity following infusion of arachidonic acid in rats. Eur J Pharm 34: 299–304 – Wennmalm A (1978) Influence of indomethacin on the systemic and pulmonary vascular resistance in man. Clin Sci Mol Med 54: 141–145

Feltkamp, H., Vlaho, M., Meurer, K. A. (Med. Poliklinik der Univ. Köln):
Renale Kallikreinausscheidung und Plasmakallikrein bei renoparenchymatösen Hypertonikern mit chronischer Niereninsuffizienz im Vergleich zur essentiellen Hypertonie

1. Einleitung

Bei der Diskussion über die multifaktorielle Ätiopathogenese der arteriellen Hypertonie des Menschen wurde in jüngster Zeit die Bedeutung des Kallikrein-Kininsystems hervorgehoben. Hierbei geht die Mehrzahl der Untersucher davon aus, daß essentielle Hypertoniker einen Defekt im renalen Kallikreinsystem aufweisen [1, 5, 6]. Das hiervon grundlegend in bezug auf biochemische Daten und Funktionsweise unterschiedene plasmatische Kallikrein ist unter dem Aspekt der Hochdruckentwicklung bislang nur vereinzelt untersucht worden; ebenso liegen derzeit nur wenige Befunde über das renale Kallikrein beim renalen Hypertonus des Menschen vor [4, 7].

Die vorliegende Untersuchung wurde mit der Fragestellung durchgeführt, inwieweit sekundäre Hypertoniker, d. h. Patienten, deren Hochdruck mit größter Wahrscheinlichkeit durch eine parenchymatöse Nierenerkrankung verursacht wurde, Veränderungen des renalen und plasmatischen Kallikreins aufweisen und ob sich jeweils Schlüsse zum Entstehungsmechanismus ableiten lassen. Die Ergebnisse werden mit denen von Normalpersonen und essentiellen Hypertonikern ohne Nierenfunktionseinschränkung und ohne Zweiterkrankung verglichen.

2. Patientengut und Methodik

20 Normalpersonen, 23 essentielle und 22 renale Hypertoniker, die in bezug auf Alters- und Geschlechtsverteilung vergleichbar waren, wurden untersucht. Der Schweregrad des Hochdrucks bei den essentiellen Hypertonikern war als mittelschwer einzustufen; hypertoniebedingte Organkomplikationen, insbesondere eine Nierenfunktionseinschränkung, waren nicht nachweisbar. Die Augenhintergrundsveränderungen entsprachen dem Stadium I–II. Eine diätetische Salzrestriktion oder eine medikamentöse Therapie wurde in diesen beiden Gruppen nicht durchgeführt.

Das Kollektiv der renalen Hypertoniker setzte sich aus Patienten mit einer chronischen Niereninsuffizienz zusammen, die vorwiegend, nämlich in zehn Fällen, auf dem Boden einer chronischen Pyelonephritis entstanden war. Die restlichen Patienten hatten eine chronische Glomerulonephritis, eine polyzystische Nierenerkrankung oder eine Analgetikanephropathie. Bei allen Patienten war eine mehr oder weniger ausgeprägte Retention mit einem Serumkreatinin von $6{,}6 \pm 3{,}1$ mg/100 ml nachweisbar; die glomeruläre Filtration, gemessen an der endogenen Kreatininclearance, war mit $15{,}9 \pm 14{,}3$ ml/min vermindert. Diese Patienten wurden antihypertensiv mit Furosemid, häufig kombiniert mit Betablockern und Clonidin, je nach Schwere des Hochdruckes behandelt.

Die Kreatininbestimmung erfolgte mit üblichen klinisch-chemischen Methoden. Die Messung von Urin- und Plasma-Kallikrein wurde mit den chromogenen Substraten S-2266 und S-2302 (Kabi, Stockholm) durchgeführt. Die Plasma-Kallikreinbestimmung wurde in unterschiedlich verdünnten Zitrat-Plasmaproben nach Kaolinaktivierung in Anlehnung an die Methode von Claeson et al. [3] vorgenommen. Die für unser Testsystem optimale Substratkonzentration wurde anhand des K_M-Wertes ($11{,}11 \times 10^{-5}$ M) nach dem Lineweaver-Burk-Diagramm ermittelt. Die Signifikanz wurde mit Hilfe des t-Testes nach Student für nicht gepaarte Daten berechnet; die Zahlenangaben entsprechen Mittelwerten ± Standardabweichung.

3. Ergebnisse

Beide Gruppen der von uns untersuchten Hypertoniker unterscheiden sich in bezug auf ihre Urin-Kallikreinaktivität signifikant von Normalpersonen: so ist die 24-h-Kallikreinausscheidung bei essentiellen Hypertonikern auf $8{,}6 \pm 3{,}7$ und bei renalen Hypertonikern hochgradig auf $3{,}0 \pm 1{,}8$ U/24 h gegenüber Normalpersonen ($14{,}9 \pm 9{,}7$ U/24 h) vermindert. Demnach ist die Uro-Kallikreinaktivität bei Patienten mit renalem Hypertonus gegenüber essentiellen Hochdruckpatienten auf etwa $1/3$ im Vergleich mit essentiellen Hypertonikern vermindert (s. Abb. 1).

Charakterisiert man den Grad der Nierenschädigung durch die Werte für Serumkreatinin oder die endogene Kreatininclearance und setzt sie zur 24-h-Kallikreinaktivität in Beziehung, so ergibt sich folgendes Bild:

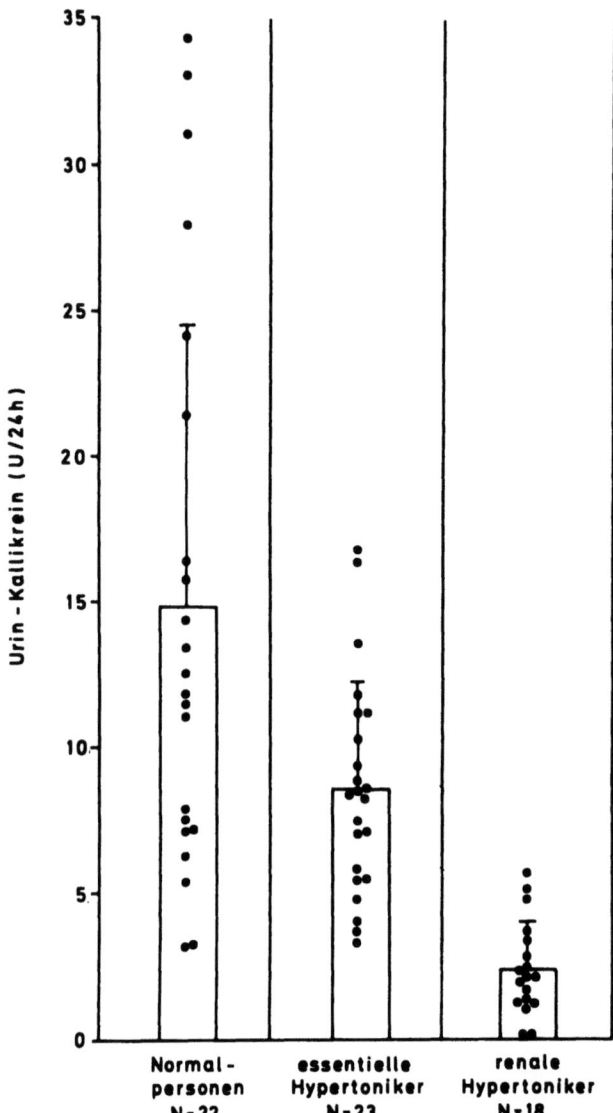

Abb. 1. 24-h-Kallikreinausscheidung bei Normalpersonen und essentiellen und renalen Hypertonikern

Zwischen Serumkreatinin und Kallikreinausscheidung besteht eine signifikant negative Korrelation ($r = -0{,}765$; $p < 0{,}001$). Entsprechend ist die Korrelation signifikant positiv, wenn man die Werte der Kreatininclearance mit der 24-h-Kallikreinausscheidung korreliert ($r = 0{,}647$; $p < 0{,}01$).

Die Plasma-Kallikreinaktivität ist in beiden Kollektiven der Hypertoniker gegenüber Normalpersonen ($1{,}2 \pm 0{,}27$ U/l) erhöht. Sie beträgt bei den essentiellen Hypertonikern $1{,}5 \pm 0{,}35$ U/l und bei den renalen Hochdruckpatienten $1{,}6 \pm 0{,}38$ U/l. Essentielle und renale Hypertoniker sind von Normalpersonen signifikant ($p < 0{,}01$ bzw. $p < 0{,}05$) unterschieden.

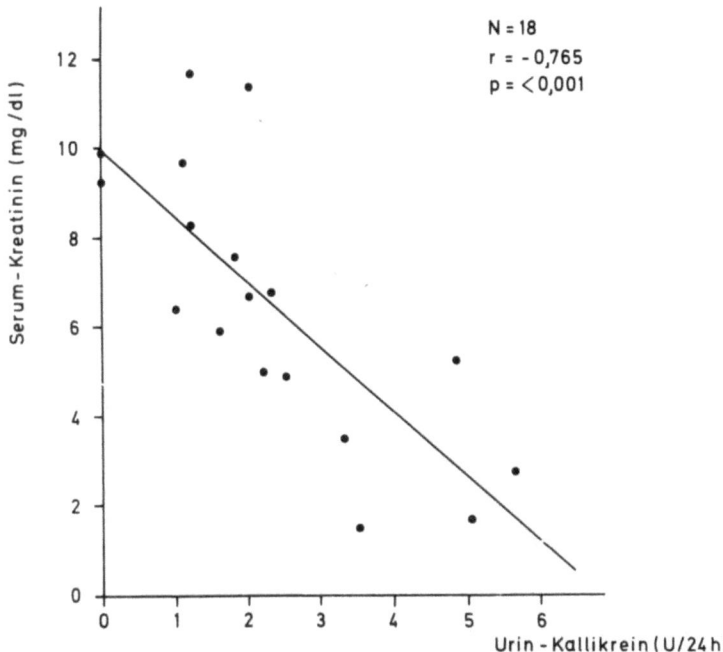

Abb. 2. Korrelation zwischen Serumkreatinin und 24-h-Kallikreinausscheidung bei renalen Hypertonikern

4. Diskussion

Während die Rolle des plasmatischen Kallikreinsystems bei der Regulation der Blutgerinnung bekannt ist, ist seine Funktion im Rahmen der Blutdruckregulation z. Z. Gegenstand zahlreicher Untersuchungen.

So wird diskutiert, ob Plasma-Kallikrein ein physiologischer Aktivator von Reninvorstufen sein könnte [8]. Hypotensive Reaktionen nach Infusion von Plasma-Proteinfraktionen wurden Hagemann-Faktorfragmenten zugeschrieben, die das Kallikreinsystem aktivieren und somit eine vermehrte Bildung vasodepressiver Kinine verursachen [2]. Die sowohl in der Gruppe der essentiellen als auch renalen Hypertonie nachweisbare Aktivierung des plasmatischen Kallikreinsystems läßt sich in bezug auf den Pathomechanismus der Hochdruckentstehung z. Z. nur unzulänglich interpretieren: Regulatorfunktionen im Reninsystem sind ebenso denkbar wie ein Kompensationsmechanismus des defekten renalen Kallikreinsystems.

Die bei essentiellen Hypertonikern verminderte Kallikreinausscheidung läßt sich auf einen möglicherweise genetisch bedingten Defekt des renalen Kallikreinsystems beziehen, aus dem eine verminderte Bildung mit vasodilatorischer Kinine resultiert [9]. Die bei renalen Hypertonikern mit ausgeprägter Niereninsuffizienz nachweisbare hochgradige Suppression des renalen Kallikreinsystems ist eng mit dem Grad der renalen Insuffizienz korreliert; es ist anzunehmen, daß mit dem Verlust funktionierender Nephrone die Fähigkeit der Tubuluszellen zur Synthese von Kallikrein verlorengeht. Für beide Hochdruckformen scheint das Kallikrein-Kininsystem als *ein* potentieller ätiologischer Faktor bei der Hochdruckentwicklung in Frage zu kommen.

Literatur

1. Abe K, Sakurai Y, Irokawa N, Miyazaki S, Yasujima M, Chiba S, Saito K, Otsuka Y, Yoshinaga K (1977) Studies on urinary kallikrein and kinin in essentiel hypertension. In: Haberland GL, Rohen JW, Suzuki T (eds) Kininogenases 4. Schattauer, Stuttgart New York, p 351 – 2. Alving BM, Hojima Y, Pisano JJ, Mason BL, Buckingham RE, Mozen MM, Finlayson JS (1978) Hypotension associated with prekallikrein activator (Hagemann-Factor-Fragments) in plasma protein fraction. N Engl J Med 299: 66–70 – 3. Claeson G, Friberger P, Knös M, Eriksson E (1978) Methods for determination of prekallikrein in plasma, glandular kallikrein and urokinase. Haemostasis 7: 76–78 – 4. Colman RW (1974) Formation of human plasma kinin. N Engl J Med 291: 509–515 – 5. Margolius HS, Geller R, Pisano JJ, Sjoerdsma A (1971) Altered urinary kallikrein excretion in human hypertension. Lancet 2: 1063–1065 – 6. McGiff JC, Nasjiletti A (1976) Kinins, renal function and blood pressure regulation. Fed Proc 35: 172–174 – 7. Mitas JA, Levy SB, Holle R, Frigon RP, Stone RA (1978) Urinary kallikrein activity in the hypertension of renal parenchymal disease. N Engl J Med 299: 162–165 – 8. Rumpf KW, Becker K, Kreusch U, Schmidt S, Vetter R, Scheler F (1980) Evidence for a role of plasma kallikrein in the activation of prorenin. Nature 283: 482–483 – 9. Zinner SH, Margolius HS, Rosner B, Keiser HR, Kass EH (1976) Familial aggregation of urinary kallikrein concentration in childhood. Am J Epidemiol 104: 124–132

Overlack, A., Stumpe, K. O., Haberland, G. L., Ressel, C., Marklewitz, F., Krück, F. (Med. Univ.-Poliklinik Bonn):
Interrelation zwischen renaler Kallikreinaktivität und Blutdruckverhalten nach diuretischer und sympathicolytischer Therapie bei essentieller Hypertension*

Die Analyse pathogenetischer Faktoren bei der essentiellen Hypertension hat die mögliche Bedeutung vasodilatatorischer Mechanismen zu berücksichtigen, die bei verminderter Aktivität an dem Prozeß der Drucksteigerung beteiligt sein könnten.

Aufgrund zahlreicher Untersuchungen gibt es Hinweise dafür, daß das vasodilatatorisch und natriuretisch wirksame Kallikrein-Kininsystem bei essentieller Hypertension in seiner Aktivität eingeschränkt sein kann. So scheiden essentielle Hypertoniker im Mittel weniger Kallikrein im Urin aus als normotensive Personen [1, 5, 6, 8]. Da das im Urin nachweisbare Kallikrein die Bildung seiner intrarenal gebildeten katalytischen Produkte, der Kinine, zu reflektieren scheint [11, 14], könnte ein Defekt in diesem System über einen erhöhten intrarenalen Gefäßwiderstand und/oder über eine verminderte Natriumausscheidung an der Hochdruckentwicklung beteiligt sein [5, 7].

In der jetzigen Arbeit haben wir die renale Kallikreinausscheidung bei 117 unbehandelten Patienten mit essentieller Hypertension unterschiedlichen Schweregrades in Abhängigkeit von der Natriumaufnahme gemessen und mit derjenigen normotensiver Personen verglichen.

* Die vorliegende Arbeit wurde teilweise unterstützt durch das Ministerium für Wissenschaft und Forschung des Landes Nordrhein-Westfalen (Nr. II B 5 – FA 8421)

91 Patienten hatten eine manifeste, 16 Patienten eine Grenzwerthypertonie. Bei den Grenzwerthypertonikern lag der Blutdruck zwischen 140/90 und 155/95 mm Hg, bei den Patienten mit manifester Hypertension über 155/100 mm Hg. Die einzelnen Gruppen unterschieden sich nicht hinsichtlich ihres Alters, Körpergewichtes und der Geschlechtsverteilung.

Da eine Beteiligung des Kallikrein-Kininsystems auch am Zustandekommen der Blutdrucksenkung nach bestimmten Antihypertensiva diskutiert wird [2, 12], wurde zusätzlich der Einfluß einer diuretischen und sympathicolytischen Therapie auf den Blutdruck in Relation zur Kallikreinausscheidung untersucht.

Die Bestimmung von Kallikrein im Urin erfolgte enzymatisch unter Verwendung des chromogenen Substrates Valin-Leucin-Arginin-p-Nitroanilid (AB Kabi, Mölndal, Schweden) [13]. Die Plasmareninaktivität wurde radioimmunologisch bestimmt [3]. Die statistische Auswertung erfolgte mit Student's gepaartem und ungepaartem t-Test. Der Korrelationskoeffizient wurde nach der Methode von Pearson und Bravais ermittelt. Werte im Text und in den Tabellen sind angegeben als Mittelwerte ± SEM.

Ergebnisse

Die Patienten mit manifester Hypertension schieden signifikant ($p < 0,001$) weniger Kallikrein im Urin aus (0,5 ± 0,04 EU/24 h) als die Patienten mit Grenzwerthypertension (0,99 ± 0,1 EU/24 h) und die normotensiven Kontrollen (1,17 ± 0,1 EU/24 h). Die Analyse der Einzelwerte ergab eine ausgeprägte Überlappung der bei den manifesten Hypertonikern und normotensiven Kontrollen erhobenen Daten. Doch lagen etwa zwei Drittel der bei den Hypertonikern gemessenen Werte deutlich unter dem Mittelwert der normotensiven Kontrollen.

Die Unterschiede in der Kallikreinausscheidung zwischen den hypertensiven Patienten und den normotensiven Kontrollen waren auch nachweisbar, wenn die Enzymexkretion auf das Glomerulumfiltrat (GFR) bezogen wurde. Die erniedrigte Kallikreinausscheidung der Hypertoniker kann daher nicht durch ein vermindertes GFR bedingt sein.

Die starke Streuung der Kallikreinwerte in den einzelnen Gruppen könnte z. T. Folge einer verschieden hohen Kochsalzzufuhr sein. Bei den normotensiven Personen bestand eine signifikante ($p < 0,05$) negative Beziehung (y = 0,04 x + 1,889; $r = -0,35$) zwischen der Ausscheidung von Natrium und derjenigen von Kallikrein. Eine niedrige Natriumzufuhr ist also von einer gesteigerten intrarenalen Kallikreinbildung begleitet und umgekehrt. Diese Reaktion der Kallikreinausscheidung auf Änderungen der Kochsalzzufuhr war bei den Hypertonikern nur angedeutet nachweisbar.

Nahezu spiegelbildlich zum Verhältnis Natrium-Kallikreinausscheidung verhielt sich die Beziehung zwischen Kalium- und Kallikreinexkretion. Zwischen beiden Größen ergab sich eine hochsignifikante ($p < 0,001$) positive Korrelation für die normotensive Gruppe (y = 0,015 x + 0,08; $r = 0,58$), während diese Beziehung bei den hypertensiven Patienten abgeschwächt war (y = 0,007 x + 0,084; $r = 0,44$).

Die verminderte Reagibilität des renalen Kallikreinsystems auf Änderungen der Kochsalzzufuhr besitzt möglicherweise pathophysiologische Bedeutung. Untersucht man nämlich die Kallikreinausscheidung unter standardisierten Bedingungen und setzt sie in Beziehung zur Aktivität des vasokonstriktorischen

Renin-Angiotensinsystems, fällt auf, daß die Hypertoniker beim Wechsel von einer natriumreichen (6 Tage 350 mmol NaCl/die) auf eine natriumarme Diät (6 Tage 10 mmol NaCl/die) zwar mit einem, wenn auch abgeschwächten Anstieg in der Reninaktivität reagierten (1,6 ± 0,5 vs. 4,4 ± 1,7 ng AI/ml/3 h) ($p < 0,05$), doch keine signifikante Zunahme in der Kallikreinausscheidung (0,41 ± 0,05 vs. 0,48 ± 0,23 EU/24 h) aufwiesen. Dagegen kam es bei den normotensiven Personen zu einem nahezu parallelen Anstieg von Kallikrein- (0,55 ± 0,1 vs. 1,73 ± 0,3 EU/24 h) ($p < 0,001$) und Reninaktivität (1,2 ± 0,2 vs. 6,9 ± 0,8 ng AI/ml/3 h) ($p < 0,001$). Die bei den hypertensiven Patienten beobachtete Reduktion und relative Starre der renalen Kallikreinbildung in Gegenwart einer normalen oder nur geringgradig herabgesetzten Reninaktivität weist auf eine Dissoziation intrarenaler vasodilatatorischer und vasokonstriktorischer Mechanismen hin, die kausal an dem Prozeß der Drucksteigerung beteiligt sein könnte.

Der insbesondere unter kurzfristiger kochsalzarmer Diät beobachtete Defekt in der intrarenalen Kallikreinbildung ließ sich durch eine jeweils zweiwöchige Behandlung mit 50 bzw. 100 mg Hydrochlorothiazid/Tag fast vollständig beheben (Abb. 1). Bei den Hypertonikern kam es unter dem Diuretikum zu einem

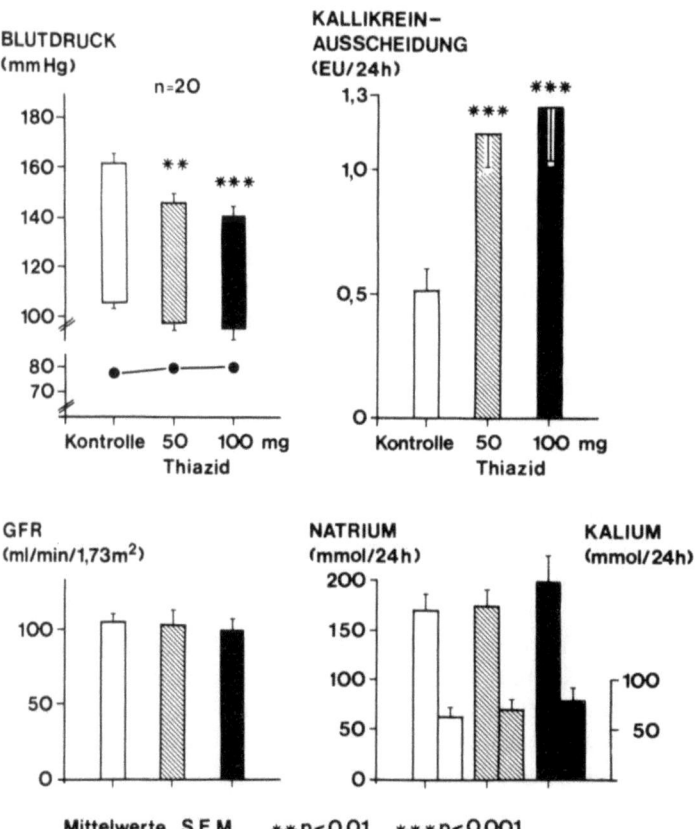

Abb. 1. Auswirkung einer 4wöchigen Therapie mit Hydrochlorothiazid (2 Wochen mit 50 mg, 2 Wochen mit 100 mg/die) auf den Blutdruck, die Pulsfrequenz, die Ausscheidungen von Kallikrein, Natrium und Kalium sowie das Glomerulumfiltrat bei 20 Patienten mit essentieller Hypertension. Signifikanzangaben gegenüber den Ausgangswerten vor Therapie

hochsignifikanten Anstieg der verminderten Kallikreinausscheidung in den Normbereich. Die Normalisierung der Kallikreinausscheidung war von einem signifikanten Abfall des erhöhten systolischen und diastolischen Blutdrucks begleitet. Glomerulumfiltrat und Natriumausscheidung änderten sich nicht signifikant unter der Therapie.

Insgesamt bestand eine signifikante Beziehung zwischen Abfall des mittleren arteriellen Blutdrucks und Anstieg der Kallikreinausscheidung (y = 8,96 x + 9,68; $r = 0,53$) ($p < 0,01$). Je größer die Zunahme in der Kallikreinexkretion war, desto stärker war der Blutdruckabfall. Diese mathematisch signifikante Beziehung könnte zwar auf einen kausalen Zusammenhang zwischen gesteigerter intrarenaler Kallikreinbildung und Blutdruckabfall hinweisen, beweist ihn jedoch nicht. Da andererseits diskutiert wird, daß der Defekt im Kallikrein-Kininsystem Folge der chronischen Drucksteigerung ist [15], könnte der unter diuretischer Therapie aufgetretene Blutdruckabfall selbst zu dem Anstieg der Kallikreinausscheidung beigetragen haben.

Gegen eine solche Annahme sprechen aber die in Abb. 2 dargestellten Befunde, die den Einfluß einer sympathicolytischen Therapie auf den Blutdruck und die Kallikreinausscheidung zeigen.

Eine einwöchige Alpha-Rezeptorblockade mit 3 × 5 mg Phenoxybenzamin führte zu einem signifikanten Abfall der Kallikreinausscheidung, ohne daß es zu

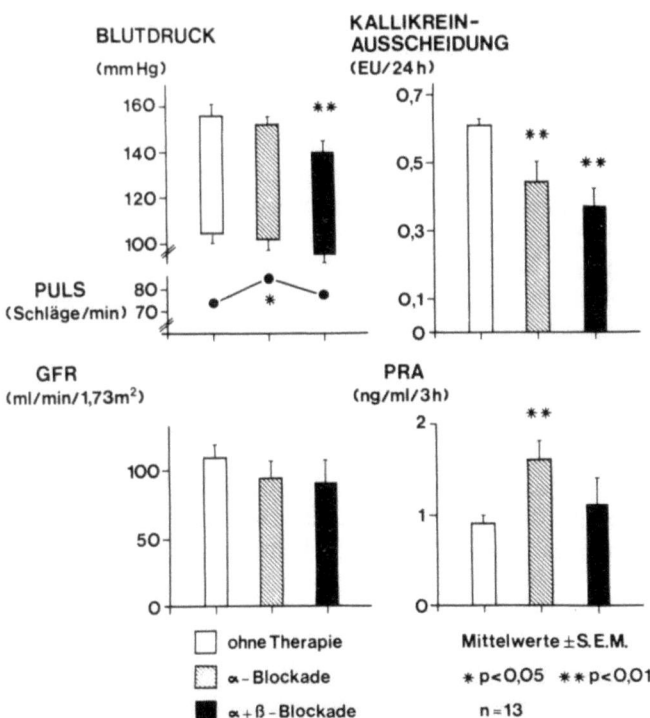

Abb. 2. Auswirkung einer Alpha-Rezeptorblockade (3 × 5 mg Phenoxybenzamin/die über 1 Woche) sowie einer kombinierten Alpha- und Beta-Rezeptorblockade (3 × 5 mg Phenoxybenzamin und 3 × 40 mg Propranolol/die über 1 Woche) auf den Blutdruck, die Pulsfrequenz, die Kallikreinausscheidung, die Plasmareninaktivität und das Glomerulumfiltrat bei 13 Patienten mit essentieller Hypertension. Signifikanzangaben gegenüber den Ausgangswerten vor Therapie

einer relevanten Blutdrucksenkung kam. Der fehlende Blutdruckabfall unter Alpha-Blockade könnte sowohl Folge der parallel zur verminderten Kallikreinaktivität beobachteten Steigerung der Plasmareninaktivität sein, als auch – dafür spricht die Zunahme der Pulsfrequenz – aus einem Anstieg des Herzzeitvolumen resultieren.

Unter kombinierter Alpha- und Beta-Rezeptorblockade kam es dagegen zu einer Blutdrucknormalisierung. Interessanterweise fiel die Kallikreinausscheidung weiter ab in Gegenwart einer Normalisierung der Reninaktivität und der Pulsfrequenz. Die Befunde zeigen, daß die Aktivität des renalen Kallikrein-Kininsystems u. a. unter Kontrolle des sympathischen Nervensystems steht, und daß ein Blutdruckabfall per se nicht zu einer Steigerung der verminderten Kallikreinbildung bei essentieller Hypertension beiträgt.

Zusammenfassung

Patienten mit manifester essentieller Hypertension scheiden im Mittel signifikant weniger Kallikrein im Urin aus als Patienten mit Grenzwerthypertension und Personen mit normalem Blutdruck. Der Defekt in der intrarenalen Kallikreinbildung wird besonders deutlich unter einer kurzfristigen kochsalzarmen Diät. Die unter diesen Bedingungen bei nahezu *allen* Hypertonikern nachweisbare Dissoziation in der Reaktion der vasodilatatorischen Kallikrein-Kininaktivität und der vasokonstriktorischen Renin-Angiotensinaktivität zugunsten der letzteren könnte über einen erhöhten intrarenalen Gefäßwiderstand und/oder eine verminderte Natriumausscheidung an dem Prozeß der Blutdrucksteigerung beteiligt sein. Thiaziddiuretika normalisieren die erniedrigte Kallikreinausscheidung bei essentieller Hypertension. Die signifikante Korrelation zwischen Kallikreinanstieg und Blutdrucksenkung könnte auf eine Beteiligung des renalen Kallikrein-Kininsystems an dem antihypertensiven Effekt der Diuretika hinweisen. Die Abnahme der Kallikreinaktivität, sowohl unter Alpha- als auch unter kombinierter Alpha- und Beta-Rezeptorblockade, ist mit der Annahme vereinbar, daß die intrarenale Kallikreinbildung u. a. durch das sympathische Nervensystem kontrolliert wird [8, 9]. So könnte die bei Patienten mit Grenzwerthypertension beobachtete normale oder nur leicht erniedrigte Kallikreinaktivität zum Teil durch den bei diesen Patienten häufig erhöhten Sympathikotonus bedingt sein. Der unter kombinierter Alpha- und Beta-Blockade erhobene Befund einer Blutdrucksenkung bei gleichzeitiger Abnahme der Kallikreinaktivität weist darauf hin, daß ein Abfall des Blutdrucks per se nicht zu einer Steigerung der Kallikreinbildung führt und umgekehrt der erhöhte Blutdruck nicht notwendigerweise die verminderte Kallikreinbildung bei den hypertensiven Patienten erklären muß.

Literatur

1. Abe K, Sakurai Y, Irokawa N, Miyazaki S, Yasujima M, Chiba S, Saito K, Otsuka Y, Yoshinaga S (1977) Studies on urinary kallikrein and kinin in essential hypertension. In: Haberland GL, Rohen JW, Suzuki T (eds) Kininogenases 4. Schattauer, Stuttgart New York, p 351 – 2. Croxatto HR, Roblero J, Garcia R, Corthorn J, San Martin ML (1973) Effect of furosemide upon urinary kallikrein excretion. Agents Actions 3: 267–274 – 3. Haber E, Koerner T, Page LB, Kliman B, Purnode A (1969) Application of a radioimmunoassay for angiotensin I to the physiologic measurement of plasma renin activity in normal human subjects. J Clin Endocrinol 29: 1349–1355 – 4. Lechi A, Covi G, Lechi C, Corgnati A, Arosio E, Zatti M, Scuro LA (1979) Urinary kallikrein excretion and plasma renin activity

in patients with essential hypertension and primary aldosteronism. Clin Sci Mol Med 55: 51–55 – 5. Levy SB, Lilley JJ, Frigon RP, Stone RA (1977) Urinary kallikrein and plasma renin activity as determinants of renal blood flow. The influence of race and dietary sodium intake. J Clin Invest 60: 129–138 – 6. Margolius HS, Geller R, Pisano JJ, Sjoerdsma A (1971) Altered urinary kallikrein excretion in human hypertension. Lancet 2: 1063–1065 – 7. Margolius HS, Horwitz D, Pisano JJ, Keiser HR (1974) Urinary kallikrein excretion in hypertensive man. Relationship to sodium intake and sodium-retaining steroids. Circ Res 35: 820–825 – 8. Mersey JH, Williams GH, Emanuel R, Dluhy RG, Wong PY, Moore TJ (1979) Plasma bradykinin levels and urinary kallikrein excretion in normal renin essential hypertension. J Clin Endocrinol Metab 48: 642–647 – 9. Mills IH, Obika LFO (1976) The effect of adrenergic and dopamine-receptor blockade on the kallikrein and renal response to intra-arterial infusion of dopamine in dogs. J Physiol 263: 150–151 – 10. Mills, IH, Obika LFO (1977) A novel effect of intrarenal infusion of a non-vasoconstrictor dose of noradrenaline on renal function: relationship to renal kallikrein and prostaglandin. J Physiol 267: 21–22 – 11. Nustad K (1970) The relationship between kidney and urinary kininogenase. Br J Pharmacol 39: 73–86 – 12. Olsen VB, Ahnfelt-Rønne J (1976) Bumetanide induced increase of renal blood flow in conscious dogs and its relation to local renal hormones (PGE, kallikrein and renin). Acta Pharmacol Toxicol 38: 219–228 – 13. Overlack A, Stumpe KO, Ressel C, Kolloch R, Zywok W, Krück F (1980) Decreased urinary kallikrein activity and elevated blood pressure normalized by orally applied kallikrein in essential hypertension. Klin Wochenschr 58: 37–42 – 14. Wong PY, Talamo RC, Williams GH, Colman RW (1975) Response of the kallikrein-kinin and renin-angiotensin systems to saline infusion and upright posture. J Clin Invest 55: 691–698 – 15. Zschiedrich H, Fleckenstein P, Geiger R, Fink E, Sinterhauf K, Philipp T, Distler A, Wolff HP (1979) Urinary kallikrein in normotensive subjects and in patients with essential hypertension. Clin Sci 57: 247s–250s

Bahlmann, J., Brod, J., Cachovan, M., Hubrich, W., Pretschner, D., Hundeshagen, H., Török, M. (Zentrum Innere Medizin, Med. Hochschule Hannover):
Hämodynamik des renalen Hochdrucks

Während als Auslöser der essentiellen Hypertonie der Renin-Angiotensinmechanismus nicht bestätigt wurde, wird er als Ursache der renalen Hypertonie kaum bezweifelt. Mehrere Arbeiten zeigten, daß die Plasma-Renin- und Angiotensinkonzentrationen hoch seien; solche Ergebnisse stammen jedoch vorwiegend von fortgeschrittenen Hochdruckstadien [3, 6]. Bei unkomplizierter renaler Hypertonie ohne stärkere Einschränkung der Nierenfunktion sind Plasma-Renin und -Angiotensin normal [7, eigene Ergebnisse]. Durch eine einstündige Blockade der Angiotensinrezeptoren mit Saralasin konnten wir [2] nicht finden, daß die Gefäße dieser renalen Hochdruckpatienten gegenüber den normalen Plasma-Angiotensinaktivitäten überempfindlich wären. Unsere Feststellung [1], daß der totale periphere Gefäßwiderstand im Frühstadium der renalen Hypertonie bei einigen untersuchten Patienten normal ist und daß der Hochdruck auf einem erhöhten Herzzeitvolumen beruht, war der Anlaß, die hämodynamische Situation von noch normotensiven Nierenkranken im Vergleich zu renalen Hypertonikern zu untersuchen.

Methoden

Die hämodynamischen und anderen Untersuchungsmethoden wurden jetzt dargestellt [1]. 92 chronisch Nierenkranke ohne Urämie und Anämie (46 Glomerulonephritis, 31 Pyelonephritis, 15 Cystennieren) und 17 Gesunde wurden unter basalen Bedingungen und ohne Medikation untersucht. 32 Nierenkranke waren normotensiv, 47 hypertensiv im Stadium I–II WHO und 13 im Stadium III. Als Hochdruck wurden wiederholte Blutdruckwerte über 145/95 mm Hg (mittlerer Blutdruck über 115 mm Hg) ambulant und während der Untersuchung betrachtet. Die statistische Analyse erfolgte mit der Varianzanalyse bzw. dem unverbundenen t-Test (Signifikanz bei zweiseitiger Irrtumswahrscheinlichkeit von 5%).

Ergebnisse

Die Abb. 1 zeigt einen höheren Herzindex bereits bei den normotensiven Nierenkranken. Dies ist eine offensichtliche Folge der angestiegenen Herzfrequenz. In dieser Gruppe ist auch das Blutvolumen größer. Die Hypertonie ergibt sich bei gleichem Herzindex aus dem zunehmenden totalen peripheren Gefäßwiderstand. Auffällig sind noch eine hohe Unterarmdurchblutung und ein niedriger -gefäßwiderstand bei den normotensiven Nierenkranken gegenüber den normotensiven Kontrollen und initial Hypertensiven. Die Plasma-Reninaktivität (PRA) aller Gruppen liegt im Normbereich. Die Zunahme der PRA von den Gesunden zu den normotensiven Nierenkranken entspricht auch der zu den initialen renalen Hypertonikern. Erst im fortgeschrittenen Stadium III steigt sie weiter. Ein Teil der Herzindexwerte liegt über dem in der Literatur genannten Normbereich bis 3,5 l/min/m^2. Eine Unterteilung der Herzindices aller untersuchten Patienten in vier 25-Percentilen ergab dann einen Wert von 3,57 l/min/m^2 als Grenze zwischen dem oberen Viertel und den übrigen drei Vierteln aller Werte. Von 17 Gesunden lag nur ein Herzindex über dieser Grenze. Hingegen waren es ca. je ein Drittel bei den renal Normotensiven und Hypertensiven I–II, jedoch nicht im Stadium III. Die Abb. 2 demonstriert, daß der berechnete totale Gefäßwiderstand der hyperkinetischen (Herzindex $\geq$ 3,57 l/min/m^2) normotensiven Nierenkranken zwangsläufig signifikant unter dem der Kontrollen und der normokinetischen (Herzindex $\leq$ 3,56 l/min/m^2) normotensiven Nierenkranken liegt. Er kehrt bei den hyperkinetischen Hypertonikern I–II zum Niveau der Kontrollen zurück und gibt damit noch keinen Hinweis auf eine zusätzliche Vasokonstriktion. Die Abbildung zeigt auch, daß die regionale Hämodynamik am Unterarm, die methodisch unabhängig vom Herzminutenvolumen ist, mit Durchblutung und Gefäßwiderstand dasselbe widerspiegelt. Am wichtigsten erscheint uns die signifikante Zunahme des Blutvolumens bei den normotensiven hyperkinetischen Nierenkranken, der sich das Kapazitätssystem offensichtlich anpaßt, wie es am steigenden Trend der venösen Distensibilität sichtbar ist. Der Anstieg des Blutdrucks bei den hyperkinetischen Hypertensiven I–II geht mit der Normalisierung des Blutvolumens bei gleichzeitiger Abnahme der venösen Compliance parallel.

Diskussion

Auf Grund dieser Daten sind Rückschlüsse auf die Pathogenese der renalen Hypertonie beim Menschen möglich, die bisher nur tierexperimentell belegt [4] und für den Menschen wegen fehlender entsprechender Daten bezweifelt wurden. Durch die Abnahme der renalen Kochsalz- und Wasserelimination schon bei mäßiger organischer Funktionseinschränkung wird das Blutvolumen durch die Flüssigkeitsretention zunehmen. Das führt zum Anstieg des Herzminutenvolumens, der so lange mit einem normalen Blutdruck einhergeht, wie sich auch die Arterien dem erhöhten Herzminutenvolumen und die Venen dem erhöhten Blutvolumen anpassen. Die Hypertonie resultiert dann zunächst aus der Normalisierung des totalen peripheren Gefäßwiderstandes und der venösen Distensibilität und wird später durch den zusätzlichen Anstieg des totalen peripheren Gefäßwiderstandes aufrechterhalten,

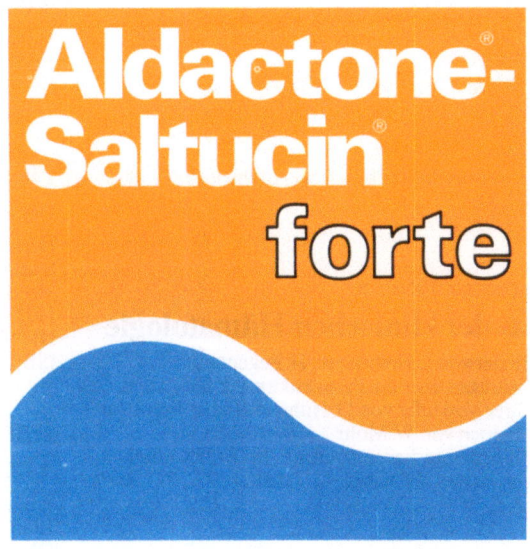

Neu von Boehringer Mannheim
Aldactone®-Saltucin® forte
ausgewogene Stärke

Zusammensetzung: 1 Kapsel Aldactone-Saltucin forte enthält 100 mg Spironolacton mikronisiert + 10 mg Butizid. 1 Dragée Aldactone 50-Saltucin enthält 50 mg Spironolacton mikronisiert + 5 mg Butizid.

Indikationen: Kardiale Ödeme, wenn Glykoside und andere Diuretika nicht ausreichen; Leberzirrhose mit Aszites, wenn Aldactone allein nicht ausreicht; Ödeme verschiedener Ursache, bei gleichzeitig vorliegendem sekundären Aldosteronismus.

Kontraindikationen: Schwere Niereninsuffizienz, Hyperkaliämie oder Hyponatriämie; Sulfonamidüberempfindlichkeit, Coma hepaticum.

Nebenwirkungen: Während einer Langzeittherapie kann in seltenen Fällen eine Hypo- oder Hyperkaliämie auftreten. Deshalb sollte bei längerer Therapie eine regelmäßige Kontrolle des Elektrolythaushaltes durchgeführt werden. Dies gilt insbesondere bei eingeschränkter Nierenfunktion und bei Serum-Kalium-Spiegeln von ca. 5 bis 6 mval/l.
Darüber hinaus kann es wie bei jeder diuretischen Therapie auch unter der Aldactone-Medikation bei klinisch gesunder und bei geschädigter Niere zu einem reversiblen Anstieg harnpflichtiger N-haltiger Stoffe kommen. Bei prädisponierten Patienten muß der Harnsäure- bzw. Kohlenhydratstoffwechsel überwacht werden, da es wegen der Saluretikum-Komponente zu einer Verschlechterung der Stoffwechselsituation kommen kann. Bei Mann und Frau kann es zu gesteigerter Berührungsempfindlichkeit der Mamillen, zu Gynäkomastie bzw. Mastodynie, sowie in ebenfalls sehr seltenen Fällen zu Stimmveränderungen in Form von Heiserkeit, Vertiefung (bei Frauen) oder Erhöhung (bei Männern) der Stimmlage kommen. Diese Nebenwirkungen gehen bei manchen Patienten auch nach Absetzen des Präparates nicht zurück. Deshalb ist die therapeutische Notwendigkeit gegenüber dem Risiko abzuwägen; insbesondere bei Berufen, bei denen die Stimme eine besondere Bedeutung hat (z. B. Theater-, Lehrberufe).
Bei Frauen sind außerdem gelegentlich Menstruationsstörungen – in seltenen Fällen bis zur Amenorrhoe – sowie ein Hirsutismus beobachtet worden, beim Mann können gelegentlich Potenzstörungen auftreten.
Allergische Hautreaktionen, zentralnervöse Nebenwirkungen wie Lethargie und Ataxie und gastrointestinale Nebenwirkungen sind möglich.
Patienten, deren Tätigkeit hohe Konzentration erfordert, z. B. Kraftfahrer, sollten auf mögliche Kreislaufstörungen aufmerksam gemacht werden.

Dosierung: Initialtherapie: 1–2 x 1 Kapsel Aldactone-Saltucin forte. Dauertherapie: 1 x 1 Kapsel Aldactone-Saltucin forte bzw. 1–2 x 1 Dragée Aldactone 50-Saltucin.

Wechselwirkungen mit anderen Mitteln: Bei gleichzeitiger Gabe von Aldactone und kaliumsparenden Substanzen (Amilorid, Triamteren) sowie bei gleichzeitiger medikamentöser Kalium-Gabe kann es zu einer unerwünschten Erhöhung des Serum-Kalium-Spiegels kommen.
Es ist zu beachten, daß Aldactone die Wirkung von Antihypertonika verstärken und die von Carbenoxolon herabsetzen kann und daß durch Acetylsalicylsäure und ihre Salze die Aldosteron-antagonistische Wirkung vermindert sein kann. Durch die Thiazid-Komponente kann die Wirkung von Antidiabetika vermindert werden.

Hinweis: Da mit tierexperimentellen Methoden nicht mit Sicherheit zu ermitteln ist, ob ein Medikament beim Menschen teratogen wirkt, wird darauf hingewiesen, daß auch die Verordnung der Aldactone-Saltucin-Kombinationen während einer Schwangerschaft kritisch abgewogen werden muß.

Für Ihre Verordnung: Aldactone-Saltucin forte OP mit 20 Kapseln DM 57,80; OP mit 50 Kapseln DM 127,40; AP mit 500 Kapseln.

Für geringere Dosierungen: Aldactone 50-Saltucin OP mit 20 Dragées DM 33,70; OP mit 50 Dragées DM 74,76; AP mit 500 Dragées.

Weitere Informationen enthält der wissenschaftliche Prospekt. z. Zt. gültige Auflage: August 1980.

Auch informiert Sie gern unser Mitarbeiter im wissenschaftlichen Außendienst.
Boehringer Mannheim GmbH
6800 Mannheim 31

stark
in der diuretischen Langzeittherapie

ausgewogen
durch kontinuierliche Wirkung im Tagesverlauf

Die logische Kombination sich ergänzender Wirkstoffe

Bei Ödemen mit sekundärem Aldosteronismus:
In der Initialtherapie 1–2 x 1 Kapsel täglich,
In der Dauertherapie
1 Kapsel täglich

Springer Hämatologie — Eine Auswahl

Aplastic Anemia
Pathophysiology and Approaches to Therapy
Editors: H. Heimpel, E. C. Gordon-Smith, W. Heit, B. Kubanek
1979. 81 figures. 71 tables. XIII, 292 pages
(International Symposium on Aplastic Anemia July 19-22, 1978, Reisensburg, Germany,
DM 66,-
Reduced price for the subcribers of the journal "Blut"
DM 52,80
ISBN 3-540-09772-4

H. Begemann, J. Rastetter
Atlas der klinischen Hämatologie
Begründet von L. Heilmeyer, H. Begemann
Mit Beiträgen über die Feinstruktur der Blutzellen und ihrer Vorläufer von D. Huhn und über tropische Krankheiten von W. Mohr
3., völlig neubearbeitete Auflage. 1978. 228 Abbildungen, davon 194 farbig, 11 Tabellen. XV, 275 Seiten
DM 298,-
ISBN 3-540-08702-8

M. Bessis
Blood Smears Reinterpreted
Translated from the French by G. Brecher
1977. 342 figures, some in color. XV, 270 pages
DM 96,-
ISBN 3-540-07206-3

M. Bessis
Corpuscles
Atlas of Red Blood Cell Shapes
1974. 121 figures. 147 pages
DM 96,-
ISBN 3-540-06375-7
Distribution rights for Japan: Maruzen Co. Ltd., Tokyo

M. Bessis
Living Blood Cells and their Ultrastructure
Translated from the French by R. I. Weed
1973. 521 figures, 2 color plates. XXI, 767 pages
DM 168,-
ISBN 3-540-05981-4
Distribution rights for Japan: Maruzen Co. Ltd., Tokyo

Experimental Hematology Today 1979
Editors: S. J. Baum, G. D. Ledney
1979. 123 figures, 86 tables. XVII, 267 pages
DM 118,-
ISBN 3-540-90380-1

Hämatologie
Physiologie, Pathologie, Klinik
Herausgeber: E. Kleihauer
Unter Mitarbeit von E. Kohne, D. Niethammer
Mit Beiträgen zahlreicher Fachwissenschaftler
1978. 101 Abbildungen, 235 Tabellen. XIV, 608 Seiten
DM 98,-
ISBN 3-540-08620-X

Immunobiology of Bone Marrow Transplantation
Editors: S. Thierfelder, H. Rodt, H. J. Kolb
1980. 123 figures, 123 tables. XV, 430 pages
DM 98,-
Reduced price for the subscribers of the journal "Blut"
DM 78,40
(Supplement Band 25 zur Zeitschrift "Blut" in der Reihe "Hämatologie und Bluttransfusion")
ISBN 3-540-09405-9

E. Kelemen, W. Calvo, T. M. Fliedner
Atlas of Human Hemopoietic Development
Foreword by M. Bessis
1979. 343 figures, 204 in color, 9 tables.
XIV, 266 pages
DM 368,-
ISBN 3-540-08741-9

Springer-Verlag
Berlin
Heidelberg
New York

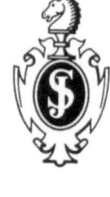

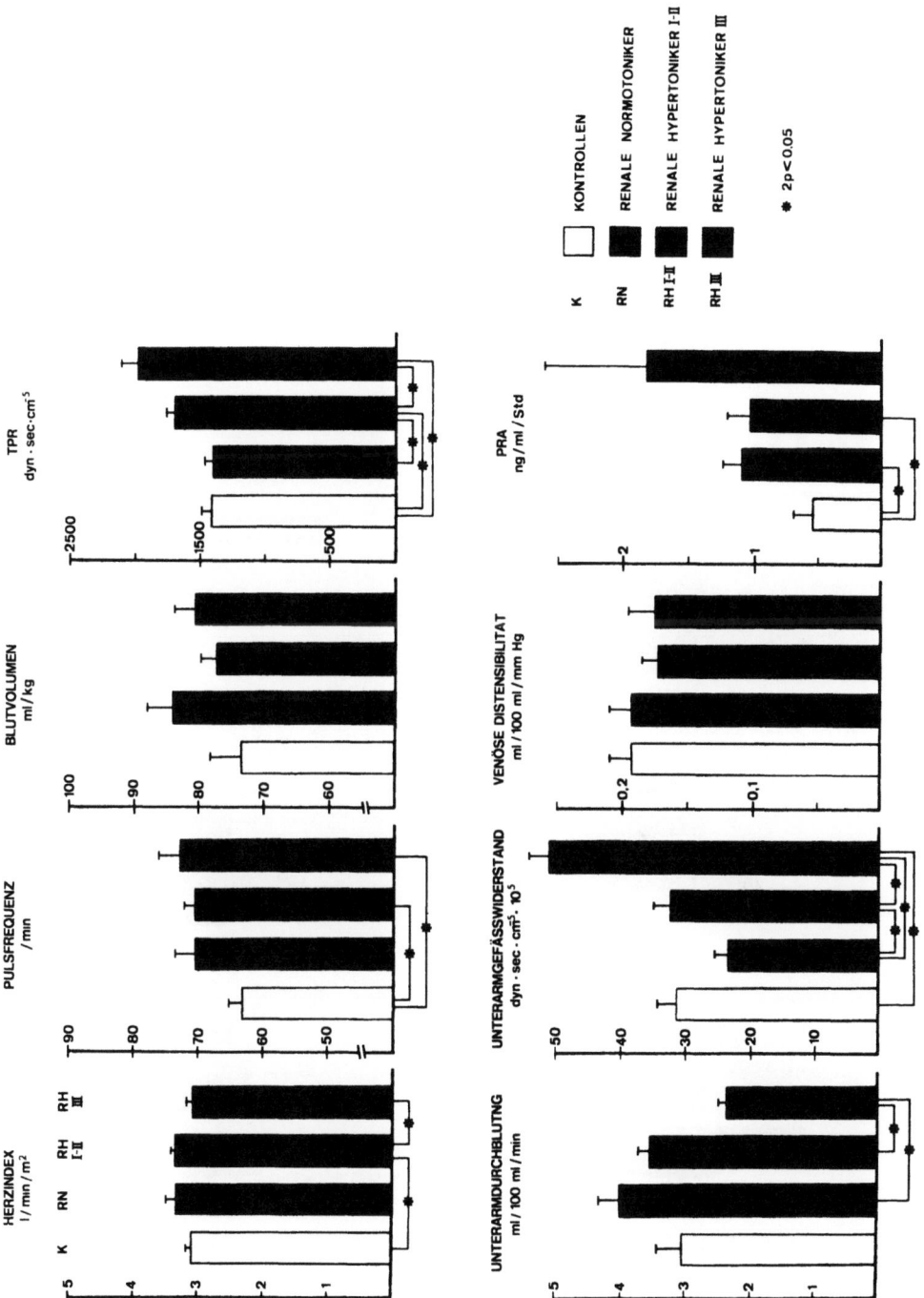

Abb. 1. Zentrale und periphere hämodynamische Parameter bei Gesunden (K) und chronisch Nierenkranken im normotensiven (RN) und hypertensiven Zustand (RH WHO I–II und III). TPR = totaler peripherer Gefäßwiderstand, PRA = Plasma-Reninaktivität, Mittelwerte ± SE

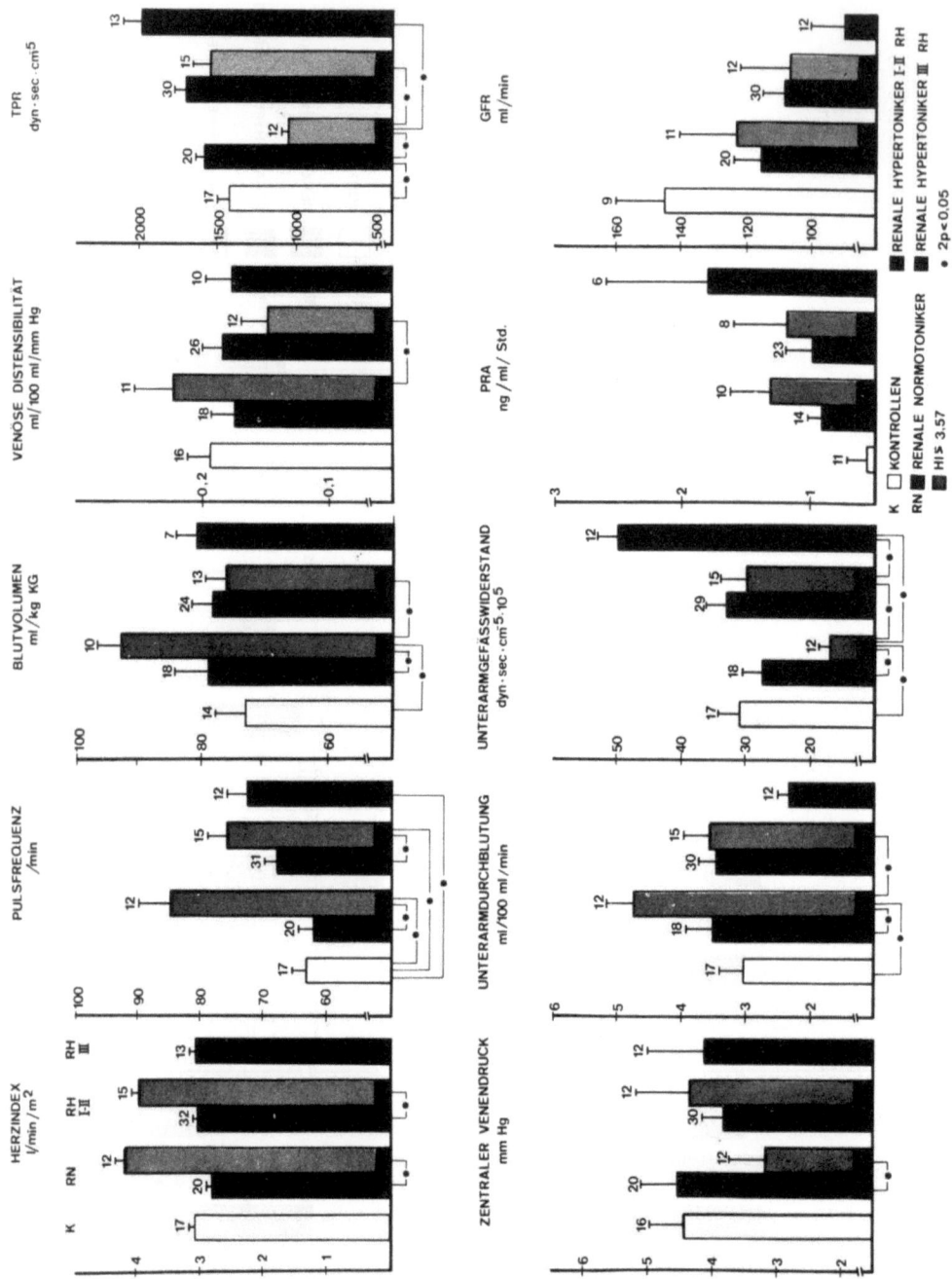

Abb. 2. Zentrale und periphere hämodynamische Parameter bei Gesunden und chronisch Nierenkranken mit und ohne Hochdruck, unterteilt in Gruppen mit normalem (≤ 3,56 l/min/m²) und erhöhtem (≥ 3,57 l/min/m² bei RN und RH I–II, zweite graue Säule) Herzindex (HI). Abkürzungen wie Abb. 1, GFR = endogene Kreatinin-Clearance

wobei das Herzminutenvolumen wahrscheinlich reflektorisch abnimmt [8]. Die initiale Normalisierung des totalen peripheren Gefäßwiderstandes ist wahrscheinlich ein myogenes Autoregulationsphänomen, wie es bei einer Gewebshyperperfusion als Bayliss-Effekt bekannt ist. Ob die weitere Zunahme des totalen peripheren Gefäßwiderstandes durch Hyperplasie der Gefäßwand infolge einer hyperaktiven Autoregulation [5] zustandekommt und ob sich an ihr das steigende Plasma-Angiotensin beteiligt, bleibt vorläufig unentschieden. Über die Ursache der Hypervolämie bei den noch normotensiven Nierenkranken können wir nur Vermutungen äußern. Zur positiven Flüssigkeits- und Kochsalzbilanz kann die bereits etwas eingeschränkte GFR und die innerhalb des Normbereiches höhere PRA über die Aldosteronstimulierung beitragen. So spielen bei der Abgrenzung der Gruppen neben den für die Einteilung gewählten Parametern Blutdruck und Herzindex nach der Faktorenanalyse: GFR, Blutvolumen, Gefäßwiderstand, Herzfrequenz und venöse Distensibilität eine wesentliche Rolle. Statistische Analysen ergaben keinen Anhalt für einen Einfluß von Alter, Geschlecht oder Nierenerkrankung bei der Gruppierung. Unter Einbeziehung unserer ambulanten Blutdruckmessungen vor und nach der hämodynamischen Untersuchung dieser Patienten ist es wahrscheinlich, daß die labile renale Hypertonie bereits im hypervolämischen, hyperkinetischen Stadium fließend beginnt.

Zusammenfassung

Hämodynamische Untersuchungen wurden bei 92 chronischen, nicht urämischen Nierenkranken und 17 Gesunden durchgeführt und nach dem Hochdruckstadium (WHO) und Herzindex (obere Normgrenze 3,56 l/min/m^2) in Gruppen unterteilt. Von 32 normotensiven Nierenkranken zeigte die Gruppe der 12 Patienten mit erhöhtem Herzindex (= hyperkinetisch) ein signifikant größeres Blutvolumen und einen niedrigeren totalen und regionalen Gefäßwiderstand. Von den 47 hypertensiven (WHO I−II) Nierenkranken waren die 15 hyperkinetischen Patienten wie auch die 32 normokinetischen Patienten normovolämisch bei normalisiertem bzw. angestiegenem totalem und regionalem Gefäßwiderstand. Bei 13 Nierenkranken mit fortgeschrittener Hypertonie (WHO III) hatte der Gefäßwiderstand weiter zugenommen. Die renale Hypertonie entwickelt sich wahrscheinlich in diesen volumenbeeinflußten hämodynamischen Stadien.

Literatur

1. Brod J, Cachovan M, Bahlmann J, Sippel R, Celsen B, Hundeshagen H, Feldmann U, Rienhoff O (1976) Haemodynamic basis of hypertension in chronic non-uraemic parenchymatous renal disease. Proc. 6th Int. Congr. Nephrol., Florence 1975. Karger, Basel, pp 305−313 − 2. Brod J, Bahlmann J, Cachovan M, Hubrich W, Pretschner D (1980) The effect of the angiotensin antagonist saralasin on the hemodynamics in hypertensive non-uremic chronic renal disease. Nephron 25: 167−172 − 3. Catt KJ, Zimmet PZ, Cain MD, Cran E, Best JB, Cochlan JP (1971) Angiotensin II blood levels in human hypertension. Lancet 1: 459−463 − 4. Coleman TG, Guyton AC (1969) Hypertension caused by salt loading in the dog. III. Onset transients of cardiac output and other circulatory variables. Circ Res 25: 153−160 − 5. Folkow B (1978) Cardiovascular structural adaptation; its role in the initiation and maintenance of primary hypertension. Clin Sci Mol Med 55: 3s−22s − 6. Greco F del, Simon NM, Goodman S, Roguska J (1967) Plasma renin activity in primary and secondary hypertension. Medicine 46: 475−490 − 7. Massani ZM, Finkielman S, Worcel M, Agrest A, Paladini AC (1966) Angiotensin blood levels in hypertensive and non-hypertensive diseases. Clin Sci 30: 473−483 − 8. Warren JV, Stead EA (1947) Control of the cardiac output in man: Studies on reactive hyperemia. Fed Proc 6: 223

Zehner, J., Ebel, H. (Med. Univ.-Poliklinik Marburg):
Antihypertensive Wirksamkeit von Guanfacin als Monotherapie und in Kombination mit Saluretikum Clopamid

Manuskript nicht eingegangen.

Ingrisch, H. (Zentrale Röntgen-Abt., Klinik und Poliklinik für Radiologie), Holzgreve, H., Middeke, M. (Med. Poliklinik), Frey, K. W. (Zentrale Röntgen-Abt., Klinik und Poliklinik für Radiologie der Univ. München):
Neues diagnostisches und therapeutisches Konzept bei renovaskulärer Hypertonie

Unser neues Konzept bei renovaskulärer Hypertonie basiert auf einer methodischen Erweiterung des Ausscheidungsurogrammes (AUG), die die Darstellung der Nierenarterien ermöglicht [3] und der risikoarmen Katheterbehandlung von Nierenarterienstenosen (NAST) durch perkutane transluminale Angioplastik (PTA) [1, 2].

1. Ausscheidungsurogramm mit Angiotomographie

a) Methodik

Für die Darstellung der Nierenarterien im Rahmen des AUG sind folgende Voraussetzungen erforderlich:
– Die i.v. Bolusinjektion des Kontrastmittels. Wir verwenden 77%iges KM, 1 ml/kg, höchstens 60 ml. Injektionszeit 3–5 s.
– Die Bestimmung der Kreislaufzeit Armvene–Aorta abdominalis. Dadurch wird die Belichtung der Röntgenfilme genau bei der ersten Kontrastmittelpassage der Aorta und Nierenarterien garantiert.
– Die Darstellung der Nierenarterien und der Aorta über das Simultanschichtverfahren mit fünf Aufnahmen im Abstand von 1 cm.
 Danach nimmt das AUG seinen üblichen Ablauf.

b) Ergebnisse

– Darstellbarkeit der Nierenarterien.
Bei 343 Patienten mit insgesamt 739 Nierenarterien konnten 83% der Nierenarterien lückenlos vom Abgang der Aorta bis zur Segmentaufzweigung beurteilt werden. Infolge teilweiser Überlagerung durch Wischschatten von der A. mesenterica sup. und der Wirbelsäule bei schwerer Spondylosis deformans sowie wegen technischer Aufnahmefehler konnten 17% nicht vollständig beurteilt werden. Bei jüngeren Patienten war die Beurteilbarkeit mit 91% besser als bei älteren Patienten mit 77%.
– Sensitivität und Spezifität der Angiotomographie im Vergleich mit dem
 Frühurogramm bei der Diagnostik von NAST (s. Tabelle 1).
Bei 70 Patienten mit schwerer Hypertonie wurden Angiotomographie und Frühurogramm mit der Angiographie (Referenzmethode) verglichen. 18 Patienten

Tabelle 1. Diagnostik von Nierenarterienstenosen durch das Ausscheidungsurogramm. Sensitivität von seitendifferenter Nierengröße, seitendifferenter Kontrastmittelausscheidung und Angiotomographie. $n = 52$ Patienten (114 Nierenarterien mit 19 hämodynamisch wirksamen Stenosen)

	NG	KM	NG + KM	AT
Sensitivität	31	42	58	89
Spezifität	92	96	90	99

NG = Seitendifferente Nierengröße; KM = Seitendifferente Kontrastmittel-Ausscheidung; AT = Angiotomographie

wurden ausgeschieden: 13, da die Nierenarterien im Angiotomogramm nur unvollständig sichtbar waren, weitere fünf, da wegen Nephrektomie, Aplasie einer Niere oder Hufeisenniere das Frühurogramm nicht verwertbar war.

Die restlichen Patienten hatten 114 Nierenarterien mit 19 hämodynamisch wirksamen NAST, nach Maßgabe von Operations- und Dilatationsergebnis bzw. Druckmessung über die Stenose (s. Tabelle 1).

Während die Nierengröße mit einer Sensitivität von 31%, die Kontrastmittelausscheidung mit 42%, beide zusammen mit 58% auf die NAST hinweisen, konnte die Angiotomographie bei zwei falsch negativen eine Sensitivität von 89% erreichen. Die Spezifität der Nierengröße mit sieben falsch positiven Befunden beträgt 92%, die der Kontrastmittelausscheidung mit drei falsch positiven 96% und die der Angiotomographie mit einem falsch positivem Befund 99%. Nierengröße und Kontrastmittelausscheidung haben als Hauptbestandteil des Frühurogrammes zusammen nur 90% Spezifität.

2. Ergebnisse der perkutanen transluminalen Angioplastik von Nierenarterienstenosen

25 Patienten mit 28 NAST wurden zur PTA in die Röntgenabteilung überwiesen. 23mal war die Stenose durch Arteriosklerose, 3mal durch fibromuskuläre Dysplasie bedingt. 1mal handelte es sich um eine Stenose in einem aortorenalen Venentransplantat und 1mal um eine Anastomosenstenose einer Transplantatniere. 4mal konnte die Stenose nicht sondiert und damit auch nicht beseitigt werden. Bei 24 Stenosen war die Dilatation technisch erfolgreich (86%), bewiesen durch die Verminderung des intraarteriellen Druckgradienten über die Stenose. Als Komplikation hatten wir bis jetzt nur einen Segmentarterienverschluß zu verzeichnen, welcher bei der Kontrollangiographie nach einer Woche nicht mehr nachweisbar war.

Die Indikation zur PTA war 15mal gegeben durch eine Hypertonie und 7mal durch Hypertonie mit Niereninsuffizienz (Kreatininwert über 1,5 mg%) (s. Tabelle 2). In der Tabelle 2 sind die Patienten mit einer Beobachtungsdauer länger als 6 Monate in Klammern gesetzt. Bei den Patienten mit Hypertonie blieb 2mal der Blutdruck ungebessert, bei fünf Patienten hat sich der Blutdruck gebessert, die Dosis der Antihypertensiva konnte reduziert werden. Acht Patienten haben ohne Antihypertensiva normotone Blutdruckwerte. Von den sieben Patienten mit Niereninsuffizienz und Hypertonie konnte der Hypertonus 3mal nicht und 4mal

Tabelle 2. Perkutane transluminale Angioplastik von Nierenarterienstenosen. Indikationen und Verhalten von Hypertonie bzw. Niereninsuffizienz bei 22 Patienten

Indikation	n	Verhalten von Hypertonie bzw. Niereninsuffizienz		
		ungebessert	gebessert	normalisiert
Hypertonie	15 (7)	2 (1)	5 (3)	8 (3)
Hypertonie + Niereninsuffizienz	7 (3)	3 (1)	4 (2)	
		2 (1)	3 (2)	2

( ) = Beobachtungsdauer > 6 Monate

gebessert werden. Die Niereninsuffizienz blieb 2mal bestehen, besserte sich in drei und verschwand in zwei Fällen (s. Tabelle 2).

3. Radiologisches Vorgehen bei Nierenarterienstenosen

Viele NAST werden durch das AUG mit Früh- und Spätaufnahmen nicht erfaßt. Die indirekten, wenig sensitiven und spezifischen Hinweise für NAST aus dem AUG müssen durch eine Renovasographie (1. Kathetereingriff) bestätigt oder widerlegt werden. Erst in einem 2. Kathetereingriff erfolgt dann die Therapie. Wenn aber das AUG mit Angiotomographie bereits die direkte morphologische Darstellung der NAST bringt, kann der Kathetereingriff gleich so geplant werden, daß die ergänzende diagnostische Angiographie, die intraarterielle Druckmessung und die perkutane transluminale Angioplastik einzeitig erfolgen können. Dieser Weg ist bei 70–80% der Patienten möglich. In 20–30% zeigt das Angiotomogramm nicht alle Arterienabschnitte, so daß sicherheitshalber das Renovasogramm vorgeschaltet werden muß.

Diskussion und Zusammenfassung

Ausschluß und Nachweis einer NAST im Rahmen der differentialdiagnostischen Hypertonieabklärung waren bisher immer problematisch wegen der großen Zahl der Hypertoniker, der kleinen Zahl von NAST und des Aufwandes der Methode, die bisher als einzige diagnostisch zuverlässig war, der Angiographie. Das AUG mit Angiotomogramm bietet erstmals eine realistische Möglichkeit, eine große Zahl von Hypertonikern der Diagnostik auf NAST zuzuführen. Diese Zahl wird zunehmen, weil sich die PTA als risikoarme Behandlung von NAST auch für ältere Patienten eignet. Da also Bedarf für eine zuverlässige Screening-Methode besteht, bietet sich hier das AUG mit Angiotomographie an, weil
a) ein AUG ohnehin bei der Hypertonieabklärung durchgeführt wird;
b) die Erweiterung des AUG durch die Angiotomographie ohne nennenswerten apparativen und finanziellen Aufwand möglich ist;
c) diese Untersuchung ambulant, routinemäßig und ohne wesentliche zusätzliche Strahlenbelastung durchführbar ist;
d) mit hoher Sensitivität und Spezifität eine direkte morphologische Beurteilung von 70–80% aller Nierenarterien möglich ist und dadurch auf eine Angiographie verzichtet werden kann. Bei den restlichen 20–30% handelt es sich nicht um falsch

negative Befunde, sondern um Fälle, bei denen die Nierenarterien nicht lückenlos vom Abgang der Aorta bis zur Segmentaufzweigung abgrenzbar sind, so daß zum sicheren Ausschluß bzw. Nachweis einer NAST noch eine Renovasographie erforderlich ist;
e) und letztlich das AUG mit Angiotomographie in Kombination mit der PTA ein für den Patienten schonenderes Vorgehen erlaubt.

Literatur

Dotter CT, Indkins MP (1964) Transluminal treatment of arteriosclerotic obstruction. Description of a technique and a preluminary report of its application. Circulation 30: 654–670 – Grüntzig A, Kuhlmann U, Vetter W, Lütolf U, Meier B, Siegenthaler W (1978) Treatment of renovascular hypertension with percutaneous transluminal dilatation of a renal-artery stenosis. Lancet 1: 801–802 – Ingrisch H, Holzgreve H, Sommer B, Westerburg KW, Frey KW (1980) Technik der Nierenarteriendarstellung im Rahmen des Ausscheidungsurogrammes, Bolustechnik – Zeitbestimmung – Simultantomographie. Fortschr Röntgenstr 132: 4

Grosse-Vorholt, R. (Radiodiagnost. Inst.), Seybold, D., Lux, E. (4. Med. Klinik), Zeitler, E. (Radiodiagnost. Inst.), Gessler, U. (4. Med. Klinik, Nürnberg):
Perkutane Gefäßdilatation und Embolisation zur Behandlung der renalen Hypertonie

Wegen des Verdachtes auf eine Nierenarterien- oder Transplantatarterienstenose wurden 17 Patienten im Alter von 27–67 Jahren angiografiert und beim Vorliegen einer Stenose nach Möglichkeit dilatiert. Die Indikation zur Angiografie ergab sich in zwei von vier Fällen durch das Frühurogramm, in fünf von sechs Fällen durch das Nephrogramm und wurde in den übrigen Fällen allein durch den klinischen Untersuchungsbefund bestimmt. Der seitengetrennte Reninquotient war lediglich bei zwei von sechs Patienten mit unilateraler Nierenarterienstenose erhöht.

Angiografisch wurden 20 Nierenarterienstenosen, sechs bilateral, acht unilateral, ein Nierenarterienverschluß und eine Transplantatarterienstenose festgestellt. Acht wurden ursächlich der fibromuskulären Dysplasie, zwölf der Arteriosklerose zugeordnet. Einmal fand sich bei den fibromuskulären Stenosen eine zusätzliche intrarenale Segmentstenose. Vier Stenosen zeigten eine geringere Einengung des Gefäßlumens als 50%, elf eine größere und 5mal lag eine filiforme Millimeterstenose (Abb. 1) vor.

Die Indikation zur Dilatation einer Nierenarterienstenose wird durch ihre angiografische Darstellung und die Messung eines hämodynamisch signifikanten systolischen intraarteriellen aorto-renalen poststenotischen Druckgradienten (größer als 40 mm Hg) gegeben. Die Messung dieses Druckgradienten ist bei einer Millimeterstenose nicht dringend erforderlich, da durch den Katheter das Gefäßlumen im Stenoseabschnitt vollständig verlegt wird und poststenotisch kein Druck mehr nachweisbar ist. 15mal fand sich ein pathologischer Druckgradient, 2mal ein normaler und 3mal wurde er bei filiformen Millimeterstenosen nicht gemessen.

In 14 Fällen (Tabelle 1) konnte eine erfolgreiche angiografisch und druckmäßig kontrollierte Dehnung der Nierenarterienstenose erfolgen. Als wesentliche Kom-

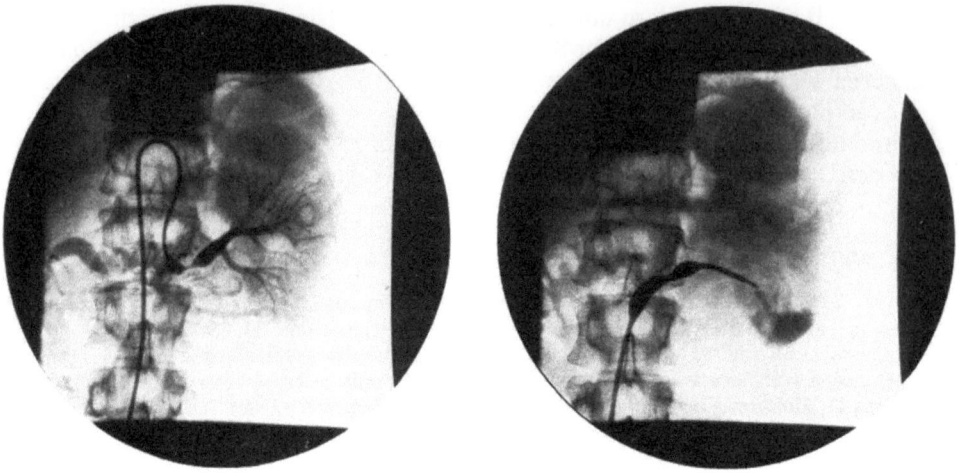

Abb. 1. Millimeterstenose der Art. renalis sinistra. Dilatation mit Ballonkatheter. Einkerbung des Ballons in der Stenose

plikation trat bei der Dehnung einer filiformen Millimeterstenose eine Perforation eines Nierenarterienastes mit retro-peritonealer Blutung auf. Die Blutung konnte ohne zusätzliche Therapie beherrscht werden. Die computertomografische Verlaufskontrolle zeigte schon nach 2 Tagen eine deutliche Rückbildung der Blutung, die zunächst zu einer Verlagerung der Niere geführt hatte. Nach 5 Monaten zeigte das Computertomogramm eine vollständige Rückbildung der Blutung und regelrechte Lage der Niere. In einem Fall wurde bei einer Millimeterstenose von einem Dehnungsversuch abgesehen und die operative Behandlung vorgezogen, weil es sich um eine funktionelle Einzelniere handelte.

Nachbeobachtungen liegen in zehn Fällen über 2–23 Monate vor, 4mal normalisierte sich der Blutdruck, davon 3mal mit einer deutlichen Dosisreduktion der Medikamente, 1mal ohne Dosisreduktion. In weiteren vier Fällen konnte zumindest eine Besserung des Blutdrucks, teils mit, teils ohne Medikamentenreduktion erreicht werden. Nur in zwei Fällen zeigte sich kein Effekt der Dilatationsbehandlung auf die Hypertonie.

Auch die Transplantatarterie konnte druckmäßig und angiografisch kontrolliert erfolgreich gedehnt werden. Die Hypertonie bestand aber bei Belassung der originären Nieren fort. In vier Fällen – ein Hämodialysepatient, drei Transplantatträger – wurden daher die originären Nierenarterien zur Ausschaltung des

Tabelle 1. Ergebnisse der Dilatationsbehandlung von 20 Nierenarterienstenosen

PTD bei 20 Nierenarterienstenosen	
Erfolgreiche Stenosendehnung	14
Systolischer i.a. Druckgradient normal, keine Dehnung	2
Millimeterstenose nicht sondierbar	1
Mangelhafte Ausdehnung	1
Millimeterstenose, Perforation	1
Millimeterstenose bei funktioneller Einzelniere – kein Versuch	1
(Nierenarterienverschluß, nicht sondierbar)	1

Reninmechanismus mit Spiralen embolisiert. In drei Fällen zeigte sich eine Reduktion der systolischen Werte um 20–60, der diastolischen um 20 mm Hg. In einem Fall blieb der Plasma-Reninspiegel nach Embolisation und Entfernung der Transplantatniere erhöht. Bald darauf verstarb der Patient. Das postmortale Angiogramm zeigte eine massive Kollateralisation der embolisierten Nieren, während die Zentralarterie vollständig verschlossen war.

Die Dilatation von Nierenarterienstenosen [2] erweist sich durch die ersten posttherapeutischen Langzeitverläufe und im Vergleich zu chirurgischen Komplikationen [1] zunehmend als geeignete Behandlungsmethode derartiger renovaskulärer Hypertonieformen. Die Nierenarterienembolisation [3] zur Behandlung renovaskulärer Hypertonien befindet sich dagegen im Anfangsstadium. Insbesondere das Problem der Kollateralvaskularisation [4] mit Erhaltung des Reninmechanismus ist nur schwer, evtl. durch eine „Ausgußembolisation" mit geeigneten chemischen Substanzen zu beherrschen.

Literatur

1. Eigler FW, Jakubowsky D, Schneiders H (1976) Early and late complications following surgical correction of renovascular hypertension. Contrib Nephrol 3: 104 – 2. Grüntzig A, Vetter W, Meyer B, Kuhlmann U, Lütolf U, Siegentaler W (1978) Treatment of renovascular hypertension with percutaneous transluminal dilatation of renal artery stenosis. Lancet 1: 801 – 3. Lyonnet D, Pinet A (1979) Treatment of renal hypertension by selective embolisation. Symposium Interventional Radiology, München – 4. Hessel SJ, Gerson DE, Bass A, Dowgialo IT, Hollenberg NK, Abrams HL (1975) Renal collateral blood supply after acute unilateral renal artery occlusion. Invest Radiol 10: 490

Mathias, K. (Abt. für Röntgendiagnostik), Liebig, R. (Med. Poliklinik der Univ. Freiburg):
Perkutane Katheterdilatation bei renovaskulärem Hochdruck unter Berücksichtigung von Transplantatnieren

Der renovaskuläre Hochdruck läßt sich mit antihypertensiver Medikation oder gefäßchirurgischer Rekonstruktion in den meisten Fällen wirksam behandeln. Trotzdem bedeutet die perkutane Katheterdilatation von Nierenarterienstenosen eine Bereicherung der therapeutischen Möglichkeiten. Gegenüber der konservativen Behandlung bietet dieses Verfahren den Vorteil, daß die Minderdurchblutung der Niere behoben wird, Therapieversager, Kosten und Nebenwirkungen der Langzeitmedikation sowie hypertensive Phasen durch unregelmäßige Medikamenteneinnahme entfallen. Ihre Berechtigung neben der Gefäßoperation hat die Katheterdilatation, da sie weniger belastend, weniger schmerzhaft, bedeutend kostengünstiger und, wenn wir die Operationsletalität von 3–14% berücksichtigen (Foster et al. 1973), risikoärmer ist. Wir haben die selektive Katheterdilatation bei sechs arteriosklerotischen, fünf fibromuskulären und zwei postanastomotischen Nierenarterienstenosen, letztere nach Nierentransplantation, behandelt. Besonders wichtig erscheint uns der Einfluß der Dilatationsbehandlung auf das Blutdruckverhalten und die Nierenfunktion.

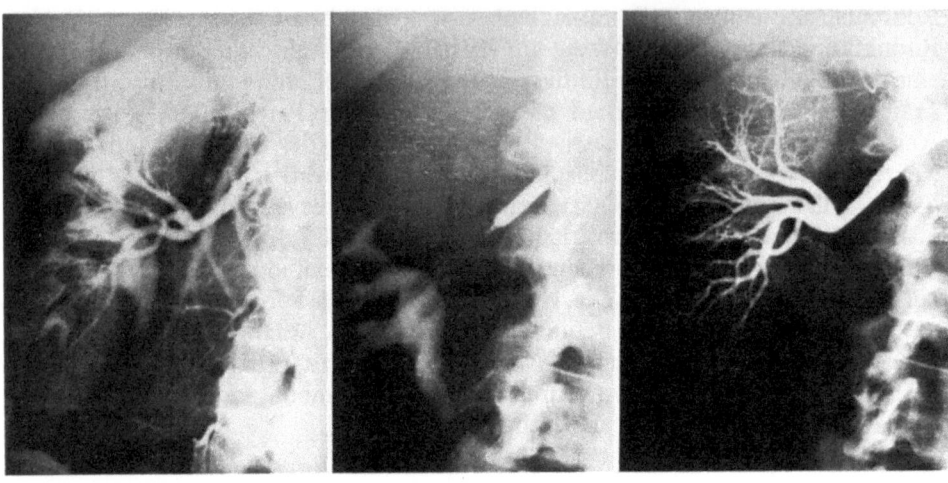

Abb. 1. *Links:* Fibromuskuläre Nierenarterienstenose einer 43jährigen Patientin. *Mitte:* Dilatationskatheter in Position, gefüllt mit verdünntem Kontrastmittel. *Rechts:* Noch leichte Konturunregelmäßigkeiten der Arterienwand nach Dilatation. Verlauf: Innerhalb von 30 min dramatischer Druckabfall von 190/100 auf 90/60 mm Hg. Nach 6 Monaten 105/70 mm Hg

Blutdruckverhalten

Alle unsere Patienten standen während der Katheterdilatation unter Antihypertensiva. Eine Blutdrucksenkung unter 200 mm Hg während des Eingriffs ist wünschenswert, da bei höheren Werten Blutungskomplikationen im Punktionsbereich auftreten können. Außerdem haben wir während der Dilatationsbehandlung bei drei der 13 Patienten einen beträchtlichen Blutdruckanstieg beobachtet, der wahrscheinlich durch eine vermehrte Reninfreisetzung während der Dilatation hervorgerufen wird und bei hohem Ausgangsdruck und älteren Patienten hypertensive Komplikationen verursachen kann. Andererseits kann es wegen der kurzen biologischen Halbwertszeit von Renin zu einem abrupten Blutdruckabfall kommen, der eine Schocksymptomatik verursacht. Ein derartiges Geschehen, das wir in zwei Fällen beobachteten, kann eine Dopamininfusion erforderlich machen (Abb. 1). Bei neun Patienten normalisierte sich der Blutdruck innerhalb von 3 Tagen. Bei einer 72jährigen Patientin sank lediglich der diastolische Druck ab, während der systolische im hypertensiven Bereich verblieb. In zwei weiteren Fällen wurde eine Senkung, jedoch keine Normalisierung des Blutdrucks erzielt, so daß die medikamentöse Behandlung fortgesetzt wurde.

Niereninsuffizienz

Die Katheterbehandlung wurde bei drei Patienten mit Niereninsuffizienz eingesetzt. Bei einer Patientin handelte es sich um einen Nierenarterienverschluß links bei Schrumpfniere rechts. Durch die Katheterrekanalisation der verschlossenen Nierenarterie gelang es, die Patientin von der Dialyse zu befreien und mit kompensierter Niereninsuffizienz (Serumkreatinin 2,2 mg%) zu entlassen. In den beiden anderen Fällen lagen postanastomotische Stenosen transplantierter Nieren vor, deren Dilatation in einem Fall zu einer anhaltenden Drucknormalisierung über nun 2 Jahre führte, während im anderen Fall die Niere wegen chronischer Abstoßung nach 4 Monaten explantiert werden mußte.

Prognose

Bei einer durchschnittlichen Beobachtungszeit von 10,5 Monaten traten bei den 13 Patienten keine Stenosenrezidive auf, obwohl die Genese der Stenosen unterschiedlich war. Die hohe Flußrate in der Nierenarterie schützt vor thrombotischen Frühverschlüssen. Kontrollangiographien nach 6 bzw. 12 Monaten in zwei Fällen haben gezeigt, daß Reststenosen nach Dilatation im weiteren Verlauf verschwinden können. Die biologischen Abräumprozesse − Ausschwemmung von atheromatösem Material aus dem Plaque oder Resorption in situ − sind gegenwärtig unklar. Die bislang gewonnenen Resultate sprechen dafür, daß die transfemorale selektive Dilatation von Nierenarterienstenosen ein effizientes Behandlungsverfahren ist, das wegen seines niedrigen Risikos vor gefäßchirurgischen Eingriffen versucht werden sollte und wegen seiner geringen Belastung auch für Patienten geeignet ist, für die bislang nur eine medikamentöse Dauerbehandlung in Betracht kam. Diese Auffassung wird durch die Tatsache gestützt, daß wir die Behandlung vom 5.−72. Lebensjahr durchführen konnten und eine Wiederholung der Dilatation von Rezidivstenosen möglich ist.

Literatur

Foster JH, Dean RH, Pinkerton JA, Rhamy RK (1973) Ten years experience with the surgical management of renovascular hypertension. Ann Surg 177: 755−766

Lohmann, D. (Fachkrankenhaus für Innere Medizin, Leipzig), Görlt, H. (Pharmazeutisches Zentrum des Bezirkes Leipzig):
Die medikamentöse Therapie des Bluthochdrucks − Theorie und Praxis

Der Bluthochdruck ist wie kaum eine andere Erkrankung in der Inneren Medizin einer medikamentösen Behandlung zugänglich; viele Statistiken weisen die langfristigen Erfolge dieser Therapie nach. Zum anderen läßt sich der Bluthochdruck mit einfachen klinischen Mitteln leicht diagnostizieren. Die Frage besteht, inwieweit diese theoretisch so günstigen Voraussetzungen in die Praxis umgesetzt werden.

Aus zahlreichen Reihenuntersuchungen ist bekannt, daß auch in medizinisch gut versorgten Ländern nur ein Drittel bis zur Hälfte aller Hochdruckpatienten von ihrer Erkrankung wissen und daß von diesen wiederum nur etwa die Hälfte in regelmäßiger Behandlung steht. Es schließt sich die weitere − bisher weniger beachtete − Frage an, inwieweit die durchgeführte medikamentöse Therapie den aktuellen wissenschaftlichen Therapieempfehlungen entspricht. Wir haben uns eingehender mit diesen Problemen beschäftigt.

Das Spektrum der Möglichkeiten zur medikamentösen Behandlung des Bluthochdruckes hat sich in den vergangenen 15 Jahren erheblich erweitert. In der Entwicklung zeichnet sich eine einheitliche Indikationsstellung in der Anwendung der verschiedenen Arzneimittelgruppen ab. Zur Ermittlung dieser Tendenzen haben wir aus neun deutschsprachigen medizinisch-wissenschaftlichen Zeitschriften die Arbeiten, die zur Therapie des Bluthochdruckes in den Jahren 1967–1978 erschienen sind, ausgewertet. Es waren dies 72. Aus diesen Arbeiten wurde entnommen, in welcher Reihenfolge den einzelnen Medikamenten der Vorrang in der Behandlung des Hochdrucks gegeben wird. Daraus ergibt sich eine sehr einheitliche Entwicklungstendenz: Rauwolfia-Präparate, die anfänglich an der Spitze der Skala standen, sind kontinuierlich zurückgetreten; statt dessen sind die β-Rezeptorenblocker an die erste Stelle gerückt.

Einen etwa gleichbleibenden Rang haben die Saluretika behalten. Diese weitgehende Übereinstimmung kommt auch in den mehr oder weniger offiziellen Therapieempfehlungen, wie sie in der BRD, der Schweiz und in der DDR herausgegeben worden sind, zum Ausdruck.

In den meisten Therapieempfehlungen wird die Art der medikamentösen Therapie von der Höhe des Ausgangsblutdruckes und dem Alter der Patienten abhängig gemacht. Die Analyse der Einstellung der Patienten in der eigenen Klinik und z. T. ambulanter Weiterkontrolle ergab, daß sich ca. 80% der Patienten mit β-Rezeptorenblockern − als Monotherapie oder in Kombination mit Saluretika − gut oder sehr gut einstellen ließen (verordnet wurden dazu fast ausschließlich Propanolol, Hydrochlorothiazid und Triamteren). Nur 20% der Patienten benötigten andere oder zusätzliche Antihypertonika. Bei einer Gegenüberstellung der Theapieergebnisse mit systolischen oder diastolischen Ausgangsblutdruckwerten bzw. zum Alter der Patienten konnten wir keine Abhängigkeit der Therapieerfolge von diesen Größen feststellen.

Die Analyse der Therapiegewohnheiten in einzelnen Kliniken oder von einzelnen praktisch tätigen Ärzten gestattet keine Aussage über die Behandlung des Gros der Patienten. Als eine aussagekräftigere Methode erschien uns die Ermittlung des Verbrauches an Antihypertensiva über einen bestimmten Zeitraum im gleichen Territorium. Wir verfolgten dazu den Verbrauch an Antihypertonika im Bezirk Leipzig in den Jahren von 1967–1978 und errechneten neben dem Gesamtverbrauch den Anteil an einzelnen Präparaten. In diesen Jahren war ein jährlicher Anstieg im Verbrauch von Antihypertonika zwischen 8 und 20% zu verzeichnen. Dies spricht für eine zunehmend bessere Erfassung und konsequentere Behandlung von Patienten mit Hypertonie. Bei einer Umrechnung aus der üblichen Dosierung auf die Zahl der Patienten würden ca. 6% der Erwachsenen über 21 Jahre mit Antihypertensiva behandelt. Dies zeigt gleichfalls, daß − entsprechend der aus Reihenuntersuchungen zu erwartenden Patientenzahlen − nur ein Teil der Hypertoniker ärztlich betreut wird.

Bei Betrachtung des Verbrauchs an einzelnen Präparaten ist bis 1978 noch ein deutlicher Anstieg in der Verordnung von Rauwolfia-Präparaten zu erkennen (Abb. 1). Dabei geht die Tendenz von der Rauwolfia-Monotherapie zu Kombinationspräparaten mit Saluretika und Vasodilatantien. Vergleicht man den prozentualen Anteil einzelner Medikamentengruppen am Gesamtverbrauch, so zeichnen sich nur sehr geringe Änderungen im Verlauf der Jahre ab; rauwolfiahaltige Präparate stehen mit 61% noch immer absolut an der Spitze (Abb. 2).

Unsere Ergebnisse zeigen, daß zwar eine zunehmende Zahl von Patienten mit Bluthochdruck erfaßt und behandelt wird. Dies ist jedoch noch immer der kleinere Teil aller behandlungsbedürftigen Patienten. Die Art der medikamentösen Therapie des Bluthochdruckes hat in den vergangenen Jahren kontinuierliche Wandlungen

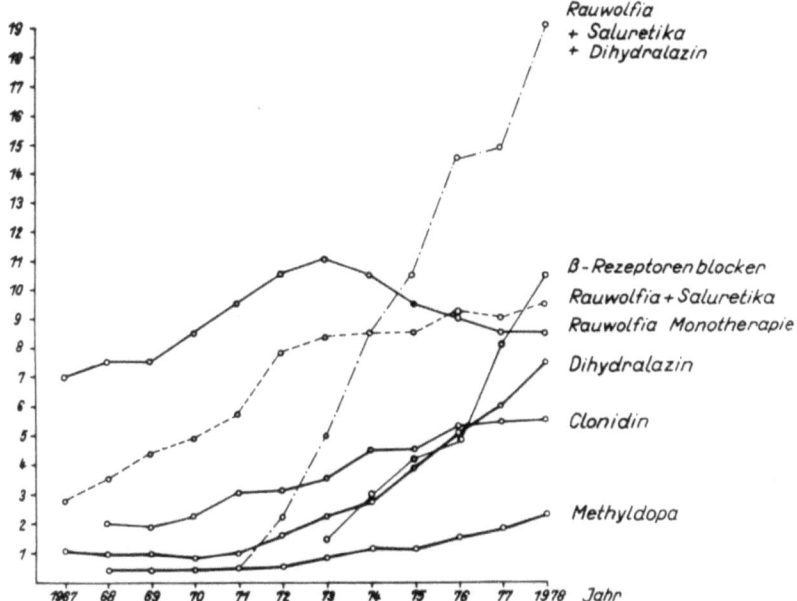

Abb. 1. Steigerungsraten im Verbrauch einzelner Antihypertensiva im Bezirk Leipzig 1967–1978

erfahren. Dabei besteht international z. Z. eine weitgehende Übereinstimmung in der Rangfolge der Anwendung einzelner Präparate. Die eigenen Ergebnisse in Klinik und ambulanter Betreuung bestätigen die sehr guten Erfolge einer Theapie vorwiegend mit β-Rezeptorenblockern – als Monotherapie oder in Kombination mit Saluretika. Die Nebenwirkungen sind bei dieser Therapie ausgesprochen gering. Eine spezielle Indikationsstellung in Hinblick auf Ausgangsblutdruck und Alter der Patienten scheint bei Beachtung der Kontraindikationen nicht erforderlich.

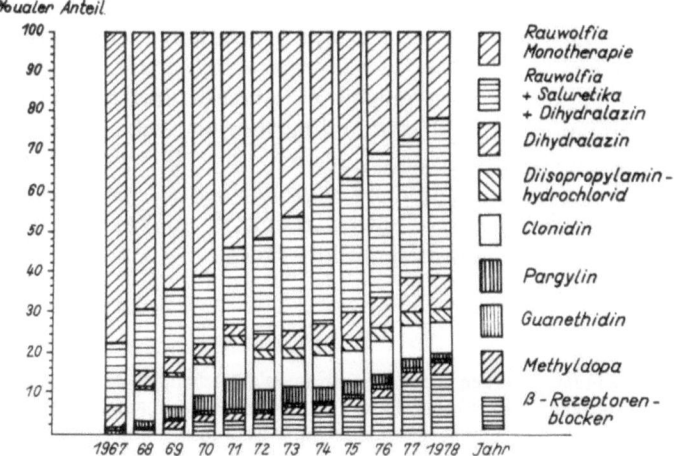

Abb. 2. Verbrauch von Antihypertensiva im Bezirk Leipzig von 1967–1978 (prozentualer Anteil von Tabletten)

Die Entwicklung des Verbrauches an einzelnen Antihypertonika weist bei einem deutlich absoluten Anstieg nur geringe prozentuale Änderungen im Anteil der einzelnen Medikamentengruppen im Verlaufe der Jahre von 1967–1978 auf. Dies zeigt, daß sich neue Therapieempfehlungen in der Praxis spontan nur sehr zögernd durchsetzen. Aufgrund dieser Erfahrungen haben wir im Bezirk zielgerichtete Weiterbildungsveranstaltungen durchgeführt und konnten innerhalb eines Jahres eine Stagnation im Verbrauch an Rauwolfia-Präparaten und einen Anstieg im Verbrauch von β-Rezeptorenblockern auf mehr als das Doppelte erreichen. Es sollte verstärkt nach Methoden gesucht werden, die helfen, die offensichtlich noch bestehenden erheblichen Differenzen zwischen Theorie und Praxis in der Behandlung des Bluthochdruckes abzubauen. Dies gilt neben der Erfassung und Kontrolle besonders auch für die Art der medikamentösen Therapie.

Literatur

(Kann beim Verfasser angefordert werden)

Wechsler, J. G., Wenzel, H., Malfertheiner, P., Ditschuneit, H. H., Neef, P., Ditschuneit, H. (Abt. für Innere Medizin II, Stoffwechsel, Ernährungswissenschaften und Gastroenterologie, der Univ. Ulm):
Kurz- und Langzeitergebnisse der Hypertoniebehandlung durch Gewichtsreduktion

Die Hypertonie als Risikofaktor erster Ordnung für atherosklerotische Erkrankungen [8] wird von den meisten Untersuchern mit einer Häufigkeit von durchschnittlich 25% angegeben [5, 7, 9, 11]. Ein Übergewicht von mindestens 15% nach Broca findet sich in Deutschland in einer Häufigkeit von 50%, d. h. jeder zweite Deutsche ist übergewichtig [2]. Die Notwendigkeit zur Behandlung von Hypertonie und Adipositas ergibt sich aus erhöhten Morbiditäts- und Mortalitätsraten [4, 6, 8]. Auf die engen Beziehungen zwischen Körpergewicht und Blutdruck wurde bereits von Benedict (1918) hingewiesen [1].

Ziel unserer Studie war es, die Beziehungen zwischen Körpergewicht und Blutdruck bei adipösen Patienten vor, während und nach erfolgreicher Gewichtsreduktion darzustellen. Insbesondere sollte durch eine objektive Nachuntersuchung 15 Monate nach Abschluß der Behandlung der Langzeiterfolg der gewichtsreduzierenden Behandlung und der Einfluß der Gewichtsreduktion auf das Blutdruckverhalten bei extrem adipösen Patienten untersucht werden.

Patienten und Methodik

189 Patienten (81 Männer und 108 Frauen) wurden über 8 Wochen ambulant behandelt. Nach 4 Wochen Reduktionsdiät und 4 Wochen Behandlung mit totalem Fasten wurden die Patienten entlassen und 15 Monate später zu einer Kontrolluntersuchung erneut einbestellt. Die Reduktionsdiät bestand für Frauen aus 800 Kalorien, für Männer aus 1000 Kalorien (Zusammensetzung: 40% Kohlenhydrate, 20% Eiweiß, 40% Fett, polyensäurereich). Totales Fasten wurde unter hoher Flüssigkeitszufuhr in der üblichen Weise unter Beachtung der bekannten Kontraindikationen durchgeführt [3].

Das Durchschnittsalter der behandelten Patienten betrug 35 Jahre (15–63 Jahre). Das durchschnittliche Gewicht lag bei 176% des Idealgewichts (120–212%) nach den Tabellen der Metropolitan Life Insurance Company [6]. Die Feststellung des Gewichts erfolgte ohne Schuhe in Unterkleidung. Der Blutdruck wurde indirekt nach der Methode von Riva-Rocci-Korotkow gemessen. Die Messung des Blutdrucks erfolgte nach 5 min Liegen bei jedem Arztbesuch zu Beginn und am Ende der Behandlung durch denselben Untersucher. Die Einteilung des Blutdrucks in normotone, grenzwertige und hypertone Werte wurde nach den Kriterien der Weltgesundheitsorganisation (WHO) vorgenommen. Als hypertone Blutdruckwerte wurden demnach systolische Messungen über 160 mm Hg und/oder diastolische über 95 mm Hg bezeichnet. Systolische Blutdruckwerte zwischen 140 mm Hg und/oder diastolische Werte zwischen 90 und 95 mm Hg wurden als grenzwertig angesehen. Systolische Werte bis 140 mm Hg und diastolische Werte bis 90 mm Hg galten als normale Blutdruckwerte.

Ergebnisse

Bei 189 übergewichtigen Patienten (108 Frauen, 81 Männer, Durchschnittsalter 35 Jahre, mittleres Gewicht 176%, Idealgewicht nach Metr. L. Ins. Comp. = 100%) fanden wir in 50% eine Hypertonie nach den Kriterien der Weltgesundheitsorganisation. Bei 27% dieser adipösen Patienten konnten wir Grenzwerte zur Hypertonie und nur bei 23% normale Blutdruckwerte feststellen.

Bei der Berechnung der partiellen Korrelation zwischen systolischem Blutdruck und prozentualem Übergewicht fanden wir bei 73 adipösen Männern ($r = 0,372$, $p < 0,01$) und bei 96 übergewichtigen Frauen ($r = 0,451$, $p < 0,001$) unter Elimination des Altersfaktors signifikante Verhältnisse. Zwischen diastolischen Blutdruckwerten und Übergewicht konnten wir Korrelationskoeffizienten von 0,414 für Männer und 0,472 für Frauen feststellen ($p < 0,001$).

Mit einer kalorienreduzierten Mischkost konnte in 4 Wochen bei Männern ein Gewichtsverlust von durchschnittlich 5,3 kg, bei Frauen von 3,5 kg erzielt werden. Durch daran anschließendes totales Fasten konnte bei Männern eine weitere Gewichtsabnahme von 13,8 ± 2,8 kg, bei Frauen von 11,3 ± 2,4 kg erzielt werden. Das durchschnittliche Körpergewicht nahm dabei von 176 auf 146% des Idealgewichts ab. Der tägliche Gewichtsverlust der Männer hatte 463 g, der der Frauen 400 g betragen.

Während totalen Fastens fielen die systolischen Blutdruckwerte durchschnittlich von 149 auf 133 mm Hg und die diastolischen Blutdruckwerte von 93 auf 85 mm Hg statistisch signifikant ab ($p < 0,0005$). Während zu Beginn des totalen Fastens noch 50% aller Patienten überhöhte Blutdruckwerte aufwiesen, waren es nach 1 Woche 39%, nach 2 Wochen 27%, nach 3 Wochen 20% und nach 4 Wochen noch 17%. Demgegenüber erhöhte sich der Anteil der Patienten mit normalen Blutdruckwerten von 23% vor der Behandlung auf 56% am Ende der Behandlung (Tabelle 1).

Tabelle 1. Häufigkeit normaler, grenzwertiger und erhöhter Blutdruckwerte bei 189 Patienten vor Beginn der Behandlung sowie 1, 2, 3 und 4 Wochen nach Behandlung mit totalem Fasten

	Normoton (%)	Grenzwertig (%)	Hyperton (%)
Beginn	23	27	50
Nach 1 Woche	34	27	39
Nach 2 Wochen	49	24	27
Nach 3 Wochen	56	24	20
Nach 4 Wochen	51	32	17

44 Patienten hatten vor Beginn des totalen Fastens normale Blutdruckwerte. In dieser Gruppe fielen während der Behandlung die systolischen Blutdruckwerte von 121 auf 110 mm Hg, die diastolischen Blutdruckwerte von 80 auf 76 mm Hg ab. 94 Patienten hatten vor der Behandlung überhöhte Blutdruckwerte. Diese pathologischen Werte konnten systolisch von 168 auf 138 mm Hg und diastolisch von 103 auf 88 mm Hg gesenkt werden ($p < 0{,}0005$).

Aus dem Gesamtkollektiv von 189 behandelten Patienten konnten 170 Personen 15 Monate nach Abschluß der Behandlung objektiv nachuntersucht werden. Dabei wurde von allen Patienten der Blutdruck durch zweimaliges Messen festgestellt. Bei 122 Patienten lagen die Blutdruckmessungen vollständig vor und konnten statistisch ausgewertet werden. Die erste Messung vor Beginn der Behandlung mit Reduktionsdiät, die zweite am Ende der Diätperiode und zu Beginn des totalen Fastens, während totalen Fastens, am Ende der Behandlung mit totalem Fasten und zum Zeitpunkt der Nachuntersuchung 15 Monate nach Abschluß der Behandlung.

30% der Patienten waren so erfolgreich, daß sie weiter abgenommen oder das erreichte Gewicht gehalten hatten. 50% der Behandelten waren nicht besonders erfolgreich. Sie hatten mehr oder weniger wieder zugenommen, das Ausgangsgewicht jedoch nicht oder noch nicht erreicht. 20% waren als Mißerfolge einzustufen. Diese Gruppe hatte das Ausgangsgewicht wieder erreicht oder sogar noch überschritten.

Bei 122 Patienten (Abb. 1) lagen die Blutdruckwerte vor Beginn der Behandlung durchschnittlich bei 161 mm Hg systolisch und 99 mm Hg diastolisch. Die 4wöchige Behandlung mit einer hypokalorischen 800- bis 1000-Kaloriendiät führte zu einem Abfall der Werte auf 149/93 mm Hg. Vierwöchiges totales Fasten senkte den Blutdruck weiter auf 132/84 mm Hg. 15 Monate nach Abschluß der Behandlung fanden sich mit 136/89 mm Hg statistisch signifikant niedrigere Blutdruckwerte als vor der Behandlung. Das prozentuale Übergewicht hatte dabei um 30% während der Behandlung abgenommen. Zum Zeitpunkt der Nachuntersuchung war das durchschnittliche prozentuale Übergewicht um 12% angestiegen. Zum Zeitpunkt der Nachuntersuchung hatten die Patienten 18% weniger Übergewicht als vor der Behandlung.

Bei 30 sehr erfolgreich behandelten Patienten – Übergewichtigen also, die nach Abschluß der Behandlung weiter an Gewicht abgenommen hatten oder das erreichte Gewicht gehalten hatten – verringerte sich das Körpergewicht von 183 auf 153%. Zum Zeitpunkt der Nachuntersuchung betrug das Gewicht 145%. Folgende Blutdruckwerte konnten festgestellt werden: vor der Behandlung 162/100 mm Hg, nach der Reduktionsdiätperiode 152/93 mm Hg, nach 4wöchigem totalem Fasten 130/85 mm Hg und 15 Monate später 130/88 mm Hg ($p < 0{,}0005$).

65 nicht besonders erfolgreiche Patienten, d. h. Patienten, die zum Zeitpunkt der Nachuntersuchung wieder mehr oder weniger zugenommen hatten, aber noch deutlich unter dem Ausgangsgewicht lagen, wiesen zum Zeitpunkt der Nachuntersuchung einen leichten Blutdruckanstieg auf. In dieser Gruppe hatte die Behandlung mit Reduktionsdiät zu einem systolischen Blutdruckabfall von 162 auf 150 mm Hg geführt. Die diastolischen Werte sanken von 100 auf 93 mm Hg. Totales Fasten über 4 Wochen senkte den Blutdruck weiter von 150/93 mm Hg auf 137/86 mm Hg. 15 Monate später war ein nur geringfügiger Blutdruckanstieg auf 139/91 mm Hg feststellbar. Sowohl systolische als auch diastolische Blutdruckwerte unterschieden sich statistisch hochsignifikant vom Ausgangswert ($p < 0{,}0005$).

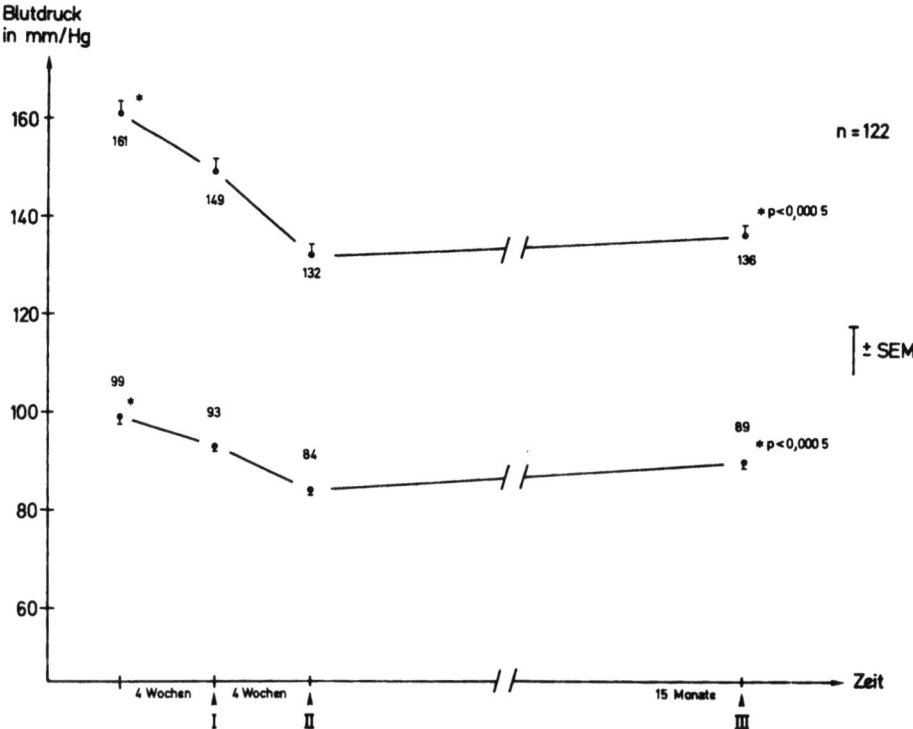

Abb. 1. Blutdruckverhalten bei 122 Patienten mit Übergewicht nach 4wöchiger Behandlung mit Reduktionsdiät (I), nach 4 Wochen totalen Fastens (II) und 15 Monate später bei einer objektiven Nachuntersuchung (III)

27 Patienten mußten als Mißerfolge angesehen werden. Sie hatten das Ausgangsgewicht wieder erreicht oder sogar noch überschritten. Diese Gruppe hatte unter der Behandlung ihr Körpergewicht von 166 auf 139% reduzieren können. Anschließend war es jedoch wieder auf 172% angestiegen. Da diese Patienten unter Reduktionsdiät und totalem Fasten signifikant an Gewicht abgenommen hatten, war der Blutdruckabfall ebenfalls deutlich. Von 156/98 mm Hg auf 150/91 mm Hg fiel der Blutdruck während der Reduktionsdiätphase ab. Ein weiterer Blutdruckabfall auf 126/82 mm Hg konnte während totalen Fastens verzeichnet werden. Trotz der erneuten Gewichtszunahme lagen jedoch die 15 Monate später gemessenen Blutdruckwerte mit 136/88 mm Hg statistisch signifikant unter den Ausgangswerten (syst. $p < 0{,}0005$, diast. $p < 0{,}05$).

Gewichtsreduktion durch Anwendung von Reduktionsdiät und totalem Fasten führte zu einer statistisch signifikanten Senkung des Blutdrucks. Während der Behandlungsphase konnte dabei die Häufigkeit der Hypertonie von 50 auf 17% gesenkt werden. Unsere Nachuntersuchung 15 Monate nach Abschluß der Behandlung zeigte, daß bei fehlender Gewichtszunahme auch keine erneute Steigerung des Blutdrucks festzustellen war. Die nicht besonders erfolgreich behandelten Patienten, die also wieder eine Gewichtszunahme zu verzeichnen hatten, jedoch das Ausgangsgewicht noch nicht wieder erreicht hatten, wiesen einen geringfügigen Blutdruckanstieg auf, der jedoch statistisch nicht signifikant unterschiedlich vom Wert am Ende der Behandlung war. Überraschend war das

Blutdruckverhalten bei Patienten mit Mißerfolg, also bei Patienten, die das Ausgangsgewicht wieder erreicht oder gar überschritten hatten. Trotz der erneuten starken Gewichtszunahme waren die Blutdruckwerte deutlich und statistisch signifikant unter den Ausgangswerten. Zu erklären ist diese deutliche Senkung bzw. Normalisierung der Blutdruckwerte damit, daß durch Gewichtsreduktion die Ursache der erhöhten Blutdruckwerte, nämlich ein erhöhtes Schlag- und Herzminutenvolumen sowie ein erhöhtes Blut- und Plasmavolumen beseitigt bzw. reduziert wurde. Drastische Gewichtsreduktion bei unseren Patienten von durchschnittlich 15–18 kg führt demnach nicht nur kurzfristig, sondern auch langfristig zur Blutdrucksenkung. Gewichtsreduktion und damit einhergehende Verbesserung der hämodynamischen Verhältnisse kann bei adipösen Hypertonikern als kausale und nebenwirkungsfreie Therapie mit guten Kurz- und Langzeitergebnissen angesehen werden.

Literatur

1. Benedict FG, Roth P Effect of a prolonged reduction in diet on twenty-five men. Proc Natl Acad Sci USA 4: 149 – 2. Deutsche Gesellschaft für Ernährung, Frankfurt (1976) Ernährungsbericht 1976 – 3. Ditschuneit H (1976) Behandlung der Übergewichtigkeit mit totalem Fasten. Verh Dtsch Ges Inn Med 82: 1356 – 4. Holtmeier HJ (1972) Diät bei Übergewicht und gesunde Ernährung. Thieme, Stuttgart – 5. Master AM, Marks HH, Dack S (1943) Hypertension in people over 40. JAMA 121: 1251 – 6. Metropolitan Life Insurance Company (1959) New weight standards for men and women. Stat Bull 40 – 7. Morrison SL, Morris IN (1959) Epidemiological observations on high blood pressure without evident cause. Lancet 2: 864 – 8. Society of Actuaries (1959) Build and blood pressure study, vol I. Soc. Actuaries, Chicago – 9. Villiger U, Heyden-Stucky S (1966) Das Infarktprofil. Unterschiede zwischen Infarktpatienten und Kontrollpersonen in der Ost-Schweiz. Schweiz Med Wochenschr 96: 748 – 10. Wechsler JG, Jaeger H, Neef P, Teichert C, Ditschuneit H (1976) Langzeitergenisse bei totalem Fasten im Vergleich zwischen ambulanten und stationären Patienten. Verh Dtsch Ges Inn Med 82: 1422 – 11. Weidmann P, Werning C, Schweikert U, Stiel D, Vetter W, Siegenthaler W (1970) Diagnostisches Vorgehen bei arterieller Hypertonie. Praxis 59: 738

Rosenthal, J., Arlart, I., Jäger, H., Etzrodt, H. (Dept. für Innere Medizin der Univ. Ulm):
Zur Behandlung reninabhängiger Hypertonie mit Captopril

Die verschiedenen, gegenwärtig verfügbaren Medikamente zur Behandlung eines Patienten mit Hochdruck sind nicht immer ausreichend wirksam. Von den verschiedenen Faktoren, die wahrscheinlich ätiologisch wirksam sind, scheint das Renin-Angiotensinsystem eine besondere Rolle zu spielen (Bravo and Tarazi 1979). Infolgedessen kann angenommen werden, daß eine Verminderung der Blutspiegel von Angiotensin II, dem entscheidenden potenten vasokonstriktorischen Prinzip, zu einer Abnahme des Blutdrucks führen kann. Eine Möglichkeit, die Mengen des zirkulierenden A IIs zu senken, ergibt sich über die Beeinflussung seiner Produktion, d. h. kompetitiv die Konversion von Angiotensin I zu Angiotensin II zu unterdrücken. Von Captopril (SQ 14226) konnte gezeigt werden, daß es in der Lage ist, diese Konversion zu blockieren. Captopril ist ein kompetitiver Inhibitor der Peptidyldepeptidhydrolase; diese Hydrolase konvertiert Angiotensin I zu Angiotensin II, hydrolisiert das Asp-Angiotensin I zu Angiotensin III und inaktiviert

Bradykinin. Synonyme für die Hydrolase sind Converting-Enzym, Angiotensin-Converting-Enzym und Kininase II. Captopril hat sich als erfolgreich bei der Behandlung von leichter bis schwerer Hypertonie erwiesen, wobei häufig die zusätzliche Gabe eines Diuretikums oder eine natriumarme Kost erforderlich waren (Brunner et al. 1979). Die Hauptnebenwirkungen sind reversible Hauterscheinungen, Geschmacksstörungen, Proteinurien, evtl. nephritisähnliche Erkrankungen und Knochenmarksdepression.

Im weiteren Verlauf der Beobachtung zeigte sich, daß Captopril insbesondere bei Patienten mit reninabhängigen Hochdruckformen – hauptsächlich renovaskulären und renalen Hypertonien – zu erheblichen Blutdruckabfällen führen kann, besonders bei vorausgegangener diuretischer Therapie oder Kochsalzrestriktion. Dieses Phänomen kam vornehmlich nach den ersten Verabfolgungen von Captopril vor.

Es war infolgedessen das Ziel der vorliegenden Untersuchung, Richtlinien zu erarbeiten, um eine sichere initiale Dosierung von Captopril zu ermitteln. Hierzu wurde der Frage nachgegangen, ob ein kurzes diuretikafreies Intervall die gelegentlich beobachtete orthostatische Blutdruckreaktion bei Patienten mit reninabhängigen Hochdruckformen verhindern kann.

Methoden

In die Studie aufgenommen wurden 20 Patienten mit Hochdruck, die während einer ersten 28tägigen Phase eine ausschließliche Diuretikatherapie und in einer zweiten Phase über 7 Tage Placebotabletten erhielten; sodann wurde in einer dritten Phase eine eintägige Behandlung mit Captopril durchgeführt und die Blutdruckreaktion auf das Medikament beobachtet. Das Gesamtkollektiv von 20 Patienten (WHO-Stadium I–II) bestand aus 14 Männern (zwölf essentielle und ein renaler Hypertoniker) und sieben Frauen (drei essentielle und vier renale Hypertonikerinnen). Die Plasmareninaktivität wurde radioimmunologisch bestimmt (Haber et al. 1979).

Ergebnisse und Diskussion

Die Blutdruck- und Reninwerte während der beiden ersten Untersuchungsphasen zeigten, daß nach vorausgegangener diuretischer Therapie mit täglich 40 mg Furosemid eine Blutdrucksenkung bei diesem Kollektiv von essentiellen und renalen Hochdruckpatienten zu erreichen war, wobei die peripheren Plasmareninaktivitätswerte weiterhin erhöht blieben. Nach Placebotherapie stieg der Blutdruck wieder an bei abnehmenden Reninwerten; die renalen Hypertoniker wiesen deutlich höhere Reninwerte auf.

Die anschließende Therapie mit Captopril zeigte in einem Beobachtungszeitraum von 360 min, daß bei sechs Patienten bereits 25 mg Captopril ausreichten, um eine deutliche Senkung des Blutdrucks, d. h. eine mindestens 15%ige Abnahme vom Ausgangswert herbeizuführen (Abb. 1). Diese 15%ige Abnahme wurde nach 90 min erreicht, blieb bis über die 300. min erhalten und am Ende der Beobachtungszeit waren die Ausgangswerte noch nicht ganz wieder erreicht.

Der Vergleich zwischen liegendem und stehendem Blutdruck bei dieser Untergruppe von sechs Patienten zeigte keine wesentlichen Unterschiede, ebensowenig die Reninwerte, obwohl eine ansteigende Tendenz gegenüber den Kontrollwerten zu verzeichnen war.

Bei einer weiteren Untergruppe von acht Patienten reichten 25 mg Captopril nicht aus, um die gewünschte Mindestabnahme des mittleren arteriellen Drucks von

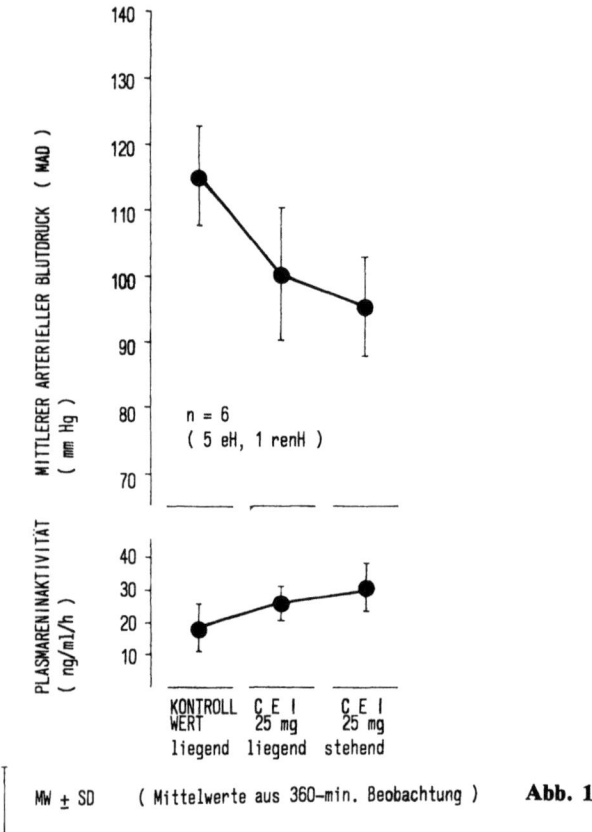

Abb. 1

15% herbeizuführen. Diesen Patienten wurden daraufhin 50 mg verabfolgt und bereits nach 30 min war der intendierte blutdrucksenkende Effekt erreicht, hielt jedoch nur bis zur 200. min an und pendelte sich bis zu Ende der Beobachtungszeit geringfügig unterhalb der Ausgangswerte ein (Abb. 2). Der Vergleich zwischen liegendem und stehendem Blutdruck unter den beiden Dosierungen von 25 und 50 mg Captopril veranschaulicht, daß 50 mg wesentlich wirksamer waren und daß außerdem der Blutdruckabfall im Stehen ausgeprägter war als im Liegen. Die Reninwerte zeigten ähnlich wie unter 25 mg während dieser kurzen Beobachtungszeit keine wesentlichen Veränderungen. Bei den übrigen sechs Patienten kam es weder unter 25 noch 50 mg Captopril zu nennenswerten Blutdruckveränderungen. Nebenwirkungen waren nicht zu verzeichnen, insbesondere waren keine Hinweise für orthostatische Reaktionen festzustellen.

Die Ergebnisse zeigen, daß ein diuretikafreies Intervall die befürchteten Blutdruckabfälle bei der anfänglichen Behandlung mit Captopril verhindern können. Bedeutsamer erscheint jedoch die unterschiedliche Reagibilität der Patienten unter den verschiedenen Dosierungen des Medikamentes: so ist anzunehmen, daß die beiden mit Blutdruckabfällen reagierenden Untergruppen pathogenetisch zwei Entitäten darstellen: die auf 25 mg Captopril ansprechende

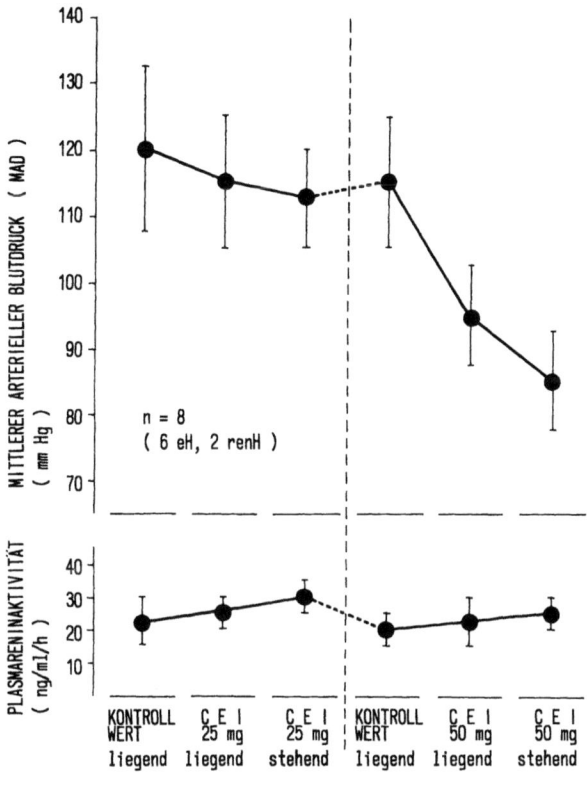

Abb. 2

Untergruppe zeigte im Liegen und im Stehen keine wesentlichen Unterschiede, wohingegen die auf 50 mg Captopril reagierende Untergruppe im Stehen einen wesentlich stärkeren Blutdruckabfall aufwies bei im wesentlichen unveränderten Pulsraten. Hieraus kann gefolgert werden, daß möglicherweise das sympathische Nervensystem an dem stärkeren Blutdruckabfall mitbeteiligt war. Diese Annahme wird unterstrichen durch die Tatsache, daß Captopril in der Lage ist, auch bei reninunabhängigen Hochdruckformen antihypertensiv zu wirken, woraus der Schluß erlaubt ist, daß Captopril eine spezifische und unspezifische antihypertensive Wirkung besitzt (Bengis et al. 1978).

Literatur

Bengis RG, Coleman TG, Young DB, McCaa R (1978) Long-term blockade of angiotensin formation in various normotensive and hypertensive rat models using converting enzyme inhibitor (SQ 14225). Circ Res (Suppl 1) 43: 45–53 – Bravo EL, Tarazi RC (1979) Converting enzyme inhibition with an orally active compound in hypertensive man. Hypertension 1: 39–46 – Brunner HR, Gavras H, Waller B, Kerstiaw GR, Turini GA, Vukovich RA, McKinstry DN, Gavras I (1979) Oral angiotensin-converting

Heck, I., Fricke, G., Stumpe, K. O., Mattern, H., Krück, F. (Med. Poliklinik der Univ. Bonn):
Periphere und kardiopulmonale Hämodynamik unter akuter Converting-Enzymhemmung bei essentieller Hypertonie und Herzinsuffizienz*

Das Angiotensin-Converting-Enzym (ACE), das im Endothel der pulmonal-arteriellen Strombahn als Ectoenzym in den höchsten im Organismus gefundenen Konzentrationen vorkommt, katalysiert die Umwandlung des pressorisch wenig wirksamen Angiotensin I in Angiotensin II. Angiotensin II ist, bezogen auf das Molekulargewicht, die pressorisch am stärksten wirksame bekannte Substanz; ihre Wirkung im kardiovaskulären System besteht im wesentlichen in einer präkapillären Vasokonstriktion und einer positiven Inotropie und Chronotropie am Herzen. Durch das Prolinderivat SQ 14225 (Captopril) ist es möglich geworden, diese Conversion spezifisch zu hemmen und somit das Renin-Angiotensin-Aldosteron-System (RAAS) an definierter Stelle zu unterbrechen. Bei der Herzinsuffizienz sowie möglicherweise bei einem Teil der essentiellen Hypertonie spielt der Aktivierungszustand des RAAS in der Pathophysiologie der obengenannten Zustände eine bedeutsame Rolle. Somit kann von der Blockade des RAAS durch SQ 14225 ein wirksames therapeutisches Prinzip erwartet werden. In zahlreichen therapeutischen Studien, besonders bei der essentiellen Hypertonie, aber auch bei der therapierefraktären Herzinsuffizienz hat sich die therapeutische Wirksamkeit von Captopril zeigen lassen. Ziel dieser Untersuchung war es, bei der akuten Gabe von Captopril den therapeutischen Effekt zu hämodynamischen und humoralen Meßdaten zu korrelieren.

Bei sieben Patienten mit essentieller Hypertension und bei sechs Patienten mit therapierefraktärer Herzinsuffizienz wurden bei Rechtsherzkatheteruntersuchungen vor und 45 min nach Gabe von 25–100 mg Captopril der pulmonalarterielle Mitteldruck (PAMP), der arterielle Mitteldruck (MAP), der Cardiac-Index (CI), der pulmonalarterioläre Widerstand (PR) und der periphere Gesamtwiderstand (TPR) erfaßt. Der CI wurde mit der Thermodilutionsmethode bestimmt.

Weiterhin wurden aus der Pulmonalarterie und der Arteria fem. vor und nach Gabe des SQ 14225 Blutproben entnommen zur Bestimmung von Angiotensin I und II (A I und A II), Renin (PRA), Aldosteron (PA) und Converting-Enzym-Aktivität (ACE). Angiotensin I und II, Renin und Aldosteron wurden radioimmunologisch, die ACE-Aktivität nach der Methode von Cushman gemessen.

---

* Diese Arbeit wurde unterstützt durch eine Forschungsbeihilfe des Wissenschaftsministeriums des Landes NRW (II B5-FA 8236)

Ergebnisse

Unter akuter Blockade des Angiotensin-Converting-Enzyms durch SQ 14225 ergab sich bei der essentiellen Hypertonie folgendes Bild (Abb. 1) für die cardiopulmonale Hämodynamik. Der PAMP und der MAP fielen gleich stark; der PAMP von 17,2 auf 16,7 mm Hg und MAP von 128,6 auf 111 mm Hg. Der Cardiac-Index veränderte sich

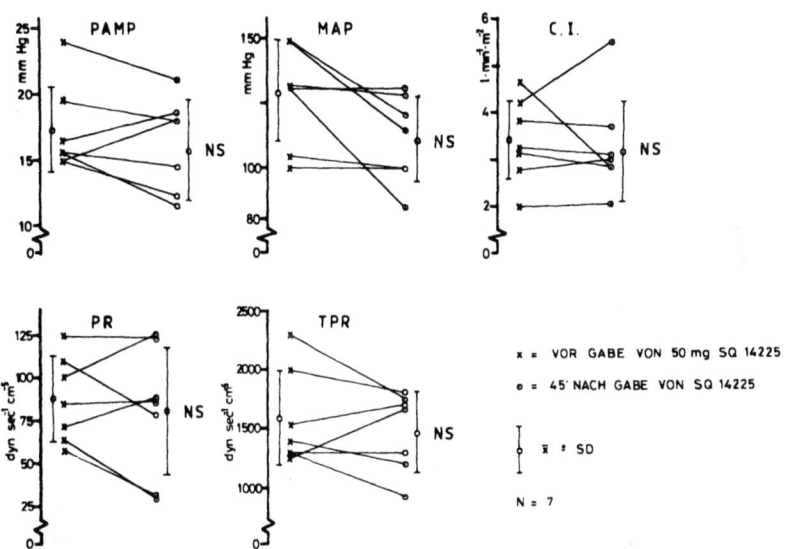

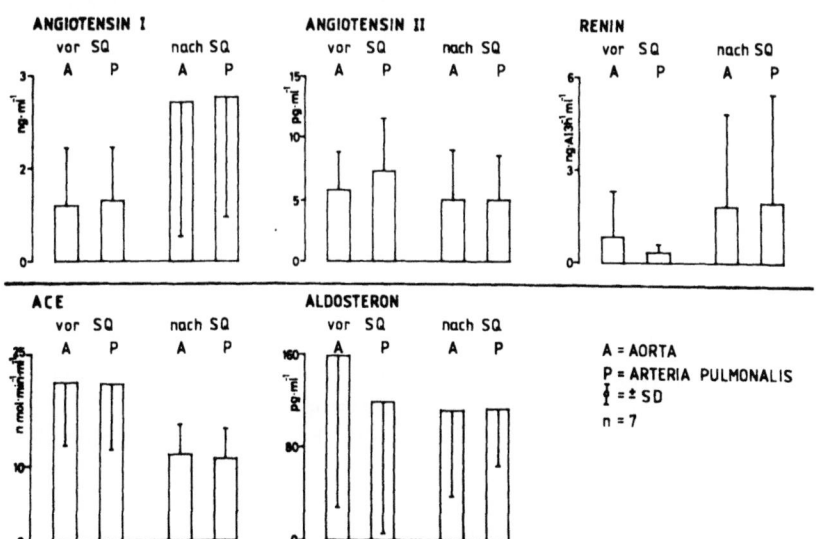

Abb. 1

nur geringfügig von 3,38 auf 3,12 l/min^{-1}/m^{-2}; in etwa der gleichen Größenordnung waren die Widerstandsabnahmen pulmonalarteriell und peripher: der PR bewegte sich von 87,7 auf 80,7 dyn/s/cm^{-5} und der TPR von 1594 auf 1474 dyn/s/cm^{-5}.

Die Parameter des RAAS, jeweils vor (P) und nach (A) Passage des Lungenkreislaufs gemessen, ergaben folgende Veränderungen:

Angiotensin II, Aldosteron und ACE fielen etwa vergleichbar ab (Abb. 1):

A II von 7,4 (P) und 6,2 (A) auf 5,2 (P) und 5,2 (A) jeweils pg/ml^{-1}; Aldosteron von 118 (P) und 160 (A) auf 116 (P) und 113 (A) pg/ml^{-1}. Die ACE-Aktivität nahm relativ gesehen am stärksten ab, von 21,1 (P) und 21,4 (A) auf 11,1 (P) und 11,6 (A) nmol/l^{-1}. Ein wesentlicher Unterschied bezüglich des pulmonalarteriellen und arteriellen Wertes ergab sich bei allerdings großer Streuung nur für das Aldosteron und wie später gezeigt beim Renin.

Durch Unterbrechung des negativen Feedbacks, d. h. Erniedrigung von Angiotensin II und damit verminderte Rückkopplung auf die Bildung von Angiotensin I, kam es zum erheblichen Anstieg von Angiotensin I und Renin z. T. um ein Vielfaches: Angiotensin I von 0,48 (P) und 0,46 (A) auf 1,34 (P) und 1,29 (A) ng/ml^{-1}; Renin stieg von 0,34 (P) und 0,86 (A) auf 2,0 (P) und 1,84 (A) ng/3 h^{-1}/ml^{-1}.

Bei der therapierefraktären Herzinsuffizienz steht im Vordergrund der therapeutisch angestrebte Anstieg des CI durch Reduktion des peripheren Gesamtwiderstands und damit Senkung des Afterloads. Durch die bei diesem Krankheitsbild ausgeprägte Stimulation des RAAS ergaben sich hier prozentual gesehen wesentlich stärkere Veränderungen aller gemessenen Parameter ausgenommen des MAP, trotz der hier durchweg geringeren Dosen von SQ 14225.

Die hämodynamischen Meßdaten zeigten im einzelnen folgendes Verhalten (Abb. 2):

Der PAMP nahm von 35,5 auf 25,6 mm Hg sehr deutlich ab, beim arteriellen Mitteldruck ergab sich ein kleiner Abfall von 89 auf 82 mm Hg; der pulmonalarterioläre und periphere Widerstand verminderte sich wesentlich ausgeprägter als oben gezeigt bei der EH: PR von 382 auf 295 dyn/s/cm^{-5} und TPR von 1850 auf 1475 dyn/s/cm^{-5}. Die Parameter der RAAS wurden ebenfalls wieder zentralvenös und arteriell gemessen und zeigten im Vergleich zur EH in der Tendenz ein gleichsinniges Verhalten:

Angiotensin II, Aldosteron und ACE fielen ab (Abb. 2):

A II von 11,5 (P) und 13,9 (A) auf 8,8 (P) und 8,5 (A) pg/ml^{-1}; Aldosteron von 409,6 (P) und 433,7 (A) auf 379,3 (P) und 330,6 (A) pg/ml^{-1}; ACE von 25,7 (P) und 25,4 (A) auf 19,8 (P) und 22, 1 (A) nmol/l^{-1}. Wie bei der EH bereits erwähnt, stiegen bei der Herzinsuffizienz, allerdings hier von stimulierten Ausgangswerten, Angiotensin I und Renin weiter an:

A I von 1,1 (P) und 1,3 (A) auf 2,7 (P) und 1,6 (A) ng/ml^{-1} und Renin von 10,7 (P) und 11,5 (A) auf 42,5 (P) und 29,4 (A) ng/3 h^{-1}/ml^{-1}. Diese z. T. extremen Ausgangswerte von A I und Renin waren immer dann zu sehen, wenn der periphere Widerstand und der PAMP sehr hoch waren; hier ergab dann die Blockade des ACE die deutlichsten hämodynamischen Änderungen, d. h. Steigerung des HZV, Verminderung des PR und TPR und somit Reduktion des Afterloads.

Wenn man die obengenannten Daten vereinfachend analysiert unter dem Gesichtspunkt der Blockade des RAAS, d. h. mögliche Wechselwirkungen mit dem Kininsystem aus der Diskussion zunächst ausklammert, so ergibt sich als Auswirkung der verminderten Angiotensin II-Bildung folgendes Konzept:

HÄMODYNAMIK UNTER CONVERTING-ENZYM BLOCKADE MIT SQ 14225 BEI HERZINSUFFIZIENZ

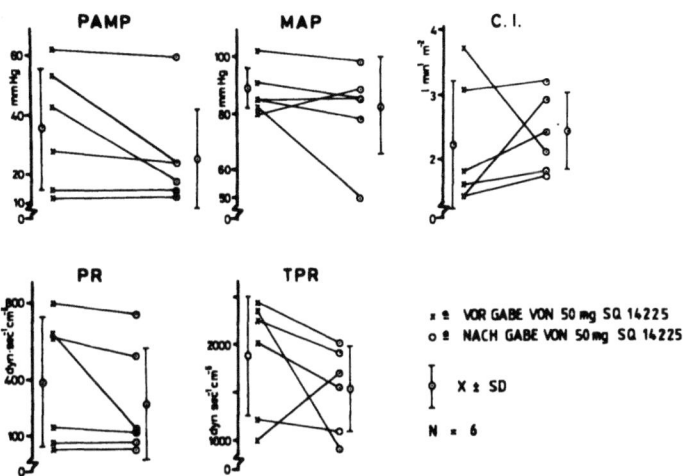

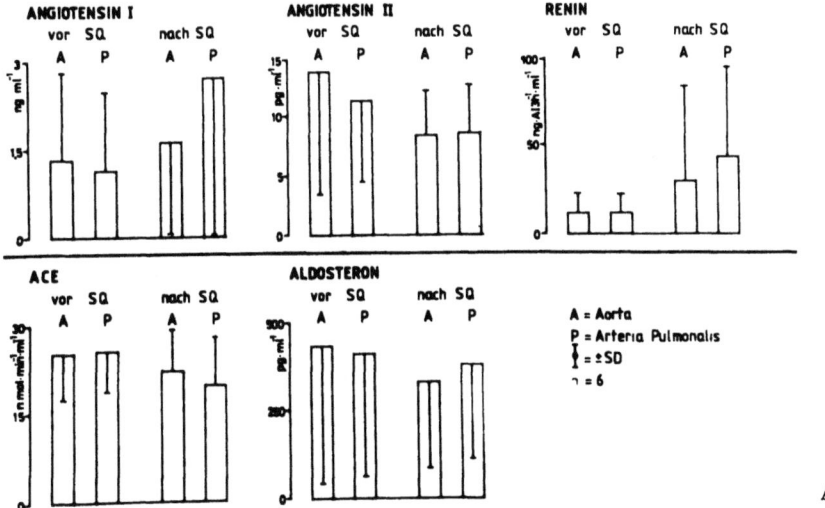

Parameter des RAAS in Aorta und Arteria Pulmonalis unter akuter Blockade des Converting-Enzyms mit SQ 14225 (Captopril) bei Therapierefraktärer Herzinsuffizienz.

Abb. 2

Die cardiovaskulären Effekte von Angiotensin II lassen sich darstellen als solche, die durch das Peptid direkt am Zielorgan Gefäß und Herzmuskel bewirkt werden und als solche, die sekundär über zentrale und periphere sympathoadrenerge Mechanismen sowie vasovagale Reflexe zustandekommen. So kann es z. B. über vagale Barorezeptoren zu einer Reflexbradykardie, Abfall des HZV und Erhöhung des enddiastolischen Druckes kommen, obwohl das Peptid selbst positiv inotrop und chronotrop wirkt.

Die pharmakologische Wirkung von Captopril liegt im wesentlichen in der Vasodilatation durch Erniedrigung der Angiotensin II-Konzentration im Serum, was die Senkung des Afterloads bei der Herzinsuffizienz und des MAP bei der essentiellen Hypertonie zur Folge hat; jedesmal bedingt durch Verminderung der präkapillären Vasokonstriktion. Der Aldosteronabfall ist wahrscheinlich nur als Langzeiteffekt wesentlich. Diese Hauptwirkung ist allerdings z. T. durch eine erhebliche Überlagerung mit vasovagalen und sympathoadrenergen Effekten überprägt. Die relativen Änderungen der hämodynamischen und humoralen Parameter scheinen vom Aktivitätsniveau des RAAS abhängig zu sein und somit sind gerade bei aktiviertem System wie bei der Herzinsuffizienz und bei bestimmten Formen der essentiellen Hypertension die größte Wirksamkeit des Pharmakons nachzuweisen.

1. Captopril senkt den pulmonalarteriolären und peripheren Widerstand und den pulmonalarteriellen und arteriellen Mitteldruck bei essentieller Hypertension und therapierefraktärer Herzinsuffizienz. Bei der Herzinsuffizienz ist ein Anstieg des Cardiac-Index nachzuweisen.

2. Die Parameter des RAAS wie Angiotensin II, Aldosteron und ACE werden erniedrigt; u. a. durch Wegfall des negativen Feed-Back steigen Renin und Angiotensin I an.

3. Unter der Converting-Enzym-Blockade kommt es zum Teil zu erheblichen vasovagalen und sympathoadrenergen Effekten, die sämtliche Veränderungen z. T. erheblich überlagern.

Insgesamt scheint Captopril eine erweiterte therapeutische Möglichkeit zur Behandlung der essentiellen Hypertension und therapierefraktären Herzinsuffizienz darzustellen. Die differentielle Indikation zu bereits bekannten Vasodilatatoren bzw. die Kombination muß aber noch durch weitere Studien erarbeitet werden.

Literatur

1. Atkinson AB, Robertson JI (1979) Captopril in the treatment of clinical hypertension and cardiac failure. Lancet 2: 836 – 2. Cody RJ, Jr, Tarazi, RC, Bravo, EL, Fouad FM (1978) Haemodynamics of orally-active converting enzyme inhibitor (SQ 14225) in hypertensive patients. Clin Sci 55: 453 – 3. Cushman DW, Cheung HS (1971) A spectrophotometric assay and properties of the angiotensin-converting enzyme of rabbit lung. Pharmacology 20: 1637 – 4. Johnston CI, McGrath BP, Millar JA, Matthews PG (1979) Longterm effects of captopril (SQ 14225) on blood pressure and hormone levels in essential hypertension. Lancet 2: 493 – 5. Murthy VS, Waldron TL, Goldberg ME (1978) The mechanism of bradykinin potentiation after inhibition of angiotensin-converting-enzyme by SQ 14225 in conscious rabbits. Circ Res (Suppl 1) 43: 1–40 – 6. Semple PF (1977) The concentration of angiotensin I and II in blood from the pulmonary artery and left ventricle of man. J Clin Endocrinol Metab 44: 915–920. – 7. Spech HJ, Wernze H, Weiss H (1976) Radioimmunoassay of angiotensin II and its metabolites. Comparison of two different extraction procedures. Acta Endocrinol [Suppl] (Kbh) 202: 67 – 8. Vetter W, Vetter H, Siegenthaler W (1973) 1. Radioimmunoassay for aldosterone without chromatography. 2. Determination of plasma aldosterone. Acta Endocrinol (Kbh) 74: 558

Haux, R., Anders, E., Gotzen, R., Schwab, M. † (Med. Klinik und Poliklinik, Klinikum Steglitz, der FU Berlin):
Tagesrhythmische Schwankungen der Plasmareninaktivität (PRA) bei Hypertonikern

Von verschiedenen Arbeitsgruppen, Brown et al. [2], Gordon et al. [3] und Kaulhausen [4] wurden mit unterschiedlichen Methoden tagesrhythmische Schwankungen der Reninkonzentration bzw. Reninaktivität im Plasma bei gesunden Menschen nachgewiesen.

Der Ausgangspunkt unserer Untersuchungen war die Frage, ob Patienten mit arterieller Hypertonie verschiedener Schweregrade, mit und ohne antihypertensive Therapie, eine Tagesperiodik der PRA haben.

Patienten und Methodik

Bei insgesamt 32 Patienten (Tabelle 1) im Alter von 16–73 Jahren (Medianalter: 50 Jahre), elf Frauen und 21 Männern, wurde die PRA in 2stündlichen Abständen während eines Zeitraumes von 24–26 Std bestimmt. Vom Gesamtkollektiv hatten 26 Patienten eine arterielle Hypertonie, sechs Patienten dienten als normotensive Kontrollpersonen. Bei den unbehandelten Hypertonikern waren alle Medikamente mindestens 10 Tage vor der Untersuchung abgesetzt worden. Während des Untersuchungstages erhielten die Patienten eine normale Krankenhauskost mit 150–200 mval Natrium pro die. Strenge Bettruhe wurde während eines Zeitraumes von 10 Std vor der ersten Blutentnahme bis zum Abschluß der Untersuchung eingehalten, d. h. auch kein Aufstehen für Toilettenbesuche, zum Waschen oder Essen. Die Blutentnahmen erfolgten über eine Verweilkanüle, die ca. 1 Std vor der ersten Blutentnahme gelegt wurde. Die nächtlichen Blutentnahmen konnten meistens ohne Schlafunterbrechung der Versuchspersonen durchgeführt werden.

Die Plasmareninaktivität (PRA) wurde mit einem Radioimmunoassay der Firma (NEN)[1] bestimmt.

Für die statistische Auswertung wurde der Phasenhäufigkeitstest von Wallis und Moore und der U-Test von Wilcoxon, Mann und Whitney benutzt.

Tabelle 1. Gruppengröße, Geschlecht, Medianalter (Schwankungsbreite) bei insgesamt 32 untersuchten Patienten

Gruppe	n	♀	♂	Medianalter
Normotoniker	6	2	4	43 (16–60)
Stabile Hypertoniker (antihyperten. beh.)	7	2	5	61 (50–73)
Stabile Hypertoniker (unbehandelt)	10	3	7	50 (25–63)
Labile Hypertoniker (unbehandelt)	6	3	3	49 (36–69)
Hypertoniker mit Nierenarterienstenose	3	1	2	50 (47–60)
Gesamthypertoniker	26	9	17	52 (25–73)
Gesamtkollektiv	32	11	21	50 (16–73)

1 Modifiziert nach Oelkers

Ergebnisse

1. Normotoniker

In der Gruppe der Normotoniker zeigt jede Einzelkurve der PRA über 24 Std einen circadianen Rhythmus; ausgehend von einer mittleren Aktivitätslage um 8.00 Uhr, findet sich eine langsame Abnahme der PRA bis 20.00–22.00 und anschließend ein relativ rascher Anstieg zum Maximum zwischen 4.00 und 6.00 Uhr früh. Für jede Versuchsperson wurde die prozentuale Abweichung des ermittelten Einzelwertes von dem gleich 100% gesetzten Tagesmittelwert – korrigiert nach der Methode des „gleitenden Mittels" – errechnet. Die gestrichelte Linie stellt die Summenkurve, die sich aus den Mittelwerten der zeitlich ermittelten Abweichungen ergibt, dar. In dieser Gruppe schwankt die PRA zwischen 71% und 135% um den Tagesmittelwert.

2. Stabile Hypertoniker, antihypertensiv medikamentös behandelt

Alle Patienten dieser Gruppe hatten eine mittelschwere bis schwere Hypertonie mit Auswirkungen im EKG, im Röntgen-Thoraxbild und Fundusveränderungen II–III nach Keith-Wagner. Alle Patienten standen unter einer Behandlung mit Digoxinpräparaten und erhielten als Antihypertensivum alpha-Methyldopa. Drei Patienten hatten zusätzlich ein Diuretikum (Mefrusid) und ein Patient außerdem noch Dihydralazin und einen β-Blocker. Bei diesen Patienten finden sich ebenso wie bei den Normotonikern die höchsten PRA-Werte in den frühen Morgenstunden zwischen 4.00 und 6.00 Uhr, und anschließend tritt in der ersten Phase bis 12.00 rascher und in der 2. Phase langsamer bis zu einem Tiefpunkt zwischen 20.00 und 22.00 Uhr ein Abfall der PRA auf. Daran schließt sich ein relativ steiler Anstieg bis zu einem Gipfel zwischen 4.00 und 6.00 Uhr in der Frühe an. Die Schwankungen der PRA um den Tagesmittelwert liegen zwischen 83% und 111%. Beim Vergleich der Einzelkurven lassen sich keine Unterschiede feststellen, obwohl die Patienten zum Teil unterschiedliche Medikamente erhielten.

3. Stabile Hypertoniker, unbehandelt

Auch in dieser Gruppe findet sich die bereits bei den anderen beiden Gruppen beschriebene Tagesrhythmik mit Minimalwerten zwischen 18.00 und 22.00 Uhr und Maximalwerten um 4.00 Uhr früh. Die PRA schwankt um den Tagesmittelwert zwischen 85% und 123%.

4. Labile Hypertoniker, unbehandelt

In der Gruppe der sechs labilen Hypertoniker waren vier am Untersuchungstag normo-, zwei hypertensiv. Es zeigt sich weder ein Unterschied im Tagesgang der PRA im Vergleich zu den anderen Gruppen noch zwischen den Einzelkurven der Hypertoniker mit erhöhtem bzw. normalem Blutdruck zum Untersuchungszeitpunkt. Die tiefsten Werte der PRA finden sich zwischen 18.00 und 20.00 Uhr, die höchsten Werte zwischen 2.00 und 6.00 Uhr, die Schwankung der PRA um den Tagesmittelwert bewegt sich zwischen 82% und 111%.

5. Hypertoniker mit angiographisch gesicherter Nierenarterienstenose

Auch bei dieser Patientengruppe zeigen sich tagesrhythmische Schwankungen der PRA, jedoch im Unterschied zu den Kurvenverläufen der anderen Versuchsper-

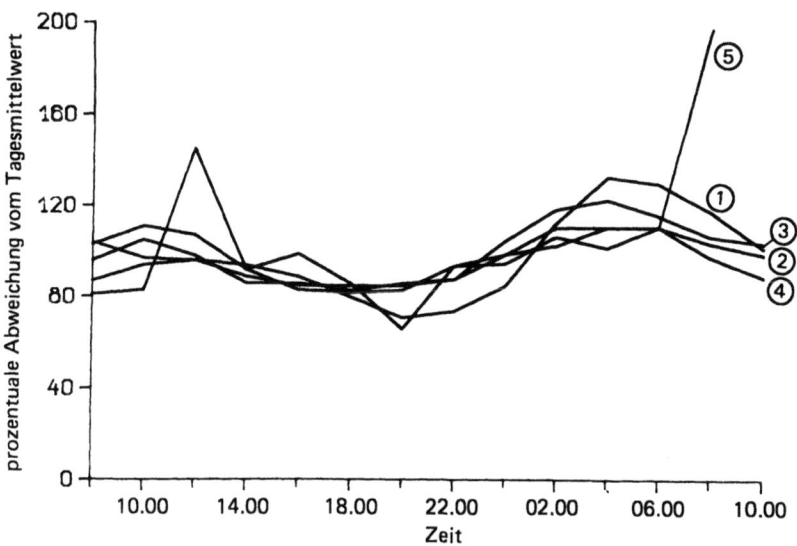

Abb. 1. ① stellt die Summenkurve der PRA der Normotoniker, ② und ③ die der stabilen Hypertoniker, ④ der labilen Hypertoniker und ⑤ der Patienten mit einseitiger Nierenarterienstenose dar

sonen findet sich ein Maximum gegen 14.00 Uhr, ein Minimum um 22.00 Uhr und, ebenso wie bei den anderen Gruppen, ein Maximum in den Morgenstunden zwischen 4.00 und 8.00 Uhr. Der Anstieg der PRA von 8.00 Uhr zu 10.00 Uhr am Ende des Kurvenverlaufs kann nicht als repräsentativ angesehen werden, da es sich um die PRA nur eines Patienten handelt.

Die Abb. 1 zeigt die Summenkurven der fünf untersuchten Gruppen. Die Summenkurve der Patienten mit Nierenarterienstenose wird mit dargestellt, aber bei der statistischen Auswertung nicht berücksichtigt. Wie aus der Darstellung ersichtlich ist, unterliegt die PRA bei Normotonikern größeren Schwankungen um den Tagesmittelwert als bei den behandelten bzw. unbehandelten Hypertonikern. Dieser Unterschied läßt sich statistisch sichern, während zwischen den anderen Gruppen keine statistisch nachweisbaren Unterschiede in der Schwankungsamplitude bestehen. Bezüglich der tageszeitlichen Maxima bzw. Minima der PRA besteht zwischen den vier Gruppen kein statistisch signifikanter Unterschied, d. h. es ist keine Beeinflussung der Tagesrhythmik der PRA in Abhängigkeit vom Hochdruckschweregrad und der Behandlung nachweisbar.

Diskussion

Unsere Untersuchungen zeigen, daß auch Patienten mit arterieller Hypertonie, und zwar sowohl labiler als auch stabiler Hypertonie, einen circadianen PRA-Rhythmus besitzen, mit einem Tiefpunkt in den Abendstunden um 20.00 Uhr und einem Gipfelpunkt in den Morgenstunden um 4.00 Uhr, also vor der eigentlichen Aufwachphase. Es fällt jedoch auf, daß der Kurvenverlauf gegenüber Normotonikern weniger starken Schwankungen unterliegt, d. h. weniger lebhaft ist. Dabei unterscheidet sich die Gruppe der behandelten Hypertoniker nicht signifikant von unbehandelten labilen und stabilen Hypertonikern.

Letztlich unklar bleibt die Ursache der tageszeitlichen Schwankungen der PRA. In Frage kommen Faktoren bzw. Einflüsse, die die Reninsekretion steuern. Hierzu gehören verschiedenartige Stimuli, wie z. B. der mittlere Perfusionsdruck in den Nierenarterien, der Sympathikotonus, die Katecholamine, ADH, Mineralokortikoide und möglicherweise noch andere Hormone und der Natrium- und Flüssigkeitshaushalt. Interessanterweise konnte bei nephrektomierten Patienten, die ein Nierenallotransplantat erhielten, also eine denervierte Niere, kein circadianer Rhythmus der PRA nachgewiesen werden [1]. Dies spricht für die Bedeutung der Sympathikusaktivität. Inwiefern die anderen Faktoren wie Filtrationsfraktion, Urinvolumina, Natriumausscheidung und Blutdruckveränderungen hierdurch direkt wirksam werden oder unabhängig vom Sympathikus eine Rolle spielen können, ist bisher unklar. Gordon u. Mitarb. (1966) konnten bei adrenalektomierten Patienten, die mit einer mehrmaligen Steroiddosis pro die substituiert wurden, einen circadianen Reninrhythmus nachweisen, so daß Cortisol, das bekanntermaßen einer Tagesrhythmik unterworfen ist, wenn überhaupt, nur einen sehr geringen Einfluß ausübt. Um den Anteil der renalen Hämodynamik an den tagesrhythmischen Schwankungen der PRA abschätzen zu können, wäre unserer Ansicht nach eine Untersuchung der Tagesrhythmik der PRA bei Hypertonikern mit Nierenarterienstenose vor und nach erfolgreicher Operation (gegebenenfalls Gefäßdilatation) von Wichtigkeit.

Literatur

1. Armbruster H et al. (1974) Verh Dtsch Ges Inn Med 80: 219 – 2. Brown JJ et al. (1966) J Endocrinol 34: 129 – 3. Gordon RD et al. (1966) J Clin Invest 45: 1587 – 4. Kaulhausen H et al. (1974) Klin Wochenschr 52: 631

Hummerich, W., Krause, D. K., Konrads, A., Kaufmann, W. (Med. Univ.-Poliklinik Köln):
Extrarenale und renale Mechanismen der Reninstimulation nach Schleifendiuretika

1. Einleitung

Die *intrarenalen* Vorgänge der Reninfreisetzung nach Gabe von Furosemid oder Ethacrynsäure sind weitgehend aufgeklärt: Der Macula densa-Mechanismus ist einbezogen, da beide Substanzen eine Änderung der Natrium- bzw. Chloridkonzentration in der distalen Tubulusregion bewirken [9, 14]; beide Substanzen führen akut zu einer renalen Vasodilatation mit folgender Zunahme der Nierendurchblutung und können daher renale Barorezeptoren stimulieren [11]. Die Plasmavolumeneinengung *nach* Einsetzen der Diurese kann über den gleichen Mechanismus zur Reninfreisetzung führen. Die offenen Fragen resultieren aus zwei Beobachtungen: erstens dem Phänomen, daß der Reninanstieg nach Furosemid durch gleichzeitige Volumengabe supprimiert oder sogar verhindert werden kann [9, 14], zweitens Ergebnissen, die zeigen, daß der Reninanstieg nach Furosemid durch β-Blockade [11, 15] oder renale Denervierung vermindert wird [13, 15] oder bei niedrigen Furosemiddosen auch gänzlich ausbleiben kann [10]. Unklar blieb, ob ausschließlich intrarenale Mechanismen zur Erklärung dieser Phänomene ausreichen oder ob Volumenänderungen auch extrarenal perzipiert werden und über neurale Reflexmechanismen die Reninfreisetzung modifizieren. Untersuchungen des Phänomens, daß Furosemid bereits *vor* Einsetzen der Diurese zu einer Besserung eines akuten Lungenödems führen kann [1], führten zu der Erkenntnis, daß diese Substanz akut eine periphere Venendilatation mit Blutvolumenverschiebung im Niederdrucksystem (peripher venöses Pooling) und Abnahme der Drucke in den zentralen Venen und Herzvorhöfen bewirkt [4]. Diese Veränderungen wurden nach Gabe von Ethacrynsäure nicht beobachtet [12]. Es ist bekannt, daß durch Erregung zentralvenöser Volumenrezeptoren in der kardiopulmonalen Region über vagale Afferenzen, zentrale Umschaltung und über sympathische Efferenzen renale β-Rezeptoren beeinflußt werden und die Reninfreisetzung modifiziert werden kann [8]. So führt eine Druckabnahme im zentralen Niederdrucksystem bei unveränderter renaler Hämodynamik zu einer Reninfreisetzung bzw. ein Druckanstieg zu einer Suppression des Renins [2]. Aus diesen Vorstellungen lassen sich Fragestellung und Versuchsanordnung ableiten: Durch Immersion der Versuchsperson in einem thermoindifferenten Wasserbad müßten die peripheren Poolingeffekte des Furosemids unterdrückbar, der Reninanstieg entsprechend geringer sein. Zum anderen sollte der efferente Schenkel des neuralen Reflexes durch β-Blockade gehemmt werden können. Im Kontrollversuch mit Ethacrynsäure sollten dementsprechend diese Maßnahmen die Reninfreisetzung nicht modifizieren.

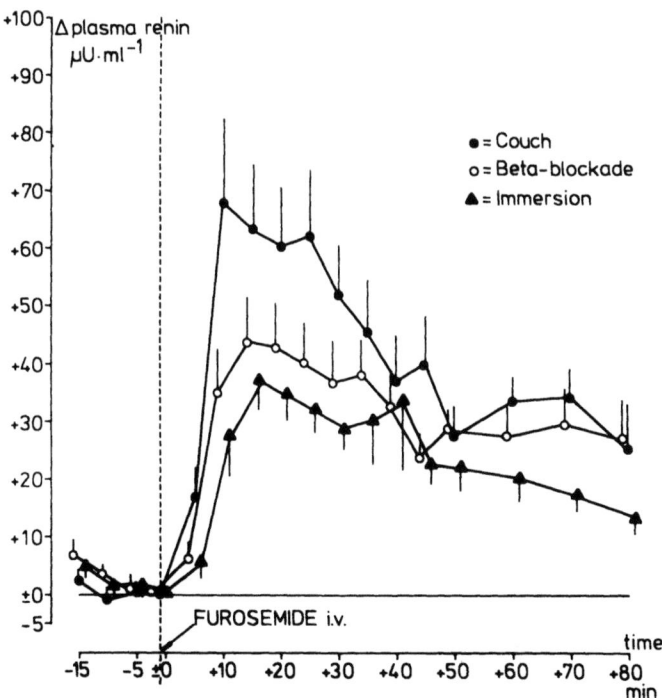

Abb. 1. Verhalten der PRC nach Gabe von Furosemid, 40 mg, i.v. Die Differenzen zwischen Immersion und β-Blockade einerseits und Couch-Versuch andererseits sind zu den Zeiten t = 5, 10, 15, 20, 30, 60, 70 signifikant. Keine signifikanten Differenzen zwischen β-Blockade und Immersion

2. Methodik

Bei 12 Männern (20–33 Jahre) wurden folgende Versuche vorgenommen: A. Immersion im thermoindifferenten Wasserbad (34° C) bis zum Nacken. Vorperiode 15 min, Gabe von 40 mg Furosemid i.v., Dauer der folgenden Meßperiode 80 min. Meßparameter: Plasmareninkonzentration (PRC) RR, Hämatokrit in kurzen Zeitabständen, Urinvolumen, Natriumausscheidung. B. Couch-Versuch: Ablauf wie bei A, Raumtemperatur, gleiche Körperhaltung. C. β-Blockade ($n = 9$): Bedingungen wie B, zusätzliche Gabe von 10 mg Metroprolol i.v. D. Gleiche Versuchsserie (A–C) mit 50 mg Ethacrynsäure i.v. ($n = 9$). Die PRC-Bestimmung erfolgte nach der Methode Hummerich und Krause [7]. Die statistische Auswertung erfolgte je nach den Voraussetzungen mit dem gepaarten oder ungepaarten t-Test.

3. Ergebnisse

Das Verhalten der Plasmareninkonzentration ist in Abb. 1 und 2 dargestellt. Sowohl nach Furosemid wie nach Ethacrynsäure zeigt sich ein rascher initialer Anstieg der PRC mit Maxima zwischen 10 und 20 min. Sowohl das Immersionsmanöver als auch die β-Blockade führen in der Furosemidserie zu einer signifikanten Suppression der PRC, die größten Differenzen treten in der Initialphase innerhalb der ersten 20 min auf. Das Reninprofil nach β-Blockade und unter Immersion ist nahezu identisch. Demgegenüber führen nach Ethacrynsäure weder Immersion noch β-Blockade zu einer signifikanten Abnahme der PRC. Es wurden äquinatriuretische Dosen von Ethacrynsäure und Furosemid gewählt, dementsprechend fanden sich keine signifikanten Unterschiede der Natriumexkretion oder der Urinvolumina zwischen den entsprechenden Versuchen der Ethacrynsäure- bzw. Furosemidserie. Lediglich

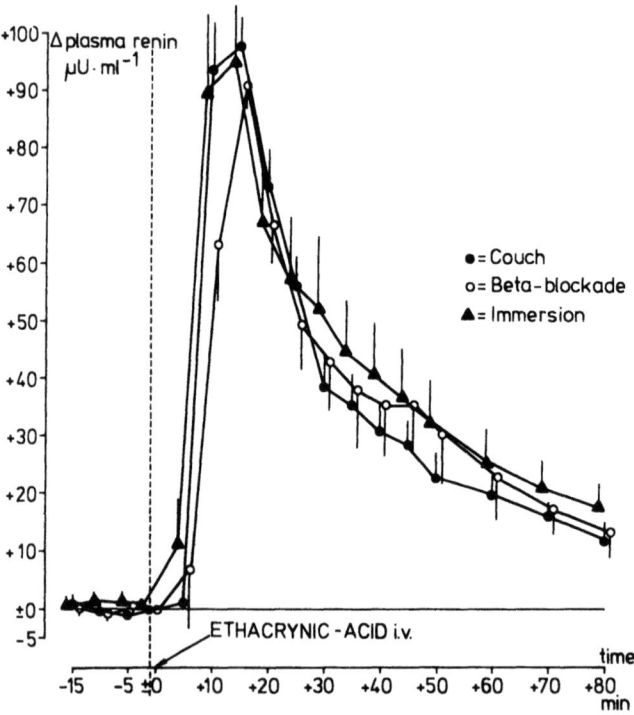

Abb. 2. Verhalten der PRC nach Gabe von Ethacrynsäure, 50 mg, i.v. Zu keinem Zeitpunkt signifikante Differenzen der PRC

das Immersionsmanöver führte nach Furosemid zu einer signifikant höheren Natriurese im Vergleich zum Couch-Versuch. In keiner der Versuchsanordnungen kam es zu signifikanten Änderungen der Herzfrequenz oder des Blutdrucks.

4. Diskussion

Die Ergebnisse zeigen, daß sowohl die Immersion wie auch die β-Blockade zu einer nahezu identischen Teilsuppression der PRC-Werte nach Furosemid führen. Die Annahme, daß akute Volumenveränderungen und neurogene Reflexmechanismen ursächlich miteinander verknüpft sind, wird sowohl gestützt durch das nahezu identische PRC-Profil unter β-Blockade und Immersion wie durch die Tatsache, daß weder Immersion noch β-Blockade zu einer Suppression der Plasmareninkonzentration in der Ethacrynsäureversuchsreihe führen. Für den neuralen Reflexcharakter der Reninfreisetzung nach Furosemid spricht darüber hinaus die Feststellung, daß die maximale Suppression der Plasmareninkonzentration zu Beginn der Versuchsperiode auftritt, obwohl aus hämodynamischen Daten hervorgeht, daß das Maximum des Poolingeffektes nach Furosemid bei etwa 30 min und später anzusetzen ist [12]. Es ist bekannt, daß eine neural vermittelte Reninfreisetzung sich in der Regel rasch erschöpft [15]. Die Ergebnisse der Ethacrynsäureversuchsreihe zeigen weiterhin, daß die Immersion per se nicht zu einer mangelnden Stimulierbarkeit des Plasmarenins führt. Die Ergebnisse fügen sich damit widerspruchsfrei in die zugrundeliegende Hypothese ein, daß Volumenverschiebungen im Niederdrucksystem für einen Teil des akuten Reninanstiegs nach Furosemid verantwortlich sind und daß neurale Reflexmechanismen einbezogen sind. Die Immersion im thermoindifferenten Wasserbad entspricht hämodynamisch einer akuten Volumenbelastung [5], es kann daher gefolgert werden, daß die bekannten modifizierenden Einflüsse von Volumenfaktoren [9, 14] auf die Reninfreisetzung nach Furosemid in gleicher Weise erklärt werden können. Alternative Erklärungsmöglichkeiten für die dargestellten Phänomene, etwa eine rein intrarenale Perzeption der akuten Volumenveränderungen nach Furosemid sind unwahrscheinlich, wenn man experimentelle Ergebnisse anderer Autoren berücksichtigt. Erwähnt seien Beobachtungen, aus denen hervorgeht, daß eine über intrarenale Volumenrezeptoren vermittelte Reninfreisetzung durch β-Blockade nicht gehemmt werden kann [3, 6] oder, daß eine Denervierung der Niere zu einem völligen Ausbleiben des Reninanstiegs nach Furosemid führt, sofern niedrige Dosen verabreicht werden [8]. Demgegenüber scheinen β-adrenerge Mechanismen und akute Volumengaben die Reninfreisetzung nach Ethacrynsäure nicht zu beeinflussen, so daß angenommen werden kann, daß die Reninfreisetzung nach dieser Substanz ausschließlich über intrarenale Mechanismen erklärt werden muß.

Literatur

1. Biagi RW, Bapat BN (1967) Furosemide in acute pulmonary oedema. Lancet 1: 849 – 2. Brosnihan K, Travis RH (1975) Influence of the vagus and carotis sinus nerves on plasma renin in the cat. J Endocrinol 71: 59–65 – 3. Desaulles E, Schwatz J (1979) Furosemide induced renin release by kidney slices. Acta Endocrinol [Suppl] (Kbh) 225: 350 – 4. Dikshit K, Vyden JK, Forrester JS, Chatterjee K, Prakash R, Swan HJC (1973) Renal and extrarenal hemodynamic effects of furosemide. N Engl J Med 288: 1087–1090 – 5. Epstein M (1976) Cardiovascular and renal effects of head-out water immersion in man. Circ Res 39: 619–628 – 6. Hanson RC, Davis JO, Freeman RH (1975) Effects of propranolol on plasma renin activity in concious dogs with renal artery constriction. Fed Proc 34: 367 – 7. Hummerich

W, Krause DK (1975) Improvement of renin determination in human plasma using a commonly available renin standard in a radioimmunological method. Klin Wochenschr 53: 559–566 – 8. Mancia G, Romero C, Sheperd JT (1975) Continuous inhibition of renin release in dogs by vagally innervated receptors in the cardiopulmonary region. Circ Res 36: 529–535 – 9. Meyer P, Menard J, Papanicolaou N, Alexandre JM, Devaus C, Milliez P (1968) Mechanism of renin release following furosemide diuresis in rabbit. Am J Physiol 215: 908–916 – 10. Naughton RJ, Bertoncello I, Skinner SL (1975) Abolition of the renin-releasing action of furosemide by acute renal denervation in dogs. Clin Exp Pharmacol Physiol 2: 213–227 – 11. Osborne JL, Hook JB, Baihe MD (1977) Effects of d-Propranolol and renal denervation on furosemide-induced renin release in the dog. Circ Res 41: 481–486 – 12. Schenk KE, Biamino G, Schröder R (1975) Vergleichende hämodynamische Untersuchungen über die extrarenale Wirkung von Furosemid und Ethacrynsäure. Klin Wochenschr 122: 1133–1134 – 13. Stella A, Zanchetti A (1977) Effects of renal denervation on renin release in response to tilting and furosemide. Am J Physiol 232: 500–507 – 14. Vander AJ, Carlson J (1969) Mechanism of the effects of furosemide on renin secretion in anesthetized dogs. Circ Res 25: 145–152 – 15. Zanchetti A, Stella A (1975) Neural control of renin release. Clin Sci Mol Med 48: 215–223

Philipp, T., Cordes, U., Lüth, B., Wucherer, G., Zschiedrich, H., Distler, A. (I. Med. Klinik und Abt. für Endokrinologie an der II. Med. Klinik der Univ. Mainz):
Sympathikusaktivität und Kreislaufreagibilität bei Mineralocorticoid-induziertem Blutdruckanstieg

Über den Funktionszustand des sympathischen Nervensystems bei der Mineralocorticoid-Hypertonie liegen nur vereinzelte und widersprüchliche Untersuchungsergebnisse vor. Bei der DOCA-Hypertonie der Ratte scheint eine gesteigerte adrenerge Aktivität vorzuliegen [2, 9], während die Beobachtungen von gestörten sympathisch vermittelten Kreislaufreflexen bei Patienten mit primärem Aldosteronismus eher auf einen beeinträchtigten Funktionszustand des Sympathikus hinweisen [1, 7].

Aufgrund vorangegangener Untersuchungen [6, 8] kann davon ausgegangen werden, daß zwischen dem Aktivitätszustand des sympathischen Nervensystems und der Empfindlichkeit des Kreislaufes gegenüber Noradrenalin eine inverse Beziehung besteht. Nur bei Patienten mit essentieller arterieller Hypertonie scheint diese Beziehung gestört zu sein und entsprechend von pathogenetischer Bedeutung für die Hypertonie zu sein [6]. Da bei Patienten mit primärem Aldosteronismus, aber auch unter der experimentellen Gabe von Mineralocorticoiden die blutdrucksteigernde Wirkung von Noradrenalin gesteigert ist [3, 7], wurde nachfolgend simultan der Aktivitätszustand des sympathischen Nervensystems und die Kreislaufreagibilität gegenüber Noradrenalin während eines Mineralocorticoid-induzierten Blutdruckanstieges untersucht.

Patienten und Methoden

Untersucht wurden sieben normotensive freiwillige Probanden, denen für 6 Wochen täglich 0,8 mg des synthetischen Mineralocorticoids 9α-Fluorhydrocortison verabreicht wurden. Die Untersuchungen wurden vor sowie nach 1-, 3- und 6wöchiger Gabe von 9α-Fluorhydrocortison (9α FF) durchgeführt.

Als Index der Aktivität des Sympathikus wurde Plasma-Noradrenalin radioenzymatisch [5] in Ruhe sowie nach standardisierter Ergometerbelastung von 200 Watt über 2 min gemessen.

Die blutdrucksteigernde Wirkung von exogenem Noradrenalin wurde durch Erstellung individueller Dosiswirkungskurven und Berechnung sogenannter pressorischer Dosen erfaßt [6].

Darüber hinaus wurde die Plasma-Reninaktivität (PRA) radioimmunologisch und die pressorische Wirkung von exogenem Angiotensin II (A II) bestimmt.

Ergebnisse

Die Veränderungen der einzelnen Parameter sind in Tabelle 1 wiedergegeben.

Das durchschnittliche Körpergewicht nahm innerhalb der 1. Woche hochsignifikant zu und blieb bis zum Ende der Untersuchungen erhöht ($p < 0{,}01$).

Der mittlere arterielle Blutdruck (MAD) stieg bereits nach 1 Woche signifikant an ($p < 0{,}01$). Nach 3 bzw. 6 Wochen setzte sich der Blutdruckanstieg weiter fort.

Die Pulsfrequenz nahm unter der Gabe von 9α FF ab, die Abnahme war nach 3 Wochen statistisch signifikant nachweisbar ($p < 0{,}01$).

Erwartungsgemäß kam es unter der Gabe von 9α FF zu einer hochsignifikanten und während des Beobachtungszeitraumes zunehmenden Hypokaliämie ($p < 0{,}01$).

Plasma NA fiel unter der Gabe von 9α FF bereits innerhalb der 1. Woche hochsignifikant ab und blieb durchweg erniedrigt ($p < 0{,}01$).

Die PRA wurde unter der Gabe des Mineralocorticoides ausgeprägt unterdrückt ($p < 0{,}01$).

Die pressorische Wirkung von exogenem NA stieg während der 1. Woche signifikant an ($p < 0{,}01$). Nach der 3. Woche der Mineralocorticoidgabe war ein

Tabelle 1. Gewicht, mittl. art. Blutdruck, Pulsfrequenz, Plasmanoradrenalin, Plasmareninaktivität (PRA) sowie pressorische Wirkung von Noradrenalin und Angiotensin II bei sieben normotensiven Probanden. Untersuchungen vor sowie 1, 3 bzw. 6 Wochen nach einer Gabe von 0,8 mg 9α-Fluorhydrocortison tgl. p.o.

	Kontrolle	1 Woche	3 Wochen	6 Wochen
Gewicht (kg)	70,9 ± 2,8	72,8 ± 3,3[b]	72,8 ± 2,9[b]	72,6 ± 2,7[b]
Mittl. art. Blutdruck (mm Hg)	88,0 ± 1,5	92,8 ± 1,7[b]	95,6 ± 2,3[b]	99,8 ± 2,2[b]
Puls (1/min)	62,8 ± 2,2	57,3 ± 1,3[a]	53,7 ± 1,5[b]	55,8 ± 1,3[a]
Serum-Kalium (mval/l)	4,35 ± 0,31	3,60 ± 0,18[b]	3,31 ± 0,29[b]	3,18 ± 0,14[b]
Plasmanoradrenalin (ng/l) Ruhe	299 ± 43	136 ± 24[b]	155 ± 21[b]	150 ± 34[b]
Belastung	898 ± 124	580 ± 116[b]	430 ± 91[b]	354 ± 25[b]
Press. Wirkung Noradrenalin ($[\mu g/kg/min]^{-1}$)	3,3 ± 0,4	6,2 ± 1,0[b]	8,8 ± 2,0[b]	5,1 ± 0,7[b]
PRA (ng/ml/h) Ruhe	3,7 ± 0,8	0,8 ± 0,1[b]	0,6 ± 0,1[b]	0,6 ± 0,1[b]
Stimulation	8,2 ± 1,9	1,3 ± 0,2[b]	1,4 ± 0,3[b]	1,1 ± 0,2[b]
Press. Wirkung Angiotensin II ($[\mu g/kg/min]^{-1}$)	95 ± 14	163 ± 23[a]	301 ± 64[b]	222 ± 39[a]

[a] $p < 0{,}025$ (Vergleich zu Kontrollwerten)
[b] $p < 0{,}01$

weiterer Anstieg erkennbar, während nach der 6. Woche die Empfindlichkeit wieder abnahm. Auch nach der 6. Woche blieb jedoch die blutdrucksteigernde Wirkung von Noradrenalin gegenüber dem Ausgangswert signifikant gesteigert ($p < 0{,}01$).

Analoge Veränderungen fanden sich bei der pressorischen Wirkung von exogenem A II: Nach 1 bzw. 3 Wochen war eine deutliche Steigerung der blutdrucksteigernden Wirkung von A II zu beobachten, die nach der 6. Woche wieder gering rückläufig war.

Diskussion und Schlußfolgerung

Die Beobachtung, daß Plasma-Noradrenalinspiegel und auch Pulsfrequenz während des Mineralocorticoid-induzierten Blutdruckanstieges absanken, spricht für eine Abnahme der Sympathikusaktivität und dagegen, daß die Pathogenese der Mineralocorticoid-Hypertonie direkt mit einer Funktionsänderung des sympathischen Nervensystems verbunden wäre. Die beobachtete Zunahme der Kreislaufreagibilität gegenüber den pressorischen Substanzen Noradrenalin und A II hätte nur dann von Bedeutung für den Blutdruckanstieg sein können, wenn die entsprechende Aktivität des endogenen Systems nicht gleichzeitig abgefallen wäre. Im vorliegenden Falle scheint die Zunahme der Kreislaufreagibilität eher eine Folge der Abnahme der endogenen Aktivität sowohl des sympathischen Nervensystems wie auch der Aktivität des Renin-Angiotensinsystems zu sein. Die Verminderung der primären Zunahme der pressorischen Wirkung von Noradrenalin wie auch von A II nach der sechsten Woche der Mineralocorticoidgabe kann zunächst nicht erklärt werden. Möglicherweise vermindert jedoch die zunehmende Verarmung des Serumkaliums die pressorische Antwort [4].

Zusammenfassend kann davon ausgegangen werden, daß das sympathische Nervensystem nach den vorliegenden Ergebnissen nicht primär an der Entwicklung der Mineralocorticoid-induzierten Hypertonie beteiligt ist, so daß der Blutdruckanstieg vielmehr auf die vermehrte Retention von Natrium und Volumen zurückzuführen ist, während der Aktivitätszustand des sympathischen Nervensystems sogar gegenregulatorisch abnimmt.

Literatur

1. Biglieri EG, McIlroy MB (1966) Circulation 33:78 — 2. Champlain J de, Krakoff LR, Axelrod J (1967) Circ Res 20:136 — 3. Distler A, Liebau H (1973) Klin Wochenschr 51:1091 — 4. Friedman M, Freed SC, Rosenman RH (1952) Circulation 5:415 — 5. Da Prada M, Zürcher G (1976) Life Sci 19:1161 — 6. Philipp Th, Distler A, Cordes U (1978) Lancet 2:959 — 7. Philipp Th, Distler A (1975) Klin Wochenschr 53:653 — 8. Philipp Th, Brokamp B, Cordes U, Lüth B, Distler A (1979) Verh Dtsch Ges Inn Med 85:1047 — 9. Reid JL, Zivin JA, Kopin IJ (1975) Circ Res 37:569

Witzgall, H., Scherer, B., Weber, P. C. (Med. Klinik Innenstadt der Univ. München):
Verhalten renal wirksamer Hormone unter isotoner NaCl-Belastung bei Normalpersonen und essentiellen Hypertonikern*

Vorausgegangene Untersuchungen unserer Arbeitsgruppe haben gezeigt, daß essentielle Hypertoniker (EH) innerhalb der ersten 15 min nach Injektion von Furosemid signifikant weniger Prostaglandin E_2 (PGE_2) und Kallikrein im Urin ausscheiden als Normalpersonen (NP) [1, 2]. Die Stimulierbarkeit der Plasmareninaktivität (PRA) in diesem Zeitraum war ebenfalls bei den EH erniedrigt, vermutlich als Folge einer reduzierten Produktion vasodilatierender Prostaglandine [3]. Die eingeschränkte Synthese der genannten renalkortikalen Gewebshormone stellt möglicherweise eine wesentliche Ursache für die Widerstandserhöhung in die Nieren von EH dar [4]. Ziel der vorliegenden Studie war es, renale Hormone während einer isotonen Kochsalzbelastung zu untersuchen, mit der Frage, ob sie dabei ebenfalls ein differentes Verhalten zwischen NP und EH aufweisen.

Methodik

Zur Untersuchung kamen 15 NP (10 männlich, 5 weiblich) im Alter von 37 ± 8 (SD) Jahren und 42 EH (31 männlich, 11 weiblich) im Alter von 39 ± 11 Jahren. Der durchschnittliche Blutdruck nach 2 Std im Liegen war bei NP 111 ± 9/76 ± 5 und bei EH 152 ± 24/98 ± 13 mm Hg. Die PRA, PGE_2- und $PGF_{2\alpha}$- [5] und Aldosteronexkretion [6] wurden radioimmunologisch, die Kallikreinausscheidung photometrisch (chromogenes Substrat) bestimmt. Folgende Versuchsanordnung wurde gewählt: Nach einer 2stündigen Ruheperiode im Liegen erhielten alle Probanden eine 4stündige isotone NaCl-Infusion von insgesamt 2 l (500 ml/h). Plasma wurde unmittelbar vor Beginn (p_0), 1 Std nach Infusionsbeginn (p_1) und am Ende der Infusion (p_2) entnommen. Ein 24-Std-Urin wurde am Vortag (U_0) und im Anschluß an die Infusion (U_4) gesammelt. Weiterhin wurde Urin aus der 2stündigen Ruheperiode (U_1), aus der 1. Std (U_2) und den restlichen 3 Std (U_3) unter Infusion getrennt analysiert.

Ergebnisse

Bei NP und EH war am Ende der 4stündigen Infusion der Blutdruck nicht verändert (115 ± 10/76 ± 11; 152 ± 23/97 ± 14 mm Hg). Die *PRA* fiel bei NP von 0,82 ± 0,28 (p_0) auf 0,56 ± 0,16 (p_1) und 0,32 ± 0,09 (p_2) ng/ml/h, bei EH von 0,67 ± 0,41 (p_0) auf 0,50 ± 0,31 (p_1) und 0,30 ± 0,16 (p_2) ng/ml/h ab. Der Abfall von p_1 auf p_2 war für NP und EH statistisch signifikant ($p < 0,001; p < 0,05$), von p_0 auf p_1 ließ sich nur für NP die Abnahme der PRA statistisch sichern ($p < 0,02$). Ein statistisch signifikanter Unterschied zwischen EH und NP bezüglich der Plasmawerte und des prozentualen Abfalls der PRA (Abb. 1) ergab sich jedoch nicht. Die *Aldosteronexkretion* blieb bei NP einschließlich der 1. Std unter Infusion unverändert im Vergleich zum Basalwert (U_0: 423 ± 227 ng/h) und fiel dann von 412 ± 210 (U_2) auf 255 ± 159 (U_3) ab ($p < 0,005$). Bei EH hingegen blieb die Aldosteronausscheidung während der gesamten Infusion unverändert (U_0: 635 ± 363 ng/h) und ließ sich erst im abschließenden 24-Std-Urin von 610 ± 490 (U_3) auf 323 ± 134 (U_4) supprimieren ($p < 0,02$) (Abb. 2). EH schieden im U_0 und U_3 mehr Aldosteron aus als NP ($p < 0,01; p < 0,05$). NP zeigten folgendes Verhalten für die *Natriumexkretion:* 179 ± 77 meq/24 h (U_0), 58 ± 35 meq/4 h ($U_2 + U_3$), 300 ± 131 meq/24 h (U_4) und die *Wasserausscheidung:* 1320 ± 650 ml/24 h (U_0), 381 ± 123 ml/4 h ($U_2 + U_3$), 1980 ± 770 ml/24 h (U_4). Bei EH fanden wir folgende Mittelwerte für die Natriumexkretion: 156 ± 75 meq/24 h (U_0),

---
* Mit Unterstützung der Deutschen Forschungsgemeinschaft Wi 548/1

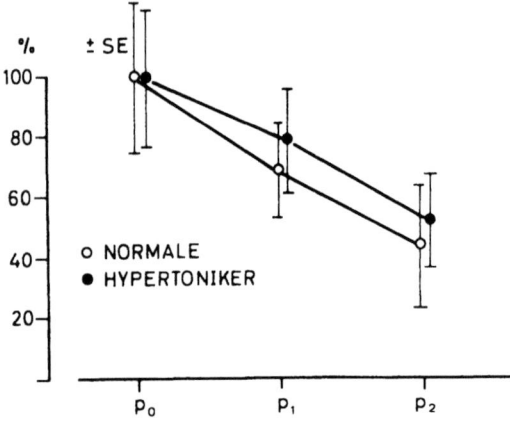

Abb. 1. Abfall der Plasmareninaktivität in Prozent des Ausgangswerts (p_0) bei Normalpersonen und essentiellen Hypertonikern 1 Std nach Beginn und am Ende der Infusion (p_1 und p_2)

95 ± 57 meq/4 h ($U_2 + U_3$), 237 ± 78 meq/24 h (U_4) und für die Wasserausscheidung: 1460 ± 650 ml/24 h (U_0), 753 ± 260 ml/4 h ($U_2 + U_3$), 2100 ± 980 ml/24 h (U_4). Während der Infusion ($U_2 + U_3$) ließ sich die vermehrte Natrium- ($p < 0,05$) und Wasserausscheidung ($p < 0,01$) der EH statistisch sichern. In U_4 scheiden NP mehr Natrium aus als EH ($p < 0,01$). Die *Kaliumexkretion* stieg bei NP und EH mit Beginn der Infusion (U_2) an ($p < 0,01$; $p < 0,05$) und erreichte im abschließenden 24-Std-Urin (U_4) wieder ihren Ausgangswert: $2,5 \pm 0,9$ und $2,0 \pm 0,7$ (U_0); $6,2 \pm 2,3$ und $4,8 \pm 2,0$ (U_2): $2,4 \pm 0,8$ und $2,0 \pm 0,9$ (U_4) meq/h. Ein ähnliches Verhalten zeigte die *Kallikreinexkretion* mit einem deutlichen Anstieg ($p < 0,05$; $p < 0,05$) für NP und EH im U_2: $1,4 \pm 1,6$ und $1,0 \pm 0,8$ (U_0); $3,2 \pm 1,8$ und $3,7 \pm 2,4$ (U_2), $1,3 \pm 0,8$ und $0,7 \pm 0,8$ (U_4) E/h. Zwischen NP und EH ließen sich für die einzelnen Urinproben der Kalium- u. Kallikreinexkretion keine signifikanten Unterschiede sichern. Die *PGE_2-Exkretion* betrug basal (U_0) für NP $9,4 \pm 4,6$ und für EH $10,6 \pm 5,0$ ng/h. Die *PGF_2-Ausscheidung* war basal (U_0) für NP $18,8 \pm 8,6$ und für EH $15,4 \pm 7,6$ ng/h. PGE_2- und PGF_2-Exkretion blieben während des Versuchs unverändert innerhalb beider Probandengruppen. Ebenso war keine statistische Differenz

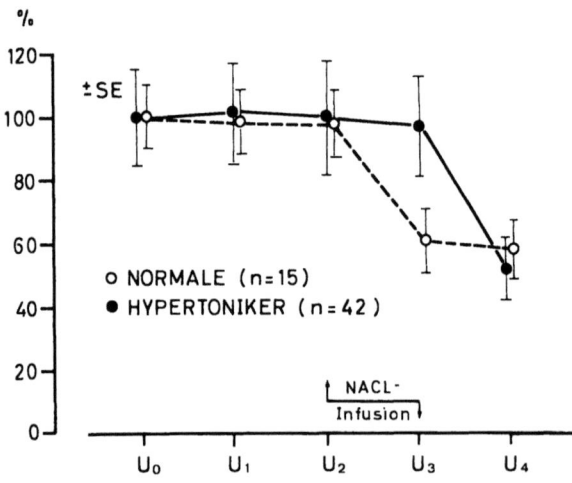

Abb. 2. Verhalten der Aldosteronexkretion in Prozent des Ausgangswerts (U_0) bei Normalpersonen und essentiellen Hypertonikern

zwischen NP und EH zu sichern. Es ließ sich ebenfalls keine signifikante Korrelation von PGE_2 und PGF_2 zur PRA, bzw. zur Natrium-, Kalium-, Kallikrein- oder Wasserausscheidung für alle fünf Urinsammelperioden zeigen. Das Gesamtkollektiv aus NP und EH wies jedoch einen Abfall der PGE_2-Ausscheidung von U_0 nach U_4 auf: $12{,}7 \pm 9{,}0$ (U_0), $9{,}2 \pm 4{,}1$ (U_4) ng/h ($p < 0{,}05$).

Diskussion

Wir stellen fest, daß die PRA der EH durchschnittlich in allen Plasmaproben niedriger liegt und sich in der 1. Std der Infusion weniger supprimieren läßt als bei NP. Im Vergleich beider Probandengruppen (NP und EH) findet sich aber weder für die absoluten Plasmawerte noch für den prozentualen Abfall unter Infusion (Abb. 1) ein statistisch unterschiedliches Verhalten. Ebenfalls können wir bei der gewählten Versuchsanordnung kein differentes Verhalten der PRA zwischen NP und einer Untergruppe der EH nachweisen, wie es von Tuck et al. [7] für Probanden unter natriumarmer Diät beschrieben wurde. Die *Aldosteronexkretion* der EH verhält sich während der gesamten Infusionsdauer starr und läßt sich erst nach Abschluß der Infusion supprimieren. Im basalen 24-Std-Urin (U_0) können wir eine höhere Aldosteronsekretion der EH sichern. Die Störungen der Aldosteronausscheidung wurden auch von anderen Arbeitsgruppen beschrieben [8–10]. Unter der Infusion sehen wir – wie schon andere Arbeitsgruppen vor uns – eine gesteigerte *Natriurese* und *Wasserausscheidung* der EH. Am Ende des Versuchs haben EH von der infundierten Natriummenge (305 meq) durchschnittlich 72 meq mehr ausgeschieden als NP. Die Ursache der vermehrten Natrium- und Wasserausscheidung ist eine reduzierte tubuläre Reabsorption des Kations. Der Mechanismus, der dafür verantwortlich ist, bleibt unklar [11]. Die *Kaliumexkretion* von NP und EH verhält sich gleichsinnig. Der Anstieg zu Beginn der Infusion läßt sich am ehesten durch die inadäquat hohe Aldosteronsekretion zu Beginn der Infusion erklären (Aldosteron ließ sich bei NP und EH in U_2 nicht supprimieren). Der signifikante Anstieg der *Kallikreinexkretion* bei NP und EH verläuft parallel zur Natrium-, Wasser- u. Kaliumausscheidung. Eine positive Korrelation zwischen Kallikrein und den genannten Parametern läßt sich nicht sichern. Ob Kallikrein eine Rolle bei der renalen Wasser- und Natriumelimination spielt, ist mit der gewählten Versuchsanordnung nicht entscheidbar [12, 13]. Nach Abschluß der Infusion (U_4) sheidet das Gesamtkollektiv weniger PGE_2 aus als zu Beginn des Versuchs (U_0). Der signifikante Abfall der *PGE_2-Exkretion* erklärt sich möglicherweise durch den Einfluß der positiven Natrium-Bilanz – bedingt durch die NaCl-Infusion – auf die Prostaglandin-9-Ketoreduktase [14]. Zusammenfassend kann gesagt werden, daß ein unterschiedliches Verhalten der PRA sowie der PGE_2- und Kallikreinexkretion zwischen NP und EH durch NaCl-Infusion nicht gezeigt werden konnte. Die zivilisationsbedingte hohe Kochsalzaufnahme der am Versuch beteiligten Probanden unter freier Diät hat wahrscheinlich die untersuchten Hormonsysteme so weitgehend supprimiert, daß durch eine zusätzliche Natriumbelastung ein möglicher diskreter Unterschied im pathophysiologischen Verhalten der Hormonsysteme nicht mehr sichtbar wird.

Literatur:

1. Scherer B, Held E, Lange HH, Weber PC (1979) Erniedrigte renale Prostaglandin E_2-Ausscheidung und verminderte Stimulierbarkeit der Plasmareninaktivität bei Patienten mit essentieller Hypertonie.

Klin Wochenschr 57: 567–573 – 2. Weber PC, Scherer B, Held E, Siess W, Stoffel H (1979) Urinary prostaglandins and kallikrein in essential hypertension. Clin Sci 57: 259–261 – 3. Weber PC, Larsson C, Ånggord E, Hamberg M, Corey EJ, Nicolaou KC, Samuelsson B (1976) Stimulation of renin release from rabbit renal cortex by arachidonic acid and prostaglandin endoperoxides. Circ Res 39: 868–874 – 4. Schalekamp MADH, Birkenhäger WH, Laal GA, Kolsters W (1977) Hemodynamic characteristics of low-renin hypertension. Clin Sci Mol Med 52: 405–412 – 5. Scherer B, Schnerman J, Sofroniev M, Weber PC (1978) Prostaglandin (PG) analysis in urine of humans and rats by different radioimmunoassays: Effect on PG excretion by PG-synthetase inhibitors, laparotomy and furosemide. Prostaglandins 15: 255–266 – 6. Hassan-Ali S, Witzgall H (1979) Aldosterone 18-glucuronide excretion determined with and without chromatography in human hypertensives. Klin Wochenschr 57: 1133–1135 – 7. Tuck ML, Williams GH, Moore TJ, Greenfield M, Dluhy RG (1976) A delayed suppression of the renin-aldosterone axis following saline infusion in human hypertension. Circ Res 39: 711–717 – 8. Genest J, Nowaczynski W, Kuchel O, Messerli F, Boucher R, Rojo-Ortega M (1975) Mineralocorticoid activity in patiens in the early benign phase of essential hypertension. J Steroid Biochem 6: 755–760 – 9. Collins RD, Weinberger MH, Dowdy AJ, Nokes GW, Gonzales CM, Luetscher JA (1970) Abnormally sustained aldosterone secretion during salt loading in patients with various forms of benign hypertension; relation to plasma renin activity. J Clin Invest 49: 1415–1426 – 10. Helber A, Meurer KA, Wambach G, Kaufmann W (1974) Aldosteronexkretion von Patienten mit essentieller Hypertonie nach unterschiedlicher Natriumbelastung. Klin Wochenschr 52: 90–96 – 11. Pedersen EB (1977) Effect of sodium loading and exercise on renal haemodynamics and urinary sodium excretion in young patients with essential hypertension before and during propranolol treatment. Acta Med Scand 201: 365–373 – 12. Mills IH, Obika LFO (1977) Increased urinary kallikrein excretion during prostaglandin E_1 infusion in anaesthetized dogs and its relation to natriuresis and diuresis. J Physiol 273: 459–474 – 13. Epstein M, Stone RA, DeNunzio AG, Frigon RP (1980) Relationship between urinary kallikrein and renal sodium handling during water immersion in normal man. J Clin Endocrinol Metab 50: 122–127 – 14. Scherer B, Siess W, Weber PC (1977) Radioimmunological and biological measurement of prostaglandins in rabbit urine. Decrease of PGE_2 excretion at high NaCl intake. Prostaglandins 13: 1127–1139

Kolloch, R., Kobayashi, K., Bornheimer, J., DeQuattro, V. (Med. Univ.-Poliklinik Bonn und Dept. of Medicine, Univ. of Southern California, Los Angeles, USA): **Plasma-Normetanephrin: Ein neuer biochemischer Index zur Bestimmung der sympathischen Nervenaktivität bei essentieller Hypertonie**

Manuskript nicht eingegangen.

Hepatologie

Kaboth[3], U., Arnold[1], W., Biswas[4], R., Böttcher[4], U., Creutzfeldt[3], W., Dormeyer[8], H. H., Gerlich[4], W., Haux[6], R., Hess[1], G., Hesse[9], R., Hütteroth[1], T. H., Immich[6], H., Klinge[7], O., Knolle[2], J., Meyer zum Büschenfelde[1], K. H., Müller[5], R., Nowrousian[3], R., Pfeifer[10], U., Sattel[3], M., Schober[3], A., Schönborn[8], H., Stamm[4], B., Thomssen[4], R., Weißhaar[9], D., Wepler[7], W. (Univ.-Klinikum

Charlottenburg, FU Berlin[1]; Evang. Krankenhaus, Abt. für Innere Medizin, Diakonissenanst. Flensburg[2]; Med. Univ.-Klinik und Poliklinik Göttingen[3]; Hygiene-Inst. der Univ. Göttingen, Lehrstuhl für Med. Mikrobiologie[4]; Abt. für Gastroenterologie und Hepatologie Dept. Innere Medizin, Med. Hochschule Hannover[5]; Inst. für Med. Dokumentation, Statistik und Datenverarbeitung der Univ. Heidelberg[6]; Patholog. Inst. im Stadtkrankenhaus Kassel[7]; II. Med. Univ.-Klinik und Poliklinik Mainz[8]; Univ.-Poliklinik Würzburg[9]; Patholog. Inst. der Univ. Würzburg, Luitpoldkrankenhaus[10]):

Prospektive kooperative Studie „Klinisch gesunde HBsAg-Träger" (DFG)

Motiv für die 1972 begonnene kooperative DFG-Studie „Klinisch gesunde HBsAg-Träger" war die damals ganz ungewisse Prognose dieses Personenkreises, die in Korrelation zu virusserologischen Parametern durch eine prospektive Verlaufsbeobachtung untersucht werden sollte.

Beginn der Studie war der 1. September 1972, Aufnahmestop für neue Patienten der 1. Februar 1975, Ende der Patientenbeobachtungszeit – bei einer Laufzeit pro Patient von 4 Jahren – der 1. Februar 1979.

Kriterium für die Aufnahme in die Studie war ein positiver HBsAg-Test bei Blutspendern, die in einer nachfolgenden Leberbiopsie histologisch keine akute Hepatitis oder chronische Hepatitis oder Zirrhose aufwiesen. Es wurden also nicht nur HBsAg-positive Personen mit vollkommen normaler Leberhistologie oder Veränderungen ohne Bezug zu einer Virusinfektion aufgenommen, sondern auch solche mit diskreten Alterationen mit möglichem Bezug zu einer Virusinfektion, wie portalen Rundzellinfiltraten, periportaler Fibrose, gesteigerter mesenchymaler Aktivität und Einzelzellnekrosen. Schließlich wurden auch Fälle mit sogenannter „Minimalhepatitis" in die Studie hineingenommen.

Leberbiopsien wurden zu Beginn der Studie und nach 4 Jahren, klinische, biochemische und serologische Untersuchungen zu Beginn sowie nach $1/2$, 1, 2, 3 und 4 Jahren durchgeführt.

Von den 214 in die Studie aufgenommenen HBsAg-Trägern erfolgte in 151 Fällen (70%) die komplette Nachuntersuchung einschließlich Kontrollbiopsie. Über diese 151 Träger soll hier berichtet werden. 350 HBsAg-negative Blutspender liefen als

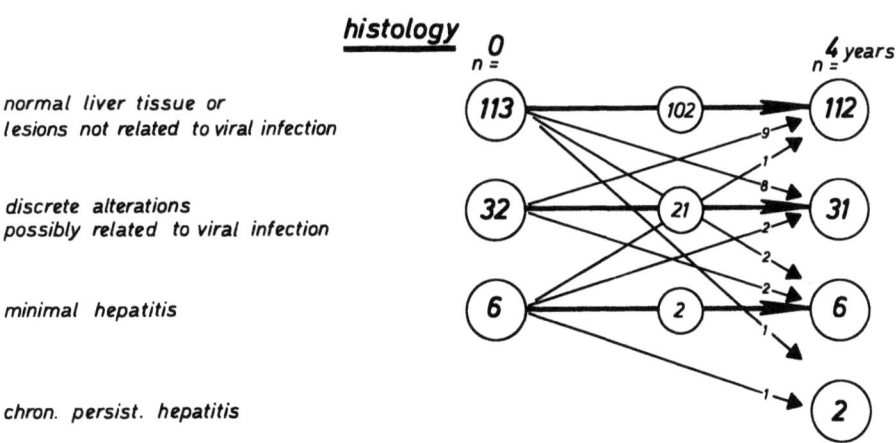

Abb. 1. Liver histology at the beginning of the study and after 4 years ($n = 151$)

Kontrollpersonen – insbesondere für die biochemischen und serologischen Parameter – mit, ohne Biopsie.

Das histologische Bild der Leber zeigte nach 4 Jahren keine wesentlichen Veränderungen gegenüber dem jeweiligen Ausgangsbefund (Abb. 1): 113 Träger hatten zu Beginn normales Lebergewebe oder nur histologische Veränderungen unabhängig von der Virusinfektion; 102 davon (90,3%) boten nach 4 Jahren dasselbe Bild. 32 Träger hatten diskrete Veränderungen mit möglichem Bezug zu einer Virusinfektion wie bereits ausgeführt; 21 davon (65,6%) befanden sich nach 4 Jahren in derselben Gruppe. Acht Personen wechselten von Gruppe 1 zu Gruppe 2 über, neun von Gruppe 2 zu Gruppe 1. Nur in vier Fällen aus Gruppe 1 und 2 entwickelte sich das Bild einer Minimalhepatitis und in einem Fall eine leichte chronisch-persistierende Hepatitis. Die Minimalhepatitis wurde zu Beginn der Studie sechsmal gefunden, wechselte dreimal zu normalem Lebergewebe bzw. Veränderungen mit möglichem Bezug zur Virusinfektion über, einmal zu einer leichten chronisch-persistierenden Hepatitis. Chronisch aggressive Hepatitiden und Leberzirrhosen wurden nicht beobachtet.

SER (= smooth endoplasmatic reticulum, „Milchglashepatozyten") wurde in 57% gefunden (Tabelle 1). Ein Wechsel von SER$^+$ zu SER$^-$ fand nur in 3%, von SER$^-$ zu SER$^+$ in 6% statt. Wenn man die Menge der Milchglashepatozyten grob quantifiziert durch Einteilung in Grade (1, 2, 3, 4), sind die Veränderungen zwischen Beginn und Ende der Studie ebenfalls gering und differieren allenfalls um einen Intensitätsgrad.

Die HBsAg-Konzentration bleibt im Einzelfall während der gesamten Periode ziemlich konstant, wie an einer zufällig ausgewählten Stichprobe von 15 Trägern demonstriert wird (Abb. 2). In diese Stichprobe ist zufällig einer der beiden Patienten mit chronisch-persistierender Hepatitis nach 4 Jahren hineingeraten. Er

Tabelle 1. Occurence of aldehydethionin-positive ground glass hepatocytes (= increased smooth endoplasmatic reticulum = SER) at the beginning of the observation period and after 4 years ($n = 151$)

	0		4 years	
	$n=$		$n=$	
SER-negative	65 (43%)		60 (40%)	
SER-positive grade 1	30		35	
SER-positive grade 2	29	(57%)	28	(60%)
SER-positive grade 3	17		20	
SER-positive grade 4	10		8	
SER-positiv → negativ	$n =$ 5		(3%)	
SER-negativ → positiv	$n =$ 11		(6%)	
SER-unchanged	$n =$ 102		(68%)	
SER-changed by one grade	$n =$ 43		(28%)	
SER-changed by two grades	$n =$ 6		(4%)	
SER-changed by more than two grades	$n =$ 0			

hat ungewöhnlich hohe HBsAg-Werte, wie man sie sonst in der Regel bei HBeAg-positiven chronischen Hepatitiden findet. Der Patient wird im Laufe der Studie nach 2 Jahren HBeAg-positiv. Eine Zwischenbiopsie 6 Monate nach Aufnahme in die Studie zeigte ebenfalls schon eine leichte chronische Hepatitis. Es bleibt fraglich, ob dieser Patient wirklich primär als gesunder Träger einzustufen ist. Die Mediane und Perzentile des HBsAg geben ebenfalls die Stabilität der HBsAg-Konzentration im Verlauf der Studie wieder (Abb. 3). Der HBsAg-Test

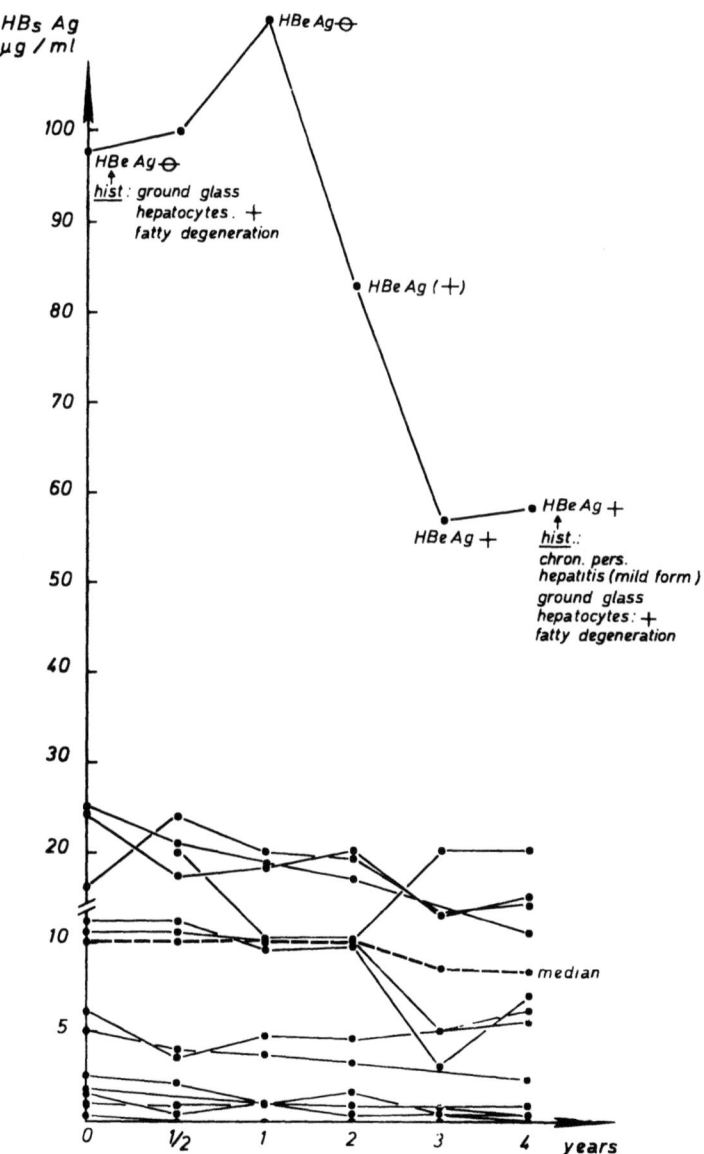

Abb. 2. Course of serum HBsAg concentration in at random selected sample of 15 healthy HBsAg carriers

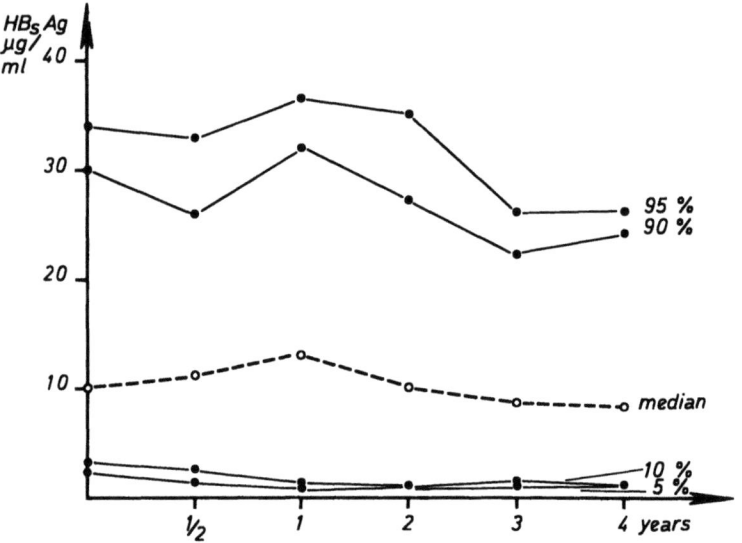

Abb. 3. Course of serum HBsAg concentration ($n = 151$, median and percentiles)

wurde auf dem 1 ng-Level in fünf von 151 Fällen innerhalb von 4 Jahren negativ (3%), in zwei Fällen mit anschließender Konversion zu anti-HBs.

122 Träger (80,5%) haben nahezu konstant über die ganze Beobachtungszeit anti-HBe (Abb. 4). 19 Personen hatten weder HBeAg noch anti-HBe, sechs von ihnen entwickelten anti-HBe im weiteren Verlauf. HBeAg wurde in vier Fällen zu Beginn der Studie gefunden, bemerkenswerterweise ohne wesentlichen pathologischen Befund an der Leber. In allen HBeAg-positiven Seren wurden HBV-Partikel nachgewiesen. Einer dieser Patienten wurde später HBeAg-negativ. Ein weiterer wurde im Laufe der Studie HBeAg-positiv; dieser Fall wurde bereits erwähnt, er zeigte eine leichte chronisch-persistierende Hepatitis.

Wenn man die Leberhistologie bei anti-HBe-positiven und anti-HBe-negativen gesunden Trägern vergleicht, so ergibt sich hier ein Unterschied (Tabelle 2): anti-HBe-negative Träger ohne HBeAg gehören nahezu ausschließlich zur Gruppe mit normaler Leberhistologie, während unter den anti-HBe-positiven Trägern 35 von 125 diskrete Alterationen mit möglichem Bezug zur Virushepatitis oder Minimalhepatitiden aufweisen.

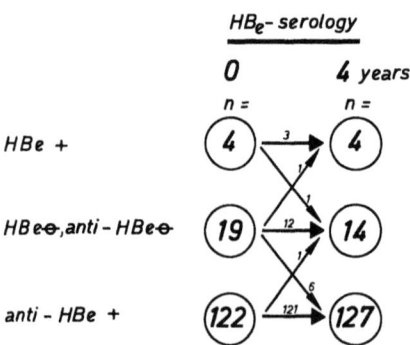

Abb. 4. HBeAg and anti-HBe at the beginning of the study and after 4 years

Tabelle 2. Correlation of HBe serology and liver histology in healthy HBsAg carriers

	HBeAg-positiv	HBeAg-negativ, anti-HBe-negativ	anti-HBe-positiv
	$n =$	$n =$	$n =$
Normal liver tissue	3	18	90
Discrete alterations possibly related to viral infection	1	1	30
Minimal hepatitis	0	0	5

Alle Patienten waren anti-HBc-positiv, ca. 80% auch anti-HBc-IgM-positiv, allerdings mit sehr niedrigen Titern.

Zusammenfassend läßt sich feststellen, daß die histologischen, serologischen und biochemischen Veränderungen bei 151 gesunden HBsAg-Trägern in der Beobachtungszeit von 4 Jahren äußerst stabil waren. Chronisch-aggressive Heptitiden und Leberzirrhosen wurden nicht beobachtet. Der HBsAg-Test wurde bei 3% innerhalb von 4 Jahren negativ. Gesunde HBsAg-Träger, wie sie durch die Aufnahmekriterien dieser Studie definiert sind, haben eine gute Prognose.

Kaboth, U.[3], Adami, B.[11], Alexander, M.[1], Alle, M.[8], Arnold, W.[2], Beckenbach, H.[7], Biswas, R.[4], Böttcher, U.[4], Brodersen, M.[14], Brückner, O.[1], Brügmann, L.[9], Creutzfeldt, W.[3], Deicher, H.[5], Deinhardt, F.[13], Dormeyer, H. H.[11], Frösner, G.[13], Gerlich, W.[4], Haux, R.[8], Havemann, K.[12], Hess, G.[2], Hoffmann, H. G.[1], Holzberg, R.[9], Hütteroth, T. H.[2], Immich, H.[8], Klinge, O.[10], Knolle, J.[2], Loh, S. von[12], Luer, W.[4], Martini, G. A.[12], Meyer z. Büschenfelde, K. H.[2], Müller, R.[6], Nowrousian, R.[3], Ortmans, H.[9], Pfeifer, U.[15], Reuss, M.[11], Roggendorf, M.[13], Sanwald, R.[7], Sattel, M.[3], Schober, A.[4], Schönborn, H.[11], Schultz, H.[12], Sodomann, C. P.[12], Stamm, B.[4], Thamer, G.[7], Thomssen, R.[4], Tralle, S.[4], Wepler, W.[10], Wildhirt, E.[9], Zilly, W.[14] (Klinikum Charlottenburg, Abt. für Innere Medizin mit Schwerpunkt Infektionskrankheiten, FU Berlin[1]; Klinikum Charlottenburg, Abt. für Innere Medizin und Poliklinik, FU Berlin[2]; Med. Klinik und Poliklinik der Univ. Göttingen[3]; Lehrst. für Med. Mikrobiologie, Hygiene-Inst. der Univ. Göttingen[4]; Abt. klin. Immunologie und Transfusionsmedizin, Med. Hochschule Hannover[5]; Abt. Gastroenterologie und Hepatologie, Dept. Innere Medizin, Med. Hochschule Hannover[6]; Med. Klinik der Univ. Heidelberg[7]; Inst. für Med. Dokumentation, Statistik und Datenverarbeitung der Univ. Heidelberg[8]; Med. Klinik, Stadtkrankenhaus Kassel[9]; Patholog. Inst. im Stadtkrankenhaus Kassel[10]; II. Med. Klinik und Poliklinik der Univ. Mainz[11]; Med. Univ.-Klinik Marburg[12]; Max von Pettenkofer-Inst. für Hygiene und Med. Mikrobiologie der Univ. München[13]; Med. Univ.-Klinik Würzburg[14]; Patholog. Inst. der Univ. Würzburg, Luitpoldkrankenhaus[15]):
Kooperative prospektive Studie „Akute Virushepatitis" (DFG)

Motiv für die 1972 begonnene prospektive DFG-Studie „Akute Virushepatitis" war ursprünglich die Abklärung der diagnostischen und prognostischen Bedeutung des ersten HBV-Markers, des Australia-Antigen (= HBsAg). Insbesondere sollte die Spätprognose von HBsAg-positiver und -negativer Hepatitis verglichen werden. 1976 konnte ich an gleicher Stelle in einem ersten Zwischenbericht [1] mitteilen, daß sich ein Jahr nach akuter HBsAg-positiver Virushepatitis mit 8,5% ebenso häufig gesicherte chronische Verläufe fanden wie nach HBsAg-negativer Hepatitis (8,6%). Bereits damals wurde vermutet und heute ist erwiesen, daß sich die HBsAg-negative Gruppe aus A-, Non-A, Non-B- und einem kleinen Anteil von HBsAg-negativen B-Hepatitiden zusammensetzt. Aufgrund der Planung der Studie mit Anlage einer Serumbank und der weiteren Entwicklung der Virusserologie mit der Möglichkeit zur Differenzierung von Hepatitis A und − vorerst per exclusionem − Non-A, Non-B sind heute Aussagen zu erweiterten *Fragestellungen* möglich:

1. Abgrenzung von Virushepatitiden unterschiedlicher Ätiologie: A; B; Non-A, Non-B.

2. Häufigkeit der Entwicklung einer chronischen Hepatitis in Abhängigkeit von der Ätiologie.

3. Die Bedeutung virusserologischer Parameter der Hepatitis B für die frühe Prognosestellung.

4. Besonderheiten des Krankheitsverlaufes bei akuter Virus-Hepatitis unterschiedlicher Ätiologie.

Studienbeginn war der 1. September 1972, Aufnahmestop für Patienten der 1. August 1978. Der Untersuchungsplan sah eine Leberbiopsie zu Beginn der akuten Virushepatitis und nach einem Jahr vor, klinische, biochemische und virus-serologische Untersuchungen 0, 1, 2, 3, 4, 6 Wochen sowie 3, 6, 12 und 24 Monate nach der stationären Aufnahme. Aufnahmekriterium war der histologische Befund einer akuten Virushepatitis sowie ein GPT-Wert von > 150 mU nach nicht optimierter bzw. > 300 mU nach optimierter Methode bei einem der ersten sechs Termine. Die virus-serologischen Untersuchungen erfolgten zentral im Hygiene-Institut der Universität Göttingen (Prof. Thomssen u. Mitarb.), die HAV-Untersuchungen im Hygiene-Institut der Universität München (Prof. Deinhardt u. Mitarb.). Sie wurden alle mit quantitativen oder semiquantitativen, standardisierten Methoden durchgeführt. Die histologischen Untersuchungen der Leberzylinder erfolgten ebenfalls zentral, und zwar jeweils in zwei Instanzen (Prof. Klinge/Würzburg bzw. Kassel sowie Prof. Wepler/Kassel bzw. später Prof. Pfeifer/Würzburg). Die statistische Bearbeitung wird vom Institut für Medizinische Dokumentation, Statistik und Datenverarbeitung der Universität Heidelberg (Prof. Immich, Dipl. Informat. Haux) durchgeführt. Die Koordination der Studie liegt in meinen Händen.

Für den Stichtag 1. Januar 1979 liegen bei 649 (= 54%) von 1210 vorläufig in die Studie aufgenommenen Patienten die Kontrollbiopsie nach einem Jahr und das Ergebnis der virus-serologischen Untersuchungen vor (Tabelle 1). Die Kontrollbiopsierate wird bei Abschluß der Studie ca. 60% betragen. Eine Anzahl von Patienten kann nicht in die endgültige Auswertung einbezogen werden: 63 Patienten haben einen Erstbefund, der nicht die strengen Kriterien der ursprünglich definierten Grundgesamtheit erfüllt. Meist ist es der histologische Befund, der nicht eindeutig im Sinne einer akuten Virushepatitis lautet. Im einzelnen handelt es sich vorwiegend um sogenannte toxische Veränderungen, insbesondere vom Typ der toxischen Cholestase, zum Teil auch um bisher offen gebliebene Divergenzen zwischen den beiden Pathologen der Studie, oder um unklare Befunde bei zu geringem Material oder zu spät erfolgter Biopsie. 63% der Patienten dieser Gruppe sind aber serologisch eindeutige A- oder B-Hepatitiden, die also offensichtlich gelegentlich vom typischen histologischen Bild der akuten

Tabelle 1. Patients of the study, control liver biopsies after one year until Jan. 1, 1979, evaluable patients

	n
1. Gesamtzahl der vorläufig in die Studie aufgenommenen Patienten	1210
2. Kontrollbiopsie nach 1 Jahr	649 (54%)
3. Elimination wegen	
a) Nichterfüllung der Aufnahmekriterien (Histologie, Transaminasen)	63
b) Zweitinfektion innerhalb der Beobachtungsperiode	30
c) Virus-serologisch bislang nicht geklärt	5
4. Beurteilbares Kollektiv	551

Virushepatitis abweichen können. 22mal wurde unter den 649 kontrollbiopsierten Patienten zu Beginn die Diagnose oder Verdachtsdiagnose toxische Veränderungen bei serologisch eindeutiger A- oder B-Hepatitis gestellt.

Außerdem wurden weitere 30 Patienten abgezogen, bei denen es im ersten Jahr der Beobachtungsperiode zu einer zweiten Hepatitisvirusinfektion mit anderem Erreger kam. An dieser Gruppe, die immerhin 5% ausmacht, war allein 26mal die Non-A, Non-B Hepatitis beteiligt. Diese Fälle würden bei der Deskription des klinischen Verlaufes wie auch bei der Auswertung der Chronizität das Bild verfälschen; sie werden als Sonderkollektiv ausgewertet. Bei nur fünf von 649 Fällen war bislang die Ätiologie aus technischen Gründen nicht eindeutig zu bestimmen. Es verbleiben also vorerst 551 kontrollbiopsierte, morphologisch und serologisch eindeutig klassifizierte Fälle. Die folgende Auswertung bezieht sich auf diese 551 Fälle oder Stichproben daraus.

Unter den 551 Patienten waren 84 A-Hepatitiden, 400 B-Hepatitiden und 67 Non-A, Non-B Hepatitiden (Tabelle 2). Bei den B-Hepatitiden wurde unterschieden in HBsAg-positive passagere HB-Infektionen, HBsAg-negative HB-Infektionen, die nur durch anti-HBc-IgM-Nachweis [2, 3] sicher erfaßt werden können und immerhin insgesamt 5% der B-Hepatitiden ausmachen, und schließlich in Infektionen mit HBsAg-Persistenz, die bei 9% aller B-Hepatitiden auftrat.

Aufgrund der in allen Fällen durchgeführten Kontrollbiopsien nach einem Jahr wurde unterschieden in histologisch ausgeheilte Patienten, „subchronische" und chronische Verläufe. Bei den „subchronischen" Verläufen handelt es sich fast ausschließlich um Patienten mit dem histologischen Bild einer protrahierten akuten Hepatitis nach Ablauf eines Jahres, wobei dann bei weiteren Kontrollbiopsien meist der Übergang in eindeutige chronische Verlaufsformen erfolgt war.

Unter den A-Hepatitiden fand sich nach einem Jahr kein chronischer Verlauf, lediglich ein Fall mit dem Bild einer protrahierten akuten Hepatitis, bei dem aber die genauere Analyse jetzt doch die Möglichkeit einer Doppelinfektion mit Non-A, Non-B sehr wahrscheinlich macht.

Tabelle 2. Development of „subchronic" (protracted) and chronic cases one year after acute viral hepatitis of different etiology

	Ingesamt (n)	Ausgeheilt (n)	„Subchronisch" (n)	Chronisch (n)
Hepatitis A	84	83 (98,8%)	1 (1,2%)	–
Hepatitis B[a]	400	362 (90,5%)	21 (5,25%)	17 (4,25%)
①	343	338	4	1
②	22	20	2	–
③	35	4	15	16
Hepatitis Non-A, Non-B	67	44 (65,7%)	14 (20,9%)	9 (13,4%)
Total	551	489 (88,8%)	36 (6,5%)	26 (4,7%)

[a] ① = Passagere HBsAg-positive Hepatitis B-Infektion
② = HBsAg-negative Hepatitis B-Infektion
③ = Hepatitis B-Infektion mit HBsAg-Persistenz

Unter den B-Hepatitiden fanden sich $n = 17$ (4,25%) chronische und $n = 21$ (5,25%) „subchronische" Verläufe, unter den Non-A, Non-B Hepatitiden $n = 9$ (13,4%) chronische und $n = 14$ (20,9%) „subchronische" Verläufe. Faßt man die „subchronischen" und chronischen Verläufe zusammen, so ergibt sich nach Non-A, Non-B Hepatitis mit 34,3% eine 3,5fach höhere Rate an nicht ausgeheilten Fällen im Vergleich zu den B-Hepatitiden (9,5%). Die Entwicklung bioptisch gesicherter chronischer Verläufe bei der B-Hepatitis ist in hohem Maße mit HBsAg-Persistenz korreliert. Nur bei einem Patienten mit HBsAg-Elimination unmittelbar nach der akuten B-Hepatitis fand sich nach einem Jahr eine allerdings histologisch und biochemisch vollkommen inaktive Leberzirrhose. Bei den vier histologisch ausgeheilten Patienten mit HBsAg-Persistenz handelt es sich auf Grund des anti-HBc-IgM-Titerverlaufes in drei Fällen primär um HBsAg-Träger, die möglicherweise durch ein Non-A, Non-B Virus superinfiziert wurden und streng genommen nicht in dieses Kollektiv gehören, wenn sich dieser Verdacht bestätigt; in einem Fall entwickelte sich ein HBsAg-Trägerstatus nach akuter Hepatitis B.

Tabelle 3. IgM-anti-HBc in patients with acute HBsAg-positive hepatitis B without persistence of HBsAg

		Termin (Monate)					
		0	1,5	3	6	12	24
IgM-anti-HBc-positiv	N	58	58	57	47	35	12
	%	100	100	98,3	81	60,3	20,7
Mittl. Titer (Einh.)	$\bar{x}$	373,4	190,4	60,3	20,6	13,2	10,7
	s_x	297,4	213,9	60,9	16,2	6,7	5,7

Tabelle 4. IgM-anti-HBc in patients with HBsAg-negative hepatitis B

		\multicolumn{5}{c}{Termin (Monate)}				
			0	1,5	3	12	24
IgM-anti-HBc- positiv	N	13	13	13	11	9
	%	100	100	100	85,6	69,2
Mittl. Titer (Einh.)	$\bar{x}$	417	277	109	55	32
	s_x	455	379	107	54	25

Aus dem Themenkreis „Abgrenzung von Virushepatitiden unterschiedlicher Ätiologie" sei eine Frage herausgegriffen: Was berechtigt dazu, die in Tabelle 2 als HBsAg-negative B-Hepatitis geführte Gruppe, die ja wie erwähnt 5% der B-Hepatitiden ausmacht, überhaupt als Hepatitis B zu klassifizieren?

Wir gehen davon aus, daß (Tabelle 3) bei der Hepatitis B, wenn sie mit temporärer HBs-Antigenämie einhergeht, in jedem Fall bereits in der akuten Phase anti-HBc-IgM mit hohem Titer nachweisbar ist, daß in der Folge der Titer abfällt und schließlich verschwindet. In der Rekonvaleszenz einer akuten Hepatitis B mit HBs-Antigenämie wird außerdem in einem Teil der Fälle anti-HBe und anti-HBs gebildet, als Ausdruck einer Immunreaktion auf die Produktion von HBeAg und HBsAg.

In einer Reihe von Fällen finden wir nun in der akuten Phase der Hepatitiserkrankung zwar hohe anti-HBc-IgM-Titer, jedoch kein HBsAg im Serum (Tabelle 4). Wie bei der Hepatitis B mit HBsAg-Nachweis sinken die anti-HBc-IgM-Titer später ab, wenn auch deutlich langsamer; wesentlich aber ist, daß in der Rekonvaleszenz nahezu ausnahmslos die Konversion zu anti-HBe und/oder anti-HBs erfolgt. Das Vorkommen von zum Zeitpunkt der akuten Phase HBsAG-negativen B-Hepatitiden ist durch diese Befunde bewiesen. Sie bedeuten zudem für die Praxis, daß zum Ausschluß einer Hepatitis B-Virusinfektion die anti-HBc-IgM-Bestimmung erforderlich ist.

Eine weitere Fragestellung war: Welchen Beitrag leisten die in den letzten Jahren eingeführten virus-serologischen Methoden für die Prognosestellung bei der Hepatitis B?

Aus Tabelle 2 ging hervor, daß bei einer Gruppe von Hepatitis B-Fällen (9%) das HBsAg über die Beobachtungsperiode persistiert. HBsAg-Persistenz ist in hohem Maße mit dem Auftreten einer chronischen Hepatitis korreliert. Mit der HBsAg-Persistenz wiederum ist in hohem Maße eine Persistenz des HBeAg korreliert (Tabelle 5). In keinem Fall persistiert HBeAg ohne gleichzeitige

Tabelle 5. Correlation of HBsAg persistence and HBeAg persistence (one year after acute hepatitis B)

		HBsAg-persistence	
		+	−
HBeAg persistence	+	21[a]	0
	−	3[b]	241

[a] av. HBsAg conc. T_1: 56,2 U/ml Tg: 48,6 U/ml
[b] av. HBsAg conc. T_1: 7,5 U/ml   Tg: 4,5 U/ml

HBsAg-Konzentration bei Erstuntersuchung (μg/ml)	Anzahl der Fälle (N_1)	HBsAg-Persistenz (N_2)	N_2/N_1 (%)
> 60,1	68	16	23,5
40,1–60,0	48	4	8,3
21,1–40,0	91	6	6,6
10,1–20,0	54	5	9,3
5,1–10,0	49	3	6,1
< 0,5–5,0	66	6	9,1
Summe	376	40	10,6

Tabelle 6. HBsAg concentration in the first serum sample and prognosis of HBsAg persistence (> 1 year)

HBsAg-Persistenz. Daraus folgt, daß die HBeAg-Persistenz auch mit der Entwicklung einer chronischen Hepatitis stark korreliert. Diese Befunde sind ein wesentlicher Hinweis, wenn auch immer noch kein endgültiger Beweis dafür, daß die persistierende Produktion von HBsAg und HBeAg oder zugrunde liegende Virusvermehrungsvorgänge in den Wirtszellen in pathogenetischem Zusammenhang mit der chronischen Hepatitis stehen.

Von praktischem Interesse ist jedoch die Frage, ob diese beiden virus-serologischen Parameter, das HBsAg und das HBeAg, bereits eine *frühe* Prognose der akuten B-Hepatitis erlauben. Hier ist in der Literatur sehr widersprüchliches mitgeteilt worden. Unsere Befunde lassen folgende Schlüsse zu:

Aus der Anfangskonzentration des HBsAg läßt sich im Einzelfall keine Voraussage über eine spätere Elimination machen (Tabelle 6). Zwar ist HBsAg-Persistenz häufiger bei hoher Anfangskonzentration zu finden, jedoch die Mehrzahl der Fälle heilt trotz hoher Anfangskonzentration aus. Wesentlich aussagekräftiger ist die Abnahme der HBsAg-Konzentration in den ersten Wochen. Wir fanden, daß *dann* mit einer Persistenz des HBsAg über > 2 Jahre zu rechnen ist, wenn das HBsAg nicht innerhalb der ersten 4–6 Wochen unterhalb $1/4$ des Ausgangswertes absinkt (Tabelle 7). Diese Beziehung ist eindeutig. Wir halten deshalb den Konzentrationsabfall des HBsAg in den ersten 4–6 Wochen für ein wertvolles Kriterium bei der Prognosestellung.

Eine entsprechende Analyse wurde nun auch für das HBe-Antigen durchgeführt (Tabelle 8). Der initialen HBeAg-Bestimmung kommt *dann* erhebliche prognostische Bedeutung zu, wenn die Konzentrationen bei empfindlicher und standardisierter Technik negativ sind oder sehr niedrig liegen. In diesem Falle ist im weiteren Verlauf nicht mit dem Auftreten von HBeAg – und damit auch nicht mit

	Abfall der HBsAg-Konzentration in 4–6 Wochen um den Faktor		
	2^1	2^1–2^2	$> 2^2$
Persistenz des HBsAg ($\geqslant$ 1 Jahr)	16	11	3
Elimination	0	2	338

Tabelle 7. Early prognosis of HBsAg persistence derived from the course of HBsAg concentration within the first 4–6 weeks of acute hepatitis B

Tabelle 8. HBeAg concentration in the first serum sample and prognosis of HBeAg persistence (> 1 year)

HBeAg-Konzentration, akute Phase (Einh./ml)	Gesamtzahl (n)	HBeAg-Persistenz (n)	%
Negativ	167	1	0,6
< 1	10	0	0
1– 9,9	64	1	1,6
10– 19,9	11	0	0
20– 39,9	23	4	17,4
40– 79,9	20	5	25,0
80–159,9	21	5	23,8
160–319,9	14	5	35,7
>320	21	2	9,5
Summe	351	23	6,6

HBsAg-Persistenz – zu rechnen. Die Prognose ist gut. Dagegen besagen hohe anfängliche HBeAg-Titer nicht viel. Zwar ist die Prognose um so schlechter, je höher diese Titer liegen, jedoch heilt der größte Teil der Fälle auch bei hoher anfänglicher HBeAg-Konzentration aus.

HBeAg-Persistenz nach 4–6 Wochen ist ebenso wie die HBsAg-Persistenz in diesem Zeitraum ein wichtiges prognostisches Zeichen (Tabelle 9). Normalerweise fällt der HBeAg-Titer rasch ab. Nach 4–6 Wochen ist bei normalem temporärem Verlauf nur noch selten HBeAg nachzuweisen. Bleibt das HBeAg nach 4–6 Wochen nachweisbar, so ist nunmehr eine langjährige Persistenz zu erwarten. Sie ist – wie oben gesagt – in hohem Maße mit HBsAg-Persistenz und Auftreten einer chronischen Hepatitis korreliert.

Wir haben demnach in der quantitativen HBsAg- und HBeAg-Bestimmung, insbesondere bei Beobachtung des Titerverlaufes in den ersten 4–6 Wochen der Erkrankung, klare Kriterien für die Prognosestellung im Einzelfall.

Meine Damen und Herren, ich habe – um auf die anfänglichen Fragestellungen zurückzukommen – über die Abgrenzung von Virushepatitiden unterschiedlicher Ätiologie berichtet und dabei die HBsAg-negative B-Hepatitis mit hohem anti-HBc-IgM-Titer hervorgehoben, die ca. 5% der B-Hepatitiden ausmacht. Ich

Tabelle 9. Occurrence and average concentration of HBeAg in patients without and with HBsAg persistence

			Termine (Monate)				
			0	1,5	3	6	12
Temporärer Verlauf n = 331		% positiv	50,0	3,3	0,3	0	0
		mit Konzentration der positiven Fälle	94,7[a]	< 1	< 1	–	–
		s_x	153,9	< 1	–	–	–
Persistierender Verlauf n = 24		% positiv	95,8	100	100	95,8	87,5
		mit Konzentration der positiven Fälle	282[a]	210	117	337	163
		s_x	213	284	118	390	233

[a] HBeAg in Einh./ml

habe zweitens über die Häufigkeit der Entwicklung einer chronischen Hepatitis in Abhängigkeit von der Ätiologie berichtet: Chronische Verlaufsformen nach Hepatitis B fanden sich in 9,5%, nach Hepatitis Non-A, Non-B in 34%, hingegen in keinem Falle nach Hepatitis A. Drittens wurde die Bedeutung virus-serologischer Parameter der Hepatitis B für die frühe Prognosestellung am Beispiel der quantitativen HBsAg- und HBeAg-Bestimmung innerhalb der ersten 6 Wochen aufgezeigt.

Ein weiteres Ziel der prospektiven Studie ist die Beschreibung klinischer Verläufe in Abhängigkeit von der Ätiologie und die spätere Verknüpfung bestimmter klinischer Befunde bei den Erkrankten mit virus-serologischen Parametern der Infektion. Wegen der kurzen vorgegebenen Zeit kann ich jedoch nicht in adäquater Form auf die bereits vorliegenden Ergebnisse dieses Teils der Studie eingehen.

Literatur

1. Kaboth U et al. (1976) Erster Zwischenbericht über die kooperative prospektive DFG-Studie „Akute Virushepatitis". Verh Dtsch Ges Inn Med 82: 399–402 – 2. Gerlich WH, Lüer W (1979) Selective detection of IgM-antibody against core antigen of the hepatitis B virus by a modified enzyme immune assay. J Med Virol 4: 227–238 – 3. Gerlich WH, Lüer W, Thomssen R (1980) Diagnosis of acute and inapparent hepatitis-B virus infections by anti-HBc of the IgM-antibody class. J Infect Diseases 142: 95–102

Dormeyer, H. H., Schönborn, H. (II. Med. Univ.-Klinik Mainz), Klinge, O. (Stadtkrankenhaus Kassel), Arnold, W., Meyer zum Büschenfelde, K. H. (FU Berlin), Knolle, J. (Ev.-Luth. Diakonissenanst. Flensburg), Born, M. (Blutspendedienst Bad Kreuznach):
Immunhistologische Untersuchungen bei asymptomatischen HBsAg-Trägern

In Ergänzung zu dem Bericht über die kooperative DFG-Studie „Klinisch gesunde HBsAg-Träger" [8] sollen im folgenden neben den serologischen vor allem immunfluoreszenzmikroskopische Befunde sowie erwähnenswerte Einzelbeobachtungen der aus Mainz eingebrachten Fälle dargestellt werden.

Von 78 nach 4 Jahren kontrollbiopsierten klinisch gesunden HBsAg-Trägern mit normalem Lebergewebe ($n = 63$) oder mit geringfügigen Veränderungen im Sinne der von Klinge [9] beschriebenen „Minimalhepatitis" ($n = 15$) zeigte keiner eine Verschlechterung des morphologischen Befundes mit Entwicklung einer chronischen Hepatitis.

Alle 78 HBsAg-Träger waren und blieben anti-HBc positiv. Bei 72 Trägern ließ sich im Radioimmunassay anti-HBe nachweisen, ein Träger entwickelte während des Beobachtungszeitraums ebenfalls anti-HBe. Ein HBsAg-Träger war in beiden Untersuchungen HBeAg-positiv. In dessen Serum konnten die HBsAg-Subtypen a, d, w und r sowie HBV-spezifische DNA-Polymeraseaktivität nachgewiesen werden [7]. Diese Befunde lassen sowohl auf eine mögliche Doppelinfektion mit dem HBV als auch auf das Vorhandensein von Dane-Partikeln schließen.

Immunhistologisch fand sich bei diesen HBsAg-Trägern der sog. HBsAg-Dominanztyp [4]. Intrazytoplasmatisches HBsAg wurde bei der Erstuntersuchung in 44 Fällen, bei der Nachuntersuchung in 51 Fällen gefunden. Intranukleäres HBcAg konnte in keinem Fall nachgewiesen werden (Tabelle 1). Diese Befundkonstellation des anti-HBe-positiven HBsAg-Trägers mit intrazytoplasmatischem HBsAg, aber ohne intranukleäres HBcAg kennzeichnet den gesunden HBsAg-Träger [2, 5]. Vier HBsAg-Träger eliminierten nach 1–3 Jahren noch HBsAg aus dem Serum (und Lebergewebe!), zwei Träger entwickelten in der Folgezeit anti-HBs. Diese Beobachtungen bestätigen Mitteilungen amerikanischer Arbeitsgruppen, wonach eine HBsAg-Clearance auch nach Jahren noch möglich ist [3, 10].

Diesen 78 klinisch gesunden HBsAg-Trägern sind zehn asymptomatische HBsAg-Träger gegenübergestellt, bei denen sich bei der Erstuntersuchung eine chronisch-entzündliche Lebererkrankung gefunden hatte. Von sechs Trägern mit chronisch-persistierender Hepatitis entwickelte einer innerhalb von 4 Jahren eine chronisch-aktive Hepatitis und bei einem der vier Träger mit chronisch-aktiver Hepatitis fand sich bei der Nachuntersuchung lediglich eine portale Fibrose. Sieben dieser HBsAg-Träger waren HBeAg-positiv und hatten bei der Erstuntersuchung intranukleäres HBcAg (Tabelle 1). Auf die strenge Korrelation von intranukleärem HBcAg, HBeAg im Serum, verbunden mit einer chronischen Hepatitis, haben wir bereits in früheren Mitteilungen hingewiesen [1, 2, 5, 6]. Bei dem einen Träger mit chronisch-aktiver Hepatitis, der nach 4 Jahren lediglich eine portale Fibrose aufwies, konnte nach anfangs positivem Befund kein HBcAg in den Leberzellen mehr nachgewiesen werden. Dieser Befund ist insofern bemerkenswert und bedarf weiterer Kontrollen, da er möglicherweise die Frage beantworten könnte, über welchen Weg ein gesunder HBsAg-Trägerstatus entsteht.

Erwähnenswert sind drei Patienten mit chronischer Hepatitis, die von Anfang an anti-HBe-positiv waren, bei denen sich in beiden Untersuchungen kein intranukleäres HBcAg fand. Die Interpretation dieser Befunde muß derzeit noch offenbleiben. Es ist jedoch denkbar, daß hier eine HBV-unabhängige, zum Beispiel non-A-non-B-Hepatitis bei einem HBsAg-positiven Trägerstatus vorliegt.

Als Ergebnis unserer Untersuchungen kann festgestellt werden, daß asymptomatische HBsAg-Träger mit normalem Lebergewebe oder mit minimalen Veränderungen ohne intranukleäres HBcAg und ohne HBeAg im Serum trotz HBsAg-Persistenz keine chronisch-entzündlichen Lebererkrankungen entwickeln. Gesunde HBsAg-Träger mit anfänglicher Immuntoleranz gegen HBsAg können

Tabelle 1. Immunhistologische Befunde bei 88 asymptomatischen HBsAg-Trägern

Histologie		Immunhistologische Befunde	
(1974/1975)		1978/1979	(1974/1975)
		HBsAg (Zytoplasma)	HBcAg (Kern)
Normales Gewebe	(n = 63)	39 (35)	0 (0)
Minimal-veränderung	(n = 15)	12 (9)	0 (0)
Chronisch persistie-rende Hepatitis	(n = 6)	4 (4)	4 (4)
Chronisch aktive Hepatitis	(n = 4)	4 (3)	2 (3)

auch nach Jahren noch ihre Immunreaktion ändern, wobei es zu einer Elimination von HBsAg aus Serum und Leber und zu einer Entwicklung von Antikörpern gegen HBsAg kommt.

Literatur

1. Arnold W, Nielsen JO, Hess G, Knolle J, Meyer zum Büschenfelde KH (1976) Correlation of the e-antigen-antibody-system with intrahepatocellular HBcAg and HBsAg positive acute and chronic liver diseases and healthy HBsAg carriers. Digestion 14: 448–452 – 2. Arnold W, Hess G, Purcell RH, Kaplan PM, Gerin JL, Meyer zum Büschenfelde KH (1978) Anti-HBc, HBeAg and DNA polymerase activity in healthy HBsAg carriers and patients with inflammatory liver diseases. Klin Wochenschr 56: 297–303 – 3. Feinman SV, Cooter N, Sinclair JC, Wrobel DM, Berris B (1975) Clinical and epidemiological significance of the HBsAg (Australia-Antigen): Carrier state. Gastroenterology 68: 113–120 – 4. Gudat F, Bianchi L, Stalder GA, Schmid M (1976) Klassifizierung und Infektiosität der chronischen Hepatitis B, definiert durch Dane-Partikel im Blut und Virus-Komponenten in der Leber. Schweiz Med Wochenschr 106: 812–818 – 5. Hess G, Nielsen JO, Arnold W, Knolle J, Meyer zum Büschenfelde KH (1977) e-antigen-antibody-system and intrahepatocellular HBcAg and HBsAg in HBsAg positive patients with inflammatory liver diseases and healthy HBsAg-carriers. Scand J Gastroenterol 12: 325–330 – 6. Hess G, Arnold W, Shih WK, Kaplan PM, Purcell RH, Gerin JL, Meyer zum Büschenfelde KH (1977) Expression of hepatitis B virus-specific markers in asymptomatic hepatitis B surface antigen carriers. Infect Immun 17: 550–554 – 7. Hess G, Shih WK, Arnold W, Gerin JL, Meyer zum Büschenfelde KH (1979) Demonstration and partial characterization of 22-nm HBsAg and Dane particles of subtype HBsAg/ady. J Immunol 123: 1189–1194 – 8. Kaboth U, Arnold W, Biswas R, Böttcher U, Creutzfeld W, Dormeyer HH, Gerlich W, Haux R, Hess G, Hesse R, Hütteroth TH, Immich H, Klinge O, Knolle J, Meyer zum Büschenfelde KH, Müller R, Nowrousian R, Pfeifer U, Sattel M, Schober A, Schönborn H, Stamm B, Thommsen R, Weißhaar D, Weppler W (1980) Kooperative DFG-Studie „Klinisch gesunde HBsAg-Träger". Verh Dtsch Ges Inn Med 86 (im Druck) – 9. Klinge O, Kaboth U, Arnold R (1970) Histologische Leberuntersuchungen bei gesunden Australia-(SH)-Antigen- und -Antikörper-Trägern. Dtsch Med Wochenschr 95: 2583–2584 – 10. Redeker AG (1975) Viral hepatitis: clinical aspects. Am J Med Sci 270: 9–16

Hess, G., Arnold, W., Meyer zum Büschenfelde, K. H. (Abt. für Innere Medizin und Poliklinik, Klinikum Charlottenburg, FU Berlin):
Vergleich von Serummarkern zum quantitativen Nachweis von Dane-Partikeln

Einleitung

Das Dane-Partikel besteht aus einem sphärischen 27-nm-Hepatitis B-core-Antigen (HBcAg) und einer HBsAg-Hülle und stellt nur einen geringen Anteil aller im Serum zirkulierender HBsAg-Partikel dar [1]. Eine Subpopulation von Dane-Partikeln enthält eine zirkuläre doppelsträngige DNS mit einsträngigen Abschnitten und eine DNS-Polymerase, diese Dane-Partikelsubpopulation wird als das komplette Hepatitis B-Virus angesehen [2]. In der DNS-Polymerasereaktion werden die einsträngigen DNS-Abschnitte durch die endogene DNS-Polymerase komplettiert [2]. Die vorliegende Arbeit vergleicht die Höhe der DNS-Polymeraseaktivität mit dem quantitativen Nachweis von HBeAg (Hepatitis B-e-Antigen), HBsAg und anti-HBc und beschreibt deren Bedeutung als Dane-Partikelmarker.

Methoden

HBsAg und anti-HBc wurden mit kommerziellen Radioimmunoassays bestimmt (Ausria und Corab, Abbott Laboratories, Chicago/Ill.).
HBeAg und anti-HBe wurden mit einem kürzlich entwickelten Radioimmunoassay bestimmt [3]. Die DNS-Polymeraseaktivität wurde in 20fachen Konzentraten nach der Methode von Kaplan et al. [4] bestimmt.
20fach angereicherte Dane-Partikelkonzentrate wurden aus Patientenseren durch Ultrazentrifugation hergestellt [5].
Die Untersuchungen wurden mit Seren von 52 Patienten durchgeführt, 25 hatten eine chronische Hepatitis, 22 waren HBsAg-positive Hämodialysepatienten und fünf waren HBsAg-positive Tumorpatienten mit einer Minimalhepatitis.

Ergebnisse

Von 40 HBeAg-positiven HBsAg-Trägern waren 39 DNS-Polymeraseaktivität-positiv, ein HBeAg-positiver und alle zwölf anti-HBe-positiven HBsAg-Träger waren DNS-Polymeraseaktivität-negativ. Die Höhe des HBeAg-Titers korrelierte nur semiquantitativ mit der Höhe der DNS-Polymeraseaktivität (Abb. 1). Die

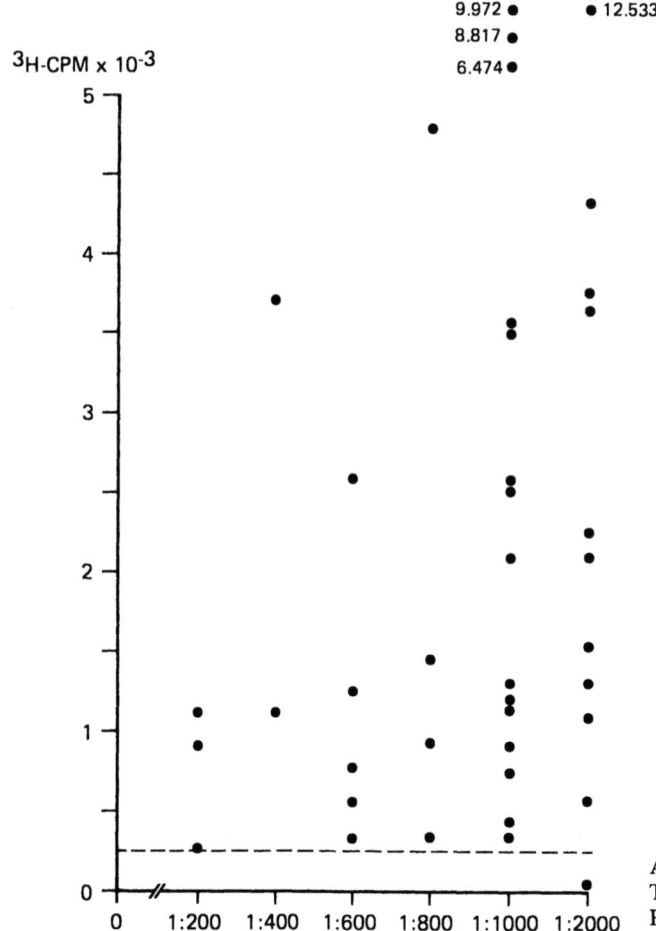

Abb. 1. Vergleich von HBeAg Titer mit der Höhe der DNS-Polymeraseaktivität gemessen in 20fachen Konzentraten

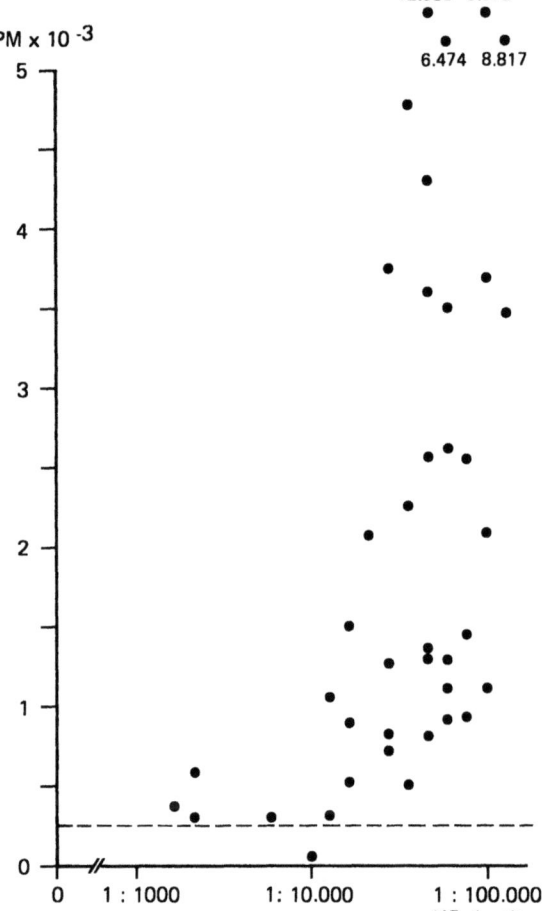

Abb. 2. Vergleich von HBsAg-Konzentration mit der Höhe der DNS-Polymeraseaktivität gemessen in 20fachen Konzentraten

HBsAg-Konzentrationen waren in HBeAg-positiven Seren deutlich höher als in anti-HBe-positiven Seren, die Konzentrationsbereiche überlappten jedoch deutlich. HBsAg-Konzentrationen korrelierten besser mit der Höhe der DNS-Polymeraseaktivität als HBeAg-Konzentrationen (Abb. 2). Der anti-HBc-Titer war in HBeAg- und anti-HBe-positiven Seren nicht wesentlich unterschiedlich. Eine Korrelation von anti-HBc-Titer zur Höhe der DNS-Polymeraseaktivität ergab keine Korrelation zwischen beiden Parametern.

Diskussion

Der DNS-Polymerasetest mißt den Einbau von markierten Triphosphaten in die Hepatitis B-Virus-DNS und ist damit die direkteste Nachweismethode für komplette Dane-Partikel [2, 4, 5]. Der Nachteil dieses Tests ist seine Unempfindlichkeit, wenn keine Dane-Partikelkonzentrate benutzt werden. Konzentration von Dane-Partikeln erfordert Ultrazentrifugation und ist damit als Routinemethode zu aufwendig. Da der quantitative Nachweis von kompletten Dane-Partikeln zur Abschätzung des

Therapieergebnisses bei Behandlung mit antiviralen Substanzen und zur Beurteilung des Infektionsrisikos, das von einem HBsAg-Träger ausgeht, wünschenswert ist, haben wir nach Ersatzmethoden zum Nachweis von Dane-Partikeln gesucht.

Unsere Untersuchungen zeigen, daß sowohl der HBeAg-Titer als auch die HBsAg-Konzentration – bei qualitativem Nachweis von HBeAg – als semiquantitative Marker für Dane-Partikel verwendet werden können. Beide Methoden können in ihrer Genauigkeit den DNS-Polymerasetest nicht ersetzen. Der anti-HBc-Titer korreliert nicht mit der im Serum zirkulierenden Zahl kompletter Dane-Partikel.

Literatur

1. Dane DS, Cameron CH, Briggs M (1970) Virus like particles in serum of patients with Australia-antigen associated hepatitis. Lancet 1: 695–697 – 2. Kaplan PM, Ford EC, Purcell RH, Gerin JL (1976) Demonstration of subpopulations of Dane particles. J Virol 17: 885–893 – 3. Arnold W, Hess G, Dormeyer HH, Gahl G, Hoffmann HG, Knolle J, Schönborn H (1979) Radioimmunologischer Nachweis von HBeAg/anti-HBe bei HBsAg-positiven Lebererkrankungen und „gesunden" HBsAg-Trägern. Z Gastroenterol 17: 704–712 – 4. Kaplan PM, Greenman PL, Gerin JL, Purcell RH, Robinson WS (1973) DNA polymerase associated with human hepatitis B antigen. J Virol 12: 995–1005 – 5. Hess G, Arnold W, Meyer zum Büschenfelde KH (1980) Comparison of Indicators for Dane particles. Klin Wochenschr 58: 371–376

Berthold, H., Gissmann, L. (Inst. für Virologie), Batsford, S. (Inst. für Immunologie), Jontofsohn, R. (Abt. Nephrologie, Zentrum für Innere Medizin, Freiburg):
Anti-HBc-Ig-M: Ein früher Parameter der HBV-Infektion

Die Kinetik des Anti-HBc wurde erstmals von Hoofnagle et al. 1974 untersucht: Das Anti-HBc wird 2 Wochen nach dem Auftreten des HBs-Antigens positiv. Hoofnagle verwandte zum Nachweis des Anti-HBc die KBR.

Im Zusammenhang mit einer Studie „Anti-HBc und Immunität gegenüber der Hepatitis B", die wir retrospektiv bei Patienten und Personal von Hämodialysestationen durchführten, fiel auf, daß das Anti-HBc mit der Immunfluoreszenztechnik häufig vor dem Auftreten des HBsAg nachweisbar war. Über diesen Befund wollen wir im folgenden berichten.

1970 begannen wir mit der Überwachung des HBsAg bei Patienten und Personal von Hämodialysestationen. Aus diesem Überwachungsprogramm stehen uns die bei Patienten und Personal in 4wöchentlichem Abstand entnommenen Serumproben zur Verfügung. Diese Seren wurden nun retrospektiv auf das Anti-HBc untersucht und der Anti-HBc-Befund mit dem des HBs-Antigens korreliert.

Methodik

Die Bestimmung des Anti-HBc erfolgte mit der indirekten Immunfluoreszenztechnik nach Brzosko (1973). Da die Aussagekraft eines Immunfluoreszenztestes von der Spezifität des verwandten fluoresceinmarkierten Antiserums abhängt, war in zahlreichen Voruntersuchungen diese Frage geklärt

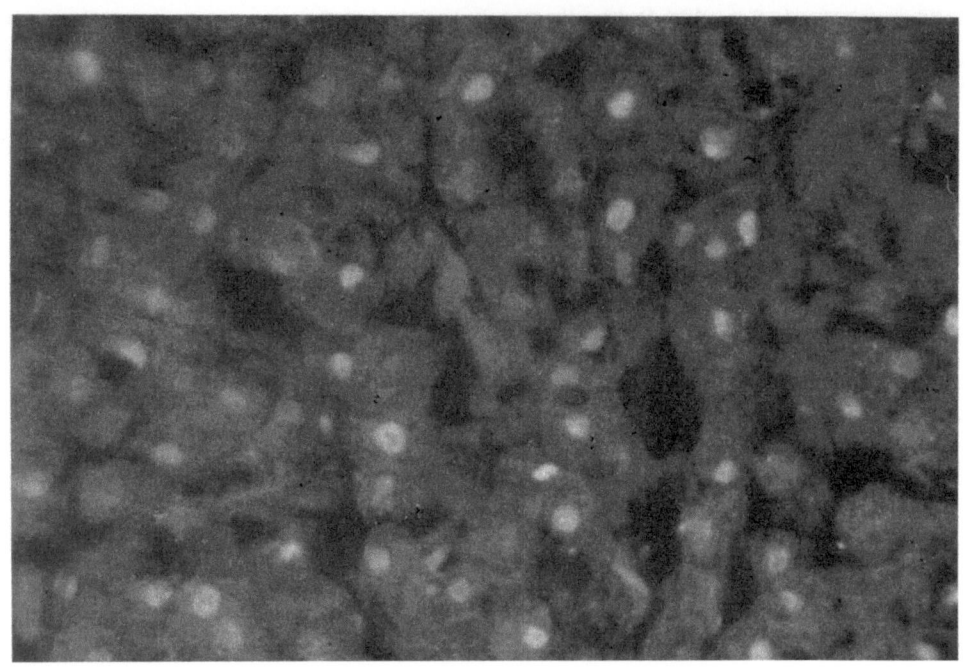

Abb. 1. Anti-HBc-Ig-G-spezifische Immunfluoreszenz, Serumverdünnung 1 : 3000

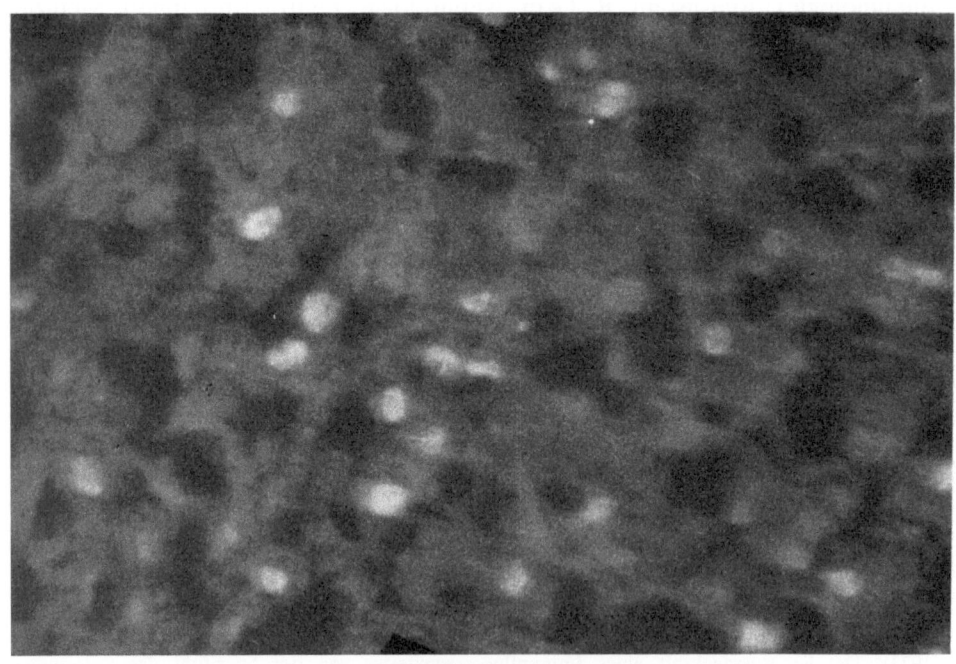

Abb. 2. Anti-HBc-Ig-M spezifische Immunfluoreszenz, Serumverdünnung 1 : 100

worden. Zwischen dem verwandten fluoresceinmarkiertem Anti-M und Anti-G (Behring-Werke AG) konnte keine Kreuzreaktion festgestellt werden. Das FITC-markierte Antihumanglobulin erfaßte dagegen sowohl das Anti-HBc der Ig-G als auch das der Ig-M-Klasse.

Die Abb. 1 zeigt eine Anti-HBc-Ig-G-spezifische Immunfluoreszenz – das Patientenserum ist 1 : 3000 verdünnt. Die Empfindlichkeit des Immunfluoreszenztestes wurde mit der des CORAB, einem Anti-HBc-RIA der Fa. Abbott Lab. verglichen. Der mit dem CORAB-Test bestimmte Anti-HBc-Titer eines Carrierserums betrug 1 : 22000, im Immunfluoreszenztest fand sich ein solcher von 1 : 10000. Die Empfindlichkeit des Anti-HBc-RIA ist bei dem hier untersuchten Serum etwa doppelt so hoch, wie die des Immunfluoreszenztestes. Man könnte sich fragen, warum wir hier Ergebnisse vortragen, die nicht mit dem maximal empfindlichen Testsystem zum Nachweis des Anti-HBc erhoben wurden. Der Grund ist der, daß mit dem üblichen Anti-HBc RIA-Anti-HBc der Ig-M-Klasse nicht erfaßt wird. Dies zeigte sich bei der Untersuchung von Seren aus der Inkubationszeit einer Hepatitis B. In diesen Frühseren wurde mit der Immunfluoreszenztechnik Anti-HBc der Ig-M-Klasse nachgewiesen. Mit dem RIA waren diese Seren jedoch Anti-HBc-negativ. Die Abb. 2 zeigt die Anti-HBc-Ig-M-spezifische Fluoreszenz eines solchen Serums in der Verdünnung 1 : 100. In einer 2 Wochen später abgenommenen Serumprobe desselben Patienten war dann auch der Anti-HBc-RIA positiv. Zu diesem Zeitpunkt wurde mit der Immunfluoreszenz auch das Anti-HBc der Ig-G-Klasse nachgewiesen. Der Grund für die Unempfindlichkeit des üblichen Anti-HBc-RIA beim Nachweis von Anti-HBc der Ig-M-Klasse ist die unterschiedliche Avidität der Antikörper der Ig-M-Klasse gegenüber denen des Markers ^{125}J-markiertes Anti-HBc der Ig-G-Klasse.

Ergebnisse

Bei der Untersuchung der Seren von Patienten und Personal der eingangs erwähnten Hämodialysestationen auf Anti-HBc-Ig-M, zeigte sich, daß dieses Anti-HBc bei den Patienten stets *vor* dem HBs-Ag auftrat. Bei zwölf Personalangehörigen, d. h. Normalpersonen, konnte in fünf Fällen das Anti-HBc-Ig-M 1–4 Wochen vor dem Auftreten des HBs-Antigens nachgewiesen werden. Daß das Anti-HBc-Ig-M nicht bei mehr Normalpersonen vor der HBs-Antigenämie gefunden wurde, liegt möglicherweise daran, daß die geeigneten Serumproben aus dem Zeitraum von 1–2 Wochen vor dem Auftreten der HBs-Antigenämie fehlten.

Den typischen Verlauf des Auftretens der Hepatitis B-Antigene und -Antikörper zeigt die Abb. 3. Es handelt sich bei dem hier beschriebenen Fall um eine

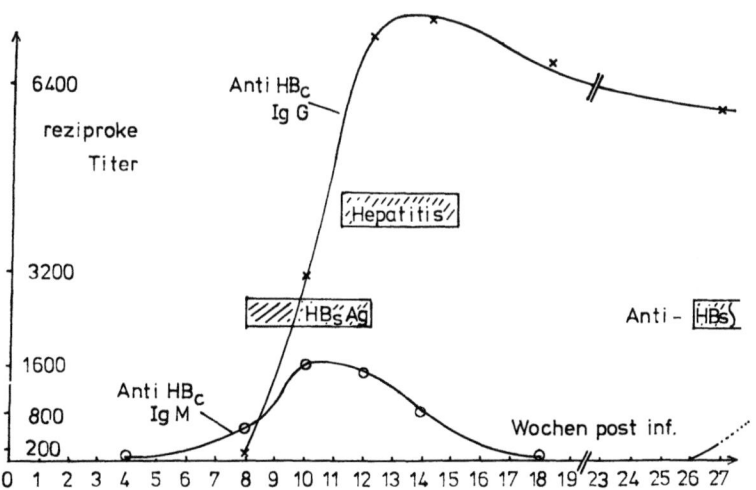

Abb. 3. Zeitliches Auftreten von Anti-HBc(Ig-M und Ig-G), HBsAg und Anti-HBs bei der akuten Hepatitis B

Krankenschwester, die sich bei einem e-Ag-positiven Patienten durch einen Nadelstich infiziert hatte. 4 Wochen nach der Infektion wird Anti-HBc vom Ig-M-Typ erstmals nachgewiesen. Eine 4 Wochen später abgenommene Serumprobe ist HBs-Ag-positiv. Nochmals 3 Wochen später entwickelt sich eine akute Hepatitis B. Die Inkubationszeit beträgt insgesamt 10 Wochen.

Der Anti-HBc-Ig-M-Titer steigt von der 4. bis zur 10. Woche post infectionem kontinuierlich an und erreicht kurz vor oder zu Beginn der akuten Hepatitis B sein Maximum. Das Anti-HBc vom Ig-M-Typ fällt dann rasch wieder ab und ist in der 6.–10. Woche nach dem Auftreten des akuten Krankheitsbildes bei der normal verlaufenden Hepatitis bereits nicht mehr nachweisbar. Anti-HBc vom Ig-G-Typ tritt etwa gleichzeitig mit dem HBs-Ag auf, sein Titer zeigt zum Zeitpunkt der akuten Hepatitis einen steilen Anstieg, das Maximum des Anti-HBc-Titers der Ig-G-Klasse wird zum Zeitpunkt der akuten Erkrankung oder innerhalb der ersten 3 Wochen danach gefunden. Bei dem hier beschriebenen Fall war das HBs-Ag 1 Woche nach dem Transaminasenanstieg bereits eliminiert.

Das Anti-HBc-Ig-M zeigt beim Hämodialysepatienten gegenüber der Normalperson in der Regel ein anderes Verhalten. Erstens wird es meist bereits 4–6 Wochen vor dem Auftreten der HBs-Antigenämie positiv und zweitens ist die Elimination des Anti-HBc der Ig-M-Klasse in der Regel verzögert, bzw. es kommt – trotz Elimination des HBs-Antigens – zu einer Persistenz von Anti-HBc-Ig-M. Herr Jontofsohn berichtete in seinem Vortrag „Einfluß der immunsuppressiven Therapie auf die Hepatitis B-Virusinfektion bei nierentransplantierten Patienten" über 15 Fälle bei denen 3–8 Wochen nach der Transplantation eine HBs-Antigenämie bzw. Hepatitis B auftrat. Bei zehn dieser 15 Patienten wurde das Anti-HBc der Ig-M- sowohl als auch das der Ig-G-Klasse in den vor bzw. zum Zeitpunkt der Transplantation abgenommenen Seren nachgewiesen. Vier dieser Patienten hatten 1–3 Jahre vor der Transplantation eine manifeste Hepatitis B gehabt, das HBs-Ag jedoch eliminiert, nicht dagegen das Anti-HBc vom Ig-M-Typ. Offensichtlich gibt es die latente HBV-Infektion die durch eine Nierentransplantation bzw. durch die durch diese bedingte immunsuppressive Therapie aktiviert bzw. wieder manifest werden kann.

Zusammenfassung

Anti-HBc der Ig-M-Klasse ist ein früher Parameter der HBV-Infektion. Es tritt in der Regel 1–2 Wochen vor der HBs-Antigenämie auf. Die Persistenz von Anti-HBc-Ig-M – ob nach oder ohne manifeste Hepatitis B – weist auf eine latente HBV-Infektion hin, die durch eine Nierentransplantation wieder aktiviert werden kann.

Literatur

1. Hoofnagle JH, Gerety RJ, Barker LF (1974) Antibody to hepatitis B core antigen. A sensitive indicator of hepatitis B virus replication. N Engl J Med 290: 1336–1340 – 2. Brzosko WJ, Madalinski K, Krawczynski K, Nowoslawski A (1973) Duality of hepatitis B antigen and its antibody. I. Immunofluorescence studies. J Infect Dis 127: 424–428

Grauer, W., Berg, P. A. (Med. Univ.-Klinik Tübingen):
Krankheitsspezifität und diagnostische Verwertbarkeit eines immunsuppressiven Serumfaktors (RIF)

Manuskript nicht eingegangen.

Männer, C., Czygan, P., Stiehl, A., Kommerell, B. (Med. Univ.-Klinik Heidelberg):
Fehlender Einfluß von (+)-Cyanidol-3 auf Serumbilirubin, Serumgallensäuren und HBsAg-Elimination bei akuter Virushepatitis

Das zu den Bioflavonoiden gehörende (+)-Cyanidol-3 wird seit 1971 in der Therapie der akuten Virushepatitis eingesetzt. Insgesamt sind bisher sieben prospektive kontrollierte Studien durchgeführt worden [1–7]: in fünf dieser Studien [1–4, 6] wurde in der (+)-Cyanidol-3-Gruppe ein passager schnellerer Abfall des Serumbilirubins, in zwei dieser Studien [2, 6] zusätzlich ein schnellerer Abfall der Serumtransaminasen beobachtet. In der Multizenterstudie von Blum u. Mitarb. [4] fand sich in der (+)-Cyanidol-3-Gruppe zusätzlich noch eine schnellere Elimination des HBsAg. Im Gegensatz hierzu stehen die Ergebnisse der Multizenterstudie von Vido u. Mitarb. [7], die keinen positiven Einfluß von (+)-Cyanidol auf die untersuchten Päarameter beobachteten.

Wegen der unterschiedlichen Ergebnisse wurde bei 36 Patienten mit akuter Virushepatitis eine prospektive kontrollierte Blindstudie mit (+)-Cyanidol-3 (2 g/die) über 4 Wochen durchgeführt, in der neben den üblichen Laborparametern wie Serumbilirubin und Transaminasen der HBsAg-Titerverlauf und als besonders empfindlicher Parameter der Leberfunktion die Nüchternserumgallensäuren [8] und der Gallensäurebelastungstest bestimmt wurden [9].

In der Placebogruppe waren elf Frauen und sechs Männer, in der Verumgruppe neun Frauen und zehn Männer. Placebo- und Verumgruppe waren hinsichtlich Alter der Patienten, Zeitraum zwischen ersten Symptomen und Krankenhausaufnahme, Zahl der HBsAg-positiven Patienten, Serumbilirubin, Transaminasen und Nüchterngallensäuren vergleichbar. Der Verlauf der Serumtransaminasen unterschied sich während des Behandlungszeitraumes in beiden Gruppen nicht voneinander. Die Halbwertzeit des Serumbilirubins betrug in der Placebogruppe 15,6 und in der Verumgruppe 21,6 Tage, dieser Unterschied ist jedoch nicht signifikant. Dies Ergebnis steht im Widerspruch zu den Untersuchungen von Blum u. Mitarb. [4], die einen passager schnelleren Abfall des Serumbilirubins in der (+)-Cyanidol-3-Gruppe beobachteten, bestätigt aber die Ergebnisse von Vido u. Mitarb. [7].

Bei Aufnahme waren in der Placebogruppe 52,9% und in der Verumgruppe 52,6% der Patienten HBsAg-positiv. Sowohl im Titerverlauf wie auch in der Elimination des HBsAg bestand kein Unterschied zwischen beiden Behandlungsgruppen. Bei der Entlassung war bei 56% der bei Aufnahme HBsAg-positiven Patienten in der Placebogruppe und bei 40% der Patienten in der Verumgruppe kein HBsAg mehr nachweisbar ($p = 0,05$). Auch diese Befunde stehen im Gegensatz zu den Beobachtungen von Blum u. Mitarb. [4], die jedoch nur die HBsAg-Elimination, nicht aber den Titerverlauf untersuchten.

Als empfindlicher Parameter der Leberfunktion werden die Nüchternserumgallensäuren [8] und die endogene Gallensäurebelastung angesehen [9]. So kommt es postprandial über den enterohepatischen Kreislauf zu einem Anstieg der Gallensäuren im peripheren Blut. Je nach Leberfunktion werden die Gallensäuren dann unterschiedlich schnell aus dem Plasma eliminiert. Bei Gesunden ist nach 4 Std der Ausgangswert wieder erreicht, bei Leberkranken dagegen bleiben die Gallensäuren länger erhöht [9]. In beiden Behandlungsgruppen wurden weder die Nüchternserumgallensäuren noch der Anstieg und die Elimination der Gallensäuren postprandial beeinflußt.

Die vorliegende Untersuchung zeigt keinen positiven Effekt von (+)-Cyanidol-3 auf Serumbilirubin, Transaminasen, Titerverlauf und Elimination von HBsAg im Serum, Nüchternserumgallensäuren und endogene Gallensäurebelastungstest. Somit scheint die Anwendung von (+)-Cyanidol-3 in der Therapie der akuten Virushepatitis fraglich.

Literatur

1. Berengo A, Esposito R (1975) Reticuloendothel Soc 24: 187–193 – 2. Seyfried H, Brunner H, Grabner G (1975) In: Bertelli A (ed.) New treads in the therapy of liver diseases. Karger, Basel, pp 177–181 – 3. Borel GA, Schelling JL, Magnenat P (1976) Z Gastroenterol 14: 24–29 – 4. Blum AL, Doelle W, Kortüm K, Peter P, Strohmeyer G, Berthet P, Goebbel H, Pelloni S, Poulsen H, Tygstrup N (1977) Lancet 2: 1153–1155 – 5. Rehmann I, Heinkel K (1977) Med Klin 72: 2159–2164 – 6. Sondern W, Leube G (1979) Symp. Flavonoide und Leber, Freiburg – 7. Vido I, Schmidt FW, Müller R, Rauft U (1980) Dtsch Med Wochenschr 105: 330–332 – 8. Stiehl L, Ast E, Czygan P, Fröhling W, Raedsch R, Stiehl A, Kommerell B (1978) Inn Med 5: 14–21 – 9. Korman MG, LaRusso NF, Hoffmann NE, Hofmann AF (1974) Gastroenterology 66: 727

Limberg, B., Kommerell, B. (Abt. für Gastroenterologie, Med. Univ.-Klinik Heidelberg):
Einfluß von Somatostatin auf Glukagon, Insulin und Aminosäuren im Plasma von Patienten mit akuter Hepatitis

Bei Patienten mit ausgeprägter Lebercirrhose sind erhöhte Insulin- und Glukagonkonzentrationen und eine Veränderung des peripheren Aminosäuremusters beschrieben worden; die Konzentrationen der verzweigtkettigen Aminosäuren Valin, Leucin und Isoleucin sind erniedrigt und die der aromatischen Aminosäuren Phenylalanin und Tyrosin erhöht. Der Aminosäurequotient, der durch die Relation der verzweigtkettigen Aminosäuren zu den aromatischen Aminosäuren bestimmt wird, ist deshalb erniedrigt. Als mögliche Erklärung für diese veränderten Parameter ist eine Abbaustörung als Folge der hepatozellulären Schädigung, eine veränderte Sekretion oder ein verminderter Abbau, bedingt durch portosystemische Shunts, als ursächlich für die Erhöhung von Insulin und Glukagon angesehen worden. Außerdem ist ein Zusammenhang zwischen der Veränderung der glukoregulatorischen Hormone Insulin und Glukagon und der Aminosäureimbalance diskutiert worden.

Neben der Bestimmung der Basalkonzentrationen von Insulin, Glukagon und der Aminosäuren war das Ziel unserer Studie die Untersuchung des Einflusses von Somatostatin auf diese Parameter bei Patienten mit akuter Hepatitis als Modell einer akuten und reversiblen Leberschädigung. Es ist bekannt, daß Somatostatin die Freisetzung von Insulin und Glukagon bei gesunden Probanden hemmt.

Bei sämtlichen Patienten handelte es sich um das erstmalige Auftreten einer akuten Hepatitis, eine vorausgegangene Leberschädigung war bei allen Patienten nicht bekannt, ebenso wurden Patienten mit ausgeprägtem Alkoholabusus von der Studie ausgeschlossen. Bei allen Patienten war das HBsAG positiv, folgende Laborparameter waren erhöht: GOT 588 ± 292, GPT 1429 ± 500, Alkalische Phosphatase 383 ± 121, Gamma-GT: 232 ± 180 (U/l), Bilirubin 5 ± 2,9 mg%.

Nach einer Bolusinjektion von 250 µg Somatostatin wurden 500 µg Somatostatin pro Stunde über einen Zeitraum von 4 Std infundiert. Insulin, Glukagon und Aminosäuren wurden vor Beginn und kurz vor dem Ende der Somatostatininfusion bestimmt. Die Insulinkonzentration fiel von 14 ± 11 µU/ml (Norm: 10 ± 4 µU/ml) auf 4,8 ± 2,9 µU/ml und der Glukagonspiegel von 218 ± 67 pg/ml (Norm: 75 ± 12 pg/ml) auf 142 ± 47 pg/ml ab; der Aminosäurequotient (Norm: 3,5 ± 0,3) stieg von 2,7 auf 3,4 an. Der Anstieg des Quotienten ist ausschließlich durch eine Erhöhung der Konzentrationen der verzweigtkettigen Aminosäuren bedingt. Nach Normalisierung der Transaminasen sind diese beschriebenen Veränderungen nicht mehr nachweisbar.

Diskussion

Unter dem Einfluß von Somatostatin normalisieren sich die erhöhten Insulinspiegel bei Patienten mit akuter Hepatitis. Dieser Befund legt den Schluß nahe, daß die erhöhten Insulinkonzentrationen nicht durch eine Störung der Sekretion sondern vielmehr durch einen verminderten Abbau als Folge der hepatozellulären Schädigung bedingt sind. Diese Hypothese wird unterstützt durch den Befund, daß die C-Peptid-Insulin-Ratio bei Patienten mit akuter Hepatitis erniedrigt ist. Die auch unter Somatostatin erhöht bleibenden Glukagonwerte deuten auf eine veränderte Sekretion hin, da auch eine Dosissteigerung des Somatostatin keine Normalisierung erbrachte. Eine Abbaustörung als Folge der Hepatitis erscheint nicht wahrscheinlich, da Glukagon auch in der Niere abgebaut wird. Bei Patienten mit Lebercirrhose ist als Ursache für die Hyperglukagonämie eine Sekretionsstörung wahrscheinlich gemacht worden, es zeigt sich somit eine Parallelität der Befunde bei der Hepatitis und der Lebercirrhose.

Unter dem Einfluß von Somatostatin steigen die Konzentrationen der verzweigtkettigen Aminosäuren an. Dieser Effekt ist durch die Erniedrigung der Insulinkonzentrationen bedingt. Der Influx und Metabolismus dieser Aminosäuren im Muskel und Fettgewebe wird durch Insulin gesteuert. Die Verbesserung des Aminosäurequotienten ist deshalb nur eine Folge der Erhöhung der verzweigtkettigen Aminosäuren.

Die dargestellten Befunde zeigen, daß sich die akute Hepatitis als Modell eignet, um die Dynamik der auch bei der Lebercirrhose beschriebenen Veränderungen hinsichtlich der Glukagon und Insulinkonzentrationen und der Veränderung des Aminosäurequotienten zu studieren.

Scheuer, A., Grün, R., Lehmann, F.-G. (Med. Univ.-Klinik Marburg):
Steroidhormone beim primären Leberkarzinom und bei Leberzirrhose

Der Hormonstoffwechsel von Tumorpatienten findet zunehmendes Interesse: Einmal verändert die Tumorerkrankung, wie jede schwere akute oder chronische Krankheit, die hormonelle Homöostase was den Verlauf beeinflussen kann. Weiterhin hat der Nachweis einer ektopischen Hormonsekretion bei Tumoren nichtendokriner Gewebe Untersuchungen zur Verwendbarkeit ektopisch sezernierter Hormone als Tumormarker, Lokalisationshilfen von Tumoren und Indikatoren therapeutischen Erfolgs angeregt [4]. Nicht zuletzt hat der Nachweis vermehrter oder ektopischer Hormonrezeptoren [1] und die Beeinflußbarkeit von Tumorwachstum durch Hormone die Aufmerksamkeit auf die Endokrinologie der Tumoren gelenkt.

Wir haben bei Patienten mit Leberkarzinom die basalen Plasmaspiegel wichtiger gonadaler und adrenaler Steroide und ihrer sekretionsstimulierenden Peptidhormone bestimmt und sie mit denen von Patienten mit Leberzirrhose und Kontrollen verglichen.

Methodik

Die Hormone wurden im Plasma männlicher Patienten mit Leberkarzinom und altersgleichen Patienten mit Leberzirrhose und Kontrollen bestimmt (Blutabnahme 8–10 Uhr). Das Leberkarzinom und die Leberzirrhose sind durch Histologie, Laparoskopie oder Autopsie gesichert. 90% der Patienten mit Leberkarzinom hatten eine Leberzirrhose. Die Ätiologie der Leberzirrhose war überwiegend alkoholisch. Die radioimmunologische Bestimmung von Testosteron, 5α-Dihydrotestosteron und Dehydroepiandrosteron erfolgte nach chromatographischer Trennung an Kieselgelsäulen [5]. Die radioimmunologische Bestimmung von Oestradiol, LH, FSH, ACTH, HCG, α-HCG und β-HCG erfolgte mit käuflichen Kits.

Ergebnisse

Patienten mit Leberkarzinom haben gegenüber Patienten mit Leberzirrhose und Kontrollen erniedrigte Plasmaspiegel von Testosteron und 5α-Dihydrotestosteron (Tabelle 1). Oestradiol ist sowohl beim Leberkarzinom als auch der Leberzirrhose im gleichen Ausmaß erhöht. Cortisol ist beim Leberkarzinom deutlich erhöht, Dehydroepiandrosteron erniedrigt. Die Veränderungen der Testosteron- und Oestradiolspiegel sind zum Teil durch die begleitende Leberzirrhose verursacht, die die Plasmakonzentration von Cortisol und Dehydroepiandrosteron aber wenig beeinflußt. Die Ergebnisse bei Patienten mit Bronchialkarzinomen und gastrointestinalen Tumoren (Tabelle 1) und die bei anderen Tumoren [6] zeigen aber, daß das beim Leberkarzinom vorliegende Steroidmuster einer Erniedrigung der gonadalen Androgene und Dehydroepiandrosteron sowie eine Erhöhung von Cortisol eine bei vielen malignen Tumoren typische Veränderung ist [2]. Bei Bronchialtumoren konnten wir feststellen, daß die Metastasierung bzw. Progredienz der malignen Erkrankung das Ausmaß der Hormonveränderungen beeinflußt.

Die LH- und FSH-Plasmaspiegel (Abb. 1) sind beim Leberkarzinom nur gering erhöht. Der inadäquate Anstieg der Gonadotropine bei erniedrigter Androgenkonzentration ist bereits bei der begleitenden Leberzirrhose auffällig und wird als hypothalamisch-hypophysäre Regulationsstörung bei der Leberzirrhose diskutiert [7]. Die ACTH-Konzentrationen liegen beim Leberkarzinom im Normbereich

Tabelle 1. Steroidkonzentrationen bei Patienten mit Tumoren
K (L): s = signifikant beim Vergleich mit Kontrollen (Patienten mit Leberzirrhose)

	Testosteron (ng/100 ml)	5α-Dihydrotestosteron (ng/100 ml)	Oestradiol (pg/ml)	Cortisol (µg/100 ml)	Dehydroepiandrosteron (ng/100 ml)
I Leberkarzinom					
Kontrollen ($n = 28$)	578 ± 278	51,4 ± 29,9	18 ± 6	13,5 ± 4,5	605 ± 308
Leberzirrhose ($n = 56$)	390 ± 331	48,3 ± 34,7	33 ± 14	18 ± 10	474 ± 296
Leberkarzinom ($n = 22$)	289 ± 277	26,1 ± 12,6	30 ± 18	29,5 ± 17	205 ± 87
	K: s, L: ns	K: s, L: s	K: s, L: ns	K: s, L: s	K: s, L: s
II Bronchialkarzinom					
Kontrollen ($n = 67$)	492 ± 202	30 ± 11	19 ± 7	13,4 ± 4,7	339 ± 204
Bronchialkarzinom ($n = 104$)	412 ± 234	26 ± 9	33 ± 20	16,4 ± 7,8	260 ± 217
	K: s	K: ns	K: s	K: s	K: s
III Gastrointestinales Karzinom					
Kontrollen ($n = 20$)	436 ± 190	31 ± 11	24 ± 8	16 ± 9	430 ± 180
Gastrointestinales Karzinom ($n = 24$)	373 ± 157	29 ± 6	29 ± 12	23 ± 16	370 ± 110
	K: ns	K: ns	K: ns	K: ns	K: ns

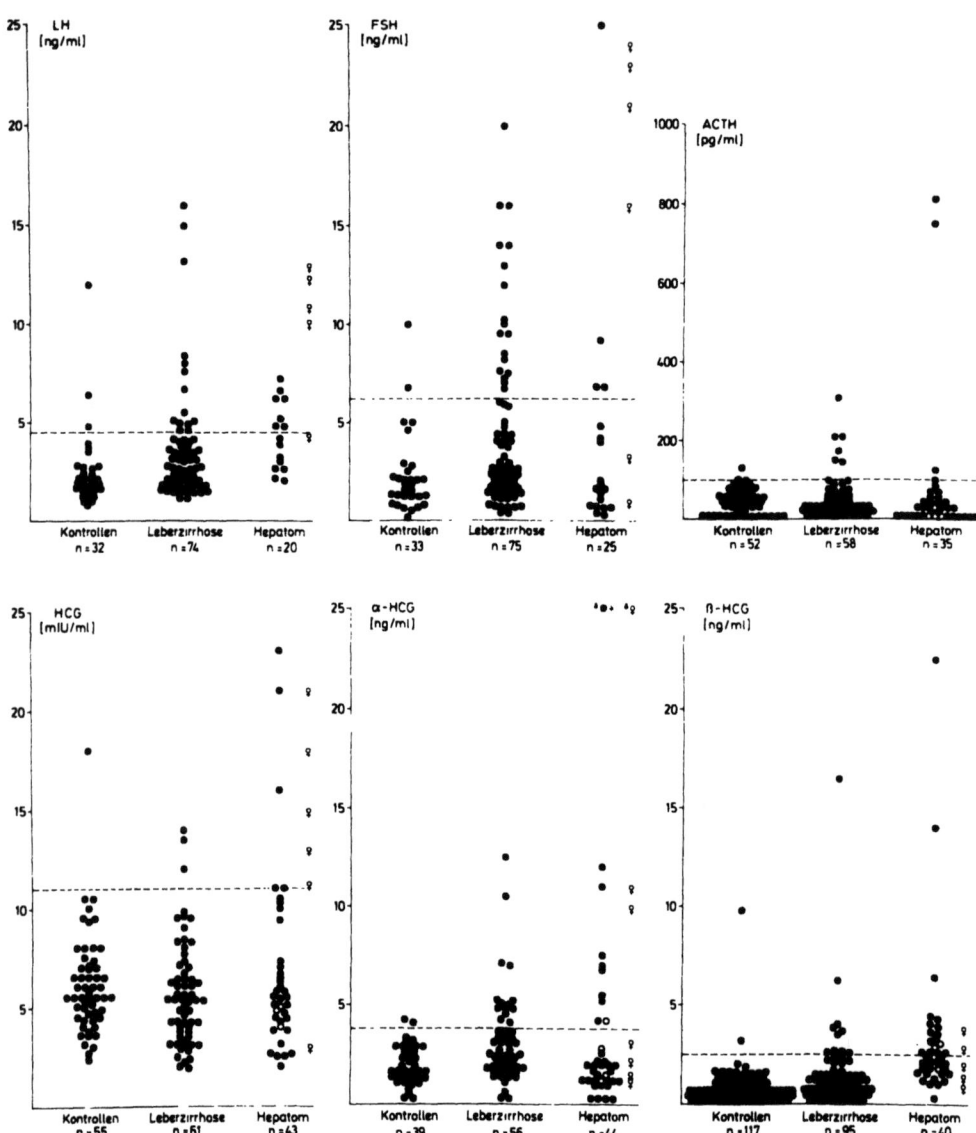

Abb. 1. Peptidhormone bei Patienten mit Leberkarzinom, mit Leberzirrhose und Kontrollen (n = Anzahl, ♀ = Frauen)

außer zwei sehr hohen Werten, bei denen die Annahme einer nicht bewiesenen ektopischen Sekretion naheliegt. Beim Leberkarzinom ist mehrfach eine ektopische HCG-Sekretion und eine Pubertas praecox beobachtet worden [3]. Wir konnten keine Unterschiede der sog. HCG-Immunoreaktivität beim Leberkarzinom, der Leberzirrhose und Kontrollen feststellen. Einige leicht erhöhte Werte führen wir auf ungenügende Spezifität der Antiseren gegen Glykoproteinhormone und Untereinheiten zurück. Bei 25% der Patienten mit Leberkarzinom finden wir die α-Untereinheit von HCG gleich häufig erhöht wie bei der Leberzirrhose. Beim Leberkarzinom finden sich zwei sehr stark erhöhte Werte für α-HCG. β-HCG ist mit einer Inzidenz von 45% beim Leberkarzinom gegenüber 8,4% bei der Leberzirrhose signifikant häufiger erhöht. Ein Einfluß der beiden HCG-Untereinheiten auf den Steroidstoffwechsel ist aber nicht anzunehmen.

Zusammenfassung

Beim Leberkarzinom, das zu 90% auf dem Boden einer Leberzirrhose entstand, kommt es wie bei anderen Tumoren zu einer Erniedrigung der Plasmaspiegel der anabolen Androgene und zum Anstieg des katabolen Cortisols. Es kommt nicht zu einem deutlich hypergonadotrophen Anstieg der Gonadotrophine LH und FSH. Die ACTH-Spiegel liegen meist im Normbereich. Nur selten kann bei den untersuchten Peptidhormonen bei einzelnen stark erhöhten Einzelwerten (ACTH, α-HCG) eine nicht bewiesene ektopische Hormonsekretion mitdiskutiert werden.

Literatur

1. Cikes M (1977) Expression of hormone receptors in cancer cells: A hypothesis. Eur J Cancer 14: 211–215 – 2. Bishop MC, Ross EJ (1970) Andrenocortical activity in disseminated malignant disease in relation to prognosis. Br J Cancer 24: 719–725 – 3. Braunstein GD, Vogel CL, Vaitukaitis JL, Carbone PP, Ross GT (1973) Ectopic production of human chorionic gonadotropin in Ugandian patients with hepatocellular carcinoma. Cancer 32: 223–227 – 4. Gropp C, Havemann K, Scheuer A (1980) Ectopic hormones in lung cancer patients at diagnosis and during therapy. Cancer (in press) – 5. Jordan JB (1977) Untersuchung zur einfachen radioimmunologischen Testosteronbestimmung mit einer Kieselgelmikrosäule. Inaug.-Diss. Marburg – 6. Saez S (1971) Adrenal function in cancer: Relation to the evolution. Eur J Cancer 7: 382–387 – 7. Van Thiel DH, Gavaler JS, Eagon PK, Lester R (1979) Mechanism of hypogonadism and feminization in alcoholic liver disease. Z Gastroenterol 17: 413–421

Aussprache

Herr *Müller, O. A.* (München) zu Herrn *Scheuer:*
Müller: Die hochsignifikant erhöhten Cortisolspiegel bei den Patienten mit primären Leberkarzinom gegenüber den Kontrollgruppen stehen in Diskrepanz zu den von Ihnen gezeigten praktisch identischen ACTH-Spiegeln in diesen Gruppen. Deshalb doch die Frage nach der Bestimmungsmethode: Wie messen Sie ACTH?
Scheurer: Mit einem Kit der Firma IDW.
Müller: Dann muß diese Diskrepanz methodisch erklärt werden. Der Kit ist für diese Fragestellung zu ungenau. Die bekannte, von Ihnen auch erwähnte schwerere Hemmbarkeit der Cortisolspiegel durch Dexamethason bei diesen Patienten spricht ja ebenfalls dafür, daß die erhöhten Cortisolspiegel durch eine höhere ACTH-Sekretion bedingt sind.

Sonnenberg, G. E., Keller, U., Burckhardt, D., Gyr, K. (Dept. für Innere Medizin der Univ.-Kliniken, Kantonsspital Basel):
Ursachen der Hyperinsulinämie bei Patienten mit Leberzirrhose: Portocavale Shunts oder verminderte Degradationsfähigkeit der Leber?

Einleitung

Das Vorliegen einer gestörten Glukosetoleranz in Verbindung mit erhöhten Insulinspiegeln ist bei Patienten mit Leberzirrhose mehrfach beschrieben worden [3, 4, 6, 7, 12]. Die Leber gilt als der Hauptabbauort für Insulin [11]. Erhöhte

Insulinwerte könnten durch eine herabgesetzte Degradation durch die Leber sowie durch eine gesteigerte Insulinsekretion aus dem Pankreas erklärt werden. Das aus dem Pankreas in äquimolaren Mengen zu Insulin freigesetzte C-Peptid [5] wird in der Leber in vergleichsweise vernachlässigbar geringen Mengen abgebaut [8], so daß die C-Peptidkonzentrationen als Maß für die Insulinsekretion herangezogen werden können. In der vorliegenden Studie wurden mit Hilfe der C-Peptidbestimmung und mittels Lebervenenkatheterisierung als mögliche Ursachen der Hyperinsulinämie bei Leberzirrhotikern geprüft: 1. eine gesteigerte Insulinsekretion, 2. eine verminderte Degradationsfähigkeit der zirrhotischen Leber und 3. die Rolle der spontanen portocavalen Shunts.

Patientengut und Methodik

Zehn Patienten mit Leberzirrhose und portaler Hypertension wurden in die Studie aufgenommen. Die Diagnose war zuvor durch Laparoskopie, Biopsie und durch den endoskopischen Nachweis von gastroösophagealen Varizen gesichert worden. Bei acht Patienten handelte es sich um eine alkoholisch bedingte Leberzirrhose, bei zwei Patienten um eine posthepatitische. Die Patienten waren wegen einer gastrointestinalen Blutung oder infolge einer akuten Verschlechterung der Leberfunktion nach erneutem exzessivem Alkoholgenuß dem Spital zugewiesen worden. Die Studie wurde bei den Patienten kurz vor ihrer Entlassung durchgeführt, nachdem sich ihr Allgemeinbefinden gebessert hatte. Die Kontrollgruppe bestand aus acht Personen mit einem kürzlich diagnostizierten Lungenrundherd. Sie wurden zur präoperativen Herz- und Lungenfunktionsdiagnostik stationär aufgenommen. Da diese Patienten keine andere Erkrankung aufwiesen und Normalwerte für sämtliche Laborparameter hatten, wurden sie für den Zweck der Studie den Patienten mit Leberzirrhose als „Normalpersonen" gegenübergestellt. Die Untersuchung wurde bei allen Probanden nach einer 12stündigen Fastenperiode morgens im Nüchternzustand durchgeführt.

Die Plasmaleberdurchblutung wurde mittels einer Arterien- und Lebervenenkatheterisierung sowie mit einer Dauerinfusion von Indozyanin-Grün bestimmt [9]. Blutproben wurden simultan aus der A. brachialis und der Lebervene über einen Zeitraum von 20 min zur Bestimmung von Indozyanin-Grün, Insulin, C-Peptid und Glukose entnommen. Die Nettofreisetzung von C-Peptid aus dem Splanchni-

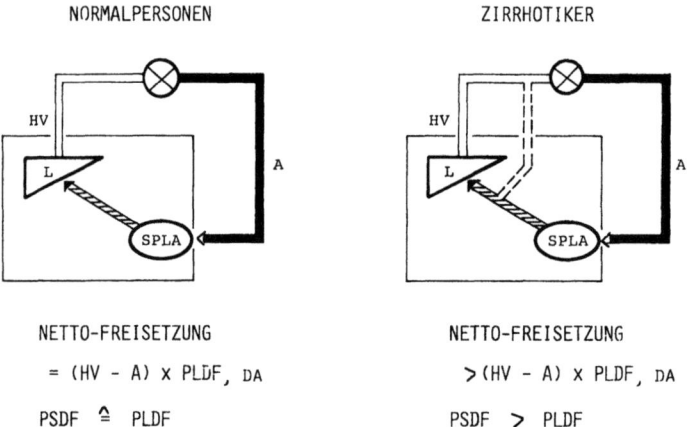

Abb. 1. Schematisches Modell: Nettofreisetzung von C-Peptid aus dem Splanchnikusgebiet bei Normalpersonen und Patienten mit Leberzirrhose und portaler Hypertension. Sie entspricht bei den *Normalpersonen* dem Produkt aus der C-Peptidkonzentrationsdifferenz HV-A und dem Plasmaleberdurchfluß, da der Plasmasplanchnikusdurchfluß (PSDF) gleich dem Plasmaleberdurchfluß (PLDF) ist. Die Nettofreisetzung von C-Peptid ist bei den *Zirrhotikern* größer als das Produkt aus (HV-A) × PLDF, da PSDF wegen der nicht berücksichtigten Shunts (gestrichelte Linie) größer ist als PLDF. SPLA = Splanchnikusgebiet mit Pankreas, L = Leber, HV = Lebervene mit Katheter, A = Arterielles Blutsystem mit Katheter in A. brachialis, ⊗ = Symbol für Herz-Lungen-Kreislauf

kusgebiet wurde aus dem Produkt der Konzentrationsdifferenz (hepatovenös-arteriell) und dem Plasmaleberdurchfluß (Abb. 1) berechnet.

Die Ergebnisse werden als Mean ± SEM angegeben. Bei der statistischen Analyse wurde der Student's t-Test für den ungepaarten Datenvergleich angewendet.

Ergebnisse

1. Gesteigerte Insulinsekretion?

Die arteriellen Glukosekonzentrationen der Leberzirrhotiker waren mit 109,5 ± 7,2 mg/dl signifikant gegenüber den Normalpersonen mit 88,6 ± 4,3 mg/dl erhöht ($p < 0,05$). Bei den Patienten mit Leberzirrhose konnte eine signifikante Erhöhung der arteriellen Insulinkonzentrationen von 31,1 ± 4,3 µE/ml im Vergleich zu den Normalpersonen mit 12,6 ± 1,9 µE/ml ($p < 0,005$, Abb. 2) gemessen werden.

Um die Frage einer gesteigerten Insulinsekretion als Ursache der peripheren Hyperinsulinämie der Leberzirrhotiker zu überprüfen, wurden die C-Peptidkonzentrationen bestimmt. Sie lagen sowohl im arteriellen (A: 3,74 ± 0,03 ng/ml) als auch im hepatovenösen Blut (HV: 1,88 ± 0,19 ng/ml) bei den Leberzirrhotikern signifikant höher als bei den Normalpersonen (A: 1,33 ± 0,14 ng/ml und HV: 1,88 ± 0,19 ng/ml, $p < 0,001$, Abb. 2). Der Plasmaleberdurchfluß (PLDF) war bei den Patienten mit Leberzirrhose (903 ± 320 ml/min) größer als bei den Normalpersonen

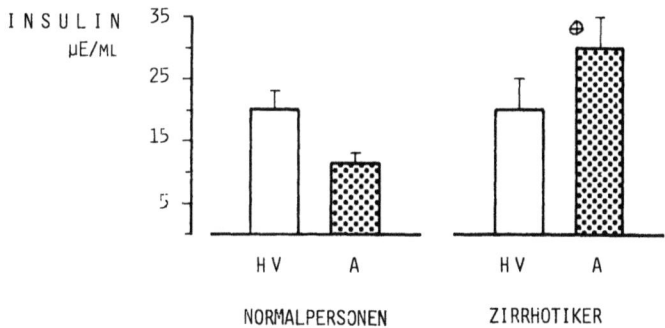

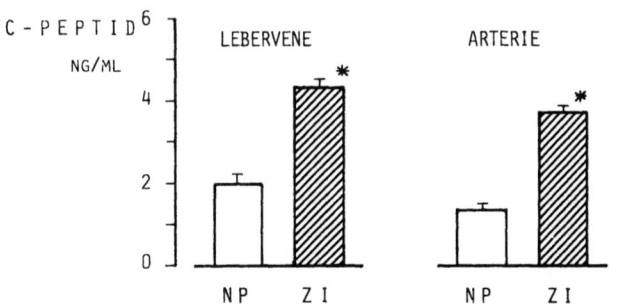

Abb. 2. Insulin- und C-Peptidkonzentrationen bei acht Normalpersonen (NP) und zehn Patienten mit Leberzirrhose und portaler Hypertension (ZI). Simultan entnommenes Blut aus Lebervene (HV) und A. brachialis (A). Mean ± SEM; ⊗ = $p < 0,005$; * = $p < 0,001$

(663 ± 176 ml/min); der Unterschied war jedoch nicht statistisch signifikant. Die Nettofreisetzung von C-Peptid aus dem Splanchnikusgebiet [(HV-A) × PLDF] betrug bei den Leberzirrhotikern 336,4 ± 39,2 ng/min und unterschied sich nicht signifikant von der der Normalpersonen mit 255,8 ± 40,7 ng/min.

2. Verminderte Degradationsfähigkeit der zirrhotischen Leber für Insulin?

Zur Untersuchung des Problems, ob bei Patienten mit Leberzirrhose eine verminderte hepatische Degradationsfähigkeit für Insulin vorliegt, wurden die hepatovenösen Insulinkonzentrationen (HV) der beiden Untersuchungsgruppen miteinander verglichen. Diese waren bei den Leberzirrhotikern (20,2 ± 4,9 µE/ml) und bei den Normalpersonen (19,5 ± 3,0 µE/ml) gleich hoch (Abb. 2).

3. Rolle der spontanen portocavalen Shunts?

Um die Frage zu prüfen, inwieweit die spontanen portocavalen Shunts bei der Entstehung der peripheren Hyperinsulinämie bedeutsam sind, wurden die Insulinkonzentrationen in A und HV sowie der Konzentrationsgradient HV-A herangezogen. Bei den Normalpersonen waren die arteriellen Insulinkonzentrationen niedriger als diejenigen in der Lebervene; der Konzentrationsgradient HV-A betrug +6,9 ± 2,2 µE/ml. Dagegen waren die arteriellen Insulinkonzentrationen der Leberzirrhotiker deutlich höher als in der Lebervene; der Konzentrationsgradient HV-A war negativ und betrug −10,9 ± 3,0 µE/ml.

Diskussion

Die Ergebnisse dieser Studie bestätigen die Beobachtung anderer Autoren [3, 4, 6, 7, 12], daß die peripher gemessenen Insulinkonzentrationen bei Patienten mit Leberzirrhose und portaler Hypertension erhöht sind. Gleichzeitig liegt eine Hyperglykämie vor, was mit einer verminderten Insulinwirksamkeit (endogene Insulinresistenz) erklärt werden muß [1−3, 10]. Die bei Leberzirrhotikern erhöht gemessenen C-Peptidkonzentrationen im Arterien- und Lebervenenblut sprechen für eine gesteigerte Insulinsekretion. Diese Annahme ist möglich, da das C-Peptid in äquimolaren Mengen zu Insulin aus dem Pankreas frei gesetzt wird [5]. Die Nettofreisetzung von C-Peptid aus dem Splanchnikusgebiet ist im Gegensatz zu den C-Peptidkonzentrationen bei den Leberzirrhotikern nicht signifikant vergrößert. Dies kann mit der Art der Berechnung erklärt werden, die die Nettofreisetzung der Leberzirrhotiker unterschätzt (Abb. 1). Könnten die portocavalen Shunts bei der Berechnung mitberücksichtigt werden, wäre ein signifikanter Unterschied auch in der Nettofreisetzung von C-Peptid aus dem Splanchnikusgebiet zu erwarten. Zur Beurteilung, ob eine verminderte Degradationsfähigkeit der zirrhotischen Leber für Insulin vorliegt − wie von einigen Autoren beschrieben [4, 12] − dienen die Insulinkonzentrationen in der Lebervene. Diese müßten bei Vorliegen einer herabgesetzten Degradationsfähigkeit erhöht sein, sind jedoch in der vorliegenden Studie bei Leberzirrhotikern und Normalpersonen gleich hoch. Es handelt sich demnach nur um eine peripher nachweisbare Hyperinsulinämie der Zirrhotiker. Diese Befunde sprechen gegen eine verminderte Degradationsfähigkeit der zirrhotischen Leber für Insulin, und das um so mehr, da auf Grund der erhöhten C-Peptidkonzentrationen eine gesteigerte pankreatische Insulinsekretion der

Leberzirrhotiker und damit erhöhte Insulinwerte in der Pfortader angenommen werden müssen. Die wichtige Rolle der spontanen portocavalen Shunts als Ursache der peripheren Hyperinsulinämie wird aus der Konzentrationsdifferenz HV-A (hepatovenös-arteriell) deutlich; sie ist bei den Patienten mit Leberzirrhose negativ, d. h. die Insulinwerte in der V. hepatica sind niedriger als in der A. brachialis. Die portocavalen Shunts führen dem arteriellen System Splanchnikusblut mit hohen Insulinkonzentrationen unter Umgehung der Degradation durch die Leber zu (Abb. 1).

Neben der möglichen gesteigerten Insulinsekretion sind im wesentlichen die spontanen portocavalen Shunts für das Auftreten der peripheren Hyperinsulinämie bei Patienten mit Leberzirrhose und portaler Hypertension verantwortlich, während die Degradationsfähigkeit der zirrhotischen Leber für Insulin nicht vermindert zu sein scheint.

Literatur

1. Berkowitz D (1969) Glucose tolerance, free fatty acid, and serum insulin responses in patients with cirrhosis. Am J Dig Dis 14: 691 − 2. Collins JR, Lacy WW, Stiel JN et al. (1970) Glucose intolerance and insulin resistance in patients with liver disease. Arch Intern Med 126: 608 − 3. Creutzfeldt W, Frerichs H, Sickinger K (1970) Liver diseases and diabetes mellitus. Prog Liver Dis 3: 371 − 4. Gürsel T, Özsoylu S, Bor N (1978) Hyperinsulinemia in childhood cirrhosis. Helv Paediatr Acta 33: 527 − 5. Horwitz DL, Starr JI, Mako ME (1975) Proinsulin, insulin, and C-peptide concentration in human portal and peripheral blood. J Clin Invest 55: 1278 − 6. Iwasaki Y, Ohkubo A, Kajinuma H et al. (1978) Degradation and secretion of insulin in hepatic cirrhosis. J Clin Endocrinol Metab 47: 774 − 7. Johnston DG, Alberti KGMM, Faber OK et al. (1977) Hyperinsulinism of hepatic cirrhosis: diminished degradation or hypersecretion? Lancet 1: 10 − 8. Katz AL, Rubenstein AH (1973) Metabolism of proinsulin, insulin, and C-peptide in the rat. J Clin Invest 52: 1113 − 9. Leevy CM, Mendenhall CL, Leskow W et al. (1962) Estimation of hepatic blood flow with indocyanine green. J Clin Invest 41: 1169 − 10. Megyesi C, Samols E, Marks V (1967) Glucose tolerance and diabetes in chronic liver disease. Lancet 2: 1051 − 11. Samols E, Ryder JA (1961) Studies on tissue uptake of insulin in man using a differential immunoassay for endogenous and exogenous insulin. J Clin Invest 40: 2092 − 12. Smith-Laing G, Sherlock S, Faber OK (1979) Effects of spontaneous portal-systemic shunting on insulin metabolism. Gastroenterology 76: 685

Holm, E. (Abt. für Pathophysiologie der I. Med. Klinik Mannheim der Univ. Heidelberg, Mannheim), Striebel, J.-P. (Inst. für Anästhesiologie im Klinikum Mannheim der Univ. Heidelberg, Mannheim), Langhans, W. (Abt. für Pathophysiologie der I. Med. Klinik Mannheim der Univ. Heidelberg, Mannheim), Kattermann, R. (Klinisch-chemisch. Inst. im Klinikum der Stadt Mannheim), Werner, B. (Rechenzentrum der Univ. Mannheim):
Beziehungen zwischen Plasmaammoniak, Plasmaaminosäuren und weiteren Parametern bei Leberzirrhose.
Zwei Hauptkomponentenanalysen

Die Kenntnis der Korrelationen zwischen hepatologischen Parametern ist noch unzureichend, obgleich die bisherigen Studien zum Teil sehr viele Variable einbezogen haben [2, 4, 5, 9, 12, 13]. Einer weiteren Klärung bedürfen bei Zirrhosekranken besonders die Beziehungen der Hyperammoniämie zu den Plasmaspiegeln der Aminosäuren sowie zu den Entzündungsprozessen und den konventionell untersuchten Partialfunktionen der Leber. Daß und wie die Konzentrationen von Aminosäuren bei Gesunden und bei Patienten mit Leberzirrhose kovariieren, kann man einigen Mitteilungen wenigstens partiell entnehmen [2, 3].

1977/78 wurden Faktorenmuster von Laborbefunden bei Leberkrankheiten vorgelegt [2, 12]. Faktorenanalysen ermöglichen es, eine Vielfalt von Zusammenhängen synoptisch und überschaubar zu beschreiben; es handelt sich um mathematische Bearbeitungen von Korrelationsmatrizen mit dem Ziel der Datenreduktion und Hypothesenbildung. Im Prinzip wird jeweils mehreren, eng korrelierten Variablen ein „Faktor" zugeordnet; wenige Faktoren reproduzieren dann die Korrelationen der Ausgangsmatrix durch sog. „Faktorladungen". Die Annahme, daß die Faktoren bestimmten realen Gegebenheiten entsprechen, erweist sich oft als berechtigt [16, 21]. Zur groben Erklärung der Methode eignet sich am besten die Geometrie. Die m Koeffizienten einer Zeile der Korrelationsmatrix können als Koordinaten eines Vektors im Hinblick auf m orthogonale Achsen betrachtet werden. Demnach legen die m Zeilen der Matrix m Vektoren bzw. die Konfiguration von m Punkten in einem m-dimensionalen Koordinatensystem fest. Jeder Vektorendpunkt repräsentiert einen Parameter. Die Faktorenanalyse besteht nun darin, die m Achsen der Korrelationsmatrix durch eine kleinere Zahl von n Achsen zu ersetzen. Die neuen Achsen entsprechen den Faktoren. In dem von ihnen ausgespannten Raum haben die Parameter neue Koordinaten. Diese Koordinaten heißen Faktorladungen oder Gewichtszahlen. Parameter mit hohen Gewichtszahlen bezüglich eines Faktors zeigten von Patient zu Patient weitgehende Kovariationen ihrer Werte. Dabei weisen gleiche Vorzeichen der Ladungen auf positive und verschiedene Vorzeichen auf negative Korrelationen hin. Die gefundenen Beziehungen können sich in vorhandene Konzepte einpassen; andernfalls sind sie heuristisch wertvoll.

Wir rechneten zwei Faktorenanalysen nach der Hauptkomponentenmethode mit anschließender Varimax-Rotation [16, 21]. Ausgangsdaten der ersten Analyse waren die Konzentrationen des Ammoniaks und regelhaft bestimmbarer Aminosäuren im venösen Plasma von 76 unbehandelten Patienten mit alkoholischer Leberzirrhose ohne Shunt (16 Variable). Die zweite Analyse bezog sich wiederum auf das venöse Plasmaammoniak und dazu auf geläufige Parameter bei insgesamt 208 Kranken (13 Variable); hier galten zwei Drittel der Zirrhosen als alkoholisch bedingt und ein Drittel als posthepatitisch; in 32 Fällen war eine portokavale Anastomose angelegt worden. Alle Blutabnahmen erfolgten bei Nüchternheit gegen 8 Uhr morgens. Ammoniak wurde enzymatisch bestimmt (Monotest Boehringer/Mannheim). Zur Aminosäurenanalyse war das Biotronic-Gerät LC 6000 verfügbar. In der ersten Korrelationsmatrix unterschieden sich 88 von 120 und in der zweiten 37 von 78 Koeffizienten signifikant von Null ($p \leq 0,05$). Wir extrahierten jeweils fünf Faktoren, da jeweils fünf Eigenwerte der Korrelationsmatrix mehr als 1 betrugen [16, 21].

Abb. 1 kombiniert geometrisch einige, hepatologisch besonders interessierende Faktoren. Im oberen Teil (erste Analyse) zeigen Ammoniak und Glutamat bezüglich des fünften Faktors hohe Gewichtszahlen, während sich in der Dimension des ersten Faktors Methionin, Phenylalanin, Tyrosin, Lysin und Histidin sammeln. Die Faktoren sind voneinander unabhängig; folglich bestand z. B. zwischen den Spiegeln des Ammoniaks und des Methionins kein Zusammenhang. Aus dem unteren Abbildungsteil (zweite Analyse) ist ersichtlich, daß die Ammoniakwerte mit den Aktivitäten der Cholestase-Enzyme kovariierten.

Die Tabelle 1 orientiert über die Gesamtheit der Ergebnisse. Für das erste Faktorenmuster ($n = 76$) wurden alle Ladungen ab $\pm 0,50$ und für das zweite ($n = 208$) alle Ladungen ab $\pm 0,40$ wiedergegeben. Die Faktorenmuster sind unter zwei Aspekten zu betrachten. Man wird zunächst versuchen, die gefundenen Konstellationen zu erklären. Dazu bieten sich gemeinsame Orte des Stoffwechsels und metabolische Beziehungen zwischen jenen Substanzen an, die bezüglich eines

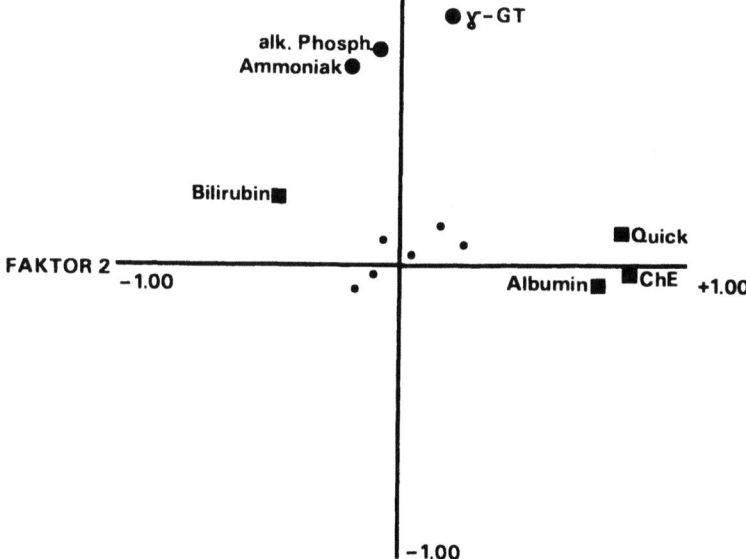

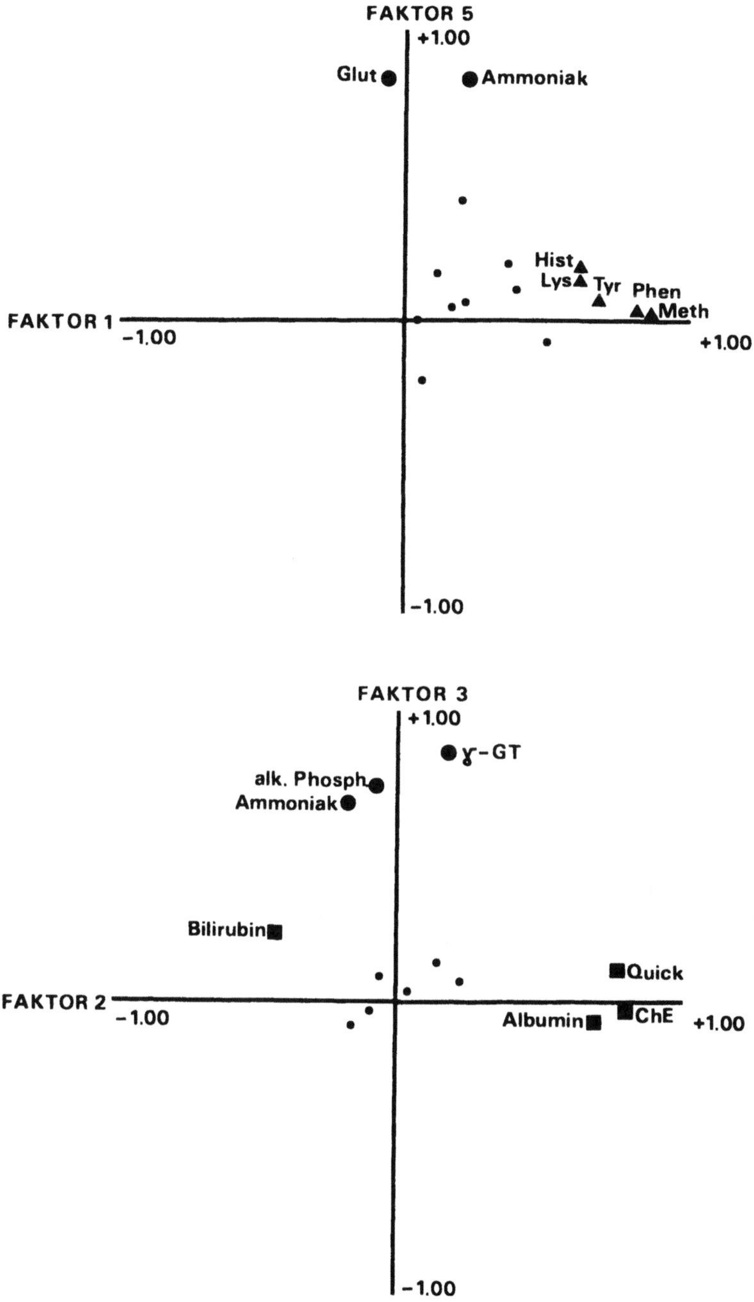

Abb. 1. Geometrische Darstellung von je zwei Faktoren der beiden tabellarisch wiedergegebenen Faktorenmuster. Die Aminosäuren, das Ammoniak und die weiteren blutchemischen Parameter werden durch Punkte, ausgefüllte Kreise, Dreiecke und Quadrate repräsentiert. Die Koordinaten dieser Symbole bezüglich der abgebildeten Achsen sind mit den Gewichtszahlen (= Faktorladungen) identisch. Während in der Tabelle 1 nur Gewichtszahlen ab ± 0,50 bzw. ± 0,40 vermerkt sind, dienten zur Konstruktion dieser Abbildung alle Gewichtszahlen bezüglich der ausgewählten Faktoren. Weitere Erläuterungen im Text. Abkürzungen: Glut = Glutaminsäure, Meth = Methionin, Phen = Phenylalanin, Tyr = Tyrosin, Lys = Lysin, Hist = Histidin, ChE = Cholinesterase

Tabelle 1. Ergebnisse zweier Faktorenanalysen nach der Hauptkomponentenmethode mit anschließender Varimax-Rotation. *Oberer Teil:* Faktorenmuster der Konzentrationen von Aminosäuren und des Ammoniaks im venösen Plasma bei 76 Patienten mit alkoholischer Leberzirrhose. Gewichtszahlen ab ± 0,50. Die ersten fünf Eigenwerte der Korrelationsmatrix: 6,6; 1,6; 1,5; 1,2; 1,1. Die fünf extrahierten Faktoren reproduzieren 74,4% der Gesamtvarianz. *Unterer Teil:* Faktorenmuster der venös gemessenen Werte des Plasmaammoniaks und weiterer Parameter bei 208 Patienten mit Leberzirrhose. Gewichtszahlen ab ± 0,40. Die ersten fünf Eigenwerte der Korrelationsmatrix: 2,8; 2,3; 1,5; 1,4; 1,2. Die fünf Faktoren reproduzieren 70,4% der Gesamtvarianz

Erste Analyse	Faktoren				
Parameter	1	2	3	4	5
Methionin	+ 0,86				
Phenylalanin	+ 0,81				
Tyrosin	+ 0,68				
Lysin	+ 0,62				
Histidin	+ 0,63	+ 0,53			
Valin			+ 0,83		
Leucin			+ 0,82		
Isoleucin			+ 0,69		
Alanin		+ 0,68			
Threonin		+ 0,63			
Serin		+ 0,70			
Glycin		+ 0,90			
Ammoniak					+ 0,75
Glutaminsäure					+ 0,71
Ornithin				+ 0,90	
Arginin				+ 0,58	

Zweite Analyse	Faktoren				
Parameter	1	2	3	4	5
GPT	+ 0,95				
GOT	+ 0,92				
Albumin		+ 0,68			
Quick		+ 0,76			
Cholinesterase		+ 0,80			
Bilirubin	+ 0,57	− 0,43			
Alkalische Phosphatase			+ 0,73		
gamma-GT			+ 0,85		
Ammoniak			+ 0,68		− 0,40
Glukose					− 0,48
Thrombozyten					+ 0,81
Harnstoff				+ 0,90	
Kreatinin				+ 0,90	

Faktors hohe Gewichtszahlen haben. Außer den Determinanten der Faktoren interessiert deren pathophysiologische Relevanz. So bedeutet die Unabhängigkeit des Methionins und der aromatischen Aminosäuren von der Hyperammoniämie, daß die Entstehungsweise der Enzephalopathie nicht einheitlich ist und deshalb komplementäre Behandlungen erfordert.

Der *erste* Faktor der *ersten* Analyse (Tabelle 1) faßt Aminosäuren zusammen, die ausschließlich oder überwiegend in der Leber metabolisiert werden [8, 15]. Die zirrhosebedingte Leberinsuffizienz ist dementsprechend durch gesteigerte Konzentrationen von Methionin, Phenylalanin und Tyrosin gekennzeichnet [10]; sie wirkt sich auch auf den Histidinstoffwechsel aus [8]. In der Dimension des *zweiten* Faktors dominieren Substrate der Glukoneogenese, nämlich Alanin, Threonin, Serin und Glycin [14]. Aus Threonin kann Glycin entstehen, und Glycin ist in Serin reversibel überführbar [14]. Nach Rudman et al. haben Threonin, Serin, Glycin und Histidin eine besonders ausgeprägte „ammoniakbildende Potenz" [17]. Das Faktorenmuster zeigt indessen keine Beziehung der Konzentrationen dieser Aminosäuren zum Plasmaammoniak. Der *dritte* Faktor bringt die drei verzweigtkettigen Substanzen Valin, Leucin und Isoleucin. Deren Stoffwechsel obliegt nicht der Leber [15], sondern der Muskulatur, dem Fettgewebe und dem Gehirn [10, 11, 14]. Vom *vierten* Faktor werden Ornithin und Arginin repräsentiert. Dafür könnte eine verminderte Aktivität der Carbamoylphosphatsynthase mitverantwortlich sein. Den *fünften* Faktor laden nur Ammoniak und Glutamat. Zur Erklärung dieses Faktors liegt die Annahme nahe, daß unter dem Einfluß der Hyperammoniämie aus alpha-Ketoglutarat vermehrt Glutamat gebildet wird.

Eine kürzlich von James et al. vorgetragene Hypothese postuliert unter anderem eine Wirkung des Ammoniaks auf die Plasmakonzentrationen mehrerer Aminosäuren [11]. Die betreffenden Überlegungen werden durch das Faktorenmuster nicht gestützt.

Die *zweite* Analyse ging von Daten einer weniger homogenen Patientengruppe aus (s. o.). Die vom *ersten* Faktor gezeigte Kovariation der beiden Transaminasen und des Bilirubins trifft für dystrophische Prozesse zu. Der *zweite* Faktor ist bipolar angelegt; er faßt das Albumin, den Quickwert, die ChE und das Bilirubin zusammen. Demgegenüber fehlte, wie der *dritte* Faktor erkennen läßt, eine Beziehung des Bilirubins zu den Cholestaseenzymen. Daß die Aktivitäten der alkalischen Phosphatase und der gamma-GT mit dem Plasmaammoniak kovariierten, war nicht überraschend. Aldrete et al. kamen nämlich aufgrund von Ammoniakbestimmungen in der Galle zu dem Schluß, daß eine mangelhafte Exkretion zur Hyperammoniämie wesentlich beitragen kann [1]. Der *vierte* Faktor reproduziert die enge Korrelation zwischen Harnstoff und Kreatinin. Dem *fünften* Faktor zufolge bestand eine positive Beziehung zwischen Ammoniak und Glucose und darüber hinaus eine negative Beziehung dieser beiden Parameter zur Thrombozytenzahl. Wir neigen zu folgender Deutung: Der portale Hochdruck verursacht einen Hypersplenismus und beeinflußt durch Umgehungskreisläufe den Ammoniakspiegel wesentlich stärker als der Defekt der Harnstoffsynthese [20]. In Abhängigkeit vom Shuntvolumen wird durch Vermittlung von Glukagon [7, 18, 19] die Glukoneogenese intensiviert, woraus sich eine Tendenz zur Zunahme der Glucose ergibt [18, 19]. Daß die Leberzirrhose zum Diabetes disponiert, ist bekannt [6]. Ein Zusammenhang zwischen Hyperammoniämie und Hyperglykämie wird jedoch durch das Faktorenmuster erstmals belegt. Vielleicht hat dieser Zusammenhang außer der forcierten Freisetzung von Glukagon noch weitere Mechanismen [7].

Literatur

1. Aldrete JS, Gaines EL, Hudson NL (1978) Contents and implications of ammonia in human and canine bile. Gastroenterology 75:173–176 – 2. Ansley JD, Isaacs JW, Rikkers LF, Kutner MH,

Nordlinger BM, Rudman D (1978) Quantitative tests of nitrogen metabolism in cirrhosis: Relation to other manifestations of liver disease. Gastroenterology 75: 570–579 – 3. Armstrong MD, Stave U (1973) A study of plasma free amino acid levels. V. Correlations among the amino acids and between amino acids and some other blood constituents. Metabolism 22: 827–833 – 4. Bircher J, Blankart R, Halpern A, Häcki W, Laissue J, Preisig R (1973) Criteria for assessment of functional impairment in patients with cirrhosis of the liver. Eur J Clin Invest 3: 72–85 – 5. Brunner H, Schiller G (1977) Zur Bedeutung der Gamma-Glutamyl-Transpeptidase für die Diagnostik von Lebererkrankungen. Fortschr Med 95: 287–290 – 6. Creutzfeldt W, Frerichs H, Sickinger K (1970) Liver diseases and diabetes mellitus. Progr Liver Dis 3: 371–407 – 7. Dudley FJ, Alford FP, Chisholm DJ, Findlay DM (1979) Effect of portasystemic venous shunt surgery on hyperglucagonaemia in cirrhosis: paired studies of pre- and post-shunted subjects. Gut 20: 817–824 – 8. Gerok W (1969) Aminosäurenstoffwechsel bei Leberinsuffizienz. Verh Dtsch Ges Inn Med 75: 33–43 – 9. Gross O, Audetat V, Bircher J (1978) Serumcholinesterase und Leberfunktion. Schweiz Med Wochenschr 108: 1389–1393 – 10. Holm E, Striebel JP, Münzenmaier R, Kattermann R (1977) Pathogenese der hepatischen Enzephalopathie. Leber Magen Darm 7: 241–254 – 11. James JH, Ziparo V, Jeppsson B, Fischer JE (1979) Hyperammonaemia, plasma aminoacid imbalance, and blood-brain aminoacid transport: a unified theory of portal-systemic encephalopathy. Lancet 2: 772–775 – 12. Kubale R, Feldmann U, Möhr J, Schmidt E, Schmidt FW (1977) Faktorenanalyse: Ein Mittel zur Bewertung von Laborbefunden bei Lebererkrankungen. Verh Dtsch Ges Inn Med 83: 566–568 – 13. Kuntz E (1972) Aktuelle laborchemische Leberfunktionsdiagnostik. Münch Med Wochenschr 114: 781–788, 830–835 – 14. Löffler G, Petrides PE, Weiss L, Harper HA (1979) Physiologische Chemie. Springer, Berlin Heidelberg New York – 15. Miller LL (1962) The role of the liver and the non-hepatic tissues in the regulation of free amino acid levels in the blood. In: Holden JT (ed) Amino acid pools. Elsevier Publ. Co., Amsterdam London New York, pp 708–721 – 16. Revenstorf D (1976) Lehrbuch der Faktorenanalyse. Kohlhammer, Stuttgart Berlin Köln Mainz – 17. Rudman D, Galambos JT, Smith RB, Salam AA, Warren WD (1973) Comparison of the effect of various amino acids upon the blood ammonia concentration of patients with liver disease. Am J Clin Nut 26: 916–925 – 18. Sherwin R, Joshi P, Hendler R, Felig P, Conn HO (1974) Hyperglucagonemia in Laennec's cirrhosis. N Engl J Med 290: 239–242 – 19. Soeters PB, Weir G, Ebeid AM, Fischer JE (1977) Insulin, glucagon, portal systemic shunting, and hepatic failure in the dog. J Surg Res 23: 183–188 – 20. Stahl J (1963) Studies of the blood ammonia in liver disease. Its diagnostic, prognostic, and therapeutic significance. Ann Intern Med 58: 1–24 – 21. Überla K (1977) Faktorenanalyse, 2. Aufl. Springer, Berlin Heidelberg New York

Herz, R., Halbfass, H. J., Rössle, U., Mathias, K., Herrmann, D., Gerok, W. (Zentrum für Innere Medizin, Chirurgie und Radiologie der Univ. Freiburg
Frühveränderungen von Leberhämodynamik und -funktion nach mesocavalem Shunt

Der mesocavale Shunt nach Drapanas et al. [1] gilt neben dem distal-splenorenalen Shunt nach Warren et al. [2] als erfolgversprechendes Verfahren zur portalen Drucksenkung bei Oesophagusvarizenblutung infolge einer Leberzirrhose. Obwohl diese Operation zunehmend angewendet wird [3, 4], fehlen bisher weitgehend Untersuchungen über die postoperativ eintretenden Einschränkungen von Leberhämodynamik und -funktion [5, 6]. Da diesen Veränderungen möglicherweise prognostische Bedeutung zukommt, haben wir entsprechende Untersuchungen mit folgenden Fragestellungen durchgeführt:
1. In welchem Ausmaß werden portaler Druck und Leberdurchblutung durch den mesocavalen Shunt herabgesetzt?
2. In welchem Umfang vermindert der Shunt die funktionelle Kapazität der Leber?

3. Besteht zwischen hämodynamischen und funktionellen Veränderungen eine Beziehung?

Methodik

Untersucht wurden 14 Patienten (13 Männer, eine Frau) im Alter von 26–69 Jahren mit histologisch gesicherter alkoholischer Leberzirrhose, bei denen ein mesocavaler Shunt angelegt worden war. Zur Shuntoperation wurde in allen Fällen eine Dacron-Prothese mit einem Durchmesser von 18 mm verwendet; die Prothese bestand in zehn Fällen aus gestricktem Material (USCI Sauvage) und in vier Fällen aus weniger komprimierbarem gewebtem Material (USCI De Bekey). Präoperativ waren in allen Fällen Oesophagusvarizen als Blutungsquelle endoskopisch gesichert worden. In sechs Fällen hatte bei der stationären Aufnahme der Patienten ein Aszites bestanden.

Die Funktionsfähigkeit der Gefäßanastomose wurde in elf Fällen röntgenologisch gesichert, bei den übrigen drei Patienten sprach der Anstieg der arteriellen Ammoniakkonzentration nach Belastung für einen offenen Shunt.

Alle hämodynamischen und funktionellen Messungen wurden am nüchternen Patienten ohne Prämedikation vorgenommen. Die Messung des Lebervenenverschlußdrucks (WHVP) erfolgte über einen USCI-Endlochkatheter F 7 mittels eines Statham-Druckwandlers (P 23 BB) und angeschlossenem Watanabe-Schnellschreiber WTR 331 Mark III. Die Messung der Leberdurchblutung (EHBF) wurde nach Bradley et al. [7] unter Verwendung von Indocyaningrün (ICG) vorgenommen [8]. Die Aktivität der Serumcholinesterase (ChE) wurde nach Ellmann et al. [9] gemessen. Die Bestimmung der Galaktoseeliminationskapazität (GEK) wurde nach Tygstrup in der von Bircher et al. [10] angegebenen Modifikation vorgenommen, der Dimethylaminoantipyrin (DAP)-Atemtest wurde modifiziert durchgeführt, wie unter [11] angegeben. Die initiale Bromsulfophthalein (BSP)-Clearance (BSP-k_i) wurde nach Häcki et al. [12] bestimmt. Die Konzentration der Aminosäuren wurde säulenchromatographisch mit dem TSM Aminosäurenautoanalyzer (Technicon) gemessen. Vorher hatten alle Patienten während mindestens 3 Tagen eine Diät erhalten, die 60 g Eiweiß pro 24 h enthielt. Zur Berechnung des Aminosäuren (AS)-Quotienten wurde die Summe der molaren Konzentrationen von Valin, Leucin und Isoleucin durch die Summe der molaren Konzentrationen von Phenylalanin und Tyrosin dividiert.

Ergebnisse

Nach mesocavalem Shunt kam es zu einer signifikanten ($p < 0,001$) Verringerung des Lebervenenverschlußdrucks um 46% von 26 ± 4 SD auf 14 ± 5 mm Hg ($n = 12$), während die Leberdurchblutung signifikant ($p < 0,001$) um 61% von 1500 ± 438 auf 574 ± 257 ml/min absank ($n = 10$; Abb. 1). Das individuelle Ausmaß der Drucksenkung war variabel und ließ sich nicht aus der präoperativen Druckhöhe ableiten, obwohl bei stark erhöhten Drucken mehrfach nur eine mäßige Drucksenkung eintrat. Die Verminderung der Leberdurchblutung betraf insbesondere Patienten mit hohen präoperativen Flußwerten. In keinem Falle reichte die kompensatorisch einsetzende Zunahme der arteriellen Leberdurchblutung [13] aus, um das abgeleitete portale Blut voll zu ersetzen. Als Folge der ausgeprägten Durchblutungsverminderung nahm die hepatische Extraktion von ICG signifikant ($p < 0,01$) von 26,6 auf 44,7% zu und betraf neun der zehn untersuchten Patienten. Bei mäßig erhöhten Druckwerten und noch gut erhaltener Durchblutung waren die shuntbedingten Veränderungen stärker ausgeprägt, als bei hohen präoperativen Drucken und bereits eingeschränkter Leberdurchblutung. Im Einzelfall ließ sich jedoch nicht vorhersagen, in welchem Ausmaß beide Parameter durch den Shunt betroffen würden.

Aus Tabelle 1 geht die Veränderung konventioneller und quantitativer Parameter der Leberfunktion 5–12 Wochen und 5–17 Monate nach mesocavalem Shunt hervor [MCS (1) bzw. MCS (2)]. Postoperativ blieben Serumalbumin, Quickwert und Cholinesteraseaktivität unverändert. Auch die GEK war nur in der 2. postopera-

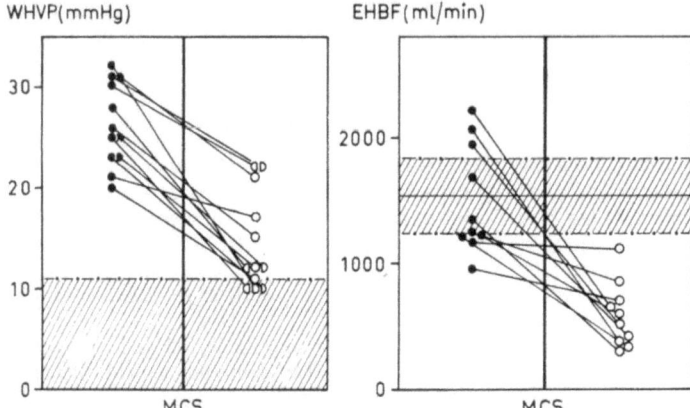

Abb. 1. Lebervenenverschlußdruck (= wedged hepatic venous pressure = WHVP) und Leberdurchblutung (= estimated hepatic blood flow = EHBF) vor (●) und nach (○) mesocavalem Shunt (MCS). Die schraffierten Flächen geben *links* den normalen Druckbereich (bis 11 mm Hg) und *rechts* die normale Leberdurchblutung mit 1530 ± 300 SD ml/min an [14]. Der Lebervenenverschußdruck entspricht dem portalen Druck [15]

tiven Phase um 16% gegenüber dem präoperativen Wert herabgesetzt. Dagegen ließ der DAP-Atemtest eine Einschränkung der Demethylierung um 20 bzw. 34% in der frühen und späteren postoperativen Phase erkennen. Am empfindlichsten reagierte die initiale BSP-Clearance, die um 26 bzw. 42% reduziert wurde, und der Aminosäurenquotient, der um 30 bzw. 33% vermindert war (Tabelle 1). Dabei muß einschränkend hervorgehoben werden, daß die Verminderung der initialen BSP-Clearance auch die Verringerung der Durchblutung reflektiert, während dieser Einwand für den Aminosäurenquotienten entfällt.

Tabelle 1. Veränderung konventioneller und quantitativer Parameter der Leberfunktion nach mesocavalem Shunt (MCS). MCS (1): Untersuchung 5–12 Wochen nach Shunt. MCS (2): Untersuchung 5–17 Monate nach Shunt

Parameter	Vor MCS		Nach MCS (1)		Nach MCS (2)	
	n	x̄ ± SD	n	x̄ ± SD	n	x̄ ± SD
Serum-Albumin (g%)	14	3,4 ± 0,5	13	3,6 ± 0,4	8	3,5 ± 0,7
Quick-Wert (%)	13	58 ± 14	13	58 ± 13	8	72 ± 24
ChE (U/l)	14	1287 ± 469	14	1412 ± 504	8	1337 ± 678
GEK (mg/min/kg)	14	4,4 ± 0,8	14	4,3 ± 1,3	8	3,7 ± 1,3
DAP-Atemtest (%)	13	3,8 ± 2,3	14	3,1 ± 1,6	7	2,5 ± 1,4
BSP-k_i (%/min)	14	5,2 ± 1,4	14	3,8 ± 0,9[a]	8	3,0 ± 1,2[b]
V+L+I/P+T	14	2,5 ± 0,7	14	1,7 ± 0,4[a]	8	1,6 ± 0,4[b]

Abkürzungen: MCS = Mesocavaler Shunt, ChE = Cholinesterase-Aktivität, GEK = Galaktose-Eliminationskapazität, DAP-Atemtest = Dimethylaminoantipyrin-Atemtest, BSP-k_i = Initiale Bromsulfophthalein-Clearance, V+L+I/P+T = Quotient der molaren Konzentrationen von Valin+Leucin+Isoleucin und Phenylalanin+Tyrosin
[a] $p < 0,01$ gegenüber „vor MCS"
[b] $p < 0,05$ gegenüber „vor MCS"

Wurden die individuellen hämodynamischen und funktionellen Veränderungen zueinander in Beziehung gesetzt, ergab sich auch hier kein einheitliches Bild. Während große Unterschiede im Druckabfall und in der Durchblutungsminderung bestanden, war die Einschränkung der Leberfunktion (BSP-k_i-, AS-Quotient) deutlich uniformer ausgeprägt.

Diskussion

Die Verringerung des portalen Drucks um 46% stimmt mit intraoperativen Messungen von Drapanas et al. [1] überein, der bei vergleichbaren Druckwerten einen Druckabfall um 51% nach MCS beobachtete. Die ausgeprägte Reduktion der Leberdurchblutung entsprach der Durchblutungsminderung nach Seit-zu-Seit- bzw. End-zu-Seit-Shunt [16, 17]. Dieser Befund steht im Gegensatz zu Ergebnissen von Reichle und Owen [6], die vor kurzem bei sieben Patienten nur eine Einschränkung der Leberdurchblutung um 11% nach MCS beschrieben. Bei den gleichen Patienten fanden diese Autoren jedoch eine Umkehr der portalen Durchblutung von +772 ml/min (hepatopetal) in −1021 ml/min (hepatofugal), die nur schwer mit der kaum veränderten Gesamtleberdurchblutung in Einklang zu bringen bzw. durch eine extreme arterielle Kompensation zu erklären wäre. Auf eine portale Flußumkehr nach MCS deuten auch die Befunde der röntgenologischen Nachkontrolle unserer Patienten. So stellte sich in der venösen Phase der Coeliacographie die Pfortader in sechs Fällen nicht dar; in drei Fällen wurde eine partielle, und nur in zwei Fällen eine regelrechte Darstellung der Pfortader beobachtet.

Eine signifikante Einschränkung der Leberfunktion um ca. 30% ließ sich nur mittels BSP-k_i- und AS-Quotient belegen, obwohl auch der DAP-Atemtest eine vergleichbare Verringerung der Demethylierung nach MCS ergab. Diese Befunde stimmen mit den Ergebnissen von Rikkers et al. [5] überein, der in der frühen postoperativen Phase nach MCS eine Verminderung der maximalen Harnstoffsyntheserate um 30% beschrieb. Zwischen der Verringerung der Leberfunktion und dem Ausmaß der Durchblutungsminderung bestand im Einzelfall keine Beziehung. Es muß daher vorläufig offen bleiben, welche Bedeutung dem portalen Fluß bei vorbestehenden intrahepatischen Shunts zur Erhaltung der Leberfunktion individuell noch zukommt und in welcher Höhe diese funktionelle portale Durchblutung durch den Shunt betroffen ist.

Zusammenfassung

1. Der mesocavale Shunt setzte den Lebervenenverschlußdruck um die Hälfte herab.
2. Die funktionelle Kapazität der Leber wurde durch den Shunt um ein Drittel vermindert.
3. Individuell waren hämodynamische und funktionelle Parameter unterschiedlich betroffen.

Literatur

1. Drapanas T, LoCicero J, Dowling JB (1975) Hemodynamics of the interposition mesocaval shunt. Ann Surg 181: 523 − 2. Warren WD, Zeppa R, Fomon JJ (1967) Selective trans-splenic decompression of gastroesophageal varices by distal splenorenal shunt. Ann Surg 166: 437 − 3. Filtzer HS, Rossi R,

Wolfort FG (1977) Experience with intrposition mesocaval shunt for management of variceal bleeding. Arch Surg 112: 593 − 4. Halbfaß HJ, Mittermayer Ch, Mathias K, Herz R, Schulze H, Kaiser W (1979) Topographie und operationstaktische Grundlagen des mesocavalen Shunts. Chirurg 50: 423 − 5. Rikkers LF, Rudman D, Galambos JT, Fulenwider JT, Millikan WJ, Kutner M, Smith RB, Salamn AA, Jones PJ, Warren WD (1978) A randomized, controlled trial of the distal splenorenal shunt. Ann Surg 188: 271 − 6. Reichle FA, Owen OE (1979) Hemodynamic patterns in human hepatic cirrhosis. A prospective randomized study of the hemodynamic sequelae of distal splenorenal (Warren) and mesocaval shunts. Ann Surg 190: 523 − 7. Bradley SE, Ingelfinger FJ, Bradley GP, Currey J (1945) The estimation of hepatic blood flow in man. J Clin Invest 24: 890 − 8. Caesar J, Shaldon S, Chiandussi L, Guevara L, Sherlock S (1961) The use of indocyanine green in the measurement of hepatic blood flow and as a test of hepatic function. Clin Sci 21: 43 − 9. Ellman GL, Courtney KD, Andres V, Featherstone RM (1961) A new and rapid determination of acetylcholinesterase activity. Biochem Pharmacol 7: 88 − 10. Bircher J, Blankart R, Halpern A, Häcki W, Laissue J, Preisig R (1973) Criteria for assessment of functional impairment in patients with cirrhosis of the liver. Eur J Clin Invest 3: 72 − 11. Herz R, Schulte U, Rössle M, Gerok W (1979) Die quantitative Beurteilung der Leberfunktion mit dem vereinfachten Dimethylaminoantipyrin-Atemtest: Ein Vergleich mit Galaktose-Eliminationskapazität, BSP-Clearance und konventionellen Leberfunktionsproben bei Leberzirrhose. Verh Dtsch Ges Inn Med 85: 485 − 12. Häcki W, Bircher J, Preisig R (1976) A new look at the plasma disappearance of sulfobromophthalein (BSP): Correlation with the BSP transport maximum and the hepatic plasma flow. J Lab Clin Med 88: 1019 − 13. Burchell AR, Moreno AH, Panke WF, Nealon TF (1976) Hepatic artery flow improvement after portacaval shunt: a single haemodynamic clinical correlate. Ann Surg 184: 289 − 14. Preisig R (1975) die Beziehung zwischen Leberdurchblutung und -funktion: Klinische Relevanz. Z Gastroenterol 13: 104 − 15. Viallet A, Legare A, Lavoie P (1970) Hepatic and umbilicoportal catheterization in portal hypertension. Ann NY Acad Sci 170: 177 − 16. Reynolds TB, Mikkelsen WP, Redeker AG, Yamahiro HS (1962) The effect of a side-to-side portacaval shunt on hepatic hemodynamics in cirrhosis. J Clin Invest 41: 1242 − 17. Redeker AG, Geller HM, Reynolds TB (1958) Hepatic wedged pressure, blood flow, vascular resistance and oxygen consumption in cirrhosis before and after end-to-side portacaval shunt. J Clin Invest 37: 606

Sieg, A., Walker, S., Czygan, P., Stiehl, A., Kommerell, B. (Med. Univ.-Klinik Heidelberg):
**Orale Aminosäurebehandlung bei Patienten mit Leberzirrhose und portosystemischem Shunt.
Eine prospektive kontrollierte Doppelblindstudie**

Als leberadaptierte Aminosäuren werden Gemische mit hohen Konzentrationen von verzweigtkettigen und niedrigen Konzentrationen von aromatischen Aminosäuren und Methionin bezeichnet. In nicht kontrollierten Studien haben Fischer u. Mitarb. [1, 2] und Reiter u. Mitarb. [3] bei Patienten mit Leberzirrhose eine Verbesserung der hepatischen Enzephalopathie unter der Gabe dieser Aminosäuren beobachtet. In einer kontrollierten Studie konnten Holm u. Mitarb. [4] darüber hinaus zeigen, daß durch die parenterale Verabreichung der leberadaptierten Aminosäuren die unter Proteinrestriktion entstehende negative Stickstoffbilanz positiv wird.

In der vorliegenden prospektiven kontrollierten gekreuzten Doppelblindstudie wurde die Wirkung von leberadaptierten Aminosäuren bei drei Frauen und elf Männern im Alter zwischen 22 und 74 Jahren mit Leberzirrhose und portosystemischer Shuntoperation (zwölf Patienten: portocavaler, zwei Patienten: splenorenaler Shunt) auf die hepatische Enzephalopathie untersucht. In die Studie wurden ausschließlich Patienten mit portosystemischer Shuntoperation aufgenommen, um bei der bekannten Eiweißsensivität dieser Patienten einen möglichen negativen Einfluß leberadaptierter Aminosäuren auf die hepatische Enzephalopathie nachweisen zu können. Alle Patienten unterlagen einer Proteinrestriktion von 40−50 g/die. Die Patienten in der Verumphase erhielten zusätzlich noch 44 g leberadaptierte Aminosäuren und 80 g Kohlenhydrat p. o., die Patienten in der Placebophase eine isokalorische Menge an Kohlenhydraten. Die Behandlungsdauer betrug jeweils 3 Monate. In 4wöchigen Abständen wurden klinische Untersuchungen der Patienten durchgeführt und biochemische Parameter kontrolliert.

Das Serumalbumin war bei fünf Patienten vor der Verumphase erniedrigt, stieg unter der Verumphase bei diesen Patienten im Mittel um 0,6 g% an und normalisierte sich bei vier der fünf Patienten. Diese Befunde stimmen mit den Beobachtungen von Fischer u. Mitarb. [1] überein, die ebenfalls eine Verbesserung der Hypoalbuminämie unter dieser Therapie beobachteten.

Transaminasen, Bilirubin, Glukose, Harnstoff, Kreatinin und die Prothrombinzeit wurden weder durch die Aminosäuren noch durch Placebo signifikant beeinflußt. Der Plasmaammoniak war vor der Verumphase bei 13 und vor der Placebophase bei elf Patienten erhöht, ein signifikanter Abfall wurde während keiner der beiden Behandlungsphasen beobachtet. Dies steht im Gegensatz zu Beobachtungen von Fischer u. Mitarb. [1, 2], die einen signifikanten Abfall der Ammoniakkonzentration im Plasma allerdings bei intravenöser Applikation leberadaptierter Aminosäuren beobachteten. Die hepatische Enzephalopathie blieb in beiden Behandlungsphasen unbeeinflußt, eine Verschlechterung während der Verumphase wurde ebenfalls nicht beobachtet.

Meterorismus, Oberbauchbeschwerden und Übelkeit traten bei zwei Patienten in der Verumphase und bei einem Patienten während der Placebophase auf, eine Reduktion oder Absetzen des Aminosäuregemisches oder der Placebo war aber nicht notwendig.

Die vorliegende prospektive, kontrollierte gekreuzte Doppelblindstudie zeigt, daß leberadaptierte Aminosäuren bei Patienten mit Leberzirrhose und portosystemischer Shuntoperation die Hypoalbuminämie normalisieren kann ohne die hepatische Enzephalopathie negativ zu beeinflussen. Leberadaptierte Aminosäuren können daher bei Patienten hepatischer Enzephalopathie, die eine strenge Proteinrestriktion einhalten müssen, als Proteinquelle verabreicht werden.

Literatur

1. Fischer JE, Rosen HM, Ebeid AM, James JH, Keane JM, Soeters BB (1976) The effect of normalisation of plasma amino acids on hepatic encephalopathy in man. Surgery 78: 77 − 2. Freund H, Yoshimura N, Fischer JE (1979) Chronic hepatic encephalopathy. Long-term therapy with branched-chain amino-acids elemental diet. JAMA 242: 347 − 3. Reiter HJ, Bode JC (1978) Parenterale Zufuhr nutzungsadaptierter Aminosäurengemische bei portocavaler Enzephalopathie. Z Gastroenterol 16: 457 − 4. Holm E, Fiene R, Striebel JP, Haux P, Kirchmeier J (1978) Spontane und infusionsabhängige Konzentration der Plasmaaminosäuren bei Leberinsuffizienz. Biochemische Daten und EEG. In: Wewalka F, Dragovics B (eds) Aminosäuren, Ammoniak und hepatische Enzephalopathie. Fischer, Stuttgart New York, p 176

Schäfer, K., Winther, M. B., Ukida, M., Leweling, H., Reiter, H.-J., Bode, J. C.
(Med. Klinik der Univ. Marburg):
**Einfluß einer oralen Gabe eines besonderen Aminosäurengemisches
auf die chronische hepatische Enzephalopathie (CHE)
von Patienten mit Leberzirrhose**

Bei Patienten mit Zeichen der chronischen hepatischen Enzephalopathie (CHE) wurde wiederholt eine Zunahme der Konzentrationen von Methionin (Meth), der aromatischen Aminosäuren, Phenylalanin (Phe), Tyrosin (Tyr), und von freiem Tryptophan sowie eine Abnahme der Konzentration der verzweigtkettigen Aminosäuren Valin (Val), Leucin (Leu) und Isoleucin (Ileu) im Plasma und Liquor beschrieben. Der molare Quotient $\frac{Val + Leu + Ileu}{Phe + Tyr} \left(\frac{VLI}{PT}\right)$ ist während der CHE vermindert und korreliert nach den Ergebnissen einiger Autoren mit der Schwere der hepatischen Enzephalopathie [4, 5]. Nach parenteraler Zufuhr von Glukose und einer „angepaßten" Aminosäurenlösung mit hohem Anteil an verzweigtkettigen Aminosäuren und geringem Anteil an aromatischen Aminosäuren und Methionin wurde von verschiedenen Arbeitsgruppen eine Besserung der CHE bei Patienten und auch im Tierexperiment erzielt [5, 8–10]. Ziel der vorliegenden Arbeit war es zu prüfen, ob die orale Gabe eines mit verzweigtkettigen Aminosäuren angereicherten Proteingemisches (ASG[1]) als zusätzliche Proteingabe toleriert wird oder sogar einen günstigen Einfluß auf die CHE bei Patienten mit Leberzirrhose hat.

Patienten und Methoden

Acht Patienten im Alter von 49–76 Jahren (fünf Frauen, drei Männer) mit bioptisch nachgewiesener Leberzirrhose (drei posthepatitische, drei kryptogene, zwei postalkoholische Leberzirrhosen) und chronischer hepatischer Enzephalopathie Stadium I–II [1] wurden in die Studie aufgenommen. Fünf Patienten erhielten vor und während der Untersuchung die gleichen Dosen von Lactulose (60–120 g/Tag). Die vorher verordnete Kost mit einem Proteingehalt von 40–60 g Protein/Tag wurde während der Studie fortgesetzt. Zusätzlich erhielten die Patienten alternierend über Perioden von 4–8 Wochen a) ein mit verzweigtkettigen Aminosäuren angereichertes Proteingemisch (ASG), b) eine kalorienäquivalente Kohlenhydratmischung (KH), c) Milchprotein (MP) in einer gleichen Dosierung.

Es wurden folgende Meßgrößen in Abständen von 1–2 Wochen geprüft: *Klinisch:* Reitan-Test (Zahlenverbindungstest) [2], zeitliche und örtliche Orientierung, Flattertremor, Rechentest, Schreibtest, EEG. *Klinisch-chemisch* (Blutentnahme jeweils nüchtern morgens um 9 Uhr): Ammoniakkonzentration (venös), Aminosäuren im Plasma sowie 15 weitere klinisch-chemische Standarduntersuchungen. Zur Ammoniakbestimmung wurde die enzymatische Methode benutzt (Ammoniak-„monotest", Boehringer Mannheim GmbH). Die Aminosäuren im Plasma wurden mit einem Aminosäurenanalyzer der Firma Beckman (119 CL) bestimmt.

Voruntersuchungen zur Brauchbarkeit von verschiedenen semiquantitativen Meßgrößen zur Beurteilung des Schweregrades der CHE hatten ergeben, daß der Reitan-Test als einzige Meßgröße eine signifikante Korrelation mit der Mehrzahl der übrigen Parameter der Hirnfunktion zeigte (Schäfer K, Bode JC, in Vorbereitung). Daher wird in den Ergebnissen neben dem EEG nur der Reitan-Test als klinische Meßgröße der CHE erwähnt.

---

1 ASG = Hepa. Wir danken der Firma Fresenius für die Überlassung von Hepa sowie der Vergleichspräparate

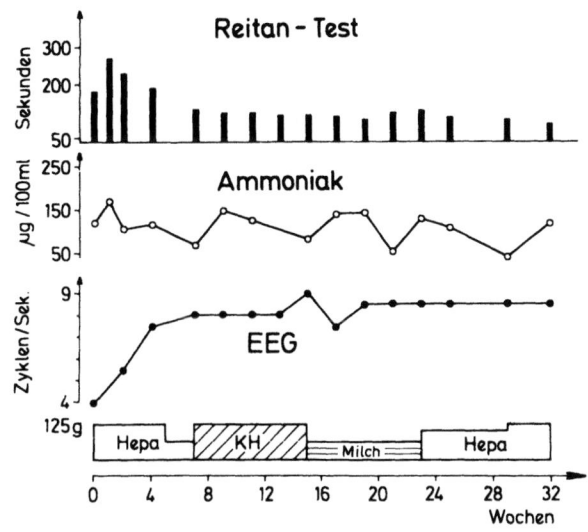

Abb. 1. Einfluß der oralen Gabe eines mit verzweigtkettigen Aminosäuren angereicherten Proteingemisches (ASG = Hepa), eines kohlenhydrathaltigen Placebos sowie von Milchprotein auf das Verhalten des Reitan-Tests, EEG und des venösen Ammoniakspiegels bei einer Patientin mit chronischer hepatischer Enzephalopathie

Ergebnisse und Diskussion

Die Standardlaboruntersuchungen blieben außer bei einer Patientin, die nach Vitamin D und Kalziumsubstitution wegen einer Osteoporose eine Hyperkalziämie entwickelte, bei den übrigen Patienten während der Untersuchung weitgehend unverändert.

Die zusätzliche Proteingabe in Form von *ASG* wurde von den Patienten gut toleriert. Als Beispiele sind die Verläufe von zwei Patientinnen wiedergegeben. Bei Patientin A (Abb. 1 und 2) kam es unter ASG zu einer Besserung des Reitan-Tests und des EEG. Beide Meßgrößen blieben während der nachfolgenden KH-, Milch- und ASG-Perioden weitgehend unverändert. Der Quotient VLI/PT stieg unter ASG zunächst an, um danach wieder auf den Ausgangswert zurückzukehren.

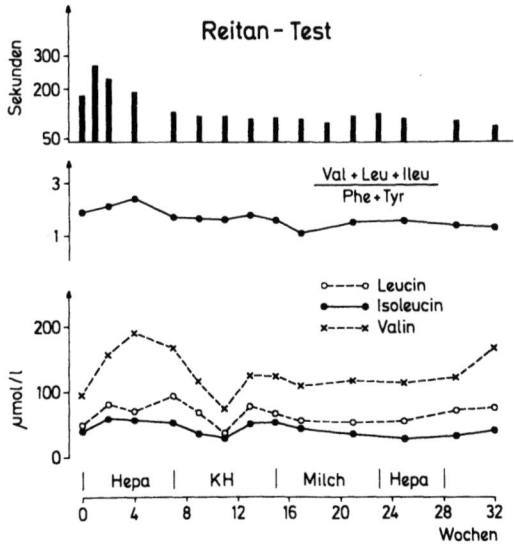

Abb. 2. Einfluß der oralen Gabe eines mit verzweigtkettigen Aminosäuren angereicherten Proteingemisches (ASG = Hepa), eines kohlenhydrathaltigen Placebos sowie von Milchprotein auf das Verhalten des Reitan-Tests, des molaren Verhältnisses VLI/PT und der Konzentrationen der verzweigtkettigen Aminosäuren bei einer Patientin mit chronischer hepatischer Enzephalopathie

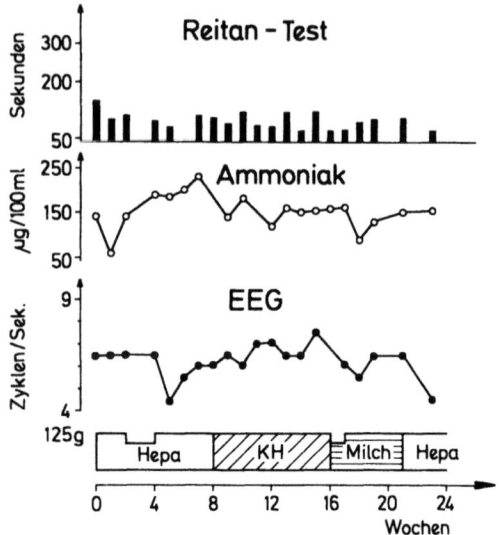

Abb. 3. Einfluß der oralen Gabe eines mit verzweigtkettigen Aminosäuren angereicherten Proteingemisches (ASG = Hepa), eines kohlenhydrathaltigen Placebos sowie von Milchprotein auf das Verhalten des Reitan-Tests, EEG und der venösen Ammoniakkonzentration bei einer Patientin mit chronischer hepatischer Enzephalopathie

Bei einer zweiten Patientin (Abb. 3 und 4) änderten sich Reitan-Test und EEG während der verschiedenen Prüfperioden nicht wesentlich. Der Quotient VLI/PT zeigte unter ASG eine geringe Zunahme, die wie in Abb. 2 hauptsächlich auf einen Anstieg der Valinkonzentration zurückzuführen ist. Methionin und Tryptophan zeigten keine wesentlichen Änderungen.

Insgesamt kam es während der Gabe von ASG (zehn Prüfperioden) zwar bei der Mehrzahl der Probanden zu einer Besserung des Reitan-Tests und des EEG-Be-

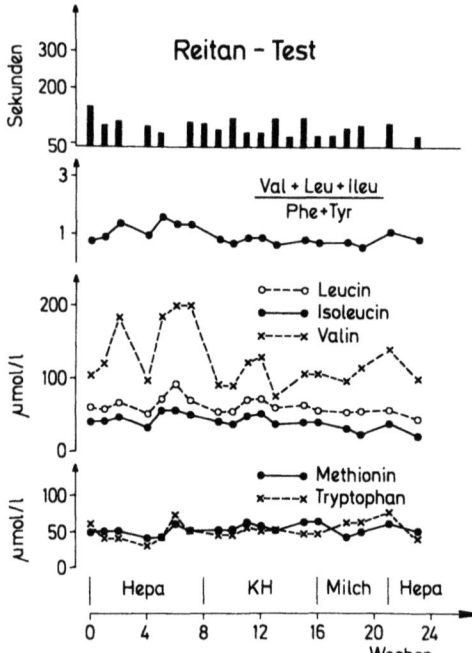

Abb. 4. Einfluß der oralen Gabe eines mit verzweigtkettigen Aminosäuren angereicherten Proteingemisches (ASG = Hepa), eines kohlenhydrathaltigen Placebos sowie von Milchprotein auf das Verhalten des Reitan-Tests, des molaren Quotienten VLI/PT, der Konzentrationen der verzweigtkettigen Aminosäuren und der Konzentrationen von Methionin und Tryptophan bei einer Patientin mit chronischer hepatischer Enzephalopathie

fundes, die Differenz zu den Vorperioden ohne ASG war statistisch jedoch nicht signifikant. Auch der venöse Ammoniakspiegel, das Plasmaaminosäurenmuster und der molare Quotient VLI/PT zeigte nach der Gabe von ASG im Vergleich zu den Ausgangswerten vor Beginn der ASG-Perioden keine signifikanten Änderungen (Wicoxon-Test für abhängige Stichproben). Nach den Perioden unter *KH* und *Milchprotein* wurden ebenfalls keine wesentlichen Änderungen des Reitan-Tests, des EEG-Befundes und des Ammoniakspiegels beobachtet. Der molare Quotient und die Aminosäurenkonzentration blieben weitgehend unverändert. Das Milchprotein wurde von keinem der Patienten in der vorhergesehenen Dosierung toleriert. Bei drei Patienten mußte das Milchprotein wegen der schlechten Verträglichkeit (Blähungen, Völlegefühl und Durchfall) vorzeitig abgesetzt werden. Eine weitere Patientin nahm wegen der schlechten Verträglichkeit über 8 Wochen nur die Hälfte der vorgesehenen Menge zu sich. Eine Erklärung für die schlechte Verträglichkeit des Milchproteins ließ sich nicht ermitteln.

Der Quotient VLI/PT war bei den Patienten verringert. Er lag bei allen Patienten zu Beginn der Studie unter 2, bei drei Patienten unter 1. Der molare Quotient korrelierte signifikant mit dem Serumalbumin ($r = 0{,}467$) und dem Quickwert ($r = 0{,}622$). Dies bestätigt frühere Befunde [3]. Bei zwei Patienten kam es unter ASG zu einem vorübergehenden Anstieg des Quotienten VLI/PT. Im übrigen änderte sich der Quotient nach den einzelnen Prüfperioden jedoch nicht wesentlich. Ein unter ASG häufig beobachteter Anstieg der verzweigtkettigen Aminosäuren, insbesondere des Valins, führte zu keiner wesentlichen Beeinflussung des Quotienten VLI/PT, weil in diesen Perioden auch die bereits erhöhten Plasmaspiegel der aromatischen Aminosäuren Phe und Tyr anstiegen. Der venöse Ammoniakspiegel zeigte unter keiner der drei Kostformen gleichsinnige Änderungen.

Von zwei Arbeitsgruppen [6, 7] ist eine Besserung der klinischen Symptome bei einem bzw. sechs Patienten mit CHE nach Gabe einer mit verzweigtkettigen Aminosäuren angereicherten Diät bzw. nach Gabe von Ornithinsalzen von verzweigtkettigen Ketosäuren beschrieben worden. In beiden Studien erhielten die Patienten zusätzlich Lactulose (15–40 g/Tag). Eine günstige Beeinflussung der CHE durch eine Therapie mit Lactulose allein kann in beiden Studien nicht ausgeschlossen werden. Bei den von uns untersuchten Patienten mit und ohne zusätzliche Lactulosetherapie konnte eine günstige Beeinflussungg der CHE nach Gabe eines mit verzweigtkettigen Aminosäuren angereicherten Proteingemisches nicht gesichert werden.

Zusammenfassung

1. Die zusätzliche Proteingabe eines mit verzweigtkettigen Aminosäuren angereicherten Proteingemisches in einer Dosis von 45 g/Tag wird von Patienten mit CHE (Komagrad I–II) gut toleriert. Eine günstige Beeinflussung der CHE durch ASG bei Patienten mit und ohne zusätzlicher Lactulosetherapie konnte nicht gesichert werden.
2. Gleiche Mengen Milchprotein wie ASG wurden von den untersuchten Patienten schlecht toleriert.

Literatur

1. Abouna GM, Fisher L, Porter K, Andres G (1973) Experience in the treatment of hepatic failure by intermittent liver hemoperfusions. Surg Gynec Obstet 137: 741–752 – 2. Conn HO (1977) Trailmaking

and number-connection tests in the assessment of mental state in portal systemic encephalopathy. Am J Digest Dis 22: 541–550 – 3. Ferenci P (1977) Plasmaaminosäurenspiegel bei Zirrhotikern in Relation zu bestimmten Leberfunktionen und Graden der hepatischen Enzephalopathie. In: Wewalka F, Dragosics B (Hrsg) Aminosäuren, Ammoniak und hepatische Enzephalopathie. Fischer, Stuttgart New York, S 170–174 – 4. Fischer JE, Funovics JM, Aguirre A, James JH, Keane JM, Wesdorp RIC, Yoshimura N, Westman T (1975) The role of plasma amino acids in hepatic encephalopathy. Surgery 78: 276–290 – 5. Fischer JE, Rosen HM, Ebeid AM, James JH, Keane JM, Soeters PB (1976) The effect of normalization of plasma amino acids on hepatic encephalopathy in man. Surgery 80: 77–91 – 6. Freund H, Yoshimura N, Fischer JE (1979) Long term therapy of chronic hepatic encephalopathy and protein intolerance with a branched chain enriched amino acid elemental diet. Gastroenterology 76: 1281 – 7. Herlong HF, Maddrey WC, Walser M (1979) Branched-chain amino acids compared with ornithine salts of branched-chain ketoacids in portal-systemic encephalopathy. Clin Res 27: 454A – 8. Holm E, Striebel JP, Meisinger E, Haux P, Langhans W, Becker HD (1978) Aminosäurengemische zur parenteralen Ernährung bei Leberinsuffizienz. Infusionstherapie 5: 2–20 – 9. Reiter HJ, Bode JC (1978) Parenteral application of a special amino acid solution in the treatment of severe hepatic encephalopathy. Z Gastroenterol 16: 457–464 – 10. Smith AR, Rossi-Fanelli F, Ziparo V, James JH, Perelle BA, Fischer JE (1978) Alterations in plasma and CSF amino acids, amines and metabolites in hepatic coma. Ann Surg 187: 343–350

Stiehl, A., Raedsch, R., Götz, R., Walker, S., Czygan, P., Männer, C., Kommerell, B. (Gastroenterolog. Abt. Med. Univ.-Klinik Heidelberg):
Vermehrte Glycinkonjugation biliärer Gallensäuren während der Behandlung von Patienten mit Cholesteringallensteinen mit Ursodeoxycholsäure oder Chenodeoxycholsäure.
Einfluß auf die Cholesterinsättigung

Chenodeoxycholsäure und Ursodeoxycholsäure werden zur Auflösung von Cholesteringallensteinen bei Patienten therapeutisch eingesetzt. Voraussetzung für eine Auflösung der Gallensteine ist die Bildung einer cholesterinuntersättigten Galle. Bisher war davon ausgegangen worden, daß nur der Gehalt der Galle an Cholesterin, Gallensäuren und Phospholipiden für die Cholesterinsättigung der Galle verantwortlich ist. Neuere Untersuchungen haben aber ergeben, daß auch der Gehalt der Galle an Glycoursodeoxycholsäure und Tauroursodeoxycholsäure die Cholesterinsättigung der Galle beeinflußt. In der vorliegenden Untersuchung wurde die Konjugation biliärer Gallensäuren mit Glycin und Taurin untersucht und der Einfluß auf die Cholesterinsättigung der Galle wurde gemessen.

Zehn Patienten mit Cholesteringallensteinen wurden 3 Monate lang mit Chenodeoxycholsäure, Ursodeoxycholsäure oder einer Kombination Chenodeoxycholsäure-Ursodeoxycholsäure behandelt. Jeder Patient diente als seine eigene Kontrolle. Während der Behandlung mit Chenodeoxycholsäure oder Ursodeoxycholsäure wurden tägliche Dosen von 11,9–15,6 mg/kg verabreicht, während bei Behandlung mit Chenodeoxycholsäure-Ursodeoxycholsäure jede der Gallensäuren in halber Dosis gegeben wurde.

In der Kontrollphase waren in der Galle $1,0 \pm 0,1\%$ der Gallensäuren Glycoursodeoxycholsäure, $0,3 \pm 0,1\%$ Tauroursodeoxycholsäure. Cholesterin war $9,0 \pm 1,0$ mol% und die Cholesterinsättigung war $1,2 \pm 0,1$ (Sättigungsindex für den Gehalt der Galle an Glycoursodeoxycholsäure und Tauroursodeoxycholsäure korrigiert).

Während der Behandlung mit Cheno waren in der Galle $2,0 \pm 0,6\%$ der Gallensäuren Glycoursodeoxycholsäure und $0,2 \pm 0,1\%$ Tauroursodeoxycholsäure. Das Cholesterin war $5,2 \pm 0,5$ mol% und der Sättigungsindex war $0,7 \pm 0,1$.

Während der Behandlung mit Ursodeoxycholsäure waren in der Galle 58,8 ± 2,1% der Gallensäuren Glycoursodeoxycholsäure, 5,2 ± 1,2% Tauroursodeoxycholsäure. Das Cholesterin war 3,7 ± 0,3 mol% und der Sättigungsindex war 1,0 ± 0,1.

Während der Behandlung mit Chenodeoxycholsäure und Ursodeoxycholsäure jeweils in halber Dosierung waren in der Galle 34,2 ± 1,4% der Gallensäuren Glycoursodeoxycholsäure, 2,0 ± 0,3% Tauroursodeoxycholsäure. Das biliäre Cholesterin war 3,8 ± 0,3 mol% und der Sättigungsindex war 0,7 ± 0,1.

Während der Behandlung mit Ursodeoxycholsäure war der Gehalt der Galle an Glycoursodeoxycholsäure mit der verabreichten Dosis/kg Ursodeoxycholsäure positiv korreliert ($p = 0,05$). Dagegen bestand keine Korrelation zwischen Ursodeoxycholsäuredosis und Gehalt der Galle an Tauroursodeoxycholsäure.

Während aller Behandlungsphasen nahm somit die Glycinkonjugation biliärer Gallensäuren signifikant zu ($p = 0,05$). Ursodeoxycholsäurebehandlung führte zu dem niedersten Cholesteringehalt der Galle, aber die Kombinationsbehandlung Chenodeoxycholsäure-Ursodeoxycholsäure führte zu einem niedereren Sättigungsindex als die Monotherapie mit Ursodeoxycholsäure.

Schmack, B., Schenk, J., Rösch, W., Riemann, J. F. (Med. Univ.-Klinik Erlangen), Koch, H. (Med. Abt. Städt. Krankenhaus, Schweinfurt):
Litholyse von Choledochuskonkrementen mit Capmul 8210

Alternativ zur Relaparotomie bieten sich zur Beseitigung von Gallengangskonkrementen nach Cholezystektomie zwei konservative Therapieverfahren an: 1. die endoskopische Papillotomie und 2. die Instillation von Spüllösungen in das Gallengangssystem mit dem Ziel einer chemischen Auflösung der Gallensteine. Mehr als 70% der Gallenblasensteine sind in den westlichen zivilisierten Ländern Cholesterinsteine; dementsprechend wurden vor allem fettlösende Substanzen wie Äther, Chloroform, D-Limonen oder Natriumcholat als Lösungsmittel auch zur Spülbehandlung von Gallengangssteinen eingesetzt. Die bereits durchgeführten Versuche zeigten jedoch, daß sich die genannten Substanzen einerseits als chemisch zu gefährlich wie Äther und Chloroform, biologisch zu aggressiv wie das D-Limonen oder nicht wirksam genug wie das Natriumcholat erwiesen.

Als chemisch wirksames wie gleichzeitig nebenwirkungsarmes Lösungsmittel wurde in jüngere Zeit von Thistle und Hofmann das Glyceridgemisch Capmul 8210 beschrieben, dessen Hauptbestandteil das Glyceryl-1-monooctanoat, ein Monoester aus Glycerin und einer mittelkettigen Carbonsäure, darstellt. Über eigene Erfahrungen mit Capmul, das wir dankenswerterweise durch Vermittlung der Fa. Falk, Freiburg, und Prof. A. F. Hofmann, San Diego, von der Capitol City Products Company, Columbus, Ohio, bezogen, soll berichtet werden.

Im Verlauf des letzten Jahres haben wir an der Medizinischen Universitätsklinik Erlangen bei elf Patienten (vier männlich, sieben weiblich) mit Choledocholithiasis eine Gallengangsspülung mit Capmul 8210 durchgeführt. Das durchschnittliche Alter betrug 67,7 Jahre, der jüngste Patient war 29, der älteste 89 Jahre alt.

Versuchsbedingungen

Bei sechs Patienten mit einem im Anschluß an die Cholezystektomie radiologisch dokumentierten röntgennegativen Residualkonkrement im distalen Choledochusabschnitt wurde die Capmul-Lösung mittels eines Infusomaten und unter Absicherung durch ein Überlaufventil über T-Drain in den extrahepatischen Gallengang infundiert. Bei fünf Patienten erfolgte die Instillation des Lösungsmittels in den Gallengang über eine retrograd-transpapillär bis in die Höhe der Hepaticusgabel vorgeschobene Teflonverweilsonde mit einem Durchmesser von 1,8 mm. Die Spülbehandlung dauerte 3–10, im Schnitt 5 Tage. Die durchschnittliche Infusionsgeschwindigkeit betrug 6 ml/Std, bei einem mittleren täglichen Spülvolumen von 120 ml. Initial und für die Dauer der Behandlung wurden in 3–4tägigem Abstand serumchemische und radiologische Kontrollen durchgeführt. Außerdem wurden täglich 3 × 1 Kps. eines Enzympräparates und bei Bedarf Spasmolytika verabreicht.

Ergebnis

Bei drei Patienten, entsprechend 27%, war ein Spontanabgang bzw. eine vollständige Auflösung der Choledochuskonkremente innerhalb von 3–6 Tagen eingetreten. In drei weiteren Fällen, ebenfalls 27% entsprechend, waren die Steine nach 3–7 Tagen der Spülbehandlung zwar im Gallengang noch nachweisbar, sie waren jedoch entweder kleiner oder in ihrer Konsistenz weicher bzw. bröckeliger geworden, so daß endoskopisch mit dem Dormiakörbchen ihre mechanische Zerkleinerung und der anschließende Spontanabgang der Steintrümmer erreicht werden konnte.

Bei fünf Patienten, entsprechend 45%, blieb die Spülbehandlung ohne Erfolg. Bei zwei Patienten mußte diese wegen Nebenwirkungen vorzeitig abgebrochen werden, bei den drei übrigen erwiesen sich die Konkremente zumindest während des auf maximal 10 Tage begrenzten Behandlungszeitraumes gegenüber Capmul resistent.

Nebenwirkungen

Im Gegensatz zu den Erfahrungen von Thistle und Hofmann zeigten sich bei unseren Patienten während der Spülbehandlung zum Teil deutliche Nebenwirkungen. Bei sechs Patienten traten Übelkeit, bei fünf Diarrhoen, bei ebenfalls fünf Patienten intermittierende kolikartige Schmerzen und in vier Fällen Erbrechen bzw. Brechreiz auf. Bei zwei Patienten waren am Ende der Spülbehandlung im Papillenbereich endoskopisch eine Hyperämie der Schleimhaut und einmal davon zusätzlich oberflächliche erosive Defekte zu beobachten, die nach Abschluß der Spülbehandlung rasch abheilten.

Bei zwei Patienten waren die Nebenwirkungen so stark, daß die Spülung nach jeweils 3 Tagen abgebrochen werden mußte. In einem Fall davon führte die Spülung über T-Drain zur Steineinklemmung, was eine umgehende Relaparotomie erforderlich machte.

Veränderungen im Muster der kontrollierten Serumenzyme wurden bei keinem der behandelten Patienten beobachtet.

Zusammenfassung

Zusammenfassend kann festgestellt werden, daß unter Berücksichtigung des limitierten Behandlungszeitraumes durch die intraductale Infusion von Capmul 8210 in sechs von elf Fällen, entsprechend 55%, ein Abgang bzw. eine totale oder partielle

Auflösung von Choledochuskonkrementen erzielt werden konnte. Die subjektiven Nebenwirkungen waren bis auf zwei Fälle noch tolerierbar. Hinweise auf systemisch-toxische Nebenwirkungen fanden sich nicht. Passagere, lokal entzündliche Veränderungen im biliären Gangsystem müssen jedoch einkalkuliert werden. Dies haben auch tierexperimentelle Befunde unsererseits ergeben. Abschließend bleibt festzustellen, daß mit dem Glyceridgemisch Capmul 8210 eine klinisch brauchbare Substanz zur Spülbehandlung cholesterinreicher Gallensteine gefunden wurde, daß aber unseres Erachtens die Suche nach chemisch ebenso wirksamen, biologisch aber noch verträglicheren Substanzen, als noch nicht beendet angesehen werden kann.

Back, P., Walter, K. (Med. Klinik der Univ. Freiburg):
Retrodifferenzierung des Gallensäurenstoffwechsels bei Cholestase

Der normale Cholesterinabbau führt zu den beiden Hauptgallensäuren Cholsäure und Chenodesoxycholsäure. Andere in der Gallenflüssigkeit anzutreffende Gallensäuren entstehen aus diesen primären Gallensäuren durch intestinalen bakteriellen Metabolismus. Alle diese Metaboliten tragen Substituenten in den Positionen C_3, C_7 und C_{12}.

Bei cholestatischen Syndromen ist der Gallensäurenstoffwechsel stark gestört, es kommt zur Ausscheidung großer Gallensäurenmengen über die Harnwege, der enterohepatische Kreislauf der Gallensäuren ist unterbrochen, und es kommt infolge des Mißverhältnisses von biliärer Exkretion und sinusoidaler hepatischer Gallensäurenextraktion zu einem Gallensäurenaufstau in der Leberzelle.

In dieser Situation werden atypische Gallensäuren im Urin gefunden, welche teilweise eine veränderte Steroidgerüstkonformation aufweisen, teils ungesättigt sind und teils zusätzliche Hydroxylgruppen an atypischer Stelle tragen, insbesondere an den Positionen C_1, C_6 und C_{23}.

Es besteht daher die Frage, ob es sich bei diesen neuartigen Gallensäuren teils um Produkte unspezifischer Hydroxylierungsreaktionen handelt, oder um Produkte enzymatischer Reaktionen, welche genotypisch angelegt, jedoch im Erwachsenenstadium phänotypisch nicht ausgeprägt sind.

Um diese Frage näher zu klären, untersuchten wir mittels kombinierter Gaschromatographie–Massenspektrometrie das Gallensäurenspektrum des Mekoniums gesunder Neugeborener. Eine genotypisch vorhandene Information sollte, nach unserer Hypothese, zumindest in einer Entwicklungsstufe zum Ausdruck kommen, in welcher die Pluripotenz der Hepatozyten durch den Differenzierungsprozeß noch nicht endgültig eingeschränkt sei.

Die Gallensäurenkonjugate wurden vollständig in ihre Untergruppen mittels DEAP-Sephadex LH 20-Säulenchromatographie aufgetrennt, und die Gallensäurenspektren wurden in den einzelnen Fraktionen gaschromatographisch-massenspektrometrisch untersucht.

Der überwiegende Anteil der in Mekonium enthaltenen Gallensäuren fand sich in der Taurinkonjugatfraktion (56,2%), ein großer Anteil auch in der Sulfatesterfraktion (36,1%). Unkonjugierte Gallensäuren fanden sich in 4,8%, glycinkonjugierte in 2,9%.

Überraschend war der Befund, daß Hyocholsäure, 3α, 6α, 7α-Trihydroxycholansäure, eine Hauptgallensäure darstellte, neben den erwarteten primären Gallensäuren Cholsäure und Chenodesoxycholsäure. Auch Desoxycholsäure ist regelmäßig in der Sulfatesterfraktion anzutreffen.

Da Hyocholsäure beim gesunden Erwachsenen nicht im Gallensäurenspektrum vorkommt, kann hier von einer primär fetalen Gallensäure gesprochen werden, während für die übrigen genannten Gallensäuren auch ein materno-placentarer Transfer, welcher grundsätzlich bidirektional möglich ist, diskutiert werden muß. Wichtige andere atypische Gallensäuren sind die 1,3,7,12-Tetrahydroxycholansäure, die 1,3,12-Trihydroxycholansäure, die 3,6,12-Trihydroxycholansäure, sowohl als 6α-, wie auch als 6β-Epimer, ferner allo-Cholansäuren und 3β-Hydroxy-5-Cholansäuren. Bei Aufschlüsselung der einzelnen Fraktionen zeigte sich, daß Tetrahydroxycholansäuren zwar als unkonjugierte, glycin- und taurinkonjugierte Verbindungen auftreten, jedoch nicht als Sulfatester. Hyocholsäure, Cholsäure und Chenodesoxycholsäure finden sich in allen Fraktionen. Ungesättigte Verbindungen wiederum werden nur in der Taurinkonjugat- und der Sulfatesterfraktion gefunden.

Aufgrund der aufgenommenen Massenspektren kann diese Liste von Gallensäuren jedoch noch nicht als vollständig gelten. Die Identifizierung wird durch Mangel an Referenzsubstanzen bzw. Referenzspektren und durch das teilweise spurenhafte Vorkommen einzelner Komponenten erschwert.

Trotzdem kann man für die Fetalzeit ein anderes Biosyntheseschema als für die Erwachsenenphase entwerfen (Abb. 1), welches im wesentlichen eine Aufsplitterung des Biosyntheseweges in 3β-Hydroxy-5-Cholensäuren und allo-Cholansäuren zeigt, zudem aber auch die zusätzlichen Reaktionsweisen der atypischen Hydroxylierungen und Veresterungen mit Schwefelsäure. Der fetale Cholesterinabbau ist im Gegensatz zum Erwachsenenstoffwechsel des Cholesterins außerordentlich verzweigt. Weitere Unterschiede zum Gallensäurenstoffwechsel des Erwachsenen sind die überwiegende Konjugation mit Taurin und Schwefelsäure.

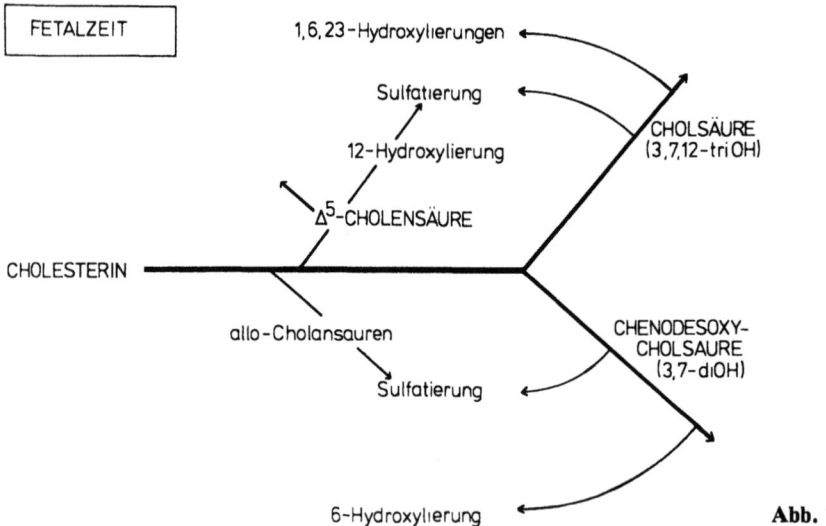

Abb. 1

Erst bei cholestatischen Syndromen finden sich diese fetalen Gallensäurenmuster wieder, und es kommt zu einer überwiegenden Konjugation mit Taurin und Schwefelsäure.

Aus diesen Gründen kann bei der Cholestase von einer Retrodifferenzierung des Gallensäurenstoffwechsels gesprochen werden, weil die fetalen Biosynthesewege wieder aufgenommen werden, ein Vorgang, der nicht im Sinne einer Einschränkung der Biosyntheseleistungen zu verstehen ist, sondern vielmehr als Ausweitung der Stoffwechselmöglichkeiten einer pluripotenten Zelle anzusehen ist.

Wie weit es sich bei der Cholestase um eine Allgemeinreaktion aller Leberzellen handelt, oder wie weit nur einzelne Hepatozyten bzw. Hepatoblasten diese Stoffwechselwege wieder aufgreifen, kann nicht entschieden werden.

Sayers, T. J. (Med. Univ.-Klinik, Abt. II, Tübingen), Kirchoff, M. (DRK Krankenhaus, Hamburg), Stechemesser, E. (Med. Univ.-Klinik, Abt. II, Tübingen), Klöppel, G. (Patholog. Inst. Univ.-Krankenhaus Eppendorf, Hamburg), Berg, P. A. (Med. Univ.-Klinik, Abt. II, Tübingen):
Nachweis komplementbindender Anti-ATPase-Antikörper in Seren von Patienten mit primär-biliärer Zirrhose*

Antimitochondriale Antikörper konnten bei einer Reihe von hepatischen und nichthepatischen Erkrankungen gefunden werden, wie zum Beispiel bei der primär-biliären Zirrhose [17], der cholestatisch verlaufenden chronisch aktiven Hepatitis [8] sowie beim Pseudo-Lupus-Syndrom, einer durch Venopyronum-Dragees ausgelösten medikamentös allergischen Erkrankung [9, 11].

In den letzten Jahren ist es gelungen, die Spezifität dieser Antikörperreaktionen bei der primär-biliären Zirrhose und dem Pseudo-Lupus-Syndrom besser zu definieren [4, 12]. Untersuchungen von Sayers u. Baum [1, 12] in London ergaben, daß Seren von Patienten mit primär-biliärer Zirrhose mit einem ATPase-assoziierten Antigen der inneren Mitochondrienmembran reagieren und die von Berg u. Binder [5] sowie Sayers u. Mitarb. [13] durchgeführten Experimente an Subfraktionen von Mitochondrien ergaben, daß Seren von Patienten mit Pseudo-Lupus-Syndrom mit einem mitochondrialen Antigen der Dichte 1,10, Seren von Patienten mit primär-biliärer Zirrhose dagegen mit einem Antigen der Dichte 1,19 reagieren. In diesen Experimenten konnte auch erstmals gezeigt werden, daß einige Seren von Patienten mit cholestatischen Lebererkrankungen gleichzeitig mit beiden Dichtefraktionen Komplement banden. Diese Beobachtungen wiesen auf die Heterogenität der antimitochondrialen Antikörper hin, ließen aber auch erkennen, daß durch eine bessere Charakterisierung mitochondrialer Antigene die serologische Diagnose der verschiedenen cholestatischen Lebererkrankungen verbessert werden kann.

Wir haben deshalb die Seren von Patienten mit AMA-positiven hepatischen und nichthepatischen Krankheiten mit dem PBC-spezifischen Antigen (ATPase-Komplex) in der Komplementbindungsreaktion getestet, um festzustellen, mit welcher

---
* Die Untersuchungen wurden mit Unterstützung der Deutschen Forschungsgemeinschaft durchgeführt

Sicherheit die Diagnose der primär-biliären Zirrhose mit Hilfe dieses Markerantigens gestellt werden kann.

Patienten und Methoden

Seren von 70 Patienten mit cholestatischen Lebererkrankungen, die wir in den letzten 10 Jahren in Zusammenarbeit mit dem DRK-Krankenhaus in Hamburg untersucht hatten sowie Seren von 40 Patienten mit gesichertem Pseudo-Lupus-Syndrom [15], vier Patienten mit Syphilis und sechs Patienten mit unklaren Kollagenerkrankungen wurden in der Komplementbindungsreaktion mit gereinigten mitochondrialen Antigenen und Subfraktionen getestet.

Mitochondrien wurden nach der Methode von Berg u. Mitarb. [3], submitochondriale Partikel (SMP aus Rinderherz) nach der Methode von Beyer [6] mittels Ultraschallbehandlung präpariert. Der an der inneren Seite von mitochondrialen Membranen lokalisierte ATPase-Komplex wurde von submitochondrialen Partikeln durch Chloroformextraktion nach der Methode von Beechey u. Mitarb. [2] gewonnen. Die Antigenaktivität dieser Fraktionen wurde mit der Antigenaktivität eines aus Rattenleber gewonnenen Cytoplasmaextraktes verglichen und die Proteinkonzentration so eingestellt, daß alle Fraktionen mit einem Standardserum gleiche Titer zeigten.

Gereinigte Fraktionen der äußeren und inneren Mitochondrienmembran wurden nach der Methode von Schnaitman u. Greenawalt [14] präpariert. Für die vorliegenden Untersuchungen wurden uns von Frau Dr. Faye Meek gereinigte Membranfraktionen zur Verfügung gestellt, die auch durch Markerenzyme [16] auf ihre Reinheit untersucht worden waren.

Gleichzeitig wurden alle Seren mit einer aus Cytoplasmaextrakt der Leber gewonnenen Proteinfraktion getestet, um mögliche Antikörperreaktionen gegenüber löslichen cytoplasmatischen oder mitochondrialen Proteinen bzw. mitochondrialen Antigenen auszuschließen. Diese Fraktion wurde uns freundlicherweise von Herrn Stechemesser zur Verfügung gestellt.

Alle Seren wurden ferner in der Immunfluoreszenz unter Verwendung von tierischem und menschlichem Gewebe, insbesondere der Leber, der Niere, des Magens und der Schilddrüse, auf Antikörper getestet [10].

Ergebnisse

Alle Seren der 120 Patienten wurden in der Komplementbindungsreaktion mit der ATPase-Fraktion getestet. wie die Tabelle 1 zeigt, waren die 50 Seren der Patienten mit nichthepatischen Erkrankungen negativ. Unter den 70 Patienten mit cholestatischen Lebererkrankungen hatten 59 eine positive Komplementbindungsreaktion. Die Titer lagen zwischen 1 : 256 bis zu 1 : 4 000.

Unter den elf Patienten, die nicht mit dem ATPase-assoziierten Antigen, jedoch mit submitochondrialen Partikeln reagierten und in der Immunfluoreszenz eine für antimitochondriale Antikörper typische Reaktion zeigten, waren nur zwei Patienten, die klinisch und morphologisch das klassische Bild einer primär-biliären Zirrhose hatten. Bei vier Patienten lag eine cholestatische Form der chronisch aktiven Hepatitis vor, je ein Patient zeigte eine chronisch aktive Hepatitis, eine postnekrotische Leberzirrhose, eine reaktive Hepatitis, eine Narbenleber und bei

Tabelle 1. Häufigkeit von komplementbindenden Anti-ATPase-Antikörpern bei 110 Patienten mit Nachweis von antimitochondrialen Antikörpern

Diagnose	Anzahl der Patienten	Anzahl positiv
Cholestatische Lebererkrankung	70	59
Pseudo-Lupus-Syndrom	40	0
Syphilis II	6	0
Unklare Kollagenerkrankungen	4	0

Tabelle 2. Testung der AMA-positiven Seren mit mitochondrialen Subfraktionen in der Komplementbindungsreaktion

Diagnose	Anzahl der Patienten	Subfraktionen		Lösliches Protein
		Innere Membran	Äußere Membran	
		Anzahl der positiven Patienten		
Primär-biliäre Zirrhose	31	31	3	3
Cholestatische chronisch aktive Hepatitis	24	24	14	10
Überlappung PBC/lupoide Hepatitis	4	4	0	0

einem Patienten bestand der Verdacht auf eine medikamentös induzierte Lebererkrankung.

Bei der klinisch morphologischen Analyse der 59 ATPase-positiven Patienten, die teilweise bis zu 8–10 Jahren rückblickend verfolgt werden konnten, hatten 31 eine primär-biliäre Zirrhose; bei 24 sprach die Histologie für eine chronisch aktive Hepatitis bzw. postnekrotische Leberzirrhose. Bei weiteren vier Patienten stand neben dem morphologischen Bild der primär-biliären Zirrhose klinisch auch die Symptomatik einer Kollagenerkrankung mit Gelenkschmerzen, Sjögren-Syndrom und einer Hypergammaglobulinämie im Vordergrund. Alle Patienten hatten neben den antimitochondrialen Antikörpern auch Antikörper gegen Kerne, so daß hier die Diagnose einer Überlappung zwischen primär-biliärer Zirrhose und lupoider Hepatitis gestellt wurde.

Im Hinblick auf die früher gemachten Beobachtungen, daß ein Teil der Patienten mit cholestatisch verlaufender chronisch aktiver Hepatitis ein gegenüber der PBC unterschiedliches Antikörpermuster zeigte, wurden die Seren der 59 anti-ATPase-positiven Patienten mit der inneren, der äußeren Membran sowie dem gelchromatographisch gewonnenen löslichen Protein in der Komplementbindungsreaktion getestet. Aus den in der Tabelle 2 dargestellten Ergebnissen geht hervor, daß die Seren von Patienten mit primär-biliärer Zirrhose immer einen Antikörper gegen innere Membranen, also gegen das ATPase-Antigen, hatten, während die Seren von Patienten mit cholestatisch verlaufender chronisch aktiver Hepatitis gleichzeitig mit Antigenen der inneren und der äußeren Membran oder dem löslichen Protein reagierten. Auf die klinische Relevanz dieser Befunde wird in dem folgenden Beitrag eingegangen [18].

Diskussion

Die Ergebnisse dieser Untersuchungen an 120 Patienten mit Nachweis von antimitochondrialen Antikörpern in der Immunfluoreszenz zeigen, daß in der Komplementbindungsreaktion mit Hilfe gereinigter mitochondrialer Fraktionen eine Differenzierung von verschiedenen cholestatisch verlaufenden hepatischen sowie nichthepatischen Krankheiten möglich ist. Anti-ATPase-Antikörper zeigten eine hohe Krankheitsspezifität und ließen sich immer mit einer intrahepatischen Gallengangserkrankung korrelieren.

Die Entstehung dieser antimitochondrialen Antikörper ist unklar. Unwahrscheinlich ist, daß im Rahmen eines entzündlichen Prozesses diese Proteine frei werden und zur Antikörperproduktion führen, da sie bei extrahepatischen Verschlußkrankheiten oder anderen entzündlichen Erkrankungen der Leber nicht beobachtet wurden [8]. Dagegen scheint es durchaus denkbar, daß diese Antikörper eventuell als Kreuzreaktion mit Membranantigenen von Mikroorganismen auftreten. So konnte gezeigt werden, daß diese Antikörper auch mit Membranen von Neurospora crassa in der Komplementbindungsreaktion reagierten [7].

Die Beobachtung, daß bei cholestatischen Lebererkrankungen mit dem histologischen Bild einer chronisch aktiven Hepatitis häufig ein zweiter antimitochondrialer Antikörper nachweisbar ist, der mit einem Antigen der äußeren Membran (oder einem mikrosomalen Antigen?) zu reagieren scheint, könnte für eine unterschiedliche Ätiologie dieser Erkrankung sprechen. In diesem Zusammenhang sind vor allem die Fälle interessant, bei denen trotz Vorliegens einer cholestatischen Lebererkrankung keine ATPase-Antikörper nachgewiesen werden konnten. Nach bisherigen Beobachtungen scheint es sich hierbei um insgesamt gutartige Verläufe zu handeln.

Wie immer man die Entstehung von antimitochondrialen Antikörpern auch zu interpretieren versucht, festzustehen scheint, daß die bei der PBC vorkommenden Antikörper eine hohe Spezifität für Gallengangserkrankungen haben und insofern mit der Ätiologie − und weniger mit der Pathogenese − der PBC in Zusammenhang gebracht werden müssen.

Literatur

1. Baum H, Davey JM, Elsden J, Leoutsakos A, Meek F, Sayers TJ (1979) Evidence that adenosine triphosphatase is one of the mitochondrial antigens of autoimmune liver disease. Biochem Soc Trans 7: 213−215 − 2. Beechey RB, Hubbard SA, Linnett PE, Mitchell AD, Munn EA (1975) A simple method for the preparation of adenosine triphosphatase from submitochondrial particles. Biochem J 148: 533−537 − 3. Berg PA, Doniach D, Roitt IM (1967) Mitochondrial antibodies in primary biliary cirrhosis. I. Localization of the antigen to mitochondrial membranes. J Exp Med 126: 277−290 − 4. Berg PA, Binder T, Lindner H, Bannaski H, Maas D, Henning H, Brügel H (1975) Heterogenität mitochondrialer Autoantikörper zur serologischen Diagnose der primär-biliären Zirrhose und des Pseudo-Lupus erythematodes mit Hilfe von zwei verschiedenen Antigenfraktionen. Dtsch Med Wochenschr 100: 1123−1127 − 5. Berg PA, Binder T (1976) Demonstration of mitochondrial antibodies in sera from patients with chronic liver disease reacting with two different types of complement fixing antigens. Intern. Symposium on Chronic Hepatitis (Montecatini). Gentilini P, Popper H, Theodore V (eds), pp 71−85 − 6. Beyer RE (1967) Preparations, properties and conditions for assay of submitochondrial particles. Methods Enzymo 10: 191 − 7. Brattig N, Elliott P, Berg PA (1980) Abnormal immune response in patients with primary biliary cirrhosis. Abstr. 4th International Congress of Immunology, Paris 1980 − 8. Doniach D, Roitt IM, Walker JG, Sherlock S (1966) Tissue antibodies in primary biliary cirrhosis, active chronic (lupoid) hepatitis, cryptogenic cirrhosis and other liver diseases and their clinical immplications. Clin Exp Immunol 1: 237−262 − 9. Grob PJ, Müller-Schoop JW, Häcki MA, Joller-Jemelka HI (1975) Drug-induced pseudolupus. Lancet 2: 144−149 − 10. Mackay IR, Ritts RE (1979) WHO Handbook of immunological techniques. Publ WHO Geneva − 11. Maas D, Schubothe H (1973) Ein Lupus-erythematodes-ähnliches Syndrom mit antimitochondrialen Antikörpern. Dtsch Med Wochenschr 98: 131−139 − 12. Sayers T (1977) The antigenicity of subcellular membranes. Ph. D. Thesis, University of London − 13. Sayers TJ, Binder T, Berg PA (1979) Heterogeneity of anti-mitochondrial antibodies: Characterization and separation of the antigen associated with the pseudolupus erythematosus syndrome. Clin Exp Immunol 37: 68−75 − 14. Schnaitman C, Greenawalt JW (1968) Enzymatic properties of the inner and outer membranes of rat liver mitochondria. J Cell Biol 38: 158−175 − 15. Schuff-Werner P, Berg PA (1976) Humorale und zelluläre Immunphänomene beim Pseudo-LE-Syndrom. Immun Infekt 4: 238−240 − 16. Sottocasa GL, Kuylenstierna B, Ernster L, Bergstrand A (1967) Separation and some enzymatic properties of the inner and outer membranes of rat liver mitochondria. Methods Enzymol 10: 448−463 − 17. Walker JG, Doniach D, Roitt IM, Sherlock S (1965) Serological tests in diagnosis of primary biliary cirrhosis. Lancet

1: 827–831 – 18. Wiedmann KH, Sayers TJ, Stechemesser E, Kirchhoff M, Klöppel G, Berg PA (1980) Klassifizierung chronisch cholestatischer Leberkrankheiten mit Hilfe verschiedener antimitochondrialer Antikörper. Verh Dtsch Ges Inn Med 86 (im Druck)

Wiedmann, K. H., Sayers, T. J., Berg, P. A. (Med. Univ.-Klinik Tübingen), Kirchhoff, M. (DRK Krankenhaus Hamburg), Klöppel, G. (Patholog. Institut der Univ. Hamburg), Stechemesser, E. (Med. Univ.-Klinik Tübingen):
Klassifizierung chronisch cholestatischer Leberkrankheiten mit Hilfe verschiedener antimitochondrialer Antikörper

Doniach et al. [2] beschrieben 1966, daß antimitochondriale Antikörper (AMA) nicht nur in über 90% der Patienten mit primär biliärer Zirrhose (PBC), sondern auch in etwa 25% der Patienten mit cholestatisch verlaufender chronisch aktiver Hepatitis (CAH) und kryptogener Leberzirrhose vorkommen. Histologisch findet man bei diesen Formen in wechselndem Ausmaß gleichzeitig Gallengangsdestruktionen und ductuläre Proliferationen wie bei der PBC und Läsionen am Leberparenchym (Mottenfraßnekrosen) wie bei der chronisch aggressiven Hepatitis [4, 5].

Der Nachweis von unterschiedlichen antimitochondrialen Antikörperspezifitäten mit Hilfe von verschiedenen Markerantigenen ermöglichte eine serologische Abgrenzung dieser Gruppe der cholestatischen Leberkrankheiten von der primär biliären Zirrhose und unterstützte das Konzept, daß es sich hierbei um eine eigene Krankheitseinheit handeln könnte [1]. Bei der weiteren Charakterisierung dieser Markerantigene zeigte sich, daß die Seren von Patienten mit PBC in der Regel ausschließlich mit einem ATPase-assoziierten Antigen der inneren Mitochondrienmembran reagierten [7]. Die cholestatische CAH konnte davon serologisch durch den zusätzlichen Nachweis von Antikörpern gegen die äußere Mitochondrienmembran, trypsinbehandelte submitochondriale Partikel (SMPs) und ein lösliches Protein abgegrenzt werden (Sayers et al.). Wir untersuchten 59 Patienten mit AMA positiven Leberkrankheiten. 29 hatten eine PBC, 30 eine cholestatische CAH, über die im folgenden berichtet wird.

Methode

Die Präparation der Markerantigene (innere und äußere Mitochondrienmembran, lösliches Protein, submitochondriale Partikel), ist in der Arbeit Sayers et al. beschrieben. Trypsinierte submitochondriale Partikel (SMPs) wurden durch Inkubation der SMPs mit Trypsin (50 µg/mg Protein, 30 min, 30° C) hergestellt [6]. Zusätzlich wurden die Seren aller Patienten im Immunfloureszenztest mit Trypsin vorbehandelten Gewebeschnitten getestet (50 µg Trypsin/ml Puffer, 30 min, 37° C).

Ergebnisse

1. Serologische Befunde

Von den 30 Patienten mit cholestatischer CAH hatten 17 Patienten Antikörper gegen äußere und gleichzeitig gegen innere Mitochondrienmembran, aber keine gegen das lösliche Protein. Die Seren von 13 Patienten reagierten mit dem löslichen

Tabelle 1. Serologische Differenzierung von 30 Patienten mit cholestatischer CAH mit verschiedenen Markerantigenen

	SMPs	Trypsinierte SMPs	Innere Mitochondrienmembran	Äußere	Lösliches Protein
Gruppe I ($n = 17$)	17	17	17	17	0
Gruppe II ($n = 13$)	13	0	13	0	13

Protein und der inneren Mitochondrienmembran, nicht aber mit der äußeren Mitochondrienmembran.

Eine serologische Differenzierung der 17 Patienten mit Antikörpern gegen die äußere Membran war auch möglich in der Komplementbindungsreaktion unter Verwendung von trypsinbehandelten SMPs und in der Immunfluoreszenz mit Trypsin vorbehandelten Gewebeschnitten.

Während alle Seren der Patienten mit PBC ($n = 29$) und die Seren von 13 Patienten mit cholestatischer CAH in beiden Tests negativ wurden, blieben die Seren von 17 Patienten auch nach der Trypsinbehandlung in beiden Tests positiv. Diese Seren reagierten also mit einem trypsininsensitiven Antigen. Die serologischen Befunde sind in Tabelle 1 dargestellt.

2. Klinische Relevanz der serologischen Befunde

Die 30 Patienten mit cholestatischer CAH konnten im Verlauf von 2–14 Jahren beobachtet werden. 68 Leberbiopsien dieser 30 Patienten wurden histologisch analysiert.

In der Gruppe der cholestatischen CAH mit Antikörpern gegen äußere und innere Mitochondrienmembran ($n = 17$) hatten nur drei Patienten eine PBC, Stadium I und II. Die übrigen 14 Patienten zeigten die bekannten klassischen histologischen Veränderungen der chronisch aktiven Hepatitis. Sporadisch wurden Granulome und/oder Gallengangswucherungen beobachtet. Bei drei dieser Patienten konnte über einen Verlauf von 4–10 Jahren die Entwicklung einer postnekrotischen Leberzirrhose aus einer chronisch aktiven Hepatitis histologisch dokumentiert werden. In der Gruppe der Patienten mit Antikörpern gegen innere Membran und lösliches Protein ($n = 13$) prädominierten ebenfalls die Zeichen der CAH ($n = 7$), auch hier wurden sporadisch Granulome und/oder Gallengangswucherungen nachgewiesen. Drei Patienten hatten eine PBC und drei Patienten konnten weder zur PBC noch zur CAH sicher zugeordnet werden.

Die Abgrenzung der cholestatischen CAH von der PBC war im Einzelfall auf Grund der klinischen Symptomatik nicht möglich. Auffallend war jedoch, daß Pruritus und Xanthelasmen weniger häufig auftraten als bei der PBC. Bei der Zuordnung der Symptome nach Früh- und Spätstadium trat Pruritus bei der CAH in 17 bzw. 60%, bei der PBC in 42 bzw. 100% der Fälle auf. Ikterus, obligat im Spätstadium der PBC (91%) kam nur in 40% des entsprechenden Stadiums der CAH vor. Dementsprechend fanden sich bei Patienten mit cholestatischer CAH im Spätstadium (Zirrhosestadium) signifikant niedrigere Bilirubinwerte als bei den

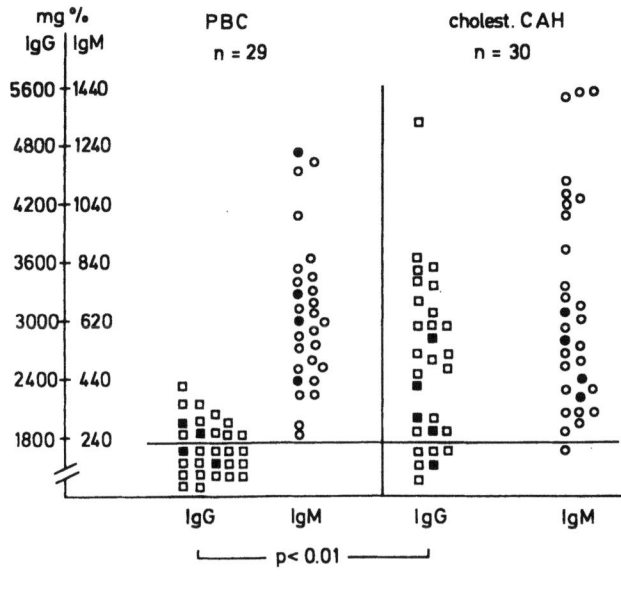

Abb. 1. IgG- und IgM-Immunglobuline bei Patienten mit primär biliärer Zirrhose und cholestatischer CAH

Patienten mit PBC im entsprechenden Stadium ($p < 0{,}02$). Dagegen waren bei beiden Gruppen die Immunglobuline vom IgM-Typ deutlich erhöht. Bei der CAH-Gruppe fand sich zusätzlich noch eine Erhöhung der IgG-Immunglobuline ($p < 0{,}01$) (Abb. 1). Bei 23 Patienten (77%) der CAH-Gruppe wurden Antikörper gegen glatte Muskulatur nachgewiesen, dagegen nur in fünf Fällen (17%) der PBC. Bei den Antikörpern gegen glatte Muskulatur handelte es sich um Aktinantikörper.

Diskussion

Aus diesen Befunden geht hervor, daß der gleichzeitige Nachweis von Antikörpern gegen ein Antigen der inneren und äußeren Mitochondrienmembran (oder trypsininsensitives Antigen der submitochondrialen Partikel) und/oder ein lösliches Protein in den meisten Fällen für das Vorliegen einer cholestatischen CAH und gegen eine klassische primär biliäre Zirrhose spricht. Nur in sechs Fällen korrelierte das serologische Muster der cholestatischen CAH nicht mit dem histologischen Befund. Die Prädominanz von Antiaktinantikörpern und die gleichzeitige Erhöhung der IgG- und IgM-Immunglobuline bei der cholestatischen CAH sind weitere Kriterien für diese Sonderform der cholestatischen Leberkrankheiten. Ob diese Sonderform insgesamt besser auf immunsuppressive Medikamente anspricht als die primär biliäre Zirrhose müssen weitere systematische Untersuchungen zeigen. Für eine erfolgreiche Therapie bei diesen Patienten könnten allerdings die Befunde von Geubel et al. [3] sprechen, die auf Grund des Kriteriums der besseren Therapierbarkeit eine Gruppe von Patienten mit cholestatischer CAH („mixed forms") von der primär biliären Zirrhose abgrenzen konnten. Wenn man die hohe Krankheitsspezifität mitochondrialer Antikörper bei ätiologisch verschiedenen

Erkrankungen berücksichtigt, könnten die hier dargestellten unterschiedlichen serologischen Muster innerhalb der cholestatischen CAH dafür sprechen, daß diese Gruppe selbst ein ätiologisch nicht einheitliches Krankengut darstellt. Eine weitere Charakterisierung der Markerantigene könnte somit nicht nur zu einer besseren Klassifizierung, sondern auch zu einem tieferen Verständnis der Ätiologie chronisch cholestatischer Leberkrankheiten führen.

Literatur

1. Berg PA, Binder T (1975) Demonstration of mitochondrial antibodies in sera from patients with chronic liver diseases reacting with two different types of complementfixing antigens. In: Gentellini P, Popper H, Theodori U (eds) Chronic hepatitis. Int. Symp. Monte Catini. Karger, Basel, p 79 – 2. Doniach D, Roitt IM, Walker JG, Sherlock S (1966) Tissue antibodies in primary biliary cirrhosis, active chronic hepatitis, cryptogenic cirrhosis and other liver diseases and their clinical implications. Clin Exp Immunol 1: 237 – 3. Geubel AP, Baggenstoss AH, Summerskill WHJ (1976) Response to treatment can differentiate chronic active liver disease with cholangitic features from the primary biliary cirrhosis syndrome. Gastroenterology 71: 444–449 – 4. Klöppel G, Seifert G, Lindner H, Dammermann R, Sack HJ, Berg PA (1977) Histopathological features in mixed types of chronic aggressive hepatitis. Virchows Arch [Pathol Anat] 373: 143–160 – 5. Lüders CJ, Kruck P, Henning H, Look D (1974) Histologische und klinische Untersuchungen zur Differentialdiagnose der aggressiven chronischen Hepatitis und der primären biliären Leberzirrhose. 12: 467–484 – 6. Sayers TJ, Wiedmann KH, Berg PA (1979) Demonstration of a trypsin insensitive subcellular antigen as a marker reacting only with sera from a subgroup of patients with cholestatic liver disease. Immunbiology 156: 195 – 7. Sayers TJ, Leoutsakos A, Baum H, Berg PA (1980) Antimitochondrial antibodies in primary biliary cirrhosis: Separation of the PBC antigen from the mitochondrial F_1-ATPase enzyme (in prep.)

Teschke, R., Gellert, J., Haydn, M. (Med. Klinik D der Univ. Düsseldorf), Frenzel, H. (Patholog. Inst. der Univ. Düsseldorf), Oldiges, H. (Fraunhofer-Inst., Grafschaft-Schmallenberg), Strohmeyer, G. (Med. Klinik D der Univ. Düsseldorf):
Verhinderung der Dimethylnitrosamin-Leberschädigung durch chronische Vorbehandlung mit Alkohol

1. Einleitung

Die meisten der vom Organismus aufgenommenen Fremdstoffe werden in der Leber abgebaut. Dabei kommt es in Abhängigkeit von der chemischen Natur der jeweiligen Ausgangssubstanz entweder zu einer Giftung oder auch Entgiftung. Diese Prozesse verlaufen im allgemeinen im endoplasmatischen Retikulum der Leberzelle ab, das der Mikrosomenfraktion des Biochemikers entspricht. Chronischer Alkoholkonsum führt zu einer Proliferation des endoplasmatischen Retikulums der Leberzelle [4] und damit zu einer Aktivitätssteigerung zahlreicher mikrosomaler fremdstoffabbauender Enzyme [7]. Dies erklärt den entscheidenden Einfluß von Alkohol auf die Giftung und Entgiftung von verschiedenen Fremdstoffen.

In früheren Studien konnte gezeigt werden, daß chronischer Alkoholkonsum zu einer Steigerung der Leberschädigung durch CCl_4 [3] oder Parazetamol [8] führt, was auf einen erhöhten mikrosomalen Abbau zu toxischen Metaboliten zurückgeführt werden konnte. In gleicher Weise vermochte auch eine Vorbehandlung mit Phenobarbital, einem anderen Induktor mikrosomaler Enzyme, eine Steigerung der

Leberschädigung durch CCl$_4$ [2] oder Parazetamol [5] hervorzurufen. Im Gegensatz zu CCl$_4$ und Parazetamol konnte die Leberschädigung durch Dimethylnitrosamin (DMN) nach Vorbehandlung mit Phenobarbital verringert werden [6], obwohl auch bei dieser Substanz toxische Abbauprodukte entstehen [5]. Es erhob sich daher die Frage, ob die Dimethylnitrosamin-Leberschädigung auch durch chronische Vorbehandlung mit Alkohol verringert werden kann, das ähnlich dem Phenobarbital zu einer Aktivitätssteigerung mikrosomaler Enzyme führt.

2. Methodik

Weibliche Sprague-Dawley-Ratten mit einem Anfangsgewicht von 150–170 g erhielten paarweise eine flüssige, ernährungsmäßig vollwertige Diät, die entweder Alkohol (36% der Gesamtkalorien) oder isokalorisch Kohlenhydrate enthielt [1]. Diese Alkohol- bzw. Kontrolldiäten wurden während einer Gesamtdauer von 3 Wochen verabreicht. 24 Std nach der letzten Alkoholgabe erhielten beide Versuchsgruppen Dimethylnitrosamin i.p. in einer Dosierung von 1 mg/100 g Körpergewicht, weitere Applikationen erfolgten in Abständen von jeweils 24 Std während einer Gesamtdauer von 5 Tagen. 24 Std nach der letzten DMN-Applikation wurden die Versuchstiere getötet. Einige der Versuchstiere erhielten nach Vorbehandlung mit den Kontroll- oder Alkoholdiäten anstelle von DMN physiologische Kochsalzlösung injiziert.

3. Ergebnisse und Diskussion

Chronische Vorbehandlung mit der Alkoholdiät vermochte im Vergleich zur Kontrolldiät die Aktivität der Glutamat-Pyruvat-Transaminase (GPT) im Serum nicht zu steigern, vorausgesetzt daß kein DMN appliziert worden war (Abb. 1). Die fünfmalige Gabe von DMN verursachte jedoch einen Aktivitätsanstieg der GPT im Serum, der bei den mit der Kontrolldiät gefütterten Tieren wesentlich stärker ausfiel als bei den chronisch mit Alkohol vorbehandelten Tieren (Abb. 1). Diese Befunde zeigen, daß chronischer Alkoholkonsum die Leberschädigung durch DMN teilweise zu verhindern im Stande ist.

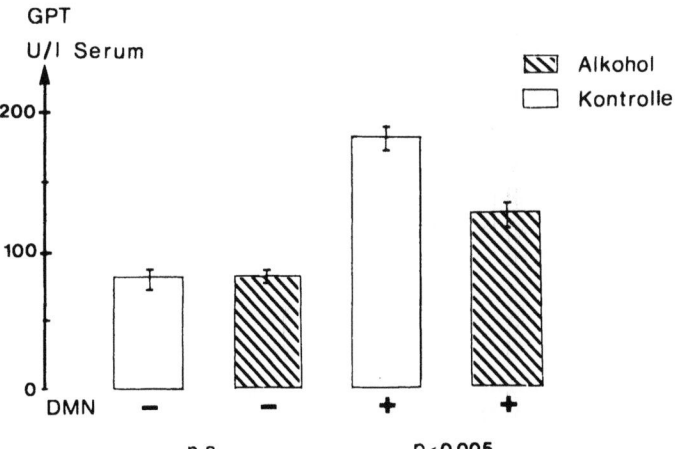

Abb. 1. Einfluß einer chronischen Vorbehandlung mit Alkohol und der Applikation von Dimethylnitrosamin auf die Serumaktivität der Glutamat-Pyruvat-Transaminase (GPT)

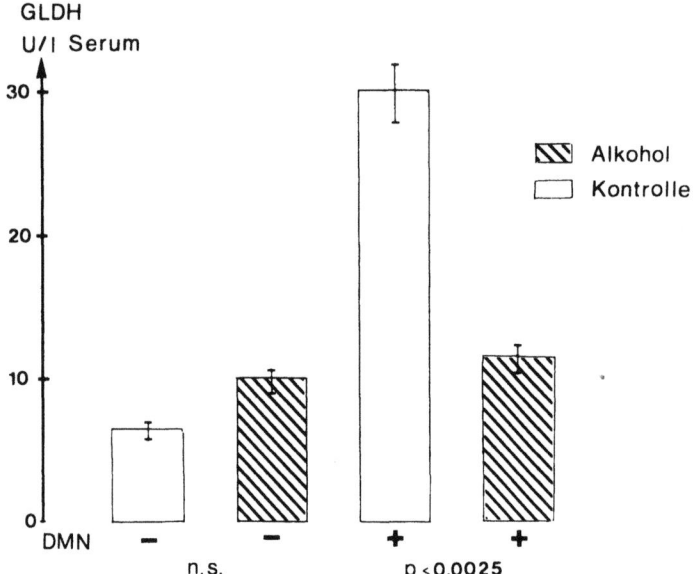

Abb. 2. Einfluß einer chronischen Vorbehandlung mit Alkohol und der Applikation von Dimethylnitrosamin auf die Serumaktivität der Glutamat-Dehydrogenase (GlDH)

Ähnliche Ergebnisse fanden sich auch für die Aktivität der Glutamat-Dehydrogenase (GlDH) im Serum (Abb. 2). Die Applikation von DMN verursachte einen starken Aktivitätsanstieg der GlDH in den mit der Kontrolldiät gefütterten Tieren. Dieser Anstieg konnte jedoch durch Vorbehandlung mit Alkohol verhindert werden (Abb. 2). Im Vergleich zur Kontrolldiät führte chronischer Alkoholkonsum per se nur zu einem geringfügigen Aktivitätsanstieg der GlDH im Serum, sofern kein DMN appliziert worden war. Von besonderem Interesse war der Befund, daß chronischer Alkoholkonsum eine gleichbleibende GlDH-Aktivität im Serum zur Folge hatte, unabhängig davon ob DMN oder Kochsalzlösung fünfmal verabreicht worden war (Abb. 2).

Histologisch waren in der Leber zentrilobuläre Massennekrosen in den Tieren nachweisbar, die 3 Wochen lang mit der Kontrolldiät behandelt worden waren und an fünf weiteren Tagen DMN erhalten hatten. Zum Zeitpunkt der Tötung waren histologisch keine Zeichen einer Regeneration erkennbar. Im Gegensatz dazu konnten Massennekrosen durch DMN nicht gefunden werden, sofern die Versuchstiere chronisch mit der Alkoholdiät vorbehandelt worden waren, bevor DMN appliziert wurde. Unter diesen Versuchsbedingungen waren lediglich Einzelzellnekrosen in der Leber nachweisbar. Diese Befunde zeigen, daß chronischer Alkoholkonsum vor Massennekrosen in der Leber infolge mehrmaliger Applikation von DMN schützt.

Der eigentliche Mechanismus der Schutzwirkung von chronischem Alkoholkonsum auf die Leberschädigung durch DMN ist noch nicht geklärt. Im Falle des DMN scheint Alkohol mehr die Entgiftung als die Giftung positiv zu beeinflussen, wobei Alkohol möglicherweise die Entgiftung toxischer Abbauprodukte des DMN beschleunigt.

Die Autoren danken Frl. H. Landmann und U. Hennigs für ihre ausgezeichnete technische Assistenz.

Literatur

1. DeCarli LM, Lieber CS (1967) Fatty liver in the rat after prolonged intake of ethanol with a nutritionally adequate new liquid diet. J Nutr 91: 331–336 – 2. Garner RC, McLean AEM (1969) Increased susceptibility to carbon tetrachloride poisoning in the rat after pretreatment with oral phenobarbital. Biochem Pharmacol 18: 645–650 – 3. Hasumura Y, Teschke R, Lieber CS (1974) Increased carbon tetrachloride hepatotoxicity, and its mechanism, after chronic ethanol consumption. Gastroenterology 66: 415–422 – 4. Iseri OA, Lieber CS, Gottlieb LS (1966) The ultrastructure of fatty liver induced by prolonged ethanol ingestion. Am J Pathol 48: 535–555 – 5. Mitchell JR, Jollow DJ (1975) Role of metabolic activation in chemical carcinogenesis and in drug induced hepatic injury. In: Gerok W, Sickinger K (eds) Drugs and the liver. Schattauer, Stuttgart, pp 395–416 – 6. Nayak NC, Chopra P, Dhar A, Das PK (1975) Diverse mechanisms of hepatocellular injuries due to chemicals: Evidence in rats administered carbon tetrachloride or dimethylnitrosamine. Br J Exp Pathol 56: 103–112 – 7. Rubin E, Hutterer F, Lieber CS (1968) Ethanol increases hepatic smooth endoplasmic reticulum and drug-metabolizing enzymes. Science 159: 1469–1470 – 8. Teschke R, Stutz G, Strohmeyer G (1979) Increased paracetamol-induced hepatotoxicity after chronic alcohol consumption. Biochem Biophys Res Commun 91: 368–374

Pausch, J., Bucher, B., Kahl, M. C., Gerok, W. (Med. Klinik der Univ. Freiburg):
Der Orotsäurestoffwechsel bei Leberkrankheiten

1. Bei akuten und chronischen Lebererkrankungen kommt es zu Störungen im Stoffwechsel der Hepatozyten, die als Folge von Aktivitätsänderungen verschiedener Enzyme erklärt werden können. So wurden veränderte Enzymaktivitäten im Harnstoffzyklus bei chronischen Leberkrankheiten beschrieben [4, 8], die als pathogenetischer Faktor bei der Entwicklung der Hyperammoniämie gelten [3, 9]. Weiterhin ist bekannt, daß eine Virusinfektion die Aktivität von Enzymen beeinflussen kann [als Übersicht s. 7]. Virusinduzierte Enzymaktivitätsänderungen können durch die Synthese „falscher" Enzymproteine oder durch direkte Angriffspunkte der Viren am Enzymmolekül zustandekommen [7]; sie wurden für verschiedene Stoffwechselreaktionen u. a. auch des Nukleotidstoffwechsels beschrieben [7].

In den beiden letzten Schritten der *De novo*-Pyrimidinsynthese wird die Orotsäure zu OMP phosphoribosyliert, das anschließend durch eine irreversible Decarboxylierung zu UMP umgesetzt wird. Um die Aktivität der Uridylatsynthese aus Orotat bei normalen und pathologischen Bedingungen an Patienten beurteilen zu können, wurden die Aktivitäten der Orotat-Phosphoribosyltransferase und der OMP-Decarboxylase in Leberbiopsien radiochemisch gemessen [5, 10]. Weil die Bestimmung der Metaboliten Orotat und OMP in Gewebsproben von Patienten noch nicht möglich ist, wurde Orotat und ΣOrotat (Orotat + OMP + Orotidin) durch Isotopenverdünnung [11] im Blut und Urin bestimmt, um indirekte Aussagen über Veränderungen des Metabolitmusters zu erhalten. Die Aktivität der Alanin-Aminotransferase [1] wurde zum Vergleich als hepatozelluläres zytoplasmatisches Referenzenzym gemessen.

2. Bei Lebergesunden betrug die Aktivität der Orotat-Phosphoribosyltransferase $9{,}1 \pm 5{,}8$ (SD) ($n = 18$) mmol $\times$ min^{-1} $\times$ (kg DNA)$^{-1}$; für die OMP-Decarboxylase wurde ein Normalwert von $11{,}1 \pm 4{,}7$ (SD) ($n = 19$) mmol $\times$ min^{-1} $\times$ (kg DNA)$^{-1}$ bestimmt. In Leberpunktaten von elf Patienten mit akuter Virushepa-

titis A oder B, die histologisch und laborchemisch deutlich Floriditätszeichen zeigten, wurde eine hochsignifikante Verminderung dieser beiden Enzymaktivitäten festgestellt (Abb. 1). Besonders drastisch fiel die Orotat-Phosphoribosyltransferase auf 0,61 ± 0,48 (SD) ($p < 0,001$) ab, während sich die OMP-Decarboxylase auf 4,8 ± 4,6 (SD) ($p < 0,005$) mmol × min^{-1} × (kg DNA)$^{-1}$ verminderte. Bisher konnten sieben Patienten untersucht werden, bei denen sich als Folge einer Hepatitis B-Virusinfektion eine chronisch aggressive Hepatitis entwickelt hatte. Auch bei ihnen blieb eine starke Verminderung beider Enzymaktivitäten bestehen (Abb. 1); die Aktivität der Orotat-Phosphoribosyltransferase betrug 1,4 ± 1,9 (SD) ($p < 0,005$), die der OMP-Decarboxylase 2,8 ± 2,4 (SD) ($p < 0,001$) mmol × min^{-1} × (kg DNA)$^{-1}$. Um Hinweise für eine virale Genese dieses Enzymaktivitätsabfalls zu gewinnen, wurden beide Enzymaktivitäten zum Vergleich bei elf Patienten mit Fettleber gemessen. Auch hier fand sich eine hochsignifikante Verminderung ($p < 0,001$) beider Enzymaktivitäten auf 15% des Normalwerts (Abb. 1). Allerdings wies die Aktivität der zum Vergleich gemessenen Alanin-Aminotransferase (normal 7,0 ± 2,8 (SD) ($n = 8$) mol × min^{-1} × (kg DNA)$^{-1}$) bei Fettleber gleichfalls einen signifikanten Verlust auf (2,5 ± 1,5 (SD) ($n = 6$) mol × min^{-1} × (kg DNA)$^{-1}$ ($p < 0,005$)). Dies zeigt, daß sich die Verfettung senkend auf die Aktivität verschiedener zytoplasmatischer Enzyme der Hepatozyten auswirkt. Deshalb ist der Aktivitätsverlust der Orotat-Phosphoribosyltransferase und der OMP-Decarboxylase bei Fettleber kein Widerspruch gegen eine virusbedingte Ursache ihrer Aktivitätsverminderung bei Hepatitis.

3. Die Konzentrationen von Dihydroorotat, Orotat und ΣOrotat im Blut betrugen bei elf lebergesunden Probanden 32,9 ± 13,0 (SD), 13,9 ± 4,6 (SD) bzw. 12,4 ± 2,6 (SD) µmol/l. Während die Dihydroorotat-Konzentration im Blut bei neun Patienten mit akuter Hepatitis auf 20,7 ± 6,0 (SD) µmol/l ($p < 0,02$) abfiel, änderten sich bei diesen Patienten die Konzentrationen von Orotat (13,3 ± 2,5

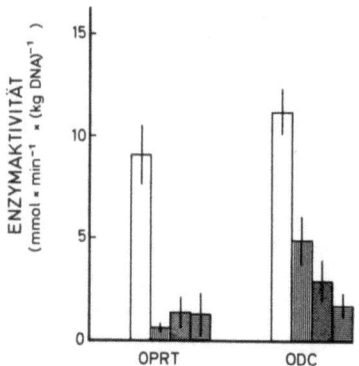

Abb. 1. Aktivität der Orotat-Phosphoribosyltransferase und der OMP-Decarboxylase in Leberbiopsien. □ Lebergesunde; ▥ akute Virushepatitis; ▤ chronisch-aggressive Hepatitis (CAH); ▨ Fettleber. Die Leberbiopsien wurden durch Leberblindpunktion, Laparoskopie, seltener auch bei Operationen entnommen, sofort eisgekühlt und innerhalb 20 min aufgearbeitet. Das Feuchtgewicht der Leberpunktate lag zwischen 9 und 41 mg. Nach Homogenisation mit 350 µl eiskalter Sucroselösung (0,25 mol/l) wurde ein 105000 × g-Überstand hergestellt [10], der zur Messung beider Enzymaktivitäten [10] eingesetzt wurde. Die DNA-Bestimmung [2] wurde mit 100 µl Leberhomogenat durchgeführt. Die Anzahl der Proben wird im Text genannt. Mittelwerte ± SEM. OPRT: Orotat-Phosphoribosyltransferase, ODC: OMP-Decarboxylase

(SD) µmol/l) und ΣOrotat (17,3 ± 8,0 (SD) µmol/l) nicht signifikant trotz starker Aktivitätsänderung der Enzyme der Uridylatsynthese aus Orotat in der Leber. Als Erklärung hierfür muß auch eine gute Nierengängigkeit von Orotat und Orotidin angenommen werden, da eine Ausscheidung dieser Metaboliten auf extrarenalem Wege bei Patienten bisher nicht untersucht wurde und das sehr instabile OMP im Blut sehr rasch zu Orotidin hydrolysiert wird.

4. Dementsprechend zeigten die Ausscheidungsmengen der Metaboliten Orotat, ΣOrotat und OMP + Orotidin im 24-Std-Urin, die bei neun Lebergesunden und zehn Patienten mit akuter Virushepatitis vergleichend bestimmt wurden, deutlichere Unterschiede (Abb. 2). Die normale tägliche renale Ausscheidung von 12,5 ± 4,6 (SD) µmol Orotat, 18,3 ± 4,9 (SD) µmol ΣOrotat und 5,9 ± 2,7 (SD) µmol OMP + Orotidin erhöhte sich bei akuter Heptatitis entsprechend auf 17,5 ± 6,3 (SD) ($p < 0,1$), 29,9 ± 7,7 (SD) ($p < 0,005$) und 12,4 ± 6,0 (SD) ($p < 0,01$) µmol. Diese vermehrte Ausscheidung von Orotat und − bedingt durch die Hydrolyse von OMP − von Orotidin im 24-Std-Urin weist daraufhin, daß es durch die verminderte Aktivität der Orotat-Phosphoribosyltransfrase und der OMP-Decarboxylase bei Patienten mit akuter Virushepatitis zu einer Akkumulation der Substrate Orotat und OMP in der Leber kommt.

5. Die Messung von Enzymaktivitäten der Pyrimidinsynthese in Leberbiopsien, ergänzt durch die Verteilungsmuster von Metaboliten der Uridylatsynthese aus Orotat im Blut und Urin, wurde erstmals bei Patienten mit Lebererkrankungen vergleichend mit Lebergesunden angewandt. Der starke Aktivitätsabfall besonders der Orotat-Phosphoribosyltransferase auf 6,7% des Normalwerts in der Leber bei akuter Virushepatitis, der von einer Akkumulation von Metaboliten begleitet wird, könnte pathogenetische Bedeutung für die virusinduzierte Zellnekrose besitzen. Der Nachweis eines viralen Angriffspunktes an dem zytoplasmatischen Komplex der Orotat-Phosphoribosyltransferase und der OMP-Decarboxylase läßt sich aber anhand der bisher vorliegenden Befunde noch nicht führen. Ob zu späten Zeiten nach Virusinfektion durch Aktivitätsabfall von Pyrimidinsyntheseenzymen ein Pyrimidinnukleotidmangel eintritt, der zu frühen Zeitpunkten bei experimenteller Virushepatitis keine Rolle spielt [6], muß noch untersucht werden. Die hier mitgeteilten Befunde können als Ausgangspunkt für weitere Untersuchungen über die Pathogenese und mögliche therapeutische Ansatzpunkte der Virushepatitis dienen.

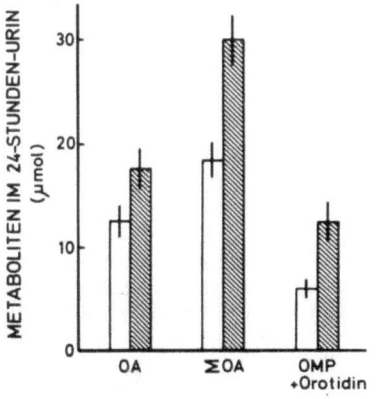

Abb. 2. Ausscheidung von Orotat, ΣOrotat und OMP + Orotidin im 24-Std-Urin. ☐ Lebergesunde: ▨ akute Virushepatitis. Orotat und ΣOrotat (Orotat + OMP + Orotidin) nach Säurehydrolyse zu Orotat wurden mit Hilfe einer Isotopenverdünnung [11] aus Aliquots von 10 ml Urin gemessen. Die Summe OMP + Orotidin wurde als Differenz von ΣOrotat und Orotat berechnet. Die Probenanzahl wird im Text angegeben. Mittelwerte ± SEM. OA: Orotat

Literatur

1. Bergmeyer HU, Gawehn K, Graßl M (1970) Glutamat-Pyruvat-Transaminase. In: Bergmeyer HU (ed) Methoden der enzymatischen Analyse. Verlag Chemie, Weinheim, S 422 − 2. Burton K (1968) Determination of DNA-concentration with diphenylamine. In: Grossman C, Moldave K (eds) Methods in enzymology, vol. XII, part B. Academic Press, New York London, p 163 − 3. Gerok W (1966) Biochemische Vorgänge bei der Entstehung einer Hyperammoniämie. Anaesthesiologie und Wiederbelebung 13:94−102 − 4. Haag G, Holldorf AW, Gerok W (1972) Veränderungen der Argininosuccinatsynthetase-Aktivität in der Leber bei chronischen Lebererkrankungen. Klin Wochenschr 50:887−889 − 5. Kahl MCh (1980) Untersuchungen zum Stoffwechsel der Orotsäure bei akuter Virushepatitis. Dissertation, Universität Freiburg − 6. Keppler D, Decker K (1972) Comparative biochemical studies on acute experimental hepatitis induced by MHV-3 virus and by D-galactosamine. Digestion 6:250−251 − 7. Kit S, Del Rose Dubbs (1969) Enzyme induction by viruses. In: Melnick JL (ed) Monographs in virology. Karger, Basel New York, pp 42, 55 − 8. Maier KP, Talke H, Gerok W (1979) Activities of urea-cycle enzymes in chronic liver disease. Klin Wochenschr 57:661−665 − 9. Pausch J, Gerok W (1977) Biochemische und pathophysiologische Aspekte der Hyperammoniämie. Klin Wochenschr 55:97−103 − 10. Pausch J, Keppler D, Decker K (1972) Activity and distribution of the enzymes of uridylate synthesis from orotate in animal tissues. Biochim Biophys Acta 258:395−403 − 11. Pausch J, Keppler D, Gerok W (1977) Increased *de novo* pyrimidine nucleotide synthesis in liver induced by ammonium ions in amounts surpassing the urea cycle capacity. Eur J Biochem 76:157−163

Egberts, E.-H., Müller, P. H., Malchow, H. (Med. Univ.-Klinik Tübingen), Horbach, L., Prestele, L. (Inst. für Med. Statistik und Dokumentation, Erlangen):
Stoffwechsel von Leberzirrhotikern unter Kohlenhydratdauerinfusionen. Eine kontrollierte Studie

Die parenterale Kalorienzufuhr mit Kohlenhydratlösungen unterschiedlicher Zusammensetzung ist eine vielfach angewandte Maßnahme, der auch Leberzirrhotiker unterzogen werden. Bei diesen ist aber das wichtigste Stoffwechselorgan − die Leber − beeinträchtigt. Deshalb ist ein Vergleich metabolischer Parameter zwischen Stoffwechselgesunden und Leberkranken während der Infusion unterschiedlich zusammengesetzter Kohlenhydratlösungen erforderlich, um zu prüfen, ob auch bei Leberzirrhotikern der Energieträger Glukose durch Polyole oder Fruktose ersetzt werden kann. Bisherige Untersuchungen mit verschiedenen Kohlenhydratlösungen wurden nur an gesunden Personen oder in der besonderen Situation des Postaggressionsstoffwechsels vorgenommen.

Die Versuchsanordnung

Über 48 Std wurden in fünf Serien 20%ige Kohlenhydratlösungen über einen kubital eingeführten zentralen Venenkatheter mit einem Infusomaten (Braun Melsungen) infundiert. Dabei betrug die Abweichung von der eingestellten Tropfgeschwindigkeit ± 10%. Die Dosierung wurde mit 0,25 g Kohlenhydraten/kg Körpergewicht/h so gewählt, daß annähernd der basale Kalorienbedarf gedeckt wurde. Die Infusionsserien waren aufgeteilt in Glukose (G) allein, Glukose-Sorbit (GS), Glukose-Fruktose (GF), Glukose-Xylit (GX) im Verhältnis 1 : 1 und in Glukose-Fruktose-Xylit (GFX) im Verhältnis 1 : 2 : 1. Alle Lösungen enthielten Natrium 30 mval/l, Kalium 20 mval/l und Chlorid 50 mval/l. Die Probenentnahmen erfolgten für die Parameter des Kohlenhydrat- und Fettstoffwechsels in 4stündigen Abständen; der Säurebasenstatus wurde alle 12 Std gemessen. Die übrigen Bestimmungen wurden täglich durchgeführt.

Informierte Freiwillige auf verschiedenen Stationen, 35 Leberzirrhotiker mit histologisch nachgewiesener Zirrhose und 35 Stoffwechselgesunde einer internmedizinischen Klinik, insbesondere solche, die keinen Diabetes mellitus und keine Lebererkrankung aufwiesen, wurden auf diese Weise untersucht. Jede Infusionsserie war mit mindestens 6 Probanden besetzt.

Ergebnisse

Der Kohlenhydratumsatz errechnete sich aus der tatsächlich erfolgten Zufuhr, die von der Sollzufuhr ± 10% abweichen konnte, abzüglich der Ausscheidung im Urin. Zwischen den beiden Gruppen bestand kein Unterschied bezüglich der renalen Verluste und des Kohlenhydratumsatzes unter den verschiedenen Lösungen.

Nach Matzkies (1974) wurden bei reiner Fruktosezufuhr bis zu 0,25 g/kg/h von Stoffwechselgesunden 99% verwertet. Wir können diese Ergebnisse bestätigen.

Berg (1973) fand bei Gesunden eine mittlere Ausscheidung von 14% bei einer Xylitzufuhr von 0,125 g/kg/h. Unsere Raten lagen mit 6–8% niedriger.

Bei einer Sorbitinfusion von 0,25–0,5 g/kg/h wurde von Bickel (1975) bei Normalpersonen ein renaler Verlust von 11% gemessen. Diese Ergebnisse sind mit unseren Bestimmungen von 8–9% Urinausscheidung vergleichbar.

Die Monosaccharide kamen bei beiden Gruppen in ein Stoffwechselgleichgewicht, das sich für nahezu alle Parameter des Kohlenhydrat- und Fettstoffwechsels zwischen 12.00 h des 1. und 8.00 h des 3. Tages einstellte. In diesem Zeitraum betrugen die mittleren Glukosekonzentrationen in mg/100 ml Serum unter den Infusionen von G: 138 ± 22, GS: 99 ± 15, GF: 101 ± 9, GX: 97 ± 14, GFX: 89 ± 10 bei den Stoffwechselgesunden und unter G: 171 ± 41, GS: 120 ± 27, GF: 109 ± 14, GX: 125 ± 31, GFX: 96 ± 15 bei den Leberzirrhotikern. Unter G-Infusion lagen die Glukosespiegel höher ($p < 0,05$) als bei den Mischlösungen. Die mittleren Spiegel der Nicht-Glukose-Kohlenhydrate unterschieden sich in den Gruppen nicht.

Bei den über 1000 Laktatbestimmungen betrug der höchste Wert 3,9 mmol/l. Dieser Wert kennzeichnete eine Hyperlaktatämie und entsprach keinesfalls einer Laktazidose, wie auch am Verhalten des Säure-Basen-Status sichtbar war, der im übrigen von den verschiedenen Infusionsserien nicht in signifikanter Weise beeinflußt wurde. Bei keinem Probanden war die Gabe von Bikarbonat erforderlich. Im Zeitraum des Stoffwechselgleichgewichtes lag der Laktatmittelwert bei den Stoffwechselgesunden unter G-Infusion am niedrigsten (0,98 ± 0,24 mmol/l) und unter GFX am höchsten (1,66 ± 0,28 mmol/l), bei den Leberzirrhotikern waren die Mittelwerte unter GF am niedrigsten (1,15 ± 0,07 mmol/l) und unter G am höchsten (1,64 ± 0,52 mmol/l). Für eine günstige Metabolisierung der GF-Lösung von Leberzirrhotikern sprach auch der Laktat-Pyruvat-Quotient, der unter dieser Infusion die niedrigsten Werte erreichte.

Gemessen an den freien Fettsäuren, dem Acetacetat und dem Hydroxybutyrat waren sowohl die antilipolytische als auch die antiketogene Wirkung der Lösungen in beiden Gruppen gleich.

Unter GS-Infusion nahm die Triglyceridkonzentration stetig bis zum Infusionsende zu ($p < 0,01$), wobei ein Anstieg vom Ausgangswert von ~ 50 mg% erreicht wurde und sich keine Ausbildung eines Gleichgewichtes zeigte. Der Verlauf der Mittelwerte des Serumphosphats zeigt Unterschiede, wobei aber alle Kurven im Normwertbereich blieben. Bei den Leberzirrhotikern war der Phosphatanstieg im Vergleich mit der Kontrollgruppe verzögert (Abb. 1). Nach 24 Std war mit Ausnahme unter GFX-Infusion ein Konzentrationsabfall sichtbar. Bei GX-Infusion blieb der Phosphatanstieg bei den Gesunden aus und bei den Leberzirrhotikern war

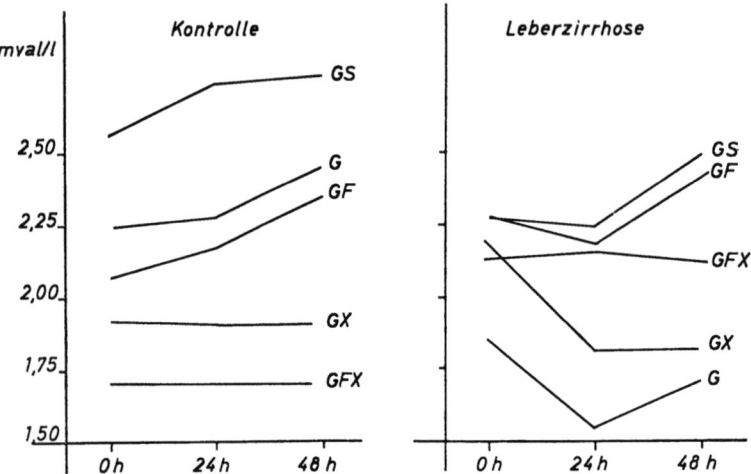

Abb. 1. Serumphosphatmittelwerte im Verlauf bei Leberzirrhotikern und Stoffwechselgesunden unter den verschiedenen Infusionen (Abnahmezeit 8.00 Uhr)

die verminderte Konzentration noch nach 48 Std vorhanden ($p < 0,05$). Von Matzkies (1974) wird der Anstieg des Phosphates als überschießende Gegenregulation nach initialem Abfall gedeutet. Eine anhaltende Senkung wurde auch von Förster (1974) bei Gesunden gefunden, die 0,25 g Xylit/kg/h erhielten.

In beiden Gruppen stieg der Harnsäurespiegel im gleichen Ausmaß um ~ 2 mg/100 ml unter GX an ($p < 0,01$), während bei den anderen Lösungen keine Veränderung auftrat. Der Harnsäureanstieg unter Infusion von Zuckeraustauschstoffen ist eine bekannte dosisabhängige Nebenwirkung, die besonders ausgeprägt unter Xylit erfolgt und auf eine gesteigerte Harnsäuresynthese zurückgeführt wird.

Quick, Albumin, Cholinesterase, Bilirubin, GOT und Gamma-GT lagen bei den Leberzirrhotikern im pathologischen Bereich und unterschieden sich vom Kontrollkollektiv ($p < 0,01$). Unter den Infusionen zeigten diese Parameter bei den Leberzirrhotikern keine Veränderungen, für Bilirubin und für die Gamma-GT ließen sich abfallende Tendenzen nachweisen.

Zusammenfassung

1. Zwischen den beiden Gruppen bestehen keine signifikanten Unterschiede im Kohlenhydratumsatz, in der antiketogenen und der antilipolytischen Wirkung und dem Verhalten von Laktat-Triglycerid- und Harnsäurespiegeln unter den verschiedenen Infusionen bei der angegebenen Dosierung. 2. GF- und GFX-Infusionen führten bei den Leberzirrhotikern zu den geringsten Veränderungen der gemessenen Parameter. 3. Die Mischlösungen haben gegenüber der reinen Glukosezufuhr den Vorteil, den Blutzuckerspiegel auch bei Leberzirrhotikern nicht zu erhöhen.

Literatur

1. Berg G, Bickel H, Matzkies F (1973) Bilanz- und Stoffwechselverhalten von Fruktose, Xylit und Glukose sowie deren Mischungen bei Gesunden während 6stündiger parenteraler Ernährung. Dtsch

Med Wochenschr 99: 602–608 – 2. Bickel H, Schwemmle K, Scranowitz P, Wopfner F (1975) Glukose, Fruktose und Xylit als Energieträger in der postoperativen parenteralen Ernährung. Dtsch Med Wochenschr 100: 527–532 – 3. Förster H (1978) Energieträger in der parenteralen Ernährung: Kohlenhydrate, Fett, Alkohol. Internist 19: 2–19 – 4. Förster H, Zagel D (1974) Stoffwechseluntersuchungen während und im Anschluß an Dauerinfusionen von Glukose und Zuckeraustauschstoffen. Dtsch Med Wochenschr 99: 1300–1304 – 5. Matzkies F (1974) Charakteristische Stoffwechselwirkungen von Glukose, Fruktose, Sorbit, Xylit und deren Mischungen beim intravenöser Dauerinfusion. Z Ernährungswiss 13: 114–131

Rauen, J., Petrides, A. S., Teschke, R. (Med. Klinik D der Univ. Düsseldorf):
Anstieg der adulten und fetalen Form der Gamma-Glutamyl-Transferase (GGT)-Aktivität im Serum bei Patienten mit alkoholischen Leberschäden

1. Einleitung

Patienten mit alkoholbedingten Lebererkrankungen weisen häufig Aktivitätssteigerungen der Gamma-Glutamyl-Transferase (GGT) im Serum auf [6]. Diese Aktivitätserhöhungen im Serum gehen mit einer entsprechenden Aktivitätszunahme des Enzyms in der Leber einher [6, 7]. Kürzlich wurden im Serum eine adulte und eine fetale Enzymvariante der GGT beschrieben [2]. Es erhob sich daher die Frage, ob mit Hilfe der Bestimmung der beiden Enzymformen eine Differenzierung der verschiedenen Stadien der alkoholbedingten Lebererkrankung möglich ist.

2. Methodik

Die Aktivität der Gesamt-GGT im Serum wurde nach der Methode von Szasz [4, 5], modifiziert nach Orlowski u. Meister [3] bestimmt. Die Bestimmung der adulten und fetalen Form der GGT erfolgte mittels der Concanavalin-A-Sepharose-Affinitätschromatographie nach Koettgen et al. [1, 2]. Dabei wurden 0,5 ml Serum auf die mit Concanavalin-A-Sepharose bestückte Säule appliziert. Primär erfolgte die Elution des nicht adsorbierten sialylsäurereichen fetalen Enzymanteils. Nach Zugabe von 0,2 M Methyl-α-D-Mannopyranosid zum Startpuffer konnte die sialylsäurearme primär adsorbierte adulte Phase des Enzyms aus der Säule ausgewaschen werden.

3. Ergebnisse und Diskussion

Im Vergleich zu 30 Kontrollpersonen mit normalen Enzymwerten im Serum einschließlich der GGT (14 ± 1 U/l) war die GGT-Aktivität bei 36 Patienten mit einer histologisch und teilweise auch laparoskopisch gesicherten alkoholischen Leberschädigung (330 ± 85 U/l, $p < 0,001$) signifikant erhöht, wobei sich zwischen den verschiedenen Stadien der Erkrankung einschließlich der alkoholischen Fettleber, Fibrose und Zirrhose erhebliche Überlappungen ergaben. Eine Differenzierung anhand der Gesamtaktivität der GGT im Serum war somit nicht möglich.

Im Normalkollektiv entfielen von der Gesamtaktivität der GGT (14 U/l) auf die adulte Form (A) 11 U/l und auf die fetale Form (F) entsprechend 3 U/l. Im Gegensatz dazu kam es zu einem signifikanten Aktivitätsanstieg der beiden Formen (A, F) bei

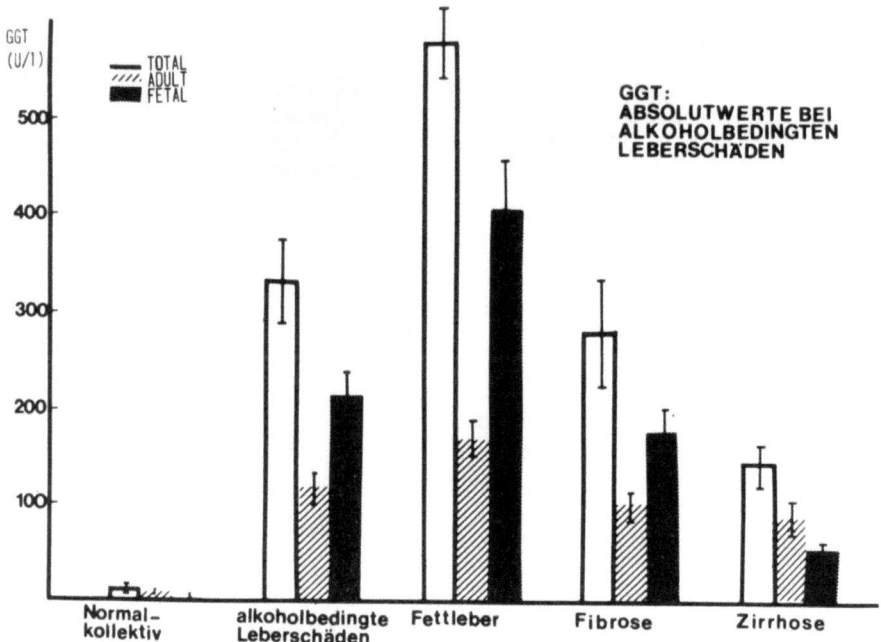

Abb. 1. Absolutwerte der GGT-Gesamtaktivität sowie der adulten und fetalen Form des Enzyms bei alkoholbedingter Fettleber, Fibrose und Zirrhose

Patienten mit alkoholtoxischer Leberschädigung (Abb. 1). Für die frühen Stadien der alkoholtoxischen Erkrankung, Fettleber und Fibrose, fand sich dabei insgesamt eine stärkere Erhöhung der fetalen Phase des Enzyms bei gleichzeitiger Erhöhung auch der adulten Form. In Abgrenzung dazu ergab sich im Spätstadium der alkoholischen Zirrhose, ähnlich wie beim Normalkollektiv, ein höherer adulter als fetaler Enzymanteil (Abb. 1).

Unter Berücksichtigung der Prozentualwerte der adulten und fetalen Form der GGT fanden sich im Vergleich zum Normalkollektiv mit 75% adultem und entsprechend 25% fetalem Enzymanteil folgende Veränderungen (Abb. 2): In den Frühstadien der alkoholischen Fettleber bzw. Fibrose liegt der fetale Enzymanteil bei 70% bzw. 61%, entsprechend einem adulten Enzymanteil von 30% für die Fettleber und 39% für die Fibrose. Im Gegensatz dazu findet sich in der späten Phase der alkoholischen Leberzirrhose ein adulter Enzymanteil von 65%, entsprechend einem fetalen Anteil von 35%.

Die signifikanten Aktivitätserhöhungen der adulten und fetalen Form der GGT können als Quotient adulte zu fetaler Form (A/F) dargestellt werden. Im Gegensatz zum Kontrollkollektiv mit einem Quotienten A/F = 3,1 ergeben sich erniedrigte Werte des Quotienten bei den alkoholbedingten Lebererkrankungen. Für die frühen Stadien der alkoholbedingten Fettleber und Fibrose liegt der Wert mit 0,4 bzw. 0,6 kleiner als 1, während der Quotient A/F mit einem Wert von 1,8 bei alkoholischer Leberzirrhose größer als 1 ist. Überlappungen waren hier nicht vorhanden.

Die Untersuchungen lassen den Schluß zu, daß eine Differenzierung der verschiedenen Stadien der alkoholischen Lebererkrankung anhand des Quotienten aus adulter und fetaler Form des Enzyms möglich ist. Von Bedeutung ist dieser

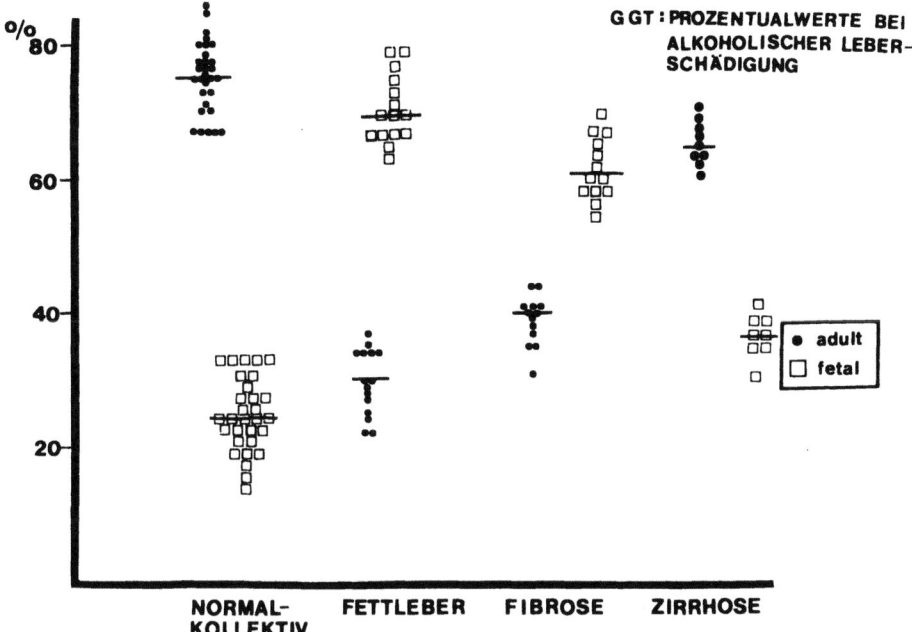

Abb. 2. Prozentualwerte der adulten und fetalen Form der GGT bei alkoholbedingten Leberschäden

einfache GGT-Enzymtest im Serum insbesondere auch für die Verlaufskontrolle bei Patienten mit bekannten alkoholtoxischen Leberschäden.

Die Autoren danken Fr. A. Landmann und U. Hennigs für Ihre ausgezeichnete technische Assistenz.

Literatur

1. Koettgen E, Leidinger G, Reuter W (1977) Concanavalin-A-Sepharose: Affinitätschromatographie im Mikromaßstab für Serienanalysen am Beispiel der GGT. Clin Chim Acta 80: 221–224 – 2. Koettgen E, Reuter W, Gerok W (1976) Two different GGTs during development of liver and small intestine: a fetal (sialo) and an adult (asialo) glycoprotein. Biochem Biophys Res Commun 72: 61–66 – 3. Orlowski M, Meister A (1963) α-Glutamyl-p-Nitroanilide: a new convenient substate for determination and study of L- and D-GGT activities. Biochem Biophys Acta 73: 679–681 – 4. Szasz G (1970) GGT. In: Methoden der enzymatischen Analyse. Chemie, Weinheim – 5. Szasz G (1969) A kinetic photometric method for serum-GGT. Clin Chim Acta 15: 124–136 – 6. Teschke R, Rauen J, Gellert J, Stutz G, Strohmeyer G (1978) Klinik alkoholbedingter Leberschäden. Leber Magen Darm 5: 291–298 – 7. Teschke R, Brand A, Strohmeyer G (1977) Induction of hepatic microsomal GGT activity following chronic alcohol consumption. Biochem Biophys Res Commun 75: 718–724

Richter, E., Rietbrock, I., Epping, J., Heusler, H., Breimer, D. D. (Med. Klinik und Abt. für Anaesthesiologie der Univ. Würzburg; Sylvius Laboratorium, Leiden):
Orale und intravenöse Methohexital-Belastung als quantitative Leberfunktionsprüfung
— Messung von Extraktionsrate und Leberdurchblutung*

Einleitung

Nach Infusion ist die systemische Clearance von Methohexital, das in der Leber rasch umgesetzt wird, durch die Leberdurchblutung nach oben begrenzt. [Systemische Clearance = Leberdurchblutung (Q) × Extraktionsrate (E).]

Nach oraler Verabfolgung wird bei der ersten Passage durch die Leber, entsprechend der hohen Extraktionsrate für Methohexital, der überwiegende Teil der Dosis herausgefangen und gelangt nicht in die systemische Zirkulation (orale Clearance = Q × E/1-E).

Anwendung beider Belastungsverfahren zeitlich nacheinander erlaubt die Berechnung sowohl der Leberdurchblutung (Q) wie der Extraktionsrate (E), die als entscheidende Meßgrößen einer quantitativen Leberfunktion angesehen werden können.

Kornhauser et al. haben in Untersuchungen am Lebergesunden aus Daten für die Clearance von Propranolol nach intravenöser und oraler Belastung die Extraktionsrate in der Leber und die Leberdurchblutung errechnet [1]. Folgende Besonderheiten kennzeichnen diese Methodik:
1. Steady state durch mehrtägige Propranololvorbehandlung.
2. Verwendung radioaktiv markierten Propranolols für die i.v. Belastung und gleichzeitig orale Gabe nicht markierter Substanz.

Für eine Leberfunktionsprüfung am Patienten sind diese Grundbedingungen nicht akzeptabel, weil zu hoch und zu lange dosiert werden muß und die routinemäßige Anwendung von Isotopen nicht in Frage kommen kann.

Wir haben deshalb geprüft, ob die zeitlich getrennte orale und intravenöse Belastung mit Methohexital — ohne steady state — vergleichbare Aussagen ermöglicht.

Methodik

Fünf Lebergesunde und sieben Patienten nach induzierender Arzneimittelbehandlung erhielten zeitlich nacheinander 3 mg/kg Methohexital oral und als 60minütige Infusion. Methohexitalplasmakonzentrationen wurden gaschromatographisch gemessen und die systemische und orale Clearance aus Dosis und Fläche unter der Plasmakonzentrationskurve berechnet ($Cl_{iv} = D_{iv}/AUC_{iv}$; $Cl_{or} = D_{or}/AUC_{or}$).

Ergebnisse

Im Vergleich zur Kontrolle sind die Flächen unter den Plasmakonzentrationskurven nach oraler und intravenöser Belastung bei den Patienten nach induzierender Arzneimittelbehandlung deutlich kleiner. Für die Kontrollgruppe errechnet sich im Mittel eine i.v. Clearance für Methohexital von 11 ml/min × kg und eine orale Clearance von 82 ml/min × kg. Daraus errechnet sich eine Extraktionsrate für

---
* Mit Unterstützung des Bundesministeriums für Forschung und Technologie, BAM 11

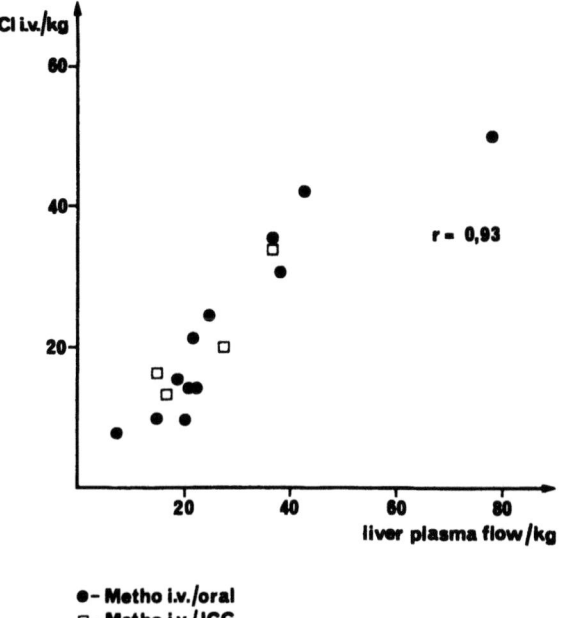

● - Metho i.v./oral
□ - Metho i.v./ICG

Abb. 1. Korrelation zwischen i.v. Clearance für Methohexital und errechneter Leberdurchblutung. Mit gesonderten Symbolen sind Meßwerte von Patienten eingetragen, in denen die Leberdurchblutung mit Hilfe der ICG-Extraktionsmethode direkt gemessen wurde

Methohexital in der Leber von 0,67 und ein mittlerer Leber-Plasma-flow von 17 ml/min × kg.

In der Gruppe der Patienten mit „Induktion des Arzneimittelmetabolismus" in der Leber sind die i.v. Clearance und besonders ausgeprägt die orale Clearance für Methohexital deutlich angestiegen. Für dieses Patientenkollektiv errechnet sich eine mittlere Extraktionsrate für Methohexital in der Leber von 0,9 und ein mittlerer Leber-Plasma-flow von 37 ml/min × kg.

In Abb. 1 sind die Werte für die i.v. Clearance von Methohexital und die Werte für den errechneten Leber-Plasma-flow gegeneinander aufgetragen. Wie zu erwarten, ergibt sich für das insgesamt untersuchte Kollektiv eine positive Korrelation.

Wichtig sind dabei die Meßwerte, die mit gesonderten Symbolen eingetragen sind. Hier wurde bei vier anderen Patienten, zusätzlich zur i.v. Clearance für Methohexital die Leberdurchblutung mit Hilfe der ICG-Extraktionsmethode gemessen. Diese unabhängig gewonnenen Meßwerte passen sich zwanglos an die bestehende Korrelation an.

Tabelle 1. Pharmakokinetische Kenngrößen für Methohexital bei Patienten mit „induziertem Arzneimittelmetabolismus" in der Leber im Vergleich zu einem Kontrollkollektiv

	n	Clearance i.v. ml/min × kg	Clearance oral ml/min × kg	E	Q ml/min × kg
Control	5	11 ± 1	82 ± 52	0,67 ± 0,08	17 ± 3
„Induced"	7	32 ± 5	1108 ± 402	0,90 ± 0,05	37 ± 8
p <		0,05	0,05	0,05	0,05

In Ergänzung zu diesen Daten haben wir bei Patienten und im Tierversuch die Extraktionsrate für Methohexital in der Leber direkt gemessen. In der Lebervene von Patienten mit „induziertem Arzneimittelmetabolismus" wurden Methohexitalkonzentrationen gemessen, die im Vergleich zu gleichzeitig entnommenen arteriellen Plasmakonzentrationen Extraktionsraten für Methohexital von 0,86–0,98 entsprachen.

Zusammenfassung

Bei Patienten mit erhöhtem Arzneimittelmetabolismus in der Leber ist die systemische und insbesondere die orale Clearance für Methohexital deutlich erhöht.

Aus der Kombination dieser Meßwerte errechnet sich für die Patientengruppe eine erhöhte Extraktionsrate und eine erhöhte Leberdurchblutung.

Diese errechneten Werte für die Extraktionsrate von Methohexital und für die Leberdurchblutung stimmen mit direkt gemessenen Werten befriedigend überein.

Somit erscheint diese Methodik prinzipiell geeignet, die Extraktionsrate für eine Substanz und die Leberdurchblutung zu bestimmen. Wir zögern jedoch, Methohexital als geeignete Testsubstanz zu empfehlen, da dieses Barbiturat hochwirksam ist und eine weniger differente Substanz mit vergleichbaren pharmakokinetischen Eigenschaften sicher vorzuziehen wäre.

Literatur

1. Kornhauser DM, Wood AJJ, Vestal RE, Wilkinson GR, Branch RA, Shand DG (1978) Biological determinants of proranolol disposition in man. Clin Pharmacol Ther 23: 165–174

Röllinghoff, W., Paumgartner, G. (Med. Klinik II, Klinikum Großhadern, Univ. München), Preisig, R. (Inst. für Klin. Pharmakologie, Univ. Bern):
**Der Nikotinsäure-Provokationstest beim Gilbert-Syndrom.
Korrelation mit der Bilirubinclearance**

Das Gilbert-Syndrom (M. Gilbert-Meulengracht) ist gekennzeichnet durch eine vorwiegend unkonjugierte, intermittierende Hyperbilirubinämie infolge verminderter hepatischer Bilirubinclearance. Obwohl es sich hierbei um eine harmlose Stoffwechselstörung handelt, ist es wichtig, die Diagnose zu sichern. Auf diese Weise werden den Patienten nämlich unnötige Untersuchungen und therapeutische Irrwege erspart. Die Serumbilirubinwerte, die selten über 5 mg% liegen, schwanken erheblich von Patient zu Patient und beim gleichen Patienten von Tag zu Tag. Vor allem in anikterischen Phasen kann die Diagnose Schwierigkeiten bereiten. Deshalb wurde ein Provokationstest mit Nikotinsäure (NS) vorgeschlagen [2]. Da ein Vergleich der diagnostischen Wertigkeit einzelner Parameter dieses Tests sowie deren Korrelation mit der Bilirubinclearance bisher nicht vorliegt, entschlossen wir uns zu dieser Studie.

Patienten und Methodik

Bei 13 Patienten mit Gilbert-Syndrom (GS) (zehn Männer und drei Frauen, 20—58 Jahre) und sieben gesunden Freiwilligen (fünf Männer und zwei Frauen, 26—45 Jahre) wurde der NS-Test [2] durchgeführt. Alle Patienten hatten intermittierende, leichte Gelbsucht bei einer normalen Leberfunktion, gemessen an den üblichen biochemischen Parametern, der Bromsulphalein-Verschwindung [3] und der Galaktose-Eliminationskapazität [7]. Bei einigen wurde zusätzlich noch der Aminopyrin-Atemtest [1] durchgeführt. Zum Ausschluß einer Hämolyse erfolgte eine eingehende hämatologische Abklärung. Als Testparameter dienten der max. Anstieg des unkonjugierten Bilirubins im Serum (Gipfelwert—Nüchternwert), der 4-Std-Anstieg in Prozent des max. Bilirubinanstiegs (Retention) und die Fläche unter der Bilirubinzeitkurve (AUC). Bei sechs Patienten wurden diese Parameter mit der gleichzeitig gemessenen Bilirubin-Clearance [4] in Beziehung gesetzt.

Zur Prüfung der statistischen Signifikanz wurde der U-Test von Wilcoxon [6] herangezogen. Unterschiede mit $p < 0{,}05$ wurden als signifikant angesehen.

Ergebnisse

Vor Testbeginn betrug das Gesamtbilirubin bei den Patienten mit Gilbert-Syndrom 0,83—3,84 mg% (1,59 ± SD 0,86), bei den Kontrollen 0,27—0,79 mg% (0,51 ± 0,16). Sowohl bei den Patienten als auch den Probanden stieg das unkonjugierte Bilirubin nach Injektion von NS an. Während bei den Gilbert-Patienten das unkonjugierte Bilirubin von 1,35 ± 0,72 mg% auf einen Gipfelwert von 2,64 ± 0,90 mg% nach 120 min anstieg, erreichten die Kontrollpersonen bereits nach 90 min einen Gipfelwert von 1,03 ± 0,16 mg% bei einem Ausgangswert von 0,37 ± 0,10 mg%. Zwischen den Patienten mit GS und den Probanden bestanden signifikante Unterschiede in Bezug auf die AUC (423 ± SD 125 mg%/min bzw. 180 ± 33; $p < 0{,}001$), den max. Bilirubinanstieg (1,41 ± 0,41 mg% bzw. 0,60 ± 0,19; $p < 0{,}001$) und die 4-Std-Retention (77,7 ± 8,9% bzw. 45,8 ± 27,4%; $p < 0{,}005$) (Abb. 1). Von diesen Parametern diskriminierte die AUC am besten zwischen Patienten mit GS und Kontrollen. Fünf von 13 Patienten hatten vor Testbeginn ein normales Serumbilirubin (< 1 mg%). Nach Gabe von NS kam es nicht nur bei Patienten mit erhöhtem Bilirubin zu einem signifikanten Anstieg von unkonjugiertem Bilirubin, sondern vor allem auch bei denen mit normalem Bilirubin. Bei sechs Patienten mit GS wurden diese Parameter mit der Bilirubinclearance korreliert (Abb. 2). Sowohl die Retention als auch die AUC zeigten eine signifikante Korrelation zur

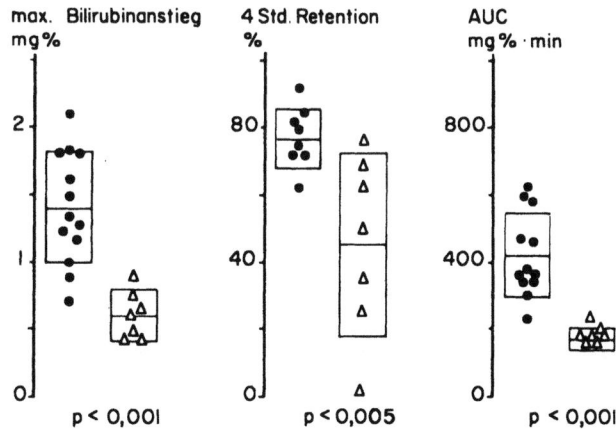

Abb. 1. Vergleich einzelner Testparameter des Nikotinsäuretests bei Patienten mit Gilbert-Syndrom (●) und Kontrollen (△). x̄ ± SD

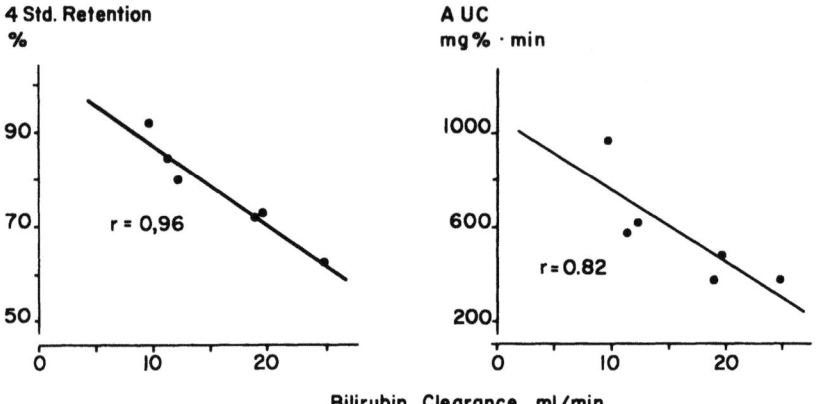

Abb. 2. Korrelation zwischen der Bilirubinclearance und der Retention bzw. der Fläche unter der Bilirubinzeitkurve (AUC) bei Gilbert-Syndrom nach Gabe von Nikotinsäure

Bilirubinclearance (r = 0,96 bzw. 0,82), nicht dagegen der max. Bilirubinanstieg.

Diskussion

Ziel der Studie war es, den diagnostischen Wert des NS-Tests beim GS zu untersuchen und festzustellen, ob zwischen Parametern dieses Tests und der verminderten hepatischen Bilirubinclearance, durch die das GS charakterisiert ist, eine Beziehung besteht. Sowohl bei Patienten als auch bei den Probanden stieg das unkonjugierte Bilirubin nach Gabe von NS an. In Übereinstimmung mit [2, 5] beobachteten wir bei den Patienten einen im Vergleich zu den Kontrollen steileren Kurvenanstieg, einen späteren Gipfel und einen verzögerten Kurvenabfall. Neben dem max. Anstieg und der Retention von unkonjugiertem Bilirubin wurde die AUC als neuer Testparameter eingeführt. Sowohl die AUC als auch der max. Bilirubinanstieg sind für die Diagnose des GS geeignet. Mit beiden Meßgrößen wurden signifikante Unterschiede gegenüber den Kontrollen nicht nur bei Patienten mit erhöhtem Nüchternbilirubin gefunden, sondern auch bei denen mit normalem Bilirubin. Hierdurch wird deutlich, daß mit dem NS-Test auch in anikterischen Phasen ein GS diagnostiziert werden kann. Die enge Beziehung zwischen der Bilirubinclearance und der Retention bzw. der AUC verdeutlicht, daß dieser einfache und wenig belastende Test es erlaubt, die dem GS zugrundeliegende Störung der Bilirubinclearance zu erfassen.

Schlußfolgerungen

1. Der Nikotinsäuretest ist zur Erkennung des M. Gilbert-Meulengracht geeignet.
2. Es besteht eine signifikante Korrelation zwischen der Bilirubinclearance und einzelnen Testparametern.
3. Die Provokation mit Nikotinsäure stellt somit einen wenig belastenden, ungefährlichen Test zur Erfassung der für das Gilbert-Meulengracht-Syndrom charakteristischen Störung der Bilirubinclearance dar.

Literatur

1. Bircher J, Küpfer A, Gikalov I, Preisig R (1976) Aminopyrine demethylation measured by breath analysis in cirrhosis. Clin Pharmacol Ther 20: 484–492 – 2. Fromke VL, Miller D (1972) Constitutional hepatic dysfunction; a review with special reference to a characteristic increase and prolongation of the hyperbilirubinemic response to nicotinic acid. Medicine 51: 451–464 – 3. Häcki J, Bircher J, Preisig R (1976) A new look at the plasma disappearance of sulfobromophthalein (BSP): Correlation with the BSP transport maximum and the hepatic plasma flow in man. J Lab Clin Med 88: 1019–1031 – 4. Kutz K, Egger G, Bachofen H, Preisig R (1974) Eine einfache Methode zur Berechnung der hepatischen Bilirubinclearance: ihre Anwendung bei Patienten mit Gilbert-Syndrom. Helv Med Acta 37: 386–387 – 5. Ohkubo H, Musha H, Okuda K (1979) Studies on nicotinic acid interaction with bilirubin metabolism. Dig Dis Sci 24: 700–704 – 6. Sachs L (1974) Angewandte Statistik. Springer, Berlin Heidelberg New York, S 230 – 7. Tygstrup N (1966) Determination of the hepatic elimination capacity of galactose by single injection. Scand J Clin Lab Invest 18: 118–125

Gärtner, U., Gatmaitan, Z., Wolkoff, A. W. (Liver Res. Center, Albert Einstein College of Medicine, New York/USA):
Die Wirkung von Fasten auf die Bilirubinaufnahme durch die isoliert perfundierte Leber

Ein Anstieg des unkonjugierten Serumbilirubins bei Nahrungsentzug ist bei Menschen, Ratten und Pferden beschrieben worden [1, 4]. Als Ursache für diese unkonjugierte Hyperbilirubinämie werden gesteigerte Bilirubinproduktion, eine kompetetive Hemmung der Bilirubinaufnahme in die Leber durch andere organische Anionen, wie zum Beispiel freie Fettsäuren, oder verminderte Ausscheidung von Bilirubin diskutiert. In den vorliegenden Versuchen wurden ^{3}H-Bilirubinaufnahmekinetiken in der isoliert perfundierten Leber von 48 Std lang gefasteten oder ad libitum gefütterten Ratten bestimmt. Mögliche physiologische Variable wie zum Beispiel Leberdurchblutung, zirkulierende Hormone oder freie Fettsäuren können in diesem Versuchsaufbau kontrolliert werden.

Methodik

Die isolierte Leber wurde mit Krebspuffer, dem 20% Rindererythrozyten und 2% Albumin zugesetzt wurden, perfundiert [5]. Die physiologische Funktion des Präparates wurde durch Inspektion, Messen des Perfusionsflusses, des Perfusionsdrucks und des Gallenflusses sowie durch Bestimmung der arterio-venösen Sauerstoffdifferenz, des pH und der SGOT im Perfusionsmedium überprüft.

Nach einer Vorperfusion von 30 min erfolgte die schnelle Injektion eines Bolus (100 µl) von ^{51}Cr-Rindererythrozyten, ^{125}J-Albumin und ^{3}H-Bilirubin in die Pfortader des Präparates. Das gesamte aus der Lebervene strömende Perfusat wurde über eine Dauer von 30 s in 1–2 s-Fraktionen gesammelt. Wird die Radioaktivität (als Prozent der injizierten Dosis) in den einzelnen Ausflußfraktionen als Funktion der Zeit aufgetragen, resultieren Indikatorverdünnungskurven. Die Abb. 1 zeigt ein typisches Beispiel für ^{125}J-Albumin und ^{3}H-Bilirubin. Da Bilirubin fest an Albumin gebunden ist, lägen die beiden Kurven übereinander, wenn Bilirubin nicht durch die Leber aufgenommen würde. Die Bilirubinkurve divergiert jedoch initial von der Albuminkurve. Nach ungefähr 15 s nähert sich die Bilirubinkurve der Albuminkurve wieder, was durch Rückstrom von ^{3}H-Bilirubin aus der Leberzelle zu erklären ist.

Die graphische Darstellung des Verhältnisses von ^{125}J-Albumin zu ^{3}H-Bilirubin als Funktion der Zeit resultiert in einer Kurve, die initial linear ansteigt, da Bilirubin von Albumin getrennt und in die Leberzelle aufgenommen wird. Nach ca. 15 s knickt die Kurve ab, da nun ^{3}H-Bilirubin aus der Leberzelle zurückströmt und wieder an Albumin gebunden wird. Nach dem von Goresky entwickelten 3-Compartment-Modell [3] läßt sich der initiale, lineare Teil der Kurve mathematisch als $k_1\theta/l + \gamma$

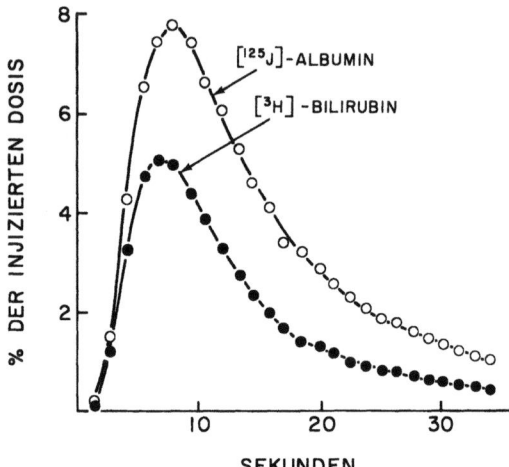

Abb. 1. Typische Indikatorverdünnungskurven für ^{125}J-Albumin und ^{3}H-Bilirubin

ausdrücken, wobei k_l die Einströmgeschwindigkeitskonstante, θ das Verhältnis der zellulären Räume der Leber zu den sinusoidalen Plasmaräumen und γ das Verhältnis der Disseschen Räume zu den sinusoidalen Plasmaräumen [2] darstellen. Die Steigung der initialen Gerade ist direkt proportional zur Geschwindigkeit mit der Bilirubin im Vergleich zu Albumin in die Leberzelle aufgenommen wird und damit unabhängig von der Lebermasse. Dieser Teil der Kurve ist auch, wie kürzlich von Wolkoff et al. [5] gezeigt wurde, unbeeinflußt von intrazellulären Ereignissen, wie der Bindung von Bilirubin an Ligandin.

Ergebnisse

Das Lebergewicht der zehn gefasteten Ratten betrug $2{,}7 \pm 0{,}08$ g/100 g Körpergewicht ($\bar{x} \pm$ SEM), verglichen mit dem der sieben Kontrolltiere von $3{,}6 \pm 0{,}04$ g/100 g Körpergewicht ($p < 0{,}001$). Die hepatische Einströmrate ($k_l\theta/1 + \gamma$) für ^{3}H-Bilirubin war $0{,}031 \pm 0{,}002$ s^{-1} (gefastete Ratten) gegenüber $0{,}051 \pm 0{,}002$ s^{-1} (ad libitum gefütterte Ratten) ($p < 0{,}001$). Das Verhältnis der extrazellulären Plasmaräume (γ) war mit $0{,}52 \pm 0{,}03$ (Fast) und $0{,}6 \pm 0{,}06$ (Kontrollen) nicht signifikant unterschiedlich in den beiden Versuchsgruppen ($p > 0{,}1$). Die korrigierte hepatische Bilirubineinströmrate ($k_l\theta$) war $0{,}047 \pm 0{,}004$ s^{-1} (Fast) gegenüber $0{,}082 \pm 0{,}005$ s^{-1} (Kontrollen) ($p < 0{,}001$). Die verminderte Einströmgeschwindigkeit von ^{3}H-Bilirubin bei Nahrungsentzug ist also unabhängig von Änderungen des Verhältnisses der extrazellulären Plasmaräume.

Zusammenfassung

48stündige Fast resultiert in einem verminderten Transport von unkonjugiertem Bilirubin durch die Leberzellplasmamembran, unabhängig von möglichen Veränderungen der extrazellulären Plasmaräume der Leber. Da die Einströmrate von Bilirubin unbeeinflußt von intrazellulären Ereignissen wie zum Beispiel Proteinbindung ist, kann sie mit Änderungen der Interaktionen von Bilirubin mit einem hypothetischen Plasmamembranrezeptor für organische Anionen zusammenhängen.

Literatur

1. Bloomer JR, Barrett PV, Rodkey FL, Berlin NI (1971) Studies on the mechanism of fasting hyperbilirubinemia. Gastroenterology 61: 479–487 – 2. Goresky CA (1963) A linear method for

determining liver sinusoidal and extravascular volumes. Am J Physiol 204: 626–640 – 3. Goresky CA, Bach G, Nadeau BE (1973) On the uptkae of materials by the intact liver; the transport and net removal of galactose. J Clin Invest 52: 991–998 – 4. Gronwall R, Mia AS (1972) Fasting hyperbilirubinemia in horses. Am J Dig Dis 17: 473–476 – 5. Wolkoff AW, Goresky CA, Sellin J, Gatmaitan Z, Arias IM (1979) Role of ligandin in transfer of Bilirubin from plasma into liver. Am J Physiol 236: E638–E648

Gastroenterologie

Hotz, J., Goebell, H., Förster, S., Hartmann, I. (Abt. für Gastroenterologie), Tharandt, L., Hackenberg, K. (Abt. für Endokrinologie, Med. Klinik und Poliklinik der GHS Essen):
Endokrinologische Funktionsuntersuchungen bei Patienten mit Morbus Crohn

Bei Patienten mit Morbus Crohn (M.C.) weisen Störungen der Potenz, Menstruationsblutung, Konzeption und des Knochenwachstums auf mögliche endokrinologische Funktionsstörungen hin. Wir haben deshalb die Partialfunktionen des Hypophysenvorderlappens und seiner abhängigen peripheren Drüsen bei Patienten mit Morbus Crohn untersucht.

Methodik

Insgesamt wurden 45 Patienten mit röntgenologisch und endoskopisch-bioptisch gesichertem M.C. untersucht (19 Männer mit einem mittleren Alter von 29,3 ± 12,1 Jahren und 26 Frauen mit einem mittleren Alter von 24,5 ± 7,2 Jahren). 18mal waren terminales Ileum und Colon gleichzeitig betroffen, 15mal ausschließlich das Colon, 10mal ausschließlich das distale Ileum und 2mal das proximale Jejunum und der Magen. Die Dauer der Erkrankung reichte von 3 Monaten bis zu 10 Jahren mit einem Mittelwert von 3,6 ± 4,7 Jahren. Vor der endokrinologischen Untersuchung hatten die Patienten entweder niemals (33 Patienten) oder vor mehr als 9 Monaten eine Steroidtherapie erhalten. Der Grad der Erkrankung wurde nach einem standardisierten Aktivitätsindex abgeschätzt [Best et al. (1976) Gastroenterology 70: 435–444]. Bei elf Patienten lag dieser Index unter 150 (entsprechend einer klinischen Remission), bei 20 Patienten lag er zwischen 150 und 250 (= mittelschweres Krankheitsbild), bei neun Patienten lag er zwischen 250 und 350 (= schweres Krankheitsbild) und bei fünf Patienten über 350 (= sehr schwerer Zustand)

Vor Beginn einer Steroidbehandlung wurden folgende Teste durchgeführt: Plasmacortisol um 8 und 18 Uhr, ACTH-Kurztest, Bestimmung von Cortisol und Wachstumshormon in der Insulinhypoglykämie (0,15 E Altinsulin/kg KG, Blutzuckerabfall unter 40 mg%), LH-RH-Test, bei Männern Leydigzell-Funktionstest (Bestimmung des Gesamttestosteron um 8 und 18 Uhr vor und 3 Tage nach täglicher Injektion von 5000 I.E. menschlichem Choriongonadotropin (HCG), Thyroxin (T4) und Trijodthyreonin (T3-RIA) sowie TRH-TSH-Test (TSH-Bestimmung vor und 20 min nach i.v. Injektion von 200 µg TRH).

Ergebnisse

1. Sämtlich normal waren der ACTH-Kurztest sowie die Bestimmung von Cortisol und Wachstumshormon im Serum in der Insulinhypoglykämie.
2. Die Untersuchung der Schilddrüsenfunktion ergab folgendes Bild. Die Mittelwerte von T4 ($n = 40$) lagen im Normbereich, wobei bei drei Patienten der

mäßig überhöhte Wert ohne Nachweis einer hyperthyreoten Stoffwechsellage in den anderen Schilddrüsentesten für eine unspezifische Erhöhung des thyroxinbindenden Globulins und gegen eine klinisch manifeste Hyperthyreose sprachen. Der Mittelwert für T3-RIA lag mit 88 ± 30 ng/ml im unteren Normbereich (75–150 ng/ml), der Unterschied war jedoch statistisch nicht signifikant. Diesen Befund deuten wir als Konversionsschwäche von T4 nach T3, wie sie auch bei anderen chronischen Erkrankungen beobachtet wird. Die Mittelwerte des Anstieges für TSH nach Injektion von TRH lagen mit 0,83 ± 0,38 im Normbereich.

3. Als häufigste pathologische Abweichung war der Abendcortisolwert bei 25 von 40 untersuchten Patienten (63%) über dem Normbereich erhöht, wobei bei neun Patienten der Abendcortisolwert über dem Morgenwert lag (Abb. 1). Auffälligerweise korrelierte diese Aufhebung der Cortisoltagesrhythmik nicht mit dem

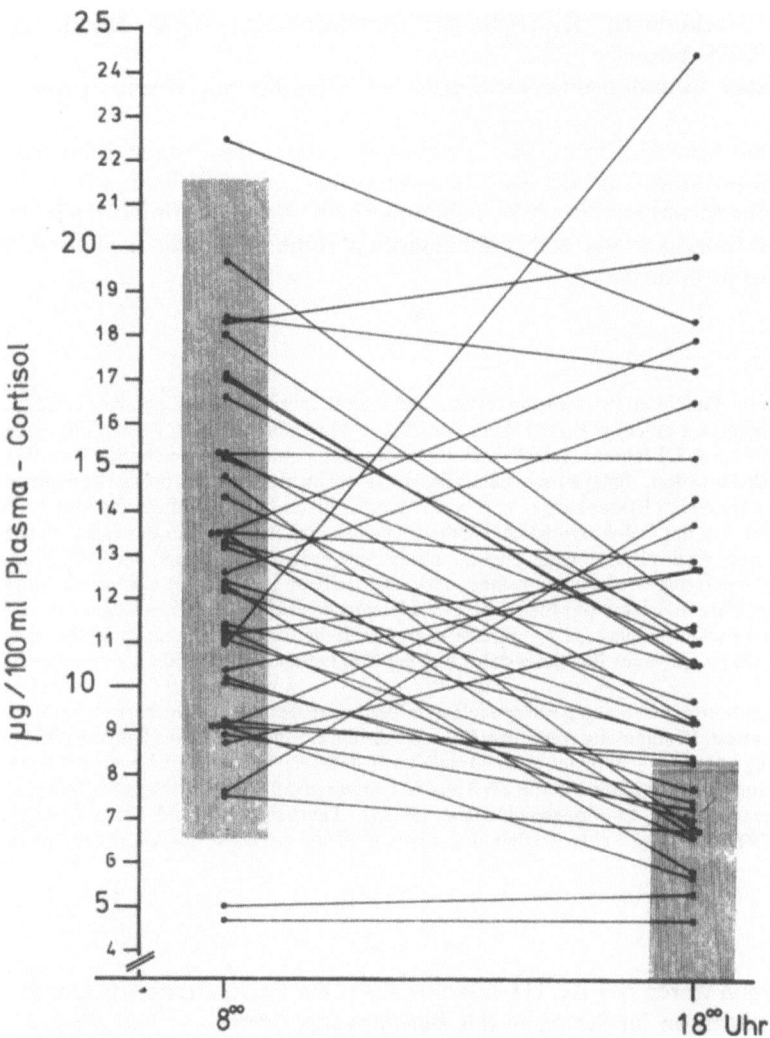

Abb. 1. Plasma-Cortisol um 8.00 und 18.00 Uhr bei 40 Patienten mit Morbus Crohn. Die schraffierten Bereiche kennzeichnen den jeweiligen Normalbereich

Schweregrad der Erkrankung ausgedrückt am Aktivitätsindex, so daß die Frage offen bleibt, ob diese Störung der Cortisolsekretion eine unspezifische Folge des krankheitsbedingten Stresses ist oder ob es sich um eine für den Morbus Crohn spezifische Abweichung handelt.

4. Als weitere Abweichung fiel ein pathologischer Ausfall des Leydigzell-Funktionstestes auf: Bei sechs von 14 Männern (43%) war der basale Spiegel für Gesamttestosteron um 8 und 18 Uhr erniedrigt und der Anstieg nach 3maliger Injektion von HCG über 3 Tage bei vier von 12 Männern (33%) vermindert. Dieser Befund einer primären Leydigzell-Insuffiziens bestätigte sich im LH-RH-Test: 9mal von 18mal war der basale LH-Spiegel erhöht, wobei die Erhöhung mit einer Erniedrigung des Testosteronspiegels korrelierte. Die Antwort von LH nach LH-RH war 5mal gesteigert (26%), 11mal normal und 2mal vermindert. Die FSH-Antwort war bei 13 von 18 Männern (81%) vermindert. Dieser Befund ist

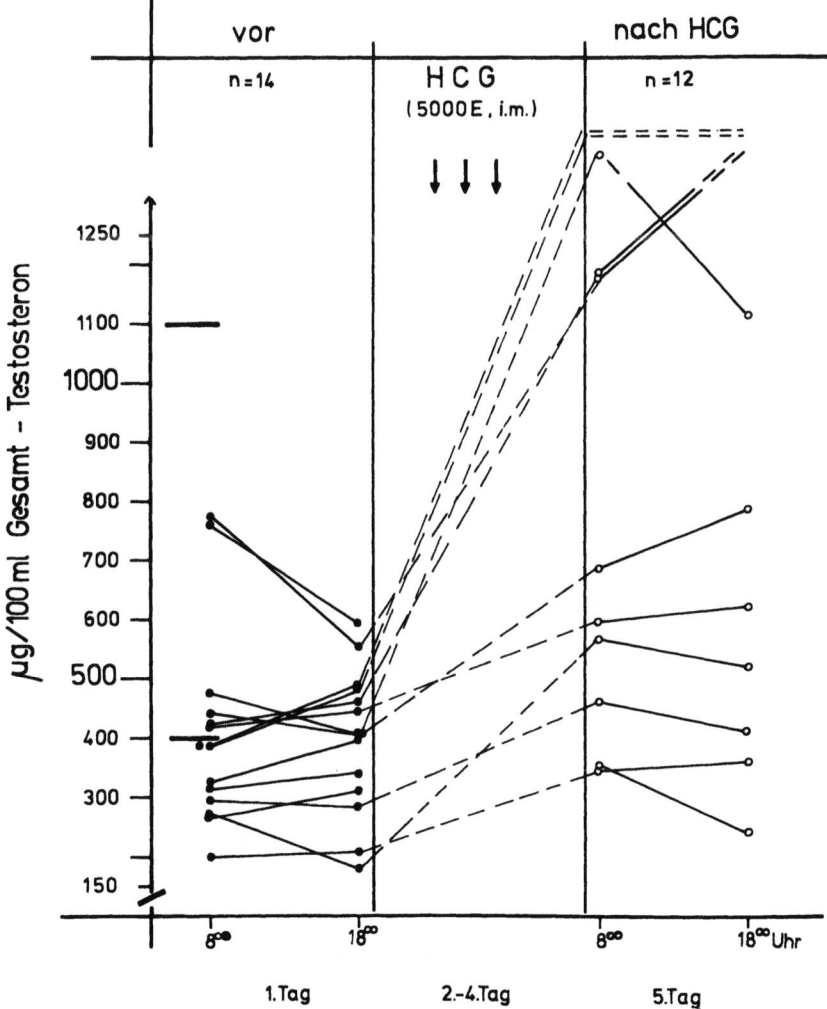

Abb. 2. Leydig-Zellfunktionstest bei männlichen Patienten mit Morbus Crohn (Normbereich des basalen Gesamttestosterons 400–1100 µg/100 ml)

möglicherweise auf die vermehrte endogene Cortisolsekretion zurückzuführen, da bekannt ist, daß die FSH-Sekretion durch Cortisol gehemmt wird.

5. 22 weibliche Patienten mit Morbus Crohn zeigten im LH-RH-Test ein sehr unterschiedliches uneinheitliches Verhalten sowohl in den basalen Blutspiegeln wie auch in den Antworten von LH und FSH. Dies ist möglicherweise darauf zurückzuführen, daß die Patienten zwar außerhalb des Menstruationstermins, nicht jedoch zu einem einheitlichen Zeitpunkt im Ovulationszyklus untersucht wurden.

Zusammenfassung

Bei insgesamt 45 Patienten mit Morbus Crohn ergaben endokrinologische Untersuchungen der Partialfunktionen des Hypophysenvorderlappens und der abhängigen peripheren Drüsen das folgende Bild:

Die Partialfunktionen des Hypophysenvorderlappens sind in allen vier gemessenen Achsen intakt. Die Erniedrigung des T3-Spiegels bei ca. $^{1}/_{3}$ aller Patienten ist sehr wahrscheinlich durch eine unspezifische Konversionsstörung von T4 nach T3 verursacht. Die Aufhebung der Cortisoltagesrhythmik bei mehr als 60% aller Patienten korreliert nicht mit dem Schweregrad der Erkrankung. Zu 40% ließ sich eine primäre Leydigzell-Funktionsstörung feststellen, deren Ursache bisher ungeklärt ist. Die verminderte Ansprechbarkeit der FSH-Sekretion bei über 80% der männlichen Patienten ist möglicherweise sekundär durch die erhöhte endogene Cortisolsekretion bedingt und wahrscheinlich weniger Ausdruck einer sekundären Gonadeninsuffizienz. Weitere Untersuchungen sind zur Erklärung der gefundenen endokrinologischen Funktionsabweichungen notwendig.

Matern, S., Fackler, O., Gerok, W. (Med. Univ.-Klinik, Freiburg):
Gallensäurenmetabolismus bei Morbus Crohn (Ileitis terminalis)

Gallensäuren unterliegen einer enterohepatischen Zirkulation. Sie werden in der Leber aus Cholesterin synthetisiert, mit der Galle in die Gallengänge und den Darm sezerniert, wo die Gallensäuren vorwiegend im terminalen Ileum resorbiert und mit dem Pfortaderblut zur Leber transportiert werden. Die Leber extrahiert nahezu vollständig die Gallensäuren aus dem Portalblut, so daß nur ein geringer Teil der Gallensäuren in den peripheren Kreislauf gelangt. Die Höhe der Gallensäurenspiegel im peripheren Blut spiegelt bei normaler Leberfunktion die unmittelbare intestinale Resorption der Gallensäuren wieder.

Da konjugierte Gallensäuren vorwiegend im terminalen Ileum resorbiert werden, können Erkrankungen des terminalen Ileums zu einer verminderten Resorption konjugierter Gallensäuren und daher zu erniedrigten Serumgallensäurenspiegeln führen. Gibt man daher Patienten mit Ileitis terminalis eine konjugierte Gallensäure, z. B. Glykocholsäure oral, dann sollte diese Gallensäure bei Ileitis terminalis vermindert im terminalen Ileum resorbiert werden. Diese Gallensäure gelangt in den Dickdarm, wo die konjugierte Gallensäure durch bakterielle Enzyme zur freien Cholsäure dekonjugiert wird. Ein Teil der freien Cholsäure wird im Colon resorbiert und mit dem Pfortaderblut zur Leber transportiert. Ausgehend von diesen Änderungen der enterohepatischen Zirkulation der konjugierten Gallensäure bei Ileitis terminalis haben wir untersucht, ob sich die Kinetik von konjugierter Cholsäure und freier Cholsäure im Serum bei Ileitis terminalis im Vergleich zu Gesunden im Rahmen eines oralen Glykocholsäure-Toleranztestes ändert.

Aus diesem Grunde wurde gesunden Kontrollpersonen und Patienten mit Ileitis terminalis (Ausdehnung bis zu 50 cm des terminalen Ileums) mit normaler Leberfunktion ($n = 5$) bzw. mit pathologischen Leber-Laborparametern (erhöhte alk. Phosphatase, erhöhte Transaminasen) ($n = 4$) jeweils 1 g Glykocholsäure oral zugeführt und im nüchternen Zustand in halbstündigen Abständen venöses Blut entnommen. Die Gallensäuren wurden mit Amberlite XAD-2 aus Serum extrahiert und anschließend durch Dünnschichtchromatographie in freie und konjugierte Cholsäure getrennt [1, 2]. Die freie Cholsäure wurde mit einem Radioimmunoassay [1, 2] und die konjugierte Cholsäure mit einem Enzymimmunoassay [3, 4] bestimmt.

Bei gesunden Kontrollen kam es etwa 2 Std nach oraler Glykocholsäurezufuhr zu einem signifikanten Anstieg von konjugierter Cholsäure im Serum, ohne daß sich die Konzentrationen von freier Cholsäure im Serum signifikant änderten (Abb. 1). Bei Patienten mit Ileitis terminalis mit normaler Leberfunktion fand man im Vergleich zu den gesunden Kontrollpersonen drei Unterschiede (Abb. 1):

Erstens kam es zu keinem oder nur zu einem geringen Anstieg von konjugierter Cholsäure im Serum, da der Ort der Resorption für konjugierte Cholsäure erkrankt ist.

Zweitens fand man bei Patienten mit normaler Leberfunktion erniedrigte Nüchternkonzentrationen von konjugierter Cholsäure im Serum, da der zirkulierende Gallensäurenpool bei Patienten mit Ileitis terminalis erniedrigt ist.

Drittens war bei Patienten mit Ileitis terminalis der Anteil der freien Cholsäure an der Gesamtcholsäure (freie Cholsäure, Glykocholsäure, Taurocholsäure) im Serum größer als bei gesunden Kontrollen (Abb. 1), da durch die Gallensäurenmalabsorption bei der Ileitis terminalis die oral zugeführte Glykocholsäure vermehrt in das

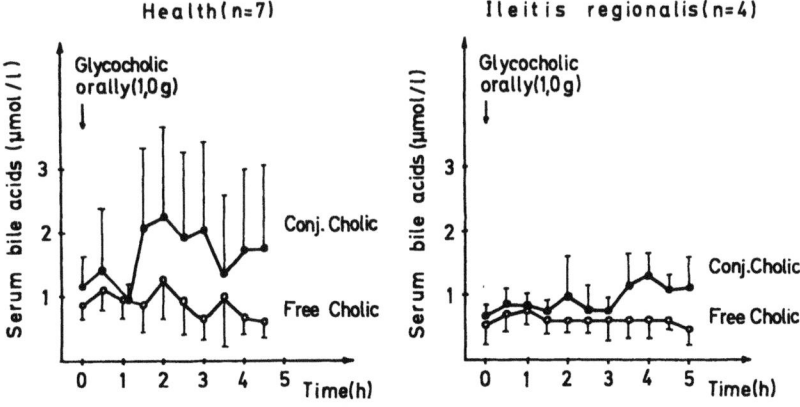

Abb. 1. Oraler Glykocholsäure-Toleranztest. Bestimmung von freier Cholsäure im Serum mit einem Radioimmunoassay und von konjugierter Cholsäure mit einem Enzymimmunoassay bei fastenden Kontrollpersonen und bei Patienten mit Ileitis terminalis und normaler Leberfunktion vor und nach oraler Zufuhr von 1 g Glykocholsäure

Colon gelangt, wo eine bakterielle Dekonjugation zu freier Cholsäure und eine Resorption der freien Cholsäure erfolgt.

Diese charakteristische Kinetik nach oraler Glykocholsäurebelastung bei der Ileitis terminalis (Abb. 1) kann man aber nur finden, wenn die Leberfunktion normal ist. Bei Patienten mit Ileitis terminalis und pathologischer Leberfunktion kann die Kinetik von konjugierter Cholsäure im Serum ähnliche Werte oder sogar höhere Werte als bei gesunden Kontrollen ergeben, da die hepatische Extraktion der intestinal resorbierten Glykocholsäure eingeschränkt ist und diese dadurch vermehrt in den peripheren Kreislauf gelangt. Daher kann bei Patienten mit Ileitis terminalis im Rahmen eines oralen Glykocholsäure-Toleranztestes nur dann eine Aussage über eine Gallensäurenmalabsorption gemacht werden, wenn die Leberfunktion normal ist.

Literatur

1. Matern S, Gerok W (1978) Radioimmunologische Bestimmung von Gallensäuren. Z Gastroenterol 16: 162–176 – 2. Matern S, Gerok W (1978) Specific radioimmunoassays for separate determinations of unconjugated cholic acid, conjugated cholic acid and conjugated deoxycholic acid in serum and their clinical application. In: Radioimmunoassay and related procedures in medicine 1977. Vienna: International Atomic Energy Agency, vol. II, pp 273–283 – 3. Matern S, Tietjen K, Matern H, Gerok W (1978) Enzyme-labeled immunoassay for a bile acid in serum. In: Pal SG (ed) International symposium on enzyme-labeled immunoassay of hormones and drugs. De Gruyter, Berlin New York, pp 457–467 – 4. Matern S, Tietjen K, Matern H, Gerok W (1979) Enzyme-labeled immunoassay of serum conjugated cholic acid. In: Gerok W, Paumgartner G, Stiehl A (eds) Biological effecs of bile acids. MTP Press, Lancaster, pp 273–279

Möckel, G., Hess, W. (Med. und Röntgenabt. des Krankenhauses Tabea, Hamburg):
Röntgenbefunde am Digestionstrakt bei Gallensäurentherapie

Manuskript nicht eingegangen.

Lux, G., Femppel, J., Lederer, P., Schmack, B., Schenk, J., Rösch, W., Domschke, W. (Med. Klinik mit Poliklinik der Univ. Erlangen-Nürnberg, Erlangen):
Motilität und Sekretion – Grundlage der intestinalen Reinigungsfunktion?

Manuskript nicht eingegangen.

Wanitschke, R., Eichhorn, T., Ewe, K. (I. Med. Klinik und Poliklinik der Univ. Mainz), Vescei, P. (Pharmakolog. Inst. der Univ. Heidelberg):
Elektrische Potentialdifferenz im Colon der Ratte unter Streßbedingungen

Bei der bereits 1834 durch Donné beschriebenen elektrischen Potentialdifferenzen (PD) im Gastrointestinaltrakt handelt es sich um ein Summationspotential. Größe und Richtung der Einzelpotentiale wird bestimmt durch 1. passive Eigenschaften der einzelnen Membranen, insbesondere ihre selektive Ionenpermeabilität sowie 2. gerichtete, wie z. B. aktive Transportmechanismen. Dominierend für die Größe der transepithelialen elektrischen Potentialdifferenz an biologischen Membranen ist ihre gegebene Permeabilität für Elektrolyte und Wasser (Frömter and Diamond 1972). Bezogen auf die intestinale Schleimhaut ist die Wasserpermeabilität im Colon am niedrigsten. An solch einem Epithel führt deshalb ein gerichteter Transport wie z. B. eine aktive Natriumabsorption durch seine Effizienz zu einer der Transportgröße und -richtung adequaten Änderung der Potentialdifferenz. Bei PD-Messungen im Colon an der wachen, zwangsimmobilisierten Ratte fiel ein kontinuierlicher, mit der Versuchsdauer linearer Anstieg der PD auf. Das gleiche Phänomen wurde erstmals von Edmonds (1968) und zuletzt von Fromm et al. (1979) beschrieben. In dieser Studie werden Untersuchungen zu diesem Potentialanstieg vorgestellt.

Methode

Versuchsablauf: Ohne vorausgehende Nahrungsrestriktion wurde bei ca. 200 g schweren männlichen Wistar-Ratten in Äthernarkose das Colon an der Flexur ligiert und eine nach distal offene PVC-Perfusionssonde eingebunden. Eine PVC-Abflußsonde wurde, von anal eingeführt, im distalen Colon descendens zusammen mit einer zweiten als PD-Leiter dienenden PVC-Sonde (0,9% NaCl in 2,5% Agar) fest fixiert. Die indifferente PD-Brücke wurde in der freien Bauchhöhle fixiert. Das Tier erwachte in einem Immobilisationskäfig. Das Lumen des Colon descendens wurde konstant mit einer volumengesteuerten Pumpe mit 0,2 ml/min perfundiert (Zusammensetzung der Lösung (in mmol/l): NaCl 115, KCl 4,5, NaHCO$_3$ 25), das Perfusat in 15-min-Intervallen gesammelt. Der elektrische Kontakt der beiden Salz-Agar-Brücken mit dem Potentiometer und automatischen Schreiber erfolgte über gesättigte KCl-Lösung und Kalomel-Elektroden (Abb. 1).

Versuchsbedingungen: Das Verhalten der PD wurde über eine Zeitdauer von bis zu 8 Std unter den folgenden Bedingungen untersucht: 1. Zwangsimmobilisierung im Wachzustand (= basale Bedingungen), 2. Dauernarkose mit Äther, 3. nach Adrenalektomie, 4. nach Adrenalektomie mit Prednisolonsubstitution (0,25 mg/kg Methylprednisolon i.m.), 5. nach Prednisolonsubstitution (0,25 mg/kg

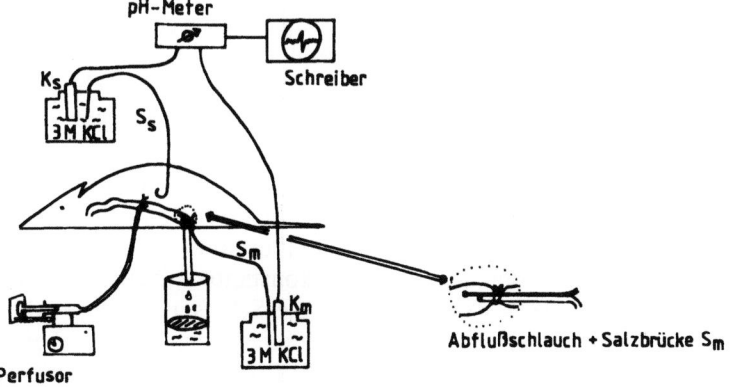

Abb. 1

Methylprednisolon i.m.) ohne Adrenalektomie, 6. nach Spironolacton-Vorbehandlung an 5 Tagen mit täglicher i.v. Bolusinjektion von 2,5 mg Aldactone und 7. nach Vorbehandlung mit Aldosteronantikörpern (Vescei 1974) (Bolusinjektion von 0,4 ml Serum während des Versuches).

Hormonbestimmung: Die Bestimmung der Plasmahormonkonzentrationen von Aldosteron, Corticosteron und Renin erfolgte radioimmunologisch. Die Messungen erfolgten bei streßfreien Tieren, bei Tieren nach Scheinoperation ohne Immobilisationsstreß sowie bei wachen Tieren im Immobilisationskäfig.

Statistik: Für unabhängige Stichproben wurde der U-Test nach Mann u. Whitney, für abhängige Stichproben der Wilcoxon-Test und für den Vergleich mehrerer unabhängiger Stichproben der Kruskal-Wallis-Test verwendet (Lienert 1973).

Ergebnisse

1. Zwangsimmobilisierung: Der PD-Anstieg der zwangsimmobilisierten, wachen Ratte betrug im Mittel 2,9 mV/Std ($n = 43$) über einen Zeitraum von 6 Std. Dabei ließ sich für 76,8% der Tiere ein über die Zeit von 6 Std linearer PD-Anstieg statistisch sichern ($p < 0,001$).

2. Dauernarkose mit Äther: Der PD-Anstieg dieser Gruppe ($n = 14$) betrug 1,8 mV/Std und war ab der 30. min statistisch geringer im Vergleich zum wachen Tier ($p < 0,05$).

3. Adrenalektomie: Nach Adrenalektomie blieb der PD-Anstieg im Colon aus. Alle Tiere starben jedoch innerhalb von $3^1/_2-6$ Std nach Versuchsbeginn.

4. Adrenalektomie mit Prednisolonsubstitution: Bei allen sechs Versuchstieren blieb das PD über die gewählte Versuchsdauer von 6 Std konstant. Die Tiere überlebten und zeigten während des Versuches eine gleiche motorische Aktivität wie die Kontrolltiere.

5. Prednisolonapplikation ohne Adrenalektomie: Die PD nach i.m. Bolusinjektion von 0,25 mg/kg Methylprednisolon unmittelbar vor Versuchsbeginn verhielt sich wie unter basalen Streßbedingungen; in jedem Einzelfalle kam es zu einem über die Zeit linearen PD-Anstieg.

6. Spironolactonvorbehandlung: Nach 5tägiger Spironolactonvorbehandlung (Aldactone) war der Anstieg der Potentialdifferenz im Vergleich zum Kontrollkollektiv nach $3^3/_4$ Std statistisch geringer ($p < 0,05$), aber vorhanden. Mit zunehmender Versuchsdauer ab $3^3/_4$ Std wurde der Unterschied bis zu 6 Std deutlicher.

7. Gabe von Aldosteronantikörpern: Nach i.v. Applikation von 0,4 ml antikörperhaltigem Schafserum kam es bei drei von acht Ratten innerhalb von 30 min zu einem deutlichen Abfall der PD der über eine nachfolgende Meßperiode von 2 Std niedrig blieb. Bei fünf Ratten setzte sich der über die Zeit konstante PD-Anstieg ohne erkennbaren Einfluß fort. Bei sechs Kontrolltieren, die Schafserum ohne Aldosteronantikörper i.v. bekamen, war − sieht man von einem akuten, vorübergehenden PD-Abfall bei Tier 3 ab − der PD-Anstieg nicht beeinflußt. Eine 3tägige

Vorbehandlung mit Aldosteronantikörpern in Form einer passiven Immunisierung hatte keinen Einfluß auf den unter Streßbedingungen beobachteten PD-Anstieg.

Hormonbestimmung: Die Plasmaspiegel von Aldosteron, Corticosteron und Renin wurden bei streßfreien Tieren ($n = 7$), Tieren nach Scheinoperation ohne Immobilisationsstreß ($n = 6$) und Tieren der ersten Versuchsbedingung [Operation; Messung im wachen Zustand unter Immobilisation ($n = 9$)] verglichen. Ratten der letztgenannten Gruppe hatten im Vergleich zu streßfreien Tieren erhöhte Plasmaspiegel für Aldosteron ($p < 0,001$), Corticosteron ($p < 0,01$), Renin ($p < 0,05$). Tiere mit Scheinoperation ohne Immobilisationsstreß zeigten gegenüber streßfreien Ratten nur eine Erhöhung des Plasmaaldosterons ($p < 0,01$). Eine Gruppe von Tieren ($n = 9$), die während der Immobilisation keinen signifikanten PD-Anstieg zeigte, hatte im Vergleich zu den Tieren mit PD-Anstieg gleich erhöhte Werte für Aldosteron, Renin und Corticosteron.

Diskussion

Die verwendete Methode der elektrischen Potentialmessung am Intestinaltrakt ist technisch einfach, gut reproduzierbar und als Standardverfahren akzeptiert. Der mit der Versuchsdauer positiv korrelierende Anstieg der elektrischen Potentialdifferenz im Colon der Ratte wurde erstmals 1968 von Edmonds u. Marriott beschrieben. Als deren Ursache wurde eine gesteigerte Sekretion adrenaler Steroide vermutet, zumal die Zunahme der elektrischen Potentialdifferenz und der Natriumnettoabsorption im Colon descendens verschiedener Spezies durch mineralotrope Nebennierenrindenhormone gesichert ist (Levitan und Ingelfinger 1965, Cofre und Crabbe 1967, Edmonds und Marriott 1970, Rask-Madsen 1974, Dolman und Edmonds 1975). Fromm et al. (1979) erklären den PD-Anstieg mit einer Steigerung der Empfindlichkeit des peripheren Rezeptors für Mineralocorticoide. Der in der vorgelegten Studie beobachtete PD-Anstieg war nach ca. 1 Std Versuchsdauer stets statistisch zu sichern und zeigte bis zu 6 Std Versuchsdauer einen über die Zeit linearen Anstieg von im Mittel 2,9 mV/Std. Dieser PD-Anstieg geht mit einer Zunahme der Natriumnettoabsorption parallel: Untersuchungen von Goerg (1975) zeigen, daß während einer 260-min-Versuchsdauer die Natriumnettoabsorption von 4,4 μmol/min (nach 60 min) auf 5,8 μmol/min (nach 260 min) am perfundierten Rattencolon ansteigt. Der in der vorgelegten Studie beobachtete PD-Anstieg im Colon unter den Bedingungen der Zwangsimmobilisierung der Tiere ist Folge der streßinduzierten vermehrten Sekretion von mineralotropen Hormonen. Als Mechanismus ist eine zentrale, über ACTH vermittelte Stimulierung der Nebennierenrinde anzunehmen, da es unter diesen Bedingungen auch zu einer vermehrten Corticosteronsekretion, dem wichtigsten Glukocorticoid der Ratte, kommt. Eine Hypokaliämie bzw. eine Hypovolämie als Ursache der Erhöhung der Plasmamineralocorticoide ist nach den Ergebnissen der Gruppe scheinoperierter Tiere nicht anzunehmen; allerdings erfolgten bezüglich des Kaliums keine Bilanzuntersuchungen während der Perfusion. Bei der Vorbehandlung mit Spironolacton wird der antagonistische Effekt zu Mineralocorticoiden deutlich. Der fehlende bzw. nicht konstante Effekt nach einmaliger Aldosteronantikörpergabe auf die PD sowie das Ausbleiben des PD-Anstiegs trotz in gleicher Weise erhöhter Plasma-Aldosteron- und Corticosteronwerte bei ca. 25% der Tiere ist mit den vorgelegten Befunden nicht geklärt. Individuelle Unterschiede in der Zeit-Wirkung-Beziehung und der aktuellen Konzentration der Nebennierenrindesteroide im Plasma wurden nicht systematisch untersucht und könnten diese Befunde erklären. Die Ergebnisse der Studie zeigen, daß Streßsituationen im Tierexperiment wie Zwangsimmobilisierung eine zentral über ACTH regulierte vermehrte Sekretion von Hormonen der Nebennierenrinde auslösen. Dieser Effekt ist insbesondere bei längeren Versuchszeiten (ab 1 Std Dauer) bei der Interpretation der Versuchsergebnisse zu berücksichtigen. Diese Vorsicht gilt speziell für Ergebnisse experimenteller in vivo-Studien zum Flüssigkeits- und Elektrolyttransfer und von PD-Messungen. Sie haben aber eine allgemeine Bedeutung für die Interpretation von in vivo-Studien, insbesondere von Langzeitstudien.

Literatur

Cofré G, Crabbé J (1967) Active sodium transport by the colon of bufo marinus, stimulation by aldosterone and antidiuretic hormone. J Physiol 188: 177–190 – Dalmark M (1970) The transmucosal electrical potential difference of rectum in the unaesthezied man. Scand J Gastroenterol 5: 277–282 – Dolman D, Edmonds CJ (1975) The effect of aldosterone and the reninangiotensin systen on sodium, potassium and chloride transport by proximal and distal rat colon in vivo. J Physiol 250: 597–611 – Donné A (1834) Recherches sur quelques unes des propriétés chimiques des sécrétions, et sur les courants électrique qui existent dans les corps organisés. Ann Chim Phys 57: 398–416 – Edmonds CJ, Godfrey RC (1970) Measurement of electrical potentials of the human rectum and pelvic colon in normal and aldosteronetreated patients. Gut 11: 330–337 – Edmonds CH, Marriott J (1968) Factors influencing the electrical potential across the mucosa of rat colon. J Physiol 194: 457–478 – Edmonds CJ, Marriott J (1970) Sodium transport and short-circuit current in rat colon in vitro and the effect of aldosterone. J Physiol 210: 1021–1039 – Erbler HC (1972) Stimulation of aldosteron production in vitro and its inhibition by spironolactone. Naunyn-Schmiedebergs Arch Pharmacol 273: 366–375 – Fromm M, Hegel U, Lüderitz S (1979) Plasma aldosterone and corticosterone and their influence on transepithelial voltage of colon and rectum of rats. Pfluegers Arch 379: 113 (Abstr) – Frömter E, Diamond G (1972) Route of passive ion permeation in epithelia. Nature 235: 9–13 – Goerg KJ (1975) Der Einfluß von Bisacodyl auf die Wasser- und Elektrolytfluxe im Dünn- und Dickdarm der Ratte. Dissertation, Med. Fakultät Mainz – Gordon RD et al. (1967) Role of the sympathetic nervous system in regulating renin and aldosterone production in man. J Clin Invest 46: 599–606 – Hume DM et al. (1962) Direct measurement of adrenal secretion during operative trauma and convalescence. Surgery 52: 174–187 – Jim T (1974) Effect of ether anesthesia, spinal anesthesia and surgical stress on plasma aldosterone levels. Jpn J Anaesthesiol 23: 1201–1213 – Levitan R, Ingelfinger FJ (1965) Effect of d-aldosterone on salt and water absorption from the intact human colon. J Clin Invest 44: 801–807 – Lienert, GA (1973) Verteilungsfreie Methoden in der Biostatistik. Anton Main, Meisenheim – Rask-Madsen J (1973) The relationship between sodium fluxes and electrical potentials across the normal and inflammed human rectal wall in vivo. Acta Med Scand 194: 311–317 – Vescei P (1974) Glucocorticoids: cortisol, corticosterone and compound S. Academic Press, New York London, pp 893–415

Lehmann, F.-G., Cramer, P., Hillert, U., Hoge, R., Hufnagel, H. (Med. Univ.-Klinik Marburg):
Die alkalische Dünndarmphosphatase im Stuhl –
ein Parameter der aktuellen Schädigung der Dünndarmschleimhaut

Die alkalische Phosphatase (AP) des menschlichen Dünndarms (D-AP) ist im Bürstensaum lokalisiert und wird infolge der kontinuierlichen Regeneration dieser

Zellen in hoher Konzentration im menschlichen Stuhl ausgeschieden. Die Gesamtaktivität der APs im menschlichen Stuhl setzt sich aus der D-AP, anderen APs des Menschen (vor allem der Leber) und APs aus Bakterien zusammen (Horrigan and Danovitch 1974). Die Bestimmung der Gesamtaktivität erlaubt somit nur bedingt Rückschlüsse auf die Aktivität der D-AP. Antikörper gegen gereinigte menschliche D-AP reagieren mit ihrem Antigen sowie mit AP aus Plazenta, jedoch nicht mit anderen menschlichen APs, die aus Leber, Knochen oder Niere gereinigt wurden (Lehmann 1975). Nach Absorption mit reiner menschlicher Placenta-AP sind diese Antiseren für D-AP spezifisch, d. h. sie präzipitieren weder andere menschliche APs (Lehmann 1975) noch APs aus Bakterien (Lehmann et al. 1980a). Wir entwickelten auf dieser Basis Immunpräzipitations-Assays zur isolierten Bestimmung der D-AP im Stuhl bei der Ratte für tierexperimentelle Untersuchungen und beim Menschen für klinische Fragestellungen.

Methode

Menschliche D-AP sowie APs aus Leber, Knochen, Niere und Plazenta wurden nach Lehmann (1975), Ratten D-AP nach Lehmann et al. (1980a) isoliert, Antiseren beim Kaninchen gewonnen, die IgG-Fraktion durch fraktionierte Amoniumsulfatfällung und DEAE-Zellulose- bzw. Sephacel-Chromatographie gereinigt und durch Affinitäts-Chromatographie über CNBr-aktivierte Sepharose 4-B, an die gereinigte menschliche Plazenta-AP gebunden war, absorbiert. Anti-Human-D-AP-IgG und anti-Ratten-D-AP-IgG zeigten keine Kreuzreaktionen gegenüber anderen APs oder AP aus E. coli. Die fäkale D-AP wird im Immunpräzipitations-Assay aus einem Stuhlhomogenat bestimmt, wobei die D-AP-Aktivität der Differenz der AP-Aktivität vor und nach Präzipitation entspricht (Einzelheiten der Bestimmung bei Lehmann et al. 1980a).

Ergebnisse

1. Normalwerte: 140 paarweise gehaltene *Ratten* zeigten eine logarithmische Normalverteilung der 24 Std-D-AP-Ausscheidung im Stuhl und der D-AP-Konzentration (U/g Feuchtgewicht) (Lehmann et al. 1980b).

Beim *Menschen* fand sich bei 71 Normalpersonen ebenfalls eine logarithmische Normalverteilung mit einem Mittelwert von 47,542 U/g ($\triangleq$ log 4, 1004 ± 0,8526).

2. Tierexperimentelle Dünndarmschädigung: Bei einzeitiger Gabe dünndarmschleimhauttoxischer Substanzen wie Bleomycin ($n = 24$) oder Triparanol ($n = 16$) werden signifikante Änderungen der D-AP-Ausscheidung in 24 Std sowie der D-AP-Konzentration im 24 Std-Sammelstuhl (U/g) beobachtet (Abb. 1): Einem kurzfristigen Anstieg der Aktivitäten am ersten Tag folgt am 2.–4. Tag ein signifikanter Abfall, der von einem Wiederanstieg zum Zeitpunkt der Regeneration der Dünndarmschleimhaut gefolgt ist (Abb. 1). Analoge Veränderungen wurden bei einzeitiger Gabe von Äthanol (5 g/kg, $n = 36$) und bei dreimaliger Gabe von Äthanol (8 g/kg, $n = 12$) im Vergleich zu Kontrollen beobachtet, die physiologische Kochsalzlösung ($n = 36$) oder gesättigte Glukoselösung ($n = 10$) erhielten.

3. Chronisch entzündliche Darmerkrankungen: Die D-AP im Stuhl beim Morbus Crohn ($n = 40$) unterschied sich nicht signifikant von Normalpersonen, es bestand keine Beziehung zwischen D-AP-Aktivität im Stuhl und Lokalisation, Ausdehnung und Beschwerdebild der Erkrankung. Bei Colitis ulcerosa ($n = 40$) fanden sich bei

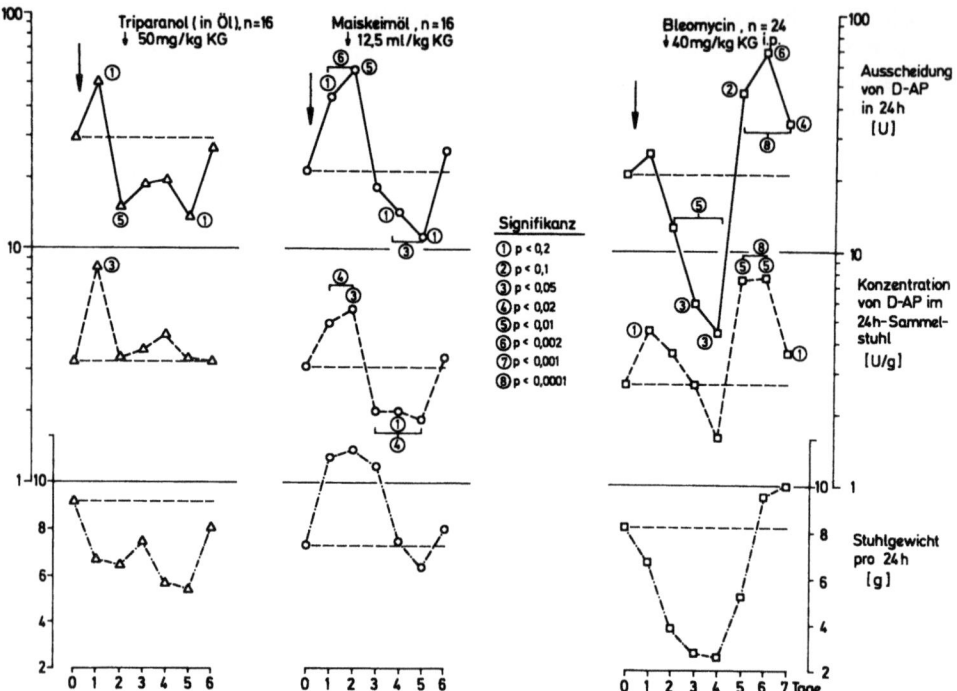

Abb. 1. D-AP-Ausscheidung im 24-Std-Stuhl und D-AP-Konzentration (U/g) der Ratte nach einzeitiger Schleimhautschädigung durch Triparanol, Maiskeimöl und Bleomycin

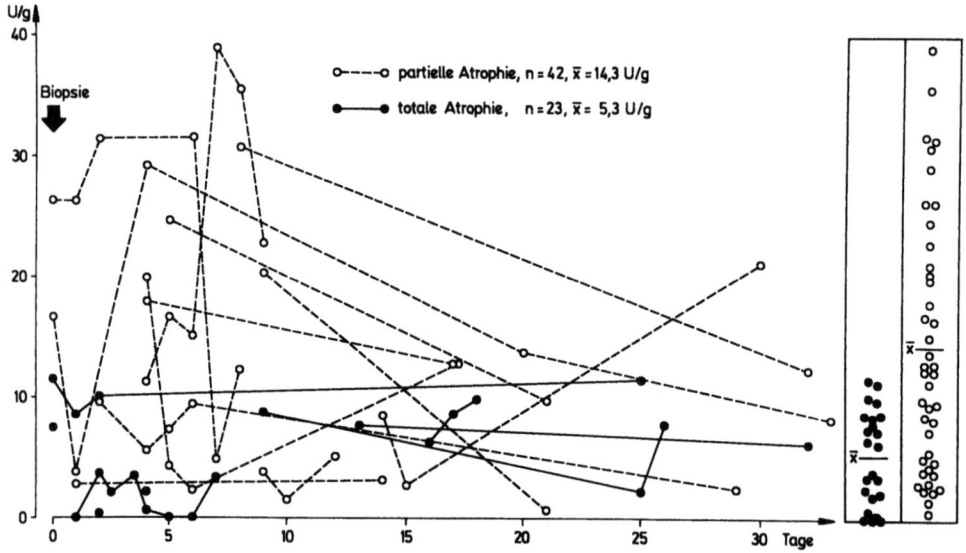

Abb. 2. Fäkale D-AP-Aktivität bei 18 Patienten (65 Bestimmungen) mit glutensensitiver Enteropathie mit totaler bzw. partieller Zottenatrophie, alle Bestimmungen innerhalb 5 Wochen nach histologischer Bestätigung durch Jejunalbiopsie: Patienten mit totaler Zottenatrophie (●———●) zeigen signifikant niedrigere Aktivitäten als Patienten mit partieller Zottenatrophie (O – – – O)

Patienten mit akutem Schub ($n = 11$) statistisch nicht signifikante Erniedrigungen und bei Patienten in Remission ($n = 29$) statistisch nicht signifikante Erhöhungen gegenüber Normalpersonen. Patienten mit urämischer Enteropathie unter Peritonealdialyse ($n = 7$) unterschieden sich nicht von Normalpersonen. Patienten mit terminaler Niereninsuffizienz unter permanenter Hämodialysebehandlung ($n = 18$) mit urämischer Enteropathie wiesen eine signifikante Reduktion der D-AP-Aktivität im Stuhl (Mittelwert: 15,4 U/g) auf 32% der Werte auf, die bei Normalpersonen gefunden wurden.

4. Glutensensitive Enteropathie: Bei 18 Patienten mit glutensensitiver Enteropathie war die mittlere Konzentration der d-AP-Aktivität im Stuhl um 76% gegenüber Normalpersonen als Zeichen der Schleimhautoberflächenabnahme reduziert (11,5: 47,5 U/g). Patienten mit totaler Zottenatrophie (Mittelwert: 5,3 U/g) zeigten niedrigere Aktivitäten als Patienten mit partieller Schleimhautatrophie ($\bar{x} = 15,2$ U/g, Abb. 2). Somit wird bei totaler Zottenatrophie eine Aktivität von 12%, bei partieller Zottenatrophie von 30% gegenüber Normalpersonen beobachtet. Follow up-Studien zeigten stabile fäkale D-AP-Aktivitäten bei symptomfreien Patienten während bei Rezidiven hohe fluktuierende Aktivitäten beobachtet wurden. Die einzeitige orale Gabe von Gluten wird von einem fäkalen AP-Ausscheidungsmuster gefolgt, das der Bleomycinschädigung der Ratte (Abb. 1) ähnlich ist.

5. Cytostatikapatienten: 483 D-AP-Bestimmungen während 72 polychemotherapeutischer Zyklen bei 53 Patienten mit verschiedenen malignen Tumoren zeigten einen Anstieg der D-AP-Aktivität im Stuhl auf das Fünf- bis Achtfache gegenüber dem Ausgangswert während bzw. unmittelbar nach der Cytostatikagabe. Nach Beendigung des polychemotherapeutischen Zyklus lagen die D-AP-Aktivitäten im Stuhl wieder im Normbereich. Untersuchungen bei elf Patienten mit mehreren konsekutiven polychemotherapeutischen Zyklen zeigten bei wiederholter Chemotherapeutikagabe etwas geringere Anstiege als im ersten Zyklus.

Unsere Untersuchungen zeigen, daß die isolierte immunologische Bestimmung der D-AP-Aktivität im Stuhl ein einfaches, nichtinvasives, quantitatives und dynamisches in vivo-Verfahren zur Messung der aktuellen Schleimhautschädigung des Dünndarms unter experimentellen und klinischen Bedingungen darstellt. Unsere tierexperimentellen Untersuchungen haben ein typisches Exkretionsmuster der D-AP-Aktivität im Stuhl nach Schleimhautschädigung nachgewiesen. Bei Ratte und Mensch wird eine logarithmische Normalverteilung der D-AP-Aktivität im Stuhl unter Normalbedingungen gefunden. Die D-AP-Aktivitätsbestimmung im Stuhl eignet sich nicht zur Diagnostik chronisch-entzündlicher Darmerkrankungen, ist jedoch zur nichtinvasiven Kontrolle der Therapie bei Patienten mit glutensensitiver Enteropathie geeignet. Die Ergebnisse bei Patienten unter polychemotherapeutischer Behandlung zeigen, daß die Immunpräzipitationsmethode der fäkalen D-AP ein einfacher und empfindlicher Parameter ist.

Literatur

1. Horrigan FD, Danovitch SH (1974) The origin of human fecal alkaline phosphatase. Am J Digest Dis 19: 603–608 – 2. Lehmann F-G (1975) Immunological relationship between human placental and intestinal alkaline phosphatase. Clin Chim Acta 65: 257–269 – 3. Lehmann F-G, Cramer P, Hillert U

(1980a) Intestinal alkaline phosphatase: an immunoprecipitation method for the determination in feces. Clin Chim Acta (in press) − 4. Lehmann F-G, Hufnagel H, Lorenz-Meyer H (1980b) Fecal intestinal alkaline phosphatase: a parameter for toxic damage of the small intestinal mucosa. Digestion (in press)

Seitz, H. (Med. Univ.-Klinik Heidelberg), Lieber, C. S. (Alcohol Res. and Treatment Center, V.A. Hospital, Bronx, New York/USA), Kommerell, B. (Med. Univ.-Klinik Heidelberg):
Das mikrosomale Äthanol oxidierende System (MEOS) und seine Induzierbarkeit durch chronische Alkoholgabe in Darm und Lunge

Äthanol wird zu mehr als 90% in der Leber oxidiert. Dazu sind drei verschiedene Enzymsysteme in unterschiedlichem Maß in der Lage: nämlich Alkoholdehydrogenase (ADH), das mikrosomale Äthanol oxidierende System (MEOS) und Katalase. Diese Enzymsysteme unterscheiden sich unter anderem bezüglich ihrer intrazellulären Lokalisation, ihrer Reaktionskinetik und ihres pH-Optimums.

Ein mikrosomales Enzymsystem, das eine hohe Methanol, aber nur eine geringe Äthanol oxidierende Aktivität aufweist, wurde zum ersten Mal von Orme-Johnson u. Ziegler [7] beschrieben. Erst Lieber u. DeCarli [3a] gelang es, ein mikrosomales Alkohol oxidierendes System zu charakterisieren, das eine relativ hohe Aktivität mit Äthanol zeigte. MEOS oxidiert Äthanol mit Hilfe von NADPH und molekularem Sauerstoff zu Acetaldehyd und Wasser nach folgender Gleichung:

$$CH_3CH_2OH + NADPH + H^+ + O_2 - CH_3CHO + 2H_2O + NADP^+.$$

Es handelt sich dabei um ein zu den mischfunktionellen Oxidasen gehörendes Enzymsystem, das Cytochrom P-450-abhängig ist [6], mikrosomal lokalisiert ist und durch chronische Alkoholgabe induziert werden kann [3a].

Wir konnten unlängst zeigen, daß chronische Alkoholgabe mikrosomale Xenobiotika metabolisierende und Prokarzinogen aktivierende Enzymaktivitäten in der Dünndarmmukosa und im Lungengewebe signifikant steigert [4]. Dabei war auch der Gehalt an mikrosomalem Cytochrom P-450 sowohl in der Dünndarmmukosa wie auch in der Lunge nach chronischer Alkoholzufuhr signifikant erhöht (Tabelle 1).

Untersuchungen über eine mikrosomale Äthanoloxidation in diesen Geweben liegen noch nicht vor. Wir beschreiben hier die Existenz sowie die Induzierbarkeit eines solchen MEOS in Darm und Lunge.

Männliche Sprague-Dawley-Ratten (250−350 g) wurden paarweise mit adäquaten isokalorischen Flüssigkeitsdiäten ernährt. Dabei enthielt die Alkoholdiät 36% der Gesamtkalorien als Äthanol während in der Kontrolldiät dies isokalorisch durch Kohlenhydrate ersetzt ist [3b]. Alle übrigen Bestandteile der Diät sind konstant gehalten.

Nach 4 Wochen Fütterung und nach einer 10−12stündigen Fastenperiode wurden Mikrosomen von der Dünndammukosa (die ersten 25 cm) und von der Lunge präpariert [12]. Die MEOS-Aktivität wurde in diesen Mikrosomen bestimmt. Dabei wurde eine bereits publizierte Methode verwandt, mit der die Produktion von Acetaldehyd gaschromatographisch bestimmt werden kann [11]. Dem Inkubationsansatz wurde Natriumazid, ein potenter Katalaseinhibitor zugesetzt, um eine eventuelle Katalaseaktivität zu unterdrücken. Nach 5minütiger Vorinkubation war die Acetaldehydproduktion linear über eine Zeit von mindestens 15 min. Bei Entfernung von NADPH oder Äthanol (50 mM) aus dem Inkubationsmedium oder bei Verwendung von gekochten Mikrosomen fand keine Acetaldehydproduktion mehr statt.

Zusätzlich wurden Mikrosomen durch Miliporefilter gefiltert, um eine Kontamination mit und eine Acetaldehydproduktion durch intestinale Bakterien auszuschließen. Eine Aktivitätsänderung wurde durch diesen Filterprozeß nicht beobachtet.

Alkoholdehydrogenaseaktivität war in keiner Mikrosomenpräparation nachweisbar. Versuche mit 4-Methylpyrazol, einem potenten ADH-Inhibitor ergaben eine 4–8%ige Hemmung der MEOS-Aktivität, was auf ein ADH-freies System schließen läßt.

In unbehandelten Ratten betrug die Michaelis-Menten-Konstante (K_m) für das intestinale MEOS 10,9 mM. Dies zeigt eine Ähnlichkeit zur hepatischen K_m für MEOS von 8,6 mM [3a]. Die maximale Geschwindigkeit (V_{max}) der Reaktion ist allerdings mit 0,479 nmol Acetaldehyd/min/mg mikrosomales Protein für intestinales MEOS wesentlich geringer als für hepatisches MEOS. Die MEOS-Aktivität in der Dünndarmmukosa entspricht ungefähr 5% der in der Leber. Dies trifft sowohl für die spezifische Aktivität wie auch für die Organgesamtaktivität zu.

Chronisch alkoholgefütterte Tiere zeigen einen signifikanten Anstieg ihrer MEOS-Aktivität in Darm und Lunge. In der Dünndarmmukosa kommt es zu einer 69%igen Steigerung der MEOS-Aktivität nach chronischer Alkoholgabe, während in der Lunge ein Anstieg von 25% zu verzeichnen war (Tabelle 1).

Es ist zu erwähnen, daß beim Menschen nach Alkoholgabe erhöhte Acetaldehydkonzentrationen in der Ausatemluft gemessen wurden [8]. Weiterhin wurde gezeigt, daß Lungengewebe, das mit Äthanol inkubiert wurde, Acetaldehyd in einer Menge von 1,3 nmol/min/g Feuchtgewicht ins Medium freisetzt. Bei Zugabe von 4-Methylpyrazol, dem bereits erwähnten ADH-Inhibitor ergab sich keine Änderung der Acetaldehydproduktion. Dies legt zusammen mit der gezeigten Steigerung der pulmonalen MEOS-Aktivität nach chronischer Alkoholgabe den Schluß nahe, daß die pulmonale MEOS-Aktivität die Acetaldehydkonzentration in der Atemluft beeinflussen könnte.

Acetaldehyd ist eine stark zytotoxische Substanz und wird für eine Reihe von morphologischen und biochemischen Veränderungen nach Alkoholzufuhr verant-

Tabelle 1. Einfluß von chronischer Alkoholgabe auf den mikrosomalen Cytochrom P-450-Gehalt und die MEOS-Aktivität in Dünndarm und Lunge

	Dünndarm		Lunge	
	Alkohol	Kontrolle	Alkohol	Kontrolle
Cytochrom P-450 (pmol/mg mikrosomales Protein)	26,0 ± 4,6	8,9 ± 2,1 $p < 0,01$	38,3 ± 5,3	24,9 ± 3,0 $p < 0,01$
MEOS-Aktivität (nmol Acetaldehyd/min/mg mikrosomales Protein)	0,69 ± 0,13	0,41 ± 0,06 $p < 0,01$	2,01 ± 0,21	1,68 ± 0,23 $p < 0,01$

wörtlich gemacht [5]. Erhöhte Acetaldehydspiegel im Blut finden sich nach chronischer Alkoholzufuhr beim Menschen [2] und eine gesteigerte Produktion durch MEOS wurde diskutiert. Sowohl in der Dünndarmmukosa [9] wie auch in der Lunge [1] finden sich morphologische Veränderungen nach chronischer Alkoholzufuhr beim Menschen und im Tierversuch. Eine gesteigerte Acetaldehydkonzentration in diesen Geweben, hervorgerufen durch ein durch Alkohol induziertes MEOS könnte diese Veränderungen erklären.

Zusammenfassung

Die Existenz eines mikrosomalen Äthanol oxidierenden Systems (MEOS) in Dünndarmmukosa und Lunge wurde gesichert. Dieses Enzymsystem zeigt ähnliche Eigenschaften wie das bereits in der Leber beschriebene. Chronische Alkoholzufuhr steigert die Aktivität von intestinalem und pulmonalem MEOS signifikant.

Literatur

1. Heinemann HO (1977) Alcohol and the lung. Am J Med 63: 81–85 – 2. Korsten MA, Matsusaki S, Feinman L, Lieber CS (1975) High blood acetaldehyd levels after ethanol administration: differences between alcoholic and non-alcoholic subjects. N Engl J Med 292: 386–389 – 3a. Lieber CS, DeCarli LM (1970) Hepatic microsomal ethanol oxidizing system. In vitro characteristics and adaptive properties in vivo. J Biol Chem 245: 2505–2512 – 3b. Lieber CS, DeCarli LM (1970) Quantitative relationship between the amount of dietary fat and the severity of the alcoholic fatty liver. Am J Clin Nutr 23: 474–478 – 4. Lieber CS, Seitz HK, Garro AJ, Worner TM (1979) Alcohol related disease and carcinogenesis. Cancer Res 39: 2863–2886 – 5. Lindros KO (1978) Acetaldehyd – its metabolism and role in the actions of alcohol. In: Israel Y et al. (eds) Research advances in alcohol and drug problems, vol 4. Plenum Publishing Cooperation, p 111–176 – 6. Ohnishi K, Lieber CS (1977) Reconstitution of the microsomal ethanol oxidizing system (MEOS): qualitative changes of cytochrome P-450 after chronic ethanol consumption. J Biol Chem 252: 7124–7131 – 7. Orme-Johnson WH, Ziegler DM (1965) Alcohol mixed function oxidase activity of mammalian liver microsomes. Biochem Biophys Res Commun 21: 78–82 – 8. Pikkarainen P, Baraona E, Seitz H, Lieber CS (1980) Breath acetaldehyde: evidence of acetaldehyde production by oropharynx microflora and by lung microsomes. In: Proceedings of the third International Symposium on Alcohol and Aldehyde Metabolizing Systems (in press) – 9. Rubin E, Rybak BJ, Lindenbaum J, Gerson CD, Walker G, Lieber CS (1972) Ultrastructural changes in the small intestine induced by ethanol. Gastroenterology 63: 801–814 – 10. Seitz HK, Garro AJ, Lieber CS (1978) Effect of chronic ethanol ingestion on intestinal metabolism and mutagenicity of benzo(a)pyrene. Biochem Biophys Res Commun 85: 1061–1066 – 11. Seitz HK, Korsten MA, Lieber CS (1979) Ethanol oxidation by intestinal microsomes: increased activity after chronic ethanol administration. Life Sci 25: 1443–1448 – 12. Stohs SJ, Grafstroem RC, Burke MD, Moldeus PW, Orrenius S (1976) The isolation of rat intestinal microsomes with stable cytochrome P-450 and their metabolism of benzo(a)pyrene. Arch Biochem Biophys 177: 105–116

Koch, W., Munzinger, R. (Med. Poliklinik Würzburg):
Intestinale Absorption von Glukose, Wasser, Natrium und Xylose bei Personen mit regelmäßigem Alkoholkonsum

Störungen der intestinalen Absorption unter akuter oder chronischer Alkoholeinwirkung sind beim Versuchstier wie beim Menschen für eine Reihe von Substanzen nachgewiesen worden [5]. Beim Menschen wurde der chronische Alkoholeffekt

bislang entweder an hospitalisierten schweren Alkoholikern geprüft – oder an Versuchspersonen, denen auf einer Stoffwechselstation über mehrere Wochen hinweg Alkohol verabreicht wurde. Wo quantitative Angaben über den Alkoholkonsum gemacht wurden, betrafen sie eine Mindestmenge, die für die Aufnahme in die betreffende Studie Voraussetzung war. Hingegen konnten wir Vergleiche zwischen Kollektiven mit unterschiedlicher Trinkmenge in der uns zugänglichen Literatur nicht finden. Ebensowenig liegen Daten vor über eine kritische Grenze, von der ab mit dem Auftreten von Resorptionsstörungen zu rechnen ist.
So war die Fragestellung dieser Studie eine zweifache:
1. Treten Resorptionsstörungen auch bei Personen auf, die zwar regelmäßig und z. T. reichlich Alkohol trinken, bei denen aber der Rausch ein seltenes Ereignis ist und bei denen keine Zeichen von sozialer Entgleisung, Unterernährung oder irreversiblen Folgekrankheiten bestehen?
2. Lassen sich Beziehungen zwischen dem durchschnittlichen täglichen Alkoholverbrauch einerseits und den Resorptionsparametern andererseits erfassen?

Patienten und Methodik

Untersucht wurden 66 männliche Patienten im Alter von 34–50 Jahren. 48 von ihnen tranken seit mindestens 10 Jahren täglich Alkoholika. Ein fester Wohnsitz und ein dauerhaftes Beschäftigungsverhältnis waren Bedingungen für die Aufnahme in die Studie. Kein Proband hatte in den letzten 5 Jahren öfters als einmal den Arbeitsplatz gewechselt. 41 von 48 Patienten waren verheiratet, sechs waren ledig und lebten mit den Eltern zusammen, nur einer war geschieden und lebte allein.

Um andere Faktoren, die die intestinale Absorption beeinflussen könnten, so gut wie möglich auszuschalten, wurde eine Reihe von Ausschlußkriterien aufgestellt. Dazu gehörten:
– Unterernährung;
– eine klinisch diagnostizierte Leberzirrhose. Histologische Befunde lagen zwar von der Mehrzahl, aber nicht von allen Patienten vor;
– chronische Pankreatitis;
– Erkrankungen von Abdominalorganen, soweit sie nicht als Alkoholfolge zu deuten waren;
– Operationen am Magen-Darmtrakt (Ausnahme Appendektomie), an der Leber, am Gallensystem oder am Pankreas;
– generell schwerwiegende extra-abdominelle, bzw. Allgemeinerkrankungen;
– regelmäßige Einnahme von Medikamenten, von denen eine Beeinflussung der intestinalen Absorption bekannt ist [2].
Alle Patienten hatten vor den Resorptionsuntersuchungen mindestens eine Woche lang keine Medikamente eingenommen.

Die gleichen Ausschlußkriterien galten selbstverständlich auch für die Kontrollgruppe, die 18 Personen umfaßte. Diese Patienten tranken entweder nur gelegentlich Alkohol oder im Durchschnitt nicht mehr als 30 g reinen Alkohols täglich.

Entsprechend dem durchschnittlichen Tagesquantum wurden die 66 Probanden vier Gruppen zugeteilt:

Gruppe I: unter 30 g Alkohol täglich ($n = 18$)
Gruppe II: 31–80 g Alkohol täglich ($n = 16$)
Gruppe III: 81–140 g Alkohol täglich ($n = 17$)
Gruppe IV: über 140 g Alkohol täglich ($n = 15$)

Die durchschnittliche Trinkmenge wurde stets durch den selben Untersucher im Rahmen einer Ernährungsanamnese eruiert.

Die Prüfung der intestinalen Absorption erfolgte mit dem d-Xylose-Test, wobei die 5-Std-Urinausscheidung nach oraler Gabe von 25 g bestimmt wurde.

Zusätzlich wurde die Absorption von Glukose, Natrium und Wasser mittels segmentaler Perfusionstechnik gemessen. Dabei wurde eine dreilumige Sonde mit einem Mischsegment von 15 cm und einem Testsegment von 30 cm Länge verwendet. Infusion und Probenaspiration erfolgte mit der von Bloch u. Mitarb. [1] beschriebenen automatischen Apparatur „Marburger Modell". Die Testlösung enthielt: Glukose 22,2 mMol/l, NaCl 142 mMol/l, KCl 4 mMol/l und Polyäthylenglykol 4000 5 g/l. Die

Infusionsgeschwindigkeit betrug 17,5 ml/M. Nach einer Äquilibrierungszeit von 50 min wurde über 2 × 25 min gemessen. Die Konzentrationen von Glukose und Natrium wurden mit dem Technicon-Autoanalyzer bestimmt, die von PEG 4000 nach der Methode von Hydén in der Modifikation von Malawer [4]. Die Absorptionsraten wurden in Prozent der Volumina bzw. Substanzmengen errechnet, die in das Testsegment eintraten.

Ergebnisse

Die vier Gruppen unterschieden sich nicht hinsichtlich ihres durchschnittlichen relativen Körpergewichts nach der Brocaschen Formel. Ebenso bestanden keine signifikanten Differenzen in der täglichen Proteinaufnahme pro Kilogramm Körpergewicht.

Im Xylose-Test waren die Mittelwerte der vier Gruppen nahezu gleich. Leicht erniedrigte Werte, d. h. unter 22%, wurden nur bei jeweils einem Patienten der Gruppen II und IV festgestellt. Da Lindenbaum und Lieber [3] bei freiwilligen Versuchspersonen während einer mehrwöchigen Alkoholtrinkphase eine Steigerung der Xyloseabsorption festgestellt hatten, erschien auch die Anzahl hoher Werte von Interesse. Aber auch hier bestanden keine Unterschiede: vier Patienten aus Gruppe I, drei von Gruppe II, vier von Gruppe III und zwei aus Gruppe IV schieden mehr als 33% der Testdosis im 5-Std-Urin aus.

Die Absorption von Glukose lag in den drei Gruppen mit regelmäßigem Alkoholkonsum im Durchschnitt geringfügig niedriger als in der Kontrollgruppe. Der Unterschied war jedoch statistisch nicht signifikant.

Die Nettoabsorption von Natrium und Wasser war im Mittel in den beiden Gruppen mit einem durchschnittlichen Tagesquantum von weniger als 80 g Alkohol nahezu gleich. In Gruppe III (81–140 g Alkohol täglich) lag der Durchschnittswert zwar niedriger, es bestand jedoch keine statistische Signifikanz. Erst in der Gruppe von Patienten, die mehr als 140 g Alkohol täglich zu sich nahmen, war die Nettoabsorption von Natrium und Wasser signifikant niedriger als in der Kontrollgruppe ($p < 0{,}005$). Eine Nettosekretion von Wasser und Natrium wurde nur bei einem Patienten von Gruppe III und bei zwei Patienten von Gruppe IV beobachtet.

Über Diarrhoen (mindestens zweimal wöchentlich drei oder mehr dünnbreiige oder wäßrige Stühle) wurde in unserem Kollektiv nur von jeweils einem Patienten der Gruppen mit weniger als 80 g Alkohol täglich berichtet – hingegen von 41% der

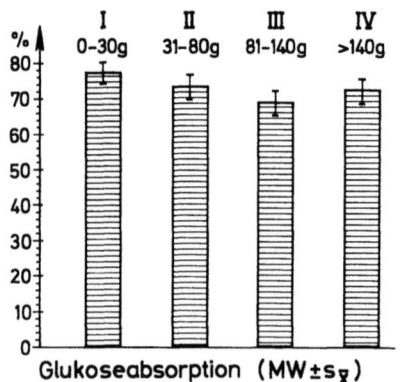

Abb. 1

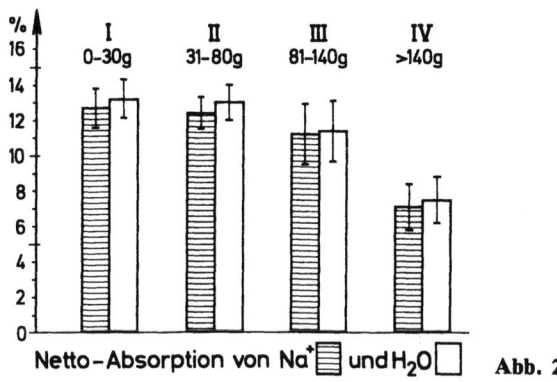

Abb. 2

Patienten, die zwischen 81 und 140 g Alkohol täglich tranken und von 60% der Personen mit einem täglichen Konsum von über 140 g.

Zusammenfassung

Auch bei gut genährten Personen mit regelmäßigem Alkoholkonsum, die in geordneten sozialen Verhältnissen leben, ist mit dem Auftreten von Störungen der intestinalen Absorption von Natrium und Wasser zu rechnen – allerdings erst bei einem relativ hohen Quantum. Möglicherweise ist dies ein Teilfaktor in der Genese der bei Personen mit reichlichem Alkoholgenuß recht häufigen Diarrhoen.

Literatur

1. Bloch R, Menge H, Lorenz-Meyer H, Riecken EO (1971) Automatisierte segmentale Dünndarmperfusion. Klin Wochenschr 49: 1218–1222 – 2. Caspary WF (1977) Wirkung und Nebenwirkung von Pharmaka auf die digestive und resorptive Funktion des Dünndarms. Dtsch Med Wochenschr 102: 167–173 – 3. Lindenbaum J, Lieber CS (1975) Effects of chronic ethanol administration on intestinal absorption in man in the absence of nutritional deficiency. Ann NY Acad Sci 252: 228–234 – 4. Malawer IL, Powell DW (1967) An improved turbidimetric analysis of polyethylene glycos utilizing an emulsifier. Gastroenterology 53: 250–256 – 5. Wilson FA, Hoyumpa AM (1979) Ethanol and small intestinal transport. Gastroenterology 76: 388–403

Samizadeh, A. (Med. Poliklinik der Univ. Münster):
Veränderungen der Dünndarmschleimhaut bei Patienten mit renaler Osteopathie

Manuskript nicht eingegangen.

Farack, U. (Pharmakolog. Inst., Homburg), Loeschke, K. (Med. Klinik Innenstadt, München), Nell, G. (Pharmakolog. Inst. Homburg):
Wirkungsmechanismen von Bisacodyl:
Die Rolle des Adenylatzyklasesystems und der Darmpermeabilität

Zur Erklärung der sekretagogen Wirkung von diphenolischen Laxantien werden gegenwärtig hauptsächlich zwei Mechanismen diskutiert. Einerseits wird angenommen, daß analog der Wirkungsweise von Bakterientoxinen und manchen Hormonen am Darm (Binder 1979) einer Stimulierung des Adenylatzyklasesystems entscheidende Bedeutung zukommt, andererseits soll eine Zunahme der Schleimhautpermeabilität den Flüssigkeitseinstrom verursachen (Nell et al. 1977). Die vorliegenden Untersuchungen sollten die Frage klären, welchem dieser beiden Mechanismen die Hauptrolle zukommt.

Methoden

Die Untersuchungen wurden an abgebundenen Schlingen an Dünn- und Dickdarm der Ratte in vivo durchgeführt (220 g, Sprague-Dawley, weiblich, Äthernarkose). Bisacodyl (BIS) wurde jeweils 2 ml einer Tyrodelösung, die 1% Äthanol als Lösungsvermittler enthielt, zugesetzt. Choleratoxin (CT) wurde in Krebs-Henseleitlösung (1 ml, ohne Glukose) gelöst. Nach Versuchsende wurde das in den Schlingen vorgefundene Flüssigkeitsvolumen gravimetrisch bestimmt. RMI 12330 A (RMI), ein Hemmstoff der Adenylatzyklase (Siegel und Wiech 1976) wurde in Tris-Puffer (1 ml, 50 mmol/l, pH = 7,5, 2% Äthanol) gelöst und 1 h vor Präparation der Darmschlingen s.c. verabreicht (20 mg/kg). Der mukosale Gehalt an zyklischem 3′,5′-Adenosinmonophosphat (cAMP) wurde bestimmt wie von Gerzer und Loeschke (1979) angegeben. Zur Messung der Permeabilität der Colonschleimhaut wurde ^{14}C-Erythritol i.v. verabreicht und das Erscheinen der Radioaktivität im Darmlumen gemessen. Die Ergebnisse wurden als Clearance ausgedrückt. Es werden Mittelwerte und die Standardabweichung des Mittelwertes angegeben. Die Signifikanz von Differenzen wurde mit dem t-Test berechnet (Schranke: $p = 0,05$).

Ergebnisse

BIS beeinflußt mit einer Konzentration von 83 µmol/l, die einen deutlichen Flüssigkeitseinstrom in das Colonlumen verursacht (Tabelle 1), den mucosalen Gehalt an cAMP nicht (Kontrolle: 19,7 ± 2,2 ($n = 6$); BIS: 15,7 ± 4,1 ($n = 7$); pmol cAMP/mg Lowry-Protein; Versuchsdauer: 1 h).

Siegel u. Wiech (1976) zeigten, daß RMI die durch CE ausgelöste Flüssigkeitssekretion am Kaninchendünndarm vermindert. In Tabelle 1 ist dargestellt, daß RMI auch am Rattendünndarm die Wirkung von CE nahezu vollständig aufhebt, während BIS auch nach der Verabreichung von RMI seine volle Wirkung zeigt. RMI hat keinen Einfluß auf den mucosalen cAMP-Gehalt am Rattencolon (Kontrolle + RMI: 14,4 ± 1,2 ($n = 8$); BIS (83 µmol/l) + RMI: 14,6 ± 2,5 ($n = 7$); pmol cAMP/mg Lowry-Protein; Versuchsdauer: 1 h).

Wie schon von Oxyphenisatin, einem anderen diphenolischen Laxans bekannt (Nell et al. 1977), erhöht auch BIS die Permeabilität der Colonmukosa (Tabelle 2). RMI beeinflußt diesen Effekt nicht (Tabelle 2).

Diskussion und Schlußfolgerungen

Unter unseren Versuchsbedingungen war der durch BIS ausgelöste Flüssigkeitseinstrom in das Colon der Ratte nicht von einem Anstieg des mucosalen Gehaltes an cAMP begleitet. Loeschke et al. (1979) fanden zwar einen Anstieg des

Tabelle 1. Unterschiedliche Wirkung von RMI auf den durch CE bzw. BIS ausgelösten Flüssigkeitseinstrom in das Darmlumen

Kontrolle[a]	CE[a]		
	0,1 (µg/ml)	0,5 (µg/ml)	1,0 (µg/ml)
+ 77 ± 1,2 (7)	+ 32 ± 16 (5)	− 114 ± 29 (5)	−151 ± 27 (5)
Kontrolle[a] + RMI	CE[a] + RMI		
	0,1 (µg/ml)	0,5 (µg/ml)	1,0 (µg/ml)
+ 81 ± 2,8 (7)	+ 75[c] ± 1,7 (6)	+ 35[c] ± 18 (6)	− 37[c] ± 22 (6)
Kontrolle[b]	BIS[b]		
	28 (µmol/l)	83 (µmol/l)	
+ 163 ± 5 (5)	− 5 ± 2 (5)	− 60 ± 4,6 (11)	
Kontrolle[b] + RMI	BIS[b] + RMI		
	28 (µmol/l)	83 (µmol/l)	
+ 175 ± 12 (6)	− 3 ± 7 (6)	− 51 ± 4,5 (12)	

Die Resultate sind in µl pro cm und Versuchsdauer angegeben, + = Nettotransfer vom Lumen zum Blut, − = Nettotransfer vom Blut zum Lumen
[a] = Jejunum, Versuchsdauer: 5 h
[b] = Colon, Versuchsdauer: 1 h
[c] = Signifikant verschieden von den Werten ohne RMI (1. Zeile) (n)

cAMP-Spiegels in Gegenwart von BIS nach längerer Expositionszeit, aber diese Zunahme war nur schwach ausgeprägt. Damit in Übereinstimmung fanden Rachmilewitz u. Karmeli (1979) nach oraler Fütterung eine Steigerung der Aktivität der mucosalen Adenylatzyklase. Diese Resultate stimmen mit denen von Sund u. Hillestad (1978) und Powell et al. (1980) nicht überein, die in Gegenwart von

Tabelle 2. Wirkung von BIS auf die Clearance von ^{14}C-Erythritol am Colon der Ratte in vivo mit und ohne Vorbehandlung mit RMI

s.c. Injektion	Schlingeninhalt	
	Tyrodelösung	BIS (83 µmol/l)
Tris-Äth	0,031 ± 0,006 (6)	0,24 ± 0,05[a] (7)
RMI	0,049 ± 0,003 (6)	0,27 ± 0,04[a] (7)

Versuchsdauer: 45 min, angegeben ist die Clearance in µl/cm · min (n)
[a] = Signifikant verschieden von den jeweiligen Ergebnissen ohne Bisacodyl

diphenolischen Laxantien keine Zunahme des mucosalen cAMP-Gehaltes fanden. Entsprechend der allgemein akzeptierten Ansicht, daß CE über eine Steigerung der mucosalen Adenylatzyklaseaktivität Flüssigkeitssekretion auslöst, hebt der Adenylatzyklasehemmer RMI diese Wirkung auch am Rattendünndarm nahezu vollständig auf. Der Effekt von BIS wird hingegen nicht beeinflußt.

Aus diesen Resultaten wird gefolgert, daß cAMP bei den durch BIS ausgelösten Flüssigkeitseinstrom in das Darmlumen keine wesentliche Rolle spielt. Unsere Ergebnisse sind hingegen kompatibel mit der Annahme einer durch Erhöhung der Permeabilität bedingten Filtration von Flüssigkeit mit dem subepithelialen hydrostatischen Druck als treibende Kraft.

Literatur

Binder HJ (1979) Net fluid and electrolyte secretion: The pathophysiologic basis for diarrhea. In: Mechanisms of intestinal secretion. Alan R. Liss Inc., New York, p 1 – Gerzer R, Loeschke K (1979) Decreased cyclic GMP levels in rat cecum mucosa during adaptive stimulation of Na-K-ATPase. Experientia 35: 197–199 – Loeschke K, Schreiner J, Kautz U (1979) Wirkungskomponenten diphenolischer Laxantien im Elektrolyttransport des Kolons. Z Gastroenterol 17: 639 – Nell G, Rummel W, Wanitschke R (1977) Characterization of the paracellular pathway by test molecules in colonic mucosa. In: Kramer M, Lauterbach F (eds) Intestinal permeation. Excerpta Medica, Amsterdam Oxford, p 413 – Powell DW, Lawrence BA, Morris SM, Etheridge DR (1980) Effect of phenolphtalein on in vitro rabbit ileal electrolyte transport. Gastroenterology 78: 454–463 – Rachmilewitz D, Kermeli F (1979) Effect of bisacodyl and dioctylsulfosuccinate on rat intestinal prostaglandin E_2 content, Na-K-ATPase and adenylcyclase activities. Gastroenterology 76: 1221 – Siegel BW, Wiech NL (1976) RMI 12330 A: An inhibitor of cholera toxin induced intestinal hypersecretion which also inhibits adenylate cyclase activity. Gastroenterology 70: 937 – Sund RB, Hillestad B (1978) Diphenolic laxatives and intestinal cAMP: experiments with oxyphenisation in vivo. Acta Pharmacol Toxicol 42: 321–322

Schmidt, H., Riemann, J. F. (Med. Univ.-Klinik Erlangen):
Morphologische Veränderungen des intestinalen autonomen Nervensystems bei Darmprozessen differenter Genese

Die überwiegende Zahl morphologischer Arbeiten über das autonome Nervensystem des Darmes bei Motilitätsstörungen befaßt sich fast ausschließlich unter Verwendung der Lichtmikroskopie mit dem Plexus myentericus [11]. Der Plexus submucosus ist bei diesem Auflösungsvermögen nur bedingt beurteilbar [6]. Eigene elektronenoptische Untersuchungen bei einem umfangreichen Patientengut (35 Patienten, als Kontrollgruppe zehn Normalfälle) mit chronischem Laxantienabusus haben gezeigt, daß sich der endoskopisch-bioptisch erfaßbare Plexus submucosus sehr gut als stellvertretend für die Beurteilung der morphologischen Integrität des autonomen Nervensystems eignet. Im folgenden wird an Hand charakteristischer Befunde am submukösen intramuralen Nervenplexus die mögliche Bedeutung für Motilitätsstörungen unterschiedlicher Genese diskutiert. Im Vordergrund der Untersuchungen stehen der chronische Laxantienabusus, die diabetische Diarrhoe sowie die intestinale Amyloidose.

Bei der chronischen Lanxantieneinnahme mit der Folgentwicklung eines Laxantiencolon kommt es klinisch zu einer Verstärkung der Obstipation mit intermittierenden Durchfallsperioden. Elektronenoptisch sind neben einer häufig anzutreffenden, durch Anthrachinonderivate hervorgerufenen Melanose der Schleimhaut am Plexus submucosus charakteristische Veränderungen anzutreffen (Abb. 1) [7]: Fokale ödematöse Auftreibungen einzelner Axone, die mit Einrissen des Axolemms einhergehen. Morphometrische Untersuchungen belegen auch quantitativ, daß eine Vergrößerung der Axonquerschnitte und Axonflächen stattfindet [9]. Infolge der Reduktion der nervenspezifischen Strukturen wie Neurotubuli und Filamente erhalten die Axone ein leeres Aussehen. Parallel dazu tritt eine deutliche Reduktion aller drei Granulapopulationen ein. Als Zeichen gesteigerter degenerativer Vorgänge und Abbaureaktionen findet sich eine signifikante Vermehrung von lysosomalen Elementen. Parallel zu den ultrastrukturellen Untersuchungen lassen immunfluoreszenzoptische Analysen erkennen, daß eine Verminderung insbesondere von VIP und Substanz P markierbar ist. Eine Lyse der Basalmembran und Ausschleusung von defekten Axonen in die Peripherie ist keine Seltenheit.

Diese Befunde zeigen, daß sich in der Regel nach langjährigem Laxantienabusus morphologische Veränderungen am unteren Verdauungstrakt einstellen, die aus einer funktionellen eine organisch bedingte Obstipation und damit das Bild des Laxantiencolon werden lassen. Wird der Laxantienmißbrauch nicht gestoppt, ist ein Übergang in das Finalstadium, das sog. cartarktische Colon möglich [12]. Eine Diagnose kann jedoch nicht erst im Terminalstadium, sondern bereits in Zwischenstufen auf Grund der geschilderten Befunde gestellt werden.

Eine nur wenig bekannte, aber für den Patienten sehr belästigende Komplikation des Diabetes mellitus ist die diabetische Diarrhoe auf dem Boden der autonomen diabetischen Neuropathie. Diese Diarrhoe kennzeichnet sich durch häufige, meist nachts auftretende, schmerzlose Durchfälle. Ihre Pathogenese ist noch nicht

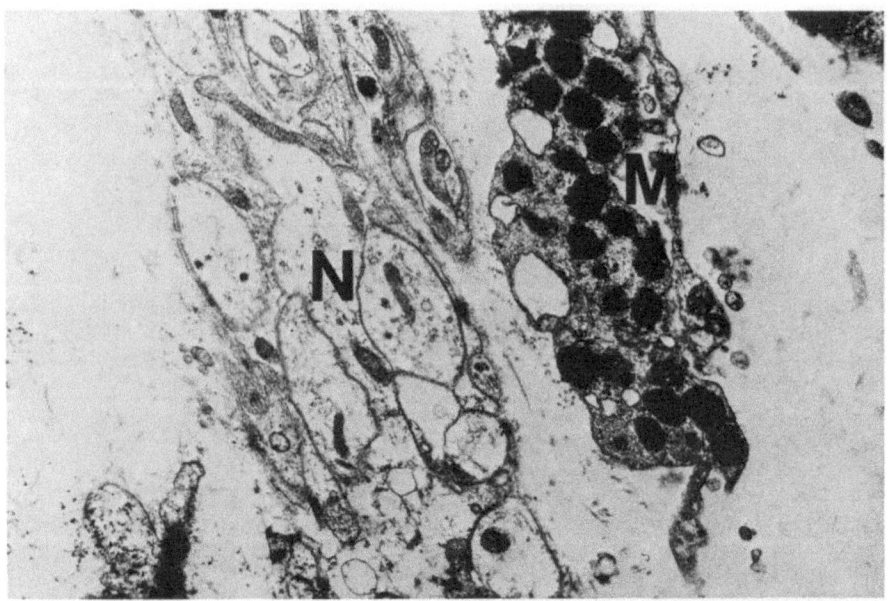

Abb. 1. Dilatierte und an Organellen verarmte Axone einer Nervenfaser des Plexus submocosus (N). Mastzelle (M) × 13000

hinreichend geklärt [3]. In bisherigen morphologischen Studien werden degenerative Erscheinungen, vor allem in den viszeralen Nerven und Ganglien beschrieben. Aussagen über intramurale Nervenschädigungen sind widersprüchlich [13]. Eigene Befunde an bisher sechs Patienten sprechen dafür, daß auch beim Diabetes deutliche Läsionen des Plexus submucosus zu finden sind [8]. Auffallendster und wiederum häufigster Befund sind ballonierte und an Organellen verarmte Axone. Ferner finden sich degenerative Veränderungen im Axolemmbereich sowie in der Schwannschen Zelle. Darüber hinaus ist eine gesteigerte Kollageneinlagerung um die Axonbündel bemerkenswert. Pathogenetisch wird neben einer metabolischen Dysfunktion der Schwannschen Zelle [5] eine trophische Störung auf Grund der begleitenden und immer nachweisbaren diabetischen Mikroangiopathie diskutiert. Unsere Untersuchungen zeigen, daß bei schwerer diabetischer Diarrhoe durchaus morphologische Veränderungen korrelierend zu der Motilitätsstörung gefunden werden können.

Die generalisierte Amyloidose kann in ca. 80% aus der Rektumbiopsie durch polarisationsoptische Methoden diagnostiziert werden. Die klinische Symptomatik der Amyloidose äußert sich bei Befall des Gastrointestinaltrakts durch Obstipation im Wechsel mit Diarrhoe. Im Finalstadium überwiegen massive Diarrhoen. Pathogenetisch werden zwei Ursachen der Motilitätsstörungen diskutiert [2, 4]. Erstens: Amyloideinlagerungen in die Darmwandmuskulatur können zu einer mechanischen Behinderung der Motilität führen. Zweitens: Die neurogene Ursache ist wahrscheinlich von größerer Bedeutung. Sie wird durch elektrophysiologische, manometrische und immunfluoreszenzoptische Untersuchungen erhärtet [1]. Letztere haben eine Verarmung an adrenergen Nervenfasern in der Darmwand bei Amyloidose bewiesen [10]. Eigene Untersuchungen umfassen vier Patienten mit intestinaler Amyloidose, bei denen klinisch unter anderem eine Diarrhoe

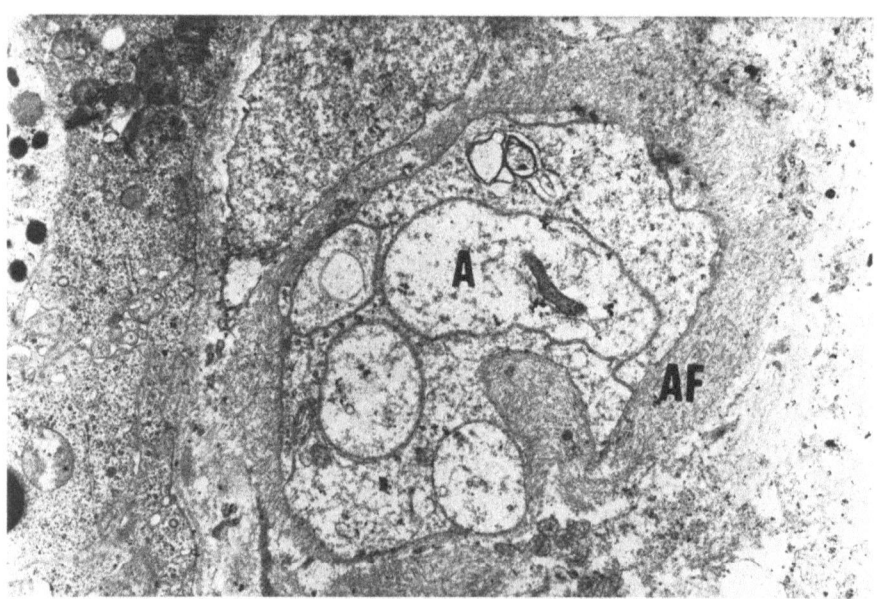

Abb. 2. Axonbündel mit dilatierten Axonen (A) und Myelinfigur. Ummauerung mit Amyloidfibrillen (AF) × 8000

beobachtet wurde. Die Befunde gleichen im wesentlichen den beim Laxantiencolon: Dilatation der Axone, Reduktion der Neurotubuli und Filamente, Granulaverarmung und Auftreten von Myelinfiguren. Eindrucksvoll erweist sich jedoch darüber hinaus die Ummauerung von ganzen Axonbündeln durch Amyloidfibrillen (Abb. 2). Es scheint zum Teil zu einer Fusion der Fibrillen mit der Basalmembran zu kommen.

Zusammenfassung

Die vorliegenden Untersuchungen zeigen, daß der Plexus submucosus Meißner ein zuverlässiges morphologisches Substrat zum Nachweis toxisch-degenerativer Prozesse am autonomen Nervensystem des Gastrointestinaltraktes darstellt. Die morphologische Reaktion auf Schädigungsprozesse differenter Genese scheint uniform zu sein. Ihre Differenzierung ist durch Begleitphänomene, wie z. B. die Melanose, die diabetische Mikroangiopathie oder Amyloidfibrillen möglich. Die Reduktion aller Populationen von neurosekretorischen Granula sowie der Verlust des spezifischen Leitungsapparates der Neurotransmitter hat ganz offensichtlich eine Störung der Erregungsübertragung in der Peripherie zur Folge. Die Veränderungen treten meist fokal auf. Sie erlauben bei Krankheitsprozessen auf organischer Basis eine differenzierte Betrachtungsweise ihrer morphologischen Ursachen.

Literatur

1. Battle WM, Rubin MR, Cohen S, Snape WJ (1979) Gastrointestinal-motility dysfunction in amyloidosis. N Engl J Med 301: 24–25 – 2. Brody IA, Wertlake PT, Laster L (1964) Causes of intestinal symptoms in primary amyloidosis. Arch Intern Med 113: 512–518 – 3. Clements RS (1979) Diabetic neuropathy – new concepts of its etiology. Diabetes 28: 604–611 – 4. Gilat T, Revach M, Sohar E (1969) Deposition of amyloid in the gastrointestinal tract. Gut 10: 98–104 – 5. Hosking DJ, Bennett T, Hampton JR (1978) Diabetic autonomic neuropathy. Diabetes 27: 1043–1054 – 6. Knoche H, Addicks K (1976) Morphologische Grundlagen des peripheren vegetativen Nervensystems. In: Sturm A, Birkmeyer W (Hrsg) Klinische Pathologie des vegetativen Nervensystems, Bd 1. Fischer, Stuttgart, S 1–142 – 7. Riemann JF, Zimmermann W (1978) Ultrastructural studies of colonic nerve plexuses in chronic laxative abuse. Gastroenterology 74: 1085 (Abstr) – 8. Riemann JF, Schmidt H, Zimmermann W (1979) Ultrastructural studies in diabetic autonomic neuropathy. Diabetes 28 (Suppl 2): 408 (Abstr) – 9. Riemann JF, Schmidt H, Zimmermann W (1980) Fine structure of colonic submucosal nerves in patients with chronic laxative abuse. Scand J Gastroent (in press) – 10. Rubenstein AE, Yahr MD, Mytilineou C, Bajaj K (1978) Peripheral catecholamine depletion in amyloid autonomic neuropathy. Mt Sinai J Med NY 45: 782–789 – 11. Smith B (1968) Effect of irritant purgatives on the myenteric plexus in man and mouse. Gut 9: 139–144 – 12. Smith B (1972) Pathology of the cathartic colon. Proc R Soc Med 65: 12–13 – 13. Whalen GE, Soergel KH, Geenen JE (1969) Diabetic diarrhoea – a clinical and pathyophysiological study. Gastroenterology 56: 1021–1032

Hain, P. (II. Med. Univ.-Klinik Mainz), Richter, D. (Inst. für Klin. Strahlenkunde, Mainz), Georgi, M. (Strahlenklinik der Fakultät für Klin. Medizin Mannheim der Univ. Heidelberg):
Vergleich der Wertigkeit von Cascara-Salax und X-Prep bei der Vorbereitung für Colonkontrastuntersuchungen*

Seit dem Jahre 1976 ist auch in Deutschland ein neues Colonreinigungsverfahren eingeführt, das in der kombinierten Anwendung von Magnesiumsulfat mit einem Anthrachinonglykosid aus Faulbaumrinde besteht. In unserem Klinikum wurde die Darmreinigung vor Colonkontrastuntersuchungen bisher vornehmlich mit dem Senneblatt Präparat X-Prep durchgeführt. Es stellte sich nun die Frage, ob nach Erscheinen des neuen Präparates Anlaß besteht, vom bisher geübten Verfahren abzurücken. Das neue Präparat ist als Cascara-Salax im Handel.

Methodik

Es wurden 317 Routinepatienten des Mainzer Klinikums, bei denen aus unterschiedlichen Indikationen eine Colonkontrastuntersuchung erforderlich wurde, entweder mit Cascara-Salax oder mit X-Prep vorbehandelt, wobei auf einigen Stationen zusätzlich noch Lefax gegeben wurde. Dabei hielten wir uns an die Einnahmevorschriften der Firmen. Die Beurteilung der Sauberkeit des Darmes erfolgte durch die Radiologen des hiesigen Institutes ohne Kenntnis des verwendeten Reinigungsverfahrens in drei Reinheitsgrade:

– Reinheitsgrad 1 (gut):
  Schleimhaut gut darstellbar, keine flüssigen oder festen Stuhlreste nachweisbar.
– Reinheitsgrad 2 (mittel):
  Flüssig-breiige Stuhlreste, die jedoch noch eine ausreichende Beurteilbarkeit erlauben.
– Reinheitsgrad 3 (schlecht):
  Skybala vorhanden, eine ausreichende Beurteilbarkeit ist nicht mehr gegeben.

Die Beurteilung der Radiologen wurde auf einem Fragebogen erfaßt. Mit einem weiteren Fragebogen wurden die Patienten nach ihrem subjektiven Befinden, nach besonderen Nebenwirkungen und nach dem Einhalten der Diätvorschriften befragt.

Die statistische Auswertung erfolgte im Institut für Medizinische Statistik und Dokumentation in Mainz mit Hilfe des Chi-Quadrat Testes für unabhängige Stichproben.

Ergebnisse

Die Diät- und Einnahmevorschriften wurden bei 82% der Patienten mit Cascara-Salax und 83% der Patienten mit X-Prep eingehalten. Da sich somit kein nennenswerter Unterschied in den Populationen ergab, wurden die Gesamtgruppen weiter analysiert.

Den Reinheitsgrad 1 betreffend fanden sich statistisch gesicherte Unterschiede zwischen Cascara-Salax einerseits und X-Prep mit oder ohne Lefax andererseits (Abb. 1).

Von den 179 Patienten der Cascara-Salax-Gruppe wurden 132 (74%) dem Reinheitsgrad 1 zugeordnet, waren also gut gereinigt. In der X-Prep-Gruppe waren es 48 von 138 Patienten und damit nur 35%. Dieser Unterschied ist statistisch hoch signifikant ($p < 0,001$). Deutlich ist auch der Unterschied bezüglich des Reinheitsgrades 3. In der Cascara-Salax-Gruppe waren 3%, in der Vergleichsgruppe mit X-Prep 25% schlecht gereinigt, so daß im Prinzip eine Wiederholungsuntersuchung angebracht erschien, da eine ausreichende Beurteilung nicht möglich war. Die

---
* Teilergebnisse aus der Dissertation von Herrn cand. med. D. Richter

REINIGUNGSGRAD	GUT	MITTEL	SCHLECHT	GESAMT	
CASCARA - SALAX	132 (74%)	41 (23%)	6 (3%)	179	p ≤ 0,001
X-PREP (gesamt)	48 (35%)	55 (40%)	35 (25%)	138	
CHI-QUADRAT	46,6	9,8	31,6		
p ≤	0,001	0,01	0,001		

Abb. 1. Gegenüberstellung von Cascara-Salax und X-Prep. Prozentuale Verteilung der erzielten Reinigungsgrade bei 317 Patienten

Alters- und Geschlechtsverteilung war in den beiden Gruppen nicht unterschiedlich.

Da ein Teil der Patienten in der X-Prep-Gruppe zusätzlich Lefax erhalten hatte, trennten wir in den weiteren Berechnungen die beiden Teilkollektive der X-Prep-Gruppe in eine mit und eine ohne Lefax auf.

Es ergab sich eine bessere Reinigung bei den Patienten, die zusätzlich Lefax erhalten hatten (Abb. 2). Betrachtet man die Untergruppe, die nur X-Prep erhalten hatte, so sind nur 19 von 77 Patienten gut gereinigt. Das sind also nur 25%, während der Reinheitsgrad 3 auf 35% ansteigt. Bei der Verwendung von X-Prep allein sind also über ein Drittel der Patienten schlecht gereinigt. Bei Zusatz von Lefax steigt der Prozentsatz signifikant auf 48% beim Reinheitsgrad 1 an und fällt beim Reinheitsgrad 3 auf 13% ab. Diese Änderungen sind signifikant mit $p < 0,01$.

Vergleicht man nun Cascara-Salax mit dem Teilkollektiv X-Prep plus Lefax dann stehen sich im Reinheitsgrad 1 gegenüber: 74% bei Cascara-Salax und 48% bei der Vergleichspopulation. Auch dieser Unterschied ist statistisch hoch signifikant, jedoch nicht mehr so gravierend wie in der Untergruppe mit X-Prep allein. Beim Reinheitsgrad 3 betragen die Unterschiede sogar nur 3% bei Cascara-Salax gegenüber 13% der Kombinationsbehandlung. Dieser Unterschied war statistisch nur noch mit $p < 0,02$ zu sichern.

Bei der Auswertung der Nebenwirkungen ergaben sich nennenswerte Unterschiede bezüglich der geklagten Tenesmen im Bauchbereich. Bei den ambulanten

REINIGUNGSGRAD	GUT	MITTEL	SCHLECHT	GESAMT	
X-PREP (allein)	19 (25%)	31 (40%)	27 (35%)	77	p ≤ 0,003
X-PREP u. LEFAX	29 (48%)	24 (39%)	8 (13%)	61	
CHI-QUADRAT	6,8	0,004	7,5		
p ≤	0,01	0,98	0,01		

Abb. 2. Gegenüberstellung von X-Prep und der Kombination von X-Prep mit Lefax. Prozentuale Verteilung der erzielten Reinigungsgrade bei 138 Patienten

Patienten litten 27% an Bauchschmerzen in der Cascara-Salax-Gruppe gegenüber 83% in der X-Prep-Gruppe. Dieser Unterschied ist hoch signifikant. Nur 3% bezeichneten die Schmerzen nach Cascara als schwer, 32% nach X-Prep. Ähnliche Ergebnisse finden sich auch bei den stationären Patienten. Faßt man ambulante und stationäre Patienten zusammen, beträgt das Verhältnis von stärkeren Tenesmen Cascara: X-Prep 1:10. Zehnmal häufiger klagen Patienten nach X-Prep über schwere Bauchschmerzen als nach Cascara-Salax.

Dagegen war die Stuhlfrequenz (vier und mehr Stühle) bei der Einnahme von Cascara-Salax deutlich höher als nach X-Prep ($p < 0{,}01$). Manche Patienten waren durch die Stuhlhäufigkeit deutlich beeinträchtigt.

In der Gruppe mit X-Prep wurde ein leichterer und ein schwererer Kreislaufkollaps registriert. Kopfschmerzen traten in beiden Gruppen nicht nennenswert auf.

Diskussion

Sowohl im stationären als auch im ambulanten Bereich erwies sich Cascara-Salax dem X-Prep überlegen. Die Gründe hierfür zu suchen war nicht Gegenstand der Arbeit. Bei gleicher Wirkung von Cascara und X-Prep auf die Darmmotilität könnte die Überlegenheit von Cascara-Salax auf die zusätzliche Anwendung von Magnesiumsulfat zurückzuführen sein. Auch die größere Stuhlfrequenz bei Cascara-Salax ist wahrscheinlich durch die salinische Komponente bedingt. Ein Teil des Erfolges bei Cascara-Salax wird vermutlich auch durch die strengeren diätetischen Maßnahmen erreicht. Diese erscheinen von daher berechtigt, erfordern jedoch eine intensivere Motivation besonders bei den ambulanten Patienten. Für das bessere Ergebnis der Kombination von X-Prep mit Lefax gegenüber X-Prep allein haben wir zur Zeit keine plausible Erklärung.

Zusammenfassung

Mit Cascara-Salax ist ein Darmreinigungspräparat verfügbar, das gegenüber dem Vergleichspräparat X-Prep eine sichere Überlegenheit hinsichtlich der Reinigungsfähigkeit aufweist. Erfreulicherweise treten auch in der Summe weniger Nebenwirkungen auf. Insbesondere ist die Anzahl der Patienten mit schweren Bauchschmerzen wesentlich geringer. Allerdings muß eine höhere Anzahl von Stühlen in Kauf genommen werden, was zur Belästigung der Patienten führen kann. Die strengeren diätetischen Maßnahmen erfordern bei Cascara-Salax eine intensivere Motivation der ambulanten Patienten.

Literatur

Welin S, Welin G (1976) The double contrast examination of the colon. Thieme, Stuttgart

Arnold, R., Hülst, M. v., Miñana, I., Koop, H. (Med. Univ.-Klinik Göttingen), Becker, H. D. (Chirurg. Univ.-Klinik Göttingen):
Verhalten der antralen Gastrin (G)- und Somatostatin (D)-Zellzahl sowie der immunoreaktiven Gastrin (IRG)- und Somatostatin (IRS)-Konzentration nach selektiver proximaler Vagotomie

Einleitung

Selektiv proximale Vagotomie (SPV) führt beim Menschen zu einem Anstieg der basalen und postprandialen Serum-Gastrinspiegel [2, 7, 8, 10–12, 14, 16]. Auch die Gastrinsekretion während einer Insulinhypoglykämie ist nach SPV gesteigert [15]. Die Ursache dieser vermehrten Gastrinfreisetzung nach SPV ist bis heute ungeklärt. Die naheliegende Vorstellung, daß die durch SPV verursachte Säurereduktion zu einer mangelhaften Hemmung der antralen Gastrin (G)-Zelle und so zur Hypergastrinämie führen würde, wurde kürzlich durch die Beobachtung widerlegt, daß Ansäuerung des Antrums bei Patienten nach SPV keine signifikante Abnahme der basalen Gastrinspiegel bewirkte [8].

Wir beschäftigten uns in der vorliegenden Studie mit der Frage, ob sich nach SPV die Zahl der antralen G-Zellen und die antrale Gastrinkonzentration ändern. Da eine vermehrte basale und postprandiale Gastrinfreisetzung auch dann denkbar ist, wenn die Zahl der Somatostatin produzierenden D-Zellen bzw. der antrale Somatostatingehalt abnimmt, da Somatostatin die Gastrinfreisetzung hemmt [1], untersuchen wir weiterhin die D-Zelldichte und die Samotostatinkonzentration im Antrum von Patienten nach SPV.

2. Material und Methodik

Bei 19 Patienten mit gastroskopisch gesichertem Ulcus duodeni sowie bei 11 Patienten 3 Monate nach SPV, 13 Patienten 12 Monate nach SPV und 18 Patienten 24 Monate und länger nach SPV wurden folgende Parameter bestimmt:
1. Basale (BAO) und pentagastrinstimulierte (6 μg/kg s.c.) Säuresekretion (MAO).
2. Antrale G- und D-Zelldichte: gastroskopisch gewonnene Schleimhautbiopsien aus dem präpylorischen Antrum wurden in Bouinscher Lösung fixiert, dehyriert und in Paraffin eingebettet. An 6 μm dicken Schnitten, wobei die Schnittrichtung streng vertikal zur Schleimhautoberfläche erfolgte, wurden die G- und D-Zellen immunhistologisch mittels der PAP-Technik [17] dargestellt. Verdünnung des Antigastrin- und Antisomatostatinserums 1:1000. Die Auszählung der G- und D-Zellen erfolgte an einem Zeiss-Photo-Mikroskop II, wobei der auszuwertende Schnitt so vergrößert wurde, daß die G- und D-Zellen auf einer 0,35×0,23 mm großen Fläche zur Darstellung kamen [4]. Diese Fläche diente als Bezugseinheit und umfaßt genau den Bereich, in dem die antralen G- und D-Zellen lokalisiert sind. Pro Patient wurden die G- und D-Zellen in mindestens fünf solchen Flächen von jeweils drei verschiedenen Schnitten ausgezählt.
3. Antrale Gastrin- und Somatostatinkonzentration: gastroskopisch gewonnene Schleimhautproben aus dem präpylorischen Antrum wurden bis zur Hormonbestimmung tiefgefroren. Die radioimmunologische Bestimmung erfolgte nach früher mitgeteilten Methoden [4, 13].

3. Ergebnisse

Die Ergebnisse sind im einzelnen in Tabelle 1 zusammengestellt. SPV führte zu einer signifikanten Abnahme der Säuresekretion und zu einem zu allen Zeitpunkten signifikanten Anstieg des basalen Serumgastrins. Die antrale Gastrin- und Somatostatinkonzentration änderte sich nach SPV nicht signifikant. Dagegen

Tabelle 1. Säuresekretion, basales Serumgastrin, antrale G- und D-Zellen pro Fläche, Relation von G- zu D-Zellen (G/D-Ratio) und antrale Gastrin- sowie Somatostatinkonzentration bei Ulcus duodeni-Patienten vor und nach selektiv proximaler Vagotomie

	Vor SPV	3 Monate nach SPV	12 Monate nach SPV	> 24 Monate nach SPV
BAO (mMol/h)	5,2 ± 1,5	2,0 ± 0,9[a]	1,5 ± 0,4[a]	3,2 ± 1,6
MAO (mMol/h)	45,1 ± 5,2	23,8 ± 6,1[a]	17,7 ± 4,9[a]	22,7 ± 4,5[a]
Serumgastrin (pg/ml)	36,0 ± 4,2	77,4 ± 14,2[a]	71,5 ± 16,1[a]	57,4 ± 8,0[a]
Gastrinkonzentration (µg/g)	13,9 ± 6,9	26,9 ± 17,2	20,2 ± 9,6	15,7 ± 5,1
Somatostatinkonzentration (µg/g)	1,6 ± 0,5	2,0 ± 0,9	1,2 ± 0,6	1,2 ± 0,5
G-Zellen/Fläche	38,0 ± 3,3	59,7 ± 6,1[a]	50,7 ± 5,0[a]	42,3 ± 5,4
D-Zellen/Fläche	8,6 ± 1,7	7,7 ± 1,0	5,9 ± 0,7[a]	7,8 ± 1,5
G/D-Ratio	5,0 ± 0,9	8,8 ± 1,2[a]	9,5 ± 1,6[a]	7,3 ± 1,0
n	19	11	13	18

[a] Signifikanter Unterschied gegenüber den Ulkuspatienten vor SPV

beobachteten wir 3 und 12 Monate nach SPV einen signifikanten Anstieg der antralen G-Zelldichte und 12 Monate nach SPV eine signifikante Abnahme der antralen D-Zelldichte. Die nach SPV auftretende Zunahme der antralen G-Zellen und die leichte Abnahme der D-Zellen führten zu einem Anstieg des Verhältnisses von G- zu D-Zellen, der 3 und 12 Monate nach SPV signifikant von dem bei nichtoperierten Ulkus-Patienten gefundenen Zellverhältnis verschieden war.

4. Diskussion

Bisher liegen in der Literatur keine vergleichbaren Beobachtungen über den Gastrin- und Somatostatingehalt und das Verhalten der endokrinen Zellen des Antrums nach SPV vor. Der von uns nach SPV beschriebene Anstieg der antralen G-Zelldichte kann nach einer neuesten Mitteilung auch beim Hund beobachtet werden, bei dem SPV im Unterschied zum Menschen allerdings auch einen Anstieg der antralen Gastrinkonzentration bewirkt [6]. Eine Vermehrung der antralen G-Zellen wurde darüber hinaus bei der trunkulär vagotomierten Ratte [3, 5], eine erhöhte antrale Gastrinkonzentration beim Menschen nach trunkulärer Vagotomie [9] beschrieben.

In der vorliegenden Studie fanden wir nur nach 3 und 12 Monaten, nicht aber 24 Monate nach SPV eine Vermehrung der antralen G-Zelldichte und eine Zunahme der G-/D-Zell-Ratio. Dagegen war die Zahl der antralen G- und D-Zellen mehr als 1 Jahr nach SPV trotz fortbestehender Säurereduktion und persistierender Hypergastrinämie nicht signifikant von der nichtoperierter Ulkus-Patienten verändert. Dieses Verhalten der antralen G- und D-Zellen nach mehr als 1 Jahr nach SPV spricht dafür, daß die Hypergastrinämie nach SPV nicht Folge einer persistierenden Vermehrung der antralen G-Zellen, einer persistierenden Abnahme der D-Zellen oder eines veränderten antralen Hormongehaltes ist. Als eine weitere mögliche Erklärung der Hypergastrinämie nach Vagotomie konnte kürzlich der Anstieg des intragastralen pH und ein dadurch bedingter Wegfall der Säurehemmung der antralen G-Zellen als pathogenetischer Faktor ausgeschlossen werden, da Ansäuerung des Antrums nicht zu einen Abfall der Gastrinspiegel führte [8]. Die durch SPV bedingte Hypergastrinämie ist daher möglicherweise direkte Folge der Denervierung der Parietalzellregion, wobei durch die Vagotomie offenbar intramurale Reflexbahnen des Magens beeinflußt werden, die am intakten Magen die Freisetzung von Gastrin aus der antralen G-Zelle hemmen.

Literatur

1. Arnold R, Koop H, Creutzfeldt W (1979) Vorkommen und Wirkungen von Somatostatin im Gastrointestinaltrakt. Verh Dtsch Ges Inn Med 85: 1534–1551 – 2. Bauer H, Arnold R, Track NS, Creutzfeldt W, Holle F (1975) Einfluß der selektiv proximalen Vagotomie mit und ohne Pyloroplastik auf die basale und postprandiale Gastrin-Freisetzung bei Ulcus-duodeni-Patienten. Klin Wochenschr 53: 209–214 – 3. Becker HD, Arnold R, Börger HW, Creutzfeldt C, Schafmayer A, Creutzfeldt W (1977) Influence of truncal vagotomy on serum and antral gastrin and G-cells. Gastroenterology 72: 811 – 4. Creutzfeldt W, Arnold R, Creutzfeldt C, Track NS (1976) Mucosal gastrin concentration, molecular forms of gastrin, number and ultrastructure of G-cells in patients with duodenal ulcer. Gut 17: 745–754 – 5. Delince P, Willems G, de Graef J (1978) Antral gastrin cell proliferation after vagotomy in rats. Digestion 18: 27–34 – 6. Dunn DH, Decanini C, Bonsack ME, Eisenberg MM, Delaney JP (1979) Gastrin cells populations after highly selective vagotomy in the dog. Am J Surg 137: 111–115 – 7. Feldman M, Dickerman RM, McClelland RN, Cooper KA, Walsh JH, Richardson ChT (1979) Effect of selective proximal vagotomy on food-stimulated gastric acid secretion and gastrin release in patients with duodenal ulcer. Gastroenterology 76: 926–931 – 8. Fritsch W-P, Hengels K-J (1979) Einfluß der Vagotomie auf die Serum-Gastrinspiegel. Z Gastroenterol 17: 503–510 – 9. Hughes WS, Hernandez AJ (1976) Antral gastrin concentration in patients with vagotomy and pyloroplasty. Gastroenterology 71: 720–722 – 10. Jaffe BM, Clendinnen BG, Clarke RJ, Williams JA (1974) Effect of selective and proximal gastric vagotomy on serum gastrin. Gastroenterology 66: 944–953 – 11. Korman MG, Hansky J, Coupland GAE, Cumberland VH (1972) Serum gastrin in duodenal ulcer. Part IV Effect of selective gastric vagotomy. Gut 13: 163–165 – 12. Lam SK, Chan PKW, Wong J, Ong GB (1978) Fasting and postprandial serum gastrin levels before and after highly selective gastric vagotomy, truncal vagotomy with pyloroplasty and truncal vagotomy with antrectomy: is there a cholinergic antral gastrin inhibitory and releasing mechanism? Br J Surg 65: 797–800 – 13. McIntosh C, Arnold R, Bothe E, Becker H, Köbberling J, Creutzfeldt W (1978) Gastrointestinal somatostatin: extraction and radioimmunoassay in different species. Gut 19: 655–663 – 14. Schrumpf E, Roland M, Liavag I (1974) Serum gastrin and gastric acid secretion before and after proximal gastric vagotomy. Scand J Gastroenterol 9: 115–118 – 15. Stadil F, Rehfeld JF (1974) Gastrin responce to insulin after selective, highly selective and truncal vagotomy. Gastroenterology 66: 7–15 – 16. Stadil F, Rehfeld JF, Christiansen DM (1974) Gastrin response to food in duodenal ulcer patients before and after selective or highly selective vagotomy. Br J Surg 61: 884–888 – 17. Sternberger LA, Hardy PH, Jr, Cuculis JJ, Meyer HG (1970) The unlabelled antibody enzyme method of immunohistochemistry: preparation and properties of soluble antigen-antibody complex (horseradish peroxidase-antiperoxidase) and its use in identification of spirochetes. J Histochem Cytochem 18: 315–333

Koop, H., Arnold, R. (Abt. für Gastroenterologie und Stoffwechselkrankheiten, Med. Klinik), Becker, H.D., Börger, H.W. (Klinik für Allgemeinchirurgie), Keller, H. (Abt. für Gastroenterologie und Stoffwechselkrankheiten, Med. Klinik, Univ. Göttingen):
Vagale „Pancreatic Polypeptide"-Freisetzung bei der Ulkuskrankheit: ein Indikator für den Vagotonus?

Während vagaler Stimulation (z. B. Insulinhypoglykämie) kommt es zu einer Freisetzung des vorwiegend in den Langerhansschen Inseln des Pankreas lokalisierten „pancreatic polypeptide" (PP) [1, 4]. Dieser PP-Anstieg wird durch trunkuläre Vagotomie [1, 10] und Atropin [10] völlig aufgehoben. Schwartz u.

Mitarb. [13] beobachteten eine synchrone Oszillation von basaler Magensäuresekretion und der PP-Spiegel im Serum; sie fanden außerdem einen unterschiedlichen PP-Anstieg während einer Scheinfütterung in Abhängigkeit von den basalen PP-Konzentrationen im Serum [11]. Ausgehend von diesen Beobachtungen, folgerten die Autoren, daß der Serum-PP-Spiegel als ein möglicher Indikator für den Vagotonus angesehen werden könne [13]. Diese Hypothese sollte an Patienten mit Ulcus duodeni überprüft werden.

Patientengut und Methodik

Die Studie wurde an 29 Patienten mit Ulcus duodeni (Alter 25–71, im Mittel 39 Jahre) und zehn gesunden Kontrollpersonen (Alter 22–30, im Mittel 26 Jahre) durchgeführt. Die Diagnose der Ulkuskrankheit beruhte auf der klinischen Symptomatik sowie dem endoskopischen Ulkusnachweis.

Nach 12stündigem Fasten wurde eine Magensonde plaziert und der Magensaft in 10min-Fraktionen während einer 30minütigen Basalperiode gesammelt. Anschließend erfolgte eine 20minütige Scheinfütterung („Chew and spit"-Technik) mit Schinken; der Magensaft wurde über weitere 60 min gesammelt. Blut zur Hormonbestimmung wurde während Basalperiode und Stimulationsphase entnommen. Die Bestimmung der Säurekonzentration erfolgte durch Neutralisation mit 0,1 M NaOH, die Messungen von PP und Gastrin wurden mit spezifischen und sensitiven Radioimmunoassays durchgeführt [2, 9].

Ergebnisse

Bei einem Patienten mit Ulcus duodeni (U. d.) wurden PP-Antikörper im Serum nachgewiesen. Ulcus duodeni-Patienten hatten signifikant höhere Serum-PP-Spiegel (151 ± 22 pg/ml; $n = 28$) als altersentsprechende Kontrollen (81 ± 12 pg/ml; $n = 28$; $p < 0,01$). Es bestand keine Korrelation zwischen basalen PP-Konzentrationen und basaler Säuresekretion ($r = -0,199$). Nur gelegentlich wurde ein gleichsinniges Fluktuieren von Säuresekretion und PP-Spiegeln im Serum beobachtet.

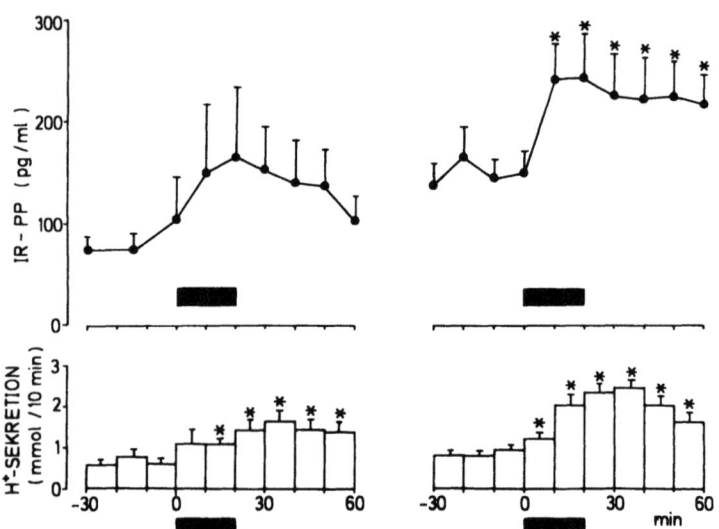

Abb. 1. Immunoreaktives „pancreatic polypeptide" (IR–PP) im Serum und Säuresekretion des Magens während einer 20minütigen Scheinfütterung (Balken). *Linker Teil:* Gesunde Kontrollpersonen ($n = 10$), *Rechter Teil:* Patienten mit Ulcus duodeni ($n = 29$), *$p < 0,05$

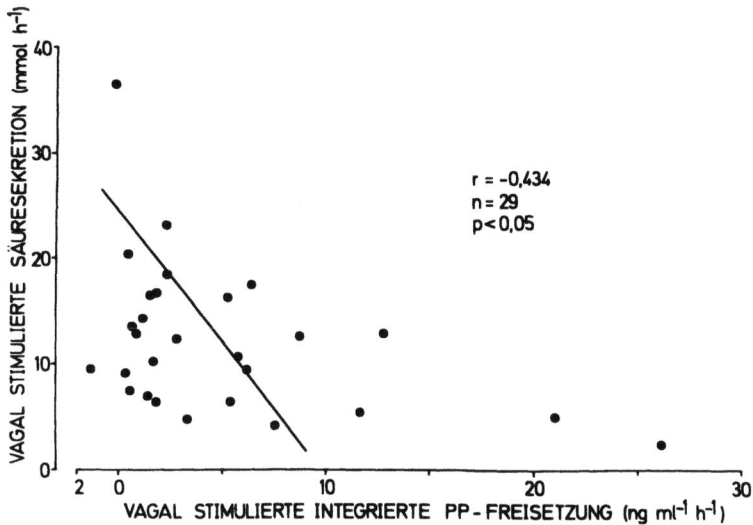

Abb. 2. Korrelation zwischen integrierter PP-Sekretion und Säuresekretion stimuliert durch eine Scheinfütterung

Bei 28 von 29 U. d.-Patienten und allen Kontrollpersonen kam es während der Scheinfütterung zu einem Anstieg der Säuresekretion (Abb. 1). Sieben von zehn Kontrollen und 25 von 28 U. d.-Patienten zeigten einen Anstieg der PP-Konzentration um mehr als 20 pg/ml. PP- und Säuresekretion wurden bei U. d.-Patienten durch die Scheinfütterung stärker stimuliert. Es bestand keine Korrelation zwischen basalen PP-Spiegeln und stimulierter Säuresekretion ($r = -0{,}314$), jedoch eine signifikante negative Korrelation zwischen integrierter PP-Sekretion und Säuresekretion während der vagalen Stimulation ($r = -0{,}434; p < 0{,}05$) (Abb. 2). Weder in der Kontrollgruppe noch bei den U. d.-Patienten kam es zu einem Anstieg des Serumgastrins.

Diskussion

Die vorgelegten Ergebnisse bestätigen kürzlich erhobene Befunde, daß die PP-Freisetzung durch eine Scheinfütterung stimuliert werden kann [3, 8, 11–13, 15]. In Übereinstimmung mit anderen Untersuchungen [12, 15] kam es bei sechs der 38 untersuchten Personen zu keinem PP-Anstieg trotz Stimulation der Säuresekretion. Es bestand weder in der Basalperiode noch während der Scheinfütterung eine Korrelation zwischen PP-Serumspiegel und Säuresekretion. Daher erscheint es zweifelhaft, ob sich die PP-Spiegel im Serum als Indikator für den Vagotonus eignen [11, 13].

Der durch Scheinfütterung hervorgerufene PP-Anstieg wird völlig durch Atropin verhindert [3, 8, 12, 13]; da Atropin weiterhin die basale und auch durch andere Stimuli verursachte PP-Sekretion fast vollständig hemmt, muß ein starker cholinerger Einfluß auf die PP-Zelle angenommen werden. Jedoch vermögen auch β-Sympathikolytika den durch Scheinfütterung erzielten PP-Anstieg zu reduzieren [8]. Diese Befunde deuten auf ein Zusammenwirken cholinerger und adrenerger Mechanismen bei der vagalen Stimulation hin.

In Gegensatz zu früheren eigenen Untersuchungen [9] änderten sich die Serumgastrinspiegel in der hier vorgelegten Untersuchung weder bei Kontrollen noch bei Patienten mit U. d. Zu ähnlich diskrepanten Befunden kam kürzlich die Arbeitsgruppe um Olbe [7, 14]. Es muß daher offenbleiben, ob Änderungen der antralen Gastrinsekretion, die mit Messungen der Gastrinkonzentration im Serum nicht erfaßt werden können, an der durch eine Scheinfütterung stimulierten Säuresekretion beteiligt sind [5, 6].

Schlußfolgerung

Die vorgelegten Ergebnisse zeigen, daß zwischen dem Ausmaß der PP-Freisetzung und der Säuresekretion während einer Scheinfütterung kein eindeutiger Zusammenhang besteht. Es erscheint daher zweifelhaft, ob sich die Serumspiegel des „pancreatic polypeptide" als Indikator für den Vagotonus eignen.

Literatur

1. Adrian TE, Besterman HS, Cooke TJC, Bloom SR, Barnes AJ, Russell RCG, Faber RG (1977) Mechanism of pancreatic polypeptide release in man. Lancet 1: 161–163 – 2. Arnold R, McIntosh C, Bothe E, Koop H (1978) Pankreatisches Polypeptid (PP). Z. Gastroenterol 16: 317–324 – 3. Feldman M, Richardson CT, Taylor IL, Walsh JH (1979) Effect of atropine on vagal release of gastrin and pancreatic polypeptide. J Clin Invest 63: 294–298 – 4. Floyd JC, Fajans SS, Pek S, Chance RE (1977) A newly recognized pancreatic polypeptide: plasma levels in health and disease. Recent Progr Horm Res 33: 519–556 – 5. Knutson U, Bergegaardh S, Olbe L (1974) The effect of intragastric pH variations on the gastric acid response to sham feeding in duodenal ulcer patients. Scand J Gastroenterol 9: 357–365 – 6. Knutson U, Olbe L (1974) Gastric acid response to sham feeding before and after resection of antrum and duodenal bulb in duodenal ulcer patients. Scand J Gastroenterol 9: 191–201 – 7. Knutson U, Olbe L, Ganguli PC (1974) Gastric acid and plasma gastrin responses to sham feeding in duodenal ulcer patients before and after resection of antrum and duodenal bulb. Scand J Gastroenterol 9: 351–356 – 8. Koop H, Arnold R, Ebert R, Creutzfeldt W (1979) Pancreatic polypeptide (PP) release during sham feeding in man: effect of atropine, propranolol and cimetidine. Dan Med Bull (Suppl 1) 26: 17 – 9. Mayer G, Arnold R, Feuerle G, Fuchs K, Ketterer H, Track NS, Creutzfeldt W (1974) Influence of feeding and sham feeding upon serum gastrin and gastric acid secretion in control subjects and duodenal ulcer patients. Scand J Gastroenterol 9: 703–710 – 10. Schwartz TW, Holst JJ, Fahrenkrug J, Lindkaer Jensen S, Nielsen OV, Rehfeld JF, Scaffalitzky de Muckadell OB, Stadil F (1978) Vagal, cholinergic regulation of pancreatic polypeptide secretion. J Clin Invest 61: 781–789 – 11. Schwartz TW, Stenquist B, Olbe L (1978) Physiology of mammalian PP and the importance of vagal regulation. In: Bloom SR (ed) Gut hormones. Churchill Livingstone, Edinburgh London New York, pp 261–264 – 12. Schwartz TW, Stenquist B, Olbe L (1979) Cephalic phase of pancreatic-polypeptide secretion studied by sham feeding in man. Scand J Gastroenterol 14: 313–320 – 13. Schwartz TW, Stenquist B, Olbe L, Stadil F (1979) Synchronous oscillations in the basal secretion of pancreatic polypeptide and gastric acid. Gastroenterology 76: 14–19 – 14. Stenquist B, Nilsson G, Rehfeld JF, Olbe L (1979) Plasma gastrin concentrations following sham feeding in duodenal ulcer patients. Scand J Gastroenterol 14: 305–311 – 15. Taylor IL, Feldman M, Richardson CT, Walsh JH (1978) Gastric and cephalic stimulation of human pancreatic polypeptide release. Gastroenterology 75: 432–437

Reiss, M., Strunz, U. (Med. Univ.-Klinik Erlangen):
Zum Abbau gastrointestinaler Hormone

Manuskript nicht eingegangen.

Hengels, K.-J., Fritsch, W.-P., Scholten, T., Müller, J. E. (Med. Klinik und Poliklinik D der Univ. Düsseldorf):
Der Sekretionsmechanismus von intragastrischem Gastrin

Die Gastrinzellen der tierischen und menschlichen Magen- und Duodenalschleimhaut setzen Gastrin ins Blut und ins Lumen frei [1, 4–6, 10]. Tierexperimentelle Untersuchungen, die sich mit der Frage beschäftigten, ob Gastrin direkt von den antralen G-Zellen ins Magenlumen sezerniert wird oder auf dem Blutweg über die nicht-G-zellhaltige Magenfundusregion das Lumen erreicht, kamen zu kontroversen Ergebnissen [1, 7, 9].

Der Sekretionsmechanismus des intragastrischen Gastrins beim Menschen ist bislang nicht untersucht worden. Die vorliegende Arbeit befaßt sich mit der Frage, ob exogen zugeführtes Pentagastrin oder endogen freigesetztes duodenales Gastrin das Magenlumen über den Blutweg erreicht.

Methodik

Es wurden zwölf gesunde, nüchterne Personen untersucht. Bei sechs Probanden wurde je eine Sonde mit ihrer Spitze ins Magenantrum und den Magenfundus gelegt. Die Basalsekretion wurde während 2 × 15 min bestimmt. Daran anschließend wurde der Magen während 10 × 15 min mit 0,15 M Natriumphosphatpuffer (pH 7, Flußrate 100 ml/15 min) perfundiert. Das Perfusat wurde sofort gekocht und neutralisiert. Die H^+-Sekretion jeder 15-min-Fraktion wurde bestimmt. Ein Aliquot des Perfusates wurde zur Bestimmung der gastrinähnlichen Aktivität eingefroren. Nach Bestimmung der basalen Magensäuresekretion wurde während 2 × 15 min 0,9% NaCl und anschließend während jeweils 2 × 15 min Pentagastrin in steigender Dosierung (0,15 – 3 – 6 – 9 µg/kg/Std in 0,9% NaCl) intravenös infundiert. Unter Basalbedingungen und am Ende jeder 15-min-Periode wurde aus einer Vene der kontralateralen Seite Blut zur Bestimmung des Serumgastrins bzw. der gastrinähnlichen Aktivität entnommen. Das Serum wurde eingefroren.

Bei sechs weiteren Probanden wurde eine modifizierte Bartelheimer-Sonde ins proximale Duodenum gelegt. Der proximale und distale Ballon wurde aufgeblasen und der dazwischen liegende Duodenalabschnitt abgeschlossen. Durch eine direkt unterhalb des proximalen Ballons gelegene Öffnung wurde während 2 × 15 min 0,15 M Natriumphosphatpuffer mit 500 KIE Trasylol° (pH 5,5 Flußrate 50 ml/15 min) und anschließend während 4 × 15 min Peptone 10% mit 500 KIE Trasylol° (pH 5,5 Flußrate 50 ml/15 min) ins Duodenum gegeben und durch direkt oberhalb des distalen Ballons gelegene Öffnungen abgesaugt. Über je eine mit ihrer Spitze ins Magenantrum bzw. den Magenfundus gelegte Sonde wurde der Magen kontinuierlich mit 100 ml 0,15 M Natriumphospatpuffer (pH 7) pro 15 min perfundiert. Das wiedergewonnene Magen- und Duodenalperfusat wurde quantitativ erfaßt, sofort gekocht, neutralisiert und eingefroren. Die H^+-Sekretion jeder 15-min-Fraktion wurde aus Aliquots des Magenperfusats bestimmt. Unter Basalbedingungen und am Ende jeder Sammelperiode wurde Venenblut zur Gastrinbestimmung entnommen. Zur Bestimmung des duodeno-gastrischen Refluxes wurde das Duodenalperfusat mit Phenolrot versetzt. Die Phenolrotkonzentration im Magenperfusat wurde photometrisch bestimmt. Die statistische Auswertung der Ergebnisse erfolgte mit dem Wilcoxon-Test für Paardifferenzen [11]. War $p < 0,05$, wurde die Nullhypothese verworfen.

Ergebnisse

Die basale Serumgastrinkonzentration der Probanden der ersten Gruppe lag bei 31 ± 14 pg/ml, die H^+-Sekretion bei 0,62 ± 0,49 mval/15 min. Unter Phosphatpufferperfusion des Magens und intravenöser Infusion von NaCl änderten sich die Werte nicht. Die pro 15 min in den Magen freigesetzte Gastrinmenge lag bei 3,87 ± 1,93 ng. Unter steigender Pentagastrinzufuhr erreichte die Säuresekretion des Magens ihr Maximum bei 6 µg/kg/Std mit 5,80 ± 1,50 mval/15 min (Abb. 1, oben). Die gastrinähnliche Aktivität im Serum erreichte ihren Gipfelwert unter

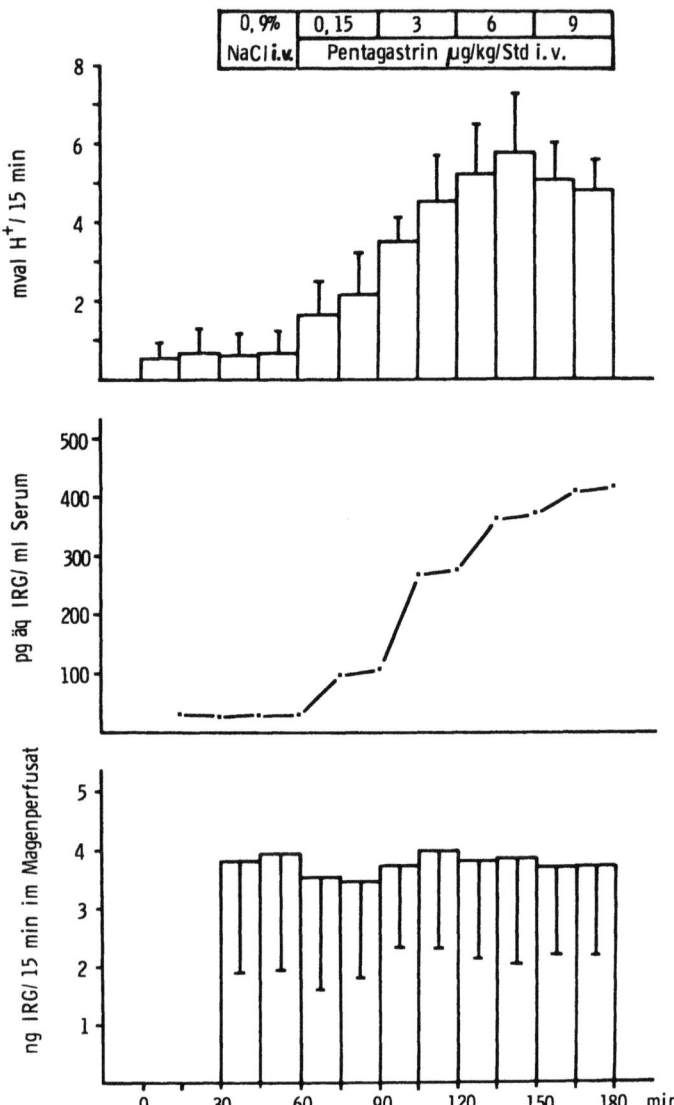

Abb. 1. Verhalten der H$^+$-Sekretion des Magens *(oben)*, des immunoreaktiven Gastrins im Serum *(Mitte)* und der pro 15 min in den Magen freigesetzten Mengen an immunoreaktivem Gastrin *(unten)* während intravenöser Infusion von 0,9% NaCl und steigenden Pentagastrindosen. Alle Werte für H$^+$-Sekretion und gastrinähnliche Aktivität im Serum unter Pentagastrininfusion signifikant gegenüber den Basalwerten erhöht, für gastrinähnliche Aktivität im Magenperfusat nicht signifikant gegenüber den Basalwerten verändert

Zufuhr von 9 µg Pentagastrin/kg/Std mit 415 ± 27 pg äq/ml (Abb. 1, Mitte). Die pro 15-min-Fraktion in den Magen sezernierte Gastrinmenge änderte sich unter Pentagastrininfusion gegenüber den basalen Werten nicht signifikant (Abb. 1, unten).

Bei der zweiten Gruppe betrug der basale Serumgastrinspiegel 33 ± 8 pg/ml, die basale Magensäuresekretion 0,36 ± 0,22 mval/15 min. Die Perfusion des Duode-

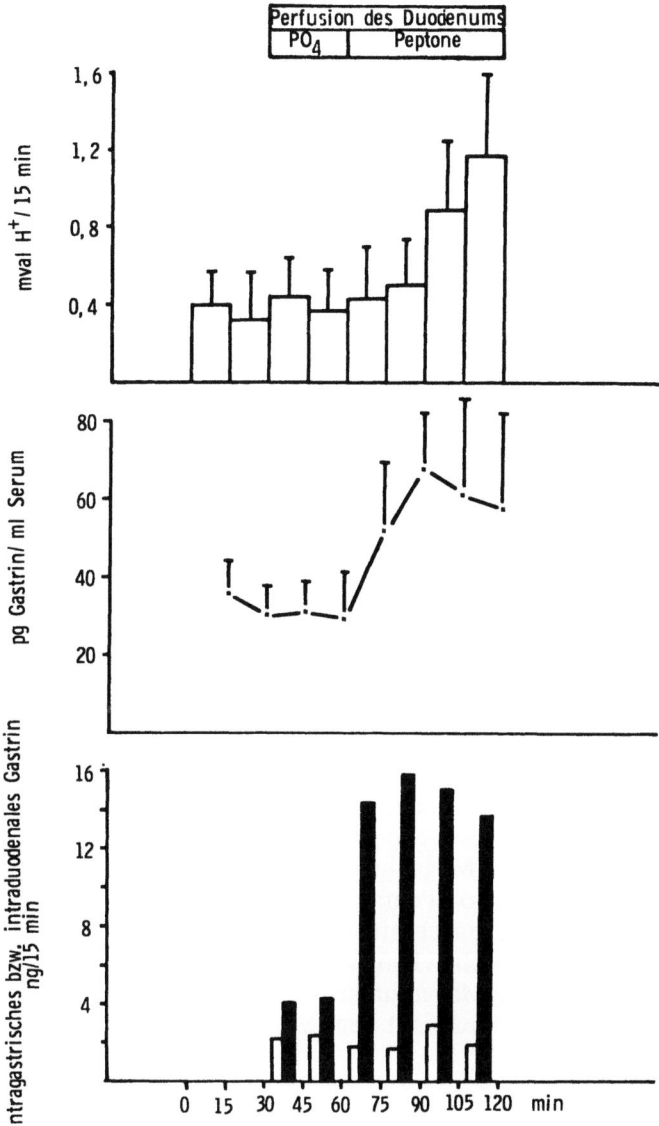

Abb. 2. Verhalten der H$^+$-Sekretion des Magens, des Serumgastrinspiegels sowie des intragastrischen bzw. intraduodenalen Gastrins unter Perfusion des Duodenums mit Phosphatpuffer (PO$_4$) bzw. Peptone

nums mit Phosphatpuffer führte zu keiner signifikanten Änderung der Werte (31 ± 11 pg/ml bzw. 0,40 ± 0,19 mval/15 min). 15 min nach Beginn der Perfusion des Duodenums mit Peptone war bereits ein signifikanter Anstieg des Serumgastrins erfolgt (Abb. 2, Mitte). Die H$^+$-Sekretion war erst in der 3. Fraktion signifikant erhöht (Abb. 2, oben). Unter Basalbedingungen lag die pro 15 min ins Magenlumen sezernierte Gastrinmenge bei 2,27 ± 1,75 ng. Die Perfusion des Duodenums mit Phosphatpuffer bzw. Peptone führte zu keiner signifikanten Änderung der ins Magenlumen freigesetzten Gastrinmengen (Abb. 2, unten). Die ins Lumen des

Duodenums sezernierten Gastrinmengen stiegen von 4,18 ± 2,13 ng/15 min (Phosphatpufferperfusion) bereits 15 min nach Beginn der Peptoneperfusion signifikant auf 14,41 ± 5,87 ng/15 min an (Abb. 2, unten), und erreichten ihr Maximum wie der Serumgastrinspiegel nach 30 min. Der duodeno-gastritische Reflux lag unter Phosphatpufferperfusion bei 1,5 ± 0,5 ml/15 min, unter Peptoneperfusion hat bei 1,4 ± 0,7 ml/15 min. Weder zwischen den Refluxvolumina der einzelnen Sammelperioden noch zwischen denen unter Phosphatpuffer bzw. Peptoneperfusion des Duodenums bestanden signifikante Unterschiede.

Diskussion

Theoretisch existieren für die Freisetzung von Gastrin ins Magenlumen zwei Möglichkeiten: 1. Gastrin wird von den Gastrinzellen in die Blutzirkulation sezerniert, gelangt so an seinen Wirkungsort in der Mucosa des Magenfundus und -corpus und wird von dort in engem Zusammenhang mit der Produktion von Magensaft ausgeschieden. 2. Die antralen G-Zellen sezernieren Gastrin direkt ins Magenlumen. Die G-Zellen haben mit ihrer apikalen Zellmembran luminalen Kontakt [2, 3]. Eine direkte, lumenwärts gerichtete Gastrinsekretion scheint somit von den morphologischen Gegebenheiten her möglich [8]. Weiterhin könnte Gastrin das Lumen über den interstitiellen Raum erreichen. Unsere Ergebnisse zeigen, daß die Perfusion des Duodenums zu einer simultanen Freisetzung von Gastrin in die Blutzirkulation und ins Lumen des Duodenums führt. Nach der Freisetzung duodenalen Gastrins kommt es zu einem Anstieg der Magensäuresekretion. Die pro Zeiteinheit in den Magen sezernierte Gastrinmenge ändert sich dabei nicht. Daraus schließen wir: 1. Die Gastrinzellen des Duodenums sezernieren Gastrin in die Blutbahn und ins Lumen des Duodenums. 2. Das aus dem Duodenum ins Blut freigesetzte Gastrin gelangt nicht durch die sezernierende Magenfundus- und -corpusmucosa ins Magenlumen.

Auch das C-terminale Gastrinanalogon Pentagastrin erreicht selbst bei extrem hohen Serumkonzentrationen, die die magensaftsezernierende Schleimhaut maximal stimulieren, das Magenlumen nicht. Pentagastrin passiert somit bei der Zirkulation zwar das Kapillarbett der Magenfundus- und -corpusschleimhaut, ist hier auch biologisch aktiv, wird aber nicht mit dem Magensaft ausgeschieden.

Schlußfolgerungen

Endogen in die Zirkulation freigesetztes Gastrin gelangt ebensowenig wie intravenös zugeführtes Pentagastrin ins Magenlumen. Gastrin erreicht das Magenlumen somit nicht über den Umweg Blut-Magensekret, sondern wird von den antralen G-Zellen direkt ins Magenlumen sezerniert.

Literatur

1. Andersson S, Nilsson G (1974) Appearance of gastrin in perfusates from the isolated gastric antrum of dogs. Scand J Gastroenterol 9: 619 − 2. Creutzfeld W, Creutzfeld C, Arnold R (1975) The gastrin-producing cells under normal and pathological conditions. Rendic Gastroenterol 7: 93 − 3. Forssmann WG, Orci L (1969) Ultrastructure and secretory cycle of the gastrin producing cell. Z Zellforsch 101: 419 − 4. Hengels K-J, Müller JE, Scholten T, Fritsch W-P (1978) Evidence for the existence of gastric juice gastrin in man and its relevance to acid secretion. Scand J Gastroenterol (Suppl 49) 13: 88 − 5. Hengels K-J, Müller JE, Scholten T, Fritsch W-P (1980) Evidence for the secretion of

gastrin into human gastric juice. Gut (in press) – 6. Hengels K-J, Scholten T, Müller JE, Fritsch W-P (1980) Nachweis der Gastrinsekretion ins Lumen des menschlichen Duodenums. Z Gastroenterol 18: 131 – 7. Jordan PH, Yip BSSC (1974) Origin of gastrin in gastric juice. Am J Surg 128: 336 – 8. Solcia E, Capella C, Buffa R, Usellini L, Fontana P, Trigerio B (1978) Endocrine cells of the gastrointestinal tract: gereral aspects, ultrastructure and tumor pathology. Adv Exp Med Biol 106: 11 – 9. Uvnäs-Wallensten K (1997) Occurrence of gastrin in gastric juice, in antral secretion, and in antral perfusates of cats. Gastroenterology 73: 487 – 10. Uvnäs-Wallensten K, Efendic S, Luft R (1978) Release of gastrointestinal hormones into duodenal lumen of cats. Hormon Metab Res 10: 173 – 11. Wilcoxon F (1947) Individual comparison by ranking methods. Biometrics 3: 119

Reimann, H.-J., Swoboda, K. (II. Med. Klinik und Poliklinik), Wendt, P., Blümel, G. (Inst. für Experimentelle Chirurgie), Schmidt, U., Rakette, S. (II. Med. Klinik und Poliklinik), Ultsch, B. (Chirurgische Klinik und Poliklinik, TU München):
Die Wirkung des HDC-Blockers (+)-Catechin auf die menschliche Magenschleimhaut bei akuten und chronischen Erkrankungen

Einleitung

Bereits 1910 entdeckten Ackermann [1], Barger u. Dale [2], daß Histamin als Produkt von Histidindekarboxylierung in Bakterien entsteht. 1936 waren es Werle et al. sowie Holz u. Heine unabhängig voneinander, die die Histidindekarboxylase erstmals im tierischen Organismus nachwiesen, die Histidin zu Histamin decarboxyliert. In den letzten Jahren hat man sich vermehrt bemüht, medikamentös die Wirkung des Histamins zu beeinflussen. Während Antihistaminika vom H_1- und H_2-Typ freigesetztes Histamin am Receptor blockieren, besteht ein anderer Weg zur Ausschaltung der Histaminwirkung: indem die Bildung gehemmt wird.

Tierexperimentell konnte gezeigt werden (Reimann et al. [7]), daß nach Gabe von (+)-Catechin bei immobilisationsgestreßten Ratten es zu einer deutlichen Verringerung der hämorrhagischen Läsionen des Magens kam. Gleichzeitig zeigten sich deutliche Schwankungen des Gewebshistamins. Mit (+)-Catechin wurde ein Medikament gefunden, das wegen seiner geringen Toxizität und seiner guten Verträglichkeit für die klinische Anwendung sehr gut geeignet erscheint, wobei in unseren Untersuchungen besonderes Augenmerk auf den Histamingehalt in der Magenmukosa gelegt wurde.

Material und Methodik

Untersucht wurden magengesunde Freiwillige, Patienten mit akuter und chronischer Gastritis sowie mit Ulcus duodenum. Die Diagnose wurde histologisch gesichert.

Die Magenbiobsien wurden mittels Gastroskopie gewonnen und die Weiterarbeitung zur Gewebshistaminbestimmung wurde in Anlehnung an Lorenz et al. [4] durchgeführt. In den Biopsien wurden in allen Magenarealen die Mastzellen angefärbt, wobei zuerst die 5 µm dicken Schnitte mit o-Phthaldialdehyd bedampft wurden (nach Ehinger et al. [3]). Dieselben Schnitte wurden danach nochmals mit Toluidinblau angefärbt (nach der Methode von Reimann et al. [5]).

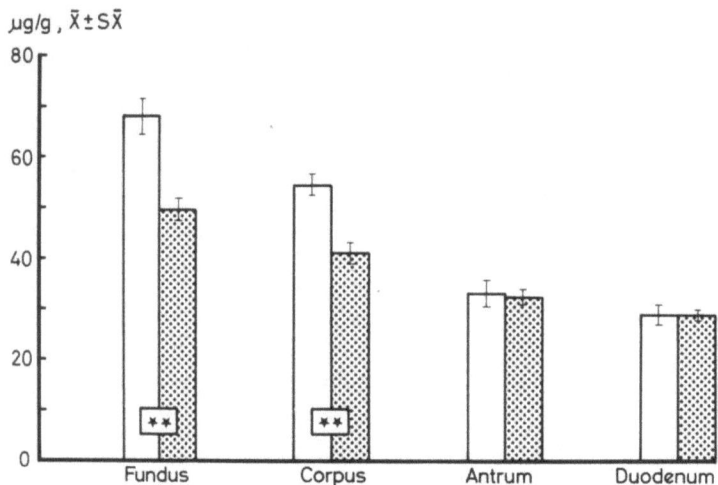

Abb. 1a. Histamingehalt in Magenbiopsien magengesunder Personen vor und nach 8tägiger Einnahme von 5000 mg (+)-Catechin/die. $n = 10$; ** = $p < 0,01$

Ergebnisse

Bei zehn gesunden Magenpatienten wurde (+)-Catechin in einer Dosis von 5 × 1000 mg 8 Tage lang verabreicht. Wie in Abb. 1a zu ersehen ist, kam es in dieser Zeit zu einer hochsignifikanten Abnahme des Gewebshistamins in Magenfundus und -corpus, während Antrum und Duodenum bei niedrigeren Ausgangswerten keine Veränderung des Histamingehaltes zeigten. Bei den Mastzellenuntersuchungen (Abb. 1b), kam es gegenüber den Toluidinblau-angefärbten Zellen zu einer Verringerung der o-PD-bedampften Zellen analog der Gewebshistaminbestimmungen.

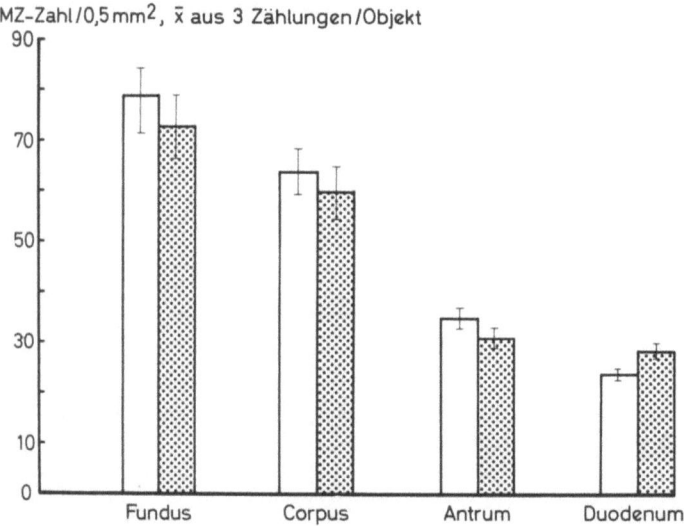

Abb. 1b. Mastzellzahl in Magenbiopsien magengesunder Personen vor und nach 8tägiger Einnahme von 5000 mg (+)-Catechin/die. o-PD-bedampfte Mastzellzählung (nach Ehinger et al.). $n = 10$

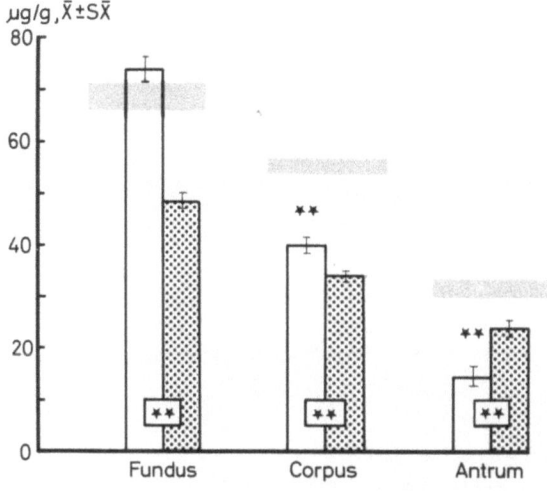

Abb. 2a. Histamingehalt in Magenbiopsien bei Patienten mit akuter Gastritis vor und nach 8tägiger Einnahme von 5000 mg (+)-Catechin/die. $n = 15$; ** = $p < 0,01$

Abb. 2a zeigt die Untersuchung bei Patienten mit akuter Gastritis, die über einen Zeitraum von 8 Tagen mit (+)-Catechin (5 × 1000 mg/Tag) behandelt wurden. Im Gegensatz zu den Normalpersonen war das Gewebshistamin im Fundus erhöht, während es im Corpus und Antrum deutlich erniedrigt war. Durch die Behandlung mit (+)-Catechin kam es zu einer Abnahme des Gewebshistamins im Fundus und Corpusbereich, während es im Antrumbereich sogar anstieg bis zu den Werten wie bei Normalpersonen.

Analog des bisherigen Untersuchungsschematas wurden Patienten mit histologisch gesicherter chronischer Gastritis untersucht. Wie in Abb. 2b ersichtlich, waren die Ausgangswerte des Gewebshistamins in Fundus und Corpus hochsignifikant vermindert, im Antrum war die Abnahme gering. Die Behandlung mit (+)-Catechin brachte keine Veränderung in diesem Zeitraum.

Die Abb. 2c zeigt die Untersuchung von Patienten mit Ulcus duodenum. Das Gewebshistamin war gegenüber dem Normalkollektiv gering erhöht. Nach

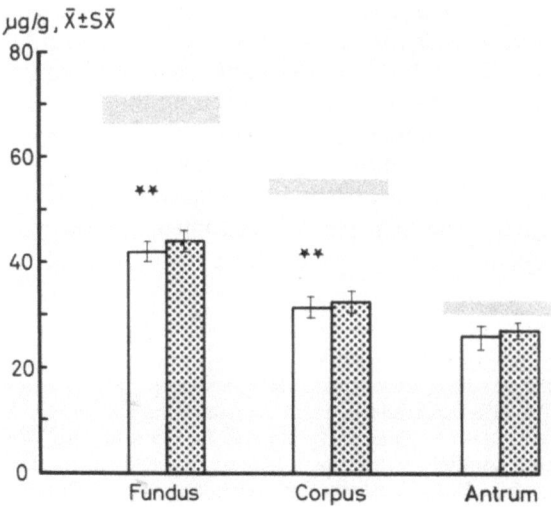

Abb. 2b. Histamingehalt in Magenbiopsien bei Patienten mit chronischer Gastritis vor und nach 8tägiger Einnahme von 5000 mg (+)-Catechin/die. Hochsignifikante Abnahme des Histamins in Fundus und Corpus gegenüber Normalpersonen. $n = 15$; ** = $p < 0,01$

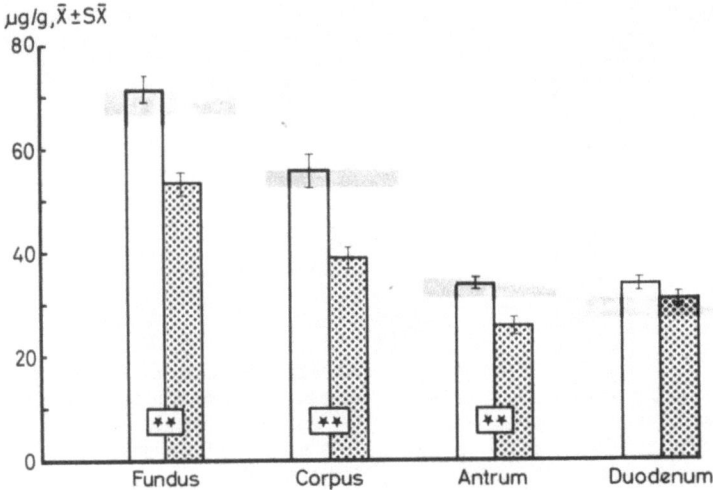

Abb. 2c. Histamingehalt in Magenbiopsien bei Patienten mit Ulcus duodeni vor und nach 8tägiger Einnahme von 5000 mg (+)-Catechin/die. $n = 15$; $** = p < 0,01$

Behandlung kam es schon nach 8 Tagen zur hochsignifikanten Abnahme des Gewebshistamins im Fundus, Corpus und Antrum. Die Abnahme im Antrum betrug immerhin schon 20%, während im Duodenum das Histamin vor und nach Behandlung gleich blieb. Die Mastzellen dieser Gruppe änderten sich in o-PD-bedampften Schnitten analog der Histaminabnahme.

Diskussion

Um die Histaminwirkung auszuschalten, gibt es mehrere Möglichkeiten; einmal kann freigesetztes Histamin am Receptor blockiert werden, wie z.B. durch die Antihistaminika von H_1- und H_2-Typ. Im anderen kann die Mastzellmembran stabilisiert werden, so daß ebenfalls vermindert Histamin zum Wirkungsort kommt und ein weiterer Weg besteht in der Hemmung der Histidincarboxylase, wie hier in der vorgelegten Arbeit untersucht wurde. Neugebauer u. Lorenz [6] konnten zeigen, daß man die saure Histidindecarboxylase auch im menschlichen Organismus findet, besonders im menschlichen Magen. Da in bestimmten akuten und chronischen Erkrankungen die Abbauwege des Histamins vermindert sind, stellt die Gabe von Histidincarboxylaseblockern, mit einer Verminderung des Histamins im Gewebe, eine sinnvolle Ergänzung zu den bisher bekannten Antihistaminika dar.

Inwieweit eine weitere Änderung des Gewebshistamins nach längerer Gabe von (+)-Catechin möglich ist, besonders bei chronischen Erkrankungen des Magens, bedarf weiterer Untersuchungen.

Literatur

1. Ackermann D (1910) Über den bakteriellen Abbau des Histidins. Hoppe Seylers Z Physiol Chem 65:504 – 2. Barger G, Dale HH (1910) The presence in ergot and physiological activity of iminazolylethylamine. J Physiol (Lond) 40:58 – 3. Ehinger B, Owman C, Sporrong B (1968) Histochemical demonstration of histamine in paraffine sections by a fluorescance method. Biochem Pharmacol 17:1997 – 4. Lorenz W, Reimann H-J, Barth H, Kusche J, Meyer R, Doenicke A, Hutzel M

(1972) A sensitive and specific method for the determination of histamine in human whole blood and plasma. Hoppe Seylers Z Physiol Chem 353: 911 — 5. Mohri K, Reimann H-J, Lorenz W, Troidl H, Werber D (1978) Histamine contents and mast cells in human gastric and duodenal mucosa. Agents Actions 8: 372 — 6. Neugebauer E, Lorenz W (1980) Evidence for the occurrence of acid (specific) histidine decarboxylase in the gastric mucosa of various manuels. A re-evaluation using a modified Schayer procedure. Agents Actions (in press) — 7. Reimann H-J, Lorenz W, Fischer M, Froelich R, Meyer H-J, Schmal A (1977) Histamine and acute haemorrhagic lesions in rat gastric mucosa: Prevention of stress ulcer formation by (+)-catechin, an inhibitor of specific histidine decarboxylase in vitro. Agents Actions 7: 69—73

Londong, W., Londong, V., Weber, T., Werder, K. v. (Med. Klinik Innenstadt, Univ. München):
Untersuchungen zur Optimierung der kombinierten Anwendung von Cimetidin und Pirenzepin beim Menschen

Die Untersuchungen von Pounder et al. [13] sowie von Blackwood and Northfield [1] haben bei Patienten mit Ulcus duodeni ergeben, daß die Verdoppelung der normalerweise verwendeten oralen Tages- oder Abenddosierungen von Cimetidin zwar eine Erhöhung der Cimetidinkonzentrationen im Blut, jedoch keine wesentlich stärkere Hemmung der nahrungsstimulierten oder der nächtlichen Magensäuresekretion bewirkt. In einer doppelblinden multizentrischen Studie [3] war nach jeweils vierwöchiger Therapie von zwei Patientenkollektiven mit 1 oder 2g/die Cimetidin keine signifikant verschiedene Abheilungsrate der Ulcera duodeni festzustellen. Wie Eversmann et al. [4] bei Probanden durch intraindividuellen Vergleich zeigen konnten, führt die Erhöhung der i.v. injizierten Cimetidindosis von 200 auf 400 mg zu einer Verdoppelung des endogenen Prolaktinanstiegs, d. h. zu einer deutlichen Zunahme einer meßbaren Nebenwirkung von parenteral verabreichtem Cimetidin. Dosissteigerung von Cimetidin bedeutet also nicht Wirkungssteigerung, sondern — wie wir auch für Pirenzepin zeigen konnten [7] — eine Zunahme des Risikos von Nebenwirkungen. Steigerung der i.v. injizierten Pirenzepindosis von 0,15 auf 0,30 und 0,40 mg/kg KG bewirkte bei Probanden keine stärkere Säuresekretionshemmung, sondern ein dosisabhängig vermehrtes Auftreten von Nebenwirkungen, vor allem von kurzdauerndem Verschwommensehen.

In eigenen Untersuchungen konnte nachgewiesen werden [8], daß die peptonstimulierte Säuresekretion von gesunden Probanden und von hyperaciden Patienten mit chronisch-rezidivierender Ulkuskrankheit und endoskopisch nachgewiesenem Ulcus duodeni durch die kombinierte i.v. Bolusinjektion von 3,0 mg/kg KG Cimetidin und 0,3 mg/kg KG Pirenzepin fast komplett, damit signifikant stärker als durch Einzelapplikation beider Pharmaka gehemmt wird. Das synchron gemessene postprandiale Serumgastrin wurde nicht signifikant verändert. Als Nebenwirkungen wurden Verminderung des Mundspeichels und Verschwommensehen angegeben sowie Prolaktinanstiege im Serum gemessen.

Aufgrund dieser Befunde wurde eine weitere Untersuchungsserie zur Fragestellung durchgeführt, ob durch reduzierte Kombinationsdosierungen von Cimetidin und Pirenzepin vergleichbare starke Säuresekretionshemmungen und gleichzeitig eine Abnahme der genannten Nebenwirkungen erzielt werden können. Es wurde also versucht, eine optimierte Kombinationsdosis von Cimetidin und Pirenzepin zu ermitteln.

Probanden und Methoden

Untersucht wurden fünf weibliche und fünf männliche gesunde normal- bis idealgewichtige Probanden mit einem mittleren Alter von 25 (22–31) Jahren, bei denen insbesondere keine anamnestischen Hinweise auf eine Oberbaucherkrankung bestanden. Alle hatten nach eingehender Information über Zweck und Durchführung der Experimente ihre schriftliche Zustimmung gegeben. Als Methode wurde die bei pH 5,5 vorgenommene und bereits beschriebene intragastrale Titration der peptonstimulierten Magensäuresekretion verwendet [7]. In synchron abgenommenen Serumproben wurde radioimmunologisch Prolaktin gemessen [18]. Subjektiv empfundene Nebenwirkungen wurden dokumentiert. Alle Untersuchungen wurden als intraindividueller Vergleich, doppelblind und nach einem vorher erstellten Randomisationsplan vorgenommen. Folgende Dosiskombinationen wurden als i.v. Bolus angewendet: 1,5 mg/kg Cimetidin plus 0,075 mg/kg Pirenzepin, 1,5 mg/kg Cimetidin plus 0,15 mg/kg Pirenzepin, 3,0 mg/kg Cimetidin plus 0,075 mg/kg Pirenzepin und 3,0 mg/kg Cimetidin plus 0,15 mg/kg Pirenzepin. Physiologische Kochsalzlösung diente als Placebo. Die Ergebnisse wurden statistisch mit dem Wilcoxon-Test für Paardifferenzen ausgewertet [15]. Signifikanz wurde bei $p < 0,01$ angenommen.

Ergebnisse

In Abb. 1 ist das mittlere Verhalten der peptonstimulierten Säuresekretion der zehn doppelblind und randomisiert untersuchten Probanden vor und nach i.v. Injektion von Placebo und der vier Dosiskombinationen von Cimetidin und Pirenzepin dargestellt. Alle vier Kombinationen führten innerhalb von 15 bis 30 min nach Injektion zu einer signifikanten, fast kompletten und während der Testdauer von 3 Std anhaltenden Sekretionshemmung. Die mit 3,0 mg/kg Cimetidin vorgenommenen Kombinationen waren im Mittel geringfügig stärker wirksam. Nur gegen Testende ergaben sich beim statistischen Vergleich aller zeitgleichen Einzelmeßpunkte signifikante Unterschiede ($p < 0,01$): ab 240 min beim Vergleich von 1,5 mg/kg Cimetidin plus 0,075 mg/kg Pirenzepin mit 3,0 mg/kg Cimetidin plus 0,075 mg/kg Pirenzepin, ab 210 min beim Vergleich von 1,5 mg/kg Cimetidin plus 0,075 mg/kg Pirenzpin mit 3,0 mg/kg Cimetidin plus 0,15 mg/kg Pirenzepin. Nach Berechnung der Gesamtsekretion pro 3 Std wurde deutlich, daß die Kombination 1,5 mg/kg Cimetidin plus 0,075 mg/kg Pirenzepin den geringsten, signifikant unterschiedlichen säuresupprimierenden Effekt hatte. Die drei übrigen Kombinationen waren bezüglich ihrer sekretionshemmenden Wirkung nicht signifikant verschieden.

Als Nebenwirkungen aller vier Dosiskombinationen wurde von den meisten Probanden eine passagere Verminderung des Mundspeichels bemerkt. Kurzdauerndes Verschwommensehen trat nur einmal nach kombinierter Injektion mit 0,15 mg/kg Pirenzepin auf. Palpitationen ohne signifikante Veränderung der Herzfrequenz wurden ein- bis dreimal, einmal auch unter Placebo angegeben. Die übrigen Nebenwirkungen wie Übelkeit, leichte Kopfschmerzen und vereinzelte Diarrhoen nach dem Test sind nicht auf die getesteten Substanzen zu beziehen. Die Prolaktinsekretion wurde durch alle vier Dosiskombinationen signifikant stimuliert; die beiden Kombinationen mit 3,0 mg/kg Cimetidin wirkten signifikant stärker und länger anhaltend als die der beiden Kombinationen mit 1,5 mg/kg Cimetidin.

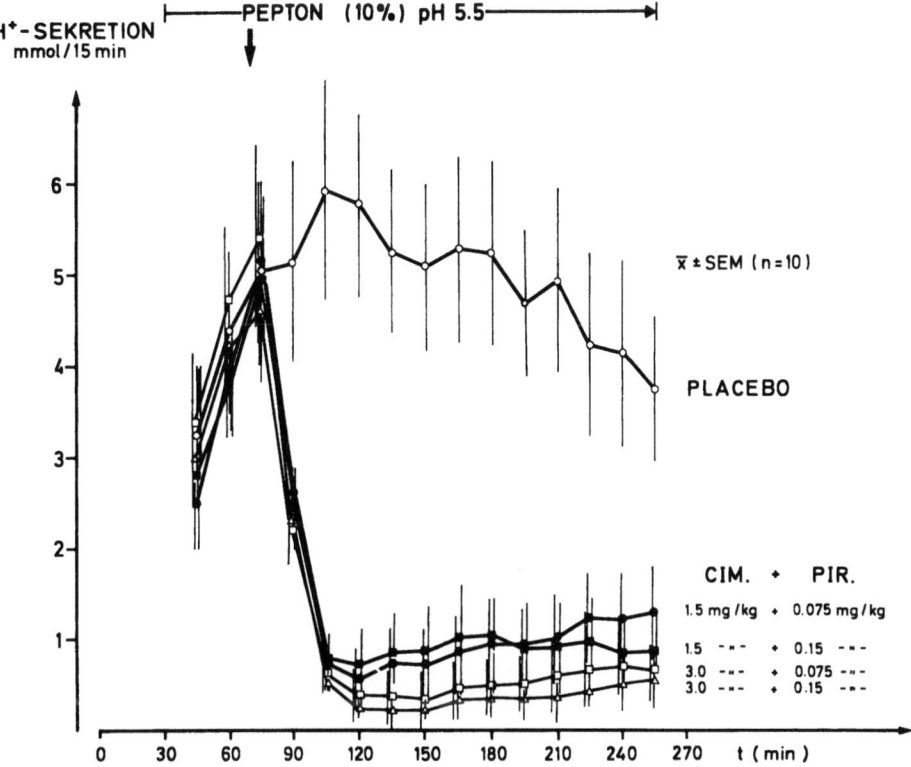

Abb. 1. Mittleres Verhalten der peptonstimulierten Magensäuresekretion von zehn doppelblind und randomisiert untersuchten Probanden vor und nach i.v. Bolusinjektion (↓) von Placebo und vier Dosiskombinationen von Cimetidin (Cim.) und Pirenzepin (Pir.). Signifikant unterschiedliche Sekretionshemmung ($p < 0,01$) ab 240 min bei Vergleich von 1,5 mg/kg Cim. plus 0,075 mg/kg Pir. mit 3 mg/kg Cim. plus 0,075 mg/kg Pir. und ab 210 min bei Vergleich von 1,5 mg/kg Cim. plus 0,075 mg/kg Pir. mit 3,0 mg/kg Cim. plus 0,15 mg/kg Pir

Diskussion

Die in reduzierten Dosierungen i.v. angewendete Kombination von Cimetidin und Pirenzepin suprimiert die peptonstimulierte Magensäuresekretion in vergleichbar starkem Ausmaß wie die von uns vorher beschriebene höhere Kombinationsdosis [7, 8]. Gleichzeitig lassen sich Nebenwirkungen beider Einzelsubstanzen deutlich vermindern: Verschwommensehen als Nebenwirkung von Pirenzepin, Stimulation der Prolaktinsekretion als meßbare Nebenwirkung von Cimetidin i.v. Eine niedrigere Kombinationsdosis als 0,075 mg/kg Pirenzepin und 1,5 mg/kg Cimetidin ist wegen der dann anzunehmenden geringeren säuresupprimierenden Wirkung nicht sinnvoll. Bei Normalgewichtigen scheint die kombinierte i.v. Injektion von 1,5 mg/kg Cimetidin und 0,15 mg/kg Pirenzepin die − in Anlehnung an Sun u. Shay [17] − „optimal effektive Dosis" zu sein. Die Wirkung dieser Kombination wird allerdings übertroffen von der Kombination Pirenzepin mit dem neuen H$_2$-Rezeptorantagonisten Ranitidin [12], die bei einer neueren Untersuchung [9] in einer kombinierten Dosis von 0,15 mg/kg bzw. 0,6 mg/kg angewendet wurden und bei hyperaciden Probanden eine komplette Hemmung der nahrungsstimulierten Säuresekretion bewirkten. Das synchron gemessene Prolaktinverhalten wurde dabei nicht verändert. Der Mechanismus und die klinische Relevanz der prolaktinstimulierenden Wirkung von Cimetidin i.v. ist nicht eindeutig geklärt [10, 16].

Die stark sekretionshemmende Wirkung der Kombination des antimuskarinisch wirkenden Pirenzepin [11, 14] mit H_2-Rezeptorantagonisten ist wahrscheinlich als synergystisch anzusehen und anhand der Rezeptortheorie der Parietalzelle zu erklären [7, 8]. Sie supprimiert die Magensäuresekretion effektiver als die von mehreren Autoren untersuchte Kombination von Metiamid oder Cimetidin mit klassischen Anticholinergika (Lit. s. [5]). Dies kann darauf bezogen werden, daß Pirenzepin — im Gegensatz zu klassischen Anticholinergika — zwischen verschiedenen peripheren muskarinischen Rezeptoren unterscheidet [6] und möglicherweise für die Parietalzelle weitgehend selektive antimuskularinische Eigenschaften hat.

Die Kombination von Cimetidin und Pirenzepin sollte unseres Erachtens als erweiterte konservative Therapie bei komplizierten, auf Monotherapie unzureichend ansprechenden Fällen von chronisch-rezidivierender Ulkuskrankheit und klinisch anzunehmender oder nachgewiesener Magenhypersekretion kontrolliert geprüft werden. Wir können die ersten günstigen Mitteilungen von Bonfils et al. [2] über die präoperative Verwendung der Kombination bei Patienten mit gesichertem Zollinger-Ellison-Syndrom bestätigen. Eine Anwendung als Streßulkusprophylaxe bei Intensivpatienten erscheint theoretisch sinnvoll und sollte untersucht werden. In München wurde mit einer multizentrischen, randomisierten Studie begonnen, bei der die kombinierte Anwendung von Cimetidin und Pirenzepin bei Patienten mit laserkoagulierten gastrointestinalen Blutungen eingesetzt und die Frage einer Rezidivblutungsprophylaxe und eventuell rascheren Abheilung von akuten und chronischen Schleimhautläsionen geprüft werden soll.

Zusammenfassung

Durch reduzierte Kombinationsdosen von Cimetidin und Pirenzepin läßt sich bei gesunden Probanden eine fast komplette Hemmung der nahrungsstimulierten Magensäuresekretion, gleichzeitig eine deutliche Verminderung von Nebenwirkungen (endogene Prolaktinstimulation nach Cinetidin i.v. und Verschwommensehen nach Pirenzepin i.v.) erreichen. Bei Normalgewichtigen wird 1,5 mg/kg KG Cimetidin plus 0,15 mg/kg KG Pirenzepin i.v. als optimal effektive Kombinationsdosis angesehen. Diese Kombination hat eine stärkere säuresupprimierende Wirkung als die von anderen Autoren getesteten Kombinationen von H_2-Rezeptorantagonisten mit klassischen Anticholinergika. Sie wird auf die an der Parietalzelle wahrscheinlich selektivere antimuskarinische Wirkung von Pirenzepin zurückgeführt.

Literatur

1. Blackwood WS, Northfield TC (1977) Nocturnal gastric acid secretion: effect of cimetidine and interaction with anticholinergics. In: Burland WL, Alison Simkins M (eds) Cimetidine — Proceedings of the second international symposium on histamine H_2-receptor antagonists. Excerpta Medica, Amsterdam Oxford, pp 124—130 - 2. Bonfils S, Mignon M, Danne O, Maria J (1977) Efficacité de traitements anti-sécrétoires combinés (cimétidine et pirenzepine) dans le syndrome de Zollinger-Ellison. Nouv Press Med 6: 3544—3545 - 3. Clinical trial (1979) Comparison of two doses of cimetidine and placebo in the treatment of duodenal ulcer: a multicentre trial. Gut 20: 68—74 - 4. Eversmann T, Landgraf R, Londong W, von Werder K (1979) Effect of cimetidine on prolactin-secretion and glucose

tolerance in man. Hormon Metab Res 11: 379–414 – 5. Feldman M, Richardson CT, Peterson WL, Walsh JH, Fordtran JS (1977) Effects of low-dose propantheline on food-stimulated gastric acid secretion. N Engl J Med 297: 1427–1430 – 6. Hammer R, Berrie CP, Birdsall NJM, Burgen ASV, Hulme EC (1980) Pirenzepine distinguishes between different subclasses of muscarinic receptors. Nature 283: 90–92 – 7. Londong W, Londong V, Prechtl R, Eversmann T (1979) Vergleichende Untersuchungen der Pirenzepin- und Cimetidinwirkung auf peptonstimulierte Säuresekretion und Serumgastrin des Menschen. In: Blum AL, Hammer R (Hrsg) Die Behandlung des Ulcus pepticum mit Pirenzepin. Demeter Verlag, Gräfelfing, S 75–82 – 8. Londong W, Londong V, Prechtl R (1979) Untersuchungen zur Effektivität von Pirenzepin und Cimetidin auf die peptonstimulierte Magensäuresekretion des Menschen. Verh Dtsch Ges Inn Med 85: 1263–1266 – 9. Londong W, Londong V, Ruthe C, Weizert P (1980) Complete inhibition of stimulated gastric acid secretion by combined application of ranitidine and pirenzepine. Acta Hepatogastroenterol (in press) – 10. Nelis GF, van de Meene, JGC (1980) The effect of cimetidine on the basal and stimulated values of prolactin, thyroid stimulating hormone, follicle stimulating hormone and luteinizing hormone. Postgrad Med J 56: 26–29 – 11. Parsons E, Bunce T, Blakemore C, Rasmussen C (1979) Pharmacological studies on the gastric antisecretory agent, pirenzepine. In: Blum AL, Hammer R (Hrsg) Die Behandlung des Ulcus pepticum mit Pirenzepin. Demeter Verlag, Gräfelfing, S 26–33 – 12. Peden NR, Saunders JHB, Wormsley KG (1979) Inhibition of pentagastrin-stimulated and nocturnal gastric secretion by ranitidine. Lancet 1: 690–692 – 13. Pounder RE, Williams JG, Hunt RH, Vincent SH, Milton-Thompson GJ, Misiewicz JJ (1977) The effects of oral cimetidine on food-stimulated gastric acid secretion and 24-hour intragastric acidity. In: Burland WL, Alison Simkins M (eds) Cimetidine – Proceedings of the second international symposium on histamine H_2-receptor antagonists. Excerpta Medica, Amsterdam Oxford, pp 189–204 – 14. Sachs G, Kasbekar DK, Berglindh T (1979) The mechanism of action of pirenzepine on gastric secretion. In: Blum AL, Hammer R (Hrsg) Die Behandlung des Ulcus pepticum mit Pirenzepin. Demeter Verlag, Gräfelfing, S 18–23 – 15. Sachs L (1978) Angewandte Statistik. Statistische Methoden und ihre Anwendungen, 5. Aufl. Springer, Berlin Heidelberg New York – 16. Spence RW, Celestin LR (1979) Gynaecomastia associated with cimetidine. Gut 20: 154–157 – 17. Sun DCH, Shay H (1956) Optimal effective dose of anticholinergic drug in peptic ulcer therapy. Arch Intern Med 97: 442–452 – 18. Werder K von, Felixberger F, Gottsmann M, Kerner W, Glöckner B (1978) An homologous human prolactin (hPRL) radioimmunoassay with an antibody against "little" hPRL. In: Radioimmunoassay and related procedures in medicine. Intern. Atomic Energy Agency, Wien, pp 43–54

Tischbirek, K., Feurle, G. E., Al Badavi, K., Helmstaedter, V. (Med. Poliklinik) Forssmann, W. G. (Anatom. Inst., Univ. Heidelberg), Lehy, T. (Hospital Bichat Paris):
Zelluläre Wirkungen von Somatostatin und Pirenzipin im Antrum der Ratte*

Somatostatin wird neuerdings auch als Pharmakon verwandt. So ist über den Gebrauch von Somatostatin in der Behandlung des Gastroduodenalulkus, bei endokrin aktiven gastrointestinalen Tumoren, bei Pankreasfisteln und bei der Pankreatitis berichtet worden [2, 3, 5, 10, 12, 13]. Dabei wird Somatostatin zum Teil während mehrerer Tage parenteral verabreicht. Bei solcher längerfristiger Anwendung sind aber nicht nur Effekte auf Sekretion, Motilität, Durchblutung, Absorption sondern auch Wirkungen auf zellulärer Ebene zu bedenken.

Methode

Deshalb injizierten wir 20 Tage lang bei 15 Ratten jeweils zweimal täglich subcutan 1,9 µg Somatostatin, im Vergleich dazu bei 10 Ratten jeweils 290 µg Pirenzipin und bei 18 Kontrollratten physiologische

* Unterstützt durch Cope gastrin, Paris

Kochsalzlösung. Am 20.Tag der Behandlung wurde den Ratten nach der letzten Injektion die feste Nahrung entzogen, 12 Std danach wurden sie durch Genickbruch getötet, der Magen entnommen. Die aufgespannten Mägen wurden mit einer Rasierklingenschablone in vier bis acht den Pylorus parallele Streifen geschnitten. Zur Extraktion wurde das Gewebe in Phosphatpuffer gekocht und homogenisiert. Von dem Homogenat wurde ein Alliquot für die DNA-Bestimmung abgezweigt [6], der Rest wurde zentrifugiert, im Überstand die Gastrinkonzentration in Verdünnungsserien von 1:1000 bis 1:100000 bestimmt.

Für die Gastrinzellzählung fixierten wir die aufgespannten Mägen in Bouinscher Lösung. Danach wurden die Mägen auf feine Drahtnetze genäht, in Paraffin eingebettet und wiederum acht den Pylorus parallele, 2 mm breite Streifen geschnitten. Von jeder Ebene fertigten wir 5,3–6,5 µm dicke Schnitte an [11]. Die Gastrinzellen färbten wir nach der Peroxidase-Antiperoxidasemethode und zählten die Zellen durch zwei unabhängige Untersucher aus, wobei nach Messung der mittleren Zellkerndurchmesser [1] die Gesamtgastrinzellzahl im Magen errechnet wurde. Als statistische Methode verwandten wir den Wilcoxon-Test für gepaarte und nichtgepaarte Stichproben.

Ergebnisse

Körper- und Magengewicht der Ratten waren nicht signifikant unterschiedlich. Die Gastrinspiegel der Somatostatin-behandelten Ratten waren mit 25 gegenüber den Kontrollratten mit 30 pg/l signifikant verschieden $p < 0,05$. Die Mittelwerte der Gastrinzellzahlen pro Magenstreifen und des gesamten Magens lagen bei den Somatostatin-behandelten Ratten signifikant höher als bei den Kontrollratten ($p < 0,025$) (Abb. 1). Die Gastrinkonzentration der einzelnen Streifen und der Gastringehalt des gesamten Magens waren nicht signifikant von der Kontrollgruppe verschieden. Der DNA-Gehalt war bei den Somatostatin-injizierten Ratten in sieben von acht Ebenen geringer als bei den Kontrolltieren (gepaarter Wilcoxon-Test $p < 0,05$).

Bei Pirenzipinbehandlung änderte sich die G-Zellzahl nicht, Gastrinkonzentration und Gastringehalt waren sowohl in den einzelnen Streifen als auch insgesamt signifikant erhöht ($p < 0,05$), der mittlere Gastringehalt pro Magen in der Pirenzipingruppe betrug 1884 ng, in der Kontrollgruppe 1286 ng (Abb. 2).

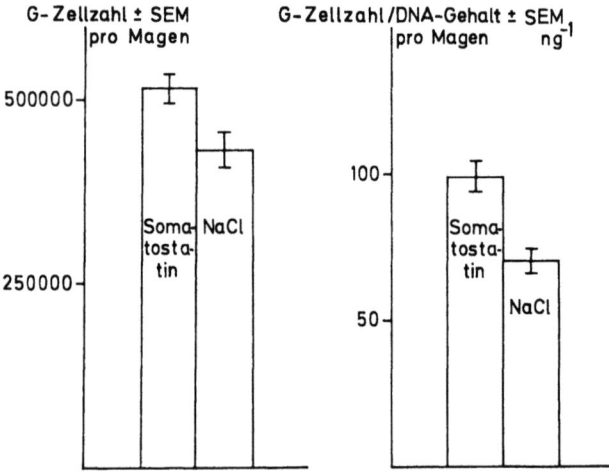

Abb. 1. Gastrinzellzahlen im gesamten Magen und das Verhältnis von Gastrinzellzahlen/DNA-Gehalt waren bei sieben Ratten nach 20tägiger Somatostatinbehandlung signifikant höher als bei sieben Kontrollratten (NaCl)

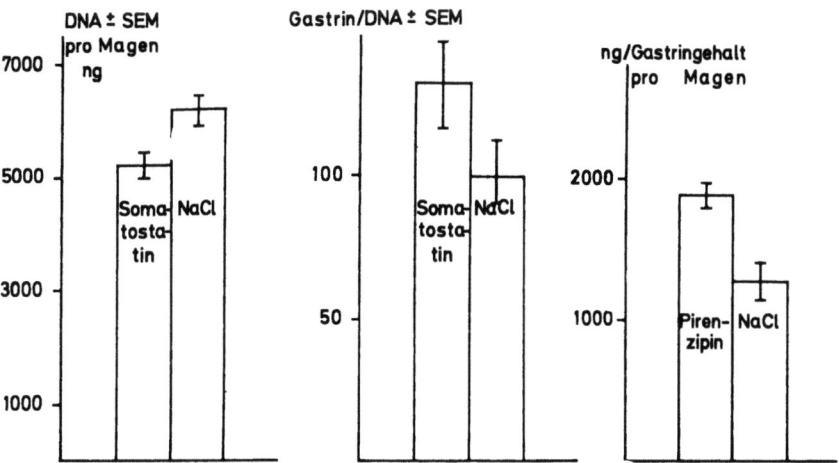

Abb. 2. Der DNA-Gehalt im Magen von acht Ratten war nach Somatostatinbehandlung signifikant gegenüber den Kontrollen ($n = 6$ NaCl) vermindert. Das Verhältnis Gastringehalt/DNA war bei den Somatostatin-behandelten Ratten erhöht. Pirenzipin (10 Ratten) führte zu einem signifikanten Anstieg des Gastringehalts im Magen gegenüber Kontrollen ($n = 5$)

Diskussion

Der Anstieg der Gastrinzellzahlen im Rattenantrum nach 20tägiger Somatostatinbehandlung erinnert an die Gastrinzellhyperplasie, die nach Vagotomie und Pyloroplastik entsteht [4] und auch dann gefunden wird, wenn das Rattenantrum ins Kolon transponiert wird [7].

Analoge Verhältnisse werden auch geschaffen, wenn irrtümlicherweise bei Menschen nach BII-Resektion ein Antrumrest am Duodenalstumpf bleibt. Auch hierbei kommt es zu einer Gastrinzellhyperplasie. Allerdings findet sich nach Vagotomie, Antrumausschaltung und Antrumtransposition ein Anstieg der Gastrinspiegel im Serum, nach Somatostatin aber fielen die Gastrinwerte ab. Trotz unterschiedlicher Mechanismen und unterschiedlicher Auswirkung auf die Gastrinspiegel scheint das gemeinsame pathogenetische Prinzip ein weitgehendes Fehlen der Säure zu sein, welches zu einer Gastrinzellhyperplasie führt.

Die Beobachtung aber, daß nach Behandlung von Ratten mit Metiamid der antrale Gastringehalt und die G-Zelldichte unverändert blieben [14], weist darauf hin, daß die fehlende Säure doch nicht der alleinige Mechanismus sein kann. Allerdings ist bei dieser Untersuchung von Witzel nicht die Gastringesamtzellzahl, sondern nur die Zelldichte (volume density) bestimmt worden. Aber auch bei der Behandlung mit Pirenzipin fand sich keine G-Zellhyperplasie. Das säurehemmende Anticholinergikum wurde in einer Dosis von 1,8 mg/kg subcutan verabreicht, wobei die nahrungsstimulierte Säuresekretion nach Lehy [8] um etwa 50% inhibiert wird. Dabei fanden wir Gastrinzellzahlen und Gastrinserumspiegel unverändert. Bei höherer Dosierung, die aber auch nur partiell die Magensäure hemmte und einer Versuchsdauer von 3 Monaten ist sogar eine Verminderung der G-Zellzahlen beschrieben worden [8]. Es läßt sich nicht feststellen, ob diese Unterschiede aus der vergleichsweise geringen Säurehemmung oder aus dem unterschiedlichen antimuskarinischen Wirkungsmechanismus des Pirenzipin resultieren.

Unsere Befunde, daß Somatostatin nicht nur die G-Zellmasse verändert, sondern außerdem zu einer Verminderung des DNS-Gehaltes im Magen führt, zeigt, da der DNS-Gehalt ein Maß für die Kernzahl aller Zellen darstellt, daß die Zellerneuerung im Magen unter Somatostatin abnimmt. Bei den Gastrinzellen scheinen aber die trophischen Effekte selektiv zu überwiegen. Die Annahme einer Verminderung der Zellerneuerung wird durch einen kürzlich erschienenen Bericht aus Paris gestützt, in dem gezeigt wurde, daß eine 8stündige Infusion von Somatostatin einen verminderten Einbau von ^{3}H-Thymidin in den Magen und eine Verminderung der DNA-Synthese bewirkt [9]. Die von uns verwandte Somatostatindosis von 34 µg/kg/die subcutan liegt im niedrigen Bereich der therapeutisch am Menschen angewandten Menge, wo von 17,5−96 µg/kg/die intravenös verabreicht wird. Die Behandlung mit Somatostatin mit den genannten Dosen führt also nicht nur zu einer Fülle hemmender Wirkung auf unterschiedliche Funktionen, sondern auch zu einer Verminderung des Zellwachstums im Magen. Die längerfristige therapeutische Anwendung von Somatostatin bietet unseres Erachtens wegen unübersehbarer funktioneller und zellulärer Folgen ein nicht kalkulierbares Risiko.

Literatur

1. Abercrombie M (1946) Estimation of nuclear populations from microtome sections. Anat Rec 94: 239−247 − 2. Bonfils S, René E, Pignal F, Rambaud JC (1979) Rebound effect after Somatostatin treatment in Verner-Morrison syndrome. Lancet 2: 476 − 3. Brunner H, Pauser G (1978) Somatostatin in der Behandlung der akuten Ulkusblutung. Wien Klin Wochenschr 90: 468−471 − 4. Delince P, Willems G, de Graef J (1978) Antral gastrin cell proliferation after vagotomy in rats. Digestion 18: 27−34 − 5. Dharmasathaphorn K, Sherwin RS, Cataland S, Jaffe B, Dobbins J (1980) Somatostatin inhibits diarrhea in the carcinoid syndrome. Ann Intern Med 92: 68−69 − 6. Giles KW, Myers A (1965) An improved diphenylamine method for the estimation of DNA. Nature 93 − 7. Lehy T, Voillemot N, Dubrasquet M, Dufougeray F (1975) Gastrin cell hyperplasia in rats with chronic antral stimulation. 68: 71−82 − 8. Lehy T, Grès L, Bonfils S (1978) Effect de l'administration prolongée d'un antisecretoire gastrique le Pirenzipin, sur les populations cellulaires de l'estomac de rat. Gastroenterol Clin Biol 2: 1001−1009 − 9. Lehy T, Dubrasquet M, Bonfils S (1979) Effect of Somatostatin on normal and gastric-stimulated cell proliferation in the gastric and intestinal mucosa of the rat. Digestion 19: 99−109 − 10. Limberg B, Kommerell B (1980) Einfluß von Somatostatin auf den Verlauf der akuten Pankreatitis. Verh Dtsch Ges Inn Med 86: (im Druck) − 11. Marengo NP (1944) Paraffin section thickness, a direct method for measurement. Stain Technol 1−10 − 12. Mattes P, Raptis S, Heil Th, Rasche H, Scheck R (1975) Extended Somatostatin treatment of a patient with bleeding ulcer. Horm Metab Res 7: 508−511 − 13. Thulin L, Samnegard H, Tydén G, Long DH, Effendić S (1978) Efficacy of Somatostatin in a patient with carcinoid syndrome. Lancet 2: 43 − 14. Witzel L, Heitz PU, Halter F, Olah AJ, Varga L, Werner O, Haecki WH (1979) Effects of prolonged administration of Metiamide on serum gastrin, gastrin content of the antrum and gastric corpus, and G-cell population in the rat. Gastroenterology 76: 945−949

Simon, B., Müller, P., Kather, H., Kommerell, B. (Med. Univ.-Klinik Heidelberg):
Die Wirkung eines Prostaglandin-Analogs auf die Pentagastrin-stimulierte Säuresekretion bei gesunden Probanden

1. Einleitung

Zahlreiche Prostaglandine haben antisekretorische und zytoprotektive Wirkungen am Magenschleimhautepithel von Tier und Mensch [2, 4, 8, 10]. Der Mechanismus der Zytoprotektion ist bisher nicht geklärt [1, 5, 6].

Untersuchungen der letzten Jahre haben gezeigt, daß Säuresekretionshemmung und Zytoprotektion durch Prostaglandine über verschiedene, voneinander klar abgrenzbare Mechanismen verlaufen [9]. Dies impliziert, daß zytoprotektive Prostaglandine, wie z. B. das natürlich vorkommende Prostaglandin $F_{2\alpha}$, nicht notwendigerweise auch antisekretorisch wirksam sein müssen [7]. Bei Prostaglandinen, die gleichzeitig antisekretorisch und zytoprotektiv wirken, tritt die Schleimhautschutzfunktion bereits in Konzentrationen auf, die deutlich unter den für die Säurehemmung notwendigen Dosen liegen [9].

Kürzlich wurde die oral wirksame Prostaglandin-ähnliche Substanz C 83 vorgestellt (Abb. 1), die die Mukussekretion beim Menschen stark zu stimulieren vermag [3]. Beim Tier erwies sich diese Substanz auch als ein Hemmer der Säuresekretion in höheren Konzentrationen.

Ziel der vorgelegten Arbeit war, die säurehemmende Eigenschaft dieses Mukus-stimulierenden Prostaglandin-Analogs beim Menschen näher zu untersuchen.

2. Methodik

Sechs gesunde männliche Probanden im Alter von 24–28 Jahren wurden untersucht. Bei allen Probanden wurde die Säuresekretion 12 Std nach der letzten Nahrungsaufnahme bestimmt. Unter Röntgenkontrolle wurde die Spitze eines Polyvinylschlauches in den Antrumbereich gelegt. C 83 in Dosen von 2000, 4000 und 6000 mg wurden in 20 ml physiologischer Kochsalzlösung suspendiert und oral verabreicht. Nach der Einnahme lagen die Probanden für $1^1/_2$ Std auf der rechten Seite. Dabei blieb der Magenschlauch verschlossen. Anschließend wurde Pentagastrin in einer Dosierung von 2 µg/kg und Stunde über $2^1/_2$ Std intravenös infundiert.

Der Magensaft wurde in 15-min-Fraktionen entnommen und das Volumen jeder Fraktion bestimmt. Die Messung der H^+-Ionenkonzentration erfolgte durch Titration von 1,5 ml Magensaft jeder 15-min-Fraktion mit 0,1mol NaOH auf pH 7,0. Acht 15-min-Fraktionen eines jeden Tests wurden für die Berechnung der Dosis-Wirkungsbeziehung verwandt. Die statistische Berechnung der Ergebnisse wurde mit dem t-Test für gepaarte Beobachtungen durchgeführt.

Strukturformel:

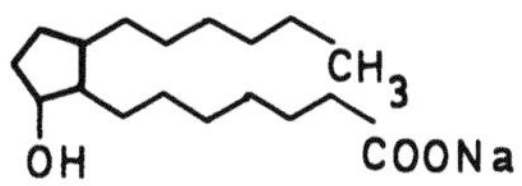

Summenformel: $C_{18} H_{33} O_3$ Na

Molekulargewicht: 320,45

Abb. 1. Struktur- und Summenformel von C 83

3. Ergebnisse und Diskussion

Während der Pentagastrin-stimulierten Kontrollperiode betrug das mittlere Magensaftvolumen 484 ± 60 ml/2 Std, die titrierbare Acidität 87 ± 8 mmol/l und die Gesamtsäure 42,27 ± 10 mmol/2 Std.

Intragastral verabreichtes C 83 hemmte die Pentagastrin-stimulierte menschliche Gesamtsäuresekretion (Abb. 2). 2000 mg C 83 reduzierten die Säuresekretion von 42,3 ± 10 mmol/2 Std (Kontrolle) auf 25,5 ± 8 mmol/2 Std (44%-Hemmung) ($n = 5$). Erhöhung der C 83-Konzentration auf 4000 mg führte zu einer weiteren Reduktion der Gesamtsäuresekretion auf 19,94 ± 7 mmol/2 Std ($n = 5$) entsprechend einer 58%-Hemmung. Eine Erhöhung der Dosis auf 6000 mg C 83 hatte keine zusätzlichen Effekt.

C 83 verursacht eine Hemmung der Säuresekretion nahezu ausschließlich über eine Reduktion der Volumensekretion (Abb. 2). Die titrierbare Acidität (mmol/l) wurde durch C 83 in dem getesteten Konzentrationsbereich nur unwesentlich beeinflußt.

Domschke et al. [3] konnten zeigen, daß das Prostaglandin-Analog C 83 nach oraler Gabe eine signifikante Zunahme des N-Acetyl-Neuraminsäuregehaltes im menschlichen Magensaft verursacht. Eindeutige Effekte zeigten sich ab einer C 83-Konzentration von 1600 mg. Da die antisekretorische Wirkung erst bei höheren Dosen zu erwarten ist, haben wir den Effekt von C 83 auf die menschliche Säuresekretion in einem Konzentrationsbereich von 2000–6000 mg getestet. Es zeigte sich, daß die Hemmung des Gesamt-„output" ausschließlich auf einer Reduktion des Sekretionsvolumens beruht. Die titrierbare Acidität wurde erst bei höheren Konzentrationen beeinflußt. Im Gegensatz zu Cimetidin hat C 83 *zwei* Angriffspunkte am Schleimhautepithel: *Hemmung der Säuresekretion* und *Stimulierung der Schleimproduktion*. Eine klinische Erprobung von C 83 erscheint deshalb beim Ulcus ventriculi aussichtsreich, bei dem häufig normacide bis hypacide Säurewerte gefunden werden.

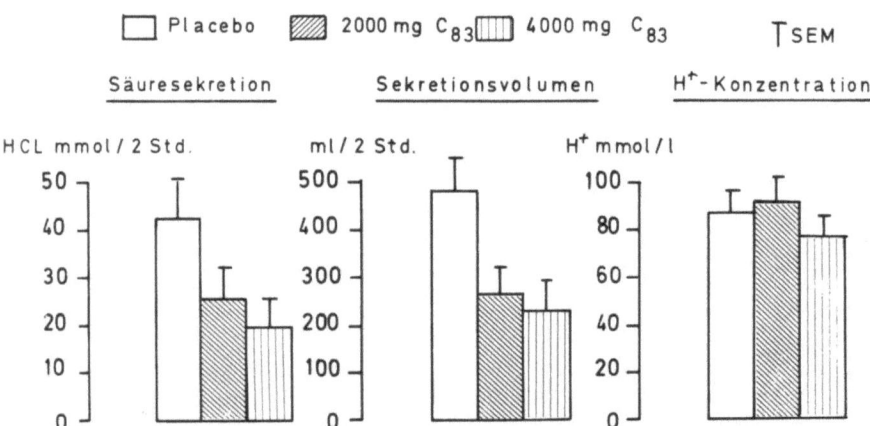

Abb. 2. Wirkung einer intragastralen Gabe von C 83 auf die Pentagastrin-stimulierte Säuresekretion (2 µg/kg und Stunde) wärend einer zweistündigen Testperiode. Es sind Mittelwerte ± SEM aus fünf Versuchen dargestellt

Literatur

1. Bolton JP, Palmer D, Cohen MM (1978) Stimulation of mucus and nonparietal cell secretion by the E_2 prostaglandins. Am J Dig Dis 23: 359 − 2. Cohen MM (1978) Mucosal protection by PG E 2. Lancet 1: 317 − 3. Domschke W, Domschke S, Hornig D, Demling L (1978) Prostaglandin-stimulated gastric mucus secretion in man. Acta Hepatogastroenterol (Stuttg) 25: 292 − 4. Ippoliti AF, Isenberg JI, Maxwell V, Noack A (1976) The effect of 16,16-dimethyl-prostaglandin E 2 on meal-stimulated gastric acid secretion and serum gastrin in duodenal ulcer patients. Gastroenterology 70: 488−491 − 5. Johansson C, Kollberg B (1979) Stimulation by intragastrically administered E 2 prostaglandins of human gastric mucos output. Eur J Clin Invest 9: 229−232 − 6. Müller P, Kather H, Simon B (1979) Der zytoprotektive Effekt der Prostaglandine. Experimentelle Befunde und klinische Bedeutung. Dtsch Med Wochenschr 104: 1853−1855 − 7. Robert A (1976) Antisecretory, antiulcer, cytoprotective and diarrheogenic properties of prostaglandins. In: Samuellson B, Paoletti R (eds) Adv Prostaglandin Thromboxane Res 507−520 − 8. Robert A, Nezamis JE, Phillips JP (1968) Effect of prostaglandin E_1 on gastric secretion and ulcer formation in the rat. Gastroenterology 55: 481−487 − 9. Robert A, Nezamis JE, Lancaster C, Hanchar AJ (1979) Cytoprotection by prostaglandins in rats. Prevention of gastric necrosis produced by alcohol, HCl, NaOH, Hypertonic NaCl, and thermal injury. Gastroenterology 77: 433−443 − 10. Robert A, Schultz JR, Nezamis JE, Lancaster C (1976) Gastric antisecretory and antiulcer properties of PG E 2 and 16,16-dimethyl-PG E 2. Gastroenterology 70: 359−370

Ruppin, H., Person, B., Domschke, W. (Med. Univ.-Klinik, Erlangen), Robert, A. (Dept. Exp. Biology, The Upjohn Company, Kalamazoo, Michigan, USA):
Prostaglandin E_2 hat zytoprotektive Wirkungen auf die Magenschleimhaut beim Menschen*

Prostaglandine (PG) vom Typ E (PGE) und A (PGA) hemmen die basale und stimulierte Säuresekretion des Magens [8]. Methylierte Derivate von Prostaglandin E_2 (PGE_2) beschleunigen die Heilung peptischer Ulcera [6]. Darüber hinaus haben verschiedene PG zytoprotektive Eigenschaften an der Magenschleimhaut der Ratte, die von der Hemmung der Säuresekretion unabhängig sind [5]. Beim Menschen ist die zytoprotektive Wirkung von PG bislang nicht beschrieben worden.

Methodik

Bei neun freiwilligen gesunden Probanden (sechs Männer, drei Frauen; Alter 22−29 Jahre) wurden transmurale Potentialdifferenz (PD) des Magens [7], gastrale Mukusproduktion [9], Volumen- und Elektrolytsekretion und die Epithelzellproliferationsrate der Magenschleimhaut [3] bestimmt. Jeder Proband nahm an drei Studien, getrennt durch Intervalle von je einer Woche teil. Jedes Experiment bestand aus zwei Kontroll- und zwei Testperioden von je 15 min Dauer. Mittels einer doppelläufigen Magensonde, deren eines Lumen die intragastrale PD-Brücke war, wurde der Mageninhalt abgesaugt und 50 ml der Test- bzw. Kontrollösung instilliert und − nach Ablauf der Versuchsperiode − der Mageninhalt komplett reaspiriert. In den Aspiraten wurden N-Azetylneuraminsäure (NANA) als Marker der Schleimsekretion, Na^+, K^+, H^+, Cl^- und Osmolalität bestimmt. In separaten Untersuchungen wurde der Magen nach Instillation und Reaspiration der Lösungen mit 3 × 500 ml isotoner Kochsalzlösung (NaCl) gewaschen und der Desoxyribonukleinsäure (DNA)-Gehalt der Waschlösung als Marker der Epithelzellproliferation gemessen. Die drei in randomisierter Reihenfolge durchgeführten Studien unterschieden sich in der Art bzw. der Aufeinanderfolge von Kontroll- bzw. Testlösungen. In Experiment 1 wurden in folgender Sequenz instilliert und reaspiriert: NaCl, 2%iges Äthanol (Lösungsmittel für

---
* Mit Unterstützung durch die Deutsche Forschungsgemeinschaft (Ru 275/1)
Sonderdruckanforderungen werden erbeten an Dr. med. Hans Ruppin, Medizinische Klinik mit Poliklinik der Universität Erlangen-Nürnberg, Erlangen, Krankenhausstr. 12, D-8520 Erlangen

PGE$_2$), 40%iges Äthanol, NaCl. Die entsprechende Sequenz in Experiment 2: NaCl, PGE$_2$ (1 mg), 40%iges Äthanol, NaCl; und in Experiment 3: NaCl, PGE$_2$ (1 mg), NaCl, NaCl. Für die statistische Auswertung der Ergebnisse (Mittelwerte ± SEM) wurde der t-Test von Student verwendet.

Ergebnisse

PGE$_2$ verursacht keine unerwünschten Nebenwirkungen. Die Ergebnisse sind in Tabelle 1 dargestellt. Das Lösungsmittel für PGE$_2$ (2%iges Äthanol) war ohne Effekt auf PD, Sekretion von NANA, Volumen und Na-Gehalt der Aspirate und die Epithelzellproliferation (DNA-Phosphatauswaschrate), stimulierte aber signifikant die H-Ionensekretion der Magenschleimhaut. PGE$_2$ bewirkte ebenfalls keine Änderung der Epithelzellproliferation, steigerte aber PD und NANA-Sekretion sowie Volumen und Na-Gehalt der Aspirate und reduzierte deren Gehalt an H-Ionen. 40%iger Äthylalkokol senkte die PD und stimulierte in noch erhebli-

Tabelle 1. Effekte von Prostaglandin E$_2$ (PGE$_2$) auf gastrale PD, Schleimsekretion, intragastrales Volumen und Na$^+$ u. H$^+$, Epithelzelldesquamation und auf die durch Äthanol bewirkten Änderungen dieser Parameter

	NaCl	L	Ä	NaCl
Experiment 1				
PD (mV)	41 ± 5	40 ± 4	15 ± 2[a]	33 ± 3
NANA (μM/Std)	24 ± 2	26 ± 1	73 ± 8[a]	34 ± 4
Volumen (ml)	25 ± 6	25 ± 5	56 ± 4[a]	25 ± 6
Na$^+$ (mM)	3 ± 1	3 ± 1	9 ± 1[a]	3 ± 1
H$^+$ (μM)	70 ± 20	220 ± 80[a]	530 ± 220[a]	130 ± 40
DNA-P (μg Atome/min)	9 ± 2	7 ± 2	25 ± 4[a]	8 ± 2
	NaCl	PGE$_2$	Ä	NaCl
Experiment 2				
PD (mV)	41 ± 2	51 ± 3[a, b]	23 ± 2	37 ± 4
NANA (μM/Std)	21 ± 5	37 ± 7[a, b]	100 ± 17[a, b]	50 ± 8
Volumen (ml)	25 ± 4	33 ± 6[a, b]	57 ± 2[a]	26 ± 5
Na$^+$ (mM)	3 ± 1	5 ± 1[a, b]	8 ± 1[a]	2 ± 1
H$^+$ (μM)	110 ± 20	60 ± 20[a, b]	130 ± 60[b]	90 ± 30
DNA-P (μg Atome/min)	11 ± 3	9 ± 4	13 ± 5[b]	7 ± 2
	NaCl	PGE$_2$	NaCl	NaCl
Experiment 3				
PD (mV)	42 ± 2	51 ± 4[a, b]	48 ± 8[a, b]	40 ± 5
NANA (μM/Std)	23 ± 3	41 ± 8[a, b]	37 ± 4[a, b]	27 ± 5
Volumen (ml)	23 ± 5	40 ± 3[a, b]	33 ± 3[a, b]	23 ± 5
Na$^+$ (mM)	3 ± 1	5 ± 0,5[a, b]	4 ± 0,5[b]	3 ± 1
H$^+$ (μM)	190 ± 30	80 ± 20[a, b]	70 ± 30[a, b]	100 ± 40
DNA-P (μg Atome/min)	11 ± 2	9 ± 3	6 ± 1[b]	4 ± 1

Mittelwerte ± SEM
Erklärung der Symbole: PD = Potentialdifferenz (Lumen elektrisch negativ gegenüber Blut); NANA = N-Azetylneuraminsäuresekretion; Volumen = Volumen des Aspirates; Na$^+$ = Na-Gehalt des Aspirates; DNA-P = Desoxyribonukleinsäure-Phosphat-Auswaschrate; H$^+$ = H$^+$-Gehalt des Aspirates
[a] = $p < 0,05$ gegenüber der Kochsalzkontrolle (NaCl desselben Experiments)
[b] = $p < 0,05$ gegenüber der entsprechenden Periode in Experiment 1

cherem Maße als PGE$_2$ den NANA-Output, das Volumen und den Na-Gehalt des Aspirates, steigert aber – im Gegensatz zu PGE$_2$ – die H-Ionenkonzentration und die Epithelzellauswaschrate des Magens. Die Vorbehandlung der Magenschleimhaut mit PGE$_2$ verhinderte die äthanolinduzierte Steigerung der Epihelzelldesquamation und H-Ionensekretion und steigerte den alkoholabhängigen NANA-Output. Im Gegensatz dazu hatte PGE$_2$ keinen Einfluß auf den alkoholbedingten Abfall der PD.

Diskussion

Die Ergebnisse zeigen, daß PGE$_2$, in der Dosis von 1 mg intragastral appliziert, die Magenschleimhaut vor der desquamatorischen Wirkung 40%igen Äthylalkohols zu schützen vermag. Dieser Befund spricht dafür, daß PGE$_2$ auch beim Menschen zytoprotektive Eigenschaften an der Magenschleimhaut besitzt. Der Mechanismus, der dieser Zytoprotektion zugrundeliegt, ist anhand der übrigen Untersuchungsergebnisse zu vermuten: PGE$_2$ stimuliert die Schleimproduktion und die Sekretion alkalischen Magensaftes. Diese Wirkungen von PGE$_2$ bzw. seiner Methylderivate sind auch bei der Ratte gezeigt worden [1, 2]. Konzentrierter Äthylalkohol hingegen löst Schleimsubstanzen aus den Becherzellen des Deckepithels heraus und zerstört den Epithelzellverband, wie durch elektronenoptische Befunde belegt worden ist [4]. PGE$_2$ wirkt höchstwahrscheinlich zytoprotektiv durch Vermehrung des Schleimgehaltes der Becherzellen und durch Kompensierung der alkoholstimulierten Säuresekretion und dadurch erhöhten Aggressivität des Mageninhaltes über die Anregung bikarbonatreicher Flüssigkeitssekretion der Magenschleimhaut.

Literatur

1. Bolton JP, Cohen MM (1979) Gut 20: 513 – 2. Bolton JP, Palmer D, Cohen MM (1978) Am J Dig Dis 23: 359 – 3. Croft DN, Pollock DJ, Coghill NF (1966) Gut 7: 333 – 4. Dinoso VP, Ming SC, McNiff J (1976) Am J Dig Dis 21: 626 – 5. Robert A, Nezamis JE, Lancaster C et al. (1979) Gastroenterology 77: 433 – 6. Rybicka J, Gibinski K (1978) Scand J Gastroenterol 13: 155 – 7. Soergel KH, Ruppin H, Whalen GE et al. (1980) Am J Physiol (in press) – 8. Waller SL (1973) Gut 14: 402 – 9. Warren L (1959) J Clin Invest 38: 755

Weihrauch, T.R. (I. Med. Klinik der Univ.), Scheidt, E. (Inst. für Statistik und Dokumentation), Ewe, K. (I. Med. Klinik, Univ. Mainz):
Wirkung von Domperidon auf die Abheilung des Ulcus ventriculi.
Eine Placebo-kontrollierte Doppelblindstudie

Die Bedeutung der Motilität für die Pathogenese und für die Abheilung des Ulcus ventriculi wird noch diskutiert. Es liegt daher nahe, den therapeutischen Effekt motilitätswirksamer Substanzen bei dieser Erkrankung zu untersuchen. 1973 konnte Hoskins erstmals in einer kontrollierten Studie nachweisen, daß Metoclopramid (in der Bundesrepublik Paspertin) ebenso wirksam in der Behandlung des Magenulcus war wie Carbenoxolon. In einer anderen Studie wurde der positive Effekt von

Metoclopramid im Vergleich zu Placebo nachgewiesen [5]. Andere Untersucher konnten diese günstige Wirkung allerdings nicht bestätigen. Das Benzimidazolderivat Domperidon (Motilium) beeinflußt die Motilität des Gastrointestinaltraktes in vergleichbarer Weise wie Metoclopramid, obwohl chemisch keine Verwandtschaft zwischen beiden Substanzen besteht. Domperidon stimuliert nach eigenen Untersuchungen die Motilität von Oesophagus, Antrum und Duodenum [6] und beschleunigt die Magenentleerung [1]. Magensekretion und Serumgastrin werden nicht beeinflußt [6]. In der vorliegenden Studie wurde die Frage untersucht, ob Domperidon, ebenso wie Metoclopramid, die Abheilung des Ulcus ventriculi günstig beeinflußt.

Patienten und Methodik

30 ambulante Patienten mit endoskopisch-bioptisch gesichertem Ulcus ventriculi wurden in die Studie aufgenommen. 23 der Patienten konnten entsprechend dem Protokoll der Studie nach 4 Wochen nachuntersucht werden. Randomisiert und doppelblind wurden zwölf Patienten mit Domperidon behandelt (sechs weibliche, sechs männliche Patienten, Alter 39–72 Jahre, Mittel 53 Jahre), elf Patienten mit Placebo (zwei weibliche, neun männliche Patienten, Alter 35–78 Jahre, Mittel 62 Jahre). In der Domperidongruppe wurde in zwei Fällen ein Doppelulcus diagnostiziert. Die Dosierung betrug 20 mg Domperidon 3 × täglich $^1/_2$ Std vor den Mahlzeiten. Antazida wurden ad libitum gegeben. Die Ulcusgröße wurde mit einer Meßsonde bestimmt. Subjektive Beschwerden (symptom score) und Nebenwirkungen wurden mit Hilfe eines standardisierten Fragebogens erfaßt, der auch zwischen den beiden Untersuchungsterminen vom Patienten täglich ausgefüllt wurde. Rauchern wurde empfohlen bis zur Abheilung des Ulcus abstinent zu bleiben. Die statistische Auswertung erfolgte mit dem Vierfeldertest nach Fisher.

Ergebnisse

1. Ulcusabheilung. Ulcusgröße und Ulcuslokalisation beider Gruppen unterschieden sich nicht signifikant (Abb. 1 und 2). In der mit Domperidon behandelten Gruppe von zwölf Patienten heilten fünf der 15 diagnostizierten Ulcera innerhalb der 4

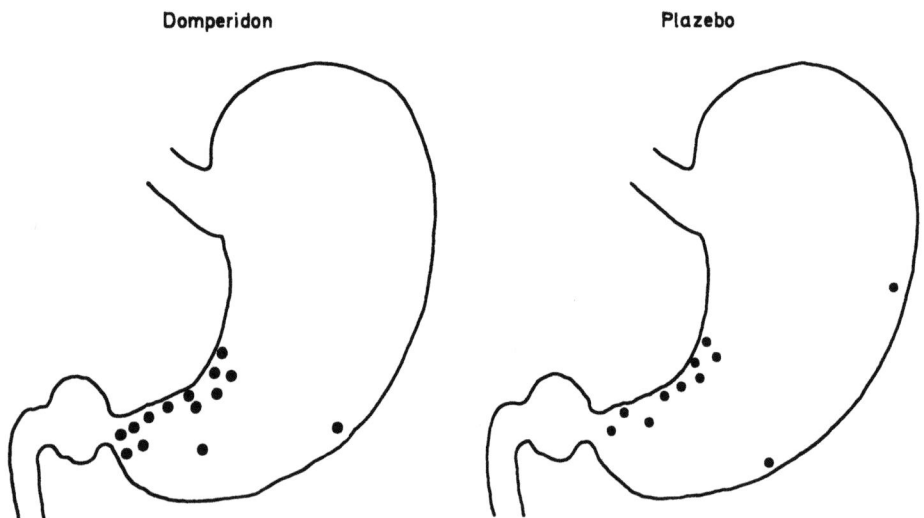

Abb. 1. Ulcuslokalisation in der Domperidon- und der Placebogruppe

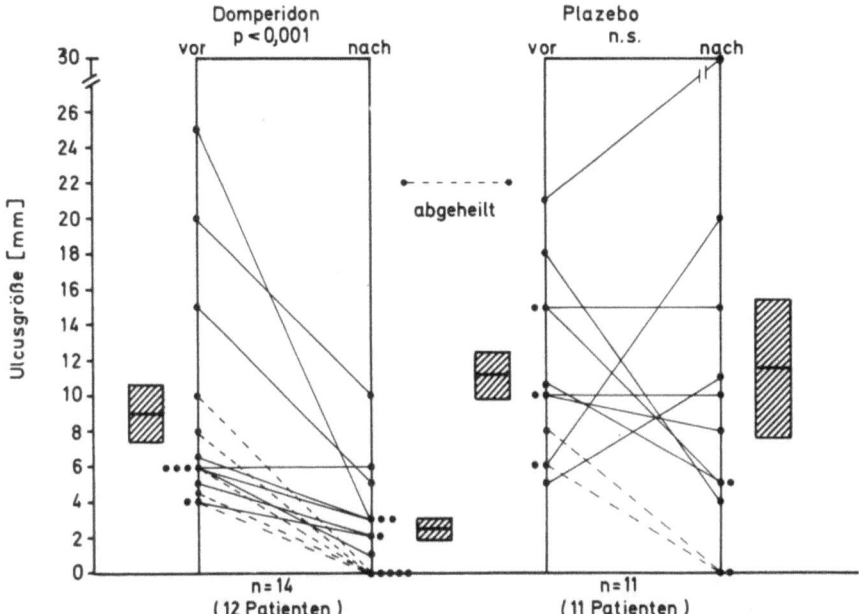

Abb. 2. Effekt von Domperidon bzw. Placebo auf die Abheilungsrate des Ulcus ventriculi

Wochen vollständig ab (= 36%). Wurde die komplette Abheilung auf Patienten bezogen, so betrug die Abheilungsrate 25% (drei von zwölf Patienten). Acht der übrigen neun Ulcera waren um mehr als 50% der ursprüglichen Größe kleiner geworden. Nur in einem Fall war die Ulcusgröße unverändert. Eine Ulcusheilung wurde also in elf von zwölf Fällen beobachtet. Nach den Kriterien von Hoskins entspricht dies einer Gesamtheilungsrate von 92% unter Domperidon. Komplikationen wurden nicht beobachtet (Abb. 2).

In der Plancebogruppe heilten zwei der elf Ulcera vollständig ab (=16%). In drei Fällen verkleinerten sich die Ulcera um mehr als 50% der Ausgangsgröße, was einer Gesamtheilungsrate von 45% entspricht (fünf von elf Patienten). In drei Fällen blieb die Ulcusgröße unverändert, in drei Fällen vergrößerte sich das Ulcus um mehr als 50% des Ausgangswertes. Dabei trat in einem Fall als Komplikation eine Penetration ein, die eine Operation notwendig machte. Der Unterschied der Heilungsraten in beiden Gruppen war signifikant ($p < 0,05$). Erwähnt sei noch, daß innerhalb der 4 Wochen in beiden Gruppen nur Ulcera abheilten, deren Durchmesser 10 mm nicht überschritten.

2. *Subjektive Beschwerden.* Sie besserten sich sowohl in der Domperidon- als auch in der Placebogruppe signifikant. Die Besserung war jedoch unter Placebo geringer, gemessen am t-Wert, der hierbei 3,0 betrug (entsprechend $p < 0,01$), verglichen mit einem t-Wert von 7,4 (entsprechend $p < 0,001$) unter Domperidon.

3. *Nebenwirkungen.* In beiden Gruppen trat in jeweils einem Fall Schwindelgefühl (Placebo) bzw. Nervosität (Domperidon) auf, sowie verstärktes Sodbrennen in einem mit Placebo behandelten Fall.

Schlußfolgerung

Auch wenn die Verkleinerungsrate von Ulcera als Beurteilungskriterium des Therapieerfolges problematisch ist [2], lassen sich dennoch Schlußfolgerungen ziehen: 1. Domperidon erhöht die Heilungsrate des Ulcus ventriculi und führt 2. rascher zur Beschwerdefreiheit als Placebo. Die Frage, durch welchen Mechanismus dieser Effekt bedingt ist, beispielsweise durch eine Beschleunigung der Magenentleerung (Verkürzung der Kontaktzeit zwischen Ulcus und Säure bzw. Pepsin) oder durch eine Verringerung des duodenogastrischen Refluxes, muß gegenwärtig noch offen bleiben. 3. Bezogen auf die vollständige Ulkusheilung bestand zwischen beiden Gruppen jedoch kein signifikanter Unterschied. Als Indikation für Domperidon könnte die Erstmanifestation eines primär unkomplizierten Ulcus ventriculi diskutiert werden. Die Frage, ob durch Kombination vom Domperidon mit einem anderen Therapieprinzip eine Steigerung der Heilungsrate erreicht werden kann, muß durch weitere Studien beantwortet werden.

Literatur

1. Broekaert A (1979) Effect of domperidone on gastric emptying and secretion. Postgrad Med J (Suppl 1) 55: 11–14 – 2. Giger M, Sonnenberg A, Kern L, Stuby K, Noll C, Weber KB, Blum AL (1979) Die Reproduzierbarkeit der Größenmessung peptischer Läsionen (Abstr). Z Gastroenterol 11: 77 – 3. Gütz HJ (1973) Metoclopramid in der Behandlung gastroenterologischer Erkrankungen. Medicamentum 14: 201 – 4. Hoskins EOL (1973) Metoclopramide in benign gastric ulceration. Postgrad Med J (July Suppl): 95–98 – 5. Kennedy T, Connell A (1973) Diskussionsbeitrag. Postgrad Med J (July Suppl): 98–99 – 6. Weihrauch TR, Förster ChF, Krieglstein J (1979) Evaluation of the effect of domperidone on human oesophageal and gastroduodenal motility by intraluminal manometry. Postgrad Med J (Suppl 1) 55: 7–10

Wienbeck, M. (Med. Univ.-Klinik D, Düsseldorf), Kuhnert, H. (Städt. Krankenhaus, 1. Med. Abt., München-Neuperlach), Rohner, H. G. (St. Barbara-Hospital, Abt. für Innere Medizin, Gladbeck), Berges, W. (Med. Univ.-Klinik D, Düsseldorf):
Medikamentös bedingte Ösophagusgeschwüre

Das Plattenepithel des Ösophagus ist gegen aggressive Substanzen schlechter geschützt als die Magenmukosa. Die pharmazeutische Industrie geht bei ihrer galenischen Zubereitung tablettierter, dragierter oder verkapselter Medikamente davon aus, daß die Speiseröhre rasch passiert und die Wirksubstanz erst im Magen oder Dünndarm freigesetzt wird. Dabei wird aber nicht berücksichtigt, daß nach Untersuchungen englischer Autoren selbst bei aufrechter Körperhaltung oral eingenommene Tabletten bei der Mehrzahl von Speiseröhrengesunden länger als 5 min im Ösophagus verweilen [4] und daß Passageverzögerungen von 20–45 min besonders in Höhe des Aortenbogens vorkommen können [2, 4]. Die Verweildauer kann noch wesentlich verlängert werden, wenn die Mendikamente nicht in aufrechter Körperhaltung heruntergespült werden. Eine Verweildauer von 5–10 min jedoch genügt, um Gelatinekapseln aufzulösen [5]. Es ist auch bei anderen galenischen Zubereitungen wahrscheinlich, daß innerhalb von 20 min und mehr

Wirkstoffe von Pharmaka bereits im Ösophagus freigesetzt werden und bei entsprechender Aggressivität lokal schleimhautschädigend wirken können. Dies soll anhand eingehender Beobachtungen innerhalb der letzten 2 Jahre belegt werden.

Kasuistik

Sieben Patienten (drei Männer und vier Frauen, im Alter von 19–82 Jahren) kamen wegen akut einsetzender Schmerzen, die hinter das Brustbein, in einem Fall in die Halsregion lokalisiert wurden, und wegen Odynophagie innerhalb von 1–9 Tagen zur endoskopischen Untersuchung. Vorausgegangen war bei sechs Kranken eine abendliche Medikamenteneinnahme ohne oder mit wenig Flüssigkeit kurz vor dem Zubettgehen. Meist bereits in der Nacht erwachten die Patienten mit heftigen brennenden Schmerzen hinter dem Brustbein. Schlucken von Flüssigkeit und Speisen verschlimmerte die Beschwerden. Zwei Kranke nahmen in Unkenntnis der Ursache das schädigende Medikament noch über einige Tage weiter ein. Die für die Beschwerden ursächlich anzuschuldigenden Pharmaka waren bei drei jungen Frauen Filmtabletten von Emeproniumbromid (Ripirin 200), die seit wenigen Tagen wegen Pollakisurie verordnet worden waren, in einem Fall Filmtabletten von Pivampicillin (Maxifen), in einem weiteren Fall Ampicillintabletten und schließlich Bruchstücke einer Retardtablette des Psychopharmakons Thioridazin (Melleril retard). Eine 82jährige Diabetikerin mit Zustand nach apoplektischem Insult klagte über Schmerzen hinter dem Kehlkopf nach Einnahme von Glibenclamid-Tabletten (Euglucon 5).

Endoskopie

Bei allen Patienten zeigten sich endoskopisch Schleimhautdefekte in der Speiseröhre. Diese waren bei fünf Kranken im oberen bis mittleren Drittel 23–30 cm ab Zahnreihe (Z.R.) gelegen. Nur in einem Fall fand sich die Veränderung in der unteren Speiseröhre 35 cm ab Z.R. Bei der 82jährigen Diabetikerin waren die Ulcera am Ösophaguseingang 18 cm ab Z.R. gelegen. Fünf Patienten wiesen gleichzeitig mehrere Ulcerationen auf, die gewöhnlich in einem Niveau zirkulär angeordnet waren. Der Durchmesser der Geschwüre betrug 1 cm und mehr. Bei zwei Kranken waren noch retinierte Tablettenreste innerhalb der Schleimhautdefekte erkennbar.

Die histologische Untersuchung zeigte weitgehend strukturlose Epithelnekrosen mit leukozytärer Infiltration der Umgebung. Es fand sich kein Anhalt für eine Infektion mit Herpes simplex- oder Zytomegalie-Viren.

Röntgen und Manometrie

Röntgenuntersuchungen wurden nur bei drei Patienten durchgeführt. Dabei waren keine Wandveränderungen erkennbar. Lediglich bei einem Patienten stellten sich passager segmentäre Kontraktionen dar.

Drei Kranke kamen zur manometrischen Untersuchung, ein Kranker allerdings erst 3 Wochen nach der Schädigung; zu diesem Zeitpunkt war der Befund normal. Bei den anderen beiden Patienten zeigten sich während der Akutphase in einem Fall repetitive salvenartige Kontraktionsfolgen, im anderen eine Motorik mit sehr schwachen Kontraktionsamplituden (Abb. 1a). Die manometrische Verlaufskontrolle ergab 1 Monat nach der Schädigung jeweils einen Normalbefund (Abb. 1b). Weder röntgenologisch noch pH-metrisch ließ sich bei den drei manometrisch untersuchten Patienten gastroösophagealer Reflux nachweisen.

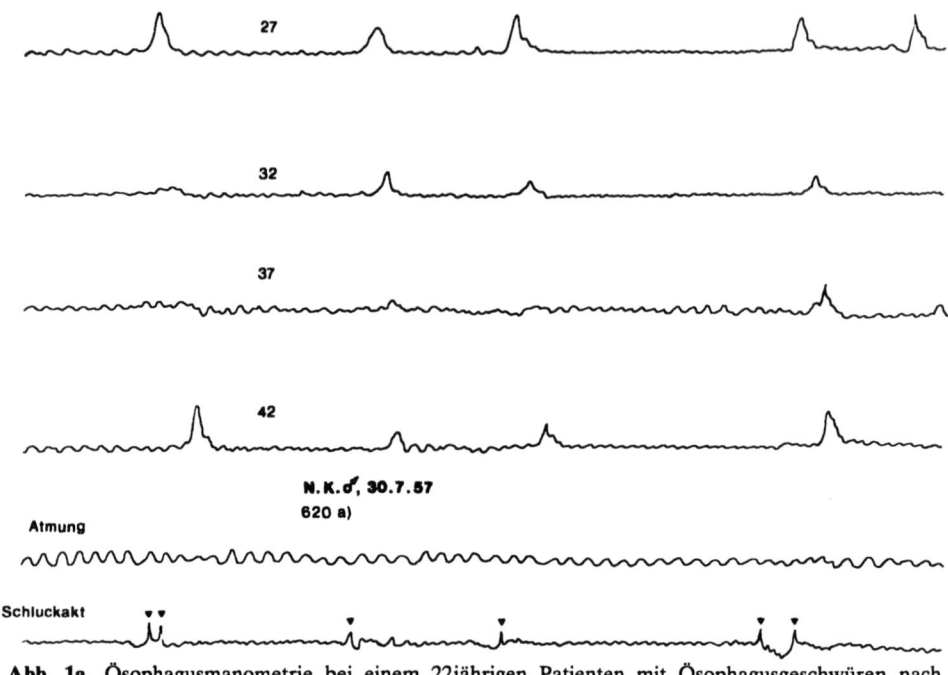

Abb. 1a. Ösophagusmanometrie bei einem 22jährigen Patienten mit Ösophagusgeschwüren nach Thioridazineinnahme (3 Tage nach Beginn der Retrosternalschmerzen). An den vier Druckmeßpunkten (27, 32, 37 und 42 cm ab Zahnreihe) fallen sehr niedrige Kontraktionsamplituden auf. Der Kontraktionsablauf erfolgt peristaltisch

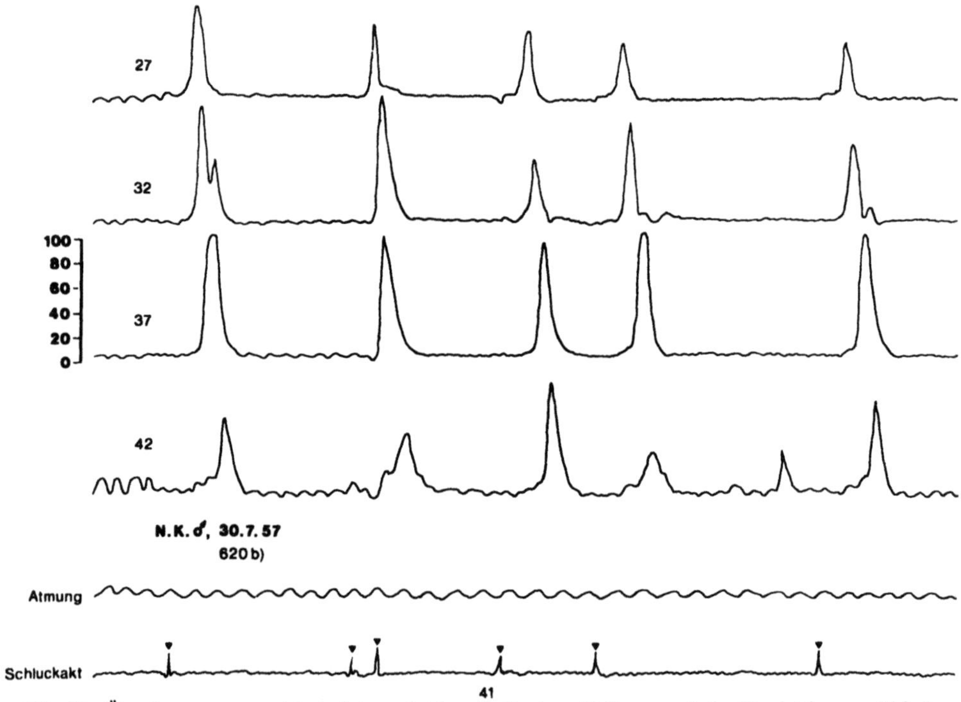

Abb. 1b. Ösophagusmanometrie bei dem gleichen Patienten, 38 Tage nach der Registrierung Abb. 1a. Die Kontraktionen sind jetzt normal kräftig, der Kontraktionsablauf normal

Verlauf

Bei allen sieben Kranken trat nach Absetzen der Medikation rasch symptomatische Besserung der Retrosternalschmerzen und der Odynophagie ein. Diese Beschwerden verschwanden innerhalb von 1–3 Wochen vollständig. Endoskopische Kontrollen bei vier Patienten zeigten die Geschwüre innerhalb von 10–30 Tagen abgeheilt.

Diskussion

Zahlreiche Medikamente können in der Speiseröhre Schleimhautdefekte setzen, wenn hier ihre Wirkstoffe in konzentrierter Form und über längere Zeit zur Einwirkung kommen. Mukosaschäden im Ösophagus sind beschrieben nach Einnahme von Kaliumchlorid [7], Emeproniumbromid [1], Tetrazyklinen [3], Clindamycin, Ampicillin, Pivampicillin, Phenoxymethylpenicllin-Kalium [6], Eisenpräparaten [6], Thioridazin und Glibenclamid. Der lokale Schädigungsmechanismus dürfte bei den einzelnen Substanzen unterschiedlich sein. Vom Doxycyclin konnte gezeigt werden, daß es in hoher Konzentration eine ausgesprochene zytolytische Aktivität entfaltet, offenbar infolge einer Einlagerung in die Zellmembran [5]. Eine spezifische Aufnahme in die Basalzellschicht wurde für den Zerfall des Epithels und der anschließenden Ulcusschädigung verantwortlich gemacht. Demgegenüber scheinen pH-Verschiebungen keine wesentliche Rolle zu spielen [6]. Andere Substanzen wirken möglicherweise infolge ihrer starken hygroskopischen Eigenschaften zellzerstörend [1].

Wie unsere manometrischen Untersuchungen zeigen, wird neben der Mukosa auch die Tätigkeit der Muscularis propria während der akuten Schädigung in Mitleidenschaft gezogen. Diese Veränderungen waren voll reversibel. Für primäre Motilitätsstörungen als begünstigenden Faktor bei der Medikamentenschädigung fand sich bei unseren Patienten kein Anhalt. Lediglich bei der 82jährigen Diabetikerin mit Zustand nach apoplektischem Insult scheint eine Innervationsstörung am Ösophaguseingang eine Rolle für die hier gelegenen Ulcerationen mit Tablettenresten von Glibenclamid gespielt zu haben.

Die Therapie besteht im Weglassen des anzuschuldigenden Medikamentes. Ob daneben Antacida, H$_2$-Rezeptorantagonisten u. ä. die Heilung beschleunigen, konnte bisher nicht überzeugend belegt werden. Erstaunlicherweise hinterlassen selbst tiefe und ausgedehnte medikamentös bedingte Ösophagusgeschwüre nur selten narbige Strikturen oder sonstige Spätfolgen. Offenbar führt der heftige Retrosternalschmerz meist zu einer rechtzeitigen Beendigung der Schädigungsursache.

Schlußfolgerungen

Wichtiger als die Therapie ist die Prophylaxe. Alle aufgeführten Medikamentenzubereitungen sollten nur mit reichlich Flüssigkeit eingenommen und heruntergespült werden. Eine abendliche Medikamenteneinnahme vor dem Zubettgehen ist zu vermeiden. Diese Hinweise sollten deutlich erkennbar auf dem Beipackprospekt der Pharmaka angebracht werden. Da die Liste der potentiell die Ösophagusmukosa schädigenden Medikamente bisher aber sicher unvollständig ist und mit zunehmender Aufmerksamkeit und frühzeitigem Einsatz der Endoskopie noch zahlreiche weitere Pharmaka hinzu kommen werden, wäre eine generelle Empfehlung dieser Vorsichtsmaßnahmen bei der Einnahme von Tabletten, Kapseln und Dragees zu erwägen.

Literatur

1. Berges W, Rohner HG, Wienbeck M (1980) Ösophagusulkus nach Einnahme von Emeproniumbromid. Leber Magen Darm 10: 37–40 – 2. Collins FJ, Matthews HR, Baker SE, Strakova JM (1979) Drug-induced oesophageal injury. Br Med J 1: 1673–1676 – 3. Crowson TD, Head LH, Ferrante WA (1976) Esophageal ulcers associated with tetracycline therapy. JAMA 235: 2747–2748 – 4. Evans KT, Roberts GM (1976) Where do all the tablets go? Lancet 2: 1237–1239 – 5. Giger M, Sonnenberg A, Brändli H, Singeisen M, Güller R, Blum AL (1978) Das Tetracyclin-Ulkus der Speiseröhre. Klinisches Bild und in vitro-Untersuchungen. Dtsch Med Wochenschr 103: 1038–1040 – 6. Kobler E, Nüesch HJ, Bühler H, Jenny S, Dehle P (1979) Medikamentös bedingte Ösophagusulzera. Schweiz Med Wochenschr 109: 1180–1182 – 7. Rosenthal T, Adar R, Militianu J, Deutsch V Esophageal ulceration and oral potassium chloride ingestion. Chest 65: 463–465

Sonnenberg, A., Berges, W., Wienbeck, M. (Med. Klinik D der Univ. Düsseldorf), Lepsien, G., Siewert, J. R. (Klinik für Allgemeinchirurgie der Univ. Göttingen), Blum, A. L. (Med. Klinik am Stadtspital Triemli, Zürich):
Welche Faktoren beeinflussen den Erfolg einer konservativen Behandlung der Refluxösophagitis?*

Einleitung

Die Refluxösophagitis läßt sich bei 20–100% der Patienten erfolgreich mit Cimetidin [4, 13, 16], Carbenoxolon [10], Metoclopramid [9], Antazida [5] und Alginsäure [15] behandeln. Ein chirurgisches Vorgehen führt bei 70–95% der Patienten zu einem Therapieerfolg [12]. Die Indikation zum chirurgischen Vorgehen wird zumeist erst nach dem Versagen einer konservativen Therapie gestellt [1, 12]. Ein Therapieerfolg ließe sich möglicherweise häufiger und rascher erzielen, wenn für die konservative Therapie nur die Patienten selektioniert werden könnten, bei denen schon vorher mit großer Wahrscheinlichkeit eine Abheilung der Ösophagitis vorauszusagen wäre. Alle anderen Patienten könnten unmittelbar einer chirurgischen Therapie zugeführt werden. In dieser Studie wurde deshalb untersucht, welche Faktoren außer einer für alle Patienten gleich gewählten Cimetidinmedikation den Ausgang einer konservativen Behandlung der Refluxösophagitis beeinflussen und eine Prognose des Therapieerfolges erlauben.

Methode

Nur Patienten mit endoskopisch sichtbaren Läsionen der Ösophagusschleimhaut wurden in die Studie aufgenommen. Die Läsionen wurden wie folgt unterteilt [11]: „leichte Ösophagitis" (Grad I und II nach Savary und Miller) = einzelne, runde oder lineare, oberflächliche Erosionen; „schwere Ösophagitis" (Grad III) = Konfluieren der Erosionen, so daß der gesamte Ösophagusumfang eingenommen wird; „komplizierte Ösophagitis" (Grad IV) = tiefe Ulzera, peptische Stenose und/oder Zylinderzellheterotopie (Endobrachyösophagus) zusätzlich zur leichten oder schweren Ösophagitis wie oben beschrieben.

---

* Unterstützt durch den Schweizer Nationalfonds zur Förderung der wissenschaftlichen Forschung, Gesuch Nr. 3.158-0.77 und durch die Deutsche Forschungsgemeinschaft, Gesuch Nr. SI 208

Von einer Besserung der Ösophagitis nach Therapie wurde gesprochen, wenn sich der makroskopische Aspekt der Schleimhaut um einen Schweregrad verändert hatte.

Die Patienten wurden mit 1,6 g Cimetidin täglich behandelt und in 6wöchigem Abstand endoskopiert. Die Behandlung dauerte 12 Wochen. Das Protokoll erlaubte einen Austritt aus der Studie bereits nach 6 Wochen, entweder wenn die Ösophagitis vollständig geheilt war, oder wenn die Behandlung vom Arzt und/oder Patienten als erfolglos beurteilt wurde. Dies geschah bei 14 von insgesamt 30 Patienten.

Für den statistischen Vergleich wurde bei qualitativen Daten (Geschlecht, Heilung, Schweregrad der Ösophagitis) der χ^2-Test mit einer Kontinuitätskorrektur nach Yates verwendet; bei quantitativen Daten (Alter, Krankheitsdauer) wurde entweder Students t-Test oder Wilcoxon-White-Rangtest verwendet.

Ergebnisse

Es wurden insgesamt 30 Patienten prospektiv untersucht.

Vor Eintritt in die Studie hatten acht Patienten eine leichte Ösophagitis, sieben Patienten eine schwere und 15 Patienten eine komplizierte Ösophagitis. Bei sechs Patienten heilte die Ösophagitis makroskopisch vollständig aus, bei 14 Patienten besserte sich der endoskopische Befund, und bei zehn Patienten blieb der Befund unverändert oder verschlechterte sich. Vier der sechs geheilten Patienten hatten vor Eintritt in die Studie eine leichte Ösophagitis gehabt und je ein Patient eine schwere bzw. eine komplizierte Ösophagitis ($\chi^2 = 3{,}77$, df $= 2$, $p < 0{,}2$; ohne Yates-Korrektur $\chi^2 = 6{,}31$, df $= 2$, $p < 0{,}05$). Von den 30 untersuchten Patienten waren 25 Männer und fünf Frauen ($\chi^2 = 6{,}08$, df $= 1$, $p < 0{,}02$). Bei vier der fünf Frauen besserte sich die Ösophagitis, bei einer Patientin blieb der endoskopische Befund unverändert ($\chi^2 = 1{,}02$, df $= 2$, $p > 0{,}5$). In der Frauengruppe war das mittlere Alter gleich wie in der männlichen Vergleichsgruppe ($\bar{x} \pm$ SD: 58 ± 18 und 57 ± 13 Jahre). Das mittlere Alter der drei Patientengruppen mit geheilter, gebesserter oder unveränderter bzw. verschlechterter Ösophagitis war 62 ± 8, 56 ± 15, 57 ± 14 Jahre. Dagegen war die Dauer der Erkrankung bei Patienten mit unveränderter oder verschlechterter Ösophagitis statistisch signifikant länger als bei den beiden anderen Gruppen (Abb. 1). Der Schweregrad der Ösophagitis war unabhängig von der

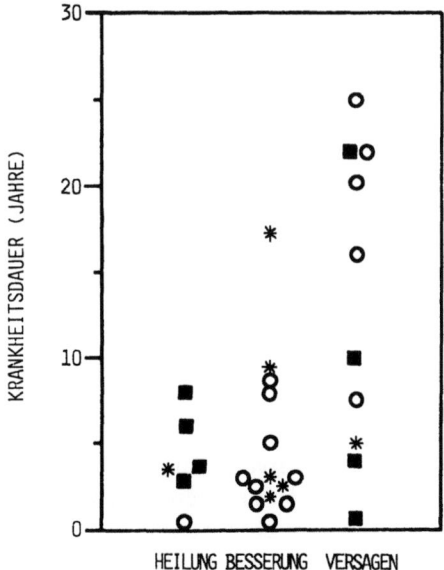

Abb. 1. Krankheitsdauer der Refluxösophagitis bei den drei Patientengruppen mit unterschiedlichem Therapieerfolg. Die Symbole entsprechen einer leichten (■), einer schweren (*) und einer komplizierten (O) Ösophagitis vor dem Eintritt in die Studie. Der Unterschied zwischen der Patientengruppe mit endoskopischer Heilung und der Patientengruppe mit Therapieversagen (= endoskopisch unveränderte bzw. verschlechterte Ösophagitis) ist nach dem Wilcoxon-White-Rangtest statistisch signifikant ($p < 0{,}05$)

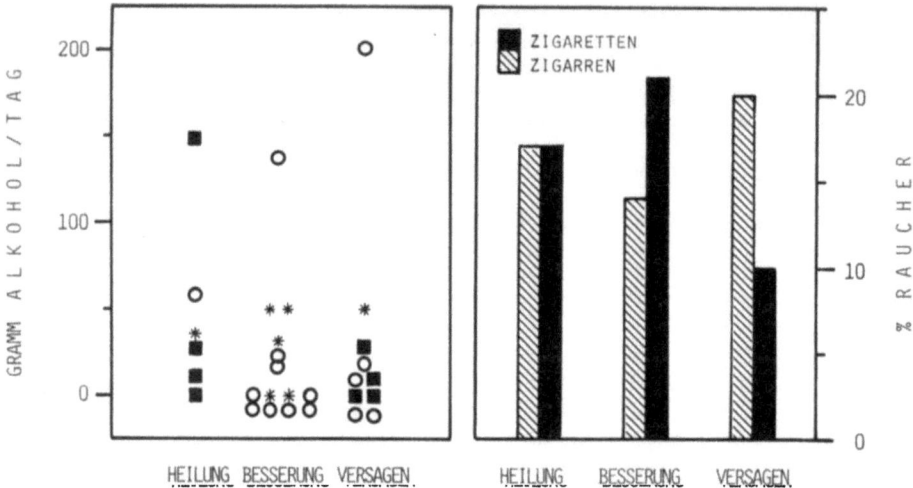

Abb. 2. Alkoholkonsum *(links)* und prozentualer Anteil der Raucher *(rechts)* in den drei Patientengruppen mit unterschiedlichem Therapieerfolg. Die Symbole entsprechen einer leichten (■), einer schweren (*) und einer komplizierten (O) Ösophagitis vor dem Eintritt in die Studie

Krankheitsdauer (Abb. 1). Der Alkoholkonsum hatte keinen Einfluß auf den Erfolg der Therapie. In den drei Gruppen mit unterschiedlichem Therapieerfolg wurde im Durchschnitt die gleiche Menge Alkohol pro Tag getrunken (Abb. 2). Rauchen hatte ebenfalls keinen Einfluß auf den Ausgang der Therapie (Abb. 2). Der durchschnittliche Zigarettenkonsum der insgesamt fünf Zigarettenraucher betrug 5 ± 3 Zigaretten/Tag. Bei den fünf Patienten, die Zigarren rauchten, betrug der durchschnittliche Tabakkonsum 10 ± 7 Zigarren/Tag.

Diskussion

Bei 30 Patienten wurde prospektiv der Einfluß von endoskopischem Befund, Geschlecht, Alter, Dauer der Erkrankung, Alkohol- und Tabakkonsum auf den Ausgang einer konservativen Therapie der Refluxösophagitis untersucht. Es zeigt sich, daß eine vollständige Heilung innerhalb von 6–12 Wochen eher eintritt, wenn der endoskopische Schweregrad der Ösophagitis vor Beginn der konservativen Therapie gering ist. Ein Therapieerfolg bei Krankheitsverläufen, die länger als 10 Jahre sind, ist unwahrscheinlich. Alle anderen untersuchten Faktoren hatten keinen Einfluß auf den Ausgang der Therapie.

Der typische Patient dieser Studie war ein 55jähriger Mann. Frauen litten statistisch signifikant seltener an einer Refluxösophagitis. Dies bestätigt unsere früheren Untersuchungen, in denen ebenfalls ein deutliches Überwiegen des männlichen Geschlechtes bei der Refluxösophagitis festgestellt wurde [2, 13]. Der Krankheitsverlauf und die Heilungstendenz bei den Frauen unterschieden sich nicht von denen der Männer. Für weitergehende Vergleiche ist die Gruppe der untersuchten Frauen zu klein.

Aus humanphysiologischen Untersuchungen geht hervor, daß Alkohol und Nikotin den Druck im unteren Ösophagusspinkter senken und den gastroösophagealen Reflux fördern [3, 6, 7, 14]. In einer früheren klinischen Studie ist berichtet worden, daß übermäßiger Alkoholkonsum möglicherweise die Entstehung des

Endobrachyösophagus begünstigt [8]. Entsprechend dem höheren Alter zeichneten sich unsere Patienten durch einen eher mäßigen Alkohol- und Tabakkonsum aus. Nur fünf Patienten waren Zigarettenraucher und nur vier unserer Patienten tranken mehr als 50 g Alkohol/Tag. Obwohl wir keinen Einfluß von Tabak oder Alkohol auf die Heilung der Ösophagitis gefunden haben, können wir deshalb nicht ausschließen, daß übermäßiger Tabak- oder Alkoholkonsum die Abheilung beeinflußen.

Der ungünstige Einfluß der Krankheitsdauer auf den Therapieerfolg ist unabhängig vom Alter des Patienten und vom Schweregrad der Erkrankung. Der Therapieerfolg wurde nämlich durch das Alter selbst nicht beeinflußt, und zwischen Schweregrad der Refluxösophagitis und der Krankheitsdauer bestand keine Beziehung (Abb. 1). Die lange Krankheitsdauer könnte Ausdruck einer pathophysiologisch besonders ungünstigen Konstellation sein, die eine floride Schleimhautläsion im Ösophagus unterhält und die durch Hemmung der Säuresekretion allein nicht beeinflußt werden kann. Als pathophysiologische Erklärung kämen eine verminderte Resistenz der Ösophagusschleimhaut oder ein erhöhter Gallereflux in Frage.

Insgesamt ist das Ergebnis der konservativen Therapie mit Cimetidin enttäuschend. Nur 20% der Patienten heilten unter dieser Therapie vollständig ab. Heilung wurde hauptsächlich bei niedrigem endoskopischen Schweregrad der Ösophagitis beobachtet. Daraus ergibt sich für die Praxis die Konsequenz, die konservative Therapie vor allem bei Patienten mit niedrigem Schweregrad anzuwenden. Patienten mit einer komplizierten Ösophagitis sollten unmittelbar einer chirurgischen Behandlung zugeführt werden, solange keine bessere konservative Therapie zur Verfügung steht. Die Basis für jede therapeutische Entscheidung ist die Endoskopie. Der makroskopische Befund stellt das wichtigste Entscheidungskriterium dar.

Literatur

1. Blum AL, Bucher P, Lepsien G, Weber K, Giger M, Sonnenberg A (1978) Therapie der Refluxkrankheit. Schweiz Rundschau Med (Praxis) 67: 1238–1243 – 2. Bucher P, Lepsien G, Sonnenberg A, Blum AL (1978) Verlauf und Prognose der Refluxkrankheit bei konservativer und chirurgischer Behandlung. Schweiz Med Wochenschr 108: 2072–2078 – 3. Dennish GN, Castell DO (1971) Inhibitory effect of smoking on the lower esophageal sphincter. N Engl J Med 284: 1136–1137 – 4. Ferguson R, Dronfield MW, Atkinson M (1979) Cimetidine in treatment of reflux esophagitis with peptic stricture. Br Med J 2: 472–474 – 5. Graham DY, Lanza R, Dorsch ER (1977) Symptomatic reflux esophagitis: A double-blind controlled comparison of antacids and alginate. Curr Ther Res 22: 653–658 – 6. Hogan WJ, Andrade SR, Winship DH (1972) Ethanol induced acute esophageal mucosal dysfunction. J Appl Physiol 32: 755–760 – 7. Kaufman SE, Kaye MD (1978) Induction of gastro-oesophageal reflux by alcohol. Gut 19: 336–338 – 8. Martini GA, Wienbeck M (1974) Begünstigt Alkohol die Entstehung eines Barrett-Syndroms (Endobrachyösophagus)? Dtsch Med Wochenschr 99: 434–439 – 9. McCallum RW, Ippoliti AF, Cooney C, Sturdevant AL (1975) A controlled trial of metoclopramide in symptomatic gastroesophageal reflux. N Engl J Med 296: 354–357 – 10. Reed PI, Davies WA (1978) Controlled trial of new dosage form of carbenoxolone (pyrogastrone) in the treatment of reflux esophagitis. Am J Dig Dis 23: 161–165 – 11. Savary M, Miller G (1977) Der Ösophagus. Lehrbuch und endoskopischer Atlas. Gassmann, Solothurn – 12. Siewert R, Peiper HJ (1976) Operative Therapie der Refluxkrankheit. In: Siewert R, Blum AL, Waldeck F (Hrsg) Funktionsstörungen der Speiseröhre. Springer, Berlin Heidelberg New York, p 254 – 13. Sonnenberg A, Lepsien G, Berges W, Weber KB, Wienbeck M, Siewert R, Blum AL (1979) Cimetidinbehandlug der Refluxösophagitis. Ergebnisse einer Doppelblindstudie. Schweiz Med Wochenschr 109: 613–615 – 14. Stanciu C, Bennett JR (1972) Smoking and gastro-oesophageal reflux. Br Med J 3: 793–795 – 15. Stanciu C, Bennett JR (1974) Alginate/antacid in the reduction of gastro-oesophageal reflux. Lancet 1: 109–111 – 16. Wesdorp E, Bartelsman J, Pape K, Dekker W, Tytgat GN (1978) Oral cimetidine in reflux esophagitis: A double blind controlled trial. Gastroenterology 74: 821–824

Strunz, U. (Med. Univ.-Klinik Erlangen):
Zur adaptiven Relaxation des Magens

Manuskript nicht eingegangen.

Stoffwechsel

Beil, F. U. (Med. Univ.-Klinik Heidelberg), Grundy, S. M. (VA Hospital San Diego, La Jolla, California/USA):
Synthese von Cholesterin, Gallensäuren und VLDL-Triglyceriden bei familiärer kombinierter Hyperlipidämie

1. Einleitung

Die familiäre kombinierte Hyperlipidämie (FKHL) ist eine autosomal dominant vererbte Fettstoffwechselstörung, die 1973 von drei Arbeitsgruppen in den USA und Europa unabhängig voneinander beschrieben wurde. Diese Fettstoffwechselstörung geht mit einem erhöhten Risiko für das Entstehen einer koronaren Herzerkrankung einher: Goldstein et al. (1973) [1–3] berichteten, daß bei Patienten mit durchgemachtem Herzinfakt in 11,3% diese kombinierte Hyperlipidämie beobachtet wurde gegenüber 0,3–0,5% in der allgemeinen Bevölkerung.

Ein Charakteristikum der familiären kombinierten Hyperlipidämie ist, daß sich die verschiedensten Formen von Hyperlipoproteinämien in betroffenen Familien finden: 50% der Familienmitglieder sind hyperlipämisch, davon haben ein Drittel eine reine Hypercholesterinämie (Typ IIa), ein Drittel eine reine Hypertriglyceridämie (Typ IV, V) und ein Drittel eine Erhöhung von Cholesterin und Triglyceriden (Typ IIb). Die betroffenen Probanden, zu verschiedenen Zeiten untersucht, können wechselnde Phänotypen zeigen, Patienten mit Typ IIa haben weder Xanthome noch LDL-Rezeptordefekte, und es findet sich eine Häufung von Übergewicht und Glukoseintoleranz.

2. Hypothese

Nach der These einer autosomal dominanten Vererbung dieser Erkrankung muß ein einzelnes mutiertes Gen diese verschiedenen Phänotypen hervorrufen. Wie kann das geschehen? Weil VLDL bekanntlich ein Vorläufer für LDL ist, könnte ein möglicher Defekt in der Überproduktion von VLDL liegen. Dies würde einen Anstieg von VLDL als auch LDL möglich machen. Zusätzliche Faktoren könnten das Verhältnis von VLDL zu LDL beeinflussen. Unsere Studien sollten dazu dienen, einen Teil dieses hypothetischen Mechanismus zu prüfen: besteht eine Überproduktion von VLDL? und falls sie besteht, ist diese Überproduktion Teil eines generalisierten Defekts eine Überproduktion von Lipiden, d. h. von Ganzkörper-Cholesterin und -Gallensäuren?

3. Methoden

Für unsere Studien wurden Patienten mit einer Hyperlipidämie auf einer Stoffwechselstation untersucht und sekundäre Formen ausgeschlossen. Eine Hyperlipoproteinämie wurde als eine FKHL klassifiziert, wenn erstens andere Familienmitglieder ersten Grades erhöhte Lipidwerte hatten und sich zweitens in den Familien sowohl Hypercholesterinämie als auch Hypertriglyceridämie fanden. Folgende Messungen wurden durchgeführt:
3.1. Cholesterin- und Gallensäuresynthese mit der Sterol-Balance-Technik nach Miettinen et al. [4];
3.2. die VLDL-Triglyceridsynthese;
3.3. die Plasmalipide und Lipoproteine nach Methoden der Lipid-Research-Kliniken und
3.4. postheparinlipolytische Aktivitäten im Plasma mit der Methode von Baginsky und Brown [5].
3.1.1. Erstgenannte Methoden sollen kurz erläutert werden. Zur Messung der Cholesterin- und Gallensäuresynthese erhalten Patienten eine Formeldiät mit niedrigem Cholesteringehalt, dazu Beta-Sitosterin als Marker für intestinale Degradation von Cholesterin sowie nicht resorbierbares Chromoxyd als Marker für Variationen im intestinalen Transport. Bei Gewichtskonstanz und konstanten Plasmacholesterinwerten wird dann über einen Zeitraum von 4 Wochen die Steroidausscheidung im Stuhl gemessen.
3.2.1. Der Transport von VLDL-Triglyceriden im Steady state wurde nach Injektion von radioaktivem Glyzerin bestimmt. Dazu wurde die spezifische Aktivität der Triglyceride in VLDL über einen Zeitraum von 2 Tagen verfolgt. 48 Std vor Beginn der Injektion und während der Studie erhielten die Patienten eine hypokalorische, fettfreie Diät. Die beobachteten drei Phasen: rasche Markierung, schneller Abfall und dann schließlich langsamer Abfall der Radioaktivität machten eine Multikompartmentanalyse notwendig, die nach der Methode von Zech et al. durchgeführt wurde [6].

Alle Ergebnisse wurden verglichen mit denen einer Gruppe von Probanden gleichen Alters und Geschlechts, die normale Lipidwerte hatten.

4. Ergebnisse

4.1. VLDL-Triglyceridtransport (Tabelle 1)

Die mittlere VLDL-Triglyceridkonzentration bei Patienten mit FKHL betrug 403 mg/dl gegenüber 120 mg/dl für die Kontrollgruppe. Das Cholesterin-Triglycerid-Verhältnis war ähnlich in beiden Gruppen, die fraktionelle Abbaurate (FCR) geringer bei Patienten mit FKHL (0,15 gegenüber 0,2). Der Hauptunterschied zwischen beiden Gruppen kommt jedoch in den Syntheseraten zum Ausdruck: die Triglyceridsynthese in VLDL betrug 17,7 mg/h gegenüber 10,8 mg/h/kg Körpergewicht bei Normalen. Die Differenz wurde noch deutlicher, wenn die Syntheseraten auf das Idealgewicht bezogen wurden, was den absoluten Raten näherkommt: 21,3 gegenüber 10,8 mg/h/kg Körpergewicht. Während also die primäre Störung in einer Überprodukton lag, bestand gleichzeitig eine Variabilität in der fraktionellen Abbaurate und diese modulierte das Ausmaß der Hyperlipidämie.

Tabelle 1. VLDL-Triglycerid-Transport

	VLDL		FCR Ch/TG	VLDL-TG-Transport		
	Chol	TG		VLDL-TG		IKG[a] mg/h^{-1}/kg
	mg/dl			h^{-1}	mg/h^{-1}/kg	
FKHL ($n = 12$)	83	403	0,22	0,15	17,7	21,3
SEM	12	71	0,007	0,018	1,8	1,9
Kontrollen ($n = 14$)	29	120	0,238	0,20	10,8	10,8
SEM	3	7,5	0,019	0,02	0,8	0,8

4.2. Postheparinlipolytische Aktivitäten

Wir untersuchten, ob die Patienten einen Mangel an lipolytischen Aktivitäten im Plasma hatten; hepatische Triglyceridlipase und Lipoproteinlipase wurden bestimmt. Die hepatische Triglyceridlipase war bei den Patienten mit FKHL im Mittel etwas höher, die Lipoproteinlipase etwas niedriger als in der Kontrollgruppe. Die Unterschiede waren jedoch nicht signifikant. Die Hyperlipidämie kann als nicht durch abnorme lipolytische Aktivitäten im Plasma erklärt werden.

4.3. Cholesterinsynthese (Tabelle 2)

Die meisten Patienten mit FKHL hatten keine gesteigerte Cholesterinsynthese. Zwei Patienten bildeten Ausnahmen, als Gruppe ergaben sich jedoch keine signifikanten Differenzen (13,5 ± 1,3) bei FKHL gegenüber 9,5 ± 0,6 mg/kg die bei Kontrollen.

4.4. Gallensäuresynthese (Tabelle 2)

Ähnliche Ergebnisse zeigten sich bei der Messung der Gallensäuresynthese. Es fanden sich deutliche Überlagerungen der Werte in beiden Gruppen; obwohl keine signifikanten Differenzen gefunden wurden, war die Gallensäuresynthese im Mittel etwas höher (7,1 ± 3,6 gegenüber 4,9 ± 0,5mg/kg die Kontrollen). Werden der VLDL-Triglyceridtransport und die Cholesterinsynthese bei den einzelnen Patienten verglichen, so ergibt sich keine Korrelation zwischen beiden Parametern. Ein einzelner Patient macht eine Ausnahme, indem bei ihm eine erhöhte VLDL-Synthese mit einer erhöhten Cholesterinsynthese gekoppelt ist. Wurden Gallensäuresynthese und VLDL-Transport verglichen, ergaben sich ähnliche Verhältnisse: auch hier war die Überproduktion von VLDL-Triglyceriden unabhängig von der Gallensäuresynthese.

5. Zusammenfassung

Unsere Ergebnisse können so zusammengefaßt werden: Die Hypertriglyceridämie bei Patienten mit FKHL beruht hauptsächlich auf einer Überproduktion von VLDL-Triglyceriden. Das Ausmaß der Hyperlipidämie wird modifiziert durch die Effizienz der Abbaumechanismen. Die lipolytischen Aktivitäten im Plasma sind im Normbereich. Und schließlich, es findet sich keine generelle Steigerung der Cholesterin- oder Gallensäuresynthese.

Tabelle 2. Cholesterin-Gallensäuresynthese

	Cholesterinsynthese mg/kg^{-1}/24 h^{-1}	Gallensäuresynthese mg/kg^{-1}/24 h^{-1}
FKHL ($n = 14$)	13,5	7,1
SEM	1,3	3,6
Kontrollen ($n = 14$)	9,5	4,9
SEM	0,6	0,5

Literatur

1. Goldstein JL, Hazzard WR, Schrott HG, Bierman EL, Motulsky AG (1973) Hyperlipidemia in coronary heart disease. I. Lipid Levels in 500 survivors of myocardial infarction. J Clin Invest 52: 1533–1543 – 2. Goldstein JL, Schrott HG, Hazzard WR, Bierman EL, Motulsky AG (1973) Hyperlipidemia in coronary heart disease. II. Genetic analysis of lipid levels in 176 families and delineation of a new inherited disorder, combined hyperlipidemia. J Clin Invest 52: 1544–1568 – 3. Hazzard WR, Goldstein JL, Schrott HG, Motulsky AG, Bierman EL (1973) Hyperlipidemia in coronary heart disease. III. Evaluation of lipoprotein phenotypes of 156 genetically defined survivors of myocardial infarction. J Clin Invest 52: 1569–1577 – 4. Miettinen TA, Ahrens EH Jr, Grundy SM (1965) Quantitative isolation and gas-liquid chromatography analysis of total dietary and fecal neutral steroids. J Lipid Res 6: 411–424 – 5. Baginsky ML, Brown WV (1979) A new method for the measurement of lipoprotein lipase in postheparin plasma using sodium dodecyl sulfate for the inactivation of hepatic triglyceride lipase. J Lipid Res 20: 548–556

Augustin, J,. Poli, A., Hodenberg, E. v., Greten, H., Baggio, G., Fellin, R., Crepaldi, G. (Klin. Inst. für Herzinfarktforschung an der Med. Univ.-Klinik Heidelberg):
Untersuchungen zur familiären Hyperchylomikronämie

Manuskript nicht eingegangen.

Heckers, H. (Zentrum für Innere Medizin), Brachthäuser, R., Fuhrmann, W. (Inst. für Humangenetik der Univ. Gießen):
Zur Genetik der familiären Hyper-alpha-Lipoproteinämie*

Einleitung

Der HDL-Fraktion wird neuerdings eine erhebliche Bedeutung für die menschliche Atherogenese zugesprochen. Ihre Bedeutung im Rahmen der Atherogenese ist jedoch, verglichen mit der LDL-Fraktion, in vielerlei Hinsicht nur mangelhaft dokumentiert, wahrscheinlich überbewertet und ergänzungsbedürftig [1]. So wird u. a. behauptet, daß eine erhöhte HDL-Cholesterin (HDL-C)-Konzentration einen Schutzfaktor gegen die Entwicklung einer Atherosklerose darstellt und möglicherweise über diesen Mechanismus ein Langlebigkeitssyndrom ist [7, 8, 10, 11]. Beide Annahmen sind unzureichend belegt.

Eine wichtige, ebenfalls unzureichend geklärte Frage betrifft die genetischen Grundlagen einer erhöhten Alpha-Lipoprotein-Konzentration. Einerseits ist eine große Anzahl von exogenen Faktoren bekannt, die zu einer Hyper-alpha-Lipoproteinämie (HAL) führen kann. Andere Befunde zeigen eine direkte genetische Kontrolle der HDL-C-Konzentration. So wird die An- bzw. Hypo-alpha-Lipoproteinämie, die als Tangier-Krankheit beschrieben wurde, monogen, autosomal rezessiv vererbt [16]. Die genetische Kontrolle der HDL-C-Konzentration läßt sich

---
* Unterstützt durch Mittel der Deutschen Forschungsgemeinschaft

auch durch die Ergebnisse mehrerer Zwillingsstudien belegen (3, 6, 15). Hier fand sich eine gesichert erheblich engere Korrelation der Werte bei eineiigen, d. h. erbgleichen Zwillingen, als bei zweieiigen Zwillingen. Gleiches ließ sich auch für die Konzentrationen von Apo A-1 und Apo A-2 nachweisen [3]. Die Werte für HDL-C lagen in der gleichen Höhe wie für LDL-C, deren genetische Bestimmtheit allgemein anerkannt ist.

Aus der eigenen Serie können wir hier nur eine Beobachtung beisteuern, die sich auf Zwillingsschwestern bezieht, deren Eineiigkeit auf Grund mehrfacher Verwechselungen durch Bekannte sehr wahrscheinlich ist. Die 71jährige Probandin zeigte eine HDL-C-Konzentration von 87 mg/dl und war klinisch gesund, während die Zwillingsschwester bei einer HDL-C-Konzentration von 45 mg/dl eine klinisch manifeste Atherosklerose mit Angina pectoris und peripherer arterieller Verschlußkrankheit im Stadium II aufwies. Umweltfaktoren, die das unterschiedliche Verhalten erklären könnten, ließen sich nicht identifizieren.

Das besondere Interesse gilt dem Merkmal „Hyper-alpha-Lipoproteinämie" (HAL). Nach einem Vorschlag von Glueck et al. wird dieses Merkmal angenommen, wenn eine HDL-C-Konzentration von $\geq$ 70 mg/dl vorliegt. Dieser Wert entspricht nach Reihenuntersuchungen von Glueck et al. [7] der 90. Perzentile HDL-C-Verteilung. Bei dieser Grenzziehung fanden Glueck et al. [7] eine familiäre Häufung der HAL und vermuteten monogene, autosomal-dominante Vererbung, die sie aber bei späteren Untersuchungen [8] nicht bestätigen konnten.

Wir berichten nachfolgend über eine Untersuchung zur Erblichkeit der HAL an elf Sippen mit 147 Mitgliedern, die über einen Probanden mit HAL nach der Definition von Glueck erfaßt wurden.

Methodik

Untersuchungskollektiv. Die für die Untersuchung ausgewählten Probanden stammen aus drei verschiedenen Kollektiven, nämlich aus je einem nach Zufallkriterien ausgewählten Kollektiv von 103 Überneunzigjährigen (vier Probanden) [14] bzw. 109 Siebzigjährigen (drei Probanden) beiderlei Geschlechts sowie aus ca. 1400 Personen einer Lipidambulanz (vier Probanden) aus den Jahren 1977–1978. Drei Selektionskriterien wurden zugrunde gelegt: 1. HDL-Cholesterinspiegel $\geq$ 70 mg/dl, 2. Ausschluß aller bisher bekannten, eine HAL phänokopierenden Umweltfaktoren und 3. Verfügbarkeit von Individuen aus zwei aufeinanderfolgenden Generationen zur Untersuchung. Der Nachweis des Bestehens einer primären HAL bei mindestens einem Verwandten 1. Grades [9] wurde nicht gefordert, da dieses Kriterium eine mathematisch nicht korrigierbare Verzerrung zur Folge hat. Je nachdem, welches hyper-alpha-lipoproteinämische Familienmitglied man in einem Stammbaum als Proband annimmt, müßte dann trotz familiär gehäuften Vorkommens einer primären HAL der Stammbaum eliminiert oder als geeignet der genetischen Analyse zugrunde gelegt werden.

Die elf Stammbäume umfassen insgesamt 147 Personen, aufgeteilt in elf Probanden, 44 Familienmitglieder 1. Grades, 54 Mitglieder 2. Grades, 14 Familienmitglieder 3. Grades und 23 Angeheiratete. Kinder unter 10 Jahren wurden nur ausnahmsweise (zwei von insgesamt 34 Kindern) mituntersucht.

Biochemische Analysen und Fragebogen. Keine Versuchsperson nahm zum Zeitpunkt der Blutabnahme oder kürzer als vier Wochen zurückliegend eine den Lipidstoffwechsel beeinflussende Diät ein. Die Blutabnahme erfolgte nach nächtlichem Fasten morgens nüchtern. Die Analyse der Lipoproteine erfolgte mittels präparativer Ultrazentrifugierung und Präzipitation des Serums entsprechend dem Protokoll des Lipid Research Clinics Program [17]. Die Einzelschritte wurden lipidelektrophoretisch kontrolliert. Die Cholesterin- und Triglyceridbestimmung erfolgten enzymatisch [13]. Jedem Einzelwert dieser Studie liegt der Mittelwert einer Dreifachbestimmung zugrunde. Die üblichen Qualitätskontrollen lagen im Bereich des Erforderlichen [17].

Zum Ausschluß von die HDL-C-Konzentration potentiell beeinflussenden Faktoren wurden zahlreiche zusätzliche blutchemische Analysen durchgeführt und ein Fragebogen benutzt, der von einem

Tabelle 1. Untersuchte individuelle Faktoren, die die Lipid- und Lipoprotein-Parameter modifiziert haben können

Einzelfaktoren	Ausschlußkriterien
1 Lebererkrankungen	GOT, GPT, GLDH, GT, alk, Phosphatase, Elektrophorese
2 Diabetes Mellitus	Anamese, Nüchternblutzucker
a) gut eingestellt	
b) schlecht eingestellt	
3 Niereninsuffizienz	Harnstoff, Harnsäure, Kreatinin
4 Nephrotisches Syndrom	Elektrophorese, Anamnese
5 Hyper- bzw. Hypothyreose	T3/T4-Bestimmung
6 Gicht/Hyperurikämie	Anamnese, Harnsäure
7 Paraproteine	Elektrophorese
8 Relatives Gewicht	Gewicht/Größe
Broca-Index = 100%	
9 Zigarettenrauchen	Anamnese
a) 10–19 Zigaretten/Tag	
b) 20–29 Zigaretten/Tag	
c) 30 Zigaretten/Tag	
10 Alkoholkonsum	Anamnese, GT, Harnsäure
a) 20 g C_2H_5OH täglich	
b) 40 g C_2H_5OH täglich	
c) 60 g C_2H_5OH täglich	
11 Schwangerschaft	Anamnese
12 Sport	Anamnese
13 Medikamente	Anamnese
a) Oestrogenie	
b) orale Kontrazeptiva	
– konjugierte Oestrogene	
– Kombinationspräparat	
– Sequentialpräparat	
– Gestagenie	
c) Thiazide	
d) Corticosteroide	
e) Antirheumatika	
f) Antikonvulsiva	
–Phenobbitursäurepräparat	
–Diphenylhydantonie	

der Autoren (R. B.) basierend auf einem Interview, ausgefüllt wurde. Tabelle 1 zeigt die erfaßten Umweltfaktoren und diesen zugrunde liegenden Parameter.

Ergebnisse und Diskussion

Von 147 Familienmitgliedern zeigten ca. 31%, nämlich 37 Frauen und acht Männer eine HAL. Neben den acht weiblichen und drei männlichen Probanden sind von 44 Familienmitgliedern (FM) 1. Grades ca. 43% (17 Frauen und zwei Männer), von 54 FM 2. Grades ca. 24% (zehn Frauen und drei Männer) und von 14 FM 3. Grades niemand Träger einer primären (pr) HAL.

Unter den untersuchten 23 Angeheirateten wurde bei zwei Frauen (ca. 9%) eine pr HAL gefunden. Die Häufigkeit des Merkmals HAL beträgt demnach bei Verwandten 1. Grades von Probanden etwas weniger als $1/2$ und nimmt zu Verwandten 2. Grades nochmals um die Hälfte, auf etwa $1/4$ ab. Die Zahl der untersuchten Verwandten 3. Grades war zu klein, um eine Aussage zu gestatten.

Verglichen mit zahlreichen Daten aus der Literatur [2, 4, 5, 18, 19] findet sich also in dieser Familienstudie unzweifelhaft eine familiäre Häufung des Merkmals pr HAL.

In allen Stammbäumen, die aus Gründen der Raumbeschränkung hier nicht im einzelnen dargestellt werden können, fand sich das Merkmal HAL außer bei den Probanden noch bei mindestens einem Verwandten 1. oder 2. Grades.

Eine grobe Übersicht über die Stammbäume bietet die Abb. 1. Im einzelnen fand sich eine vertikale Transmission des Merkmals HAL über drei Generationen in einem Stammbaum (Stammbaum Nr. 6); in zwei Stammbäumen war eine Generation zwischen Merkmalsträgern übersprungen (Nr. 2 und Nr. 8), während in allen übrigen Stammbäumen Merkmalsträger in wenigstens zwei aufeinanderfolgenden Generationen vorkamen.

Während die Abnahme der Merkmalshäufigkeit von Probanden zu Verwandten 1. Grades und von diesen zu Verwandten 2. Grades auf jeweils $1/2$ der Erwartung bei Annahme eines Einzelgens mit Dominanz entspricht, ist die Verteilung der Merkmalsträger in den Stammbäumen jedenfalls nicht mit Dominanz und vollständiger Penetranz in Einklang zu bringen. So gingen z. B. aus vier Ehen zwischen merkmalsfreien Eltern sieben Merkmalsträger der HAL hervor. Abweichend von der Erwartung bei Annahme einfacher Dominanz mit voller Penetranz zeigt sich auch eine unterschiedliche Verteilung der Merkmalsträger auf die Geschlechter. Frauen weisen − auch nach der Literatur − deutlich häufiger eine HAL auf. Während unter unseren Probanden das Verhältnis von Männern zu Frauen nicht signifikant von einer Gleichverteilung abweicht, ist das Verhältnis im Gesamtkollektiv mit 35 weiblichen zu acht männlichen Merkmalsträgern signifikant vom 1 : 1-Verhältnis verschieden ($X^2_{m:1} = 16,9; p < 0,001$). Autosomal-dominanter

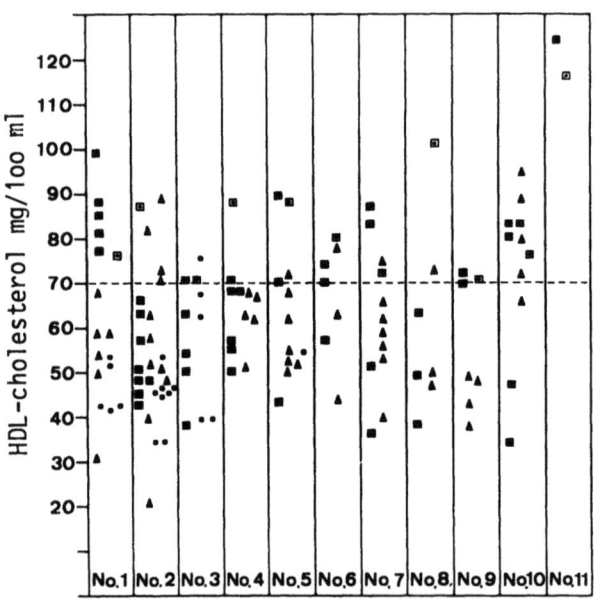

Abb. 1. Graphische Darstellung der HDL-Cholesterinkonzentrationen innerhalb der einzelnen Stammbäume bei Probanden ▫, Familienmitgliedern 1. Grades ▪, Familienmitgliedern 2. Grades ▲ und Familienmitgliedern 3. Grades ●

Erbgang wäre daher nur mit der Zusatzannahme unvollständiger Penetranz und relativer Geschlechtsbegrenzung zur Erklärung geeignet.

Zur Erklärung der größeren Merkmalshäufigkeit der HAL bei Frauen bietet sich zunächst die Annahme hormonaler Einflüsse an. Gegen diese Erklärung sprechen für die HAL unsere Befunde an unausgelesenen Kollektiven von Siebzigjährigen [12] und Überneunzigjährigen [13], die zeigten, daß auch im Senium eine deutlich größere Häufigkeit der HAL bei Frauen weiterbesteht.

Der Versuch, der geschlechtsabhängigen Verteilung der HDL-C-Konzentration durch die Wahl unterschiedlicher Grenzwerte von $\geq$ 65 mg/dl für männliche und $\geq$ 75 mg/dl für weibliche Individuen Rechnung zu tragen, führte zu keiner wesentlichen Veränderung der gefundenen Verteilungen.

Auch der Versuch, analog zu den Verhältnissen bei der Hyper-beta-Lipoproteinämie einen Homozygotenstatus bei besonders hohen HDL-C-Werten (z.B. $\geq$ 100 mg/dl) zu postulieren, fand in unseren Daten keine Stütze, da einerseits eine Patientin mit so hohen Werten merkmalsfreie Nachkommen hatte (Stammbaum Nr. 8), andererseits (Stammbaum Nr. 11) Mutter und Tochter in einer Familie Werte von 124 mg/dl bzw. 116 mg/dl aufwiesen, also beide als Homozygote einzustufen wären, obwohl der Ehemann und Vater seinerseits merkmalsfrei war.

Für kompliziertere Hypothesen, etwa monogene Vererbung, bei der heterozygote und homozygote Frauen, aber nur homozygote Männer das Merkmal aufwiesen, fand sich in unseren Stammbäumen kein Anhalt. So wiesen männliche Merkmalsträger auch merkmalsfreie Töchter auf.

X-chromosomal dominanter Erbgang, der in der Bevölkerung zu etwa doppelt so vielen Merkmalsträgern unter Frauen als unter Männern führen würde, ließe im Gegensatz zu den Beobachtungen stärkere Ausprägung unter den merkmalstragenden Männern erwarten als bei den Frauen. Alle Töchter männlicher Merkmalsträger sollten selbst Genträger sein. Im Gegensatz dazu zeigte nur eine von fünf Töchtern von drei männlichen Merkmalsträgern wieder eine HAL. Merkmalsausprägung bei Vater und Sohn fanden wir allerdings nur in einer Familie, in der auch die Ehefrau bzw. Mutter eine HAL aufwies, so daß diese Beobachtung keine Aussage gestattet.

Die Annahme autosomal-dominanter Vererbung mit unvollständiger Penetranz ist vor allem gegen die Alternativhypothese multifaktorieller Vererbung abzugrenzen. Eine bimodale Verteilung der gefundenen HDL-C-Werte würde hier eher die Annahme eines monogenen Erbgangs stützen. Sie wäre allerdings auch kein Beweis dafür, da sie z.B. bei Vorliegen eines Schwellenphänomens auch bei multifaktoriellem Erbgang gefunden werden kann und überdies prinzipiell auch exogen bedingt sein könnte. Letzteres haben wir in unserer Serie, wie eingangs erwähnt, auszuschließen versucht. Die Befunde in der Literatur sind bezüglich des Vorliegens einer bimodalen (oder trimodalen) Verteilung nicht eindeutig. Unsere Daten zeigt die Abb. 2. Das Summenhistogramm S der FM 1., 2. und 3. Grades für die HDL-C-Konzentrationen ist normal verteilt und zeigt ein Maximum im Bereich zwischen 50 mg/dl und 59 mg/dl. Für weibliche FM finden sich zwei Häufigkeitsmaxima, nämlich zwischen 40 mg/dl und 49 mg/dl und zwischen 70 mg/dl und 79 mg/dl. Die bimodale Verteilung für Verwandte 1. Grades ist nur scheinbar, da im 1. Maximum (zwischen 50–59 mg/dl) die Männer dominieren, während das 2. Maximum (zwischen 80–89 mg/dl) fast ausschließlich durch die Frauen repräsentiert wird. Die verschiedenen Histogramme der Verwandten 2. und 3. Grades sind unimodal. Die Zahlen reichen insgesamt zu einer Entscheidung nicht aus, so daß

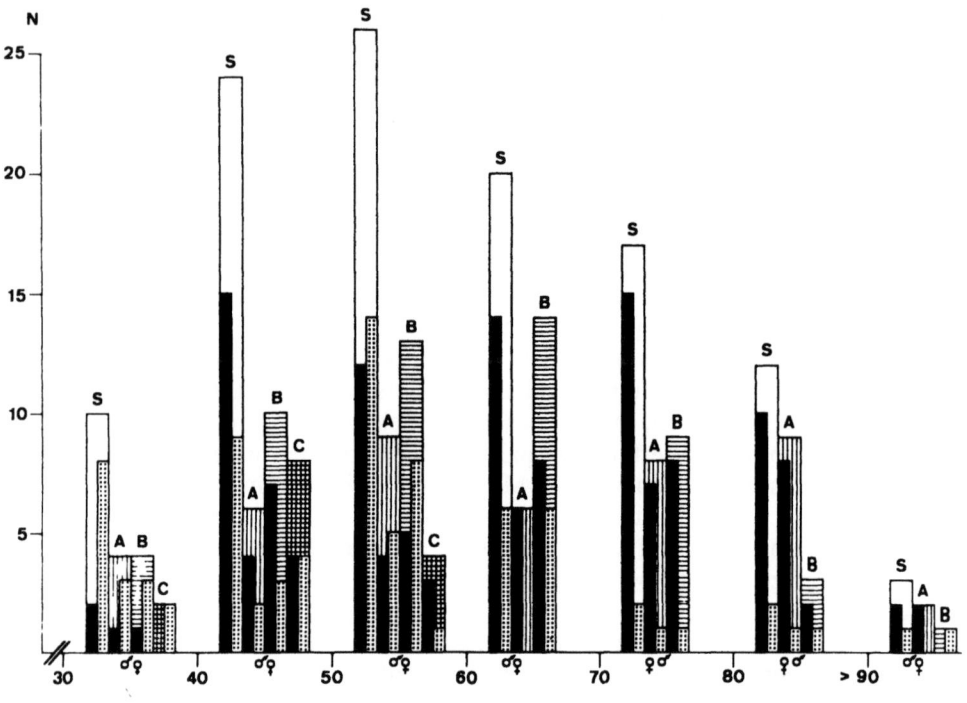

Abb. 2. Säulendiagraphische Darstellung der HDL-Cholesterinkonzentrationen für Familienmitglieder 1. (A), 2. (B) und 3. (C) Grades sowie für die Summe der drei Kollektive (S), aufgeschlüsselt nach weiblicher und männlicher Geschlechtszugehörigkeit

auch auf den Versuch einer Kombination aller Daten nach Geschlechtskorrektur der HDL-Werte verzichtet wurde. Für die Berechtigung einer im Schrifttum ebenfalls gelegentlich benutzten Alterskorrektur der HDL-C-Werte findet sich in unserer Studie keine Grundlage. Korreliert man nämlich das Alter der Familienmitglieder im Gesamtkollektiv mit deren HDL-C-Werten, so ergibt sich mit $r = 0,12$ keine signifikante Beziehung zwischen diesen beiden Parametern. Ein Anhalt für einen besseren als den vorgeschlagenen Grenzwert von ≥ 70 mg/dl ergab sich aus den Befunden nicht, allerdings auch keine Stütze für die Berechtigung dieses Grenzwertes.

Für die meisten bekannten Unterscheidungskriterien zwischen autosomal-dominantem Erbgang mit verminderter Penetranz und multifaktorieller Vererbung mit Schwellenwert reichen unsere Zahlen nicht aus.

Der Abfall der Häufigkeitsziffern für das Merkmal HAL von Verwandten 1. Grades zu Verwandten 2. Grades ist unter den vorliegenden Merkmalskriterien wie schon erwähnt, etwa $^1/_2$. Dies entspricht eher der Erwartung bei dominantem Erbgang mit unvollständiger Penetranz. Bei multifaktorieller Vererbung mit Schwellenwert sollte der Abfall stärker sein. Aber auch hier ist der Vorbehalt der kleinen Zahl zu beachten. Unterschiedlich schwerer Befall der Geschlechter ist bei multifaktoriell vererbten Merkmalen häufig und leichter zu erklären als bei monogen vererbten Merkmalen. Das Kriterium der unterschiedlichen Merkmalshäufigkeit bei Nachkommen von Merkmalsträgern der häufiger und des seltener befallenen

Geschlechts (Carter-Effekt) konnte wegen der kleinen Zahlen nicht geprüft werden. Ein Vergleich der Merkmalshäufigkeit bei Geschwistern von Merkmalsträgern aus Ehen von merkmalsfreien Eltern mit solchen aus Ehen eines Merkmalsträgers mit einem merkmalsfreien Partner sollte bei dominanter Vererbung mit unvollständiger Penetranz keinen Unterschied erkennen lassen, bei multifaktorieller Vererbung sollte unter Geschwistern von Kindern aus dem 2. Verbindungstyp ein höherer Anteil von Merkmalsträgern gefunden werden. Die beobachteten Zahlen waren 7:17 (0,41) aus dem ersten und 6:13 (0,46) aus dem zweiten Verbindungstyp, d. h. nicht signifikant verschieden, bei allerdings geringen Abweichungen in der bei multifaktorieller Vererbung erwarteten Richtung. Wiederum werden mehr Beobachtungen zur Entscheidung benötigt.

Zusammenfassung

Auch nach Ausschluß bekannter exogener Faktoren findet sich eine erhebliche familiäre Häufung des Merkmals HAL, wenn dieses mit einer Erhöhung über die 90. Perzentile, d.i. ≥ 70 mg/dl HDL-C definiert wird. Zusammen mit den Zwillingsbeobachtungen und den Verhältnissen bei der Tangier-Krankheit spricht dies dafür, daß die HDL-C-Konzentration (Alpha-Lipoprotein-Konzentration) zu einem wesentlichen Teil unter erblicher Kontrolle ist. Für das Auftreten einer HAL kann nach den vorgelegten Befunden ein einzelnes dominantes Gen mit unvollständiger Penetranz verantwortlich sein, jedoch können alle Befunde gleich gut durch ein multifaktorielles genetisches System erklärt werden. Schießlich kann genetische Heterogenie nicht ausgeschlossen werden. Die Definition der HAL und die Wahl der besten Grenzwerte sind zu überprüfen. Es werden weitere Familienuntersuchungen und möglichst von der HDL-Konzentration unabhängige Parameter benötigt. Solchen Untersuchungen käme im Hinblick auf die postulierten Beziehungen zwischen HDL und Atherosklerose ein sehr großes Interesse zu.

Literatur

1. Assmann G (1979) Tangier disease and the possible role of high-density lipoproteins in atherosclerosis. Atherosclerosis Rev 6:1 — 2. Assmann G (1979) Lipiddiagnostik heute. Internist 20:559 — 3. Borresen AL, Berg K, Hames C, Wetterberg L (1978) Genetic influence on the high density lipoprotein (HDL) level in human serum. Clin Genet 13:109 — 4. Castelli WP, Cooper GR, Doyle JT, Garcia-Palmieri M, Gordon T, Hames C, Hulley SB, Kagan A, Kuchmak M, McGee D, Vicic WJ (1977) Distribution of triglyceride and total LDL and HDL cholesterol in several populations: a cooperative lipoprotein phenotyping study. J Chronic Dis 30:147 — 5. Elefson RD, Elveback LR, Hodgson PA, Weidman WH (1978) Cholesterol and triglycerides in serum lipoproteins of young person in Rochester, Minnesota. Mayo Clin Proc 53:307 — 6. Feinleib M, Garrison RJ, Fabsitz R, Christian JC, Hrubec Z, Borani ND, Kannel WB, Rosenmann R, Schwartz JT, Wagner JD (1977) The NHLBI twin study of cardiovascular disease risk factors: methodology and summary of results. Am J Epidemiol 106:284 — 7. Glueck CJ, Fallat RW, Millet F, Brown WV, Steiner PM (1975) Familial hyperalphalipoproteinemia. Arch Intern Med 135:1025 — 8. Glueck CJ, Fallat RW, Millet F, Gartside P, Elston RC, Go RCP (1975) Familial hyper-alpha-lipoproteinemia: studies in eighteen kindreds. Metabolism 24:1243 — 9. Glueck CJ, Gartside P, Fallat RW, Soelski J, Steiner PM (1976) Longevity syndromes: familial hypobeta- and familial hyperalpha lipoproteinemia. J Lab Clin Med 88:941 — 10. Glueck CJ, Gartside PS, Steiner MP, Miller M, Todhunter T, Haaf J, Pucke M, Terrana M, Fallat RW, Kashyap ML (1977) Hyperalpha- and hypobeta-lipoproteinemia in octogenerian kindreds. Atherosclerosis 27:387 — 11. Glueck CJ, Gartside PS, Miller L, Steiner PM, Todhunter T, Terrana M, Haaf J, Kashyap ML (1978) Octogenerian kindred: Hyper-alpha-lipoproteinemia. Prev Med 7:1 — 12. Heckers H: Unveröffentlichte Ergebnisse — 13. Heckers H, Burkard W, Farohs H, Schmahl FW, Platt D (1979) „Risikofaktoren" bei Neunzigjährigen. Verh Dtsch Ges Med 85:622 — 14. Heckers H, Burkhard W,

Schmahl FW, Fuhrmann W, Platt D (1980) Hyper-alpha-lipoproteinemia and hypo-beta-lipoproteinemia are no markers for an high life expectancy. Serum lipid and lipoprotein findings in 103 at random selected nonagenerians (in press) – 15. Hewitt D, Milner J, Breckenridge C, Little JA, Kuksis A (1976) A twin study on the heretability of lipoprotein fractions. Acta Genet Med Gemellol (Roma) 25: 150 – 16. Huth K, Kracht J, Schoenborn W, Fuhrmann W (1970) Tangier-Krankheit (Hypo-Lipiproteinämie). Dtsch Med Wochenschr 95: 2357 – 17. Manual of laboratory operations, vol I (1974) Lipids Research Clinics Program, National Heart and Lung Institute, Bethesda, Md. – 18. Mjos OD, Thelle DS, Forde OH, Vik-Mo H (1977) Family study of high density lipoprotein cholesterol and the relation to age and sex. Acta Med Scand 201: 323 – 19. Morrison JA, deGroot J, Kelly KA, Edwards BK, Mellies MJ, Tillet S, Khoury P, Glueck CJ (1979) High and low density lipoprotein cholesterol levels in hypercholesterolemic schoolchildren. Lipids 14: 99

Koschinsky, T., Schwippert, B., Bünting, C., Maug, A., Gries, F. A. (Diabetes-Forschungsinst., Univ. Düsseldorf), Canzler, H. (Med. Hochschule Hannover):

Die Vergrößerung des rauhen endoplasmatischen Retikulums – ein charakteristischer Zelldefekt bei familiären Hyperlipoproteinämien

Das arteriosklerotische Erkrankungs- und Todesrisiko ist bei Patienten mit familiären Hyperlipoproteinämien eindeutig gesteigert. Zur Klärung der zugrundeliegenden Pathomechanismen haben Untersuchungen am in vitro-Modell der Zellkultur wesentlich beigetragen. Bisher hatten aber morphologische Veränderungen von Zellorganellen nur wenig Aufmerksamkeit gefunden.

Daher wurden folgende Fragestellungen untersucht:
1. Existieren charakteristische, morphologische Veränderungen von Zellorganellen in mesenchymalen Zellen von Patienten mit familiären Hyperlipoproteinämien und sind Unterschiede zwischen verschiedenen Typen von familiären Hyperlipoproteinämien mit erhöhten VLDL-, IDL-, LDL- oder HDL-Konzentrationen im Blut nachweisbar?
2. Welche Beziehungen bestehen zwischen solchen morphologischen Veränderungen und Änderung der Stoffwechselfunktion dieser Zellen?
3. Können Serumfaktoren von Hyperlipämikern an der Ausbildung solcher Veränderungen beteiligt sein?

Die Untersuchungen wurden durchgeführt
1. an Hautbiopsien und
2. an daraus gewonnenen Fibroblastenkulturen in der 2.–5. Passage, die in Dulbecco's Modifikation des Eagleschen Mediums unter Zusatz von 10% Serum von
a) Stoffwechselgesunden und
b) hyperlipämischen Patienten mit alleiniger Erhöhung des LDL-Cholesterins (250–350 mg/dl) gezüchtet wurden.

Diese Hautbiopsien stammten von zwölf Patienten 6 ♂; 6 ♀ im Alter von 14–55 Jahren) mit familiärer
1. Hyper-Beta-Cholesterinämie ($n = 3$),
2. Hypertriglyceridämie ($n = 3$),
3. Typ III-HLP ($n = 2$),
4. Hyper-α-Cholesterinämie ($n = 1$),

Risikofaktor Hyperlipoproteinämie

Die Neuorientierung in der Lipidtherapie

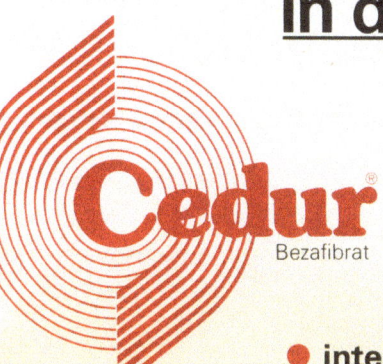
Cedur® Bezafibrat

- **intensive Senkung von Triglyceriden und Cholesterin**
- **dauerhafte Erhöhung des physiologischen Schutzfaktors HDL**
- **gute Verträglichkeit bei 96,6% der Patienten**
  (Ergebnis der Verträglichkeitsstudie an 1091 Patienten, Medizinische Forschung Boehringer Mannheim 1978.)
- **keine Erhöhung des lithogenen Index, d. h. keine Förderung von Gallensteinen**

Cedur – mit der neuen Monosubstanz Bezafibrat für alle Formen der Hyperlipidämie*, wenn Diät allein nicht ausreicht
* außer Typ I, der nur diätetisch behandelt wird.

Zusammensetzung:
1 Dragée Cedur enthält 200 mg Bezafibrat.
Indikationen:
Alle Formen von Fettstoffwechselstörungen (außer Typ I, der nur diätetisch behandelt wird).
Kontraindikationen:
Lebererkrankungen (mit Ausnahme der Fettleber, die häufiges Begleitsyndrom bei Hypertriglyzeridämie ist), Gallenblasenerkrankungen mit und ohne Cholelithiasis (da die Möglichkeit einer Leberbeteiligung nicht ausgeschlossen werden kann), schwere Nierenfunktionsstörungen mit Serumkreatininwerten über 6 mg/100 ml, Gravidität, Laktationsperiode. Bei Kindern sollte die Indikation für eine Behandlung mit Cedur besonders streng gestellt werden.
Nebenwirkungen:
Gelegentlich meist passagere gastrointestinale Störungen. Sehr selten: myositisähnliches Syndrom, Potenzstörungen, allergische Reaktionen.

Weitere Informationen zu Cedur:
Dosierung:
3 x 1 Dragée täglich – jeweils 1 Dragée nach dem Frühstück, Mittag- und Abendessen. Die Dragées sollten unzerkaut mit etwas Flüssigkeit eingenommen werden. Bei magenempfindlichen Patienten kann einschleichend dosiert werden. Man beginnt mit 1 Dragée, legt nach 3–4 Tagen das zweite und nach weiteren 3–4 Tagen ein drittes Dragée zu. Bei gutem therapeutischem Erfolg – insbesondere bei Patienten mit Hypertriglyzeridämie – kann eine Dosisreduktion auf 2 x 1 Dragée (morgens und abends) versucht werden.
Wechselwirkungen:
Die Wirkung von Antikoagulantien vom Cumarintyp wird verstärkt. Anfänglich Reduktion der Antikoagulantiendosis um 30–50%, anschließend Neueinstellung unter Kontrolle der Blutgerinnung.
Hinweis:
Die blutzuckersenkende Wirkung von Insulin und Sulfonylharnstoffen kann durch Cedur verstärkt werden. Dies kann mit einer verbesserten Glucoseutilisation bei gleichzeitiger Insulineinsparung erklärt werden. Hypoglykämien wurden bisher nicht beobachtet.
Für die Verordnung:
OP mit 50 Dragées 28,15 DM, OP mit 100 Dragées 50,50 DM. Weitere Informationen enthält der wissenschaftliche Prospekt (z. Zt. gültige Auflage: Oktober 1980).

Boehringer Mannheim GmbH
6800 Mannheim 31

Springer Bücher zum Thema
Lungen- und Bronchialheilkunde
- Eine Auswahl -

Pneumokoniosen
Herausgeber: W. T. Ulmer, G. Reichel
Unter Mitarbeit zahlreicher Fachwissenschaftler

1976. 247 Abbildungen, 82 Tabellen. XVI, 692 Seiten
(Handbuch der inneren Medizin, Band 4: Erkrankungen der Atmungsorgane, Teil 1)
Gebunden DM 390,–; approx. US $ 230.10
Subskriptionspreis Gebunden DM 312,–;
approx. US $ 184.10
ISBN 3-540-07507-0

Bronchitis, Asthma, Emphysem
Herausgeber: W. T. Ulmer
Unter Mitarbeit zahlreicher Fachwissenschaftler

1979. 336 Abbildungen, 57 Tabellen. XVIII, 788 Seiten
(Handbuch der inneren Medizin, Band 4: Erkrankungen der Atmungsorgane, Teil 2)
Gebunden DM 480,–; approx. US $ 283.20
Subskriptionspreis Gebunden DM 384,–;
approx. US $ 226.60
ISBN 3-540-09019-3

Lungentuberkulose
Herausgeber: H. Jentgens
Unter Mitarbeit zahlreicher Fachwissenschaftler

1980. 250 Abbildungen, 127 Tabellen. Etwa 800 Seiten
(Handbuch der inneren Medizin, Band 4: Erkrankungen der Atmungsorgane, Teil 3)
Gebunden DM 540,–; approx. US $ 318.60
Subskriptionspreis Gebunden DM 432,–;
approx. US $ 254.90
ISBN 3-540-10094-6

Selective Bronchography and Bronchial Brushing
by F. Pinet, M. Amiel, A. Rubet, J.-C. Froment
With a preface by M. Simon

1979. 265 figures in 477 separate illustrations, some in color,
5 tables. IX, 261 pages
Cloth DM 198,–; approx. US $ 116.90
ISBN 3-540-09084-3

H. Blaha
Die Lungentuberkulose im Röntgenbild
1976. 204 Abbildungen in 459 Einzeldarstellungen, 35 Tabellen. VIII, 388 Seiten
Gebunden DM 390,–; approx. US $ 230.10
ISBN 3-540-07524-0

M. A. de Kock
Dynamic Bronchoscopy
With a Foreword by W. T. Ulmer

1977. 197 figures, 135 in color, 3 tables. X, 119 pages
Cloth DM 120,–; approx. US $ 70.80
ISBN 3-540-08109-7
Distribution rights for Japan: Maruzen Co. Ltd., Tokyo

K. Musshoff, J. Weinreich, H. Willmann
Differentialdiagnose seltener Lungenerkrankungen im Röntgenbild
3. überarbeitete und erweiterte Auflage. 1979. 164 Abbildungen in 317 Einzeldarstellungen, 1 Tabelle. V, 324 Seiten
Gebunden DM 198,–; approx. US $ 116.90
ISBN 3-540-09297-8

Springer-Verlag
Berlin
Heidelberg
New York

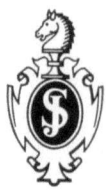

5. kombinierte Hyper-α + β-Cholesterinämie ($n = 3$), und von vier Stoffwechselgesunden.

Die Hautbiopsien und die konfluenten Fibroblasten-Monolayer wurden in Epon eingebettet und horizontal und vertikal geschnitten. Für die quantitative Morphometrie des rauhen endoplasmatischen Reticulums (ER) wurden Horizontalschnitte mit einer Zellkernfläche zwischen 200 und 300 µm^2 bei einer 24000fachen Vergrößerung untersucht. Die Fläche des ER/Zelle wurde nach dem Pattern-Point-System (I, II) bestimmt. Von jeder Zellinie wurden elektronenmikroskopische Abbildungen von mindestens sechs Zellen mit vergleichbarer Zellkernfläche ausgewertet.

Im Vergleich zu den Zellen von Stoffwechselgesunden war bei allen Zellen der zwölf Patienten mit familiären Hyperlipoproteinämien eine eindeutige Vergrößerung des ER nachweisbar. Diese Änderungen sind dreidimensional, da sie in allen Schnittebenen vorliegen.

Die Ergebnisse der quantitativen Morphometrie sind in der Tabelle 1 dargestellt. Daraus geht hervor, daß die relative Fläche des ER in Prozent der gesamten Zytoplasmafläche sich von einem durchschnittlichen Anteil von 14% auf einen durchschnittlichen Flächenanteil von 25–28% der gesamten Zytoplasmafläche bei den verschiedenen familiären Hyperlipoproteinämieformen vergrößerte. Dagegen bestanden keine signifikanten Differenzen zwischen den verschiedenen Hyperlipoproteinämieformen.

Die gleichen morphologischen Veränderungen des ER bestanden auch in vivo, da sie bereits in mesenchymalen Zellen des Hautbiopsiegewebes nachweisbar waren, das unmittelbar nach der Entnahme fixiert worden war. Offensichtlich handelt es sich dabei um eine bereits in vivo zellulär fixierte Änderung des ER, die unabhängig von Alter, Geschlecht und von äußeren Einflüssen, wie z. B. der Langzeitinkubation mit 10% Normalserum über 10–15 Passagen, in der Zellkultur persistiert und in ähnlicher Weise bei unterschiedlichen genetisch bedingten Störungen des Lipoproteinstoffwechsels auftritt.

Es ist unbekannt, ob diese Zunahme des ER genetisch bedingt, unter dem Einfluß von extrazellulären Faktoren erworben oder durch die Kombination beider Möglichkeiten, z. B. im Rahmen einer spezifischen Selektion von prädisponierten mesenchymalen Zellen entstanden ist.

Zur Klärung dieser Fragen wurden die vier Fibroblastenlinien von Stoffwechselgesunden 8–10 Tage in DME + 10% Hypercholesterinämikerserum gezüchtet.

Tabelle 1. Relative Fläche des rauhen endoplasmatischen Retikulums (ER) in % der gesamten Zytoplasmafläche bei Fibroblasten von Patienten mit verschiedenen Formen familiärer Hyperlipoproteinämien

Zelltyp	Zellzahl	Zellkernfläche µm^2	Relative Fläche des ER in % der gesamten Zytoplasmafläche
NF	24	241 ± 33	13,97 ± 3,44
FH-F	12	238 ± 30	24,68 ± 5,31[a]
FHTg-F	12	254 ± 27	25,83 ± 4,84[a]
FH-F	6	271 ± 26	28,19 ± 6,90[a]
FH+-F	18	235 ± 25	27,12 ± 3,33[a]

Mittelwert ± Standardabweichung
[a] $p < 0,001$

Danach war das ER in allen Zellen in ähnlicher Weise vergrößert wie in den Hyperlipämikerzellen. Falls dieser in vitro-Effekt des Hypercholesterinämikerserums auch in vivo ähnlich wirksam ist, wären morphologische Änderungen des ER durch Serumfaktoren auch in Normalzellen relativ kurzfristig möglich.

Da das ER im Proteinstoffwechsel von Bedeutung ist, wurde die Leucin- und Prolininkorperation in intrazelluläre Proteine und deren Sekretion in das Extrazellulärmedium untersucht. Im Vergleich mit normalem ER war in allen Zellen mit vergrößertem ER unabhängig von dessen Ursache, die Proteinneosynthese und -sekretion eindeutig auf mindestens das Doppelte gesteigert. Im Einklang damit steht auch die Zunahme des Proteingehaltes pro Zelle in den Hyperlipämikerfibroblasten. Diese Änderungen werden durch Hyperlipämikerserum weiter verstärkt.

Zusammenfassung

1. In mesenchymalen Zellkulturen von Patienten mit verschiedenen Formen familiärer Hyperlipoproteinämien ist das rauhe endoplasmatische Reticulum signifikant auf etwa das Doppelte vergrößert.
2. Die Vergrößerung liegt bereits in vivo vor. Sie ist unabhängig vom Alter oder Geschlecht und bleibt in der Zellkultur auch in normolipämischem Medium irreversibel bestehen.
3. Hypercholesterinämikerserum kann vergleichbare Veränderungen des ER an mesenchymalen Zellen von Stoffwechselgesunden bewirken.
4. In diesen Zellen ist die Proteinneosynthese und -sekretion auf etwa das Doppelte gesteigert. Hypercholesterinämikerserum verstärkt diese Stoffwechseländerung.
5. Es scheint möglich, daß die Vergrößerung des ER Ausdruck einer Proteinstoffwechselstörung bei familiären Hyperlipoproteinämien ist, die unabhängig vom spezifischen HLP-Typ besteht und an deren Entstehung Serumfaktoren dieser Patienten beteiligt sein können.
6. Soweit diese in vitro-Ergebnisse repräsentativ für Arterienwandzellen in vivo sind, könnten diese Proteinstoffwechseländerungen die Entwicklung einer Arteriosklerose beschleunigen sowie atherogene Effekte erhöhter extrazellulärer Lipoproteinkonzentrationen verstärken.

Literatur

Hally D (1964) A counting method for measuring the volumes of time components in microscopical sections. Q J Microsc Sci 105: 503–516 – Fuchs A, Weibel ER (1966) Morphometrische Untersuchung der Verteilung einer spezifischen cytoplasmatischen Organelle von Endothelzellen der Ratte. Z Zellforschung 73: 1–9

Bode, G. (Abt. für Innere Medizin II der Univ. Ulm), Klör, H.-U. (Oklahoma Medical Res. Found., Oklahoma/USA), Ditschuneit, H. (Abt. für Innere Medizin II der Univ. Ulm):
Der Einfluß von i.v. Heparin- und/oder oraler Fettgabe auf die Morphologie menschlicher Lipoproteine

1. Einleitung

Triglyzeridreiche Lipoproteine werden durch das koordinierte Zusammenspiel von drei lipolytischen Enzymen metabolisiert. Der apolare Kern (Triglyzeride, TG) wird in vivo hauptsächlich von der Lipoproteinlipase (LPL) hydrolysiert, während die polare Hülle (Phospholipide, PL) größtenteils von der hepatischen Lipase (HL) hydrolysiert wird. Cholesterin (CH) wird von der Lecithin-Cholesterin-Acyltransferase (LCAT) zu Cholesterinester (CE) verestert, wobei die LCAT eine Fettsäure des Lecithins abspaltet und mit CH zu CE verestert.

Ist dieses System gestört (primäre bzw. sekundäre Hyperlipoproteinämien), so entstehen abnorm zusammengesetzte Lipoproteine, was sich besonders in ihren physikalischen Eigenschaften (Flotation und elektrophoretisches Verhalten) bemerkbar macht [1–3].

Es wurde deshalb versucht, abnorme Lipoproteine in vivo zu erzeugen, sie zu isolieren und besonders morphologisch durch verschiedene elektronenoptische Methoden zu charakterisieren.

Die entsprechende metabolische Situation wurde künstlich erzeugt nach i.v. Heparin- und/oder oraler Fettbelastung.

2. Methodik

Je zwei Patienten mit Hyperlipoproteinämie vom Typ I und III und Normalpersonen wurde nüchtern bzw. 1 h nach oraler Fettgabe (160 g Butter, Sahne) Heparin (Liquemin) verabreicht (initial 50 IU/kg, anschließend Infusion 300 IU/h über 16 h). Lipoproteine wurden durch präparative Ultrazentrifugation isoliert und nach Standardmethoden analysiert. LCAT-Aktivität wurde durch die Abnahme des freien CH enzymatisch bestimmt [5]. PHLA, HL und LPL wurden mit Hilfe von spezifischen Antikörpern bestimmt, 15 min nach intravenöser Heparingabe (50 IU/kg). Isolierte Lipoproteinfraktionen wurden elektronenoptisch durch Negativkontrast (2% Phosphorwolframsäure), Gefrierbruch, Raster und Elektronenbeugung untersucht. Die Partikelgröße wurde nach Eichung mit Rinderkatalase an mindestens 500 freistehenden Partikeln gemessen [7].

3. Ergebnisse

Nach der Injektion von Heparin ohne gleichzeitige Gabe von Fett war bei einem Patienten mit Hyperlipoproteinämie Typ III die hepatische Lipase verhältnismäßig hoch im Vergleich zur peripheren Lipase (10,58 µmol FFS/h/ml bzw. 3,38 µmol FFS/h/ml). Die PHLA der beiden Patienten mit Typ I zeigte sehr niedrige Aktivität (1,59 µmol FFS/h/ml bzw. 5,44 µmol FFS/h/ml). Die Messung der LCAT ergab eine vorübergehend verminderte Veresterungsrate. Die durch Heparin induzierte Lipolyse führte auch zu Veränderungen in der Zusammensetzung und Änderungen in den physikalischen Eigenschaften. Besonders in Fraktionen mit hohem molaren Überschuß an CH gegenüber PL wurden abnorme Lipoproteine gefunden, wie z. B. Cholesterinkristalle in einer Chylomikronenfraktion bei einer Normalperson (FC 164,9 mg%, PL 331 mg%, TG 49,6 mg%).

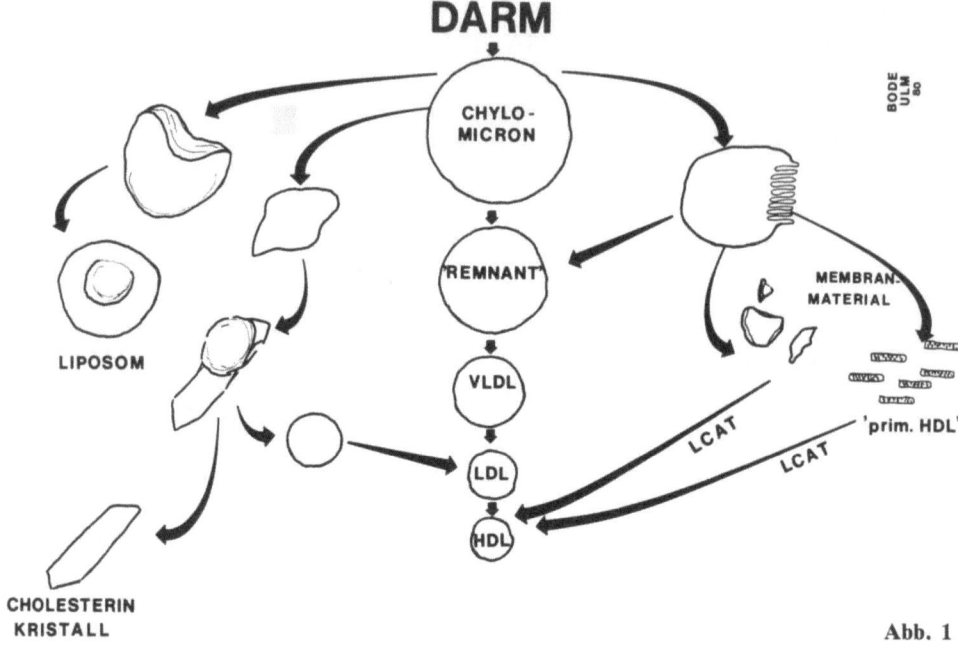

Abb. 1

Weit ausgeprägter war die Anhäufung abnormer Partikel bei Patienten mit Hyperlipoproteinämie Typ III. Hier zeigten sich abnorme Lipoproteine in allen Dichteklassen (Abb. 1). Weiterhin zeigte sich bei runden Partikeln eine erhebliche Verschiebung in der Größenverteilung. Zudem hatten besonders die HDL_2 (d 1,063–1,125 g/ml) eine charakteristische Morphologie. In dieser Dichteklasse waren vor allen Dingen die Membranfragmente und die scheibenförmigen Partikel zu finden. Cholesterinkristalle fanden sich bis zur Dichte d 1,019 g/ml und Liposomen bis zu d 1,063 g/ml.

4. Schlußfolgerung

Durch die Aushöhlung des apolaren Kernes TG-reicher Lipoproteine verbleibt ein ringförmiger Wulst (Abb. 1), der sich durch Anreicherung von Cholesterin versteift, und besonders bei der Darstellung im Negativkontrast deutlich wird (Abb. 2a). Die so geformten Partikel werden als Liposomen bezeichnet und finden sich auch bei Lebererkrankungen [1]. Sie haben einen Durchmesser von ca. 500–4000 Å.

Die interessanteste Form der abnormen Lipoproteine ist der Cholesterinkristall (Abb. 2b). TG-reiche Lipoproteine werden über Rezeptoren am Endothel gebunden und durch die Lipoproteinlipase hydrolysiert. Das entstehende „Remnant" löst sich und wird weitertransportiert und vermutlich an einer anderen Stelle des Endothels oder in der Leber weiter verstoffwechselt. Durch den sich anhäufenden Überschuß an Cholesterin beginnt dieses zu kristallisieren, da es durch Lecithin nicht mehr in Lösung gehalten werden kann, wenn die Äquimolarität überschritten wird [6]. Cholesterinkristalle können sich unter Umständen in die Intima bohren oder sich am Endothel ablagern und zu weiteren Schädigungen führen, die einen atherosklerotischen Prozeß auslösen.

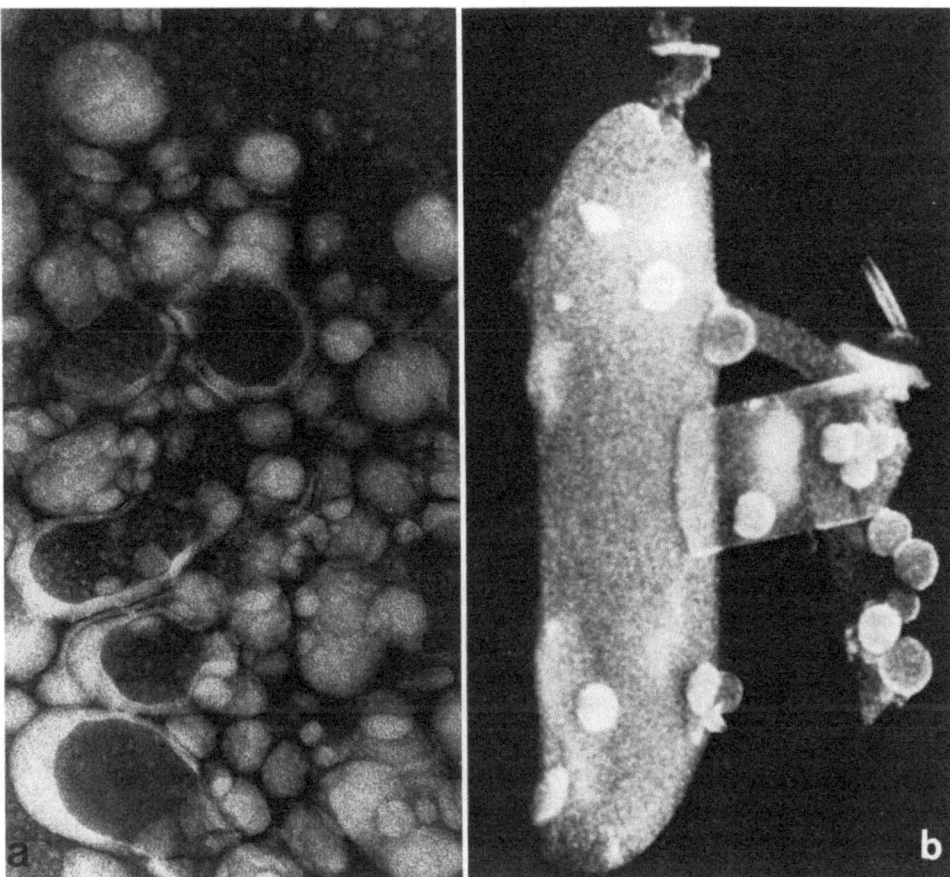

Abb. 2

Die Membranfragmente und scheibenförmigen Partikel könnte man als „Oberflächenremnants" bezeichnen, da sie sich von der Oberfläche teilweise hydrolysierter Lipoproteine ablösen (Abb. 1). Aufgrund ihres relativ hohen Apoproteinanteils sind diese Partikel in der Dichteklasse der HDL_2 zu finden. Da Heparin die Aktivität der LCAT vorübergehend hemmen kann [4], kann das Cholesterin in diesen „Oberflächenremnants" erst wieder durch eine funktionierende LCAT verestert werden. Deshalb kann man diese Partikel auch als Vorläufer für den HDL-Pool bezeichnen. Durch die Auffüllung der Partikel mit Cholesterinestern kann sich wieder ein apolarer Kern bilden, was zur Abkugelung des Partikels führt.

Danksagung. Für die Bestimmung der lipolytischen Aktivitäten (PHLA, LPL, HL) durch Dr. C. Ehnholm (Central Public Health Laboratory, SF 00280 Helsinki, Finland) und durch Dr. Chi Sun Wang (Oklahoma Medical Research Foundation, Oklahoma City, Okla., USA) sei an dieser Stelle recht herzlich gedankt.

Literatur

1. Bode G, Klör H-U, Ditschuneit H (1978) Scand J Clin Lab Invest (Suppl. 150) 38: 199–207 – 2. Forte TM, Krauss RM, Lindgren FT, Nichols AV (1979) Proc Natl Acad Sci USA 76: 5934–5938 – 3.

Glomset JA, Nichols AV, Norum KR, King W, Forte T (1973) J Clin Invest 52: 1078–1092 – 4. Homma Y, Nestel PJ (1975) Atherosclerosis 22: 551–563 – 5. Klör H-U, Jäger H, Popp A, Ditschuneit H (1973) In: Schettler G, Goto Y, Hata Y, Klose G (eds) Atherosclerosis IV. Springer, Berlin, p 315 – 6. Small DM (1968) J Am Oil Chem Soc 45: 108–119 – 7. Wrigley NG, (1968) J Ultrastruct Res 24: 454–464

Wolfram G., Adam O., Zöllner N. (Med. Poliklinik der Univ. München):
Der Einfluß von Menge und Art des Nahrungsfettes auf die Lipide in den HDL des Serums beim Menschen

Aus epidemiologischen Studien ist seit vielen Jahren bekannt, daß ein erhöhter Cholesterinspiegel im Serum das Risiko für die Coronarkrankheit erhöht. Untersuchungen in vitro und in vivo und nicht zuletzt die klinischen Erfahrungen an Patienten mit familiärer Hypercholesterinämie sprechen dafür, daß die Lipoproteine geringer Dichte (LDL) und sehr geringer Dichte (VLDL) die Atherogenese besonders begünstigen. Zur Beschreibung des LDL-Gehaltes im Serum wird allgemein das LDL-Cholesterin herangezogen. Vor einigen Jahren fiel auf, daß der Cholesteringehalt in den Lipoproteinen hoher Dichte (HDL) in epidemiologischen Untersuchungen zum Coronarrisiko negativ korreliert ist. In biochemischen Untersuchungen an Zellkulturen konnten weitere Hinweise auf eine Rolle des HDL als Schutzfaktor gegen eine Atherombildung gesammelt werden [1]. Aufgrund dieser Erkenntnisse wird zur Zeit das Coronarrisiko bei niedrigem LDL-Cholesterin und hohem HDL-Cholesterin sowie dem Fehlen weiterer Risikofaktoren als besonders gering eingestuft. In der Literatur findet man neuerdings widersprüchliche Angaben über den Einfluß einer fettreduzierten und fettmodifizierten Diät auf das HDL-Cholesterin. Sollte es wirklich zu einer Senkung des HDL-Cholesterins kommen, so wäre dies nach dem jetzigen Verständnis des HDL-Cholesterins als Schutzfaktor nicht erwünscht. Da bisher in Ernährungsversuchen am Menschen fast ausschließlich das HDL-Cholesterin als Parameter verfolgt wurde, während ernährungsbedingte Änderungen von Triglyceriden und einzelnen Phosphatiden sowie des Fettsäuremusters in den HDL kaum Beachtung fanden, hielten wir es für nützlich, die Zusammensetzung der HDL in Abhängigkeit von der Ernährung näher zu untersuchen.

Insgesamt 24 gesunde Versuchspersonen wurden mit definierten Formeldiäten unterschiedlicher Zusammensetzung ernährt. Dabei dauerte eine Versuchsperiode 2 Wochen und der gesamte Ernährungsversuch für jede Versuchsperson 6 Wochen. Bei konstanter Eiweißzufuhr von 15% der Energie wurde der Fettgehalt zwischen 0, 25, 33 und 36% der Energie und die Fettart mit P/S-Quotienten von 0,4, 1,8 und 11,0 variiert. Die Cholesterinzufuhr blieb mit Ausnahme der Formeldiät ohne Fett bei 600 mg pro 3000 kcal konstant. Die HDL-Fraktion wurde in der präparativen Ultrazentrifuge abgetrennt und die Konzentration von Cholesterin, Triglyceriden und Phosphatiden bestimmt. Bei einem Teil der Versuche wurden auch die Cholesterinester und die Lecithinfraktion dünnschichtchromatographisch isoliert und die Veränderungen des Fettsäuremusters gaschromatographisch bestimmt.

Das Körpergewicht der Versuchspersonen blieb bis auf geringe Schwankungen zu Beginn der Formeldiätperioden als Folge einer geringeren Natriumzufuhr mit der Formeldiät konstant. Eine Verminderung des Fettgehaltes von 33 auf 25% der

Energie, nicht jedoch eine Erhöhung des P/S-Quotienten der Formeldiät hatte eine Senkung des Cholesterin- und Phosphatidspiegels in den HDL zur Folge. Die Triglyceride verhielten sich entgegengesetzt zur zugeführten Fettmenge (Abb. 1). Eine Senkung der Cholesterin- und Phosphatidkonzentration in den HDL durch den P/S-Quotienten von 0,4 war nur bei einem Fettgehalt der Formeldiät von 36% der Energie schwach erkennbar. Die Unterschiede waren jedoch statistisch nicht signifikant.

Da durch eine Senkung des Cholesterins und der Phosphatide die Transportkapazität der Fettsäuren in den HDL vermindert wird, wurden in einem weiteren Formeldiätversuch mit sechs Versuchspersonen eine Fettzufuhr von 30% der Energie und 50 g Linolsäure, entsprechend einem P/S-Quotienten von 11, mit einer Fettzufuhr von 30% der Energie und 10 g Linolsäure (P/S-Quotient 0,4) sowie einer fettfreien Ernährung verglichen.

Gegenüber der normalen Ernährung mit über 40% Fett und einem P/S-Quotienten von 0,3 fielen bei einer Formeldiät mit 30% Fett und P/S-Quotient 0,4 die Konzentrationen von Cholesterin und Lecithin der HDL deutlich ab. Die Zufuhr von 30% Fett mit einem P/S-Quotient von 11 führte zu noch niedrigeren Konzentrationen dieser beiden Lipidfraktionen, als eine Formeldiät ohne Fett und ohne Linolsäure. Die gaschromatographische Bestimmung der Fettsäuren in den Cholesterinestern und im Lecithin der HDL zeigte eine deutliche prozentuale Zunahme der Linolsäureanteile in den Cholesterinestern von im Mittel 30% auf im Mittel 65%. Im Lecithin der HDL stieg der Linolsäuregehalt von im Mittel 15% auf im Mittel 30%. Berechnet man die absoluten Konzentrationen des in den HDL mit Linolsäure veresterten Cholesterins und Lecithins, so nehmen deren Konzentrationen beim Übergang von einer fettfreien Formeldiät zu der Formeldiät mit 30% Fett und 10 g Linolsäure pro Tag deutlich zu. Eine Erhöhung der Linolsäurezufuhr auf 50 g pro Tag erhöht jedoch den Gehalt der HDL an veresterter Linolsäure kaum. Der Abfall der Konzentrationen von Cholesterinestern und Lecithin geht vielmehr zu Lasten der in diesen Lipiden veresterten Ölsäure, Palmitinsäure und Stearinsäure. Interessant ist in diesem Zusammenhang, daß die Arachidonsäure prozentual abnimmt, sich also der Linolsäure entgegengesetzt verhält. Dementsprechend nimmt auch die absolute Konzentration der im Lecithin der HDL veresterten

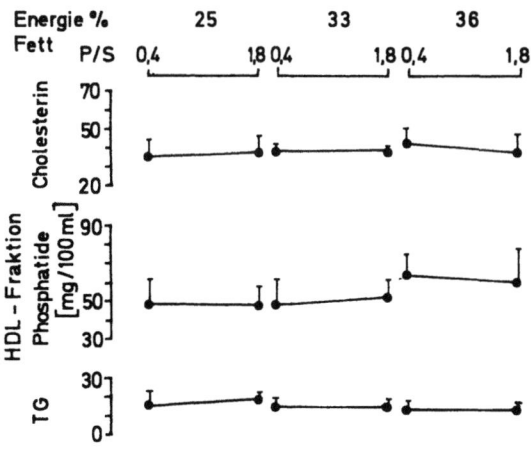

Abb. 1. Konzentrationen von Cholesterin-Phosphatiden und Triglyceriden in der HDL-Fraktion des Serums von gesunden jungen Versuchspersonen jeweils nach 14 Tagen einer Formeldiät mit unterschiedlichem Fettanteil und unterschiedlichem PS-Quotienten

Arachidonsäure ab. Diese Ergebnisse wurden jeweils nach 2 Wochen Dauer der entsprechenden Formeldiät festgestellt.

Diese Ernährungsversuche mit definierten Formeldiäten zeigen, daß im Bereich von Änderungen der Fettzufuhr, die mit konventionellen Lebensmitteln noch durchführbar sind, eine Verminderung der Fettmenge von 36% auf 25% der Energie zu einem Abfall des HDL-Cholesterins und der HDL-Phosphatide führt, während eine Erhöhung des P/S-Quotienten von 0,4 auf 1,8 nur bei 36% der Energie als Fett eine geringe, nicht signifikante Senkung diese Lipide in den HDL erkennen läßt. Erst eine Formeldiät mit 30% der Energie als Fett und dem extremen P/S-Quotienten von 11 und eine fettfreie Formeldiät führen zu deutlich niedrigeren Konzentrationen von HDL-Cholesterin und HDL-Phosphatiden. Der Abfall der Phosphatide wurde vor allem durch den Abfall des Lecithins verursacht. Durch die fettfreie Formeldiät ist der Gehalt der HDL an Linolsäure deutlich erniedrigt und der Gehalt an gesättigten Fettsäuren im Vergleich zur Normalkost erhöht. Zwischen der Formeldiät mit 10 g Linolsäure und 50 g Linolsäure pro Tag besteht in der absoluten Konzentration der veresterten Linolsäure in den HDL kein deutlicher Unterschied; der Gehalt an veresterten gesättigten Fettsäuren ist in letzterem Fall jedoch niedriger.

Das Fettsäurenmuster beeinflußt die Fluidität der Lipoproteine [2]. Diese Änderung physikalischer Eigenschaften hat auch Auswirkungen auf das biochemische Verhalten. So konnte gezeigt werden, daß die Umsatzrate, mit der das LCAT-Enzym Fettsäuren von Lecithin auf Cholesterin zu Cholesterinestern überträgt, von der Zusammensetzung der Fettsäuren im Lecithin abhängt [3]. Die Aktivität des Lipoproteinlipase-Systems ist gegenüber Triglyceriden mit mehrfach ungesättigten Fettsäuren höher als gegenüber gesättigten [4]. Aus unseren Ergebnissen und den Hinweisen aus der Literatur [2] kann man schließen, daß die Menge und Art des Nahrungsfettes die Konzentration und Zusammensetzung der HDL des Serums beeinflußt. Dabei ist jedoch zu beachten, daß eine Veränderung des HDL-Cholesterins noch keine Aussage über die biologische Bedeutung von Änderungen in den HDL erlaubt. Die HDL werden als Transportvehikel für Cholesterin von den peripheren Geweben zurück zur Leber angesehen. Bei dem komplexen Geschehen des Lipoproteinstoffwechsels von der Bildung der HDL über die Wechselwirkung zwischen VLDL-Abbau und Übergang von HDL_2 zu HDL_3 bis zu den Interaktionen zwischen HDL und LDL an den Zellmembranen und dem Rücktransport von Cholesterin zur Leber ist die Kenntnis der Konzentration von HDL-Cholesterin ohne Information über die weitere Zusammensetzung der HDL zu gering, um gültige Aussagen zu machen.

Literatur

1. Wolfram G, Schlierf G (1979) LDL-Cholesterin und HDL-Cholesterin – Risikofaktor und Schutzfaktor? Internist 20: 613 – 2. Shepherd J, Packard CJ, Patsch JR, Gotto AM, Taunton OD (1978) Effects of dietary polyunsaturated and saturated fat on the properties of high density lipoproteins and the metabolism of apolipoprotein A-I. Clin Invest 61: 1582 – 3. Gjone E, Nordoy A, Blomhoff JP, Wienke I (1972) The effects of unsaturated and saturated dietary fats on plasma cholesterol, phospholipids and lecithin: cholesterol acyltransferase activity. Acta Med Scand 191: 481 – 4. Bagdade JD, Hazzard WR, Carlin J (1970) Effect of unsaturated dietary fat on plasma lipoprotein lipase activity in normal and hyperlipidemic states. Metabolism 19: 1020

Franz, I.-W. (Inst. für Leistungsmedizin, Kardiolog. Abt. im Klinikum Charlottenburg der FU Berlin), Lohmann, F. W. (Abt. für Innere Medizin I des Neuköllner Krankenhauses), Koch, G. (Physiologisches Institut der FU Berlin), Agrawal, B. (Inst. für Leistungsmedizin, Berlin), Hoenle, R. (Röntgenabt. des Neuköllner Krankenhauses, Berlin):
Der Einfluß einer chronischen β-Rezeptorenblockade auf den Kohlenhydrat- und Fettstoffwechsel und deren hormonelle Regulation bei Hochdruckkranken

Die vorrangige Bedeutung der β-Rezeptorenblocker für die Hochdrucktherapie erfordert genaue Kenntnisse über ihre metabolischen Auswirkungen. Dieses gilt besonders für den Kohlenhydrat- und Fettstoffwechsel und deren hormonelle Regulation während körperlicher Arbeit. Dabei stellt sich gleichzeitig die Frage, ob sich zwischen einem überwiegend β_1-selektiven und einem β_1-β_2-Rezeptorenblocker Unterschiede nachweisen lassen. Untersucht wurden elf männliche Patienten mit einer essentiellen arteriellen Hypertonie des Stadiums I bis II (WHO) und einem mittleren Lebensalter von 37 Jahren.

Methodik

Nachdem ein zentraler Venenkatheder gelegt worden war, ruhten die Patienten 30 min in liegender Position. Die standardisierte ergometrische Methodik wurde so gewählt, daß die Patienten Fußkurbelarbeit im Sitzen mit einer konstanten Tretfrequenz von 60 Umdrehungen/min zu leisten hatten. Beginnend mit 50 Watt wurde in Stufen von 10 Watt/1 min gesteigert und zwar bis zum Erreichen der ergometrischen Leistung, die eine Herzschlagfrequenz von annähernd 130 Schlägen/min bewirkte. Auf dieser für jeden Patienten individuell ermittelten Leistungsstufe erfolgte dann eine Ausdauerbelastung unter Steady-state-Bedingungen mit der erreichten Herzschlagfrequenz von annähernd 130 Schlägen/min bis zur 30. min. Abschließend wurde die ergometrische Leistung bis zur Auslastung in 25 Wattstufen/min gesteigert, soweit es das Blutdruckverhalten zuließ. Während der Ergometrie wurden in festgelegten Abständen auskultatorisch der Blutdruck und die Herzfrequenz ermittelt. In der 6. min (bei 100 Watt), der 30. min unter Steady-state-Bedingungen und während der Maximalbelastungen sowie 5 min danach wurden Blutproben zur Bestimmung der Blutglukose, des Laktats, der Freien Fettsäuren, des Glycerols sowie der Plasmahormonspiegel für Noradrenalin, Adrenalin, Dopamin, ACTH, TSH und Insulin entnommen.

Nach der Eingangsuntersuchung wurden die Patienten willkürlich in zwei Gruppen aufgeteilt und für jeweils 4 Wochen entweder zunächst täglich mit 15 mg Pindolol (Gruppe 1, $n = 5$) oder 500 mg Acebutolol (Gruppe 2, $n = 6$) behandelt. Nach 4 Wochen erfolgte der Substanzwechsel im Sinne eines Cross-over. Am Ende der jeweils zwei Behandlungsperioden jeder Gruppe wurde das zuvor skizzierte Untersuchungsprogramm mit den gleichen, individuell festgelegten Leistungsstufen ungefähr 2 Std nach Tabletteneinnahme wiederholt.

Ergebnisse und Interpretation

Acebutolol (A) und Pindolol (P) senkten gleichstark und signifikant ($p < 0,01$) den Blutdruck und die Herzfrequenz sowohl in Ruhe (vor Behandlung, P_s 149 ± 10; P_d 104 ± 7; HF 64 ± 5, unter A, P_s 131 ± 9; P_d 89 ± 8; HF 55 ± 7; unter P, P_s 129 ± 14; P_d 85 ± 10, HF 62 ± 9) als auch unter ergometrischer Leistung (in der 30. min, vor Behandlung, P_s 203 ± 24; P_d 108 ± 7; HF 141 ± 5; unter A, P_s 166 ± 15; P_d 96 ± 7; HF 103 ± 7; unter P, P_s 166 ± 17; P_d 100 ± 3; HF 109 ± 9).

Unter Ruhebedingungen sowie nach 6 min ergometrischer Leistung bei 100 Watt ergibt sich für beide β-Rezeptorenblocker keine signifikante Abweichung des Blutzuckers im Vergleich zur Kontrolle vor β-Rezeptorenblockade. Nach 30 min Ergometrie im Steady-state sowie während maximaler Belastung kommt es jedoch unter Pindolol zu einem signifikanten Absinken des Blutzuckers im Vergleich zur Kontrolle ($p < 0,001$) und zu Acebutolol ($p < 0,01$) (Abb. 1). In der 5. min der Erholungsphase zeigt sich darüber hinaus, daß unter Pindolol der Wiederanstieg des Blutzuckers signifikant ($p < 0,05$) verzögert ist (Abb. 1).

Die Laktatspiegel in Ruhe werden durch beide β-Rezeptorenblocker nicht beeinflußt (Kontrolle, K) $1,12 \pm 0,39$; A $1,2 \pm 0,33$; P $1,13 \pm 0,46$ mmol/l). Während der Ergometrie kommt es zu einem signifikanten Anstieg des Laktats, der unter beiden β-Rezeptorenblockern flacher verläuft [12, 13], wobei diese Tendenz unter Pindolol wesentlich ausgeprägter (repräsentativ während maximaler Belastung: K $6,05 \pm 1,82$; A $5,45 \pm 1,51$; P $4,79 \pm 1,62$ mmol/l) und 5 min danach signifikant ($p < 0,05$) unterschiedlich ist.

Die Plasmainsulinspiegel in Ruhe (K $13,3 \pm 5$) sinken während Ergometrie im Steady-state nach 30 min signifikant ($p < 0,05$) [13, 16, 25] auf K $7,7 \pm 3,6$ und werden durch A $6,9 \pm 2,3$ und P $7,5 \pm 2,6$ mU/ml nicht beeinflußt. Die Plasma-ACTH-Spiegel in Ruhe (K $28,5 \pm 11$, A $22,3 \pm 3,4$; P $25,6 \pm 9,4$ pg/ml) zeigt ein gegenläufiges Verhalten, und es kommt zu einem signifikanten Anstieg

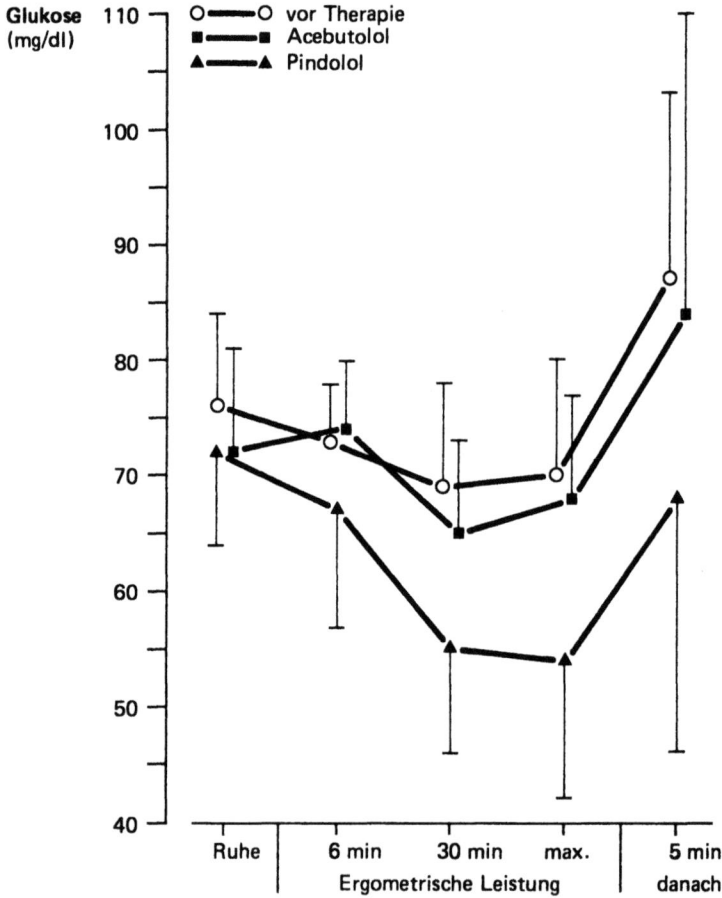

Abb. 1. Mittelwerte und Standardabweichungen des Blutzuckers in Ruhe, während und nach Ergometrie und zwar vor β-Rezeptorenblockade, unter 500 mg Acebutolol/die und 15 mg Pindolol/die bei elf Hochdruckkranken

($p < 0{,}05$), der allerdings unter Pindolol nahezu doppelt so stark ($p < 0{,}05$) ausfällt (K 60,4 ± 43,8; A 64 ± 42,7; P 117,3 ± 108,8 pg/ml). Die TSH-Spiegel werden weder durch die Ergometrie noch durch die β-Rezeptorenblockade beeinflußt. In Übereinstimmung mit unseren früheren Untersuchungsergebnissen [8–10] kommt es unter Pindolol zu einem stärkeren Anstieg des Plasmaadrenalinspiegels besonders auf der maximalen Leistungsstufe. Die Noradrenalin- und Dopaminspiegel werden durch beide β-Blocker nicht signifikant beeinflußt.

Als Ausdruck der gesteigerten Lipolyse kommt es während Ergometrie zu einem signifikanten Anstieg des Glycerols ($p < 0{,}001$). Dieser wird durch beide β-Rezeptorenblocker nach 30 min im Steady-state annähernd gleichstark nämlich um 27% durch A und um 28,5% durch P gesenkt (Abb. 2). Auch die freien Fettsäuren zeigen während und nach Ergometrie einen signifikanten ($p < 0{,}05$) Anstieg, der nach 30 min im Steady-state ebenfalls durch beide Betablocker nämlich durch Acebutolol um 25% und durch Pindolol um 28% gesenkt wird (Abb. 2). Obwohl den aufgeführten Hormonen in der Literatur eine Steuerung der Lipolyse zugemessen wird [7, 15, 17, 18, 23], ließ sich kein adaptatives Verhalten unter β-Rezeptorenblockade nachweisen.

Aufgrund unserer früheren Untersuchungen, den hier vorgelegten Befunden sowie unter Berücksichtigung der Literatur möchten wir folgende Schlußfolgerung ziehen:

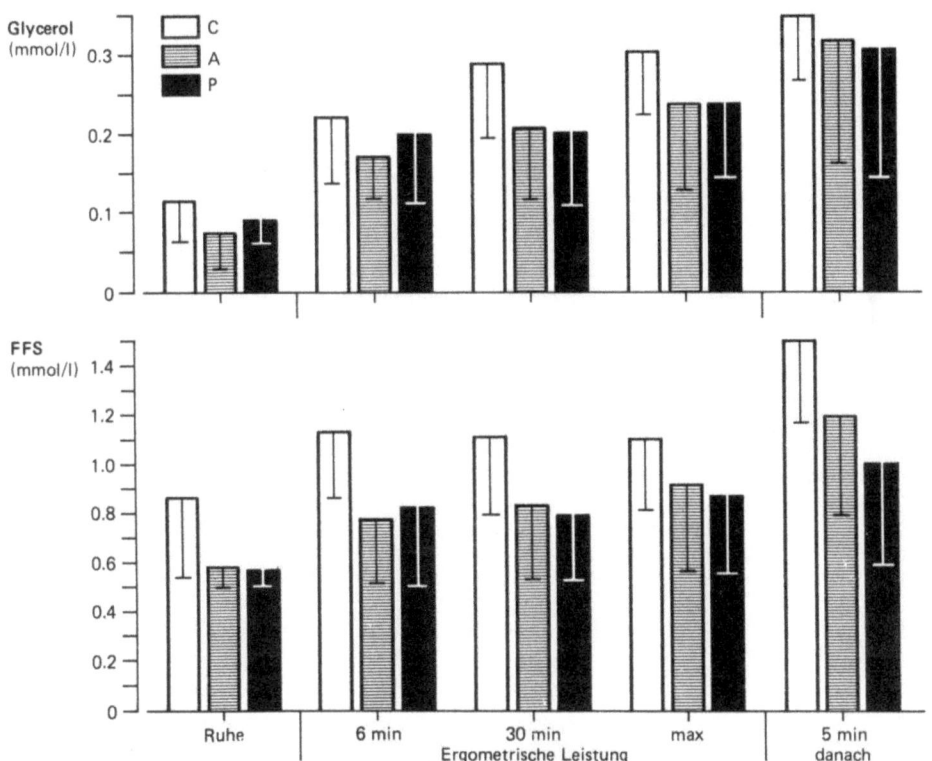

Abb. 2. Mittelwerte und Standardabweichungen der freien Fettsäuren und des Glycerols in Ruhe, während und nach Ergometrie, und zwar vor β-Rezeptorenblockade, unter 500 mg Acebutolol/die und 15mg Pindolol/die bei elf Hochdruckkranken

1. Pinolol und Acebutolol führen während körperlicher Leistung zu einer annähernd gleichstarken Hemmung der Lipolyse, da diese überwiegend über β_1-Rezeptoren gesteuert wird [11].
2. Da Pindolol sowohl β_1- als auch β_2-Rezeptoren blockiert, erklärt sich das Absinken des Blutzuckers durch eine im Vergleich zu Acebutolol stärkere Hemmung der Glykogenolyse im Skelettmuskel, da diese überwiegend über β_2-Rezeptoren gesteuert [1–3, 24) wird, wobei auch eine unterschiedliche Beeinflussung des Leberstoffwechsels zu diskutieren ist [3, 21, 22]. Der stärkere Anstieg der Adrenalin- und ACTH-Konzentration im Plasma erklärt sich als reflektorischer Versuch die stärker eingeschränkte Glykogenolyse zu kompensieren [10, 13, 14].
3. Die Plasmainsulinspiegel zeigen unter β-Rezeptorenblockade keine signifikanten Abweichungen zu den Kontrollwerten und können somit den unterschiedlichen Einfluß beider β-Blocker auf den Kohlenhydratstoffwechsel nicht erklären.
4. Der Abfall des Blutzuckers bis in den hypoglykämischen Bereich unter Pindolol bedeutet eine erhebliche Einschränkung der körperlichen Leistungsfähigkeit [6, 9, 13], was von unseren Patienten auch subjektiv empfunden wurde.
5. Deshalb empfiehlt sich besonders für jugendliche Hochdruckkranke und alle Patienten, die in Beruf und Freizeit und zur Durchführung eines präventiven und rehabilitativen Trainings auf ihre volle körperliche Leistungsfähigkeit angewiesen sind sowie für Diabetiker wegen des geringeren hypoglykämischen Risikos [4, 5, 19] die Gabe eines β_1-selektiven Rezeptorenblockers, wenn aus therapeutischer Sicht eine β-Rezeptorenblockade notwendig ist.

Literatur

1. Antonis A, Clark ML, Hodge RL, Molony M, Pilkington TR (1967) Lancet 27: 1135 – 2. Arnold A, McAuliff JP, Colella DF, O'Connor WV, Brown THG (1968) Arch Int Pharmacodyn Ther 176: 451 – 3. Day IL (1975) Metabolism 24: 987 – 4. Deacon SP, Barnett D (1976) Brit Med J 2: 272 – 5. Editorial (1977) Lancet 1: 843 – 6. Ekblom B, Goldbarg AN, Kilbom A, Astrand P-O (1972) Scand J Clin Lab Invest 30: 35 – 7. Engel FL, White JE (1960) Am J Clin Nutr 8: 691 – 8. Franz I-W, Lohmann FW, Koch G, Röcker L (1978) Verh Dtsch Ges Inn Med 84: 813 – 9. Franz I-W, Lohmann FW (1979) Z Kardiol 68: 503 – 10. Franz I-W, Lohmann FW, Koch G (1980) J Cardiovasc Pharmacol 2: 35 – 11. Frisk-Holmberg M, Östmann J (1976) Pharmacol Exp Ther 200: 598 – 12. Frisk-Holmberg M, Jorfeldt L, Juhlin-Dannfeldt A, Aström H (1977) Clin Pharmacol Ther 21: 675 – 13. Galbo H, Holst JJ, Christensen NJ, Hilsted J (1976) J Appl Physiol 40: 855 – 14. Garber AJ, Cryer PE, Santiago JV, Haymond MW, Pagliara AS, Kipnis DM (1976) J Clin Invest 58: 7 – 15. Gollnick PD (1973) Thieme, Stuttgart – 16. Hirth-Schmidt H, Raptis S, Schröder KE, Pfeifer EF (1973) 3. Internationales Donau-Symposium. Mandrich, Wien München Bern, S 781 – 17. Koerker DJ, Goodner CJ, Toivola PTK, Gale BO, Ensnick CW (1974) J Physiol 227: 520 – 18. Koerker DJ, Goodner CJ, Chideckel EW, Ensnick JW (1975) Am J Physiol 229: 350 – 19. Lager I, Blohme G, Smith M (1979) Lancet 3: 458 – 20. Lerner RL, Porte D (1971) J Clin Invest 50: 2453 – 21. Mayer St, Moran NC, Fain J (1961) Pharmacology 134: 8614 – 22. Moratinos I, Potter DE, Ellis S (1975) Eur J Pharmacol 32: 186 – 23. Pinter EJ, Pattee CJ (1976) J Clin Endocrinol Metab 27: 1441 – 24. Stanton HC (1972) Arch Int Pharmacodyn Ther 196: 246 – 25. Wirth A, Neermann G, Eckert W, Henck CC, Weicher H (1979) Eur J Appl Physiol 41: 51

Richter, W., Weisweiler, P., Schwandt, P. (II. Med. Univ.-Klinik, Klinikum Großhadern, München):
Einfluß eines Sojabohnen-Pektin-Gemisches auf Lipoproteinlipide und Apolipoproteine im Serum

Bevölkerungsgruppen mit einem hohen Anteil an pfanzlichem Eiweiß in der Nahrung weisen niedrigere Serumcholesterinwerte auf als die übrige Bevölkerung. Außerdem wird dort selten eine Hypercholesterinämie beobachtet.

Tierexperimentelle Untersuchungen und klinische Studien bei Normalpersonen und Patienten mit Hypercholesterinämie zeigten, daß durch weitgehenden Ersatz des tierischen Eiweiß durch Sojabohnenprotein eine Senkung des Serumcholesterinspiegels zu erreichen ist (Carroll et al. 1975, Hamilton und Carroll 1976, Kritchevsky et al. 1977, Sirtori et al. 1977).

Keys et al. berichteten 1961 erstmals von der cholesterinsenkenden Wirkung des Pektins, Palmer und Dixon wiesen 1966 nach, daß dieser Effekt dosisabhängig ist, allerdings kommt es bei hohen Dosen von Pektin zu erheblichen gastrointestinalen Nebenwirkungen.

Unter Ersatz von tierischem Eiweiß durch Sojabohnenprotein konnte Sirtori 1979 zwar unter stationären Bedingungen in allen, unter ambulanten Verhältnissen jedoch nur in Einzelfällen, eine Senkung des Cholesterins erreichen, offensichtlich wegen der erheblichen Schwierigkeiten bei der Nahrungszubereitung.

Wir untersuchten daher, ob durch Verabreichung eines Gemisches aus Sojabohnenprotein und Pektin, zusätzlich zu den Mahlzeiten verabreicht, eine Senkung des Cholesterins und anderer Lipoproteinparameter bei Normalpersonen und Patienten mit Hypercholesterinämie erreicht werden kann.

Probanden

Gruppe I: Zehn gesunde Probanden, fünf Männer, fünf Frauen, Durchschnittsalter 27,9 Jahre (Bereich 21–48 Jahre); Gruppe II: Zehn Patienten mit Typ IIa Hypercholesterinämie, sieben Männer, drei Frauen, Durchschnittsalter 51 Jahre (Bereich 24–68 Jahre). Die Patienten in Gruppe II erhielten 8 Wochen vor der Behandlung mit dem Sojabohnenprotein-Pektin-Gemisch keine lipidsenkenden Medikamente. Die Probanden erhielten dreimal täglich einen Beutel des Sojabohnenprotein-Pektin-Gemisches (Verhältnis 24:1) in Form eines Granulats mit kakaoähnlichem Geschmack. Die Einnahme erfolgte zu den Hauptmahlzeiten. Ein Beutel enthielt 28,8 g Sojabohnenproteinkonzentrat, 3,6 g Citruspektin, 0,1 g Zitronensäure, 0,5 g Gelatine, 6,7 g Zucker und 2,7 g einer Kakao-Rübenzucker-Mischung. Die Behandlungsdauer betrug jeweils 28 Tage, die Blutabnahmen erfolgten vor Therapie und am letzten Tag der Behandlungsperiode nach 12stündigem Fasten.

Methoden

Die VLDL wurden in der präparativen Ultrazentrifuge bei $D = 1,006$ g/ml getrennt, LDL mit Wolframatophosphorsäure/$MgCl_2$ präzipitiert. Cholesterin und Triglyceride wurden enzymatisch, Phospholipide als Phosphor in Serum, VLDL und HDL bestimmt (Weisweiler et al. 1979). Die Apolipoproteine wurden immunochemisch im Elektroimmunoassay quantifiziert (Schwandt und Weisweiler 1980).

Die statistische Auswertung erfolgte mit dem Wilcoxon-Test für Paardifferenzen.

Ergebnisse und Diskussion

In Tabelle 1 sind die Lipoproteinlipidveränderungen bei gesunden Probanden zusammengestellt.

Tabelle 1. Verhalten der Serumlipide und Lipoproteinlipide bei zehn gesunden Probanden vor und nach 4 Wochen Gabe von 86,4 g Sojabohnenprotein und 3,6 g Citruspektin

	Vor Therapie	Am Ende der Behandlungsperiode
Serum		
Cholesterin	175 ± 40	176 ± 30
Triglyceride	100 ± 42	109 ± 44
Phospholipide	221 ± 43	232 ± 39
VLDL		
Cholesterin	9 ± 8	10 ± 7
Triglyceride	63 ± 37	58 ± 33
Phospholipide	24 ± 10	33 ± 13
LDL		
Cholesterin	100 ± 27	95 ± 29
Triglyceride	19 ± 7	21 ± 11
Phospholipide	68 ± 31	70 ± 19
HDL		
Cholesterin	49 ± 11	51 ± 12
Triglyceride	11 ± 7	19 ± 6
Phospholipide	119 ± 28	130 ± 23

Alle Angaben in mg/dl. Mittelwert ± Standardabweichung

Bei keinem der gemessenen Parameter, insbesondere auch nicht bei Cholesterin und LDL-Cholesterin, kam es während der Behandlungsperiode zu signifikanten Veränderungen. Das Gewicht der Probanden blieb während der Einnahme des Sojabohnenprotein-Pektin-Granulats weitgehend konstant, leichte gastrointestinale Nebenwirkungen wurden nur vereinzelt angegeben. Die Art der Zubereitung des Granulats wurde als nicht befriedigend beurteilt. Carroll berichtete 1978 bei zwölf gesunden Frauen eine signifikante Abnahme des Cholesterins um 9 mg/dl unter weitgehendem Ersatz des tierischen Eiweiß durch Sojabohnenprotein in der Nahrung. Van Raaij konnte diesen Effekt 1979 bei gesunden Probanden nicht bestätigen, Sirtori (1980) fand bei Normalpersonen nur bei hohen Ausgangswerten einen Abfall des Serumcholesterins. Wir können diese Erfahrung bestätigen: bei fünf Probanden mit Ausgangswerten zwischen 198 und 244 mg/dl kam es zu einer durchschnittlichen Verringerung des Serumcholesterins um 10%.

Die Ergebnisse bei den Patienten mit familiärer Hypercholesterinämie sind in Tabelle 2 dargestellt.

Das Serumcholesterin fiel von durchschnittlich 373 ± 71 mg/dl auf 330 ± 64 mg/dl ab; dies entspricht einer prozentualen Abnahme von 11,5%. Das LDL-Cholesterin verringerte sich von 287 mg/dl auf 242 mg/dl; die prozentale Abnahme beträgt 15,7%. Keine signifikanten Veränderungen wurden für die Triglyceride im Serum, das antiatherogene HDL-Cholesterin, Apolipoprotein A I und B gefunden. Auch bei den Patienten war während der Behandlungsperiode keine Gewichtsveränderung festzustellen. Vier Patienten gaben stärkere gastrointestinale Nebenwirkungen in Form von starkem Meteorismus und Völlegefühl an, die jedoch nicht zum Abbruch der Behandlung führten. Die Art der Zubereitung des Granulats wurde als nicht optimal angesehen.

Tabelle 2. Verhalten von Lipiden und Apolipoproteinen im Serum von zehn Patienten mit Typ IIa-Hyperlipoproteinämie vor und nach 4 Wochen Therapie mit 86,4 g Sojabohnenprotein und 3,6 g Citruspektin

	Vor Therapie	Am Ende der Behandlungsperiode
Serum-Cholesterin	373 ± 71	330 ± 64[a]
Serum-Triglyceride	133 ± 37	142 ± 42
LDL-Cholesterin	287 ± 68	242 ± 62[a]
HDL-Cholesterin	58 ± 13	57 ± 10
Apolipoprotein A I	138 ± 18	137 ± 19
Apolipoprotein B	165 ± 16	161 ± 20

Alle Angaben in mg/dl. Mittelwerte ± Standardabweichung
[a] $p < 0,05$, Wilcoxon-Test für Paardifferenzen

In bezug auf die Abnahme des LDL-Cholesterins ist der Effekt der adjuvanten Gabe eines Sojabohnenprotein-Pektin-Gemisches (86,4 g Sojabohnenprotein, 3,6 g Citruspektin) vergleichbar dem weitgehenden Ersatz des tierischen Eiweiß durch Sojabohnenprotein (63% Sojabohnenprotein, 30% pflanzliches Eiweiß, 7% tierisches Eiweiß) in der Nahrung. Sirtori (1977) fand unter dieser Kost eine Abnahme des Cholesterins von 21% und des LDL-Cholesterins von 16,5%. Bei Normalpersonen erreichten Kay und Truswell (1977) eine Verringerung des Cholesterins mit 15 g Pektin täglich von 15,1% in 3 Wochen, Keys et al. (1961) unter gleichen Bedingungen jedoch nur 5%, Palmer und Dixon (1966) mit einer Dosis zwischen 2 und 10 g 2–6% und Jenkins et al. (1975) mit 36 g täglich 12%.

Bei ausreichender Akzeptanz und nur geringen subjektiven Nebenwirkungen ist mit der adjuvanten Gabe eines Sojabohnenprotein-Pektin-Gemisches bereits nach 4 Wochen ein guter cholesterinsenkender Effekt nachweisbar.

Literatur

Carroll KK, Giovanetti PM, Huff MW, Moase O, Roberts DCK, Wolfe BM (1978) Hypocholesterolemic effect of substituting soybean protein for animal protein in the diet of healthy young women. Am J Clin Nutr 31: 1312–1321 – Carroll KK, Hamilton RMG (1975) Effect of dietary protein and carbohydrate on plasma cholesterol levels in relation to atherosclerosis. J Food Sci 40: 18 – Hamilton RMG, Carroll KK (1976) Plasma cholesterol levels in rabbits fed low fat, low cholesterol diets: Effects of dietary proteins, carbohydrates and fibre from different sources. Atherosclerosis 24: 47 – Jenkins DJA, Leeds AR, Newton C, Cummings JH (1975) Effect of pectin, guar gum and wheat fibre on serum cholesterol. Lancet 1: 1116 – Kay RM, Truswell AS (1977) Effect of citrus pectin on blood lipids and fecal steroid excretion in man. Am J Clin Nutr 30: 171–175 – Keys A, Grande F, Anderson JT (1961) Fiber and Pectin in the diet and serum cholesterol concentration in man. Proc Soc Exp Biol Med 106: 555 – Kritchevsky D, Tepper SA, Williams DE, Story JA (1977) Experimental atherosclerosis in rabbits fed cholesterol-free diets. Atherosclerosis 26: 397 – Palmer GH, Dixon DG (1966) Effect of pectin on serum cholesterol levels. Am J Clin Nutr 18: 437 – Schwandt P, Weisweiler P (1980) The effect of D-Thyroxine on lipoprotein lipids and apolipoproteins in primary type IIa hyperlipoproteinemia. Atherosclerosis 35: 301–306 – Sirtori CR, Agradi E, Mantero O, Conti F, Gatti E (1977) Soybean protein diet in the treatment of type II hyperlipoproteinemia. Lancet 1: 275 – Sirtori CR, Descovich G, Noseda G (1980) Textured soy protein and serum cholesterol. Lancet 1: 149 – Sirtori CR, Gatti E, Mantero O, Conti F, Agradi E, Tremoli E, Sirtori M, Fraterrigo L, Tavazzi L, Kritchevsky D (1979) Clinical experience with the soybean diet in the treatment of hypercholesterolemia. Am J Clin Nutr 32: 1645–1658 – Van Raaij JMA, Katan MB, Hautvast JGA (1979) Casein, soja protein, serumcholesterol. Lancet 2: 958 – Weisweiler P, Neureuther G, Schwandt P (1976) The effect of cholestyramine on lipoprotein lipids in patients with primary type IIa hyperlipoproteinemia. Atherosclerosis 33: 295–300

Klose, G., Middelhoff, G., Greten, H. (Med Univ.-Klinik Heidelberg):
Abnorme HDL-Komposition nach Alkoholabusus

Aus zahlreichen epidemiologischen Studien geht eine negative Korrelation zwischen HDL-Cholesterinkonzentration und dem koronaren Risiko hervor [1]. Breites Interesse fand die Feststellung, daß nach regelmäßigem Alkoholgenuß höhere HDL-Cholesterinkonzentrationen gemessen werden können als in Kollektiven, die keinen Alkohol trinken [2].

Die Befunde gaben Anlaß zu Überlegungen für eine protektive Rolle der HDL in der Pathogenese der koronaren Herzkrankheit einerseits, und andererseits zu Überlegungen für den Mechanismus des möglicherweise antiatherogenen Effekts von mäßigem Alkoholgenuß. Während zur Pathogenese der Triglyceridvermehrung nach Alkohol eine Reihe von Befunden vorliegen, sind die Veränderungen der HDL erst teilweise untersucht. Aus neueren Untersuchungen ergeben sich Hinweise für eine enge Beziehung zwischen dem Metabolismus der triglyceridreichen Lipoproteine und der HDL-Cholesterinkonzentration [3]. Untersuchungen zur Pathogenese der alkoholbedingten Lipidstoffwechselstörungen sind überwiegend an gesunden Probanden nach längeren oder nach einmaligen Alkoholbelastungen durchgeführt worden [4]. Dabei fanden sich wiedersprüchliche Ergebnisse. Sie hängen zum Teil mit der alimentären Situation zusammen, unter der die Probanden standen. Ziel der vorliegenden Untersuchungen war die Charakterisierung und das Studium der Pathogenese von Fettstoffwechselstörungen nach schwererem Alkoholabusus. Diese Untersuchungen beziehen sich auf ein noch relativ kleines Kollektiv von Männern, die nach schwerem Alkoholabusus stationär aufgenommen werden mußten.

An einer konsekutiven Serie von zwölf männlichen Patienten im Alter von 23–49 Jahren wurden folgende Bestimmungen durchgeführt:
1. Triglyceride und Cholesterin im Plasma;
2. Lipidbestimmungen nach Lipoproteinfraktionierung durch Ultrazentrifugation;
3. Bestimmung der Apoproteine AI und AII, der wesentlichen Strukturproteine der HDL;
4. Messung der lipolytischen Enzyme, der hepatischen Triglyceridlipase (H-TGL) und der Lipoproteinlipase (LPL).

Die Lipoproteinlipase gilt als Schlüsselenzym im Abbau der triglyceridreichen Lipoproteine. Die physiologische Rolle der hepatischen Triglyceridlipase ist dagegen erst teilweise bekannt.

Die Bestimmung von H-TGL und LPL erfolgte mit einem Enzymantikörperpräzitationstest, der auf der selektiven Hemmung der H-TGL beruht [5]. Als Substrat diente ^{14}C-markiertes Triolein. Die Enzymaktivitäten sind als µM freie Fettsäuren/ml/h ausgedrückt. Die Messung der Apoproteinkonzentration erfolgte mittels RIA.

Acht von zwölf Patienten hatten bei der ersten Untersuchung Plasmatriglyceridkonzentrationen bis 150 mg%, bei zwei Patienten lagen Triglyceridkonzentrationen über 200 mg% vor. Die Triglyceridvermehrungen gehen überwiegend zu Lasten einer Vermehrung der VLDL-Triglyceride (Median 84,5 mg%). In Einklang mit früheren Studien wiesen diese Meßwerte eine große Variabilität auf. Der Median der LDL-Triglyceride lag bei 27 mg%. Die LDL-Cholesterinkonzentration lag bei 115 mg%. Auf Abb. 1 sind die Meßwerte für die HDL-Cholesterinkonzentration

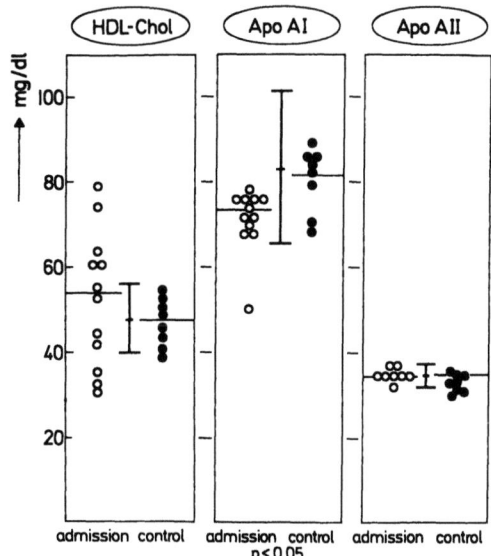

Abb. 1. HDL-Cholesterinkonzentration, Apoprotein A I und A II bei Patienten nach Alkoholabusus (O) und 1 Woche nach Alkoholkarenz (●). Zum Vergleich findet sich der Mittelwert ± 1 SD von gesunden Kontrollen

Apo A I und A II angegeben. Die Abbildungen zeigen die Meßwerte zum Zeitpunkt der Aufnahme. Bei acht Patienten konnten Kontrolluntersuchungen, 1 Woche nach Alkoholkarenz erhoben werden. Diese Meßwerte sind den initialen Untersuchungsbefunden gegenübergestellt. Zum Vergleich ist in die Abbildung der Mittelwert ± einer Standardabweichung von 16 Kontrollen eingezeichnet. Aus der Abbildung geht hervor, daß die HDL-Cholesterinkonzentrationen (Median 51 mg%) unmittelbar nach dem Alkoholabusus höher liegen als nach Kontrolle. Dagegen fand sich eine signifikante Verminderung der Apo A I-Konzentration gegenüber der Kontrolle nach Alkoholkarenz. Die Apo A II-Konzentrationen waren im Verlauf und gegenüber Kontrollen nicht verändert.

Bei der Messung der lipolytischen Aktivitäten im Plasma fanden sich mit 17,5 µM freie Fettsäuren/ml/h (Median) für die H-TGL und 13,52 µM freie Fettsäuren/ml/h (Median) für die LPL normale Werte.

Zusammenfassung

Nach Alkoholabusus finden sich höhere Triglyceridkonzentrationen, die überwiegend zu Lasten einer Vermehrung der VLDL gehen. Höhere HDL-Cholesterinkonzentrationen gehen mit verminderten Apoprotein A I- und normalen Apoprotein A II-Konzentrationen im Plasma einher. Hepatische Triglyceridlipase im Plasma sind normal.

Die gleichzeitige Vermehrung des HDL-Cholesterins und Verminderung der Apo A I-Konzentration ist aufgrund der bisherigen Untersuchungsergebnisse noch nicht klar zu interpretieren. Denkbar ist eine Erklärung durch begleitende Leberparenchymschädigung sowie durch eine Beeinträchtigung der Apoproteinsynthese. Andererseits können die Ergebnisse jedoch auch eine Verschiebung der HDL-Unterklassen unmittelbar nach Alkoholabusus anzeigen.

Literatur

1. Miller GJ, Miller NE (1975) Plasma high density concentration and development of ischaemic heart disease. Lancet 1: 16–19 – 2. Castelli WP, Doyle JT, Gordon T, Hamer CG, Hjortland MC, Hulley SB, Kagan A, Fukal W (1979) HDL-cholesterol and other lipids in coronary heart disease. Circulation 55: 767–772 – 3. Tall AR, Small DM (1978) Plasma high density lipoproteins. N Engl J Med 299: 1232–1236 – 4. Lieber CS (1973) Hepatic and metabolic effects of alcohol (1966 to 1973). Gastroenterology 65: 821–846 – 5. Greten H, DeGrella R, Klose G, Rascher W, deGennes JL, Gjone E (1976) Measurement of two plasma triglyceride lipases by an immunochemical method: studies in patients with hypertriglyceridemia. J Lipid Res 17: 203

Krone, W., Betteridge, D. J. (Klin. Inst. für Herzinfarktforsch. an der Med. Univ.-Klinik Heidelberg), Galton, D. J. (St. Bartholomew's Hospital, London): **Regulation der Sterin-Synthese in menschlichen Leukozyten**

Prospektive Studien haben nachgewiesen, daß steigende Konzentrationen von Low density-Lipoproteinen im Blut einhergehen mit steigendem Risiko, an einer koronaren Herzkrankheit zu erkranken. Eine Gruppe, bei der bereits frühzeitig eine extreme arteriosklerotische Erkrankung – insbesondere der Herzkranzgefäße – auftritt, sind Patienten mit einer familiären Hypercholesterinämie. Diese Erkrankung ist charakterisiert durch eine Vermehrung der Low density-Lipoproteine im Blut, sie wird autosomal dominant vererbt und ist bei einem Auftreten von 1: 500 eine der häufigsten genetischen Erkrankungen. Diese klinischen Probleme haben zu Anstrengungen geführt, den Cholesterinstoffwechsel und seine Regulation genauer zu verstehen und – wenn möglich – neue Wege der Therapie aufzuzeigen.

Brown und Goldstein gelang nun der Nachweis, daß Fibroblasten über folgenden Mechanismus imstande sind, LDL aufzunehmen und abzubauen. LDL bindet mit hoher Affinität an einen spezifischen Rezeptor an der Zelloberfläche, wird durch Endozytose in der Zelle aufgenommen und durch lysomale spezifische Enzyme abgebaut. Das freigesetzte Cholesterin oder ein Derivat hemmt an den Mikrosomen die Aktivität der Hydroxy-Methyl-Glutaryl-Coenzym A-Reduktase (HMG-Co A-Reduktase), das das geschwindigkeitsbestimmende Enzym der Cholesterinbiosynthese ist. Bei Patienten mit familiärer Hypercholesterinämie sind diese Rezeptoren vermindert, dementsprechend kommt es zu einer Störung der Aufnahme von LDL und damit zu einer Fehlregulation der HMG-Co A-Reduktase und Cholesterinbiosynthese. Bisher war nicht klar, ob frisch isolierte menschliche Lymphozyten geeignete Zellen sind, die Regulation der Cholesterinbiosynthese und ihre Defekte zu untersuchen. Diese Zellen haben folgende Vorteile: 1. sie sind leicht zu gewinnen und methodisch einfach zu handhaben; 2. man kann die aktuelle Cholesterinbiosynthese oder HMG-Co A-Reduktase-Aktivität messen und somit verschiedene Patienten miteinander vergleichen; 3. Man hat keine Interpretationsprobleme, die durch Teilung und Wachstum der Zellen bedingt sind.

Wenn Lymphozyten für 16 Std in einem Medium inkubiert werden, das lipidfreies Serum enthält, erhöht sich die Aktivität der HMG-Co A-Reduktase um ein vielfaches. Zugabe von LDL zu den Zellen wird gefolgt von einer Suppression der Enzymaktivität, die mit einer Halbwertszeit von ca. 3 Std erfolgt. Da unter diesen Bedingungen die Sterinsynthese streng proportional ist zur Aktivität der HMG-Co

A-Reduktase, kann die ^{14}C-Inkorporation in Sterine als Maß für die Enzymaktivität genommen werden.

In Lymphozyten von Patienten mit heterozygoter familiärer Hypercholesterinämie kommt es zu einer ähnlichen Erhöhung der HMG-Co A-Reduktase-Aktivität wie in Zellen von Normalpersonen. Zugabe von LDL verursacht jedoch nur eine partielle Suppression des Enzyms, da aufgrund des Rezeptordefektes LDL nur vermindert in die Zelle aufgenommen werden kann. Während die Rezeptor-mediierte Aufnahme von LDL in die Zelle relativ gut geklärt ist, ist der Mechanimus, wie LDL-Cholesterin die HMG-Co A-Reduktase und damit die Cholesterinbiosynthese reguliert, bisher wenig bekannt. Um die Frage zu klären, ob Cholesterin im Nukleus auf der transkripionalen Ebene wirkt, indem es die Synthese der Messenger-RNA reguliert, die für die HMG-Co A-Reduktase kodiert, oder die Synthese des Enzyms auf der translationalen Ebene kontrolliert, wo auf der Stufe der Ribosomen die Translation der spezifischen Messenger-RNA in Enzymproteine erfolgt, haben wir den transkriptionalen Inhibitor Cordycepin und den translationalen Hemmer Cycloheximid verwendet. Cycloheximid hemmt die Proteinsynthese durch eine Hemmung der Elongation des Polypeptids. Cordycepin – ein Analog des Adenosin – hemmt spezifisch die Messenger RNA-Synthese, indem es die Addition des Poly-Adenylat-Segments im Kern blockiert. Dieses Poly (A)-Segment ist charakteristisch für Messenger-RNA und essentiell für das Ausschleusen der Messenger-RNA aus dem Kern in das Zytoplasma.

Cycloheximid (20 µg/ml) hemmt den Anstieg der HMG-Co A-Reduktase-Aktivität, der in Gegenwart von lipidfreiem Serum erfolgt. Dei Enzymaktivität nimmt mit einer Halbwertszeit von ca. 3 Std ab. Diese Halbwertszeit ist gleich in Zellen mit reprimierten oder dereprimierten Enzymspiegeln. Zugabe von LDL (100 µg Protein/ml) zu Lymphozyten, die für 16Std in lipidfreiem Serum inkubiert worden waren, hatte eine ähnliche Wirkung auf die Enzymaktivität wie Cycloheximid: Die Aktivität nahm mit einer Halbwertszeit von ca. 3 Std ab.

Cordycepin hemmte bei einer Konzentration von 50 µg/ml die Messenger-RNA-Synthese zu mehr als 50%, hatte jedoch keine Wirkung auf die Synthese der anderen RNA-Spezies. Trotz dieser mehr als 50%igen Hemmung der Messenger-RNA-Synthese hatte Cordycepin keine hemmende Wirkung auf die ca. vierfache Induktion der HMG-Co A-Reduktase in Lymphozyten, die in Gegenwart von lipidfreiem Serum für 16 Std inkubiert wurden. Dieses Ergebnis macht wahrscheinlich, daß neu synthetisierte Messenger-RNA für die Induktion der Sterinsynthese nicht benötigt wird.

Im weiteren wurde die Induktion der HMG-Co A-Reduktase durch lipidfreies Serum in Zellen untersucht, die über einen längeren Zeitraum in Gegenwart von Cordycepin vorinkubiert worden waren. Diese initiale Inkubation hatte zum Ziel, die Zellen an kurzlebiger Messenger-RNA verarmen zu lassen. Lymphozythen wurden für 0,20 oder 40 Std in normalem LDL-haltigen Serum inkubiert. Unter diesen Bedingungen blieb die HMG-Co A-Reduktase supprimiert. Cordycepin (50 µg/ml) war entweder an- oder abwesend im Inkubationsmedium. Nach diesen verschiedenen Zeitintervallen wurden die Zellen gewaschen und von normalen zu lipidfreiem Serum transferiert und für weitere 10 Std in Anwesenheit von Cordycepin (50 µg/ml) inkubiert. Diese Inkubation führte zu einem dreifachen Anstieg der HMG-Co A-Reduktase. Diese Induktion war dieselbe in Zellen, die entweder in An- oder Abwesenheit von Cordycepin vorinkubiert worden waren.

Lymphozyten von Patienten mit heterozygoter familiärer Hypercholesterinämie verhielten sich ähnlich wie normale Zellen: Cycloheximid verhinderte den Anstieg der HMG-Co A-Reduktase, während Cordycepin keine hemmende Wirkung auf den Anstieg des Enzyms aufwies, die in lipidfreiem Serum inkubiert wurden.

Wir schließen aus den Ergebnissen: Erstens: Der Anstieg der HMG-Co A-Reduktase-Aktivität, der in mit lipidfreiem Serum inkubierten Zellen beobachtet wird, ist Folge einer vermehrten de novo-Synthese des Enzyms, die bei Zugabe von LDL sofort gehemmt wird. Zweitens: In Lymphozyten von Normalpersonen und Patienten mit heterozygoter familiärer Hypercholesterinämie kann die Induktion der HMG-Co A-Reduktase durch lipidfreies Serum und dementsprechend die anschließende Repression des Enzyms durch LDL nicht einem damit korrespondierenden Anstieg bzw. Abfall der spezifischen Messenger-RNA-Synthese zugeschrieben werden.

Augenblickliche therapeutische Maßnahmen für die Behandlung von extremen Hypercholesterinämie-Formen sind nicht zufriedenstellend und neue Typen von hypocholesterinämischen Medikamenten werden benötigt. Compactin, ein Pilzmetabolit aus Penicilliumbrevicompactum, ist kürzlich isoliert und als potenter kompetitiver Inhibitor der HMG-Co A-Reduktase-Aktivität in der Rattenleber und in Extrakten von menschlichen Fibroblasten beschrieben worden.

Compactin hemmte die Sterinsynthese aus ^{14}C-Acetat bis zu 65% bei einer Konzentration von 200 nM. Die Hemmung war nahezu vollständig bei einer Konzentration von 2000 nM in Lymphozyten von Normalpersonen. Im Gegensatz zu der Inkorporation von ^{14}C-Accetat wurde die Inkorporation von ^{14}C-Mevalonat in Sterole nicht beeinflußt. Dieses Ergebnis macht deutlich, daß die Sustanz spezifisch die Aktivität der HMG-Co A-Reduktase hemmt. Lymphozyten von Patienten mit heterozygoter familiärer Hypercholesterinämie zeigten ebenfalls eine Hemmung der Sterinsynthese aus ^{14}C-Acetat und keine Beeinflussung aus ^{14}C-Mevalonat. Damit ist klar, daß Compactin auch in diesen pathologischen Zellen die HMG-Co A-Reduktase spezifisch hemmt.

Compactin (2000 nM) hemmt ebenfalls die Sterinsynthese in der Mukosa des Jejunum zu ca. 50% bei Normalpersonen und Patienten mit familiärer Hypercholesterinämie.

Diese Ergebnisse zeigen, daß Compactin ein außerordentlich potenter Inhibitor der Cholesterinbiosynthese in Zellen von Normalpersonen und Patienten mit familiärer Hypercholesterinämie ist. Da die Substanz bei oraler Gabe zu einer Cholesterinsenkung bis zu 30% führt, bleibt zu klären, ob Compactin sich als geeignet zur Behandlung extremer Hypercholesterinämieformen erweist.

Literatur

Goldstein JL, Brown MS (1976) The LDL pathway in human fibroblast: A receptor-mediated mechanism for the regulation of cholesterol metabolism Curr Top Cell Regul 11: 147–181

Henze, K*., Chait A., Bierman, E. L. (Division of Endocrinology and Metabolism, Dept. of Medicine, University of Washington, Seattle/USA):
Der Einfluß von Steroidhormonen auf die Low-Density-Lipoprotein (LDL)-Rezeptoraktivität in Hautfibroblasten

In Zellkultur genommene Hautfibroblasten besitzen, wie auch glatte arterielle Muskelzellen und andere extrahepatische Zellen, spezifische, in der Zellmembran lokalisierte, Rezeptoren für Low-Density-Lipoproteine (LDL), der cholesterinreichen Lipoproteine niedriger Dichte [1]. Die physiologische Bedeutung dieser Rezeptoren besteht wahrscheinlich darin, daß sie die Zelle mit exogenem Cholesterin beliefern [1] und dadurch zum Katabolismus der LDL aus der Blutbahn wesentlich beitragen [2]. In Patienten mit familiärer Hypercholesterinämie, in denen die LDL-Rezeptoren fehlen oder in verminderter Zahl vorliegen, ist die katabole Abbaurate von LDL aus der Blutzirkulation vermindert [3]. Diese genetisch determinierte Erkrankung geht daher mit hohen Serum-LDL-Konzentrationen und frühzeitig einsetzender Atherosklerose einher.

Über die hormonelle Regulierung der LDL-Rezeptoraktivität ist bisher wenig bekannt. Verminderte Serumkonzentrationen von Insulin und Thyroxin korrelieren mit einer Erhöhung der Serum-LDL-Werte. Es konnte gezeigt werden, daß diese Hormone die LDL-Rezeptoraktivität in Hautfibroblasten erhöhen [4, 5].

Eine mögliche pathophysiologische Bedeutung von Steroidhormonen in der Entstehung der Atherosklerose wurde mehrfach diskutiert [6, 7]. In dieser Untersuchung wurde deshalb geprüft, welchen Einfluß Steroidhormone auf die LDL-Rezeptoraktivität in Hautfibroblasten „in vitro" ausüben.

Annähernd konfluente Hautfibroblastenkulturen von Stoffwechselgesunden wurden 24 Std im serumfreien Medium mit oder ohne Zusatz von Steroidhormonen präinkubiert. Anschließend wurde nach Zugabe von ^{125}J-markierten LDL (7,5 ng Protein/ml) die Rezeptorbindungskapazität (bei 4° C) sowie die zelluläre Aufnahme und Abbaurate der LDL (bei 37° C) unter verschiedenen experimentellen Bedingungen gemessen [4, 5].

Von allen untersuchten Steroidhormonen beeinflußt in physiologischen Konzentrationen nur Cortisol die zelluläre LDL-Abbaurate (Tabelle 1). Eine ähnliche Wirkung von Aldosteron zeichnet sich ab, ist jedoch wesentlich weniger ausgeprägt. Die LDL-Bindungskapazität wurde von keinem der untersuchten Steroidhormone beeinflußt.

Tabelle 1. Einfluß von Steroidhormonen auf die Abbaurate von ^{125}J-LDL in Hautfibroblasten

Hormonkonzentration	0 M	10^{-10} M	10^{-9} M	10^{-8} M	10^{-7} M	10^{-6} M
			%			
Östradiol	100 ± 9[a]	89 ± 11	87 ± 5	93 ± 7	92 ± 8	–
Progesteron	100 ± 6	–	101 ± 2	96 ± 5	90 ± 7	97 ± 3
Testosteron	100 ± 4	–	104 ± 5	104 ± 3	101 ± 6	96 ± 5
Dehydroepiandrosteron	100 ± 5	–	96 ± 5	100 ± 3	92 ± 7	98 ± 3
Aldosteron	100 ± 7	–	94 ± 5	92 ± 8	88 ± 4[b]	86 ± 5[b]
Cortisol	100 ± 6	–	88 ± 7	70 ± 6[b]	65 ± 3[b]	62 ± 5[b]

[a] Keine Hormonzugabe; × = 100%
[b] $p < 0,002$ im Vergleich zu Kulturen ohne Hormonzugabe

* Derzeitige Anschrift: Med. Poliklinik der Univ. München

Eine dosisabhängige Verminderung der LDL-Abbaurate, aber auch der Aufnahme von ^{125}J-LDL durch Cortisol konnte gezeigt werden (Abb. 1). Da die LDL-Bindungskapazität durch dieses Hormon nicht beeinflußt wurde, lag die Vermutung nahe, daß die mit Cortisol inkubierten Zellen LDL normal an die Zelloberfläche binden, der Aufnahmeprozeß aber gestört ist. Um den Einfluß von Cortisol auf den Aufnahmeprozeß von ^{125}J-LDL direkt zu untersuchen, wurden Zellkulturen 24 Std mit oder ohne Cortisol präinkubiert. Anschließend wurde die Internalisierung, aber nicht die Bindung von ^{125}J-LDL blockiert, indem das Kulturmedium und die Zellen vor Zugabe der radioaktiven Lipoproteine auf 4° C abgekühlt wurden. Unter diesen experimentellen Bedingungen konnte kein signifikanter Unterschied in der Menge der an die Zelloberfläche gebundenen LDL festgestellt werden. Anschließend wurde das Medium verworfen, die Zellen mehrmals gewaschen, und die Zellkulturen nach Zugabe von frischem serumfreien Medium auf 37° C erwärmt. Die an die Zelloberfläche gebundenen LDL werden bei dieser Temperatur rasch internalisiert und die Aufnahmerate durch die Zellen kann quantitativ erfaßt werden. Wir waren in der Lage zu zeigen, daß die mit Cortisol präinkubierten Zellen pro Zeiteinheit weniger LDL internalisierten als die Kontrollzellen, während mehr LDL an der Zelloberfläche gebunden blieben. Ein Einfluß von Cortisol auf die nicht rezeptorgebundene unspezifische Aufnahme von LDL konnte ausgeschlossen werden, denn mit Cortisol präinkubierte rezeptor-negative Zellen zeigten keinen signifikanten Unterschied in der LDL-Abbaurate gegenüber Kontrollzellen. Somit erscheint Cortisol in physiologischen Konzentrationen die zelluläre Aufnahme und den Abbau von LDL zu vermindern, während die spezifische Bindung der LDL an den Zellrezeptor nicht beeinflußt wird.

Diese durch Cortisol induzierte verminderte Aufnahme von ^{125}J-LDL ähnelt dem genetisch determinierten „internalisation defect", der in Hautfibroblasten von einem Patienten mit familiärer homozygoter Hypercholesterinämie beschrieben wurde [8]. Obwohl der durch Cortisol „in vitro" induzierte Effekt wesentlich weniger

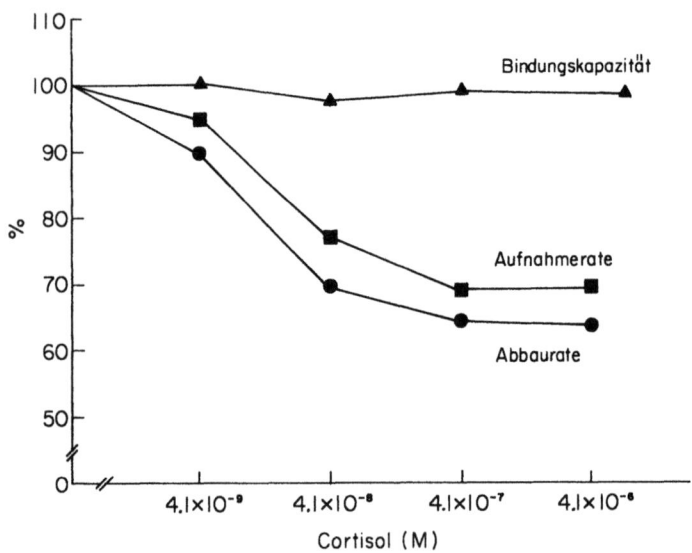

Abb 1. Einfluß von Cortisol auf die LDL-Rezeptoraktivität von Hautfibroblasten

ausgeprägt ist, könnte er „in vivo" während der Therapie mit Glucokorticoiden und Störungen, die mit erhöhten Serumcortisolwerten einhergehen, in der Pathogenese der unter diesen Bedingungen entstehenden Hypercholesterinämie und damit der Atherosklerose [7] von Bedeutung sein.

Literatur

1. Goldstein JL, Brown MS (1977) Annu Rev Biochem 46: 897–930 – 2. Shepard J, Bicker S, Lorimer AR (1979) J Lipid Res 20: 999–1006 – 3. Jadhav AV, Thompson GR (1979) Eur J Clin Invest 9: 63–67 – 4. Chait A, Bierman EL, Albers JJ (1979) J Clin Invest 63: 1309–1319 – 5. Chait A, Bierman EL, Albers JJ (1979) J Clin Endocrinol Metab 48: 887–889 – 6. Phillips GB (1978) Am J Med 65: 7–11 – 7. Troxler RG, Sprague EA, Albanese RA, Fuchs R, Thompson AJ (1977) Atherosclerosis 26: 151–162 – 8. Brown MS, Goldstein JL (1976) Cell 9: 663–674

Stange, E. F., Preclik, G., Alavi, M., Schneider, A., Ditschuneit, H. (Abt. Innere Medizin II der Univ. Ulm):
Regulation der Cholesterinsynthese durch Plasmalipoproteine im kultivierten Dünndarm – Hinweise auf einen LDL-Rezeptor

Die 3-Hydroxy-3-Methylglutaryl-Coenzym-A-Reduktase (E.C.1.1.1.34), das Schlüsselenzym der Cholesterinsynthese wird in peripheren Zellen, wie z. B. Fibroblasten und glatten Muskelzellen u. a. durch die rezeptorvermittelte Aufnahme von LDL reguliert [1]. Auch für den Dünndarm gibt es unter in vivo-Bedingungen gewonnene Hinweise, daß Plasmalipoproteine in die Regulation der Cholesterinsynthese eingreifen. Eine pharmakologisch durch 4-Aminopyrazol(3,4)D-Pyrimidin induzierte Hypolipoproteinämie resultiert bei der Ratte in einem steilen Anstieg der Cholesterinsynthese im Ileum, der nach intravenöser Infusion von LDL reversibel ist [2]. Unter kontrollierten in vitro-Bedingungen konnte dieser Effekt bisher nicht bestätigt werden [3]. Daher untersuchten wir den Einfluß von normalen und hypercholesterinämischen Plasmalipoproteinen auf die 3-Hydroxy-3-Methyl-Glutaryl-CoA-Reduktase der Mucosaorgankultur.

Methode

2,5 kg schwere weiße Neuseeländer-Kaninchen wurden nüchtern in Nembutal-Narkose getötet, das Ileum exidiert und die Mucosaorgankultur nach der Methode von Trier [4] angesetzt.
Als Medium verwendeten wir 90% Trowells-T8-Medium sowie 10% lipoproteinfreies fötales Kälberserum. Die Kulturdauer betrug 24 Std, anschließend war die Mucosabiopsie histologisch und elektronenoptisch intakt. Die Marker-Enzyme alkalische Phosphatase und Sucrase blieben während der Kulturperiode unverändert. Die Bestimmung der 3-Hydroxy-3-Methylglutaryl-CoA-Reduktase erfolgte mit der Methode von Shapiro [5] im Mucosahomogenat.
Die Lipoproteinisolation erfolgte aus normalen nüchternen Kaninchen bzw. von Kaninchen, die über 16 Wochen eine Diät mit 1% Cholesterin erhielten, wie bereits beschrieben [6].

Ergebnisse

Die Reduktaseaktivität wurde während einer Präinkubation in Phosphatpuffer voll aktiviert. Experimente in Gegenwart von 150 mM Natriumfluorid zeigten, daß 82%

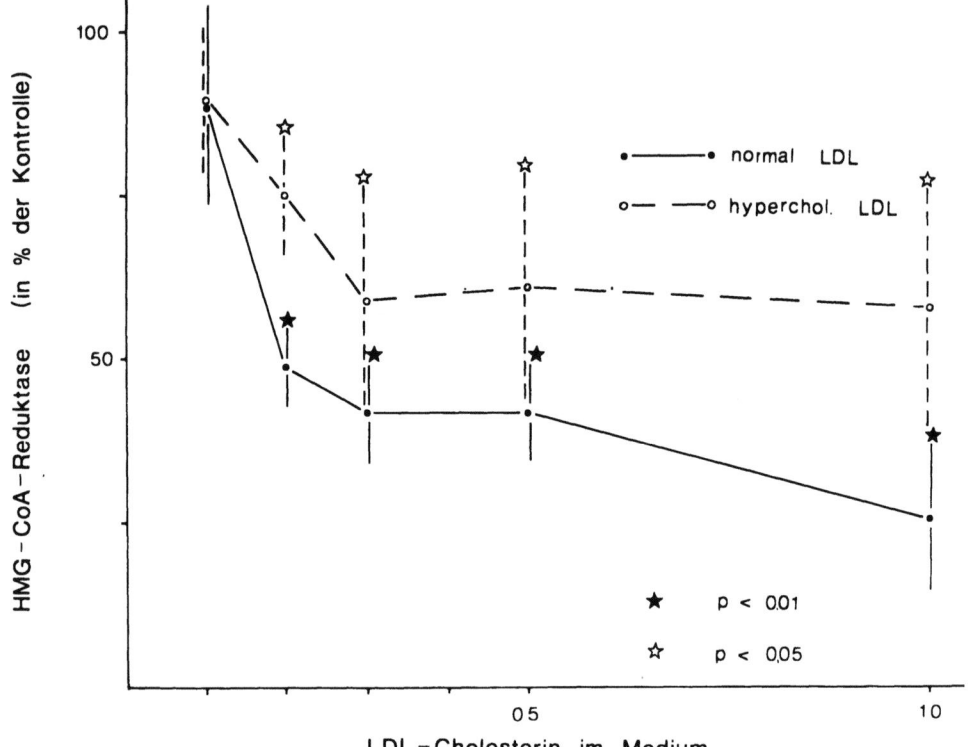

Abb. 1. Einfluß von LDL auf die HMG-CoA-Reduktase der Ileummucosa-Organkultur ($\bar{x} \pm SD$)

der gesamten Reduktaseaktivität in latenter Form vorlagen. Alle weiteren Ergebnisse beziehen sich auf voll aktiviertes Enzym.

Während der Kulturperiode von 24 Std nahm die Aktivität der Reduktase um 125% bei lipoproteinfreiem Medium zu. Dieser Anstieg kann durch Cholesterin-Gallensäure-Mizellen sowie insbesondere durch oxygenierte Cholesterinderivate, wie z. B. 7-Keto- und 25-Hydroxy-Cholesterin, völlig verhindert werden. Die beiden letztgenannten Substanzen weisen eine konzentrationsabhängige Hemmung der Reduktase auf. 25-Hydroxy-Cholesterin unterdrückte den Reduktaseanstieg bei 0,05 mM, Cholesterin selbst zeigte einen vergleichbaren Hemmeffekt erst bei 0,5 mM Konzentration.

Bei Zusatz von VLDL zum Medium zeigte sich eine Stimulation der Reduktase um das 3,5fache bei 0,15 bzw. 3fache bei 0,25 mM Lipoproteincholesterinkonzentration, nur bei noch höheren Konzentrationen wurde die Reduktase geringgradig inhibiert. Die Stimulation war demgegenüber bei hypercholesterinämischer VLDL wesentlich geringer ausgeprägt.

Demgegenüber zeigte sich bei der LDL eine konzentrationsabhängige Suppression bis auf 25% der Kontrolle bei 1 mM Cholesterinkonzentration, konzentrationsbezogen erwies sich LDL-Cholesterin im Vergleich mit freiem Cholesterin als deutlich stärkerer Reduktaseinhibitor. Hypercholesterinämische LDL zeigte einen leicht geringeren Effekt bei entsprechender Cholesterinkonzentration (Abb. 1).

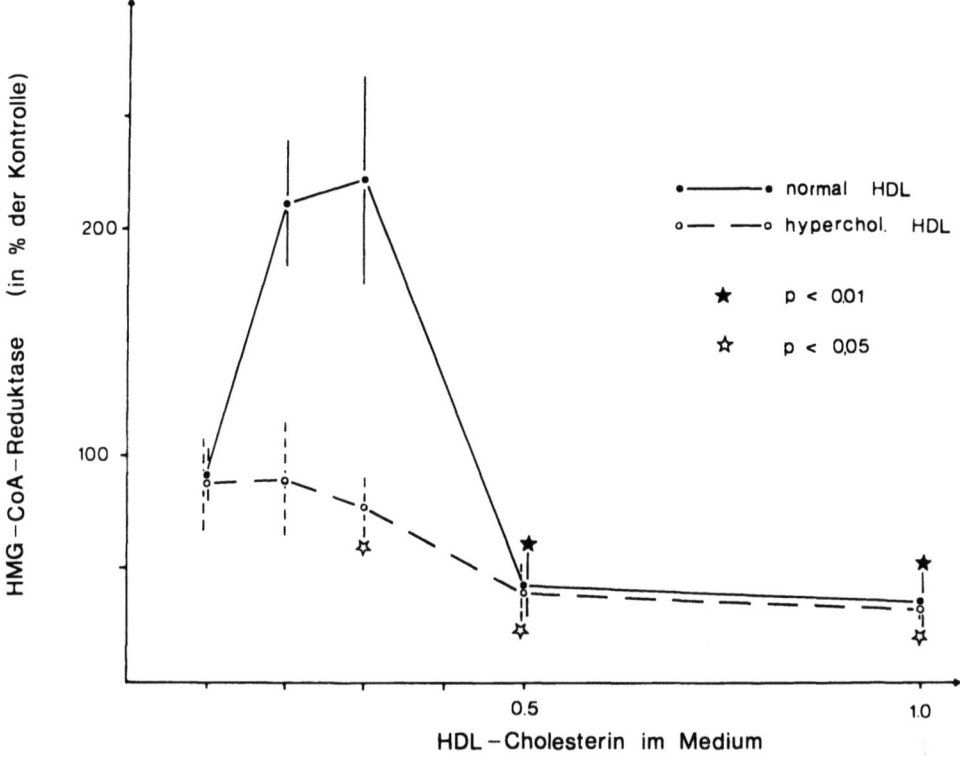

Abb. 2. Einfluß von HDL auf die HMG-CoA-Reduktase der Ileummucosa-Organkultur ($\bar{x} \pm SD$)

HDL zeigte ähnlich wie die VLDL-Fraktion einen biphasischen Effekt auf die Reduktase. Bei 0,2 und 0,3 mM HDL-Cholesterin war ein Anstieg auf mehr als das Doppelte des Kontrollwertes zu beobachten, während bei 0,5 mM eine signifikante Suppression auftrat (Abb. 2). Im Gegensatz dazu zeigte die hypercholesterinämische HDL keinerlei stimulatorische Aktivität und führte ähnlich wie die normale LDL zu einer konzentrationsabhängigen Inhibition der Reduktase im kultivierten Dünndarm (Abb 2).

Abschließend bestimmten wir den Gewebecholesteringehalt nach Organkultur in Gegenwart von LDL und HDL. Das Mucosacholesterin nahm bei 0,3 mM LDL-Cholesterin geringfügig von 1,62 auf 1,79 mg/g Feuchtgewicht zu, nahm aber bei einer HDL-Konzentration von ebenfalls 0,3 mM deutlich auf 0,34 ab, obwohl gleichzeitig die Cholesterinsynthese gesteigert war.

Diskussion

Das System der Mucosaorgankultur führt somit zu ähnlichen Ergebnissen wie die am Modell der hypocholesterinämischen Ratte gewonnenen. In beiden experimentellen Situationen nimmt die Cholesterinsynthese im Dünndarm unter lipoproteinfreiem bzw. -armem Medium bzw. Plasma zu, LDL und hohe Dosen von HDL können diesen Effekt unterdrücken, wohingegen VLDL einen stimulatorischen Effekt hat.

Mehrere Gründe sprechen für die Beteiligung eines LDL-Rezeptors an den beschriebenen Effekten auf die Cholesterinsynthese:
1. der Effekt von LDL-Cholesterin ist dem von freiem Cholesterin überlegen,
2. ähnlich wie an Fibroblasten führt hypercholesterinämische HDL zum selben Effekt wie normale LDL, vermutlich aufgrund ihres Apo-E-Gehaltes und dessen Bindung an den LDL-Rezeptor,
3. der Lipoproteineffekt kann nur nach länger dauernder Kulturperiode nachgewiesen werden [3],
4. der Cholesteringehalt der Mucosa wird durch LDL im steady state gehalten. Demgegenüber scheint HDL eine Akzeptor-Funktion für Cholesterin auch im Dünndarm ähnlich wie in glatten Muskelzellen auszuüben, da der Cholesteringehalt der Mucosa in Gegenwart von HDL deutlich abnahm und vermutlich kompensatorisch die endogene Cholesterinsynthese stimuliert wird.

Literatur

1. Brown MS, Ho Y, Goldstein JL (1976) The low density lipoprotein pathway in human fibroblasts: Relation between cell surface receptor binding and endocytosis of low density lipoprotein. Ann NY Acad Sci 275: 244–257 – 2. Andersen JM, Dietschy JM (1977) Regulation of sterol synthesis in 15 tissues of rat: role of rat and human high and low density plasma lipoproteins and rat chylomicron remnants. J Biol Chem 252: 3652–3659 –3. Gebhard RL, Cooper AD (1978) Regulation of cholesterol synthesis in cultured canine intestinal mucosa. J Biol Chem 253: 2790–2796 – 4. Kagnoff MF, Donaldson RM, Trier JS (1972) Organ culture of rabbit small intestine: Prolonged in vitro steady state protein synthesis and secretion and secretory IgA secretion. Gastroenterology 63: 541–551 – 5. Shapiro DJ, Nordstrom JL, Mitschelen JJ, Rodwell VW, Shimke RT (1974) Microassay for HMG-CoA reductase in rat liver and in L-cell fibroblasts. Biochim Biophys Acta 370: 369–377 – 6. Stange E, Agostini B, Papenberg J (1975) Changes in rabbit lipoprotein properties by dietary cholesterol, and saturated and polyunsaturated fats. Atherosclerosis 22: 125–140

Bierbach, H., Wieser, T. (II. Med. Klinik und Poliklinik der Univ. Mainz):
Humane intestinale Fettsäure: CoA-Ligase für langkettige Fettsäure

Eine wesentliche Partialfunktion von Enterozyten besteht in ihrer Fähigkeit zur Triglyceridbiosynthese. Die intestinale Synthese von Triglyceriden verläuft über drei differente Stoffwechselwege, die ihren Ausgangspunkt von drei verschiedenen akzeptorenaktivierten Fettsäuren nehmen. In Abhängigkeit von der Struktur des Acylakzeptors unterscheidet man den Monoglycerid-, den Glycerinphosphat- und den Dihydroxyacetonphosphatstoffwechselweg [4]. Während diese drei Stoffwechselwege im Hinblick auf den Acylakzeptor differieren, haben sie als gemeinsames Substrat aktivierte langkettige Fettsäuren, die als CoA-Derivate (Acyl-CoA) übertragen werden. Das die Synthese von Fettsäure: CoA-Ester durch Knüpfung einer Thioesterbindung katalysierende Enzym ist die Fettsäure: CoA-Ligase (EC 6.2.1.3), ein Schlüsselenzym des Fettsäuremetabolismus. Die folgende Gleichung zeigt die durch dieses Enzym vermittelte Reaktion:

$$\text{Fettsäure} + \text{CoA} + \text{ATP} \rightleftharpoons \text{Acyl-CoA} + \text{AMP} + \text{PP}_i.$$

Die Fettsäure: CoA-Ligase wurde erstmalig von Kornberg und Pricer [9] im Jahre 1953 in Meerschweineleber nachgewiesen, später von verschiedenen Arbeitsgruppen auch in der Dünndarmmukosa von Kaninchen [5], Ratte [7, 10, 11, 13], Schwein [1], Meerschwein und Katze [3]. Obwohl durch Untersuchungen der Triglyceridbiosynthese in humaner Dünndarmmukosa ein indirekter Hinweis auf die Aktivität dieses Enzyms vorliegt [2, 6, 8, 14], wurde die Fettsäure: CoA-Ligase in humaner Dünndarmmukosa bisher noch nicht untersucht. Die vorliegende Studie soll daher den Nachweis dieser Enzymaktivität in humaner Dünndarmmukosa erbringen und ferner optimale kinetische Parameter, die Substratspezifität für gesättigte und ungesättigte langkettige Fettsäuren und die intrazelluläre Verteilung ermitteln.

Der Nachweis der Fettsäure: CoA-Ligaseaktivität erfolgte fotometrisch mit der von Kornberg und Pricer [9] beschriebenen und von Rodgers et al. [12] modifizierten Hydroxamatmethode. Als Enzymquelle dienten das Gesamthomogenat histologisch normaler Biopsate aus der Pars descendens duodeni und Gesamthomogenat und/ oder Mikrosomenfraktion der Mukosa resezierter, makroskopisch normaler Jejunumsegmente.

Optimale kinetische Parameter wurden mit Palmitinsäure als Substrat im Gesamthomogenat jejunaler Mukosa ermittelt. Es fand sich eine maximale Palmitataktivierung bei Konzentrationen von ATP über 5,0 mM, CoA 1,0 mM und $MgCl_2$ über 5,0 mM und daher wurden in weiteren Ansätzen Konzentrationen für ATP von 10,0 mM, CoA von 1,5 mM und $MgCl_2$ von 10,0 mM gewählt. Die Anwesenheit von ATP, CoA und $MgCl_2$ war für die Acyl-CoA-Synthese essentiell. Wurde Gesamthomogenat 5 min gekocht, so ließ sich keine Aktivität der Fettsäure: CoA-Ligase nachweisen. Abb. 1 veranschaulicht, daß das pH-Optimum in diesem System zwischen 6,75 und 7,75 relativ breit ist und ein Maximum bei 7,25 aufweist. Zwischen der Enzymaktivität einerseits und der Inkubationszeit sowie der eingesetzten Proteinmenge andererseits bestand in einem bestimmten Bereich eine

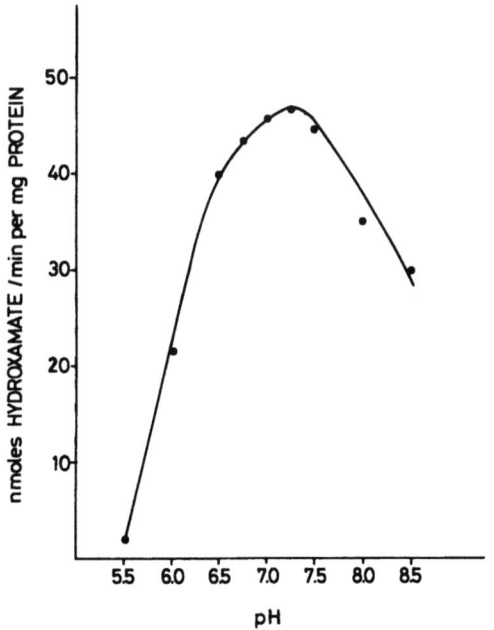

Abb. 1. pH-Optimum der Fettsäure: CoA-Ligase mit Gesamthomogenat jejunaler Mucosa als Enzymquelle und Palmitinsäure als Substrat. Hydroxylamin-Tris wurde als Puffer verwendet

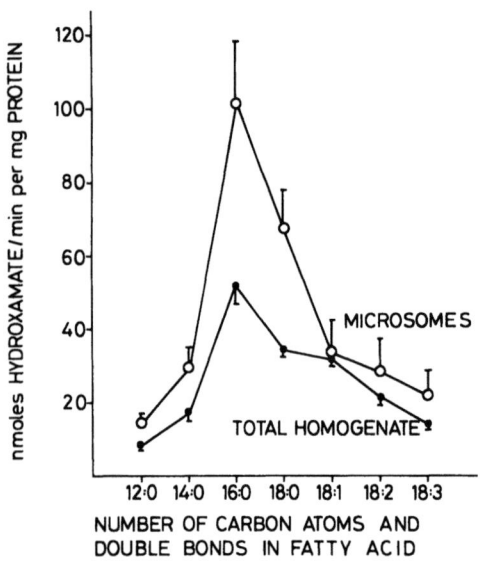

Abb. 2. Substratspezifität der Fettsäure: CoA-Ligase mit Gesamthomogenat und Mikrosomen jejunaler Mukosa als Enzymquelle. Die Konzentration der gesättigten langkettigen Fettsäuren betrug im Testansatz 6,0 mM, die der ungesättigten langkettigen Fettsäuren 2,0 mM. Der Mittelwert ± SEM von neun Experimenten mit Gesamthomogenat und der von sieben Experimenten mit Mikrosomen ist angegeben

lineare Beziehung. Bei Verwendung von Gesamthomogenat als Enzymquelle war die Reaktion linear bis zu einer Proteinmenge von 0,6 mg/Ansatz und einer Inkubationszeit von 30 min. Wurden Mikrosomen als Enzymquelle herangezogen, so war die Reaktion linear bis zu einer Proteinmenge von 0,2 mg/Ansatz.

In einem nächsten Versuch wurde der Einfluß von Albumin auf die Rate der Acyl-CoA-Synthese untersucht. Albumin stimulierte die Enzymaktivität ganz wesentlich sowohl gegenüber Palmitat als auch gegenüber Oleat als Substrat, wobei für beide Substrate bei 12,0 mg Rinderserumalbumin/ml ein Plateau erreicht wurde und bis 40,0 mg/ml keine Abschwächung der Stimulation auftrat. In weiteren Versuchen wurde eine Albuminkonzentration von 20,0 mg/ml verwendet. Bei der Untersuchung der optimalen Substratkonzentration für verschiedene gesättigte und ungesättigte langkettige Fettsäuren wurde ein interessanter Befund erhoben, der allerdings noch der Interpretation bedarf. Mit Gesamthomogenat als Enzymquelle wurden optimale Palmitatkonzentrationen über 4,0 mM mit einem Plateau bis 12,0 mM erzielt. Im Gegensatz dazu verlief die Aktivitätskurve mit Oleat als Substrat deutlich anders. Nur innerhalb eines engen Konzentrationsbereiches um 2,0 mM ließ sich eine maximale Oleataktivierung erreichen; höhere Oleatkonzentrationen wirkten deutlich inhibierend auf das Enzym. Analoge Ergebnisse der Palmitat- und Oleataktivierung wurden mit Mikrosomen als Enzymquelle erzielt. Die für Palmitin- und Ölsäure gefundenen optimalen Substratkonzentrationen waren identisch für die gesättigten Fettsäuren $C_{12:0}$, $C_{14:0}$ und $C_{18:0}$ bzw. die ungesättigten Fettsäuren $C_{18:2}$ und $C_{18:3}$.

Unter optimalen Versuchsbedingungen wurde die Fettsäurespezifität des Enzyms gegenüber verschiedenen gesättigten und ungesättigten langkettigen Fettsäuren geprüft. Wie aus Abb. 2 hervorgeht, war das Aktivitätsmuster für beide Enzymquellen ähnlich. Die höchste Enzymaktivität wurde für die gesättigten Fettsäuren mit Palmitat und für die ungesättigten Fettsäuren mit Oleat erzielt. Schließlich wurde die subzelluläre Verteilung der Fettsäure: CoA-Ligase untersucht. Die Tabelle 1 zeigt Daten eines typischen Experiments einer subzellulären

Tabelle 1. Subzelluläre Verteilung der Fettsäure: CoA-Ligase in jejunaler Mukosa. In Klammern ist der Prozentsatz der Einzelaktivitäten an der wiedergefundenen Gesamtaktivität dargestellt. Die spezifischen Aktivitäten sind in nmol gebildetem Produkt × min^{-1} × mg Protein^{-1} angegeben

Subzelluläre Fraktion	Fettsäure: CoA-Ligase	Succinat Dehydrogenase	Glucose-6-Phosphatase	Protein mg
	nmol/min pro mg Protein			
Gesamthomogenat	50,0	16,15	52,2	225
Kern- und Bürstensaumfraktion	58,3 (24,6)	26,65 (23,3)	81,4 (22,7)	32
Mitochondrien	89,3 (38,0)	78,05 (69,0)	40,2 (11,4)	32,4
Mikrosomen	142,4 (32,8)	3,05 (1,4)	176,0 (26,9)	17,5
140 000 g-Überstand	2,5 (4,6)	1,65 (6,3)	31,8 (39,0)	140,8
Wiederfindungsrate aus dem Gesamthomogenat in Prozent	67,6	101	97,6	99,0

Fraktionierung humaner Jejunummukosa. Daraus ist ersichtlich, daß die höchste spezifische Aktivität des Enzyms in der Mikrosomenfraktion lokalisiert war. Die hohe spezifische Aktivität in der Mitochondrienfraktion war teilweise durch eine Verunreinigung der Mitochondrien durch Mikrosomen zu erklären, wie die Verteilung der Glucose-6-Phosphatase, eines mikrosomalen Leitenzyms, erkennen läßt.

Zur Ermittlung von Normalwerten wurde die Aktivität der Fettsäure: CoA-Ligase mit Palmitinsäure als Substrat im Gesamthomogenat von Biopsaten aus der Pars descendens duodeni von 27 Patienten und im Mukosahomogenat von neun resezierten humanen Jejunalsegmenten bestimmt. Der Mittelwert der Enzymaktivität aus dem oberen Jejunum war signifikant höher als der aus dem Duodenum: $51,9 \pm 13,7$ (1 SD) nmol × min^{-1} × mg Protein^{-1} gegenüber $40,9 \pm 11,6$ ($p < 0,05$). Eine mittlere Enzymaktivität ± 1 SD von $101,8 \pm 44,0$ nmol × min^{-1} × mg Protein^{-1} wurde in Mikrosomenfraktionen jejunaler Mukosa von sieben Patienten gemessen.

Zusammenfassend läßt sich feststellen, daß die Fettsäure: CoA-Ligase erstmals in humaner Dünndarmmukosa in hoher spezifischer Aktivität nachgewiesen wurde, nachdem optimale Versuchsparameter ermittelt worden waren. Die Enzymaktivität in jejunaler ist signifikant höher als die in duodenaler Mukosa. Untersuchungen der Substratspezifität zeigen die höchsten Aktivitäten für die gesättigten langkettigen Fettsäuren gegenüber Palmitat und für die ungesättigten langkettigen Fettsäuren gegenüber Oleat. Die höchste in der Mikrosomenfraktion lokalisierte spezifische Aktivität weist daraufhin, daß die Fettsäure: CoA-Ligase ein vorwiegend mikrosomales Enzym ist.

Literatur

1. Ailhaud G, Sarda L, Desnuelle P (1962) Formation d'hydroxamates d'acides gras à longes chaînes par une fraction subcellulaire de muqueuse intestinale. Biochim Biophys Acta 59: 261–272 – 2. Brice RS, Owen EE, Tyor MP (1965) Amino acid uptake and fatty acid esterification by intestinal mucosa from

patients with Whipple's disease and nontropical sprue. Gastroenterology 48: 584–592 – 3. Brindley DN, Hübscher G (1966) The effect of chain length on the activation and subsequent incorporation of fatty acids into glycerides by the small intestinal mucosa. Biochim Biophys Acta 125: 92–105 – 4. Brindley DN (1974) The intracellular phase of fat absorption. In: Smyth DH (ed) Biomembranes, vol 4B: Intestinal absorption. Plenum Press, London New York, p 621–671 – 5. Clark B, Hübscher G (1960) Biosynthesis of glycerides in the mucosa of the small intestine. Nature 185: 35–37 – 6. Dawson AM, Isselbacher KJ (1960) The esterification of palmitate-1-C^{14} by homogenates of intestinal mucosa. J Clin Invest 39: 150–160 – 7. DeJong JW, Hülsmann WC (1970) A comparative study of palmitoyl-CoA synthetase activity in rat liver, heart and gut mitochondrial and microsomal preparations. Biochim Biophys Acta 197: 127–135 – 8. Kayden HJ, Senior JR, Mattson FH (1967) The monoglyceride pathway of fat absorption in man. J Clin Invest 46: 1695–1703 – 9. Kornberg A, Pricer WE (1953) Enzymatic synthesis of the coenzyme A derivatives of long chain fatty acids. J Biol Chem 204: 329–343 – 10. Pande SV, Mead JF (1968) Distribution of long-chain fatty acid activating enzymes in rat tissues. Biochim Biophys Acta 152: 636–638 – 11. Rodgers JB, Bochenek W (1970) Localisation of lipid reesterifying enzymes of the rat small intestine. Effects of jejunal removal on ileal enzyme activities. Biochim Biophys Acta 202: 426–435 – 12. Rodgers JB, Tandon R, Fromm H (1972) Acyl-CoA synthetase for long-chain fatty acids in rat small bowel and the influence of diets containing different compositions of fatty acids on intestinal lipid reesterifying enzyme activities. Biochim Biophys Acta 270: 453–462 – 13. Senior JR, Isselbacher KJ (1960) Activation of long-chain fatty acid by rat-gut mucosa. Biochim Biophys Acta 44: 399–400 – 14. Sueur R, Cerf M, Di Costanzo G, Debray C (1977) Quantitative studies in vitro on uptake and esterification of palmitate into human and rat jejunal mucosa. Digestion 15: 34–42

Löffler, W., Gröbner, W. (Med. Poliklinik der Univ. München), Medina, R. (Inst. für allgemeine und Biochemie der TU München, Freising-Weihenstephan), Zöllner, N. (Med. Poliklinik der Univ. München):
Untersuchungen des Harnsäurestoffwechsels Gesunder unter oraler Purinbelastung mit Hilfe stabiler Isotopen

Die Zufuhr einer purinfreien isoenergetischen Formeldiät führt zu einer minimalen Harnsäurebildung und -ausscheidung der endogenen Uratquote. Werden einer solchen Diät Purine zugelegt, so kommt es zu einem dosisabhängigen linearen Anstieg von Serumharnsäure und renaler Harnsäureausscheidung. Die aus Nahrungspurinen entstandene zusätzliche Harnsäuremenge wird als exogene Uratquote bezeichnet. Die vermehrte Harnsäurebildung und -ausscheidung unter Purinzufuhr geht beim Gesunden mit einer erhöhten renalen Harnsäureclearance einher. Wir untersuchten, inwieweit dadurch Harnsäurepool und Harnsäureumsatz beeinflußt werden.

Drei gesunde Versuchspersonen (eine weibliche, zwei männliche) erhielten während zweier Versuchsperioden von je 16 Tagen eine purinfreie isoenergetische Formeldiät (Zöllner et al. 1972), in der zweiten Versuchsperiode zusätzlich je 1 g Adenosin-5'-Monophosphat (AMP) und Guanosin-5'-Monophosphat (GMP) pro 70 kg Körpergewicht und Tag. Die ersten 10 Tage dienten jeweils zur Einstellung eines Stoffwechselgleichgewichts; am Morgen des elften Tages wurde eine i.v. Bolusinjektion ^{15}N-markierter Harnsäure verabreicht und während der folgenden 6 Tage die Isotopenanreicherung der Urinharnsäure gemessen.

Harnsäurepool und Harnsäureumsatz wurden nach Benedict et al. (1949) bestimmt. Im steady state von Harnsäurebildung und -ausscheidung stellt der Abfall der Isotopenkonzentration der Urinharnsäure eine e-Funktion dar. Bei halbloga-

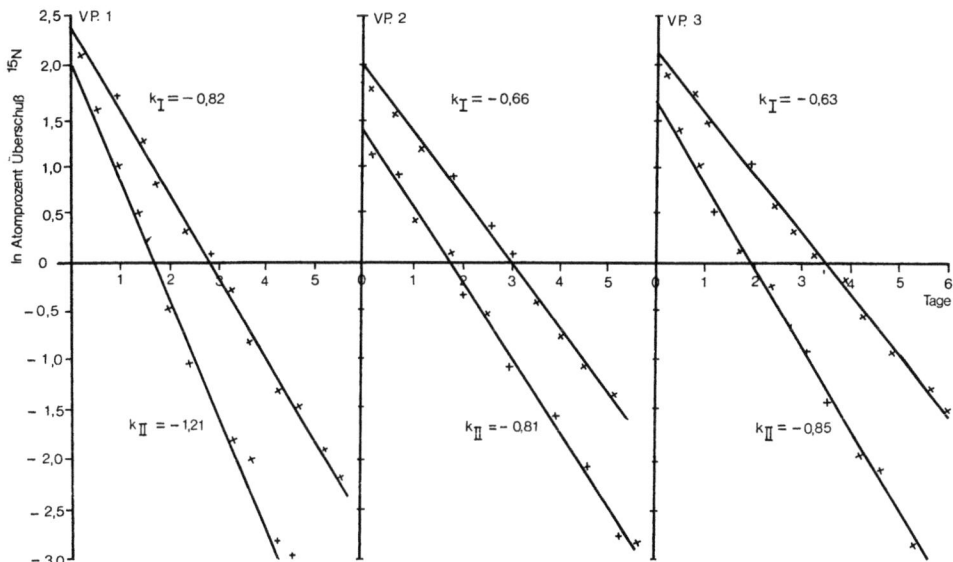

Abb. 1. Halblogarithmische Darstellung der Isotopenkonzentration der Urinharnsäure bei drei gesunden Versuchspersonen nach Injektion ^{15}N-markierter Harnsäure. k_I Umsatzrate unter purinfreier Diät, k_{II} unter Purinbelastung

rithmischer Darstellung dieses Konzentrationsabfalles kann auf die Injektionszeit rückwärtsextrapoliert werden, man erhält somit die Isotopenkonzentration der Körperharnsäure zur Zeit t_0 (Injektionszeit). Die Gerade hat die Steigung $k = -\ln I_0/t$ und gibt den pro Tag umgesetzten Teil des Harnsäurepools an. Die Poolgröße A errechnet sich nach dem Verdünnungsprinzip: $A = a \ (I_i/I_0 - 1)$; A = Harnsäurepool, a = injizierte Harnsäuremengen, I_i = Isotopenkonzentration der injizierten Harnsäure, I_0 = Isotopenkonzentration zur Zeit $t = 0$.

Während der gesamten Versuchsdauer wurde 24-Std-Urin (Vorperiode) bzw. 24-Std-Urin (nach Isotopeninjektion) gesammelt. Die Harnsäure in Serum und Urin wurde enzymatisch bestimmt. Die Harnsäureisolierung erfolgte säulenchromatographisch nach Johnson und Emmerson (1972), der Aufschluß der gereinigten Harnsäure zur ^{15}N-Bestimmung nach einer Modifikation des Kjeldahl-Verfahrens. Dabei wurde der Destillationsschritt durch eine Mikrodiffusion ersetzt. Nach dieser Methode können Probenmengen ab 1 mg verarbeitet werden.

Die orale Purinbelastung führte bei unseren Versuchspersonen zu einer Steigerung des Harnsäureumsatzes um 23, 35 und 48% (vgl. Tabelle 1). Die Poolgröße stieg um so stärker an, je geringer die Umsatzrate zunahm. Der Anstieg der renalen Harnsäureclearance entsprach bei der weiblichen Versuchsperson der Zunahme der Umsatzrate. Bei den beiden männlichen Versuchspersonen stieg die renale Harnsäureclearance um 41 bzw. 45% an, die Umsatzrate dagegen nur um 23 bzw. 35%.

Die Ergebnisse zeigen, daß unter oraler Purinbelastung pro Zeiteinheit ein größerer Anteil des Pools ausgeschieden wird als unter purinfreier Diät. Bowering et al. (1969) fanden bei zwei gesunden Versuchspersonen unter Gabe von 4 g Ribonukleinsäure einen Anstieg der Poolgröße auf das Doppelte und eine

Tabelle 1. Harnsäurestoffwechsel unter purinfreier isoenergetischer Formeldiät (I) und unter zusätzlicher Gabe von Purinnukleotiden (II). Die Zahlen in Klammern geben die prozentuale Änderung unter Purinzufuhr an. A = Harnsäurepool, k = Umsatzrate, A×k = Harnsäurebildung (mg/Tag), C = renale Harnsäureclearance

		A (mg)	k (1/Tage)	A × k (mg/Tag)	C_{ua} (ml/min)
1	I	569	0,82	467	5,9
	II	736 (+ 30)	1,21 (+48)	891 (+ 91)	8,6 (+45)
2	I	684	0,66	451	5,5
	II	1592 (+133)	0,81 (+23)	1290 (+186)	9,7 (+78)
3	I	562	0,63	354	4,5
	II	1325 (+134)	0,85 (+35)	1126 (+218)	8,6 (+90)

Steigerung der Umsatzrate von −0,61 auf −0,66 bzw. von −0,65 auf −0,92/Tag.

Die enterale Harnsäureausscheidung zeigte unter oraler Purinzufuhr kein einheitliches Verhalten. Sie nahm bei der ersten Versuchsperson um 14% ab, war bei der zweiten unverändert und nahm bei der dritten Versuchsperson um 17% zu (vgl. Tabelle 1).

Eine Beeinflussung der endogenen Purinsynthese durch die verabreichten Purinnukleotide konnten wir nicht beobachten.

Literatur

Benedict JD, Forsham PH, Stetten D (1949) The metabolism of uric acid in the normal and gouty human studied with the aid of isotopic uric acid. J Biol Chem 181: 183 − Bowering J, Calloway DH, Margen S, Kaufmann NA (1969) Dietary protein level and uric acid metabolism in normal man. J Nutr 100: 249 − Johnson LA, Emmerson BT (1972) Isolation of crystalline uric acid from urine, for urate pool and turnover measurements. Clin Chim Acta 41: 389 − Zöllner N, Griebsch A, Gröbner W (1972) Einfluß verschiedener Purine auf den Harnsäurestoffwechsel. Ernährungsumschau 3: 79

Banholzer, P., Gröbner, W., Zöllner, N. (Med. Poliklinik der Univ. München):
Der Einfluß von Purinen sowie Oxipurinol auf den Pyrimidinstoffwechsel in menschlichen Lymphozytenkulturen

Die Verabreichung von Allopurinol führt durch Hemmung des Enzyms Orotidyldecarboxylase (ODCase) zu einer vermehrten renalen Ausscheidung von Orotsäure und Orotidin. Diese Orotazidurie wird durch Ribonukleinsäure (RNS), RNS-Hydrolysat oder Nahrungspurine und -pyrimidine weitgehend aufgehoben, wie unter standardisierten Ernährungsbedingungen gezeigt werden konnte (Zöllner and Gröbner 1971; Gröbner and Zöllner 1977). Der Mechanismus dieser Beeinflussung des Pyrimidinstoffwechsels durch Nahrungspurine ist bisher nicht geklärt. Eine Hemmung der Pyrimidinsynthese durch Purine und Pyrimidine kommt ursächlich in

Frage. Eine Beeinflussung der renalen Ausscheidung von Orotsäure und Orotidin oder eine Änderung der Aktivität der ODCase durch Nahrungspurine und -pyrimidine konnte nicht beobachtet werden. Um die zellulären Mechanismen dieser Beeinflußung der Pyrimidinsynthese durch Purine sowie Allopurinol bzw. dessen Oxidationsprodukt Oxipurinol näher zu charakterisieren, haben wir mit Hilfe von menschlichen Lymphozytenkulturen ein Modell aufgebaut, das es erlaubt, die Ernährungsversuche gewissermaßen im isolierten Zellsystem nachzuvollziehen. Durch Messung des Einbaus von Orotsäure-6-^{14}C oder Uridin-2-^{14}C in Nukleinsäuren von Lymphozyten war es möglich, die Pyrimidinsynthese de novo und den Salvage pathway getrennt zu betrachten.

Zur Gewinnung der Lymphozyten wurde heparinisiertes Venenblut über einen Ficollgradienten zentrifugiert. Die Interphase, die die Lymphozyten enthielt, wurde mit physiologischer NaCl-Lösung zweimal gewaschen, in RPMI-Medium (Gibco Nr. 1640), das 50 U/ml fötales Kälberserum, 50 U/ml Penicillin, 50 µg/ml Streptomycin und 2,4 µg/ml Phytohaemagglutinin (Fa. Wellcome) enthielt, suspendiert und anschließend bei 37° C inkubiert. Die verwendeten Zellen waren 3–6 Tage alt. 500 µl einer Zellsuspension, die $0{,}2-0{,}6 \times 10^6$ Zellen enthielten, wurden in Anwesenheit von 0,04 µCi Uridin-2-^{14}C oder 2 µCi Orotsäure-6-^{14}C (Isotopen von NEN, spez. Akt. 50 mCi/mmol) mit 500 µM der Purine oder Oxipurinol 2 Std lang in einem Wasserbad bei 37° C unter leichtem Schütteln inkubiert. Kontrollen enthielten keine Purine bzw. Oxipurinol. Die Reaktion wurde durch Zugabe von eiskalter phosphatgepufferter Salzlösung (NaCl 8 g/l, KCl 2 g/l, $Na_2HPO_4 \times 2\,H_2O$ 1,45 g/l, KH_2PO_4 0,2 g/l) gestoppt. Die Nukleinsäuren wurden mit 10%iger Trichloressigsäure präzipitiert, das säurelösliche Material in 1 ml 0,1 n NaOH gelöst und die Radioaktivität in einem Packard Flüssigkeits-Szintillationszähler mit einer Effizienz von 90% gemessen.

Abb. 1 zeigt den Einfluß von Purinbasen und -nukleosiden sowie Oxipurinol in einer Konzentration von 0,5 mM auf den Einbau von Orotsäure bzw. Uridin in Nukleinsäuren. Die Purine sowie Oxipurinol vermindern den Einbau von Orotsäure

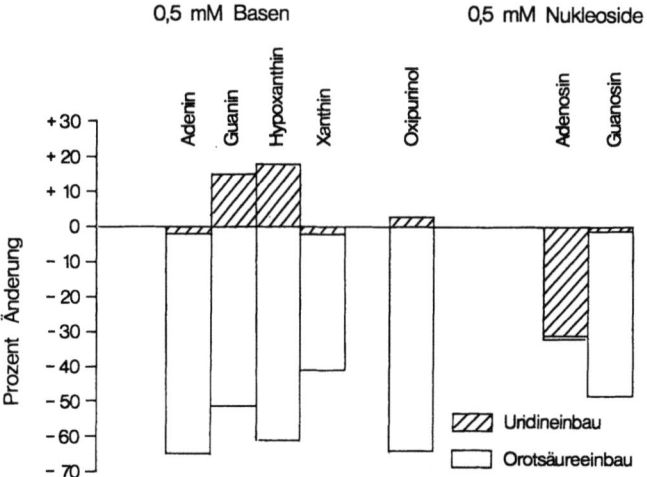

Abb. 1. Einfluß von 0,5 mM Purinbasen, -nukleosiden sowie Oxipurinol auf den Einbau von Orotsäure-6-^{14}C oder Uridin-2-^{14}C in Nukleinsäuren von menschlichen Lymphozytenkulturen. Angaben in Prozent Änderung gegenüber Kontrollen

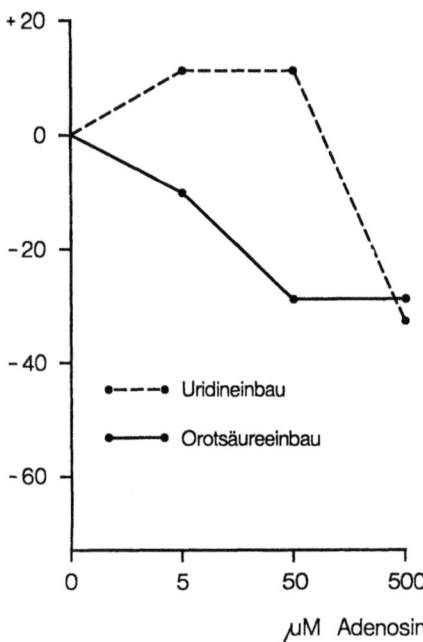

Abb. 2. Einfluß von 5, 50 oder 500 µM Adenosin auf den Einbau von Orotsäure-6-^{14}C oder Uridin-2-^{14}C in Nukleinsäuren von menschlichen Lymphozytenkulturen. Angaben in Prozent Änderung gegenüber Kontrollen

in Nukleinsäuren. Dies spricht für eine Beeinflussung der Pyrimidinsynthese de novo. Eine Hemmung des Schrittes von Orotsäure zu Orotidin-5-phosphat (OMP) kommt ursächlich in Frage, eine Reaktion, in der Phosphoribosylpyrophosphat (PRPP) als Substrat benötigt wird. Tatibana und Shigesada (1972) konnten an der Mäusemilz zeigen, daß PRPP an zwei Stellen der Pyrimidinsynthese regulierend wirkt, an der Carbamylphosphatsynthetase II und der Orotatphosphoribosyltransferase (OPRTase). Eine Verminderung des PRPP-Gehaltes durch Purinbasen oder -nukleoside würde danach die Pyrimidinsynthese an zwei Stellen hemmen. Planet und Fox (1976) zeigten an Erythrozyten, daß die Inkubation mit Purinbasen und -nukleosiden bei der von uns verwendeten Phosphatkonzentration im Medium zu einer Verminderung der PRPP-Verfügbarkeit führen.

Adenosin vermindert in einer Konzentration von 0,5 mM den Orotsäure- und Uridineinbau. Dies ist auf eine lymphotoxische Wirkung des Adenosins zurückzuführen (Ishii und Green 1973).

Niedrige Adenosinkonzentrationen im Inkubationsmedium führen zu einem signifikanten ($p < 0,01$, $n = 11$) Anstieg des Uridineinbaus bei gleichzeitig vermindertem Orotsäureeinbau in Nukleinsäuren. Hierbei handelt es sich möglicherweise um eine kompensatorisch erhöhte Pyrimidinsynthese über den Salvage pathway bei gleichzeitig verminderter de novo Synthese. Ein vermehrter Einbau von Uridin-2-^{14}C in Nukleinsäuren wird auch in Gegenwart von 0,5 mM Hypoxanthin und Guanin beobachtet.

Unsere Ergebnisse zeigen, daß Purinbasen und -nukleoside die de novo-Pyrimidinsynthese in menschlichen Lymphozytenkulturen hemmen. Diese im isolierten Zellsystem gewonnenen Ergebnisse sind gut vereinbar mit der Beobachtung, daß Nahrungspurine die durch Allopurinol induzierte Orotazidurie vermindern. Die Pyrimidinsynthese über den „Salvage pathway" wird durch Hypoxanthin, Guanin und Adenosin in nichttoxischen Konzentrationen kompensatorisch erhöht, während Adenin, Xanthin, Guanosin und Oxipurinol den Uridineinbau unbeeinflußt lassen. Allopurinol und Oxipurinol haben auch in vivo keinen Einfluß auf den Salvage pathway des Pyrimidinstoffwechsels (Banholzer et al. 1980).

Literatur

Banholzer P, Gröbner W, Zöllner N (1980) Purine metabolism in man III. Plenum Publishing Corp. (in press) − Gröbner W, Zöllner N (1977) Nutr Metab 21: 26 − Ishii K, Green H (1973) J Cell Sci 13: 429 − Planet G, Fox J (1976) J Biol Chem 251: 5839 − Tatibana M, Shigesada K (1972) J Biochem 72: 549 − Zöllner N, Gröbner W (1971) Z Gesamte Exp Med 156: 317

Backs, C. (Klin. Inst. für Physiologie und Sportmedizin an der Med. Klinik St. Irmingard, Prien), Weisweiler, P. (II. Med. Klinik, Klinikum Großhadern, Univ. München), Hüllemann, K. D. (Klin. Inst. für Physiologie und Sportmedizin an der Med. Klinik St. Irmingard, Prien), Schwandt, P. (II. Med. Klinik, Klinikum Großhadern, Univ. München):
Ausdauertraining und Serum-Lipoproteine −
Aufbau und Motivationsarbeit einer Zwei-Jahres-Prospektivstudie

In den letzten Jahren wurde dem HDL (High-Density Lipoprotein) − nicht zuletzt durch zahlreiche Berichte in den Medien − vermehrt Aufmerksamkeit geschenkt. Eine gewisse Schutzfunktion vor arteriosklerotischen Veränderungen wurde ihm zugeschrieben. Miller stellte 1977 fest: Zwischen niedrigen Serum-HDL-Cholesterinspiegeln bei Männern und vermehrtem coronaren Risiko besteht eine starke, positive Korrelation (Miller et al. 1977). Inzwischen wurden mehrere Querschnittsuntersuchungen durchgeführt, wobei besonders die Amerikaner und Skandinavier zu folgenden Ergebnissen kamen: Sportler, die regelmäßig ein dynamisches Ausdauertraining (z. B. Waldlauf oder Skilanglauf) betreiben, haben signifikant höhere HDL-Cholesterinspiegel (Carlson und Mossfeldt 1964, Wood et al. 1976) und signifikant höhere Apolipoprotein-A I-Werte im Serum (Lehtonen und Viikari 1978, Wood und Haskell 1979) als inaktive Kontrollpersonen. Längere Prospektivstudien über den Einfluß eines regelmäßigen, definierten Ausdauertrainings auf den Lipidstatus von Männern und Frauen liegen bisher nicht vor. Lediglich Huttunen berichtet über eine 4monatige Verlaufsstudie, wobei es zu einem Anstieg des HDL-Cholesterins bei gleichbleibendem Apolipoprotein A I kam (Huttunen et al. 1979).

Im Februar 1979 begannen wir eine zweijährige Prospektivstudie über die Auswirkungen eines regelmäßigen definierten Ausdauertrainings auf die Serum-Lipoproteine bei unreglementierter und gleichbleibender Ernährung. Über Anzeigen in der Regionalzeitung, die Läuferzeitschrift Spiridon und einen Aushang in der lokalen Volksbank konnten wir 64 Interessenten finden, von denen schließlich 54 das Training aufnahmen. Nach 5 Monaten waren noch 50 Probanden dabei (27 Männer, 23 Frauen). Das Durchschnittsalter der klinisch Gesunden betrug 37,0 Jahre (20−65 Jahre).

Folgende *Untersuchungen* werden durchgeführt: Fahrrad-Ergometrie als ansteigender Arbeitsversuch unter Vita maxima-Bedingungen (zu Beginn, nach 1 und 2

Tabelle 1. Ergebnisse nach 5 Monaten Ausdauertraining

	Ausgangswerte	Fünfmonatswerte
Anzahl	40 (20 Männer, 20 Frauen)[a] (Nichtraucher, ♀ ohne Kontrazeptivum)	
Alter	37 ± 13 (Bereich 20–57)	
Körpergewicht % nach Broca	97 ± 17	97 ± 18
Ergometrie % Soll nach Hollmann	129 ± 20 (80–168)	(erst nach einem Jahr)
Ernährung (unreglementiert)	Gleichbleibend (Protein-Kohlehydrat-Fett-Relation, Cholesteringehalt, P/S-Quotient, Alkoholkonsum)	
Ausdauertraining min/Woche	131 ± 110 (0–420)	247 ± 111[b] (81–523)

[a] Die Raucher und Frauen, die orale Kontrazeptiva einnahmen, nehmen weiterhin teil und werden gesondert gewertet
[b] $p < 0,05$

Jahren). Allgemeine ärztliche Untersuchungen (Anamnese, Befund). Allgemeine Laboruntersuchungen. Spezielle Lipidanalytik am Klinikum Großhadern der Universität München (Ausgangswerte, nach 4, 8, 20 Wochen und 8, 12, 18, 24 Monaten).

Als Ausdauertraining definierten wir eine Bestätigung von
– mindestens $1/6$ der Körpermuskulatur,
– mindestens 20–30 min lang,
– Mindest-Herzfrequenz: 180 minus Lebensalter, mindestens 130/min.

Gefordert ist eine wöchentliche Mindestleistung von
– 30 km lockerer Dauerlauf (oder Äquivalente)
– in 3–6 Einzelleistungen
– Zeitaufwand: mindestens 150–180 min/Woche.

Jeder Proband bekam eine Austauschtabelle mit weiteren Ausdauersportarten wie z. B. Bergwandern bergauf, Schwimmen, Skilanglauf, Ergometertraining, Radfahren etc. Ein einfaches Bewegungsprotokoll mit minimalem Zeitaufwand (max. 10 s) muß täglich geführt werden. Dies wird monatlich zur Kontrolle ans Institut eingeschickt. Weiter muß protokolliert werden: Körpergewicht, Zigarettenkonsum, Medikamente. Jeder Proband muß zu Beginn und nach 5 Monaten ein detailliertes, einwöchiges Ernährungsprotokoll führen.

Ergebnisse

Wir können sagen, daß es möglich ist, sowohl echte Laufanfänger als auch regelmäßig Langlauf betreibende Probanden durch gezielte und intensive Motivationsarbeit auch über einen längeren Zeitraum bei der Stange zu halten.

Einige der wichtigsten Motivationshilfen sind:
– Projektleiter laufen selbst: Betreuende Ärzte und Bewegungstherapeuten nehmen aktiv an der Studie teil.
– Persönlicher Kontakt durch regelmäßiges Anschreiben (handschriftlich!) und Telephonate: Mindestens einmal im Monat.

- Lauftreffs (regional, überregional): Einmal im Monat.
- Anleitung zum Training: Verschicken von im Institut erarbeiteten Broschüren.
- Ständige Beratung und Betreuung durch Ärzte und Bewegungstherapeuten.
- Klinische Untersuchungen: Ergometrie, Telemetrie, Labor.
- Einbeziehung der Hausärzte, gute Zusammenarbeit.
  Weitere Ergebnisse siehe Tabelle 1 und Arbeit Weisweiler P.

Literatur

Carlson LA, Mossfeldt F (1964) Acute effects of prolonged, heavy exercise on the concentration of plasma lipids and lipoproteins in man. Acta Physiol Scand 62: 51–59 – Huttunen JK, Länsimies E, Voutilainen E et al. (1979) Effect of moderate physicial exercise on serum lipoproteins. Circulation 60: 1220–1229 – Lehtonen A, Viikari J (1978) Serum triglycerides and cholesterol and serum high-density lipoprotein cholesterol in highly physically active men. Acta Med Scand 204: 111–114 – Miller NE, Thelle DS, Førde OH, Mjøs OD (1977) High density lipoprotein and coronary heart-disease: A prospective case-control study. Lancet 1: 965–967 – Wood PD, Haskell W, Klein W, Lewis S, Stein MP, Farquhar JW (1976) The distribution of plasma lipoproteins in middle-aged male runners. Metabolism 25: 1249–1257 – Wood PD, Haskell W (1979) The effect of exercise on plasma high-density lipoproteins. Lipids 14: 417–427

Weisweiler, P. (II. Med. Klinik, Klinikum Großhadern, Univ. München), Backs, C. (Klin. Inst. für Physiologie und Sportmedizin an der Med. Klinik St. Irmingard, Prien), Schwandt, P. (II. Med. Klinik, Klinikum Großhadern, Univ. München), Hüllemann, K. D. (Klin. Inst. für Physiologie und Sportmedizin an der Med. Klinik St. Irmingard, Prien):
Ausdauertraining und Serumlipoproteine –
Einfluß eines fünfmonatigen Ausdauertrainings auf die Serumlipoproteine

Im Vergleich zu Kontrollpersonen haben Hochleistungssportler höhere HDL-Cholesterin- und Apolipoprotein A I-Konzentrationen und niedrigere Serum- und LDL-Cholesterinkonzentrationen (Carlson und Mossfeldt [1], Wood et al. [10], Lehtonen et al. [5], Wood und Haskell [9]). Über den Einfluß eines mehrwöchigen Trainings auf die als antiatherogen angesehenen HDL liegen widersprüchliche Befunde vor (Huttunen et al. [4], Nestel et al. [7]). Wir haben deshalb die Beziehungen zwischen körperlicher Leistungsfähigkeit und deren Änderung einerseits und Serumlipiden, HDL-, LDL-Cholesterin und den Apolipoproteinen A I und B andererseits untersucht.

Methoden

20 Männer und 20 Frauen (Alter 37 ± 13 Jahre, Bereich 20–57 Jahre, normgewichtig, Nichtraucher, keine Kontrazeptiva, Alkoholgenuß 20 g/Tag) nahmen an der Studie teil. Die körperliche Leistungsfähigkeit wurde zu Beginn mittels Fahrradergometrie festgestellt (Angaben in % des Solls, korrigiert nach Alter, Geschlecht, Körpergewicht). Es wurde dann ein fünfmonatiges kontrolliertes Ausdauertraining durchgeführt (Angaben in min Leistung/Woche, s. Arbeit Backs et al.). Die Serumlipoproteine wurden zu Beginn und nach 5 Monaten nach 12stündiger Nahrungskarenz analysiert. Serumcholesterin und Triglyceride wurden ebenso wie HDL-Cholesterin (nach Separation mit Wolframatophosphorsäure/$MgCl_2$) enzymatisch gemessen. LDL-Cholesterin wurde nach der Friedewald-Formel berechnet. Die

Tabelle 1. Serum-, LDL-Cholesterin, Serumtriglyceride, Apolipoprotein B, HDL-Cholesterin, Apolipoprotein A I in mg/dl, Quotient HDL-Cholesterin/Apolipoprotein A I zu Beginn und nach fünfmonatigem Ausdauertraining

	Ausgangswerte	Fünfmonatswerte
Serumcholesterin	211 ± 46	$193 \pm 52^{(a)}$
LDL-Cholesterin	121 ± 50	$107 \pm 45^{(a)}$
Serumtriglyceride	111 ± 79	101 ± 52
Apolipoprotein B	85 ± 26	82 ± 27
HDL-Cholesterin ♂/♀	$55 \pm 11/67 \pm 10^b$	$58 \pm 11/68 \pm 12^b$
Apolipoprotein A I ♂/♀	$125 \pm 12/131 \pm 11^a$	$146 \pm 20^{(a)}/149 \pm 21^{(a)}$
HDL-Cholesterin / Apolipoprotein A I ♂/♀	$0{,}43 \pm 0{,}09/0{,}51 \pm 0{,}09^b$	$0{,}40 \pm 0{,}12/0{,}48 \pm 0{,}13^b$

$n = 40$, M ± SD, [a] = Signifikanz zwischen ♂ und ♀, $p < 0{,}05$, (a) = Signifikanz zwischen Ausgangs- und Fünfmonatswert, [b] $p < 0{,}01$

Serumapolipoproteine A I und B wurden immunochemisch im Elektoimmunoassay mit monospezifischen Antiseren quantifiziert. Zur vollständigen Erfassung des meßbaren Apolipoproteins A I wurden die Proben vorher bei 52° C inkubiert (Weisweiler und Schwandt [8]). Zur statistischen Auswertung wurden der Wilcoxon-Test für Paardifferenzen und der Korrelationskoeffizient nach Spearman benutzt.

Ergebnisse

Die Ausgangswerte der Serumlipide und Lipoproteinfraktionen sind in Tabelle 1 aufgeführt. Die Frauen hatten im Mittel höhere Werte für HDL-Cholesterin, Apolipoprotein A I und dem Quotienten HDL-Cholesterin/Apolipoprotein A I. Eine signifikante positive Korrelation bestand zwischen körperlicher Leistungsfähigkeit (Ergometrie) und HDL-Cholesterin ($r = 0{,}47$) und dem Quotienten HDL-Cholesterin/Apolipoprotein A I ($r = 0{,}42$). Signifikante Unterschiede zwischen Männern und Frauen (Regressionskoeffizient, Korrelationskoeffizient) waren nicht nachweisbar.

Nach fünfmonatigem kontrollierten Ausdauertraining stieg die Serumapolipoprotein A I-Konzentration im Mittel um 16,8% (Männer) bzw. 13,8% (Frauen) an, während Serum- und LDL-Cholesterin im Mittel um 8,6% bzw. 11,6% abfielen (Tabelle 1). Die anderen gemessenen Parameter änderten sich nicht signifikant. Die Änderung der Trainingsleistung und die Änderung von Apolipoprotein A I korrelierten signifikant positiv ($r = 0{,}46$, Abb. 1). Weiterhin bestand eine signifikante negative Korrelation zwischen körperlicher Leistungsfähigkeit zu Beginn (Ergometrie) und der Änderung von Apolipoprotein A I ($r = 0{,}52$). Unterschiede zwischen Männern und Frauen ergaben sich nicht.

Diskussion

Unsere Ergebnisse lassen folgende Schlußfolgerungen zu.
1. Personen mit guter körperlicher Leistungsfähigkeit haben höhere HDL-Cholesterinkonzentrationen. Da eine positive Korrelation zwischen Ergometrie und dem

Quotienten HDL-Cholesterin/Apolipoprotein A I nachzuweisen ist, handelt es sich nach Cheung und Albers [2] um einen Effekt auf die HDL-Subfraktion HDL_2. Diese Befunde sind vergleichbar mit den Daten von Miller et al. [6] und Hartung et al. [3].

2. Der Anstieg der Apolipoprotein A I-Konzentration nach fünfmonatigem Ausdauertraining ist abhängig von der neuerbrachten Trainingsleistung. Dieser Anstieg ist weniger ausgeprägt bei Personen mit zu Beginn guter körperlicher Leistungsfähigkeit. Insgesamt kommt es zu einer absoluten Zunahme der HDL-Partikel.

3. Entsprechend den Ergebnissen von Huttunen et al. [4] können Serum- und LDL-Cholesterin durch Ausdauertraining gesenkt werden. Die Serumapolipoprotein B-Konzentration bleibt allerdings unverändert.

HDL = high density lipoproteins; LDL = low density lipoproteins.

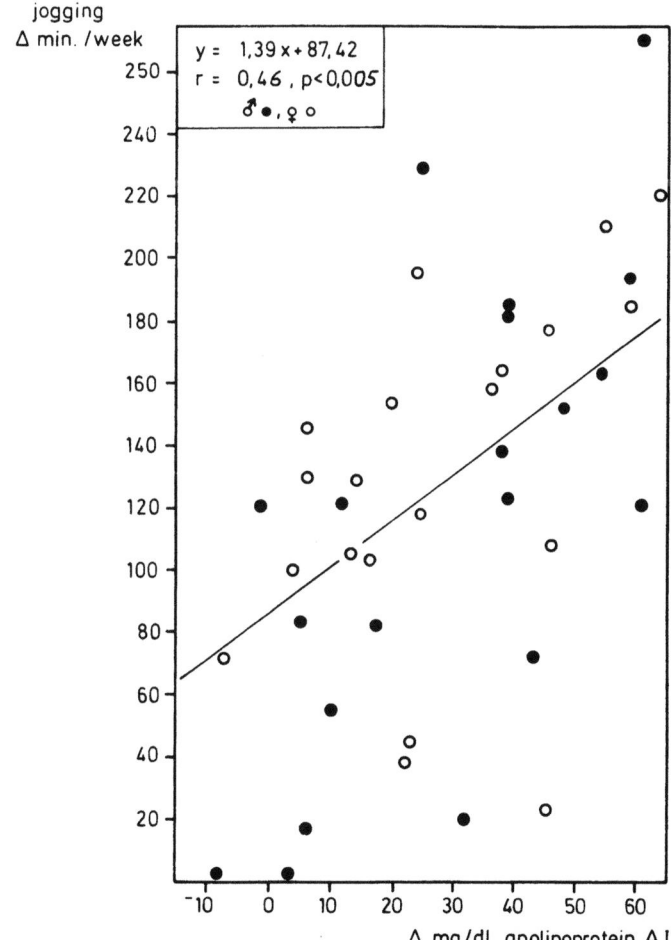

Abb. 1. Korrelationsänderung der Apolipoprotein A I-Konzentration (mg/dl) zu Änderung des Ausdauertrainings (min/Woche). $n = 40$

Literatur

1. Carlson LA, Mossfeldt F (1964) Acute effects of prolonged heavy exercise on the concentration of plasma lipids and lipoproteins in man. Acta Physiol Scand 62: 51–59 – 2. Cheung MC, Albers JJ (1977) The measurement of apolipoprotein A I and A II levels in men and women by immunoassay. J Clin Invest 60: 43–50 – 3. Hartung GH, Foreyt JP, Mitchell RE, Vlasek I, Gotto AM (1980) Relation of diet to high density lipoprotein cholesterol in middle-aged marathon runners, joggers and inactive men. N Engl J Med 302: 357–361 – 4. Huttunen JK, Länsimier E, Voutilainen E, Ehnholm C, Hietanen E, Penttilä I, Siitonen O, Rauramaa R (1979) Effect of moderate physical exercise on serum lipoproteins. A controlled clinical trial with specific reference to serum high density lipoproteins. Circulation 60: 1220–1229 – 5. Lehtonen A, Viikari J, Ehnholm C (1979) The effect of exercise on high density lipoprotein apoproteins. Acta Physiol Scand 106: 487–488 – 6. Miller NE, Rao S, Lewis B, Bjøryvik G, Myrhe K, Mjøs OD (1979) High density lipoproteins and physical activity. Lancet 1: 111 – 7. Nestel PJ, Podkolinski M, Fidge NH (1979) Marked increase in high density lipoproteins in mountaineers. Atherosclerosis 34: 193–196 – 8. Weisweiler P, Schwandt P (1980) Immunochemical determination of apolipoprotein A I in human serum. Fresenius Z Anal Chem (in press) – 9. Wood PD, Haskell WL (1979) The effect of exercise on plasma high density lipoproteins. Lipids 14: 417–427 – 10. Wood PD, Haskell W, Klein H, Lewis S, Stern MP, Farquhar JW (1976) The distribution of plasma lipoproteins in middle-aged male runners. Metabolism 25: 1249–1257

Ditschuneit, H. H., Wechsler, J. G., Fußgänger R.-D., Ditschuneit H. (Abt. Innere Medizin II, Stoffwechsel, Ernährungswissenschaften und Gastroenterologie, der Univ. Ulm):
Die Behandlung der Adipositas durch eiweißsubstituiertes Fasten – Ergebnisse einer multizentrischen Studie

Bei der Behandlung der Adipositas hat sich das totale Fasten als eine einfache und wirksame Maßnahme erwiesen. Bei längeren Fastenkuren muß aber neben dem erwünschten Verlust an Fettmasse auch der Verlust an Körperprotein berücksichtigt werden. Wir sind deshalb dazu übergegangen, übergewichtige Patienten während des Fastens mit biologisch hochwertigem Eiweiß zu substituieren, wodurch der Proteinverlust beim Fasten entscheidend vermindert werden kann. Diese Behandlungsform des proteinsubstituierten Fastens wurde im 4. Quartal 1978 an 72 Krankenhäusern und Kurkliniken in der Bundesrepublik durchgeführt. Die dabei gewonnenen Ergebnisse wurden gesammelt und analysiert und sollen zum Teil im folgenden dargestellt werden.

Methodik

Übergewichtige Patienten, die zur Gewichtsreduktion durch totales Fasten bereit waren, wurden der Reihe nach in die Behandlung aufgenommen. Durch eine eingehende klinische Untersuchung mit Röntgenthoraxaufnahme, EKG, Blutentnahme für ein biochemisches Profil, Urinstatus und Urinsediment wurden ernsthafte Erkrankungen ausgeschlossen. Die Patienten wurden über die wesentlichen Stoffwechselveränderungen während des Fastens und über die Gefahren des Proteinverlustes und der ungenügenden Flüssigkeitszufuhr aufgeklärt. Es wurde vereinbart, bei Störungen des Allgemeinbefindens unverzüglich den Arzt aufzusuchen. Täglich wurden 33 g Eiweiß verabreicht, zusammen mit 25 g Kohlenhydraten, 0,7 g Lipid, Vitaminen, Spurenelementen und Mineralien in Wasser gelöst und in drei Portionen, über den Tag verteilt eingenommen[1]. Die zugeführten Kalorien betrugen 240/die. Ein Mindesttrinkvolumen von 3 l/die wurde gefordert. Wöchentlich wurden klinische und laborchemische Untersuchungen durchgeführt, wobei von einem Arzt sorgfältig nach Beschwerden gefahndet wurde.

---

1 Modifast, Wander GmbH, Osthofen

415 Patienten waren zum Fasten bereit. Davon hatten 400 keine ernsthaften Erkrankungen und fasteten länger als 1 Woche. Es waren 261 Frauen und 139 Männer im Alter von 18–70 Jahren. Das mittlere Alter der Frauen betrug 38,5 Jahre, das der Männer 39,6 Jahre. Die Altersverteilung war bei beiden Geschlechtern etwa gleich. Von den 400 Patienten fasteten 178 unter stationären Bedingungen und 222 wurden ambulant betreut. Das mittlere Alter der ambulanten Patienten betrug 35,9 Jahre, das der stationären 42,5 Jahre. Die Frauen hatten ein durchschnittliches Körpergewicht von 92,4 kg und waren 165,7 cm groß. Die Männer wogen durchschnittlich 101,5 kg und waren 175,3 cm groß. Die stationären Patienten waren im Mittel 94,1 kg schwer und 167,2 cm groß. Die ambulanten Patienten wogen durchschnittlich 96,7 kg und waren 170,1 cm groß. Für alle Patienten errechnete sich eine mittlere Behandlungsdauer von 23,5 Tagen. Die Frauen wurden durchschnittlich 23,3 Tage, die Männer 23,8 Tage behandelt. Die stationären Patienten wurden 18,2, die ambulanten 27,8 Tage lang behandelt.

Ergebnisse

Für alle Patienten ergab sich ein Gewichtsverlust von 9,16 kg in 23,5 Tagen. Bei den Frauen wurde in 23,3 Tagen ein Gewichtsverlust von 8,29 kg registriert. Daraus errechnet sich ein täglicher Gewichtsverlust von 356 g. Die Männer verloren in 23,8 Tagen 10,81 kg an Gewicht. Mit einem errechneten täglichen Gewichtsverlust von 454 g nahmen sie stärker ab als die Frauen. Dies wurde bei zunehmender Behandlungsdauer deutlicher (Abb. 1). Die ambulant betreuten Patienten verloren in 27,8 Tagen 10,46 kg. Daraus errechnet sich ein täglicher Gewichtsverlust von 377 g. Die stationär Behandelten erzielten in 18,2 Tagen eine Gewichtsabnahme von 7,60 kg, woraus sich ein täglicher Gewichtsverlust von 418 g errechnet. Der höhere Gewichtsverlust ist auf die kürzere Behandlungsdauer zurückzuführen (Abb. 2). Bei vergleichbarer Behandlungsdauer findet sich kein wesentlicher Unterschied.

Den Patienten war eine 3- bis 4wöchige Behandlungsdauer empfohlen worden. Diese Zeit wurde vielfach verkürzt oder verlängert. Abgebrochen wurde die Behandlung, wenn Störungen auftraten, die Anlaß zu Besorgnis gaben, oder wenn die Patienten die Behandlung nicht weiterführen wollten. Bei 101 Patienten wurde die Behandlung frühzeitig abgebrochen, bei 36 Patienten wegen gastrointestinaler Beschwerden. Bei sieben Patienten trat ein allgemeines Krankheitsgefühl auf, fünf

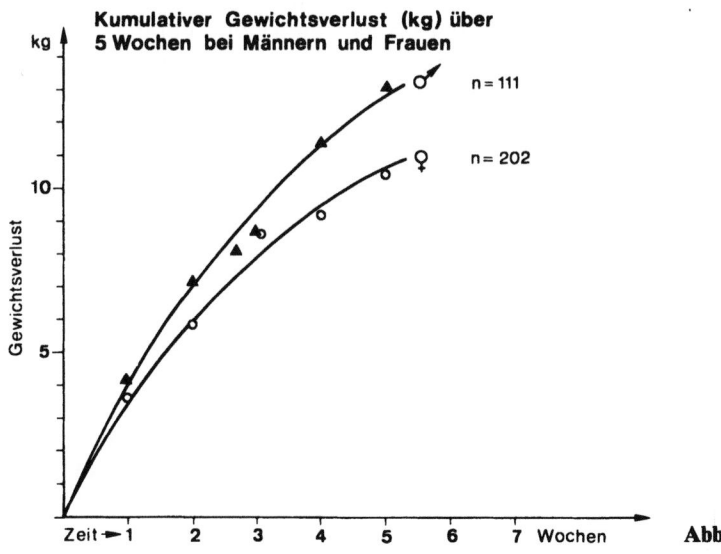

Abb. 1

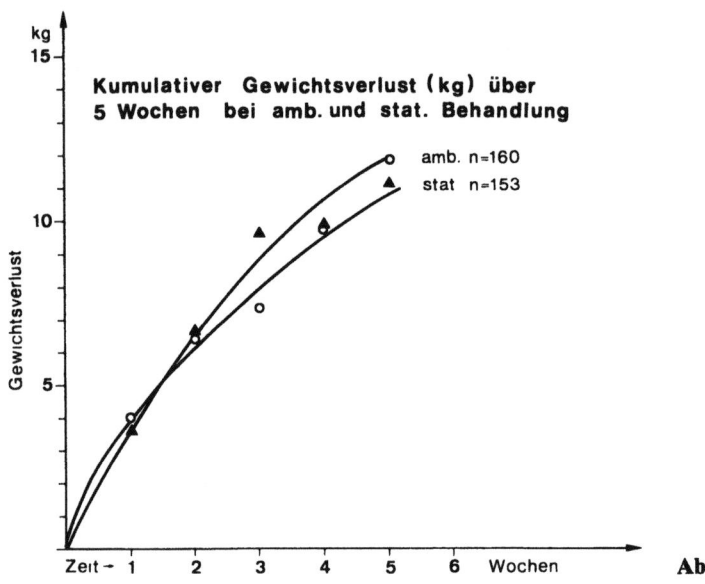

Abb. 2

Patienten litten unter depressiven Verstimmungszuständen, 13 Patienten klagten über uncharakteristische Beschwerden. Nach Behandlungsende kam es in allen Fällen wieder zu Wohlbefinden. 15 Patienten entwickelten während des Fastens starken Widerwillen gegen die Eiweißlösung und 18 litten unter unerträglichen Geschmacksempfindungen. Sieben Patienten äußerten den Wunsch, mit dem Fasten aufzuhören, ohne daß sie sich negativ über die Behandlungsmaßnahme äußerten. 50 Patienten haben die Behandlung nicht vertragen. Die Unverträglichkeitserscheinungen stellten sich meist schon in den ersten Behandlungstagen ein und waren dann auch oft der Grund zum Behandlungsabbruch. 346 Patienten vertrugen die Behandlung ausreichend bis sehr gut. Von 58 Patienten wurde das Allgemeinempfinden als schlecht bezeichnet, degegen war es bei 337 Patienten ausreichend bis sehr gut. Bei insgesamt 26 Patienten ergaben sich Hinweise für eine Verminderung der Konzentrationsfähigkeit, dagegen verspürten 254 Patienten keine Veränderung der geistigen Leistungsfähigkeit. Von den 222 ambulant betreuten Patienten gingen 111 während der Behandlung der gewohnten Berufsarbeit nach. 13 Patienten waren arbeitsunfähig. Von den übrigen wissen wir nicht, ob sie arbeitsunfähig waren.

Bei den Kontrolluntersuchungen wurde sorgfältig nach Nebenwirkungen gefahndet. Über die biochemischen Parameter im Blut soll hier nicht berichtet werden.

Bei 280 Patienten wurden während der Beobachtungszeit keinerlei Nebenwirkungen beobachtet.

Bei 70 Patienten traten gastrointestinale Beschwerden auf, bei 45 wurden Übelkeit, Brechreiz und Völlegefühl registriert, bei weiteren 17 Meteorismus und Diarrhoe und bei acht krampfartige Magenschmerzen. Drei Patienten klagten über Singultus und zwei über Erbrechen. Bei 34 Patienten konnte die Behandlung fortgesetzt werden, und bei 36 Patienten wurde die Behandlung abgebrochen. Bei 44 Patienten traten andere Nebenwirkungen auf. Schwindelgefühl, Kopfschmerzen, Reizbarkeit und Aggressivität waren besonders häufig. Nachhaltige Nebenwirkungen wurden nicht beobachtet.

Diskussion

In einer offenen Studie wurde an 72 Kliniken das proteinsubstituierte Fasten durchgeführt. Die dabei gewonnenen Ergebnisse wurden gesammelt und zentral ausgewertet. Die Behandlungsmaßnahme hat sich als einfach und wirksam auch bei ambulant betreuten Patienten erwiesen. Unter ärztlicher Überwachung und laborchemischer Kontrolle in Wochenabständen kann die Behandlung gefahrlos durchgeführt werden. Von großer Bedeutung sind die körperliche Aktivität und die hohe Flüssigkeitszufuhr. Ein großer Teil der Patienten kann der gewohnten Berufsarbeit nachgehen. Wenn hypotone Kreislaufstörungen nicht ausreichend behandelt werden können oder andere Störungen des Allgemeinbefindens auftreten, sollte die Behandlung abgebrochen werden. Anderenfalls kann sie auch länger als 4 Wochen durchgeführt werden. Die Eiweißsubstitution schützt ausreichend vor bedrohlichen Verlusten an Körperprotein. Unter engmaschiger ärztlicher Kontrolle halten wir das proteinsubstituierte Fasten für eine wirksame und gefahrlose Methode der Adipositasbehandlung.

Schuler, B., Schmülling, R.-M., Luft, D., Eggstein, M. (Med. Univ.-Klinik Tübingen):
Veränderungen klinischer und klinisch-chemischer Parameter unter stationärer Nulldiät im Vergleich zu einer Kontrollgruppe

Unerwünschte Nebenwirkungen absoluten Fastens (ohne Flüssigkeitsentzug) wurden häufig beschrieben (Gries et al. 1976) und müssen als Argumente für oder gegen die sogenannte Null(Kalorien-)-Diät, ob stationär oder ambulant, herhalten.

Wir haben versucht, in einer retrospektiven Analyse die Spezifität der nulldiätbedingten Veränderungen von 65 stationären Patienten (Adipöse) festzustellen im Vergleich zu 30 Patienten, die wegen unkomplizierter Magen- und Duodenalulcera stationär behandelt wurden (Kontrollen).

Die 65 Adipösen waren im Mittel 34,8 (16–62) Jahre alt, zu 58% weiblichen Geschlechts, 107 ± 4 (M ± SEM) kg schwer, entsprechend einem Broca-Index von + 51% bei einer Körpergröße von 171 cm. Die Daten der Kontrollen waren 44,1 (21–77) Jahre, 40% weiblich, 61 ± 2 kg KG, –12% Broca-Index, 169 cm.

Die Ausgangswerte von 15 der 39 verglichenen Parameter sind bei Adipösen signifikant ($2p \leq 0,05$ Student-*t*-Test oder Welch-Test für Mittelwertvergleich je nach Ergebnis des Vergleichs der Varianzen mit dem F-Test) größer, 1 kleiner als bei den Kontrollen (Tabelle 1).

Der dreiwöchige Verlauf der interessanteren Parameter ist in Abb. 1 dargestellt.

Die Gewichtsabnahme der Adipösen beträgt in 3 Wochen 11,2 kg oder 533 g/Tag (Männer 572, Frauen 451 g/Tag). Dies ist etwas mehr als Zöllner und Keller 1979 und Ditschuneit et al. 1979 angeben. Dies könnte durch das intensive gymnastische Trainingsprogramm bedingt sein, im übrigen sind die 1–2 kg Gewichtszunahme nach Wiederauffütterung nicht in dieser Berechnung enthalten.

Die Kontrollen mit 61 kg im Mittel schwankten maximal um 4 kg vom Ausgangsgewicht.

Tabelle 1. Ausgangswerte von Adipösen vor Nulldiät und Kontrollpersonen (s = signifikanter Unterschied der Mittelwerte)

		Adipöse	Kontrollgruppe	
RR, systolisch	(mm Hg)	140 ± 2	123 ± 3	s
RR, diastolisch	(mm Hg)	90 ± 1	76 ± 2	s
Erythrozyten	(Mio/mcl)	4,9 ± 0,1	4,5 ± 0,1	s
Hämoglobin	(g/dl)	14,8 ± 0,2	13,8 ± 0,4	s
Hämatokrit	(%)	43 ± 1	40 ± 1	s
Harnsäure	(mg/dl)	6,8 ± 0,1	5,1 ± 0,2	s
GOT	(IE/l)	11 ± 1	9 ± 1	ns
GPT	(IE/l)	9 ± 1	6 ± 1	s
LDH	(IE/l)	149 ± 4	118 ± 6	s
LAP	(IE/l)	15 ± 2	10 ± 1	s
GLDH	(IE/l)	2,5 ± 0,3	1,0 ± 0,2	s
CHE	(KIE/l)	6,5 ± 0,3	4,8 ± 0,9	s
Bilirubin	(mg/dl)	0,9 ± 0,1	0,6 ± 0,1	s
AP	(IE/l)	21 ± 1	17 ± 1	s
Amylase	(IE/l)	85 ± 6	132 ± 12	s
Glukose, nüchtern	(mg/dl)	105 ± 5	98 ± 7	ns
Triglyceride	(mg/dl)	201 ± 22	92 ± 8	s
Cholesterin	(mg/dl)	206 ± 6	191 ± 9	ns
		(M ± SEM)	(M ± SEM)	

Als weitere erwünschte Effekte der Nulldiät ist die Abnahme der Nüchternglukose von 105 auf 71 mg/dl, des Cholesterins von 206 auf 152 und der Triglyceride von 201 auf 130 mg/dl zu vermerken.

Als zumeist nicht unerwünscht ist die Abnahme von systolischem und diastolischem Blutdruck anzusehen, die Werte der Kontrollen wurden in 3 Wochen allerdings nicht erreicht (Adipöse Minimum nach 2 Wochen 126/83 mm Hg).

Der Zusammenhang mit fallenden Natrium- und Chloridspiegeln im Serum bietet sich an, wobei der Chloridabfall anhaltend signifikant blieb. Reisin et al. 1978 konnten zeigen, daß die Reduktion des Körpergewichts aber auch bei normaler Salzzufuhr zur Blutdrucksenkung führt. Als einziger Effekt der stationären Aufnahme, der beiden Gruppen gleichermaßen betraf, ist die Senkung der Körpertemperatur zu nennen, allerdings nur um 0,10–0,15° C, in der Adipösengruppe aber signifikant.

Nulldiätspezifisch ist der Leukozytenabfall um 2000/µl, mit 5000/µl bleiben die Zahlen aber im Normbereich (Drenick und Alvarez 1971).

Durch therapeutische Eingriffe verfälscht sind der Verlauf von Harnsäure – bei etwa 13 mg/dl erhalten die Patienten Allopurinol und/oder Benzbromaron, so daß die Spiegel wieder sinken – und Kalium im Serum, das zwischen Kontrollen und Adipösen keine wesentlichen Unterschiede aufweist. Unter der Nulldiät traten aber bei 37% der Adipösen Kaliumwerte unter 3,6 mMol/l auf, so daß dieses häufig substituiert wurde.

Eine weitere Gruppe von Parametern zeigt Veränderungen, die zwischen dem 5. und 10. Tag eine maximale Abweichung vom Ausgangswert erreichen, dann aber bei fortgeführter Nulldiät wieder zum Ausgangspunkt zurückkehren. Dazu gehören die Veränderungen des Säure-Basen-Status mit Ausbildung einer metabolischen, respiratorisch kompensierten Azidose und entsprechendem Anstieg des arteriellen Sauerstoffpartialdrucks.

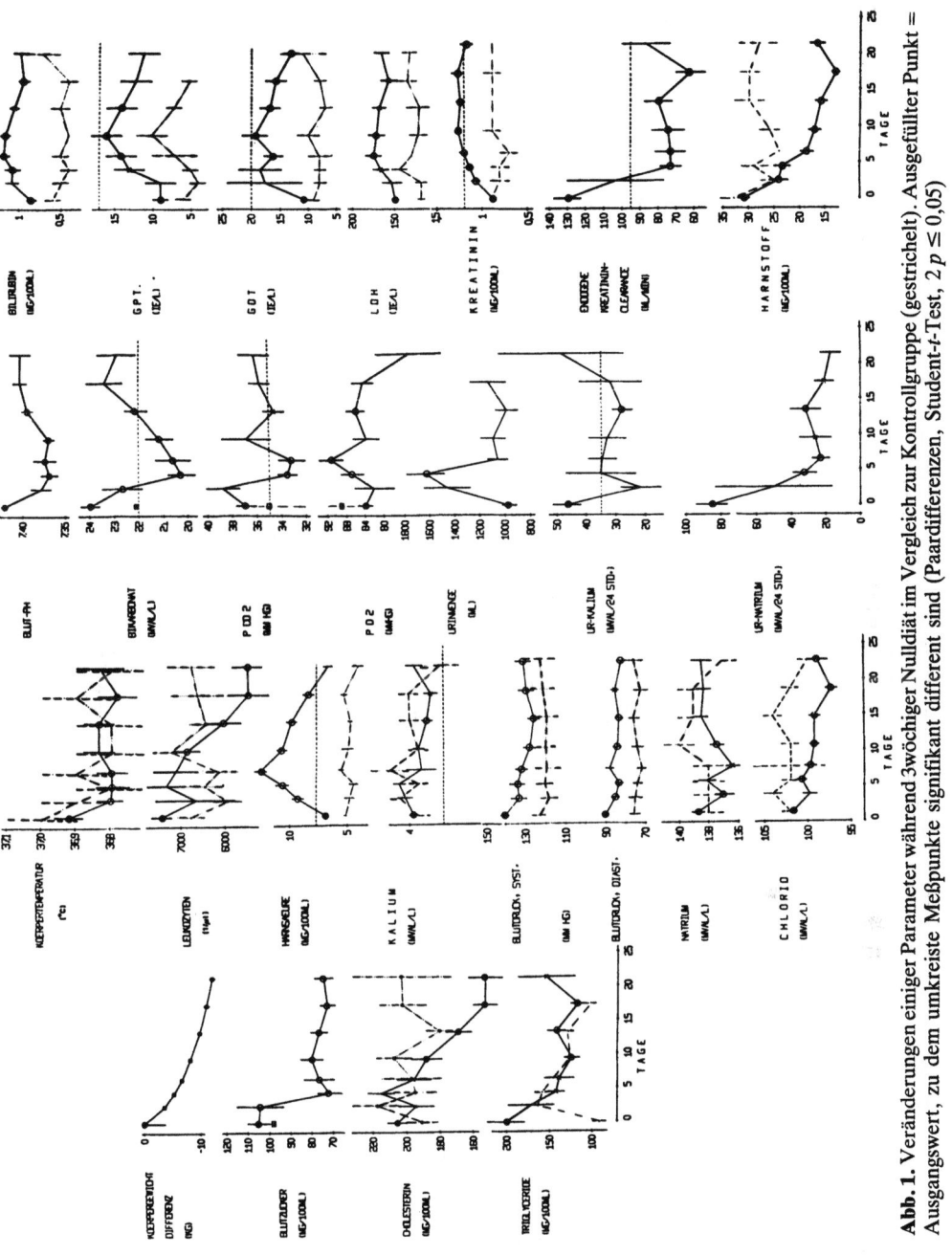

Abb. 1. Veränderungen einiger Parameter während 3wöchiger Nulldiät im Vergleich zur Kontrollgruppe (gestrichelt). Ausgefüllter Punkt = Ausgangswert, zu dem umkreiste Meßpunkte signifikant different sind (Paardifferenzen, Student-t-Test, $2p \leq 0{,}05$)

Der Zeitpunkt der maximalen Auslenkung stimmt überein mit der maximalen Ketonkörperproduktion bei zugleich stimulierter Glukoneogenese in der 1. bis 2. Woche des Fastens (Cahill 1976). Während der gleichen Zeit beobachteten wir wie auch Ditschuneit et al. 1970, 1979 und Bartels et al. 1974 einen Anstieg des Bilirubins (vergleiche Bradley et al. 1969), der Transaminasen, der Lactatdehydrogenase und auch kurzfristig der Creatininkinase. Die meisten dieser Parameter sind bei den

Adipösen vom Ausgang an höher als bei den Kontrollen. In der 3. Woche spätestens erreichen sie mit Ausnahme der GOT wieder das Ausgangsniveau, bleiben in der Regel aber über den Konzentrationen der Kontrollen. Die Mittelwerte bleiben zwar im Normbereich, einzelne Patienten erreichen aber Spiegel, die deutlich darüber liegen, doch auch diese kehren spontan zurück.

Eine Veränderung von Leucinaminopeptidase, alkalischer Phosphatase, Gamma-Glutamyl-Transpeptidase, Glutamat-Dehydrogenase, Cholinesterase, Amylase, Serum-Eiweiß und Serum-Albumin wurde in 3 Wochen Nulldiät nicht beobachtet.

Neben diesen passageren Veränderungen in den ersten beiden Wochen der Nulldiät sind die während der gesamten Fastenzeit fortbestehende Erhöhung des Kreatinins, der Abfall der endogenen Kreatininclearance und des Harnstoffs zu beschreiben (Ditschuneit et al. 1979). Inwieweit unter Nulldiät vermehrte Chromogene die von uns verwendete Jaffé-Bestimmungsmethode stören, müßte durch eine enzymatische Methode entschieden werden (Schulz u. Schräpler 1977). Eine Verminderung der Insulinclearance wurde aber auch von Edgren und Wester 1971 nachgewiesen.

Der persistierende Abfall des Harnstoffs wird auf die fehlende Eiweißzufuhr zurückgeführt.

Alle Patienten wurden dazu angehalten, 3 l kalorienfreie Flüssigkeit pro Tag zu trinken. Der Verlauf der ausgeschiedenen Urinmenge legt aber nahe, daß diese Anweisung nur in der 1. Woche der Nulldiät befolgt wurde, während der die Urinmenge/24 h auf 1,6 l anstieg. Im weiteren Verlauf pendelte sie sich stabil auf 1 l/24 h ein wie vor Fastenbeginn.

Die Kaliumausscheidung blieb praktisch unverändert, wahrscheinlich bedingt durch orale Zufuhr, während die Natrium- und Chloridausscheidung (letztere ohne Bild, da der Na-Ausscheidung nahezu identisch) innerhalb der ersten Woche von 90 auf 20 mMol/24 h zurückgeht.

Die nulldiätspezifischen nicht erwünschten Veränderungen sind noch während des dreiwöchigen Fastens entweder zum Ausgangspunkt zurückgekehrt oder haben sich auf einem neuen Niveau eingestellt. Der passagere Anstieg der Enzyme wird als Ausdruck intensivierter Transaminierungsprozesse zum Teil auch vermehrter Proteolyse mit Untergang gesamter Zellen gedeutet. Ist diese initiale Phase des Hungerns mit energievergeudender Stimulierung der Glukoneogenese überwunden und der Zustand energiesparender direkter Ketonkörper- und Fettsäurenverbrennung sowie Rückgang der negativen Stickstoffbilanz erreicht, so kehren auch die Enzymkonzentrationen zur Norm zurück.

Es erscheint uns daher nicht gerechtfertigt, die beobachteten Veränderungen als Argumente in der Diskussion um Null-, 300-, 600- oder 1000-Kaloriendiät zu verwenden. Jede dieser Diätformen hat im individuellen Fall ihre Indikation. Unterrichtung und Motivierung der Adipösen, um zu einem Dauererfolg zu kommen, sind die entscheidenderen Faktoren.

Literatur

1. Bradley EM, Bellamy HM, Knudsen KB, Lecocq FR (1969) Impairment of biliary transport as a cause of sulfobromothalein retention fasting men. Metabolism 18: 675 – 2. Bartels RW, Bigalke C, Möllmann H, Schneeberger W, Wessels F (1974) Der Einfluß unterschiedlicher Fastenkuren auf das Gewichts- und Blutdruckverhalten sowie auf relevante metabolische Blutparameter. Med Welt 25: 725–735 – 3. Cahill GF (1976) Starvation in man. Clinics in endocrinology and metabolism: Obesity

5: 397–415 – 4. Ditschuneit H, Faulhaber J-D, Beil J, Pfeiffer EF (1970) Veränderungen des Stoffwechsels bei Nulldiät. Internist 11: 176–183 – 5. Ditschuneit H, Ditschuneit HH, Wechsler J (1979) Adipositasbehandlung – Nulldiät oder kalorienreduzierte Diät? Nulldiät. Internist 20: 151–158 – 6. Drenick EJ, Alvarez LC (1971) Neutropenia in prolonged fasting. Am J Clin Nutr 24: 859–863 – 7. Edgren B, Wester PO (1971) Impairment of glomerular filtration in fasting for obesity. Acta Med Scand 190: 389 – 8. Owen OE, Felig P, Morgan AP, Wahren J, Cahill GF (1969) Liver and kidney metabolism during prolonged starvation. J Clin Invest 48: 574–583 – 9. Reisin E, Abel R, Modan M, Silverberg S, Eliahou HE, Modan B (1978) Effect of weight loss without salt restriction on the reduction of blood pressure in overweight hypertensive patients. N Engl J Med 298: 1–6 – 10. Schulz E, Schräpler P (1977) Nierenfunktionsänderungen bei Adipösen unter strengem Fasten. Med Klin 72: 253–257 – 11. Zöllner N, Keller C (1979) Adipositasbehandlung – Nulldiät oder kalorienreduzierte Diät? Kalorienreduzierte Diät. Internist 20: 147–150

Kather, H., Pries, J., Ring, I., Schrader, V., Simon, B. (Klin. Inst. für Herzinfarktforschung an der Med. Univ.-Klinik Heidelberg):
Zum Dualismus der Katecholaminwirkung auf die Depotfettmobilisation beim Menschen: Einfluß von totalem Fasten

Einleitung

Der Stoffwechsel des Fettgewebes steht unter strikter Kontrolle antagonistisch wirkender Hormone, die nach ihrer Funktion in solche mit lipolytischer (fettmobilisierender) und solche mit antilipolytischer (den Fettansatz fördernder) Wirkung unterteilt werden. Im Gegensatz zum Fettgewebe anderer Spezies haben Katecholamine beim Menschen sowohl eine lipolytische, als auch eine antilipolytische Wirkkomponente. Unter normalen diätischen und endokrinen Bedingungen überwiegt die lipolytische (β-adrenerge) Komponente. Während des Fastens, beim unbehandelten juvenilen Diabetes mellitus oder bei Schilddrüsenunterfunktion kommt dagegen auch die antilipolisch wirksame Komponente der Katecholamine zum Tragen (Östman et al. 1979).

Wir haben zeigen können, daß die Adenylatcyclase aus menschlichem Unterhautfettgewebe das physiologisch relevante Effektorsystem für lipolytisch wirksame Hormone darstellt und die hormonale Ansprechbarkeit des intakten Gewebes in vieler Hinsicht widerspiegelt (Kather und Geiger 1977, Kather et al. 1977, Kather und Simon 1977, 1979a, b). Erst kürzlich gelang es uns nachzuweisen, daß nicht nur die lipolytischen (β-adrenergen) Katecholamineffekte, sondern vermutlich auch die antilipolytisch wirksame α-adrenerge Wirkkomponente der Katecholamine über die Adenylatcyclase vermittelt werden (Kather et al. 1979). Wir untersuchten deshalb den Einfluß von totalem Fasten auf die Hormonsensitivität des Systems.

2. Methodik

Fettgewebe wurde durch offene Biopsie von je fünf männlichen und fünf weiblichen übergewichtigen Probanden im Alter von 17–50 Jahren in Lokalanästhesie entnommen. Die Gewebsproben wurden aus der Paraumbilikalregion (rechts vor dem Fasten, links nach 14tägiger Nahrungskarenz) entnommen. Fettzellen und Fettzell-„Ghosts" wurden nach der Methode von Rodbell (1972) präpariert. Die Bestimmung der Adenylatcyclase erfolgte nach Salomon et al. (1974). Die Enzymaktivität ist auf den Proteingehalt der Proben bezogen, der nach Lowry et al. (1951) ermittelt wurde.

Tabelle 1. Einfluß von totalem Fasten auf die stimulierenden (β-adrenergen und hemmenden (α-adrenergen) Effekte von Adrenalin auf die Aktivität der Adenylatcyclase aus menschlichem Unterhautfettgewebe

Zusatz	Adenylat-Cyclaseaktivität[a] (nmol cAMP/mg Protein/15 min)	
	Vor dem Fasten	14tägiges Fasten
–	1,1 ± 0,2	1,8 ± 0,3
Adrenalin (0,5 mmol/l)	2,7 ± 0,4	2,8 ± 0,4
Adrenalin + Propranolol[b]	0,8 ± 0,2	1,2 ± 0,3
NaF (20 mmol/l)	8,7 ± 0,7	8,9 ± 0,8

[a] Mittelwerte ± SEM aus je sechs Einzelexperimenten
[b] Die Propranololkonzentration betrug 5×10^{-5} mol/l

3. Ergebnisse

Die Basalaktivität des Enzymsystems stieg von 1,1 nmol cAMP pro mg Protein/15 min auf 1,8 nmol cAMP/mg Protein/15 min während des Fastens (14 Tage Nulldiät; Tabelle 1). Adrenalin (0,5 mmol/l) verursachte einen 2,5fachen (vor dem Fasten), bzw. 1,7fachen (während des Fastens) Anstieg der Enzymaktivität. Die hormonstimulierte Rate der cAMP-Bildung war damit vor und während des Fastens identisch.

Fluorid ist ein unspezifischer Aktivator des Enzymsystems, dessen aktivierender Effekt nicht durch Hormonrezeptoren vermittelt wird. NaF (20 mmol/l) bewirkte einen 5–8fachen Anstieg der Enzymaktivität. Auch in Anwesenheit dieses unspezifischen Aktivators ließen sich keine signifikanten Unterschiede vor und während der Fastenperiode nachweisen.

In Anwesenheit hoher Konzentrationen des β-adrenergen Antagonisten Propranolol (5×10^{-5} mol/l bewirkte Adrenalin statt einer Stimulierung, eine bis zu 50%ige Hemmung der Enzymaktivität, die sich durch gleichzeitige α-adrenerge Blockade mit Phentolamin (10^{-5} mol/l; nicht gezeigt) aufheben ließ und damit die Charakteristika eines α-adrenergen Effektes aufweist (Tabelle 1). In Anwesenheit von Propranolol wurde die basale Enzymaktivität vor dem Fasten um 0,3 nmol/l vermindert, während des Fastens trat eine Verminderung um 0,6 nmol cAMP/mg Protein auf.

4. Diskussion

Unsere Ergebnisse bestätigen und erweitern die Resultate von Burns und Langley (1975), die erstmals beschrieben, daß sowohl α-, als auch β-adrenerge Rezeptoren im menschlichen Fettgewebe an das Adenylatcyclasesystem gekoppelt sind. Die in unseren Untersuchungen beobachtete fasteninduzierte Erhöhung der Basalaktivität stimmt gut mit metabolischen Untersuchungen überein, in denen ein Anstieg der basalen Freisetzung von Fettsäuren und Glycerin unter Fastenbedingungen beobachtet wurde (Lisch et al. 1973, Östman et al. 1979). Die Relation von α/β-adrenerger Ansprechbarkeit bleibt relativ unverändert. Auch diese Beobachtung stimmt gut mit neuen Ergebnissen schwedischer und amerikanischer Autoren über den Einfluß des Fastens auf die Stoffwechselaktivität des abdominalen Unterhautfettgewebes überein (Östman et al. 1979). Allerdings scheint der Effekt von Katecholaminen und seine Beeinflussung durch Nahrungskarenz regionalen Unterschieden zu unterliegen (Östman et al. 1979). Auch diese regionalen Unterschiede werden zumindest hinsichtlich der lipolytisch wirksamen β-adrenergen Komponente der Katecholaminwirkung von der Hormonansprechbarkeit der menschlichen Fettgewebsadenylatcyclase widergespiegelt (Kather et al. 1977). Weitere Untersuchungen werden zeigen müssen, ob auch die α-adrenerge Ansprechbarkeit des Systems unter normalen und geänderten diätetischen Bedingungen ähnlichen regionalen Einflüssen unterliegt.

Literatur

1. Burns TW, Langley PE (1975) The effects of alpha- and beta-adrenergic receptor stimulation on adenylate cyclase in human adipocytes. J Cyclic Nucleotide Res 11: 321–328 – 2. Kather H, Geiger M (1977) Adrenaline-sensitive adenylate cyclase of human fat cell ghosts; properties and hormon-sensitivity. Eur J Clin Invest 7: 363–371 – 3. Kather H, Zöllig K, Simon B, Schlierf G (1977) Human fat cell adenylate cyclase; regional differences in adrenaline-responsiveness. Eur J Clin Invest 7: 595–597 – 4. Kather H, Simon B (1977) Catecholamine-sensitive adenylate cyclase of human fat cell ghosts; a comparative study using different β-adrenergic agonists and antagonists. Metabolism 26: 1179–1185 – 5. Kather H, Simon B (1979a) Human cell adenylate cyclase; effects of vasoactive intestinal polypeptide on the enzyme system from children and adults. FEBS Lett 100: 145–147 – 6. Kather H, Simon B (1979b) Biphasic effects of prostaglandin E_2 on the human fat cell adenylate cyclase. J Clin Invest 64: 609–612 – 7. Kather H, Schrader V, Priess J, Simon B (1979) Alpha-adrenoceptor-mediated inhibition of the human fat cell adenylate cyclase. Br J Clin Pharmacol 8: 594–595 – 8. Lisch HJ, Dittrich P, Sailer S, Sandhofer F, Braunsteiner H (1973) Basale und Noradrenalin-induzierte Lipolyse in isolierten Fettzellen des Menschen bei isokalorischer und hypokalorischer Diät. Klin Wochenschr 51: 735–737 – 9. Lowry OH, Rosebrough NJ, Farr AL, Randall RJ (1951) Protein measurement with the folin phenol reagent. J Biol Chem 193: 265–275 – 10. Östman J, Arner P, Engfeldt P, Kager L (1979) Regional differences in the control of lipolysis in human adipose tissue. Metabolism 28: 1198–1205 – 13. Rodbell M (1972) Methods for the isolation of rat liver plasma membranes and fat cell ghosts; an assay method for adenylate cyclase. In: Chasin M (ed) Methods of cyclic nucleotide research. Marcel Dekker, Inc., New York, pp 101–124 – 14. Salomon Y, Londos C, Rodbell M (1974) A highly sensitive adenylate cyclase assay. Anal Biochem 58: 541–548

Diabetes

Renner, R., Hepp, K. D. (Städt. Krankenhaus München-Oberföhring), Mehnert, H. (Städt. Krankenhaus München-Schwabing und Forschergruppe Diabetes):
Verbesserte Diabeteseinstellung mit Hilfe tragbarer Insulinsteuergeräte

1. Einleitung

Vieles spricht dafür, daß sich das ernste Schicksal insulinpflichtiger Diabetiker vom juvenilen Typ nur durch eine dauerhafte Stoffwechselführung entscheidend verbessern läßt [1]. Man kann davon ausgehen, daß die Blutglucoseregulation um so dichter an die Norm herangeführt werden kann, je besser es gelingt, die Natur, d. h. physiologische Insulinsekretionsmuster zu imitieren. Zu diesem Ziel führt einerseits

Tabelle 1. Klinisch-experimentelle Studien mit verschiedenen Modellen der „künstlichen B-Zelle"

Geregelte Insulininfusion („closed loop")				Gesteuerte Insulininfusion („open loop")			
Kadish	1963	Los Angeles	USA	Slama et al.	1974	Fontainebleau	Frankreich
Albisser et al.	1973	Toronto	Kanada	Hepp et al.	1975	München	BRD
Pfeiffer u. Clemens	1974	Ulm/Elkhart	BRD/USA	Deckert und Lørup	1976	Gentofte	Dänemark
Berg und Sailer	1975	Erlangen	BRD	Genuth und Martin	1977	Cleveland	USA
Kraegen et al.	1975	Sydney	Australien	Pickup et al.	1977	London	Großbritannien
Lampert et al.	1977	Brüssel	Belgien	Service et al.	1978	Rochester	USA
Slama et al.	1977	Fontainebleau	Frankreich	Albisser et al.	1978	Toronto	Kanada
Mirouze et al.	1977	Montpellier	Frankreich	Tamborlane et al.	1979	New Haven	USA
Kruse-Jarres u. Geist	1978	Freiburg	BRD				

die Transplantation des Pankreas oder der Langerhansschen Inseln, andererseits die Entwicklung verschiedener Modelle der „künstlichen B-Zelle" (Tabelle 1).

Eine Insulininfusion über einen einfach konzipierten geschlossenen Regelkreis (ein sog. closed-loop-System) wurde erstmals 1963 von Kadish zur Einstellung des Zuckerstoffwechsels vorgestellt [2]. Die ersten Algorithmen, mit denen auch über längere Zeit gegenüber der traditionellen Insulininjektionstherapie eine erheblich günstigere Stoffwechselführung erreicht werden konnte, legten Albisser et al. [3] sowie Pfeiffer et al. [4] vor. Bei allen heute verwendeten Maschinen vom closed-loop-Typ handelt es sich ausnahmslos um extern applizierte, relativ große Apparate mit den Nachteilen: Immobilisierung des Patienten, personalintensive Überwachung, kontinuierlicher Blutverlust. Die technische Entwicklung eines Glucosesensors, der über lange Zeit kontinuierlich und zuverlässig die Glucosekonzentration im strömenden Blut mißt und damit als wichtigstes Element für ein geregeltes Implantationsmodell angesehen werden muß, kommt seit Jahren bedauerlicherweise nicht von der Stelle.

Bei der gesteuerten Insulininfusion, dem sog. open-loop-System, verzichtet man auf den problematischen Glucosesensor und auf den Computer, der die Insulinpumpe steuert. Die von diesen Arbeitsgruppen verfolgte apparative Insulininfusionstherapie beruht letztlich auf der Entwicklung präziser Infusionspumpen mit variabler Pumpleistung. Die erste Mitteilung über die systematische Erprobung einer kontinuierlich gesteuerten Insulininfusion stammt von Slama et al. [5]. Ein Jahr später konnten wir mit einem sog. bed-side-Gerät zeigen, daß sich der Kohlenhydratstoffwechsel stabiler wie instabiler Diabetiker mit der gesteuerten Insulininfusion signifikant besser einstellen läßt als mit der traditionellen Injektionstherapie [6]. Die Weiterentwicklung zu tragbaren, miniaturisierten Dosiergeräten ermöglicht nunmehr die nahezu ungehinderte körperliche Aktivität des Patienten [7–10].

2. Patienten

Bei allen Patienten handelt es sich um insulinpflichtige Diabetiker, die zur Einstellung ihrer Diät- und Insulintherapie zur stationären Aufnahme gekommen waren. Sie blieben mindestens 1 Woche stationär, waren normal- bis idealgewichtig und bekamen eine fettreduzierte, nach Broteinheiten berechnete übliche Kohlenhydrataustauschdiät sowie täglich zwei Injektionen eines Intermediärinsulins, dem je nach Bedarf unterschiedliche Mengen eines Kurzzeitinsulins zugemischt wurden. Die C-Peptidspiegel als Indikator für die noch vorhandene endogene Insulinproduktion lagen allesamt unter dem Normbereich (0,2–0,5 µmol/l). Während der Insulininfusionsperiode wurde die in den sieben Mahlzeiten aufgeteilte Diät unvariiert beibehalten.

3. Das tragbare Infusionssystem

Die von uns verwendeten Geräte wurden von Technikern der Fa. Siemens, Erlangen, entwickelt, mit denen seit 1973 eine Kooperation besteht. Die am häufigsten eingesetzte Apparatur besteht aus der Pumpe von etwa Zigarettenschachtelgröße mit dem Insulinspeicher sowie der Steuereinheit (11 × 7,5 × 2 cm) mit der Energiequelle und mehreren Alarmmechanismen. Pumpe und Steuergerät sind durch ein Kabel verbunden (Abb. 1). In einem etwa ab Mitte des Jahres 1980

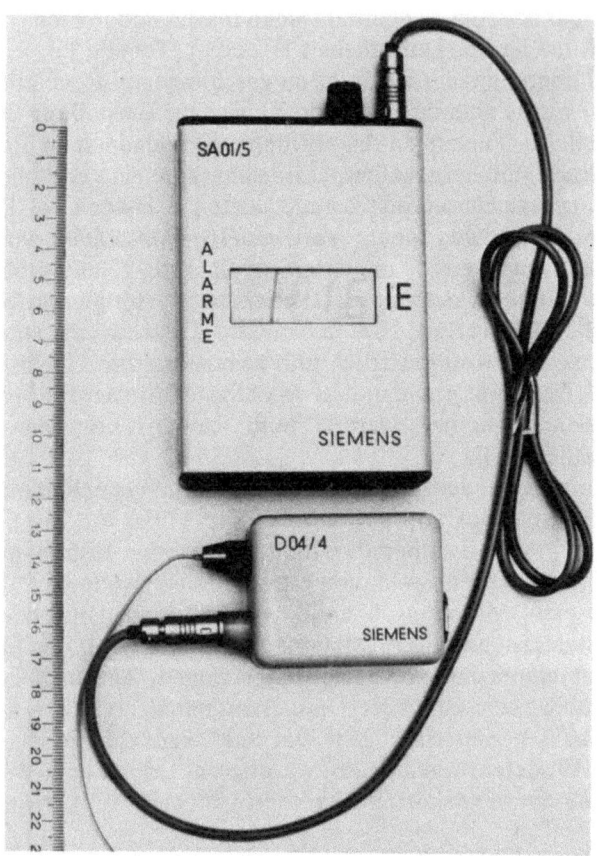

Abb. 1. Das tragbare Insulindosiersystem

einsetzbaren Modell sind beide in einem Gehäuse untergebracht. Das therapeutische Prinzip besteht in der Verabreichung einer kontinuierlichen basalen Infusionsrate (die zwischen 0,25 und 2,0 E/Std am Steuergerät eingestellt werden kann) mit zusätzlichen Insulinspitzen zu den Mahlzeiten, die der Patient in Anpassung an die Kohlenhydratmenge und an den unterschiedlichen tageszeitlichen Insulinbedarf abruft. Das konzentrierte Insulin (100 E/ml) stammt von den Farbwerken Hoechst. Zumeist wird der Katheter (Außendurchmesser 0,6 mm) in eine Armvene, gelegentlich – insbesondere bei Langzeitstudien – auch in die Vena subclavia eingeführt.

4. Ergebnisse und Diskussion

Abb. 2 zeigt eine typische Blutglucosesteuerung. Bei diesem 18jährigen Diabetiker, der auch nach mehreren Krankenhausaufenthalten mit zwei Insulinspritzen und Standarddiät stets schlecht eingestellt war, lagen die Blutzuckerwerte über 6 Tage zumeist im physiologischen Bereich. Die Abbildung ist ein Ausschnitt vom 3. Infusionstag, an dem die Glucosewerte alle 20–30 min gemessen wurden. Der Kurvenverlauf läßt erkennen, daß so enge Blutzuckerkontrollen sicher nicht erforderlich sind. Es genügt, wenn während der ersten Tage einer Steuerung die Bluglucosekonzentration in Intervallen von 1–2 Std über den Tag und von 3–4 Std

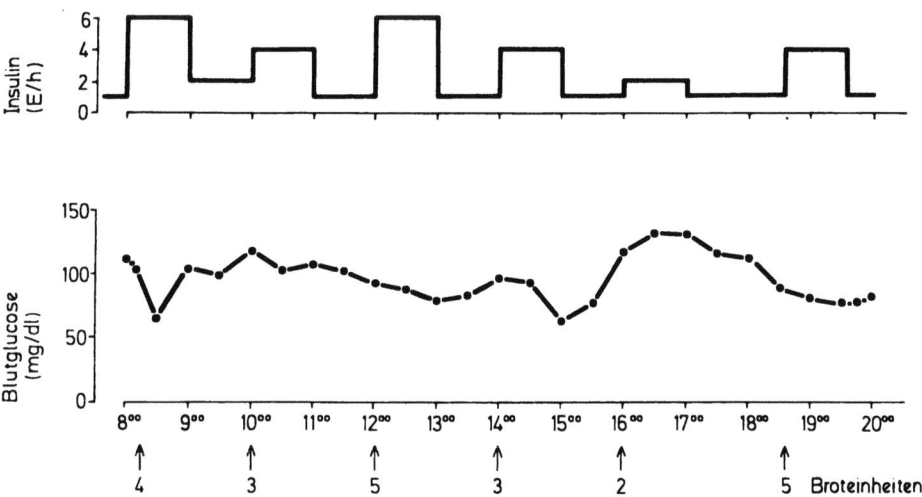

Abb. 2. Gesteuerte i.v. Insulininfusion bei Typ-I-Diabetes

während der Nacht ermittelt wird. Später können die Kontrollen in größeren Abständen vorgenommen werden. Zu Beginn der Mahlzeiten ruft der Patient über einen Drehschalter die gewünschte Insulinmenge in Form eines Rechteckprofils ab, das nach 1 Std automatisch auf die individuell eingestellte Basalrate zurückgeht. Angesichts dieses recht groben Infusionsmusters muß es verwundern, wie gut die Diabeteseinstellung gelingt.

Empirisch läßt sich das geeignete Insulininfusionsprofil für die meisten Patienten nach durchschnittlich 3 Tagen erstellen. Durch diese tragbaren Infusionspumpen werden die Patienten auffallend wenig beunruhigt oder behindert. Auch sportliche Aktivitäten wie z. B. Tischtennisspielen können durchaus ausgeübt werden. Dank seiner kurzen Halbwertzeit im Blut ist Insulin intravenös appliziert außerordentlich gut steuerbar. Unter den Bedingungen einer in der Klinik durchgeführten Insulininfusion waren Hypoglykämien selten und von flüchtiger Natur.

Phasen vermehrter körperlicher Aktivität stören das gewählte Programm nicht. Liegt allerdings die gewählte Basalrate zu hoch, wie auf dem in Abb. 3 dargestellten Glucoseverlauf, so tritt unter einer Fahrradergometerbelastung von 125 Watt ein kontinuierlicher Blutzuckerabfall ein. Nachdem jedoch bei diesem Patienten die Basalrate von 1,4 auf 0,8 E/Std verringert worden war, betrug unter gleichen Versuchsbedingungen der Blutzuckerabfall weniger als 10% des Ausgangswertes.

Tabelle 2 stellt das Ergebnis von 14 über 3–8 Tage geführten Behandlungen instabiler Diabetiker mit dem Abrufprogramm vor. Der Kohlenhydratstoffwechsel wird signifikant verbessert. In der Infusionsperiode fällt die mittlere Bluglucose von 210 auf 125 mg/dl, die mittlere Amplitude der glykämischen Exkursionen von 172 auf 81 mg/dl und die mittlere Uringlucoseausscheidung von 30 auf 3 g/24 Std ab. Die mittlere Amplitude der glykämischen Exkursionen (MAGE) wurde von Service et al. als Maß für die Schwankungen einer Blutglucosekurve eingeführt [11].

Auch bei zwei sehr instabilen Diabetikern vom brittle-Typ verliefen die Therapiephasen unerwartet günstig, die längste wurde auf 5 Wochen ausgedehnt. Während dieser Periode verlor die Patientin ihre lästige Müdigkeit, die heftigen

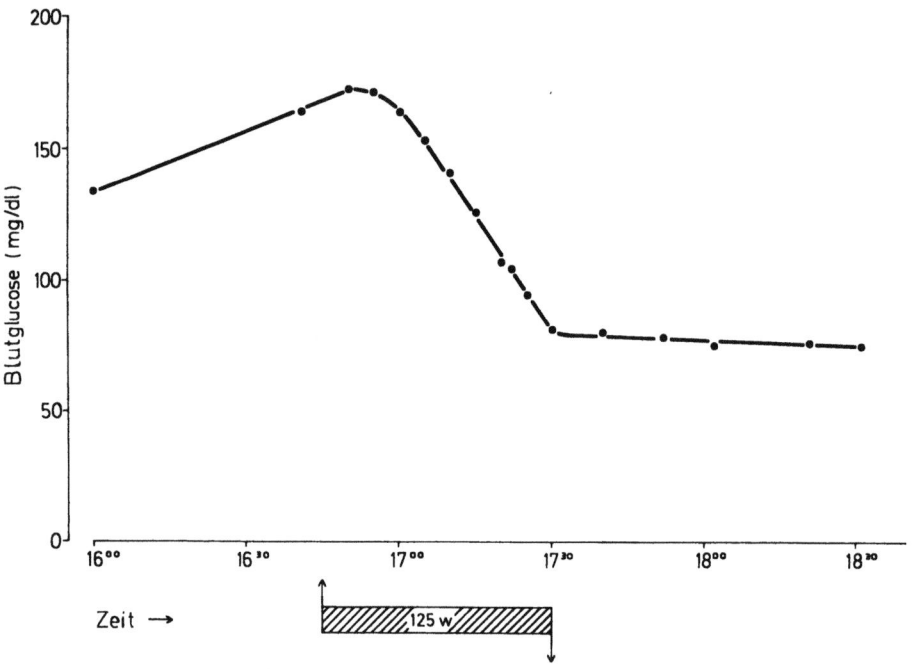

Abb. 3. Einfluß dosierter Muskelarbeit auf die Bluglucosespiegel während einer relativ hohen Basalrateninfusion von 1,4 E Insulin/Std

neuropathischen Schmerzen klangen ab. Generell kann man sagen, daß es bei Verwendung dieser Insulinsteuergeräte den sog. „uneinstellbaren" Diabetiker nicht mehr gibt.

Es hat sich bewährt, die Basalrate zwischen Tag und Nacht etwa im Verhältnis 3 : 2 zu variieren, bereits 2 Std vor dem Frühstück auf die am Tag erforderliche Basalrate hochzuschalten und während des Vormittags pro Broteinheit etwa doppelt soviel Insulin zu geben wie über Mittag [12].

Als unangenehmste Komplikation, die zum sofortigen Abbruch der i.v. Infusion zwingt, stellt sich gelegentlich eine Venenreizung heraus. Diese Schwierigkeit scheint sich umgehen zu lassen, wenn der Katheter in die V. subclavia eingeführt wird, wie dies gegenwärtig bei mehrmonatigen Langzeitstudien von Froesch et al., Zürich, praktiziert wird. Ganz sicher läßt sich das Problem vermeiden, wenn das

Tabelle 2. Verbesserte Diabeteseinstellung unter kontinuierlicher intravenöser Insulininfusion bei instabilen, insulinpflichtigen Patienten ($n = 14$)

Kriterien der Stoffwechselführung	Kontrollperiode	Infusionsperiode	Signifikanz
MBG (mg/dl)	210 ± 19	125 ± 8	p < 0,001
MAGE (mg/dl)	172 ± 14	81 ± 8	p < 0,001
MUG (g/24 h)	30 ± 12	3 ± 15	p < 0,001

MBG = mittlere Blutglucosekonzentration, MAGE = mean amplitude of glycemic excursions, MUG = mittlere Uringlucoseausscheidung

Insulin, wie erstmals von Pickup et al. erprobt und vorgeschlagen, subkutan infundiert wird [13].

Im intraindividuellen Vergleich bei nunmehr sieben untersuchten Diabetikern schneidet die s.c. Infusion unter klinischen Bedingungen keineswegs schlechter ab als die i.v. Infusion. Ein repräsentatives Beispiel zeigt Abb. 4: die ausgeprägten Blutzuckerschwankungen unter der traditionellen Therapie klingen unter der intravenösen Zufuhr sofort ab. Auch unter der subkutanen Infusion wird die Einstellung nicht schlechter. Die MBG fällt von 170 auf 97 bzw. 108 mg/dl, die MAGE bessert sich intravenös und subkutan etwa im gleichen Maß wie die MUG. Der durchschnittliche Insulinmehrbedarf der sieben Patienten für die s.c. Infusion liegt bei etwa 40% [14]. Im Falle des vorgestellten Diabetikers der Abb. 4, dessen

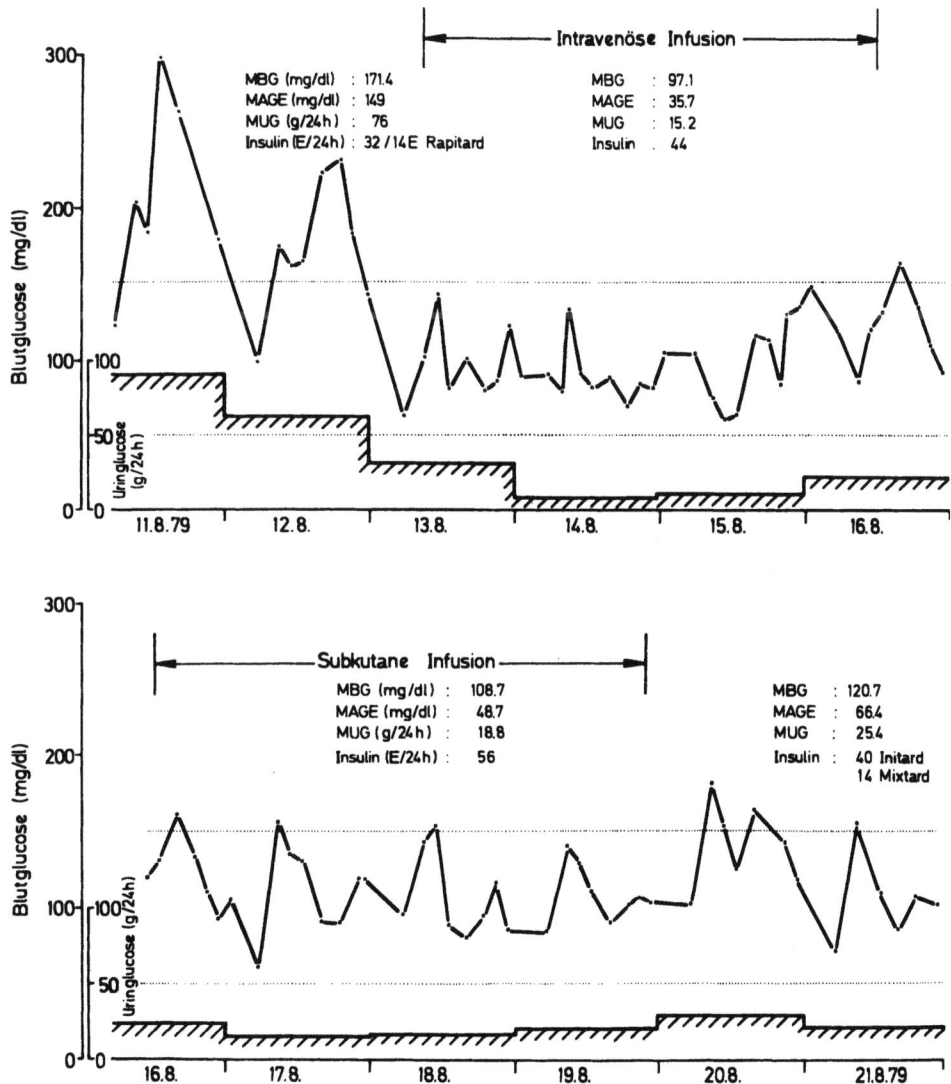

Abb. 4. Kontinuierliche Insulininfusion bei instabilem Diabetes mellitus: Vergleich zwischen intravenöser und subkutaner Hormonapplikation. 18jähriger Patient, zuckerkrank seit 3 Jahren

Harnzucker auch bei Blutzuckerwerten unter 140 mg/dl noch deutlich vorhanden war, besteht außer dem Diabetes mellitus eine renale Glucosurie.

5. Zusammenfassung

Mit diesen Ergebnissen, auch wenn sie erfolgversprechend zu sein scheinen, wird erst der Anfang eines neuen Weges beschritten. Die Probleme, die bis zu einer Langzeitapplikation solcher Infusionssysteme noch zu meistern sind, werden derzeit von vielen – auch von vielen Diabetologen – unterschätzt.

Andererseits eignen sich solche tragbaren miniaturisierten Apparate unter der Obhut erfahrener Kollegen bereits heute für den zeitlich limitierten klinischen Einsatz. Folgende Vorteile zeichnen sich ab:
1. Die Diabeteseinstellung kann rasch und signifikant verbessert werden.
2. Durch die Ermittlung des individuellen Insulinbedarfs unter der üblichen körperlichen Aktivität kann eine bessere Insulinwahl und Diätverteilung für die weitere Injektionstherapie erfolgen.
3. Viele Patienten werden zu einer positiveren Einstellung bezüglich der erforderlichen Stoffwechselführung motiviert.
4. Die Handhabung und Überwachung der Geräte ist unkompliziert.
5. Die Verwendung solcher Maschinen ist nicht auf das Krankenhaus beschränkt.

Literatur

1. Tchobroutsky G (1978) Relation of diabetic control to development of microvascular complications. Diabetologia 15: 143–152 – 2. Kadish AH (1964) Automatic control of blood sugar. Am J Med Electronics 3: 82–86 – 3. Albisser AM, Leibel BS, Ewart TG, Davidovac Z, Botz CK, Zingg W (1974) An artificial endocrine pancreas. Diabetes 23: 389–396 – 4. Pfeiffer EF, Thum C, Clemens AH (1974) The artificial beta cell. A continuous control of blood sugar by external regulation of insulin infusion (glucose controlled infusion system). Horm Metab Res 6: 339–342 – 5. Slama G, Hautecouverture M, Assan R, Tschobroutsky G (1974) One to five days of continuous subcutaneous insulin infusion on seven diabetic patients. Diabetes 23: 732–738 – 6. Hepp KD, Renner R, v. Funke HJ, Mehnert H, Haerten R, Kresse H (1975) Intravenous insulin therapy under conditions imitating physiological profiles. Diabetologia (Abstr) 11: 349 – 7. Renner R, Hepp KD, Franetzki M (1978) Continuous intravenous insulin therapy with a miniaturized open-loop system. Horm Metab Res [Suppl] 8: 186–190 – 8. Morell B, Blatter G, Froesch ER (1978) Einstellung labiler Diabetiker mit einem einfachen Insulininfusionsprogramm. Schweiz Med Wochenschr 108: 1803–1806 – 9. Irsigler K, Kritz H (1979) Long term continuous intravenous insulin therapy with a portable insulin dosage-regulating apparatus. Diabetes 28: 196–204 – 10. Bojsen J, Deckert T, Kölendorf K, Lörup, B (1979) Patient controlled portable insulin pump in diabetics. Diabetes 28: 974–979 – 11. Service FJ, Molnar GD, Rosevear JW, Ackermann E, Gatewood LC, Taylor WF (1970) Mean amplitude of glycemic excursions, a mesure of diabetic instability. Diabetes 19: 644–655 – 12. Hepp KD, Renner, R, Piwernetz K, Mehnert H (1979) Control of insulin-dependent diabetes with portable miniaturized infusion systems. Diabetics Care (in press) – 13. Pickup JC, Keen H, Parsons JA, Alberti KGMM (1978) Continuous subcutaneous insulin infusion: an approach to achieving normoglycemia. Br Med J 1: 204–207 – 14. Renner R, Hepp KD, Mehnert H, Franetzki M (1979) Improved clinical management of diabetes mellitus with the help of miniaturized infusion systems. Acta Endocrinol Lat (in press)

Sachse, G., Federlin, K. (Med. Univ.-Klinik III, Gießen):
Des-Phe-Insulin-haltige Insuline im intraindividuellen Vergleich zu handelsüblichen Präparaten

1. Des-Phe-Insuline sind modifizierte Insuline bei denen durch gezielte chemische Reaktion Phenylalanin von der B-Kette des Insulins abgespalten ist. Sie kristallieren wie Insulin selbst, verhalten sich immunologisch wie das Hormon und sind biologisch voll aktiv [1–3]. Mischungen von gelöstem oder amorphem Des-Phe-Insulin mit kristallinem Insulin sind stabil und ermöglichen die Herstellung von Verzögerungsinsulinen mit verschiedenen Wirkungsprofilen.

2. Methodik

2.1. In der vorliegenden Studie wurden verschiedene Des-Phe-Insulin-haltige Insuline unterschiedlicher Wirkungscharakteristik mit handelsüblichen Präparaten verglichen: HOE 03 R (25% gelöstes Des-Phe-Insulin und 75% kristallines Insulin vom Rind) mit Depot-Insulin Hoechst CR, HOE 05 R (30% amorphes Des-Phe-Insulin und 70% kristallines Insulin vom Rind) mit Insulin Novolente, HOE 05 S (30% amorphes Des-Phe-Insulin und 70% kristallines Insulin vom Schwein) mit Insulin Novo Monotard bzw. mit NPH retard LEO und schließlich HOE 03 R mit HOE 05 R — Des-Phe-Insulin-haltige Insuline mit sehr unterschiedlicher Wirkungscharakteristik — zur Kontrolle der Aussagefähigkeit der gewählten Versuchsanordnung.
2.2. In einer einwöchigen Vorphase erhielten die Patienten entweder das im Handel befindliche Präparat oder das Des-Phe-Insulin-haltige Insulin, in der darauffolgenden ebenfalls einwöchigen Prüfphase dann das entsprechende Des-Phe-Insulin-haltige Insulin oder das handelsübliche Präparat, in der dritten der sog. Rückstellphase erfolgte die Umstellung auf das Insulin der Vorphase. Die Insulindosis sowie Zusammensetzung und Verteilung der isokalorischen Diabetesdiät wurden während der gesamten Versuchsdauer konstant gehalten. Untersucht wurden insgesamt 50 Patienten.
2.3. Am letzten Tag der Vorphase, täglich während der Prüfphase und am 4. Tag der Rückstellphase erfolgten engmaschige Blutzuckerkontrollen (7.00, 8.30, 11.00, 12.30, 15.00, 17.00, 19.00, 20.00, 22.00). Die Harnzuckerkontrolle erfolgte täglich im 24-h-Urin. Am letzten Tag aller drei Phasen bestimmten wir zusätzlich Blutfette, Elektrolyte, harnpflichtige Substanzen und Leberwerte. Das Körpergewicht wurde jeden dritten Tag kontrolliert.

3. Ergebnisse

3.1. In Abb. 1 sind die Blutzuckerverläufe der Patienten angegeben, bei denen in der Prüfphase HOE 05 R, in der Vor- und Rückstellphase Insulin Novolente gegeben wurde. Die Wirkprofile zeigen bei beiden Insulinen gute Übereinstimmung. Weder bei den Nüchternblutzuckerwerten noch bei den morgendlichen postprandialen Werten sind signifikante Unterschiede festzustellen. Auch die Tagesmittelwerte aus allen neun Blutzuckerbestimmungen sind nicht signifikant unterschiedlich. Schließlich unterscheiden sich auch die Harnzuckerausscheidungen in allen drei Phasen nicht signifikant.
3.2. Im Vergleich HOE 05 S mit Insulin Novo Monotard bzw. Insulin NPH retard LEO sehen wir keine signifikanten Unterschiede im Wirkprofil, in den Nüchternblutzuckern, den morgendlichen postprandialen Werten und der Harnzuckerausscheidung.
3.3. Beim Vergleich HOE 03 R gegen Depot Insulin Hoechst CR (Abb. 2) sehen wir in der Prüfphase einen Abfall sowohl der mittleren Blutzuckertageswerte als auch der morgendlichen postprandialen Werte. Weiterhin ist eine Verringerung der Schwankungsbreite im Blutzuckertagesprofil im Sinne eines sog. „smoothing effects" zu verzeichnen. In der Rückstellphase kommt es zu einem erneuten Anstieg

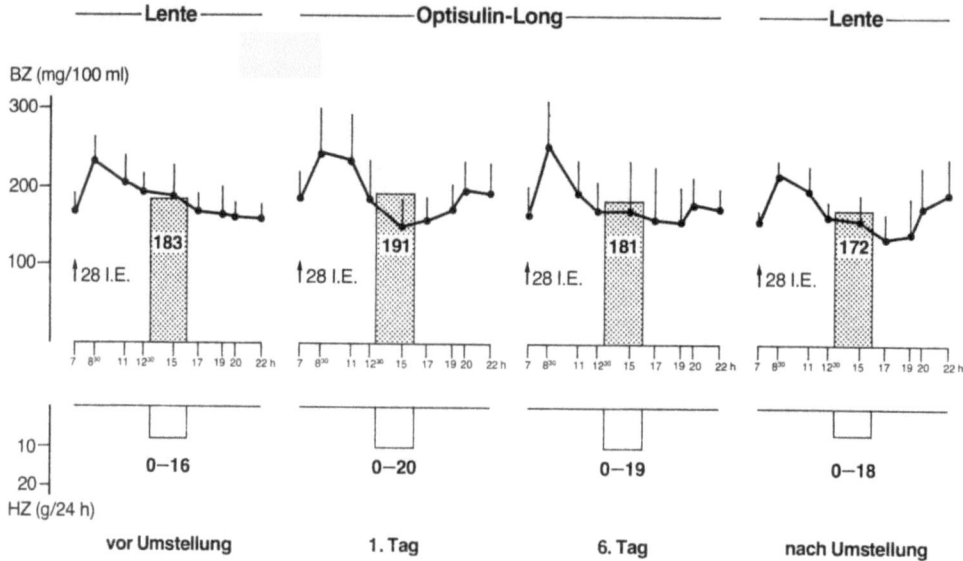

Abb. 1. Vergleich von HOE 05 R und Insulin Novo-Lente

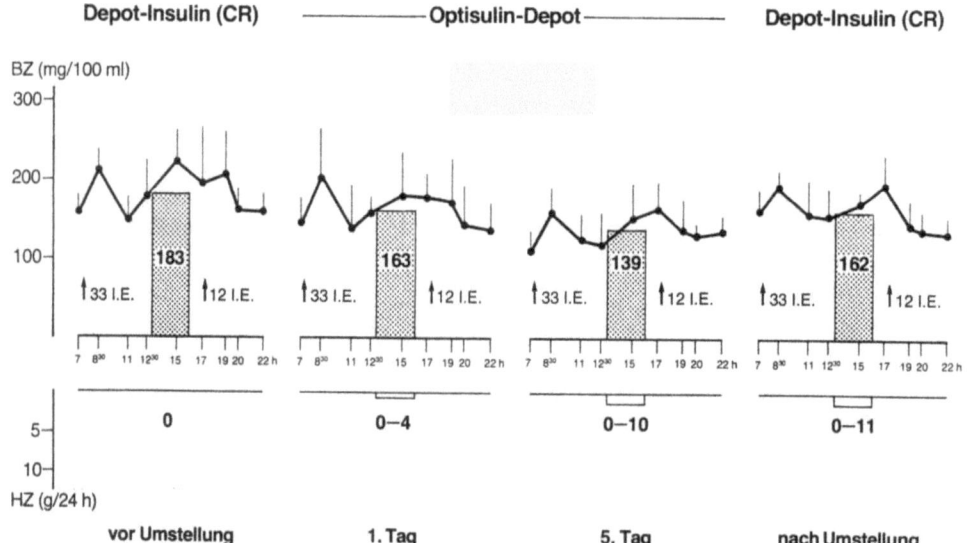

Abb. 2. Vergleich von HOE 03 R und Depot-Insulin Hoechst CR

der beschriebenen Parameter, jedoch sind alle diese Veränderungen statistisch nicht signifikant zu sichern.

3.4. Im Vergleich HOE 03 R gegen HOE 05 R, zwei Insuline mit sehr unterschiedlicher Wirkungscharakteristik, lassen sich im Signifikanzvergleich sowohl bei den mittleren Blutzuckertageswerten als auch bei den vormittäglichen postprandialen Werten signifikante Unterschiede sichern. Auch die Harnzuckerausscheidung im 24-h-Urin ist bei diesen Kollektiven signifikant unterschiedlich, dies als Beweis für die Aussagefähigkeit des gewählten Prüfverfahrens.

4. Faßt man die Ergebnisse zusammen, so haben wir bei den Vergleichsuntersuchungen zwischen HOE 05 R bzw. HOE 05 S einerseits und Insulin Novolente bzw. Novo Monotard MC und NPH retard LEO andererseits weder eine Verbesserung noch eine Verschlechterung der diabetischen Stoffwechsellage feststellen können. Hinsichtlich der Wirkungsprofile gleichen sich die Insuline ebenfalls. Bemerkenswert erscheint uns die Tatsache, daß unter Gabe von HOE 03 R im Vergleich zu Depot Insulin Hoechst CR eine Senkung der morgendlichen postprandialen Blutzuckerwerte, der mittleren Blutzuckertageswerte und eine Verringerung der Schwankungsbreite im Blutzuckertagesprofil zur Darstellung kommen. Insgesamt stehen mit den neuen Des-Phe-Insulin-haltigen Insulinen Insulinpräparationen zur Verfügung, die als neutrale Insuline ohne Depothilfsstoffe einen interessanten Aspekt für die Therapie des insulinbedürftigen Diabetes mellitus darstellen.

Literatur

1. Albrecht W, Wolf E, Krause U, Beyer J (1978) Vergleich der Des-Phe-Insuline von Schwein und Rind mit ihrem jeweilig nicht modifizierten Insulin an der künstlichen B-Zelle. Vortrag auf dem 13. Kongreß der Deutschen Diabetes-Gesellschaft, Düsseldorf, 1978 − 2. Brandenburg D (1969) Des-Phe^{B1}-Insulin, ein kristallines Analogon des Rinderinsulin. Hoppe-Seylers Z Physiol Chem 350: 741 − 3. Gliemann J, Gammeltoft S (1974) The biological activity and the binding of modified insulin determined on isolated rat fat cells. Diabetologia 10: 105

Dreyer, M., Mangels, W., Siemers, U., Kühnau, J., Maack, P., Holle, A., Rüdiger, H. W. (I. Med. Klinik der Univ. Hamburg):
Wertigkeit von Insulinrezeptorbestimmungen für die klinische Diabetologie

Einleitung

Gaven et al. (1972) hatten erstmals Insulinrezeptorbestimmungen durchgeführt. In den letzten 8 Jahren wurde über mehrere physiologische und pathologische Insulinrezeptorveränderungen berichtet. In dieser Studie sollte die pathogenetische Bedeutung des Insulinrezeptors (IR) für die unterschiedlichen Diabetesformen untersucht werden.

Methoden

An den Erythrozyten von 34 Patienten mit manifestem Diabetes mellitus und 12 Normalprobanden wurden die Insulinrezeptoren untersucht. Jeweils 30 ml Blut wurden morgens nach 12stündiger

Nahrungskarenz entnommen, die Erythrozyten wurden durch zweimaliges Waschen mit PBS von Plasma und einem großen Teil des buffy coat befreit. Die Insulinrezeptoren wurden durch Inkubation mit I^{125}-Insulin (NOVO, Kopenhagen) bestimmt. Die Testbedingungen entsprechen denen von Gambhir et al. (1977). Nüchtern-C-Peptid wurde mit RIA-mat-C-Peptid von Byk-Mallinckrodt nach Krause et al. (1977) bestimmt. Bei sechs Patienten, bei denen die Zuordnung zur Gruppe des JOD oder MOD(Y) schwierig war, wurden C-Peptid und Insulin im intravenösen Tolbutamid-Test bestimmt. Bei allen Patienten mit einer Manifestation des Diabetes vor dem 25. Lebensjahr, wurde der Chlorpropamid-Alkohol-Flush-Test wie von Leslie und Pyke (1978) beschrieben, zusätzlich angewandt.

Ergebnisse

1. Allgemeine Daten

Nach Anamnese und klinischen Daten handelt es sich bei 20 Patienten um eine JOD mit C-Peptid-Werten nüchtern von $0{,}576 \pm 0{,}175$ ng/ml (Mittelwert $\pm$ SEM; normal: 2,0–4,0 ng/ml) Blutglucose nüchtern $206{,}5 \pm 16{,}2$ mg/dl. Bei neun Patienten fand sich ein MOD und bei drei weiteren ein MODY mit C-Peptid-Werten von $2{,}811 \pm 0{,}725$ ng/dl, Blutglukose $188{,}5 \pm 24{,}8$ mg/dl. Bei den 12 Normalprobanden ergaben sich C-Peptid-Werte von $2{,}72 \pm 0{,}21$ ng/ml, Blutglukose von $72{,}3 \pm 4{,}0$ mg/dl.

Bei einem Geschwisterpaar (G. K. ♀, 25 Jahre und R.-D. K. ♂, 27 Jahre) mit Akanthosis nigricans und einem milden Diabetes mellitus (im Tagesprofil Blutglukosewerte von 140 bis 260 mg/dl unter alleiniger Diät) fanden wir C-Peptid-Werte von 3,1 bzw. 4,7 ng/ml und Plasmainsulinwerte von 2,8 bzw. 5,84 ng/ml (normal: < 0,8 ng/ml), jeweils nüchtern.

2. Chlorpropamid-Alkohol-Flush-Test

Beim Chlorpropamid-Alkohol-Flush-Test reagierten fünf von neun JOD-Patienten mit einem typischen Flush. Diese fünf Patienten zeigten im intravenösen Tolbutamid-Test unveränderte C-Peptid- und Blutglukosewerte. Bei drei weiteren JOD-Patienten zeigten sich unspezifische Flushreaktionen nach Sherry ohne Chlorpropamid-Prämedikation. Nur einer der drei MODY-Patienten bot eine Flushreaktion. Von den 14 Normalprobanden bot keiner einen Flush.

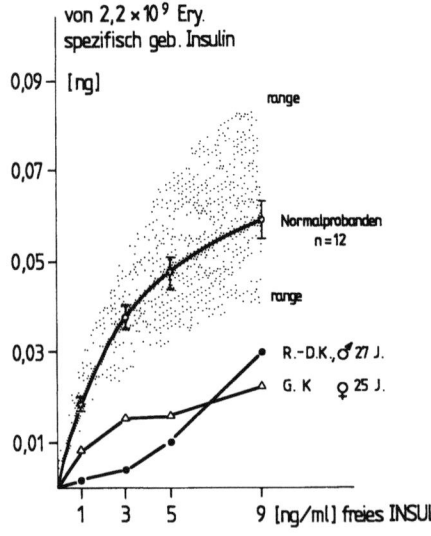

Abb. 1. Bindungsverhalten der Insulinrezeptoren an Erythrozyten bei physiologischen Insulinkonzentrationen

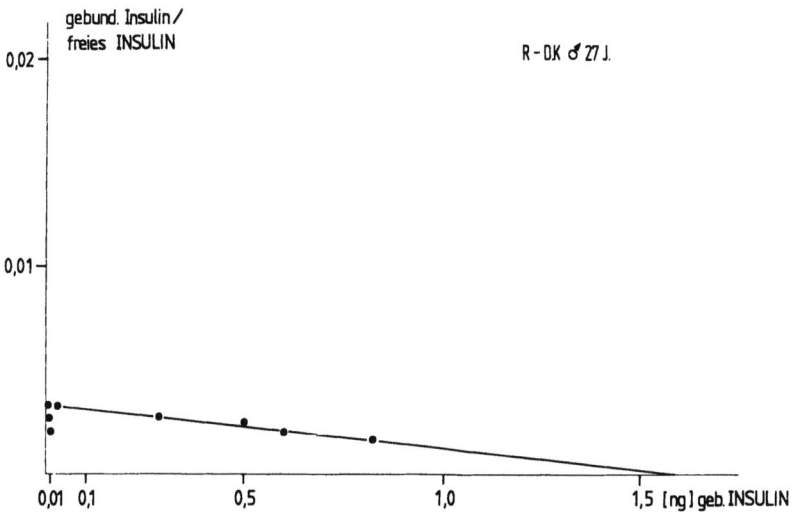

Abb. 2. Ergebnis der Insulinrezeptoruntersuchungen bei dem Patienten mit Acanthosis nigricans und Insulinresistenz im Scatchard-PLOT aufgetragen

3. Insulinrezeptorbestimmungen

Es errechneten sich 94 ± 14 Insulinrezeptoren pro Erythrozyt. Die Insulinrezeptoren an Erythrozyten von Normalpersonen, MOD(Y)- und JOD-Patienten verhalten sich quantitativ und qualitativ nicht signifikant different. Lediglich die „low-affinity, high-capacity"-Komponente weist eine nicht signifikante niedrigere Rezeptorzahl bei MOD(Y)-Patienten gegenüber Normalprobanden auf. Die MODY-Patienten unterschieden sich im Rezeptorverhalten nicht von den MOD-Patienten.

Bei einem Geschwisterpaar war eine „high-affinity, low-capacity"-Komponente nicht nachweisbar (Abb. 1 und 2). Dieser Befund wurde an Monozyten und Fibroblastenkulturen bestätigt. Die Präinkubation von Normalerythrozyten mit dem Plasma dieser beiden Patienten ergab ein normales Bindungsverhalten.

Diskussion

Leslie und Pyke (1978) fanden bei der Untersuchung eines größeren Kollektives mit dem Chlorpropamid-Alkohol-Flush-Test weniger falsch-positive und falsch-negative Ergebnisse als wir mit 56% falsch-positiven Flush-Reaktionen bei JOD-Patienten (5 von 9) und 67% falsch-negativen Reaktionen bei MODY-Patienten (2 von 3). Aber sowohl die Ergebnisse von Leslie und Pyke (1978) als auch unsere lassen im Einzelfall eine Unterscheidung eines MODY-Patienten von einem JOD-Patienten allein auf Grundlage des Chlorpropamid-Alkohol-Flush-Tests nicht zu.

Während Olefsky (1975) über eine signifikant verminderte Insulinrezeptorzahl an Lymphozyten von MOD-Patienten berichtete, haben wir nur eine geringe nicht signifikante Rezeptorzahlminderung im „low-affinity, high-capacity"-Bereich gefunden. Unter unseren MOD(Y)-Patienten waren im Gegensatz zu denen von Olefsky (1975) keine mit einem ausgesprochenen Hyperinsulinismus, die C-Peptid-Werte lagen alle im subnormalen bis normalen Bereich. Somit könnte es sich bei dem von Olefsky (1975) beschriebenen Befund ausschließlich um den Ausdruck einer Insulin bedingten Verminderung der Rezeptorzahl (Downregulation) handeln.

Bei dem Geschwisterpaar fand sich ein im „high-affinity, low-capacity"-Bereich lokalisierter Insulinrezeptordefekt: beide Patienten zeigen bei geringen Insulinkonzentrationen eine stark erniedrigte (außerhalb des 2 σ-Bereiches) spezifische Rezeptorbindung. Im Bereich der Nüchternplasmainsulinwerte der beiden Patienten von 2,8 bzw. 5,84 ng/ml banden ihre Insulinrezeptoren in vitro 0,014 bis 0,016 ng. Diese Werte erreichten Normalerythrozyten schon bei Insulinkonzentrationen unter 1 ng/ml. Bei diesen beiden Patienten liegt ein rezeptorbedingter Diabetes mellitus mit Hyperinsulinismus vor. Es ist der Typ A der Insulinresistenz (Rezeptordefekt), da Antikörper gegen Insulinrezeptoren ($\triangleq$ Typ B) durch die Präinkubation von Normalerythrozyten mit dem Plasma der beiden Patienten und durch Reproduktion des Insulinrezeptordefektes in der Fibroblastenkultur, ausgeschlossen werden konnten.

Wir schließen aus diesen Befunden, daß dem Diabetes mellitus im Regelfall pathogenetisch keine Störung des Insulinrezeptors zugrunde liegt, eine Rezeptorstörung aber vermutet werden kann, wenn bei einer diabetischen Stoffwechsellage erhöhte Werte für Plasmainsulin oder C-Peptid gefunden werden. In diesen Fällen sichert die hier dargestellte einfache Methode die Diagnose. Der Insulinrezeptor des Erythrozyten ist ausreichend repräsentativ wie die hier an Monozyten und Fibroblastenkulturen parallel erhobenen pathologischen Befunde belegen.

Zusammenfassung

Die Insulinrezeptoren an Erythrozyten von 12 Normalprobanden, 20 Patienten mit einem Diabetes vom juvenilen Typ (JOD), 9 Patienten vom Erwachsenentyp (MOD) und 4 Patienten mit einem maturity onset diabetes in young people (MODY) zeigten qualitativ und quantitativ keine signifikanten Unterschiede. Die Bestimmung der Insulinrezeptoren ist eher von klinischer Bedeutung bei Patienten unter einer echten Insulinresistenz. Das wird dargestellt an einem Geschwisterpaar mit einem milden Diabetes, Hyperinsulinismus und Acanthosis nigricans bei dem wir einen Insulinrezeptordefekt fanden. Insulinrezeptorantikörper konnten ausgeschlossen werden.

Literatur

Gambhir KK, Archer JA, Carter L (1977) Insulin radioreceptor assay for human erythrocytes. Clin Chem 23: 1590–1595 – Gavin JR, III, Roth J, Jen P, Freychet P (1972) Insulin receptors in human circulating cells and fibroplasts. Proc Natl Acad Sci USA 69: 747 – Krause V, Cordes V, Beyer J (1977) C-Peptid. Sekretion und Stoffwechsel bei unterschiedlichen Funktionszuständen und Störungen der B-Zellen und der Langerhansschen Inseln. Dtsch Med Wochenschr 102: 785–790 – Leslie RDG, Pyke DA (1978) Chlorpropamide-alcohol-flushing: a dominantly inherited trait associated with diabetes. Brit Med J 2: 1519–1521 – Olefsky JM (1976) The insulin receptor: its role in insulin resistance of obesity and diabetes. Diabetes 25: 1154

Trapp, V. E., Paul, P., Reichard, G. A., Owen, O. E. (Dept. of Medicine, General Clinical Research Center, Temple University Hospital, Philadelphia, USA):
Früh- und Spätwirkung des Insulins bei der Behandlung der diabetischen Ketoazidose

Manuskript nicht eingegangen.

Sonnenberg, G. E., Keller, U., Berger, W. (Dept. für Innere Medizin, Kantonsspital Basel):
Ketonämie und Ketonkörperbildungsrate bei insulinabhängigen Diabetikern nach kurzfristigem Insulinentzug

Einleitung

Bei insulinabhängigen Diabetikern besteht eine verstärkte Neigung zur Ketonkörperbildung. Diese wird in der vorliegenden Studie bei insulinabhängigen Diabetikern nach kurzfristigem Insulinentzug im Vergleich zu Normalpersonen durch Blutkonzentrationsmessungen quantitativ erfaßt. Darüber hinaus sollte mittels Bestimmung der Ketonkörperumsatzraten überprüft werden, inwieweit eine gesteigerte Produktion oder eine verminderte Utilisation der Ketonkörper als ursächliche Faktoren bei der Entwicklung der diabetischen Ketose beteiligt sind.

Patientengut und Methodik

Untersucht wurden fünf insulinabhängige Diabetiker im Alter von 19–58 Jahren. Sie waren während 1 Woche mit einer subcutanen Insulindauerinfusion (portables Insulindosiergerät) behandelt worden. Ihr mittlerer Tagesblutzucker betrug in dieser Behandlungszeit 132 mg% [2]. Die subcutane Infusionstherapie mit Altinsulin wurde 5–6 Std vor Beginn der Studie abgesetzt. Die Kontrollgruppe bestand aus sechs Normalpersonen im Alter von 43–65 Jahren. Die Untersuchung erfolgte bei allen Probanden nach einer 12stündigen Fastenperiode morgens im Nüchternzustand.

Eine „primed-constant"-^{14}C-Acetoacetatdauerinfusion wurde zur Bestimmung der Ketonkörperumsatzraten angelegt. Nach einer Traceräquilibrierungsphase von 40 min wurden über einen Zeitraum von 45 min vier Blutproben entnommen. Die Entnahme erfolgte aus einer hyperämisierten Handvene, wobei die Hand in einer Wärmekammer mit einer Temperatur von 60°C gelagert war, um auf diese Weise arterialisiertes Blut für die Bestimmung der Umsatzraten zu erhalten. Es wurden die Konzentrationen von Aceton [11] gaschromatographisch, diejenigen von Acetoacetat, β-Hydroxybutyrat [13], Glucose [10] enzymatisch und die der freien Fettsäuren mittels einer radiochemischen Methode [3] bestimmt. Die Radioaktivität in ^{14}C-markierten Ketonkörpern wurde mit Hilfe der Flüssigkeitsszintillationszählung gemessen [6]. Für die Berechnung der Ketonkörperumsatzraten (Produktions-, Utilisations- und metabolische Clearancerate) wurde ein „single-compartment-Modell" verwendet, das kürzlich für Ketonkörperstudien unter Bedingungen außerhalb des Steady State validisiert worden ist [5].

Bei der statistischen Analyse wurde der Students *t*-Test für den ungepaarten Datenvergleich verwendet. Die Ergebnisse werden als Mean ± SEM angegeben.

Ergebnisse

Bei den Diabetikern war die Glucosekonzentration 5–6 Std nach Absetzen der Insulinbehandlung mit 322 ± 18 mg% signifikant gegenüber den Normalpersonen

Tabelle 1. Ketonkörperkonzentrationen bei fünf insulinabhängigen Diabetikern nach 5–6stündigem Absetzen der subcutanen Insulininfusionstherapie und bei sechs Normalpersonen. Mean ± SEM

	Diabetiker	Normalpersonen	p
Aceton (µmol/L)	172 ± 57	43 ± 11	< 0,05
Acetoacetat (µmol/L)	474 ± 84	169 ± 51	< 0,01
β-Hydroxybutyrat (µmol/L)	1568 ± 389	257 ± 63	< 0,01

mit 89 ± 5 mg% ($p < 0,001$) angestiegen. Die Konzentrationen der freien Fettsäuren lagen bei den Diabetikern mit 1144 ± 144 µmol/l um das 1,3fache höher als bei den Normalpersonen mit 741 ± 36 µmol/l ($p < 0,05$). Ebenfalls signifikant war der Unterschied in den Konzentrationen von Aceton, Acetoacetat und β-Hydroxybutyrat (Tabelle 1), wobei der Unterschied bei den β-Hydroxybutyratkonzentrationen am größten war. Insgesamt war die Konzentration der Totalketonkörper (Summe aus Aceton, Acetoacetat und β-Hydroxybutyrat) mit 2173 ± 707 µmol/l um etwa das 5fache der Normalpersonen (469 ± 115 µmol/l) nach 5–6 Std Insulinentzug angestiegen ($p < 0,01$).

Die Produktionsrate der Totalketonkörper betrug bei den Diabetikern 15,8 ± 2,4 µmol/kg/min und war damit um das 2,5fache im Vergleich zu den Normalpersonen (6,3 ± 1,3 µmol/kg/min) gesteigert ($p < 0,01$). Die metabolische Clearancerate – als Ausdruck der Utilisation – war signifikant vermindert: sie betrug bei den Diabetikern 6,8 ± 0,5 ml/kg/min und bei den Normalpersonen 14,6 ± 2,0 ml/kg/min ($p < 0,01$, Abb. 1).

Diskussion

Die Ergebnisse der Studie zeigen, daß bei insulinabhängigen Diabetikern bereits nach einem 5–6stündigen Absetzen der subcutanen Infusionstherapie mit Altinsulin eine deutliche Hyperketonämie auftritt: die Totalketonkörperkonzentrationen sind auf etwa das 5fache der Normalpersonen angestiegen. Der Nachweis

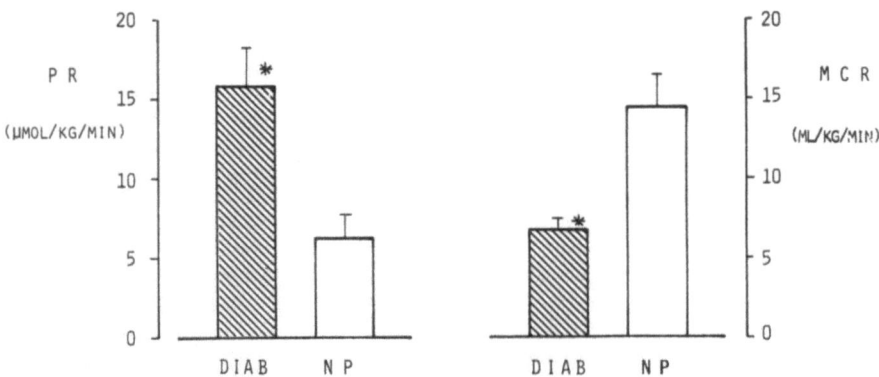

Abb. 1. Produktionsrate (PR) und metabolische Clearancerate (MCR) der Totalketonkörper bei fünf insulinabhängigen Diabetikern nach 5–6stündigem Absetzen der subcutanen Insulininfusionstherapie und bei sechs Normalpersonen. Mean ± SEM, Diab = Diabetiker, NP = Normalpersonen, * = $p < 0,01$

erhöhter Ketonkörperkonzentrationen im Blut gibt jedoch keinen Aufschluß darüber, ob Ketonkörper bei Diabetikern im Insulinmangelzustand vermehrt gebildet oder eventuell in geringerem Maße verwertet werden. Die Berechnung der Umsatzraten für die Totalketonkörper ermöglicht eine getrennte Erfassung der Produktionsrate und der metabolischen Clearancerate. Es konnte gezeigt werden, daß bei den Diabetikern sowohl die Produktionsrate gegenüber den Normalpersonen signifikant größer als auch die metabolische Clearancerate − als Ausdruck der Utilisation − signifikant vermindert waren. Somit ist die Erhöhung der Blutkonzentrationen das Resultat einer gesteigerten Produktion und einer verminderten Utilisation der Ketonkörper. Der deutliche Anstieg der Ketonkörperproduktionsrate war begleitet von einem nur mäßigen Anstieg der Konzentrationen der freien Fettsäuren. Dies spricht für eine zusätzliche Steigerung der hepatischen Ketonkörperbildung, die unabhängig ist vom Angebot der freien Fettsäuren an die Leber. Eine frühere Untersuchung zeigte, daß eine Korrelation zwischen gesteigerter Ketonkörperproduktionsrate und erhöhten Konzentrationen freier Fettsäuren nicht gefunden werden konnte [4].

Obwohl ein erhöhtes Substratangebot an die Leber für die Steigerung der Ketonkörperproduktion bedeutsam ist, ist ebenso wichtig der ketogenetische Zustand der Leber, der durch hormonale Faktoren, wie Insulin und Glucagon, beeinflußt wird [7]. Eine Beeinträchtigung der Ketonkörperutilisation bei erhöhten Ketonkörperkonzentrationen wurde in Untersuchungen an diabetischen Tieren nachgewiesen [1, 4, 9]. Die Gründe dafür sind noch unklar. Eine veränderte Aktivität der Ketonkörper abbauenden Enzyme konnte nicht gefunden werden [12]. Auch der Ketonkörpertransport in die Muskelzelle ist nicht abbaubegrenzend: der Konzentrationsgradient entlang der Muskelzelle zeigte sich von der Höhe der Ketonkörperkonzentrationen unbeeinflußt [8]. Der Insulinmangel selbst scheint in noch ungeklärter Weise für die verminderte Utilisation der Ketonkörper verantwortlich zu sein.

Literatur

1. Balasse EO, Havel RJ (1971) Evidence for an effect of insulin on the peripheral utilization of ketone bodies in dogs. J Clin Invest 50: 801 − 2. Berger W, Keller U, Kaegi E et al. (1979) Die Insulinbehandlung durch subkutane Dauerinfusion mit einem tragbaren Insulindosiergerät. Eine einfache Methode zur Stabilisierung von labilen Diabetikern. Schweiz Rundschau Med 68: 1620 − 3. Ho RJ (1970) Radiochemical assay of long-chain fatty acids using ^{63}Ni as tracer. Anal Biochem 36: 105 − 4. Keller U, Cherrington AD, Liljenquist JE (1978) Ketone body turnover and net hepatic ketone production in fasted and diabetic dogs. Am J Physiol 235: 238 − 5. Keller U, Sonnenberg GE, Stauffacher W (to be published) Validation of a tracer technique to determine non-steady state ketone body turnover rates in man. Am J Physiol − 6. Mayes PA, Felts JM (1967) Determination of ^{14}C-labeled ketone bodies by liquid scintillation counting. Biochem J 102: 230 − 7. McGarry JD, Guest MJ, Foster DW (1975) Hormonal control of ketogenesis. Rapid activation of hepatic ketogenic capacity in fed rats by anti-insulin serum and glucagon. J Clin Invest 55: 1202 − 8. Owen OE, Markus M, Sarshik S et al. (1973) Relationship between plasma and muscle concentrations of ketone bodies and free fatty acids in fed, starved and alloxan-diabetic states. Biochem J 134: 499 − 9. Ruderman NB, Goodman MN (1974) Inhibition of muscle acetoacetate utilization during diabetic ketoacidosis. Am J Physiol 226: 136 − 10. Schmidt FH (1961) Die enzymatische Bestimmung von Glucose und Fructose nebeneinander. Klin Wochenschr 39: 1244 − 11. Van Stekelenburg GJ, DeBruyn JW (1970) A simple gas chromatographic determination of acetone and β-ketobutyric acid in blood serum by means of head space gas sampling. Clin Chim Acta 28: 233 − 12. Williamson DH, Bates MW, Page MA et al. (1971) Activities of enzymes involved in acetoacetate utilization in adult mammalian tissues. Biochem J 121: 41 − 13. Young DAB, Renold AE (1966) A fluorimetric procedure for the determination of ketone bodies in very small quantities of blood. Clin Chim Acta 13: 791

Wirth, A., Diehm, C., Mayer, H., Schlierf, G. (Med. Klinik, Heidelberg):
Veränderter Insulinmetabolismus bei körperlich Trainierten*

Durch körperliches Training werden basale und glukosestimulierte Insulinspiegel erniedrigt [1]. Es wird vermutet, daß diese Veränderung mit der kürzlich beobachteten erhöhten Insulinsensitivität in Beziehung steht [5].

Bei körperlich trainierten Ratten konnten wir zeigen, daß der Insulinstoffwechsel in mehrfacher Hinsicht verändert ist: die Insulinsekretion ist vermindert und die Plasmaclearance erhöht, wozu erhöhte Degradationsraten in verschiedenen Organen beitragen [6]. Es lag daher nahe, auch beim Menschen nach ähnlichen Anpassungsvorgängen zu suchen. Zur Beurteilung des Insulinstoffwechsels wurde die simultane Bestimmung von Insulin und C-Peptid im Plasma gewählt, da C-Peptid in äquimolarer Menge mit Insulin vom Pankreas sezerniert, im Gegensatz zu Insulin aber kaum von der Leber extrahiert und aus dem Plasma ca. 5mal langsamer eliminiert wird [3].

Probanden und Methoden

Elf ausdauertrainierte Sportler (Radfahrer und Langstreckenläufer) und zwölf untrainierte Probanden, die sich hinsichtlich Alter, Gewicht, Größe und Körperfettmasse nicht von den trainierten Probanden unterschieden, nahmen an der Untersuchung teil (Tabelle 1). Nach einer nächtlichen Fastenperiode wurde den Probanden 0,33 g/kg 40%ige Glukose intravenös appliziert. Aus einer Cubitalvene wurde Blut vor sowie 5, 10, 20, 30, 40 und 50 min nach Glukoseinjektion abgenommen.

Im Plasma wurden folgende Parameter bestimmt: Glukose (Beckman Autoanalyzer), Insulin mit Hilfe des Radioimmunoassays (Kit der Fa. Phadebas, Uppsala, Schweden) und C-Peptid ebenfalls mit Hilfe des Radioimmunoassays (Fa. Novo, Bagsvaerd, Dänemark). Die Körperfettmasse wurde durch Hautfaltendickemessung ermittelt nach Tabellen von Durnin und Womersley [2].

Ergebnisse

Tabelle 1 zeigt, daß sich die trainierten und untrainierten Probanden hinsichtlich verschiedener anthropometrischer Größen nicht unterschieden. Im basalen Zustand hatten trainierte Personen niedrigere Insulin- und C-Peptidkonzentrationen im Plasma als untrainierte (Abb. 1). Nach Glukoseapplikation war die Glukoseelimi-

Tabelle 1. Charakteristika der Kollektive

		n	Alter (J.)	Größe (cm)	Gewicht (kg)	Idealgewicht (%)	Fettmasse (% des Körpergew.)
Trainierte	$\bar{x}$	10	29,9	185	72,2	101	10,6
	$s_{\bar{x}}$		± 1,4	± 2	± 3,1	± 3	± 1,2
Untrainierte	$\bar{x}$	11	29,8	178	70,6	97	13,4
	$s_{\bar{x}}$		± 1,2	± 2	± 2,7	± 3	± 1,3
	p		n.s.	n.s.	n.s.	n.s.	n.s.

* Mit Unterstützung der Deutschen Forschungsgemeinschaft (Wi 521/2 und im Rahmen des SFB 90)

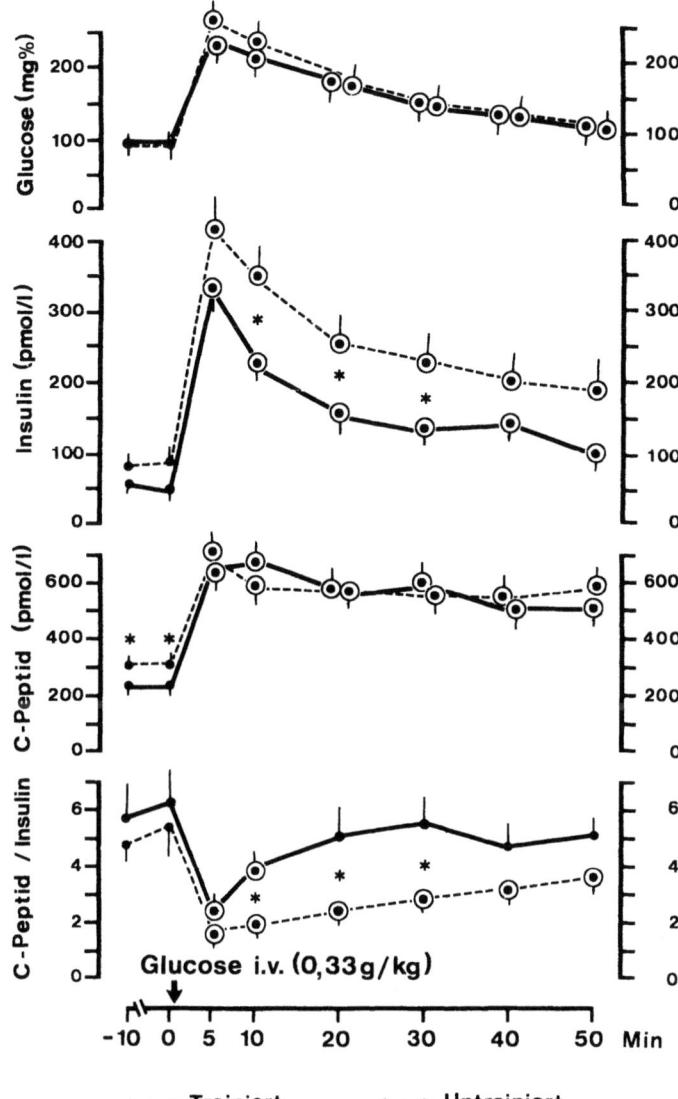

Abb. 1. Glukose, Insulin und C-Peptid bei ausdauertrainierten und untrainierten Probanden nach intravenöser Glukosebelastung. Umrandete Mittelwerte (⊙) unterscheiden sich signifikant ($p < 0,05$) vom Ruhewert

nation in beiden Gruppen ähnlich. Insulin stieg bei trainierten Probanden geringer an, während C-Peptid einen ähnlichen Anstieg aufwies wie bei untrainierten. Dieses unterschiedliche Verhalten von Insulin und C-Peptid resultierte in einem erhöhten C-Peptid/Insulin-Quotienten bei Trainierten, der sich wenige Minuten nach Glukoseinjektion einstellte und bis zum Ende des Tests nachweisbar war.

Diskussion

Nachdem Tierversuche gezeigt hatten, daß die durch körperliches Training erniedrigten basalen Insulinspiegel sowohl durch eine verminderte Insulinsekretion als auch durch eine beschleunigte Plasmaelimination bedingt sind, konnte dies nun auch beim Menschen nachgewiesen werden. Es stellte sich zudem heraus, daß die Ansprechbarkeit der Beta-Zelle des Pankreas auf Glukosestimulation durch körperliches Training nicht verändert ist (wie der gleiche Anstieg von C-Peptid im Plasma zeigt). Die nach Glukoseapplikation gemessenen erniedrigten Insulinspiegel sind demnach nicht – wie bisher angenommen – Folge einer verminderten Insulinsekretion, sondern Ausdruck einer beschleunigten Elimination von Insulin aus dem Blutstrom.

Die Zusammenhänge von Insulinsekretion, Plasmainsulinspiegel, Insulinbindung, Insulindegradation und Insulinwirkung sind z. Z. nur ansatzweise bekannt. Das trifft auch für die körperliche Aktivität zu. Nachdem was bisher dazu bekannt ist, steht die erhöhte Insulinsensitivität bei körperlich Trainierten möglicherweise mit den erniedrigten Plasmainsulinspiegeln und der erhöhten Plasmaelimination von Insulin in Zusammenhang. Klinisch ist die Veränderung des Insulinmetabolismus vor allem deshalb von Interesse, weil körperliches Training neben Reduktionskost und Diät eine wirksame Therapie zur Behandlung des Hyperinsulinismus mit Insulinresistenz darstellt.

Zusammenfassung

Bei elf ausdauertrainierten Personen und zwölf Kontrollpersonen wurde ein i.v. Glukosetoleranztest durchgeführt. Im Plasma wurden Glukose, Insulin und C-Peptid gemessen. Trainierte Probanden wiesen niedrigere Insulinspiegel auf, während C-Peptid sich nicht unterschied und das C-Peptid/Insulin-Verhältnis um 88% höher war. Die Ergebnisse weisen darauf hin, daß die erniedrigten Insulinkonzentrationen nicht Ausdruck einer verminderten Insulinsekretion, sondern Folge einer beschleunigten Insulinelimination aus dem Blutstrom sind.

Literatur

1. Björntorp P, de Jounge K, Sjöström L, Sullivan L (1970) Effect of physical training on insulin production in obesity. Metabolism 19: 631–638 – 2. Durnin JVGA, Womersley H (1974) Body fat assessed from total body density and its estimation from skinfold thickness: measurements on 481 men and women aged from 16 to 72 years. Br J Nutr 32: 77–97 – 3. Faber OK, Kehlet H, Christensen K (1979) Hepatic insulin extraction in normal and obese man. 10th Congress of the International Diabetes Federation, Wien – 4. LeBlanc J, Nadeau A, Boulay M, Rousseau-Migneron S (1979) Effects of physical training and adiposity on glucose metabolism and ^{125}-I-insulin binding. J Appl Physiol 46: 235–239 – 5. Soman VR, Koivisto VA, Deibert D, Fehlig P, DeFronzo RA (1979) Increased insulin sensitivity and insulin binding after physical training. N Engl J Med 301: 1200–1204 – 6. Wirth A, Holm G, Nilsson B, Smith U, Björntorp P (1980) Insulin kinetics and insulin binding to adipocytes in physically trained and food-restricted rats. Am J Physiol 238: E108–E115

Toeller, M., Engelhardt, B., Groote, A. C., Gries, F. A. (Klin. Abt. des Diabetes-Forschungsinstituts an der Univ. Düsseldorf):
Eßverhalten jugendlicher Diabetiker

Die gute Diabeteseinstellung gilt heute unbestritten als erste präventive Maßnahme, die getroffen werden muß, um Spätschäden des Diabetes zu vermeiden oder zu

verzögern. Besonders bei jugendlichen Diabetikern ist deshalb die andauernde gute Stoffwechseleinstellung anzustreben. Wir haben versucht folgende Fragen zu beantworten:
1. Inwieweit wird die erwünschte gute Stoffwechseleinstellung zu Hause von jugendlichen, insulinbedürftigen Diabetikern erreicht?
2. Welche Rolle spielt das Eßverhalten bzw. die Diäteinhaltung für die gute Stoffwechseleinstellung?
3. Mit welchen Maßnahmen kann die Diabeteseinstellung weiter verbessert werden?

Patienten

51 insulinbedürftige Diabetiker im Alter von 10–20 Jahren wurden ca. 1 Jahr nach einer stationären Diabeteseinstellung und Schulung im Diabetes-Institut in Düsseldorf zu einer erneuten Überprüfung ihrer Stoffwechsellage in die Klinik gebeten.

Die jugendlichen Diabetiker hatten ein ausgezeichnetes Wissen über ihre Diabeteserkrankung und insbesondere über die Diabetesdiät, wie wir aus einem durchgeführten Wissenstest erfahren konnten. Die Blutglukosewerte im Tagesprofil und die Harnzuckerausscheidung entsprachen jedoch in nur 20% der Fälle unseren Anforderungen an eine gute Diabeteseinstellung. Alle übrigen Jugendlichen mußten als unbefriedigend oder schlecht eingestellt bezeichnet werden. Bei der Suche nach den Gründen für die unbefriedigenden Werte zu Hause haben wir zunächst das Eßverhalten bzw. die Diäteinhaltung überprüft.

Methodik

Allen war bei der Entlassung aus der Klinik ein individueller Diätplan, der den Ernährungsgewohnheiten, dem Tagesablauf und der Insulinwirkung angepaßt war, ausgehändigt worden. Um Auskunft zu erhalten, wie unsere Diätempfehlungen zu Hause von den Jugendlichen realisiert wurden, haben wir über 3 Tage Ernährungsprotokolle anfertigen lassen und zusätzlich von 3 weiteren Tagen Ernährungsanamnesen erhoben.

Ergebnisse

Von den meisten wurde die Regel, daß in der Diabetesdiät viele kleine Mahlzeiten bevorzugt werden sollen, befolgt und auch der Verzehr von Zucker und zuckerhaltigen Nahrungsmitteln war eine Seltenheit. Im Mittel entsprachen die Nährstoffrelationen in der Diät der jugendlichen Diabetiker unseren Empfehlungen, daß ca. 15–20% der täglichen Kalorien als Eiweiß, 35–40% als Fett und 40–45% als Kohlenhydrate gegessen werden sollen. Wie Angaben der Deutschen Gesellschaft für Ernährung (DGE 1976) zeigen, wird von gleichaltrigen Nichtdiabetikern wesentlich weniger Eiweiß und erheblich mehr Fett verzehrt, während die Kohlenhydrataufnahme geringer ist (Abb. 1).

Die 17–20jährigen Diabetiker aßen deutlich weniger Kalorien, als gleichaltrige Nichtdiabetiker. Die Kalorienaufnahme der jugendlichen Diabetiker entsprach im Mittel eher als bei Nichtdiabetikern gleichen Alters den Richtlinien der DGE für eine energiegerechte gesunde Ernährung.

Bei Betrachtung der Minima und Maxima der Kalorien-, Eiweiß-, Fett- und Kohlenhydratzufuhr zeigte sich jedoch, daß einige der diabetischen Jugendlichen sicher fehlernährt waren. Eine Eiweißaufnahme von nur 20 g am Tag ist sicher – insbesondere für Heranwachsende – nicht ausreichend und eine Fettagesmenge von nur 15 g erscheint kaum realisierbar. Die Fettzufuhr von über 300 g pro Tag ist

Tägliche Aufnahme \ Alter / Geschlecht	>10 – 14 Jahre ♂	>10 – 14 Jahre ♀	>14 – 17 Jahre ♂	>14 – 17 Jahre ♀	>17 – 20 Jahre ♂	>17 – 20 Jahre ♀
Kalorien	2181 (2213)	2235 (1881)	3039 (2685)	2042 (2261)	2631 (3562)	1785 (2787)
% Eiweiß	14.6 (11.2)	17.7 (11.8)	18.1 (11.3)	18.9 (12.3)	18.9 (11.1)	16.3 (11.1)
% Fett	39.2 (41.8)	38.1 (53.8)	37.7 (48.9)	35.5 (50.2)	35.3 (48.4)	35.8 (49.0)
% Kohlenhydrate	46.8 (42.8)	44.2 (40.9)	44.2 (40.0)	45.6 (39.1)	45.9 (37.6)	47.9 (38.9)

Abb. 1. Durchschnittliche tägliche Kalorienaufnahme und prozentualer Eiweiß-, Fett- und Kohlenhydratanteil bei männlichen und weiblichen jugendlichen Diabetikern ($n = 51$) im Alter von 10–20 Jahren. In Klammern Angaben für gleichaltrige Nichtdiabetiker (DGE 1976)

allerdings ebensowenig wünschenswert; während eine tägliche Kohlenhydratmenge von über 400 g, Schwierigkeiten bei der Diabeteseinstellung bereiten kann. So zeigte sich auch, daß Jugendliche, deren Kohlenhydratanteil erheblich mehr als 45% und deren Fettanteil weniger als 35% der Gesamtkalorien ausmachte, besonders häufig eine unzureichende Diabeteseinstellung aufwiesen.

Nur etwa 10% der Jugendlichen hielten sich an die in ihrem Diätplan festgelegte Kalorienempfehlung. Etwa 30% aßen mehr, etwa 60% weniger und bei 30% der Patienten kam es von einem Tag zum anderen zu Kalorienabweichungen vom Diätplan, die mehr als 500 Kalorien betrugen. Wesentlich mehr als im Diätplan vorgesehen, wurde vor allem am Montag und Dienstag, wesentlich weniger am Freitag und Samstag gegessen; Ergebnisse, die nicht unseren Erfahrungen bei erwachsenen Diabetikern entsprachen, die zumeist am Wochenende mehr Kalorien verzehren als an den Wochentagen.

Zum zweiten Frühstück wurden häufig weniger Kohlenhydrate als im Diätplan angegeben gegessen, während beim Mittagessen, am Nachmittag und zur Spätmahlzeit die Kohlenhydratzufuhr häufig zu reichlich bemessen war (Abb. 2).

Unsere Vermutung, daß sich die Jugendlichen vielleicht nach einem Jahr wegen eines veränderten Bedarfs auf eine andere Kalorien- und Kohlenhydratzufuhr eingependelt hätten, bestätigte sich nicht. Es fanden sich nicht nur Abweichungen von den Empfehlungen im Diätplan, sondern auch von dem individuellen Mittelwert der 6 überprüften Tage. Die Veränderung der Kohlenhydratzufuhr lag im Mittel bei 13 g oder etwa 1 BE, aber auch Abweichungen von 3 BE und Veränderungen in der Fettmenge bis zu 38 g am Tag waren keine Seltenheit.

Aus der sorgsam durchgeführten und dokumentierten Harnzuckerselbstkontrolle der Jugendlichen ging hervor, daß willkürliche Veränderungen der Kohlenhydratmenge eine negative Rückwirkung auf die Harnglukoseausscheidung hatten. Diätunregelmäßigkeiten blieben nicht ohne negativen Einfluß auf die Stoffwechseleinstellung, wenn nicht gleichzeitig entsprechende Anpassungen der Insulindosis

Mahlzeit \ Kohlenhydrataufnahme / Anzahl	weniger n (%)	gleich n (%)	mehr n (%)
1. Frühstück	19	60	21
2. Frühstück	<u>23</u>	65	12
3. Frühstück	13	80	7
Mittagessen	15	54	<u>31</u>
1. Vesper	16	52	<u>32</u>
2. Vesper	0	75	25
Abendessen	18	69	13
1. Spätmahlzeit	9	56	<u>35</u>
2. Spätmahlzeit	19	55	26
Gesamt	15	63	22

Abb. 2. Häufigkeiten der Abweichung von der individuell empfohlenen Kohlenhydratmenge im Diätplan bei jugendlichen Diabetikern ($n = 51$). Die Angaben sind Mittelwerte von jeweils 6 überprüften Tagen

getroffen wurden oder ein Ausgleich in der Körperbewegung stattfand. Diese Möglichkeiten wurden aber nur von wenigen Jugendlichen wahrgenommen, wie die über 6 Tage angefertigten Protokolle mit genauen Angaben über die jeweilige körperliche Bewegung und die gespritzte Insulindosis zeigten.

Wir stellten fest:
1. daß nur etwa 20% der 51 jugendlichen insulinbedürftigen Diabetiker zu Hause eine gute Stoffwechseleinstellung erreichten,
2. daß viele Grundregeln der Diabetesdiät beachtet wurden, eine noch stärkere Reglementierung in der Ernährung jugendlicher Diabetiker mit exaktem Diätwissen jedoch nicht ohne weiteres gelang und daß Diätunregelmäßigkeiten ohne adäquate Anpassung der Körperbewegung und der Insulindosis eine ungünstige Wirkung auf den Stoffwechsel hatten,
3. daß unsere insulinbedürftigen Diabetiker intensiver als bisher trainiert werden müssen in der Selbstanpassung der Insulindosis auf der Grundlage der Selbstkontrolle, damit zu Hause eine bessere Diabeteseinstellung zustande kommt.

Die aktive Beteiligung der Diabetiker an der Therapie, die bei graviden Diabetikerinnen schon realisiert werden konnte, bietet auch insbesondere für jugendliche Diabetiker eine gute Chance den Therapieerfolg (bei den bisher angewandten konventionellen Therapiemethoden) weiter zu verbessern.

Zilker, T., Zilker, G. A., Ermler, R., Yanaihara, N., Bottermann, P (II. Med. Klinik und Poliklinik rechts der Isar der TU München):
Eliminationskinetik von synthetischem humanem C-Peptid beim Menschen mit normaler und stark eingeschränkter Nierenfunktion.
Fehlen einer Beeinflussung der körpereigenen Beta-Zell-Sekretion durch C-Peptid

C-Peptid hat sich in den letzten Jahren als zweiter Parameter neben dem Insulin zur Beurteilung der β-Zellsekretion bei verschiedenen Schweregraden des Diabetes mellitus – besonders bei insulinbehandelten Diabetikern – bewährt. Während beim absoluten Insulinmangeldiabetes (Typ I) kein C-Peptid mehr nachweisbar ist, findet sich beim Erwachsenendiabetes (Typ II), beim insulinpflichtigen wie auch beim SH-behandelbaren eine Restsekretion der β-Zelle. Bekannterweise kommt es beim Diabetes häufig, entsprechend seiner Dauer und Schwere, zu einer Nephropathie. Frühere Untersuchungen unserer Arbeitsgruppe sowie den Arbeitsgruppen um Zick, Faber, Horwitz sowie Kajinuma wiesen darauf hin, daß C-Peptid im Gegensatz zu Insulin vorwiegend einer renalen Elimination unterliegt. Dies kann dazu führen, daß die Restsekretion beim niereninsuffizienten Diabetiker durch eine verzögerte Elimination zu hoch eingeschätzt wird.

Ein genaues Studium des C-Peptidverhaltens an Hand des körpereigenen C-Peptids ist aus zwei Gründen erschwert. Erstens ist die gesamte sezernierte Menge an C-Peptid beim Menschen nicht meßbar, da das sezernierte C-Peptid nur zu einem geringen Teil über den Urin wieder erscheint. Zweitens war es bisher nur möglich eine Kinetik des endogenen C-Peptids mittels einer Somatostatinblockade in vivo zu studieren. Der Nachteil dieser Methode ist, daß nicht bekannt ist, ob diese Art der Blockade vollständig und zeitgerecht einsetzt. Deshalb war es wünschenswert genaue kinetische Studien des C-Peptids am Menschen durch exogen zugeführtes C-Peptid durchzuführen.

Eine physiologische Bedeutung des C-Peptids beim Menschen ist bisher nicht bekannt. Allerdings liegen tierexperimentelle Befunde vor, die auf eine Eigenhemmung der β-Zellsekretion durch C-Peptid hinweisen.

Ziel der Untersuchung war es deshalb, neben der Kinetik nach Infusion von s. h. C-Peptid beim Gesunden und Niereninsuffizienten auch einen Einfluß auf die β-Zellsekretion zu studieren. Wir haben deshalb acht Gesunden und fünf terminal Niereninsuffizienten 0,5 mg s. h. C-Peptid innerhalb einer Viertelstunde infundiert und anschließend die Serum-C-Peptidspiegel über 3 bzw. 6 Std sowie sein Erscheinen im Urin in drei Portionen über 12 Std untersucht.

C-Peptid wurde nach der radioimmunologischen Methode von Kaneko et al. im Serum und Urin bestimmt. Insulin wurde ebenfalls mittels einer radioimmunolo-

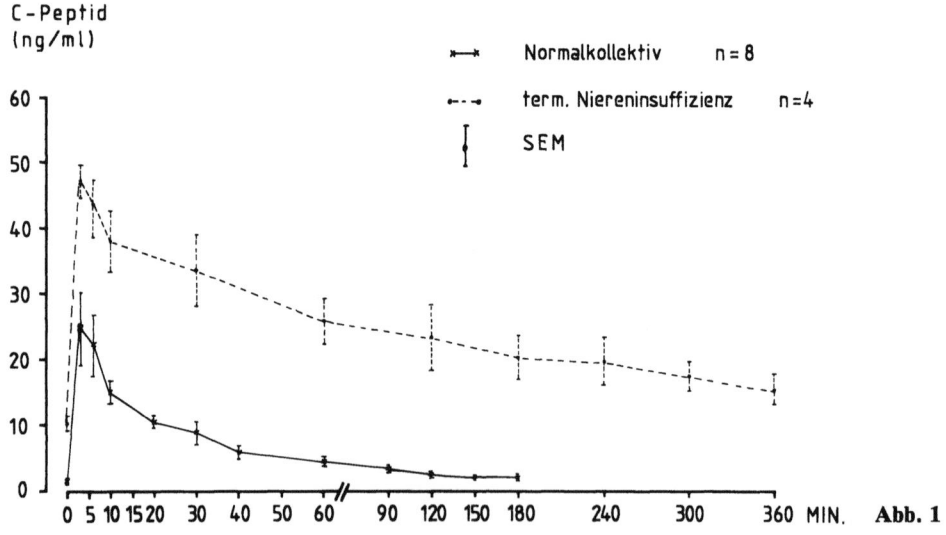

Abb. 1

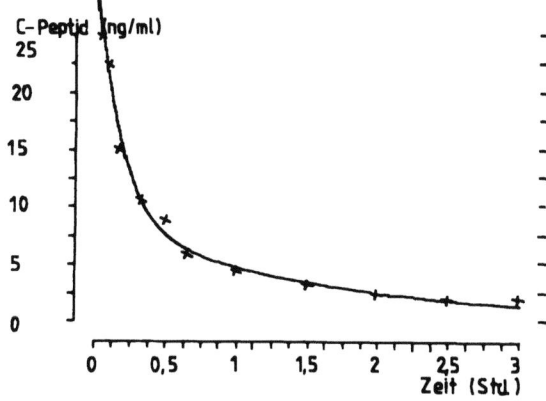

Abb. 2. C-Peptidserumspiegel nach Gabe von 0,5 mg C-Peptid i.v. im 2-Kompartimentenmodell bei einem Normalkollektiv ($n = 8$)

gischen Methode nach Hales und Randle ermittelt. Die Glukosebestimmung erfolgte mittels der Glukosedehydrogenasemethode.

Auf der Abb. 1 ist das C-Peptidverhalten des gesunden Kollektivs dem C-Peptidverhalten des niereninsuffizienten Kollektivs gegenübergestellt. Bei dem niereninsuffizienten Kollektiv handelte es sich um Dialysepatienten mit einer nicht meßbar niedrigen Kreatininclearance. Bereits der Ausgangswert des C-Peptids ist bei den terminal niereninsuffizienten Patienten um das siebenfache erhöht. Der C-Peptidanstieg nach Infusionsende betrug bei den Gesunden 23 ng/ml, bei den Niereninsuffizienten 37 ng/ml im Durchschnitt. Der Unterschied ist durch das durchschnittlich niedrigere Körpergewicht der Niereninsuffizienten zu erklären. Die Fläche unter der C-Peptideliminationskurve ist bei den Niereninsuffizienten siebenmal größer als bei dem gesunden Normalkollektiv.
siebenmal größer als bei dem gesunden Normalkollektiv.

Auf der Abb. 2 kommen die C-Peptidserumspiegel des Normalkollektivs angepaßt an ein 2-Kompartimentenmodell zur Darstellung. Der C-Peptidkurvenverlauf ist nicht an eine einzige Exponentialfunktion anzupassen, so daß ein 2-Kompartimentenmodell anzuwenden war. Dies bedeutet gleichzeitig, daß zwei Halbwertszeiten gefunden werden, und zwar eine erste Halbwertszeit, in der vorwiegend die C-Peptidverteilung und Elimination zum Ausdruck kommt. Die zweite Halbwertszeit beschreibt die C-Peptidelimination und Rückverteilung.

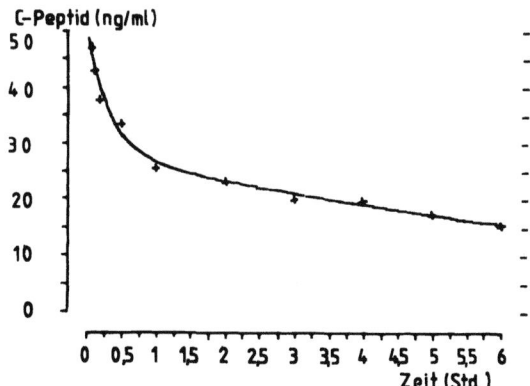

Abb. 3. C-Peptidserumspiegel nach Gabe von 0,5 mg C-Peptid i.v. im 2-Kompartimentenmodell bei terminaler Niereninsuffzienz

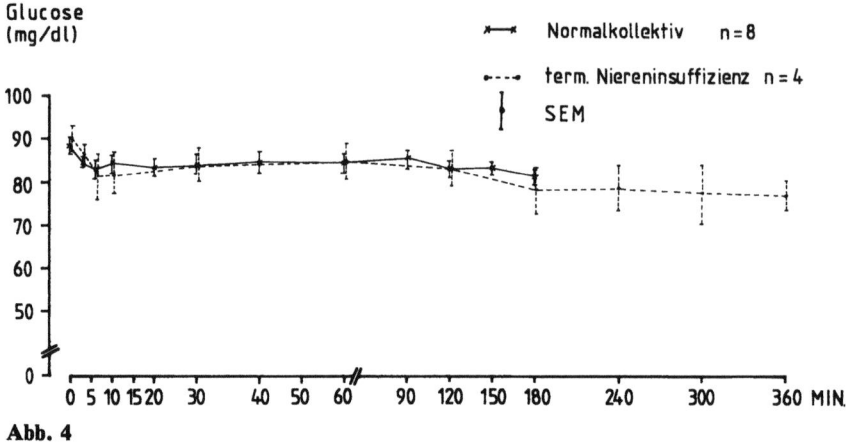
Abb. 4

Die erste Halbwertszeit (α-Phase) beträgt 6 min, die zweite Halbwertszeit (β-Phase) beträgt 33 min.

Auf Abb. 3 ist die C-Peptidkinetik wiederum im 2-Kompartimentenmodell für das terminal niereninsuffiziente Kollektiv dargestellt.

Die α-Phase hat eine Halbwertszeit von 12 min, was eine Verdoppelung der normalen Halbwertszeit bedeutet und durch die verringerte Elimination bei den niereninsuffizienten Patienten bereits während der Verteilungsphase zu erklären ist.

Die β-Phase hat eine Halbwertszeit von 3,5 Std, was eine Verlängerung um das 6fache bedeutet. Dies zeigt die erhebliche Verzögerung der C-Peptidelimination bei terminaler Niereninsuffizienz.

Die Abb. 4 zeigt das Glukoseverhalten während und nach der C-Peptidinfusion. Sowohl bei den Gesunden als auch bei den Nierenpatienten kommt es zu einem leichten Blutzuckerabfall im Beobachtungszeitraum. Zwischen beiden Kollektiven besteht kein Unterschied, der Glukoseabfall wird durch die lange Fastenperiode erklärt.

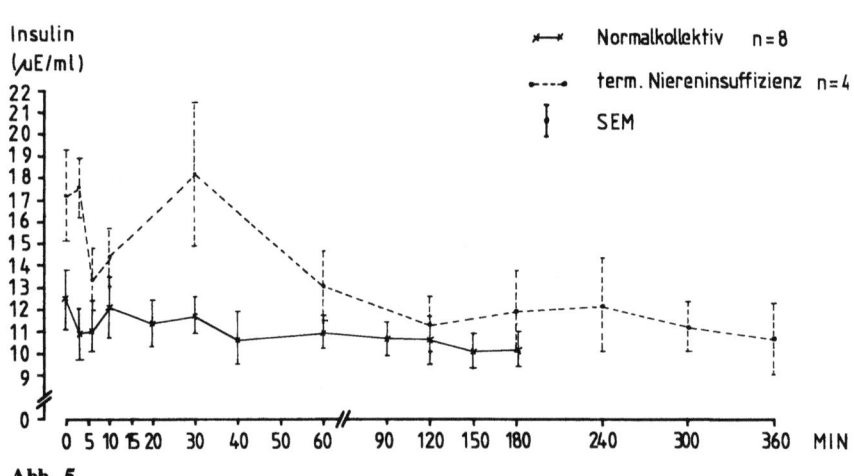
Abb. 5

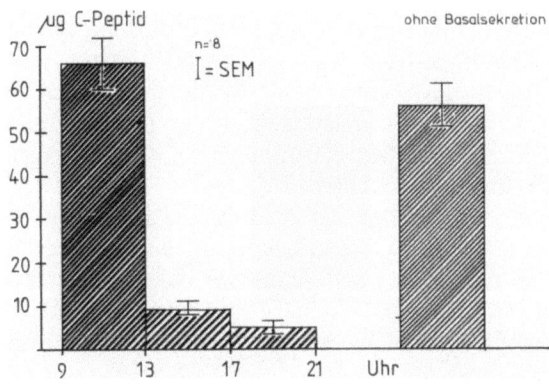

Abb. 6. C-Peptidausscheidung im Urin nach 0,5 mg C-Peptid i.v.

Die Abb. 5 zeigt das Verhalten der Seruminsulinspiegel nach C-Peptidapplikation. In der Anfangsphase findet sich weder bei den Gesunden noch bei den Nierenkranken eine Suppression der Insulinspiegel. Dies bedeutet, daß dem C-Peptid keine Beeinflussung im Sinne einer Selbsthemmung beim Menschen zuzuschreiben ist. Der leichte Abfall gegen Ende der Beobachtungszeit geht dem Glukoseabfall parallel und ist somit auf das Fasten zurückzuführen. Der initiale Insulinspiegel liegt bei den Niereninsuffizienten trotz des geringeren Körpergewichts signifikant über dem Wert der Gesunden als Zeichen der bekannten Störung des Insulinabbaus bei Niereninsuffizienz. Dieser Befund ist in Übereinstimmung mit der Literatur, wonach das Insulin nur zu einem geringen Bruchteil renal eliminiert wird, während das C-Peptid einem vorwiegend renalen Abbau unterliegt.

Auf der Abb. 6 ist die C-Peptidausscheidung im Urin dargestellt. Der Urin wurde in drei Fraktionen jeweils über 4 Std unmittelbar nach der C-Peptidinfusion gesammelt. Da bereits nach 3 Std wieder basale C-Peptidspiegel im Serum erreicht

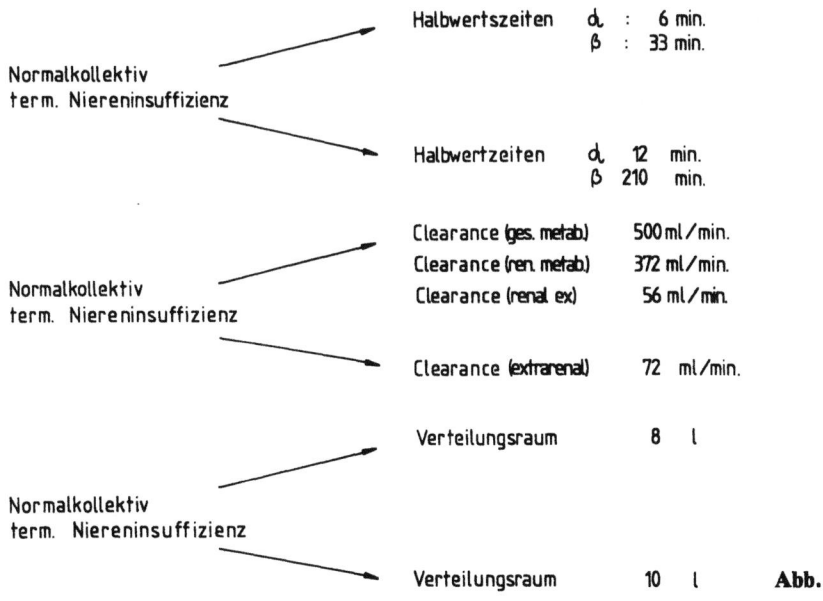

Abb. 7

sind, kann davon ausgegangen werden, daß in den weiteren Portionen nur die C-Peptidexkretion unter Fastenbedingungen erfaßt wird. Je länger das Fasten, desto weniger C-Peptid erscheint im Urin. In der rechten Säule ist das Erscheinen des infundierten C-Peptids nach Subtraktion der Ausscheidung unter Basalsekretion dargestellt. Von der gesamtinfundierten Menge von 500 µg erscheinen dann 56 µg im Urin wieder. Das entspricht einem Anteil von 11%.

Die gesamtmetabolische Clearance, errechnet aus der infundierten Dosis von 0,5 mg, dividiert durch die Fläche unter den C-Peptideliminationskurven, ergibt einen Wert von 520 ml/min bei den Gesunden; und 72 ml/min bei den Niereninsuffizienten. Geht man davon aus, daß bei den terminal Niereninsuffizienten die renale Clearance gegen null geht, so findet sich eine extrarenale C-Peptidclearance von nur 14%.

Somit werden 11% des C-Peptids direkt über den Urin eliminiert. 14% werden extrarenal abgebaut, die restlichen 75% müssen somit von der Niere auf metabolischem Wege entfernt werden.

Zusammenfassung

Die C-Peptidhalbwertszeiten betragen bei Normalen im 2-Kompartimentenmodell für die α-Phase 6 min, für die β-Phase 33 min. Bei terminaler Niereninsuffizienz findet man eine Halbwertszeit der α-Phase von 12 min, die der β-Phase ist auf 3,5 Std verlängert

Die gesamtmetabolische Clearance beträgt 455 ml/min, sie setzt sich zusammen aus 327 ml/min renal metabolischer Clearance, 56 ml/min renal exkretorischer Clearance und 72 ml/min extrarenaler Clearance, also hepatischer Clearance.

Der Verteilungsraum betrug bei den Gesunden 8 l, bei den terminalen Niereninsuffizienten 10 l. Der Verteilungsraum ist somit nicht unterschiedlich bei beiden Kollektiven, es dürfte sich etwa um Plasmavolumen und interstitielles Volumen, also um den extrazellulären Raum handeln.

Hausmann, L., Friedhoff, G., Kaffarnik, H. (Med. Poliklinik der Univ. Marburg):
Relation von Insulin zu C-Peptiden unter Anwendung antikonzeptioneller Steroide

Antikonzeptionelle Steroide beeinflussen den Kohlenhydratstoffwechsel. Sichtet man die Literatur der letzten Jahre, lassen sich folgende Stoffwechseleffekte von Ovulationshemmern feststellen [4, 5]: Entgegen der Annahme von Waine et al. [10] wird der Nüchternblutzuckerwert bei der stoffwechselgesunden Frau nicht erhöht. Eine Beeinträchtigung der Glukosetoleranz unter hormonaler Kontrazeption wurde nur in Einzelfällen beobachtet. Dagegen sind sich die meisten Autoren darin einig, daß Ovulationshemmer sowohl basal als auch reaktiv zu einer vermehrten Insulinsekretion im Sinne einer Hyperinsulinämie führen. Die erhöhten Insulinspiegel sind offensichtlich Folge einer verminderten Empfindlichkeit des peripheren Fett- und Muskelgewebes auf dieses Hormon, wie sie von verschiedenen Autoren und unserer Arbeitsgruppe gezeigt wurde [5]. Zum Verständnis dieser Stoffwechseleffekte unter antikonzeptionellen Steroiden dürften Bestimmungen der C-Peptide beitragen, da sich der Metabolismus dieser Peptide in einigen Punkten von dem des Insulins unterscheidet.

In der vorliegenden Untersuchung haben wir bei 14 stoffwechselgesunden Frauen (mittleres Alter 24 Jahre) vor und nach 3monatiger Anwendung eines niedrig dosierten Äthinylöstradiol-Norgestrel-Gemischs (Triquilar[1]) eine orale Glukosebelastung veranlaßt. Die untersuchten Frauen waren normalgewichtig und wiesen annamnestisch keine familiäre Diabetesbelastung auf. Die Messungen wurden am 24. Zyklustag nach 12stündigem Fasten und 3tägiger kohlenhydratreicher Kost durchgeführt. Nach Gabe eines Disaccharidgemischs (400 ml Dextro-OGT) wurde Blut vor, nach 30, 60, 120 und 180 min zur Bestimmung von Glukose, Insulin und C-Peptiden abgenommen.

Die Blutglukose wurde nach der o-Toluidinmethode im Autoanalyzer bestimmt, das immunologisch meßbare Insulin nach einer Doppelantikörpermethode (Hales und Randle [2]) und die C-Peptide ebenfalls nach einer Doppelantikörpermethode (Heding [7]).

Die Blutzuckerwerte der nüchternen Probandinnen lagen im Mittel bei 67 mg/100 ml, nach 3monatiger Anwendung des Äthinylöstradiol-Gestagen-Gemischs bei 70 mg/100 ml. Auch wenn nach 3monatiger Steroidanwendung die Glukosewerte unter Belastung geringgradig höher als in der Voruntersuchung sind, so bleibt die Glukosetoleranz doch im wesentlichen unbeeinflußt.

Dagegen lagen die Insulinspiegel nach 3monatiger Anwendung des Präparates sowohl basal als auch reaktiv über den Ausgangswerten (Abb. 1). Besonders fällt dies bei den 60-min-Werten auf: Vor Gabe des Ovulationshemmers liegt der Insulinwert in Mittel bei 80 µE/ml, danach bei 111 µE/ml. Diese Unterschiede sind jedoch im Gegensatz zu anderen Untersuchungen unserer Arbeitsgruppe nicht statistisch signifikant [3, 6]. Das mag an der geringen Fallzahl liegen. Möglicherweise ist die Hyperinsulinämie bei dem hier angewandten in bezug auf den Östrogen- und Gestagenanteil niedrigdosierten Präparat geringer ausgeprägt. Es liegt aber nicht nur eine quantitative Störung vor, sondern die Dynamik der Insulinsekretion ist ebenfalls verändert. Betrachtet man die prozentuale Verteilung der Maximalwerte für Insulin im Belastungstest, so zeigt sich, daß bei den Voruntersuchungen die höchsten Insulinwerte in etwa 60% nach 30 min und in etwa 40% nach 60 min erreicht werden. Unter oraler Kontrazeption ist diese Relation umgekehrt: Die Maximalwerte liegen jetzt mehrheitlich bei 60 min. Diese veränderte Insulinsekretion unter Kontrazeption ist nach Meinung der meisten Autoren — wie schon erwähnt — Folge einer Insulinunempfindlichkeit des peripheren Gewebes. Ob diese Insulinresistenz nun Ausdruck einer geringeren Rezeptorenzahl an der peripheren Zelle ist oder ob es sich um eine sogenannte post-Rezeptorenstörung handelt, sei dahingestellt [11]. Die Bestimmung der C-Peptide (Abb. 2) ist in diesem Zusammenhang außerordentlich interessant, da diese Peptide, die in äquimoralem Verhältnis zum Insulin in der Peripherie auftreten, einen besseren Eindruck von der Funktion der Betazelle geben als die Insulinspiegel [1]. C-Peptide werden ja nur zu einem geringen Prozentsatz in der Leber metabolisiert [8], und Rezeptoren für C-Peptide wurden bisher nicht nachgewiesen.

---

1 6 Dragees zu 0,03 mg Äthinylöstradiol und 0,05 mg D-Norgestrel, 5 Dragees zu 0,04 mg Äthinylöstradiol und 0,075 mg D-Norgestrel, 10 Dragees zu 0,03 mg Äthinylöstradiol und 0,125 mg D-Norgestrel

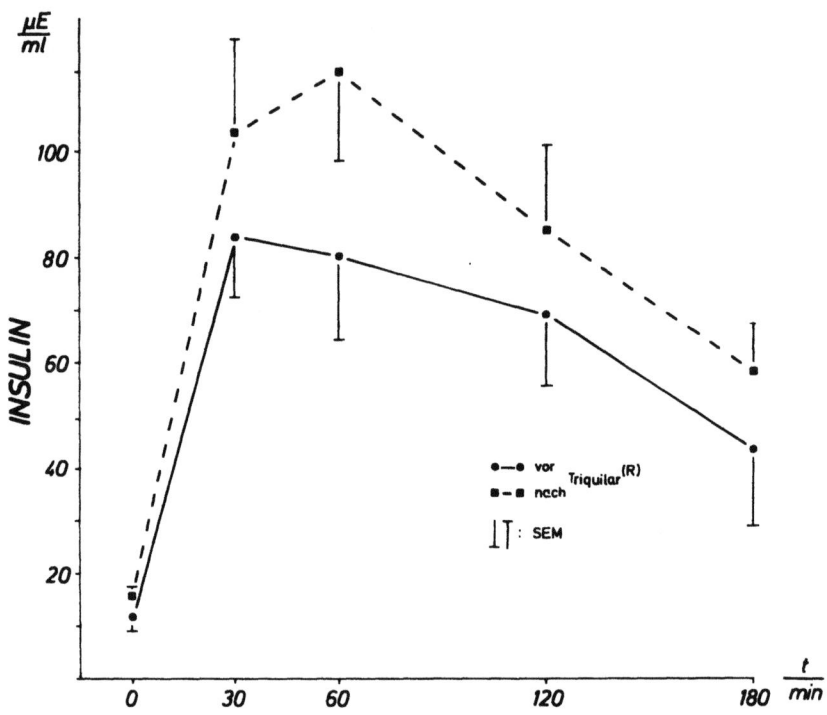

Abb. 1. Insulinsekretion (Mittelwerte) nach Gabe von 100 g Traubenzucker vor und nach 3monatiger Anwendung von Triquilar ($n = 14$)

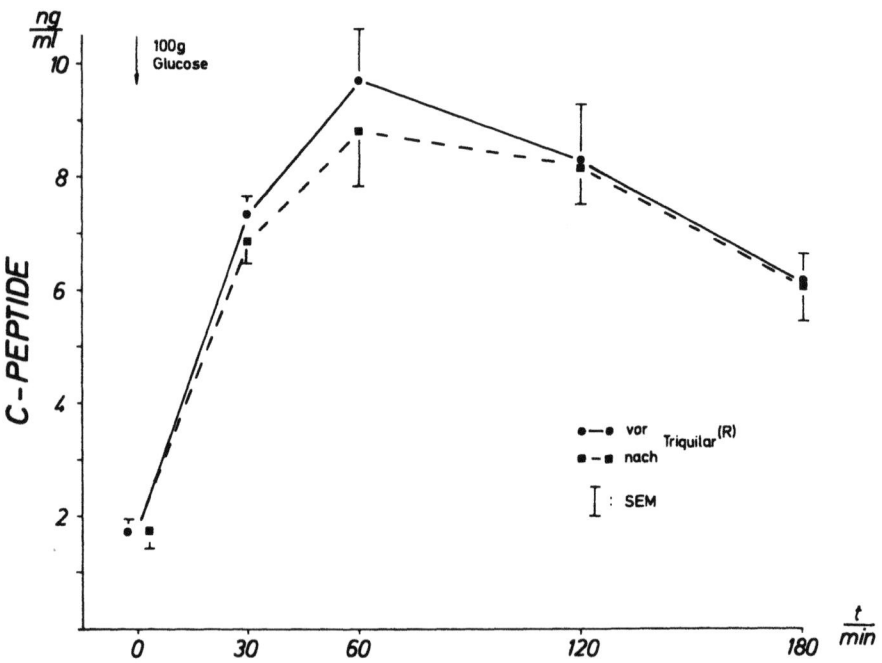

Abb. 2. Mittelwerte der C-Peptide im oralen Glukosebelastungstest vor und nach 3monatiger Anwendung von Triquilar ($n = 14$)

In unserer Versuchsanordnung sind die C-Peptide nach 3monatiger Anwendung von antikonzeptionellen Steroiden weder basal noch unter Provokation gegenüber den Ausgangswerten verschieden. Zu allen Zeitpunkten finden sich weitgehend identische Werte.

Wie erklären sich diese Unterschiede zwischen C-Peptid- und Insulinwerten? Möglicherweise wird durch hormonale Kontrazeptiva der Insulinabbau in der Leber verzögert. Störungen der Leberfunktion unter Kontrazeptiva wurden auch in anderem Zusammenhang (z. B. beim Bilirubinstoffwechsel und bei der Bromthalein-Clearance) beschrieben [9]. Durch eine so verlängerte Halbswertszeit für Insulin würde dann eine Mehrsekretion vorgetäuscht. Auf eine Störung des Insulinabbaus und nachfolgend eine Verlängerung der Halbwertszeit weist auch die oben dargestellte zeitliche Verschiebung der Insulinmaxima im oralen Glukosebelastungstest hin.

Das von uns beobachtete Verhalten der C-Peptide widerspricht der Vorstellung, daß die unter Ovulationshemmern erhöhten Insulinspiegel Ausdruck einer Mehrsekretion sind, die durch eine verminderte Insulinempfindlichkeit des peripheren Fett- und Muskelgewebes verursacht wird. Möglicherweise verzögern die angewandten Steroide den Insulinabbau in der Leber und führen so zu den erhöhten Insulinspiegeln im peripheren Blut. Die „Insulinresistenz" des peripheren Gewebes wäre dann lediglich ein sekundärer Mechanismus, um den Organismus vor Hypoglykämien zu schützen.

Literatur

1. Beischer W, Heinze E, Keller I, Raptis S, Werner W, Pfeiffer EF (1976) Human C-peptide, part II: clinical studies. Klin Wochenschr 54: 717–725 – 2. Hales CN, Randle PJ (1963) Immunoassay of insulin with insulin antibody precipitate. Biochem J 88: 137–146 – 3. Hausmann L, Groll J, Kaffarnik H (1974) Die Wirkung von unterschiedlich zusammengesetzten Kontrazeptiva auf Insulinsekretion und Kohlenhydrat-Toleranz. Verh Dtsch Ges Inn Med 80: 1269–1272 – 4. Hausmann L, Kaffarnik H (1975) Einfluß von Ovulationshemmern auf den Glukosestoffwechsel. Dtsch Med Wschr 100: 1703–1709 – 5. Hausmann L (1979) Hormonale Kontrazeptiva und Glukosestoffwechsel. Int Welt 7: 247–252 – 6. Hausmann L, Goebel KM, Klähn O, Kaffarnik H (1975) Insulin- und Proinsulin-Sekretion bei Anwendung antikonzeptioneller Steroide. Klin Wochenschr 53: 853–860 – 7. Heding LG (1975) Radioimmunological determination of human C-Peptid in Serum. Diabetologia 11: 541 – 8. Katz AJ, Rubenstein AH (1973) Metabolism of proinsulin, insulin and C-peptide in the rat. J Clin Invest 52: 1113–1121 – 9. Plotz EJ (1970) Nebenwirkungen antikonzeptioneller Steroide. Geburtsh Frauenheilkd 3: 194–211 – 10. Waine H, Frieden EH, Caplan HI, Cole T (1963) Metabolic effects of enovid in rheumatoid patients. Arthritis Rheum 6: 796–801 – 11. Wigand JP, Blachfard WS (1979) Downregulation of insulin receptors in obese men. Diabetes 28: 287–291

Willms, B., Sachse, G., Unger, H. (Fachklinik für Diabetes und Stoffwechselkrankheiten, Bad Lauterberg):
Wirkung des neuen Glykosidhydrolasenhemmers Acarbose (Bay g 5421) auf den Stoffwechsel von Diabetikern

Acarbose (Prüfzeichnung Bay g 5421) ist ein neuer Glykosidhydrolaseninhibitor, der durch eine Hemmung der Spaltung von Disacchariden im Darm zu einer Verzögerung der Resorption von Kohlenhydraten aus dem Darm führt. Um die

Wirkung von Acarbose auf den Stoffwechsel von Diabetikern zu beurteilen, wurden je zwölf mit Tabletten und zwölf mit Insulin behandelte Diabetiker zusätzlich mit Acarbose behandelt. In einer dritten Studie untersuchten wir, ob Acarbose, einmal täglich in einer Dosis von 200 mg morgens gegeben, die gleiche Wirkung hat wie eine dreimalige tägliche Gabe von 200 mg.

Methodik

Alle drei Studien wurden als Doppelblind-Cross-over-Studien mit randomisierter Verteilung der Prüfperioden von je 7 Tagen Dauer an hospitalisierten Patienten durchgeführt. Diät und medikamentöse Diabetestherapie wurden nicht geändert. Vor Beginn der Studie und am Ende jeder Prüfperiode wurden engmaschige Tagesprofile (21 Blutzuckerwerte) gemessen. Der Mittelwert dieser 21 Blutzuckerbestimmungen ist der mittlere Blutzucker. Das Integral des Blutzuckeranstiegs ist nach der Trapezoidregel ohne Subtraktion des Nüchternblutzuckers berechnet und in mg/dl 24 h angegeben. Die Amplitude der Blutzuckerschwankungen ist die Differenz zwischen dem höchsten postprandialen und dem niedrigsten präprandialen Blutzuckerwert im 24-Std-Profil. Die Signifikanzberechnung erfolgte mit dem Studentschen t-Test für gepaarte Stichproben.

Studie 1: Zwölf oral behandelte Diabetiker, Alter 59 ± 10 Jahre, Diabetesdauer 5,4 ± 4,1 Jahre; Vergleich von 6 × 50 mg Acarbose mit Placebo.

Studie 2: Zwölf insulinbehandelte Diabetiker, Alter 41 ± 13 Jahre, Diabetesdauer 11 ± 7,5 Jahre; Vergleich von 6 × 50 mg Acarbose mit Placebo.

Studie 3: 13 oral behandelte Diabetiker, Alter 63 ± 11 Jahre, Diabetesdauer 9,4 ± 3,9 Jahre; Vergleich von 1 × 200 mg Acarbose morgens mit 3 × 200 mg Acarbose.

Tabelle 1. Nüchternblutzucker, mittlerer Blutzucker, Integral des Blutzuckeranstiegs und Amplitude der Blutzuckerschwankungen bei zwölf oral behandelten und zwölf insulinbehandelten Diabetikern (Mittelwert ± SEM)

	Vorperiode	Placebo	Acarbose	p
Oral behandelte Diabetiker				
Nüchtern-Blutzucker mg/dl	163 ± 18,8	141 ± 16,7	130 ± 18,2	n.s.
Mittlerer Blutzucker mg/dl	162 ± 12,1	157 ± 12,4	140 ± 10,7	< 0,005
Integral mg/dl · 24 h	3.564 ± 235	3.421 ± 201	3.112 ± 191	< 0,005
Amplitude mg/dl	112 ± 9,5	119 ± 6,1	96 ± 6,4	< 0,005
Insulinbehandelte Diabetiker				
Nüchtern-Blutzucker mg/dl	179 ± 19,9	184 ± 21,1	173 ± 18,8	n.s.
Mittlerer Blutzucker mg/dl	180 ± 23,1	192 ± 23,9	161 ± 20,2	< 0,005
Integral mg/dl · 24 h	3.612 ± 290	3.857 ± 383	3.109 ± 358	< 0,005
Amplitude mg/dl	171 ± 21,4	168 ± 19,1	147 ± 16,5	n.s.

p-Wert im Vergleich von Acarbose zu Placebo, n.s. = nicht signifikant

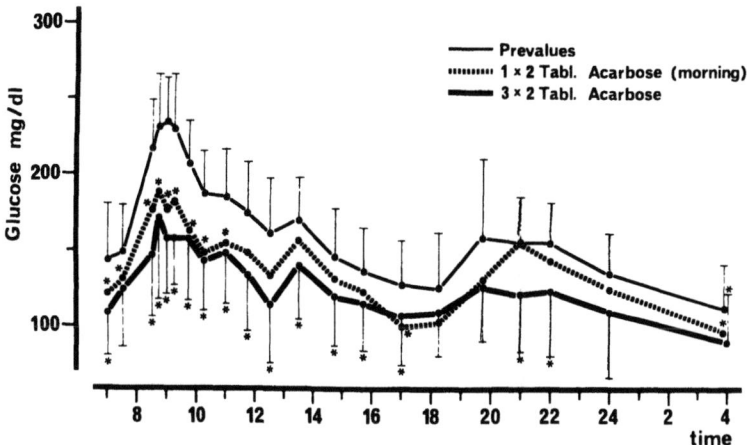

Abb. 1. Engmaschige Blutzuckertagesprofile von 13 oral behandelten Diabetikern vor (prevalues) und nach je siebentägiger Behandlung mit 1 × 200 mg Acarbose bzw. 3 × 200 mg Acarbose. Mittelwert ± 1 SD. * = Signifikant unterschieden gegenüber den Vorwerten

Ergebnisse und Diskussion

Tabelle 1 zeigt, daß die zusätzliche Therapie von Acarbose den mittleren Blutzucker und das Integral des Blutzuckeranstiegs sowohl bei oral behandelten sowie bei insulinbehandelten Diabetikern senkt. Bei oral behandelten Diabetikern wird auch die Amplitude der Blutzuckerschwankungen signifikant gesenkt. Dies spricht dafür, daß vor allem die postprandialen Blutzuckeranstiege vermindert werden. Deshalb ist die Amplitude bei den insulinbehandelten Patienten nicht vermindert.

Viele Patienten klagten über unangenehme Nebenwirkungen, wie Meteorismus und Flatulenz. Deshalb versuchten wir die Dosis von Acarbose zu verringern. Da das größte therapeutische Problem bei den meisten oral kompensierten Diabetikern die Senkung des morgendlichen postprandialen Blutzuckeranstiegs ist, gaben wir Acarbose nur einmal morgens und verglichen mit einer dreimaligen Dosis. Abb. 1 zeigt, daß der Effekt der einmaligen morgendlichen Gabe fast gleich ist wie der der dreimaligen Dosis, lediglich der im Vergleich zum morgendlichen Blutzuckeranstieg unbedeutendere postprandiale Anstieg nach dem Abendessen ist durch die morgendliche Acarbose nicht beeinflußt.

In dieser Studie klagte nur ein Patient über Nebenwirkungen, so daß die Frage der Verminderung der Nebenwirkungen nicht gesichert werden konnte.

Nach unseren Untersuchungen kann Acarbose eine nützliche zusätzliche Therapie bei oral behandelten und bei insulinpflichtigen Diabetikern sein. Eine einmalige morgendliche Gabe mag für den erwünschten therapeutischen Effekt ausreichend sein.

Drost, H., Gierlich, P. (Med. Klinik des Städt. F.-Sauerbruch-Klinikums Wuppertal), Spengler, M. (Bayer-Forschungszentrum Wuppertal), Jahnke, K. (Med. Klinik des Städt. F.-Sauerbruch-Klinikums Wuppertal):
Blutglucose und Seruminsulin nach oraler Applikation von Palatinit im Vergleich zu Glucose bei Diabetikern vom Erwachsenentyp

Die leicht löslichen und schnell resorbierbaren Kohlenhydrate (Glucose, Saccharose und Maltose) sind bekanntlich für die Diättherapie des Diabetes mellitus ungeeignet und werden bisher besonders in diätetischen Lebensmitteln durch die Zuckeraustauschstoffe Fruktose und Polyole (Sorbit und Xylit) ersetzt. Ihr Vorteil liegt in der z. T. insulinunabhängigen Verwertung und der im Vergleich zu Glucose langsameren Resorption im Darm. Fruktose, Xylit und Sorbit werden allerdings wie Kohlenhydrate voll energetisch genutzt.

Palatinit ist ein neuer Zuckeraustauschstoff. Interessant ist, daß der Rohstoff zur Herstellung von Palatinit die Saccharose ist. Saccharose wird zunächst durch Mikroorganismen (Protaminobacter rubrum) enzymatisch zu Isomaltulose, einem reduzierenden Disaccharid transglucosidiert.

In einem zweiten Schritt erfolgt durch eine Hydrierung die Umwandlung von Isomaltulose zu einem äquimolaren Gemisch aus zwei Disacchariden, nämlich Alpha-D-Glucopyrasido-1,6-Mannit und Alpha-D-Glucopyradiso-1,6-Sorbit [1].

Palatinit ist weiß, nicht hygroskopisch, geruchslos, süßschmeckend und wasserlöslich. Die 1,6-glycosidische Bindung im Palatinit ist sehr stabil und wird von den Glucosidasen des Menschen kaum gespalten.

Untersuchungen beim Menschen haben ergeben, daß intestinale Alpha-Glucosidasen Maltose, Saccharose und Palatinit in der Relation 100:25:2 spalten. Bei der Spaltung von Palatinit entstehen 50% Glucose, 25% Sorbit und 25% Mannit, die auf bekannten Stoffwechselwegen abgebaut werden. Wegen der langsamen Spaltung von Palatinit gelangt ein Teil in den Dickdarm, wird dort mikrobiell vergoren und entgeht damit der energetischen Nutzung. Anhand von tierexperimentellen Fütterungsversuchen und mit Hilfe der indirekten Kalorimetrie beim Menschen wurde eine energetische Nutzung des Palatinits von 35–47%, verglichen mit Saccharose = 100%, gefunden [2, 3], was zur Folge hätte, für die energetische Nutzung von Palatinit einen Wert von etwa 2 kcal/g anzunehmen.

Diese Eigenschaften machen Palatinit im Gegensatz zu Glucose, Rohrzucker und Maltose, aber auch gegenüber den bisherigen Zuckeraustauschstoffen für den Diabetes mellitus interessant, und es stellt sich in diesem Zusammenhang die Frage, welchen Einfluß Palatinit im Vergleich zu Glucose auf das Verhalten von Blutglucose, Harnzucker und Seruminsulin bei Diabetikern vom Erwachsenentyp ausübt.

In einer kontrollierten, randomisierten Cross-over-Studie erhielten 24 Diabetiker vom Erwachsenentyp jeweils 50 g Palatinit und Glucose in 250 ml Hagebuttentee gekocht morgens zwischen 8.00 und 9.00 Uhr nach 12stündiger Nahrungskarenz. Zwischen den beiden Versuchen lagen mindestens 2 Auslaßtage. Die Glucose wurde im venösen Blut enzymatisch mit der Hexokinasemethode [4], Seruminsulin radioimmunologisch mit der Solid-Phase-Methode [5] vor sowie nach 30, 60, 90, 120 und 180 min gemessen. Außerdem wurde während des Testes im 3stündigen Sammelurin die Glucose quantitativ und das Aceton qualitativ bestimmt. Zur Beurteilung der objektiven Verträglichkeit wurden Parameter der Nieren- und

Leberfunktion sowie des Blutbildes kontrolliert. Mögliche gastrointestinale Nebenwirkungen wurden protokolliert.

Das untersuchte Kollektiv bestand aus 24 diätetisch und mit Sulfonylharnstoffen einstellbaren Diabetikern vom Erwachsenentyp (11 Männer, 13 Frauen) mit einem durchschnittlichen Alter von 68,2 ± 10,0 Jahren und einem Broca-Index von 1,16 ± 0,15. Die durchschnittliche Diabetesdauer betrug 61,2 ± 52,6 Monate. Patienten mit einem insulinpflichtigen Diabetes oder solche, die bereits früher Insulin bekommen hatten oder bei denen eine schlecht eingestellte diabetische Stoffwechsellage vorlag, wurden von den Untersuchungen ausgeschlossen. Dies galt auch für Patienten mit einem Malabsorptions- oder Maldigestionssyndrom.

Die Untersuchungen führten zu folgenden Ergebnissen: Die durchschnittlichen Nüchternwerte für Blutglucose und Seruminsulin lagen in beiden Kollektiven im gleichen Bereich und zeigten keine signifikanten Unterschiede. Nach Gabe von Palatinit war im Vergleich zu Glucose der Blutglucoseanstieg signifikant niedriger. Während im Palatinitkollektiv die Blutglucose von 128 ± 43 mg/dl nur auf maximal 140 ± 46 mg/dl (90 min) anstieg, erreichte die Blutglucose nach Gabe von Glucose einen Anstieg von 130 ± 38 mg/dl auf maximal 262 ± 50 mg/dl (90 min). Die Unterschiede der Glucosekonzentration nach Palatinit- und Glucosegabe waren zu allen Zeitpunkten statistisch signifikant (Abb. 1).

Ähnlich verhielten sich auch die Seruminsulinkonzentrationen. Das Seruminsulin stieg im Palatinitkollektiv von 14,1 ± 6,7 µE/ml auf maximal 18,0 ± 17,3 µE/ml (120 min). Dieser Anstieg war statistisch nicht signifikant. Dagegen stieg nach Glucosebelastung das Seruminsulin von 14,9 ± 9,9 µE/ml auf maximal 42,9 ± 27,5 µE/ml statistisch signifikant an (Abb. 2).

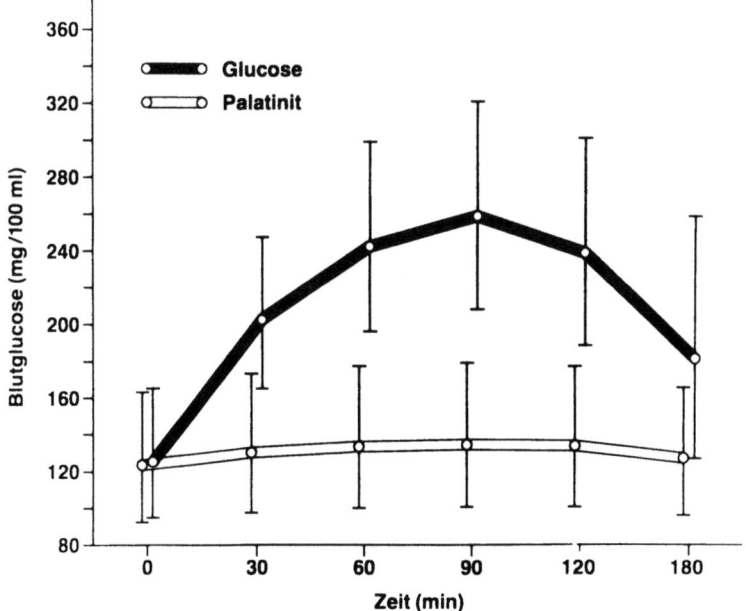

Abb. 1. Blutglucoseverlauf nach oraler Belastung mit 50 g Palatinit bzw. Glucose an 24 Diabetikern vom Erwachsenentyp

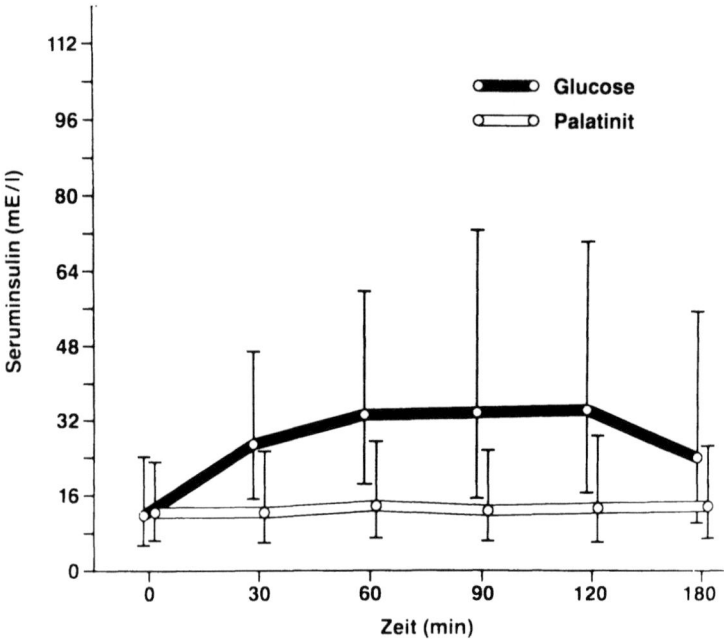

Abb. 2. Seruminsulinverlauf nach oraler Belastung mit 50 g Palatinit bzw. Glucose an 24 Diabetikern vom Erwachsenentyp

Die Überprüfung der Glucosurie und Acetonurie ergaben folgende Ergebnisse: Unter einer Belastung mit Palatinit trat in fünf von 23 Fällen eine Glucosurie zwischen 0,05 und 1,84 g/3 Std auf. Dagegen wurde unter Glucosebelastung in 17 von 22 Fällen eine Glucosurie zwischen 0,07 und 5,5 g/3 Std beobachtet. Der Acetonnachweis im Harn war sowohl nach Glucose- als auch nach Palatinitgabe erwartungsgemäß stets negativ.

Bei der Prüfung der objektiven Verträglichkeit konnten keine pathologischen Veränderungen der Nieren- und Leberfunktionstests sowie des Blutbildes gefunden werden. Subjektiv wurden jedoch unter Palatinit in elf von 24 Fällen (45,8%) und unter Glucose in drei von 24 Fällen (12,5%) Diarrhoen und Blähungen von unterschiedlicher Dauer und Intensität angegeben. Erbrechen wurde nicht beobachtet.

Zusammenfassung

In einer randomisierten Cross-over-Studie wurde an 24 Diabetikern vom Erwachsenentyp die Wirkung einer oralen Belastung mit 50 g Palatinit im Vergleich zu 50 g Glucose auf das Verhalten von Blutglucose, Harnzucker und Seruminsulin untersucht. Unter Palatinit war sowohl der Anstieg der Blutglucose als auch des Seruminsulins im Vergleich zu Glucose signifikant niedriger. Auch die Glucosurie war unter Palatinit im Vergleich zu Glucose signifikant vermindert. Die objektive Verträglichkeit von Palatinit war gut. Subjektiv jedoch wurden in der gewählten Versuchsanordnung häufiger unter Palatinit als unter Glucose Nebenwirkungen (Diarrhoen und Blähungen) beobachtet. Trotzdem scheint Palatinit für die

Diabetes-Diät geeignet, da dieser Zuckeraustauschstoff im Vergleich zur Glucose keine wesentliche Blutzuckeränderung und auch keinen zusätzlichen Insulinverbrauch induziert, außerdem wegen seiner verminderten energetischen Nutzung Vorteile gegenüber anderen Zuckeraustauschstoffen bietet.

Literatur

1. Schiweck H (1979) Palatinit-Herstellung, technologische Eigenschaften und Analytik palatinithaltiger Lebensmittel. Symposium „Lebensmittelqualität und Zusatzstoffe", 4. Mai 1979, Berlin − 2. Grupp U, Siebert G (1978) Metabolism of hydrogenated palatinose, an equimolar mixture of α-D-glucopyranosido-1,6-sorbitol and α-D-glucopyranosido-1,6-mannitol. Res Exp Med (Berl) 173: 261−278 − 3. Gau W, Kurz I, Müller L, Fischer E, Steinle G, Grupp U, Siebert G (1979) Analytische Charakterisierung von Palatinit. Z Lebensm Unters Forsch 168: 125−130 − 4. Grady HJ, Lamar MA (1959) Glucose determination by automatic chemical analysis. Clin Chem 5: 542−550 − 5. Wide L, Porath J (1966) Radioimmunoassay of proteins with the use of Sephadex-coupled antibodies. Biochim Biophys Acta 130: 257−259

Böttger, I. (Nuklearmed. Klinik und Poliklinik der TU München), Dietze, G., Wicklmayr, M., Häring, H. U., Schifman, R. (III. Med. Klinik des Akadem. Lehrkrankenhauses München-Schwabing):
Studien zum Antagonismus von Insulin und Glucagon bei der Regulation der hepatischen Glucoseabgabe*[*]

Untersuchungen von Felig et al. [1] haben gezeigt, daß bei Verdrei- bis Vervierfachung des Glucagonspiegels eine Verdoppelung der Glucoseabgabe der Leber auftritt, die trotz fortgesetzter Glucagoninfusion nach 30 min wieder auf den Normalwert zurückkehrt. Dabei stieg jedoch der Plasmainsulinspiegel geringfügig von 18 auf 26 µU/ml an, so daß die Reduktion der hepatischen Glucoseabgabe bei der hohen Insulinsensitivität des Lebergewebes dadurch erklärt werden konnte. Untersuchungen von Grill et al. [2], die nach Beginn unserer Studie erschienen, ergaben bei gleicher Dosierung eine Verdoppelung der Glucoseabgabe und registrierten dabei in der Lebervene keinen Anstieg von Insulin und zyklischem AMP (cAMP). Allerdings hatten sie nicht innerhalb der ersten 5 min gemessen, in der normalerweise die höchsten Spiegel zu erwarten sind. Unsere Untersuchungen wurden deshalb so angelegt, daß wir (a) noch weniger Glucagon verabreichten, um sicher keinen Insulinanstieg zu bekommen und (b) sowohl für Insulin- als auch für cAMP in den ersten 3 min Blutabnahmen durchführten. Die vorliegenden Untersuchungen wurden im Rahmen einer größeren Studie über den molekularen Wirkungsmechanismus von Glucagon auf Zellatmung sowie cytosolisches und mitochondriales Redoxpotential des Lebergewebes vorgenommen. Bisher wurden nur vier Probanden untersucht, so daß die Ergebnisse als präliminär zu betrachten sind.

Die Methodik wurde an anderer Stelle ausführlich dargestellt [3]. Lebervenöses Blut wurde durch einen Lebervenenkatheter gewonnen und arterielles Blut durch eine Punktion der Brachialarterie. Die Leberdurchblutung wurde mit Hilfe der ^{133}Xenon-Inhalationstechnik gemessen [4]. Methodik und Präzision der Teste sind

---

[*] Mit Unterstützung des Sonderforschungsbereichs 51, München

an anderer Stelle ausführllich besprochen [9–12]. cAMP wurde in einer Modifikation der Methode von Gilman [5] gemessen. Die statistische Auswertung wurde nach dem Student-*t*-Test vorgenommen [6].

Mit der niedrigen Dosierung von 2 ng/kg · min wurde maximal eine Verdoppelung des Glucagonspiegels hervorgerufen (Abb. 1). Dies reichte jedoch aus, um die arterio-lebervenöse Glucosedifferenz auf das Doppelte ansteigen zu lassen. Trotz dieses hepatischen Effektes stieg der cAMP-Spiegel auch innerhalb der ersten Minuten nicht an. Dabei blieb die arterio-lebervenöse Konzentrationsdifferenz der Gluconeogenesepräkursoren Laktat, Pyruvat, Glyzerin und der Aminosäuren unverändert. Normalerweise beträgt der Anteil der Gluconeogenese an der Glucoseabgabe der menschlichen Leber nach einem Übernachtfasten ca. 20–25%. Errechnet man aus der Durchblutung, die sich unter dem geringen Glucagonantrieb nicht änderte [2] und aus den gemessenen arterio-lebervenösen Differenzen für Glucose, Laktat etc. die Glucoseabgabe der Leber und die Aufnahme der Präkursoren und kalkulierte die letztere stöchiometrisch in Glucose um, dann wurde noch einmal deutlich (Abb. 1), daß die vermehrte Glucoseabgabe unter Glucagon aus dem Glycogen stammt, die Gluconeogeneserate jedoch gleich bleibt.

Obwohl der fehlende Zyklo-Anstieg in der Lebervene nicht bedeuten muß, daß in der Zelle keine genügend hohen Spiegel dieses Mediators auftraten, stimmt das Ergebnis mit Untersuchungen in isolierten Hepatozyten überein, die zeigten, daß physiologische Konzentrationen von Glucagon und zwar eine Aktivierung der

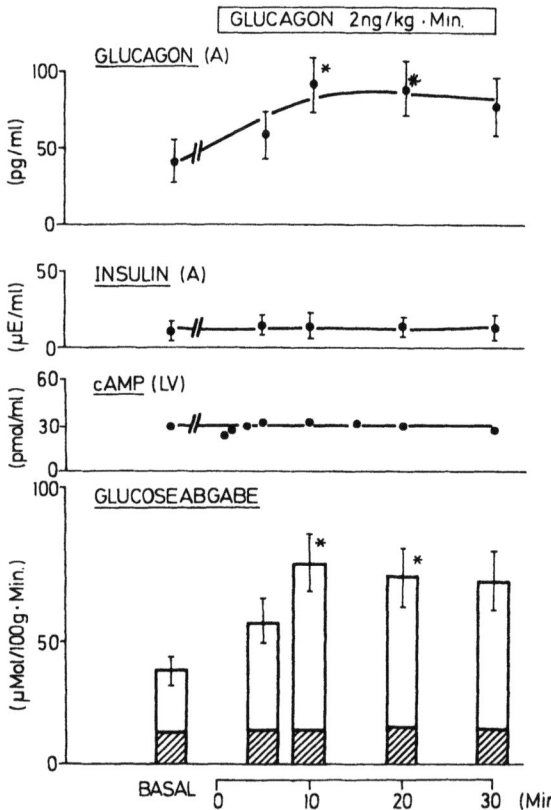

Abb. 1. Arterieller Glucagon- und Insulinspiegel, lebervenöse Konzentration von zyklischem AMP und hepatische Glucoseabgabe sowie Gluconeogeneserate. Mittelwert ± SEM von vier gesunden Probanden. Glucagoninfusion: 2 ng/kg · min. * Signifikanter Unterschied gegen basal, $p < 0{,}05$, Students *t*-Test. ☐ Glycogenolyserate, ▨ Gluconeogeneserate

Glycogenphosphorylase hervorriefen, jedoch gleichzeitig keinen Anstieg des Zyklo-AMP-Spiegels und ebenso keinen Anstieg der Aktivität der cAMP-abhängigen Proteinkinase [7]. Damit kann man allerdings nicht 100%ig sicher ausschließen, daß der cAMP-Anstieg der zu der Aktivierung der Phosphorylase führte, so gering war, daß er mit der angewandten Technik nicht nachweisbar war. Andererseits muß man aufgrund dieser Befunde auch diskutieren, ob neben cAMP nicht noch andere Mechanismen für die Aktivierung der Glycogenolyse verantwortlich sind.

Wie aus der Abb. 1 hervorgeht, wird die Glycogenolyse der Leber im Gegensatz zu den Untersuchungen von Felig et al. [1] nach 30 min nicht spontan reduziert. Dies dürfte wohl daran liegen, daß wir weit geringere Glucagonspiegel erreichen und deshalb keine Insulinsekretionssteigerung hervorrufen.

Da damit bei unserer Versuchsanordnung wahrscheinlich eine reine Glucagonwirkung an der Leber vorlag, schien es uns auch interessant zu kontrollieren, ob auch Effekte auf die Ketogenese zu beobachten waren. Diese Effekte auf die Ketogenese konnten ja bei den bisherigen Untersuchungen infolge der gleichzeitigen Insulinausschüttung durch die höheren Glucagondosen nie beim Gesunden beobachtet werden [8]. Es zeigte sich jedoch, daß der arterielle Fettsäurespiegel unter dem Glucagoneinfluß praktisch gleich blieb, so daß das Angebot nicht ausschlaggebend sein konnte für eventuell auftretende Veränderungen im Fettstoffwechsel der Leber (Abb. 2). Allerdings änderte sich die Fettsäureextraktion ebensowenig, so daß auch die aufgezeichnete Aufnahme an Fettsäuren nicht geändert wurde. Rechnet man die simultane Ketonkörperabgabe 4:1 stöchiometrisch in Fettsäuren um, so erhielt man

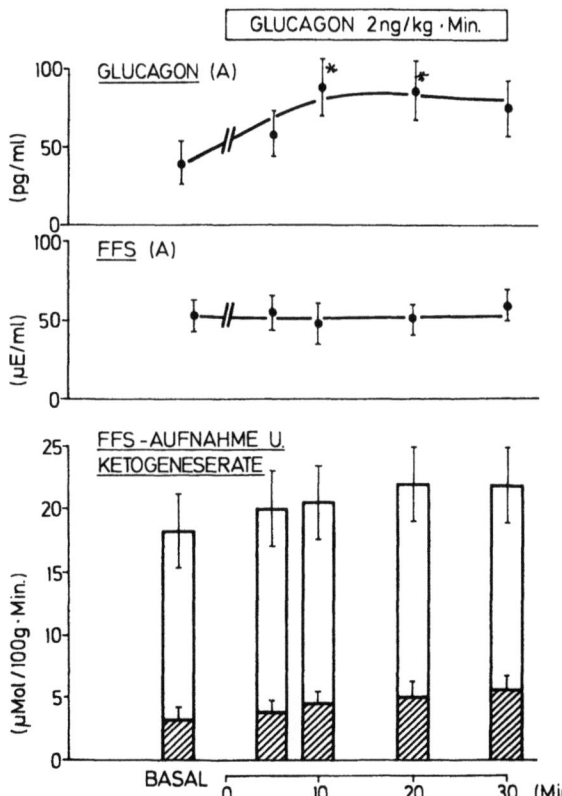

Abb. 2. Arterieller Glucagon- und Fettsäurespiegel sowie hepatische Fettsäureaufnahme und Ketogeneserate. Mittelwert ± SEM von vier gesunden Probanden. Glucagoninfusion: 2 ng/kg · min. * Signifikanter Unterschied gegen basal, $p < 0,05$, Students t-Test. ▨ Ketogeneserate in Fettsäureäquivalenten

den Anteil der Fettsäuren, der in die Keton-Körperabgabe der Leber floß. Wie aus der Abb. 2 zu entnehmen ist, stieg dieser Anteil zwar kontinuierlich, aber nicht signifikant an. Damit war trotz der Verdoppelung der Glucagonspiegel kein Effekt auf die Lipolyse sowie auf die Fettsäureaufnahme und Ketogeneserate der Leber nachzuweisen.

Damit kann man zusammenfassend zu den vorliegenden Untersuchungen Folgendes sagen:

Eine geringe Erhöhung der Glucagonspiegel auf das Doppelte ruft über 30 min eine Verdoppelung der hepatischen Glucoseabgabe hervor. Dies ist auf eine Steigerung der Glycogenolyserate zurückzuführen, während die Gluconeogeneserate konstant bleibt. Dabei sind keine Änderungen der lebervenösen cAMP-Spiegel zu beobachten. Gleichzeitig sind auf den Fettsäure- und Ketonkörperspiegel keine Effekte zu verzeichnen. Die Ergebnisse sprechen dafür, daß die Glucoseabgabe der menschlichen Leber bei physiologisch niedrigen Hormonspiegeln über Änderungen der Glycogenolyserate reguliert wird, wobei neben der Kontrolle durch cAMP auch andere Mechanismen diskutiert werden müssen. Werden höhere physiologische Glucagonspiegel erreicht, dann kommt es meist gleichzeitig zur Steigerung der Insulinsekretion und damit zu einer reflektorischen Limitierung des Glucagoneffektes.

Literatur

1. Felig P, Wahren J, Hendler R (1976) Influence of physiologic hyperglucagonemia on basal and insulin-inhibited splanchnic glucose output in normal man. J Clin Invest 58: 761–765 – 2. Grill V, Cerasi E, Wahren J (1979) Role of cyclic AMP in glucagon-induced stimulation of hepatic glucose output in man. Scand J Clin Lab Invest 39: 689–696 – 3. Dietze G, Wicklmayr M, Hepp KD, Bogner W, Mehnert H, Czempiel H, Henftling HG (1976) On gluconeogenesis of human liver: Accelerated hepatic glucose formation indued by increased precursor supply. Diabetologia 12: 555–561 – 4. Dietze G, Wicklmayr M, Czempiel H, Henftling HG, Mehnert H (1975) On the analysis of the hepatic venous ^{133}Xenon-clearance after the application of the gas by inhalation. Klin Wochenschr 53: 638–540 – 5. Gilman AG (1972) Protein binding assays for cyclic nucleotides. Adv Cyclic Nucleotide Res 2: 9–15 – 6. Snedecor GW, Cochran WG (1967) Statistical methods, 6th ed. Ames, Iowa, Iowa State University Press – 7. Birnbaum MJ, Fain JN (1977) Activation of proteinkinase and glycogen phosphorylase in isolated rat liver cells by glucagon and catecholamines. J Biol Chem 252: 528–531 – 8. McGarry JD, Wright PH, Foster DW (1975) Hormonal control of ketogenesis. Rapid activation of hepatic ketogenic capacity in fed rats by anti-insulin serum and glucagon. J Clin Invest 55: 1202–1206 – 9. Faloona GR, Unger RH (1974) Glucagon. In: Jaffe BM, Behrmann HR (eds) Methods of hormone radioimmunoassay. New York, Academic Press, pp 317–330. – 10. Böttger I, Löffler G (1976) Die radioimmunologische Bestimmung von Insulin und Glukagon. In: Schwiegk H (Hrsg) Handbuch der inneren Medizin, 3. Bd, Teil 6. Forell, MM (Hrsg) Pankreas. Rick, W (Hrsg) Diagnostische Verfahren. Springer, Berlin Heidelberg, S 368–400 – 11. Yalow RS, Berson SA (1960) Immunoassay of endogenous plasma insulin in man. J Clin Invest 39: 1157–1175 – 12. Herbert V, Lau KS, Gottlieb CW, Bleicher S (1965) Coated charcoal immunoassay of insulin. J Clin Endocrinol 25: 1375–1384

Sachse, G., Koch, U., Laube, H. (Med. Univ-Klinik III, Gießen):
Einfluß von kurzfristigen Blutzuckerschwankungen auf die Hb A_{1a-c}-Konzentrationen bei subklinischem Diabetes mellitus und alloxandiabetischen Ratten

Die Bestimmung der Hb A_{1a-c}-Konzentration gilt allgemein als neuer aussagekräftiger Langzeitparameter zur Beurteilung der diabetischen Stoffwechsellage. Neuere Forschungsergebnisse deuten jedoch darauf hin, daß die Bildung zumindest des instabilen Anteils der Hb A_{1a-c}-Fraktion schneller abläuft als bisher angenommen. So konnte gezeigt werden, daß die Inkubation von Vollblut oder Erythrocytenhämolysat mit Glucose schon nach 2 Std zu einem signifikanten Anstieg des Hb A_{1a-c}-Anteils am Gesamthämoglobin führt [1]. Diese in vitro-Versuche warfen die Frage auf, ob ähnlich schnelle Änderungen des Hb A_{1a-c}-Anteils auch in vivo aufträten. Ziel der vorliegenden Studie war es deswegen darzustellen, wie sich die Hb A_{1a-c}-Konzentration während kurzzeitiger Glucosebelastung in vivo verhalten.

Methodik

1. Uns interessierte dabei zum einen das Verhalten der Hb A_{1a-c}-Konzentrationen vor, während und nach einem oralen bzw. intravenösen Glucosetoleranztest bei subklinischen Diabetikern und nichtdiabetischen Kontrollpersonen und zum zweiten die Hb A_{1a-c}-Konzentration vor und nach Induktion einer alloxandiabetischen Stoffwechsellage bei Ratten. Darüber hinaus verfolgten wir die Kinetik der Hb A_{1a-c}-Spiegel bei diesen Ratten nach Einleitung einer entsprechenden Insulintherapie.
1.1. Zur ersten Fragestellung untersuchten wir jeweils 30 Patienten mit subklinischem Diabetes mellitus bzw. 30 nichtdiabetische Kontrollpersonen. Es erfolgte zunächst der Vergleich der Nüchtern-Hb A_{1a-c}-Konzentrationen unter dem Aspekt eines neuen Unterscheidungskriteriums zwischen subklinischem Diabetes mellitus und nichtdiabetischer Stoffwechsellage, dann wurde ein oraler (100 g Glucose) bzw. intravenöser (0,66 g Glucose/kg KG) durchgeführt. Hb A_{1a-c}- und Blutzuckerbestimmungen erfolgten im OGTT nüchtern, nach 30, 60, 90, 120 und 180 min sowie nach 6, 12 und 24 Std. im i.v. GTT nüchtern und nach 5, 10, 20, 30, 40 und 50 min.
1.2. Zur zweiten Fragestellung wurde bei zehn männlichen stoffwechselgesunden Ratten Nüchternblutzucker und Hb A_{1a-c} gemessen. Anschließend erfolgte die Induktion einer alloxandiabetischen Stoffwechsellage. In den folgenden 6 Tagen wurden täglich Hb A_{1a-c} und Blutzucker bestimmt. Vom 7.–23. Tag erhielten die Tiere je nach Blutzuckerhöhe 2–6 IE Insulin/die. Auch unter der eingeleiteten Insulintherapie wurden täglich Hb A_{1a-c} und Blutzucker bestimmt. Die Bestimmung der Hb A_{1a-c}-Werte erfolgte mit dem Fast-Hemoglobin-Test-System der Fa. Panchem.

Ergebnisse

2.1. In dem von uns untersuchten Patientenkollektiv wiesen subklinische Diabetiker signifikant höhere Hb A_{1a-c}-Spiegel auf (5,4 ± 0,6%) als stoffwechselgesunde Kontrollpersonen (6,6 ± 0,3%). Die Diagnose eines subklinischen Diabetes mellitus ist jedoch u. E. durch die Bestimmung des Hb A_{1a-c}-Anteils nicht möglich, da bei beiden Kollektiven die Hb A_{1a-c}-Konzentrationen noch im Normbereich lagen.
2.2. Abb. 1 zeigt das Verhalten von Blutzucker und Hb A_{1a-c} während und bis zu 24 Std nach OGTT bei subklinischen Diabetikern. Die Hb A_{1a-c}-Werte vor Beginn des Tests wurden gleich Null gesetzt und der Anstieg (ΔHb A_{1a-c}) von diesem Wert aus berechnet. Dadurch wurde eine Beeinflussung der Meßergebnisse durch unterschiedlich hohe Ausgangswerte bei subklinischen Diabetikern und nichtdiabetischen Kontrollpersonen vermieden. Bereits 30 min nach Testbeginn war der Anteil von

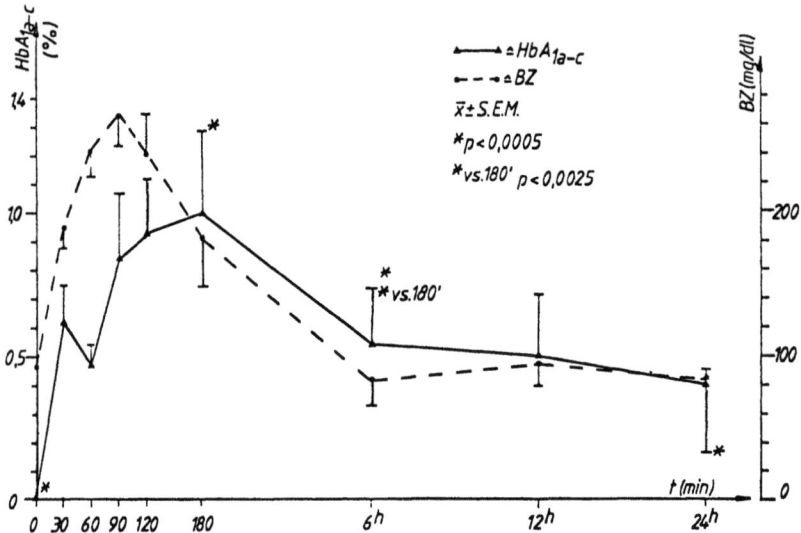

Abb. 1. Hb A_{1a-c} und Blutzucker vor, während und nach einem oralen Glucosetoleranztest bei subklinischen Diabetikern ($n = 30$). Veränderungen der Hb A_{1a-c}-Konzentration während der Belastung wurden als ΔHb A_{1a-c}-Wert berechnet

Hb A_{1a-c} am Gesamthämoglobin signifikant angestiegen und nahm weiter kontinuierlich bis zu einem Maximum 180 min nach Testbeginn zu. Bis zu 24 Std nach Testbeginn kam es dann zu einem deutlichen Abfall des Hb A_{1a-c}-Anteils, die Werte lagen aber dann immer noch signifikant über dem Ausgangswert. Die stoffwechselgesunde Kontrollgruppe zeigte bei entsprechend niedrigeren Ausgangswerten ein vergleichbares Verhalten.

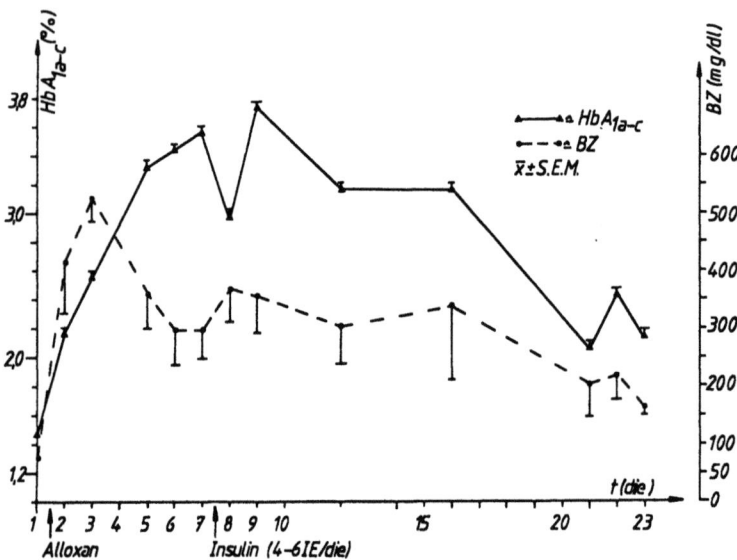

Abb. 2. Verhalten von Hb A_{1a-c} und Nüchternblutzucker bei alloxandiabetischen Ratten ($n = 7$) vor und während einer Insulintherapie

2.3. Im i.v. GTT (Abb. 2) zeigten die subklinischen Diabetiker bereits nach 5 min einen signifikanten Anstieg der Hb A_{1a-c}-Werte, nach 40 min war der höchste Wert erreicht, nach 50 min war dann bereits wieder ein Abfall der Hb A_{1a-c}-Konzentrationen zu beobachten, jedoch waren auch hier die 50 min-Werte noch signifikant gegenüber dem Ausgangswert erhöht. Stoffwechselgesunde Personen zeigten wiederum ein vergleichbares Verhalten der Hb A_{1a-c}-Werte.

2.4. Bei den alloxandiabetischen Ratten war der Blutzucker 2 Tage nach Induktion der diabetischen Stoffwechsellage im Mittel auf 500 mg/dl angestiegen. Bis zum 7. Tag fielen die Blutzuckerwerte dann im Mittel auf 300 mg/dl ab. An diesem Tag wurde mit der Insulintherapie begonnen. Ein deutlicher weiterer Abfall der Blutzuckerkonzentrationen erfolgte dann im Mittel erst vom 11. Tag ab. 16 Tage nach Beginn der Insulintherapie lagen die Blutzuckerwerte m Mittel bei 160 mg/dl. Der Anteil des Hb A_{1a-c} am Gesamthämoglobin betrug vor Induktion der diabetischen Stoffwechsellage 1,5%. Nach Alloxaninjektion nahm die Hb A_{1a-c}-Konzentration bis zum 9. Tag, also über den Beginn der Insulintherapie hinaus, auf 4,1% zu. Bis zum 23. Tag erfolgte dann ein kontinuierlicher Abfall der Hb A_{1a-c}-Werte bis auf 2,2%.

Diskussion

3. Unsere Ergebnisse zeigen, daß Änderungen der Blutglucosekonzentration schneller zu Änderungen des Hb A_{1a-c}-Anteils führen als bisher angenommen. Die Hb A_{1a-c}-Konzentration gibt zwar die durchschnittliche Blutzuckerkonzentration wieder, jedoch ist bei der Beurteilung des Hb A_{1a-c}-Wertes zu beachten, daß ein erhöhter Blutglucosegehalt wenige Stunden vor der Messung den Anteil der glycosilierten Hämoglobine ansteigen läßt. Gerade bei labiler diabetischer Stoffwechsellage muß somit die Wertigkeit der Hb A_{1a-c}-Bestimmung einer kritischen Überprüfung unterzogen werden. Die raschen Veränderungen der Hb A_{1a-c}-Konzentrationen werden vermutlich durch instabile Verbindungen bewirkt [2, 3]. Diese instabilen Verbindungen lassen sich bisher nur mit sehr aufwendigen Methoden vom stabilen Hb A_{1c} trennen. Als wirklich aussagekräftiger Langzeitparameter der diabetischen Stoffwechsellage können die glycosilierten Hämoglobine deswegen u. E. erst dann gelten, wenn Trennmethoden zur Verfügung stehen, die es ermöglichen auch in der Routinediagnostik die instabilen Verbindungen von der stabilen Fraktion zu trennen.

Literatur

1. Niederau C, Reinauer H (1979) In vitro- und in vivo-Untersuchungen über Hämoglobin A_{1c}. 14. Kongreß der Deutschen Diabetesgesellschaft Freiburg − 2. Stevens VJ, Vlassara H, Abati A, Cerami A (1977) Nonencymatic Glycosilation of Hemoglobin. J Biol Chem 252: 2998−3002 − 3. Svendsen PA, Christiansen JS, Weidinger B, Nerup J (1979) Fast glycosilation of Hemoglobin. Lancet 17: 603

Schifman, R., Dietze, G., Wicklmayr, M., Mehnert, H. (III. Med. Klinik des Akadem. Lehrkrankenhauses Schwabing, München), Böttger, I. (Nuklearmed. Abt. der TU München):
„Insulin Like Activity" von Bradykinin auf den Aminosäurenstoffwechsel des Skelettmuskels*

Neben Insulin führt Muskelarbeit zu einer Steigerung der Glukoseaufnahme in den Skelettmuskel [1, 2], weshalb früher ein „muscle activity factor" postuliert wurde [3]. Heute weiß man jedoch, daß auch für diesen Effekt unter Muskelarbeit geringe Mengen Insulin notwendig sind [4]. Neueste Untersuchungen lassen vermuten, daß endogene Kinine, welche während Muskelarbeit und Hypoxie freigesetzt werden [19], an dieser Regulation des Kohlenhydratstoffwechsels beteiligt sind. Sie scheinen dabei über eine Verbesserung der Insulinwirksamkeit zum Effekt zu führen [5—8]. So rief intraarteriell infundiertes, exogenes Bradykinin in physiologischen Dosen (10^{-11} M/l) bei niedrigen Insulinspiegeln im ruhenden Muskel eine Steigerung der Glukoseaufnahme sowie einen korrespondierenden Abfall der muskulären Laktat- und Fettsäurenabgabe hervor [22]. Ähnliche Ergebnisse wurden unter Muskelarbeit, Hypoxie und operativen Streßzuständen an Gesunden und Diabetikern erzielt. Da auch der Aminosäurestoffwechsel durch Insulin und Muskelarbeit gleichartig beeinflußt wird [9—13], stellte sich die Frage, ob Kinine auch an diesem Insulineffekt beteiligt sind. Hierzu wurden 21 gesunde, klinisch vergleichbare Probanden untersucht. Die Experimente fanden nach einem Übernachtfasten ohne Prämedikation statt. Die Katheterisierung einer tiefen Muskelvene sowie der Brachialarterie wurden an anderer Stelle ausführlich beschrieben [5, 7]. Arterielle und tiefvenöse Blutproben wurden alle 10 min während einer 30minütigen Basalperiode und einer 30—40minütigen Testperiode simultan entnommen. Die Testgruppen erhielten folgende Infusion in die Brachialarterie:

Gruppe I: Altinsulin CS (Hoechst AG, Frankfurt) 250 µE/kg · min in 0,2 ml/min NaCl-Lösung. 3 min nach dem Beginn der Insulininfusion wurde 1 mg/kg · min Glukose in eine Antecubitalvene verabreicht.

Gruppe II: Synthetisches Bradykinin (Sandoz AG, Basel) 0,15 ng/kg · min in 0,2 ml/min NaCl-Lösung.

Gruppe III: Papaverin (E. Merck AG, Darmstadt), 2 µg/kg · min in 0,2 ml/min NaCl-Lösung. Die Durchblutung wurde entweder durch intraarterielle Injektion von ^{133}Xenon sowie Registrierung der tiefvenösen ^{133}Xenonkonzentrationen oder mit der Venenverschlußplethysmographie [15] gemessen. Die Aminosäuren wurden mit einem Beckmann Multichrome-Analyzer Modell 119CL mit B-2-thienyl-Alanin als internen Standard bestimmt. Die Analyse der Sauerstoffkonzentration erfolgte fotometrisch [16], die des Seruminsulins mit Hilfe einer Modifikation des von Yallow und Berson beschriebenen RIA [17]. Die statistische Auswertung erfolgte nach dem Student-*t*-Test.

Wie von anderen Autoren früher beschrieben [9—13], rief Insulin in der verwendeten Konzentration bei gleichbleibender Durchblutung und Sauerstoffaufnahme deutliche Veränderung der arterio-tiefvenösen Differenzen der Aminosäuren sowie ihrer Utilisationsraten hervor (Abb. 1). So konnten signifikante Abnahmen der muskulären Abgabe von Valin, Leucin, Isoleucin, Glycin, Prolin, Threonin und Phenylalanin gemessen werden. Bradykinin und Papaverin riefen

---

* Mit Unterstützung des Sonderforschungsbereichs 51, München

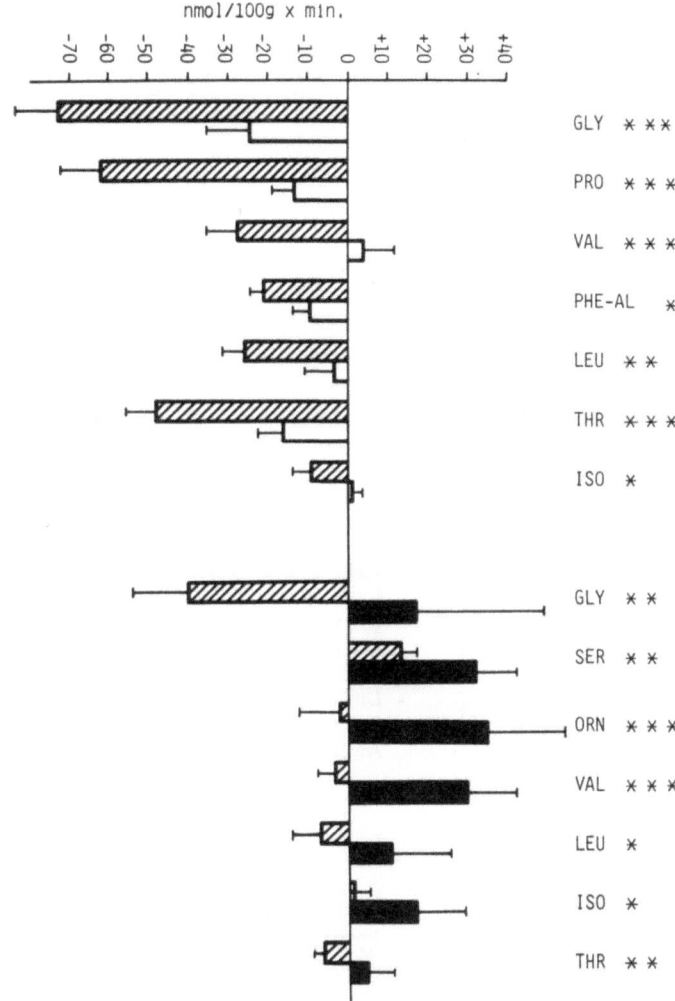

Abb. 1. Utilisationsraten der Aminosäuren gezeigt als Mean ± SEM der Insulingruppe ($n = 9$; offene Säulen) und der Bradykiningruppe ($n = 7$; dunkle Säulen) im Vergleich zum Basal (schraffierte Säulen). Signifikante Unterschiede zum Basal (* p 0,05, ** p 0,02 und *** p 0,001 im unpaired t-Test)

beide eine etwa 2–3fache Durchblutungssteigerung und eine korrespondierende Verminderung der $AVDO_2$ hervor, so daß der Sauerstoffverbrauch gleichblieb. Während unter Bradykinin eine signifikante Reduktion der muskulären Abgabe von Valin, Leucin, Isoleucine, Glycin, Serin, Tyrosin und Ornithin zu registrieren war, ließ Papaverin den Aminosäurenstoffwechsel des Skelettmuskels unbeeinflußt (Abb. 1).

Obwohl das Muster der Aminosäuren, deren Abgabe Insulin beeinflußte, von Publikation zu Publikation verschieden ist [9, 10, 13], sind die verzweigtkettigen Aminosäuren immer von der Insulinwirkung betroffen. Das gleiche gilt für die Berichte über den Effekt der Muskelarbeit auf die Aminosäurebilanzen des Skelettmuskels [11, 12]. Es ist deshalb bemerkenswert, daß bei physiologischen

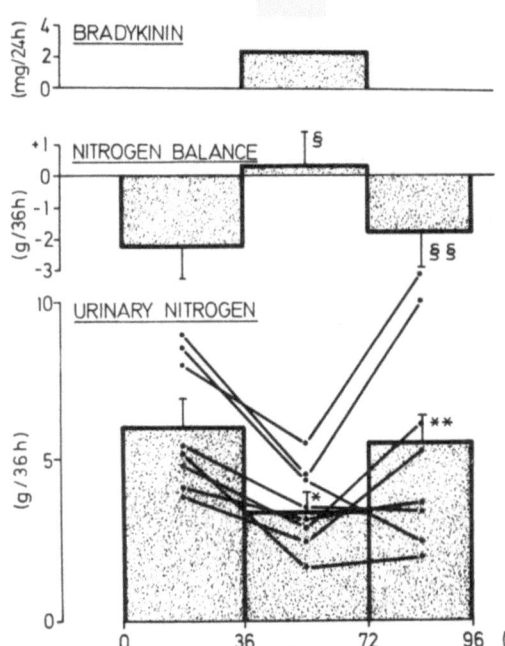

Abb. 2. Stickstoffausscheidung im Urin sowie Stickstoffbilanzen von acht Patienten vor, während und nach Bradykinin (BK)-Infusion (i. v. 80 µg/Std) unter parenteraler Ernährung. Signifikante Differenzen zwischen Basal und BK (* $p < 0,005$, § $p < 0,05$) sowie BK und Auslaßperiode (** $p < 0,1$, §§ $p < 0,1$)

Konzentrationen (10^{-11} M/l) von Bradykinin im Blut ähnliche Veränderungen wie unter Insulin gesehen wurden. Eine Perfusionssteigerung konnte nicht allein für die Stoffwechselwirkung verantwortlich sein, da Papaverin eine vergleichbare Durchblutungssteigerung, aber keinen Effekt auf den Aminosäurenstoffwechsel verursachte. Dies läßt vermuten, daß die Kinine die verbesserte Insulinsensitivität des Gewebes nicht nur durch eine Erweiterung des kapillaren Gefäßbettes [22], sondern auch durch eine weitere uns bisher unbekannte metabolische Wirkung hervorrufen. Ob die Verbesserung der negativen Aminosäurebilanzen durch eine Steigerung des Transports der Aminosäuren in die Zelle oder durch eine Hemmung der Proteolyse oder durch eine Steigerung der Proteosynthese zu erklären sind, läßt die verwendete Methodik nicht differenzieren. Eine Normalisierung der Stickstoffbilanz bei postoperativen [21] und internistischen Patienten (Abb. 2) unter dem Einfluß von Bradykinin läßt jedoch an eine verringerte Katabolie der Proteindepots, also im wesentlichen im Skelettmuskel, denken. Auch diese Wirkung der Kinine ist eine insulinähnliche Wirkung, da Anhebung der Insulinspiegel den gleichen Effekt in den geschilderten Situationen hervorruft [20].

Damit unterstreichen diese neuen Ergebnisse die Auffassung (für ein Review siehe [22]), daß endogene Kinine an der Modulation der Insulinsensitivität des Skelettmuskelgewebes, vor allem unter Arbeit und unter Hypoxie, beteiligt sind.

Literatur

1. Randle PJ, Smith GH (1958) Regulation of glucose uptake by muscle. Biochem J 70: 490–508 – 2. Karpatkin S, Helmreich E, Cori CF (1965) Regulation of glycolysis in muscle. J Biol Chem 239: 3139 – 3. Goldstein MS (1961) Humoral nature of hypoglycemia in muscular exercise. Am J Physiol 200: 67–70 – 4. Berger M, Hagg S, Ruderman NB (1975) Glucose metabolism in perfused skleletal muscle. Biochem J 146: 231–238 – 5. Dietze G, Wicklmayr M, Böttger I, Mayer L (1978) Inhibition of insulin action on glucose uptake into skeletal muscle by a kallikrein-Trypin inhibitor. Hoppe-Seylers Z Physiol Chem 359: 1209–1215 – 6. Wicklmayr M, Dietze G, Mayer L, Böttger I, Grunst J (1979) Evidence for an involvement of kinin liberation in the priming action of insulin on glucose uptake into skeletal muscle. FEBS Lett 98: 61–65 – 7. Dietze G, Wicklmayr M (1977) Evidence for a participation of kallikrein-kinin-system in the regulation of muscle in metabolism during muscular work. FEBS Lett 74: 205–208 – 8. Dietze G, Wicklmayr M, Mayer L (1977) Evidence for a participation of the kallikrein-kinin-system in the regulation of muscle metabolism during hypoxia. Hoppe Seylers Z Physiol. Chem 358: 633–638 – 9. Pozefsky T, Felig P, Tobin J, Soeldner J, Cahill F (1969) Amino acid balance across tissues of the forearm in postabsorption man. J Clin Invest 48: 2273–2282 – 10. Wahren JP, Felig E, Cerasi E, Luft R (1972) Splanchnic and peripheral glucose and amino acid metabolism in diabetes mellitus. J Clin Invest 51: 1870–1878 – 11. Wahren J, Hagenfeldt L, Felig P (1975) Splanchnic and leg exchange of glucose, amino acids and free fatty acids during exercise in diabetes mellitus. J Clin Invest 55: 1303–1314 – 12. Felig P, Wahren J (1971) Amino acid metabolism in exercising man. J Clin Invest 50: 2703–2714 – 13. Carlsten A, Hallgren B, Jagenburg R, Werkö L (1966) Arterial concentrations of free amino acids in healthy individuals at rest and after insulin infusion. Acta Med Scand 179: 361–370 – 14. Tønnesen VH, Seyrsen P (1967) Measurement of muscle blood flow in the human forearm with radioactive Xenon. Circ Res 20: 552–564 – 15. Whitney RJ (1953) The measurement of volume changes in human limbs. J Physiol 121: 1–9 – 19. Zijlstra WC (1960) Reflexionsoxymetrie. In: Kramer K (ed) Osymetrie. Thieme, Stuttgart, pp 98–116 – 17. Herbert U, Lau Kam-Seng, Gottlieb GW, Bleicher S (1965) Coated charcoal immunoassay of insulin. J Endocrinol 25: 1375–1379 – 18. Zierler KL (1961) Theory of the use of arterio-venous concentration differences for measuring metabolism in steady and non-steady states – 19. Allwood MI, Lewis GP (1963) Bradykinin in human blood during vasodilation. J Physiol. 166: 47–52. – 20. Waterloo JC, Garlick PJ, Millward DJ (eds) (1978) Protein turnover in mammalian tissues and in the whole body. North-Holland, Amsterdam, p 625 – 21. Wicklmayr M, Dietze G, Gunther B, Böttger I, Mayer L, Janetschek P (1979) Improvement of glucose assimilation and protein degradation by bradykinin in maturity onset diabetics and in surgical patients. Adv Exp Med Biol 12A – 22. Dietze G, Wicklmayr M, Gunther B, Lichtneckert E, Böttger I, Geiger R, Waczek SL, Janetschek P, Mehnert H, Czempiel H, Henftling HG, Fritz H, Pabst HP, Heberer G (1979) Kininsystem und Regulation des Muskelstoffwechsels. Verh Dtsch Ges Inn Med 85: 1512–1525

Prager, R., Schernthaner, G., Mühlhauser, I., Müller, M. (II. Med. Univ.-Klinik Wien):

Einfluß von Diabetestyp, Stoffwechselkontrolle (HbA1), Therapieform und Diabetesdauer auf HDL-Cholesterin und Plasmalipide bei Typ-I- und Typ-II-Diabetes mellitus

Einleitung

Bei Patienten mit Diabetes mellitus besteht gegenüber der Normalbevölkerung ein deutlich erhöhtes Risiko für atherosklerotische Spätschäden. Unter einer Anzahl von Faktoren, die in der Pathogenese der diabetischen Gefäßveränderungen diskutiert werden, dürften Fettstoffwechselstörungen eine nicht unbedeutende Rolle spielen. Während bei nichtdiabetischen Patienten ein negativer Zusammenhang zwischen Lipoproteinen hoher Dichte und klinisch manifesten atherosklerotischen Gefäßveränderungen durch viele Studien [8, 10, 16, 17, 21, 24] belegt ist, konnte eine klare negative Assoziation zwischen HDL-Cholesterinwerten und Atheroskleroserisiko bei Diabetikern bisher nicht nachgewiesen werden. So wurden bei Patienten mit Diabetes mellitus im Vergleich zur Normalbevölkerung erniedrigte [13], normale [1], aber auch erhöhte [18] HDL-Cholesterinwerte in Abhängigkeit von Diabetestyp und Therapieform berichtet.

Im Rahmen der vorliegenden Studie wurden die Plasmalipide und HDL-Cholesterinkonzentrationen bei Patienten mit Typ-I- und Typ-II-Diabetes mellitus im Vergleich zu entsprechenden Kontrollpersonen untersucht. Zusätzlich sollte ein möglicher Einfluß von Therapie und diabetischer Stoffwechselkontrolle auf Plasmalipid und HDL-Cholesterinkonzentrationen untersucht werden.

Patienten und Methoden

Bei 90 Patienten (51 Männer und 39 Frauen) mit Typ-I-Diabetes mellitus und 171 Patienten (66 Männer und 105 Frauen) mit Typ-II-Diabetes mellitus wurden über einen Zeitraum von 5 Monaten Triglycerid-, Cholesterin- und HDL-Cholesterinspiegel bestimmt. Der diabetische Kontrollgrad wurde mit Hilfe des glykosylierten Hämoglobin erfaßt. 160 gesunde Kontrollpersonen (80 Männer, 80 Frauen) mit einem durchschnittlichen Alter von 31,5 Jahren dienten als Vergleichsgruppe zu den Typ-I-Diabetespatienten. Das Kontrollkollektiv zu den Typ-II-Diabetespatienten bestand aus 100 gesunden Personen (50 Männer, 50 Frauen) mit einem Durchschnittsalter von 60,5 Jahren.

HbA1 wurde mittels Kationenaustauscherchromatographie nach Welch et al. [25] bestimmt. HDL-Cholesterin wurde mit der im American Lipid Research Clinics Program [14] verwendeten Heparin-Mangan-Methode nach Burstein [3] ermittelt.

Ergebnisse

Im Vergleich zu alters- und geschlechtsentsprechenden Kontrollpersonen waren die HDL-Cholesterinwerte weiblicher Typ-I-Diabetiker signifikant ($p < 0,05$) erhöht. Männliche Typ-I- und Typ-II-Diabetiker unterschieden sich bezüglich der HDL-Cholesterinwerte nicht signifikant von entsprechenden Kontrollpersonen. Weibliche Patienten mit Typ-II-Diabetes mellitus wiesen hingegen signifikant niedrigere HDL-Cholesterinspiegel auf ($p < 0,0125$) als vergleichbare weibliche Kontrollen.

In Tabelle 1 sind die klinischen Charakteristika, HbA1 und HDL-Cholesterinwerte der aufgrund ihrer unterschiedlichen Therapie in drei Gruppen unterteilten Typ-II-Diabetiker dargestellt. Mit Diät behandelte Patienten wiesen deutlich

Tabelle 1. Klinische Charakteristika, HbA_1-Werte und HDL-Cholesterinkonzentrationen der aufgrund unterschiedlicher Therapie in drei Gruppen unterteilten Patienten mit Typ-II-Diabetes (Mittelwerte ± SEM)

	Diät	Orale Antidiabetika	Insulin
Anzahl	28	84	59
Durchschnittliches Alter	61,3 ± 2,0	64,0 ± 1,0	63,7 ± 1,3
Krankheitsdauer	3,3 ± 0,5	7,8 ± 0,7	12,1 ± 0,8
HbA_1	8,8 ± 0,4*	10,3 ± 0,2**	11,1 ± 0,2***
HDL-Cholesterin	51,1 ± 1,8+	51,0 ± 1,0++	54,7 ± 1,3+++

* versus; ** $p < 0,0005$, * versus; *** $p < 0,0005$, ** versus *** $p < 0,005$
+ versus; +++ $p < 0,05$, ++ versus; +++ $p < 0,025$

Tabelle 2. Korrelationen zwischen diabetischem Kontrollgrad (HBA1) einerseits und Triglycerid-, Cholesterin-, und HDL-Cholesterinkonzentrationen andererseits bei Typ-I- und Typ-II-Diabetes mellitus

	Typ-I-Diabetes mellitus HBA1		Typ-II-Diabetes mellitus HBA1	
Triglyceride	$r = 0,33$	p 0,001	$r = 0,39$	p 0,001
Cholesterin	$r = 0,22$	p 0,05	$r = 0,13$	n.s.
HDL-Cholesterin	$r = -0,10$	n.s.	$r = -0,12$	n.s.

niedrigere HbA1-Werte auf als Diabetiker, die mit oralen Antidiabetika oder mit Insulin eingestellt waren. Patienten mit oralen Antidiabetika waren wiederum – gemessen am glykosylierten Hämoglobin – deutlich besser eingestellt als insulinisierte Typ-II-Diabetiker. Mit Insulin behandelte Typ-II-Diabetespatienten wiesen hingegen signifikant höhere HDL-Cholesterinwerte auf als diätetisch oder mit oralen Antidiabetika eingestellte Patienten.

Ein Einfluß der Diabetesdauer auf HbA1 und HDL-Cholesterin konnte bei Typ-I-Diabetikern nicht nachgewiesen werden. Bei Patienten mit Typ-II-Diabetes mellitus wurde hingegen mit zunehmender Diabetesdauer eine deutliche Verschlechterung der diabetischen Stoffwechsellage beobachtet. Die HDL-Cholesterinspiegel waren auch bei Typ-II-Diabetikern von der Krankheitsdauer unbeeinflußt.

Der Einfluß der diabetischen Langzeitkontrolle auf Triglyceride, Cholesterin und HDL-Cholesterin bei Typ-I- und Typ-II-Diabetes mellitus ist in Tabelle 2 dargestellt. Sowohl bei Typ-I- als auch bei Typ-II-Diabetikern konnte ein signifikanter Zusammenhang zwischen HbA1 und Triglyceriden nachgewiesen werden. Bei juvenilen Diabetespatienten (Typ-I) bestand zusätzlich eine positive Korrelation zwischen HbA1 und Plasmacholesterinspiegeln. Ein Zusammenhang zwischen diabetischem Kontrollgrad und HDL-Cholesterin konnte hingegen bei keinem der anderen Diabetestypen gefunden werden.

Diskussion

In Einklang mit anderen Arbeitsgruppen [7, 15, 18] wurde bei juvenilen Typ-I-Diabetikern ein Trend zu erhöhten bzw. signifikant erhöhte HDL-Cholesterinwerten nachgewiesen. Die erniedrigten HDL-Cholesterinkonzentrationen bei weiblichen Typ-II-Diabetikern stehen ebenfalls in Übereinstimmung mit Ergebnissen anderer Autoren [9, 11].

Erhöhte HDL-Cholesterinwerte bei Typ-I-Diabetikern [15, 18] und insulinisierten Typ-II-Diabetespatienten [6, 7, 23] könnten auf die von Nikillä [18] nachgewiesene, durch Insulin induzierte Steigerung der Lipoproteinlipaseaktivität zurückzuführen sein. Ein spezifischer Einfluß von oralen Antidiabetika auf die HDL-Cholesterinwerte war im Gegensatz zu anderen Arbeitsgruppen [2, 4, 26] bei den untersuchten Typ-II-Diabetespatienten nicht nachweisbar. Der bereits früher beobachtete Zusammenhang zwischen diabetischem Kontrollgrad und Plasmalipiden [5, 19, 22] konnte auch in dieser Studie bestätigt werden.

Da erniedrigte HDL-Cholesterinwerte nur bei weiblichen Typ-II-Diabetikern nachweisbar waren, scheint HDL-Cholesterin kein geeigneter Marker für das erhöhte atherogene Risiko von Diabetikern zu sein.

Methodische Einwände [12] gegen die im American Research Clinics Programm [14] und in dieser Studie verwendeten Heparin-Mangan-Methode zur HDL-Cholesterinbestimmung, wie inkomplette Fällung der Apolipoprotein-B-haltigen Lipoproteine schränken jedoch die Aussagekraft der vorliegenden Ergebnisse ein.

So wurden in eigenen vorläufigen Untersuchungen [20] bei beiden Diabetestypen gegenüber Kontrollpersonen erniedrigte HDL-Cholesterinwerte unter Verwendung der methodisch überlegenen Phosphowolframat-Magnesium-Fällungsmethode [12] nachgewiesen. Die in dieser Untersuchung [20] zusätzlich bestimmten Apolipoproteine AI und AII waren bei beiden Diabetestypen ebenfalls signifikant erniedrigt.

Literatur

1. Ballantyne D, Weight C, Strevens EA, Lawrie TDV, Lorimer AR, Manderson WG, Morgan HG (1977) Clin Chim Acta 78: 323–331 – 2. Bar-On H, Landau D, Berry E (1977) Lancet 1: 761 – 3. Burstein M, Scholnick HR, Morfin R (1970) J Lipid Res 11: 583–595 – 4. Calvert GD, Graham JJ, Mannik T, Wise PH, Yeates RA (1978) Lancet 2: 66–68 – 5. Ditzel J, Nielson NV, Kjaergaard JJ (1979) Metabolism 28 (Suppl 1): 440–447 – 6. Durrington P (1978) Lancet 2: 206 – 7. Eder H (1979) Xth Congress of the International Diabetes Federation, Vienna – 8. Gordon T, Castelli WP, Hjortland MC, Kannel WB, Dawber TR (1977) Am J Med 62: 707–714 – 9. Gordon T, Castelli WP, Hjortland MC, Kannel WB, Dawber TR (1977) Ann Intern Med 87: 393–397 – 10. Kannel WB, Castelli WP, Gordon T (1979) Ann Intern Med 90: 85–91 – 11. Kennedy AL, Lappin TRJ, Lavery TD, Hadden DR, Weaver JA, Montgomery DAD (1978) Br Med J 2: 1191-1194 – 12. Kostner G, Avogaro P, Bittolo Bon G, Cazzolato G, Quinci GB (1979) Clin Chem 25: 939–942 – 13. Lopes-Virella MFL, Stone PG, Colwell JA (1977) Diabetologia 13: 285–291 – 14. Manual of Lipid Operations-Lipid Research Clinics Program, Vol 1 (1974) – 15. Mattock MB, Fuller JH, Maude PS, Keen H (1979) Atherosclerosis 34: 437–449 – 16. Miller GJ, Miller ME (1975) Lancet 1: 16–19 – 17. Miller ME, Thelle DS, Forde OH (1977) Lancet 1: 965–967 – 18. Nikillä EA, Hormila P (1978) Diabetes 27: 1078–1085 – 19. Peterson CH, König RJ, Jones RL, Saudek CD, Cerami A (1977) Diabetes 26: 507-509 – 20. Prager R, Kostner G, Schernthaner G, Mühlhauser I (1980) 14th Annual Meeting of the European Society for Clinical Investigation (Abstr) – 21. Rhoads GG, Gulbrandson CL, Kagan A (1976) New Engl J Med 294: 293–298 – 22. Santiago JV, Davis JE, Fisher F (1978) J Chem Endocrinol Metab 47: 578–580 – 23. Stanton K (1978) Lancet 2: 638 – 24. Streja D, Steiner G, Kwiterowich PO (1978) Ann Intern Med 89: 871–880 – 25. Welch SG, Boucher BJ (1978) Diabetologia 14: 209–211 – 26. Wingerd J, Petitti DB (1978) Lancet 2: 674

Janka, H. U., Standl, E., Mehnert, H. (III. Med. Abt. Akadem. Lehrkrankenhaus München-Schwabing):
Hypertonie und Arteriosklerose.
Eine Multivarianzanalyse bei Diabetikern mit arterieller Verschlußkrankheit

Arteriosklerotische Gefäßkrankheiten sind heute bei weitem die wichtigsten Todesursachen für Diabetiker. Aufgrund der hohen Inzidenz und raschen Progredienz der Arteriosklerose bei diesen Patienten stellen Diabetiker ein ausgezeichnetes Modell zum Studium der Herz-Kreislaufkrankheiten und ihrer Ursachen dar. Bei Häufigkeit der Arteriosklerose bei Diabetikern ist die Prävalenz von kardiovaskulären Risikofaktoren von besonderem Interesse. Bei einer in der Stoffwechselambulanz des Krankenhauses München-Schwabing durchgeführten Reihenuntersuchung von 623 unausgewählten Diabetikern wurde als der häufigste Risikofaktor die Hypertonie gefunden (Abb. 1). 50,4%, also mehr als die Hälfte der Patienten wiesen Blutdruckwerte über 160/95 mm Hg (21,3/12,7 kPa) auf. Erwartungsgemäß fand sich im höheren Lebensalter eine Zunahme der Hypertonie. Fanden sich erhöhte Blutdruckwerte bei den 40–49 Jährigen in etwa einem Drittel, so lagen die Zahlen für die 6. und 7. Dekade über 60% [1]. Differenziert in systologische und diastologische Druckwerte zeigte sich vor dem 50. Lebensjahr hauptsächlich eine Überhöhung der diastolischen Werte, nach dem 50. Lebensjahr in erster Linie eine systolische Hypertonie. Berücksichtigt man die größere Zahl der Patienten über 50 Jahre, so ist die systolische Hypertonie auch insgesamt die häufigste Form des Bluthochdrucks aller untersuchten Diabetiker.

Eine arterielle Verschlußkrankheit der Extremitäten wurde mit nichtinvasiven Methoden (Ultraschall-Doppler-Technik, Oszillographie mit Belastung, Palpation und Auskultation) bei 99 (16%) der untersuchten Diabetiker festgestellt [2]. Auch hier fand sich eine Zunahme im höheren Lebensalter. Diese Patienten wiesen besonders häufig eine Hypertonie auf. Unterteilt nach Verschlußlokalisation zeigte sich bei den proximalen Verschlußtypen (Becken- und Oberschenkeltyp) noch ein gesteigertes Hypertonievorkommen (90,6%) im Vergleich mit dem peripheren Typ (72%).

Die Aufgabe dieser Untersuchung war es, die Beziehungen erhöhter Blutdruckwerte auf die arterielle Verschlußkrankheit der Extremitäten und auf andere variable Risikofaktoren zu definieren. Dabei wurde eine univariate und multivariate Varianz- und Kovarianzanalyse der Daten durchgeführt (SSPS-MANOVA-Programm) [3, 4]. Als Signifikanztest wurde das Hotellings's trace criterion verwendet. Die Robustheit dieses Tests für die Verteilungen in dieser Analyse konnte kürzlich gezeigt werden [5]. Die standardisierten discrimination function-Koeffizienten wurden als Maß für die Bedeutung der Variablen bei der Trennung der Gruppen verwendet. Weiterhin kam der Roy-Bargman-stepdown-F-Test zur Anwendung, obgleich eine natürliche Ordnung der Variablen nicht gegeben war. Der dominierende Einfluß von Lebensalter und Übergewicht auf die Ergebnisse wurde

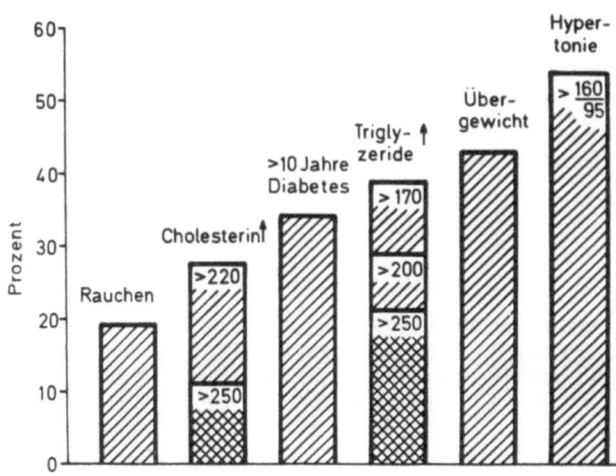

Abb. 1. Prozentuale Häufigkeit von kardiovaskulären Risikofaktoren bei unausgewählten Diabetikern ($n = 623$)

Tabelle 1. Hypertonie bei Diabetikern. Univariate und multivariate Varianzanalyse von systolischer Hypertonie zu Serumlipiden und Diabetesdauer. Lebensalter und Übergewicht als Covariate. (Hypertonie: $n = 193$; keine Hypertonie: $n = 263$); Hotelling's trace criterion: tr. $= 0,09$, $F = 7,92$, $p < 0,014$

Variable	Univariate Analyse		Multivariate Analyse		
	F-Test	sign.	stand. discr. funct. coeff. (absol. Werte)	Roy-Bargmann step-down F-Test	
				F-Test	sign.
Triglyceride	8,86	$p < 0,018$	0,44	4,52	$p < 0,036$
Cholesterin	10,70	$p < 0,015$	0,57	3,66	$p < 0,021$
Diabetesdauer	0,68	$p < 0,25$	0,18	0,43	$p < 0,56$

durch lineare Regressionen eliminiert, d. h. diese Variablen wurden als Kovariate behandelt. Die Rechenarbeiten wurden im Mathematischen Institut der Universität München durchgeführt.

Sowohl im univariaten Test als auch in der multivariaten Analyse zeigte sich eine signifikante Beziehung zwischen systolischer Hypertonie und Serumcholesterin ($p\ 0,02$) sowie Serumtriglyceriden ($p\ 0,03$) (Tabelle 1). Diese Beziehungen waren für die diastolische Hypertonie nicht signifikant. Die diastolische Hypertonie war lediglich mit der Diabetesdauer korreliert ($p\ 0,05$) (nicht dargestellt). Die Beziehung von systolischer Hypertonie zu Serumcholesterinwerten war signifikant vor allem in der Gruppe der Männer, bei Rauchern und bei Patienten unter oraler Antidiabetika nachzuweisen, während sie bei Frauen und insulinbehandelten Diabetikern nicht beobachtet wurde. Die signifikante Assoziation – systolische Hypertonie und Serumcholesterin – war auch bei den Diabetikern mit einer arteriellen Verschlußkrankheit vorhanden ($p\ 0,05$), was hinsichtlich des Gefäßrisikos von wichtiger Bedeutung sein dürfte. Neben dem Lebensalter und der Diabetesdauer war die Beziehung zwischen arterieller Verschlußkrankheit und systolischen Blutdruckwerten hochsignifikant ($p\ 0,00005$), wobei diese wiederum mit den Serumcholesterinwerten bei diesen Patienten korrelierten ($p\ 0,05$).

Aus diesen Ergebnissen lassen sich folgenden Schlüsse ziehen:

1. Bei aller Unklarheit über die Kausalität der Wechselbeziehungen zeigen die mit der Multivarianzanalyse erhaltenen Ergebnisse, daß die Hypertonie bei Diabetikern mit Arteriosklerose in der Regel mit anderen Risikofaktoren assoziiert auftritt.

2. Da bei Diabetikern mit einer arteriellen Verschlußkrankheit der Extremitäten die Beziehung der Risikofaktoren *systolische Hypertonie* und *Serumcholesterin* signifikant gehäuft gefunden wurde, ist ihr eine wichtige pathogenetische Rolle für die Arteriosklerose anzulasten.

Literatur

1. Janka HU, Standl E, Bloss G, Oberparleiter F, Mehnert H (1978) Zur Epidemiologie der Hypertonie bei Diabetikern. Dtsch Med Wochenschr 103: 1549–1555 – 2. Janka HU, Standl E, Oberparleiter F, Bloss G, Mehnert H (1979) Zur Epidemiologie der arteriellen Verschlußkrankheit bei Diabetikern. Med Klin 74: 272–278 – 3. Niel NH, Hull CH, Jenkins JG, Steinbrenner K, Bent DH (1975) SPSS-statistical package for social sciences. McGraw-Hill, New York – 4. Cohen E, Burns P (1977) SPSS-MANOVA-multivariate analysis of variance and covariance. Northwestern University, Vogel-

Landgraf, R., Landgraf-Leurs, M. M. C. (Med. Klinik Innenstadt der Univ. München), Wirsching, R., Spelsberg, F. (Chirurg. Klinik im Klinikum Großhadern der Univ. München):
Diagnostische Problematik beim organischen Hyperinsulinismus

Der organische Hyperinsulinismus ist eine seltene Erkrankung, wobei die Häufigkeit mit etwa 1 : 100 000 in der Population angegeben wurde [1]. Wir konnten in den Jahren von 1956–1980 50 Patienten mit organischem Hyperinsulinismus diagnostizieren, unter denen sich fünf Inselzellkarzinome und drei Patienten mit multipler endokriner Adenomatose (MEA Typ I) befanden. Das Krankheitsbild des organischen Hyperinsulinismus wird bestimmt vom Grad der Hypoglykämie, der Schnelligkeit des Blutglukoseabfalls und der Häufigkeit der Hypoglykämien. Typische Beschwerden entstehen durch Aktivierung des Parasympathikus (Heißhunger, Übelkeit, Schwäche) und Sympathikus (Tachykardie, Hypertonie, Schwitzen, Zittern) sowie durch zentralnervöse Störungen, die zu einem bunten psychiatrisch-neurologischen Symptomenkomplex führen, wobei die Abgrenzung gegen Intoxikationen und primär neurologisch-psychiatrische Erkrankungen schwierig sein kann. Gewichtszunahme als Folge des anabolen Effektes von Insulin ist eine weitere typische anamnestische Angabe. Die Häufigkeit hypoglykämischer Symptome unserer Patienten ist in Tabelle 1 zusammengefaßt. Es standen frühmorgendliche Bewußtseinsstörungen, Dämmerzustände, Desorientiertheit, cerebrale Krampfanfälle sowie Schweißausbrüche und Schwächegefühl im Vordergrund, die sich nach längerem Nahrungsentzug sowie nach körperlicher Belastung verstärkten und mit Dauer der Erkrankung an Häufigkeit und Schwere zunahmen. Oft treten die hypoglykämischen Episoden nur ein- bis dreimal pro Jahr auf, oder das Krankheitsbild ist uncharakteristisch, so daß wir bei den meisten unserer Patienten (70%) diagnostische und therapeutische Irrwege sahen und die Anamnesedauer

Tabelle 1. Häufigkeit der Symptome bei 50 Patienten mit organischem Hyperinsulinismus

	%		%
Bewußtlosigkeit	74	Kopfschmerzen	10
Verwirrtheit, Stupor	50	Palpitationen, Stenokardien	8
Schweißausbrüche	44	Paresen	6
Leistungsminderung, Schwäche	38	Oberbauchschmerzen	6
Extreme Adipositas	33	Sehstörungen	6
Generalisierte oder fokale cerebrale		Reflexanomalien	2
Krampfanfälle	31	Aphasie	2
Muskelzittern	16	Irreversibler Hirnschaden	2
Heißhunger	14		
Organisches Psychosyndrom	13	Gewichtsabnahme	2
Paraesthesien	10		

zwischen 1 Monat und 15 Jahren betrug. Eine signifikante Häufung der Erkrankung wurde zwischen dem 20. und 60. Lebensjahr gefunden. Die Geschlechtsverteilung betrug 1:1,5 (♂:♀).

Die Diagnose einer hypoglykämischen Krise wird definitionsgemäß auf Grund erniedrigter Blutglukosespiegel (< 45 mg/100 ml) gestellt. Blutglukosewerte bei Patienten mit Symptomen, die eine Neuroglukopenie vermuten lassen, sind jedoch häufig normal oder sogar erhöht, wenn die endogenen Gegenregulationsmechanismen funktionieren. Eine normale Blutglukose schließt deshalb die Diagnose eines organischen Hyperinsulinismus nicht aus. Es sind deshalb spezielle biochemische Testverfahren notwendig, um die Diagnose zu sichern und sie von anderen wesentlich häufiger zu beobachtenden differentialdiagnostischen Möglichkeiten abzugrenzen, wie pharmakologisch-toxische Ursachen, reaktive Hypoglykämien und Fastenhypoglykämien anderer Genese [2]. Leider hat sich bis heute keine biochemische Funktionsuntersuchung als absolut zuverlässig erwiesen, so daß häufig mehrere Teste durchgeführt werden müssen. Wie bei anderen Erkrankungen mit Hormonexzessen haben Suppressionsteste, wie der auf maximal 72 Std auszudehnende Hungerversuch mit Messung von Serumglukose und Seruminsulin und der Insulinbelastungstest mit Messung der Supprimierbarkeit der endogenen C-Peptidfreisetzung [3], die häufig bei organischem Hyperinsulinismus fehlt, eine große Treffsicherheit (Tabelle 2). Der Einsatz von Provokationstesten (Tabelle 2) ist nicht nur notwendig zur Abgrenzung des organischen Hyperinsulinismus von anderen Ursachen einer Hypoglykämie, sondern bedeutet eine wertvolle Ergänzung bei Patienten mit Verdacht auf organischen Hyperinsulinismus, in denen die Suppressionsteste grenzwertige Befunde ergaben. Unter den Stimulationstesten hat sich der Calciuminfusionstest nicht nur in unseren Händen als diagnostisch wertvoll herausgestellt [4]. Die Tolbutamidbelastung bleibt, wenn sie auf 150 min ausgedehnt wird, ebenfalls ein nützlicher Test [5]. Die Konzentration von Proinsulin im Serum unter Fastenbedingungen ist beim organischen Hyperinsulinismus sehr hoch [6] und soll pathognomonisch für das Vorligen eines organischen Hyperinsulinismus sein. (L. Heding, persönliche Mitteilung).

Erst *nach* Sicherung der Verdachtsdiagnose eines organischen Hyperinsulinismus ist eine Lokalisationsdiagnostik durchzuführen (Tabelle 2). Die superselektive Zoeliako-Mesenterikographie mit speziellen Röntgenverfahren ist die Methode der Wahl zur Lokalisation der meist relativ kleinen Insulinome. Die Trefferquote liegt um 90% [7]. Eine endoskopisch retrograde Darstellung des Ductus pancreaticus (ERCP) bei negativem oder unsicherem angiographischem Befund kann zur Lokalisation führen. So gelang erst mit der ERCP bei einem Patienten nach zweimaliger negativer Angiographie ein kirschgroßes Insulinom im Pankreaskopf nachzuweisen [8]. Sonographie und abdominelle Computertomographie spielen bei den derzeitigen technischen Möglichkeiten eine untergeordnete Rolle. Führen die erwähnten Verfahren nicht zu einer Lokalisation, so kann durch venöse Blutabnahme mit anschließender Insulinbestimmung durch percutane, transhepatische Portographie und superselektive pankreatische Venographie dennoch eine Lokalisation angestrebt werden [9], da eine blinde 1/3- bis 4/5-Resektion des Pankreas mit einer hohen Morbidität und Mortalität einhergeht. Die wichtigste intraoperative Lokalisationsdiagnostik ist die Palpation des Pankreas und der umliegenden Gewebe zum eventuellen Nachweis ektoper Adenome (2%). Wird der Tumor nicht gefunden, kann die intraoperative Katheterisierung der Milzvene zur selektiven Blutabnahme aus den das Pankreas drainierenden Venen und anschließender

Tabelle 2. Diagnostik des organischen Hyperinsulinismus

Biochemische Diagnostik	Wertigkeit in %
Suppressionsteste:	
– Hungerversuch (bis 72 Std)	100 (n = 32)
– Insulinbelastung (0,1 E/kg i.v., C-Peptid-Bestimmung	?
Provokationsteste:	
– OGTT 100 g, Blutabnahmen über 5 Std)	85 (n = 20)
– Calcium-Infusionstest (15 mg/kg über 2 Std)	100 (n = 4)
– Tolbutamidtest 1 g i.v., Blutabnahmen über 150 min unter EEG-Kontrolle)	86 (n = 29)
– Leucintest (200 mg/kg p.o.)	82 (n = 11)
– Glucagontest (1 mg i.v.)	79 (n = 14)
Messung von *Proinsulin* im Nüchternserum	100 (n = 4)
Präoperative Lokalisationsdiagnostik:	
– Selektive Zöliako-Mesenterikographie	
– Endoskopische retrograde Cholangio-Pankreatikographie (ERCP)	
– Sonographie	
– Computertomographie	
– Transcutane transhepatische portale und pankreatische Venenkatherisierung mit Insulinbestimmung	
Intraoperative Diagnostik:	
– Inspektion und Palpation	
– Histologischer Schnellschnitt	
– Perioperative Katheterisierung der Milzvene mit Insulin-Bestimmung	
– Vitalfärbung mit Toluidinblau-0	
– Intraoperative Blutglukosemessungen	

radioimmunologischer Schnellbestimmung von Insulin zur Lokalisation des Tumors führen [10]. Die intraoperative Anfärbung eines Insulinoms mit Toluidinblau-0 muß bis zur Klärung der Toxizität dieser Substanz zurückgestellt werden [11]. Die intraoperative Blutzuckerbestimmung als Kriterium einer erfolgreichen Insulinomentfernung ist nur bedingt verwertbar.

Der organische Hyperinsulinismus ist, obwohl selten, eine lebensbedrohliche meist gut therapierbare Erkrankung, die deshalb eine aufwendige und intensive Diagnostik rechtfertigt.

Literatur

1. Linder F, Meine A (1976) Chirurgie des organischen Hyperinsulinismus. Dtsch Ärztebl 15: 1019–1023 – 2. Landgraf R, Landgraf-Leurs MMC (1977) Hypoglykämische Krisen. diagnostik & intensivtherapie 9: 81–85 – 3. Beyer J, Cordes U, Krause U (1979) Die Wertigkeit der C-Peptidbestimmung bei der Diagnostik hypoglykämischer Zustände unter spezieller Berücksichtigung der Differentialdiagnose des Insulinoms. In: Grüneklee D, Herzog W (Hrsg) Die Bedeutung der C-Peptidbestimmung für die Diagnostik. Schnetztor, Konstanz, S 129 – 4. Roy BK, Abuid J, Wendorff H, Nitiyanant W, De Rubertis FD, Field JB (1979) Insulin response to calcium in the diagnosis of insulinoma. Metabolism 28: 246–252 – 5. Service FJ, Dale AJD, Elveback LR, Jiang NS (1976) Insulinoma. Clinical and diagnostic features of 60 consecutive cases. Mayo Clin Proc 51: 417–429 – 6.

Kitabchi AE (1977) Proinsulin and C-peptide. A review. Metabolism 26: 547–587 – 7. Schmidt KR, Pfeifer KJ, Spelsberg F, Wirsching R, Kuntz R (1980) Angiographische Diagnostik bei Inselzelltumoren. Ergebnisse bei 34 Patienten. Fortschr Röntgenstr 132: 1–8 – 8. Spelsberg F, Landgraf R, Wirsching R, Heberer G (1978) Klinik, Diagnostik und Behandlung des organischen Hyperinsulinismus. Münch Med Wochenschr 120: 547–552 – 9. Millan VG, Urosa CL, Molitch ME, Miller H, Jackson IVM (1979) Localization of occult insulinoma by superselective pancreatic venous sampling for insulin assay through percutaneous transhepatic catheterization. Diabetes 28: 249–251 – 10. Turner RC, Lee ECG, Morris PJ, Harris EA (1978) Localisation of insulinomas. Lancet 1: 515–518 – 11. Spelsberg F, Kemkes BM, Landgraf R (1976) Intraoperative Vitalfärbung von Insulinomen mit Toluidinblau-0. Chirurg 47: 50–51

Beyer, J., Cordes, U., Atzpodien, W., Georgi, M., Günter, R., Thelen, M., Kümmerle, F., Happ, J., Krause, U. (Abteilung für Innere Medizin, Endokrinologie und Stoffwechsel an der II. Med. Klinik und Poliklinik der Univ. Mainz):
Die Lokalisationsdiagnostik von Insulinomen durch perkutane transhepatische Pfortadersondierung mit gezielter Blutentnahme

Während heute der Nachweis eines insulinproduzierenden Inselzelltumors durch die Bestimmung von Blutzucker, Seruminsulin, C-Peptid und gegebenenfalls Proinsulin unter Suppressionstesten und Stimulationstesten in der Regel keine Schwierigkeiten bereitet [1, 3, 5, 6, 16], bietet die Lokalisation des hormonproduzierenden Tumors noch immer Probleme. Diagnostische Hoffnungen, die mit der selektiven Angiographie, Sonographie, Computertomographie und Phlebographie des Pankreas verbunden wurden, haben bei den meist kleinen Tumoren versagt.

An endokrin aktiven Tumoren mit Hauptlokalisation im Bauchraum, deren venöses Abflußgebiet über die Venae portae verläuft, müssen als häufigste die Inselzelladenome genannt werden. Seltener sind Carcinoide, Gastrinome, Glucagonome, Somatostatinome, VIPome und PPome.

Wegen der meist retroperitonealen Lage der intrapankreatisch gelegenen Insulinome ist eine möglichst exakte Lokalisationsdiagnostik die beste Vorraussetzung für einen raschen Operationsverlauf und eine möglichst geringe Traumatisierung der entsprechenden Gewebe.

Die Insulinome verteilen sich nach größeren Statistiken gleichmäßig über das gesamte Pankreas und fordern vom Operateur die Kenntnis der gesamten Strategie der Operation des Pankreas. Ihre Größe liegt in der Regel zwischen 5 und 55 mm im Durchmesser, wobei die größeren Tumoren heute vermutlich durch frühzeitigere Erkennung des Krankheitsbildes seltener geworden sind. Die zunehmend frühere Erkennung und damit geringere Größe der Adenome bringt Schwierigkeiten in der Lokalisationsdiagnostik mit sich, die sich gerade beim Pankreas ungünstig auswirken. Das Pankreas liegt als retroperitoneal gelegenes Organ hinter Quercolon und Magen an den venösen Blutleitern des Abdomens (Abb. 1) [7]. Während der Pankreasschwanz operativen Eingriffen noch relativ gut zugängig ist, sind operative Tumorentfernungen aus dem Pankreaskopfgebiet eine schwierige Manipulation, die eine besondere Operationsstrategie erfordern. Es ist daher für den Operateur eine wertvolle Information zu wissen, an welcher Stelle des Pankreas mit einem endokrin aktiven Tumor zu rechnen ist, oder ob mit einem ektop gelegenen Tumor gerechnet werden muß. Eine gezielte Operation beinhaltet die geringere operationsbedingte

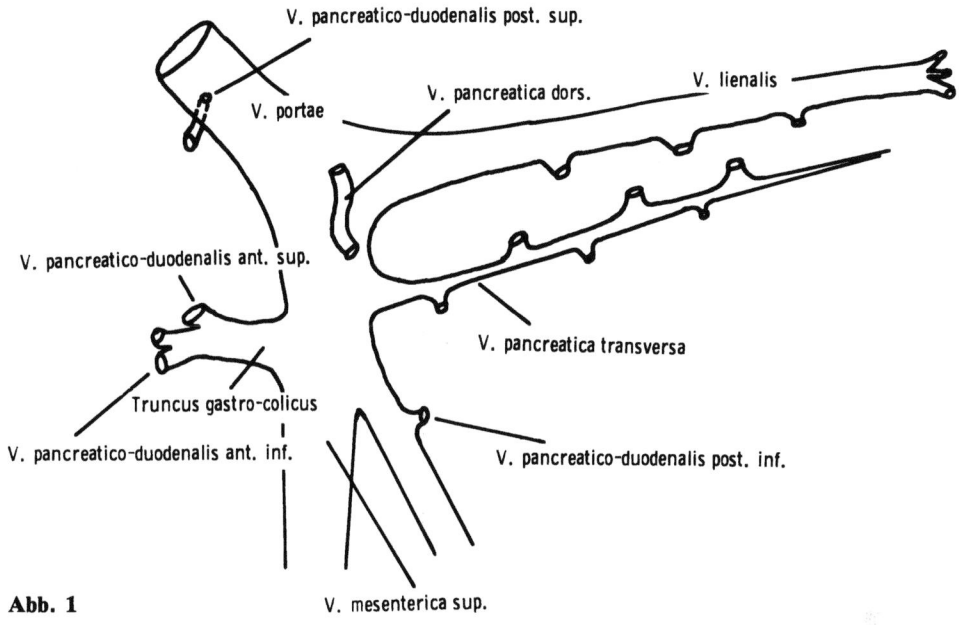

Abb. 1

Traumatisierung des Pankreas und eine wesentliche Verkürzung der Gesamtoperationsdauer [14].

An präoperativen Maßnahmen zur Lokalisationsdiagnostik stehen uns heute folgende Verfahren beziehungsweise Maßnahmen zur Verfügung:
1. die Sonographie des Pankreas,
2. die Computertomographie des Pankreas,
3. die Coeliacographie mit eventueller selektiver Darstellung der Pankreasgefäße und
4. die perkutane transhepatische Pfortadersondierung mit Blutentnahmen aus den verschiedenen Gebieten des Pfortadersysems [4, 8 – 13, 15, 17].

Die Sonographie und Computertomographie geben verläßliche Auskunft bei größeren und vom übrigen Pankreas glatt abgrenzbaren Tumoren des Bauchraumes. Bei unseren Patienten haben zumindest die Geräte der letzten Generation zu keiner wesentlichen Befunderweiterung verholfen. Gelegentlich (bis zu 30%) bilden die Insulinome sich angiographisch durch Coeliacographie als gefäßreiche Tumoren ab. Die Deutung dieser Befunde wird durch mögliche Überlagerungsartefakte eingeschränkt.

Während die Phlebographie zu einer Standarduntersuchungstechnik beispielsweise der Nebennierentumoren geworden ist, versagte sie bei den endokrinen Tumoren des Pankreas. Die venöse Blutentnahme führte hier durch den Nachweis von Hormonkonzentrationssprüngen zu einer – zumindest groben – Lokalisationsdiagnostik, die eine Zuordnung zu Schwanz, Corpus und Pankreaskopf erlaubt.

Die Ergebnisse von sieben Patienten mit Insulinomen zeigen, daß trotz der wenig übersichtlichen und wahrscheinlich durch erhebliche Variationen gekennzeichneten Abstromverhältnisse aus dem Pankreas eine Lokalisationsdiagnostik möglich ist (Abb. 2). Bei sechs dieser sieben Patienten gelang es durch Insulinbestimmung in den Serumproben aus den verschiedensten Provinzen des Pfortadergebietes den Sitz

	V. portae re.	V. portae (Leberhilus)	V. portae	V. pancreatico-duodenalis posterior superior	V. mesenterica inferior	V. mesenterica superior	V. mesenterica communis	V. pancreatica dorsalis	Vena lienalis Einmündung	distal	Mitte				Milzhilus	Sitz des Insulinoms
Pat.																
H.G. +)	188	127	64	65	58	54	54	56	86	227	329	59	62	65	68	Corpus
J.St. +)	34	24,5			5,2		16	61,9			62,8		8,1	5,6	8,5	Corpus
P.K. +)		161	31,7	84		45	59		14	12,2	11	9,2	8,6		9,9	13	Proc. unci natus
E.H. +)			63			36	44	69	63	41		40	41		41	Corpus
G.H.	363	293	255		82	61	90	178	489	124	316				1316	Schwanz
F.H. +)		26		12		10			26	20		20			12	Corpus
H.B. +)		22	20		26	24	52		64	71	85		88		99	22	Pankreaskopf

+) unter Diazoxid-Therapie

Abb. 2

des Insulinoms einzugrenzen. In der Höhe des Tumors wurden in dem Venenblut der einmündenden Venen aus dem Pankreasbereich abrupt die Konzentrationssprünge gefunden, die anzeigen, daß in dieser Region mit dem Inselzelltumor gerechnet werden muß. Die Abb. 2 zeigt dick umrandet den Konzentrationssprung des Seruminsulinspiegels im Verlauf der Blutentnahme aus den verschiedensten Gefäßprovinzen. Lediglich bei einer Patientin (H. B.) führt die Lokalisationsdiagnostik zu einem falschen Ergebnis. Ein im Bereich des Pankreasschwanzes vermuteter Tumor wurde inmitten des Pankreaskopfes gefunden. Hinweise auf gröbere Variationen des venösen Abstromgebietes konnten bei dieser Patientin unter der Operation nicht entdeckt werden. Möglicherweise handelte es sich um eine spontane Ausschüttung von Insulin aus dem Tumor während der Untersuchung. Zur besseren Differenzierung und zur Sicherung der Aussage scheint es daher empfehlenswert, parallel zu den Blutentnahmen aus dem Portalvenengebiet aus der Vena cubitalis Blutproben zur Kontrolle zu entnehmen. Während bei einer kontinuierlichen Abgabe von Insulin aus dem Tumor die periphere Insulinkonzentration sich stets gleichbleibend verhält, dürfte eine Spontanausschüttung in Analogie zur Untersuchungstechnik bei anderen endokrinen Drüsen, sich in einem synchron dazu abzeichnenden peripheren Hormongipfel äußern.

Die gleichzeitige Bestimmung des C-Peptids im Serum [2] erwies sich ebenfalls als aussagekräftig zur Lokalisationsdiagnostik, allerdings waren die Konzentrationssprünge wesentlich geringer als beim Insulin. Die Ursache hierfür dürfte in der wesentlich längeren Serumhalbwertszeit des C-Peptids liegen.

Zusamenfassend kann festgestellt werden, daß eine Lokalisationsdiagnostik endokrin aktiver Tumoren des Bauchraumes, insbesondere des Pankreas, durch die perkutane transhepatische Pfortadersondierung mit selektiver Blutentnahme möglich ist und daß eine Teilpankreatektomie bei Vorliegen eines gutartigen Inselzelltumors heute die Ausnahme sein sollte.

Literatur

1. Beyer J (1974) Die spontanen Hypoglykaemien. In: Diabetologie in Klinik und Praxis. Thieme, Stuttgart, S 549 – 2. Beyer J, Cordes U, Krause U (1979) Die Wertigkeit der C-Peptidbestimmung bei der Diagnostik hypoglykaemischer Zustände unter spezieller Berücksichtigung der Differentialdiagnose des Insulinoms. In: Die Bedeutung der C-Peptidbestimmung für die Diagnostik. Schnetztor-Verlag, Konstanz – 3. Beyer J, Ditschuneit H, Melani F, Pfeiffer EF (1967) Die Wertigkeit verschiedener Belastungsversuche der Diagnose des Insulinoms. Verh Dtsch Ges Inn Med 73: 1080 – 4. Beyer J, Georgi M, Cordes U, Brünner H, Sell G, Krause U (1976) Die Lokalisationsdiagnostik des Insulinoms durch Hormonbestimmungen im Splanchnikusgebiet mit Hilfe perkutaner transhepatischer Blutentnahmen. Med Welt 27: 1296 – 5. Beyer J, Pfeiffer EF (1971) Die spontanen Hypoglykaemien. In: Pfeiffer EF (Hrsg) Diabetes mellitus, Bd II. Lehmann, München, S 173 – 6. Creutzfeldt W, Arnold R (1979) Endokrine Tumoren des Pankreas. Internist 20: 382–391 – 7. Göthlin J, Lunderquist A, Tylen U (1974) Selective phlebography of the pancreas. Acta Radiol [Diagn] (Stockh) 15: 474 – 8. Ingemansson St, Holst J, Larsson LI, Lunderquist A (1977) Localization of glucagonomas by catherization of the pancreatic veins and with glucagon assay. Surg Gynecol Obstet 145: 509–516 – 9. Ingemansson S, Kühl C, Larsson LI, Lunderquist A, Lunderquist I (1978) Localization of insulinomas and islet cell hyperplasias by pancreatic vein catherization and insulin assay. Surg Gynecol Obstet 146: 725–734 – 10. Ingemansson St, Kühl C, Larsson LI, Lunderquist A, Nobin A (1977) Islet cell hyperplasia localized by pancreatic vein catheterization and insulin radioimmunoassay. Am J Surg 133: 643–645 – 11. Ingemansson St, Larsson LI, Lunderquist A, Stadil F (1977) Pancreatic vein catheterization with gastrin assay in normal patients and in patients with the Zollinger-Ellison Syndrome. Am J Surg 134: 558–563 – 12. Ingemansson St, Lunderquist A, Holst J (1976) Selective catheterization of the pancreatic vein for radioimmunoassay in glucagon-secreting carcinoma of the pancreas. Radiology 119: 555–556 – 13. Ingemansson St, Lunderquist A, Lunderquist J, Lövdahl R, Tibblin S (1975) Portal and pancreatic vein catheterization with radioimmunologic determination of insulin. Surg Gyneco Obstet 141: 705–711 – 14. Kümmerle F, Mangold G, Rückert K (1979) Chirurgie des Pankreas. Chronische Pankreatitis, Pankreaskarzinom, endokrine Pankreastumoren. Internist 20: 399–406 – 15. Millan VG, Urosa CL, Molitch ME, Müller H, Jackson JMD (1979) Localization of occult insulinoma by super selective pancreatic venous sampling for insulin assay though percutaneous transhepatic catheterization. Diabetes 28: 249–251 – 16. Turner RC, Heding LG (1977) Plasma proinsulin, C-peptide and insulin in diagnostic suppression test for insulinomas. Diabetologia 13: 571 – 17. Turner RC, Morris PJ, Lee ECG, Harris EA (1978) Localisation of insulinomas. Lancet 1: 515

Bretzel, R. G., Schneider, J. (III. Med. und Poliklinik der Univ. Gießen), Dobroschke, J., Schwemmle, K. (Chir. Klinik der Univ. Gießen), Federlin, K* (III. Med. und Poliklinik der Univ. Gießen):
Gefrierkonservierung (− 196° C) tierischer und menschlicher Pankreasinseln zur Transplantation bei Diabetes mellitus

Einer breiten Anwendung der Inseltransplantation bei Diabetes mellitus stehen derzeit noch zwei größere Probleme entgegen: Die Abstoßung der übertragenen Inseln und die mit den gängigen Isoliermethoden geringe Ausbeute an Langerhansschen Inseln. Eine „Inselbank" ließe dieses Versorgungsproblem umgehen. Die technisch aufwendigen und personalintensiven Kulturverfahren sind für eine Konservierung von Inseln über längere Zeiträume und in größerem Ausmaß nicht praktikabel. Auch aus Gründen der geringeren Anfälligkeit erscheint eine Kältekonservierung hierfür besser geeignet. Einfache Kälteaufbewahrung (+ 4° C) ermöglicht in der Regel nur eine kurzfristige Konservierung von Pankreata oder isolierten Pankreasinseln (max. 95 Std). Einzig eine schwedische Arbeitsgruppe will

---

* Mit Unterstützung der LVA Württemberg

eine erhaltene Insulinsekretion von Mäuseinseln noch nach 5 Wochen beobachtet haben [6]. Versuche einer Konservierung von Hundepankreata [17], fetalen oder neonatalen Pankreasfragmenten der Ratte [4, 8, 9, 11, 14] und isolierten Pankreasinseln von Mäusen [7, 12, 13] durch Gefrierverfahren über längere Zeiträume waren mehr oder weniger erfolgreich. Kürzlich konnten wir über eine Gefrierkonservierung mit anschließender heterologer Transplantation von Pankreasinseln des Schweines berichten [2]. Die vorliegende Arbeit beinhaltet Untersuchungen der Funktion und Morphologie isolierter Langerhansschen Inseln der Ratte und erstmals von menschlichen Pankreata nach Gefrierkonservierung über Wochen. Die Viabilität kryopräservierter Ratteninseln wurde zudem nach isologer Transplantation in streptozotocindiabetische Ratten überprüft.

Material und Methode

Inseln wurden aus Pankreata adulter Lewis/Han-Ratten ($n = 40$) isoliert durch Inkubation mit Collagenase (Fa. Serva/Heidelberg, 475 Mandl-Units/mg; 15 mg/Pankreas). Sektionsmaterial humaner Pankreata ($n = 4$, warme Ischämiezeit mehr als 6 Std) oder Operationsmaterial ($n = 5$) wurde in Partikel zerkleinert und in Neutralrot (7,9 mg/dl) für einige Minuten eingetaucht. Die hierdurch rotgefärbten Inseln wurden mit einer kleinen Schere unter dem Lupenmikroskop abgetrennt. Etwa 100 Inseln je Probe wurden für die in vitro-Untersuchungen benutzt, die restlichen Gewebestücke direkt tiefgefroren für spätere Experimente. Frieren und Auftauen erfolgten mit einem BV4-Gerät der Fa. Cryoson, Schöllkrippen, wobei 10%iges Di-Methyl-Sulfoxid (DMSO) als Gefrierschutzmittel diente, nach einem selbst entwickelten Programm [2]. Die Inseln wurden dann über 4 Wochen und länger in flüssigem Stickstoff ($-196°$ C) aufbewahrt. In vitro-Untersuchungen: Trypanblau Ausschlußtest, Histologie und Immunhistologie, glucosestimulierte Insulinsekretion. In vivo-Untersuchungen (nur mit den Ratteninseln): Verlaufsbeobachtung über 3 Monate von Körpergewicht, Nüchternblutzucker, Glukosurie, täglicher Urinausscheidung und Glukosetoleranz (i.v. GTT) nach isologer intraportaler Transplantation kryopräservierter Inseln in streptozotocindiabetische Ratten (Gruppe A, $n = 5$) (Streptozotocin, Fa. Upjohn, Heppenheim; 65 mg/kg i.v.). Zum Vergleich dienten diabetische Lewis-Ratten (Gruppe B, $n = 5$), denen frisch isolierte Inseln intraportal transplantiert wurden und unbehandelte diabetische Kontrollen (Gruppe C, $n = 5$).

Ergebnisse

I. Ratteninseln. In vitro: Histologisch zeigte der überwiegende Teil der Inseln einen erhaltenen Zellverband. Einige Inseln wiesen eine etwas aufgelockerte Struktur mit teilweise Vakuolisierung vornehmlich peripherer Zellen auf (Abb. 1A). Diese

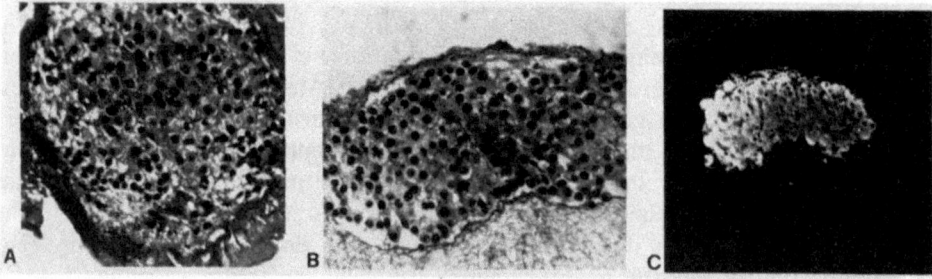

Abb. 1. Schnittpräparate von Ratteninseln. **A:** nach Kryopräservation über 4 Wochen, HE, 310×. **B:** unmittelbar nach Collagenase-Isolierung und vor Kryopräservation, HE, 310×. **C:** nach Kryopräservation über 4 Wochen, indirekter Nachweis von B-Zellen mit Anti-Insulin-FITC, 123×. Weitere Erklärungen im Text

Beobachtungen konnten aber auch an frisch isolierten Inseln erhoben werden und scheinen mit dem Prozeß der Isolierung verbunden zu sein (Abb. 1B). Immunfluoreszenzoptisch ließen sich mit Anti-Insulin-Serum B-Zellen nachweisen (Abb. 1C). Vereinzelt fanden wir Inseln mit größeren peripheren Nekrosezonen und nur noch wenigen erhaltenen Inselzellen zentral. Systematische Stichproben mit dem Trypanblautest ergaben nach morphologischen Kriterien Überlebensraten von etwa 80%. Basale (50 mg/dl Glucose) und stimulierte (300 mg/dl Glucose) Insulinsekretion kryopräservierter Inseln waren weitgehend identisch mit der Sekretionsleistung frisch isolierter Inseln (Abb. 2A). Die Sekretionsdynamik war erhalten, auch nach 3monatiger Gefrierkonservierung fanden wir morphologisch und funktionell intakte Inseln.

In vivo: Isologe intraportale Transplantation gefrierkonservierter Inseln (Gruppe A) führte im Beobachtungszeitraum zu Normalisierung des Nüchternblutzuckers (484,8 ± 45,3 vs. 109,0 ± 3,2 mg/dl), Gewichtszunahme (210,0 ± 11,3 vs. 285,0 ± 9,5 g), Aglukosurie und Normalisierung der 24-Std-Urinausscheidung (77,4 ± 3,5 vs. 11,5 ± 1,0 ml). Diese Stoffwechseleffekte waren in beiden Gruppen (A und B) ähnlich. Demgegenüber wies die Gruppe C einen persistierend mittelschweren Diabetes mellitus auf. Postprandiale Blutzuckerwerte und die Glukosetoleranz der Gruppe A erreichte allerdings zu keiner Zeit die normalen bzw. grenzwertig normalen Parameter der Gruppe B.

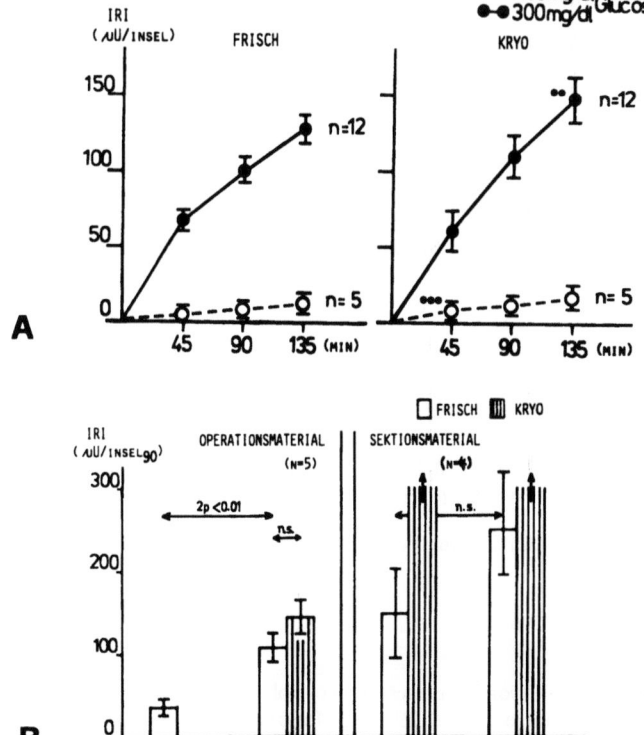

Abb. 2. Glukosestimulierte Insulinsekretion frisch isolierter und kryopräservierter Pankreasinseln. **A:** Ratteninseln. **B:** Humane Inseln. Weitere Erklärungen im Text

II. Humane Inseln. Wurden aus *Operationsmaterial* isolierte Langerhanssche Inseln tiefgefroren und wieder aufgetaut, so betrug die Überlebensrate nach morphologischen Kriterien etwa 80%. Die Inseln wiesen auch eine erhaltene Insulinsekretion nach Glukosestimulation über 90 min auf (Abb. 2B). An Schnitten von *Sektionspankreata* konnten immunfluoreszenzoptisch mit Anti-Insulin-Serum noch B-Zellen identifiziert werden. Nach Isolierung setzten diese Inseln auf einen Glukosereiz hin (50 mg/dl) Insulin frei. Eine signifikante Korrelation zwischen Glukosekonzentration und Insulinsekretion aber fehlte. Nach Gefrierkonservierung schließlich wurden (durch Veränderung der Glukosekonzentration nicht zu beeinflussende) extrem hohe Insulinwerte gefunden.

Diskussion

Morphologie und B-Zellfunktion (Insulinsekretion) isolierter Langerhansscher Inseln adulter Ratten bleiben nach programmgesteuertem Tieffrieren, bis zu dreimonatiger Lagerung in Flüssigstickstoff und raschem Wiederauftauen, weitgehendst erhalten. Diese Ergebnisse stehen in Einklang zu Mitteilungen in der Literatur [1, 5, 10]. Es konnte jedoch beobachtet werden, daß die (Pro-)Insulinbiosynthese dieser Inseln unmittelbar nach dem Wiederauftauen auf etwa 20% verringert ist [3]. Ob sich die Biosyntheseleistung nach einer anschließenden Kulturpassage in vitro oder in vivo nach Transplantation erholt, bleibt abzuklären. Die sekretorische Funktion der B-Zelle bleibt auch nach intraportaler Transplantation in isologe diabetische Ratten erhalten, wie indirekt durch anhaltende Besserung des Glukosestoffwechsels der Empfängertiere in einer Langzeitbeobachtung gezeigt werden konnte. Eine kanadisch-amerikanische Arbeitsgruppe fand ähnliche Ergebnisse im Kurzzeitexperiment [15, 16].

Im vergangenen Jahr konnten wir erstmals über eine erfolgreiche Gefrierkonservierung Langerhansscher Inseln des Menschen berichten [3].

Die vorliegenden Untersuchungsergebnisse unterstreichen die Möglichkeiten eines programmgesteuerten Tieffrierens zur Langzeitkonservierung humaner Inseln, sofern diese frischem Pankreasgewebe entstammen. Sektionsmaterial mit längeren Ischämiezeiten erwies sich als ungeeignet. Nach unseren Kenntnissen gibt es über eine Kryopräservation humaner Pankreasinseln bisher keine Mitteilungen.

Schlußfolgerung

Die Technik des programmgesteuerten Tieffrierens auf − 196° C erscheint als das derzeit einfachste und erfolgversprechendste Verfahren für eine Langzeitkonservierung tierischer und humaner Pankreasinseln. Eine „Inselbank" für Transplantationszwecke beim Menschen wird gegenwärtig in Gießen angelegt.

Frau Frey-Krug sei für die sorgfältige Anfertigung der histologischen und immunhistologischen Präparate gedankt.

Literatur

1. Bank HL, Davis RF, Emerson D (1979) Cryogenic preservation of isolated rat islets of Langerhans: Effect of cooling and warming rates. Diabetologia 16: 195 − 2. Bretzel RG, Beule B, Schäfer S, Schneider J, Pfeiffer EF, Federlin K (1979) Cryopreservation and tissue culture of pancreatic islets for

transplantation in experimental diabetes mellitus. Diabetes 28: 377 – 3. Bretzel RG, Schaefer S, Schneider J, Dobroschke J, Federlin K (1979) Cryopreservation of pancreatic islets for transplantation in diabetes mellitus. 10th Congr of the Int Diab Fed, Wien, Sep 9–14, 1979 – 4. Brown J, Clark WI, Molnar G, Kemp J, Mazur P, Mullen YS (1977) Functional capacity and cryopreservation of foetal rat pancreas in streptozotocin-diabetes. Exc Med Int Congr Ser 413: 535 – 5. Ferguson J, Allsopp RH, Taylor RMR, Johnston IDA (1976) Isolation and long term preservation of pancreatic islets from mouse, rat and guinea-pig. Diabetologia 12: 115 – 6. Frankel BJ, Gylfe E, Hellman B, Idahl L-A (1976) Maintenance of insulin release from pancreatic islets stored in the cold for up to 5 weeks. J Clin Invest 57: 47 – 7. Hellerström C, Nilsson B, Sandler S, Andersson A, Agren A, Petersson B (1979) Isolation and preservation in vitro of human pancreatic islets intended for transplantation. Proc IV Int Symp on Early Diabetes. Plenum Press, New York (in press) – 8. Kemp JA, Mazur P, Mullen Y, Miller RH, Clark W, Brown J (1977) Reversal of experimental diabetes by fetal rat pancreas. I. Survival and function of fetal rat pancreas frozen to – 196° C. Transplant Proc 9: 325 – 9. Kemp JA, Mullen Y, Weissman H, Heininger D, Brown J, Clark WR (1978) Reversal of diabetes in rats using fetal pancreases stored at – 196° C. Transplantation 26: 260 – 10. Knight MJ, Scharp DW, Kemp CB, Ballinger WF, Lacy PE (1973) Effects of cold storage on the function of isolated pancreatic islets. Cryobiology 10: 89 – 11. Mazur P, Kemp JA, Miller RH (1976) Survival of fetal rat pancreases frozen to – 78 and – 196°. Proc Natl Acad Sci USA 73: 4105 – 12. Nielsson B, Sandler S, Andersson A, Hellerström C, Petersson B (1978) Insulin biosynthesis and release of cryopreserved isolated pancreatic islets. Acta Endocrinol [Suppl] (Kbh) 88: 219 – 13. Nilsson B, Sandler S, Pettersson B, Hellerström C (1979) Insulin biosynthesis and release by cryopreserved mouse pancreatic islets in vitro. 10th Congr of the Int Diab Fed, Wien, Sep 9–14, 1979 – 14. Payne WD, Sutherland DER, Matas AJ, Najarian JS (1978) Cryopreservation of neonatal rat islet tissue. Surg Forum 29: 347 – 15. Rajotte RV, Scharp DW, Downing R, Molnar GD, Ballinger WF (1979) The transplantation of frozen-thawed rat islets transported between centers. Diabetes 28: 377 – 16. Rajotte RV, Stewart HL, Voss WAG, Shnitka TK, Dossetor JB (1977) Viability studies on frozen-thawed rat islets of Langerhans. Cryobiology 14: 116 – 17. Zimmermann G, Tennyson C, Drapanas T (1971) Studies of preservation of liver and pancreas by freezing techniques. Transplant Proc 3: 657

Hasslacher, C., Wahl, P. (Med. Univ.-Klinik Heidelberg):
Einfluß verschiedener Stoffwechselparameter auf die Protein- und Basalmembransynthese in isolierten Glomerula diabetischer Ratten

Einleitung

Wie tierexperimentelle Untersuchungen an isolierten Glomerula gezeigt haben, beruht die Verdickung der kapillären Basalmembran, das charakteristische morphologische Substrat der diabetischen Mikroangiopathie, auf einer gesteigerten Synthese dieser kollagenähnlichen Substanz [2, 3, 5]. Es ist bisher jedoch noch nicht bekannt, welche der veränderten Stoffwechselparameter bei Diabetes die Basalmembransynthese beeinflussen. In der vorliegenden Arbeit wurde daher bei Ratten mit unterschiedlich ausgeprägtem Diabetes der Einfluß der in vivo bestimmten Faktoren Insulin, Glucose und Laktat auf die Protein- und Basalmembransynthese isolierter Glomerula untersucht.

Methodik

Wistar-Ratten (140–160 g) wurden mit Streptozotocin in unterschiedlicher Dosis (65 und 85 mg/kg Körpergewicht) diabetisch gemacht. Nach dreiwöchiger Diabetesdauer wurden folgende Parameter bestimmt: Blutzucker, Insulin, Laktat und Körpergewicht. Jeweils fünf Ratten mit sich entsprechenden Werten wurden zu einer Gruppe zusammengefaßt. Als Kontrollen dienten nichtdiabetische Ratten gleichen Alters und Geschlechts. Am Versuchstag wurden die Glomerula wie früher beschrieben isoliert und mit ^{14}C-Lysin inkubiert [4, 5]. Anschließend wurden sie dialysiert, hydrolysiert und das Hydrolysat dünnschichtgromatographisch aufgetrennt. Gemessen wurden a) der Einbau von nicht dialysierbarem ^{14}C-Lysin als Maß der Proteinsynthese und b) die Bildung von Hydroxy-^{14}C-Lysin als Parameter der Basalmembrancollagensynthese.

Ergebnisse und Diskussion

In Tabelle 1 sind die Befunde der Versuchstiere zusammengefaßt. Die diabetischen Ratten der Gruppe I sind charakterisiert durch niedrige Insulinspiegel und Körpergewicht sowie hohe Blutzucker- und Laktatkonzentrationen. In der Gruppe II lagen die Glucose- und Laktatspiegel niedriger, Insulinkonzentrationen und Körpergewicht höher als in der Gruppe I. Die Ratten der Gruppe III wiesen bei hohen Blutzuckerspiegeln die stärkste Gewichtszunahme auf. Der Insulinspiegel lag hier wie in der Gruppe II nur geringfügig niedriger, die Laktatkonzentration praktisch gleich hoch wie bei den stoffwechselgesunden Kontrollen.

Wie aus Tabelle 2 hervorgeht, war der glomeruläre Lysineinbau und die Hydroxylysinbildung bei den einzelnen diabetischen Gruppen sehr unterschiedlich. Die niedrigste Lysinaktivität wurde in der Gruppe I, die höchste in der Gruppe III festgestellt. Der Lysineinbau zeigte somit eine positive Beziehung zum Insulinspiegel und Körpergewicht, eine negative zur Laktatkonzentration. Zwischen dem Blutzuckerspiegel und der Proteinsynthese konnte dagegen kein Zusammenhang festgestellt werden. Gegenüber den nichtdiabetischen Kontrollen war der Lysineinbau nur in der Gruppe II und III signifikant gesteigert. Bei den diabetischen Ratten mit einer katabolen Stoffwechsellage (Gruppe I) lag der Lysineinbau niedriger als bei den stoffwechselgesunden Kontrollen. Diese Befunde zeigen, daß die auch schon in früheren Untersuchungen festgestellte Proteinsynthesesteigerung in diabetischen Glomerula [4, 5] nicht generell nachweisbar ist, sondern nur bei Ratten, die sich nicht in einer schweren katabolischen Stoffwechselsituation befinden.

Im Gegensatz zum Lysineinbau lag die Hydroxylysinbildung in der Gruppe II niedriger als in den Gruppen I und III und ließ somit keine Beziehung zum Insulin- und Laktatspiegel bzw. dem Körpergewicht erkennen. Ratten mit höheren Blutzuckerspiegeln (Gruppe I und III) wiesen dagegen insgesamt eine stärkere Hydroxylysinbildung auf als die Gruppe mit niedrigerer Blutzuckerkonzentration (Gruppe II). Dies könnte darauf hinweisen, daß der Glucosekonzentration eine Bedeutung als Einflußfaktor der Basalmembrancollagensynthese zukommt. Nach

Tabelle 1. Befunde bei den diabetischen und nichtdiabetischen Versuchstieren (Gr. = Gruppe). Mittelwerte ± S.D. von jeweils fünf Ratten

	Diabetische Ratten			Nichtdiabetische Ratten
	Gr. I	Gr. II	Gr. III	
Gewicht (g)	157 ± 22	220 ± 12	270 ± 35	323 ± 20
Blutzucker (mg/100 ml)	368 ± 26	233 ± 36	363 ± 85	98 ± 7
Insulin (μE/ml)	8 ± 6	33 ± 9	34 ± 12	47 ± 8
Laktat (mg/100 ml)	18 ± 6	14 ± 4	10 ± 3	8 ± 3

	Spezifische Aktivität (dpm/μmol)		Tabelle 2. Lysineinbau und Hydroxylysinbildung in Glomerula diabetischer und nichtdiabetischer Ratten. Mittelwert ± S.D.; $n = 6$
	^{14}C-Lysin	Hydroxy-^{14}C-Lysin	
Nichtdiabetische Ratten	49 742 ± 5630	13 258 ± 1012	
Diabetische Ratten			
Gruppe I	47 675 ± 5127	17 464 ± 1348	
Gruppe II	59 167 ± 5838	15 412 ± 1279	
Gruppe III	63 060 ± 6183	22 458 ± 1489	

den vorliegenden Befunden scheint sie jedoch nicht der einzige Faktor zu sein, da die Hydroxylysinbildung in den Gruppen I und III trotz gleich hoher Blutzuckerkonzentrationen unterschiedlich war. Gegenüber den stoffwechselgesunden Kontrollen war die Basalmembrancollagensynthese nur in zwei diabetischen Gruppen (I und III) signifikant gesteigert. Das unterschiedliche Ansprechen der Basalmembrancollagensynthese auf die Diabetesinduktion könnte damit auch eine Erklärung für die widersprüchlichen Befunde bei den Untersuchungen über die Basalmembrancollagensynthese bei Diabetes sein [1, 4, 5].

Literatur

1. Beisswenger PJ (1976) Glomerular basement membrane. Biosynthesis and chemical composition in the streptozotocin diabetic rat. J Clin Invest 58: 844–852 – 2. Brownlee M, Spiro RG (1979) Glomerular basement membrane metabolism in the diabetic rat. In vivo studies. Diabetes 28: 121–125 – 3. Cohen MP, Khalifa A (1977) Renal glomerular collagen synthesis in streptozotocindiabetes. Biochim Biophys Acta 500: 395–404 – 4. Hasslacher Ch, Munderloh K-H, Wahl P (1979) Effect of glucose and insulin on protein and basement membrane synthesis in isolated glomeruli of diabetic rats. Acta Diabet Lat 16: 219–226 – 5. Hasslacher Ch, Wahl P (1980) Influence of diabetes control on synthesis of protein and basement membrane collagen in isolated glomeruli of diabetic rats. Res Exp Med 176: 247–253

Pankreas

Dürr, H. K., Wachter, W., Bode, C., Bode, J. C. (Med. Klinik der Univ. Marburg):
Analyse des Isoamylasemusters: Rationelle Methoden und deren Anwendung bei Patienten mit Amylaseerhöhung unklarer Ätiologie

Die Bestimmung der Amylaseaktivität besitzt einen hohen Stellenwert in der Diagnostik von Pankreaserkrankungen, insbesondere der akuten Pankreatitis. Bislang sind Spezifität und Empfindlichkeit dieser Meßgröße jedoch unbefriedigend und ätiologisch unklare Amylaseerhöhungen werden häufig beobachtet (Salt and Schenker 1976, Dürr 1979). Die klinische Treffsicherheit der Methode läßt sich nach unserer Erfahrung durch die Bestimmung des „Clearancequotienten" (Amylaseclearance/Kreatininclearance) und durch die Suche nach einer Makroamylasämie (die nur einen kleinen Teil der Fälle erklärt) nicht wesentlich verbessern. Wir prüften daher, ob die Bestimmung der Isoenzyme der Analyse weitere Aufschlüsse über die Ätiologie einer Amylaseerhöhung bringt und entwickelten hierfür Methoden, die es gestatten, das Isomylasemuster rationell und zeitsparend zu analysieren.

Die Trennungen wurden mit Hilfe marktüblicher Elektrophoresesysteme durchgeführt. Die Isoamylasemuster wurden analysiert in Serum, Urin, Mundspeichel und – falls verfügbar – in Duodenalsaft von Patienten, bei denen im Routinelabor der Klinik erhöhte Serumamylaseaktivitäten gefunden worden waren.

Geprüft, modifiziert und miteinander verglichen wurden Verfahren zur Auftrennung der Isoamylasen durch Elektrophorese auf Zelluloseacetatfolien (CAF-E.ph.), vertikale Diskelektrophorese auf Polyacrylamidgelplatten (PAC-E.ph.) und isoelektrische Fokussierung auf Polyacrylamidgelplatten (IEF). Trägersysteme und Elektrophoreseapparaturen wurden dabei so gewählt, daß stets eine simultane Auftrennung von mindestens 20 Proben auf einem Träger erfolgen konnte. Die Pherogramme wurden entwickelt durch direkte Anfärbung mit Hilfe der Jod-Stärkereaktion oder mit Hilfe chromogener Substrate. Alternativ wurde die Entwicklung der Pherogramme durch Abklatsch auf stärkehaltiges Agargel oder auf Argagel mit inkorporiertem chromogenem Substrat überprüft. Die chromogenen Verfahren erwiesen sich gegenüber den amyloklastischen als deutlich unterlegen und erheblich weniger empfindlich. Als gut brauchbar einzustufen ist die Entwicklung der CAF-Folien durch Abklatsch auf amylosehaltiges Agargel, die direkte Anfärbung der PAC-Platten mit Zulkowski-Stärke und Jod und die Entwicklung der IEF durch Abklatsch auf Agargel mit inkorporierter Kartoffelstärke. Die von uns entwickelten Verfahren lassen sich gut standardisieren und erlauben die Analyse zahlreicher Proben mit verhältnismäßig geringem Zeitaufwand.

Mit der CAF-Elektrophorese und mit der PAC-Elektrophorese konnten wir in Duodenalsäften zwei kathodennahe und im Mundspeichel vier kathodenferne Isoenzymbanden charakterisieren. Diese wurden in Anlehnung an die von Merritt und Karn verwendete Nomenklatur als P_2- und P_3-Isoenzym, bzw. als S_1-, S_2-, S_3- und S_4-Isoenzym bezeichnet.

Tabelle 1. Isoamylasemuster (CAF-E. ph.) bei Normalpersonen, Patienten mit akutem Schub einer Pankreatitis und Patienten mit Mumps

Amylase-Banden	Normal	Akute Pankreatitis	Mumps
P_1	0	0	0
P_2	+	++ (100%)	0−+
P_3	0	+ (92%)	0
S_1	+	0−+	++
S_2	0	0	++
S_3	0	0	+
S_4	0	0	+

0 = Isoenzym nicht nachweisbar; + = Relative Stärke der Isoenzymbande wie in Normalserum; ++ = Relative Stärke der Isoenzymbande stärker als Banden des Normalserums

Tabelle 2. Prozentualer Anteil der P-Isoenzyme an der Gesamtaktivität der Serumamylase bei 23 Patienten mit ätiologisch unklarer Amylaseerhöhung

%-Anteil der P-Isoenzyme an der Gesamtaktivität	Zahl der Patienten
Weniger als 20%	11
20%–40%	6
Über 40%	6

Darüber hinaus fanden wir im Serum von drei Patienten ein weiteres Isoenzym, das auf der Zelluloseacetatfolie und in der vertikalen PAC-Diskelektrophorese zwischen Kathode und P_2-Isoenzym lokalisiert werden konnte. Von diesen drei Patienten standen uns Duodenalsäfte nicht zur Verfügung; bei der abschließenden klinischen Beurteilung ergab sich bei keinem von ihnen ein Beweis für eine Pankreaserkrankung. Trotzdem haben wir diese selten auftretende Bande aufgrund ihrer Lokalisation im Wanderungsbereich der Pankreas-Isoenzyme vorläufig als P_1-Isoenzym bezeichnet.

Erwartungsgemäß fand sich bei der IEF eine erheblich höhere Zahl von Isoenzymbanden.

Bei der Auftrennung von Seren gesunder Probanden fanden wir mit der CAF-E.ph. nachweisbare Aktivitäten nur für das P_2- und für das S_1-Isoenzym. Nach der densitometrischen Auswertung der Pherogramme beträgt der Anteil der pankreasspezifischen Isoamylase bei diesen Normalpersonen 20–40%.

Tabelle 1 zeigt die Isoamylasemuster der Seren von 21 Patienten, von denen zwei an Mumps und 19 an einem akuten Schub einer Pankreatitis erkrankt waren. Erwartungsgemäß sind bei den Pankreatitispatienten die pankreasspezifischen und bei den Mumpspatienten die speichelspezifischen Isoenzyme verstärkt. Die Lipaseaktivitäten im Serum verhielten sich entsprechend. Hierdurch wird die klinische Plausibilität der Befunde bewiesen, die sich bei der Analyse des Isoamylasemusters mit unserer Methode ergeben.

Tabelle 2 zeigt die Ergebnisse der quantitativen Auswertung der Pherogramme von 23 Patienten mit ätiologisch ungeklärten Erhöhungen der Gesamtaktivität der Serumamylase. Bei elf Patienten fand sich eine Verschiebung des Isoamylasemusters zugunsten der S-Isoamylasen und bei sechs Patienten eine Verschiebung zugunsten der P-Isoamylasen. Diese Ergebnisse zeigen, daß unsere Methode mit relativ geringem Aufwand dem Kliniker wertvolle Hinweise auf den Ursprung erhöhter Serumamylaseaktivitäten gibt.

Literatur

1. Salt WB, Schenker S (1976) Amylase – its clinical significance. A review of the literature. Medicine 55: 269–289 – 2. Dürr HK (1979) Acute pancreatitis. In: Howat HT, Sarles H (eds) "The exocrine pancreas". W. B. Saunders Comp., London Philadelphia Toronto, pp 352–401 – 3. Dürr HK, Bindrich D, Bode JCh (1977) The frequency of macroamylasemia and the diagnostic value of the amylase to creatinine clearance ratio in patients with elevated serum amylase activities. Scand J Gastroenterol 12: 701–705 – 4. Merritt AD, Karn RC (1977) The human alpha-amylases. Adv Hum Genet 8: 135–234

Hansen, W., Haberland, H., Goldmann, F. L. (2. Med. Klinik der TU München):
Vergleichende Untersuchungen zur Wertigkeit eines neuen Serumtrypsintests für die Diagnose der akuten Pankreatitis

Die Diagnose der akuten Pankreatitis beruht zum wesentlichen Teil auf dem Nachweis erhöhter Pankreasenzyme im Blut bzw. im Urin. Sowohl die Amylase als auch die Lipase ermöglichen es auf diese Weise eine akute Entzündung der Bauchspeicheldrüse anzuzeigen. Beide Enzyme sind jedoch nicht pankreasspezifisch und können sowohl falsch erhöht sein oder trotz florider Pankreatitis im Normbereich bleiben [1, 4]. Besondere Beachtung darf deshalb das Serumtrypsin erwarten, welches neuerdings ohne größere Schwierigkeiten radioimmunologisch gemessen werden kann und das allein spezifisch aus der Bauchspeicheldrüse stammt [3]. Das Ziel der vorliegenden Untersuchungen war es, den Wert der Serumtrypsinbestimmung im Vergleich mit den eingeführten Funktionstesten, d. h. Amylase und Lipase, festzulegen.

Methodik

Die Bestimmungen erfolgten jeweils aus den gleichen Serumproben. Amylase wurde nach einem chromolytischen Verfahren gemessen [2]. Lipase wurde titrimetrisch bestimmt, wobei als Substrat Triolein eingesetzt wurde [6]. Trypsin wurde unter Verwendung eines käuflichen Radioimmunoassay (Behringwerke Marburg) gemessen. Er beruht auf einer Doppelantikörpermethode [5]. Bei 76 Gesunden war der Trypsinspiegel im Serum 206 ± 76 ng/ml ($\bar{x} \pm s$), der Median war 202 ng/ml. Die Reproduzierbarkeit war ausreichend gut, bei Serienmessung war der Variationskoeffizient 2,6% ($n = 17$; $\bar{x} = 201$ ng/ml), bei Messung an verschiedenen Tagen war der VK 11,8% ($\bar{x} = 196$ ng/ml; $n = 16$).

Untersucht wurden 68 Patienten mit gesicherter akuter Pankreatitis. 65 Patienten wurden als „ödematöse Pankreatitis" klassifiziert. Bei ihnen wurden in der Initialphase, d. h. bis zum dritten Tag der Erkrankung, eine oder zwei Blutproben entnommen. Insgesamt waren es 102. Bei drei weiteren Patienten bestanden Komplikationen, in zwei Fällen eine hämorrhagische Pankreatitis und in einem Fall eine Pseudozyste. Diese Diagnosen konnten durch Operation bzw. Sektion gesichert werden. Bei diesen drei Patienten wurden laufend während der akuten Krankheitsphase Blutproben entnommen, insgesamt 40.

Ergebnisse und Diskussion

Bei den Patienten mit akuter ödematöser Pankreatitis waren die Pankreasenzyme gegenüber dem Kollektiv Gesunder im Mittel um ein Mehrfaches erhöht, bei der Amylase war der Faktor 4,8, bei der Lipase 9,3 und beim Trypsin 5,1 (Abb. 1).

Die Korrelation der Meßwerte wurde mathematisch-statistisch untersucht. Sowohl beim Vergleich Amylase/Trypsin als auch Lipase/Trypsin war die Beziehung hoch signifikant ($p < 0,0001$). Bemerkenswert war das Abweichen einzelner Wertpaare, was durch die mathematische Bearbeitung der Meßwerte nicht erfaßbar wurde. Hier dürften individuelle Unterschiede beispielsweise beim Austritt aus dem Pankreas, bei der Bindung an Serumproteine und bei der Enzymelimination eine Rolle spielen.

Es erhob sich die Frage der Treffsicherheit der verschiedenen Enzymteste. Bei den Patienten mit akuter Pankreatitis war bei der ersten Blutentnahme die Amylase bei 76%, die Lipase bei 82% und Trypsin bei 72% erhöht. Bewertete man alle 102 Blutentnahmen, so stiegen die entsprechenden Zahlen auf 82%, 84% bzw. 78%.

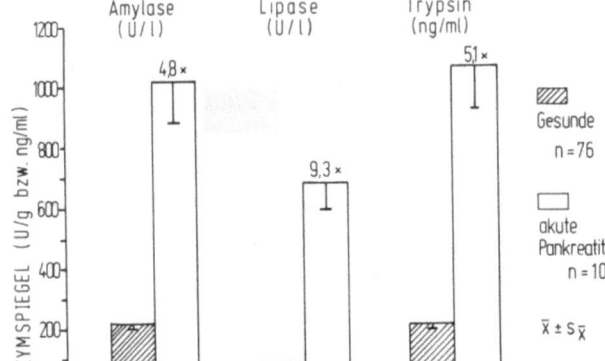

Abb. 1. Graphische Darstellung der mittleren Enzymspiegel ($\bar{x} \pm s_{\bar{x}}$) bei Gesunden (schraffierte Säulen) sowie den Patienten mit akuter ödematöser Pankreatitis (leere Säulen). Weitere Erläuterungen s. Text

Wesentlich sicherer wurde die Diagnose bei Berücksichtigung von zwei Enzymtesten. Ein oder zwei Meßwerte waren bei kombinierter Bestimmung von Amylase und Lipase in 98%, Amylase und Trypsin in 95% sowie Lipase und Trypsin in 94% der Fälle pathologisch.

Die Lipase erwies sich ähnlich wie bei der ödematösen Pankreatitis auch bei den Fällen mit komplizierten Verlaufsformen als empfindlichster Test. Bei den 40 laufend entnommenen Serumproben war die Lipase stets erhöht, das Trypsin war 36mal (90%) erhöht, die Amylase war 34mal (85%) erhöht.

Die Ergebnisse lassen sich in folgender Weise zusammenfassen:
1. Trypsin war bei 72–90% der untersuchten Fälle erhöht. Es kann damit als brauchbarer Funktionstest bei der akuten Pankreatitis angesehen werden.
2. Die Lipase erwies sich im Vergleich mit der Amylase und dem Trypsin als empfindlichster Test.
3. Bei der ödematösen Pankreatitis war die Amylase häufiger erhöht, bei der komplizierten Pankreatitis das Trypsin. Die Unterschiede waren allerdings gering.
4. Die Diagnose der ödematösen Pankreatitis gelang zuverlässiger durch die gleichzeitige Bestimmung von zwei Serumenzymen, vorzugsweise Amylase und Lipase.

Mit Unterstützung der Deutschen Forschungsgemeinschaft (Ha 596/5).

Literatur

1. Amman R (1969) Enzymdiagnostik der Pankreaserkrankungen. Schweiz Med Wochenschr 99: 504–513 – 2. Babson SR, Babson AL (1973) An improved amylase assay using dyed amylopectin. Clin Chim Acta 44: 193–197 – 3. Elias E, Wood T, Redshaw M (1977) Diagnostic importance of changes in circulating concentrations of immunoreactive trypsin. Lancet 2: 66–68 – 4. Goebell H, Bode Ch, Lemberg G (1968) Lipase und Amylase im Serum in der Pankreatitisdiagnostik. Erfahrungen mit einer neuen Lipasebestimmung. Verh Dtsch Ges Inn Med 74: 233–235 – 5. Temler RS, Felber JP (1976) Radioimmunoassay of human plasma trypsin. Biochim Biophys Acta 45: 720–728 – 6. Rick W (1969) Kinetischer Test zur Bestimmung der Serumlipaseaktivität. J Clin Chem Clin Biochem 7: 530–538

Lankisch, P. G., Luerßen, K., Koop, H., (Med. Univ.-Klinik, Göttingen), O'Donnell, M. D. (Dept. of Medicine and Therapeutics, University College, Dublin), Arglebe, C. (Hals-Nasen-Ohrenklinik der Univ. Göttingen):
Serumenzymbestimmung zur Diagnostik der chronischen Pankreatitis?

1. Einleitung

Serumenzymbestimmungen dienten bei chronisch rezidivierender Pankreatitis bis vor kurzem nur zur Diagnose eines akuten Schubs der Erkrankung. Die Entwicklung einfacher Pankreasisoamylasebestimmungen und eines Radioimmunoassays für

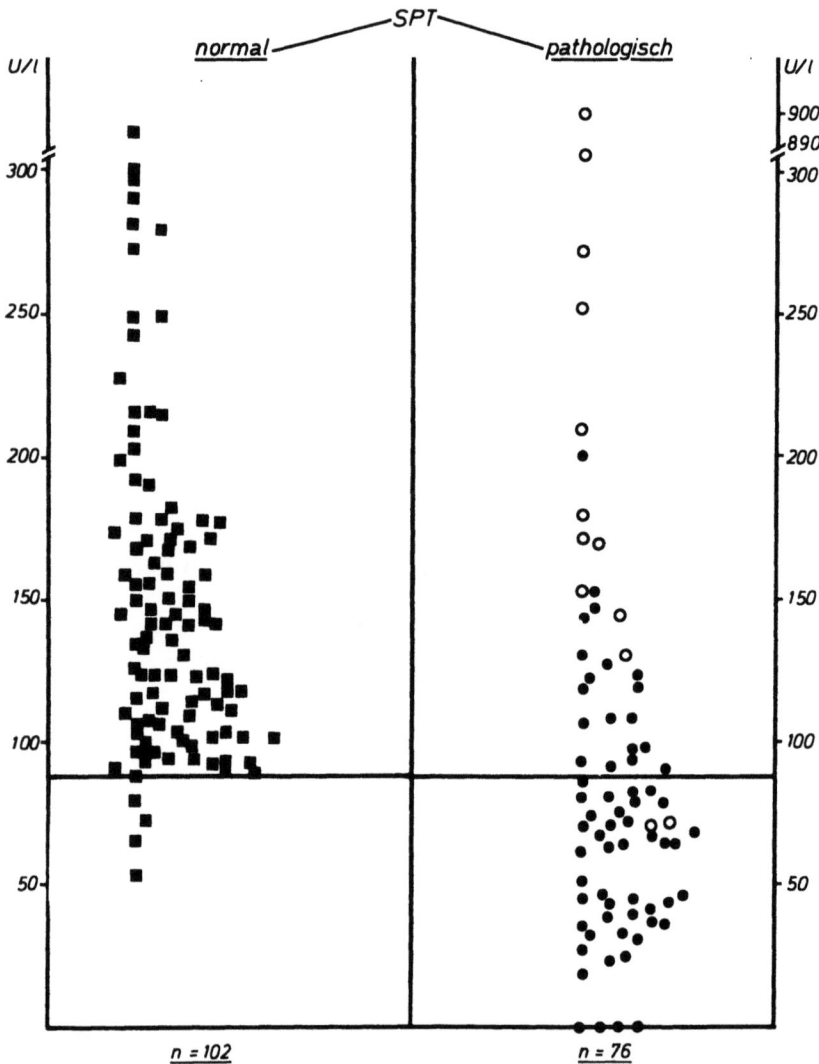

Abb. 1. Pankreasisoamylasenbestimmung mit Hilfe der Inhibitormethode bei 102 Patienten mit normalem Sekretin-Pankreozymintest (SPT ■) und 76 Patienten mit exokriner Pankreasinsuffizienz, bedingt durch eine chronisch rezidivierende Pankreatitis (● Untersuchung im beschwerdefreien Intervall; ○ während eines akuten Schubs bzw. bei Vorliegen einer Pankreaspseudozyste)

Trypsin im Serum führte zu der Frage, ob die Messung dieser Serumenzyme für die Diagnostik einer exokrinen Pankreasinsuffizienz bei chronischer Pankreatitis geeignet ist.

2. Krankengut und Methodik

Untersucht wurden Patienten, bei denen aus diagnostischen Gründen ein Sekretin-Pankreozymintest [2] durchgeführt wurde.

Der Pankreasisoamylasenanteil wurde entweder mit Hilfe eines aus Triticum aestivum isolierten Speichelamylaseinhibitors nach O'Donnell et al. [5] ($n = 178$) oder einer Agarosegelelektrophorese nach Skude und Eriksson [6] ($n = 38$) bestimmt. Die radioimmunologische Messung des Trypsins im Serum [4] ($n = 152$) erfolgte mit Hilfe eines kommerziell erhältlichen Test (RIAgnost Trypsin, Behring-Werke, Marburg).

Die untere Begrenzung des Normalbereichs wurde mit Hilfe des 5%-Quantils der empirischen Verteilungsfunktion für Normalkollektive ermittelt.

3. Ergebnisse

3.1. Pankreasisoamylase (Inhibitormethode)

Von 76 Patienten mit exokriner Pankreasinsuffizienz infolge einer chronisch rezidivierenden Pankreatitis hatten 46 (61%) eine erniedrigte Pankreasisoamylase (Abb. 1). Elf der 30 Patienten mit normalen Isoamylasenwerten waren während eines akuten Schubs der Erkrankung untersucht worden oder hatten erhöhte Serumamylasewerte wegen einer Pseudozyste. Eine Pankreaspseudozyste lag auch bei zwei Patienten mit niedriger Pankreasisoamylase vor; die Gesamtamylase war in diesen beiden Fällen nicht erhöht. Schließt man diese 13 Patienten bei der Beurteilung der Methode aus, wurde mit Hilfe der Pankreasisoamylasebestimmung eine exokrine Pankreasinsuffizienz bei 44 von 63 Patienten (70%) bestätigt.

3.2. Pankreasisoamylase (Agarosegelelektrophorese)

Unter Verwendung der Agarosegelelektrophorese hatten zwölf von 20 Patienten (60%) mit chronischer Pankreatitis auch eine erniedrigte Pankreasisoamylase. Bei zwei der acht Patienten mit falsch normalen Werten wurde die Untersuchung während eines akuten Krankheitsschubs durchgeführt. Werden diese beiden Fälle bei der Auswertung nicht berücksichtigt, erhöht sich die diagnostische Treffsicherheit der Methode auf 66,6%.

3.3. Trypsinbestimmung im Serum (Radioimmunoassay)

Bei 28 von 61 Patienten (46%) mit exokriner Pankreasinsuffizienz wurde die Diagnose durch die radioimmunologische Bestimmung des Trypsins bestätigt (Abb. 2). Nach Ausschluß der Patienten, die nicht im beschwerdefreien Intervall untersucht wurden, betrug die Treffsicherheit der Methode 53%.

3.4. Vergleichende Untersuchung der Serumenzyme

Ein Vergleich der Pankreasisoamylasenbestimmung mit Hilfe der Inhibitormethode und der Trypsinbestimmung mit dem Radioimmunoassay ergab eine Bestätigung einer exokrinen Pankreasinsuffizienz in 22 von 61 Patienten (36%) mit patholo-

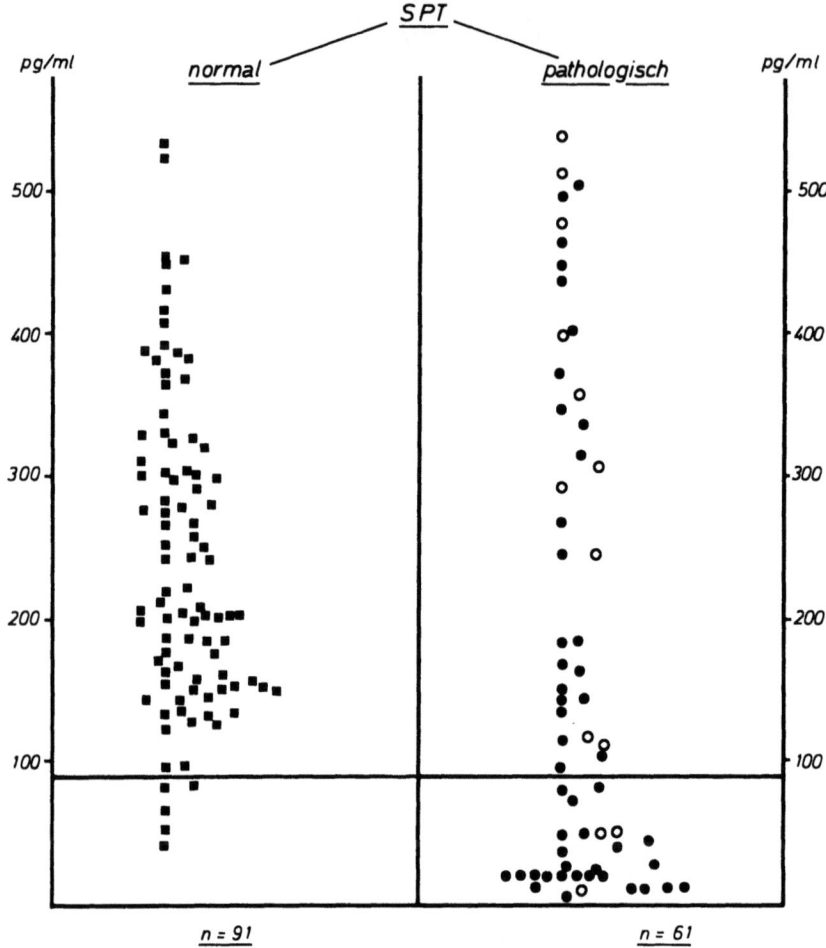

Abb. 2. Serumtrypsinbestimmung mit Hilfe eines Radioimmunoassays bei 91 Patienten mit normalem Sekretin-Pankreozymintest (SPT ■) und 61 Patienten mit exokriner Pankreasinsuffizienz, bedingt durch eine chronisch rezidivierende Pankreatitis (● Untersuchung im beschwerdefreien Intervall; ○ während eines akuten Schubs bzw. bei Vorliegen einer Pankreaspseudozyste)

gischem Sekretin-Pankreozymintest. Bei 19 Patienten (31%) fielen beide Untersuchungen falsch normal aus.

4. Diskussion

Beide Isoamylasenbestimmungsmethoden hatten eine vergleichbare Treffsicherheit in der Diagnostik einer exokrinen Pankreasinsuffizienz. Labortechnisch ist jedoch die Bestimmung mit Hilfe des Inhibitors wegen des geringen zeitlichen und apparativen Aufwandes vorzuziehen.

Hinsichtlich der Aussagefähigkeit war die radioimmunologische Trypsinmessung der einfacheren Isoamylasebestimmung mit Hilfe des Inhibitors eher unterlegen. Zwischen beiden Methoden besteht keine gute Übereinstimmung bei der Diagnostik einer exokrinen Pankreasinsuffizienz.

Wie andere Untersuchungen (Trypsin [4]; Pankreas-Isoamylase [1, 3]) zeigt auch diese vergleichende Studie, daß niedrige Serumenzymwerte die Diagnose einer chronischen Pankreatitis stützen, normale Messungen sie jedoch nicht ausschließen. Im akuten Schub der Erkrankung oder bei erhöhten Serumamylasen infolge von Pseudozytenbildung sind beide Serumenzyme für die Diagnose einer exokrinen Pankreasinsuffizienz nicht zu verwerten.

5. Zusammenfassung

Bei Patienten, bei denen aus diagnostischen Gründen ein Sekretin-Pankreozymintest durchgeführt wurde, erfolgten Messungen der Pankreasisoamylase mit Hilfe eines Inhibitors bzw. einer Agarosegelelektrophorese und des Serumtrypsins mit einem Radioimmunoassay. Die Treffsicherheit der Methoden betrug für die Isoamylasenmessungen 61 bzw. 60% und für das Trypsin 46%. Wurden Patienten, die im akuten Schub der Erkrankung oder mit erhöhten Serumamylasen bei Pankreaspseudozysten untersucht wurden, nicht berücksichtigt, erhöhte sich die Sensitivität der Methoden auf 70; 66,6 und 53%.

Niedrige Serumenzymwerte weisen somit auf eine exokrine Pankreasinsuffizienz hin, normale Messungen schließen sie jedoch nicht aus.

Literatur

1. Berk JE, Ayulo JA, Fridhandler L (1979) Value of pancreatictype isoamylase assay as an index of pancreatic insufficiency. Am J Dig Dis 24: 6–10 – 2. Creutzfeldt W (1964) Funktionsdiagnostik bei Erkrankungen des exokrinen Pankreas. Verh Dtsch Ges Inn Med 70: 781–801 – 3. Johnson SG, Levitt MD (1978) Relation between serum pancreatic isoamylase concentration and pancreatic exocrine function. Am J Dig Dis 23: 914–918 – 4. Koop H, Lankisch PG, Stöckmann F, Arnold R (1980) Trypsin radioimmunoassay in the diagnosis of chronic pancreatitis. Digestion (in press) – 5. O'Donnell MD, FitzGerald O, McGeeney KF (1977) Differential serum amylase determination by use of an inhibitor, and design of a routine procedure. Clin Chem 23: 560–566 – 6. Skude G, Eriksson S (1976) Serum isoamylases in chronic pancreatitis. Scand J Gastroenterol 11: 525–527

Lankisch, P. G., Schreiber, A., Otto, J., Koop, H., Caspary, W. F. (Med. Univ.-Klinik, Göttingen):
Der Pancreolauryltest: ein Screeningtest für die Diagnostik der chronischen Pankreatitis?

1. Einleitung

Der Sekretin-Pankreozymin-test zur Diagnostik der exokrinen Pankreasinsuffizienz ist technisch und zeitlich aufwendig. Seit kurzem steht ein kommerziell erhältlicher indirekter Pankreasfunktionstest, der Pancreolauryltest, zur Verfügung, dessen Wertigkeit für die Pankreasfunktionsdiagnostik untersucht werden sollte.

2. Methodik und Krankengut

Das Prinzip des Pancreolauryltestes (PLT; Temmler-Werke, Marburg) beruht auf der Spaltung eines oral verabreichten Fluorescein-Dilaurinsäureesters durch pankreasspezifische Arylesterasen. Das freigesetzte und im Urin ausgeschiedene Fluorescein dient als Maß für die exokrine Pankreasfunktion.

Die Durchführung des Testes erfolgte den Testvorschriften entsprechend an 2 Tagen, zwischen denen mindesens 1 Tag Pause lag, einmal mit den Testkapseln und dann mit der Kontrollkapsel. Die Kontrollkapsel enthält unverestertes Fluorescein zur Bestimmung der individuellen Resorption und Exkretion. Vitamin- und Pankreasenzympräparate waren 5 Tage vorher abgesetzt worden.

Am Testtag erhielt der Patient um 6.30 h ½ l verdünnten schwarzen Tee ohne Zucker und Sahne und um 7.00 h ein Frühstück, bestehend aus 1 Brötchen, 20 g Butter und 1 Tasse Tee. Die intakten Test- und Kontrollkapseln wurden in der Mitte des Frühstücks mit zerkautem Brötchen eingenommen. Um 10.00 h bekam der Patient 1 l Tee, der innerhalb von 2 Std zu trinken war. Der Urin wurde von 7.00 h bis zum Testende um 17.00 h gesammelt und mußte mindestens 600 ml betragen. Der Sammelurin wurde anschließend gemischt und in einem Meßzylinder gemessen; eine Probe von 0,5 ml wurde mit 4,5 ml 0,1 n NaOH versetzt. Anschließend wurde die Probe 10 min in ein Wasserbad mit 65–70° C gestellt und nach dem Abkühlen zentrifugiert. Der optisch homogene Ansatz wurde dann gegen Wasser bei 492 nm photometriert und die prozentuale Flouresceinausscheidung berechnet:

$$\frac{\text{Extinktion} \times \text{Urinvolumen}}{35} = \text{Ausscheidung (\% verabfolgter Dosis)}.$$

Nach Berechnung der Farbstoffausscheidung am Test(T)- und Kontroll(K)-Tag wurde der T/K-Quotient ermittelt:

$$\frac{T \times 100}{K} = \text{T/K-Quotient}.$$

Dieser Quotient diente zur Beurteilung der exokrinen Pankreasfunktion. Nach Angaben der Hersteller zeigt ein Quotient über 30 eine normale, einer unter 20 eine pathologische Pankreasfunktion an. Bei Quotienten zwischen 20 und 30 ist der Test zu wiederholen und als pathologisch anzusehen, wenn der Quotient auch bei Kontrolle unter 30 liegt.

Zum Vergleich mit dem PLT wurden der Sekretin-Pankreozymintest (SPT) nach Creutzfeldt [1] und die quantitative Stuhlfettbestimmung nach van de Kamer et al. [4] durchgeführt. Eine Pankreasinsuffizienz galt als schwer, wenn Bikarbonatkonzentration, Bikarbonat- und Enzymsekretion erniedrigt waren, und als leicht bzw. mäßig, wenn nur die Enzymsekretion betroffen war. Eine Stuhlfettausscheidung oberhalb von 7 g/Tag wurde als pathologisch angesehen.

Der PLT wurde bei 40 gesunden Versuchspersonen ohne Hinweise auf gastrointestinale Erkrankungen, vier Totalpankreatektomierten sowie bei 65 Patienten durchgeführt, bei denen aus diagnostischen Gründen die exokrine Pankreasfunktion mit Hilfe des SPT untersucht werden mußte. Von diesen 65 Patienten hatten 42 eine chronisch rezidivierende Pankreatitis, bei 24 von ihnen waren röntgenologisch Verkalkungen im Pankreasbereich sichtbar. Einunddreißig dieser Patienten waren Alkoholiker, in elf Fällen blieb die Ätiologie der Pankreatitis unbekannt.

Bei den verbleibenden 23 Patienten fiel der SPT normal aus. Die Abschlußdiagnosen lauteten: je sechsmal Zustand nach akuter Pankreatitis und irritables Kolon, zweimal Hyperlipoproteinämie, je einmal Sprue, M. Crohn, Cholelithiasis (Stein im Ductus zysticus), Alkoholhepatitis, Ileumresektion, Hiatushernie, Zustand nach Billroth-II-Resektion und intestinale Lymphangiektasie.

Tabelle 1. PLT-Ergebnisse bei 42 Patienten mit chronisch rezidivierender Pankreatitis

		Pancreolauryl-Test		
		n	Normal	Pathologisch
Sekretin-Pankreozymin-Test				
Exokrine	leicht/mäßig	14	4	10 (71%)
Insuffizienz	schwer	28	1	27 (96%)
Stuhlfettausscheidung				
< 7 g/die		11	4	7 (64%)
> 7 g/die		23	1	22 (96%)
Röntgenologisch				
Ohne Verkalkungen		18	3	15 (83%)
Mit Verkalkungen		24	2	22 (92%)

3. Ergebnisse

Alle 40 gesunden Versuchspersonen und 22 der 23 Patienten mit normalem SPT hatten auch ein normales Ergebnis beim PLT. Bei einem Patienten mit normaler exokriner Pankreasfunktion fand sich eine Cholelithiasis (Stein im Ductus zysticus), das Pankreas war intraoperativ makroskopisch unauffällig.

Der PLT fiel bei 27 von 28 Patienten mit im SPT nachgewiesener schwerer exokriner Pankreasinsuffizienz und bei zehn von 14 Patienten mit leichter bzw. mäßiger Insuffizienz pathologisch aus (Tabelle 1). Zwei von 24 Patienten mit röntgenologisch sichtbaren Verkalkungen und drei von 18 Patienten ohne Verkalkungen hatten ein falsch normales PLT-Ergebnis. Bei 23 von 34 untersuchten Patienten lag eine Steatorrhoe vor; einer von ihnen hatte einen normalen PLT. Bei vier der elf Patienten mit normaler Stuhlfettausscheidung fiel der Test ebenfalls normal aus.

Insgesamt hatten somit 37 von 42 Patienten (86%) mit pathologischem SPT ein pathologisches PLT-Ergebnis (Abb. 1).

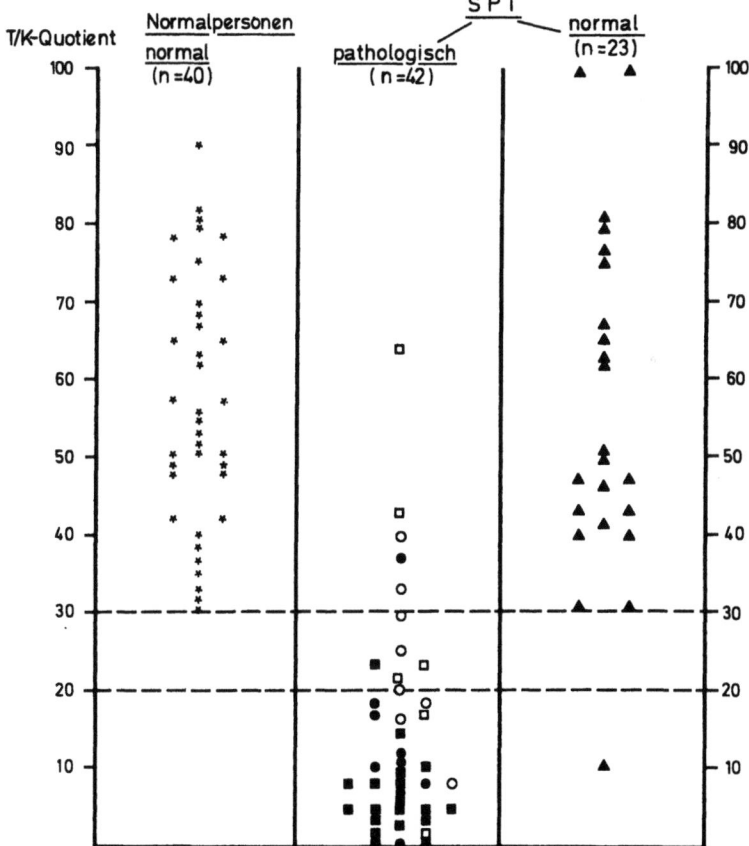

Abb. 1. PLT Ergebnisse bei 40 gesunden Versuchspersonen (*), 42 Patienten mit pathologischem SPT [chronisch rezidivierende Pankreatitis mit (Quadrate) und ohne (Kreise) Verkalkungen mit schwerer (●■) und mit leichter bzw. mäßiger (○□) exokriner Pankreasinsuffizienz] und 23 Patienten mit normalem SPT (▲)

Die Berechnung des T/K-Quotienten bei den Totalpankreatektomierten ergab folgende Werte: 2,3%; 6,0%; 7,8% und 9,6%.

4. Diskussion

Über den PLT liegen bisher nur geringe Erfahrungen vor:
1. Kaffarnik et al. [3] untersuchten 197 Pankreasgesunde, sechs Patienten mit Pankreaskarzinom, 23 Patienten mit gesicherter Pankreasinsuffizienz und weitere 49 Patienten mit klinisch möglicher, aber nicht gesicherter Pankreasinsuffizienz. Sie fanden in 93% der Fälle eine Übereinstimmung mit dem Testergebnis.
2. Außerhalb dieser Arbeitsgruppe, die den PLT zur Pankreasfunktionsprüfung entwickelt hat, wurde der Test noch von Gregory und Opitz [2] bei einem allerdings nicht genau definierten Krankengut untersucht. Sie fanden eine Treffsicherheit von 90–96% und gaben an, daß der PLT der Stuhlchymotrypsin-Bestimmung überlegen sei.

Nach unseren bisherigen Untersuchungen ist der PLT für die Diagnostik der schweren exokrinen Pankreasinsuffizienz geeignet. Bei einer Reihe von Patienten mit leichter bzw. mäßiger exokriner Insuffizienz fanden wir dagegen auch falsch normale Testergebnisse. Bei einem Patienten mit normaler exokriner Funktion und Cholelithiasis (Stein im Ductus zysticus) fiel der PLT falsch pathologisch aus. Eine Untersuchung dieses Patienten nach der Operation steht zur Zeit noch aus.

Bemerkenswert ist, daß auch nach Totalpankreatektomie eine gewisse Menge Fluorescein im Urin nach Gabe des Esters ausgeschieden wird.

Zur weiteren Beurteilung des PLT wird es daher erforderlich sein, mehr Patienten mit entzündlichen Dünndarmerkrankungen und gestörter Resorptionsfunktion zu untersuchen, um die Spezifität, und ferner mehr Patienten mit chronischer Pankreatitis leichten bzw. mäßigen Schweregrades, um die Sensitivität des PLT zu prüfen. Schließlich muß geklärt werden, ob bei Totalpankreatektomierten auch eine nichtpankreasspezifische Spaltung des Esters erfolgen kann.

Eine vergleichende Untersuchung von PLT und NBT-PABA-Test, einem ähnlichen indirekten Pankreasfunktionstest in Korrelation zum SPT, zeigt bisher keinen wesentlichen Unterschied zwischen den beiden indirekten Funktionsprüfungen hinsichtlich der Sensitivität (unveröffentlicht).

5. Zusammenfassung

Nach bisherigen Untersuchungen ist der Pancreolauryl-Test zur Diagnostik der schweren, mit dem SPT gesicherten exokrinen Pankreasinsuffizienz geeignet. Weitere Untersuchungen bei Patienten mit chronischer Pankreatitis, vor allem leichteren und mittleren Schweregrades, sowie anderen gastrointestinalen Erkrankungen sollten zur endgültigen Bestimmung der Sensitivität und Spezifität des Testes erfolgen.

Literatur

1. Creutzfeldt W (1964) Funktionsdiagnostik bei Erkrankungen des exokrinen Pankreas. Verh Dtsch Ges Inn Med 70: 781–801 – 2. v Gregory D, Opitz H (1978) Die Beurteilung der exokrinen

Pankreasfunktion mit Fluoreszein-Dilaurat. Verh Dtsch Ges Inn Med 84: 1040−1043 − 3. Kaffarnik H, Klimkeit P, Zöfel P, Otte U, Meyer-Bertenrath JG (1977) Zur klinischen Wertigkeit des oralen Pankreasfunktionstests mit Fluoreszein-Dilaurat. Münch Med Wochenschr 119: 1467−1470 − 4. van de Kamer JH, ten Bockel H, Weijers HA (1949) Rapid determination of fat in feces. J Biol Chem 177: 347−355

Stock, K. P., Schenk, J., Schmack, B., Domschke, W. (Med. Klinik mit Poliklinik der Univ. Erlangen):
Screeningmethoden des exokrinen Pankreas (FDL-, PABA-Test, Stuhlchymotrypsinbestimmung) im Vergleich zum Sekretin-Pankreozymintest

In der Literatur werden sehr unterschiedliche Ergebnisse [1−3, 5−7] über die Sensitivität und Spezifität verschiedener indirekter Pankreasfunktionsteste berichtet.

Es wurde deshalb versucht, im intraindividuellen Vergleich die Wertigkeit von drei verschiedenen Screeningmethoden des exokrinen Pankreas zu bestimmen. Geprüft wurden hierbei der Fluoreszein-Dilaurattest (FDL-Test), der Para-Amino-Benzoesäuretest (PABA-Test) sowie die Chymotrypsinbestimmung im Stuhl. Diese drei indirekten Methoden wurden in Korrelation gesetzt zum Volumenverlust-korrigierten Sekretin-Pankreozymintest (SPT).

Methodik

Beim FDL-Test kommt es durch pankreasspezifische Arylesterasen zur Spaltung der Testsubstanz in Laurinsäure und freies, wasserlösliches Fluoreszein. Dieser Farbstoff wird resorbiert, über die Nieren ausgeschieden und seine Konzentration im Urin bestimmt. Die Durchführung des Testes erfolgte entsprechend der Anweisung des kommerziell erhältlichen Pankreolauryltestes (Fa. Temmler-Werke, Marburg). In diesem Test wird durch die gesonderte Verabreichung der Testsubstanz sowie des reinen Farbstoffs an verschiedenen Tagen den individuellen Resorptions- und Exkretionsgegebenheiten Rechnung getragen.

Beim PABA-Test wird aus dem Substrat die Para-Amino-Benzoesäure durch Chymotrypsin spezifisch abgespalten, in der Leber teilweise metabolisiert und über die Nieren ausgeschieden. Die Bestimmung von PABA und seinen Metaboliten im Urin wurde mittels einer modifizierten Methode von Bratton und Marshall (Anleitung s. 1) durchgeführt. Den Patienten wurden 150 mg Peptid-PABA zusammen mit 250 ml Lundh-Probemahlzeit verabreicht. Zur Anregung der Diurese tranken die Patienten mindestens 1,5 l ungesüßten Tee; der Urin wurde über 10 Std gesammelt. Als pathologisch wurde eine Ausscheidungsrate von weniger als 50% der verabreichten PABA-Menge angesehen.

Die Bestimmung des Chymotrypsins im Stuhl erfolgte nach der von Ammann und Haverback [4] beschriebenen Titrationsmethode.

Beim SPT wurde der Bikarbonat-, Trypsin-, Chymotrypsin-, Amylase- und Lipase-Output im Volumenverlust-korrigierten Duodenalaspirat gemessen.

Untersucht wurden insgesamt 62 Patienten, die sich in 27 Patienten mit normaler Pankreasfunktion, in 17 Patienten mit grenzwertig eingeschränkter Funktion sowie 18 Patienten mit manifester exokriner Insuffizienz aufteilten. Die Zuordnung zu den einzelnen Gruppen erfolgte aufgrund des Ergebnisses des jeweiligen SPT.

Ergebnisse

Bei Patienten mit normaler exokriner Pankreasfunktion war die Spezifität, d. h. der Anteil der richtig normalen Werte, beim FDL-Test sowie beim Stuhlchymotrypsin

Tabelle 1. Vergleich der Sensitivitäten indirekter Pankreasfunktionstests bei Patienten mit grenzwertig eingeschränkter Pankreasfunktion mit Patienten mit manifester exokriner Insuffizienz

	Sensitivität bei grenzwertig eingeschränkter Pankreasfunktion	Sensitivität bei manifester exokriner Insuffizienz
FDL	37%	67%
PABA	40%	63%
CH-S	31%	62%

FDL: Fluoreszein-Dilaurat-Test; PABA: N-Benzoyl-L-Tyrosyl-Paraaminobenzoesäure-Test; CH-S: Chymotrypsin im Stuhl

mit 88 bzw. 82% fast gleichwertig, die Spezifität des PABA-Testes mit 75% etwas geringer.

Die zweite untersuchte Gruppe umfaßte Patienten mit grenzwertig eingeschränkter Pankreasfunktion. Diese Gruppe ist dadurch gekennzeichnet, daß im SPT ein oder mehrere Parameter vermindert sind. Eine Funktionsdiagnostik der Bauchspeicheldrüse wurde deshalb vorgenommen, da klinisch aufgrund der Beschwerdesymptomatik mit Oberbauchschmerzen, Appetitlosigkeit, mäßiggradiger Gewichtsabnahme sowie rezidivierenden Hyperamylasämien der Verdacht auf das Vorliegen einer chronischen Pankreatitis bestand. In dieser Gruppe mit grenzwertig eingeschränkter Pankreasfunktion betrug die Sensitivität, d. h. der Anteil der jeweils richtig pathologischen Werte, beim FDL-Test 37%, beim PABA-Test 40% sowie beim Chymotrypsin im Stuhl 31% (siehe Tabelle 1).

Die dritte Patientengruppe mit manifest eingeschränkter exokriner Pankreasfunktion ist charakteristisiert durch eine Verminderung aller gemessenen Parameter im SPT. An klinischer Symptomatik klagen die Patienten über Schmerzen im Abdomen, über erheblichen Gewichtsverlust, regelmäßige Diarrhoen, voluminöse fettreiche Stühle sowie ausgeprägte Leistungsminderung. Zusätzlich zum eindeutig pathologischen SPT war die Diagnose einer chronischen Pankreatitis gesichert durch das Vorliegen von Kalzifizierungen ($n = 7$), durch eine pathologische retrograde Gangdarstellung der Bauchspeicheldrüse ($n = 13$), oder durch die operative und histologische Bestätigung der Diagnose ($n = 5$). Bei drei Patienten war außerdem bei gesicherter Grunderkrankung vor den Vergleichsuntersuchungen eine Pankreasgangverödung vorgenomen worden. Bei der Untersuchung dieser Patienten mit manifester Insuffizienz zeigten sich bei den oralen Pankreasfunktionstesten eine Sensitivität von 67% bzw. 63%, der Anteil der richtig pathologischen Werte betrug beim Chymotrypsin im Stuhl 62% (Tabelle 1).

Zusammenfassung

1. Die Spezifität, d. h. der Anteil der richtig normalen Werte, ist beim FDL-Test und beim Chymotrypsin im Stuhl nahezu gleichwertig, die des PABA-Testes etwas geringer.
2. In der Diagnostik der grenzwertig eingeschränkten Pankreasfunktion erscheinen alle drei Screeningverfahren wenig hilfreich.
3. Bei Vorliegen einer manifesten exokrinen Pankreasinsuffizienz zeigen FDL- und PABA-Test sowie Chymotrypsin im Stuhl fast die gleiche Sensitivität.

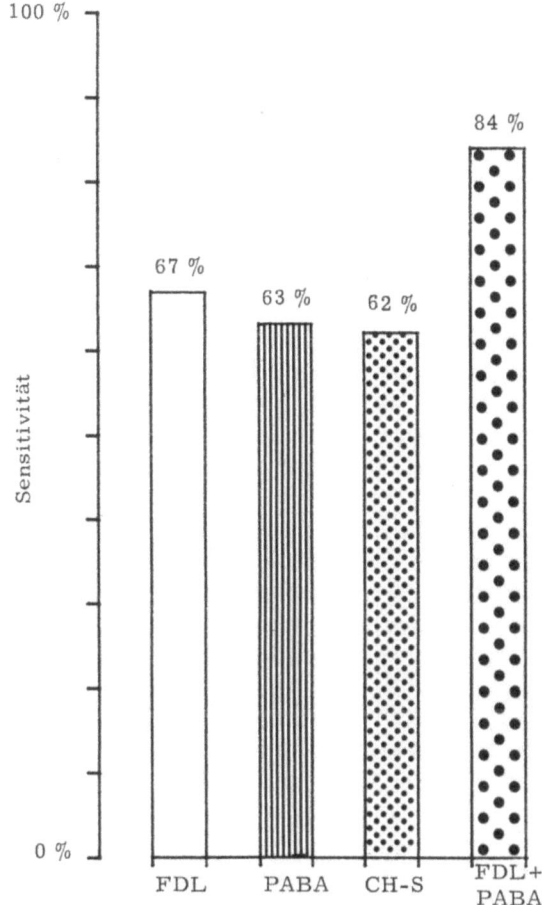

Abb. 1. Sensitivität indirekter Pankreasfunktionstests bei manifester exokriner Pankreasinsuffizienz

4. Bei kombinierter Anwendung des FDL- und PABA-Testes am gleichen Patienten ist eine Erhöhung der diagnostischen Treffsicherheit auf 84% zu erwarten (Abb. 1).

Literatur

1. Bornschein W et al. (1978) Diagnostik der exokrinen Pankreasinsuffizienz mit einem synthetischen, chymotrypsinspezifischen Peptid. Klin Wochenschr 56: 197–205 – 2. Fettes F et al. (1978) Stellenwert des oralen Pankreasfunktionstests mit N-Benzoyl-L-Tyrosyl-Paraaminobenzoesäure (PABA-Test). Z Gastroenterol 3: 141–148 – 3. Gregory D et al. (1978) De Beurteilung der exokrinen Pankreasfunktion mit Fluoreszein-Dilaurat; Vortrag auf der 84. Tagung der Deutschen Gesellschaft für Innere Medizin, Wiesbaden, 1978 – 4. Haverback BJ et al. (1963) Measurement of trypsin and chymotrypsin in stool. A diagnostic test for pancreatic exocrine insufficiency. Gastroenterology 44: 588–597 – 5. Kaffarnik H et al. (1977) Zur klinischen Wertigkeit des oralen Pankreasfunktionstestes mit Fluoreszein-Dilaurat. Münch Med Wochenschr 119: 1467 – 6. Thienhaus R et al. (1979) Die Untersuchung der exokrinen Pankreasfunktion mit N-Benzoyl-L-Tyrosyl-p-Aminobenzoesäure. Z Gastroenterol 3: 187–194

Limberg, B., Kommerell, B. (Abt. f. Gastroenterologies, Med. Univ.-Klinik Heidelberg):
Einfluß von Somatostatin auf den Verlauf der Pankreatitis

Die Therapie der akuten Pankreatitis stellt auch heute noch in der Klinik häufig ein Problem dar. Die Gesamtmortalität der Erkrankung liegt bei ca. 10–14% und steigt in Abhängigkeit vom Stadium bis auf 100% an.

In den vergangenen Jahren sind zahlreiche therapeutische Konzepte entwickelt worden mit dem Ziel die Mortalität zu senken. Ausgehend von der pathogenetischen Vorstellung, daß es im akuten Stadium zu einer Autodigestion der Drüse durch vorzeitig intrapankreatisch aktivierte proteolytische Enzyme kommt, sind Substanzen klinisch untersucht worden, die die Sekretion des exkretorischen Pankreas hemmen; hier sind das Glukagon und das Calcitonin zu nennen. Kontrollierte Studien haben jedoch gezeigt, daß weder Glukagon (M. R. C. 1977) noch Calcitonin (Goebell et al. 1979) in der Lage sind, die Mortalität der Erkrankung signifikant zu senken.

Somatostatin hemmt sowohl die exkretorische als auch die inkretorische Funktion des Pankreas. Es lag deshalb nahe, den Einfluß von Somatostatin auf den Verlauf der akuten Pankreatitis zu untersuchen. Von Schwedes et al. (1979) wurden erste positive Ergebnisse hinsichtlich des Einflusses von Somatostatin auf die Mortalität und den Verlauf der akuten, galleinduzierten Pankreatitis des Hundes berichtet.

Im Rahmen einer unkontrollierten Pilotstudie setzten wir Somatostatin bei 14 Patienten mit akuter Pankreatitis ein. Es wurden nur solche Patienten in die Studie aufgenommen, bei denen es sich um eine akute, erstmalig aufgetretene Pankreatitis handelte und der Beginn der Symptome nicht länger als 24 Std vom Zeitpunkt des Therapiebeginns gerechnet zurück lag. Als Basistherapie wurden 4 l Flüssigkeit über einen zentralvenösen Zugang infundiert, auf das Legen einer Magensonde wurde verzichtet, als Analgetikum wurde Pentacocin verwandt. Täglich wurde der klinische Status der Patienten kontrolliert und folgende Laborparameter bestimmt: Amylase, Lipase, Blutbild, Gerinnungsstatus, Blutgase, Elektrolyte, Kreatinin und Blutzucker. Somatostatin (Firma Serono, Freiburg) wurde nach Gabe einer Bolusinjektion von 250 µg kontinuierlich in einer Dosis von 250 µg/h infundiert. Die Infusionsdauer betrug im Mittel 4 Tage. Abgesehen von Erbrechen in ca. 30% der Fälle nach Gabe der Bolusinjektion wurden keine Nebenwirkungen beobachtet.

Ergebnisse

Vom klinischen Aspekt fiel auf, daß die Patienten 24–30 Std nach Beginn der Therapie nahezu schmerzfrei waren, eine Analgetikagabe war nicht mehr erforderlich. Vor Therapiebeginn waren die Amylase auf 2511 U/l, die Lipase auf 1740 U/l und die Leukozyten auf 14550/mm^3 im Durchschnitt erhöht. Drei Tage nach Therapiebeginn waren die Amylase auf 327 U/l, die Lipase auf 295 U/l und die Leukozyten auf 8900/mm^3 abgefallen.

Bei einigen Patienten trat nach Absetzen der Therapie ein leichter Anstieg der Amylase- und Lipasewerte auf; bei einem Patienten wurde deshalb erneut Somatostatin infundiert, die Amylase und Lipase normalisierte sich daraufhin erneut. Bei einem weiteren Patienten wurde die Therapie mit Somatostatin erst 6

Tage nach Beginn der Erkrankung begonnen, da sich der klinische Zustand des Patienten nicht besserte. Unter der Therapie kam es zu einem raschen Abfall der erhöhten Amylase und Lipase, ebenso besserte sich der Allgemeinzustand des Patienten innerhalb von 48 Std.

Diskussion

Die vorliegenden Ergebnisse dieser unkontrollierten Studie lassen eine Aussage über den Einfluß von Somatostatin auf Mortalität der akuten Pankreatitis nicht zu. Vom klinischen Aspekt scheint jedoch Somatostatin die Pankreatitis günstig zu beeinflussen, da alle Patienten eine deutliche Besserung ihres Befindens angaben. Die Tatsache, daß es nach Absetzen der Therapie mit Somatostatin in einigen Fällen zu einem Anstieg der Amylase und Lipase kommt, läßt den Schluß zu, daß Somatostatin auch im akuten Stadium der Entzündung einen hemmenden Effekt ausübt. Betrachtet man die tierexperimentellen Befunde und die ersten klinischen Ergebnisse, so scheint die Durchführung einer kontrollierten Studie zur Therapie der Pankreatitis mit Somatostatin gerechtfertigt zu sein.

Literatur

1. Goebell H, Amman R, Herfarth CH, Horn J, Hotz J, Knoblauch M, Schmid M, Jaeger M, Akboviantz A, Linder E, Abt K, Nüesch E (1979) A double-blind trial of synthetic salmon calcitonin in the treatment of acute pancreatitis. Scand J Gastroenterol 14: 881–889 – 2. M.R.C.: Multicentre trial glucagon and aprotinin (1977) Death from acute pancreatitis. Lancet 2: 632–635 – 3. Schwedes U, Althoff PH, Klempa I, Leuschner U, Mothes L, Raptis S, Wdowinski J, Usadel KH (1979) Effect of somatostatin on bile-induced acute hemorrhagic pancreatitis in the dog. Horm Metab Res 11: 655–661

Windeck, R. (Abt. für klin. Endokrinologie), Eysselein, V., Singer, M., Goebell, H. (Abt. für Gastroenterologie), Reinwein, D. (Abt. für klin. Endokrinologie, Med. Klinik und Poliklinik, Klinikum der GHS Essen):
Sekretionsverhalten des pankreatischen Polypeptids (PP) nach Gabe von Glukagon und Secretin bei Normalpersonen und Patienten mit primärem Hyperparathyreoidismus (PHPT)

Einleitung

Das pankreatische Polypeptid ist ein neueres gastrointestinales Hormon, das erst 1968 entdeckt wurde. Es ist bekannt, daß sich die gastrointestinalen Hormone gegenseitig positiv und negativ in ihrem Sekretionsverhalten beeinflussen. Weiterhin bestehen Verbindungen zum Calziumstoffwechsel, insbesondere über das Calcitonin.

Wir haben daher untersucht, ob sich die PP-Basalspiegel von Patienten mit hypercalzämischem primärem Hyperparathyreoidismus von einem Normalkollektiv unterscheiden. Weiterhin wurde das Sekretionsverhalten von PP an Normalpersonen und Patienten mit hypercalzämischen PHPT nach Gabe von Glucagon und Secretin untersucht.

Material und Methoden

Die PP-Spiegel wurden mit einem Radioimmunoassay bestimmt: Pufferlösung Na-Veronal 0,02 M pH 8,4. Antikörper vom Kaninchen in einer Endverdünnung von 1 : 1 250 000. Markierung von Rinder-PP mit Na^{125}J und Cloramin T. Reinigung über Sephadex G 50 (0,9 × 100). Standard: hochgereinigtes PP vom Menschen (Lilly). Trennung mit Dextran-beschichteter Aktivkohle.

Untere Nachweisgrenze: 10 pM/ml. Variationskoeffizient: Intraassay 3%, Interassay 7%. Wiederfindung 95%. 1 mg Glucagon (Lilly) wurde nach zwei Basalmessungen i.v. gegeben, anschließende Blutentnahmen nach 5, 10, 15, 30, 45, 60, 90 min. Secretin (GIH) wurde nach zwei Basalmessungen als Bolus (2 CU/kg) i.v. gegeben, gefolgt von einer 30 min-Infusion mit 4 CU/kg. Blutentnahmen erfolgten 5, 10, 15, 30, 45, 60, 90 min nach dem initialen Bolus.

Ergebnisse

Die PP-Spiegel von 53 Normalpersonen betrugen 32,3 ± 19,8 pM/l und unterschieden sich nicht signifikant von den Basalspiegeln von 13 Patienten mit PHPT (37 ± 20 pM/l). Nach Gabe von Glucagon fanden wir einen kurzfristigen Anstieg der PP-Spiegel nach 5 min bei fünf Normalpersonen, der 92,6 ± 19,7% ($p < 0,05$) gegenüber den Basalspiegeln betrug (Abb. 1). Bei fünf Patienten mit PHPT betrug der Anstieg 271,6 ± 95,7% ($p < 0,05$) (Abb. 2), war aber nicht signifikant höher im Vergleich zum Normalkollektiv.

Nach Secretin beobachteten wir bei den individuellen Probanden Maximalanstiege der PP-Spiegel zwischen 72 und 624%. Da die Maximalanstiege jedoch zu verschiedenen Zeitpunkten beobachtet wurden, ergab sich in dem Gesamtkollektiv der fünf Normalpersonen kein signifikanter Anstieg der Mittelwerte zu irgendeinem Beobachtungszeitpunkt.

Bei sieben Patienten mit PHPT betrug der Maximalanstieg der PP-Spiegel nach Secretin zwischen 27 und 305% und war zu dem Beobachtungszeitpunkt 5 min ($p < 0,01$) signifikant sowie nach 45 min und 60 min ($p < 0,05$). Bei zwei Patienten sahen wir keinen Anstieg.

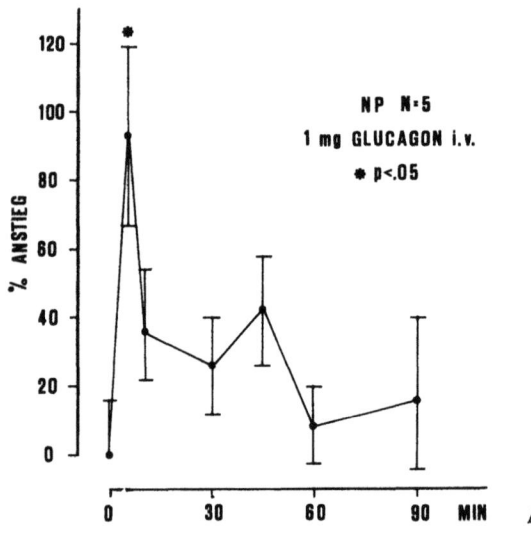

Abb. 1

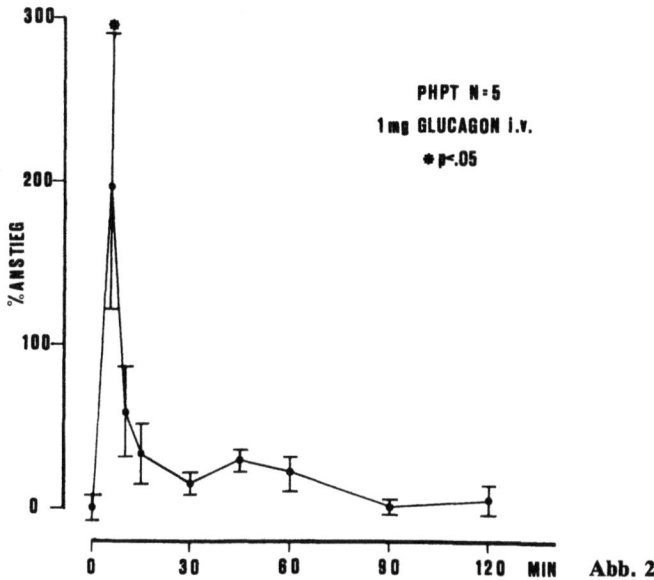

Abb. 2

Diskussion und Schlußfolgerung

Bei Patienten mit hypercalzämischem PHPT fanden wir normale PP-Basalspiegel. Glucagon in pharmakologischer Dosierung führt bei Normalpersonen wie auch bei Patienten mit PHPT zu einer kurzfristigen Freisetzung von PP. Nach Gabe von Secretin in hohen Dosen ist der PP-Anstieg bei Normalpersonen nicht signifikant, jedoch findet sich bei sieben von neun Patienten mit PHPT eine signifikante Freisetzung von PP.

Es besteht die Möglichkeit, daß Glucagon und eventuell auch Secretin bei der Regulation der PP-Freisetzung beteiligt sind. Es bleibt unklar, wieweit das Sekretionsverhalten durch eine endogene Hypercalzämie moduliert wird.

Freise, J., Zick, R. (Dept. Innere Medizin, Med. Hochschule Hannover), Rumpf, H. D. (Abt. für Abdominalchirurgie, Med. Hochschule Hannover), Canzler, H. (Arbeitsgruppe Klin. Diätetik, Med. Hochschule Hannover):
Untersuchungen zur exokrinen und endokrinen Pankreasfunktion bei 38 Patienten nach partieller Duodenopankreatektomie

1. Einleitung

Die partielle Duodenopankreatektomie (Whipplesche Operation [4]) gehört zu den größten Operationen in der Bauchhöhle und stellt einen verstümmelnden Eingriff dar. En bloc wird der Pankreaskopf mit Duodenum, D. choledochus und zwei Drittel des Magens entfernt.

Ziel der vorliegenden Untersuchungen war, das Ausmaß der exokrinen und endokrinen Funktionseinbuße des Pankreas nach einem solchen Eingriff näher zu quantifizieren.

2. Patienten

Zwischen 1971 und 1978 wurde bei 106 Patienten wegen eines Pankreas-Carcinoms ($n = 35$), eines Papillen-Carcinoms ($n = 17$), chronisch rezidivierender Pankreatitiden ($n = 49$) und akuter Pankreatitis ($n = 5$) eine Whipplesche Operation durchgeführt. 1979 haben noch 48 Patienten gelebt, von denen bei 38 Patienten unter stationären Bedingungen und standardisierter Kost die exokrine und endokrine Restpankreasfunktion nachuntersucht werden konnte. Alle 38 Patienten waren in einem schmerzfreien befriedigenden bis guten Allgemeinzustand, wobei 25 postoperativ eine Gewichtszunahme, fünf eine Gewichtsabnahme und acht Patienten keine Gewichtsveränderung aufwiesen.

3. Methodik

Zur Beurteilung der endokrinen Funktion dienten: 1. Blutzuckertagesprofil, i.v. Glucosebelastungstest und die C-Peptidausscheidung im 24-Std-Sammelurin. Zur Beurteilung der exokrinen Funktion dienten: 1. Stuhlgewicht, Fettausscheidung im Stuhl, Chymotrypsinaktivität in der Einzelstuhlprobe und im 24-Std-Stuhl und der Peptid-Paba-Test.

Diese Untersuchungen sind frühestens 1 Jahr nach dem operativen Eingriff vorgenommen worden.

4. Ergebnisse

4.1 Endokrine Funktion

Bei fünf der 38 Patienten bestand präoperativ eine manifeste diabetische Stoffwechsellage. Zwei dieser Patienten waren insulinpflichtig. Im postoperativen Verlauf entwickelte sich bei drei weiteren Patienten ein manifester Diabetes mellitus, der in zwei Fällen mit Insulin behandelt werden mußte.

Bei den verbleibenden 28 Patienten lag der Glukoseassimilationskoeffizient bei vier Patienten im Normbereich (k_G 1,2), bei drei Patienten im Grenzbereich (k_G zwischen 1,0 und 1,2) und bei 21 Patienten unter 1,0 als Ausdruck einer subklinischen diabetischen Stoffwechsellage (bei drei Patienten konnten i.v. Glukosebelastungsteste aus technischen Gründen nicht durchgeführt werden) (Abb. 1).

Entsprechend dazu waren die C-Peptidausscheidungen im 24-Std-Sammelurin bei den manifest diabetischen Patienten mit 7,5 ± 2,5 mmol und bei den subklinisch diabetischen Patienten mit 12,5 ± 3,1 mmol im Vergleich zum Normalkollektiv mit 28,5 ± 3,6 mmol deutlich vermindert.

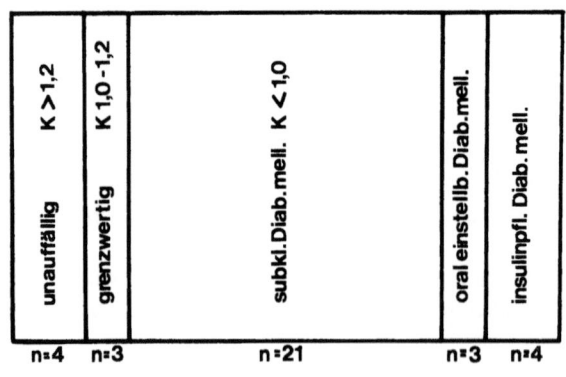

Abb. 1. Diabetische Stoffwechsellage nach partieller Duodenopankreatektomie ($n = 35$)

4.2 Exokrine Funktion

Nach 4tägigem Absetzen der exokrinen Pankreassubstitutionstherapie hatten 116 von 35 (46%) Patienten ein Stuhlgewicht über 300 g/die und 20 von 35 Patienten (57%) über 200 g/die. Beim Peptid-Paba-Test hatten 13 von 36 (36%) Patienten eine verminderte Ausscheidung (53%) von Para-Aminobenzoesäure im 6-Std-Urin. 32 von 36 (89%) Patienten hatten eine verminderte Chymotrypsinaktivität in einer einzelnen Stuhlprobe (30 U/g Stuhlfeuchtgewicht) und 35 von 36 (97%) hatten eine verminderte Chymotrypsinausscheidung im 24-Std-Stuhl (9000 U/24 h). 31 von 35 (88%) Patienten hatten bei standardisierter Diät mit 100 g Fett/die eine Fettausscheidung von über 7 g/die (Abb. 2).

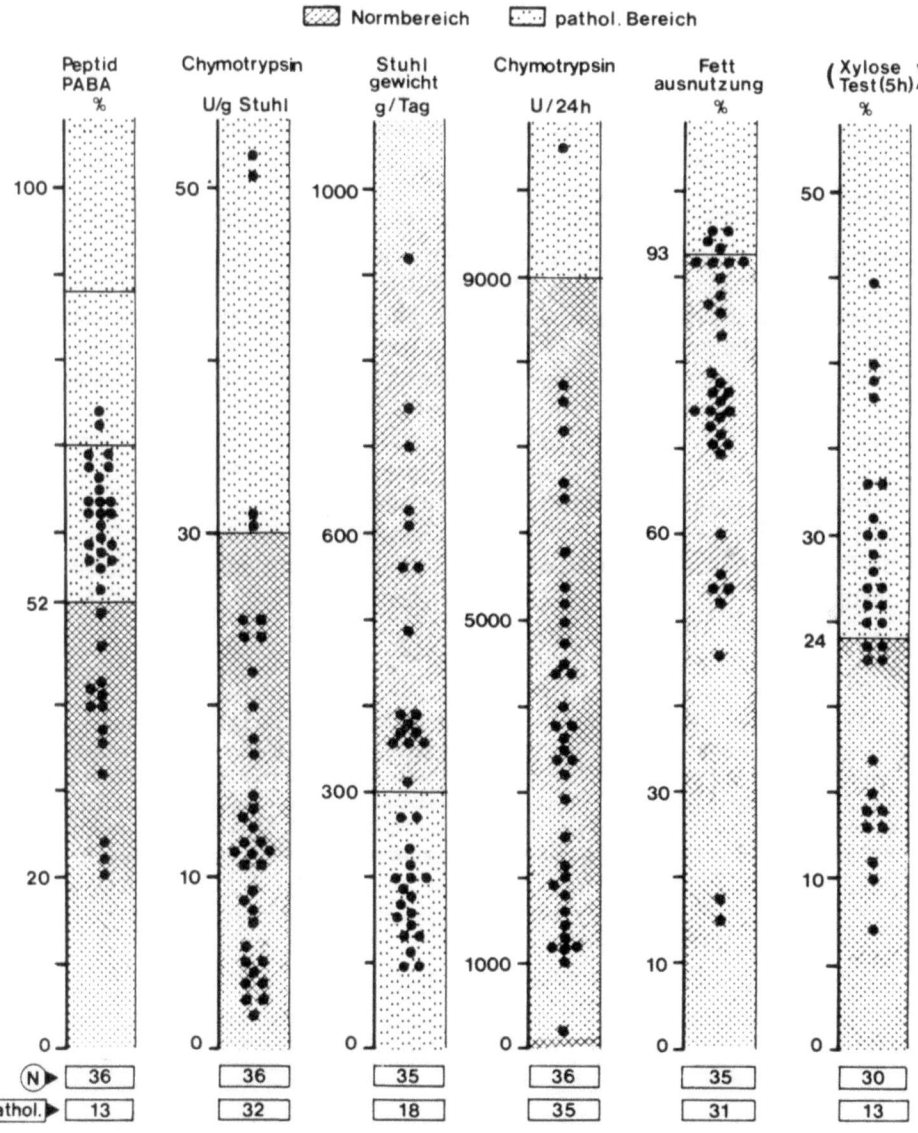

Abb. 2. Exokrine Pankreasfunktionsteste bei Patienten mit partieller Duodenopankreatektomie

5. Diskussion

Da das Nachuntersuchungskollektiv vornehmlich aus Patienten mit chronisch rezidivierender Pankreatitis bestand, war eine verstärkte Häufigkeit einer diabetischen Stoffwechselstörung zu erwarten.

Marks und Bank [3] fanden bei 100 Beobachtungen chronisch rezidivierender Pankreatitiden 45mal eine manifeste und 36mal eine abnorme Glukosetoleranz und wiesen darauf hin, daß die Entstehung der diabetischen Stoffwechselstörung an die Intensität des Zerstörungsgrades der Bauchspeicheldrüse gebunden sei.

Wir fanden bei 31 der untersuchten Patienten eine gestörte Glukosetoleranz. Nur bei vier Patienten war die endokrine Restfunktion soweit abgesunken, daß eine tägliche Insulinsubstitution erforderlich war.

Überraschend war, daß nur bei zwei Patienten durch den operativen Eingriff sich ein insulinpflichtiger Diabetes mellitus entwickelte. Dies belegt, daß nicht der operative Eingriff, sondern die zur Operation führende Vorerkrankung bestimmend für das Ausmaß der gestörten Glukosetoleranz war.

Bei den Untersuchungen zur exokrinen Funktion des Pankreas läßt sich durch die deutliche Verminderung der Chymotrypsinaktivität im Stuhl bei 89% der Patienten und die vermehrte Fettausscheidung bei 88% der Patienten eine deutliche exokrine Pankreasinsuffizienz nachweisen. Dies macht sich bei der Hälfte der Patienten schon durch ein vermehrtes Stuhlgewicht bemerkbar. Alle Patienten erhielten eine Pankreasenzymsubstitution, wobei jedoch 20% weiterhin eine Maldigestion hatten, die bei einzelnen durch den Ersatz der langkettigen Triglyceride durch mittelkettige Triglyceride deutlich gebessert werden konnten. Nicht zu verstehen ist, daß der Peptid-Paba-Test nur bei 36% der Patienten auf eine exokrine Pankreasinsuffizienz hinweist. Nach mehreren Untersuchungen [1, 2] ist bei Patienten mit exokriner Pankreasinsuffizienz bei 82–86% mit pathologischen Werten zu rechnen. Als Erklärung ist zu diskutieren, daß mehrere Patienten aus Furcht vor Verdauungsstörungen die orale Substitutionstherapie nicht vollständig über 4 Tage abgesetzt hatten, wobei evtl. nur eine geringe Substitution genügen würde, den Peptid-Paba-Test zu beeinflussen, ohne daß die Chymotrypsinaktivität im Stuhl meßbar ansteigt.

Literatur

1. Fettes F, Gyr K, Singeisen M, Kayassen L, Stalder GA (1978) Stellenwert des oralen Pankreasfunktionstests mit N-Benzoyl-L-Tyrosyl-Paraaminobenzoesäure (Paba-Test) in der exokrinen Pankreasfunktionsdiagnostik. Z Gastroenterol 3: 141–148 – 2.Freise J, Hofmann R (1979) Zur Spezifität des Peptid-Paba-Tests. Z Gastroenterol 517: 310–317 – 3. Marks JN, Bank MB (1963) The aetiology of clinical features and diagnosis of pancreatitis. S Afr Tydskrift Vir Geneeskund 19: 1093 – 4. Whipple AD, Parsons WP, Mollins CR (1935) Treatment of carcinoma of the ampulla of Vater. Ann Surg 102: 763

Phillip, J. (Zentrum Innere Medizin, Abt. Gastroenterologie, Frankfurt), Grabner, W. (Elisabeth-Krankenhaus, Straubing), Schwille, P. O. (Chirurgische Universitätsklinik, Erlangen), Sailer, D., Pichl, J. (Med. Univ.-Klinik Erlangen):
Hypophysenvorderlappenfunktion bei pankreatektomierten Patienten

Patienten mit chronischer Pankreatitis weisen in 30% einen manifesten Diabetes mellitus auf, nach resezierenden Pankreasoperationen steigt diese Quote um weitere 30% [20]. Der insulinpflichtige Diabetes mellitus ist dabei durch seine schlechte Einstellbarkeit charakterisiert [15]. Dies gilt in besonderem Maße für pankreatektomierte Patienten, bei denen vor allem die Gefahr des hypoglykämischen Schocks gegeben ist. Als Ursachen werden eine erhöhte Insulinempfindlichkeit [2], verminderte Glukagonreserven [11], fortgesetzter Alkoholabusus [15] sowie eine Maldigestion bei ungenügender Pankreasfermentsubstitution diskutiert. Nachdem bereits 1930 von Houssay and Biasotti [10] der hypothalamo-hypophysäre Regelkreis in die Pathophysiologie des pankreatogenen Diabetes mellitus einbezogen wurde, berichteten in den letzten Jahren einige Autoren, daß Patienten mit pankreatogenem Diabetes mellitus nach insulininduzierter Hypoglykämie auch ein Fehlverhalten für Cortisol und Wachstumshormon (HGH) aufweisen [17, 22, 24].

Ziel der vorliegenden Untersuchung war es, im Rahmen eines kombinierten HVL-Stimulationstestes neben dem Verhalten des Pankreasglukagons das Ausmaß der hypophysären hormonellen Gegenregulation bei Patienten mit pankreatogenem und pankreopriven Diabetes mellitus zu untersuchen. Gleichzeitig ergab sich die Frage, ob auch andere, insulinunabhängige Partialfunktionen des Hypophysenvorderlappens (HVL) bei diesen Patienten gestört sind.

Untersucht wurden 27 Patienten der Medizinischen und Chirurgischen Universitätsklinik Erlangen. Gruppe I umfaßt zwölf Patienten, bei denen wegen einer konservativ nicht beherrschbaren chronischen Pankreatitis eine totale Duodenopankreatektomie mit B II-Resektion erfolgt war. Gruppe II besteht aus acht gleichaltrigen, nicht operierten Patienten mit gesicherter chronischer Pankreatitis. Als Kontrollkollektiv (Gruppe III) dienten sieben stoffwechselgesunde Probanden.

Die kombinierte HVL-Stimulation erfolgte durch intravenöse Injektion mit − je nach Blutzuckerausgangskonzentration − 0,2−0,6 IE Altinsulin S/kg KG, 0,4 mg TRH und 0,1 mg LH-RH. Da die Blutzuckerreaktion in den Patientenkollektiven im Einzelfall nicht vorhersehbar war, wurden die Glukosekonzentrationen mit einem automatischen Meßsystem (künstliche B-Zelle) während der gesamten Versuchsdauer über 2 Std kontinuierlich registriert [4]. Gemessen wurden Pankreasglukagon, C-Peptid, ACTH, Cortisol, HGH, LH, FSH, TSH, Testosteron, Trijodthyronin (T_3) und L-Thyroxin (T_4). Zum statistischen Vergleich wurden u. a. die korrigierten und unkorrigierten Flächen berechnet, wobei die hypoglykämiebedingten Stimulationswerte zwischen der 60. und 120. min für alle drei Gruppen gut vergleichbar waren.

Ergebnisse

Verhalten der Glukose: Die zur Beurteilung der hormonellen Gegenregulation erforderliche Hypoglykämie unter 50 mg/dl [26] wurde in der gesunden Kontrollgruppe (III) durchschnittlich nach 30 min und in den beiden Patientengruppen (I und

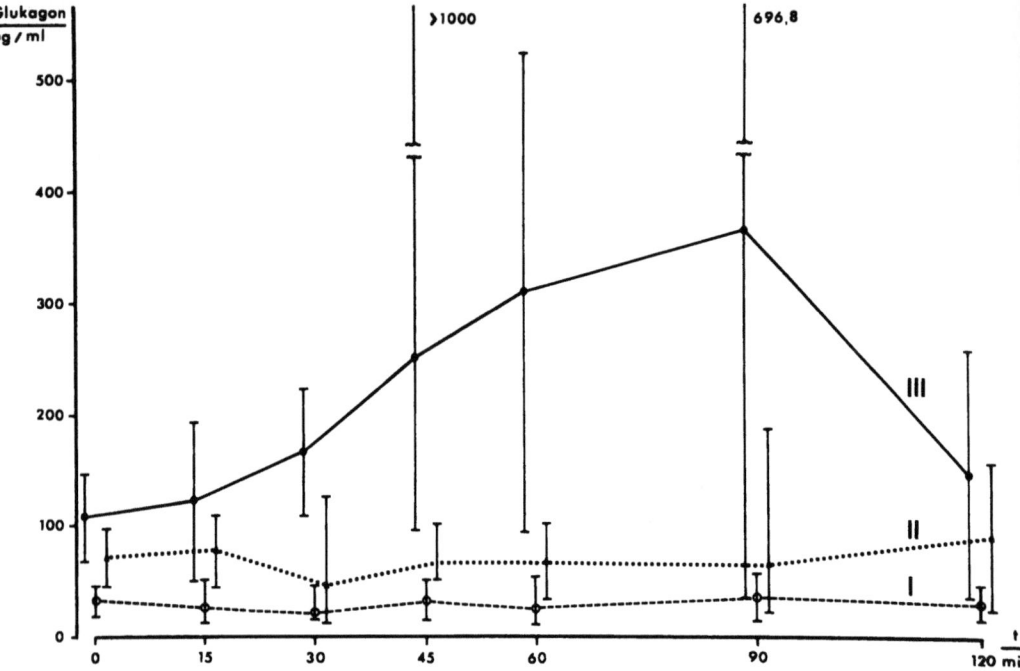

Abb. 1. Glukagonkonzentrationen bei Stoffwechselgesunden (III, $n = 7$), Patienten mit chronischer Pankreatitis (II, $n = 8$) und pankreatektomierten Patienten (I, $n = 12$) nach kombinierter HVL-Stimulation mit 0,2–0,6 IE-Altinsulin/kg KG + 0,4 mg TRH + 0,1 mg LH-RH (intravenöse Bolusgabe). Dargestellt sind die Mittelwerte ($\bar{x}$) bzw. Mediane ($\tilde{x}$) und deren 95%-Vertrauensgrenzen (VGu, VGo)

II) nach 60 min erreicht. Die weitere Glukoseverlauf bei den Patienten war durch eine anhaltende Hypoglykämie gekennzeichnet. Es kann davon ausgegangen werden, daß in allen drei Gruppen ein ausreichend tiefer und genügend langer Hypoglykämiereiz erfolgt ist [14].

Verhalten des Glukagons: Die gesunde Kontrollgruppe (III) reagiert nach insulininduzierter Hypoglykämie mit signifikantem Glukagonanstieg, während die Patienten mit chronischer Pankreatitis bei im unteren Normbereich liegenden Glukagonkonzentrationen nur einen ungenügenden und verminderten Stimulationseffekt aufwiesen. Bei den pankreatektomierten Patienten blieb das mit dem Antikörper K 30 gemessene immunreaktive Glukagon [8] im untersten Grenzbereich. Nach Erreichen der Hypoglykämie ließ sich keine Glukosegegenregulation erkennen. Die Gruppenunterschiede sind signifikant (Abb. 1).

Verhalten von ACTH und Cortisol: Gegenüber der gesunden Kontrollgruppe war bei den Patienten mit chronischer Pankreatitis die ACTH- und Cortisolantwort entsprechend des späteren Hypoglykämiebeginns verzögert, führte jedoch zu einem ausreichenden und vergleichbaren Stimulationseffekt. In Gruppe I kam es trotz anhaltender Hypoglykämie bei sieben Patienten zu einer nur ungenügenden Cortisolreaktion. Die mittleren maximalen Cortisolkonzentrationen in dieser Gruppe lagen ca. 10 mcg/dl niedriger als in den Vergleichsgruppen. Die Teilreaktionsflächen zwischen der 60. und 120. min waren bei den pankreatektomierten Patienten signifikant kleiner als in den beiden Vergleichsgruppen (Abb. 2).

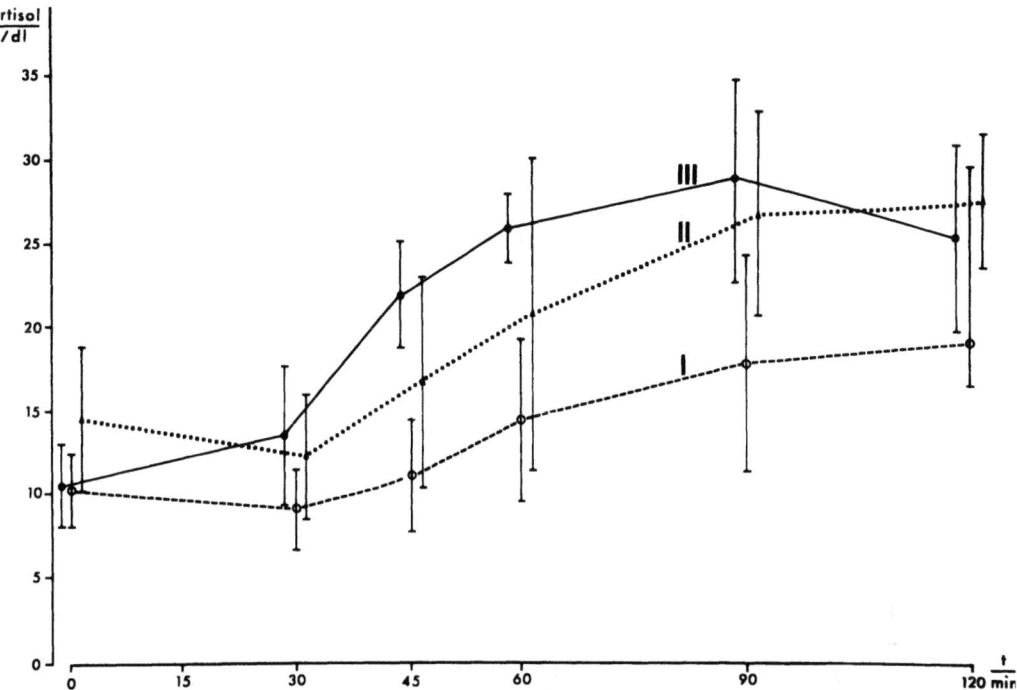

Abb. 2. Cortisolkonzentrationen bei Stoffwechselgesunden (III, $n = 7$), Patienten mit chronischer Pankreatitis (II, $n = 8$) und pankreatektomierten Patienten (I, $n = 12$) nach kombinierter HVL-Stimulation mit 0,2–0,6 IE-Altinsulin/kg KG + 0,4 mg TRH + 0,1 mg LH-RH (intravenöse Bolusgabe). Dargestellt sind die Mittelwerte ($\bar{x}$) bzw. Mediane ($\tilde{x}$) und deren 95%-Vertrauensgrenzen (VGu, VGo)

Verhalten des Wachstumshormons (HGH): In den Patientengruppen (I und II) ergab sich trotz anhaltender Hypoglykämie insgesamt eine geringere HGH-Stimulierbarkeit als in der gesunden Kontrollgruppe. Bei fünf der acht Patienten der Gruppe II und sechs der zwölf Patienten der Gruppe I entsprach die maximale HGH-Konzentration jedoch dem Normalkollektiv. Die Gruppenunterschiede sind nicht signifikant.

Verhalten der thyreoidalen und gonadalen Partialfunktionen: Der nach den üblichen Kriterien beurteilte TRH-Test einschließlich der peripheren Hormone T_3 und T_4 ergab bei allen Probanden eine euthyreote Stoffwechsellage. Die beiden Patientengruppen wiesen jedoch im Vergleich zum Kontrollkollektiv durchschnittlich höhere basale TSH-Spiegel und eine größere Stimulierbarkeit nach TRH-Gabe auf. Die Gondadotropinreaktionen (LH-RH-Test) sowie die basalen Testosteron-Spiegel ergaben keine Gruppenunterschiede.

Diskussion

Kombinierte HVL-Stimulationen an pankreatektomierten Patienten wurden bislang nicht beschrieben. Der Stimulationsverlauf für Glukagon allein ist vergleichbar mit Untersuchungen anderer Autoren an Gesunden [9], Patienten mit chronischer Pankreatitis [1, 7, 19, 27] und pankreatektomierten Patienten [3, 5, 25]. Die

Ergebnisse bei den Patientengruppen sind jedoch z. T. nicht einheitlich [12, 13]. Die in den Patientengruppen zu beobachtende prolongierte Hypoglykämie bestätigt die Befunde von Rizza et al. [21], daß Glukagon zur Normalisierung einer hypoglykämischen Stoffwechsellage erforderlich ist. Das gestörte Sekretionsverhalten für Cortisol und HGH bei den pankreatektomierten Patienten entspricht Ergebnissen von Campbell et al. [6], die bei einer Gruppe von Diabetikern nach Insulingabe trotz größerer Hypoglykämie im Vergleich zu Kontrollgruppen einen geringeren Anstieg von Glukagon, Cortisol und HGH fanden. Die Autoren führten diesen Effekt auf einen erworbenen Defekt in der Kontrolle der hormonellen Gegenregulation, wahrscheinlich zentralen Ursprungs, zurück. Zur Erklärung der vorliegenden Befunde an pankreatektomierten Patienten muß jedoch zusätzlich auch eine Störung der hormonellen Wechselwirkungen zwischen Hypothalamushypophyse und dem endokrinen Pankreas diskutiert werden [18, 23]. Für dieses Konzept spricht die Beobachtung, daß die partialen Teilfunktionen des blutzuckerunabhängigen hypophysären-thyreoidalen und -gonadalen Regelkreises bei den untersuchten Patienten nicht beeinträchtigt ist. Die geringe Abweichung im TRH-Test in der Patientengruppe könnte Ausdruck einer beginnenden Eiweißmangelernährung sein [16].

Zusammenfassung

Die vorliegenden Untersuchungen zeigen erstmals, daß pankreatektomierte Patienten mit − operationsbedingtem − Verlust des endogenen Insulins und Pankreasglukagons nach kombinierter HVL-Stimulation z. T. eine signifikant geringere Stimulierbarkeit für ACTH, Cortisol und HGH aufweisen. Diese Patienten scheinen jedoch nur eine partielle HVL-Insuffizienz zu entwickeln, da die Teilfunktionen des hypophysären-thyreoidalen und -gonadalen Regelkreises nicht beeinträchtigt sind. Als Ursache dafür ist neben einem erworbenen Defekt in der Kontrolle der hormonellen Gegenregulation eine Störung der hormonellen Wechselwirkungen zwischen Hypothalamushypophyse und dem endokrinen Pankreas zu diskutieren.

Literatur

1. Aquilar-Parada E, Eisentraut AM, Unger RH (1969) Pancreatic glucagon secretion in normal and diabetic subjects. Am J Med Sci 257: 415 − 2. Bank S, Marks IN, Vinik AI (1975) Clinical and hormonal aspects of pancreatic diabetes. Am J Gastroenterol 64: 13 − 3. Barnes AJ, Bloom SR (1976) Pancreatectomised man: a model for diabetes without glucagon. Lancet 1: 219 − 4. Berg G, Sailer D (1977) Experience in glucose metabolism monitoring. In: Blood glucose monitoring. Thieme, Stuttgart − 5. Botha JL, Vinik AI, Child PT, Paul M, Jackson WPU (1977) Pancreatic glucagon-like immunoreactivity in a pancreatectomized patient. Horm Metab Res 9: 199 − 6. Campell LV, Kraegen EW, Meler H, Lazarus L (1979) Hormonal responses to insulin infusion in diabetes mellitus. Diabetologia 16: 359 − 7. Donowitz M, Hendler R, Spiro HM, Binder HJ, Felig P (1975) Glucagon secretion in acute an chronic pancreatitis. Ann Intern Med 83: 778 − 8. Faloona GP, Unger RH (1974) Glucagon. In: Jaffe BM, Behrman HR (eds) Methods of hormone radioimmunoassays. Academic Press, New York London − 9. Gerich JE, Schneider V, Dippe SE, Langlois M, Noacco C, Karam JH, Forsham PH (1974) Characterization of the glucagon response to hypoglycemia in man. J Clin Endocrinol Metab 38: 77 − 10. Houssay BA, Biasotti A (1930) Le diabètè pancreatique des chiens hypophysectomises. CR Soc Biol Paris 105: 121 − 11. Joffe BI, Bank S, Marks IN (1968) Hypoglycemia in pancreatitis. Lancet 2: 1038 − 12. Kalk WJ, Vinik AI, Bank S, Buchanen KD, Keller P, Jackson WPU (1974) Glucagon responses to arginine in chronic pancreatitis. Diabetes 23: 257 − 13. Kannan V, Nabarro JDN, Cotton PB (1979) Glucagon secretion in chronic pancreatitis. Horm Res 11: 203 − 14. Leisti S, Perheentupa J

(1978) Insulin test: precisions of and correlations between glucose and hormone responses. Acta Endocrinol 88: 99 – 15. Linde J, Son Nilsson LH, Barany FR (1977) Diabetes and hypoglycemia in chronic pancreatitis. Scand J Gastroenterol 12: 369 – 16. Medeiros-Neto GA, Sucupira M, Knobel M, Cintra AU (1977) Prolactin, TSH and thyroid hormones, responses to TRH in adult protein caloric malnutrition. Horm Metab Res 9: 524 – 17. Molnar GD, Fatourechi V, Ackerman E, Taylor WF, Rosevear JW, Gatewood LC, Service FJ, Moxness KE (1971) Growth hormone and glucose interrelationships in diabetes: studies of inadvertent hypoglycaemic episodes during continuous blood glucose analysis. J Clin Endocrinol Metab 32: 426 – 18. Nakabayashi H, Dobbs RE, Orci L, Shannon WA, Unger RH (1978) The role of gastric glucagon deficiency in the Houssay phenomenon. J Clin Invest 61: 1355 – 19. Persson K, Gyntelberg F, Heding LG, Boss-Nielsen J (1971) Pancreatic-glucagon-like-immunoreactivity after intravenous insulin in normals and chronic-pancreatitis patients. Acta Endocrinol 67: 401 – 20. Phillip J, Grabner W, Bertram V (1978) Insulinsekretion bei operierten und nichtoperierten Patienten mit chronischer Pankreatitis. 6. Kongreß der Gesellschaft für Gastroenterologie in Bayern, Bad Wiessee, 3.–4. November – 21. Rizza RA, Cryer PE, Gerich JE (1979) Role of glucagon, catecholamines and growth hormone in human glucose counterregulation. J Clin Invest 64: 62 – 22. Serio M, Tarquini B, Contini P, Bucalossi A, Toccafondi R (1968) Plasma cortisol response to insulin and circadian rhythm in diabetic subjects. Diabetes 17: 124 – 23. Smith PH, Porte D (1976) Neural regulation of the pancreatic islets. In: James VHT (ed) Endocrinology proceedings. V. International Congress of Endocrinology. Excerpta Medica 2: 554 – 24. Vinik AI, Joffe BJ, Joubert SM, Jackson WPU (1970) Growth hormone response to insulin-induced hypoglycemia in diabetes secondary to chronic calcific pancreatitis. J Clin Endocrinol Metab 31: 86 – 25. Werner PL, Palmer JP (1978) Immunoreactive glucagon responses to oral glucose insulin infusion and deprivation and somatostatin in pancreatectomized man. Diabetes 27: 1005 – 26. Wiegelmann W, Kley HK, Solbach HG, Krüskemper HL (1974) Wachstumshormon, Gondatropine and Cortisol im Plasma von Männern unter kombinierter Anwendung des Insulinhypoglykämie LH-Stimulationstests. Klin Wochenschr 52: 194 – 27. Wise JK, Hendler R, Felig P (1973) Evaluation of alpha-cell function by infusion of alanine in normal, diabetic and obese subjects. N Engl J Med 288: 487

Angiologie

Reimer, F., Wernheimer, D., Lange, J., Friedrich B., Maurer, P. C., Becker, H. M. (Röntenabt. der Chirurg. Klinik, Abt. für Gefäßchirurgie am Klinikum rechts der Isar der TU München, Chirurg. Klinik der Univ. München):
Die Ultraschall-Doppler-(USD)-Sonographie der A. carotis.
Ein klinischer Erfahrungsbericht

Die hier mitgeteilten Ergebnisse und Erfahrungen beruhen auf eigenen Untersuchungen an mehr als 3 000 Patienten, die während der vergangenen 3 Jahre wegen des Verdachtes auf einen obliterierenden Gefäßprozeß an den Carotiden Doppler-sonographisch untersucht wurden. Die Befunde von 1 000 Patienten wurden bisher ausgewertet und sollen hier im wesentlichen vorgestellt werden.

Bei allen Patienten wurde die Direktbeschallung der Carotisäste am Hals sowie die Untersuchung des Augenwinkelflusses mit einem direktionalen USD-Gerät der Firma Delalande durchgeführt.

Die Validität der sonographischen Befunde sei anhand einer angiographischen und Doppler-sonographischen Vergleichsstudie gezeigt, die schon an anderer Stelle mitgeteilt und inzwischen erweitert wurde (Tabelle 1). Aufgrund unserer bisherigen Erfahrungen können wir sagen, daß es in etwa 98% aller Fälle gelingt, die Carotisäste am Hals zu differenzieren und daß es unter dieser Voraussetzung mit nahezu

Tabelle 1. Carotisangiographie-Doppler-Sonographie bei 153 Patienten = 306 Carotiden

	Angiographie	Ultraschall-Doppler-Sonographie			
		Richtig	Falsch positiv	Falsch negativ	Trefferquote %
Ohne path. Befund	70	70	–		100,0
Arterioskl. Plaque	31	24		7	77,4
Stenose < 50%	62	58		4	93,5
Stenose > 50%	101	100		1*	99,0
Verschluß	42	41		1*	97,6

Alle Befunde beziehen sich auf die A. Carotis interna. Es wurde kein falsch positiver Befund erhoben. Die beiden mit einem * versehenen falsch negativen Doppler-Befunde erfüllten nicht die Kriterien eines eindeutigen Befundes. Sie wurden als pathologisch beschrieben, jedoch nicht exakt diagnostiziert

100%iger Sicherheit möglich ist, über 50%ige Lumeneinengungen im Halsbereich der A. carotis zu erkennen. Auch geringgradige Stenosen und arteriosklerotische Wandunregelmäßigkeiten mit einer maximalen Lumeneinengung von 25% können – wenn auch mit niedrigerer Trefferquote – richtig vorhergesagt werden. Schwierigkeiten bei der Untersuchung gibt es vor allem bei Patienten mit kurzem, adipösem Hals oder großen Strumen und bei anatomischen Varianten des Gefäßverlaufes. Sind die A. carotis int. und ext. überlagert, so gelingt es oft nicht, einen nachweisbaren Stenosebefund einem der beiden Gefäße zuzuordnen.

Insgesamt fanden wir bei 367 Patienten 674 pathologische USD-Befunde an den Carotiden. 60% dieser Kranken hatten Veränderungen an zwei oder mehreren Gefäßregionen. Tabelle 2 zeigt die Häufigkeitsverteilung der einzelnen Befunde. Auffallend war, daß die rechte A. carotis mit 53% etwas häufiger befallen war als die linke. Nimmt man alle pathologischen Befunde zusammen, so entfallen hiervon 3,6% auf die A. carotis comm., 62,3% auf die A. carotis int. und 34,1% auf die A. carotis ext. Erwähnenswert ist ferner, daß nur 65% der sonographisch diagnostizierten Stenosen im Halsbereich ein auskultierbares Strömungsgeräusch aufwiesen.

31mal konnte bei einem auskulatorisch nachweisbaren Strömungsgeräusch am Hals sonographisch kein Stenosebefund an den Carotiden gefunden werden. Hierbei handelte es sich offensichtlich um fortgeleitete Strömungsgeräusche. Die hier genannten Zahlen sollen noch einmal besonders darauf hinweisen, daß selbst hochgradige Carotisstenosen nicht in jedem Fall ein auskultierbares Strömungsgeräusch erzeugen müssen und daß andererseits Strömungsgeräusche am Hals nicht

Tabelle 2. Ergebnisse der kombinierten direkten und indirekten Ultraschall-Doppler-Sonographie der A. Carotis bei 1000 Patienten. Zahl der untersuchten Carotiden: $n = 2000$

Carotis com. Verschluß	1	0,05 %
Carotis com. Stenose > 50 %	17	0,85 %
Carotis com. Plaque	6	0,30 %
Carotis int. Verschluß	50	2,50 %
Carotis int. Stenose < 50 %	66	3,30 %
Carotis int. Stenose > 50 %	225	11,30 %
Carotis int. Plaque	79	4,00 %
Carotis ext. Verschluß	10	0,50 %
Carotis ext. Stenose	220	11,00 %

unbedingt einer Carotisstenose entsprechen müssen. Hieraus folgt für uns, daß die Indikation zur Doppler-Sonographie unabhängig von nachweisbaren Strömungsgeräuschen großzügig zu stellen ist.

Ein Vergleich der Direktbeschallung am Hals mit dem jeweiligen Augenwinkelbefund ergibt, daß bei Carotis int. Verschlüssen nur in 88% der Fälle ein eindeutig pathologischer Augenwinkelbefund zu erheben ist, während bei Stenosen über 50% sogar nur in 44% der Fälle der Augenwinkelbefund pathologisch war. Wir haben uns jedoch in der Regel mit den Kompressionstesten an den Carotis ext.-Ästen begnügt und nicht routinemäßig die Kompression der ipsi- und kontralateralen Carotis comm. durchgeführt, so wie es von Keller u. Mitarb. angegeben wird. Insgesamt haben wir dreimal Synkopen nach vorsichtiger Kompression der Carotis comm. erlebt und sind seither zurückhaltend mit diesem Test. Auch dies ist ein Grund, weshalb wir der Direktbeschallung am Hals die größere Bedeutung beimessen.

40,2% der Patienten mit einer cerebralen Herdsymptomatik hatten einen pathologischen USD-Befund an der A. carotis int. und/oder comm. Hierbei entfallen etwa 5% auf intrakranielle Strombahnbehinderungen der A. carotis int., so daß 35% der Patienten mit Herdsymptomen extrakranielle Obliterationen der Carotis int. und/oder comm. aufwiesen. Patienten mit uncharakteristischen cerebralen Beschwerden und Synkopen hatten in 23 bzw. 21% einen pathologischen USD-Befund an der Carotis int. und/oder comm.

In der Patientengruppe mit einem pathologischen USD-Befund an den Carotiden ($n = 367$) waren Hypertoniker, Raucher und Patienten mit einer koronaren Herzerkrankung signifikant häufiger vertreten als in der Gruppe mit unauffälligem Doppler-Befund. Für den Diabetes mell. die Hyperlipoproteinämie und die Adipositas ließen sich bei beiden Gruppen keine signifikanten Unterschiede in der Häufigkeit nachweisen.

Folgende Symptomatiken sollten nach unserer Meinung zu einer Doppler-sonographischen Untersuchung der Halsschlagadern führen: 1. asymptomatisches Strömungsgeräusch am Hals, 2. flüchtige cerebrale Ischämie (TIA) , 3. manifester cerebraler Insult, 4. unklare Synkopen, 5. uncharakteristische cerebrale Symptome, 6. unklare schmerzhafte oder pulsierende Sensationen am Hals (Karotidynie). Darüber hinaus hat es sich als sinnvoll erwiesen, bei Patienten mit arteriellem Verschlußleiden vom Becken- und Oberschenkeltyp nach einer Carotisstenose zu fahnden und vor blutreichen operativen Eingriffen bei Patienten mit generalisierter Arteriosklerose eine hochgradige, hämodynamisch relevante Carotisstenose auszuschließen.

Da es sich bei der USD-Sonographie der Halsschlagadern um eine schmerzlose, risikoarme, beliebig oft wiederholbare und billige Untersuchungsmethode mit hoher Trefferquote handelt, sollte sie bei Verdacht auf einen obliterierenden Prozeß im Carotisstromgebiet vor jeder invasiven diagnostischen Maßnahme eingesetzt werden. Läßt sich sonographisch am Hals ein eindeutiger hochgradiger Stenosebefund nachweisen, so kann unter Umständen, vor allem bei erhöhtem Angiographierisiko, auf ein präoperatives Angiogramm verzichtet werden. Wir selbst haben inzwischen über 60 Patienten allein aufgrund des USD-Befundes einer hochgradigen oder filiformen Carotis int. Stenose operiert.

Literatur

Keller HM, Meier WE, Zumstein B (1978) Nichtinvasive Doppler-Ultraschall-Abklärung zerebrovaskulärer Patienten: Karotis- und Vertebralis-Doppler-Untersuchung. In: Kriessmann A, Bollinger A

(Hrsg) Ultraschall-Doppler-Diagnostik in der Angiologie. Thieme, Stuttgart, S 90 – Reimer F, Wernheimer D, Fiedrich B, Lange J, Maurer PC, Becker HM (1980) Extrakranielle Karotisstenosen und ihre sonographische Diagnose. Med Klin 75: 32 – Stiegler H, Reimer F, Pratschke E, Becker HM (1979) Stellenwert der direkten Doppler-Sonographie im diagnostischen Nachweis von Carotisstenosen. 2. Gemeinsame Jahrestagung der Angiologischen Gesellschaften Bundesrepublik Deutschland, Schweiz und Österreich, Düsseldorf, 1979 (Kongreßband, im Druck)

Treese, N., Ungern-Sternberg, A. v. (II. Med. Klinik und Poliklinik Mainz):
Geschlechtsspezifische Unterschiede der Gefäßalterung

Einleitung

Mit einem nach Arndt (1969) modifizierten M-Mode-Echographieverfahren ist eine in vivo-Bestimmung der Gefäßdurchmesser und ihrer pulsatorischen Änderung thoraxnaher großer Arterien möglich. Die bei simultan gemessenem Blutdruck auf diese Weise unmittelbar ableitbaren Elastizitätskoeffizienten vermitteln einen Einblick in den physiologischen und pathophysiologischen Funktionszustand intakter Gefäße.

Die vorliegenden Ergebnisse sind Teil einer Studie zur Altersnormierung der Gefäßelastizität als diagnostische Hilfe bei der Charakterisierung regressiver Gefäßprozesse. In diesem Zusammenhang gewinnt die Frage der geschlechtsspezifischen Gefäßalterung besondere Bedeutung.

Methode und Patientengut

Hinsichtlich technischer Einzelheiten der Methode sei auf die früheren Publikationen von Arndt (1968, 1969) sowie von Ungern-Sternberg (1977) verwiesen. Der systolische und diastolische Blutdruck der A. brachialis wurde echographisch gemessen unter Verwendung eines automatischen Blutdruckmeßsystems.

Aus der Verknüpfung von Druck- und Durchmessergrößen errechnen sich die Elastizitätsparameter Weitbarkeit, Elastizitätsmodul sowie die Pulswellengeschwindigkeit.

Untersucht wurden insgesamt 336 Patienten, 197 Männer (58,6%) und 139 Frauen (41,4%). Die Altersspanne lag zwischen 14 und 78 Jahren mit einem mittleren Alter von 42 Jahren. Das mittlere Alter der Männer betrug 43,8 Jahre, das der Frauen 40,3 Jahre.

Kreislauf- und stoffwechselgesunde Patienten wurden einer Gruppe mit arterieller Hypertonie und einer weiteren mit Diabetes mellitus gegenübergestellt. Im einzelnen betrug der Anteil der Untergruppen bei den Männern 31,5% Gesunde ($n = 62$), 32% Hypertoniker ($n = 64$) und 31,5% Diabetiker ($n = 71$). Die 139 Frauen gliedern sich wie folgt: 23 Gesunde ($n = 32$), 36,7% Diabetiker ($n = 51$) und 40,3% Hypertoniker ($n = 56$).

Eine manifeste Gefäßerkrankung wurde klinisch, angiologisch sowie apparativ mittels Doppler-Ultraschall-Druckmessung und elektronischer Oszillographie ausgeschlossen.

Ergebnisse

Im gesunden Vergleichskollektiv findet sich als typisches Merkmal der Physosklerose altersabhängig eine Zunahme der Gefäßweite, eine Zunahme des Volumenelastizitätsmoduls und der Pulswellengeschwindigkeit sowie eine Abnahme der Weitbarkeit.

Abweichungen von der Alterskennlinie dieser Elastizitätsparameter erfordern die Differenzierung zwischen physiologischen Varianten und einem pathologischen Alterungsprozeß.

Erstmalig hat 1965 Schimmler in systematischen Untersuchungen zur Gefäßelastizität auf den Einfluß der Geschlechtszugehörigkeit hingewiesen. Er konnte an einem normotonen stoffwechselgesunden Kollektiv einen verzögerten Anstieg der Pulswellenlaufzeit bei Frauen gegenüber Männern nachweisen. Unsere Untersuchungen zeigen für die gesunden Frauen signifikant kleinere Gefäßdurchmesser und einen niedrigeren Volumenelastitätsmodul (Abb. 1).

Demnach ist der weibliche Gefäßtyp durch eine kleinere Dimension und funktionell durch größere Weichheit charakterisiert.

Die geschlechtstypische Gefäßalterung konnte exemplarisch am Altersgang der Pulswellengeschwindigkeit demonstriert werden. Für gesunde Frauen der unteren Altersgruppe findet sich eine niedrigere Pulswellengeschwindigkeit als bei gleichaltrigen Männern. Mit zunehmendem Alter geht diese geschlechtsspezifische Differenzierung mehr und mehr verloren. Schimmler sprach von einer Vermännlichung des weiblichen Gefäßtyps. Pathologische Einflußgrößen wie Diabetes mellitus und Hypertonie modifizieren bereits in den jugendlichen Altersklassen die geschlechtstypische Gefäßalterung erheblich. Beispielhaft für den Prozeß einer pathologischen Gefäßalterung konnten wir im Diabetiker- und Hypertonikerkollektiv eine beschleunigte E-Modulzunahme der A. carotis nachweisen. Dieser Prozeß trägt jedoch deutlich geschlechtsspezifische Merkmale (Abb. 2).

Signifikant höhere E-Modulwerte der A. carotis fanden sich im Vergleich zu den männlichen Patienten für die Frauen der Diabetiker- und Hypertonikergruppe. Der Altersgang des Elastizitätsmoduls differenziert bei Frauen nicht zwischen Diabetes und Hypertonie; beide pathologischen Prozesse sind durch steil verlaufende Alterskennlinien für den E-Modul gekennzeichnet.

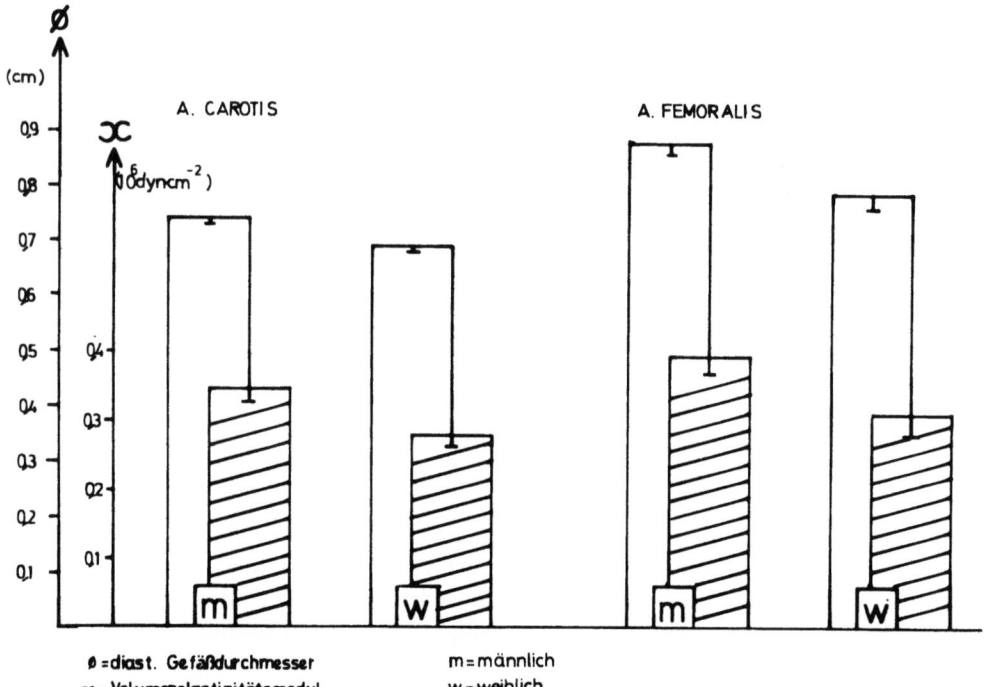

Abb. 1. Geschlechtsvergleich von diast. Gefäßdurchmesser und Volumenelastizitätsmodul

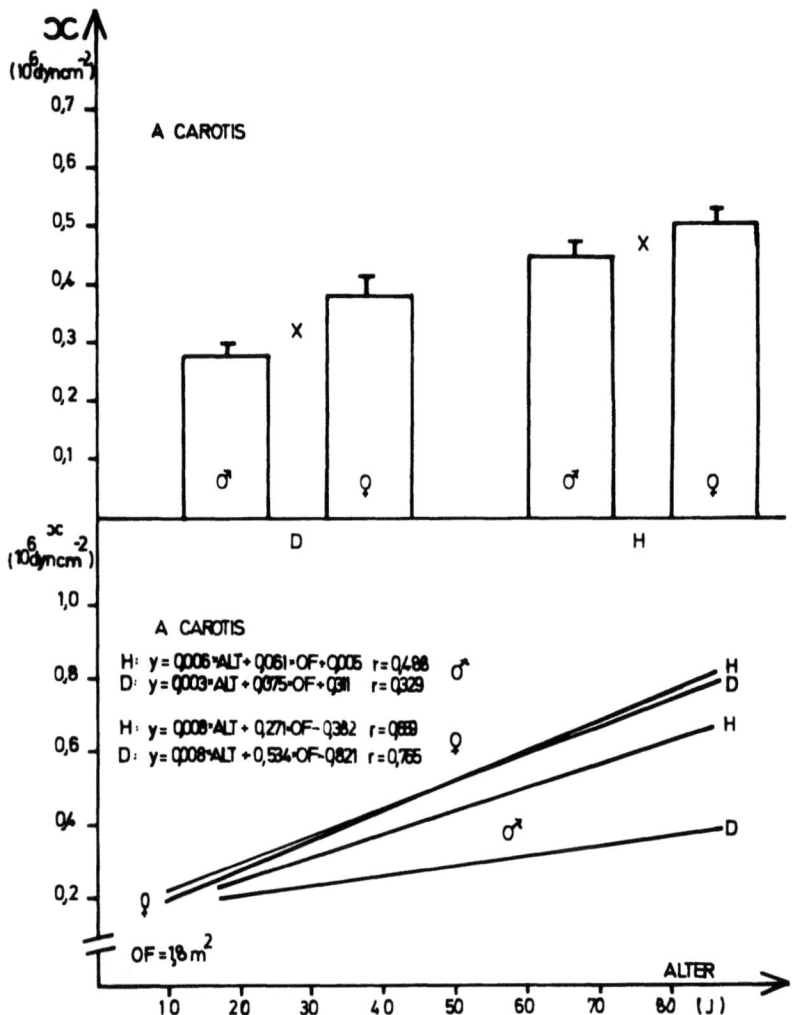

Abb. 2. Volumenelastizitätsmodul. Geschlechtsvergleich: Diabetiker und Hypertoniker

Bei Männern ist der entsprechende Altersgang für Diabetiker und Hypertoniker deutlich voneinander unterschieden, auffallend die geringe Steigung der diabetischen Kennlinie. Es überrascht demnach der Befund, daß ein pathologischer Prozeß wie Diabetes mellitus bei Frauen zu einer frühzeitigen pathologischen Gefäßalterung führt, während im männlichen Vergleichskollektiv die Physosklerose geringer modifiziert zu sein scheint.

Auf die deutliche Voralterung insbesondere der diabetischen Gefäße bei Frauen wurde von Schimmler 1970 hingewiesen und die frühe Auslöschung der geschlechtsspezifischen Elastizitätsunterschiede als typische Begleiterscheinung der diabetischen Stoffwechselstörung beschrieben. Aufgrund unserer Untersuchungen bewirken pathologische Prozesse wie Diabetes mellitus und arterielle Hypertonie nicht nur eine frühe Auslöschung des sog. weiblichen Gefäßtyps sondern sogar eine Umkehr der geschlechtsspezifischen Elastizitätsunterschiede. Daraus kann vorsichtig gefolgert werden, daß bei Frauen die Befundkonstellation einer vergleichbar verminderten Gefäßelastizität insbesondere in den jugendlichen Altersklassen eine pathologische Gefäßalterung charakterisiert.

Literatur

Arndt JO (1969) Über die Mechanik der intakten A. carotis communis des Menschen unter verschiedenen Kreislaufbedingungen. Arch Kreislaufforsch 59: 153–197 – v. Ungern-Sternberg A, Traxel W, Schuster CJ (1975) Transkutane Messung altersbedingter Veränderungen der Gefäßelastizität der Arteria carotis communis des Menschen. Z Kardiol 64: 879–888 – Schimmler W (1965) Untersuchungen zu Elastizitätsproblemen der Aorta. Arch Kreislaufforsch 47: 189–235

Standl, E., Janka, H. U. (III. Med. Abteilung und Forschergruppe Diabetes München, Städt. Krankenhaus München-Schwabing):
Plasma-β-Thromboglobulinspiegel und Thrombozytenaggregation bei Patienten mit arterieller Verschlußkrankheit unterschiedlicher Schweregrade

Zahlreiche Hinweise finden sich in der Literatur, daß Thrombozyten eine bedeutsame Rolle in der Pathogenese der Arteriosklerose spielen (Übersicht bei [9]). So wurde z. B. bei Patienten mit Angiopathie wiederholt eine erhöhte Empfindlichkeit der Thrombozyten gegenüber aggregierenden Substanzen gezeigt [9]. Für eine ursächliche Beteiligung der Thrombozyten an der Arterioskleroseentstehung sprechen aber vor allem 1. die Abgabe eines die Proliferation der glatten Muskelzellen der Arterien stimulierenden Mitosefaktors durch aktivierte Thrombozyten [8], 2. im tierexperimentellen Ansatz das relative Geschütztsein vor Arteriosklerose von Schweinen mit schwerer von Willebrand-Krankheit [2] und 3. die möglicherweise niedrigere Inzidenzrate von Arteriosklerose bei jahrelang mit Aspirin behandelten Patienten [1, 5]. Ziel der vorliegenden Studie war es, Beziehungen aufzufinden zwischen der unter in vitro-Bedingungen gemessenen Thrombozytenaggregation, der Plasma-β-Thromboglobulinkonzentration in vivo (ein Parameter, der neuerdings [6] als Maß für den Verbrauch der Plättchen zur Verfügung steht) und dem Schweregrad einer arteriellen Verschlußkrankheit (AVK). β-Thromboglobulin wird von den Thrombozyten während der sogenannten Releasephase der Plättchenaggregation aus den α-Granula freigesetzt (ähnlich wie Plättchenfaktor 4) und hat eine biologisch relevante Halbwertszeit von ca. 100 min. Eine biologische Wirkung von β-Thromboglobulin ist bisher nicht bekannt.

Patienten und Methoden

Drei Gruppen von Patienten wurden untersucht. Gruppe A bestand aus 25 Patienten mit erheblicher AVK, d. h. Stadium IIb–IV nach Fontaine; Gruppe B aus 23 Patienten mit geringergradiger AVK, d. h. Stadium I–IIa, und Gruppe C aus 18 Patienten ohne nachweisbare AVK. Die angiologische Diagnostik erfolgte anhand der Klinik, Ultraschall-Doppler-Druckmessungen und elektronischer Oszillographie vor und nach Belastung. Die Gruppen entsprachen sich hinsichtlich Alters- (50–70 Jahre) und Geschlechtsverteilung. Ferner waren Patienten mit Diabetes mellitus oder Hyperlipidämien (die in keinem Fall exzessiv waren) sowie Raucher gleichmäßig über die drei Gruppen verteilt. Hinweis für eine venöse Thrombose bestand bei keinem der Patienten.

Die Thrombozytenaggregation wurde gemessen, einmal spontan mit dem PAT III nach Breddin et al. (1975), zum anderen induziert mit 0,5 µM ADP, 0,5 µM Adrenalin oder 0,5 µg/ml Kollagen. Die Messung der Plasma-β-Thromboglobulinspiegel wurde mit Hilfe eines Radioimmunoassays von Amersham, England, im plättchenarmen Plasma vorgenommen.

Ergebnisse und Diskussion

Abb. 1 zeigt die Thrombozytenaggregation in den drei untersuchten Patientengruppen. Die statistische Analyse erfolgte mit dem Student-t-Test bei den Ergebnissen unter ADP-Stimulation, mit nichtparametrischen Rangordnungstests wegen offensichtlicher Nichtnormalverteilung bei den Daten unter Adrenalin- und Kollagenstimulation und mit dem Chiquadrattest bei der spontanen Aggregation. Mit Ausnahme der Ergebnisse unter Kollagenstimulation war die induzierte als auch die spontane Thrombozytenaggregation in den Gruppen A und B, also den beiden Patientengruppen mit AVK, signifikant erhöht gegenüber den nichtverschlußkranken Patienten der Gruppe C, während zwischen den unterschiedlichen Schweregraden einer AVK, d. h. zwischen den Gruppen A und B kein Unterschied gefunden wurde. Im Gegensatz dazu zeigten die β-Thromboglobulinwerte (Abb. 2; Auswertung mit Student-t-Test) bei den Patienten mit forgeschrittener Angiopathie (Gruppe A) eine signifikante Erhöhung im Vergleich zu den weniger ausgeprägt befallenen Patienten der Gruppe B und auch zu den Patienten ohne nachweisbare AVK der Gruppe C.

Diese Ergebnisse legen nahe, daß gesteigerte Thrombozytenaggregation in vitro und β-Thromboglobulinfreisetzung in vivo bei Patienten mit AVK nicht parallel gehen. Während die Thrombozytenaggregation sowohl bei Patienten mit leichtergradiger als auch mit höhergradiger AVK erhöht war, bestand nur bei den Patienten mit höhergradiger AVK – im Vergleich zu den anderen Gruppen – auch eine vermehrte Aktivierung der Thrombozyten in vivo, gemessen an den β-Thromboglobulinwerten.

Eine im in vitro-Ansatz gesteigerte Thrombozytenaggregation wurde – wie schon erwähnt – bei Patienten mit cardiovasculären Krankheiten wiederholt beobachtet (Zusammenfassung bei [9]). Im Zusammenhang mit diesem Befund wurden hauptsächlich drei Interpretationsmöglichkeiten diskutiert: 1. Die gesteigerte

Gruppe	AGGREGATION			spontane
	induzierte			
	0.5 µM ADP	0.5 µM Adrenalin	0.5 µg/ml Kollagen	
A	25.6 ± 4.8	58.0 ± 7.2	79.9 ± 6.5	14/25
B	22.9 ± 4.6	59.3 ± 7.2	76.2 ± 7.7	14/23
C	9.8 ± 1.6 *	45.3 ± 9.0	58.6 ± 9.1 *	4/18 *
	Prozent ($\bar{X}$ ± SEM) der max. Aggregation)			Anzahl pro Gruppe

* Signifikant unterschiedlich ($p < 0.05$ o. weniger) gegenüber Gruppen A und B

Abb. 1. Thrombozytenaggregation bei Patienten ohne (Gruppe C) und mit AVK (Gruppen A und B) unterschiedlichen Schweregrads

Gruppe	Konzentration
A	102,7 ± 8,5 *
B	63,5 ± 7,4
C	61,5 ± 8,3

*Signifikant unterschiedlich (p < 0,01) gegenüber Gruppe B und C

Abb. 2. Plasma-β-Thromboglobulinspiegel bei Patienten ohne (Gruppe C) und mit AVK (Gruppen A und B) unterschiedlichen Schweregrads (ng/ml; $\bar{x}$ ± SEM)

Thrombozytenaggregation könnte als mitverursachender Faktor der Angiopathie vorausgegangen sein, 2. sie könnte umgekehrt durch die bereits bestehende Angiopathie hervorgerufen worden sein und 3. sie könnte unabhängig von der Angiopathie aufgetreten sein. Nach unseren Untersuchungen scheint — gemessen an den β-Thromboglobulinspiegeln — der Prozeß der Thrombozytenaggregation in vivo in den Anfangsstadien einer AVK lokal nur sehr begrenzt bzw. quantitativ wenig ausgeprägt tatsächlich stattzufinden, auch wenn dies keineswegs eine pathogenetische Bedeutung der Thrombozyten bei der Initiierung oder Perpetuierung der Arteriosklerose ausschließt. Erst bei fortgeschrittener AVK, wobei die sechs Patienten mit einer beginnenden Gangrän nicht durch besonders hohe Werte auffielen, stiegen auch die β-Thromboglobulinkonzentrationen im Plasma deutlich an. Zumindest in diesem Stadium einer Angiopathie der Beinarterien könnte eine gesteigerte Adhäsion und Aggregation der Thrombozyten an der Arterienwand ein beschleunigendes Moment beim Fortschreiten der Verschlußkrankheit bedeuten. Dabei könnten die erhöhten β-Thromboglobulinspiegel Ausdruck von sich ausbildenden Auflagerungsthromben auf den atheromatischen Plaques sein, also ein Zeichen für einen Folgezustand der Atherosklerose darstellen. Erhöhte β-Thromboglobulinspiegel könnten auch aus einer verminderten Disaggregation der Thrombozyten resultieren, die u. a. über das von der Gefäßwand synthetisierte Prostaglandin I_2 (Prostazyklin) gesteuert wird [7]. Bei Patienten mit AVK wurde nämlich kürzlich gezeigt, daß die Prostazyklinsynthese der (venösen) Gefäßwand herabgesetzt ist [4]. In jedem Fall liegt es nahe, daß AVK-Patienten mit hohen β-Thromboglobulinspiegeln hinsichtlich Gefäßverschlüssen besonders gefährdet sein dürften und deshalb Kandidaten für eine thrombozytenaggregationshemmende oder gar thrombolytische Therapie darstellen.

Literatur

1. Boston Collaborative Study Surveillance Group (1972) Regular aspirin intake and acute myocardial infarction. Br Med J 1: 440–443 — 2. Bowie EJW, Fuster V, Owen CA (1975) Resistance to the development of spontaneous atherosclerosis in pigs with von Willebrands's disease. 5th Congr. Internat. Soc on Thrombosis and Haemostasis, Paris — 3. Breddin K, Grun H, Krzywanek HJ, Schremmer WP (1975) Zur Messung der „spontanen" Thrombocytenaggregation. Plättchenaggregationstest III. Methodik. Klin Wochenschr 53: 81–89 — 4. Kaliman J, Schweiger E, Sinzinger H, Klein K, Stachelberger H, Silberbauer K (1979) Thrombozytenfunktion und Prostaglandin I_2-Synthese in der Gefäßwand bei diabetischen und nichtdiabetischen Patienten mit peripherer arterieller Verschlußkrankheit. 2. Gemeinsame Jahrestagung Angiolog Gesellsch Deutschlands, Österreichs und der Schweiz — 5. Linos A, Worthington JW, O'Fallon W (1978) Effect of aspirin on prevention of coronary and cerebrovascular disease in patients with rheumatoid arthritis. Mayo Clin Proc 53: 581–586 — 6. Ludlam C, Bolton AE, Moore S, Cash JD (1975) New rapid method for diagnosis of deep venous thrombosis.

Lancet 2: 259-260 – 7. Moncada S, Higgs EA, Vane JR (1977) Human arterial und venous tissues generate prostacyclin (prostaglandin x), a potent inhibitor of platelet aggregation. Lancet 1: 18 – 8. Ross R, Glomset J, Kariva B (1974) A platelet-dependent serum factor that stimulates the proliferation of arterial smooth muscle cells in vitro. Proc Natl Acad Sci USA 71: 1207–1210 – 9. Schafer AI, Handin RI (1979) The role of platelets in thrombotic and vascular disease. Prog Cardiovasc Dis 22: 31–52

Wuppermann, T., Rath, N. F., Zielonka J. (Abt. Angiologie, Med. Hochschule Hannover), Pretschner, D. P. (Abt. Nuklearmedizin, Med. Hochschule Hannover), Fahr, C. (Abt. Angiologie, Med. Hochschule Hannover):
Grenzen der Frühdiagnose tiefer Beinvenenthrombosen mit radiojodmarkiertem Fibrinogen*

Bei allen Fortschritten der letzten Jahre, die unter Verwendung von jodmarkiertem Fibrinogen in der venösen Thrombosediagnostik erzielt wurden, sind manche Beobachtungen und Einwände gegen diese Methode übergangen worden.

Neben der bekannten Einschränkung der Methode in der Becken- und Oberschenkelregion [3, 4] mehren sich in der letzten Zeit Beobachtungen, welche auf unerwartete Grenzen der Frühdiagnostik bei tiefen Wadenvenenthrombosen hinweisen [5]. Falschnegative Jod-Fibrinogenteste bei phlebographisch nachgewiesenen, frischen Wadenvenenthrombosen wurden bei 17–22% der Patienten beschrieben [5–7].

Was ist die Ursache des teilweisen Versagens des jodmarkierten Fibrinogens bei der Frühdiagnose tiefer Wadenvenenthrombosen?

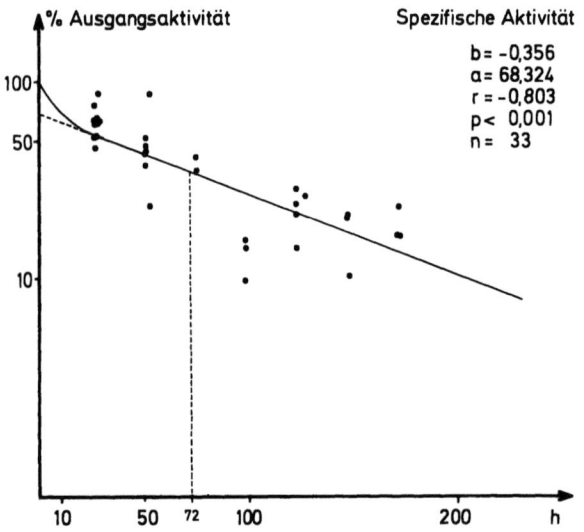

Abb. 1. ^{125}J-Fibrinogen (Amersham)

* Mit Unterstützung der Deutschen Forschungsgemeinschaft WU 77/4

Das als Fehlerquelle die einfach zu kontrollierenden physikalischen Eigenschaften des Isotops und die Meßtechnik ausgeschlossen wurden, kam nur noch die Qualität des Trägerproteins Fibrinogen in Frage. Wir verglichen deshalb zwei Präparate homologen Jodfibrinogens verschiedener Hersteller miteinander, nämlich 125-Jod-Fibrinogen der Firma Amersham und das 131-Jod-Fibrinogen der Firma Sorin in folgenden biologischen Eigenschaften:
1. Die biologische Halbwertzeit des Fibrinogens aus der Verlaufsmessung der fibrinogenspezifischen Aktivität des jeweiligen Präparates.
2. Das Verhalten des jeweiligen Präparates am Ort einer Modellthrombose in der Zeit der Thrombusbildung.
3. Die Molekularstruktur des jeweils als Trägerprotein verwendeten Fibrinogens.

Die *Methodik* wurde an anderer Stelle publiziert [7].

Der Vergleich der beiden Präparate zeigte erhebliche Differenzen:
1. Die biologische Halbwertzeit von Fibrinogen bei Normalpersonen wird mit 108 Std angegeben [4, 9]. Die eigenen Messungen (Abb. 1 u. 2) zeigten für 125-Jodfibrinogen (Abb. 1) eine biologische Halbwertzeit von 72 Std, für 131-Jodfibrinogen 164 Std (Abb. 2). Der Unterschied war signifikant.
2. Das Verhalten an Ort einer Modellthrombose: Bei Verwendung von 125-Jodfibrinogen (Amersham) wurde ein Impulsmaximum von 131% am 6. Tag gemessen, während am 7. Tag nur noch 100% nachweisbar waren. Der Impulsanstieg war über zwei Segmenten signifikant (Abb. 3).

131-Jodfibrinogen (Sorin) zeigte ein Impulsmaximum von 164,5% am 6., von 182% (Abb. 4) am 7. Tag bei einem signifikanten Impulsanstieg über drei Meßsegmenten. Die Unterschiede waren am 6. und 7. Tag signifikant.
3. Die SDS-Discelektrophorese des Fibrinogens zeigte in beiden Präparaten eine nicht markierte Proteinverunreinigung (Abb. 5 und 6) – wahrscheinlich Albumin – die allerdings beim Amersham-Fibrinogen so massiv ist, daß die Fibrinogenketten völlig überdeckt sind.

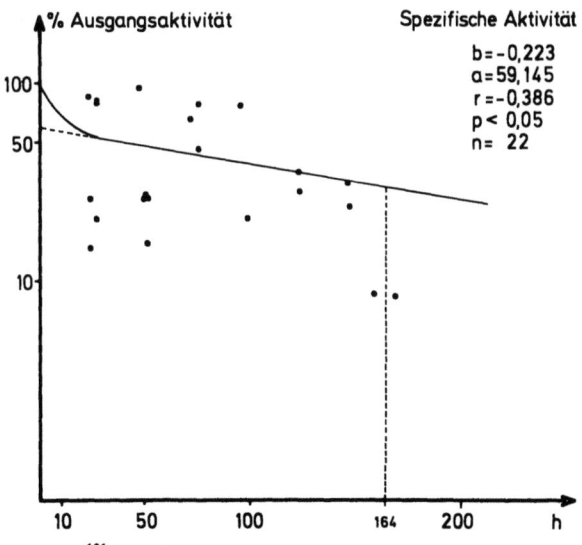

Abb. 2. ^{131}J-Fibrinogen (Sorin)

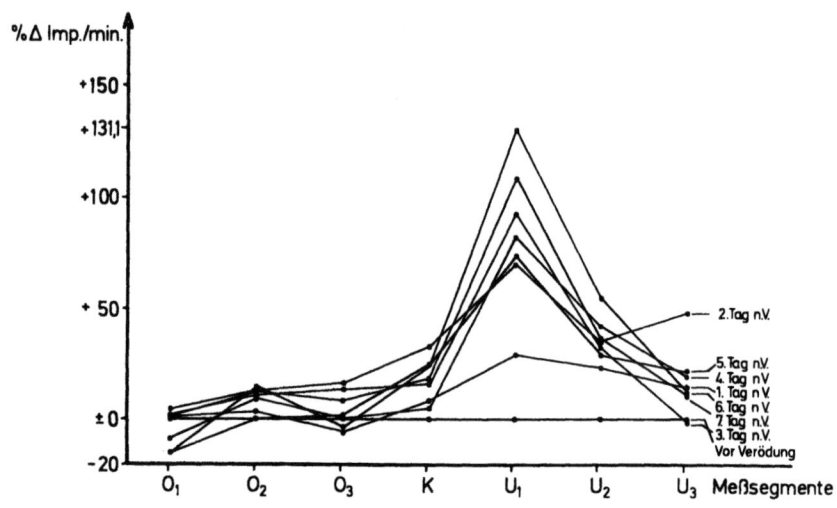

	O₁		O₂		O₃		K		U₁		U₂		U₃	
	x̄	Sₓ	x̄	Sₓ	x̄	Sₓ	x̄	Sₓ	x̄	Sₓ	x̄	Sₓ	x̄	Sₓ
Vor V. (n=10)	0	0	0	0	0	0	0	0	0	0	0	0	0	0
1. Tag n.V. (n=10)	0,2	12,0	3,3	9,1	-5,7	7,7	8,6	19,4	29,3	14,3	23,6	19,5	14,5	19,9
2. Tag n.V. (n=10)	4,8	14,2	13,0	10,8	16,7	12,2	33,7	19,3	70,2	33,5	35,8	5,5	48,8	45,2
3. Tag n.V. (n=10)	1,5	0,7	10,5	0,7	13,5	2,1	16,0	2,8	93,0	2,8	33,0	1,4	-1,0	0,0
4. Tag n.V. (n=10)	-8,5	0,6	9,5	2,4	0,5	21,9	5,3	22,2	82,5	52,0	42,8	32,6	19,5	7,0
5. Tag n.V. (n=10)	-15,6	8,0	14,5	35,0	-3,8	8,1	24,1	29,4	74,3	17,7	29,4	37,8	22,0	13,8
6. Tag n.V. (n=10)	-0,9	19,6	0,0	3,6	1,8	13,1	25,7	37,3	131,1	58,6	55,4	62,1	12,8	30,3
7. Tag n.V. (n=10)	1,2	16,9	12,5	16,9	8,6	24,7	18,9	28,7	119,3	52,4	37,0	38,3	11,1	15,6

Abb. 3. ¹²⁵J-Fibrinogen (Amersham)

In beiden Präparaten erscheint schon zu Beginn der Standardlysis ein Fragment der (B)β-Kette mit einem Molekulargewicht von rd. 44000 [1, 2]. Es handelt sich dabei um ein bekanntes Teilstück des Fibrinogenspaltprodukts D, welches der Plasminolyse starken Widerstand entgegensetzt.

Neben diesen Gemeinsamkeiten bestehen jedoch auch erhebliche Unterschiede in der Primärstruktur beider Fibrinogenpräparate:

131-Jodfibrinogen (Sorin) enthält vor der Lysis keine Plasminabbauprodukte, im Gegensatz zum 125-Jodfibrinogen (Amersham), welches schon vor Beginn der experimentellen Lysis das 10fache der Kettenaktivität an lysiertem (B)β-Kettenstück enthält. Des weiteren zeigen sich die in der Literatur beschriebenen [8] Ladungsunterschiede zwischen den drei Ketten (A) α, (B) β und γ nur bei 131-Jodfibrinogen mit einer stärkeren Jodierung der (B)β-Kette im Verhältnis 50 : 20 zur (A)α- und γ-Kette, während bei Amersham-Fibrinogen alle drei Ketten gleich geladen und nur noch in ganz geringen Mengen vorhanden sind.

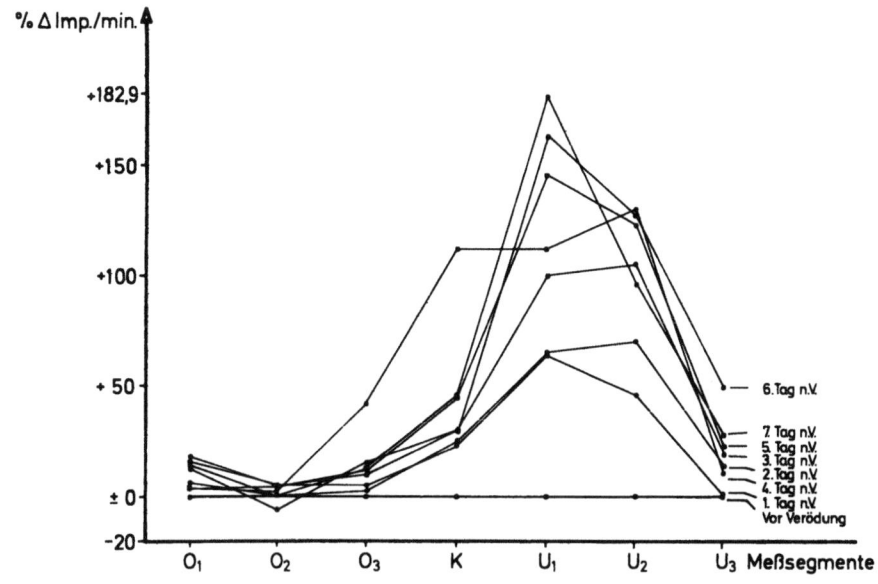

	O_1		O_2		O_3		K		U_1		U_2		U_3	
	x	S_x	x	S_x	x	S_x	x	S_x	x	S_x	x	S_x	x	S_x
Vor V. (n=10)	0	0	0	0	0	0	0	0	0	0	0	0	0	0
1. Tag n.V. (n=10)	16,8	31,2	5,7	14,1	5,3	18,2	23,2	20,3	64,6	41,9	46,7	60,9	1,1	20,8
2. Tag n.V. (n=10)	7,3	23,7	0,8	28,6	3,7	17,8	26,0	35,9	65,7	39,4	70,3	80,1	14,6	31,2
3. Tag n.V. (n=10)	13,8	8,2	-5,0	21,0	16,0	43,8	30,8	48,7	100,0	37,2	105,8	99,7	19,6	17,5
4. Tag n.V. (n=10)	4,7	26,7	2,7	7,7	42,0	35,3	112,3	138,8	112,3	59,0	130,3	99,7	11,3	20,2
5. Tag n.V. (n=10)	4,8	46,0	5,0	14,8	12,6	28,2	45,4	49,1	145,4	41,2	123,2	119,6	23,8	42,8
6. Tag n.V. (n=10)	18,8	28,3	5,4	22,4	10,8	28,1	31,1	53,2	164,5	70,8	128,1	100,4	50,4	56,9
7. Tag n.V. (n=10)	15,4	42,3	1,4	16,5	13,9	25,7	47,3	55,9	182,9	63,7	97,0	81,4	29,9	52,7

Abb. 4. ^{131}J-Fibrinogen (Sorin)

Unsere Untersuchungsergebnisse lassen sich wie folgt zusammenfassen:

In allen drei Untersuchungsmethoden zeigen sich signifikante Qualitätsunterschiede zwischen beiden Päparaten, welche die bei Verwendung von 125-Jodfibrinogen der Firma Amersham aufgetretenen 17–22% [5–7] falsch negativen Ergebnisse der Thrombosefrühdiagnose an den Unterschenkelvenen durchaus verständlich erscheinen lassen.

Die Konsequenz aus diesen Ergebnissen ist, daß bei Studien zur Frühdiagnose tiefer Beinvenenthrombosen mit dem Radiojodfibrinogentest nicht nur die bekannten Schwächen der Methode bei der Früherfassung von Becken- und Oberschenkelvenenthrombosen Rechnung zu tragen ist, sondern daß auch auf das jeweils verwendete Präparat ein Augenmerk zu richten ist. Die Verwendung von homologem 125-Jodfibrinogen der Firma Amersham wird derzeit nicht empfohlen. Bis zur Ausreifung der Technik des autologen 131-Jodfibrinogens sollte deshalb ein anderes Präparat, z. B. 131-Jodfibrinogen der Firma Sorin Verwendung finden.

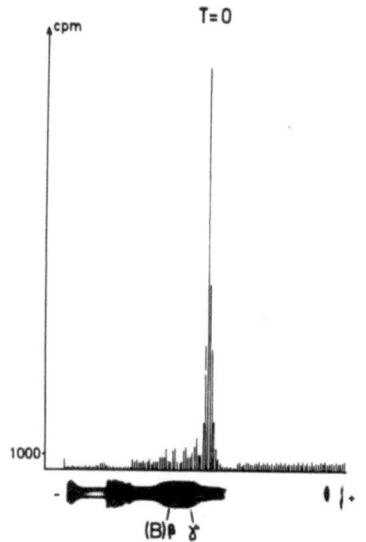
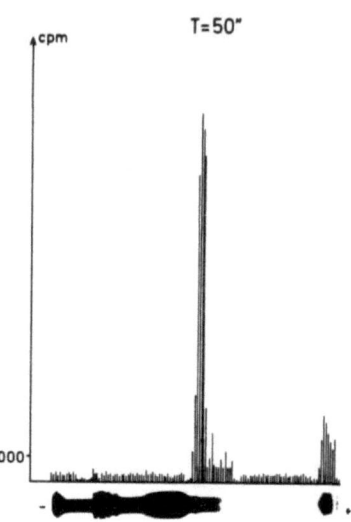
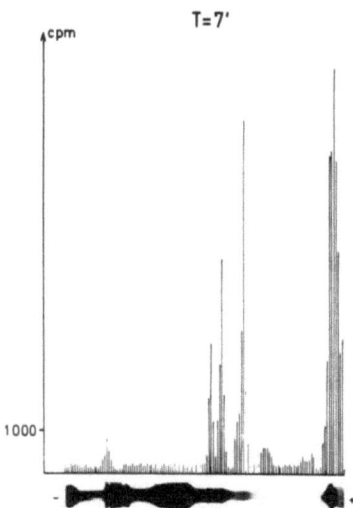
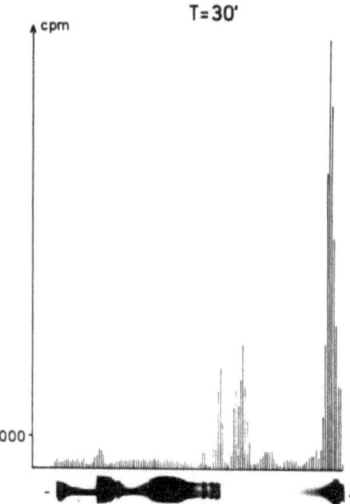

Abb. 5. ^{125}J-Fibrinogen (Amersham)

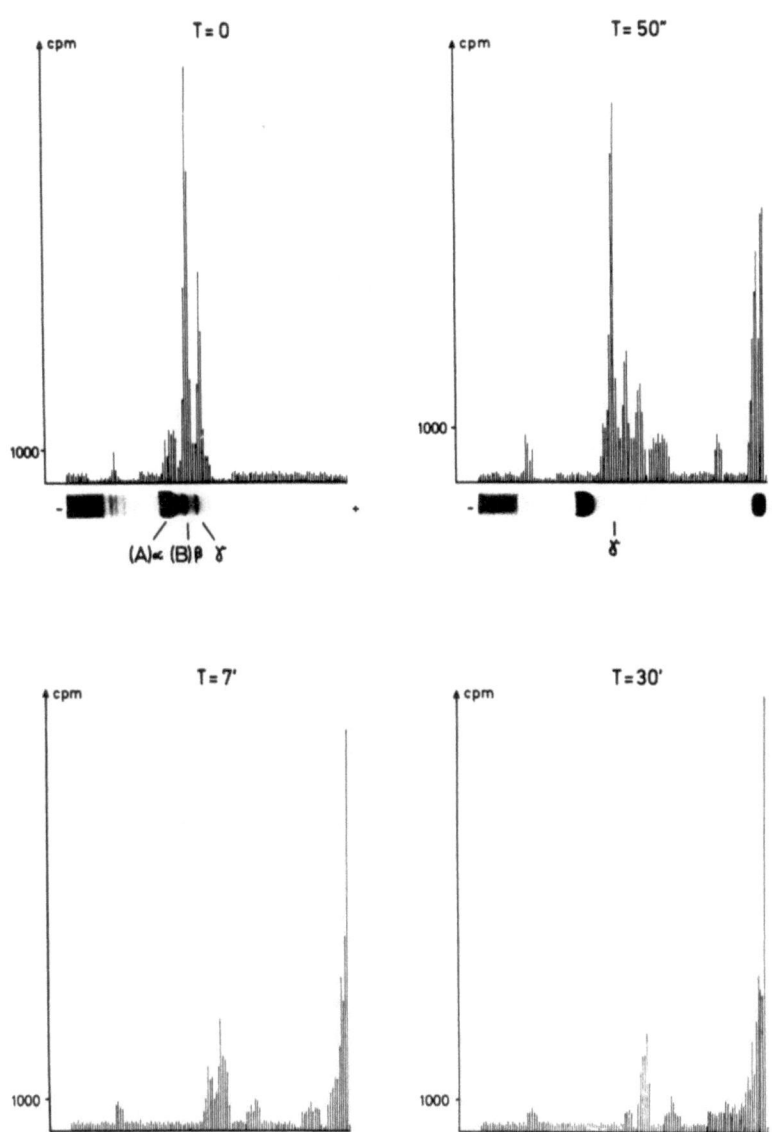

Abb. 6. ^{131}J-Fibrinogen (Sorin)

Literatur

1. Ferguson EW, Freto LI, McKee PA (1975) J Biol Chem 250: 7210 – 2. Furlan M, Beck EA (1972) Biochem Biophys Acta 263: 631 – 3. Morris GK, Mitchell IRA (1977) Br Med J 1: 264 – 4. Mostbeck A (1980) Medica 1: 318 – 5. Nicolaides AN (1975) MTP, St. Leonardgate – 6. Roberts VC (1975) Br Med J 2: 455 – 7. Wuppermann TH, Rath NF, Zielonka I, Iben M, Rienhoff O, Pretschner DP, Mellmann J (1979) VASA 8: 247 – 8. York IL, Blombäck B (1979) J Biol Chem 254: 8786 – 9. Zetterquist E (1969) Acta Physiol Scand (Suppl) 325: 1

Kirchmaier, C. M., Reinfelder, G., Sehrbrock, M., Trautmann, O., Bender, N., Breddin, K. (Zentrum der Inneren Medizin, Abt. f. Angiologie, Univ.-Klinikum Frankfurt):
Zur thrombosehemmenden Wirkung von Azetylsalizylsäure und Dipyridamol

Die klinische Verwendung von Dipyridamol und Acetylsalicylsäure als Thrombosehemmer beruht hauptsächlich auf deren Fähigkeit die Plättchenaggregation zu hemmen und eine verkürzte Plättchenüberlebenszeit zu normalisieren. Eine Einzeldosis von 250 mg ASS hemmt die Plättchenaggregation über mehrere Tage. Diese Wirkung ist durch eine irreversible Hemmung der Thromboxanbildung in den Plättchen bedingt. Thromboxan wirkt aggregationsfördernd und vasokonstriktorisch. Moncada und Vane (1977) schlugen auf Grund ihrer Untersuchungen über den Einfluß von ASS auf die Thromboxanbildung in den Plättchen und die Prostacyclinbildung in der Gefäßwand vor, in zukünftigen klinischen Studien Aspirindosen von weniger als 300 mg/Tag einzusetzen. Diese Vorschläge beruhen auf der Hypothese, daß die cyclooxygenasehemmende Wirkung der ASS die Bildung des gefäßerweiternden Prostacyclins in der Gefäßwand ebenso betrifft, wie die Thromboxanbildung in den Plättchen, wenn höhere Dosen von ASS regelmäßig gegeben werden. Es ist aber fraglich ob die thrombosehemmende Wirkung der ASS überhaupt Folge der Aggregationshemmung ist. Aggregationsmessungen erfolgen an stimulierten Plättchen, die in dieser Form und Aggregationsneigung nur ausnahmsweise in vivo vorkommen. Es ist daher nicht möglich aus der Aggregationshemmung in vitro auf eine vergleichbare Thrombosehemmung in vivo zu schließen. Vor einigen Jahren beobachteten Pietsch et al. (1976) aus unserer Arbeitsgruppe eine Hemmwirkung von ASS auf den Formwandel der Thrombocyten nach der Blutentnahme, der nach Einzeldosen von 500–1000 mg ASS nur bis zu 8 Std lang anhielt. Es ergab sich die Frage ob diese nur einige Stunden nach einer Einzeldosis nachweisbare Wirkung der ASS, oder die tagelang anhaltende Aggregationshemmung für die in klinischen Studien nachgewiesene thrombosehemmende Wirkung von ASS verantwortlich ist. Dipyridamol hemmt die Aggregation in den klinisch verwendeten Dosen (meist 3×75 mg) nur sehr kurzfristig und gering und auch für dieses Medikament ist der Wirkungsmechanismus noch nicht hinreichend geklärt.

Aus unseren Beobachtungen, daß in Geweben Lipoproteine vorhanden sind, die Plättchen rasch und reversibel maximal stimulieren (Bender et al. 1979; Kirchmaier et al. 1979) entwickelten wir ein mikroskopisches Verfahren Medikamente auf ihren plättchenstimulationshemmenden Effekt zu prüfen. Wir definieren Plättchenstimulation als morphologische Veränderung (Bildung von Fortsätzen und Kugelformen) die mit gesteigerter Haftneigung und Aggregierbarkeit einhergeht. Ziel unserer Untersuchungen war festzustellen in welchem Umfang und wie lange unterschiedliche Einzeldosen ASS und Dipyridamol allein oder ASS kombiniert mit Dipyridamol die Plättchenstimulation hemmen.

Methodik

Die Untersuchungen mit ASS (Aspirin) und Dipyridamol (Persantin) erfolgten an gesunden Versuchspersonen. Die Untersuchung der gewebeextraktinduzierten Plättchenstimulation erfolgte nach Bender et al. (1979) und Kirchmaier et al. 1979). Die Zahl der formveränderten Plättchen wurde nach Bamberg et al. (1978) im Interferenzkontrastmikroskop bestimmt. Die kollageninduzierte Aggregation wurde in einem Braun-Aggregometer unter Verwendung einer Pferdekollagenlösung (Kollagenreagenz, Hormonchemie München) untersucht (Endkonzentration 1 µg/ml PRP). Untersuchungsbeginn 30 min nach Blutentnahme (Inkubation bei Raumtemperatur).

Ergebnisse

1. Einfluß von verschiedenen Einzeldosen von ASS auf den Gewebeextrakt induzierten Formwandel (Abb. 1). Eine Einzeldosis von 250 mg ASS hemmte die Plättchenstimulation über 6 Std, wobei das Maximum der Hemmung 2 und 4 Std

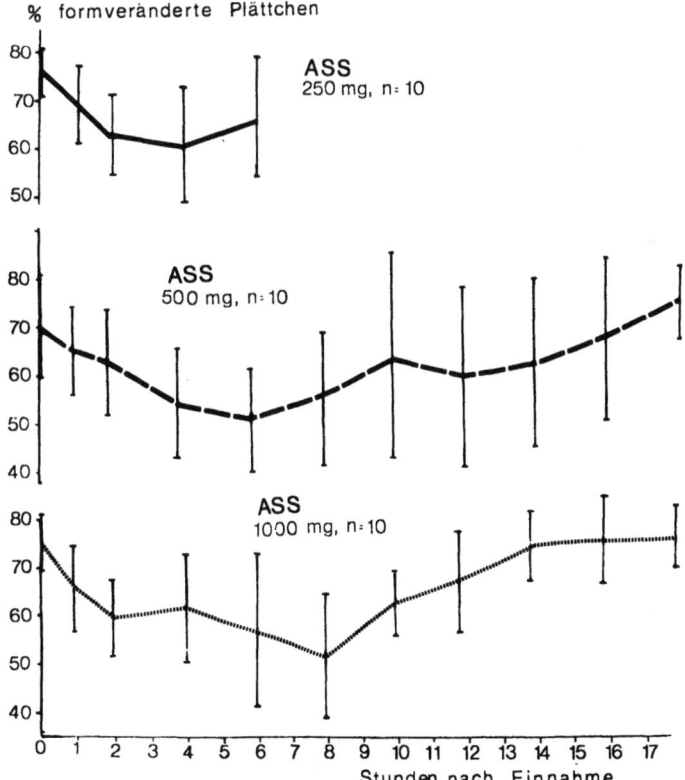

Abb. 1. Hemmung der maximalen Plättchenstimulation von 250, 500 und 1 000 mg ASS in Abhängigkeit zum Einnahmezeitpunkt

1051

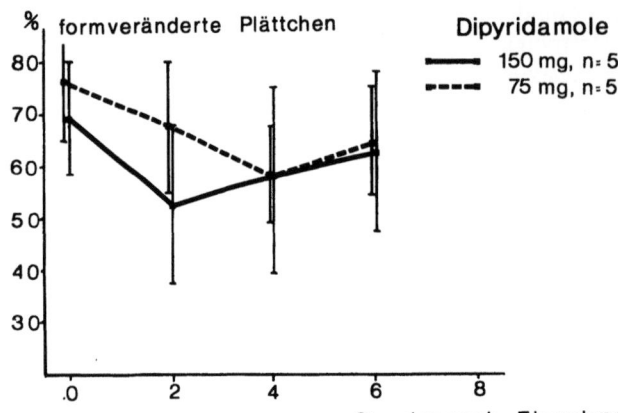

Abb. 2. Zeitabhängige Hemmwirkung von Einzeldosen von 75 und 150 mg Dipyridamol auf die gewebeextraktinduzierte Plättchenstimulation

nach Einnahme lag. 500 und 1000 mg waren 10–12 Std lang wirksam mit einer maximalen Hemmwirkung nach 6–8 Std.

2. Wirkung von Dipyridamol auf den Gewebeextrakt induzierten Formwandel (Abb. 2). Nach einer Einzeldosis von 75 oder 150 mg Dipyridamol wurde der gewebsextraktinduzierte Formwandel etwa 6 Std lang gehemmt. Der Effekt erreichte sein Maximum 2–4 Std nach der Einnahme, wobei 150 mg etwas wirksamer als 75 mg waren. Das Ausmaß der Hemmwirkung war etwa so groß wie das von 500 mg ASS, die Wirkung hielt jedoch wesentlich weniger lange an.

3. Kombinierte Einnahme von 500 mg ASS und 75 mg Dipyridamol. Die Einnahme von 500 mg ASS zusammen mit 75 mg Dipyridamol verlängerte die stimulationshemmende Wirkung gegenüber der alleinigen Gabe von 500 mg ASS nicht. Es wurde jedoch noch nicht untersucht, ob in den ersten Stunden nach der Einnahme beider Medikamente eine stärkere Hemmwirkung auftritt als nur mit einem Medikament.

4. Die kollageninduzierte Aggregation wurde 5–6 Tage lang gehemmt.

Diskussion

Durch Zugabe einer aus Gewebsextrakten von verschiedenen Organen und Tierspezies gewonnenen Fraktion ist es möglich Thrombozyten gezielt und definiert zu stimulieren (Bender et al. 1979; Kirchmaier et al. 1979). Die morphologische Auswertung dieses Vorgangs im Interferenzkontrastmikroskop erlaubt eine medikamentenbedingte Hemmung dieser Stimulation ex vivo zu beurteilen. Im Gegensatz zu der langanhaltenden Hemmwirkung der ASS auf die Plättchenaggregation dauert der Effekt einer Einzeldosis von 250 mg ASS auf den Plättchenformwandel nur etwa 6 Std lang, während die Wirkung von 500 und 1 000 mg 10–12 Std anhält. 75 und 150 mg Dipyridamol hatte nur einen gering hemmenden Effekt auf die Plättchenaggregation. Die Plättchenstimulation wurde jedoch 4–6 Std lang etwa im gleichen Umfang wie von 250 mg ASS gehemmt. Die Kombination beider Medikamente (500 mg ASS und 75 mg Dipyridamol) verlängerte die Dauer der ASS-Wirkung auf die Plättchenstimulation nicht.

Klinische Untersuchungen über die Wirkung von ASS allein oder zusammen mit Dipyridamol wurden in der Regel mit täglichen ASS-Dosen zwischen 600 und

1 500 mg vorgenommen evtl. kombiniert mit Dipyridamoldosen von 225 mg/Tag. Wenn ASS in Dosen von weniger als 1 g/Tag angewendet wird, wird die Plättchenstimulation während eines Tages nicht mehr kontinuierlich gehemmt. Die Zugabe von Dipyridamol verlängert die Dauer des Hemmeffekts nicht. Sollte die Hemmung der Plättchenstimulation für den antithrombotischen Effekt beider Medikamente verantwortlich sein, so müßte die ASS Dosis für eine kontinuierliche Hemmung wesentlich höher sein, als für die Aggregationshemmung. Diese Dosis würde etwa der entsprechen, die in den klinischen Studien der letzten Jahre angewendet wurde. Es ist wahrscheinlich lohnenswert nach Medikamenten zu suchen, die ausschließlich die Plättchenstimulation hemmen, nicht aber die Aggregation beeinflussen und im Tiermodell und evtl. in klinischen Studien zu prüfen ob sie antithrombotisch wirksamer sind, als die bisher bekannten Aggregationshemmer.

Literatur

1. Bamberg E, Bauer O, Hermann W, Kroemer H, Lippmann M, Müller Ch, Stegmann H, Breddin K, (1978) Primärer Formwandel der Thrombozyten in vitro. Blut 37: 327–339 – 2. Bender N, Kirchmaier C, Bartsch B, Lindenborn D, Breddin K (1979) Stimulation of blood platelets by extracts of subcutaneous tissue. Thrombos Res 14: 341–351 – 3. Kirchmaier C, Bender N, Wilhelm B, Al Sayegh A, Breddin K (1979) A hemostasis activating factor (HAF) in subcutaneous tissue extracts: Effects on morphologic platelet changes, platelet retention and platelet aggregation. Thrombos Res 16: 81–91 – 4. Moncada S, Higgs EA, Vane JR (1977) Human arterial and venous tissues generate prostacycline (Prostaglandin X), a protein inhibitor of platelet aggregation. Lancet 1: 18–20 – 5. Pietsch U, Lippmann M, Scharrer I, Breddin K (1977) Neue Befunde zur Wirkung von Azetylsalicylsäure. Die Hemmwirkung auf den Formwandel der Thrombozyten und ihre Bedeutung für die Dosierung als Antithrombotikum. In: Alexander K, Cachovan M (eds) Diabetische Angiopathien. G. Witzstrock, Baden-Baden Köln New York, S. 348–351

Zimmermann, R., Mörl, H., Harenberg, J., Wahl, P., Kuhn, H. M., Gerhardt, P., Prager, P. (Med. Univ.-Klinik, Heidelberg):
Zur Wirksamkeit der Thrombolyse mit Urokinase am Beispiel des Paget-von-Schroetter-Syndroms

Zur Fibrinolysebehandlung mit Urokinase bleiben noch viele Fragen ungeklärt. Eine optimale Dosierung ist noch nicht gefunden, die Wirksamkeit der Urokinase ist noch umstritten. Auf Grund der exakten Beurteilungsmöglichkeit von Alter und Ausdehnung des thrombotischen Prozesses im Bereich der oberen Extremität könnten die Behandlungsergebnisse einer Fibrinolyse in diesem Gefäßbereich Rückschlüsse zur generellen Wirksamkeit einer thrombolytischen Substanz erlauben.

Im Vergleich zu den Thrombosen der unteren Extremität ist die Achselvenenthrombose mit 1–2% Anteil wesentlich seltener und mit weniger bedrohlichen Folgezuständen behaftet [1]. Lediglich bei Thrombosen der oberen Extremität, die als Folge eines zentralen Venenkatheters auftraten, wurden letale thromboembolische Komplikationen beschrieben [2].

Die hohe Inzidenz beachtlicher Folgezustände von 68–95% [1] zwingt dazu, den Einsatz aktiver therapeutischer Maßnahmen immer wieder neu zu überdenken. Die bisherigen Berichte zur Thrombolysetherapie venöser Thrombosen der oberen Extremität stützen sich entweder auf geringe Fallzahlen oder lassen konkrete Angaben zur Dosierung des Fibrinolytikums, Alter des thrombotischen Verschlusses und den unbedingt zur Erfolgsbeurteilung notwendigen phlebographischen Kontrollen vermissen [3–5].

In der hier mitgeteilten Studie wurde die Wirksamkeit des Fibrinolytikums Urokinase in mittlerer Dosierung in Kombination mit Heparin bei 18 Patienten mit primären Thrombosen der V. subclavia und/oder axillaris geprüft. Zur Sicherung der klinischen Verdachtsdiagnose einer venösen Thrombose der oberen Extremität wurde bei allen Patienten eine Phlebographie durchgeführt. Für die Beurteilung des Therapieerfolgs wurde die phlebographische Befundänderung herangezogen.

Als Urokinase wurde menschliche Urinurokinase der Firma Medac, Hamburg verwendet. Die in den Jahren 1976–1978 behandelten 13 Patienten erhielten initial 150 000 IE Urokinase innerhalb von 10 min intravenös und als Erhaltungsdosis 1,5–2 Mio IE Urokinase/24 Std appliziert. Wegen der dabei erheblich differierenden Urokinasedosierung von Patient zu Patient erhielten im Jahre 1979 sämtliche fünf Patienten streng auf das Körpergewicht bezogen eine Erhaltungsdosis von 2000 IE Urokinase/kg KG/Std. Initial wurde diesen Patienten eine Dosis von 250 000 IE als Bolus appliziert. Heparin wurde allen Patienten von Beginn an in einer Dosis von etwa 15 IE/kg KG/Std verabreicht. Die weitere Dosierung von Urokinase und Heparin richtete sich nach den Gerinnungsparametern Thrombinzeit, aPTT und der Fibrinogenkonzentration. Eine Fibrinogenkonzentration von 80 mg% sollte dabei nicht unterschritten werden. Gleichzeitig wurde eine Verlängerung der Thrombinzeit (mit 12 IE Thrombin/ml Lösung im Testansatz) und der aPTT auf das 1,5–2fache der Norm angestrebt.

Die Fibrinolysetherapie mit Urokinase wurde über 7 Tage, mindestens aber 2 Tage über den kompletten klinischen Erfolg hinaus durchgeführt. Bei phlebographischer Befundbesserung, aber noch nachweisbarem wesentlichen Verschluß im Bereich der V. subclavia wurde eine zweite Fibrinolyseperiode für weitere 7 Tage, mindestens aber wieder 2 Tage über den kompletten klinischen Erfolg hinaus angeschlossen. Nach Beendigung der Fibrinolyse mit Urokinase erfolgte eine 6–10tägige Antikoagulation mit Heparin sowie die Nachbehandlung mit oralen Antikoagulantien.

Bei neun von elf Patienten mit einem Thrombosealter von 8 Tagen oder weniger und einer Urokinasedosierung von 1300 IE/kg KG/Std oder mehr konnte eine nahezu komplette Desobliteration der Gefäße erzielt werden. Bei einem Patienten mit einer Thrombose der V. subclavia, axillaris und brachialis mußte die Fibrinolyse wegen Auftretens eines Delirs nach 6 Tagen zunächst unterbrochen werden und konnte erst nach 6tägiger Pause weitergeführt werden. Bei der phlebographischen Kontrolle zeigte sich hier abschließend noch ein 1 cm langer Restverschluß im Bereich der V. subclavia. Bei einem weiteren Patienten verblieb bei der ersten phlebographischen Kontrolle noch ein 1,5 cm langer, leicht stenosierender Thrombus im Bereich der V. subclavia. Wegen vollständiger Rückbildung der Kollateralen und der klinischen Symptomatik wurde die Fibrinolyse hier nicht weitergeführt.

Nur bei zwei Patienten mit einer 2 und 6 Tage alten venösen Thrombose der oberen Extremität konnte bei leichter klinischer Befundbesserung keine phlebographische Änderung des thrombotischen Verschlusses registriert werden. Diese beiden Patienten hatten Urokinase in einer Dosierung von nur 970 bzwl 1000 IE/kg

KG/Std erhalten. Bei allen anderen Patienten betrug die anfängliche Urokinasedosis 1300 IE/kg KG/Std oder mehr.

Bei weiteren sieben Patienten mit einem Thrombosealter von mehr als 10 Tagen konnte in keinem Fall eine phlebographische Befundänderung beobachtet werden. Die Urokinasedosis betrug zwischen 920 und 2000 IE/kg KG/Std.

Auf Grund der hier mitgeteilten Erfahrungen an insgesamt 18 Patienten kann die Fibrinolysetherapie mit Urokinase in Kombination mit Heparin als eine wirkungsvolle Maßnahme bei der Therapie venöser Thrombosen im Bereich der V. subclavia und axillaris bezeichnet werden. Da von allen Autoren einheitlich in einem hohen Prozentsatz langwierige Folgezustände beschrieben werden [1, 3], sollte unserer Meinung nach in allen Fällen, in denen Schmerzen und eine deutliche Schwellung bereits spontan oder bei Belastung auftreten, eine derartige Therapie empfohlen werden. Wie die Behandlungsergebnisse zeigen, war der Erfolg der Therapie mit Urokinase eindeutig vom Alter der Thrombose, der angewendeten Urokinasedosierung und der Dauer der Behandlung abhängig. Eine Dosis von 1300 IE Urokinase/kg KG/Std und mehr führte bei nicht mehr als 8 Tage alten Thrombosen und ausreichender Behandlungsdauer in allen von uns beobachteten Fällen zur nahezu kompletten Gefäßdesobliteration mit klinischer Normalisierung.

Es erscheint aber fraglich, inwieweit eine derartige mittlere Dosierung auch für die Behandlung der doch meist langstreckigen und voluminösen Thrombosen der unteren Extremität ausreichend ist. Auf Grund unserer Erfahrungen sollte hier eine Dosierung von 2000 IE/kg KG/Std oder sogar höher gewählt werden.

1. Literatur

1. Prescott SM, Tikoff G (1979) Deep venous thrombosis of the upper extremity: A reappraisal. Circulation 59: 350 – 2. Müller KM, Blaeser B (1976) Tödliche thrombembolische Komplikationen nach zentralem Venenkatheter. Dtsch Med Wochenschr 101: 411 – 3. Fritschy J, Bollinger A, Straub PW (1976) Zur Rolle des kostoklavikulären Kompressionssyndroms im Rahmen der fibrinolytischen Therapie tiefer Armvenenthrombosen. Schweiz Med Wochenschr 106: 847 – 4. Schmutzer R (1969) Klinik der thrombolytischen Behandlung. Internist 10: 21 – 5. Trübestein G, Brecht Th, Etzel F (1972) Ergebnisse der fibrinolytischen Therapie mit Urokinase bei älteren Phlebothrombosen. Dtsch Med Wochenschr 104: 1242

Hämatologie

Begemann, M., Claas, G., Falke, H. (Med. Univ.-Klinik, Marburg):
Hemmung der autologen gemischten Lymphocytenkultur bei Morbus Hodgkin

Die Hodgkinsche Erkrankung kann als nichtneoplastische, in ihrem Verlauf bösartige Krankheit des lymphatischen Systems angesehen werden. Mit ihr sind zahlreiche, insbesondere zelluläre Immundefekte verbunden: In vivo unter anderem eine verminderte bis fehlende Allergie vom Spättyp und eine verzögerte Abstoßung homologer Hauttransplantate. In vitro ist die Stimulierbarkeit von Lymphocyten mit

PHA und in der gemischten Lymphocytenkultur (MLC) beeinträchtigt [3, 9]. Dieser verminderten Reaktivität der peripheren Lymphocyten steht eine gesteigerte Lymphocytopoese mit Linksverschiebung der Lymphocyten in den lymphatischen Geweben und eine Hyperplasie der lymphatischen Gewebe gegenüber (Übersicht bei [15]). Trotz einer Vielzahl von Veröffentlichungen und Untersuchungen in den letzten Jahren blieb die Natur dieser Erkrankung noch weitgehend im Dunkel. Dabei wurde von einer Reihe von Autoren die Auffassung vertreten, daß es sich um eine atypische Immunreaktion handle, wobei vor allem Autoimmunphänomene diskutiert werden, bei denen bestimmte lymphatische Zellen als Autoantigen, andere als dagegen reagierende Zellen gelten [4, 8, 12].

Wir untersuchten die Reaktivität von T-Lymphocyten gegen autologe Nicht-T-Lymphocyten aus dem Blut von Lymphogranulomatosepatienten. Diese autologe MLC kann als in vitro-Äquivalent zellulärer Steuerungsvorgänge in vivo betrachtet werden, wobei eine Subpopulation von B-Lymphocyten die Proliferation autologer T-Lymphocyten stimuliert [5, 7] und sowohl Suppressor- als auch cytotoxische Lymphocyten aktiviert [10, 13, 14], die mit der Entwicklung eines immunologischen Gedächtnisses und antigenspezifischer Reaktivität wichtige Merkmale von Immunreaktionen zeigen [16]. Daher eignet sich diese Methode zur Untersuchung lymphocytärer Dysfunktionen in vitro bei Erkrankungen, die mit pathologischen Immunreaktionen einhergehen.

Material und Methoden

Patienten: In der autologen und allogenen MLC wurde die Reaktivität der T- gegen Nicht-T-Lymphocyten von 19 Patienten mit Morbus Hodgkin vom nodulär-sklerosierenden und vom Mischtyp, klinisch in den Stadien II B bis IV B, und von 26 Normalpersonen untersucht. Von den Patienten waren fünf noch nicht behandelt, sechs wurden während der Behandlung untersucht und acht befanden sich in Remission ohne spezifische Behandlung zur Zeit der Untersuchung.

Gemischte Lymphocytenkulturen (MLC): Die Lymphocytenpräparation erfolgte mit Hilfe der Ficoll-Isopaque-Gradientenzentrifugation aus defibriniertem Blut. Die mononukleären Zellen wurden zu Spontanrosettenbildung nach der Methode von Seiler et al. [11] mit Neuraminidase behandelten Schaferythrocyten inkubiert und anschließend wieder auf einem Ficoll-Isopaque-Gradienten zentrifugiert. Die Stimulatorzellen wurden mit Mitomycin C (25 µg/ml Zellsuspension mit $2-5 \times 10^6$ Zellen, 30 min bei 37° C) vorbehandelt. Wir setzten die Kulturen in Mikrotiterplatten in Vierer- bis Sechsergruppen an, wobei wir 1×10^5 Responderzellen mit 2×10^5 Stimulatorzellen in 200 µl minimal-essential-medium (MEM Earle) mit Aminosäuren und humanem AB-Serum inkubierten. In einem Teil der Versuche wurden statt des AB-Serums menschliche Seren von Morbus Hodgkin-Patienten und Normalpersonen mit verschiedenen Blutgruppen oder diese Seren mit AB-Serum verdünnt verwandt. Die Serumkonzentration betrug immer 15%. Am 5. Tag wurden die einzelnen Kulturen mit 0,5 µCi ^{3}H-Thymidin markiert, nach weiteren 18 Std mit einem Zellfraktionssammler geerntet und nach Zugabe von Szintillationsflüssigkeit in einem Szintillationszähler gemessen.

Ergebnisse und Diskussion

In unseren Versuchen zeigte sich, daß die T-Zellen der Patienten, gleichgültig ob vor, während oder längere Zeit nach der Therapie kaum von autologen, Nicht-T-Lymphocyten stimuliert werden ($\bar{x} = 1386$ cpm, Spalten A−C in Abb. 1), während normale T-Zellen in der autologen MLC deutlich mehr stimuliert werden ($\bar{x} = 24\,723$ cpm, Spalte D in Abb. 1). Auch in einer allogenen MLC von normalen

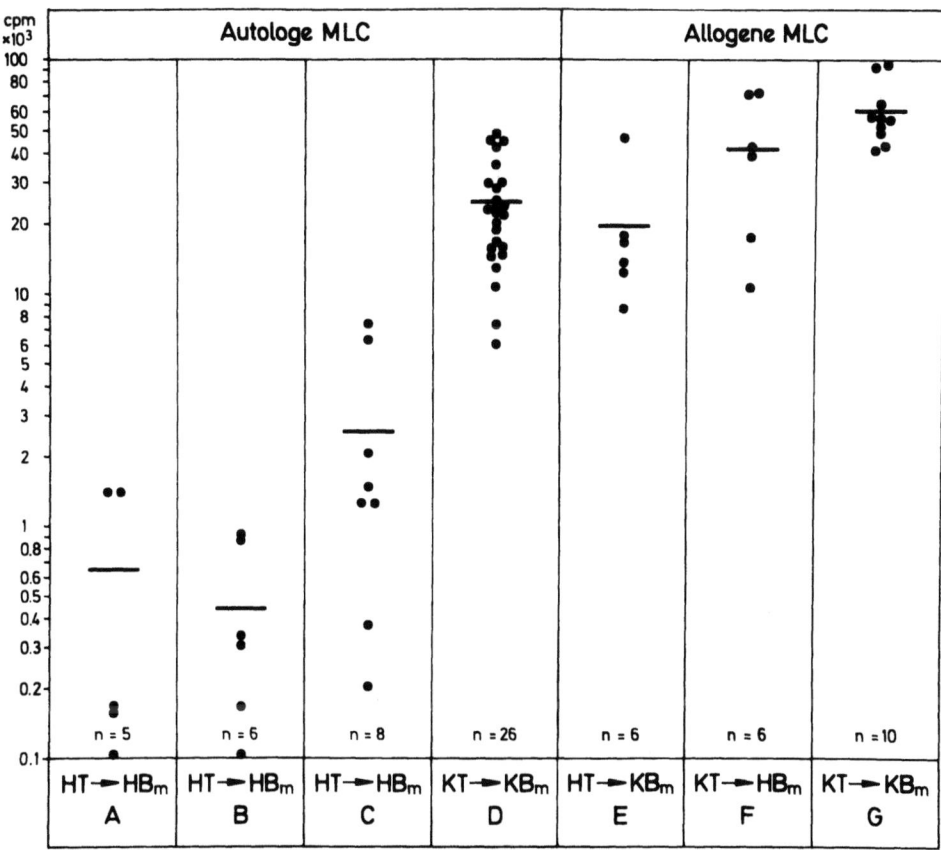

Abb. 1. Stimulation von T-Lymphocyten gegen autologe und allogene Nicht-T-Lymphocyten. HT: T-Lymphocyten von Patienten mit Morbus Hodgkin; KT: T-Lymphocyten von Kontrollpersonen; HB_m: Mitomycin-C-behandelte Nicht-T-Lymphocyten von Morbus Hodgkin-Patienten; KB_m: Mitomycin-C-behandelte Nicht-T-Lymphocyten von Kontrollpersonen. A: Patienten vor Behandlung; B: Patienten während Chemo- oder Strahlentherapie; C: Patienten in Remission nach Chemo- oder Strahlentherapie, zur Zeit ohne Behandlung. D, E, F, G: siehe Text

bzw. Patienten-T-Lymphocyten gegen Nicht-T-Zellen von Kontrollpersonen werden die Patienten-T-Zellen signifikant weniger stimuliert als die normalen T-Zellen ($\bar{x} = 19491$ cpm gegenüber $\bar{x} = 61217$ cpm, Spalten E und G in Abb. 1). Nach diesen Ergebnissen scheint die permanente Stimulation der T-Lymphocyten, wie sie in den lymphatischen Geweben der Hodgkin-Patienten gesehen werden kann, nicht direkt durch viral oder chemisch veränderte T- oder B-Lymphocyten zu erfolgen. In einem solchen Falle müßte man eine beschleunigte oder verstärkte T- oder B-Zellproliferation im Sinne einer „secondary response" erwarten.

In diesen Versuchen kommt der beim Morbus Hodgkin bekannte Defekt der zellulären Immunreaktivität zum Ausdruck. Er kann entweder direkt zelluläre Ursachen haben, z. B. durch eine vermehrte Suppressorzellaktivität — Moretta et al. [6] beschrieben in den hyperplastischen lymphatischen Organen von Morbus Hodgkin-Patienten vermehrt T_G- (= Suppressor-)Lymphocyten — oder humoral durch Faktoren, z. B. aus Suppressorzellen hervorgerufen sein. Zur Untersuchung

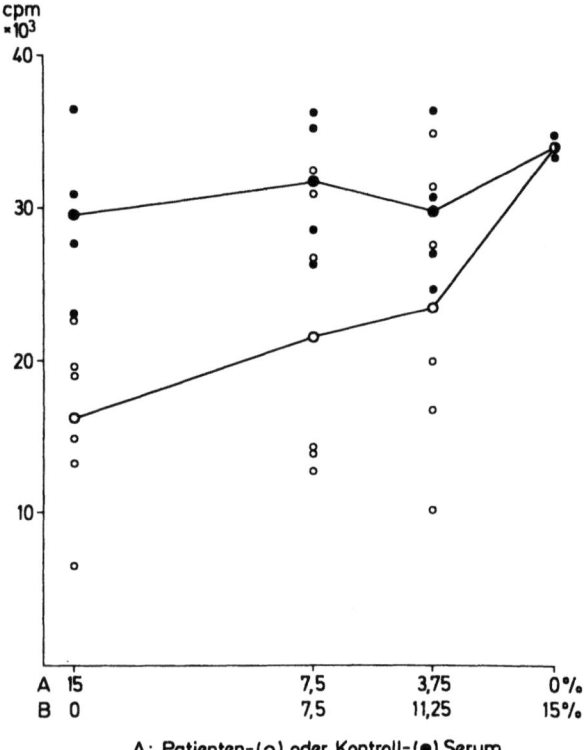

| A | 15 | 7,5 | 3,75 | 0% |
| B | 0 | 7,5 | 11,25 | 15% |

A: Patienten-(o) oder Kontroll-(•) Serum
B: normales AB-Serum im Kulturmedium

Abb. 2. Verdünnung von Patienten- bzw. Kontrollseren mit humanem AB-Serum

solcher möglicher Serumfaktoren setzten wir daher autologe MLCs normaler Kontrollpersonen mit Seren von Normalpersonen und Seren von Morbus Hodgkin-Patienten an. In diesen Versuchen zeigte sich eine deutliche Reduktion der T-Zellstimulation in den Kulturen mit Patientenserum:

MLC mit 15% Serum von		cpm ± SD
Kontrollpersonen	($n = 6$)	15 960 ± 2 109
Patienten vor Therapie	($n = 6$)	9 626 ± 3 238
Patienten in Remission ohne Therapie	($n = 7$)	12 511 ± 3 102

Diese Reduktion ist abhängig von dem prozentualen Anteil an Patientenserum im Kulturmedium (Abb. 2).

Unsere Befunde legen die Vermutung nahe, daß sich im Serum der Morbus Hodgkin-Patienten ein oder mehrere Faktoren befinden, die dosisabhängig die T-Lymphocytenreaktivität gegen autologe Nicht-T-Zellen vermindern. Über die Natur solcher Faktoren ist bisher jedoch wenig bekannt. Es kann sich dabei um Immunglobuline handeln, die auf der Oberfläche der T-Lymphocyten die Rezeptoren für Antigene und Mitogene besetzen, wie sie von Fuks et al. [1] beschrieben wurden. Andererseits können es auch Gewebshormone wie Prostaglandine sein, von denen bekannt ist, daß sie die Stimulation von Lymphocyten mit Antigenen und Mitogenen supprimieren und daß sie von Suppressorzellen bei Morbus Hodgkin vermehrt produziert werden [2].

Mit Unterstützung der DFG (SFB 103).

Literatur

1. Fuks Z, Strober S, Kaplan HS (1976) Interaction between serum factors and T lymphocytes in Hodgkin's disease. N Engl J Med 295: 1273–1278 – 2. Goodwin JS, Messner RP, Bankhurst AD, Peake GT, Saiki JH, Williams Jr, RC (1977) Prostaglandin-producing suppressor cells in Hodgkin's disease. N Engl J Med 297: 963–968 – 3. Havemann K (1969) Delayed reaction of lymphocytes in Hodgkin's disease to phythaemagglutinin. Germ Med Month XIV: 243–246 – 4. Kaplan HS (1968/69) On the natural history, treatment, and prognosis of Hodgkin's disease. Harvey Lect 64: 215–259 – 5. Kuntz MM, Innes JB, Weksler ME (1976) Lymphocyte transformation induced by autologous cells. IV. Human T lymphocyte proliferation induced by autologous or allogeneic non-T lymphocytes. J Exp Med 143: 1042–1054 – 6. Moretta L, Mingari MC, Moretta A (1979) Human T cell subpopulations in normal and pathologic conditions. Immunol Rev 45: 163–193 – 7. Opelz G, Kiuchi M, Takasugi M, Terasaki PI (1975) Autologous stimulation of human lymphocyte subpopulations. J Exp Med 142: 1327–1333 – 8. Order SE, Hellman S (1972) Pathogenesis of Hodgkin's disease. Lancet 1: 571–573 – 9. Rühl H, Vogt W, Bordert G, Schmidt S, Moelle R, Schaoua H (1974) Mixed lymphocyte culture stimulatory and responding capacity of lymphocytes from patients with lymphoproliferative diseases. Clin Exp Immunol 19: 989 – 10. Sakane T, Green JI (1979) Specificity and suppressor function of human T cells responsive to autologous non-T cells. J Immunol 123: 584 – 11. Seiler FR, Sedlacek HH, Kanzy EJ, Lang W (1972) Über die Brauchbarkeit immunologischer Nachweismethoden zur Differenzierung funktionell verschiedener Lymphozyten: Spontanrosetten, Komplementrezeptor-Rosetten und Immunglobulinrezeptoren. Behring Inst Mitt 52: 26–72 – 12. Sinkovics JG, Shullenberger CC (1975) Hodgkin's disease. Lancet 2: 506–507 – 13. Smith JB, Knowlton RP (1979) Activation of suppressor T-cells in human autologous mixed lymphocyte culture. J Immunol 123: 419 – 14. Van de Stouwe RA, Kunkel HG, Halper JP, Weksler ME (1977) Autologous mixed lymphocyte culture reactions and generation of cytotoxic T-cells. J Exp Med 146: 1809–1814 – 15. Trepel F, Schick P (1977) Morbus Hodgkin – eine atypische Immunreaktion. Med Klin 72: 1003–1018 – 16. Weksler ME, Kozak R (1977) Lymphocyte transformation induced by autologous cells. V. Generation of immunologic memory and specificity during the autologous mixed lymphocyte reaction. J Exp Med 146: 1833–1838

Girmann, G., Pees, H. (Med. Univ.-Klinik und Poliklinik, Innere Medizin I, Homburg):
Fibrinogenspaltprodukte als Aktivitätszeichen des M. Hodgkin

Bei der Untersuchung der Hämostase von Malignomträgern findet man häufig eine isolierte Vermehrung von Fibrinogen und Fibrinogenabbauprodukten in Verbindung mit einem positiven Parakoagulationstest [21]. Die Befunde werden als Ausdruck eines gesteigerten und durch vermehrte Neubildung kompensierten Fibrinogenumsatzes gedeutet [2]. Unter den Lymphomen prädisponiert insbesondere der M. Hodgkin zu einer exzessiven Hyperfibrinogenämie [2, 17], so daß die Verlaufskontrolle des Plasmafibrinogenspiegels als Indikator für das Vorliegen eines klinischen Rezidivs der Erkrankung empfohlen wurde [4, 8, 24].

Hinsichtlich der Fibrindegradation liegen zum Teil widersprüchliche Befunde vor: Während Zardi [25] eine gesteigerte fibrinolytische Gesamtaktivität im Plasma Hodgkin-Kranker beschrieb, konnten Schulz u. Mitarb. [18] dies nicht bestätigen. In diesen früheren Arbeiten wurden in der Mehrzahl bereits vorbehandelte Patienten untersucht [5, 9], so daß eine Korrelation der Befunde zur Aktivität der Erkrankung nicht abzuleiten war.

Ziel unserer vorliegenden Untersuchung war es, festzustellen, ob die Bestimmung der Fibrinogenspaltprodukte bei Patienten mit M. Hodgkin einen solchen Rückschluß auf die Krankheitsaktivität gestattet. Ausgangspunkt für diese Fragestellung war insbesondere die Häufung neuerer Hinweise dafür, daß die maligne Zellinie dieses Lymphoms sich von dem System der Monocytenmakrophagen herleitet [10, 11], die nach geeigneter Aktivierung sowohl thromboplastische als auch fibrinolytische Aktivität entfalten können [7, 15, 16, 23].

Unser Patientengut bestand aus 36 zuvor unbehandelten, nichtselektierten Hodgkin-Kranken (13 Frauen und 23 Männern). Patienten, die antiphlogistisch vorbehandelt waren oder klinische Hinweise auf infektiöse oder thromboembolische Erkrankungen boten, wurden aus der Studie ausgeschlossen.

Die Stadieneinteilung erfolgte nach der Ann-Arbor-Klassifikation [3] und beinhaltete neben der körperlichen Untersuchung und dem Routinelaborprogramm: Röntgenaufnahmen der Thoraxorgane, gegebenenfalls mit Schicht, Lymphographie, Leber-Milzszintigramm, Knochenszintigramm, Sternalpunktion. Patienten ohne Hinweise auf ein Stadium III B oder IV A/B wurden der explorativen Laparotomie mit Splenektomie, Leberbiopsie und Biopsie verdächtiger Lymphknoten zugeführt. Als Allgemeinsymptomatik wurde das Vorkommen von mindestens zwei der drei Symptome Nachtschweiß, anderweitig unerklärbarer Temperaturen oberhalb 38° C und Gewichtsverlust von mehr als 10% in den letzten 6 Monaten definiert. Die histologische Klassifizierung erfolgte nach den auf der Rye-Konferenz erarbeiteten Kriterien [12].

Die Blutproben der Patienten wurden zu Beginn der stationären Untersuchung vor Kenntnis der Krankheitsstadien gewonnen. Fibrinogenspaltprodukte wurden im frischen Zitratplasma mit Hilfe der Thrombinkoagulasezeit [20], der Reptilasezeit [19] und des Äthanoltests nach Godal [6] und zusätzlich in 24 Fällen im Serum immunologisch mit dem Hämagglutinationshemmtest nach Merskey [13] bestimmt. Zusätzlich wurden die Thrombocytenzahlen im Coulter-Counter sowie Quickwert, partielle Thromboplastinzeit und Plasmathrombinzeit bestimmt. Als Kontrollkollektiv dienten 41 Patienten mit benignen gastrointestinalen Polypen vor endoskopischer Polypektomie.

Die Abb. 1 zeigt tabellarisch die Verteilung der Patienten auf die einzelnen Krankheitsstadien und die Mittelwerte der in den einzelnen Gruppen erhobenen

Stadium		n	Fibrinogen (mg/dl)	Reptilasezeit (sec.)	Coagulasezeit (sec.)	Aethanoltest (%pos.)	Serum-FDP (Merskey) (µg/ml)
Kontrollen		41	265±67	17,1±1,2	15,8±1,1	0	<5
I	A	6	288±77	16,8±1,5	15,8±1,2	0	3,12
	B	0	-	-	-	-	-
II	A	4	240±28	18,4±1,3	17,2±1,3	0	3,75
	B	2	705±134	30,7±4,9	28,4±3,9	100	10,0
III	A	7	312±105	16,7±1,6	16,5±1,5	0	4,5
	B	10	572±165	26,7±6,3	25,5±6,1	66	10,0
IV	A	2	205±0	17,0±0,7	16,1±1,2	0	2,5
	B	5	632±246	30,8±8,4	30,3±6,9	50	13,3
I-IV A		19	278±83	17,1±1,5	16,4±1,5	0	3,75
I-IV B		17	605±182	28,0±6,6	27,2±6,2	75	10,8

Abb. 1. Mittelwerte (± Standardabweichung) der Meßdaten in Abhängigkeit von den Krankheitsstadien

Meßdaten, in der ersten Spalte dazu die Normalwerte des Kontrollkollektives. Von den 36 Patienten befanden sich sechs im Stadium I, Allgemeinsymptome bestanden hier in keinem Falle. Bei diesen Patienten waren die Werte für Fibrinogen, Reptilase- bzw. Thrombinkoagulasezeit und Serum-FDP im Normbereich, der Äthanoltest war in keinem Falle positiv. Bei sechs Patienten des Krankheitsstadiums II bestand in zwei Fällen eine B-Symptomatik, und nur bei diesen Patienten fanden sich Hinweise auf Fibrinogenspaltprodukte. Auch bei den Patienten der Stadien III und IV waren mit jeweils einer Ausnahme in jeder Gruppe nur dann Fibrinogenspaltprodukte zu finden, wenn eine B-Symptomatik vorlag. Teilt man die Patienten ungeachtet ihrer Stadieneinteilung jeweils einer Gruppe mit oder ohne Allgemeinsymptome zu, so lassen sich im Student-t-Test einzig für die Gruppe B hochsignifikante Mittelwertsunterschiede zur Kontrollgruppe nachweisen ($p <$ 0,0005). Die Gerinnungsanalysen ergaben in keinem Falle Hinweise auf eine dekompensierte Verbrauchsreaktion.

Das Auftreten von Fibrinogenspaltprodukten erscheint mit den histologischen Subklassen nur insofern verknüpft, als die prognostisch günstigeren Formen weniger häufig eine B-Symptomatik zeigten als die prognostisch ungünstigeren: So gehörten alle vier Patienten mit lymphocytenreicher Form der Gruppe A an. Eine B-Symptomatik fand sich bei sieben Fällen mit Mischtyp dreimal, bei 20 Fällen mit nodulärer Sklerose zehnmal und bei drei Fällen mit lymphocytenarmer Form in jedem Falle. (Zwei Fälle waren histologisch nicht weiter zu differenzieren.)

Wir untersuchten nun die Korrelation des Fibrinogenspaltproduktnachweises mit der Blutsenkungsgeschwindigkeit und dem a_2-Globulinspiegel, denen beiden eine hohe Korrelation zu Krankheitsaktivität zugeschrieben wird [4, 8, 14, 22, 24]. Die Bestimmung der BSG erfolgte nach Westergren, die a_2-Globuline wurden aus ihrer relativen Verteilung in der Zelluloseacetatfolienelektrophorese und dem Gesamtprotein im Serum (Biuret) errechnet. Die Abb. 2 zeigt auf der Senkrechten aufgetragen die Reptilasezeiten unseres Patientenkollektivs in Abhängigkeit vom Erststundenwert der Blutsenkungsgeschwindigkeit auf der Waagerechten links bzw. der a_2-Globulinkonzentration rechts. Die als Kreuze dargestellten Werte entsprechen Patienten ohne, die Punkte solchen mit B-Symptomatik. Es ist ersichtlich, daß die Mehrzahl der Werte von Patienten ohne B-Symptome im eingezeichneten Normalbereich liegen, während bei Patienten mit Allgemeinsymptomatik eine deutliche Korrelation zwischen BSG-Beschleunigung bzw. Erhöhung der a_2-Globuline und dem Ausmaß der Verlängerung der Reptilasezeiten besteht, ersichtlich aus dem Verlauf der errechneten Regressionsgeraden. Der Korrelationskoeffizient für die Thrombinkoagulasezeit war mit $r = 0,754$ für die Beziehung zur BSG und mit $r = 0,70$ für die Beziehung zu den a_2-Globulinen nur geringfügig schlechter.

Verlaufskontrollen über $1^1/_2$ Jahre bei bisher sechs der anfänglich untersuchten Patienten zeigten nach Strahlen- und/oder Chemotherapie eine Normalisierung der Fibrinogenspaltprodukte mit Verschwinden der Tumormassen und der Krankheitssymptome in fünf Fällen, davon in zwei Fällen ein Wiederauftreten im Falle des klinischen Rezidivs. In einem Falle eines aggressiven therapieresistenten Verlaufes einer lymphocytenarmen Form des Stadiums IV B waren sie bis zum Tode des Patienten erhöht nachweisbar.

Zusammenfassend ist festzustellen, daß bei Patienten mit M. Hodgkin neben der bekannten Hyperfibrinogenämie dann eine Erhöhung der zirkulierenden Fibrinogenspaltprodukte nachweisbar ist, wenn das Tumorleiden fortgeschritten ist und eine Allgemeinsymptomatik bedingt. Es wird vorgeschlagen, die technisch einfache

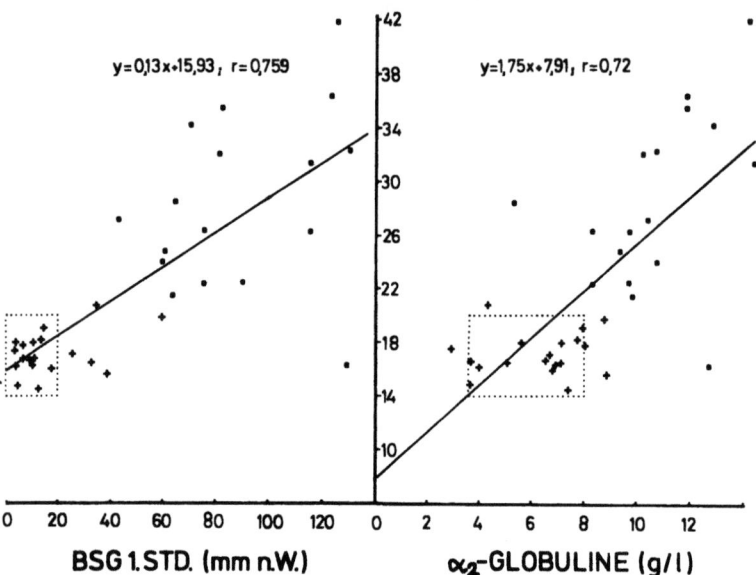

Abb. 2. Korrelation der Reptilasezeiten aller untersuchter Patienten mit der Blutsenkungsgeschwindigkeit und den α_2-Globulinspiegeln

Bestimmung der Reptilase- oder Thrombinkoagulasezeit zur Charakterisierung hochaktiver Verlaufsformen in das Spektrum der übrigen metabolischen Parameter einzureihen.

Ursächlich ist, wie bei anderen Malignomen bekannt, das Syndrom der chronischen überkompensierten intravasalen Gerinnung zu diskutieren [21]. So wären auch die Befunde von Abrahamsen [1] verständlich, der bei generalisierten Formen der Erkrankung eine signifikante Verkürzung der Thrombocytenüberlebenszeit bei gleichzeitig normalen peripheren Plättchenkonzentrationen beschrieb.

Literatur

31. Abrahamsen AF (1970) Platelet survival in Hodgkin's disease. Scand J Haematol 7: 309–313 – 2. Brugarolas A, Elias EG (1973) Incidence of hyperfibrinogenemia in 1961 patients with cancer. J Surg Oncol 5: 359–364 – 3. Carbone PP, Kaplan HS, Musshoff K, Smithers DW (1971) Report of the committee on Hodgkin's disease staging classification. Cancer Res 31: 1860–1861 – 4. Dietzel F, Grebe SF, Ristig W, Schmidt HG, Steckenmesser R (1974) Diagnostik des Morbus-Hodgkin-Recidivs. Med Klinik 69: 289–292 – 5. Girolami A, Cliffton EE (1966) Fibrinolysis and proteolysis in patients with lymphoma. Arch Intern Med 117: 778–783 – 6. Godal HC, Abildgard U, Kierulf P (1971) Ethanol gelation and fibrin monomers in plasma. Scand J Med (Suppl) 13: 189–196 – 7. Hamilton JA, Ralph P, Moore MAS (1978) A macrophage tumor cell line and plasminogen activator. A potential model system for macrophage regulation of enzyme production. J Exp Med 148: 811–816 – 8. Oertel J, Gerhartz H (1976) Zur Bedeutung metabolischer Parameter beim Morbus Hodgkin. Z Krebsforsch 86: 185–193 – 9. Ogston D, Dawson AA (1973) The fibrinolytic enzyme system in malignant lymphomas. Acta Haematol 49: 89–95 – 10. Kaplan HS, Gartner S (1977) „Sternberg-Reed" giant cells of Hodgkin's disease: Cultivation in vitro, heterotransplantation, and characterization as neoplastic macrophages. Int J Cancer 19: 511–525 – 11. Long JC, Zamencnik PC, Aisenberg AC, Atkins L (1977) Tissue culture studies in Hodgkin's disease. Morphologic, cytogenic, cell surface, and enzymatic properties. J Exp Med

145: 1484–1500 – 12. Lukes RJ, Butler JJ (1966) The pathology and nomenclature of Hodgkin's disease. Cancer Res 26: 1063–1081 – 13. Merskey C, Kleiner GJ, Johnson AJ (1966) Quantitative estimation of split products of fibrinogen in human serum, relation to diagnosis and treatment. Blood 28: 1–18 – 14. Oertel J, Gerhartz H (1976) Zur Bedeutung metabolischer Parameter beim Morbus Hodgkin. Z Krebsforsch 86: 185–193 – 15. Prydz H, Allisson AC (1978) Tissue thromboplastin activity of isolated human monocytes. Thromb Haemostas 39: 582–591 – 16. Prydz H, Lyberg T, Deteix P, Allisson AC (1979) In vitro stimulation of tissue thromboplastin (factor III) activity in human monocytes by immune complexes and lections. Thromb Res 15: 465–474 – 17. Rieche K (1964) Beitrag zum diagnostischen Aussagewert der Fibrinogenbestimmung bei malignen Erkrankungen. Z Gesamte Inn Med 19: 662–667 – 18. Schulz FH, Knobloch H (1954) Über den klinischen Wert der Fibrinolysebestimmung. III. Fibrinolysebestimmung bei Tumoren, Leukämien und Reticulosen. Münch Med Wochenschr 96: 1534–1536 – 19. Soria J, Soria G, Yver J, Samama M (1969) Temps de reptilase. Etude de la polymérisation de la fibrine en présence de reptilase. Coagulation 2: 173–175 – 20. Soulier JP, Prou O, Hallé L (1970) Further studies on thrombincoagulase. Thromb Haemostas 23: 37–49 – 21. Sun NCI, McAfee WM, Hum GJ, Weiner JM (1979) Hemostatic abnormalities in malignancy, a prospective study of one hundred eight patients. Am J Clin Pathol 71: 10–16 – 22. Teillet F, Boiron M, Bernard J (1971) A reapraisal of clinical and biological signs in staging of Hodgkin's disease. Cancer Res 31: 1723–1729 – 23. Unkeless JC, Gordon S, Reich E (1974) Secretion of plasminogen activator by stimulated macrophages. J Exp Med 139: 834–850 – 24. Wagener DJT, Haanen C (1977) Total serum haemolytic complement activity, erythrocyte sedimentation rate and plasma fibrinogen as indicators of the stage in Hodgkin's disease. Eur J Clin Invest 7: 289–294 – 25. Zardi O (1954) Fibrinogenemia ed attività litica plasmatica per il fibrinogeno e per la fibrina nel granuloma di Hodgkin. Progr Med Napoli 10: 294–297

Schoppe, W. D., Fischer, J. T., Jungblut, R. M. (Med. Klinik und Poliklinik, Klinik A), Bremer, G. (Med. Klinik und Poliklinik, Klinik C der Med. Einrichtungen der Univ. Düsseldorf):
Aussagefähigkeit der Lymphographie bei der Lymphogranulomatose. Ist die Lymphographie überholt?

Die explorative Laparotomie und Splenektomie stellt bei der Lymphogranulomatose (Lgr) im Rahmen der Stadieneinteilung nach wie vor eine entscheidende diagnostische Maßnahme dar (Rosenberg; Aisenberg). Weder die kaudale Lymphographie noch die modernen diagnostischen Bilddarstellungsverfahren wie Computertomographie und Ultraschall haben die Indikationen zu diesem Eingriff wesentlich einschränken können. Obwohl die Stellung der Computertomographie (CT) im Rahmen der Stadieneinteilung bei malignen Lymphomen noch nicht abschließend beurteilbar ist, hat dieses Untersuchungsverfahren die Notwendigkeit einer präoperativ durchzuführenden kaudalen Lymphographie erneut zur Diskussion gestellt (Collard; Breiman; Lee). Anhand eines eigenen *Untersuchungsgutes* wurde dieser Frage nachgegangen.

Methodik und Patientengut

Bei 57 Patienten mit histologisch gesicherter Lgr wurde zur Festlegung des Ausbreitungsstadiums nach der Ann-Arbor-Klassifikation die dazu notwendige Diagnostik durchgeführt. Die kaudale Lymphographie wurde vor der explorativen Laparotomie und Splenektomie vorgenommen. Die Entnahme von Biopsiematerial erfolgte – wenn technisch durchführbar – an lymphographisch pathologischen oder verdächtigen Lymphknotenregionen. Die Biopsiestellen wurden mit Silberclips versehen, so daß eine postoperative Identifizierung der Entnahmestellen gesichert war.
Bei 38 Patienten mit einem malignen Lymphom konnte die CT in die Diagnostik einbezogen werden. Bei 18 Patienten wurden die Ergebnisse der CT-Untersuchung mit denen der kaudalen Lymphographie

verglichen, da beide Untersuchungsverfahren innerhalb von 4 Wochen abgewickelt waren. Ein darüber hinausgehender Zeitabstand zwischen Lymphographie und CT führte zu einem Ausschluß aus der vergleichenden Interpretation.

Ergebnisse

Von den 57 Patienten mit Lgr war in 18 Fällen die Lymphographie positiv, in 38 Fällen die Lymphographie negativ und in einem Fall die Lymphographie fraglich. Neunzehnmal zeigte die postoperative Histologie einen Befall von Lymphknotenstationen. In 38 Fällen konnte keine Tumormanifestation im Bereich von entnommenen Lymphknoten gefunden werden. Dreizehnmal waren Lymphographie und Lymphknotenhistologie positiv. Zweiunddreißigmal waren beide negativ. In sechs Fällen bestand eine falsch-negative Lymphographie und in fünf Fällen eine falsch-positive Lymphographie. Dies ergibt eine Genauigkeit der Lymphographieuntersuchung gegenüber der Lymphknotenhistologie von 79%. Die Empfindlichkeit (sensitivity) − definiert als korrekte Positivrate (Anzahl der korrekten positiven Befunde dividiert durch die Anzahl der Patienten mit Erkrankung) betrug 68%, die Spezifität (specificity) − definiert als korrekte Negativrate (Anzahl der korrekten Negativbefunde dividiert durch die Anzahl der Patienten ohne Erkrankung) betrug 84% (Tabelle 1).

Bei elf von 57 Patienten traten postoperativ Komplikationen auf, und zwar: Ileus ($n = 2$), Dünndarmabszesse ($n = 3$), perforiertes Magenulcus ($n = 1$), linksseitiger Pleuraerguß ($n = 1$), sekundäre Wundheilung ($n = 3$), Ureterverletzung ($n = 1$). In 19 der 57 Patienten (entsprechend 33%) war eine postoperative Änderung des Erkrankungsstadiums auf Grund der gewonnenen Befunde notwendig.

Die Korrelation von computer-tomographisch erhobenen Befunden mit der Interpretation der Lymphographie ergab bei 18 Patienten mit malignem Lymphom

Tabelle 1. Korrelation von Lymphographiebefund und abdominaler Lymphknotenhistologie bei 57 Patienten mit Lymphogranulomatose

Histologie	Lymphographie		
	positiv ($n = 18$)	negativ ($n = 38$)	fraglich ($n = 1$)
positiv ($n = 19$)	13	6	–
negativ ($n = 38$)	5	32	1

Empfindlickeit (sensitivity): 68%
Spezifität (specificity): 84%
Genauigkeit (accuracy): 79%

Tabelle 2. Korrelation von Computer-Tomographie mit der Lymphographie bei 18 Patienten mit malignem Lymphom (paraaortale Region)

CT	Lymphographie		
	positiv ($n = 5$)	negativ ($n = 11$)	fraglich ($n = 2$)
positiv ($n = 6$)	4	1	1
negativ ($n = 12$)	1	10	1

Tabelle 3. Korrelation von Computer-Tomographie mit der Lymphographie bei 17 Patienten mit malignem Lymphom (iliacale Region)

CT	Lymphographie		
	positiv ($n = 3$)	negativ ($n = 11$)	fraglich ($n = 3$)
positiv ($n = 2$)	–	1	1
negativ ($n = 15$)	3	10	2

in der Paraaortalregion fünfmal einen positiven Lymphographiebefund, elfmal einen negativen Lymphographiebefund und zweimal einen fraglichen Lymphographiebefund. Die CT war sechsmal positiv und zwölfmal negativ. Bei vier Patienten zeigte die positive Lymphographie ein Korrelat in der CT. Bei zehn Patienten waren Lymphographie und CT negativ (Tabelle 2).

Die Iliakalregion zeigt bei insgesamt 17 Patienten eine Übereinstimmung zwischen Lymphographie und CT in zehn Fällen. Die CT war dreimal fasch-negativ, die Lymphographie einmal falsch-positiv (Tabelle 3).

Von den 38 CT-Befunden fanden sich in zwölf Fällen zusätzliche Manifestationen der Erkrankung, und zwar: retrocrurale Lymphknoten ($n = 5$), Milzbefall ($n = 4$), zusätzliche Krankheitsausbreitung ($n = 3$).

Diskussion

In der Literatur wird die Genauigkeit der Lymphographie im Vergleich mit der Lymphknotenhistologie zwischen 70% und 90% angegeben (Lüning; Zaunbauer; Martire; Castellino; Haas). Im vorliegenden Untersuchungsgut betrug sie 79%.

Die Empfindlichkeit (sensitivity) lag bei 68% und die Spezifität (specificity) bei 84%. Diese im unteren Bereich liegenden Daten sind nach kritischer Auswertung der Krankenblätter durch eine nicht in allen Fällen strenge Korrelation der operativ entnommenen paraaortalen oder iliacalen Lymphknoten entsprechend dem Lymphographiebefund bedingt.

Im vorliegenden Krankengut zeigt die CT im Vergleich mit der Lymphographie eine Empfindlichkeit von 67%, eine Spezifität von 83% und eine Genauigkeit von 78%. Lee gibt für die gleiche Fragestellung bei seinem Untersuchungsgut eine Genauigkeit von 84% an. Werden CT und histologische Befunde der Paraaortal- und/oder Iliakalregion miteinander verglichen, erhöhen sich die Empfindlichkeit auf 86%, die Spezifität auf 100% sowie die Genauigkeit auf 90% (Lee). Aus diesen Daten läßt sich eine Überlegenheit der Computertomographie gegenüber der Lymphographie ableiten. Dies überrascht nicht, da die Computertomographie in der Lage ist, Lymphknotenstationen sichtbar zu machen (z. B. retrocrural, mesenterial, parapankreatisch), die durch eine Lymphographie nicht angefärbt werden. Trotzdem ist sie nicht in der Lage Feinstrukturen darzustellen, wie es die Lymphographie vermag. Ferner bietet letztere dem Chirurgen eine gute Orientierungshilfe bei der explorativen Laparotomie und läßt sich in der Verlaufskontrolle unter Radio- oder Chemotherapie einfach und kostengünstig einsetzen. Eine notwendige Bestrahlungsplanung dagegen ist Domäne der CT.

Derzeit ist die CT nicht in der Lage, die kaudale Lymphographie vollständig zu ersetzen. Sie bietet jedoch eine wertvolle Ergänzung bei der Diagnostik des Ausbreitungsstandes maligner Lymphome. CT und kaudale Lymphographie sollten in der Diagnostik der Ausdehnung maligner Lymphome als ergänzende Untersuchungsverfahren angesehen werden, die durch die Addition der oben genannten Vorteile beider Verfahren zu einer Verbesserung der intraabdominalen Lymphknotenausbreitung führen dürfte. Zur Zeit sollte deshalb auf die kaudale Lymphographie bei der Lymphomdiagnostik nicht verzichtet werden.

Literatur

Aisenberg AC (1973) Malignant lymphoma. N Engl J Med 288: 883–890, 935–941 – Aisenberg AC (1978) The staging and treatment of Hodgkin's disease. N Engl J Med 299: 1228–1232 – Breimann RS, Castellino RA, Harell GS, Marshall WH, Glatstein E, Kaplan HS (1978) CT-pathologic correlations in Hodgkin's disease and non-Hodgkins lymphoma. Radiology 126: 159–166 – Castellino RA, Billingham M, Dorfmann RF (1974) Lymphographic accuracy in Hodgkin's disease and malignant lymphoma with a note on the "reactive" lymphnode as a cause of the most false-positive lymphograms. Invest Radiol 9: 155–165 – Collard M, Servais MF (1978) Die Lymphographie gerät in Agonie. Lymphologie 2: 96–104 – Haas AC, Brunk SF, Gulesserian HP, Givler RL (1971) The valve of exploratory laparotomy in malignant lymphoma. Radiology 101: 157–165 – Lee JKT, Stanley RJ, Sagel StS, Levitt RG (1978) Accuracy of computed tomography in detecting intraabdominal and pelvic adenopathy in lymphoma. Am J Roentgenol 131: 311–315 – Lüning M, Wiljasalo M, Weissleder H (1976) Lymphographie bei malignen Tumoren. Thieme, Stuttgart – Martire JR (1974) Histologic correlation of lymphangiograms in Hodgkin's disease. South Med J 67: 1317–1321 – Rosenberg SA (1978) The management of the Hodgkin's disease. N Engl J Med 299: 1246–1247 – Zaunbauer W, Haertel M, Fuchs WA (1977) Die diagnostische Zuverlässigkeit der Lymphographie beim Morbus Hodgkin. Fortschr Röntgenstr 126: 1–5

Emmerich, B. (Abt. für Hämatologie und Onkologie der I. Med. Klinik der TU München), Thiel, E. (Inst. für Hämatologie, Abt. Immunologie der GSF München), Schneider, N., Maurer, R., Baier, R., Rastetter, J. (Abt. für Hämatologie und Onkologie der I. Med. Klinik der TU München):
Untersuchungen zur Proteinsynthese in Non-Hodgkin-Lymphomen

Die Proteinsynthese in Non-Hodgkin-Lymphomen (NHL) ist bisher wenig untersucht. Sie ist jedoch von besonderem Interesse, wenn man sich drei Eigenschaften dieser Tumoren vergegenwärtigt [3]. Einmal sind 80% der NHL B-Zell-Lymphome, d. h., sie sind dadurch definiert, daß sie Immunglobuline (Ig) synthetisieren. Zweitens entwickeln sich diese Tumoren nach den heutigen Vorstellungen von bestimmten Differenzierungsstufen der Lymphopoese, und diese Differenzierung geht mit wohl definierten Veränderungen innerhalb des Proteinsyntheseapparates und der Ig-Synthese einher. Drittens handelt es sich um eine Gruppe von Tumoren mit unterschiedlicher Proliferationsrate, durch die die Prognose bzw. ihr Malignitätsgrad bestimmt wird. Ausgehend von diesen Eigenschaften haben wir uns für drei Fragen interessiert: 1. Gibt es eine Korrelation zwischen Translationsparametern und klinisch bzw. pathologisch-anatomisch definiertem Malignitätsgrad? 2. Wie verhält sich der Proteinsyntheseapparat in den morphologisch und immunologisch unterschiedlich differenzierten Lymphomen?

Bleibt er gleich oder ändert er sich während der Zelldifferenzierung? 3. Ist in den verschiedenen NHL auch biochemisch eine Synthese von Ig, d. h. eine Translation von Ig-Messenger-RNA nachweisbar? Wie hoch ist ihr Anteil an der Gesamtproteinsynthese und bestehen Korrelationen zum Differenzierungsgrad?

Methodisch wurde so vorgegangen, daß entweder im Rahmen der Probeexzision ein Teil des Lymphoms entnommen oder aus dem peripheren Blut die Lymphomzellen über Ficoll-Isopaquegradienten isoliert wurden. Das Gewebe bzw. die Zellen wurden dann aufgeschlossen und der postmitochondriale Überstand, die sogenannte S-30-Fraktion, präpariert. In der S-30-Fraktion wurde der *Ribosomengehalt* bestimmt und durch Einbau von H^3-markierten Aminosäuren die *Translation der endogenen Messenger-RNA* und die *Translation von Poly U*, einem künstlichen Messenger, gemessen. Bei hoher endogener Proteinsynthese wurden zusätzlich auf SDS-Gelen und radioimmunologisch durch Bindung an ‚solid phase'-Antikörper, die im System synthetisierten Proteine, insbesondere die Immunglobuline, analysiert.

Patientengut

Insgesamt wurden 41 NHL, die nach der Kieler Nomenklatur klassifiziert wurden, untersucht. Es waren: 14 chronische lymphatische Leukämien (CLL); eine Haarzellleukämie (HZL); acht Immunozytome; drei Plasmozytome; sieben Keimzentrumstumoren; sechs lymphoblastische und zwei immunoblastische Lymphome. Die Membranmarker wurden bei fünf CLL bestimmt. Diese hatten alle B-Zelleigenschaften. Von den fünf immunologisch untersuchten Immunozytomen war bei allen intrazytoplasmatisch Ig nachweisbar. Unter den lymphoblastischen Lymphomen sind zwei c-ALL-Fälle, eine pre-T-ALL und zwei transformierte CML mit lymphatischen Blasten. Diese hatten sowohl das c-ALL-Antigen als auch das T-Antigen exprimiert.

Ergebnisse

Der *Ribosomengehalt* in den verschiedenen NHL lag mit Ausnahme des Plasmozytoms, bei dem hohe Werte gefunden wurden, bei allen übrigen Lymphomen in der gleichen Größenordnung wie in der normalen lymphatischen Zellpopulation der Milz zwischen $1-5$ A_{260} nm/ml Extrakt. Dies zeigt, daß eine wesentliche Verstärkung des Proteinsyntheseapparates erst in der letzten Differenzierungsstufe der Lymphopoese stattfindet. Beim Plasmozytom wurden je nach morphologischem und klinischem Bild unterschiedliche Werte gefunden. Extrem hohe Werte fanden sich in Extrakten aus Plasmazellen eines IgG-Plasmozytoms mit hohen Serumparaproteinwerten, die einen weiten basophilen Zytoplasmasaum hatten. Während in kleinen leukämischen Plasmazellen mit schmalem Zytoplasmasaum eines IgG-Plasmozytoms mit verminderter Paraproteinsynthese nur mäßig erhöhte Ribosomenkonzentrationen gefunden wurden.

Die Aktivität der *endogenen Proteinsynthese* in den Extrakten der verschiedenen NHL ist in Abb. 1 dargestellt. Die höchste Aktivität wurde in einem immunoblastischen Lymphom gefunden. Ebenfalls hohe Aktivitäten wurden beim Plasmozytom, insbesondere in den Plasmazellen mit hohem Ribosomengehalt gefunden. Auffallend hohe Aktivitäten fanden sich auch in der diffus infiltrierten Milz der HZL. CLL und Immunozytome haben durchweg niedrige Werte. Interessanterweise unterscheiden sie sich bezüglich der Aktivität der Proteinsynthese nicht voneinander. Die Keimzentrumstumoren haben dagegen deutlich höhere Werte. Auffallend ist die niedrige Proteinsyntheseaktivität in den hochmalignen lymphoblastischen Lymphomen. Hier hatte die pre-T-ALL die höchste Aktivität.

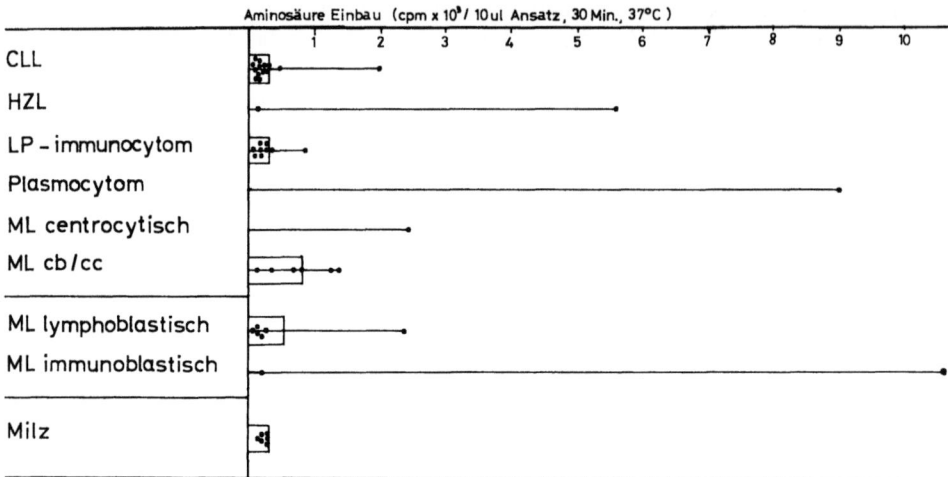

Abb. 1. Aktivität der endogenen Proteinsynthese (Translation der endogenen Messenger-RNA) in S-30-Extrakten der verschiedenen Non-Hodgkin-Lymphome. CLL = chronische lymphatische Leukämie; HZL = Haarzelleukämie; LP-Immunozytom = lymphoplasmozytoides Immunozytom; ML = malignes Lymphom; cb/cc = centroblastisch centrocytisch

Neben der Translation der endogenen Messenger-RNA wurde noch die Aktivität der *Poly-U-Translation* gemessen. Mit diesem Parameter wird die Aktivität der Ribosomen und der übrigen Translationskomponenten unabhängig vom Gehalt und der Aktivität der zelleigenen Messenger-RNA bestimmt. Wie bei der Translation der endogenen Messenger-RNA hatte auch hier das immunoblastische Lymphom die höchste Aktivität. Von den lymphoblastischen Lymphomen lag wieder die pre-T-ALL deutlich höher als die c-ALL und c/T-ALL, die alle sehr niedrige Werte aufwiesen. Bei den Lymphomen mit niedriger Malignität zeigten die Keimzentrumstumoren wieder deutlich höhere Aktivitäten als die CLL und die Immunozytome. Bei den letzteren waren jedoch die Werte breit gestreut.

Bei der CLL haben wir diese Daten in ihrem *Bezug zur Prognose* bzw. zum Malignitätsgrad näher analysiert. Dazu wurden die CLL-Fälle nach Rai klassifiziert [2] und die Poly-U-Translationsaktivitäten miteinander verglichen (s. Abb. 2). Dabei ergibt sich bei der bisher noch geringen Fallzahl folgende Tendenz: Die Fälle in einem höheren Stadium, d. h. schlechterer Prognose, haben im Mittel eine höhere Poly-U-Translationsaktivität als die in niedrigeren Stadien. In einem tierexperimentellen Modell, bei dem zwei unterschiedlich schnell proliferierende Mausplasmazelltumoren untersucht wurden, fand sich ebenfalls eine Korrelation zwischen Proteinsyntheseaktivität und Malignität [1].

Zur Frage der *Immunglobulinsynthese* und deren Anteil an der Gesamtproteinsynthese in den verschiedenen NHL ist zu sagen, daß eine Synthese von Immunglobulin bei den von uns untersuchten Fällen nur beim Plasmozytom nachweisbar war und hier 15% der Gesamtsynthese ausmachte. In dem immunoblastischen Lymphom, der HZL und den Keimzentrumstumoren, die sich aufgrund ihrer hohen Syntheserate methodisch eigneten, war keine Ig-Synthese nachweisbar. Berücksichtigt man die Empfindlichkeit des radioimmunologischen Testes, so muß die Immunglobulinsynthese in diesen Lymphomen, wenn sie überhaupt stattfand, unter 1% der Gesamtproteinsynthese liegen.

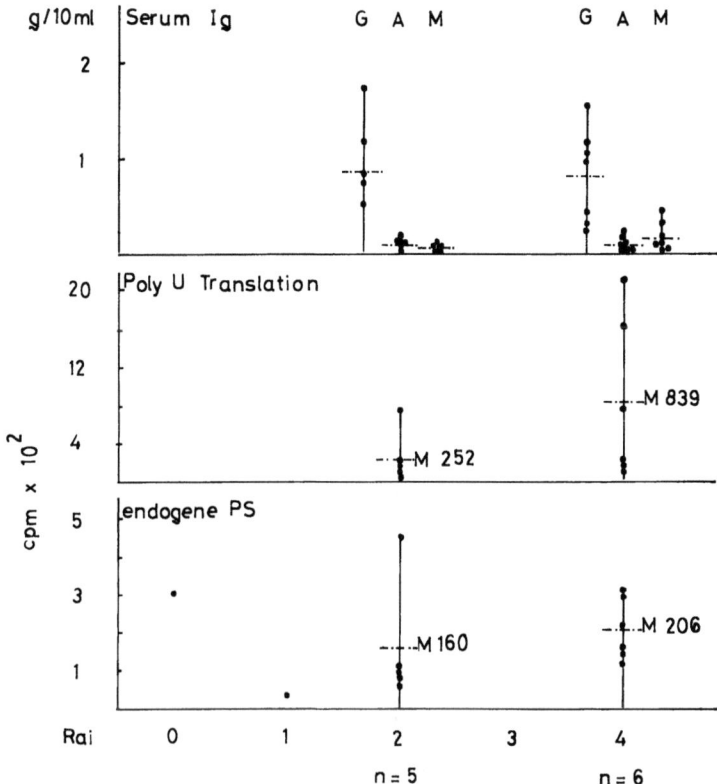

Abb. 2. Serumimmunglobulinwerte, Aktivität der Poly-U-Translation und der endogenen Proteinsynthese (PS) in Extrakten aus Blutlymphozyten von CLL-Patienten in prognostisch unterschiedlichen Stadien. Stadieneinteilung nach Rai [2]

Zusammenfassend können die bisherigen Daten wie folgt interpretiert werden: Die NHL haben z. T. eine für ihren Differenzierungsgrad charakteristische endogene Proteinsyntheseaktivität. Diese korreliert nicht mit dem Malignitätsgrad der einzelnen Entitäten. Innerhalb einer Lymphomklasse haben jedoch die schnell proliferierenden eine höhere Aktivität des Proteinsyntheseapparates als die langsam proliferierenden Lymphome.

Literatur

1. Emmerich B, Maurer R (Unveröffentlichte Ergebnisse) − 2. Rai KR, Sawitsky A, Cronkite EP, Chanana AD, Levy RN, Pasternack BS (1975): Clinical staging of chronic lymphocytic leukemia. Blood 46: 219−234 − 3. Stein H (1976): Klassifikation der malignen Non-Hodgkin-Lymphome aufgrund gemeinsamer morphologischer und immunologischer Merkmale zwischen normalen und neoplastischen Zellen. Immun Infekt 4: 52−69, 95−109

Herrmann, R. (Med. Univ.-Klinik Heidelberg), Barcos, M. (Roswell Park Memorial Institute, Buffalo, USA), Stutzman, L. (Royal Victoria Hospital, Montreal):
Die prognostische Bedeutung der Art des Behandlungserfolges bei Non-Hodgkin-Lymphomen

Die rein palliative Behandlung der am wenigsten aggressiven Untergruppe der malignen lymphoproliferativen Erkrankungen, der chronischen lymphatischen Leukämie, ist allgemein akzeptiert. Auf der anderen Seite des Spektrums – akute lymphatische Leukämie, hochmaligne Non-Hodgkin-Lymphome – gilt die Kombinationschemotherapie mit kurativer Zielsetzung als die Therapie der Wahl. Wird bei letztgenannter Gruppe im Rahmen der Erstbehandlung keine vollständige Remission der Erkrankung erreicht, so ist in der Regel die Prognose infaust. Bei den niedrigmalignen Non-Hodgkin-Lymphomen hat sich in den letzten Jahren, beeinflußt von den Ergebnissen der Stanford-Gruppe, ein eher palliatives Vorgehen durchgesetzt. Basierend auf den Ergebnissen einer retrospektiven Studie, hatte man für die weniger malignen Non-Hodgkin-Lymphome – nach Rappaport insbesondere die nodulären Typen – eine abwartende, insgesamt aber palliative Therapie empfohlen [6]. Die Eastern Cooperative Oncology Group zeigte, daß bei nodulären Lymphomen die Behandlungsergebnisse durch Kombinationschemotherapie ohne Adriamycin gegenüber Cyclophosphamid + Prednison nicht verbessert werden und zog daraus die Schlußfolgerung, daß noduläre Lymphome milde behandelt werden sollten [5]. Im Gegensatz dazu stehen Ergebnisse des M.D. Anderson Institute [3], des National Cancer Institute [1] und des Baltimore Cancer Research Center [4], wonach bei nodulären Non-Hodgkin-Lymphomen eine aggressive, zumeist Adriamycin enthaltende Kombinationschemotherapie zu höheren Vollremissionsraten führt und Vollremissionen mit signifikant längerer Überlebenszeit einhergehen.

Um zur Klärung dieser Kontroverse beizutragen, haben wir ein Krankengut mit Non-Hodgkin-Lymphomen untersucht, welches von 1971–1975 an einer einzigen Institution behandelt wurde. In diesem Zeitraum wurden 227 zuvor unbehandelte Patienten mit der Diagnose eines Non-Hodgkin-Lymphoms am Roswell Park Memorial Institute in Buffalo, USA aufgenommen. Alle Fälle wurden retrospektiv klassifiziert nach der Lukes-Collins-Klassifikation und in eine prognostisch günstige und in eine prognostisch ungünstige Gruppe eingeordnet [2]. Nach routinemäßiger Stadieneinteilung wurden die Stadien I bis III mit Radiotherapie und etwa zur Hälfte zusätzlich mit Kombinationschemotherapie, das Stadium IV primär mit Kombinationschemotherapie behandelt. In der prognostisch günstigen Gruppe (fav) wurde eine Vollremission (CR) erzielt in den Stadien I+II in 90% und in den Stadien III+IV in 68%, in der prognostisch ungünstigen Gruppe (unf) in den Stadien I+II in 76% und in den Stadien III+IV in 47% (Abb. 1). Wegen der bei den Non-Hodgkin-Lymphomen zur Verfügung stehenden Sekundär- und Tertiärbehandlungen muß als Kriterium zur Beurteilung der Effektivität einer Behandlung oder der Auswahl prognostischer Faktoren die Überlebenszeit vom Behandlungsbeginn an herangezogen werden. Abb. 2 zeigt die Überlebenskurven der beiden prognostischen Gruppen in Abhängigkeit vom Behandlungsergebnis. Patienten der prognostisch günstigen Gruppe hatten nach dem Erreichen einer Vollremission die beste Lebenserwartung. Signifikant schlechter war die Lebenserwartung dieser Gruppe, falls nur eine Teilremission (PR) oder weniger als eine Teilremission (MR) erzielt wurde. Bei den Patienten der prognostisch ungünstigen Gruppe zeigte sich,

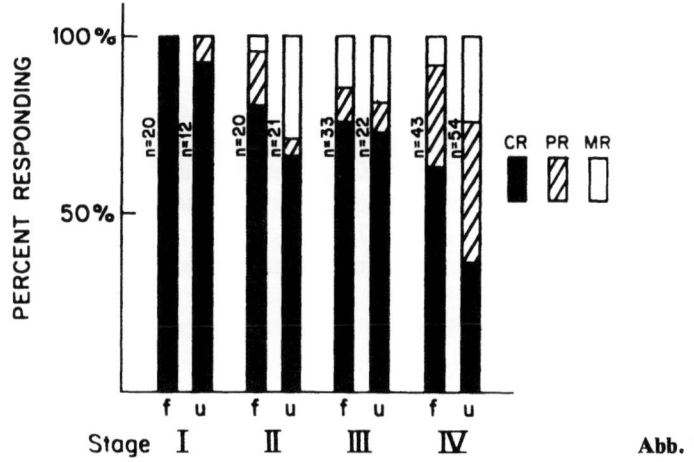

Abb. 1

wie erwartet, daß ohne das Erreichen einer Vollremission die Prognose äußerst schlecht ist.

Unsere Ergebnisse bestätigen damit die Beobachtungen von Anderson [1] und Diggs [4], wonach auch bei weniger malignen Non-Hodgkin-Lymphomen das Erreichen einer Vollremission von entscheidender prognostischer Bedeutung ist. Edzdinli hat argumentiert, daß bei dem oft schleichenden Verlauf der nodulären Lymphome eine aggressive, mit erheblicher Toxizität und möglicher therapiebedingter Mortalität einhergehende Behandlung nicht gerechtfertigt sei [5]. Cabanillas hat jedoch gezeigt, daß durch Adriamycinkombinationschemotherapie die Vollremissionsraten aller histologischen Subtypen gegenüber Monotherapie oder

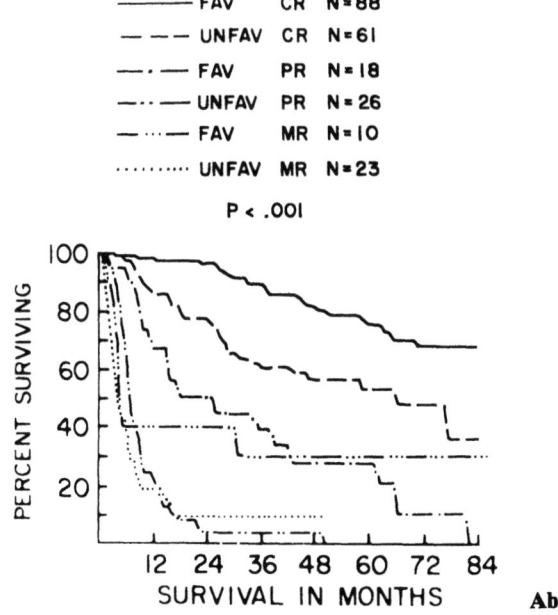

Abb. 2

COP-Behandlung wesentlich gesteigert werden können. Aufgrund dieser Gegebenheiten halten wir die Anwendung aggressiver Chemotherapie in den Stadien III+IV der prognostisch günstigen Non-Hodgkin-Lymphome für gerechtfertigt. Da aus dem Gesagten nicht zwangsläufig Schlußfolgerungen für die Kiel-Klassifikation gezogen werden können, auf der anderen Seite jedoch konzeptionelle Ähnlichkeiten zwischen der von uns verwendeten Lukes-Collins-Klassifikation und der Kiel-Klassifikation bestehen, erscheint uns die Durchführung einer kontrollierten Studie mit dem Vergleich von bisher üblicher milder Chemotherapie mit aggressiver Chemotherapie bei fortgeschrittenen niedrigmalignen Non-Hodgkin-Lymphomen angezeigt.

Literatur

1. Anderson T, Bender RA, Fisher RI, DeVita VT, Chabner BA, Berard CW, Norton L, Young RC (1977) Combination chemotherapy in non-Hodgkin's lymphoma: results of long-term follow-up. Cancer Treat Rep 61: 1057–1066 – 2. Barcos M, Herrmann R, Pickren JW, Naeher C, Han T, Stutzman L, Henderson ES (1980) Prognostic value of the Butler-modified Lukes and Collins classification in 231 cases of malignant lymphomas. Cancer (in press) – 3. Cabanillas F, Rodriguez V, Freireich EJ (1978) Improvement in complete response rate, duration of response and survival with Adriamycin combination chemotherapy for non-Hodgkin lymphoma. Med Pediatr Oncol 4: 321–331 – 4. Diggs CH, Wiernik PH, Sutherland JC (1979) Nodular lymphoma: prolongation of survival by complete remission. Proc Am Assoc Cancer Res 20: 843 – 5. Edzdinli E, Pocock S, Berard CW, Aungst CW, Silverstein M, Horton J, Bennett J, Bakemeier R, Stolbach L, Perlia C, Brunk SF, Lenhard RE, Klaassen DJ, Richter P, Carbone P (1976) Comparison of intensive versus moderate chemotherapy of lymphocytic lymphomas. Cancer 38: 1060–1068 – 6. Portlock CS, Rosenberg SA (1979) No initial therapy for stage III and IV non-Hodgkin's lymphoma of favorable histologic types. Ann Intern Med 90: 10–13

Bremer, K., Schmalhorst, U., Grisar, T., Jansen, H., Mattheus-Selter, I., Brittinger, G. (Hämatolog. Abt. Med. Klinik im Univ.-Klinikum der GHS Essen):
Die prognostische Relevanz der verschiedenen Stadieneinteilungen und der Lymphozytenverdopplungszeit bei der chronischen lymphatischen Leukämie

Einleitung

Bei Patienten mit chronischer lymphatischer Leukämie (CLL) werden sehr variable Krankheitsverläufe mit Überlebenszeiten von wenigen Monaten bis zu mehr als 10 Jahren beobachtet [1, 4, 8, 11, 12]. Basierend auf Damesheks Konzept [6], daß die Pathophysiologie der CLL durch eine zunehmende Akkumulation funktionell inaktiver Lymphozyten charakterisiert ist, wurden in den letzten Jahren verschiedene Vorschläge zur klinischen Stadieneinteilung der CLL entwickelt [1, 11, 12]. Da die Patienten in den einzelnen Krankheitsstadien jeweils unterschiedliche mittlere Überlebenszeiten aufwiesen [1, 10–12], konnte durch diese klinischen Klassifikationssysteme die prognostische Heterogenität der CLL erklärt werden.

Obwohl die klinischen Stadieneinteilungen eine Voraussage der statistisch zu erwartenden mittleren Überlebenszeit ermöglichen, erlauben sie keine Beurteilung der Dynamik der Krankheitsprogredienz des einzelnen CLL-Patienten. Als zusätzliches prognostisches Kriterium wurde daher die Verdopplungszeit der Blutlymphozytenzahl herangezogen, die einen individuellen und klinisch einfach zu ermittelnden Parameter darstellt [8, 13].

Zur Prüfung der prognostischen Relevanz der Lymphozytenverdopplungszeit (LVZ) wurden die klinischen Daten von 85 über einen längeren Zeitraum kontrollierten CLL-Patienten retrospektiv analysiert; weiterhin wurden drei verschiedene Systeme der klinischen Stadieneinteilung erstmals gleichzeitig angewandt, um deren Wertigkeit miteinander zu vergleichen.

Patienten und Methoden

Der Untersuchung liegen die Daten von 85 CLL-Patienten zugrunde, die in den letzten 10 Jahren (Januar 1970 bis Dezember 1979) in der Medizinischen Universitätsklinik Essen diagnostiziert wurden und deren Krankheitsverlauf verfolgt werden konnte (Stichtag 1. 4. 1980).

Die Diagnose einer CLL wurde gestellt, wenn folgende Kriterien erfüllt waren: Persistierende Blutlymphozytose (mehr als $5 \times 10^9/l$) nach Ausschluß von Ursachen einer eventuell reaktiv bedingten Lymphozytenvermehrung, die Monoklonalität der Lymphozyten konnte bei der Mehrzahl der Patienten durch die Untersuchung der Zelloberflächenmarker bestätigt werden; charakteristische Knochenmarkveränderungen bei zytologischer und/oder histologischer Untersuchung. Außerdem wurde die CLL in 59% der Fälle durch eine Lymphknotenbiopsie histologisch bestätigt (Kriterien entsprechend der Kiel-Klassifikation [9]).

Folgende Parameter wurden analysiert: Geschlecht, Alter bei Diagnose, Überlebenszeit seit a) Diagnosesicherung und b) anamnestisch angegebenem Krankheitsbeginn, initiales Krankheitsstadium zum Diagnosezeitpunkt unter Anwendung der klinischen Stadieneinteilungsvorschläge von Rai et al. [11] (Stadium, St., 0: Blut- und Knochenmarklymphozytose, St. I: St. 0 mit Lymphknotenvergrößerung, St. II: St. 0 mit Vergrößerung von Leber und/oder Milz, gleichzeitige Lymphknotenvergrößerungen sind möglich, St. III: St. 0 mit Anämie ± St. II, St. IV: St. 0 mit Thrombozytopenie ± St. III), Binet et al. [1] (St. 0: Wie Rai St. 0, St. I: Wie Rai St. I, St. II: St. 0 mit palpabler Milz, St. III: St. I + St. II, St. IV: Wie Rai St. III und/oder Rai St. IV) und Rundles et al. [12] (St. I: Wie Binet St. 0, St. II: Wie Binet I oder Binet St. II, St. III: Wie Binet St. III, St. IV: Wie Binet St. IV), Dauer des Übergangs vom initialen in das nächste, ausgedehntere Krankheitsstadium („Übergangszeit"), Dauer der initialen therapiefreien Beobachtungszeit, Höhe der Blutlymphozytose bei Diagnosestellung und Bestimmung der LVZ während der therapiefreien Kontrollphase.

Die Berechnung der Überlebenswahrscheinlichkeit erfolgte nach der Methode von Cutler und Ederer [5]; zur Signifikanzprüfung wurde der Test nach Gehan verwandt [7].

Ergebnisse

Die 85 CLL-Patienten wiesen einen Altersmedian von 59 Jahren auf (Bereich 34−80 Jahre). Das männliche Geschlecht überwog deutlich (Männer : Frauen = 1,7 : 1).

Unter Berücksichtigung des frühesten Auftretens anamnestisch angegebener Krankheitszeichen (Blutlymphozytose, Lymphknoten- und/oder Milzvergrößerung) beträgt die mediane Überlebenszeit aller CLL-Patienten 96 Monate. Aufgrund einer diagnostischen Latenzzeit von durchschnittlich 16,5 Monaten verkürzt sich die mediane Überlebenszeit des Gesamtkollektivs nach Sicherung der Diagnose auf 80 Monate.

Wird die Lebenserwartung der Patienten in den einzelnen Krankheitsausbreitungsstadien der drei untersuchten Einteilungsvorschläge berechnet, ergeben sich für diejenigen Patienten, die in frühen Krankheitsstadien diagnostiziert wurden, jeweils signifikant längere Überlebenszeiten als für die Patienten, die sich bei Diagnose in fortgeschritteneren Stadien befanden (Abb. 1). Auffallend ist jedoch, daß initial nur ein Patient ein Stadium Binet II und kein Patient ein Stadium Rai III

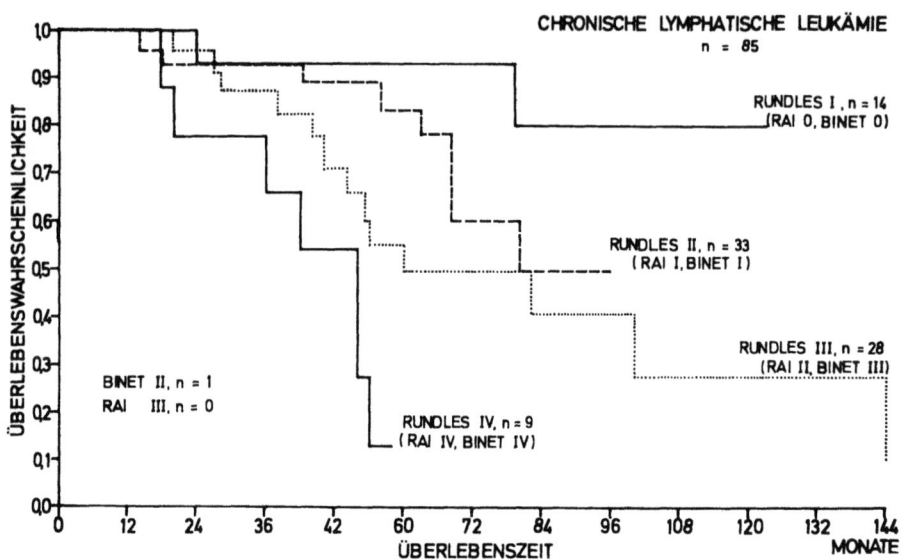

Abb. 1. Überlebenswahrscheinlichkeit von Patienten mit chronischer lymphatischer Leukämie (CLL) in Abhängigkeit vom klinischen Krankheitsausbreitungsstadium. Stadium Rundles I im Vergleich zu II: nicht signifikant different; Stadium Rundles II im Vergleich zu III: nicht signifikant different; Stadium Rundles III im Vergleich zu IV: $p < 0,05$; Stadium Rundles I + II im Vergleich zu III + IV: $p < 0,02$

aufwies (Abb. 1). Der prognostische Einfluß des Geschlechtes auf den Krankheitsverlauf konnte nur bei den Patienten des Stadiums Rundles III untersucht werden, da lediglich in diesem Kollektiv ein ausgeglichenes Geschlechtsverhältnis (Männer : Frauen = 1 : 1) vorlag; die Analyse ergab eine signifikant kürzere Überlebenszeit der weiblichen Patienten ($p < 0,01$).

Bei 71 der 85 CLL-Patienten wurde der natürliche Krankheitsverlauf während eines durchschnittlich 37,6 Monate langen initialen therapiefreien Intervalls beobachtet; in dieser Zeit fand bei 47 von 71 Patienten eine Verdopplung der Blutlymphozytenkonzentration statt. Die LVZ wies eine positive Korrelation sowohl mit der Überlebenszeit der Verstorbenen als auch mit der Übergangszeit der noch lebenden Patienten vom initialen in ein höheres Krankheitsstadium auf (Abb. 2A und B). Dagegen war die absolute Blutlymphozytenzahl bei Krankheitsbeginn ohne Einfluß auf die LVZ, die Übergangszeit, die therapiefreie Kontrollzeit und die Überlebenszeit.

Diskussion

Eine prognostische Relevanz der verschiedenen klinischen Stadieneinteilungsvorschläge konnte auch bei den hier untersuchten CLL-Patienten nachgewiesen werden. Innerhalb der Schemata von Binet et al. [1] und Rai et al. [11] wurde jedoch jeweils ein Stadium nur einmal bzw. überhaupt nicht beobachtet (Abb. 1), so daß diesen Stadien wahrscheinlich nur eine geringe oder keine klinische Bedeutung zukommt. Dagegen wurden alle von Rundles et al. [12] vorgeschlagenen Stadien beobachtet. Diese Stadieneinteilung erfaßt daher das klinische Bild und den

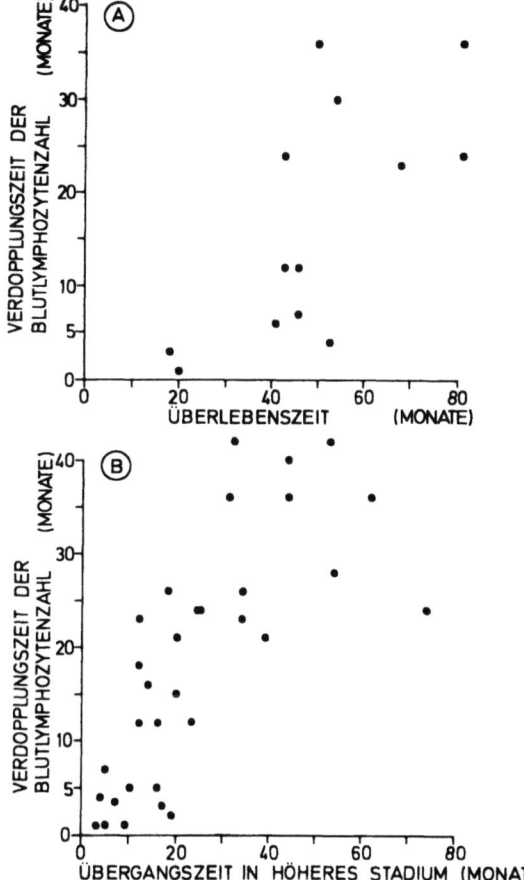

Abb. 2 A, B. Korrelation der Lymphozytenverdopplungszeit bei Patienten mit chronischer lymphatischer Leukämie (CLL), **A** mit der Überlebenszeit ($r = 0{,}69$) und **B** mit der Übergangszeit vom initialen in ein höheres Krankheitsstadium ($r = 0{,}74$)

Krankheitsverlauf der CLL-Patienten am zutreffendsten und muß als das gegenwärtig relevanteste System angesehen werden.

Während andere Untersucher einen günstigen [1] oder keinen Einfluß des weiblichen Geschlechtes auf die Prognose feststellten [11], wiesen die hier untersuchten Frauen des Stadiums Rundles III eine signifikant kürzere Überlebenszeit auf. Aufgrund divergierender Ergebnisse in der Literatur muß auch die prognostische Bedeutung des Alters, der Höhe der Blutlymphozytose sowie der Zellgröße und Morphologie der CLL-Lymphozyten zur Zeit noch offen bleiben [1, 3, 7, 8, 10, 11]. Prognostische Relevanz besitzt dagegen vermutlich ein erhöhter Anteil großer Lymphozyten [2] bzw. DNS-synthetisierender Zellen [14].

Von den hier untersuchten Parametern erwies sich vor allem die LVZ als ein zusätzliches und individuell bedeutungsvolles prognostisches Kriterium. Eine kurze LVZ zeigt im allgemeinen einen rasch progredienten Krankheitsverlauf mit relativ kurzer Überlebenszeit an. Dementsprechend wurden kurze LVZ bei denjenigen Patienten in den frühen Krankheitsstadien Rundles I und II beobachtet, die im Gegensatz zu der erwarteten guten Prognose mit einer mittleren Überlebenszeit von 5–10 Jahren einen ungünstigen Krankheitsverlauf mit einer Überlebenszeit von weniger als 5 Jahren erkennen ließen. Die LVZ kann daher für die Planung und

Durchführung kontrollierter klinischer Therapiestudien, insbesondere über die frühen Stadien der CLL, wichtig sein.

Entgegen den bisher in der Literatur mitgeteilten Beobachtungen [8, 13] erwies sich die LVZ nicht bei jedem Patienten als eine individuelle kinetische Konstante, sondern verkürzte oder verlängerte sich bei drei bzw. fünf der 71 initial nicht behandelten Patienten während des mehrjährigen therapiefreien Verlaufs.

Literatur

1. Binet JL, Leporrier M, Dighiero G, Charron D, d'Athis P, Vaugier G, Merle Beral H, Natali JC, Raphael M, Nizet B, Follezou JY (1977) A clinical staging system for chronic lymphocytic leukemia: Prognostic significance. Cancer 40: 855–864 – 2. Binet JL, Vaugier G, Dighiero G, d'Athis P, Charron D (1977) Investigation of a new parameter in chronic lymphocytic leukemia: The percentage of large peripheral lymphocytes determined by the Hemalog D. Prognostic significance. Am J Med 63: 683–688 – 3. Braylan R, Fowlkes BJ, Jaffé ES, Sanders SK, Berard CW, Herman CJ (1978) Cell volumes and DNA distributions of normal and neoplastic human lymphoid cells. Cancer 41: 201–209 – 4. Brittinger G, Bartels H, Bremer K, Burger A, Dühmke E, Gunzer U, König E, Stacher A, Stein H, Theml H, Waldner R (Kieler Lymphomgruppe) (1977) Retrospektive Untersuchungen zur klinischen Bedeutung der Kiel-Klassifikation der malignen Non-Hodgkin-Lymphome. Strahlentherapie 153: 222–228 – 5. Cutler SJ, Ederer F (1958) Maximum utilization of the life table method in analyzing survival. J Chronic Dis 8: 699–712 – 6. Dameshek W (1967) Chronic lymphocytic leukemia – an accumulative disease of immunologically incompetent lymphocytes. Blood 29: 566–584 – 7. Gehan EA (1965) A generalized Wilcoxon test for comparing arbitrarily singly-censored samples. Biometrika 52: 203–223 – 8. Hansen MM (1973) Chronic lymphocytic leukemia. Scand J Haematol (Suppl 18) – 9. Lennert K (1978) Malignant lymphomas other than Hodgkin's disease. In: Uehlinger E (Hrsg) Handbuch der speziellen pathologischen Anatomie und Histologie, Bd I/3B. Springer, Berlin Heidelberg New York – 10. Peterson LC, Bloomfield CD, Brunning RD (1980) Relationship of clinical staging and lymphocyte morphology to survival in chronic lymphocytic leukaemia. Br J Haematol 45: 563–567 – 11. Rai K, Sawitsky A, Cronkite EP, Chanana AD, Levy RN, Pasternack BS (1975) Clinical staging in chronic lymphocytic leukemia. Blood 46: 219–234 – 12. Rundles RW, Moore JO (1978) Chronic lymphocytic leukemia. Cancer 42: 941–945 – 13. Theml H, Rastetter J (1978) Chronische lymphatische Leukämie: Klinische Phänomene als Ausdruck pathomechanischer Prozesse. Tempo Med 22: 12–19 – 14. Van de Woerd-de Lange JA, Döhrmann J, Huber C, Schick P, Rauert K, Begemann H (1978) DNA-synthesizing T and non-T cells in chronic lymphocytic leukemia. Blut 37: 319–326

Ostendorf, P., Zimmermann, R., Freund, M., Wilms, K., Benöhr, H. C., Waller, H. D. (Med. Univ.-Klinik, Abt. II, Tübingen):
Maligne Zweiterkrankungen bei Morbus Hodgkin, Plasmozytom und chronischer myeloischer Leukämie nach Strahlen- und zytostatischer Therapie

1. Strahlen- und Chemotherapie sind zunehmend von Bedeutung in der Behandlung maligner Erkrankungen. Diese Therapieformen haben krankheitsfreie Überlebenszeiten durch aggressive Behandlungsformen in einer Vielzahl von Patienten mit Morbus Hodgkin, Chorioncarcinom der Frau, Hodentumoren, kindlichen akuten lymphatischen Leukämien und histiozytären Nicht-Hodgkin-Lymphomen (NHL) erreicht. Parallel erscheinen zunehmend Mitteilungen über eine Häufung von malignen Zweiterkrankungen nach kombinierter Strahlen- und/oder Chemotherapie, wie sie gerade für den M. Hodgkin zur Erreichung höherer Raten kompletter Remissionen und bei fortgeschrittenen Krankheitsstadien Anwendung findet. So wird über eine Zunahme akuter nichtlymphozytärer Leukämien bei diesen Patienten berichtet, die höher liegt als generell in der Bevölkerung zu erwarten ist. Auch die lang andauernde Therapie bei Plasmozytom und chronisch myeloischer Leukämie (CML) mit Zytostatika (bevorzugt alkylierende Substanzen), die potentiell selbst onkogen sind, wird für eine Zunahme von Sekundärtumoren bei diesen Erkrankungen verantwortlich gemacht.

1.1. Wir haben deshalb die Krankenblätter aller Patienten mit einem M. Hodgkin, chronisch myeloischer Leukämie und Plasmozytom auf die Entwicklung einer malignen Zweiterkrankung retrospektiv analysiert. Die Untersuchung bezieht sich auf einen Zeitraum von 1965–1979.

2. In Tabelle 1 sind die Patienten mit M. Hodgkin, Plasmozytom und CML zusammengefaßt, die in dem genannten Zeitraum in der Med. Univ.-Klinik Tübingen behandelt wurden. Ein Großteil der Patienten wurde regelmäßig ambulant nachuntersucht. Von 346 Patienten mit einem M. Hodgkin entwickelten 13 eine nachgewiesene Zweitneoplasie. Unter 205 Patienten mit Plasmozytom wurden fünf Patienten und unter 160 Patienten mit chronischer myeloischer Leukämie zwei Patienten mit Sekundärtumoren beobachtet. Tabelle 1 informiert zusätzlich über die Zeitintervalle bis zur Entwicklung der Zweiterkrankungen.

2.1. Die 13 malignen Zweiterkrankungen bei Patienten mit *M. Hodgkin* (n = 346) verteilen sich in Anzahl und Typ der Zweitneoplasie unterschiedlich auf die durchgeführten Therapiemodalitäten. Wie aus der Tabelle 2 zu entnehmen ist, sind die drei akuten nichtlymphozytären Leukämien (ANLL) ausschließlich bei Patienten aufgetreten, die mit kombinierter Strahlen-/Chemotherapie behandelt wurden. Auch das einzige diagnostizierte Non-Hodgkin-Lymphom, das nach einer Latenzzeit von 10 Jahren nach Diagnose des Morbus Hodgkin auftrat, entwickelte sich bei einem Patienten nach einer kombinierten Zytostatikastrahlentherapie. Histologisch handelte es sich um ein Nicht-Hodgkin-Lymphom hohen Malignitätsgrades. Alle drei Leukämien überlebten den Zweittumor nach Diagnose nur jeweils um 1–2 Monate, die hämatologische Zweiterkrankung war in allen drei Fällen therapieresistent. Gleichermaßen therapierefraktär war auch das eine festgestellte Non-Hodgkin-Lymphom. Die diagnostizierten soliden Tumoren verteilen sich gleichmäßig auf die drei Therapieformen. Auffallend ist eine Häufung von vier Magencarcinomen, die ausschließlich bei den chemotherapeutisch behandelten Patienten diagnostiziert werden konnten. Die übrigen fünf soliden Tumoren sind jeweils Einzelbeobachtungen (Lungencarcinom, Bronchuscarcinom, Portiocarcinom, Coloncarcinom, Schmincke-Tumor).

Tabelle 1. Patienten mit Morbus Hodgkin, Plasmozytom und chronischer myeloischer Leukämie, die von 1965–1979 in der Medizinischen Univ. Klinik Tübingen behandelt wurden

	N	SM	Intervall/Monate		
			min	max	⌀
I. Morbus Hodgkin	364	13	4	129	57
II. Plasmozytom	205	5	15	180	86,6
III. CML	160	2	43	44	43,5

N = Gesamtzahl; SM = Sekundärmalignome; ⌀ = Durchschnittliche Dauer bis zum Auftreten des Zweittumors

Tabelle 2. Beziehung zwischen Therapieform bei Morbus Hodgkin und Zweitneoplasie

Therapie	N	Zweitneoplasie	
		S	L
Radiotherapie	74	2	
Chemotherapie	88	3	
Radioth. mit folg. Chemotherapie	169	4	3
Chemoth. mit folg. Radiotherapie	25	1[a]	
Keine Therapie	8		
Zusammen	364	10	3

[a] Non-Hodgkin-Lymphom
N = Zahl der Patienten; S = Solide Tumoren; L = Leukämie

2.2. Bei 205 Patienten mit *Plasmozytom* entwickelte sich zweimal eine akute, nichtlymphozytäre Leukämie, die jeweils nach einer außerhalb durchgeführten Dauertherapie mit Alkeran (74 Monate) und Endoxan (99 Monate) auftrat. Bei einem Patienten konnte durch eine antileukämische Therapie eine einjährige Teilremission der Leukämie erzielt werden, während der andere Patient unmittelbar nach Diagnose der Hämoblastose verstarb. Die drei soliden Tumoren sind Einzelbeobachtungen (Ovarialcarcinom, Adenocarcinom der Lungen, kleinzelliges Bronchuscarcinom).

2.3. Von 160 Patienten mit *chronisch myeloischer Leukämie* konnten wir zweimal eine maligne Zweiterkrankung diagnostizieren: ein ossäres Fibrosarkom, ein Bronchuscarcinom.

3.1. In allen drei Gruppen sind *solide Tumoren* Einzelbeobachtungen. Eine Ausnahme bildet das Magencarcinom, das viermal bei Patienten mit M. Hodgkin nach Chemotherapie bzw. kombinierter Strahlen-/Chemotherapie auftrat. Die sehr unterschiedliche Latenzzeit von 9, 12, 45 und 48 Monaten läßt allerdings keine statistisch gesicherten Rückschlüsse zu, ob diese Häufung auf der Therapie (insbesondere bei der langen Latenzzeit von zwei Patienten) oder unabhängigen Faktoren beruht (z. B. Veränderungen der Immunität bei systemischen lymphatischen Erkrankungen). Diese Einschränkung gilt um so mehr, da in der Literatur bezüglich solider Tumoren bisher lediglich über eine Häufung von Schilddrüsencarcinomen bei M. Hodgkin berichtet wurde [1].

3.2. Auffallend ist die Häufung der *ANLL*.

3.2.1. In weitgehender Übereinstimmung mit Berichten der Literatur [2–5] konnten wir diese maligne Zweiterkrankung bei M. Hodgkin ausschließlich bei Patienten mit einer kombinierten Strahlen-/Chemotherapie beobachten. In typischer Weise waren die Fälle charakterisiert durch eine vorangehende Panzytopenie und z. T. feststellbare megaloblastäre Knochenmarksveränderungen. Auffallend war auch in allen Fällen die vollständig fehlende Ansprechbarkeit auf eine spezielle Therapie mit resultierender, extrem kurzer Überlebenszeit nach Diagnosestellung.

3.2.2. Zwei Leukämien entwickelten sich bei Plasmozytompatienten, die langjährig eine Dauertherapie mit Alkylantien (Endoxan, Alkeran) erhalten hatten. Diese

Inzidenz bestätigt Literaturberichte [6, 7], daß Plasmozytompatienten mit langjähriger Überlebenszeit nach zytostatischer Therapie ein bis 100fach höheres Risiko haben, eine Leukämie zu entwickeln. Entscheidend dürfte neben der langen Überlebenszeit gewesen sein, daß beide Patienten unserer Untersuchung eine Dauertherapie mit potentiell onkogenen Substanzen erhielten [8, 9], eine Therapieform, die nicht mehr durchgeführt werden sollte und weitgehend bereits durch eine Stoßtherapie ersetzt worden ist. Das Risiko scheint mit der Höhe der Melphalandosis zu korrelieren [8].

3.3. Die Entwicklung des einzigen *NHL* bei Patienten mit M. Hodgkin erfolgte ebenfalls nach einer kombinierten Strahlen-/Chemotherapie. Beachtenswert ist die lange Latenzzeit von 10 Jahren, der hohe Malignitätsgrad und die völlige Therapieresistenz. Nach der Literatur ist die Entwicklung von NHL bei Patienten mit M. Hodgkin möglicherweise in ähnlicher Höhe zu erwarten wie das Auftreten von akuten ANLL [10]. Auch hier scheint die kombinierte Strahlen-/Chemotherapie besonders onkogen zu sein.

4. Folgende *Schlußfolgerungen* erscheinen zulässig:

4.1. Die kombinierte Strahlen-/Chemotherapie bei M. Hodgkin führt auch nach unseren Untersuchungen zu einem erhöhten Leukämierisiko. Der Vorteil höherer kompletter Remissionsraten muß gegen dieses Risiko abgewogen werden. Wichtig ist im Verlauf der Erkrankung auf unerklärbare Zytopenien als mögliche präleukämische Syndrome zu achten.

4.2. Eine Dauertherapie mit alkylierenden Substanzen bei Plasmozytompatienten führt zu einem erhöhten Risiko einer Leukämieentwicklung. Die heute gebräuchliche Stoßtherapie ist möglicherweise weniger onkogen.

4.3. Auffallend ist eine Häufung von Magencarcinomen bei den untersuchten M. Hodgkin-Patienten als solide maligne Zweiterkrankung. Ob es sich um eine zufällige Inzidenz handelt, läßt sich wegen der sehr unterschiedlichen Latenzzeiten statistisch nicht absichern. Eine Bestätigung durch gleichlautende Beobachtungen liegt noch nicht vor. Berichtet wird in der Literatur lediglich über eine erhöhte Inzidenz von Kaposi-Sarkom und anaplastischen Carcinomen der Schilddrüse.

4.4. Ob die Entwicklung eines NHL als Zweitneoplasie eine sehr lange Überlebenszeit bei M. Hodgkin voraussetzt, kann aus der Einzelbeobachtung unseres Patientengutes nicht gefolgert werden, bedarf aber der weiteren Überprüfung.

Literatur

1. Getaz EP (1979) Second malignant neoplasms in Hodgkin's disease. Cancer Chemother Pharmacol 2: 143–145 – 2. Cadman EC, Capizzi RL, Bertino JR (1977) Acute nonlymphocytic leukemia. A delayed complication of Hodgkin's disease therapy: Analysis of 109 cases. Cancer 40: 1280–1296 – 3. Cavalli F, Mosimann W, Sonntag RW, Tschopp L (1977) Akute myeloische Leukämie im Krankheitsverlauf des Morbus Hodgkin. Dtsch Med Wochenschr 102: 1019–1024 – 4. Coleman CN, Williams CJ, Flint A et al. (1977) Hematologic neoplasia in patients treated for Hodgkin's disease. N Engl J Med 297: 1249–1252 – 5. Papa G, Alimena G, Annino L et al. (1979) Acute non-lymphoid leukemia following Hodgkin's disease. Scand J Haematol 23: 339–347 – 6. Bierbach H, Zeile G, Wellek S, Fischer J (1979) Akute Leukämie bei multiplem Myelom. Klin Wochenschr 57: 769–777 – 7. Bonzales F, Trujillo JM, Alexanian R (1977) Acute leukemia in multiple myeloma. Ann Intern Med 86: 440–443 – 8. Einhorn N (1978) Acute leukemia after chemotherapy (Melphalan). Cancer 41: 444–447 – 9. Kardnner RK, Amare M, Larsen WE et al. (1974) Alkylating agents as leukemogens in multiple myeloma. Cancer 33: 1103–1107 – 10. Krikorian JG, Burke JS, Rosenberg SA, Kaplan HS (1979) Occurrence of non-Hodgkin's lymphoma after therapy for Hodgkin's disease. N Engl J Med 300: 452–458

Bross, K. J., Engelhardt, R., Löhr, G. W. (Med. Univ.-Klinik Freiburg), Schmidt, G. M., Blume, K. G. (City of Hope Nat. Med. Center, Duarte, USA):
Immunologische Diagnostik bei Haarzell-Leukämie

Die Haarzell-Leukämie ist ein klinisch gut definiertes Krankheitsbild [2, 6, 8]. Im Vordergrund stehen Symptome, die durch die Infiltration der leukämischen Haarzellen in Milz und Knochenmark hervorgerufen werden: Splenomegalie (über 90%), Thrombozytopenie (über 80%), Anämie (ca. 80%), Leukopenie (ca. 60%), seltener Leukozytose, Hepatomegalie und Lymphadenopathie.

Viel diskutiert wurde über die Natur der Haarzellen, so genannt wegen ihren haarförmigen, zytoplasmatischen Ausläufern. Die Zellen zeigen monozytäre Eigenschaften wie Anheftung an Glas- und Plastikoberflächen, Phagozytose und Bindung zytophiler Antikörper, aber auch Charakteristika von B-Lymphozyten wie Membranimmunglobuline und z. T. Immunglobulinsynthese.

Neben dem klinischen Bild werden zur ergänzenden Diagnostik folgende Untersuchungen eingesetzt: Morphologie der Zellen, insbesondere Darstellung der haarigen Oberfläche im Phasenkontrastmikroskop, Membranmarker (Membranimmunglobuline, FC-Rezeptor, anti-Haarzellseren), Zytochemie (Tartrat-resistente Saure Phosphatase, Esterasen) und Elektronenmikroskopie.

Die Häufigkeit wird mit 2% der akuten Leukosen angegeben [2]. Die Diagnosestellung ist von besonderer Bedeutung, da sich die Therapie von anderen Leukosen unterscheidet: Durch Splenektomie konnte die Überlebenszeit deutlich verlängert werden.

Bei zehn Patienten mit den klinischen Zeichen einer Haarzell-Leukämie wurden die peripheren Zellen mit der Immunperoxidase (PAP)-Objektträgermethode [3] untersucht.

Methoden

Mononukleäre Blutzellen wurden nach Elution zytophiler Antikörper [1] durch Ficoll-Isopaque-Gradientenzentrifugation isoliert. Die Zellen wurden auf Poly-L-Lysin-beschichteten Reaktionsfeldern von silikonisierten Objektträgern [4] verankert. Zur immunzytochemischen Färbung von Membranantigenen wurde Peroxidase-anti-Peroxidase (PAP) in der Sandwichtechnik verwendet, die Inkubationsschritte erfolgten in folgender Reihenfolge: 1. Spezifisches Antiserum (Kaninchen-anti-Human-IgG, -IgM-, -IgD-, -kappa-, -lamda-, -β_2-Mikroglobulin). 2. Schwein-anti-Kaninchen-IgG. 3. PAP (vom Kaninchen). 4. Diaminobenzidintetrahydrochlorid [10, 11]. 5. Postfixation mit OsO_4 und Abdeckung der Objektträger mit Kaisers Glyceringelatine. Die verwendeten Antiseren wurden von der Firma Dakopatts, Kopenhagen über Boehringer, Ingelheim, bezogen. Eine positive Reaktion zeigt sich als braun-schwarze Granula. Die Präparate sind lichtmikroskopisch auswertbar und über Jahre haltbar.

Bei der Objektträgertechnik bleibt die dreidimensionale Struktur der Zellen erhalten und die haarförmigen Zytoplasmaausläufer der Haarzellen kommen bei positiver Reaktion plastisch zur Darstellung (Abb. 1). Eine vorsichtige Fixierung der Zellen mit Glutaraldehyd (0,05%, 15 min, Raumtemperatur) nach Anheftung an der Glasoberfläche bewirkt eine gute Erhaltung der Strukturen; diese Fixierung hat aber einen ganz entscheidenden zusätzlichen Effekt: Sie bewirkt eine Blockierung der Fc-Rezeptoren der Zellmembran, so daß eine Bindung von zytophilen Immunglobulinen über Fc-Rezeptoren verhindert wird, ein Vorgang, der zu falschpositiven Reaktionen führt [12]. Die Verwendung von F(ab')$_2$-Antikörpern ist deshalb nicht notwendig. Ein Verlust der Antigenität der untersuchten Zellantigene wurde nicht beobachtet, im Gegenteil, die Reaktionen waren nach Fixierung verstärkt.

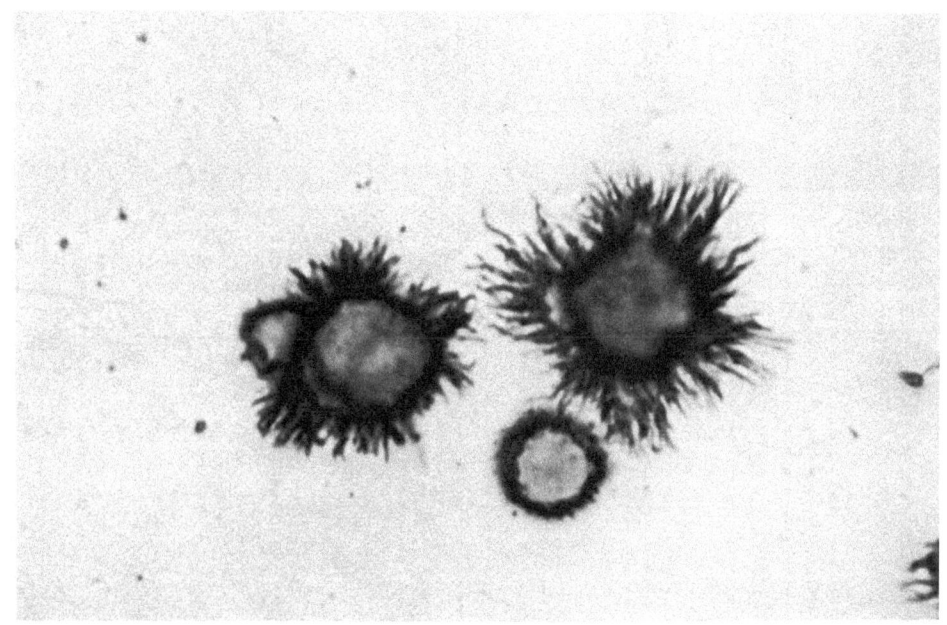

Abb. 1. Die zwei leukämischen Haarzellen mit ausgeprägten haarförmigen Zytoplasmaausläufern unterscheiden sich klar von dem noch dargestellten Lymphozyten. Die Anfärbung erfolgte mit anti-β_2-Mikroglobulin nach Fixierung mit Glutaraldehyd. Vergrößerung 1250fach

Ergebnisse

In Tabelle 1 sind die Untersuchungsergebnisse von zehn Patienten zusammengefaßt. Da bei der Mehrzahl der Patienten die Diagnose innerhalb des letzten Jahres gestellt wurde, sind Daten über den Verlauf noch verfrüht.

Bei unseren Untersuchungen wurden folgende Kriterien als charakteristisch für leukämische Haarzellen gefunden:

1. Zellmorphologie: Eindrucksvoll sind die dichten, haarförmigen Ausläufer der Zellmembran, die in dieser Form bei keiner anderen Zellart gesehen wurden. Eine gewisse Ähnlichkeit zeigen Monozyten, die Membranausstülpungen sind aber wesentlich plumper, sie besitzen zudem endogene Peroxidaseaktivität, und ihr Anteil bei der Haarzell-Leukämie ist in der Regel unter 1%. Die Zellgröße ist der von Monozyten vergleichbar. Die Form des Zellkernes ist variabel: runde, ovale und gekerbte Formen sind zu sehen mit 1–3 Nukleoli. Auch ein Teil der B-Lymphozyten zeigt bei dieser Technik eine haarige Oberfläche, diese Zellen sind jedoch in der Regel kleiner, die Zahl und Länge der Haare deutlich geringer. Werden Haarzellen nach Anheftung auf Objektträger nicht sofort fixiert oder mit proteinhaltigem Medium inkubiert, breiten sie sich flächenhaft auf der Glasoberfläche aus.

2. Membranimmunglobuline: Haarzellen exprimieren in charakteristischer Weise monoklonale Immunglobuline auf der Zelloberfläche mit nur einem Leichtkettentyp [5]. Bei unseren zehn untersuchten Patienten war bei acht eine monoklonale Zellpopulation nachzuweisen (Tabelle 1). Die ersten beiden Patienten sind aus methodischen Gründen nicht verwertbar, da bei der Untersuchung der Zellen keine

Tabelle 1. Blutbild, Tartrat-Resistente Saure Phosphatase (TRSP) und Zelloberflächen-Membranmarker bei 10 Patienten mit Haarzell-Leukämie. Mit Ausnahme von einem Patienten (Nr. 7), der 1975 splenektomiert wurde, erfolgten die Untersuchungen bei unbehandelten Patienten. Die Zellmembran-Marker wurden auf mononukleären peripheren Blutzellen bestimmt

Patient	Leukoz.	Hb	Thromb.	Monoz.	TRSP	Membran-Marker (% der mononukleären Zellen)					
						kappa	lambda	IgG	IgM	IgD	PAP
1	9300	7.9	50000	<1	+	93	91	92	92	91	91
2	1600	6.5	54000	<1	+	7	8	10	7	2	9
3	13300	11.6	44000	<1	+	78	–	81	12	45	82
4	3800	13.9	80000	<1	–	13	–	15	5	8	14
5	23000	6.0	17000	<1	+	92	–	93	–	–	90
6	31000	6.9	74000	<1	+	91	–	93	–	61	92
7	5700	11.5	110000	5	+	28	–	31	–	–	29
8	33000	8.5	24000	<1	–	–	75	–	–	76	75
9	1200	10.9	70000	16	?	–	5	5	–	–	6
10	2800	9.5	56000	<1	+	57	–	62	–	–	60

Elution der zytophilen Antikörper und Blockierung der Fc-Rezeptoren erfolgte. Regelmäßig wurden auch eine oder mehrere schwere Ketten nachgewiesen. Normale B-Lymphozyten, erkennbar durch nicht monoklonale Immunglobuline und Fehlen der Haare, waren bei allen Patienten extrem vermindert (unter 1%) oder fehlten. Die Reaktionen mit positiven Antiseren und anti-β_2-Mikroglobulin war in der Regel sehr stark, dies läßt auf einen hohen Antigengehalt der Haarzellen schließen. Bei Haarzellen wurde eine ausgeprägte Neigung zu Antigen-Capping beschrieben, die sich auch bei den auf Poly-L-Lysin-Objektträgern verankerten unfixierten Zellen zeigte.

3. Fc-Rezeptoren: Der Nachweis von Fc-Rezeptoren auf der Zelloberfläche erfolgte mit dem Peroxidase-anti-Peroxidase-Immunkomplex [7, 9] an objektträgerverankerten, unfixierten Zellen. Diese Methode ist sehr einfach und empfindlich, entscheidend ist dabei jedoch die Verwendung geeigneter PAP-Präparationen mit hoher Affinität. PAP wurde von den Haarzellen aller Patienten gebunden.

4. Zytochemie: Als wesentliches diagnostisches Kriterium wird der Nachweis der Tartrat-resistenten Sauren Phosphatase angesehen [13], obwohl über Ausnahmen berichtet wurde. Sieben unserer Patienten waren positiv für dieses Enzym, zwei negativ, bei einem Patienten ist uns das Ergebnis nicht bekannt. Haarzellen zeigen keine endogene Peroxidasereaktion. Diese Eigenschaft erleichtert im Objektträgertest die Unterscheidung von Monozyten. Bei unbehandelten Patienten fanden wir, bis auf eine Ausnahme, einen ausgeprägten Monozytenmangel.

Zusammenfassung

Leukämische Haarzellen wurden in einem Immunperoxidase(PAP)-Objektträgertest untersucht. Da die dreidimensionale Struktur der Zellen erhalten bleibt, kommen die charakteristischen haarförmigen Zytoplasmaausläufer bei positiver Reaktion mit Antiseren plastisch zur Darstellung. Bei der Untersuchung von zehn Patienten fanden wir in unserem Testsystem folgende Kriterien charakteristisch für eine Haarzell-Leukämie: 1. Morphologie der Zellen mit haarförmigen Zytoplasmaausläufern. 2. Monoklonaler Nachweis einer leichten Immunglobulinkette auf der Zelloberfläche. 3. Nachweis von Fc-Rezeptoren durch Peroxidase-anti-Peroxidase-Immunkomplex. 4. Ausgeprägtes Capping durch Antikörper gegen Immunglobuline und anti-β_2-Mikroglobulin. 5. Fehlen einer normalen B-Lymphozytenpopulation. 6. Monozytenmangel.

Beim Nachweis von Membranimmunglobulinen wurden zytophile Antikörper vor der Zellisolierung eluiert und die Fc-Rezeptoren durch Glutaraldehyd blockiert.

Literatur

1. Alexander EL, Titus JA, Segal DM (1978) Quantitation of Fc-receptors and surface immunoglobuline is affected by cell isolation procedures using plasmagel and Ficoll-Hypaque. J Immunol Methods 22: 263 – 2. Bouroncle BA, Wiseman BK, Doan CA (1958) Leukemic reticuloendotheliosis. Blood 13: 609 – 3. Bross KJ, Pangalis GA, Staatz CG, Blume KG (1978) Demonstration of cell surface antigens and their antibodies by the peroxidase-anti-peroxidase method. Transplantation 25: 331 – 4. Bross KJ, Schmidt GM, Blume KG et al. (1979) Conformation of bone marrow engraftment by demonstration of blood group antigens on red cell ghosts. Transplantation 28: 257 – 5. Burns GF, Cawley JC, Higgy KE,

Barker CR, Edwards M, Reees JKH, Hayhoe FGJ (1978) Hairy-cell leukaemia: A B-cell neoplasm with a severe deficiency of circulating normal B lymphocytes. Leukemia Res 2: 33 – 6. Catovsky D, Pettit JE, Galton DAG, Spiers ASD, Harrison CV (1974) Leukaemic reticuloendotheliosis ('hairy' cell leukaemia): A distinct clinico-pathological entity. Br J Haematol 26: 9 – 7. Huhn D, Andreewa P, Rodt H, Thiel E, Eulitz M (1978) Demonstration of Fc-receptor of blood cells by soluble peroxidase-antiperoxidase (PAP) complexes. Blut 36: 263 – 8. Katayama I, Finkel HE (1974) Leukemic reticuloenendotheliosis. A clinicopathologic study with review of the literature. Am J Med 57: 115 – 9. McKeever PE, Garvin AJ, Spicer SS (1976) Immun complex receptors on cell surfaces. I. Ultrastructural demonstration on macrophages. J Histochem Cytochem 24: 948 – 10. Sternberger LA, Hardy PH Jr, Cuculis JJ, Meyer HG (1970) The unlabeled antibody enzyme method of immunohistochemistry. Preparation and properties of soluble antigen-antibody complex (horseradish peroxidase-antihorseradish peroxidase) and its use in identification of spirochetes. J Histochem Cytochem 18: 315 – 11. Sternberger LA (1974) The unlabeled antibody enzyme method. Immunocytochemistry Foundation of Immunology, Prentice-Hall, p 129 – 12. Winchester RW, Fu SM, Hoffman T, Kunkel HG (1975) IgG on lymphocyte surface; technical problems and the significance of a third cell population. J Immunol 114: 1240 – 13. Yam LT, Li CY, Lam KW (1971) Tartrate-resistent acid phosphatase isoenzyme in the reticulum cells of leukaemic reticuloendotheliosis. N Engl J Med 284: 357

Wernet, P., Ziegler, A., Britzelmeier, C., Ostendorf, P., Milstein, C., Wilms, K., Waller, H. D. (Immunolog. Labor, Med. Univ.-Klinik, Abt. II, Tübingen):
Klassifizierung akuter Leukosen mit Hilfe monoklonaler Antikörper: Nachweis von zwei unterschiedlichen Blastentypen bei der AMML

Manuskript nicht eingegangen.

Gutensohn, W. (Inst. für Anthropologie und Humangenetik der Univ. München, Arbeitsgruppe Biochemische Humangenetik), Emmerich, B., Berdel, W. E. (Abt. für Hämatologie und Onkologie der I. Med. Klinik der TU München), Siegert , W. (III. Med. Klinik, Klinikum Großhadern der Univ. München), Theml, H. (I. Med. Abt., Städt. Krankenhaus München-Schwabing), Thiel, E. (Institut für Hämatologie der GSF München):
**5′-Nukleotidase auf der Oberfläche von peripheren Zellen bei Leukämien und Lymphomen.
Ein neuer Marker zur Differentialdiagnose?**

1. Einleitung

Zur Charakterisierung von Leukämie- und Lymphomzellen werden neben immunologischen in zunehmendem Maße auch biochemische Marker, insbesondere Enzyme, herangezogen. Ein Enzym, welches in diesem Zusammenhang interessant geworden ist, ist die membrangebundene 5′-Nukleotidase (5′-N), ein sog. Ektoenzym, dessen aktives Zentrum nach der Zellaußenseite gerichtet ist. Die normale physiologische Rolle dieses Enzyms ist noch recht umstritten und weitgehend ungeklärt. Durch histochemische Untersuchungen (Silber et al. 1975) war schon länger bekannt, daß die Lymphozyten des peripheren Bluts in eine 5′-N-positive und eine 5′-N-negative Subpopulation zerfallen, welche nicht identisch sind mit T- oder B-Zellen. Auch Beobachtungen an malignen Zellen waren bereits beschrieben, insbesondere das meist drastische Absinken der 5'-N-Aktivität der Lymphozyten bei der CLL (Silber et al. 1975) und Rosetten-positiven Formen der ALL (Reaman et al. 1979). Im Zusammenhang mit Studien zur Biochemie des menschlichen Enzyms wird in diesem Beitrag die Frage der 5'-N-Aktivität bei Leukämien und Lymphomen an einem größeren Patientengut noch einmal behandelt.

2. Methoden

Sämtliche Enzymwerte wurden gewonnen an über Ficoll-Gradienten gereinigten mononukleären Zellen des peripheren Bluts. Die Tests wurden stets am Tag der Blutentnahme durchgeführt und die Aktivitäten werden in allen Fällen bezogen auf die Zellzahl. Die Enzymaktivitäten wurden als echte Ektoenzymaktivitäten bestimmt, d. h. unter isotonen Bedingungen an den intakten Zellen. Als Substrat der Ektophosphatase wird Paranitrophenylphosphat, für die 5'-N Adenosinmonophosphat genommen. Unter Verwendung eines spezifischen Hemmstoffs wird in Differenzmessungen zwischen spezifischer 5'-N und unspezifischer Phosphatase unterschieden.

3. Ergebnisse

Ein Überblick über sämtliche gewonnenen Meßwerte ergibt bei der Phosphatase einen relativ breiten Streubereich bei den Kontrollen (57,3 ± 23,4 nMol/h/10^6 Zellen), viele Werte innerhalb des Normbereichs bei den Patienten und allenfalls eine gewisse Tendenz zu subnormalen Werten bei der CLL und CML. Deutlich anders sieht das bei der 5'-N aus (Abb. 1). Auch hier findet man eine breite Streuung bei den Kontrollen, jedoch bei den Patienten fast generell erniedrigte Werte. Die

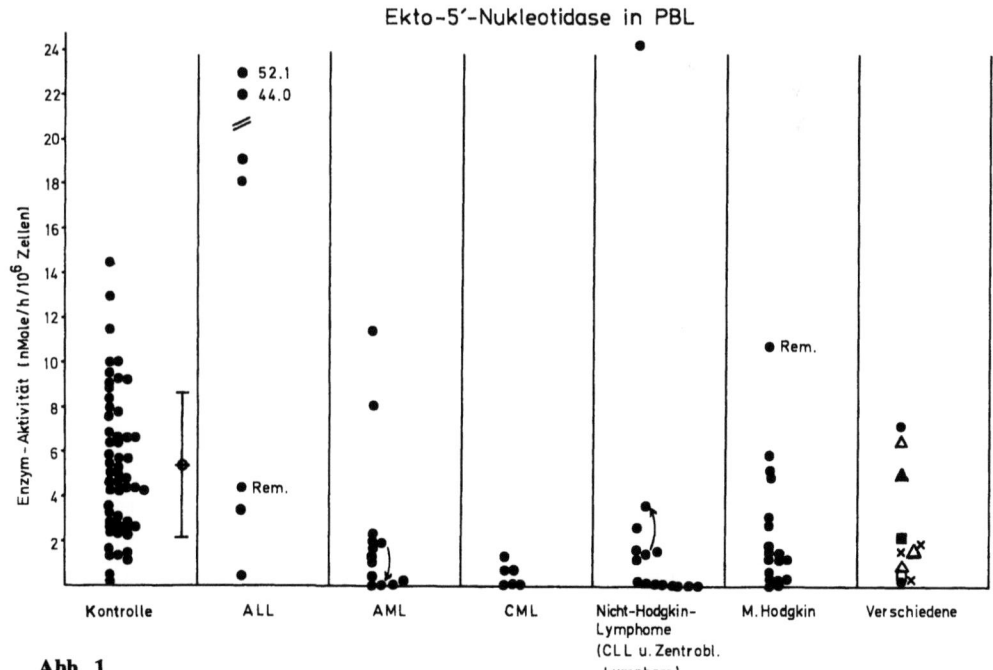

Abb. 1

Häufung extrem niedriger Aktivitäten bzw. das völlige Verschwinden der 5'-N bei der CLL konnten auch wir bestätigen. Auch wir finden aber in Ausnahmefällen extrem hohe Enzymaktivitäten. Zum Beispiel handelt es sich bei dem einen Patienten aus der Gruppe der Nicht-Hodgkin-Lymphome um ein zentrozytisches malignes Lymphom. Neben dieser allgemeinen Zusammenstellung der Enzymaktivitäten können aber aus diesen Daten auch einige spezifischere Informationen gewonnen werden:

1. Sieht man sich die akuten Leukämien noch etwas mehr im Detail an, so zeigen sich zunächst für die 5'-N bei der AML sowohl Werte im Normbereich, als auch subnormale und einige sehr niedrige Werte. Dieses Bild ist also nicht sehr einheitlich und nicht besonders charakteristisch. Schon mehr in den Bereich der extremen Werte − der extrem hohen und extrem niedrigen − kommt man bei den in Tabelle 1 aufgeführten Gruppen. Versucht man nun, die 5'-N-Aktivität mit den immunologischen Markern zu korrelieren, so zeigt sich folgendes:
− Extrem hohe 5'-N-Werte finden sich immer vergesellschaftet mit dem cALL-Antigen.
− Es zeigt sich ein niedriger Wert bei einer typischen T-ALL.
− Man findet extrem niedrige Werte in Kombination mit den myeloischen Antigenen.
− Man findet einen normalen Wert bei einer Remission.

2. In einigen Fällen konnten wir den Verlauf der Krankheit verfolgen. Obwohl es sich hier nur um wenige Fälle handelt und obwohl die beobachteten Veränderungen der Enzymaktivitäten nicht dramatisch sind, so erfolgen sie doch zumindest in der erwarteten Richtung, nämlich, bei generell niedrigen Ausgangsaktivitäten der 5'-N finden wir ein weiteres Absinken der 5'-N bei einer Zunahme der Blasten und eine weitere Normalisierung bei einer anhaltenden Remission. Leider hatten wir noch nicht Gelegenheit, Schub und Remission beim selben Patienten miteinander zu vergleichen, und ebensowenig konnten wir bisher den Verlauf bei einem Patienten mit hoher 5'-N-Aktivität verfolgen.

Tabelle 1. 5'-Nukleotidase bei akuten Leukämien

Patient	Leuko	Blasten	Ly	E-Ros.	T-Ag	cALL-Ag	Myel. Ag	5'-Nukleotidase (nMole/h/10^6 Zellen)
ALL								
B. H. ♀	29 000	81%	−	−	−	+	−	18,7
V. A. ♂	22 000	94%	−			+		44,0
H. L. ♂	Remission					−	−	4,4
W. K. ♂	1 700	3%	10%	+	+	−	−	0,4
Blastentransformation bei CML								
K. H. ♂	13 000	73%	17%	−	+	+	+	19,1
A. S. ♀	113 000	58%	3%	(+)	+	+	−	3,4
G. H. ♂	87 000	90%	−	−	−	+	−	52,1
H. P. ♂				−	−	−	+	0,06
C. P. ♀				−	(+)	−	+	0,03
Kontrollen (n = 50)								5,41 ± 3,22

3. Ein weiteres Kriterium, welches wir verwendet haben, ist die Kreuzreaktion der Lymphozyten-5'-N mit einem spezifischen Antiserum gegen das menschliche Enzym. Die Immunreaktion wird anhand der Hemmung der Enzymaktivität in Form von Titrationskurven verfolgt. Angeregt durch die Entdeckung einer immunologisch veränderten 5'-N in einer permanenten menschlichen Lymphoblastenlinie (Gutensohn et al. 1980) haben wir nun auch bei den Leukämien und Lymphomen nach immunologisch veränderter 5'-N gesucht – bisher vergeblich. Alle Lymphozyten-5'-Nukleotidasen, die bisher getestet wurden – insbesondere auch die von den Patienten mit hohen Enzymwerten – zeigen eine völlig normale Kreuzreaktion mit dem Antiserum, d. h. ihre Titrationskurve entspricht der für PBL. Die malignen Zellen erinnern sich also bezüglich der 5'-N ihrer Herkunft von einer normalen Zelle.

Abschließend soll hier die Frage beantwortet werden, die im Titel dieses Beitrags enthalten ist. Um die 5'-N als Marker von allgemeinem diagnostischem Wert bei Leukämien und Lymphomen anzupreisen, ist es sicher noch zu früh. Sollte sich aber die erwähnte Korrelation von extrem hohen und niedrigen 5'-N-Aktivitäten der Lymphozyten mit bestimmten Antigenen bestätigen – und es soll nun versucht werden, dies an noch mehr Fällen zu erhärten – so könnte bei solchen Patienten die Bestimmung der 5'-N eine brauchbare zusätzliche Information liefern.

Literatur

Gutensohn W, Gürtler LG, Siegert W, Eichler E, Ernst S (1980) Ectoenzymes on the surface of cells from established human lymphoblastoid lines. Observations on 5'-nucleotidase and phosphatase. Blut (in press) – Reaman GH, Levin N, Muchmoer A, Holiman BJ, Poplack DG (1979) Diminished lymphoblast 5'-nucleotidase activity in acute lymphoblastic leukemia with T-cell characteristics. N Engl J Med 300: 1374–1377 – Silber R, Conklyn M, Grusky G, Zucker-Franklin D (1975) Human lymphocytes: 5'-Nucleotidase-positive and -negative subpopulations. J Clin Invest 56: 1324–1327

Heilmann, E. (Med. Poliklinik Münster), Essers, U. (Abt. Innere Medizin II, Aachen):
Proliferationsverhalten hämatopoetischer Vorstufen in Methylcellulosekulturen bei Polycythämia vera

Die Polycythämia vera (PV) stellt eine klinische Ausschlußdiagnose dar, deren Differentialdiagnose vor allem kardiale, pulmonale, renale und endokrine Erkrankungen umfaßt. Die Diagnose PV kann erschwert sein, wenn eine isolierte Steigerung der Erythropoese besteht. Untersuchungen von Prchal und Axelrad (1974) sowie Zanjani et al. (1977) hatten ergeben, daß Knochenmarkkulturen von PV ohne Zusatz von Erythropoietin ein Wachstum von hämoglobinisierten Kolonien aufweisen. Nissen et al. (1978) fanden vergleichbare Befunde im peripheren Blut.

Zur Klärung der Frage, ob diese autonome Proliferation der erythropoetischen Vorstufen bei PV auf einen im Serum vorhandenen Faktor beruht und sich auch auf die Granulopoese bezieht, führten wir die folgende Studie durch.

Tabelle 1. Wachstum erythroider Kolonien ($\bar{x}$) in Methylcellulose-Kulturen

	Erythropoietin (1 E/ml)	
	−	+
Kontrollen	−	42
Sek. Polycyth.	−	68
Polycyth. vera	20 bis massenhaft	
Kontrollen + Serum von Polycyth. vera	54	220

Patientengut und Methodik

Zur Untersuchung gelangten 20 Patienten mit gesicherter Polycythämia vera, von denen sieben unbehandelt waren, vier mittels Aderlässen, drei mit Endoxan und sechs mit ^{32}P therapiert wurden. Als Vergleichsgruppen dienten zwölf Patienten mit symptomatischen Polycythämien bei pulmonalen und kardialen Erkrankungen sowie 20 gesunde Probanden der gleichen Altersstufen.

Aus dem peripheren Blut wurden mittels Dichtezentrifugation über den Ficoll-Gradienten mononukleäre Zellen gewonnen, die in Methylcellulose nach dem von Iscove (1971) beschriebenen und von Guilbert und Iscove (1976) modifizierten Verfahren jeweils mit und ohne 1 E/ml Erythropoietin (EP) inkubiert wurden. In Parallelansätzen wurden Serumproben von PV und symptomatischen Polycythämien zu Normalzellen gegeben. Von je zwei Patienten dieser Gruppen wurden Langzeitkulturen durchgeführt. Nach 14 Tagen wurden die primitiven erythroiden Vorstufen (burst-forming-unit BFU$_E$), die eosinophilen, neutrophilen und Makrophagenkolonien im Umkehrmikroskop gezählt. Einzelne Kolonien wurden auf Objektträger ausgestrichen und nach Giemsa gefärbt.

Ergebnisse

Die Mittelwerte der pro Kulturplatte gezählten erythroiden Kolonien gehen aus Tabelle 1 hervor. Bei den gesunden Probanden fanden wir in Ansätzen ohne EP keine, unter Zusatz von EP im Mittel 42 hämoglobinisierte Kolonien pro 10^6 inkubierte Zellen. Bei allen Patienten mit PV wuchsen die erythroiden Kolonien

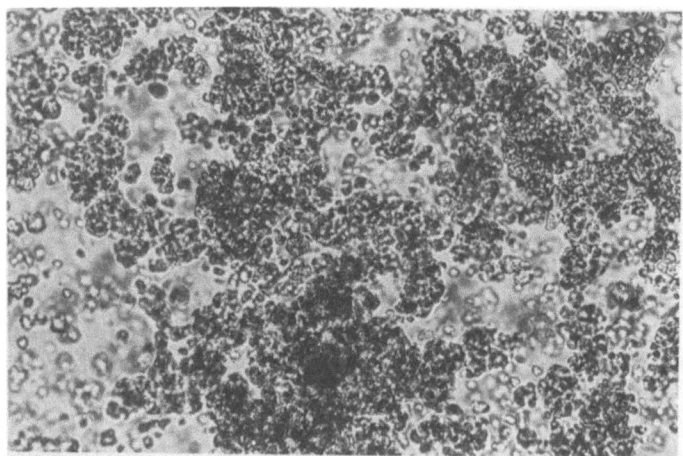

Abb. 1. Erythroide Kolonien (BFU$_E$) von Polycythämia vera in der Methylcellulosekultur ohne Zusatz von Erythropoietin (Vergr. 100×)

ohne Zusatz von EP. Ihre Zahl schwankte zwischen 20 und nicht zählbar proliferierten Kolonien (Abb. 1). Dabei zeigten unbehandelte und mit Aderlässen sowie ^{32}Phosphor therapierte Patienten die höchsten Kolonienzahlen, während unter Zytostatika die niedrigsten Werte zu beobachten waren. Zugabe von EP steigerte die Kolonienzahl bis auf das Zehnfache. Die Patienten mit symptomatischen Polycythämien wiesen in den Ansätzen mit EP mehr hämoglobinisierte Kolonien auf als die Kontrollen (durchschnittlich 68), während ohne Zusatz von EP kein Wachstum zu finden war.

Durch Zugabe von Serumproben der Patienten mit PV zu mononukleären Zellen von Normalpersonen konnte ein Wachstum der erythroiden und neutrophilen Kolonien ohne EP erreicht werden, welches sich in den Kulturansätzen mit EP noch steigern ließ.

Die Anzahl der eosinophilen (6), neutrophilen (12) und Makrophagen-Kolonien (1–2) unterschied sich bei den symptomatischen Polycythämien und Kontrollen nicht voneinander. Patienten mit PV wiesen signifikant höhere neutrophile Kolonien auf (86).

In den Langzeitkulturen ließen sich lediglich die Zellen von PV über einen Zeitraum von 4 Wochen ohne Zusatz von EP kultivieren, wobei eine deutlich nachlassende Hämoglobinisierung der BFU_E zu beobachten war.

Diskussion

In Übereinstimmung mit den Ergebnissen von Nissen et al. (1978) sowie Lutton und Levere (1979) ergab sich bei den von uns durchgeführten Untersuchungen bei PV ein Wachstum erythroider Kolonien in vitro ohne Zusatz von EP. Dieses Verhalten ist mit den Ergebnissen von Knochenmarkkulturen (Prchal 1974, Zanjani 1977) vergleichbar. Es wird diskutiert, ob diese abnorme Proliferation auf Grund einer EP-Unabhängigkeit erfolgt oder auf eine erhöhte Sensitivität auf das im Kulturmedium vorhandene EP zurückzuführen ist. Aus unseren Untersuchungen ergibt sich zudem der Hinweis auf einen im Serum von PV vorhandenen die Erythropoese und Granulopoese stimulierenden Faktor, der möglicherweise mit dem myeloproliferativen Faktor von Ward et al. (1974) sowie Ohl et al. (1977) identisch ist. In Langzeitkulturen konnte lediglich eine autonome Proliferation der Zellen von PV nachgewiesen werden.

Der Nachweis von proliferierenden Vorläuferzellen der Hämatopoese im peripheren Blut ermöglicht eine für den Patienten wenig eingreifende Untersuchung mit großem differentialdiagnostischen Wert bei Polycytämien. Zur Klärung der Frage, ob es auch in vivo möglich ist, mittels eines myeloproliferativen Faktors eine Stimulation der Hämatopoese zu erzielen, werden weitere Untersuchungen durchgeführt.

Literatur

1. Clarke BJ, Housman D (1977) Characterization of an erythroid precursor cell of high proliferative capacity in normal human peripheral blood. Proc Natl Acad Sci USA 74: 1105–1109 – 2. Guilbert LJ, Iscove NN (1976) Partial replacement of serum by selenite, transferrin, albumin and lecithin in haemopoietic cell cultures. Nature 263: 594–595 – 3. Iscove NN, Senn JS, Till JE, McCulloch EA (1971) Colony formation by normal and leukemic human marrow cells in culture, effect of conditioned medium from human leukocytes. Blood 37: 1–5 – 4. Lutton JD, Levere RD (1979) Endogenous erythroid colony formation by peripheral blood mononuclear cells from patients with myelofibrosis and

polycythaemia vera. Acta Haematol (Basel) 62: 94–99 – 5. Nissen C, Cornu P, Weber W, Speck B (1978) Differentialdiagnose der primären und sekundären Erythrozyten mit Hilfe der in vitro-Kultur hämopoetischer Vorläuferzellen. Schweiz Med Wochenschr 108: 1581–1583 – 6. Öhl S, Carsten AL, Chanana AD, Chikkappa G, Cronkite EP (1976) Increased erythrocytic and neutrophilic progenitors in myelofibrosis with myeloid metaplasia. Eur J Cancer 12: 131–136 – 7. Prchal JF, Adamson JW, Murphy S, Steinmann L, Fialkow PJ (1970) Polycythaemia vera: the in vitro response of normal and abnormal stem cell lines to erythropoietin. Clin Res 24: 442A – 8. Prchal JF, Axelrad AA (1974) Bone marrow response in polycythaemia vera. N Engl J Med 290: 1382 – 9. Ward HP, Vauirin R, Kursnick J (1974) Presence of a myeloproliferative factor in patients with polycythemia vera and agnogenic myeloid metaplasia. Proc Soc Exp Biol Med 147: 305 – 10. Zanjani NN, Lutton JD, Hoffmann R, Wassermann LR (1977) Erythroid colony formation by polycythaemia vera bone marrow in vitro. J Clin Invest 59: 841–848

Sprandel, U., Chalmers, R. A. (Division of Inherited Metabolic Diseases, M.R.C. Clinical Research Centre, Harrow):
Morphologie von Erythrozytenschatten als in vivo-Trägersysteme

‚Verschlossene Erythrozytenschatten' (resealed erythrocyte ‚ghosts') sind als biologisch abbaubare in vivo-Trägersysteme für höher molekulare Substanzen wie Enzyme, Hormone oder Chemotherapeutika vorgeschlagen worden (Ihler et al. 1973, Zimmermann 1973). In der Behandlung angeborener Stoffwechselleiden können exogene Enzyme in Erythrozytenschatten der Patienten eingeschlossen werden und dort nach Reinjektion als Ort des Abbaus toxisch angehäufter Substrate im Kreislauf dienen. Lange Überlebenszeiten des Trägersystems sind daher anzustreben. Da eine Reihe von Faktoren den Abbau von Erythrozyten beeinflußt, haben wir „verschlossene" Erythrozytenschatten entwickelt, die sich von normalen Erythrozyten im Hinblick auf Zellinhalt und Membrantransporteigenschaften nicht wesentlich unterscheiden (Sprandel et al. 1979a und b). Da der morphologischen Gestalt möglicherweise eine Rolle in der in vivo-Überlebenszeit zukommt, wurden rasterelektronenmikroskopische Untersuchungen durchgeführt.

Erythrozytenschatten wurden mittels einer Methode der hypoosmotischen Dialyse mit Makromolekülen beladen und durch nachfolgende isoosmotische Dialyse wieder verschlossen (Sprandel et al. 1979b). Zur Untersuchung kamen frische Erythrozyten von Menschen, Affen, Hunden, Kaninchen, Ratten und Mäusen. Die Präparation für die Rasterelektronenmikroskopie erfolgte durch Fixation in 3% Glutaraldehyd, Postfixation in 1% Osmiumtetroxyd, Entwässerung in einer aufsteigenden Alkoholreihe, Kritische-Punkt-Trocknung und abschließend Goldbedampfung. Die Präparationen wurden mit einem Rasterelektronenmikroskop (Phillips PSEM 500) bei einer Spannung von 25 kV betrachtet.

Kontrollexperimente mit normalen Erythrozyten zeigten, daß die angewandte Methode keine wesentlichen Artefakte bewirkte.

Während der hypoosmotischen Phase waren kollabierte Membranen in vielfaltigen Gestalten sichtbar. Verschluß der Zellen in isoosmotischem Puffer bewirkte eine Veränderung der Zellformen: Stomatozyten waren mit etwa 60% die vorherrschende Zellgestalt verschlossener Erythrozytenschatten von Menschen, Affen und Hunden. Daneben waren jedoch eine Vielzahl anderer Zellformen zu beobachten: Zellen mit tiefen Einstülpungen oder schneckenförmigen Einfaltungen, Echinozyten sowie vereinzelte Spherozyten, Sichelzellen und auch bikonkave Zellen (Abb. 1). Änderung der Zentrifugationsgeschwindigkeit von 1100 g auf 100 g

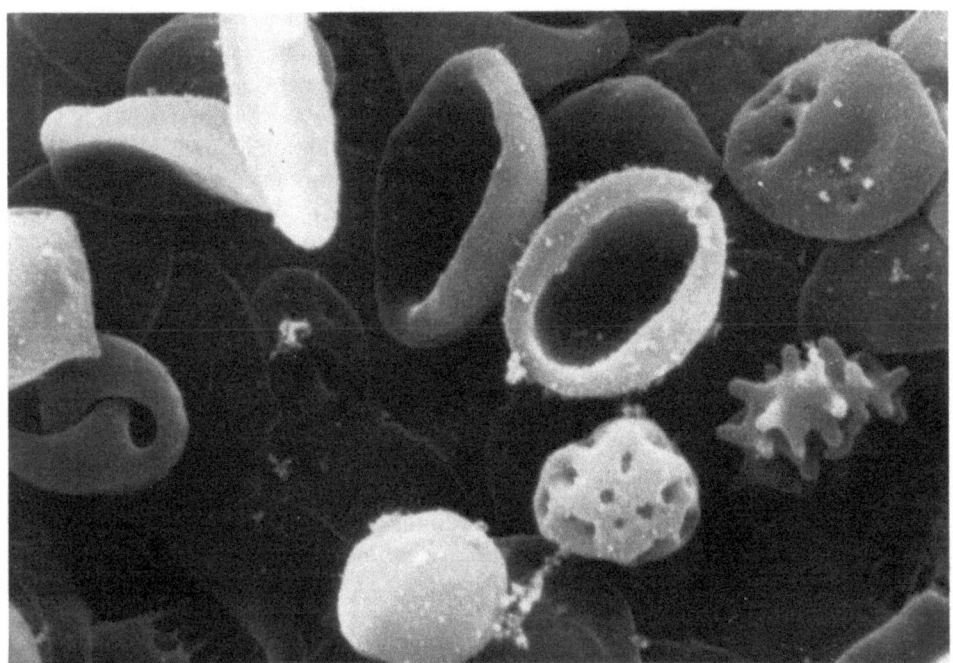

Abb. 1. Morphologische Vielfalt „verschlossener Erythrozytenschatten" (Zentrifugation 1100 g, zelluläre ATP-Spiegel erniedrigt)

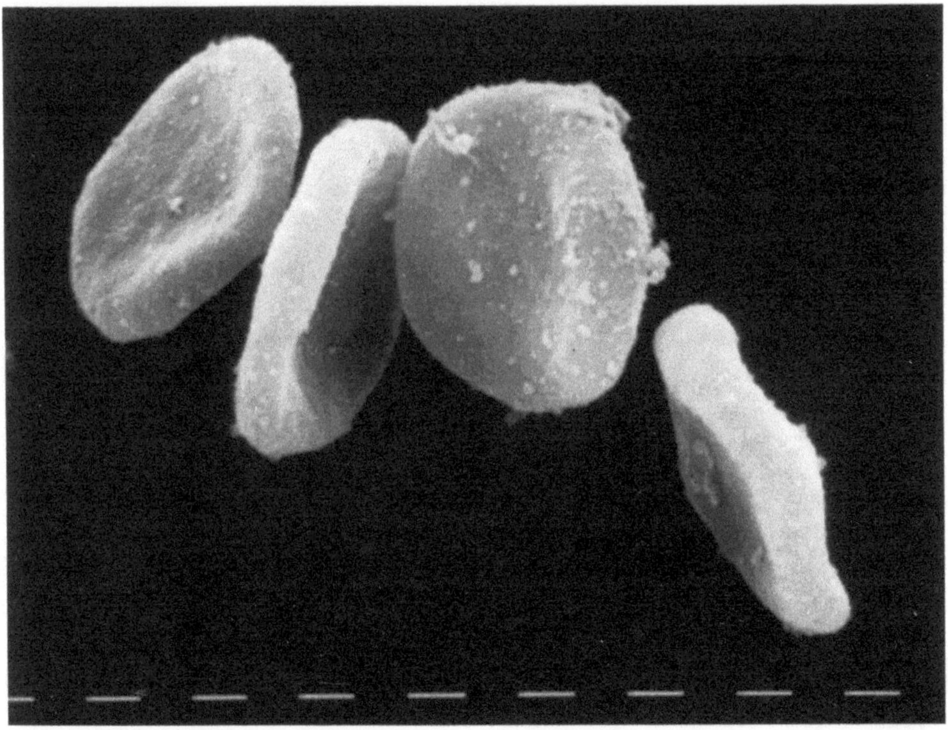

Abb. 2. Morphologie von „Trägererythrozyten" (Zentrifugation unter 500 g, normale zelluläre ATP-Spiegel). Ein Skalenteil entspricht 1 µm

zum Waschen der Erythrozytenschatten erlaubte jedoch die Präparation von nahezu 60% biconcaver Zellen neben etwa einem Drittel Stomatozyten. Durch Wiederherstellen der ursprünglichen intrazellulären ATP-Werte durch Präparation der Erythrozytenschatten in Gegenwart von 5 mM Glucose, 5 mM Adenosin und 4 mM Mg Cl_2 konnten jedoch verschlossene Erythrozytenschatten erzeugt werden, die zu über 80% bikonkave Zellen und einen Rest flacher unikonkaver Zellen aufweisen (Abb. 2). Andere Zelltypen waren in weniger als 2% der Gesamtzahl sichtbar. Ähnliche Ergebnisse wurden mit Erythrozytenschatten von Hunden und Affen erzielt, wobei letztere einen höheren Anteil an Echinozyten aufwiesen. Erythrozytenschatten von Mäusen zeigten überwiegend Stomatozyten und multikonkave Spherozyten. Erythrozytenschatten von Kaninchen bestanden überwiegend aus ausgeprägten Echinozyten – eine Beeinflussung dieser Zellform war nicht zu erreichen. Die Präparation von Rattenerythrozyten führte zu kristallartigen Gebilden unterschiedlicher Größe und zellartige Gebilde konnten nicht beobachtet werden.

Durch die Präparation verschlossener Erythrozytenschatten kann das Gleichgewicht zur Aufrechterhaltung einer bikonkaven Form im Ruhezustand gestört werden. Schonende Präparationstechnik und Erhalt normaler zellulärer ATP-Spiegel erlauben mit Erythrozyten von Menschen, Hunden und Affen jedoch die Präparation von Erythrozytenschatten, die in der Mehrzahl der Morphologie normaler Erythrozyten entsprechen. Ratten haben sich als Versuchstiere zum Studium von Erythrozytenschatten als ungeeignet erwiesen. Verschlossene Erythrozytenschatten von Kaninchen (Echinozyten) wurden in vivo mit einer Halbwertszeit von etwa 30 min zerstört und nur Zellen, die die ersten 2 Std überlebten, zeigten einen Abbau, der normalen Erythrozyten ähnlich ist (Sprandel et al. 1980a). Untersuchungen der Überlebenszeit von Erythrozytenschatten von Hunden bestätigten die Relevanz optimaler Präparationsmethoden für die in vivo-Anwendung: Zellen mit erniedrigtem ATP-Gehalt die mit 1100 *g* zentrifugiert wurden, überlebten mit einer Halbwertszeit von 24 Std, Zentrifugation mit 100 *g* führte zu einer Halbwertszeit von 7 Tagen; Zellen mit normalen ATP-Spiegeln und Zentrifugation unter 500 *g* zeigten jedoch mit einer Halbwertszeit von 18 Tagen das gleiche Abbauverhalten wie normale Erythrozyten (Sprandel et al. 1980b).

Auf Grund der Ähnlichkeit mit normalen Erythrozyten in vitro und in vivo schlagen wir zur Unterscheidung von herkömmlichen Erythrozytenschatten (erythrocyte ghosts) den Begriff „Trägererythrozyten" für diese zellulären Träger vor.

Literatur

Ihler GM, Glew RH, Schnure FW (1973) Enzyme loading of eryhtrocytes. Proc Natl Acad Sci USA 70: 2663–2666 – Sprandel U, Hubbard AR, Chalmers RA (1979a) In vitro studies on resealed erythrocyte ghosts as protein carriers. Res Exp Med (Berl) 175: 239–245 – Sprandel U, Hubbard AR, Chalmers RA (1979b) Membrane transport in resealed haemoglobin-containing human erythrocyte 'ghosts' prepared by a dialysis procedure. Biochem Biophys Res Commun 91: 79–85 – Sprandel U, Hubbard AR, Chalmers RA (1980a) In vivo life-span of resealed rabbit erythrocyte 'ghosts'. Res Exp Med (Berl) (in press) – Sprandel U, Hubbard AR, Chalmers RA (1980b) Survival of "carrier erythrocytes" in dogs. Proc Med Res Soc (Clin Sci) (submitted) – Zimmermann U (1978) Deutsches Patentamt, Auslegeschrift 2326161 vom 23. 5. 1973

Kövary, P. M. (Univ.-Hautklinik Münster), Hultsch, E. (Inst. für Biomathematik der Universität Münster), Janning, G. (Univ.-Hautklinik, Münster), Weyer, F. G. (Labor Dr. F. G. Weyer, Hannover):
Klassen- und Leichtkettentypenverteilung von Doppelparaproteinämien

Die Verteilung der Paraproteine auf die einzelnen Immunglobulinklassen und Leichtkettentypen erfolgt in gesetzmäßiger Weise [6, 9]. Doppelparaproteinämien machen etwa 1% aller Paraproteinämien aus. Im folgenden wird die Verteilung der häufigsten Doppelparaproteinämien mit Hilfe des χ^2-Anpassungstests [7] verglichen. Die Untersuchung stützt sich auf 30 eigene Beobachtungen von Doppelparaproteinämien sowie weitere 107 in der Literatur beschriebene Fälle [1–5, 8–10].

Die Klassen- und Leichtkettentypenverteilung der Paraproteine des eigenen Untersuchungsguts ist in Tabelle 1 wiedergegeben. Dabei wurden 31 Doppelparaproteinämien gefunden: IgG-kappa + IgA-kappa (8×), IgG-kappa + IgM-kappa (6×), IgG-kappa + IgG-lambda (5×), IgG-lambda + IgA-lambda (3×), IgG-kappa + IgG-kappa (2×), IgG-kappa + IgA-lambda (2×), IgG-lambda + IgG-lambda (2×), IgG-lambda + IgA-kappa (1×), kappa + kappa (1×), IgG + IgM (ohne Leichtkettentypisierung) (1×).

Die Verteilung der häufigsten Doppelparaproteinämien unterscheidet sich erheblich von der der Einfachparaproteinämien (X^2_{21} = 110,6; $p < 0,01$). Beim Vergleich der beobachteten absoluten Häufigkeiten der am meisten vorkommenden Doppelparaproteinämien mit den sich aus der Verteilung der Einfachparaproteinämien errechnenden Erwartungswerten ergeben sich X_1^2-Anteile, die über 3,84 liegen ($p < 0,05$) für die häufiger als erwartet angetroffenen Kombinationen von IgA-kappa + IgG-kappa (gefunden 20,4%, erwartet 7,3%), IgM-kappa + IgG-kappa (gefunden 11,7%, erwartet 5,2%) und IgA-kappa + IgA-lambda (gefunden 4,4%, erwartet 1,9%). Allerdings lag der Erwartungswert für die Kombination IgA-kappa + IgA-lambda unter 3. Häufiger als erwartet wurden auch die Kombinationen IgA-lambda + IgG-lambda (gefunden 8,0%, erwartet 5,3%) und IgM-kappa + IgA-kappa (gefunden 2,9%, erwartet 1,4%) angetroffen, jedoch fällt hier der Unterschied zum Erwartungswert weniger auf ($X_1^2 < 3,84$). Wesentlich seltener als erwartet ($X_1^2 > 3,84$) fanden sich Fälle mit IgG-kappa + IgG-kappa (gefunden 5,1%, erwartet 13,9%) sowie IgG-lambda + IgG-lambda (gefunden 1,5%, erwartet 7,1%). Der X_1^2-Wert der Fälle von IgG-lambda + IgG-kappa (gefunden 12,4%, erwartet 19,8%) betrug 3,76 und lag somit knapp über der 5%-Grenze. Seltener als erwartet wurde auch die Kombination IgM-kappa + IgG-lambda (gefunden 0,7%, erwartet 3,7%) gefunden, jedoch lag auch hier

Klasse	Kappa-Typ n	Lambda-Typ n
IgA	256	258
IgG	977	697
IgM*	183	54
IgD	0	12
LK	22	38
DP		31

Tabelle 1. Klassen- und Leichtkettentypenverteilung von 2574 Fällen mit Paraproteinämie. LK = Leichtkettenparaproteinämien, DP = Doppelparaproteinämien, * = in 45 Fällen war keine LK-Bestimmung möglich

der X_1^2-Wert unter 3,84 (3,27). Den Erwartungswerten entsprachen weitgehend die Kombinationen IgG-kappa + IgA-lambda (gefunden 5,1%, erwartet 7,3%), IgG-lambda + IgA-kappa (gefunden 4,4%, erwartet 5,2%) und IgG-lambda + IgA-lambda (gefunden 8,0%, erwartet 5,3%). Die übrigen Kombinationen kamen so selten vor, daß ihrer Auswertung keine Bedeutung zukommt.

Aus der von der Verteilung der Einfachparaproteinämien abweichenden Verteilung der Doppelparaproteinämien ergibt sich ein Hinweis auf eine möglicherweise relativ häufige gemeinsame monoklonale Genese der Doppelparaproteinämien mit übereinstimmenden Leichtkettentypen und abweichenden Schwerketteneigenschaften. Bei gleichartigen Schwerketteneigenschaften oder unterschiedlichen Leichtkettentypen spricht die Verteilung eher für ein zufälliges Zusammentreffen. Die Interpretation der Befunde steht in Einklang mit der statistischen Untersuchung von Bouvet et al. [3], die an einem weitgehend anders zusammengesetzten Untersuchungsgut und ohne Berücksichtigung der jeweiligen Leichtkettenspezifität der einzelnen Paraproteine von Doppelparaproteinämien zu gleichartigen Schlüssen gekommen waren.

Literatur

1. Ballieux RE, Imhof JW, Mul NAJ, Zegers BJM, Stoop JW (1968) Clin Chim Acta 22: 7–13 – 2. Bihrer R, Flury R, Morell A (1974) Schweiz Med Wochenschr 104: 39–45 – 3. Bouvet JP, Feingold J, Oriol R, Liacopoulos P (1975) Biomedicine 22: 517–523 – 4. van Camp BGK, Shuit HRE, Hijmans W, Radl J (1978) Clin Immunol Immunopathol 9: 111–119 – 5. Fateh-Moghadam A, Beil E, Borchers H, Raab C (1970) Verh Dtsch Ges Inn Med 76: 539–541 – 6. Fateh-Moghadam A, Lamerz R, Knedel M, Tsirimbas B (1971) Klin Wochenschr 49: 458–467 – 7. Heinecke A, Hultsch E, Nienhaus R, Reisch A, Wingert F (1976) Biomathematik für Mediziner. Springer, Berlin Heidelberg New York – 8. Miller DG, Korngold L (1966) Med Clin North Am 50: 667–674 – 9. Oberdorfer A, Schnaufer K, Lange H-J, Neiss A (1973) J Clin Chem Clin Biochem 11: 51–64 – 10. Ottó S, Puskás E, Medgyesi GA, Gergely J (1972) Haematologia (Budap) 6: 471–487

Schmidt, R. E., Niese, D., Illiger, H. J., Stroehmann, I. (Med. Univ.-Klinik Bonn):
Klinische und Immunologische Aspekte der Doppelparaproteinämie

Als Charakteristikum der Gammopathie oder Paraproteinämie gilt immer noch die Monoclonalität, d. h. der Nachweis eines einzigen Paraproteins. In der Literatur wurden bisher nur vereinzelt Fälle mit zwei Paraproteinen berichtet [1, 6, 8, 10, 14]. Zweimal wurden sogar pluriclonale Gammopathien beschrieben [3, 4]. Myelomproteine galten bis vor etwa 10–15 Jahren noch als abnorme Immunglobuline ohne funktionelle Antikörperaktivität [7, 11, 14]. Strukturelle und immunologische Untersuchungen haben inzwischen gezeigt, daß es sich dabei um normale synthetische B-Zellprodukte handelt. Sie stellen eine homogene Population von Immunglobulinmolekülen dar. Dazu paßt der in letzter Zeit häufiger geführte Nachweis von biologischer Aktivität der monoclonalen Immunglobuline [13].

Wir beobachteten in den letzten 6 Jahren unter 369 Paraproteinen sieben Patienten, in deren Serum wir mittels der Immunelektrophorese gleichzeitig zwei monoclonale Immunglobuline nachweisen konnten. Das entspricht einer Häufigkeit von 2% unter den Paraproteinämien. Entsprechend zu den jeweils zwei in der

Tabelle 1. Klinische und Immunologische Charakterisierung von sieben Doppelparaproteinämien

Diagnose		Stadium nach Salmon u. Durie	Diclonale Paraproteine	Besonderheiten/Komplikationen
H. F. 70 J. männl.	M. Waldenström		IgA kappa IgM kappa	ANF +, Kälteantikörper Plasmazell. Infiltrat der Parotis Kälteagglutinationssyndrom Herpes zoster
H. K. 80 J. weibl.	Plasmocytom	III	IgG lambda IgA kappa	Coma paraproteinämicum Nierenversagen Herpes zoster
M. A. 53. J. männl.	Plasmocytom	III	IgG kappa IgA kappa	Coma paraproteinämicum Nierenversagen
O. A. 59 J. männl.	Plasmocytom Lebercirrhose	I	IgG lambda IgA lambda	
P. H. 50 J. männl.	Plasmocytom	II	IgG kappa IgA kappa	Pleurainfiltration durch Plasmocytom
P. E. 70 J. weibl.	M. Waldenström		IgG kappa IgM lambda	Kälteagglutinationssyndrom Herpes zoster Zweittumor (Plattenepithel-Ca)
W. R. 66 J. männl.	Plasmocytom	I	IgG kappa IgA lambda	

CAF-Serumelektrophorese auftretenden schmalbasigen Gradienten wiesen die Immunelektrophoresen unserer Patienten die folgenden Paraproteinkombinationen auf (s. Tabelle 1). In allen Fällen liegen unterschiedliche H-Kettenstrukturen vor. Die antigenen Strukturen der L-Ketten sind in drei Fällen identisch, in vier Fällen different. Auffällig ist die starke Häufung von IgA in den Doppelparaproteinkombinationen – auch in der Literatur [1, 6, 10, 14] – da sonst nur ca. 18% der Myelomproteine IgA-Struktur besitzen. Klinisch wiesen sowohl die beiden Patienten, bei denen primär eine Makroglobulinämie Waldenström diagnostiziert worden war, als auch diejenigen, die sich in fortgeschrittenen Stadien eines multiplen Myeloms nach Salmon und Durie [9] befanden, ungewöhnlich viele schwere Organkomplikationen auf. Zwei Myelompatienten (H. K. und M. A.) entwickelten ein Nierenversagen und ein Coma paraproteinämicum, einer (P. H.) eine Pleurainvasion durch Plasmazellen. Beide Patienten mit IgM-Paraprotein wiesen ein Kälteagglutinationssyndrom auf. Bei H. F. wurde ein extramedulläres Infiltrat der Parotis zunächst unter der Fehldiagnose eines Küttner-Tumors operativ entfernt. Ein Zweittumor bei P. E. erwies sich als Plattenepithelcarcinom der Wange. Bei drei Patienten ging die diclonale Paraproteinämie unter zytostatischer Therapie mit einem Herpes zoster einher. Zwei Fälle mit Doppelparaproteinämie, die nach den Kriterien von Salmon und Durie in das Stadium I einzuordnen sind, verlaufen seit 3 bzw. 5 Jahren ohne zytostatische Therapie komplikationslos. Eine mögliche Erklärung für die schweren Komplikationen, zumindest aber für die zwei schweren Hyperviskositätssyndrome mit Coma und Nierenversagen, könnte der hohe IgA-Myelomanteil sein. Denn zum einen ist die Prognose der IgA-Plasmocytome schlechter als die von IgG-Myelomen. Und zum anderen neigen gerade IgA-Proteine zur Bildung von Di- und Polymeren und anderen IgA-Proteinkomplexen [2].

Im Serum eines unserer Patienten (H. F.) konnten wir bei den immunologischen Routineuntersuchungen positive antinukleäre Faktoren und einen Kälteagglutinintiter von über 1 : 256 000 nachweisen. Die Immunelektrophorese des Serums wies zwei Myelomproteine auf, nämlich ein IgM-Paraprotein mit kappa-Leichtkettenspezifität sowie ein monoclonales IgA-Paraprotein ebenfalls vom kappa-Leichtkettentyp. Mit Hilfe verschiedener monospezifischer Schwer- und Leichtkettenantiseren konnten wir zeigen, daß es sich bei dem in der indirekten Immunfluoreszenz gefundenen homogenen Kernantikörper um das IgA-kappa-Paraprotein handelte. Die Testung auf dsDNS im RIA und der indirekten Immunfluoreszenz auf Crithidia verlief negativ, so daß wir eine ssDNS- (oder evtl. RNS-) Spezifität annehmen müssen.

Für das IgM-Paraprotein, sedimentationsanalytisch ein 14,8 S-Protein, konnten wir I-Antigenspezifität nachweisen und damit den hohen Kälteagglutinintiter erklären. Mit Hilfe der Immunfluoreszenz, wobei Humanerythrozyten (Verd. 1 : 100) in Eis über 24 h mit dem Patientenserum (Verd. 1 : 100) und anschließend mit FITC-markierten Antiseren inkubiert wurden, gelang auch der morphologische Nachweis des IgM-kappa-Paraproteins als Kälteagglutinin. Bei dem Patienten H. F. liegen also zwei biologisch aktive monoclonale Myelomproteine vor, die beide Autoantikörpereigenschaften besitzen. Als das dem kappa-IgM-zugehörige antigene Substrat konnte das I-Antigen identifiziert werden. Bei dem Kernantikörper im Serum unseres Patienten handelt es sich um das IgA-kappa-Myelomprotein. Nach unserem Wissen ist dies der erste bekannt gewordene Kernantikörper vom Typ IgA. Entsprechend unseren Untersuchungen ist er nicht gegen dsDNS gerichtet. Das völlige Fehlen einer Lupus erythematodes-Symptomatik erscheint uns am ehesten durch die schlechte Bindung von IgA an Komplement erklärbar zu sein.

Da die Myelomproteine unserer Patienten unterschiedliche Idiotypspezifitäten aufweisen, kann ein Wechsel der Antikörperproduktion durch ein und dieselbe B-Zelle, wie er in der Literatur von Soolari [12] berichtet wird, ganz sicher ausgeschlossen werden. Die Genese der Paraproteinämie selbst wird einerseits erklärt durch starke, andauernde spezifische Stimulation und fehlende Rückkoppelung, wobei gegen diese Theorie die Monoclonalität dieser Antikörper spricht. Denn selbst die Immunisierung mit isolierten niedermolekularen Substanzen, wie Streptokokkencarbohydraten, führt zumindest zu einer oligoclonalen Immunglobulinproduktion. Eine Ausnahme bildet hierin lediglich die BALB/c-Maus, die durch gleichzeitige Gabe von Plastikmaterialien oder Mineralölen mit bakteriellen Polysacchariden einen Plasmazelltumor entwickelt, der ein monoclonales IgA sezeniert. Andererseits sprechen für die Theorie der spezifischen Stimulation die befunde bei Seligmann [13], nach denen nämlich die meisten Myelomproteine ihre biologische Aktivität gegen menschliche Serumproteine richten und sich somit wie Autoantikörper verhalten. Diese Theorie wird durch unseren Nachweis von zwei differenten idiotypischen Myelomproteinen mit jeweils unterschiedlichen Autoantikörperspezifitäten in ein und demselben Patienten gestützt.

Die 1–2%ige Inzidenz von Doppelparaproteinämien beim multiplen Myelom, aber auch bei Lymphomen anderer Genese weist jedenfalls daraufhin, daß bei einer wie auch immer gearteten Onkoneogenese unter Einfluß des lymphatischen Apparates multiple Tumorclone entstehen können.

Literatur

1. Fateh-Moghadam A, Würz H, Knedel M, Oeser RM (1968) Doppelparaproteinämien. Verh Dtsch Ges Inn Med 74: 466–469 – 2. Fudenberg HH, Virella G (1980) Multiple myeloma and Waldenström macroglobulinemia: unusual presentations. Semin Hematol 17: 63–79 – 3. Jensen K, Jensen KB, Olesen H (1967) Three M-components in serum from apparently healthy person. Scand J Haematol 4: 485–488 – 4. Kaboth U, Kattermann R, Arnold R, Hauswaldt C (1968) Immunelektrophoretische Untersuchungen an einer pluriclonalen Gammopathie. Verh Dtsch Ges Inn Med 74: 469–472 – 5. Potter M (1971) Myeloma proteins (M-components) with antibody-like activity. N Engl J Med 284: 831–838 – 6. Rádl J, Chott L, Rihová D (1966) Ein Fall von Myelom und Bildung zweier in antigener Hinsicht unterschiedlicher Paraproteine. Klin Wochenschr 44: 1117–1119 – 7. Rose NR, Friedman H (1976) Manuao of clinical Immunology. American Society for Microbiology, Washington, pp 734–752 – 8. Rosen BJ, Smith TW, Bloch KJ (1967) Multiple myeloma associated with two serum M components, gamma G type kappa and gamma G type lambda. N Engl J Med 277: 902–907 – 9. Salmon ES, Wampler SB (1977) Multiple myeloma: quantitative staging and assessment of response with a programmable pocket calculator. Blood 49: 379–389 – 10. Scheurlen PG (1964) Plasmocytom mit mehrfacher Proteinanomalie. Dtsch Med Wochenschr 89: 42–45 – 11. Schubothe H, Klemm D, Conraths H (1965) Makroglobulinämie mit gleichzeitigem Auftreten zweier verschiedener „biologisch aktiver" Serumkomponenten. Klin Wochenschr 43: 1340–1344 – 12. Scolari L, Vaerman JP, Castigli E, Voliani D, Salsana F, Masala C, DiGuglielmo R (1978) Late appearance of an IgA (kappa) monoclonal protein in a patient with IgG (kappa) multiple myeloma: sharing of idiotypic specificities between two serum proteins. Scand J Immunol 8: 201–206 – 13. Seligman M, Brouet JC (1973) Antibody activity of human myeloma globulins. Semin Hematol 10: 163–177 – 14. Wetter O (1966) Säulenchromatographische Untersuchungen mit DEAAE-Anionenaustauscher bei einem Plasmocytom mit doppelter Proteinanomalie. Verh Dtsch Ges Inn Med 72: 335–338

Fateh-Moghadam, A. (Inst. für Klin. Chemie am Klinikum Großhadern der Univ. München), Besinger, U. A., Toyka, K. V., Kissel, H. (Neurolog. Klinik der TU München):
Die Neuropathie bei monoklonalen Gammopathien

1. Einleitung

Davidson und Balser berichteten 1937 [5] über das Auftreten von Polyneuropathie bei Patienten mit Plasmozytom. Neurologische Erscheinungen besonderer Prägung bei Patienten mit Morbus Waldenström wurden von Bichel et al. 1950 beschrieben [2]. Diese Symptomatologie, die nach späteren Berichten auch bei anderen monoklonalen Gammopathien vorkommt, wurde als Bing-Neel-Syndrom bezeichnet [3]. Diese Bezeichnung wurde deshalb gewählt, weil diese Autoren bereits 1936 über drei Fälle mit Neuropathie berichteten, bei denen es sich nach späteren Analysen um Morbus Waldenström handeln müßte. Trotz dieser Kenntnisse fehlen bisher systematische Untersuchungen über die Häufigkeit, Art und Ausprägung der Neuropathie bei einem unausgewählten Patientenkollektiv mit monoklonalen Gammopathien; die Angaben in der Literatur schwanken zwischen Null [6] und 40% [11] (Übersicht bei [9]).

In der vorliegenden Arbeit wird anhand eines eingehenden standardisierten neurologischen Untersuchungsprogramms an einem unausgewählten Patientengut zu folgenden Fragen Stellung genommen:
1. Häufigkeit und Art einer Neuropathie bei verschiedenen monoklonalen Gammopathien.
2. Abhängigkeit der Neuropathie von der Klasse, dem Leichtkettentyp oder der Konzentration des monoklonalen Immunglobulins.

3. Abhängigkeit der Neuropathie vom Alter des Patienten, dem Schweregrad bzw. Dauer der Erkrankung.
4. Abhängigkeit der Neuropathie von der Plasmaviskosität.
5. Pathogenese der Neuropathie bei monoklonalen Gammopathien.

2. Patientengut und Methoden

Untersucht wurden 84 Patienten (51 Männer und 33 Frauen) mit monoklonalen Gammopathien: 49 IgG, 17 IgA, 13 IgM und fünf mit einer isolierten Bence-Jones-Proteinbildung. Das Kappa/Lambda-Verhältnis betrug beim Gesamtkollektiv 1,5 : 1. Bei Patienten mit monoklonalem IgM bestand aufgrund histologischer Untersuchungen des Knochenmarkes und anderer hämatologischer Befunde ein Morbus Waldenström bzw. Immunozytom.

Außer drei Patienten, bei denen eine benigne monoklonale Gammopathie angenommen werden muß, hatten die übrigen Patienten sicher ein Plasmozytom im Stadium I bis III nach Duri und Salmon [7].

Das durchschnittliche Alter lag bei 60 Jahren, die Erkrankungsdauer zwischen 1 und 20 Jahren im Mittel 4,5 Jahre.

Das neurologische und elektrophysiologische Untersuchungsprogramm bestand neben der eingehenden Anamneseerhebung aus folgenden Untersuchungen:

Prüfung der groben Kraft sämtlicher Muskelgruppen der Extremitäten und des Schulter- bzw. Beckengürtels. Eingehende Prüfung aller sensibler Qualitäten, wobei besonders auf Afferenzstörungen und Minderung des Vibrationsempfindens geachtet wurde.

Genaue Erhebung des Reflexstatus.

Messung der motorischen und sensiblen Nervenleitgeschwindigkeiten an den oberen und unteren Extremitäten. Dabei erfolgte die Stimulation motorischer Nerven orthodrom mit Oberflächenelektroden, die Ableitung über den jeweils zugehörigen Muskel.

Die Stimulation sensibler Nerven wurde teils orthodrom teils antidrom vorgenommen. Die Ableitung der evozierten Nervenpotentiale erfolgte je nach Erfordernis mit Oberflächen- oder Nadelelektroden.

3. Ergebnisse und Diskussion

Nach den klinisch-neurologischen Befunden und den anamnestischen Daten wurden die Patienten in drei verschiedene Gruppen eingeteilt (Abb. 1). Neun Patienten werden in dieser Studie weiter nicht berücksichtigt (Gruppe IV). Bei diesen kann ein Diabetes mellitus, Alkoholabusus und/oder eine Urämie als mögliche Ursache einer Neuropathie in Frage kommen.

Gruppe I umfaßt neun Patienten mit einer klinisch manifesten Polyneuropathie, mit Überwiegen sensibler distal betonter Ausfälle. Bei drei Patienten bestand zusätzlich eine ausgeprägte motorische Schwäche mit deutlicher Muskelatrophie.

Gruppe II umfaßt elf Patienten, die zur Zeit der Untersuchung keine senso-motorische Polyneuropathie hatten, anamnestisch jedoch eine solche gehabt haben konnten.

Gruppe III umfaßt die restlichen 55 Patienten ohne Zeichen einer Neuropathie und zwar weder bei der Untersuchung noch in der Vorgeschichte.

Eine manifeste Neuropathie konnte somit in 12% des Gesamtkollektivs festgestellt werden. Diese Ergebnisse stimmen mit dem Bericht von Walsh 1971 [14] überein, der nach klinischen Kriterien unter 23 Patienten mit monoklonalen Gammopathien dreimal eine manifeste Polyneuropathie gefunden hatte. Die relative Häufigkeit der Polyneuropathie ist bei den einzelnen Paraproteinämieklassen etwa gleich. Es besteht keine Beziehung zwischen der Häufigkeit und

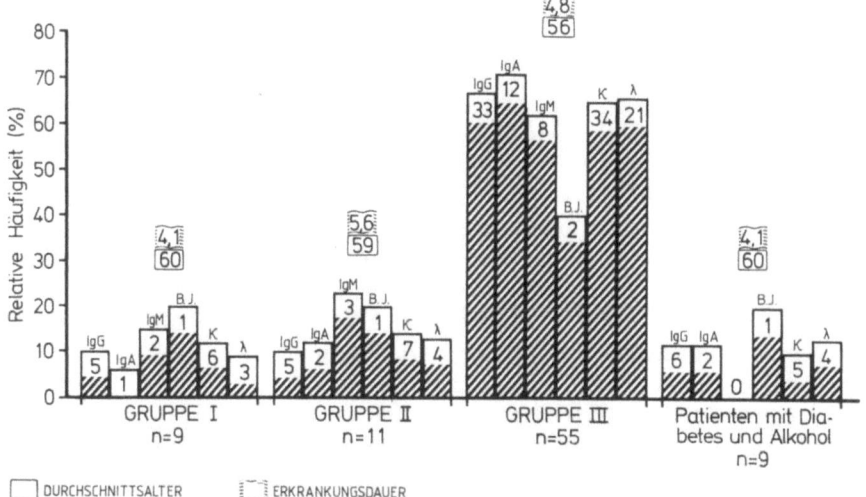

Abb. 1. Relative Häufigkeit der einzelnen Immunglobulin-Klassen und Leichtkettentypen sowie Erkrankungsdauer und Durchschnittsalter der Patientengruppen. Gruppe 1: Patienten mit gesicherter Neuropathie; Gruppe 2: Patienten ohne nachweisbare Neuropathie jedoch mit anamnestischen Hinweisen; Gruppen 3: Patienten ohne Neuropathie

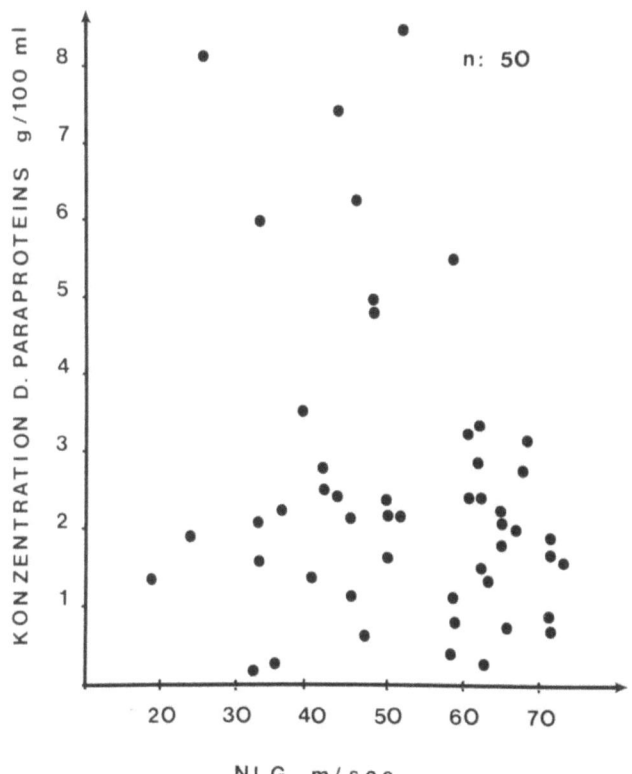

Abb. 2. Praproteinkonzentrationen und sensible NLG des N. medianus

Ausprägung der Neuropathie und dem Leichtkettentyp sowie der Konzentration des monoklonalen Immunglobulins, der Plasmaviskosität, dem Alter der Patienten, der Dauer und Schwere der Grunderkrankung (Abb. 2). Bei einem der Patienten mit progredient verlaufender Polyneuropathie besteht nach wiederholt durchgeführten Untersuchungen (seit 4 Jahren) kein Anhalt für Plasmozytom, so daß eine benigne monoklonale IgG-Gammopathie hier angenommen werden muß.

Pathologische Meßwerte für die Nervenleitgeschwindigkeit (NLG) fanden sich bei sieben der Patienten der Gruppe I, zwei der Gruppe II und zehn der Gruppe III. Carpaltunnelsyndrom, posttraumatische Restparese und andere mechanische Einwirkungen waren für die pathologischen elektroneurografischen Befunde bei Patienten der Gruppen II und III verantwortlich. Eine diffuse, die motorischen und sensiblen Nerven gleichsam betreffende Verlangsamung der NLG hatten fünf Patienten der Gruppe I; bei den restlichen zwei war lediglich die NLG der sensiblen Nerven verzögert. Diffuse EMG-Veränderungen im Sinne eines generalisierten neurogenen Umbaus der Muskelfasern fanden sich bei fünf Patienten der Gruppe I.

Für die Pathogenese der in der Regel langsam progredient verlaufenden sensibel-motorischen Polyneuropathie bei monoklonaler Gammopathie können folgende Mechanismen diskutiert werden [9]:
1. Ischämie der Vasa nervosum durch Mikrozirkulationsstörungen.
2. Lympho-plasmozelluläre Infiltration, vorwiegend perivaskulär.
3. Amyloid-Ablagerungen perivaskulär sowie entlang des Perineuriums.
4. Autoimmunologischer Prozeß.

Das Vorkommen von Polyneuropathie bei Patienten mit benignen monoklonalen Gammopathien sowie Patienten ohne Zeichen einer Amyloidose und der von uns festgestellten fehlenden Beziehungen zwischen dem Ausmaß und der Häufigkeit der Polyneuropathie und der Klasse, dem Leichtkettentyp und der Konzentration des monoklonalen Immunglobulins, der Plasmaviskosität, der Schwere und Dauer der Erkrankung sprechen gegen eine Ischämie der Vasa nervosum, lymphoplasmozelluläre Infiltration und Amyloidose als pathogenetischer Mechanismus, wenn auch im Einzelfall eine Polyneuropathie durch solche Veränderungen hervorgerufen werden kann [10]. Für eine Autoimmungenese der Polyneuropathie gibt es einige indirekte sowie direkte Hinweise. Diese sind z. B., das immunhistochemisch nachgewiesene monoklonale Immunglobulin und Komplement in den Nervenscheiden [4, 12], Koinzidenz von monoklonaler Immunglobulinopathie und autoimmunologische Erkrankungen und Phänomene (Myasthenia gravis, Arthritis, Glomerulonephritis, perniziöse Anämie, Autoantikörper gegen Thyreoglobulin, Streptolycin, Thrombozyten, IgG, Flavin und Faktor VIII [8, 13] (Übersicht bei [9]). Eine Antimyelineigenschaft des monoklonalen Immunglobulins wäre somit durchaus denkbar.

Für eine Autoimmungenese der Polyneuropathie sprechen außerdem die Ergebnisse unserer tierexperimentellen Untersuchungen, indem wir bei Mäusen durch Injektionen von bestimmten monoklonalen Immunglobulinen eine Neuropathie erzeugen konnten, nicht jedoch durch die Injektion von polyklonalem Immunglobulin [1].

Literatur

1. Besinger UA, Anzil A, Toyka KV, Fateh-Moghadam A, Rauscher R, Struppler A (1980) Neuropathie bei monoklonaler Gammopathie: Passivver Transfer von Mensch zu Maus. Jahrestagung

der Deutschen Gesellschaft für Neurologie 1980. Verh Dtsch Ges Neurol − 2. Bichel J, Bing J, Harboe N (1950) Another case of hyperglobulinemia and affection of the central nervous system. Acta Med Scand 138: 1 − 3. Bing J, Neel AF (1936) Two cases of hyperglobulinemia with affection of the central nervous system on a toxi-infectious basis. Acta Med Scand 88: 492 − 4. Chazot G, Berger G, Bady B, Dumas R, Creysel R, Tommasi M, Schott B, Girard P (1974) Neuropathie periphérique au cours des dysglobulinémies malignes: aspects immunopathologiques. Nouv Presse Med 3: 1355−1358 − 5. Davidson C, Balser BH (1937) Myeloma and its neural complications. Arch Surg 35: 913−936 − 6. Drivsholm A (1964) Myelomatosis. A clinical and biochemical study of 105 cases. Acta Med Scand 176: 509−524 − 7. Duri BG, Salmon SE (1975) A clinical staging system for multiple myeloma. Cancer 36: 842 − 8. Faranghi M, Osserman EF (1976) Myeloma with xanthoderma due to an IgG lambda monoclonal anti flavin antibody. N Engl J Med 294: 177−183 − 9. Fateh-Moghadam A (1974) Paraproteinämische Hämoblastosen. In: Begemann H (Hrsg) Handbuch der Inneren Medizin, Teil 5. Krankheiten des lymphozytären Systems. Springer, Berlin − 10. Fitting JW, Bischoff A, Regli F, De Crousaz G (1979) Neuropathy, amyloidosis, and monoclonal gammopathy. J Neurol Neurosurg Psych 42: 193−202 − 11. Hesselvik M (1969) Neuropathological studies on myelomatosis. Acta Neurol Scand 45: 95−108 − 12. Propp RP, Means E, Deibel R, Sherer G, Barron K (1975) Waldenström's macroglobulinemia and neuropathy: deposition of M-component on myelin sheaths. Neurology (Minneap) 25: 980−988 − 13. Rowland LP, Osserman EF, Scharfmann WB (1969) Myasthenia gravis with a myeloma-type gamma-G (IgG) immunoglobulin abnormality. Am J Med 46: 599 − 14. Walsh JC (1971) The neuropathy of multiple myeloma. An electrophysical and histological study. Arch Neurol 25: 404−414

Ludwig, H. (II. Med. Univ.-Klinik Wien):
Neue Aspekte in der Therapie des multiplen Myeloms: Kultur und Zytostatikasensitivitätstestung von Myelomstammzellen

Einleitung

Die mittlere Überlebenszeit beim multiplen Myelom liegt bei 24−30 Monaten [1]. Für diese ungünstige Prognose sind mehrere Faktoren verantwortlich. So liegen bei Diagnosestellung häufig bereits mehr als 10^{12} Tumorzellen vor, die rasch proliferieren und selbst bei anfänglich erfolgreicher Chemotherapie in kurzer Zeit Resistenzen gegen zahlreiche Zytostatika entwickeln. Eine signifikante Verbesserung der Myelomtherapie ist gegenwärtig nur durch die Entwicklung neuer wirkungsvoller antiproliferativer Substanzen oder durch eine auf die Zytostatikasensitivität des individuellen Tumors abgestimmte Chemotherapie zu erzielen. Wir haben daher, ähnlich wie Hamburger und Salmon [2], ein System zur Kultur und Zytostatikasensitivitätstestung von Myelomstammzellen entwickelt und in klinischen Studien die in vivo-Relevanz der in vitro bestimmten Zytostatikasensitivität analysiert.

Patienten, Material und Methoden

28 Patienten mit multiplem Myelom (17 IgG-, sechs IgA und fünf Leichtkettenmyelome) wurden untersucht. Zehn Patienten wurden nach Diagnosestellung vor jeglicher zytostatischer Therapie studiert, während bei den übrigen Patienten vor Testung ein bis mehrere Chemotherapiezyklen verabreicht worden waren. 10 ml Knochenmark wurde in heparinisierten (Liquemin, Hoffman-LaRoche) Spritzen aspiriert und die mononucleären Zellen anschließend mittels Dichtezentrifugation (Ficoll-Hypaque, Pharmacia) isoliert. 5×10^5 Zellen wurden in 1 ml RPMI 1640 (GIBCO) jeweils mit zwei unterschiedlichen Konzentrationen der zu testenden antiproliferativen Substanzen (4-Hydroperoxy-Cyclophosphamid, Vincristin, Melphalan, Adriamycin, CCNU, BCNU, Bleomycin, Chlorambucil,

Interferon und Prednison) eine Stunde bei 37° C inkubiert. Danach wurden die Zellen in Hanks (GIBCO) gewaschen und in 0,5 ml angereicherten (2-ME, Insulin und verschiedene Cofaktoren für die Nucleinsäuresynthese) autologem oder allogenem Zitratplasma suspendiert. Die Zellplasmasuspensionen wurden danach in 35 mm Petri-Schalen eingebracht und zur Gerinnungseinleitung mit 20 µl CaCl (1 mval/ml) versetzt. Anschließend wurden die Kulturschalen bis 10 Tage in einer feuchten Atmosphäre bei 37° C kultiviert. Zellpräparationen, die nicht mit antiproliferativen Substanzen vorinkubiert worden waren, dienten als Kontrollansätze. Nach 7–10 Tagen wurde die Anzahl der Cluster und Kolonien in Kontroll- und Testansätzen bestimmt und die Ergebnisse als Prozentinhibition angegeben.

$$\text{Prozentinhibition} = 100 - \frac{\text{Cluster und Koloniezahl im Testansatz}}{\text{Cluster und Koloniezahl im Kontrollansatz}} \times 100.$$

Eine Inhibition von > 75% wird als stark, zwischen 25–75% als partiell und < 25% als fehlend bewertet.

Ergebnisse

Bei 24 der 28 untersuchten Patienten mit multiplem Myelom konnte eine ausreichende Proliferation (> 20 Cluster bzw. Kolonien) in den Kontrollansätzen erreicht werden (Abb. 1), so daß bei diesen Kulturen der Einfluß der antiproli-

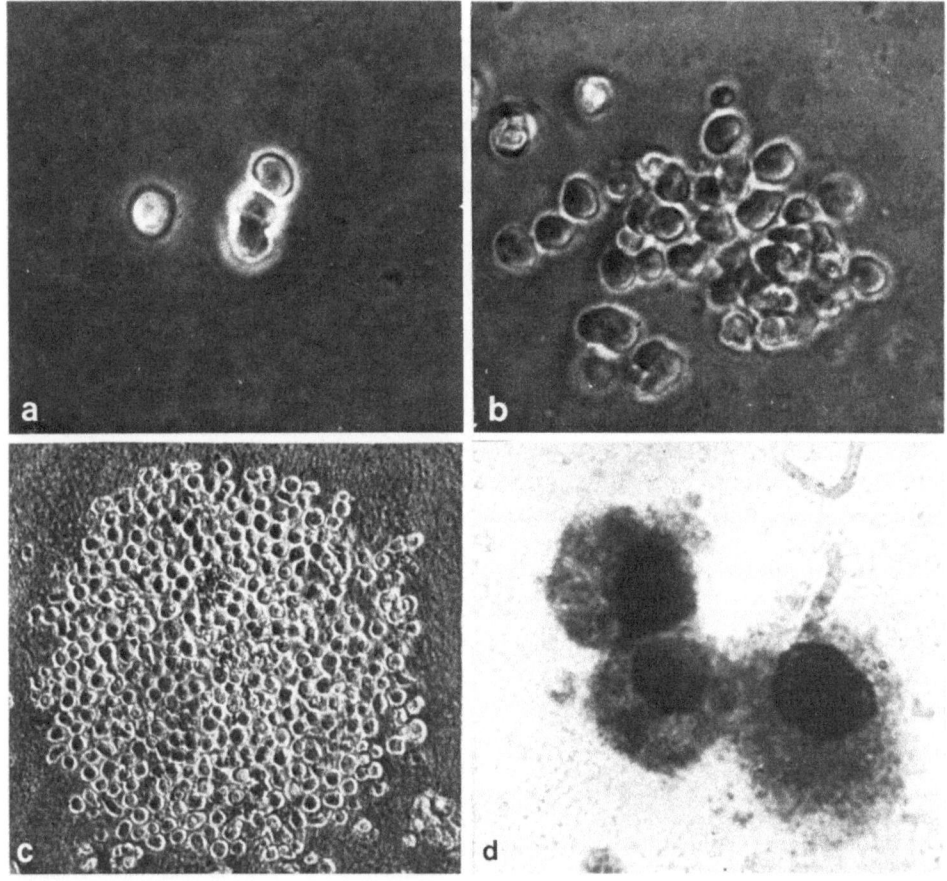

Abb. 1. Proliferation von „Myelomstammzellen" im Kultursystem. **a** 30 Std nach Kulturbeginn, **b** „Myelom-Cluster" nach 5tägiger Kultur, **c** „Myelom-Kolonie" 14 Tage nach Kulturbeginn, **d** enddifferenzierte Tumorzellen

Tabelle 1. Hemmung der Myelomstammzellproliferation durch verschiedene antiproliferative Substanzen

Substanz	Hemmung der in vitro-Tumorproliferation		
	stark (> 75%)	partiell (25–75%)	fehlend (< 25%)
Cyclophosphamid[a]	4 (36%)	7 (50%)	2 (14%)
Melphalan	9 (37,5%)	9 (37,5%)	6 (25%)
Vincristin	8 (33%)	7 (29%)	9 (38%)
Adriamycin	8 (33%)	7 (29%)	9 (38%)
CCNU	9 (38%)	2 (8%)	13 (54%)
BCNU	9 (38%)	1 (4%)	14 (58%)
Bleomycin	5 (21%)	6 (25%)	13 (54%)
Chlorambucil	2 (8%)	4 (17%)	18 (75%)
Interferon	8 (33%)	5 (21%)	11 (46%)
Prednison	2 (8%)	6 (25%)	16 (67%)

[a] 4-Hydroperoxy-Cyclophosphamid wurde bei 14 Patienten getestet

ferativen Substanzen eindeutig beurteilt werden konnte. 4-Hydroperoxy-Cyclophosphamid, der wesentlichste aktive Metabolit von Cyclophosphamid, zeigte bei insgesamt 86% der zwölf getesteten Myelompopulationen eine stark oder partiellen Inhibitionseffekt (Tabelle 1). Melphalan war bei 75% der Fälle wirksam, während die anderen eingesetzten Zytostatika in 25–62% der Fälle die Myelomstammzellproliferation hemmten. Interferon zeigte bei 54% und Prednison bei 33% der Patienten einen antiproliferativen Effekt. Bei zwölf Patienten wurde im Rahmen einer prospektiven Studie die Therapie aufgrund der in vitro bestimmten Zytostatikasensitivität ausgewählt und bei zwei Patienten die in vitro-Zytostatikasensitivität retrospektiv nach Therapie bestimmt. Bei elf der zwölf prospektiv untersuchten Patienten war eine subjektive und bei zehn auch eine objektive Besserung zu beobachten. Acht Patienten wiesen eine komplette (Verminderung der Tumormasse < 75%) und zwei eine partielle (Verminderung der Tumormasse zwischen 25 und 75%) Remisson auf. Ein Patient verstarb nach primärem Ansprechen auf die Therapie an einer Lungenembolie, bei einem weiteren war nach

Tabelle 2. Vergleich zwischen in vitro-Zyostatika-Sensitivität und in vivo-Therapieergebnissen

Chemotherapie	Klinische Studien	in vitro sensitiv in vivo sensitiv	in vitro sensitiv in vivo resistent	in vitro resistent in vivo resistent
Cyclophosphamid	3	1	0	2
Melphalan	2	2	0	0
Adriamycin	1	1	0	0
M$_2$-Protokoll (komplett)	4	4[a]	0	0
M$_2$-Protokoll ohne BCNU	4	3	1[b]	0

[a] 2 Patienten waren in vitro nur gegenüber 3 der 4 im M2-Protokoll angegebenen Zytostatika empfindlich
[b] Ergebnis nach erstem Therapiezyklus

einem Zyklus M2-Therapie [3] weder eine subjektive noch eine objektive Besserung zu beobachten. Bei den beiden retrospektiv untersuchten Patienten war sowohl in vivo als auch nach Beendigung der Therapie in vitro eine Resistenz gegen das zur Behandlung eingesetzte Cyclophosphamid nachweisbar.

Diskussion

Die vorliegenden Untersuchungen zeigen die Etablierung eines Kultursystems für Myelomstammzellen. Dabei wurde im Gegensatz zu dem von Hamburger und Salmon [2] entwickelten Agarkulturverfahren, das nur nach Zugabe von wachstumsstimulierenden Faktoren zur Koloniebildung führt, eine Plasmaklottechnik entwickelt, mit der in einem hohen Prozentsatz eine beurteilbare Tumorproliferation erreicht wird. Durch den Wegfall der biologischen, nicht charakterisierten Faktoren ist unser System besser standardisierbar, und darüber hinaus durch den Einsatz von autologem Plasma mit den in vivo-Verhältnissen besser vergleichbar. Der wesentlichste Vorteil gegenüber anderen Testsystemen [4] liegt darin, daß damit tatsächlich das Proliferationsverhalten von Tumorstammzellen und nicht nur biochemische Parameter der gesamten Tumorzellpopulation beurteilt wird. Der größte Anteil ($>95\%$) von Tumorzellen besitzt nämlich kein Proliferationspotential, beeinflußt jedoch durch seine metabolische Aktivität ganz wesentlich die Ergebnisse der erwähnten [5] früher beschriebenen Testsysteme. Zahlreiche morphologische und histochemische Untersuchungen weisen darauf hin, daß sich die in unserem Testsystem wachsenden Cluster und Kolonien aus Myelomstammzellen entwickeln. Es finden sich alle Übergänge von lymphoiden Zellen bis zu reifen enddifferenzierten Plasmazellen, wobei die jeweilige Relation von Tumor zu Tumor stark schwankt. Histochemisch ist die Mehrzahl der Zellen plasmazellspezifische saure Phosphatase-positiv und mit Methylgrün/Pyronin anfärbbar.

Nach Vorinkubation der mononucleären Knochenmarkszellen mit antiproliferativen Substanzen zeigten vor allem die Alkylantien eine starke Hemmung der Tumorproliferation (Tabelle 1). Die stärkste Inhibition (86%) wurde mit 4-Hydroperoxy-Cyclophosphamid und die zweitstärkste mit Melphalan (75%) beobachtet. Interessanterweise war, trotz der relativ kurzen Inkubationszeit, auch mit der zyklusspezifischen Substanz Vincristin ein starker antiproliferativer Effekt nachweisbar. Interferon führte, wie schon früher beobachtet [6], bei mehr als der Hälfte der Patienten zu einem deutlichen Hemmeffekt, zeigte aber im Gegensatz zu den meisten anderen eingesetzten antiproliferativen Substanzen nie eine komplette Inhibition der Clusterbildung, sondern häufig eine deutliche Reduktion der Clustergröße.

Sowohl die zwölf prospektiven, als auch die beiden retrospektiv angelegten Studien ergaben eine eindeutige Korrelation zwischen in vitro-Zytostatikasensitivität und in vivo-Tumorverhalten. In der prospektiven Studie konnte bei elf der zwölf Patienten eine subjektive und bei zehn eine objektive Besserung auf die auf Grund der in vitro-Zytostatikasensitivität ausgewählte Therapie erzielt werden. Nur bei einer Patientin war nach einem modifizierten M2-Zyklus (ohne BCNU) noch keine subjektive Besserung zu beobachten, eine weitere Patientin verstarb nach anfänglicher Tumorreduktion an einer Pulmonalembolie.

Sollten die weiteren Untersuchungen die gute Korrelation zwischen in vitro- und in vivo-Zytostatikasensitivität von Myelomstammzellen bestätigen, so dürfte mit der in vitro-Zytostatikasensitivität von Myelomstammzellen eine wesentliche Verbesserung der Therapie und Überlebenszeit von Patienten mit Plasmazellneoplasien erreicht werden. Mit diesen Kulturverfahren könnte die für den individuellen Tumor am besten wirksamen Zytostatika gefunden, und für die betreffende Neoplasie unwirksamen, für den Patienten aber äußerst toxischen Substanzen ausgeschieden werden. Darüber hinaus bietet dieses Testsystem die Möglichkeit in präklinischen Studien die Wirksamkeit neuer, noch nicht beim multiplen Myelom eingesetzten antiproliferativen Substanzen zu untersuchen.

Literatur

1. Alexanian R, Balcerak St, Bonnet JD, Gehan EA, Haut A, Hewlett JS, Monto RW (1975) Prognostic factors in multiple myeloma. Cancer 36: 1192 – 2. Hamburger A, Salmon SE (1977) Primary bioassay of human myeloma stem cells. J Clin Invest 60: 846 – 3. Lee JB, Sahakian G, Clarkson BD, Krakoff IH (1974) Combination therapy of multiple myeloma with alkeran, cytoxan, vincristine, prednison, and BCNU. Cancer 33: 533 – 4. Dendy PP (Hrsg) (1976) Human tumours in short term culture: Techniques and clinical applications. Academic Press, London – 5. De Vita VT (1971) Cell kinetics and chemotherapy of cancer. Cancer Chemotherapy Rep 2: 23 – 6. Ludwig H, Swetly P (1980) Interferon inhibits myeloma stem cell proliferation in vitro. Cancer Immunol Immunother (in press)

Ho, A. D., Hunstein, W. (Med. Univ.-Poliklinik, Heidelberg), Schmid, W. (Deutsches Krebsforschungszentrum Heidelberg):
Glucocorticoidrezeptoren bei Leukämien und malignen Lymphomen

Glucocorticoide sind feste Bestandteile fast aller Therapieschemata für die Behandlung von Leukosen und malignen Lymphomen. Aus klinischer Erfahrung wissen wir, daß ein Teil der Patienten gegen Glucocorticoide primär resistent ist oder im Laufe der Erkrankung resistent wird. Da aber die Verabreichung von Glucocorticoiden mit vielen ernsthaften Komplikationen verbunden ist, ist es wünschenswert, eine Methode zu haben, mit der man voraussagen kann, ob ein Patient auf eine Glucocorticoidtherapie ansprechen wird.

Voraussetzung für die Glucocorticoidwirkung ist die Bindung des Hormons an einen spezifischen Rezeptor in den Erfolgsorganen [2]. Bei Steroiden befinden sich die Rezeptoren im Zytoplasma. Das Eindringen des Hormons in die Zelle erfolgt durch Diffusion. In der Zelle bindet sich das Hormon an seinen Rezeptor und bildet einen Hormon-Rezeptorkomplex, der nach Aktivierung in den Zellkern eindringen kann. Im Zellkern wird der Hormon-Rezeptorkomplex von einem Akzeptor angenommen, der durch die Ablösung eines Repressors über die Transkription und Translokation die Synthese von Proteinen bewirkt, die im Falle der Lymphozyten und Lymphoblasten den Glucosetransport hemmen und dadurch zur Zytolyse führen. Daher ist das Vorhandensein von Rezeptoren die Voraussetzung für eine Glucocorticoidwirkung. Bei der akuten lymphatischen Leukämie im Kindesalter haben Lippman u. Mitarb. eine Korrelation zwischen dem Rezeptorgehalt der Lymphoblasten und dem klinischen Ansprechen auf Glucocorticoide feststellen können [6, 7]. Zur Prüfung der Frage, ob die Bestimmung der Rezeptoren auch bei Leukämien im Erwachsenenalter von Nutzen sein könnte, haben wir die Glucocorticoidrezeptoren bei unseren Leukämiepatienten bestimmt und mit dem klinischen Ansprechen korreliert.

Methodik

Die Bestimmung erfolgte nach Baxter und Tomkins [1] und wurde von uns modifiziert und anderweitig beschrieben [4]. ³H-Dexamethason wurde mit den isolierten Leukosezellen inkubiert. Danach wurde das nicht gebundene Dexamethason ausgewaschen. Unspezifische Bindungen wurden dadurch ermittelt, daß man in einem Parallelansatz zusätzlich nicht markiertes Dexamethason in 100facher Konzentration dazugab. Die spezifische Bindung wurde aus der Differenz errechnet. Die Inkubation der Zellen mit verschiedenen Konzentrationen von Dexamethason von 1×10^{-9} M bis 1×10^{-7} M ergab eine Sättigungskurve. Durch die Scatchard-Analyse konnten wir dann die Bindungsstellen pro Zelle berechnen.

Ergebnis und Diskussion

Abb. 1 zeigt die Ergebnisse der Rezeptorbestimmung. Normale Lymphozyten haben im Mittel 4600 Bindungsstellen/Zelle. Bei den Patienten mit AML zeigte die Anzahl der Glucocorticoidrezeptoren/Zelle starke Schwankungen. Im Mittel lag es bei 7750, wesentlich höher als bei den anderen Leukämien. In dieser Gruppe war jedoch eine Analyse der Korrelation mit dem klinischen Erfolg einer Glucocorticoidtherapie nicht möglich, da der überwiegende Anteil dieser Patienten keine

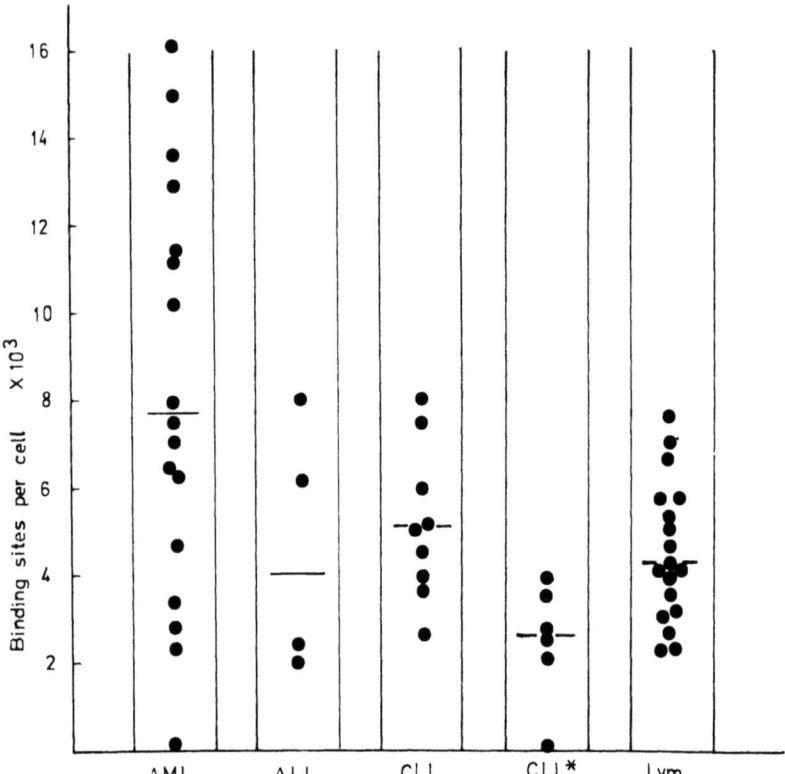

Abb. 1. Glucocorticoidrezeptoren bei Leukämien. AML = akute myeloische Leukämie (Median = 7750, $n = 17$), ALL/AUL = akute lymphatische/undifferenzierte Leukämie (Median = 4000, $n = 4$), CLL = chronische lymphatische Leukämie, unbehandelt (Median = 5250, $n = 9$), CLL* = chronische lymphatische Leukämie, mit Glucocorticoiden vorbehandelt (Median = 2 666, $n = 6$), Lym = Lymphozyten von Kontrollpersonen (Median = 4 475, $n = 18$)

Steroide bekommen hat. Meistens erhielten sie eine Kombination von Cytosin-Arabinosid, Adriamycin und 6-Thioguanin. Eine Korrelation zu den Subtypen der AML konnte noch nicht festgestellt werden. Lediglich schienen die Myelomonoblastenleukämien die höchste Anzahl von Rezeptoren zu besitzen.

Von 15 Patienten mit CLL wurden sechs schon seit Jahren mit Glucocorticoiden behandelt. Sie sprachen zur Zeit der Rezeptorbestimmung auf diese Therapie nicht mehr an. Die Anzahl der Bindungsstellen/Zelle der Lymphozyten dieser Patienten erwies sich im Mittel niedriger als bei den unbehandelten Patienten. Vier Patienten mit ALL/AUL wurden untersucht: Zwei Patienten mit mehr als 5000 Bindungsstellen/Blast zeigten eine Teilremission nach einer Behandlung mit Vincristin und Prednison, zwei weitere Patienten mit weniger als 5000 Bindungsstellen/Zelle verstarben bei der Induktionstherapie.

Bei einigen Patienten haben wir die in vitro-Wirkung von Dexamethason auf die DNS- und RNS-Synthese der Leukämiezellen untersucht und gefunden, daß bei den Zellen der CLL-Patienten eine dosisabhängige Hemmung des ^{3}H-Thymidin- und ^{3}H-Uridineinbaus zu beobachten war, die ihr Maximum bei einer Dexamethasonkonzentration von 5×10^{-8} M hat. Die in Abb. 2 zusammengefaßten Ergebnisse wurden alle bei einer Hormonkonzentration von 10^{-7} M durchgeführt und zeigen

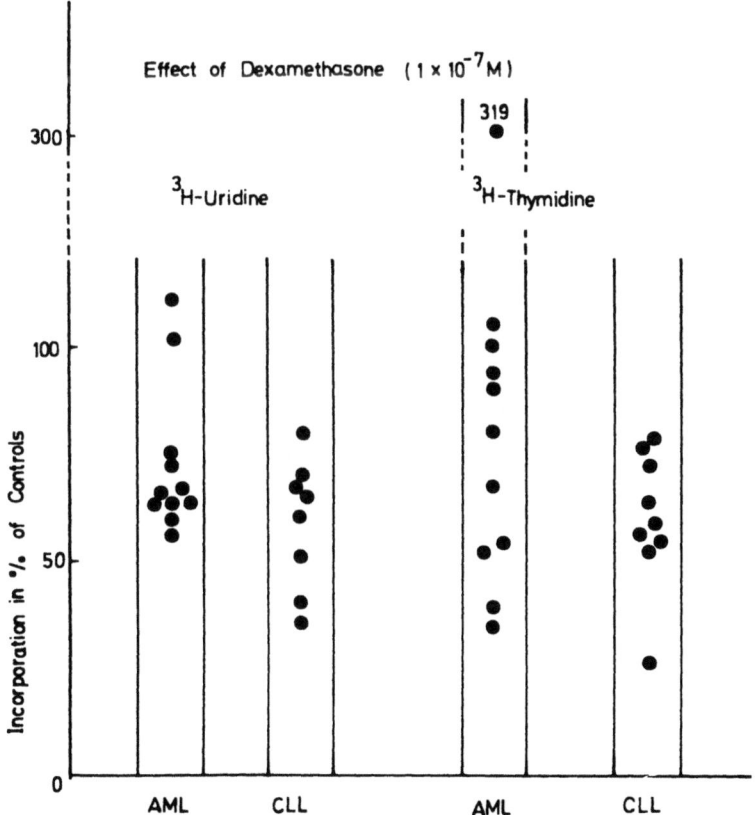

Abb. 2. Der Effekt von Dexamethason auf die DNS- und RNS-Synthese der Leukämiezellen bei elf Patienten mit AML und neun Patienten mit CLL. Die Werte sind im Prozentsatz der vom jeweiligen Kontrollansatz (ohne Dexamethasongabe) eingebauten Nukleoside angegeben

den Einfluß des Dexamethasons auf die DNS- und RNS-Synthese verschiedener Leukämiezellen. Eine Wirkung wird angenommen, wenn der Thymidin- oder Uridineinbau um mehr als 20% gehemmt oder stimuliert wird. Eine Hemmung durch Dexamethason wurde in allen Fällen von CLL beobachtet, während eine Hemmung nur in der Hälfte der AML-Patienten festzustellen war trotz hoher Rezeptorenzahl. In einem Fall war sogar eine Stimulation in Thymidineinbau nachweisbar.

Unsere Ergebnisse zeigen, daß die Bestimmung von Glucocorticoidrezeptoren bei der Planung und Durchführung einer Therapie mit Steroiden bei den lymphatischen Leukämien sinnvoll ist, während ihre Bedeutung bei der myeloischen Leukämie noch nicht erwiesen ist. Es liegen Hinweise dafür vor, daß bei AML die Leukämiezellen von ein und demselben Patienten bezüglich ihrer Steroidsensitivität heterogen sein könnten [5]. Wahrscheinlich sind „Clones" von sensitiven Blasten mit hohem Rezeptorgehalt mit „Clones" von resistenten Blasten mit niedrigem Rezeptorgehalt vermischt. Durch den jetzigen Bindungsassay können wir jedoch nur den Durchschnitt der Bindungskapazität ermitteln. Neuerdings wurden spezifische Antikörper gegen Steroidrezeptoren der Ratte hergestellt. Diese Antikörper wurden zum Nachweis von intrazellulären Rezeptoren in Hepatomzellen der Ratte mit Erfolg angewandt [3]. Durch die Immunfluoreszenz und mit einem Antikörper gegen Humanglucocorticoidrezeptoren werden wir in der Lage sein, die Rezeptoren in den einzelnen Zellen nachzuweisen. Eventuell hat der prozentuale Anteil der Blasten mit Steroidrezeptoren eine bessere Aussagekraft bei AML als die durchschnittlichen Bindungsstellen/Zelle.

Literatur

1. Baxter JD, Tomkins GM (1970) The relationship between glucocorticoid binding and tyrosine aminotransferase induction in hepatoma tissue culture cells. Proc Natl Acad Sci USA 65: 705–715 – 2. Baxter JD, Funder JW (1979) Hormone receptors. N Engl J Med 301: 1149–1161 – 3. Govindan MV (1979) Purification of glucocorticoid receptors from rat liver cytosol – Preparation of antibodies against the major receptor proteins and application of immunological techniques to study activation and translocation. J Steroid Biochem 11: 322–332 – 4. Ho AD, Hunstein W, Schmid W (1980) Determination of glucocorticoid receptors in human leukemias. Klin Wochenschr 58: 43–45 – 5. Homo F, Harousseau JL, Duval D (1979) Heterogeneity of the in vitro response to glucocorticoids in acute leukemia. Cancer Treat Rep 63: 1198 – 6. Lippman ME, Halterman RH, Leventhal BG, Perry S, Thompson EB (1973) Glucocorticoid binding proteins in human acute lymphoblastic leukemic blast cells. J Clin Invest 52: 1715–1725 – 7. Lippman ME, Konior Yarbro GS, Leventhal BG (1978) Clinical implication of glucocorticoid receptors in human leukemia. Cancer Res 38: 4251–4256

Meusers, P., König E., Brittinger, G. (Hämatolog. Abt. der Med. Klinik und Poliklinik des Universitätsklinikums der GHS Essen):
Zur Therapie der prolymphozytären Leukämie: Splenektomie und Doxorubicin

Die Prolymphozytenleukämie, die bereits 1963 von Galton et al. [7] als seltene Variante der chronischen lymphatischen Leukämie (CLL) definiert wurde, ist als klinisches Krankheitsbild erst 1973 [4] allgemein bekannt geworden. Ihre Prognose nimmt eine intermediäre Stellung zwischen CLL und akuter lymphoblastischer Leukämie ein [5]. Sie wurde bis 1973 unter die Fälle von CLL subsumiert [5, 14, 16,

18]. Im Gegensatz zur CLL läßt sie sich durch alkylierende Substanzen nicht wesentlich beeinflussen. Trotz der Wirksamkeit von Splenektomie, Milzbestrahlung, Leukapherese und extrakorporaler Blutbestrahlung haben nur wenige Patienten mit dieser Erkrankung mehr als 12 Monate überlebt.

Es wird über den Krankheitsverlauf von zwei Patientinnen berichtet, die die typischen Kriterien einer B-Prolymphozytenleukämie zeigten: Starke Milz-, mäßige Leber- und geringe Lymphknotenvergrößerung, Nachweis von typischen Prolymphozyten im peripheren Blut, im Knochenmark, in der Milz und im Lymphknoten.

Fall 1: Die Patientin R.R., geboren 1911, klagte bereits 18 Monate vor Diagnosestellung über Müdigkeit, Schwäche, Gewichtsabnahme und Knöchelödeme sowie während der letzten Wochen über linksseitige Oberbauchschmerzen. Von $40 \times 10^9/l$ Blutlymphozyten zeigten $34,8 \times 10^9/l$ das typische morphologische Bild von Prolymphozyten, d. h. sie waren deutlich größer als kleine Lymphozyten, wiesen einen breiten Zytoplasmasaum und einen prominenten Nukleolus im relativ dichten Kernchromatin auf. Alle Prolymphozyten hatten eine dichte Besetzung der Oberfläche mit Immunglobulinen, die monoklonal vom Typ IgG-Kappa waren, wobei 74% EAC_{3b}-positiv und 13% EAC_{3d}-positiv waren. Eine paranukleär lokalisierte, tartratresistente saure Phosphataseaktivität konnte in 50% der Prolymphozyten des peripheren Blutes, des Knochenmarks und der Lymphknotentupfpräparate beobachtet werden, ein Befund, der meist als T-Zellmarker beobachtet wird, aber erstmals 1979 bei einem Fall von Abbrederis et al. [1] auch in B-Prolymphozyten beschrieben wurde. Lediglich $5,2 \times 10^9/l$ der Blutlymphozyten bildeten mit Neuraminidase behandelten Schaferythrozyten Rosetten und entsprachen damit T-Lymphozyten. Die Hämoglobinkonzentration lag bei 85 g/dl, die übrigen im Serum erhobenen Laboratoriumsbefunde waren unauffällig (Harnstoff-N-, Kreatinin-, Elektrolyt-, Bilirubinkonzentration, Aktivität der SGOT und SGPT).

Von Juli bis September 1977 erhielt die Patientin vier Zyklen einer Polychemotherapie entsprechend dem COP-Schema [2], wobei während des 3. und 4. Zyklus zusätzlich Methotrexat (jeweils 30 mg i.v. am 1. Behandlungstag) appliziert wurde. Hierdurch konnte die Progression der Erkrankung aufgehalten werden, lediglich initial kam es zu einer vorübergehenden leichten Reduktion der peripheren Prolymphozytenzahl. Wegen einer schweren Thrombozytopenie wurde im Oktober 1977 die Milz entfernt. Durch diese Maßnahme kam es zu einer mäßigen Verminderung der Blutprolymphozytenzahl sowie zu einem erheblichen Anstieg der Thrombozyten von $5 \times 10^9/l$ auf $1000 \times 10^9/l$. Zwischen November 1977 und Januar 1978 entwickelte sich im Rahmen einer generalisierten Lymphknotenvergrößerung ein lymphombedingter Abdominaltumor. Darüber hinaus kam es zu einer Zunahme der Lebergröße mit rascher Verschlechterung des Allgemeinzustandes, obwohl die Patientin inzwischen mit dem MEV-Schema [10] behandelt wurde. Überraschend führte das Doxorubicin-haltige HOP-Schema [12], das in 3wöchentlichen Intervallen angewendet wurde, zu einer dramatischen Besserung des Allgemeinzustandes mit rascher Verkleinerung der Lymphknotengröße, weitgehender, sonographisch gesicherter Rückbildung des abdominellen Konglomerattumors und Verminderung der Blutprolymphozytose. Aufgrund einer Polyneuropathie mußte Vincristin vom 5. Therapiezyklus an durch Vinblastin ersetzt werden. Wegen der bekannten Kardiotoxizität des Anthracyclins wurde im August 1978 nach Erreichen einer Dosis von 990 mg Doxorubicin das HOP-Schema abgesetzt. Zu diesem Zeitpunkt lag die Blutprolymphozytenzahl unter $20 \times 10^9/l$. Im Knochenmark konnte nur noch eine leichte diffuse und stellenweise Vermehrung von Prolymphozyten beobachtet werden. Kleine periphere Lymphknoten waren zwar noch tastbar, der Abdominaltumor hatte sich jedoch völlig zurückgebildet. Von August 1978 bis November 1979 erhielt die Patientin in 3- bis 4wöchigen Abständen insgesamt 14mal eine intermittierende Chemotherapie, bei der Cytarabin (Tagesdosis: 80 mg/m² i.v.) und Prednison (Tagesdosis: 2 mg/kg KG p.o.) jeweils über 5 Tage appliziert wurden. Die Patientin behielt bis Mitte 1979 ihren guten Allgemeinzustand. Nach einer Phase zunehmender Müdigkeit, Abgeschlagenheit und Appetitlosigkeit und fehlender Temperaturerhöhung verstarb sie rasch nach Entwicklung einer basalen Pneumonie unter den Zeichen des Linksherzversagens im November 1979. Überraschenderweise ließ die histopathologische Untersuchung eine frische Miliartuberkulose mit Herden in Myokard, Knochenmark, Leber und zahlreichen Lymphknoten erkennen, wobei insbesondere bronchopulmonale Lymphknoten, jedoch nicht das Lungenparenchym befallen waren. Es fanden sich generalisierte Lymphome sowie zumeist noduläre, seltener diffuse Infiltrationen aller Organe durch typische Prolymphozyten. Vom Zeitpunkt der Diagnose an hatte die Patientin insgesamt 30 Monate überlebt.

Fall 2: Bei der Patientin L.R., geboren 1925, wurde anläßlich eines fieberhaften Infektes eine massive Lymphozytose festgestellt, die unter der Annahme einer CLL durch Gaben von Chlorambucil und

Prednison während eines Zeitraumes von etwa 5 Wochen unbeeinflußbar blieb. Im Juni 1978 wurde die 1400 g schwere Milz wegen eines Infarktes entfernt. In Milz, Lymphknoten, Leber und Knochenmark konnten typische Prolymphozyten nachgewiesen werden. Im Juli 1978 wurde die Patientin erstmals in unserer Klinik vorgestellt. Im peripheren Blut wurden 225 × 10^9/l lymphatische Elemente beobachtet, von denen 50% die morphologischen Kriterien von Prolymphozyten erfüllten. 98% zeigten die typische dichte Besetzung der Oberfläche mit Immunglobulinen, die alle vom Typ IgM-Kappa waren. Paranukleär gelegene saure Phosphataseaktivität konnte nicht nachgewiesen werden. Nur 2% der Blutlymphozyten konnten als T-Zellen identifiziert werden. Hämoglobin und Thrombozytenwerte lagen im Normbereich.

Nach 14monatiger klinischer Beschwerdefreiheit entwickelten sich im August 1979 sehr rasch große zervikal und supraklavikulär gelegene Lymphome. Es traten offensichtlich lymphombedingte, heftige Schmerzen im linken Oberbauch auf. Bereits nach der ersten Anwendung des HOP-Schemas bildeten sich die Lymphome nahezu vollständig zurück und die Patientin wurde beschwerdefrei. Durch 8malige Applikation dieser Therapie, wobei vom 5. Therapiezyklus an wegen einer Polyneuropathie Vincristin durch Vinblastin ersetzt werden mußte, konnte ein Rückgang der Prolymphozytose von 247 × 10^9/l auf 32 × 10^9/l beobachtet werden, wobei die Zahl typischer Prolymphozyten unter 20% lag. Mitte März 1980 entwickelte sich innerhalb weniger Tage eine Meningosis leucaemica mit heftigen, vorwiegend im Nacken lokalisierten Schmerzen, verschwommenem Sehen auf dem linken Auge, Apathie und diskreten Zeichen eines Meningismus. Nach 5maliger intrathekaler Gabe von 15 mg Methotrexat konnte ein Rückgang der Prolymphozyten im Liquor von 4340/3 auf 36/3 beobachtet werden. Hierdurch kam es zu einer mäßigen Besserung des Allgemeinzustandes der Patientin, deren Erkrankung inzwischen 26 Monate beobachtet werden konnte.

Die Krankheitsverläufe beider Patientinnen demonstrieren die bekannte Wirkungslosigkeit alkylierender Substanzen bei der Prolymphozytenleukämie. Während die Splenektomie in einem Fall zu einer langfristigen Beschwerdefreiheit führte, ermöglichte sie im anderen erst die aggressive Chemotherapie. In beiden Fällen konnte ein rasch progredienter Verlauf offensichtlich durch das Anthracyclinhaltige HOP-Schema unterbrochen werden. Die Prognose der Prolymphozytenleukämie ist im Vergleich zur CLL sehr schlecht. Acht der 15 Patienten, über die Galton et al. 1974 [8] detailliert berichteten, starben innerhalb von 8 Monaten nach Diagnosestellung. Nur fünf Patienten überlebten mehr als 12 Monate und einer von diesen mehr als 24 Monate. Corticosteroide (Prednison, Prednisolon, Dexamethason) und/oder alkylierende Substanzen (Triäthylenmelamin, Chlorambucil, Cyclophosphamid, Melphalan) und/oder Antimetabolite (6-Mercaptopurin, Azathioprin) und/oder Vincaalkaloide führten zu keiner oder nur zu einer vorübergehenden Verkleinerung der Lymphome, der Leber oder der Milz. Bei den fünf Patienten, die mehr als 12 Monate überlebten, wurde zunächst die Milz bestrahlt, im weiteren Verlauf wurden bei je einem Patienten Leukaphereses oder extrakorporale Blutbestrahlungen durchgeführt bzw. in einem Fall die Milz entfernt. Huhn et al. [9] berichteten 1978 über drei Patienten mit B-Prolymphozytenleukämie, die 5, 6 und 11 Monate nach Diagnosestellung verstarben. Alle waren mit Chlorambucil und Prednisolon sowie Leukaphereses, Milzbestrahlung oder extrakorporaler Blutbestrahlung ohne wesentlichen Effekt behandelt worden. Der von Cavalli et al. [6] beobachtete Patient starb bereits innerhalb des ersten Monats nach Krankheitsbeginn. Auch Abbrederis et al. [1] teilen mit, daß ein Patient mit B-Prolymphozytenleukämie nach einer erfolglosen Prednison- und Chlorambuciltherapie sowie Splenektomie 16 Monate nach Diagnosestellung verstarb.

Eine vergleichbar schlechte Prognose hat die Prolymphozytenleukämie vom T-Zell-Typ. Nur bei drei von sechs Fällen [1, 3, 11, 17] sind detaillierte Angaben über Verlauf und Prognose bekannt. Die Wirkungslosigkeit alkylierender Substanzen konnte sowohl von Löffler et al. [11] als auch von Thiel et al. [17] bestätigt werden, wobei die Krankheitsdauer ihrer Patienten 9 bzw. 8 Monate betrug. Lediglich der von Abbrederis et al. [1] beobachtete Patient zeigte eine vorübergehende Verminderung der peripheren Blutprolymphozyten nach Gabe von Vincristin, Daunorubicin und Methyl-Prednisolon. Die 75jährige Patientin verstarb bereits 3 Monate nach Diagnosestellung infolge einer Pneumonie.

Außer den beiden eigenen Patienten, deren Erkrankung gut ansprach, wurde bisher nur über vier weitere Patienten berichtet, die mit Anthracyclin-haltigen Chemotherapieschemata behandelt wurden. Keinen günstigen Effekt fanden Buskard et al. [3] bei ihrem 63 Jahre alten Patienten, der trotz Anwendung des CHOP-Schemas 16 Monate nach Diagnosestellung verstarb. Wegen der nur kurzen Beobachtungszeit läßt sich keine repräsentative Aussage über die Wirksamkeit von Daunorubicin bei dem von Abbrederis et al. [1] berichteten Fall machen. 1977 erwähnte Catovsky [5] erstmals den günstigen Einfluß des Doxorubicin-haltigen CHOP-Schemas bei einem Patienten, der entsprechend einem Bericht von Ooyirilangkumaran und Marsh [13] zumindest eine Teilremission erreicht haben dürfte. Sibbald und Catovsky [15] beobachteten 1979 nach Anwendung dieses Schemas eine komplette Remission bei einem Patienten mit Prolymphozytenleukämie. Diese Beobachtungen und die Überlegenheit des Doxorubicin-haltigen HOP-Schemas gegenüber anderen Therapieschemata, die auch bei den eigenen Patientinnen nach Splenektomie beobachtet werden konnte, lassen vermuten, daß dieses Anthracyclin von besonderer Wichtigkeit für die Behandlung der Prolymphozytenleukämie ist.

Literatur

1. Abbrederis K, Michlmayr G, Schmalzl F, Huber Ch, Braunsteiner H (1979) Dtsch Med Wochenschr 104: 11 − 2. Bagley CM, DeVita VT, Berard CW, Canellos GP (1972) Ann Intern Med 76: 227 − 3. Buskard NA, Catovsky D, Okos A, Goldmann JM, Galton DAG (1976) Haematol Bluttransfus 18: 237 − 4. Catovsky D, Okos A, Wiltshaw E, Galetto J, Galton DAG, Statkopoulos G (1973) Lancet 2: 232 − 5. Catovsky D (1977) Clin Haematol 6: 261 − 6. Cavalli F, Pedrini E, Ludin J, Goldhirsch A, Tatti V (1977) Dtsch Med Wochenschr 102: 1443 − 7. Galton DAG, Wiltshaw E, Boesen E, Speed DE, Hollyhock V, Goldenberg GJ (1963) British Empire Cancer Campaigne for Research, 41st Annual Report, p 55 − 8. Galton DAG, Goldmann JM, Wiltshaw E, Catovsky D, Henry K, Goldenberg GJ (1974) Br J Haematol 27: 7 − 9. Huhn D, Thiel E, Rodt H, Theml H (1978) Klin Wochenschr 56: 709 − 10. Lauria F, Baccarani M, Fiacchini M, Gobbi M, Tura S (1975) Eur J Cancer 11: 343 − 11. Löffler H, Graubner M, Desaga JF, Jung M (1977) In: Thierfelder S, Roth H, Thiel E (eds) Immunological diagnosis of leukemias and lymphomas. Haematol Transfus 20: 175 − 12. McKelvey EM, Gottlieb JA, Wilson HE, Haut A, Talley RW, Stephens R, Lane M, Gamble JF, Jones SE, Grozea PN, Gutterman J, Coltman C, Moon TE (1976) Cancer 38: 1484 − 13. Ooyirilangkumaran T, Marsh G (1979) J R Soc Med 72: 143 − 14. Rebuck JW (1960) In: Rebuck JW, Hoeber PB (eds) The lymphocyte and lymphocytic tissue. New York, Harper − 15. Sibbald R, Catovsky D (1979) Br J Haematol 42: 488 − 16. Theml H (1978) In: Begemann HJ (Hrsg) Handbuch der inneren Medizin. Blut und Blutkrankheiten. Leukämien, Band II/6. Springer, Berlin Heidelberg New York, S. 519 − 17. Thiel E, Bauchinger M, Rodt H, Huhn D, Theml H, Thierfelder S (1977) Blut 35: 427 − 18. Zacharski LR, Linman JW (1969) Am J Med 47: 75

Essers, U. (Abt. Innere Medizin II der RWTH Aachen), Ewers, M., Knechten, H. (Blutspendedienst RWTH Aachen), Knechten, H. (Abt. Innere Medizin II der RWTH Aachen):
Langzeitergebnisse mit einer niedrig dosierten initialen cytostatischen Therapie bei akuter Myeloblastenleukämie

Von Januar 1973 bis Juli 1977 wurden 55 unvorbehandelte Patienten mit akuter Myeloblastenleukämie bzw. akuter myelomonozytärer Leukämie initial mit einer Kombination von Cytosinarabinosid und 6-Thioguanin behandelt. Es wird über die 55 Patienten berichtet, die mindestens einen Behandlungszyklus erhielten. Weitere acht Patienten starben vor Beendigung des 1. Chemotherapiezyklus (d. h. vor dem 11. Behandlungstag).

Unter den Patienten, die mindestens einen Therapiezyklus überlebten aber nicht in Vollremission kamen, sind fünf Patienten, bei denen sich die Leukämie aus einer Präleukämie entwickelte (drei aplastische Syndrome, eine sideroachrestische Anämie, eine Benzolvergiftung, die zunächst 6 Monate lang als aplastisches Syndrom verlief). Kein Patient mit nachgewiesener vorangegangener Präleukämie kam in Vollremission.

Patienten mit smoldering Leukämie wurden nicht cytostatisch behandelt und befinden sich nicht im Kollektiv.

Die Behandlung wurde folgendermaßen durchgeführt [4, 5]:

Tag	Medikament	Dosis	Applikationsart
1–5	Cytosinarabinosid	80 mg/m^2/Tag	i.v. in zwei Dosen (12stündiges Intervall)
6	Keine Behandlung		
7–11	6-Thioguanin	70 mg/m^2/Tag	oral
12–21	Keine Behandlung		
22	Start des neuen Zyklus		

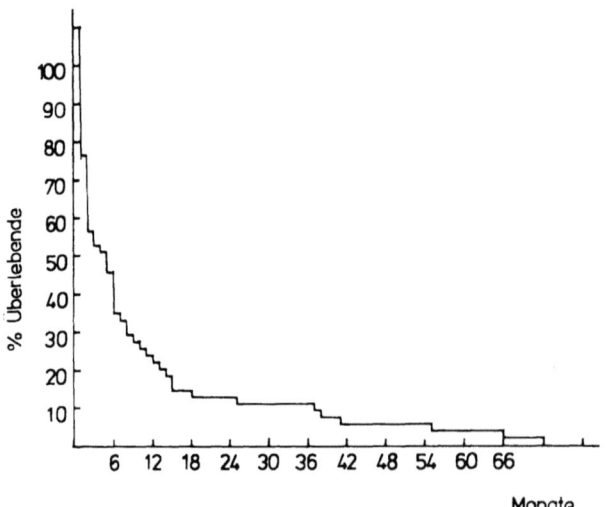

Abb. 1. Überlebensrate von 55 Patienten mit akuter Myeloblastenleukämie und akuter myelomonocytärer Leukämie bei initialer Behandlung mit Cytosinarabinosid und Thioguanin

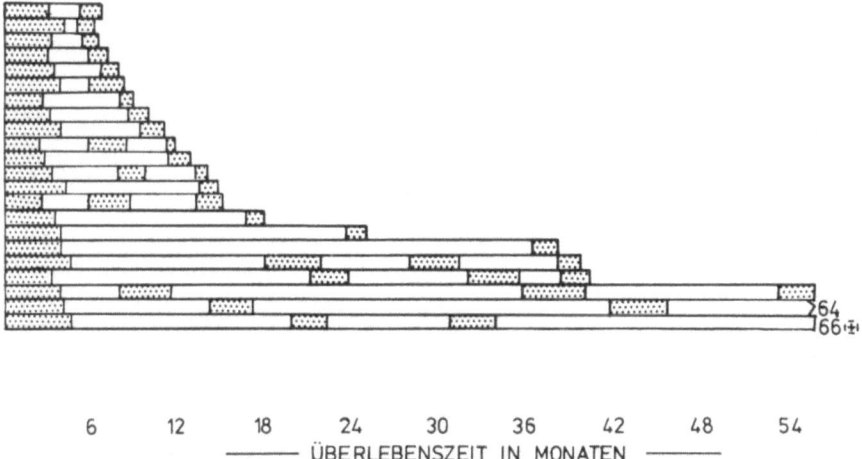

Abb. 2. Krankheitsverlauf von den 22 Patienten, die in Vollremission kamen. Schraffiert: nicht in Vollremission. Weiß: Vollremission

Diese Behandlung wurde auch nach Erreichen der Markaplasie unverändert fortgeführt. Prednison wurde in einer Dosierung von 20 mg pro Tag bis zum Erreichen der Vollremission oral verabreicht.

Nach Erreichen der Vollremission wurde von 1972–1976 Cytosinarabinosid oral 160 mg/m^2/Tag in zwei Dosen gegeben. Thioguanin wurde, wie bereits angegeben, dosiert. Seit März 1976 wurde Cytosinarabinosid auch bei den in Vollremission befindlichen Patienten i.v. gespritzt, und zwar am Tag 1–3 in zwei Dosen im Abstand von 8–12 Std (Dosierung 80 mg/m^2/Tag),

Abb. 1 zeigt die Überlebensrate des Patientenkollektivs. Von den 55 Patienten kamen 22 in Vollremission und vier in eine Teilremission. Die Patienten mit Teilremission starben zwischen dem 2. und 6. Monat. Ähnliche Remissionsraten wurden von anderen Gruppen berichtet [3, 6].

Die erste Vollremission wurde im Mittel nach 4 Monaten erreicht, sowohl bei den Patienten, die 3 Jahre und mehr überlebten (2,5–5 Monate) als auch bei den Patienten, die zwar in Vollremission kamen, aber innerhalb der ersten 3 Jahre nach Diagnosestellung verstarben (3–5 Monate).

Die mediane Gesamtüberlebenszeit der Patienten, die in Vollremission kamen, beträgt 22 Monate (6–66 Monate) (Abb. 2).

Die Therapie der Rezidive erfolgte mit Cyclophosphamid, Vincristin, Cytosinarabinosid und Prednison (COAP) [8].

Tabelle 1. Werte der Patienten, die mehr als drei Jahre überlebten

Patient	Hb	Leuko	Thrombo	Reti
48 J. ♀	9,7	20 000	24 000	1‰
47 J. ♀	9,3	92 000	77 000	20‰
48 J. ♀	11,8	2 000	102 000	22‰
52 J. ♀	7,5	11 900	63 000	2‰
62 J. ♂	9,8	12 800	61 000	2‰
67 J. ♀	9,9	1 900	59 000	2‰

Tabelle 2. Merkmale der leukämischen Blasten der Patienten, die mehr als drei Jahre überlebten

Patient	PAS	Chloroacetat-esterase	Peroxydase	α-Naphthyl-acetat-esterase	Saure Phosphatase
48 J. ♀	(+)	+	+	–	–
47 J. ♀	(+)	–	+	+	–
48 J. ♀	(+)	+	+	–	–
52 J. ♀	(+)	+	+	–	–
62 J. ♂	(+)	+	+	–	–
67 J. ♀	(+)	–	+	–	–

Bei vier Patienten wurde das erste Rezidiv erfolgreich behandelt. Bei weiteren vier Patienten konnte auch nach dem zweiten Rezidiv wieder eine Vollremission erreicht werden.

Die Zahl der primär in Vollremission gekommenen Patienten ist mit 40% niedrig, verglichen mit intensiveren cytostatischen Programmen [1, 7, 8]. Die mediane Dauer der kompletten Erstremission beträgt in unserem Kollektiv 9 Monate. Auch mit intensiveren Programmen zur Induktionstherapie liegt die Dauer der Erstremission in dieser Größenordnung [1]. Die Schwäche der hier verwendeten Induktionstherapie liegt in dem verzögerten Einsetzen des zytostatischen Effektes, darum auch der verhältnismäßig niedrige Prozentsatz der primären Vollremissionen. Der Anteil an länger als 3 Jahre überlebenden Patienten und die Zahl der Patienten mit zweiter Vollremission ist aber bemerkenswert. Es stellt sich daher die Frage, ob nicht einige Patienten initial mit den intensiveren Therapieprogrammen überbehandelt werden und damit eine geringere Aussicht auf eine erfolgreiche Therapie des Rezidivs haben. Es wird daher über die Erstbefunde bei den sechs Patienten des Kollektivs, die länger als drei Jahre überlebten, berichtet.

Tabelle 1 und 2 geben einige wichtige initial erhobene Parameter der sechs Patienten mit der relativ guten Prognose an. Auffallend ist:
1. Das Überwiegen von Frauen.
2. Die relativ hohen initialen Hämoglobinwerte, die auch von einer anderen Gruppe [6] als prognostisch günstig beschrieben werden.
3. Nur eine der sechs Patienten hatte eine positive alpha-Naphthylacetatesterasereaktion der Blasten, während 70% des Gesamtkollektivs eine positive unspezifische Esterase (zumindest Stärkegrad 1) aufwiesen.

Bei Patienten über 60 Jahren ist die relativ niedrig dosierte Kombinationsbehandlung mit Cytosinarabinosid und Thioguanin einer intensiveren Initialbehandlung vorzuziehen, weil bei älteren Patienten die Proliferationskapazität der normalen Haematopoese geringer ist.

Literatur

1. Büchner Th, Urbanitz D, Hildemann D, Kamanabro D, Meister R, Balleisen L, Delvos U, Lagréze EM, Schmitz-Huebner U, Schulte H, van de Loo J (1978) Intensification of remission induction therapy for acute nonlymphocytic leukemia (ANLL). Blut 39: 133 – 2. Cavalli F (1978) Fortschritte in der Behandlung der akuten Leukämien. Schweiz Med Wochenschr 108: 1233 – 3. Clarkson BD (1972) Acute myelotic leukemia in adults. Cancer 30: 1572 – 4. Gee TS, Yu KP, Clarkson BD (1969) Treatment of adult acute leukemia with arabinosylcytosine and thioguanine. Cancer 23: 1019 – 5. Guyer

RJ, Winfield DA, Shahani RT, Blackburne EK (1971) Combination chemotherapy in acute myeloblastic leucemia. Br Med J 1: 231 – 6. Lewes JP, Linman JW, Marshall GJ, Pajak TF, Bateman JR (1977) Randomized clinical trial of cytosine arabinoside and 6-thioguanine in remission induction and consolidation of adult nonlymphocytic acute leucemia. Cancer 39: 1387 – 7. Southwest Oncology Group (1977) Cytarabine for acute leucemia in adults. Effect of schedule on therapeutic response. Arch Intern Med 133: 251 – 8. Whitecar JP, Bodey GP, Freireich EJ (1970) Combination chemotherapy (COAP) of adult acute leucemia. Proc Amer Ass Cancer Res 11: 83

Hartlapp, J. H., Illiger, J. H., Labedzki, L. (Med. Univ.-Klinik, Bonn):
Hämopoetische Regeneration nach aggressiver Chemotherapie mit und ohne parenterale Ernährung

Die Verschlechterung des Ernährungszustandes durch Appetitlosigkeit, schnelles Sättigungsgefühl und Gewichtsverlust ist eine häufig anzutreffende Begleiterscheinung eines Tumorleidens. Zu einer weiteren Verschlechterung des Ernährungszustandes kommt es durch Diagnostik sowie durch Operation, Strahlen- und Chemotherapie. Die klinische Erfahrung hat gezeigt, daß die Verträglichkeit dieser Therapieform, besonders aber der Chemotherapie durch eine parenterale Ernährung verbessert werden kann.

Bei kachektischen Morbus Crohn-Patienten haben wir gesehen, daß der Stammzellpol, gemessen als CFUc, durch parenterale Ernährung vergrößert werden kann. Die Geschwindigkeit der Knochenmarksregeneration wiederum hängt von der Stammzellreserve ab. Wir haben daher versucht, die hämopoetische Regeneration durch parenterale, hyperkalorische Ernährung zu beschleunigen.

Bei Patienten mit nichtseminomatösen Hodentumoren im Stadium III, die eine besonders aggressive Chemotherapie erhalten, führten wir im Abstand von 28 Tagen vier Zyklen folgender Chemotherapie durch: Velbe 6 mg/m^2 am Tag 1 und 2; Bleomycin 12 mg/m^2 pro Tag als Dauerinfusion über 5 Tage; Ifosfamid 1,5 g/m^2 pro Tag über 8 Std am Tag 1–5; Cis-Platin 20 mg/m^2 pro Tag ebenfalls über 8 Std am Tag 1–5.

Bei jedem Patienten wurde zusätzlich während zweier Zyklen eine parenterale Ernährung appliziert. Wir gaben über einen Subclaviakatheter Glucose- und Aminosäurelösungen sowie Fettemulsionen. Die Kalorienzahl betrug pro Tag 3 860 kcal in einem Flüssigkeitsvolumen von 3 000 ml. Komplikationen durch den Subclaviakatheter oder durch die parenterale Ernährung haben wir nicht beobachtet.

Am Tag 0, 4, 8, 11, 14 und 28 wurden folgende hämatologische Parameter routinemäßig gemessen: Thrombozyten, Leukozyten und das Differentialblutbild, woraus wir die absolute Zahl der neutrophilen Granulozyten, Lymphozyten und Monozyten errechneten. Zusätzlich bestimmten wir die zirkulierenden CFUc als einen weiteren Parameter der Knochenmarksfunktion. 31 Chemotherapiezyklen wurden bei elf Patienten durchgeführt. 19 Zyklen mit parenteraler Ernährung und zwölf ohne parenterale Ernährung.

Das Hämoglobin fällt während eines Therapiezyklus auf 122 g/l am Tag 0 auf 105 g/l am 14. Tag ab und steigt dann auf 112 g/l am 28. Tag wieder an.

Insgesamt fällt das Hämoglobin von 138 g/l am Tag 1 des ersten Zyklus auf 104 g/l am Tag 1 des letzten Zyklus ab, ein signifikanter Abfall vom Normbereich zu einer ausgeprägten Anämie.

Die neutrophilen Granulozyten fallen von $4,15 \times 10^9$/l auf $0,46 \times 10^9$/l am 11. Tag ab und steigen am 14. Tag bereits wieder auf $0,6 \times 10^9$/l an. Dieses Verhalten bleibt bei den folgenden Zyklen unverändert.

Die Thrombozyten liegen im Mittel bei 188×10^9/l am Tag 0. Ihr tiefster Wert wird am 4. Tag mit 67×10^9/l erreicht. Dann steigen sie kontinuierlich an und liegen am 14. Tag mit 208×10^9/l im Normbereich.

Die CFUc liegen zu Beginn bei 137×10^3/l. Am 4. Tag sind sie nicht meßbar. Am 8. Tag steigen sie dann auf 22×10^3/l und am 11. Tag weiter auf 74×10^3/l an. Ein Gipfel von 989×10^3/l wird am 14. Tag erreicht und sie kehren am 28. Tag zum Ausgangswert zurück.

Vergleicht man die Therapiezyklen mit und ohne parenterale Ernährung, so scheinen die Ausgangswerte der Granulozyten mit 4,55 bzw. $3,27 \times 10^9$/l unterschiedlich hoch. Diese Differenz ist jedoch nicht signifikant. Am 8. Tag liegen sie niedriger als die der nicht parenteral Ernährten. Dieser Unterschied ist statistisch signifikant. Der Tiefpunkt der Granulozyten liegt bei beiden Gruppen am 11. Tag. Die Erholung setzt am 14. Tag ein. Hier liegen die Granulozyten der parenteral Ernährten bereits höher als die der Kontrollgruppe. Wir finden also folgendes Verhalten der Granulozyten: Unter parenteraler Ernährung ist der Abfall zum Tiefpunkt schneller, der Anstieg aber auch früher und steiler. Ein ähnlich unterschiedliches Verhalten wurde bei den Thrombozyten nicht beobachtet.

Die CFUc der parenteral Ernährten zeigen einen deutlich früheren Anstieg und erreichen auch höhere Spitzenwerte. Aufgrund der großen Streubreite sind die Unterschiede jedoch nicht signifikant.

Durch parenterale Ernährung während einer aggressiven Chemotherapie kommt es zu einer beschleunigten Regeneration der Granulopoese. Die Rate der Infekte in der granulozytopenischen Phase kann dadurch reduziert werden. Hier sahen wir während der zwölf Zyklen ohne parenterale Ernährung sieben Infekte, während der 19 Zyklen mit parenteraler Ernährung dagegen nur zwei.

Hämostasiologie

Kemkes, B. (Med. Univ.-Klinik und Zentrale Abt. des Strahlenzentrums der Univ. Gießen), Herrmann, U., Mahn, I., Müller-Berghaus, G. (Med. Univ.-Klinik Gießen):
Elimination von des-A-Fibrin und des-AB-Fibrin bei Kaninchen*

1. Einleitung

Bei der Entstehung von Fibrin wird vom Fibrinogenmolekül zunächst das Fibrinopeptid A und danach das Fibrinopeptid B abgespalten. Ziel unserer Untersuchungen war zum einen, die in vivo-Elimination von des-A-Fibrin mit der

---

* Mit Unterstützung durch die Deutsche Forschungsgemeinschaft, Bonn-Bad Godesberg

von des-AB-Fibrin zu vergleichen. Zum anderen sollte das Vorliegen von Fibrin-Fibrinogenkomplexen, die in der Literatur bereits mehrfach beschrieben sind (Übersicht bei Bang und Chang 1974), überprüft werden. Daher wurde untersucht, ob Fibrinogen, das als Gemisch mit des-A-Fibrin bzw. des-AB-Fibrin im Sinne von Fibrin-Fibrinogenkomplexen injiziert wurde, die Fibrinelimination beeinflußt. Ebenso wäre denkbar, daß eine Komplexbildung zwischen Fibrin und Fibrinogen bei stark erhöhtem Fibrinogenspiegel wesentlich leichter stattfindet als bei normal hohem Fibrinogenspiegel. Deshalb wurden die Eliminationscharakteristika von des-AB-Fibrin auch bei erhöhter Fibrinogenkonzentration im Plasma bestimmt.

2. Material und Methoden

Um die Elimination des injizierten Fibrins bzw. Fibrinogens aus dem zirkulierenden Blut der Versuchstiere verfolgen zu können, wurden ^{125}I-Fibrin- und ^{131}I-Fibrinogenpräparationen verwendet. Die Markierung mit ^{125}I bzw. ^{131}I erfolgte nach der Methode von McFarlane (1958). Die Radiogerinnbarkeit des injizierten Fibrins betrug im Mittel 90%, die des Fibrinogens 91,5%. Die Herstellung von ^{125}I-des-A-Fibrin erfolgte nach der Methode von Müller-Berghaus und Mahn (1977). Danach wird ^{125}I-Fibrinogen durch Thrombin in Anwesenheit von gepuffertem Harnstoff in ^{125}I-des-A-Fibrin überführt. ^{125}I-des-AB-Fibrin wurde in Abwesenheit von Harnstoff durch Thrombineinwirkung auf ^{125}I-Fibrinogen hergestellt. Hierbei entstand ein Gerinnsel, das auf einem Glasstab isoliert und anschließend in der gleichen Harnstofflösung aufgelöst wurde, die auch bei der Herstellung von des-A-Fibrin Verwendung fand.

Die des-A- und des-AB-Fibrinpräparationen wurden sowohl einzeln als auch, nach Entfernung des Harnstoffes durch Dialyse, gemischt mit Fibrinogen Kaninchen verschiedener Versuchsgruppen injiziert. Die einzelnen Gruppen bestanden jeweils aus neun bis elf Kaninchen. Aus Blutproben, die zu bestimmten Zeitpunkten nach Injektion des Fibrins bzw. Fibrinogens aus den Ohrrandvenen der Versuchskaninchen gewonnen worden waren, konnte über Messung der gerinnbaren Radioaktivität die Elimination des injizierten ^{125}I-Fibrins und ^{131}I-Fibrinogens verfolgt werden. Zur Bestimmung der gerinnbaren Radioaktivität wurde Fibrinogen durch Überführen in Fibrin aus den einzelnen Blutproben isoliert und die am Fibrin gebundene Radioaktivität gemessen (Mahn und Müller-Berghaus 1975).

Um eine Aussage über das Vorliegen von Komplexen zwischen des-A- bzw. des-AB-Fibrin und Fibrinogen machen zu können, wurden die beiden Fibrintypen sowohl einzeln als auch gemischt mit Fibrinogen Kaninchen injiziert. Bei einer weiteren Versuchsgruppe wurde die Elimination von ^{125}I-des-AB-Fibrin bei erhöhtem Fibrinogenspiegel bestimmt. Die Fibrinogenkonzentration im Plasma dieser Tiere war durch Terpentininjektion auf Werte um 8 mg/ml erhöht worden.

3. Ergebnisse

Nach der statistischen Auswertung der erhobenen Versuchsdaten mittels partiell-hierarchischer Varianzanalyse können folgende Ergebnisse festgehalten werden: Die Elimination von des-AB-Fibrin erfolgte signifikant langsamer als die von des-A-Fibrin.

Fibrinogen, das als Gemisch mit des-A-Fibrin bzw. des-AB-Fibrin im Sinne von Fibrin-Fibrinogenkomplexen injiziert worden war, beeinflußte weder die Elimination von des-A-Fibrin noch die von des-AB-Fibrin. Auch eine Erhöhung des Fibrinogenspiegels bewirkte keine Änderung der Elimination von des-AB-Fibrin. Zwischen den Eliminationskurven von des-A- bzw. des-AB-Fibrin besteht kein signifikanter Unterschied. Auch die Elimination von Fibrinogen war unabhängig davon, ob Fibrinogen als Gemisch mit des-A- oder des-AB-Fibrin injiziert worden war.

4. Schlußfolgerung

Aus diesen Ergebnissen läßt sich ableiten, daß die Fibrinelimination weitgehend unabhängig von Fibrinogen erfolgt. Fibrinogen, das im Sinne von Fibrin-Fibrinogenkomplexen gemischt mit des-A-Fibrin bzw. des-AB-Fibrin injiziert worden war, beeinflußte die Fibrin-Elimination nicht. Auch eine Erhöhung des Fibrinogenspiegels bewirkte keine Veränderung der Elimination von des-AB-Fibrin. Demnach erscheint eine Interaktion zwischen Fibrin und Fibrinogen in Gestalt von stabilen Fibrin-Fibrinogenkomplexen unwahrscheinlich. Die Fibrinelimination scheint vielmehr vom Typ des Fibrins und damit von der Anzahl der vom Fibrinogenmolekül abgespaltenen Fibrinopeptide abhängig zu sein.

Literatur

Bank NU, Chang ML (1974) Soluble fibrin complexes. Semin Thrombos Hemostas 1: 91–128 – Mahn I, Müller-Berghaus G (1975) Studies on catabolism of ^{125}I-labelled fibrinogen in normal rabbits and in rabbits with indwelling intravenous catheters: Methodologic aspects. Haemostasis 4: 40–50 – McFarlane AS (1958) Efficient trace labelling of proteins with iodine. Nature 182: 53 – Müller-Berghaus G, Mahn I (1977) Turnover studies of des-A fibrin and fibrinogen in healthy human beings (Abstract). Thrombos Haemostas 38: 220

Kröhnke, I. (Med. Univ.-Klinik und Zentrale Abt. des Strahlenzentrums der Univ. Gießen), Mahn, I., Krell, W., Müller-Berghaus, G. (Med. Univ.-Klinik Gießen):
Untersuchungen zur Interaktion von ^{125}I-des-AB-Fibrin und ^{131}I-Fibrinogen*

1. Einleitung

Ein Fibringerinnsel entsteht nicht unmittelbar aus Fibrinogen, sondern über eine lösliche Zwischenstufe (Apitz 1937). Wirkt Thrombin auf Fibrinogen ein, so werden zunächst die Fibrinopeptide A von der α-Kette des Fibrinogenmoleküls abgespalten, und es entsteht des-A-Fibrin. Nach einer Latenzzeit werden die Fibrinopeptide B von der β-Kette abgespalten, so daß des-AB-Fibrin resultiert. Shainoff und Page (1960) sowie Lipinski et al. (1967) zeigten, daß Fibrinogen und fibrinolytische Abbauprodukte notwendig sind, um Fibrin in Lösung zu halten. Untersuchungen mit der Ultrazentrifuge sowie gelchromatographische Untersuchungen führten zu der Vermutung einer Komplexbildung zwischen Fibrin und Fibrinogen bzw. Fibrin und fibrinolytische Spaltprodukten. Die Existenz derartiger löslicher Fibrinmonomerkomplexe unter physiologischen Bedingungen scheint jedoch nicht ausreichend bewiesen zu sein, da bei 37°C keine Interaktion zwischen ^{125}I-Fibrin und ^{131}I-Fibrinogen gelchromatographisch nachgewiesen werden konnten (Krell et al. 1979, Mahn et al. 1979, Müller-Berghaus 1979). In der vorliegenden Arbeit wurde die in vivo-Interaktion von ^{125}I-des-AB-Fibrin und ^{131}I-Fibrinogen nach Zirkulation im Kaninchen gelchromatographisch untersucht.

2. Material und Methodik

Kaninchenfibrinogen wurde aus Kaninchenplasma gereinigt (Mahn und Müller-Berghaus 1975) und anschließend mit ^{125}I und ^{131}I markiert (McFarlane 1958). Das Material war zu 95% gerinnbar; die

---

* Mit Unterstützung durch die Deutsche Forschungsgemeinschaft, Bonn-Bad Godesberg

Agarosegelchromatographie und die Polyacrylamidgelelektrophorese zeigten keine Unterschiede zwischen markiertem und unmarkiertem Fibrinogen.

Zur Gelchromatographie wurde Sepharose CL-6B und zur Äquilibrierung und Elution gepuffertes Kaninchenplasma verwendet (Mahn et al. 1979, Müller-Berghaus et al. 1979). ^{125}I-des-AB-Fibrin wurde durch Zugabe von Thrombin zu ^{125}I-Fibrinogen in Abwesenheit von EDTA und Aprotinin hergestellt. Das entstandene Gerinnsel wurde isoliert und in gepuffertem 3 M-Harnstoff gelöst. Weitere Einzelheiten werden an anderer Stelle veröffentlicht (Kröhnke et al. 1980).

In vitro-Versuche: ^{125}I-des-AB-Fibrin wurde mit ^{131}I-Fibrinogen in 3 M-Harnstoff gemischt und im Harnstoffmilieu gelchromatographiert. In einem weiteren Versuchsansatz wurde ^{125}I-des-AB-Fibrin zu Plasma hinzugegeben, das ^{131}I-Fibrinogen enthielt. Diese Mischungen wurden im Plasmamilieu sowohl bei 20° C als auch bei 37° C chromatographiert.

In vivo-Versuche: Kaninchen wurden nacheinander Heparin (500 E/kg) Aprotinin (20 000 KIE/kg) ^{131}I-Fibrinogen und ^{125}I-des-AB-Fibrin injiziert. Kontrolltiere wurden in gleicher Weise behandelt, erhielten jedoch an Stelle von ^{125}I-Fibrin ^{125}I-Fibrinogen.

3. Ergebnisse

In vitro-Versuche: ^{125}I-des-AB-Fibrin und ^{131}I-Fibrinogen wurden im Harnstoffmilieu zusammen als einheitlicher Peak eluiert. Im Plasmamilieu zeigten jedoch Fibrin und Fibrinogen ein unterschiedliches Elutionsverhalten. ^{125}I-des-AB-Fibrin wurde im Ausschlußvolumen eluiert. Bei 20° C wurde ein kleiner Teil des Fibrinogens zusammen mit Fibrin eluiert, während bei 37° C Fibrin und Fibrinogen völlig getrennt voneinander vorlagen.

In vivo-Versuche: Plasmaproben von Tieren, denen des-AB-Fibrin und Fibrinogen injiziert worden war, wurden im Plasmamilieu gelchromatographiert. Sowohl bei 20° C als auch bei 37° C wurden ^{125}I-Fibrin und ^{131}I-Fibrinogen getrennt voneinander eluiert. Fibrin wurde im Ausschlußvolumen wiedergefunden; bei 37° C konnte kein Fibrinogen zusammen mit Fibrin eluiert werden. Die Gelchromatographie der Plasmaproben von Kontrolltieren wiesen ein identisches gelchromatographisches Verhalten von ^{125}I-Fibrinogen und ^{131}I-Fibrinogen auf.

4. Schlußfolgerung

Monomeres des-AB-Fibrin formt in vitro ebenso wie in vivo molekulare Fibrinaggregate. Ein Einbau von Fibrinogen in die Fibrinaggregate konnte gelchromatographisch nur bei 20° C, jedoch nicht bei 37° C nachgewiesen werden. Die Entstehung von hochmolekularen Fibrinaggregaten könnte möglicherweise nach Entzug der Calciumionen durch Antikoagulation während der Blutentnahme entstanden sein. Es wäre jedoch auch vorstellbar, daß Fibrin im Vergleich zu Fibrinogen unter den Versuchsbedingungen seine Konformation änderte, so daß es während der Chromatographie als hochmolekulares Material imponierte.

Literatur

Apitz K (1937) Über Profibrin. I. Die Entstehung und Bedeutung des Profibrins im Gerinnungsverlauf. Z Gesamte Exp Med 101: 552–584 – Krell W, Mahn I, Müller-Berghaus G (1979) Gelfiltration of ^{125}I fibrin and ^{131}I fibrinogen at 20° C and 37° C. Thromb Res 14: 299–310 – Kröhnke I, Mahn I, Krell W, Müller-Berghaus G (1980) Studies on circulating soluble fibrin: Separation of ^{125}I-des-AB fibrin and ^{131}I-fibrinogen by gel filtration. Br J Haematol 45: (in press) – Lipinski B, Wegrzynowicz Z, Budzynski AZ, Kopéc M, Latallo ZS, Kowalski E (1967) Soluble unclottable complexes formed in the presence of fibrinogen degradation products (FDP) during the fibrinogen-fibrin conversion and their potential significance in pathology. Thromb Haemostas 17: 65–77 – Mahn I, Müller-Berghaus G (1975) Studies on catabolism of ^{125}I-labelled fibrinogen in normal rabbits and in rabbits with indwelling intravenous catheters: Methodologic aspects. Haemostatis 4: 40–50 – Mahn I, Krell W, Müller-Berghaus G (1979) Separation of human des-AB fibrin and fibrinogen by sepharose-plasma chromatography at 20° C and 37° C. Thromb Res 14: 651–663. – McFarlane AS (1958) Efficient trace labelling of proteins with iodine. Nature 182: 53 – Müller-Berghaus G, Mahn I, Krell W (1979) Formation and dissociation of soluble fibrin complexes in plasma at 20° C and at 37° C. Thromb Res 14: 561–572 – Shainoff JR, Page IH (1960) Cofibrin and fibrin intermediates as indicators of thrombin activity in vivo. Circ Res 8: 103–1022

Bruhn, H. D. (I. Med. Univ.-Klinik Kiel), Christophers, E., Pohl, J. (Univ.-Hautklinik Kiel):
Gerinnungsfaktoren (Faktor XIII, Thrombin) als Wachstumsfaktoren der Fibroblasten

Blutgerinnung, Wundheilung und Thrombusbildung sind eng aneinander gekoppelte Phänomene, welche die Bildung von Thrombin, die Aktivierung von Faktor XIII und die Entstehung eines Fibringerinnsels einschließen. Die Proliferation der Fibroblasten ist nicht nur von entscheidender Bedeutung für die Thrombusorganisation und die Wundheilung, sondern auch für das Fortschreiten arteriosklerotischer Gefäßwandveränderungen, die zu einer ausgeprägten Intimafibrose führen können. Die jetzt durchgeführten Untersuchungen hatten zum Ziel, die Wirkung von Thrombin, von Faktor XIII und von Fibronectin auf Fibroblasten bezüglich ihres Mechanismus genauer zu analysieren.

Methodik

Die Untersuchungen wurden an Hautfibroblasten 8–10 Wochen alter Meerschweinchen durchgeführt, wobei Primärkulturen mit McCoy's 5 A-Medium angelegt wurden, versetzt mit 10% Kälberserum, 1% Penicillin (100 E/ml)-Streptomycin (100 µg/ml) und 1% Amphotericin B (10 µg/ml) (Christophers 1974; Pohl et al. 1979). Alle Experimente wurden mit aus diesen Primärkulturen gewonnenen Sekundärkulturen durchgeführt, und zwar in der exponentiellen Proliferationsphase der Fibroblasten, 3 Tage nach Einsaat im genannten Medium. Der Einfluß der untersuchten Substanzen, die im Medium ohne Zusatz von Serum gelöst wurden, auf die DNS-Synthese wurde nach 12stündiger Inkubation durch Zugabe von 2µCi H-Thymidin für 2 Std analysiert. Anschließend erfolgte die Zählung der Zellzahl im Coulter-Counter. Alle Experimente wurden in Vierfach-Ansätzen durchgeführt, die Ergebnisse wurden als Mittelwerte mit der zugehörigen Standardabweichung dargestellt.

Ergebnisse

Thrombin führte in der bekannten Dosiswirkungskurve zur Zunahme der Zellzahl (n) und der ^{3}H-Thymidin-Inkorporation von Fibroblasten (Bruhn et al. 1978; Pohl et al. 1979). Auffällig war dabei, daß 24 Std nach Einsaat 1 E Thrombin/ml für eine optimale Fibroblastenstimulation erforderlich war, 72 Std nach Einsaat waren es jedoch schon 10 E Thrombin/ml. Die nach Einwirkung von 10 E/ml Thrombin gemessene Konzentration von cGMP (Radioimmunassay der Firma Amersham-Buchler, Braunschweig) in den Fibroblasten zeigte, daß nach zweistündiger Inkubationszeit eine Verdoppelung des cGMP in der Zelle eintrat (Abb. 1).

die Gerinnungs-kaskade

BEHRING INSTITUT

®Fibraccel i.v.

Faktor VIII-Konzentrat

Antihämophiles Kryopräzipitat

Prothrombinkonzentrat (PPSB)

Human-Fibrinogen Behringwerke

Fibrogammin (Faktor XIII-Konzentrat)

Gerinnungsfaktoren-Konzentrate zur Prophylaxe und Therapie von Blutungen

Behringwerke AG
Med. Information u. Vertrieb · Postfach 800 280 · 6230 Frankfurt (M) 80

Basisinformationen:

Human-Fibrinogen Behringwerke

Zusammensetzung: Eine Abfüllung enthält 1 bzw. 2 g Fibrinogen. **Anwendungsgebiete:** Fibrinogen-Mangelblutungen. **Gegenanzeigen:** Bisher nicht bekannt. **Nebenwirkungen:** Human-Fibrinogen Behringwerke wird meist reaktionslos vertragen. In seltenen Fällen können allergische Reaktionen und Temperatursteigerungen auftreten.

Dosierung: Im allgemeinen werden zunächst 1–2 g verabreicht; weitere Infusionen folgen nach klinischem Bild. **Anwendung:** Das Präparat wird im beigefügten Lösungsmittel gelöst und langsam intravenös infundiert. **Wechselwirkung mit anderen Mitteln:** Bisher nicht bekannt. **Besondere Hinweise:** Human-Fibrinogen Behringwerke wird aus HB_sAg-negativem Plasma gesunder Spender gewonnen. Jede für die Herstellung verwendete Einzelspende sowie das Endprodukt sind in einem Test der 3. Generation HB_sAg-negativ. Trotzdem kann keine Gewähr für vollständige Virusfreiheit übernommen werden.

Handelsformen
Packung zu 1 g Humanfibrinogen
Packung zu 2 g Humanfibrinogen

Prothrombinkonzentrat (PPSB)

Zusammensetzung: Das Präparat enthält in konzentrierter Form die Gerinnungsfaktoren II, VII, IX und X: ca. 20 Einheiten je Faktor pro ml. **Anwendungsgebiete:** Prophylaxe und Therapie von Blutungen, die durch einen angeborenen bzw. erworbenen Mangel an Gerinnungsfaktor II, VII, IX und X verursacht werden: Hämophilie B, schwere Leberparenchymschäden, Überdosierung von Cumarin- bzw. Indandion-Präparaten, Vitamin K-Mangelzustände. **Gegenanzeigen:** Thrombosegefahr, Angina pectoris, Herzinfarkt (Ausnahme: Lebensbedrohliche Blutungen infolge Überdosierung von oralen Antikoagulantien sowie vor Einleitung einer fibrinolytischen Therapie). **Nebenwirkungen:** Nebenreaktionen wurden bisher nicht beobachtet.

Dosierung: 1 Einheit/kg KG hebt den Quick-Wert um 1% an. **Anwendung:** Prothrombinkonzentrat wird in dem beigefügten Lösungsmittel gelöst und sofort langsam intravenös injiziert. **Wechselwirkung mit anderen Mitteln:** Bisher nicht bekannt. **Besondere Hinweise:** Siehe unter Human-Fibrinogen.

Handelsformen
Packung zu 70 E (3,5 ml)
Packung zu 200 E (10 ml)
Packung zu 400 E (20 ml)

Faktor VIII-Konzentrat

Zusammensetzung: Enthält den Gerinnungsfaktor VIII in konzentrierter Form: 25 E Faktor VIII pro ml. **Anwendungsgebiete:** Prophylaxe und Therapie von Blutungen bei Hämophilie A und sonstigen Erkrankungen mit Faktor VIII-Mangel. **Gegenanzeigen:** Bisher nicht bekannt. **Nebenwirkungen:** Faktor VIII-Konzentrat wird meist reaktionslos vertragen. In seltenen Fällen werden allergische Reaktionen und Temperaturanstieg beobachtet.

Dosierung: Bei Gabe von 1 Einheit/kg KG ist ein Anstieg der Faktor VIII-Aktivität um ca. 1% zu erwarten. **Anwendung:** Die Trockensubstanz wird im beigefügten Lösungsmittel gelöst und langsam intravenös injiziert. **Wechselwirkung mit anderen Mitteln:** Bisher nicht bekannt. **Besondere Hinweise:** Siehe unter Human-Fibrinogen.

Handelsformen
1 Packung mit 250 E Faktor VIII
1 Packung mit 500 E Faktor VIII
1 Packung mit 1000 E Faktor VIII

Antihämophiles Kryopräzipitat

Zusammensetzung: Antihämophiles Kryopräzipitat enthält in angereicherter Form den Gerinnungsfaktor VIII: 5 E Faktor VIII pro ml. **Anwendungsgebiete:** Therapie und Prophylaxe von Blutungen bei Hämophilie A, von Willebrand-Jürgens-Syndrom und sonstigen Erkrankungen mit Faktor VIII-Mangel. **Gegenanzeigen:** Absolute Kontraindikationen sind bisher nicht bekannt. Bei cardialer Dekompensation ist Vorsicht geboten. **Nebenwirkungen:** Antihämophiles Kryopräzipitat wird meist reaktionslos vertragen. In seltenen Fällen können allergische Reaktionen und Temperaturanstieg auftreten.

Dosierung: Durch Gabe von 1 Einheit/kg KG wird im allgemeinen ein Anstieg der Faktor VIII-Aktivität von 1–2% erzielt. **Anwendung:** Das Präparat wird im beigefügten Lösungsmittel gelöst und intravenös infundiert. **Wechselwirkung mit anderen Mitteln:** Bisher nicht bekannt. **Besondere Hinweise:** Siehe unter Human-Fibrinogen.

Handelsformen
1 Packung mit 250 E Faktor VIII
1 Packung mit 500 E Faktor VIII

Fibrogammin

Zusammensetzung: Fibrogammin ist ein Konzentrat des Faktors XIII der Blutgerinnung. Die Trockensubstanz in der Flasche für 4 ml enthält eine Faktor XIII-Aktivität von mindestens 250 Einheiten, für 20 ml eine Faktor XIII-Aktivität von mindestens 1250 Einheiten. **Anwendungsgebiete:** Hämorrhagische Diathesen bei kongenitalem bzw. erworbenem Faktor XIII-Mangel. Förderung der Wundheilung. **Gegenanzeigen:** Absolute Kontraindikationen sind nicht bekannt. Bei frischen Thrombosen ist wegen der fibrinstabilisierenden Wirkung Vorsicht geboten. **Nebenwirkungen:** Nebenwirkungen wurden bisher nicht beobachtet.

Dosierung: Zur Therapie von Blutungen mindestens 20 ml täglich bis zur Blutstillung. Zur Förderung der Wundheilung: Am Operationstag sowie vom 1.–3. postoperativen Tag je 12 ml. **Anwendung:** Der Inhalt einer Flasche wird mit 4 bzw. 20 ml des beigefügten Lösungsmittels gelöst und langsam i.v. injiziert. **Wechselwirkung mit anderen Mitteln:** Bisher nicht bekannt. **Besondere Hinweise:** Aufgrund des Herstellungsverfahrens kann Fibrogammin mit großer Wahrscheinlichkeit als hepatitissicher angesehen werden.

Handelsformen
1 Packung mit 250 E Faktor XIII
1 Packung mit 1250 E Faktor XIII

Fibraccel i.v.

Zusammensetzung: Fibraccel ist ein homologer, gerinnungsaktiver Phospholipidkomplex mit Thrombozytenfaktor 3-Wirkung. **Anwendungsgebiete:** Prophylaxe und Therapie von Blutungen bei Thrombozytopenien und Thrombozytopathien. **Gegenanzeigen:** Verbrauchskoagulopathie, Blutungen in Nierenhohlräume, Schwangerschaft im ersten Trimenon. **Nebenwirkungen:** Fibraccel i. v. wird meist reaktionslos vertragen, flüchtige Hautreaktionen und leichte Temperaturerhöhungen wurden selten beobachtet.

Dosierung: Zur Therapie 3–6 mal täglich 20 ml langsam intravenös. **Anwendung:** Fibraccel wird langsam intravenös injiziert bzw. infundiert. **Wechselwirkung mit anderen Mitteln:** Bisher nicht bekannt. **Besondere Hinweise:** Die Übertragung einer Hepatitis ist aufgrund der Herstellungsmethode ausgeschlossen.

Handelsformen
Packung mit 5 Ampullen zu 10 ml
A.P. mit 25 Ampullen zu 10 ml

BEHRING INSTITUT

Behringwerke AG
Med. Information u. Vertrieb · Postfach 80 02 80 · 6230 Frankfurt (M) 80

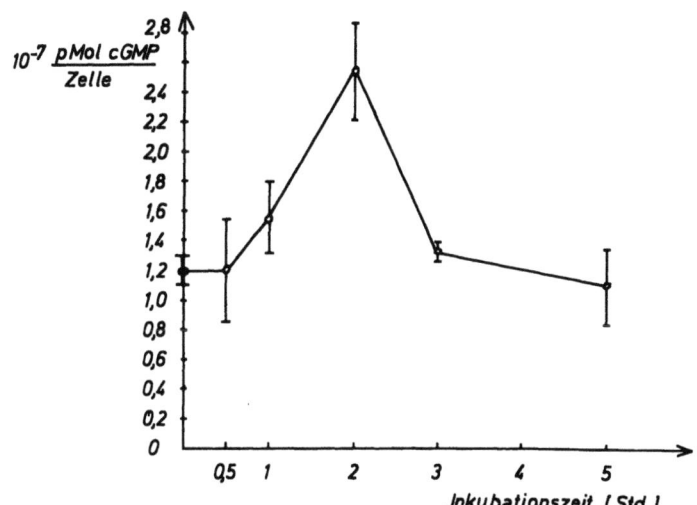

Abb. 1. Zunahme von zyklischem Guanosin-3,5-Monophosphat (cGMP) in Fibroblasten nach zweistündiger optimaler Einwirkzeit von Thrombin (10 E/ml) auf Fibroblasten

Einstündige Vorbehandlung der Fibroblasten mit Neuraminidase (0,02 E/ml, Behringwerke AG, Marburg/Lahn) führte zu einem Verlust der Stimulierbarkeit der Fibroblasten durch Thrombin (Abb. 2). Ein zusätzliches Experiment zeigte, daß eine einstündige Inkubation der Fibroblasten mit Neuraminidase keinen Einfluß auf die ^{3}H-Thymidin-Inkorportion besaß. cAMP (Radioimmunassay der Firma Amersham-Buchler, Braunschweig) konnte unter Thrombineinwirkung (10 E/ml) in den Fibroblasten nicht vermehrt nachgewiesen werden.

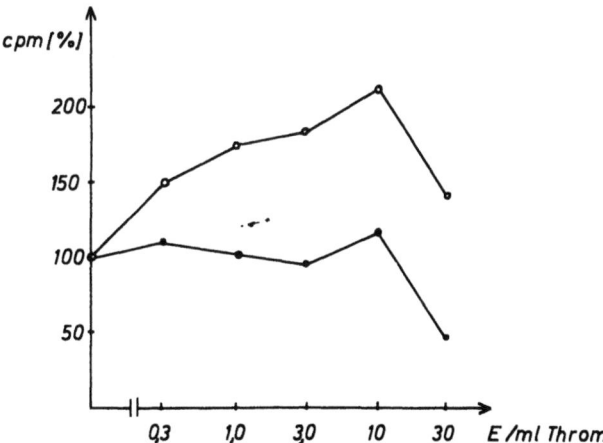

Abb. 2. Einfluß einer Neuraminidasevorbehandlung (1 Std 0,02 E/ml) auf die thrombininduzierte ^{3}H-Thymidininkorporation in Fibroblasten; (gefüllte Kreise: Neuraminidasevorbehandlung, offene Kreise: Thrombineinwirkung ohne Neuraminidasevorbehandlung). Abszisse: E/ml Thrombin. Ordinate: c.p.m. (%), d. h. Einbau von ^{3}H-Thymidin in Fibroblasten, wobei der Leerwert auf 100% gesetzt wurde. c.p.m. = Counts per min). Zeit nach Einsaat der Fibroblasten (Alter der Sekundärkultur): 72 Std

Auch Faktor XIII (es handelte sich um eine besonders gereinigte Präparation des Dr. Heimburger, Behringwerke AG, Marburg/Lahn) stimulierte die Fibroblastenproliferation, und zwar betrug die optimale Faktor XIII-Konzentration 24 Std nach Einsaat der Kulturzellen 0,1 E/ml, 72 Std nach Einsaat 3,0 E/ml. Die Spezifität der Faktor XIII-Wirkung konnte dadurch demonstriert werden, daß die Zugabe von 5%igem Anti-Faktor XIII-Untereinheit-A-Serum vom Kaninchen (Behringwerke AG) zu einem Verlust der Faktor XIII-Wirkung führte. Einstündige Vorbehandlung der Fibroblasten mit Neuraminidase (0,02 E/ml) führte zu einer Verschiebung des Wirkungsoptimums der Faktor XIII-Aktivität von 0,1 auf 0,3 E/ml. Nach zweistündiger Faktor XIII-Einwirkung war ebenfalls ein Anstieg des cGMP in den Fibroblasten nachweisbar.

Fibronectin (es handelte sich um ein besonders gereinigtes Präparat, Dr. Heimburger, Behringwerke AG) führte im Konzentrationsbereich von 0,03−1,0 mg/ml zu einer konzentrationsabhängigen Hemmung des relativen ^{3}H-Thymidin-Einbaus. Dieser Effekt war unabhängig davon, ob die Fibroblasten 24, 48 oder 72 Std nach Einsaat mit Fibronectin inkubiert wurden. Diese Fibronectinwirkung wurde auch durch Vorinkubation mit Neuraminidase oder Trypsin nicht beeinflußt.

Diskussion

Thrombin und Faktor XIII stimulieren das Fibroblastenwachstum unter gleichzeitiger Zunahme des intrazellulären cGMP (und zwar nach zweistündiger optimaler Einwirkzeit von Thrombin, Pohl et al. 1979). Der cAMP-Gehalt der Fibroblasten dagegen veränderte sich nicht wesentlich. Dieser Befund ist mit der Annahme vereinbar, daß cGMP das entscheidende Signal für die Fibroblastenproliferation darstellt, während cAMP die Differenzierung der Fibroblasten stimuliert (Bauer 1979; Hadden et al. 1972). Thrombin und Faktor XIII scheinen also als hormonähnliche Effektoren der Zellproliferation zu wirken, etwa im Sinne von Gewebshormonen. Der Einfluß der Neuraminidaseinkubation auf die Thrombin- und Faktor XIII-Wirkung wäre dabei hypothetisch entweder durch Abspaltung eines Fragmentes eines Rezeptors oder durch Änderung der Konformation dieses Rezeptors zu erklären. Fibronectin könnte die Fibroblastenproliferation durch eine Rückkoppelung zwischen dem Fibronectin der Zelloberfläche und der DNS-Synthese des Zellkerns hemmen.

Die für Thrombin und Faktor XIII gefundene Korrelation zwischen Alter der Sekundärkultur und maximal wachstumsstimulierender Konzentration dürfte eine unterschiedliche Sensibilität der Zellen in Abhängigkeit von ihrer Position im Zellzyklus bedeuten. 24 Std nach Einsaat und erfolgter Kontaktbildung zum Substrat befindet sich die überwiegende Mehrheit der Zellen in der Prä-DNS-Synthesephase. Zu diesem Zeitpunkt betrug die maximal stimulierende Konzentration von Thrombin 1 E/ml und von Faktor XIII 0,1 E/ml. 72 Std nach Einsaat dagegen waren bei einer jetzt homogen über die Zellzyklusphasen ($G_1 - S - G_2 - M$) verteilten Zellpopulation für Thrombin 10fach und für Faktor XIII 30fach höhere Konzentrationen zur Wachstumsstimulation notwendig.

Die biologische Bedeutung der hier erhobenen Befunde wäre darin zu sehen, daß lokale Thrombinfreisetzungen im Bereich von Verletzungen, von Thrombosen und von arteriosklerotischen Gefäßwandveränderungen eine klinisch relevante Zunahme der Proliferation von Fibroblasten auslösen könnten, die bei der Thrombusorganisation, bei der Wundheilung und auf dem Boden arteriosklerotischer Gefäßwandprozesse (Intimafibrose) von Bedeutung sein dürften. Die Diskussion muß jedoch dabei berücksichtigen, daß diese in vitro erhobenen Befunde die Situation in vivo bedingt wiedergeben dürften.

Dankbar hervorzuheben ist an dieser Stelle die freundliche Unterstützung durch Herrn Priv.-Doz. Dr. Heimburger, Behringwerke AG, Marburg/Lahn, vor allem durch Bereitstellung besonders gereinigter Präparationen von Fibronectin und von Faktor XIII sowie durch ideenreiche Anregungen. Unser Dank gilt weiter Herrn Prof. Dr. Schauer, Direktor des Biochemischen Institutes der Universität Kiel, für freundlichen Rat. Schließlich ist die unermüdliche und sorgfältige technische Assistenz von Fräulein Renate Lass hervorzuheben.

Literatur

Bauer R (1979) Regulatoren des epidermalen Zellzyklus. In: Jadassohn J (Hrsg) Handbuch der Haut- und Geschlechtskrankheiten. Ergänzungswerk, I. Bd. 4. Teil A. Springer, Berlin Heidelberg New York, S. 119 − Bruhn HD et al. (1978) Einflüsse des Gerinnungs- und Fibrinolysesystems auf den Wundheilungsprozeß und auf die Thrombusorganisation. Verh Dtsch Ges Inn Med 84: 1345 − Christophers E (1974) Growth stimulation of cultured postembryonic epidermal cells by vitamin A acid. J Invest Dermatol 63: 450 − Hadden JW et al. (1972) Guanosine-3′,5′-cyclic monophosphate a possible intracellular mediator of mitogenic influences in lymphozytes. Proc Natl Acad Sci USA 69: 3024−3027 − Pohl J et al. (1979) Thrombin and fibrin-induced growth of fibroblasts: role in wound repair and thrombus organization. Klin Wochenschr 57: 273−277

Harenberg, J., Fritze, D., Zimmermann, R., Baumgärtner, A., Haas, R. (Med. Univ.-Klinik Heidelberg):
Wirkung von Corynebacterium parvum auf die Gerinnung bei Patienten mit metastasierendem Mammakarzinom*

Einleitung

Seit langer Zeit ist bekannt, daß bei Patienten mit malignen Tumoren thrombembolische Komplikationen gehäuft auftreten. Es wird angenommen, daß Tumorzellen gerinnungsfördernde Proteine freisetzen, die zu einer Aktivierung des Faktors XII und des Komplementsystems führen. Beide Mechanismen können somit ursächlich für ein erhöhtes Thromboserisiko bei diesen Patienten verantwortlich gemacht werden [1]. Thrombembolische Ereignisse werden auch unter einer cytostatischen Therapie beobachtet. So beschrieben Runne u. Mitarb. [6] kürzlich einen letalen Verlauf einer Lebervenenthrombose unter einer Dacarbacintherapie bei einem Patienten mit metastasierendem Melanom.

Die mittlere Überlebenszeit von Patientinnen mit metastasierendem Mammakarzinom wird durch eine kombinierte cytostatische Therapie wahrscheinlich verlängert [4]. Der Zusatz eines Immunstimulans wie Corynebacterium parvum führt nach Israel und Edelstein [3] zu einer zusätzlichen Verbesserung der Überlebenszeit. Als Nebenwirkungen der Behandlung mit Corynebacterium parvum sind Schüttelfrost bei 90%, Fieber, Übelkeit, Erbrechen und lokale Entzündungsreaktionen in über 50% sowie Tachykardie und Blutdruckanstieg,

---
* Mit Unterstützung der Deutschen Forschungsgemeinschaft

Hypotension und Desorientierung zu erwähnen [7]. Toxischen Effekten auf das Gerinnungssystem würde auf Grund der Thromboseneigung der Patienten mit Malignomen eine entscheidende Bedeutung zukommen.

Wir untersuchten daher den Effekt einer Immuntherapie mit Corynebacterium parvum auf das Gerinnungssystem bei 18 Patienten, die im Rahmen einer kontrollierten Studie cytostatisch behandelt wurden. Als Parameter fand dabei besondere Berücksichtigung das Fibrinopeptid A, das als empfindlichster Parameter einer Thrombinaktivität in vivo gilt. [2, 5].

Material und Methoden

Jeweils sechs Patienten erhielten entweder Corynebacterium parvum alleine am Tag 15 des 28tägigen Therapiezyklus oder in Kombination mit einer cytostatischen Therapie am Tag 1 des Therapiezyklus. Sechs Patienten, die niemals eine Immuntherapie erhalten hatten, wurden mit der gleichen cytostatischen Therapie behandelt und bildeten die Kontrollgruppe. Alle Patienten waren über das Ziel der Untersuchungen aufgeklärt und hatten ihr Einverständnis zur Teilnahme gegeben.

Die folgenden Parameter wurden vor Therapiebeginn sowie 1, 2, 4 und 24 Std nach dem Beginn der Therapie bestimmt: Fibrinopeptid A, Fibrinogen, immunologisch und biologisch, Alkoholtest, Prothrombinzeit nach Quick, aktivierte partielle Thromboplastinzeit, Faktor VIII, immunologisch und biologisch, sowie Euglobulinlysezeit, Plasminogen und Antiplasmine $alpha_1$-Antitrypsin, $alpha_2$-Makroglobulin und Antithrombin III sowie die Thrombocytenzahl.

Die statistische Auswertung erfolgte nach dem Kruskal-Wallis-Test. Als Signifikanzniveau wurde $p < 0,05$ vorgegeben. Alle Werte sind als Mediane angegeben.

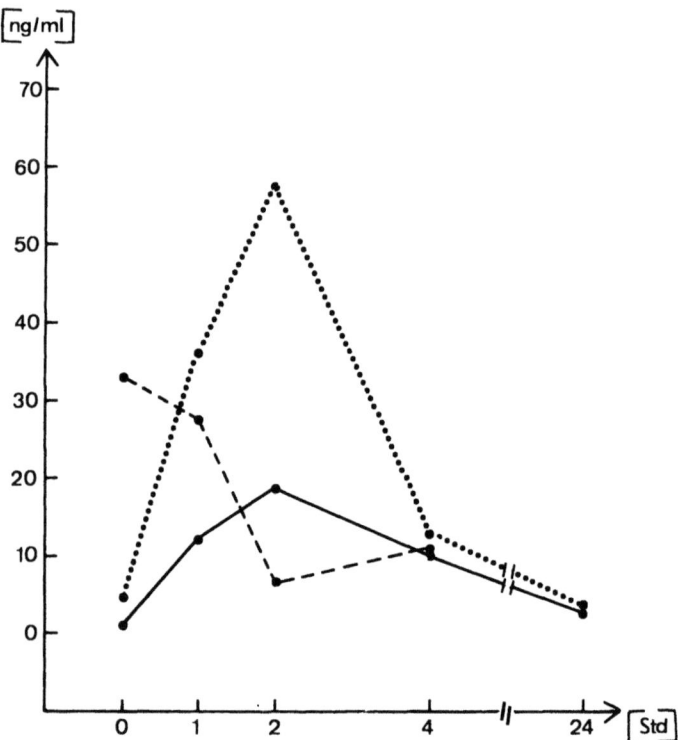

Abb. 1. Fibrinopeptid A-Konzentrationen (Median) nach Applikation von Corynebacterium parvum alleine (●·····●), Corynebacterium parvum mit cytostatischer Therapie (●———●) und alleiniger cytostatischer Infusion (●–––●). Die Konzentration von Fibrinopeptid A ist in ng/mg angegeben

Ergebnisse

In allen Versuchsgruppen sank die Thrombocytenzahl signifikant ab. Von den übrigen Parametern änderte sich nur das Fibrinopeptid A signifikant:

Nach der intravenösen Applikation von Corynebacterium parvum ließ sich bereits 1 Std später ein deutlicher Anstieg der Fibrinopeptid A-Konzentration auf das 6fache des Ausgangswertes beobachten. Nach 2 Std stieg Fibrinopeptid A auf das Maximum mit etwa dem 10fachen des Ausgangswertes an, um anschließend wieder nach 24 Std auf den Ausgangswert abzusinken. Zwischen den beiden Behandlungsgruppen von Corynebacterium parvum mit und ohne cytostatische Therapie ließen sich jedoch keine Unterschiede nachweisen, obwohl die gleichzeitige Applikation von Cytostatica an Tag 1 zu deutlich niedrigeren Fibrinopeptid A-Konzentrationen 1 und 2 Std nach der Verabreichung führte. Bei den Patienten, die nur mit einer cytostatischen Therapie, also ohne Corynebacterium parvum behandelt worden waren, stieg die Fibrinopeptid A-Konzentration nicht signifikant an.

Diskussion

Die Behandlung mit Corynebacterium parvum hat in den letzten Jahren Eingang in die experimentelle Immunotherapie maligner Tumoren gefunden. Unerwünschten Arzneiwirkungen durch toxische Effekte auf das Gerinnungssystem würde eine wichtige klinische Bedeutung zukommen, da maligne Tumoren mit einer Thromboseneigung assoziiert sind. Die vorliegenden Ergebnisse machen auf Grund des Anstiegs der Fibrinopeptid A-Konzentration nach intravenöser Applikation von Corynebacterium parvum eine Aktivierung des Gerinnungssystems wahrscheinlich. Unseren Ergebnissen zufolge modifiziert die gleichzeitige Verabreichung einer cytostatischen Behandlung den gerinnungssteigernden Effekt einer intravenösen Applikation von Corynebacterium parvum nicht. Eine alleinige Gabe der cytostatischen Kombination (Vincristin, Adriblastin, Endoxan) führte bei unseren Patienten nicht zu einer wesentlichen Beeinflussung des Gerinnungssystems. Ursächlich könnte für die Gerinnungssteigerung durch die intravenöse Applikation von Corynebacterium parvum eine Stimulierung der Makrophagen mit einer Kontaktaktivierung des Faktors XII und des Komplementsystems verantwortlich gemacht werden.

Zusammenfassend kann gesagt werden, daß nach intravenöser Applikation von Corynebacterium parvum mit einer Hyperkoagulabilität gerechnet werden muß. Dieser Aspekt sollte vor einer Immuntherapie, insbesondere bei Patienten mit stattgehabten thrombembolischen Ereignissen, berücksichtigt werden, um neue arzneimittelbedingte Komplikationen zu vermeiden.

Literatur

1. Gralinik HR, Ton HK (1974) Acute promyelotic leukemia. A model for understanding the role of the malignant cell in hemostatis. Hum Pathol 5: 661–673 – 2. Harenberg J, Hepp G, Schmidt-Gayk H (1979) Fibrinopeptide A in human plasma – evaluation of a new radioimmunoassay technique on microliter-plates. Thromb Res 15: 513–522 – 3. Israel L, Edelstein R (1977) Personal experience with Corynebacterium parvum in human cancers. World J Surg 1: 585–595 – 4. Mayr AC, Senn HJ, Gallmeier WM, Bruntsch U, Becher R, Drings P, Fritze D, Kaufmann M, Queißer W, Kempgens U (1979) Adriamycin-Kombinations-Chemotherapie mit und ohne Immunstimulation durch Corynebakterium parvum beim metastasierenden Mammakarzinom. Dtsch Med Wochenschr 104: 1739–1743 – 5.

Nossel HL, Yudelman I, Canfield RE, Butler VP, Jr, Spanondis K, Willner GD, Quershi GD (1974) Measurement of fibrinopeptide A in human blood. J Clin Invest 54: 43–49 – 6. Runne U, Doepfmer K, Antz H, Groth W, Feaux de Lacroix (1980) Budd-Chiari-Syndrom unter Decarbazin. Dtsch Med Wochenschr 105: 230–233 – 7. Whisnant JK (1977) Corynebacterium parvum-clinical protocols: prototypes and summary results in U.S. trials with wellcome carpovax. In: Griffith AH, Regamy RH (eds) International Symposium on biological preparations in the treatment of cancer. Dev Biol Stand 38: 559–566

Murr, H., Grunst, J. (Med. Klinik II, Univ.-Klinikum Großhadern, München), Rindfleisch, G.E. (Inst. für Klin. Chemie, Univ.-Klinikum Großhadern, München), Hiller, E. (Med. Klinik III, Univ.-Klinikum Großhadern, München):
**Diffuse intravasale Gerinnung:
eine mögliche Komplikation nach LeVeen-Shunt-Implantation**

Die diffuse intravasale Gerinnung (DIC) nach LeVeen-Shunt-Implantation ist eine bekannte Komplikation [10]. Auch wir konnten im letzten Jahr nach zwei von drei Shunt-Implantationen eine DIC beobachten. In einem Fall zwang die bedrohliche Gerinnungsstörung zur Unterbindung des Shunts, im anderen Fall sistierte die Gerinnungsstörung spontan. Das Auftreten einer DIC erst nach Drainage des Aszites läßt vermuten, daß mit der kontinuierlichen Aszitesreinfusion gerinnungsaktivierende Substanzen in die systemische Zirkulation gelangen, und somit die DIC Folge der Shunt-Implantation ist. Wir haben deshalb Aszitesflüssigkeit von Patienten mit dekompensierter Leberzirrhose eingehend auf gerinnungsfördernde Aktivitäten hin untersucht.

Material und Methoden

16 hepatische Aszitespunktate wurden mit Zitrat im Verhältnis 1 : 10 bzw. Aprotininzitrat (Trasylol, 500 E/ml, zur Fibrinogen-, Plasminogen-, FSP- und LFMK-Bestimmung) versetzt und folgende Untersuchungen durchgeführt: Fibrinogen, Faktor II-, V-, X-, VIII- und IX-Aktivitäten, Antithrombin III (AT III), α_2-Makroglobulin, Plasminogen, Plasminogenaktivator, Fibrinogen-Fibrinspaltprodukte (FSP) und lösliche Fibrin-Oligomerkomplexe (LFMK in der Methode nach Graeff und Hafter [2]). Eine mögliche Gerinnungsaktivierung nach Aszitesreinfusion wurde getestet, indem Aszites zu plättchenreichem Normalplasma gegeben und ein Thrombinbildungstest [3] durchgeführt wurde. Faktor-X- oder Prothrombinkomplex-aktivierende Eigenschaften des hepatischen Aszites haben wir mit einem leicht modifizierten Verfahren nach Nemerson und Spaet [7] untersucht. Als Faktorenkonzentrate wurden boviner, nicht aktivierter Faktor X der Fa. Sigma und Partieller Prothrombin Komplex Human der Fa. Immuno eingesetzt.

Ergebnisse

Die Prokoagulationsfaktoren fanden wir zum Teil in niedrigen Konzentrationen, zum Teil waren sie nicht meßbar. Das gleiche gilt für die physiologischen Gerinnungsinhibitoren AT III und α_2-Makroglobulin. Dagegen hatten alle hepatischen Aszitespunktate bei relativ niedrigen Plasminogenspiegeln hohe Plasminogenaktivatorspiegel [5]. Dies spricht für eine gesteigerte fibrinolytische Aktivität des hepatischen Aszites. Eine mögliche koagulationsfördernde Wirkung durch Einzelfaktoren dürfte somit durch die gesteigerte Fibrinolyse kompensiert werden. Infolgedessen ist die Entstehung einer DIC nach kontinuierlicher

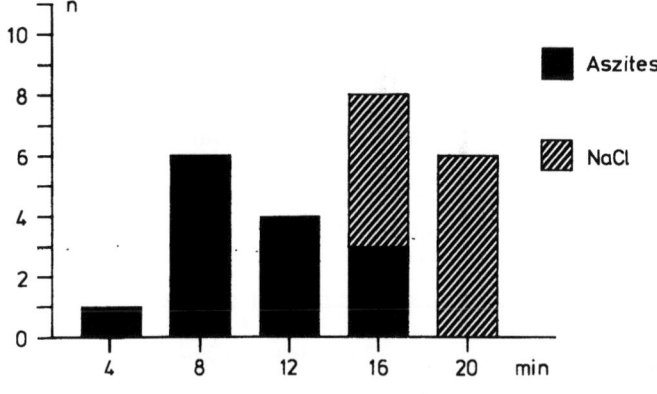

Abb. 1. Thrombinbildungstest mit plättchenreichem Normalplasma unter Zugabe von Aszites im Verhältnis 1:2

Aszitesreinfusion mit der Anwesenheit von Prokoagulationsfaktoren allein schwer erklärbar.

Andererseits konnten wir LFMK trotz der niedrigen Fibrinogenspiegel in allen Punktaten nachweisen. Berechnet man das Verhältnis der hochmolekularen Oligomerkomplexe zum Fibrinogen-Peak, so findet man in allen Aszitesproben mehr als die Hälfte des Gesamtanteils an LFMK. Dies weist auf eine hochaktive intraperitoneale Gerinnung hin.

Im nächsten Schritt haben wir versucht, in vitro den Vorgang der Aszitenreinfusion nachzuahmen, indem wir einen Thrombinbildungstest mit plättchenreichem

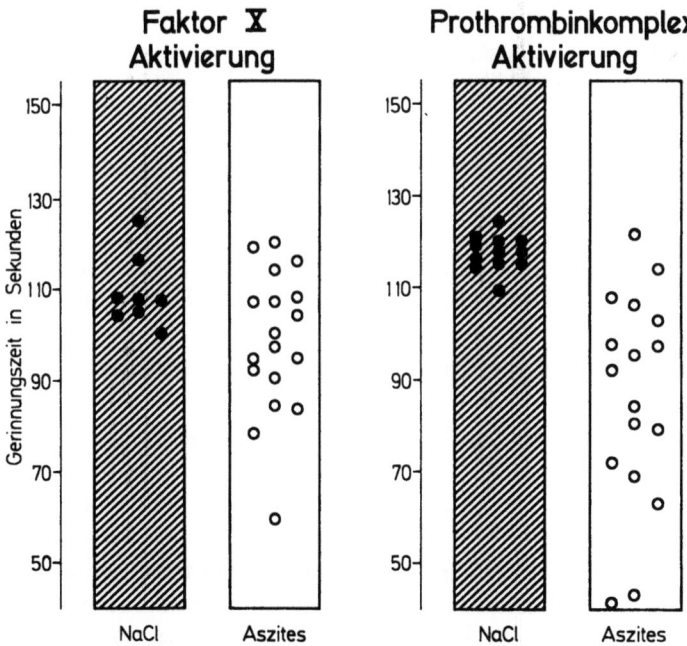

Abb. 2. Faktor X- und Prothrombinkomplexaktivierung durch Aszites

Normalplasma unter Zusatz von Aszitesflüssigkeit durchgeführt haben (Abb. 1). Wir konnten zeigen, daß Aszites, verglichen mit entsprechenden NaCl-Kontrollen, eine beschleunigte Thrombinbildung bewirkt. Dies ist bei zehn der 13 getesteten Proben eindeutig zu erkennen. Eine mögliche Erklärung hierfür könnte die Beobachtung liefern, daß Aszites, zumindest in der Mehrzahl der Fälle, eine Aktivierung des Prothrombinkomplexes und auch des Faktors X auszulösen vermag (Abb. 2). Diese Befunde glauben wir dahingehend interpretieren zu dürfen, daß im hepatischen Aszites eine thromboplastinähnliche Substanz vorhanden ist, was von anderen Autoren ja bereits postuliert wurde [4].

Eine zusätzliche, andersartige Gerinnungsaktivierung kann durch das Einbringen von körperfremden Material in die Peritonealhöhle zustande kommen; im Falle des LeVeen-Shunts das Einbringen eines Silikonschlauches. Wir konnten bei den beiden von uns untersuchten Fällen eine zusätzliche Aktivierung des endogenen Gerinnungssystems als Folge einer Kontaktfaktor-aktivierung wahrscheinlich machen [6].

Diskussion

Unsere Ergebnisse lassen den Schluß zu, daß im hepatischen Aszites eine thromboplastinähnliche Substanz wirksam ist. Sie führt zusammen mit ebenfalls vorhandenen Prokoagulationsfaktoren im Aszites zu einer intraperitonealen Gerinnung, und kann andererseits bei der Aszitesreinfusion eine intravasale Gerinnung auslösen. Da koagulationsfördernde Eigenschaften in der überwiegenden Zahl der untersuchten Aszitesproben nachweisbar waren, eine klinisch manifeste DIC jedoch erfahrungsgemäß seltener auftritt, dürften Faktoren, wie die verminderte Entgiftungsfähigkeit der Zirrhoseleber oder auch die Mindersynthese von physiologischen Gerinnungsinhibitoren eine wesentliche Rolle bei der DIC-Entstehung spielen. Ob eine zusätzliche, systemische Endotoxinämie nach Aszitesreinfusion zu diskutieren ist, bleibt weiteren Untersuchungen vorbehalten [1, 8, 9].

Zusammenfassung

Trotz geringer Einzelfaktoraktivitäten finden wir im hepatischen Aszites lösliche, hochmolekulare Fibrin-Oligomerkomplexe, die auf eine lokale Thrombinbildung hinweisen.

Eine Prothrombinkomplex- und/oder Faktor X-Aktivierung verläuft mit Aszites beschleunigt.

Im Thrombinbildungstest führt die Zugabe von Aszites zu Normalplasma zu einer schnelleren Thrombinbildung.

Das Einbringen von körperfremdem Material in die Peritonealhöhle kann eine Kontaktfaktoraktivierung bewirken.

Somit addieren sich durch die LeVeen-Shunt-Implantation die dem Aszites eigenen prokoagulatorischen Aktivitäten zu den durch den Shunt selbst ausgelösten Aktivitäten. Durch die kontinuierliche Reinfusion dieser aktivierten Aszitesflüssigkeit kann nach unseren heutigen Vorstellungen eine DIC ausgelöst werden.

Literatur

1. Fumarola D (1979) Endotoxin and coagulopathic discorders after ascitic fluid infusion. Mayo Clinic Proc 54: 815 – 2. Graeff H, Ernst E, Bocaz JA, Hugo R von, Hafter R (1976) Evaluation of hypercoagulability in septic abortion. Haemostasis 5: 285–294 – 3. Kaulla KN von, Kaulla E von (1964) Thrombin generation in normal subjects and cardiac patients. Circ Res 14: 436–446 – 4. LeVeen HH, Wapnick S, Grosberg S, Kinney MJ (1976) Further experience with peritoneovenous shunts for ascites. Ann Surg 184: 574 – 5. Murr H, Rindfleisch GE, Hiller E, Grunst J (1980) Fibrinolytische Aktivität in Aszites-Transsudaten und -Exsudaten. 1. Kongreß für Thrombose und Blutgerinnung, Wien. Schattauer, Stuttgart New York (in Vorbereitung) – 6. Murr H, Grunst J, Eisenburg J, Hiller E, Zumtobel V (1980) Untersuchungen zur Frage der Genese der diffusen intravasalen Gerinnung nach Implantation des peritoneal-jugularen Shunts nach LeVeen. Klin Wochenschr 58: 85–90 – 7. Nemerson Y, Spaet TN (1964) The activation of factor X by extracts of rabbit brain. Blood 23: 657 – 8. Phillips LL, Rodgers JB (1979) Procoagulant properties of ascitic fluid in hepatic cirrhosis (Abstract). Seventh International Congress on Thrombosis and Haemostasis, London, Juli 15–20, p 152 – 9. Schüssler W (1980) Systemische Endotoxinämie nach kontinuierlicher Aszites-Reinfusion? (In Vorbereitung) – 10. Schwarz ML, Swaim WR, Vogel SB (1979) Coagulopathy following peritoneovenous shunting. Surgery 85: 671–676

Mödder, B., Meuthen, I., Heidenreich, U. (Medizinische Universitäts-Poliklinik Köln):
Häufigkeit und Bedeutung der Pseudohyperkaliämie bei Thrombozytosen und Thrombozythämien

Während eine Pseudohyperkaliämie (also ein falsch hoher Kaliumwert im Serum, d. h. in vitro) durch Kaliumfreisetzung aus den Erythrozyten durchaus geläufig ist [10], sind falsch hohe Kaliumwerte im Serum durch die anderen geformten Elemente des Blutes weit seltener und wenig bekannt. Es findet sich jedoch bereits beim Gesunden im Serum ein leicht höherer Wert im Vergleich zum Plasma, wobei die Unterschiede allerdings unbedeutend sind. Erstmals haben jedoch 1955 Hartmann und Mellingkoff [6] bei extremer Thrombozytenvermehrung über eine erhebliche Differenz zwischen Serum- und Plasmakaliumwert berichtet. Später berichteten Hartmann et al. [7] über eine Kaliumfreisetzung aus den Thrombozyten während der Blutgerinnung. Von akuten und chronischen Leukosen mit sehr hohen Leukozytenzahlen ist ein ähnliches Phänomen bekannt, wenn auch nur in seltenen Einzelfällen beschrieben worden [1–3, 8, 14–16]. In der Folgezeit wurden verschiedene Ursachen für eine Pseudohyperkaliämie bei hohen Leukozyten- oder Thrombozytenzahlen diskutiert. Meist wurde ein direkter Zusammenhang mit dem Gerinnungsvorgang gesehen. Ein vermehrter Zerfall von Thrombozyten bzw. Leukozyten aufgrund einer erhöhten Fragilität oder Membrandurchlässigkeit wurde dabei ebenso vermutet wie der Einfluß von Plastikkügelchen, welche als Trennhilfe der Blutprobe zugesetzt wurden. Zusätzliche Faktoren im Serum bzw. Plasma von myeloproliferativen Erkrankungen spielen offenbar ebenfalls eine Rolle. Von den meisten Autoren wird ein erhöhter Kaliumgehalt der Thrombozyten, hauptsächlich aber eine vermehrte Kaliumfreisetzung aus den Thrombozyten bei der Gerinnung als Ursache angenommen [4–7, 9, 11–13, 17]. Von Nilsson [12] wurde zusätzlich eine Serotoninfreisetzung aus den Thrombozyten diskutiert, welches seinerseits den Kaliumausstrom aus den Erythrozyten fördern soll. Nicht beschrieben ist unseres Wissens ein gleichartiges Phänomen bei reaktiven Thrombozytosen.

Wir haben deswegen 34 Patienten mit myeloproliferativen Erkrankungen und reaktiven Thrombozytosen einmal in bezug auf das Ausmaß der Kaliumdifferenz zwischen Serum und Plasma und zum anderen in bezug auf die Abhängigkeit von der Zeit seit der Blutentnahme untersucht: 23 Patienten mit myeloproliferativen Erkrankungen, sieben mit M. Hodgkin, zwei mit metastasierendem Karzinom und zwei mit unklaren Thrombozytosen. Fälle mit erheblicher Leukozytose wurden ausgeklammert um einen Einfluß sehr stark erhöhter Leukozyten auf das Phänomen einer Pseudohyperkaliämie zu vermeiden. Aus einer ungestauten Vene wurden simultan jeweils drei Proben zur Gewinnung von Serum (mit der Trennhilfe der Plastikkügelchen), drei Proben mit Natriumheparinat ohne Plastikkügelchen sowie EDTA-Blut zur Thrombozytenbestimmung (Mehrfachbestimmung mit dem Hemalog-Gerät) entnommen. Die Kaliumbestimmungen erfolgten mittels Flammenphotometer im Serum bzw. Plasma nach 30 ± 15 min, nach 3 Std $\pm$ 30 min, sowie nach 6 Std $\pm$ 30 min. Zwischenzeitlich wurden die Proben bei Raumtemperatur aufbewahrt, eine Trennung des Serums bzw. Plasmas von den übrigen Bestandteilen wurde erst kurz vor der Durchführung der Kaliumbestimmungen vorgenommen. Nach ausreichend langem Zentrifugieren wurde die obere Serum- bzw. Plasmaschicht ohne Berührung des „buffy coat" abpipettiert. Jede hämolytische Blutprobe wurde verworfen.

Nach ca. 30 min zeigte sich eine z. T. bereits erhebliche Differenz zwischen den Kaliumwerten im Serum und Plasma, wobei Differenzen um 1 mmol/l auch schon bei

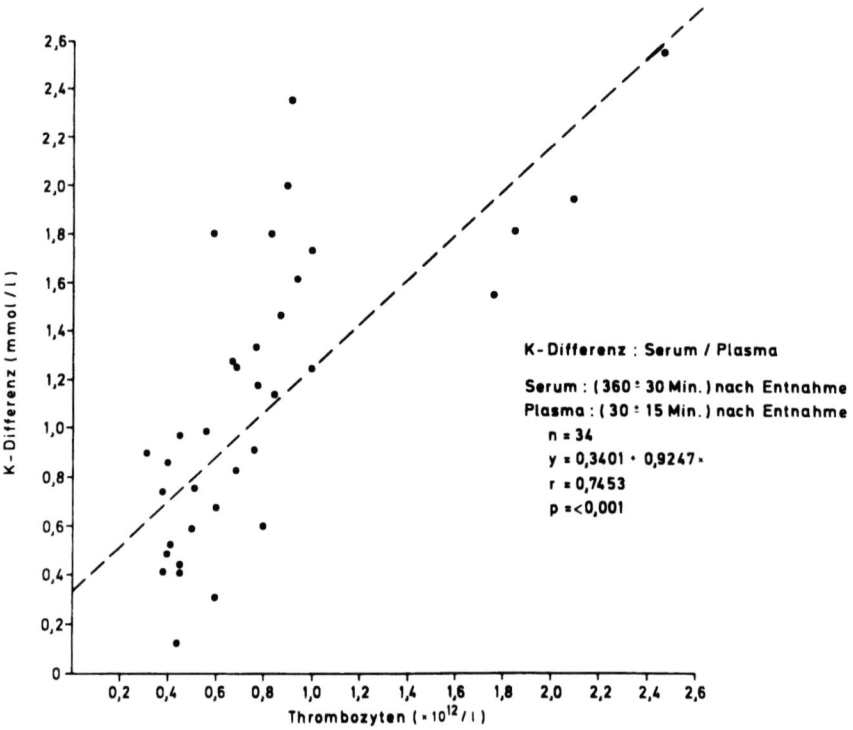

Abb. 1. Serum/Plasmakaliumdifferenz bei Thrombozytosen und Thrombozythämien. Auch bei relativ geringer Vermehrung der Thrombozyten z. T. schon deutlich falsch hohe Kaliumwerte im Serum. Der Plasmawert nach 30 min wird als „wahrer" Wert angesehen

Thrombozytenzahlen zwischen 0,4 und 0,6 × 10^{12}/l beobachtet wurden. Auffällig war eine erhebliche Schwankung der beobachteten Differenzen. Nach ca. 3 Std zeigte sich z. T. eine Zunahme der Serum/Plasmadifferenz, welche nach 6 Std noch größer wurde (Abb. 1). Insbesondere war in der Zwischenzeit die Serum/Plasmakaliumdifferenz bei Thrombozytenzahlen über 1 × 10^{12}/l stark angestiegen. Jetzt ergab sich eine signifikante Korrelation der Thrombozytenzahl mit der beobachteten Kaliumdifferenz. In der Annahme, daß der Plasmakaliumwert nach 30 min dem wahren (in vivo) Wert entspricht, werden in Abb. 1 diese Werte gegen den Kaliumwert im Serum nach 6 Std verglichen. Somit ergeben sich zwei wichtige Faktoren für die Serum/Plasmakaliumdifferenz: einmal die primär beobachtete Differenz zwischen Serum und Plasma gleich nach der Gerinnung und zum anderen ein weiterer Anstieg im Serum mit der Zeit. Unbeschadet der bestehenden Differenz zwischen Serum und Plasma wurden alle nach 30 min gewonnenen Werte in Abb. 2 gleich Null gesetzt. Für alle untersuchten Patienten findet sich nach 3 bzw. 6 Std nur ein leichter weiterer Kaliumanstieg im Serum. Nach Aufteilung der Gruppe in Fälle mit Thrombozyten unter bzw. über 1 × 10^{12}/l ist jedoch erkennbar, daß bei erheblicher Thrombozytenvermehrung nach 3 bzw. 6 Std ein deutlicher Anstieg des Serumkalium erfolgt. Im Gegensatz dazu finden sich im Plasma weder bei Thrombozytenzahlen unter noch über 1 × 10^{12}/l nach 3 oder 6 Std entscheidende Unterschiede. Der beobachtete Kaliumanstieg im Serum mit der Zeit besteht also zusätzlich zur primär bereits beobachteten Serum/Plasmakaliumdifferenz.

Wenn auch die meisten hier untersuchten Fälle myeloproliferative Erkrankungen waren, so zeigt sich doch im Durchschnitt der untersuchten anderen Erkrankungen bei einem Mittel von 0,54 × 10^{12} Thrombozyten/l bereits eine Differenz von 0,7 mmol/l für den Kaliumwert nach 30 min. Bei zwei reaktiven Thrombozytosen ergab sich eine Serum/Plasmadifferenz von 0,8 bzw. 1,2 mmol/l bei 0,76 bzw. 0,80 × 10^{12} Thrombozyten/l.

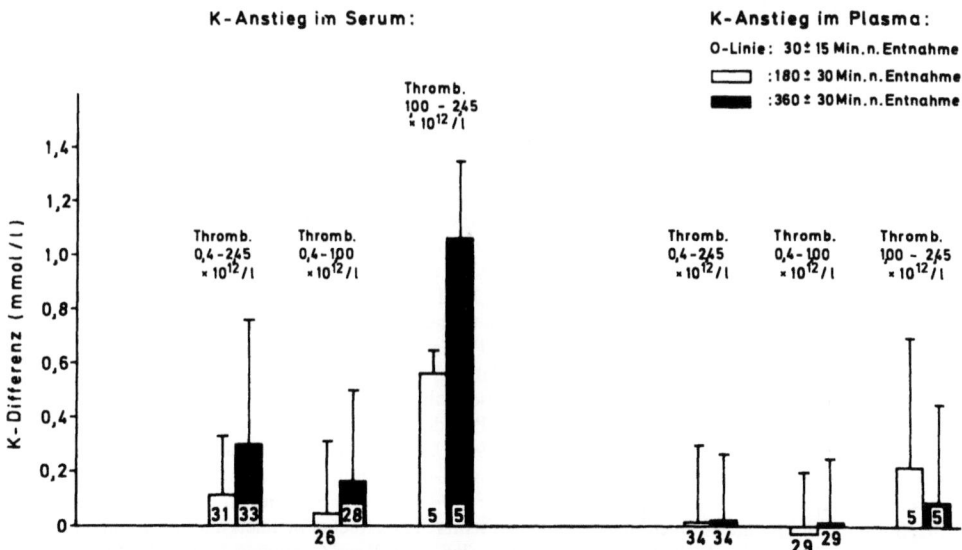

Abb. 2. Zusätzlich zu der sofort beobachteten Serum/Plasmakaliumdifferenz (nach 30 min) besteht in der Gruppe mit Thrombozyten über 1 × 10^{12}/l noch ein weiterer Anstieg im Serum, nicht aber im Plasma nach 180 bzw. 360 min (die Zahlen in den Säulen geben die Fallzahlen an)

Unseres Wissens sind alle bisher beschriebenen Pseudohyperkaliämien bei Thrombozytenerhöhungen bei myeloproliferativen Erkrankungen beobachtet worden und auch dabei nur in einem kleinen Teil der Fälle aufgetreten. Hier mögen methodische Probleme und Zeitfaktoren sehr variabel gewesen sein. Unsere Untersuchungen zeigen jedoch, daß auch bei reaktiven Thrombozytosen bereits deutliche, wenn auch nicht extreme, Serum/Plasmakaliumdifferenzen auftreten können und daß bei myeloproliferativen Erkrankungen mit nur relativ geringer Vermehrung der Thrombozytenzahl auch schon deutliche Differenzen vorkommen können.

Da eine unerkannte Pseudohyperkaliämie mit einer kaliumsenkenden Therapie ebenso schwerwiegende Folgen für den Patienten haben könnte wie eine „Pseudonormokaliämie" bei tatsächlich bestehender Hypokaliämie und ausbleibender Therapie, sollte dem wenig bekannten Phänomen der Beeinflussung des Serumkaliumwertes durch die Thrombozyten mehr Aufmerksamkeit geschenkt werden. Eine Pseudonormokaliämie wird nur dann auffallen können, wenn stets gleichzeitig ein Blick auf den Kaliumwert im Serum und die Thrombozytenzahl geworfen wird. Eine unklare Kaliumerhöhung sollte nicht nur an eine hämolytische Probe, sondern auch an eine mögliche Genese durch erhöhte Thrombozytenzahl denken lassen.

Klinisch empfiehlt sich dann folgendes Vorgehen: Bestimmung des Plasmakaliumwertes durch Zusatz von Natriumheparinat und evtl. Entfernung von Plastikkügelchen aus dem Auffanggefäß (kein Kalium-EDTA verwenden!). Es ergibt sich nach unseren Untersuchungen der günstige Umstand, daß offenbar im Plasma auch bei sehr hohen Thrombozytenzahlen kein nennenswerter Anstieg über 6 Std erfolgt, so daß die Untersuchung nicht unter Zeitdruck steht. Das Zentrifugieren muß ausreichend lange erfolgen, so daß die untersuchte Probe keine oder nur sehr wenige Plättchen enthält. Die Proben können bei Raumtemperatur aufbewahrt werden, eine Kühlung auf 4° C würde die Kaliumfreisetzung aus korpuskulären Blutbestandteilen eher noch beschleunigen.

Literatur

1. Bellevue R, Dosik H, Spergel G, Gussof BD (1975) Pseudohyperkalemia and extrem leukocytosis. J Lab Clin Med 85: 660–664 – 2. Bronson WR, De Vita VT, Carbone PP, Cotlove E (1966) Pseudohyperkalemia due to release of potassium from white blood cells during clotting. N Engl J Med 274: 369–375 – 3. Chumbley LC (1970) Pseudohyperkalemia in acute myelocytic leukemia. JAMA 211: 1007–1009 – 4. Fink M, Hiller E, Huhn D, Brunswicker F (1979) Pseudohyperkaliämie bei myeloproliferativen Erkrankungen. Dtsch Med Wochenschr 104: 1639–1641 – 5. Frick PG (1960) Pseudohyperkaliämie bei Thrombozytose. Schweiz Med Wochenschr 90: 433–435 – 6. Hartmann RG, Mellinkoff SM (1955) The relationship of platelets to the serum potassium concentration (Abstract). J Clin Invest 34: 938 – 7. Hartmann RC, Auditore JV, Jackson DP (1958) Studies on thrombocytosis. I Hyperkalemia due to release of potassium from platelets during coagulation. J Clin Invest 37: 699–707 – 8. Holland MR, Jacobs AG, Kitis G (1976) Pseudohyperkalemia in acute lymphocytic leukemia. Lancet 2: 1139 – 9. Ingram RH, Seki SM (1962) Pseudohyperkalemia with thrombocytosis. N Engl J Med 267: 895–900 – 10. Mather A, Mackie NR (1960) Effect of hemolysis on serum electrolyte values. Clin Chem 6: 223–227 – 11. Myerson RM, Frumin AM (1960) Hyperkalemia associated with the myeloproliferative disorder. Arch Intern Med 106: 479–482 – 12. Nilsson IM, Skanse B, Björkmann SE, Serin F (1960) Platelet function in thrombocythemia. The effect of platelets and serotonin on serum potassium and bilirubin. Acta Med Scand 167: 353–368 – 13. Reed C, Hughes JD (1964) "Dangerous" hyperkalaemia in hemorrhagic thrombasthenia. Med J Aust 1964/1: 79–81 – 14. Ringelhann B, Lazlo E, Vajda L (1974) Pseudohyperkalaemia in acute myeloid leukemia. Lancet 1: 928 – 15. Salomon J (1974) Spurious hypoglycemia and hyperkalemia in myelomonocytic leukemia. Am J Med Sci

Müller, C. (Med. Univ.-Klinik, Abt. II, Tübingen), Müller G. (Med. Univ.-Klinik, Immunolog. Labor, Tübingen), Kömpf, J. (Inst. für Humangenetik, Tübingen), Ostendorf, P. (Med. Univ.-Klinik, Abt. II, Tübingen), Rössler, R. (Med. Poliklinik Tübingen) Wernet, P. (Med. Univ.-Klinik, Abt. II, Immunolog. Labor, Tübingen):
**Assoziation von HLA-DRw 6, Bw 16 (38)
mit hereditärer idiopathischer thrombozytopenischer Purpura**

Die chronische idiopathische thrombozytopenische Purpura (ITP) wird heute zu den Autoimmunerkrankungen gezählt, da sich häufig thrombozytäre Autoantikörper, sowie zelluläre Immundefekte nachweisen lassen. Ihr Einfluß auf die Pathogenese ist bisher noch ungeklärt. Wiederholt wurde über familiäre Thrombozytopenien mit dominantem Erbgang berichtet, die klinisch der ITP zugeordnet wurden [1–4]. Somit scheinen auch genetische Faktoren in der Ätiologie dieser Erkrankung eine Rolle zu spielen. Erkrankungen mit solchen unklaren hereditären Komponenten und Regulationsstörungen des Immunsystems zeigen häufig Assoziationen zu HLA-Antigenen, die als Zelloberflächenmerkmale verschiedene Regulationen der Immunantwort vermitteln und auch als Differenzierungsantigene fungieren.

In der Familie Wag, in der acht Mitglieder an ITP erkrankt sind und die Mutter an einer akuten myeloischen Leukämie verstarb, wurde die Bestimmung der HLA-A, B, C- und -DR-Antigene, sowie weiterer genetischer Marker (GLO, PGM_3, Bf) durchgeführt. Der Vater der Familie ist seit Kriegsende vermißt. Alle Patienten zeigten eine isolierte Thrombozytopenie mit Werten zwischen 30000 und 50000/µl bei einer verkürzten Thrombozytenüberlebenszeit von 5–6 Tagen, fehlenden thrombozytären Antikörpern und plasmatischen Gerinnungsstörungen, sowie unauffälliger Milzgröße. Im Knochenmark fand sich eine leicht erhöhte Anzahl vorwiegend jugendlicher Megakaryozyten. Sekundäre Thrombozytopenien mit Verbrauch oder Destruktion von Thrombozyten durch Störungen anderer Organsysteme, sowie medikamentöse Ursachen konnten ausgeschlossen werden.

In der Familie waren fünf weibliche und drei männliche Mitglieder erkrankt. Bei vier dieser Patienten wurde die Diagnose zwischen dem 15.–30. Lebensjahr nach Auftreten petechialer Blutungen gestellt. Wegen rezidivierender Purpuraschübe erhielt einer der Patienten Cortison als Dauermedikation und zeigte darunter einen geringen Anstieg der Thrombozytenwerte. Die übrigen vier Patienten der Familie im Alter zwischen 20 und 60 Jahren konnten im Rahmen dieser Familienuntersuchung diagnostiziert werden. Sie gaben nur geringe klinische Symptome mit rascher Hämatombildung und verstärkter Menstruationsblutung an.

Die Bestimmung der HLA-A, B, C/DR-Antigene wurde bei allen Familienmitgliedern an T/B-Lymphozyten im zytotoxischen Test mit Hilfe standardisierter Seren des 8. Int. Workshops für Histokompatibilität, sowie mit eigenen gut definierten HLA-Antiseren durchgeführt [5–6]. Die T-B-Zelltrennung erfolgte an Nylonwattesäulen. Die übrigen genetischen Marker wurden durch horizontale

Stärkegelelektrophorese dargestellt. Die Haplotypen der Eltern dieser Familie konnten auf Grund des Haplotypenmusters einer Schwester des Vaters sowie ihrer eigenen neun Kinder extrapoliert werden.

Nach dem Segregationsmuster der HLA-A, B, C- und -DR-Antigene tragen in dieser Familie alle erkrankten Mitglieder mit Ausnahme des Patienten III,12 den mütterlichen Haplotypen a: A2, Bw16(38), C- DRw6 (MT1) (Abb. 1). Der Haplotyp b: A2, Bw16(38), C- DRw- (MT2), der ebenfalls von der Mutter I,2 vererbt wird, unterscheidet sich vom Haplotypen a im HLA-DR-Allele bei Identität im HLA-A.-

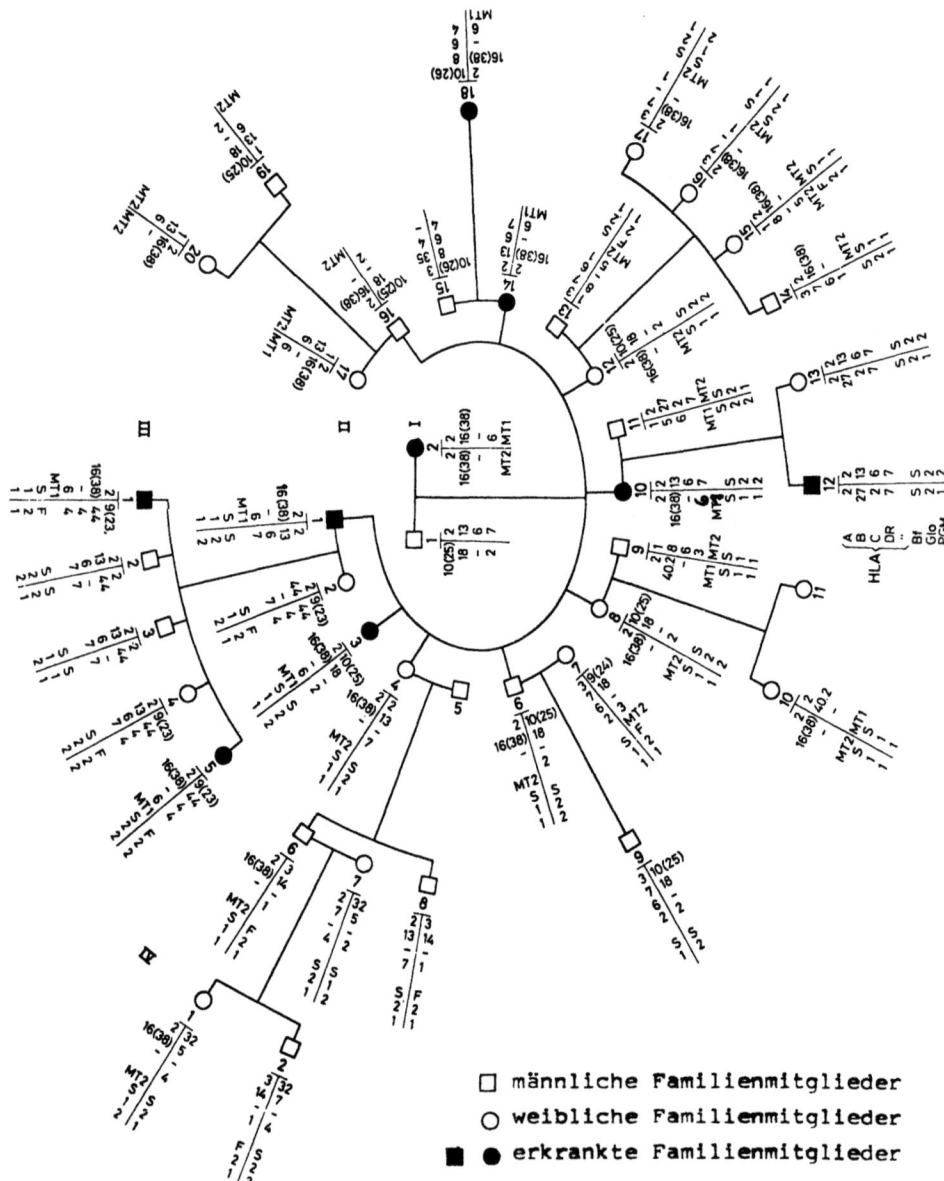

Abb. 1. Stammbaum der Familie Wag mit hereditärer ITP

und -B-Locus. Er scheint nicht zum Auftreten der Erkrankung zu korrelieren. Gene, die dagegen mit dem Haplotypen a vererbt werden, bedingen offensichtlich eine Prädisposition für die Ausprägung der Erkrankung mit dominantem Vererbungsmodus. Erhöhtes Vorkommen von Bw16(38) (24%) war auch in einer jüdischen Bevölkerung nicht verwandter Patienten mit ITP im Vergleich zu einer jüdischen Normalpopulation (12,2%) beobachtet worden [8]. HLA-DRw 2, das in Kopplungsungleichgewicht zu diesem B-Locus auftrat, konnte in dieser Familie nicht nachgewiesen werden. Die übrigen genetischen Marker Bf, GLO, PGM_3 tragen in dieser Familie wegen Homozygotie bzw. Identität der Eltern zu keiner weiteren Differenzierung der Haplotypen oder Lokalisierung eines möglichen krankheitsassoziierten Gens bei. Vom Haplotypenmuster der übrigen erkrankten Familienmitglieder unterscheidet sich der Patient III,12, der trotz der typischen Zeichen der ITP den Haplotypen a nicht ererbt hat. Dies könnte mit einem Crossing-over erklärt werden, der eventuell ein krankheitsassoziiertes Gen außerhalb der bekannten HLA-Loci erfaßt. Ebenso könnten an der Ausprägung der Erkrankung mehrere Gene beteiligt sein, die bei differierendem Prädispositionsrisiko sich in einer unterschiedlichen Penetranz bemerkbar machen. So beobachteten Stuart et al. [2] zelluläre und humorale Immundefekte, die definierten HLA-Haplotypen zu folgen schienen, auch in den gesunden Familienmitgliedern seiner Patienten mit ITP. Solche Vererbungsmodi erschweren den eindeutigen Nachweis von HLA-Assoziationen an einer begrenzten Zahl unverwandter Patienten [7], da außerdem auf Grund unterschiedlicher therapeutischer Ansprechbarkeit, wechselnden Nachweises von thrombozytären Antikörpern auch klinisch Untergruppen der ITP angenommen werden müssen. Genetische Komponenten der ITP könnten bei Verläufen mit geringer klinischer Symptomatik innerhalb der Familien von Patienten mit ITP häufiger unentdeckt bleiben, als bisher bekannt ist. Korrelationsuntersuchungen von HLA-Antigenen zum Auftreten der Erkrankung innerhalb solcher Familien, sowie an einer größeren Patientenzahl unter Berücksichtigung der klinischen Verläufe könnten zu einer weiteren Differenzierung der ITP auf Grund genetischer Faktoren führen.

Literatur

1. Goebel KM, Hahn E, Havemann K (1977) HLA-matching in autoimmune thrombocytopenic purpura, correspondence. Br J Hämatol 35: 341–342 – 2. Stuart JM, Tomar RH, Miller ML, Davey FR (1978) Chronic idiopathic thrombocytopenic purpura: a familial immunodeficiency syndrome? JAMA 239: 939–942 – 3. Bithell C, Didisheim P, Cartwright GE, Wintrobe MM (1965) Thrombocytopenia inherited as an autosomal dominant trait. Blood 25: 231–240 – 4. Myllylä G, Pelkonen R, Ikkala E, Apajalahti J (1967) Hereditary thrombocytopenia. Scand J Hämatol 4: 441–452 – 5. Manual of Tissue Typing Techniques (1974) Roy JG, Hare DB, Pedersen PD et al. (eds) (DHEW Publication No. NIH 75–545). Government Printing Office, Washington, DC, pp 20–22 – 6. Bodmer JG, Pickbourne P, Richards S (1978) Report of the Seventh Int. Histocompatibility Workshop and Conference, Oxford. In: Bodmer WF, Batchelor JR, Bodmer JG, Festenstein H, Morris PJ (eds) Histocompatibility testing 1977, pp 35–84 – 7. Mueller-Eckhardt C, Mayr W, Lechner K, Müller-Eckhardt G, Niessner H, Pralle H (1979) HLA antigens in immunologic thrombocytopenic purpura. Scand J Hämatol 23: 348–352 – 8. Karpatkin S, Fotino M, Gibofsky A, Winchester RJ (1979) Association of HLA-DRw 2 with autoimmune thrombocytopenic purpura. J Clin Invest 63: 1085–1088

Pulmologie

Heise, D., Trendelenburg, F. (Med. Klinik und Poliklinik, Abt. Pneumonologie, Homburg):
Rechnerunterstützte Ganzkörperplethysmographie

Die Auswertung ganzkörperplethysmographischer Atemstrom-Kammerdruckdiagramme wird mehr oder weniger willkürlich, sobald diese Schleifen durch pathophysiologische Mechanismen deformiert sind. Diese Willkür ist eine Folge der Tatsache, daß die Aufzeichnung der Messung über einen X-Y-Schreiber drei der fünf Variablen – Atemstrom, Atemvolumen, Munddruck, Kammerdruck und Zeit – vernachlässigt und also nur einen Teil der Informationen ausschöpft.

1. Methodik

Durch den Einsatz eines Minicomputers ist es uns gelungen, diese Informationslücke zu schließen, indem sämtliche Meßsignale fortlaufend als Funktion der Zeit registriert und gespeichert werden. Der Patient führt vier Typen von Atemmanövern aus. Bei verschlossener Kammer atmet er mit normaler und dann mit leicht erhöhter Frequenz; diese Manöver werden jeweils durch den Shutter unterbrochen. Nach dem Öffnen der Kammertür folgen unmittelbar zwei gegenläufige Vitalkapazitäts- und ein bis drei Atemstoßmanöver. An das jeweilige Atemmanöver angepaßte Diagramme auf einem Bildschirm ermöglichen die sofortige Kontrolle, um Artefakte von der nachfolgenden Auswertung auszuschließen. Beispielsweise wird das Atemstoßmanöver als Atemstrom-Volumendiagramm dargestellt, um an der Phase des maximalen Atemstroms die Mitarbeit des Patienten beurteilen zu können.

Die Auswertung gliedert sich in drei Schritte. Sie beginnt mit einer physikalischen Vorverarbeitung, durch die die systematischen Fehlerquellen der Meßmethoden wesentlich reduziert werden [1, 2]. Sie betrifft die Berechnung des Alveolardrucks aus dem Kammerdruck in Abhängigkeit vom aktuellen Lungenvolumen, die Einflüsse der Feuchte- und Temperaturdifferenzen zwischen Inspirations- und Exspirationsluft auf Atemstrom, Atemvolumen und Kammerdruck sowie Fehler infolge obstruktionsbedingter Kompression der Alveolarluft. Ferner werden die einzelnen Atemmanöver untereinander verknüpft: Die absolute Volumenmessung mittels Ganzkörperplethysmographie ergibt mit der relativen Volumenmessung durch die Spirometrie ein absolutes Spirogramm.

Die physikalisch bereinigten Daten werden im zweiten Schritt in bezug auf medizinisch relevante Parameter ausgewertet. Es sind die Unterteilungen des Lungenvolumens, die Kenngrößen des Atemstoßtests und die Resistance (getrennt für Inspiration und Exspiration). Die aufwendigste Rechnung gilt den Schleifenparametern der Resistance. Darunter verstehen wir die Maßzahlen, die die Form der Resistanceschleifen charakterisieren, und mit deren Hilfe verschiedene Obstruktionstypen objektiviert werden können. Auf der Basis mathematischer Formulierungen pathophysiologischer Modellvorstellungen [3] werden alle möglichen Schleifenbildungen erfaßt und ihre Überlagerung separiert:
– „Trapped Air" oder Pendelluft (O-Form, Hysterese),
– Zentrale Obstruktion (S-Form),
– Variable Bronchialgeometrie (8-Form),
– Exspiratorischer „Kollaps" („Golfschläger").

Der letzte und für die praktische Umsetzung wichtigste Schritt der Auswertung bereitet die numerischen Ergebnisse graphisch auf. Damit wird der Tatsache Rechnung getragen, daß komplexe Zusammenhänge sehr viel besser aus graphischen Darstellungen als aus Zahlenkolonnen aufgenommen werden können. Insbesondere beim Sollwertvergleich ist dies vorteilhaft, weil neben dem Mittelwert immer auch die Streubreite berücksichtigt werden muß.

2. Ergebnisse

Abb. 1 zeigt drei Messungen eines 45 jährigen Asthmatikers. Die erste Messung zeigt einen leichten Anfall (Abb. 1a), der sich jedoch durch Inhalation von Salbutamol überwinden ließ (Abb. 1b). Die letzte Messung fand 4 Tage später im anfallsfreien

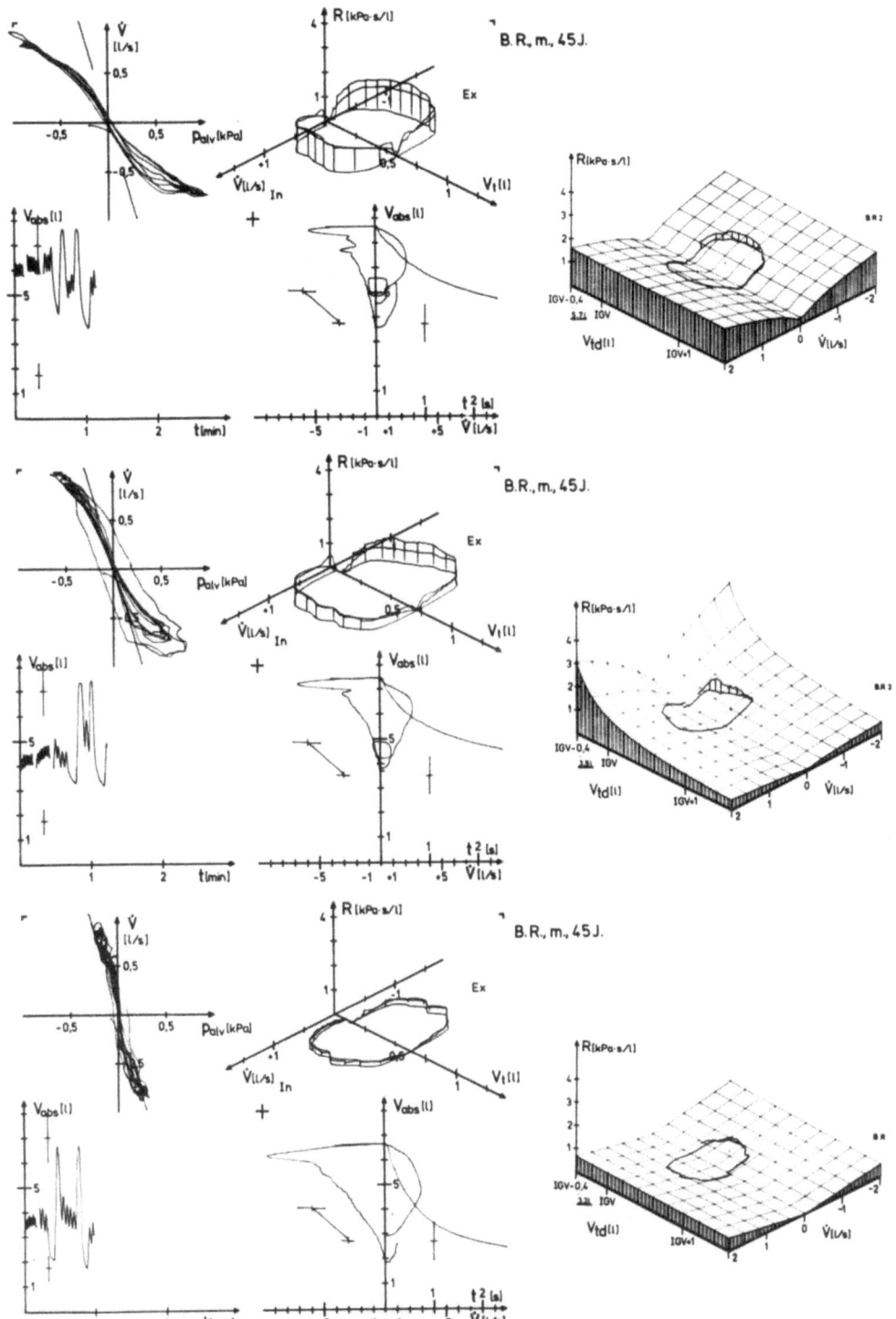

Abb. 1. Variables Bronchialsystem bei einem Asthmatiker. *Obere* Diagrammserie im leichten Anfall, *mittlere* Diagrammserie 20 Minuten nach Broncholyse mit Salbutamol-Dosieraerosol, *untere* Diagrammserie im anfallsfreien Intervall

Intervall statt (Abb. 1c). Jede Messung wird durch fünf Diagramme dargestellt, die zeilenweise angeordnet sind. Das Diagramm links unten ist das bereits erwähnte absolute Spirogramm. Hier wie in den nachfolgenden Diagrammen können etwaige Sollwerte und ihre Streubreiten unmittelbar mit den Meßwerten verglichen werden. Das Diagramm Mitte unten zeigt den Atemstoß in der Auftragung Volumen gegen Zeit (1-s-Kapazität) und in der Auftragung Volumen gegen Atemstrom (Maximaler exspiratorischer Atemstrom, mitt-exspiratorische Atemströme). Das Diagramm links oben stellt den Atemstrom als Funktion des aus dem Kammerdruck berechneten Alveolardrucks dar. Dieser ist gegebenenfalls um einen aus der „Trapped Air" resultierenden kompressiven Druckanteil berichtigt. Die beiden übrigen Diagramme tragen die Resistance gegen den Atemstrom und das Atemzugvolumen auf. Dazu wird die Resistance für jeden Punkt des Atemzugs berechnet aus dem jeweiligen Quotienten Alveolardruck/Atemstrom. Das Diagramm Mitte oben liefert zusätzlich eine Zeitinformation; die Senkrechten markieren Zeitabstände von 0,1 s, ihre Höhe repräsentiert den aktuellen Resistancewert. Das Diagramm rechts extrapoliert die Abhängigkeit der Resistance von Atemstrom und Atemzugvolumen, wie sie sich aus der Inspiration ergibt, auf die Exspiration. Ein Ansteigen des exspiratorischen Resistanceverlaufs über die so definierte Fläche ist eine Folge des Handicaps, dem die Exspiration unterworfen ist: Der Anstieg des Pleuradrucks während der Exspiration kann bei schwerer Obstruktion oder instabilen Bronchialwänden zusätzlich obstruierend wirken. Im vorliegenden Fall ergibt sich folgendes Bild der Atemmechanik:

— Im Anfall sind Residualvolumen und Atemlage stark angehoben, um die schwere zentrale Obstruktion zu kompensieren. Die Resistance ist nicht volumenabhängig; die Atemwege sind steif. Es besteht ein leichtes exspiratorisches Handicap.

— Nach Broncholyse sinkt die Atemlage stärker als das Residualvolumen. Damit wird die Resistance volumenabhängig, die atemstromabhängige Komponente tritt in den Hintergrund. Die Resistanceschleife zeigt eine „Trapped Air"-bedingte Hysterese, der Bronchodilatator hat nicht das ganze Bronchialsystem gleichmäßig erreicht.

— Im anfallsfreien Intervall hat sich das Residualvolumen normalisiert. Der Abstand zur Atemruhelage hat sich so weit vergrößert, daß die Resistance nicht mehr volumenabhängig erscheint. Lediglich der Atemstoßtest liefert noch Grenzwerte.

Abschließend kann festgehalten werden, daß das beschriebene Verfahren das obere Bronchialsystem über die Resistance und ihre Abhängigkeit von Atemstrom und Atemvolumen als Sonde für das umgebende Lungengewebe nutzen kann. Besonders deutliche Aussagen, für die hier keine Beispiele gegeben werden können, haben sich beim Lungenemphysem (starke Volumenabhängigkeit der Resistance) und bei Silikose (starres Bronchialsystem, irreversible Obstruktion) ergeben.

Literatur

1. Heise D, Trendelenburg F (1979) Computer-aided measurements in Body plethysmography. In: Matthys H, Herzog H (eds) Progress in Respiration Research, vol 11. Karger, Basel München Paris London New York, p 179 — 2. Heise D (1979) Das Prinzip der Molzahlen in der Theorie der Ganzkörper-Plethysmographie. Atemwegs- und Lungenkrankheiten 5: 133–135 — 3. Heise D (1980) Neue Interpretationsmöglichkeiten bei der Ganzkörper-Plethysmographie. Thoraxkrankheiten (im Druck)

Reinhard, U. (Med. Univ.-Klinik, Abt. III, Tübingen), Schmülling, R.-M., Müller, P. H. (Med. Univ.-Klinik, Abt. IV, Tübingen), Kölle, W., Dudda, G., Kochsiek, K. (Med. Univ.-Klinik, Abt. III, Tübingen):
Die spiroergometrische Bestimmung der „anaeroben Schwelle" bei gestörter Lungenfunktion

Unter dem Begriff der anaeroben Schwelle wird diejenige höchste Belastungsstufe verstanden, die noch ohne Erhöhung arterieller Lactatspiegel geleistet werden kann (Wasserman und Whipp 1975). Die anaerobe Schwelle ist leistungsmedizinisch als Kriterium der Dauerleistungsfähigkeit von Bedeutung (Hollmann 1961). Bei Gesunden kann die anaerobe Schwelle (AS) zuverlässig spiroergometrisch durch das charakteristische Belastungsverhalten des O_2-Atemäquivalentes (AEO_2) ermittelt werden (Reinhard et al. 1979). Ob diese nicht invasive Untersuchungsmethode auch bei Patienten mit gestörter Lungenfunktion anwendbar ist, soll durch die vorliegende Untersuchung geklärt werden.

Zu diesem Zwecke untersuchten wir 33 Patienten (24 Männer, 9 Frauen) im Alter zwischen 21 und 69 Jahren (im Mittel 45,6 Jahre) mit obstruktiven und/oder restriktiven Lungenkrankheiten. Es handelte sich dabei um 16 Patienten mit chronisch obstruktiver Lungenkrankheit und um 17 Patienten mit restriktiver Lungenkrankheit (11 Patienten mit Pleuraschwarte, 6 Patienten mit gesicherter Lungenfibrose). Die Lungenfunktionsprüfung in Ruhe beinhaltete die Ganzkörperplethysmographie, die Bestimmung der Diffusionskapazität ($DL_{CO\ SB}$) sowie kapillärer Blutgase.

Das unsteady state-Belastungsverfahren mit rechnergestützter on line-Spiroergometrie und simultanen kapillären Lactat- und Blutgasanalysen haben wir andernorts bereits vorgestellt (Reinhard et al. 1979).

Im Vergleich zum Belastungsverhalten des AEO_2 bei Gesunden lassen sich bei Patienten mit Lungenkrankheiten und gestörter Lungenfunktion sowohl quantitative als auch qualitative Abweichungen nachweisen. Einzelbeispiele charakteristischer spiroergometrischer Belastungsuntersuchungen werden in Abb. 1 an drei typischen Verhaltensmustern des respiratorischen Gaswechsels vorgestellt: Während im linken Teil der Abbildung (A) das vom Gesunden her bekannte Verhalten des AEO_2 (offene Quadrate) mit Wiederanstieg nach initialem Absinken bei sinkendem Atemäquivalent für CO_2 ($AECO_2$, ausgefüllte Quadrate) eine Bestimmung der AS ermöglicht (Lactatverlauf, offene Kreise; pH-Verlauf, ausgefüllte Kreise) ist im mittleren Teil der Abbildung (B) spiroergometrisch zwar nach dem Verlauf des AEO_2 eine AS abzugrenzen, die tatsächlich gemessenen Lactatspiegel weisen jedoch aus, daß die tatsächliche AS nach der Spiroergometrie auf einem um drei Belastungsstufen (50 Watt) zu hohen Belastungsniveau fälschlich zu hoch bestimmt wurde. Im rechten Teil der Abbildung (C) läßt sich nach der Spiroergometrie kein Wiederanstieg des AEO_2 nachweisen, eine AS kann also nicht abgegrenzt werden, wenngleich auch in diesem Beispiel die Lactatspiegel gegenüber dem Ruheniveau in der Endbelastungsstufe deutlich erhöht waren. Außerdem ist ersichtlich, daß die AEO_2-Werte in B) und C) in Ruhe deutlich über denen von A) liegen, daß jedoch nur in B) während körperlicher Belastung die Minimalwerte in der Höhe von A) erreicht werden, während in C) stets pathologisch erhöhte AEO_2-Werte vorliegen. In B) kommt es also gegenüber A) zu einer deutlicheren Ökonomisierung der Atmung, erkenntlich an den stärker fallenden Atemäquivalentwerten, während in C) gegenüber A) und B) in allen Untersuchungsphasen eine hochgradig unökonomische Ventilation mit überproportionaler Steigerung von Atemminutenvolumen gegenüber der Sauerstoffaufnahme vorliegt.

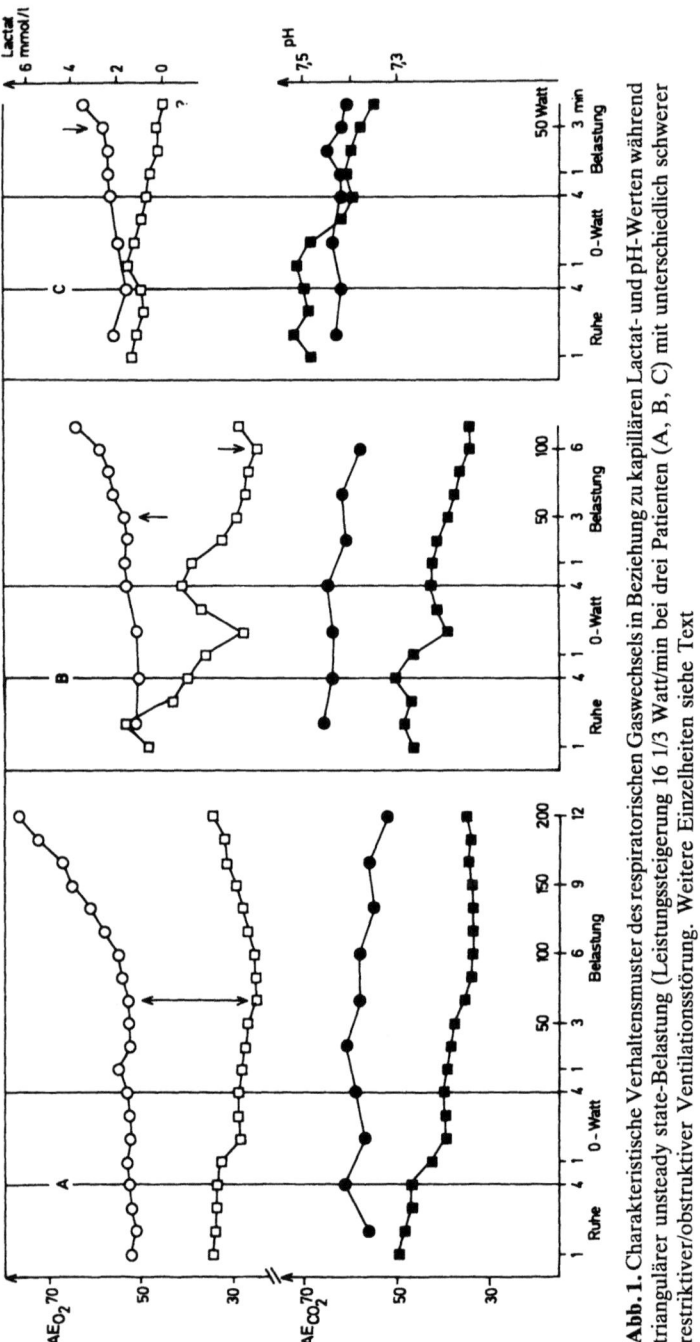

Abb. 1. Charakteristische Verhaltensmuster des respiratorischen Gaswechsels in Beziehung zu kapillären Lactat- und pH-Werten während trianguläer unsteady state-Belastung (Leistungssteigerung 16 1/3 Watt/min bei drei Patienten (A, B, C) mit unterschiedlich schwerer restriktiver/obstruktiver Ventilationsstörung. Weitere Einzelheiten siehe Text

Nach diesen Verhaltensmustern des AEO_2 und der Lactatwerte ließen sich die 33 Patienten in entsprechende drei Gruppen einteilen:

A: Spiroergometrisch exakt ermittelte AS ($n = 20$),

B: spiroergometrisch gegenüber den Lactatspiegeln zu hoch bestimmte AS ($n = 8$) und

C: spiroergometrisch nicht abgrenzbare AS ($n = 5$).

Zwischen den Gruppen A und B zeigen sich bezüglich klinischer lungenfunktionsanalytischer Daten keine wesentlichen Unterschiede. In Gruppe C dagegen finden sich gegenüber A und B die deutlich älteren Patienten (52,6 ± 8,6 vs. 44,2 ± 13,6/45,0 ± 6,1 Jahre, $\bar{x}$ ± SD) mit einer höhergradig eingeschränkten Vitalkapazität (48,6 ± 11,4 vs. 62,0 ± 20,2/68,9 ± 15,2 VC% Soll) mit einer deutlicheren Einschränkung von $FEV_1\%$ (57,2 ± 26,8 vs. 74,0 ± 15,4/68,2 ± 10,7%) mit einer verminderten $DL_{CO\,SB}$ (38,0 ± 18,6 vs. 81,9 ± 15,2/78,8 ± 9,1% Soll) sowie deutlich verminderten arteriellen O_2-Drucken (68,3 ± 9,6 vs. 78,7 ± 10,6/79,1 ± 11,7 mm Hg). Unter Berücksichtigung klinischer Untersuchungsergebnisse sowie der Lungenfunktionsprüfung fanden sich ohne Ausnahme in C die überwiegend älteren Patienten mit den höhergradig chronisch obstruktiven Lungenerkrankungen ($n = 3$) einerseits sowie diejenigen älteren Patienten mit den fortgeschrittensten Lungenfibrosen ($n = 2$). Entsprechend fand sich in der Belastungsendstufe in C gegenüber A und B ein deutlicher Abfall des arteriellen O_2-Drucks (54,7 ± 19,5 vs. 76,4 ± 15,0/76,3 ± 7,1 mm Hg).

In Abb. 2 sind die Mittelwerte der Lactatspiegel in den drei Gruppen während der Belastungsuntersuchung zunächst in Ruhe und während der Phase mit Leerlauftreten (0 Watt) im linken Teil der Abbildung, in der Endbelastungsstufe jeweils in Abhängigkeit von der dabei erreichten prozentualen Soll-O_2-Aufnahme dargestellt (rechter Teil der Abbildung). In Ruhe und unter der Belastung mit Leerlauftreten bestehen keine signifikanten Unterschiede zwischen den einzelnen Gruppen. In der Endbelastungsstufe zeigt sich, daß Patienten mit infolge exzessiv erhöhter AEO_2-Werte nicht abgrenzbarer AS (C) die geringste körperliche Leistungsfähig-

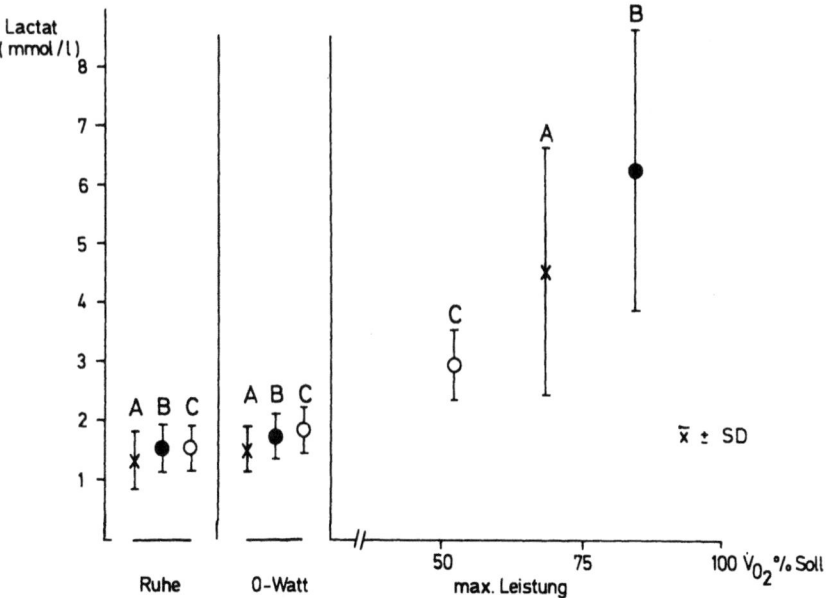

Abb. 2. Kapilläre Lactatspiegel während triangulärer symptomlimitierter unsteady state-Belastung vor (Ruhe), während Leerlauftreten am frei laufenden Fahrradergometer (0 Watt) und in der Endbelastungsstufe (max. Leistung in % der Soll-O_2-Aufnahme). A: Spiroergometrisch exakt ermittelte AS ($n = 20$), B: spiroergometrisch zu hoch bestimmte AS ($n = 8$), C: spiroergometrisch nicht abgrenzbare AS ($n = 5$). Weitere Einzelheiten siehe Text

keit, verbunden mit den niedrigsten Lactatspiegeln in der Endbelastungsstufe aufweisen. Patienten mit initial deutlich erhöhten, unter Belastung jedoch stark absinkenden AEO_2-Werten (B) zeichnen sich demgegenüber durch die größte körperliche Leistungsfähigkeit, verbunden mit den absolut höchsten Lactatwerten in der Endbelastungsstufe aus.

Untersuchungen zur Validierung des spiroergometrischen Untersuchungsverfahrens zur Bestimmung der AS bei gestörter Lungenfunktion sind uns derzeit nicht bekannt. Bei 28 unserer 33 Patienten konnte nach der Spiroergometrie eine AS abgegrenzt werden. Bei acht der 28 Patienten wurde jedoch nach der Spiroergometrie die AS gegenüber Lactatanalysen auf zu hohem Leistungsniveau ermittelt. Diese acht Patienten zeichneten sich durch die größte körperliche Leistungsfähigkeit und die höchsten Lactatspiegel in der Endbelastungsstufe aus, bezüglich des respiratorischen Gaswechsels zeigten diese Patienten das höchste Maß der Homogenisierung von Ventilation und Gasaustausch mit dem stärksten Abfall der AEO_2-Werte unter Belastung. In diesen Fällen einer bekannten Homogenisierung der Ventilation und des Gasaustauschs unter körperlicher Belastung bei vorwiegend obstruktiven Ventilationsstörungen werden aus dem respiratorischen Gaswechsel Kompensationsmechanismen der respiratorischen Azidose mit der Folge einer Hyperventilation erst verspätet wirksam. Fünf der 33 Patienten, die im Mittel älter waren als das übrige Kollektiv und die höhergradigen restriktiven oder obstruktiven Lungenfunktionsstörungen aufwiesen, konnte eine AS spiroergometrisch trotz eindeutigen Lactatanstiegs in der Endbelastungsstufe nicht abgegrenzt werden infolge einer exzessiv gesteigerten Ventilation in allen Untersuchungsphasen. In diesen Fällen einer hochgradig gestörten Lungenfunktion (Vitalkapazität 50% des Sollwertes, $DL_{CO\,SB}$ 50% des Sollwertes, deutliche Ruhehypoxämie) kann eine abnorm erhöhte Ventilation die relativ geringen Ventilationsstörungen zur Kompensation der nur infolge verminderter Arbeitskapazität gering ausgeprägten Lactatazidose derart überlagern, daß eine anaerobe Schwellenbestimmung aus dem respiratorischen Gaswechsel nicht mehr möglich ist.

Literatur

1. Clode M, Campbell EJM (1969) The relationship between gas exchange and changes in blood lactate concentrations during exercise. Clin Sci Mol Med 37: 263–272 – 2. Hollmann WH Liesen (1973) Über die Bewertbarkeit des Lactats in der Leistungsdiagnostik. Sportarzt Sportmed 8: 175–182 – 3. Reinhard U, Müller PH, Schmülling R-M (1979) Determination of anaerobic threshold by the ventilation equivalent in normal individuals. Respiration 38: 36–42 – 4. Reinhard U, Schmülling R-M, Müller PH (1979) Die Beurteilung der arbeitsinduzierten Laktatazidose durch rechnergestützte unsteady state-Spiroergometrie. Atemwegs- Lungenkrankh 3: 153–156 – 5. Wasserman K, Whipp BJ (1975) Exercise physiology in health and disease. Am Rev Respir Dis 112: 219–249 – 6. Wasserman K, Whipp BJ, Koyal SN, Beaver WL (1973) Anaerobic threshold and respiratory gas exchange during exercise. J Appl Physiol 35: 236–243

Worth, H., Zapletal, A., Smidt, U. (Krankenhaus Bethanien, Moers):
Bestimmung des Mischluftanteils exspiratorischer Partialdruckkurven von CO_2, He, Ar und SF_6 zur Diagnostik des Lungenemphysems

Die Diagnostik des Lungenemphysems stützt sich intra vitam bisher nur auf indirekte Parameter von unzureichender Spezifität und Sensitivität. Dieses gilt sowohl für die

Kriterien der klinischen Untersuchung als auch für die röntgenologischen Zeichen und die Parameter der Lungenfunktionsanalyse (Residualvolumen, Atemstoßwert, CO Transfer-Faktor). Eine spezifische Kenngröße für die Emphysemdiagnostik sollte eindeutig auf die anatomischen Veränderungen zu beziehen sein, auf denen die Definition des Emphysems beruht: Die Erweiterung der Lufträume jenseits der respiratorischen Bronchiolen (CIBA, Guest Symposium 1959). In diesen peripheren Luftwegen erfolgen Transport und Mischung der Atemgase nicht mehr allein durch Konvektion, sondern auch durch Diffusion. Die Geschwindigkeit der diffusiven Äquilibrierung zwischen Inspirations- und Alveolarluft hängt dabei von der Diffusionsstrecke, der zur Verfügung stehenden Querschnittsfläche, den Dimensionen der beteiligten Lufträume sowie den effektiven Diffusionskoeffizienten der beteiligten Gase ab.

Der Mischluftanteil (Phase II) exspiratorischer Partialdruckkurven, z. B. von O_2 oder CO_2, wird wahrscheinlich durch die Form der peripheren Luftwege wesentlich determiniert, insbesondere dann, wenn die exspiratorischen Partialdruckkurven nicht gegen die Zeit, sondern gegen das Volumen aufgetragen werden. Um die Abhängigkeit des Mischluftanteils von der Form der peripheren Lufträume und den effektiven Diffusionskoeffizienten der an der Gasmischung beteiligten Gase zu untersuchen, wurden exspiratorische Partialdruckkurven von Inertgasen unterschiedlicher Diffusivität (He, Ar, SF_6) und von CO_2 simultan bei gesunden Probanden und bei Patienten mit einem Lungenemphysem, d. h. einer veränderten Form der peripheren Luftwege, untersucht.

Methodik

Die Messungen des Mischluftanteils exspiratorischer Partialdruckkurven wurden an zehn lungengesunden Probanden und an zehn Patienten mit den klinischen, röntgenologischen und funktionsanalytischen Zeichen eines Lungenemphysems durchgeführt. Außerdem wurden vier lungengesunde Probanden vor und nach Inhalation von Acetylcholin (Erhöhung des Atemwegwiderstandes um den Faktor 2) sowie 15 Patienten mit einer Atemwegsobstruktion vor und nach Inhalation von zwei Hüben Fenoterol (Abnahme der Resistance um den Faktor 2) untersucht.

Der Mischluftanteil der gegen das Volumen der vorangegangenen Inspiration, V_{IN}, aufgetragenen exspiratorischen Partialdruckkurven wurde durch das Volumen V_M charakterisiert, das zwischen 25% und 50% der inspiratorisch/endexspiratorischen Partialdruckdifferenz liegt (Smidt und Worth 1977). Die Partialdrucke von He, Ar, SF_6 und CO_2 wurden mit einem Massenspektrometer gemessen, das Atemzugvolumen mit einem Pneumotachographen und digitaler Integration. Die Probanden atmeten während der Messungen 4–5 Atemzüge eines Inertgasgemisches ein, das 5% He, 5% Ar, 10% SF_6, 21% O_2 in N_2 enthielt. Anschließend erfolgte die Atmung pro Atemzug alternierend mit Zimmerluft und dem Inertgasgemisch. Die Atemfrequenz betrug bei allen Messungen 15/min. Das inspirierte Atemzugvolumen sollte über einen möglichst großen Bereich variiert werden. Es lag bei den gesunden Probanden zwischen 0,5 l und 3,5 l (Mittelwert 1,25 l), bei den Patienten mit einem Lungenemphysem zwischen 0,8 l und 2,5 l (Mittelwert 1,29 l). Von jedem Probanden wurden 30–50 konsekutive Atemzüge analysiert.

Ergebnisse

Die wesentlichen Versuchsergebnisse lassen sich wie folgt zusammenfassen:
1. Das Mischluftvolumen V_M nimmt für alle untersuchten Gase (CO_2, He, Ar, SF_6) mit zunehmendem V_{IN} linear zu. Für CO_2 liegt diese Zunahme um den Faktor 3,1 höher als bei den gesunden Probanden.
2. Bei allen Probanden nimmt V_M mit abnehmender Diffusivität der Inertgase zu: $V_M(He) < V_M(Ar) < V_M(SF_6)$. Die Relationen $V_M(He)/V_M(Ar)/V_M(SF_6)$ betru-

gen 0,69/0,87/1,00 bei den Patienten mit einem Lungenemphysem und 0,87/0,91/1,00 bei den gesunden Probanden, d. h. die Zunahme von V_M mit abnehmender Diffusivität der Inertgase ist bei den Emphysemkranken ausgeprägter als bei den gesunden Probanden.

3. Eine Änderung des Atemwegswiderstandes um den Faktor 2 führte weder bei den gesunden Probanden – Messungen vor und nach Inhalation von Acetylcholin – noch bei den Patienten mit einer Atemwegsobstruktion – Messungen vor und nach Inhalation von Fenoterol – zu einer Änderung der V_M-Werte aller untersuchten Gase.

Diskussion

Auf der Basis des Trompetenmodells der menschlichen Lunge kann das Mischluftvolumen V_M als Schicht einer bestimmten Dicke und eines bestimmten, mittleren Querdurchmessers innerhalb der Lungentrompete aufgefaßt werden. Bei gegebenen Diffusionskoeffizienten des betrachteten Gases ist die Schichtdicke abhängig von der zur Durchmischung zwischen Einatmungs- und Lungenluft verfügbaren Zeit, die unter unseren Meßbedingungen immer gleich war. Der Querdurchmesser der Schicht wächst infolge der zunehmenden Öffnung der Lungentrompete mit zunehmender Eindringtiefe des inspirier-Zugvolumens, d. h. mit wachsendem V_{IN}.

Nach den anatomischen Daten von Hansen und Ampaya (1975) lassen sich die Beziehungen zwischen Länge der Atemwege und ihrem kumulativen Querschnitt bzw. zwischen Länge der Atemwege und ihrem kumulativen Volumen durch Exponentialfunktionen beschreiben. Da die Exponenten beider Beziehungen nahezu identisch sind, ist das Verhältnis der Querschnittssumme zum kumulativen Volumen nahezu konstant. Bei den Emphysemkranken erreicht diese Konstante etwa den dreifachen Wert der gesunden Probanden, d. h. die Querschnittssumme der peripheren Lufträume wächst im Verhältnis zum kumulativen Volumen schneller als bei der gesunden Lunge.

Betrachtet man den Gastransport der Inertgase He, Ar und SF_6, die durch eine geringe Löslichkeit in Blut, aber unterschiedliche Diffusionskoeffizienten (SF_6 < Ar < He) gekennzeichnet sind, nach einer Einwaschung der Inertgase und anschließender Inspiration von Zimmerluft, so diffundiert He entsprechend seiner größeren Diffusivität aus dem Alveolarraum weiter mundwärts als Ar und SF_6. Die V_M-Schicht von He nimmt bei gleicher Schichtdicke einen geringeren Querschnitt ein als diejenigen von Ar und von SF_6, d. h. $V_M(He) < V_M(Ar) < V_m(SF_6)$. Nimmt nun die Querschnittssumme in bezug auf die Länge der Atemwege bei der Emphysemlunge stärker zu, so dürften die tiefer (alveolenwärts) gelegenen V_M-Schichten von Ar und von SF_6 gegenüber He an Volumen zunehmen, d. h. die Quotienten $V_M(Ar)/V_M(SF_6)$ und $V_M(He)/V_M(SF_6)$ werden geringer.

Schlußfolgerungen

Nach den bisher vorliegenden Meßergebnissen erweist sich die Bestimmung des Mischluftvolumens V_M, z. B. von CO_2, als geeigneter Parameter zur Diagnostik des Lungenemphysems, der von Inhomogenitäten, die mit einer reversiblen Atemwegsobstruktion einhergehen, unabhängig zu sein scheint. Die Größe von V_M hängt wesentlich von der Form der peripheren Luftwege und auch von den Diffusionskoeffizienten der untersuchten Gase ab.

Literatur

1. CIBA Guest Symposium (1959) Terminology, definitions and classifications of chronic pulmonary emphysema and related conditions. Thorax 14: 286–295 – 2. Hansen E, Ampaya EP (1975) Human air space shapes, sizes, areas, and volumens. J Appl Physiol 38: 990–996 – 3. Smidt U, Worth H (1977) Diagnostik des Lungenemphysems aus exspiratorischen CO_2-Partialdruckkurven mit Hilfe eines Mikroprozessors. Biomed Tech (Berlin) 22: 357–358

Baur, X., Fruhmann G., König, G. (Pulmonolog. Abt. Med. Klinik I, Klinikum Großhadern, München), Dahlheim, H. (Physiolog. Inst. der Univ. München):
Änderung des Angiotensin-Converting-Enzyms als Kriterium für den Verlauf einer Sarkoidose[*]

Mehrere Arbeitsgruppen haben die erstmals von Lieberman (1974) [5] mitgeteilte Beobachtung einer signifikanten Erhöhung des Angiotensin-Converting-Enzyms (ACE) im Serum bei Sarkoidose bestätigt und der Bestimmung dieses Enzyms eine wertvolle Aussagekraft für die Diagnostik der Sarkoidose zugeschrieben [3, 4, 6–11]. Wir fanden bei 68% der Patienten mit einer derartigen Erkrankung ACE-Aktivitäten über der 2 s-Grenze des gesunden Kontrollkollektivs [2].

Ziel unserer im folgenden dargestellten Untersuchungen war es zu überprüfen, welcher Stellenwert der ACE-Serumaktivität und ihrer zeitlichen Änderung für die Verlaufsbeurteilung eines Boeckschen Sarkoids zukommt.

Methodik

In die Untersuchungen einbezogen wurden 41 Sarkoidosekranke, Stadium I–III, und vier Probanden mit bereits früher eingetretener Vollremission. In 39 Fällen konnte die Diagnose histologisch bestätigt werden. Entsprechend dem klinischen Bild fanden in 3–28wöchigen Abständen ausführliche klinische Untersuchungen einschließlich Lungenfunktionsprüfung und Röntgenthoraxaufnahme statt.

Die ACE-Aktivität bestimmten wir – wie bereits früher beschrieben [2] – fluorimetrisch unter Verwendung des synthetischen Substrates Z-Phe-His-Leu.

Ergebnisse

Während eines Beobachtungszeitraumes bis zu 122 Wochen konnten wir bei sieben von 16 nichtbehandelten Patienten mit Sarkoidose eine spontane Teil- oder Vollremission der Erkrankung nachweisen. Die ACE-Serumaktivität fiel bei sechs dieser sieben Probanden in den Normbereich ab (Abb. 1).

Demgegenüber zeigten nur zwei von neun nichttherapierten Kranken mit chronischer Verlaufsform eine nennenswerte Verringerung (≥ 1 µmol/ml × h) des ACE. Von vier Fällen mit bereits vor dem Untersuchungszeitraum eingetretener Vollremission wiesen drei im Laufe mehrerer Monate bzw. Jahre eine geringe Aktivitätsabnahme auf.

Bei allen 16 mit Kortikosteroiden behandelten Patienten mit Sarkoidose kam es mehrere Tage bis Wochen nach Therapiebeginn zu einer Normalisierung der in den meisten Fällen stark erhöhten Ausgangswerte (Abb. 2). Parallel zur Aktivitätsab-

---

[*] Mit Unterstützung durch die DFG

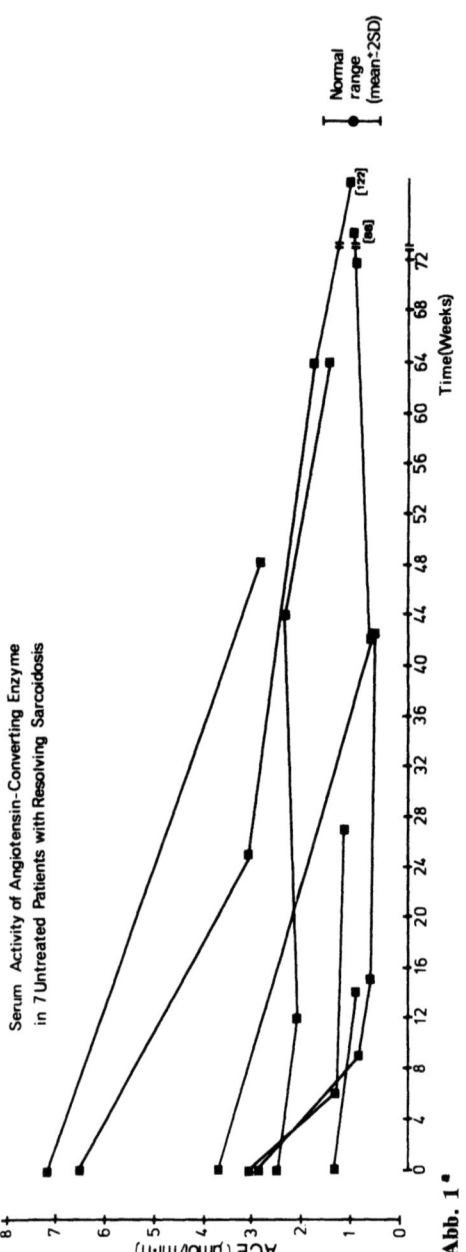

Abb. 1

nahme fand sich in zwölf Fällen eine signifikante Besserung der Lungenfunktionsparameter, der röntgenologisch faßbaren Lungenveränderungen und/oder des klinischen Befundes. In Einzelfällen war während der schrittweise durchgeführten Kortikosteroidreduktion nochmal ein kurzzeitiger ACE-Anstieg zu verzeichnen. Nach Absetzen der Kortikosteroide änderte sich das ACE während eines Beobachtungszeitraumes bis zu 86 Wochen in fünf Fällen mit unverändert gebessertem Zustand nur unwesentlich. Bei einer Patientin kam es zu einem Rezidiv;

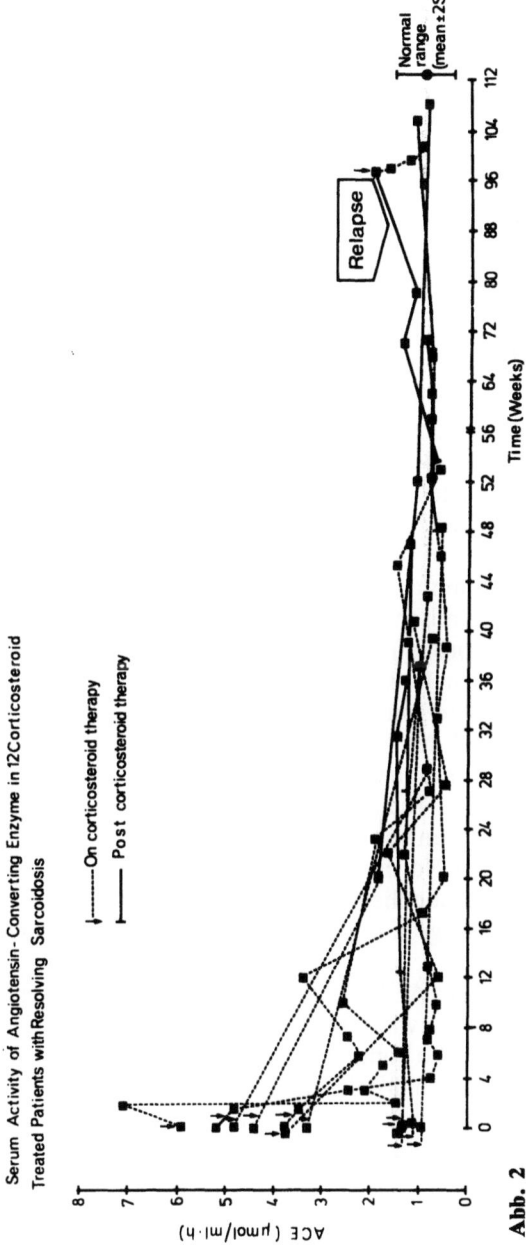

Abb. 2

Stadium I trat innerhalb weniger Wochen in Stadium II über, gleichzeitig kam es zu Gewichtsabnahme, ausgeprägter Müdigkeit und leichtem Fieber. Parallel mit der klinischen Verschlechterung beobachteten wir hier einen Anstieg der ACE-Aktivität im Serum auf 2 μmol/ml × h; wenige Tage nach erneuter Kortikosteroidgabe klangen die Krankheitssymptome ab, die Enzymwerte normalisierten sich.

Vier Patienten mit fibrotischem Umbau des Lungengewebes nach langjähriger Erkrankung an Sarkoidose zeigten während einer Kortikosteroidtherapie ebenfalls normale ACE-Werte im Serum; in keinem dieser Fälle war eine wesentliche Rückbildung der Lungenveränderungen festzustellen.

Diskussion

Spontanremissionen und Remissionen infolge einer Kortikosteroidtherapie waren im untersuchten Krankengut in 92% mit einer gesicherten Abnahme der ACE-Aktivität, meist bis in den Normbereich, vergesellschaftet, nur selten aber chronische Verlaufsformen ohne sichere Befundänderung. Ausnahmen, bei denen keine sichere Korrelation zwischen klinischem Verlauf und Verhalten des ACE vorliegt, bilden offensichtlich fortgeschrittene fibrotische Lungenveränderungen im Stadium III während einer Kortikosteroidbehandlung. Das Sarkoidoserezidiv geht, wie wir inzwischen an weiteren Beispielen zeigen konnten, mit einem ACE-Anstieg im Serum einher.

Durch unsere Untersuchungen wurde, wie in jüngster Zeit auch von anderen Autoren, an einem größeren Patientengut nachgewiesen, daß eine enge Korrelation zwischen der Aktivität der Sarkoidose und der Konzentration des ACE im Serum besteht. Somit kann letztere für die Beurteilung der Prognose und als Entscheidungshilfe bei der Festlegung von Dosierung und Dauer einer Kortikosteroidmedikation herangezogen werden.

Auf die Bedeutung der ACE-Bestimmung für die differentialdiagnostische Abgrenzung anderer pulmonaler und systemischer Erkrankungen, z. B. organischer und anorganischer Pneumokoniosen, Morbus Hodgkin, haben wir bereits früher hingewiesen. Diese sei an einem weiteren Beispiel nochmals hervorgehoben:

Bei einem 28jährigen Patienten wird aufgrund einer einseitig betonten Vergrößerung der Hiluslymphknoten und des Nachweises von Epitheloidzellgranulomen in einem mediastinoskopisch entnommenen Lymphknoten zunächst die Diagnose Sarkoidose gestellt. Zweifel an der Richtigkeit dieser Diagnose treten auf als die ACE-Aktivität in mehreren Kontrollen und vor allem nach einer klinisch und röntgenologisch faßbaren Progredienz im Normbereich liegt. Die erneute Bronchoskopie und Thorakotomie ergeben schließlich das Vorliegen eines malignen Bronchusadenoms mit epithelzellhaltiger, granulomatöser Reaktion in den drainierenden Lymphdrüsen.

In dem Bestreben, die Validität der ACE-Bestimmung für die klinische Diagnostik noch sicherer zu gestalten, haben wir versucht, das Enzym am Ort des Krankheitprozesses quantitativ zu erfassen. So konnten wir ähnlich wie Silverstein et al. [8] auch im Lymphknotengewebe von Sarkoidosekranken hohe ACE-Aktivitäten nachweisen. Ein weiterer Weg zur Bereicherung der diagnostischen Aussage stellt wahrscheinlich die wenig aufwendige Bestimmung des ACE in der Bronchialflüssigkeit in Ergänzung zur zytologischen Untersuchung dar: Wir fanden bei zwei von vier Patienten mit pulmonaler Beteiligung der Erkrankung in der Bronchiallavage ACE-Werte, die deutlich höher lagen als jene im Serum.

Zusammenfassend belegen unsere Untersuchungen, daß das Verhalten der ACE-Aktivität im Serum ein wertvoller Parameter für die Verlaufsbeurteilung einer Sarkoidose ist. Durch die zusätzliche Bestimmung dieses Enzyms können Remissionen und Krankheitsrezidive sicherer und in einem Teil der Fälle früher erkannt werden. Enzymbestimmungen in Gewebsproben und in der Bronchiallavage bieten nach ersten Untersuchungen interessante zusätzliche Aspekte; zur endgültigen Beurteilung ihrer klinischen Wertigkeit sind jedoch noch weitere Erfahrungen erforderlich.

Literatur

1. Ashutosh K, Keighley JFH (1976) Diagnostic value of serum angiotensin-converting enzyme activity in lung disease. Thorax 31: 552–557 – 2. Baur X et al. (1980) Die Bedeutung des Angiotensin I-Converting-Enzyms für die Diagnose einer Sarkoidose. Klin Wochenschr 58: 199–206 – 3. Fanburg BL et al. (1976) Elevated serum converting enzyme in sarcoidosis. Am Rev Respir Dis 114: 525–528 – 4. Grönhagen-Riska C et al. (1979) Angiotensin-converting enzyme. II. Serum activity im early and newly diagnosed sarcoidosis. Scand Rev Respir Dis 60: 94–101 – 5. Lieberman J (1974) A new confirmatory test for sarcoidosis. Serum angiotensin-converting enzyme: effect of steroids and chronic lung disease. Am Rev Respir Dis 109: 743 – 6. Rohrbach MS, Deremee RA (1979) Serum angiotensin-converting enzyme activity in sarcoidosis as measured by a simple radiochemical assay. Am Rev Respir Dis 119: 761–767 – 7. Sandron D et al. (1979) Angiotensin-converting enzyme in sarcoidosis and other pulmonary diseases: A comparison of two methods of determination. Lung 157: 31–38 – 8. Silverstein E et al. (1977a) Increased serum angiotensin-converting enzyme in sarcoidosis. Isr J Med Sci 13: 995–999 – 9. Silverstein E et al. (1977b) Serum angiotensin-converting enzyme in sarcoidosis: clinical significance. Isr J Med Sci 13: 1001–1006 – 10. Studdy P et al. (1978) Serum angiotensin-converting enzyme (SACE) in sarcoidosis and other granulomatous disorders. Lancet 2: 1331–1334 – 11. Zorn SK et al. (1980) The angitotensin-converting enzyme in pulmonary sarcoidosis and the relative diagnostic value of serum lysozyme. Lung 157: 87–94

Heck, I. (Med. Univ.-Poliklinik der Univ. Bonn), Spilker, G. (Chirurg. Univ.-Klinik im Klinikum rechts der Isar der TU München), Niederle, N., Bierbaum, W. (Abt. Tumorforschung, Medizinische Universitätsklinik Essen), Stumpe, K., Krück, F. (Med. Univ.-Poliklinik der Univ. Bonn):
Veränderungen der Converting-Enzymaktivität bei lungenverkleinernden Eingriffen und beim Bronchialkarzinom

1.1. Das Angiotensin-Converting-Enzym (ACE) katalysiert die Umwandlung des pressorisch wenig wirksamen Angiotensin I in das aktive Octapeptid Angiotensin II durch Abspaltung des Histidyl-Leucinrestes. Das an sich ubiquitär vorkommende Enzym ist in besonders hohen Konzentrationen im Endothel des pulmonal-arteriellen Gefäßgebietes nachzuweisen und konvertiert als Ektoenzym während einer Lungenpassage ca. 65% des Substrates Angiotensin I. Dem Enzym kommt somit physiologisch und pathophysiologisch eine wichtige Rolle bei der Steuerung der Perfusion der Lunge über Widerstandsänderungen im pulmonal-arteriolären Stromgebiet zu. Zu Änderungen der Perfusion kommt es, verursacht durch Änderungen der Ventilation, z. B. bei Atelektasen, Ergüssen, Stenosen der Atemwege und Infiltration von Lungengewebe.

Ziel der Untersuchung war es zu klären, ob die im Plasma gemessenen ACE-Aktivitäten in Zusammenhang stehen mit der Masse funktionell vorhandenen Lungengewebes, mit anderen Worten, ob die im Plasma gemessene ACE-Aktivität das im pulmonal-arteriolären Gefäßbett vorhandene und aktive Ektoenzym widerspiegelt. Enzymkinetisch und immunologisch wurde diese Identität zwischen dem im Serum meßbaren und in der Lunge im Endothel nachweisbaren Enzym bereits durch verschiedene Autoren nachgewiesen.

2.1. Bei der hier durchgeführten Untersuchung wurden vor und 1 Woche postoperativ bei lungenverkleinernden Eingriffen unterschiedlicher Indikation die ACE-Aktivität im Serum gemessen. Die ACE-Aktivität wurde erfaßt, als die Menge Angiotensin II, die aus 2,5 ng Angiotensin I pro 10 min und 110 µl Serum gebildet wird. Angiotensin II wurde radioimmunologisch gemessen.

Bei den zwölf beobachteten Verläufen zeigten die postoperativ gemessenen Werte in allen Fällen eine Erniedrigung der ACE-Aktivität, um im Mittel 31,7%; diese Erniedrigung war statistisch signifikant mit $2p < 0,005$ (Abb. 1a).

2.2. Aus den vorgenannten Ergebnissen stellte sich nun die Frage, ob beim Bronchialkarzinom, wenn es zu Bronchusstenosierungen, Verschlüssen, Atelektasen und Ergüssen kommt, ebenso eine Erniedrigung der ACE-Aktivität im Serum nachzuweisen ist und ob diese Erniedrigung in der Folge einer Therapie, die zur Verkleinerung der Tumormasse und Belüftung der Atelektasen führt, reversibel ist. Bei den 55 Patienten mit inoperablem kleinzelligen Bronchialkarzinom waren die Ausgangswerte mit $10,9 \pm 8,2$ U gegenüber unseren Normalwerten von $20,4 \pm 9,9$ U (Abb. 1b) signifikant mit $2p < 0,001$ erniedrigt. Bei 22 dieser Patienten wurden im Verlauf einer zytostatischen Therapie mit Vincristin, Adriamycin und Cis-platinum über einen Beobachtungszeitraum von max. 24 Wochen jeweils in 2–4wöchentlichen Abständen die ACE-Aktivitäten im Serum gemessen. Es handelte sich bei sämtlichen Fällen um eine sog. „limited disease" und es wurde in ca. 65% der Fälle eine Vollremission erreicht, die radiologisch, bronchoskopisch und laborchemisch objektiviert wurde.

2.3. In Abb. 2 ist graphisch über 24 Wochen der Verlauf der ACE-Konzentration unter zytostatischer Therapie aufgezeichnet. Es kommt nach 8 Wochen gegenüber dem Ausgangswert zu einem mit $p < 0,025$ statistisch signifikanten Anstieg der ACE-Aktivitäten; der Anstieg zur 12. Woche war ebenfalls noch mit $p < 0,05$ signifikant gegenüber dem Ausgangswert. Nach der 16. und 20. Woche bei allerdings

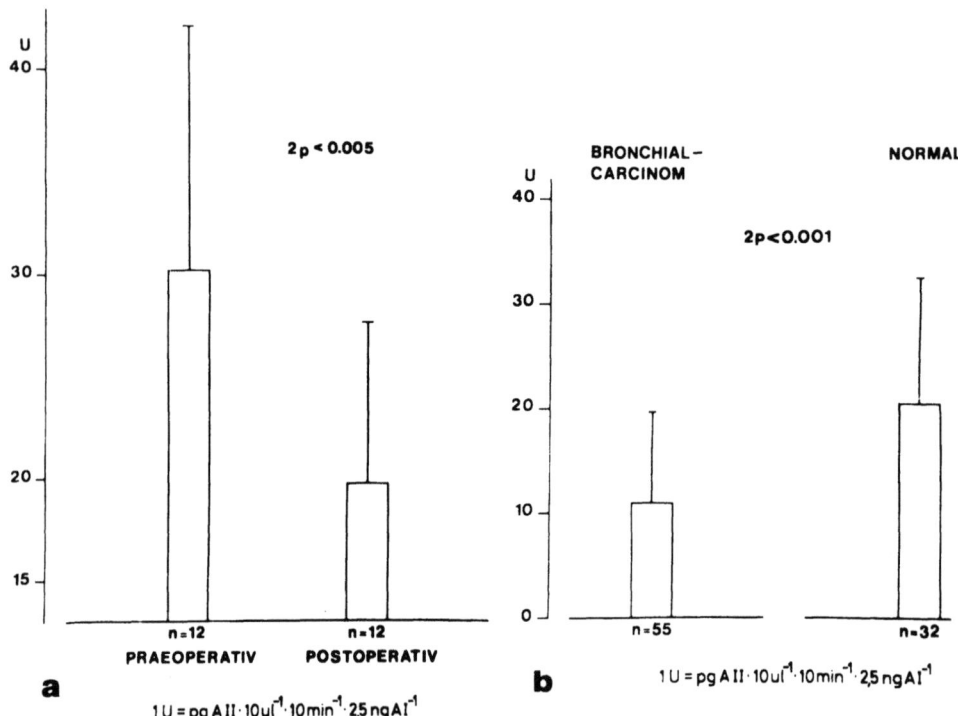

Abb. 1. Plasma-Converting-Enzymaktivität, **a** vor und nach lungenverkleinernden Eingriffen; **b** bei Bronchialcarcinom

kleinerer N-Zahl von 4 bzw. 3 waren die Mittelwerte immer noch deutlich gegenüber dem Ausgangswert erhöht.

3.1. Nach den vorliegenden Ergebnissen scheinen die im Serum gemessenen ACE-Aktivitäten ähnlich, wie bei der Sarkoidose bereits von vielen Arbeitsgruppen nachgewiesen, den Verlauf der Erkrankung widerzuspiegeln. Bei der Sarkoidose sind es die epitheloidzelligen Granulome, die mit ihrem vermehrten Gehalt an Converting-Enzym die Erhöhung der Serumaktivitäten bei der aktiven Erkrankung ausmachen. Die Normalisierung der Werte unter Therapie und im spontanen Verlauf der Erkrankung ist wahrscheinlich nicht direkt Ausdruck der Änderung der Ventilation sondern Maß für die Regression der epitheloidzelligen Granulome. Anders hier beim Bronchialkarzinom, bei dem die Normalisierung der ACE-Aktivitäten im Serum zum Normalwert nach oben ein Maß dafür ist, wie sich Tumormasse, Ergüsse und Atelektasen zurückbilden und sich die Ventilation normalisiert. Bei dieser Untersuchung korrelierte der klinische Verlauf objektiviert durch Röntgenuntersuchungen, Lungenfunktion und Bronchuskopie gut mit den

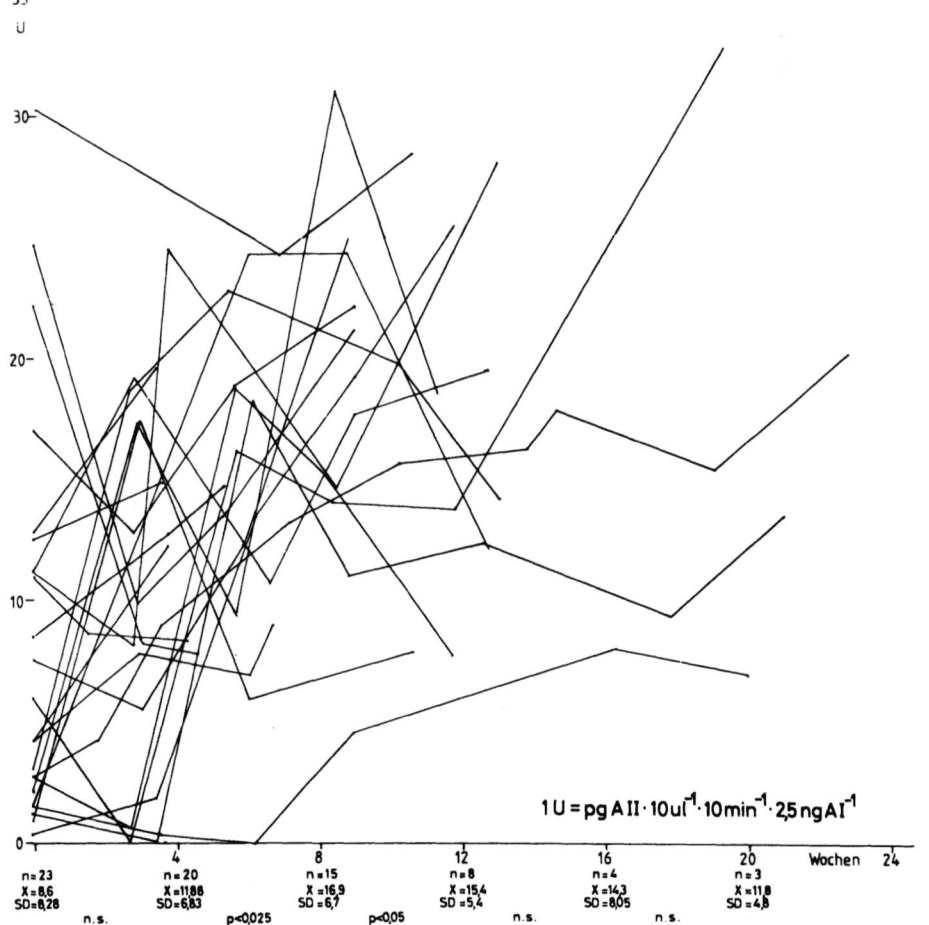

Abb. 2. Verlauf der Angiotensin-Converting-Enzymaktivität bei inoperablem Bronchialcarcinom unter zytostatischer Therapie

jeweils nachgewiesenen Anstiegen der ACE-Aktivitäten. Die Messungen der ACE-Aktivität im Serum kann beim inoperablen Bronchialkarzinom den Verlauf der Erkrankung unter einer Chemotherapie wiedergeben, ein sog. „Tumor-Marker" ist sie sicher nicht.

Literatur

1. Leuenberger PJ, Stalcup SA, Mellins RB, Greenbaum LM, Turino GM (1978) Decrease in angiotensin I conversion by acute hypoxia in dogs. Proc Soc Exp Biol Med 158: 586–589 – 2. Liebermann J (1975) Elevation of serum angiotensin-converting-enzyme (ACE) level in sarcoidosis. Am J Med 59: 365–372 – 3. Cushman DW, Cheung HS (1971) A spectrophotometric assay and properties of the angiotensinconverting-enzyme of rabbit lung. Biochem Pharmacol 20: 1637–1648 – 4. Hollinger MA, Giri SN, Patwell St, Zuckerman JE, Gorin A, Parsons G (1980) Effect of acute lung injury on angiotensin converting enzyme in serum, lung lavage and effusate. Am Rev Respir Dis 121: 373–376 – 5. Meyer DK, Liebig R, Abele M, Jobke A, Hertting G (1976) Conversion of angiotensin I in isolated perfused guinea-pig and rat lung. Naunyn-Schmiedebergs Arch Pharmacol 292, 183–187 – 6. Mue S, Takahashi M, Ohmi T, Shibahara S, Yamauchi K, Fujimoto S, Okayama H, Takishima T (1978) Serum angiotensin converting enzyme level in bronchial asthma. Ann Allergy 40: 51–57 – 7. Odya E, Hall ER, Robinson CJG (1979) Radioimmunoassay for pig angiotensin I converting enzyme: a comparison of immunology with enzymatic activity. Biochem Biophys Res Commun 86: 508–513 – 8. Said SI (1968) The lung as a metabolic organ. N Engl J Med 279: 1330–1334 – 9. Spech HJ, Wernze H, Weiss H (1976) Radioimmunoassay of angiotensin II and its metabolites: Comparison of two different extraction procedures. Acta Endocrinol [Suppl] (Kbh) 202: 67 – 10. Turton CWG, Grundy E, Firth G, Mitchell D, Rigden BG, Turner-Warwick M (1979) Value of measuring serum angiotensin I converting enzyme and serum lysozyme in the management of sarcoidosis. Thorax 34: 57–62

Böselt, G., Hartmann, W., Fabel, H. (Pneumolog. Abt. der Med. Hochschule Hannover):
Messungen der Diffusionskapazität der Lunge und der arteriellen Blutgase zur Therapiekontrolle der Linksherzinsuffizienz

Die kartiale Lungenstauung schränkt die körperliche Leistungsfähigkeit durch zunehmende Belastungsdyspnoe ein. Anhand dieser Einschränkung kann man die Herzinsuffizienz zwar klinisch in vier Schweregrade einteilen, eine objektive Beurteilung des Ausmaßes einer Lungenstauung ist mit klinischen und radiologischen Untersuchungsmethoden jedoch nur unzureichend möglich.

Für die Kontrolle des Therapieerfolges bei der Behandlung einer Linksherzinsuffizienz ist es somit wünschenswert, dem Arzt eine Untersuchungsmethode zur Verfügung zu stellen, die selbst diskrete Änderungen der Lungenstauung exakt erfaßt.

Wir haben bei 14 Patienten mit Lungenstauung infolge Linksherzinsuffizienz (klinischer Schweregrad III) vom Zeitpunkt der Klinikaufnahme bis zur Rekompensation unter ständiger Kontrolle des klinischen Befundes wiederholt die Diffusionskapazität der Lunge ($D_L CO$) und die arteriellen Blutgase gemessen.

Die Bestimmung der Diffusionskapazität erfolgte nach der von Ogilvie et al. beschriebenen „single breath"-Methode [4]. Die Patienten atmeten nach maximaler Exspiration unter Ausschöpfung ihrer Vialkapazität ein Gasgemisch ein, das neben 20,9% Sauerstoff und 68,8% Stickstoff noch 10,0% Helium und 0,3% Kohlenmonoxid enthielt. Nach 10 s Atemanhalten erfolgte eine forcierte Exspiration, wobei ein bestimmter Anteil des ausgeatmeten Gases analysiert wurde. Die D_LCO errechnete sich aus der CO-Aufnahme (V_{CO}) und der alveolären CO-Konzentration (PaCO). Die Entnahme des arteriellen Blutes zur Blutgasanalyse erfolgte aus der A. radialis.

Unter der rekompensierenden Therapie (Digitalis, Diuretica) stieg die D_LCO signifikant um 6,1 ml/min/mm Hg von 17,9 auf 24,0 ml/min/mm Hg an. Der arterielle Sauerstoffdruck (pO_2) stieg signifikant um 11,6 mm Hg von 62,7 auf 74,4 mm Hg. Das entspricht einem Anstieg der D_LCO von 34% gegenüber 18% beim arteriellen Sauerstoffdruck. Der arterielle Kohlensäuredruck lag im Mittel sowohl vor als auch nach der Rekompensation im Normbereich. Die mittlere Dauer der Rekompensation, gemessen am Anstieg der D_LCO betrug 8,1 Tage.

Aufschlußreich ist ein Vergleich des Verhaltens der Einzelwerte von D_LCO und pO_2 unter rekompensierender Therapie (Abb. 1): Während sechs von 14 Patienten einen fehlenden oder weniger als 10% betragenden Anstieg des pO_2 aufweisen, steigt die D_LCO bei 13 von 14 Patienten um über 25% an. Dabei ist die Standardabweichung sowohl vor als auch nach der Rekompensation bei der D_LCO wesentlich kleiner als bei dem arteriellen Sauerstoffdruck. Die Veränderung der Diffusionskapazität verhält sich während der Rekompensation bei allen Patienten gleichförmig.

Die engmaschigen Kontrollen der D_LCO zeigten weiterhin, daß die Abnahme der Lungenstauung an einem stetigen Anstieg der Diffusionskapazität ablesbar war. Wurde während der rekompensierenden Therapie ein fehlender Anstieg oder ein erneuter Abfall der Diffusionskapazität beobachtet, so ergab der klinische und radiologische Verlauf in den nächsten Tagen, daß die Therapie in der Tat nicht

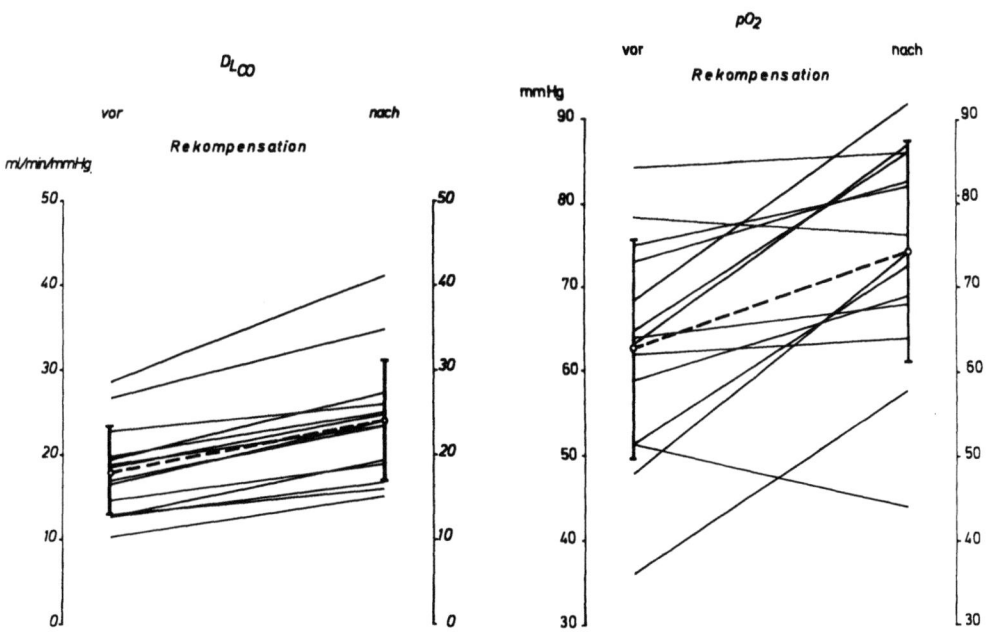

Abb. 1. Vergleich von Diffusionskapazität und arteriellem Sauerstoffdruck vor und nach Rekompensation (Mittelwert ± Standardabweichung)

effektiv war. Nach Änderung des Therapieregimes konnte dann als erstes Zeichen des Erfolges ein Wiederanstieg der D_LCO beobachtet werden.

Ein Anstieg des arteriellen Sauerstoffdruckes wurde nicht bei allen Patienten beobachtet. Bei einigen Patienten, die eine eindeutige Besserung der Diffusionskapazität aufwiesen, blieb der Sauerstoffdruck erniedrigt, so daß angenommen werden muß, daß der arterielle Sauerstoffdruck durch andere Faktoren (regionale Perfusions- und Ventilationsstörungen, bronchopneumonische Infiltrate mit venöser Beimischung) beeinflußt wurde.

Da bereits bei Lungengesunden (bedingt durch unterschiedliche Körpergröße, Lungentotalkapazität etc.) eine sehr große Streuung der Normalwerte der D_LCO besteht [2], ist aus einer einmaligen Bestimmung der D_LCO keine Aussage über das Ausmaß einer akuten Lungenstauung zu treffen.

Weiterhin muß berücksichtigt werden, daß andere parenchymatöse Lungenerkrankungen (Lungenfibrose, chronische Lungenstauung, Lungenparenchym verkleinernde Operationen) eine Einschränkung der D_LCO bedingen können, so daß nur aus dem Verlauf der D_LCO während der rekompensierenden Maßnahmen eine eindeutige Aussage über Ausmaß und Änderung der akuten Lungenstauung getroffen werden kann.

Das uneinheitliche Verhalten des arteriellen Sauerstoffdruckes (s. Abb. 1) macht deutlich, daß der pO_2 zur Verlaufskontrolle einer akuten Lungenstauung ungeeignet ist, auch wenn der Anstieg während der Rekompensation im Mittel zu sichern ist. Zu ähnlichen Ergebnissen bezüglich des arteriellen Sauerstoffdruckes kamen auch Hertle et al. [3]: Sie fanden im Laufe der Rekompensation ein wechselndes

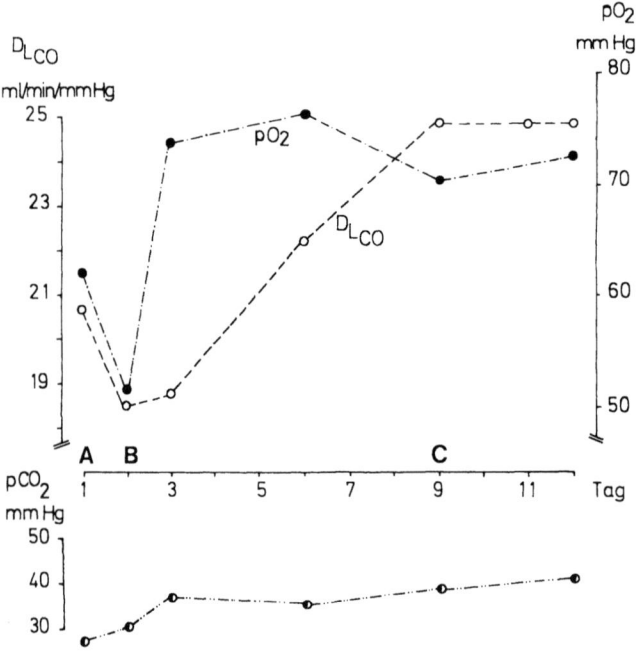

Abb. 2. Verlaufskurven von D_LCO, pO_2 und pCO_2 bei einem Patienten, 66 Jahre alt. *A:* Eingangsbefund, Linksherzinsuffizienz Schweregrad III, *B:* Verstärkung der Lungenstauung, *C:* Linksherzinsuffizienz rekompensiert

Verhalten des arteriellen Sauerstoffdruckes, das die Verwendung des pO_2 zur Verlaufskontrolle ungeeignet erscheinen ließ.

Bestimmungen der Diffusionskapazität in der akuten Phase einer Lungenstauung wurden bisher nicht durchgeführt. Bekannt ist lediglich, daß die D_LCO bei Herzerkrankungen mit chronischer Lungenstauung deutlich erniedrigt ist [1, 5, 6].

Zusammenfassend konnten wir zeigen, daß die wiederholte Messung der D_LCO bei Patienten mit einer akuten Linksherzinsuffizienz unsere diagnostischen Möglichkeiten verfeinert. Sie kann für bestimmte, insbesondere wissenschaftlich-pharmakodynamische Fragestellungen neben radiologischem und pharmakologischem Befund die objektive Beurteilung insofern verbessern, als selbst geringe Veränderungen des Schweregrades einer akuten Linksherzinsuffizienz meßbar werden.

Die serielle Bestimmung der D_LCO ist zur Beurteilung des Therapieerfolges bei einer Lungenstauung von hoher Sensibilität und kann Therapieversager und Fehler in der Therapie aufdecken.

Literatur

1. Auchincloss JH, Gilbert R, Eich RH (1959) The pulmonary diffusing capacity in congenital and rheumatic heard disease. Circulation 19: 232–241 – 2. Bucci G, Cook CD, Barrie H (1961) Studies of respiratory physiology in children. J Pediatr 58: 820–828 – 3. Hertle FH, Schmidt W, Kafarnik D, Meier-Sydow J (1970) Atemgase, Blutgase und Atemmechanik bei dekompensierter Herzinsuffizienz. Klin Wochenschr 48: 407–415 – 4. Ogilvie CM, Forster RE, Blakemore WS, Morton JW (1957) A standardized breath holding technique for the clinical measurement of the diffusing capacity of the lung for carbon monoxide. J Clin Invest 36: 1–17 – 5. Pande JN, Gupta SP, Guleria JS (1975) Clinical significance of the measurement of the membrane diffusing capacity and pulmonary capillary blood volume. Respiration 32: 317–323 – 6. Yuba K (1971) A study on pulmonary functions and the pulmonary circulation in cardio-pulmonary diseases. Jpn Circ J 35: 1391–1397

Kronenberger, H. (Zentrum der Inneren Medizin, Abt. für Pneumologie, Klinikum der Univ. Frankfurt), Morgenroth, K. (Institut für Pathologie, Lehrstuhl II der Ruhr-Universität Bochum), Meier-Sydow, J. (Zentrum der Inneren Medizin, Abt. für Pneumologie, Klinikum der Univ. Frankfurt), Schneider, M. (Senckenbergisches Zentrum der Pathologie, Abt. für Pathologie III, Klinikum der Univ. Frankfurt), Tuengerthal, S. (Zentrum der Radiologie, Abt. für Röntgendiagnostik III, Klinikum der Univ. Frankfurt):
**Spurenanalyse am transbronchialen Lungenbioptat:
Neue Wege in der Diagnostik der Asbestose**

Der Asbestose wird wegen der ständig steigenden Anzahl von gemeldeten Krankheitsfällen und der anerkannten onkogenen Wirkung zunehmend mehr Beachtung geschenkt [2, 3, 10, 11].

Die Diagnostik dieser Erkrankung bereitet keine Schwierigkeiten, wenn sich bei langjähriger beruflicher Exposition das typische klinische Bild mit Belastungsdyspnoe und basalen feinblasigen Rasselgeräuschen, lungenfunktionsanalytisch eine Restriktion und röntgenologisch ein diffuser Lungenbefall mit Bevorzugung der

Unterfelder und Pleurabeteiligung nachweisen läßt. Alle genannten Befunde sind jedoch mit Ausnahme der besonderen Exposition auch bei anderen fibrosierenden Lungenerkrankungen zu finden [6]. Ist die Arbeits- und Umweltanamnese uncharakteristisch oder die Expositionszeit zu kurz, müssen lungenbioptische Verfahren zur Klärung herangezogen werden [1-3, 10, 11].

Neben der allgemein angewandten offenen Lungen-PE steht heute ein besonders risikoarmes bioptisches Verfahren in Form der fiberoptischen transbronchialen Lungenbiopsie zur Verfügung. Diese kann im Gegensatz zur offenen Lungenbiopsie in Lokalanästhesie durchgeführt werden. Nachteilig ist, daß mit dieser Methode lediglich stecknadelkopfgroße Bioptate zu gewinnen sind. Anderseits kann die Indikation für die transbronchiale Lungenbiopsie wesentlich weiter gestellt werden, so daß auch Frühfälle geklärt werden können.

Eine wesentliche Bereicherung der Bioptatauswertungsverfahren brachte die Röntgenmikroanalyse für den Nachweis anorganischer Staubablagerungen [8, 9]. Bei der Fragestellung Asbestose können damit nicht nur lichtmikroskopisch nicht erkennbare Fasern nachgewiesen, sondern darüber hinaus auch deren chemische Zusammensetzung ermittelt werden. Da die Untersuchung auch am histologischen Schnitt erfolgt, sind aufgrund der morphologischen Beziehung der Staubablagerungen zu den fibrotischen Arealen pathogenetische Rückschlüsse möglich.

Uns sind keine Literaturmitteilungen bekannt, in denen über die Untersuchung von Lungenasbestosen am transbronchialen Lungenbioptat mittels Röntgenmikroanalyse berichtet wird. Zwei Kasuistiken sollen daher im folgenden die Ergebnisse dieser Untersuchungsmethode beispielhaft erläutern:

Fall 1: Patient H.E. 49 Jahre

Seit 29 Jahren in einem asbestverarbeitenden Industriebetrieb mit dem Zuschneiden von Asbestplatten tätig. Seit 4 Jahren wird über verstärkten Husten mit geringem Auswurf geklagt, keine Belastungsdyspnoe. Seit 20 Jahren mäßiger Raucher (10 Zigaretten täglich). Körperliche Untersuchung ohne wesentliche Auffälligkeiten. Die Lungenfunktionsanalyse ergab in Ruhe lediglich eine Hypoxämie von 59 mm Hg, die sich jedoch unter ergometrischer Belastung mit 100 Watt normalisierte (75 mm Hg).

Röntgenologie: Die Thoraxaufnahme von 1976 (s. Abb. 1a) zeigt beetartige, z. T. verkalkte Pleuraverdickungen an den Brustwänden und vor allem diaphragmal. Lungengerüststruktur vor allem peripher i. S. einer mäßig retikulo-nodulären Zeichnungsvermehrung verstärkt. ILO-Klassifikation: q: 1/1, s: 1/1; pleurale Verdickungen: R a 1, L a 1; pleurale Calcifikationen: Diaphragma 2, Thoraxwand 2; zusätzliche Symbole: cn.

Fiberglasbronchoskopie mit transbronchialer Lungenbiopsie: Endoskopisch fand sich lediglich das Bild einer mäßig ausgeprägten chronischen Bronchitis. Das transbronchiale Lungenbioptat zeigte histologisch eine leichte peribronchuläre Lungenfibrose mit einer mehrkernigen Riesenzelle vom Fremdkörpertyp, eingeschlossen ein faserartiger Fremdkörper. An mehreren Stellen auch amorphes,

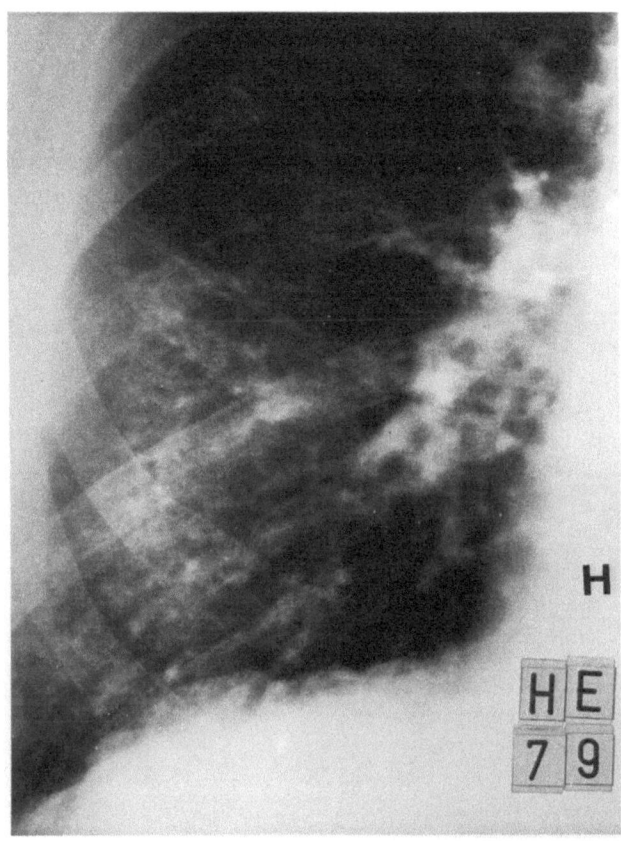

Abb. 1a. Thoraxdetailaufnahme des rechten Unterfeldes (Pat. H. F.): Nodulo-reticuläre Zeichnungsvermehrung; pleurale Verdickungen und Kalkplaques

punktförmiges, antrakothisches Pigment, das lichtmikroskopisch auch bei stärkerer Vergrößerung keine Faserstruktur erkennen läßt.

Röntgenmikroanalyse: Rasterelektronenmikroskopisch lassen sich bei ca. 1000facher Vergrößerung faserförmige Strukturen in Makrophagen nachweisen, die z. T. aus der Zelle herausragen. Weiterhin finden sich inmitten kollagenen Bindegewebes unregelmäßig begrenzte Partikel, die frei im Interstitium lagern. Im energiedispersiven Röntgenspektrum weisen diese, wie auch die Fasern, hohe Anteile von Silizium und Aluminium sowie einen mäßigen Gehalt von Eisen, Kalium, Calcium, Magnesium und Schwefel auf, wobei die letztgenannten Elemente z. T. aus dem umgebenden kollagenfaserreichen Bindegewebe stammen. Diese Zusammensetzung ist typisch für Asbest.

Beurteilung: Bei bekannter, ausreichend langer, berufsbedingter Asbestexposition konnte in diesem Fall bereits lichtmikroskopisch aufgrund einzelner faserförmiger Strukturen der Verdacht auf eine Asbestose geäußert werden. Die Röntgenmikroanalyse erbrachte jedoch den Beweis, daß wirklich Asbestfasern, bzw. deren Bruchstücke, im fibrotischen Lungengewebe liegen. Während das Röntgenthoraxbild damit übereinstimmend auf eine Asbestose hinwies, waren körperliche Untersuchungsbefunde und Lungenfunktionsanalyse ohne Anhalt für eine Asbeststaublungenerkrankung.

Fall 2: Patient S.N., 32 Jahre

Die Untersuchung erfolgte im Rahmen einer freiwilligen Studie zur Früherkennung berufsbedingter Staublungenerkrankungen an Zahntechnikern [5]. Bisher war S.N. 15 Jahre in diesem Beruf tätig, davon 10 Jahre in der Kunststoffverarbeitung und 5 Jahre in der Edelmetalltechnik. Subjektiv wurde lediglich eine geringe Kurzatmigkeit bei sportlicher Betätigung angegeben. Bis 1977 mäßiger Zigarettenkonsum, später Pfeife. Klinisch, laborchemisch und lungenfunktionsanalytisch war kein krankhafter Befund nachweisbar. Insbesondere waren auch die Ergebnisse der Belastungsuntersuchung mit 150 Watt und die DCO regelrecht.

Röntgenologie: Die Analyse der Thoraxübersichtsaufnahme vom 22. 5. 79 (s. Abb. 1b) ergab keinen pathologischen Befund an Herz und Lunge. Erst eine ausgeblendete Aufnahme des rechten Unterfeldes ließ eine diskrete, mikronoduläre und feinnetzförmige periphere, interstitielle Zeichnungsvermehrung erkennen. Pleuraverdickungen oder -verkalkungen nicht nachweisbar. ILO-Klassifikation: P 0/1, s 0/1.

Fiberglasbronchoskopie mit transbronchialer Lungenbiopsie: Endoskopisch kein pathologischer Befund. Im transbronchialen Lungenbioptat histologisch überwiegend regelrechtes Lungenparenchym mit vereinzelten, herdförmigen, rundzelligen

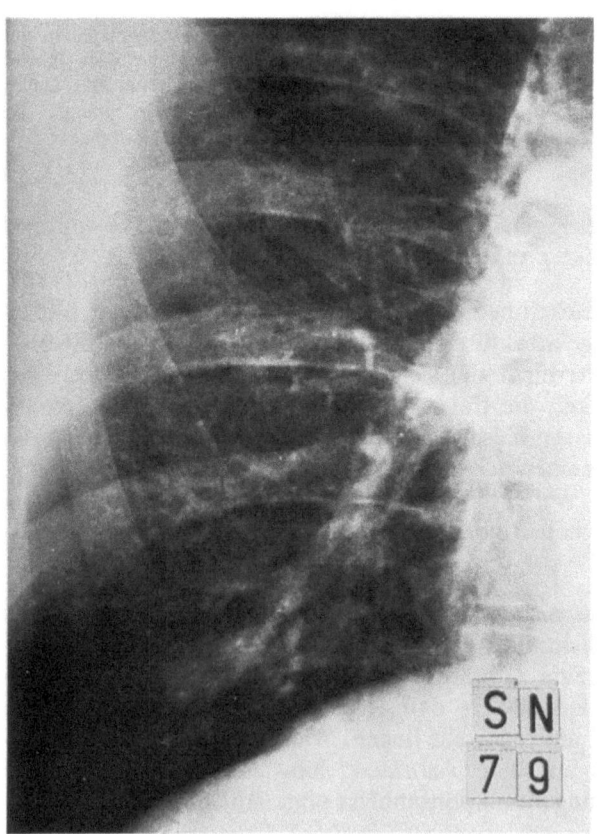

Abb. 1b. Thoraxdetailaufnahme des rechten Unterfeldes (Pat. S. N.): Diskrete mikronoduläre und feinnetzförmige periphere interstitielle Vermehrung der Lungengerüststruktur

Infiltraten des Interstitiums. Dort finden sich auch unterschiedlich dichte anthrakotische Staubablagerungen, ohne daß lichtmikroskopisch eine weitere Identifizierung möglich wäre.

Röntgenmikroanalyse (s. Abb. 2): Die rasterelektronenmikroskopische Untersuchung zeigt Alveolarmakrophagen, aus denen faserförmige Gebilde herausragen. Bei stärkerer Vergrößerung erkennt man eine wellige Konturierung mit knotigen Auftreibungen im zellnahen Abschnitt, die der eisenhaltigen Proteinhülle entsprechen. Das energiedispersive Spektrum zeigt auch in diesem Fall das typische Asbestmuster (s. Abb. 2).

Beurteilung: Für eine Asbeststaublungenerkrankung sprach weder Klinik noch Anamnese noch die Lungenfunktion. Auch der Röntgenbefund ist uncharakteristisch. Lichtmikroskopisch finden sich lediglich anthrakothische, amorphe Staubablagerungen. Erst die rasterelektronenmikroskopische Untersuchung in Verbindung mit der energiedispersiven Röntgenmikroanalyse erbringt den Asbestfasernnachweis. Damit handelt es sich um einen Zufallsbefund i.S. einer minimalen Asbestose ohne ausgeprägte berufliche Exposition. Erst die Nachanamnese ergab, daß im Rahmen der beruflichen Tätigkeit als Zahntechniker täglich mit asbesthaltigem Material gearbeitet wurde: So war regelmäßig zur Vorbereitung des

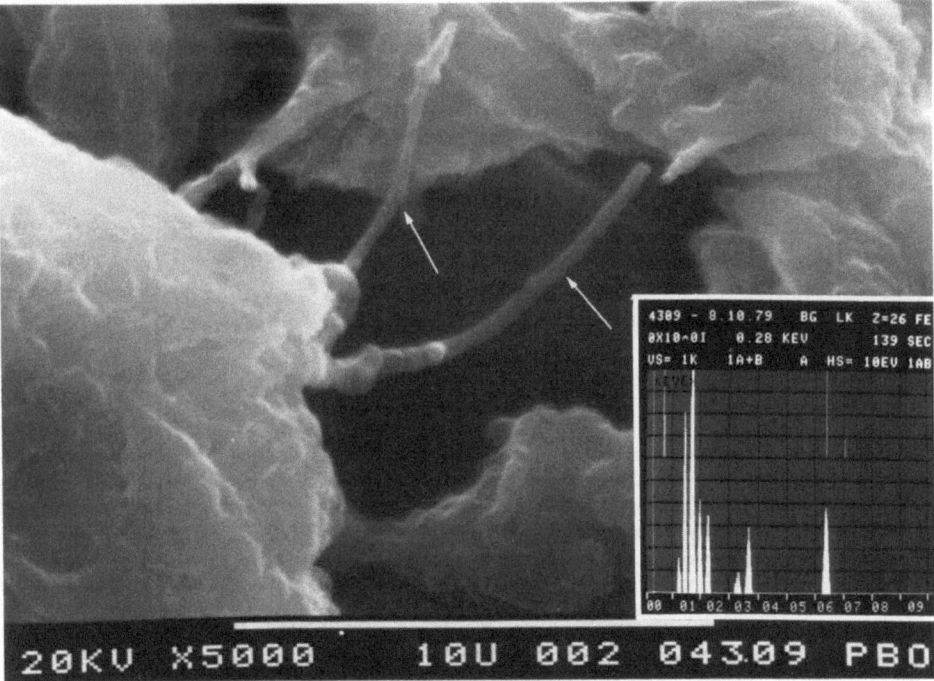

Abb. 2. Rasterelektronenmikroskopische Aufnahme eines histologischen Schnittes (Pat. S. N.): Aus einem frei in der Alveole liegenden Makrophagen ragen Asbestnadeln (Pfeil). Am Austritt aus der Zelle beginnende Bildung einer Proteinhülle. Einsatz: Energiedispersives Röntgenspektrum der Einlagerungen. Sie bestehen aus: Magnesium, Aluminium, Silizium, Phosphor, Schwefel, Kalium, Kalzium und Eisen. Vergr. 3900 : 1

Edelmetallgießens ein Streifen Asbestpappe in die Gußmuffel einzulegen, der von einer großen Rolle abgerissen wurde.

Diskussion und Schlußfolgerung

Beide Beispiele demonstrieren den Wert der risikoarmen transbronchialen Lungenbiopsie für die Diagnostik der Asbeststaublungenerkrankung. Darüber hinaus verdeutlicht der erste Fall, daß erst die Röntgenmikroanalyse bei bereits lichtmikroskopisch erkennbaren Fasern den definitiven Nachweis von Asbest zu erbringen vermag. Im zweiten Beispiel wird gezeigt, daß auch bei geringer Exposition mit der Rasterelektronenmikroskopie faserförmige Ablagerungen nachzuweisen sind, die lichtmikroskopisch lediglich als amorphe, anthrakotische Stäube imponieren. Mit der Röntgenmikroanalyse gelingt auch in diesem Fall die Identifikation der Faser als asbesthaltiges Mineral. Somit ergeben sich für die Diagnostik der Asbestose durch Untersuchung des histologischen Schnittes mit der Rasterelektronenmikroskopie und der Röntgenmikroanalyse folgende Vorteile:
1. Die diagnostische Trefferquote wird erhöht, da auch submikroskopische Asbestfasern nachgewiesen werden können, die die Zahl der lichtmikroskopisch faßbaren Asbestkörper – falls solche überhaupt vorhanden sind – bei weitem übersteigt. So beschreiben Miller et al. [7] einen Fall einer „unspezifischen" Lungenfibrose bei einem beruflich nicht Asbestexponierten, bei dem auch im offenen Lungenbioptat lichtmikroskopisch keine Asbestkörper zu finden waren, die elektronenmikroskopische Untersuchung hingegen zahlreiche Asbestfasern im fibrosierten Gewebe zeigte.
2. Da die Hüllenbildung von Asbestkörpern unspezifisch ist, d. h. auch von anderen Fremdkörpern hervorgerufen werden kann [4, 11], wird die Identifikation der Asbestfasern erst durch den Einsatz der Röntgenmikroanalyse gewährleistet, die allein die elementare Zusammensetzung der Staubablagerungen zu bestimmen vermag.
3. Darüber hinaus ist eine Beurteilung der fibrogenen Eigenschaften der Ablagerungen durch den Vergleich der Lokalisation der fibrotischen Strukturen einerseits und den Asbestfasern andererseits möglich, womit wir uns dem Ziel einer „ätiologischen Diagnostik der Pneumokoniosen" (Abraham) nähern [1].

Literatur

1. Abraham JL (1978) Recent advances in pneumoconiosis; the pathologist's role in etiologic diagnosis. In: Thurlbeck WM, Abell MR (eds) The lung; structure, function and disease. Williams and Wilkins, Baltimore, pp 96–137 – 2. Becklake MR (1976) Asbestos-related diseases of the lung and other organs: their epidemiology and implications for clinical practice. Am Rev Respir Dis 114: 187–227 – 3. Bohlig H (1976) Pneumokoniosen nach Inhalation vorwiegend silikathaliger Stäube. In: Schwiegk H (Hrsg) Pneumokoniosen (Handbuch der Inneren Medizin Bd IV/1). Springer, Berlin Heidelberg New York, S 389–466 – 4. Churg A, Warnock ML (1979) Analysis of the cores of asbestos bodies from members of the general population: patients with probable low-degree exposure to asbestos. Am Rev Respir Dis 120: 781–786 – 5. Kronenberger H, Morgenroth K, Tuengerthal S, Schneider M, Meier-Sydow J, Riemann H, Kroidl RF, Amthor M (1980) Pneumokoniosen bei einem Zahntechnikerkollektiv. Atemwegs- Lungenkrankh 6 (im Druck) – 6. Meier-Sydow J, Amthor M, Hauk H, Kronenberger H, Tuengerthal S (1980) Die Diagnostik interstitieller Lungenerkrankungen. Internist 21: 65–74 – 7. Miller A, Langer AM, Teirstein AS, Selikoff IJ (1975) „Nonspecific" interstitial pulmonary fibrosis. N Engl J Med 292: 91–93 – 8. Morgenroth K (1979) Elementaranalyse am histologischen Schnitt. Prax Pneumol 33: 615–618 – 9. Morgenroth K, Marquardt B (1979) Rasterelektronmikroskopische und

energiedispersive Röntgenmikroanalyse am histologischen Schnitt bei der Diagnostik fibrosierender Lungenkrankheiten. LEITZ-Mitt Wiss u Techn 7: 144–146 – 10. Selikoff IJ (1978) Asbestos and disease. Academic Press, New York San Francisco London – 11. Worth G, Worth H (1979) Erkrankungen durch Inhalation von Asbeststaub. Prax Pneumol 33: 701–725

Fruhmann, G. (Inst. und Poliklinik für Arbeitsmedizin und Pulmonolog. Abt. der Med. Klinik I, Klinikum Großhadern der Univ. München), Baur, X., König, G. (Pulmonolog. Abt. der Med. Klinik I, Klinikum Großhadern der Univ. München):
Die Bedeutung des inhalativen Provokationstests für die Diagnose der exogen-allergischen Alveolitis

Beobachtungen einer durch die Reaktion zirkulierender Antikörper in der Lunge entstehenden exogen-allergischen Alveolitis, Synonym Hypersensitivitätspneumonitis sowie die Zahl der erkannten ursächlichen Antigene nehmen seit der klassischen Zusammenstellung vor 11 Jahren durch Pepys [8] stetig zu. In jüngster Zeit haben Einzelfälle der differentialdiagnostischen Abgrenzung von Farmerlunge zu Sarkoidose (Arbeitsgruppen Burke et al. [2]; Cohen et al. [3]; König et al. [7]) und der Befeuchterlunge zur Legionellose (mein Mitarbeiter Baur [1]) Aufmerksamkeit erweckt. Schließlich behaupten Fink und Schlueter 1978 [5], daß neben den bekannten Antigenen von thermophilen Aktinomyzeten, Pilzen, tierischen Proteinen und Amöben auch technologisch wichtige synthetische Stoffe, nämlich die Isocyanate, nicht nur das von uns näher untersuchte allergische und toxische Berufsasthma, sondern auch ein der exogen-allergischen Alveolitis gleichendes Krankheitsbild auslösen.

Gründe genug, die Diagnostik dieser Erkrankungen sicherer zu gestalten, zumal sie unbehandelt in etwa 20% zur chronischen Lungenfibrose mit schwerer respiratorischer Insuffizienz führen, und die einzig auf Dauer wirksame Therapie in der Karenz des erkannten Allergens besteht. Zu diesem Zweck benützten wir den inhalativen Provokationstest, über welchen vereinzelte Erfahrungen anderer Autoren früher zusammengestellt worden sind [6].

Von 33 Patienten mit anamnestischen und klinischen Anhaltspunkten exponierten wir 22 in einer Inhalationskammer: 18 Personen wegen des Verdachts einer Farmerlunge 30–60 min arbeitsplatzbezogen durch Verstreuen des mitgebrachten schimmeligen Heus, drei Personen durch Vernebeln von 0,08–0,12 ml nativen Tauben- oder Wellensittichserum, einmal von wäßriger Taubenkotemulsion jeweils ad 1 ml physiologische Kochsalzlösung unter 0,4%igem Phenolzusatz und nach 30minütigem Erhitzen auf 56°C. Einmal dienten 2 ml Befeuchterwasser als Antigenflüssigkeit. Für den Leerversuch verwendeten wir die Kochsalz-Phenollösung. Registriert wurden Allgemeinsymptome, wie Dyspnoe, Übelkeit, Schweißausbruch sowie der Auskultationsbefund und die auf den Tabellen ersichtlichen Meßgrößen. Im Falle einer starken systemischen Reaktion überprüften wir auch das Thoraxröntgenbild.

Die Ergebnisse (Tabelle 1) der inhalativen Antigenanflutung von zehn der 22 Patienten beurteilen wir als eindeutig positiv für die Diagnose einer ex. all. Alveolitis. Als relevante Kriterien haben sich in einer multifaktoriellen Analyse

Tabelle 1. Spitzenabweichungen von Vitalkapazität (VK), Diffusionskapazität für CO (DLCO), sublingualer Körpertemperatur und Leukozytenzahl im Blut sowie Stärkegrad der systemischen Allgemeinreaktion nach inhalativer Provokation. Die Ergebnisse bestätigen die Diagnose einer exogen-allergischen Alveolitis. Zehn positive Provokationstests

Patient (Alter)	Symptome (Jahre)	Provokationstest Material	Δ VK (%)	Δ DLCO (%)	Δ Temperatur °C	Δ Leukozyten $10^3/mm^3$	Allgemeinreaktion
B. R. (15)	Belastungsdyspnoe (2)	Heu	−12	−16	+0,4	+6,0	−
B. S. (26)	Belastungsdyspnoe (6), Dyspnoe u. Fieber nach einigen Stunden	Heu	−16	−20	+2,3	+6,3	+++
I. E. (45)	Husten, Fieber (9), Gewichtsabnahme, Belastungsdyspnoe	Heu	−13	−23	+1,6		++
B. J. (46)	Husten, Schüttelfrost, Fieber, Dyspnoe nach einigen Stunden (2)	Heu	−17	−23	+2,7	+6,1	++
F. F. (47)	Husten, Schüttelfrost, Fieber, Gewichtsverlust, Belastungsdyspnoe (0,5)	Heu	−21	−44	+2,7	+7,0	+++
H. J. (47)	Husten, Fieber, Dyspnoe nach einigen Stunden, Belastungsdyspnoe (10)	Heu	−19	−36	+2,5	+9,1	++
W. J. (30)	Sarkoidose, Heuschnupfen	Heu	−20	−10	+1,3	+2,7	−
B. K. (33)	Schüttelfrost, Fieber Gewichtsabnahme, Dyspnoe nach einigen Stunden (1)	Taubenserum	−11	−30	+1,1	+3,0	+(+)
G. I. (30)	Belastungsdyspnoe (7)	Wellensitt.-Serum	−11	−12	+2,4	+7,8	+++
G. K. (28)	Chronischer Husten, Belastungsdyspnoe (11)	Befeuchterwasser	−23	±0	+2,3	+9,9	++

bewährt: mindestens drei von fünf Parametern zeigen nach der 3. Std folgende Spitzenabweichungen: Vitalkapazität, Diffusionskapazität, Abnahme von mehr als 10%; Zunahme von Körpertemperatur über 1° C, der Leukozyten über 2500/mm^3, Allgemeinsymptome. Die Abgrenzung zum negativen Gesamtergebnis eines Tests ist scharf.

Die Einzelwerte nach Inhalationstests, deren Ergebnisse nicht das Vorliegen einer exogen-allergischen Alveolitis rechtfertigen, enthält Tabelle 2. Fünf Probanden zeigten eine asthmatische Sofortreaktion. Sie bleiben im weiteren außer Betracht.

Im folgenden sei je eine Kasuistik für Farmerlunge, Vogelzüchterlunge und Befeuchterlunge herausgegriffen. Denken Sie sich bitte die Linien für Sekundenkapazität und Atemwegwiderstand weg. Diese Meßgrößen haben sich übereinstimmend mit dem Verständnis der Pathogenese für unsere Fragestellung als wenig aussagekräftig erwiesen. So sieht man den starken Abfall der Vital- und Diffusionskapazität, verbunden mit der hohen Änderung von Körpertemperatur und Leukozytenzahl etwa 4 Std nach provokativer Exposition. Dieses Diagramm stammt von einer Farmerlunge.

Das nächste demonstriert den Verlauf bei Vorliegen einer Vogelzüchterlunge: man erkennt eine duale Reaktion: angedeutet sofort nach Inhalation und etwa 4 Std später die anhaltende Abweichung.

Schließlich zeigt die nächste Abbildung die Registrierung von einem Patienten mit Befeuchterlunge: hoher Anstieg der Leukozytenzahlen und der Körpertemperatur, entsprechendes Verhalten der Vitalkapazität nach 5–10 Std verhältnismäßige Belanglosigkeit von Sekundenkapazität und Atemwegwiderstand.

Wesentliche Komplikationen traten nicht auf. Immerhin mahnt der röntgenologische Nachweis einer 6–8 Std nach Antigeneinwirkung entstandenen diffusen interstitiellen Infiltration in beiden Lungenunterfeldern zur Vorsicht angesichts der möglichen organspezifischen pulmonalen und vereinzelt beschriebenen anhaltenden generalisierten Reaktion [9]. Bemerkenswert erscheint uns auch der Lerneffekt zu Beginn unserer Studien: ein Patient mit Farmerlunge war 6 Std nach der Einatmung von Heuantigen symptomlos nach Hause entlassen worden, erschien aber abends bei seinem Hausarzt wegen Dyspnoe, Fieber und Schüttelfrost; Symptome, welche also erst 8 Std nach arbeitsplatzbezogener Exposition aufgetreten waren. Die lokale und systemische Reizantwort bildete sich in allen von uns gezielt exponierten Patienten nach spätestens 48 Std zurück, die subjektiven Beschwerden sistierten am längsten nach 24 Std. Das klassische Antidot, Kortikosteroide, benötigten wir zur Behandlung der ausgelösten Symptome nur einmal.

Als Schlußfolgerungen unserer Erfahrungen stellen wir heraus:

Die Indikation zur inhalativen Provokation soll bei anamnestischem Verdacht auf das Vorhandensein einer chronischen, auch mit Bronchialobstruktion einhergehenden Form und nach dem Abklingen einer akuten Hypersensitivitätspneumonie nicht zu eng, wenn auch kritisch gestellt werden. Das Verhalten bringt oftmals eine anderweitig nicht erzielbare Entscheidungshilfe. Der Präzipitat-Nachweis mittels der radialen Immundiffusion nach Ouchterlony reicht für die Erkennung einer klinisch bedeutsamen Erkrankung nicht aus: er gelingt im Serum von exponierten, gesunden Personen bis zu 50% [4]. Andererseits verlief er auch einem von zehn unserer auf Exposition eindeutig reagierenden Patienten wiederholt irreführend negativ.

Zusammenfassend haben wir die Überzeugung gewonnen, daß der inhalative Provokationstest in mindestens der Hälfte der zur Diagnostik anstehenden Kranken mit Verdacht auf das Bestehen einer exogen-allergischen Alveolitis nötig wird. In unserem Krankengut mit 33 einschlägigen Fällen konnten nur durch diese

Tabelle 2. Wie Tabelle 1; die Ergebnisse sprechen aber nachhaltig gegen die Diagnose einer exogen-allergischen Alveolitis. Sechs negative Provokationstests

Patient (Alter)	Symptome (Jahre)	Provokationstest Material	Δ VK (%)	Δ DLCO (%)	Δ Temperatur °C	Δ Leukozyten 10^3/mm^3	Allgemeinreaktion
G. K. (39)	Rhinitis, Asthma allerg.	Heu	± 0	− 9	± 0		−
S. E. (66)	Emphysem	Heu	+ 5	− 4	+ 0,4		−
S. T. (26)	Sarkoidose	Heu	± 0	− 24	+ 0,1		−
H. T. (59)	Sarkoidose	Heu	− 11		± 0		−
S. F. (27)	„Hammon Rich" histol. Belastungsdyspnoe (1)	Heu	− 12	− 28	− 0,2	+ 1,7	−
Z. K. (53)	Idiopath. Lungenfibrose	Wellensitt.-Serum	+ 5	− 5	± 0	+ 0,5	−

Maßnahme die Diagnose und somit die nötige, oftmals mit erheblichen sozialen Härten verbundene Therapie sicher begründet werden.

Literatur

1. Baur X (1980) Progrediente Lungenfibrose: Exogen-allergische Alveolitis oder Legionellose? Internist 21: 115–117 – 2. Burke GW, Gaensler EA, Carrington CB, Gupta R, Fitzgerald MX (1976) Hypersensitivity pneumonitis or sarcoidosis? Chest 70: 421 – 3. Cohen SH, Fink JN, Carancis JC, Hensley GT, Barboriak JJ, Schlueter DP (1977) Sarcoidosis in hypersensitivity pneumonitis. Chest 72: 588–592 – 4. Fink JN (1980) The use of bronchoprovokation in the diagnosis of hypersensitivity pneumonitis. J Allergy Clin Immunol 64: 590–591 – 5. Fink JN, Schlueter DP (1978) Bath tub refinisher's lung: an unusual response to toluene diisocyanate. Am Rev Respir Dis 118: 955–959 – 6. Fruhmann G (1976) Pneumokoniosen durch Inhalation organischer Stäube. In: Ulmer WT, Reichel G (Hrsg) Pneumokoniosen (Handbuch der Inneren Medizin, Band IV/1). Springer, Berlin Heidelberg New York, S 565, 573–574 – 7. König G, Baur X, Fruhmann G (1980) Farmer's lung disease or sarcoidosis. Intern Congr Resp Dis, Workshop on Diffuse Fibrosing Alveolitis. 11 Okt 1979. Lung (to be published) – 8. Pepys J (1969) Hypersensitivity diseases of the lungs due to fungi and organic dusts. Karger, Basel New York – 9. Reed C, Sosman A, Barbee R (1965) Pigeon breeder's lung. JAMA 193: 261–265

Thiel, H., Valenzuela, A., Rasche, B., Ulmer, W. T. (Med. Univ.-Klinik und Poliklinik der Berufsgenossenschaftlichen Krankenanstalten „Bergmannsheil" Bochum):
Nachweis von Antikörpern gegen Getreideallergene bei Mehlexponierten – Eine vergleichende Untersuchung zwischen Radio-Allergo-Sorbens-Test (RAST), Haut- und inhalativem Provokationstest

In der Allergiediagnostik stehen verschiedene *direkte* und *indirekte* Verfahren zum Antikörpernachweis zur Verfügung. Während letztlich alle *in vivo-Methoden* – dies gilt insbesondere für die Provokationsteste – auch bei sorgfältigster Indikationsstellung und Durchführung mit dem Risiko anaphylaktischer Reaktionen belastet sind, ist es mit Einführung des Radio-Allergo-Sorbens-Test durch Wide et al. 1967 [13] möglich, auch *in vitro* allergenspezifische Antikörper nachzuweisen.

Bislang liegen im Schrifttum – Übersicht bei Kleinhans 1979 [7] – nur wenige Mitteilungen über das Verhalten des RAST bei Mehlexponierten und seine Koinzidenz mit den entsprechenden Haut- und Provokationstesten vor [1–3, 6, 9, 10].

Anläßlich einer Reihenuntersuchung zur Feststellung von Mehlallergien bei Bäckern sollen daher die Beziehungen zwischen RAST, Hauttest und inhalativem Provokationstest untersucht werden, um zu klären, welchen Beitrag der RAST in der Diagnostik von Mehlallergien zu leisten vermag.

Material und Methodik

Untersucht wurden 260 mehlexponierte Personen; 95 Bäckerlehrlinge (mittleres Lebensalter: 17,1 + 1,0 Jahre), 165 Bäckergesellen und -meister (mittleres Lebensalter: 38,4 ± 13,2 Jahre, mittleres Berufsalter: 21,1 ± 11,9 Jahre). Nach Anamneseerhebung wurden bei allen Probanden Intracutanteste mit Weizen- und Roggenmehl (Allergopharma, Ganzer KG, Reinbek) sowie inhalative Provokationsteste mit nativem

Weizen- und Roggenmehl (Type 550 bzw. 997) vorgenommen. Der Nachweis allergenspezifischer Serumantikörper vom Typ IGE gegen Weizen- und Roggenkorn erfolgte mit dem Phadebast-RAST (Pharmacia GmbH, Freiburg); die Klassifikation positiver Hauttestreaktionen in vier Stufen, je nach Größe von Quaddel und Erythem – methodische Einzelheiten bei [12]. Die RAST-Ergebnisse wurden in fünf Klassen eingeteilt, wobei Klasse 1 bereits als positiv angesehen wurde. Mittels Ganzkörperplethysmographie wurden die bronchialen Strömungswiderstände jeweils vor sowie 5, 15, 30 und 45 min nach Mehlinhalation gemessen – methodische Einzelheiten bei [11]. Der inhalative Provokationstest galt als positiv, wenn der Anstieg des bronchialen Strömungswiderstandes mehr als 200% des Ausgangswertes betrug.

Ergebnisse

1. Unter den 260 beruflich mehlexponierten Personen fanden sich 60 Probanden (~ 23%) mit mehlinduzierten Respirationsallergien; 28mal eine alleinige Mehlrhinitis, 32mal ein Mehlasthma, überwiegend in Verbindung mit einer Rhinitis allergica.

Bei den *gesunden Bäckern* war in 12% der Fälle – 24 (200) – der Weizenkorn-RAST positiv, 7% – 14 (200) – zeigten ein positives Ergebnis im Roggenkorn-RAST. Hierbei handelte es sich ausnahmslos um die RAST-Klassen 1 und 2, d. h. um schwache Allergien. Von den 14 im Roggenkorn-RAST positiven Bäckern waren 6 (~ 43%) Gräserpollenallergiker.

Bei den *Mehlallergikern* stiegen parallel zum klinischen Schweregrad der Respirationsallergie (Abb. 1b u. c) Häufigkeit und Intensität positiver RAST- und Hauttestbefunde an: Bei den Bäckern mit alleiniger Mehlrhinitis war der Weizenkorn-RAST in 57,1% der Fälle positiv, bei den Mehlasthmatikern dagegen in 93,8%. Die entsprechenden Zahlen im Roggenkorn-RAST betrugen 50% bei der Mehlrhinitis bzw. 93,8% beim Mehlasthma. Hinsichtlich der Intensität positiver Reaktionsausfälle bewegten sich die RAST-Befunde bei der Mehlrhinitis in den

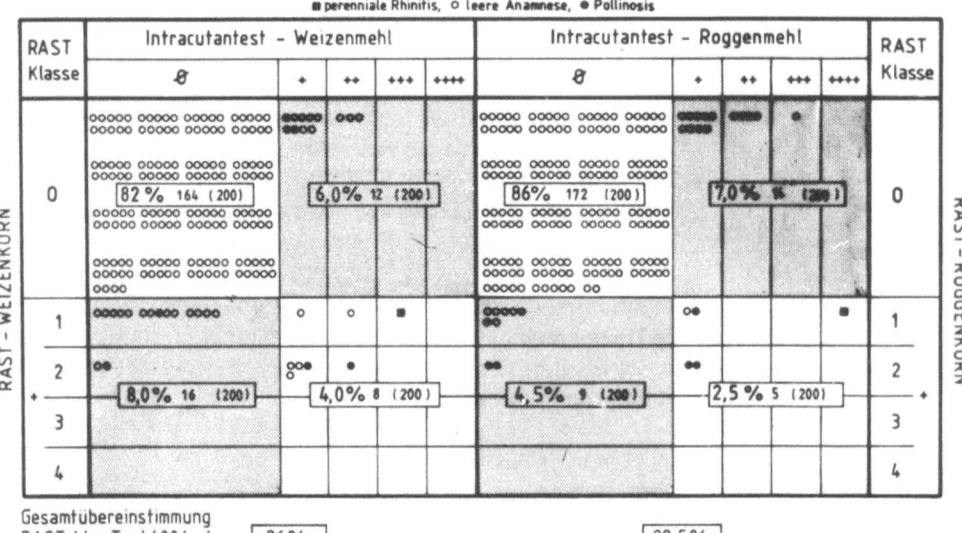

Abb. 1a. Korrelation von RAST und Intracutantest bei 200 Bäckern ohne mehlspez. Respirationsallergien (87 Lehrlinge, 113 Meister und Gesellen)

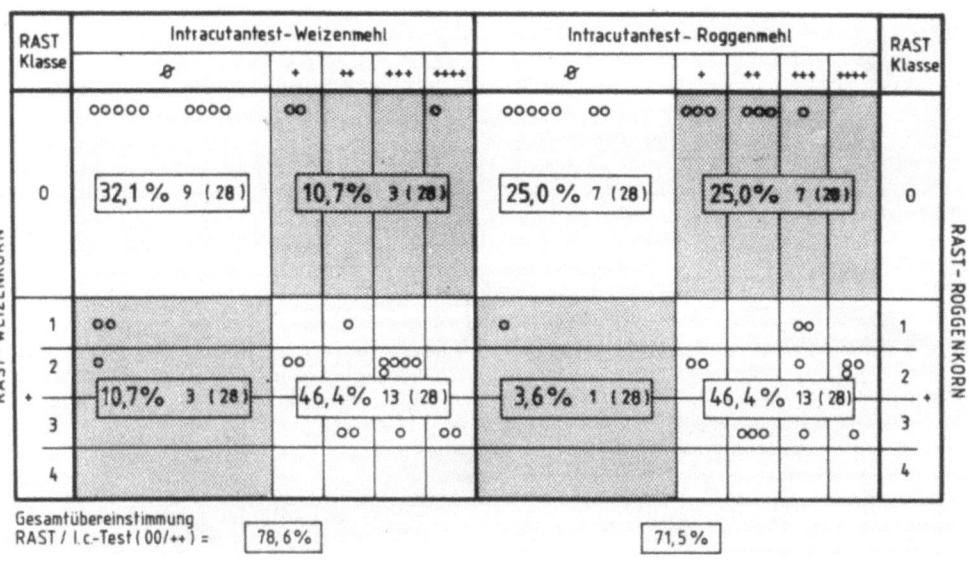

Abb. 1b. Korrelation von RAST und Intracutantest bei 28 Bäckern mit Mehlrhinitis (7 Lehrlinge, 9 Gesellen, 12 Meister)

Klassen 1, 2 und 3. Beim Vorliegen eines Mehlasthmas wurden vermehrt Reaktionen der RAST-Klasse 4 beobachtet.

2. Bei *Korrelation von RAST und Intracutantest* fand sich in der Gruppe der *gesunden Bäcker* (Abb. 1a) eine Gesamtübereinstimmung − Summe aller gleichsinnig negativen und gleichsinnig positiven Befunde (00/++) − von 86% im Fall des Weizens bzw. 88,5% im Fall des Roggens.

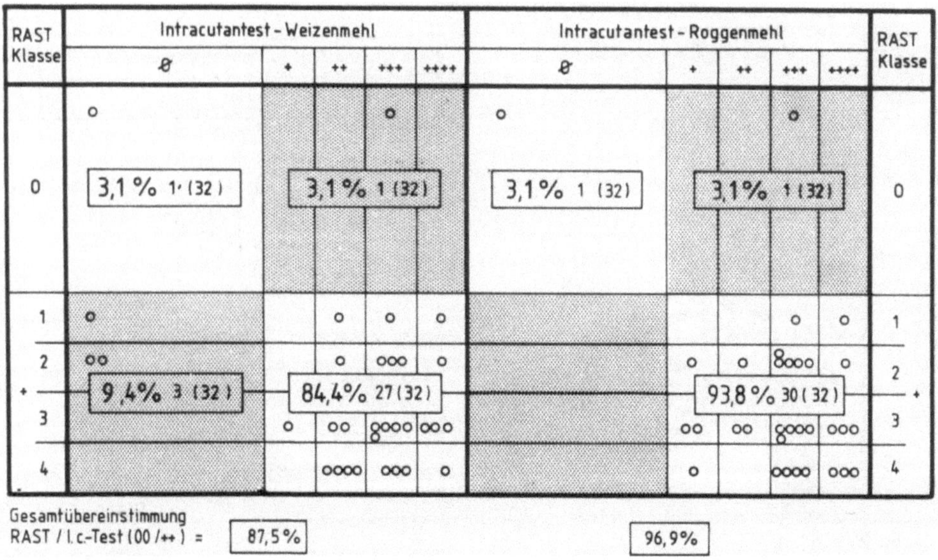

Abb. 1c. Korrelation von RAST und Intracutantest bei 32 Bäckern mit Mehlasthma (1 Lehrling, 9 Gesellen, 1 Bäckerfrau, 21 Meister)

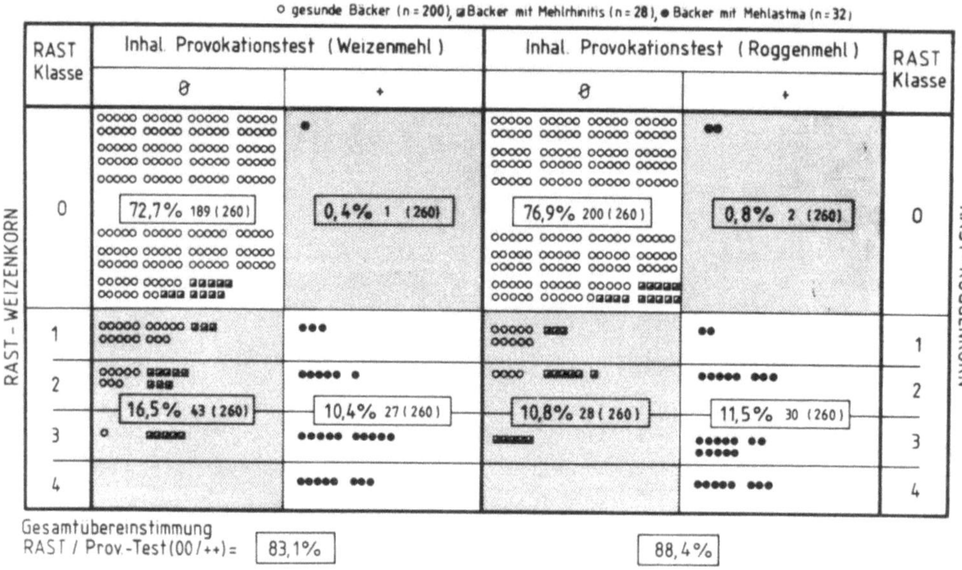

Abb. 2a. Korrelation von RAST und inhalativem Provokationstest bei 260 Bäckern

Bei den Bäckern mit *Mehlrhinitis* (Abb. 1b) verlagerte sich der Anteil gleichsinniger Testausfälle in den Bereich positiver Reaktionen. Die Konstellation positiver RAST/positiver Intracutantest fand sich bei Weizen und Roggen jeweils in 46,4% der Fälle. Die Gesamtübereinstimmung RAST/Intracutantest betrug hier für den Weizen 78,6%, für den Roggen 71,5%.

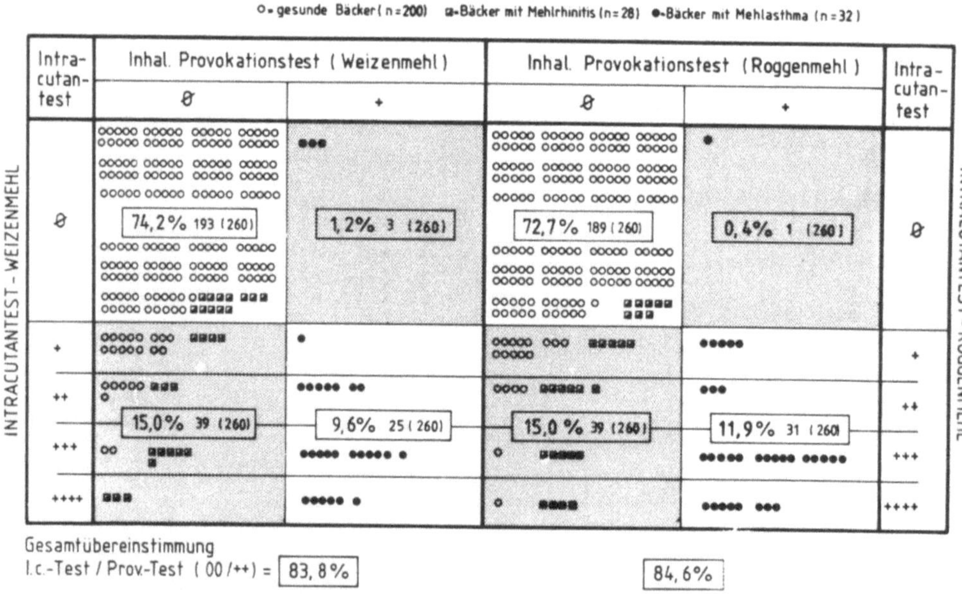

Abb. 2b. Korrelation von Intracutantest und inhalativem Provokationstest bei 260 Bäckern

In der Gruppe der *Mehlasthmatiker* fand sich eine Gesamtübereinstimmung von 87,5% im Fall des Weizens, bzw. eine von 96,9% im Fall des Roggens. Die Konstellation positiver RAST/positiver Intracutantest fand sich 27mal beim Weizen, 30mal beim Roggen.

3. Bei *Korrelation der RAST-Befunde mit den entsprechenden inhalativen Provokationstesten* (Abb. 2a) ergab sich im Gesamtkollektiv eine Globalübereinstimmung von 83,1% im Fall des Weizens, eine von 88,4% im Fall des Roggens. Die Konstellation positiver RAST/positiver Inhalationstest fand sich 27mal beim Weizen, 30mal beim Roggen. Von den insgesamt 28 Personen mit einem positiven Provokationstest nach Weizenmehl waren 27, entsprechend 96,4%, im RAST positiv. Beim Roggen betrug dieses Zahlenverhältnis 93,8%.

Die Gesamtübereinstimmung Intracutan-/inhalativer Provokationstest (Abb. 2b) betrug im Fall des Weizens 83,8%, beim Roggen 84,6%. Die Konstellation positiver Hauttest/positiver Provokationstest fand sich 25mal beim Weizen, 31mal beim Roggen. Von den 28 Probanden mit positivem Weizenmehlprovokationstest waren 25 gleichzeitig im Hauttest positiv, entsprechend 89,3%; im Fall des Roggens betrug dieses Verhältnis 96,9%.

Besprechung der Ergebnisse und Schlußfolgerungen

1. Der alleinige Nachweis allergenspezifischer Antikörper vom Typ des IGE im Getreide-RAST, gleiches gilt für den Hauttest, ist a priori nicht beweisend für das Vorliegen einer Respirationsallergie. Dies zeigen die Befunde der klinisch gesunden Bäcker.
2. Mit dem klinischen Schweregrad mehlinduzierter Respirationsallergien nehmen Häufigkeit und Intensität positiver RAST- und Hauttestbefunde signifikant zu: Während bei den klinisch gesunden Bäckern nur vereinzelt positive RAST-Teste, und zwar der Klassen 1 und 2, beobachtet wurden, ließ sich bei den Bäckern mit Mehlrhinitis bereits in 31,3% bzw. 35,7% aller positiven RAST-Reaktionen die Klasse 3 nachweisen, im Fall des Mehlasthmas waren 63,3% bzw. 66,7% aller positiven RAST-Befunde in den Klassen 3 und 4 zu finden.
3. Die von uns beobachteten Gesamtübereinstimmungsraten zwischen RAST und Hauttest sind in allen Gruppen sehr hoch, insbesondere bei den Mehlasthmatikern mit dem höchsten Sensibilisierungsgrad. Während im Schrifttum im allgemeinen mittlere Übereinstimmungsquoten von 70–75% mitgeteilt werden [5, 7], wobei für die verschiedenen Allergene, z. B. Hausstaub, teils erhebliche Diskrepanzen bestehen [4, 14], beschrieben Schwarting [9] sowie Bjoerksten et al. [2] bei Mehlallergikern Übereinstimmungsraten RAST/Hauttest zwischen 80 und 85%.
4. Für die Korrelation RAST/Provokationstest werden in der Literatur Gesamtübereinstimmungsquoten zwischen 75 und 80% angegeben [7, 8, 14], wobei allerdings der Literaturvergleich durch unterschiedliche Provokationsmethoden erschwert wird. Die Gesamtübereinstimmungsquoten in unserem Kollektiv von 83,1% im Fall des Weizens bzw. von 88,4% beim Roggen entsprechen im wesentlichen den Befunden, die von Baur et al. [1], Schwarting [9], Kleinhans [6] sowie von Triebig et al. [10] mitgeteilt wurden.

Gemessen am inhalativen Provokationstest war die *Empfindlichkeit* – d. h. das Übereinstimmungsverhältnis bei positivem Provokationstest – von RAST und Intracutantest jeweils sehr hoch; die *Spezifität* – Übereinstimmung bei negativem

Provokationstest – jedoch etwas geringer, insbesondere beim Weizenkorn-RAST bzw. beim Roggenmehlhauttest.

5. Es ließ sich zeigen, daß stark positive RAST und Hautteste [3, 4] in der Regel mit einer klinisch aktuellen Mehlallergie einhergehen; allerdings schließen auch negative RAST und/oder negative Hautteste eine Respirationsallergie keinesfalls aus. Des weiteren lassen sich aus positiven RAST- und Hauttestbefunden keine Rückschlüsse auf das betreffende Schockorgan ziehen. Hierzu bedarf es neben einer subtilen Anamnese stets des entsprechenden Provokationstestes. Unter diesen Aspekten stellt der RAST – gleiches gilt für den Intracutantest – lediglich ein die Diagnostik ergänzendes, allerdings sehr empfindliches Testverfahren dar.

Literatur

1. Baur X, Dorsch W, v Liebe V (1979) Vergleichende Untersuchungen zwischen RAST, Hauttest und inhalativem Provokationstest bei Patienten mit Bäckerasthma und Schimmelpilzasthma. Vortrag: 1. Kölner RAST-Symposion, 7.–9. April 1978 – Grosse Verlag, Berlin, S 101–105 – 2. Björkstén F, Backman A, Järvinen KAJ, Lehti H, Savilahti E, Syvänen P, Kärkkäinen T (1977) Immunoglobulin E specific to wheat and rye flour proteins. Clin Allergy 7: 473–483 – 3. Blands J, Diamant B, Kallós P, Kallós-Deffner L, Løwenstein H (1976) Flour allergy in bakers. I. Identification of allergenic fractions in flour and comparison of diagnostic methods. Int Arch Allergy Appl Immunol 52: 392–406 – 4. Brückner V, Noster U, Schulz KH, Stute J (1977) Beziehung zwischen Hauttest und spezifischem IgE (Radio-Allergo-Sorbens-Test) in der Diagnostik inhalativer Allergien. Z Hautkrankh 52: 109–116 – 5. Kleinhans D (1977) Der Radio-Allergo-Sorbens-Test (RAST) – Allergiediagnostik in vitro? Ärzteblatt Baden-Württemberg, Heft 2, Februar 1977 – 6. Kleinhans D (1979) RAST-Ergebnisse mit Roggenkorn und Weizenkorn bei Mehlstauballergikern. Vortrag: 1. Kölner RAST-Symposion, 7.–9. April 1978, Grosse Verlag, Berlin, S 109–111 – 7. Kleinhans D (1979) Die Bedeutung des Radio-Allergo-Sorbens-Tests (RAST) in der Allergiediagnostik. Therapiewoche 29: 3608–3622 – 8. Muittari A (1978) Correlation of RAST and provocation tests for diagnosing allergic asthma and rhinitis. Ann Allergy 40: 406–408 – 9. Schwarting HH (1978) Zur diagnostischen Bedeutung des Radio-Allergo-Sorbens-Tests (RAST) beim Mehlberufsasthma. Ein Vergleich mit den bisher gebräuchlichen Methoden der Allergiediagnostik. Allergologie 1: 229–234 – 10. Triebig G, Thürauf J, Zober A, Weltle D (1979) Arbeitsplatzbezogener Inhalationstest (AIT), Acetylcholintest (ACH-T) und RAST als Beurteilungskriterien einer berufsbedingten obstruktiven Atemwegserkrankung durch Mehlstaub. Arbeitsmedizin-Sozialmedizin-Präventivmedizin (ASP) 8: 10 – 11. Ulmer WT, Reichel G, Nolte E (1976) Die Lungenfunktion. Physiologie, Pathophysiologie, Methodik, 2. Aufl. Thieme, Stuttgart – 12. Werner M, Ruppert V (1974) Praktische Allergiediagnostik, 2. Aufl. Thieme, Stuttgart, S 16–19 – 13. Wide L, Bennich H, Johansson SGO (1967) Diagnosis of allergy by an in-vitro test for allergen antibodies. Lancet 2: 1105 – 14. Wüthrich B, Kopper E (1975) Nachweis von spezifischen IgE-Serumantikörpern mit dem Radio-Allergo-Sorbens-Test (RAST) und seine Bedeutung für die Diagnostik der atopischen Allergie. Schweiz Med Wochenschr 105: 1337–1345

Michel, M., Huber, L. (Med. Klinik und Poliklinik FU Berlin, Klin. Allergologie, Berlin):
Serologisch-immunologische Grundlagen der spezifischen Hyposensibilisierung bei Respirationsallergien und deren katamnestische Beurteilung

Die spezifische Hyposensibilisierung von Typ I-Respirationsallergien gilt heute als allgemein anerkannte und wirksame Therapie, das haben unter anderem kontrollierte Doppelblindstudien mit Placebo gezeigt.

1. Folgende serologische und biochemische Veränderungen sind unter der Hyposensibilisierungsbehandlung nachweisbar oder sie sind noch hypothetisch, aber vermutet.

1.1. Stimulierung der antigenspezifischen T-Zellen, vielleicht auch deren Subpopulationen mit Suppressorfunktion für die IgE-Produktion.

1.2. Stimulierung antigenspezifischer B-Zellen.

1.3. Produktion blockierender IgG-Antikörper, wobei allerdings keine eindeutige Korrelation der Titerwerte zu den klinischen Erscheinungen besteht.

1.4. Abnahme der Produktion von spezifischem IgE nach anfänglicher Zunahme.

1.5. Abnahme der Histaminfreisetzung aus Basophilen.

Als serologische Parameter der Erfolgsbeurteilung einer spezifischen Hyposensibilisierung können daher das Gesamt-IgE – allerdings nur bei Langzeithyposensibilisierung –, das spezifische IgE, IgA mit sog. secretory piece, IgG und vielleicht noch IgG_4 genommen werden. Es sind dann aber gleichlaufende Bestimmungen im Serum, Nasen- bzw. Bronchialsekret und eventuell noch im Parotisspeichel notwendig.

Durch verschiedene Antigenpräparationen, -konzentrationen und -applikationen wurde versucht, die therapeutischen Erfolgsaussichten zu verbessern, die Unbequemlichkeit langfristiger Injektionsserien für Arzt und Patient herabzusetzen, die Allergenität und deren Gefahren zu reduzieren und möglicherweise die Immunogenität zu steigern.

2. Eigene Untersuchungen. Zur Hyposensibilisierung von Pollenallergikern verwandten wir Glutaraldehyd-modifizierte Allergene im Sinne der „Allergoide" von Marsh (Marsh 1970 [3]; 1971 [4]; Marsh et al. 1973 [5]), die schwächer mit IgE-Antikörpern reagieren und daher die Wahrscheinlichkeit einer allergischen Lokal- oder Systemreaktion reduzieren. Eine zusätzliche Adsorption mit L-Tyrosin führt zu einer verlangsamten und kontinuierlicheren Freisetzung des Antigens, es wurde eine Verringerung der Verfügbarkeit im Organismus bei gleichzeitiger Verstärkung der Immunreaktion erreicht.

2.1. Von den genannten fünf serologischen bzw. biochemischen Parametern hatten wir die Dynamik des allergenspezifischen IgE-Spiegels vor, während und nach der Hyposensibilisierung herausgegriffen.

Es wurden sechs Allergene ausgewählt, die nach allgemeiner botanischer Kenntnis zu den wichtigsten windbestäubten Stadtpflanzen gehören: Anthoxantum odoratum (Ruchgras), Dactylis glomerata (Knäuelgras), Festuca elatior (Wiesenschwingel), Lolium perenne (Lolch), Poa pratensis (Wiesenrispengras).

Die Bestimmung der allergenspezifischen IgE-Antikörper erfolgte mit dem Radio-Allergo-Sorbent-Test (RAST).

Yunginger et al. (1977) [6] beschrieben einen kosaisonalen Anstieg des IgE-Wertes, der bei therapierten Pollenallergikern mit niedrigen Ausgangswerten weniger deutlich war als bei hohen IgE-Ausgangswerten; das ist vielleicht ein wichtiger Hinweis für die prognostische Beurteilung der Hyposensibilisierung.

Zusammenfassend beträgt der Patientenanteil mit hohem IgE-Zuwachs über 10%. 37% bei denen, die erstmals hyposensibilisiert wurden, 50% nach drei und mehr und 79% nach zwei Hyposensibilisierungen; dieser Unterschied ist signifikant.

2.2. Gesamt-IgE. Die Bestimmung des Gesamt-IgE ist als Langzeitstudie bei mehrfachen Hyposensibilisierungen sehr geeignet, darauf wurde öfters hingewiesen. Wurden IgE-Konzentrationen in kurzfristigen Abständen präsaisonal nach den Hyposensibilisierungsinjektionen kontrolliert, dann zeigten sich ein geringfügiges Absinken der IgE-Mittelwerte während des ersten Behandlungsintervalls und ein Anstieg während des zweiten Behandlungsintervalls; die IgE-Mittelwerte lagen nach den Injektionen leicht über den Anfangsmittelwerten (Belmega 1979 [1]).

3. IgA. Es war kein signifikanter Unterschied der IgA-Konzentration im Nasensekret von Patienten mit Pollenallergie und mit vasomotorischer Rhinopathie vorhanden, in 10,5% war der Nachweis des secretory piece ohne IgA-Nachweis im Nasensekret möglich. Als Ursache wurden lokal fibrosierende Veränderungen mit Wanderungsstörungen der Plasmazellen angenommen. Mit verschiedenen Antigenpräparationen konnten keine statistisch signifikanten Relationen zwischen Serum- und Nasensekretkonzentrationen von IgG, spezifischem und unspezifischem IgE und secretory piece gefunden werden.

4. Bestimmung von Immunglobulinen im Parotisspeichel. Die Hyposensibilisierung beeinflußt nicht signifikant den IgA-Spiegel im Parotisspeichel; man ist wohl der Meinung, daß das Speichel-IgA als blockierender Antikörper in den Sekreten nach Art der blockierenden IgG-Antikörper im Serum wirkt. Die Technik der Sekretgewinnung ist sehr problematisch, auf der einen Seite will man keinen negativen Druck im Parotisgang beim Absaugmechanismus erzeugen, auf der anderen Seite möchte man keinen unphysiologischen Reiz einer vermehrten Speichelsekretion etwa durch Zitronensäureätzung des Parotisausgangs hervorrufen. Mit der Kempfleschen Sonde haben wir einigermaßen physiologische Reize gesetzt.

5. Bei den noch wirklich sehr instabilen Verhältnissen der einzelnen Immunglobulinfraktionen im Serum und in Sekreten des Schockorgans wird man wohl noch lange auf eine gute Katamnese anhand eines subtil geführten Beschwerdetagebuchs angewiesen sein, wenn man verschiedene Antigenpräparationen bei der spezifischen Hyposensibilisierung verwenden und vergleichen will.

Literatur

1. Belmega Ch (1979) Katamnestische und serologische Untersuchungen mit einem neuen Pollen-„Allergoid". Inaug. Diss. FU Berlin − 2. Huber L (1979) Klinisch-serologische Beobachtungen bei einer neuen Depot-Hyposensibilisierung. Inaug. Diss. FU Berlin − 3. Marsh DG et al. (1970) Studies on 'allergoids' prepared from naturally occurring allergens. Immunology 18:705−722 − 4. Marsh DG (1971) Preparation and properties of 'allergoids' derived from native pollen allergens by mild formalin treatment. Int Arch Allergy 41:199−215 − 5. Marsh DG et al. (1973) Association of the HL-A7 cross reacting group with a specific reaginic antibody response in allergic man. Science 179: 691−693 − 6. Yunginger JW, Gleich GJ (1973) Measurement of the absolute levels of IgE antibodies in patients with ragweed hay fever. J Allergy Clin Immunol 60: 188−198

Costabel, U., Matthys, H. (Abt. Pulmologie, Zentrum Innere Medizin der Universität Freiburg):
Lungenfunktionelle Verlaufskontrollen bei Ziervögelhaltern mit exogen-allergischer Alveolitis nach Allergenkarenz

1. Einleitung

Erstaunlicherweise scheint die Wellensittichhalterlunge nach einer englischen Studie [8] die häufigste Variante der exogen-allergischen Alveolitis zu sein, dieser Spätreaktion der Lungen auf Inhalation verschiedenster organischer Stäube. Nach Schätzung dieser Autoren ist die Wellensittichhalterlunge noch zehnmal häufiger als die weit besser und länger [4] bekannte Farmerlunge, von der man z. B. weiß, daß sie eine Mortalitätsrate von 9–17% hat [2, 3, 6, 7].

Der Zweck unserer eigenen Untersuchung war es nun, durch lungenfunktionelle Verlaufskontrollen etwas über die Prognose der exogen-allergischen Alveolitis bei Ziervögelhaltern nach Allergenkarenz zu erfahren und zu klären, in welchem Ausmaß in welcher Zeit die interstitiellen Lungenveränderungen rückbildungsfähig sind.

Bei dieser Patientengruppe ist die Einleitung der strengen Allergenkarenz eher gewährleistet als z. B. bei Farmern oder Taubenzüchtern die erfahrungsgemäß häufig trotz ihrer Erkrankung nicht gewillt sind, Beruf oder Hobby aufzugeben.

2. Material und Methode

Unter unseren neun Patienten, sieben mit Wellensittich, zwei mit Papagei, war einmal die akute, neunmal die subakute und siebenmal die chronische Verlaufsform vertreten. Die Expositionsdauer betrug 8 Monate bis 15 Jahre, die Symptomdauer bis zur Diagnose 2 Monate bis 20 Jahre. Dem Auftreten der ersten Symptome kann eine langjährige Exposition vorausgehen. Im Durchschnitt dauerte es 18 Monate, bis die richtige Diagnose nach Symptombeginn gestellt wurde. Die eher uncharakteristischen Symptome wie trockener Husten, Belastungsdyspnoe und Gewichtsabnahme, verbunden mit fibrotischen Veränderungen im Röntgenthorax führten zunächst zur Diagnose eines fibrosierenden Lungenprozesses, der dann durch exakte Anamneseerhebung und den positiven Präzipitinnachweis auf die entsprechenden Vogelantigene ätiologisch erfaßt wurde.

Danach wurde in jedem Fall für strenge Allergenkarenz gesorgt, zusätzlich eine medikamentöse Therapie mit Steroiden begonnen, in einigen Fällen kombiniert mit Azathioprin.

Alle 1–3 Monate wurden Lungenfunktionskontrollen durchgeführt, in größeren Abständen auch eine Röntgenaufnahme des Thorax angefertigt. Die spirometrischen Größen wurden ganzkörperplethysmographisch, die Diffusionskapazität für Kohlenmonoxyd im single breath und die arteriellen Blutgase in Ruhe und während ergometrischer Belastung im steady state gemessen.

3. Ergebnis und Diskussion

Bereits früher stellten wir fest [5, 9], daß der progrediente Abfall des arteriellen Sauerstoffpartialdrucks für die diagnostische Erfassung der durch die Alveolitis ausgelösten Diffusions-/Perfusionsverteilungsstörung der empfindlichste Parameter ist, neben dem fast genauso häufig vorkommenden restriktiven Ventilationsmuster. Von unseren neun Patienten wiesen alle den progredienten Abfall des Sauerstoffpartialdrucks auf, bei acht war die Vitalkapazität auf unter 70% des Solls vermindert, bei ebenso vielen wurde das Röntgenbild pathologisch angetroffen. Die CO-Einatemzug-Diffusionskapazität war lediglich bei drei von sieben Patienten auf unter 80% des Sollwertes reduziert. Eine bronchiale Obstruktion bestand in keinem Fall.

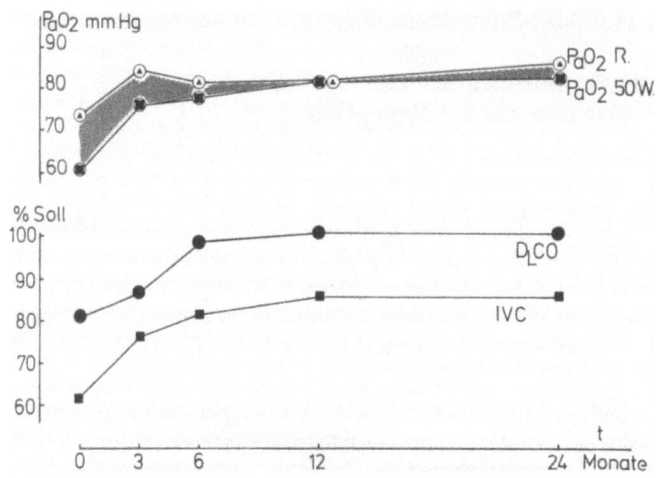

Abb. 1. Zeitlicher Verlauf der Lungenfunktionsmessungen. Dargestellt sind die Mittelwerte von acht Patienten. D_LCO = CO-Diffusionskapazität. IVC = inspiratorische Vitalkapazität

Die Sekundenkapazität und die Resistance lagen bei allen Patienten im Normbereich. Aus der Literatur ist allerdings bekannt, daß in einigen Fällen von exogen-allergischer Alveolitis auch eine „Small air way"-Krankheit, hervorgerufen durch eine Bronchiolitis, nachgewiesen werden kann [1, 10–13].

Abb. 1 zeigt den zeitlichen Verlauf der funktionellen Meßgrößen. Aufgetragen sind jeweils die Mittelwerte der acht Patienten, die sich besserten. Der anfangs deutliche Abfall des PaO_2 unter Belastung um im Mittel 13 mm Hg war nach 12 Monaten nicht mehr feststellbar. Bereits nach 3 Monaten war der Ruhe-PaO_2 normal, auch der Abfall während körperlicher Belastung fiel deutlich geringer aus.

Ebenso zeigten Vitalkapazität und die Diffusionskapazität einen kontinuierlichen Anstieg, wobei auffällt, daß die Vitalkapazität auf 86% ansteigt, jedoch nicht 100% des Sollwerts erreicht.

Im folgenden sollen zwei Einzelverläufe beschrieben werden.

Es handelt sich im ersten Fall um eine 37jährige Patientin mit einem Kleinpapagei, einer Großsittichart. Anfangs bestand eine erhebliche Lungenfunktionsstörung: Die Vitalkapazität war auf 44% eingeschränkt, der pO_2 fiel ab von 79 mm Hg in Ruhe auf 52 mm Hg bei Belastung mit 75 Watt. Ursprünglich wurde eine idiopathisch fibrosierende Alveolitis angenommen und sofort mit einer immunsuppressiven Therapie begonnen, nachdem die Präzipitine auf Papageienprotein negativ waren. Nach 6 Monaten wurden die Präzipitine erneut kontrolliert, diesmal auch auf Wellensittichproteine, mit positivem Ergebnis. Nun normalisierte sich nach Abschaffung des Großsittichs die Lungenfunktion völlig. Entscheidend für die endgültige Normalisierung war hier die Allergenkarenz. Ist die Erkrankung allerdings zu weit fortgeschritten, so kann trotz Allergenkarenz und medikamentöser Therapie u. U. eine Besserung nicht mehr erzielt werden. Bei einem 49jährigen Mann, Wellensittichhalter seit 20 Jahren, bei dem zum Zeitpunkt der Diagnosestellung bereits elektrokardiographische Hinweise für ein chronisches Cor pulmonale bestanden und im Röntgenbild 5 Jahre zuvor bereits eine interstitielle Lungenstrukturvermehrung erkennbar war, kam es trotz Steroidtherapie zu keiner

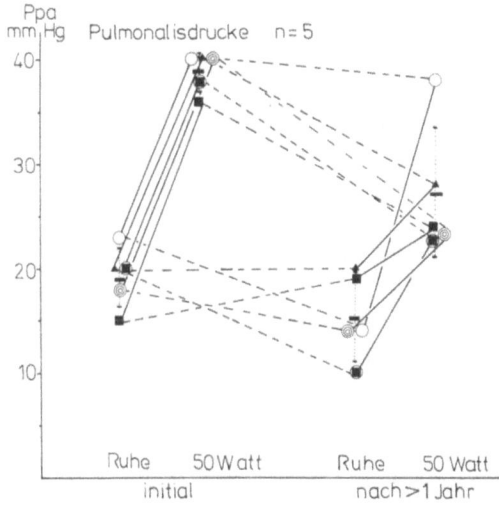

Abb. 2. Pulmonalismitteldrucke von fünf Patienten in Ruhe und nach Belastung mit 50 Watt, links zum Zeitpunkt der Diagnosestellung, rechts nach 1 Jahr oder später. Dargestellt sind die Einzelwerte der fünf Patienten sowie der Mittelwert

Besserung der Diffusionsstörung und der erheblichen Restriktion. Die Vitalkapazität war gleichbleibend auf ca. 50% reduziert. Der Patient starb 2 Jahre nach Diagnosestellung an der respiratorischen Insuffizienz nach zweimaligem Spontanpneumothorax und finaler Bronchopneumonie. Bei sieben der neun Patienten wurde eine Rechtsherzkatheterisierung durchgeführt. In Ruhe bestand bei keinem der Patienten eine pulmonale Hypertonie. Fünf der sieben Patienten hatten jedoch unter Belastung initial erhöhte Pulmonalisdrucke (Abb. 2). Die bei der Nachuntersuchung nach 1 Jahr oder später ermittelten Pulmonalisdrucke lagen vor allem unter Belastung deutlich niedriger. Der Pulmonalismitteldruck bei 50 Watt sank signifikant von 39 mm Hg initial auf 27 mm Hg nach 1 Jahr. Lediglich in einem Fall war die Druckerhöhung im Kleinkreislauf nicht reversibel.

4. Zusammenfassung

Sieben unserer neun Patienten waren nach spätestens 18 Monaten subjektiv beschwerdefrei und ohne meßbare Lungenfunktionsstörung. Nicht in gleichem Maß hatte sich das Röntgenbild gebessert, wo nur bei zwei Patienten eine Normalisierung erkennbar war. Ein Patient hatte sich subjektiv und lungenfunktionell zwar gebessert, jedoch bestand nach 6 Jahren noch eine restriktive Ventilationsstörung und eine Belastungsdyspnoe. Ein weiterer Patient, dessen Verlauf bereits geschildert wurde, verstarb an seiner Erkrankung. Im Röntgenthorax blieben die anfänglich pathologischen Befunde häufiger konstant, die Entwicklung entsprach nicht dem subjektiven und lungenfunktionellen Verlauf.

5. Schlußfolgerung

Die exogen-allergische Alveolitis hat bei Ziervögelhaltern nach Allergenkarenz eine gute Prognose und ist meistens voll reversibel. Bei später Erkennung hingegen ist eine bereits fortgeschrittene Lungenfibrose möglich mit Progredienz und Tod an Spätschäden. Für die Verlaufskontrolle eignet sich die Ergometrie mit Blutgasanalyse und Spirometrie zur Erfassung der alveolitis- und fibrosebedingten

Diffusionsstörung und restriktiven Ventilationsstörung. Nicht geeignet sind Röntgenthoraxaufnahmen.

Literatur

1. Allen DH, Williams GV, Woolcock AJ (1976) Bird breeder's hypersensitivity pneumonitis: progress studies of lung function after cessation of exposure to the provoking antigen. Am Rev Respir Dis 114: 555–566 – 2. Barbee RA, Callies Q, Dickie HA, Ranking J (1968) The long term prognosis in farmer's lung. Am Rev Respir Dis 97: 223–231 – 3. Braun SR, do Pico GA, Tsiatis A, Horvath E, Dickie HE, Rankin J (1979) Farmer's lung disease: Long term clinical and physiologic outcome. Am Rev Respir Dis 119: 185–191 – 4. Cadhan FT (1924) Asthma due to grain rusts. JAMA 82: 27 – 5. Costabel U, Matthys H (1980) Die exogen-allergische Alveolitis: Diagnose und Verlauf. Therapiewoche (im Druck) – 6. Emanuel DA, Wenzel FJ, Bowerman CJ, Lawton, BR (1964) Farmer's lung. Am J Med 37: 392 – 7. Hapke EJ, Seal RME, Thomas GO, Hayes M, Meek C (1968) Farmer's lung: a clinical, radiographic, functional, and serological correlation of acute and chronic stages. Thorax 23: 451–468 – 8. Hendrick DJ, Faux JA, Marshall R (1978) Budgerigar-fancier's lung: the commonest variety of allergic alveolitis in Britain. Br Med J 2: 81–84 – 9. Matthys H, Todisco T, Schlehe H, Cegla UH (1976) Funktionsdiagnostik bei fibrosierenden Lungenerkrankungen. Therapiewoche. 26: 3637–3643 – 10. Petro W, Müller E, Wuthe H, Bergmann K-Ch, Vogel J (1977) Changes of lung mechanics in allergic alveolitis. Bull Eur Physiopath Respir 13: 58–60 – 11. Schlueter DP, Fink JN, Sosman AJ (1969) Pulmonary function in pigeon breeder's disease. Ann Intern Med 70: 457–470 – 12. Todisco T, Matthys H, Cegla UH (1977) Clinical determination of airway closure, comparison of three methods in patients with lung fibrosis. Respiration 34: 197–204 – 13. Warren CPW, Tse Ks, Cherniack RM (1978) Mechanical properties of the lung in extrinsic allergic alveolitis, Thorax 33: 315–321

Petermann, W., Schlaak, M. (I. Med. Univ.-Klinik, Kiel):
CO-Diffusionskapazität − empfindlichster Kontrollparameter der immunsuppressiven Therapie histologisch gesicherter Lungenfibrosen

Bei Lungenfibrosen verschiedener Ätiologie werden vielfach Corticoide und/oder Azathioprin zur immunsuppressiven Therapie eingesetzt; dabei hat man die Vorstellung, daß Immun- oder Autoimmunmechanismen bei der Entstehung oder im Verlauf von Fibrosen eine Rolle spielen. Dem oft überragenden therapeutischen Erfolg dieser Medikamente stehen manchmal schwere und selten lebensbedrohliche Nebenwirkungen gegenüber. Da es im Einzelfall nicht absehbar ist, ob die gewünschte Wirkung oder die Nebenwirkungen im Vordergrund stehen, wäre es hilfreich, diesbezügliche Anhaltspunkte zum Krankheitsverlauf zu erhalten. Deswegen haben wir geprüft, inwieweit die Verlaufskontrolle verschiedener pulmonaler Meßgrößen eine möglichst frühzeitige und genaue Aussage zur Wirksamkeit bzw. Unwirksamkeit der verabreichten Immunsuppressiva gestattet. Ziel dieser Untersuchung war es nicht, Abhängigkeiten des therapeutischen Effektes der Immunsuppression von der Ätiologie der Lungenfibrosen zu prüfen.

Patienten und Methodik

Wir untersuchen 20 Patienten mit histologisch gesicherten Lungenfibrosen, die ätiologisch allergischen Alveolitiden oder interstitiellen pulmonalen Manifestationen von Kollagenosen und Sarkoidosen zuzuordnen bzw. bezüglich ihrer Ursache nicht zu klären waren. Alle Patienten wurden im Mittel 20,9 Monate mit Corticoiden und/oder Azathioprin behandelt. Vor Therapiebeginn und jeweils um den 5.,

10., 15. und 20. Therapiemonat wurden bei jedem Patienten je 2–5mal folgende Meßgrößen festgestellt: Totalkapazität (TLC), Vitalkapazität (VC), CO-Diffusionskapazität nach der single breath-Methode (D_{LCO}), Resistance, spezifische Compliance und arterielle O_2-Partialdrucke in Ruhe und bei dreiminütiger Belastung mit 1 Watt/kg Körpergewicht an einem Fahrradergometer. Um Beeinträchtigungen der Meßergebnisse durch andere als interstitielle pulmonale Prozesse möglichst gering zu halten, wurden nur Patienten in die Studie aufgenommen, die bei Therapiebeginn keinen pathologischen Atemwiderstand, kein Lungenemphysem und keine Anämie zeigten. Zur Beurteilung wurden die arithmetischen Mittelwerte der Einzelmessungen zugrundegelegt, da intra- und interindividuell keine stärkeren Schwankungen der Meßwerte beobachtet wurden.

Ergebnisse

Bei Betrachtung der beim Gesamtkollektiv über den 20monatigen Beobachtungszeitraum erhobenen Meßergebnisse ergibt sich folgendes Bild: Die TLC lag während der Therapiedauer zwischen 71,6% und 74,0% des Sollwertes, die VC schwankte zwischen 52,3% und 57,0% des Sollwertes. Im gleichen Zeitraum stieg die spez. Compliance von 0,048 l/cm H_2O auf 0,067 l/cm H_2O an. Die D_{LCO} lag zu Beginn bei 60,0% des Sollwertes, stieg im Verlauf auf 63,2% an, um dann nach 20 Monaten wieder den Ausgangswert zu erreichen. Bei Therapiebeginn und gegen Ende lagen die arteriellen O_2-Partialdrucke in Ruhe zwischen 70,5 Torr, sie hatten um den 10. Therapiemonat ein Maximum bei 73,4 Torr. Dagegen zeigten die pO_2-Werte unter Belastung nach 10 Monaten ein Minimum mit 62,6 Torr bei Anfangs- bzw. Endwerten von 65,1 Torr bzw. 65,4 Torr. Insgesamt wiesen alle Meßparameter des Gesamtkollektivs uneinheitliche Schwankungen ohne erkennbare Tendenzen auf. Trends bei der Analyse der Verlaufswerte wurden erst nach Aufteilung des Gesamtkollektives in zwei Gruppen deutlich; dabei unterschieden wir solche Patienten, die nach 20monatiger Therapie zumindestens keine röntgenologische Verschlechterung der Lungenfibrose erfahren hatten (im folgenden als Therapieerfolge bezeichnet) und Patienten, die sich nach Röntgenkriterien verschlechtert hatten (Therapieversager). Nach Aufteilung spiegelten in beiden Gruppen weder die TLC noch die VC den aktuellen Verlauf der Fibrose wider. Trotz röntgenologisch nachweisbarer Besserung war bei den Therapieerfolgen keine sichere Änderung der TLC zu sehen, bei den Therapieversagern nahm die TLC gar nach 10 Monaten zwischenzeitlich zu. Eine ähnliche Divergenz zwischen röntgenologischem Befund und spirometrischer Meßgröße war bei der VC in beiden Gruppen zu beobachten. Der arterielle pO_2-Wert in Ruhe stieg bei den erfolgreich Behandelten von 70,0 Torr zu Therapiebeginn auf 73,6 Torr bei Therapieende an mit einem Maximum von 76,2 Torr nach 10 Monaten. Bei den Therapieversagern lag der arterielle pO_2 anfänglich bei 70,6 Torr, stieg dann auf 71,9 Torr an, um auf 63,6 Torr zu sinken. Einheitliche und mit den röntgenologischen Veränderungen korrelierende Verlaufsmeßwerte wurden bei der spezifischen Compliance, den arteriellen pO_2-Werten bei Belastung und bei der D_{LCO} erhoben. Bei den Therapieerfolgen nahm die spezifische Compliance über den Meßzeitraum von 0,051 l/cm H_2O auf 0,081 l/cm H_2O kontinuierlich zu, bei den erfolglos Behandelten fiel sie von 0,043 l/cm H_2O auf 0,029 l/cm H_2O ab. Einem geradlinigen Anstieg der pO_2-Belastungswerte von 65,9 Torr auf 70,1 Torr bei den Therapieerfolgen stand bei den Therapieversagern ein Abfall von 63,7 Torr auf 54,2 Torr gegenüber. Die quantitativ stärksten Änderungen aller Kontrollparameter zeigten die D_{LCO}-Meßwerte, die bei Behandlungsbeginn noch 62,8% des Sollwertes betrugen und stetig auf 30,0% bei Therapieende abfielen, während bei den Therapieerfolgen ein Anstieg von 58,9% auf 72,1% des Sollwertes erkennbar war.

Insgesamt korrelierten die Veränderungen der statischen Ventilationsgrößen TLC und VC während des Beobachtungszeitraumes nicht mit den röntgenologischen Befundänderungen, dagegen gab es in beiden Patientengruppen eine Übereinstimmung der röntgenologischen Verlaufsbefunde und der Meßwerte für die spezifische Compliance, den arteriellen pO_2-Belastungswert und die D_{LCO}. Diese positive Korrelation zwischen Röntgenbild und pulmonaler Partialfunktion war bei der spezifischen Compliance am geringsten ausgeprägt, sehr viel deutlicher beim arteriellen pO_2 unter Belastung und am stärksten bei der D_{LCO}. Da zudem die CO-Diffusionskapazität früher als alle anderen Meßparameter Veränderungen zeigte, ist diese Untersuchungsmethode u. E. am besten geeignet, den Verlauf einer Lungenfibrose zu beurteilen. Dies gilt auch bei Berücksichtigung der prinzipiellen Nachteile der CO-single-breath-Methode, die sich besonders bei Verteilungsstörungen und bei kleiner Sekundenkapazität bemerkbar machen, denn die methodischen Schwierigkeiten bei der Compliancebestimmung unter statischen Bedingungen sind ungleich größer. Dagegen bietet die Bestimmung des O_2-Partialdruckes unter Belastung keine meßtechnischen Probleme, jedoch ist eine ausreichende Belastung den oft bereits ruhedyspnoischen Patienten nicht ohne weiteres zumutbar.

Zusammenfassung

20 Patienten mit ätiologisch unterschiedlichen Lungenfibrosen wurden je 20 Monate lang immunsuppressiv behandelt, 15 mit und fünf ohne Erfolg. Bei allen Patienten prüften wir bei wiederholten Messungen zu Therapiebeginn und jeweils nach 5, 10, 15 und 20 Therapiemonaten folgende Partialfunktionen: TLC, VC, spezifische Compliance, Resistance, D_{LCO} und die arteriellen pO_2-Werte in Ruhe und bei Belastung. Patienten mit begleitender Atemwegsobstruktion, mit zusätzlichem Lungenemphysem oder mit einer Anämie wurden nicht in die Untersuchungsreihe aufgenommen. Wir fanden, daß zur Verlaufskontrolle interstitieller Lungenfibrosen unter Therapie mit Immunsuppressiva die statischen Ventilationsgrößen TLC und VC ungeeignet sind, daß auch der pO_2-Ruhewerte in diesem Zusammenhang keine große Aussagekraft besitzt, sich dagegen die folgenden Untersuchungsmethoden in der Reihenfolge ihrer diagnostischen Wertigkeit anbieten: 1. D_{LCO}, 2. arterieller pO_2 bei Belastung, 3. spezifische Compliance.

Literatur

1. Bachofen H, Scherrer M (1972) Die Problematik der Diffusionskapazität der Lunge. Schweiz Med Wochenschr 102: 1061–1067 – 2. Chester EH et al. (1976) Effect of steroid therapy on gas exchange. Chest 69: 269–271 – 3. Meier-Sydow J (1976) Die Lungenfibrose. Ärztl. Praxis 28: 2675 – 4. Montenegro HD et al. (1976) Beneficial effects of steroid therapy in diffuse insterstitial lung diseases. Am Rev Respir Dis. 113: 188–194 – 5. Piiper J, Sikand RS (1966) Determination of D_{CO} by the single breath method in inhomogeneous lungs. Theory Respir Physiol 1: 57–87 – 6. Rosenberg E, Young RC (1979) Potential value of diffusing capacity per liter of lung volume (D_L/V_A) for early detection of alveolar capillary defects. Lung 157: 23–29 – 7. Seith U (1976) Therapeutische Maßnahmen bei der Lungenfibrose. Prax Pneumol 30: 628–632

Rust, M., Meier-Sydow J. (Klinikum der Univ., Zentrum der Inneren Medizin, Abt. für Pneumologie, Frankfurt):
Weitere Untersuchungen über die Langzeitprognose der idiopathischen Lungenfibrose unter Therapie mit Azathioprin oder D-Penicillamin und Prednison

1. Einleitung

Wir stellen die Ergebnisse einer nichtrandomisierten Studie über die Prognose der idiopathischen Lungenfibrose unter Langzeittherapie mit Prednison und Azathioprin sowie Prednison und D-Penicillamin vor. Die idiopathische Lungenfibrose ist eine diffuse, interstitielle Lungenerkrankung unklarer Ätiologie. Auf eine weitere Beschreibung der Erkrankung wird hier verzichtet.

2. Patientengut

Wir beobachteten insgesamt 25 Patienten mit einer idiopathischen Lungenfibrose über einen Zeitraum von mindestens 4 Jahren. Um eine zuverlässige Diagnostik der idiopathischen Lungenfibrose zu erzielen, wurden alle Patienten nach einem Protokoll untersucht, das zum Ziel hat, interstitielle Lungenerkrankungen bekannter Ätiologie sowie eine Sarkoidose oder eine Kollagenose auszuschließen. Dieses Protokoll wurde von unserer Arbeitsgruppe früher veröffentlicht [4].

Bei allen Patienten handelte es sich um eindeutig progrediente Verläufe, die einer medikamentösen Therapie bedurften. Jeder von ihnen wurde mindestens in jährlichen Abständen nach einem Protokoll kontrolliert, das alle in den Tabellen 1 und 2 erwähnten Untersuchungen enthielt.

Tabelle 1. Beschreibung des Patientengutes und der Lungenfunktionsparameter vor Beginn der Therapie

		Azathioprin	D-Penicillamin	Signifikanz
Geschlecht	w:	5	6	$p > 0{,}20$
	m:	8	6	Fisher's
Alter	$\bar{x}$:	57,2	51,5	$p > 0{,}10$
	s:	(11,9)	(11,9)	U-Test
Dauer der Symptome	$\bar{x}$:	1,5	1,9	$p > 0{,}20$
(Jahre)	s:	(2,1)	(2,1)	U-Test
Biopsie	ja:	9	11	$p > 0{,}15$
	nein:	4	1	Fisher's
Symptome einer	ja:	5	6	$p > 0{,}20$
chron. Bronch.	nein:	8	6	Fisher's
Raucher	ja:	3	4	$p > 0{,}20$
	nein:	10	8	Fisher's
Vitalkapazität (l)	$\bar{x}$:	1,88	2,28	$p > 0{,}20$
	s:	(0,64)	(0,76)	U-Test
Stat. Compliance	$\bar{x}$:	0,079	0,105	$p > 0{,}20$
(l/cmH$_2$O)	s:	(0,021)	(0,078)	U-Test
D_{LCO}	$\bar{x}$:	6,64	6,68	$p > 0{,}20$
(ml/(min*mm Hg)	s:	(4,72)	(3,56)	U-Test
P_{aO_2} in Ruhe	$\bar{x}$:	65,7	61,8	$p > 0{,}20$
(mm Hg)	s:	(6,8)	(9,7)	U-Test
P_{aO_2} bei 25 W	$\bar{x}$:	51,6	52,2	$p > 0{,}20$
(mm Hg)	s:	(9,7)	(10,6)	U-Test

$\bar{x}$: Mittelwert. s: Standardabweichung. Fisher's: Fisher's exact test. U-Test: U-Test nach Wilcoxon, Mann und Whitney

Dreizehn Patienten, davon acht Frauen und fünf Männer, erhielten eine kombinierte Therapie mit Prednison und Azathioprin, die anderen zwölf Patienten, darunter sechs Frauen und sechs Männer, wurden mit einer Kombination von Prednison und D-Penicillamin behandelt. Nach Alter, Dauer der Symptome vor Therapiebeginn, Anzahl der biopsierten Patienten, Anzahl der Patienten mit einer Anamnese einer chronischen Bronchitis und nach der Anzahl der Raucher unterschieden sich die beiden Gruppen nicht (Tabelle 1). Die röntgenologischen Befunde differierten ebenfalls nicht. Auch hinsichtlich der kontrollierten Lungenfunktionsparameter konnte zwischen den beiden Gruppen kein signifikanter Unterschied festgestellt werden (Tabelle 1). Es wurden die Vitalkapazität (VC), die statische Compliance (C_{Lstat}), die Diffusionskapazität für CO (D_{LCO}) – gemessen nach der single breath-Methode – der arterielle Sauerstoffpartialdruck (P_{aO2}) in Ruhe und unter Belastung bestimmt.

Die Patienten wurden nach folgendem Therapieschema behandelt: Alle erhielten in den ersten 3 Monaten 0,6 mg/kg KG Prednison. In den folgenden Wochen wurde die Medikation langsam auf eine Erhaltungsdosis von 0,1–0,25 mg/kg KG reduziert. Die eine Gruppe erhielt außerdem in den ersten 3 Monaten 3 mg/kg KG Azathioprin, welches dann auf 2 mg/kg KG reduziert wurde. Die andere Gruppe wurde mit D-Penicillamin behandelt, das in Schritten von 5 mg/kg KG von anfangs 5 mg/kg KG auf später 30 mg/kg KG gesteigert wurde. Kurzfristig wurde diese Dosis auch überschritten. Die Therapie wurde bei allen Patienten mindestens 6 Monate, in der Regel 1 Jahr durchgeführt. Danach wurde in jährlichen Intervallen entsprechend dem Progredienzgrad entschieden, ob die medikamentöse Therapie fortgesetzt werden mußte oder nicht.

Unter Azathioprin traten keine relevanten Nebenwirkungen auf. In der D-Penicillamingruppe kam es bei drei Patienten zu einem nephrotischen Syndrom im Sinne einer Immunkomplexnephritis. Bei einem Patienten trat eine Leukopenie und eine Thrombozytopenie auf.

3. Resultate

3.1. Die mittlere Überlebenszeit

Die mittlere Überlebenszeit in einem Beobachtungszeitraum von 4 Jahren war in der D-Penicillamingruppe mit 2,6 Jahren (s: 1,64) signifikant kürzer als in der Azathiopringruppe mit 3,5 Jahren (s: 0,93; U-Test, $p < 0,10$). Nach 4 Jahren lebten in der Azathiopringruppe neun von zwölf Patienten, in der D-Penicillamingruppe drei von neun Patienten (Fischer's exact test, $p = 0,07$). Sie wurden bei der Berechnung der mittleren Überlebenszeit mit 4 Jahren gezählt.

3.2. Verlauf der Lungenfunktionsparameter

In Tabelle 2 haben wir die nach 4 Jahren gemessenen Lungenfunktionsparameter den entsprechenden Ausgangswerten gegenübergestellt. Eine statistische Analyse konnte leider nur in der Azathiopringruppe durchgeführt werden, da die geringe Anzahl der überlebenden Patienten in der D-Penicillamingruppe einen gepaarten t-Test nicht zuließ. Mit dem Kolmogoroff-Smirnoff-Test wurde an Hand der von

Tabelle 2. Verlaufskontrolle der Lungenfunktionsparameter

Therapie		VC	C_{STAT}	D_{LCO}	P_{O2} Ruhe	P_{O2} 25 W
Azathioprin	vor Therapie	1,88	0,079	6,64	65,7	51,6
	nach 4 Jahren	2,26	0,071	10,10	69,1	59,7
	gepaarter T-Test	$p < 0,10$	n.s.	n.s.	$p < 0,05$	n.s.
D-Penicillamin	vor Therapie	2,28	0,105	6,68	61,8	52,2
	nach 4 Jahren	1,98	0,075	8,60	68,4	58,0

VC: Vitalkapazität. C_{stat}: Statische Compliance. D_{LCO}: Diffusionskapazität für CO. P_{O2} Ruhe: Arterieller Sauerstoffpartialdruck in Ruhe. P_{O2} 25 W: Arterieller Sauerstoffpartialdruck unter einer Belastung mit 25 Watt. n.s.: Nicht signifikant

Lilliefors veröffentlichten Schranken überprüft, daß die Paardifferenzen normal verteilt sind. Mit Hilfe des gepaarten t-Testes wurde gezeigt, daß die VC und der P_{aO2} in Ruhe nach 4 Jahren signifikant gebessert waren (Tabelle 2). Die D_{LCO} und der p_{aO2} unter Belastung mit 25 Watt zeigten die gleiche Tendenz, die Differenzen waren jedoch nicht signifikant. Die C_{Lstat} blieb unverändert. Eine Interpretation der Werte in der D-Penicillamingruppe erscheint bei drei Patienten nicht als sinnvoll.

4. Diskussion

4.1. Überlebenszeit

Die von uns berechneten Überlebenszeiten sind nicht mit den in der Literatur beschriebenen Werten zu vergleichen, da Patienten, die den Beobachtungszeitraum überlebten, mit 4 Jahren eingesetzt wurden, obwohl sie in Wirklichkeit bis zu 12 Jahren überlebten. Dies wurde notwendig, um die beiden Therapiegruppen miteinander vergleichen zu können. Von anderen Autoren wurden 3,2 Jahre [7], 4 Jahre [5] und 5,6 [1] als mittlere Überlebenszeit angegeben.

4.2. Therapiestudien

In Kürze werden Ergebnisse der u. E. ersten randomisierten, kontrollierten und doppelblinden Therapiestudie von der Arbeitsgruppe unter Crystal publiziert werden [3], die den Therapieerfolg nach 2 Jahren unter Prednison und unter Prednison in Kombination mit Azathioprin untersuchten. Soweit uns bekannt ist, sind bisher noch keine randomisierten, kontrollierten Studien veröffentlicht worden, die die Langzeiterfolge eines Therapieschemas bei der idiopathischen Lungenfibrose untersucht haben. So lange dies nicht geschehen ist, wird man bei der Auswahl einer Therapie auch die Ergebnisse von nicht randomisierten Studien in Erwägung ziehen müssen. Unsere Ergebnisse bei der Therapie mit Prednison und Azathioprin stimmen mit den von Winterbauer et al. [8] veröffentlichten Resultaten überein und widersprechen den Erfahrungen von Turner-Warwick [6]. Unsere unbefriedigenden Ergebnisse decken sich mit denen von Turner-Warwick [6] und stellen die von Cegla et al. veröffentlichten Resultate, die aus unserer eigenen Arbeitsgruppe stammen [2], in Frage.

Auf Grund der genannten Publikationen erscheinen uns zur Zeit folgende Therapieformen bei der idiopathischen Lungenfibrose als aussichtsreich: 1. Prednisonmonotherapie [3], 2. Prednison und Azathioprin [8], 3. Prednison und Cyclophosphamid [6].

Unsere Ergebnisse lassen eine Kombination von Prednison mit D-Penicillamin nicht als aussichtsreich erscheinen, zumal wenn man die hohe Komplikationsrate in Erwägung zieht.

5. Schlußfolgerungen

Die in dieser Studie veröffentlichten Resultate werden durch zwei methodische Probleme relativiert: 1. Es wurde keine Randomisierung durchgeführt. 2. Die Anzahl der überlebenden Patienten in der D-Penicillamingruppe ist zu klein, um Aussagen über die Änderung der Lungenfunktionsparameter zu machen. Dennoch schlagen wir als Konsequenz dieser Untersuchung vor, auf die Therapie der idiopathischen Lungenfibrose mit D-Penicillamin zu verzichten, bis eine randomisierte, kontrollierte Studie die ausreichende Wirksamkeit von D-Penicillamin bei der idiopathischen Lungenfibrose nachweist. Als Voraussetzung für den Einsatz von D-Penicillamin bei dieser Indikation muß u. E. weiter gelten, daß ein verändertes Dosierungsschema angewandt wird, das die Rate an schweren Komplikationen senkt.

Literatur

1. Carrington CB, Gaensler EA, Coutu RE, Fitzgerald MX, Gupta RG (1978) Natural history and treated course of usual and desquamative interstitial pneumonia. N Engl J Med 298: 801–809 – 2. Cegla UH, Kroidl RF, Meier-Sydow J, Thiel C, v. Czarnecki G (1975) Therapy of the idiopathic fibrosis of the lung. Experiences with three therapeutic prinicples: Corticosteroids in combination with Azathioprine, D-Penicillamine and K-Paraaminobenzoate. Pneumonologie 152: 75–92 – 3. Crystal RG, Fulmer JD, Roberts WC, Moss ML, Line BR, Reynolds HY (1976) Idiopathic pulmonary fibrosis. Clinical, histologic, radiographic, physiologic, scintigraphic, cytologic, and biochemical aspects (NIH conference). Ann Intern Med 85: 769–788 – 4. Meier-Sydow J, Amthor M, Riemann H (1978) Interstitielle Lungenerkrankungen unbekannter Genese ohne Beteiligung anderer Organe. In: Forschbach G (ed) Forbildung in Thoraxkrankheiten, Bd. 8. Hippokrates, Stuttgart, S. 198–201 – 5. Stack BHR, Choo-Kang YFJ, Heard BE (1972) The prognosis of cryptogenic fibrosing alveolitis. Thorax 27: 535–542 – 6. Turner-Warwick M (1976) Personal communication – 7. Turner-Warwick M, Burrows B, Johnson A (1980) Cryptogenic fibrosing alveolitis: clinical features and their influence on survival. Thorax 35: 171–180 – 8. Winterbauer RH, Hammar SP, Hallman KO, Hays JE, Pardee NE, Morgan EH, Allen JD, Moores KD, Bush W, Walker JH (1978) Diffuse interstitial pneumonitis. Clinicopathologic correlations in 20 patients treated with Prednisone/Azathioprine. Am J Med 65: 661–672

Huber, A., Schomerus, H. (Abt. I, Med. Univ.-Klinik Tübingen), Reinhard, U. (Abt. III, Med. Univ.-Klinik Tübingen):
Einschränkung der körperlichen Leistungsfähigkeit bei Patienten mit Leberzirrhose.
Beziehung zu Störungen des pulmonalen Gasaustausches

Gefäßspinnen und Palmarerythem weisen auf eine chronische Krankheit der Leber hin. Weitere Manifestationsorte solcher Gefäßstörungen dürften alle Organe des Körpers sein, gesichert ist dies unter anderem für die Muskulatur [7, 8, 18], die Niere [2], den Darm [20] und möglicherweise das Gehirn [3, 4, 10]. An der Lunge lassen sich diese Veränderungen aus methodischen Gründen besonders gut demonstrieren: Es werden intrapulmonale arteriovenöse Shunts [17, 19], Störungen des Ventilations-Perfusionsverhältnisses [15] sowie Diffusionsstörungen im engeren Sinne gefunden [1, 5, 16].

Fragestellung der vorliegenden Untersuchung ist, welche Folgen diese Abweichungen für die körperliche Leistungsfähigkeit der betroffenen Patienten über das allgemeine, krankheitsbedingte Maß hinaus haben. Wir untersuchten 16 Normalpersonen, 16 Patienten mit Leberzirrhose und 14 Patienten mit chronischer Pankreatitis als chronisch oberbauchkrankes Vergleichskollektiv. An den ausschließlich männlichen Probanden wurden folgende Untersuchungen durchgeführt:

1. Statistische und dynamische Lungenvolumina mit einem druckkonstanten Bodyplethysmograph der Fa. Fenyves & Gut, Basel [14].
2. Single breath-Diffusionskapazität für Kohlenmonoxid auf drei Stufen des alveolaren Sauerstoffpartialdrucks. Berechnung der Komponenten Membrankapazität D_M und intrakapillares Blutvolumen V_c nach Roughton und Forster [9, 11, 13].
3. Intrapulmonaler arteriovenöser Shunt unter Hyperoxie.
4. Leberfunktionsproben mit intravenöser Gabe von Galaktose und Indocyaningrün.
5. Fahrradergospirometrie sitzend mit pro Minute ansteigender Belastung. Leistungsschritte 16,35 Watt entsprechend 100 kpm/min. Auswertung mit online-Datenverarbeitung.

Die unter 3. und 4. genannten blutigen Untersuchungen wurden nur an den beiden Patientenkollektiven durchgeführt. Die statistische Auswertung erfolgte mit Hilfe des Bartlett-Tests und bei Varianzhomogenität weiter mit der Varianzanalyse und dem Student-Newman-Keuls-Test. Bei inhomogenen Varianzen wurden der Kruskal-Wallis-Test sowie gegebenenfalls multiple U-Teste auf dem 1%-Niveau angewandt.

Bei den anthropometrischen Daten Alter, Größe, Gewicht, Körperoberfläche und BROCA-Index bestehen keine signifikanten Unterschiede zwischen den Gruppen. Die Lungenfunktionsuntersuchungen ergeben bezüglich funktioneller Residualkapazität, Residualvolumen, Gesamtkapazität, Tiffeneau-Test und Atemwegswiderstand ebenfalls keine signifikanten Unterschiede, lediglich die Vitalkapazität zeigt beim Leberkollektiv eine geringe Verminderung gegenüber dem Normalkollektiv ($p < 0,05$). Die Diffusionskapazität der Lunge [6, 12] bei einem alveolaren Sauerstoffpartialdruck von 120 mm Hg ist bei den Patienten mit Leberzirrhose sehr signifikant ($p < 0,01$) bzw. signifikant ($p < 0,05$) kleiner als in beiden Kontrollgruppen, die sich untereinander nicht signifikant unterscheiden. Berechnet man die Komponenten der Diffusionskapazität, so zeigt sich, daß das

Tabelle 1. Die wichtigsten Diffusions- und Ergospirometrieergebnisse

n	N 16	L 16	P 14
D_L 120 (ml/min/mm Hg)	41,9** ± 5,5	30,9* ± 8,8	38,0 ± 10,4
D_M (ml/min/mm Hg)	61,4* ± 16,5	43,3 ± 17,5	55,9 ± 22,0
V_C (ml)	115,2 ± 33,4	109,3 ± 41,6	104,1 ± 28,2
Leistung max (Watt)	173,8** ± 32,7	124,3 ± 48,7	128,5**N ± 36,2
O_2-Aufn. max (ml/min)	1941** ± 313	1374 ± 577	1492**N ± 405
AE_{O_2} min (−)	25,7** ± 2,9	34,6* ± 9,3	27,8 ± 4,2
AE_{CO_2} min (−)	27,9** ± 2,9	36,7* ± 8,4	30,4 ± 3,7

kapillare Lungenblutvolumen keine signifikanten Unterschiede aufweist und die Verminderung der Diffusionskapazität beim Leberkollektiv auf einer Verminderung der Membrankomponente beruht. Diese Verminderung der Membrankapazität ist signifikant ($p < 0,05$) gegenüber dem Normalkollektiv, während sich die Kontrollgruppen nicht signifikant unterscheiden.

Die Ergospirometrie zeigt eine sehr signifikante ($p < 0,01$) Minderung der erreichten Endleistung und der maximalen Sauerstoffaufnahme bei beiden Patientengruppen, wobei sich die niedrigsten Werte bei den Patienten mit Leberzirrhose finden. Auffälligster Befund ist eine ausgesprochen schlechte Atemökonomie bei den Patienten mit Leberzirrhose. Die Atemäquivalente für Sauerstoff und Kohlendioxid liegen hier auf allen Belastungsstufen signifikant ($p < 0,05$), oft sehr signifikant ($p < 0,01$) höher als in beiden Vergleichsgruppen, die

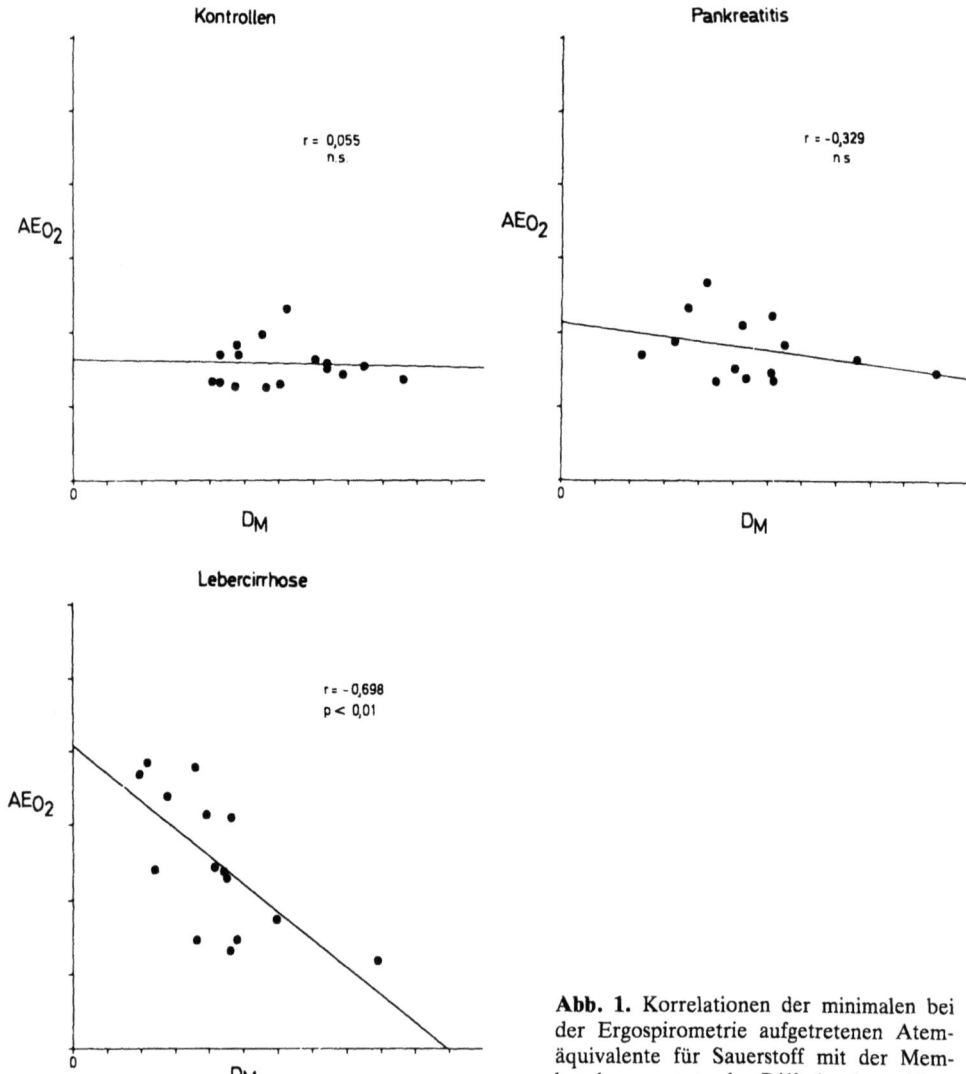

Abb. 1. Korrelationen der minimalen bei der Ergospirometrie aufgetretenen Atemäquivalente für Sauerstoff mit der Membrankomponente der Diffusionskapazität

sich nicht signifikant unterscheiden. Die Höhe der Atemäquivalente beim Leverkollektiv korreliert sehr signifikant ($p < 0{,}01$) mit der Verminderung der Membrankomponente der Diffusionskapazität, während bei beiden Vergleichsgruppen zwischen diesen Parametern keine signifikante Korrelation besteht. Die wichtigsten Ergebnisse sind numerisch in Tabelle 1, die erwähnten Korrelationen in Abb. 1 dargestellt.

Die beim Leberkollektiv gefundenen Diffusionsstörungen scheinen darauf hinzuweisen, daß die Leistungseinschränkungen bei Leberzirrhose durch Störungen des Gasaustausches mitbedingt sind, und dies, obwohl die Diffusionsstörungen nicht ein üblicherweise als klinisch relevant angesehenes Ausmaß erreichen und obwohl die Abweichungen in der Atemökonomie somit nicht allein mit den an der Lunge vorhandenen Diffusionsstörungen zu erklären sind. Die auffallende Korrelation zwischen der Membrankapazität und den Atemäquivalenten beim Leberkollektiv läßt die Vermutung zu, daß durch ein Zusammenwirken der Veränderungen in der Lunge mit den eingangs erwähnten gleichartigen Veränderungen in den peripheren Gefäßgebieten und/oder den Regelzentren des Zentralnervensystems ein Verstärkungseffekt auftreten kann, der die Diffusionsstörungen klinisch relevant werden läßt.

Literatur

1. Cotes JE, Field GB, Brown GJA, Read AE (1968) Impairment of lung function after portocaval anastomosis. Lancet 1: 952–955 – 2. Epstein M, Berk DP, Hollenberg NK, Adams DF, Chalmers TC, Abrams HL, Merrill JP (1970) Renal failure in the patient with cirrhosis. The role of active vasoconstriction. Am J Med 49: 175–185 – 3. Fazekas JF, Ticktin HE, Ehrmanntraut WR, Alman RW (1965) Cerebral metabolism in hepatic insufficiency. Am J Med 21: 843–849 – 4. James IM, Nashat S, Sampson D, Williams HS, Garassini M (1969) Effect of induced metabolic alkalosis in hepatic encephalopathy. Lancet 2: 1106–1108 – 5. Karlish AJ, Marshall R, Reid L, Sherlock S (1967) Cyanosis with hepatic cirrhosis. A case with pulmonary arteriovenous shunting. Thorax 22: 555–561 – 6. Keimer R (1975) Neue Normalwerte für die DLCO-SB bei Kindern und Erwachsenen ermittelt mit einer vollautomatischen Meßvorrichtung. Inaug. Diss. Tübingen, 1975 – 7. Lunzer MR, Newman SP, Bernard AG, Manghani KK, Sherlock SP, Ginsburg J (1975) Impaired cardiovascular responsiveness in liver disease. Lancet 2: 982–985 – 8. Lunzer M, Newman SP, Sherlock S (1973) Skeletal muscle blood flow and neurovascular reactivity in liver disease. Gut 14: 354–359 – 9. Magnussen H (1971) Single-breath-CO-Diffusionskapazität bei Lungensarkoidose. Inaug. Diss. Tübingen, 1971 – 10. Maiolo AT, Bianchi-Porro G, Galli C, Sessa M, Polli EE (1971) Brain energy metabolism in hepatic coma. Exp Biol Med 4: 52–70 – 11. Ogilvie CM, Forster RE, Blakemore WS, Morton JW (1957) A standardized breath holding technique for the clinical measurement of the diffusing capacity of the lung for carbon monoxide. J Clin Invest 36: 1–17 – 12. Rink K-H (1975) Die Messung der DLCO-SB mit einer vollautomatischen Meßvorrichtung. Inaug. Diss. Tübingen, 175 – 13. Roughton FJW, Forster RE (1957) Relative importance of diffusion and chemical reaction rates in determining rate of exchange of gases in the human lung. With special reference to true diffusing capacity of pulmonary membrane and volume of blood in the lung capillaries. J Appl Physiol 11: 290–302 – 14. Rühle KH, Matthys H (1976) Kritische Auswahl von Sollwerten für ein Computer-Programm zur Routine-Lungenfunktions-Diagnostik. Pneumonologie 153: 223–233 – 15. Ruff F, Hughes JMB, Stanley N, McCarthy D, Greene R, Aronoff A, Clayton L, Milic-Emili J (1971) Regional lung function in patients with hepatic cirrhosis. J Clin Invest 50: 2403–2413 – 16. Schomerus H (1977) Reversible Störungen der Sauerstoffaufnahme und ihre Beziehungen zur portocavalen Encephalopathie. Verlaufsuntersuchungen an Patienten mit Lebercirrhose. Habilitationsschr Tübingen, 1977 – 17. Siegel JH, Greenspan M, Cohn JD, Del Guercio LRM (1968) The prognostic implications of altered physiology in operations for portal hypertension. Surg Gyneca Obstet 249–262 – 18. Silverstein E (1956) Peripheral venous oxygen saturation in patients with and without liver disease. J Lab Clin Med 47: 513–518 – 19. Williams MH (1960) Hypoxemia due to venous admixture in cirrhosis of the liver. J Appl Physiol 15: 253–254 – 20. Womack NA, Peters RM (1957) An investigation of the relationship between portal venous pressure and inferior vena caval and portal venous oxygen saturations. Ann Surg 146: 691–698

MIX
Papier aus verantwortungsvollen Quellen
Paper from responsible sources
FSC® C105338

If you have any concerns about our products,
you can contact us on
ProductSafety@springernature.com

In case Publisher is established outside the EU,
the EU authorized representative is:
**Springer Nature Customer Service Center GmbH
Europaplatz 3, 69115 Heidelberg, Germany**

Printed by Libri Plureos GmbH
in Hamburg, Germany

Verhandlungen der Deutschen Gesellschaft für innere Medizin

86. Kongreß, 13.–17. April 1980, Wiesbaden

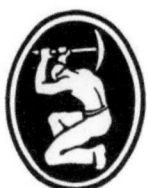

Verhandlungen der
Deutschen Gesellschaft für innere Medizin

Herausgegeben von dem ständigen Schriftführer B. Schlegel

Mit 674 Abbildungen und 322 Tabellen

Referate zu folgenden Hauptthemen: Neuroendokrine Erkrankungen, Parenchymatöse Nierenerkrankungen, Präventivmedizin am Beispiel des Hochdrucks, Klinische Onkologie, Nutzen und Gefahren des prophylaktischen Denkens und Handelns in der Medizin

Symposien zu folgenden Themen: Tumorimmunologie, Klinische Therapieprüfung, Schmerzentstehung und Schmerzbehandlung

Freie Vorträge zu folgenden Themen: Nephrologie, Onkologie, Kardiologie, Hypertonie, Hepatologie, Gastroenterologie, Stoffwechsel, Diabetes, Pankreas, Angiologie, Hämatologie, Hämostaseologie, Pulmologie, Infektionskrankheiten, Rheumatologie, Klinische Pharmakologie, Intensivmedizin, Endokrinologie, Klinische Immunologie, Psychosomatik

Springer-Verlag Berlin Heidelberg GmbH 1980

Professor Dr. Bernhard Schlegel,
Kliniken der Landeshauptstadt Wiesbaden,
D-6200 Wiesbaden

ISBN 978-3-8070-0323-8   ISBN 978-3-642-47091-2 (eBook)
DOI 10.1007/978-3-642-47091-2

Library of Congress Catalog Card Number 73-19036.

Das Werk ist urheberrechtlich geschützt. Die dadurch begründeten Rechte, insbesondere die der Übersetzung, des Nachdruckes, die Entnahme von Abbildungen, der Funksendung, der Wiedergabe auf photomechanischem oder ähnlichem Wege und der Speicherung in Datenverarbeitungsanlagen bleiben, auch bei nur auszugsweiser Verwertung, vorbehalten.
Die Vergütungsansprüche des § 54, Abs. 2 UrhG werden durch die „Verwertungsgesellschaft Wort", München, wahrgenommen.
© Springer-Verlag Berlin Heidelberg 1980
Ursprünglich erschienen bei J. F. Bergmann Verlag, München 1980

Die Wiedergabe von Gebrauchsnamen, Handelsnamen, Warenbezeichnungen usw. in diesem Werk berechtigt auch ohne besondere Kennzeichnung nicht zu der Annahme, daß solche Namen im Sinne der Warenzeichen- und Markenschutz-Gesetzgebung als frei zu betrachten wären und daher von jedermann benutzt werden dürften.

Bindearbeiten: Großbuchbinderei A. Hiort, Wiesbaden
Verantwortlich für den Anzeigenteil: L. Siegel, H. Hüttig, Kurfürstendamm 237, D-1000 Berlin 15
2119/3321-543210

Inhaltsverzeichnis

Vorsitzender 1980–1981	XXIV
Vorstand 1980–1981	XXIV
Vorstand 1979–1980	XXIV
Ehrenmitglieder	XXIV
Verzeichnis der Vorsitzenden seit 1882	XXVIII
Korrespondierende Mitglieder	XXX
Diplommitglieder	XXX
Ständige Schriftführer	XXX
Kassenführer	XXXI
Mitglieder des Ausschusses 1980–1981	XXXI
Begrüßungsworte des Vorsitzenden. *Buchborn, E.* (München)	XXXII
Theodor-Frerichs-Preis 1980	XL
Die Medizin und die Wissenschaften vom Menschen. *Buchborn, E.* (München)	XLIII

Neuroendokrine Erkrankungen

Einführung. *Buchborn, E., Mertens, H. G.* (München/Würzburg) Referat	1
Pathophysiologische Grundlagen. *Pfeiffer, E. F.* (Ulm) Referat	4
Neuroendokrinologische Aspekte der Endorphine. *Herz, A.* (München) Referat	4
Funktionelle Anatomie neuroendokriner Systeme. *Weindl, A., Sofroniew, M. V.* (München) Referat	12
Hypophysenvorderlappeninsuffizienz. *Solbach, H. G., Kley, H. K., Herrmann, J., Wiegelmann, W., Krüskemper, H. L.* (Düsseldorf) Referat	25
Radiologische Diagnostik. *Kazner, E., Steinhoff, H.* (Berlin/München) Referat	37
Raumfordernde Prozesse der Sellaregion. *Halves, E.* (Würzburg) Referat	37
Hypothalamisch-hypophysäres Cushing-Syndrom. *Scriba, P. C., Müller, O. A., Fahlbusch, R.* (München) Referat	51
Die Bedeutung des Zentralnervensystems in der Ätiologie des Morbus Cushing. *Fehm, H. L., Voigt, K. H., Pfeiffer, E. F.* (Ulm)	60
Akromegalie. *Seige, K., Ulrich, F. E.* (Halle) Referat	67
Hyperprolaktinämie. *Werder, K. v., Fahlbusch, R., Rjosk, H. K.* (München) Referat	73
Hypothalamischer und hypophysärer Hypogonadismus des Mannes. *Nieschlag, E., Brabant, G.* (Münster) Referat	83
Diabetes insipidus und Osmoregulation. *Uhlich, E.* (Bad Nauheim) Referat	94
Psychopharmaka und Neuroendokrinium. *Matussek, N.* (München) Referat	100
Psychosomatik der Anorexia nervosa. *Ploog, D.* (München) Referat	106

Parenchymatöse Nierenerkrankungen

I. Glomerulonephritis

Immunpathogenese – Immunologische Diagnostik. *Rother, K. O.* (Heidelberg) Referat	115
Pathomorphologie und Immunhistologie der Glomerulonephritis – synoptische Diagnostik. *Thoenes, W., Thoenes, G. H.* (Mainz/München) Referat	125
Klinik der Glomerulonephritis – Klinisch-morphologische Korrelation für ein Entscheidungsraster zum praktischen Handeln. *Renner, E.* (Köln) Referat	139

II. Chronische interstitielle Nephritis

Pathomorphologie des Niereninterstitium und seine Bedeutung für die Nierenfunktion. *Bohle, A., Mackensen-Haen, S., Grund, K. E., Gise, H. v.* (Tübingen) Referat 152
Interstitielle Nephritis bei Stoffwechselerkrankungen. *Schollmeyer, P.* (Freiburg) Referat ... 156
Toxisch bedingte chronisch-interstitielle Nephritiden. *Dubach, U. C.* (Basel) Referat 166
Harnwegsinfekte und primär abakterielle chronisch-interstitielle Nephritiden. *Eigler, J.* (München) Referat 173

Nephrologie

Erfahrungen mit der kontinuierlichen Peritonealdialyse CPD bei akutem Nierenversagen nach kardiovaskulären Operationen sowie erheblicher kardialer Vorschädigung. *Scholz, R., Fraedrich, G., Leber, H. W., Mulch, J., Schütterle, G.* (Gießen) 183
Die Behandlung der Diuretica-resistenten Überwässerung und des akuten Nierenversagens mit der arteriovenösen Hämofiltration. *Gröne, H. J., Kaufhold, G., Kramer, P., Wigger, W., Burchardi, H., Stokke, T., Scheler, F.* (Göttingen) 187
Myelomniere und erweiterte Dialyseindikation. *Balcke, P., Schmidt, P., Kopsa, H., Zazgornik, J., Deutsch, E.* (Wien) 190
Der kolloidosmotische Druck bei Hämodialysepatienten. *Clasen, R., Grafen, K., Klose, K., Thelen, M., Köhler, H.* (Mainz) 192
Differenter Katecholaminstoffwechsel während Hämodialyse und Hämofiltration. *Lang, R., Vlaho, M., Kaufmann, W.* (Köln) 194
Der Einfluß von Plasmafiltration und Hämofiltration mit Filtratregeneration und Filtratrezirkulation auf die Elimination von Phenobarbital im Tierversuch. *Klehr, H. U., Hannich, M., Raqué, B., Kaschell, H. J.* (Bonn) 198
Untersuchungen zur Elimination harnpflichtiger Substanzen durch intraluminale Dickdarmperfusion. *Wizemann, V., Volz, H.-J., Zahn, G., Aigner, K.* (Gießen) 202
Symptomatologie und Verlauf der Analgetikanephropathie: Statistische Analyse von 230 Fällen. *Nitzsche, T., Bock, K. D., Anlauf, M., Brandt, H., Paar, D.* (Essen) 205
Niereninsuffizienz als Folge chronischer Bleivergiftung nach Schrotschußverletzung. *Stenglein, B., Richert, J., Eigler, J., Drasch, G.* (München) 208
Phosphatsubstitution bei Patienten im Akuten Nierenversagen. *Schweigart, U., Jäger, R., Bottermann, P., Kopp, K. F.* (München) 211
Zum Langzeitverlauf der chronischen Glomerulonephritis. *Dutz, H., Natusch, R.* (Berlin) .. 214
Plasmaseparation über Hohlfasermembranen zur Entfernung von Immunkomplexen bei der Wegenerschen Granulomatose. *Glöckner, W. M., Sieberth, H. G., Dienst, C., Kindler, J.* (Köln) 216
Erfolgreiche Behandlung einer schweren Abstoßungsreaktion nach Nierentransplantation durch Plasmaaustausch. *Liebau, G., Riegger, A. J. G., Roth, W., Wernet, P., Müller, G.* (Tübingen) 220
Einfluß der immunsuppressiven Therapie auf die Hepatitis-B-Virus-Infektion bei nierentransplantierten Patienten. *Jontofsohn, R., Herb, H. M., Berthold, H., Flemig, B.* (Freiburg/Tübingen) 222
Internistische Probleme bei Gravidität nach Nierentransplantation. *Samtleben, W., Castro, L. A., Baltzer, J., Müller, R., Land, W., Gurland, H. J.* (München/Regensburg) 225
Ein universelles Schrankenmodell. Glomeruläre Filtration und Blut-Liquor-Schranke. *Felgenhauer, K.* (Köln) 229
Differentialdiagnostische Anwendung der Gradientengelelektrophorese von Urinproteinen bei tubulo-interstitiellen Nierenerkrankungen. *Olbricht, C., Heyde, D. v. d., Alt, J., Jänig, H., Stolte, H.* (Hannover) 232
Zur Selektivität der renal-tubulären Resorption von kleinmolekularen Proteinen. *Boesken, W. H., Wacker, B., Kleuser, D., Mamier, A.* (Freiburg) 235
Nachweis von Serum-Amyloid-A (SAA) im Urin bei glomerulären Membranläsionen mit nicht-selektiver Proteinurie. *Linke, R. P., Giese, H. v., Bohle, A., Thomas, L., Grüner, S., Riethmüller, G., Beckh, B.* (München/Tübingen) 239
Hypophosphatämie bei Ca-Steinträgern – Effekt von Alter und Blutdruck? *Tschöpe, W., Schellenberg, B., Ritz, E., Wesch, H.* (Heidelberg) 244

Parathormon-vermittelte Histaminfreisetzung aus Mastzellen – Ursache des Pruritus bei sekundärem Hyperparathyreoidismus? *Wilhelms, O.-H., Kreusser, W., Ritz, E.* (Mannheim/Heidelberg) 248

Das Renin-Angiotensin-Aldosteron-System bei Patienten mit nephrotischem Syndrom: Effekt von 1-Sar-8-Ala-Angiotensin II. *Kramer, H. J., Düsing, R., Vetter, H., Kipnowski, J.* (Bonn/Münster) 251

Untersuchungen zur Beziehung von Arginin-Vasopressin, cAMP und Prostaglandin E_2 zur renalen Konzentrationsfähigkeit des Menschen. *Glänzer, K., Düsing, R., Kramer, H. J., Appenheimer, M., Vetter, H., Krück, F.* (Bonn/Münster) 256

Renale Prostaglandine und Wasser-Homöostase: Untersuchungen an gesunden Versuchspersonen und an Patienten mit Diabetes insipidus centralis. *Düsing, R., Herrmann, R., Glänzer, K., Vetter, H., Kramer, H. J.* (Bonn/Münster) 261

Assimilationsstörung verzweigtkettiger Ketosäuren in der Urämie. *Schauder, P., Matthaei, D., Henning, H. V., Scheler, F., Langenbeck, U.* (Göttingen) 265

Hoch- und mittelmolekulare Urämietoxine im Hämofiltrat von Patienten mit chronischer Urämie. *Brunner, H., Mann, H., Essers, U.* (Aachen) 270

Harnstoffzyklusenzyme und Proteingehalt in den Leukozyten von Normalpersonen und Patienten mit Niereninsuffizienz. *Vlaho, M.* (Köln) 273

Präventivmedizin am Beispiel des Hochdrucks

Epidemiologische Fakten als Ausgangspunkt praeventiver Zielsetzung. *Schettler, G.* (Heidelberg) Referat 276

Genetische Disposition als erster Schritt der Hochdruckentstehung. *Weber, P. C., Scherer, B.* (München) Referat 285

Pathobiochemie der essentiellen Hypertonie. *Distler, A.* (Mainz) Referat 295

Umwelteinflüsse als Risikofaktoren – ihre Erkennung als erster Schritt der Hochdruckprävention. *Bock, K. D.* (Essen) Referat 303

Psychosoziale Faktoren – ihre Rolle in der Pathogenese und ihre Bedeutung für die Prävention. *Kornitzer, M.* (Bruxelles) Referat 310

Grenzwert-Hypertonie. Diagnostik und Therapie an der Grenze zwischen Prävention und Frühbehandlung. *Held, E.* (München) Referat 310

Mögliche Frühdiagnose des essentiellen Hochdrucks durch einen genetischen Marker. *Wollheim, E.* (Würzburg) 319

Klinische Onkologie

I. Chemotherapie solider Tumoren

Malignes Wachstum. *Eder, M.* (München) Referat 323

Tumorinvasion und Metastasierung. *Grundmann, E.* (Münster) Referat 329

Basisprinzipien und klinische Pharmakologie der zytostatischen Behandlung. *Schmidt, C. G.* (Essen) Referat 337

Sensitivität und Resistenz bei der Tumortherapie. *Seeber, S.* (Essen) Referat 367

Die Polychemotherapie – kritisch betrachtet. *Gross, R., Claus, O.* (Köln) Referat 377

Bedeutung von Risiko- und Prognosefaktoren für die Therapieplanung und Therapiekontrolle bei metastasierenden Tumoren. *Nagel, G. A., Nagel-Studer, E.* (Göttingen) Referat 388

Kooperation zwischen Onkologen und Psychosomatikern bei der Behandlung solider Tumoren. *Diehl, V., Freyberger, H.* (Hannover) Referat 399

II. Paraneoplastische Syndrome

Allgemeinstörungen des Organismus bei lokalisierten Tumoren. *Wolfram, G.* (Freising-Weihenstephan) Referat ... 407
Immundefektzustände bei Tumorkranken. *Schumacher, K.* (Stuttgart) Referat ... 418
Endokrinologische Syndrome. *Krüskemper, H. J.* (Düsseldorf) Referat ... 428
Zur Wertigkeit paraneoplastischer Knochenmark- und Blutbildbefunde. *Helbig, W.* (Leipzig) Referat ... 428
Paraneoplastische Dermatosen. *Macher, E., Happle, R.* (Münster) Referat ... 432
Muskuläre und neurologische paraneoplastische Syndrome. *Pongratz, D. E.* (München) Referat ... 439

Onkologie

Sequentiell alternierende Chemotherapie nichtseminomatöser Hodentumoren mit Velbe/ Bleomycin und Adriamycin/cis-Platinum. Ergebnisse einer prospektiven Studie bei 211 Patienten. *Scheulen, M. E., Schilcher, R. B., Higi, M., Mouratidou, D., Seeber, S., Schmidt, C. G.* (Essen) ... 450
Cis-Dichloro-Diamino-Platinum (CDDP) als Monotherapie bei soliden und metastasierenden therapierefraktären Tumoren. *Heyden, H. W. v., Beyer, J.-H., Lindemaier, G., Weinstock, N., Nagel, G. A.* (Göttingen) ... 454
cis-Dichlorodiaminplatinum(II) (DDP) bei refraktären soliden Tumoren – Eine Phase II-Studie. *Schilcher, R. B., Scheulen, M. E., Higi, M., Niederle, N., Seeber, S., Schmidt, C. G.* (Essen) ... 457
Überwachung der pulmonalen Bleomycin-Toxizität. *Goeckenjan, G., Schoppe, W. D., Jungblut, R., Schmidt-Gräff, A., Bremer, G.* (Düsseldorf) ... 460
Erste Ergebnisse mit dem ACO II-Protokoll beim inoperablen kleinzelligen Bronchialkarzinom. *Niederle, N., Schilcher, R. B., Bierbaum, W., Mouratidou, D., Seeber, S., Schmidt, C. G.* (Essen) ... 464
Eine randomisierte Phase-III-Studie mit 5-Fluorouracil, Carmustin und Vincristin im Vergleich zu Ftorafur, Carmustin und Vincristin bei metastasierten gastrointestinalen Tumoren. *Schnitzler, G., Arnold, H., Drings, P., Fritze, D., Geldmacher, J., Hartwich, H., Kempf, P., Meiser, R. J., Nedden, R., Oldershausen, H. F. v., Pappas, A., Queißer, W., Roemeling, V., Sievers, R., Wahrendorf, J., Westerhausen, M., Witte, W.* (Mannheim/Freiburg/Heidelberg/Erlangen/Mainz/Homburg/Darmstadt/Friedrichshafen/Duisburg/Karlsruhe) ... 467
Intraarterielle Perfusionstherapie des kleinen Beckens mit 5-Fluorouracil bei therapieresistenten Schmerzen des metastasierenden Kolonkarzinoms. *Beyer, J.-H., Heyden, H. W. v., Klee, M., Nagel, G. A., Schiller, U., Bornikoel, K., Schuster, R.* (Göttingen) ... 470
Xenotransplantation menschlicher Dickdarmkarzinome in thymusaplastische Nacktmäuse und deren Chemotherapie. *Fiebig, H. H., Löhr, G. W.* (Freiburg) ... 472
Optimierung des Leucovorin-Schutzes nach hochdosierter Methotrexat-Therapie. *Sauer, H., Schalhorn, A.* (München) ... 475
Fucosyltransferase- und N-Acetylneuraminyltransferaseaktivitäten in Lysaten normaler und neoplastischer lymphatischer Zellen sowie Parameyeloblasten des Menschen. *Augener, W., Abel, C. A., Brittinger, G.* (Essen/Denver – USA) ... 479
Untersuchungen zur Früherkennung von Sarkomen durch Nachweis von Tumorviren und Virusantikörpern. *Erfle, V., Hehlmann, R., Schetters, H., Meier, A., Luz, A.* (München) . 482
Diagnostik und Therapie der Lymphogranulomatosis X (Angio-Immunoblastische Lymphadenopathie). *Common, H. H., Arnold, H., Löhr, G. W., Sandritter, W.* (Freiburg) ... 484

Symposium: Tumorimmunologie

Immunsystem und Tumorabwehr. *Wecker, E.* (Würzburg) Referat ... 488
Mechanismen der Tumorabwehr. *Wagner, H.* (Mainz) Referat ... 488

Interferone: Proteine mit antiviralen, antiproliferativen, immunregulatorischen und antitumoralen Eigenschaften. *Kirchner, H., Beck, J.* (Heidelberg) Referat 496
Tumorassoziierte Antigene und ihre Bedeutung für die Tumordiagnostik. *Kleist, S. v.* (Freiburg) Referat 503
Monoklonale Antikörper − Ein neues Werkzeug zur Charakterisierung menschlicher Tumorantigene. *Koprowski, H.* (Philadelphia − USA) Referat 506
Möglichkeiten einer adjuvanten Immuntherapie bei Malignomkranken. *Oettgen, H. F.* (New York − USA) Referat 506

Nutzen und Gefahren des prophylaktischen Denkens und Handelns in der Medizin

Einführung. *Riecker, G.* (München) Referat 507
Die Prophylaxe bakterieller Infektionen. *Siegenthaler, W., Fuchs, P., Lüthy, R.* (Zürich) Referat 511
Prophylaktische Maßnahmen in der Gastroenterologie. *Ewe, K.* (Mainz) Referat 519
Nutzen und Gefahren der adjuvanten Chemotherapie und Bestrahlung zur Metastasenprophylaxe. *Brunner, K. W.* (Bern) Referat 527
Thromboembolie-Prophylaxe. *Bolte, H.-D.* (München) Referat 536
Primäre und sekundäre Prävention kardiovaskulärer Erkrankungen − Metabolische Aspekte. *Schlierf, G.* (Heidelberg) Referat 546
Prophylaktische Maßnahmen bei koronarer Herzkrankheit und arterieller Verschlußkrankheit. *Hilger, H. H., Tauchert, M.* (Köln) Referat 550

Kardiologie

Progression experimenteller chronischer Coronarstenosen: hämodynamische und histologische Befunde. *Wüsten, B., Schaper, J., Gottwik, M. G.* (Gießen/Bad Nauheim) 560
Korrelation von quantitativen angiographischen Messungen und poststenotischer Perfusion bei experimenteller Stenose der Arteria circumflexa. *Gottwik, M. G., Wüsten, B., Schaper, W.* (Bad Nauheim/Gießen) 561
Erhöhte Plasmaspiegel der Plättchen-Releaseproteine β-Thromboglobulin und Plättchenfaktor 4 bei koronarer Herzkrankheit. *Mühlhauser, I., Schernthaner, G., Silberbauer, K., Kaindl, F.* (Wien) 563
Verminderte Thrombozytenaggregation und Thromboxansynthese nach Makrelendiät: Folge veränderter Lipidzusammensetzung von Thrombozytenmembranen. *Siess, W., Roth, P., Scherer, B., Weber, P. C.* (München) 567
Thallium-201-Kinetik zur quantitativen Erfassung von Störungen der regionalen Myokardperfusion bei Patienten mit koronarer Herzkrankheit. *Tillmanns, H., Knapp, W. H., Schuler, G., Schlegel, W., Kübler, W.* (Heidelberg) 569
Verbesserung quantitativer Aussagemöglichkeiten bei der Thallium-Myokardszintigraphie durch den Einsatz von Auswertungsrechnern. *Eichstädt, H., Maisch, B., Feine, U., Kochsiek, K., Felix, R., Schmutzler, H.* (Tübingen/Berlin) 573
Begrenzung der Indikationen zur Myokardszintigraphie mit Thallium-201 bei koronarer Herzkrankheit. *Schicha, H., Rentrop, P., Karsch, K. R., Blanke, H., Facorro, L., Kreuzer, H., Emrich, D.* (Göttingen) 577
„Posteriore" Beteiligung beim akuten Hinterwandinfarkt. *Schmengler, K., Schwamborn, J., Rettig, G., Doenecke, P., Bette, L.* (Homburg) 580
Diagnostische Bedeutung erhöhter Myoglobinspiegel im Serum. *Maisch, B., Ogrzewalla, W., Eichstätt, H., Kochsiek, K.* (Tübingen/Berlin) 583
Ventrikuläre Rhythmusstörungen nach Myokardinfarkt in Abhängigkeit von der Lokalisation der Koronarstenose. *Schilling, G., Gross-Fengels, W., Buschhaus, M., Simon, H., Schaede, A.* (Bonn) 588

Zuverlässigkeit der Pulskontrolle bei der Bewegungstherapie Koronarkranker. *Franken, G., Merx, W., Bethge, C., Feldhoff, K. H.* (Aachen) 590

Die Änderung der Koronardurchblutung und des myokardialen Sauerstoffverbrauches in Ruhe und bei Belastung nach Gabe von Nitrolingual im Vergleich zu Tenormin, einen kardioselektiven β-Rezeptorenblocker. *Jansen, W., Niehues, B., Tauchert, M., Hombach, V., Behrenbeck, D. W., Hilger H. H.* (Köln) 593

Intrakoronare Thrombolyse über Koronarkatheter im akuten Infarkt und bei instabiler Angina pectoris. *Rentrop, K. P., Blanke, H., Karsch, K. R., Köstering, H.* (Göttingen) 597

Langzeitergebnisse nach koronarchirurgischen Eingriffen – klinische, angiographische und hämodynamische Befunde. *Löser, R., Jehle, J., Spiller, P., Loogen, F., Bircks, W.* (Düsseldorf) 599

Zweidimensionale echokardiographische Analyse der linksventrikulären Funktion in der früh- und spät-postoperativen Phase nach koronarer Bypass-Operation. *Erbel, R., Schweizer, P., Bardos, P., Messmer, B. J., Meyer, J., Effert, S.* (Aachen) 603

Vergleich der antiarrhythmischen Wirksamkeit von Disopyramid und Mexiletin gegenüber stimulusinduzierten ventrikulären Tachykardien. *Breithardt, G., Seipel, L., Abendroth, R.-R.* (Düsseldorf) 606

Antiarrhythmische Wirkungen bei intravenöser Anwendung des neuen Calciumantagonisten Ro 11-1781. *Brisse, B., Bender, F., Bramann, H., Kuhs, H., Schwippe, G.* (Münster) 609

Klinisch-elektrophysiologische Effekte des neuen Antiarrhythmikums R 818 (Flecainid). *Abendroth, R.-R., Seipel, L., Breithardt, G.* (Düsseldorf) 613

Die Bedeutung der Vorhofstimulation für die Indikation zur Schrittmachertherapie beim Sinusknotensyndrom. *Rosenberger, W., Steinbeck, G., Lüderitz, B.* (München) 615

Diagnostische und therapeutische Elektrostimulation mit implantierten antitachykarden Herzschrittmachern. *Naumann d'Alnoncourt, C., Lüderitz, B.* (München) 621

Die Bestimmung der Serumhalbwertszeit für Lidocain in Abhängigkeit von der Leberfunktion. *Saborowski, F., Griebenow, R., Wambach, G., Schneider, M., Zapp, B.* (Köln) 625

Herzrhythmusstörungen bei Diabetes mellitus. *Hoff, H.-G., Niemeier, G., Hager, W., Reinwein, D.* (Essen) 627

Validität verschiedener gated-blood-pool-Verfahren zur nichtinvasiven Beurteilung der linksventrikulären Globalfunktion. *Karsch, K. R., Schicha, H., Rentrop, P., Blanke, H., Luig, H., Kreuzer, H., Emrich, D.* (Göttingen) 629

Koronare Hämodynamik und myokardialer Sauerstoffverbrauch unter Dihydralazininfusion. *Kment, A., Klepzig, M., Büll, U., Strauer, B. E.* (München) 633

Die pathophysiologische Rolle des Renin-Angiotensin-Systems (RAS) und der sympathischen Aktivität (SA) bei schwerer congestiver Cardiomyopathie (COCM) als periphere Kreislaufregulationsmechanismen. *Riegger, A. J. G., Hepp, A., Beyer, J., Steilner, H., Liebau, G., Hayduk, K., Kochsiek, K.* (Tübingen/Düsseldorf) 636

Bedeutung pressorischer und volumenregulierender Systeme als Kompensationsmechanismen bei chronisch eingeschränkter Pumpfunktion des linken Ventrikels. *Manthey, J., Dietz, R., Leinberger, H., Schmidt-Gayk, Schömig, A., Schwarz, F., Kübler, W.* (Heidelberg) 639

Die Rolle pressorischer Systeme bei Saunabelastung vor und nach Beta-Blockade. *Strasser, R., Dietz, R., Schömig, A., Manthey, J., van Dyck, J., Kübler, W.* (Heidelberg) 642

Untersuchung zu einen programmierten Kurs der Herzauskultation. *Burkhard, G. P., Renschler, H. E.* (Bonn) 646

Klinische und echokardiographische Befunde bei Mitralklappenringverkalkung. *Schweizer, P., Erbel, R., Richter, H. A., Effert, S.* (Aachen) 649

Ergebnisse bei mitralklappenerhaltenden und -ersetzenden Eingriffen am Herzen. *Mattern, H., Gliszczinski, C. v., Heck, I., Fricke, G.* (Bonn) 651

Die St.-Jude Medical (SJM)-Klappenprothese im Vergleich mit anderen Klappenprothesen. *Niehues, B., Lübbing, H., Jansen, W., Carstens, V., Behrenbeck, D. W.* (Köln) 656

Neuartige Funktionsdiagnostik der SJM-Klappe mittels M-mode-Echokardiographie und erste Verlaufskontrollen nach Klappenersatz. *Hidajat, H. C., Weber, J., Thormann, J., Schlepper, M.* (Bad Nauheim) 660

Angiographische und hämodynamische Befunde nach prothetischem Klappenersatz. *Löllgen, H., Just, H., Limbourg, P., Kersting, F., Kasper, W., Meinertz, T., Satter, P.* (Freiburg/Worms/Mainz/Frankfurt) 664

Eine neue, oral applizierbare, positiv inotrope Substanz: ARL-115. *Ruffmann, K. D., Mehmel, H., Kübler, W.* (Heidelberg) 668

Hämodynamik eines nichtglykosidartigen Kardiotonikums in der oralen Langzeittherapie myokardialer Dekompensation. *Kramer, W., Thormann, J., Schlepper, M.* (Bad Nauheim) . . . 671
Minimale kardiale Transitzeiten (MTT) zur Kontrolle einer vasodilatierenden Therapie bei eingeschränkter linksventrikulärer Funktion. *Leinberger, H., Tillmanns, H., Zebe, H., Knapp, W. H., Kübler, W.* (Heidelberg) 675
Behandlung der schweren Herzinsuffizienz mit Prazosin. *Himmler, F. C., Wirtzfeld, A., Klein, G., Volger, E., Schmidt, G.* (München) 677
Diagnostische und therapeutische Bedeutung der hämodynamischen Sofortwirkung von Bumetanid (Fordiuran) bei Patienten mit pulmonaler Hypertonie. *Maack, P., Kohl, F.-V., Rüdiger, H. W.* (Hamburg) 680
Untersuchungen zur Kardiotoxizität von Daunorubicin. *Wilmsmeier, R., Brisse, B., Büchner, T., Urbanitz, D.* (Münster) 683

Hypertonie

Thromboxan B_2 (TXB_2)-, Prostaglandin E_2 (PGE_2)- und Prostaglandin F_{2a} (PGF_{2a})-Ausscheidung und Nierenfunktion. *Küppers, H., Schnurr, E.* (Düsseldorf) 686
Interferenz zwischen Diuretika und Antiphlogistika unter besonderer Berücksichtigung des renalen Prostaglandinsystems. *Kipnowski, J., Düsing, R., Kramer, H. J.* (Bonn) 689
Einfluß veränderter Prostaglandinbildung auf die sympathoadrenerge Aktivität und die Blutdruckregulation. *Lorenz, R., Spengler, U., Siess, W., Weber, P. C.* (München) 692
Renale Kallikreinausscheidung und Plasmakallikrein bei renoparenchymatösen Hypertonikern mit chronischer Niereninsuffizienz im Vergleich zur essentiellen Hypertonie. *Feltkamp, H., Vlaho, M., Meurer, K. A.* (Köln) 694
Interrelation zwischen renaler Kallikreinaktivität und Blutdruckverhalten nach diuretischer und sympathicolytischer Therapie bei essentieller Hypertension. *Overlack, A., Stumpe, K. O., Haberland, G. L., Ressel, C., Marklewitz, F., Krück, F.* (Bonn) 698
Hämodynamik des renalen Hochdrucks. *Bahlmann, J., Brod, J., Cachovan, M., Hubrich, W., Pretschner, D., Hundeshagen, H., Török, M.* (Hannover) 703
Antihypertensive Wirksamkeit von Guanfacin als Monotherapie und in Kombination mit Saluretikum Clopamid. *Zehner, J., Ebel, H.* (Marburg) 708
Neues diagnostisches und therapeutisches Konzept bei renovaskulärer Hypertonie. *Ingrisch, H., Holzgreve, H., Middeke, M., Frey, K. W.* (München) 708
Perkutane Gefäßdilatation und Embolisation zur Behandlung der renalen Hypertonie. *Grosse-Vorholt, R., Seybold, D., Lux, E., Zeitler, E., Gessler, U.* (Nürnberg) 711
Perkutane Katheterdilatation bei renovaskulärem Hochdruck unter Berücksichtigung von Transplantatnieren. *Mathias, K., Liebig, R.* (Freiburg) 713
Die medikamentöse Therapie des Bluthochdrucks – Theorie und Praxis. *Lohmann, D., Görlt, H.* (Leipzig) 715
Kurz- und Langzeitergebnisse der Hypertoniebehandlung durch Gewichtsreduktion. *Wechsler, J. G., Wenzel, H., Malfertheiner, P., Ditschuneit, H. H., Neef, P., Ditschuneit, H.* (Ulm) . . . 718
Zur Behandlung reninabhängiger Hypertonie mit Captopril. *Rosenthal, J., Arlart, I., Jäger, H., Etzrodt, H.* (Ulm) 722
Periphere und kardiopulmonale Hämodynamik unter akuter Converting-Enzymhemmung bei essentieller Hypertonie und Herzinsuffizienz. *Heck, I., Fricke, G., Stumpe, K. O., Mattern, H., Krück, F.* (Bonn) 726
Tagesrhythmische Schwankungen der Plasmareninaktivität (PRA) bei Hypertonikern. *Haux, R., Anders, E., Gotzen, R., Schwab, M.* (Berlin) 731
Extrarenale und renale Mechanismen oder Reninstimulation nach Schleifendiuretika. *Hummerich, W., Krause, D. K., Konrads, A., Kaufmann, W.* (Köln) 734
Sympathikusaktivität und Kreislaufagibilität bei Mineralocorticoid-induziertem Blutdruckanstieg. *Philipp, T., Cordes, U., Lüth, B., Wucherer, G., Zschiedrich, H., Distler, A.* (Mainz) 738
Verhalten renal wirksamer Hormone unter isotoner NaCl-Belastung bei Normalpersonen und essentiellen Hypertonikern. *Witzgall, H., Scherer, B., Weber, P. C.* (München) 741
Plasma-Normetanephrin: Ein neuer biochemischer Index zur Bestimmung der sympathischen Nervenaktivität bei essentieller Hypertonie. *Kolloch, R., Kobayashi, K., Bornheimer, J., DeQuattro, V.* (Bonn/Los Angeles – USA) 744

XI

Hepatologie

Prospektive kooperative Studie „Klinisch gesunde HBsAg-Träger" (DFG). *Kaboth, U., Arnold, W., Biswas, R., Böttcher, U., Creutzfeld, W., Dormeyer, H. H., Gerlich, W., Haux, R., Hess, G., Hesse, R., Hütteroth, T. H., Immich, H., Klinge, O., Knolle, J., Meyer zum Büschenfelde, K. H., Müller, R., Nowrousian, R., Pfeifer, U., Sattel, M., Schober, A., Schönborn, H., Stamm, B., Thomssen, R., Weißhaar, D., Wepler, W.* (Berlin/Flensburg/Göttingen/Hannover/Heidelberg/Kassel/Mainz/Würzburg) 744

Kooperative prospektive Studie „Akute Virushepatitis" (DFG). *Kaboth, U., Adami, B., Alexander, M., Alle, M., Arnold, W., Beckenbach, H., Biswas, R., Böttcher, U., Brodersen, M., Brückner, O., Brügmann, L., Creutzfeldt, W., Deicher, H., Deinhardt, F., Dormeyer, H. H., Frösner, G., Gerlich, W., Haux, R., Havemann, K., Hess, G., Hoffmann, H. G., Holzberg, R., Hütteroth, T. H., Immich, H., Klinge, O., Knolle, J., Loh, S. v., Luer, W., Martini, G. A., Meyer zum Büschenfelde, K. H., Müller, R., Nowrousian, R., Ortmans, H., Pfeifer. U., Reuss, M., Roggendorf, M., Sanwald, R., Sattel, M., Schober, A., Schönborn, H., Schultz, H., Sodomann, C. P., Stamm, B., Thamer, G., Thomssen, R., Tralle, S., Wepler, W., Wildhirt, E., Zilly, W.* (Berlin/Göttingen/Hannover/Heidelberg/Kassel/Mainz/Marburg/München/Würzburg) 749

Immunhistologische Untersuchungen bei asymptomatischen HBsAg-Trägern. *Dormeyer, H. H., Schönborn, H., Klinge, O., Arnold, W., Meyer zum Büschenfelde, K. H., Knolle, J., Born, M.* (Mainz/Kassel/Berlin/Flensburg/Bad Kreuznach) 756

Vergleich von Serummarkern zum quantitativen Nachweis von Dane-Partikeln. *Hess, G., Arnold, W., Meyer zum Büschenfelde, K. H.* (Berlin) 758

Anti-HBc-Ig-M: Ein früher Parameter der HBV-Infektion. *Berthold, H., Gissmann, L., Batsford, S., Jontofsohn, R.* (Freiburg) 761

Krankheitsspezifität und diagnostische Verwertbarkeit eines immunsuppresiven Serumfaktors (RIF). *Grauer, W., Berg, P. A.* (Tübingen) 765

Fehlender Einfluß von (+)-Cyanidol-3 auf Serumbilirubin, Serumgallensäuren und HBsAg-Elimination bei akuter Virushepatitis. *Männer, C., Czygan, P., Stiehl, A., Kommerell, B.* (Heidelberg) 765

Einfluß von Somatostatin auf Glukagon, Insulin und Aminosäuren im Plasma von Patienten mit akuter Hepatitis. *Limberg, B., Kommerell, B.* (Heidelberg) 766

Steroidhormone beim primären Leberkarzinom und bei Leberzirrhose. *Scheuer, A., Grün, R., Lehmann, F.-G.* (Marburg) 768

Ursachen der Hyperinsulinämie bei Patienten mit Leberzirrhose: Portocavale Shunts oder verminderte Degradationsfähigkeit der Leber? *Sonnenberg, G. E., Keller, U., Burckhardt, D., Gyr, K.* (Basel) 771

Beziehungen zwischen Plasmaammoniak, Plasmaaminosäuren und weiteren Parametern bei Leberzirrhose. Zwei Hauptkomponentenanalysen. *Holm, E., Striebel, J.-P., Langhans, W., Kattermann, R., Werner, B.* (Mannheim/Heidelberg) 775

Frühveränderungen von Leberhämodynamik und -funktion nach mesocavalem Shunt. *Herz, R., Halbfass, H. J., Rössle, U., Mathias, K., Herrmann, D., Gerok, W.* (Freiburg) 780

Orale Aminosäurebehandlung bei Patienten mit Leberzirrhose und portosystemischem Shunt. Eine prospektive kontrollierte Doppelblindstudie. *Sieg, A., Walker, S., Czygan, P., Stiehl, A., Kommerell, B.* (Heidelberg) 784

Einfluß einer oralen Gabe eines besonderen Aminosäurengemisches auf die chronische hepatische Enzephalopathie (CHE) bei Patienten mit Leberzirrhose. *Schäfer, K., Winther, M. B., Ukida, M., Leweling, H., Reiter, H.-J., Bode, J. C.* (Marburg) 786

Vermehrte Glycinkonjugation biliärer Gallensäuren während der Behandlung von Patienten mit Cholesteringallensteinen mit Ursodeoxycholsäure oder Chenodeoxycholsäure. Einfluß auf die Cholesterinsättigung. *Stiehl, A., Raedsch, R., Götz, R., Walker, S., Czygan, P., Männer, C., Kommerell, B.* (Heidelberg) 790

Litholyse von Choledochuskonkrementen mit Capmul 8210. *Schmack, B., Schenk, J., Rösch, W., Riemann, J. F., Koch, H.* (Erlangen/Schweinfurt) 791

Retrodifferenzierung des Gallensäurenstoffwechsels bei Cholestase. *Back, P., Walter, K.* (Freiburg) 793

Nachweis komplementbindender Anti-ATPase-Antikörper in Seren von Patienten mit primär-biliärer Zirrhose. *Sayers, T. J., Kirchoff, M., Stechemesser, E., Klöppel, G., Berg, P. A.* (Tübingen/Hamburg) 795

Klassifizierung chronisch cholestatischer Leberkrankheiten mit Hilfe verschiedener antimitochondrialer Antikörper. *Wiedmann, K. H., Sayers, T. J., Berg, P. A., Kirchhoff, M., Klöppel, G., Stechemesser, E.* (Tübingen/Hamburg) 799

Verhinderung der Dimethylnitrosamin-Leberschädigung durch chronische Vorbehandlung mit Alkohol. *Teschke, R., Gellert, J., Haydn, M., Frenzel, H., Oldiges, H., Strohmeyer, G.* (Düsseldorf/Grafschaft-Schmallenberg) 802

Der Orotsäurestoffwechsel bei Leberkrankheiten. *Pausch, J., Bucher, B., Kahl, M. C., Gerok, W.* (Freiburg) 805

Stoffwechsel von Leberzirrhotikern unter Kohlenhydratdauerinfusionen. Eine kontrollierte Studie. *Egberts, E.-H., Müller, P. H., Malchow, H., Horbach, L., Prestele, L.* (Tübingen/Erlangen) 808

Anstieg der adulten und fetalen Form der Gamma-Glutamyl-Transferase (GGT)-Aktivität im Serum bei Patienten mit alkoholischen Leberschäden. *Rauen, J., Petrides, A. S., Teschke, R.* (Düsseldorf) 811

Orale und intravenöse Methohexital-Belastung als quantitative Leberfunktionsprüfung – Messung von Extraktionsrate und Leberdurchblutung. *Richter, E., Rietbrock, I., Epping, J., Heusler, H., Breimer, D. D.* (Würzburg/Leiden) 814

Der Nikotinsäure-Provokationstest beim Gilbert-Syndrom. Korrelation mit der Bilirubinclearance. *Röllinghoff, W., Paumgartner, G., Preisig, R.* (München/Bern) 816

Die Wirkung von Fasten auf die Bilirubinaufnahme durch die isoliert perfundierte Leber. *Gärtner, U., Gatmaitan, Z., Wolkoff, A. W.* (New York – USA) 819

Gastroenterologie

Endokrinologische Funktionsuntersuchungen bei Patienten mit Morbus Crohn. *Hotz, J., Goebell, H., Förster, S., Hartmann, I., Tharandt, L., Hackenberg, K.* (Essen) 821

Gallensäurenmetabolismus bei Morbus Crohn (Ileitis terminalis). *Matern, S., Fackler, O., Gerok, W.* (Freiburg) 824

Röntgenbefunde am Digestionstrakt bei Gallensäurentherapie. *Möckel, G., Hess, W.* (Hamburg) 826

Motilität und Sekretion – Grundlage der intestinalen Reinigungsfunktion? *Lux, G., Femppel, J., Lederer, P., Schmack, B., Schenk, J., Rösch, W., Domschke, W.* (Nürnberg) 826

Elektrische Potentialdifferenz im Colon der Ratte unter Streßbedingungen. *Wanitschke, R., Eichhorn, T., Ewe, K., Vescei, P.* (Mainz/Heidelberg) 827

Die alkalische Dünndarmphosphatase im Stuhl – ein Parameter der aktuellen Schädigung der Dünndarmschleimhaut. *Lehmann, F.-G., Cramer, P., Hillert, U., Hoge, R., Hufnagel, H.* (Marburg) 830

Das mikrosomale Äthanol oxidierende System (MEOS) und seine Induzierbarkeit durch chronische Alkoholgabe in Darm und Lunge. *Seitz, H., Lieber, C. S., Kommerell, B.* (Heidelberg/New York – USA) 834

Intestinale Absorption von Glukose, Wasser, Natrium und Xylose bei Personen mit regelmäßigem Alkoholkonsum. *Koch, W., Munzinger, R.* (Würzburg) 836

Veränderungen der Dünndarmschleimhaut bei Patienten mit renaler Osteopathie. *Samizadeh, A.* (Münster) 839

Wirkungsmechanismen von Bisacodyl: Die Rolle des Adenylatzyklasesystems und der Darmpermeabilität. *Farack, U., Loeschke, K., Nell, G.* (Homburg/München) 840

Morphologische Veränderungen des intestinalen autonomen Nervensystems bei Darmprozessen differenter Genese. *Schmidt, H., Riemann, J. F.* (Erlangen) 842

Vergleich der Wertigkeit von Cascara-Salax und X-Prep bei der Vorbereitung für Colonkontrastuntersuchungen. *Hain, P., Richter, D., Georgi, M.* (Mainz/Mannheim) 846

Verhalten der antralen Gastrin (G)- und Somatostatin (D)-Zellzahl sowie der immunoreaktiven Gastrin (IRG)- und Somatostatin (IRS)-Konzentration nach selektiver proximaler Vagotomie. *Arnold, R., Hülst, M. v., Miñana, I., Koop, H., Becker, H. D.* (Göttingen) 849

Vagale „Pancreatic Polypeptide"-Freisetzung bei der Ulkuskrankheit: ein Indikator für den Vagotonus? *Koop, H., Arnold, R., Becker, H. D., Börger, H. W., Keller, H.* (Göttingen) 851

Zum Abbau gastrointestinaler Hormone. *Reiss, M., Strunz, U.* (Erlangen) 854

Der Sekretionsmechanismus von intragastrischem Gastrin. *Hengels, K.-J., Fritsch, W.-P., Scholten, T., Müller, J. E.* (Düsseldorf) 855

XIII

Die Wirkung des HDC-Blockers (+)-Catechin auf die menschliche Magenschleimhaut bei akuten und chronischen Erkrankungen. *Reimann, H.-J., Swoboda, K., Wendt, P., Blümel, G., Schmidt, U., Rakette, S., Ultsch, B.* (München) 859
Untersuchungen zur Optimierung der kombinierten Anwendung von Cimetidin und Pirenzipin beim Menschen. *Londong, W., Londong, V., Weber, T., Werder, K. v.* (München) 863
Zelluläre Wirkungen von Somatostatin und Pirenzipin im Antrum der Ratte. *Tischbirek, K., Feurle, G. E., Al Badavi, K., Helmstaedter, V., Forssmann, W. G., Lehy, T.* (Heidelberg/ Paris) 867
Die Wirkung eines Prostaglandin-Analogs auf die Pentagastrin-stimulierte Säuresekretion bei gesunden Probanden. *Simon, B., Müller, P., Kather, H., Kommerell, B.* (Heidelberg) ... 871
Prostaglandin E_2 hat zytoprotektive Wirkungen auf die Magenschleimhaut beim Menschen. *Ruppin, H., Person, B., Domschke, W., Robert, A.* (Erlangen/Kalamazoo – USA) 873
Wirkung von Domperidon auf die Abheilung des Ulcus ventriculi. Eine Placebo-kontrollierte Doppelblindstudie. *Weihrauch, T. R., Scheidt, E., Ewe, K.* (Mainz) 875
Medikamentös bedingte Ösophagusgeschwüre. *Wienbeck, M., Kuhnert, H., Rohner, H. G., Berges, W.* (Düsseldorf/München/Gladbeck) 878
Welche Faktoren beeinflussen den Erfolg einer konservativen Behandlung der Refluxösophagitis? *Sonnenberg, A., Berges, W., Wienbeck, M., Lepsien, G., Siewert, J. R., Blum, A. L.* (Düsseldorf/Göttingen/Zürich) 882
Zur adaptiven Relaxation des Magens. *Strunz, U.* (Erlangen) 886

Stoffwechsel

Synthese von Cholesterin, Gallensäuren und VLDL-Triglyceriden bei familiärer kombinierter Hyperlipidämie. *Beil, F. U., Grundy, S. M.* (Heidelberg/La Jolla – USA) 886
Untersuchungen zur familiären Hyperchylomikronämie. *Augustin, J., Poli, A., Hodenberg, E. v., Greten, H., Baggio, G., Fellin, R., Crepaldi, G.* (Heidelberg) 889
Zur Genetik der familiären Hyper-alpha-Lipoproteinämie. *Heckers, H., Brachthäuser, R., Fuhrmann, W.* (Gießen) 889
Die Vergrößerung des rauhen endoplasmatischen Retikulums – ein charakteristischer Zelldefekt bei familiären Hyperlipoproteinämien. *Koschinsky, T., Schwippert, B., Bünting, C., Maug, A., Gries, F. A., Canzler, H.* (Düsseldorf/Hannover) 896
Der Einfluß von i.v. Heparin- und/oder oraler Fettgabe auf die Morphologie menschlicher Lipoproteine. *Bode, G., Klör, H.-U., Ditschuneit, H.* (Ulm/Oklahoma – USA) 899
Der Einfluß von Menge und Art des Nahrungsfettes auf die Lipide in den HDL des Serums beim Menschen. *Wolfram, G., Adam, O., Zöllner, N.* (München) 902
Der Einfluß einer chronischen β-Rezeptorenblockade auf den Kohlenhydrat- und Fettstoffwechsel und deren hormonelle Regulation bei Hochdruckkranken. *Franz, I.-W., Lohmann, F. W., Koch, G., Agrawal, B., Hoenle, R.* (Berlin) 905
Einfluß eines Sojabohnen-Pektin-Gemisches auf Lipoproteinlipide und Apolipoproteine im Serum. *Richter, W., Weisweiler, P., Schwandt, P.* (München) 909
Abnorme HDL-Komposition nach Alkoholabusus. *Klose, G., Middelhoff, G., Greten, H.* (Heidelberg) 912
Regulation der Sterin-Synthese in menschlichen Leukozyten. *Krone, W., Betteridge, D. J., Galton, D. J.* (Heidelberg/London) 914
Der Einfluß von Steroidhormonen auf die Low-Density-Lipoprotein (LDL)-Rezeptoraktivität in Hautfibroblasten. *Henze, K., Chait, A., Bierman, E. L.* (Seattle – USA) 917
Regulation der Cholesterinsynthese durch Plasmalipoproteine im kultivierten Dünndarm – Hinweise auf einen LDL-Rezeptor. *Stange, E. F., Preclik, G., Alavi, M., Schneider, A., Ditschuneit, H.* (Ulm) 919
Humane intestinale Fettsäure: CoA-Ligase für langkettige Fettsäure. *Bierbach, H., Wieser, T.* (Mainz) 922
Untersuchungen des Harnsäurestoffwechsels Gesunder unter oraler Purinbelastung mit Hilfe stabiler Isotopen. *Löffler, W., Gröbner, W., Medina, R., Zöllner, N.* (München/Freising-Weihenstephan) 926
Der Einfluß von Purinen sowie Oxipurinol auf den Pyrimidinstoffwechsel in menschlichen Lymphozytenkulturen. *Banholzer, P., Gröbner, W., Zöllner, N.* (München) 928
Ausdauertraining und Serum-Lipoproteine – Aufbau und Motivationsarbeit einer Zwei-Jahres-Prospektivstudie. *Backs, C., Weisweiler, P., Hüllemann, K. D., Schwandt, P.* (Prien/München) 931

Ausdauertraining und Serumlipoproteine − Einfluß eines fünfmonatigen Ausdauertrainings auf die Serumlipoproteine. *Weisweiler, P., Backs, C., Schwandt, P., Hüllemann, K. D.* (München/Prien) 933

Die Behandlung der Adipositas durch eiweißsubstituiertes Fasten − Ergebnisse einer multizentrischen Studie. *Ditschuneit, H. H., Wechsler, J. G., Fußgänger, R.-D., Ditschuneit, H.* (Ulm) 936

Veränderungen klinischer und klinisch-chemischer Parameter unter stationärer Nulldiät im Vergleich zu einer Kontrollgruppe. *Schuler, B., Schmülling, R.-M., Luft, D., Eggstein, M.* (Tübingen) 939

Zum Dualismus der Katecholaminwirkung auf die Depotfettmobilisation beim Menschen: Einfluß von totalem Fasten. *Kather, H., Pries, J., Ring, I., Schrader, V., Simon, B.* (Heidelberg) 943

Diabetes

Verbesserte Diabeteseinstellung mit Hilfe tragbarer Insulinsteuergeräte. *Renner, R., Hepp, K. D., Mehnert, H.* (München) 945

Des-Phe-Insulin-haltige Insuline im intraindividuellen Vergleich zu handelsüblichen Präparaten. *Sachse, G., Federlin, K.* (Gießen) 953

Wertigkeit von Insulinrezeptorbestimmungen für die klinische Diabetologie. *Dreyer, M., Mangels, W., Siemers, U., Kühnau, J., Maack, P., Holle, A., Rüdiger, H. W.* (Hamburg) . 955

Früh- und Spätwirkung des Insulins bei der Behandlung der diabetischen Ketoazidose. *Trapp, V. E., Paul, P., Reichard, G. A., Owen, O. E.* (Philadelphia − USA) 959

Ketonämie und Ketonkörperbildungsrate bei insulinabhängigen Diabetikern nach kurzfristigem Insulinentzug. *Sonnenberg, G. E., Keller, U., Berger, W.* (Basel) 959

Veränderter Insulinmetabolismus bei körperlich Trainierten. *Wirth, A., Diehm, C., Mayer, H., Schlierf, G.* (Heidelberg) 962

Eßverhalten jugendlicher Diabetiker. *Toeller, M., Engelhardt, B., Groote, A. C., Gries, F. A.* (Düsseldorf) 964

Eliminationskinetik von synthetischem humanem C-Peptid beim Menschen mit normaler und stark eingeschränkter Nierenfunktion. Fehlen einer Beeinflussung der körpereigenen Beta-Zell-Sekretion durch C-Peptid. *Zilker, T., Zilker, G. A., Ermler, R., Yanaihara, N., Bottermann, P.* (München) 967

Relation von Insulin zu C-Peptiden unter Anwendung antikonzeptioneller Steroide. *Hausmann, L., Friedhoff, J., Kaffarnik, H.* (Marburg) 972

Wirkung des neuen Glykosidhydrolasenhemmers Acarbose (Bay g 5421) auf den Stoffwechsel von Diabetikern. *Willms, B., Sachse, G., Unger, H.* (Bad Lauterberg) 975

Blutglucose und Seruminsulin nach oraler Applikation von Palatinit im Vergleich zu Glucose bei Diabetikern vom Erwachsenentyp. *Drost, H., Gierlich, P., Spengler, M., Jahnke, K.* (Wuppertal) 978

Studien zum Antagonismus von Insulin und Glucagon bei der Regulation der hepatischen Glucoseabgabe. *Böttger, I., Dietze, G., Wicklmayr, M., Häring, H. U., Schifman, R.* (München) 981

Einfluß von kurzfristigen Blutzuckerschwankungen auf die HbA_{1a-c}-Konzentration bei subklinischem Diabetes mellitus und alloxandiabetischen Ratten. *Sachse, G., Koch, U., Laube, H.* (Gießen) 985

„Insulin Like Activity" von Bradykinin auf den Aminosäurenstoffwechsel des Skelettmuskels. *Schifman, R., Dietze, G., Wicklmayr, M., Mehnert, H., Böttger, I.* (München) 988

Einfluß von Diabetestyp, Stoffwechselkontrolle (HbA1), Therapieform und Diabetesdauer auf HDL-Cholesterin und Plasmalipide bei Typ-I- und Typ-II-Diabetes mellitus. *Prager, R., Schernthaner, G., Mühlhauser, I., Müller, M.* (Wien) 991

Hypertonie und Arteriosklerose. Eine Multivarianzanalyse bei Diabetikern mit arterieller Verschlußkrankheit. *Janka, H. U., Standl, E., Mehnert, H.* (München) 994

Diagnostische Problematik beim organischen Hyperinsulinismus. *Landgraf, R., Landgraf-Leurs, M. M. C., Wirsching, R., Spelsberg, F.* (München) 997

Die Lokalisationsidiagnostik von Insulinomen durch perkutane transhepatische Pfortadersondierung mit gezielter Blutentnahme. *Beyer, J., Cordes, U., Atzpodien, W., Georgi, M., Günter, R., Thelen, M., Kümmerle, F., Happ, J., Krause, U.* (Mainz) 1000

Gefrierkonservierung (−196° C) tierischer und menschlicher Pankreasinseln zur Transplantation bei Diabetes mellitus. *Bretzel, R. G., Schneider, J., Dobroschke, J., Schwemmle, K., Federlin, K.* (Gießen) 1003

Einfluß verschiedener Stoffwechselparameter auf die Protein- und Basalmembransynthese in isolierten Glomerula diabetischer Ratten. *Hasslacher, C., Wahl, P.* (Heidelberg) 1007

Pankreas

Analyse des Isoamylasemusters: Rationelle Methoden und deren Anwendung bei Patienten mit Amylaseerhöhung unklarer Ätiologie. *Dürr, H. K., Wachter, W., Bode, C., Bode, J. C.* (Marburg) 1009

Vergleichende Untersuchungen zur Wertigkeit eines neuen Serumtrypsintests für die Diagnose der akuten Pankreatitis. *Hansen, W., Haberland, H., Goldmann, F. L.* (München) 1012

Serumenzymbestimmung zur Diagnostik der chronischen Pankreatitis? *Lankisch, P. G., Luerßen, K., Koop, H., O'Donnell, M. D., Arglebe, C.* (Göttingen/Dublin) 1014

Der Pancreolauryltest: ein Screeningtest für die Diagnostik der chronischen Pankreatitis? *Lankisch, P. G., Schreiber, A., Otto, J., Koop, H., Caspary, W. F.* (Göttingen) 1017

Screeningmethoden des exokrinen Pankreas (FDL-, PABA-Test, Stuhlchymotrypsinbestimmung) im Vergleich zum Sekretin-Pankreozymintest. *Stock, K. P., Schenk, J., Schmack, B., Domschke, W.* (Erlangen) 1021

Einfluß von Somatostatin auf den Verlauf der Pankreatitis. *Limberg, B., Kommerell, B.* (Heidelberg) 1024

Sekretionsverhalten des pankreatischen Polypeptids (PP) nach Gabe von Glukagon und Secretin bei Normalpersonen und Patienten mit primärem Hyperparathyreoidismus (PHPT). *Windeck, R., Eysselein, V., Singer, M., Goebell, H., Reinwein, D.* (Essen) 1025

Untersuchungen zur exokrinen und endokrinen Pankreasfunktion bei 38 Patienten nach partieller Duodenopankreatektomie. *Freise, J., Zick, R., Rumpf, H. D., Canzler, H.* (Hannover) .. 1027

Hypophysenvorderlappenfunktion bei pankreatektomierten Patienten. *Phillip, J., Grabner, W., Schwille, P. O., Sailer, D., Pichl, J.* (Frankfurt/Straubing/Erlangen) 1031

Angiologie

Die Ultraschall-Doppler-(USD)-Sonographie der A. carotis. Ein klinischer Erfahrungsbericht. *Reimer, F., Wernheimer, D., Lange, J., Friedrich, B., Maurer, P. C., Becker, H. M.* (München) 1035

Geschlechtsspezifische Unterschiede der Gefäßalterung. *Treese, N., Ungern-Sternberg, A. v.* (Mainz) 1038

Plasma-β-Thromboglobulinspiegel und Thrombozytenaggregation bei Patienten mit arterieller Verschlußkrankheit unterschiedlicher Schweregrade. *Standl, E., Janka, H. U.* (München) . 1041

Grenzen der Frühdiagnose tiefer Beinvenenthrombosen mit radiojodmarkiertem Fibrinogen. *Wuppermann, T., Rath, N. F., Zielonka, J., Pretschner, D. P., Fahr, C.* (Hannover) 1044

Zur thrombosehemmenden Wirkung von Azetylsalizylsäure und Dipyridamol. *Kirchmaier, C. M., Reinfelder, G., Sehrbrock, M., Trautmann, O., Bender, N., Breddin, K.* (Frankfurt) . 1050

Zur Wirksamkeit der Thrombolyse mit Urokinase am Beispiel des Paget-von-Schroetter-Syndroms. *Zimmermann, R., Mörl, H., Harenberg, J., Wahl, P., Kuhn, H. M., Gerhardt, P., Prager, P.* (Heidelberg) 1053

Hämatologie

Hemmung der autologen gemischten Lymphocytenkultur bei Morbus Hodgkin. *Begemann, M., Claas, G., Falke, H.* (Marburg) 1055

Fibrinogenspaltprodukte als Aktivitätszeichen des M. Hodgkin. *Girmann, G., Pees, H.* (Homburg) 1059

Aussagefähigkeit der Lymphographie bei der Lymphogranulomatose. Ist die Lymphographie überholt? *Schoppe, W. D., Fischer, J. T., Jungblut, R. M., Bremer, G.* (Düsseldorf) 1063

Untersuchungen zur Proteinsynthese in Non-Hodgkin-Lymphomen. *Emmerich, B., Thiel, E., Schneider, N., Maurer, R., Baier, R., Rastetter, J.* (München) 1066

Die prognostische Bedeutung der Art des Behandlungserfolges bei Non-Hodgkin-Lymphomen. *Herrmann, R., Barcos, M., Stutzman, L.* (Heidelberg/Buffalo – USA/Montreal) 1070

Die prognostische Relevanz der verschiedenen Stadieneinteilungen und der Lymphozytenverdopplungszeit bei der chronischen lymphatischen Leukämie. *Bremer, K., Schmalhorst, U., Grisar, T., Jansen, H., Mattheus-Selter, I., Brittinger, G.* (Essen) 1072

Maligne Zweiterkrankungen bei Morbus Hodgkin, Plasmozytom und chronischer myeloischer Leukämie nach Strahlen- und zytostatischer Therapie. *Ostendorf, P., Zimmermann, R., Freund, M., Wilms, K., Benöhr, H.-C., Waller, H. D.* (Tübingen) 1076

Immunologische Diagnostik bei Haarzell-Leukämie. *Bross, K. J., Engelhardt, R., Löhr, G. W., Schmidt, G. M., Blume, K. G.* (Freiburg/Duarte – USA) 1080

Klassifizierung akuter Leukosen mit Hilfe monoklonaler Antikörper: Nachweis von zwei unterschiedlichen Blastentypen bei der AMML. *Wernet, P., Ziegler, A., Britzelmeier, C., Ostendorf, P., Milstein, C., Wilms, K., Waller, H. D.* (Tübingen) 1084

5'-Nukleotidase auf der Oberfläche von peripheren Zellen bei Leukämien und Lymphomen. Ein neuer Marker zur Differentialdiagnose? *Gutensohn, W., Emmerich, B., Berdel, W. E., Siegert, W., Theml, H., Thiel, E.* (München) 1084

Proliferationsverhalten hämatopoetischer Vorstufen in Methylcellulosekulturen bei Polycythämia vera. *Heilmann, E., Essers, U.* (Münster/Aachen) 1087

Morphologie von Erythrozytenschatten als in vivo-Trägersysteme. *Sprandel, U., Chalmers, R. A.* (Harrow) 1090

Klassen- und Leichtkettentypenverteilung von Doppelparaproteinämien. *Kövary, P. M., Hultsch, E., Janning, G., Weyer, F. G.* (Münster/Hannover) 1093

Klinische und immunologische Aspekte der Doppelparaproteinämie. *Schmidt, R. E., Niese, D., Illiger, H. J., Stroehmann, I.* (Bonn) 1094

Die Neuropathie bei monoklonalen Gammopathien. *Fateh-Moghadam, A., Besinger, U. A., Toyka, K. V., Kissel, H.* (München) 1097

Neue Aspekte in der Therapie des multiplen Myeloms: Kultur und Zytostatikasensitivitätstestung von Myelomstammzellen. *Ludwig, H.* (Wien) 1101

Glucocorticoidrezeptoren bei Leukämien und malignen Lymphomen. *Ho, A. D., Hunstein, W., Schmid, W.* (Heidelberg) 1105

Zur Therapie der prolymphozytären Leukämie: Splenektomie und Doxorubicin. *Meusers, P., König, E., Brittinger, G.* (Essen) 1108

Langzeitergebnisse mit einer niedrig dosierten initialen cytostatischen Therapie bei akuter Myeloblastenleukämie. *Essers, U., Ewers, M., Knechten, H., Knechten, H.* (Aachen) 1112

Hämopoetische Regeneration nach aggressiver Chemotherapie mit und ohne parenterale Ernährung. *Hartlapp, J. H., Illiger, J. H., Labedzki, L.* (Bonn) 1115

Hämostasiologie

Elimination von des-A-Fibrin und des-AB-Fibrin bei Kaninchen. *Kemkes, B., Herrmann, U., Mahn, I., Müller-Berghaus, G.* (Gießen) 1116

Untersuchungen zur Interaktion von ^{125}I-des-AB-Fibrin und ^{131}I-Fibrinogen. *Kröhnke, I., Mahn, I., Krell, W., Müller-Berghaus, G.* (Gießen) 1118

Gerinnungsfaktoren (Faktor XIII, Thrombin) als Wachstumsfaktoren der Fibroblasten. *Bruhn, H. D., Christophers, E., Pohl, J.* (Kiel) 1120

Wirkung von Corynebakterium parvum auf die Gerinnung bei Patienten mit metastasierendem Mammakarzinom. *Harenberg, J., Fritze, D., Zimmermann, R., Baumgärtner, A., Haas, R.* (Heidelberg) 1123

Diffuse intravasale Gerinnung: eine mögliche Komplikation nach LeVeen-Shunt-Implantation. *Murr, H., Grunst, J., Rindfleisch, G. E., Hiller, E.* (München) 1126

Häufigkeit und Bedeutung der Pseudohyperkaliämie bei Thrombozytosen und Thrombozythämien. *Mödder, B., Meuthen, I., Heidenreich, U.* (Köln) 1129

Assoziation von HLA-DRw 6, Bw 16 (38) mit hereditärer idiopathischer thrombozytopenischer Purpura. *Müller, C., Müller, G., Kömpf, J., Ostendorf, P., Rössler, R., Wernet, P.* (Tübingen) 1133

XVII

Pulmologie

Rechnerunterstützte Ganzkörperplethysmographie. *Heise, D., Trendelenburg, F.* (Homburg)   1136
Die spiroergometrische Bestimmung der „anaeroben Schwelle" bei gestörter Lungenfunktion. *Reinhard, U., Schmülling, R.-M., Müller, P. H., Kölle, W., Dudda, G., Kochsiek, K.* (Tübingen) 1139
Bestimmung des Mischluftanteils exspiratorischer Partialdruckkurven von CO_2, He, Ar und SF_6 zur Diagnostik des Lungenemphysems. *Worth, H., Zapletal, A., Smidt, U.* (Moers) 1142
Änderung des Angiotensin-Converting-Enzyms als Kriterium für den Verlauf einer Sarkoidose. *Baur, X., Fruhmann, G., König, G., Dahlheim, H.* (München) 1145
Veränderungen der Converting Enzymaktivität bei lungenverkleinernden Eingriffen und beim Bronchialkarzinom. *Heck, I., Spilker, G., Niederle, N., Bierbaum, W., Stumpe, K., Krück, F.* (Bonn/München/Essen) 1149
Messungen der Diffusionskapazität der Lunge und der arteriellen Blutgase zur Therapiekontrolle der Linksherzinsuffizienz. *Böselt, G., Hartmann, W., Fabel, H.* (Hannover) 1152
Spurenanalyse am transbronchialen Lungenbioptat: Neue Wege in der Diagnostik der Asbestose. *Kronenberger, H., Morgenroth, K., Meier-Sydow, J., Schneider, M., Tuengerthal, S.* (Frankfurt/Bochum) 1155
Die Bedeutung des inhalativen Provokationstests für die Diagnose der exogen-allergischen Alveolitis. *Fruhmann, G., Baur, X., König, G.* (München) 1161
Nachweis von Antikörpern gegen Getreideallergene bei Mehlexponierten – Eine vergleichende Untersuchung zwischen Radio-Allergo-Sorbens-Test (RAST), Haut- und inhalativem Provokationstest. *Thiel, H., Valenzuela, A., Rasche, B., Ulmer, W. T.* (Bochum) 1165
Serologisch-immunologische Grundlagen der spezifischen Hyposensibilisierung bei Respirationsallergien und deren katamnestische Beurteilung. *Michel, M., Huber, L.* (Berlin) 1170
Lungenfunktionelle Verlaufskontrollen bei Ziervögelhaltern mit exogen-allergischer Alveolitis nach Allergenkarenz. *Costabel, U., Matthys, H.* (Freiburg) 1173
Co-Diffusionskapazität – empfindlichster Kontrollparameter der immunsuppressiven Therapie histologisch gesicherter Lungenfibrosen. *Petermann, W., Schlaak, M.* (Kiel) 1176
Weitere Untersuchungen über die Langzeitprognose der idiopathischen Lungenfibrose unter Therapie mit Azathioprin oder D-Penicillamin und Prednison. *Rust, M., Meier-Sydow, J.* (Frankfurt) 1179
Einschränkung der körperlichen Leistungsfähigkeit bei Patienten mit Leberzirrhose. Beziehung zu Störungen des pulmonalen Gasaustausches. *Huber, A., Schomerus, H., Reinhard, U.* (Tübingen) 1182

Infektionskrankheiten

Vergleichende Pharmakokinetik und Mikrobiologie während achttägiger Therapie mit Cefaclor und Cefadroxil. *Lode, H., Hampel, B., Koeppe, P., Wagner, J.* (Berlin) 1186
Cefoperazon/Cefotaxim – Klinische und pharmakokinetische Untersuchungen mit zwei neuen Cephalosporinen. *Kemmerich, B., Lode, H., Belmega, G., Jendroschek, T., Koeppe, H., Wagner, J.* (Berlin) 1189
Modulation zellulärer und humoraler Abwehrfunktionen durch Immunglobuline bei bakteriellen Infektionen. *Zabel, P., Schlaak, M.* (Kiel) 1193
Adhärenz von E. coli an Uroepithelien – Einfluß des Zyklus. *Riedasch, G., Ritz, E., Möhring, K., Preugschat, I.* (Heidelberg) 1196
Experimentelle Studie zur Therapie der bakteriellen interstitiellen Nephritis. *Lison, A. E., Haßkamp, T., Möhlenkamp, H., Sibum, B., Speich, T., Müller, K. M.* (Münster) 1198
Häufigkeit und pathophysiologische Aspekte der INH-Hepatitis bei tuberkulostatischer Kombinationsbehandlung. *Musch, E., Eichelbaum, M., Wang, J. K., Sassen, W. v., Dengler, H. J.* (Bonn) 1201

Rheumatologie

Zellulärimmunologische Auffälligkeiten bei Patienten mit rheumatoider Arthritis: Hinweise auf einen immunologischen Regulationsdefekt. *Lemmel, E.-M., Möbus, H., Botzenhardt, U.* (Mainz) 1206

Untersuchungen über die Monozytenkinetik bei der rheumatoiden Arthritis (RA). *Dreher, R., Röbe-Oltmanns, B., Federlin, K.* (Gießen) 1206
Lasernephelometrische Bestimmungen von zirkulierenden Immunkomplexen und Rheumafaktoren im Verlauf von Erkrankungen des rheumatischen Formenkreises (rheumatoide Arthritis, SLE, Sklerodermie). *Debus, M., Helmke, K., Dreher, R., Teuber, J., Federlin, K.* (Gießen) 1209
Auswertung einer Basisdokumentation bei 1000 Fällen von rheumatoider Arthritis. *Franke, M. v., Engel, J. M., Ströbel, G.* (Baden-Baden) 1214
Kombination von Morbus Bechterew, Morbus Reiter und sekundärer Amyloidose. *Heidenreich, W., Jontofsohn, R., Faber, M., Schollmeyer, P.* (Freiburg) 1218
Ösophagusmotilität bei rheumatoider Arthritis. *Berges, W., Beck, C., Jacobi, E., Wienbeck, M.* (Düsseldorf) 1219

Klinische Pharmakologie

Einfluß von Lebererkrankungen und mesocavalem Shunt auf die Pharmakokinetik, biologische Verfügbarkeit und Wirkung von Verapamil. *Eichelbaum, M., Albrecht, M., Kliems, G., Schäfer, K., Somogyi, A.* (Bonn) 1222
Arzneimittelelimination bei primär biliärer Zirrhose. *Epping, J., Zilly, W., Richter, E., Heusler, H.* (Würzburg) 1224
Gestörter Medikamentenmetabolismus bei Patienten mit Gilberts-Syndrom (GS). *Kutz, K., Gugler, R., Lindstaedt, H., Miederer, S. E.* (Bonn) 1228
Toxischer Leberzerfall bei Carbromalvergiftung? *Hein, D., Königshausen, T., Borchard, F., Trobisch, H., Fritsch, W.-P.* (Düsseldorf) 1228
Einfluß des Alterns auf die Kinetik von Diazepam und Desmethyldiazepam. *Ochs, H. R., Bodem, G., Otten, H.* (Bonn) 1231
Der Einfluß von Glukocorticosteroiden auf die Amoxicillinresorption. *Höffken, G., Lode, H., Köppe, P.* (Berlin) 1233
Der Einfluß von Rifampicin auf die Pharmakokinetik von Theophyllin. *Zilly, W., Staib, A. H., Epping, J., Schuppan, D.* (Bad Brückenau/Frankfurt/Würzburg) 1236
Einfluß einer tuberkulostatischen Therapie auf die Kinetik von Diazepam und Desmethyldiazepam. *Ochs, H. R., Bodem, G., Dengler, H. J.* (Bonn) 1240
Untersuchungen zur kardialen und peripheren Wirkung von Meproscillarin bei Herzgesunden und Patienten mit Schlafmittelintoxikationen. *Gilfrich, H. J., Schuster, C. J., Schuster, H.-P., Schölmerich, P.* (Mainz) 1243
Einfluß von Clonidin auf die Plasmakatecholaminspiegel unter Ruhebedingungen und unter submaximaler Ergometerbelastung. *Hausen, M., Mäurer, W., Thomas, I., Kübler, W.* (Heidelberg) 1246
Nikotinwirkungen beim Zigarettenrauchen unter gleichzeitiger Gabe von Verapamil (Isoptin). *Spohr, U., Hieronymus, K., Müller, M., de Vries, J., Mörl, H., Kreußer, W., Comberg, U., Augustin, J., Schömig, A., Weber, E.* (Heidelberg) 1249
Funktion und Interaktion von Sulfinpyrazon bei antikoagulierten Patienten. *Walter, E., Staiger, C., Weber, E., Zimmermann, R.* (Heidelberg) 1253
Pharmakokinetik und Pharmakodynamik von Furosemid bei Normalpersonen, Leberzirrhose mit Ascites und terminaler Niereninsuffizienz. *Keller, E., Hoppe-Seyler, G., Knauf, H., Schollmeyer, P.* (Freiburg) 1257
Plasmaspiegel, Urinausscheidung und antihypertensiver Effekt von Guanfacin bei Patienten mit unterschiedlicher Nierenfunktion. *Kirch, W., Köhler, H., Braun, W.* (Mainz) 1261
Pharmakokinetik von Hydrochlorothiazid und Triamteren bei gestörter Nierenfunktion. *Knauf, H., Mutschler, E., Niemeyer, E., Schäfer, C., Schollmeyer, P., Wais, U.* (Frankfurt/Freiburg) 1264
Einfluß einer Dauertherapie mit D-Penicillamin auf die Digoxinplasmaspiegel. *Würkert, K., Rohde, H. J., Gilfrich, H. J.* (Mainz) 1265
Besteht zwischen Chinidin und Digitoxin eine klinisch relevante Interaktion? *Peters, U., Risler, T., Grabensee, B., Falkenstein, U., Krokou, J.* (Düsseldorf) 1268
Resorption und Elimination von β-Acetyldigoxin unter zytostatischer Therapie. *Kuhlmann, J., Zilly, W., Wilke, J., Borgmeier, B.* (Würzburg/Bad Brückenau) 1272

Farbsehstörungen unter Digoxintherapie. *Alken, R. G., Semjan, R., Miller, A., Rietbrock, N.* (Frankfurt) 1276
Die pharmakologische Beeinflußbarkeit der belastungsinduzierten Ischämiereaktion des linken Ventrikels bei koronarer Herzkrankheit (KHK). Radiokardiographische Untersuchungen mit Nitroglycerin (NTG) und Isosorbiddinitrat (ISD). *Klein, C.-P., Brill, G., Oberhausen, E., Bette, L.* (Homburg) 1280
Hemmung der Dihydrofolatreduktase menschlicher Leukozyten durch Triamteren und seine Metaboliten. *Schalhorn, A., Siegert, W., Sauer, H., Wilmanns, W.* (München) 1284

Symposium:
Klinische Therapieprüfung

Einführung zum Thema. *Neuhaus, G. A.* (Berlin) Referat 1288
Alternativen klinischer Therapiebeurteilung. *Überla, K. K.* (München) Referat 1291
Chemotherapie und Immuntherapie zur Erhaltung der kompletten Remission bei akuter myeloischer Leukämie — eine monozentrische kontrollierte klinische Studie in der Planung. *Büchner, T., Urbanitz, D., Wingert, F.* (Münster) Referat 1296
Praktische Grenzen kontrollierter multizentrischer Therapiestudien am Beispiel des fortgeschrittenen inoperablen Prostatakarzinoms. *Nagel, R.* (Berlin) Referat 1304
Zum Aussagewert prospektiver Studien in der Onkologie. *Havemann, K., Dudeck, J.* (Marburg/Gießen) Referat 1316
Chirurgisch-internistische Therapiestudie über die postoperative Rezidivprophylaxe des Morbus Crohn — Durchführung einer partiellen randomisierten Studie. *Ewe, K., Herfarth, C., Malchow, H.* (Mainz/Ulm/Tübingen) Referat 1327
Sekundärprophylaxe bei Zustand nach Herzinfarkt. Ergebnisse, Methodik und Probleme einer prospektiven multizentrischen Studie zur Wirkung von Azetylsalicylsäure, Phenprocoumon und Placebo. *Breddin, H. K., Überla, A. K.* (Frankfurt/München) Referat 1338
Klinische Therapiebeurteilung — Zusammenfassung für die Diskussion. *Jesdinsky, H. J.* (Düsseldorf) Referat 1349

Intensivmedizin

Zur nosokomialen Infektion der Atemwege auf einer internistischen Intensivstation: Erregerspektrum und Antibiotikaempfindlichkeit. *Schoeller, R., Alexander, M.* (Berlin) 1353
Forcierte Diurese in der Behandlung der akuten schweren INH-Vergiftung. *Weilemann, L. S., Gilfrich, H. J., Schuster, H. P., Rey, C.* (Mainz) 1358
Cerebrale Spätfolgen tiefer Komata durch exogene Intoxikationen. *Seyfeddinipur, S., Okonek, N.* (Mainz) 1361
Wirkung und Elimination eines neuen kolloidalen Plasmaersatzmittels — Mittelmolekulare Hydroxyäthylstärke 200/0,5. *Köhler, H., Clasen, R., Linfante, A., Gamm, H., Pitz, H.* (Mainz) 1365
Die Schockleber: Eine retrospektive klinische Studie. *Halbritter, R., Mayr, H., Jahrmärker, H., Rackwitz, R., Niebel, J.* (München) 1369
Klinische Bedeutung der Hyperlaktatämie. *Luft, D., Novotny, A., Schmid, A., Stein, W., Eggstein, M.* (Tübingen) 1373

Endokrinologie

β-Endorphinspiegel im Plasma von Patienten nach Stimulation der Hypophysenfunktion. *Laube, H., Sachse, G., Breidenbach, T., Teschemacher, H.* (Gießen) 1378
Adrenocorticotropin (ACTH), melanozytenstimulierendes Hormon (α-MSH) und β-Endorphin bei Patienten mit Bronchialkarzinom. *Gropp, C., Havemann, K., Scheuer, A., Sostmann, H., Koch, G., Kalbfleisch, H.* (Marburg) 1380

Die Bedeutung der metabolischen Serumclearancerate des Luteinisierungshormon-Releasinghormons (MCR LHRH) als Indikator des endogenen LHRH-Status – Modulation durch Östrogene. *Rosanowski, C., Tharandt, L., Benker, G., Reinwein, D.* (Essen) 1384
Langzeitergebnisse bei Cushing-Syndrom nach Adrenalektomie. *Krönke, H., Hackenberg, K., Benker, G., Reinwein, D., Hoff, H. G.* (Essen) 1387
Effekt von Lisurid auf Prolaktin-, Wachstumshormon- und Vasopressinsekretion bei Patienten mit Prolaktinom oder Akromegalie. *Ebeling, J., Desaga, U., Frahm, H.* (Hamburg) 1390
Über das Verhalten von Renin und Aldosteron bei Patienten mit adrenaler Insuffizienz. *Jungmann, E., Magnet, W., Schöffling, K.* (Frankfurt) 1393
Zirkulierende Antikörper gegen Membranantigene isolierter Schweinethyreozyten bei Patienten mit Morbus Basedow. *Grün, R., Hopf, U., Fiek, T., Meyer zum Büschenfelde, K. H.* (Berlin) 1397
Klinische Bedeutung und Nachweismethoden von Autoantikörpern gegen Schilddrüsenhormone. *Teuber, J., Helmke, K., Mäser, E., Grebe, S. F., Federlin, K.* (Gießen) 1399
Schilddrüsen-„stimulierende" Autoantikörper bei Patienten mit Typ I-Diabetes mellitus. *Schernthaner, G., Schleusener, H., Kotulla, P., Ludwig, H., Wenzel, B.* (Wien/Berlin) ... 1402
Experimentelle Untersuchungen zur Therapie von Thyreotoxikosen mit schilddrüsenhormonbindenden Proteinen. *Wahl, R., Bohner, J., Kallee, E., Anger, K., Schwick, H. G.* (Tübingen/Marburg) 1406
Plasmapherese an Hohlfasermembranen in der Behandlung der thyreotoxischen Krise. *Pickardt, C. R., Gröschel, G., Horn, K., Rinke, H., Schramm, W., Unterholzner, H.* (München) .. 1409
Therapiewahl und Behandlungsergebnis bei 749 Patienten mit autonomem Adenom der Schilddrüse. *Eickenbusch, W., Horster, F. A.* (Hagen/Düsseldorf) 1413
Retrospektive Studie zur Frage der konservativen Therapie der Hyperthyreose. *Schumm, P.-M., Usadel, K.-H., Schulz, F., Schumann, J., Schöffling, K.* (Frankfurt) 1415
Dipsogenic Effect of Small Doses of Vasopressin (ADH) in Dogs. *Szczepańska-Sadowska, E., Sobocińska, J., Sadowski, B.* (Warschau) 1420
Stimulation of Thirst and ADH Release After Intracranial Injection of Insulin in the Dog. *Kozłowski, S., Szczepańska-Sadowska, E., Sobocińska, J., Bąk, M., Czyżyk, A.* (Warschau) 1423
Endokrine Effekte der Lithiumlangzeitbehandlung bei Patienten mit endogener Depression: Latente Hypothyreose und „primärer" Hyperparathyreoidismus. *Conrad, A., Werner, W., Biro, G., Leicht, E.* (Homburg) 1426
Lokalisation des Phäochromozytoms durch Ultraschalltomographie – Vergleich mit anderen Untersuchungsverfahren. *Braun, B., Cordes, U., Günther, R., Kümmerle, F.* (Mainz) 1430
Plasmocytom-Parathormon (PTH)-unabhängige Osteoklasie. *Lilienfeld-Toal, H. v., Labedzki, L., Niederle, N., Keck, E., Schaefer, H. E.* (Bonn) 1436

Klinische Immunologie

Hemmung der Bildung von T-Zellkolonien bei Tumorpatienten. *Metzger, B., Grol, M., Schumacher, K.* (Stuttgart) 1436
Herabgesetzte T-Zellkolonienbildung bei Patienten mit malignen Tumoren. *Betzler, M., Herfarth, C., Flad, H. D., Ulmer, A. J.* (Ulm) 1436
Versuche zur Isolierung von autologen Antikörpern gegen Antigene, assoziiert mit Hodgkin- und Non-Hodgkin-Lymphomen. *Dölken, G., Löhr, G. W.* (Freiburg) 1439
Suppressorzell-induzierter Defekt der zellvermittelten Immunreaktivität beim Morbus Hodgkin. *Lenhard, V., Till, G., Manke, H. G., Drings, P.* (Heidelberg) 1442
Nachweis lytischer Komplementkomplexe (C59) bei der epimembranösen Glomerulonephritis. *Rauterberg, E. W., Schieck, C., Gehrig, T.* (Heidelberg) 1445
Starke Assoziation der idiopathischen perimembranösen Glomerulonephritis zu HLA-DR 3. *Müller, G., Müller, C., Wernet, P., Liebau, G., Kochsiek, K., Hayduk, K., Ising, H.* (Tübingen/Düsseldorf/Stuttgart) 1448
Zelluläre und humorale Immunreaktionen mit Streptokokkenantigenen bei Patienten mit chronischer Glomerulonephritis. *Gross, W. L., Staus, J., Schlaak, M., Hahn, G., Braun, D. G.* (Kiel/Basel) 1451
Natürliche Zytotoxizität beim Menschen: Stimulation in vivo durch Interferon. *Pape, G. R., Hadam, M. R., Eisenburg, J., Hofschneider, P.-H., Riethmüller, G.* (München) 1454

Klinische und immunologische Befunde bei Patienten mit variablem Immundefektsyndrom (CVID). *Peter, H. H., Bartholomäus, C., Meyer zu Schwabedissen, H., Pichler, W. J., Gendvilis, S., Wrabetz, W., Müller, R., Freyschmidt, J., Hesch, R. D., Deicher, H., Freischmidt, J.* (Hannover) 1458
Anti-γ-Globulinfaktoren bei monoklonalen Gammapathien. *Intorp, H. W., Leyssens, H.* (Münster) 1467
Verminderung früher Komplementkomponenten bei paraproteinämischer Xanthomatose. *Cassuto, J.-P., Kövary, P. M., Opferkuch, W., Maiolini, R., Herzberg, J., Schwartzkopff, W.,* (Nizza/Münster/Bochum/Bremen/Berlin) 1470
Eine seltene Kombination organspezifischer Autoimmunerkrankungen. *Müller, O. A., Horn, K., Schramm, W., Scriba, P. C., Thoenes, G.* (München) 1472
Nachweis von Seruminhibitions (SIF)- und Rosetteninhibitionsfaktoren (RIF) bei Myokarditis, Endokarditis und Postperikardiotomiesyndrom. *Maisch, B., Schubert, U., Grauer, W., Schuff-Werner, P., Berg, P. A.* (Tübingen) 1475
Heterogenität von Lebermembranautoantikörpern. *Manns, M., Meyer zum Büschenfelde, K. H., Hütteroth, T. H., Hess, G.* (Berlin) 1480
Weitere Untersuchungen zur T-Zellhyperreaktivität in NZB-Mäusen. *Botzenhardt, U., Stockinger, B., Lemmel, E.-M., Siegmund, V., Staneczek, J.* (Mainz) 1484

Psychosomatik

Die Funktion von Stationskonferenzen im Rahmen eines internistisch-psychosomatischen Stationskonzeptes. Entwicklung und Verarbeitung der emotionalen Belastungen der Mitarbeiter. *Gaus, E., Klingenburg, M., Simons, C., Westphale, C., Köhle, K.* (Ulm) 1487
Informed Consent in onkologischen Therapiestudien. *Kubanek, B., Simons, C., Köhle, K.* (Ulm) 1491
Die psychosomatische Untersuchung in der internistischen Praxis. *Maass, G.* (Wiesbaden) .. 1494
Die Intensivbehandlung als psychosomatisches Aufgabengebiet – Probleme und Konfliktmomente im Behandlungsteam. *Klapp, B. F., Laubach, W., Scheer, J. W.* (Gießen) 1499
Konsultations- und Liaisondienste. *Speidel, H.* (Hamburg) 1503
Langzeitergebnisse der Behandlung adipöser Patienten nach einem interdisziplinären gruppentherapeutischen Modell. *Koch, U., Kahlke, W., Gromus, B.* (Freiburg/Hamburg) 1507
Katamnestische Untersuchungen an 138 Patientinnen mit Anorexia nervosa. *Jörgens, V., Pavlovic, M., Greßnich, P., Berger, M., Zimmermann, H.* (Düsseldorf) 1510
Psychologische Behandlungsansätze bei essentiellen Hypertonikern. *Kallinke, D., Heim, P., Kulick, B.* (Heidelberg) 1512
Zur Psychodynamik der Verarbeitung von Herzoperationen. *Reimer, C., Flemming, B., Götze, P., Huse-Kleinstoll, G., Meffert, H.-J., Speidel, H.* (Hamburg) 1517
Fettstoffwechselstörung Typ IIa als hoher Risikofaktor für den Myocardinfarkt – Studie zu Krankheitseinsicht und -verhalten. *Weltner, C., Heckers, H., Klapp, B. F., Scheer, J. W.* (Wetzlar/Gießen) 1519
„Da es mich stach in meinen Nieren" (Psalm 73, 21). Über die Bedeutung psychosozialer Bedingungen für den Verlauf von Nierenerkrankungen. Ein Behandlungsversuch. *Huebschmann, H.* (Heidelberg) 1523

Symposium:
Schmerzentstehung und Schmerzbehandlung

Schmerzsyndrome in der Inneren Medizin und Neurologie. *Struppler, A.* (München) Referat 1528
Schmerzentstehung in Muskeln, Sehnen, Gelenken und Eingeweiden. *Schmidt, F.* (Kiel) Referat 1532
The Problem of Central Pain. *Bowsher, D.* (Liverpool) Referat 1535
Sympathisches Nervensystem und Schmerz. *Jänig, W.* (Kiel) Referat 1538
Experimental Model of Pain and Pain Provoked in Human by Convergence. *Albe-Fessard, D., Willer, J. C.* (Paris) Referat 1545

Mechanisms of Neurologic Pain and Measurements of Sensibility. *Lindblom, U.* (Stockholm) Referat 1545
Probleme der Schmerzmessung. *Handwerker, H. O.* (Heidelberg) Referat 1549
Electrical Stimulation of the Brain for Pain Control in Human. *Gybels, J.* (Leuven – Belgien) Referat 1553
Die Rolle der Neuropeptide in der spinalen Kontrolle des Schmerzes. *Zieglgänsberger, W.* (München) Referat 1559
Prinzipien der Schmerzbehandlung. *Struppler, A.* (München) Referat 1560

Anhang

Pathophysiologische Grundlagen der Neuroendokrinologie. *Pfeiffer, E. F.* (Ulm) 1563

Namenverzeichnis 1610
Sachverzeichnis 1618

XXIII

Vorsitzender

1980–1981 Prof. Dr. med. *H. Mehnert* – München

Vorstand

1980–1981 Prof. Dr. med. *H. Mehnert* – München
Prof. Dr. med. *E. Buchborn* – München
Prof. Dr. med., Dr. med. vet. h. c. *H. G. Lasch* – Gießen
Prof. Dr. med. *H. J. Dengler* – Bonn
Prof. Dr. med. *B. Schlegel* – Wiesbaden

Vorstand

1979–1980 Prof. Dr. med. *E. Buchborn* – München
Prof. Dr. med. *W. Gerok* – Freiburg
Prof. Dr. med. *H. Mehnert* – München
Prof. Dr. med., Dr. med. vet. h. c. *H. G. Lasch* – Gießen
Prof. Dr. med. *B. Schlegel* – Wiesbaden

Ehrenmitglieder

1891 Geh. Med. Rat. Prof. Dr. med. *R. Virchow* – Berlin

1894 Dr. Prinz *Ludwig Ferdinand von Bayern*

1902 Wirkl. Geh. Med. Rat Prof. Dr. med. *E. v. Leyden* – Berlin

1907 Wirkl. Geh. Rat Prof. Dr. med. *E. v. Behring* – Marburg
Geh. Rat Prof. Dr. med. *H. Curschmann* – Leipzig
Geh. Rat Prof. Dr. med. *P. Ehrlich* – Frankfurt/Main
Geh. Rat Prof. Dr. med. *W. Erb* – Heidelberg
Geh. Rat Prof. Dr. med. *E. Fischer* – Berlin
Geh. Rat Prof. Dr. med. *R. Koch* – Berlin
Geh. Rat Prof. Dr. med. *v. Leube* – Würzburg
Geh. Rat Prof. Dr. med. *A. Merkel* – Nürnberg
Geh. Rat Prof. Dr. med. *Naunyn* – Baden-Baden
Geh. San.-Rat Dr. med. *E. Pfeiffer* – Wiesbaden
Geh. Rat Prof. Dr. med. *Pflüger* – Bonn
Geh. Rat Prof. Dr. med. *H. Quincke* – Kiel
Prof. Dr. med. *v. Recklinghausen* – Straßburg
Prof. Dr. med. *Schmiedeberg* – Straßburg
Wirkl. Geh. Rat Prof. Dr. med. *M. Schmidt* – Frankfurt/Main

1912 Geh. Rat Prof. Dr. med. *C. F. v. Röntgen* – München

1923 Geh. Rat Prof. Dr. med. *Bäumler* – Freiburg
Geh. Rat Prof. Dr. med. *Lichtheim* – Bern

1924 Geh. Rat Prof. Dr. med. *v. Strümpell* – Leipzig
Geh. Rat Prof. Dr. med. *Schultze* – Bonn
Geh. Rat Prof. Dr. med. *R. Stintzing* – Jena
Geh. Rat Prof. Dr. med. *F. Penzoldt* – Erlangen

1927 Geh. Rat Prof. Dr. med. *F. Kraus* – Berlin
Geh. Rat Prof. Dr. med. *O. Minkowski* – Wiesbaden

1928	Geh. Rat Prof. Dr. med. *A. Goldschneider* — Berlin
1932	Geh. Rat Prof. Dr. *W. His* — Berlin
	Geh. Rat, Ob.-San.-Rat Prof. Dr. med. *R. Ritter v. Jaksch* — Prag
	Prof. Dr. med. *G. Klemperer* — Berlin
	Prof. Dr. med. *A. Koranyi* — Budapest
	Geh. Rat. Prof. Dr. med. *L. v. Krehl* — Heidelberg
	Geh. Rat Prof. Dr. med. *F. Moritz* — Köln
	Geh. Rat Prof. Dr. med. *F. v. Müller* — München
	Prof. Dr. med. *E. v. Romberg* — München
	Prof. Dr. med. *R. F. Wenckebach* — Wien
1935	Geh. Rat Prof. Dr. med. *W. Zinn* — Berlin
	Prof. Dr. med. *O. Naegeli* — Zürich
1936	Prof. Dr. med. *L. Brauer* — Wiesbaden
	Prof. Dr. med. *W. Mollow* — Sofia
1938	Prof. Dr. med. *O. Foerster* — Breslau
	Prof. Dr. med. *L. R. Müller* — Erlangen
	Prof. Dr. med. *H. Pässler* — Dresden
	Prof. Dr. med. *F. Volhard* — Frankfurt/Main
1949	Prof. Dr. med. *G. v. Bergmann* — München
	Prof. Dr. med. *A. Schittenhelm* — München
1950	Prof. Dr. med. *H. Dietlen* — Saarbrücken
1951	Prof. Dr., Dr. med. h. c., Dr. phil. h. c. *G. Domagk* — Elberfeld
	Prof. Dr. med. et theol. et phil. *A. Schweitzer* — Lambarene/Kongo
1952	Prof. Dr. med. *W. Heubner* — Berlin
1954	Prof. Dr. med. *M. Nonne* — Hamburg
	Prof. Dr. med. *R. Rössle* — Berlin
	Prof. Dr. med. *O. Rostoski* — Dresden
	Prof. Dr. med. *W. Frey* — Zollikon/Zürich/Schweiz
	Sir *H. Dale* — London
1955	Prof. Dr. med. et theol. *R. Siebeck* — Heidelberg
	Prof. Dr. med. *S. J. Thannhauser* — Boston/USA
1956	Prof. Dr. med. *F. A. Schwenkenbecher* — Marburg
	Prof. Dr. med. *E. Grafe* — Würzburg
	Prof. Dr. med. *E. Franck* — Istanbul
	Dr. med. h. c., Dr. phil. h. c. *F. Springer* — Heidelberg
1957	Prof. Dr. med., Dres h. c., Dr. rer. nat. h. c. *M. Bürger* — Leipzig
	Prof. Dr. med. *P. Klee* — Wuppertal
	Prof. Dr. med. *C. Oehme* — Heidelberg
	Prof. Dr. med., Dr. med. h. c. *W. Stepp* — München

Prof. Dr. med. *H. Schmidt* — Wabern b. Bern/Schweiz
Prof. Dr. med. *C. D. de Langen* — Utrecht/Holland
Prof. Dr. med. *E. Lauda* — Wien
Prof. Dr. med. *W. Loeffler* — Zürich/Schweiz

1958 Prof. Dr. med. *E. P. Joslin* — Boston/Mass./USA
Prof. Dr. med., Dr. med. h. c. *G. Katsch* — Greifswald
Prof. Dr. med., Dr. med. h. c., Dr. med. h. c. *A. Weber* — Bad Nauheim

1959 Prof. Dr. med. *P. Martini* — Bonn
Prof. Dr. med. *W. Weitz* — Hamburg

1960 Prof. Dr. med. *H. H. Berg* — Hamburg
Prof. Dr. med. *F. Kauffmann* — Wiesbaden

1961 Prof. Dr. med. *R. Schoen* — Göttingen

1962 Prof. Dr. med. *H. Pette* — Hamburg
Prof. Dr. med. *K. Hansen* — Neckargemünd

1963 Prof. Dr. med., Dr. med. h. c. *W. Brednow* — Jena
Prof. Dr. med. *H. Reinwein* — Gauting b. München
Prof. Dr. med. *H. H. Bennhold* — Tübingen

1964 Prof. Dr. med., Dr. med. h. c., Dr. rer. nat. h. c. *H. W. Knipping* — Köln

1965 Prof. Dr. med., Dr. h. c. *J. Grober* — Bad Bodendorf
Prof. Dr. med., Dr. med. h. c. *F. Lommel* — Endorf/Obb.
Prof. Dr. med. vet., Dr. h. c. *J. Nörr* — München

1966 Prof. Dr. med. *N. Henning* — Erlangen
Prof. Dr. med. *A. Hittmair* — Innsbruck
Prof. Dr. med., Dr. med. h. c. *F. Hoff* — Neukirchen/Knüllgeb.
Prof. Dr. med. *H. Kalk* — Kassel
Prof. Dr. med. *K. Voit* — Ammerland/Starnberger See

1967 Prof. Dr. med., Dr. med. h. c. *L. Heilmeyer* — Freiburg/Brsg.
Prof. Dr. med. *W. Kittel* — Wiesbaden

1968 Prof. Dr. med., Dr. phil. *G. Bodechtel* — München
Prof. Dr. med., Dr. med. h. c. *N. Henning* — Erlangen
Prof. Dr. med. *J. Jacobi* — Hamburg

1969 Prof. Dr. med. *W. Hadorn* — Bern/Schweiz
Prof. Dr. med. *A. Jores* — Hamburg
Prof. Dr. med. *J. Waldenström* — Malmö/Schweden

1970 Prof. Dr. med. *A. Sturm* — Wuppertal

1971 Prof. Dr. med., Dr. sc. h. c., Dr. med. vet. h. c. *H. Frhr. v. Kress* — Berlin
Prof. Dr. med. *E. Wollheim* — Würzburg
Prof. Dr. med. *G. Budelmann* — Hamburg

1972	Prof. Dr. med., Dr. med. h. c. *R. Aschenbrenner* — Hamburg
	Prof. Dr. med., Dr. med. h. c. *H. E. Bock* — Tübingen
	Sir *H. Krebs*, M.D., M.A., F.R.S., F.R.C.P. — Oxford
1973	Prof. Dr. med. *H.-W. Bansi* — Hamburg
	Prof. Dr. med. *K. Oberdisse* — Düsseldorf
	Prof. Dr. med. *O. Gsell* — St. Gallen
1974	Prof. Dr. med. *F. Grosse-Brockhoff* — Düsseldorf
	Prof. Dr. med. *D. Jahn* — Regensburg
1975	Prof. Dr. med. *W. Doerr* — Heidelberg
	Prof. Dr. med. *M. Holzmann* — Zürich
1976	Prof. Dr. med., Dr. med. h. c. *F. Büchner* — Freiburg
	Prof. Dr. med. *G. Schaltenbrand* — Würzburg
	Prof. Dr. med. *H. Schwiegk* — München
1977	Prof. Dr. med. *W. Hollmann* — Potsdam
	Prof. Dr. med. *G. Kuschinsky* — Mainz
	Prof. Dr. med. *H. Sarre* — Freiburg
1978	Prof. Dr. med., Dr. phil. *R. Janzen* — Hamburg
	Prof. Dr. med., Dr. phil. *S. Koller* — Mainz
1979	Prof. Dr. med. *F. Koller* — Riehen b. Basel
	Prof. Dr. sc. med., Dres. h. c. *A. Sundermann* — Erfurt
1980	Prof. Dr. med. *H. Bartelheimer* — Hamburg
	Prof. Dr. med. *E. Fritze* — Bochum
	Prof. Dr. med. *W. H. Hauss* — Münster

Verzeichnis der Vorsitzenden seit 1882

1.	1882	⎫
2.	1883	⎬ Wirkl. Geh. Ob.-Med.-Rat Prof. Dr. med. *T. v. Frerichs* — Berlin
3.	1884	⎭
4.	1885	Geh. Hofrat Prof. Dr. med. *C. Gerhardt* — Würzburg
5.	1886	⎫
6.	1887	⎬ Wirkl. Geh. Med.-Rat Prof. Dr. med. *E. v. Leyden* — Berlin
7.	1888	⎭
8.	1889	Prof. Dr. med. *v. Liebermeister* — Tübingen
9.	1890	Hofrat Prof. Dr. med. *v. Nothnagel* — Wien
10.	1891	Wirkl. Geh. Med.-Rat Prof. Dr. med. *E. v. Leyden* — Berlin
11.	1892	Geh. Med.-Rat Prof. Dr. med. *H. Curschmann* — Leipzig
12.	1893	Prof. Dr. med. *H. Immermann* — Basel
	1894	kein Kongreß
13.	1895	Geh. Rat Prof. Dr. med. *H. v. Ziemssen* — München
14.	1896	Geh. Hofrat Prof. Dr. med. *Bäumler* — Freiburg i. Brsg.
15.	1897	Wirkl. Geh. Med.-Rat Prof. Dr. med. *E. v. Leyden* — Berlin
16.	1898	San.-Rat Prof. Dr. med. *M. Schmidt* — Frankfurt (Main)
17.	1899	Geh. Rat Prof. Dr. med. *H. Quincke* — Kiel
18.	1900	Ob.-San.-Rat Prof. Dr. med. *R. Ritter v. Jaksch* — Prag
19.	1901	Geh. Rat Prof. Dr. med. *Senator* — Berlin
20.	1902	Geh. Rat Prof. Dr. med. *Naunyn* — Straßburg
	1903	kein Kongreß
21.	1904	Ob.-Med.-Rat Prof. Dr. med. *A. v. Merkel* — Nürnberg
22.	1905	Geh. Rat Prof. Dr. med. *W. Erb* — Heidelberg
23.	1906	Geh. Med.-Rat. Prof. Dr. med. *v. Strümpell* — Breslau
24.	1907	Wirkl. Geh. Med.-Rat Prof. Dr. med. *E. v. Leyden* — Berlin
25.	1908	Prof. Dr. med. *F. v. Müller* — München
26.	1909	Geh. Med.-Rat Prof. Dr. med. *F. Schultze* — Bonn
27.	1910	Geh. Med.-Rat Prof. Dr. med. *F. Kraus* — Berlin
28.	1911	Geh. Rat Prof. Dr. med. *L. v. Krehl* — Straßburg
29.	1912	Geh. Med.-Rat Prof. Dr. med. *R. Stintzing* — Jena
30.	1913	Geh. Rat Prof. Dr. med. *F. Penzoldt* — Erlangen
31.	1914	Prof. Dr. med. *E. v. Romberg* — Tübingen
	1915	kein Kongreß
	1916	außerordentliche Tagung (Kriegstagung) in Warschau Vors.: Geh. Med.-Rat Prof. Dr. med. *W. His* — Berlin
	1917	kein Kongreß
	1918	kein Kongreß
	1919	kein Kongreß
32.	1920	Geh. Rat Prof. Dr. med. *O. Minkowski* — Breslau
33.	1921	Prof. Dr. med. *G. Klemperer* — Berlin
34.	1922	Prof. Dr. med. *L. Brauner* — Hamburg
35.	1923	Prof. Dr. med. *K. F. Wenckebach* — Wien
36.	1924	Geh. Rat Prof. Dr. med. *M. Matthes* — Königsberg
37.	1925	Geh. Rat Prof. Dr. med. *F. Moritz* — Köln
38.	1926	Prof. Dr. med. *H. Pässler* — Dresden
39.	1927	Prof. Dr. med. *O. Naegeli* — Zürich
40.	1928	Prof. Dr. med. *L. R. Müller* — Erlangen
41.	1929	Geh. Rat Prof. Dr. med. *W. Zinn* — Berlin
42.	1930	Prof. Dr. med. *F. Volhard* — Frankfurt/Main
43.	1931	Prof. Dr. med. *G. v. Bergmann* — Berlin

44.	1932	Prof. Dr. med. *P. Morawitz* – Leipzig
45.	1933	Prof. Dr. med. *A. Schittenhelm* – Kiel
46.	1934	(Prof. Dr. med. *L. Lichtwitz* – Altona, ist satzungsgemäß im Jahr 1934 ausgeschieden, ohne den Vorsitz geführt zu haben)
47.	1935	Prof. Dr. med. *H. Schottmüller* – Hamburg
48.	1936	Prof. Dr. med. *F. A. Schwenkenbecher* – Marburg
49.	1937	Prof. Dr. med. *R. Siebeck* – Heidelberg
50.	1938	Prof. Dr. med. *H. Assmann* – Königsberg
51.	1939	Prof. Dr. med., Dr. h. c. *W. Stepp* – München
52.	1940	Prof. Dr. med. *H. Dietlen* – Saarbrücken
	1941	kein Kongreß
	1942	kein Kongreß
53.	1943	Prof. Dr. med. *H. Eppinger* – Wien
	1944	kein Kongreß
	1945	kein Kongreß
	1946	kein Kongreß
	1947	kein Kongreß
54.	1948	Prof. Dr. med. *P. Martini* – Bonn
55.	1949	Prof. Dr. med. *C. Oehme* – Heidelberg
56.	1950	Prof. Dr. med. *W. Frey* – Oberhofen/Schweiz
57.	1951	Prof. Dr. med. *M. Bürger* – Leipzig
58.	1952	Prof. Dr. med. *P. Klee* – Wuppertal
59.	1953	Prof. Dr. med. *G. Katsch* – Greifswald
60.	1954	Prof. Dr. med. *H. H. Berg* – Hamburg
61.	1955	Prof. Dr. med. *H. Pette* – Hamburg
62.	1956	Prof. Dr. med. *R. Schoen* – Göttingen
63.	1957	Prof. Dr. med. *K. Hansen* – Lübeck
64.	1958	Prof. Dr. med. *H. Reinwein* – Kiel
65.	1959	Prof. Dr. med. Dr. med. h. c. *W. Brednow* – Jena
66.	1960	Prof. Dr. med. *H. Bennhold* – Tübingen
67.	1961	Prof. Dr. med. *J. Jacobi* – Hamburg
68.	1962	Prof. Dr. med. *F. Hoff* – Frankfurt/Main
69.	1963	Prof. Dr. med. Dr. sc. h. c., Dr. med. vet. h. c. *H. Frhr. v. Kress* – Berlin
70.	1964	Prof. Dr. med., Dr. med. h. c. *L. Heilmeyer* – Freiburg i. Brsg.
71.	1965	Prof. Dr. med. *A. Sturm* – Wuppertal-Barmen
72.	1966	Prof. Dr. med. et phil. *G. Bodechtel* – München
73.	1967	Prof. Dr. med. *A. Jores* – Hamburg
74.	1968	Prof. Dr. med., Dr. med. h. c. *H. E. Bock* – Tübingen
75.	1969	Prof. Dr. med. *D. Jahn* – Höfen
76.	1970	Prof. Dr. med. *K. Oberdisse* – Düsseldorf
77.	1971	Prof. Dr. med. *F. Grosse-Brockhoff* – Düsseldorf
78.	1972	Prof. Dr. med., Dres. med. h. c. *G. Schettler* – Heidelberg
79.	1973	Prof. Dr. med. *H. Begemann* – München
80.	1974	Prof. Dr. med. *H. P. Wolff* – Mainz
81.	1975	Prof. Dr. med. *P. Schölmerich* – Mainz
82.	1976	Prof. Dr. med. *H. A. Kühn* – Würzburg
83.	1977	Prof. Dr. med. *G. A. Neuhaus* – Berlin
84.	1978	Prof. Dr. med. *R. Gross* – Köln
85.	1979	Prof. Dr. med. *W. Gerok* – Freiburg
86.	1980	Prof. Dr. med. *E. Buchborn* – München

Korrespondierende Mitglieder

1939 Prof. Dr. med. *G. Fanconi* — Zürich
Prof. Dr. med. *Hess* — Zürich
Prof. Dr. med. *Ingwar* — Lund
Prof. Dr. med. *Meulengracht* — Kopenhagen
Prof. Dr. med. *Schüffner* — Amsterdam
Prof. Dr. med. *Diaz* — Rio de Janeiro

1961 Prof. Dr. med. *W. Ehrich* — Philadelphia
Prof. Dr. med. *E. Komiya* — Tokio

1965 Prof. Dr. med. *M. R. Castex* — Buenos Aires

1970 Prof. Dr. med. *V. Malamos* — Athen
Prof. Sir *G. W. Pickering* — Oxford
Dr. med. *I. H. Page* — Cleveland/Ohio

1971 Prof. Dr. med. *G. Biörck* — Stockholm
Prof. Dr. med. *K. Lundbaek* — Aarhus

1972 Prof. Dr. med. *R. J. Bing* — Pasadena
Dr. med. *D. S. Fredrickson* — Bethesda
Prof. Dr. med. *A. Lambling* — Paris
Prof. Dr. med. *H. N. Neufeld* — Tel Aviv
Prof. Dr. med. *I. Shkhvatsabaya* — Moskau

1974 Prof. Dr. med. *J. W. Conn* — Ann Arbor
Prof. Dr. med. *H. Popper* — New York

1976 Prof. Dr. med. *H. Herken* — Berlin
Prof. Dr. med., Dr. phil. *S. Koller* — Mainz
Prof. Dr. med. *E. Uehlinger* — Zollikon

1977 Sir *D. Dunlop*, Prof. of Medicine — Edinburgh

1978 Prof. Dr. med. *R. Schmid* — San Francisco

1979 Prof. Dr. med. *F. H. Epstein* — Zürich
Prof. Dr. med. *G. W. Korting* — Mainz

Diplommitglieder

Dr. med. *J. Wibel* — Wiesbaden
Dr. med. h. c. *J. F. Bergmann*, Verlagsbuchhändler — Wiesbaden

Ständige Schriftführer

1882–1914 Geh. San.-Rat Dr. med. *E. Pfeiffer* — Wiesbaden
1914–1920 Prof. Dr. med. *W. Weintraud* — Wiesbaden
1921–1943 Prof. Dr. med. *A. Géronne* — Wiesbaden
1948–1960 Prof. Dr. med. *F. Kauffmann* — Wiesbaden
ab 1961   Prof. Dr. med. *B. Schlegel* — Wiesbaden

Kassenführer

1882–1884 San.-Rat Dr. med. *A. Pagenstecher* – Wiesbaden
1885–1920 Dr. med. *J. Wibel* – Wiesbaden
1921–1927 Dr. med. *W. Koch* – Wiesbaden
1928–1939 Dr. med. *E. Philippi* – Wiesbaden
1940–1954 Dr. med. *Achelis* – Wiesbaden
1955–1967 Prof. Dr. med. *W. Kittel* – Wiesbaden
ab Mai 1967 Prof. Dr. med. *K. Miehlke* – Wiesbaden

Mitglieder des Ausschusses

1980–1981 Prof. Dr. med. *U. Gessler* – Nürnberg
Prof. Dr. med. *H.-G. Mertens* – Würzburg
Prof. Dr. med. *U. C. Dubach* – Basel
Prof. Dr. med. *P. G. Scheurlen* – Homburg
Dr. med. *V. Harth* – Bamberg
Prof. Dr. med. *N. Zöllner* – München
Prof. Dr. med. *G. W. Löhr* – Freiburg
Prof. Dr. med. *R. Wenger* – Wien
Prof. Dr. med. *W. Rick* – Düsseldorf
Prof. Dr. med. *D. Klaus* – Dortmund
Prof. Dr. med. *W. Dölle* – Tübingen
Prof. Dr. med. *G. A. Martini* – Marburg
Dr. med. *E. Schüller* – Düsseldorf
Prof. Dr. med. *H.-D. Waller* – Tübingen
Prof. Dr. med. *W. Creutzfeldt* – Göttingen
Prof. Dr. med. *H. Fabel* – Hannover
Prof. Dr. med. *W. Kaufmann* – Köln
Prof. Dr. med. *B. Kommerell* – Heidelberg
Prof. Dr. med. *M. Eggstein* – Tübingen
Prof. Dr. med. *F. Trendelenburg* – Homburg
Prof. Dr. med. *E. Deutsch* – Wien
Prof. Dr. med. *G. Riecker* – München
Prof. Dr. med. *H. Losse* – Münster
Prof. Dr. med. *H. Gillmann* – Ludwigshafen
Prof. Dr. med. *J. Schirmeister* – Karlsruhe

Begrüßungsworte des Vorsitzenden

Buchborn, E., München

Hochverehrte und willkommene Gäste,
verehrte Ehrenmitglieder und Mitglieder unserer Gesellschaft,
meine Damen und Herren!

Zur 86. Tagung der Deutschen Gesellschaft für innere Medizin heiße ich Sie alle in Wiesbaden herzlich willkommen. Die Tradition, die wir damit alljährlich fortsetzen und der wir uns verbunden fühlen, soll in jedem Jahr von neuem die wissenschaftliche Lebendigkeit unserer Gesellschaft und unseres Faches bekunden und mit dieser Lebendigkeit auch unseren weiteren Jahreslauf als Internisten erfüllen.

Wenn wir diese internistischen Jahresläufe, die mit einem Kongreß in Wiesbaden begonnen haben, zusammenzählen, dann vollendet sich diesmal das siebzigste Jahr einer glücklichen Ehe mit unserer Gastgeberin, der Stadt Wiesbaden. Im bürgerlichen Leben wird das als eiserne oder Gnadenhochzeit gefeiert und gilt mit Recht als Ausdruck großer Treue und gegenseitiger Zuneigung.

So darf ich unter unseren Gästen als erste die Vertreter der Stadt Wiesbaden begrüßen, an ihrer Spitze das neugewählte Stadtoberhaupt, Herrn Oberbürgermeister *Oschatz* zusammen mit Herrn Stadtverordnetenvorsteher *Lonquich*. Von ihrer neubegonnenen Amtszeit erwarten wir uns eine ebenso gedeihliche Zusammenarbeit wie unter ihren Vorgängern, von denen wir als langjährigen Freund und Förderer unserer Gesellschaft auch in diesem Jahr Herrn Landtagspräsident a. D. *Georg Buch* herzlich in unserem Kreis willkommen heißen. Damit verbinden wir unseren Dank an die Stadt und ihre gewählten Vertreter für die Gastfreundschaft, die wir mit unserem Kongreß jedes Jahr von neuem hier erfahren.

Vom gastgebenden Land begrüße ich für die Hessische Landesregierung in Vertretung des Ministerpräsidenten und des Sozialministers Herrn Ministerialdirigent Dr. *Kubitza*; vom Hessischen Sozialministerium außerdem Herrn leitenden Ministerialrat Dr. *Karl* und Herrn Landesgewerbearzt Dr. *Reif* sowie für die Landesärztekammer Hessen ihren Vizepräsidenten Herrn Dr. *Pasewald*.

Frau Bundesminister *Antje Huber* hat zur Eröffnung des Kongresses durch ein Fernschreiben herzliche Grüße und gute Wünsche übermittelt. Auch Herr Staatssekretär Prof. *Wolters* vom Bundesministerium für Jugend, Familie und Gesundheit hat mir in einem persönlichen Gespräch sein Bedauern ausgedrückt, nicht an der Eröffnungssitzung teilnehmen zu können, wird jedoch an einem der anderen Kongreßtage hier sein.

Kollegiale Grüße entbiete ich Herrn Prof. *Füllgraff*, dem Präsidenten des Bundesgesundheitsamtes, mit dem uns vor allem die Zusammenarbeit auf dem Gebiet der Arzneimittelsicherheit verbindet, weiterhin Herrn Generalarzt Dr. *Scheunert* von der Inspektion des Sanitäts- und Gesundheitswesens im Bundesministerium für Verteidigung, mit dem wir sowohl im Wehrmedizinischen Beirat wie in der Weiterbildung der an Kliniken abkommandierten Sanitätsoffiziere zusammen-

arbeiten. Es freut mich, daß Herr Generaloberstabsarzt a. D. Prof. Dr. *Rebentisch* auch nach seinem kürzlichen Ausscheiden aus dem aktiven Dienst wieder den Weg zu uns nach Wiesbaden gefunden hat.

Aufs engste verbunden in der täglichen Arbeit am Krankenbett sind wir Internisten mit den Chirurgen. Deshalb verzeichnen wir dankbar die Anwesenheit des Präsidenten der Deutschen Gesellschaft für Chirurgie, Herrn Prof. Dr. *Heberer*, in dem ich zugleich einen Münchener Fakultätskollegen begrüße. An den beiden ersten Tagen unseres Kongresses wird in diesem Jahr weiterhin die Deutsche Gesellschaft für Neurologie teilnehmen, deren Vorsitzender Prof. Dr. *Mertens* uns seine Grüße morgen überbringen wird, da er heute noch seine eigene Jahrestagung in der Rhein-Main-Halle zu leiten hat.

Ähnlich eng, wenn auch anderer Art, sind für uns als wissenschaftliche Gesellschaft die Verbindungen zur Deutschen Forschungsgemeinschaft, die den weitaus größten Teil der Forschungsarbeit auch in der inneren Medizin ermöglicht. Deshalb ist es für mich ein dankbar empfundener Ausdruck dieser Verbundenheit, daß in diesem Jahr auch ihr Präsident, Herr Prof. Dr. *Seibold*, zusammen mit unserem ständigen Gast, Herrn Dr. *Fritz Fischer*, zu uns gekommen sind, der als sachverständiger und hilfsbereiter Betreuer, Förderer und Anreger vieler Wissenschaftler und ihrer Projekte aus der inneren Medizin unseres besonderen Dankes versichert sein darf. Auf dem Gebiet der Forschungsförderung sind wir weiterhin auch mit der Fritz-Thyssen-Stiftung verbunden, die Herr Dr. *Kerscher* heute hier vertritt.

Mit besonderer Freude und Ehrerbietung begrüße ich unsere Fachkollegin Frau Dr. *Veronika Carstens*, die Gattin unseres verehrten Bundespräsidenten, und danke ihr herzlich, daß sie unserer Einladung zur Eröffnungssitzung gefolgt ist. Daß die Gattin des Bundespräsidenten Ärztin ist, scheint sich damit nicht nur zu einer Tradition zu entwickeln, sondern gibt ihr auch lohnende Möglichkeiten, bestimmte Gebiete der Medizin durch ihre Schirmherrschaft zu fördern. Als Kollegin begrüße ich auch Frau Dr. *Scheurlen*, Saarländischer Staatsminister für Arbeit, Gesundheit und Sozialordnung.

Aus dem engeren Kreis unserer Gesellschaft begrüße ich mit besonderer Hochachtung unsere Ehrenmitglieder, die Herren *Aschenbrenner*/Hamburg, *Bock*/Tübingen, *Gsell*/St. Gallen, *Henning*/Erlangen, *Hollmann*/Potsdam, *Janzen*/Hamburg, *Koller*/Basel, *Kuschinsky*/Mainz, *Sarre*/Freiburg, *Sundermann*/Erfurt, *Wollheim*/Würzburg und Herrn *Herken*/Berlin als korrespondierendes Mitglied.

Unsere Ehrenmitglieder *Bodechtel*, *Doerr*, *Grosse-Brockhoff*, *Oberdisse* und *Schwiegk* haben mit Bedauern ihre Verhinderung mitgeteilt und ihre guten Wünsche für den Verlauf der Tagung übermittelt. Allen abwesenden Ehrenmitgliedern haben wir telegraphisch unsere Verbundenheit zum Ausdruck gebracht.

Daß die Wissenschaften und mit ihnen die Medizin keine Grenzen kennen und anerkennen, bezeugen auch in diesem Jahr die zahlreichen Teilnehmer, die als Referenten, Vortragende und Zuhörer aus 13 Ländern zu uns gekommen sind, und zwar – in alphabetischer Reihenfolge – aus Belgien, Bulgarien, DDR, Frankreich, Großbritannien, Jugoslawien, Niederlande, Norwegen, Österreich, Polen, Schweden, Schweiz, USA.

Ein besonders herzlicher und nachbarlicher Gruß gilt den Kollegen aus dem östlichen Teil Deutschlands, die zum dritten Mal als offizielle Delegation der DDR

unserer Einladung folgen konnten, so daß wir hier auf eine sich festigende Tradition hoffen dürfen, der ein immer intensiverer wechselseitiger Austausch folgen möge. Ich begrüße an der Spitze der Delegation Herrn Prof. Dr. *Seige*/Halle, den 1. Vorsitzenden unserer Schwestergesellschaft für innere Medizin in der DDR, sowie Prof. Dr. *Dutz*/Berlin, Doz. Dr. *Helbig*/Leipzig und Prof. Dr. *Lohmann*/Leipzig.

Totenehrung

Meine Damen und Herren!

Das Leben einer wissenschaftlichen Gesellschaft wird getragen von der Leistung und Lebendigkeit ihrer Mitglieder. Ihre ständige Erneuerung geschieht im Wechsel von hoffnungsvoll begrüßtem Zuwachs an neuen, aktiven Mitgliedern und im trauernd vermerkten Fortgang unserer Verstorbenen. Im vergangenen Jahr hatte unsere Gesellschaft den Tod folgender Mitglieder zu beklagen:

Prof. Dr. *Friedrich Bahner*/Heidelberg
Prof. Dr. *Josef Becker*/Düsseldorf
Dr. *Hans Böhner*/Castrop-Rauxel
Dr. *Wilhelm Bücken*/Schwerte
Dr. med. habil. *Alexander Determann*/Diessen
Prof. Dr. *Friedrich Doenecke*/Feldberg-Altglashütten
Dr. *Erich Gäbert*/Freiberg/Sachsen (DDR)
Prof. Dr. *Peter Göbel*/Rottenburg am Neckar
Prof. Dr. *Walther Graubner*/Wiesbaden
Dr. *Hans Heidelbach*/Kirchzarten
Dr. *Claus Hilpert*/Lambsheim
Dr. *Hans Kämmerling*/Essen-Kupferdreh
Dr. *Gerassimos Metallinos*/Berlin
Prof. Dr. *Hans Moers*/Köln
Prof. Dr. *Bruno Niekau*/München
Dr. *Hans Jost Oetzmann*/Bad Pyrmont
Dr. Dr. rer. nat. *Gerhard Ohnesorge*/Hamburg
Prof. Dr. *Armin Prill*/Berlin-Neukölln
Dr. *Paul Ricken*/Essen
Dr. *Edo Rost*/Bad Zwischenahn
Dr. *Georg Sack*/Rastatt
Dr. *Otto-Hermann Schaffer*/Bad Krozingen
Prof. Dr. *Georg Schaltenbrand*/Würzburg
Dr. *Edmund Schöbel*/Leipzig
Prof. Dr. *Kurt Schwarz*/München
Dr. med. habil. *Johannes Seiler*/Köln
Dr. *Wilhelm Sieke*/Hagen
Doz. Dr. *Kurt Steuer*/Heufeld
Dr. *Konrad Veiel*/Öhringen
Doz. Dr. *Hans-Otto Wachsmuth*/Heidelberg
Prof. Dr. *Ludwig Weisbecker*/Kiel

Dr. *Karl Wesemeier*/Schöningen
Doz. Dr. *Gerhard von der Weth*/Bad Salzuflen
Prof. Dr. *Friedrich Wöhler*/Ihringen
Dr. *Willy Zemtzsch*/Merzig

Das Wirken unserer Verstorbenen wird fortdauern in den Menschen, denen sie begegneten und in ihrer ärztlichen und wissenschaftlichen Leistung. Einige von ihnen, die über ihren persönlichen Arbeitsbereich hinaus in unserer Gesellschaft gewirkt haben, darf ich mit wenigen Worten würdigen:

Friedrich Bahner

Erst verspätet erreichte uns die Nachricht, daß Friedrich Bahner am 2. Juli 1978, 65jährig in Heidelberg verstorben ist. Nach dem Studium der Medizin und der Chemie wandte er sich der inneren Medizin zu. Sein Doppelstudium prädestinierte ihn für seine erfolgreichen wissenschaftlichen, klinischen und experimentellen Arbeiten über die Endokrinologie und Stoffwechselkrankheiten, in denen biochemische Forschung eine besondere Rolle spielt und in denen wir ihm Handbuchbeiträge über Fettsucht und Magersucht verdanken. Seine klinische Prägung erhielt er vor allem durch Curt Oehme, einen unserer bedeutendsten Polikliniker, bei dem er die ganze Breite der inneren Medizin beherrschen lernte. Das mag ihn als einen der Pioniere einer eigenständigen klinischen Endokrinologie auch daran gehindert haben, diese als eine beschränkte Organspezialität zu betreiben. 1967 wurden seine Leistungen auf diesem Gebiet durch Umwandlung seines Extraordinariats an der Medizinischen Poliklinik Heidelberg in den ersten Lehrstuhl für Endokrinologie in Deutschland anerkannt, den er zu einer angesehen interdisziplinären Institution entwickelte. Die Weiterführung der universellen poliklinischen Tradition der *Oehme*schen Schule in dieser Institution gehört zu seinen bleibenden Verdiensten.

Friedrich Doenecke

Am 26. September 1979 verstarb 78jährig *Friedrich Doenecke* an seinem Alterssitz in Altglashütten im Schwarzwald. Sein Name ist untrennbar mit dem Aufbau der Universität des Saarlandes verbunden.

In seiner Geburtsstadt Halle/Saale fand er in *Franz Volhard*, einer der faszinierendsten Persönlichkeiten der damaligen Medizin, seinen Doktorvater, medizinischen Lehrer und Förderer. 1928 ging er mit ihm nach Frankfurt, wo er sich 1933 mit einer Arbeit über die Plasmaeiweißkörper habilitierte. 1936 kam er 35jährig als Chefarzt der Inneren Abteilung an das damalige Landeskrankenhaus Homburg/Saar. Die folgenden Jahre waren durch die Kriegs- und Nachkriegszeit bestimmt. Aus der Fortführung der Homburger Medizinischen Hochschulkurse über diese Zeit hinweg entwickelte Doenecke mit seinen Fachkollegen 1946 die ersten medizinischen Vorlesungen, um damit den saarländischen Studenten die Möglichkeit zum Medizinstudium zu eröffnen. Es folgten die bewegten Jahre des Aufbaus einer Medizinischen Universitätsklinik und einer Medizinischen Fakultät, aus der 1950 die Universität des Saarlandes hervorging. Doenecke hat als Dekan und Prodekan von 1949–1955 und als Prorektor 1957/58 sowie als akademischer Lehrer und Arzt diese Neugründung maßgeblich mitgestaltet und hier auch unserem Fach eine bedeutende Lehr- und Forschungsstätte hinterlassen.

Weges führten ihn vom Oberarzt der Medizinischen Klinik Freiburg über eine vertretungsweise Wahrnehmung des poliklinischen Lehrstuhls in Genf und einen abgelehnten Ruf auf den *Bürger*schen Lehrstuhl in Leipzig 1957 zunächst als Chefarzt und Ärztlicher Direktor an die Städt. Krankenanstalten Karlsruhe. Von hier aus wurde er 1962 auf den neu geschaffenen Lehrstuhl an der II. Medizinischen Klinik der Universität Kiel berufen. Er entwickelte diese Klinik mit seinem eigenen, tatkräftigen und unkonventionellen Stil zu einer fruchtbaren und anregenden akademischen Arbeitsstätte. Im bewegten Jahr 1969/70 versah er weitsichtig und vermittelnd das schwierige Amt des Rektors seiner Universität. Seine dynamische Persönlichkeit, die auch den familiären Schicksalsschlägen der letzten Jahre und schließlich seiner schweren Erkrankung lange widerstand, wird uns, die wir ihm persönlich begegnet sind, in lebendiger Erinnerung bleiben.

Wir gedenken unserer Toten in Trauer und Ehrerbietung.

Ich bitte Sie, sich zu ihren Ehren von Ihren Plätzen zu erheben.

Meine Damen und Herren!

Ich schließe mit einigen Worten zum wissenschaftlichen Programm, auch mit Worten des Dankens an seine Mitgestalter. Die Intentionen dieses Programms und unseres Kongresses sind seit der ersten Sitzung 1882 unverändert geblieben und wurden von *Theodor Frerichs* als Austausch von Erfahrungen, Anregung von Ideen und Vertretung gemeinsamer berechtigter Interessen definiert. Einige Hinweise zur Auswahl der Hauptthemen und Symposien enthält das Programm der Eröffnungssitzung.

Bei der Eröffnung des ersten Wiesbadener Internistenkongresses 1882 hat *Theodor Frerichs* die Einheitsidee des menschlichen Organismus als Grundlage der inneren Medizin bezeichnet. Sie sei auszubauen „durch eigene Arbeit und durch Verwertung der Bausteine, welche die Einzelfächer und Hilfswissenschaften uns heranbringen". Dieses Konzept bestimmt seither die Gestaltung unserer Tagungen, auch in diesem Jahr. Es verwirklicht sich in der thematischen Vielfalt aus den einzelnen Teilgebieten, die sich innerhalb der inneren Medizin entwickelt haben und durch Einbeziehung der Grundlagen- und Einzelfächer, die an ihrem wissenschaftlichen Fundament beteiligt sind. Dazu gehören auch gemeinsame Sitzungen mit anderen wissenschaftlichen Gesellschaften, deren klinischen Disziplinen aus der inneren Medizin hervorgegangen und in der ärztlichen Praxis mit ihr verbunden geblieben sind.

So tagen wir in diesem Jahr zusammen mit der Deutschen Gesellschaft für Neurologie. Gemeinsames Hauptthema sind die neuroendokrinen Erkrankungen. Das Neuroendokrinium, vor allem Hypothalamus und Hypophyse, bildet zusammen mit dem Vegetativum die wichtigste Nahtstelle zwischen Zentralnervensystem und inneren Organen. Die im letzten Jahrzehnt im Gehirn entdeckten Neuropeptide wirken hier nicht nur als Regulatoren des hypothalamo-hyophysären Systems, sondern auch als weit verbreitete synaptische Transmittersubstanzen, die zugleich zahlreiche Hirnfunktionen, wie z. B. Affektivität und Vigilanz, modulieren und konditionieren. So resultiert aus den komplementären Betrachtungsweisen von Molekularbiologie und Verhaltenspsychologie die Psychoneuroendokrinologie und integriert den Organismus zu einer psychosomatischen Einheit, die auch neue therapeutische Perspektiven eröffnet. Im engen Zusammenhang mit der Entdeckung der Neuropeptidhormone stand diejenige der sog. Endorphine. Ihre analgetische Wirkung verbindet das Hauptthema der neuroendokrinen Erkrankungen mit dem zugeordneten Symposium über Schmerzentstehung und Schmerzbehandlung.

Ein weiteres Hauptthema befaßt sich mit den parenchymatösen Nierenerkrankungen. Unter ihnen kommen Glomerulonephritis und chronische interstitielle Nephritis am häufigsten vor, auch als Ursache einer Schrumpfniere mit terminaler Urämie. Im Mittelpunkt werden hier die für die Praxis wichtigen Resultate der klinischen Nephrologie stehen.

Im Rahmen der Klinischen Onkologie wurde die Chemotherapie solider Tumoren beim Internistenkongreß bisher nicht umfassend behandelt. Aus den Erkenntnissen über morphologische und biologische Kriterien des malignen Wachstums und über nosologische sowie pharmakologische

Grundlagen der zytostatischen Chemotherapie soll sich eine kritische Sichtung der oft verwirrenden Fülle von Programmen für die Polychemotherapie und ihre Zurückführung auf gesicherte Prinzipien und einige wenige, für die Praxis des Internisten geeignete Therapieschemata ergeben. Damit wird sich auch die häufig aufgestellte Behauptung prüfen lassen, daß die Chemotherapie seit 25 Jahren stagniere. Ebenfalls therapeutische, aber auch diagnostische Aspekte bieten die paraneoplastischen Syndrome, die oft als Frühsymptome maligner Erkrankungen auftreten und einen wesentlichen Teil ihrer subjektiven Beschwerden bedingen können. – Ein gegenwärtig intensiv bearbeitetes Gebiet der Onkologie betrifft den Zusammenhang des Immunsystems mit der Tumorabwehr, von dem mancherseits eine zukunftsträchtige Entwicklung für die Krebsbehandlung erwartet wird. Im wissenschaftlichen Symposium über Tumorimmunologie wird der derzeitige Erkenntnisstand diskutiert werden.

Das Programm des Kongresses wird abgerundet durch aktuelle therapeutische Themen: Ein Symposium ist den Fragen und Problemen der klinischen Therapiebeurteilung durch kontrollierte Studien gewidmet. Es wird gemeinsam mit der Deutschen Gesellschaft für medizinische Dokumentation, Informatik und Statistik abgehalten. Weiterhin werden sich zwei Sitzungen mit präventiver Medizin und Prophylaxe beschäftigen, zwei Begriffe, die häufig synonym gebraucht werden. Die primäre Prävention wird am Beispiel des Hochdrucks dargestellt. Bei solchen genetisch determinierten Erkrankungen beinhaltet Prävention vor allem Maßnahmen gegen auslösende oder verstärkende psychosoziale Risikokonstellationen und Verhaltensweisen vor der eigentlichen Krankheitsmanifestation, wofür es noch relativ wenige praktisch gangbare Wege gibt. Prophylaxe oder Sekundärprävention hat dagegen die vorbeugende Verhütung von bedrohlichen Verläufen, Rezidiven oder Komplikationen bei bereits bestehender Grundkrankheit oder krankhaften Befundkonstellationen zum Ziel. Nutzen und Gefahren des prophylaktischen Denkens und Handelns sind somit Gegenstand alltäglicher ärztlicher Überlegungen und Entscheidungen.

Auch wenn die Auswahl der Themen vom Vorsitzenden bestimmt wird, der sich bemüht, jeweils innerhalb mehrerer Jahre das vielgestaltige Bild der inneren Medizin abgerundet zur Darstellung zu bringen, bedarf es doch des Rates mancher Kollegen bis zur endgültigen Gestaltung und der Bereitschaft vieler Referenten zur Mitwirkung, denen ich schon heute für diese Bereitschaft danke.

Für die Vorbereitung des ersten Hauptthemas der Neuroendokrinen Erkrankungen bin ich Herrn *Pfeiffer* und Herrn *Scriba* für ihren Rat dankbar. Die beiden Hauptthemen des zweiten Tages wurden in der Nephrologischen Arbeitsgruppe unserer Klinik vorbereitet, die auch aktiv bei den Referaten mitwirken wird. Herrn *Gross* und Herrn *Schmidt* verdanke ich wertvolle Vorschläge für die Gewinnung kompetenter Referenten für die klinisch-onkologische Sitzung. Das Hauptthema des letzten Tages über Nutzen und Gefahren des prophylaktischen Denkens und Handelns in der Medizin verdanke ich meinem Freund Gerhard *Riecker*; wir beide verdanken es freilich unserem gemeinsamen Lehrer *Schwiegk*, der es uns als eines seiner Leitthemen mitgegeben hat.

Für die Ausrichtung der drei Symposien habe ich den Kollegen *Neuhaus*, *Riethmüller* und *Struppler* zu danken.

In den Vortragssitzungen mit Forschungsergebnissen aus den einzelnen Teilgebieten kündigt sich die künftige Entwicklung der inneren Medizin an. Sie tragen dazu bei, die ganze Breite und Vielfalt unseres Faches alljährlich zu Wort kommen zu lassen. Für die schwierige und sachverständige Auswahl der Vorträge aus etwa 600 eingegangenen Anmeldungen, die das wissenschaftliche Niveau unserer Tagung maßgeblich mitbestimmt, danke ich den Vorsitzenden und Gutachtern in den 20 Sektionen.

Das Gelingen des Kongresses ist aber zuletzt entscheidend mit abhängig von den technischen und organisatorischen Vorbereitungen am Ort. Hier kann ich nur in den Dank meiner Vorgänger an unseren ständigen Schriftführer Herrn *Schlegel* und seine Sekretärin Fräulein *Zimmermann* einstimmen, die beide dem Vorsitzenden jede erdenkliche Sicherheit und Entlastung in dieser Hinsicht gewähren.

Ich schließe mit dem Dank an unsere Kollegen vom Bayerischen Ärzteorchester und seinen Dirigenten Dr. *Steinberg,* die sich ohne Zögern und selbstlos bereit erklärten, unsere Eröffnungssitzung musikalisch zu umrahmen.

Ihnen allen, verehrte Kolllegen, wünsche ich, daß Sie auch in diesem Jahr mit neuen Erkenntnissen und vielen Anregungen aus Wiesbaden in Ihre ärztliche und wissenschaftliche Arbeit zurückkehren.

Georg Schaltenbrand

Am 24. Oktober 1979 verstarb unser Ehrenmitglied *Georg Schaltenbrand* fast 82jährig in Würzburg. Er war einer der prominentesten Vertreter der deutschen Neurologie, auch im Ausland, das ihm aus mehrjährigen Studienaufenthalten in verschiedenen Ländern Europas und in Übersee sowie einer Professur in Peking vertraut war. Zur Neurologie kam er durch seinen Lehrer *Max Nonne* in Hamburg, bei dem er sich 1928 über den Aufbau der menschlichen Motorik habilitierte. 1935 übernahm er an der Medizinischen Klinik von *Erich Grafe* in Würzburg die Leitung der Neurologischen Abteilung, aus der sich später ein Extraordinariat und 1950 die erste Neurologische Universitätsklinik in Bayern entwickelten, die er bis 1968 leitete. Die enge Verbindung von Neuropathologie und Klinik bildete die Grundlage für die meisten Arbeiten seines umfangreichen Lebenswerkes. Aus der langjährigen Integration seiner Neurologischen Abteilung in eine Medizinische Universitätsklinik waren für uns Internisten vor allem seine wissenschaftlichen Untersuchungen über die Pathophysiologie des Liquorsystems sowie über die eitrigen und aseptischen Meningitiden wichtig.

Im Gedächtnis unserer Gesellschaft, die ihn 1976 zu ihrem Ehrenmitglied ernannte, wird er als einer der großen klinischen Forscher weiterleben, die durch ihre Persönlichkeit die Verbindungen der Neurologie mit der inneren Medizin lebendig hielten.

Kurt Schwarz

Am 7. Juli 1979 starb in München *Kurt Schwarz*, persönlicher Extraordinarius für innere Medizin. Als Schüler von *Gustav Bodechtel* gehörte er seit 1951 zu unserer Münchener Klinik. Unter den schwierigen Bedingungen, unter denen Anfang der 50er Jahre die Nachkriegsgeneration der jungen Wissenschaftler wieder mit Forschungsarbeiten begann, fand er seine eigene Arbeitsrichtung in der Endokrinologie und bildete eine rasch wachsende Arbeitsgruppe. Die Anerkennung, die er sich damit erwarb, kam in zwei Berufungen auf ordentliche Lehrstühle der inneren Medizin in Marburg und Essen zum Ausdruck. In der Ablehnung dieser Rufe erkennen wir rückblickend schon die ersten Zeichen seiner langwierigen Erkrankung. Sie zwang ihn immer mehr, sich aus der klinischen Tätigkeit zurückzuziehen, bis er ihr im Alter von 52 Jahren allzu früh erlag, seinen akademischen Lebenslauf unvollendet lassend.

Ludwig Weisbecker

Mit *Ludwig Weisbecker*, der am 13. Juni 1979 im 65. Lebensjahr in Kiel verstarb, hat die innere Medizin einen vielseitig begabten, weltoffenen und ideenreichen Wissenschaftler und einen begeisternden akademischen Lehrer verloren.

Nach schweren persönlichen Erlebnissen durch KZ-Haft in Buchenwald wurde für seinen akademischen Lebensweg die Begegnung mit *Ludwig Heilmeyer* entscheidend. Vom Pharmakologischen Institut Düsseldorf ging er mit ihm 1946 an die Medizinische Klinik Freiburg, wo er sich schon 1948 habilitierte. Seine wissenschaftlichen Arbeiten galten zunächst, seiner Herkunft aus der Pharmakologie folgend, klinisch-pharmakologischen Fragen der Schwermetallwirkungen und des Theophyllins. Später wandte er sich vor allem der Endokrinologie der Steroid- und Schilddrüsenhormone zu. Die äußeren Stationen seines weiteren erfolgreichen

Theodor-Frerichs-Preis 1980

Es waren zwei Arbeiten preiswürdig:

Untersuchungen zur hormonalen und nervalen Regulation der Pankreassekretion. Nachweis eines enteropankreatischen Reflexes

Eingereicht wurde die Arbeit unter dem Kennwort „*Reflex*" von Priv.-Doz. Dr. med. *Manfred V. Singer*, Univ.-Klinikum der GHS Essen

Infolge des überwiegenden Interesses an der humoralen Regulation der Pankreasfunktion blieb das Wissen über den nervalen Einfluß auf die exkretorische Funktion der Bauchspeicheldrüse bisher unvollständig.

In der vorgelegten Arbeit gelingt es, mittels eines denervierten Autotransplantates, diese Zusammenhänge zu analysieren und mit den Vorgängen am innervierten Pankreas zu vergleichen.

Die subtilen Untersuchungen widerlegen die bisherige Annahme, daß Atropin und trunkale Vagotomie durch Beeinträchtigung der Freisetzung gastrointestinaler Hormone aus der Dünndarmschleimhaut eine Verminderung des Pankreassekretionsvorganges bewirken. Die Beobachtung, daß weder durch Atropin noch durch Vagotomie die Sekretionsantwort des transplantierten Pankreas auf endogene Stimulation verändert wird, spricht für die Existenz eines enteropankreatischen vago-vagalen Reflexes. Darüber hinaus liefert der Vergleich der Latenzzeiten der Amylasesekretion bei intraduodenaler bzw. intraportaler Applikation von CCK eindeutig den experimentellen Beweis für eine nichthumorale Komponente der initialen Enzymantwort des Pankreas auf intestinale Stimuli.

Diese Arbeit erforderte einen erheblichen experimentellen Aufwand und großes methodisches Geschick. Die Ergebnisse eröffnen neue Einblicke in die regulativen Vorgänge im Bereich des Pankreas und des oberen Intestinaltraktes.

Zusammenfassung

Seit der Entdeckung des „ersten" Hormons Sekretin durch Bayliss und Starling im Jahr 1902 wurde den gastrointestinalen Hormonen in der Kontrolle der exokrinen Pankreassekretion die wesentlichste Funktion zugeschrieben. Mit der Entdeckung und Isolierung zahlreicher neuerer Peptidhormone des Darmes geriet in der Folgezeit der Einfluß der Nerven auf das Pankreas immer mehr in Vergessenheit, obwohl der russische Physiologe I. P. Pawlow bereits 1888 auf die Bedeutung der vagalen Pankreasinnervation hingewiesen hatte. Für die cephale und gastrische Phase der exokrinen Pankreassekretionsantwort auf eine Mahlzeit ist eine Stimulation des Pankreas durch den N. vagus experimentell beim Menschen und verschiedenen Tierarten nachgewiesen worden. Für die quantitativ wichtigste Phase der Pankreasantwort auf eine Mahlzeit – die intestinale Phase – hingegen, wird in den modernen Lehrbüchern und Übersichtsarbeiten eine ausschließlich hormonale Stimulation der Bikarbonat- und Enzymsekretion durch Sekretin und Cholecystokinin-Pankreozymin (CCK) angenommen. Die mögliche Existenz einer nervalen Komponente der intestinalen Phase der Pankreassekretion wird nicht einmal erwogen, obwohl sie schon vor fast 100 Jahren von Pawlow postuliert und experimentell nie widerlegt wurde. Die durch trunkale Vagotomie und Parasympatholytika bewirkte Hemmung der Pankreasantwort auf intestinale Stimuli wie Fett und Protein wird auf eine verminderte Freisetzung von Sekretin und CCK aus der Dünndarmschleimhaut zurückgeführt. Eine ebenso wahrscheinliche Erklärung für die Wirkung der trunkalen Vagotomie und der Parasympatholytika auf

das Pankreas ist, daß sie einen vagovagalen enteropankreatischen Reflex unterbrechen, welcher einen großen Anteil an der Stimulation des Pankreas während der intestinalen Phase der Pankreassekretion hat. Das Ziel der vorliegenden Arbeit war der Nachweis eines solchen enteropankreatischen Reflexes für die Stimulation der Enzymsekretion des Pankreas.

Die Studien wurden an wachen Hunden mit chronischen Magen- und Duodenalfisteln nach Thomas sowie an Hunden mit chronischer Duodenalfistel nach Thomas und einem subkutan autotransplantierten Processus uncinatus des Pankreas durchgeführt. Das autotransplantierte, denervierte Pankreas ist ein geeignetes Modell, um die Freisetzung intestinaler Hormone und ihre Abhängigkeit von einer intakten vagalen Innervation zu studieren. Da das Autotransplantat denerviert ist, kann es nur auf humoralem Weg stimuliert werden. Es ist somit ein Indikator für die Freisetzung gastrointestinaler Hormone durch intestinale Stimuli. Durch trunkale Vagotomie wird nur die Innervation des Dünndarms und des Restpankreas verändert, nicht aber die Innervation des autotransplantierten, denervierten Pankreas. Da ein Teil der Hunde sowohl eine Duodenalkanüle als auch einen autotransplantierten Processus uncinatus hatte, konnte bei ein und demselben Tier die Sekretion des innervierten und denervierten Pankreas gleichzeitig untersucht und miteinander verglichen werden.

Die Ergebnisse der durchgeführten Studien beweisen indirekt die Existenz eines enteropankreatischen Reflexes, welche die Enzymsekretion des Pankreas auf intestinale Stimuli vermittelt. Dieser Beweis gründet sich auf folgende Befunde:

1. Atropin und trunkale Vagotomie veränderten die Proteinsekretionsantwort des innervierten und autotransplantierten, denervierten Pankreas auf intravenöse Stimulation mit Caerulein nicht.

2. Atropin und trunkale Vagotomie verringerten signifikant die Proteinsekretion des innervierten Pankreas während der intraduodenalen Stimulation mit Tryptophan, hatten aber keinen Einfluß auf die Proteinsekretion des denervierten Autotransplantats.

3. Die Latenzzeit der Amylasesekretion nach intraduodenaler Gabe von Tryptophan ($17,9 \pm 2,2$ s) oder Ölsäure ($19,5 \pm 1,5$ s) war signifikant kürzer als die Minimalzeit ($31,9 \pm 1,5$ s), die nach intraportaler Injektion von Cholecystokinin (CCK) erforderlich ist, um die Amylasesekretion des Pankreas zu stimulieren.

Diesem Protokoll lag die Idee zu Grunde, daß es durch die intraportale Injektion von CCK und die gleichzeitige Bestimmung der Amylasekonzentration in jedem Tropfen des Pankreassaftes möglich müßte, die Minimalzeit zu bestimmen, welche von der CCK-Freisetzung aus der Dünndarmschleimhaut durch Stimuli wie z. B. Aminosäuren vergehen muß, bis es zu einer Stimulation der Pankreasamylasesekretion kommt. Wenn die Latenzzeit der Pankreasenzymantwort auf intestinale Stimuli kürzer wäre als die Minimalzeit nach intraportaler Injektion von CCK, dann könnte die initiale Pankreasenzymantwort nicht hormonal vermittelt sein. Wenn Atropin und trunkale Vagotomie die initiale Enzymantwort auf intestinale Stimuli verlängerten, dann würde diese Beobachtung die These unterstützen, daß die Pankreasenzymantwort durch einen vagovagalen Reflex vermittelt wird.

4. Atropin und trunkale Vagotomie verlängerten die Latenzzeit der Amylasesekretion nach intraduodenaler Gabe von Tryptophan (225 ± 10 s) und Ölsäure (240 ± 13 s) um mehr als das Zehnfache, hatten aber keinen Einfluß auf die Latenzzeit der Amylasesekretion nach intraportaler Injektion von CCK.

5. Die Latenzzeit der Amylasesekretion des autotransplantierten, denervierten Pankreas nach intraduodenaler Injektion von Ölsäure und Tryptophan betrug 180–240 s und wurde durch Atropin nicht beeinflußt. Die Latenzzeit der Amylasesekretion des Autotransplantats lag somit in derselben Größenordnung wie die Latenzzeit des innervierten Pankreas, wenn Ölsäure oder Tryptophan nach vorheriger Gabe von Atropin intraduodenal injiziert wurden.

6. Die Beobachtung, daß trunkale Vagotomie, Atropin und Autotransplantation die Latenzzeit der Amylasesekretion nach intraduodenaler Injektion von Tryptophan oder Ölsäure deutlich verlängerten, deutet auf die Vermittlung der initialen Enzymsekretion des Pankreas durch einen vagovagalen, cholinergen Reflex hin.

Folsäureabhängige Schritte in der Biosynthese von Desoxyribonukleinsäurevorstufen: Vitamin B_{12} als Regulativ und Methotrexat als Antagonist

Eingereicht wurde die Arbeit unter dem Kennwort „*Vitamin B_{12} und Folsäure in der DNS-Synthese*" von Priv.-Doz. Dr. med. *Hansjörg Sauer,* Med. Klinik III im Klinikum Großhadern der Univ. München und Inst. für Hämatologie, Abt. Klinische Hämatologie der GSF München, und Dr. med. *Andreas Schalhorn,* Med. Klinik III am Klinikum Großhadern der Univ. München

An Lymphoblastendauerkulturen und an frischen menschlichen Knochenmarkszellen wird geprüft, wie Vitamin B_{12} in den Stoffwechsel der aktivierten C_1-Einheiten eingreift und wie ein funktioneller Folsäuremangel durch Substitution mit verschiedenen Folsäurederivaten in Anwesenheit und Abwesenheit von Vitamin B_{12} korrigiert werden kann.

Es wird festgestellt, daß die Methioninsynthetase, das einzige Enzym, das Vitamin B_{12}- und gleichzeitig Folsäure-abhängig ist, als Starter der Protein- und Enzymsynthese fungiert sowie gleichzeitig durch Freisetzung des Co-Faktors Tetrahydrofolat den C_1-Stoffwechsel in Gang setzt.

Durch Entwicklung einer analytischen Methode wird das Ausmaß einer Verwertungsstörung von Methyltetrahydrofolsäure (sog. „Methylfolatfalle"), deren biochemische Ursache für eine eingeschränkte Bioverfügbarkeit von Folsäurederivaten bisher umstritten war, quantitativ belegt. Diese Dysregulation im Folsäurestoffwechsel bei Vitamin B_{12}-Mangel muß somit als Erklärungsmöglichkeit der biochemischen Pathogenese der DNS-Synthesestörungen angesehen werden.

Darüber hinaus wird durch Erarbeitung einer Formel quantitativ ermittelt, welche Dosen an Citrovorumfaktor die funktionellen Auswirkungen von Methotrexat bei zytostatischer Therapie antagonisieren können. Damit wird eine wesentlich höhere Sicherheit bei Anwendung dieses Behandlungsverfahrens erreicht.

Zusammenfassung

Die Vitamin B_{12}-Abhängigkeit des intermediären Stoffwechsels der an Tetrahydrofolsäure (FH_4) aktivierten Einkohlenstoff (C_1)-Einheiten wird untersucht. Beim Menschen ist ein Enzym bekannt, das Vitamin B_{12}- *und* Folsäure-abhängig ist, die Methioninsynthetase (MS). Dieses Enzym reguliert den Stoffwechsel der FH_4-Derivate. Es katalysiert die Schlüsselreaktion, in der freie FH_4 aus ihrer Speicherform, der 5-Methyl-FH_4, freigesetzt wird, damit an ihr neue C_1-Einheiten aktiviert werden können. Diese C_1-Einheiten dienen als Substrate bei der de novo-Synthese von Purinkörpern und der Methylgruppe im Thymidylat, wodurch die für die DNS-Synthese benötigten Nukleotide zur Verfügung gestellt werden.

Durch das Studium der MS-Aktivität und des DNS-Stoffwechsels in Zellkulturen unter Vitamin B_{12}-Mangel sowie in Knochenmarkzellen von Patienten mit Vitamin B_{12}-Mangel, d. h. perniciöser Anämie, wird gezeigt, daß in der Situation des Vitamin B_{12}-Mangels die Bioverfügbarkeit von Methyl-FH_4 eingeschränkt ist. FH_4 kann aus ihrer Speicherform nicht freigesetzt werden. Als Folge dieser sog. Methylfolatfalle entsteht beim Vitamin B_{12}-Mangel ein funktioneller Folsäuremangel. Mit Hilfe der vorgelegten Ergebnisse läßt sich diese Methylfolatfallenhypothese als die beste Erklärungsmöglichkeit der biochemischen Pathogenese der Zellreifungs- und Zellteilungsstörungen beim Vitamin B_{12}-Mangel herausarbeiten.

Neben der Regulation durch Vitamin B_{12} werden die Beeinflussung des Folsäurestoffwechsels durch den Folsäureantagonisten Methotrexat (MTX) und die Aufhebung der MTX-Wirkung durch dessen Antidot 5-Formyl-FH_4 (Leucovorin) untersucht. An Zellkulturen sowie an Knochenmarkzellen von Patienten, die hochdosiert mit MTX behandelt wurden, kommt es nur zu einem Schutz der Zellen vor einer lang anhaltenden MTX-Wirkung (= Rescue-Effekt), wenn das Angebot des Antidots zehnmal höher ist als die aktuell in der Kultur oder im Körper vorhandene MTX-Menge. Aus diesen Daten wird zur Berechnung der für einen wirksamen Rescue-Effekt notwendigen Leucovorin-Dosis folgende Formel abgeleitet:

Leucovorin (mg) = 10 × MTX (mg/l) × 0,76 × Körpergewicht (kg).

Mit dieser Formel kann besonders für gefährdete Patienten mit verzögerter MTX-Elimination, die einen erhöhten Leucovorinbedarf haben, die Dosierung auf eine rationale Basis gestellt werden, was einen Sicherheitsgewinn für die Patienten darstellt.

Die Medizin und die Wissenschaften vom Menschen

Buchborn, E., München

Eröffnungsansprache

Die Kongresse unserer Gesellschaft sind nicht nur Zeitgeber für den alljährlich wiederkehrenden Austausch ärztlicher Erfahrungen und wissenschaftlicher Erkenntnisse. Sie waren vielmehr immer auch Anlaß zum Nachdenken, aber auch zum *Weiter*denken über das Selbstverständnis der inneren Medizin, das bisher entscheidend von ihrer Grundlegung durch die exakten Naturwissenschaften bestimmt war. Die Eröffnungsansprachen der Vorsitzenden spiegeln so auch Bestand und Wandel einer Idee der inneren Medizin wider.

Wenn ich diese gedanklichen Bemühungen um die Grundlagen heute zur Eröffnung unserer Tagung aus persönlicher Sicht weiterzuführen versuche, möchte ich das nicht in einer Festrede tun. Feste sind Höhepunkte in besonderer Umgebung und gehobener Stimmung, an denen Arbeit und Geschäfte ruhen und die uns so aus dem Alltag herausführen. Das Fragen nach den Bedingungen und Schwierigkeiten, aber auch nach den Zielen und Hoffnungen ärztlicher Praxis und klinischer Forschung soll stattdessen gerade in unsere Alltagsarbeit hineinführen und vielleicht auch in ihr weiterwirken.

Die zusammenfassende Idee, das Konzept der inneren Medizin, auf die wir uns bei solchen Fragen immer wieder beziehen, wurde schon in der ersten Sitzung 1882 von Theodor Frerichs folgendermaßen formuliert: „Die Innere Heilkunde ist berufen, die *Einheitsidee des menschlichen Organismus* festzuhalten und auszubauen; auch durch Verwertung der Bausteine, welche die Einzelfächer und Hilfswissenschaften uns heranbringen."

Die immer erneute Berufung auf diese Einheitsidee des menschlichen Organismus ist seither der Ausdruck für die Identität der inneren Medizin gewesen. Aber an der Schwelle zum zweiten Jahrhundert des Bestehens unserer Gesellschaft ist zu fragen: Können wir auch heute und für die Zukunft in dieser Einheitsidee noch unveränderlich den durchgehenden Begründungszusammenhang für unser Denken und Handeln als Internisten erkennen?

Die Beantwortung dieser Frage möchte ich in vier Abschnitten versuchen. Dazu ist
1. zunächst ein kurzer Rückblick auf die Anfänge vor 100 Jahren notwendig, um dann
2. festzustellen, welche Erweiterung die naturwissenschaftliche Grundlage der Medizin seitdem durch andere Wissenschaften vom Menschen erfahren hat und in der Zukunft benötigen wird, um nicht nur ihre gegenwärtigen Aufgaben zu erfüllen, sondern auch künftige Erfolge zu sichern;

3. müssen wir im engen Zusammenhang damit bedenken, welche Folgen sich in Krankenbetreuung, Ausbildung und Forschung für die Kompetenz der inneren Medizin und des Internisten aus diesem Schritt über die bisherigen Grenzen ergeben, jenseits derer die Herausforderung der Medizin heute liegt. Diese Grenzerweiterung wird uns schließlich

4. in ein Dilemma bringen: Ein umfassenderes, wissenschaftlich begründetes Konzept als die bisherige Einheitsidee des Organismus ist zwar für die Behandlung des kranken Menschen und für die Erforschung seiner Krankheiten geeigneter, aber es ist vom einzelnen Arzt nicht mehr ebenso umfassend zu praktizieren und muß daher zu neuer Inkompetenz führen.

Diesem Dilemma korrespondiert, was oft als Krise der Medizin bezeichnet wird. Dabei verstehen freilich die Ärzte und die Allgemeinheit unter Krise Verschiedenes. In der wissenschaftstheoretischen Grundlagenkrise fragt die Medizin danach, welche Wissenschaften vom Menschen sie zur Erfüllung ihrer Aufgabe benötigt und wie sich deren Erkenntnisse miteinander methodologisch verknüpfen lassen. In der Vertrauens- und Glaubwürdigkeitskrise fragen sich unsere Patienten und Kritiker, ob und wie ihre Erwartungen und Forderungen von der gegenwärtigen Medizin erfüllt werden. Beides durchdringt sich wechselseitig in der ärztlichen Praxis.

Es ist Ausgangspunkt der folgenden Überlegungen, daß die klinische Medizin selbst keine strenge, nur auf Erkenntnisgewinnung bedachte Wissenschaft ist. Als ärztliche Praxis wendet sie vielmehr andere Wissenschaften eklektisch an und verfügt daher über keine eigene, geschlossene Theorie. Sie benötigt die Methoden und Forschungstechniken verschiedener Wissenschaften, ihre Denkansätze und Resultate instrumentell, d. h. als Mittel zum Zweck für die Erfüllung ihres individuellen Heilauftrages. Dieser selbst ist Jahrtausende älter als moderne Wissenschaft und in der Grundfigur des Notleidens und Helfenwollens konstituiert.

Rückblick auf die Anfänge: Herkunft und Grenzen der Einheitsidee

Ursprünglich war die Gründung unserer Gesellschaft gegen das damalige wissenschaftliche Übergewicht und die Erfolge der Grundlagenwissenschaften gerichtet. Zu diesen Motiven unserer Gründerväter Theodor Frerichs und Ernst Leyden hieß es beim ersten Wiesbadener Kongreß: „... Die innere Heilkunde hat genugsam erfahren, welche Folgen die Fremdherrschaft brachte, mochte sie ausgeübt werden von der Physik, der pathologischen Anatomie, der Chemie oder schließlich den experimentellen Wissenschaften *(im Original: „der experimentellen Pathologie")*; sie alle sind nicht dazu angetan, unser Haus zu bauen, wir müssen es selber tun."

Dieser zeitbedingte Anlaß zur Formulierung der Einheitsidee für die innere Medizin hat in der Folgezeit keine Rolle mehr gespielt. Heute haben sich die Verhältnisse eher umgekehrt: Anders als z. B. in den angelsächsischen Clinical Research Units haben wir einen ungenügenden wechselseitigen Austausch zwischen den Institutionen der klinischen Forschung und der theoretischen Grundlagenfächer zu beklagen.

Demgegenüber hat eine zweite Thematik unsere Tagung wiederholt bewegt. Ich meine die Sorge um eine immer weitergehende Aufsplitterung der inneren Medizin infolge Spezialisierung ihrer Teilgebiete. Die Notwendigkeit einer solchen Spezialisierung in der klinischen Forschung ist heute unbestritten. In begrenzterem Umfang gilt dies auch für die Wahrnehmung bestimmter diagnostischer und therapeutischer Aufgaben in der Maximalstufe der Krankenversorgung, z. B. bei der Koronarangiographie oder in der Intensivmedizin.

Nur ein Teil der Befürchtungen, die mit dieser Spezialisierung zusammenhängen, ist dadurch ausgeräumt, daß es wenigstens formal gelungen ist, die Weiterentwicklung der Teilgebiete *innerhalb* und nicht *neben* der inneren Medizin voranzutreiben. Das manifestiert sich auch in den wechselnden Hauptthemen wie in den zahlreichen Sektionen unseres Kongreßprogramms. Wir bemühen uns damit, die Antinomie zwischen unvermeidlicher Spezialisierung und notwendiger Integration aufzuheben.

Aber auch von der spezialisierten Forschung selbst gehen integrierende Gegenbewegungen in Gestalt interdisziplinärer Fragestellungen aus. Aus dem Programm unserer Tagung sind die Themen Neuroendokrinologie, Tumorimmunologie, Schmerzforschung und Klinische Therapieprüfung Beispiele hierfür.

Nicht ebenso beruhigt können wir m. E. auf die strukturelle Entwicklung mancher Universitätskliniken und Krankenhausabteilungen für innere Medizin blicken. Ihre Aufteilung in verschiedene selbständige Organabteilungen muß ihre Mitarbeiter- und Bettenzahlen soweit reduzieren, daß die „kritische Masse" für eine leistungsfähige Einheit oft unterschritten wird. Einmal nach dem Prinzip des „Divide et impera" errichtet, werden sie dann nur zu leicht auch in „splendid isolation" weiterbetrieben. Das begünstigt ein der inneren Medizin fremdes organorientiertes anstatt ein patientenorientiertes Denken und Handeln. Damit wird nicht nur eine kompetente und optimale Krankenbehandlung, sondern auch eine umfassende Weiterbildung zum Internisten erschwert. Hier haben die 1971 von unserer Gesellschaft verabschiedeten Empfehlungen zur Gliederung Medizinischer Kliniken unverändert ihre Gültigkeit, wenn auch nicht überall ihre Geltung behalten.

So mögen manche der Ausgangspunkte für Frerichs Einheitsidee der inneren Medizin wie das damalige Übergewicht der Grundlagenwissenschaften historisch erledigt sein. Andere, wie die Vermeidung einer spezialistischen Zersplitterung, lassen sich zwar unter Kontrolle bringen, bleiben jedoch als Aufgabe bestehen.

Neue Probleme für die weitere Entwicklung der inneren Medizin ergeben sich aber daraus, daß dieses Einheitskonzept nicht nur ein theoretischer Entwurf ist, sondern – anders als philosophische Theorien – in Handlungen umgesetzt werden muß. Für dieses Handeln und für seine Eingriffe, die ja immer auch „Fehlgriff, Mißgriff und Übergriff" (Schipperges) sein können und oft sind, bedarf der Arzt der *Rechtfertigung* vor sich selbst und gegenüber dem Kranken. Heute erfordert diese Legitimation unabdingbar eine Begründung durch eine wissenschaftlich, d. h. eine methodisch gesicherte Medizin, an der sich der Arzt seiner persönlichen Erfahrung und Kompetenz vergewissert. Daß ärztliches Handeln auch dort noch gefordert sein kann, wo die Wissenschaft uns im Stich läßt, beleuchtet das Spannungsfeld zwischen wissenschaftlicher Medizin und ärztlicher Praxis.

Wie die Medizin wissenschaftlich gesichert werden kann und muß, darüber sind die Auffassungen freilich vielfältig. Zwei immer wieder zitierte Aussprüche markieren die Alternative: „Die Medizin wird (Natur)Wissenschaft sein oder sie wird nicht sein" (Naunyn 1908) und „Die Medizin ist eine soziale Wissenschaft" (Virchow 1848). Ob Naunyn allgemein von Wissenschaft gesprochen hat (wie das Originalzitat lautet) oder meinte, „die Medizin wird *Natur*wissenschaft sein oder sie wird nicht sein", hat die Interpreten und Hermeneuten vielfach beschäftigt – auch hier an dieser Stelle. Daß die Betonung auf *Natur*wissenschaft sinngemäß richtig ist, hat Naunyn schon einige Jahre vorher (1902) bestätigt, wenn er sagt:

„Ununterbrochen war bisher der Fortschritt (der Medizin) und er wird es auch ferner bleiben, solange wir unserer Fahne, der Fahne der *Natur*wissenschaft treu bleiben."

„Naturwissenschaft" und „Sozialwissenschaft" bezeichnen so schon am Beginn der modernen Medizin zwei verschiedene, heute of antithetisch verstandene Zugänge zur wissenschaftlichen Erforschung des Kranken, des Krankseins, der Krankheit und des Krankhaften. Später, nach Anwendung der Psychoanalyse auch auf körperliche Funktionsstörungen und Krankheiten, tritt zu diesen beiden Hauptzugängen noch ein etwas kleinerer Mitteleingang mit der Aufschrift „Psychosomatische Medizin".

Die moralisierenden Kritiker der naturwissenschaftlich-technischen Medizin stellen die Entwicklung seither gern so dar, als habe sich die Medizin zu Beginn ihres wissenschaftlichen Zeitalters beliebig zwischen diesen beiden Zugängen einer somatischen und einer psychosozialen Krankheitslehre entscheiden können. In Wirklichkeit handelt es sich bei der zunächst ausschließlich naturwissenschaftlichen Krankheitsaufklärung auch im Rückblick keineswegs um einen vermeidbaren Irrweg! Ebensowenig läßt sich daraus eine zwangsläufige Zusammengehörigkeit von Medizin und Naturwissenschaft ableiten. Vielmehr war es die Erklärungs- und Prognosekraft der naturwissenschaftlichen Methodik und Betrachtungsweise, die sie zur erfolgreichen Grundlage der Medizin und der ärztlichen Praxis machte.

Um nur einige Gründe hierfür zu nennen, sei darauf hingewiesen, daß im vorigen Jahrhundert zahlenmäßig akute Erkrankungen ganz im Vordergrund standen. Bei Seuchen, Infektionen, terminalen Leberzirrhosen, Gewalteinwirkungen, Kindersterblichkeit, Kindbettfieber und Operationsletalität sind nahezu ausschließlich körperlich faßbare Befunde bedeutsam. Die Seele trat medizinisch höchstens als „Randunschärfe" in Erscheinung. Wurde sie bei lebensbedrohlichem Verlauf beistandsbedürftig, gehörte sie traditionsgemäß zum Reservat der Theologen. Erst mit dem stärkeren Überwiegen chronischer Leiden und verbesserter Sozialstruktur trat auch das seelische Erleben und noch später die seelische Krankheitsverursachung ins Blickfeld.

So richteten sich die einzelnen Bewältigungsschritte gegen Krankheit und Kranksein zuerst gegen die wissenschaftliche Ignoranz, dann gegen die therapeutische Impotenz, später gegen die sog. Zivilisationskrankheiten. Schließlich richteten sie sich – wenn dieser ungenaue Ausdruck hier gestattet ist – gegen die Psychogenese körperlicher Krankheiten und zuletzt gegen die Soziogenese von Befindensstörungen. Zu Beginn der modernen Medizin im vorigen Jahrhundert war damit für eine andere Zeitgestalt der Nosologie als die somatische Betrachtungsweise zunächst weder Interesse, noch Resonanz oder Kredit vorhanden.

Trotz der damit erreichten Erfolge, auf die heute niemand, auch nicht die Kritiker der modernen Medizin, angesichts der persönlichen Katastrophe einer schweren Erkrankung mehr verzichten möchte, sind Nachteile nicht ausgeblieben. Wir kennen sie als funktionelle und strukturelle Defekte und Defizite der Medizin: Als unvermeidliche Verengung der Denkansätze, als Einseitigkeit der benützten Methoden und Begriffssysteme wie z. B. als überwertige Idee der Quantifizierbarkeit, als Widersprüche zwischen den angewandten Erklärungsmodellen und den daraus abgeleiteten Teilaspekten und schließlich als Unsicherheiten über die

Aufgaben und Ziele der Medizin mit Mißtrauen und enttäuschten Erwartungen gegenüber ihren Erfolgen und Möglichkeiten.

Hans Schaefer hat deshalb die einseitige naturwissenschaftliche Krankheitslehre als „Häresie" der Medizin bezeichnet. In der Theologie wird als Häresie bekanntlich die unbeglaubigte Verabsolutierung von Teilwahrheiten verstanden, die die Wahrheit der rechten Lehre einseitig verkürzt. Nun handelt es sich ja in der Medizin nicht um Wahrheiten des Glaubens, sondern um die Anwendung wissenschaftlicher Erkenntnis, die niemals zu absoluter Gewißheit führt. „Die wissenschaftliche Erkenntnis schreitet nicht von Wahrheit zu Wahrheit voran, sondern von Problem zu Problem" (Popper). Sie ist daher stets hypothetischer Natur und besitzt Geltung nur soweit und solange, wie ihre Methoden und Begriffe zur Erklärung der Erscheinungen ausreichen und sie nicht falsifiziert ist.

So vermittelt uns jede Einzelwissenschaft für die Medizin immer nur Teilaspekte und Teilwahrheiten und richtet sich wie ein Scheinwerfer immer nur auf bestimmte Sektoren der gesamten Wirklichkeit. Sie kann deshalb auch selbst nicht zur Häresie werden! Das schließt freilich nicht aus, daß Ärzte ihr begrenztes Wissen und Können, Patienten ihren Anspruch auf vollkommenes körperliches, seelisches und soziales Wohlbefinden und die Kritiker beider ihre beschränkte oder fehlende Krankheitserfahrung häretisch verabsolutieren. Sie halten dann die Teile für das Ganze, die Teilerfolge für endgültige Siege und die Heilung für das Heil.

So mußte auch die naturwissenschaftliche Medizin in den 150 Jahren ihrer kumulativen Entfaltung an Grenzen ihrer Erfahrung stoßen, die mit den Methoden der Morphologie und Physiologie, der Biophysik und Biochemie nicht zu überschreiten waren. Weitere Fortschritte im Krankheitsverständnis waren daher nur zu erwarten von einer

Grenzüberschreitung zu weiteren Wissenschaften vom Menschen

Die Gesetzmäßigkeiten eines solchen Erkenntnisfortschritts durch neue methodische Ansätze und Erklärungsmodelle (=Paradigmata) wurden von Thomas Kuhn als Paradigmawechsel beschrieben. In philosophischen Denksystemen erfolgt dieser Erkenntnisfortschritt durch pluralistische Konkurrenz zwischen alternativen Theorien und endgültige Ausschaltung falsifizierter Hypothesen.

Für die Medizin verhalten sich ihre historisch entfalteten Paradigmata wie z. B. die Humoralpathologie, die Molekularbiologie, die Epidemiologie oder die psychosomatische Medizin aber nicht alternativ, sondern *komplementär* zueinander. Deshalb ist ein medizinisches Paradigma wie z. B. die Einheitsidee des Organismus mehr als nur eine Theorie, die durch Beobachtungsdaten widerlegt werden könnte. Hier beinhaltet ein Paradigma auch die Umsetzung des theoretischen Wissens in ärztliche Handlungen und Haltungen. „Es ist eine Hauptfrage der wissenschaftlichen Medizin, herauszufinden, welches Paradigma auf welchen Bereich von Erscheinungen paßt" (F. Hartmann). Der medizinischen „Weltsicht" eines Paradigmas kann daher jeweils auch ein bestimmtes Menschen- und Arztbild korrespondieren. Und da die Medizin kein isolierter oder gar autonomer Teil der Gesamtgesellschaft ist, stehen auch ihre Paradigmata und ihre Konzepte von Gesundheit und Krankheit als dynamische Konstellationen in enger wechselseitiger Rückkopplung zu sozialen und ökonomischen Veränderungen und kulturellem Wandel in ihrer Umwelt. „Was alle angeht, können nur alle lösen", läßt Dürrenmatt einen seiner „Physiker" sagen.

Den Zusammenhang zwischen medizinischen Paradigmata und soziokulturellem

Milieu hat aus medizinsoziologischer Sicht Horst Baier dargestellt: Hiernach entspricht der naturwissenschaftlichen Medizin ein Paradigma, das Krankheit als Betriebsstörung im biochemisch, biophysikalisch oder neuerdings kybernetisch determinierten System des Organismus lokalisiert. Ihre Beherrschung durch „technische" Mittel macht das Individuum durch Wiederherstellung von Freiheitsgraden in der Leistungsgesellschaft wieder handlungs- und konkurrenzfähig. Die Utopie dieser Medizin ist nach Baier der, heute freilich zum „Halbgott" heruntergekommene, „göttliche Arzt", der durch Fachwissen und technische Möglichkeiten Überlebenschancen vermittelten, z. B. bei der Anwendung oder Unterlassung intensivmedizinischer Maßnahmen.

Eine erste Erweiterung dieser Krankheitsauffassung brachte die Einführung der psychosomatischen Betrachtungsweise durch Internisten wie R. Siebeck und V. v. Weizsäcker, die in der multifaktoriellen Konditionalität der Krankheit auch Erlebnisinhalte und biographische Zusammenhänge als ätiologische Faktoren berücksichtigten, die einem biologischen Instrumentarium nicht zugänglich waren. Ihr Arzttyp ist der Psychotherapeut, der innerseelische Disharmonien aufdeckt und Selbstwertkrisen überwinden hilft und damit auch ihre körperlichen Korrelate beseitigen kann.

Missionarische Übertreibungen, ungenügende Methodenkritik und fehlende intersubjektive Nachprüfbarkeit waren die Ursache, daß dieses neue Paradigma für innere Krankheiten und Funktionsstörungen lange Zeit nur randständige Bedeutung für die wissenschaftliche Grundlegung der inneren Medizin gewann. Auch mangelte es ihm an theoretischem Bezug zu den übrigen Hilfswissenschaften der inneren Medizin. Dennoch hat dieses aus der inneren Medizin hervorgegangene Paradigma m. E. überhaupt erst die Voraussetzungen dafür geschaffen, daß nun auch die soziale, die dritte Dimension der Medizin als Gegenstand einer medizinischen Grundlagenwissenschaft erkannt wurde; denn die sozialpathogenen Faktoren aus der Mitwelt bedürfen ja der psychischen Vermittlung. Bisher hatte der Arzt zwar täglich Umgang mit sozialen Fragen, aber er besaß keine wissenschaftliche Nosologie, die durch sozialwissenschaftliche Methoden oder Denkansätze gesichert war.

Dieses Paradigma der Sozialmedizin versteht nun die meisten Krankheiten und Befindensstörungen auch als „gesellschaftlich vermittelte" Kränkungen und stützt sich dabei auf statistische Korrelationen der Epidemiologie zwischen Krankheitshäufigkeit und bestimmten sozialen Verhaltensweisen oder Risikofaktoren. Hierzu gehören nicht nur Herzinfakt, Hochdruck oder Ulcuskrankheit als Folgen emotionaler Dauerbelastung (Streß), sondern auch die Leberzirrhose des Alkoholikers, die Arteriosklerose des Rauchers, der Diabetes des Überernährten bis hin zum Verkehrsunfall des aggressiven Autofahrers. Unbeantwortet bleibt dabei freilich die alte Streitfrage, welcher Anteil einer manifesten Erkrankung genetisch determiniert und welcher als erworbener Verstärkermechanismus aus der sozialen Mitwelt wirksam ist.

Aber die bisher als individuell oder schicksalhaft akzeptierte Krankheit wird damit zur gesellschaftlich bedingten. Sie trifft zwar nach wie vor den Einzelnen, ist aber nicht mehr von ihm allein zu verantworten, sondern soll kollektiv abgesichert werden durch „die" Wissenschaft, „die" Medizin oder „die" Gesellschaft.

Der damit verbundene Anspruch wird selbst dann noch aufrecht erhalten, wenn man als Reaktion auf eine soziale Zurücksetzung „seine Grippe nimmt" und so nicht nur das Recht auf Gesundheit, sondern auch auf „Krankheit" als

Wahrnehmung von Freiheitsgraden gegenüber der krankmachenden Gesellschaft postuliert. Die somatische Ätiologie der naturwissenschaftlichen Medizin wird damit in die „soziale Teleologie" einer soziopsychosomatischen Medizin überführt (H. Baier). Und der von der naturwissenschaftlichen Medizin angeblich autoritär entmündigte Patient wird durch die soziale Medizin emanzipiert zum selbstbestimmten Subjekt – eine freilich nur scheinbare Emanzipation angesichts der gleichzeitigen Zunahme kollektiver Zwänge und sozialer Abhängigkeiten, nicht zuletzt im Krankheitsfall gegenüber den expansiven und dysfunktionalen Bürokratien der sozialen Dienste und Versicherungen. Der vorherrschende Arzttyp dieser Medizin ist nach H. Baier der Lebensführer und Gesundheitserzieher. Sein Gegenbild ist der Arzt, der seine Patienten nur durch symptomatische Maßnahmen wie Psychopharmaka oder Kurverschreibungen an die krankmachende Gesellschaft anpaßt.

So hat nicht nur der medizinische und wissenschaftliche, sondern auch der soziale Fortschritt seine Ambivalenzen und Antinomien. Sie gilt es zu vergegenwärtigen, ehe wir die Notwendigkeit diskutieren, das traditionelle Konzept der inneren Medizin nicht nur wie bisher schon durch psychosomatische, sondern auch durch sozialwissenschaftliche Teilaspekte und Methoden zu erweitern – woran ich persönlich keinen Zweifel habe.

Ich zitiere zu dieser Frage den Tübinger Soziologen Friedrich Tenbruck. Er mag weniger als wir Ärzte im Verdacht stehen, ein gestörtes Verhältnis zur Soziologie zu besitzen, wenn er sagt: „Die Naturwissenschaft und ihr Abkömmling, die Technik, werden heute als verhängnisvolles Experiment zur Beherrschung der Natur verdammt. Nachdem sie nicht in der Lage waren, ihre sozialen Folgen vorauszusehen, müssen sie mit den Sozialwissenschaften zusammengespannt werden, um ihr Fortschrittsversprechen zu erfüllen. Damit scheinen wir unbemerkt bereit zu sein, das nachträglich den Naturwissenschaften verübelte Experiment an der Gesellschaft zu wiederholen. Jedes einzelne Vorhaben der Technik war eminent vernünftig und wohltätig. Nur ist im Resultat eine problematische technische Welt herausgekommen, die niemand so gewollt hat. Aber ebenso wie die Gesellschaft durch die Naturwissenschaften verwandelt worden ist, wird sie durch die Ausbreitung der Sozialwissenschaften institutionell verändert zur künstlichen und regulierten Gesellschaft – alles im Namen der Freiheit und Humanität, der alle Maßnahmen, einzeln genommen, gelten".

So wird die naturwissenschaftliche Heiltechnik ihre Fortsetzung und „Vollendung" finden in der sozialwissenschaftlichen Gesellschaftstechnik mit ihren Sozialingenieuren. Die Nebenwirkungen und möglichen Schäden durch Psycho- und Soziotherapie sind dabei gewiß nicht geringer zu veranschlagen als durch unsere konventionellen Behandlungsmethoden; nur gibt es hierfür bisher noch nicht die Sicherheitskontrollen und -vorschriften eines Arzneimittelgesetzes. Deshalb bedarf jede nichtärztliche Psychotherapie einer ärztlichen Indikationsstellung und Überwachung.

Was ergibt sich nun beim praktischen Gebrauch der alternativen Krankheitskonzepte, die sich aus den drei Paradigmata einer somatischen, einer psychosomatischen und einer sozialen Medizin ableiten lassen für die

Einheit und Vielfalt medizinischer Erkenntnis und ärztlichen Handelns

Die Schwierigkeiten entstehen dadurch, daß die individuelle Wirklichkeit eines Kranken, auf die wir ärztlich einwirken wollen, von keinem dieser drei

Paradigmata ganz und in identischer Weise erfaßt wird; wie es denn überhaupt keine Einzelwissenschaften und spezielle Methodik gibt, die den kranken – und ebenso den gesunden – Menschen zugleich als Ganzes und en detail beschreibt, erklärt und versteht.

Wie können wir also die Ergebnisse der biologischen, psychologischen und sozialen Wissenschaften vom Menschen als der heutigen Hilfswissenschaften der Medizin in ärztliche Praxis überführen? Zur Beantwortung dieser Frage ist zunächst davon auszugehen, daß jede dieser Wissenschaften ein- und dieselbe Erkrankung nicht nur in anderen Parametern und Begriffen beschreibt, sondern auf Grund ihrer methodischen Prämissen auch zu anderen Ergebnissen über ihre Entstehung, Prävention und Behandlung kommt, die sich nicht unmittelbar ineinander überführen lassen. Dies sei am Beispiel der Hochdruckkrankheit, einem Hauptthema unserer Tagung, verdeutlicht:

Für die *Naturwissenschaften* ist die essentielle Hypertonie eine genetisch determinierte, biochemisch vermittelte und durch äußere Risikofaktoren manifestierte Störung der Druck-Volumen-Beziehung im Kreislaufsystem. Ihre Prävention erfordert Vermeidung der Manifestationsfaktoren Übergewicht und Kochsalz. Ihre Therapie erfolgt durch volumenreduzierende Saluretica bzw. durch druckreduzierende Vasodilatantien.

Für die *Psychosomatik* wird der Hochdruck auf dem Boden genetischer Disposition durch konflikthafte Einstellung zu Leistung, Aggression und Autorität und durch die hieraus resultierende emotionale Streß-Situation hervorgerufen. Der Psychotherapeut versucht eine Korrektur dieser Fehleinstellungen entweder durch tiefenpsychologische Aufarbeitung ihrer individuellen Genese, durch symptomatische entspannende oder durch verhaltenstherapeutische Maßnahmen.

Von der *Sozialmedizin* wird die Ätiologie der Hypertonie in gesellschaftlichen Verhältnissen mit hohem Anpassungs- und Leistungsdruck, Übervölkerung, Industrialisierung, Entfremdung oder instabilen Sozialstrukturen gesehen. Die damit einhergehende Restriktion für eine ungehinderte Persönlichkeitsentfaltung wird damit nicht nur pathogenetisch, sondern auch sozialpräventiv und soziotherapeutisch entscheidend, ohne daß solche allgemein formulierten Hypothesen freilich empirisch nachgeprüft oder nachprüfbar sind.

In ähnlicher Weise erfaßt die Leberbiopsie beim Alkoholiker zwar die Fettleber, sagt uns aber nichts über seine Psychopathologie oder die Soziogenese seiner Trunksucht.

Für den ärztlichen Alltag und seine Umgangssprache genügt es, zu wissen, daß jede dieser drei Betrachungsweisen wichtige Teilaspekte der Gesamtsituation des Kranken beurteilen läßt – auch wenn diese realiter im subjektiven Erleben des Krankseins nie getrennt in Erscheinung treten. Deshalb müssen sie auch im Umgang mit dem Patienten methodologisch nicht scharf unterschieden werden. Körperliche Untersuchung oder Eingriffe, psychologisches Verstehen und soziale Zuwendung oder menschliches Mitgefühl können gleichzeitig Bestandteil der Arzt-Patientbeziehung sein. Aber wie lassen sich die differenten Befunde und Schlußfolgerungen der Einzelwissenschaften an ihren Bruchstellen miteinander zur *wissenschaftlichen* Legitimation verknüpfen, auf die rationales ärztliches Handeln heute angewiesen ist?

Hier treffen wir auf das Problem, daß durch die einzelwissenschaftliche Erforschung so komplexer Phänomene wie des menschlichen Krankseins Begriffs-

sprachen entstanden sind, die nicht mehr ohne weiteres ineinander übersetzt werden können. Dennoch sind sie unerläßlich, um diese Komplexität so weit zu reduzieren, daß sie überhaupt erst wissenschaftlich bearbeitet werden kann. Wenn aber die Realität des Kranken mit allen seinen Bezügen in Inneren und nach außen eine *Identität* darstellt, wie es besonders die innere Medizin mit ihrer Einheitsidee versteht, dann müssen wir nach möglichst fruchtbaren Verknüpfungen zwischen den einzelwissenschaftlichen Beobachtungszusammenhängen und Beschreibungsweisen suchen – nicht nur um Paradoxien aufzulösen und den Streit der Schulen zu beenden, sondern auch um unsere Wirkungsmöglichkeiten in Lehre, Forschung und Praxis zu erweitern.

Am Beispiel der Hochdruckkrankheit haben wir die fehlende Deckungsfähigkeit zwischen den Methoden und Erkenntnissen der Biologie, der Psychosomatik und der Soziologie kennen gelernt. Indem sie sich wechselseitig in der umfassenden Analyse des Krankseins ergänzen, verhalten sie sich zueinander *komplementär*. Bei gleichzeitigem Gebrauch als Erklärungsmodi für die *ganze* Wirklichkeit des Krankseins schließen sie sich aber infolge der begrenzten Reichweite ihrer jeweiligen Methoden, Begiffssysteme und Schlußfolgerungen gegenseitig aus. Obwohl aufeinander bezogen, lassen sie sich doch nicht unmittelbar ineinander überführen.

Daraus können wir für die Medizin eine *Unschärferelation* ableiten: Die komplexen Phänomene von Kranksein und Krankheit lassen sich nicht gleichzeitig genau und umfassend als somatische, psychische und soziale beschreiben. Je genauer die psychodynamischen und psychosozialen Gegebenheiten erfaßt werden, umso ungenauer und unbestimmbarer werden die körperlichen Determinanten des Kranken oder der Krankheit und umgekehrt. Im Extrem können wir den molekularbiologischen Krankheitserscheinungen nur an den zerteilten Strukturen eines unbelebten Organismus nachgehen und die sozialen Wirkungsketten nur statistisch als mögliche Mitbedingungen der Krankheitsentstehung wahrscheinlich machen, ohne daß beides damit wissenschaftlich *das Ganze* erfaßt hat, worauf ärztliches Handeln gerichtet ist.

Damit erweist sich auch das so vielfach problematisierte Leib-Seele-Verhältnis, das als zentrales Thema der inneren Medizin auch auf unseren Kongressen immer wieder zur Sprache kam, in Wirklichkeit als ein komplementäres Verhältnis zweier verschiedener wissenschaftlicher Erkenntnis- und Begriffszusammenhänge. Die Komplementarität, d.h. die Ergänzungsfähigkeit ihrer Teilaspekte wird nach meiner Überzeugung auch methodische Wege eröffnen, um gemeinsam mit Psychologie und Sozialwissenschaften die leibseelischen Vorgänge des Krankseins und seine sozialen Bezüge, soweit sie medizinisch relevant sind, als gleichzeitige Korrelate einer Identität zu verstehen, die in der menschlichen *Person* gegeben ist. Damit erhalten wir nicht nur ein gewissermaßen stereoskopisches Bild vom Kranken, sondern konstituieren auch die Einheitsidee der inneren Medizin neu.

Ziel einer solchen Anwendung komplementärer Einzelwissenschaften als Grundlage für ein mehrdimensionales Krankheitsverständnis ist nicht etwa die Aufdeckung durchgehender Kausalketten und Korrelationen von den molekularen Mikroprozessen und körperlichen Symptomen über Verhalten, Befinden, Erleben bis zu den unscharfen Randbedingungen sozialer Verhältnisse. Vielmehr soll damit eine Integrationsebene hergestellt werden, auf der nicht nur die wechselseitige theoretische Verknüpfung ermöglicht, sondern die *Bedeutung* komplementärer

Aussagen erkennbar wird, vor allem für die Patienten; denn das sind seine Fragen an den Arzt: „Was *bedeutet* das für mich und was wird damit aus mir?"

An der Beantwortung solchen Fragens werden nicht nur der Arzt und nicht nur die innere Medizin gemessen. Auch die Fruchtbarkeit psychologischer, sozialmedizinischer und medizinsoziologischer Forschungsansätze wird sich anstatt nur auf den Tagungen dieser Disziplinen hier auf dem Internistenkongreß erweisen müssen, der künftig das „Hic Rhodos" für diese neuen Hilfswissenschaften der inneren Medizin sein wird. Wenn ich – mutatis mutandis – ein Bild benutze, das ich dem Münchener Physiker Wolfgang Wild verdanke, dann sollen sich die medizinischen Wissenschaften und ihre Betrachtungsweisen dadurch entwickeln, daß eine Mehrzahl konkurrierender Paradigmata sich von Zeit zu Zeit einer Schönheitskonkurrenz stellt, wobei das Experiment oder die kontrollierte klinische Studie als Jury fungiert und – oft nach langem Zögern – die Preise verteilt. Die Preisverteilung ist aber kein endgültiges Urteil; denn eine junge unterlegene Bewerberin kann das nächste Mal den Sieg davontragen, weil sie sich in der Zwischenzeit trefflich entwickelt hat, während ihre vorher erfolgreiche Konkurrentin inzwischen gealtert ist und an Attraktivität verloren hat. Wenn es nach Lakatos zutrifft, daß dies besonders für Theorien gilt, deren prognostischer und antizipatorischer Gehalt größer ist als ihr empirisch bestätigter, dann haben auch die Sozialwissenschaften eine Chance in dieser Schönheitskonkurrenz kommender Internistenkongresse.

Folgen für Forschung und Ausbildung

Sie können hier nur an wenigen Beispielen erläutert werden. Die Krankheitsforschung komplementärer Wissenschaften vom Menschen wird vor allem interdisziplinär vorgehen müssen. Hierzu bedarf es zunächst geeigneter Methodenkombinationen und standardisierter Erhebungsinstrumente, um an denselben Personengruppen gleichzeitig die somatischen, psychischen und sozialen Korrelate des Krankheitsgeschehens erfassen zu können.

Wie sollen z. B. biographische Daten quantifiziert werden? Können bestimmte Lebensereignisse wie z. B. der Verlust des Elternhauses, des Partners, des Arbeitsplatzes, des sozialen Status oder einer vertrauten Umgebung in ihrer Häufigkeit und Zeitstruktur, in ihrer subjektiven *Bedeutung*, noch dazu bei retrospektiver Verzerrung wirklich ausreichend genau und reproduzierbar klassifiziert und beurteilt werden? Hierzu bedarf es zunächst einer weiteren Validierung der Befragungstechniken und einer Operationalisierung benutzter Begriffe wie etwa „Bewältigung" oder „Hoffnungslosigkeit". Erst dann erscheint eine Indexbildung oder gar eine Skalierung der subjektiv erlebten Gefährdung oder der prämorbiden Vulnerabilität möglich. Dann auch erst können bestimmte psychosoziale Konstellationen als Ursachen oder Prädiktoren von Krankheitsentstehung erkannt und vielleicht eines Tages in Kenntnis protektiver Faktoren auch präventiv beeinflußt werden. Ein Beispiel für diese noch ungelöste Methodenproblematik bietet das neue Paradigma der sog. Life event-Forschung. Sie fragt etwa in der Onkologie nach regelhaften Zusammenhängen zwischen den genannten lebensverändernden Ereignissen mit Trennungscharakter und dem Ausbruch oder der Metastasierung von Krebserkrankungen. Oder sie zieht die Kombination bestimmter Lebensereignisse, psychosozial belastender Konstellationen und subjektiver Bewältigungspotentiale zur Vorhersage eines Herzinfarktes heran.

Trotz der Vorläufigkeit der bisherigen Ergebnisse und unserer noch mangelhaften Kenntnisse über die psychophysischen Bindeglieder z. B. zwischen Streß und

immunologischer Tumor- oder Infektabwehr bin ich von der Erkenntnisträchtigkeit solcher Fragestellungen und der Notwendigkeit ihrer Bearbeitung auch im Rahmen der inneren Medizin überzeugt. Ihre Mühe und Aufwendigkeit sollten jedoch nicht ebenso rasch neue und gesicherte Ergebnisse erwarten lassen, wie es uns die lange etablierten Naturwissenschaften zur Gewohnheit gemacht haben. Umgekehrt sollten wir aber mit der Anwendung dieses Denkansatzes auch nicht warten, bis alle seine Hypothesen verifiziert sind. Die vorliegenden psychophysiologischen und epidemiologischen Erfahrungsdaten haben ihren Nutzen schon gezeigt, zumal auf dem heute so wichtigen Gebiet der präventiven Medizin. Schließlich konstituiert es ärztliches Handeln und Unterlassen seit je, seine Entscheidungen mit niemals ausreichendem Wissen unter Risiko und Unsicherheit treffen zu müssen.

Ähnlich wie in der Forschung stellt die Heranziehung weiterer Wissenschaften vom Menschen zur Begründung und Optimierung ärztlichen Handelns auch für die studentische *Ausbildung* ein wichtiges Problem dar. Der Bericht der Kleinen Kommission beim Bundesgesundheitsministerium zur Novellierung der Approbationsordnung lehnt es bedauerlicherweise ab, z. B. die Medizinische Psychologie und Soziologie aus der theoretischen Vorklinik, wo sie sich als „unverdauliches Divertimento" (Seidler) erwiesen haben und in der Gefahr der Ideologisierung stehen, in das klinische Studium zu verlegen. Dabei wäre nur hier eine Integration in die Tätigkeit am Krankenbett und auch der so vielfach postulierte Gesellschaftsbezug zu erwarten. Dafür soll am Ende des Studiums jetzt Sterbehilfe als Prüfungsgegenstand eingeführt werden!

Zu begrüßen ist dagegen die Forderung nach fächerübergreifenden, multidisziplinären Unterrichtsveranstaltungen, um ein vertieftes Verstehen medizinischer Zusammenhänge zu fördern. Organisatorische Schwierigkeiten der Abstimmung unter den beteiligten Dozenten, die antiquierte Trennung zwischen Vorklinik und Klinik, eine Kanonisierung der Gegenstandskataloge oder spezialistischer Fächeregoismus werden sich als Alibi hiergegen nicht dauerhaft aufrecht erhalten lassen.

Erwartungsgemäß sah sich die Kommission nicht in der Lage, konkrete Vorschläge zum Abbau der Stofffülle vorzulegen. Von Appellen an freiwillige Einsichten und Beschränkungen der Einzelfächer und ihrer Vertreter beim Mainzer Prüfungsinstitut ist wenig zu erwarten. Hierzu bedürfte es wahrscheinlich eines Konklaves, aus dem die Fachvertreter erst entlasssen werden, wenn das Aufsteigen weißen Rauches anzeigt, daß sie ihre fachspezifisch überfrachteten Prüfungskataloge mit ihrem oft erst für die Facharztweiterbildung notwendigen Detailwissen verbrannt haben. Da dies jedoch eine Utopie ist, bleibt uns vorerst nur die Mühsal der Trauerarbeit.

Der entscheidende Defekt der Approbationsordnung wird dadurch ohnehin nicht gemildert. Er liegt in einer mangelhaften praktischen Ausbildung bei gleichzeitiger Überbetonung kognitiven Wissenserwerbs. Ersteres ist vor allem durch die übergroßen Studentenzahlen bedingt, die eine praktische Unterweisung im gebotenen Umfang verhindern. Die zweite Ursache liegt im veränderten studentischen Lernverhalten. Es wird durch die Multiple choice-Examina einseitig in Richtung auf Paukwissen und abfragbare Größen denaturiert. Leere Hörsäle trotz überfüllter Universitäten, Widerstand gegen qualifizierende Abschlußprüfungen nach den praktischen Kursen, lustlos absolviertes Praktisches Jahr mit häufigem Feilschen um minimal notwendige Präsenzpflichten zum Scheinerwerb sind die Folgen, die man nicht den Studenten vorwerfen kann. Schließlich müssen sie laut

Gegenstandskatalog schon als Vorkliniker in Psychologie Kenntnisse über Motivation und Lerntheorie erwerben – und was könnte mehr zum Auswendiglernen motivieren als die Abprüfung von Multiple choice-Fragen.

Möglicherweise lassen die neuen Empfehlungen mit Wegfall der schriftlichen Prüfung am Ende des Studiums und Einführung eines Pflichtassistentenjahres vor endgültiger Approbation bessere Ausbildungsresultate erwarten. Noch wirksamer und zeitsparender für die Studenten wäre eine Verlängerung der Famulaturen in der vorlesungsfreien Zeit gewesen. Es erscheint mir nicht unbillig, anstatt nur 6 Vorlesungsmonate wenigstens 10 Monate im Jahr, wie in den angelsächsischen Ländern auch, mit dem Medizinstudium zuzubringen.

Wie Sie alle wissen, war und ist es nur langsam und mühsam möglich, der Legislative und Exekutive die vorhersehbare und vorhergesehene Einsicht zu vermitteln, daß am Ende der jetzigen Ausbildung keinesfalls ein eigenverantwortlich tätiger Arzt zu erwarten sei. Unbegründet erscheint mit im Bericht der Kleinen Kommission die Schlußfolgerung, daß außer den großen Studentenzahlen in erster Linie mangelnde Planung und Organisation der Medizinischen Fakultäten für den bisherigen Mißerfolg der Approbationsordnung verantwortlich seien. Die hier liegenden Schwierigkeiten und Unvollkommenheiten sollen gewiß nicht verleugnet werden. Aber in Wirklichkeit waren die Verhältnisse doch genau umgekehrt: Daß die Approbationsordnung trotz der Studentenzahlen überhaupt pragmatisch realisiert wurde, ist nicht zuletzt den Hochschulen zu verdanken. Sie hätten die Approbationsordnung nach dem Buchstaben des Gesetzes innerhalb kürzester Frist ad absurdum führen können, z. B. durch bestimmungsgemäße Prüfung von Regelmäßigkeit *und Erfolg* der Praktikumsteilnahme, unabhängig davon, ob unter den gegebenen Studienbedingungen die geforderten Kenntnisse und Fähigkeiten überhaupt erworben werden *konnten!*

Entscheidend für die Zukunft wird ein Ausbildungssystem sein, das die ärztliche Approbation nicht, wie dies heute der Fall ist, praktisch nur nach den formalen Kriterien des kognitiven Wissenerwerbs erteilt, sondern auch eine ausreichende Qualifikation durch Praxis verlangt und bietet. Schließlich haben Universitäten auch früher nicht „fertige" Ärzte ausgebildet, sondern sie in eine anschließende Einübungsphase als Medizinal- oder Pflichtassistent entlassen. Ihre Wiedereinführung wird am nachdrücklichsten von den unmittelbar mit der Krankenversorgung befaßten Ärzteverbänden, kassenärztlichen Vereinigungen, Krankenhausgesellschaften sowie vom Bundesarbeitsministerium und deshalb auch von uns gefordert. Um so bemerkenswerter erscheint es mir, daß das Bundesgesundheits- und das Wissenschaftsministerium sowie die Bundesärztekammer, der Marburger Bund und die Konferenzen der Länderminister diese Pflichtassistentenzeit möglichst kurz bemessen möchten.

Dabei sollte nicht übersehen werden, daß Praxis am Krankenbett mit zunächst beschränkter Berufserlaubnis als Arzt zugleich auch – bitte verzeihen sie das harte Wort – *Erziehung zum Arzt* beinhaltet. Erst Erziehung durch Vorbild und im gegenseitigen Umgang kann die Haltungen und Einstellungen prägen, die der Verantwortung des Arztes für das menschliche Leben entsprechen und die eine humane Umsetzung wissenschaftlicher Hypothesen und Anwendung technischer Mittel ermöglichen. Im Miteinander am Krankenbett ergibt sich solche Erziehung als Nebenwirkung fast von selbst und bedarf daher weder besonderer Lernzielkataloge noch Organisation und ebensowenig einer abschließenden Prüfung.

Kehren wir von hier aus noch einmal zu den Anfängen 1882 und zum Auftrag

Theodor Frerichs' zurück: „Die innere Heilkunde ist berufen, die Einheitsidee des menschlichen Organismus festzuhalten und auszubauen; auch durch Verwertung der Bausteine, welche die Einzelfächer und Hilfswissenschaften uns heranbringen." Zu diesen Einzelfächern und Hilfswissenschaften der Medizin gehören heute auch die Verhaltens- und Sozialwissenschaften. Das hat nichts damit zu tun, daß wir als Ärzte die Gesellschaft höher bewerten als die Individualität des einzelnen Patienten. Allerdings bringt uns die berechtigte Forderung nach der Einbeziehung weiterer Wissenschaften vom Menschen in die Forschung, Ausbildung, Krankheitslehre und Praxis der inneren Medizin in eine Situation, die am treffendsten mit dem englischen Titel der bekannten Komödie „Der Arzt am Scheideweg" von G. B. Shaw zu benennen ist:

Des Doctors Dilemma

Dieses Dilemma betrifft sowohl den einzelnen Arzt wie die Medizin im Ganzen. Es besteht darin, daß ein durch weitere Wissenschaften vom Menschen umfassender begründetes Konzept zwar für die Prävention, Erforschung und Behandlung innerer Krankheiten angemessener ist als die bisherige, naturwissenschaftlich definierte Einheit des Organismus. Aber durch die Einbeziehung von Verhalten, sozialen Beziehungen und Lebensgeschichte in den Gesundheits- und Krankheitsbegriff werden nun auch alle offenen Fragen, Konflikte und Spannungen aus der Mitwelt der Patienten zum Gegenstand der Medizin, sobald sie nur in den Verdacht geraten, an der Entstehung von körperlichen, seelischen oder sozialen Befindensstörungen beteiligt zu sein.

Die Medizin beantwortet damit den auch von ihr selbst erzeugten Anspruch auf Zuständigkeit für alle Lebensfragen und gesellschaftlichen Bereiche. Es ist unvermeidlich, daß sie damit ungewollt, aber nicht unverschuldet Grenzen überschreitet, jenseits derer andere besser Bescheid wissen und ärztliche Allzuständigkeit in Inkompetenz umschlagen muß. Der Heranziehung weiterer Hilfswissenschaften wird daher in Zukunft auch eine viel engere Kooperation mit ganz anders qualifizierten Berufen wie Psychologen, Theologen, Ehe- und Erziehungsberater oder Sozialpädagogen parallel gehen müssen. Die Probleme ihrer Ausbildung für medizinische Aufgaben, ihres professionellen Status, ihrer Rivalitäten und Konkurrenz, ihrer Identifikation mit dem Patienten sind nicht gering zu veranschlagen, wie die Diskussion um das Psychotherapeutengesetz zeigt, das eigentlich ein Psychologengesetz ist, da Psychotherapie ursprünglich eine ärztliche Aufgabe ist. Wenn dabei, wie in den USA, die Sauerstoffflaschentransporteure zu Respirationstherapeuten avancieren, wird das zwar ihr Selbstgefühl und vielleicht auch ihr Gehalt steigern, aber nicht notwendigerweise auch dem Patienten helfen, der sich immer mehr Berufsgruppen gegenübersieht, die er nicht mehr unterscheiden kann (M. Pflanz).

Aber auch der einzelne Arzt und Internist kann das erweiterte Wissen und Können nicht mehr integrativ in seiner Person bewältigen und umfassend praktizieren; denn generalisierende Konzepte folgen anderen Gesetzen als die individuelle Wirklichkeit. Diese individuelle Wirklichkeit ist für uns heute nicht mehr in der Einheit des Organismus gegeben, sondern in der *Einheit der menschlichen Person*.

Weil die von der Medizin herangezogenen Wissenschaften und ihre Betrachtungsweisen und Methoden eben diese Person in komplementäre Teilaspekte

zerlegen *müssen* und dabei den Dualismus zwischen Subjekt und Objekt, zwischen Individuum und Gesellschaft, zwischen Mensch und Natur voraussetzen, kann die Einheit der Person nicht selbst abstrahierbarer Gegenstand von Wissenschaft, kann auch die Medizin als ärztliche Praxis nicht selbst exakte Wissenschaft sein. Eine Einheitsidee der inneren Medizin ließe sich daher heute nicht mehr biologisch oder psychosomatisch, sondern nur noch anthropologisch begründen. Die Medizin des 19. Jahrhunderts war naturwissenschaftlich, diejenige des 20. Jahrhunderts technologisch bestimmt. Unter Beibehaltung ihrer naturwissenschaftlichen und technischen Errungenschaften wird sie im nächsten Jahrhundert anthropologisch sein.

Bei Benutzung des heute leicht modisch klingenden Anthropologiebegriffes zögere ich allerdings; denn seine Bedeutung ist ungenau und schwankt zwischen medizinischer Vermessungskunde über Ethnomedizin bis zu fundamentalphilosophischer Wesensbestimmung. Als *ärztliche Anthropologie* muß sie sich zwar durch einzelwissenschaftliche Grundlagen legitimieren, verfügt aber selbst nicht über eigene Methoden, Erklärungsmodelle oder Theorien wie die instrumentellen Wissenschaften, die den Menschen auf seine Naturhaftigkeit, auf sein Erleben und Verhalten oder auf seine Verhältnisse reduzieren.

Deshalb gibt Medizin als ärztliche Anthropologie auch keine Antwort auf Fragen nach der Wesensbestimmung des Menschen, nach dem Sinn und Ziel seiner Existenz und seiner Krankheiten, nach seinen Aufgaben und Pflichten, sondern ist eine „Hilfswissenschaft der Sinnermöglichung". Sie versucht den Patienten durch möglichst weitgehende Wiederherstellung seiner krankhaft beeinträchtigten Freiheitsgrade in den Stand zu setzen, seine Wertvorstellungen, Daseinsentwürfe und sozialen Beziehungen in einer sinnstiftenden Ordnung zu verwirklichen – oder auch mit seinen Lastern und Torheiten zu leben.

Damit kann uns ärztliche Anthropologie auch einen Weg aus des Doktors Dilemma weisen: Mit einer gewissermaßen „anthropologischen" Diagnose zieht er aus den komplementären Einzelwissenschaften die für die jeweilige Situation seines Patienten dienlichen Kenntnisse, Methoden und Befunde heran, um sie in ihrer Brauchbarkeit und Bedeutung für die Person des Kranken und seine gegenwärtige wie zukünftige Lage zu *gewichten* und zu *bewerten*. Solche Gewichtungen machen den wesentlichen und wichtigsten Teil ärztlicher Entscheidungsprozesse aus und müssen mehr als bisher auch Gegenstand der Ausbildung sein. Je nach den Wünschen und Erwartungen des Patienten, je nach den Fähigkeiten und Möglichkeiten des Arztes und je nach der Art der Erkrankung kann es sich dabei um sehr verschiedene Anteile einzelwissenschaftlicher Erkenntnisse und Perspektiven handeln. „Das plurale Wesen Patient verlangt eine Pluralität der Medizin" (H. Baier). Dabei kann ein Zuwachs an Psychosomatik oder Sozialmedizin mit einem Mangel an solider naturwissenschaftlicher Methode erkauft werden müssen. Und umgekehrt kann eine Reduzierung an Individualität unvermeidlich sein, wenn intensivmedizinische Maßnahmen zur Lebensrettung geboten sind.

So mag dem Einzelnen im Zeitalter der Subdisziplinen und Teilgebietsspezialisten die Aufgabenerfüllung der inneren Medizin nach der Erweiterung ihrer Einheitsidee des Organismus zur Einheit der Person nurmehr arbeitsteilig und kooperativ durch sinnvolle Kompetenzaufteilung gelingen, wenn er neue Inkompetenz vermeiden will. Das Dilemma ist dadurch zwar zu mildern, aber nicht grundsätzlich aufzuheben. Dazu bedürfte es der Unschuld des Allwissenden oder des Nichtwissenden.

Unverzichtbar aber erscheint mir für den Internisten die Bereitschaft und Fähigkeit zur Überschau, die im therapeutischen Imperativ die *Person* des Kranken intendiert und aus der er für *seinen* Patienten ein umfassendes Behandlungskonzept aufstellt. Das ist unabhängig davon, ob das darin enthaltene Angebot von jedem Patienten und in jeder Situation gewünscht oder wahrgenommen wird und unabhängig auch davon, wie weit in concreto der einzelne Arzt diesem Anspruch persönlich gerecht werden kann.

Die Spannung, die damit wie seit je zwischen der Notwendigkeit, wissen zu müssen, und den Motiven, helfen zu wollen, entsteht, kann freilich nicht allein durch eine anthropologische Sicht der Medizin bewältigt werden. Die einzige wirkliche Solidarität zwischen Menschen ist nach einem Wort von Albert Camus die Solidarität gegenüber dem Tod, aus der die Sorge um das eigene Leben erwächst. Sie ist deshalb auch die einzige vollkommene Gemeinsamkeit zwischen dem Arzt und seinen Patienten gegenüber jeder Erscheinungsform der „Krankheit zum Tode" (Kierkegaard). Nur die „Solidarität des Todes und die daraus folgende Gegenseitigkeit des Lebens" (V. v. Weizsäcker) können aus der anthropologischen eine humane Medizin werden lassen.

In ihr tritt an die Stelle der Beherrschung von Krankheit und damit des kranken Menschen durch erkenntnisbestimmte Wissenschaft – und d. h. in unserem Kontext Beherrschung durch Natur-, Verhaltens- *und* Sozialwissenschaften – die ursprüngliche Aufgabe des Arztes als Therapeut. Ihn sucht der Kranke auf, nicht nur um Erkenntnisse, sondern um Hilfe und Beistand zu erhalten; θεραπεύειν heißt nicht nur pflegen und sorgen, sondern zuerst *zu Diensten sein*.

Nur in dieser dienenden Erfüllung ihrer Aufgabe aus Solidarität und in Gegenseitigkeit sowie Indienstnahme der Einzelwissenschaften kann die Medizin die Erwartungen und Hoffnungen erfüllen, die sie mit ihren Erfolgen und Fertigkeiten in den letzten 150 Jahren geweckt hat und deren Einlösung heute und morgen von uns gefordert wird.

„Die ärztliche Kunst", sagt Hans-Georg Gadamer in seiner Apologie der Heilkunst, „die ärztliche Kunst vollendet sich in der Zurücknahme ihrer selbst und in der Freigabe des anderen."

Infektionskrankheiten

Lode, H., Hampel, B., Koeppe, P., Wagner, J. (Med. Klinik, Klinikum Steglitz, FU Berlin):
Vergleichende Pharmakokinetik und Mikrobiologie während achttägiger Therapie mit Cefaclor und Cefadroxil

Bei der Beurteilung neuer Antibiotika sollte ein besonderes Augenmerk auf das pharmakokinetische Verhalten während der *gesamten Therapiedauer* und nicht nur nach einer einzelnen Applikation gesetzt werden. Hinzuzufügen ist außerdem, daß die Beurteilung neuer Antibiotika auch ihren möglichen Selektionsdruck auf die Darmflora berücksichtigen sollte.

In einer vergleichenden Studie mit acht gesunden, freiwilligen Probanden wurden die pharmakokinetischen Parameter und der Einfluß auf die Darmflora von zwei neuen oralen Cephalosporinen während einer achttägigen Therapie bestimmt. Jede der Testpersonen (es waren vier Frauen und vier Männer im Alter von 21–49 Jahren mit einem Durchschnittsgewicht von 63,3 kg) erhielt 3 × 1 g Cefadroxil bzw. Cefaclor pro Tag mit einem 4wöchigen Intervall zwischen den beiden Applikationswochen. Die Serumkonzentrationen wurden am 1., 4. und 8. Tag jeweils vor und nach 0,25, 0,5, 0,75, 1, 1,5, 2, 3, 4, 6 und 8 Std nach der oralen Nüchterneinnahme bestimmt. Als mikrobiologischer Assay wurde der Agardiffusionstest (eine Lochtestmethode [1], modifiziert nach Reeves und Bywater [9]) eingesetzt. Teststämme waren Bacter subtilis ATCC 6633 und Sarcina lutea ATCC 9341. Die unteren Nachweisgrenzen lagen bei 0,3 mg/l im Serum bei einem pH von 7,4 für beide Antibiotika.

Die Darmflora wurde vor, während und nach der Antibiotikaapplikation untersucht. Parameter waren: die Gesamtkeimzahl pro g Stuhl, Enterobakterien,

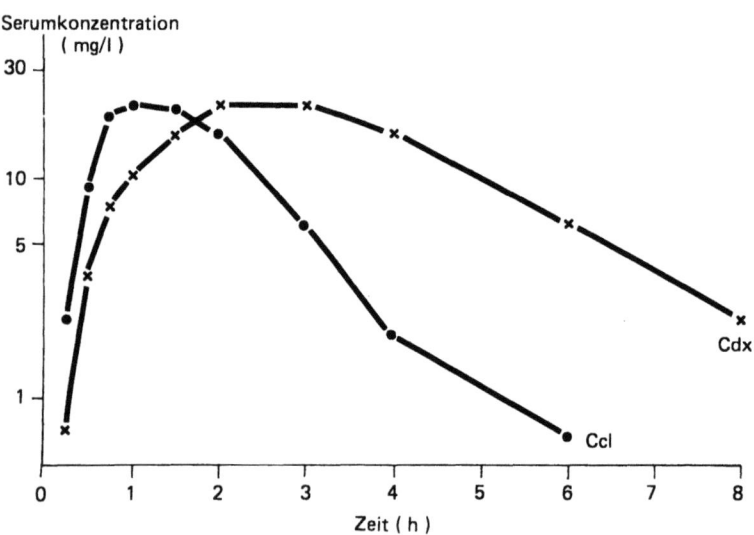

Abb. 1. Mittlere Serumkonzentrationen von Cefadroxil (Cdx) und Cefaclor (Ccl) bei acht nüchternen Probanden nach der ersten oralen Applikation (*1. Tag*) von 1000 mg

Pseudomonas aeruginosa und Pilze, sowie die Resistenzentwicklung und das Auftreten von Parallelresistenzen.

Beide Cephalosporine wiesen den für sie typischen Verlauf der Serumkonzentrationskurven [8] nach der initialen Gabe auf. Cefadroxil zeigte eine langsame Invasion und Elimination mit einer großen Fläche unter der Serumspiegelkurve. Die mittlere maximale Konzentration wurde nach 2–3 Std erreicht und lag im Mittel bei 27,5 ± 5,1 mg/l. Nach 8 Std wurde noch ein Durchschnittswert von 2,2 ± 0,5 mg/l gemessen.

Cefaclor dagegen zeigte eine schnelle Invasion und Elimination mit einem mittleren maximalen Spiegel von 28,7 ± 5,9 mg/l nach 1 Std. Der 6-Std-Wert war 0,6 ± 0,3 mg/l. Nach 8 Std lagen die Konzentrationen bereits unter der unteren Nachweisgrenze.

Im Laufe der 8-Tagetherapie war eine Kumulation bei den Cefadroxilserumkonzentrationen mit einem Anstieg des Maximalspiegels von im Mittel 27,5 (± 5,1) mg/l am 1. Tag auf 33,2 (± 7,7) mg/l am 4. Tag und 35,5 (± 5,9) mg/l am 8. Tag festzustellen. Die Talspiegel (8-Std-Wert) zeigten ebenfalls einen Anstieg von 2,2 (± 0,5) mg/l am 1. Tag auf 4,3 (± 3,5) mg/l am 8. Tag. Die morgendlichen Talspiegel lagen alle eindeutig höher als die korrespondierenden Spiegel am Tage; so stieg die Cefadroxilserumkonzentration am Morgen des 8. Tages auf 6,9 (± 3,5) mg/l. Dieser Anstieg der morgendlichen Konzentration kann wahrscheinlich erklärt werden mit einer stärkeren Urinazidität während der nächtlichen Schlafphase, wodurch mehr Substanz rückresorbiert wird (non-ionic-transcellular diffusion) [3].

Die mittlere maximale Cefaclorkonzentration während der 8tägigen Therapie mit 28,7 (± 5,8) mg/l am 1. Tag, 31,5 (± 10,2) mg/l am 4. Tag und 29,3 (± 6,4) mg/l am 8. Tag kumulierte nicht. Cefaclortalspiegel (8-Std-Wert) konnten am 4. Tag morgens bei zwei Probanden und am 8. Tag morgens bei drei Probanden nachgewiesen werden. Am Tage dagegen waren die Cefaclorkonzentrationen schon nach 6 Std nicht mehr meßbar.

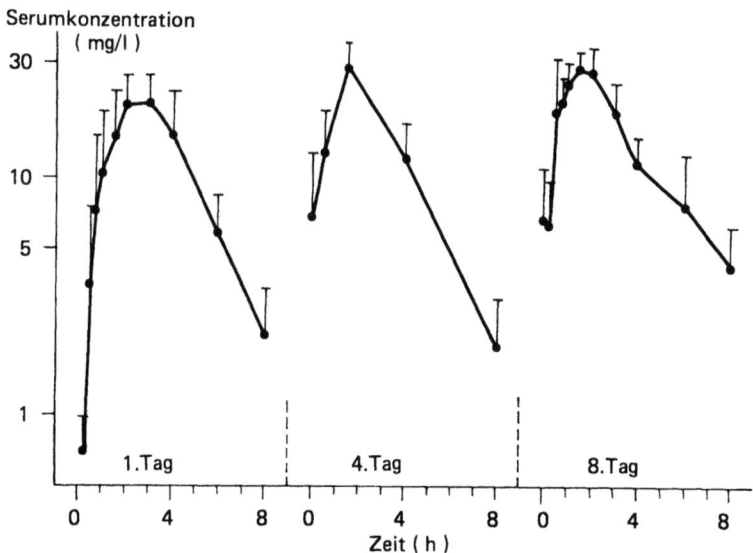

Abb. 2. Mittlere Serumkonzentrationen (± SD) von Cefadroxil bei acht nüchternen Probanden nach Applikation von 3 × 1000 mg/die (1., 4. und 8. Tag)

Die Serumspiegelkurven beider Cephalosporine am 8. Tag zeigten wiederum klar die Kumulation von Cefadroxil bei einer täglichen Dosis von 3 × 1 g mit einem signifikant höheren mittleren Maximalwert und einer größeren Fläche unter der Serumspiegelkurve als Cefaclor.

Resistenzen in der Darmflora entwickelten sich bis zum 3. Tag der Cefadroxilgabe bei sieben von acht Probanden. Als resistente Bakterien lagen vor: Enterobacter hafniae [3] und cloacae [4], Proteus morganii [3] und vulgaris [3], Citrobacter freundii [3], Serratia marcescens [1] sowie Pseudomonas aeruginosa [1].

Die Bakterien entwickelten Parallelresistenzen zu Cefazolin, Cefaclor, Ampicillin und Azlocillin. E. coli zeigte keine signifikante Veränderung hinsichtlich Zahl oder Resistenzverhalten. Die resistenten Keime verschwanden 2–3 Wochen nach Therapieende.

Resistente Stämme wurden ebenfalls während der Cefaclorgabe bei allen acht Probanden festgestellt. Es handelte sich um folgende Bakterien: Enterobacter hafniae [6] und cloacae [4], Citrobacter freundii [5], Proteus morganii [1] und vulgaris [3], Acinetobacter anitratus [2] und E. coli [2]. Die Parallelresistenzen waren denen von Cefadroxil ähnlich. Die resistenten Stämme verschwanden innerhalb einer Woche nach Ende der Antibiotikagabe.

Diese mikrobiologischen Ergebnisse bei den zwei Cephalosporinen korrespondieren mit den Änderungen in der intestinalen Flora unter Tetracyclinen [2, 6], Ampicillin [7] und Cephalexin [4, 5].

So waren die am häufigsten selektierten Keime bei Tetracyclinen: E. coli, Klebsiellen, Strept. faecalis; bei Ampicillin: E. coli, Klebsiellen, Enterobacter; bei Cephalexin: Enterobacter und Citrobacter.

Die Verträglichkeit beider Cephalosporine war im ganzen gut. Allerdings, bei Nüchterneinnahme von Cefadroxil traten gastroinstestinale Beschwerden wesentlich häufiger auf als bei Cefaclor.

Als *Schlußfolgerungen* sind zu ziehen:
1. Cefaclor zeigt keine Kumulation bei einer täglichen oralen Dosis von 3 × 1 g während der 8tägigen Einnahme.
2. Cefadroxil kumuliert mäßig bei derselben Dosis und während derselben Einnahmedauer. Eine Dosisreduktion auf 2 × 1 g täglich bei empfindlichen Keimen wäre möglich.
3. Beide Cephalosporine führen zu einer Entwicklung resistenter Keime in der Darmflora, wenngleich diese Resistenzen auch nach maximal 3 Wochen nach Therapieende wieder verschwinden.
4. Die Verträglichkeit beider Substanzen ist gut. Cefadroxil sollte allerdings nach dem Essen, Cefaclor auf nüchternen Magen eingenommen werden.

Literatur

1. Bennet JV, Brodie JL, Benner EJ, Kirby WMM (1966) Simplified accurate method for antibiotic assay of clinical specimens. Appl Microbiol 14: 170–178 – 2. Datta N, Faievs MC, Reeves DS, Brumfitt W, Ørshov F, Ørshov I (1971) R-factors in Escherichia coli in faeces after oral chemotherapy in general practice. Lancet 1: 312–315 – 3. Dettli L, Spring P (1966) Diurnal variations in the elemination rate of a sulfonamide in man. Helv Med Acta 4: 291–305 – 4. Gaya H, Adnitt PI, Turner P (1970) Changes in gut flora after cephalexin treatment. Br Med J 3: 624–625 – 5. Hartley CL, Clements HM, Linton KB (1978) Effects of Cephalexin, Erythromycin and Clindamycin on the aerobic gramnegative faecal flora in man. J Med Microbiol 11: 125–135 – 6. Hirsh DC, Burton GC, Blenden DC (1973) Effect of oral

tetracycline on the occurrence of tetracycline-resistant strains of Escherichia coli in the intestinal tract of humans. Antimicrob Agents Chemother 4:69–71 – 7. Knothe H (1977) Eigenschaften der Chemotherapeutika und deren Einfluß auf die körpereigene Flora. Wochenschr Kinderheilkd 125:262–267 – 8. Lodey H, Stahlmann R, Koeppe P (1979) Comparative pharmacokinetics of Cephalexin, Cefaclor, Cefadroxil and CGP 9000. Antimicrob Agents Chemother 16:1–6 – 9. Reeves DS, Bywater MJ (1976) Assay of antimicrobial agents. In: Louvois J. de (ed) Selected topics in clinical bacteriology. Tindall, London, pp 21–78

Kemmerich, B., Lode, H., Belmega, G., Jendroschek, T., Koeppe, H., Wagner, J. (Med. Klinik im Klinikum Steglitz, FU Berlin):
Cefoperazon/Cefotaxim – Klinische und pharmakokinetische Untersuchungen mit zwei neuen Cephalosporinen

Einleitung

Cefoperazon und Cefotaxim sind zwei neue Derivate der 7-Amino-Cephalosporansäure mit großer Resistenz gegenüber hydrolysierenden β-Lactamasen und breitem antibakteriellen Spektrum [2, 9]. Während Cefotaxim eine sehr ausgeprägte antimikrobielle Aktivität besitzt [8] zeichnet sich Cefoperazon als Piperazinderivat durch eine gute Wirkung gegen Pseudonomas aeruginosa aus [7].

Mit beiden Antibiotika wurden vergleichende pharmakokinetische Untersuchungen durchgeführt. Klinische Studien sollten Erfahrungen über therapeutische Wirkung und Verträglichkeit dieser neuen Cephalosporine bei schwerkranken Patienten erbringen.

Experimentelle Untersuchungen

In einer randomisierten cross over-Studie an zehn gesunden Probanden wurden die pharmakokinetischen Parameter von Cefoperazon im Vergleich zu Cefotaxim bestimmt. Die Versuchspersonen waren fünf Frauen und fünf Männer im Alter zwischen 25 und 50 Jahren mit einem mittleren Körpergewicht von 66 ± 6 kg. Mittels Perfusorpumpe wurden Cefoperazon resp. Cefotaxim 2,0 g über 30 min konstant infundiert. Blutentnahmen zur Bestimmung der Serumkonzentration erfolgten über einen Zeitraum von 12 h nach Infusion mit engmaschigen Kontrollen in der ersten Stunde. Der Urin wurde fraktioniert über 24 h nach Infusion gesammelt: 1–3, 4–6, 7–12 und 13–24 h. Als Bioassay zur Bestimmung von Serum- und Urinkonzentrationen diente ein Agardiffusionslochtest [10] mit den Teststämmen Bacter subtilis ATCC 6633 und Sarcina lutea ATCC 9344. Als unterste Nachweisgrenze wurden 0,6 mg/l im Serum und 0,15 mg/l im Puffer für Cefoperazon und 0,3 bzw. 0,15 mg/l für Cefotaxim bestimmt.

Die Berechnung der pharmakokinetischen Parameter erfolgte nach der Methode der kleinsten Fehlerquadrate mittels eines von Köppe und Höffler entwickelten Fortran-Programmes auf einem Digitalrechner [4]. Als Modell wurde ein offenes Dreikompartimentsystem zugrundegelegt. Die Werte wurden auf 70 kg bezogen und nach den Angaben von Loo und Riegelmann [5] für 30 min Infusionszeit korrigiert. Die statistische Signifikanz für die Differenzen der Variablen beider Substanzen wurde mit dem Wilcoxon-Test auf dem 5% Niveau überprüft.

Abb. 1 zeigt die Serumkonzentrationskurve der Mittelwerte mit Standardabweichung von Cefoperazon und Cefotaxim nach 2,0 g über 30 min bei zehn Probanden. Am Ende der Infusion wurde die höchste Konzentration von Cefoperazon mit 232 ± 28,6 mg/l bestimmt, die nach 1 h auf 92,8 ± 14,5 mg/l, nach 4 h auf 18,7 ± 6,1 und 12 h schließlich auf 1,16 ± 0,73 mg/l abfällt. Der Konzentrationsverlauf von Cefotaxim hat einen steileren Abfall von 132,1 ± 11,3 mg/l am Ende der Infusion auf 25,0 ± 5,2 mg/l nach 1 h und auf 2,85 ± 1,34 mg/l nach 4 h. Die 12-h-Werte liegen unterhalb der Nachweisgrenze der Methodik von 0,3 mg/l. Die vergleichende Darstellung beider Kurven zeigt die fast doppelt so hohe Maximalkonzentration von Cefoperazon nach Infusion. Über den gesamten Untersuchungszeitraum erreicht Cefoperazon bei flacherem Abfall der Serumverlaufskurve höhere Konzentrationen als Cefotaxim.

Die pharmakokinetischen Parameter von Cefoperazon (Tabelle 1) zeigen ein offenes Dreikompartimentsystem mit rascher Verteilung zu Beginn ($t/2_\alpha = 5,5 \pm 3,1$ min) und einer langen terminalen Eliminationsphase ($t/2_\gamma = 143 \pm 20$ min). Die vergleichbaren Daten von Cefotaxim machen eine langsamere Verteilungsphase ($t/2_\alpha = 15,8 \pm 2,9$ min) und eine kürzere terminale Halbwertzeit ($t/2_\gamma = 90,2 \pm 36,9$ min) deutlich. Das fiktive Verteilungsvolumen zum Zeitpunkt des Verteilungsgleichgewichts V_{DSS} wurde mit 14,5 ± 1,0 l/100 kg für Cefoperazon und 21,7 ± 3,3 l/100 kg für Cefotaxim berechnet. Die Fläche unter der Serumkonzentrationskurve (AUC) von Cefoperazon ist mit 389 ± 77 h · mg/l signifikant größer als von Cefotaxim mit 130,8 ± 11,4 h · mg/l.

Die Urinausscheidung wurde über 24 h gemessen und erfolgte überwiegend in den ersten Stunden. Sie liegt mit 21,4 ± 5,6% der applizierten Dosis von Cefoperazon bemerkenswert niedrig und erreicht 52,1 ± 6,0% der Cefotaximdosis.

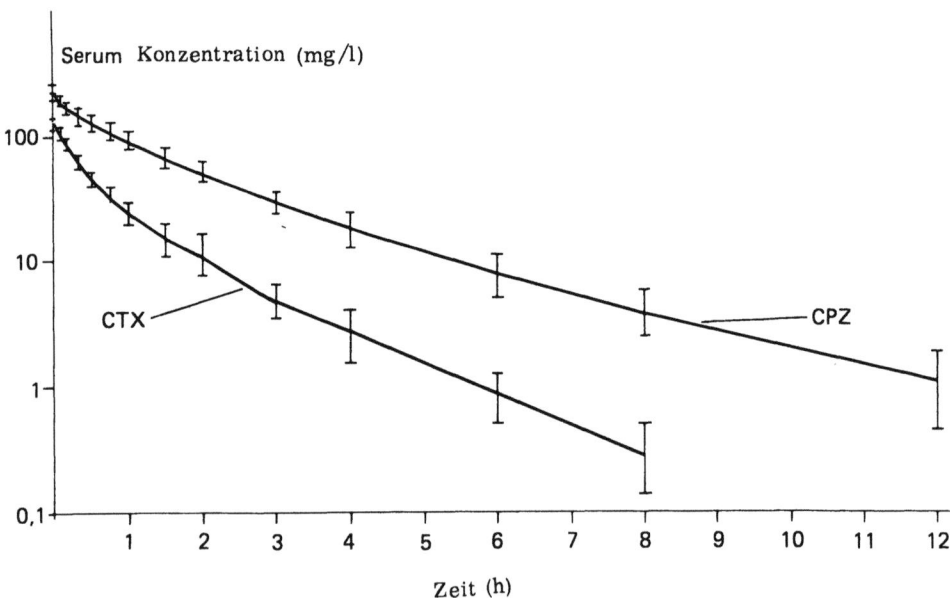

Abb. 1. Mittlere Serumkonzentrationen (± SD) von Cefoperazon und Cefotaxim nach 2,0 g als i.v. Kurzinfusion über 30 min bei zehn Probanden (Werte bezogen auf 70 kg Körpergewicht)

Tabelle 1. Pharmakokinetische Parameter von Cefoperazon und Cefotaxim

Antibiotikum	Dosis (g/30 min)	$t/2\alpha$ (min)	$t/2\beta$ (min)	$t/2\gamma$ (min)	VD_{SS} (l/100 kg)	AUC_{tot} (h · mg/l)
Cefoperazon ($n = 10$)	2	5,5	53,7	143,5	14,5	389,7
Cefotaxim ($n = 10$)	2	15,82	60,8	90,2	21,7	130,8

Bei drei gesunden Testpersonen wurde die Clearance von Cefoperazon im steady state während konstanter Infusionen über 4 h nach initialer Sättigung bestimmt. Parallel erfolgte die Messung von Insulin- und Kreatininclearance, die mit durchschnittlich 118 resp. 105 ml/min/1,73 m² Körperoberfläche eine normale Nierenfunktion ergab.

Die renale Clearance von Cefoperazon wurde mit durchschnittlich 25,2 ml/min/1,73 m² berechnet. Sie stimmt gut mit den Angaben von Fabre et al. [1] überein und liegt erheblich unter der von Lüthy et al. [10] mitgeteilten renalen Cefotaximclearance von durchschnittlich 145 ml/min/1,73m². Die im Vergleich zur renalen Clearance wesentlich höhere Gesamtclearance von Cefoperazon weist mit durchschnittlich 96 ml/min/1,73m² auf eine erhebliche extrarenale Ausscheidung dieser Substanz hin. Die Serumclearance von Cefoperazon liegt im gleichen Bereich wie die Cefazolinclearance [3].

Klinische Untersuchungen

Je 30 Patienten mit schweren zum Teil chronischen bronchopulmonalen oder urologischen Infektionen wurden mit Cefoperazon oder Cefotaxim behandelt. Bei den isolierten Erregern handelte es sich überwiegend um Enterobacteriaceae und Pseudomonas aeruginosa. Die Applikation der Antibiotika erfolgte als intravenöse Kurzinfusion von 1–2 g über 30 min 2–3mal täglich. Die Behandlungsdauer lag zwischen 6 und 32 Tagen.

27 mit Cefoperazon behandelte Patienten, 13 Frauen und 14 Männer im Alter von 25 bis 74 Jahren, mit einem mittleren Körpergewicht von 62 kg waren auswertbar. Der Verlauf war bei 20 Patienten günstig, d. h. Beseitigung der klinischen Symptomatik und der bakteriellen Erreger oder nur klinische Besserung. Bei sieben Patienten war das Behandlungsergebnis unbefriedigend. Hierbei handelte es sich überwiegend um durch lokale Faktoren komplizierte Erkrankungen wie poststenotische Pneumonie oder Pseudomonassepsis bei Retroperitonealabszeß.

Als Unverträglichkeitsrekationen wurden relativ häufig Diarrhöen (sechs von 30 Patienten), die zum Teil symptomatischer Maßnahmen bedurften, jedoch nicht zum Therapieabbruch zwangen, gesehen. Auch nach einmaliger Gabe von 1 bzw. 2 g Cefoperazon klagten jeweils vier von zehn Probanden über Diarrhöen. Bei drei Patienten und einem gesunden Probanden traten supraventrikuläre Tachykardien und in einem Fall Tachyarrhythmia absoluta auf.

Ein chronischer Bronchitiker zeigte wiederholt nach geringem Alkoholgenuß einen Flush mit schwerer Bronchospastik und Tachykardie. Auch die bei dem Probanden beobachtete Symptomatik trat im Zusammenhang mit Alkohol einen

Tag nach Applikation auf. Ein Patient zeigte einen vorübergehenden leichten Anstieg der Transaminasen unter der Cefoperazonbehandlung.

Mit Cefotaxim wurden bei 30 Patienten im Alter von 36–82 Jahren mit einem mittleren Körpergewicht von 66 kg in 22 Fällen günstige Therapieergebnisse erzielt. Acht Patienten zeigten keine Besserung unter der Behandlung. Zwei von ihnen litten an einer weit fortgeschrittenen chronischen Bronchitis und verstarben. Bei einem Patienten trat eine schwere Bronchopneumonie nach neurochirurgischer Operation mit letalem Ausgang ein. Ein Alkoholiker mit ausgedehntem Lungenabszeß als Aspirationsfolge verschlechterte sich unter Cefotaxim. Unverträglichkeitsreaktionen wurden bei drei Patienten beobachtet. Zwei davon klagten über kurzdauernde aber starke Diarrhöen; in einem Fall zwang ein allergisches Exanthem zum Therapieabbruch. Laboruntersuchungen von Blut, Leber- und Nierenfunktion zeigten keine Veränderungen unter der Behandlung.

Die Serumkonzentrationen beider Cephalosporine wurden am 1.–2., 4.–5. und 8.–10. Behandlungstag 1, 4 und 8 h nach Infusionsende gemessen. Sie wurden für Cefoperazon mit durchschnittlich 86,7 ± 35,8 mg/l nach 1 h und 11,1 ± 7,4 mg/l nach 8 h bestimmt und liegen deutlich über den vergleichbaren Cefotaximwerten: 44,1 ± 22,9 nach 1 h und 3,0 ± 2,4 mg/l nach 8 h. Eine Kumulation von Cefoperazon im Theapieverlauf tritt bei normaler bis leicht eingeschränkter Nierenfunktion bei einer Tagesdosis bis 6 g/die nicht ein.

Aufgrund der hohen erreichbaren Serumkonzentrationen und der relativ langen Halbwertzeit scheint eine zweimal tägliche Dosierung von 1–2 g Cefoperazon in den meisten Fällen ausreichend.

Zusammenfassung

1. Die Serumkinetik von Cefoperazon unterliegt einem offenen Dreikompartimentmodell. Die terminale Halbwertzeit ist im Vergleich zu Cefotaxim verlängert.
2. Die renale Clearance von Cefoperazon ist niedrig; die Gesamtclearance deutet auf beträchtliche extrarenale Elimination hin. Die Ausscheidung von Cefotaxim über die Nieren liegt deutlich höher.
3. Die Behandlungsergebnisse mit beiden Antibiotika sind gut bis zufriedenstellend.
4. Die Verträglichkeit von Cefotaxim ist gut. Unter Cefoperazon treten häufiger Diarrhöen auf.
Vor gleichzeitigem Alkoholgenuß bei Cefoperazonbehandlung sollte gewarnt werden.

Literatur

1. Fabre J, Allaz AF, Rudhardt M, Dayer P, Balant L (1979) Pharmacokinetics of the cephalosporin T-1551 in normal man and in renal failure. Behavior in tissues of rat. 19. Interscience Conference on Antimicrobial Agents and Chemotherapy, Boston, Abstract No. 404 – 2. Fu KP, Neu HC (1978) β-Lactanase stability of HR 756, a novel cephalosporin, compared to that of cefatoxime and cefoxitin. Antimicrob Agents Chemother 14: 322–326 – 3. Kirby WMM, Regamey S (1973) Pharmacokinetics of cefazolin compared with four other cephalosporins. J Infect Dis (Suppl) 128: 341–346 – 4. Koeppe P, Höffler D (1972) Die Verwendung eines Digitalrechners zur Entwicklung von Dosierungsempfehlungen für eine Therapie mit Antibiotika. Arzneim Forsch (Drug Res) 22: 311–319 – 5. Loo JCK, Riegelmann S (1970) Assessment of pharmacokinetic constants from postinfusion blood curves obtained after i.v. infusion. J Pharm Sci 59: 53–57 – 6. Lüthy R, Behnd H, Münch R, Siegenthaler W (1979) Human

pharmacology of cefotaxime (HR 756), a new cephalosporin. Antimicrob Agents Chemother 16: 127–133 – 7. Matsubara N et al. (1979) In vitro antibacterial activity of cefoperazone (F-1551), a new semisynthetic cephalosporin. Antimicrob Agents Chemother 16: 731–735 – 8. Neu HC, Aswapokee N, Aswapokee P, Fu KP (1979) HR 756, a new cephalosporin active against gram-positive and gram-negative aerobic and anaerobic bacteria. Antimicrob Agents Chemother 15: 273–281 – 9. Neu HC et al. (1979) Comparative activity and β-lactanase stability of cefoperazone, a piperazine cephalosporin. Antimicrob Agents Chemother 16: 150–157 – 10. Reeves DS, Bywater MJ (1976) Assay of antimicrobial agents. In: Louvois, J de (ed) Selected topics in clinical bacteriology. Ballière Tindall, London, pp 21–78

Zabel, P., Schlaak, M. (I. Med. Univ.-Klinik Kiel):
Modulation zellulärer und humoraler Abwehrfunktionen durch Immunglobuline bei bakteriellen Infektionen

1. Einleitung

Die Indikation für intravenöse Immunglobulintherapie ist noch immer umstritten. Während sie bei vielen Formen des Antikörpermangelsyndroms sowie bei Infektionen der Herpesvirusgruppe allgemein anerkannt wird, liegen für die Indikation bei bakterieller Sepsis noch keine gesicherten Erkenntnisse vor. Insbesondere gibt es unseres Wissens bisher keine randomisierte klinische Studie über die Wirksamkeit dieser Therapieform bei bakterieller Sepsis. Um zumindest etwas Licht in die möglichen Wirkmechanismen dieser Therapieform zu bringen, untersuchten wir die Veränderungen verschiedener immunologischer Parameter und unspezifischer Abwehrmechanismen durch Immunglobuline in vitro und in vivo bei Patienten mit bakteriellen Infektionen.

2. Methoden

2.1. Humorale Faktoren

2.1.1. Immunglobulinklassen IgA, IgG, IgM

2.1.2. Komplementfaktoren C_3, C_4

2.1.3. Zirkulierende Immunkomplexe
Sämtliche humoralen Faktoren wurden mit Hilfe der Lasernephelometrie quantitativ bestimmt.

2.2. Zellfunktionen

2.2.1. Bakterienabtötungsrate der Granulozyten
Bakteriensuspensionen eines E. coli- und eines Staph. aureus-Stammes wurden zusammen mit einer definierten Zahl in autologem Serum suspendierter Granulozyten 60 min bei 37° C inkubiert. Anschließend wurde die Verminderung der Keimzahl durch Auszählen der Bakterienkolonien in Keimzählagar bestimmt (Schmitt M 1977).

2.2.2. Spontanmigration der Granulozyten
Eine definierte Zahl in Medium suspendierter Granulozyten wurde in vorher in Agar gestanzte Löcher gegeben und 12 Std bei 37° C bebrütet. Die in den umgebenden Agar gewanderten Granulozyten wurden anschließend fixiert und gefärbt. Der Durchmesser dieser Migrationshöfe in mm gilt als Maß für die Spontanmigration (Schönfeld H 1974).

2.2.3. Phagozytoserate der Monozyten
Nach Isolierung der mononukleären Zellen wurden diese mit neuraminidasevorbehandelten Hammelerythrozyten inkubiert. Die von 100 Monozyten phagozytierten Erythrozyten wurden unter dem Mikroskop ausgezählt und als Phagozytoseindex gewertet (D'Onofrio C et al. 1977)

2.2.4. NBT-Reduktion der Monozyten
Isolierte Monozyten wurden mit einer Nitrobluetetrazoliumlösung (NBT) 60 min bei 37° C inkubiert. Das von den Monozyten reduzierte NBT ist unter dem Mikroskop als Formazangranula in den Zellen sichtbar. Die von den Monozyten reduzierte Menge NBT gilt als Maß für die Stoffwechselaktivität dieser Zellen (Urbanitz D et al. 1974).

2.2.5. Sekundäre Immunantwort der Lymphozyten
Durch Intracutantestung verschiedener ubiquitärer Antigene (Streptokinase-Dornase, Mumps, Candida, Tubergen) wurde die sekundäre Immunantwort der Lymphozyten getestet.

3. Ergebnisse

3.1. Wirkungen von Immunglobulinen in vitro (s. Abb. 1)

Auf Abb. 1 ist die Steigerung der Bakterienabtötungsrate der Granulozyten durch Immunglobuline in vitro dargestellt. Die Granulozyten von zehn Patienten mit bakteriellen Infektionen wurden untersucht. Die linke Säule gibt die Bakterienabtötungsrate der im autologen Serum suspendierten Granulozyten wieder. Dabei wurden nach 60 min Inkubationsdauer rund 30% der zugegebenen Bakterien – in diesem Fall ein Staph. aureus-Stamm – abgetötet. In einem zweiten Versuchsansatz wurde dem autologen Serum Immunglobulin in einer Konzentration von 500 mg% zugegeben und die Bakterienabtötungsrate unter diesen Bedingungen bestimmt. Wir verwendeten für diese Versuche wie auch später für die in vivo-Tests ein intravenös applizierbares 7s Immunglobulin, bei dem bei der Präparation das Fc-Fragment am Molekül erhalten geblieben ist. Es ergab sich bei allen zehn Patienten eine Steigerung der Bakterienabtötungsrate, wie die mittlere Säule zeigt, auf ca. 40%. Diese Steigerung war hochsignifikant. Die rechte Säule zeigt, daß der gleiche Effekt durch Zugabe von Immunkomplexen zum autologen Serum erreicht wurde. (Wir verwendeten Tetanustoxin-Antitoxinkomplexe.)

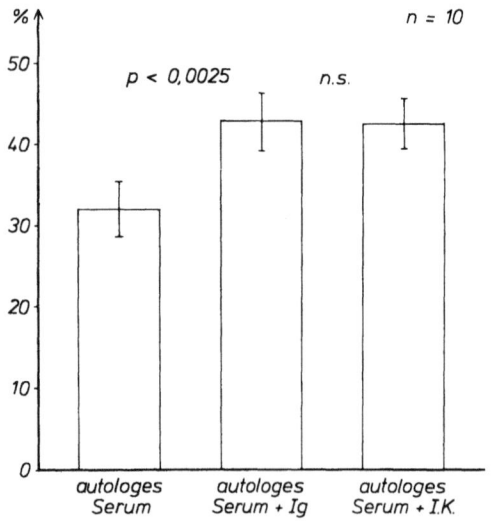

Abb. 1. Wirkungen von Immunglobulinen und Immunkomplexen auf die Bakterienabtötungsrate der Granulozyten von Patienten mit bakteriellen Infektionen

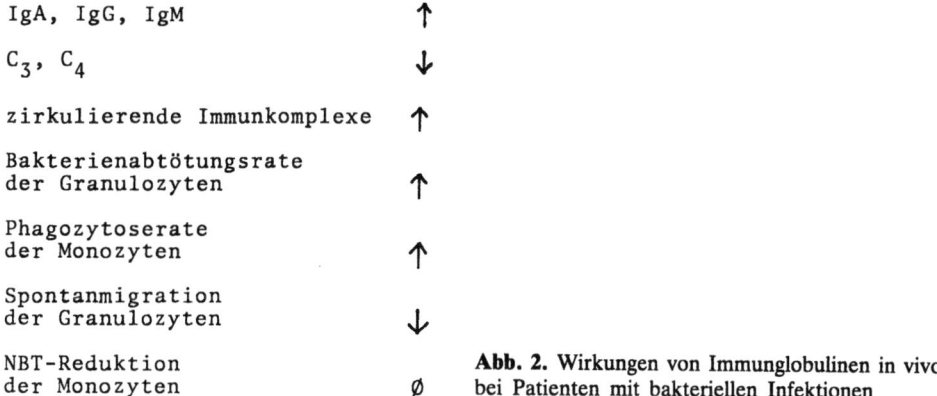

Abb. 2. Wirkungen von Immunglobulinen in vivo bei Patienten mit bakteriellen Infektionen

3.2. Wirkungen von Immunglobulinen in vivo (s. Abb. 2)

Mit den obengenannten Methoden untersuchten wir zehn Patienten mit bakteriellen Infektionen, die zusätzlich zur üblichen Therapie 10 g Immunglobulin (7s) intravenös erhielten. Dabei testeten wir die humoralen Parameter und Zellfunktionen vor und mehrfach nach Gabe der Immunglobuline. Bei allen zehn Patienten waren folgende Phänomene nachweisbar:

3.2.1. Humorale Faktoren

Erwartungsgemäß fanden wir eine Steigerung der Immunglobulinkonzentrationen, wenngleich diese auch für die verschiedenen Immunglobulinklassen unterschiedlich ausgeprägt war und unterschiedlich lange anhielt. Dies erklärt sich durch den verschiedenen Gehalt des Präparates an IgA, IgG und IgM bzw. die Halbwertszeit des Präparates. Unmittelbar nach Applikation der Immunglobuline war bei allen Patienten ein Abfall der Komplementfaktoren C_3 und C_4 meßbar; dieser war im weiteren Verlauf rückläufig und kann als Aktivierung des Komplementsystems interpretiert werden. Mit dem Verbrauch von Komplementfaktoren geht gleichzeitig eine vorübergehende, erhebliche Zunahme zirkulierender Immunkomplexe einher.

Wir fanden auf der humoralen Seite der Infektabwehr eine Steigerung der Immunglobulinkonzentrationen sowie eine erhebliche Zunahme zirkulierender Immunkomplexe. Bedingungen also, die bei in vitro-Testes (s. o.) eine Steigerung der Bakterienabtötungsrate der Granulozyten bewirkten.

3.2.2. Zellfunktionen

Wir sahen auch tatsächlich bei allen untersuchten Patienten nach Immunglobulingabe eine Steigerung (um 10–40%) der Bakterienabtötungsrate der Granulozyten. Dies war sowohl gegenüber dem E. coli- als auch gegenüber dem Staph. aureus-Stamm der Fall. Nach 5–8 Tagen ging die Bakterienabtötungsrate wieder auf den Ausgangswert zurück. Die Spontanmigration der Granulozyten, die als Maß für die Schwere einer bakteriellen Infektion gelten kann, war nach Gabe von Immunglobulinen in allen Fällen vermindert.

Auch die Zellfunktionen der Monozyten werden durch Immunglobuline moduliert. So wird die Phagozytoserate der Monozyten für etwa 3–5 Tage deutlich gesteigert, während die NBT-Reduktion durch Monozyten, die als Maß für die momentane Stoffwechselaktivität dieser Zeller dienen kann, sich nicht wesentlich verändert.

Fast alle Patienten zeigten bei der Intracutantestung verschiedener upiquitärer Antigene eine anerge Reaktionslage. Erwartungsgemäß war dieses durch Immunglobuline nicht zu beeinflussen.

Literatur

1. D'Onofrio C et al. (1977) The influence of some metabolic inhibitors on in vitro phagocytosing macrophages. Med Microbiol Immunol 163: 195–207 – 2. Schmitt M (1977) Phagozytosefähigkeit und bakterielle Abwehr als Eigenschaft von Granulozyten Neugeborener. Monatsschr Kinderheilkd 125: 345–349 – 3. Schönfeld H (1974) Chemotaxis: Its biology and biochemistry. In: Sorkin E (ed) Chemotaxis. Karger, Basel München, p 118 – 4. Urbanitz D et al. (1975) NBT-Test bei isolierten menschlichen Monozyten. Blut 30: 187–198

Riedasch, G. (Abt. Urologie, Chirurg. Univ.-Klinik), Ritz, E. (Abt. Nephrologie, Med. Univ.-Klinik Heidelberg), Möhring, K., Preugschat, I. (Abt. Urologie, Chirurg. Univ.-Klinik Heidelberg):
Adhärenz von E. coli an Uroepithelien — Einfluß des Zyklus

Voraussetzung für das Auftreten rezidivierender Harnwegsinfekte bei der Frau ist die Aszension harnwegspathogener Keime der Fäkalflora aus der Periurethralregion in die Blase. Nach Untersuchungen von Stamey (1972) kann bei Frauen mit rezidivierenden Harnwegsinfekten konstant eine Kolonisation des Introitus vaginae mit potentiell harnwegspathogenen Keimen nachgewiesen werden.

Da die Haftfähigkeit der Bakterien an Oberflächenepithelien eine wesentliche Voraussetzung für die Kolonisation der Periurethralregion darstellt, sollte in der vorliegenden Untersuchung geprüft werden, ob sich in Abhängigkeit vom Menstruationszyklus Änderungen der bakteriellen Haftfähigkeit an Introitusepithelien nachweisen lassen. Zu dieser Untersuchung wurde der Bakterienadhärenztest nach Svanborg Eden (1977) verwandt. Untersucht wurden zehn gesunde weibliche Probandinnen ohne orale Antikonzeption im Alter zwischen 18 und 33 Jahren. Die Adhärenztestung erfolgte am 4. Tag nach Menstruationsbeginn, am 10. Tag, am 15. Tag zum Zeitpunkt des Eisprunges – dieser wurde durch Basaltemperaturmessung verifiziert – sowie am 22. und in Einzelfällen am 28. Tag nach Menstruationsbeginn.

In der Abb. 1 ist die Zahl der nach vitro-Inkubation der Oberflächenepithelien mit E. coli-Suspension adhärierenden Keime pro Zelle in Abhängigkeit vom Menstruationszyklus wiedergegeben. Die Werte zeigen für den 4. Tag nach Menstruationsbeginn eine geringfügige und statistisch nicht signifikante Erhöhung. Im übrigen war im ganzen Zyklusverlauf keine gerichtete Änderung des Adhärenzverhaltens festzustellen.

Der Vergleich der Adhärenz von E. coli und Proteus mirabilis ist in Abb. 2 wiedergegeben. Diese Untersuchung ist insofern von Interesse, als einzelne Autoren über ein unterschiedliches Adhärenzverhalten dieser beiden Keime berichteten. Aus der Abbildung geht hervor, daß im Mittel nach Inkubation Proteus mirabilis in geringerer Zahl an den Oberflächenepithelien haftet als E. coli. Bei Inkubation mit

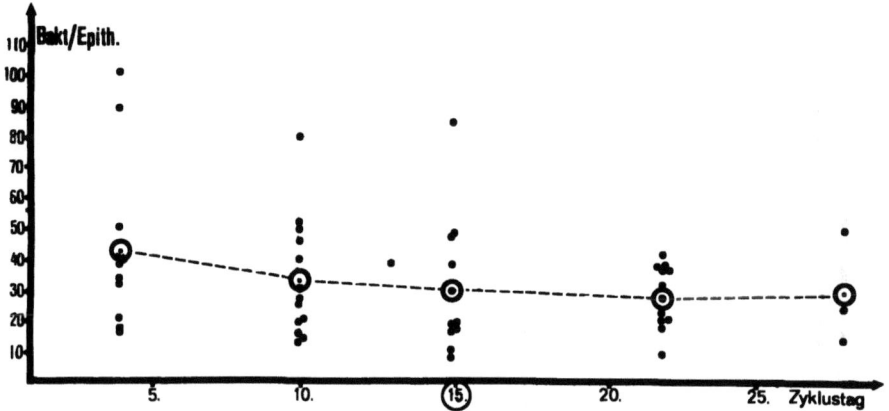

Abb. 1. Adhärenz von E. coli (ATCC 25922) an Introitusepithelien. Abhängigkeit vom Menstruationszyklus

10^8 E. coli-Keimen betrug im Mittel die Zahl der Keime pro Epithelzelle 37 und nach Inkubation mit 10^8 Proteus mirabilis im Mittel 15 Keime pro Epithelzelle.

In einer anderen Untersuchung wurde die Zahl der nach dreimaliger Waschung an den Oberflächenepithelien spontan haftenden Keime verglichen mit der Zahl adhärierender Keime nach Inkubation mit E. coli. Nach Inkubation mit einer hochkonzentrierten E. coli-Kulur ließ sich eine wesentliche Steigerung der adhärierenden Keimzahl feststellen.

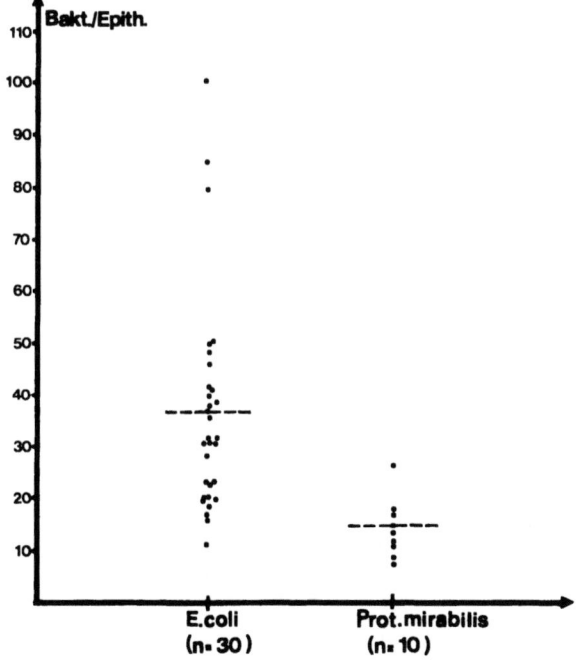

Abb. 2. Vergleich der Haftung von E. Coli und Prot. Mirabilis an Oberflächenepithelien nach Inkubation mit Bakteriensuspension (10^8/ml)

Mit dem hier vorgestellten in vitro-Test konnten frühere Angaben von Fowler (1978) und Svanborg Eden (1977) bestätigt werden, daß die aus dem Harn gewonnenen Epithelien gegenüber potentiellen harnwegspathogenen Fäkalkeimen eine starke Haftfähigkeit aufweisen. Obwohl tierexperimentelle und klinische Untersuchungen dafür sprechen, daß das Risiko des Auftretens spontaner Harnwegsinfekte eine Beziehung zum Östrogeneffekt am Urogenitalsystem aufweist, ließ sich mit Hilfe des Bakterienadhärenztestes keine Änderung des Adhärenzverhaltens von E. coli an Harnepithelien in Abhängigkeit vom Menstruationszyklus nachweisen. Man kann hieraus schließen, daß sich zyklusabhängig keine Begünstigung für die Kolonisierung des weiblichen Introitus nachweisen läßt.

Literatur

1. Fowler JE, Stamey ThA (1978) Studies of entroital colonization in women with recurrent urinary infections. Adhesive properties of E. coli and proteus mirabilis: lack of correlation with urinary pathogenity. J Urol (Baltimore) 120: 315–318 – 2. Stamey ThA (1972) Urinary infections in nonpregnant women. In: Urinary infections. Williams and Wilkins Co., Baltimore, p 80 – 3. Svanborg Eden C, Eriksson B, Hanson LA (1977) Adhesion of E. coli to human uroepithel cells in vitro. Infect Immun 18: 767–774

Lison, A. E., Haßkamp, T., Möhlenkamp, H., Sibum, B., Speich, T., Müller, K. M. (Med. Poliklinik und Patholog.-Anatom. Inst. der Univ. Münster):
Experimentelle Studie zur Therapie der bakteriellen interstitiellen Nephritis*

Die intensive klinische Beobachtung Kranker mit bakterieller interstitieller Nephritis, der sogenannten Pyelonephritis, hat in den letzten Jahren immer deutlicher offenbart, daß der schicksalhafte Krankheitsverlauf allein durch eine antibakterielle Behandlung nicht zu beeinflussen ist. Durch diese Therapie sind offensichtlich lediglich die Krisen aktueller subjektiver Mißempfindungen positiv zu beeinflussen. Aus dieser fatalen Situation heraus stammt die Motivation, mit Hilfe experimenteller Untersuchungen zu klären, welche Faktoren im wesentlichen dafür verantwortlich sind, daß eine aus der Kombination von prädisponierenden Faktoren und bakterieller Infektion induzierte Entzündung sich von einer bestimmten Phase der Erkrankung an verselbständigt und zu einem langsam progredienten Verlust an funktionierendem Nierenparenchym Anlaß gibt.

Untersuchungen von Andriole und Ebstein sowie von Miller und North weisen darauf hin, daß der hohe osmotische Druck im Bereich des Nierenmarkkegels das Überleben einmal eingedrungener Erreger dadurch begünstigt, daß in diesem Milieu die chemotaktisch gesteuerte Reaktion der Granulozyten sehr verzögert einsetzt. Damit gelingt es bis hierhin vorgedrungenen Erregern sich massiv zu vermehren. Die so entstandene Entzündung entwickelt unter bisher nicht klar definierten Umständen von einem ebenfalls noch nicht exakt beschriebenen Zeitpunkt an eine massive Tendenz, kontinuierlich und unaufhaltsam Narbengewebe zu bilden, das im Rahmen der diesem Strukturelement eigenen Schrumpfungstendenz Anlaß zu

---

* Mit freundlicher Unterstützung des Herrn Ministers für Wissenschaft und Forschung des Landes Nordrhein-Westfalen, Forschungsförderung „Pyelonephritis"

weiteren Parenchymzellverlusten gibt. Es ist dann nur noch eine Frage der zur Verfügung stehenden Zeit und der Intensität des chronisch entzündlichen Prozesses, bis sich eine Organschrumpfung entwickelt.

Aus Untersuchungen der Lübecker Arbeitsgruppe, die sich des experimentellen Modells zur Erzeugung einer Pyelonephritis nach Commichau bedient, ist in neuerer Zeit bekannt, daß man offensichtlich durch den Einsatz von Salicylsäure Einfluß auf die Faserbildungstendenz in Entzündungsherden nehmen kann.

Wir haben mit dem bei uns gut erprobten Modell der experimentellen Pyelonephritis bei bisher zehn weiblichen Kaninchen (weiße Neuseeländer, Züchter Scheele, Werl) mit einem Ausgangsgewicht von 3000 ± 300 g bei Versuchsbeginn erste orientierende Therapiestudien unternommen.

In intravenöser Pentobarbitalnarkose (max. 50 mg/kg Körpergewicht) wurde eine linksseitige temporäre (18–24 Std) Ureterligatur angelegt. Nach dem Lösen der mechanischen Harnstrombehinderung wurden hämatogen $1,5 \times 10^8$ E. coli appliziert. Anschließend wurden täglich über eine Knopfsonde peroral 250 mg Acetylsalicylsäure (Aspirin) über 28 Tage appliziert. Bei den überlebenden Tieren wurde am Versuchsende eine Ausscheidungsurographie durchgeführt und anschließend in erneuter Barbituratanästhesie die bilaterale Nephrektomie zur morphologischen Aufarbeitung der Nieren vorgenommen.

Ergebnisse

Bei einem Großteil der Tiere kam es als Folge der massiven hämatogenen Infektion zu einem septischen Krankheitsbild, das von der Mehrzahl der Kaninchen nicht länger als 1 Woche überlebt wurde. Bei diesen Tieren kam es zu einem rapiden Abfall des Körpergewichtes um bis zu 30% des Ausgangsgewichtes, zu einem starken Abfall des Hämatokrits von im Mittel 35 Vol.-% präoperativ auf 21 Vol.-% präfinal. Bei allen Tieren, d. h. auch bei den überlebenden kam es als Folge des operativen Eingriffes zu einer Verminderung des Körpergewichtes innerhalb der ersten Woche um im Mittel 15% mit über die gesamte Versuchsdauer hin nur allmählicher Normalisierungstendenz. Während der gesamten Versuchsdauer blieb das Gesamteiweiß unverändert. Postoperativ fand sich bei allen Versuchstieren in der Serumelektrophorese als Ausdruck der akuten Entzündung ein erheblicher Anstieg der Alpha-1-Globuline von im Mittel 6,8 rel.% auf im Mittel 14 rel.%. Bei den überlebenden Tieren kam es in der ersten postoperativen Woche zu einem Anstieg des Serumkreatinin von $1,4 \pm 0,2$ präoperativ auf $1,9 \pm 0,1$ mg/dl, um dann allmählich zur Norm wieder abzusinken. Bei den vor Versuchsende verstorbenen Tieren kam es jeweils unmittelbar präfinal zu einem erheblichen Anstieg des Serumkreatinins. Als Ausdruck der Bindegewebsneubildung wurde in Serum und Urin die N-Acetylglucosaminidase gemessen. Bei allen Tieren kam es zu einem Anstieg der Glucosaminidase im Urin (Abb. 1) von im Mittel 1 U/l pro 24 Std auf im Mittel $20,75 \pm 6,13$ U/l in der ersten postoperativen Woche, um dann bis zum Ende der zweiten postoperativen Woche wieder in den oberen Normbereich abzufallen.

Die Untersuchung bisher leider nur eines Tieres ohne zusätzliche bakterielle Infektion hat ergeben, daß der operative Eingriff allein nur zu einem 4 Tage dauernden Anstieg der Glucosaminidase im Urin mit anschließender sofortiger Normalisierungstendenz führt. Diese Beobachtung bedarf allerdings noch der Sicherung in weitergehenden Versuchen. Gegenwärtig steht auch noch die Analyse

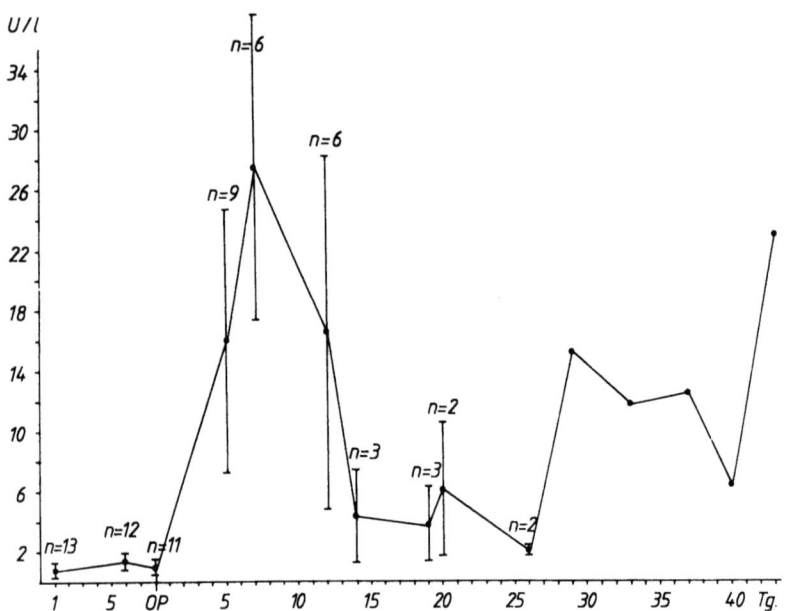

Abb. 1. Ausscheidung von N-Acetylaminoglucosaminidase im 24 Std-Harn bei Kaninchen mit experimenteller Pyelonephritis unter täglicher Behandlung mit 250 mg Acetylsalicylsäure oral

einer nicht mit Salicylsäure therapierten Tiergruppe aus. Wie bereits früher beschrieben, kam es auch bei dem hier vorgestellten Experiment als Ausdruck der bakteriellen Nierenentzündung unmittelbar postoperativ zu einem erheblichen Abfall der Urinosmolalität weit unter den Normbereich. Bei keinem der untersuchten Tiere entwickelte sich im Verlaufe der Studie eine eindeutige Normalisierungstendenz. Bei allen Tieren kam es in der ersten postoperativen Woche zu einer ausgeprägten Hypokaliämie, die erst frühestens 12 Tage nach Versuchsbeginn wieder normalisiert war.

Bei der orientierenden morphologischen Analyse der diesem Therapieversuch ausgesetzten Kaninchennieren fand sich im Vergleich zu früheren experimentellen Studien eine in vergleichbaren Zeiträumen verminderte Neubildung von Bindegewebsfasern im Interstitium.

Die hier vorgestellten Studien haben zur Zeit noch keineswegs die Phase erreicht, in der definitiv Aussagen über das hier versuchte Therapieschema möglich wären. Die bis jetzt vorliegenden Ergebnisse ermutigen jedoch, in weitergehenden Studien der Hypothese nachzugehen, daß eine rechtzeitige Behandlung mit entzündungshemmenden Medikamenten geeignet sein könnte, einen positiven Einfluß auf die Folgen einer bakteriellen Nierenentzündung für das befallene Nierenparenchym zu nehmen.

Herrn Professor Dr. med. Heinz Losse zum 60. Geburtstag gewidmet.
Frau Edelgard Meyer hat in hervorragender Qualität die laboratoriumstechnischen Analysen durchgeführt.

Literatur

1. Andriole VT, Epstein FH (1965) Prevention of pyelonephritis by water diuresis. Evidence of the role of medullary hypertonicity in promoting renal infection. J Clin Invest 44: 73 – 2. Miller Th, North D (1979) Immunbiologic factors in the pathogenesis of renal infection. Kidney Int 16: 665 – 3. Krüger Ch (1978) Untersuchungen zur antiphlogistischen Therapie der tierexperimentellen Niereninfektion. Kongreßbericht, Nordwestdeutsche Gesellschaft für Innere Medizin, 91. Tagung, Hessisches Verlagskontor, Lübeck, S. 51 – 4. Lison AE, Müller KM (1976) Tierexperimentelles Modell der chronischen Pyelonephritis. Med Welt 27: 2270

Musch, E., Eichelbaum, M., Wang, J. K., Sassen, W. v., Dengler, H. J. (Med. Univ.-Klinik Bonn-Venusberg):
Häufigkeit und pathophysiologische Aspekte der INH-Hepatitis bei tuberkulostatischer Kombinationsbehandlung

Nach umfangreichen Studien an Personen unter prophylaktischer Isoniazidlangzeitmonotherapie wird die Häufigkeit einer ‚INH-Hepatitis' mit 0,5–1% angegeben (Black et al. 1975 [2]; Riska 1976 [20]; Renger et al. 1979 [19]). Die Schwere des INH-assoziierten Leberschadens ist durch eine hohe Mortalität der Patienten mit INH-Hepatitis von 13% belegt (Studie des United States Public Health Service 1971).

Nach dem bisher bekannten Metabolismus von INH stellt die Acetylierung des INH zu Acetyl-INH den wichtigsten Abbauschritt dar. Die Acetylierung des INH unterliegt einem genetischen Polymorphismus, wobei Schnell- und Langsamacetylierer unterschieden werden. Anhand der retrospektiven Bestimmung des Acetyliererstatus bei 26 Patienten, die nach INH-Monotherapie eine Hepatitis bekommen hatten, fand Mitchell (1976) [13] eine höhere Inzidenz der Hepatits bei Schnellacetylierern (Abb. 1). Da Snodgrass et al. (1974) [21] mit Acetylhydrazin, welches durch Hydrolyse des Acetyl-INH entsteht, eine wesentlich stärkere toxische Wirkung an der Leber als mit INH selbst auslösen konnte, erklärte Mitchell die höhere Inzidenz der INH-Hepatitis bei Schnellacetylierern damit, daß diese größere Mengen an toxischem Acetylhydrazin bilden würden. Dabei stellt nicht das Acetylhydrazin den eigentlichen toxischen Metaboliten dar, sondern Acetylhydrazin wird über eine im einzelnen noch nicht geklärte Reaktionsfolge unter Beteiligung der mischfunktionellen Oxygenasen zu einem Acylradikal oder Acylkation aktiviert, welches durch Bindung an Makromoleküle zur Leberschädigung führt.

Im Gegensatz zu Mitchell konnten Riska (1976) [20], Dickenson et al. (1977) [6] kein höheres Risiko einer Hepatitis bei Schnellacetylierern unter Monotherapie mit INH finden. Da der Zusammenhang zwischen Inzidenz eines Leberschadens und Acetyliererstatus bei gleichzeitiger Kombination des INH mit Rifampicin nicht hinreichend untersucht ist (Smith et al. 1972 [22]; Lal et al. 1972 [10]; Musch und v. Oldershausen 1978 [14]), haben wir bei 95 Patienten prospektiv die Häufigkeit von Transaminasenerhöhungen während einer Kombinationstherapie mit Isoniazid, Rifampicin und Myambutol in Abhängigkeit vom Acetyliererstatus verfolgt. Den Einfluß des Rifampicins auf die mischfunktionellen Oxygenasen überprüften wir anhand der Antipyrin-Plasmaclearance, die wir vor Therapie und 3 Wochen nach

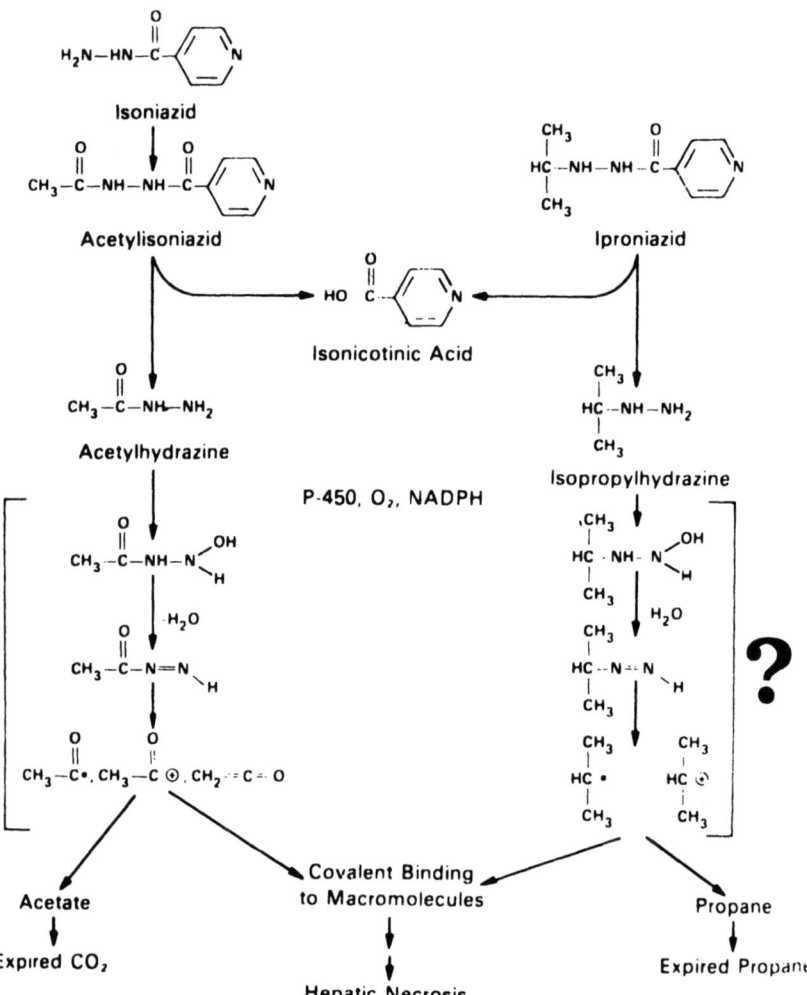

Abb. 1. Pathophysiologie der Lebertoxizität von INH, Mitchell u. a. (1976)

Beginn der Therapie bzw. zum Zeitpunkt des Transaminasenanstieges bestimmten.

Von den 95 Patienten traten bei 41 (= 43%) in der 2.–4. Woche Zeichen eines Leberschadens auf. Dabei handelt es sich bei 24 Patienten um geringe bis mäßige Transaminasenanstiege mit Werten der GPT und GOT bis maximal 150 U/l, die sich trotz gleichbleibender Therapie spontan normalisierten. Transitorische Enzymanstiege dieser Art während der ersten Wochen tuberkulostatischer Kombinationstherapie sind in der Literatur mit ähnlicher Häufigkeit beschrieben und stellen keine ernste toxische Nebenwirkung dar (Blanchon et al. [3]; Baron and Bell 1974 [1]; Brown 1976 [5]; Girling 1977 [9]).

Bei 17 Patienten kam es jedoch zur Ausprägung einer INH-Hepatitis mit begleitenden schweren klinischen Symptomen. Laborchemisch waren die Transaminasen zwischen 150–900 U/l erhöht, der ‚de Ritis'-Quotient betrug annähernd

0,5. Bei einem Drittel der Patienten mit INH-Hepatitis wurden Bilirubinerhöhungen zwischen 2–10 mg% gefunden.

Außerdem trat eine schwere sekundäre Koproporphyrinurie auf. Dabei zwang die schwere toxische Reaktion bei der Mehrzahl der Patienten zu einer Änderung der Therapie – überwiegend wurde nur das INH abgesetzt –, während Rifampicin und Myambutol weitergegeben wurde. In einigen Fällen wurde die gesamte Kombination vorübergehend ausgesetzt. Die Leberfunktionswerte normalisierten sich in allen Fällen innerhalb von 2–4 Wochen. Eine erneute Reexposition der vollen Kombination nach Normalisierung der Transaminasen führte innerhalb der Zeit, in der wir die Patienten weiter stationär beobachteten, nicht zu erneuten nennenswerten Enzymanstiegen. Für andere Ursachen eines Leberschadens, wie eine medikamentenallergische Reaktion, Autoimmunphänomene und infektiöse Ursachen, ergab sich kein Anhalt. Außerdem wurden alle Patienten auf Lebervorerkrankungen hin untersucht. Ein höheres therapeutisches Risiko bei Patienten mit Zeichen eines Leberschadens vor Beginn der Therapie ließ sich nicht ableiten (Tabelle 1).

Patienten mit Leberzirrhose wurden nicht in die Studie aufgenommen und sollten nach eigener klinischer Beobachtung nicht mit einer Kombination INH und Rifampicin behandelt werden.

Im Gegensatz zu Mitchells Angaben im Falle der INH-Monotherapie fanden wir eine eindeutige Beziehung zwischen Hepatotoxizität der verabreichten Medikamentenkombination und dem Phänotyp Langsamacetylierer (Tabelle 2).

Tabelle 1. Erfassung von Patienten mit Lebervorerkrankung bei Behandlung mit Isoniazid, Rifampicin und Myambutol

I. Patienten ohne Transaminaseerhöhung unter Behandlung

A. Patienten ohne klinische oder laborchemische Zeichen einer Hepatopathie vor Therapiebeginn
   Anzahl   23

B. Patienten mit klinischen oder laborchemischen Zeichen einer Hepatopathie vor Therapiebeginn
   Anzahl   7
   3× alkoholische Fettleber mit gering erhöhten Serum-Transaminasen
   2× anamnestisch Verdacht auf Alkoholabusus, normale Serumtransaminasen, IgA erhöht (470–570 mg%)
   1× geringe Hepatomegalie, gering erhöhte Cholestase-Enzyme: Gamma-GT bis max. 90 U/l, alkalische Phosphatase bis max. 225 U/l
   1× gering erhöhte Serumtransaminasen, erniedrigte Cholinesterase (680 U/l) – Succinylintoleranz

II. Patienten mit Isoniazid-assoziierter Hepatitis

A. Patienten ohne klinische oder laborchemische Zeichen einer Hepatopathie vor Therapiebeginn
   Anzahl   12

B. Patienten mit klinischen oder laborchemischen Zeichen einer Hepatopathie vor Therapiebeginn
   Anzahl   5
   1× erniedrigte Cholinesterase
   1× erniedrigte Cholinesterase + geringe Cholestase bei bekanntem Bronchialcarcinom – keine Lebermetastase
   1× geringe Cholestase bei Cholelithiasis
   1× geringe Transaminasenerhöhung unbekannter Ursache
   1× geringe-mäßige Transaminasenerhöhung im Rahmen eines M. Boeck

Tabelle 2. Häufigkeit von Transaminasenerhöhungen während tuberkulostatischer Kombinationsbehandlung (INH, Rifampicin, Myambutol)

Acetyliererstatus	Transaminasen in U/l					
	Normal	bis 50	bis 100	bis 150	bis 200	über 200
Langsamacetylierer	n^a = 25	5	7	3	4	12
Schnellacetylierer	21	5	2	1	1	0
Acetyliererphänotyp zw. Schnell- und Langsamacetylierer	5		1			
Unklar	3					

[a] n = Anzahl der Patienten

Darüber hinaus stellten wir nur bei den Langsamacetylierern eine Hemmung des Arzneistoffwechsels mit einer Verlängerung der Antipyrin-Plasmaclearance unter der Kombinationsbehandlung fest, die im Mittel besonders ausgeprägt bei Langsamacetylierern mit INH-Hepatitis war (Abb. 2).

Entsprechend dem ‚Mitchell-Konzept' ergeben sich Widersprüche für die Interpretation, warum Langsamacetylierer, obwohl sie nach Mitchell aufgrund der langsameren Acetylierung des INH geringe Mengen Acetylhydrazin bilden sollen, bevorzugt und mit weit höherer Inzidenz einen INH-Leberschaden entwickeln als Schnellacetylierer. Andererseits läßt sich aber auch nicht eine stärkere Rifampicininduktion der mischfunktionellen Oxygenasen bei Langsamacetylierern feststellen, die eine höhere Toxizität des INH bei Langsamacetylierern erklären könnte, da

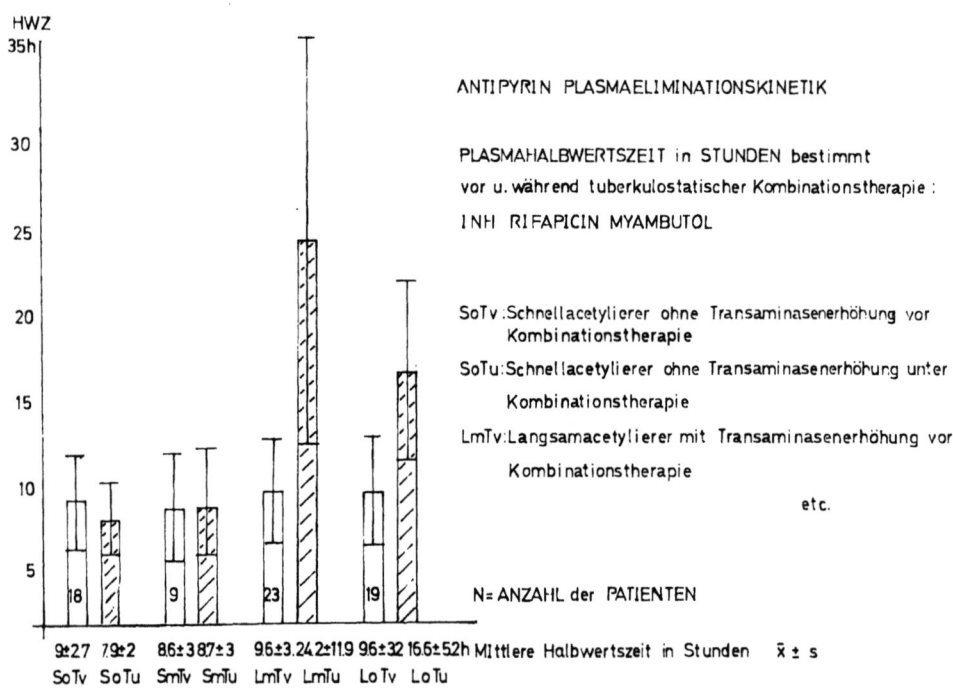

Abb. 2

gerade bei Langsamacetylierern die Antipyrin-Plasmaclearance verlängert ist. Allerdings ist in diesem Zusammenhang interessant, daß Ochs und Bodem (1980) [16] eine ausgeprägte Induktion der N-Demethyllierung von Diazepam unter einer Kombination von INH und Rifampicin beschreiben, so daß es möglich ist, daß wir mit Antipyrin als Testsubstrat nicht die entscheidende durch Rifampicin induzierte Reaktion der mischfunktionellen Oxygenasen erfaßt haben.

Von Timbrell [23] wurde 1978 gezeigt, daß INH seinen eigenen Metabolismus hemmt, indem es die Acetylierung von Acetylhydrazin zum nicht toxischen Diacetylhydrazin und den oxidativen Abbau des Acetylhydrazin zu CO_2 hemmt.

Hypothetisch läßt sich damit die hohe Inzidenz eines Leberschadens unter der Kombinationsbehandlung bei Langsamacetylierern wie folgt erklären:

Nachdem pharmakokinetische Bestimmungen gezeigt haben, daß die Acetylierung des INH und des Acetylhydrazin gleich schnell verläuft, ist die Annahme nicht unberechtigt, daß Schnell- und Langsamacetylierer im steady state entgegen der Auffassung Mitchells gleich hohe Acetylhydrazinspiegel haben.

Da Langsamacetylierer höhere Spiegel an freiem INH haben als Schnellacetylierer, wird somit bei Langsamacetylierern infolge der Hemmung der Acetylierung des Acetylhydrazin zum nichttoxischen Diacetylhydrazin durch das INH das Acetylhydrazin vorwiegend zum toxischen Endprodukt abgebaut. Eine zusätzliche Induktion der Metabolisierung des Acetylhydrazins durch das gleichzeitig verabreichte Rifampicin muß diskutiert werden. Weitere Aufschlüsse sind aus der Analyse der bisher bekannten INH-Metabolite im Serum und Urin zu erwarten.

Literatur

1. Baron DN, Bell IL (1974) Serum enzyme change in patients receiving antituberculous therapy with rifampicin or p-amino-salicylic acid plus isoniazid and streptomycin. Tubercle 55: 115–121 – 2. Black M, Mitchell JR, Zimmermann HJ, Ishak KG, Epler GR (1975) Isoniazid-associated hepatitis in 114 patients. Gastroenterology 69: 289–302 – 3. Blanchon P, Paillas J, Holler A, Grosseille Y, Blanchon B, Blanchon F (1973) Foie et rifampicine. Le Poumon et le Coeur 29: 739–752 – 4. Breimer DD, Zilly W, Richter E (1978) Influence of rifampicin on drug metabolism. Difference between hexobarbital and antipyrine. Clin Pharmacol Ther 21: 470–481 – 5. Brown A (1976) Risks of isoniazid therapy. Ann Intern Med 85: 828–829 – 6. Dickenson DS, Bailey WC, Hirschowitz BI, Eidus L (1977) The effect of acetylation status on isoniazid (INH) hepatitis. Am Rev Respir Dis 115: 395–401 – 7. Ellard GA, Gammon PT (1976) Pharmacokinetics of isoniazid metabolism in man. J Pharmacokinet Biopharm 4: 83–113 – 8. Fleischmann R, Hempel V, Egberts EH, Jens H, Jedrychowski A (1978) Maximaler Induktionszeitpunkt und Induktionsdauer arzneimittelabbauender Enzyme beim Menschen nach Gabe von Rifampicin. Verh Dtsch Ges Inn Med 84: 1602–1612 – 9. Girling DJ (1978) The hepatic toxicity of antituberculosis regimens containing isoniazid, rifampicine and pyrazinamide. Tubercle 59: 13–32 – 10. Lal S, Singhel SN, Burley DM, Crossley G (1972) Effect of rifampicin and isoniazid on liver function. Br Med J 1: 148–150 – 11. Miguet JP, Mavier P, Soussy CJ, Dhumeaux D (1977) Induction of hepatic microsomal enzymes after brief administration of rifampicine in man. Gastroenterology 72: 924–926 – 12. Mitchell JR, Yollows DS (1975) Metabolic activation of drug to toxic substances. Prog Hematol 68: 392–410 – 13. Mitchell JR, Thorgeirsson VP, Black M, Timbrell JA, Snodgrass WE, Potter WZ, Yollow DJ, Keiser HR (1976) Increased incidence of isoniazid hepatitis in rapid acetylators: possible relation to hydrazine metabolites. Clin Pharmacol 18: 70–79 – 14. Musch E, v Oldershausen HF (1978) Klinik und Pathogenese der ‚INH-Hepatitis'. Therapiewoche 28: 3267–3278 – 15. Nelson SD, Boyd MR, Mitchell JR (1977) Role of metabolic activation in chemical induced tissue injury. Drug Metab Rev 5: 155–185 – 16. Ochs HR, Bodem G (1980) Einfluß einer tuberkulostatischen Therapie auf die Kinetik von Diazepam und Desmethylazepam: Vortrag 86. Tagung der Deutschen Gesellschaft für Innere Medizin, Wiesbaden – 17. O'Leary JF, Personal communication to McKennis H, Jr, Yards AS, Wheatherby JS, Hagy JA (1959) Acetylation of hydrazine and formation 1,2-diacetylhydrazine in vivo. J Pharmacol Exp Ther 126: 109–115 – 18. Peters JH, Miller KS, Brown P (1965) Studies on the

metabolic basis for the genetically determined capacities for isoniazid inactivation in man. J Pharmacol Exp Ther 150: 298–304 – 19. Renger F, Weise L, Krebs A, Steinbrück P (1979) Leberschäden mit und ohne Cholostase unter INH-Therapie. Verh Dtsch Ges Inn Med 85: 424–428 – 20. Riska N (1976) Hepatitis cases in isoniazid treated groups and in a control group. Bull Int Union Tuberc 51: 203 – 21. Snodgrass WR, Potter WZ, Timbrell JA (1974) Possible mechanisms of isoniazid related hepatic injury (Abstract). Clin Res 22: 323 – 22. Smith J, Tyrell WF, Gow A, Allan GW, Lees AW (1972) Hepatotoxicity in rifampicin – isoniazid treated patients related to their rate of isoniazid inactivation. Chest 61: 587–588 – 23. Timbrell JA (1979) Studies on the role of acetylhydrazine in isoniazid hepatotoxicity. Mechanism of toxic action on some target organs. Arch Toxicol (Berl) [Suppl] 1–8 – 24. Yard AS, McKennis H, Jr (1962) Aspects of the metabolism of isoniazid and acetylisoniazid in the human and the dog. J Med Pharm Chem 5: 169–203

Durchgeführt mit Unterstützung der Deutschen Forschungsgemeinschaft Schwerpunktprogramm Klinische Pharmakologie E J/157/1

Rheumatologie

Lemmel, E.-M., Möbus, H., Botzenhardt, U. (I. Med. Univ.-Klinik Mainz):
**Zellulärimmunologische Auffälligkeiten
bei Patienten mit rheumatoider Arthritis:
Hinweise auf einen immunologischen Regulationsdefekt**

Manuskript nicht eingegangen.

Dreher, R., Röbe-Oltmanns, B., Federlin, K. (Zentrum Innere Medizin der Univ.-Klinik Gießen):
**Untersuchungen über die Monozytenkinetik
bei der Rheumatoiden Arthritis (RA)**

Am Modell der exponierten hyperergischen Arthritis konnten wir durch die Anwendung von 3-H-Thymidinmarkierungstechniken zeigen, daß die aktive Synovialitis funktionell und zellkinetisch einerseits dadurch gekennzeichnet ist, daß Monozyten aus dem Knochenmark über das Blut in die Synovialis einwandern, dort als Makrophagen oder Histiozyten aktiviert werden und proliferieren. Andererseits bildet sich durch die Schädigung der *primären Deckzellschicht* ein *sog. Synovialulkus,* welches zunächst durch einen mehrreihigen Makrophagensaum (inner multilayer) begrenzt wird. Im inaktiven Stadium bildet sich dieser wieder zurück, wobei sich die den Gelenkraum begrenzende innerste Zellreihe zu einer einreihigen *sekundären Deckzellschicht* differenziert. Die gleichzeitig serienmäßig durchgeführten autoradiographischen Untersuchungen von korrespondierendem Knochenmark und Blut ergaben eine sich parallel zu dem Arthritisverlauf verhaltende Promonozyten- und Monozytenreaktion. Auf Grund unserer Befunde am Arthritismodell stellten wir die Hypothese der *persistierenden Synovialislymphohistiozytose* als pathomorphogenetisches Prinzip der aktiven Synovialitis auf. Im Unterschied zu der bisherigen Auffassung der rheumatoiden Synovilitis als proliferative lokale

Bindegewebsreaktion vertritt unsere Hypothese die vorrangige Bedeutung der eingewanderten, hämatogenen Zellen des Monozytenmakrophagensystems. Das Ziel der vorliegenden Untersuchungen war es, die Relevanz der experimentellen Monozytenkinetik für die rheumatoide Arthritis aufzuzeigen.

Material und Methode

Patienten: Zwölf Patienten mit sicherer, aktiver RA (RA). Kontrollen: Zwölf hämatologisch gesunde Patienten mit degenerativen Gelenkbeschwerden bzw. unklaren Gelenkschmerzen (non-RA).

In vitro-3-H-Thymidinmarkierung von Knochenmarks- und Blutzellen. Inkubation von Knochenmark, suspendiert in 10 ml eines Kulturmedium bzw. von 10 ml Venenblut mit 10 μCi 3-H-Thymidin über 30–60 min bei Zimmertemperatur. (Hierbei markieren sich jene Zellen einer Population, die sich zum Zeitpunkt der 3-H-Thymidinverfügbarkeit in der DNS-Synthesephase ihres Zellzyklus befinden.)

Autoradiographie der Knochenmarks- bzw. der Blutausstrichpräparate. Nach 3-H-Thymidinmarkierung Anfertigung von Knochenmark- bzw. Blutausstrichpräparaten. Nach der Dippingmethode werden die nach Lufttrocknung zunächst mit Gelatine überzogenen Ausstriche mit einer Ilford-K2-Nuclear-Track-Emulsion beschichtet und über 21 Tage in Dunkelheit bei 4° C exponiert.

Identifikation der monozytären Zellinie. Knochenmarks- bzw. Blutzellen mit morphologischen Monozytencharakter bei zusätzlicher positiver Alpha-Naphthyl-Acetat-Esterasereaktion wurden als Zellen der monozytären Reihe klassifiziert.

Auswertung der Autoradiographiepräparate. Nach Entwicklung und Trocknung der ARG-Präparate wurde die Alpha-Naphthyl-Acetat-Esterasereaktion durchgeführt, Kerngegenfärbung mit Hämalaun.

Knochenmark. Aufgrund morphologischer und histochemischer Kriterien (Alpha-Naphthyl-Acetat-Esterasepositivität) wurden die Zellen im Knochenmark differenziert nach 3-H-Thymidin-markierten und unmarkierten Zellen der Monopoese (Promonozyten, reife Monozyten), Zellen der Granulopoese (segment- und stabförmige Granulozyten, Promyelozyten und Myelozyten) sowie Zellen der Erythropoese (Normoblasten). Bei den Ergebnissen der Auswertung der Monopoese wurden folgende Zahlenwerte angegeben (vgl. Tabelle 1):

Tabelle 1. Monopoese im menschlichen Knochenmark (RA, non-RA) (Hämalaun, Alpha-Naphthyl-Acetat-Esterase, initiale 3-H-Thymidinmarkierung, nRA = n, non-RA = 12)

Monopoese ges.	Promonozyten ges.	Promonozyten mark.	ø mark.	Monozyten reif	Mono : Promono^x	
6145 (1977–6848)	3209 (1418–4544)	1616 (385–1964)	2216 (1032–3917)	1809 (560–3158)	1.7 (0.9–2.4)	RA
4227 (908–8184)	3090 (700–5998)	1286 (207–2833)	2499 (419–4927)	1181 (207–2653)	0.9 (0.7–2.4)	non RA
p>0.05<0.1	ns	ns	ns	p<0.05	p<0.05	
8.5	6.1	2.4	3.8	2.4	0.9	n-RA ○
11.0	7.2	2.6	5.0	4.0	1.7	RA
11.2	8.1	3.1	7.1	3.1	0.9	n-RA □
16.1	10.8	3.7	5.0	5.5	1.5	RA

- • absolute Zellzahl, n_{RA} =46592 (17500–86000), n_{nonRA} =48100 (14200–93000)
- ○ Rel.% kernhaltige KM-Zellen, n_{RA}= 609 (556-707) n_{nonRA}= 587 (528-692)
- □ Rel.% Myelopoese, n_{RA}= 435 (359-511), n_{nonRA}=461 (362-556)

1. Anzahl der gesamten Monopoesezellen (Promonozyten + Monozyten),
2. Anzahl 3-H-Thymidin-markierter Promonozyten,
3. Anzahl nicht-3-H-Thymidin-markierter Promonozyten,
4. Promonozytengesamtzahl,
5. Anzahl der kleinen reifen Monozyten,
6. Quotient aus Monozyten (5.) zu markierten Promonozyten (2.).

Die Zahlenwerte der einzelnen Gruppen wurden jeweils berechnet als Absolutwerte, als Relativprozent der Anzahl aller kernhaltiger Knochenmarkszellen inklusive Erythropoese, als Relativprozent der Zellzahl der Myelopoese.

Peripheres Blut. Folgende Zelltypen wurden differenziert: Segmentkernige Neutrophile, 3-H-Thymidin-markierte Promonozyten, reife Monozyten, Eosinophile Granulozyten und Lymphozyten (Angaben in Rel.%).

Statistik. Die Ergebnisse zeigen die Mittelwerte mit Angaben der Bereiche in Klammern. Signifikanzteste: nach Student *t*-Testanalyse.

Ergebnisse

Knochenmark (Tabelle 1). *Reife Monozyten:* Im Vergleich zu den Patienten der non-RA-Gruppe zeigen die Patienten mit RA eine signifikante Vermehrung, sowohl hinsichtlich der absoluten Zellzahl als auch in bezug auf die Relativprozentangaben.

Promonozyten: Sowohl die Anzahl der DNS-synthetisierenden als auch nicht-proliferierenden Promonozyten ist bei RA-Patienten nicht erhöht, ebenso ist die Vermehrung der Gesamtpromonozytenzahl nicht signifikant.

Quotient Monozyten/markierte Promonozyten: Dieser als Äquivalent zur Monozytenproduktion betrachtete Wert ist im Knochenmark von Patienten mit RA signifikant zugunsten der proliferierenden Promonozyten verschoben.

Monopoese (gesamt): Die Zellen der gesamten Monopoese der RA-Gruppe zeigen eine deutliche Tendenz zur Vermehrung ($p > 0{,}05 < 0{,}1$).

Weitere nicht signifikante Befunde: Die Markierungsindices der Promonozyten und Monozyten zeigten zwischen den RA-Patienten und der Kontrollgruppe keine Unterschiede (35/40% bzw. 23/29%).

Weitere erwähnenswerte Befunde: Unsererseits noch unklar ist der wiederholt in beiden Gruppen erhobene Befund von 3-H-Thymidin-markierten Knochenmarkserythrozyten. Da eine DNS-Synthese der kernlosen Erythrozyten nicht angenommen werden kann, könnte es sich um markiertes DNS-Restmaterial in sehr jugendlichen Erythrozyten (z. B. Retikulozyten) handeln. Als Ursache der Entstehung dieses Phänomens der Erythrozytenstroma-DNS müßte eine physiologische oder artifizielle Nucleolyse mit Austritt von DNS-Material im Normoblastenstadium diskutiert werden. In jedem Falle jedoch wäre dieser Befund hinweisend dafür, daß das Zeitintervall zwischen der S-Phase der Normoblasten und ihrer Denukleation bzw. Nucleolyse innerhalb der initialen 3-H-Thymidinmarkierungsphase (30−60 min) liegt.

Peripheres Differentialblutbild. Diesbezüglich können zwischen den beiden Gruppen keine Unterschiede nachgewiesen werden, insbesondere tritt bei der RA keine relative Monozytose auf.

Schlußfolgerungen (Abb. 1)

Die Bedeutung der Monozyten als wesentliche Infiltratzelle bei der experimentellen Arthritis wird bei der RA durch eine im Vergleich zur Kontrollgruppe signifikante Monozytose des Knochenmarks bestätigt. Ein vermehrter Monozyteninflux aus dem Blut in die rheumatoid entzündliche Synovialis könnte durch einen erhöhten Monozytenflow bei normaler Monozytenzahl im Differentialblutbild erklärt werden.

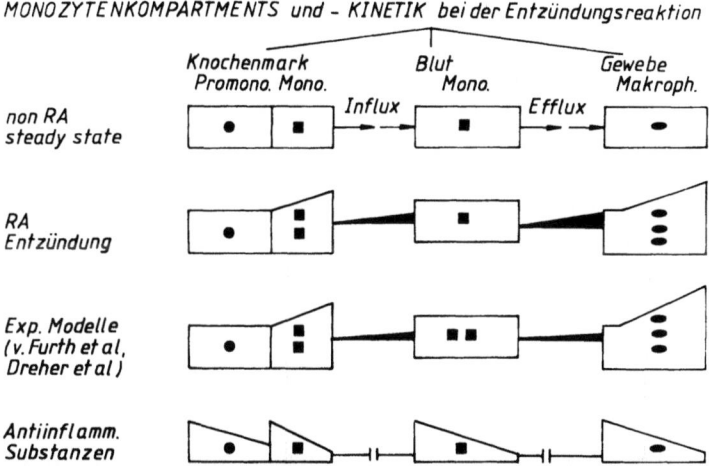

Abb. 1. Zellkinetische Darstellung der rheumatoiden Entzündungsreaktion (in Anlehnung an van Furth 1977): Eine Vermehrung der Zellen des Monozytenmakrophagensystems kann in den Kompartimenten des Knochenmarks und der Synovialmembran nachgewiesen werden. Ein erhöhter Einstrom von Monozyten aus dem Knochenmark in das Blut (influx) und ein erhöhter Monozytenabfluß (efflux) aus dem Blut in die Synovialis kommt offensichtlich ohne eine relative periphere Monozytose durch einen erhöhten Monozytenflow (Anzahl zirkulierender Monozyten/Zeiteinheit) zustande. Die kompartimentbezogene Rheumapathologie hat eine zusätzliche wesentliche Bedeutung in der Testung antiinflammatorischer Substanzen. Ein ideales Antirheumatikum müßte eine selektive Hemmung der rheumatoiden Monozytenkinetik entlang der Achse von Knochenmark–Blut–Synovialmembran bewirken

Debus, M., Helmke, K., Dreher, R., Teuber, J., Federlin, K. (Med. Poliklinik der Univ. Gießen):
Lasernephelometrische Bestimmungen von zirkulierenden Immunkomplexen und Rheumafaktoren im Verlauf von Erkrankungen des rheumatischen Formenkreises (rheumatoide Arthritis, SLE, Sklerodermie)

Zirkulierende Immunkomplexe (IK) und Rheumafaktoren (RF) werden als pathogenetische Faktoren bei Erkrankungen des rheumatischen Formenkreises diskutiert; die Bedeutung vor allem der IK für den Krankheitsverlauf ist jedoch noch nicht eindeutig geklärt. Zur Untersuchung dieser Fragestellung haben wir die Seren entsprechender Patienten im Verlauf eines Jahres auf das Vorkommen zirkulierender IK und RF untersucht und mit Hilfe eines Aktivitätsindex den Nachweis bzw. die Titerschwankungen dieser Immunphänomene mit dem aktuellen klinischen Bild verglichen.

Das untersuchte Kollektiv umfaßt 103 RA-Patienten (ca. 75% Frauen), davon rund 50% nach ARA-Kriterien als klassische RA eingeordnet. In dieser Gruppe wurden insgesamt 376 Messungen durchgeführt. Die SLE-Gruppe besteht aus 27 Patienten mit 124 Messungen, die Sklerodermiegruppe aus neun Patienten mit 34 Messungen, so daß durchschnittlich drei bis vier Meßwerte pro Patient von verschiedenen Zeitpunkten vorliegen. Als Kontrollgruppen dienten 67 Patienten mit degenerativen Gelenkerkrankungen sowie 36 gesunde Personen.

Zur *Rheumafaktorbestimmung* wurde eine nephelometrische Methode [7] angewendet, die gegenüber der Latexagglutination nach unseren Erfahrungen eine objektivere quantitative Angabe ermöglicht. Es wird hierbei die relative Lichtstreuung gemessen, die durch Reaktion des rheumafaktorhaltigen Serums mit aggregiertem humanem IgG entsteht. Der Vergleich beider Methoden zeigte weitgehende Übereinstimmung im *qualitativen* Rheumafaktornachweis. Die meisten nicht übereinstimmenden Ergebnisse fanden sich in Seren mit einem grenzwertigen oder deutlich positiven Resultat im Lasertest, die im Latextest negativ waren. Dies deutet darauf hin, daß es sich hierbei um Faktoren handelt, die durch den Latextest nicht erfaßt werden, wie z. B. die IgG-Antiglobuline. Zur Untersuchung, ob hier tatsächlich solche IgG-Antikörper vorliegen, trennten wir die IgG-Globuline durch Gelfiltration über eine Protein A-Sepharosesäule ab. Danach zeigte sich in der IgG-freien ersten Fraktion sowohl ein positiver Latex- als auch ein positiver Lasertest; in der zweiten Fraktion, in der es sich um weitgehend gereinigtes IgG handelt, ergab sich ein positiver Lasertest bei negativem Latextest. Dies spricht dafür, daß mit der nephelometrischen Methode im Gegensatz zum Latextest auch Antiglobuline der IgG-Klasse nachgewiesen werden können.

Zum *Nachweis zirkulierender IK* in Seren von Patienten mit den genannten Erkrankungen benutzten wir eine lasernephelometrische Methode [5], die auf Messung einer Serumverdünnung gegen einen Leerwert beruht. Dieser wird durch Ausfällung der aggregierten Immunglobuline und IK hergestellt. Das Meßergebnis wird in Tetanuskomplexeinheiten angegeben. Durch Präzipitation mit spezifischen Antiseren gegen Komplementkomponenten und Immunglobuline ist eine Bestimmung der an der Immunkomplexbildung beteiligten Antikörper und ihrer Fähigkeit zur Komplementfixation möglich. Dies erlaubt die Zuordnung der beteiligten Antikörper zu möglicherweise im Krankheitsverlauf wechselnden Immunglobulinklassen, welches Ausdruck einer unterschiedlichen Aktivität des Krankheitsbildes sein könnte. Bei der Analyse zirkulierender IK in 13 RA-Seren mit dieser Methode fanden wir unterschiedliche Zusammensetzung der IK mit in drei Fällen überwiegendem IgG-Anteil, in einem Fall überwiegendem IgM-Anteil sowie in den übrigen Fällen gleichmäßiger Verteilung der Immunglobulinklassen. Auch die Fähigkeit zur Komplementfixation, die den IK allgemein zugesprochen wird, zeigte eine unterschiedliche Verteilung, so daß nicht in jedem Fall die nachweisbaren IK Komplement fixierten. Diese Befunde sprechen für die Heterogenität der nachgewiesenen IK.

Ein Vergleich verschiedener Methoden zur IK-Bestimmung (Laser-Nephelometrie [5], Raji-Zelltest [17], C1q-Präzipitation [12], C1q Solid phase [14]) ergab für die einzelnen Teste durchaus verschiedene Resultate. Auffallend war für uns hierbei die Korrelation zu anderen humoralen Immunphänomenen: der Raji-Zelltest war positiv ausschließlich in Seren, die hohe DNS-Antikörper aufwiesen, während die C1q-Bindungsteste einen deutlichen Zusammenhang mit RF-Titern aufwiesen.

Die Bestimmung zirkulierender IK in den Seren der eingangs genannten Patientengruppen mit der nephelometrischen Methode erbrachte in der RA-Gruppe 227 (63,4%) positive Resultate, davon 49 im stark erhöhten Bereich. Bei der Kontrollgruppe zeigten sich in 13 von 37 Fällen IK-Spiegel im unteren Grenzwertbereich, nur drei Seren waren deutlich positiv. Die Seren der LE-Patienten wiesen IK nur in etwa einem Drittel, nämlich 42 von 124 Messungen, auf. Jedoch waren die Spiegel im Vergleich zur RA-Gruppe weniger häufig im Grenzwertbereich, sondern mehr im deutlich erhöhten Bereich zu finden. In der Gruppe der Sklerodermiepatienten waren nur zehn von 24 Seren positiv, hiervon wiederum nur zweimal deutlich positiv. Die degenerativen Gelenkerkrankungen unterschieden sich von der gesunden Kontrollgruppe hinsichtlich zirkulierender IK nur geringfügig, auch hier waren mehr als die Hälfte der Fälle negativ, nur vier von 67 Seren waren deutlich positiv.

Bei einem Vergleich der nachweisbaren zirkulierenden IK und RF in den gleichen Patientenseren fand sich keine eindeutige Korrelation zwischen beiden Parametern (Abb. 1). Auch bei deutlich positivem RF waren neben einzelnen hohen IK-Spiegeln

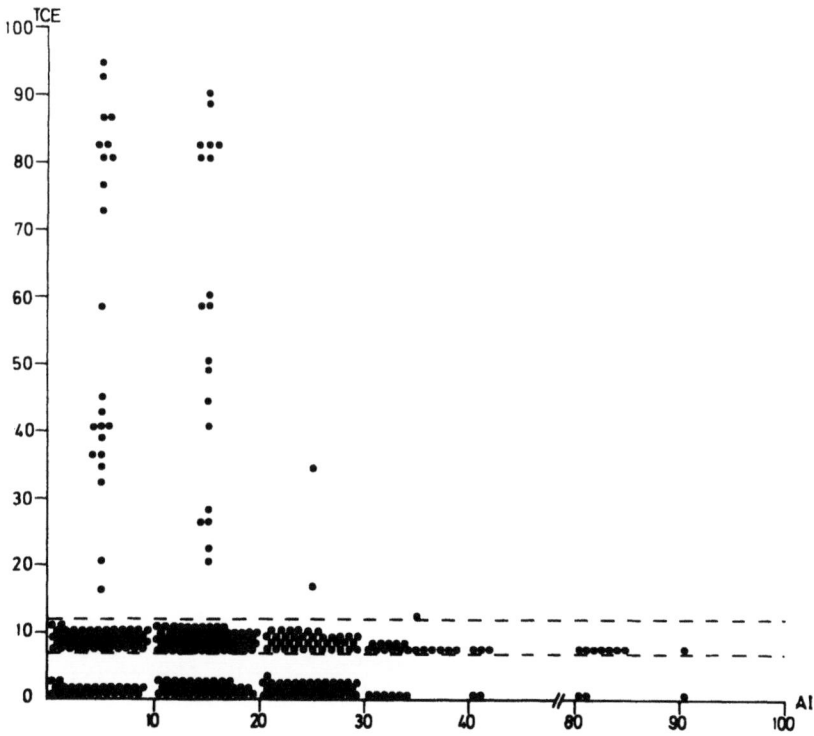

Abb. 1. Vergleich zirkulierender Immunkomplexe mit der Krankheitsaktivität (AI) bei rheumatoider Arthritis ($n = 339$)

häufig grenzwertige oder negative Werte festzustellen. Daraus ist zu schließen, daß in diesen Fällen der überwiegende Teil der zirkulierenden IK nicht auf die Antigammaglobulinfaktoren zurückzuführen ist.

Zur Darstellung des aktuellen klinischen Befundes wurde für die rheumatoide Arthritis ein Aktivitätsindex (AI) erstellt, in den klinische und laborchemische Parameter eingingen [2, 6, 13]. Im einzelnen verwendeten wir die Erhöhung von BSG, CRP, Kupfer, IgG, C3 und Verminderung von Eisen und Hämoglobin. Zur Wertung der klinischen Aktivität wurden Gelenksindex nach Lansbury [8], Morgensteifigkeit, Rheumaknoten und Auftreten von anderen extraartikulären Manifestationen herangezogen. Den so entstandenen Index verglichen wir mit den erhobenen immunologischen Faktoren.

In dem von uns untersuchten Kollektiv befand sich der größte Teil der Fälle in einem mittleren Aktivitätsbereich, nur wenige Patienten zeigten extrem hohe Werte. Bei diesen hochaktiven Krankheitsbildern waren jedoch IK mit nur einer Ausnahme grenzwertig oder nicht nachweisbar. Höhere Spiegel fanden sich dagegen häufig bei milderen Verlaufsformen. Im Gegensatz zum Vergleich des AI mit zirkulierenden IK zeigt die Gegenüberstellung der Aktivität mit den RF-Titern eine gute Korrelation, wobei sich ein hoher AI im Zusammenhang mit hohen RF-Werten fand.

Betrachtet man das Verhalten zirkulierender IK im *Krankheitsverlauf* einzelner Patienten, so fanden sich bei hohen IK-Spiegeln starke Schwankungen neben gleichbleibenden Verläufen bei niedrigeren IK-Werten. Die in Abb. 2 aufgeführten Einzelbeispiele sollen das Verhalten der zirkulierenden IK im Krankheitsverlauf bei

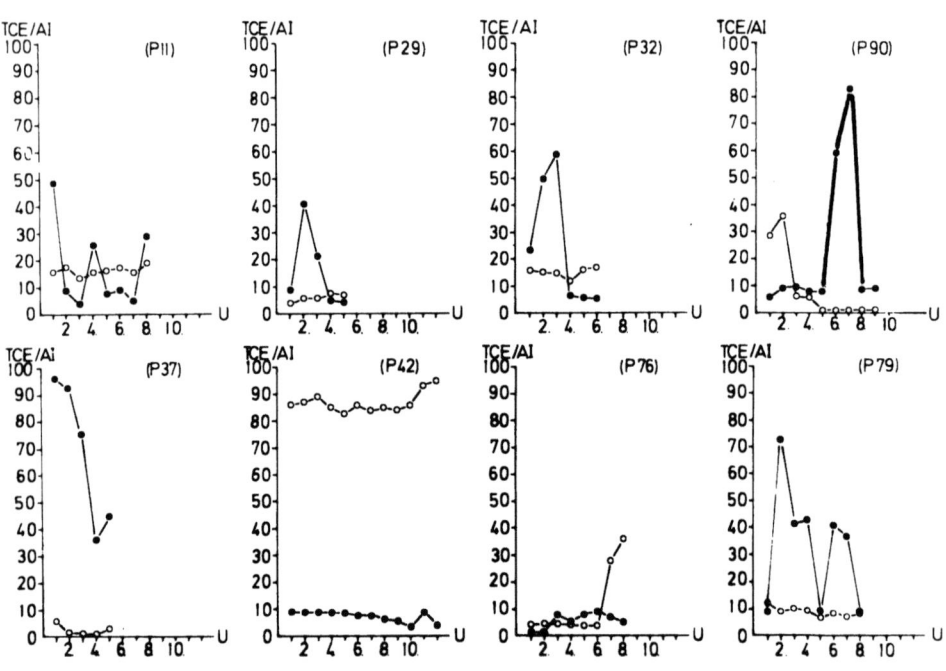

Abb. 2. Darstellung zirkulierender Immunkomplexe im Vergleich zur Krankheitsaktivität anhand ausgewählter Einzelbeispiele

RA verdeutlichen. Es fanden sich gleichmäßige Aktivitätsverläufe mit mehr oder weniger stark schwankenden IK-Spiegeln (Beispiel P11, P29, P32, P37, P42, P79), wobei hohe IK und niedrige Aktivität (P32) wie auch grenzwertige IK mit hoher Aktivität (P37) dargestellt sind. Interessant war das Verhalten der IK bei Aktivitätsschwankungen, z. B. folgt bei P90 auf einen starken Aktivitätsabfall ein steiler IK-Anstieg, umgekehrt fand sich bei P76 ein Abfall der IK im Zusammenhang mit einer deutlichen Aktivitätszunahme.

Zusammenfassend kann gesagt werden, daß zirkulierende IK in den Seren von Patienten mit Erkrankungen des rheumatischen Formenkreises in signifikant höherem Maße nachweisbar waren als bei degenerativen Gelenkerkrankungen und gesunden Kontrollpersonen. Auffällig war, daß sich in unserer Untersuchung kein Zusammenhang der zirkulierenden IK mit dem Nachweis und der Höhe des RF fand, zur Krankheitsaktivität dagegen eher eine negative Korrelation vorlag, d. h. bei hoher Aktivität fanden sich überwiegend niedrige IK-Spiegel. Dies ist jedoch verständlich, wenn man sich vor Augen hält, daß es sich bei der IK-Bildung nicht nur um einen pathologischen, sondern vor allem um einen *physiologischen Abwehrmechanismus* handeln kann.

Unsere Befunde stehen im Gegensatz zu einer Reihe von anderen Beobachtungen, die eine positive Korrelation zwischen Krankheitsaktivität und IK mit Hilfe C1q-bindender Verfahren fanden [1, 3, 9, 18, 19]. Dies könnte jedoch durchaus durch die Beeinflussung der verwendeten Bestimmungsmethoden durch die RF bedingt sein, welche auch in unserer Untersuchung einen Zusammenhang mit der Krankheitsaktivität zeigten.

Literatur

1. Gabriel A, Agnello JR, Agnello V (1977) Detection of immune complexes – The úse of radioimmunoassays with C1q and monoclonal rheumatoid factor. J Clin Invest 59: 990–1001 – 2. Günther R (1974) Kriterien zur Beurteilung der rheumatoiden Arthritis-Behandlung. Rheumatismus 42: 61–80 – 3. Halla JT, Volanakis JE, Schrohenloher RE (1979) Immune complexes in rheumatoid arthritis sera and synovial fluids. Arthritis Rheum 5: 440–448 – 4. Hay FC, Nineham LJ, Perumal R, Roitt IM (1979) Intra-articular and circulating immune complexes and antiglobulins (Ig G and Ig M) in rheumatoid arthritis. Correlation with clinical features. Ann Rheum Dis 38: 1–7 – 5. Helmke K, Sodomann CP, Teuber J, Federlin K (1978) Nachweis zirkulierender Immunkomplexe mit der Laser-Nephelometrie. Immun Infect 6: 173–179 – 6. Levy J, Dick WC (1975) The detection of change in disease activity in patients with rheumatoid arthritis. Clin Rheum Dis 1: 225–243 – 7. Jones CE, Rousseau RJ, Maxwell KW (1977) Feasibility of a nephelometric assay for rheumatoid factor. Protides of biological fluids, 25th colloqium – 8. Lansbury J (1960) Methods for evaluating rheumatoid arthritis. In: Hollander JL (ed) Arthritis and allied conditions. Philadelphia, p 250 – 9. McDuffie FC (1978) Immune complexes in the rheumatic diseases. J Allergy Clin Immunol 62: 37–43 – 10. Maini RN (1978) The clinical and pathogenetic significance of rheumatoid factors. Aust NZ J Med 8: 51–56 – 11. Maini RN (1978) Circulating immune complexes: current concepts of their pathogenetic role and methods of detection. Aust NZ J Med 8: 68–76 – 12. Nydegger UE, Lambert PH, Gerber H, Miescher PA (1974) Circulating immune complexes in the serum in systemic lupus erythematodes and carriers of hepatitis B-antigen. J Clin Invest 54: 297 – 13. Ott VR (1970) Zur Bewertung der antirheumatischen Therapie in Klinik und Praxis. Therapiewoche 33: 1636 – 14. Sobel AT, Bokisch VA, Müller-Eberhard JJ (1975) C1q-deviation test for the detection of immune complexes, aggregated IgG and bacterial products in human serum. J Exp Med 142: 139 – 15. Stankaitiene DJ, Matulis AA, Guobys H, Jusenaite JP (1978) Serum antiimmunoglobulins reactive with human and rabbit IgG in rheumatoid arthritis and other conditions. Arthritis Rheum 21: 120–128 – 16. Steinbrocker O, Traeger CH, Battermann RC (1949) Therapeutic criteria in rheumatoid arthritis. JAMA 140: 659 – 17. Theophilopoulos AN, Wilson CB, Dixon FJ (1976) The raji-cell radioimmuno-assay for detecting immune complexes in human sera. J Clin Invest 57: 169 – 18. Zubler RH, Nydegger UE, Perrin LH, Fehr K, MacCormik H, Lambert PH, Miescher PA (1976) Circulating and intraarticular immune complexes in patients with rheumatoid

arthritis. Correlation of 125J-C1q binding activity with clinical and biological features of the disease. J Clin Invest 57: 1308–1319 – 19. Zubler RH, Lambert PH (1978) Detection of immune complexes in human diseases. Prog Allergy 24: 1–48

Franke, M. v., Engel, J. M., Ströbel, G. (Staatl. Rheumakrankenhaus, Klinik für innere und physikal. Medizin, Baden-Baden):
Auswertung einer Basisdokumentation bei 1000 Fällen von rheumatoider Arthritis

1978 wurde an dieser Stelle über eine Stadieneinteilung der rheumatoiden Arthritis anhand eines Aktivitätsindex und über ein standardisiertes Laborprogramm in einer Rheumaklinik berichtet. Nach jetzt 3jähriger Erfahrung soll ein erster Bericht darüber vorgelegt werden, welche Möglichkeiten die Auswertung der in einer Basisdokumentation zusammengefaßten Befunde bei rheumatoider Arthritis bieten und welche Aussagen standardisierte Labormethoden zulassen. Es können hier nur einzelne Beispiele dargelegt werden.

Zunächst sollte die Validität der Befunde überprüft werden, die in der Basisdokumentation, insbesondere dem sog. Aktivitätsindex bei rheumatoider Arthritis enthalten sind. Eine Dokumentation kann nur aussagefähig sein, wenn die gespeicherten Befunde zuverlässig sind.

Dazu wurden erwartungsgemäß positive Korrelationen von Werten, die in der Basisdokumentation gespeichert wurden, überprüft. Einmal haben wir die für die klinische und humorale Aktivität der rheumatoiden Arthritis aus verschiedenen Parametern gewonnenen Kennziffern (für die klinische Aktivität: vom Arzt zu ermittelnder Gelenkindex, Schmerzangaben und Dauer der Morgensteifigkeit nach einem Selbstbewertungsblatt der Patienten; für die humorale Aktivität: BSG, CRP, FE/CU-Quotient) in ihrem Verhalten zueinander getestet. Wie empirisch zu erwarten, besteht für eine Zahl von 1000 Krankheitsbildern einer gesicherten rheumatoiden Arthritis eine positive Korrelation.

Außerdem wurde die Wertigkeit des Röntgenindex (es handelt sich hier um Bewertungsziffern 0–5 für die Weichteilknorpel- und knochenveränderungen) anhand der Beziehung zur Krankheitsdauer, die in der Basisdokumentation mitgespeichert wurde) überprüft. Auch hier zeigt sich, wie zu erwarten, eine positive Korrelation (Abb. 1).

Als zweites Beispiel für die Nutzung der Basisdokumentation mit der Bestimmung des Aktivitätsindex für die rheumatoide Arthritis, soll hier ein Krankheitsverlauf wiedergegeben werden, so wie er für jedes Krankheitsbild aus der Speicherung abgerufen werden kann (Abb. 2). Der hier zur Projektion aufgearbeitete Ausdruck zeigt über 2 Jahre den Verlauf des Aktivitätsindex: gleichbleibende Röntgenveränderungen, eher etwas ansteigende humorale Aktivität, aber insgesamt abfallende klinische Aktivität: die Therapie ist überschaubar, quantitativ hinsichtlich des Cortisonbedarfes, der in diesem Fall zurückgeht und der quantitativen Angabe über das nichtsteroidale Antirheumatikum und die Basistherapie dargestellt. Diese Aufzeichnung eignet sich für die Aufklärung von

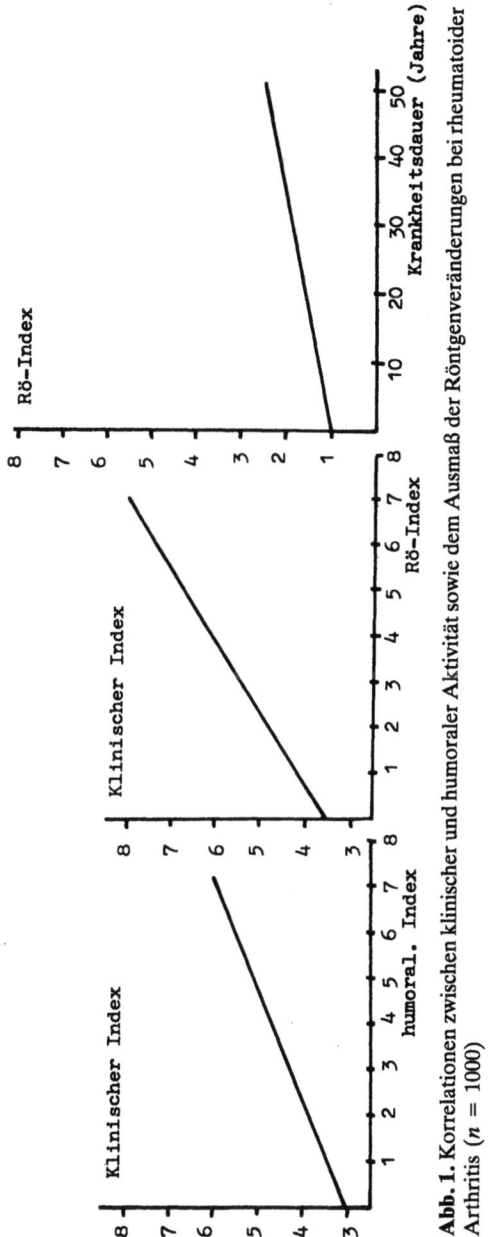

Abb. 1. Korrelationen zwischen klinischer und humoraler Aktivität sowie dem Ausmaß der Röntgenveränderungen bei rheumatoider Arthritis ($n = 1000$)

Zusammenhängen zwischen der Therapie und dem Krankheitsverlauf für den Einzelfall. Bei Wiederaufnahmen im Krankenhaus kann der Verlauf abgerufen werden und so eine Grundlage für die weiteren therapeutischen Entschlüsse geschaffen werden.

Das letzte Beispiel soll zeigen, wie die Kombination zwischen Basisdokumentation und standardisiertem Laborprogramm schnelle Informationen über die

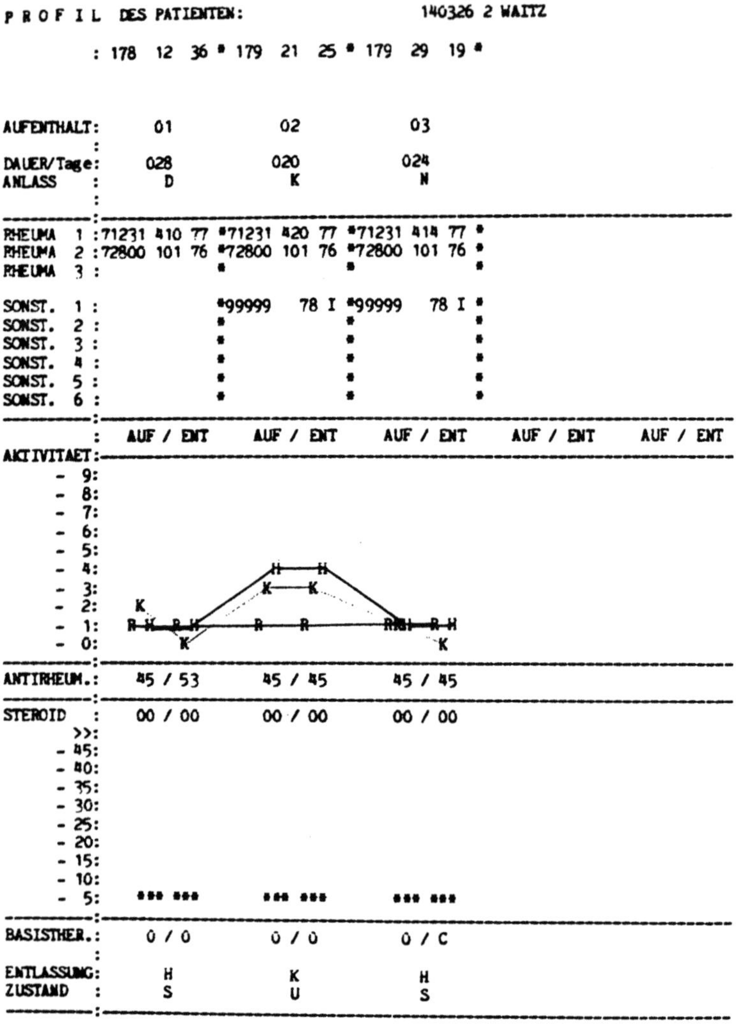

```
P R O F I L  DES PATIENTEN:              140326 2 WAITZ

              : 178  12  36 *  179  21  25 *  179  29  19 *


AUFENTHALT:        01            02            03
DAUER/Tage:       028           020           024
ANLASS    :         D             K             N

RHEUMA  1 : 71231 410 77  *71231 420 77  *71231 414 77 *
RHEUMA  2 : 72800 101 76  *72800 101 76  *72800 101 76 *
RHEUMA  3 :                *             *             *

SONST.  1 :              *99999  78 I  *99999  78 I *
SONST.  2 :                *             *             *
SONST.  3 :                *             *             *
SONST.  4 :                *             *             *
SONST.  5 :                *             *             *
SONST.  6 :                *             *             *

           :  AUF / ENT   AUF / ENT   AUF / ENT   AUF / ENT   AUF / ENT
AKTIVITAET :
     - 9:
     - 8:
     - 7:
     - 6:
     - 5:
     - 4:
     - 3:
     - 2:
     - 1:
     - 0:

ANTIRHEUM.:    45 / 53     45 / 45      45 / 45
STEROID  :     00 / 00     00 / 00      00 / 00
     >>:
     - 45:
     - 40:
     - 35:
     - 30:
     - 25:
     - 20:
     - 15:
     - 10:
     -  5:       *** ***    *** ***    *** ***

BASISTHER.:     0 / 0       0 / 0        0 / C

ENTLASSUNG:        H             K             H
ZUSTAND   :        S             U             S
```

Abb. 2. „Längsschnittprofil" des Verlaufes einer rheumatoiden Arthritis anhand gespeicherter Daten einer Basisdokumentation

Häufigkeit spezieller biochemischer Veränderungen bei rheumatoider Arthritis zuläßt. Das Beispiel bezieht sich auf die bisher sehr unterschiedlich beurteilte Frage, wie häufig bei rheumatoider Arthritis pathologische Leberwerte zu verzeichnen sind.

Die Dokumentation von drei rheumatologischen Diagnosen und sechs Zusatzdiagnosen ermöglicht es schnell, aus 1645 Patienten, die während eines Jahres behandelt wurden, insgesamt 469 Patienten mit gesicherter rheumatoider Arthritis herauszusuchen (Abb. 3). Aufgrund der sechs zusätzlich dokumentierten nichtrheumatologischen Diagnosen ist es möglich, diejenigen Fälle auszuschließen, die eine Leber-Gallenerkrankung, eine Herzinsuffizienz und/oder eine Stoffwechselerkrankung hatten und bei denen 6 Monate vor dem Krankenhausaufenthalt eine

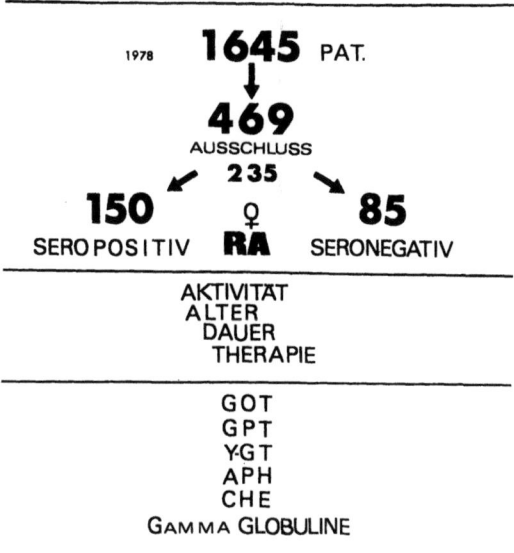

Abb. 3. Leberwerte bei rheumatoider Arthritis

Operation durchgeführt wurde. Es verblieben dann 235 so bereinigte Fälle mit rheumatoider Arthritis, die aufgrund der Dokumentation noch in seropositive und seronegative Fälle unterteilt werden konnten. Die untersuchten Leberparameter konnten leicht in Beziehung zu Lebensalter, Aktivität und Dauer der Erkrankung und zur Therapie gesetzt werden.

Überraschend an dem Ergebnis ist, daß für keine der untersuchten Leberparameter eine positive Korrelation zur humoralen oder klinischen Aktivität der Erkrankung gefunden werden konnte. Lediglich die Streubreite der SGOT- und der SGPT-Werte weisen bei Entlassung gegenüber dem Aufnahmewert eine Zunahme der Streubreite innerhalb des Normalbereiches auf. Diese Veränderung könnte in Zusammenhang mit therapeutischen Maßnahmen während des stationären Aufenthaltes gebracht werden.

Insgesamt zeigen etwa 50% der Fälle mit rheumatoider Arthritis einen pathologischen Leberwert. Etwa $^1/_3$ der seropositiven Fälle hat mehr als zwei

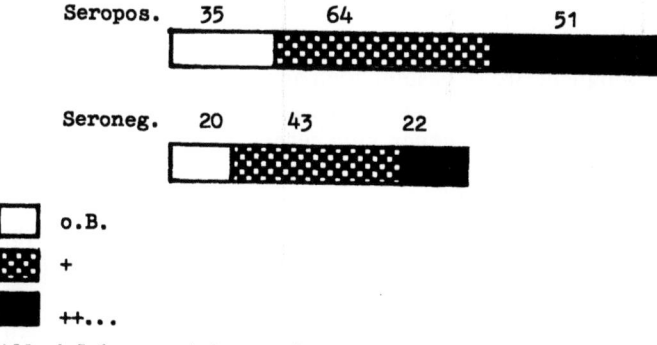

Abb. 4. Leberwerte bei seropositiver und seronegativer rheumatoider Arthritis

pathologische Werte, bei den seronegativen hat ¼ mehr als einen pathologischen Wert. Die übrigen, nämlich 35 von 180 seropositiven Fällen und 22 von 80 seronegativen Fällen, haben keinen pathologischen Leberwert (Abb. 4).

Meine Damen und Herren, dies können nur Beispiele für eine praktisch klinische und wissenschaftliche Auswertbarkeit einer Basisdokumentation und eines standardisierten Laborprogrammes in einer Rheumaklinik sein. Die Darstellung soll dazu anregen, daß sich klinische und ambulante Einrichtungen, in denen Rheumatiker behandelt werden, so schnell wie möglich auf eine gemeinsame Basisdokumentation und ein einheitliches standardisiertes Laborprogramm zum Nutzen der Krankenbehandlung und zum Nutzen wissenschaftlicher Erkenntnisse in der Rheumatologie einigen.

Heidenreich, W., Jontofsohn, R., Faber, M., Schollmeyer, P. (Abt. Innere Medizin IV, Med. Univ.-Klinik, Freiburg):
Kombination von Morbus Bechterew, Morbus Reiter und sekundärer Amyloidose

Die sekundäre Amyloidose tritt als komplizierende Folgeerkrankung bei chronischen Entzündungen auf. Die Kombination der drei Erkrankungen M. Bechterew, M. Reiter und sekundäre Amyloidose, ist unseres Wissens nur einmal in der Literatur beschrieben [1]. Die sekundäre Amyloidose kommt beim M. Bechterew mit einer Häufigkeit von 4–6% vor [2, 3], die Häufigkeit bei M. Reiter ist nicht bekannt, bislang sind nur drei Fälle [1, 4, 5] in der Literatur beschrieben.

In unserer Klinik wurden zwei Patienten mit nephrotischem Syndrom bei sekundärer Amyloidose behandelt. Jahre zuvor war bei beiden eine ankylosierende Spondylitis, der M. Bechterew, diagnostiziert worden. Im Rückblick kann heute gesagt werden, daß es sich bei beiden um eine ankylosierende Spondylitis im Rahmen eines M. Reiter handelte. Die Diagnose eines M. Reiter stellten wir in beiden Fällen auf dem Boden folgender Merkmale: 1. Zu Beginn der Erkrankung bestanden periphere Gelenkbeschwerden in den unteren Extremitäten. 2. Es entwickelte sich eine Sacroileitis und ankylosierende Spondylitis. 3. Es traten rezidivierende Iritiden auf. 4. Es traten typische Hautveränderungen auf, welche als Keratoderma blenorrhagica gekennzeichnet wurden. In einem der Fälle auch in Form der Balanitis circinata. 5. Es konnte das Gewebsantigen HLA B-27 nachgewiesen werden.

In beiden Fällen fehlte die der Trias bei M. Reiter zugehörige, unspezifische Urethritis [6]. Neben der möglicherweise bestehenden anamnestischen Lücke wird in der Literatur ein sog. inkomplettes Reitersyndrom diskutiert [7]. Die ankylosierende Spondylitis mit vollkommener knöcherner Versteifung der Wirbelsäule stand bei beiden Fällen derart im Vordergrund, daß die Differentialdiagnose eines M. Reiter gemessen am langjährigen Verlauf erst spät erwogen wurde. Zusätzlich mußte wegen der Hautveränderungen auch an eine ankylosierende Spondylitis bei Psoriasis vulgaris gedacht werden. Einer der Patienten war längere Zeit wie bei Psoriasis vulgaris behandelt worden.

Eine wichtige diagnostische Hilfe ist das Gewebsantigen HLA B-27. Die Inzidenz bei M. Bechterew ist fast 100% [8]. Die ankylosierende Spondylitis kann auch im

Rahmen der Arthropathia psoriatica und des M. Reiter auftreten. Bemerkenswert ist, daß die Inzidenz des HLA B-27 bei M. Reiter derjenigen bei Psoriasis pustulosa mit Athropathie entspricht [9]. Sie liegt mit 60—70% relativ hoch. Demgegenüber liegt die Inzidenz des HLA B-27 bei der Psoriasis vulgaris mit Arthritis bei 20%, beim Gesunden 8%.

Neben der vergleichbaren Inzidenz des HLA B-27 bei M. Reiter und der Psoriasis pustulosa mit Athropathie deutet die Tatsache, daß die hyperkeratotischen Hautveränderungen bei M. Reiter histologisch von denjenigen der Psoriasis pustulosa nicht zu unterscheiden sind, daraufhin, daß zwischen beiden Erkrankungen eine enge Beziehung besteht. Möglicherweise ist der M. Reiter als Vorstufe der pustulösen Psoriasis mit Arthritis anzusehen, da die Hautveränderungen erst nach langem Krankheitsverlauf auftreten und auch generalisieren können.

Die sekundäre Amyloidose scheint dem M. Reiter mit ankylosierender Spondylitis besonders häufig hinzuzutreten. Christoph et al. [2] und Mladenovic et al. [3] fanden bei insgesamt 203 Patienten mit M. Bechterew in neun Fällen eine sekundäre Amyloidose des Rektum. Bei acht von diesen neun Patienten fand sich primär eine periphere Arthritis. Bei diesen Patienten muß an ein evtl. nur inkomplettes Reitersyndrom gedacht werden. Hieraus muß eine erhebliche Häufigkeit der sekundären Amyloidose bei M. Reiter gefolgert werden.

Literatur

1. Miller LD et al. (1979) Amyloidosis in Reiter's syndrom. J Rheumatol 6: 225—231 — 2. Christoph R et al. (1975) Incidence of amyloidosis in ankylosing spondylitis. Scand J Rheumatol [Suppl 8] 4: 39 (Abstr) — 3. Mladenovic V et al. (1975) Scand J Rheumatol [Suppl 8] 4: 39 (Abstr) — 4. Caughey DE et al. (1973) A fatal case of Reiter's disease. Complicated by amyloidosis. Arthritis Rheum 16: 695—700 — 5. Bellhan SS et al. (1966) Amyloidosis complicating Reiter's syndrom. B J Vener Dis 42: 88—92 — 6. Reiter H (1916) Über eine bisher unerkannte Spirochäteninfektion (Spirochaetosis arthritica). Dtsch Med Wochenschr 42: 1536 — 7. Arnett FC et al. (1976) Incomplete Reiter's syndrome: Discriminating features and HLA-B-27 in diagnosis. Ann Intern Med 84: 8—12 — 8. Brewerton DA et al. (1973) Ankylosing spondylitis and HLA 27. Lancet 1: 904 — 9. Zachariae H et al. (1974) Acta Derm Venereol (Stockh) 54: 443—447

Berges, W., Beck, C., Jacobi, E., Wienbeck, M. (Med. Klinik D, Univ. Düsseldorf):
Ösophagusmotilität bei rheumatoider Arthritis

Bei Erkrankungen aus dem rheumatischen Formenkreis kann der Intestinaltrakt beteiligt sein [6]. Dies ist besonders von der Sklerodermie bekannt, die zu erheblichen Motilitätsstörungen der Speiseröhre, aber auch des Magen-Darmtraktes führen kann, in deren Gefolge Refluxösophagitis und Malabsorption beobachtet werden [9, 10]. Patienten mit RA sind hinsichtlich einer Beteiligung des Verdauungstraktes selten untersucht, insbesondere ist wenig über Störungen der Ösophagusmotilität bekannt.

Patienten und Methodik

Deshalb untersuchten wir prospektiv bei 22 Patienten (16 Frauen, 6 Männer) im Alter zwischen 21 und 67 Jahren mit einer eindeutigen bzw. wahrscheinlichen RA die Ösophagusmotilität mit Hilfe der Durchzug-

und Mehrpunktmanometrie. Die Katheter wurden mit dem pneumohydraulischen System nach Arndorfer perfundiert [1]. Sieben der untersuchten Patienten wiesen 7 ARA-Kriterien, drei Patienten 6, fünf Patienten 5, vier Patienten 4 und drei Patienten 3 Kriterien auf. Sechs Patienten klagten über gelegentlich auftretende Schluckbeschwerden. Zunächst wurde der Ruhedruck des unteren Ösophagussphinkters (UÖS) mit Hilfe der Durchzugmanometrie als Mittelwert aus fünf Durchzügen bestimmt. Bei der sich anschließenden Mehrpunktmanometrie wurden, getrennt für die proximale und distale Speiseröhre, folgende Parameter der Ösophagusmotilität bestimmt: Ruhedruck des oberen Ösophagussphinkters (OÖS), Amplitude, Dauer und Fortleitgeschwindigkeit der Kontraktionen sowie Kontraktionsmuster der tubulären Speiseröhre; schließlich Länge, Ruhedruck und Erschlaffungsdauer des UÖS.

Ergebnisse

Die Motilität des OÖS war bei den RA-Patienten ungestört, der Ruhedruck entsprach dem des Kontrollkollektivs (42,0 ± 2,23 bzw. 46,0 ± 2,93 mm Hg). Im Speiseröhrenkörper erfolgten bei den Patienten mit RA 74% aller Kontraktionen peristaltisch; bei den gesunden Probanden war die Anzahl mit 87% deutlich höher ($p < 0,005$). Während sich der Prozentsatz der spontan auftretenden (5,55 bzw. 3,99%) und der mehrgipfligen Kontraktionen (20,89 bzw. 13,15%) nicht wesentlich unterschied, wurden bei den RA-Patienten signifikant häufiger repetitive Kontraktionen registriert (12,15 bzw. 3,52%). Die Kontraktionskraft in der proximalen und distalen Speiseröhre unterschied sich in beiden Kollektiven nicht (Tabelle 1). Ebenso war die Fortleitgeschwindigkeit der Kontraktionen in beiden Gruppen gleich (Tabelle 1). Signifikant länger ($p < 0,005$) war jedoch die Kontraktionsdauer in der distalen Speiseröhre der RA-Patienten im Vergleich zu den Kontrollen (4,66 bzw. 3,75 s). In der proximalen Speiseröhre wurden geringere Unterschiede

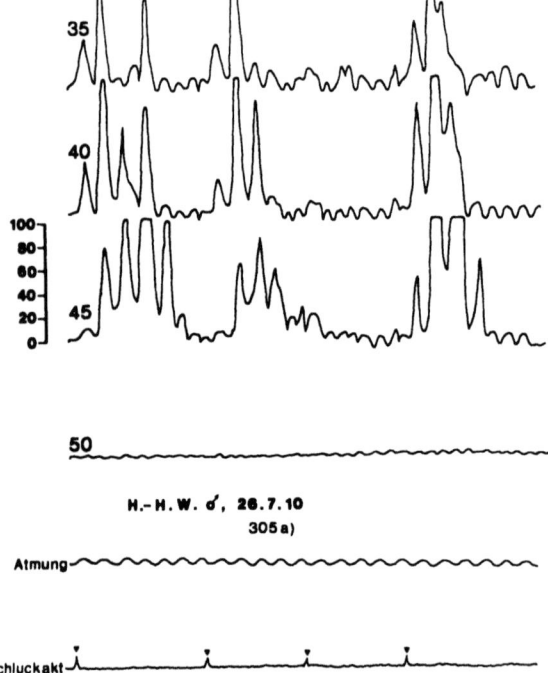

Abb. 1. Mehrpunktmanometrie bei einem RA-Patienten mit vier ARA-Kriterien. Zahlreiche kräftige, simultane und mehrgipflige Kontraktionen. Die Motilitätsstörung ähnelt einem diffusen Ösophagusspasmus. Die unterste Katheteröffnung liegt im Magen (50 cm ab Zahnreihe). Die übrigen drei Öffnungen liegen jeweils 5 cm voneinander entfernt in der Speiseröhre

Tabelle 1. Zusammenfassung der Meßergebnisse bei 22 Patienten mit RA (rechte Spalte) und bei 22 gesunden Probanden (linke Spalte)

		Kontrollen	RA-Patienten	
Alter		42,77 ± 2,93 J.	49,36 ± 2,64 J.	
Pr OÖS		46,05 ± 2,93 mm Hg	42,00 ± 2,23 mm Hg	
K. - Muster				
peristaltisch		87,15 ± 2,21%	74,67 ± 3,78%	$p < 0,005$
nicht peristaltisch		12,86 ± 2,22%	25,35 ± 3,76%	$p < 0,005$
spontan		3,99 ± 1,02%	5,55 ± 1,18%	
repetitiv		3,52 ± 0,93%	12,15 ± 2,36%	$p < 0,0025$
KK	p	50,95 ± 2,96 mm Hg	47,71 ± 3,19 mm Hg	
	d	68,87 ± 3,16 mm Hg	65,08 ± 3,73 mm Hg	
KD	p	2,83 ± 0,1 s	3,37 ± 0,22 s	$p < 0,02$
	d	3,75 ± 0,14 s	4,66 ± 0,26 s	$p < 0,005$
FLG	p	2,73 ± 0,10 cm/s	2,67 ± 0,18 cm/s	
	d	3,1 ± 0,14 cm/s	3,27 ± 0,18 cm/s	
UÖS Länge		2,28 ± 0,07 cm	2,99 ± 0,15 cm	
Ruhedruck		17,03 ± 0,88 mm Hg	14,56 ± 1,18 mm Hg	
Erschlaffungsdauer		8,24 ± 0,24 s	8,64 ± 0,49 s	

Abkürzungen: Pr OÖS = Druck des oberen Ösophagussphinkters, KK = Kontraktionskraft, KD = Kontraktionsdauer, FLG = Fortleitgeschwindigkeit, UÖS = unterer Ösophagussphinkter, p = proximal, d = distal

gemessen (3,37 bzw. 2,83 s). Länge, Ruhedruck und Erschlaffungsdauer des UÖS zeigten keinen wesentlichen Unterschied zwischen beiden Kollektiven.

Diskussion

Die Befunde zeigen, daß bei Patienten mit RA Störungen der Ösophagusmotilität vorkommen. Sie sind jedoch nicht mit der Sklerodermie des Ösophagus vergleichbar, denn bei diesem Krankheitsbild kommt es im distalen glattmuskulären Teil der Speiseröhre zu einer Verminderung der Kontraktionskraft und Häufung aperistaltischer Bewegungen. Die Motilitätsstörungen bei RA hingegen sind unspezifisch, sie zeigen auch keinen Zusammenhang mit der Zahl der ARA-Kriterien oder anderen Einteilungsprinzipien der RA.

Die Zunahme der simultanen und repetitiven Kontraktionen ähnelt den Störungen bei diabetischer, urämischer oder alkoholischer Neuropathie [3, 7, 8, 11]. Die für Neuropathien typische Verlangsamung der Fortleitgeschwindigkeit ließ sich bei diesem Kollektiv der RA nicht zeigen.

Es ist bekannt, daß im Rahmen der RA neurologische Störungen sowohl im peripheren als auch im autonomen Nervensystem vorkommen [2, 4]. Diskrete, klinisch oft nicht faßbare Veränderungen vegetativer Nerven dürften am wahrscheinlichsten Ursache für die von uns beobachteten Störungen der Ösophagusmotilität und der von sechs Kranken angegebenen leichten intermittierenden Schluckbeschwerden sein. Erst bei konstanter Dysphagie muß differentialdiagnostisch die selten vorkommende rheumatoide Struktur des Ösophagus in Erwägung gezogen werden.

Schlußfolgerungen

1. Bei RA kommen Störungen der Ösophagusmotilität vor.
2. Es handelt sich dabei um eine Zunahme der nicht fortgeleiteten und der repetitiven Kontraktionen sowie der Kontraktionsdauer.
3. Den beobachteten Störungen liegt wahrscheinlich eine rheumatische Neuropathie zugrunde.

Literatur

1. Arndorfer RC, Stef JJ, Dodds WJ, Linehan JH, Horan WJ (1977) Gastroenterology 73: 23–27 – 2. Bennett PH, Scott JT (1974) Ann Rheum Dis 24: 161–168 – 3. Capistrano D, Antonelle M, Pitchumoni CS, Balthazar E, Upham SC (1974) Gastroenterology 66: 671–675 – 4. Edmonds ME, Jones TC, Saunders WA, Sturrock RD (1979) Br Med J 2: 173–175 – 5. Hart FD, Golding JR, Mackenzie (1957) Ann Rheum Dis 16: 471–480 – 6. Hawkins C (1978) Practitioner 220: 59–65 – 7. Heitmann P, Stöss U, Gottesbüren H, Martini GA (1973) Dtsch Med Wochenschr 98: 1151–1155 – 8. Hogan WJ, Viegas de Andrade SR, Winship DH (1972) J Appl Physiol 32: 755–760 – 9. Saladin TA, French AB, Zarafonetis CJ, Pollard HM (1966) Am J Dig Dis 11: 522–535 – 10. Turner R, Lipshutz W, Miller W, Rittenberg G, Schumacher HR, Cohen S (1973) Am J Med Sci 265: 191–199 – 11. Wienbeck M, Heitmann P, Luther HE, Lange H, Hökendorf H, Martini GA (1977) Verh Dtsch Ges Inn Med 83: 421–424

Klinische Pharmakologie

Eichelbaum, M., Albrecht, M., Kliems, G., Schäfer, K., Somogyi, A. (Med. und Chirurg. Kliniken der Univ. Bonn-Venusberg):
Einfluß von Lebererkrankungen und mesocavalem Shunt auf die Pharmakokinetik, biologische Verfügbarkeit und Wirkung von Verapamil

Verapamil ist ein Pharmakon, dessen Elimination vom Leberblutfluß abhängig ist. Obwohl Verapamil nach oraler Verabreichung fast vollständig resorbiert wird, ist aufgrund der ausgedehnten „First-Pass-Metabolismus" die biologische Verfügbarkeit mit ca. 20% gering (Schomerus et al. 1976). Bei Lebergesunden ist die Plasmaclearance (1300 ml/min) nahezu mit der Leberdurchblutung (ca. 1500 ml/min) identisch. Aus diesem Grund ist damit zu rechnen, daß bei Patienten mit Lebererkrankungen, die zu einer Abnahme der Leberdurchblutung führen, die Elimination der Substanz in Abhängigkeit von der Änderung der Leberdurchblutung abnimmt.

Nach oraler Gabe von Verapamil bei Patienten mit Lebererkrankungen sind Änderungen der Leberdurchblutung noch von entscheidender Bedeutung für die Kinetik und biologische Verfügbarkeit der Substanz. Nimmt zum Beispiel die Extraktionsrate von 90 auf 80% ab, führt dies nach intravenöser Gabe lediglich zu einer Abnahme der systemischen Clearance von 11%. Nach oraler Gabe führt jedoch eine gleiche Änderung der Extraktionsrate zu einer Verdoppelung der systemisch verfügbaren Stubstanz, d. h. die biologische Verfügbarkeit nimmt um 100% zu.

Aufgrund dieser Überlegungen ist davon auszugehen, daß bei Patienten mit Leberzirrhose und Shunt, vor allem nach oraler Gabe, mit erheblichen und damit klinisch relevanten Änderungen der Kinetik, der biologischen Verfügbarkeit und somit der Wirkung zu rechnen ist.

Woodcock et al. (1979) zeigten, daß bei Patienten mit Leberzirrhose die Plasmaclearance deutlich reduziert, die Plasmahalbwertzeit des Verapamil erheblich verlängert war. Zur Frage der Änderung der biologischen Verfügbarkeit der Substanz nach oraler Gabe bei Patienten mit Lebererkrankungen liegen bisher jedoch keine Daten vor.

An sieben Patienten mit postinfektiöser oder alkoholischer Leberzirrhose, drei Patienten hatten zudem einen mesocavalen Shunt, wurde die Kinetik, die biologische Verfügbarkeit und die Änderung der PQ-Zeit nach intravenöser und oraler Applikation untersucht. Den Patienten wurde 10 mg intravenös über 5 min infundiert. 30 min später wurde den Patienten 40 mg einer trideuterierten Verapamillösung oral verabfolgt. Bei allen Patienten wurde eine deutliche Reduktion der Plasmaclearance ($\bar{x}$ = 616 ml/min) beobachtet. Die Halbwertzeit war im Mittel auf nahezu 16 Std verlängert. Darüber hinaus fand sich eine erhebliche Zunahme des Verteilungsvolumens der Betaphase. Die biologische Verfügbarkeit betrug 52,2% und ist damit nahezu 3mal so groß wie bei gesunden Probanden (Tabelle 1). Bei einem Patienten, der vor und nach Anlegen eines mesocavalen Shuntes untersucht wurde, nahm die biologische Verfügbarkeit des Verapamil von 38,6 auf 83% zu. Da die Proteinbindung, die bei jedem Patienten gemessen wurde, mit 90−92% mit der bei gesunden Probanden gemessenen identisch war, können Änderungen der Proteinbindung als Ursache für die Zunahme des Verteilungsvolumens nicht angeschuldigt werden. Im Gegensatz zu gesunden Probanden, bei denen sowohl nach intravenöser als auch nach oraler Verapamilgabe die Änderung des PQ-Intervalles im EKG mit der Verapamil-Plasmakonzentration korrelierte und somit die Existenz eines sogenannten Hystereseeffektes ausgeschlossen werden konnte, führt die Änderung der Kinetik der Verapamil-Plasmakonzentration bei Lebererkrankungen auch zu einer Änderung der Kinetik der pharmakodynamischen Wirkung. Sowohl nach intravenöser als auch nach oraler Gabe waren Maximum der Verapamil-Plasmakonzentration und maximaler PQ-Zeitverlängerung nicht miteinander korreliert und es konnte ein Hystereseeffekt beobachtet werden. Mit dieser Methode überprüft man, ob einer der untersuchten Parameter − gewöhnlich die Wirkung − gegenüber dem anderen untersuchten Parameter (Plasmakonzentration) zeitlich versetzt sein Maximum erreicht. Nach intravenöser Gabe war das Maximum der PQ-Zeitverlängerung 30 min nach Erreichen der höchsten Plasmaspiegel, nach oraler Gabe erst 1−1,5 Std nach Erreichen der maximalen Plasmaspiegel zu beobachten.

Tabelle 1. Pharmakokinetik und biologische Verfügbarkeit von Verapamil bei gesunden Probanden und bei Patienten mit Lebercirrhose

	Normal	Leberzirrhose
$V_{d\beta}$ (l/kg)	6,8	12,1
cl_p (ml/min)	1260	616
$t_{1/2}$ (Std)	3,7	15,7
Bioavailability (%)	22,0	52,2

Im Gegensatz zu normalen Probanden, bei denen die Steilheit der Plasmakonzentrationswirkungsbeziehung nach oraler Gabe lediglich ein Drittel der nach intravenöser Applikation zu beobachtenden Steilheit aufweist, war bei leberkranken Patienten die Steilheit dieser Konzentrationswirkungsbeziehung nach oraler Gabe nahezu der nach intravenöser Gabe zu beobachtenden Kurve identisch. Die somit von uns für die bei gesunden Probanden zur Erklärung der unterschiedlichen Konzentrationswirkungsbeziehungen verantwortlich gemachte Stereoselektivität des „First-Pass-Metabolismus" dürfte somit bei leberkranken Patienten kaum noch vorhanden sein. Aufgrund dieser Beobachtung ergeben sich zwei Konsequenzen für die Therapie mit Verapamil bei Patienten mit Lebererkrankungen.
1. Bei oraler Gabe muß die Dosis auf ein Fünftel bis ein Zehntel der normalerweise üblichen oralen Dosis herabgesetzt werden.
2. In Anbetracht der Tatsache, daß ein erheblicher Hystereseeffekt nachgewiesen werden konnte, sollte sowohl nach intravenöser als auch nach oraler Applikation ein wesentlich längeres Zeitinvervall vor erneuter Applikation eingehalten werden.

Literatur

1. Schomerus M, Spiegelhalder B, Stieren B, Eichelbaum M (1976) Physiological disposition of verapamil in man. Cardiovasc Res 10: 605–612 – 2. Woodcock BG, Kirsten R, Nelson K, Rietbrock I, Vöhringer HF (1979) Pharmaco kinetics of verapamil after a single dose in normal subjects and in patients with liver disease. Verh Dtsch Ges Inn Med 85: 1254–1256

Epping, J., Zilly, W., Richter, E., Heusler, H. (Med. Univ.-Klinik Würzburg):
Arzneimittelelimination bei primär biliärer Zirrhose*

Einleitung

Unter den chronischen Lebererkrankungen nimmt die primär biliäre Zirrhose (nicht eitrige destruierende Cholangitis) eine Sonderstellung ein [1, 2]. Eine günstige therapeutische Beeinflussung konnte auch in prospektiven Studien [3–5] nicht nachgewiesen werden. Bislang durchgeführte Untersuchungen zum Metabolismus von Antipyrin bei PBC haben normale oder leicht verminderte Werte ergeben [18].

Von uns wurde Hexobarbital als Testsubstanz gewählt, da es sich durch folgende Eigenschaften auszeichnet: 1. Es wird vollständig metabolisiert vom Menschen, 2. es zeigt nur geringe Nebenwirkungen und kann therapeutisch angewendet werden, 3. die Plasmaproteinbindung ist gering, 4. als low Clearancesubstanz ist seine Elimination vorwiegend von der Kapazität des arzneimittelabbauenden Systems abhängig.

Für eine therapeutische Pilotstudie wurde Medroxyprogesteron, ein synthetisches Progestin gewählt, welches sowohl immunsuppressive Eigenschaften [6] ohne Corticoidnebenwirkungen sowie den Arzneimittelabbau induzierende Eigenschaften [7] aufweist.

---
* Mit Unterstützung der Deutschen Forschungsgemeinschaft

Methodik

7,32 mg/kg Körpergewicht wurde in einer 60minütigen i.v. Infusion verabreicht. Die Blutentnahmen erfolgten alle 15 min während der Infusion. Nach der Infusion in 10minütigen Abständen in der 1. Std, dann 2stündlich.

Die Plasmakonzentrationen von Hexobarbital wurden nach der Methode von Breimer und van Rossum [8] bestimmt.

Patienten: Die Diagnose einer primär biliären Zirrhose war durch klinische, laborchemische, serologische (Bestimmung der antimitochondrialen Antikörper von P. A. Berg, Tübingen) sowie histologische Untersuchungen gesichert. Die Kontrollgrupppe wurde aus früheren Studien gewählt [9, 10].

Die pharmakokinetischen Parameter wurden unter Zugrundelegung eines Zweikompartimentsystems berechnet [11].

Medroxyprogesteron: Nach einem 6monatigen therapiefreien Intervall wurden die Patienten zunächst einschleichend mit 5–25 mg steigend 4 Monate mit Medroxyprogesteron unter ambulanter Kontrolle behandelt.

Ergebnisse

Im Gegensatz zu Leberzirrhosen anderer Genese zeigen Patienten mit einer primär biliären Zirrhose gegenüber Kontrollpersonen eine signifikante Verdoppelung der Clearance von Hexobarbital und eine Verminderung der Halbwertszeit (Tabelle 1).

Nach einer 4monatigen Medroxyprogesteronbehandlung, der ein halbjährliches therapiefreies Intervall vorausging, ist die Clearance für Hexobarbital wieder im

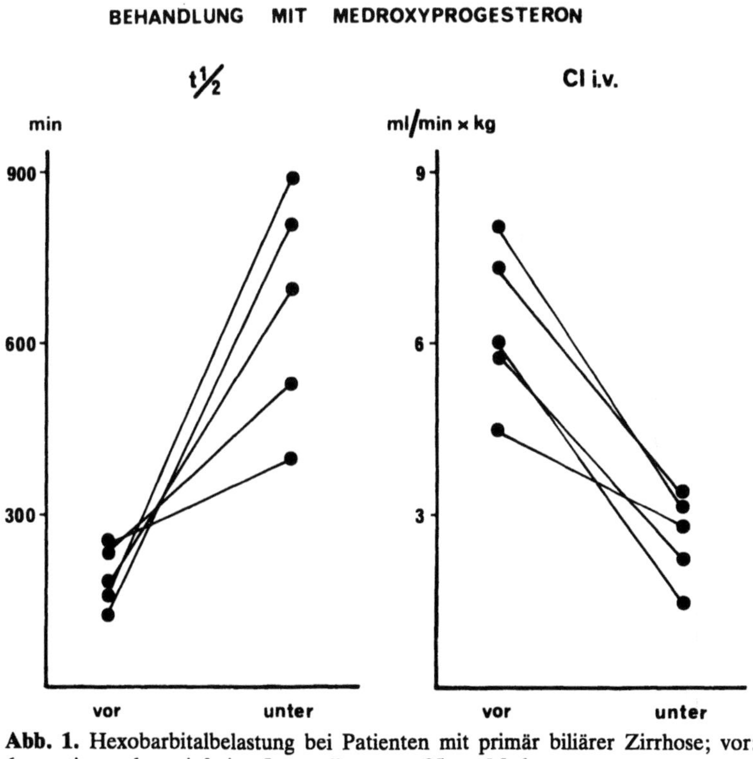

Abb. 1. Hexobarbitalbelastung bei Patienten mit primär biliärer Zirrhose; vor: Unbehandelt nach 6monatigem therapiefreien Intervall, unter: 25 mg Medroxyprogesteron

Tabelle 1. α und β sind die Geschwindigkeitskonstanten im offenen Zweikompartimentmodell, $t_{1/2}$ die Halbwertszeit der β-Phase; Clearance = Dosis/$(A_1/\alpha + A_2/\beta)$, Clearance = Dosis/AUC; V_1 = Volumen in der initialen Verteilung, V_{dss} = Verteilungsvolumen im steady state

	α (min^{-1} × 10^3)	β (min^{-1} × 10^3)	$t_{1/2}$ (min)	Clearance (ml/min × kg)	V_{dss} (l/kg)	V_1 (l/kg)
Gesunde ($n = 22$)	29,6 ± 16,8	2,3 ± 0,68	340 ± 110	3,3 ± 1,0	1,3 ± 0,2	0,54 ± 0,17
Kompensierte Lebercirrhose ($n = 8$)	87,0 ± 68	1,5 ± 0,6	509 ± 174[a]	1,9 ± 0,7[a]	1,1 ± 0,3	0,29 ± 0,12
Dekompensierte Lebercirrhose ($n = 22$)	77,0 ± 54	1,1 ± 1,6	1017 ± 470[a]	1,3 ± 0,5[a]	1,6 ± 0,6	0,59 ± 0,37
Primär biliäre Cirrhose ($n = 6$)	30,0 ± 21	2,9 ± 1,7	190 ± 50[a]	6,1 ± 0,7[a]	1,8 ± 1,0	0,68 ± 0,34

[a] $p < 0,01$ gegen Kontrollen

Normbereich und die Halbwertszeit gegenüber der behandlungsfreien Periode entsprechend verlängert (Abb. 1).

Diskussion

Während bei obstruktiver Cholestase für Phenazon [12] und für Antipyrin [13, 14] keine Veränderung der Arzneimittelelimination gefunden werden konnte, zeigt sich für Hexobarbital bei Patienten mit primär biliärer Zirrhose eine deutliche Erhöhung der Hexobarbitalclearance, wie sie auch für extra- und intrahepatische Cholestasen gefunden wurde [15]. Diese Ergebnisse stehen im Widerspruch zur Hypothese eines hypoaktiven endoplasmatischen Retikulums [16–18].

Während Sotaniemi über einen günstigen therapeutischen Effekt von Medroxyprogesteron bei Patienten mit primär biliärer Zirrhose berichtete und darüber hinaus eine Verminderung der Antipyrinhalbwertszeit und eine Erhöhung des P-450-Gehaltes in Leberbiopsien fand, konnte in dieser Untersuchung kein günstiger therapeutischer Effekt anhand der klinischen, laborchemischen und serologischen Daten nachgewiesen werden. Die Clearance für Hexobarbital wurde unter Medroxyprogesteron vermindert, d. h. „normalisiert". Möglicherweise ist diese Verminderung der Clearance bedingt durch eine irreversible Bindung der Metabolite des Medroxyprogesterons an P 450 [19].

Literatur

1. Christensen E, Crowe J, Doniach D, Popper H, Ranek L, Rodés J, Tygstrup N, Williams R (1980) Clinical pattern and course of disease in primary biliary cirrhosis based on an analysis of 236 patients. Gastroenterology 78: 236–246 – 2. Sherlock S, Scheuer PJ (1973) The presentation and diagnosis of 100 patients with primary biliary cirrhosis. N Engl J Med 289: 674–678 – 3. Jain St, Scheuer PJ, Samourian S, McGee JO'D, Sherlock S (1977) A controlled trial of D-Penicillamine therapy in primary biliary cirrhosis. Lancet 1: 831–834 – 4. Heathcote J, Ross A, Sherlock S (1976) A prospective controlled trial of azathioprine in primary biliary cirrhosis. Gastroenterology 70: 656–660 – 5. Crowe JP, Christensen E, Smith M (1980) Azathioprine in primary biliary cirrhosis. A preliminary report of an international trial. Gastroenterology (in press) – 6. MacDonald AS, Falvey LF, Chan CC (1972) Comparsion of medroxyprogesterone and corticosteroids in the treatment of canine renal allografts. Can J Surg 15: 326–331 – 7. Admirand WH, Bauer K (1971) Phenobarbital: an effective form of therapy in primary biliary cirrhosis. J Clin Invest 50: 1a – 8. Breimer DD, van Rossum JM (1974) Rapid and sensitive gaschromatographic determination of hexobarbital in plasma of man using a nitrogen detector. J Chromatogr 88: 235 – 9. Zilly W, Breimer DD, Richter E (1978) Hexobarbital disposition in compensated and decompensated liver cirrhosis. Clin Pharmacol Ther 23: 525 – 10. Breimer DD, Honhoff C, Zilly W, Richter E, van Rossum JM (1975) Pharmacokinetics of hexobarbital in man after intravenous infusion. J Pharmacokin Biopharm 3: 1 – 11. Loo JCK, Riegelman S (1970) Assessment of pharmacokinetic constants from postinfusion blood curves obtained after i.v. infusion. J Pharm Sci 59: 53 – 12. Elfström J, Lindgren S (1974) Disappearance of phenazone from plasma in patients with obstructive jaundice. Eur J Clin Pharmacol 7: 467 – 13. Banch RA, Herbert CM, Read AE (1973) Determinants of serum antipyrine half-lives in patients with liver disease. Gut 14: 569 – 14. Hepner GW, Vesell ES (1977) Aminopyrine metabolism in the presence of hyperbilirubinemia due to cholestasis or hepatocelluar disease. Clin Pharmacol Ther 21: 620 – 15. Richter E, Breimer DD, Zilly W (1980) Disposition of hexobarbital in intra- and extrahepatic cholestasis in man and the influence of drug metabolism-inducing agents. Eur J Clin Pharmacol 17: 197–202 – 16. Hutterer F, Bacchin PG, Denk H, Schenkmann JB, Schaffner F, Popper H (1970b) Mechanism of cholestasis. II. Effect of bile acids on the microsomal biotransformation system in vitro. Life Sci 9: 1159 – 17. Schaffner F, Popper H (1969) Hypothesis: Cholestasis is the result of hypoactive hypertrophic smooth endoplasmic reticulum in the hepatocyte. Lancet 2: 355 – 18. Sotaniemi EA, Hynnynen T, Ahlqvist J, Ahokas JT, Puoskari U, Pelkonen J (1978) Effects of Medroxyprogesterone on the liver function and drug metabolism of patients with primary biliary cirrhosis and chronic active hepatitis. J Med 9: 117–128 – 19. Kappus H, Bolt HM, Remmer H (1973) Irreversible protein binding of metabolites of ethynyl-estradiol in vivo and in vitro. Steroids 22: 203–225

Kutz, K., Gugler, R., Lindstaedt, H., Miederer, S. E. (Med. Univ.-Poliklinik, Bonn):
Gestörter Medikamentenmetabolismus bei Patienten mit Gilberts-Syndrom (GS)

Manuskript nicht eingegangen.

Hein, D. (Med. Klinik und Poliklinik Klinik A, Univ. Düsseldorf), Königshausen, T., Borchard, F. (Patholog. Inst. Univ. Düsseldorf), Trobisch, H. (Inst. für Blutgerinnung und Transfusionswesen Düsseldorf), Fritsch, W.-P. (Med. Klinik und Poliklinik Klinik D, Univ. Düsseldorf):
Toxischer Leberzerfall bei Carbromalvergiftung?

Bei schweren akuten Schlafmittelintoxikationen werden Transaminasenerhöhungen nicht selten beobachtet. Dennoch spielt die Frage nach einer Leberschädigung in diesem Zusammenhang eine klinisch untergeordnete Rolle, da selbst bei schweren Schockzuständen die Leber erfahrungsgemäß nicht zum führenden Organ bezüglich der Prognose wird. Im Gegensatz hierzu beobachteten und publizierten wir 1976 erstmals einen Fall von Carbromalvergiftung, bei dem es nach erfolgreicher Entgiftung zum schweren Leberzerfallskoma kam, welches die Patientin überlebte [1]. 1977 publizierte Mittermayer einen weiteren Fall, der im Leberkoma verstarb und ähnliche histologische Leberveränderungen zeigte [2]. Inzwischen sahen wir drei weitere Fälle mit Carbromalvergiftung und nachfolgendem Leberkoma, von denen zwei verstarben.

Patienten und Untersuchungsergebnisse

In Tabelle 1 sind unsere Patienten mit klinischen Daten synoptisch zusammengestellt. Es handelt sich um Frauen im Alter von 22–68 Jahren, die von uns im Zeitraum von 1974–1980 wegen einer schweren Carbromalvergiftung aufgenommen wurden. Alle vier Patientinnen wurden wegen tiefer Bewußtlosigkeit und mäßiger Ateminsuffizienz bei stabilen Kreislaufverhältnissen auf der Intensivstation behandelt. Die Diagnose wurde durch den chemischen Nachweis des Giftes in der Magenspülflüssigkeit und im Blut gesichert. Im dritten Fall konnte eine begleitende mäßiggradige Intoxikation mit Alkohol nachgewiesen werden, während in den anderen Fällen die Suche nach weiteren Giftsubstanzen ergebnislos blieb. Bei zwei Patientinnen konnte anamnestisch bzw. fremdanamnestisch ein langdauernder Alkoholabusus gesichert und bei allen vier Patientinnen eine vorherige unkontrollierte Einnahme von Schlafmitteln wahrscheinlich gemacht werden. Eine wesentliche Kreislaufinsuffizienz oder gar ein Schock bestand weder bei der Aufnahme noch im Verlauf. Der niedrigst gemessene systolische Blutdruckwert betrug 100 mm Hg und der niedrigst gemessene arterielle pO_2 61 mm Hg. Bei Aufnahme bestand eine tiefe Bewußtlosigkeit mit Deltawellenrhythmus im EEG ohne intermittierende Nullinienstrecken. Alle Patientinnen klarten innerhalb von 36–50 h unter den Entgiftungsmaßnahmen auf, was in drei Fällen durch eine deutliche Besserung des Hirnstrombildes dokumentiert werden konnte. Unmittelbar nach Aufnahme

Tabelle 1. Vier Patienten mit Leberkoma nach Carbromalintoxikation

	Aufnahme				Std nach Aufnahme	Kontrolle				HB$_s$ Antigen	Verlauf
	SGOT	SGPT	Bili	alk. Ph'tase		SGOT	SGPT	Bili	alk. Ph'tase		
Pat. G. ♀ 22 J.	11	10	1,0	80	70	2499	4380	9,8	170	negativ	gestorben
Pat. H. ♀ 68 J.	7	11	0,7	90	70	1463	3356	16,8	170	negativ	gestorben
Pat. E. ♀ 57 J.	–	–	–	–	50	3240	3690	3,1	266	negativ	gestorben
Pat. W. ♀ 33 J.	10	16	1,5	26	60	1480	2960	21,0	500	negativ	gestorben

Transaminasen: U/l, alkalische Phosphatase U/l, Bilirubin: mg%

Tabelle 2. Synopsis der morphologischen Veränderungen im Lebergewebe von vier Patienten mit Carbromalintoxikation

	Tage nach Carbromalintoxikation	Zentrilobuläre Nekrosen	Cholestase	Perifokale Verfettung	Rundzellen in Nekrosen	Sternzell-Reaktion (Siderin)	Portale Rundzell-Infiltration	Besonderheiten
Pat. G. (†)	10	+++	+++	++	+(+)	+	–	Metabolische Milchglashepatitis
Pat. H. (†)	10	+++	+++	++	++	+(+)	(+)	–
Pat. E.	21	+(+)	(+)	(+)	+	+	(+)	–
Pat. W. I.	44	+	++	+	+	+	+(+)	Cholangitis
II.	163	–	(+)	–	–	+	(+)	–

wurden bei drei Patientinnen die in der Tabelle 1 aufgeführten Laborparameter gemessen, die alle außer einer mäßigen Erhöhung des Bilirubins im vierten Falle im Normbereich lagen. 50–70 h nach der Aufnahme fiel klinisch ein Ikterus und eine Verschlechterung des Bewußtseinsgrades auf, der zu einer Überprüfung der Laborparameter führte, die sich als teils massiv erhöht erwiesen. Das HB_s-Antigen war in allen Fällen negativ. Trotz weiterer intensivtherapeutischer Maßnahmen verstarben zwei Patientinnen im nicht beherrschbaren Leberzerfallskoma.

Bei allen vier Patientinnen konnte die Leber morphologisch untersucht werden. Die Leberpunktion erfolgte zwischen 10 und 44 Tagen nach Gifteinnahme. In Tabelle 2 sind die morphologischen Befunde zusammengestellt. Es ergab sich ein morphologisch ähnliches Bild besonders bei den beiden verstorbenen (früher punktierten) Patientinnen, das in geringerer Ausprägung aber auch bei den Überlebenden zu beobachten war. Im Vordergrund standen läppchenzentrale Nekrosen, eine schwere Cholestase sowie eine perifokale Verfettung. In den Fällen, bei denen die morphologischen Untersuchungen kurz nach der Intoxikation durchgeführt werden konnten, fanden sich rundzellige Infiltrate in den Nekrosen. Mit zunehmendem zeitlichen Abstand zur Vergiftung traten mehr reaktive Prozesse mit Sternzellenaktivierung und Siderophagie auf. Bei der Patientin mit der klinisch schwersten Cholestase fand sich morphologisch zusätzlich eine ausgeprägte Cholangitis, in einem Fall konnten metabolische Milchglashepatozyten beobachtet werden.

Diskussion

Zusammen mit dem 1977 von Mittermayer [2] publizierten Fall konnten bisher drei Fälle erfaßt werden, welche im Verlauf einer schweren Carbromalvergiftung im Leberkoma verstarben. Bei zwei weiteren Patientinnen kam es ebenfalls zu einem Leberzerfallskoma, das jedoch überlebt wurde. Die zwei von Weppler und Wildhirt [6] 1968 beschriebenen Fälle zeigten zwar ähnliche histologische Veränderungen, wiesen jedoch klinisch – soweit mitgeteilt – keine schwerere Leberschädigung auf. Schmid [3] berichtete 1973 über einen Fall von Carbromalvergiftung, bei dem es 2 Tage nach Medikamenteneinnahme zu einem Ikterus und steilem Anstieg der Transaminasen kam. Eine morphologische Untersuchung liegt zu diesem Fall nicht vor.

In allen Fällen liegt der Verdacht auf eine carbromalbedingte, somit medikamenteninduzierte Leberschädigung nahe. Angesichts der großen Fallzahl auch schwerster Carbromalvergiftungen ohne wesentliche klinische Zeichen der Leberschädigung müßte man die beschriebenen Fälle in die Gruppe der „fakultativen Schädigungen" [5] einreihen.

Grundsätzlich muß bei allen schweren Schlafmittelvergiftungen eine Hypoxie oder schwere Kreislaufinsuffizienz [4] als Ursache der Leberschädigung ausgeschlossen werden. Die von uns beschriebenen Fälle wiesen zu keinem Zeitpunkt eine wesentliche Kreislaufinsuffizienz oder Hypoxie auf. Zur Überprüfung des Transaminasenverhaltens untersuchten wir zusätzlich retrospektiv 120 Fälle leichter und schwerer Carbromalvergiftungen. In keinem Fall konnten wesentliche Transaminasenerhöhungen festgestellt werden.

Nur in der Gruppe der initial kreislaufinsuffizienten Patienten wurden höhere Werte gemessen: SGOT max. 177 U/l, SGPT max. 155 U/l. Diese Veränderungen in der Laborchemie bildeten sich nach Stabilisierung der Vitalfunktionen rasch zurück, und in keinem Fall erhob sich der Verdacht auf eine ins Gewicht fallende Leberschädigung.

Der Vergleich der beschriebenen vier Fälle mit denen in der Literatur [2, 6] legt den Verdacht nahe, daß es sich morphologisch um ein gleiches oder ähnliches Schädigungsmuster der Leber handelt, das man als kombinierten Medikamentenschaden vom Hepatitis- und Cholestasetyp ansprechen muß. Der differentialdiagnostisch in Betracht zuziehende Schock und die Virushepatitis ließen sich in allen Fällen klinisch ausschließen. Auch die schwere Cholestase konnte weder klinisch noch morphologisch auf andere Ursachen zurückgeführt werden. Für die Pathogenese der Schäden vom Hepatitistyp werden häufig allergische Prozesse angenommen. Solche Phänomene konnten wir klinisch nicht nachweisen, morphologisch könnten jedoch die vermehrt in den Nekrosen anzutreffenden Rundzellen eine immunologische Reaktion darstellen. Die hier beobachteten kleinen Lymphozyten und Plasmazellen könnten aber auch erst sekundär eingewandert sein. Die Cholestase ist Ausdruck der kompetetiven Hemmung der galleausscheidenden Prozesse durch die Giftelimination. Ob eine Vorschädigung der Leber mit Proliferation des glatten endoplasmatischen Retikulums, wie sie für den Fall mit den metabolischen Milchglasheptozyten anzunehmen ist, einen Einfluß auf das Ausmaß der Schädigung hat, ist nach unseren Fällen nicht zu entscheiden.

Zusammenfassend läßt sich feststellen, daß es zumindest in Einzelfällen von Carbromalvergiftungen zu schwersten kombinierten Leberschädigungen vom Hepatitis- und Cholestasetyp mit teilsletalem Ausgang kommen kann. Es ist anzunehmen, daß es sich um eine fakultative Schädigung nach dem Vorschlag von Thaler handelt.

Literatur

1. Königshausen Th, Förster H, Trobisch H, Borchard F, Grabensee B, Hausamen T-U (1976) Toxisches Leberzerfallskoma mit Verbrauchskoagulopathie nach Carbromalintoxikation. Med Welt 27: 330–332 – 2. Mittermayer Ch, Böttcher D (1977) Leberkoma bei Bromkarbamidvergiftung. Med Welt 28: 1871–1874 – 3. Schmid M (1973) Neues aus dem Gebiet der Hepatologie. In: Wannagat L (Hrsg) Toxische Leberschäden. Thieme, Stuttgart, S 308–320 – 4. Stambolis Chr, Döhler R, Leder LD (1979) Massive Leberzellnekrosen bei Herzinsuffizienz. Med Welt 30: 393–396 – 5. Thaler H (1979) Hepatotoxizität. Dtsch Med Wochenschr 46: 1642–1648 – 6. Weppler W, Wildhirt E (1968) Klinische Histopathologie der Leber. Thieme, Stuttgart, S 131

Ochs, H. R., Bodem, G., Otten, H. (Med. Klinik der Univ. Bonn):
Einfluß des Alterns auf die Kinetik von Diazepam und Desmethyldiazepam

Wir haben bei 40 Personen den Einfluß von Geschlecht, Alter und Rauchgewohnheiten auf die Kinetik von Diazepam untersucht. 27 männliche und 13 weibliche Versuchspersonen (s. Tabelle 1 und 2) nahmen an der Studie teil. Sie erhielten 5–10 mg Diazepam i.v. über 1 min. Die Bestimmungen der Serumdiazepamkonzentrationen erfolgte gaschromatographisch mit Elektroneneinfangdetektor (Greenblatt 1978).

Tabelle 1. Kinetik von Diazepam in Abhängigkeit vom Alter bei 27 männlichen Versuchspersonen

	Mittelwert	(SD)	Bereich	Korrelationskoeffizient gegen Alter
Charakteristika der Versuchspersonen				
Alter (Jahre)	48,0	(20,5)	20–91	–
Gewicht (kg)	75,3	(10,7)	50–94	0,25
Serumalbumin (g/100 ml)	4,37	(0,74)	2,62–5,61	– 0,20
Zigarettenkonsum pro Tag	5,4	(10,2)	0–30	– 0,19
Anzahl zusätzlich eingenommener Medikamente	1,9	(1,9)	0–6	0,45 ($p < 0,02$)
Kinetik des Gesamtserumdiazepam (freies und gebundenes Diazepam)				
Eliminationshalbwertzeit $t_{1/2}$	66,3	(60,3)	17,2–308	0,53 ($p < 0,005$)
Verteilungsvolumen (l/kg)	1,93	(0,93)	0,74–5,06	0,67 ($p < 0,001$)
Clearance (ml/min/kg)	0,42	(0,18)	0,13–0,96	– 0,32 ($p < 0,1$)
Kinetik des freien, nicht an Eiweiß gebundenen Diazepam				
% freies, nicht gebundenes Diazepam	1,34	(0,42)	0,63–2,33	0,14
Verteilungsvolumen des freien Diazepam (l/kg)	144,3	(68,9)	50–317	0,59 ($p < 0,002$)
Intrinsische Clearance (ml/min/kg)	35,4	(18,0)	7,7–83,0	– 0,27

1. Einfluß des Alterungsprozesses auf die Diazepamkinetik bei männlichen Versuchspersonen

Die Diazepameliminationshalbwertzeit reichte von 17–308 Std und nahm signifikant mit dem Alter der Versuchspersonen zu (Tabelle 1), das Gleiche gilt für das Verteilungsvolumen. Die Diazepamclearance dagegen nahm mit dem Alter der Probanden ab. Die Eiweißbindung des Diazepam lag bei über 98%. Der Tabakkonsum der Probanden zeigte keinen Einfluß auf die kinetischen Diazepamparameter.

2. Einfluß des Geschlechts auf die Kinetik von Diazepam

Während die Eliminationshalbwertzeit der weiblichen und männlichen Versuchspersonen nicht signifikant voneinander abwich (Tabelle 2), war das Verteilungsvolumen der Frauen signifikant höher als bei den männlichen Probanden. Die totale Clearance lag bei der weiblichen Versuchsgruppe höher. Die Unterschiede in der Eiweißbindung zwischen beiden Versuchsgruppen (Tabelle 2) ließen die geschlechtsbedingten Unterschiede der Kinetik weniger deutlich hervortreten: Nach Korrektur für die Unterschiede in der Eiweißbindung werden die geschlechtsbedingten Differenzen des Verteilungsvolumens und der Clearance des freien, nicht an Eiweiß gebundenen Diazepams noch deutlicher: Das Verteilungsvolumen der männlichen Probanden betrug 103 l/kg, das der weiblichen dagegen 179 l/kg ($p < 0,01$). Die entsprechenden Daten für die intrinsische Clearance lauten 40,2

Tabelle 2. Einfluß des Geschlechts auf die Kinetik von Diazepam

	Mittelwert (mit Bereich) Versuchspersonen		Students t-Test
	Männliche ($n = 10$)	Weibliche ($n = 13$)	
Charakteristika der Versuchspersonen			
Alter (Jahre)	25,8 (20–30)	25,6 (21–33)	0,07 (n.s.)
Gewicht (kg)	72,1 (50–84)	55,6 (46–65)	4,87 ($p < 0,001$)
Plasmaalbumin (g/100 ml)	4,53 (2,62–5,26)	4,75 (3,93–5,31)	0,92 (n.s.)
Zigarettenkonsum pro Tag	(0–30)	(0–30)	
Kinetik des Gesamtserumdiazepam (freies und gebundenes Diazepam)			
Verteilungsvolumen (l/kg)	1,34 (0,74–1,85)	1,87 (1,13–3,02)	2,14 ($p < 0,05$)
Eliminationshalbwertzeit (Std)	34,4 (17,2–56,4)	37,1 (23,6–66,6)	0,52 (n.s.)
Clearance (ml/min/kg)	0,49 (0,29–0,96)	0,63 (0,25–1,44)	1,25 (n.s.)
Kinetik des freien, nicht an Eiweiß gebundenen Diazepam			
% freies, nicht gebundenes Diazepam	1,26 (0,87–2,00)	1,06 (0,67–1,46)	1,63 (n.s.)
Verteilungsvolumen des freien Diazepam (l/kg)	103 (50–154)	179 (82–270)	3,45 ($p < 0,01$)
Intrinsische Clearance (ml/min/kg)	40,2 (24,4–83,0)	60,0 (23–114)	2,08 ($p < 0,05$)

ml/min/kg bei den männlichen Probanden und 60,0 ml/min/kg bei den weiblichen Versuchspersonen ($p < 0,05$).

Diazepam muß somit zu den Substanzen gerechnet werden, deren Kinetik durch Alter und Geschlecht signifikant beeinflußt wird.

Literatur

Greenblatt DJ (1978) Simultaneous gas-chromatographic analysis for Diazepam and its major metabolite, desmethyldiazepam, with use of double internal standardization. Clin Chem 24: 1838–1841

Höffken, G., Lode, H., Köppe, P. (Med. und Radiolog. Klinik des Klinikums Steglitz der FU Berlin):
Der Einfluß von Glukocorticosteroiden auf die Amoxicillinresorption

Das Problem der Interaktion von Pharmaka hinsichtlich ihrer Resorption im Gastrointestinaltrakt ist für viele Substanzen noch ungeklärt. Besonders der möglichen Wechselwirkungen zwischen Hormonen und Antibiotika ist bisher wenig Aufmerksamkeit geschenkt worden. Ausgangspunkt der vorliegenden Untersuchung waren Beobachtungen von Philipson 1977 [2] an Frauen vor und nach einer

Schwangerschaft sowie mit und ohne antikonzeptioneller Therapie, die in Situationen erhöhter Inkretion von Östrogenen und Glukocorticoiden, wie Gravidität, sowie unter Östrogenen und Gestagenen, deutlich niedrigere Serumampicillinkonzentrationen nach oraler Gabe aufwiesen. Die unterschiedlichen Serumampicillinspiegel wurden indes nicht auf unterschiedliches Absorptionsverhalten im Gastrointestinaltrakt, sondern auf die qualitativen Änderungen des Verteilungsvolumens bezogen.

In der vorliegenden Studie sollte der Einfluß von Glukocorticoiden, d. h. Hormone, die sich ebenfalls chemisch vom Cyklopentanoperhydrophenantrengerüst ableiten, auf die biologische Verfügbarkeit von Amoxicillin untersucht werden. Sechs Patienten mit einer chronich-obstruktiven Lungenerkrankung, mit einem Durchschnittsalter von 60,2 Jahren sowie einem durchschnittlichen Körpergewicht von 73,0 kg, die im Mittel über 3,5 Jahre mit Glukocorticoiden in einer Cortisoläquivalenzdosis von 70,0 mg/Tag behandelt worden waren, wurden 2 Std nach Einnahme ihrer täglichen Corticoidmedikation sowie nach einem Standardfrühstück 750 mg Amoxicillin per os verabreicht. Als Kontrollgruppe dienten sechs Patienten, ebenfalls mit chronisch-obstruktiver Lungenerkrankung, ohne Corticoiddauermedikation, die hinsichtlich Alter, Körpergewicht und Amoxicillindosis/kg Körpergewicht der Testgruppe weitgehend entsprachen.

Die Serumamoxicillinkonzentrationen wurden unmittelbar vor sowie über 8 Std nach oraler Gabe von 750 mg Amoxicillin gemessen. Die Amoxicillinausscheidung im Urin wurde in drei Sammelperioden über 24 Std ermittelt.

Als mikrobiologisches Assay wurde das Agardiffusionsverfahren mit dem Testkeim Bacterium subtilis ATCC 6633 gewählt, die untere Nachweisgrenze für Amoxicillin lag im Serum und Puffer bei 0,06 mg/l. Zum Nachweis eines systemischen Effektes der Glukocorticosteroide wurden in beiden Patientengruppen über 8 Std die 11-Hydroxycorticosteroidkonzentration im Serum mit der fluorometrischen Methode von Keibel-Neumann [1] und die Anzahl der eosinophilen Zellen im peripheren Blut nach Stobbe [3] bestimmt.

Die Anzahl der eosinophilen Zellen betrug in der Testgruppe unter Corticoiddauermedikation 2 Std nach Amoxicillinapplikation 24 Zellen/µl, in der Kontrollgruppe lag sie statistisch signifikant mit 92 Zellen/µl über diesem Wert. Ein entsprechender Unterschied zwischen der Kontroll- und Testgruppe konnte auch bei der Bestimmung der 11-Hydroxycorticosteroidkonzentration im Plasma gefunden werden. 2 Std nach Amoxicillingabe betrug die Corticosteroidkonzentration bei den Patienten ohne Dauertherapie 864 ± 203 nmol/l, hingegen die der Patientengruppe mit Dauertherapie 229 ± 123 nmol/l. Auf Grund dieses statistischen Unterschiedes konnte von einem sytemischen Effekt der Glukocorticoidlangzeittherapie ausgegangen werden.

Die Abb. 1 zeigt die Mittelwerte der Serumamoxicillinkonzentrationen, umgerechnet auf ein durchschnittliches Körpergewicht von 70,0 kg mit den Standardabweichungen beider Patientengruppen. Die Serumamoxicillinkonzentration der Patienten unter langdauernder Corticoidmedikation liegen in den ersten 120 min deutlich über den entsprechenden Werten der Kontrollgruppe. Nach 2 Std wird in der Testgruppe ein Serumspitzenspiegel von 14,8 ± 3,9 mg/l erreicht, in der Patientengruppe ohne Dauertherapie beträgt der Spitzenspiegel hingegen nur 9,6 ± 3,1 mg/l. Von diesem Serummaximalspiegel fällt die Konzentration in der 8. Std auf 0,9 mg/l in der Kontroll- und auf 1,3 mg/l in der Testgruppe ab.

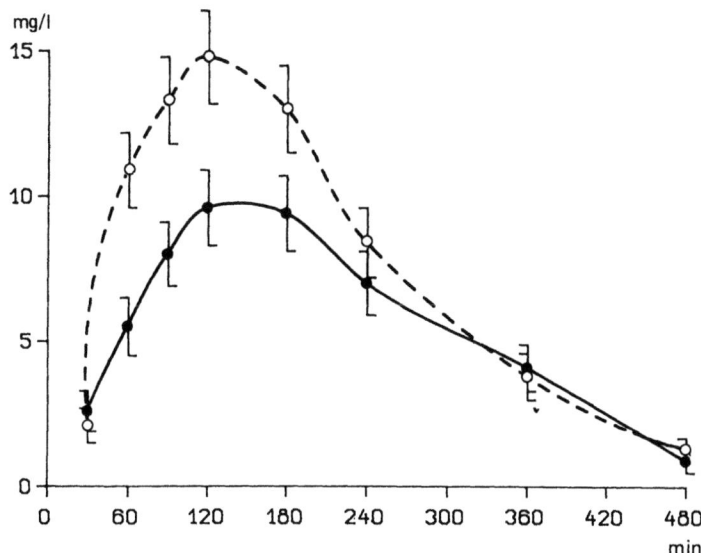

Abb. 1. Serumamoxicillinkonzentrationen der gemessenen Mittelwerte mit SEM von 12 Patienten (———— 6 Patienten ohne Cortison-Dauertherapie, – – – 6 Patienten mit Cortisondauertherapie) nach einmaliger oraler Nüchterngabe von 750 mg Amoxicillin (umgerechnet auf ein durchschnittliches Körpergewicht von 70,0 kg)

In der Abb. 2 sind die pharmakokinetischen Parameter beider Patientengruppen abgebildet. Mit einer Seruminvasionshalbwertszeit von 56,5 ± 11,2 min in der Testgruppe mit Glukocorticoiden wird nach 115,5 ± 17,3 min der Serummaximalspiegel von 14,9 ± 3,1 mg/l erreicht. Hingegen wird in der Kontrollgruppe mit einer Seruminvasionshalbwertszeit von 72,6 ± 12,1 min erst nach 127,3 ± 32,5 min ein deutlich niedrigerer Serummaximalwert von 9,9 ± 5,1 mg/l erreicht. Die Fläche unter der Kurve betrug in der Testgruppe 61,5 ± 16,7 h × mg/l, in der Kontrollgruppe nur 49,1 ± 22,5 h × mg/l. Ein statistischer Unterschied für die Invasionshalbwertzeit und die Zeit bis zum Erreichen des Serumhöchstspiegels X_{max} konnte auf Grund der relativ hohen Streuungen nicht gesichert werden, hingegen unterschieden sich die Serummaximalkonzentrationen in beiden Gruppen signifikant voneinander, so daß insgesamt Hinweise für ein verbessertes Invasionsver-

	Y_0 (mg/l)	k_1 (h^{-1})	$t_{50\% P}$ (min)	Y_{max} (mg/l)	X_{max} (min)	k_2 (h^{-1})	$t_{50\% El}$ (min)	area under the curve (h · mg/l)
6 patients without corticosteroids	25.9 ± 21.9	0.57 ± 0.17	72.6 ± 12.1	9.9 ± 5.1	127.3 ± 32.5	0.53 ± 0.04	79.1 ± 5.0	49.1 ± 22.5
6 patients with corticosteroids	36.7 ± 6.3	0.74 ± 0.35	56.5 ± 11.2	14.9 ± 3.1	115.5 ± 17.3	0.59 ± 0.1	69.8 ± 16.4	61.5 ± 16.7

Pharmacokinetic parameters with SD of 12 patients for amoxicillin in sera after oral administration of 750 mg of drug

Abb. 2

halten in der Gruppe mit langdauernder Glukocorticoideinnahme vorliegen. Die verbesserte Bioverfügbarkeit zeigt auch die Fläche unter der Kurve in der Testgruppe, ein Unterschied zur Kontrollgruppe konnte jedoch statistisch nicht gesichert werden, wenngleich die Differenzen knapp außerhalb der Signifikanzschranken lagen.

Die fiktive Anfangskonzentration lag in der Testgruppe mit 36,7 ± 6,3 mg/l über der der Kontrollgruppe mit 25,9 ± 21,9 mg/l, ein statistischer Unterschied bestand hierbei jedoch nicht.

Auch im Ausmaß der Amoxicillinabsorption konnte ein statistisch gesicherter Unterschied festgestellt werden. Während in der Kontrollgruppe 54,9 ± 8,6% der applizierten Dosis im Urin nach 24 Std wiedergefunden werden konnte, betrug dieser Wert in der Testgruppe 73,2 ± 8,6%.

Eine Erklärung für die festgestellten Unterschiede kann über eine quantitative Änderung des Verteilungsvolumens der applizierten Substanz nicht gegeben werden, da in der Testgruppe, statistisch zwar nicht signifikant, eher ein kleineres Verteilungsvolumen bestand. Inwieweit mögliche Interaktionen in der pharmazeutischen oder pharmakokinetischen Phase z. B. Alterationen in der qualitativen wie quantitativen Zusammensetzung des Magenmucus und Änderungen in der gastrointestinalen Perfusion und Motilität oder aber eine veränderte hepatische Biotransformation der gegebenen Substanz eine Erklärung für die festgestellten Differenzen geben, muß offenbleiben.

Zusammenfassung

Eine langdauernde Glukocorticosteroidmedikation bei Patienten mit chronisch obstruktiver Lungenerkrankung führt nach oraler Gabe von Amoxicillin zu einer verbesserten Bioverfügbarkeit dieser Substanz, was sich statistisch signifikant in der Serummaximalkonzentration sowie in der 24-h-Urin recovery sichern ließ. Die Differenzen in der Seruminvasionshalbwertzeit, in der Zeit bis zum Erreichen der Serummaximalkonzentration sowie in der Fläche unter der Kurve, die statistisch knapp außerhalb der Signifikanzschranken lagen, deuten ebenfalls auf eine verbesserte biologische Verfügbarkeit hin.

Literatur

1. Keibel D et al. (1971) Acta Biol Med Germ 26: 45–50 – 2. Philipson A (1977) J Infect Dis 136: 370–376 – 3. Stobbe H (1973) Untersuchungen von Blut und Knochenmark, 2. Aufl. VEB-Verlag Volk und Gesundheit, Berlin

Zilly, W. (Hartwald-Klinik, Bad Brückenau), Staib, A. H. (Abt. für klin. Pharmakologie am Klinikum der Univ. Frankfurt), Epping, J. (Med. Univ.-Klinik Würzburg), Schuppan, D. (Abt. für klin. Pharmakologie am Klinikum der Univ. Frankfurt):
Der Einfluß von Rifampicin auf die Pharmakokinetik von Theophyllin

Einleitung

Rifampicin beschleunigt den Abbau einer Reihe von Pharmaka [7]. Dieser stimulierende Effekt des Tuberkulostatikums auf das mikrosomale Enzymsystem der Leber kann allerdings nicht obligat vorausgesetzt werden, wie wir am Beispiel von Antipyrin zeigten, dessen metabolische Clearance durch Rifampicin nicht signifikant verändert wurde [1].

Der Abbau von Theophyllin wird nach bisherigen Untersuchungen [3] besonders durch polycyclische aromatische Kohlenwasserstoffe beschleunigt, während der Einfluß von Phenobarbital beim Menschen unterschiedlich beurteilt wird. Einerseits wurde eine mittlere Zunahme der Theophyllinclearance von 34% [2], andererseits ein fehlender Effekt durch das Barbiturat mitgeteilt [4].

In Anbetracht des bisher beobachteten nicht einheitlichen Effekts von Rifampicin auf den Arzneimittelabbau verschiedener Pharmaka und des unterschiedlichen Verhaltens von Theophyllin unter dem Einfluß sog. induzierender Substanzen schien die Frage interessant, ob und in welchem Ausmaß die Clearance von Theophyllin durch Rifampicin beeinflußt wird.

Mit unseren Untersuchungen sollte zu folgenden Fragen Stellung genommen werden:
1. Welchen Einfluß hat Rifampicin auf die Pharmakokinetik von Theophyllin?
2. Ergeben sich Unterschiede im Vergleich zu früher untersuchten Substanzen, wie Hexobarbital, Tolbutamid und Antipyrin? [1, 6].
3. Kommt es durch Rifampicin zu einer Veränderung des Metabolitmusters von Theophyllin im Urin,
die wir bei Lebererkrankungen mit einer Einschränkung der Theophyllinclearance beobachteten [5].

Methodik

Untersucht wurden fünf Patienten im Alter von 30–59 Jahren, die unter Tuberkuloseverdacht aufgenommen worden waren. Bei einem Patienten bestätigte sich der anfängliche Verdacht nicht. Die weitere Diagnostik ergab eine Aktinomykose. Hinweise für eine gleichzeitig bestehende Leber- oder Nierenerkrankung fanden sich nicht. Rifampicin wurde in einer Dosis von 1,2 g/die 8 Tage lang verabreicht. Dieses Dosierungsschema war bereits bei den vorangegangenen Untersuchungen mit Hexobarbital, Tolbutamid und Antipyrin gewählt worden. Eine negative Beeinflussung der laborchemischen Parameter (Gamma-GT, SGPT, Kreatinin) ergab sich auch bei den jetzigen Untersuchungen nicht. Vor und 24 Std nach der letzten Rifampicingabe wurde Theophyllin (0,24 g Euphyllin über 5 min infundiert. Die Bestimmung der Plasmakonzentrationen von Theophyllin erfolgte in einem Hochdruckflüssigkeitschromatographen (1082 A, Hewlett Packard) mit Diphyllin als internem Standard. Theophyllin und seine Metabolite im Urin wurden ebenfalls mit Hilfe einer HPLC-Analyse gemessen. Halbwertszeit ($t_{1/2}$), totale Clearance und Verteilungsvolumen (VD_{ss}) wurden mit einem Computerprogramm (Nonlin, Phako 2) errechnet (Zweikompartmentmodell).

Ergebnisse und Diskussion

Der Plasmakonzentrationsverlauf (Abb. 1) war bei semilogarithmischer Auftragung auch nach Rifampicin noch angedeutet biphasisch. Bei allen Patienten fielen die Plasmakonzentrationen nach Rifampicin schneller ab.

Die Halbwertszeit von Theophyllin wurde signifikant von im Mittel 6,2 auf 4,2 Std verkürzt. Die totale Clearance nahm um 60% zu (87 ± 36 vs. 140 ± 54 ml · h^{-1} · kg^{-1}; $p < 0,01$). In Übereinstimmung mit den Ergebnissen der bisher von uns untersuchten Substanzen [1, 6] ergab sich bei der Errechnung des Verteilungsvolumens von Theophyllin keine signifikante Veränderung ($0,67 \pm 0,13$ vs. $0,66 \pm 0,09$ l/kg).

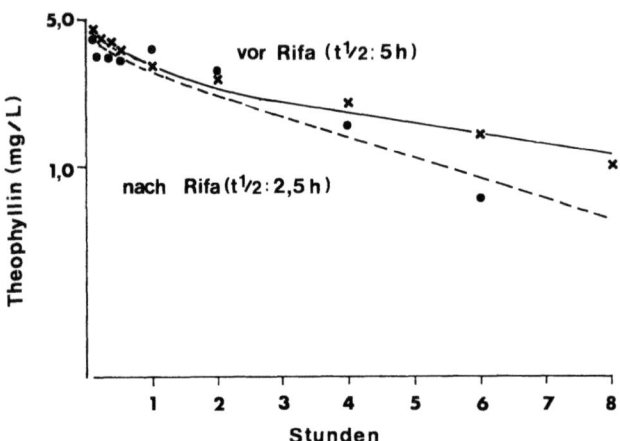

Abb. 1. Plasmakonzentrationsverlauf von Theophyllin vor und nach Rifampicin (am Beispiel eines Patienten aufgezeigt)

Die innerhalb von 24 Std im Urin ausgeschiedenen Metabolite 1-Methylharnsäure, 3-Methylxanthin, 1-Methylxanthin und 1,3-Dimethylxanthin – ausgedrückt als Prozent der im Urin wiedergefundenen Menge – zeigten keine signifikanten Veränderungen nach der Rifampicinapplikation. Während bei Lebererkrankungen die Ausscheidung von 1-Methylharnsäure deutlich erhöht und von 3-Methylxanthin reduziert war [5], fand sich unter dem induzierenden Einfluß von Rifampicin lediglich die Tendenz einer Mehrausscheidung der 1-Methylharnsäure (30 ± 22 vs. 40 ± 13%). Die Ausscheidung von unverändertem Theophyllin war nach Rifampicin bei allen Patienten niedriger (5 ± 5 vs. 1 ± 2%). Möglicherweise hätten sich bei fraktioniertem Sammeln des Urins deutlichere Unterschiede ergeben.

Vergleicht man die Clearance der bisher von uns untersuchten Substanzen [1, 6] vor und nach einer identischen Verabreichung von Rifampicin, so ergibt sich für Theophyllin zwar eine signifikante Zunahme (1,6fach), die aber deutlich geringer ist als für Hexobarbital (3fach) und Tolbutamid (2fach), während Antipyrin durch Rifampicin nicht beeinflußt wird [1].

Im Gegensatz zu Rifampicin führte Phenobarbital (3 Tage 0,2, 4 Tage 0,1 g p.o.) zu keiner Beeinflussung der Theophyllinclearance (31,7 ml · h^{-1} · kg^{-1}), wie sich am Beispiel einer Patientin (J. E.) mit Cholestase zeigte (Abb. 2). Die Clearance von Hexobarbital, 24 Std später untersucht, wurde dagegen bei der gleichen Patientin um das 3fache gesteigert (13,2 ml · min^{-1} · kg^{-1}). Umgekehrt führte Medroxyprogesteron (20 mg/die über 8 Tage p.o.) bei dieser Patientin zu einer deutlichen Zunahme der Theophyllinclearance (55,4 ml · h^{-1} · kg^{-1}), während die Hexobarbitalclearance unbeeinflußt blieb (3,6 ml · min^{-1} · kg^{-1}). Zum Vergleich wurde ein Kollektiv von sieben bzw. sechs früher untersuchter Patienten mit Cholestase aufgeführt.

Aus den mitgeteilten Befunden läßt sich unseres Erachtens ableiten, daß der Effekt sogenannter Induktoren des arzneimittelabbauenden Enzymsystems der Leber nicht vorhersagbar und quantitativ nicht einheitlich ist.

Der unterschiedlich ausgeprägte Einfluß von Rifampicin auf die Clearance der genannten Substanzen könnte darauf hinweisen, daß durch das Tuberkulostatikum mehrere mikrosomale Enzymsysteme in unterschiedlichem Ausmaß betroffen

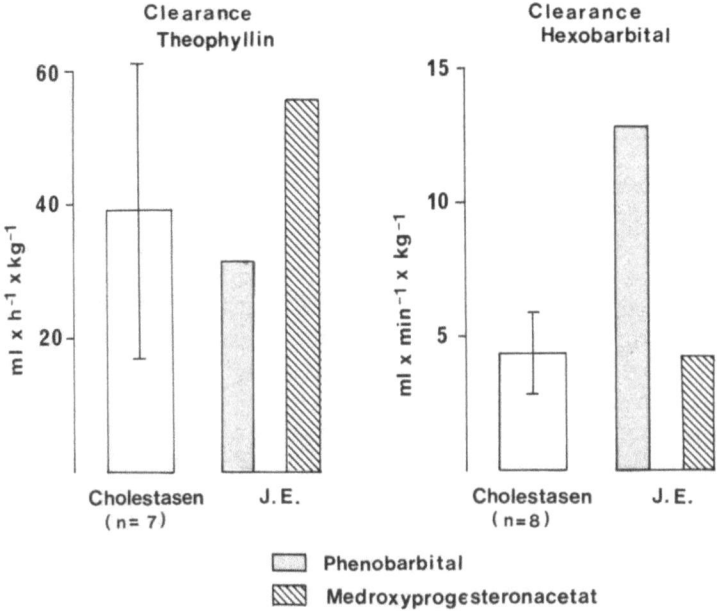

Abb. 2. Einfluß von Phenobarbital und Medroxyprogesteronacetat auf die Clearance von Theophyllin und Hexobarbital bei einer Patientin mit Cholestase

werden. Die signifikante Zunahme der Theophyllinclearance nach Rifampicin läßt vermuten, daß der Abbau von Theophyllin nicht allein durch Substanzen vom Methylcholanthrentyp stimuliert wird.

Literatur

1. Breimer DD, Zilly W, Richter E (1977) Influence of rifampicin on drug metabolism: Differences between hexobarbital and antipyrine. Clin Pharmacol Ther 21: 470–481 – 2. Jusko WJ, Garner MJ, Mangione A, Schentag JJ, Koup JR, Vance JW (1979) Factors affecting theophylline clearances: Age, tobacco, marijuana, cirrhosis, congestive heart failure, obesity, oral contraceptives, benzodiazepines, barbiturates and ethanol. J Pharmaceut Sci 68: 1358–1366 – 3. Ogilvie RJ (1978) Clinical pharmacokinetics of theophylline. Clin Pharmacokinet 3: 267–293 – 4. Piafsky KM, Sitar DS, Ogilvie RJ (1977) Effect of phenobarbital on the disposition of intravenous theophylline. Clin Pharmacol Ther 22: 336–339 – 5. Staib AH, Schuppan D, Lissner R, Zilly W, v Bomhard G, Richter E (1980) Pharmacokinetics and metabolism of theophylline in patients with liver diseases. Clin Pharmacol Biopharm (in press) – 6. Zilly W, Breimer DD, Richter E (1975) Induction of drug metabolism in man after rifampicin treatment measured by increased hexobarbital and tolbutamide clearance. Eur J Clin Pharmacol 9: 219–227 – 7. Zilly W, Breimer DD, Richter E (1977) Pharmacokinetic interactions with rifampicin. Clin Pharmacokinet 2: 61–70

Ochs, H. R., Bodem, G., Dengler, H. J. (Med. Univ.-Klinik Bonn-Venusberg):
Einfluß einer tuberkulostatischen Therapie auf die Kinetik von Diazepam und Desmethyldiazepam

Bekanntlich kann INH durch Hemmung metabolisierender Enzyme die Clearance anderer Substanzen beeinträchtigen. Rifampicin dagegen ist ein Enzyminduktor und kann somit die Clearance anderer Arzneimittel erhöhen. Wir haben daher bei neun gesunden Versuchspersonen die Kinetik von Diazepam mit und ohne gleichzeitiger INH-Gabe untersucht. In einer zweiten Studie wurde Diazepam Patienten verabreicht, die mit INH, Rifampicin und Ethambutol behandelt wurden. Die Ergebnisse dieser Probandengruppe wurde mit Resultaten von Probanden gleichen Alters und Geschlechts verglichen.

Alle Versuchspersonen erhielten je nach Körpergewicht 2,5–10 mg Diazepam i.v. in 1 min. Blutproben wurden über eine Woche entnommen und die Diazepamkonzentrationen gaschromatographisch bestimmt (Greenblatt 1978).

Tabelle 1 gibt den Einfluß einer gleichzeitigen INH-Gabe[1] (150 mg dreimal täglich; mit der Einnahme wurde 3 Tage vor dem Versuch begonnen) wieder. INH führte zu einer signifikanten Veränderung der Eliminationshalbwertzeit von 34,1 auf 45,4 Std ($p < 0,02$). Die Diazepamclearance nahm von 0,54 auf 0,4 ml/min/kg Körpergewicht ab ($p < 0,02$).

Tabelle 2 zeigt den Einfluß einer chronischen Dreifachtherapie mit INH, Rifampicin und Ethambutol auf die Kinetik des Diazepam. Eine tuberkulostatische Dreifachtherapie führte zu einer signifikanten Verkürzung der Diazepameliminationshalbwertzeit von 58 auf 14 Std ($p < 0,01$). Entsprechend nahm die Clearance von 0,35 auf 1,5 ml/min/kg Körpergewicht zu. Das Verteilungsvolumen von Diazepam wurde dagegen nicht beeinflußt. Da die gleichzeitige Applikation von INH die Eliminationshalbwertzeit des Diazepam verlängert (s. Tabelle 1), ist anzunehmen, daß Rifampicin für die Verminderung der Halbwertzeit bei den TBC-Patienten unter einer Dreifachkombination ursächlich in Frage kommt. Vorläufige Ergebnisse an sechs Probanden lassen bisher keinen Einfluß einer alleinigen Ethambutoltherapie auf die Kinetik des Diazepam erkennen.

Literatur

Greenblatt DJ (1978) Simultaneous gas-chromatographic analysis for Diazepam and its major metabolite, desmethyldiazepam, with use of double internal standardization. Clin Chem 24: 1838–1841

Tabellen 1 und 2 siehe S. 1241 und 1242

---

[1] Auf die Diazepamkinetik

Tabelle 1. Kinetische Daten nach intravenöser Gabe von Diazepam mit und ohne gleichzeitiger INH-Therapie

Eigenschaften der Versuchspersonen				Diazepamkinetik				Kinetik des freien, nicht an Eiweiß gebundenen Diazepam		
Proband	Alter/ Geschlecht	Gewicht (kg)	Dosis (mg)	Vd (l/kg)	$t_{1/2}$ (Std)	Clearance (ml/min/kg)	% Freies Diazepam	Freies Diazepam Vd (l/kg)	Intrinsische Clearance (ml/min/kg)
Ohne INH									
M. N.	30/w	54	5,0	1,91	30,0	0,735	1,34	142,5	54,9
E. M.	23/w	64	7,5	2,83	51,0	0,641	1,06	267,0	60,5
U. S.	30/w	46	5,0	1,36	24,4	0,644	1,18	115,2	54,6
R. M.	26/w	49	5,0	1,64	29,0	0,656	0,86	191,4	76,2
C. F.	23/w	54	5,0	1,92	41,3	0,538	1,48	129,7	36,4
M. C.	27/w	50	5,0	1,13	37,5	0,349	1,04	108,7	33,6
D. H.	29/m	65	7,5	1,17	36,9	0,367	1,11	105,4	33,1
H. S.	30/m	84	7,5	1,65	28,6	0,667	1,83	90,2	36,4
W. R.	26/m	78	7,5	0,74	28,3	0,301	1,09	67,4	27,5
Mittelwert (± SE)				1,59 (0,20)	34,1 (2,8)	0,544 (0,05)	1,22 (0,10)	135,3 (20,1)	45,9 (5,4)
Mit INH									
M. N.				1,99	45,3	0,506	1,36	146,3	37,2
E. M.				2,35	84,5	0,321	0,90	261,0	35,7
U. S.				1,60	29,6	0,623	1,12	142,9	55,6
R. M.				1,22	42,0	0,335	1,11	109,9	30,2
C. F.				1,77	63,0	0,325	1,58	112,0	20,6
M. C.				0,96	44,4	0,249	1,43	67,1	17,5
D. H.				1,25	43,9	0,328	1,00	124,7	32,8
H. S.				1,57	30,9	0,586	1,65	95,2	35,5
W. R.				0,77	25,0	0,358	1,16	66,4	30,6
Mittelwert (± SE)				1,50 (0,17)	45,4 (6,2)	0,403 (0,04)	1,26 (0,09)	125,0 (19,5)	32,9 (3,6)
Gepaarter t-Test				1,22 (n.s.)	3,04 ($p < 0,02$)	3,12 ($p < 0,02$)	0,55 (n.s.)	0,91 (n.s.)	2,45 ($p < 0,05$)
r				0,92	0,93	0,60	0,76	0,84	0,37
Slope				0,77	2,06	0,49	0,69	0,81	0,24
Intercept				0,27	−24,9	0,138	0,418	14,9	21,6

Tabelle 2. Diazepamkinetik bei Tuberkulosepatienten unter INH-Rifa-Ethambutoltherapie im Vergleich zu Normalpersonen gleichen Alters und Geschlechts

Eigenschaften der Versuchspersonen				Diazepamkinetik			Kinetik des freien, nicht an Eiweiß gebundenen Diazepam		
Proband	Alter/Geschlecht	Gewicht (kg)	Dosis (mg)	Vd (l/kg)	$t_{1/2}$ (Std)	Clearance (ml/min/kg)	% Freies Diazepam	Freies Diazepam Vd (l/kg)	Intrinsische Clearance (ml/min/kg)
Tuberkulosepatienten									
I. L.-212	23/m	68	7,5	0,99	9,4	1,21	0,78	126,3	155,1
J. O.-213	47/m	69	7,5	2,26	19,3	1,36	2,60	86,9	52,3
A. I.-215	28/m	46	5,0	0,81	18,8	0,50	1,16	69,8	43,1
A. Q.-214	30/m	48	5,0	1,55	13,2	1,35	1,38	112,3	97,8
H. S.-216	54/m	78	7,5	2,21	14,4	1,77	1,38	160,1	128,3
K. S.-217	64/m	67	7,5	1,66	21,8	0,88	0,92	180,4	95,7
H. R.-218	25/w	44	5,0	1,20	4,1	3,41	1,00	119,5	340,6
Mittelwert (± SE)				1,53 (0,21)	14,4 (2,3)	1,50 (0,35)	1,32 (0,23)	122,2 (14,6)	130,4 (38,0)
Gesunde Normalpersonen									
J. H.-138	24/m	80,5	10,0	1,05	41,3	0,29	1,20	87,5	24,4
R. B.-141	47/m	75,0	7,5	1,68	53,7	0,36	1,61	104,3	22,4
G. Q.-376	26/m	67,0	7,5	1,00	29,2	0,40	0,87	114,9	45,5
B. U.-379	29/m	76	7,5	1,84	49,2	0,43	1,31	140,4	32,8
V. S.-305	53/m	68	7,5	2,20	51,7	0,49	0,92	239,1	53,3
E. F.-157	67/m	87	10,0	2,45	138,6	0,20	1,93	126,9	10,57
S. B.-371	24/w	59	7,5	1,56	41,5	0,44	0,91	171,4	47,8
Mittelwert (± SE)				1,68 (0,20)	57,9 (13,8)	0,37 (0,04)	1,25 (0,15)	140,6 (19,3)	33,8 (5,9)
Students t-Test				0,52 (n.s.)	3,10 ($p < 0,01$)	3,16 ($p < 0,01$)	0,24 (n.s.)	0,76 (n.s.)	2,50 ($p < 0,05$)

Gilfrich, H. J., Schuster, C. J., Schuster, H. P., Schölmerich, P. (II. Med. Univ. Klinik Mainz):
Untersuchungen zur kardialen und peripheren Wirkung von Meproscillarin bei Herzgesunden und Patienten mit Schlafmittelintoxikationen

Proscillaridin-4-Methyläther oder Meproscillarin (Clift, Fa. Knoll, Ludwigshafen) ist ein neues, halbsynthetisches Herzglykosid mit Bufadienolidstruktur, einer Digoxin vergleichbaren Bioverfügbarkeit von 70%, einer Plasmahalbwertzeit von 40 Std aber einer von der Nierenfunktion unabhängigen Ausscheidung [1].

Die positiv inotrope Wirkung dieser Substanz wurde durch invasive Methoden nachgewiesen [6].

Unbekannt ist jedoch, ob dieses Glykosid in seiner Wirkungskinetik dem Verhalten anderer Herzglykoside entspricht. Zur Beantwortung dieser Frage ist ein Meßzeitraum bis zum Erreichen des sog. Verteilungsgleichgewichts, also von zumindest 6 Std und somit der Einsatz nichtinvasiver Meßverfahren notwendig. Von Interesse für die therapeutische Anwendung und bisher noch nicht geprüft, erscheint weiterhin die Wirkung dieses Glykosids auf die Kreislaufperipherie, zumal ein direkter Effekt von Meproscillarin auf die glatte Muskulatur des Darmes nachgewiesen werden konnte [3].

Patienten und Methodik

Untersucht wurde ein Kollektiv von acht gesunden Probanden mit einem Durchschnittsalter von 32 Jahren sowie acht Patienten nach Barbiturat- und Bromcarbamidintoxikation (Schweregrad Stadium II−III nach Reed) in einem Durchschnittsalter von 34 Jahren. In früheren Untersuchungen hatten wir bei invasiven und nichtinvasiven Messungen der Myokardfunktion von Patienten mit Schlafmittelvergiftungen gefunden, daß diese eine deutlich verminderte Kontraktilität aufweisen, was auch nach wiedererlangtem Bewußtsein noch nachweisbar war [4]. Der Effekt der Verabreichung von Herzglykosiden ist dabei sehr deutlich, mit dem erheblichen Vorteil, daß es sich um jüngere Patienten ohne Durchblutungsstörungen und Begleitmedikation handelt, bei denen darüber hinaus nichtinvasive Untersuchungen zuverlässiger durchzuführen sind.

Als Maß der Myokardfunktion wurde echokardiographisch die mittlere circumferentielle Faserverkürzungsgeschwindigkeit (V_{CF}) ermittelt. Außerdem wurde die Impedanzkardiographie angewandt, eine Technik, die nach Untersuchungen von Siegel et al. [7] als zuverlässige nichtinvasive Methode zur Erfassung der Myokardfunktion benutzt werden kann. Dabei wurde der Quotient aus der Amplitude der ersten Ableitung der intrathorakalen Widerstandsänderung dz/dt und der Zeit von der R-Zacke des EKG bis zum Gipfel von dz/dt verwandt, der nach Heather besonders empfindlich den Effekt positiv inotrop wirksamer Stimuli widergibt, der sog. Heather-Index.

Die periphere Durchblutung wurde venenverschlußplethysmographisch an der unteren Extremität gemessen.

Die Messungen wurden jeweils vor der Applikation des Glykosids nach einer halbstündigen Ruheperiode sowie 20 min, 1, 2, 4 und 6 Std nach intravenöser Injektion von 1,0 mg Meproscillarin durchgeführt.

Ergebnisse und Diskussion

Die Herzfrequenz wird durch 1,0 mg Meproscillarin gering gesenkt, etwas deutlicher bei den Normalpersonen, wobei der negativ chronotrope Effekt bereits nach 20 min signifikant ausgeprägt war. Dagegen sank die Herzfrequenz bei den intoxikierten Patienten erst 6 Std nach der Applikation statistisch signifikant ($2p < 0,05$).

Auch die *positiv inotrope Wirkung*, gemessen durch den Heather-Index als Kontraktilitätsparameter zeigte bereits nach 20 min eine Zunahme, die bei den Kreislaufgesunden zu diesem Zeitpunkt bereits ihr Maximum erreichte und über 6

Std mit fast gleicher Intensität nachweisbar war. Dieser schnelle Wirkungseintritt wurde zwar auch für Digoxin nach intravenöser Gabe beobachtet [4], das rasche Erreichen der maximalen Wirkung durch Meproscillarin, was innerhalb 1 Std auch von Belz et al. [2] bei gesunden Versuchspersonen beobachtet wurde, findet sich bei Digoxin oder Digitoxin jedoch nicht.

Bei den intoxikierten Patienten kam es allerdings zu einer Zunahme des Effektes bis zu 4 Std. Die Wirkung auf den Heather-Index war wesentlich ausgeprägter als bei den gesunden Versuchspersonen. Eine Erklärung für diesen unterschiedlichen Zeit-Wirkungsverlauf in beiden Kollektiven kann jedoch nicht gegeben werden.

Die folgende Abbildung (Abb. 1) spiegelt den positiv inotropen Effekt von Meproscillarin bei beiden Gruppen anhand der echokardiographischen Kontraktilitätsgröße V_{CF} wider.

Die Zunahme von $0,9 \pm 0,1$ auf $1,1 \pm 0,1$ circ. s^{-1} × 2 Std nach der Injektion war bei den Normalpersonen erwartungsgemäß gering, jedoch statistisch signifikant ($2p < 0,05$), was nach 6 Std nicht mehr der Fall war. Bei den intoxikierten Patienten kam es hingegen zu einer deutlichen, kontinuierlichen Zunahme der V_{CF}, die maximal von $0,64 \pm 0,12$ auf $0,83 \pm 0,14$ circ s^{-1}, also um 30% anstieg. Die folgenden Befunde zeigen, daß die Wirkung von Meproscillarin, wie auch von anderen Herzglykosiden, nicht auf das Herz beschränkt ist. Die Durchblutung der unteren Extremität weist nach akuter Verabreichung von Meproscillarin bei nicht wesentlich differenten Ausgangswerten ($2,96 \pm 1,4$ bei den Probanden, $2,48 \pm 1,7$ ml × 100 g^{-1} × min^{-1} bei den schlafmittelintoxikierten Patienten) ein unterschiedliches Verhalten auf. Bei den Normalpersonen kam es zu einer Reduktion der Durchblutung auf $2,1 \pm 1,4$ ml × 100 g^{-1} × min^{-1} nach 2 Std.

Danach war dieser Effekt weniger ausgeprägt, jedoch auch nach 6 Std noch signifikant ($2p < 0,05$). Bei den intoxikierten Patienten dagegen trat nach Injektion von Meproscillarin eine Zunahme der Durchblutung der unteren Extremität mit dem deutlichsten Durchblutungszuwachs nach 6 Std auf $3,3 \pm 1,5$ ml × 100 g^{-1} × min^{-1} auf.

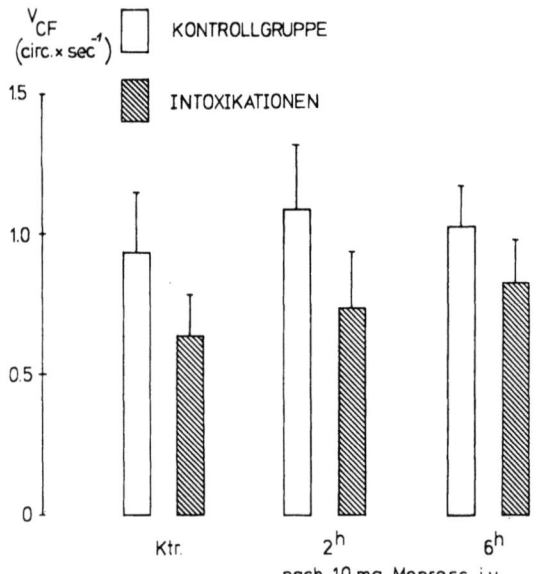

Abb. 1. Verhalten von V_{CF} nach Injektion von 1,0 mg Meproscillarin. Vorgestellt sind Mittelwerte ± Standardabweichung von jeweils acht Patienten. Offene Säulen: Nomalpersonen. Gestrichelte Säulen: Patienten nach Schlafmittelintoxikationen

Einen ähnlich unterschiedlichen Effekt je nach Funktionszustand des Herzens hatten wir auch nach akuter Verabreichung von Digoxin gesehen [4]. Mason und Braunwald [5] beobachteten nach Injektion von Quabain bei herzinsuffizienten Patienten eine Zunahme der Vorarmdurchblutung, während sie bei gesunden Versuchspersonen eine Abnahme der Durchblutung um 23% feststellten. Die Glykosidwirkung auf die Hämodynamik des Gefäßsystems ist also vom Funktionszustand des Herzens zum Zeitpunkt der Untersuchung abhängig, wobei die kardiale Glykosidwirkung bei Patienten mit Herzinsuffizienz offenbar den direkten vasokonstriktorischen Effekt, welcher bei Normalpersonen dominiert, überspielt. Die Reaktion der Kreislaufperipherie auf Meproscillarin spricht dafür, daß sich die von uns untersuchten Patienten nach Schlafmittelintoxikation wie Herzinsuffiziente verhalten.

Vergleicht man die Wirkungskinetik und Wirkungsintensität von Meproscillarin mit der gleichen intravenösen Dosis von Digoxin bei einer anderen Gruppe von acht schlafmittelintoxikierten Patienten, die in Alter, Schweregrad und Art der Vergiftung sowie Myokardfunktion vergleichbar war, so läßt sich nach dem Verhalten des Heather-Index sagen, daß die maximale Digoxinwirkun später erreicht wird, was gut mit bisherigen Befunden übereinstimmt [4]. Die Darstellung der Differenz der jeweiligen glykosidinduzierten Änderung des Heather-Index gegenüber dem Ausgangswert läßt aber auch erkennen, daß es sich nicht um äquieffektive Dosen bei Injektion von 1,0 mg beider Glykoside handeln dürfte. Dies läßt sich auch aus Untersuchungen von Belz et al. [2] entnehmen, die nach einer um 40% höheren Meproscillarindosis gleiche Effekte nachwiesen.

Zusammenfassung

1. Meproscillarin weist nach intravenöser Verabreichung eine früh einsetzende positiv inotrope Wirkung auf, die bei Normalpersonen bereits nach 20 min das Maximum erreicht hat.
2. Die Substanz besitzt eine direkte vasokonstriktorische Wirkung, die bei Patienten mit eingeschränkter Myokardfunktion durch die kardiale Wirkung überspielt wird.
3. Meproscillarin muß höher dosiert werden als Digoxin, um die gleiche Wirkung zu erreichen.

Literatur

1. Belz GG et al. (1978) Arzneim Forsch (Drug Res) 28: 535 – 2. Belz GG et al. (1980) Med Klin (im Druck) – 3. Friedrich L et al. (1978) Arzneim Forsch (Drug Res) 28: 503 – 4. Gilfrich HJ et al. (1977) 9. Gemeins. Tagg. d. Dtsch. u. Österr. Ges. f. Int. Intensivmed. – 5. Mason DT et al. (1964) J Clin Invest 43: 532 – 6. Pachinger O et al. (1978) Arzneim Forsch (Drug Res) 28: 550 – 7. Siegel JH et al. (1970) Surgery 67: 907

Hausen, M., Mäurer, W., Thomas, I., Kübler, W. (Med. Univ.-Klinik, Abt. Innere Medizin III, Kardiologie, Heidelberg):
Einfluß von Clonidin auf die Plasmakatecholaminspiegel unter Ruhebedingungen und unter submaximaler Ergometerbelastung*

Clonidin senkt durch Stimulation zentraler Alpha-Rezeptoren den peripheren Sympathikotonus [1, 5]. Darüber hinaus wurde eine clonidininduzierte Hemmung des Noradrenalin-Outflows durch Stimulation peripherer präsynaptischer Alpha$_2$-Rezeptoren beschrieben [9]. So konnte unter Ruhebedingungen nach Clonidinmedikation eine signifikante Senkung des Plasmanoradrenalinspiegels nachgewiesen werden [10]. Da aber der Wirksamkeit eines Sympathikolytikums unter körperlicher Belastung − vor allem hinsichtlich der wesentlichsten Indikationen „arterielle Hypertonie" und „koronare Herzkrankheit" eine entscheidende Bedeutung zukommt, wurde in der vorliegenden Arbeit der Einfluß von Clonidin auf die Plasmakonzentrationen von Adrenalin, Noradrenalin und Dopamin unter definierter Ergometrie näher untersucht.

Methodik

An zehn normotonen Probanden (♂, Alter: 23−34 Jahre) wurden unter Ruhebedingungen − d. h. nach 30minütigem Liegen − sowie unter submaximaler Fahrradergometerarbeit die Plasmakatecholaminspiegel nach oraler Gabe von Clonidin bzw. Placebo radioenzymatisch [2] bestimmt. Die submaximale Ergometrie erfolgte im Liegen in Form einer stufenförmig ansteigenden Belastung, beginnend bei 75 Watt und mit Erhöhung der Last um 25 Watt jeweils nach Ablauf von 2 min. Die höchste Belastungsstufe entsprach 80% der in einer vorhergehenden Ausbelastung ermittelten individuellen maximalen Herzfrequenz. In einer ersten Untersuchungsreihe wurden die Plasmakatecholamine 3, 6, 12 und 24 h nach einer Einzeldosis von 300 μg Clonidin p.o. bzw. Placebo bestimmt. Eine submaximale Ergometrie wurde 6 h nach Clonidin- bzw. Placeboeinnahme durchgeführt. In einer zweiten Untersuchungsreihe wurden die Plasmakatecholaminkonzentrationen unter Ruhebedingungen und unter ergometrischer Belastung 6 h und 48 h nach 3tägiger oraler Verabreichung von 3 × 150 μg Clonidin/die bzw. Placebo gemessen.

Ergebnisse und Diskussion

Während unter therapeutischer Beta-Blockade die Ruhekatecholaminkonzentrationen im wesentlichen unbeeinflußt bleiben, konnte bereits 3 h nach Einnahme von 300 μg Clonidin ein signifikantes Absinken der Adrenalin- und Noradrenalinspiegel im Plasma nachgewiesen werden. Dieser Befund steht in Einklang mit der bekannt schnellen Resorption von Clonidin nach oraler Verabreichung [6]. Die niedrigsten Plasmakatecholaminspiegel wurden 6 h nach Medikation gemessen (Adrenalin: 0,03 ng/ml = 30%, Noradrenalin: 0,14 ng/ml = 44% des Vergleichswertes nach Placebogabe). 12 h nach Clonidineinnahme waren die Adrenalin- und Noradrenalinspiegel noch signifikant niedriger als in der Placebogruppe; nach 24 h waren die Ausgangswerte zumeist wieder erreicht (Abb. 1 und 2). Die Senkung von Blutdruck und Herzfrequenz unter Clonidinmedikation folgte dem Konzentrationsprofil der Plasmakatecholamine. Die Plasmadopaminspiegel änderten sich nach Gabe von Clonidin nicht.

Nach Beta-Blockade steigen unter körperlicher Belastung die Plasmakatecholaminspiegel überproportional an [7]; 6 h nach 300 μg Clonidin p.o. hingegen war

---
* Mit Unterstützung der Deutschen Forschungsgemeinschaft im Rahmen des SFB 90 (Kardiovaskuläres System)

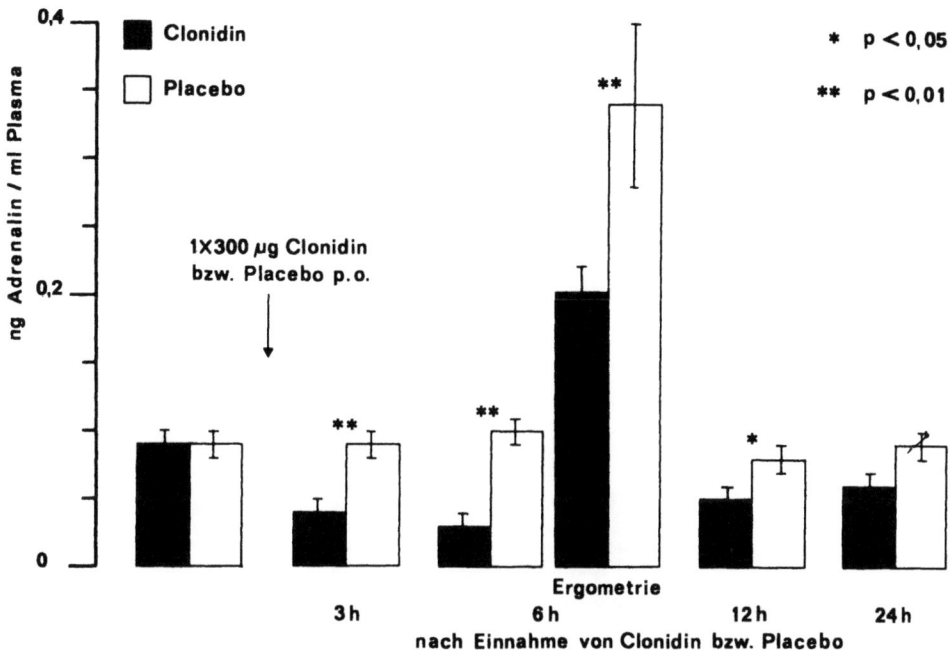

Abb. 1. Plasmaspiegel von Adrenalin und Noradrenalin unter Ruhe- und Belastungsbedingungen nach einmaliger oraler Gabe von 300 µg Clonidin

unter submaximaler Belastung eine signifikante Senkung der Adrenalin- und Noradrenalinkonzentrationen zu beobachten. Als Ausdruck der unter Clonidinmedikation erhaltenen Kreislaufregulation war die Reduktion des Adrenalin- (0,20 ng/ml = 59% des Vergleichswertes nach Placebo) und Noradrenalinspiegels (0,61 ng/ml = 63% des Vergleichswertes nach Placebo) unter körperlicher Belastung jedoch relativ geringer ausgeprägt als unter Ruhebedingungen. Tierexperimentelle Untersuchungen lassen als Ursache der abnehmenden sympathikolytischen Wirkung von Clonidin unter zunehmender sympathischer Stimulation eine Verdrängung des Pharmakons von hemmenden Alpha$_2$-Rezeptoren durch vermehrt ausgeschüttetes Noradrenalin wahrscheinlich erscheinen [9] (Abb. 1, 2).

Sowohl unter Ruhe- als auch Belastungsbedingungen unterschieden sich die Plasmakatecholaminkonzentrationen 6 h nach einer einmaligen oralen Gabe von 300 µg Clonidin und 6 h nach einer 3tägigen oralen Gabe von 3 × 150 µg Clonidin nicht signifikant voneinander.

Mehrfach wurde nach plötzlichem Absetzen höherer Clonidindosen über das Auftreten eines „Post-treatment-Syndroms" berichtet [3, 4, 8], welches durch Zeichen einer allgemeinen adrenergen Überaktivität (u. a. durch erhebliche Blutdruckanstiege) gekennzeichnet ist. Ursächlich wird neben einer gesteigerten Sensibilität adrenerger Rezeptoren eine überschießende Katecholaminausschüttung diskutiert [8]. In der vorliegenden Untersuchung konnten 48 h nach Absetzen einer dreitägigen Verabreichung einer mittleren Clonidindosis keine überhöhten Katecholaminspiegel nachgewiesen werden. Ebenfalls zeigten Herzfrequenz und Blutdruck ein unauffälliges Verhalten.

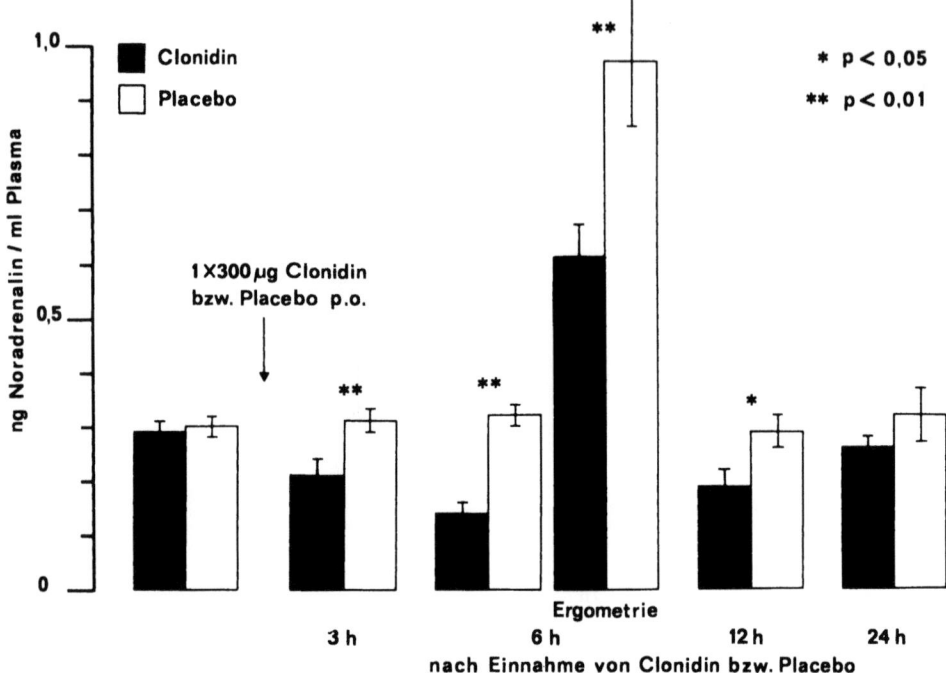

Abb. 2. Plasmaspiegel von Adrenalin und Noradrenalin unter Ruhe- und Belastungsbedingungen nach einmaliger oraler Gabe von 300 µg Clonidin

Zusammenfassung

Clonidin senkte nach oraler Gabe sowohl unter Ruhe- als auch unter Belastungsbedingungen die Plasmaspiegel von Adrenalin und Noradrenalin. Eine einmalige orale Dosis von 300 µg Clonidin und 3 × 150 µg Clonidin p.o., über 3 Tage verabreicht, unterschieden sich 6 h nach Verabreichung nicht in ihrer Wirkung. Die Senkung von Blutdruck und Herzfrequenz folgte dem Konzentrationsprofil von Adrenalin und Noradrenalin. Als Ausdruck der erhaltenen Kreislaufregulation unter Clonidinmedikation war unter ergometrischer Belastung die Reduktion der Adrenalin- und Noradrenalinspiegel, wie auch die Senkung von Blutdruck und Herzfrequenz, relativ geringer ausgeprägt als unter Ruhebedingungen. 48 h nach Absetzen einer oralen Clonidinmedikation in mittlerer Dosierung war kein „Post-treatment-Syndrom" zu beobachten. Die Plasmadopaminspiegel wurden durch Clonidin nicht beeinflußt.

Literatur

1. Constantine JW, McShane WK (1968) Analysis of the cardiovascular effects of 2-(2,6-dichlorphenylamino)-2-imidazoline hydrochloride (Catapres). Eur J Pharmacol 4: 109–123 – 2. DaPrada M, Zürcher G (1976) Simultaneous radioenzymatic determination of plasma and tissue adrenaline, noradrenaline and dopamine within the femtomole range. Life Sci 19: 1161–1174 – 3. Goldberg AD, Wilkinson PR, Raftery EB (1976) The overshoot phenomenon on withdrawal of clonidine therapy. Postgrad Med J (Suppl 7) 52: 128–136 – 4. Hansson L, Hunyor SN, Julius S, Hoobler SW (1973) Blood pressure crisis following withdrawal of clonidine (Catapres, Catapresan) with special reference to

arterial and urinary catecholamine levels, and suggestions for acute management. Am Heart J 85: 605–610 – 5. Katic F, Lavery H, Lowe RD (1972) The central action of clonidine and its antagonism. Br J Pharmacol 44: 779–787 – 6. Keränen A, Nykänen S, Tashinen J (1978) Pharmacokinetics and side effects of clonidine. Eur J Clin Pharmacol 13: 97–101 – 7. Mäurer W, Schömig A, Kaden F (1978) Blut-Katecholaminspiegel unter Beta-Blockade. In: Mäurer W, Dietz R, Lichtlen PR (Hrsg) Beta-Blockade 1977. Internationales Symposium Rottach-Egern. Thieme, Stuttgart, S 50 – 8. Reid JL, Dargie HJ, Davies DS, Wing LMH, Hamilton CA, Dollery CT (1977) Clonidine withdrawal in hypertension. Changes in blood-pressure and plasma and urinary noradrenaline. Lancet 2: 1171–1174 – 9. Scriabine A, Stavorski JM (1977) Effects of phentolamine, phenoxybenzamine and desimipramine on clonidine induced blockade of cardiac acceleration in the dog. Eur J Pharmacol 42: 63–69 – 10. Wing LMH, Reid JL, Hamilton A, Sever P, Davies DS, Dollery CT (1977) Effects of clonidine on biochemical indices of sympathetic function and plasma renin activity in normotensive man. Clin Sci Mol Med 53: 45–53

Spohr, U., Hieronymus, K., Müller, M., de Vries, J., Mörl, H., Kreußer, W., Comberg, U., Augustin, J., Schömig, A., Weber, E. (Abt. für Klin. Pharmakologie; Abt. für Innere Medizin I und III, Med. Univ.-Klinik Heidelberg):
Nikotinwirkungen beim Zigarettenrauchen unter gleichzeitiger Gabe von Verapamil (Isoptin)

Erst kürzlich wurden von unserer Arbeitsgruppe Nikotinwirkungen nach dem Zigarettenrauchen auf eine Reihe von Kreislauf- und Stoffwechselparametern untersucht [1]. In weiterführenden Studien mit adrenerger Alpha- und Beta-Rezeptorenblockade konnten neue Einsichten über die Wirkmechanismen des Nikotins gewonnen werden [2]. Inwieweit sich Nikotinwirkungen beim Menschen auch durch Calciumantagonisten hemmen oder aufheben lassen, wurde bisher nicht ausreichend untersucht. In einer 1965 durchgeführten Untersuchung [3] über Wirkungen des Calciumantagonisten Prenylamin beim Zigarettenrauchen durften die Probanden jedoch nicht inhalieren, so daß eine nennenswerte Nikotinaufnahme aus den sauren Zigarettentabaken kaum möglich war. Die Aussage der Studie ist weiterhin dadurch eingeschränkt, daß Plasmanikotinspiegel unberücksichtigt blieben und daß der Calciumantagonist oral und nicht intravenös appliziert wurde.

Zur Beantwortung der Frage nach Wechselwirkungen zwischen Nikotin und dem Calciumantagonisten Verapamil wurden in der vorliegenden Untersuchung zwölf gesunden Gewohnheitsrauchern 0,275 mg Verapamil/kg Körpergewicht intravenös über 60 min infundiert. 20 min nach Infusionsbeginn mit einschleichender Dosierung wurden zwei Zigaretten mit einem Nikotingehalt von 1,4 mg Nikotin/Zigarette nacheinander geraucht. In den Abbildungen stellt die schraffierte Fläche die Rauchzeit dar. Denselben Probanden wurde als Kontrollgruppe in einem weiteren Durchgang unter identischen Bedingungen eine 0,9%ige Kochsalzlösung infundiert. Die Zuordnungen zu den Gruppen erfolgte randomisiert. Dabei wurden folgende Parameter zu neun Zeitpunkten gleichzeitig untersucht: Das Nikotin wurde im Plasma mit einer gaschromatographischen Methode bestimmt [4]. Die Plasmakatecholamine wurden radioenzymatisch modifiziert nach Da Prada [5] erfaßt. Das zyklische AMP und GMP wurden im Radioimmunoassay gemessen [6]. Die Herzfrequenz und die PQ-Zeit wurden aus dem EKG ermittelt, der Blutdruck wurde mit der Riva-Rocci-Methode gemessen. Die Daten wurden als Mittelwerte mit Hilfe des Friedman-Testes ausgewertet.

Abb. 1 (obere Hälfte) zeigt die Plasmanikotinspiegel. Die Plasmanikotinkonzentrationen steigen in der Verapamilgruppe von 21,06 ± 10,3 auf 84,9 ± 32,5 nach der ersten und auf 124,53 ± 39,3 nmol/l nach der zweiten Zigarette an. In der Kontrollgruppe wurden folgende Werte in entsprechender Reihenfolge gemessen: 17,34 ± 9,1, 71,25 ± 43,9, 96,6 ± 46,3 nmol/l. In beiden Gruppen wird ein signifikanter Anstieg der Plasmanikotinkonzentrationen gemessen, wobei jedoch die Maximalwerte der Verapamilgruppe signifikant über denen der Kontrollgruppe liegen.

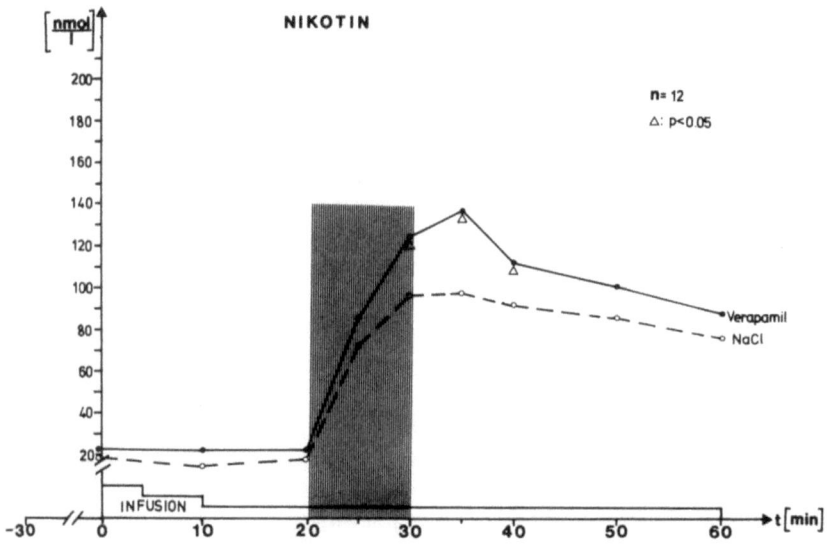

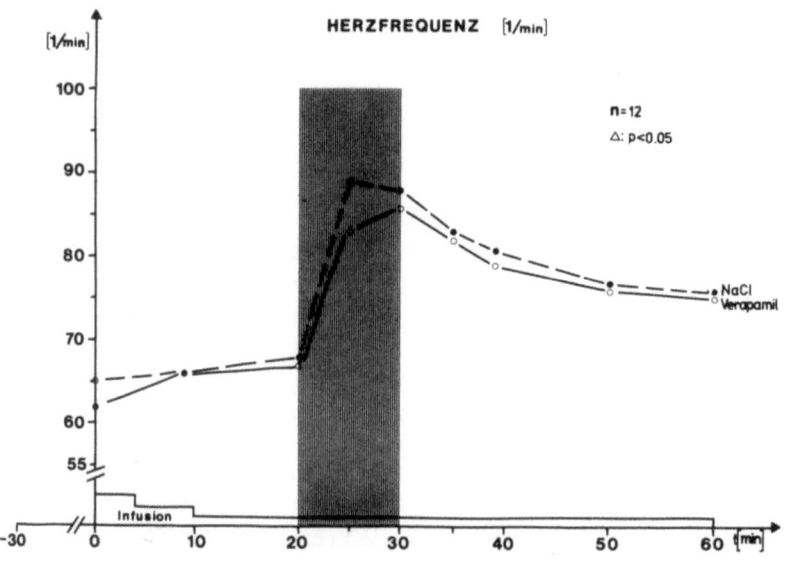

In Abb. 1 (untere Hälfte) ist die Herzfrequenz aufgezeichnet. Während der Verapamilinfusion kommt es zu einem signifikanten Anstieg der Herzfrequenz von 62 ± 8 auf 68 ± 6/min. Bei der Kontrollgruppe tritt in dieser Phase keine signifikante Veränderung auf. Während des Rauchens steigt die Herzfrequenz in beiden Gruppen signifikant an. Zwischen beiden Gruppen ist im Verlauf kein signifikanter Unterschied zu beobachten, so daß sich keine additive Wirkung von Nikotin und Verapamil auf die Herzfrequenz manifestiert.

Die von der Herzfrequenz abhängige PQ-Zeit bleibt auch während des Rauchens unter dem Anstieg der Herzfrequenz unverändert.

Die verapamilbedingte Verlängerung der PQ-Zeit wurde jedoch auf signifikante Weise während des Zigarettenrauchens unterbrochen.

In Abb. 2 (obere Hälfte) ist der systolische Blutdruck aufgezeichnet. Der Blutdruckabfall ist während der Infusionszeit in der Verapamilgruppe ausgeprägter als in der Kontrollgruppe. Während des Zigarettenrauchens steigt der systolische Blutdruck in der Kontrollgruppe von 117,5 ± 6,9 mm Hg auf 134 ± 8,6 mm Hg nach der ersten und auf 135,5 ± 8,6 mm Hg nach der zweiten Zigarette auf signifikante Weise an. Die Blutdruckwerte der Verapamilgruppe unterscheiden sich von dem Blutdruckverlauf der Kontrollgruppe durch einen deutlich geringeren Anstieg: 116,7 ± 7,3, 121,6 ± 6,3 und 122,7 ± 8,7 mm Hg. Der Unterschied zwischen beiden Gruppen ist signifikant.

In Abb. 2 (untere Hälfte) sind die Plasmaadrenalinkonzentrationen abgebildet. In beiden Gruppen erfolgt ein signifikanter Anstieg der Adrenalinspiegel erst während des Rauchens der zweiten Zigarette. In der Verapamilgruppe steigen die Plasmaadrenalinkonzentrationen von 38,5 ± 5,2 geringfügig und nicht signifikant auf 49,8 ± 9,9 nach der ersten Zigarette und auf 78,6 ± 12,2 ng/ml auf signifikante Weise nach der zweiten Zigarette an. In der Kontrollgruppe wurden folgende Werte in entsprechender Reihenfolge gemessen: 49,5 ± 6,3, 52,1 ± 7,1 und 98,7 ± 18,1 ng/ml. Trotz der signifikant höheren Nikotinspiegel in der Verapamilgruppe liegen die Adrenalinkonzentrationen dieser Gruppe sämtlich unter denen der Kontrollgruppe (Hemmung der calciumabhängigen Adrenalinfreisetzung?). Da Herzfrequenz und Blutdruckanstieg jedoch bereits während der ersten Zigarette erfolgen, können diese Kreislaufveränderungen nicht über humorale Katecholaminfreisetzung aus der Nebenniere erfolgen, sondern werden möglicherweise durch lokal freigesetzte Transmittersubstanzen vermittelt. Ob diese Hypothese zutrifft oder ob andere Mechanismen eine Rolle spielen, kann derzeit noch nicht entschieden werden. Während der Verapamilinfusion kommt es zu einem signifikanten Anstieg der Noradrenalinkonzentrationen im Plasma von 367,8 ± 66,6 auf 457,2 ± 69,5 ng/ml, was wohl als Gegenregulation gegen die verapamilbedingte Blutdrucksenkung interpretiert werden darf. Während des Zigarettenrauchens wird allerdings ein weiterer Noradrenalinanstieg nicht beobachtet. In der Kontrollgruppe werden keine signifikanten Änderungen der Plasma-Noradrenalinkonzentrationen gesehen. Während das zyklische AMP im Plasma in beiden Gruppen sich nicht richtungsweisend ändert, steigen die Plasmakonzentrationen des zyklischen GMP in der Verapamilgruppe deutlich an, von 3,2 ± 1 vor dem Rauchen auf 4,6 ± 1 nach der ersten Zigarette und auf 5,4 ± 1,6 nmol/l nach der zweiten Zigarette. Die Werte der Kontrollgruppe sind nachfolgend in entsprechender Reihenfolge angegeben: 3,2 ± 1,3, 5,0 ± 1,8, 5,3 ± 1 nmol/l.

Die vorliegenden Befunde zeigen, daß nikotinbedingte Veränderungen einzelner cardiovasculärer Meßgrößen durch Verapamil antagonisiert werden. Hieraus läßt

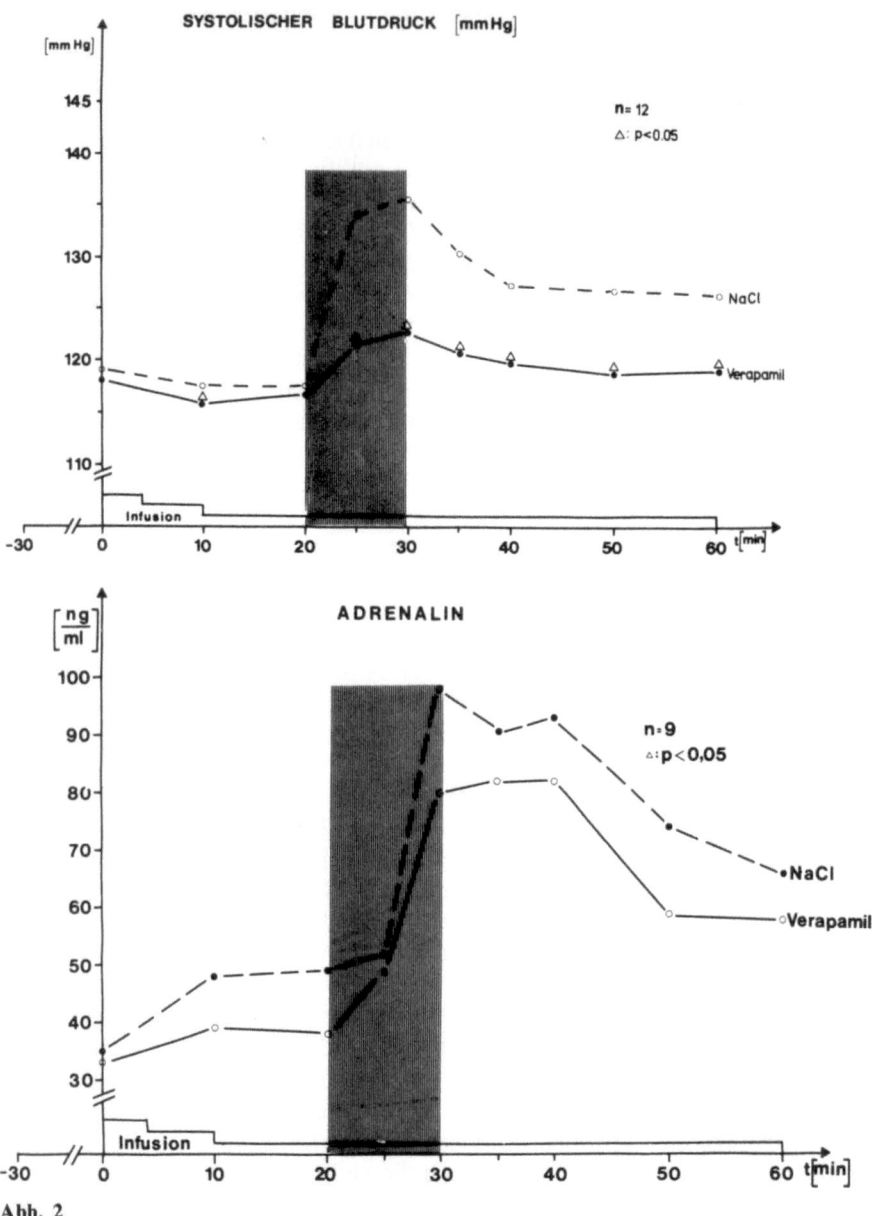

Abb. 2

sich folgern, daß Nikotinwirkungen auf PQ-Zeit und den Blutdruck auch calciumabhängig reguliert werden.

Literatur

1. Spohr U et al. (1979) Evaluation of smoking induced effects on sympathetic hemodynamic and metabolic variables with respect to plasma nicotine and CoHb levels. Atherosclerosis 33: 271–283 – 2. Spohr U et al. (1979) Aspects of nicotine mediated effects during adrenergic blockade with respect to circulatory and metabolic variables. Angiokardiologie/Angiocardiology 2: 219–232 – 3. Klensch H

(1965) Kreislaufreaktivität und Plasmanoradrenalin des Menschen beim Rauchen vor und nach Behandlung mit Prenylamin. Z Kreislaufforsch 54: 771–776 – 4. Hengen N, Hengen M (1978) Gas-liquid chromatography determination of nicotine and cotinine in plasma. Clin Chem 24: 50–53 – 5. Da Prada M, Zürcher G (1976) Simultaneous radioenzymatic determination of plasma and tissue adrenalin, noradrenalin and dopamine within the femtomole range. Life Sci 19: 1161–1174 – 6. Cyclic AMP/GMP 125 RIA KIT NEN. New England Nuclear

Walter, E., Staiger, C., Weber, E. (Abt. für Klin. Pharmakologie, Med. Univ.-Klinik, Heidelberg), Zimmermann, R. (Med. Univ.-Klinik, Heidelberg):
Funktion und Interaktion von Sulfinpyrazon bei antikoagulierten Patienten

Da eine Kombination von oralen Antikoagulantien mit Thrombocytenaggregationshemmern bei Patienten mit hohem Thromboserisiko wegen der sich ergänzenden Wirkungsprinzipien sinnvoll erscheint, wurden Patienten unter einer Dauerantikoagulation mit Phenprocoumon (Marcumar) während zusätzlicher Therapie mit Sulfinpyrazon (Anturano) auf mögliche Interaktionen der Medikamente untersucht. Mehrere Kurzmitteilungen mit Einzelfallbeschreibungen sind inzwischen erschienen (Davis und Johns 1979, Weiss 1979, Baily und Reddy 1980, Gallus und Birkett 1980).

Patientenkollektiv und Studienplan

An dieser offenen Studie nahmen insgesamt 29 Patienten teil, 24 Männer und fünf Frauen im Alter zwischen 40 und 79 Jahren, von denen etwa $^2/_3$ wegen cardiogener Erkrankungen und $^1/_3$ wegen Phlebothrombosen und Lungenembolien dauerantikoaguliert waren. Die Dauer der Antikoagulation betrug zwischen 1 und 5 Jahren.
 Die Studie lief über insgesamt 8 Wochen. Die ersten 14 Tage galten als Vorphase, daran schloß sich eine Therapiephase von 4 Wochen an, in der die Patienten täglich zusätzlich 3mal 200 mg Sulfinpyrazon einnahmen. Darauf folgte eine 14tägige Auslaßphase. Blutabnahmen und Kontrollen wurden in 2wöchigen Abständen jeweils morgens durchgeführt.

Methoden

Bestimmung der Harnsäure im Heparinplasma nach Sobrinho-Simões und Pereira (1965), des Serumcholesterins sowie der -triglyzeride mit den Testansätzen der Firma Boehringer, Mannheim. Aktivitätsbestimmung der gamma-Glutamyltransferase mit dem „Enzymautomaten-Eppendorf" unter Einsatz der Reagenzien der Firma Boehringer, Mannheim.
 Thrombocytenzählung im plättchenreichen Plasma, das zur kollageninduzierten Plättchenaggregation verwendet wurde, mittels des Phasenkontrastmikroskops nach Feissly und Lüdin (1949). Messung der kollageninduzierten Thrombocytenaggregation mit der Methode nach Heinrich und Róka (1969) unter Verwendung des Kollagenreagenz der Hormon-Chemie, München. Die Blutplättchenadhäsion wurde im Glasperlenfilter nach Hellem I bestimmt (Modifikation nach Rosner et al. 1967) unter Verwendung von Zitratblut (1 : 10, 3,8%iges Na-Zitrat).
 Die Thrombotestwerte wurden nach der Methode für Kapillarblut (Hemker 1969) ermittelt unter Einsatz der Reagenzien der Firma Nyegaard, Oslo. Berechnung der Phenprocoumondosis pro Woche und des Phenprocoumondosisindex (Koch-Weser und Sellers 1971) durch Dividieren der Thrombotestzeitverlängerung durch mg verabreichtes Phenprocoumon. So kann bei Anstieg des Index auf eine Zunahme der Wirkung pro mg Antikoagulans, bei einem Abfall auf eine verminderte Wirkung geschlossen werden.

Auswertung der Daten nach Mittelwert und Standardfehler.
Die Signifikanzberechnungen wurden mit dem nichtparametrischen Test nach Mood und Dixon (nach Sachs 1968) durchgeführt. Verglichen wurde der zweite Wert der Vorphase mit den Werten nach 4, 6 und 8 Wochen nach Studienbeginn.

Ergebnisse

Die Plasmaharnsäurewerte schwankten in der Vorphase zwischen 7,0 und 7,2 mg%. Nach 14tägiger Sulfinpyrazontherapie waren sie auf 3,7 ± 0,17 mg% abgefallen ($p < 0,01$) und verblieben auf diesem Wert bis zum Ende der Therapiephase. 14 Tage nach Aussetzen der Sulfinpyrazontherapie waren sie wieder auf 7,1 ± 0,3 mg% angestiegen. Diese Harnsäurewerte belegen ein zuverlässiges Einnahmeverhalten der Patienten, und 14 Tage nach Therapieende ist keine uricosurische Wirkung mehr nachweisbar. Bei dem Serumcholesterin und den -triglyzeriden ergaben sich keine signifikanten Veränderungen. Das Cholesterin stieg nach Beginn der Therapie zwar von 226 auf 235 mg% ($p > 0,05$) an, lag jedoch auf diesem Level (238 mg%) auch nach Abschluß der Therapiephase. Die Serumtriglyzeride blieben ohne signifikante Veränderungen, sie schwankten in den Mittelwerten zwischen 190 und 201 mg%. Die zusätzliche Einnahme von Sulfinpyrazon scheint nach einer groben Wertung die Eßgewohnheiten der Patienten nicht beeinflußt zu haben; eine Substanzwirkung auf den Lipidstoffwechsel war nach der Literatur nicht zu erwarten (Orö und Wåhlander 1979).
Die Thrombocytenzahlen im plättchenreichen Plasma bewegten sich zwischen 359 000 und 390 000/µl. Von diesen nicht signifikanten Veränderungen war kein Einfluß auf das Ergebnis der Thrombocytenfunktionstests zu erwarten. Die Hellem I-Testwerte lagen während der Vor-, der Therapie- und der Auslaßphase im mittleren Bereich der Norm mit minimalen Veränderungen zwischen den Kontrollzeitpunkten (26,2–29,8%). Lediglich bei Verwendung von Vollblut hat Sulfinpyrazon einen Einfluß auf die Blutplättchenadhäsion (Steele et al. 1973). Das Ergebnis für die kollageninduzierte Aggregation ist auf Abb. 1 dargestellt, und zwar die maximale Aggregationsgeschwindigkeit ($V_{max} = \Delta E/min$), die die Geschwindigkeit des Aggregationsvorganges erfaßt. Die Aggregation wurde mit 5 µg/ml Kollagen ausgelöst. Die Hemmung der kollageninduzierten Aggregation durch Substanzen, die über die Inhibierung der Cyclooxygenase auf die Prostaglandinsynthese wirken, wie auch Sulfinpyrazon, ist bekannt (Ali und McDonald 1975). Bei relativ konstanten Ausgangswerten (0,372 ± 0,049 und 0,388 ± 0,048) führte die zusätzliche Gabe von 600 mg Sulfinpyrazon täglich nach 14 Tagen zu einer signifikanten Hemmung der Kollagen-induzierten Aggregation (0,288 ± 0,045, $p < 0,02$). Sie nahm unter Fortsetzung der Therapie für weitere 2 Wochen noch zu (0,166 ± 0,031, $p < 0,01$). In der 14tägigen Auslaßphase kehrten diese Werte bei den Patienten, im Gegensatz zu den Harnsäurewerten, nicht auf das Ausgangsniveau zurück (0,269 ± 0,040, $p < 0,01$). Das gleiche Verhalten sahen wir bei Auswertung der maximalen Aggregationsamplitude. Wir deuteten dies als Hinweis auf das Auftreten eines thrombocytenwirksamen und nur langsam ausgeschiedenen Sulfinpyrazonmetaboliten (Walter et al. 1979). Von Kirstein-Pedersen und Jakobsen (1979), Jakobsen und Kirstein-Pedersen (1979) und von White (1980) wurde etwa gleichzeitig ein Thioäther des Sulfinpyrazons isoliert, der eine 20fach stärkere Wirkung als das Sulfinpyrazon selbst aufweist.

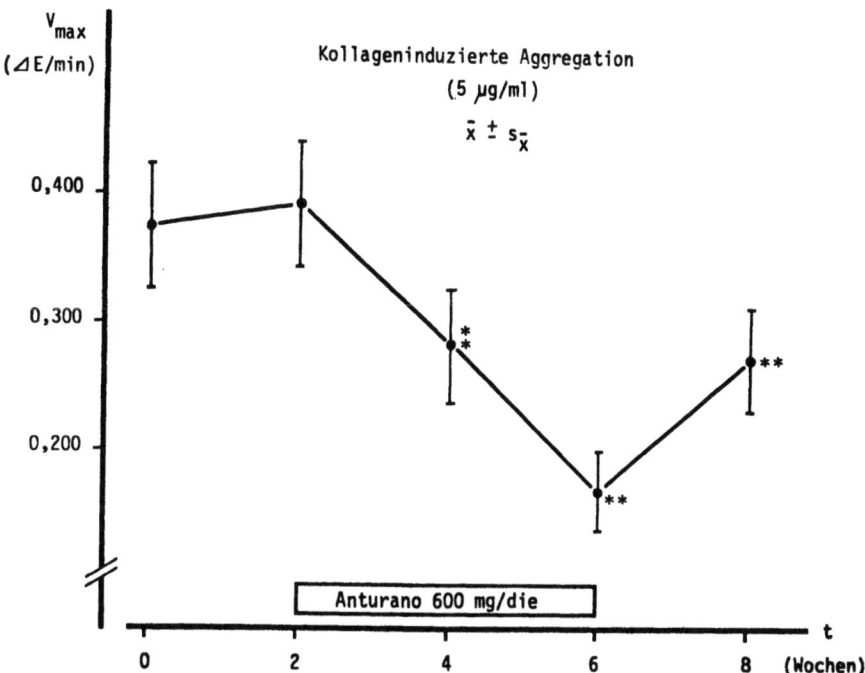

Abb. 1. Hemmung der kollageninduzierten Thrombocytenaggregation durch eine zusätzliche Therapie mit 3mal 200 mg Sulfinpyrazon (Anturano) tgl. für 4 Wochen bei 29 dauerantikoagulierten Patienten (Mittelwert ± Standardfehler, * $p < 0{,}02$; ** $p < 0{,}01$)

Zur Interaktion zwischen Sulfinpyrazon und Phenprocoumon wurden folgende Befunde erhoben: Die Thrombotestwerte der Vorphase belegten mit 11,5 ± 0,8% und 11,2 ± 0,76% die stabile Antikoagulation dieser Patientengruppe. 14 Tage nach Beginn der Anturanotherapie war der Thrombotestwert signifikant auf 9,0 ± 0,71% ($p < 0{,}01$) abgefallen. Er stieg in der zweiten Hälfte der Therapiephase wieder an (12,7 ± 1,15%) und in der Auslaßphase signifikant über die Werte der Vorphase hinaus (15,1 ± 1,25%, $p < 0{,}05$).

Diese Veränderungen müssen natürlich in Abhängigkeit von der Phenprocoumondosierung gesehen werden. Die Phenprocoumondosis wurde während der ersten Hälfte der Therapiephase minimal reduziert (von 15,26 ± 1,03 mg auf 14,84 ± 1,04 mg) und trotzdem fiel der Thrombotestwert signifikant ab. Wir deuteten dies als Folge der Verdrängung des zu 99% eiweißgebundenen Phenprocoumons, möglicherweise einhergehend mit einer Hemmung des Metabolismus des Phenprocoumons (O'Reilly und Levy 1970, Jähnchen et al. 1977). In vitro wurde von Seiler und Duckert (1968) gemessen, daß 17% des Phenprocoumons durch Sulfinpyrazon aus der Eiweißbindung verdrängt werden. In der zweiten Hälfte der Therapiephase wurde dann die Phenprocoumondosis signifikant reduziert auf 13,70 ± 1,18 mg ($p < 0{,}01$). Der darauffolgende Wiederanstieg des Thrombotestwertes war bereits gezeigt worden.

Zum Ende der Auslaßphase hatten die Patienten (15,02 ± 1,11 mg) die Dosis der Vorphase wieder eingenommen und dennoch war der Thrombosetestwert signifikant angestiegen. Der Phenprocoumondosisindex zeigte in der ersten Hälfte der Therapiephase mit einem Anstieg eine verstärkte Wirkung pro mg Phenprocoumon, in der Auslaßphase durch einen Abfall eine verminderte Wirkung pro mg Phenprocoumon. Wir deuteten dies bei gleicher Phenprocoumondosierung als Hinweis auf eine vermehrte Phenprocoumonmetabolisierung durch Induktion von arzneimittelabbauenden Enzymen in der Leber während der Sulfinpyrazontherapie. Gestützt wurde diese Deutung durch einen signifikanten Anstieg der Serum-gamma-Glutamyltransferase während der Sulfinpyrazontherapie von 25,6 ± 3,3 auf 33,3 ± 5,0 mU/ml ($p < 0,01$) und durch nachfolgende Untersuchungen an gesunden Probanden (Walter et al. 1980).

Zusammenfassung

Die zusätzliche Gabe von Sulfinpyrazon (Anturano) über 4 Wochen führte bei Patienten unter oraler Medikation mit Phenprocoumon (Marcumar) anfänglich zu einer verstärkten Phenprocoumonwirkung durch Verdrängung dieses Medikamentes aus der Eiweißbindung und durch mögliche Hemmung des Metabolismus. Am Ende der Therapie war es zu einer Induktion arzneimittelabbauender Enzyme und dadurch zu einer verminderten Phenprocoumonwirkung gekommen.

Unter Langzeitbehandlung mit Sulfinpyrazon wurde wahrscheinlich ein nur langsam ausgeschiedener Metabolit dieser Substanz gebildet, der noch 14 Tage nach Absetzen der Medikation die Thrombocytenaggregation hemmte.

Literatur

1. Ali M, McDonald JWD (1975) Effects of sulfinpyrazone on platelet release of serotonin. J Lab Clin Med 89: 868–875 – 2. Bailey RR, Reddy J (1980) Potentiation of warfarin action by sulfinpyrazone. Lancet 1: 254 – 3. Davis JW, Johns LE (1979) Possible interaction of Sulfinpyrazone with coumarins. N Engl J Med 299: 955 – 4. Feissly R, Lüdin A (1949) Microscopie par contrastes de phases. Rev Hématol 4: 481–501 – 5. Gallus A, Birket D (1980) Sulfinpyrazone and warfarin: A probable drug interaction. Lancet 1: 535–536 – 6. Heinrich D, Róka L (1969) Methode zur Bestimmung der Thrombozytenaggregation. Klin Wochenschr 48: 235 – 7. Hemker HC (1969) The Thrombotest dilution curve and its diagnostic significane. In: Human blood coagulation. University Press, Boerhaave Cours, Leiden, p 365 – 8. Jähnchen E, Meinertz T, Gilfrich HJ (1977) Interaction of allopurinol with phenprocoumon in man. Klin Wochenschr 55: 759–761 – 9. Jakobsen P, Kirstein-Pedersen A (1979) Determination of sulfinpyrazone and two of its metabolites in human plasma and urine by gas chromatography and selective detection. J Chromatogr 163: 259–269 – 10. Kirstein-Pedersen A, Jakobsen P (1979) Two new metabolites of sulfinpyrazone in the rabbit: A possible cause of the prolonged in vivo effect. Thromb Haemostas 16: 871–876 – 11. Koch-Weser J, Sellers EM (1971) Drug interaction with coumarin anticoagulants. N Engl J Med 285: 487–498 – 12. O'Reilly RA, Levy G (1970) Pharmacokinetic analysis of potentiating effect of phenylbutazone on anticoagulant action of warfarin in man. J Pharm Sci 59: 1258–1261 – 13. Orö L, Wåhlander L (1979) Sulfinpyrazone does not affect lipoproteins. N Engl J Med 301: 1290 – 14. Rosner P, Bouvier CA, Berthoud S (1967) Mésure de l'adhésivité plaquettaire au verre (Modification de la méthode de Hellem). Nouv Rev Fr Hématol Blood Cells 7: 184–194 – 15. Sachs L (1968) Statistische Auswertungsmethoden. Springer, Berlin Heidelberg New York, S 315–318 – 16. Seiler K, Duckert F (1968) Properties of 3-(1-phenyl-propyl)-4-oxycoumarin (Marcumar) in the plasma when tested in normal cases and under the influence of drugs. Thrombos Haemostas 19: 389–396 – 17. Sobrinho-Simões M, Pereira MJ (1965) A sensitive method for the measurement of serum uric acid using hydroxylamine. J Lab Clin Med 65: 665–668 – 18. Steele PP, Weily HS, Genton E (1973) Platelet survival and adhesiveness in recurrent venous thrombosis. N Engl J Med 288: 1148–1152 – 19. Walter E, Staiger Ch, de Vries J, Weber E (1980) Induction of drug metabolizing enzymes by sulfinpyrazone. Eur J Clin Pharmacol (in press) – 20. Walter E, Hodok-Laibach P, Zimmermann R, Weber E (1979) Action and interaction of sulfinpyrazone in anticoagulated patients. Thrombos Haemostas (Abstr) 42: 62 – 21. Weiss M (1979) Potentiation of coumarin effect by sulfinpyrazone. Lancet 1: 609 – 22. White AM (1980) The mode of action of platelet suppressive drugs. Artery (in press)

Keller, E., Hoppe-Seyler, G., Knauf, H., Schollmeyer, P. (Med. Univ.-Klinik, Freiburg):
Pharmakokinetik und Pharmakodynamik von Furosemid bei Normalpersonen, Leberzirrhose mit Ascites und terminaler Niereninsuffizienz

I. Furosemid (Fu) ist eines der bekanntesten und am häufigsten in der Klinik angewandten sogenannten Schleifendiuretika. Seit seiner Einführung in die klinische Praxis im Jahre 1963 ist eine Vielzahl von Untersuchungen zur Pharmakokinetik und Pharmakodynamik dieser Substanz veröffentlicht worden, die verfügbaren Daten sind jedoch widersprüchlich (Benet 1979, Cutler 1979). So werden bei Normalpersonen mittlere β-Eliminationshalbwertszeiten von 0,5–5 Std, bei Niereninsuffizienz von 1,3–14,2 Std angegeben. Nach den spärlichen Angaben zum kinetischen Verhalten von Fu bei Leberzirrhose ist mit einer deutlichen Verlängerung der β-Eliminationshalbwertszeit bei diesen Patienten zu rechnen (Huang et al. 1974, Dreux et al. 1976). Die Widersprüche im Schrifttum sind am ehesten auf die Verwendung nicht ausreichend spezifischer und sensitiver Bestimmungsmethoden für Fu zurückzuführen.

II. Sieben gesunden Freiwilligen, acht Patienten mit bioptisch gesicherter Leberzirrhose mit Ascites und sieben Patienten mit terminaler Niereninsuffizienz wurde 40 mg Fu als Bolus i.v. appliziert. Die Normalpersonen und Leberkranken waren zunächst 2 Tage kochsalzstandardisiert (4 g/Tag) ernährt worden, das während des Versuchs ausgeschiedene Urinvolumen war kontinuierlich bilanziert und durch Infusion einer Halbelektrolytlösung ersetzt worden. Die niereninsuffizienten Patienten wurden chronisch peritonealdialysiert, der Versuch fand im dialysefreien Intervall statt. Die Bestimmung von Fu im Plasma und Urin erfolgte mit einer modifizierten, von Lindström et al. (1974) beschriebenen gaschromatographischen Methode, bei der nach einer extraktiven Alkylierung das Trimethylderivat des Fu spezifisch und sensitiv nachgewiesen werden kann. Den pharmakokinetischen Berechnungen wurde ein Zweikompartmentmodell zugrunde gelegt.

III. Die Plasmaspiegelzeitkurve der gesunden Freiwilligen zeigt einen biexponentiellen Verlauf mit einer β-Eliminationshalbwertszeit von 51 ($\pm$ 7,7) min (Abb. 1). Im Mittel wurden 68% der applizierten Dosis in 24 Std im Urin wiedergefunden, entsprechend einer renalen Clearance von 118 ($\pm$ 30) ml/min. Bei Patienten mit Leberzirrhose und Ascites ergibt sich ein gegenüber dem Gesunden sehr ähnlicher zeitlicher Verlauf der mittleren Plasmaspiegel, die β-Eliminationshalbwertszeit beträgt 52 ($\pm$ 7,7) min. Sechs der acht leberkranken Patienten wiesen ein Gesamtbilirubin von mehr als 5,8 g% auf, die Leberhistologie zeigte eine deutliche Cholostase. Diese exkretorische Leistungsminderung hat keinen Einfluß auf die nichtrenale Elimination von Fu (Abb. 1).

Die β-Eliminationshalbwertszeit ist bei terminaler Niereninsuffizienz mit 200 ($\pm$ 5,7) min gegenüber Gesunden signifikant verlängert ($p < 0,001$) (Tabelle 1). Die totale Clearance entspricht mit 54 ($\pm$ 7,7) min dem Wert der nichtrenalen Clearance der Normalpersonen 56 ($\pm$ 28) ml/min. Die Beobachtungen von Rane et al. (1978) und Beermann et al. (1977) einer Verminderung der nichtrenalen Clearance bei Urämie können für das hier untersuchte Kollektiv nicht bestätigt werden. Während die von uns für Normalpersonen und terminale Niereninsuffizienz ermittelten Werte mit Angaben von Branch et al. (1977) und Beermann et al. (1977) übereinstimmen, weichen die Ergebnisse anderer Autoren erheblich von diesen ab (Cutler et al. 1974, Huang et al. 1974, Tilstone et al. 1978). Bei Niereninsuffizienten sind ototoxische Reaktionen durch Fu beschrieben worden (Gallagher et al. 1979). Legt man die von Rupp et al. (1970) für diese Nebenwirkung angegebene kritische Serumkonzentration von 50 µg/ml und unsere Daten für terminale Niereninsuffizienz der

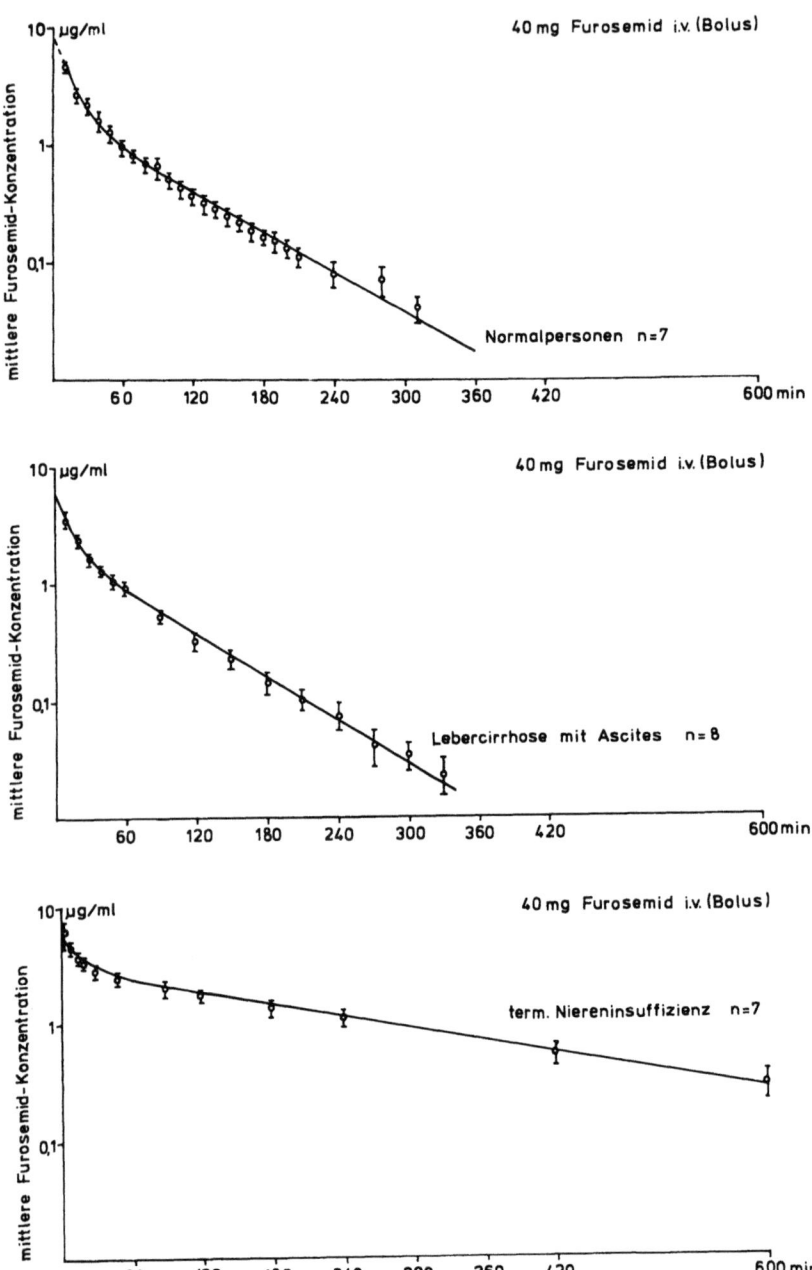

Abb. 1. Plasmakinetik von Furosemid bei Normalpersonen, Patienten mit Leberzirrhose und Ascites und Patienten mit terminaler Niereninsuffizienz (± SEM)

Berechnung der „steady-state"-Konzentration zugrunde, so ist erst ab einer konstanten Infusionsgeschwindigkeit von etwa 2,5 mg/min mit Nebenwirkungen auf das Innenohr zu rechnen. Dies würde einer Fu-Gesamtmenge von 3,5 g/Tag (!) entsprechen. Mit Beeinträchtigungen der Gehörfunktion ist aber nach Ohtani et al. (1978) bei gleichzeitiger Applikation von ebenfalls ototoxisch wirkenden Medikamenten, wie z. B. Aminoglycosiden, oder bei Bolusinjektion von Fu eher zu rechnen (Abb. 2).

Patienten mit Leberzirrhose und Ascites scheiden im Mittel 22,8 ± 5,2 mg im Urin in 0−5 Std nach i.v. Gabe von 40 mg Fu aus. Die bei Normalpersonen gefundene höhere Fu-Elimination im Urin von 26,2 ± 4 mg unterscheidet sich davon nicht signifikant. Die natriuretische Wirkung ist im Kollektiv der Leberkranken jedoch mit 182 ± 85 mval/5 Std gegenüber 313 ± 75 mval/5 Std beim Gesunden signifikant geringer ($p < 0,02$). Die K^+-Exkretion bleibt mit 41,7 ± 6,5 mval/5 Std beim Gesunden und 43,3 ± 15,8 mval/5 Std beim Leberkranken gleich (Abb. 2). Die Steigerung der Fu-Dosis zur Erlangung eines dem Gesunden vergleichbaren natriuretischen Effektes muß daher zu verstärkten Kaliumverlusten führen. Wie von Kindt et al. (1969) bereits beschrieben, besteht bei Patienten mit Leberzirrhose eine verminderte Ansprechbarkeit auf (i.v. appliziertes) Fu. Sie wird nicht durch eine geringere Exkretion von Fu im Urin hervorgerufen. Der Unterschied der Natrium- und Volumenelimination kann durch eine Modifikation der Fu-Wirkung im Tubulus distal des Exkretionsortes des Pharmakons, erklärt werden.

Die schlecht voraussagbare Wirkung von Fu bei Patienten mit Ödemen ist häufig beschrieben worden. Zu diskutieren sind pharmakokinetische Gründe, wie z. B. verminderte Sekretion von Fu in den proximalen Tubulus bei Niereninsuffizienz oder pharmakodynamische Gründe, z. B. eine veränderte Ansprechbarkeit der Niere auf Fu im Rahmen eines sekundären Hyperaldosteronismus. Jedoch kommt

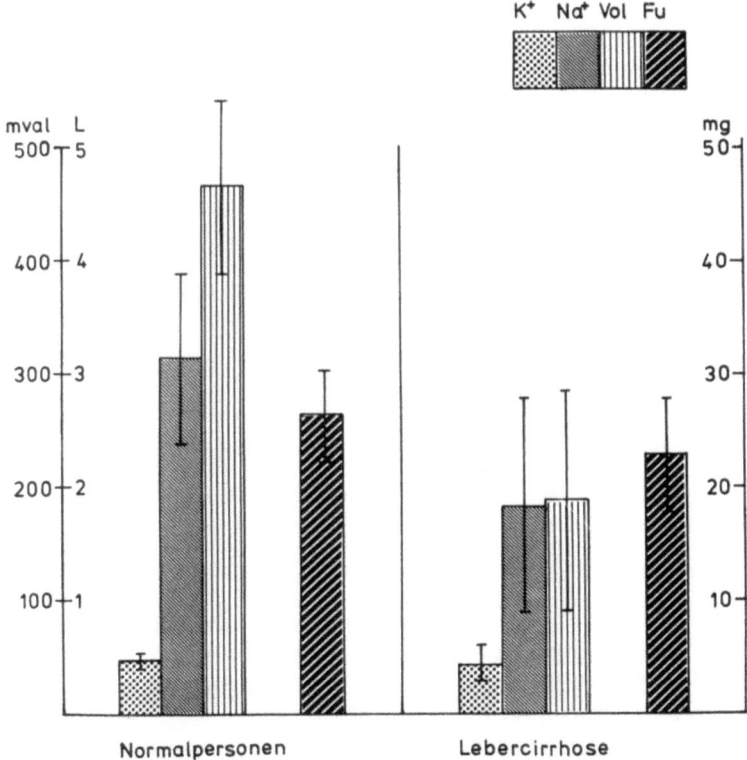

Abb. 2. Gesamtausscheidung von K^+ und Na^+ (mval), Volumen (ml) und Furosemid (mg) in 0−5 Std nach 40 mg Furosemid i.v. im Urin bei Normalpersonen und Patienten mit Leberzirrhose (± SD)

als Ursache unseres Befundes bei Leberzirrhose mit Ascites am ehesten eine Verminderung des zirkulierenden Volumens bei den vorbehandelten Patienten in Frage. Durch eine verstärkte Rückresorption von Natrium im proximalen Tubulus könnte das am Hauptwirkort von Fu anlangende Natriumchlorid bereits so stark vermindert sein, daß sich die Hemmung der Chloridresorption im aufsteigenden Schenkel der Henleschen Schleife nicht so stark wie bei dem Gesunden auswirken kann.

Zusammenfassung

1. Die mittlere β-Eliminationshalbwertszeit von Fu beträgt beim Gesunden 51 min, bei Patienten mit terminaler Niereninsuffizienz 200 min. Die nichtrenale Clearance bei Normalpersonen entspricht der totalen Clearance bei terminaler Niereninsuffizienz.
2. Bei Patienten mit Leberzirrhose und Ascites tritt keine wesentliche Änderung der Plasmakinetik von Fu auf, insbesondere ist auch bei schwerer exkretorischer Leistungsminderung der Leber nicht mit einer Verringerung der nichtrenalen Clearance zu rechnen.
3. Nach Fu-Applikation bei Leberzirrhose mit Ascites ist die Natrium- und Volumenausscheidung gegenüber dem Gesunden vermindert, die Kaliumausscheidung dagegen unverändert.

Literatur

Beermann B, Dalen E, Lindström B (1977) Elimination of furosemide in healthy subjects and in those with renal failure. Clin Pharmacol Ther 22: 70–78 – Benet L (1979) Pharmacokinetics, pharmacodynamics of furosemide in man: a review. J Pharmacokinet Biopharm 7: 1–27 – Branch R, Roberts C, Homeida M, Levine D (1977) Determinants of response to frusemide in normal subjects. Br J Clin Pharmacol 4: 121–127 – Cutler R, Forrey A, Christopher T, Kimpel B (1974) Pharmacokinetics of furosemide in normal subjects and functionally anephric patients. Clin Pharmacol Ther 15: 588–596 – Cutler R, Blair A (1979) Clinical pharmacokinetics of frusemide. Clin Pharmacokinet 4: 279–296 – Dreux C, David P, Halter D (1976) Modification of biokinetic and pharmacological effects of furosemide in hepatic deficiency. In: Drug interference and drug measurement in clinical chemistry. Karger, Basel, p 182 – Gallagher K, Jones J (1979) Furosemid-induced ototoxicity. Ann Intern Med 91: 744–745 – Greenblatt D, Duhme D, Allen M, Koch-Weser J (1977) Clinical toxicity of furosemide in hospitalized patients. Am Heart J 94: 6–13 – Huang CM, Atkinson A, Levin M, Quintanilla A (1974) Pharmacokinetics of furosemide in advanced renal failure. Clin Pharmacol Ther 16: 659–666 – Kindt H, Schmid E (1969) Über die Harnausscheidung von Furosemid bei Gesunden und Kranken mit Leberzirrhose. Pharmacol Clin 2: 221–226 – Lindström B, Molander M (1974) Gas chromatographic determination of furosemide in plasma using an extractive alkylation technique and an electron capture detector. J Chromatogr 101: 219–221 – Naranjo C, Pontigo E, Valdenegro C, Gonzales G, Ruiz I, Busto U (1979) Furosemide-induced adverse reactions in cirrhosis of the liver. Clin Pharmacol Ther 25: 154–160 – Ohtani J, Ohtsuki K, Omata T, Outsi J, Saito T (1978) Potentiation and its mechanism of cochlear damage resulting from furosemide and aminoglykoside antibiotics. ORL 40: 53–63 – Rane A, Villeneuve J, Stone W, Nies A, Wilkinson G, Branch R (1978) Plasma binding and disposition of furosemide in the nephrotic syndrom and in uremia. Clin Pharmacol Ther 24: 199–207 – Rupp W, Heidland A, Neuhaus G (1970) Pharmakokinetik von Furosemid bei normaler und eingeschränkter Nierenfunktion. In: Freiburger Tagung über Nephrologie 1970. Stuttgart, Thieme, S 24 – Tilstone W, Fine A (1978) Furosemide kinetics in renal failure. Clin Pharmacol Ther 23: 644–650

Kirch, W., Köhler, H., Braun, W. (I. Med. Klinik und Poliklinik, Univ. Mainz):
Plasmaspiegel, Urinausscheidung und antihypertensiver Effekt von Guanfacin bei Patienten mit unterschiedlicher Nierenfunktion

Guanfacin gehört zu einer neuen Gruppe von zentral wirksamen Antihypertensiva, den Phenylacetylguanidinen [1, 8]. Klinische Erfahrungen mit der neuen Substanz ergaben einen ausgeprägten blutdrucksenkenden Effekt und nur geringe Nebenwirkungen [2–4].

Ziel der vorliegenden Studie war es, Pharmakokinetik und Pharmakodynamik von Guanfacin bei Patienten mit normaler und eingeschränkter Nierenfunktion zu untersuchen.

Patienten und Methode

18 Hypertoniker mit einem durchschnittlichen Alter von 46 Jahren wurden untersucht. Die glomeruläre Filtrationsrate (GFR) der Patienten lag zwischen 3,9 und 113 ml/min. Die Patienten wurden entsprechend ihrer GFR in drei Gruppen unterteilt: Gruppe 1 = sechs Patienten mit einer GFR > 90 ml/min, Gruppe 2 = sechs Patienten mit einer GFR zwischen 30 und 10 ml/min, Gruppe 3 = sechs Patienten mit einer GFR < 10 ml/min. Die GFR wurde mit einer Kreatininclearance ermittelt, lag die GFR unter 10 ml/min, wurde zusätzlich eine kombinierte Harnstoffkreatininclearance durchgeführt [5].

Am 1. Untersuchungstag erhielt jeder Patient 3 mg Guanfacin intravenös. Blut- und Urinproben wurden in adäquaten Abständen bis zu 48 Std nach Injektion gesammelt. In den folgenden 5 Tagen wurde täglich 3 × 1 mg Guanfacin per oral verabreicht. Während dieser Zeit wurden Blutproben vor und 3 Std nach der morgendlichen Dosis entnommen. Am 8. Untersuchungstag wurde nur 1 mg Guanfacin per oral am Morgen gegeben. Blut- und Urinproben wurden vor Applikation und in kurzen Abständen bis zu 48 Std danach gesammelt. Während des gesamten Studienverlaufs wurde zu den Zeitpunkten der Blutentnahmen Blutdruck und Pulsfrequenz gemessen. Die Blutproben wurden zentrifugiert und Seren sowie Urine bei $-10°C$ bis zur Bestimmung mit einer gaschromatographischen Methode [6] eingefroren.

Tabelle 1. Pharmakokinetische Daten von Guanfacin bei Nierengesunden, Patienten mit mittelgradig eingeschränkter Nierenfunktion sowie präurämischen Patienten ($\bar{x} \pm SD$)

	GFR > 90 ml/min	GFR 30–10 ml/min	GFR < 10 ml/min
Resorption (%)	59 ± 19	68 ± 16	73 ± 36
Verteilungsvolumen (l), zentrales Kompartiment	168 ± 181	264 ± 239	304 ± 117
Verteilungsvolumen (l), peripheres Kompartiment	445 ± 245	443 ± 242	417 ± 187
Eliminationskonstante Serumspiegel (h^{-1})	0,048 ± 0,024	0,047 ± 0,025	0,041 ± 0,027
Eliminationskonstante Urinkonzentrationen (h^{-1})	0,048 ± 0,012	0,064 ± 0,026	0,045 ± 0,013
Totalclearance (ml/min)	360 ± 262	308 ± 274	257 ± 187
Renale Clearance (ml/min)	233 ± 245	34 ± 22	18 ± 15
Metabolische Clearance (ml/min)	127 ± 112	278 ± 265	237 ± 171

Ergebnisse

1. Resorption und Verteilung von Guanfacin

Die enterale Resorption von Guanfacin betrug bei Nierengesunden (GFR > 90 ml/min) 59 ± 19% ($\bar{x}$ ± SD), bei Patienten mit mittelgradig eingeschränkter Nierenfunktion (GFR 30 bis 10 ml/min) betrug sie 68 ± 16% und bei präurämischen Patienten 73 ± 36% (Tabelle 1).

Die Verteilungsvolumina des zentralen Kompartiments wurden mit 168 ± 181 l bei Nierengesunden, 264 ± 239 l bei Patienten mit einer GFR zwischen 30 und 10 ml/min und 304 ± 117 l bei präurämischen Patienten bestimmt. Die entsprechenden Werte für das periphere Kompartiment lagen bei 445 ± 245 l, 443 ± 242 l und 417 ± 187 l (Tabelle 1).

2. Elimination von Guanfacin

Die Elimination von Guanfacin aus dem Serum verlief biphasisch. Hinsichtlich der Guanfacinserumspiegel wurden keine signifikanten Unterschiede zwischen den drei Patientengruppen beobachtet. Während chronischer oraler Gabe lagen die Serumspiegel zwischen 2,7 und 8,6 ng/ml bei normaler Nierenfunktion und 2,8 bzw. 10,5 ng/ml bei Präurämikern. Totalclearance, renale Clearance und metabolische Clearance wurden nach intravenöser Gabe von 3 mg Guanfacin bestimmt. Sie betrugen 360 ± 262, 233 ± 245 und 127 ± 112 ml/min bei Nierengesunden, 308 ± 274, 34 ± 22 und 278 ± 265 ml/min bei Patienten mit einer GFR von 30 bis 10 ml/min und 257 ± 187, 18 ± 15 sowie 237 ± 171 ml/min bei präurämischen Patienten (Tabelle 1). Die Eliminationskonstante von Guanfacin, errechnet aus Serum- und Urinkonzentrationen, lag im Bereich von 0,05 Std^{-1} in allen drei Patientengruppen. Dies entspricht einer Eliminationshalbwertzeit von 14 Std unabhängig von der Nierenfunktion. Die 48 Std-Urin-Recovery nach intravenöser Gabe von Guanfacin erreichte 57 ± 32,0% bei Nierengesunden, 14 ± 9,0% bei mittelgradig eingeschränkter Nierenfunktion und 7,5 ± 2,4% bei präurämischen Patienten (Abb. 1). Die entsprechenden Werte für die chronisch orale Gabe betrugen 30 ± 13%, 9 ± 6% und 9 ± 6%.

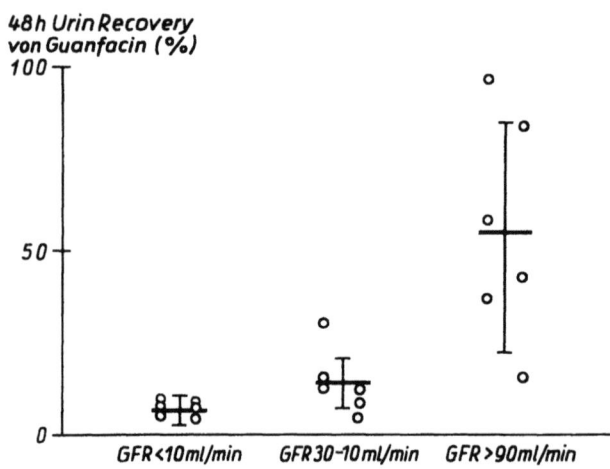

Abb. 1. 48 Std-Urin-Recovery von Guafacin bei Patienten mit normaler und mittelgradig eingeschränkter Nierenfunktion sowie bei präurämischen Patienten ($\bar{x}$ ± SD)

3. Blutdruckwerte unter chronischer oraler Guanfacintherapie

Die Blutdruckausgangswerte vor Guanfacintherapie lagen bei 174 ± 15,2/105 ± 12,9 mm Hg (GFR > 90 ml/min), 192 ± 19,2/100 ± 7,1 mm Hg (GFR 30 bis 10 ml/min) und 188 ± 20,4/102 ± 8,4 mm Hg (GFR < 10 ml/min). Die drei Patientengruppen unterschieden sich weder signifikant hinsichtlich der systolischen, noch hinsichtlich der diastolischen Blutdruckwerte. Schon 3 Std nach der ersten Gabe von 1 mg Guanfacin oral kam es zu einem deutlichen Abfall der Blutdruckwerte in den drei Patientengruppen. Nach 6 Tagen der Guanfacintherapie war die größte, statistisch signifikante Blutdrucksenkung erreicht ($p < 0,05$). Nach Therapieende blieb der Blutdruck 24 Std unverändert, anschließend stieg er langsam an, ohne nach 48 Std die Ausgangswerte erreicht zu haben. Die drei Patientengruppen unterschieden sich nicht im Blutdruckverhalten unter Guanfacintherapie.

Diskussion

In der vorliegenden Studie waren die Urinrecovery und die renale Clearance von Guanfacin bei niereninsuffizienten Patienten im Vergleich zu Nierengesunden deutlich herabgesetzt. Die Totalclearance, Serumspiegel, Eliminationskonstanten und Blutdruckwerte unterschieden sich bei Patienten mit eingeschränkter Nierenfunktion nicht von denen bei Nierengesunden. Somit muß bei Niereninsuffizienz kompensatorisch eine erhöhte nichtrenale Guanfacinelimination angenommen werden. Dabei kommt vor allen Dingen eine Metabolisierung der Substanz durch die Leber in Frage. Das soeben für Guanfacin beschriebene Eliminationsverhalten wurde in ähnlicher Form von Rahn et al. [7] für Guanethidin beobachtet. Bei Niereninsuffizienz wurden gegenüber normaler Nierenfunktion vermehrt nicht antihypertensiv wirksame Guanethidinmetaboliten gebildet, die zum Teil renal eliminiert wurden.

Aus den Ergebnissen der vorliegenden Studie könnte gefolgert werden, daß Guanfacin ohne Rücksicht auf die Nierenfunktion dosiert werden kann. Dennoch sollten durch weitere Untersuchungen eventuell vorhandene Guanfacinmetaboliten identifiziert werden und auf ihren antihypertensiven Effekt und auf möglicherweise ihnen zuzuschreibende Nebenwirkungen geprüft werden.

Literatur

1. Bream JB, Lauener H, Picard CW, Scholtysik G, Waite TG (1975) Substituted phenylacetyl-guanidines: A new class of antihypertensive agents. Arzneim Forsch 25: 1477–1482 – 2. Esch J (1976) Erste Erfahrungen mit BS 100-141, einer neuen blutdrucksenkenden Substanz. Int J Clin Pharmacol Biopharm 14: 109–112 – 3. Jäättelä A (1976) Comparison of BS 100-141 and clonidine as antihypertensive agents. Eur J Clin Pharmacol 10: 73–76 – 4. Kirch W, Distler A (1978) Antihypertensive effect of N-amidino-2-(2,6-dichlorphenyl) acetamide hydrochloride. A double-blind cross-over trial vervus clonidine. Int J Clin Pharmacol Biopharm 16: 132–135 – 5. Milutinovic J, Cutter RE, Hoover P, Hujesen B, Scribner BH (1975) Measurement of residual glomerular filtration rate in the patients receiving repetitive hemodialysis. Kidney Int 8: 185–190 – 6. Morin Y, Laplanche R (1976) Determination of BS 100-140 by a gas chromatographic method. In: Biological and medical research division. Sandoz Ltd., Basel – 7. Rahn KH (173) The influence of renal function on plasma levels, urinary excretion, metabolism, and antihypertensive effect of guanethidine (Ismelin) in man. Clin Nephrol 1: 14–23 – 8. Scholtysik G, Lauener H, Eichenberger E, Bürki H, Salzmann R, Müller-Schweinitzer E, Waite R (1975) Pharmacological actives of the antihypertensive drug N-amidino-2-(2,6 dichlorphenyl) acetamide hydrochloride (BS 100-141). Arzneim Forsch 25: 1483–1491

Knauf, H. (Med. Univ.-Klinik Freiburg), Mutschler, E. (Pharmakolog. Inst. der Univ. Frankfurt), Niemeyer, E. (Kinderklinik der Univ. Freiburg), Schäfer, C. (Pharmakolog. Inst. der Univ. Frankfurt), Schollmeyer, P. (Med. Univ.-Klinik Freiburg), Wais, U. (Kinderklinik der Univ. Freiburg):
Pharmakokinetik von Hydrochlorothiazid und Triamteren bei gestörter Nierenfunktion

Um den Einfluß der Nierenfunktion auf die pharmakinetischen Parameter von Hydrochlorothiazid (HCT) und Triamteren (TA) zu untersuchen, wurden nach einmaliger Gabe von HCT (50 mg, 1 Tablette Esidrix) bzw. TA (100 mg, 2 Tabletten Jatropur) die Plasma- und Urinkonzentrationen der Substanzen durch fluorimetrische Direktauswertung von Dünnschichtchromatogrammen bestimmt. Die Kreatininclearance der Patienten umfaßte einen Bereich von 125 ml/min bis zur Restfiltration.

Die ermittelten kinetischen Daten von HCT und TA sind in der Tabelle 1 zusammengefaßt. Hier ist ein Vergleich mit den Parametern der von uns früher untersuchten Substanzen Furosemid, Etozolin und Xipamid möglich. Beim Gesunden beträgt die Eliminationshalbwertszeit (HWZ) von HCT ca. 5 Std, von TA

Tabelle 1

	Furosemid Lasix	Etozolin Elkapin	Hydrochlorothiazid Esidrix	Xipamid Aquaphor	Triamteren Jatropur
Tagesdosis (mg) oral	40–80	200–800	25–50	20–40	50–100
Hauptwirkungssubstanz	s. o.	Ozolinon	s. o.	s. o.	Triamteren (TA) und Phase-II-Metabolit (OH-TA-Ester)
Bioverfügbarkeit	60%	> 90%	60%	> 90%	50%
Metabolisierungsgrad	noch nicht vollständig geklärt	vollständig	< 5%	–	80%
Proteinbindung	98%	35%	65%	?	70% (TA)
Halbwertszeit (β-Phase)	1 h	Etozolin 2,4 h Ozolinon 10 h	4 h	3–4 h	3 h
Renale Clearance	120 ml/min	?	300 ml/min	?	300 ml/min (TA) 160 ml/min (OH-TA-Ester)
Änderung der Kinetik bei Niereninsuffizienz	+	–	+	+	++
Extrarenale Elimination	↑ bei Niereninsuffizienz	?	↑↑ bei Niereninsuffizienz	↑ bei Niereninsuffizienz	(↑) bei Niereninsuffizienz

ca. 3 Std. Die renale Clearance, bestimmt aus der im Urin ausgeschiedenen Menge und dem Plasmaspiegelzeitintegral (AUC), beträgt bei HCT 300 ml/min, bei TA 300 ml/min und dem wirksamen TA-Metaboliten 160 ml/min. Alle Substanzen müssen folglich in hohem Maße proximal-tubulär sezerniert werden.

Mit Abnahme der Kreatininclearance nimmt die HWZ von HCT ($r = 0,7$) und TA ($r = 0,7$) zu. Bei Restfiltration beträgt sie 20 Std (HCT) bzw. 15 Std (TA). Die renale Clearance von HCT sowie TA und OH-TA-Ester nimmt überproportional mit der Kreatininclearance ab. In der Niereninsuffizienz unterscheiden sich HCT und TA sowie OH-TA-Ester bezüglich ihrer renalen Wiederfindungsrate: Bei Restfiltration ist die kumulative Urinausscheidung von TA sowie seinem Hauptmetaboliten im wesentlichen *verzögert*, während sie bei HCT stark *vermindert* ist. Offenbar kommt es in der Niereninsuffizienz zu vermehrter extrarenaler Elimination von HCT, während dieser Ausscheidungsmodus von TA und seinem Metaboliten nicht in entsprechendem Maße genutzt werden kann.

Es muß aus den Befunden geschlossen werden, daß TA bei Niereninsuffizienz aufgrund seiner verzögerten renalen Elimination eher zur Kumulation führen kann als HCT.

Literatur

Knauf H, Mutschler E (1980) Pharmakokinetik von Diuretika bei eingeschränkter Nierenfunktion. In: Rosenthal J, Knauf H (Hrsg) Diuretika. Verlag Medizin, Weinheim Basel

Würkert, K., Rohde, H. J., Gilfrich, H. J. (II. Med. Klinik, Mainz):
Einfluß einer Dauertherapie mit D-Penicillamin auf die Digoxinplasmaspiegel

Tierexperimentelle Versuche haben gezeigt, daß es gelang, die Serumkonzentration von Herzglycosiden durch Verabreichung von D-Penicillamin (DPA) zu reduzieren. So konnte Ghani [2] bei Untersuchungen an Hunden mit intravenös verabreichtem DPA den Digoxinspiegel der Versuchstiere signifikant senken und die beobachteten toxischen Glycosidwirkungen koupieren. Nach Angaben von Neugebauer [6] fand sich beim Meerschweinchen keine Beeinflußbarkeit des Digoxinspiegels durch DPA, dagegen konnten die Serumspiegel von Digitoxin verringert werden. Insgesamt finden sich in der Literatur zu dieser Fragestellung nur wenige tierexperimentell gewonnene Angaben. Ob auch beim Menschen eine Interaktion zwischen Herzglycosiden und DPA nachweisbar ist, wurde unseres Wissens bisher nicht untersucht. Dies könnte jedoch wegen der geringen therapeutischen Breite der Herzglycoside von klinischem Interesse sein. Die Beeinflußbarkeit der Plasmaspiegel von Digoxin und Acetyldigoxin ist daher Gegenstand der vorliegenden Untersuchung.

Methodik

Untersucht wurden insgesamt zehn Patienten, acht Frauen und zwei Männer, die wegen einer chronischen Polyarthritis eine Dauertherapie mit DPA erhielten und wegen einer gleichzeitigen Myocardinsuffizienz digitalisiert waren. Das Durchschnittsalter der Gruppe betrug 56 Jahre.

Wegen der genannten Diagnosen erhielten die Patienten Acetyldigoxin in einer Dosis von 0,3−0,4 mg/die oder 0,5 mg Digoxin/die und 450−600 mg DPA täglich als Dauerbehandlung. Unter dieser Therapie wurde die Digoxinplasmaspiegel an zwei aufeinanderfolgenden Tagen, jeweils 12 Std nach der letzten Einnahme, in der Mitte der Urinsammelperiode radioimmunologisch ermittelt. Alle Bestimmungen wurden im Doppelansatz durchgeführt. Ferner wurden die Elektrolyte (Na, K, Ca) und das Kreatinin im Serum und Urin bestimmt. Ein Ultraschallkardiogramm und ein EKG wurden angefertigt. Danach wurde die DPA-Therapie abgesetzt und das Untersuchungsprogramm wiederholt. Eine komplette Analyse der Urinausscheidung in beiden Behandlungsperioden war bisher jedoch erst bei drei Patienten möglich.

Ergebnisse

Aus Tabelle 1 ist zu ersehen, welche Tagesdosen an Acetyldigoxin bzw. Digoxin und DPA den einzelnen Patienten verabreicht wurden. Ferner sind die Digoxinplasmaspiegel, die während der Behandlungsperiode mit Digoxin und DPA gemessen wurden, den Digoxinkonzentrationen gegenübergestellt, die nach Aussetzen der DPA-Therapie bestimmt wurden.

Es ist zu ersehen, daß ein Patient (Nr. 3) nach der DPA-freien Zeit einen niedrigeren Digoxinspiegel aufwies als unter DPA-Behandlung. Bei einem weiteren Fall (Nr. 4) fand sich keine Veränderung der Digoxinkonzentration. Bei acht von zehn Fällen lagen die Digoxinplasmaspiegel am Ende des DPA-freien Intervalls höher als zur Zeit der DPA-Einnahme. Ein dosisabhängiger Effekt ist bei den bisher

Tabelle 1. Digoxinplasmaspiegel mit und ohne DPA-Therapie

Pat.-Nr.	Therapie (mg/die)		Digoxinplasmaspiegel (ng/ml)	
			Mit DPA	Ohne DPA
1	Acetyldigoxin DPA	0,4 600	1,5	1,7
2	Acetyldigoxin DPA	0,4 600	0,75	1,6
3	Acetyldigoxin DPA	0,4 600	0,7	0,64
4	Acetyldigoxin DPA	0,4 600	1,5	1,5
5	Acetyldigoxin DPA	0,4 600	0,6	0,7
6	Digoxin DPA	0,5 600	1,71	1,8
7	Acetyldigoxin DPA	0,4 450	0,9	1,06
8	Acetyldigoxin DPA	0,3 450	0,5	2,1
9	Acetyldigoxin DPA	0,3 600	0,6	1,6
10	Digoxin	0,5	0,72	1,45
$\bar{x}$ ($2p < 0,025$)			0,94	1,41

vorliegenden Befunden nicht erkennbar. Durchschnittlich lagen die Digoxinplasmaspiegel während der Behandlungsphase mit DPA bei 0,94 ng/ml gegenüber 1,41 ng/ml ohne DPA-Therapie. Dieser Zusammenhang ist statistisch hoch signifikant (nach dem t-Test bei paarweiser Anwendung: $2p < 0{,}025$).

Bei drei Patienten, die als Erhaltungstherapie 0,4 mg Acetyldigoxin täglich erhielten, konnte bisher eine komplette Analyse der Urinausscheidung in beiden Behandlungsperioden vorgenommen werden. Während der Phase der DPA-Behandlung wurden dabei folgende Werte für die *Digoxinclearance* bestimmt: 103,43, 135,41 und 193,64 ml/min. Ohne DPA-Therapie wurden bei zwei Patienten deutlich niedrigere Werte gefunden: 62,96, 98,57 und 196,57 ml/min. Im Mittel lag die renale Digoxinclearance mit DPA-Therapie bei 144, ohne DPA-Behandlung bei 119 ml/min.

Als Maß für die Digitaliswirkung wurde *echocardiographisch* die mittlere Geschwindigkeit der circumferentiellen Faserverkürzung des linken Ventrikels gemessen. Dabei war eine zuverlässige Auswertung der Daten nur bei fünf Patienten möglich. Die während der DPA-Therapie ermittelten VcF-Werte lagen im gleichen Bereich wie die Daten, die am Ende der DPA-freien Zeit erhoben wurden, ein signifikanter Unterschied ließ sich nicht nachweisen.

Diskussion

Die Ergebnisse zeigen, daß während der Behandlungsphase mit DPA die Digoxinplasmaspiegel signifikant niedriger lagen als in dem Behandlungszeitraum, in dem kein DPA gegeben wurde. Aufgrund der genannten Ergebnisse kann angenommen werden, daß eine *pharmakokinetische Wechselwirkung zwischen DPA und Digoxin auch beim Menschen* besteht.

Bei einem Teil der Patientengruppe konnte bisher die renale Digoxinclearance gemessen werden. Sie lag während der DPA-Therapie höher als ohne diese. Dieses zweite Ergebnis deckt sich nicht mit den Befunden von Ghani [2], der bei Hunden keine Unterschiede der renalen Elimination fand. Allerdings erwähnt er eine Verminderung des Serum-Kalium in der mit DPA behandelten Gruppe, was ja auch für eine vermehrte renale Ausscheidung sprechen kann, während wir keine Elektrolytunterschiede fanden. Die bisher vorliegenden Ergebnisse lasen es noch nicht zu, Vermutungen über den zugrunde liegenden pharmakokinetischen Vorgang zu äußern.

Unsere Beobachtung dürfte *klinische Bedeutung* in den Fällen haben, wo bei entsprechender Indikation beide Substanzen therapeutisch zur Anwendung kommen.

Ferner bietet sich ein therapeutischer Ansatz in Fällen mit akuter exzessiver Digitalisüberdosis, die als suizidale oder auch akzidentelle Intoxikation vorkommt.

Literatur

1. Aposhian HV (1971) Penicillamine and analogous chelating agents. Ann NY Acad Sci 179: 481–486 – 2. Ghani MF (1974) The treatment of elevatet serum digoxin levels with penicillamine: an experimental study. J Lab Clin Med 84: 823–827 – 3. Gilfrich HJ, Schölmerich P (1975) Digitalisintoxikation. Neuere Gesichtspunkte zur Entstehung und Bewertung. Dtsch Med Wochenschr 100: 831–838 – 4. Gilfrich HJ, Bodem G, Chidsey CA (1975) Untersuchungen zur Pharmakokinetik von Digoxin. Arzneim Forsch 23: 1659 – 5. Manninen V, Melin J, Hartel G (1971) Serum-digoxin

concentrations during treatment with different preparations. Lancet 2: 934 – 6. Neugebauer G (1977) Einfluß hoher i.v. Dosen von D-Penicillamin auf toxische Herzglycosidwirkungen am Meerschweinchen. Arzneim Forsch (Drug Res) 27: 11

Peters, U., Risler, T., Grabensee, B., Falkenstein, U., Krokou, J. (Med. Klinik A und Poliklinik der Univ. Düsseldorf):
Besteht zwischen Chinidin und Digitoxin eine klinisch relevante Interaktion?

Die Wechselwirkung zwischen Chinidin und Digoxin hat für die Digitalistherapie große klinische Bedeutung erlangt [1, 2, 4, 7, 8]. Der von verschiedenen Arbeitsgruppen beobachtete Anstieg des Serumdigoxinspiegels unter Chinidin war nach Untersuchungen von Leahey et al. (1979) mit einer verstärkten kardialen Wirkung des Digoxins und in Einzelfällen auch mit der Gefahr einer Digitalisintoxikation verbunden [2, 7, 8].

Es war das Ziel unserer Studie, den Einfluß von Chinidin auf die Pharmakokinetik von Digitoxin zu untersuchen und außerdem zu klären, ob sich hieraus differentialtherapeutische Konsequenzen für die Digitalistherapie ergeben [6].

Zehn männliche, gesunde Probanden wurden an 2 Tagen mit jeweils 0,5 mg Digitoxin aufgesättigt und erhielten ab dem 3. Tag 0,1 mg Digitoxin/d p.o. Nach Erreichen einer Konstanz der Serumdigitoxinkonzentration wurde ab dem 10. Tag zusätzlich eine therapeutische Dosis von 750 mg Chinidinbisulfat (Optochinidin retard) in drei Einzeldosen von jeweils 250 mg verabreicht. Bei zwei Patienten mit einer Herzinsuffizienz wurde unter einer Dauertherapie von 0,1 mg Digitoxin/d in einem Langzeitversuch vor und unter einer Tagesdosis von 750 mg Chinidin der Serumdigitoxinspiegel verfolgt.

Die Messung der Digitoxinkonzentration im Serum, Urin und Ultrazentrifugat erfolgte mit einem digitoxinspezifischen RIA. Die pharmakokinetischen Parameter von Digitoxin wie: Serumkonzentration, Serumhalbwertzeit, Eiweißbindung, renale Exkretion und renale Clearance wurden vor und unter Chinidinapplikation bestimmt. Die Chinidinkonzentration im Serum wurde spektralfluorometrisch gemessen.

Ergebnisse

Bei zehn gesunden Probanden betrug nach einer mittelschnellen Aufsättigung mit Digitoxin und einer anschließenden Erhaltungsdosis von 0,1 mg Digitoxin pro Tag die mittlere Digitoxinkonzentration im Serum $17,0 \pm 3,2$ ng/ml. Bei einer Chinidindosis von 750 mg/d stieg sie innerhalb von 10 Tagen signifikant auf $22,4 \pm 4,2$ ng/ml an ($p < 0,0005$). Gleichzeitig fand sich unter Chinidin eine signifikante Verlängerung der Serumhalbwertzeit von Digitoxin von $10,8 \pm 2,1$ Tage im Vergleich mit einer zweiten gesunden Kontrollgruppe, bei der $7,6 \pm 1,6$ Tage gemessen wurden (5, $p < 0,0025$). Die Serumeiweißbindung von Digitoxin wurde durch Chinidin nicht beeinflußt; sie betrug $97,0 \pm 0,9\%$ unter Chinidin und $97,1 \pm 0,8\%$ vor der Chinidintherapie (Tabelle 1). Die freie Digitoxinkonzentration im Serum lag während der Chinidinmedikation mit $0,74 \pm 0,23$ ng/ml gegenüber $0,51 \pm 0,17$ ng/ml vor der Chinidintherapie signifikant höher ($p < 0,025$), allerdings in einem Bereich, der auch bei Patienten mit einer Herzinsuffizienz gemessen wurde [5]. Die renale Digitoxinausscheidung im Urin und die „renale Digitoxinclearance" änderten sich unter Chinidin nicht. Die endogene Kreatininclearance wurde vor der Chinidinapplikation mit $132,9 \pm 18,2$ ml/min und unter Chinidin mit $128,8 \pm 19,0$ ml/min gemessen (nicht signifikant). Die Chinidinkonzentrationen im Serum

Tabelle 1. Pharmakokinetische Daten von Digitoxin bei zehn gesunden Probanden vor und während einer Chinidindosis von 750 mg/d bei einer Digitoxinerhaltungsdosis von 0,1 mg/d

Pro-banden	Digitoxin im Serum[a] (ng/ml)		Chinidin im Serum (µg/ml)		$t_{1/2}$ (Tage)		Eiweißbindung (%)		Renale Exkretion[c] (µg/Tag)		Renale Clearance[a] (ml/min)	
	vor	während	2 Std	12 Std[d]	ohne[b]	während	vor	während	vor	während	vor	während
1	15,4 ± 1,0	18,5 ± 0,8	1,1	0,9	4,8	10,0	95,3	96,4	19,7	30,9	0,83	1,04
2	18,3 ± 2,3	25,1 ± 2,0	1,4	1,1	8,9	8,6	97,3	96,1	25,9	12,9	0,90	0,40
3	15,4 ± 1,5	21,7 ± 4,1	1,0	0,6	8,9	11,6	97,6	95,6	18,4	29,6	0,77	0,87
4	11,7 ± 2,1	15,5 ± 1,9	1,7	1,2	6,0	9,4	96,0	97,3	24,4	21,3	1,36	0,87
5	17,3 ± 0,6	24,4 ± 2,2	1,6	1,2	9,3	11,6	97,6	97,7	26,5	20,0	0,97	0,55
6	21,9 ± 1,8	29,4 ± 2,6	1,1	0,9	6,3	14,3	96,3	97,7	10,0	21,2	0,32	0,49
7	15,4 ± 2,0	20,2 ± 1,0	1,5	1,1	8,1	8,9	97,5	96,7	32,2	33,3	1,27	1,10
8	16,0 ± 1,2	25,0 ± 2,6	1,4	1,3	8,2	9,4	96,8	97,2	23,7	16,8	1,02	0,50
9	15,7 ± 1,2	18,3 ± 2,6	1,2	1,0	–	14,3	97,4	97,8	21,5	26,5	0,75	0,91
10	22,5 ± 0,6	25,4 ± 1,7	–	1,0	–	10,0	98,0	98,2	25,5	28,7	0,76	0,77
Mittel-wert ± S	17,0 ± 3,2	22,4 ± 4,2	1,3 ± 0,24	1,0 ± 0	7,6 ± 1,6	10,8 ± 2,1	97,0 ± 0,9	97,1 ± 0,8	22,8 ± 6,3	24,1 ± 8,0	0,89 ± 0,32	0,76 ± 0,28
	$p < 0{,}0005$		$p < 0{,}0005$ ($n = 9$)		$p < 0{,}0025$		n.s.		n.s.		n.s.	

[a] Mittelwert ± Standardabweichung aus drei Digitoxinspiegeln an drei verschiedenen Tagen
[b] Mittelwert ± Standardabweichung bei einer Kontrollgruppe ($n = 8$)
[c] Mittelwerte aus zwei Bestimmungen an verschiedenen Tagen
[d] Mittelwerte aus drei bis fünf Bestimmungen an verschiedenen Tagen

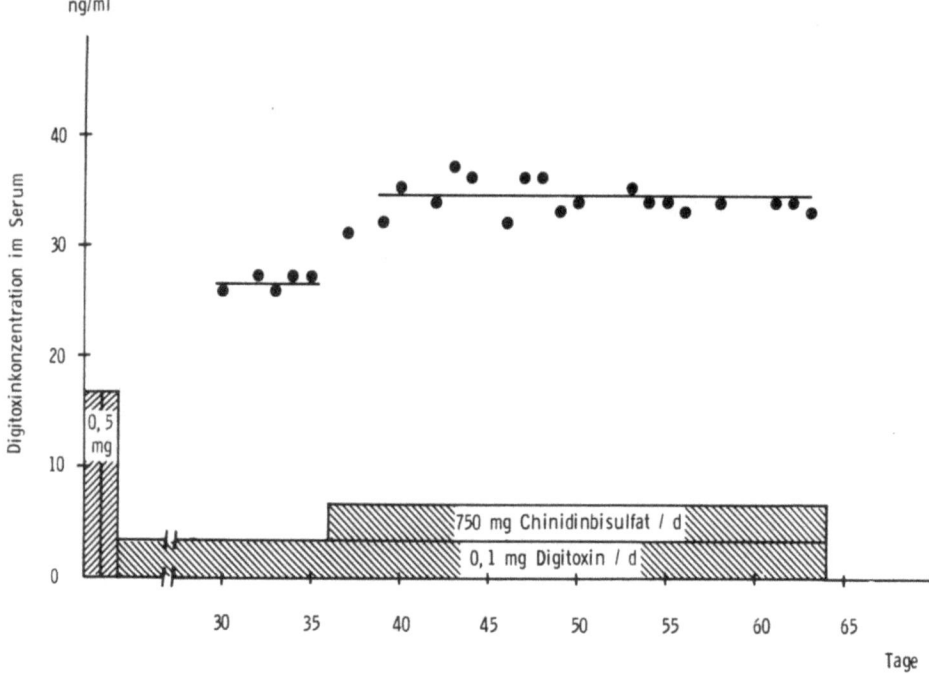

Abb. 1. Digitoxinkonzentration im Serum (ng/ml) bei einer Patientin mit einer Herzinsuffizienz vor und während einer Chinidindosis (Optochinidin retard) von 750 mg/d und einer peroralen Erhaltungsdosis von 0,1 mg Digitoxin/d

wurden bei Applikation einer Dosis von 750 mg Chinidinbisulfat in drei Einzeldosen zu je 250 mg 2 und 12 Std nach der letzten Einnahme mit 1,3 ± 0,2 µg/ml bzw. 1,0 ± 0,3 µg/ml gemessen (Tabelle 1).

In einem Langzeitversuch fand sich bei einem Patienten mit einer Herzinsuffizienz unter Chinidin ein signifikanter Anstieg des Digitoxinspiegels im Serum von 26,4 ± 0,6 ng/ml auf 34,2 ± 1,6 ng/ml. Ein neuer Steady-state-Digitoxinspiegel im Serum stellte sich nach 5 Tagen ein (Abb. 1). Bei einem zweiten Patienten wurde unter gleichen Bedingungen ebenfalls ein signifikanter Anstieg gemessen: 15,5 ± 1,7 ng/ml auf 22,2 ± 2,8 ng/ml.

Diskussion

In bezug auf die Interaktion von Chinidin und Digitoxin liegen nur zwei kurze, widersprüchliche Mitteilungen vor [9, 10]. Bei unseren Untersuchungen zur Interaktion von Chinidin und Digitoxin fanden wir bei gesunden Probanden bei einer täglichen oralen Digitoxindosis von 0,1 mg eine Digitoxinkonzentration im Serum von 17,0 ± 3,2 ng/ml. Bei gleichzeitiger Einnahme einer therapeutischen Dosis von 750 mg Chinidin sahen wir nach 10 Tagen eine signifikant erhöhte Digitoxinkonzentration von 22,4 ± 4,2 ng/ml. Die eiweißgebundene Digitoxinkonzentration lag mit 0,74 ng/ml in einem ähnlichen Bereich, wie er bei Patienten mit einer Herzinsuffizienz gemessen wurde [5]. Bei zwei Patienten mit Herzinsuffizienz wurde in einem Langzeitversuch ebenfalls ein signifikanter Anstieg des Digitoxinspiegels im Serum gefunden, wobei sich in einem Fall bereits nach 5 Tagen ein neuer Steadystate-Digitoxinspiegel einstellte. Der Anstieg des Digitoxins während der Chinidinapplikation war nach unseren Untersuchungen auf eine verlangsamte Elimination des Digitoxins zurückzuführen, wie sie in einer signifikant auf 10,8 Tage gegenüber 7,6 Tage bei einer Kontrollgruppe verlängerten Serumhalbwertzeit zum Ausdruck kommt. Im Gegensatz zu den Befunden beim Digoxin [3, 8] war die renale Elimination von Digitoxin durch Chinidin nicht gestört. Ebenfalls änderte sich die endogene Kreatininclearance unter Chinidin nicht. Der Befund einer unbeeinflußten renalen Digitoxinclearance steht im Gegensatz zu den Verhältnissen beim Digoxin, von dem ein Drittel der renal eliminierten Menge durch tubuläre Sekretion ausgeschieden wird und offensichtlich durch Chinidin gehemmt werden kann [8]. Das lipophile Digitoxin wird sowohl glomerulär filtriert als auch tubulär reabsorbiert. Da die tubuläre Sekretion für die renale Elimination von Digitoxin unbedeutend ist, wäre es denkbar, daß hierin die Ursache für die unveränderte renale Exkretion des Digitoxins unter Chinidin zu suchen ist.

Die Eiweißbindung von Digitoxin wird durch Chinidin nicht beeinflußt. Somit scheint eine Änderung des fiktiven Verteilungsraumes von Digitoxin zwar nicht ausgeschlossen, aber eher unwahrscheinlich. Entsprechend besteht auch die Möglichkeit, daß Chinidin die Gewebebindung von Digitoxin beeinflußt, ähnlich wie es für das Digoxin angenommen wird. Hierfür könnte der relativ schnelle Anstieg des Digitoxinspiegels im Serum bis zu einem neuen Steadystate-Serumspiegel sprechen. Letztlich käme noch eine Verminderung der metabolischen Clearance von Digitoxin für den Anstieg des Serumdigitoxinspiegels in Frage. Inwieweit aber Chinidin Einfluß auf die einzelnen Eliminationsmechanismen des Digitoxins nimmt, müssen weitere Studien zeigen. Für die klinische Anwendung der Digitalisglykoside läßt sich aus unseren Ergebnissen festhalten, daß bei einer Kombinationstherapie mit Chinidin und Digitoxin die Gefahr einer Digitalisintoxikation im Vergleich mit Digoxin geringer zu sein scheint, da der Anstieg der Digitoxinkonzentration im Serum geringer als beim Digoxin ist.

Literatur

1. Doering W (1979) Quinidine-digoxin interaction. N Engl J Med 301: 400 – 2. Ejvinsson G (1978/1) Effect of quinidine on plasma concentrations of digoxin. Br Med J 279 – 3. Hager WD, Fenster P, Mayersohn M, Perrier D, Graves P, Marcus FrI, Goldman S (1979) Digoxin-quinidine interaction. Pharmacokinetic evaluation. N Engl J Med 300: 1238 – 4. Leahey EB, Reiffel JA, Drusin RE, Heissenbuttel RH, Lovejoy WP, Bigger JT (1979) Interaction between quinidine and digoxin. JAMA 240: 533 – 5. Peters U, Grabensee B, Hausamen TU, Fritsch WP, Grosse-Brockhoff F (1977) Pharmakokinetik von Digitoxin bei chronischer Niereninsuffizienz. Dtsch Med Wochenschr 102: 109 – 6. Peters U, Risler T, Grabensee B, Falkenstein U, Krokou J (1980) Interaktion von Chinidin und Digitoxin beim Menschen. Dtsch Med Wochenschr 105: 438 – 7. Reiffel JA, Leahey EB, Drusin RE, Heissenbuttel RH, Lovejoy W, Bigger JT (1979) A previously unrecognized drug interaction between quinidine and digoxin. Clin Cardiol 2: 40 – 8. Risler T, Peters U, Grabensee B, Seipel L, Krokou J (1979) Untersuchungen zur Interaktion von Chinidin und Digitoxin. Dtsch Med Wochenschr 104: 1523 – 9. Schenck-Gustafsson KR, Dahlquist R, Ejvinsson G (1978) Farmakokinetik läkemedelsinteraktion mellan kinidin och digoxin. Swedish Society of Physicians – 10. Storstein L, Lippe A, Amlie J, Storstein O (1979) Is there an interaction between digitoxin and quinidine? Circulation (Suppl 2) 59/60: 230

Kuhlmann, J. (Med. Univ.-Klinik Würzburg), Zilly, W., (Med. Univ.-Klinik Würzburg/Bad Brückenau), Wilke, J., Borgmeier, B. (Med. Univ.-Klinik Würzburg):
Resorption und Elimination von β-Acetyldigoxin unter zytostatischer Therapie

Die Resorption von Arzneimitteln im Gastrointestinaltrakt ist ein komplexer Prozeß, der von verschiedenen physiologischen und physikochemischen Faktoren abhängig ist, die alle durch die gleichzeitige Gabe anderer Pharmaka verändert werden können (Binns 1971, Levine 1970). Für viele lipophile Pharmaka, die vornehmlich passiv resorbiert werden, ist die Unversehrtheit der Magenschleimhaut eine Voraussetzung für eine konstante Bioverfügbarkeit nach oraler Applikation. Verschiedene Arzneimittel können die Darmschleimhaut derart schädigen, daß die Resorption anderer Pharmaka dadurch beeinträchtigt ist (Kuhlmann 1979). Schwere Schleimhautschäden führen häufig zum Abbruch der cytostatischen Therapie. Über eine durch Cytostatika induzierte Beeinträchtigung der Resorption zusätzlich eingenommener Pharmaka ohne klinisch manifeste gastrointestinale Störungen ist bisher wenig bekannt. Da die Chemotherapie maligner Lymphome und solider Tumoren in immer größerem Umfang durchgeführt wird, kommt diesen Wechselwirkungen, besonders bei der zusätzlichen Verordnung von Pharmaka mit geringer therapeutischer Breite, eine erhebliche klinische Bedeutung zu. Ziel der folgenden Untersuchungen war es daher, den Einfluß cytostatisch wirksamer Pharmaka, die besonders in Form einer Kombinationstherapie zu schweren Schädigungen der rasch proliferierenden Epithelien der Magen-Darmschleimhaut führen können, auf die Resorption von β-Acetyldigoxin (Novodigal) zu prüfen.

1. Methodik

Die Untersuchungen erfolgten am 18 leber- und nierengesunden Patienten beiderlei Geschlechts im Alter zwischen 32 und 71 Jahren, bei denen ein malignes Lymphom diagnostiziert worden war. Als Grenzwerte für eine normale Nieren- und Leberfunktion wurden ein Serumkreatinin von 1,2 mg/dl und eine SGPT von 22 U/l angenommen. Zehn Patienten wurden mit einem COPP-Schema nach DeVita et al. (1970) mit 650 mg/qm Körperoberfläche Cyclophosphamid und 1,4 mg/qm Oncovin am 1. und 8. Tag i.v. behandelt. Zusätzlich erhielten sie vom 1.–14. Tag 100 mg/qm Procarbazin und 40 mg/qm Prednison per os. Sieben Patienten wurden mit einem COP-Schema nach Bagley et al. (1972) mit 1,4 mg/qm Oncovin am 1. Tag sowie 400 mg/qm Cyclophosphamid und 100 mg/qm Prednison über 3–5 Tage i.v. behandelt. Wiederbeginn eines 2. Schemas am 22. Tag nach der ersten Cytostatikagabe. Eine Patientin mit einer Pamyelose erhielt am 1. Tag 2 mg Oncovin sowie am 1. und 2. Tag 100 mg/qm Cyclophosphamid, 100 mg/qm Cytosin-Arabinosid und 200 mg Prednison (reduz. COAP-Schema nach Freireich et al. 1973). Je drei der mit dem COPP- bzw. COP-Schema behandelten Patienten erhielten mindestens 14 Tage vor der 1. Cytostatikagabe sowie 24 Std nach der 1. COPP-Gabe bzw. 24 Std nach Beendigung des 1. COP-Schemas einmalig 0,8 mg Novodigal per os. Blutentnahmen erfolgten jeweils in definierten Zeitintervallen bis zu 8 Std nach der Glykosideinnahme. Bei den übrigen zwölf Patienten, die seit wenigstens 8 Tagen vor Versuchsbeginn eine Erhaltungsdosis von 0,3 mg Novodigal per os eingenommen hatten, wurde täglich jeweils 24 Std nach der Glykosideinnahme Blut für die Bestimmung der Glykosidkonzentration im Plasma entnommen. Zusätzlich wurde der Urin in 24stündigen Intervallen gesammelt. Die Digoxinkonzentrationsbestimmungen in Plasma und Urin erfolgten radioimmunologisch. Die einzelnen Proben wurden bis zur Bestimmung bei −20° C aufbewahrt, die Urinproben vor ihrer Bestimmung mit Albuminpuffer (Rinderalbumin 1 g/l, pH 7,4) 1:100 verdünnt. Die Bestimmung der Fläche unter der Konzentrationszeitkurve erfolgte nach der Trapezoidformel. Die statistische Analyse der Daten wurde mit Hilfe des Student-t-Tests für gepaarte Proben durchgeführt, wobei eine Irrtumswahrscheinlichkeit von $p = 5\%$ zugelassen wurde.

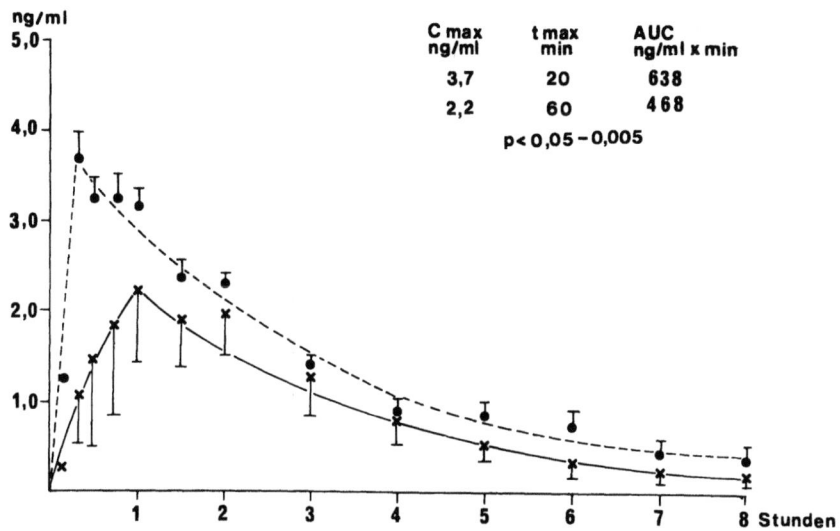

Abb. 1. Mittlere Digoxinplasmakonzentrationen (ng/ml ± SEM) bei drei Patienten mit einem Hodgkin-Lymphom nach einmaliger Gabe von 0,8 mg β-Acetyldigoxin per os. ×——× 24 Std nach 1. COPP-Schema; ●– – –● ohne Zytostase

2. Ergebnisse

2.1. Akutversuche

Auf Abb. 1 sind die Glykosidplasmakonzentrationen von drei Patienten 0–8 Std nach der einmaligen oralen Einnahme von 0,8 mg Novodigal vor und 24 Std nach der COPP-Gabe graphisch dargestellt. Nach der cytostatischen Therapie liegt der mittlere maximale Digoxinplasmaspiegel mit 2,2 ng/ml gegenüber 3,7 ng/ml vor der Cytostase deutlich niedriger und wird erst zu einem um 40 min späteren Zeitpunkt erreicht. Die Fläche unter der Plasmakonzentrationszeitkurve von 0–8 Std als Maß für eine Resorptionsbeeinträchtigung durch die Cytostatikagabe ist ebenfalls unter der Cytostase mit 460 ng/ml × min gegenüber 638 ng/ml × min vor Therapie deutlich reduziert. Die cytostatische Therapie nach dem COP-Schema führt zu ähnlichen Veränderungen der Plasmakonzentrationszeitkurve wie bei drei weiteren Patienten gezeigt werden kann. Der maximale Plasmaspiegel und die Fläche unter der Kurve liegen nach der Cytostase um 20–30% niedriger als die Kontrollwerte. Die Unterschiede sind signifikant ($p < 0{,}05 - 0{,}005$).

2.2. Steady-state-Untersuchungen

Bei drei digitalisierten Patienten sind die mittleren Plasmaspiegel 24–168 Std nach der 1. COPP-Gabe um 40–60% gegenüber den Kontrollwerten vor Beginn der Therapie vermindert. Schon 24 Std nach der 1. Cytostatikagabe sind die Digoxinplasmaspiegel deutlich reduziert und erreichen nach weiteren 24 Std bei allen Patienten ihre niedrigsten Werte. Die tägliche renale Digoxinausscheidung ist unter der cytostatischen Therapie im gleichen Ausmaß gegenüber den Kontrollwerten vor der Cytostase vermindert. Die Unterschiede sind hoch signifikant ($p < 0{,}0025 - 0{,}005$). Bei vier weiteren Patienten konnten die Digoxinplasmakonzentrationen und die tägliche renale Ausscheidung über einen längeren Zeitraum verfolgt werden. Wie aus Tabelle 1 ersichtlich wird, sind die mittleren Digoxinplasmaspiegel während der 14tägigen cytostatischen Therapie mit 0,47 ng/ml um durchschnittlich 50% niedriger als vor Beginn der Therapie. 24. Std nach der letzten P/P-Gabe bzw. 8 Tage nach der 2. COPP-Gabe haben die Digoxinkonzentrationen im Plasma wieder ihre Ausgangswerte erreicht. Die tägliche renale Digoxinausscheidung ist ebenfalls unter der Cytostase auf die Hälfte herabgesetzt. Auch die Behandlung nach dem COP-Schema führt zu einer Reduktion des Steady-state-Digoxinplasmaspiegels und der täglichen renalen Glykosidausscheidung (Tabelle 1). Im Mittel sind Plasmakonzentrationen und Ausscheidung bis 7 Tage nach Behandlungsbeginn um 40–50% gegenüber den Kontrollwerten vor der Cytostase reduziert, um anschließend wieder auf ihre Ausgangswerte anzusteigen. Ein anschließend durchgeführter zweiter Therapiezyklus zeigt den gleichen Effekt. Auch eine weitere Reduktion der täglichen Cyclophosphamiddosis auf 140 mg/die in Kombination mit Cytosinarabinosid, Prednison und Oncovin führt noch zu einem deutlichen Abfall des Digoxinplasmaspiegels und der renalen Glykosidausscheidung.

Während bei allen Patienten die Glykosidplasmakonzentrationen vor Beginn der Cytostase mit Werten von 0,7–1,9 ng/ml im therapeutischen Bereich lagen, wiesen sieben Patienten unter der cytostatischen Therapie subtherapeutische Konzentra-

Tabelle 1. Mittlere „Steady-state"-Digoxinplasmaspiegel (ng/ml ± SD) und mittlere renale Digoxinausscheidung (µg/Tag ± SD)

Patient	Vor Therapie	1. COPP-Schema	2. COPP-Schema	Intervall
Plasma				
J. B.	0,74 ± 0,04	0,38 ± 0,11[a]	0,36 ± 0,026[a]	0,76 ± 0,04
O. N.	0,74 ± 0,11	0,26 ± 0,08[a]	0,52 ± 0,04[a]	0,79 ± 0,08
A. F.	0,90 ± 0,08	0,51 ± 0,10[a]	0,48 ± 0,17[a]	0,73 ± 0,17
J. G.	1,39 ± 0,16	0,73 ± 0,25[a]	0,49 ± 0,12[a]	1,07 ± 0,09[a]
Urin				
O. N.	nicht bestimmt	134 ± 53[b]	114 ± 34[a]	194 ± 26
A. F.	106 ± 23,5	34 ± 14[a]	56 ± 37[b]	nicht bestimmt
J. G.	147 ± 4,1	99 ± 14[a]	94 ± 19[a]	nicht bestimmt

Patient	Vor Therapie	1. COP-Schema	Intervall	2. COP-Schema
Plasma				
N. X.*	1,61 ± 0,18	0,56 ± 0,04[a]	0,79 ± 0,09	0,43 ± 0,11[a]
W. N.**	1,23 ± 0,22	0,68 ± 0,15[a]	1,10 ± 0,20	0,70 ± 0,16[a]
I. B.**	1,78 ± 0,15	1,10 ± 0,22[a]	1,78 ± 0,13	1,01 ± 0,26[a]
X. B.**	0,99 ± 0,14	0,66 ± 0,16[a]	0,78 ± 0,13	nicht bestimmt
K. F.***	1,08 ± 0,09	0,60 ± 0,06[a]	0,96 ± 0,18	nicht bestimmt
Urin				
N. X.*	173 ± 5,3	72,7 ± 19,1[a]	139 ± 20,3	90,4 ± 34,6[a]
W. N.**	181 ± 30,5	116,0 ± 21,0[a]	198 ± 41,0	nicht bestimmt
I. B.**	156 ± 20,9	75,6 ± 12,2[a]	155 ± 30,0	nicht bestimmt
X. B.**	112 ± 20,5	53,4 ± 13,0[a]	nicht bestimmt	nicht bestimmt
K. F.***	195 ± 19,3	40,8 ± 15,6[a]	145 ± 32,3	nicht bestimmt

[a] $p < 0,025$–$0,0005$ [b] nicht signifikant
* COP über 5 Tage; ** COP über 3 Tage; *** COAP über 3 Tage

tionen unter 0,5 ng/ml auf. Drei dieser Patienten zeigten cardiale Dekompensationszeichen, die nach der Cytostase mit Anstieg des Digoxinplasmaspiegels wieder verschwanden. Bei in vitro-Untersuchungen mit Plasma und Urin von Patienten, die unter einer cytostatischen Therapie standen, konnte keine physikalische Bindung zwischen dem zugesetzten Digoxin und den verwendeten Cytostatika festgestellt werden. Die Wiederfindungsrate des zugesetzten Digoxins lag bei Konzentrationen von 0,2−5 ng/ml in Plasma und Urin über 95%.

3. Diskussion

Wie aus den dargelegten Befunden hervorgeht, werden Resorptionsgeschwindigkeit und Resorptionsquote von β-Acetyldigoxin durch die cytostatische Therapie nach dem COPP- bzw. COP-Schema deutlich reduziert. Als ursächlicher Mechanismus kommt eine rasch einsetzende reversible Schädigung der Darmschleimhaut durch die Cytostatika in Betracht. Entsprechend wird Digoxin bei Patienten mit einem Malabsorptionssyndrom oder bei der gleichzeitigen Gabe von Neomycin nur unzureichend resorbiert (Heizer et al. 1971, Jusko et al. 1974, Lindenbaum et al. 1976). Tierexperimentell sind morphologische und funktionelle Veränderungen der Dünndarmschleimhaut, die mit einer Abnahme der resorbierenden Oberfläche im Dünndarm und somit auch der Resorptionskapazität einhergehen, durch verschiedene Cytostatika beobachtet worden (Chin and Hudson 1970, Eisenhuth und Geyer 1966, Hartwich 1974, Rommel et al. 1969, Wolff 1967). Nach der einmaligen Gabe hoher Dosen von C werden bei Goldhamster und Ratte schon nach 1−8 Std schwere Veränderungen der Dünndarmschleimhaut festgestellt, die sich nach 96 Std wieder normalisiert haben (Waldeck 1972, Hartwich et al. 1978).

Da die Zellwanderung vom Kryptengrund bis zur Zottenspitze beim Menschen mit 5−7 Tagen bis zu 4 Tage länger dauert als beim Tier (Leblond et al. 1956, McDonald 1964), ist beim Menschen eine strukturelle und histochemische Normalisierung des Darmepithels erst zu einem späteren Zeitpunkt zu erwarten. Parallel dazu erreicht die Glykosidresorption bei unseren Untersuchungen am 8. Tag nach der letzten C/O-Gabe wieder ihre Ausgangswerte. Die bis zu 7 Tage nach der 1. Cytostatikagabe anhaltende Beeinträchtigung der Glykosidresorption, unabhängig davon ob C nur einmal oder aber fraktioniert über 3−5 Tage verabreicht wurde, läßt vermuten, daß vornehmlich die Kombination von C und O schwere Schleimhautschädigungen herbeiführt. Nach tierexperimentellen Untersuchungen verursacht die gleichzeitige Gabe von O und Ifosfamid erheblich schwerere Schleimhautschädigungen als Ifosfamid allein (Hartwich 1974). Beim Menschen konnte nach der alleinigen Gabe von C in therapeutischen Dosen von 10−15 mg/kg bioptisch keine Schädigung der Dünndarmschleimhaut festgestellt werden (Wolf et al. 1968). Die Xyloseabsorption wurde ebenfalls durch C allein nicht pathologisch vermindert (Neumeister und Cilensek 1968). Aufgrund der dargelegten Untersuchungen ist zu erwägen, bei der Stoßtherapie mit hohen Cytostatikadosen jede notwendige weitere Medikation intravenös zu verabreichen, um eine ausreichende Wirkung zu gewährleisten.

Literatur

1. Bagley CM, DeVita VT, Berard CW, Canellos GP (1972) Advanced lymphosarcoma: Intensive cyclical combination chemotherapy with cyclophosphamide, vincristine and prednisone. Ann Intern

Med 76: 227–234 – 2. Binns TB (1971) The absorption of drugs from the alimentary tract, lungs and skin. Br J Hosp Med 6: 133–141 – 3. Chin KN, Hudson G (1970) Effects of cyclophosphamide on the ultrastructure of Peyer's patches. Br J Exp Pathol 51: 563–569 – 4. DeVita VT, Serpick AA, Carbone PP (1970) Combination chemotherapy in the treatment of advanced Hodgkin's disease. Ann Intern Med 73: 881–895 – 5. Eisenhuth I, Geyer G (1966) Veränderungen am Dünndarmepithel der Albinomaus durch chronische Behandlung mit den N-Loststoffen Endoxan, Trimitan und Degranol unter besonderer Berücksichtigung der Panethschen Körnerzellen. Acta Histochem (Jena) 25: 71–80 – 6. Freireich EJ, Bodey GP, McCredie KB, Rodriguez V, Hart JS, Burgess MA, Guttermann JU (1973) Management of acute leukemia. In: Proc 7th Int Cancer Conf Am Cancer Soc. Los Angeles, p 345 – 7. Hartwich G (1974) Disaccharidasen der Dünndarmschleimhaut unter zytostatischer Behandlung. Habilitationsschr, Erlangen-Nürnberg – 8. Hartwich G, Weißhaar K, Domschke W (1978) Intestinale Disaccharidasen der Ratte unter Cyclophosphamid-Behandlung. Arzneim Forsch 28: 973–976 – 9. Heizer WD, Smith ThW, Goldfinger StE (1971) Absorption of digoxin in patients with malabsorption syndromes. N Engl J Med 285: 257–259 – 10. Jusko WJ, Conti DR, Molson A, Kuritzky P, Giller J, Schultz R (1974) Digoxin absorption from tablets and elixir. JAMA 230: 1554–1555 – 11. Kuhlmann J (1979) Wechselwirkungen von Pharmaka im Gastrointestinaltrakt. In: Rietbrock N, Schnieders B (Hrsg) Bioverfügbarkeit von Arzneimitteln. Fischer, Stuttgart New York, S 239 – 12. Leblond CP, Messier B, Kopriwa B (1956) Thymidine-H^3 as a tool of the investigation of the renewal of cell populations. Lab Invest 8: 296 – 13. Levine RR (1970) Factors affecting gastrointestinal absorption of drugs. Am J Digest Dis 15: 171–180 – 14. Lindenbaum J, Maulitz RM, Butler VP (1976) Inhibition of digoxin absorption by neomycin. Gastroenterology 71: 399–404 – 15. McDonald WC, Trier JS, Everett NB (1964) Cell proliferation and migration in the stomach, duodenum, and rectum of man. Radioautographic studies. Gastroenterology 46: 405–417 – 16. Neumeister K, Cilensek M (1968) Zur Frage intestinaler Absorptionsstörungen bei Chemotherapie von Geschwulsterkrankungen. Dtsch Gesund-Wes 23: 2239–2240 – 17. Rommel K, Naupert Ch, Grimmel K (1969) Wirkung von Cyclophosphamid (Endoxan) auf die Disaccharidasenaktivität der Dünndarmschleimhaut der Ratte. Z Gastroenterol 7: 474–475 – 18. Waldeck HH (1972) Die Dünndarmschleimhaut nach hohen Dosen Cyclophosphamid. Z Gastroenterol 10: 543–554 – 19. Wolf M, Ley I, Klein K (1968) Der Einfluß von Zyklophosphamid auf die Ultrastruktur der Dünndarmschleimhaut. Z Inn Med 23: 727 – 20. Wolff G (1967) Morphologische Veränderungen der Dünndarmmucosa unter Zytostatikabehandlung. Ber Dtsch Ges Inn Med 5: 159–160

Alken, R. G., Semjan, R., Miller, A., Rietbrock, N. (Abt. Klin. Pharmakologie, ZPHARM II, Klinikum der Univ. Frankfurt):
Farbsehstörungen unter Digoxintherapie

Sehstörungen bei Digitalisintoxikationen sind schon lange bekannt. 6–20% der Digoxinintoxikierten klagten über Sehstörungen [10]. Nur nach massiver Digitoxinintoxikation infolge einer falschen Rezeptur wurde über subjektiv empfundene Sehstörungen in ca. 90% der Fälle berichtet [2], die sich als Störungen der Sehschärfe und Schwierigkeiten beim Lesen, als Farbempfindungsstörungen und entoptische Erscheinungen verschiedenster Art wie Gelbfiltersehen und Kornblumenphänomene bemerkbar machten [4]. Quantifizierende Untersuchungen mit psychophysikalischen Methoden liegen bisher jedoch kaum vor. Untersuchungen mit dem Nagelschen Anomaloskop ergaben konträre Ergebnisse [1, 9].

In der Bundesrepublik sind die mit Abstand meist verordneten Monoglykoside β-Methyldigoxin (Lanitop) und β-Acetyldigoxin (Novodigal). β-Acetyldigoxin wird im Gegensatz zu β-Methyldigoxin schon bei der Resorption komplett zu Digoxin metabolisiert [7].

In früheren Untersuchungen [5] konnte an Beagles bei vergleichbarer Anreicherung im Herzen und in den Nieren eine vielfach höhere Konzentration von β-Methyldigoxin gegenüber Digoxin in allen untersuchten Hirnarealen nachgewiesen werden. Daher sollten Ausmaß und Häufigkeit von Farbsehstörungen als ein Parameter zentraler Nebenwirkungen von Digitalisglykosiden festgestellt und zwischen beiden Digoxinderivaten verglichen werden.

Hierzu wurden 82 stationäre Patienten untersucht, die über mindestens 4 Wochen entweder eines der beiden Digoxinderivate oder kein Herzglykosid erhielten. Patienten mit bekannten Farbsehstörungen, Erkrankungen des Auges, oder Patienten unter potentiell interferierender Pharmakotherapie wurden ausgeschlossen. Die Blutentnahme zur radioimmunologischen Digoxinkonzentrationsbestimmung (NEN, Digoxin I^{125}-Radioimmunoassay Kit, Cat. Nr. NEA-082-083) im Plasma erfolgte morgens vor Applikation der nächsten Tagesdosis. Als psychophysikalische Methode wurde der Farnsworths Munsell 100 hue-Test (Macbeth, Maryland) eingesetzt. Hierin wird das Diskriminierungsvermögen für Farben mit 84 Farbklötzchen geprüft, die bei gleichem Grauwert abgestuft das gesamte Spektrum des sichtbaren Lichts umfassen. Die Klötzchen sind auf der Rückseite kontinuierlich von 1–84 numeriert. Sie müssen entsprechend ihrer Farbabstufung sortiert werden. Ein optimales Ergebnis ist eine regelrechte Folge der Nummern 1–84. Ist die Diskriminierungsfähigkeit in einem Wellenlängenbereich herabgesetzt, kommt es zu Sortierfehlern. Die Fehlerziffer zu jedem Farbklötzchen ist durch die Summe der Rückennummerdifferenzen bei den beiden Nachbarn zu ermitteln. Die Ergebnisse werden so dargestellt, daß die Fehlerziffern als Längen von Radien abgetragen werden, die entsprechend ihrer Wellenlängen entgegen dem Uhrzeigersinn von Rot nach Violett einen Kreis bilden, der durch Purpur geschlossen wird. Ein optimales Ergebnis führt zu einem Kreis mit dem Radius 2. Fehlerziffern > 2 führen zu Ausziehungen des Kreises in Richtung der jeweiligen Wellenlängen.

Die Übersicht über die gesamten Plots (Abb. 1) zeigt für β-Methyldigoxin und β-Acetyldigoxin, ausgehend von der Kontrollgruppe ohne Digitalis mit altersentsprechenden Störungen des Farbunterscheidungsvermögens, eine Zunahme bis hin zu generalisierten Farbsehstörungen im toxischen Digoxinplasmakonzentrationsbereich. Die Plots einzelner Patienten scheinen Anhalt für spezifische Farbsehstörungen zu geben. Eine einheitliche Tendenz im therapeutischen Bereich ist hiernach noch nicht erkennbar. Im toxischen Konzentrationsbereich dominieren schwere, generalisierte Farbsehstörungen, vergleichbar vielleicht dem häufiger im Zusammenhang mit Digitalis genannten [3, 8] klinischen Bild der Retrobulbärneuritis.

Ordnet man der jeweiligen Serumdigoxinkonzentration den entsprechenden „total error score" zu, korrelieren Digoxinkonzentration und Ausmaß der Farbsehstörungen ($p < 0,01$). Auffallend ist jedoch, daß auch im höheren Konzentrationsbereich einige Patienten relativ niedrige „scores" aufweisen.

Hierfür könnte es eine pharmakokinetische Erklärung geben, zu der auch am Menschen Anhaltspunkte gefunden werden konnten. In einem Fall einer akuten Digoxinintoxikation in suizidaler Absicht konnten wir den Verlauf der Farbsehstörung verfolgen. Während die Serumkonzentration in typischer Weise abfällt, normalisiert sich parallel dazu der bei der Aufnahme erhöhte Kaliumspiegel. Etwas später geht die relative PQ-Strecke in den Normalbereich zurück. Der Patient war kooperativ, so daß der FM 100 im Zeitverlauf mehrfach durchgeführt werden konnte. Im Verhältnis zu der abfallenden Digoxinkonzentration im Serum, zeigt die Entwicklung der Farbsehstörungen eine deutliche Verzögerung mit einem Maximum nach 30 Std. Erst dann normalisiert sich das Farbsehen im Zeitraum von 96 Std. Der Schweregrad der Störungen des Farbunterscheidungsvermögens nimmt in

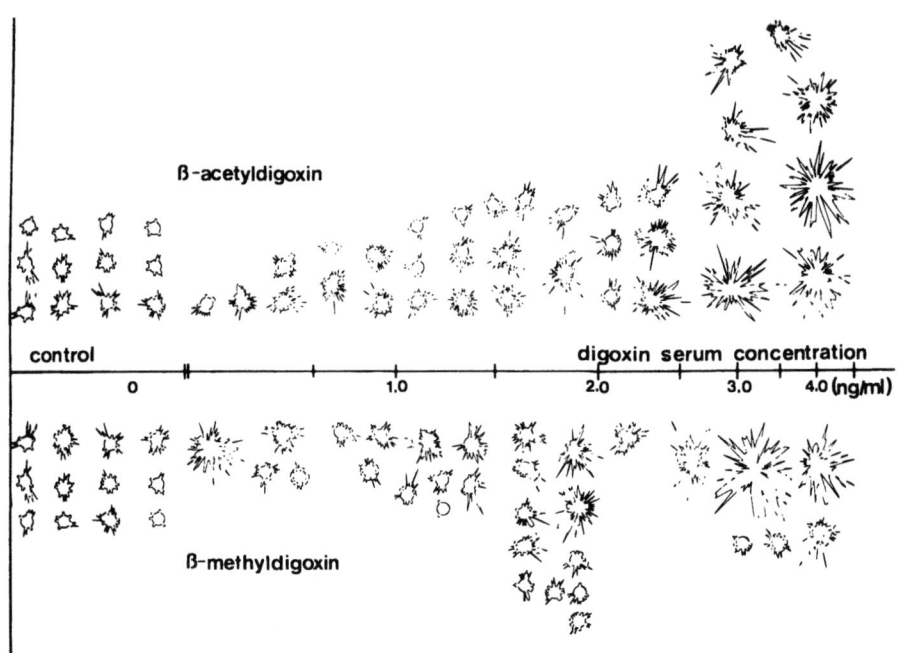

Abb. 1. Gesamtdarstellung der Einzelplots im Farnsworths Munsell 100 hue-Test von β-Methyldigoxin- und β-Acetyldigoxin-behandelten Patienten im Vergleich mit einer Kontrollgruppe ohne Digitalistherapie in Abhängigkeit von der Digoxinkonzentration im Serum

Abhängigkeit vom Digoxinkonzentrationsbereich zu. Im therapeutischen Bereich (bis 1,49 ng/ml) ist der „mittlere total error score" beider Derivate mit 95,4 gegenüber der Kontrollgruppe mit 60,2 signifikant ($p < 0,05$) erhöht und liegt im subtoxischen (1,50 bis 2,49 ng/ml) bei 203,1, im toxischen Konzentrationsbereich (> 2,5 ng/ml) bei 290,3.

Beim Vergleich der entsprechenden „total error score"-Werte zwischen beiden Derivaten (Abb. 2) findet sich im therapeutischen Bereich mit 100,4 ± 11,5 (SEM) für β-Methyldigoxin ein höherer Wert als für β-Acetyldigoxin mit 89,9 ± 9,6, entsprechend ebenfalls im subtoxischen Bereich mit 226,5 ± 45,1 gegenüber 189,7 ± 44,0, bei gleichzeitiger höherer mittleren Digoxinkonzentration der β-Acetyldigoxinpatient im therapeutischen 0,86 ± 0,08 und 2,24 ± 0,09 subtoxischen Bereich im Vergleich zu den jeweiligen mittleren β-Methyldigoxinkonzentrationen (0,92 ± 0,09 bzw. 1,70 ± 0,17) ($p < 0,05$).

Als farbsehgestört wurde der Patient betrachtet, dessen „total error score" über dem Vertrauensbereich der Kontrollgruppe ($\bar{x} + 2 \times SD$) lag. Im therapeutischen Konzentrationsbereich hatten 7 von 22 β-Methyldigoxin-, dagegen nur 2 von 20 β-Acetyldigoxinpatienten Farbsehstörungen.

Mit dem FM 100 konnten abhängig von der Digoxinkonzentration im Serum Störungen des Farbunterscheidungsvermögens beobachtet werden. Bei einigen Patienten scheinen Störungen im Grün-blau-Bereich vorzuliegen. Dabei verhielten sich die beiden Derivate im wesentlichen gleich. Ausmaß und Häufigkeit der Farbsehstörungen von β-Methyldigoxin waren im therapeutischen und subtoxischen Konzentrationsbereich etwas größer, jedoch ist die Fallzahl für eine hohe Signifikanz

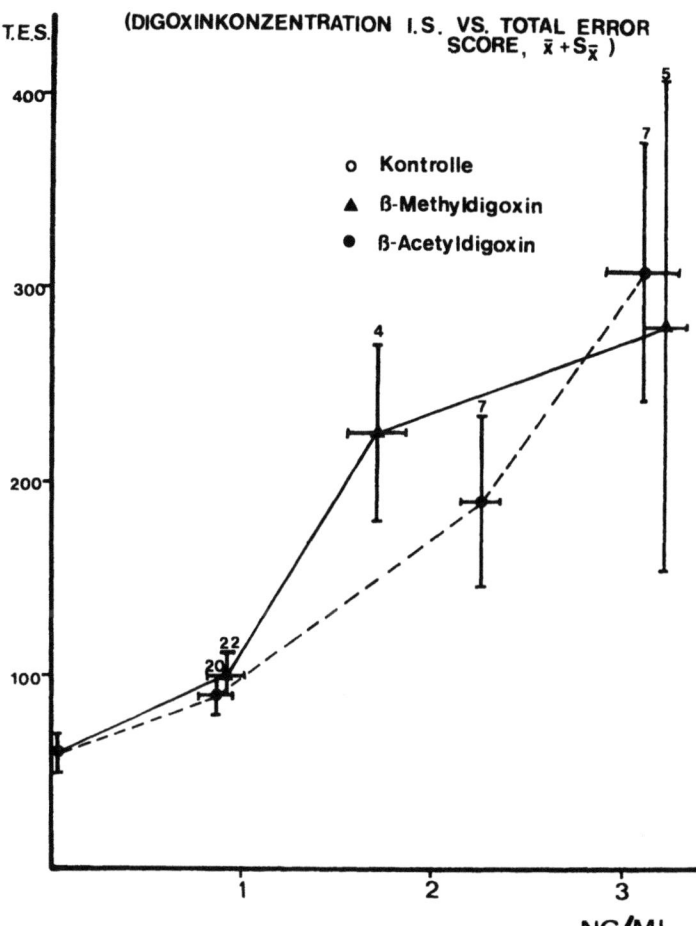

Abb. 2. Schweregrad der Farbsehstörungen (total error score) in Abhängigkeit vom Serumdigoxinkonzentrationsbereich für β-Methyl- und β-Acetyldigoxin-behandelte Patienten im Vergleich zu einer nicht digitalisierten Kontrollgruppe

in diesem Bereich noch zu gering. Dies könnte früheren Storzschen [11] Beobachtungen entsprechen. Eine der β-Methyldigoxinanreicherung im Gehirn entsprechende um ein Vielfaches höhere Farbsehstörungsquote konnte nicht nachgewiesen werden. Ein Teil des hohen β-Methyldigoxingehaltes im Gehirn scheint daher nicht in vergleichbarer Weise wirksam zu sein. Ein früherer Vergleich kardialer und anamnestisch erfaßter extrakardialer Nebenwirkungen hatte unter prospektiven Bedingungen keinen Unterschied zwischen beiden Derivaten erkennen lassen [6].

Nach tierexperimentellen Untersuchungen [5] ist bekannt, daß die Digoxinkonzentration in allen untersuchten Hirnarealen langsamer abfällt, als in den zum peripheren Massenkompartiment gehörenden Geweben Muskulatur, Herz und Nieren, die zur Serumkonzentration in der Eliminationsphase einen parallelen

Verlauf aufweisen. Dies und die retardierte Entwicklung von Farbsehstörungen, als Ausdruck evtl. einer langsamen Anflutung, könnten Anhaltspunkte für die Existenz eines die Farbsehstörungen tragenden tiefen Kompartiments sein.

Die mittlere Häufigkeit von Farbsehstörungen beider Derivate nimmt von ca. 25% im therapeutischen Bereich, über 64% im subtoxischen, auf 75% im toxischen Plasmaspiegelbereich zu. Damit ist die Häufigkeit digoxininduzierter Farbsehstörungen beträchtlich größer als bisher angenommen. Sie ist vergleichbar der Häufigkeit der Summe aller kardialen Intoxikationszeichen [6]. Subjektiv werden Farbsehstörungen dagegen kaum bemerkt. Nur 6% Patienten klagten über Farbsehstörungen. Obwohl die sozialmedizinische Bedeutung akut auftretender Farbsehstörungen noch nicht abgeschätzt werden kann, sollte wegen der breiten Anwendung von Herzglykosiden in der ärztlichen Praxis dieser Aspekt beachtet werden.

Literatur

1. Cozijnsen M, Pinckers AJLG (1969) Oogheelkundige aspecten van digitoxine intoxicatie. Med Tijdschr Geneesk 113:1735 – 2. Lely AH, van Enter CHJ (1972) Non-cardiac symptoms of digitalis intoxication. Am Heart J 83:149–152 – 3. Moore CE, Gilliland JM (1973) Central Scotomas due to Digoxin toxicity. Austr J Ophth 1:76–79 – 4. Reiter H (1954, 1957) Das „Kornblumenphänomen", eine eutopische Erscheinung nach Digitalisintoxikation. I. Mitteilung: Münch Med Wochenschr 1533–1534; II. Mitteilung: Münch Med Wochenschr 1450–1451 – 5. Rietbrock N, Kuhlmann I, Vöhringer H-F (1977) Pharmakokinetik von Herzglykosiden und klinische Konsequenzen. Fortschr Med 95:909–915, 951–954 – 6. Rietbrock N, Oeff F, Martin K, Kuhlmann I (1978) Glykosidkonzentration im Plasma und Intoxikationshäufigkeit nach β-Methyldigoxin und β-Acetyldigoxin unter standardisierten Bedingungen. Herz/Kreisl 10:267–273 – 7. Ruiz-Torres A, Burmeister H (1972) Stoffwechsel und Kinetik von β-Acetyldigoxin. Klin Wochenschr 50:191–195 – 8. Schliack H, Fischer G, Ruiz-Torres A (1967) Bild einer doppelseitigen retrobulbären Opticus neuritis bei Digitalisüberdosierung. Dtsch Med Wochenschr 92:973–977 – 9. Towbin EF, Pickens WS, Doherty, IE (1967) The effects of digoxin upon colour vision and the electroretinogramm. Clin Res 60 – 10. Schüren KP, Rietbrock N (1978) Klinische Aspekte der Digitalisintoxikation. Anaesthesiol Prax Intensivmed 15:95–115 – 11. Stortz H (1972) Zur Erhaltungsdosis von β-Methyldigoxin. Herz/Kreisl 4:396

Klein, C.-P., Brill, G., Oberhausen, E., Bette, L. (Med. Univ.-Klinik und Poliklinik, Bereich Innere Medizin III und Abt. für Nuklearmedizin Homburg):
Die pharmakologische Beeinflußbarkeit der belastungsinduzierten Ischämiereaktion des linken Ventrikels bei koronarer Herzkrankheit (KHK). Radiokardiographische Untersuchungen mit Nitroglycerin (NTG) und Isosorbiddinitrat (ISD)

Der Begriff Radiokardiographie umfaßt nuklearmedizinische Methoden zur Darstellung der Morphologie und Gewinnung von Funktionsparametern des Herzens. Die EKG-getriggerte Herzbinnenraumszintigraphie hat sich als zuverlässige nichtinvasive Methode zur Bestimmung der Ejektionsfraktion durchgesetzt. Mit der von uns vorgeschlagenen Kalibrierung können quantitative Aussagen über das Schlag- und Herzminutenvolumen sowie das enddiastolische und endsystolische Ventrikelvolumen gemacht werden. Diese Parameter werden nach konstanter Kurzzeitinfusion von ^{99m}Tc-HSA, nach Bestimmung des patientenspezifischen

Kalibrierungsfaktors und nach intravasaler Gleichverteilung in Ruhe und während Ergometerbelastung routinemäßig bestimmt [1].

Die Untersuchungsergebnisse stimmen sehr gut mit Herzkatheterdaten überein (EF $r = 0,91$, SV und HMV $r = 0,86$). Von 30 Herz-Kreislaufgesunden wurden inzwischen Normwerte erstellt.

Das gesunde Herz kann jederzeit einen belastungsinduzierten Mehrbedarf der Peripherie decken. Coronarkranke Herzen mit hämodynamisch wirksamen Coronarstenosen ($> 70\%$) sind in ihrer Belastbarkeit eingeschränkt, da das O_2-Angebot für die poststenotischen Myocardareale limitiert ist. Der belastungsinduzierte O_2-Mehrverbrauch führt zu einer myocardialen Ischämiereaktion mit einer Störung der regionalen Wandbewegung. Ist der Ischämiebezirk groß genug, kommt es zu einem Anstieg des enddiastolischen Druckes im linken Ventrikel und zu einer Abnahme des Schlagvolumens und der Ejektionsfraktion, die sich bei unseren Untersuchungen als frühzeitig veränderter Parameter einer gestörten Ventrikelfunktion erwiesen hat [1]. Bei 38 Patienten mit coronarer Herzkrankheit ohne Infarkt (Ein- bis Dreigefäßerkrankungen) kam es bei Ergometerbelastungen mit 50 Watt im Kreislauf-Steady state zu einem signifikanten Abfall der Ejektionsfraktion von $55 \pm 12\%$ auf $44 \pm 13\%$ ($p < 0,001$). Die Ergometerbelastung mit 50 Watt wurde von den Patienten ohne ischämische EKG-Veränderungen oder klinische Zeichen einer Angina pectoris toleriert.

Nitrokörper sind in der Therapie der Angina pectoris seit über 100 Jahren bekannt. Wirkungsweise und Angriffspunkte wurden in den letzten Jahren weitgehend aufgeklärt. Über eine Senkung der Vor- und Nachlast des Herzens (pre- und afterload) kommt es zu einer Abnahme von Faktoren, die den myocardialen O_2-Verbrauch bestimmen. Dadurch kann in minderperfundierten Gebieten die Störung der regionalen Wandbewegung günstig beeinflußt werden. Hierzu liegen einige cineangiokardiographische Untersuchungen vor [2, 3]. Bezüglich der EF — die heute als einer der besten Globalparameter der Ventrikelfunktion angesehen wird — sind die Angaben jedoch geteilt [2, 4–8].

Uns interessierte die Frage, ob mit der quantitativen Radiokardiographie, die sich besonders gut zu Belastungsstudien eignet, ein Beitrag zu diesem Problem geliefert werden kann. Wir untersuchten den Effekt von Nitroglycerin und Isosorbiddinitrat bei Herzkreislaufgesunden und Patienten mit coronarer Herzkrankheit während einer kontinuierlich fortgesetzten Fahrradergometerbelastung mit 50 Watt im Steady state.

Die Abbildung zeigt das Verhalten der pharmakologisch nicht beeinflußten Ejektionsfraktion bei 30 Herzkreislaufgesunden und 38 Patienten mit coronarer Herzkrankheit in Ruhe und während einer 50 Watt Ergometerbelastung im Kreislauf-Steady state. Dabei kommt es zu einer signifikanten Abnahme der Ejektionsfraktion bei Patienten mit coronarer Herzkrankheit.

Bei Herz-Kreislaufgesunden ($n = 5$) steigt die Ejektionsfraktion nach oraler Applikation von ISD (Spray, 3,75 mg) geringfügig an ($67,0 \pm 6,8$–$99,2 \pm 6,9$, $+3,2$ rel.%). Dieser Effekt konnte auch angiographisch nachgewiesen werden. Zehn Patienten mit einer coronaren Herzkrankheit wurden nach der Ruheuntersuchung mit 50 Watt ergometriert. Im Kreislauf-Steady state während der Belastung kam es zu dem erwarteten Absinken der Ejektionsfraktion von $59,4 \pm 6,7$ auf $54,4 \pm 6,1$ ($-8,4$ rel.%). Nach Gabe von NTG (Spray 0,8 mg) stieg die Ejektionsfraktion trotz fortgesetzter Tretkurbelarbeit signifikant auf $61,2 \pm 6,8\%$ an ($p < 0,05$, $+12,5$ rel.%) und lag damit geringfügig über dem Ruheausgangswert. Bei Patienten mit

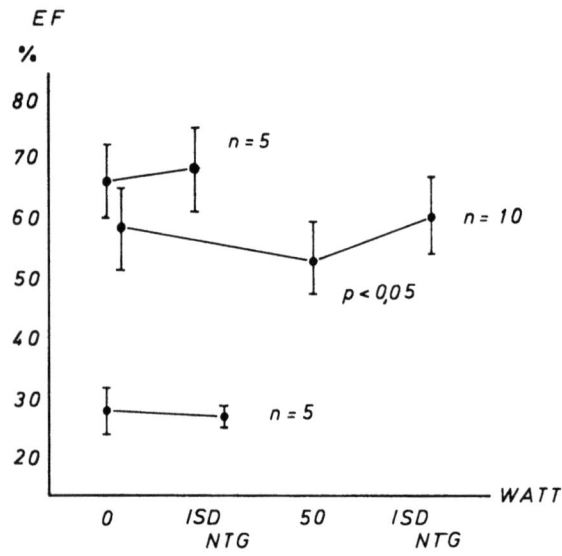

Abb. 1. Verhalten der Ejektionsfraktion bei Herzkreislaufgesunden ($n = 5$) und Patienten mit kongestiver Cardiomyopathie ($n = 5$) in Ruhe nach Gabe von NTG bzw. ISD und bei zehn Patienten mit coronarer Herzkrankheit nach Gabe von NTG während fortgesetzter Ergometerbelastung

einer kongestiven Kardiomyopathie ($n = 5$) wird die Ruheejektionsfraktion des linken Ventrikels nach Gabe von Nitrokörpern nicht wesentlich beeinflußt (29,0 ± 4,1–27,8 ± 2,2%).

Ischämisch bedingte Störungen der regionalen Wandbewegungen sind auf Gabe von Nitrokörpern weitgehend reversibel, wie angio- und auch radiokardiographisch gezeigt werden konnte [2, 3, 5–8]. Das Verhalten der Ejektionsfraktion nach Gabe von ISD und NTG in Ruhe und während Ergometerbelastung wurde bei vergleichbaren Gruppen von je 15 Patienten mit coronarer Herzkrankheit mit hämodynamisch wirksamen Stenosen im Bereich der linken oder rechten Kranzarterie überprüft. In beiden Gruppen stieg die Ruheejektionsfraktion nach Gabe von Nitrokörpern an (ISD 48,4 ± 10,8–53,2 ± 10,5%, + 9,9 rel.%; NTG 47,4 ± 12,6–52,4 ± 11,5%, + 10,5 rel.%). Der pathologische Belastungseffekt, das Absinken der Ejektionsfraktion während der Belastung im Kreislauf-Steady state blieb aus, die Ejektionsfraktion stieg trotz fortgesetzter Ergometerbelastung nach erneuter Gabe von ISD und NTG an. (ISD 56,1 ± 12,8–59,8 ± 12,3%, + 23,5 rel.%, $p < 0,05$; NTG 54,1 ± 10,3–57,6 ± 11,5, + 21,5 rel.%).

Ein Unterschied für Wirkungseintritt und Wirksamkeit bestand für die geprüften Substanzen nicht. Die belastungsinduzierte ischämisch bedingte Abnahme der Ejektionsfraktion während einer Ergometerbelastung im Kreislauf-Steady state kann durch Nitrokörper aufgehoben werden, der Effekt der Nitrogabe entspricht dem einer revaskularisierenden Bypass-Operation, wie an dem Verhalten der Ejektionsfraktion während einer Ergometerbelastung bei 18 Patienten mit ein- und mehrfachen aortocoronaren Venenbypässen gezeigt werden kann (57,2 ± 6,8–59,4 ± 8,8%, + 3,8 rel.%).

Die Untersuchungsergebnisse zeigen, daß
1. eine wesentliche Änderung der Ejektionsfraktion bei Herzkreislaufgesunden und Patienten mit congestiver Cardiomyopathie auf Gabe von Nitrokörpern nicht eintritt;

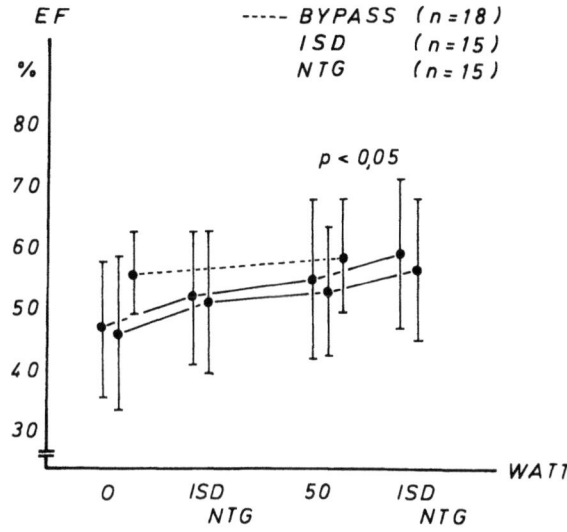

Abb. 2. Verhalten der Ejektionsfraktion bei vergleichbaren Gruppen mit coronarer Herzkrankheit ($n = 15$) in Ruhe und während fortgesetzter Ergometerbelastung nach Gabe von ISD und NTG, im Vergleich dazu 18 Patienten mit aortokoronarem Venenbypass ohne Medikation

2. eine ischämiebedingt erniedrigte Ruhe-EF nach Gaben von Nitrokörpern angehoben wird;
3. ein ischämisch bedingter Abfall der Ejektionsfraktion trotz fortgesetzter Ergometerbelastung nach Gabe von Nitrokörpern reversibel ist;
4. die belastungsinduzierte Ischämiereaktion mit Absinken der Ejektionsfraktion ausblieb, wenn den Patienten mit coronarer Herzkrankheit vor Belastungsbeginn Nitrokörper appliziert wurden.

Literatur

1. Klein Chr-P (1979) Die Bedeutung radiokardiographischer Untersuchungen zur Beurteilung des Funktionszustandes des Herzens. Habilitationsschr, Med. Fakultät der Universität des Saarlandes − 2. Rafflenbeul W, Amende I, Simon R, Engel JH, Lichtlen P (1976) Qualitative and quantitative angiography before and after nitroglycerin. In: Roskamm H, Hahn Ch (eds) Ventricular function at rest and during exercise. Springer, Berlin Heidelberg New York, S. 53 − 3. Mathes P, Sebening H, Delius W, Wirtzfeld A (1978) Regionale Ventrikelfunktion nach abgelaufenem Herzinfarkt unter dem Einfluß von Nitraten. 2. Internat. Nitrat-Symp. Berlin, 1978. Abstr. Nr. 44 − 4. Meyer J, Hagermann K, Krebs W, Marx W, Schweizer P, Erbel R, Effert S (1978) Computeranalyse der Druck-Volumenbeziehung vor und nach Gabe von Isosorbiddinitrat. 2. Internat. Nitrat-Symp. Berlin, 1978. Abstr. Nr. 47 − 5. Mehmel HC, Katus H, Bassanur KR, Jebe H, Mäurer W, Kubler H (1978) Vergleich der postextrasystolischen Potenzierung gegenüber der Nitratwirkung bei der Diagnostik linksventrikulärer Asynergien. 2. Internat. Nitrat-Symp. Berlin, 1978. Abstr. Nr. 45 − 6. Kober G, Bussmann WD, Kaltenbach M (1978) Die linksventrikuläre Kontraktionsreserve bei der Koronaren Herzkrankheit unter Nitroglycerin. 2. Internat. Nitrat-Symp. Berlin, 1978. Abstr. Nr. 37 − 7. Niederer W, Raab G, Bachmann K (1978) Wirkungsnachweis von Isosorbiddinitrat am Ventrikulogramm bei koronarer Herzerkrankung. 2. Internat. Nitrat-Symp. Berlin, 1978. Abstr. Nr. 50 − 8. Stauch M, Adam WE, Geffers H, Sigel H, Bitter F, Iress P (1978) Austreibungsfraktion und Motilität des linken Ventrikels in Ruhe und unter Belastung vor und nach Molsidomin. 1. Molsidomin-Symp. München, 1978, S 111

Schalhorn, A. (Med. Klinik III, Klinikum Großhadern der Univ. München), Siegert, W., Sauer, H., Wilmanns, W. (Med. Klinik III, Klinikum Großhadern der Univ. und Abt. Klin. Hämatologie, Inst. für Hämatologie der GSF München): **Hemmung der Dihydrofolatreduktase menschlicher Leukozyten durch Triamteren und seine Metaboliten**

1. Einleitung

2,4,7-Triamino-6-phenyl-pteridin (Triamteren, TA)[1] ist ein kaliumsparendes Diuretikum, das sich insbesondere in Kombination mit Hydrochlorothiazid in der Behandlung von Ödemen verschiedener Genese bewährt hat. Als Pteridinderivat hat es große Ähnlichkeit mit dem Pterinanteil der Folsäureverbindungen und ist eine schwache kompetitive Hemmsubstanz der Dihydrofolatreduktase (FH_2-Reduktase) [6, 8]. Die Hemmwirkung ist ca. 1000fach geringer als die des Zytostatikums Amethopterin (Methotrexat) [6, 8], so daß bei normaler Dosierung eine Enzymhemmung nicht eintritt. Eine Beeinflussung der DNS-Synthese und damit des Wachstums schnell proliferierender Zellsysteme wie z. B. des Knochenmarks ist daher nicht zu erwarten. In einer großen Sammelstatistik über Nebenwirkungen von TA bei 1685 Patienten ist kein Fall von toxischer Knochenmarkschädigung beschrieben [2]. In vereinzelten Kasuistiken wird jedoch über megaloblastäre Anämien nach TA-Dauertherapie berichtet (Übersicht: [6]). Allen Patienten war gemeinsam, daß es sich um fortgeschrittene alkoholische Leberzirrhosen mit gleichzeitig bestehendem Folsäuremangel handelte. Nachdem uns TA und seine Metaboliten Hydroxytriamteren (OH-TA) und der Schwefelsäurehalbester des OH-TA (OH-TA-Ester) als Reinsubstanz zur Verfügung standen[2], erschienen uns Untersuchungen zur Klärung folgender Fragen sinnvoll: Wie ausgeprägt ist die Hemmwirkung von TA und seinen Metaboliten auf die FH_2-Reduktase menschlicher Leukozyten? Beeinflußt TA in vitro den Stoffwechsel und das Wachstum einer menschlichen Lymphomzellinie? Hierzu wurden nach 24, 48 und 72 h die Zellzahl und die Aktivität der FH_2-Reduktase in den Kulturansätzen mit und ohne TA bestimmt. Die Einbauraten von ^3H-Desoxyuridin (^3H-dUR) und ^3H-Thymidin (^3H-dTR) wurden gemessen, und daraus berechneten wir den Quotienten ^3H-dUR/^3H-dTR, da dieser ein gutes biochemisches Maß für die Wirkung von Antifolaten darstellt [5].

2. Methodik

Die Isolierung der Leukozyten und deren Zytolyse erfolgte nach Wilmanns [7]. Einzelheiten über Herkunft, Charakteristika und Wachstumsbedingungen der menschlichen Lymphomzellinie BJAB-B95-8 sind in [1] und [3] angegeben. Die FH_2-Reduktase wurde nach Wilmanns bestimmt [7]. Die Einbauraten von ^3H-dUR und ^3H-dTR wurden nach Sauer gemessen [5]. Am Tag 0 des Versuches wurden die Kulturen mit jeweils 400 Zellen/mm^3 angesetzt. TA wurde in unterschiedlichen Konzentrationen zugesetzt. Jeder TA-Ansatz erhielt zusätzlich einen Kontrollansatz ohne TA. Die Messungen erfolgten nach 24, 48 und 72 h.

3. Ergebnisse

Bei einer Substratkonzentration von 0,05 mM Dihydrofolsäure im Testansatz führten 5×10^{-6} M TA zu einer 50%igen und 7×10^{-5} M TA zu einer vollständigen

---

[1] Jatropur und Dytide-H (50 mg Triamteren + 25 mg Hydrochlorothiazid), Röhm Pharma
[2] Herrn Dr. Völger von der Röhm Pharma, Weiterstadt, sei für die Überlassung der Substanzen herzlich gedankt

Hemmung der FH_2-Reduktase menschlicher Leukozyten. Die kompetitive Hemmung des Enzyms durch OH-TA und den OH-TA-Ester war mit 80 bzw. 50% bei einer Inhibitorkonzentration von 7×10^{-5} M weniger ausgeprägt. Diese geringere Antifolatwirkung zeigte sich auch in den Inhibitorkonstanten, die im Vergleich zu TA ($1,6 \times 10^{-6}$ M) mit $3,9 \times 10^{-5}$ M für OH-TA und $4,1 \times 10^{-5}$ M für den OH-TA-Ester ca. um den Faktor 20 höher lagen. Eine Abnahme der Dihydrofolsäure im Testansatz von 0,05 auf 0,008 mM zog erwartungsgemäß eine stärkere Hemmwirkung des TA nach sich, bei 5×10^{-7} M war das Enzym bereits zu 50% gehemmt.

Die Ergebnisse des Wachstums der Lymphomzellinie BJAB-B95-8 mit und ohne TA sind in Abb. 1 dargestellt. 1×10^{-6} M führte zu keiner Beeinflussung des Zellwachstums. Bei 1×10^{-5} M TA wurde teilweise bereits eine 50%ige Hemmung des Zellwachstums beobachtet. 5×10^{-5} M rief in allen Fällen eine Wachstumshemmung hervor; nach 72 h betrug der Anstieg der Zellzahl nur 12—50% der Kontrollansätze. Eine Steigerung des TA auf 8×10^{-5} M bewirkte das Absterben der gesamten Kultur.

Wie Abb. 2 zeigt, verhält sich die FH_2-Reduktase in den Ansätzen mit und ohne TA unterschiedlich. In den Kontrollkulturen stieg die spezifische Aktivität von im Mittel 1,77 mU/mg nach 24 h auf 3,5 mU/mg nach 48 h an und lag nach 72 h bei 3,17 mU/mg. Dagegen wurde in allen Kulturen mit 1×10^{-6}—5×10^{-5} M TA mit zunehmender Kulturdauer eine Steigerung der FH_2-Reduktase gefunden: Nach 24 h

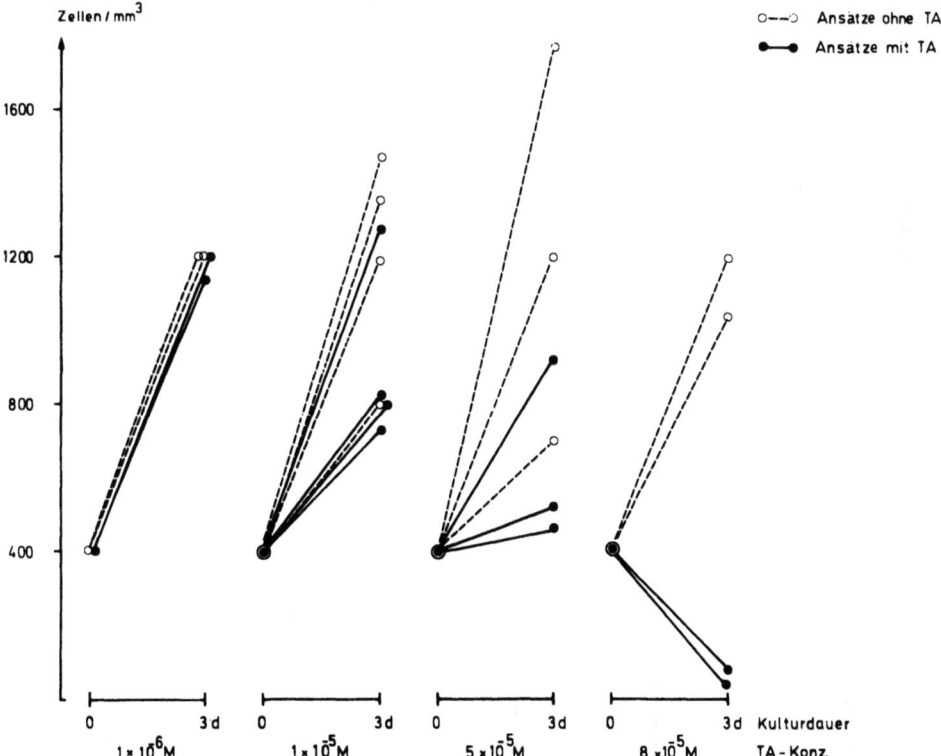

Abb. 1. Zellwachstum der Lymphomzellinie BJAB-B95-8 ohne und unter verschiedenen Triamterenkonzentrationen

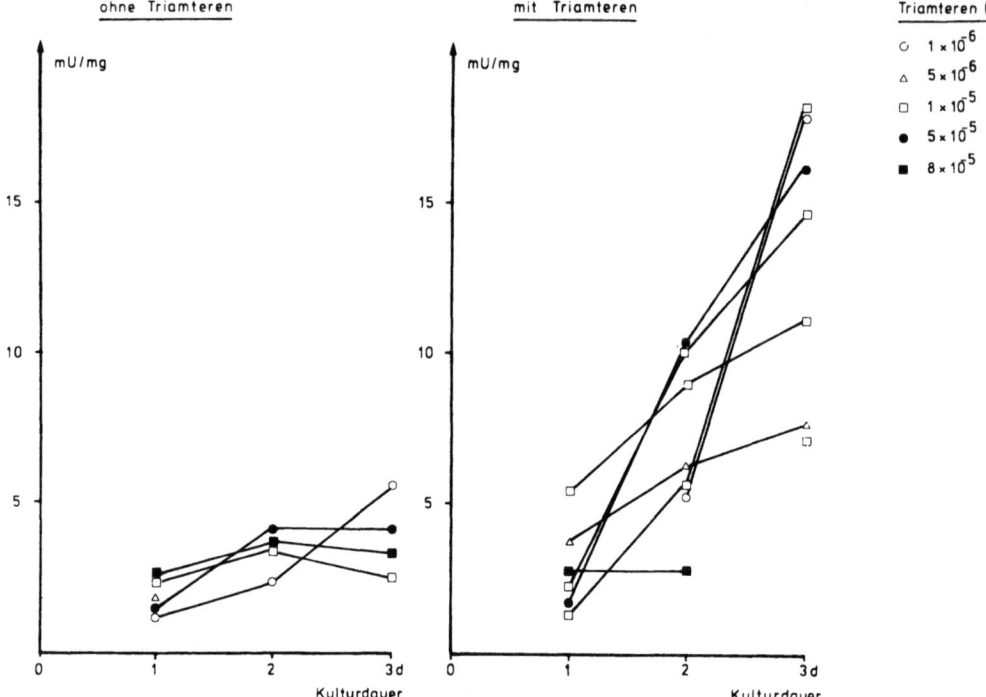

Abb. 2. Verhalten der Dihydrofolatreduktase in den Zellkulturen ohne und mit Triamteren in verschiedenen Konzentrationen

war die spezifische Aktivität mit 3,3 mU/mg bereits doppelt so hoch wie in den Kontrollansätzen und stieg nach 48 h auf 7,4 und nach 72 h auf 13 mU/mg an. Bei 8×10^{-5} M wurde ein Aktivitätsanstieg nach 24 und 48 h nicht beobachtet; nach 72 h reichte das Zellmaterial wegen des Absterbens der Kultur zur Messung der FH_2-Reduktase nicht aus.

Der Quotient der Einbauraten ^{3}H-dUR/^{3}H-dTR als Maß der Antifolatwirkung des TA war bei TA-Konzentrationen zwischen 1×10^{-6} und 1×10^{-5} M nach 24 h gering auf Werte zwischen 0,2 und 0,3 erniedrigt, lag aber nach 48 und 72 h wieder im Normbereich von 0,5–0,65. Bei 5×10^{-5} M schwankten die Ergebnisse, es wurden nach 72 h sowohl normale wie deutlich erniedrigte Quotienten bestimmt. 8×10^{-5} M TA führten zu einer maximalen Erniedrigung der Quotienten auf 0,03 nach 24 und 0,001 nach 48 h.

4. Diskussion

Unsere Ergebnisse zeigen, daß menschliche Leukozyten-FH_2-Reduktase in vitro durch hohe TA-Konzentrationen vollständig gehemmt werden kann und daß die TA-Metaboliten OH-TA und der OH-TA-Ester bei maximal erreichbaren Testkonzentrationen nur eine 70- bzw. 50%ige Hemmung verursachen [6]. Bei Lebergesunden überwiegt im Serum der schwach hemmende OH-TA-Ester [4], so daß eine bedeutende Beeinflussung des Folsäurestoffwechsels nicht zu erwarten ist. In einzelnen Fällen von Leberzirrhose kann der TA-Metabolismus jedoch so verlangsamt sein, daß es zu einer Kumulation von TA kommt [4]. Obwohl TA-Transportstudien bisher nicht durchgeführt wurden, kann man nach unseren Versuchen die Zellgängigkeit von TA zumindest für die Lymphomzellinie BJAB-B95-8 annehmen, da bei TA-Konzentrationen von $\geq 1 \times 10^{-5}$ M eine konzentrationsabhängige Hemmung des Zellwachstums beobachtet wurde. Bei Konzentrationen von 1×10^{-6} M TA sind die Lymphomzellen vollständig und bei Konzentrationen zwischen 1×10^{-5} und 5×10^{-5} M zumindest teilweise in der Lage, die toxischen Effekte des TA auf das Zellwachstum durch Steigerung der spezifischen Aktivität der FH_2-Reduktase auszugleichen. Bei 8×10^{-5} M TA findet entweder ein ausreichender Aktivitätsanstieg nicht mehr statt oder das vermehrt vorhandene Enzym ist trotzdem vollständig gehemmt, so daß der DNS-Stoffwechsel der Zellen stark gestört ist (deutliche Erniedrigung des Quotienten der Einbauraten von ^{3}H-dUR/^{3}H-dTR) und die Zellkultur abstirbt.

Ein Folsäuremangel verstärkt die Wirkung der kompetitiven Hemmsubstanz TA. Daher scheint in einzelnen Fällen von schwerer Leberzirrhose das Auftreten megaloblastärer Anämien unter einer TA-Dauermedikation möglich, wenn zusätzlich zur verlangsamten TA-Metabolisierung mit der daraus resultierenden Kumulation ein Folsäuremangel besteht.

Wir danken Frl. H. Legenbauer, Frau T. Mönch, Frau G. Stupp-Poutot und Frau U. Wünsch für die ausgezeichnete technische Assistenz.

Literatur

1. Fresen KO, zur Hausen H (1976) Establishment of EBNA-expressing cell lines by infection of Epstein-Barr virus genome negative human lymphoma cells with different EBV strains. Int J Cancer 17: 161–166. – 2. Klein H (1975) Triamteren: Klinische Pharmakologie, Indikationsbereiche und Nebenwirkungen eines Diuretikums. Therapiewoche 25: 5135–5142 – 3. Luka J, Siegert W, Klein G (1977) Solubilization of the Epstein-Barr virus determined nuclear antigen and its characterization as a DNA-binding protein. J Virol 22: 1–8 – 4. Müller-Herman R (1979) Vergleichende pharmakologische Untersuchungen von Triamteren und seinen Metaboliten bei Gesunden und bei Patienten mit Leberzirrhose. Dipl.-Arbeit, Frankfurt 1979 – 5. Sauer H, Schalhorn A, Wilmanns W (1979) The biochemistry of the citrovorum factor rescue effect in normal bone marrow cells after high-dose methotrexate. Eur J Cancer 13: 1203–1209 – 6. Schalhorn A, Wilmanns W (1979) Die Wirkung von Triamteren und seinen Metaboliten auf die Dihydrofolatreduktase menschlicher Leukozyten. Drug Res 29: 1409–1411 – 7. Wilmanns W (1974) Dihydrofolatreduktase. In: Bergmeyer HU (Hrsg) Methoden der enzymatischen Analyse, Bd. 1. Verlag Chemie, Weinheim, S 706–712 – 8. Wilmanns W, Hamfelt A (1964) Medikamentös bedingte Störungen der Blutzellreifung durch Hemmung der Enzyme des Folsäurestoffwechsels. Verh Dtsch Ges Inn Med 70: 586–592

Symposium:
Klinische Therapieprüfung

Einführung zum Thema

Neuhaus, G. A. (Schloßpark-Klinik Berlin)

Referat

Auf den Symposien unserer Jahresversammlungen werden wissenschaftliche Probleme von jeweils aktueller Bedeutung für die Innere Medizin dargestellt und eingehend diskutiert. Grundsätzliche Probleme der Therapie und der Arzneimittelsicherheit waren und sind solche Themen, denen sich unsere Gesellschaft in besonderer Weise verpflichtet weiß.

Es verdient deswegen festgehalten zu werden, daß sich die Deutsche Gesellschaft für Innere Medizin schon immer – 1911 gründete sie die Arzneimittelkommission – um Fragen der Arzneimittelsicherheit bemüht hat: 1965 veröffentlichte der Vorstand unserer Gesellschaft die mit der Deutschen Pharmakologischen Gesellschaft abgestimmten „Richtlinien für die klinische Prüfung von Arzneimitteln" [7], die im wesentlichen heute noch dem internationalen Standard entsprechen, insbesondere auch was die wissenschaftlichen Grundlagen und die ethischen Voraussetzungen therapeutischer Versuche betrifft.

Die Verhandlungen unserer Tagungen haben seitdem die öffentlichen Diskussionen um das neue Arzneimittelgesetz (AMG 1976) und die damit zusammenhängenden Probleme in der einer wissenschaftlichen Gesellschaft anstehenden Weise begleitet: durch Veröffentlichung wissenschaftlich begründeter Ergebnisse [12–16] als Entscheidungshilfe für gesetzgeberische und administrative Maßnahmen und als Orientierungsrahmen für die in Klinik, Praxis und forschender Industrie tätigen Ärzte.

Therapeutische Sicherheit kann niemals absolut erreicht werden. Die auch einer begründeten und lege artis durchgeführten Pharmakotherapie stets anhaftenden Risiken können und müssen durch die Ergebnisse kontrollierter klinisch-therapeutischer Arzneimittelprüfungen verringert werden. Diese Risiken ergeben sich aus dem nachgewiesenen therapeutischen Wert eines Arzneimittels bei seiner angegebenen Indikation und den bei der Anwendung beobachteten Nebenwirkungen. Die Festlegung eines therapeutisch tolerablen Risikos bleibt eine ärztliche Ermessensentscheidung, die verantwortlich generell (Zulassungsverfahren: § 21 [1] AMG 76) und im individuellen Behandlungsfall nur in Kenntnis der Ergebnisse kontrollierter Therapiestudien getroffen werden kann. Die Anwendung von Arzneispezialitäten, denen fälschlich ein therapeutischer Nutzen zugerechnet wird, gefährdet die therapeutische Sicherheit durch die Folgen der Nichtbehandlung.

In letzter Zeit sind grundsätzliche, methodische, juristische und ethische Einwände gegen die kontrollierte therapeutische Arzneimittelprüfung erhoben worden [1, 3, 5], die inzwischen zu einer Diskussion auch jenseits unserer Grenzen geführt haben [2, 6, 8, 11, 17].

Aus unterschiedlichen weltanschaulichen Positionen heraus sind wissenschaftstheoretische Gegensätze aufgebrochen, aber auch berechtigte Bedenken erhoben worden gegen erkenntnishemmende „kritische Einstellungen im Sinne fragwürdiger ethischer oder technologischer Perfektionspostulate" ..., die im täglichen Leben ([9] S. 225) „verselbständigt, radikalisiert, übersteigert und ohne Rücksicht auf Ziele, Umstände sowie Nebenfolgen praktiziert" werden könnten ([10] S. 26). Der Hinweis auf Clofibrat möge genügen.

Einige Bemerkungen seien zum wissenschaftstheoretischen Dissens angefügt ([10] s. Anmerkung). Die aus Beobachtungen an Einzelfällen zusammengesetzte Erfassung des Erkenntnisbereiches mit einem „ganzheitlichen" Überbau [5], der alles „im Innersten zusammenhält", verzichtet auf die epistemologische Kohärenz, die ansonsten das menschliche Wissen durch ein methodisch-logisches Beziehungsnetz ordnet, das grundsätzlich alle cognitiven Elemente einbezieht und so aus unserem Wissen erst ein Erkenntnissystem macht.

Entscheidend ist aber die grundsätzliche Ablehnung einer höheren Form der Generalisierung von Aussagen anhand wissenschaftlicher Theorien und Hypothesen (die durch Kritik und Überprüfung zu begründen sind) zugunsten einer „subjektiven Beurteilung" [5].

Zu dieser Form des „additiven Erkenntnisstils" gehört eine quantitative Art des Begründungsvorganges: Die mengenhafte Begründungskraft von Argumenten soll – im Sinne von „mehr Eideshelfern" als der Gegenseite zur Verfügung stehen –, etwa durch die Vorlage positiver Patientenaussagen über ein Heilmittel, den qualitativen methodisch festgelegten Rechtfertigungsprozeß anhand einer Hypothese ersetzen.

Der kontrollierte klinische Versuch ist demgegenüber ein *wissenschaftliches Experiment,* das methodisch so angelegt ist, daß eine vorgegebene Hypothese bestätigt oder verworfen werden kann. Die *Bedingungen des Experiments* sind nach Entwurf und Durchführung auf das erkenntnistheoretische Rechtfertigungsziel ([10] S. 119) der Hypothese angelegt: Vor dem Urteil stehen Analyse, Interpretation und Schlußfolgerungen. Die Bedingungen des Experiments müssen deswegen auch die Bedingungen des klinischen Versuchs sein. Die *Anlage* des klinischen Versuchs („Design") wird bestimmt durch die wissenschaftliche Frage, aber auch durch die ethische Auflage, das Interesse des Patienten in bestmöglicher Weise zu sichern.

Ethische Überlegungen und *operationale Bedingungen* können einem Design den Vorzug vor einem anderen geben oder es auch ganz verwerfen lassen, sie beeinflussen aber prinzipiell nicht den *logischen Aspekt* des kontrollierten klinischen Versuchs [4].

Das führt abschließend auf zwei verschiedene, häufig miteinander vermengte Aspekte ethischer Implikationen des kontrollierten klinischen Versuchs.

Ethische Entscheidungen grundsätzlicher Natur bilden die „existentielle Basis" der Wissenschaft in Form einer normativen Rationalitätskonzeption [10]: Es ist unethisch, in der Wissenschaft unkritische und irrationale Ansätze und Verfahren zuzulassen und diese dogmatisch gegen Kritik zu sperren.

Von dieser zwingenden ethischen *normativen Grundlage der Wissenschaft* sind ebenso zwingende ethische Postulate bei der *Anwendung* wissenschaftlicher *Methoden* beim Patienten zu trennen. Beide ethische Forderungen stehen auf prinzipiell gleicher Werthöhe, sie beziehen sich aber auf unterschiedliche kategoriale Strukturen.

Aus der Vielzahl der z. Z. laufenden Therapiestudien wurden solche ausgewählt, an denen sich spezifische Probleme und Schwierigkeiten methodischer und praktischer Art und deren Lösungsmöglichkeiten in exemplarischer Weise aufzeigen lassen.

Die offene Darlegung von Problemen und praktischen Schwierigkeiten bei Anlage und Durchführung kontrollierter klinischer Studien, wie sie auf diesem Symposion dargestellt werden, ist ein Indiz dafür, daß die ethischen Implikationen ernst genommen werden. Es wäre unredlich, diese als Argument gegen den kontrollierten klinischen Versuch zu benutzen.

Literatur

1. Burkhardt R, Kienle G (1978) Controlled clinical trials and medical ethics. Lancet 2: 1356–1359 – 2. Feinstein AR (1980) Should placebo-controlled trials be abolished? Eur J Clin Pharmacol 17: 1–4 – 3. Fincke M (1977) Strafbarkeit des „kontrollierten Versuchs" beim Wirksamkeitsnachweis neuer Arzneimittel. NJW, 24: 1094 – 4. Johnson FN, Johnson S (1977) Clinical trials. Blackwell Scientific Publ., Oxford London Edinburgh Melbourne – 5. Kienle G (1976) Der Wirksamkeitsnachweis im Arzneimittelrecht. ZRP 65 – 6. Lasagna L (1979) Placebos and controlled trials under attack. Eur J Clin Pharmacol 15: 373–374 – 7. Mitt. d. Vorstands der Dtsch. Ges. f. Inn. Med. (1965) Richtlinien für die klinische Prüfung von Arzneimitteln. Verh Dtsch Ges Inn Med 71: 976 – 8. Sherry S (1980) Frustrations with clinical trials. Eur J Clin Pharmacol 17: 79–80 – 9. Spinner HF (1974) Pluralismus als Erkenntnismodell. Suhrkamp, Frankfurt/Main – 10. Spinner HF (1977) Begründung, Kritik und Rationalität, Bd. 1. Vieweg, Braunschweig. Anmerkung: Ich folge hier, streckenweise wörtlich, den überzeugenden Ausführungen Spinners über den additiven Erkenntnisstil (S. 82) und die Bedeutung des Rechts für das Erkenntnisproblem (S. 117) – 11. Tygstrup N, Christensen E, Juhl E (1979) Randomisierte klinische Therapiestudien in der Hepatologie. Internist 20: 565–570 – 12. (1968) Störungen der Arzneiwirkungen durch kompetitive Mechanismen. Verh Dtsch Ges Inn Med 74: 783 – 13. (1970) Das Risiko in der Pharmakotherapie. Verh Dtsch Ges Inn Med 76: 1053 – 14. (1973) Grundlagen einer optimalen Arzneitherapie. Verh Dtsch Ges Inn Med 79: 197 – 15. (1977) Therapieüberwachung und Erfassung von Arzneimittelnebenwirkungen in Praxis und Klinik. Verh Dtsch Ges Inn Med 83: 1484 – 16. (1979) Arzneimittelinduzierte Bluterkrankungen. Verh Dtsch Ges Inn Med 85: 664 – 17. Wilhelmsen L (1979) Ethics of clinical trials – The use of placebo. Eur J Clin Pharmacol 16: 295–297

Alternativen klinischer Therapiebeurteilung

Überla, K. K. (Inst. für Med. Informationsverarbeitung, Statistik und Biomathematik, München)

Referat

Klinische Therapiebeurteilung ist ein Teil der klinischen Forschung. Über diese klinische Forschung – in der Bundesrepublik und im Ausland – haben sich Berufenere des öfteren Gedanken gemacht. Dabei wurde bisweilen die These vertreten, daß klinische Forschung im Kern auf der sorgfältigen, mit immer neuen Meßverfahren betriebenen Beobachtung einzelner Fälle beruht und der Statistik und Epidemiologie nur am Rande bedarf. Eine derartige These ist falsch.

Die klinische Forschung – insbesondere aber die klinische Therapiebeurteilung – ruht auf der Basis empirisch erhobener Information, auf Grund derer man Aussagen macht, die auf andere Patienten übertragen werden. Sowohl das Zusammenstellen empirisch erhobener Information als auch das Übertragen auf andere Patienten machen statistisch-methodische Überlegungen nötig. Wenn man nicht auf der rudimentären Ebene intuitiven Erkennens auf Grund einer einzelnen Beobachtung bleibt, benötigt man zur Bearbeitung empirischer Information und zur Verallgemeinerung mehr oder weniger weitgehend statistische Verfahren. Die klinische Therapiebeurteilung ist daher untrennbar mit Methodik und Statistik verflochten. Klinische Forschung und Therapiebeurteilung geht zwar vom Einzelfall aus, sie ist aber immer auf die Massenaussage und auf das Aufstellen von Regeln ausgerichtet, und dies wird durch statistische Ansätze soweit verfeinert, daß das bloße Aufstellen von Regeln in intuitiver Weise auf Grund einer einzelnen Beobachtung den heutigen wissenschaftlichen Ansprüchen nicht mehr genügen kann.

Die Anwendung statistisch-methodischer Verfahren in der klinischen Therapiebeurteilung ist im Einzelfall kontrovers, und zwar im wesentlichen aus drei Gründen: 1. Die Auswahl der effektiven Methodenkombination aus der Vielfalt der Möglichkeiten für eine konkrete klinische Studie ist ein komplizierter Optimierungsprozeß, der Erfahrung voraussetzt. 2. Statistische Verfahren werden auch als Alibi verwendet, um Arbeiten wissenschaftlicher erscheinen zu lassen, und nicht als integraler Bestandteil der Studien und Aussagen. 3. Die betroffenen Interessen – die des Forschers, des Herstellers oder der Gesundheitsbehörde – sind oft gewichtig und stärker als das Methodenbewußtsein. Der resultierende Dissens unter Fachleuten zu methodischen Fragen an konkreten Beispielen sagt nichts über den Wert der Ansätze an sich aus.

Statistik und Methodik in der klinischen Therapiebeurteilung sind also aus zwei Gründen unabdingbar:
1. Die Sachaussage soll so weit wie möglich wissenschaftlich fundiert sein.
2. Die Sachaussage soll kommunizierbar und konsensfähig sein.

Es ergeben sich daraus zwei Thesen: 1. Eine intuitive, subjektive Therapiebeurteilung allein genügt heute nicht mehr, wenn man den Anspruch auf Wissenschaftlichkeit aufrechterhalten möchte. 2. Es gibt keine objektive, kommunizierbare und konsensfähige Therapiebeurteilung ohne statistische Methodik.

Diese beiden Thesen bedürfen eigentlich keiner näheren Begründung, da sie jedem ernsthaften klinischen Forscher einleuchen und geläufig sind. Ziel meines Vortrags als Einleitung der Sitzung ist es, 1. zu zeigen, daß es eine Fülle von Ansätzen und Alternativen für die klinische Therapiebeurteilung gibt, 2. eine gedankliche Ordnung dieser Vielfalt für den klinischen Forscher anzubieten, eine Übersicht über Bekanntes, 3. Entwicklungstendenzen kurz anzudeuten, 4. Aktuelle Hinweise für vernünftiges Vorgehen bei der klinischen Therapiebeurteilung zu geben.

Methodenübersicht

Zunächst sind *deskriptive Verfahren* zu nennen, z. B. um die Lage, die Form, die Streuung der Verteilungen festzustellen. Dabei kommt es darauf an, die richtigen Untergruppierungen aufzuspüren und so zu untergliedern, daß man die wesentlichen Komponenten der Variation beschreibend zeigt. Die sorgfältige und ins einzelne gehende Deskription ist ein ganz wesentlicher Teil der klinischen Therapiebeurteilung. Hier liegt das Lügen mit der Statistik und das Finden der Wahrheit mit der Statistik sehr eng beieinander. Graphische Darstellungen bieten besondere Möglichkeiten für beides.

Die *Versuchsplanung* bietet eine Fülle von Ansätzen zur klinischen Therapiebeurteilung. Zufallszuteilung, Blockbildung und Wiederholung sind ihre wesentlichen Instrumente. Entscheidend ist der Eingriff des Experiments, die Zufallszuteilung, gegenüber der bloßen Beobachtung. Bloße Beschreibung und geplante Versuche sind streng auseinander zu halten. Die Fülle der bekannten und teilweise komplizierten Versuchspläne wird in der klinischen Therapiebeurteilung noch lange nicht genügend ausgenutzt.

Zu jedem geplanten Versuch gehört ein bestimmter *statistischer Test,* z. B. eine einfache Varianzanalyse. Ein solcher Test hebt in bekannter Weise die Aussage, Behandlung A wirkt anders als Behandlung B, auf eine höhere Erkenntnisebene. Er ordnet dieser Aussage eine bestimmte Irrtumswahrscheinlichkeit zu, z. B. 1%. Statistische Tests gehören zum Standardvorgehen in der klinischen Therapiebeurteilung. Sie bringen eine Reihe von Problemen mit sich, z. B. die Frage mehrfachen Testens mit der zugehörigen Veränderung der Irrtumswahrscheinlichkeit.

Sowohl bei geplanten Versuchen als auch bei bloßen Beobachtungen kann man statistische *Schätzverfahren* anwenden. Mit solchen Schätzverfahren wird im Prinzip die Frage gestellt, in welchem Bereich der wahre Wert in einer Grundgesamtheit liegt. Schätzverfahren sind in der klinischen Forschung wichtig, weil die interessierende Frage oft nicht so sehr ist, ob ein Unterschied zwischen Behandlungen besteht, sondern wie groß dieser Unterschied ungefähr ist.

Schließlich sind die *explorativen Verfahren* zu nennen. Sie laufen darauf hinaus, ein vorhandenes Material – gewonnen mit oder ohne Versuchsplanung – nach sinnvollen Hypothesen durchzukämmen. Sie sind streng zu trennen vom statistischen Test, der mit einer bestimmten Irrtumswahrscheinlichkeit verknüpft ist. Man kann dieselbe Irrtumswahrscheinlichkeit auch als deskriptive Größe oder als Hinweis auf eine Hypothese auffassen. Auch die explorativen Verfahren sind äußerst vielfältig.

Zu erwähnen ist, daß die Unterstützung durch Datenverarbeitung bei allen Methoden eine praktische Rolle spielt. Einzelne, besonders aufwendige Verfahren sind nur durch Datenverarbeitung möglich. Die zunehmende Verfügbarkeit von Programmen und Computern hat auch negative Aspekte, z. B. treten Fehlschlüsse vermehrt auf.

Neben diese Methodenübersicht sind typische Studienansätze zu stellen. Die typischen Studienansätze, die zur klinischen Therapiebeurteilung herangezogen werden können, machen von den hunderten von Methoden in unterschiedlichem Ausmaß Gebrauch.

Typische Studienansätze

Zunächst sind *Einzelfallanalysen* zu nennen. Die wiederholte Beobachtung am selben Patienten erlaubt die Anwendung nahezu aller statistischer Verfahren auf die Daten eines einzelnen Falles. Die Grundgesamtheit, auf die dabei verallgemeinert wird, ist nur dieser eine Fall. Dies ist die wesentliche Einschränkung von Einzelfallanalysen. Man kann nicht mit Hilfe eines methodischen Instruments, sondern nur per Analogie auf andere Patienten schließen. Inwieweit dies ausreicht, ist im einzelnen zu prüfen. Auch eine Versuchsplanung – z. B. der Auslaßversuch –

ist am einzelnen Patienten möglich. Wenn man zeigen kann, daß bei einem einzelnen Patienten durch die Anwendung einer Behandlung bestimmte Erscheinungen hervorgerufen und wieder abgeschaltet werden können, und zwar wiederholt, ist man einem Wirksamkeitsnachweis sehr nahe. Die Übertragung auf andere Patienten erfolgt dann freilich per Analogie – ähnlich der Übertragung der Erfahrung vom Tierexperiment auf den Menschen, freilich auf einer etwas sichereren Basis. Als Variation, mit der man die Variation eines einzelnen Verlaufs vergleicht, wird die jeweilige Meßgenauigkeit dienen. Es ist also nicht so, daß man mit einem einzigen Fall keine Statistik betreiben kann. Auch beim Einzelfall sind deskriptive, graphische Verfahren, Versuchsplanung, statistische Tests, Schätzverfahren und explorative Verfahren möglich und erleichtern die Inferenz. Die sorgfältige empirische Beobachtung und statistische Analyse von Einzelfällen hat eine große Bedeutung für die klinische Therapiebeurteilung, denn aus ihnen wachsen neue Ideen und neue Zusammenhänge, freilich nie gesicherte Nachweise.

Klinische *Beobachtungsstudien* ohne mitgeführte gleichzeitige Kontrollen, eventuell mit historischen Vergleichen, sind eine weitere Möglichkeit der klinischen Therapiebeurteilung. Sie werden durchgeführt, wenn man der Meinung ist, man müsse allen Patienten eine bestimmte Behandlung geben und könne diese niemanden vorenthalten. Historische Kontrollen haben in vielen Fällen zu falschen Schlüssen geführt. Mir ist in meiner langjährigen Praxis noch nie ein Problem begegnet, in dem man nicht durch geeignete Definition der Aufnahmekriterien für die Studie, und durch geeignete Auswahl der Vergleichsbehandlungen randomisierte gleichzeitige Kontrollen hätte gewinnen können. Wenn man eine reine Beobachtungsstudie ohne Kontrollgruppe durchführt, muß man einen zusätzlichen wichtigen Störfaktor, den man nicht mehr eliminieren kann und der zu Fehlschlüssen führt, in Kauf nehmen. Der Vergleich mit der historischen Kontrolle kann durch unterschiedliche Beobachtung, durch Selektion und Veränderung des natürlichen Verlaufs der Krankheit überlagert sein. Diese drei Effekte zusammen sind oft größer als ein etwaiger Therapieeffekt.

Bei Einzelfallanalysen und klinischen Beobachtungsstudien geht man im allgemeinen prospektiv vor, d. h. man beobachtet von einem Zeitpunkt an in die Zukunft hinein definierte Merkmale. Bei *Fall-Kontrollstudien* geht man von bestimmten Fällen aus – z. B. solchen mit unerwünschten Ereignissen – und versucht, etwas über die vergangene Exposition zu erfahren. Auch hierbei wird eine Vergleichsgruppe herangezogen, eben die Kontrollfälle. Ihre Auswahl und die Erzielung der Vergleichbarkeit der Gruppen ist methodisch schwieriger und nie so sicher zu erreichen, wie in kontrollierten klinischen Prüfungen. Auch treten Lücken in der Beobachtung und Erinnerungsfehler häufiger auf als bei prospektiver Beobachtung. Fall-Kontrollstudien sind nützliche Instrumente, die z. B. bei Nebenwirkungsfragen eine wichtige Rolle spielen, weil sie im Nachhinein angesetzt werden können und weniger Zeit und geringeren Aufwand brauchen als kontrollierte klinische Prüfungen. Ihr Aussagewert ist aber auch schwächer.

Die via regia zur klinischen Therapiebeurteilung sind seit Martini *kontrollierte klinische Studien*. Das entscheidende Merkmal einer kontrollierten klinischen Prüfung ist die Zufallszuteilung. Die Verblindung – Einfach- oder Doppelblindversuch – ist demgegenüber nicht so wichtig. Die Zufallszuteilung ist die einzige Möglichkeit, die es gibt, unbekannte Störeinflüsse einigermaßen gleichmäßig auf Prüfgruppe und Vergleichsgruppen zu verteilen. Kontrollierte klinische Studien sind in der wissenschaftlichen Welt als der erstrebenswerte Weg der Erkenntnisgewinnung in der klinischen Therapiebeurteilung allgemein akzeptiert, ohne daß sich daraus ein Monopolanspruch ableitet. Sie kommen durch die Zufallszuteilung und die prospektive Beobachtung einem Kausalschluß am nächsten. Es gibt keine validen wissenschaftliche Einwände gegen solche Studien, freilich eine Reihe technischer Probleme, Kostenprobleme und ethische Fragen. Sicher kann man Beispiele für unethische kontrollierte klinische Prüfungen finden. Andererseits hat dieser Studienansatz die Formulierung der ethischen Probleme erst erlaubt und hervorgebracht. Sie sind die effektivste Weise, um valide Information über eine Therapie zu erhalten und sie haben sehr viel zum modernen Wissen über Arzneimittel beigetragen.

Schließlich sind noch *Kohortenstudien* zu nennen. Der Begriff kommt aus der Epidemiologie. Eine Kohorte ist eine Gruppe von Individuen, die einen gemeinsamen Einflußfaktor tragen. Eine solche Kohorte – z. B. eine große Gruppe chronisch Kranker – wird auf die vorliegenden Symptome untersucht und dann weiter beobachtet, während eines mehr oder weniger langen Lebensabschnitts. Ziel sind Aussagen über Entstehung und Verlauf chronischer Krankheiten. Im Prinzip entsprechen solche Kohortenstudien den Beobachtungsstudien.

Entwicklungstendenzen

Von den zahlreichen Entwicklungstendenzen kann ich nur einige nennen, entsprechend meiner persönlichen Gewichtung:
1. Explorative Verfahren, graphische Verfahren und die Deskription in Untergruppen spielen eine zunehmende Rolle.
2. Die Beurteilung von Therapiemustern – nicht einzelner Merkmale, sondern eines ganzen Musters – könnte eine vielversprechende Entwicklungsrichtung sein.
3. Die sorgfältige Beobachtung und Analyse einzelner Verläufe mit zahlreichen Merkmalen unter intensiver Computerunterstützung bietet neue Chancen der Erkenntnisgewinnung. Dabei wird der Auslaßversuch vielleicht eine neue Bedeutung gewinnen können.
4. Epidemiologische Untersuchungen werden für die klinische Therapiebeurteilung wichtiger wegen der Übertragung in die Praxis und der Probleme der praktischen Anwendung.
5. Konflikte und Kontroversen über die Beurteilung von Therapie werden nicht abnehmen, sondern tendenziell eher zunehmen. Sie werden mit immer neuen technischen Mitteln und Argumenten geführt. Die Argumentation wird immer aufwendiger und es wird sich schließlich die Frage stellen, in welchen Bereichen oder unter welchen Umständen man auf einfache Ansätze zurückgehen kann.

Hinweise für klinische Forscher

Was kann man als klinischer Forscher tun, um sich in der Methodenvielfalt mit den zahlreichen Alternativen zurechtzufinden und um wissenschaftliche Untersuchungen von hohem Standard durchzuführen? Lassen Sie mich dazu wenige einfache Vorschläge machen:

Man sollte klinische Prüfungen und Therapiebeurteilungen auf einfache Ansätze bringen. Beispiel: Ein klinischer kontrollierter Versuch, fixed sample trial, mit zwei

Behandlungsgruppen und wenigen Zielgrößen, klar definierten Aufnahmebedingungen und überschaubarem Aufwand.

Man sollte mehr als bisher und extensiver explorative Verfahren einsetzen, nachdem man die vorab definierten statistischen Tests durchgeführt hat.

Man sollte nicht versuchen, epidemiologische Ansätze und Argumentationsweisen aus der Betrachtung auszuschließen, sondern sie in ihrem Stellenwert, der geringer ist als Mediziner meinen, erkennen und nutzen.

Man sollte das Weglassen von Standardtherapien bis zu einer individuellen Grenze in geeigneten Fällen und unter Überwachung gezielt einsetzen – sei es in einer klinischen Prüfung, sei es in der einzelnen Behandlung. Im Einzelfall gibt das Weglassen von Therapie ein Gefühl dafür, wann eine Therapie bei diesem einen Patienten anspricht und ob sie anspricht. Dieser Grenze kann man sich in vielen Fällen empirisch nähern, ohne den Patienten zu gefährden, gegebenenfalls auch blind. Der natürliche Verlauf der Krankheit ist im Abstand von Jahrzehnten und Jahrhunderten auch in großen Versuchen immer wieder zu überprüfen, einmal weil er sich ändert, zum anderen weil wir immer neue Untersuchungsverfahren haben, über die wir nur unter Therapie etwas wissen, sonst nichts.

Man sollte eine echte Partnerschaft und Zusammenarbeit mit dem Methodiker anstreben und nicht eine Abhängigkeit, das wird sich lohnen.

Die klinische Therapiebeurteilung hat zahlreiche methodische Alternativen und Varianten. Es handelt sich um einen relativ jungen Wissenschaftsbereich, in dem noch nicht alles festgefügt und abgeklärt ist. An einzelnen Punkten hat man jedoch festes Land unter den Füßen, z. B. bei kontrollierten klinischen Prüfungen und bei Fall-Kontrollstudien. Die zahlreichen methodischen Varianten erlauben für nahezu jede klinische Fragestellung die Möglichkeit zur Verschärfung der Aussage.

Das Feld der klinischen Therapiebeurteilung bietet drei grundsätzliche Herausforderungen für den Forscher:
1. Im konkreten Einzelfall eine klinische Versuchsanforderung und ein Protokoll zu finden, das eine präzise Frage stellt, durchführbar ist, Chancen auf eine Antwort bietet, den möglichen Schaden für die Patienten minimiert und den erwartbaren Erkenntniszuwachs maximiert. Die Entwicklung eines guten Studienprotokolls ist eine große und ständig neue Herausforderung, die sehr reizvoll ist.
2. Die klinische Methodologie der Erkenntnisgewinnung zur Therapiebeurteilung ist weiter zu entwickeln. Das Ausfeilen einer solchen klinischen Methodologie der Erkenntnisgewinnung ist eine Herausforderung an die klinischen Methodiker unter uns.
3. Der Zustand der konkreten Therapiebeurteilung hinsichtlich fast aller wichtigen Krankheiten ist unbefriedigend. Praktischen Konsens über Therapiemaßnahmen im Detail gibt es weltweit selten. Dieselben Patienten werden an unterschiedlichen Stellen der Welt unterschiedlich behandelt. Was fehlt, ist eine formal definierte Zusammenstellung der empirisch gesicherten Aussagen zur Therapiebeurteilung, die innerhalb von Kulturkreisen zumindest konsensfähig sein müßten. Ein derartiges empirisches Aussagewerk, bezogen auf konkrete Indikationen und Handlungsweisen – bisher durch Lehrbücher und Kongresse geleistet – wäre ständig fortzuschreiben. Arzneimittelbehörden, Hersteller und Ärzte würden sich an einem derartigen empirisch fundierten Aussagewerk zur Therapiebeurteilung in gleicher Weise stoßen.

Die Zunahme des objektivierten empirischen Wissens und seiner Verfügbarkeit, die Zunahme der gesamten Plausibilität dieses empirisch gesicherten Wissens ist der Maßstab für den Forscher im Bereich der klinischen Therapiebeurteilung. Die Beispiele dieser Sitzung können zeigen, inwieweit diese Plausibilität tatsächlich zunimmt.

Chemotherapie und Immuntherapie zur Erhaltung der kompletten Remission bei akuter myeloischer Leukämie – eine monozentrische kontrollierte klinische Studie in der Planung

Büchner, T., Urbanitz, D. (Med. Klinik und Poliklinik Münster), Wingert, F. (Inst. für Med. Informatik und Biomathematik der Univ. Münster)

Referat

Das Projekt einer kontrollierten klinischen Studie Chemoimmunotherapie der akuten myeloischen Leukämie in Münster entstand aus der heutigen *Situation der Therapie* dieser Erkrankung, aus den *möglichen Neuansätzen,* aus der Situation einer Klinik als *Behandlungszentrum* und aus dort bestehenden *Forschungsschwerpunkten.*

Zur *Situation der Therapie* ist zunächst festzustellen, daß die akute myeloische Leukämie zu den bösartigsten Tumorkrankheiten zählt, die wir kennen. Die mittlere Lebenserwartung ohne spezielle Therapie liegt unter 2 Monaten [30]. Doch während die Therapie der akuten Leukämie im Kindesalter – nicht weniger bösartig – in den letzten 10 Jahren entscheidende Fortschritte gemacht hat, so daß etwa die Hälfte dieser Kinder heute geheilt werden kann, sind die Erfolge bei der akuten Erwachsenen-Leukämie trotz einiger Fortschritte noch absolut unbefriedigend. Die einschlägigen Publikationen aus den Jahren 1975–1979, also aus einer Zeit, in der bereits die heute wirksamsten Cytostatika, Antibiotika und Transfusionstechniken zur Verfügung standen, ergeben folgendes Bild: Eine komplette Remission wurde bei 45–62% der Patienten erzielt. Bei der Induktionstherapie waren 5–45% Frühtodesfälle in den ersten 6 Wochen in Kauf zu nehmen. Die empirischen Mediane der Überlebenszeiten streuen zwischen 2,5 und 16 Monaten. Mehr als 3 Jahre überlebten 5–20%, im Mittel 8,6% von insgesamt 1155 Patienten [6, 11–13, 20, 25, 27–29, 35, 36].

Unter den wenigen therapeutischen *Neuansätzen* haben einige durchaus zu ersten ermutigenden Resultaten geführt. So erbrachte die Kombination der wirksamsten Cytostatika Cytosinarabinosid, Daunorubicin bzw. Adriamycin zum Teil zusätzlich mit Thioguanin herausragende Remissionsraten, zunächst an noch kleinen Fallzahlen [8, 13, 28, 29] (Tabelle 1). Auch in der Remissionserhaltung gibt es einige hoffnungsvolle Ansätze (Abb. 1). Überdurchschnittlich hohe Anteile von Langzeitremissionen resultierten aus cytostatischer Erhaltungstherapie [8, 25], Androgengabe [17] und Immuntherapie (5). Dabei ist die Rolle der Chemotherapie bei der Remissionserhaltung durchaus noch unklar. So wurde nach einem einzigen Kurs

	n	CR (%)
Rees et al. (1977)	20	85
Büchner et al. (1979)	25	76
Preisler et al. (1979)	36	67
Gale und Cline (1977)	34	82

Tabelle 1. Anteile kompletter Remissionen (CR) bei Induktionstherapie der akuten myeloischen Leukämie durch Kombination von Cytosinarabinosid und Daunorubicin (Preissler et al.) bzw. zusätzlich Thioguanin (übrige Autoren). n = Zahl behandelter Patienten; CR = komplette Remissionen

einer intensiven Induktionstherapie ohne jede weitere Therapie ein Median der Remissionsdauer von 10 Monaten erreicht [31]. Während eine Immuntherapie mit allogeneischen Leukämiezellen in geringerer Dosierung + BCG die Rate der Langzeitremissionen nicht erhöhte [27] war die Immuntherapie mit allogeneischen Blasten in hoher Dosierung und optimierter Applikation wesentlich erfolgreicher [5]. Hoffnungsvoll erscheinen auch erste Resultate der Knochenmarkstransplantation in der ersten Remission. Es liegen noch zu wenig Lanzeitergebnisse vor, um diese Therapie, die außerdem dem kleinen Anteil von Patienten mit geeigneten Spendern vorbehalten ist, besser bewerten zu können.

Einer der interessantesten Ansätze zur Verlängerung der Remission ist zweifellos die Immuntherapie (Übersicht bei [9]). Mathé et al. [21, 22] griffen als erste in der Klinik die unspezifische Immunstimulation mit BCG und die spezifische Immunstimulation mit Leukämiezellen auf und fanden eine wesentliche Remissionsverlängerung bei Patienten mit akuter lymphatischer Leukämie (ALL); nach 8 Jahren waren in der Immuntherapiegruppe noch sieben von 20 Patienten in Remission, in der Kontrollgruppe jedoch kein Patient mehr. Der Effekt konnte zumindest für BCG bei ALL durch drei weitere Studien nicht reproduziert werden [15, 16, 23]. Bei ALL hat die Immuntherapie heute keine ausreichende Stütze.

Anders bei akuter myeloischer Leukämie (AML). Bereits die unspezifische Immunstimulation mit BCG (Tabelle 2) ergab in sechs kontrollierten klinischen Studien einen einheitlichen Trend, teils einen signifikanten Vorteil zugunsten der Chemoimmunotherapie. Faßt man diese Resultate zusammen, dann bewirkte

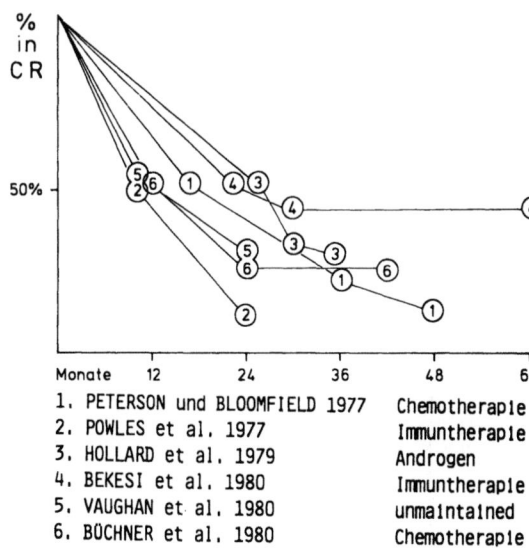

Abb. 1. Dauer der ersten kompletten Remission (CR) in Therapiestudien

1. PETERSON und BLOOMFIELD 1977 — Chemotherapie
2. POWLES et al. 1977 — Immuntherapie
3. HOLLARD et al. 1979 — Androgen
4. BEKESI et al. 1980 — Immuntherapie
5. VAUGHAN et al. 1980 — unmaintained
6. BÜCHNER et al. 1980 — Chemotherapie

Tabelle 2. Empirische Mediane der Dauer der ersten Remission bei unspezifischer Immuntherapie der akuten myeloischen Leukämie mit BCG (Bacillus Calmette Guerin): CIT = Chemoimmunotherapie; CT = Chemotherapie; n = Zahl behandelter Patienten in kompletter Remission; p = Prüfwahrscheinlichkeit

Autoren (Jahr)	Erhaltungstherapie	n	Erste Remission (Monate)	p
Gutterman et al. (1974)	CIT	14	16,5 +	} 0,04
	CT	21	13,8	
Murphy et al. (1978)	CIT		21,1	} n.s.
	CT		13,8	
Vogler und Chan (1974)	CIT	18	9,1	} < 0,002
	CT	23	6,0	
Vogler et al. (1978)	CIT	24	9,2	} < n.s.
	CT	30	7,3	
Vu Van et al. (1978)	CIT	31	15	} < n.s.
	CT	32	12	
Wittaker und Slater (1977)	CIT	18	6,9	} < n.s.
	CT	19	5,3	

Chemoimmunotherapie mit BCG eine Remissionsverlängerung um einen Faktor im Bereich von 1,19 bis 1,52.

Powles et al. (1977) (Tabelle 3) kombinierten die unspezifische Immunstimulation durch BCG mit der spezifischen Stimulation durch allogeneische Leukämiezellen. Diese Therapie erbrachte vor allem eine Verlängerung der Überlebenszeit in der Immuntherapiegruppe, und zwar durch häufigere und verlängerte Zweit- und Drittremissionen der Patienten durch Rezidiv. In einer kooperativen schwedischen Studie [19] wurde dieser Effekt voll bestätigt, nicht dagegen in einer weiteren monozentrischen Studie [10]. Die Übersicht dieser Ergebnisse – einschließlich einer Studie über Corynebacterium parvum an Stelle von BCG [14] ergibt, daß unter Immuntherapie die Remissionsdauer um einen Faktor zwischen 0,66 und 2,81, die

Tabelle 3. Empirische Mediane der Dauer der ersten Remission (CR) und Überlebenszeit (ÜLZ) bei unspezifisch-spezifischer Immuntherapie der akuten myeloischen Leukämie mit allogeneischen Blasten zusammen mit BCG oder Corynebacterium parvum, CIT = Chemoimmunotherapie; CT = Chemotherapie; n = Zahl behandelter Patienten in kompletter Remission; CR = komplette Remission; p = Prüfwahrscheinlichkeit

Autoren (Jahr)	Erhaltungstherapie	n	1. CR (Monate)	p	ÜLZ (Monate)	p	In CR (%)	Nach
Powles et al. (1977)	CIT	28	10	} n.s.	16,7	} 0,03	10	} 2 Jahren
	CT	22	6,3		8,8		15	
Lindemalm et al. (1978)	CIT	22	15,2	} n.s.	24,1	} 0,05		
	CT	20	5,4		11,3			
Carcassonne et al. (1978)	CIT	17	9	} n.s.	18	} n.s.		
	CT	14	13,5		21			
Gale (1978)	CIT*		20,6 +	} n.s.	20,6 +	} n.s.		
	CT		14		16,1			

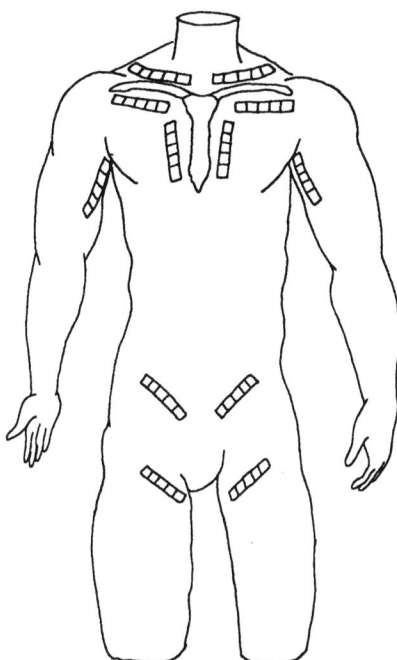

Abb. 2. Schema für die Anwendung der Immuntherapie nach Bekesi. Der Patient erhält alle 4–6 Wochen 10^{10} Neuraminidase-behandelte allogeneische leukämische Blasten verteilt auf 48 intrakutane Injektionen im Drainagegebiet großer Lymphknotengruppen

Überlebenszeit zwischen 0,85 und 2,13 verändert war. Die Langzeitergebnisse der Immuntherapie nach Powles sind allerdings enttäuschend mit nur 10% der Patienten in erster Remission nach 2 Jahren (s. auch Abb. 1).

Erst die Immuntherapie nach Bekesi und Holland [4, 5] brachte wesentlich bessere Ergebnisse. Die Autoren gaben den Patienten in kompletter Remission neben einer Erhaltungschemotherapie alle 4 Wochen intrakutane Injektionen von allogeneischen leukämischen Blasten. Das eigene Konzept der Autoren bestand darin, daß die Blasten mit Neuraminidase behandelt wurden, wodurch ihre Immunogenität erhöht wurde [2], daß eine Dosis von jeweils 10^{10} Zellen, der 10fachen Zahl gegenüber anderen Immuntherapiekonzepten, verabreicht wurde und daß die intrakutanen Injektionen jeweils an 48 Hautstellen im Gebiet großer Lymphknotengruppen (Abb. 2) vorgenommen wurde. Die Patienten im Chemoimmunotherapiearm (Tabelle 4) hatten eine signifikante Verlängerung der Remissionsdauer; erstmals wurde auch eine beträchtliche Rate an Langzeitremissionen durch Immuntherapie erzielt. Die Immuntherapie nach Bekesi und Holland erscheint in mehrfacher Hinsicht als das konsequenteste derartige Therapiekonzept.

Tabelle 4. Empirische Mediane der Dauer der ersten Remission (CR) bei spezifischer Immuntherapie in der Studie von Bekesi et al. CIT = Chemoimmuntherapie; CT = Chemotherapie; n = Zahl behandelter Patienten in kompletter Remission; p = Prüfwahrscheinlichkeit

Autor (Jahr)	Erhaltungs-therapie	n	1. CR (Monate)	p	In CR (%)	Nach
Bekesi et al. (1979)	CIT CT	24 27	22,5 8	} 0,001	46 0	} 2,5 Jahren

Seine antileukämische Wirkung wurde zuvor im Tierversuch belegt und zwar im Sinne einer Kreuzreaktion gegen einen Leukämietyp nach Immunisierung mit einem anderen [2].

Die Blastendosis beim Menschen wurde durch Hauttests ermittelt. Unerwünschte Enhancement-Phänomene durch Über- oder Unterstimulation wurden so ausgeschlossen. Das immunologische Monitoring der Patienten zeigte dann auch die Entwicklung einer spezifischen Immunisierung gegen die Blasten anhand einer zunehmenden Cutanreaktion mit dem histologischen Bild einer Immunoblasteninfiltration. Das Immuntherapiekonzept der Leukämie wurde kürzlich wesentlich gestützt, indem es gelang, in vitro cytotoxische T-Lymphocyten zu erzeugen und auf das 10millionenfache zu vermehren, die gegen autologe menschliche leukämische Blasten, nicht aber gegen autologe normale Knochenmarkzellen gerichtet waren [38].

Die bemerkenswerten Ergebnisse der erwähnten monozentrischen kontrollierten Therapiestudie von Bekesi et al. verlangt nach Bestätigung durch mindestens eine weitere kontrollierte monozentrische Studie. Die Standardisierung der Behandlung kann gegenüber der New Yorker Studie sogar noch vereinfacht werden, wenn die Induktionstherapie an einem einzigen Zentrum stattfindet und die Erhaltungschemotherapie vom selben Zentrum durchgeführt wird. Der Plan der Immuntherapiestudie in Münster (Abb. 3) sieht so aus, daß Patienten mit AML nach Erreichen der kompletten Remission aufgrund einer Randomisierung entweder eine intermittierende Erhaltungschemotherapie oder zu der Chemotherapie eine intermittierende Immuntherapie nach Bekesi erhalten. Die Remissionsdauer in jedem Therapiearm wird sequentiell mit dem Logrank-Test [26] auf einem Signifikanzniveau von 5% verglichen. Die Stichprobenumfänge sind so gewählt, daß bei einem Unterschied um den Faktor 2 die Wahrscheinlichkeit für den Fehler 2. Art etw 25% beträgt.

Wenn die Unterschiede in der gleichen Größenordnung liegen wie in der New Yorker Studie, ist Signifikanz zu erwarten, wenn die beiden Gruppen je 20 Patienten umfassen. Bei einer Remissionsrate von 50% müssen also 80 Patienten eine Induktionstherapie im Rahmen der Studie erhalten. Bei derzeit 30 neuen Patienten mit AML pro Jahr und über 70% kompletten Remissionen, ist die Durchführung der Studie mit einer Aufnahmezeit von höchstens 3 Jahren in Münster gewährleistet. Weitere Abschätzungen ergeben, daß auch die Bereitstellung allogeneischer Blasten

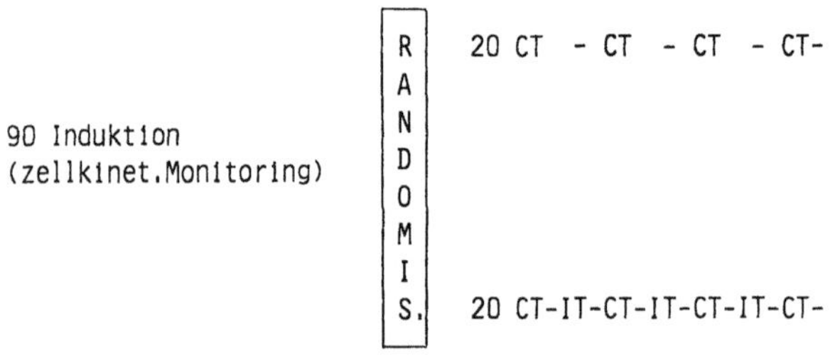

```
                          R   20 CT - CT - CT - CT-
                          A
                          N
90 Induktion              N
(zellkinet.Monitoring)    D
                          O
                          M
                          I
                          S.  20 CT-IT-CT-IT-CT-IT-CT-
```

Abb. 3. Schema der Studie über Chemoimmunotherapie der AML in Münster: Innerhalb von 3 Jahren werden 90 Patienten eine einheitliche Induktionstherapie erhalten. Bei ihnen werden Daten des zellkinetischen monitoring mit dem therapeutischen Ansprechen korreliert. Nach Erreichen der kompletten Remission erhalten jeweils 20 Patienten randomisiert intermittierende Chemotherapie (CT) oder zusätzliche intermittierende Immuntherapie (CIT)

für die Immunisierung von eigenen Patienten gewährleistet ist. Die technischen und personellen Voraussetzungen sind ebenfalls inzwischen erfüllt. So steht eine Separatoreinheit, eine automatisierte Einfrieranlage und eine Einrichtung zur Kryokonservierung zur Verfügung. Die technische Anlage kostet etwa 200000 DM. Die Studie wurde erst durch eine wesentliche Förderung durch die Deutsche Forschungsgemeinschaft ermöglicht.

Die Immuntherapie kann wie jede Form der Erhaltungstherapie nicht unabhängig von der Induktionstherapie gesehen werden. Deshalb befaßt sich das Projekt Chemoimmunotherapie der AML auch mit der Induktionstherapie und zwar mit der therapeutischen Bedeutung der Einflüsse der Induktionstherapie auf die Zellkinetik. Voraussetzung für diesen Studienteil bildet ein Forschungsschwerpunkt über Zellkinetik bei Leukämietherapie in Münster. Hier in den letzten Jahren an Leukämiezellen der Patienten erarbeitete Daten [7] gingen in die Planung des Induktionstherapieschemas der Studie ein. Durch das zellkinetische monitoring unter der Induktionschemotherapie besteht die Möglichkeit, bestimmte zellkinetische Reaktionsmuster mit dem therapeutischen Ansprechen zu korrelieren. Kinetische und therapeutische Response korrelieren nach den bereits vorliegenden Daten offensichtlich. Für die einheitliche Induktionstherapie der Studie wurde das Regime von Gale und Cline (1977), eine Kombinationstherapie aus Cytosinarabinosid, Thioguanin und Daunorubicin über 7 Tage übernommen. Aufgrund zellkinetischer Daten erschien es sinnvoll, die Zeitfolge der einzelnen Komponenten des Schemas zu verändern (Abb. 4). So brauchten die Patienten in Münster zum Erreichen der Remission im Mittel nur 1,2 Induktionskurse gegenüber 1,9 Induktionskursen in Los Angeles [13].

Von der Münsteraner Studie sind keine Kenntnisse zu erwarten, die unmittelbar in die allgemeine Therapie zu übernehmen wären. Die wesentliche Frage, ob eine Immuntherapie der AML in einer nach heutigen Möglichkeiten konsequentesten Form von entscheidendem Nutzen für die Patienten ist, kann jedoch beantwortet werden, bevor eine aufwendige neue Therapie etabliert wird. Das zellkinetische monitoring kann Anhaltspunkte dafür geben, wie die Wirksamkeit der antileukämischen Mittel, über die wir bereits seit 10 Jahren verfügen, verbessert werden kann.

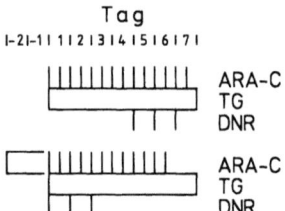

Abb. 4. Schema der Induktionstherapie. Oben: Original TAD-Protokoll von Gale und Cline (1977). Cytosinarabinosid (ARA-C), 100 mg/m^2 als 30minütige Infusion alle 12 Std, Tag 1–7; Thioguanin (TG) 100 mg/m^2 alle 12 Std p.o., Tag 1–7; Daunorubicin (DNR) 60 mg/m^2 i.v., Tag 5, 6, 7. Unten: Version Münster. Cytosinarabinosid 100 mg/m^2/Tag als Dauerinfusion, Tag −2 und −1; Cytosinarabinosid 100 mg/m^2 als 30minütige Infusion alle 12 Std, Tag 1–6; Thioguanin wie oben; Daunorubicin 60 mg/m^2 i.v., Tag 1, 2, 3. Grundlage dieser Version ist die Akkumulation von S-Phasezellen unter der vorgeschalteten ARA-C-Infusion mit der Annahme einer konditionierenden Wirkung auf die nachfolgende Therapie

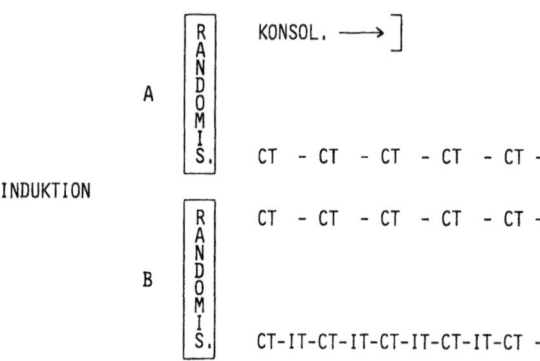

Abb. 5. Schema einer multizentrischen kooperativen Studie über die Therapie der akuten myeloischen Leukämie in der Remission. Die Induktionstherapie ist einheitlich. Einige Zentren vergleichen in Teilstudie A den Effekt einer intermittierenden Chemotherapie (CT) mit dem Effekt einer Konsolidierungschemotherapie ohne weitere Chemotherapie auf die Remissionsdauer. Einige Zentren vergleichen in Teilstudie B den Effekt einer intermittierenden Chemotherapie mit dem einer zusätzlichen intermittierenden Immuntherapie (IT) nach Bekesi auf die Remissionsdauer

Das Projekt Chemoimmunotherapie der AML entstand in der Planung monozentrisch. Aufgrund der speziellen Forschungsschwerpunkte und des großen Aufwandes erschienen Kooperationsmöglichkeiten stark beschränkt. Dabei ist die monozentrische Studie durchaus als Anstoß für eine multizentrische, kooperative Studie gedacht (Abb. 5). Durch sie könnte nicht nur die Patientenzahl erhöht und dadurch ein Ergebnis in kürzerer Zeit erhalten werden. Die Studie könnte auf weitere dringende Fragen, z. B. nach der Rolle der Erhaltungschemotherapie für die Remissionsdauer, erweitert werden. Wir haben heute berechtigte Hoffnung, daß eine entsprechende kooperative Therapiestudie mehrerer deutscher Zentren zustande kommt.

Literatur

1. Bekesi JG, St-Arneault F, Holland JF (1971) Increase of leukemia L 1210 immunogenicity by vibrio cholerae neuraminidase treatment. Cancer Res 31: 2130 − 2. Bekesi JG, St-Arneault G, Walter L, Holland JF (1972) Immunogenicity of leukemia L 1210 cells after neuraminidase treatment. J Natl Cancer Inst 49: 107 − 3. Bekesi JG, Roboz JP, Zimmermann E, Holland JF (1976) Treatment of spontaneous leukemia in AKR mice with chemotherapy, immunotherapy and interferon. Cancer Res 36: 631 − 4. Bekesi JG, Holland JF, Roboz JP (1977) Specific immunotherapy with neuraminidase-modified leukemic cells. Med Clin North Am 61: 1083 − 5. Bekesi JG, Holland JF (1980) Impact of specific immunotherapy in acute myelocytic leukemia (in press) − 6. Bodey GP, Coltman CA, Hewlett JS, Freireich EJ (SWOG) (1976) Progress in the treatment of adults with acute leukemia. Arch Intern Med 136: 1383 − 7. Büchner Th, Hiddemann W, Wörmann B (1979) Abstract VIIth Automated Cytology Engineering Foundation Conference at Asilomar, California − 8. Büchner Th, Urbanitz D, Hiddemann W, Kamanabroo D, Meister R, Balleisen L, Delvos U, Lagreze E-M, Schmitz-Huebner U, Schulte H, van de Loo J (1979) Intensification of remission induction therapy for acute nonlymphocytic leukemia (ANLL) Blut 39: 133 − 9. Büchner Th, Urbanitz D (1980) Immuntherapie der akuten Leukämie − Angeforderte Stellungnahme „pro". Internist (im Druck) − 10. Carcassonne Y, Favre R, Sevahoun G, Gastaut JA, Imbert-Xeridat Cl (1977) Chemo-immunotherapy versus chemotherapy done in maintenance treatment of acute non-lymphoblastic leukemia. In: Mandelli F (ed) Therapy of acute leukemia. Lombardo Editore, Rom, p 715 − 11. Carey RW, Ribas-Mundo M, Ellison RR, Glidewell O,

Lee ST, Cuttner J, Levy RN, Sliver R, Blom J, Haurani F, Spurr CL, Harley JB, Kyle R, Moon JH, Eagan RT, Holland JH (1975) Comparative study of cytosine arabinoside therapy alone and combined with thioguanine, mercaptopurine, or daunorubicin in acute myelocytic leukemia. Cancer 36: 1560 – 12. Clarkson BD, Dowling MD, Gee TS, Cunningham LB, Burchenal JH (1975) Treatment of acute leukemia in adults. Cancer 36: 775 – 13. Gale RP, Cline MJ (1977) High remission induction rate in acute myeloid leukemia. Lancet 2: 497 – 14. Gale RP (1979) Advances in the treatment of acute myelogenous leukemia. N Engl J Med 300: 1189 – 15. Gutterman JU, Hersh EM, Rodriguez V, MacCredie KB, Mavligit G, Reed R, Burgess MA, Smith T, Gehan E, Body GP, Freireich EJ (1974) Chemotherapy of adult leukemia. Prolongation of remission in myeloblastic leukemia with BCG. Lancet 2: 1405 – 16. Heyn R, Borges W, Joo P et al. (1973) BCG in the treatment of acute lymphocytic leukemia (ALL). Proc Am Assoc Cancer Res 14: 45 – 17. Hollard D, Sotto JJ, Berthier R, Leger J, Michallet M (1980) High rate of long-term survivals in AML treated by chemotherapy and androgeno-therapy. A pilot study (in press) – 18. Kölsch E, Mengersen R (1976) Low numbers of tumor cells suppress the whole immun system. Adv Exp Med Biol 66: 431 – 19. Lindemalm ChS, Killander A, Björkholm M, Brenning G, Engstedt L, Franzen S, Gahrton G, Gullbring B, Holm G, Höglund S, Hörnsten P, Jameson S, Killander D, Cline E, Lantz B, Lockner D, Lönnquist B, Mellstedt H, Palmblad J, Pauli C, Reizenstein P, Simonson B, Skarberg KO, Uden AN, Vanky F, Wadman B (1978) Adjuvant immunotherapy in acute non-lymphocytic leukemia. Cancer Immunol Immunother 4: 179 – 20. Manaster J, Cowan DH, Curtis JE, Hasselbach R, Bergsagel DE (1975) Remission maintenance of acute nonlymphoblastic leukemia with BCNU and cyclophosphamide. Cancer Chemother Rep 59: 537 – 21. Mathé G, Amiel JL, Schwarzenberg L, Schneider A, Cattan A, Schlumberger JR, Hayat M, Vassal F (1969) Active immunotherapy for acute lymphoblastic leukemia. Lancet 1: 697 – 22. Mathé G, Amiel JL, Schwarzenberg L, Schneider N, Cattan A, Schlumberger JR, Hayat M, Vassal F (1977) Follow up of the first (1962) pilot study of active immunotherapy of acute lymphoid leukemias: A critical discussion. Biomedicine 24: 29 – 23. Medical Research Council, Leukemia Committee and Working Party (1971) Treatment of acute lymphoblastic leukemia: Comparison of immunotherapy (BCG), intermittent methotrexate, and no therapy after a 5 months' intensive cytotoxic regimen (concord trial): Preliminary report. Br Med J 4: 189 – 24. Murphy S, Hewlett J, Balcerzak S et al. (1978) Chemotherapy vs. chemo-immunotherapy remission maintenance for acute leukemia. Proc Am Assoc Cancer Res Am Soc Clin Oncol 19: 385 – 25. Peterson BA, Bloomfield CD (1977) Prolonged maintained remissions of adult acute non-lymphocytic leukemia. Lancet 2: 158 – 26. Peto R, Pike MC, Armitage P, Breslow NE, Cox DR, Howard SV, Mantel N, McPherson K, Peto J, Smith PG (1976) Design and analysis of randomized clinical trials requiring prolonged observation of each patient. Br J Cancer 34: 585 – 27. Powles RL, Russell J, Lista TA, Oliver T, Whitehouse JMA, Malpass J, Chapuis B, Crowther D, Alexander P (1977) Immunotherapy for acute myelogenous leukemia: A controlled clinical study 2,5 years after entry of the last patient. Br J Cancer 35: 265 – 28. Preisler HD, Rustum Y, Henderson ES, Bjornssons S, Creaven PJ, Higby DJ, Freeman A, Gailani S, Naeher C (1979) Treatment of acute nonlymphocytic leukemia: use of anthracycline-cytosine arabinoside induction therapy and comparison of two maintenance regimes. Blood 53 – 29. Rees JKH, Sandler RM, Challener J, Hayhoe FGJ (1977) Treatment of acute myeloid leukemia with a triple cytotoxic regimen: DAT. Br J Cancer 36: 770 – 30. Tivey H (1954) The natural history of untreated acute leukemia. Ann NY Acad Sci 60: 322–358 – 31. Vaughan WP, Karp JE, Burke PJ (1980) Long chemotherapy-free remissions after single cycle timed-sequential chemotherapy for acute myelocytic leukemia. Cancer 45 (in press) – 32. Vogler WR, Chan Y-K (1974) Prolonging remission in myeloblastic leukemia by Tice-strain Bacillus Calmette-Guerain. Lancet 2: 218 – 33. Vogler WR, Bartolucci AA, Omura GA, Miller D, Smalley RV, Knospe WH, Goldsmith AS, Chan Y-K, Murphy S (1978) A randomised clinical trial of remission induction consolidation, and chemo-immunotherapy maintenance in adult acute myeloblastic leukemia. Cancer Immunol Immunother 3: 163 – 34. Vu Van H, Fiere D, Doillon M, Coiffier B, Martin C, Bryon PA, Revol L (1977) Chemo-immunotherapy (with BCG) in the treatment of acute non-lymphoid leukemias in remission. In: Mandelli F (ed) Therapy of acute leukemia. Lombardo Editore, Rom, p 789 – 35. Weil M, Jacquillat CI, Gemmon-Auclerc MF, Chastang CL, Izrael V, Boiron M, Bernard J (1976) Acute granulocytic leukemia: treatment of the disease. Arch Intern Med 136: 1389 – 36. Wiernick PH (1976) Advances in the management of acute nonlymphocytic leukemia. Arch Intern Med 136: 1399 – 37. Whittaker JA, Slater AJ (1977) The immunotherapy of acute myelogenous leukemia using intravenous BCG. Br J Hematol 35: 263 – 38. Zarling JM, Bach FA (1979) Continuous culture of t-cells cytotoxic for autologous human leukemia cells. Nature 280: 685

Praktische Grenzen kontrollierter multizentrischer Therapiestudien am Beispiel des fortgeschrittenen inoperablen Prostatakarzinoms

Nagel, R. (Urolog. Klinik und Poliklinik im Klinikum Charlottenburg der FU Berlin)

Referat

Prospektive, randomisierte, multizentrische Therapiestudien sind zur Erforschung der sog. „besten" Therapie oder zur Diskriminierung kontroverser Therapieformen auch maligner Erkrankungen das Etikett, ohne das wissenschaftliche Ergebnisse oder klinische Befunde mit bestimmten Therapieformen eines einzelnen Zentrums kaum noch anerkannt werden.

Es ist völlig unstrittig, daß gut vorbereitete multizentrische Therapiestudien zu wichtigen Erkenntnissen führen können, selbst bei malignen Erkrankungen, die – unbehandelt – in kurzer Zeit zum Tode führen.

Für das fortgeschrittene inoperable Prostatakarzinom, zu dem etwa 85–90% aller klinisch erstmals diagnostizierten Tumoren der Prostata gehören, gelten diese Voraussetzungen zumindest z. Z. noch nicht, so daß Planung und Durchführung multizentrischer Therapiestudien gerade beim noch nicht metastasierten Karzinom kaum möglich sind, so wünschenswert sie auch wären, da etwa die Hälfte der Patienten dieser Gruppe angehören. Sie wird klinisch-prätherapeutisch als Gruppe C, III oder T_3, entsprechend den verschiedenen in der Literatur angegebenen Klassifikationen bezeichnet [6, 16, 17, 25].

Nach der TNM-Klassifikation der UICC [25], die allerdings noch nicht allgemein angewandt wird, handelt es sich um ein Karzinom, das bei der Palpation die Grenzen der Prostata überschritten hat und/oder in die Samenblase eingebrochen ist und bei dem mit den derzeit zur Verfügung stehenden klinischen Methoden noch *keine Fernmetastasen* nachzuweisen sind. Das Durchschnittsalter der Patienten mit einem inoperablen Prostatakarzinom liegt bei etwa 68–70 Jahren.

Die entscheidenden Schwierigkeiten für die Planung und Durchführung multizentrischer Studien ergeben sich aus verschiedenen Eigenarten, die dem Prostatakarzinom eine Sonderstellung unter allen Organkarzinomen verleiht.

Es sind dies vor allem Besonderheiten in der klinischen und morphologischen Diagnostik, im biologischen Verhalten (Latenzzeit, Alter) und prinzipielle Schwierigkeiten der Prognostizierbarkeit nicht nur bei der morphologischen Primärdiagnostik, da es noch keine allgemein anerkannten und reproduzierbaren histo-morphologischen Kriterien gibt, die für den *Einzelfall* eine Bestimmung des Malignitätsgrades, d.h. seines malignen Potentials möglich machen.

Für die *Gesamtheit* der Prostatakarzinome ist lediglich *allgemeinstatistisch* gesichert, daß histologisch gut differenzierte Karzinome eine bessere Prognose haben als schlecht oder entdifferenzierte Tumoren [2, 18–20].

Diese fehlende Übereinstimmung in der morphologischen Klassifizierung und Festlegung des Malignitätsgrades beruht nach Kastendieck [9] vor allem auf folgenden Besonderheiten des Prostatakarzinoms:

1. Die Variabilität der histologischen Proliferationsmuster ist im Einzelfalle wegen der etwa in der Hälfte vorliegenden *pluriformen* Zusammensetzung des Tumors so erheblich, daß Klassifikationen des Prostatakarzinoms in wenigen Hauptgruppen in den USA, bzw. in Deutschland zwar angegeben, bisher aber noch nicht allgemein akzeptiert wurden [1, 3, 10, 11, 18–20].

Neben dem oft pluriformen Aufbau des Karzinoms ergeben sich weitere Probleme der morphologischen Beurteilung aus der Tatsache, daß das Prostatakarzinom häufig auch multifokal in beiden Lappen ausgebreitet ist, so daß sogar fraglich bleiben muß, ob das oft nur durch einen *einzelnen* Stanzzylinder bioptisch gewonnene Gewebe histologisch repräsentativ für den gesamten Tumor ist [2, 3, 5, 7, 12, 26].

Das multifokale Wachstum des Prostatakarzinoms erklärt die Häufigkeit des klinischen Understagings, d. h. daß der Pathologe bei einer Sektion in bis zu 50% der Fälle mehr an Karzinomgewebe findet, als der Kliniker zu tasten glaubte [2, 4, 8, 19, 20].

2. Bei den Versuchen eines *Gradings*, d. h. der morphologischen Prognostizierbarkeit des biologischen Verhaltens im histologischen Präparat durch Beurteilung zytologischer und/oder histologischer Kriterien beruhen die Schwierigkeiten darauf, daß Begriffe wie „Anaplasie" und „Differenzierung", die die Basis jedes Grading-Systems sind, in der Literatur nicht klar und einheitlich definiert und deshalb Studien verschiedener Zentren meist nicht komparabel sind. Außerdem sind einige Grading-Modelle z. T. weder inter- noch intrapersonell reproduzierbar [2, 5, 7, 9, 12].

Weitere Probleme ergeben sich daraus, daß die *Latenzzeit* bis zum klinisch nachweisbaren Karzinom unbekannt ist.

Diese Tatsache ist deshalb besonders bemerkenswert, da bei Männern über 65 Jahre, die an nichturologischen Erkrankungen starben, bei Routineautopsien mit Sektionsschnitten der Prostata histologisch im Durchschnitt etwa 35% „latente" Karzinomherde nachzuweisen sind – nach dem 75. Lebensjahr steigt diese Zahl auf 55% der untersuchten Fälle an [3] –, obgleich bei diesen Männern klinisch kein Prostatakarzinom festgestellt worden war. Diese „latenten" Karzinomherde nehmen vom 40. Lebensjahr (ca. 10%) an mit zunehmenden Alter stark zu, sind mit klinischen Methoden nicht nachzuweisen und morphologisch von klinisch manifesten Karzinomen nicht zu unterscheiden.

So berechnete Dhom aufgrund seiner autoptischen Untersuchungen, bei denen er in 36,4% bei Männern über 45 Jahren ein latentes Karzinom fand, im Saarland 1974 klinisch jedoch nur 0,34% manifeste Karzinome gemeldet wurden, daß sich aus 263 „latenten" Karzinomen nur *ein* klinisch manifestes Karzinom aller Stadien entwickelt, bzw. diagnostiziert wird.

Damit spielt das *Alter* eine wesentliche Rolle bei Therapiestudien in dem Sinne, daß erst nach dem 65. Lebensjahr sowohl die Morbidität als die Mortalität stark ansteigen, durch das in der Regel jedoch relativ langsame Wachstum mehr Männer *mit* als an diesem Karzinom sterben (Abb. 1 u. 2) [21].

Durch dieses meist langsame Wachstum auch eines fortgeschrittenen Karzinoms ist ein möglicher „*Endpunkt*" einer Therapiebeurteilung – nämlich der Tod – gerade im noch nicht metastasierten Stadium *kein* brauchbarer Parameter, wenn auch die Gesamtmortalität am Prostatakarzinom mit 12,3% aller männlichen Krebstodesfälle pro Jahr in Deutschland Entwicklung und Nachweis wirksamer Therapieformen gerade für das noch nicht metastasierte Karzinom außerordentlich wünschenswert erscheinen läßt. Allerdings ist beim fortgeschrittenen Karzinom zu

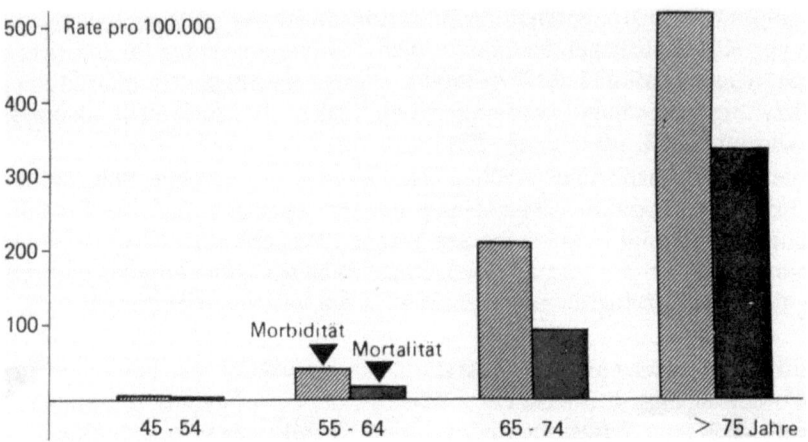

Abb. 1. Morbidität (1960–1966) und Mortalität (1969) in den vier verschiedenen Altersgruppen in zahlreichen Ländern (aus [21])

berücksichtigen, daß eine *Heilung* im echten Sinne mit den derzeitigen Therapiemöglichkeiten grundsätzlich nicht möglich ist, sondern nur eine palliative Behandlung zur Lebensverlängerung.

Weitere prinzipielle Schwierigkeiten für die Homogenität von Vergleichsgruppen und damit für die fortlaufende Therapiebeurteilung ergeben sich bei nicht metastasierenden Karzinomen daraus, daß selbst bei schlechtem Differenzierungsgrad in der *morphologischen Primärdiagnose* im Einzelfall vom histologischen oder zytologischen Bild her nicht der Verlauf, d. h. die Zeitspanne bis zum Übergang in

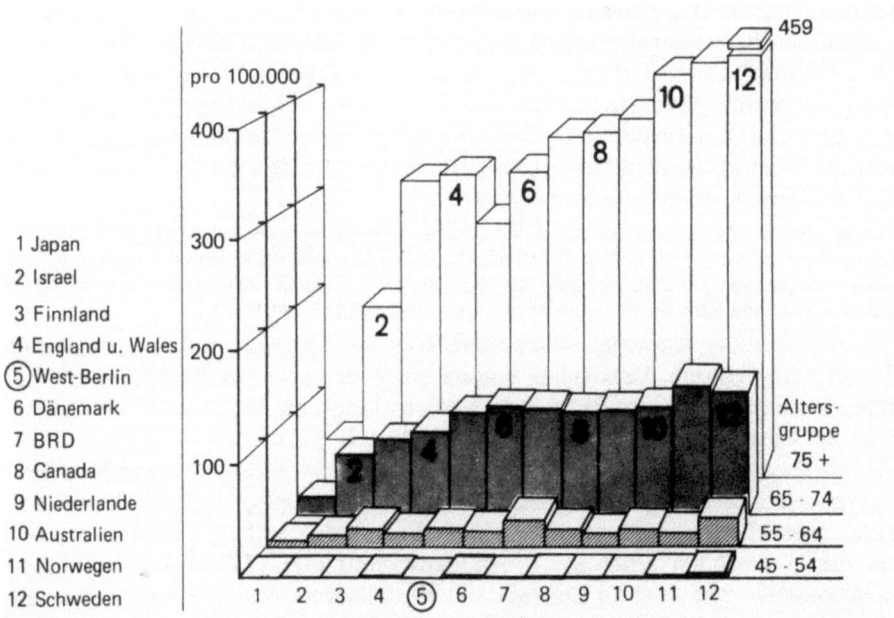

Abb. 2. Mortalität in den vier verschiedenen Altersgruppen in zahlreichen Ländern (1969) (aus [21])

das Metastasenstadium, prognostiziert werden kann. Dies scheint jedoch offenbar besser möglich zu sein mittels Kontrollbiopsien während einer Therapie durch das von Alken et al. [1] für die *Histologie* und von Leistenschneider und Nagel [13] und Nagel und Leistenschneider [22] für die *Zytologie* adaptierte Regressionsschema.

Da mögliche Therapieformen, wie *Kastration* und *antiandrogene medikamentöse* Therapie im weitesten Sinne zur Impotenz führen, die als Alternative in Betracht kommende und dem Patienten auch ohne ausdrückliche Aufforderung anzubietende Strahlentherapie dagegen nur in 30–50% der Fälle mit dieser Nebenwirkung belastet ist, ergeben sich aus diesem Tatbestand erhebliche psychologische und juristische Probleme, Patienten für eine solche Randomisierung zu gewinnen. Dabei sind die ethischen Probleme der Arzt-Patientbeziehung noch weit schwieriger; denn der meist ältere, jedoch noch sexuell aktive Patient will von dem konsultierten Urologen in der Regel nach bestem Wissen beraten und betreut, jedoch nicht „randomisiert" werden. Dies gilt in noch stärkerem Maße für die jüngeren Patienten im 6. Lebensjahrzehnt.

Die dargestellten Probleme lassen erkennen, daß gerade die große Gruppe des wenig bzw. entdifferenzierten pluriformen Karzinoms im klinisch noch *nicht metastasierten* Stadium für eine *multizentrische* Studie wenig geeignet ist.

Ähnliche Schwierigkeiten bietet das bereits metastasierte Karzinom *mit Schmerzen,* da die Quantifizierung der *Schmerzqualität* und *-intensität,* wenn auch oft versucht, ein kaum in Zahlen ausdrückbarer Prüfparameter ist, zumal in diesem Tumorstadium die *Qualität* einen weitaus wichtigeren Parameter als die *Quantität* des noch zur Verfügung stehenden Lebens darstellt.

Das gleiche gilt für das *metastasierende Prostatakarzinom ohne Schmerzen,* da alle klinischen Parameter, wie Knochenszintigramm, saure Phosphatase, Rekalzifizierung von osteoplastischen Metastasen sowie andere Parameter, wie sie u. a. von einer amerikanischen kooperativen Gruppe [24] als Kriterien zur Feststellung von „objektiver und partieller Remission", „stabilem Zustand" und „objektiver Progression" angegeben wurden, aber eben doch nicht *hart* genug sind, um multizentrisch eine beim fortgeschrittenen Prostatakarzinom erforderliche, oft über Jahre notwendige Therapie zu beurteilen. Die klinischen Parameter unterliegen z. Z. noch so stark der subjektiven Beurteilung des Untersuchers, sind nicht sensibel genug oder haben eine zu große Fehlerbreite, so daß deshalb multizentrische Therapiestudien, basierend auf den genannten Parametern, zumindest derzeit für dieses Karzinom kaum überwindbare Schwierigkeiten darstellen.

Es bieten sich m. E. deshalb zwei verschiedene Verfahren der Therapiebeurteilung des wenig oder entdifferenzierten Karzinoms *ohne* klinische Metastasen an, die z. Z. nur in wenigen Zentren in Deutschland durchgeführt werden: Zytologie und DNS-Zytophotometrie.

Deshalb erscheinen derzeit nur *monozentrische* prospektive Studien – im Sinne einer case-controlled-study – sinnvoll, und zwar durch engmaschige, den Patienten kaum belastende *Aspirationsbiopsien* zur Bestimmung des zytologischen Regressionsgrades (Tabelle 1) bzw. durch Messung der *DNS-Synthese* von Tumorzellen zur Bestimmung des Ploidiegrades.

Die Möglichkeit einer *qualitativen* Therapiebeurteilung durch *zytologische Kontrollbiopsien* bzw. durch quantitative Bestimmung des Regressionsgrades mittels zytophotometrischer Messung des DNS-Gehaltes in Tumorzellen sollen in den nachfolgenden Verlaufsbeobachtungen dargestellt werden.

Tabelle 1. Regressionsgrading mit Beurteilung des Therapieeffektes und den dazugehörigen Zytomorphologischen Kriterien (nach [1]; aus [14])

Regressions-grad	Beurteilung des Therapieeffektes	Zytomorphologische Kriterien
0	Sehr gut	Keine Tumorzellen nachweisbar
II	Gut	Teils unauffällige Prostataepithelien max. mittelgradige Atypien deutliche Regressionszeichen Zuordnung zu Karzinom nicht mehr sicher möglich
IV	Ausreichend	Vereinzelt kleine atypische Zellverbände mit wenigen karzinomtypischen Kernveränderungen durchwegs deutliche Regressionszeichen
VI	Mäßig	Karzinomverbände mit regelmäßig nachweisbaren deutlichen Regressionszeichen
VIII	Schlecht	Karzinomverbände mit geringen Regressionszeichen
X	Kein Effekt	Karzinomverbände ohne Regressionszeichen

Diese zytophotometrischen Untersuchungen beruhen auf dem Nachweis, daß Tumorzellpopulationen entsprechend einer Änderung der Chromosomenzahl im Sinne einer Aneuploidie einen gegenüber normalem Gewebe erhöhten DNS-Gehalt aufweisen [15, 23], Befunde, die für das Prostatakarzinom bestätigt wurden [23a, 28]. Dieser erhöhte DNS-Gehalt kann unter erfolgreicher Therapie signifikant abfallen [13, 23a].

Bei diesen Untersuchungen wird an jeweils etwa 100 Tumorzellkernen der DNS-Gehalt bestimmt, und die Verteilung – gemessen am diploiden Chromosomensatz (2c-Wert) normaler menschlicher Leukozyten oder Prostataadenomzellkernen – in einem DNS-Zytophotogramm angegeben.

Auf die Ordinate wird die Zahl der zytophotometrisch gemessenen Zellkerne, auf der Abszisse der DNS-Gehalt in AU (arbitrary units) aufgetragen.

A. Zytologische Verlaufskontrolle

Abb. 3 (B., 57 J.): Zytologisch und histologisch primär ein nicht metastasierendes Karzinom (Stadium C/T$_3$) mit einem *mäßig bis schlechten Differenzierungsgrad (G 2–3)*.

Die klinische Stadienbestimmung erfolgte durch Tastbefund, saure Serumphosphatase, Knochenszintigramm und operative pelvine Staging-Lymphadenektomie. Histologisch waren die entfernten Lymphknoten tumorfrei.

Der Patient entschied sich wegen seines Alters wegen der Möglichkeit der Erhaltung der Potenz zur primären Strahlenbehandlung. 3 Monate nach der Operation, d. h. am Ende der Strahlentherapie mit 6000 rad HD, massive Metastasierung von der Schädelkalotte bis zum Femur im Knochenszintigramm bei nun erhöhter saurer Serumphosphatase.

3 Monate nach der Behandlung mit Estracyt zwar weitgehende Rückbildung der Metastasen im Knochenszintigramm und Absinken der sauren Phosphatase auf Normwerte, die nach weiteren 3 Monaten durchgeführte Kontrollzytologie zeigte jedoch sehr schlechten Regressionsgrad (Regressionsgrad VIII, s. Tabelle 1), der praktisch dem Primärbefund entsprach, so daß die Prognose trotz Bestrahlung und sekundärer Estracyttherapie als ausgesprochen schlecht angesehen werden muß.

B. Zytophotometrie

Abb. 4. a) Adenom (K. R., 64 J.): Typischer Gipfel im diploiden, d. h. normalen 2c-Bereich.
b) Mäßig differenziertes Karzinom (Sch. E., 78 J.): Häufigkeitsverteilung mit Gipfel zwischen 2c und 4c. Fehlender schlanker Gipfel im 2c-Bereich.

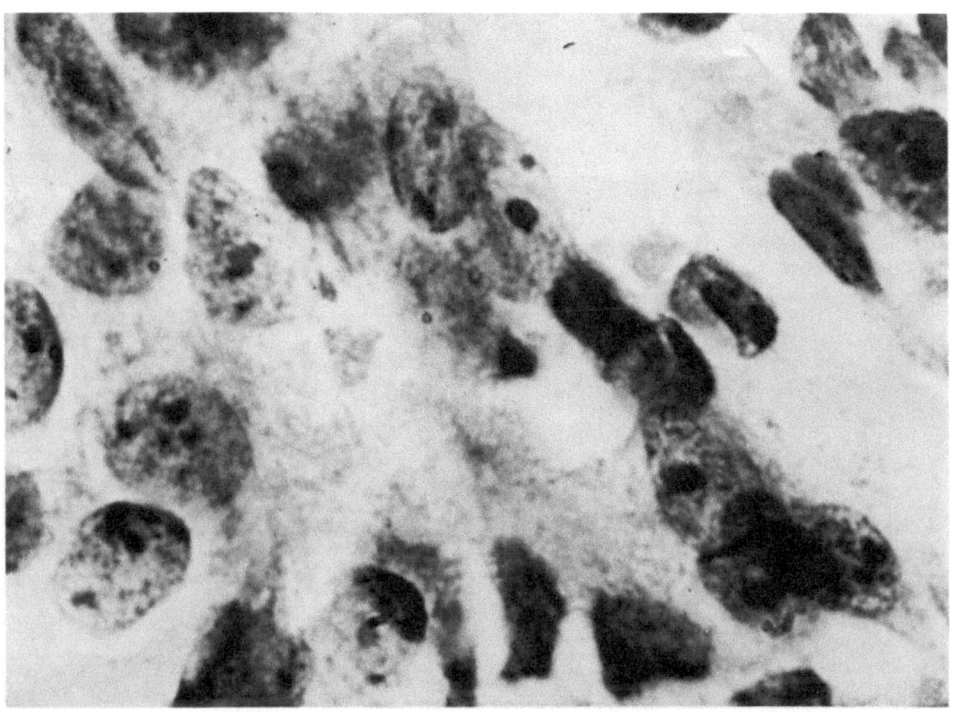

Abb. 3. Kontrollzytologie nach primärer Radiotherapie und sekundärer Estracytbehandlung (Regressionsgrad VIII) (s. Text)

c) *Entdifferenziertes Karzinom (B. P., 77 J.):* Breite Streuung der Werte von 2c über 4c bis über den 8c-Bereich hinaus. Erhebliche Aneuploidie.

Abb. 5 (A. A., 77 J.): Klinisch: Stadium C mit primär entdifferenziertem Karzinom. Keine Metastasen.

Zytophotometrisch vor Therapie breite Gipfelbildung im 4c-Bereich, streuend bis zu 8c. Bereits nach 3 Wochen deutliche Linksverschiebung des DNS-Gehaltes in Richtung 2c.

24 Wochen nach Therapiebeginn *schlanker Gipfel im diploiden* (2c-)Bereich.

2 Jahre nach weiterführender Behandlung mit Östrogenen sind bisher keine Metastasen aufgetreten.

Abb. 6 (S. G., 60 J.): Ebenfalls entdifferenziertes Karzinom im Stadium C (keine Metastasen) und primäre Antiandrogentherapie mit Cyproteronacetat.

Nach 1 Woche eindeutige Gipfelbildung bei 5c und Streuung der Werte bis 8c und damit statistisch signifikante Rechtsverschiebung. Nach 4 Wochen zwar Linksverschiebung mit Gipfelbildung bei 4c und einigen Werten bei 2c, die jedoch statistisch nicht signifikant ist. Nach 24 Wochen breite Streuung der DNS-Werte von unter 1c bis 4c sowie einzelner Werte bis 8c, die sich statistisch signifikant gegenüber den Meßwerten von Therapiebeginn unterscheiden. Bemerkenswert ist jedoch die fehlende schlanke Gipfelbildung bei 2c und die deutliche Streuung der Werte über 3c hinaus! Der Patient wurde für weitere 5 Monate mit Cyproteronacetat behandelt und entwickelte unter dieser Therapie dann Metastasen.

Abb. 7 (O. F., 66 J.): Patient mit *tertiärer* (!) *zytostatischer Behandlung.*

Zu keinem Zeitpunkt statistisch signifikante Änderung der Aneuploidie bis 24 Wochen nach Therapiebeginn. 52 Wochen nach Endoxantherapie noch weitere Aneuploidie über den 8c-Bereich hinaus. Der Patient entwickelte weitere Metastasen und ist inzwischen praktisch „durchmetastasiert".

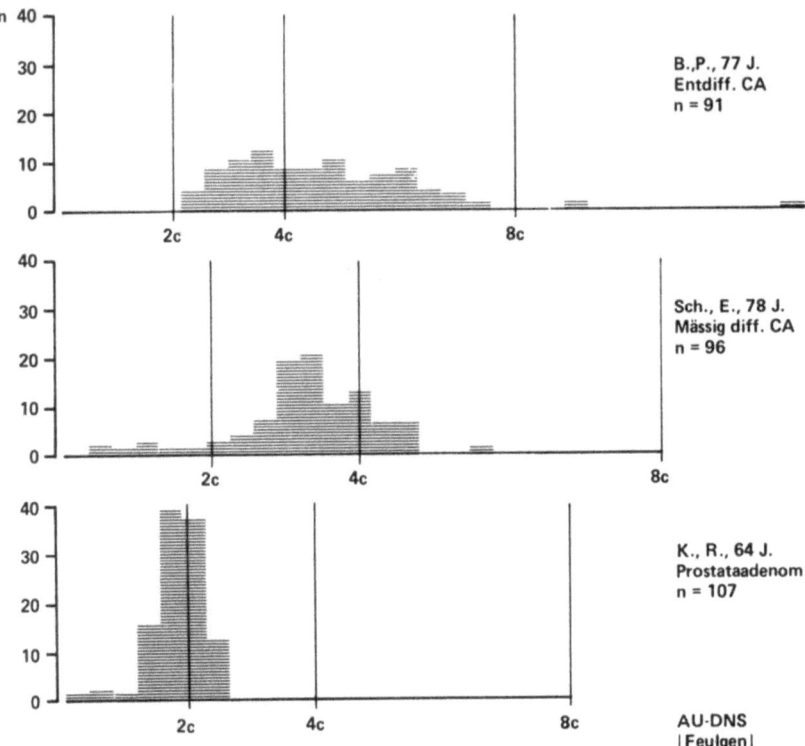

Abb. 4. Drei Zytophotogramme beim Adenom, mäßig differenzierten Karzinom und entdifferenzierten Karzinom (s. Text)

Abb. 8 (G. H., 77 J.): Patient mit Metastasen 10 Jahre nach üblicher Östrogenbehandlung.
Die DNS-Zytophotogramme zeigen das Verhalten des Tumors gegenüber vier verschiedenen Therapieformen: 10 Jahre Östrogene, 36 Wochen Estracytbehandlung, 12 Wochen Endoxanbehandlung und 11 Wochen 5-Fluoro-Uracilbehandlung.
Der Tumor ist entweder erheblich aneuploid wie nach Hormon- und Endoxanbehandlung oder weist Gipfel bei 3c nach Estracyt- bzw. 5-FU-Behandlung auf. Auch dieser Patient zeigte eine zunehmende, durch keine Behandlungsform aufzuhaltende Metastasierung.

Abb. 9 (U. H., 70 J.): Resistenz gegen Östrogene vor sekundärer Estracytbehandlung:
Deutliche Gipfelbildung zwischen 2c und 4c. 6 Wochen nach Behandlungsbeginn noch keine wesentliche Änderung des Zellkern-DNS-Gehaltes.
12 Wochen nach Behandlung mit Estracyt dann *schlanke Gipfelbildung bei 2c*, die statistisch signifikant ist. Sie zeigt ein gutes Ansprechen des Tumors auf Estracyt als sekundäre Behandlung an.

Wie diese Zytophotogramme zeigen, gibt es statistisch eindeutig nachzuweisende Zeichen dafür, daß Tumoren mit persistierender Aneuploidie klinisch rasch fortschreiten, wobei das *Erreichen der Diploidie 12 Wochen nach Therapiebeginn* ein kritisches Merkmal für eine erfolgreiche Therapie zu sein scheint; denn bei entdifferenzierten, therapeutisch nicht zu beeinflussenden Karzinomen kommen eindeutige DNS-Gipfel im diploiden, d. h. 2c-Bereich *nicht* vor!

Wie die Erfahrungen mit der zytologischen Bestimmung des Differenzierungsgrades, mehr jedoch noch durch die Bestimmung des DNS-Gehaltes an jeweils etwa 100 einzelnen Tumorzellkernen bei jeder Bestimmung zeigen, ist mit der

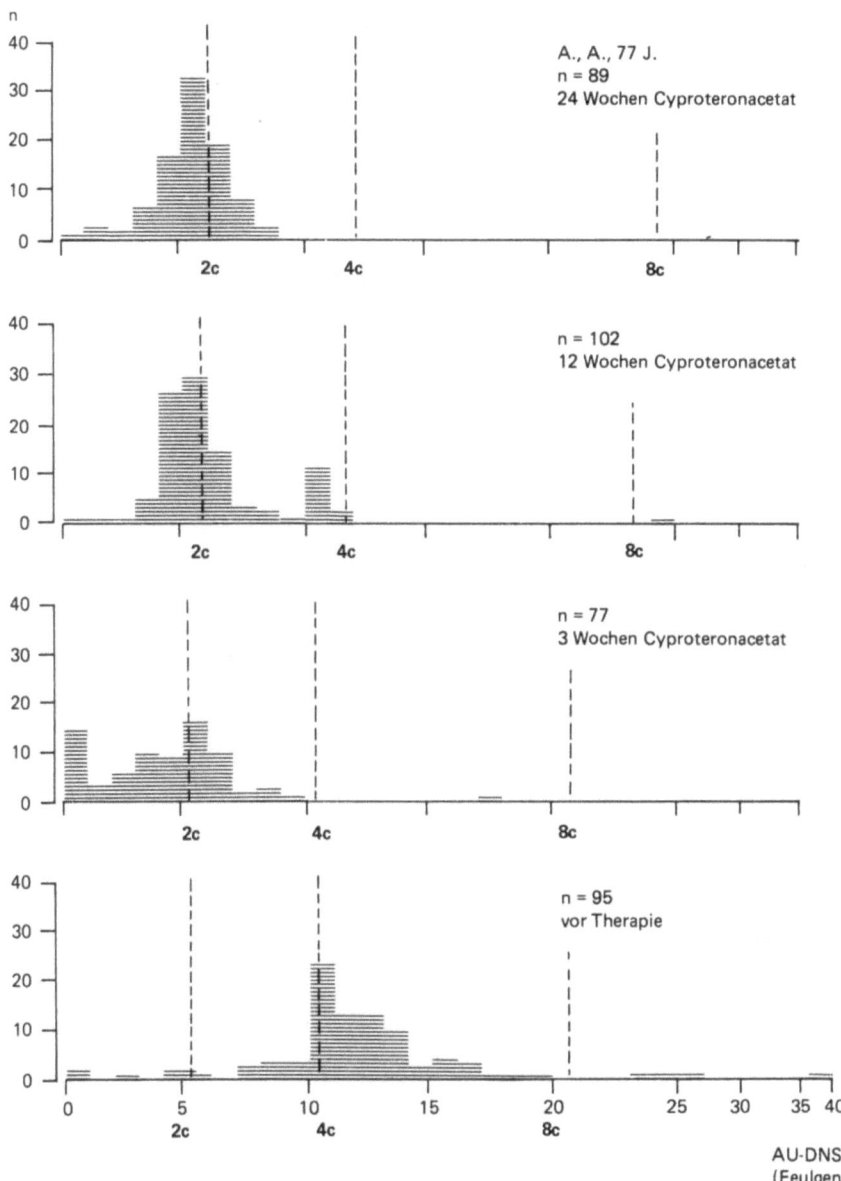

Abb. 5. Stadium C, primär entdifferenziertes Karzinom (s. Text)

Zytophotometrie mit noch größerer Sicherheit als mit der Zytologie die Wirksamkeit der jeweiligen Therapieform am Tumor selbst zu bestimmen [13, 14, 27].

Zielsetzung dieser Untersuchungen ist, schon dann eine Therapieänderung einzuleiten, wenn der Tumor *3 Monate nach Beginn einer bestimmten Therapieform* (Ausnahme: primäre Strahlenbehandlung!) keine eindeutigen Regressionszeichen zeigt, um auf diese Weise den Übergang in das Metastasenstadium möglichst lange hinauszuzögern.

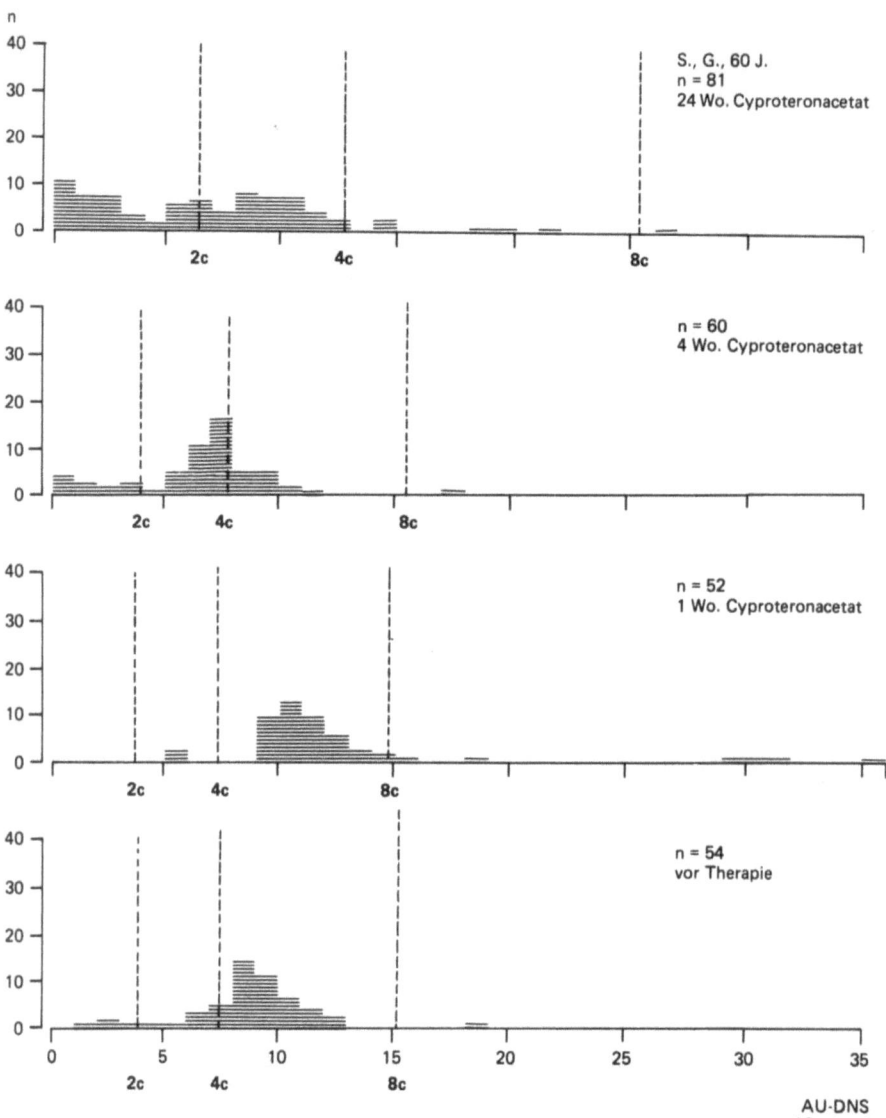

Abb. 6. Stadium C, primär entdifferenziert. Kein Ansprechen auf die Therapie mit Antiandrogen (Cyproteronacetat) (s. Text)

Beide Verfahren sind jedoch so aufwendig bzw. technisch schwierig, daß sie für *multizentrische Studien* z. Z. noch keine Bedeutung haben. Hinzu kommt, daß auch durch diese Verfahren im Augenblick gerade beim entdifferenzierten, noch nicht metastasierten Karzinom primär nicht festzulegen ist, welche Therapieform für den einzelnen Patienten optimal ist, sie sind jedoch wertvolle „*harte*" Parameter für die Verlaufskontrolle.

Trotz der zuletzt genannten Einschränkungen bietet sich als durchführbare Alternative für prospektive Therapiebeurteilungen beim fortgeschrittenen Prostatakarzinom an:

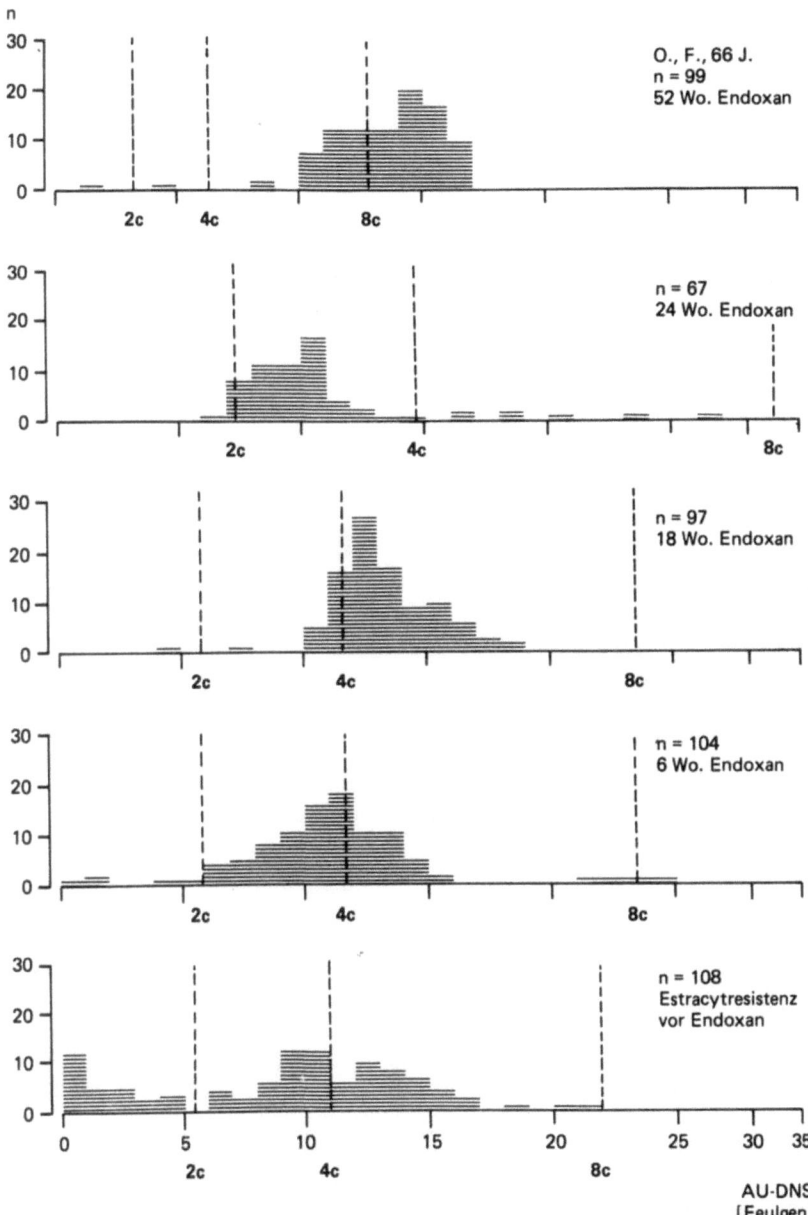

Abb. 7. Tertiäre Cytostaticabehandlung nach Estracytresistenz. Kein Behandlungserfolg, weiterbestehende Aneuploidie (s. Text)

Zentren, die sicher zytologische Untersuchungen durchführen können, und/oder entsprechende (kostspielige) Einrichtungen zur Einzelzell-Zytophotometrie haben.

Basis solcher monozentrischen Studien sind dann engmaschig kontrollierte zytologische Untersuchungen, besser jedoch noch die Messung des Verhaltens der

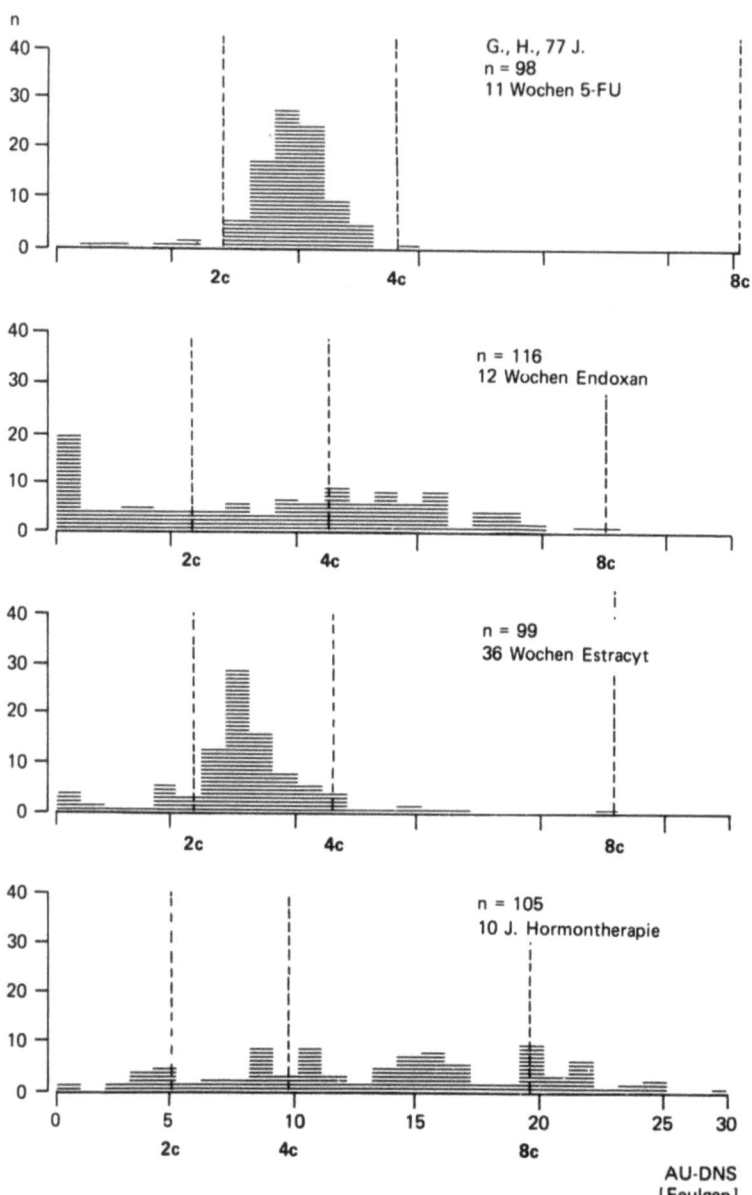

Abb. 8. Therapieresistenz gegen vier verschiedene Therapieformen, drei nach 10 Jahre durchgeführter Östrogenbehandlung (s. Text)

DNS-Synthese in Zellkernen von Prostatakarzinomen unter verschiedenen Therapieformen, da besonders die Messung des Zellkern-DNS-Gehaltes im Einzelzellzytophotogramm der bisher wohl *einzige objektive und reproduzierbare Parameter* zur Verlaufskontrolle verschiedener Therapieformen beim Prostatakarzinom ist.

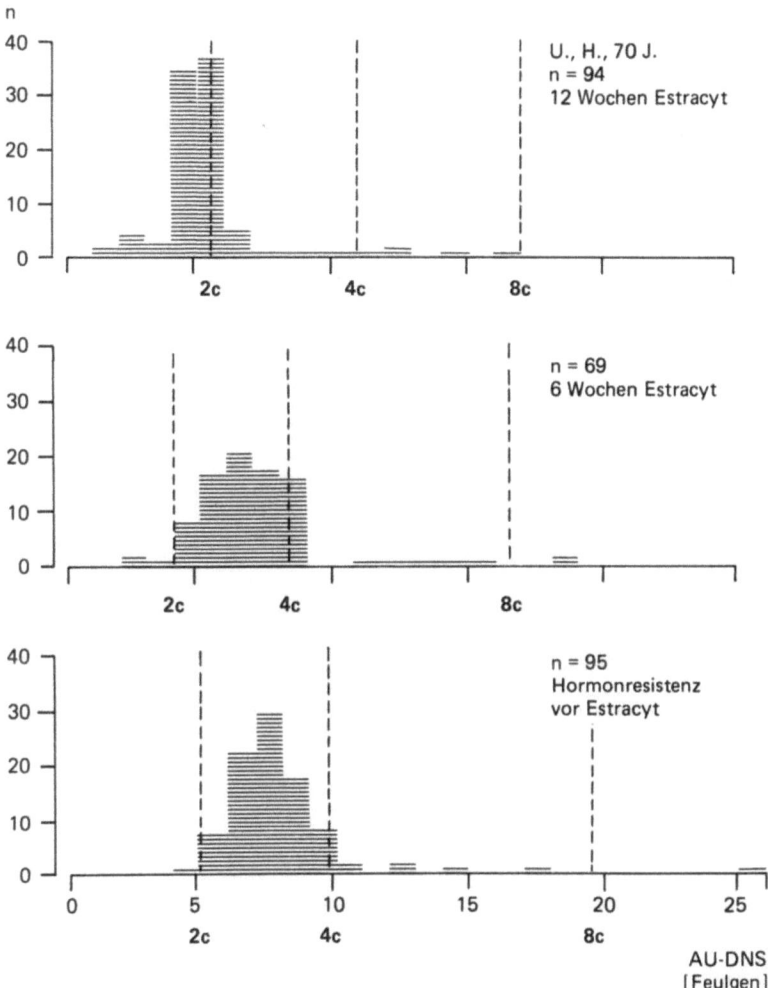

Abb. 9. Resistenz gegen Östrogene, gutes Ansprechen auf Sekundärtherapie mit Estracyt (s. Text)

Literatur

1. Alken CE, Dhom G, Straube W, Braun JS, Kopper B, Rehker K (1975) Therapie des Prostatakarzinoms und Verlaufskontrolle (III). Urologe [A] 14: 112–116 – 2. Byar DP, Mostofi FK (1972) Carcinoma of the prostate: Prognostic evaluation of certain pathologic features in 208 radical prostatectomies. Cancer 30: 5–13 – 3. Dhom G (1976) Pathologisch-anatomisches Referat. 11. Alpenländisches Symposion, 13.–15. Mai 1976, Bad Aussee – 4. Dhom G (1977) Classification and grading of prostatic carcinoma. In: Grundmann E, Vahlensieck W (eds) Tumors of the male genital system. Springer, Berlin Heidelberg New York, S. 14–26 – 5. Fergusson JD, Franks LM (1953) The response of prostatic carcinomas to oestrogen treatment. Br J Surg 40: 422–428 – 6. Flocks RH (1971) The use of radioactive isotopes in management of prostatic cancer. In: Raspé G, Brosig W (eds) Life science monographs 1. Pergamon Press, Vieweg, Oxford Braunschweig, pp 125–140 – 7. Gleason DF, Mellinger GT (1974) Prediction of prognosis for prostatic adenocarcinoma by combined histological grading and clinical staging. J Urol 111: 58–64 – 8. Jewett HJ (1969) The results of radical prostatectomy. JAMA 210: 324–325 – 9. Kastendieck H (1980) Prostatic carcinoma; aspects of pathology, prognosis, and therapy. J Cancer Res Clin Oncol 96: 131–156 – 10. Kastendieck H, Altenähr E (1976) Cyto- and histomorphogenesis of the prostate carcinoma. Virchows Arch [Pathol

Anat] 370: 207–224 – 11. Kastendieck H, Altenähr E, Burchardt P, Becker H, Franke HD, Klosterhalfen H (1976) Morphologische und klinische Behandlungsergebnisse nach kombinierter Hormon- und Strahlentherapie. Dtsch Med Wochenschr 101: 571–576 – 12. Kern WH (1978) Well differentiated adenocarcinoma of the prostate. Cancer 41: 2046–2054 – 13. Leistenschneider W, Nagel R (1978) Bestimmung des DNS-Gehaltes des behandelten Prostatakarzinoms mit Scanning-Cytophotometrie. Verh Dtsch Ges Urol, 30. Tagung. Springer, Berlin Heidelberg New York, S. 339–401 – 14. Leistenschneider W, Nagel R (1980) Estracyt therapy of advanced prostate cancer with special reference to control of therapy with cytology and DNA cytophotometry. Eur Urol 6: 111–115 – 15. Leuchtenberger D, Leuchtenberger R, Davis AM (1954) A microspectrophotometric study of the desoxyribose nucleic acid (DNA) content in cells of normal and malignant human tissues. Am J Pathol 30: 65–85 – 16. Mellinger GT, Bailar JC III, Arduino LJ (1967) Treatment and survival of patients with cancer of the prostate. Surg Gynecol Obstet 124: 1011–1017 – 17. Mellinger GT, Gleason DF, Bailar J III (1967) The histology and prognosis of prostatic cancer. J Urol 97: 331–337 – 18. Mostofi FK (1976) Problems of grading carcinoma of the prostate. Semin Oncol 3: 161–169 – 19. Mostofi FK, Davis GJ, Jr (1979) Pathology of tumors of the prostate. In: Javadpour N (ed) Principles and management of urologic cancer. Williams and Wilkins Comp., Baltimore, pp 85–94 – 20. Mostofi FK, Price EB, Jr (1973) Tumors of the male genital system. Atlas of tumor pathology, 2nd series, fasc. 8. Armed Forces Institute of Pathology, Washington, DC, pp 177–194 – 21. Nagel R (1974) Das Prostata-Karzinom in den verschiedenen Altersgruppen. Acta Urol 5: 25–32 – 22. Nagel R, Leistenschneider W (1978) Estracyt therapy of advanced prostatic cancer with special reference to control of therapy with cytology and DNA-cytophotometry. Proc. Internat. Symp. on the Treatment of Carcinoma of the Prostate, pp 115–124. Berlin, December 1978 – 23. Sandritter W (1952) Über den Nucleinsäuregehalt in verschiedenen Tumoren. Frankf Z Pathol 63: 423 – 23a. Sprenger E, Volk T, Michaelis EE (1976) Die Aussagekraft der Zellkern-DNS-Bestimmung bei der Diagnostik des Prostatakarzinoms. Beitr Pathol 153: 379 – 24. Schmidt JD, Johnson DE, Scott WW, Gibbons RP, Prout GR, Murphy GP (1976) Chemotherapy of advanced prostatic cancer. Urology VII: 602–610 – 25. UICC (1979) TNM-Klassifikation der malignen Tumoren. Springer, Berlin Heidelberg New York – 26. Utz DC, Farrow GM (1969) Pathologic differentiation and prognosis of prostatic cancer. JAMA 209: 1701–1703 – 27. Zetterberg A (1979) Cytochemical methods of malignancy grading. WHO Collaborating Centre Meeting, March 12–15 (1979), Stockholm – 28. Zetterberg A, Esposti PL (1976) Cytophotometric DNA-analysis of aspirated cells from prostatic carcinoma. Acta Cytol (Baltimore) 20: 46–57

Zum Aussagewert prospektiver Studien in der Onkologie

Havemann, K. (Med. Univ.-Klinik, Marburg), Dudeck, J. (Inst. für Statistik und Dokumentation der Univ. Gießen)

Referat

Viele der chirurgischen, radiologischen und internistischen Behandlungsverfahren in der Onkologie haben nur einen mäßigen Einfluß auf Morbidität und Mortalität in der Größenordnung von 20–30% der Endpunkte [2]. Wie wenig verläßlich die Meinung und persönliche Erfahrung des Arztes hier bei der Abschätzung des Wertes einer Behandlung sein kann, zeigt das Beispiel von Chalmers [12], der anhand von Übersichtsartikeln und Lehrbuchbeiträgen die Auffassungen über den Wert der Strahlentherapie nach Mastektomie zusammengestellt hat (Abb. 1). Während diese Behandlung von der Mehrzahl der Strahlentherapeuten befürwortet wird, wird sie von der überwiegenden Zahl der Chirurgen abgelehnt.

Nach einhelliger Auffassung ist daher heute die Beurteilung eines Therapieerfolges nur in kontrollierten, vergleichenden, prospektiven Studien möglich.

Bei der Prüfung neuer Cytostatika wird im allgemeinen eine bestimmte Reihenfolge der klinischen Prüfung eingehalten. Die erste klinische Studie, die auch

	Chirurgen	Strahlentherapeuten	Andere
Dafür	8	24	2
Dagegen	15	3	3
Zweifelhaft	5	4	6

Abb. 1. Meinungen über den Effekt der Strahlentherapie nach radikaler Mastektomie anhand von Übersichtsartikeln und Lehrbüchern 1962–1977 (nach C.T. Chalmers)

als Phase I-Studie bezeichnet wird, prüft die maximal tolerierbare Dosis, die Art und Form der Applikation, die Toxizität und das Vorhandensein einer Antitumoraktivität. In sogenannten Phase II-Studien wird dann unter Verwendung einer optimalen Dosierung bei verschiedenen Tumoren versucht, eine vorläufige Schätzung der Ansprechrate vorzunehmen und eine Antwort über die Wirksamkeit des Medikamentes zu erhalten. Schließlich wird in Phase III-Studien die neue Behandlung mit einer Standardtherapie durch die Methode der Randomisierung verglichen, um endgültig den Wert eines Medikamentes bei einer bestimmten Tumorart festzulegen. Phase II- und III-Studien werden nicht nur mit Einzelsubstanzen, sondern auch mit Kombinationen verschiedener Cytostatika und anderen Therapieverfahren ausgeführt. Phase II- und III-Studien sind prospektiv und verlangen ein Prüfungsprotokoll (Abb. 2) mit genauer Festlegung von Zielen, Fragestellung, Patientenauswahl und Ausschluß, Art der spezifischen und begleitenden Therapie, der notwendigen Diagnostik, der Auswertekriterien, der Datensammlung, Dokumentation und Statistik. Ob diese Prüfung unter Verwendung von Kontrollen aus vorangehenden Beobachtungsserien, den sogenannten historischen Kontrollen, oder vorwiegend mit randomisierten Kontrollen erfolgen sollte, ist nach wie vor umstritten. Die vorherrschende Auffassung ist [2, 3, 11], daß die unter optimalen Bedingungen ausgeführte randomisierte Studie das einzig verläßliche Verfahren einer Therapiebeurteilung in der Onkologie ist. Dem steht gegenüber, daß viele der mit erheblichem zeitlichen und finanziellen Aufwand randomisierten Studien die notwendigen Voraussetzungen nicht erfüllen und viele

- Grundlagen und Einführung
- Studienziele und Fragestellungen
- Patientenauswahl und -ausschluß
- Studienplan
- Therapie und Nebenwirkungen
- Klinische und Labrodiagnostik, Follow up
- Auswertungskriterien
- Registration und evtl. Randomisation
- Dokumentation
- Statistik
- Administrative Weisungen
- Literatur

Abb. 2. Richtlinien der EORTC zur Abfassung von Therapiestudienprotokollen

der Fortschritte in der Tumorbehandlung ohne die Anwendung randomisierter Studien erzielt wurden.

Nach Meinung von Kritikern der randomisierten Studie wie Gehan [7] und Freireich [6] sind historische Kontrollen für Phase I- und II-Studien, deren primäres Anliegen eine Schätzung der Effektivität ist, ausreichend. Sie erscheinen auch dann anwendbar, wenn große Unterschiede in der Ansprechrate zu erwarten sind, und wenn die zu prüfende Therapie mit einer in ähnlicher Weise aufgebauten, unmittelbar vorangehenden Studie verglichen werden kann. Unter den Möglichkeiten historischer Kontrollen sind zu nennen 1. Literaturkontrollen, 2. Kontrollen aus vorangehenden Behandlungskollektiven mit vergleichbaren Prognosekriterien und 3. die direkte Paarbildung mit in der Prognose identischen Patienten aus einer solchen vorangehenden Behandlungsserie (sog. „gematchte" Kontrollen).

Argumente für Studien mit historischen Kontrollen sind verglichen mit randomisierten Studien, daß Aufwand, Dauer und notwendige Patientenzahl wesentlich geringer sind und sie häufig wegen der kleineren Zahl an Patienten unizentrisch durchführbar sind. Weiterhin sind sowohl Patienten wie Ärzte besser in der Lage eine Studie mit einer einzelnen Behandlungsform zu verstehen und zu akzeptieren. Schließlich entfallen mögliche ethische Bedenken einer Zufallszuteilung zu einer Behandlungsform mit eventuell geringerer Wirksamkeit. Die Kritik gegen die Verwendung historischer Kontrollen konzentriert sich darauf, daß eine echte Vergleichbarkeit nicht gegeben ist, und zwar weil entweder die gleiche Verteilung prognostischer Faktoren in der Kontrollgruppe nicht ausreichend geprüft wurde oder die Vergleichbarkeit der Kollektive wegen der Vielzahl möglicher z. T. noch gar nicht bekannter Faktoren prinzipiell nicht gegeben ist. Dazu kommt, daß beim Vergleich aufeinander folgender Behandlungsserien die Erfahrung der Ärzte in Diagnostik und Therapie zunimmt, und daß durch die Forschung zusätzliche Bewertungskriterien des Behandlungserfolges auftreten, so daß eine Vergleichbarkeit nicht gewährleistet ist.

Um möglichst viele Patienten der neuen, möglicherweise besseren Behandlung zuzuführen, wäre ein denkbarer Kompromiß eine Randomisierung zwischen Standardtherapie und neuer Behandlung im Verhältnis 1 : 2 [12].

Daß prospektive klinische Studien ohne Verwendung einer randomisierten Kontrollgruppe zu eindeutigen Fortschritten in der Behandlung von Tumoren geführt haben, sei im Folgenden am Beispiel des kleinzelligen Bronchialkarzinoms gezeigt. Andererseits wird jedoch auch hier auf die Grenzen dieser nicht randomisierten Studien hinzuweisen sein.

Das kleinzellige Bronchialkarzinom ist durch eine schnelle Wachstumstendenz, frühe Fernmetastasierung und hohe Sensibilität gegenüber Chemo- und Strahlentherapie charakterisiert. Abweichend von der TNM-Klassifikation hat sich eine einfache Stadieneinteilung in „limited disease" − auf den initialen Hemithorax begrenzt − und in „extensive disease" − nämlich lokale und/oder Fernmetastasierung − als sehr praktikabel erwiesen [14]. Umfangreiche Untersuchungen zur Bedeutung prognostischer Kriterien wurden durchgeführt (Abb. 3). So haben nicht vorbehandelte Patienten, Patienten die eine komplette Remission entwickeln, ambulante Kranke mit gutem Allgemeinzustand und solche mit limited disease eine deutlich bessere Prognose [4]. Dagegen sind Alter, Geschlecht oder die histologischen Untergruppen von geringerer prognostischer Wertigkeit [10]. Da eine lokale Kontrolle des Tumors durch Operation oder Strahlentherapie wegen der frühen lokalen und systemischen Ausbreitung sich nicht als ausreichend erwiesen hat,

Faktor	n	mediane Überlebenszeit (Mo.)	1-Jahres-Überlebenszeit (%)	p-Wert
Ansprechen auf Therapie				
CR	29	15,5	60	<0,001
PR	28	8,0	0	
Karnowsky(%)				
100-80	32	15,4	47	
70-50	17	9,7	12	<0,005
40-30	12	5,9	0	
Stadium				
limited	19	14,0	40	n.s.
extensive	42	9,3	24	

Abb. 3. Einfluß verschiedener prognostischer Faktoren auf die Überlebenszeit von Patienten mit kleinzelligem Bronchialkarzinom (Cohen et al.)

wurde Anfang der siebziger Jahre mit Untersuchungen über die Wirksamkeit der Chemotherapie begonnen. Der überwiegende Teil dieser Untersuchungen wurde in kontrollierten Studien ohne Verwendung randomisierter Kontrollen durchgeführt. Zum Vergleich dienten Studien aus der Literatur oder unmittelbar vorangehende Untersuchungsserien.

Nicht zuletzt durch dieses weniger aufwendige Vorgehen konnte in wenigen Jahren eine große Zahl von Studien ausgeführt werden, die eine deutliche Verbesserung in der Behandlung mit breiter Anwendung in der onkologischen Praxis ermöglicht haben. So stiegen angefangen von der Strahlentherapie, der Monotherapie mit Cytostatika, über die Polychemotherapie bis zur Kombination

Therapie	n	CR %	Mediane Überlebenszeit (Mo.)	1-Jahres-Überlebenszeit (%)
keine (lim.+ext.)	55	0	2,5	5
Bestrahlung (nur lim.)	235	-	6,0	20
CTX (nur ext.)	363	1,1	5,0	18
Monotherapie außer CTX	468	2,7	5,5	15
Polychemotherapie (3 od. 4 Medik.)	452	23,0	9,0	40
Polychemotherapie und Bestrahlung	984	31,0	11,0	47

Abb. 4. Komplette Remissionen und Überlebenszeit beim kleinzelligen Bronchialkarzinom (nach Greco et al.)

von Polychemotherapie und Strahlentherapie [8] die Zahl an kompletten Remissionen, die mediane Überlebenszeit und die 1-Jahres-Überlebenszeit deutlich an (Abb. 4). Die derzeitigen Ergebnisse sind zwar besonders wegen der Rezidivneigung des Tumors nach wie vor unbefriedigend, die Zahl an Langzeitüberlebern mit z. Z. etwa 20% bei limited disease deutet jedoch darauf hin, daß das kleinzellige Bronchialkarzinom potentiell heilbar ist [8].

Entscheidend für den Vergleich der Ergebnisse zwischen den einzelnen Studien ist eine Berücksichtigung der relevanten prognostischen Faktoren. Alle Studien wurden fast ausnahmslos mit nicht vorbehandelten Patienten durchgeführt, und es erfolgte eine Klassifizierung in limited und extensive disease und z. T. nach Allgemeinzustand. Daß die Behandlungsergebnisse einen Vergleich zulassen, ist am Beispiel der kombinierten Chemotherapie und Strahlentherapie bei limited disease an den medianen Überlebenszeiten und der 1-Jahres-Überlebenszeit erkennbar (Abb. 5). Die günstigeren Ergebnisse von Einhorn, Kent und Greco sind z. T. Ausdruck einer Selektion von Patienten mit besserem Allgemeinzustand.

Vergleichbare, wenn auch deutlich ungünstigere Resultate, finden sich bei extensive disease mit kombinierter Chemo- und Strahlentherapie (Abb. 6). Wie entscheidend der Allgemeinzustand der Patienten die Behandlungsergebnisse beeinflußt, ist anhand einer Studie von Seeber [13] und einer eigenen Studie dargestellt (Abb. 7). Beide Behandlungsserien wurden mit einer Polychemotherapie bestehend aus Adriamycin, Cyclophosphamid und Vincristin + Strahlentherapie im split course-Verfahren durchgeführt. In der Marburger Studie wurden alle Patienten außer schwerkranken bettlägerigen Patienten behandelt, der Karnowsky-Index lag zwischen 50 und 70%. In der Essener Studie wurden dagegen vorwiegend Patienten mit einem Karnowsky-Index von über 80% behandelt. Der Vergleich der life table-Analysen beider Kollektive zeigt einen Vorteil zugunsten der Essener Studie, vermutlich wegen des besseren Allgemeinzustandes der Patienten. Die Unterschiede dürften auch noch durch einen weiteren Faktor beeinflußt worden sein. Während in unserer Behandlungsserie auch bei Progression dieselbe Therapie fortgeführt wurde, stand der Essener Gruppe für die Rezidivbehandlung das sehr effektive Epipodophyllinderivat VP 16-213 zur Verfügung. Letzteres zeigt, daß der Vergleich von Überlebenszeiten irreführend sein kann, wenn die Überlebenszeit nach dem

Autor	n	Therapie	Mediane Überlebenszeit (Mo.)	1-Jahres-Überlebenszeit (%)	Karnowsky (%)
Bergsagel	27	⚡ + CTX	7,7	38	
Holoye	23	⚡ + CTX,VCR	11,6	50	
Hansen	53	⚡ + CTX,MTX,CCNU	11,5	50	
Livingston	104	⚡ + CTX,VCR,ADR	12,0	50	
Einhorn	19	⚡ + CTX,VCR,ADR,BCG	18,1	70	≥ 80
Kent	15	⚡ + CTX,VCR,ADR	>20	75	≥ 80
Greco	32	⚡ + CTX,VCR,ADR	>20	75	≥ 80
Sierocki	23	⚡ + CTX,VCR,ADR dann BCNU,MTX,PCB	11,5	50	≥ 80

Abb. 5. Kombinierte Strahlen- und Chemotherapie beim kleinzelligen Bronchialkarzinom (limited disease, ausgewählte Studien)

Autor	n	Therapie	mediane Über-lebenszeit (Mo.)	1-Jahres-Über-lebenszeit (%)
Eagan	18	ϟ + CTX,VCR,MTX	9,0	44
Livingston	106	ϟ + A,CTX,VCR	7,6	23
Holoye	25	ϟ + A,CTX,VCR	9,5	25
Murray	14	ϟ + A,CTX,VCR,CCNU	6,5	–
Kent	21	ϟ + A,CTX,VCR	10,5	38

Abb. 6. Kombinierte Strahlen- und Chemotherapie beim kleinzelligen Bronchialkarzinom (extensive disease)

Rezidiv von der Behandlung während dieser Zeit abhängig ist. Nicht nur aus diesen Gründen haben Vergleiche von Behandlungsserien aus verschiedenen Zentren eine Vielzahl von Problemen und damit eine begrenzte Aussagekraft. Bei Verwendung historischer Kontrollen sind die günstigsten Voraussetzungen dann gegeben, wenn sie sich aus einer unmittelbar vorangehenden Studie derselben Arbeitsgruppe rekrutieren, ein Vorgehen, wie es in den USA bei über 20 vom NCI unterstützten Arbeitsgruppen praktiziert wird [7].

Voraussetzung ist, daß die Kontrollgruppe höchstens 3 Jahre zurückliegt, damit Natur der Erkrankung, Patiententyp, unterstützende Therapie, Remissionskriterien und die Gruppe der behandelnden Ärzte keine wesentlichen Änderungen erfahren haben. Ob eine Ausgewogenheit in diesen Faktoren zwischen den zu vergleichenden

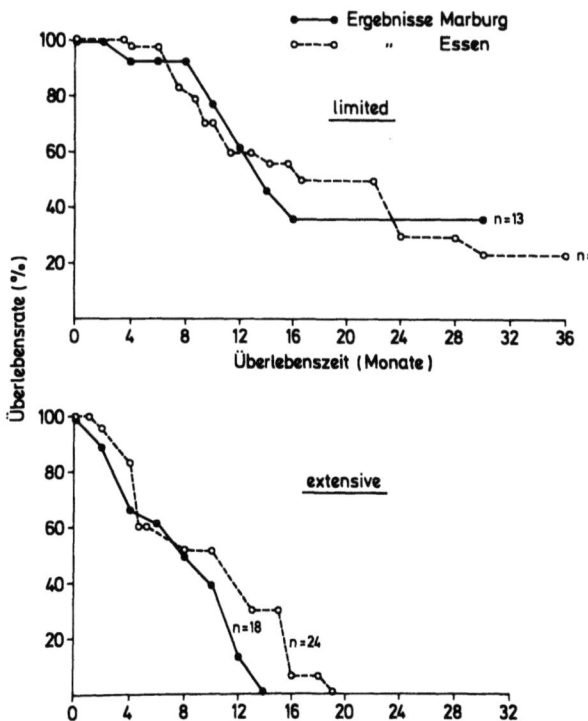

Abb. 7. Ergebnisse der Behandlung des kleinzelligen Bronchialkarzinoms mit einer Polychemotherapie bestehend aus Adriamycin, Cyclophosphamid und Vincristin (ACO) und Strahlentherapie (RT) im split course Verfahren. Life-table-Analyse der Überlebenszeiten von limited und extensive disease einer Marburger (Karnowsky-Index $\geq$ 50%) und einer Essener (Karnowsky-Index $\geq$ 80%) Studie

Gruppen vorliegt, sollte jedoch anhand von Regressionsanalysen geprüft werden, wofür besondere statistische Methoden entwickelt wurden [6].

Ein Vergleich von zwei unmittelbar aufeinanderfolgenden Behandlungsserien mit zwei differenten Polychemotherapiekombinationen bei sonst identischen Studienbedingungen wird zu Zeit von uns beim kleinzelligen Bronchialkarzinom durchgeführt. Verglichen werden Nebenwirkungen, Ansprechrate, Ansprechdauer und Überlebenszeit. Eine Beurteilung ist bisher nur für die Nebenwirkungen beider Programme möglich, da die Aufnahme in der zweiten Behandlungsserie noch nicht abgeschlossen ist.

Wie eingangs gezeigt, bestand aufgrund der konsekutiven Studien der Eindruck, daß die Kombination von Polychemotherapie und Strahlentherapie der alleinigen Polychemotherapie beim kleinzelligen Bronchialkarzinom überlegen ist. Die Unterschiede in der Ansprechrate zwischen beiden Behandlungsansätzen waren allerdings — im Gegensatz z. B. zu dem deutlichen Unterschied zwischen Mono- und Polychemotherapie — nicht sehr groß und wurden in letzter Zeit durch vergleichbar gute Ergebnisse der Polychemotherapie infrage gestellt. Bei Unterschieden in der Ansprechrate von um oder unter 20% ist die Verwendung historischer Kontrollen ungeeignet und randomisierte Studien sind angezeigt. Die erste randomisierte Studie zum Wert einer zusätzlichen Bestrahlung wurde kürzlich von Fox et al. mitgeteilt [5].

Zwar waren durch die Kombination mit Bestrahlung Rezidive im Bereich des Primärtumors seltener (Abb. 8), die mediane Überlebenszeit und die Zeit bis zum Rezidiv waren jedoch in beiden Kollektiven gleich.

In letzter Zeit sind auch die Unterschiede zwischen den in ihrer Wirksamkeit verbesserten Polychemotherapieprogrammen nicht mehr sehr gravierend. Aus diesem Grunde ist heute beim kleinzelligen Bronchialkarzinom die Situation erreicht, wo weitere Aussagen nur noch mit prospektiven randomisierten Studien möglich sind. Dazu kommt, daß durch die Einführung der Rebronchoskopie und der Tumormarker zur Beurteilung kompletter Remissionen wesentlich schärfere Remissionskriterien vorliegen, was einen Vergleich mit vorangehenden Studien erschwert.

Wegen der deutlich größeren Patientenzahlen sind randomisierte Studien fast nur multizentrisch durchführbar, was einen erheblichen zeitlichen, personellen und finanziellen Aufwand bedeutet. Von den bei der Planung randomisierten Studien zu

Stadium	Therapie	n	Mediane Überlebenszeit (Mo.)		Zeit bis zum Rezidiv (Mo.)
limited	ACO	33	14,6		10,4
	ACO + ⚡	26	15,1	n.s.	9,5
extensive	ACO	26	6,7		
	ACO + ⚡	24	9,0	n.s.	

Rezidive bei Ansprechen auf Therapie:

ACO	Lunge 38 %	Fernmetastasen 34 %
ACO + ⚡	Lunge 16 %	Fernmetastasen 40 %

Abb. 8. Randomisierte Studie. Vergleich Polychemotherapie (ACO) gegen Polychemotherapie und Bestrahlung beim kleinzelligen Bronchialkarzinom (nach Fox et al. 1979) ($n = 109$)

berücksichtigende Faktoren können hier nur einige stichpunktartig genannt werden (Abb. 9). Diese sind ein möglichst einfacher Aufbau der Studie, in der, wenn möglich, nur zwei Therapieformen verglichen werden sollten. Wegen der Praktikabilität ist die Datensammlung besonders während des follow up auf das unbedingt notwendige Maß zu begrenzen. Die Homogenität beider Behandlungsgruppen wird durch das Verfahren der Randomisierung angestrebt. Daß diese Voraussetzungen erfüllt sind, muß jedoch durch entsprechende Analysen geprüft werden. Im Falle des kleinzelligen Bronchialkarzinoms erfolgt dies gewöhnlich durch prospektive Stratefizierung nach limited und extensive disease sowie nach dem Allgemeinzustand, während die weniger bedeutsamen Prognosekriterien retrospektiv stratefiziert werden. Die Randomisierung sollte so spät wie möglich erfolgen, damit ein späterer Ausschluß z. B. aufgrund einer nicht richtigen Diagnose vermieden wird. Sie sollte weiterhin, um die Vergleichbarkeit zu gewährleisten, getrennt nach den Behandlungszentren durchgeführt werden [12]. Ein Ausschluß von Patienten z. B. mit einem Karnowsky Index von weniger als 80% vor der Randomisierung beeinflußt zwar nicht die Vergleichbarkeit der Gruppen; dagegen wird die Repräsentanz der Studienergebnisse für die Gesamtgruppe der Patienten, wie schon am Beispiel der nicht randomisierten Studien gezeigt, infrage gestellt. Ein Ausschluß randomisierter Patienten, aus welchen auch immer gearteten Gründen im Verlaufe der Studie, kann allerdings einen erheblichen Einfluß auf die Vergleichbarkeit der Gruppen haben, weswegen auch Patienten mit inadäquater Therapie in die spätere Auswertung mit eingeschlossen werden müssen [12].

Eine von uns geplante randomisierte Therapiestudie beim kleinzelligen Bronchialkarzinom vergleicht die bereits erwähnte Polychemotherapie nach dem ACO-Schema mit einer sequentiellen Anwendung verschiedener kreuzresistenter Polychemotherapiekombinationen mit dem Ziel, durch letztere Behandlung einer Resistenzentwicklung vorzubeugen (Abb. 10). Prophylaktische Schädelbestrahlung und Bestrahlung des Primärtumors werden in beiden Behandlungsgruppen in der gleichen Weise durchgeführt. Ausschlußkriterien sind eine Vorbehandlung, gravierende zusätzliche Erkrankungen, ein Alter von mehr als 70 Jahren und ein Karnowsky-Index von unter 50%. Prospektiv wird nach limited und extensive

Zu_berücksichtigende_Faktoren_multizentr._random._Studien

Einfacher Aufbau: zwei"armig", Begrenzung der Daten
Prognostische Kriterien: prosp. od. retrosp. Stratefizierung
Beurteilungskriterien: Definition Ansprechrate, Dauer des
    Ansprechens, Überlebenszeit (bes.erkrg.frei),Lebensqualität
Behandlungszuordnung: späte Random. getrennt nach Zentren
Ausschluß-, Abbruch-Kriterien: keine rigorosen Aufnahmekriterien
    (Repräsentanz), follow up aller random. Patienten auch mit
    inadäquater Therapie
Patientenzahl: ausreichend groß (z.B. >100 Endpunkte)
    vorgesehene Zahl> erreichte Zahl> Endpunkte
Auswertung: keine zu frühe Analyse und Publikation

Abb. 9

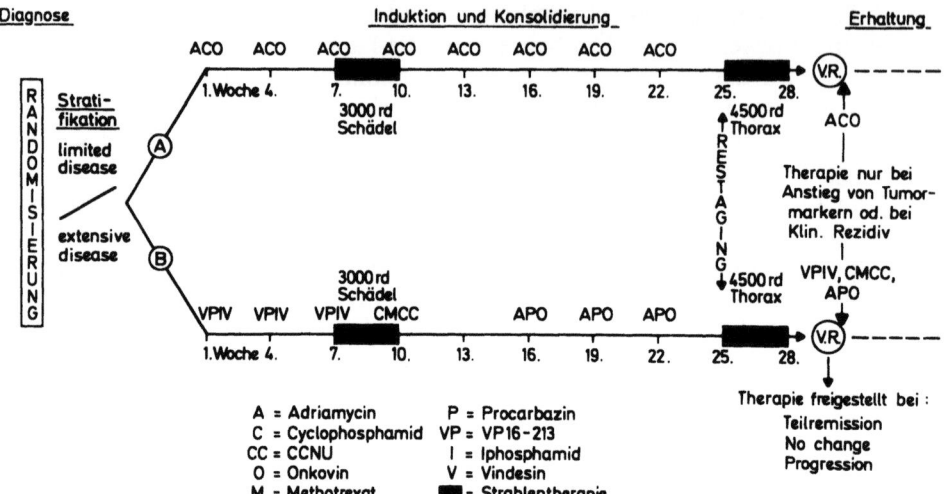

Abb. 10. Geplante multizentrische prospektive randomisierte Therapiestudie zur Induktionsbehandlung des kleinzelligen Bronchialkarzinoms

disease stratefiziert, die Randomisierung erfolgt getrennt nach den teilnehmenden Zentren. Wir haben guten Grund zu der Annahme, daß, wegen der zu behandelnden großen Patientenzahl (ca. 250–300) und wegen der bei diesem Tumor relativ begrenzten Prognosekriterien, eine Aussage möglich sein wird.

Schwieriger ist die Situation bei einer anderen von uns durchgeführten multizentrischen randomisierten Studie bei Nicht-Hodgkin-Lymphomen von hohem Malignitätsgrad unter Berücksichtigung der Kieler Lymphomklassifikation (Abb. 11). Wegen der relativen Seltenheit dieser Tumoren konnten bisher erst ca. 50 Patienten in die Studie aufgenommen werden. Bei den ersten 35 Patienten wurde eine vorläufige Auswertung durchgeführt. Verglichen wird eine Gruppe, die Polychemotherapie und Bestrahlung erhält mit einer Gruppe, bei der zusätzlich eine Immuntherapie mit Corynebacterium parvum durchgeführt wird. Beide Behandlungsgruppen zeigen bisher keine eindeutigen Unterschiede in Ansprechrate und Überlebenszeit. Betrachtet man die Verteilung prognostischer Faktoren in beiden Gruppen (Abb. 12), so besteht trotz der Zufallszuordnung eine Ungleichgewichtigkeit der bei diesen Tumoren vorhandenen zahlreichen Prognosekriterien wie Geschlecht, klin. Stadium, Knochenmarksbeteiligung etc. Eine Homogenität beider Gruppen und damit eine verläßliche Aussage kann daher nur durch eine weitere Vergrößerung der Patientenzahlen erzielt werden.

Abschließend sei kurz auf die entscheidende Frage eingegangen, inwieweit die Ergebnisse kontrollierter Studien, die vorwiegend in spezialisierten onkologischen Zentren erhoben wurden, auf die praktische Onkologie in Regionalkrankenhäusern und internistischen Fachpraxen übertragbar sind. Was das kleinzellige Bronchialkarzinom anbelangt, so wurden erste Behandlungsergebnisse aus Regionalkrankenhäusern in den USA und auch in der Bundesrepublik mitgeteilt, die vergleichbare Ansprechraten erkennen lassen. Anders gelagert sind die Ergebnisse

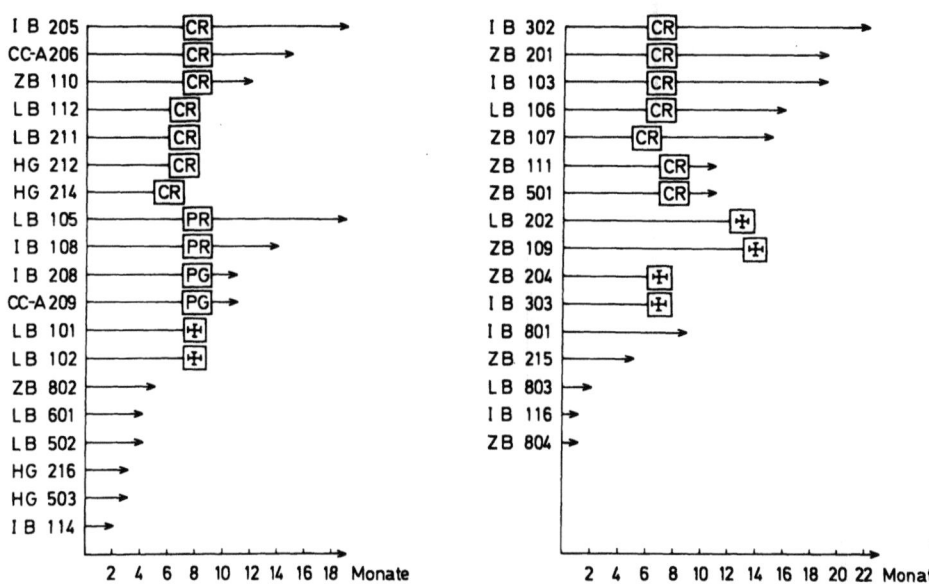

Abb. 11. Multizentrische prospektive randomisierte Therapiestudie bei Nicht-Hodgkin-Lymphomen von hohem Malignitätsgrad; Vergleich einer Polychemotherapie nach dem CHOP-Schema + Strahlentherapie der beteiligten Lymphknotenstationen mit derselben Behandlung + zusätzlicher Immuntherapie mit C. parvum. Zwischenauswertung der ersten 35 Patienten

beim metastasierten Mammakarzinom, wie sie von den onkologischen Arbeitsgruppen in Basel erhalten wurden (Abb. 13). Die noch unveröffentlichten Ergebnisse wurden freundlicherweise von Herrn Prof. Nagel zu Verfügung gestellt. Die weitaus günstigsten Ansprechraten mit dem CMF oder CMFVP Schema wurden bei ambulanten Patienten der onkologischen Abteilung des Kantonspitals erhalten. Einen mittleren Stellenwert nahmen die stationären in der onkologischen Abteilung behandelten Patienten ein, während die konsiliarisch in anderen Kliniken oder durch Hausärzte betreute Patienten die geringsten Ansprechraten aufwiesen. Diese

	with C.p.	without C.p.
Total	16	19
Sex M/F	12:4	9:10
Age (median, yrs)	54	57
Stage III	10	7
IV	6	12
Presentation Nodal	12	9
Bone marrow	3	6
G.I. tract	1	4

Abb. 12. Verteilung von prognostischen Faktoren in der Therapiestudie Nicht-Hodgkin-Lymphome bei Patienten mit und ohne C. parvum

	Ansprechrate(%) (CR + PR + NC)	Patienten
Onkologie, stationär	48	75
Onkologie, ambulant	72	162
Konsiliardienst, stationär	36	159
Hausärzte, selbständig	21	59

Abb. 13. Ansprechraten des metastasierenden Mammakarzinoms (n = 455) in Basel von 1970–1976 (nach G. A. Nagel et al.) Therapie: CMF oder CMFVP

beunruhigenden Ergebnisse sind sicher nicht nur Ausdruck einer unterschiedlichen Verteilung differenter prognostischer Gruppen, sondern auch Folge eines unterschiedlichen Trainings der behandelnden Ärzte. Sollte sich dieser Trend bei diesem und bei anderen Tumoren bestätigen, muß eines unserer wesentlichen Anliegen in der Zukunft sein, die durch kontrollierte prospektive Studien als optimal ermittelten Therapieverfahren durch besonders konzipierte Fortbildungsprogramme in die praktische Onkologie zu übertragen.

Literatur

1. Bunn PA, Cohen MH, Ihde DC, Shackney SE, Matthews JM, Fossieck BE, Minna JD (1979) Review of therapeutic trials in small cell bronchogenic carcinoma of the lung. In: Muggia FM, Rosenzweig M (eds) Lung cancer: progress in therapeutic research. Raven Press, New York, p 549 – 2. Carter SK (1978) Clinical trials. Cancer Immunol Immunother 3: 215–218 – 3. Chalmers TC, Block JB, Lee S (1974) Controlled studies in clinical cancer research. N Engl J Med 287: 75–78 – 4. Cohen MH, Ihde DC, Bunn PA, Fossieck BE, Matthews MJ, Shackney SE, Jonston-Early A, Makusch R, Minna JD (1979) Cyclic alternating combination chemotherapy for small cell bronchogenic carcinoma. Cancer Treat Rep 63: 163–170 – 5. Fox RM, Woods RL, Brodie GN, Tattersall MHN (1979) Randomized study of adjuvant radiation therapy in small cell anaplastic cancer treated by combination chemotherapy. EORTC Symposium on Progress and Perspectives in Lung Cancer Treatment, Brussels. (Abstr), p 59 – 6. Freireich EJ (1979) Methods of design and evaluation of adjuvant trials. In: Jones SE, Salmon SE (eds) Adjuvant therapy of cancer II. Grune and Stratton, New York, p 97 – 7. Gehan EA, Freireich EJ (1974) Non-randomized controls in cancer clinical trials. N Engl J Med 74: 198–204 – 8. Greco FA, Einhorn LH, Richardson RL, Oldham RK (1978) Small cell lung cancer Progress and perspectives. Semin Oncol 5: 323–335 – 9. Havemann K (1979) Die Chemotherapie des Bronchialkarzinoms. Therapiewoche 29: 8048–8059 – 10. Mountain CF (1978) Clinical biology of small cell carcinoma: Relationship to surgical therapy. Semin Oncol 5: 272–279 – 11. Peto R (1979) Design and analysis of randomized clinical trials. In: Therapiestudien im Bereich bösartiger Neubildungen. Dokumentation der Sitzungen vom 2./3. und 19.–21. Febr. 1979, Schloß Reisensburg, S 41 – 12. Peto R, Pike MC, Armitage P, Breslow NE, Cox DR, Howard SV, Mantel N, McPherson K, Peto F, Smith PG (1976) Design and analysis of randomized clinical trials requiring prolonged observation of each patient. I. Introduction and design. Br J Cancer 38: 585–612 – 13. Seeber S, Schilcher RB, Swosdyk P, Scheurlen ME, Schmidt CG, Holfeld H, Schmitt G, Scherer E (1980) Kombinierte Chemo- und Radiotherapie bei inoperablem kleinzellig-anaplastischen Bronchialkarzinom. Dtsch Med Wochenschr 105: 474–477 – 14. Zelen M (1973) Keynote address on biostatistics and data retreival. Cancer Chemotherap Rep 4: 34

Chirurgisch-internistische Therapiestudie über die postoperative Rezidivprophylaxe des Morbus Crohn — Durchführung einer partiell randomisierten Studie

Ewe, K. (I. Med. Klinik und Poliklinik der Univ. Mainz), Herfarth, C. (Chirurg. Univ.-Klinik Ulm), Malchow, H. (Med. Klinik der Univ. Tübingen)

Referat

Internistischer Teil

Der M. Chron ist als definiertes Krankheitsbild fast 50 Jahre bekannt (Crohn et al.), ohne daß seine wesentlichen Probleme bis jetzt gelöst wären: Seine Ätiologie und Pathogenese sind nach wie vor ungeklärt, es gibt bislang kein sicheres Mittel, ihn zu heilen, weder medikamentös noch operativ. Seit 1979 ist als Ergebnis einer amerikanischen Multicenter-Studie bekanntgeworden, daß sich bei der floriden Erkrankung mit Prednison und mit Salazosulfapyridin eine symptomatische Besserung erzielen läßt (Summers et al.).

Während also gewisse Fortschritte in der medikamentösen Behandlung gemacht wurden, sind die meisten chirurgischen Fragen noch ungelöst. Die Operationsquote ist hoch: Ca. 60—90% aller Patienten müssen im Verlauf ihrer Erkrankung operiert werden, ca. 50% erleiden ein Rezidiv (Herfarth und Ewe). Verfolgt man die Patienten über einen längeren Zeitraum, ist die Rezidivquote wahrscheinlich noch höher (Greenstein et al.).

Diese hohe Rezidivquote einerseits und die potentiell günstige Wirkung von Azulfidine andererseits, die für die Rezidivprophylaxe der Colitis ulcerosa bereits nachgewiesen ist (Dissanayake und Truelove), waren die Grundlage für die Planung der Chron-Studie II.

Dieser Multicenter-Studie, an der 19 medizinische und chirurgische Kliniken in Deutschland und der Schweiz teilnehmen, gingen zwei Pilotstudien voraus.

Eine eigene wurde 1976 auf der 82. Tagung der Deutschen Gesellschaft für Innere Medizin vorgestellt (Ewe et al.) (Abb. 1). Zur Endauswertung kamen 33 Patienten, die wegen M. Crohn kurativ reseziert wurden und über 2 Jahre mit Placebo oder Salazosulfapyridin 3 g behandelt waren. Sechs erlitten ein Rezidiv, fünf davon nahmen Placebo, einer Azulfidine.

	REZIDIV-FREI	REZIDIV	Σ
PLACEBO	*12*	*5*	*17*
AZULFIDINE	*15*	*1*	*16*
Σ	*27*	*6*	*33*

Abb. 1. Postoperative Rezidivhäufigkeit unter Placebo- oder Azulfidineeinnahme (Ewe et al.)

In der Studie von Wenckert et al. mit 66 Patienten (Abb. 2) war die Rezidivrate unter Salazosulfapyridin ebenfalls geringer als unter Placebo aber auch hier nicht statistisch signifikant.

So waren es schließlich drei Faktoren, die zur Realisierung der Chron-Studie II führten:
1. Die erwähnten Pilotstudien mit ihrem Trend aber zu geringer Patientenzahl.
2. Das Interesse von chirurgischer Seite an der Fragestellung nach dem Wert der radikalen und sparsamen Resektion (s. chirurgischer Teil).
3. Die Tatsache, daß durch die Crohn-Studie I über die medikamentöse Therapie des floriden M. Crohn die wesentlichen organisatorischen Voraussetzungen gegeben waren.

Aufbau der Studie

In Tabelle 1 sind die wesentlichen Merkmale der Studie aufgezeigt. Das Aufnahmekriterium ist die kurative Darmresektion wegen M. Crohn. Hiermit ist gemeint, daß aller makroskopisch vom M. Crohn befallener Darm entfernt wurde. Die entweder ausgedehnt oder sparsam operierten Patienten werden randomisiert und erhalten 3 g Azulfidine oder Placebo.

Bereits vor der Operation oder wenn eine notfallmäßige Operation erforderlich war unmittelbar danach wird der Internist hinzugezogen, der den Patienten später

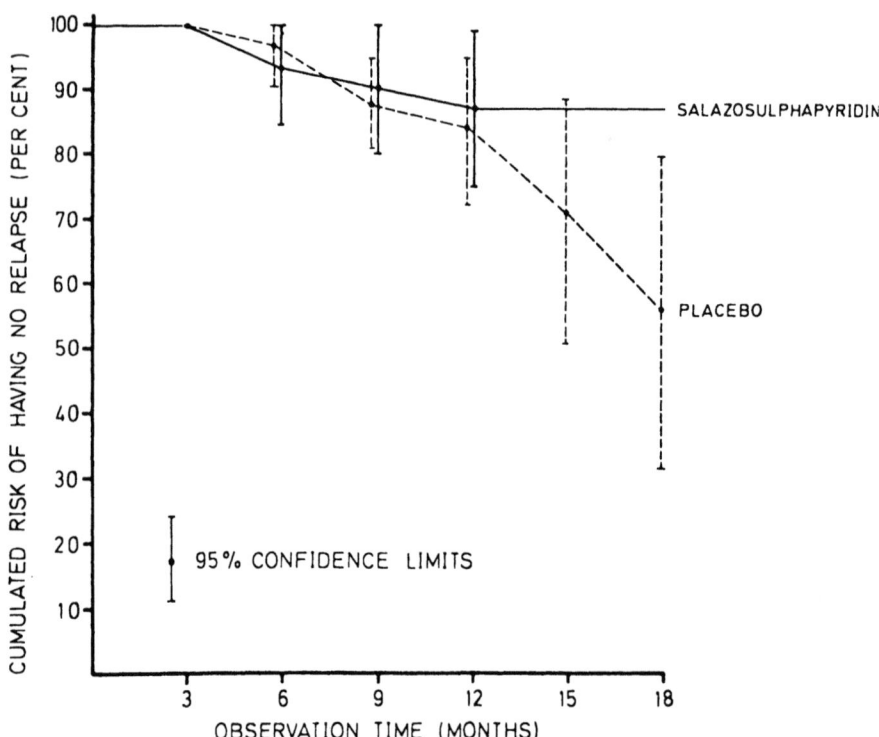

Abb. 2. Kumulative Wahrscheinlichkeit der postoperativen Rezidivprophylaxe (Wenckert et al.)

Tabelle 1. Crohn-Studie II

Kurative Darmresektion wegen Morbus Crohn

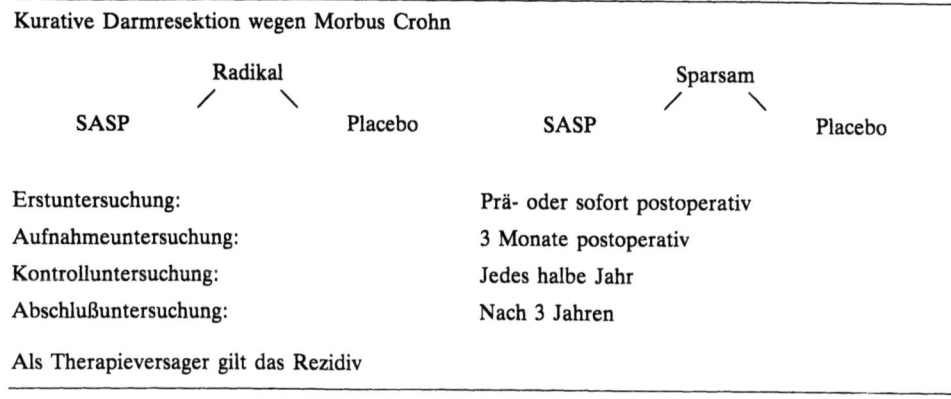

Erstuntersuchung:	Prä- oder sofort postoperativ
Aufnahmeuntersuchung:	3 Monate postoperativ
Kontrolluntersuchung:	Jedes halbe Jahr
Abschlußuntersuchung:	Nach 3 Jahren

Als Therapieversager gilt das Rezidiv

weiter betreut. Er führt die Aufnahmeuntersuchung durch. Funktionen und Aufgaben des Chirurgen in dieser Phase wird im folgenden Beitrag erläutert.

Die anamnestischen Angaben und Befunde werden in ein Protokoll eingetragen, das in vielen Details der Crohn-Studie I gleicht.

Vor der Entlassung wird der Patient über Ziel und Sinn der Studie aufgeklärt, sein Einverständnis eingeholt, ein Termin für die Durchuntersuchung nach 3 Monaten vereinbart und gleich mit der medikamentösen Prophylaxe begonnen. Dieses dreimonatliche Intervall hat sich als sehr wichtige und interessante Maßnahme erwiesen, da die Zahl der Frührezidive unerwartet hoch ist. Ob dies echte Frührezidive sind, ob die Operation nicht kurativ war, oder ob die Therapie einen Einfluß hat, kann beim derzeitigen Stand der Studie noch nicht gesagt werden.

Bei dieser Aufnahmeuntersuchung nach 3 Monaten wird neben Anamnese und körperlicher Untersuchung der Dünndarm und Dickdarm geröntgt, obligat rektoskopiert und zwei Biopsien entnommen und möglichst coloskopiert. Es werden Laboruntersuchungen durchgeführt und aus verschiedenen Parametern ein Aktivitätsindex ermittelt (Best et al.), der den Gesamtzustand des Patienten widerspiegelt. Danach werden die Unterlagen in das Organisationszentrum nach Tübingen geschickt.

Jedes halbe Jahr wird eine Kontrolluntersuchung durchgeführt und nach 3 Jahren die Abschlußuntersuchung, die der Aufnahmeuntersuchung gleicht. Als Therapieversager gilt das Rezidiv.

Tabelle 2. Aufbau der Crohn-Studie II

Wissenschaftlicher Beirat	
Vorstand:	Ein Mitglied der beteiligten Zentren, Organisationskomitee
Organisationskomitee:	Internistischer Teil (Mainz)
	Chirurgischer Teil (Ulm)
	Organisation (Tübingen)
	Datenverarbeitung (Düsseldorf)
Abschlußbeurteilung:	Internisten, Radiologen, Pathologen

Der organisatorische Aufbau der Crohn-Studie II ist in Tabelle 2 wiedergegeben. Ein wissenschaftlicher Beirat entscheidet über allgemeine Fragen, ethische Probleme und Streitfragen. An der Studie beteiligt sind 19 internistische Zentren aus Deutschland und der Schweiz und die dazugehörigen chirurgischen Kliniken, von denen jede durch ein Mitglied im Vorstand vertreten ist. Diesem gehört ferner das Organisationskommitee an. Die Abschlußbeurteilung erfolgt durch Internisten, Radiologen und Pathologen.

Probleme der Crohn-Studie II
Einige Probleme der Crohn-Studie II verdienen noch eine nähere Erörterung:

1. „Kurative" Operation
Wegen der relativ zahlreichen Frührezidive stellt sich die Frage, ob die chirurgische Entfernung eines sichtbar von der Krankheit befallenen Darmabschnittes auch die vollständige Entfernung des von M. Crohn betroffenen Gewebes bedeutet. Dies ist nicht immer sicher. Zum einen können weiter entfernt von der Abtragungsstelle noch Crohn-Herde als „skip lesions" vorhanden sein und zum anderen können sich Crohn-typische Veränderungen in makroskopisch unauffälligen Partien befinden. Dies wurde für Biopsien des Magens gezeigt (Ehms et al.) und ist bereits seit längerem geläufig für das Rektum (Goodman et al.). In beiden Fällen lassen sich histologisch epitheloidzellige Granulome mit Langerhansschen Riesenzellen nachweisen. Daraus läßt sich ableiten, daß der Begriff „kurative" Operation beim M. Crohn problematisch ist. Es läßt sich nicht ausschließen, daß diese Faktoren die Rezidivhäufigkeit mitbestimmen.

2. Erfassung des Frührezidivs
Die gründliche Durchuntersuchung 3 Monate postoperativ, die integraler Bestandteil der Studie ist, hat einen hohen Anteil von Frührezidiven aufgedeckt. Diese waren in der frühen Phase röntgenologisch nicht immer zu erfassen und wurden endoskopisch und bioptisch diagnostiziert. Aus diesem Grunde ist eine endoskopische Kontrolluntersuchung immer anzustreben.

3. Salazosulfapyridin bei Colektomie
Die Frage, ob es sinnvoll ist, SASP auch bei Patienten mit Colektomie zu geben, ist erst aufgetreten, nachdem die Studie schon angelaufen war. Khan und Truelove haben bei der Behandlung der Colitis ulcerosa durch Gabe der Gesamtsubstanz und ihrer Einzelkomponenten wahrscheinlich gemacht, daß die 5-Aminosalizylsäure die wirksame Komponente ist. Die Spaltung des Salazosulfapyridins erfolgt durch Bakterien im Colon. Ob nach Colektomie und Ileostomie eine Spaltung auch im Ileum erfolgt, ist nicht sicher und ist Gegenstand weiterer Untersuchungen.

4. Patientencompliance
Da von allen drei Bestandteilen des Salazosulfapyridins: Die ungespaltene Substanz, die 5-Aminosalizylsäure und das Sulfapyridin vom letzteren der relativ größte

Anteil resorbiert wird (Salazosulfapyridin: 5-Aminosalizylsäure: Sulfapyridin = 10:20:60%) und im Urin ausgeschieden wird, eignet sich für die Analyse das Sulfapyridin am besten für die Überprüfung der Compliance.

Die Patientencompliance ist eine Unbekannte für jede medikamentöse Therapiestudie. In dieser Studie kommt noch hinzu, daß die Patienten „kurativ" operiert und damit faktisch gesund sind und die Tabletten prophylaktisch einnehmen sollen. Es werden stichprobenartige Urinuntersuchungen von Patienten durchgeführt und der Gehalt an SASP-Metaboliten bestimmt. Es soll versucht werden, auf diese Weise die Compliance annähernd zu erfassen.

5. Interdisziplinäre Zusammenarbeit

Die interdisziplinäre Zusammenarbeit ist im wesentlichen auf die erste Phase beschränkt – die Kontaktaufnahme des Chirurgen mit dem Internisten für die Erstuntersuchung und die Aufklärung des Patienten und Aufnahme in die Studie. Durch die getrennte Übersendung des chirurgischen und internistischen Protokolls nach Tübingen besteht eine gewisse Kontrollmöglichkeit über das Funktionieren der Zusammenarbeit zu diesem Zeitpunkt.

Der Kontakt wird weiter gehalten durch regelmäßige Rundbriefe und Treffen. Auf den internistischen Treffen (anläßlich der Kongresse der Deutschen Gesellschaft für Innere Medizin und für Verdauungs- und Stoffwechselkrankheiten) ist ein Chirurg zugegen, auf den chirurgischen Treffen (Kongreß der Deutschen Gesellschaft für Chirurgie) ein Internist, um interdisziplinäre Probleme diskutieren zu können. Auf den chirurgischen Teil der Crohn-Studie II wird im folgenden Teil eingegangen.

Zusammenfassung

Die Crohn-Studie II ist eine interdisziplinäre, kontrollierte, partiell randomisierte und doppelblind durchgeführte Multicenter-Studie, an der 19 internistische und chirurgische Kliniken teilnehmen.

Der internistische Teil befaßt sich mit der Frage der Verhütung des postoperativen Rezidivs nach kurativer Resektion wegen M. Crohn durch Salazosulfapyridin versus Placebo. Die Untersuchung der chirurgischen Fragestellung nach der Bedeutung einer sparsamen oder ausgedehnten Resektion auf das Rezidiv ist aus systemimmanenten Gründen nicht randomisiert. Beide Operationstaktiken werden aber von etwa der gleichen Anzahl von Kliniken durchgeführt.

Besondere Probleme der Crohn-Studie II betreffen die Frage der „kurativen" Operation, der Erfassung des Frührezidivs, der Patientencompliance, der Gabe von Salazosulfapyridin bei Colektomierten und die interdisziplinäre Zusammenarbeit.

Literatur

1. Best WR, Becktel JM, Singleton JW (1976) Development of a Crohn's disease activity index. Gastroenterology 70: 439–444 – 2. Crohn BB, Ginsburg L, Oppenheimer GD (1932) Regional ileitis. A pathologic and clinical entity. JAMA 99: 1323–1329 – 3. Dissanayake A, Truelove SC (1973) A controlled therapeutic trial of long-term maintenance treatment with sulphasalazine (Salazopyrin). Gut 14: 923–926 – 4. Ehms H, Miller B, Borchard F, Wienbeck M, Strohmeyer (1977) Endoskopische und histologische Befunde im oberen Gastrointestinaltrakt bei Patienten mit Morbus Crohn. Verh Dtsch

Ges Inn Med 83: 455–459 – 5. Ewe K, Holtermüller KH, Baas U, Eckardt V, Krieg H, Kutzner J, Schäfer A (1976) Rezidivprophylaxe nach Darmresektion wegen Morbus Crohn durch Salazosulphapyridin (Azulfidine). Eine Doppelblind-Studie. Verh Dtsch Ges Inn Med 82: 930–932 – 6. Goodman MJ, Skinner JM, Truelove SC (1967) Abnormalities in apparently normal bowel mucosa in Crohn's disease. Lancet 1: 275–278 – 7. Greenstein AJ, Sachar DB, Pasternack BS, Janowitz HD (1975) Re-operation and recurrence in Crohn's colitis and ileo colitis. Crude and accumulative rates. N Engl J Med 293: 685–690 – 8. Herfarth Ch, Ewe K (1977) Chirurgische Behandlung des Morbus Crohn. Chirurg 48: 557–576 – 9. Khan AK, Piris J, Truelove SC (1977) An experiment to determine the active therapeutic moiety of sulphasalazine. Lancet 2: 892–895 – 10. Summers RW, Switz DM, Sessions JT, Becktel JM, Best WR, Kern F, Singleton JW (1979) National cooperative Crohn's disease study: Results of drug treatment. Gastroenterology 77: 870–882 – 11. Wenckert A, Kristensen M, Eklund AE, Barany F, Jarnum S, Worning H, Folkenborg O, Holtz A, Bonnevie O, Riis P (1978) The long-term prophylactic effect of salazosulphapyridine (Salazopyrin) in primarily resected patients with Crohn's disease. Scand J Gastroenterol 13: 161–167

Chirurgischer Teil

1. Allgemeine Vorbemerkungen

Die Studie über die Rezidivprophylaxe des Morbus Crohn nach chirurgisch kurativer Operation hatte sich zum Ziel gesetzt, neben der Überprüfung der Wirkung von Salazosulfapyridin dem Einfluß des Ausmaßes der Operation auf die Rezidivhäufigkeit nachzugehen. Anlaß hierfür sind unterschiedliche Aussagen über die richtige Operationstaktik bei dieser Erkrankung. Während vor allem skandinavische Autoren (Wenckert 1970; Krause 1971) für ein ausgedehntes Operieren eintreten, stehen dieser Ansicht die Meinung von Goligher (1979) und eigene Erfahrungen gegenüber, daß ein organsparendes Operieren ausreicht. Eine eigene an 20 großen westdeutschen Kliniken durchgeführte Umfrage über das Ausmaß des operativen Vorgehens beim Morbus Crohn innerhalb eines definierten Zeitabschnittes (1973–1976) spiegelt diese widersprüchliche Ansicht über die technische Konzeption in der chirurgischen Morbus Crohn-Therapie wider. Auf die Frage, ob radikal operiert wird – ähnlich wie bei einem Carcinomeingriff – oder sehr krankheitsherdnah unter Nichtbeachtung der Prinzipien des radikulären Vorgehens ergab sich für ein Gesamtpatientenkollektiv von 798 operierten Morbus Crohn-Fällen folgende Antwort:

Nahezu zu gleichen Teilen verteilt bestanden zwischen den einzelnen Kliniken grundsätzlich unterschiedliche therapeutisch-chirurgische Auffassungen. Sowohl für die Eingriffe wegen eines Morbus Crohn des Colons als auch des Dünndarmes wählte die Hälfte der Kliniken einen radikalen, die andere den organsparenden Weg. Hinsichtlich einer ausgedehnteren Lymphknotenausräumung bestand etwas größere Einmütigkeit (Tabelle 1). Diese Unsicherheit an Zentren mit großer Crohn-Erfahrung und Kliniken mit ausgedehnter praktisch-chirurgischer Erfahrung lieferte die Basis für die chirurgische Fragestellung der Crohn-Studie II.

Gleichzeitig hoffen wir, anhand einheitlich aufgestellter Kriterien, etwas über den natürlichen Verlauf der Krankheit postoperativ aussagen zu können, da die Literatur über die Rezidivfrequenz durch unterschiedlich lange Beobachtungszeit, verschiedene Kriterien der Rezidiverfassung und Relapsdefinition und ganz differierende statistische Überlegungen keine Aussage erlaubt. Die Angaben über die Rezidivhäufigkeit nach einem chirurgischen Eingriff schwanken zwischen 20 und nahezu 100% mit einem Mittel von 40%. Die Ergebnisse der NCCDS-Studie sind hierbei noch nicht berücksichtigt.

Tabelle 1. Umfrageergebnis an 20 westdeutschen Kliniken anhand von 798 operierten Morbus Crohn-Fällen über radikales bzw. krankheitsherdnahes Vorgehen bei Befall von Dünn- oder Dickdarm. Angabe über die möglichst geringe oder ausgedehntere Lymphknotenausräumung

	Dünndarm	Dickdarm
Radikal	50%	40%
Nicht radikal	50%	60%
Lymphknotenexstirpation	80%	
Schnellschnitt	10% (−40%)	

2. Chirurgischer Teil der interdisziplinären Studie

Für die Durchführung der Studie mußten einige *Voraussetzungen* erfüllt sein. Es sollten nur chirurgische Kliniken gewählt werden, die mit internen Kliniken zusammenarbeiten, bei denen bereits Erfahrungen durch die Betreuung der Crohn-Studie I vorlagen. Man mußte dabei leider auf einige besondere aktive chirurgische Kliniken verzichten. Es war aber auf diese Weise möglich, zentrale Dokumentation und Erfahrung im follow-up der Crohn-Studie I und damit auch ihre Dynamik zu nutzen.

Bereits für die rein konservative Crohn-Studie waren von einer internistisch-chirurgischen Arbeitsgruppe die klassischen *Indikationen* zur Operation beim Morbus Crohn definiert worden. Dieser Indikationskalender galt auch für diese Studie. So war sicherlich eine Schlüsselüberlegung, daß für alle in die Crohn-Studie II einzubringenden Patienten, die Indikation zum Eingriff gemeinsam von Internist und Chirurg gestellt bzw. vom Internisten bestätigt werden sollte.

Die Operationsindikation schlüsselt sich nach den klassischen Überlegungen der absoluten Operationsindikation und relativen Operationsnotwendigkeit auf, wobei noch zwischen Fällen mit absoluter Indikation und hoher Dringlichkeit und solchen mit aufgeschobener Dringlichkeit unterschieden wurde. Diese Unterteilung war notwendig, um die Fälle noch besonders herauszustellen, bei denen trotz absoluter Operationsnotwendigkeit noch eine intensive vorbereitende präoperative Therapie möglich ist. Die Auflistung der Operationsindikationen zeigen die folgenden Tabellen (Tabelle 2).

Die Operationsindikation bei den bisher registrierten 260 Fällen in der Studie schlüsselt sich zu 30% in Fälle mit absoluter Operationsnotwendigkeit und zu 70% in Patienten mit relativer Operationsindikation auf (Tabelle 3).

Die Aufgabe des Chirurgen in der Studie selbst war es dann, anhand des *Dokumentationsbogens* Ausmaß der Erkrankung, der Resektion und des gesunden verbleibenden Intestinalabschnittes exakt zu definieren, Komplikationen festzuhalten und den Patienten nach Abschluß der chirurgischen Therapie ausreichend für die weitere Verlaufsbeobachtung zu motivieren. Hierfür war eine abschließende erneute Kontaktaufnahme mit dem Internisten vorgesehen.

Das *chirurgische Verfahren* wurde so weit wie möglich definiert. Unter organsparendem Vorgehen wurde verstanden, das Lymphknotenabflußgebiet weitgehend zu erhalten und die Resektion in einer 10 cm-Zone vom Krankheitsherd durchzuführen. Der radikale Eingriff verstand sich als Operation im Sinne einer radikulären Chirurgie wie bei einem Carcinomeingriff unter Mitnahme des zum Morbus Crohn-Herd gehörenden Darmabschnittes im Gefäß- und Lymphabfluß-

Tabelle 2. Indikationskalender beim Morbus Crohn

1. Absolute Operationsindikation

  A. Mit hoher Dringlichkeit
    Perforation und Peritonitis
    Toxisches Megacolon
    Schwere therapieresistente Blutung
    Akuter kompletter Ileus

  B. Mit aufgeschobener Dringlichkeit
    Septische Komplikationen mit toxisch infektiösen Erscheinungen (z. B. Abszesse, gedeckte Perforationen), Fisteln zur Harnblase, Ureterkompression mit Aufstauung

2. Relative Operationsindikation bei Versagen der konservativen Therapie

  Chronischer Ileus (auch Colonstenose mit paradoxen Diarrhoen)
  Therapieresistente enterocutane, enterovaginale, enteroenterische Fistel
  Konglomerattumoren sowie ausgedehnte Analfisteln mit drohender oder manifester Sphincterinsuffizienz
  Ausgeprägte Mitbeteiligung von Haut, Augen und Gelenken, die auf konservative Therapie nicht angesprochen haben bzw. die sich darunter verschlechtern

3. Symptomatische Eingriffe

  Lokale Analfisteloperation
  Abszeßincision

gebiet, d. h. z. B. prinzipiell Hemicolektomie rechts bei ileocoecalem Crohn oder bei Colon-Crohn-Befall nahezu immer Colektomie. Es ist nicht möglich, ein chirurgisches Verfahren innerhalb einer Klinik zu randomisieren, da nur mit etablierten festen Methoden innerhalb eines Klinikums gearbeitet werden kann. Der Wechsel der Verfahren würde das Problem der Unerfahrenheit, Ungeübtheit und damit nicht kalkulierbarer Komplikationsmöglichkeiten heraufbeschwören. Es verpflichtet sich vielmehr jede Klinik entsprechend ihrer Grundkonzeption, radikal oder konservativ operativ vorzugehen. Die Zusammenstellung der chirurgischen Kliniken, die an dieser Studie teilnehmen, ergab, daß die mit ausgedehnterer Operationskonzeption und die mit sparsamer Eingriffstechnik quantitativ nahezu gleich verteilt waren.

Tabelle 3. Operationsindikation bei den bisher registrierten Fällen der Crohn-Studie II

In Abhängigkeit von der Komplikation
(Crohn-Studie II; Stand: Oktober 1977 bis 1. März 1980; $n = 214$)

Perforation, Peritonitis	8%	⎫
Septisch/toxische Komplikationen	8%	⎬ Indikation absolut
Akuter Ileus	6%	⎪
Fisteln zur Harnblase	3%	⎭
Chronischer Ileus	30%	⎫
Konglomerattumor, interenterische, enterocutane Fisteln	35%	⎬ Indikation relativ
Sonstige (Blutung, Blindloop etc.)	10%	⎭

*3. Welche speziellen Probleme ergaben sich
bei einer derartig interdisziplinär angelegten Studie?*

3.1. Der Patientenverlust zwischen chirurgischer und innerer Klinik

Der Chirurg geht zunächst einmal von einer kurativen Operation beim Morbus Crohn aus. Bei sachgerecht durchgeführtem Eingriff fühlt sich der Patient postoperativ körperlich wohl und genießt die Beschwerdefreiheit, da er sich in einer Vielzahl von Fällen den Eingriff durch einen langen Leidensweg bei verständlicher Zurückhaltung des Internisten verdienen mußte. Daß es nicht immer gelingt, den Patienten dann für eine internistische Nachbetreuung zu gewinnen, zeigt der nicht unerhebliche Patientenverlust zwischen chirurgischer und innerer Klinik. Bis zu 20% der Patienten erscheinen nicht mehr bei ihrem Internisten zum follow-up. Es muß daher immer wieder bei den Arbeitstreffen der chirurgischen Kliniken betont werden, daß der Operateur den Patienten über die chirurgische Nichtheilbarkeit des Morbus Crohn informieren muß. Nur ein längeres beschwerdefreies Intervall könne chirurgisch erreicht werden. Um so wesentlicher sei es, den Patienten weiter zu betreuen und eventuellen Krankheitsrückfall zu registrieren.

3.2. Das Problem der Operationsindikation

Während bei der absoluten Operationsindikation kein Zweifel und wohl auch kein Unterschied zwischen den einzelnen Kliniken besteht, wird die relative Operationsindikation zwischen den einzelnen Zentren unterschiedlich bewertet. So besteht der Eindruck, daß in manchen Kliniken der Zeitpunkt der Operation deutlich eher, in anderen erst bei einem fortgeschrittenen Erkrankungsstadium gewählt wird. Es entstehen hierdurch Einflüsse auf die Rezidivfrequenz, die nicht ohne weiteres statistisch bewertet werden können. Die Beobachtung der sehr unterschiedlichen Frührezidivrate bei der ersten Kontrolle nach 3 Monaten könnte hierauf mit zurückgeführt werden. Hohe Rezidivfrequenz besteht z. B. bei primär ausgedehnteren Eingriffen, d. h. auch präoperativ ausgedehnterem Morbus Crohn. Hier spielt jedoch noch ein weiteres Problem herein: Die schwere Kalkulierbarkeit der Güte der chirurgischen Operation bzw. das Problem, daß die individuelle Geschicklichkeit des einzelnen Operateurs kaum „reproduzierbar" erfaßbar ist. Dies führt gleich zu der Frage, ob überhaupt eine Randomisation bei chirurgischen Eingriffen möglich ist.

3.3. Das Problem der Randomisation

Es ist nicht möglich, einen chirurgischen Eingriff an einer Klinik selbst zu randomisieren. Die einzelne chirurgische Abteilung geht von bestimmten taktischen Richtlinien aus. Man wird nicht durchsetzen können, daß eine Therapieauffassung variiert wird. Hier fließen auch unterschiedliche perioperative Therapiekonzeptionen wie parenterale Ernährung, Darmspülung, Antibioticaprophylaxe und Antibioticatherapie mit ein. Selbst das operative Verfahren kann man zwar weitgehend trainieren, es bleiben gerade aber in der Morbus Crohn-Chirurgie eine Fülle von Variablen, z. B. weitaus mehr als bei einer Therapiestudie über die proximale gastrale Vagotomie mit klar standardisierbaren Schritten und einer intraoperativen Erfolgskontrolle.

Tabelle 4. Spezielle Probleme bei einer interdisziplinär-chirurgisch-internistischen Crohn-Studie

1. Patientenschwund Chirurgie – Innere
2. Operationszeitpunkt – Indikation
3. Randomisation der Klinik
   Randomisation des Verfahrens
   Randomisation des Operateurs

Es läßt sich auch ein Operateur nicht randomisieren. Der Faktor Erfahrung und Geschicklichkeit des einzelnen Chirurgen ist zwar für den individuellen Fall eine durchaus kalkulierbare Größe, für eine statistische Untersuchung jedoch ein großes Problem, da von Klinik zu Klinik Erfahrungsstand, taktische Einzelheiten gerade bei einem schlecht standardisierbaren Verfahren wie beim Morbus Crohn differieren. Chirurgische Eingriffe sind daher nicht ohne weiteres leicht reproduzierbare Therapiemaßnahmen wie Medikamente, die sich ohne weiteres in einen Randomisationsplan einsetzen lassen. Mit Recht wurde in der Diskussion über die Erfolgs- und Therapiekontrolle chirurgischer Eingriffe von Love (1975) und Bonchek (1979) eingewandt „drugs are no operations". Die von Spodick et al. (1979) aufgestellte Forderung, daß chirurgische Verfahren nur prospektiv randomisiert, ähnlich wie Medikamente überprüft, zugelassen werden dürfen, ist aufgrund der spezifisch chirurgiebedingten Variablen, wie z. B. Erfahrung, Geschicklichkeit und Akkuratesse nicht möglich.

Die Diskussion über die Standardisierung und damit über die Überprüfbarkeit eines chirurgischen Eingriffs ist nicht zuletzt in jüngster Zeit durch die prospektiven Untersuchungen in der Coronarchirurgie aktualisiert worden.

4. Welche Aussagen werden von dem chirurgischen Teil der Crohn-Studie II erwartet?

Berücksichtigt man die Überlegungen, daß der chirurgische Teil in einer interdisziplinären internistisch-chirurgischen Studie zumindest beim Morbus Crohn nicht randomisiert, sondern vielmehr als Beobachtungsstudie organisiert werden kann, so erwarten wir am Ende folgende Ergebnisse:

Eine Aussage über die Indikationsauffassung, Komplikationsrate und Rezidivquote an den einzelnen Zentren ist möglich. Die Frage des Frührezidivs nach Operation und der natürliche Verlauf nach einem operativen Eingriff wird vielleicht beurteilbar. Ob eine Differenz zwischen radikalem und konservativem operativen Vorgehen beim Morbus Crohn sich herausstellen wird, bleibt fraglich. Eine fehlende Differenz wäre aber genug, da sie eine ausreichende Basis für die Folgerung geben würde, daß organschonendes Vorgehen beim Morbus Crohn ausreicht – eine

Tabelle 5. Chirurgisch-internistische Morbus Crohn-Studie – erwartete Aussagen

1. Einfluß von Salazosulfapyridin
2. Indikationsauffassungen
3. Komplikationsraten
4. Rezidivraten
5. Differenz: Radikales und konservatives Vorgehen?

Therapiekonzeption, die bisher durch wissenschaftliche Fakten nicht untermauert ist und nach Schätzung nur in der Hälfte der Fälle an westdeutschen Kliniken angewandt wird.

Zusammenfassung

Bei der Durchführung einer internistisch-chirurgischen Therapiestudie über die postoperative Rezidivprophylaxe des Morbus Crohn ergibt sich die Notwendigkeit, daß der chirurgische Teil nicht randomisiert wird, da sich weder Klinik noch Operateur und damit Eingriffsart randomisieren lassen. Eine Umfrage an 20 westdeutschen Kliniken hat ausgesprochen konträre Therapieansichten ergeben. Als Grundlage für die Durchführung des chirurgischen Teils der Studie war es notwendig, die Kooperation mit einer internistischen Klinik für das follow-up zu sichern, die Indikation festzulegen, das chirurgische Verfahren so weit wie möglich zu standardisieren und Krankheitsausdehnung bzw. chirurgisches Vorgehen zu dokumentieren.

Als spezielle Probleme ergaben sich ein Patientenverlust zwischen chirurgischem und internistischem Teil der Studie, unterschiedliche Auffassungen über die relative Operationsindikation und die Schwierigkeit der Definition des chirurgischen Eingriffes beim Morbus Crohn.

Als Ergebnis des chirurgischen Teils der Morbus Crohn-Studie wird eine Aussage für die Indikationsauffassung, die Komplikationsrate und Rezidivquote der einzelnen Zentren erwartet. Eine fehlende Differenz der Relapsquote bei radikalem oder konservativem operativen Vorgehen würde die statistisch-wissenschaftliche Basis für ein organschonendes operatives Vorgehen beim Morbus Crohn liefern.

Literatur

Bonchek LI (1979) Are randomized trials appropriate for evaluating new operations? N Eng J Med 301:44 – Goligher JC (1979) Surgical treatment of Crohn's disease: early or late operation? Gastroenterologie (Suppl) 17:179 – Herfarth Ch, Ewe K (1977) Chirurgische Behandlung des Morbus Crohn. Chirurg 48:557 – Krause U (1971) Early or late operation in treatment of Crohn's disease. Scand J Gastroenterol 6:479 – Love JW (1975 Drugs and operations – some important differences. JAMA 232:37 – Spodick DH et al. (1979) Standards for surgical trials. Ann Thorac Surg. 27:284 – Wenckert A (1970) Scandia International Symposia, pp 208–210

Sekundärprophylaxe bei Zustand nach Herzinfarkt. Ergebnisse, Methodik und Probleme einer prospektiven multizentrischen Studie zur Wirkung von Azetylsalicylsäure, Phenprocoumon und Placebo

Breddin, H. K. (Zentrum der Inneren Medizin, Abt. für Angiologie der Univ. Frankfurt), Überla, K. K. (Inst. für med. Informationsverarbeitung, Statistik und Biomathematik, München)

Referat

Immer noch ist die Pathogenese des Herzinfarkts und auch des plötzlichen Todes (sudden death) weitgehend ungeklärt. Die grundlegende Erkrankung ist die Koronarsklerose. Neben vielen anderen Faktoren werden heute besonders Gefäßspasmen, lokale oder zirkulierende Plättchenaggregate und die Thrombusbildung an atherosklerotisch veränderten Koronargefäßen als Auslöser des plötzlichen Todes und des Herzinfarkts diskutiert. Seit 1967 ist die starke Hemmwirkung der Azetylsalicylsäure (ASS) auf die Plättchenaggregation bekannt und damals vermuteten viele Untersucher, daß eine Hemmung der Thrombozytenaggregation ein vermindertes Thromboserisiko insbesondere in Arterien bedingen würde. Vorwiegend aus diesem Grunde wurde in den folgenden Jahren ASS in zahlreichen klinischen Studien auf ihre antithrombotische Wirkung in Arterien und Venen geprüft. Uns erschien Anfang 1969 eine Studie bei Patienten mit Herzinfarkt zur Erfassung einer derartigen antithrombotischen Wirkung der ASS besonders geeignet.

Organisation der Studie

Zur Zeit der Planung dieser Studie wurden Antikoagulantien zur Verhütung des Herzinfarktrezidivs häufig angewendet. Die Wirkung dieser Behandlung war damals wie heute umstritten, und viele Patienten erhielten keine derartige Prophylaxe. Wir

Tabelle 1. Deutsch-Österreichische Reinfarktstudie – beteiligte Kliniken

Stadt	Kliniken	Untersucher	Patientenzahl
Darmstadt	Städtische Klinik, Medizinische Abteilung	Anschütz/ Pfleiderer	33
Frankfurt/M.	Medizinische Universitätsklinik	Breddin	98
Gießen	Medizinische Universitätsklinik	Schmutzler/Wolff	88
Heidelberg	Medizinische Universitätsklinik	Weber/Walter	374
Höchst	Städtische Klinik, Medizinische Abteilung	Becker	81
Laatzen	Agnes-Karll-Krankenhaus	Meyer-Hofmann	103
Wien	I. Medizinische Universitätsklinik	Lechner	169

entschlossen uns, eine Phenprocoumongruppe neben einer Placebogruppe als Kontrollgruppe aufzunehmen. Die Studie wurde 1969–1970 geplant und von Ende 1970 bis März 1977 durchgeführt. An ihr nahmen sieben klinische Zentren teil (Tabelle 1). In diesen Kliniken wurden die Patienten ausgewählt und nach Zuteilung zu einer der drei Behandlungsarten weiter verfolgt.

Drei Kardiologen, die nicht mit der Studie direkt befaßt waren, bildeten ein unabhängiges Beratergremium.

Zulassungskriterien

Männer und Frauen im Alter von 45–70 Jahren, die wenigstens einen Herzinfarkt durchgemacht hatten, von denen der letzte 30–42 Tage zurücklag, konnten in die Studie aufgenommen werden. Der auslösende Infarkt mußte mindestens zwei der folgenden Kriterien erfüllen: Eindeutige konstant nachweisbare EKG-Veränderungen, typische klinische Beschwerden und gesteigerte Serumfermentwerte (CPK, LDH, SGOT). Ausgeschlossen waren Patienten mit Kontraindikationen gegenüber Phenprocoumon oder Azetylsalicylsäure. Ausgeschlossen wurden auch die Patienten, die nicht in der Lage oder nach ausführlicher Information über die Ziele der Studie nicht bereit waren, daran teilzunehmen oder deren behandelnde Ärzte auf eine Behandlung mit Antikoagulantien oder aggregationshemmenden Medikamenten drängten. Der Schweregrad des Infarkts wurde von den behandelnden Ärzten aufgrund klinischer Kriterien geschätzt.

Randomisierung

Die Selektion der Randomisierung erfolgte während der stationären Behandlung wegen des Herzinfarkts. Mündliche Zustimmung nach eingehender Information des Patienten war Voraussetzung für die Aufnahme. Die Ergebnisse einer Reihe von Laboruntersuchungen und klinischen Daten wurden auf einem Aufnahmebogen festgehalten. Im Koordinierungszentrum wurden aufgrund dieser Daten die Patienten in Schichten randomisiert den drei Behandlungsgruppen zugeteilt. Die Schichten waren: Alter, Geschlecht, weitere Herzinfarkte in der Vorgeschichte, Hyperlipidämie oder Hypercholesterinämie und Herzversagen oder Arrhythmie nach dem zur Aufnahme in die Studie führenden Infarkt. Die Studie war doppelblind bezüglich der Behandlung mit Placebo und ASS und offen in der Marcumargruppe. Der Hausarzt wurde im Entlassungsbericht der Klinik über die Studie informiert.

Behandlungsregimen

Es war das Ziel der Phenprocoumonbehandlung die Thrombotestwerte auf 5–12% bzw. die Prothrombinzeitwerte auf 15–25% der Norm zu senken. Die der Doppelblindbehandlung zugeteilten Patienten erhielten 3 × 1 Tablette mit 0,5 g ASS oder 3 × 1 Tabelette Placebo. Es war den behandelnden Ärzten freigestellt, weitere Medikamente zu verordnen mit Ausnahme von ASS oder ASS-haltigen Medikamenten, Dipyridamol, Sulfinpyrazon oder Entzündungshemmern. Bei einem Teil der Patienten wurde die ASS-Ausscheidung im Morgenurin in verschiedenen Phasen der Studie untersucht.

Vorbestimmte Endpunkte der Studie

Vor Beginn der Studie wurden folgende Ereignisse als Endpunkte bestimmt:
1. koronarer Tod (tödlicher Reinfarkt und plötzlicher Tod),
2. koronares Ereignis (koronarer Tod und nichttödlicher Reinfarkt).

Für den einzelnen Patienten war die Studie beendet unter folgenden Bedingungen:
1. bei Tod aus anderer Ursache,
2. bei Erreichen eines der vorbestimmten Endpunkte,
3. nach Unterbrechung der Behandlung aus medizinischen Gründen,
4. bei der Einnahme von in der Studie nicht zugelassenen Medikamenten,
5. wenn es nicht möglich war, den Patienten weiter zu verfolgen und
6. nach zweijähriger Kontrolle in der Studie.

Wenn ein Patient nicht zu den Kontrolluntersuchungen kam, wurde versucht, über den Hausarzt Informationen über seinen Status zu erhalten. Über jeden Patienten wurde ein Schlußprotokoll nach seinem Ausscheiden aus der Studie dem Koordinationszentrum zugeleitet. Patienten wurden als randomisiert aber nicht in die Studie aufgenommen bezeichnet, wenn sie vor Zuteilung zur Studie, die per Post erfolgte, ausgeschieden waren. Diese Patienten, wie auch alle anderen, die aus den verschiedensten Gründen aus der Studie ausschieden, wurden in die Analyse einbezogen.

Behandlung der Daten

Die Daten der Patienten, die während der Beobachtungszeit starben oder ein Herzinfarktrezidiv erlitten hatten, wurden dem Beratergremium zugeleitet, das nach Diskussion mit den verantwortlichen Klinikärzten eine endgültige Entscheidung über die Diagnose traf, ohne zu wissen, welcher Behandlungsgruppe der Patient angehörte. Bei zwölf Patienten wurde die Diagnose eines Reinfarktes vom Beratergremium nicht anerkannt.

Statistische Analyse

Die statistische Planung ging von der Nullhypothese aus, daß bezüglich des Auftretens eines der primären Endpunkte zwischen ASS, Placebo und Phenprocoumon kein Unterschied besteht. Unterschiede zwischen den einzelnen Gruppen bezüglich der Grunddaten wurden mit der χ^2-Methode geprüft. Unterschiede in den Endpunkten wurden mit Hilfe des Logrank-Tests und von z-Werten berechnet. Es war geplant, etwa 1000 Patienten in die Studie aufzunehmen. Die endgültige Zahl der Patienten wurde festgelegt durch ein definiertes Datum, an dem die Aufnahmeperiode beendet wurde. Zur Beurteilung der Gesamtmortalität, der koronaren Todesfälle und der koronaren Ereignisse wurden F-Tests verwendet (Coronary Drug Project Research Group 1976), Life Tables wurden berechnet nach der Methode von Peto et al. (1977) (Details s. Überla et al. 1979; Breddin et al. 1980).

Ergebnisse

Ausgangsdaten und Vergleichbarkeit der Behandlungsgruppen (Tabelle 2)

Die Risikofaktoren, die Überlebenszeit und Häufigkeit eines Reinfarktes beeinflußt haben könnten, waren in den Behandlungsgruppen annähernd gleich verteilt.

Tabelle 2. Ausgangsdaten der Patienten bei Aufnahme in die Studie

	ASA	Placebo	Phenpro-coumon	Total	%	p^*
Gesamt	317	309	320	946	100,0	
Geschlecht						
Männlich	248	238	257	743	78,5	} 0,60
Weiblich	69	71	63	203	21,5	
Alter						
45–55 Jahre	102	93	92	287	30,3	} 0,60
56–70 Jahre	215	216	228	659	69,7	
Vorgeschichte vor dem Infarkt						
Frühere Infarkte	63	60	66	189	20,1	0,59
Hochdruck (systolisch 160 mm Hg)	59	63	56	178	19,0	0,67
Manifester Diabetes	67	57	63	187	19,9	0,58
Übergewicht (> 20%)	92	79	99	270	29,9	0,34
Zigarettenraucher	181	184	172	537	57,6	0,25
Angina pectoris	165	157	168	490	52,2	0,98
Lokalisation						
Vorderwand	152	155	162	469	50,9	
Hinterwand	148	133	145	426	46,2	} 0,60
Andere	7	14	6	27	2,9	
Klinische Schätzung der Schwere des Infarktes						
Gering	80	92	82	254	27,9	
Mäßig	160	151	150	461	50,7	} 0,60
Schwer	61	51	71	183	20,1	
Klinische Komplikationen nach dem Infarkt						
Herzversagen	46	54	54	154	16,4	0,55
Arrhythmie	99	91	89	279	29,6	0,63
Labordaten zum Zeitpunkt der Randomisation						
Hypercholesterinämie (> 250 mg/100 ml)	80	90	91	261	27,6	0,50
Hypertriglyceridämie (> 250 mg/100 ml)	79	75	85	239	25,4	0,81
Hyperurikämie (> 70 mg/100 ml)	22	20	21	63	6,8	0,96

* p = Signifikanzniveau beim Vergleich der Behandlungsgruppen (χ^2)

Primäre Endpunkte und andere Ursachen für das Ausscheiden aus der Studie (Tabelle 3)

946 Patienten wurden in die Studie aufgenommen, 93 von ihnen erreichten einen der vorbestimmten Endpunkte, 322 schieden aus anderen Gründen aus und 531 wurden 2 Jahre lang verfolgt. Ein tödlicher Reinfarkt (Gesamtzahl 25 = 2,6%) war am seltensten in der ASS-Gruppe [5] im Vergleich zu Placebogruppe [10] und Phenprocoumongruppe [10].

Von den 36 (3,8%) plötzlichen Todesfällen traten acht in der ASS-, zwölf in der Placebo- und 16 in der Phenprocoumongruppe auf. Nichttödliche Reinfarkte (32 = 3,4%) waren am seltensten in der Phenprocoumongruppe [6] im Vergleich zu Placebo- [15] und ASS-Gruppe [11].

Andere Todesursachen (37 = 3,9%) waren in den Behandlungsgruppen annähernd gleich verteilt. Aus medizinischen Gründen schieden 71 Patienten aus. Nebenwirkungen waren in der ASS-Gruppe sehr viel häufiger Ursache für das Ausscheiden als in den beiden anderen Behandlungsgruppen. Blutungen traten bei

Tabelle 3. Primäre Endpunkte und andere Gründe zur Beendigung der Studie

	ASS	Placebo	Phen-pro-coumon	Gesamt n	%
1. Gesamtzahl der Patienten	317	309	320	946	100,0
2. Tödlicher Reinfarkt	5	10	10	25	2,6
3. Plötzlicher Tod	8	12	16	36	3,8
4. Nichttödlicher Reinfarkt	11	15	6	32	3,4
5. Andere Todesursachen	14	10	13	37	3,9
darunter:					
Herzversagen	4	2	5	11	
Rupturiertes Aneurysma	1	0	0	1	
Schlaganfall	0	2	1	3	
Karzinom	2	1	1	4	
Postoperativer Tod	2	1	0	3	
Sepsis	0	0	1	1	
Leberzirrhose	1	0	0	1	
Unbekannt	4	4	5	13	
6. Studienabbruch aus medizinischen Gründen	34	19	18	71	7,5
darunter:					
Blutung	9	0	12	21	
Gastrointestinale Beschwerden	16	11	0	27	
Magengeschwür	4	1	0	5	
Thrombose/Embolie	1	5	1	7	
Andere interkurrente Erkrankungen	4	2	5	11	
7. „drop outs"	29	31	39	99	10,5
8. Therapieänderung durch den Hausarzt	20	19	10	49	5,2
9. Endpunkte wurden von Beratergremium angelehnt	3	4	5	12	1,3
10. Randomisiert, nicht begonnen	18	21	15	54	5,7
11. 2 Jahre in der Studie	175	168	188	531	56,1

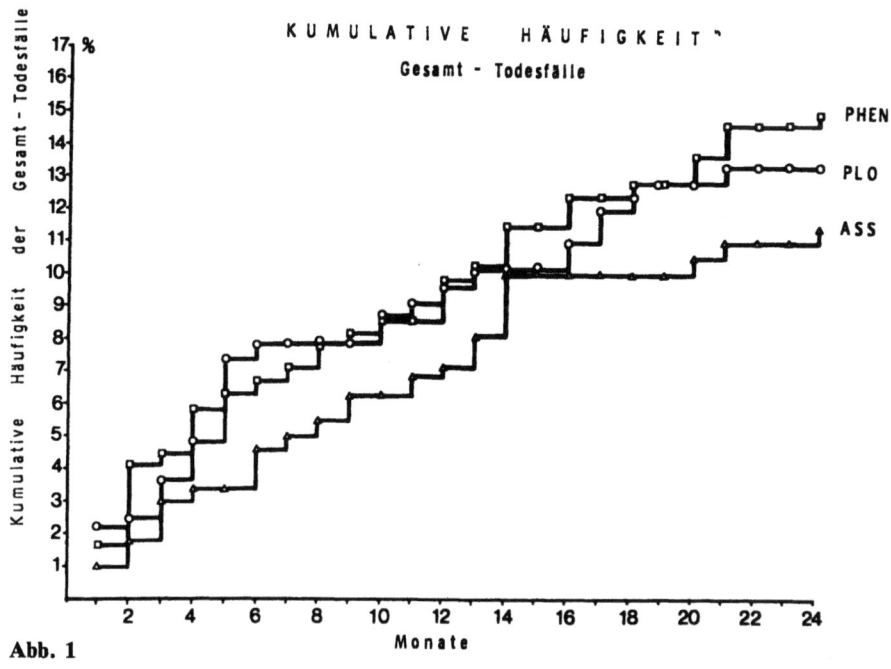

Abb. 1

zwölf Patienten unter Phenprocoumon und neun Patienten in der ASS-Gruppe auf. Am häufigsten waren Blutungen in den Magen-Darmtrakt. Wegen gastrointestinaler Beschwerden mußte die Behandlung bei 20 Patienten der ASS- und bei zwölf Patienten der Placebogruppe abgebrochen werden. 99 Patienten (10,5%) schieden aus der Studie aus (drop out). Bei 49 Patienten wurde die Behandlung durch den Hausarzt geändert (5,2%). 54 Patienten (5,7%) wurden randomisiert, aber nicht in die Studie aufgenommen.

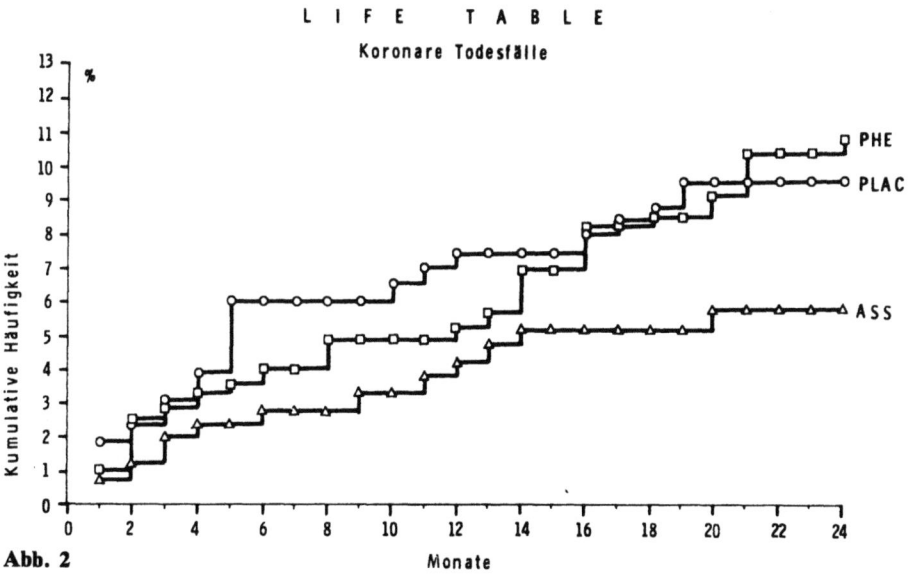

Abb. 2

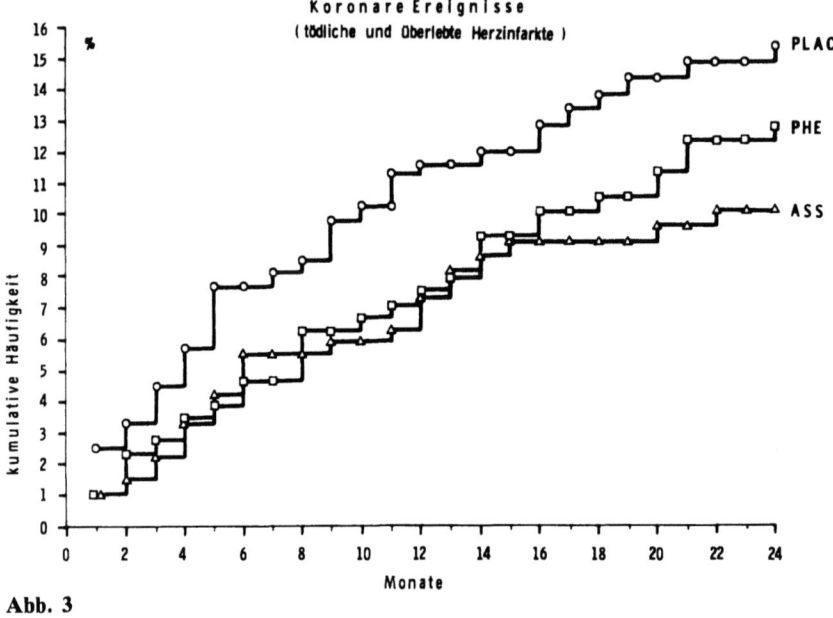

Abb. 3

Die Gesamtmortalität zwischen den drei Behandlungsgruppen zeigte keine signifikanten Unterschiede (Abb. 1). Koronare Todesfälle traten in der ASS-Gruppe [13] seltener als in der Placebo- [22] oder Phenprocoumongruppe [26] auf (Abb. 2). Die Unterschiede zwischen ASS und Phenprocoumon lagen knapp oberhalb des 5%-Niveaus in der Life table-Analyse. Die kumulative koronare Todesrate war während der gesamten Studienphase in der ASS-Gruppe am niedrigsten. Phenprocoumon hatte im Laufe des ersten Jahres einen Vorteil gegenüber ASS und verlor diesen während des zweiten Jahres der Studie. In der ASS-Gruppe wurden koronare Todesfälle gegenüber Placebo um 42% reduziert und um 46% im Vergleich zu Phenprocoumon. Koronare Ereignisse traten bei 24 Patienten der ASS-Gruppe, 32 Patienten der Phenprocoumongruppe und 37 Patienten der Placebogruppe auf. Auch diese Unterschiede waren nicht signifikant. Der p-Wert des Vergleichs zwischen ASS und Placebo betrug 0,07. Auch bei der Life table-Analyse war die kumulative Rate der koronaren Ereignisse in der ASS-Gruppe während der 24 Monate stets am niedrigsten (Abb. 3).

Diskussion

Im Gegensatz zu einigen anderen kürzlich veröffentlichten ASS-Studien beim Herzinfarkt war die Zeitspanne zwischen dem letzten Infarkt und der Aufnahme in die Studie konstant und relativ kurz.
1. Die Gesamtmortalität war in der ASS-Gruppe niedriger als in den anderen beiden Behandlungsgruppen, aber der Unterschied ist nicht signifikant.
2. Die Häufigkeit koronarer Todesfälle war in der ASS-Gruppe deutlich niedriger im Vergleich zu Placebo und Phenprocoumon, es ergab sich ein deutlicher Trend

zugunsten der ASS-Gruppe, der knapp unterhalb der konventionellen statistischen Grenze von 5% lag.

3. Koronare Ereignisse waren in der ASS-Gruppe im Vergleich zur Placebogruppe reduziert, aber auch dieser deutliche Trend ist nicht signifikant.

Die Ergebnisse der Studie sprechen dafür, daß Patienten, die einen Herzinfarkt überlebt haben, ein geringeres Risiko haben, einen koronaren Todesfall zu erleiden, wenn sie mit ASS in einer täglichen Dosis von 1,5 g behandelt wurden. Es war aber auch ein wesentliches Ergebnis der Studie, daß die Behandlung mit Phenprocoumon der Placebobehandlung nicht überlegen war. In der Phenprocoumongruppe starben im zweiten Jahr mehr Patienten aus „koronarer" Ursache als in den anderen beiden Behandlungsgruppen. Diese Ergebnisse der Deutsch-Österreichischen Reinfarktstudie stimmen weitgehend überein mit den Ergebnissen von zwei anderen Studien (Elwood et al. 1974; Coronary Drug Project Research Group 1976), die ebenfalls bei Patienten mit Zustand nach Herzinfarkt vorgenommen wurden. Elwood et al. (1974) benutzten eine tägliche Dosis von nur 300 mg ASS und fanden eine nicht signifikante 25%ige Reduktion der Gesamtmortalität 12 Monate nach Aufnahme in die Studie. Es wurde argumentiert, daß die verwendete ASS-Dosis zu niedrig gewesen sein könnte.

In einer zweiten Studie und mit einer täglichen Dosis von 900 mg ASS fanden Elwood und Sweetnam (1979) jedoch ebenfalls einen Trend zugunsten der ASS-Behandlung, aber keine signifikanten Unterschiede zwischen Placebo und ASS. Die vor wenigen Wochen publizierte AMIS (Aspirin Myocardial Infarction Study Research Group 1980)-Studie ergab keinen nennenswerten Vorteil der ASS-Behandlung. Dabei ist zu berücksichtigen, daß in dieser Studie die Patienten zu sehr unterschiedlichen Zeiten nach dem durchgemachten Infarkt aufgenommen wurden. Eine Untergruppe der Patienten, bei denen das Infarktereignis weniger als $1/2$ Jahr zurücklag, zeigte einen ähnlichen Trend zugunsten der ASS-Behandlung, wie die ASS-Gruppe in der Deutsch-Österreichischen Herzinfarktstudie. Die kürzlich in Washington vorgestellte Persantin-Aspirinstudie (Paris 1980) ergab wiederum einen deutlichen Trend zugunsten der ASS-Behandlung. In dieser Studie waren die Patienten meist relativ kurz nach dem Infarkt in die Studie aufgenommen worden.

Zwei Studien über die Wirkung von Sulfinpyrazon sind kürzlich publiziert worden. In einer Doppelblindstudie (Canadian Cooperative Study Group 1978) hatte Sulfinpyrazon keine Wirkung auf die Verhütung von Schlaganfall und Tod bei Patienten mit vorübergehenden ischämischen Attacken, während ASS diese Ereignisse signifikant reduzierte. In einer anderen Studie hatten Fields et al. (1977) mit ASS ähnliche Ergebnisse erzielt. Von vielen Untersuchern wird die Wirkung der ASS mit der Hemmung der Cyclooxygenase in den Plättchen erklärt und die Aggregationshemmung mit einer thrombosehemmenden Wirkung gleichgesetzt. Es scheint uns zunehmend unwahrscheinlich, daß die geringe thrombosehemmende Wirkung von ASS mit der Aggregationshemmung überhaupt korreliert ist. ASS hemmt neben der Aggregation auch den Formwandel der Thrombozyten, aber dieser Effekt hält nur wenige Stunden lang an nach 500–1000 mg und ist nach Einzeldosen von 300 mg nur etwa 4–6 Std lang nachweisbar.

Neue klinische Studien mit thrombosehemmenden Medikamenten zur Prophylaxe von Reinfarkt und Tod nach Herzinfarkt scheinen uns erst dann angezeigt, wenn entweder

1. Untergruppen von Patienten definiert werden können, die besonders gut auf eine Behandlung mit ASS ansprechen,
2. eine Kombination von grundsätzlich verschieden wirkenden Medikamenten einen besseren Effekt als ein Einzelmedikament erwarten ließe oder
3. wenn Einzelmedikamente verfügbar würden, die eine sehr viel stärkere antithrombotische Wirkung als ASS erwarten ließe.

Beispiele für Probleme bei Sekundäranalysen

Eine kontrollierte Multizenterstudie ist nicht mit dem Test auf Wirksamkeit, der im Studienprotokoll festgelegt ist, beendet. Ein wesentlicher Nutzen kontrollierter klinischer Prüfungen besteht darin, daß sie systematisch gesammelte prospektive Daten bereitstellen, die extensiv Sekundäranalysen unterzogen werden. Dazu drei Beispiele aus unserer Studie.

Die Tabelle 4 zeigt die *relevanten Risikofaktoren* für den Reinfarkt, geordnet nach dem relativen Risiko. Das relative Risiko ist die Prozentzahl derer, die das Merkmal hatten und einen Reinfarkt erlitten, geteilt durch die entsprechende Prozentzahl derer, die das Merkmal nicht hatten. Dieses relative Risiko ist bei „Reinfarkt bei Aufnahme" für den nächsten Infarkt mit nahezu 1,9 am größten. Wenn es sich also bereits um einen Reinfarkt handelt, ist das Risiko innerhalb der nächsten 2 Jahre den dritten Infarkt zu bekommen, 1,9mal so hoch wie bei Erstinfarkten, die möglicherweise ihren zweiten Infarkt bekommen können. Herzinsuffizienz in den ersten 4 Wochen ist ein wichtiger Risikofaktor mit einem relativen Risiko von 1,85. Manifester Diabetes, klinisches Gesamturteil „schwer" und Hypertonie in den ersten Wochen sind ebenfalls wichtige Risikofaktoren für den Reinfarkt.

Alle in der Abbildung nicht aufgeführten bekannten Risikofaktoren für den Erstinfarkt – Rauchen, Übergewicht, Hypercholesterinämie, Hyperurikämie, Angina pectoris und Arrhythmie in den ersten Wochen – zeigen keine deutliche Erhöhung des relativen Risikos in unserer Studie. Dies ist ein wichtiger Befund: möglicherweise sind die Risikofaktoren für den Erstinfarkt und für den Reinfarkt ganz andere.

Das relative Risiko von Placebo gegenüber ASS errechnet zu 1,73, d. h. der Effekt von ASS liegt in der gleichen Größenordnung wie die Risikofaktoren. Derartige Analysen über Risikofaktoren lassen sich wesentlich weiterführen. Vor

Tabelle 4. Relevante Risikofaktoren

	Fallzahl	Relatives Risiko für Reinfarkt	Signifikanz-niveau
Reinfarkt bei Aufnahme	189	1,89	0,0005
Herzinsuffizienz in den ersten 4 Wochen	154	1,85	0,005
Manifester Diabetes	187	1,80	0,01
Klinisches Gesamturteil: schwer	183	1,64	> 0,05
Hypertonie	178	1,46	< 0,05
Zum Vergleich: Placebo gegen ASA		1,73	

Tabelle 5. Ergebnisse bei Männern: ASA gegen Placebo ($n = 743$; 78,5%)

	z-Wert	Logrank-Test (χ^2)	% Verminderte Inzidenz
Gesamte Mortalität, alle	0,79	0,53	17,3
Gesamte Mortalität, *nur* Männer	1,26	1,32	29,4
Coronary death, alle	1,64	2,51	42,3
Coronary death, *nur* Männer	2,12[a]	4,08[a]	56,4[a]
Coronary event, alle	1,86[b]	2,91	36,6
Coronary event, *nur* Männer	1,70	2,42	37,4

[a] $p < 0,05$; [b] $p \sim 0,07$

allem für die Differentialindikationen von Medikamenten lassen sich Erkenntnisse aus kontrollierten Studien durch sorgfältige Sekundäranalysen der Risikofaktoren gewinnen. Wir haben dies in unserem Material noch vor.

Die Tabelle 5 zeigt die Ergebnisse in einer Untergruppe, den *Männern*. Fast 80% der Patienten waren Männer. So lag es nahe, die entscheidenden Prüfungen bei Männern allein durchzuführen. Tatsächlich wurde uns dies vom Herausgeber für die Publikation abverlangt.

Hinsichtlich der gesamten Mortalität findet sich auch bei Männern kein Unterschied zwischen Placebo und ASS. Eine verminderte Mortalität von ca. 30% ist allerdings nicht unwichtig. Hinsichtlich des Todes am Reinfarkt – Coronary Death – wird das Ergebnis auf dem 5%-Niveau signifikant. In unserer Studie haben die etwa 20% Frauen also zu einer Störvariabilität geführt, die den signifikanten Effekt bei Männern verdünnt. 56,4% der aufgetretenen koronaren Todesfälle hätten durch die Gabe von ASS bei Männern verhindert werden können. Nahezu dieselben Zahlen gelten auch gegenüber Marcumar.

Die Bewertung eines derartigen Befundes ist nicht durch den statistischen Test möglich. In unserem Fall wiegt meines Erachtens die ganze Anlage der Studie, ihre sorgfältige Durchführung, die überwiegende Zahl der Männer und der hohe Prozentsatz an rechnerisch verhinderbaren Reinfarkttoten so schwer, daß man eine Wirksamkeit von ASS gegenüber Placebo zur Prävention des tödlichen Reinfarkts bei Männern behaupten kann. Die Analyse von Untergruppen erhärtet und erweitert also die Gesamtaussage.

Die Tabelle 6 zeigt Ihnen eine weitere Sekundäranalyse, nämlich die Betrachtung der koronaren Todesfälle bei den Patienten im *zweiten Jahr*. Eine solche zeitliche Gliederung ist immer nützlich. Von 618 Patienten, die unter Beobachtung in das

Tabelle 6. Coronary death im 2. Jahr

	Marcumar	ASA/Placebo	
Coronary death	12	7	19
Alle anderen	205	394	599
Gesamt	217	401	618

$z = 2,656$; $p \leq 0,01$

zweite Jahr eintraten, wurden 217 mit Marcumar behandelt, 401 mit Placebo oder ASS. Von den Marcumarpatienten starben zwölf am Koronartod, von den anderen nur sieben. Dieser Unterschied — wäre er nicht eine Sekundärhypothese — wäre auf dem 1%-Niveau signifikant. Wir sind hier in derselben Erkenntnissituation wie in einer unkontrollierten Beobachtungsstudie. Ein solcher Befund gibt zu denken. Wir haben in unserer Studie von der Prophylaxe mit Marcumar nichts Gutes gesehen, im zweiten Jahr sogar eine deutliche Gefährdung. Inwieweit dies zum Handeln Anlaß gibt, ist der wissenschaftlichen Diskussion überlassen. Zumindest erlaubt dieser Befund unter Fachleuten einen begründeten Dissenz zum Marcumar.

Die Problematik von Sekundäranalysen wird an diesem Beispiel deutlich. Solche Sekundäranalysen, die weit über den ursprünglich vorgesehenen statistischen Test hinausreichen, sind immer wünschenswert und bilden oft den eigentlichen Gewinn einer Studie. Sie sind bei kontrollierten klinischen Studien zusätzlich nützlich, geben zu neuen Hypothesen Anlaß und führen damit die Medizin weiter.

Literatur

Aspirin Myocardial Infarction Study Research Group (1980) A randomized, controlled trial of aspirin in persons recovered from myocardial infarction. JAMA 243: 661–669 – Anturane Reinfarction Trial Research Group (1978) Sulphinpyrazone in the prevention of cardiac death after myocardial infarction; the anturane reinfarction trial. N Engl J Med 293: 289–295 – Anturane Reinfarction Trial Research Group (1980) Sulfinpyrazone in prevention of sudden death after myocardial infarction. N Engl J Med 302: 250–256 – Breddin K, Loew D, Lechner K, Überla K, Walter E (1979) German Austrian multicenter two years prospective study on the prevention of secondary infarction by ASA in comparison with phenprocoumon and placebo. In: Verstraete M, Vermylen J, Roberts H (eds) The challenge of clinical trials in thrombosis. Schattauer, Stuttgart New York, pp 225–236 – Breddin K, Loew D, Lechner K, Überla K, Walter E (1980) Secondary prevention of myocardial infarction. A comparison of acetylsalicylic acid, placebo and phenprocoumon. Haemostasis (in press) – Canadian Cooperative Study Group (1978) A randomized trial of aspirin and sulfinpyrazone in threatened stroke. N Engl J Med 299: 53–59 – Coronary Drug Project Research Group (1976) Aspirin in coronary heart disease. J Chronic Dis 29: 625–642 – Elwood PC, Cochrane AL, Burr ML, Sweetnam PM, Williams G, Welsby E, Hughes SJ, Renton R (1974) A randomized controlled trial of acetylsalicylic acid in the secondary prevention of mortality from myocardial infarction. Br Med J 1: 436–443 – Elwood PC, Sweetnam PM (1979) Aspirin and secondary mortality after myocardial infarction. Lancet 2: 1313–1315 – Fields WS, Lemak NA, Frankowski RF, Hardy RJ (1977) Controlled trial of aspirin in cerebral ischemia. Stroke 8: 301–316 – Peto R, Pike MC, Armitage P, Breslow NE, Cox R, Howard SV, Mantel H, McPherson K, Peto J, Smith PG (1977) Design and analysis of randomized clinical trials requiring prolonged observation of each patient. II. Analysis and examples. Br J Cancer 35: 1–39 – Überla K (1979) Statistical evidence of the German-Austrian secondary prevention trial. In: Verstraete M, Vermylen M, Roberts H (eds) The challenge of clinical trials in thrombosis. Schattauer, Stuttgart New York, pp 237–241

Klinische Therapiebeurteilung – Zusammenfassung für die Diskussion

Jesdinsky, H. J. (Inst. für Med. Statistik und Biomathematik der Univ. Düsseldorf)

Referat

In den sechs vorangehenden Vorträgen haben wir über die methodischen Ansprüche, die konkrete Planung, die Möglichkeiten und Grenzen, Gedanken über Alternativen, Probleme bei der Durchführung und die Auswertung und Interpretation nach Abschluß klinischer Therapiestudien gehört.

Ich möchte zu den fünf klinischen Beiträgen einige Punkte zusammenfassen. Dabei versuche ich als Biostatistiker die Vorteile einer vorangehenden klinischen Ausbildung zu nutzen – wenn sich auch notwendigerweise subjektive Akzente ergeben werden.

Zunächst sollen die beiden „räsonierenden" Vorträge von Nagel [7] und von Havemann und Dudeck [6] kommentiert werden. Dabei sei das „Räsonieren" im ursprünglichen Wortsinn eines verstandesmäßigen Durchdringens der Problematik verstanden, nicht dem des Mäkelns und Zerpflückens, das uns nicht weiterbringen würde.

Mit Recht sieht Nagel [7] schwerwiegende Probleme. Sie liegen in der Diagnostik, der Natur der vorhandenen Therapiemöglichkeiten und der Definition akzeptabler Erfolgskriterien, also in praktisch allen Bereichen, die für die Planung einer klinischen Therapiestudie Bedeutung haben. So müssen Prognosekriterien entwickelt werden, um hinreichend homogene Patientengruppen zusammenstellen zu können, eine Herausforderung an den Morphologen, gültige Merkmale für den Malignitätsgrad zu finden. Die gravierenden Unterschiede der verfügbaren Therapien bezüglich der Nebenwirkungen auf die Potenz lassen bei der notwendigen Aufklärung des Patienten vor Erlangen der Einwilligung eine hohe Rate von Ablehnungen erwarten, was nicht nur die Patientenzahlen schrumpfen läßt, die in eine kontrollierte Studie einbezogen werden können, sondern auch einen Ausleseeffekt einführt, dessen Auswirkungen auf die Aussagekraft analysiert werden müßten. Schließlich besteht noch das Dilemma, gültige Zielgrößen für die Erfolgsbeurteilung zu finden: Der Schmerz ist nicht immer vorhanden, läßt sich auch bei der wohl allein möglichen nichtblinden Studienführung kaum objektivieren; die röntgenologische Beurteilung der Knochenmetastasen scheidet, wie wir hörten, meist ebenfalls aus. Hinzu kommt, daß der Tod, sonst oft bei Krebsstudien ein objektiver Endpunkt, zur Bewertung ebenfalls wenig geeignet ist, da bei der Multimorbidität betagter Patienten nicht sicher ist, ob der Kranke *an* oder *mit* seinem Prostatakarzinom starb. Insgesamt haben wir es mit einer typischen „Frühsituation" zu tun, und die Therapie bleibt problematisch, ob man nun eine randomisierte Zuordnung oder den Versuch einer individuellen Indikationsstellung unternimmt.

Die Erörterungen von Havemann und Dudeck [6] zeigen zunächst auf, wie sich *erhebliche* Vorteile einer Therapie auch einmal ohne die mühselige Absprache einer Durchführung einer multizentrischen Studie und ohne die auf die Fallzahl drückenden Regularien einer Zufallszuteilung aus der retrospektiven Analyse von Behandlungsfällen zeigen lassen. Und dies kann sich in einer Deutlichkeit ergeben, die dann gar keine kontrollierten Studien zu derselben Fragestellung mehr aufkommen läßt. Wachsamkeit ist jedoch am Platze; Vergleiche zwischen Ergebnissen kontrollierter Studien und Studien ohne Zufallszuteilung haben ergeben, daß die letztgenannten die Überlegenheit einer Therapie über eine andere gewöhnlich überschätzen [8]. Gerne wird die Verwendung sogenannter „historischer Kontrollen" zitiert, ohne zu bedenken, daß die Autoren [5] die weitgehend standardisierte Befunddokumentation an einer großen Tumorklinik im Auge hatten.

Selbst unter diesen guten Voraussetzungen ist bei nichtrandomisierter Zuteilung der Behandlungen immer nur der Vergleich zwischen Patientengruppen möglich, die faktisch nach dem einen oder nach dem anderen Verfahren behandelt wurden, nie jedoch ein Vergleich von Gruppen, die nach gewissen Verfahren behandelt werden *sollten*, wobei aber die Behandlungen aus äußeren Gründen nicht immer bei allen Patienten verwirklicht werden konnten.

Bei randomisierten Studien ist, wie Breddin an seiner Studie zeigte [1], ein Vergleich unter Einbeziehen aller ursprünglich einem bestimmten Verfahren zugeordneten Patienten vorgesehen. In einer nichtrandomisierten Untersuchung bleibt einem aber gar nichts anderes übrig, als die *durchgeführten* Verfahren zu vergleichen: Einem Patienten in schlechtem Zustand wird man zu einer Chemotherapie keine zusätzliche Bestrahlung mehr zumuten, auch kann ein früh verstorbener Patient eine vorgesehene Bestrahlung gar nicht mehr erleben; folglich muß sich ein Vorteil einer kombinierten Strahlen- und Chemotherapie über die bloße Chemotherapie ergeben.

Die Beschränkung der Auswertung auf von Anbeginn der Behandlung vergleichbare Fälle wird kaum in der Lage sein, solche Verzerrungen zu beseitigen.

An den Ausführungen von Büchner und Urbanitz [2] fällt die sehr sorgfältige Klärung des Vorwissens auf. Diese war notwendig, um die Vornahme der Zufallszuteilung bei dem Pilotcharakter, den die Studie wegen ihres hohen technischen Aufwands und geringen Umfangs hat, zu rechtfertigen. Man erinnert sich an die Forderung von Chalmers [3], bei Einführung neuer Therapieformen vom ersten Patienten an zu randomisieren.

Kritiker könnten einwenden, warum nach der einen vorhandenen Untersuchung eine Wiederholung, in der einem Teil der Patienten die zusätzliche Immuntherapie vorenthalten wird, nötig ist. Mich haben die für diese Entscheidung angeführten Gründe überzeugt: Eine zweite Studie ist notwendig, weil schon oft der Enthusiasmus, den eine erste Untersuchung weckte, durch nachfolgende Studien gedämpft wurde. Eine zweite Studie wird ferner benötigt, um einer so aufwendigen Therapie wie der hier dargestellten zur Durchsetzung zu verhelfen.

Die Crohn-Studie [4] stellt nur für eines der geprüften Prinzipien, die medikamentöse Prophylaxe nach Operation, den Anspruch einer kontrollierten randomisierten Studie. Die zu vergleichenden Operationstechniken konnten den Patienten nicht zufällig zugeordnet werden, weil ein chirurgisches Team seine Technik nicht von Operation zu Operation wechseln kann. Nicht einmal die randomisierte Zuordnung der Operationstechniken zu den *Zentren* war möglich, denn die Operationstechnik ist an den Operateur fest gebunden. Diese „Ortsfestigkeit" des operativen Verfahrens bringt für die Deutung eventuell zwischen den

Verfahren auftretender Wirksamkeitsunterschiede die Unsicherheit, ob man diese auf die Zentren oder die Operationsart beziehen soll. In der Diskussion ist diese Frage schon angeklungen.

Der Statistiker kann nur hinzufügen, daß er in diesem Fall nicht bereit ist, die Hypothese über die Auswirkung der Operationstechniken in einer Hypothese über die Qualität der chirurgischen Leistung umzuformulieren. Auch auf die Folgerungen aus der Untersuchung, ob denn die Chirurgen, welche „im Gesunden" resezieren, bei entsprechendem Ausgang bereit wären, sich der Methode der „sparsamen" Resektion anzuschließen, wenn Operateur und Operationstechnik schon so untrennbar sind, wie sich das im Studienplan niederschlägt, ist bereits eingegangen worden.

Die Studie von Breddin und Überla [1] schließlich zeigte alle vom Beginn bis zum Ende einer Studie autretenden Probleme und ihre Lösungen. Ich fand zwei Dinge besonders beeindruckend, die außerordentlich ähnliche Risikofaktorenverteilung der drei Behandlungsgruppen zu Beginn der Behandlung (man möchte vielleicht noch etwas mehr hören über die Risikofaktorenverteilung bei den vorzeitig ausgeschiedenen Fällen) und die konsequente statistische Analyse. Alle Fälle, denen einmal eine Behandlung zugeordnet war, wurden in die Auswertung einbezogen, gleichgültig ob diese Behandlung überhaupt – oder zumindest über einen nennenswerten Zeitraum – verabreicht wurde oder nicht. Über die höhere Ausfallquote bei den Patienten mit blinder Studienführung wird man sich nicht wundern, eher schon über die höheren Absterberaten in der Phenprocoumongruppe im zweiten Beobachtungsjahr. Wie die anderen mit „explorativen" Verfahren nachträglich gewonnenen Ergebnisse sind dies Aussagen, denen nicht die gleiche Bedeutung zukommt wie den primären Zielgrößen der Studie, die vielmehr nur, wie die Statistiker sagen, Anlaß zur Planung und Durchführung *neuer* Studien geben können.

Ob diese Befunde im vorliegenden Fall so wirken werden?

Zur Strukturierung der Diskussion mögen folgende Punkte beitragen, welche das Spannungsfeld aufzeigen.

1. Die Wahl zwischen kleinen Studien mit hochspezialisierten Untersuchungen oder großen multizentrischen Studien mit einem pragmatischeren Konzept bei im Grunde gleicher Fragestellung, die
2. strikt randomisierte Behandlungszuteilung oder eingeschränkte Randomisation unter Berücksichtigung von Untergruppen bis hin zu nicht zufälliger Zuteilung oder „historischen" Kontrollen,
3. Auswirkung der Patientenaufklärung auf die Beobachtungsbedingungen und die Patientenselektion,
4. Definition geeigneter Prognosekriterien zur Erzielung homogener Untergruppen,
5. Bewertung von aufgetretenen Befunden, die nicht Hauptgegenstand der Fragestellung waren,
6. Bewältigung der Kooperation zwischen den Fächern und zwischen den Versorgungsebenen bei der Langzeitüberwachung,
7. Entwicklung des methodischen Bewußtseins des Arztes zur Beurteilung seiner Maßnahmen.

Dem Methodiker wie dem Arzt sollten bei der Diskussion zwei Gedanken vor Augen stehen:

Eine Alternative zu geplanten Studien könnte die Volldokumentation aller Fälle und deren Auswertung sein. Es wird aber nie eine wirkliche Volldokumentation aller Befunde bei allen Behandlungsfällen geben. Auch dem größten Unternehmen auf diesem Gebiet werden einzelne Fälle entgehen, insbesondere die unliebsam verlaufenen; Datenfehler werden sich teilweise gezielt einschleichen, schon damit man sich gegenüber einer Qualitätskontrolle, die jedes umfassende Dokumentationsvorhaben in der Medizin ja *auch* darstellt, von der besseren Seite zeigt. Zu diesen Unvollkommenheiten kommt hinzu, daß die oft anzutreffende willkürliche Zuteilung bestimmter Therapiearten zu ganz bestimmten Krankheitsformen dazu führt, die unterschiedlichen Verläufe weder eindeutig auf die Therapiearten noch eindeutig auf diese Krankheitsformen beziehen zu können.

Ein zweiter, dem Statistiker oft ferner liegender Gedanke gilt den theoretischen Vorstellungen über Wirkprinzipien, die hinter den klinisch beobachtbaren Veränderungen stehen.

Eine bloße Hinnahme empirischer Fakten, entstammen sie auch noch so gut statistisch geplanten Studien, ist unbefriedigend. Irgendeine Kausalkette im Bereich biochemischer, zellulärer oder molekularbiologischer Vorgänge sollte zur Erklärung der Wirkungen bereitliegen, wenn man eine klinische Studie durchführt. Unbeschwert von theoretischen Vorstellungen in eine kontrollierte Studie einzutreten, kann ein Abenteuer sein. Gelegentlich wird ein solches Abenteuer gerechtfertigt sein (manches davon haben die Therapiestudien beim Morbus Crohn, über den wir trotz aller Grundlagenforschung noch so wenig wissen), aber das Vorweisen empirischer Fakten enthebt uns nicht von der Notwendigkeit, an der theoretischen Fundierung weiter zu arbeiten.

Zum Schluß noch eine Bemerkung: Wir hörten, die statistische Planung in der klinischen Forschung sei eine junge Wissenschaft. Die Geschichte lehrt, wie rasch und erfolgreich sich die Ärzte neue wissenschaftliche Erkenntnisse und Technologien zueigen und zunutze gemacht haben. Hier möchte ich vor verfrühter Begeisterung warnen: Die Statistik wird man nicht so leicht in die ärztliche Tätigkeit integrieren wie etwa die Gaschromatographie in die Labordiagnostik oder die Computertomographie in die Röntgendiagnostik.

Es geht nicht nur um das Nutzbarmachen eines technischen Hilfsmittels: Die Statistik hat mit Denken zu tun.

Literatur

1. Breddin K, Überla KK (1980) Sekundärprophylaxe bei Zustand nach Herzinfarkt. Ergebnissse, Methodik und Probleme einer prospektiven multizentrischen Studie zur Wirkung von Azetylsalizylsäure, Phenprocoumon und Placebo. Verh Dtsch Ges Inn Med 86: 1338–1348 – 2. Büchner T et al. (1980) Chemotherapie und Immuntherapie zur Erhaltung der kompletten Remission bei akuten Leukosen – eine monozentrische randomisierte Studie der Planung. Verh Dtsch Ges Inn Med 86: 1296–1303 – 3. Chalmers TC (1975) Randomization of the first patient. Med Clin North Am 59: 1035–1038 – 4. Ewe K et al. (1980) Chirurgisch-internistische Therapiestudie über die postoperative Rezidivprophylaxe des Morbus Crohn – Durchführung einer partiell randomisierten Studie. Verh Dtsch Ges Inn Med 86: 1327–1337 – 5. Gehan EA, Freireich EJ (1974) Non-randomized controls in cancer clinical trials. N Engl J Med 290: 198–203 – 6. Havemann K, Dudeck J (1980) Zum Aussagewert prospektiver Studien in der Onkologie. Verh Dtsch Ges Inn Med 86: 1316–1326 – 7. Nagel R (1980) Praktische Grenzen kontrollierter multizentrischer Therapiestudien am Beispiel des fortgeschrittenen inoperablen Prostatakarzinoms. Verh Dtsch Ges Inn Med 86: 1304–1316 – 8. Peto R (1978) Clinical trial methodology. Biomed Spec Issue 28: 24–36

Intensivmedizin

Schoeller, R., Alexander, M. (Infektionsabt. der med. Klinik und Poliklinik im Klinikum Charlottenburg der FU Berlin):
Zur nosokomialen Infektion der Atemwege auf einer internistischen Intensivstation: Erregerspektrum und Antibiotikaempfindlichkeit

Im Rahmen der Intensivmedizin haben die Erkennung, Bekämpfung und Verhütung der Atemwegsinfektionen entscheidenden Einfluß auf die Prognose der in ihren Vitalfunktionen erheblich beeinträchtigten Patienten [2, 3, 10]. Die Erregerspektren unspezifischer Infektionen auf Intensivstationen unterscheiden sich in vieler Hinsicht von denen anderer Krankenhausabteilungen, da die Disposition der häufig abwehrgeschwächten Patienten, die erhöhte Keimexposition durch zahlreiche invasive diagnostische und therapeutische Maßnahmen sowie die antibiotische Behandlung ein mikrobielles Umgebungsmilieu schaffen, das die Besiedlung und ggf. nachfolgende Infektion mit (fakultativ) pathogenen Erregern begünstigt [1–4, 10]. Unabhängig davon, ob eine Infektion bereits primär eine Behandlung bei der Aufnahme auf die Intensivstation erfordert oder ob eine Therapie erst später im Verlauf des stationären Aufenthaltes bei sekundären – erworbenen – Infektionen notwendig ist, in beiden Fällen stellt sich die Frage, mit welchen der zur Verfügung stehenden Antibiotika eine antibakterielle Therapie durchgeführt werden soll. Häufig drängt der bedrohliche Zustand der Patienten dazu, mit der Behandlung zu beginnen, noch bevor ein bakteriologisches Ergebnis einschließlich der Erregeraustestung vorliegt [5, 9, 10]. In diesem Zusammenhang gewinnen Kenntnisse über das auf einer Abteilung jeweils typische Erregerspektrum sowie über die Resistenzverhältnisse erhebliche Bedeutung, um bereits frühzeitig eine möglichst gezielte Auswahl antibiotischer Substanzen vornehmen zu können [3, 5, 7].

Von Juni 1977 bis Juni 1978 wurden auf einer nach dem offenen Stationsprinzip betriebenen internistischen Intensivstation (Reanimationszentrum im Klinikum Charlottenburg der FU-Berlin, Leiterin Prof. Dr. K. Ibe) 1416 Patienten behandelt. Im Rahmen eines erweiterten Routineprogramms wurden bei 323 Patienten mit mindestens fünftägiger stationärer Liegedauer prospektiv 793 Tracheobronchialsekrete und 545 Rachenabstriche gewonnen. Die bakteriologischen Untersuchungen erfolgten in der ersten Woche im Abstand von 48, danach 72 Std. Das Durchschnittsalter der Patienten betrug 57,4 Jahre (Median 63,3 J.), 55,2% waren männlich, 44,8% weiblich; das Verhältnis Neuaufnahmen/Verlegungen betrug etwa 70% zu 30%. Unter den zur Aufnahme führenden Grundleiden dominierten insgesamt zu mehr als 80% kardiovaskuläre Krankheiten, exogene Intoxikationen und neurologische Leiden. Die durchschnittliche Liegedauer betrug 11,2 Tage, die Letalität 26,2%. Unter der Voraussetzung, daß nur der erste Nachweis eines Keimes, unabhängig ob in Mono- oder Mischkultur, pro Patient gewertet wurde, somit Mehrfachbestimmungen – bakteriologische Verlaufsbetrachtungen ausgenommen – unberücksichtigt blieben, waren die Keimspektren im Tracheobronchialsekret und Rachenabstrich signifikant unterschiedlich (χ^2-Test bei 10 und bei 3 FG 2 $p < 0,001$). Die gramnegativen Keime wurden in der Reihenfolge Pseudomonas aerug., Proteus spp., Klebsiella/Enterobacter/Serratia spp. und E. Coli wesentlich häufiger im Tracheobronchialsekret, Candida, und die meisten gram-

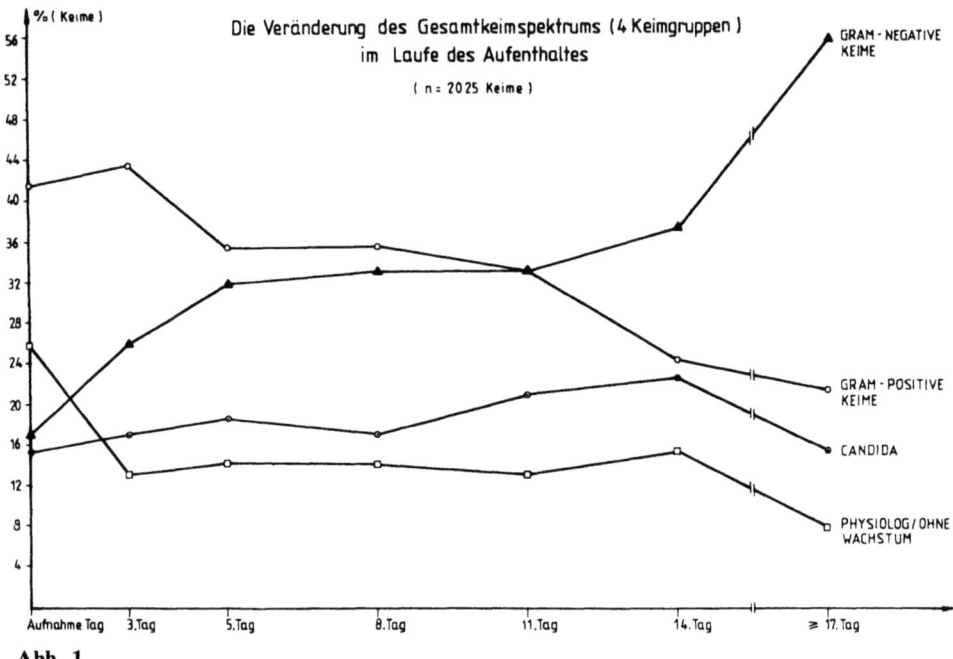

Abb. 1

positiven Keime, mit Ausnahme von Stap. aureus, dagegen häufiger im Rachenabstrich angetroffen. Etwa 70% aller Keime wurden in Mischkulturen isoliert. Alle Keime mit Ausnahme der Pneumokokken bevorzugten die Mischfloren – gramnegative Bakterien, insbesondere Proteus spp., jedoch wesentlich stärker als grampositive und dies wiederum deutlicher im Tracheobronchialsekret als im Rachenabstrich.

Die relative Zusammensetzung des registrierten Keimspektrums veränderte sich mit zunehmender Liegedauer der Patienten dahingehend, daß alle gramnegativen Keimnachweise, insbesondere der Klebsiella/Enterobacter spp. und von Pseudomonas aerug. anstiegen, die grampositiven Erreger und die Befunde mit ausschließlich physiologischem Wachstum jedoch abnahmen [1, 6]. Die größten Veränderungen ließen sich dabei innerhalb der ersten 5 Tage feststellen (s. Abb. 1).

Bei 43 Patienten (15% des untersuchten Kollektives) wurde anhand klinischer und laborchemischer Zeichen (gleichzeitiges Vorliegen einer rektalen Körpertemperatur von > 38° C, einer Leukozytose > 12000, eines röntgenologisch nachweisbaren „Lungeninfiltrates" und eines eitrigen Tracheobronchialsekretes) eine Pneumonie diagnostiziert. Hierdurch wurden nur klinisch eindeutige pulmonale Infektionen erfaßt, Tracheobronchitiden und „beginnende" Pneumonien blieben unberücksichtigt [1, 4, 9]. Bei Patienten, die im Laufe des stationären Aufenthaltes eine Pneumonie entwickelten, dominierten Staph. aureus und die gramnegativen Keime – in erster Linie Pseudomonas aerug., Proteus spp. und Klebsiella/Enterobacter spp. Dies galt um so mehr, je später die Pneumonie im Laufe der Liegedauer auftrat (Abb. 2). Ohne direkte Rückschlüsse ziehen zu können, ließ jedoch die mit 37,2% nahezu doppelt so hohe Letalität in dem Krankenkollektiv mit Pneumonie

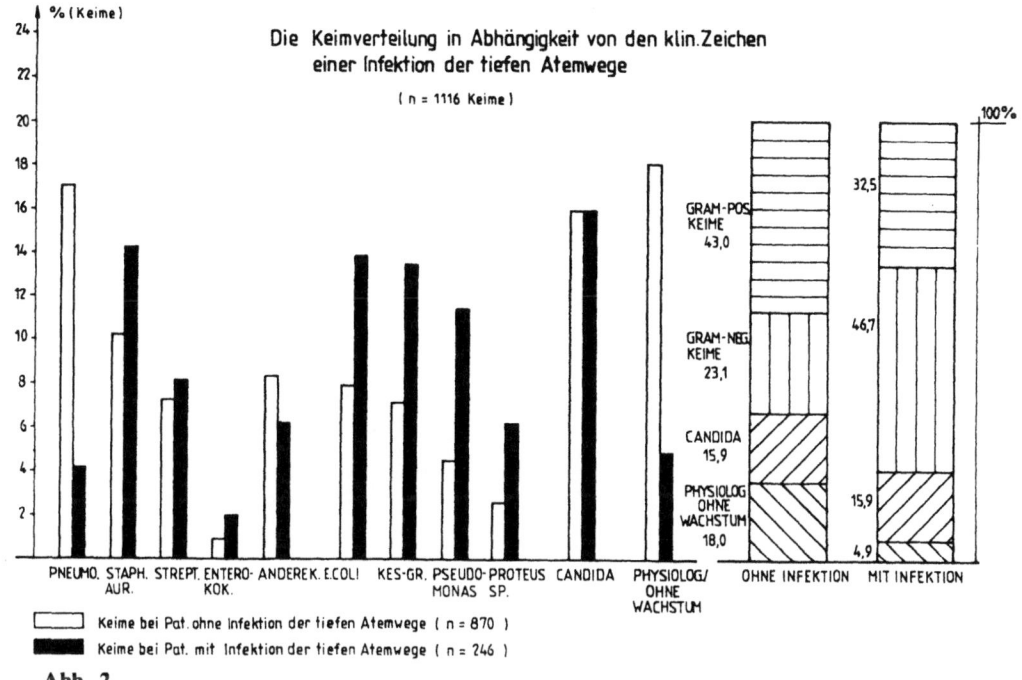

Abb. 2

gegenüber 19,1% bei Patienten ohne klinisch relevanten tiefen Atemwegsinfekt die potentielle Gefahr erkennen, die mit der Entwicklung einer nosokomialen Infektion der Atemwege bei Intensivpatienten verbunden ist.

172 Patienten (60,1%) waren beatmet worden, zu etwa 60% erfolgte die Beatmung nach vorangegangener Tracheotomie. Unter Beatmung fanden sich vor allem Pseudomonas aerug., Klebsiella/Enterobacter spp. und Proteus spp. vermehrt, Pneumokokken, Streptokokken und Candida vermindert. Langzeitbeatmete (> 5 Tage) wiesen gegenüber kurzzeitbeatmeten Patienten (≤ 5 Tage) erheblich häufiger gramnegative (vor allem Proteus spp. und Pseudomonas aerug.) und sehr viel seltener grampositive Keime (besonders Pneumokokken und Staph. aureus) auf. Die größten bakteriologischen Veränderungen zeichneten sich bei beatmeten Patienten innerhalb der ersten 3–5 Tage ab, bei nicht beatmeten Patienten waren diese in ihrem Ausmaß erheblich geringer und erfolgten darüber hinaus erst zu einem späteren Zeitpunkt (s. Abb. 3).

107 Patienten (37,4%) erhielten eine antibiotische Behandlung – zu 32,7% als Mono-, zu 67,3% als Kombinationstherapie. Eine prophylaktische Gabe wurde soweit wie möglich vermieden. Es wurden überwiegend Kombinationen aus Aminoglykosiden (Tobramycin, Gentamicin, Sisomicin und Amikacin) mit Acylureidopenicillinen (Mezlo-Azlocillin) oder Ticarcillin bzw. neueren Cephalosporinen (Cefamandol, Cefuroxim, Cefoxitin, Cefotaxim) eingesetzt. Die mittlere Behandlungsdauer betrug 9,8 (Median 8,9) Tage. Unter antibiotischer Behandlung wurden alle gramnegativen Keime, in erster Linie Klebsiella/Enterobacter spp. und Pseudomonas aerug., relativ vermehrt, alle grampositiven Keime dagegen vermindert angetroffen. Candida ließ nur eine geringe Zunahme erkennen. Bei Abnahme der absoluten Keimzahl pro Untersuchung vergrößerte sich die Verschiebung des

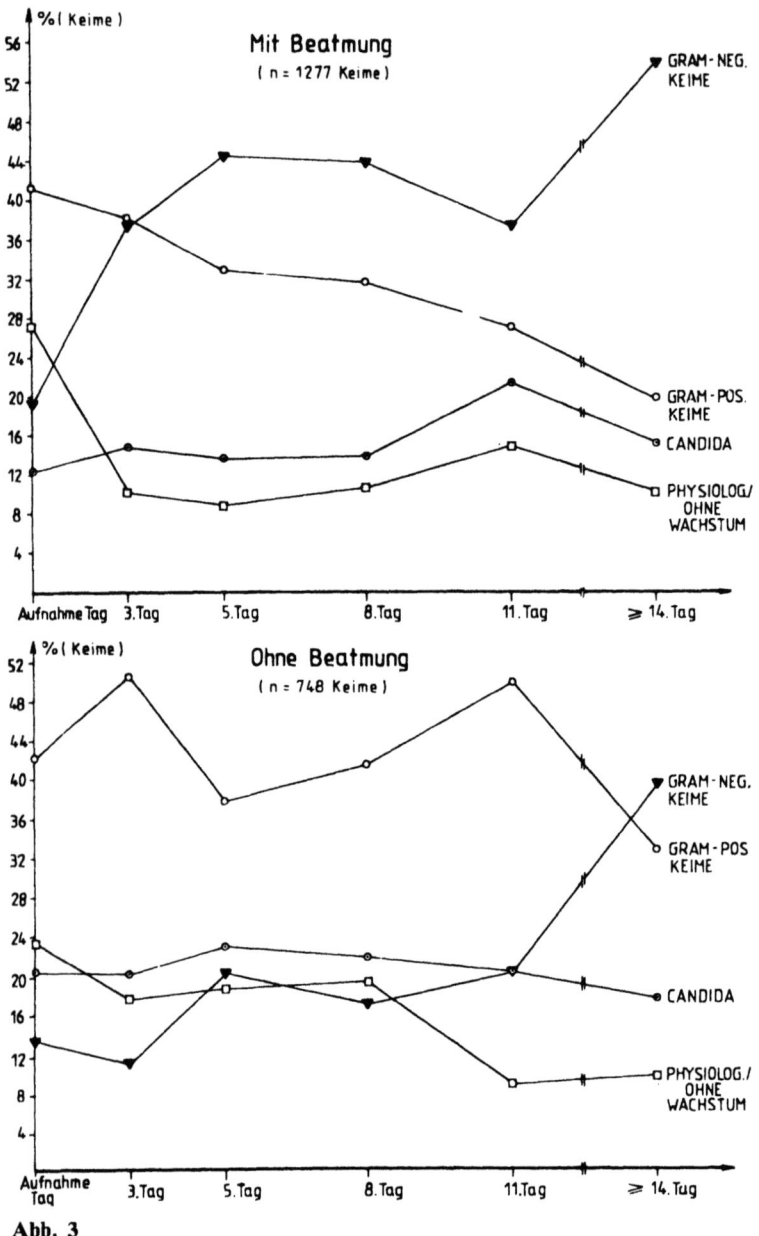

Abb. 3

Keimspektrums zu Gunsten gramnegativer und zu Lasten grampositiver Keime in Abhängigkeit von der Antibiotikatherapiedauer.

Staph. aureus, die Enterobacteriaceae und Pseudomonas aerug. wurden im Agardiffusionstest auf ihre in vitro-Empfindlichkeit gegenüber älteren und neueren Antibiotika geprüft. Die Austestung erfolgte auf DST-Agar mit Blutzusatz. Die überwiegend kulturelle Keimdifferenzierung erlaubte keine exaktere Unterteilung der Keimgattungen. Tabelle 1 zeigt, daß die Resistenzraten von Pseudomonas aerug.

Tabelle 1

ANTIBIOTIKA	STAPH. AUREUS ges. n = 231		KES-GRUPPE ges. n = 207		E. COLI ges. n = 193		PSEUDOMONAS ges. n = 167		PROTEUS SP. ges. n = 81		R^2 ges. n = 879	
	bis 5.Tag n=162 RESIST.%	≥ 6.Tag n=69 RESIST.%	bis 5.Tag n=76 RESIST.%	≥ 6.Tag n=131 RESIST.%	bis 5.Tag n=114 RESIST.%	≥ 6.Tag n=79 RESIST.%	bis 5.Tag n=64 RESIST.%	≥ 6.Tag n=103 RESIST.%	bis 5.Tag n=38 RESIST.%	≥ 6.Tag n=43 RESIST.%	bis 5.Tag n=454 RESIST.%	≥ 6.Tag n=425 RESIST.%
Tetracycline	27,8	39,1	30,3	38,9	28,9	27,8	56,3	71,8	63,2	62,8	35,5	47,3
Cotrimoxazol	21,0	34,8	61,8	67,2	37,7	36,7	81,3	96,1	60,5	83,7	43,8	64,9
Cefalotin	1,2	0,0	36,8	38,9	19,3	30,4	90,6	93,2	36,8	58,1	27,3	46,1
Cefamandol	0,0	2,9	0,0	8,4	1,8	3,8	60,9	93,2	21,0	39,5	10,8	30,4
Cefuroxim	1,2	2,9	3,9	3,8	0,0	2,5	71,9	90,3	7,9	16,3	11,9	25,6
Penicillin G	26,5	46,4	—	—	—	—	—	—	—	—	—	—
Oxacillin	0,0	2,9	—	—	—	—	—	—	—	—	—	—
Ampicillin	27,8	39,1	93,4	95,4	39,5	46,8	87,5	97,1	47,4	60,5	51,8	74,1
Carbenicillin	34,0	43,5	31,6	43,5	8,8	11,4	14,1	23,3	10,5	23,3	22,5	30,6
Ticarcillin	33,3	40,6	26,3	40,5	12,3	13,9	3,1	13,6	5,3	16,3	20,3	26,6
Mezlocillin	32,1	39,1	6,6	16,8	2,6	7,6	1,6	19,4	5,3	9,3	13,9	18,6
Gentamicin	3,7	5,8	0,0	0,8	0,0	1,3	0,0	1,9	0,0	2,3	1,3	2,1
Tobramycin	3,1	4,3	0,0	0,0	0,0	0,0	0,0	1,9	0,0	2,3	1,1	1,4
Sisomicin	2,5	5,8	0,0	1,5	0,0	2,5	0,0	0,0	0,0	4,7	0,9	2,4
Amikacin	2,5	5,8	0,0	1,5	0,0	2,5	0,0	1,0	0,0	4,7	0,9	2,6
R^1	12,7/16,7	17,6/24,1	22,4	27,5	11,6	14,4	35,9	46,4	19,8	29,5		

und Proteus spp. durchschnittlich am höchsten, die von Staph. aureus und E. Coli deutlich geringer waren.

Die beste in vitro-Wirksamkeit zeigten bei weitem die Aminoglykoside, wobei sich keine wesentlichen Unterschiede zwischen den vier getesteten Substanzen feststellen ließen. Gute Resultate erzielten ferner Mezlocillin, bes. gegenüber E. Coli und Proteus spp. sowie Cefamandol und Cefuroxim, ausgenommen gegenüber Pseudomonas aerug., und ferner Ticarcillin, das lediglich gegenüber den Klebsiella/Enterobacter spp. wenig wirksam war. Hohe Resistenzraten fanden sich gegenüber Ampicillin, Tetracyclin, Cotrimoxazol und Cefalotin, dies galt wiederum in besonderem Maße für Pseudomonas aerug. und Proteus spp. Im Laufe des stationären Aufenthaltes und insbesondere nach antibiotischer Behandlung stiegen die Resistenzraten allgemein an (Spalte 2, Tabelle 1). Bereits in der zweiten Woche der stationären Liegedauer war diese Entwicklung besonders ausgeprägt gegenüber Ampicillin, Cotrimoxazol, Cefalotin und auch Cefamandol, deutlich geringer jedoch gegenüber den Aminoglykosiden, Mezlocillin und Ticarcillin. Vor allem Pseudomonas aerug. und Proteus spp. wiesen um so höhere Resistenzraten auf, je später der Keimnachweis im Laufe des stationären Aufenthaltes der Patienten erfolgte und je länger eine antibiotische Behandlung andauerte.

Wenn auch unter Routinebedingungen nach wie vor erhebliche Schwierigkeiten bei der klinischen Bewertung eines positiven Keimnachweises aus den tieferen Atemwegen bestehen [1, 3–5, 10], so zeigte die Studie doch deutlich, daß mit zunehmender Liegedauer der Patienten gleichermaßen die Besiedlung und die Infektion der Atemwege mit (multi-)resistenten, zumeist gramnegativen Keimen, zunehmen und somit zu einer weiteren, potentiellen Gefährdung der vital beeinträchtigten Patienten beitrugen. Selbst unter strenger Beachtung hygienischer

Prinzipien und der richtigen Anwendung in vitro wirksamer Antibiotika lassen sich die negativen Folgen der nosokomialen Atemwegsinfektion auf Intensivstationen nicht vollständig vermeiden [10]. Die Prophylaxe muß sich in Zukunft noch stärker auf die Isolierung besonders gefährdeter Patienten sowie die Stärkung der körpereigenen Abwehrbereitschaft konzentrieren [2, 9].

Literatur

1. Bryant LR, Trinkle JK, Mobin-Uddin K, Griffen WO (1972) Interpretation of tracheal cultures in patients with intubation and mechanical ventilation. Am Surg 10: 537–541 – 2. Center for Disease Control (1977) National nosocomial infections study report US Department of Health, Education and Welfare, Atlanta – 3. Daschner F (1977) Grundlagen der Krankenhaushygiene und das Hospitalismusproblem. Intensivmedizin 14: 163–168 – 4. Johanson WG, Pierce AK, Sanford JP, Thomas GD (1972) Nosocomial respiratory infections with gram-negative bacilli. The significance of colonization of the respiratory tract. Ann Intern Med 77: 701–706 – 5. Knothe H, Sietzen W (1978) Mikrobiologische Überlegungen beim Einsatz von Antibiotika auf Intensivabteilungen. Infection (Suppl 2) 6: 191–193 – 6. O'Brien TF, Kent RL, Medeiros A (1975) Computor surveillance of shifts in the gross patient flora during hospitalization. J Infect Dis 131: 88–96 – 7. O'Brien TF, Acar F, Medeiros A, Goldstein F, Kent RL (1978) International comparison of prevalence of resistance to antibiotics. JAMA 14: 1518–1523 – 8. Schassan HH (1978) Die antibakterielle Effektivität von Cefamandol im Vergleich mit anderen Antibiotika. Infektion (Suppl 2) 6: 207–218 – 9. Simon HB (1978) Pulmonary infections. Infectious Disease. Sci Am 1–13 – 10. Stille W (1978) Infektionsproblematik in der Intensivstation. Infection (Suppl 2) 6: 194–196

Weilemann, L. S., Gilfrich, H. J., Schuster, H. P., Rey, C. (II. Med. Univ.-Klinik Mainz):
Forcierte Diurese in der Behandlung der akuten schweren INH-Vergiftung

Seit der Einführung von Isoniacid 1952, welches nach wie vor zur Standardtherapie der Tuberkulose gehört, sind in der Literatur zahlreiche Fälle akuter, meist suizidal bedingter Intoxikationen mit dieser Substanz bekannt geworden. Die Letalität ist nach wie vor hoch und liegt auch nach neuerer Literatur bei ca. 20%. Nahezu unumstritten ist die konservative Intensivtherapie, die auf der Erhaltung der Vitalfunktionen, antikonvulsiven und antiazidotischen Maßnahmen beruht. Eine Magenspülung ist trotz der bekannt raschen Resorption von INH innerhalb von 1–2 Std sicher in jedem Fall sinnvoll.

Die Effektivität der Verfahren zur beschleunigten Isoniacidelimination wie forcierte Diurese, Hämoperfusion, Hämodialyse und Peritonealdialyse wird jedoch noch immer unterschiedlich beurteilt. Obgleich die Empfindlichkeit gegen INH größten individuellen Schwankungen unterliegt, und somit der Schweregrad des Vergiftungsbildes in keinem direkten Zusammenhang zur eingenommenen INH-Dosis steht, gibt es keinen Zweifel an dem Wert rascher Giftelimination.

Anhand eines in vieler Hinsicht charakteristischen Falles soll der Verlauf einer INH-Intoxikation dargestellt werden und der Effekt einer forcierten Diurese durch Blutspiegeluntersuchungen dokumentiert werden.

Kasuistik

Als Folge einer abnormen Erlebnisreaktion hatte eine 22jährige Patientin – nach späteren eigenen anamnestischen Angaben – gegen ca. 22.00 Uhr abends in suizidaler Absicht 50 Tabletten Tebesium

Depot-Dragees 0,5 eingenommen. Das ergibt eine Gesamtmenge INH von 25 g, entsprechend dem Körpergewicht der Patientin 520 mg pro kg. Es war das Medikament ihres Tbc-kranken Ehemannes, der die Patientin 6 Std später krampfend neben sich im Bett fand.

Die stationäre Aufnahme erfolgte zunächst in einem auswärtigen Krankenhaus als Status epilepticus. Dort ließen sich die Krämpfe selbst mit hohen Dosen Diazepam und Phenhydan nicht unterbrechen und die Patientin wurde daher $4^{1}/_{2}$ Std später in die Aufnahme der Universitätskliniken überwiesen und kurz danach auf die Intensivstation übernommen.

Die Patientin bot das klassische Bild einer sehr schweren INH-Intoxikation mit generalisierten Krämpfen, Bewußtlosigkeit, respiratorischer Insuffizienz und einer massiven Azidose mit einem pH von 7,05, Basenexzeß von −16 mVal/l und Standardbikarbonat 11,1 mVal/l. Der übrige Körperbefund war internistisch weitgehend unauffällig. Blutbild und Elektrolyte bei Aufnahme normal.

Unsere Therapie bestand zunächst im Ausgleich der Azidose mit Bikarbonat, Relaxierung und Intubation sowie volumengesteuerter Beatmung. Die antikonvulsive Therapie wurde fortgesetzt und durch hochdosierte Gaben von Dexamethason und Pyridoxin ergänzt.

Eine Magenspülung erschien uns trotz der langen Latenz zwischen Ingestion und Aufnahme sinnvoll. Da die gute Elimination von INH durch forcierte Diurese nach der bisherigen Literatur übereinstimmend postuliert wird, entschlossen wir uns zur Durchführung einer forcierten Diurese mit Glukose 5%, 500 ml stündlich.

Ergebnisse

Der Beginn der Diurese liegt somit ca. 19 Std nach dem INH-Einnahmezeitpunkt und ist identisch mit dem ersten Isoniacidblutspiegel. Die Bestimmung der Plasmakonzentration erfolgte nach der Methode von Nielsch und Giefer, wobei die Gehalte an Isonicotinsäurehydrazid und Isonicotinsäure zusammengefaßt und als Isoniacid berechnet wurden. Der erste Wert bei Beginn der forcierten Diurese ergab die noch erstaunlich hohe Konzentration von 35 µg/ml INH. Ähnlich hohe Plasmakonzentrationen nach so langer Ingestionslatenz sind unseres Wissens bisher

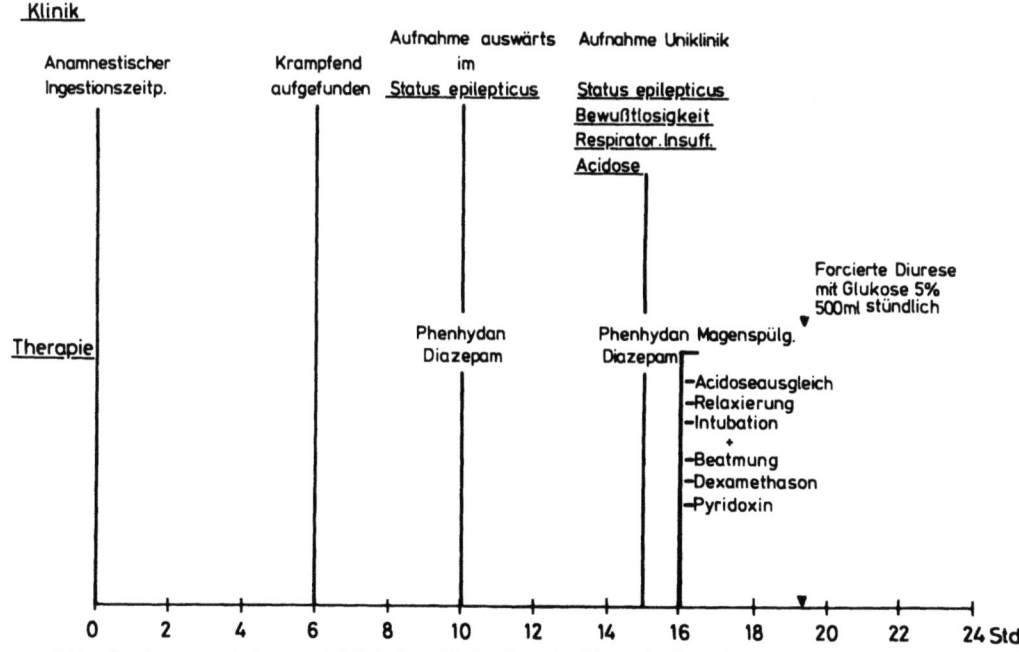

Abb. 1. Anamnestischer und klinischer Verlauf sowie Therapie innerhalb der ersten 24 Std bei INH-Intoxikation

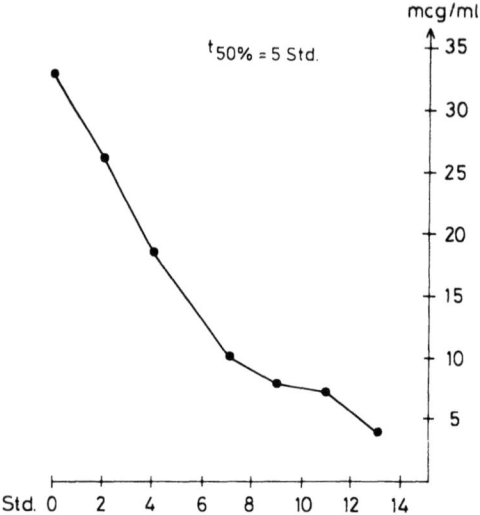

Abb. 2. Isoniacidblutspiegel unter forcierter Diurese

nicht beschrieben und dokumentieren die Schwere des Vergiftungsfalles. Dabei ist zu beachten, daß ja die Wirkstoffmenge des Präparates Tebesium 0,5 zu 50% in einer dünndarmlöslichen Form vorlag.

Weitere sechs Blutentnahmen zur Bestimmung der Plasmakonzentration erfolgten zwei- bzw. einmal dreistündlich und ergaben einen Abfall der INH-Plasmakonzentration nach 14 Std forcierter Diurese von 35 µg/ml auf 4 µg/ml.

Aus den gemessenen Blutspiegeln errechnete sich eine Plasmahalbwertzeit der Substanz von 5 Std. Vergleicht man diesen Wert mit den Angaben in der Literatur bei Gabe therapeutischer Dosen hinsichtlich der Eliminationshalbwertzeit – bei Schnellacetylierern von 1–2 Std und bei Langsamacetylierern von 2–5 Std – so ergibt sich kein Unterschied hinsichtlich der Elimination zur Beobachtung in unserem Falle mit forcierter Diurese. Geht man davon aus, daß sich der Eliminationsweg und die Eliminationsgeschwindigkeit nach Ingestion massiver Dosen der Substanz INH nicht ändert, so läßt sich aus unseren Befunden schließen, daß die Elimination von Isoniacid durch die forcierte Diurese nicht beschleunigt wird.

Der weitere Verlauf unseres Falles war so, daß nach Beendigung der forcierten Diurese, nach insgesamt 18 Std, keine weiteren Komplikationen auftraten. Die Patientin war am vierten Tag nach Aufnahme vollwach, ansprechbar und internistisch völlig unauffällig und konnte kurzzeitig später auf die Allgemeinstation verlegt werden.

Zusammenfassung

Wie bereits erwähnt, wird die gute Elimination von INH durch forcierte Diurese nahezu übereinstimmend postuliert. Es ist jedoch zu bemerken, daß diese Angaben entweder auf Analogieschlüssen, wie z. B. guter glomerulärer Filtration beruhen, oder die Elimination bereits zu einem sehr frühen Zeitpunkt nach Ingestion durch die forcierte Diurese erfolgreich betrieben wurde. Kontinuierliche Blutspiegelmessungen, wie von uns dokumentiert, liegen jedoch dazu unseres Wissens nicht vor. So ist zu einem späteren Zeitpunkt nach Ingestion die Elimination von INH aus dem Blut durch forcierte Diurese nach unseren Befunden offenbar nicht mehr in dem gewünschten Ausmaß möglich. Da pathologisch-anatomisch bei der INH-Intoxikation die Hyperämie und das starke Ödem des zentralen Nervensystems im Vordergrund der Befunde steht, sollte die forcierte Diurese wegen der Gefahr zusätzlicher Verstärkung dieses Ödems deshalb, wenn überhaupt, der Frühbehandlung oder einleitenden Behandlung vorbehalten bleiben, und man sollte sich eher zur Hämoperfusion entschließen.

Literatur

1. Bierbach H, Schuster HP (1980) Metabolische Azidose bei akuten exogenen Intoxikationen. Notfallmedizin 6: 54 – 2. Brown CV (1972) Acute isoniacid poisoning. Ann Rev Respir Dis 105: 206 – 3. Cocco AE, Pazourek LI (1963) Acute isoniazid intoxication. Management by peritoneal dialysis. N Engl J Med 269: 952 – 4. Dürr F, Missmahl HP (1965) Extrakorporale Hämodialyse bei akuter INH-Vergiftung. Dtsch Med Wochenschr 90: 1174 – 5. Ellarel GA, Gammon PT (1976) Pharmacokinetics of isoniacid metabolism in man. J Pharmacokinet Biopharm 4: 83 – 6. Geoffrey H, Pascal P (1966) Sur un cas d'intoxication massive volontaire par l'INH. Traitement par Vitamine B 6. Maroc Med 39: 1960 – 7. Glatthaar E, Gärtig D, Standei ME, Kleeberg HH (1977) Isoniacid levels in black patients dosed with a metric preparation. Prax Pneumol 31: 885 – 8. Glogner P, Voigt O, Lange H (1971) Dialyse bei Vergiftungen mit Isoniacid. Dtsch Med Wochenschr 96: 1307 – 9. Jørgensen HE, Wieth IO (1963) Dialysable poisons: haemodialysis in the treatment of acute poisoning. Lancet 1: 81 – 10. Königshausen Th, Altrogge G, Hem D, Grabensee B (1979) Haemodialysis and haemoperfusion in the treatment of most severe INH-poisoning. Vet Human Toxicol 21: 12 – 11. Krüger-Thiemer E (1958) Akute Isoniazid-Vergiftung. Ärztl Wochenschr 13: 17 – 12. Kümmerle HP, Goossens N (1973) Klinik und Therapie der Nebenwirkungen. Thieme, Stuttgart – 13. Maintz I, Bünger P (1966) Akute INH-Vergiftung. Prax Pneumol 20: 168 – 14. Wade A (1978) Martindale: The extra pharmacopoeia. Twenty seventh edition. Pharmaceutical Press, London – 15. Nasilowski W, Sybirska H (1965) Sieben Todesfälle nach einer Vergiftung mit INH. Arch Med Sadowej 16: 45 – 16. Nielsch W, Giefer L (1959) Photometrische Bestimmung von INH-Proben, INH-Derivaten und ihren Metaboliten in biologischen Proben. Arzneim Forsch 9: 636, 700 – 17. Price-Evans DA (1969) An improved and simplified method of detecting the acetylator phenotype. J Med Genet 6: 405 – 18. Schneider E, Jungbluth H, Oppermann F (1971) Die akute Isoniazid-Intoxikation. Eine neurologische, elektroencephalographische und toxikologische Verlaufsuntersuchung. Klin Wochenschr 49: 904 – 19. Schwarzbeck A, Kösters W, Twittenhoff WD (1976) Zur Frage der Hämodialysebehandlung bei akuter INH-Vergiftung. Intensivmedizin 13: 210 – 20. Scott EM, Wright RC (1967) Fluormetric determination of isonicotine acid hydracid in serum. J Lab Clin Med 70: 355 – 21. Sitpria VH (1964) Isoniazid-Intoxikation. Am Rev Respir Dis 90: 90 – 22. Steiner FA, Ruf K (1966) Beeinflussung des cerebralen Glutaminsäurestoffwechsels durch tubercolostatische Hydrazide und Vitamin B 6. Schweiz Med Wochenschr 96: 1611 – 23. Termann DS (1970) Isoniacid self-poisining. Neurology (Minneap) 20: 299 – 24. Walter AM, Heilmeyer L (1975) Antibiotikafibel. Thieme, Stuttgart

Seyfeddinipur, N. (Psychiatr. Klinik der Univ. Mainz), Okonek, S. (II. Med. Klinik und Poliklinik der Univ. Mainz):
Cerebrale Spätfolgen tiefer Komata durch exogene Intoxikationen

Über psychische und neurologische Spätfolgen nach schweren Intoxikationen sind bisher kaum Befunde bekannt. Die prognostischen Aussagen über die akuten exogenen Intoxikationen beziehen sich fast ausschließlich auf die Akutphase, bzw. auf morphologisch faßbare Komplikationen (Grabensee 1975; Okonek 1975).

In zahlreichen kasuistischen Arbeiten wird über schwerste Intoxikationsfälle berichtet, die trotz wochenlanger komplikationsreicher Intensivtherapie, und nicht selten trotz zeitweise isoelektrischem EEG, später als völlig symptomfrei bzw. geheilt entlassen werden konnten (Hennemann et al. 1976; Mantz 1971; Kunst et al. 1970).

Dank der internistischen Intensivtherapie gelingt es heute auch Patienten mit schwersten Intoxikationen, für die es früher nur sehr geringe Überlebenschancen gab, erfolgreich zu behandeln. Falls diese Patienten im Laufe der späteren Monate bzw. Jahre aus verschiedenen Gründen einen Psychiater aufsuchen, wird meist über die Intoxikation bzw. über den Suizidversuch geschwiegen, oder der Suizidversuch wird bagatellisiert, so daß die psychischen Störungen solcher Patienten auf andere Momente zurückgeführt werden. Man darf nicht außer acht lassen, daß mehr oder weniger ausgeprägte psychische Störungen zwar von enormer sozialer Bedeutung sind, aber in der ärztlichen Sprechstundenuntersuchung nicht aufzufallen brauchen.

Ziel der vorliegenden Untersuchung war es, Patienten, die eine schwere exogene Intoxikation überstanden haben, auf psychiatrische bzw. neurologische Spätfolgen nachzuuntersuchen.

Untersucht wurden 32 Patienten, die infolge einer exogenen Vergiftung mindestens 3 Tage tief komatös waren (Stadium IV), und während dieser Zeit wegen einer Ateminsuffizienz künstlich beatmet werden mußten. Das Komastadium III war erreicht, wenn die Patienten auf Schmerzreize mit gezielten koordinierten Bewegungen reagierten. Die Vergiftung lag bei den Patienten mindestens 12, durchschnittlich 20 Monate zurück. Das Alter der Patienten lag zwischen 16 und 50 Jahren, das Durchschnittsalter betrug 31 Jahre.

Neun Patienten hatten eine Alkylphosphatvergiftung überstanden, bei sechs Patienten hatte eine reine Barbituratvergiftung vorgelegen. Fünf Patienten waren ausschließlich durch bromhaltige Schlafmittel intoxiziert. Bei einem einzigen Patienten lag eine Schwefeldioxydvergiftung infolge eines gewerblichen Unfalles vor. Bei den restlichen Patienten handelte es sich um Mischintoxikationen mit Barbituraten, Benzodiazepine und Bromcarbamiden. Die längste Dauer des komatösen Zustandes betrug 18 Tage. Die Untersuchungsergebnisse der Komapatienten wurden mit den Befunden von 35 Patienten mit leichten Intoxikationen verglichen und statistisch ausgewertet.

Folgende psychopathologische und neurologische Befunde wurden im Gegensatz zur Kontrollgruppe erhoben:

1. *Affektivitätsstörungen*
   a) Reizbarkeit   23 : 32
   b) Affektlabilität   16 : 32
   c) Lärmempfindlichkeit   16 : 32
   d) Abstumpfung der Gefühle   6 : 32

2. *Konzentrationsstörungen*
   a) Störungen der Aufmerksamkeit   20 : 32
   b) Abnorme Ermüdbarkeit   19 : 32

3. *Denkstörungen*
   a) Gedankenarmut 17 : 32
   b) Fadenverlieren 13 : 32
   c) Umständlichkeit und Weitschweifigkeit 11 : 32
   d) Verlangsamtes Denken 6 : 32

4. *Gedächtnisstörungen*
   a) Störungen des Neugedächtnisses 16 : 32
   b) Störungen des Altgedächtnisses 2 : 32
   (n.s.)

5. *Schlafstörungen*
   a) Vermehrtes Schlafbedürfnis 15 : 32
   b) Einschlafstörungen 8 : 32
   c) Durchschlafstörungen 6 : 32

Neurologische Befunde bei 32 Patienten nach schweren Intoxikationen
I. Paresen der peripheren Nerven 5 : 32
II. Leichte Hemiparesen 3 : 32
III. Mäßige Hemiparese rechts mit Wortfindungsstörungen 1 : 32
IV. Wortfindungsstörungen und Parkinson-Syndrom 1 : 32

Zusammenfassend konnten wir feststellen, daß bei den Patienten, die infolge exogener Intoxikationen sich länger als 3 Tage im Koma befanden, signifikante psychopathologische Befunde vorliegen, die wir als Komapsychosyndrom zusammenfassen.

Bei den Patienten der Komagruppe liegen signifikante Störungen im Bereich der Affektivität, der Konzentration, des Denkens und des Gedächtnisses vor. Die einzelnen Bereiche sind in Abhängigkeit von der Komadauer unterschiedlich betroffen. Bei Patienten, die 3–5 Tage komatös waren, liegen Störungen der Affektivität vor, während bei dieser Patientengruppe Störungen im Bereich der kognitiven Vorgänge und Gedächtnisstörungen nicht nachweisbar sind. Bei Patienten, die sich 6 und mehr Tage im Koma befanden, liegen neben Störungen der Affektivität vorwiegend Denkstörungen sowie Konzentrationsstörungen und Störungen des Neugedächtnisses vor.

Hinsichtlich der Ein- und Durchschlafstörungen sind zwischen der Koma- und der Kontrollgruppe keine signifikanten Unterschiede vorhanden, während Probanden, die länger als 6 Tage komatös waren, signifikant über ein vermehrtes Schlafbedürfnis und über eine abnorme Ermüdbarkeit klagen. Die psychopathologischen Merkmalsstörungen sind statistisch signifikant abhängig von der Komadauer (Abb. 1).

Denkstörungen, Gedächtnisstörungen und vermehrtes Schlafbedürfnis sind signifikant voneinander abhängig. Das bedeutet, daß bei Vorhandensein eines dieser Merkmale mit dem Vorkommen anderer erwähnter Merkmale zu rechnen ist.

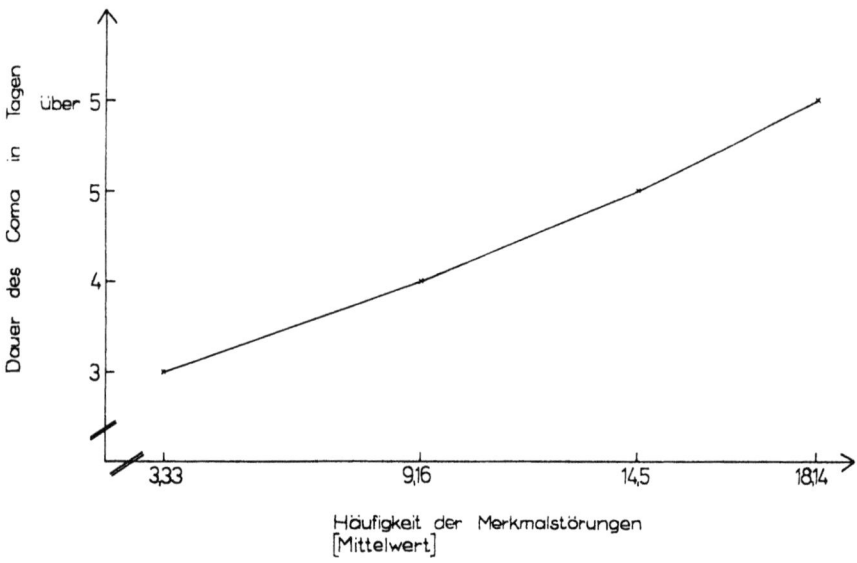

Abb. 1

Neurologische Befunde

Neurologisch lagen bei der Komagruppe außer einiger unbedeutender, durch Druckläsionen entstandener Paresen der peripheren Nerven bei drei Patienten leichte Hemiparesen, bei einem Patienten eine mäßige Hemiparese rechts mit Wortfindungsstörungen sowie bei einem weiteren Patienten Wortfindungsstörungen und ein Parkinson-Syndrom vor.

Die Komadauer war bei Alkylphosphatvergiftungen am längsten und bei Vergiftungen mit barbiturfreien Hypnotika am kürzesten. Die Komadauer bei Barbitursäurevergiftung zeigte eine Zwischenstellung, dementsprechend sind die psychopathologischen Merkmalsstörungen nach Alkylphosphatvergiftungen am häufigsten, gefolgt von Barbitursäurevergiftungen und barbiturfreien Hypnotika- und Sedativavergiftungen.

EEG-Befunde

Patienten, die im akuten Stadium der Vergiftung im EEG keine Reaktion auf sensorische Reize zeigten, weisen bei der Nachuntersuchung signifikant häufiger psychopathologische Merkmalsstörungen auf, als Patienten, die im Initial-EEG eine Reagibilität auf sensorische Reize zeigten. Patienten mit initial areaktivem Koma-EEG, zeigten signifikant eine längere Komadauer als Patienten mit initial reaktivem Koma-EEG. Die Nachuntersuchungs-EEG waren bei beiden Gruppen vorwiegend normal.

Wie aus dieser Studie hervorgeht, ist beim Überschreiten einer bestimmten Komadauer nach exogenen Intoxikationen mit psychopathologischen Residuen zu rechnen. Daraus ergeben sich folgende Konsequenzen:

Im akuten Stadium einer Vergiftung sollte durch rasches Eingreifen eine weitere Vertiefung der Bewußtlosigkeit bzw. des Komas verhindert und der komatöse

Zustand schneller beendet werden, z. B. durch rasche Giftelimination mittels Hämoperfusion (Grabensee et al. 1976).

Eine differenzierte psychiatrische Untersuchung aller Patienten nach überstandenem Koma sollte routinemäßig vor der Entlassung durchgeführt und in bestimmten Zeitabständen kontrolliert werden, damit man durch die vergleichende Untersuchung eine bessere Verlaufskontrolle und evtl. Nachsorge erreichen kann.

EEG-Ableitungen sind wichtig, zumal man durch den EEG-Befund schon im akuten Stadium eine, wenn auch vage richtungsweisende prognostische Aussage treffen kann. Aus den festgestellten psychopathologischen Befunden nach schweren Intoxikationen ergibt sich die Notwendigkeit, bei Patienten mit Denk-, Gedächtnis- und Konzentrationsstörungen rechtzeitig Umschulungs- oder Rehabilitationsmaßnahmen anzustreben, um insbesondere einem weiteren Suizidversuch durch Überforderung der Patienten vorzubeugen.

Die psychopathologischen Reststörungen nach schweren Intoxikationen mit langdauernden Komata sind bei der Begutachtung von enormer Bedeutung, wobei das Elektroencephalogramm im Initialstadium und die Komadauer als zwei wichtige Faktoren neben den z. Z. der Begutachtung vorhandenen Residualstörungen in Betracht zu ziehen sind.

Literatur

Grabensee B (1975) Klinik und Therapie schwerer exogener Intoxikationen. Thieme, Stuttgart — Grabensee B, Königshausen TH, Schnurr E (1976) Behandlung schwerer Schlafmittelvergiftungen durch extrakorporale Hämoperfusion. Dtsch Med Wochenschr 101: 158—162 — Hennemann H, Neujaoks R, Gattenlöhner W, Röckel A, Kassler G, Reiners W, Heiland A (1976) Hämoperfusion bei Schlafmittelvergiftung. Dtsch Med Wochenschr 101: 155—158 — Kunst H, Collard W, Heitmann R, Möbius W, Ritter R (1970) Über die Behandlung von Alkylphosphatvergiftungen. Dtsch Med Wochenschr 95: 2513—2516 — Mantz JM, Tempe JD, Jaeger A, Kurtz D, Lobstein A, Mack G (1971) Silence électrique cérébral de 24 heures au cours d'une intoxication massive par 10 g de Pentobarbital. Presse Med Paris 79: 1243—1246 — Okonek S (1975) Aktuelle Gesichtspunkte zur Intoxikation durch Alkylphosphate. Biochemische Befunde, Symptomatik und Therapie. Internist 16: 123—130 — Okonek S, Rieger H (1975) EEG-Veränderungen bei Alkylphosphatvergiftungen. Z EEG-EMG 6: 19—27

Köhler, H., Clasen, R., Linfante, A., Gamm, H., Pitz, H. (I. Med. Klinik und Poliklinik der Univ. Mainz):
Wirkung und Elimination eines neuen kolloidalen Plasmaersatzmittels — Mittelmolekulare Hydroxyäthylstärke 200/0,5

1. Einleitung

Die Wirkung und Elimination von kolloidalen Plasmaersatzmitteln auf Stärkebasis wird im Unterschied zu Dextran- und Gelatinelösungen wesentlich vom Ausmaß der Hydroxyäthylierung bestimmt. Mit zunehmender Hydroxyäthylierung nimmt die hydrolytische Spaltung der Stärke durch die S-Amylase ab und damit die intravasale Verweildauer des Kolloids zu. In der vorliegenden Untersuchung interessierte — im Vergleich zu Dextran 40 — die Elimination einer neuen, mittelmolekularen Stärke (Mw = 200000) mit relativ niedrigem Hydroxyäthylierungsgrad (0,5) sowie ihre

Wirkung auf Blutvolumen, kolloidosmotischen Druck, S-Osmolarität, S-Protein und auf die Nierenfunktion.

2. Probanden und Methode

Nach Entzug von 400 ml Vollblut wurden bei jeweils zehn männlichen Probanden (Alter 20–25 Jahre) 500 ml 10% Hydroxyäthylstärke (HÄS) 200/0,5 (HÄS-Steril, Fa. Fresenius), bzw. 10% Dextran 40 (Rheomacrodex, Fa. Knoll) innerhalb von 15 min infundiert und dann über die folgenden 24 Std Urinproben bzw. bis zur 12. Woche Blutproben gewonnen. Der Nachweis von Dextran und Hydroxyäthylstärke erfolgte mit der Anthronmethode. Das Blutvolumen wurde mit Hilfe 51 Cr-markierter Erythrozyten bestimmt. Die Messung des kolloidosmotischen Druckes erfolgte mit dem Onkometer nach Weil (Membran: Amicon PM 10).

3. Ergebnisse und Diskussion

3.1. Elimination

Beide kolloidalen Plasmaersatzmittel zeigten eine vergleichbare *renale Exkretion*. Nach HÄS 200/0,5-Infusion ließen sich im 2 Std-Urin 19,9%, im 24 Std-Urin 53,8% der infundierten HÄS-Menge nachweisen. Nach Dextran 40-Infusion fanden sich im 2 Std-Urin 25,9%, im 24 Std-Urin 51,6% des zugeführten Dextrans. Aus dem *Intravasalraum* wurde HÄS 200/0,5 anfänglich rascher und nach dem 3. Tag langsamer als Dextran 40 eliminiert (Abb. 1). Dabei fiel die HÄS-Konzentration innerhalb von 3 Tagen auf 3% der initialen Serumkonzentration ab. Die untere Nachweisgrenze von HÄS 200/0,5 wurde bei allen Probanden innerhalb von 6 Wochen unterschritten, von Dextran 40 innerhalb von 2 Wochen. Dies zeigt, daß es nicht genügt, die Eliminationshalbwertzeit einer Substanz anhand einer relativ kurzen Beobachtungsphase zu errechnen und daraus die weitere Elimination abzuleiten.

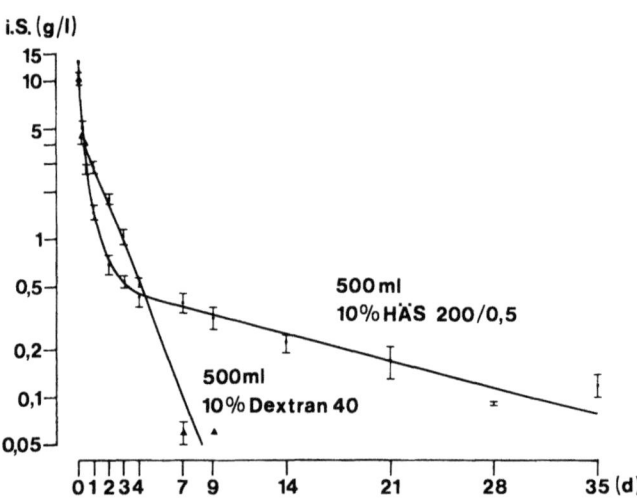

Abb. 1. Kolloidkonzentration (g/l) nach Infusion von 500 ml 10% HÄS 200/0,5 bzw. 10% Dextran 40 bei 20 Probanden über einen Beobachtungszeitraum von 35 Tagen (halblogarithmische Darstellung, $\bar{x} \pm$ SEM)

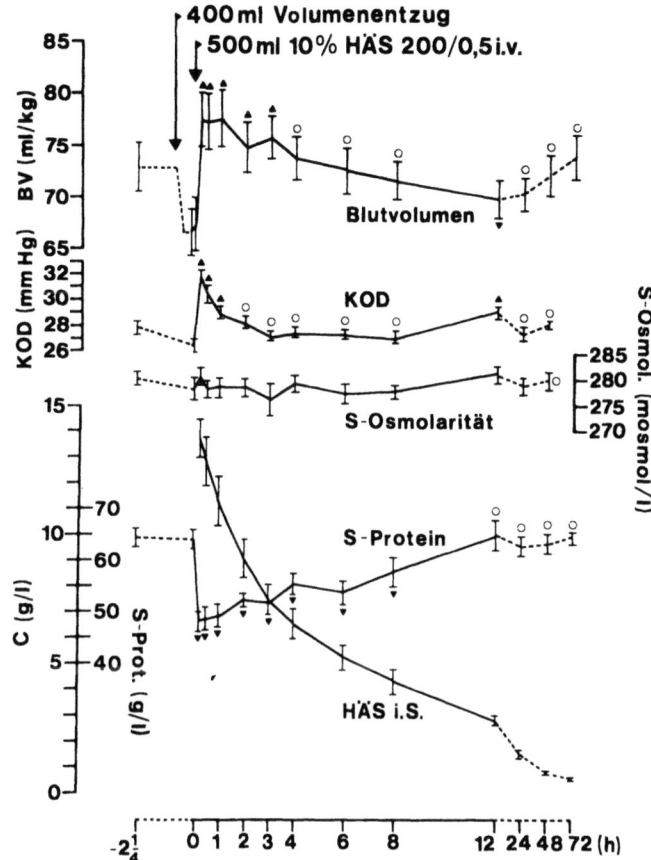

Abb. 2. Blutvolumen (ml/kg), kolloidosmotischer Druck (mm Hg), Serumosmolarität (mosmol/l), Serumprotein (g/l) und Kolloidkonzentration (g/l) vor bzw. nach Entzug von 400 ml Vollblut mit anschließender Infusion von 500 ml 10% HÄS 200/0,5 bei zehn Probanden über einen Beobachtungszeitraum von 72 Std ($\bar{x} \pm$ SEM). Die Signifikanzen sind gegenüber dem Ausgangswert vor Volumenentzug ($t_{1/2/4 h}$ = 135 min) berechnet. ▲ gegenüber dem Ausgangswert signifikant erhöht, ▼ gegenüber dem Ausgangswert signifikant erniedrigt, O kein signifikanter Unterschied zum Ausgangswert

3.2. Blutvolumen

Das Blutvolumen stieg nach 500 ml 10% HÄS 200/0,5 maximal um 754 ml (10,19 ± 0,85 ml/kg KG; $\bar{x} \pm$ SEM) an, nach 500 ml 10% Dextran 40 um 1032 ml (14,10 ± 1,1 ml/kg). Die initiale Blutvolumenzunahme nach Infusion von 10% HÄS 200/0,5 betrug somit 73% der Blutvolumenzunahme nach Dextran 40-Infusion. Der Volumenentzug von 400 ml Blut wurde durch 500 ml 10% HÄS 200/0,5 über 8 Std und durch 500 ml 10% Dextran 40 über mindestens 12 Std voll kompensiert.

3.3. Kolloidosmotischer Druck (KOD)

Der kolloidosmotische Druck nahm nach HÄS-Infusion um 5,3 ± 0,2 mm Hg, nach Dextran 40 um 7,2 ± 0,4 mm Hg zu. Der Unterschied steht in guter Übereinstimmung mit dem Blutvolumenverhalten (Abb. 2). Der geringere Anstieg des intravasalen kolloidosmotischen Druckes nach HÄS-Infusion erklärt sich vorwiegend durch den niedrigeren kolloidosmotischen Druck in der Infusionslösung. Bei der Hydroxyäthylstärke kann es dann allerdings im Intravasalraum zu einer weiteren Zunahme des kolloidosmotischen Druckes kommen, da die onkotisch aktive Teilchenzahl durch die enzymatische Aufspaltung der Stärke ansteigt (Köhler et al. 1978).

3.4. Osmolarität und Amylaseaktivität im Serum

Die Serumosmolarität wurde durch beide Substanzen nicht beeinflußt, wie es auch aufgrund der Osmolarität in den Infusionslösungen zu erwarten war. Die S-Amylaseaktivität stieg nach HÄS-Infusion von 150,7 ± 14,9 U/l auf einen Maximalwert von 384,0 ± 21,2 U/l nach der 12. Std an und hatte sich nach 3 Tagen wieder normalisiert. Die Ursache der Hyperamylasämie liegt in der Bildung eines Enzym-Substratkomplexes zwischen S-Amylase und Hydroxyäthylstärke. Diese „Makroamylase" wird aufgrund ihrer Größe nur verzögert ausgeschieden (Köhler et al. 1977).

3.5. Nierenfunktion

Für beide Substanzen ließ sich eine Zunahme der Kreatininclearance nachweisen, wobei mit anderen Modellen in der Literatur nach Infusion von 10% Dextran 40 eher eine Clearanceabnahme angegeben wird (Köhler 1979). Auffallend war der ausgeprägtere Viskositätsanstieg nach Dextran 40, der das Fünffache des Ausgangswertes erreichte. Nach der 2. Std betrug die relative Urinviskosität im Anschluß an die HÄS-Infusion 2,8 (η/η_0), nach Dextran 40-Gabe dagegen 5,38 (η/η_0). Die Dextrankonzentration des 2 Std-Urins lag mit 76,2 g/l nur gering über der HÄS-Konzentration von 67,8 g/l und kann somit die höhere Viskosität allein nicht ausreichend erklären. Wahrscheinlich spielt hierfür die lineare Struktur der Dextranmoleküle eine wichtige Rolle.

4. Zusammenfassung

1. Nach Entzug von 400 ml Vollblut führen sowohl 500 ml 10% Hydroxyäthylstärke 200/0,5 als auch 10% Dextran 40 zu einem stabilen Volumenersatz. Für beide Substanzen zeigt sich ein „Expandereffekt", der nach 10% Hydroxyäthylstärke 200/0,5 geringer ist.
2. Entsprechend dem Blutvolumenverhalten ist der Anstieg des kolloidosmotischen Druckes nach 10% Hydroxyäthylstärke 200/0,5 mit 5,3 ± 0,2 mm Hg geringer als nach 10% Dextran 40 (7,2 ± 0,4 mm Hg). Dies steht in Einklang mit dem kolloidosmotischen Druck in den Infusionslösungen und dem mittleren Molekulargewicht der beiden Substanzen.
3. Urinvolumen und Kreatininclearance nehmen nach Gabe beider Substanzen zu. Die Urinviskosität zeigt nach Dextran 40 einen ausgeprägteren Anstieg als nach Hydroxyäthylstärke 200/0,5.
4. Nach Infusion von 500 ml der 10%igen kolloidalen Lösung (50 g) ist HÄS 200/0,5 nach 6 Wochen und Dextran 40 nach 2 Wochen nicht mehr im Serum nachzuweisen.

5. Für den klinischen Einsatz der beiden Substanzen lassen sich die folgenden Gesichtspunkte hervorheben, die über den Volumenersatz hinaus eine gewisse Differentialindikation beinhalten:
a) Bei Verdacht auf Pankreatitis wird die Diagnostik durch die Hydroxyäthylstärke-induzierte Hyperamylasämie erschwert.
b) Bei Niereninsuffizienz und Dehydratation sollte keine hochdosierte und wiederholte Applikation von Dextran 40 erfolgen, da die Gefahr einer obstruktiven Dextrannephropathie besteht.
c) Bei Störungen der Hämostase stellt Dextran 40 das differentere Pharmakon dar. Bei Thromboseneigung kann die antithrombotische Wirkung der Dextrane erwünscht sein, bei hämorrhagischer Diathese kann sie eine zusätzliche Gefährdung darstellen.

Literatur

1. Köhler H, Kirch W, Weihrauch TR, Prellwitz W, Horstmann HJ (1977) Macroamylasaemia after treatment with hydroxyethyl starch. Eur J Clin Invest 7: 205–211 – 2. Köhler H, Kirch W, Pitz H (1978) Volumenzweiteffekt nach einmaliger Infusion von Hydroxyäthylstärke. Klin Wochenschr 56: 977–983 – 3. Köhler H (1979) Unerwünschte Wirkungen von Dextran. Inn Med 6: 63–72

Halbritter, R., Mayr, H., Jahrmärker, H., Rackwitz, R., Niebel, J. (Med. Klinik Innenstadt der Univ. München):
Die Schockleber: Eine retrospektive klinische Studie

Der Begriff „Schockleber" ist in der Pathologie klar definiert [20], in der Klinik wird er in unterschiedlicher Weise verwendet. Im folgenden wird eine Analyse aller Schockfälle mit Serumtransaminasenwerten (GOT, GPT) über 800 E/l durchgeführt. Es wurde versucht, die Charakteristika dieser Fälle darzustellen und davon ausgehend eine klinische Definition des Begriffes „Schockleber" vorzuschlagen.

1. Krankengut, Schockparameter

Im Krankengut unserer Intensivstation fanden wir 17 Fälle von Schockleber in einem Zeitraum von 4 Jahren (zwölf Männer, fünf Frauen). Das mittlere Lebensalter betrug 55,2 Jahre (26–81 Jahre).
Schockursachen: Akute valv., koron., myok. Herzkrankheiten (4), Perikardtamponade (3), foudroyante Lungenembolie (5), schwere Pneumonie (3), septischer oder kardiogener Schock bei Leberzirrhose (2). Die *Schockdauer* betrug im Mittel 21 Std (12–48 Std). *Kreislaufparameter bei Aufnahme* (Mittelwert, Bereich): Systolischer arterieller Blutdruck 90 mm Hg (50–130 mm Hg), zentraler Venendruck 23,3 cm H_2O (15–35 cm H_2O), Herzfrequenz 111/min (60–160/min).

2. Ergebnisse

2.1. Abb. 1 zeigt den Enzymverlauf nach dem Schockereignis. Die Enzyme SGPT, SGOT und SLDH erreichen 12–24 Std nach dem Schock ihr Maximum und fallen dann entsprechend ihrer Halbwertszeit ab [1]. Aus dem raschen Abfall der SLDH kann auf den hohen Anteil an LDH-Isoenzym-5 (Halbwertszeit 10 Std) geschlossen werden, das mit 84% den Hauptanteil der Leber-LDH stellt [18]. Sie SCPK war im

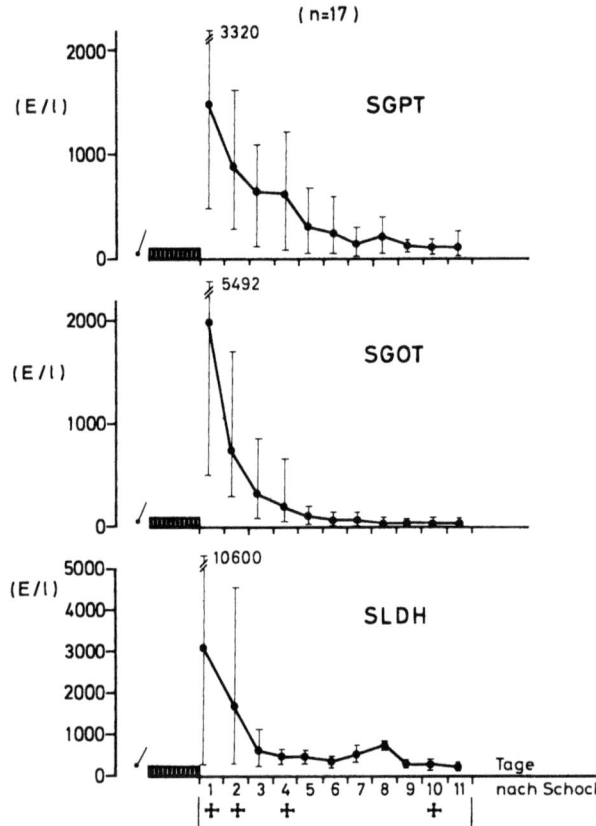

Abb. 1. Verlauf der Serumenzyme bei 17 Fällen von Schockleber. Die Mittelwerte sind durch die kräftige Linie miteinander verbunden, die Ausschläge stellen die Minimal- und Maximalwerte („range") dar. Der dunkle Balken auf der Abszisse symbolisiert den Schock

Mittel gering auf 129 E/l erhöht. Die leberspezifische SGLDH verhält sich ähnlich wie die SGOT [11].

2.2. Abb. 2 zeigt den Verlauf der Gerinnungsparameter nach dem Schock. Der Quickwert ist am 1. Tag nach dem Schock auf 27% erniedrigt, steigt am 2. Tag auf 47% an und erreicht nach 6–8 Tagen Normwerte [4, 12]. Ursache dieser Erniedrigung ist eine Synthesestörung der Gerinnungsfaktoren, insbesondere des Faktor VII (Halbwertszeit 4 Std). Der Abfall der Thrombozyten ist gering, das Fibrinogen fällt nicht ab. Nach dem isolierten Abfall des Quickwertes ist eine disseminierte intravasale Gerinnung unwahrscheinlich. Blutungen wurden nicht beobachtet.

2.3. Weitere Leberparameter (Mittelwerte): Das *Bilirubin* war auf 2,35 mg/dl erhöht, die *alkalische Phosphatase* mit 176 E/l im oberen Normbereich, die *Cholinesterase* mit 2845 E/l gering erniedrigt. Ein Coma hepaticum oder ein bleibender Leberschaden wurden nicht beobachtet.

2.4. Bei drei Patienten lag bei Aufnahme eine *Hypoglykämie* mit BZ-Werten von 18, 25, 30 mg/dl, bei drei weiteren unter Glucoseinfusion von 51, 54, 56 mg/dl vor, so daß

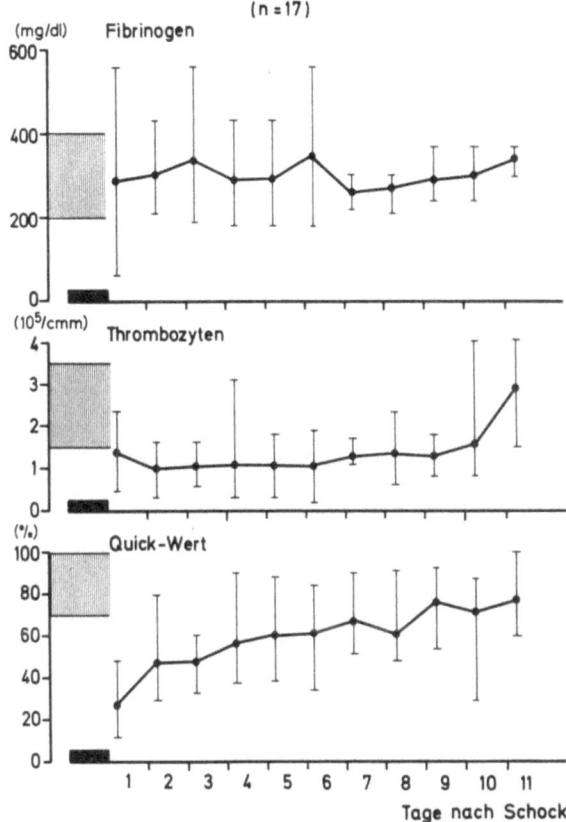

Abb. 2. Verlauf von Fibrinogen, Thrombozyten und Quickwert bei 17 Fällen von Schockleber. Verbunden sind jeweils die Mittelwerte, die Ausschläge stellen die Minimal- und Maximalwerte dar. Der dunkle Balken auf der Abszisse symbolisiert den Schock. Die schraffierten Flächen entsprechen dem Normalbereich

bei sechs Patienten (35,3%) eine Hypoglykämie bestand. Eine Hypoglykämie ist eine Begleiterscheinung langdauernder Schockzustände [2, 14, 16, 17, 19].

2.5. Der *Laktatspiegel* (art. Vollblut) wurde bei zehn Patienten bestimmt und war im Mittel auf 13,4 mM (1,43–41,8 mM) erhöht. Erhöhte Laktatwerte sind klassische Parameter eines Kreislaufschocks infolge anaerober Glykolyse mit vermehrtem Laktatanfall [14]. Bei Schädigung der Leber als wichtigstem Organ der Laktatextraktion kommt es zudem zu einem verlangsamten Laktatabfall [3, 22]. Bei zwei unserer Patienten erreichte der Laktatspiegel erst 36 Std nach dem Schock Normalwerte (weitere Laktatverläufe liegen nicht vor). Bei fünf Patienten mit Hypoglykämie, deren Laktatspiegel gemessen wurde, war das Laktat immer erhöht.

2.6. In zehn Fällen wurde die Leber histologisch untersucht. Typischer Befund waren zentro-azinäre Leberzellnekrosen [8, 20].

2.7. Weitere Schockorgane

2.7.1. *Niere:* Bei vier Patienten entwickelte sich eine dialysebedürftige Schockniere, zwei Patienten waren bereits zuvor im Dauerdialyseprogramm. Bei elf Patienten stieg das Serumkreatinin im Mittel auf 3,97 mg/dl, die Harnsäure im Serum im Mittel auf 14,4 mg/dl (maximal 25,2 mg/dl). Diese auffallende Diskrepanz zwischen

Harnsäure und Kreatinin war in den ersten 5 Tagen nach dem Schock nachweisbar.

Für die überproportionale Harnsäureerhöhung ist folgende Hypothese zu diskutieren: Infolge des protrahierten Schocks mit Hypoxie kommt es insbesondere in der Leber zu einer Verarmung an ATP, wodurch der Abbau der präformierten Purinnukleotide – AMP und GMP – zu Harnsäure enthemmt wird (ähnliche bei Äthanolzufuhr [10], Fructosezufuhr [25], Glykogenspeicherkrankheit Typ I [9]). Faktoren wie Hyperlaktatämie, Niereninsuffizienz, Diuretika und Hungerzustand spielen eine untergeordnete Rolle.

2.7.2. *Pankreas:* Bei vier Patienten (23,5%) wurde eine beträchtliche Erhöhung der Serumlipase im Mittel auf 988 E/l (von 720–1719 E/l) gemessen, so daß die Annahme eines „Schockpankreas" gerechtfertigt ist.

2.7.3. Eine sog. „Schocklunge" oder ein „Schockdarm" wurden nicht beobachtet.

2.8. *Prognose:* Elf Patienten starben innerhalb von 3 Monaten, ein Patient nach 26 Monaten an ihrer Grundkrankheit. Sechs Patienten (35,3%) überlebten.

3. Diskussion

In der Pathogenese der Schockleber kommt der *Dauer* des Schocks eine entscheidende Bedeutung zu [8, 20]. Mit Zunahme der Schockdauer steigt die Häufigkeit der Schockleber an (Schockdauer bis 24 Std 15,1%, über 24 Std 41,7% [20]). Bei den von uns beobachteten 17 Fällen von Schockleber betrug die Schockdauer im Mittel 21 Std. Eine Aufschlüsselung nach Dauer und Schwere des Schocks war wegen der lückenhaften Angaben nicht möglich.

Einer zusätzlichen Erhöhung des Lebervenendruckes infolge Rechtsherzinsuffizienz wird für die Pathogenese der Schockleber von zahlreichen Autoren eine wesentliche Rolle zugesprochen [5, 7, 11, 21, 23], von anderen wird diese Frage offengelassen [8, 13]. Der zentrale Venendruck war in den von uns beobachteten Fällen stets erhöht (im Mittel auf 23,3 cm H_2O). Nach Überwindung des Schocks *und* Senken des zentralen Venendruckes kam es in wenigen Tagen zu einer Normalisierung der pathologischen Laborparameter.

Neben dem kardiogenen Schock werden auch andere Schockursachen wie Verbrennung, Sepsis, Blutung u. a. mitgeteilt [6, 8]. Bei unseren Fällen war der Schock stets kardiogen bedingt. Die Schockleber ist pathologisch-anatomisch gekennzeichnet durch zentro-azinäre, hypoxisch bedingte Leberzellnekrosen, deren Ausmaß zur Schockdauer korreliert [8, 20. Die Veränderungen sind von der Stauungshyperämie und Stauungsatrophie klar abgrenzbar [8]. Zentro-azinäre Nekrosen sind nicht pathognomonisch für eine Schockleber, jedoch typisch für einen kreislaufbedingten Leberschaden. Bei den von uns histologisch untersuchten Fällen lagen die typischen zentro-azinären Nekrosen vor.

Im folgenden sei der Vorschlag einer *klinischen Definition* der Schockleber gemacht. *Pathogenese:* Hypoxischer Leberzellschaden infolge protrahierten Kreislaufschocks und akuter Erhöhung des Lebervenendruckes (?). *Laborparameter:* Exzessive Erhöhung von SGPT, SGOT, SLDH-5, SGLDH, Erniedrigung des Spontanquickes, Hypoglykämie (fakultativ), verzögerter Abfall des Plasmalaktat, geringer Anstieg des Bilirubin, Erhöhung der Harnsäure. *Prognose:* Von der Grundkrankheit bestimmt, von der Schockleber nicht beeinträchtigt.

Auf die Gefahr der Hypoglykämie, der Blutungsneigung und der verminderten Eliminationsfähigkeit der Leber für Medikamente (z. B. Lidocain) sei hingewiesen. Die Kenntnis der Schockleber ist von erheblicher differentialdiagnostischer Bedeutung gegenüber der foudroyanten Virushapatitis, der häufigsten Fehldiagnose [4, 5, 15, 24] und toxischen Leberschäden.

Literatur

1. Bär U, Ohlendorf S (1970) Studien zur Enzymelimination. Klin Wochenschr 48: 776–780 – 2. Benzig G, Schubert W, Hug G, Kaplan S (1969) Simultaneous hypoglycemia and acute congestive heart failure. Circulation 11: 209–216 – 3. Berry MN (1967) The liver and lactic acidosis. Proc R Soc Med 60: 52–54 – 4. Birgens HS, Henriksen J, Matzen P, Poulsen H (1978) The shock liver. Acta Med Scand 204: 417–421 – 5. Bloth B, deFaire U, Edhag O (1976) Extreme elevation of transaminase levels in acute heart disease – a problem of differential diagnosis? Acta Med Scand 200: 281–288 – 6. Cook CC (1969) Hepatic changes associated with shock. Int Anaesthesiol Clin 7: 883–894 – 7. Dunn GD, Hayes P, Breen KJ, Schenker S (1973) The liver in congestive heart failure: a review. Am J Med Sci 265: 174–189 – 8. Ellenberg M, Osserman KE (1951) The role of shock in the production of central liver necrosis. Am J Med 11: 170–178 – 9. Greene HL, Wilson FA, Hefferan P, Terry AB, Moran JR, Slonim AE, Claus TH, Burr IM (1978) ATP depletion, a possible role on the pathogenesis of hyperuricemia in glykogen storage disease type I. J Clin Invest 57: 321–328 – 10. Grunst J, Dietze G, Wicklmayr M, Mehnert H, Hepp KD, Eisenburg J (1975) Einfluß von Äthanol auf den Purinkatabolismus der menschlichen Leber. Verh Dtsch Ges Inn Med 79: 914–917 – 11. Guder WG, Habicht A, Kleißl J, Schmidt U, Wieland OH (1975) The diagnostic significance of liver cell inhomogeneity. J Clin Chem Clin Biochem 13: 311–318 – 12. Haiat R, Grivaux M, Diallo A, Chevelley J (1970) L'élévation massive du taux des S.G.O.T. en milieu cardiologique. Sem Hôp Paris 46: 153–162 – 13. Killip T, Payne MA (1960) High serum transaminase activity in heart disease. Circulation 21: 646–660 – 14. Kreisberg RA (1980) Lactate homeostasis and lactic acidosis. Ann Intern Med 92: 227–237 – 15. Logan RG, Mowry FM, Judge RD (1962) Cardiac failure simulating viral hepatitis. Ann Intern Med 56: 784–789 – 16. Medalle R, Webb R, Waterhouse C (1971) Lactic acidosis and associated hypoglycemia. Arch Intern Med 128: 273–278 – 17. Melinkoff S, Tumulty P (1952) Hepatic hypoglycemia. N Engl J Med 247: 745–750 – 18. Prabhakaran V, Henderson AR (1978) Unusual increase in serum lactate dehydrogenase isoenzyme-5 activity caused by severe congestive cardiac failure: two case reports. J Clin Pathol 32: 86–89 – 19. Rackwitz R, Jahrmärker H, Prechtel K, Theisen K, Grohmann H (1974) Hypoglykämie während Kreislaufschocks. Klin Wochenschr 52: 605–607 – 20. Remmele W, Loeper H (1973) Zur pathologischen Anatomie des Kreislaufschocks beim Menschen. IV. Pathomorphologie der Schockleber. Klin Wochenschr 51: 10–24 – 21. Richman SM, Delman AJ, Grob D (1961) Alterations in indices of liver function in congestive heart failure with particular reference to serum enzymes. Am J Med 30: 211–225 – 22. Schröder R, Gumpert JRW, Pluth JR, Eltringjam WK, Jenny ME, Zollinger RM (1969) The role of the liver in the development of lactic acidosis in low flow states. Postgrad Med J 45: 566–570 – 23. Sherlock S (1975) The liver in circulatory failure. In: Schiff L (ed) Diseases of the liver, 4th edn. Lippincot, pp 1033–1050 – 24. Stambolis C, Döhler R, Leder LD (1979) Massive Leberzellnekrosen bei Herzinsuffizienz. Med Welt 30: 393–396 – 25. Woods HF, Eggleston LV, Krebs HA (1970) The cause of hepatic accumulation of fructose-I-phosphate on fructose loading. Biochem J 119: 501–510

Luft, D., Novotny A., Schmid, A., Stein, W., Eggstein, M. (Abt. Inn. Med. IV, Med. Univ. Klinik, Tübingen):
Klinische Bedeutung der Hyperlaktatämie

Einleitung

Die Beschreibung „idiopathischer" Laktatazidosen durch Huckabee [4, 5], die gehäufte Beobachtung von Laktatazidosen bei mit Biguaniden behandelten

Diabetikern [10] und die breite Einführung der Laktatbestimmung in die klinische Praxis nach Entwicklung praktikabler, spezifischer und schneller Methoden [3, 16] hat eine Vielzahl klinischer Studien zur Folge gehabt, in denen versucht wurde, die Bedeutung der Laktatkonzentration als diagnostisches Kriterium, Parameter der Therapiekontrolle und prognostischer Indikator zu klären [6–8, 13].

Während über die Normalbereiche für die Laktatkonzentration im Vollblut oder Plasma bei nüchternen, stoffwechselgesunden Probanden unter Grundsatzbedingungen Übereinstimmung herrscht [1, 15], ist die Deutung gering erhöhter Konzentrationen bei Kranken schwierig. Im allgemeinen wird ein Konzentrationsbereich zwischen „sicher normal" und „sicher pathologisch" als „Hyperlaktatämie" ohne gleichzeitige Erniedrigung des pH-Wertes interponiert und damit von der sicher bedeutungsvollen Laktatazidose abgetrennt. Erhöhungen in diesem Bereich sollen keine diagnostische, therapeutische oder prognostische Bedeutung haben. Über die Lage der oberen Grenze dieses Bereichs konnte bis heute keine Übereinstimmung erzielt werden. Peretz et al. [12] halten Laktatkonzentrationen über 1,3 mmol/l, Wise et al. [17] erst Konzentrationen über 9,0 mmol/l für klinisch relevant. Diese allgemein anzuwendenden Definitionen unterstellen, einer bestimmten Erhöhung der Laktatkonzentration komme bei verschiedenen Erkrankungen immer die gleiche diagnostische, therapeutische oder prognostische Wertigkeit zu.

Wir haben versucht, in einer prospektiven Untersuchung an einer nicht ausgewählten Patientengruppe den Wert dieser Definition zu prüfen.

Methodik

Bei 1988 aufeinanderfolgenden Patientenaufnahmen der Medizinischen Universitätsklinik Tübingen wurde versucht, folgende Variablen zu erfassen:
1. Klinisch: Alter, Geschlecht, Aufnahmeerlaß (Einbestellung – Notfalleinweisung), Aufnahmestation (Allgemeinstation – Intensivstation), Allgemeinzustand (gut – mittel – schlecht), Bewußtseinslage, Hautfarbe, Atmung (jeweils: normal – pathologisch) und Letalität.
2. Klinisch-chemisch: a) Aus arterialisiertem Kapillarvollblut: Laktat (aca DuPont), Säure-Basenstatus (AVL-Gas-Check nach K. Harnoncourt, Bad Homburg v. d. H.), Blutglukose (GOD-Perid, Auto-Analyzer-1-Kanalgerät, Technicon, Bad Vilbel), b) im Serum: Harnstoff (SMA 6/60, Technicon, Bad Vilbel, SMA 12/60, Technicon, Bad Vilbel), Kreatinin (SMA 6/60, SMA 12/60), Natrium und Kalium (SMA 6/60 o. flammenphotometrisch), Chlor (SMA 6/60, SMA 12/60 oder potentiometrisch) und Anionendefizit (errechnet aus: $Na^+ + K^+ - HCO_3^- - Cl^-$) [2]. Die verschiedenen Meßmethoden liefern bei den einzelnen Variablen vergleichbare Ergebnisse [11].

Die Daten von 1587 erstaufgenommenen Patienten, bei denen eine Laktatbestimmung durchgeführt werden konnte, wurden ausgewertet. Arithmetische Mittelwerte, Standardabweichungen und einfache Korrelationskoeffizienten wurden mit Standardmethoden berechnet [14]. Beim multiplen Vergleich von Häufigkeiten wurde der χ^2-Test mehrfach angewendet und die Signifikanz mit den kritischen Schranken der Bonferroni-χ^2-Tabelle geprüft [9]. Die multiple lineare Regressionsanalyse wurde am Regionalen Rechenzentrum Erlangen mit dem Programmpaket SPSS berechnet.

Ergebnisse

Die *Laktatkonzentration* im arterialisierten Kapillarblut des Ohrläppchens war bei 35% der Patienten höher als 1,6 mmol/l. Zwischen *Lebensalter* und Laktatkonzentration konnte eine – allerdings klinisch bedeutungslose – positive Beziehung nachgewiesen werden. *Geschlechtsunterschiede* bestanden nicht. Zur Beurteilung eines Zusammenhangs zwischen klinischen Befunden und Laktatkonzentration bei der stationären Aufnahme wurde arbiträrisch vier Konzentrationsklassen gebildet

(≤ 1,5 mmol/l, 1,6−3,0 mmol/l, 3,1−4,5 mmol/l, > 4,5 mmol/l) und die Häufigkeit normaler und pathologischer Befunde in den einzelnen Klassen ermittelt. Mit steigender Laktatkonzentration nahm der *Anteil notfallsmäßig in die Klinik eingewiesener Patienten* zu. Bei einer Laktatkonzentration über 4,5 mmol/l wurden 90% aller Patienten unabhängig von der zugrunde liegenden Erkrankung und ohne Kenntnis der Laktatkonzentration als Notfall in die Klinik eingewiesen. Ähnlich wie bei der die Anamnese, bekannte Diagnosen und den aktuellen Gesamteindruck berücksichtigenden Entscheidung zur Noteinweisung fand sich eine positive Korrelation zwischen der durch den diensthabenden Arzt in der Klinik zu treffenden *Entscheidung zur Behandlung auf einer Allgemeinstation oder Intensivstation* und der Laktatkonzentration. Die Zunahme des Anteils der auf der Intensivstation weiterbehandelten Patienten ist bereits bei einem Anstieg der Laktatkonzentration auf über 1,5 mmol/l auf dem 1%-Niveau signifikant. In der Gruppe mit

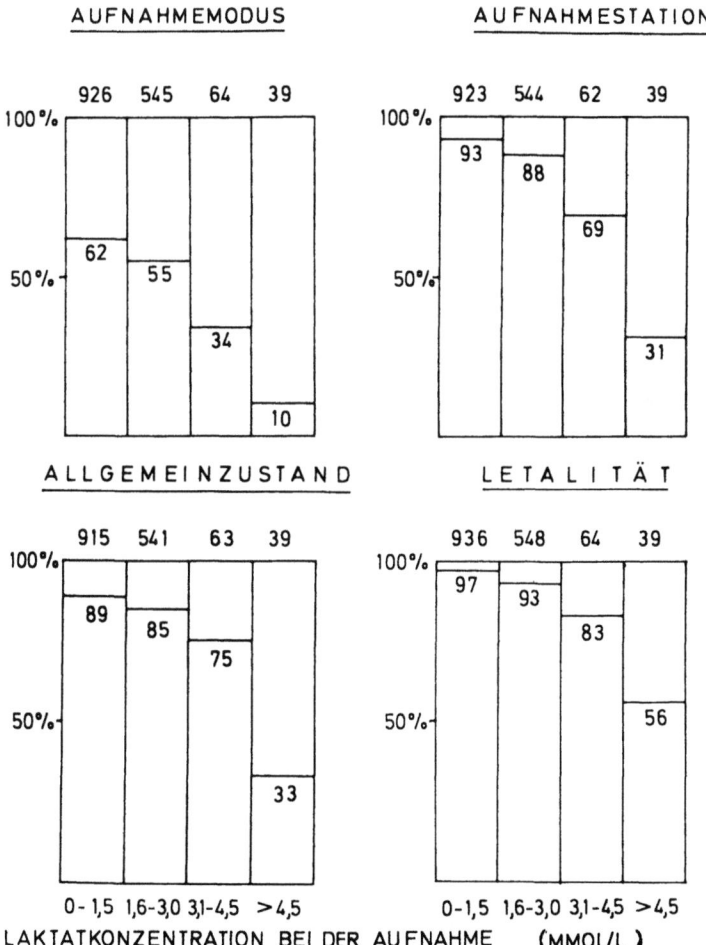

Abb. 1. Zusammenhang zwischen der Häufigkeit pathologischer klinischer Befunde und der Laktatkonzentration bei der stationären Aufnahme. Zahlen oberhalb der Säulen: Anzahl der Patienten; Zahlen in den Säulen: Prozentsatz normaler Befunde bzw. überlebender Patienten (Einzelheiten s. Text)

Laktatkonzentrationen von 1,6–3,0 mmol/l wurden signifikant häufiger Patienten mit schlechtem *Allgemeinzustand* als in der Klasse mit eindeutig normaler Laktatkonzentration gefunden. Eine signifikante Zunahme zu der nächsthöheren Konzentrationsklasse war nicht vorhanden, während bei Laktatkonzentrationen über 4,5 mmol/l eine weitere deutliche Zunahme der Häufigkeit von Patienten mit schlechtem Allgemeinzustand ($p > 0,01$) nachgewiesen werden konnte. Eine ähnliche Beziehung fand sich bei der Beurteilung des *Bewußtseinszustandes*. Patienten mit normaler Laktatkonzentration waren signifikant seltener bewußtseinsgestört als Patienten mit einer Laktatkonzentration zwischen 1,6 und 3,0 mmol/l. Erst bei einer Zunahme der Laktatkonzentration auf über 4,5 mmol/l kam es zu einer weiteren signifikanten Zunahme des Anteils bewußtseinsgestörter Patienten. Pathologische *Hautbefunde* wurden erst bei Laktatkonzentrationen über 4,5 mmol/l vermehrt beobachtet. Die Zahl der Patienten mit pathologisch veränderter *Atmung* (z. B. Tachypnoe, Kußmaulsche Atmung) nahm erst oberhalb einer Laktatkonzentration von 3,0 mmol/l signifikant zu. Eine weitere Zunahme deutete sich bei Laktatkonzentrationen über 4,5 mmol/l als Trend an. Mit ansteigender Laktatkonzentration nahm die *Letalität* ebenfalls zu. Auch zwischen den *klinisch-chemischen Variablen* (außer Elektrolyte) und der Laktatkonzentration bestanden statistisch signifikante Korrelationen, die aber, da der Zusammenhang sehr locker war, im Einzelfall keinen Rückschluß auf die Laktatkonzentration erlauben. Auch die Berechnung eines *multiplen linearen Korrelationskoeffizienten* ergab keinen klinisch verwertbaren Zusammenhang ($r = 0,45$).

Tabelle 1. *Oberer Teil:* Korrelationskoeffizienten (r) für die Beziehungen zwischen der Laktatkonzentration und anderen klinisch-chemischen Variablen bei der stationären Aufnahme. n = Zahl der untersuchten erstaufgenommenen Patienten. *Unterer Teil:* Multiple lineare Regressionsanalyse zwischen der Laktatkonzentration und einer Kombination von klinisch-chemischen Variablen bei der stationären Aufnahme. Bis zur Kombination „pH + Glukose + Standardbikarbonat + Anionendefizit" kommt es zu einer signifikanten ($p < 0,01$, F-Test) Steigerung des multiplen Korrelationskoeffizienten R). $n = 1468$ erstaufgenommene Patienten

	r	n
pH	− 0,35[b]	1570
pCO$_2$	− 0,05[a]	1570
Standardbikarbonat	− 0,32[b]	1570
pO$_2$	− 0,08[b]	1570
Glukose	+ 0,27[b]	1490
Harnstoff	+ 0,11[b]	1571
Kreatinin	+ 0,09[b]	1571
Anionendefizit	+ 0,27[b]	1546

[a] $p < 0,05$; [b] $p \ll 0,01$

Kombination	R
pH	0,37
pH + Glukose	0,43
pH + Glukose + Standardbikarbonat	0,44
pH + Glukose + Standardbikarbonat + Anionendefizit	0,45
pH + Glukose + Standardbikarbonat + Anionendefizit + Kreatinin	0,45
pH + Glukose + Standardbikarbonat + Anionendefizit + Kreatinin + Harnstoff	0,45

Diskussion

Die Abgrenzung eines Laktatkonzentrationsbereichs oberhalb der unter praxisfernen Bedingungen gewonnenen Normalbereiche ist nur dann sinnvoll, wenn damit ein Bereich definiert wird, in dem sich die klinischen und klinisch-chemischen Befunde sowie die Prognose nicht von den entsprechenden Befunden bei eindeutig normaler Laktatkonzentration unterscheiden. Die vorliegende Untersuchung zeigt, daß eine solche allgemeingültige Definition, die auf alle Patienten, unabhängig von der Grundkrankheit anwendbar ist, nicht möglich ist. Pathologische klinische und klinisch-chemische Befunde und die Letalität nehmen nicht sprunghaft oberhalb einer bestimmten Laktatkonzentration, sondern stetig mit steigender Laktatkonzentration zu. Auch nur gering erhöhte Laktatkonzentrationen sich offensichtlich bei einzelnen Patienten durchaus von klinischer Bedeutung. Daraus ist zu schließen, daß für einzelne Erkrankungen jeweils gesondert der Bereich der klinisch noch bedeutungslosen Hyperlaktatämie definiert werden muß. Die Analyse von Einzeldiagnosen im untersuchten Kollektiv zeigt, daß bei globaler Herzinsuffizienz und apoplektischem Insult die Letalität ober- bzw. unterhalb von 1,5 mmol/l signifikant unterschieden ist, während dies bei anderen Erkrankungen mit vergleichbaren Laktaterhöhungen, z. B. Niereninsuffizienz, Leberzirrhose, Diabetes mellitus, Alkoholintoxikation und Plasmozytom nicht der Fall ist.

Literatur

1. Deppermann D, Heidland A, Ritz E, Hörl W (1978) Lactat-Azidose – Eine mögliche Komplikation der Buformin-Therapie. Klin Wochenschr 56: 843–853 – 2. Emmett M, Narins RG (1977) Clinical use of the anion gap. Medicine (Baltimore) 56: 38–54 – 3. Hohorst HJ (1962) L-(+)-Lactat-Bestimmung mit Lactat-Dehydrogenase und DPN. In: Bergmeyer HU (Hrsg) Methoden der enzymatischen Analyse. Verlag Chemie, Weinheim/Bergstr, S. 266–270 – 4. Huckabee WE (1961) Abnormal resting blood lactate. I. The significance of hyperlactatemia in hospitalized patients. Am J Med 30: 833–839 – 5. Huckabee WE (1961) Abnormal resting blood lactate. II. Lactic acidosis. Am J Med 30: 840–848 – 6. Jahrmärker H, Rackwitz R, Theisen K, Otto HP, Halbritter R, Galllitz T, Gross W, Murr H, Grohmann H (1973) Untersuchungen über Verlauf und Bedeutung von Blutgaswerten, Lactat und Pyruvat bei Reanimation und Schock. Verh Dtsch Ges Inn Med 79: 1027–1031 – 7. Jahrmärker H, Rackwitz R, Haider M (1977) Blutlaktat als Parameter zur Überwachung bei akutem Myokardinfarkt. In: Kaindl F, Pachinger O, Probst P (Hrsg) Die ersten 24 Stunden des Herzinfarkts. Int. Symp. Wien 1977. Gerhard Witzstrock, Baden-Baden, S. 51–53 – 8. Kasnitz P, Druger GL, Yorra F, Simmons DH (1976) Mixed venous oxygen tension and hyperlactatemia. JAMA 236: 570–574 – 9. Kramer CY (1972) A first course in methods of multivariate analysis. Polytechnic Institute and State University, Blacksburg (Virginia) – 10. Luft D, Schmülling RM, Eggstein M (1978) Lactic acidosis in biguanide-treated diabetics. A review of 330 cases. Diabetologia 14: 75–87 – 11. Paschen K, Mildner I, Dilger J (1980) Wie weit sind Laborergebnisse unter Notfall- und Routinebedingungen miteinander vergleichbar? In: Eggstein M (Hrsg) Das EDV-unterstützte Präsenzlaboratorium. Tagung in der Med. Univ.-Kllinik Tübingen, 12.–13. 9. 75. Springer, Berlin (in Druck) 12. Peretz DI, McGregor M, Dossetor JB (1964) Lacticacidosis: a clinially significant aspect of shock. Can Med Assoc J 90: 673–675 – 13. Rackwitz R, Jahrmärker H, Haider M, Halbritter R (1975) Die Bedeutung des Blutlaktats bei Verlaufsbeurteilung und Therapie des Schocks. Verh Dtsch Ges Inn Med 81: 715–718 – 14. Sachs L (1978) Angewandte Statistik: Statistische Methoden und ihre Anwendungen. Zugleich 5., neubearb. und erw. Aufl. d. „Statistischen Auswertungsmethoden" mit neuer Bibliogr. Springer, Berlin Heidelberg New York – 15. Spaethe R, Otto H (1978) Indikationen für die Lactatbestimmung im Blut. Dtsch Med Wochenschr 103: 325–326 – 16. Williams DL, Doig AR, Korosi A (1970) Electrochemical-enzymatic analysis of blood glucose and lactate. Anal Chem 42: 118–121 – 17. Wise PH, Chapman M, Thomas DW, Clarkson AR, Harding PE, Edwards JB (1976) Phenformin and lactic acidosis. Br Med J 1: 70–72

Endokrinologie

Laube, H., Sachse, G. (Med. Klinik und Poliklinik der Univ. Gießen), Breidenbach, T., Teschemacher, H. (Pharmakolog. Inst. der Univ. Gießen):
β-Endorphinspiegel im Plasma von Patienten nach Stimulation der Hypophysenfunktion

Endorphine sind körpereigene Substanzen mit opiatähnlicher Wirkung, die als längerkettige Peptide hormonähnliche Effekte zeigen und als niedermolekulare Peptide in Form von Neurotransmittern oder Modulatoren in Erscheinung treten.

Die bisher bekannten Endorphine sind dabei überwiegend Fraktionen des seit längerem bekannten Hormons β-Lipotropin (LPH), welches aber auch seinerseits wiederum Abbauprodukt eines größeren „Precursor-Polypeptids" ist.

Da Endorphine bisher hauptsächlich im ZNS, Liquor, Blut, den Nervengeflechten des Magen-Darmtraktes sowie im hypothalamisch-hypophysären Bereich nachgewiesen wurden, macht die unterschiedliche Verteilung auch unterschiedliche Aufgaben wahrscheinlich; Krankheiten, deren Ursache im endorphinen System begründet liegt, sind jedoch bisher nicht bekannt.

Da für die Endorphine inzwischen aber ein entscheidender Einfluß bei der Freisetzung von hypophysären Hormonen gesichert ist, haben wir umgekehrt versucht, den Einfluß hypothalamischer Releasing-Faktoren oder Substanzen ähnlicher Wirkung auf den β-Endorphinspiegel im Blut nachzuweisen.

Patienten mit normaler Hypophysenfunktion wurden einzeln mit TRH (400 µg) oder LHRH (100 µg) sowie Vasopressin (5 E) und Arginin (0,5 g/kg) stimuliert. Diese Untersuchungen erfolgten ausnahmslos im Rahmen der endokrinologischen Routinediagnostik unserer Abteilung. Neben diesen Einzelstimulationen wurden auch Kombinationsteste mit allen vier Substanzen gleichzeitig bei gesunden Kontrollpersonen sowie subtotal hypophysektomierten Patienten, meist mit Zustand nach Entfernung eines Prolaktinoms, durchgeführt. Außerdem wurden drei adrenalektomierte Patienten mit Vasopressin alleine stimuliert.

Die Bestimmung von LH, TSH, STH und ACTH im Blut erfolgte radioimmunologisch nach 0, 30 und 60 min. Die Messung von β-Endorphin wurde nach Plasmaextraktion mit Kieselgel entsprechend einer Methode von Höllt durchgeführt. Die radioimmunologische Bestimmung erfolgte mit Hilfe eines Kaninchenantikörpers der Fa. Immuno-Nuclear-Corporation (Minnesota, USA). Kreuzreaktionen dieses Antikörpers mit anderen Neurotransmittern waren nicht vorhanden. Die untere Grenze des Empfindlichkeitsnachweises für β-Endorphin betrug 1,0 fmol/ml.

Die Befunde zeigen, daß Vasopressin bei Normalpersonen den ACTH-Spiegel von 18 auf 80 pg/ml erhöht, daß nach 60 min aber bereits wieder ein deutlicher Abfall zu beobachten ist. Gleichzeitig stieg der β-Endorphinspiegel von 1,8 auf 6,2 fmol/ml an. Der Sekretionsgipfel wurde dabei aber erst nach 60 min erreicht!

Bei Addison-Patienten war der basale ACTH-Spiegel mit 298 ± 115 pg/ml (Abb. 1) schon wesentlich höher als bei Kontrollpersonen und stieg nach 5 E Vasopressin sogar auf 545 ± 130 pg/ml an. Auch hier wurde der max. ACTH-An-

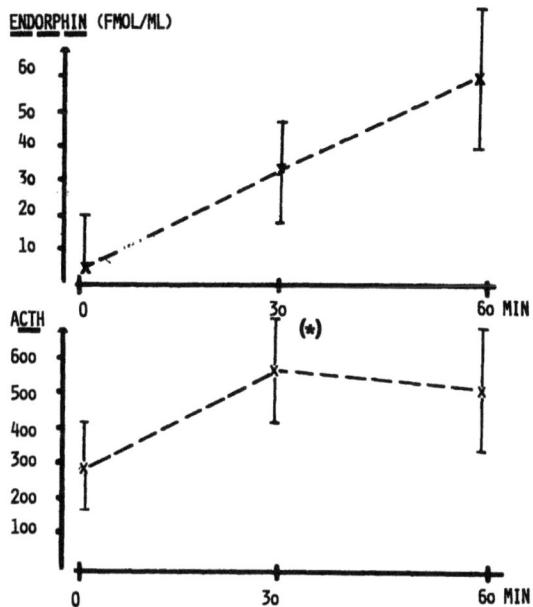

BETA-ENDORPHIN UND ACTH-SPIEGEL IM BLUT VON ADDISON-PATIENTEN
NACH GABE VON VASOPRESSIN (5E).

(Laube et al.,1980) Abb. 1

stieg bereits nach 30 min erreicht. Die basale Endorphinkonzentration lag bei 4,5 ± 4 fmol/ml, stieg aber nach Vasopressin ebenfalls massiv an und erreichte nach 60 min mit Werten um 60 fmol/ml das Zehnfache von Kontrollpersonen.

Die Gabe von TRH bewirkte einen TSH-Anstieg um mehr als das 3fache auf 1,9 ± 0,4 mU/ml. Die Endorphinspiegel wurden dabei nicht wesentlich verändert.

Im Gegensatz dazu kam es nach LHRH zu einem leichten Abfall der β-Endorphinspiegel innerhalb von 30 min; der Student-t-Test ergab mit $p < 0,1$ dafür jedoch keine Signifikanz. LH stieg erwartungsgemäß von 5 auf 20 mU/ml an.

Die Infusion von Arginin über 30 min führt bei gesunden Kontrollpersonen zu einem deutlichen Anstieg der STH-Werte von 4 auf 21 ± 2 ng/ml. Die Endorphinspiegel hingegen lassen einen leichten Abfall mit anschließendem Wiederanstieg innerhalb von 60 min erkennen. Bei der kombinierten Gabe aller vier Substanzen gleichzeitig kommt es bei gesunden Kontrollpersonen mit intakter Hypophysenfunktion innerhalb von 30 min zu einer Erniedrigung der β-Endorphinspiegel, die besonders durch einen überschießenden Wiederanstieg nach 60 und 90 min charakterisiert ist (Abb. 2).

Bei hypophysektomierten Patienten liegen die Basalwerte deutlich niedriger; der kombinierte Hypophysentest ruft keine erkennbare Veränderung der β-Endorphinwerte hervor.

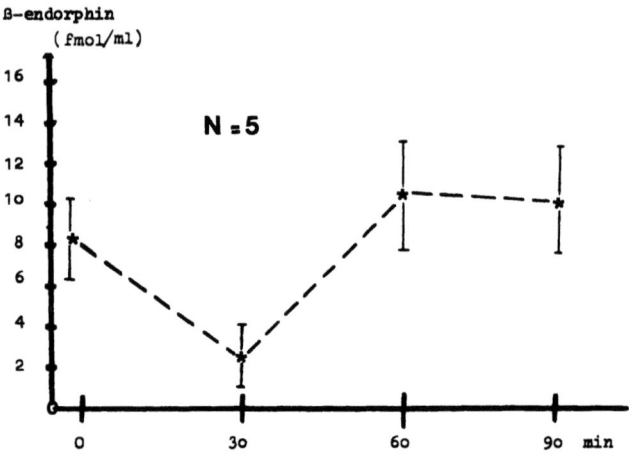

* ENDORPHIN - SPIEGEL IM MENSCHLICHEN BLUT NACH GABE VON TRH (400 Y), LHRH (25 BZW 1oo Y), VASOPRESSIN (5 E) UND ARGININ (0.5(G/KG).

Abb. 2

Zusammenfassung

Die Gabe von β-Endorphin verändert nicht nur einseitig die Sekretion von Hypophysenhormonen, sondern kann auch selbst durch einige Substanzen beeinflußt werden, die eine stimulierende Wirkung auf die Hypophyse haben.

Während der stimulierende Effekt von Vasopressin als gesichert gelten darf, muß die suppressive Wirkung von LHRH und Arginin weiter abgesichert werden. TRH war ohne Effekt.

Die stark verminderten bzw. reaktionslosen β-Endorphinspiegel bei hypophysektomierten Patienten und die überschießende Sekretion bei adrenalektomierten Patienten mit vermehrter ACTH-Produktion weisen auf einen hypophysären Ursprung des gemessenen Endorphins im Blute hin.

Literatur

Höllt V, Przewlocki R, Herz A (1978) Naunyn-Schmiedebergs Arch Pharmacol 303: 171−174

Gropp, C., Havemann, K., Scheuer, A., Sostmann, H., Koch, G. (Med. Klinik, Marburg), Kalbfleisch, H. (Patholog. Inst., Marburg):
Adrenocorticotropin (ACTH), melanozytenstimulierendes Hormon (α-MSH) und β-Endorphin bei Patienten mit Bronchialkarzinom

1. In den letzten Jahren konnte gezeigt werden, daß Lungentumoren zur ektopen Hormonproduktion fähig sind [1−3]. Zu diesen Hormonen gehört auch das ACTH, welches möglicherweise ebenso wie das β-Endorphin, das β-Lipotropin und das α-MSH aus einem gemeinsamen Vorläufermolekül entsteht [4]. Es war das Ziel dieser Untersuchung, die Häufigkeit des Vorkommens von ACTH, β-Endorphin, β-Lipotropin und α-MSH bei Patienten mit Lungentumoren zu bestimmen. Weiterhin sollte untersucht werden, ob diese Peptide bzw. Peptidhormone vom Tumor selbst gebildet werden, und ob sie als Tumormarker bei Bronchialkarzinompatienten verwendet werden können.

2. Material und Methode

Plasma von 100 Patienten mit histologisch gesichertem Bronchialkarzinom und alters- und geschlechtsgematchten Kontrollpersonen wurden auf den Gehalt an Adrenocorticotropin (ACTH), β-Endorphin, β-Lipotropin (β-LPH) und α-melanocytenstimulierendes Hormon (α-MSH) untersucht. Alle Untersuchungen wurden mit Radioimmunoassays der Immuno-Nuclear-Corporation (Stillwater, USA) durchgeführt. Während ACTH und α-MSH direkt bestimmt wurden, erfolgte die Testung auf β-Endorphin nach Extraktion dieses Neuropeptids mittels an Sepharose gekoppeltem anti-β-Endorphin aus Patientenplasma. Da mit dem Radioimmunoassay für β-Endorphin gleichzeitig auch β-LPH erfaßt wird (100%ige Kreuzreaktion von anti-β-Endorphin mit β-LPH), wurde bei einigen Patienten nach der Extraktion von β-Endorphin (+ β-LPH) aus diesem Extrakt noch das β-LPH mit Hilfe spezifischer an Sepharose gekoppelter Antiseren entfernt und erneut β-Endorphin radioimmunologisch bestimmt. Die Differenz beider ermittelter β-Endorphinwerte ergab den Plasmaspiegel an β-LPH. Weiterhin wurden ACTH und β-Endorphin bei einigen Patienten serienmäßig vor und während einer kombinierten Strahlen- und Chemotherapie bestimmt. Der Nachweis von ACTH, β-Endorphin, β-LPH und α-MSH erfolgte immunhistologisch an Paraffinschnitten verschiedener Lungentumoren mit Hilfe der Immunperoxidasemethode nach Sternberger (PAP-Technik). ACTH, β-Endorphin und β-LPH wurden außerdem aus Tumorgewebe extrahiert (H_2O bzw. 0,1 N HCl-Extrakte) und zur Molekulargewichtsbestimmung säulenchromatographisch über Sephadex G 75 aufgetrennt.

3. Ergebnisse und Diskussion

Bei 17 von 52 Patienten (33%) mit kleinzelligem Bronchialkarzinom konnten erhöhte Plasma-ACTH-Spiegel (> 80 pg/ml) vor Therapiebeginn gemessen werden. Dagegen war das ACTH bei nur fünf von 20 (25%) Patienten mit großzelligem Karzinom und bei keinem von 39 Patienten mit Plattenepithelkarzinom erhöht. Dabei ergab sich eine strenge Korrelation zwischen den ACTH-Werten und dem Ausbreitungsgrad der Erkrankung. Serienmäßige ACTH-Bestimmungen vor und während einer Chemo- und Strahlentherapie zeigten ein Absinken von ACTH beim Ansprechen auf die Therapie, während bei Therapieversagern und auch schon Wochen vor einem klinisch erkennbaren Rezidiv ein Anstieg der ACTH-Spiegel zu beobachten war. Der immunhistologische Nachweis von ACTH in Tumorgewebsschnitten gelang bei 15 von 21 untersuchten kleinzelligen, bei acht von 13 großzelligen und bei acht von 16 Plattenepithelkarzinomen. Es besteht somit eine Diskrepanz zwischen dem bei nichtkleinzelligen Lungentumoren seltenen radioimmunologischen ACTH-Nachweis und der häufigen Darstellung von ACTH an histologischen Schnitten. Eine mögliche Erklärung liegt in dem Vorhandensein verschiedener molekularer Formen von ACTH bei Patienten mit Bronchialkarzinom. So konnten wir ACTH mit einem Molekulargewicht zwischen 5000 und mehr als 20 000 nachweisen.

β-Endorphinspiegel, welche deutlich höher lagen als bei Kontrollen (> 150 pg/ml), konnten bei 26 von 58 Patienten (45%) mit kleinzelligem Bronchialkarzinom bestimmt werden. Die β-Endorphinwerte bei Lungentumoren anderer Histologie lagen nur wenig höher als bei den Kontrollen (Abb. 1). Die getrennte Bestimmung von β-Endorphin und β-LPH nach der oben beschriebenen Methode ergab bei

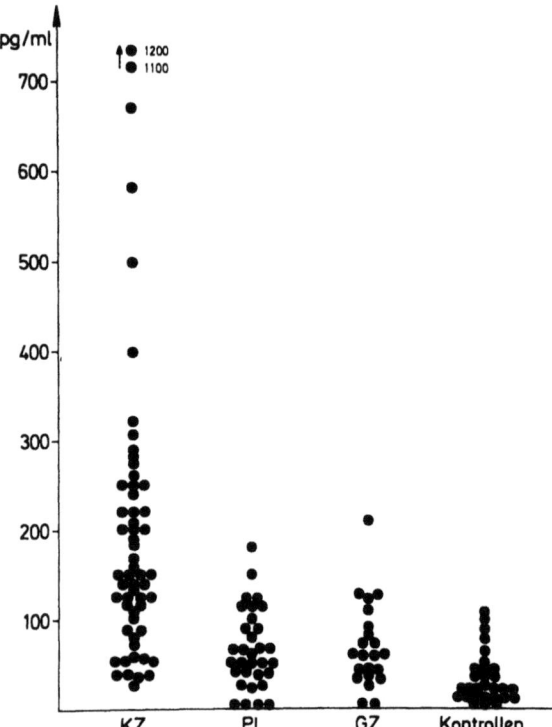

Abb. 1. β-Endorphinspiegel bei Patienten mit Bronchialkarzinom vor Therapie

Kontrollpersonen im Mittel ein Verhältnis β-Endorphin : β-LPH wie 2 : 1, während dieses Verhältnis bei Tumorpatienten umgekehrt 1 : 2 betrug. Die β-Endorphinbestimmungen vor und während der Therapie ergaben in der Regel parallele Ergebnisse zum ACTH. Allerdings wiesen auch einige Patienten mit niedrigen ACTH-Werten erhöhte β-Endorphinspiegel auf.

Der immunhistologische Nachweis von β-Endorphin und β-LPH mit spezifischen Antikörpern gelang bei Patienten mit kleinzelligem, aber auch bei einigen Patienten mit undifferenzierten großzelligen und Plattenepithelkarzinomen.

Nach Auftrennung von Tumor- und normalen Lungenextrakten über eine Sephadex G 75 Säule (Pharmacia, 2 × 60 cm) konnte β-Endorphinaktivität sowohl im Molekulargewichtsbereich von ^{125}J-Endorphin als auch in höheren Molekulargewichtsbereichen (Abb. 2) nachgewiesen werden.

Dies ist ein Hinweis dafür, daß diese Substanzen vom Tumor selbst gebildet werden können und im Gewebe in kleineren und größeren Molekülen evtl. als Prohormon vorliegen.

α-MSH konnte bei 23 von 43 Patienten (53%) mit kleinzelligem Bronchialkarzinom, nicht jedoch bei Patienten mit nichtkleinzelligen Lungentumoren nachgewiesen werden. Alle Patienten mit hohen α-MSH-Werten hatten auch erhöhtes ACTH im Plasma. α-MSH war jedoch auch bei einigen Kontrollen, insbesondere bei Frauen erhöht. Diese Werte lagen jedoch nicht so hoch wie bei den Patienten. α-MSH war außerdem immunhistologisch mit Hilfe der Peroxidasemethode in kleinzelligen Lungentumoren nachweisbar.

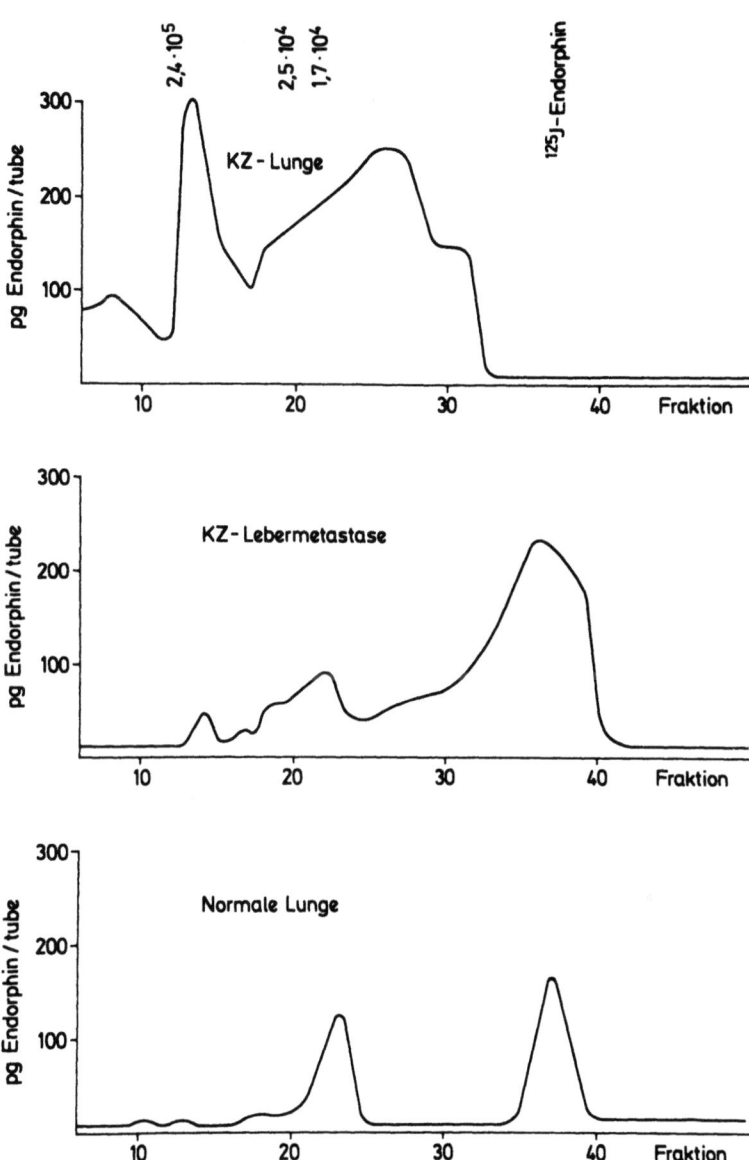

Abb. 2. Bestimmung von β-Endorphin im Tumorextrakten (KZ-Lunge = primärer kleinzelliger Lungentumor, KZ-Leber = Lebermetastase eines kleinzelligen Lungentumors), aufgetrennt über eine Sephadex G 75-Säule

Zusammenfassend läßt sich feststellen, daß ACTH, β-Endorphin, β-LPH und α-MSH sowohl im Plasma als auch im Tumorgewebe von Patienten mit Bronchialkarzinom nachweisbar sind, daß es sich hierbei also um eine ektope Bildung dieser Substanzen durch den Tumor handelt. Es konnte weiterhin gezeigt werden, daß diese Peptidhormone als Tumormarker insbesondere zur Therapiekontrolle geeignet sind. Möglicherweise kann die Spezifität des Nachweises dieser Substanzen durch eine weitere Isolierung und Charakterisierung der beschriebenen höhermolekularen „Vorläuferhormone" gesteigert werden.

Literatur

1. Gewirtz G, Yalow RS (1974) Ectopic ACTH production in carcinoma of the lung. J Clin Invest 53: 1022–1032 – 2. Gropp C, Havemann K, Lehmann FG (1978) Carcinoembryonic antigen and ferritin in patients with lung cancer before and during therapy. Cancer 42: 2802–2808 – 3. Group C, Scheuer A, Havemann K (1980) Bestimmung von ACTH bei Patienten mit Bronchialkarzinom. Lab Med 4: 30–33 – 4. Tanaka K, Nicholson WE, Orth DN (1978) The nature of the immunoreactive lipotropins in human plasma and tissue extracts. J Clin Invest 62: 94–104

Rosanowski, C., Tharandt, L., Benker, G., Reinwein, D. (Abt. für Klin. Endokrinologie der Med. Klinik der Univ. Essen):
Die Bedeutung der metabolischen Serumclearancerate des Luteinisierungshormon-Releasinghormons (MCR LHRH) als Indikator des endogenen LHRH-Status – Modulation durch Östrogene

Das LHRH-abbauende Enzymsystem in Hypothalamus und Hypophyse ist wesentlich an der Regulation der Gonadotropin- und Sexualhormonspiegel beteiligt. Wie Kuhl und Taubert [3] zeigten, beeinflussen Östrogene, zusammen mit den Gonadotropinen, die Aktivität der LHRH-abbauenden Enzyme bei weiblichen Ratten. Ein Einblick in die LHRH-Regulation beim Menschen war bisher nicht möglich. Tharandt [4] beschrieb jedoch bei menschlichen Versuchspersonen eine Abhängigkeit der metabolischen LHRH-Serumclearancerate von Alter, Geschlecht, Phase des mensuellen Zyklus neben einer negativ linearen Korrelation zu LH. Diese Untersuchungen ließen eine endokrine Regulation der MCR LHRH vermuten und an die Möglichkeit einer Indikatorfunktion des endogenen LHRH-Status denken.

Die vorliegende Studie berichtet über erste Resultate der Untersuchung der MCR LHRH bei geschlechtsreifen jungen Frauen unter oraler antikonzeptiver Östrogen/Gestagentherapie zur Überprüfung der o. g. Hypothese.

Methoden

Probanden: Die MCR LHRH von sechs gesunden geschlechtsreifen Frauen (18–24 Jahre) wurde unter variabler oraler Östrogen/Gestagentherapie untersucht (Probandin 1: Ortho-Novum 1/50, Probandin 2: Ovanon, Probandin 3: Eunomin, Probandin 4: Sinovula, Probandin 5: Perikursal, Probandin 6: Yermonil.

Klinischer Versuch: Synthetisches LHRH (Hoechst) wurde mit einer Geschwindigkeit von 1,53 µg LHRH/min über 60 min in eine oberflächliche Armvene infundiert. Aus einer Vene des anderen Armes wurden vor Beginn der Infusion und alle 5 min während der Infusion Blutproben entnommen. Das Serum wurde abzentrifugiert und bis zur Analyse tiefgefroren.

LHRH-Jodierung: Die Markierung von reinem synthetischem LHRH mit ^{125}Jod wurde nach der Chloramin-T-Technik von Greenwood und Hunter [1] durchgeführt. Die Reaktionsmischung wurde über Sephadex G 25 gereinigt, wie von Jeffcoate [2] beschrieben. Die markierten Fraktionen wurden mit einem hochspezifischen LHRH-Antiserum (Ferring) auf ihre Immunoreaktivität hin überprüft.

LHRH-RIA: Die LHRH-Serumkonzentrationen wurden radioimmunologisch bestimmt. Das Serum wurde enteiweißt und mit einem hochspezifischen Antiserum 3 Std lang bei 4° C vorinkubiert. Nach Zugabe des markierten Antigens wurde über 12 Std bei 4° C inkubiert. Danach wurden die gebundene und die ungebundene Hormonfraktion durch Polyäthylenglykol (MG 6000) getrennt.

MCR LHRH-Berechnung: MCR LHRH (ml/min) = I/C−LHRH

I: konstante LHRH-Infusion (1,53 µg/min); C-LHRH: LHRH-Serumkonzentration im Gleichgewichtszustand (µg/ml).

Statistik: Die statistischen Analysen wurden nach Wilcoxons-Test für Paardifferenzen bzw. U-Test nach Wilcoxon, Mann und Whitney vorgenommen ($p < 0,05$).

Ergebnisse

Abb. 1. zeigt die MCR LHRH bei Kindern (6−11 Jahre), Pubesstadium I nach Tanner (1075 ± 95 ml/min/1,86 m^2), jungen Frauen (20−24 Jahre) in der Follikelphase (1172 ± 89 ml/min/1,86 m^2) und in der Lutealphase (1452 ± 125 ml/min/1,86 m^2) und bei Frauen, die mindestens 5 Jahre in der Postmenopause waren (599 ± 45 ml/min/1,86 m^2). Im Pubesstadium I ist die MRH LHRH nicht different gegenüber geschlechtsreifen Frauen in der Follikelphase. Die gepaarten Differenzen Follikelphase/Lutealphase sind statistisch signifikant. Bei Frauen in der Postmenopause beobachtet man einen starken Abfall der MCR LHRH.

Abb. 2 stellt die Werte der MCR LHRH bei Frauen unter der oralen kontrazeptiven Therapie dar. Die MCR LHRH beträgt 1018 ± 94 ml/min/1,86 m^2. Die Werte sind nicht statistisch signifikant verschieden von den Werten bei Frauen in

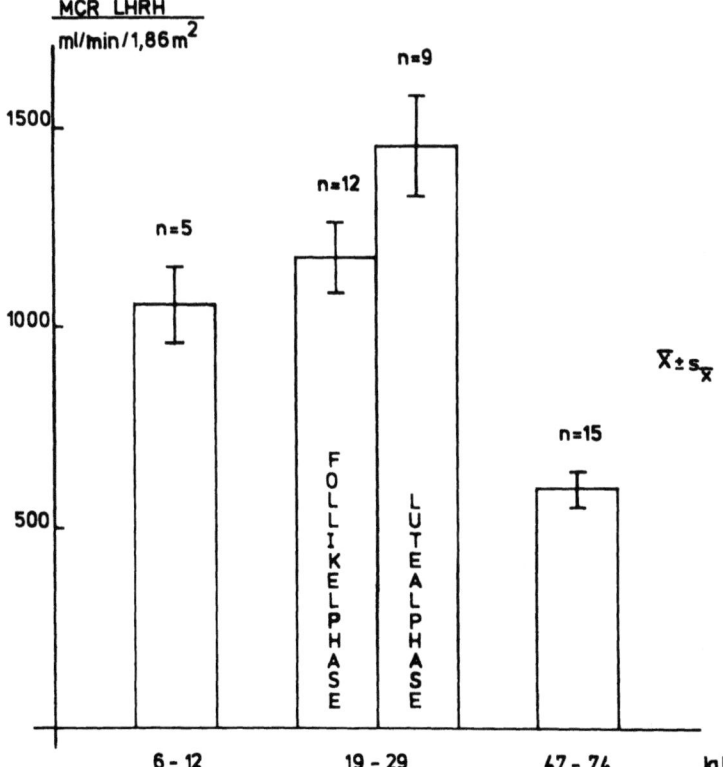

Abb. 1. MCR LHRH bei Kindern, jungen Frauen und Frauen in der Postmenopause

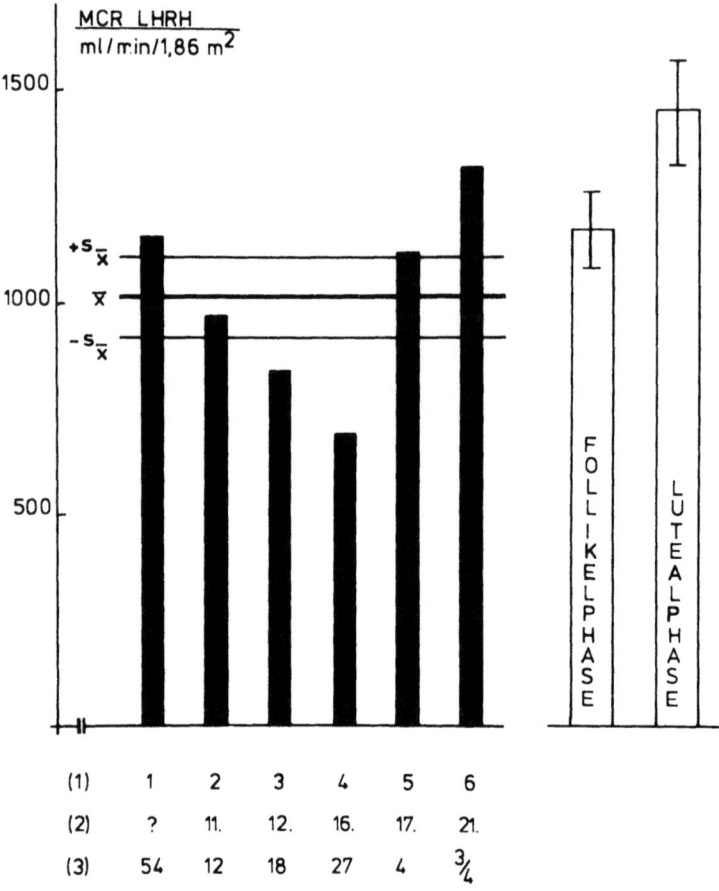

Abb. 2. MCR LHRH bei Frauen unter oraler kontrazeptiver Östrogentherapie

der Follikelphase oder von den Werten im Pubesstadium I. Unabhängig von der Dauer der Therapie und dem Zeitpunkt der Untersuchung werden nie Werte wie in der Lutealphase beobachtet.

Unter Berücksichtigung des Variationskoeffizienten (max. 15%) waren die Resultate bei Kontrolluntersuchungen der gleichen Probanden gut reproduzierbar.

Zusammenfassung

Die untersuchte Stichprobe gestattet weder von der *n*-Zahl, her noch wegen der Heterogenität der verabreichten Östrogen/Gestagen-Mischpräparate eine endgültige Beurteilung. Die eindeutigen Tendenzen erlauben folgende Feststellung:

Orale Antikonzeptiva vom Typ der Östrogen/Gestagenmischpräparate modifizieren die MCR LHRH:
a) Die mensuelle Rhytmik ist nicht mehr nachweisbar.
b) Die MCR LHRH liegt im Bereich der Werte der Follikelphase bzw. des präpubertären Stadiums.

Literatur

1. Greenwood FC, Hunter WM, Glover JS (1963) The preparation of ^{131}I-labelled human growth hormone of high specific radioactivity. Biochem J 89: 114–123 – 2. Jeffcoate SL, Fraser HM, Holland DT, Gunn A (1974) Radioimmunoassay of luteinizing hormone-releasing hormone (LH-RH) in serum from man, sheep and rat. Acta Endocrinol (Kbh) 75: 625–635 – 3. Kuhl H, Rosniatowski C, Taubert HD (1978) The activity of an LH-RH-degrading enzyme in the anterior pituitary during the rat oestrus cycle and its alteration by injections of sex hormones. Acta Endocrinol (Kbh) 87: 476–484 – 4. Tharandt L, Rosanowski C, Grapow A, Koch HW, Benker G, Hackenberg K, Reinwein D (1979) The metabolic serum clearance (MCR) of LH-RH as an indicator of the endogenous LH-RH level – influence of a chronic treatment with a potent LH-RH analogue. Acta Endocrinol [Suppl] (Kbh) 225: 228

Krönke, H., Hackenberg, K., Benker, G., Reinwein, D., Hoff, H. G. (Abt. für klin. Endokrinologie, Med. Klinik und Poliklinik der Univ. Essen):
Langzeitergebnisse bei Cushing-Syndrom nach Adrenalektomie

Beim hypothalamisch-hypophysären Cushing-Syndrom galt lange Zeit die bilaterale Adrenalektomie mit anschließender lebenslänglicher Corticosteroidsubstitution als Therapie der Wahl. Trotz der postoperativen Erfolge ist die Therapie umstritten, weil die Langzeitprognose durch das mögliche Auftreten von Nelson-Tumoren und NNR-Regeneraten eingeschränkt wird. Wir haben deshalb im Hinblick auf den therapeutischen Erfolg sowie die möglichen Komplikationen 27 Patienten durchschnittlich 6 Jahre (1–18) nach bilateraler Adrenalektomie nachuntersucht. Ihr Durchschnittsalter betrug zum Zeitpunkt der Diagnosestellung 35 Jahre (19–53). Sie standen unter einer Substitutionstherapie von durchschnittlich 37,5 mg Cortison und 0,1 mg Fludorcortison. Die Glucocorticoidsubstitution wurde für die Nachuntersuchung für wenigstens 20 Std unterbrochen. Zum Vergleich wurden drei Patientinnen kontrolliert, welche wegen eines Nebennierenrindenadenoms unilateral adrenalektomiert worden waren. Diese bedurften nach einer postoperativen Übergangsphase von durchschnittlich 2 Jahren keiner weiteren Substitution.

Ergebnisse

Die klinische Untersuchung ergab, daß nach der Adrenalektomie eine deutliche Rückbildung der Cushing-Symptome eingetreten war. Die typische Cushing-Symptomatik mit Stammfettsucht, Vollmondgesicht, Hirsutismus, Striae rubrae und Büffelnacken ging in mehr als 80% der Fälle zurück. Eine präoperativ bei 87% der Patienten nachweisbare Hypertonie bestand jedoch noch bei 37% der Untersuchten weiter. Nahezu vollständig verschwunden waren hämorrhagische Diathese, Muskelschwäche sowie Oligo- oder Amenorrhoe. Über psychische Alterationen klagten noch $^1/_3$ der Patienten. Zwei Patientinnen konnten $1^1/_2$ Jahre nach der Adrenal-

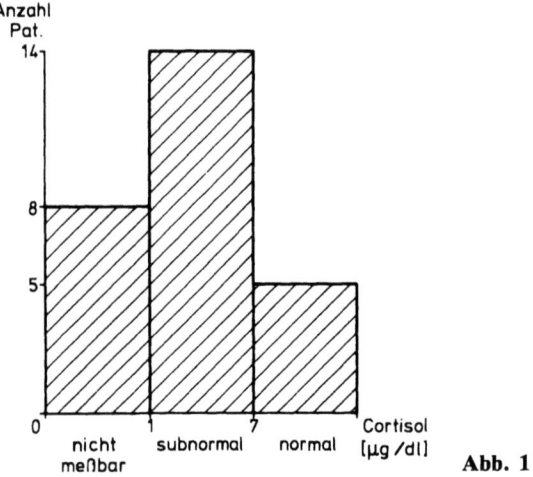

Abb. 1

ektomie und komplikationsloser Schwangerschaft von einem gesunden Kind entbunden werden.

Bei den Laboratoriumsuntersuchungen ergaben sich Normwerte für Natrium, Kalzium und Chlorid. Der Serumkaliumspiegel lag mit einem Mittelwert von 3,9 mval/l deutlich unter der Norm von 4,4 mval/l bei einem Normalkollektiv.

Der Cortisolserumspiegel war nur bei acht Patienten nicht meßbar. Er lag bei 14 Probanden im subnormalen Bereich und bei fünf sogar im unteren Normbereich. Fünf Patienten mit subnormalem und zwei Patienten mit im Normbereich liegendem Basalwert ließen sich durch ACTH (0,25 mg Synachthen) weiter, wenn auch subnormal stimulieren. Drei Patienten mit normalem Cortisolserumspiegel waren sogar regelrecht stimulierbar. Eine signifikante Korrelation zwischen der Höhe der Cortisolserumspiegel und zunehmender Dauer nach der Adrenalektomie ergab sich nicht (Abb. 1).

Ein Nelson-Tumor hatte bereits bei zwei Patienten einen operativen Eingriff erforderlich gemacht. Bei drei weiteren Patienten war in der Zwischenzeit eine

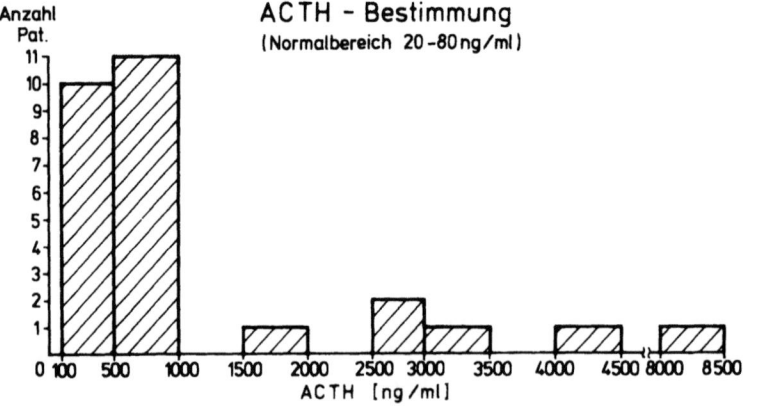

Abb. 2

Sellavergrößerung eingetreten. Diese fielen klinisch durch eine deutliche Pigmentierung der Haut auf.

Die ACTH-Bestimmung ergab zwar bei allen Patienten mit zentralem Cushing erhöhte Werte zwischen 95–8500 ng/ml mit einem Mittelwert von 1080 ng/ml (Normalbereich bis 80 ng/ml), bei fünf Patienten fanden sich jedoch exzessiv hohe Werte über 2500 ng/ml. Diese korrelierten in zwei Fällen mit einer röntgenologisch festgestellten Sellavergrößerung. Hinweise auf Störungen anderer hypophysärer Partialfunktionen (TSH, Prolactin, LH, FSH) ergaben sich nicht (Abb. 2).

Diskussion

Die Zahl der Patienten, bei denen eine Cortisolproduktion trotz bilateraler Adrenalektomie fortbesteht, ist mit 70% sehr hoch. In keinem Fall jedoch reicht sie aus, um ein klinisches Cushing-Rezidiv zu bewirken. Diese endogene Cortisolproduktion kann hervorgerufen sein durch möglicherweise verbliebenes oder ektopisches Nebennierenrindengewebe. Dieser Befund läßt es ratsam erscheinen, die verbliebene NNR-Funktionsfähigkeit in regelmäßigen, etwa halbjährigen Abständen zu untersuchen, um die individuelle Substitutionsdosis zu ermitteln.

Nelson-Tumoren wurden in früheren Veröffentlichungen in einer Häufigkeit von 0–16% beschrieben [3–7]. Diskutiert wird, daß Mikroadenome des HVL nach dem Wegfallen einer partiellen Suppression durch das endogene Cortisol ihre ACTH-Produktion weiter steigern und an Größe zunehmen [9, 10]. Die röntgenologisch feststellbare Sellavergrößerung ist ein Symptom eines bereits weit fortgeschrittenen Hypophysentumors. Zieht man als weiteres Kriterium eines Nelson-Tumors die Höhe des ACTH-Serumspiegels hinzu, der eine frühzeitigere Diagnose erlaubt, so muß dessen Häufigkeit deutlich höher als bisher angenommen veranschlagt werden. Cohen et al. [8] berichteten über sieben Nelson-Tumoren bei 21 Fällen (= 38%). In unserem Kollektiv errechnet sich eine Häufigkeit von 30%. Therapeutisch erscheinen aus diesem Grund zusätzliche Maßnahmen sinnvoll, um eine Progredienz des Hypophysenadenoms zu verhindern. Da Hypophysenadenome in aller Regel gut auf eine Strahlenbehandlung ansprechen, halten wir diese für eine geeignete zusätzliche Maßnahme. Orth et al. [11] berichteten über 28 Patienten, die neben einer Adrenalektomie einer Bestrahlung unterzogen wurden und alle nach 9 Jahren ohne Nelson-Tumor blieben.

Zusammenfassung

1. Bei 30 Patienten mit Cushing-Syndrom bildete sich nach der Adrenalektomie die klinische Symptomatik fast vollständig zurück.
2. Nur acht von 27 Patienten zeigten keine meßbaren Cortisolwerte, 19 Patienten boten trotz totaler Adrenalektomie eine subnormale Cortisolsekretion, jedoch ohne Hinweis auf ein Cushing-Rezidiv.
3. Eine Verminderung der Substitutionsdosis erwies sich in acht Fällen als notwendig.
4. Die gefürchtete Komplikation eines Nelson-Syndroms entwickelte sich in unserem Patientenkollektiv, gemessen an manifesten Tumoren, Sellavergrößerung und exzessiv hohen ACTH-Werten, bei acht von 27 Fällen (30%).
5. Diese hohe Komplikationsrate erfordert eine Revision der bisherigen Strategie mit alleiniger Adrenalektomie und legte die zusätzliche Bestrahlung der Hypophyse ab.

Literatur

1. Labhart A (1978) Klinik der inneren Sekretion. Springer, Berlin Heidelberg New York, S 347 – 2. Hackenberg K (1978) Die Nebennieren. In: Klein E, Reinwein D (Hrsg) Klinische Endokrinologie. Schattauer, Stuttgart New York, S 169 – 3. Taft P, Martin FIR, Melick R (1970) Cushing's syndrome: A review of the response to treatment in 42 patients. Aust Ann Med 19: 295–303 – 4. Ernest I, Ekman H (1972) Adrenalectomy in Cushing's disease. Acta Endocrinol (Kbh) 160: 5–41 – 5. Moore ThJ, Dluhy RG, Williams GH, Cain JP (1976) Nelson's syndrome: frequency, prognosis, and effect of prior pituitary irradiation. Ann Intern Med 85: 731–734 – 6. Salassa RM, Kearns TP, Kernohan JW (1959) Pituitary tumors in patients with Cushing's syndrome. J Clin Endocrinol Metab 19: 1523–1539 – 7. Rovit RL, Duane TD (1969) Cushing's syndrome and pituitary tumors. Am J Med 46: 416–427 – 8. Cohen KL, Noth RH, Pechinski T (1978) Incidence of pituitary tumors following adrenalectomy. Arch Intern Med 138: 575–579 – 9. Espinoza A, Hartmann J, Schrader D, Nowakowski H (1975) Plasma-ACTH und Nelson-Tumoren bei bilateral adrenalektomierten Cushing-Patienten. Klin Wochenschr 53: 923–926 – 10. Fehm HL, Voigt KH, Beinert KE, Lang R, Pfeiffer EF (1976) Hemmwirkung von Steroiden auf die ACTH-Sekretion bei hypothalamisch-hypophysären Cushing-Syndrom nach Adrenalektomie. Verh Dtsch Ges Inn Med 82: 1907–1909 – 11. Orth DN, Liddle GW (1971) Results of treatment in 108 patients with Cushing's syndrome. N Engl J Med 285: 243–247

Ebeling, J., Desaga, U., Frahm, H. (II. Med. Univ.-Klinik, Hamburg-Eppendorf):
Effekt von Lisurid auf Prolaktin-, Wachstumshormon- und Vasopressinsekretion bei Patienten mit Prolaktinom oder Akromegalie

1.1. Wir untersuchten die hormonsupprimierende Wirkung des Dopaminagonisten Lisuridhydrogenmaleat (LHM), eines halbsynthetischen Ergotaminderivaten, bei Patienten mit Prolaktin (PRL)- oder Wachstumshormon (GH)-produzierenden Hypophysenadenomen.
1.2. Die PRL- und GH-supprimierende Wirkung von LMH ist mehrfach nachgewiesen (Liuzzi et al. 1977; Horowski et al. 1978; Delitala et al. 1979; Verde et al. 1979).
LHM soll durch Stimulierung des dopaminergen Rezeptormechanismus der Hypophysenzelle die Hormonsekretion inhibieren (MacLeod 1977; Delitala et al. 1979).
1.3. Die nach einmaliger LHM-Gabe und unter TRF-Applikation auftretenden Veränderungen der Hormonspiegel sollen für den Therapieerfolg prognostisch verwertbar sein (Verde et al. 1979).
2.1. Bisher behandelten wir 38 Patienten mit LHM: 20 Patienten mit Prolaktinom (Gruppe 1) und 18 Patienten mit Akromegalie (Gruppe 2).
2.2. Für die vorliegende Untersuchung konnten wir die Hormonwerte von 15 Patienten der Gruppe 1 (präop.: 1, postop.: 12, postop. und postrad.: 2; f: 6, m: 9) und von sieben Patienten der Gruppe 2 (präop.: 4, postop.: 3; f: 4, m: 3) auswerten.
2.3. Folgender Test wurde vor Therapie (ohne und mit LHM-Gabe) und alle 6–8 Wochen nach Therapiebeginn durchgeführt: Blutentnahme (BE) zur Hormonuntersuchung −1 Std, 0 Std, +3 Std und +6 Std sowie orale Applikaton von 0,2 mg LHM nach 0 Std-BE und von 40 mg Protirelin (TRF) nach +3 Std-BE.
Vor dem jeweiligen Testtag sammelten die Patienten einen 24 Std-Urin für die Vasopressin (AVP)-Bestimmung.

3.1. Vor Therapie lagen die PRL-Spiegel zwischen 129 und 11750 ng/ml (normal: 20 ng/mg)[1], die GH-Spiegel zwischen 6,2 und 52 ng/ml (normal: 4,4 ng/ml)[1]. Bei allen Patienten lag die AVP-Exkretion im Normbereich[2] (Abb. 1).

3.1.1. Der PRL-Spiegel ließ sich bei allen Patienten unter der Therapie mit 0,6–1,8 mg LHM/die normalisieren.

Initial findet sich eine nur geringe Stimulierbarkeit der PRL-Spiegel durch TRF auf 110% (MW) (79–162%) des Ausgangswertes. Bei einmaliger LHM-Applikation tritt eine PRL-Senkung auf 48% (23–84%) ein, und die TRF-Gabe führt sodann zu einer Stimulierung auf 69% (22–248%) des Ausgangswertes.

Bei den Kontrolluntersuchungen lösen LHM- und TRF-Gabe jeweils eine gleichbleibend ausgeprägte Suppression bzw. Stimulation der PRL-Spiegel aus. Abweichungen (9–10 Mo., 11–12 Mo.) sind durch normale PRL-Werte hervorgerufen (Abb. 2)

3.1.2. Drei von sieben Patienten der Gruppe 2 sprachen auf die LHM-Therapie an. TRF-Gabe bewirkt bei sechs Patienten initial eine ausgeprägte GH-Stimulation auf 306% (MW) (123–532%, ein Patient 65%) der Ausgangswerte. Die einmalige LHM-Applikation zeigt bei drei Patienten eine GH-Suppression von mindestens 50%, keinerlei Wirkung ist bei zwei Patienten nachzuweisen, und bei zwei Patienten ist der Hormonspiegel auf 62 bzw. 77% gesenkt. Der anschließende TRF-Test führt bei fünf Patienten zu einer deutlichen Erhöhung des GH-Spiegels, bei zwei Patienten tritt keine Änderung ein. Die weiteren Kontrolluntersuchungen zeigen bei drei Patienten eine dauerhafte GH-Suppression. Zwei dieser Patienten

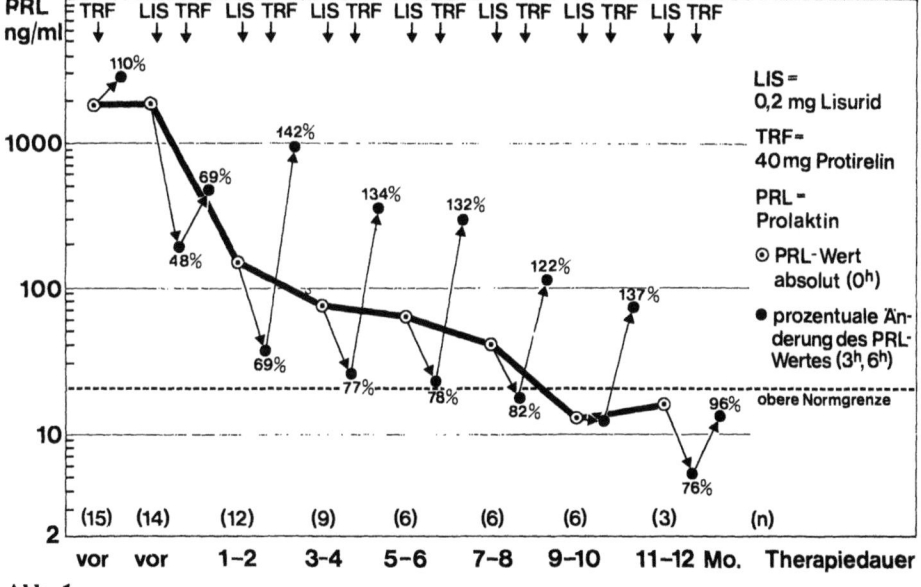

Abb. 1

---
1 Hormonlabor (PD Dr. Krieg) des Zentrallabors (Prof. Dr. Voigt) der II. Medizinischen Universitätsklinik, Hamburg-Eppendorf
2 Mit Unterstützung der Deutschen Forschungsgemeinschaft

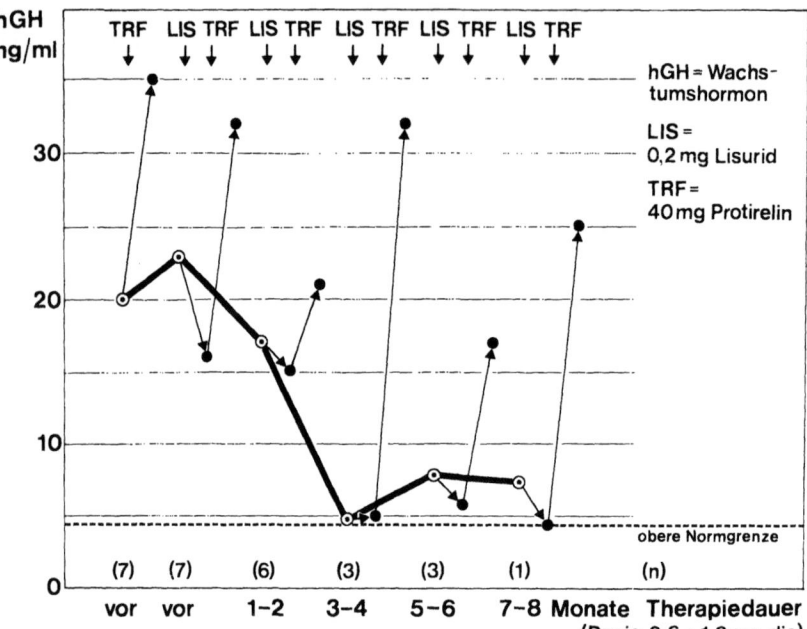

Abb. 2

hatten auf die einmalige LHM-Gabe mit einer GH-Senkung von über 50%, der dritte Patient mit einer auf 62% des Ausgangswertes reagiert.

Ein Patient mit im LHM-Akutversuch gut supprimierbarem GH hat also auf die Dauertherapie nicht angesprochen.

Ein Patient bot nach 6monatiger Behandlungsdauer wieder leicht ansteigende GH-Werte.

Während der Dauertherapie erzeugt die akute LHM-Gabe keine nennenswerte GH-Suppression. Die TRF-Gabe führt während der LHM-Therapie zu einer – teilweise sehr starken – GH-Stimulierung.

3.1.3. Die AVP-Exkretion fiel unter der LHM-Therapie nach etwa 2 Monaten auf ein Drittel der Ausgangswerte ab und erreichte nach 6monatiger Behandlungsdauer wieder die normale Exkretionsrate.

3.2. Zwei Patienten brachen die Therapie – trotz einschleichender Dosierung – wegen starker Nebenwirkungen (Übelkeit) ab.

3.3. Die üblichen internistisch-endokrinologischen Laborparameter blieben durch die LHM-Therapie unbeeinflußt.

4.1.1. LHM ist eine sehr potente und mit geringer Nebenwirkungsrate behaftete Substanz zur Behandlung von Patienten mit Prolaktinom, bei denen keine absolute Operationsindikation vorliegt oder Kontraindikationen eine operative Therapie nicht zulassen, sowie von Patienten mit postoperativ nicht normalisierten Hormonspiegeln.

Die hier festgestellte Erfolgsquote entspricht der von Verde et al. bei 17 Patienten erreichten. Bei allen von uns behandelten Patienten ist jedoch eine Normalisierung der PRL-Spiegel erreicht worden.

4.1.2. Bei unseren Patienten mit Akromegalie erzielten wir mit der LHM-Therapie eine Erfolgsquote von 43%, was ebenfalls mit Voruntersuchungen übereinstimmt (Liuzzi et al. 1977; Verde et al. 1979).

Ein Therapieversuch ist daher unter den o. g. Bedingungen auch bei Patienten mit Akromegalie gerechtfertigt und sollte auch vor einer Strahlentherapie durchgeführt werden.

4.1.3. Das Verhalten der AVP-Exkretion zeigt den Einfluß der dopaminergen Substanz auf die Hypothalamus-Hypophysenachse. Diese Wirkung ist nur von kurzzeitiger Dauer. Regelmechanismen dieser Veränderungen sind noch nicht bekannt.

4.2.1. Erhöhte PRL-Spiegel sind vor LHM-Therapie durch TRF schlecht stimulierbar. Das Stimulationsverhalten erlaubt aber keine Aussage über den zu erwartenden Therapieeffekt. Bei allen Patienten tritt unter akuter und chronischer LHM-Gabe eine PRL-Suppression ein, die TRF-Gabe bewirkt sodann aber im Gegensatz zu Verde et al. eine ebenso deutliche PRL-Stimulation.

4.2.2. Das Verhalten des GH-Spiegels nach einmaliger LHM-Applikation erlaubt keine Prognose zum Therapieerfolg, insofern konnten wir auch diese Ergebnisse von Verde et al. nicht bestätigen. Die TRF-Wirkung auf den GH-Spiegel war sowohl vor als auch unter LHM-Therapie uneinheitlich und daher diagnostisch oder prognostisch bei unseren Patienten nicht verwertbar.

4.3. Bei zwei Patienten mit Prolaktinom ließ sich computertomografisch eine Tumorverkleinerung nachweisen[1]. Diese Befunde bestätigen die Mitteilung von Chiodini et al.

Literatur

Chiodini PG, Liuzzi A, Verde G (1978) Size reduction of a prolactin secreting adenoma during a long-term treatment with a dopamine agonist, lisuride. Intern. Symp. on Bituitary Microadenomas (Milan), Abstr 64 – Delitala G, Stubbs WA, Yeo T, Jones A, Besser GM (1979) Inhibition of prolactin secretion by lisuride hydrogen maleate in vitro. Acta Endocrinol [Suppl] (Kbh) 225: 397 – Delitala G, Wass JAH, Stubbs WA, Jones A, Williams S, Besser GM (1979) The effect of lisuride hydrogen maleate on anterior pituitary hormone secretion in man. Clin Endocrinol 11: 1–9 – Horowski R, Wendt H, Gräf KJ (1978) Prolactin-lowering effect of low doses of lisuride in man. Acta Endocrinol (Kbh) 87: 234–240 – Liuzzi A, Chiodini PG, Oppizzi G, Botalla L, Verde G, De Stefano L, Silvestrini F, Gräf KJ, Horowski R (1977) Lisuride hydrogen maleate: evidence for a long-lasting dopaminergic activity in man. Acta Endocrinol [Suppl] (Kbh) 212: 80 – MacLeod RM (1977) Influence of dopamine, serotonin and their antagonists on prolactin secretion. Prog Reprod Biol 2: 54–68 – Verde G, Liuzzi A, Chiodini PG, Cozzi R, Botalla L, Rainer E, Horowski R (1979) Lisuride in acromegaly and pathological hyperprolactinemia. Acta Endocrinol [Suppl] (Kbh) 225: 395

Jungmann, E., Magnet, W., Schöffling, K. (Abt. für Endokrinologie des Zentrums der Inneren Medizin des Klinikums der Univ. Frankfurt):
Über das Verhalten von Renin und Aldosteron bei Patienten mit adrenaler Insuffizienz

1964 wurde erstmals bei Patienten mit einer primären adrenalen Insuffizienz die Plasmareninkonzentration bestimmt [1]. Dabei fiel auf, daß ohne Substitution normale oder erhöhte Reninkonzentrationswerte gefunden wurden. Bei Patienten mit einer sekundären adrenalen Insuffizienz nach Hypophysentumor oder idiopathischer Hypophysenerkrankung wird eine normale basale Aldosteronexkretion und eine verminderte Aldosteronantwort auf Kochsalzentzug oder ACTH-Stimulation beschrieben [5, 11].

---

1 Neuroradiologische Abteilung (Prof. Dr. Tänzer) der Neurologischen Universitätsklinik, Hamburg-Eppendorf

Als die klassischen klinischen Kontrollparameter der Substitutionsbehandlung bei Patienten mit einer chronischen adrenalen Insuffizienz gelten Blutdruck, Pulsfrequenz, Körpergewicht und subjektive Parameter wie Wohlbefinden und Leistungsfähigkeit [4].

Mehrere Arbeitsgruppen [3, 6, 8, 10] haben in den letzten Jahren vorgeschlagen, zusätzlich zu den üblichen klinischen Untersuchungen die Bestimmung der Plasmareninaktivität als einen weiteren objektiven Kontrollparameter der Steroidsubstitution zu verwenden.

Wir bestimmten daher bei 77 Patienten mit einer primären oder sekundären adrenalen Insuffizienz neben der routinemäßigen klinischen Kontrolluntersuchung unter Ruhebedingungen radioimmunologisch die Plasmareninaktivität (Schwarz-Mann, Heidelberg) und die Aldosteronkonzentration im Serum (Diagnostic Products Corporation, Los Angeles).

Bei acht Patienten mit einer noch unbehandelten sekundären adrenalen Insuffizienz wurde während des ACTH-Kurztestes (Synacthen 0,25 mg i.v.) Aldosteron und Cortisol radioimmunologisch [9] gemessen. Außerdem untersuchten wir bei acht gesunden Freiwilligen unter Orthostasebedingungen (z. B. Umhergehen) das Verhalten von Plasmareninaktivität und Aldosteron nach Gabe von ACTH, Dexamethason (2 mg, eingenommen um 23.00 Uhr am Vorabend des Versuchstages) und kurzfristiger Vorbehandlung mit Fludrocortison (Astonin H, 0,3 mg/d × 2, 0,2 mg bei Versuchsbeginn). Die akute ACTH-Gabe verstärkt bei Normalpersonen die Aldosteronantwort auf Orthostase bis auf das doppelte des Kontrollwertes, ohne das Verhalten der Plasmareninaktivität (PRA) zu beeinflussen. Umgekehrt ist nach Blockade der ACTH-Freisetzung durch Dexamethason die Aldosteronantwort auf Orthostase um etwa die Hälfte gemindert. Offenbar reflektorisch steigt die PRA unter Orthostase nach Dexamethason stärker an als in der Kontrolle. Damit ist im Gegensatz zu früheren Vermutungen im Akutversuch eine Steuerung der Aldosteronsekretion durch ACTH nachweisbar [7].

Nach Kurzzeitbehandlung mit Fludrocortison ist die Antwort von PRA und Aldosteron auf den Orthostasereiz völlig blockiert. Auf die Cortisolsekretion hat das Mineralocorticoid Fludrocortison in der hier verwendeten, eher hohen Dosierung keinen Einfluß.

Bei den Patienten mit einer sekundären adrenalen Insuffizienz und guter Substitution werden mit und ohne Fludrocortisontherapie normale PRA-Werte gemessen. Ohne Fludrocortison liegt das Aldosteron im Mittel etwas höher als mit Mineralocorticoidsubstitution. Bei Patienten mit einer drohenden Nebennierenrindeninsuffizienz werden sowohl für PRA als auch Aldosteron erhöhte Werte gefunden. Damit scheint bei dieser Patientengruppe das Aldosteron durchaus stimulierbar zu sein.

Diese Vermutung wird bestätigt durch die normale oder sogar überschießende Aldosteronantwort bei Patienten mit sekundärer adrenaler Insuffizienz im ACTH-Kurztest. Der gleichzeitige Cortisolanstieg fällt wie erwartet subnormal aus (Abb. 1). Das hier beobachtete Normalverhalten für Aldosteron im ACTH-Kurztest steht im Gegensatz zu Berichten über eine verminderte Zunahme der Aldosteronexkretion nach ACTH-Infusion über mehrere Stunden [5, 11].

Der Unterschied ist mit einiger Sicherheit durch die völlig anderen Untersuchungsbedingungen zu erklären, da die vorliegenden Ergebnisse durch die Beobachtungen einer anderen Arbeitsgruppe voll bestätigt werden [2]. Die gleichzeitige Bestimmung von Aldosteron und Cortisol im ACTH-Kurztest kann

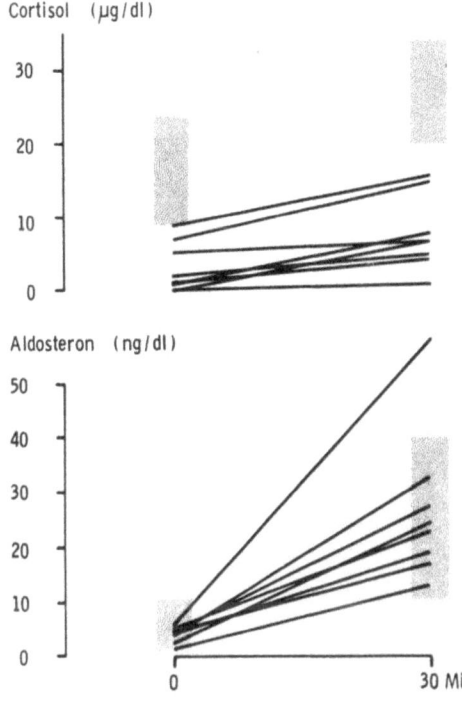

Abb. 1. Cortisol und Aldosteron bei acht Patienten mit sekundärer Nebennierenrindeninsuffizienz im ACTH-Kurztest (0,25 mg Tetracosactid i.v.)

eine diagnostische Unterscheidungshilfe bei Verdacht auf eine adrenale Insuffizienz sein: Bei vermindertem oder fehlendem Cortisolanstieg spricht eine normale Aldosteronantwort für eine sekundäre, ein ebenfalls verminderter Aldosteronanstieg für eine primäre Störung der Nebennierenrindenfunktion [2].

Patienten mit M. Addison zeigen in der drohenden Krise extrem erhöhte PRA-Werte. Unter klinisch guter Substitution nur mit einem Glucocorticoid liegt die PRA immer noch im deutlich erhöhten Bereich. Mit steigender Fludrocortisondosis fallen die PRA-Werte im Mittel ab, liegen aber immer noch nicht alle im Normbereich (Abb. 2).

Diese Beobachtung steht in scheinbarem Widerspruch zu den Berichten anderer Arbeitsgruppen [3, 6, 8, 10]. Tatsächlich zeigt jedoch die kritische Analyse der Einzelwerte der vorliegenden Untersuchungen anderer Gruppen, daß eine völlige Normalisierung der PRA-Werte durch Fludrocortison erst in hohen Dosierungen erreicht werden konnte und mit erniedrigten Kaliumkonzentrationen im Serum verbunden war, das Fludrocortison nach klinischen Kriterien also eindeutig überdosiert war [6, 8, 10]. Es zeigt sich, daß die Messung des Serumkaliumwertes möglicherweise besser geeignet ist zur Kontrolle der Mineralocorticoidsubstitution als die Bestimmung der PRA in Ruhe [10].

Nach den üblichen klinischen Parametern, eingeschlossen der Kaliumkonzentration im Serum, waren die Patienten der vorliegenden Untersuchungsreihe gut substituiert: Die Blutdruckwerte und das Serumkalium liegen im Normbereich. Die Mineralocorticoidsubstitution hat auf den täglichen Cortisonbedarf der Patienten keinen Einfluß.

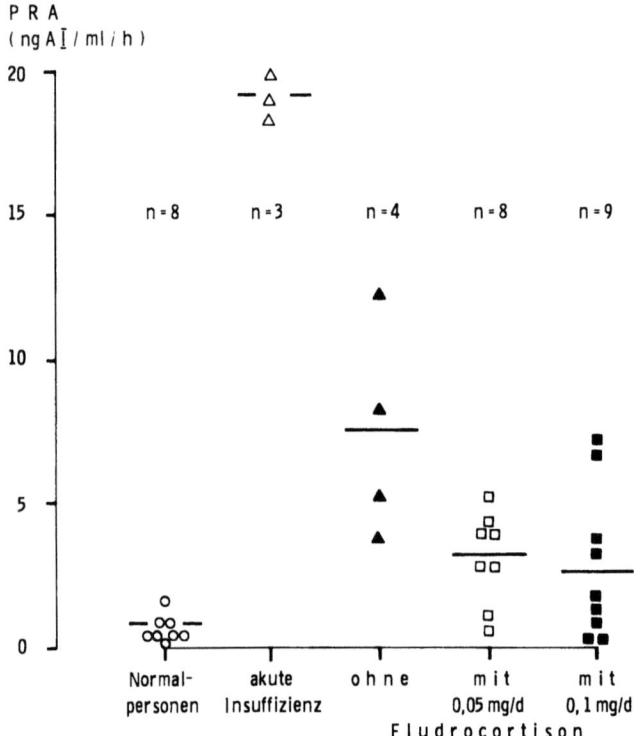

Abb. 2. Plasmareninaktivität bei Patienten mit M. Addison mit und ohne Fludorcortisonbehandlung

Zusammenfassend ergibt sich aus der vorliegenden Untersuchung:
1. Bei Patienten mit einer adrenalen Insuffizienz scheint die Bestimmung der PRA in Ruhe keine zusätzliche Information für die Substitutionstherapie mit Mineralocorticoiden zu liefern. Weitere Untersuchungen werden zeigen müssen, inwieweit die Berücksichtigung der Freisetzungsdynamik des Renins im Liegen und unter Orthostase die Aussagemöglichkeiten verbessern kann.
2. Extrem erhöhte Werte der PRA weisen auf eine drohende Krisensituation hin.
3. Die gleichzeitige Messung von Cortisol und Aldosteron im ACTH-Kurztest kann die Differenzierung zwischen primärer und sekundärer adrenaler Insuffizienz wesentlich erleichtern.

Literatur

1. Brown JJ, Davies DL, Lever AF, Robertson JIS (1964) Variations in plasma renin concentration in several physiological and pathological states. Can Med Assoc J 90: 201–206 – 2. Dluhy RG, Himathongkam T, Greenfield M (1974) Rapid ACTH test with plasma aldosterone levels. Ann Intern Med 80: 693–696 – 3. Espiner EA, Donald RA, Miles K (1978) Clinical use of plasma renin assays. NZ Med J 87: 82–86 – 4. Goischke HK (1977) Zur Klinik und Therapie der chronischen und akuten Nebennierenrindeninsuffizienz. Ther Ggw 116: 1447–1462 – 5. Lieberman AH, Luetscher JA (1960) Some effects of abnormalities of pituitary, adrenal or thyroid function on excretion of aldosterone and the response to corticotropin or sodium deprivation. J Clin Endocrinol Metab 20: 1004–1016 – 6. Linquette M, Lefebvre J, Fossati P, Fourlinnie JC, Cappoen JP, Lecieux P (1975) L'activité rénine

plasmatique dans la surveillance du traitement de la maladie d' Addison. Ann Endocrinol Paris 36: 103–104 – 7. Müller J (1972) Gibt es ein Renin-Angiotensin-Aldosteron-System? Schweiz Med Wochenschr 102: 1105–1112 – 8. Oelkers W, L'age M (1976) Control of mineralocorticoid substitution in Addison's disease by plasma renin measurement. Klin Wochenschr 54: 607–612 – 9. Ruder HP, Guy RL, Lipsett MB (1972) A radioimmunoassay for cortisol in plasma and urine. J Clin Endocrinol Metab 35: 219–224 – 10. Thompson DG, Stuart Mason A, Goodwin FJ (1979) Mineralocorticoid replacement in Addison' disease. Clin Endocrinol 10: 499–506 – 11. Williams GH, Rose LI, Dluhy RG, Dingman JF, Lauler DP (1971) Aldosterone response to sodium restriction and ACTH stimulation in panhypopituitarism. J Clin Endocrinol Metab 32: 27–35

Grün, R., Hopf, U., Fiek, T., Meyer zum Büschenfelde, K.H. (Abt. für Innere Medizin und Poliklinik, Univ-Klinikum Charlottenburg, FU Berlin):
Zirkulierende Antikörper gegen Membranantigene isolierter Schweinethyreozyten bei Patienten mit Morbus Basedow

Einleitung

Für den Morbus Basedow und die Hashimoto-Thyreoiditis ist eine bestimmte Konstellation von Autoantikörpern gegen Schilddrüsenantigene typisch, die diagnostische Bedeutung erlangt haben (Doniach 1975). Es handelt sich dabei um Antikörper gegen Thyreoglobulin (TAK) und gegen mikrosomales Schilddrüsenantigen (MAK). Als Zielantigene der Plasmamembran von Thyreozyten sind bisher außer Thyreoglobulin, das der Zelloberfläche assoziiert sein kann, Strukturen der TSH-Rezeptoren bekannt (Kendall-Taylor 1975; Schleusener 1976). Weitere thyreozelluläre Membranantigene sind nicht charakterisiert. Die vorliegende Studie befaßt sich mit dem Nachweis von speziesunspezifischen Autoantikörpern gegen die Plasmamembran von isolierten Thyreozyten bei Patienten mit verschiedenen Schilddrüsenerkrankungen.

Patienten und Methoden

Es wurden Patienten mit Hyperthyreosen (Morbus Basedow, $n = 37$; disseminierte Autonomien, $n = 3$), Hashimoto-Thyreoiditis ($n = 8$) und euthyreoter Struma ($n = 10$) untersucht. Die Kontrolle dienten Seren von zehn gesunden Probanden. Die Patienten mit Hyperthyreose standen unter einer thyreostatischen Therapie mit Carbimazol. Patienten mit Hashimoto-Thyreoiditis wurden mit L-Thyroxin in einer Dosis zwischen 100 und 150 µg/die behandelt. Thyreozyten wurden aus frischen Schweineschilddrüsen isoliert. Das Gewebe wurde fein zerschnitten und 60 min bei 37° C im Schüttelbad in Hanks-Lösung mit Kollagenase (50 mg/100 ml) inkubiert. Danach wurde die Suspension filtriert und dreimal mit Hanks-Lösung gewaschen (Zentrifugation bei 190 g, 5 min). 100 µl Thyreozytensediment wurden mit 100 µl Patientenserum 30 min bei 37° C inkubiert, dreimal gewaschen und danach mit 100 µl Fluorescein-Isothiozyanat (FITC)-konjugiertem Kaninchenantiserum gegen humanes IgG (Behringwerke, Marburg; F/P-Rate 2,5, Proteinkonzentration 8 mg/ml), 30 min bei 37° C reinkubiert. Nach dreimaligem Waschen wurden Fließpräparate hergestellt und im Fluoreszenzmikroskop ausgewertet. Die Bestimmung von TAK und MAK im Patientenserum erfolgte nach der Boyden-Technik (Mast-Diagnostika, Hamburg).

Ergebnisse

Die Ergebnisse sind in der Tabelle 1 zusammengefaßt. Patienten mit Morbus Basedow zeigten in 78% eine Bindung von IgG an die Plasmamembran von

Tabelle 1. Nachweis der in vitro-Bindung von Patientenserum-IgG an die Plasmamembran von isolierten Schweinethyreozyten mittels indirekter Immunfluoreszenztechnik im Vergleich mit Antikörpern gegen mikrosomales Schilddrüsenantigen (MAK) und gegen Thyreoglobulin (TAK)

Patienten	Fluoreszenz positiv	MAK positiv	TAK positiv
Hyperthyreosen (M. Basedow und diffuse Autonomien) ($n = 40$)	31	28	12
Hashimoto-Thyreoiditis ($n = 8$)	1	7	6
Euthyreote Strumen ($n = 10$)	2	1	1
Gesunde Probanden ($n = 10$)	0	0	0

Schweinethyreozyten. Das Fluoreszenzmuster war teils linear, teils granulär (Abb. 1). Die drei Patienten mit disseminierten Autonomien sowie die zehn gesunden Probanden zeigten dieses Phänomen nicht. Von den 37 Patienten mit Morbus Basedow wiesen 31 Patienten eine Membranfluoreszenz an Schweinethyreozyten auf, TAK fand sich jedoch nur bei 19 Patienten dieser Gruppe. Von den acht Patienten mit Hashimoto-Thyreoiditis zeigte ein Patient eine granuläre Membranfluoreszenz, sieben Patienten dieser Gruppe wiesen TAK in Titern zwischen 1:6400 bis 1:409600 auf.

Diskussion

Die Befunde zeigen, daß Patienten mit Morbus Basedow in einem hohen Prozentsatz zirkulierende Autoantikörper gegen speziesunspezifische Antigene der thyreozellulären Plasmamembran aufweisen. Die fehlende Korrelation zwischen diesen Autoantikörpern und TAK spricht gegen eine Identität. Ob eine Verwandtschaft der mit Schweineerythrozyten reagierenden Antikörper und gegen TSH-Rezeptoren gerichteten Antikörper besteht, läßt sich mit bisherigen Untersuchungen nicht beantworten. Antikörper, die mit TSH-Rezeptoren reagieren, werden in Abhängigkeit von Testsystemen bei Patienten mit Morbus Basedow in über 90% der Fälle nachgewiesen (Mukhtar et al. 1975; Schleusener 1976). Da gegen TSH-Rezeptoren gerichtete Antikörper sowohl mit speziesspezifischen als

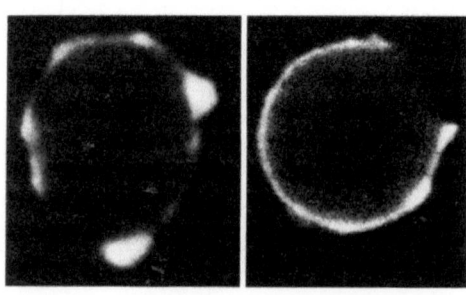

Abb. 1. Isolierte Schweinethyreozyten mit in vitro fixiertem Patienten-IgG an der Zelloberfläche (indirekte Immunfluoreszenztechnik, Vergr. × 500). *Links:* Überwiegend granuläre, *rechts:* überwiegend lineare Fluoreszenz

auch mit speziesunspezifischen Eigenschaften vorkommen, wäre prinzipiell eine Identität mit den in unserem Testsystem nachgewiesenen Antikörpern möglich. Außerdem bedarf es einer Überprüfung, inwiefern eine Beziehung zwischen dem in unserem Testsystem involvierten Zielantigen und dem 1970 von Fagraeus und Jonsson beschriebenen Oberflächenantigen von kultivierten humanen Thyreozyten gegeben ist.

Literatur

Doniach D (1976) Humoral and genetic aspects of thyroid autoimmunity. Clin Endocrinol Metabol 4: 267–285 – Fagraeus A, Jonsson J (1970) Distribution of organ antigens over the surface of thyroid cells as examined by the immunofluorescence test. Immunnology 18: 413–416 – Kendall-Taylor P (1975) LATS and human-specific thyroid stimulator; their relation to Graves' disease. Clin Endocrinol Metabol 4: 319–339 – Mukhtar ED, Smith BR, Pyle GA, Hall R, Vice P (1975) Relation of thyroid stimulating immunoglobulins to thyroid function. Lancet 1: 713 – Schleusener H (1976) Thyroid stimulating immunoglobulins in Graves' disease. In: Klein E, Reinwein D (eds) Regulation of thyroid function. Schattauer, Stuttgart, p 159

Teuber, J., Helmke, K., Mäser, E., Grebe, S. F., Federlin, K. (Med. Poliklinik Gießen):
Klinische Bedeutung und Nachweismethoden von Autoantikörpern gegen Schilddrüsenhormone

Problemstellung

Autoantikörper gegenüber Schilddrüsenhormonen wurden in der Literatur zum ersten Male von Robbins bei einem Patienten mit papillärem Schilddrüsenkarzinom nachgewiesen [6]. Später berichtete Premachandra über das Auftreten von einem thyroxinbindendem Gammaglobulin bei sechs von 15 Patienten mit einer Hashimoto-Thyreoiditis [5]. Seither wurden von verschiedenen Gruppen endogene Schilddrüsenhormonantikörper (AK) als Ursache atypischer Schilddrüsenhormonkonstellationen identifiziert [1, 2]. Ihr Vorkommen jedoch ist relativ selten. In einer größeren Screening-Untersuchung wurden bei 2400 Patienten mit verschiedenen Schilddrüsenerkrankungen in insgesamt fünf Fällen AK gegenüber T_3 gefunden [3]. Über ihre klinische Bedeutung ist bislang nur wenig bekannt. Ziel der vorliegenden Arbeit war es deshalb, die Relevanz von Schilddrüsenhormon-AK für den Patienten sowie die Wertigkeit unterschiedlicher Nachweisverfahren zu untersuchen.

Material

Die Seren von 94 selektionierten Patienten wurden auf das Vorliegen von Schilddrüsenhormon-AK geprüft. Als Auswahlkriterien dienten eine übere den physiologischen Bedarf von 150–200 µg erforderliche Hormonsubstitution (n) = 20), ein dissoziierter Regelkreis (n = 22) und erhöhte periphere Hormone verbunden mit klinischer Hypothyreose bzw. umgekehrt (n = 52). Das Vergleichskollektiv rekrutierte sich aus 150 Probanden ohne Hinweis auf Schilddrüsenerkrankungen.

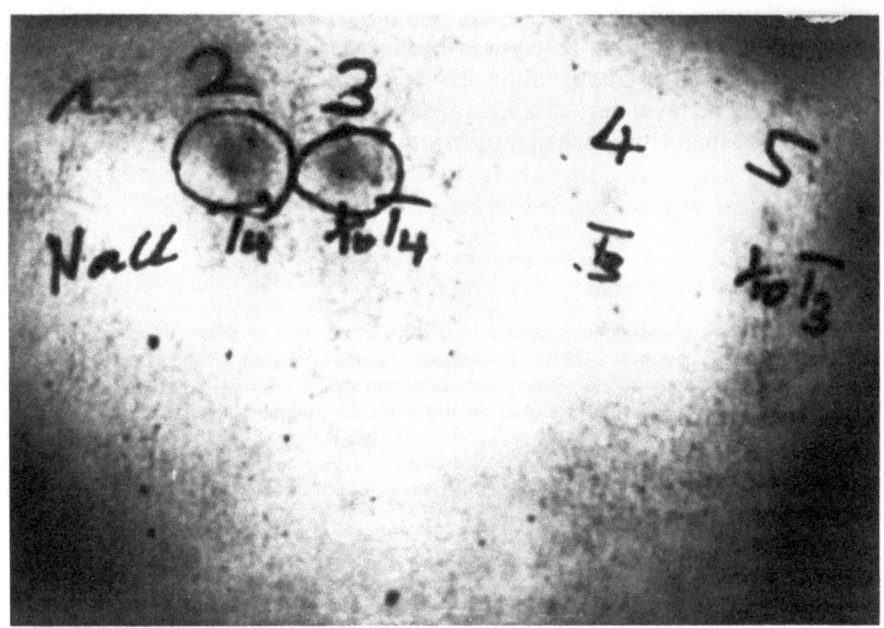

Abb. 1. Positive Hautreaktion gegenüber Thyroxin

Methoden

Es wurden ein in vivo- und ein in vitro-Verfahren entwickelt. Die in vivo-Diagnostik beruht auf der Beobachtung, daß es bei einigen Patienten mit Schilddrüsenhormon-AK nach intracutaner Applikation von T_3 und T_4 zu positiven Hautreaktionen im Sinne einer Arthusreaktion 6–8 Std später kommt. Als positiv wurde ein Erythem mit einem Durchmesser von mindestens 1 cm gewertet. Die jeweilige Testdosis betrug für T_3 0,2 µg bzw. 2,0 µg, für T_4 1,0 µg bzw. 10,0 µg (Abb. 1).

Der in vitro-Nachweis erfolgte durch die Bestimmung der Hormonbindung an die Gammaglobulinfraktion mittels RIA. Die Aktivitätsmessung des Präzipitats nach Inkubation der Seren mit T_3- und T_4-Tracer stellt ein direktes Maß der Hormon-AK-Bindung dar. Als Fällungsmedien wurden $(NH_4)_2SO_4$, PEG und Antihuman-Ig verwandt.

Ergebnisse

Mit der Intracutandiagnostik konnten von den 94 bisher untersuchten Patienten in insgesamt zwölf Fällen Hormon-AK nachgewiesen werden. Gegenüber T_3 fielen die Reaktionen 8mal und gegenüber T_4 4mal positiv aus. Bei zwei Patienten hatte die AK-Bestimmung eine cutane Sensibilisierung sowohl gegenüber Thyroxin als auch Trijodthyronin ergeben (Tabelle 1). Im Vergleich dazu wurden mit der RIA-Technik AK gegenüber Schilddrüsenhormonen bei 20 Patienten gefunden. T_3-AK kamen

Tabelle 1. Ergebnisse der T_3- und T_4-AK-Bestimmungen ($n = 20$)

Methode	T_3 – AK	T_4 – Ak	T_3 – AK + T_4 – AK
Cutantest	8	4	2
RIA	14	6	–

Tabelle 2. Erkrankungen der Patienten mit positiven Hormon-AK-Befunden

A. Patienten mit vorausgegangener oder florider Thyreoiditis	($n = 12$)
Parameter: Klinik Unspezifische Entzündungszeichen Schilddrüsen-Antikörper Szintigramm	
B. Patienten mit Struma ohne Thyreoiditishinweise	($n = 8$)

14mal und T_4-AK 6mal vor. Kreuzreaktionen, d. h. AK gegenüber beiden Hormonen bei einem Individuum wurden mit dieser Methode in keinem Falle entdeckt. Diese Ergebnisse, die durch Präzipitation mit Anti-Ig gewonnen wurden, unterschieden sich deutlich von den Werten, die unter der Verwendung der anderen Fällungsmedien zustandekamen (Tabelle 1).

Zwölf der 20 Patienten waren entweder an einer akuten oder abgelaufenen Thyreoiditis, die klinisch, laborchemisch, szintigraphisch oder teilweise histologisch gesichert werden konnte, erkrankt. Die übrigen kamen wegen einer asymptomatischen Struma bzw. hypo- oder hyperthyreoter Symptomatik zur Untersuchung (Tabelle 2).

Nach klinischen Kriterien waren zum Zeitpunkt des AK-Nachweises sieben Patienten hypothyreot, sieben euthyreot und sechs hyperthyreot. In Abhängigkeit von der Bestimmungsmethode – solid phase- oder Doppel-AK-Trennung – lagen erhöhte oder erniedrigte periphere Schilddrüsenhormonspiegel vor. Bei zehn Patienten war die TSH-Aktivität vermehrt, die jedoch in keiner Weise mit dem klinischen Bild korrelierte.

Diskussion

Seit der Beobachtung von Robbins im Jahre 1956 [6] wird in der Literatur immer wieder vornehmlich in Form von Einzelmitteilungen über das Auftreten von Schilddrüsenhormon-AK berichtet. Die angewandten unterschiedlichen Nachweistechniken erschweren eine nähere Charakterisierung dieser Hormonbindungsproteine und lassen wegen der oftmals fehlenden Spezifität der Methoden einen Vergleich der Ergebnisse untereinander nicht zu. Ebenso fehlen bislang systematische Untersuchungen über ihre klinische Bedeutung.

Als Screening-Test hat sich im Verdachtsfalle die Intracutandiagnostik als brauchbar herausgestellt. Diese Methode imponiert durch die relativ gute Sensitivität und einfache Durchführbarkeit. Das Phänomen der Typ III-Reaktion ist als diagnostisches Verfahren im Rahmen der Insulinresistenz bereits etabliert. Zur Entdeckung von Schilddrüsenhormon-AK kam diese Untersuchung zum ersten Male von uns zur Anwendung.

Die RIA-Methode war den Cutantesten hinsichtlich der Spezifität und Sensitivität überlegen. Die unterschiedlichen Ergebnisse der AK-Fällung mit $(NH_4)_2SO_4$ und PEG zur Anti-Ig-Präzipitation weisen auf eine nicht selektive Ig-Fällung dieser Substanzen hin. Durch immunelektrophoretische Auftrennung der einzelnen Eiweißfraktionen nach der Fällung im Überstand läßt sich anhand der fehlenden Proteine das Ausmaß der unspezifischen Präzipitation leicht demon-

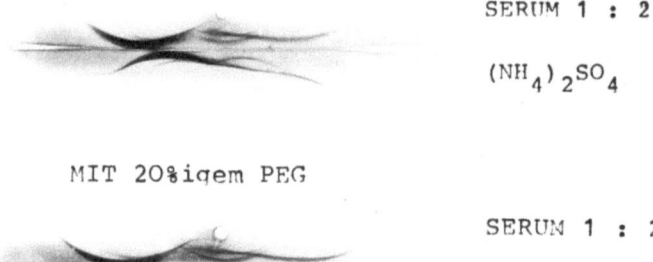

Abb. 2. Nachweis unspezifischer Proteinfällung durch (NH₄)₂SO₄ und PEG

strieren (Abb. 2). Als potentielle Bindungsproteine für Schilddrüsenhormone stellen sie die Ursache einer methodischen Fehlbestimmung dar.

Klinisch zeigen Patienten mit Schilddrüsenhormon-AK kein einheitliches Bild. Häufige Verdachtsmomente sind diskrepantes Verhalten der peripheren Hormonlage und klinische Erscheinung bzw. eine Regelkreisdissoziation. Üblicherweise finden sich Hormon-AK passager über wenige Monate, in Ausnahmefällen bis zu 2 Jahren. Therapeutisch sprechen diese Patienten auf eine erhöhte Hormonsubstitution, die sich ausschließlich nach klinischen Kriterien zu orientieren hat, an. In vier Fällen jedoch konnte selbst mit einer Hormondosis von 500 γ L-Thyroxin keine ausgeglichene Bilanz erreicht werden. Offensichtlich wurde durch diese Behandlung ein AK-Boosterungseffekt erzielt, der zu einem derart hohen Hormonbedarf geführt hat. Diese Patienten kamen bereits auf niedrige Cortisondosen in eine euthyreote Stoffwechsellage bei gleichzeitiger Reduktion der Schilddrüsenhormonsubstitution.

Literatur

1. Clayton Hopkins JA, Schussler GC, Lassman MN (1978) Clin Chem 24: 992 − 2. Ginsberg J, Sergal B, Ehrlich R, Walfish PG (1976) Clin Res 24: 625A − 3. Hehrmann R, Höffken B, v z Mühlen A, Creutzig H, Thiele J, Hesch RN (1976) Horm Metab Res 9: 326 − 4. Ikekubo K, Konishi J, Nakajama K, Endo K, Mori T, Torizuka K (1978) Endocrinol Jpn 25: 275 − 5. Premachandra BN, Blümenthal HT (1967) J Clin Endocrinol Metab 27: 931 − 6. Robbins J, Rall EJ, Rawson RW (1960) Physiol Res 10: 445

Schernthaner, G. (II. Med. Univ.-Klinik, Wien), Schleusener, H., Kotulla, P. (Univ.-Klinikum Steglitz, Berlin), Ludwig, H. (II. Med. Univ.-Klinik, Wien), Wenzel, B. (Univ.-Klinikum Steglitz, Berlin):
Schilddrüsen-„stimulierende" Autoantikörper bei Patienten mit Typ I-Diabetes mellitus

HLA-assoziierte autoimmune Endokrinopathien, wie Hashimoto-Thyreoiditis [1], Autoimmunadrenalitis und Morbus Basedow [2, 3] werden bei insulinpflichtigen

Diabetikern und deren erstgradigen Blutsverwandten im Vergleich zu Kontrollpersonen in erhöhter Frequenz beobachtet. Der insulinpflichtige Diabetes mellitus – Typ I-Diabetes mellitus – stellt eine HLA-assoziierte Erkrankung dar [4, 5] in deren Pathogenese Autoimmunmechanismen [6] und virale Infektionen [7] diskutiert werden. Der Nachweis einer erhöhten Inzidenz von organspezifischen Autoantikörpern, von mikrosomalen Schilddrüsenantikörpern, Nebennierenrindenantikörpern und Thyreoglobulinantikörpern, war einer der ersten Hinweise für die mögliche Beteiligung von autoimmunologischen Mechanismen in der Pathogenese des Typ I-Diabetes mellitus.

In der Krankheitsentstehung des Morbus Basedow wird in den letzten Jahren dem Vorkommen von bestimmten Autoantikörpern, die mit dem TSH-Rezeptor in Interaktion treten, den sogenannten Schilddrüsen-„stimulierenden" Immunglobulinen (Thyroid-stimulating immunoglobulins; TSH-displacing activity = TDA), eine große Bedeutung zugemessen. Da bei insulinpflichtigen Diabetikern, welche für die Entwicklung eines Morbus Basedow ein erhöhtes Risiko aufweisen, bisher keine Untersuchungen hinsichtlich der Inzidenz von TDA vorliegen, war es von Interesse diese Autoantikörper bei 60 Patienten mit Typ I-Diabetes im Vergleich zu 40 Kontrollpersonen zu untersuchen. Zusätzlich sollte eine eventuelle Korrelation zwischen dem Vorkommen dieser Autoantikörper und endokrinologischen bzw. immunologischen Befunden näher analysiert werden.

Patienten und Methoden

Untersucht wurden 60 Patienten mit insulinpflichtigem Diabetes vom juvenilen Typ (Typ I-Diabetes) und 40 Kontrollpersonen. Alle Patienten wiesen zum Zeitpunkt der Untersuchung klinisch und biochemisch (normale Werte für T4 und TSH) eine euthyreote Stoffwechsellage auf. Das mittlere Alter der Diabetespatienten lag bei 23,4 Jahren, die mittlere Krankheitsdauer bei 7,5 Jahren. Die TSH-Freisetzung wurde nach TRH-Applikation (200 µg i.v.) bei 41 der 60 Patienten und bei 25 der 40 Kontrollpersonen ermittelt. Die Inzidenz von TDA wurde mittels des Radioligandenrezeptorassays nach der Methode von Schleusener et al. [8] bestimmt. Organspezifische Autoantikörper wurden mittels indirekter Immunfluoreszenztechnik und Haemagglutinationstechnik analysiert. Die Serumkonzentrationen von immunreaktivem Thyroxin (T4), Trijodthyronin (T3), Reversetrijodthyronin (rT3) und Thyrotropin (TSH) wurden mittels kommerziell erhältlicher Radioimmunoassaykits (Serono, Beckman, Behring-Werke) quantifiziert. HLA A, B und C-Antigene wurden mittels des NIH-Mikrolymphozytotoxizitätstestes, HLA DR-Antigene mittels der Doppelfärbefluoreszenztechnik bestimmt. Zirkulierende Immunkomplexe wurden mittels des C1q-Bindungsassays nachgewiesen.

Ergebnisse

TDA konnten bei 13 der 60 Patienten mit Typ I-Diabetes, hingegen bei keinem der Kontrollpersonen nachgewiesen werden ($p < 0,001$). Diabetiker und Kontrollpersonen zeigten keinen signifikanten Unterschied hinsichtlich der Hormonkonzentrationen von T4, rT3 und TSH, während die T3-Konzentrationen bei Patienten signifikant erniedrigt waren (Tabelle 1). Patienten positiv oder negativ für TDA unterschieden sich nicht signifikant hinsichtlich der Hormonkonzentrationen von T4, T3 und rT3. Die TRH-induzierte TSH-Freisetzung war zwischen der Gesamtgruppe der Diabetes-Patienten und den Kontrollpersonen nicht signifikant verschieden (Tabelle 2). Nach der TRH-Applikation antworteten TDA-positive Patienten mit einer deutlich geringeren TSH-Freisetzung als TDA-negative Typ I-Diabetiker (Tabelle 2).

Tabelle 1. Hormonkonzentrationen von Thyroxin (T4), Trijodthyronin (T3), Reverse Trijodthyronin (rT3), und Thyrotropin (TSH) bei Patienten mit Typ I-Diabetes und Kontrollpersonen

	Typ I-Diabetes (n = 60)	Kontrollpersonen (n = 40)	p-Wert
Thyroxin (ng/ml)	75,0 ± 16,5	77,7 ± 11,0	n.s.
Trijodthyronin (ng/ml)	1,10 ± 0,24	1,21 ± 0,16	< 0,01
Reverse Trijodthyronin (ng/ml)	0,21 ± 0,07	0,21 ± 0,07	n.s.
Thyrotropin (µU/ml)	3,4 ± 1,0	3,9 ± 1,2	n.s.

Tabelle 2. TSH-Konzentrationen (µU/ml; MW ± SEM) vor (− 10 min; 0 min) und nach TRH-Applikation (200 µg i.v.) bei Typ I-Diabetes und Kontrollpersonen in Abhängigkeit vom Vorliegen von TDA (TSH-displacing activity)

	− 10 min	0 min	20 min
Kontrollpersonen (n = 25)	4,1 ± 0,2	4,0 ± 0,2	17,3 ± 1,2
Typ I-Diabetes (n = 41)	3,6 ± 0,2	3,4 ± 0,2	15,0 ± 1,2
Typ I-Diabetes TDA positiv (n = 13)	3,3 ± 0,3	3,1 ± 0,3	12,0 ± 2,2
Typ I-Diabetes TDA negativ (n = 28)	3,7 ± 0,3	3,5 ± 0,2	16,5 ± 1,5

	30 min	60 min	Δ max TSH
Kontrollpersonen (n = 25)	15,7 ± 1,5	11,9 ± 1,0	14,7 ± 1,4
Typ I-Diabetes (n = 41)	14,6 ± 1,4	9,9 ± 1,2	13,8 ± 1,5
Typ I-Diabetes TDA positiv (n = 13)	12,3 ± 2,6	7,9 ± 1,6	10,7 ± 2,2
Typ I-Diabetes TDA negativ (n = 28)	15,4 ± 1,8	10,5 ± 1,7	15,2 ± 1,9

Tabelle 3. Inzidenz von Autoantikörpern, zirkulierenden Immunkomplexen und HLA DR3 (B8) bei Patienten mit Typ I-Diabetes positiv oder negativ für TDA (TSH-displacing activity)

	Gesamtgruppe (n = 60)	TDA-positiv (n = 13)	TDA-negativ (n = 47)
Mikrosomale Schilddrüsen-Autoantikörper	n = 11 (18%)	n = 4 (31%)	n = 7 (15%)
Thyreoglobulin-Autoantikörper	n = 9 (15%)	n = 3 (23%)	n = 6 (13%)
Nebennierenrinden-Autoantikörper	n = 2 (3%)	n = 1 (8%)	n = 1 (2%)
Inselzell-Autoantikörper	n = 18 (30%)	n = 6 (46%)	n = 12 (26%)
Partietalzell-Autoantikörper	n = 9 (15%)	n = 3 (23%)	n = 6 (13%)
Zirkulierende Immunkomplexe	n = 24 (40%)	n = 4 (31%)	n = 20 (43%)
HLA DR3	n = 29 (43%)	n = 7 (54%)	n = 22 (47%)
HLA B8	n = 27 (45%)	n = 6 (46%)	n = 21 (45%)

Mikrosomale Schilddrüsenantikörper, Thyreoglobulinantikörper, Nebennierenrindenantikörper und Inselzellantikörper konnten bei TDA-positiven Patienten wesentlich häufiger beobachtet werden als bei TDA-negativen Diabetikern (Tabelle 3). Die Inzidenz der HLA-Antigene DR 3 und B8 sowie die Häufigkeit von zirkulierenden Immunkomplexen war hingegen zwischen TDA-positiven und TDA-negativen Diabetikern nicht signifikant unterschiedlich. Bei einem der TDA-positiven Patienten brach drei Monate nach dem TDA-Nachweis eine schwere Hyperthyreose aus.

Diskussion

Schilddrüsen-„stimulierende" Immunglobuline (TDA) konnten bei einer beträchtlichen Anzahl (22%) der juvenilen Diabetiker beobachtet werden, obwohl zum Zeitpunkt der Untersuchung keiner der Patienten klinische oder biochemische Zeichen einer Hyperthyreose aufwies. Bei einem der 13 TDA-positiven Patienten kam es im weiteren Krankheitsverlauf – wie an anderer Stelle ausführlich berichtet [9] – 3 Monate nach dem TDA-Nachweis zum Ausbruch eines schweren Morbus Basedow und einer endokrinen Ophthalmopathie. Bemerkenswert erscheint, daß eine TDA-Positivität bei Diabetikern mit dem Auftreten anderer organspezifischer Autoantikörper eine Assoziation aufwies. Diese Befunde deuten daraufhin, daß bei TDA-positiven Patienten mit Typ I-Diabetes möglicherweise eine Tendenz zur Entwicklung einer autoimmunen Polyendokrinopathie vorliegt.

Die immunologischen und pathophysiologischen Mechanismen, die für die Produktion und für die biologische Wirkung der schilddrüsenstimulierenden Immunglobuline bei anderen Erkrankungen als der Thyreoidea verantwortlich sind, müssen in weiteren Untersuchungen geklärt werden. Der Nachweis dieser Immunglobuline bei euthyreoten Diabetikern steht in Einklang mit der diskutierten Existenz [8, 10] von Antikörpern, die mit dem TSH-Rezeptor in Interaktion treten, ohne die Schilddrüse zu stimulieren. In weiteren Follow up-Untersuchungen muß mit Hilfe eines funktionellen Assays (Nachweis des „Adenylzyklasestimulators") geklärt werden, ob Schilddrüsen-stimulierende Immunglobuline als Marker für das bei Diabetespatienten erhöhte Risiko an einem Morbus Basedow zu erkranken, dienen können.

Zusammenfassung

Schilddrüsen-„stimulierende" Immunglobuline (TDA), denen in der Pathogenese des Morbus Basedow eine große Bedeutung zugemessen wird, konnten bei 13 von 60 euthyreoten Patienten mit juvenilem Diabetes mellitus nachgewiesen werden. TDA-positive Patienten mit Typ I-Diabetes reagierten nach TRH-Applikation mit einer geringeren TSH-Antwort als TDA-negative Patienten. Autoantikörper, die gegen endokrin aktive Gewebe gerichtet sind, konnten bei TDA-positiven Diabetikern häufiger als bei TDA-negativen beobachtet werden. Der Nachweis von TDA war weder mit dem Vorkommen von bestimmten HLA-DR-Antigenen noch mit zirkulierenden Immunkomplexen korreliert. Der Ausbruch einer schweren Hyperthyreose 3 Monate nach dem TDA-Nachweis bei einem der 13 TDA-positiven Typ I-Diabetiker unterstützt die Annahme einer möglichen pathogenetischen Bedeutung Schilddrüsen-„stimulierender" Immunglobuline in der Krankheitsentstehung des Morbus Basedow.

Literatur

1. Moens H, Farid ND (1978) Hashimoto's thyroiditis is associated with HLA-DRw3. N Engl J Med 299: 133 − 2. Grumet FC, Payne RO, Konishi J, Kriss JP (1927) HL-A antigens as markers for disease susceptibility and autoimmunity in Grave's disease. J Clin Endocrinol Metab 41: 197 − 3. Schernthaner G, Ludwig H, Mayr WR, Höfer R (1977) Genetic heterogeneity in thyrotoxicosis patients with and without endocrine ophthalmopathy. Diabete Metabol 3: 189 − 4. Nerup J, Platz P, Anderson OO, Christy M, Lyngsøe J, Poulsen JE, Ryder LP, Thomsen M, Staub Nielsen K, Svejgaard A (1974) HL-A antigens and diabetes mellitus. Lancet 2: 864 − 5. Schernthaner G, Mayr WR, Pacher M, Ludwig H, Erd W, Eibl M (1975) HL-A8, W15 and T3 in juvenile onset diabetes mellitus. Horm Metab Res 7: 521 − 6. Bottazzo GF, Doniach D, Pouplard A (1976) Humoral autoimmunity in diabetes mellitus. Acta Endocrinol (Kbh) 205: 55 − 7. Yoon JW, Austin M, Onodera T, Notkins AL (1979) Virus-induced diabetes mellitus. Isolation of a virus from the pancreas of a child with diabetic ketoacidosis. N Engl J Med 300: 1173 − 8. Schleusener H, Schernthaner G, Mayr WR, Kotulla P, Bogner U, Wenzel B, Koppenhagen K (1980) Evaluation of HLA-typing (A, B, C, DR) and immunological assessment in predicting the long-term course of Graves' disease. In: Proceedings of the 6th International Thyroid Conference, Sidney 1980. Aust Acad Sci (in press) − 9. Schernthaner G, Schleusener H, Mayr WR, Kotulla P, Ludwig H, Wenzel B (1980) TSH-displacing autoantibodies in type I diabetes mellitus. In: Proceedings of the 6th International Thyroid Conference, Sidney 1980. Aust Acad Sci (in press) − 10. Strakosch CR, Joyner D, Wall JR (1978) Thyroid-stimulating antibodies in patients with autoimmune disorders. J Clin Endocrinol Metab 47: 361

Wahl, R., Bohner, J., Kallee, E. (Med. Univ.-Klinik Tübingen), Anger, K. (Med. Strahleninst., Abt. Nuklearmedizin der Univ. Tübingen), Schwick, H. G. (Behringwerke, Marburg):
Experimentelle Untersuchungen zur Therapie von Thyreotoxikosen mit schilddrüsenhormonbindenden Proteinen

Die pathophysiologische Ursache der Thyreotoxikose liegt in der Reaktion des Organismus auf eine Vergiftung mit Thyroxin (T_4) und Trijodthyronin (T_3). Trotz konventioneller Maßnahmen, die neben einer symptomatischen Intensivtherapie aus einer Blockade der Schilddrüse mit Thiamazol und hohen Jodiddosen sowie aus Steroidmedikation und Sympathikolyse bestanden, betrug die Letalität bei unseren 36 Patienten mit thyreotoxischen Krisen rund 37% [8].

Andere Autoren fanden eine ähnlich hohe Sterberate [3]. Diese hohe Letalität der thyreotoxischen Krisen fordert zusätzliche Sofortmaßnahmen. Versuche, im Blut zirkulierende Schilddrüsenhormone mittels Peritonealdialyse zu entfernen, erwiesen sich als wenig wirksam [1, 6]. Eher lassen sich durch kontinuierlichen oder intermittierenden Plasmaaustausch nennenswerte Mengen des intravasalen T_4 und T_3 eliminieren [2, 4]. Hier werden die Schilddrüsenhormone zusammen mit den Trägerproteinen des Patientenplasmas entfernt und durch Trägerproteine eines Spenders mit weniger T_4 und T_3 ersetzt [5]. Ob bei diesem Vorgehen zusätzlich ein Rückstrom von Schilddrüsenhormonen aus dem Gewebe in die Blutbahn und damit eine Entgiftung der Organe stattfindet, ist nicht bekannt.

In Tierexperimenten wurde versucht, durch intravenös verabreichte hormonarme Präparationen von menschlichem Thyropexin (hTBG) und thyroxinbindendem Präalbumin (hTBPA) einen Rückstrom von Schilddrüsenhormonen zu erzielen.

Methoden

Bei 13 ca. 4—5 kg schweren Kaninchen wurde die Schilddrüse mit 20 mg Perchlorat/kg Körpergewicht blockiert (Irenat, Troponwerke, Köln), und 1 Std später wurden simultan 30 µCi ^{131}J-T$_4$ und 60 µCi ^{125}J-T$_3$ intravenös injiziert. 15 Std danach erhielten die Tiere 12,5, 25, 50 oder 100 mg in Biosteril gelöstes, affinitätschromatographisch gereinigtes, sterilfiltriertes hTBG oder 500 mg hTBPA (jeweils Behringwerke, Marburg) i.v. verabreicht. 10 min nach Injektion von hTBG oder hTBPA erfolgte die erste Blutentnahme, weitere Abnahmen folgten nach 20 min, dann in stündlichen bis mehrstündlichen Abständen, insgesamt 2 Tage lang. Vor und nach Trichloressigsäurefällung wurde die Radioaktivität der Serumproben in einem Gamma-Probenwechsler gleichzeitig in zwei Kanälen mit automatischer „overspill"-Korrektur gemessen (MAG 510, Berthold, Wildbad). TT$_4$ und TT$_3$ wurden mit 64%igem Äthanol aus dem Serum extrahiert, unter N$_2$ evaporiert, in Hypothyreoseserum gelöst und darin radioimmunologisch bestimmt (Ria-mat T$_3$, Byk-Mallickrodt, Dietzenbach; Gamma-Coat T$_4$, Travenol/Clinical Assays, München) und um den Hormongehalt des Hypothyreoserums sowie um den Äthanolextraktionsgrad korrigiert. Unabhängig davon wurden TT$_4$ und TT$_3$ in der hTBG-Injektionslösung nach Hitzedenaturierung bei 57° C ($^1/_2$ Std) bestimmt. Der TT$_4$-Gehalt des hTBG stimmte gut mit dem PB^{127}J überein.

hTBG wurde radioimmunologisch und durch radiale Immundiffusion (RIA-Gnost TBG, LC-Partigen, Behringwerke, Marburg), hTBPA und Albumin nur durch radiale Immundiffusion (M-Partigen-Präalbumin und -Albumin, Behringwerke, Marburg) bestimmt.

Ergebnisse und Diskussion

Rund 15 Std nach Gabe von radioaktiven Schilddrüsenhormonen in Tracerkonzentrationen führte die intravenöse Injektion von hTBG zu einem rapiden Rückstrom von ^{131}J-T$_4$ und ^{125}J-T$_3$ aus dem Gewebe in die Blutbahn der Kaninchen [7]. Das Ausmaß dieses Rückstroms war von der hTBG-Dosis abhängig. Die ^{131}J-T$_4$-Radioaktivität erreichte etwa 3 Std nach hTBG-Gabe ihr Maximum im Kaninchenblut, während der Anstieg von ^{125}J-T$_3$ früher und stärker erfolgte. Allerdings schwand ^{125}J-T$_3$ rascher als ^{131}J-T$_4$ wieder aus dem Blut. Den grundsätzlich gleichen Effekt löste eine Injektion von 500 mg hTBPA aus. Auch hier kam es zum Anstieg der Hormonradioaktivität, für beide Hormone jedoch weniger ausgeprägt als nach 50 mg hTBG. Im Kontrollversuch beeinflußte die Injektion von 500 mg Humanalbumin den Schwund der Hormone nicht.

Der Abstrom der Hormonradioaktivität aus dem Gewebe und der entsprechende Einstrom ins Blut ließen sich auch mit Hilfe von Sequenzaufnahmen mit einer Gamma-Kamera anhand der Auswertung von regions of interest über Leber und Herz demonstrieren (Abb. 1). Schon 30 min nach hTBG-Injektion nahm die Radioaktivität über der Leber deutlich ab und führte zu einem Einstrom ins Blut, der durch eine massive Anreicherung der Radioaktivität über dem Herzen dokumentiert wird.

Da das hTBG 1,5 µg TT$_4$/ml Protein und das hTBPA 10 ng TT$_4$/mg Protein enthielten, waren die mit beiden Proteinen verabreichten Thyroxinmengen so groß, daß nach Abzug des injizierten Hormonanteils keine genaue Berechnung des T$_4$-Rückstroms möglich war. Jedoch ist anzunehmen, daß ein mindestens ebenso hoher prozentualer Rückstrom an nichtradioaktivem („kaltem") T$_4$ auftritt wie beim ^{131}J-T$_4$. Der Rückstrom des „kalten" T$_4$ aus den Gewebszellen dürfte höher anzusetzen sein, als aus dem Anstieg der Hormone im Plasma abzuleiten ist: Ein großer Teil der Hormone sitzt wahrscheinlich im Interstitium, da auch das hTBG zusammen mit den Hormonen aus der Blutbahn dorthin abströmt. Der Rückstrom von T$_3$ ist vermutlich deshalb größer als der von T$_4$, weil der interstitielle Raum für T$_3$ größer als für T$_4$ ist. Um den tatsächlichen Umfang des insterstitiellen Kompar-

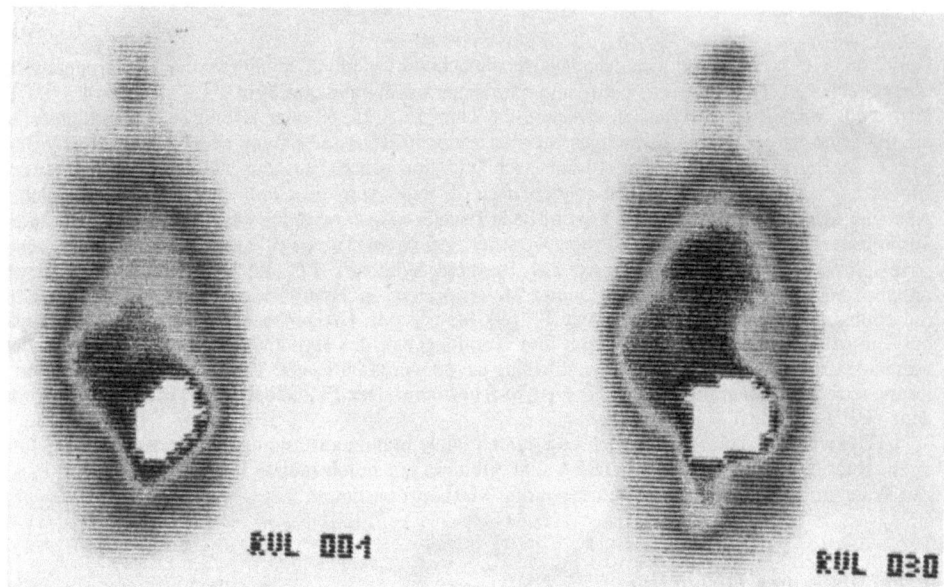

Abb. 1. Szintigraphische Demonstration des Rückstroms von ^{131}J-Thyroxin aus der Leber in die Blutbahn. Das Kaninchen hatte 16 Std vor der ersten Aufnahme 200 µCi ^{131}J-Thyroxin erhalten (*linkes Bild*). Anschließend wurden 50 mg hTBG intravenös injiziert. Das rechte Bild zeigt den Zustand 30 min nach hTBG-Gabe. In beiden Bildern ist die Anreicherung der Radioaktivität kranial im Kopfbereich, kaudal vor allem in der Blase, links in der Leber erkennbar. Vor der hTBG-Injektion enthält die Leber viel Radioaktivität, das Herz nur ganz wenig. Nach hTBG kehren sich die Verhältnisse um: Aus der Leber ist die Radioaktivität weitgehend verschwunden, dafür ist die Aktivität über dem Herzen stark angestiegen. Sequenzaufnahmen mit Dyna-4-Kamera (Picker, Espelkamp) mit mittelauflösendem ^{131}-Kollimator, Auswertung über DEC-Rechner mit kommerziellem Auswertesystem Gamma-11

timents zu ermitteln, werden allerdings Bindungsproteine mit extrem niedrigem Hormongehalt erforderlich sein.

Jedenfalls können mit hohen Dosen von hTBG und hTBPA offensichtlich nennenswerte Mengen an Schilddrüsenhormonen aus den Geweben entfernt und in die Blutbahn zurückbefördert werden. Dieser Reflux ist dosisabhängig und für hTBG stärker ausgeprägt als für hTBPA.

Sofern sich die Ergebnisse dieser Tierversuche auf den Menschen übertragen lassen, müßten zur Behandlung einer Thyreotoxikose voraussichtlich etwa 1–2 g hTBG eingesetzt werden. Diese Menge sollte zu einem sofortigen Rückstrom von Schilddrüsenhormonen in den Intravasalraum führen. Die in der Blutbahn angereicherten Schilddrüsenhormone könnten anschließend mit Hilfe eines Plasmaaustauschs oder einer Teilplasmapherese durch Hohlfasermembranen oder einer Hämoperfusion mit geeigneten Adsorbentien eliminiert werden.

Bei der konventionellen Therapie der Thyreotoxikose verstreichen gewöhnlich mindestens 2–3 Tage bis zur klinischen Besserung. Dieser kritischen Latenzzeit könnte durch die Injektion von hTBG oder hTBPA wahrscheinlich wirksam begegnet werden.

Der neue Trend...

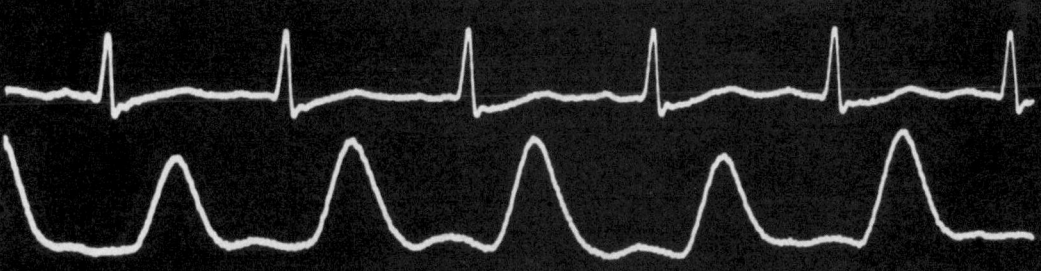

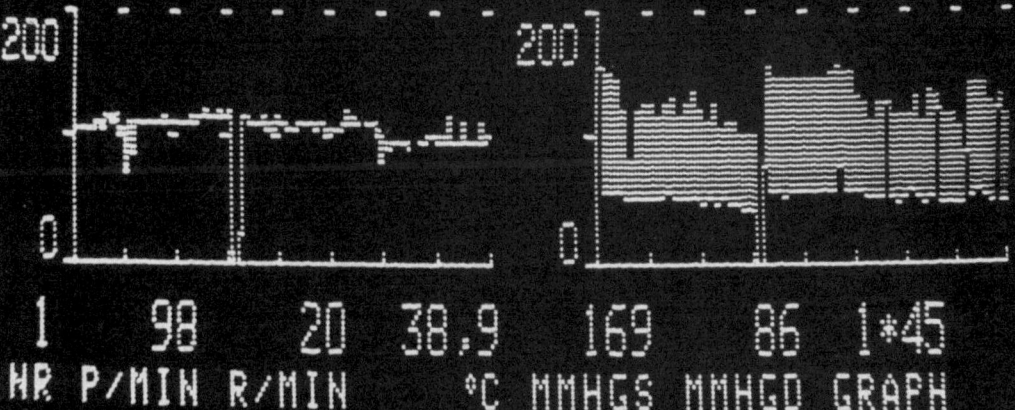

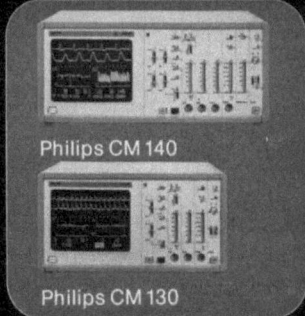

Philips CM 140

Philips CM 130

...die Trendanzeige

Die Geräte CM 130 und CM 140 von Philips. Eine neue Generation von Monitoren zur Überwachung vital gefährdeter Patienten. Die wichtigsten Vorteile sind:

Alle Vitalwerte auf einen Blick. Bis zu vier dynamische und sechs statische Parameter.

Das besonders große Speicherscope erlaubt die ununterbrochene Darstellung von 7,4 Sekunden EKG-Länge.

Die Trendanzeige. Auf Wunsch Darstellung von zwei statischen Parametern als Funktion der Zeit über zwei bzw. acht Stunden.

PHILIPS

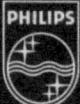

C.H.F. Müller Unternehmensbereich der Philips GmbH   Medizinisch-Technische Systeme

K. Musshoff,
J. Weinreich,
H. Willmann

Differentialdiagnose seltener Lungenerkrankungen im Röntgenbild

3., überarbeitete und erweiterte Auflage. 1979
164 Abbildungen in 317 Einzeldarstellungen, 1 Tabelle
V, 324 Seiten. Gebunden DM 190,–; approx. US $ 112.10
ISBN 3-540-09297-8

Inhaltsübersicht: Einleitung.– Flächenhafte Lungenverschattungen.– Multiple fleckförmige Lungenverschattungen.– Solitäre Rundschatten der Lungen.– Streifig-retikuläre Lungenverschattungen.– Mediastinal- und Hilusverschattungen.– Aufhellungen im Lungenbild.– Literatur.– Verzeichnis der Einsender von Röntgenbildern.– Diagnosen- und Sachverzeichnis.

Das vorgelegte Buch stellt mit seinem reichen Bildmaterial eine Sammlung relativ seltener Lungenerkrankungen dar, deren Kenntnis dem röntgendiagnostisch tätigen Arzt hilfreich ist. Durch einfache deskriptive Bildanalyse, zu der der Diagnostiker angehalten wird, wird eine Befundgruppierung vorgenommen und diese differentialdiagnostisch genutzt. Die Auseinandersetzung mit dem röntgendiagnostisch schwierigen Organ der Lungen hat auch in einer Zeit, in der die Röntgendiagnostik zunehmend von der Anwendung von Kontrastmitteln bestimmt wird, deshalb nichts von ihrer ursprünglichen Bedeutung verloren. Der bewährte Weg der sorgfältigen Beschreibung des Nativröntgenbildes erlaubt – oft zusammen mit ergänzenden bronchologischen Untersuchungsmethoden – eine kritische Abwägung der vorgefundenen Veränderungen und daraus eine optimale Beurteilung.

Die dritte Auflage der „Differentialdiagnose seltener Lungenerkrankungen im Röntgenbild" wurde vollständig überarbeitet und inhaltlich beträchtlich erweitert. Wertvolles Bildmaterial aus der Ausstellung eines Kongresses der Deutschen Gesellschaft für Lungenerkrankungen und Tuberkulose wurde aufgenommen. Unverändert blieb das deskriptive Ordnungsprinzip der vorwiegend fleckförmigen, linearen und flächigen Verschattungen im Röntgenbild. Somit bietet das Buch neben der umfangreichen differentialdiagnostischen Darstellung gleichzeitig eine Methodologie der Röntgenbildanalyse.

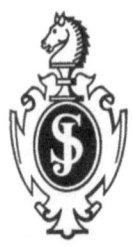

Springer-Verlag
Berlin
Heidelberg
New York

Literatur

1. Bischof W, Bohner J, Wahl R, Kallee E (1973) Peritonealdialyse bei Thyroxinvergiftung? Verh Dtsch Ges Inn Med 79: 749–752 – 2. Herrmann J, Hilger P, Rusche HJ, Krüskemper HL (1974) Plasmapherese in der Behandlung der thyreotoxischen Krise. Dtsch Med Wochenschr 99: 888–892 – 3. Herrmann J (1978) Neuere Aspekte in der Therapie der thyreotoxischen Krise. Dtsch Med Wochenschr 103: 166–174 – 4. Horn K, Brehm G, Habermann J, Pickardt CR, Scriba PC (1976) Erfolgreiche Behandlung einer thyreotoxischen Krise durch kontinuierliche Plasmapherese am Blutzellseparator. Klin Wochenschr 54: 983–986 – 5. Kallee E (1974) Therapie thyreotoxischer Krisen (Replik zu Herrmann J) Dtsch Med Wochenschr 99: 1789 – 6. Kallee E, Steinke B, Bischof W, Wahl R, Bohner J (1974) Zur Kinetik der Schilddrüsenhormone während der Peritonealdialyse. In: Malamos B, Pabst HW, Hör G (Hrsg) Nuklearmedizin: Ergebnisse in Technik, Klinik und Therapie (11. Jahrestagung Ges Nuclearmedizin Athen 1973) Schattauer, Stuttgart New York, S 163–165 – 7. Kallee E, Wahl R, Bohner J, Dohm G, Fessler E (1980) Thyrotoxicosis induced by iodine-containing drugs. J Mol Med 4: 221–224 – 8. Kallee E, Wahl R, Secker KH, Mallet D, Bohner J (1973) Thyreotoxische Krisen: Symptomatik und Therapie. Med Klin 68: 1689–1696, 1733–1738

Pickardt, C. R., Gröschel, G., Horn, K., Rinke, H., Schramm, W., Unterholzner, H. (Med. Klinik Innenstadt der Univ. München):
Plasmapherese an Hohlfasermembranen in der Behandlung der thyreotoxischen Krise

Bei der thyreotoxischen Krise werden neben der konservativen medikamentösen Therapie die Hämoperfusion und die Plasmapherese zur akuten Verkleinerung des extrathyreoidalen Schilddrüsenhormonpools angewendet, um den Krankheitsverlauf abzukürzen. Durch Plasmapherese werden freie und proteingebundene Schilddrüsenhormonfraktionen entfernt. Bei der Hämoperfusion mit Aktivkohle wird vor allem das freie und das nichtspezifisch gebundene Schilddrüsenhormon aus dem Blut entfernt. Durch Umverteilungsvorgänge im Serum wird in zweiter Linie das spezifisch gebundene Schilddrüsenhormon aus dem Blut entfernt. Durch Umverteilungsvorgänge im Serum wird in zweiter Linie das spezifisch gebundene Schilddrüsenhormon eliminiert. Mit beiden Verfahren konnte gezeigt werden, daß die Gesamtschilddrüsenhormonspiegel im Blut vermindert werden [3, 6, 7]. Ein einfaches Verfahren der Plasmapherese ist die Hämoseparation an einem Hohlfasermodul, die jetzt für diese Indikation erstmals vorgestellt wird, nachdem sie sich bereits zur Eliminierung von Autoantikörpern, z. B. bei der Myasthenia gravis [4] und zur Behandlung des Goodpasture-Syndroms [8] bewährt hat.

Methodik

Die Hämoseparation erfolgte über das Hohlfasermodul (Plasmaflo-Kapillare) der Firma Ashai Medical Company Ltd., Tokyo, unter Verwendung des Hämoprozessors der Firma Sartorius (Göttingen). Dieses Kapillarbündel besteht aus Zellulosediacetat mit einer aktiven Oberfläche von ca. 0,65 m^2. Es hat eine maximale Porengröße von 0,2 μm. Die Ausschlußgrenze liegt bei einem Molekulargewicht von 3 Millionen. Ca. 4000 ml Plasmafiltrat pro Stunde konnten abgetrennt werden. Die Volumenproteinsubstitution erfolgte mit 2%- bzw. 5%iger Albuminlösung.

Behandelt wurden zwei Patienten mit thyreotoxischer Krise (S. J., ♂, 57 J., szintigraphische Diagnose: Dekompensiertes autonomes Adenom; negative Schilddrüsenautoantikörper; R. B., ♀, 54 J., Rezidivhyperthyreose bei Zustand nach zweimaliger Strumaresektion, Typ Morbus Basedow; positive Schilddrüsenautoantikörper). Das Intervall zwischen den beiden Hämoseparationen betrug jeweils 24 Std. Bei S. J. war eine Hämoperfusion vorausgegangen.

Tabelle 1. Änderung der Schilddrüsenhormongesamtspiegel, der TBG-Spiegel, der T_4/TBG-Quotienten und der freien Schilddrüsenhormonspiegel bei zwei Patienten) I: S. J. ♂, 57 Jahre, und II: R. B. ♀, 54 Jahre) mit thyreotoxischer Krise während der Hämoperfusion (HP) und zweimaliger Hämoseparation (HS_1 und HS_2)

	T_4 (µg/dl)		T_3 (ng/dl)		TBG (mg/dl)		T_4/TBG		fT_4 (ng/dl)	
	I	II	I	II	I	II	I	II	I	II
Vor HP	29,0		502		1,4		20,5		7,6	
Nach HP	20,5		403		1,2		17,1		7,4	
Vor HS_1	18,6		462		1,1		16,9		6,8	4,9
15 min	15,5	20,3	330	615	0,7	1,0	20,9	20,3	6,0	–
30 min	13,7	9,3	305	437	0,7	0,6	20,4	16,0	–	3,6
45 min	12,5	7,2	286	435	0,5	0,3	23,1	21,2	5,6	–
Ende HS_1	9,2	7,5	280	412	0,5	0,3	18,4	25,9		3,0
Ca. 12 Std	15,9	5,4	406	365	1,0	0,2	16,4	25,7	5,6	3,4
Vor HS_2	15,4	4,2	439	357	1,2	0,2	12,8	17,5	5,7	3,0
Nach HS_2	7,1	5,2	260	357	0,4	0,3	16,9	20,8	3,3	2,3
Nach 3 Tagen		6,3		320		0,3		15,8		
Nach 10 Tagen	9,7	3,0	311	210	1,2	0,2	8,1	15,0		
								2,0		

Tabelle 2. Antithrombin III-Aktivität, Verlauf während der Hämoseparation. S. J. und R. B.: Thyreotoxische Krise, K. A.: Myasthenia gravis, R. I.: Guillain-Barré-Syndrom. Angegeben % der Norm, ermittelt in Poolplasma; chromogenes Substrat S 2238

	1. Hämoseparation						2. Hämoseparation				
	Vor	Nach					Vor	Nach			
		15 min	30 min	45 min	60 min	ca. 12 Std		15 min	30 min	60 min	ca. 12 Std
S. J.	90	69	61	49	–	56	89	50	36	35	45
K. A.	78	95	95	61	43	73	71	55	35	35	64
R. B.	100	158[a]	–	–	150	100	89[a,b]	–	76	50	60
R. I.	104	86	111[a]	–	91	90					

[a] Substitution von humanem Antithrombin III bei R. B. und R. I.
[b] Sepsis (Verbrauch)

Verlauf

Die Schilddrüsenhormongesamtspiegel konnten bei beiden Patienten akut gesenkt werden (Tabelle 1). Mit den Plasmafiltraten wurden bei S. J. insgesamt 788 µg Thyroxin und 22,8 µg Trijodthyronin, bei R. B. 393 µg Thyroxin und 16,1 µg Trijodthyronin eliminiert. Die TBG-Spiegel fielen bei beiden Patienten während der Hämoseparation rasch um mehr als 50% ab (Tabelle 1).

Der T_4/TBG-Quotient im Plasmafiltrat (15,7 bzw. 15,3) war jeweils niedriger als der mittlere T_4/TBG-Quotient im Serum während der Hämoseparation (20,5 bzw. 22,6). Der T_4/TBG-Quotient und der T_3/TBG-Quotient im Serum stieg bei beiden Patienten an. Die freien T_4-Spiegel dagegen fielen ab (Tabelle 1). Zwischen beiden Hämoseparationen war der TBG-Spiegel bei J. S. angestiegen, der T_4/TBG-Quotient fiel ab, während der Spiegel des freien Thyroxins konstant blieb.

Bei R. B. waren bereits 3 Tage nach der zweiten Hämoseparation der T_4/TBG-Quotient und der T_3/TBG-Quotient normal, während bei S. J. die peripheren Schilddrüsenhormone nach 10 Tagen mit einem T_4/TBG-Quotienten von 8,1 und einem T_3/TBG-Quotienten von 259 noch erhöht waren (Tabelle 1).

Das Gesamteiweiß fiel bei beiden Patienten um etwa 30% des Ausgangswertes ab, während der Albuminspiegel unter der Substitution nicht nennenswert abfiel. Durch die quantitative Immunglobulinbestimmung konnte bei S. J. 3 Tage nach der zweiten Hämoseparation ein Antikörpermangelsyndrom ausgeschlossen werden.

Die Antithrombin III-Aktivität (Tabelle 2) fiel während der Hämoseparation bei S. J. signifikant auf < 35% der Nom ab. Dieser Befund wurde bei einem Patienten mit Myasthenia gravis (K. A., Tabelle 2) bestätigt. Bei zwei weiteren Patienten (Tabelle 2, R. B., R. I.) wurde humanes Antithrombin III der Behring-Werke bzw. der Firma Immuno substituiert, 150 IE als Bolus und 3000 IE in der Albuminlösung. Diese Substitution verhinderte ein Absinken der Antithrombin III-Aktivität. Bei R. B. kam es trotz der Substitution während der zweiten Hämoseparation zu einem Abfall der Aktivität auf 50%, der retrospektiv als Verbrauch bei beginnender Sepsis zu deuten war.

Diskussion

Die Menge von Schilddrüsenhormonen, die aus dem Blut durch die Hämoseparation entfernt werden konnte, liegt in der Größenordnung, die bei der technisch viel aufwendigeren Plasmapherese am Zellseparator [3] erreicht wurde. Trotz der simultanen Entfernung von schilddrüsenhormonbindenden Transportproteinen und Schilddrüsenhormonen zeigte sich ein Anstieg der T_4/TBG- und T_3/TBG-Quotienten. Dieser Anstieg ist nur durch eine Umverteilung des extrathyreoidalen Schilddrüsenhormons aus dem Gewebe in die Zirkulation einerseits und durch eine weitere tyreoidale Sekretion andererseits zu erklären, da bei beiden Patienten die medikamentöse Therapie erst 12 bzw. 24 Std zuvor begonnen worden war und sicher nicht zu einer vollständigen Blockierung der thyreoidalen Sekretion geführt haben kann.

Da das freie Thyroxin jedoch abfiel, mußte es zu einer vermehrten Bindung der Schilddrüsenhormone an Albuminfraktionen kommen. Bei wiederansteigendem TBG kam es dann (S. J., Tabelle 1) zur Rückverteilung des Thyroxins vom Albumin auf das spezifische Transportprotein.

Bei dieser akuten Störung des Gleichgewichts zwischen Schilddrüsenhormonen und Transportproteinen in der Hyperthyreose ist der T_4/TBG-Quotient erwartungsgemäß kein repräsentatives Maß für die freien Schlddrüsenhormone im Serum.

Bei beiden Patienten darf angenommen werden, daß der Krankheitsverlauf der thyreotoxischen Krise abgekürzt wurde, obwohl die Menge der eliminierten Schilddrüsenhormone gering war. Der Unterschied in der Dauer der Hyperthyreose dieser beiden Patienten erklärt sich aus der Pathophysiologie beider Erkrankungen. Bei S. J. bestand ein dekompensiertes autonomes Adenom als Ursache der thyreotoxischen Krise. Die Schilddrüsenhormonspiegel waren trotz einer Hämoperfusion und zwei Hämoseparationen nach 10 Tagen noch erhöht, obwohl die Behandlung mit antithyreoidalen Medikamenten höher dosiert wurde. Anders dagegen bei der Patientin R. B., bei der vermutlich eine Hyperthyreose vom Typ des Morbus Basedow vorlag. Nach 3 Tagen war durch die kombinierte, konservative und apparative Therapie der Schilddrüsenhormonüberschuß sicher beherrscht. Dieser Unterschied ist dadurch zu erklären, daß über das Hohlfasermodul bei der Hyperthyreose vom Typ des Morbus Basedow die schilddrüsenstimulierenden Immunglobuline entfernt wurden. Sollte die weitere Untersuchung dieser Kasuistik die Verdachtsdiagnose der „immunogenen" Hyperthyreose bestätigen, so wäre die Hämoseparation als Methode der Wahl in der Therapie *dieser* Form der thyreotoxischen Krise anzusehen.

Die thromboembolischen Komplikationen bei der thyreotoxischen Krise sind eine häufige Todesursache [2]. Der Anstieg der Faktor VIII-Aktivität bei der Hyperthyreose ist beschrieben [1], bei S. J. war das Faktor VIII-assoziierte Antigen vermehrt. Der hier beobachtete Abfall des Antithrombin III ist nicht als ein Verbrauch, sondern als Verlust des Glykoproteins mit dem Molekulargewicht von 68000 zu erklären. Dieser induzierte Antithrombin III-Mangel kann ein entscheidender Risikofaktor für die thrombophile Diathese solcher Patienten sein, die vermutlich durch Heparin nicht ausreichend zu vermeiden ist [9]. Die Substitution mit humanem Antithrombin III [5] bei zwei Patientinnen belegt, daß dieses Risiko inzwischen vermeidbar ist.

Literatur

1. Brozović M (1977) Physiologic mechanisms in coagulation and fibrinolysis. Br Med Bull 3: 231–238 – 2. Herrmann J (1978) Neuere Aspekte in der Therapie der thyreotoxischen Krise. Dtsch Med Wochenschr 103: 166–174 – 3. Horn K, Brehm G, Habermann J, Pickardt CR, Scriba PC (1976) Erfolgreiche Behandlung einer thyreotoxischen Krise durch kontinuierliche Plasmapherese am Blutzellseparator. Klin Wochensch 54: 983 – 4. Samtleben W, Besinger UA, Toyka KV, Fateh-Moghadam A, Brehm G, Gurland HJ (1980) Plasma-Separation bei Myasthenia gravis: Eine neue Methode für einen raschen und effektiven Plasmaaustausch. Klin Wochenschr 58: 47 – 5. Schramm W, Marx R (1980) Zur Behandlung thrombophiler Diathese. Substitution mit Antithrombin III-Konzentrat (Abstract). Blut 40: 68 – 6. Segerer W, Gröschel G, Habermann J, Horn K, Pickardt CR (1977) Aktivkohle-Haemoperfusion bei thyreotoxischer Krise. Intensivmedizin, aktueller Stand der Intensivmedizin. Suppl. 1 zu Bd. 13 (1976). Steinkopf-Verlag, Darmstadt, S 36 – 7. Segerer W, Gröschel G, Habermann J, Horn K (1977) Aktivkohle-Haemoperfusion in der Behandlung der thyreotoxischen Krise. In: Demling L, Bartels O (Hrsg) Entgiftung und Haemoperfusion. Arbeitstagung über Haemoperfusion Erlangen, Mai 1976. C. Bindernagel, Friedberg/Hessen, S 140 – 8. Sieberth HG, Glöckner WM, Hirsch H, Borberg H, Mahieu P (1979) Plasmaseparation by membranes in man. Artif Organs 3: 44 – 9. Schramm W (1977) In: Marx R, Thies HA (Hrsg) Klinische und ambulante Anwendung klassischer Antikoagulantien. Schattauer, Stuttgart, S 140

Eickenbusch, W., Horster, F. A. (Med. Klinik des Allg. Krankenhauses der Stadt Hagen und Med. Klinik C und Poliklinik der Univ. Düsseldorf):
Therapiewahl und Behandlungsergebnis bei 749 Patienten mit autonomen Adenom der Schilddrüse

Im Rahmen einer retrospektiven Studie konnten Wahl und Ergebnisse einer Therapie bei autonomem Adenom (a. A.) kritisch überprüft werden. Wir vertreten gemeinsam mit anderen Autoren [1, 3, 5, 6, 15, 16] die Ansicht, daß a. A. einer definitiven Therapie zugeführt werden sollen und können. Die autonome Funktion birgt nicht nur das Risiko einer Stoffwechseldekompensation mit florider Hyperthyreose [12], sondern auch – wie der vorausgehende Vortrag zeigte – einer thyreotoxischen Krise in sich [14], wobei diese Krise bei Jodexpositionen letal verlaufen kann [7].

749 Patienten, deren Betreuung bis zu 10 Jahren währte, konnten endgültig beurteilt werden.

Die Diagnose wurde gemäß den bekannten klinischen, szintigraphischen und labortechnischen Kriterien gestellt [2, 4, 17] und läßt sich in folgenden Punkten zusammenfassen:

A. Szintigraphie: kompensierte a. A.: 28,6%, dekompensierte a. A.: 71,4%.
B. Klinik und Labor: euthyreote a. A.: 77,0%, Hyperthyreote a. A.: 23,0%.
C. Größeneinteilung: 0 = nicht sicht- und tastbar: 17,4%, 1 = uninoduläre a. A. ohne Kompressionszeichen: 67,5%, 2 = tast- und sichbare Adenome in multinodöser Struma: 14,5%, 3 = Adenomen derber Konsistenz mit Kompressionszeichen: 0,6%.
D. Manifestationsalter: bis 20 Jahre: 2,5%, bis 40 Jahre: 24,4%, bis 60 Jahre: 47,3%, über 60 Jahre: 25,8%.

Therapiewahl

Die beiden Verfahren der Wahl, nämlich Operation oder Radiojodapplikation, sind gewissen Einschränkungen unterworfen: die Radiojodtherapie wird jenseits des 40. Lebensjahres und bei Größe 0 und 1 bevorzugt [8], die Operation wird durch die üblichen Risiken seitens des Alters, der Begleiterkrankungen und der Narkosefähigkeit in ihrer Indikation begrenzt, dagegen bei derben Adenomen und multinodöser Struma zumal mit Malignomverdacht bevorzugt [10]. Die Therapiewahl wird nicht beeinflußt durch den szintigraphischen Befund „kompensiert bzw. dekompensiert" und auch nicht durch die klinisch-hormonelle Diagnose „hyperthyreot bzw. euthyreot". Bei florider Hyperthyreose wird von der operativen oder Radiojodelimination eine passagere Medikation mit antithyreodalen Substanzen durchgeführt [13], bei szintigraphisch kompensierten a. A. wird vor und nach der Radiojodtherapie eine medikamentöse Supression mit Schilddrüsenhormonpräparaten angewendet, um eine Strahlenschädigung der funktionell integrenen Schilddrüsenanteile zu verhindern [8].

Gemäß diesen, andernorts näher beschriebenen Kriterien [9, 11] wurde folgende Therapiewahl getroffen (Abb. 1): 414 Patienten wurden mit Radiojod behandelt und 335 Patienten wurden operativ behandelt: bei diesen Patienten war nach der Operation bzw. nach der Radiojodtherapie eine weitere spezielle Schilddrüsentherapie unnötig. Die Katamnese ergab, daß 91% der operierten Patienten und 93% der mit Radiojod behandelten Patienten definitiv euthyreot und beschwerdefrei

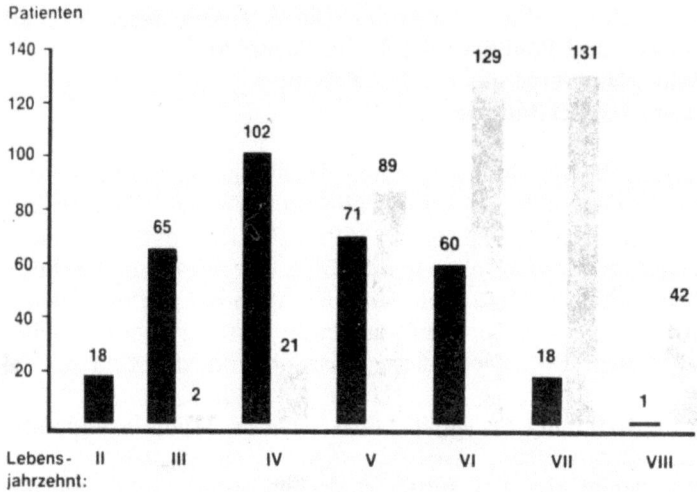

Abb. 1. Therapie bei 749 autonomen Schilddrüsenadenomen: ■ operierte Patienten ($n = 335$) – ▨ ^{131}J-behandelte Patienten ($n = 414$)

waren. Bei den übrigen 9% bzw. 7% war wegen einer postoperativen Hypothyreose oder wegen eines Restadenoms nach Radiojodtherapie eine Dauermedikation mit Schilddrüsenhormonpräparaten indiziert. Wir führen diesen Therapieerfolg zurück einerseits auf die klinisch und labortechnisch einheitliche Klassifizierung der a. A. bezüglich Funktion, Größe und Symptomatik sowie andererseits auf die großen Therapieerfahrungen, die sowohl bei der chirurgischen wie bei der Radiojodelimination zur Verfügung standen.

Literatur

1. Bay V (1977) Therapie des autonomen Adenoms der Schilddrüse. In: Steiner H (Hrsg) Die Therapie der Schilddrüsenerkrankungen. Salzburg – 2. Börner W, Moll E, Rauh E, Pohner A, Grehn S, Ruppert G (1971) Diagnostik des autonomen Adenoms der Schilddrüse. Dtsch Med Wochenschr 96: 1707 – 3. Börner W, Emrich D, Horster FA, Kleine E, Pfannenstiel P, Reinwein D (1977) Diagnostik und Therapie des Solitärknotens der Schilddrüse. Med Welt 28: 721 – 4. Emrich, D, Hottenbacher F, Bähre M, von zur Mühlen A, Hesch RD, Köbberling J (1977) Pathophysiologie und Diagnostik des autonomen Adenoms. Med Klinik 72: 15 – 5. Heinze HG, Pfeifer KJ, Lichtenstein Z (1975) Radiotherapie des autonomen Adenoms. Dtsch Med Wochenschr 100: 2203 – 6. Heinze, HG, Pickardt CR, Scriba PC (1975) Das autonome Adenom der Schilddrüse. Dtsch Med Wochenschr 100: 2223 – 7. Herrmann J, Krüskemper HL (1978) Gefährdung von Patienten mit latenter oder manifester Hyperthyreose durch jodhaltige Röntgenkontrastmittel und Medikamente. Dtsch Med Wochenschr 103: 1434 – 8. Horst W, Rösler H, Schneider C, Labhardt A (1967) 306 cases of toxic adenoma: results of ^{131}J and surgical treatment. J Nucl Med 8: 515 – 9. Horster FA (1979) Autonomes Schilddrüsenadenom und kalte knotenaktive Therapie oder abwartendes Beobachten? Konservative Therapie. Internist 20: 142 – 10. Horster FA, Noah D, Wildmeister W (1977) Autonome Adenome der Schilddrüse können Malignome kaschieren. Ver Dtsch Ges Inn Med 83: 1791 – 11. Korte B (1979) Therapiewahl und Therapieerfolg beim autonomen Adenom der Schilddrüse. Dissertation Düsseldorf – 12. Mahlstedt J, Joseph K (1973) Dekompensation autonomer Adenome der Schilddrüse nach prolongierter Jodzufuhr. Dtsch Med Wochenschr 98: 1748 – 13. Pickardt CR (1978) Die Behandlung autonomer Adenome der Schilddrüse. Dtsch Med Wochenschr 103: 922 – 14. Pickardt CR, Gröschel G, Horn K, Rinke, H, Schramm W, Unterholzner H (1980) Plasmapherese an Hohlfasermembranen in der Behandlung der thyreotoxischen Krise. Verh Dtsch Ges Inn Med 86 (im Druck) – 15. Schneider C, Thiemann, KJ, Bay V (1970) Die Symptomatik des toxischen Adenoms der Schilddrüse in verschiedenen Lebensaltern. Dtsch Med

Wochenschr 95: 387 – 16. Studer H, Wyss F, König MP (1969) Die Therapie des toxischen Adenoms. Dtsch Med Wochenschr 94: 441 – 17. Wenzel KW, Meinhold H, Schleusener H, Botsch H (1974) Verbesserte Beurteilungskriterien des autonomen Adenoms der Schilddrüse. Dtsch Med Wochenschr 99: 1465

Schumm, P.-M., Usadel, K.-H., Schulz, F. (Zentrum der Inneren Medizin der Univ. Frankfurt), Schumann, J. (Zentrum der Chirurgie der Univ. Frankfurt), Schöffling, K. (Zentrum der Inneren Medizin der Univ. Frankfurt)
Retrospektive Studie zur Frage der konservativen Therapie der Hyperthyreose

Die Indikation für die möglichen Therapieformen bei der Hyperthyreose ist uneinheitlich, doch erscheint die thyreostatische Langzeitbehandlung meistens als Therapie der ersten Wahl gegenüber den alternativen Behandlungsverfahren wie Operation bzw. Radiojodresektion. Als Haupteinwand gegen eine konservative Therapie wird die hohe Rezidivrate dieses Behandlungsverfahrens angegeben, die in der Literatur Werte zwischen 24 und 86% einnimmt (Meng et al. 1975; Wartofsky 1973). Der optimale Zeitpunkt für das Absetzen einer thyreostatischen Therapie ist bislang unklar; nach Labhart (1978) sollte die konservative Behandlung 12 Monate, nach Emrich et al. (1977) und Pfannenstiel (1979) 12–24 Monate, nach Klein (1978) 2–4 Jahre andauern. Während Alexander et al. (1970), Hackenberg (1977) und Klein (1978) die Mindestdauer der thyreostatischen Therapie auf einen Zeitraum von 6 Monaten festlegen, hält Pickardt (1978) eine nur 3monatige antithyreoidale Kurzzeitbehandlung bei jugendlichen Patienten mit kleiner Schilddrüse für möglich. In Form einer retrospektiven Studie versuchten wir zu klären, welcher Stellenwert der thyreostatischen Langzeittherapie im Vergleich zu kurzen Behandlungszeiten bezüglich der Rezidivquote im Auslaßversuch zukommt sowie solche Parametergrößen zu ermitteln, die vor oder während der konservativen Behandlung der Hyperthyreose die Rezidivneigung eines Patienten erkennen lassen.

Ergebnisse

158 an einer Hyperthyreose erkrankten Patienten wurden während eines Zeitraumes von 3–60 Monaten thyreostatisch behandelt und nach Therapieende 18–90 Monate beobachtet. Nach der Klassifikation der Sektion Schilddrüse der Deutschen Gesellschaft für Endokrinologie (Klein et al. 1973) handelt es sich bei allen Patienten um eine Form der Hyperthyreose, die sowohl mit als auch ohne endokrine Ophthalmo- und Dermopathie, Struma diffusa oder Struma nodosa einhergehen kann; ausgenommen wurde die Hyperthyreose als Folge von autonomen Adenomen, malignen Strumen, Thyreoiditiden, TSH oder TSH-ähnlichen Aktivitäten sowie die Hyperthyreosis factitia.

1. Hyperthyreose-Rezidive im Auslaßversuch –
Dauer der thyreostatischen Therapie

44,3% ($n = 70$) der Patienten blieben im Auslaßversuch dauerhaft euthyreot, 55,7% ($n = 88$) hingegen erlitten ein Hyperthyreoserezidiv, das 1–56 Monate nach Therapieende auftrat, sich bei nahezu 30% der Patienten jedoch schon 1 Monat nach dem Absetzen der thyreostatischen Behandlung, bei mehr als 50% während der ersten 3 Monate und bei fast 80% dieser Patienten im ersten Jahr des Auslaßversuches ereignete.

Es zeigte sich, daß die untersuchten Patienten ($n = 158$) im Mittel während eines Zeitraumes von 17,5 Monaten konservativ behandelt wurden, wobei die Therapiedauer sowohl Werte von nur 3 als auch 60 Monaten einnahm. Die gesonderte Darstellung der Therapiedauer für Patienten ohne und mit Rezidiv ergab zunächst, daß Patienten ohne Rezidiv zu einem größeren Teil 12–36 Monate konservativ behandelt wurden, während nahezu die Hälfte der Patienten mit Rezidiv eine 3–12monatige Therapie erhielt; im Chi-Quadrat-Test zeigte sich jedoch bezüglich der Therapiedauer kein signifikanter Unterschied zwischen den Patientengruppen. So können wir eine bestimmte Dauer der thyreostatischen Behandlung nicht als Ursache eines Hyperthyreose-Rezidives ansehen.

Weiterhin stellten wir für zahlenmäßig sehr kleine Patientenkollektive ($n \leq 2$) eine Rezidivinzidenz von 100% sowohl nach 3monatiger Behandlung als auch nach einer während 43–60 Monaten fortgesetzten thyreostatischen Therapie fest; weder hieraus noch aus der Abnahme der Rezidivhäufigkeit auf Werte um 30% nach etwa 2jähriger Therapie kann auf einen ursächlichen Zusammenhang zwischen Therapiedauer und dem Auftreten eines Rezidives geschlossen werden, zumal nach einer mehr als 2½jährigen Behandlung ein erneuter Anstieg der Rezidivquote festzu-

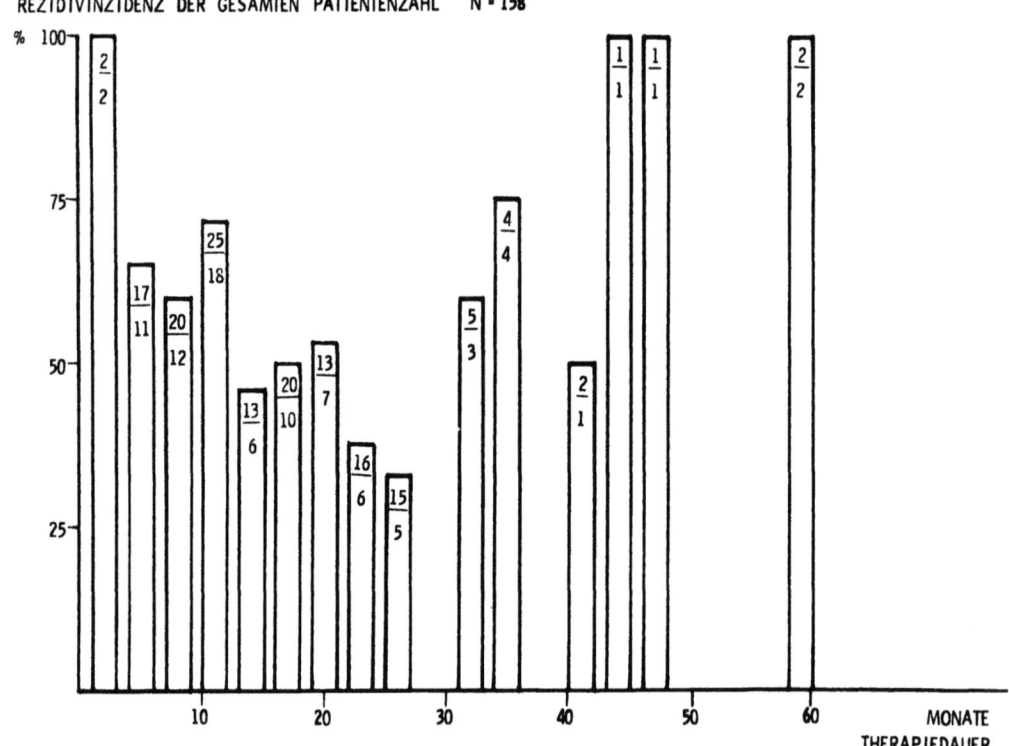

Abb. 1. Rezidivinzidenz als Funktion der Therapiedauer. (Der Quotient jeder Säule stellt das Verhältnis aller während eines bestimmten Zeitraumes thyreostatisch behandelten Patienten zu denjenigen dar, die nach dieser Behandlungszeit ein Hyperthyreoserezidiv erlitten)

stellen ist. Hier kommt vielmehr zum Ausdruck, daß die Hyperthyreose eine chronische, zum autoimmunologischen Formenkreis zählende Erkrankung mit zum Teil schubweisem Verlauf darstellt (Emrich et al. 1977) und folglich jede Art der Therapie unabhängig von ihrer Wirksamkeit rein symptomatischer Natur sein muß (Schleusener 1978).

Unsere Untersuchungen ergaben, daß zwischen der Dauer der konservativen Behandlung und dem Zeitraum, nach dem Hyperthyreoserezidive im Anschluß an die thyreostatische Therapie auftreten, keine signifikante Korrelation vorliegt. Demnach ist es nicht möglich, frühzeitig auftretende Rezidive als Folge einer kurzen konservativen Behandlung zu werten, noch dürfen Spätrezidive auf eine lange thyreostatische Therapie zurückgeführt werden.

2. Untersuchung zur Rezidivneigung – Vergleich der Patientengruppen

In beiden Patientengruppen wurden mehr als 80% weibliche gegenüber 15–17% männlichen Patienten gefunden. Die Patienten unserer Studie waren im Mittel 41 Jahre alt, wobei das Alter Werte zwischen 11 und 74 Jahren einnahm. Vor dem 30. und nach dem 55. Lebensjahr entwickelte nur ein geringer Teil der Patienten eine Schilddrüsenüberfunktion. Es zeigte sich, daß Patienten mit Rezidiv im Alter von 30–34 Jahren ein Erkrankungsmaximum gegenüber rezidivfreien Patienten aufweisen; Patienten ohne Rezidiv erkrankten dagegen mit 50–54 Jahren häufiger an einer Hyperthyreose als Patienten mit Rezidiv.

Für beide Patientengruppen fanden wir, daß unter konservativer Therapie zunächst hinsichtlich der laborchemischen Parametergrößen ein euthyreoter Zustand erreicht wird und erst Monate später auch die klinische Symptomatik Euthyreose anzeigt. Patienten mit Rezidiv benötigten mehr Zeit als Patienten ohne Rezidiv, um eine laborchemisch und klinisch euthyreote Stoffwechsellage zu erlangen. So wurden für Patienten ohne Rezidiv im Mittel nach 3 Monaten, für Patienten mit Rezidiv nach 4 Monaten Hormonwerte im euthyreoten Bereich gefunden; eine euthyreote Schilddrüsenfunktion gemessen an klinischen Parametergrößen erreichten rezidivfreie Patienten im Mittel nach 8,9 Monaten, Patienten mit Rezidiv erst nach 13,1 Monaten. Dies konnte auch bestätigt werden, wenn klinische Euthyreose ausschließlich anhand der Angabe „Tachykardie" untersucht wurde.

Bezüglich der Art der Struma konnten beide Patientengruppen deutlich unterschieden werden. Die Struma diffusa wurde überwiegend bei rezidivfreien Patienten gefunden, eine zusätzlich schwirrende diffuse Struma lag häufiger bei Patienten mit Rezidiv vor. Die Struma nodosa stellten wir bei Patienten mit Rezidiv mit 14,8% signifikant häufiger fest als bei rezidivfreien Patienten mit 2,9%.

Die Untersuchung der Strumagröße (Halsumfang) ergab, daß Patienten mit Rezidiv häufiger große Strumen entwickeln als Patienten ohne Rezidiv, die überwiegend kleine Strumen aufweisen. Bei weniger als 3% der Patienten fehlte eine Vergrößerung des normalen Halsumfanges völlig.

Weiterhin zeigte sich, daß nahezu 60% aller untersuchten Patienten eine endokrine Ophthalmopathie aufwiesen. Patienten mit Rezidiv hatten mit 60,2% häufiger Beschwerden im Sinne einer endokrinen Ophthalmopathie der Klassen I–III als Patienten ohne Rezidiv mit 47,1%. Während bei etwa 50% der rezidivfreien Patienten keine Augensymptome vorhanden waren, betrug dieser Anteil bei Patienten mit Rezidiv nur 37,5%.

Werden die klinischen Symptome der Hyperthyreose nach der Häufigkeit geordnet, mit der sie bei einer hyperthyreoten Ersterkrankung vor Beginn der thyreostatischen Behandlung auftreten, so ergibt sich, daß Patienten ohne und mit Rezidiv klinische Symptome in der gleichen Reihenfolge aufweisen, die auch für die gesamte Patientenzahl ($n = 158$) besteht. Da die häufig angegebenen Beschwerden „Nervosität" und „Schlafstörungen" als unsichere klinische Angaben zu werten sind, steht das Symptom „Schwitzen" an erster Stelle der Rangfolge. Ebenfalls häufig

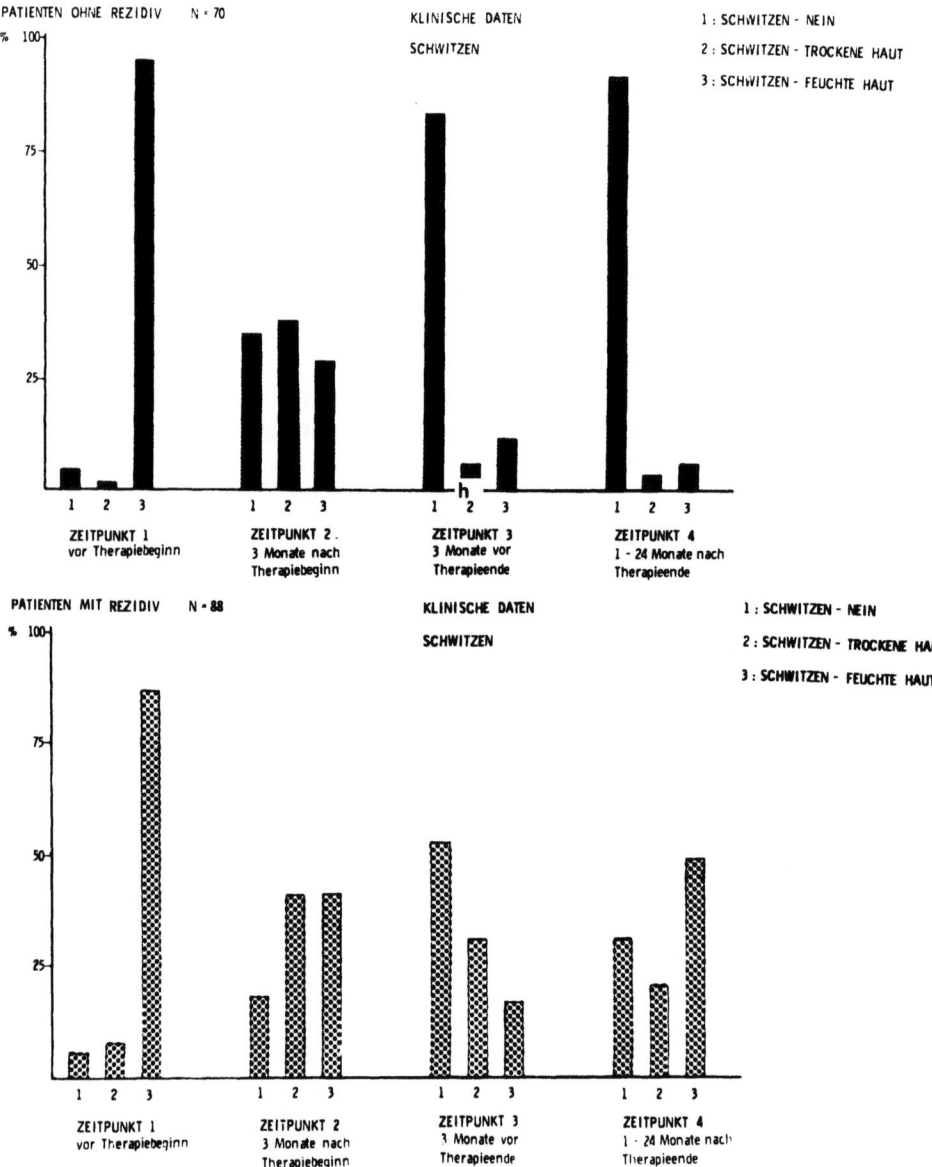

Abb. 2. Das Symptom „Schwitzen". Gegenüberstellung der Patientengruppen ohne und mit Rezidiv zu vier Beobachtungszeitpunkten

wurden Tachykardie, Tremor und Gewichtsabnahme festgestellt, während klinische Parametergrößen wie Durchfall, Haarausfall und besonders das prätibiale Ödem zu seltenen Erscheinungen der Hyperthyreose zählten. Wir konnten zeigen, daß Patienten mit einem Rezidiv der Hyperthyreose signifikant häufiger das Symptom „Schwitzen" unbeeinflußt von der thyreostatischen Therapie aufweisen als Patienten ohne Rezidiv.

So wurde 3 Monate vor Ende der konservativen Behandlung bei 30,7% der Patienten mit Rezidiv, aber nur bei 5,7% der rezidivfreien Patienten die Angabe „Schwitzentrockene Haut" gefunden, nur 52,3% der Patienten mit Rezidiv gegenüber 82,9% der Patienten ohne Rezidiv waren beschwerdefrei.

Keine Unterscheidungsmöglichkeit der Patientengruppen ohne und mit Rezidiv ergab die Auswertung der laborchemischen Daten.

Zusammenfassung

Wir konnten zeigen, daß weder ein Zusammenhang zwischen der Dauer der thyreostatischen Behandlung und der Rezidivquote noch zwischen der Therapiedauer und dem zeitlichen Auftreten eines Rezidives im Auslaßversuch besteht. Ein erhöhtes Rezidivrisiko müssen wir bei denjenigen Patienten annehmen, die 1. eine insgesamt ausgeprägte klinische Symptomatik bieten und nach begonnener konservativer Therapie verzögert eine euthyreote Stoffwechsellage erreichen, 2. nodöse und/oder große Strumen aufweisen und 3. das Symptom „Schwitzen" unbeeinflußt von der thyreostatischen Therapie bieten.

Die Frage, ob die konservative Therapie prinzipiell kürzer gestaltet werden sollte, als es weithin üblich ist, kann nur eine prospektive Studie klären.

Literatur

Alexander WD, McLarty DG, Robertson J, Shimmins J, Brownlie BEW, Harden R MCG, Patel AR (1970) Prediction of the long-term results of antithyroid drug therapy for thyrotoxicosis. J Clin Endocrinol 30: 540–543 – Emrich D, Bay V, Freyschmidt P, Hackenberg K, Herrmann J, von zur Mühlen A, Pickardt CR, Schneider C, Scriba PC, Stubbe P (1977) Therapie der Schilddrüsenüberfunktion. Dtsch Med Wochensch 102: 1261–1266 – Hackenberg K (1977) Ergebnisse der konservativen Hyperthyreosetherapie. Untersuchungen zur Rezidivneigung. Inn Med 4: 310–315 – Klein E, Kracht J, Krüskemper HL, Reinwein D, Schriba PC (1973) Klassifikation der Schilddrüsenkrankheiten. Dtsch Med Wochensch 98: 2249–2251 – Klein E (1978) Therapie der Hyperthyreosen. In: Klein E (Hrsg) Die Schilddrüse, 2. neubearb. Aufl. Springer, Berlin Heidelberg New York, S 100–119 – Labhart A (1978) Therapie der Basedowschen Krankheit. In: Labhart A (Hrsg) Klinik der Inneren Sekretion, 3. neubearb Aufl. Springer, Berlin Heidelberg New York, S 191–200 – Meng W, Männchen E, Stöwhas H, Meng S, Ventz M, Hampel R (1975) Prüfung der Schilddrüsenregulation – ein Hilfsmittel bei der Führung der medikamentösen Hyperthyreosebehandlung. Dtsch Gesundh-Wes 30: 2187–2190 – Pfannenstiel P (1979) Therapie der Basedow-Hyperthyreose. In: Pfannenstiel P (Hrsg) Therapie von Schilddrüsenerkrankungen, 2. neubearb Aufl. Grosse, Berlin – Pickardt CR (1978) Behandlung der Hyperthyreose vom Typ des Morbus Basedow. Dtsch Med Wochenschr 103: 959–961 – Schleusener H (1978) Pathogenese des Morbus Basedow. Internistische Welt 5: 173–176 – Wartofsky L (1973) Low remission after therapy for Graves' disease. Possible relation of dietary iodine with antithyroid therapy results. JAMA 226: 1083–1088

Szczepańska-Sadowska, E., Sobocińska, J., Sadowski, B. (Dept. of Applied Physiology, Inst. of Physiological Sciences, Medical Academy and Medical Research Centre, Polish Academy of Sciences, Warschau):
Dipsogenic Effect of Small Doses of Vasopressin (ADH) in Dogs

Conflicting data have been reported on the effect of vasopressin (ADH) on thirst system. Peripheral administration of relatively small doses of ADH has been demonstrated to enhance osmotic thirst; this effect being reversed with higher doses [1, 9]. High doses of ADH either did not change or inhibited spontaneous water intake (WI) (see ref. [3]). In none of the previous studies was this hormone proved to stimulate thirst in water repleted animals. However, clinical reports revealing that excessive or insufficient production of ADH occurs with exaggerated or defficient thirst [4, 6, 10] raise again the possibility that endogenous ADH may be involved in the control of water intake. Moreover, ADH has been recently identified in the cerebrospinal fluid (CSF) and in the periventricular organs of the central nervous system presumably belonging to the thirst system [5, 7]. The purpose of the present study was to investigate further the possible role of ADH in the control of thirst. Therefore spontaneous WI was examined during and after electric stimulation of the basal forebrain (ESBF) causing release of ADH as well as after injection of small doses of vasopressin to the lateral (LV) and third (3rdV) cerebral ventricles.

Methods

The experiments were performed on conscious male mongrel dogs accustomed to the experimental situation. The animals were fasting for 24 h preceding the experiment having unlimited access to water. Six dogs were implanted with four intracranial electrodes aimed at the nucleus accumbens (N.Ac.), lateral preoptic area (LPr), lateral hypothalamus (LH) and septum (Spt). Four and eight dogs were implanted with guide tubes leading to the LV and 3rdV, respectively. The stereotaxic coordinates were taken from the atlas of Dua-Sharma et al. [2]. 2 weeks were allowed for recovery. Three basic Series of experiments were performed. In Series I spontaneous WI, urine output (V_u), osmotic clearance (C_{osm}), free water reabsorption (T_{H2O}), and water balance (WB) were examined before, during and throughout 2 h following 10 min lasting ESBF at a current of $100-150\,\mu A$ delivered in 5 s trains separated by 5 s intervals. During the experiment the animals were continuously hydrated with 0.11 M NaCl at a rate of 1.0 ml/min. Blood samples to measure antidiuretic activity (ADA) were taken before, immediately and 1 h after the end of ESBF. Plasma osmolality (P_{osm}) was measured before and 1 h after the end of stimulation. Control experiments without ESBF were also performed. In Series II WI and P_{osm} were measured before and during 1 h after injection of 0, 0.3, 3.0, and 30 mU of ADH (Pitressin, Parke, Davis) in 50 µl of 0.9% NaCl or artificial cerebrospinal fluid (ACSF). In Series III WI, V_u, C_{osm}, T_{H2O}, sodium ($U_{Na}V$) and potassium ($U_K V$) excretion were measured before and during 1 h following injection of 0, 0.03, 0.05, 0.1, 0.3, and 3 mU of ADH in 50 µl of 0.9% NaCl or ACSF to the 3rdV. Plasma osmolality was measured before and 30 and 60 min following injection of ADH. Plasma ADA was measured by the biological assay described elsewhere [8]. After completion of the experiments the location of the electrodes and guide tubes was verified histologically. The Student's *t*-test for paired and unpaired observations was used for statistical analysis and *p* values under 0.05 were considered significant. Means ± SE are shown throughout the paper.

Results

Resting level of ADA was equal to $5.0 \pm 1.5\,\mu U/ml$. Stimulation in several placements belonging to the limbic system, namely NAc and Spt, elicited clear cut increase in ADA to 22.0 ± 8.0 ($p < 0.05$) and to $40.0 \pm 6.0\,\mu U/ml$ ($p < 0.001$) at 10 min of FSBF with 100 and 150 µA, respectively. 1 h after the end of ESBF ADA decreased and was not significantly different from the resting level. Elevation of

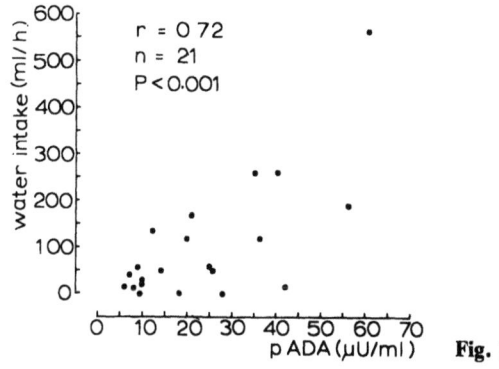

Fig. 1

ADA was accompanied by significant decrease in V_u and augmentation of T_{H_2O} without changes of C_{osm}. Sodium thioglycolate inactivated ADA. Stimulation in the same loci caused non-stimulus bound drinking markedly overlasting the time of stimulation. WI increased from 30 ± 15 in control experiments to 95 ± 25 and to 240 ± 60 ml/2 h after ESBF with 100 and 150 µA, respectively. A significant positive correlation was found between increase in ADA and volume of water drunk (Fig. 1). Plasma osmolality decreased significantly by 4.0 ± 0.5 ($p < 0.01$) and 5.8 ± 1.4 mmol/kg ($p < 0.001$) 1 h after ESBF with 100 and 150 µA, respectively. Drinking was not observed during stimulation in placements not involved in ADH release. In individual animals changes in V_u and T_{H_2O} were parallel to stimulation of WI.

Injection of ADH to the LV did not stimulate thirst significantly (Fig. 2).

Injection of ADH to the 3rdV enhanced markedly spontaneous water intake (Fig. 2). Significant drinking has been already observed with doses as small as 30–50 µU. The highest WI was observed when 100–150 µU were injected; drinking being weaker with higher doses. A significant positive correlation was found between the dose injected and volume of WI for the range of doses 0–150 µU ($r = 0.66$; $n = \beta1$; $p < 0.01$). Plasma osmolality decreased significantly 1 h after injection of 100–150

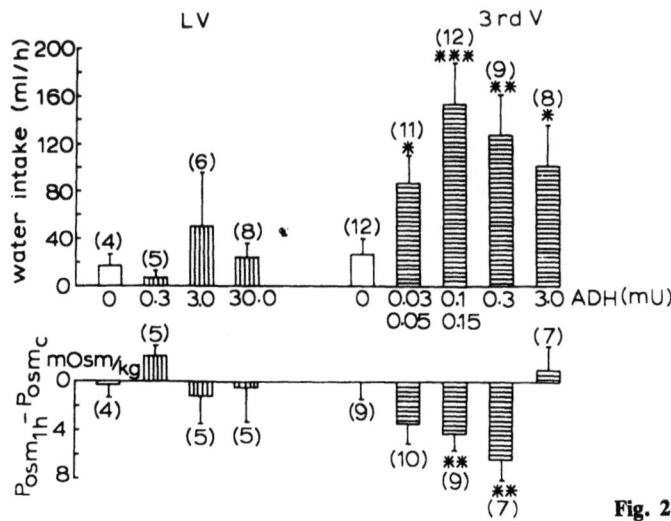

Fig. 2

and 300 µU (Fig. 2). Urine output C_{osm}, T_{H2O}, $U_{Na}V$, und U_KV did not change significantly after injection of ADH.

Discussion

The present study suggests that ADH my play an important role in the control of thirst. First, stimulation in some placements of the limbic system elicited both increase in ADA and non-stimulus bound drinking. The findings that ADA was inactivated by sodium thioglycolate and that its increase was accompanied by the renal effects typical for vasopressin indicate that the elevation of ADA was probably caused by stimulation of ADH release. Second, similar time pattern of stimulation of water intake and renal responses to ADH as well as significant correlation between blood ADA and water intake suggest that there may be some causal link between increase in ADH release and water intake. This possibility was confirmed in the experiments in which small doses of ADH injected to the 3rdV have been found to stimulate significantly water intake. The dipsogenic doses of ADH injected to the 3rdV in the present study had to yield the concentration of this hormone in CSF confined within the physiological range. Therefore it seems reasonable to assume that the fraction of ADH released to the 3rdV may contribute to the control of thirst. The present results indicate that stimulation of thirst by vasopressin may be efficient enough to induce positive water balance and a decrease in body fluids osmolality.

References

1. Barker JP, Adolph EF, Keller AD (1953) Thirst tests in dogs and modification of thirst with experimental lesions of neurohypophysis. Am J Physiol 173: 233–245 – 2. Dua-Sharma S, Sharma KN, Jacobs H (1970) The canine brain in stereotaxic coordinates. Cambridge, MA: MIT – 3. Fitzsimons JT, (1972) Thirst. Physiol Rev 52: 468–561 – 4. Mahoney JH, Goodman AD (1968) Hypernatremia due to hypodipsia and elevated threshold for vasopressin release. Effects of treatment with hydrochlorothiazide, chlorpropamide and tolbutamide. N Engl J Med 279: 1191–1196 – 5. Negoro-Vilar A, Samson WK (1979) Dehydration induced changes in immunoreactive vasopressin level in specific hypothalamic structures. Brain Res 169: 585–589 – 6. Segar WE, Moore WW (1968) Hyponatremia. Increased antidiuretic hormone and inappropriate thirst in a patient with bronchogenic carcinoma. Minn Med 51: 625–629 – 7. Summy-Long JY, Keil LC, Severs WB (1978) Identification of vasopressin in the subfornical organ region: Effects of dehydration. Brain Res 140: 241–250 – Szczepańska-Sadowska E (1972) The activity of hypothalamo-hypophysial antidiuretic system in conscious dogs. I. The influence of isoosmotic blood volume changes. Arch Ges Phys 335: 139–146 – 9. Szczepańska-Sadowska E, Kozlowski S, Sobocińska J (1974) Blood antidiuretic hormone level and osmotic reactivity of thirst mechanism in dogs. Am J Physiol 227: 766–770 – 10. Whitaker MD, McArthur RG, Corenblum B, Davidman M, Haslan RH (1979) Idiopathic, sustained, inappropriate secretion of ADH with associated hypertension and thirst. Am J Med 67: 511–515

Kozłowski, S., Szczepańska-Sadowska, E., Sobocińska, J., Bąk, M., Czyżyk, A. (Dept. of Applied Physiology, Inst. of Physiological Sciences, Medical Academy, and Dept. of Gastroenterology and Metabolic Diseases Institute of Internal Diseases, Medical Academy, Warschau):
Stimulation of Thirst and ADH Release After Intracranial Injection of Insulin in the Dog

Insulin injected subcutaneously has been established to elicit drinking in the rat [2, 4]. Intravenous (i.v.) administration of this hormone has been also reported to cause an increase in plasma vasopressin (ADH) concentration in man [1]. Both, stimulation of thirst in the rat and release of ADH in man have been suggested to be mediated by hypoglycaemia. A recent finding that i.v. administration of insulin or glucose causes some elevation of this hormone concentration in the cerebrospinal fluid CSF [7] prompted us to investigate whether stimulation of thirst and release of ADH may be caused by direct action of inulin on the central nervous system. To this end small doses of insulin were injected to the third cerebral ventricle (3rdV) of the dog and its effect on plasma antidiuretic activity (ADA) and spontaneous water intake measured.

Methods

The experiments were performed on seven conscious mongrel dogs accustomed to the experimental situation. They were fasted for 24 h before the experiment having free access to water. The animals were chronically implanted with stainless steal guide tubes leading to the 3rdV, according to the coordinates taken from the stereotaxic atlas of Dua-Sharma et al. [3]. 2 weeks were allowed for recovery. At the beginning of the experiment proper, the dogs were prehydrated i.v. with 100 ml of 0.7% NaCl. This was followed by an i.v. infusion of 0.7% NaCl at a constant rate of 1.0 ml/min. After a stabilization period of 40 min the urinary bladder was catheterized and emptied. Plasma osmolality (P_{osm}), sodium (P_{Na}), potassium (P_K), and blood glucose (B_g) concentration as well as urine (V_u), solute (C_{osm}), sodium ($U_{Na}V$), potassium (U_KV) excretion and free water reabsorption (T_{H2O}) were measured every 20 min. Spontaneous water intake (WI) and water balance (WB) were measured throughout the experiment. The latter value was calculated by subtraction Vu from WI and volume of water infused intravenously. Two series of experiments were performed. In insulin series either 100 or 200 μU of insulin (Maxirapid, POLFA) was injected in 50 μl of 0.9% of NaCl at 100 min of the experiment by means of an injector protruding 1 mm beyond the end of the guide tube. In control series the experimental protocol was identical except that 50 μl of 0.9% NaCl without insulin was injected to the 3rdV. Blood samples to measure ADA and blood insulin (IRI) were taken before, and 10, 30, 60, and 120 min after injection of either insulin or saline to the 3rdV. Plasma ADA was measured by a biological assay described previously [5]. After completion of the experiments the location of the guide tubes was verified histologically.

The Student's t-test for paired and unpaired observations was used to evaluate the significance of differences and p values under 0.05 were considered significant. Means $\bar{X} \pm SE$ are shown throughout the paper.

Results

Injection of either 100 or 200 μU of insulin markedly elevated spontaneous water intake. Since no significant differences were observed between the action of the two doses of the hormone on either of the parameters measured the results obtained with 100 and 200 μU were estimated together. In control series cumulative WI was equal to 54.5 ± 25.9 and to 76.0 ± 32.0 ml at 1 and 2 h following injection of saline. In insulin series WI was significantly higher by 63.7 ± 16.6 ($n = 13$; $p < 0.01$) and by 121.7 ± 30.0 ml ($n = 13$; $p < 0.002$) at 1 and 2 h respectively following injection of

Table 1. Plasma osmolality (P_{osm}), sodium (P_{Na}), potassium (P_K), and blood glucose B_g before and after injection of 100–200 µU of insulin to the 3rd cerebral ventricle. I = Insulin series ($n = 10$); C = Control series ($n = 8$)

Variable		Time (min)						
		−20	+20	+40	+60	+80	+100	+120
P_{osm} (mmol/kg)	I	299.6 ± 1.1	299.8 ± 1.6	298.5 ± 2.2	300.2 ± 1.2	300.0 ± 1.6	297.0 ± 2.5	298.7 ± 1.7
	C	299.6 ± 1.5	299.8 ± 0.8	299.3 ± 1.2	299.1 ± 1.4	298.1 ± 1.4	298.1 ± 1.4	298.7 ± 1.4
P_{Na} (mmol/l)	I	148.1 ± 1.4	147.2 ± 1.3	148.3 ± 1.4	147.5 ± 1.6	147.4 ± 2.1	147.2 ± 1.5	148.1 ± 2.0
	C	149.3 ± 1.0	150.0 ± 1.3	151.1 ± 1.0	148.6 ± 1.0	149.8 ± 1.4	149.1 ± 1.5	150.7 ± 1.7
P_K (mmol/l)	I	4.2 ± 0.1	4.1 ± 0.1	4.2 ± 0.1	4.2 ± 0.1	4.1 ± 0.1	4.1 ± 0.1	4.1 ± 0.1
	C	4.3 ± 0.1	4.4 ± 0.1	4.4 ± 0.1	4.2 ± 0.1	4.2 ± 0.2	4.2 ± 0.1	4.1 ± 0.1
B_g (mg/dl)	I	53.0 ± 3.4	55.7 ± 5.9	56.2 ± 4.3	55.6 ± 3.9	52.3 ± 3.5	54.1 ± 6.1	57.5 ± 6.1
	C	59.8 ± 9.3	60.0 ± 6.3	60.5 ± 6.0	55.8 ± 3.3	62.5 ± 7.1	68.0 ± 10.0	67.2 ± 9.6

Table 2. Plasma antidiuretic activity (ADA) and blood insulin (IRI) before and after injection of 100–200 µU of insulin to the 3rd cerebral ventricle. I = Insulin series; C = Control series

Variable		Time (min)				
		− 10	+ 10	+ 30	+ 60	+ 120
ADA (µU/ml)	I ($n = 7$)	2.5 ± 0.6	24.6 ± 8.5[a]	10.2 ± 2.5[b]	32.9 ± 13.3[a]	5.4 ± 2.8
	C ($n = 7$)	2.4 ± 0.9	1.8 ± 0.7	4.5 ± 1.9	2.5 ± 1.0	
IRI (µU/ml)	I ($n = 10$)	9.7 ± 2.2	8.6 ± 2.4	9.8 ± 1.2	10.6 ± 2.2	10.5 ± 3.5
	C ($n = 7$)	11.2 ± 3.2	12.2 ± 4.0	11.6 ± 3.8	12.1 ± 4.5	

[a] $p < 0.05$
[b] $p < 0.01$

insulin, as compared to control series. The latency to the first dring varied between 5 and 40 min.

Urine output during the preinjection period was equal to 0.94 ± 0.24 and to 0.58 ± 0.18 ml/min in insulin and control series, respectively. It increased significantly during 80 min following injection of saline and did not change after injection of insulin. C_{osm} and $U_{Na}V$ increased whereas U_KV did not change significantly in both series. Free water reabsorption during the preinjection period was equal to 0.24 ± 0.12 and to 0.38 ± 0.09 ml/min in insulin and control series, respectively. A significant increase in T_{H2O} was observed during 40 min after injection of insulin. Water balance increased by 66.7 ± 7.5 ($n = 10$; $p < 0.001$) and by 112.2 ± 36.4 ml ($n = 10$; $p < 0.001$) at 1 and 2 h following injection of insulin. The respective changes in control experiments were: 39.9 ± 35.2 ($n = 8$; $p > 0.05$) and 53.4 ± 49.0 ml ($n = 8$; $p > 0.05$). Blood glucose, P_{osm}, P_{Na}, and P_K did not change in the course of either of the series (Table 1). Plasma ADA increased significantly after injection of insulin and did not change in control series (Table 2). Plasma IRI did not change appreciably in either of the series (Table 2).

Discussion

The present results clearly indicate that injection of small doses of insulin to the 3rdV causes a significant increase in WI and ADA in water repleted animals. The latter effect was presumably caused by stimulation of release of vasopressin since increase in ADA was accompanied by an increase in T_{H2O}. In contrast to the previous finding showing that peripheral administration of insulin results in a transient increase of ADH level after a delay of 30 min [1] a significant increase in ADA has been already observed 10 min after injection of insulin in six out seven experiments of the present study. In some of the experiments elevation of ADH outlasted for 60 min after injection of insulin. This may suggest that centrally injected insulin reaches more rapidly the region at which it exerts its vasopressin releasing action. In spite of a considerable elevation of WI in the present experiments V_u did not increase and WB assumed significantly positive value. Blood measurements revealed that P_{osm}, P_{Na}, P_K, and B_g did not change at the onset of drinking and ADH release. Measurements of CSF glucose were not made but it seems unlikely that the injected dose of insulin could cause a decrease in CSF glucose in the light of data showing that much higher doses of this hormone injected to the cisterna magna were needed to induce an evident decrease in CSF glucose [6]. Since plasma IRI did not change significantly it can be concluded that small doses of insulin injected to the 3rdV do not stimulate secretion of insulin as it is the case with administration of high doses of this hormone to the cisterna magna [6]. The final concentration of insulin in CSF was not measured but it may be assumed that it did not exceed the levels which may occur under some physiological and pathological situations. Thus, the present results suggest that the fraction of insulin leaking to the CSF may stimulate release of vasopressin and exert some dipsogenic action. The exact mechanismn and the physiological significance of this phenomenon remains to be elucidated.

References

1. Bayliss PH, Heath DA (1977) Plasma arginine-vasopressin response to insulin-induced hypoglycaemia. Lancet 8: 428–430 – 2. Booth DA, Pitt ME (1968) The role of glucose in insulin-induced feeding and drinking . Physiol Behav 3: 447–453 – 3. Dua-Sharma S, Sharma KN, Jacobs H (1970) The canine brain in stereotaxic coordinates. Cambridge, MA:MIT – 4. Novin D (1964) The effects of insulin on water intake in the rat. In: Wayner MJ (ed) Thirst in regulation of body water. Pergamon Press, Oxford, pp 177–184 – 5. Szczepańska-Sadowska E (1972) The activity of hypothalamo-hypophysial antidiuretic system in conscious dogs. I. The influence of isoosmotic blood volume changes. Arch Ges Phys 335: 139–146 – 6. Wood SC, Porte D, Jr (1975) Effect of intracisternal insulin on plasma glucose and insulin in the dog. Diabetes 24: 905–909 – 7. Woods SC, Porte D, Jr (1977) Relationship between plasma and cerebrospinal fluid insulin levels of the dogs. Am J Physiol 233: E331–E334

Conrad, A., Werner, W., Biro, G., Leicht, E. (Med. Klinik und Poliklinik, Innere Medizin II und Nervenklinik der Univ. Homburg):
Endokrine Effekte der Lithiumlangzeitbehandlung bei Patienten mit endogener Depression: Latente Hypothyreose und „primärer" Hyperparathyreoidismus

Unter Lithiumbehandlung von Patienten mit endogener Depression wurden zum Teil erhöhte Calciumwerte im Serum gefunden [2, 4, 6, 7]. Ferner wurde eine Verminderung des Knochenmineralgehaltes beobachtet [2]. Mellerup et al. [9] fanden bei Verabreichung von Lithium an Ratten eine Erhöhung der Serumcalciumkonzentration sowie eine Hypophosphatämie; diese Veränderungen wurden auch bei thyreoparathyreoidektomierten Tieren gesehen. Wir haben aus diesen Gründen die Frage untersucht, ob unter Lithiumtherapie beim Menschen Veränderungen im Calciumphosphatstoffwechsel auftreten und ob gegebenenfalls diese durch Vermittlung der Nebenschilddrüsen zustandekommen. Gleichzeitig sollte geklärt werden, ob etwaige Abweichungen im Calciumphosphatstoffwechsel den bekannten Veränderungen der Schilddrüsenfunktion unter Lithiumtherapie [5, 8, 12] zugeordnet werden können bzw. mit diesen gemeinsam einhergehen.

55 ambulante Patienten der Neurologisch-Psychiatrischen Poliklinik unter Lithiumlangzeittherapie wurden untersucht. Es handelte sich um 14 Männer und 41 Frauen. Sie nahmen zum Zeitpunkt der Untersuchung 6–48 mMol Lithium ein. Die durchschnittliche Behandlungsdauer betrug 2,01 ± 1,87 Jahre. Das Durchschnittsalter der Patienten war 45 ± 12 Jahre. Die Patienten wurden in Zehnjahresaltersgruppen eingeteilt. 35 Kontrollpersonen wurden aus gesundem Klinikspersonal den

Altersgruppen und dem Geschlecht der Patienten entsprechend ausgesucht; das Durchschnittsalter betrug in der Kontrollgruppe 44 ± 12 Jahre.

Die Untersuchung erfolgte während eines Zeitraumes von 8 Monaten; jedem Patienten und jeder Kontrollperson wurde eine Blutprobe abgenommen. Die Proben wurden etwa 2–3 Std nach der Abnahme zentrifugiert, die Seren bis zu 24 Std bei 4° C aufbewahrt und danach in kleinen Portionen bei −20° C eingefroren. Die biochemischen Bestimmungen erfolgten etwa $1^1/_2$ Jahre nach Beginn der Probensammlung, wobei alle Untersuchungen in jeweils einem Ansatz durchgeführt wurden, um den Einfluß der Interassayvariation auszuschalten. Calcium, Phosphor und Gesamteiweiß im Serum wurden durch Autoanalyser, TSH, Trijodthyronin, Thyroxin und Parathormon radioimmunologisch, die Magnesiumkonzentration im Serum durch Atomabsorptionsspektrophotometrie bestimmt[1]. Die Messung der Parathormonkonzentration erfolgte mit Hilfe des Antikörpers S 478/X von Dr. Hehrmann und Hesch, mit ^{125}Jod-markiertem bovinem Parathormon (PTH) als Tracer und menschlichem Kulturmedium-PTH als Standard[2]. Um die Bedeutung einer möglichen Verschiebung des Nullpunktes zu verringern, folgten Patienten- und Normalseren abwechselnd im Ansatz. Allein die Lithiumkonzentration in den Patientenseren wurde jeweils am Tag der Blutentnahme flammenphotometrisch gemessen. Die statistische Auswertung erfolgte nach dem U-Test von Wilcoxon, Mann und Whitney.

Ergebnisse

Tabelle 1 zeigt Mittelwerte und Standardabweichungen der untersuchten Parameter. Die Lithiumkonzentration in den Patientenseren lag zwischen 0,27 und 1,19 mMol/l, im Durchschnitt bei 0,65 mMol/l. Calcium im Serum wurde bei lithiumbehandelten Patienten gering, aber signifikant höher gefunden als in der Kontrollgruppe. Bei vier Patienten war Calcium unter Lithiumtherapie über $\bar{x} + 2s$ der Kontrollen erhöht. Anorganischer Phosphor im Serum war bei den beiden Gruppen nicht signifikant verschieden. Immunreaktives PTH wurde bei der Patientengruppe deutlich höher gefunden als beim Kontrollkollektiv; bei drei lithiumbehandelten Patienten war PTH über $\bar{x} + 2s$ der Kontrollgruppe erhöht. Verdünnungskurven der Seren dieser Patienten verliefen parallel zu jenen von Normalpersonen.

Die Bestimmung von Gesamteiweiß und Magnesium im Serum erfolgte zu einem späteren Zeitpunkt. Leider war nicht mehr von allen Probanden Serum vorhanden. Jedoch auch in dieser kleineren Gruppe war Calcium gegenüber den Kontrollen erhöht, während die Werte für Gesamteiweiß im Serum in beiden Gruppen gleich waren (Tabelle 1, unten). Die Erhöhung der Calciumkonzentration ist demnach nicht auf einen Anstieg des Proteingehaltes im Serum zurückzuführen. Die Magnesiumkonzentration war bei den lithiumbehandelten Patienten gering, jedoch nicht signifikant höher.

Thyroxin und Trijodthyronin im Serum waren gegenüber der Kontrollgruppe unverändert. TSH wurde jedoch bei der Patientengruppe erheblich höher gefunden;

---
[1] Wir danken Frau Dr. Isenberg, Urolog. Univ.-Klinik Homburg-Saar für die Durchführung der Magnesiumbestimmung
[2] Frau Dr. Dorn, Abt. für Nuklearmedizin der Radiolog. Klinik des Universitätskrankenhauses Hamburg-Eppendorf danken wir für die Überlassung des Kulturmedium-Standards für menschliches Parathormon

Tabelle 1. Ergebnisse der Laboruntersuchungen

		Patienten			Kontrollen			
		x	$s_{\bar{x}}$	n	x	$s_{\bar{x}}$	n	
Calcium	(mMol/l)	2,46	0,02	55	2,40	0,012	35	$p < 0,025$
Anorgan. P	(mg/l)	35,0	0,9	55	35,0	1,1	35	n.s.
PTH	(μIE/ml)	17,95	1,71	55	11,94	1,5	35	$p < 0,01$
T3	(μg/l)	1,7	0,01	55	1,68	0,01	35	n.s.
T4	(μg/l)	69,0	1,9	55	70,0	3,3	35	n.s.
TSH	(mE/l)	6,51	0,6	55	2,99	0,28	35	$p < 0,001$
Lithium	(mMol/l	0,65	0,031	55	–	–	–	
Calcium	(mMol/l)	2,52	0,017	47	2,45	0,02	24	$p < 0,05$
Gesamteiweiß	(g/l)	69,97	1,07	47	68,58	1,01	24	n.s.
Magnesium	(mMol/l)	1,80	0,03	47	1,75	0,02	24	n.s.

bei 18 Patienten (15 Frauen, drei Männer) war aufgrund einer Erhöhung der Serumkonzentration dieses Hormons eine latente Hypothyreose anzunehmen. Zwischen den Konzentrationen von Lithium und TSH bestand eine hochsignifikante, wenn auch nicht sehr enge Korrelation (Tabelle 2); eine Korrelation zwischen den Konzentrationen von TSH und jener von PTH oder Calcium bestand nicht. Die Korrelation zwischen Lithium- und PTH-Konzentration im Serum erreichte ebenfalls nicht das Signifikanzniveau.

Auffällig war eine positive Korrelation zwischen PTH-Konzentration und Behandlungsdauer ($r = 0,46$; $p < 0,01$). Dieser Befund muß jedoch mit Vorsicht interpretiert werden, da ältere Patienten länger behandelt worden waren (Korrelation Lebensalter−Behandlungsdauer $r = 0,39$; $p < 0,01$) und möglicherweise auch höhere PTH-Werte hatten (Korrelation Lebensalter−PTH $r = 0,30$; $p < 0,05$). In der Kontrollgruppe bestand keine Korrelation zwischen Lebensalter und PTH. Christiansen et al. [3] fanden einen Anstieg der Parathormonkonzentration bereits nach einmonatiger Lithiumtherapie mit weiterer Erhöhung nach 2 und 3 Monaten.

Um einen radioimmunologischen Artefakt auszuschließen, wurde der Einfluß von Lithium auf die Standardkurve und die Ablesung der PTH-Werte in vitro untersucht. In parallelen Ansätzen war die Standardkurve bei Zugabe von Lithium zum Ansatzpuffer in einer der Konzentration von 2 mMol/l im Serum entsprechenden Menge mit der Standardkurve in lithiumfreiem Puffer deckungsgleich. In zwei weiteren Ansätzen wurden die Seren von 20 Patienten mit erhöhten PTH-Werten bzw. von 20 Normalpersonen mit bzw. ohne Zusatz von Lithium zum

Tabelle 2. Korrelationen verschiedener Laborparameter in den Patientenseren

Li − PTH	$r = 0,244$	n.s.
Li − TSH	$r = 0,512$	$p < 0,001$
Ca − PTH	$r = 0,099$	n.s.
Ca − TSH	$r = 0,177$	n.s.
PTH − TSH	$r = 0,136$	n.s.

Puffer auf PTH untersucht; ein Unterschied zwischen den abgelesenen Werten bestand nicht.

Es kann demnach geschlossen werden, daß beim Menschen unter Lithiumlangzeittherapie die PTH-Konzentration im Serum erhöht ist. Bei gleichzeitiger Erhöhung der Serumcalciumwerte liegen Veränderungen vor, wie sie bei primärem Hyperparathyreoidismus gefunden werden. Ursächlich ist, wie auch bei primärem Hyperparathyreoidismus, eine Verstellung des Regelmechanismus zu diskutieren [10], wobei offenbar erst höhere Calciumwerte als bei Nebenschilddrüsengesunden die PTH-Sekretion hemmen. Da die Serumphosphatkonzentration gegenüber den Kontrollen nicht signifikant verschieden gefunden wurde, besteht unter Lithiumlangzeittherapie offenbar eine nur sehr milde Form eines „primären" Hyperparathyreoidismus.

Die Annahme ist naheliegend, daß die Erhöhung der Serumcalciumkonzentration durch vermehrte Sekretion von PTH hervorgerufen wurde. Die gefundene Korrelation zwischen diesen beiden Parametern ist jedoch nicht signifikant ($r = 0,099$). Möglicherweise sind die relativen Bestimmungsfehler zu groß, insbesondere auch die Unterschiede in der Calciumkonzentration zu klein, um eine bestehende Korrelation erkennbar werden zu lassen. Es sei darauf hingewiesen, daß Purnell et al. [11] bei einer Gruppe von Patienten mit zum Teil schwerem primärem Hyperparathyreoidismus eine wenig enge Korrelation zwischen Calcium- und PTH-Werten ($r = 0,48$) gefunden haben.

Lazarus und Bennie [8] fanden erstmalig eine Erhöhung der TSH-Konzentration unter Lithiumlangzeittherapie. Lithium hemmt offenbar zumindest bei disponierten Personen die Synthese bzw. Freisetzung von Schilddrüsenhormonen und führt so zur Erhöhung der TSH-Konzentration. Dieser Befund wird durch die vorliegenden Ergebnisse bestätigt. Eine Korrelation zwischen den Konzentrationen von TSH, Calcium und Parathormon wurde nicht gefunden. Ein Vergleich der PTH-Werte lithiumbehandelter Patienten mit erhöhten TSH-Werten gegenüber den PTH-Konzentrationen der übrigen lithiumbehandelten Patienten ließ auch keine nennenswerte Tendenz erkennen. Es wurde somit kein Hinweis auf Zusammenhänge zwischen lithiuminduzierter Hypothyreose und lithiumbedingten Veränderungen im Calciumphosphatstoffwechsel gefunden.

Bjørum et al. [1] sowie Crammer [6] haben eine Erniedrigung der Calciumausscheidung im Urin unter Lithiumtherapie beim Menschen beobachtet. Dies stimmt gut mit der Annahme einer erhöhten PTH-Aktivität überein, da dieses Hormon die tubuläre Calciumrückresorption fördert. Auch das Auftreten einer Osteopenie [2] ist mit einer erhöhten PTH-Aktivität vereinbar.

Zusammenfassung

1. Eine Gruppe lithiumlangzeitbehandelter Patienten zeigte höhere Calcium- und PTH-Konzentrationen im Serum als ein gleichaltriges Kontrollkollektiv.

2. Die TSH-Konzentrationen waren in der Patientengruppe ebenfalls deutlich höher.

3. Eine Korrelation zwischen lithiumbedingten Veränderungen der Nebenschilddrüsen- und Schilddrüsenfunktion war nicht erkennbar.

Literatur

1. Bjørum N, Hornum I, Mellerup ET, Plenge PK, Rafaelsen OJ (1975) Lithium, calcium and phosphate. Lancet 1: 1243 — 2. Christiansen C, Baastrup PC, Transbøl I (1975) Osteopenia and dysregulation of divalent cations in lithium-treated patients. Neurophsychobiology 1: 344—354 — 3. Christiansen C, Baastrup PC, Transbøl I (1978) The effects of lithium on calcium and magnesium metabolism. In: Johnson FN, Johnson S (eds) Lithium in medical practice. MTP Press Limited, St Leonard's House, St Leonardgate, Lancaster, pp 193—197 — 4. Garfinkel PE, Ezrin C, Stancer HC (1973) Hypothyroidism and hyperparathyroidism associated with lithium. Lancet 2: 331—332 — 5. Gerdes H (1978) Lithium und Endokrinium. Ergeb Inn Med Kinderheilkd 40: 29—83 — 6. Crammer J (1975) Lithium, calcium and mental illness. Lancet 1: 215—216 — 7. Gröschel W, Kluge H, Zahlten W, Waldman K-D, Hartmann W, Glitschka A, Greger J (1974) Vergleichende Untersuchungen zum Elektrolytverhalten im Serum bei Li-Prophylaxe zyklothymer Psychosen. Pharmakopsychiatr Neuropsychopharmakol 7: 300—306 — 8. Lazarus JH, Bennie EH (1972) Effects of lithium on thyroid function in man. Acta Endocrinol (Kbh) 70: 266—272 — 9. Mellerup ET, Plenge P, Ziegler R, Rafaelsen OJ (1970) Lithium effects on calcium metabolism in rats. Int Pharmacopsychiatry 5: 258—264 — 10. Murray TM, Peacock M, Powell D, Monchick JM, Potts JT, Jr (1972) Non-autonomy of hormone secretion in primary hyperparathyroidism. Clin Endocrinol (Oxf) 1: 235—238 — 11. Purnell DC, Scholz DA, Smith LH, Sizemore GW, Black BM, Goldsmith RS, Arnaud CD (1974) Treatment of primary hyperparathyroidism. Am J Med 56: 800—809 — 12. Transbøl J, Christiansen C, Baastrup PC (1978) Endocrine effects of lithium: I. hypothyroidism with reference to sex and age as risk factors. Acta Endocrinol (Kbh) 87: 759—767

Braun, B., Cordes, U. (II. Med. Univ.-Klinik Mainz), Günther, R. (Inst. für Med. Strahlenkunde der Univ. Mainz), Kümmerle, F. (Chirurg. Univ.-Klinik, Mainz):
Lokalisation des Phäochromozytoms durch Ultraschalltomographie — Vergleich mit anderen Untersuchungsverfahren

Nach der Nierenarterienstenose ist das Phäochromozytom die zweithäufigste chirurgisch kurable Ursache einer arteriellen Hypertonie. Aufgrund einer Häufigkeitserrechnung aus der Mayo-Clinic kann mit vier Fällen auf 10000 Hypertoniepatienten gerechnet werden [16].

Die Diagnose wird bei Vorliegen einer persistierenden oder paroxysmalen Hypertonie gesichert durch den Nachweis erhöhter Plasmakatecholamine und/oder die vermehrte Ausscheidung der symptomerzeugenden Katecholamine und ihrer Metaboliten im 24-Std-Urin [2, 4, 6]. Therapie der Wahl ist die operative Entfernung des katecholaminproduzierenden Tumors.

Da etwa 10% der Tumoren beidseits vorkommen und altersabhängig 10—20% eine extraadrenale Lage aufweisen [5, 11, 18], ist die exakte präoperative Lokalisierung integraler Bestandteil der Diagnostik und wesentliche Voraussetzung für eine sichere und und risikoarme operative Therapie. Methoden, die eine Beurteilung der Nebennieren ermöglichen, kommt besondere Bedeutung zu. Als invasive Verfahren werden die Angiographie [3], die Nebennierenphlebographie [7, 10, 12] und die selektive Katecholaminbestimmung im Blut der V. cava und ihrer Zuflüsse durchgeführt [4, 8, 9]. Als nichtinvasive Methoden stehen die

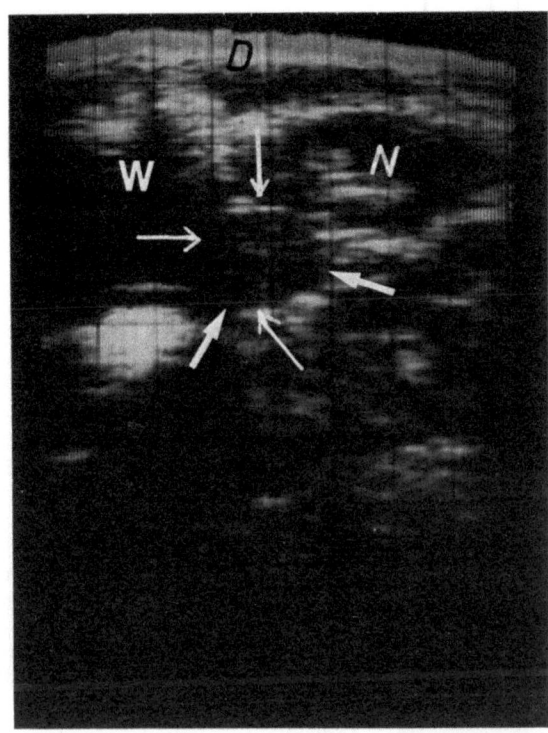

Abb. 1a. Linksseitiges Phäochromozytom. Sonographischer Querschnitt, Untersuchung von dorsal (D). Der Nebennierentumor (Pfeile) stelle sich medial und ventral vom oberen Nierenpol (N) dar. W = Wirbelsäule (Vidoson 735, Siemens)

Nebennierenszintigraphie [11], die Sonographie [1, 10, 13, 14, 17] und die Computertomographie zur Verfügung.

Über den Stellenwert des Ultraschallverfahrens zu Lokalisierung von Phäochromozytomen im Vergleich mit anderen Untersuchungsmethoden soll im folgenden berichtet werden.

Untersuchungstechniken

Zur sonographischen Untersuchung benutzen wir handelsübliche Geräte, die nach dem Real-Time-Verfahren arbeiten. Normale Nebennieren lassen sich damit nicht darstellen, dagegen können Tumore oder Metastasen der Nebennieren ab 2–3 cm Größe abgegrenzt werden. Genaue Kenntnis der Nebennierentopographie ist Voraussetzung für die Deutung der Ultraschallbefunde [1, 13, 14]. Die rechte Nebenniere wird am besten von ventral unter Benutzung der Leber als akustisches Fenster dargestellt. Der obere Nierenpol, die Dorsalfläche des rechten Leberlappens und die V. cava inferior sind wichtige Strukturen zur topographischen Orientierung. Beide Nebennierenregionen werden zusätzlich in Bauchlage des Patienten von dorsal untersucht (Abb. 1a, b).

Ergebnisse

Im Zeitraum von 2 Jahren wurden 22 Patienten im Rahmen der Hypertoniediagnostik unter dem klinischen Verdacht auf Phäochromozytom sonographisch untersucht. In 13 Fällen konnte laborchemisch im weiteren Verlauf ein katecholaminproduzierender Tumor ausgeschlossen werden. Bei keinem dieser Patienten ergab sich sonographisch Anhalt für einen Nebennierentumor. Neun Patienten wurden nach biochemischer Sicherung und Durchführung der Lokalisationsdia-

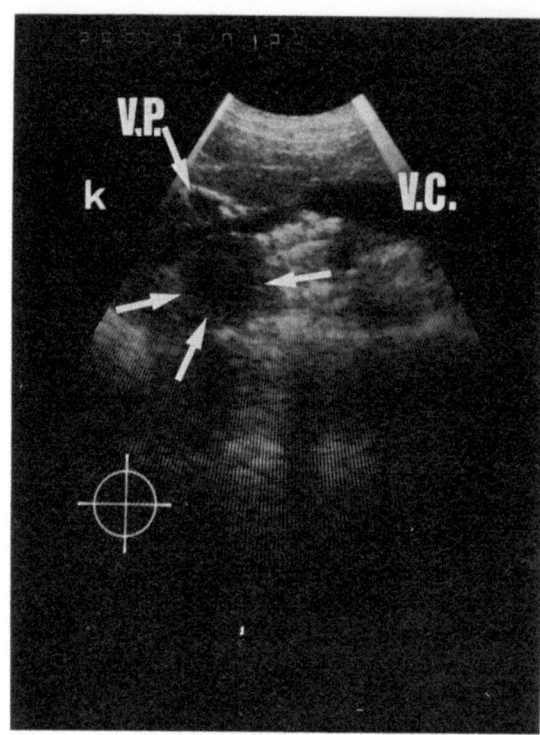

Abb. 1b. Phäochromozytom rechts. Längsschnitt im Verlauf der Vena cava inferior. K = kranial. Der Tumor (Pfeile) imprimiert die Vena cava inferior (V.C.) von lateral und dorsal. V.P. = Vena portae (Combison 100, Kretz-Technik)

gnostik an einem adrenalen Phäochromozytom operiert. Bei einer 64jährigen Patientin mit 108 g schwerem Phäochromozytom der rechten Seite wurde nach sonographischer Untersuchung auf der Intensivstation und eindeutiger Lokalisierung des Tumors wegen schlechten Allgemeinzustandes auf invasive Diagnostik verzichtet. Bei den anderen acht Patienten wurden neben der Sonographie die Nebennierenphlebographie und die selektive Katecholaminbestimmung durchgeführt.

Die Ergebnisse der präoperativen Lokalisationsdiagnostik sind in Abb. 2 zusammengestellt.

Im *i.v. Pyelogramm mit Tomographie,* das bei allen neun Patienten im Rahmen der Hypertoniediagnostik durchgeführt worden war, konnte nur bei einem Patienten die richtige Tumorlokalisation vermutet werden. Bei acht Patienten ergab sich kein Seitenhinweis.

Sonographisch wurden acht der neun Phäochromozytome richtig lokalisiert. Die angegebene Tumorgröße entsprach in allen Fällen dem Operationsbefund. Ein falschpositiver Befund wurde nicht erhoben. Der kleinste sonographisch lokalisierte Tumor war etwas größer als 2 cm und wog 14 g. Das kleinste Phäochromozytom in der gesamten Untersuchungsreihe, das nur 1,5 g wog, konnte sonographisch und phlebographisch nicht nachgewiesen werden. Es wurde durch die selektive Katecholaminbestimmung eindeutig lokalisiert und danach im CT morphologisch dargestellt.

Durch die *Nebennierenphlebographie* wurden fünf Phäochromozytome richtig lokalisiert, drei konnten nicht dargestellt werden und bei einem Patienten wurde ein falschpositiver Befund erhoben.

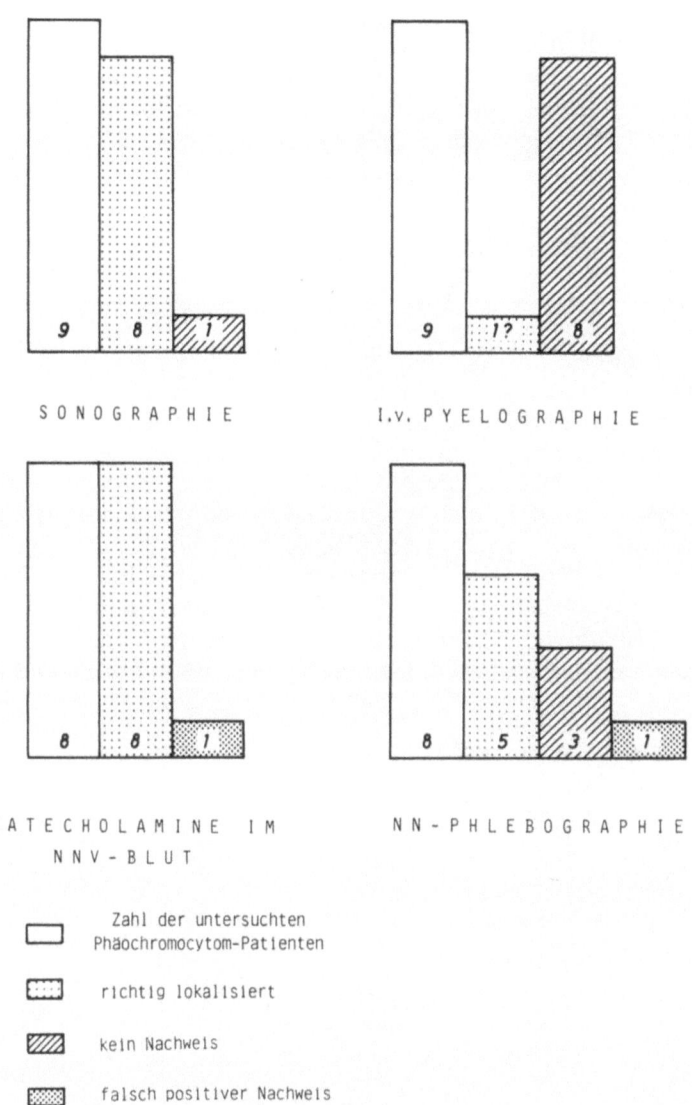

Abb. 2. Ergebnisse der präoperativen Lokalisationsdiagnostik bei klinisch und laborchemisch gesichertem Phäochromozytom

Mit der *selektiven Katecholaminbestimmung* im Blut der V. cava und ihrer Zuflüsse, die stets in Kombination mit der Nebennierenphlebographie durchgeführt wurde, gelang es alle Phäochromozytome eindeutig zu lokalisieren. Allerdings wurde ebenfalls ein falschpositiver Befund erhoben.

Diskussion

Da keines der Untersuchungsverfahren, die zur Lokalisationsdiagnostik des Phäochromozytoms eingesetzt werden, frei von Fehlbeurteilungen ist, erscheint es empfehlenswert, mindestens zwei Nachweismethoden zu kombinieren, bei Diskrepanz oder unklarem Befund ein drittes Verfahren einzusetzen. Die selektive Katecholaminbestimmung erwies sich nach unseren Untersuchungen als die sicherste Methode im Nachweis auch kleinster Phäochromozytome. Ein weiterer Vorteil gegenüber Nebennierenphlebographie und Sonographie besteht darin, daß auch extraadrenale Phäochromozytome exakt zu lokalisieren sind, was mit der Nebennierenphlebographie nicht, sonographisch nur selten gelingt. Falschpositive Befunde können nach Kontrastmittelinjektion oder nach mechanischer Irritation beim Aufsuchen der Nebennierenvenenmündung erhoben werden. Die Durchführung der Methode bedarf deshalb großer Erfahrung, die Interpretation der Befunde kritischer Wertung [4, 5, 9].

Von den drei Methoden mit morphologischer Darstellung der Nebennierenregion — Ausscheidungsurogramm, Sonographie und Phlebographie — ist die intravenöse Pyelographie mit Tomographie zur Lokalisierung adrenaler Phäochromozytome nicht geeignet, da nur große Tumore oder verkalkte Phäochromozytome erfaßt werden. Die Sonographie erwies sich als treffsicherer als die invasive Phlebographie. Da die Phlebographie außer der Strahlenbelastung das Risiko der Auslösung einer hypertensiven Krise birgt [7, 8, 12], kann die Sonographie als primäre Methode zur morphologischen Darstellung der Nebennierenregion empfohlen werden [1, 10, 13]. Die Ultraschalldiagnostik hat neben der raschen und risikofreien Durchführbarkeit den Vorteil, daß in einem Untersuchungsgang andere Organe mitbeurteilt werden. Bei einer Patientin mit

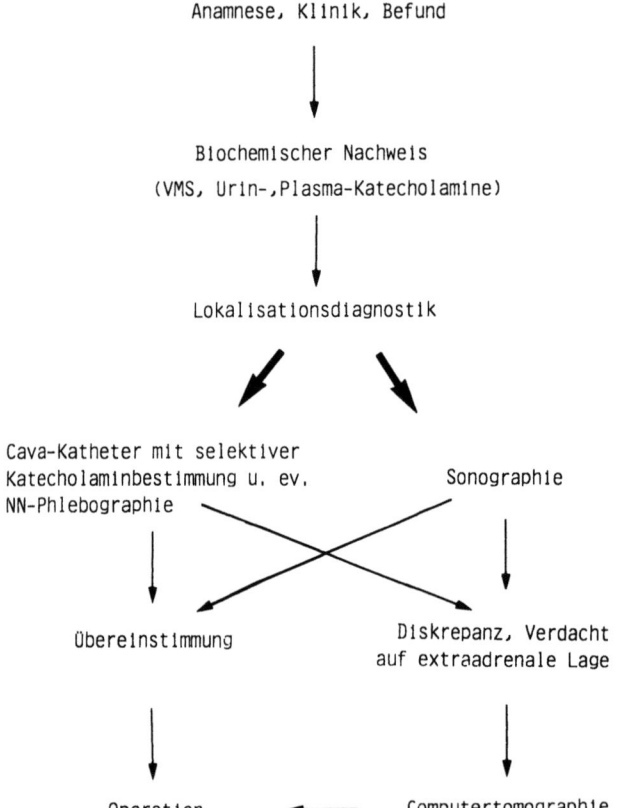

Abb. 3. Diagnostisches Konzept bei Verdacht auf Phäochromozytom

Phäochromozytom fanden wir sonographisch Gallensteine, bei einer Patientin mit Sippel-Syndrom Lebermetastasen des C-Zellcarcinoms. Übertroffen wird die Sonographie vor allem im Nachweis linksseitiger Phäochromozytome, wo die sonographische Darstellung wegen Luftüberlagerung durch Magen und Colon häufig schwierig ist, durch die Computertomographie. Ein weiterer Vorteil der Computertomographie dürfte die Nachweisbarkeit auch extraadrenaler Phäochromozytome sein.

Zusammenfassend möchten wir aufgrund unserer Erfahrungen folgendes diagnostische Konzept zur Lokalisationsdiagnostik der Phäochromozytome vorschlagen (Abb. 3).

1. Als empfindlichste Methode und sicherstes Verfahren auch im Nachweis extraadrenaler Tumore ist die Kavakatheterisierung mit selektiver Katecholaminbestimmung anzusehen. 2. Zur morphologischen Darstellung der Nebennierenregion ist als primäre Untersuchung die Sonographie zu empfehlen. 3. Läßt sich sonographisch kein Tumor lokalisieren, besteht Diskrepanz zwischen Befund der selektiven Katecholaminbestimmung und der Sonographie oder ist nach der selektiven Katecholaminbestimmung eine extraadrenale Lage anzunehmen, ist die Computertomographie durchzuführen. 4. Invasive angiographische Untersuchungen (Phlebographie, Arteriographie) sollten – in Änderung der bisherigen diagnostischen Praxis – nur noch Problemfällen vorbehalten werden.

Literatur

1. Braun B, Cordes U (1980) Sonographische Lokalisationsdiagnostik des Phäochromocytoms. In: Hinselmann M, Anliker M, Meudt R (Hrsg) Ultraschalldiagnostik in der Medizin. Thieme, Stuttgart, S 69–72 – 2. Bravo EL, Tarazi RC, Gifford RW, Stewart BH (1979) Circulating and urinary catecholamines in pheochromocytoma. N Engl J Med 301: 682–686 – 3. Christenson R, Smith CW, Burko H (1976) Arteriographic manifestations of pheochromocytoma. Am J Roentgenol 126: 567–575 – 4. Cordes U, Georgi M, Günther R, Beyer J (1979) Arteriographic manifestations f pheochromocytoma. Am J Roentgenol 126: 567–575 – 4. Cordes U, Georgi M, Günth R, Beyer J (1979) Adrenale und extraadrenale Phäochromozytome. Diagnostik und Lokalisation durch Bestimmung der Plasmakatecholamine. Dtsch Med Wochenschr 104: 317–323 – 5. Cordes U, Braun B, Georgi M, Kümmerle F, Lenner V, Magin E, Philipp T, Beyer J (1979) Wertigkeit moderner Verfahren zur Lokalisation von Phäochromocytomen. Klin Wochenschr 57: 1209–1215 – 6. Ganguly A, Henry DP, Yune HY, Pratt JH, Grim CE, Donohue JP, Weinberger MH (1979) Diagnosis and localization of pheochromocytoma. Am J Med 67: 21–26 – 7. Georgi M, Cordes U, Günther R, Philipp T, Lenner V (1978) Phlebographische Diagnostik des Phäochromocytoms. Fortschr Röntgenstr 128: 727–733 – 8. Gold RE, Wisinger BM, Geraci AR, Heinz LM (1972) Hypertensive crisis as a result of adrenal venography in a patient with pheochromocytoma. Radiology 102: 579–580 – 9. Harrison TS, Freier DT (1974) Pitfalls in the technique and interpretation of regional venous sampling for localizing pheochromocytoma. Surg Clin North Am 54: 339 – 10. Hofer B, Triller J, Haertel M (1978) Sonographisch-phlebographische Diagnostik der Nebenniere. Fortschr Röntgenstr 129: 686–691 – 11. Lang R, Mödder U, Moritz G, Meurer KA, Helber A, Duorak K (1978) Die Lokalisationsdiagnostik der Phäochromozytome. Inn Med 5: 225–240 – 12. Mitty HA, Nicolis GL, Gabrilove JL (1973) Adrenal venography: clinical-roentgenographic correlation in 80 patients. Am J Roentgenol 119: 564–575 – 13. Sample WF (1978) Adrenal ultrasonography. Radiology 127: 461–466 – 14. Scherer K, Mischke W (1978) Wertigkeit der Ultraschalluntersuchung bei Tumoren und Hyperplasien der Nebenniere. Fortschr Röntgenstr 128: 609–615 – 15. Stewart BH, Bravo EM, Haaga J, Meany TF, Tarazi R (1978) Localization of pheochromocytoma by computed tomography. N Engl J Med 229: 460–461 – 16. Tucker RM, Labarthe DR (1977) Frequency of surgical treatment for hypertension in adults at the Mayo Clinic from 1973 through 1975. Mayo Clin Proc 52: 549 – 17. Yeh HC, Mitty HA, Rose J, Wolf BS, Gabrilove JL (1978) Ultrasonography of adrenal masses: unusual manifestations. Radiology 127: 475–483 – 18. Zelch JV, Meany TF, Belhobek GH (1974) Radiologic approach to the patient with suspected pheochromocytoma. Radiology 111: 279–284

Lilienfeld-Toal, H. v., Labedzki, L., Niederle, N., Keck, E., Schaefer, H. E. (Med. Univ.-Klinik Bonn):
Plasmocytom-Parathormon (PTH)-unabhängige Osteoklasie

Manuskript nicht eingegangen.

Klinische Immunologie

Metzger, B., Grol, M., Schumacher, K. (Abt. Hämatologie/Onkologie, Robert-Bosch-Krankenhaus, Stuttgart):
Hemmung der Bildung von T-Zellkolonien bei Tumorpatienten

Manuskript nicht eingegangen.

Betzler, M., Herfarth, C. (Abt. für Allg. Chirurgie, Dept. für Chirurgie, Univ. Ulm), Flad, H. D., Ulmer, A. J. (Laborbereich Immunologie der Abt. Mikrobiologie der Univ. Ulm)
Herabgesetzte T-Zellkolonienbildung bei Patienten mit malignen Tumoren

1. Einleitung

Die Reaktion von Lymphozyten in der Suspensionskultur auf mitogene und allogene Zellen ist im allgemeinen bei Patienten mit soliden Tumoren lange Zeit im Verlauf ihrer Erkrankung nicht beeinträchtigt, sondern erst in sehr fortgeschrittenem Stadium finden sich verminderte proliferative Reaktionen. Offensichtlich lassen sich mit diesem Testsystem kaum Störungen der zellulären Immunität bei Patienten mit soliden Tumoren nachweisen, da Helfer- und Suppressormechanismen der peripheren mononukleären Blutzellen bei diesen Patienten noch lange Zeit intakt sind. Es besteht deshalb die Frage, ob in einem System, das sehr viel mehr von funktionierenden Zellinteraktionen abhängig ist, nämlich im System der T-Zellkolonienbildung in Agar, bereits früher als in der Suspensionskultur Störungen in der Zellinteraktion nachweisbar sind. Das System der Kolonienbildung hat zudem den Vorteil, daß mit ihm eine echte Proliferation als Ergebnis einer Zellinteraktion gemessen werden kann.

Das Ziel dieser Untersuchung war es zu klären, ob die T-Zellkolonienbildung bei Patienten mit soliden malignen Tumoren im Vergleich zu Patienten mit nichtmalignen Erkrankungen beeinträchtigt ist, und ob die Fähigkeit zur Kolonienbildung vom Stadium der Tumorerkrankung abhängt.

2. Methoden

2.1. Die Untersuchungen wurden bei 24 Patienten mit fortgeschrittenen inoperablen soliden Tumoren, 21 Patienten mit potentiell kurablen, d. h. operablen soliden Tumoren sowie bei 24 altersentsprechenden Patienten mit nicht malignen Tumoren durchgeführt.

2.2. In vitro-Techniken

Lymphozyten wurden aus dem heparinisierten Venenblut von Patienten und Kontrollpersonen durch Dichtezentrifugation über Ficoll-Isopaque isoliert. Eine neue Mikroagarkulturtechnik in Glaskapillaren wurde verwendet, um T-Zellkolonien zu kultivieren [1]. Verschiedene Zellkonzentrationen wurden eingesetzt, um die optimale „plating efficiency" zu bestimmen. Die Kinetik der Proliferation vollzieht sich zwischen dem 3. und 4. Tag in der Kultur, wo ein deutlicher Anstieg der Kolonienzahl zu beobachten ist. Die Zählung der Kolonien, d. h. mehr als 50 Zellen, erfolgte nach 6 Tagen.

3. Ergebnisse

Bereits die ersten Versuche hatten ergeben, daß es wichtig war, verschiedene Zellkonzentrationen in dem Testsystem einzusetzen, da sich die maximale Zahl der Kolonien bei Kontrollpersonen und Patienten mit malignen Tumoren in unterschiedlichen Zellkonzentrationen nachweisen ließ. Während die maximale Kolonienbildung bei einer Kontrollperson bei 5×10^5 Zellen pro ml lag, wurde sie bei einem Patienten mit einem operablen malignen Tumor bei 10×10^5 Zellen pro ml erreicht, jedoch lag sie deutlich niedriger als die Kolonienzahl der Kontrollpersonen. Bei einem Patienten mit fortgeschrittenem Tumor war ebenfalls bei einer Zellkonzentration von 10×10^5 Zellen pro ml die maximale Kolonienzahl erreicht, sie lag aber noch niedriger als die bei Patienten mit operablen malignen Tumoren (Tabelle 1).

In Abb. 1 sind die vorläufigen Ergebnisse bei Patienten mit nicht malignen Tumoren, bei Patienten mit potentiell kurablen sowie bei Patienten mit inoperablen soliden malignen Tumoren zusammengefaßt. Werden die T-Zellkolonienzahlen bei einer ausgesäten Zellzahl von 15 000 miteinander verglichen, so ergibt sich ein signifikanter Unterschied in der T-Zellkolonienbildung zwischen Kontrollpersonen und Patienten mit fortgeschrittenen malignen Tumoren, nicht jedoch zwischen Kontrollpersonen und Patienten mit operablen Tumoren. Dieselbe Aussage läßt sich treffen, wenn die Daten für 6 000, 15 000, 30 000 und 60 000 ausgesäte Zellen addiert werden und die einzelnen Patientengruppen in ihrer Kolonienbildung miteinander verglichen werden: Die plating efficiency (Zahl der Kolonien/10^4

Tabelle 1. Proliferationskinetik der T-Zellkolonienbildung bei Patienten mit malignen und nicht malignen soliden Tumoren. TL-CFU bei drei Patientengruppen

	„plating efficiency" (Zahl der Kolonien/ 10^4 Zellen ± SEM) $\leq (6 + 15 + 30 + 60) = \times 10^3$ ausgesäte Zellen	Signifikanz
Kontrollpersonen ($n = 24$)	57 ± 7	
Patienten mit fortgeschrittenem Tumor ($n = 24$)	35 ± 5	$p < 0,01$
Patienten mit operablem Tumor ($n = 21$)	43 ± 6	n.s.

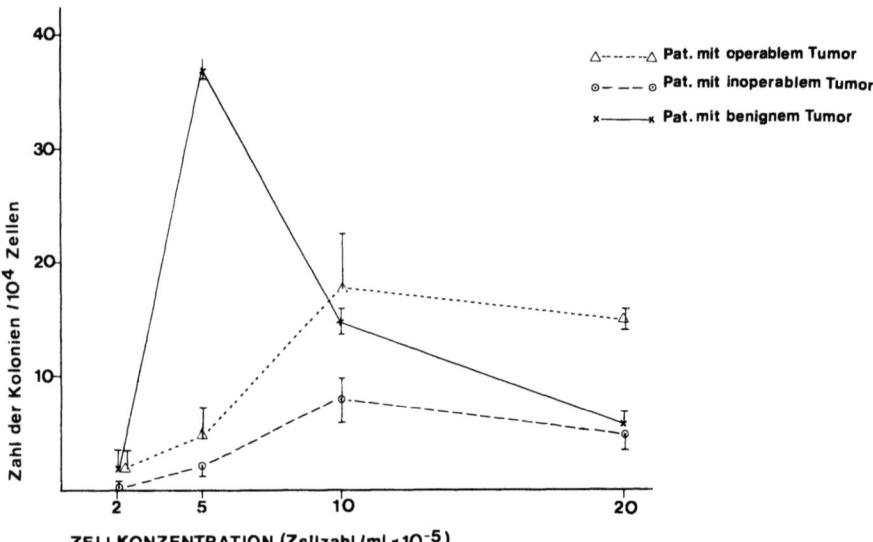

Abb. 1. „plating efficiency" (Zahl der Kolonien/10^4 Zellen ± SEM) bei Patienten mit malignen soliden Tumoren (potentiell kurabel/operabel bzw. inoperabel) sowie bei Patienten mit nichtmalignen soliden Tumoren

Zellen ± SEM) war bei den Patienten mit fortgeschrittenen Tumoren mit 35,5 ± 5 gegenüber 57 ± 7 bei den Kontrollpersonen signifikant herabgesetzt; bei den Patienten mit potentiell kurablen Tumoren war die plating efficiency mit 43 ± 6 ebenfalls gegenüber den Kontrollpatienten vermindert, jedoch nicht signifikant.

4. Diskussion und Schlußfolgerung

Diese Untersuchungen zeigen, daß die Bildung von T-Zellkolonien bei Patienten mit fortgeschrittenen Tumoren im Vergleich zu gleichaltrigen Patienten mit nicht malignen Tumoren vermindert ist. Das Testsystem eignet sich allerdings nicht zur Erkennung einer Einschränkung zellulärer Immunfunktion bei Patienten mit operablen Tumoren, da bei dieser Patientengruppe kein signifikanter Unterschied in der T-Zellkolonienbildung zu den Kontrollpersonen bestand. Wilson und Dalton [2] beschrieben bereits in einem anderen T-Zellkoloniensystem eine Verminderung der T-Zellkolonienbildung bei Patienten mit soliden malignen Tumoren. Sie fanden diese Verminderung der T-Zellkolonienbildung vor allem bei höheren Zellkonzentrationen im Testsystem. Dies könnte ein Hinweis darauf sein, daß im peripheren Blut Suppressorzellen zirkulieren, die die Bildung von T-Zellkolonien hemmen. Vorläufige Ergebnisse in unserer eigenen Gruppe deuten auf eine nichtphagozytierende adhärente Suppressorzellpopulation hin, doch muß diese Population noch weiter morphologisch und funktionell charakterisiert werden

Literatur

1. Ulmer AJ, Flad H-D (1979) One-stage stimulation of human T-lymphocyte colony-forming units (TL-CFU) in a micro agar culture in glass capillaries. Immunology 38: 393–399 – 2. Wilson JD, Dalton G (1976) Human T lymphocyte colonies in agar: a comparison with other T cell assays in healthy subjects and cancer patients. Aust J Exp Biol Med Sci 54: 27–34

Dölken, G., Löhr, G. W. (Med. Univ.-Klinik Freiburg):
Versuche zur Isolierung von autologen Antikörpern gegen Antigene, assoziiert mit Hodgkin- und Non-Hodgkin-Lymphomen

Einleitung

Für die Epstein-Barr-Virus (EBV)-assoziierten Antigene wurden solid-phase Radioimmunoassays entwickelt, wobei Antigene, immobilisiert in Polyacrylamidgel, als solide Phase dienten [1, 2]. Diese Technik eignet sich ebenfalls zur Isolierung spezifischer Antikörper im Rahmen eines Immunosorbentverfahrens [3]. Die an einem bekannten Modellsystem entwickelten Methoden schienen besonders dazu geeignet, bei anderen menschlichen Tumoren nach tumorassoziierten Antigenen und Antikörpern zu suchen. Wir wählten hierfür den M. Hodgkin, da klinische, histologische und immunologische Befunde die Hypothese unterstützen, daß bei dieser Erkrankung eine immunologische Reaktion gegen transformierte Zellen vorliegen könnte.

Methoden und Ergebnisse

Für die Isolierung autologer Antikörper gegen Hodgkin-assoziierte Antigene wurde das Serum eines 18jährigen Hodgkin-Patienten verwendet (histologisch lymphozytenreiche Form, Stadium III B, anti-EBV-negativ). Das Serum war vor Therapiebeginn und Splenektomie gewonnen worden und der Patient hatte bis dahin keine Bluttransfusion erhalten. Die befallene Milz des Patienten wurde in 0,05 M Tris/HCl pH 7,4, 0,15 M NaCl, 5 mM $MgCl_2$ homogenisiert und mit 1% Nonidet P 40 nachextrahiert. 160 mg Protein wurden entsprechend einem Standardprotokoll [1, 2] in Polyacrylamidgel immobilisiert. Nach Homogenisieren und Waschen wurde das Gel mit 10 ml Serum desselben Patienten und ^{125}I-IgG präpariert aus diesem Serum inkubiert. Nach einer Inkubation über 16 Std und extensivem Waschen wurden die gebundenen Antikörper mit 3 M NaSCN eluiert. Die IgG-Fraktion wurde isoliert durch Chromatographie an DEAE- und CM-Sephadex. In einem Volumen von 1,5 ml konnten 0,09% der eingesetzten Radioaktivität bzw. 21% der an das Gel gebundenen Radioaktivität wiedergewonnen werden. Die Proteinkonzentration war niedriger als 10 µg/ml. Nach radioaktiver Markierung mit der Chloramin T-Methode wurde das ^{125}Jod-markierte IgG (= ^{125}I-IgG „GR") in einem solid-phase Radioimmunoassay mit verschiedenen immobilisierten Gewebsextrakten getestet. In insgesamt 6 ml Gellösung wurden 30 mg Protein, d. h. ca. 1,5 ml Extrakt, polymerisiert. Die Effizienz der Proteinimmobilisierung betrug ca. 90%. In direkten Bindungstesten wurde eine konstante Gelmenge mit steigender Radioaktivität über 12–16 Std inkubiert, nach ausreichendem Waschen der Gele wurde die gebundene Radioaktivität bestimmt.

Tabelle 1 zeigt die Ergebnisse dieser direkten Bindungsteste mit verschiedenen Milzgeweben, Lymphknoten und Pleura. An Kontrollmilzen wird mit 2,87%, eine nicht befallene Non-Hodgkin-Lymphom (NHL)-Milz mit 3,18% und an histologisch – auch nach Lamellierung und Untersuchung von 1–2 mm-Schnitten – nicht befallene Hodgkin (HD)-Milzen mit 3,35% nahezu der gleiche Prozentsatz der eingesetzten Radioaktivität gebunden; B-Lymphomzellinien – EBV-Genom-positiv und -negativ – sowie eine T-Zellinie reagieren etwa gleich. Befallene NHL- und HD-Milzen binden signifikant mehr ^{125}I-IgG„GR" als die Kontrollen. Die HD-Milzen lassen sich aufgrund des Testergebnisses in zwei Gruppen einteilen, eine stark und eine weniger stark reagierende Gruppe. Eine Hodgkin-befallene Pleura, ein Hodgkin-Zellen enthaltendes Pleuraexsudat und zwei befallene Lymphknoten liegen ebenfalls deutlich höher als die Kontrollmilzen. Da das Reagenz ohne Vorabsorption mit Kontrollmilzgewebe präpariert worden war, wurde das ^{125}I-IgG dreimal mit einem Überschuß an Kontrollmilzgel absorbiert und dann wiederum in direkten Bindungstesten mit denselben Geweben getestet: die höhere Bindung an

Tabelle 1. Direkte Bindungsteste mit ^{125}I-IgG „GR" vor (A) und nach Absorption mit Kontrollmilzgewebe (B; Pool von neun Kontrollmilzen). Angegeben ist die gebundene Radioaktivität (cpm = counts per minute) in Prozent der im Test eingesetzten Gesamtradioaktivität: x̄ ± s = Mittelwert und Standardabweichung. n gibt die Zahl der untersuchten Gewebe an. Werte für p wurden mit dem t-Test nach Student für gepaarte Daten errechnet. HD = M. Hodgkin; NHL = Non-Hogkin Lymphom

Tissue	cpm bound in percent of cpm added from (n)		
	^{125}I-IgG „GR" (A)	^{125}I-IgG „GR" (B)	
Control spleens	2.87 ± 0.40	0.40 ± 0.042	(9)
B lymphoma cell lines	3.66 ± 0.75 $(0.025 > p < 0.02)$	0.34 ± 0.073 $(0.60 > p < 0.50)$	(5)
T cell line (Molt 4)	3.45	0.51	(1)
NHL involed spleens	4.32 ± 0.50 $(p < 0.001)$	0.63 ± 0.176 $(0.05 > p < 0.10)$	(5)
NHL uninvolved spleen	3.18	0.49	(1)
HD involved spleens/high reacting	6.40 ± 0.75 $(p < 0.001)$	1.13 ± 0.127 $(p < 0.001)$	(4)
HD involed spleens/low reacting	$(p < 0.001)$ 4.10 ± 0.34	$(p < 0.001)$ 0.69 ± 0.10	(9)
HD univolved spleens	3.35 ± 0.54 $(0.1 > p < 0.05)$	0.47 ± 0.09 $(0.50 > p < 0.40)$	(7)
HD involved pleura	5.30/4.58	1.30/0.90	(2)
HD involved lymph node	6.97/3.60	1.16/0.64	(2)

vom Hodgkin befallene Gewebe läßt sich nicht zum Kontrollwert reduzieren, die Differenz wird eher größer. Diese Befunde bestätigen die Ergebnisse, die mit dem nichtabsorbierten Reagenz erhalten wurden.

Als Spezifitätskontrollen wurden Antikörperkompetitionsteste mit verschiedenen Serumpools durchgeführt und Absorptionsteste mit immobilisierten Antigenen. Die Bindung des nichtabsorbierten Reagenzes an Kontrollmilzen wurde durch Seren gesunder Kontrollpersonen, Patienten mit anderen Tumoren als Lymphomen, Non-Hodgkin- und Hodgkin-Lymphomen nicht signifikant blockiert. Die Bindung des Reagenzes an befallene Hodgkin-Milzen konnte durch Kontrollseren zu 20–25% gehemmt werden, durch NHL- und HD-Seren zwischen 55 und 80%. Bei Verwendung des absorbierten Reagenzes blockierten Normalseren und Seren von Tumorpatienten die Bindung zwischen 0–10%, NHL-Seren zu etwa 18% und HD-Seren zwischen 24 und 45%.

Bei Absorptionstesten mit immobilisierten Antigenen fand sich eine nahezu komplette Reduktion der Bindung von ^{125}I-IgG„GR" an HD-Milzen zum Wert der Bindung an Kontrollmilzen, wenn das Reagenz mit HD- und NHL-Milzgewebe vorabsorbiert wurde.

Ein Vergleich der Ergebnisse der direkten Bindungsteste mit HD-Milzen und den entsprechenden Milzgewichten ergab unter Berücksichtigung der bisher nur geringen Fallzahl ($n = 17$) eine gewisse Korrelation zwischen Testergebnis und Milzgewicht (Korrelationskoeffizient $r = 0{,}412$ für das nichtabsorbierte Reagenz; $r = 0{,}580$ für das absorbierte Reagenz).

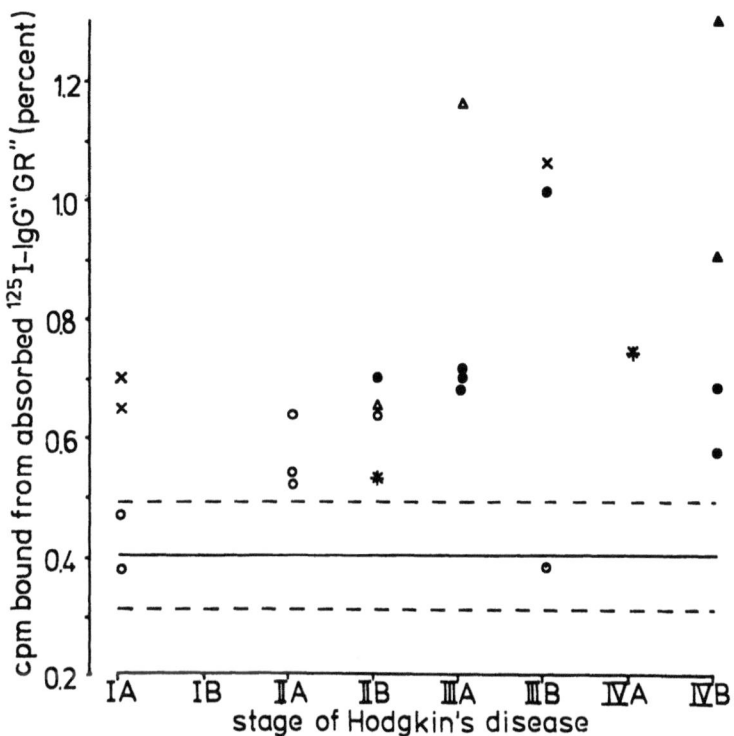

Abb. 1. Korrelation zwischen dem Stadium des M. Hodgkin und dem Testergebnis mit dem absorbierten ^{125}I-IgG „GR" ($n = 20; r = 0{,}609$). Mittelwert (———) und Standardabweichung (- - -) der Bindung des Reagenzes an Kontrollmilzgewebe sind in der Abbildung dargestellt. Symbole: ● befallene Milz; ○ nicht befallene Milz; ✷ bestrahlte, befallene Milz; △ befallener Lymphknoten; ▲ befallene Pleura; × histologisch nicht befallene Milzen von Hodgkin-Patienten, die in einem Zeitraum von 3–8 Monaten nach Diagnosestellung an hämatogenem Leberbefall ($n = 2$) bzw. Lungenbefall ($n = 1$) erkrankten

Die Abb. 1 zeigt die Korrelation zwischen dem Testergebnis bei Verwendung des absorbierten Reagenzes und dem Stadium der Erkrankung. Ein Teil der histologisch nicht befallenen Milzen von Hd-Patienten liegt gering über dem Bereich der Kontrollmilzen, während die befallenen Organe: Milzen, Lymphknoten und Pleura deutlich über dem Kontrollbereich liegen. Hervorzuheben sind hier drei Fälle (symbolisiert durch Kreuze), die aufgrund des Testergebnisses eher in die Gruppe der befallenen Milzen einzuordnen wären, histologisch auch nach Lamellierung jedoch nicht befallen waren. Diese Patienten erkrankten in einem Zeitraum von 3–8 Monaten nach Diagnosestellung und Beginn der Strahlentherapie entweder an einem Leberbefall ($n = 2$) oder an hämatogenem Lungenbefall ($n = 1$).

Eine Korrelation mit der Histologie fand sich bei den bisher untersuchten Hodgkin-Patienten nicht.

Zusammenfassung

Die dargestellten Befunde zeigen, daß mit der beschriebenen Methode aus dem Serum eines anti-EBV-negativen Hodgkin-Patienten Antikörper der IgG-Klasse isoliert werden können, die stärker an Hodgkin-befallenen Gewebe binden als an Kontrollgewebe. Diese Ergebnisse konnten mit dem Serum eines anti-EBV-positiven Hodgkin-Patienten reproduziert werden (Ergebnisse nicht dargestellt). Die Befunde unterstützen die Spezifität dieses Reagenzes für Antigene, die bei Hodgkin-Lymphomen und z. T. auch bei Non-Hodgkin-Lymphomen entweder *neu* oder im Vergleich zu Kontrollen in *nachweisbarer* Konzentration auftreten.

Trotz der geringen Fallzahl deutet sich eine Korrelation des Testergebnisses mit dem Milzgewicht und dem Stadium der Erkrankung an. Ferner kann diskutiert werden, ob der Test eine für Hodgkin-Befall sprechende Reaktion schon vor dem Auftreten histologisch erkennbarer Veränderungen erfassen kann.

Diese Untersuchungen wurden durch eine Sachbeihilfe der Deutschen Forschungsgemeinschaft (Do 176/3) unterstützt. Wir danken Herrn Prof. Sandritter (Freiburg) für die histologischen Untersuchungen und Frl. Ulrike Weitzmann für die hervorragende technische Assistenz.

Literatur

1. Dölken G, Klein G (1977a) A solid-phase radioimmunoassay for Epstein-Barr virus (EBV)-associated membrane antigen prepared from B95-8 cell culture supernatants. J Natl Cancer Inst 58: 1239–1245 – 2. Dölken G, Klein G (1977b) Radioimmunoassay for Epstein-Barr virus (EBV)-associated nuclear antigen (EBNA). Binding of iodinated antibodies to antigen immobilized in polyacrylamide gel. Eur J Cancer 13: 1277–1286 – 3. Dölken G, Moar MH, Klein G (1979) Detection of the Epstein-Barr virus (EBV)-associated antigens EA (early antigen) and VCA (viral capsid antigen) by direct or indirect binding of iodinated antibodies to antigen immobilized in polyacrylamide gel. Eur J Cancer 15: 821–824

Lenhard, V., Till, G. (Inst. für Immunologie und Serologie, Heidelberg), Manke, H. G., Drings, P. (Krankenhaus Rohrbach, Heidelberg):
Suppressorzell-induzierter Defekt der zellvermittelten Immunreaktivität beim Morbus Hodgkin

Der Defekt der zellvermittelten Immunität beim Morbus Hodgkin ist seit langem bekannt. Im Vordergrund steht eine Störung der T-Zellfunktion, die bereits beim unbehandelten Patienten und im frühen Stadium der Erkrankung nachweisbar ist [1, 2]. So finden sich bei Patienten mit Morbus Hodgkin gehäuft Infekte [3], die Cutanreaktionen nach Antigentestung fallen vermehrt negativ aus [4, 5], die Überlebenszeit von Hauttransplantaten ist verlängert [6]. Über eine verminderte Stimulierbarkeit von Lymphozyten solcher Patienten wurde mehrfach berichtet [7, 8]. Die diesem Immundefekt zugrundeliegenden Pathomechanismen sind weitgehend unklar, in letzter Zeit wurde vereinzelt die Bedeutung von Suppressorzellen diskutiert. Ziel unserer Untersuchung war, Suppressorzellen beim Morbus Hodgkin nachzuweisen und zu charakterisieren.

Patienten und Methoden

21 Patienten (neun Frauen und 12 Männer, im Alter von 19–58 Jahren, mittleres Alter: 34 Jahre) mit histologisch gesichertem Morbus Hodgkin sowie 23 gesunde Kontrollpersonen wurden untersucht. Sieben Patienten waren unbehandelt, 14 Patienten hatten früher eine Strahlen- und/oder Chemotherapie erhalten. Bei neun Patienten war eine explorative Laparotomie mit Splenektomie durchgeführt worden.

Aufgrund der klinischen Stadieneinteilung befanden sich neun Patienten im Stadium I–IIIa, zwölf Patienten im Stadium IIIb–IVb. Histologisch wurde die Krankheit in einem Fall als lymphozytenreiche Form, fünfmal als noduläre Sklerose und 15mal als gemischter Zelltyp klassifiziert. Sämtliche Patienten waren zum Zeitpunkt der immunologischen Untersuchung entweder noch unbehandelt oder hatten seit mindestens 3 Monaten keine Therapie erhalten.

Mononukleäre Zellen wurden über den üblichen Ficoll-Hypaque-Dichtegradienten aus dem peripheren Blut isoliert. Gemessen wurde die Hemmung der DNS-Synthese(^{3}H-Thymidineinbauraten) in der unidirektionalen MLR (Mixed Lymphocyte Reaction) durch Mitomycin-inhibierte Zellen des Patienten. Die prozentuale Suppression wurde in Anlehnung an die von Hillinger und Herzig [9] beschriebene Formel berechnet:

$$\text{Suppression (\%)} = 1 - \left(\frac{1A + 1Bm + 16Am}{1A + 1Bm}\right) \times 100.$$

(1A = 1 × 10^5 Responderzellen des Patienten, 1Bm = 1 × 10^5 allogene Mitomycin-inhibierte Stimulatorzellen und 16 Am = 16 × 10^5 Mitomycin-inhibierte Patientenzellen).

Um die MLR-Suppressorzelle zu charakterisieren, wurden zusätzlich Zellreinigungsprozeduren durchgeführt. Phagozytierende Zellen wurden nach Phagozytose von Eisencarbonylpartikeln aus dem Blut entfernt [10]. Die Elimination von adhärenten Zellen erfolgte über Nylon-Wattesäulen [11]. Für die Anreicherung bzw. Depletion von T-Lymphozyten wurde eine modifizierte Methode nach Fröland verwendet [12].

Ergebnisse

Die prozentuale MLR-Suppression durch momonukleäre Zellen von Patienten mit Morbus Hodgkin ist in Abb. 1 dargestellt. Während es bei der Patientengruppe in der Suppressor-MLR (bezogen auf die Basis-MLR) im Mittel zu einer Suppression von 68% kommt, findet sich bei den Kontrollen nur eine Suppression von 18%. Somit zeigt sich, daß ein geringer MLR-suppressiver Effekt auch bei Verwendung von Mitomycin-inhibierten Zellen von Kontrollpersonen nachweisbar ist. In Abb. 2 sind die Ergebnisse zusammengefaßt, die sich bei Verwendung gereinigter Zellpräparationen ergeben. Bei 7 von 21 Patienten mit Morbus Hodgkin war es möglich, den suppressiven Effekt der Patientenzellen durch Elimination phagozytierender Zellen von 64% auf 26% zu reduzieren. Durch Depletion adhärenter Zellen wird der immunsuppressive Effekt völlig aufgehoben. Die differenten Ergebnisse bei Entfernung phagozytierender bzw. adhärenter Patientenzellen dürften in der unterschiedlichen Effektivität der Methoden begründet sein. Während mittels der Eisen-Carbonylmethode (Elimination phagozytierender Zellen) der Anteil myeloischer Zellen nur um 60% vermindert werden konnte, war

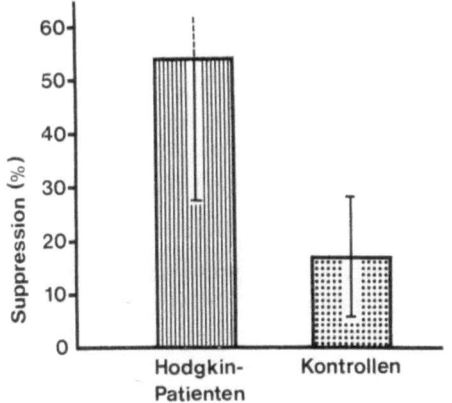

Abb. 1. Prozentuale Suppression der MLR durch Mitomycin-inhibierte periphere Lymphozyten bei 21 Patienten mit Morbus Hodgkin und 23 Kontrollpersonen (s. Text)

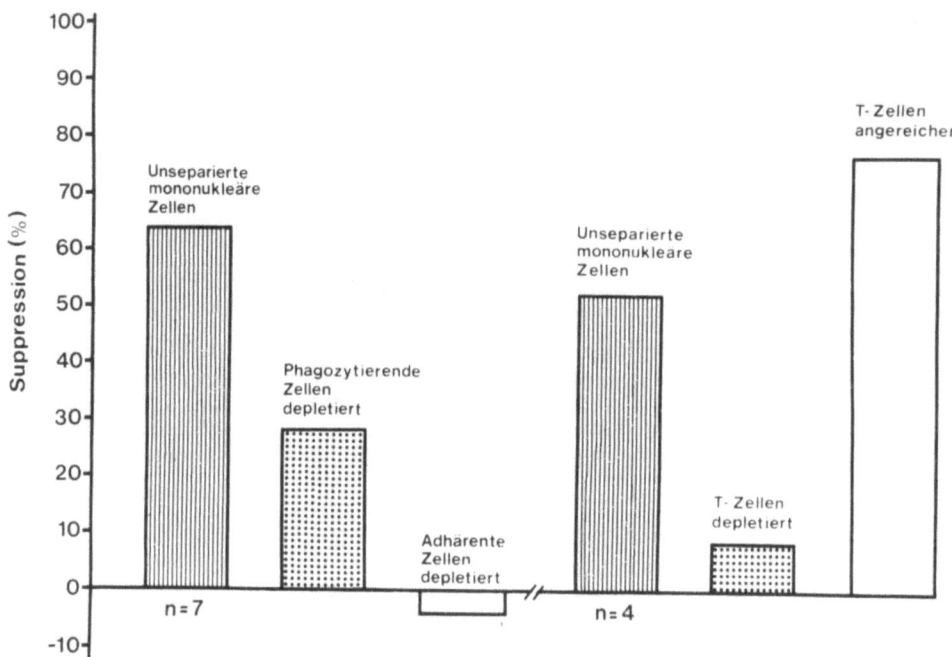

Abb. 2. Prozentuale Suppression der MLR bei Verwendung ungereinigter und gereinigter Zellpräparationen von Patienten mit Morbus Hodgkin (Details s. Text)

die Effektivität der Nylon-Wattesäule (Elimination adhärenter Zellen) mit 95% wesentlich besser. Bei vier Patienten mit ausgeprägter zellvermittelter Immunsuppression fanden sich Evidenzen für eine T-Supressorzelle. Die Depletion von T-Lymphozyten mittels E-Rosettierung führte zu einem weitgehenden Verlust der Suppressorzellaktivität (unseparierte Zellpräparation: 53% Suppression; T-Zellen depletierte Präparation: 9% Suppression). Wurden dagegen T-Lymphozyten angereichert, so verstärkte sich der suppressive Effekt auf 78%. Die Entfernung phagozytierender adhärenter Zellen aus der mononukleären Zellpräparation dieser Patienten führte zu keiner wesentlichen Reduktion der immunsuppressiven Kapazität. Bei drei Patienten – nicht dargestellt – konnte die Suppressorzellaktivität erst nach Depletion von T-Lymphozyten und von adhärenten Zellen völlig eliminiert werden.

Diskussion

Zwei prinzipielle Mechanismen können der Störung der zellvermittelten Immunität bei Morbus Hodgkin zugrundeliegen: 1. Verminderung und/oder funktioneller Defekt von Effektorzellen und 2. Immunsuppression durch Seruminhibitoren bzw. Suppressorzellen.

Bisher liegen nur wenige Untersuchungen über die Rolle von Suppressorzellen beim Morbus Hodgkin vor. Twomey et al. fanden eine Unterdrückung der MLR-Reaktivität durch mononukleäre Zellen von Hodgkin-Patienten [13]. Die Mitogen-induzierte lymphozytäre Proliferation kann durch Patientenzellen ebenfalls unterdrückt werden. Von Goodwin et al. wurde eine adhärente, Prostaglandin-produzierende Suppressorzelle beschrieben [14]. Unsere Untersuchungen bestätigen zunächst, daß beim Morbus Hodgkin eine zellvermittelte Immunsuppression nachweisbar ist. In Übereinstimmung mit Befunden von Hillinger und Herzig [9] konnten von uns die suppressorisch aktiven Zellen als T-Lymphozyten und als adhärente bzw. phagozytierende mononukleäre Zellen charakterisiert werden. Allerdings lassen sich auch beim Gesunden geringe Suppressorzellaktivitäten nachweisen. Dies deutet darauf hin, daß die zellvermittelte Immunsuppression einen normalen immunregulatorischen Mechanismus darstellt, der beim Morbus Hodgkin gestört ist.

Literatur

1. Levy R, Kaplan HS (1974) Impaired lymphocyte function in untreated Hodgkin's disease. N Engl J Med 290:181 — 2. Holm G, Mellstedt H, Björkholm M, Johanssen B, Killander D, Sunblad R, Söderberg G (1976) Lymphocyte abnormalities in untreated patients with Hodgkin's disease. Cancer 37:751 — 3. Aisenberg AC (1973) Malignant lymphoma. N Engl J Med 288:883 — 4. Young RC, Corder MP, Berard CW, De Vita VT (1973) Immune alterations in Hodgkin's disease. Effect of delayed hypersensitivity and lymphocyte transformation on course and survival. Arch Intern Med 131:446 — 5. Eltringham JR, Kaplan HS (1973) Impaired delayed hypersensitivity responses in 154 patients with untreated Hodgkin's disease. Natl Cancer Inst Monogr 36:107 — 6. Kelly WD, Lamb DL, Varco RL, Good RA (1960) An investigation of Hodgkin's disease with respect to the problem of homotransplantation. Ann NY Acad Sci 87:187 — 7. Corder MP, Young RC, Brown RS, De Vita VT (1972) Phytohemagglutinin-induced lymphocyte transformation: The relationship to prognosis of Hodgkins disease. Blood 39:595 — 8. Han T, Sokal JE (1970) Lymphocyte response to phytohemagglutinin in Hodgkin's disease. Am J Med 48:728 — 9. Hillinger SM, Herzig GP (1978) Impaired cell-mediated immunity in Hodgkin's disease mediated by suppressor lymphocytes and monocytes. J Clin Invest 61:1620 — 10. Seiler FR, Sedlacek HH, Kanzy EJ, Lang W (1972) Über die Brauchbarkeit immunologischer Nachweismethoden zur Differenzierung funktionell verschiedener Lymphozyten: Spontanrosetten, Komplementrezeptor-Rosetten und Immunglobulinrezeptoren. Behring-Inst Mitt 52:26 — 11. Natvig JB, Perlmann P, Wigzell H (1976) Lymphocytes: Isolation, fractionation and characterization. Scand J Immunol [Suppl 5] — 12. Fröland SS (1972) Binding of sheep erythrocytes to human lymphocytes — a probable marker of T-lymphocytes in man. Scand J Immunol 1:269 — 13. Twomey JJ, Laughter AH, Farrow S, Douglass CC (1975) Hodgkin's disease: An immunodepleting and immunosuppressive disorder. J Clin Invest 56:467

Rauterberg, E. W., Schieck, C., Gehrig, T. (Inst. für Immunologie und Serologie der Univ. Heidelberg):
Nachweis lytischer Komplementkomplexe (C59) bei der epimembranösen Glomerulonephritis

Der exakte Pathomechanismus der epimembranösen Glomerulonephritis ist nicht bekannt. Die Erkrankung wird etwa in 5—15% des Glomerulonephritis-positiven Biopsiematerials diagnostiziert. Durch lichtmikroskopische Färbeverfahren und elektronenmikroskopisch lassen sich diffus in allen Glomeruli subepitheliale Proteindepots von etwa gleicher Größe nachweisen. Dies führt zu einer verstärkten Bindung von Basalmembranmaterial. In der Versilberungstechnik wirken die Basalmembranausläufer zwischen den Proteindepots als „Spikes".

Immunhistologisch konnte gezeigt werden, daß die Proteindepots Immunglobuline enthalten. Das charakteristische Bild der epimembranösen Glomerulonephritis ist geprägt durch gleichmäßige, feine, dicht gepackte Granula. Diese sind perlschnurartig and der glomerulären Basalmembran aufgereiht. Durch die Immunfluoreszenztechnik lassen sich in der Regel IgG und C3b als Bestandteile dieser Granula darstellen.

Für die epimembranöse Glomerulonephritis gibt es ein experimentelles Tiermodell: Sprague-Dawley-Ratten, die von Heymann mit Nierentubulusantigenen immunisiert worden waren, entwickelten eine Glomerulonephritis mit einem ähnlichen, subepithelialen Verteilungsmuster von Immunglobulindepots wie bei der menschlichen epimembranösen Glomerulonephritis. Es wurde daraus geschlossen, daß die Immunglobulindepots aus Immunkomplexen beständen. Bei der epimembranösen Glomerulonephritis werden histologisch deutliche Zellvermehrungen im Glomerulus nur selten oder am Anfang der Erkrankung beobachtet. Es ist bisher ungeklärt, wie es zur Chronifizierung der Erkrankung und zur Permanenz der subepithelialen Immunkomplexe kommt.

In der vorliegenden Arbeit untersuchten wir die Hypothese, daß der $\overline{C59}$-Komplex, bestehend aus den spät reagierenden Komplementkomponenten bei der Aufrechterhaltung der epimembranösen Glomerulonephritis von Bedeutung sein könnte. Der immunhistologische Nachweis einzelner, spät reagierender Komplementkomponenten war bereits von Voruntersuchern teilweise erbracht worden. Der Nachweis einzelner Komplementkomponenten sagt jedoch nichts darüber aus, ob sie als Einzelkomponenten im Gewebe gebunden vorliegen oder in Form des $\overline{C59}$-Komplexes.

In der vorliegenden Arbeit benutzten wir daher zusätzlich Antikörper gegen Neoantigene auf dem $\overline{C59}$-Komplex. Im Laufe der Aktivierung des Komplementsystems über den klassischen Weg oder den alternativen Aktivierungsweg lagern sich die spät reagierenden Komplementkomponenten C5, C6, C7, C8 und C9 zu einem Komplex zusammen. Auf diesem werden – durch Konformationsänderung einzelner Komponenten – neue Antigene nachweisbar, die auf den nativen Molekülen fehlen.

In den vorliegenden Studien untersuchten wir retrospektiv 19 Biopsien von Patienten mit einer histologisch gesicherten epimembranösen Glomerulonephritis aus dem Zeitraum 1975–1979 auf Ablagerungen von IgG, IgA, IgM, C1q, C4, C3b, C3d, Faktor B, C5, C6, C8, C9 und den $\overline{C59}$-Neoantigenen. Die Stärke der Ablagerungen wurde semiquantitativ mit einfach bis dreifach positiv bewertet. Anhand einer Tabelle sollen vor allem die zweifach und dreifach positiven Ablagerungen in ihren prozentualen Häufigkeiten veranschaulicht werden (Abb. 1). In allen 19 Fällen stellten sich feingranuläre gleichmäßige IgG-Depots dar.

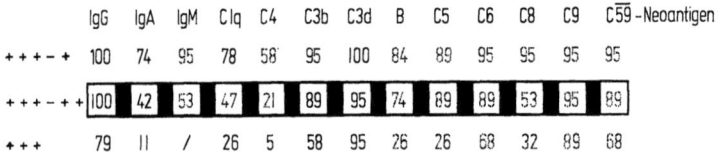

Abb. 1. Prozentuale Häufigkeit positiver Immunfluoreszenzbefunde bei epimembranöser GN ($n = 19$). +++, ++ – ++, + – +++: kumulative Häufigkeit der dreifach positiven, zweifach plus dreifach positiven und einfach bis dreifach positiven Biopsien. Unterbrochene Zahlen: teilweise mesangiale Bindungsmuster

Die Ablagerungen von IgA waren im Gegensatz zu den IgG-Depots diskreter. Die Ablagerungen von IgM waren häufig nur segmental angeordnet. Die IgM-Niederschläge scheinen zu konfluieren, so daß der Eindruck der Pseudolinearität entstehen könnte. Typische feingranuläre Ablagerungen längs der glomerulären Basalmembran waren für C1q in 47%, für C4 21%, für C3b in 89% und für C3d in 95% der Fälle in zwei- bis dreifacher Intensität zu beobachten. Der Nachweis von C3d erfolgte indirekt durch Anti-C3d-Serum und Fluoreszein-konjugiertes Anti-Gammaglobulin. Durch die enorme Intensität schienen die einzelnen Immunpräzipitate zu konfluieren. Bei höherer Auflösung war jedoch das granuläre Muster zu erkennen. Die Ablagerungen der Komplementkomponente C5 waren in 89% der Fälle zwei- bis dreifach positiv. C6 war in 89%, C8 in 53%, C9 in 95% zwei- bis dreifach positiv. C9-Niederschläge waren durchweg feingranulär-global und glichen dem Ablagerungsmuster von IgG. Die Ablagerungen der Anti-$\overline{C59}$-Neoantigenenantikörper waren in 89% feingranulär, perlschnurartig an der glomerulären Basalmembran, alle Schlingenkonvolute des Glomerulus einnehmend (Abb. 2).

Dort, wo ein Nachweis der $\overline{C59}$-Komplexe positiv war, war auch eine Aktivierung aller Einzelkomponenten C5 bis C9 der Angriffsphase des Komplementsystems erfolgt. Die Aktivierung der Angriffsphase erfolgte in den meisten Fällen auf dem klassischen und dem alternativen Aktivierungsweg. Die $\overline{C59}$-Komplexe ließen sich nicht von den Gefrierschnitten eluieren. Diese Befunde lassen den Schluß zu, daß die $\overline{C59}$-Komplexe in fester Bindung Bestandteile der subepithelialen Immunkomplexdepots darstellen.

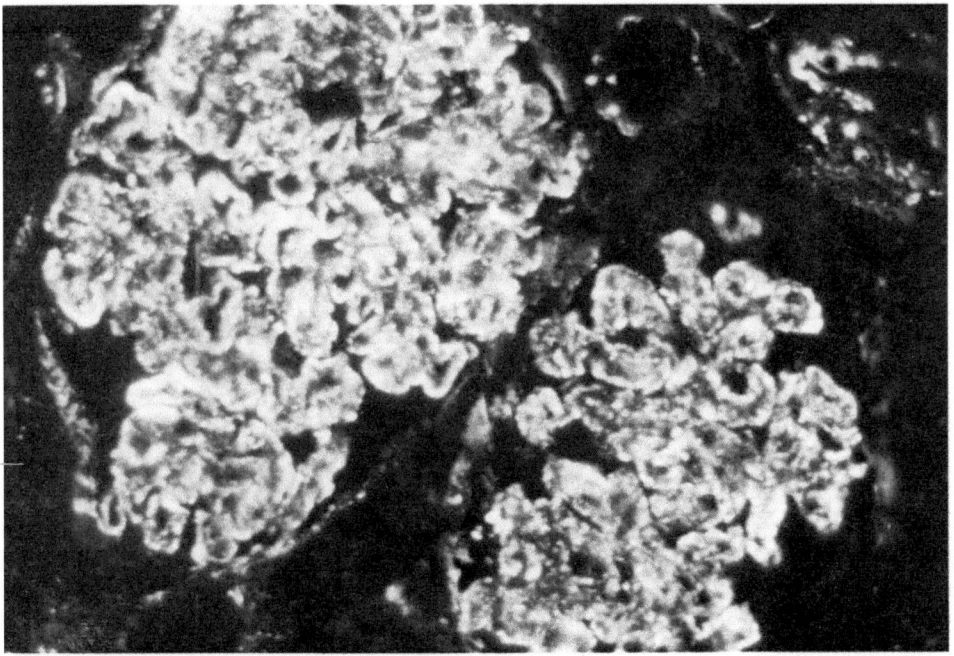

Abb. 2. C59-Neoantigennachweis bei epimembranöser GN. Deutlich gleiches Verteilungsmuster (feingranulär, perlschnurartig) wie bei Darstellung von IgG

Unsere Befunde zeigen zum ersten Mal, daß es lokal in den Immunkomplexen bei der epimembranösen Glomerulonephritis zur vollständigen Aktivierung des Komplementsystems kommt. Ein Nachweis von C3b alleine sagt noch nicht aus, daß das Komplementsystem auch in seiner spät reagierenden Phase aktiviert wurde. Es sind genügend Situationen bekannt, wo dies durch Inhibitoren verhindert wird. Der $\overline{C59}$-Komplex hat für Erythrozyten und eingeschränkt auch für kernhaltige Zellen eine lytische Potenz, wenn seine Interaktionen mit den Zellmembranen nicht durch Inhibitoren verhindert wird. In anderen experimentellen Systemen konnten erste Hinweise dafür gefunden werden, daß limitierte Mengen von $\overline{C69}$-Komplexen kernhaltige Zellen zu irritieren vermögen.

Die lokale Aktivierung des Komplementsystems in den Proteindepots bei der epimembranösen Glomerulonephritis wirft die Frage auf, ob diese vollständige Aktivierung des Komplementsystems nicht möglicherweise zu einer Irritation der in der Nähe befindlichen Epithelzellen führen könnte. Es ist bekannt, daß die Epithelzellen für die Filtrationsfunktion des Glomerulum von Bedeutung sind. Abgelagerte $\overline{C59}$-Komplexe könnten ferner zu einer überschießenden Basalmembranproduktion oder zu einer Basalmembranproduktion veränderter chemischer Zusammensetzung durch Podozyten und Endothelzellen führen. Dies könnte ein Mechanismus der Chronifizierung der Erkrankung sein.

Aufgrund der vorliegenden Ergebnisse läßt sich jedoch aus dem Nachweis von Neoantigenen, C8 und C9 an identischen Stellen der glomerulären Basalmembran ableiten, daß $\overline{C59}$-Komplexe als Teil der Proteindepots bei der epimembranösen Glomerulonephritis an der glomerulären Basalmembran abgelagert sind.

Müller, G., Müller, C., Wernet, P. (Immunolog. Labor, Med. Univ.-Klinik, Abt. II, Tübingen), Liebau, G., Kochsiek, K. (Med. Univ.-Klinik, Abt III, Tübingen), Hayduk, K. (Marienhospital, Düsseldorf), Ising, H. (Katharinenhospital Stuttgart):
Starke Assoziation der idiopathischen perimembranösen Glomerulonephritis zu HLA-DR 3

Die perimembranöse Glomerulonephritis repräsentiert weniger als 20% aller primären glomerulären Erkrankungen [1]. Im Erwachsenenalter ist sie häufig Ursache eines nephrotischen Syndroms, für das sie jenseits des 60. Lebensjahres sogar in 50% verantwortlich ist [1]. Die Prognose ist bei jüngeren Patienten im allgemeinen besser, denn nach einer Laufzeit von 5 Jahren werden etwa 4% der Kinder, aber 10% der Erwachsenen chronisch hämodialysiert oder sind verstorben [2]. Die glomerulären Veränderungen sind histologisch gut definiert [3]. Charakteristisch sind diffuse abnorme Ablagerungen auf der epithelialen Seite der glomerulären Kapillarwand sowie deren allgemeine Verdickung. Vor allem im Stadium II der Erkrankung werden typische „Spikes" bei Silberfärbung gefunden. Mit Hilfe der Immunfluoreszenztechnik lassen sich Ablagerungen von IgG und C3 in der Niere nachweisen. Bei den meisten Patienten werden keine zirkulierenden Immunkomplexe nachgewiesen, weil die Antigenantikörperreaktion möglicherweise im Glomerulum abläuft [4]. Die Bildung derartiger Komplexe, die durch ihre Ablagerung in der Niere diese schädigen, kann durch innere und äußere Antigene stimuliert werden, dennoch ist über die Ätiologie und die Pathogenese dieser Erkrankung wenig bekannt. Zahlreiche Erkrankungen mit immunologischen Störungen konnten mit verschiedenen HLA-Antigenen assoziiert werden (*H*uman *L*eukocyte *A*ntigen). So ist das Goodpasture-Syndrom (Antikörper gegen körpereigene glomeruläre Basalmembran) mit HLA-DR 2 [5] und der systemische Lupus erythematodes (DNS-Antikörper) mit HLA-DR 2 und HLA-DR 3 [6] assoziiert. Inwieweit das Haupthistokompatibilitätssystem, dem die Kontrolle und Steuerung der Immunabwehrmechanismen zu obliegen scheint (HLA-Antigene, Immunantwortrezeptoren, Mediatoren), bei der Pathogenese dieser Erkrankung mitwirkt, ist derzeit nicht geklärt.

Im Rahmen einer internationalen Populationsstudie des achten Internationalen Workshops für Histokompatibilität untersuchten wir 21 unverwandte Patienten (sechs Frauen, 15 Männer) mit idiopathischer perimembranöser Glomerulonephritis. Die Diagnose wurde bei allen Patienten histologisch gesichert. Erkrankungen und Substanzen, die entweder mit der perimembranösen Glomerulonephritis vergesellschaftet sind oder diese verursachen, wurden klinisch ausgeschlossen (systemischer Lupus erythematodes, Diabetes mellitus, chronisch aktive Hepatitis, Malaria, Bilharziose, Filariasis, Karzinoma, Lymphoma, Lues, Lepra, Sjögren-Syndrom, Sichelzellenanämie, Gold, Quecksilber, Heroin, Probenicid, Penicillamine). Bei allen Patienten wurden die HLA-A-, B-, C- und DR-Antigene (*D* Locus *R*elated) sowie der Properidin-Faktor B (Bf) bestimmt, deren Genorte beim Menschen auf dem Chromosom 6 liegen. Die HLA-A-, B-, C-Typisierung erfolgte mit frischen Lymphozyten im standardisierten zytotoxischen Test [7]. Die HLA-DR-Typisierung wurde mit frischen B-Lymphozyten im modifizierten zytotoxischen Test [7] mit verlängerten Inkubationszeiten durchgeführt. Die B-T-Zelltrennung erfolgte durch Filtration der Lymphozytensuspension über Nylonwatte [8]. Als Testreagenzien wurden sowohl eigene gut definierte HLA-A-, B-, C- und DR-Antisera als auch die standardisierten Antiseren des achten Internationalen Workshops für Histokompatibilität verwendet.

Von den 21 untersuchten Patienten tragen 16 (76,2%) das Antigen HLA-DR 3 (Tabelle 1). In der Kontrollgruppe mit 122 unverwandten Personen typisieren lediglich 23% positiv für HLA-DR 3 (Tabelle 1). Die volle Prozentzahl wird in

Tabelle 1. HLA-DR-Antigenfrequenz in einer Gruppe von 21 Patienten mit idiopathischer perimembranöser Glomerulonephritis und in der Normalbevölkerung

DR-Antigen	Patienten (*n* = 21) (%)	Kontrollgruppe	
		Panelzellen (*n* = 122) (%)	Europ. Normalbevölkerung (*n* = 1885)[a] (%)
1	9,5	14,7	13,5
2	19,0	28,7	24,4
3	76,2	23,0	19,9
4	19,0	20,5	17,2
5	14,3	23,8	19,4
6	4,7	5,7	4,2
7	14,3	23,0	23,1

[a] = Nach Baur und Danilovs [13]

Tabelle 2. Berechnung des relativen Risikos. Assoziation zwischen HLA-DR 3 und der idiopathischen perimembranösen Glomerulonephritis

Anzahl	HLA-DR 3-positiv		HLA-DR 3-negativ		gesamt
Patienten	16	(76,2%)	5	(23,8%)	21
Gesunde	28	(23,0%)	94	(77,0%)	122
Gesamt	44	(30,8%)	99	(69,2%)	143

Relatives Risiko nach Svejgaard et al. [11] für HLA-DR 3-Träger $= \frac{16 \times 94}{5 \times 28} = 10{,}7$; X^2 mit Yate's Korrektur für Diskontinuität $= 21{,}4$. $p = 10^{-5}$ (mit einem Freiheitsgrad); $p = 4 \times 10^{-6}$ (Fisher)

beiden Gruppen nicht erreicht, weil bei einigen Patienten und Kontrollpersonen nur eines (Homozygotie und Blanks) der beiden möglichen HLA-DR-Antigene (zwei Haplotypen pro Person) nachweisbar war (Tabelle 1). Von den 16 HLA-DR 3-positiven Patienten exprimieren elf gleichzeitig das Antigen HLA-B 8. Dies läßt sich durch das starke Kopplungsgleichgewicht erklären, das zwischen HLA-DR 3 und HLA-B 8 besteht [9]. Im Gegensatz zu anderen Autoren [10] fanden wir keinen Anstieg der Antigenfrequenz für HLA-B 18, das ebenfalls im Kopplungsungleichgewicht mit HLA-DR 3 steht [9]. Die Kalkulation des relativen Risikos [11] ermöglicht eine Aussage über die Stärke einer Assoziation eines bestimmten Antigens zu einer bestimmten Erkrankung. Das relative Risiko für HLA-DR 3-Träger, an einer idiopathisch perimembranösen Glomerulonephritis zu erkranken, beträgt nach unseren Berechnungen 10,7 (Tabelle 27). Dyer et al. [12] fanden bei etwa 22% ihrer Patienten den seltenen F1-Allotyp des Bf-Faktors. Bei unseren Patienten war dieser Allotyp nicht nachweisbar. Falls beide HLA-DR-B-Kopplungsassoziationen und die Assoziation zum Bf-System an einem größeren Patientengut nachweisbar sind, so könnte dies ein Hinweis für unterschiedliche Formen der idiopathischen perimembranösen Glomerulonephritis sein.

Mit Unterstützung der Deutschen Forschungsgemeinschaft Mu 523/2.

Literatur

1. Barbanel C (1979) Membranous glomerulonephritis. In: Hamburger, Crossnier, Grünfeld (eds) Nephrology, p 489 – 2. Row PG, Cameron JS, Turner DR, Evans DJ, White RHR, Ogg CS, Chantler C, Brown CB (1975) Membranous nephropathy. Long-term follow-up and association with neoplasia. Q J Med (NS) 44: 207 – 3. Ehrenreich T, Churg J (1968) Pathology of membranous nephropathy. Pathol Annu 3: 145 – 4. Cameron JS (1979) Pathogenesis and treatment of membranous nephropathy. Kidney Int 15: 88 – 5. Rees AJ, Peters DK, Compston DAS, Batchelor JR (1978) Strong association between HLA-DRw2 and antibody-mediated Goodpasture's syndrome. Lancet 1: 966 – 6. Reinertsen JL, Klippel, JH, Johnson AH, Steinberg AD, Decker, JL, Man DL (1978) B-lymphocyte alloantigens associated with systemic Lupus erythematosus. N Engl J Med 299: 515 – 7. Terasaki PI, McClelland JD (1964) Microdroplet assay of human serum cytotoxins. Nature 204: 998 – 8. Müller G, Bockhorn H, Lenhard V, Fischer E, Dreikorn K, Fetta RF, Jansen A, Halbfaß HJ, Wilms H, Dorn-Zachertz D, Faßbinder W., Gumbel B, Albert FW, Ewald RW, Goldmann S, Franz HE, Wernet P (1980) Höhere Erfolgsraten bei der Nierentransplantation durch die HLA-DR Typisierung. Dtsch Med Wochenschr 12: 401 – 9. Bodmer WF, Bodmer WG (1978) Evolution and function of the HLA-System. Br Med Bull 34: 309 – 10. Klouda PT, Manos J, Acheson EJ, Dyer PA, Goldby FS, Harris R, Lawler W, Mallick NP (1979) Strong association between idiopathic membranous nephropathy and HLA-DRW 3. Lancet

2:770 – 11. Svejgaard A, Platz P, Ryder LP, Staub-Nielsen L, Thomsen M (1975) HLA and disease associations – a survey. Transplant Rev 22:3 – 12. Dyer PA, Klouda PT, Harris R, Mallick NP (1980) Properidin factor B alleles in patients with idiopathic membranous nephropathy. Tissue Antigens (in press) – 13. Baur MP, Danilovs JA (1980) Population analysis of HLA-A, B, C, DR, and other genetic markers. Histocompatibility Testing (in press)

Gross, W. L., Staus, J., Schlaak, M. (1. Med. Univ.-Klinik, Kiel), Hahn, G. (Bundesanstalt für Milchforschung, Kiel), Braun, D. G. (Institute for Immunology, Basel):
Zelluläre und humorale Immunreaktionen mit Streptokokkenantigenen bei Patienten mit chronischer Glomerulonephritis

Neuere Untersuchungen haben gezeigt, daß die akute Poststreptokokkenglomerulonephritis (PSGN) häufiger als zuvor angenommen in eine chronische Verlaufsform übergeht [1]. Die Abschätzung des Anteils initial akuter PSGN im Gesamtkontingent der chronischen Glomerulonephritis (CGN) ist daher Gegenstand aktueller Diskussionen [2, 3]. Nachdem die akute PSGN zunehmend seltener beobachtet wird, scheint auch die Inzidenz chronischer Verlaufsformen abgenommen zu haben. Andererseits finden sich bei einem beachtlichen Teil von CGN eine Infektanamnese neben serologischen Hinweisen auf abgelaufene Streptokokkeninfekte [4].

Bei der akuten PSGN kommt es zu einer verstärkten Immunantwort auf A-Streptokokkenantigene [5]. Die humorale und die zelluläre Immunantwort auf somatische A-Streptokokkenantigene bleibt teilweise über Jahre im Nachweis hoher Antikörperspiegel oder einer verstärkten Lymphozytenreaktivität nachweisbar [5–11]. Dieser Umstand wird häufig mit der Beobachtung der Partialantigengemeinschaft zwischen A-Streptokokkenzellkomponenten der glomerulären Basalmembran in Verbindung gebracht [5, 11].

Da weder Infektanamnese noch erhöhte Antistreptolysintiter für Gruppe A-Streptokokkeninfektionen spezifische Parameter darstellen, wurde zum Nachweis einer erhöhten A-Streptokokkensensibilisierung die Lymphozytenantwort auf somatische A-Streptokokkenantigene und die Antikörperantwort auf das gruppenspezifische C-Polysaccharid von Gruppe A-Streptokokken (A-CHO) bei Patienten mit CGN bestimmt.

Bei 29 Patienten mit einer chronischen Glomerulonephritis (CGN) wurde die Lymphozytenantwort auf somatische Streptokokkenantigene der Gruppe A und G im LIF-Assay und im Lymphozytentransformationstest untersucht und mit der von gesunden Kontrollpersonen verglichen [12, 13]. Die CGN-Patienten wurden nach folgenden Kriterien in zwei Gruppen geordnet: 1. ASR-/ADNase-Titererhöhung. 2. ASR-/ADNase-Titerbewegung. 3. Befund einer chronischen Tonsillitis. 4. Anamnestische Angabe bezüglich rezidivierender Rachen-Atemwegsinfekte. 5. Kein Nachweis einer klaren Ätiopathogenese. Wenn die Kriterien 1, 5 und 2, 3 oder 4 erfüllt waren, wurden die CGN-Patienten der Gruppe A (klinische Verdachtsdiagnose: chronische Poststreptokokkenglomerulonephritis) zugeteilt. Zum Ausschluß eines globalen zellulären Immundefektes der CGN-Patienten, die zum Teil eine eingeschränkte Nierenfunktionsleistung erkennen ließen ($\bar{x}_{Kreatinin}$: 2,5 mg/dl), wurde die mitogene Lymphozytenproliferation und die Spättypreaktion auf ubiquitäre Antigene im Hauttest bestimmt [13, 14]. Zum Nachweis von Gruppe A-Streptokokken-spezifischen Antikörpern wurden die Anti-A-Carbohydratantikörpermengen (µg/ml) im FARR-Assay bestimmt [11]. Die Lymphozytenantwort auf A-Streptokokkenzellwände (A-ScW) und A-Zytoplasmamembranen (A-ScM) wurde im LIF-Assay [12] und im Lymphozytentransformationstest [13] beobachtet. Die statistische Auswertung erfolgte in den Wilcoxon-Tests.

Die mitogene Lymphoyzytenantwort (PHA, ConA und PWM) war bei Patienten mit CGN und bei gesunden Blutspendern statistisch nicht signifikant unterschiedlich. Die Lymphozytenantwort auf A-ScW (1 µg/ml) war bei Patienten mit CGN im LIF-Assay stärker ausgeprägt als bei gesunden Kontrollpersonen ($p < 0{,}01$). Aus der Abb. 1 geht hervor, daß die verstärkte Lymphozytenantwort auf A-ScW im wesentlichen von der Gruppe A der chronischen Glomerulonephritis getragen wird. Auch bei der stärkeren Antigenverdünnung (0,1 µg/ml) fand sich ein statistisch signifikanter Unterschied der Lymphozytenantwort auf A-ScW, wenn die Ergebnisse der Gruppe A (der chronischen Glomerulonephritis) mit denen der gesunden Kontrollpersonen verglichen wurde ($p < 0{,}05$). Demgegenüber war die Lymphozytenantwort auf A-ScM und auf Zellwände und Zytoplasmamembranen von Gruppe G-Streptokokken bei CGN-Patienten und bei Kontrollpersonen statistisch nicht signifikant unterschiedlich.

Das Proliferationsausmaß der mononukleären Zellkulturen von Patienten mit chronischer Glomerulonephritis und von gesunden Kontrollpersonen war nach Stimulation mit A-ScW und A-ScM (in einem breiten Konzentrationsbereich) statistisch nicht signifkant unterschiedlich. Auch die Transformationsraten von nach anamnestischen und serologischen Kriterien selektierten CGN-Patienten (Gruppe

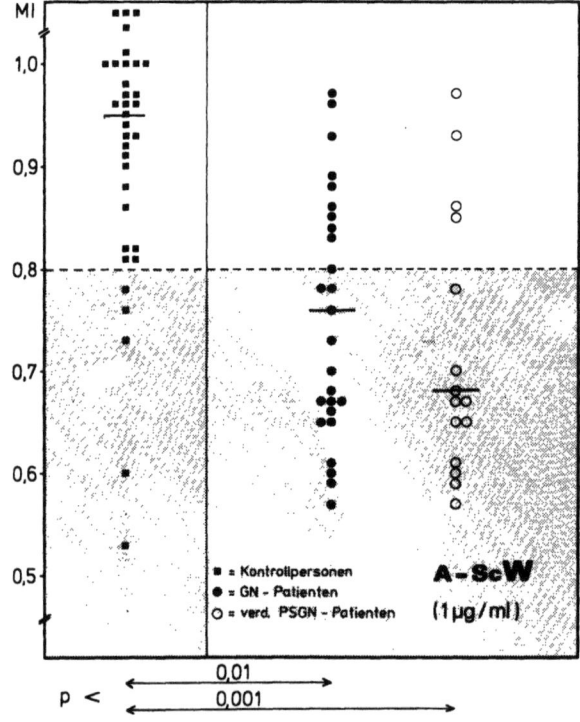

Abb. 1. Lymphozytenantwort (LIF-Assay) auf A-Streptokokkenzellwände (A-ScW) bei gesunden Blutspendern (■), Patienten mit chronischer Glomerulonephritis (●) und Patienten mit der klinischen Verdachtsdiagnose „chronische Poststreptokokkenglomerulonephritis" (O)

A/Gruppe B) zeigten in dem für antigene Lymphozytenstimulationen späten Meßbereich (120 h) keinen statistisch signifikanten Unterschied. Dem nach 72 h Kulturdauer beobachteten statistisch signifikanten Unterschied der Mediane der DNA-Syntheseraten von A-ScM-stimulierten mononukleären Zellkulturen der Gruppe A-CGN-Patienten zu dem der Mediane des gesunden Kontrollkollektivs mag daher eher eine zufällige Bedeutung zukommen.

Die Anti-A-Carbohydratantikörpermengen im Serum von CGN-Patienten ($\bar{x}_g$: 185 mg/l) und von gesunden Blutspendern ($\bar{x}_g$: 55,5 mg/l) waren statistisch signifikant unterschiedlich ($p < 0,01$). Wurden die CGN-Patienten nach den o. g. Kriterien selektiert (Abb. 2), zeigte sich in der Gruppe A eine höhere A-CHO-Antikörperkonzentration im Serum ($\bar{x}_g$: 375 mg/l) als bei dem Kontrollkollektiv ($p < 0,001$) oder als bei der Gruppe B-CGN-Gruppe, die sich in diesen Merkmalen nicht von dem gesunden Kontrollkollektiv unterschied ($\bar{x}_g$: 86,5 mg/l).

CGN-Patienten mit Infektanamnese und Titererhöhungen von Antikörpern gegen Streptokokkenextrazellulärprodukte werden häufig als chronische Verlaufsformen von inapparent verlaufenden akuten Poststreptokokkenglomerulonephritiden angesehen [4]. Da weder Infektanamnese noch erhöhte Antistreptolysintiter für Gruppe A-Streptokokkeninfektionen spezifische Parameter darstellen, wurde die Lymphozytenantwort auf somatische A-Streptokokkenantigen und die Antikörperantwort auf das gruppenspezifische C-Polysaccharid von A-Streptokokken bei Patienten mit CGN bestimmt und mit den Reaktionen bei gesunden Blutspendern verglichen. Hierbei zeigte sich, daß eine verstärkte humorale und zelluläre Immunantwort auf Zellwandbestandteile von A-Streptokokken bei einem beachtlichen Teil der hier untersuchten CGN-Patienten nachweisbar ist. Diese

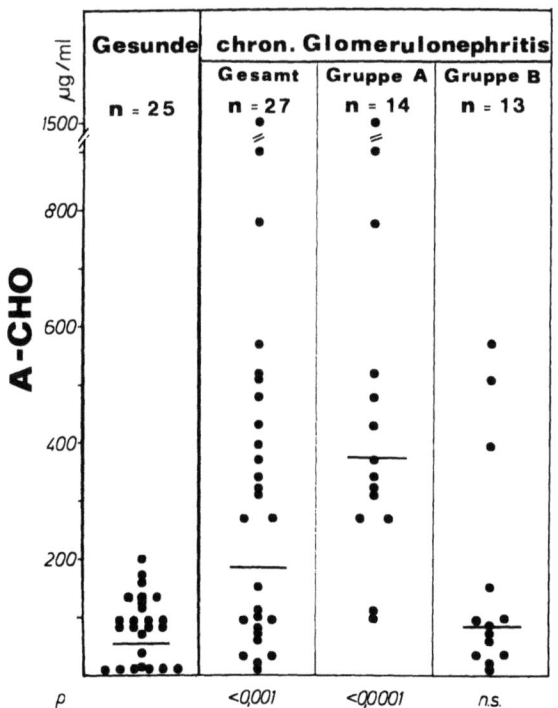

Abb. 2. Serumkonzentrationen von A-CHO-Antikörpern bei gesunden Blutspendern und bei chronischer Glomerulonephritis. Die Gruppe A entspricht den Patienten *mit*, die Gruppe B entspricht den Patienten *ohne* die klinische Verdachtsdiagnose „chronische Poststreptokokkenglomerulonephritis"

A-Streptokokken-spezifischen Immunreaktionen waren vornehmlich in einer nach klinischen Kriterien (Gruppe A) selektierten CGN-Gruppe zu beobachten, die durch Infektanamnese und serologische Befunde (ASR-Anti-DNAse-Titererhöhungen) auf mögliche Zusammenhänge der Pathogenese mit Streptokokkeninfektionen hingewiesen hat.

Literatur

1. Baldwin DS (1977) Poststreptococcal glomerulonephritis: a progressive disease? Am J Med 62: 1 − 2. Editorial (1979) Poststreptococcal glomerulonephritis. Br Med J 62: 1243 − 3. Editorial, Kurtzman NA (1978) Does acute poststreptococcal glomerulonephritis lead to chronic renal disease? N Engl Med 298: 795 − 4. Sarre H (1976) Akute diffuse Glomerulonephritis (Ätiologie, Immunpathologie und Pathophysiologie). In: Sarre H (Hsrg) Nierenkrankheiten. Thieme, Stuttgart − 5. Zabriskie JB (1975) New concepts in post-streptococcal glomerulonephritis. In: Neter, E, Milgrom, F (eds) The immune system and infectious diseases. Karger, Basel − 6. Zabriskie JB, Lewshenia R, Möller G, Wehle B, Falk RE (1970) Lymphocyte responses to streptococcal antigens in glomerulonephritic patients. Science 168: 1105 − 7. Dardenne M, Zabriskie JB, Bach JF (1972) Streptococcal sensitivity in chronic glomerulonephritis. Lancet 1: 126 − 8. Macanovic M, Evans DJ, Peters DK (1972) Allergic response to glomerular basement membrane in patients with glomerulonephritis. Lancet 2: 207 − 9. Fillit HM, Read STE, Sheman RL, Zabriskie JB, van de Rijn I (1978) Cellular reactivity to altered glomerular basement membrane in glomerulonephritis. N Engl J Med 298: 861 − 10. Widdowson JP, Maxted WR, Notley CM, Pinney AM (1974) The antibody responses in man to infection with different serotypes of group A-streptococci. J Med Microbiol 7: 483 − 11. Braun DG, Laudien D, Read SE, Riesen WF (1979) Persistent clonotypes associates with group A-streptococcal polysaccharide antibody response in man. Int Arch Allerg Appl Immunol 60: 310 − 12. Gross WL, Auerbach G, Hahn G, Schuler M, Schlaak M (1979) The effect of group A-streptococcal cell components on peripheral lymphocytes in vitro. In: Parker MT (ed) Pathogenic streptococci. Reedbooks Ltd., Fox Lane North, Chertsey, Surrey − 13. Schlaak M (1975) Zur Standardisierung und diagnostischen Bedeutung der phytomitogen-induzierten Lymphozytentransformation. Immun Infekt 3: 136 − 14. Gross WL, Schlaak M (1977) Zelluläre Immunreaktivität im Hauttest. Dtsch Med Wochenschr 102: 1852

Pape, G. R. (Med. Klinik II, Klinikum Großhadern, Univ. München und Inst. für Immunologie der Univ. München), Hadam, M. R. (Inst. für Immunologie der Univ. München), Eisenburg, J. (Med. Klinik II, Klinikum Großhadern, Univ. München), Hofschneider, P.-H. (Max Planck Inst. für Biochemie, Martinsried bei München), Riethmüller, G. (Inst. für Immunologie der Univ. München):
Natürliche Zytotoxizität beim Menschen: Stimulation in vivo durch Interferon

Subpopulationen lymphoider Zellen, sog. NK (Natural Killer)-Zellen, entfalten „spontane" zytolytische Aktivität gegenüber zahlreichen Zielzellen in vitro. Dieses Phänomen bezeichnet man als natürliche, d. h. nicht durch gezielte Immunisation induzierte, Zytotoxizität (NZ) (Übersichten bei [1−3]). Neben den „klassischen" thymusabhängigen Killerlymphozyten, den sog. CTL (Cytolytic T Lymphocytes) und den K (Killer)-Zellen als Effektorzellen der antikörperabhängigen zellvermittelten Zytotoxizität (ADCC = Antibody Dependent Cell-mediated Cytotoxicity) stellen die NK-Zellen das am jüngsten beschriebene Zellsystem in der zellvermittelten Zytotoxizität lymphoider Zellen dar [1, 3]. In den letzten Jahren hat man zunehmend die Bedeutung der NZ für die Pathomechanismen bei der Tumorabstoßung sowie bei akuten und chronischen Viruserkrankungen erkannt [1, 3]. Untersuchungen aus der allerjüngsten Zeit haben ergeben, daß den Interferonen bei der Regulation der NZ wahrscheinlich eine Schlüsselrolle zukommt [4–7]. In tierexperimentellen Untersuchungen in vitro und in vivo sowie mit humanen Lymhozyten in vitro konnte gezeigt werden, daß sich die NZ nach Inkubation von Lymphozyten mit verschiedenen Interferonen, mit interferoninduzierenden Substanzen sowie interferoninduzierenden Zellinien steigern läßt [4–9].

Unsere Untersuchungen wurden mit folgenden Fragestellungen durchgeführt: a) Welche in vivo-Relevanz besteht beim Menschen für die in vitro gewonnenen Befunde; insbesondere, ist es mit Hilfe von humanem Fibroblasteninterferon (HFIF) möglich, die NZ in vivo zu stimulieren. b) Wie verhält sich die NZ unter chronischer Gabe von HFIF. Wir haben die NZ bei sechs Patienten mit HBsAg-positiver, chronisch aktiver Hepatitis, die im Rahmen einer Therapiestudie [1] mit humanem Fibroblasteninterferon (Dr. Rentschler, Arzneimittel GmbH & Co, 7958 Laupheim, West Germany), intravenös behandelt wurden, bestimmt.

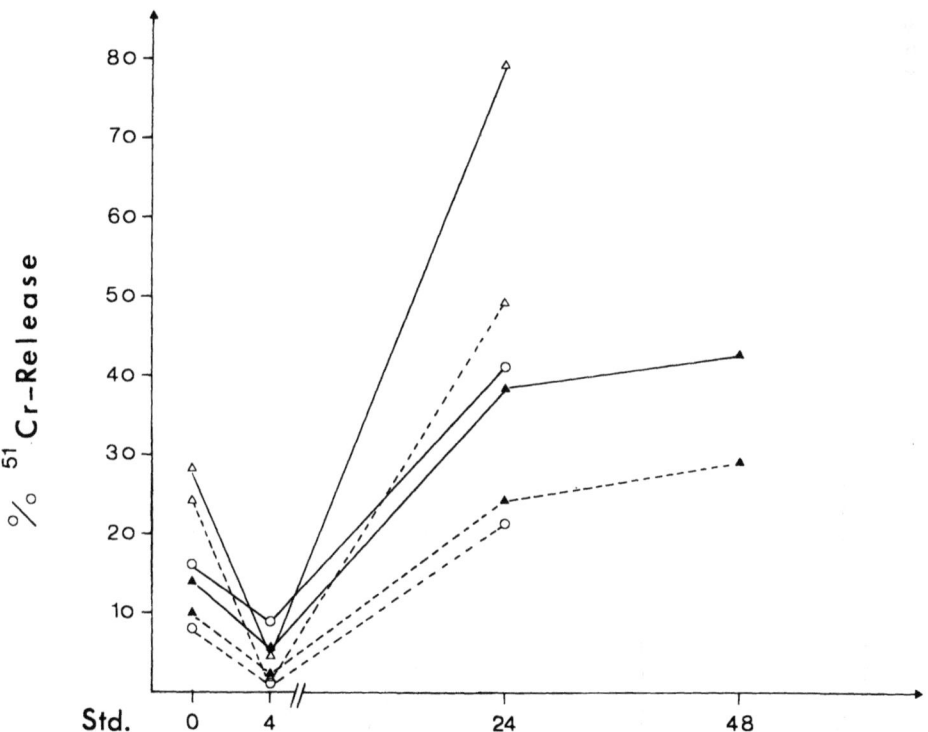

Abb. 1. Verhalten der natürlichen Zytotoxizität nach erstmaliger i.v. Injektion von humanem Fibroblasteninterferon bei Patienten mit HBsAg-positiver, chronisch aktiver Hepatitis: Pat. M. R. O———O und Pat. H. K. △———△ je 4×10^6 U/Injektion, Pat. R. S. ▲———▲ 1×10^6 U/Injektion. Durchgezogene Linie Lymphozyten- zu Targetzellen-Verhältnis 50:1 für M. R. und H. K., 100:1 für R. S.; gestrichelte Linie Lymphozyten- zu Targetzellen-Verhältnis 25:1 für M. R. und H. K., 50:1 für R. S. Abszisse: Stunden nach Interferoninjektion. Ordinate: % ^{51}Cr-Freisetzung aus K 562-Zielzellen, korrigiert durch Abzug des Spontanreleases in Mediumkontrollen ($\leq 5\%$). Inkubationsdauer 4 Std

---

[1] Interferontherapiestudie der HBsAg-positiven CAH: P.-H. Hofschneider, F. Deinhardt, G. Frösner, J. Eisenberg, W. Siegert, München; L. Bianchi, Basel; R. Müller, Hannover

In unserem Testsystem verwenden wie als Effektorzellen hochgereinigte Lymphozytenpopulationen aus dem peripheren Blut [10]. Targetzellen sind sog. K 562-Zellen (Zellinie, etabliert von einem Patienten mit chronisch myeloischer Leukämie [11]), die sich als besonders empfindlich gegenüber der lytischen Aktivität natürlicher Killerzellen erwiesen haben und als Standardzellen zur Bestimmung der NZ gelten. Als Maß für die NZ gilt die ^{51}Cr-Freisetzung aus den radioaktiv markierten Zielzellen nach 4stündiger Inkubation mit den Effektorzellen in Medium TC 199 mit 10% fetalem Kälberserum (Effektor- zu Targetzellverhältnis 12,5, 25, 50, 100:1) (für Einzelheiten s. [12]).

Wie die Abb. 1 zeigt, beobachteten wir nach Injektion von HFIF einen vorübergehenden Abfall der NZ, wenn wir diese 4 Std nach Interferongabe ($1-10 \times 10^6$ U/Injektion) bestimmten.

24 und 48 Std nach der 1. Interferoninjektion ($1-4 \times 10^6$ U/Injektion) war die NZ bei unseren Patienten auf 196-282% des Ausgangswertes angestiegen. Die zytolytische Aktivität erreichte z. T. Maximalwerte, wie wir sie bei Normalpersonen bisher nicht beobachteten. Die Ursache für den kurzfristigen Abfall der NZ nach HFIF-Injektion ist unbekannt. Möglicherweise steht er im Zusammenhang mit einer Umverteilung von weißen Blutkörperchen im peripheren Blut nach Interferongabe. Zum Zeitpunkt der niedrigen NK-Aktivität im peripheren Blut wurde eine absolute und relative Verminderung der Lymphozyten bei gleichzeitiger Leukozytose aufgrund einer Granulozytose beobachtet. Dieses Phänomen war passager, 24 Std nach IF-Gabe hatten sich die Veränderungen zurückgebildet.

Die Abb. 2 gibt ein Beispiel für das Verhalten der NZ unter 5wöchiger Gabe von HFIF. Die NZ steigt zunächst nach initialer HFIF-Injektion deutlich an. Unter weiterer Gabe von Interferon können zunächst hohe Werte aufrechterhalten werden. Im weiteren Verlauf sank die NZ jedoch trotz täglicher Gabe von hohen Dosen von HFIF (10×10^6 U/Tag) ab und erreichte nach Absetzen des HFIF Werte, die nur gering über den Ausgangswerten lagen. Bei anderen Patienten (nicht dargestellt) kehrte sie auf Ausgangswerte zurück. Über die Ursache(n) dieses „Erschöpfungsphänomens" der NZ sind z. Z. nur Spekulationen möglich, da der genaue Wirkungsmechanismus der Interferone auf die natürlichen Killerzellen unbekannt ist. Diskutiert werden 1. eine Stimulation der lytischen Aktivität vorhandener NK-Zellen und 2. die Rekrutierung von NK-Zellen aus unreifen Vorstufen, sog. Prä-NK-Zellen [13, 14]. Kontinuierliche Gabe von IF könnte zu einer Erschöpfung des Prä-NK-Zellenpools führen. Andere Möglichkeiten, wie z. B. eine Wirkung auf die Hämopoese [15] und eine Aktivierung von Suppressormechanismen (Suppressorzellen für die NK-Aktivität [15, 16] sowie bestimmte Prostaglandine [17]) müssen grundsätzlich in Betracht gezogen werden.

Zusammenfassend konnten wir zeigen, daß humanes Fibroblasteninterferon nach Injektion beim Menschen zu einer Steigerung der natürlichen Zytotoxizität in vivo führt. Zumindest in diesem Punkt besteht Ähnlichkeit mit der Wirkung von humanem Leukozyteninterferon [18, 19]. Welches Dosierungsschema für das HFIF das am Besten geeignetste hinsichtlich einer optimalen Steigerung der NZ ist, müssen weitere Untersuchungen zeigen. Die Beurteilung der klinischen Relevanz einer Steigerung der natürlichen Zytotoxizität durch Interferon ist zum gegenwärtigen Zeitpunkt noch nicht möglich. Angesichts der Vielzahl an experimentellen Befunden, die auf die entscheidende Bedeutung der natürlichen Zytotoxizität als Abwehrmechanismus gegen Tumorzellen und virusinfizierte Zellen hinweisen, ist

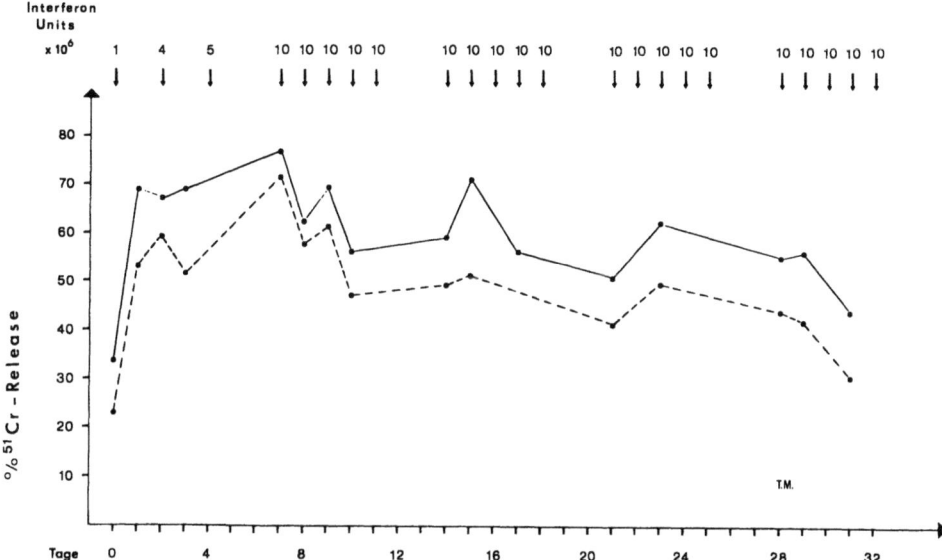

Abb. 2. Verhalten der natürlichen Zytotoxizität unter 5wöchiger Therapie mit humanem Fibroblasteninterferon bei einem Patienten mit HBsAg-positiver, chronisch aktiver Hepatitis. IF-Dosis und Verabreichungszeitpunkt werden oben auf der Abbildung angegeben. Abszisse: Behandlungstage. Ordinate: % ^{51}Cr-Freisetzung aus K 562-Zielzellen (s. Legende Abb. 1). Durchgezogene Linie Lymphozyten- zu Targetzellen-Verhältnis 50:1, gestrichelte Linie Lymphozyten- zu Targetzellen-Verhältnis = 25:1

die Hoffnung berechtigt, daß das Interferon als potenter Regulator dieses Systems neue Therapiewege dieser noch ungelösten klinischen Probleme bringen wird.

Acknowledgements. Wir danken Frl. J. Döhrmann für die perfekte technische Assistenz. Mit Unterstützung der Deutschen Forschungsgemeinschaft Pa 212/3.

Literatur

1. Herbermann RB, Holden HT (1978) Adv Cancer Res 27: 305 – 2. Möller G (ed) (1979) Immunol Rev 44: 5 – 3. Perlmann P, Cerottini JC (1979) In: Sela M (ed) The antigens, vol 5. Academic Press, New York, pp 173–281 – 4. Trinchieri G, Santoli D (1978) J Exp Med 147: 1314 – 5. Santoli D, Koprowski H (1979) Immunol Rev 44: 125 – 6. Herberman RB, Ortaldo JR, Bonnard GD (1979) Nature 277: 221 – 7. Schellekens H, Weimar W, Cantell K, Stitz L (1979) Nature 278: 742 – 8. Gidlund M, Orn A, Wigzell H, Senik A, Gresser I (1978) Nature 273: 759 – 9. Djeu JY, Huang K-Y, Herberman RB (1980) J Exp Med 151: 781 – 10. Pape GR, Troye M, Perlmann P (1977) J Immunol 118: 1919 – 11. Lozzio CB, Lozzio BB (1973) J Natl Cancer Inst 50: 535 – 12. Pape GR, Troye M, Axelsson B, Perlmann P (1979) J Immunol 122: 2251 – 13. Saksela E, Timonen T, Ranki A, Häyry P (1979) Immunol Rev 44: 71 – 14. Saksela E, Timonen T, Cantell K (1979) Scand J Immunol 10: 257 – 15. Cudkowicz G, Hochman PS (1979) Immunol Rev 44: 13 – 16. Cudkowicz G, Hochman PS (1978) In: Siskind G (ed) Developmental immunobiology – Fifth Irwin Strasburger Memorial Seminar on Immunology. Grune & Stratton, New York – 17. Droller MJ, Schneider MU, Perlmann P (1978) Cell Immunol 39: 165 – 18. Einhorn S, Blomgren H, Strander H (1978) Acta Med Scand 20: 477 – 19. Huddlestone JR, Merigan Jr, TC, Oldstone MBA (1979) Nature 282: 417

Peter, H. H., Bartholomäus, C., Meyer zu Schwabedissen, H., Pichler, W. J., Gendvilis, S., Wrabetz, W., Müller, R., Hesch, R. D., Deicher, H. (Dept. Innere Medizin, Abt. für klinische Immunologie, Hannover), Freischmidt, J. (Abt. für Röntgendiagnostik, Med. Hochschule Hannover):
**Klinische und immunologische Befunde
bei Patienten mit variablem Immundefektsyndrom (CVID)**

Der Begriff variables Immundefektsyndrom oder „common variable immunodeficiency syndrom" (CVID) umschreibt verschiedene Formen der erworbenen Hypogammaglobulinämien, die nicht durch eine monoklonale Gammopathie, eine lymphoretikuläre Systemerkrankung, ein nephrotisches Syndrom, Unterernährung, ein Malignom oder eine chronische immunsuppressive Therapie erklärt werden können. Im Gegensatz zu den primären, angeborenen Immundefizienzen ist beim CVID, einem sekundär erworbenen Immundefekt, noch nicht geklärt, inwieweit eine genetische Prädisposition vorliegt. Klinisch präsentiert sich das Krankheitsbild mit einer vielfältigen Symptomatik, wobei rezidivierende Infekte des Respirationstraktes im Vordergrund stehen [1]. Die Pathogenese der Erkrankung ist sicher ähnlich heterogen wie das klinische Erscheinungsbild; allgemein akzeptiert wird eine Störung in dem für die Immunglobulin (Ig)-Synthese entscheidenden regulatorischen Zusammenspiel von Monozyten, T-Helferzellen (T_H), T-Suppressorzellen (T_S) und B-Zellen [2, 3]. Waldmann et al. [4] zeigten als erste, daß bei einem Teil der CVID-Patienten eine vermehrte T_S-Aktivität im peripheren Blut nachweisbar war. Diese Zellen unterdrücken in vitro sowohl die Plasmazellreifung autologer als auch allogener B-Zellen. Siegal et al. [5] fanden darüber hinaus, daß bei einem Teil der Patienten eine Störung der B-Zellfunktion selbst vorliegt. Allerdings weisen die wenigsten Patienten eine numerische Verminderung der B-Zellen auf. Einige sind nicht in der Lage, auf einen polyklonalen B-Zellaktivator, wie z. B. Pokeweed, zu proliferieren. Andere können zur Ig-Synthese angeregt werden, sind jedoch nicht in der Lage, Ig zu sezernieren [6]. Eine vierte Gruppe schließlich besitzt B-Zellen, die in vitro nach polyklonaler Aktivierung Ig synthetisieren und sezernieren, in vitro jedoch durch zirkulierende lösliche Inhibitoren daran gehindert werden [7].

In der vorliegenden Studie wurden klinische und immunologische Befunde bei 32 Patienten mit verschiedenen Erscheinungsformen eines CVID-Syndroms zusammengestellt. Bei der überwiegenden Zahl der Patienten fanden sich neben den erniedrigten Serum-Ig-Spiegeln auch Störungen in der Spättyphautreaktion und abnorme lymphozytäre in vitro-Parameter.

Material und Methoden

Patienten: Die 32 Patienten hatten ein mittleres Alter von 41 Jahren (17–72 J., 16 Männer, 16 Frauen) und wurden überwiegend wegen rezidivierender Infekte in unsere Immunologische Ambulanz überwiesen. Aufgrund einer ausführlichen internistischen Durchuntersuchung konnte in allen Fällen das Vorliegen einer monoklonalen Gammopathie (insbesondere eines Bence-Jones-Plasmozytoms), einer lymphoretikulären Systemerkrankung, einer Nephrose, eines Hyperkatabolismus (Unterernährung, Tumorerkrankung, Hyperkortizismus) und einer chronischen immunsuppressiven Therapie ausgeschlossen werden. In drei Fällen fand sich ein deutlich erhöhter enteraler Eiweißverlust (Gordon-Test > 6%), zwei dieser Patienten boten zeitweilig hypoproteinämische Ödeme und als Grundkrankheit wurde ein M. Crohn festgestellt.

Quantitative Serum-Ig-Bestimmungen und Spättyphauttestreaktionen: Bei allen Patienten wurden wiederholt quantitative Ig-Bestimmungen der drei Haupt-Ig-Klassen mittels nephelometrischer

Standardmethoden durchgeführt. Für die Spättyphauttestreaktionen wurden folgende Antigene intrakutan appliziert: Tine-Test (5 IE gereinigtes Tuberkulin), 0.1 ml Trichophytin, 0.1 ml Candidin (Bencard), 30 IE Streptokinase/Streptodornase (Varidase), 0.1 ml Mumps-Antigen (Lilly GmbH) und 0.1 ml einer 1:5-Pertussis-Vaccine (Cwlth. Laboratory, Melbourne, Australien). Die Hauttestreaktionen wurden nach 10 min, 24 Std, 48 Std und 72 Std abgelesen. Positive Reaktionen bis zur 24. Std wurden als Arthusreaktionen registriert. Deutliche Infiltrate von mehr als 5 mm Ø nach 72 Std wurden als positive Spättypreaktionen gewertet.

Lymphozytenseparation und Lymphozytenmarker: Die in Vitro-Tests zur Bestimmung der zellulären Immunität wurden mit einer Lymphozyten angereicherten und Monozyten depletierten Zellfraktion aus dem peripheren Blut durchgeführt [8, 9]. Die Lymphozytmarkeranalyse umfaßte Rosettierungstechniken, Oberflächen- und zytoplasmatischen Ig-Nachweis und zytochemische Färbereaktionen [9, 10]. 5×10^6 Lymphozyten wurden 30 min bei 37° C in Eagles-Medium (MEM, Seromed München) in Gegenwart von drei Tropfen einer 1%igen Latexsuspension (1.01 µm Ø, Serva, Heidelberg) inkubiert. Nach Waschvorgängen wurden die Prozentsätze von E-, EA_{IgG}- und EA_{IgM}C-Rosetten-bildenden Lymphozyten sowie von Oberflächen-Ig-positiven Zellen unter Verwendung eines FITC-konjugierten polyvalenten F(ab)2-Reagenz (Fa. Behring-Werke AG, Marburg) nach früher beschriebenen Techniken bestimmt [9, 10]. Mindestens 200 Zellen wurden in jedem Ansatz ausgewertet, wobei Latex-positive Zellen (Monozyten und Granulozyten) bei der Berechnung der Prozentsätze rosettierender und Oberflächen-Ig-positiver Zellen nicht berücksichtigt wurden. Zusätzlich zu den Rosettenansätzen wurden Zytozentrifugenpräparate für die Bestimmung der zytoplasmatischen Immunfluoreszenz und der sauren Alpha-Naphthyl-Esterase (ANAE)-Aktivität hergestellt [9]. ANAE-positive Lymphoyzten waren aufgrund ihrer punktförmigen, zytoplasmatischen Esteraseaktivität leicht von den diffus färbenden, Latex-positiven Monozyten zu unterscheiden. Granulozyten wurden durch ihre Zytomorphologie und die positive Latexphagozytose identifiziert.

Mitogenstimulation: Lymphozyten wurden für 72 Std in Gegenwart von 5 µg/ml Phythämagglutinin (PHA Difco), 10 µg/ml Concanavalin A (ConA, Pharmacia), 1 und 100 µl/ml Pokeweed (Gibco) und 10 µg/ml PPD (Behring-Werke AG) in Mikroplatten (2×10^5 Zellen pro Ansatz) bei 37° C und 5% CO_2 kultiviert. Nach einem 18 Std-Puls mit 1 µCi ^{3}H-Thymidin wurden die Kulturen automatisch geerntet (Skatron Harvester, Lierbyen, Norwegen) und die eingebaute Radioaktivität in einem Beta-Szintillationszähler gemessen [8, 11]. Die Ergebnisse wurden nach einem integrierten Stimulationsindex (ISI) berechnet und in einem Percentilendiagramm mit einem Kontrollkollektiv verglichen.

$$ISI = \frac{\text{cpm stim. Kultur} - \text{cpm unstim. Kultur}}{1000} + \frac{\text{cpm stim. Kultur}}{\text{cpm unstim. Kultur}}.$$

Lymphozytotoxizitätsteste: Spontane (SCMC, NK) und Antikörper-abhängige zelluäre Zytotoxität (ADCC) wurden in einem früher beschriebenen 12 Std-^{51}Cr-Release-Test [8, 9] gegen die Tumorlinien K562 (menschliche Erythroleukämielinie) und L1210 (Mausleukämielinie) bestimmt. Für die ADCC-Reaktion wurden L1210-Zellen zusätzlich mit einem Kaninchen-anti-L1210-IgG-Antikörper sensibilisiert. Die Lymphozyten eines jeden Patienten wurden in drei verschiedenen Lymphozyten/Target (L/T)-Verhätnissen gegen jede Tumorlinie getestet und die Ergebnisse zunächst als Prozent spezifische Chromfreisetzung berechnet [8]. Aus den spezifischen Chromfreisetzungswerten von Patienten und Kontrollpersonen, bzw. einem Kontrollkollektiv von 30 Personen wurden dann unter Berücksichtigung der drei L/T-Verhältnisse mittlere Quotienten, sog. zytotoxische Indices, ermittelt.

$$\text{Zyt. Index} = \frac{\frac{\text{spez. Cr-Release-Patienten}}{\text{spez. Cr-Release-Kontrollen (für jede L/T-Ratio)}} \times 100}{\text{Anzahl der getesteten L/T-Ratios}}$$

Ig-Synthese in vitro: Lymphozyten wurden in einer Konzentration von 2×10^6 Zellen/ml in Gegenwart von 40 und 100 µl Pokeweed 7 Tage lang in MEM plus 10% fetalem Kälberserum kultiviert. Die zellfreien Kulturüberstände wurden mit Hilfe eines Solid-Phase-Radioimmunoassays auf ihren Gehalt an sezerniertem IgG untersucht [4]. Als Kontrollen dienten Überstände von Lymphozytenkulturen gesunder Spender, Polyzythämiker, monoklonaler Gammapathien und primärer Immundefekte.

Ergebnisse

Klinische Befunde: In Tabelle 1 sind die Serum-Ig-Konzentrationen der 32 Patienten zusammengefaßt. Vierzehn Patienten boten eine Verminderung aller drei Ig-Klas-

Tabelle 1

A. Serum-Immunglobulinkonzentrationen bei 32 Patienten mit variablem Immundefekt Syndrom (CVID)

Normalbereich	Verminderung von							
	3 Ig-Klassen	2 Ig-Klassen			1 Ig-Klasse			
IgG 8,0–18,0 g/l	< 8,0	normal	< 8,0	< 8,0	< 8,0	normal		
IgA 0,9– 4,5 g/l	< 0,9	< 0,9	< 0,9	normal	normal	< 0,9		
IgM 0,6– 2,8 g/l	< 0,6	< 0,6	normal	< 0,6	normal	normal		
Anzahl der Patienten	14	1	6	4	6	1		
Prozent der Patienten	44		34		22			

B. Arthus-und Spättyphautreaktionen gegen sechs Antigene bei 27 Patienten mit CIVID
Antigene: Tuberkulin, Candidin, Trichophytin, Streptokinase/Streptodornase, Mumps, Pertussis

	n	< 2 positive	> 2 positive
Arthus-Reaktion (24 Std)	26	13 (50%)	13 (50%)
Spättypreaktion (72 Std)	27	22 (81%)	5 (19%)

sen, elf weitere Patienten wiesen eine Erniedrigung zweier Ig-Klassen auf, in sechs Fällen fand sich ein isoliert niedriges IgG und bei einer Patientin ein vermindertes Serum-IgA. 81% der seither getesteten Patienten zeigten einen pathologischen Spättyphauttest mit entweder völliger Anergie (zwölf Patienten) oder nur einer positiven Reaktion (zehn Patienten). Die Arthusreaktionen waren in 50% der Patienten negativ bzw. nur gegen eines der sechs Testantigene positiv (Tabelle 1). Abb. 1 zeigt eine doppelgipfelige Altersverteilungskurve, die das Patientenalter z. Z. der ersten Kontaktaufnahme in unserer Immunologischen Ambulanz wiedergibt. Die kumulative Häufigkeit klinischer Syptome bei 32 CVID-Patienten ist in Tabelle 2 dargestellt. 30 der 32 Patienten hatten eine deutlich gesteigerte Infektanfälligkeit, wobei rezidivierende Infekte der oberen Luftwege, gefolgt von gastrointestinalen Infekten und Haut- und Schleimhautaffektionen das Feld anführten. Nur in vier von

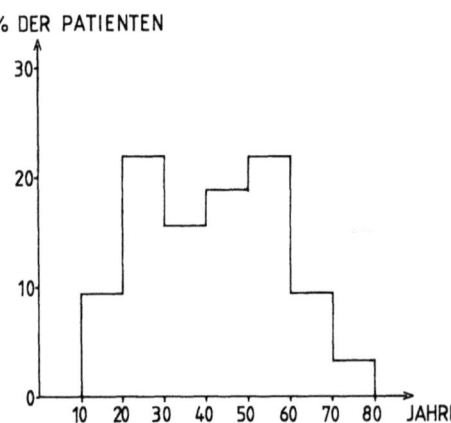

Abb. 1. Altersverteilung der Patienten mit CVID z. Z. der Diagnosestellung

Tabelle 2. Kumulative Häufigkeit klinischer Symptome bei 32 Patienten mit CVID

Symptome	n	Männlich	Weiblich	%
Erhöhte Infektanfälligkeit	30	16	14	94
Anämie	9	6	3	28
Durchfälle	9	6	3	28
Malabsorption	6	3	3	19
Splenomegalie	4	1	3	12
Arthralgien	3	1	2	9
Rez. unklares Fieber	2	1	1	6
Benignes Thymom	2	2	0	6
Maligne Tumorenentwicklung	2	1	1	6
Dermatomyositis	1	0	1	3
Vasculitis, Medikamenten SLE	1	0	1	3
Unspez. Lymphadenitis	1	0	1	3
Hyperurikämie/Gicht	1	0	1	3

32 Patienten (alles Frauen) traten als Nebenbefund komplikationslose Zystitiden auf. Diese Beobachtung verdient besondere Erwähnung, da offenbar selbst ausgeprägte Hypogammaglobulinämien keine erhöhte Infektneigung für die ableitenden Harnwege zu bedingen scheinen. Bei etwa einem Drittel der Patienten fand sich eine mehr oder weniger ausgeprägte Anämie, wobei sowohl normochrome (vier Patienten), als auch hypochrome (drei Patienten) und hyperchrome (zwei Patienten) Formen beobachtet wurden. In einem Falle fand sich eine Coombspositive Anämie verbunden mit Thrombozytopenie, Splenomegalie und Lungenfibrose. Diese Patientin, bei der seit 1970 eine ausgeprägte Hypogammaglobulinämie bekannt ist (IgG 1,0 g/l, IgA < 0,5 g/l, IgM 1,7 g/l) entwickelte 1979 einen Hirntumor [12]. Ein weiterer Patient entwickelte während des Beobachtungszeitraumes ein Basaliom. Bei zwei Patienten mit schwerer Hypogammaglobulinämie aller drei Ig-Klassen wurden benigne Thymome operiert. Eine kleinere Gruppe des Patientenkollektives zeigte Symptome aus dem Formenkreis der Kollagenosen, wie Arthralgien, Dermatomyositis, ein Medikamenten (D-Penicillamin)-induzierter Lupus erythematodes und bei sechs Patientinnen fanden sich polyspezifische lymphozytotoxische Antikörper. Bei einer älteren CVID-Patientin fand sich eine Gicht als einziges klinisches Syptom; nach Behandlung mit Allopurinol besserte sich die Hypogammaglobulinämie (IgG 2,8 g/l, IgA 0,8 g/l, IgM 0,8 g/l) allmählich. Tabelle 3 spezifiziert die kumulative Häufigkeit der einzelnen Infektionsformen unter Berücksichtigung der Zielorgane und der Geschlechtsverteilung. 75% aller Patienten wiesen rezidivierende Infekte der oberen Luftwege auf, wobei Bronchitiden und Pneumonien mit Abstand am häufigsten auftraten. Eine spezielle Geschlechtsbevorzugung war nicht erkennbar. Das Gleiche galt für die zweithäufigste Infektmanifestation im Gastrointestinalbereich, wo Durchfälle, Malabsorption, follikuläre Hyperplasie und Lambliasis die Symptomatologie anführten. Die klassische, auch im Röntgenbild und bei der oberen Intestinoskopie nachweisbare follikuläre Hyperplasie der Dünndarmschleimhaut fand sich bei allen Patienten mit Lambliasis.

Obgleich diese Patienten z. T. unter Durchfällen litten, bestand in keinem Falle ein stärkerer enteraler Eiweißverlust (Gordon-Test 6%). Dennoch gehörten die Patienten mit follikulärer Hyperplasie zu den schwersten Formen der bei uns

Tabelle 3. Organbezogene Infektanfälligkeit bei 32 Patienten mit CVID

	Männlich	Weiblich	n	%
A. *Respirationstrakt*	13	11	24	75
Sinusitis	5	3	8	25
Tonsilitis, Pharyngitis	6	3	9	28
Rez. Bronchitis	11	10	21	66
Rez. Pneumonien	6	7	13	41
Lungenfibrose	2	2	4	12
Lungenabszesse	0	1	1	3
B. *Gastrointestinaltrakt*	9	6	15	47
Durchfälle	6	3	9	28
Malabsorption	3	3	6	19
Follikuläre Hyperplasie	2	4	6	19
Lambliasis	1	3	4	12
Atrophische Gastritis	3	1	4	12
Histol. Darmwandentzündung	7	1	8	25
M. Crohn	2	0	2	6
Enteraler Eiweißverlust 6%[a]	2	4	6	19
Enteraler Eiweißverlust 6%	3	0	3	9
C. *Haut- und Schleimhäute*	4	4	8	25
Soor	2	1	3	9
Rez. Pyodermien	1	1	2	6
Aphtöse Stomatitis	0	2	2	6
Schleimhautulcerationen	1	0	1	3
Angioneurot. Ödem	1	0	1	3
Ichtiosis vulgaris	0	1	1	3
D. *Urogenitaltrakt*	0	4	4	12
Gelegentliche Zystitis	0	4	4	12

[a] Gordon-Test

beobachteten CVIDs. Der einzige Todesfall durch eine schwere Pilzpneumonie trat in dieser Gruppe auf. 25% der Patienten zeigte oft neben der erhöhten Infektneigung des Respirations- und/oder Gastrointestinaltraktes auch verschiedene Hautmanifestationen. Neben Pyodermien, aphthöser Stomatitis und Schleimhautulcerationen kamen besonders Soorerkrankungen vor. Bei einer Korrelation der verschiedenen Infektionen zu den verminderten Ig-Klassen stellte sich heraus, daß bei einer Verminderung von IgG, IgA und IgM mit Abstand die häufigsten Infektsymptome auftraten. Bei einer Verminderung von IgG plus IgA oder IgM oder bei einer isolierten IgG-Verminderung waren häufiger Infekte zu beobachten als bei isoliertem IgA oder IgA plus IgM-Mangel. 22 der Patienten erhielten regelmäßig Gammaglobulin oder von i.v. verabreichbaren Serumkonzentraten.

Immunologische Befunde: Lymphozytenmarker: Tabelle 4 faßt die Ergebnisse der Lymphozytenmarkeranalyse bei über 50 Kontrollpersonen und 28 CVID-Patienten zusammen. Ein Vergleich der ANAE-positiven Lymphozyten ergab die signifikantesten Unterschiede. Bei 17 von 28 CVID-Patienten lagen die Prozentsätze der ANAE-positiven Lymphozyten unterhalb des 2 SD-Bereiches des Kontrollkollektives. Entsprechend zeigten die ANAE-negativen Lymphozyten und Fc-Rezeptor-positiven Zellen (EA-Rosetten) einen signifikanten Anstieg. B-Lymphozyten (Oberflächen-Ig-positive EAC-Rosetten) wiesen gegenüber dem Kontrollkollektiv keine signifikante numerische Abweichung auf. Die Gesamt-T-Zellzahl (E-Roset-

Tabelle 4. Lymphozytenmarker bei variablem Immundefekt Syndrom und gesunden Kontrollpersonen

Marker	\multicolumn{3}{c}{Kontrollen}			CVID		
	n	Mittelwert ± SD	± SD Bereich		n	Mittelwert ± SD	$2p$
E-Rosetten	57	71,4 ± 7,0	57,4 – 85,4		28	65,6 ± 14,6	< 0,02
EA_{IgG}-Rosetten	57	18,2 ± 8,4	4,2 – 34,6		27	25,8 ± 13,5	< 0,005
$EA_{IgM}C$-Rosetten	51	12,0 ± 7,1	4,0 – 26,2		24	13,7 ± 10,8	n.s.
Oberflächen-Ig+	57	6,7 ± 2,9	3,0 – 12,5		28	5,5 ± 3,3	n.s.
Zytoplasmatische Ig+	29	< 1,2 ± 1,0	0 – 3,2		19	< 1,1 ± 0,9	n.s.
ANAE, positiv	55	56,7 ± 8,6	39,5 – 73,9		28	35,6 ± 18,2	< 0,001
ANAE, negativ	55	36,9 ± 8,4	20,1 – 53,7		28	53,5 ± 20,2	< 0,001
Monozyten	55	3,4 ± 2,9	0 – 8,8		28	4,5 ± 4,4	n.s.
Granulozyten	55	3,0 ± 3,3	0 – 9,6		28	6,1 ± 5,2	< 0,005

ten) war zwar signifikant aber nicht eindrucksvoll in der Patientengruppe vermindert. Wohl als Folge der erhöhten Infektneigung lag der Prozentsatz der Granulozyten und Stabkernigen in den Lymphozytenpräparationen der CVID-Patienten signifikant höher als bei den gesunden Kontrollpersonen.

Mitogenstimulation: Die Stimulierbarkeit der Patientenlymphozyten ist hier aus Platzgründen nur für das T-Zellmitogen PHA dargestellt (Abb. 2). 38% der seither untersuchten CVID-Patienten ($n = 25$) wiesen bei einem Vergleich der ISI-Werte eine verminderte Stimulierbarkeit gegenüber dem Kontrollkollektiv auf. Wurden 10 µg/ml ConA oder 100 µl/m Pokeweed als Stimulanzien verwendet, ergaben sich ähnliche Kurvenverläufe, wobei 25% der untersuchten Patienten niedriger als das

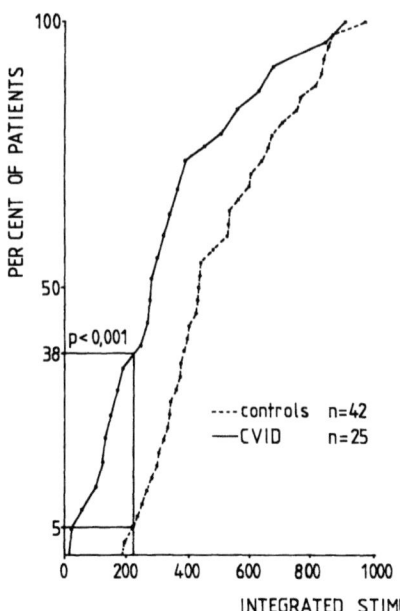

Abb. 2. PHA-Stimulierbarkeit von Patienten und Kontrolllymphozyten (s. Material und Methoden). Ähnliche Kurven wurden für ConA und Pokeweed erhalten

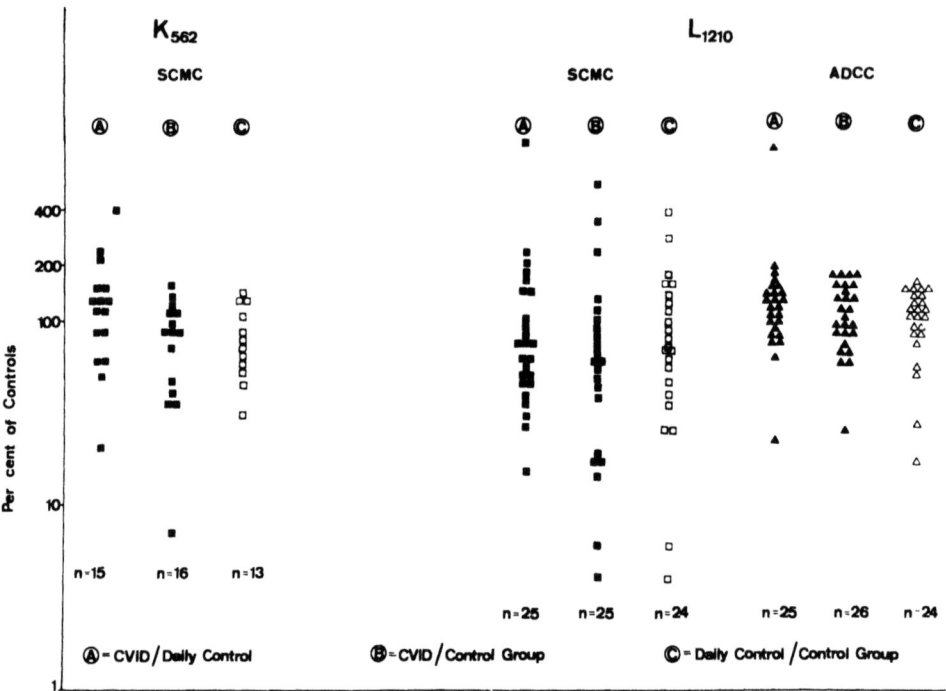

Abb. 3. SCMC- und ADCC-Aktivitäten von Patienten und Kontrollymphozyten (s. Material und Methoden). Weder bei einem Vergleich von CVID-Patienten zur Tageskontrolle (A) noch beim Vergleich von Patienten zum Kontrollkollektiv (B) fanden sich signifikante Unterschiede zu den Kontrollwerten (C)

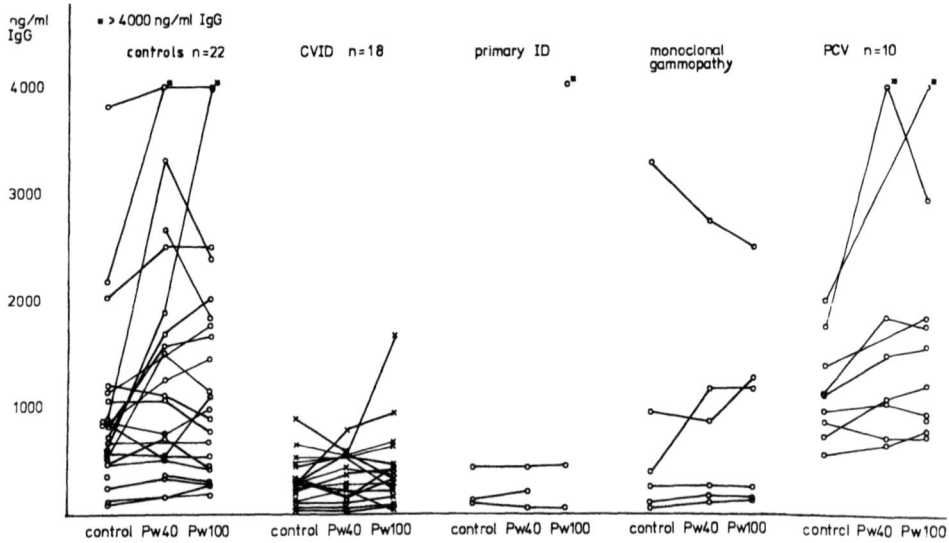

Abb. 4. Ig-Synthese in vitro nach polyclonaler B-Zellaktivierung mit 40 oder 100 µl Pokeweed/ml

Kontrollkollektiv lagen. Für Tuberkulin (10 µg/ml) und die niedrige Pokeweeddosis (1 µl/ml) fanden sich keine Unterschiede zu den Kontrollkurven.

Lymphozytotoxizität: In Abb. 3 sind SCMC- und ADCC-Aktivitäten von CVID und Kontrolllymphozyten verglichen. Für die seither getesteten Patienten fanden sich keine signifikanten Unterschiede zu den Tageskontrollen und dem Kontrollkollektiv.

Polyklonale Ig-Synthese in vitro: In Pokeweed stimulierten Lymphozytenkulturen produzierten fast alle seither getesteten CVID-Lymphozyten wenig oder kein IgG. Erste Ergebnisse sind in Abb. 4 wiedergegeben. Allerdings fand sich auch bei einigen Kontrollpersonen eine schlechte in vitro-Ig-Synthese. Weiterhin genügte bei einem Teil der Kontrollymphozyten bereits die Kultivierung in Kälberserum-haltigem Medium ohne zusätzliches Pokeweed-Stimulans zur polyklonalen B-Zellaktivierung.

Diskussion

Die hier dokumentierten klinischen Befunde bei 32 Patienten mit CVID entsprechen weitgehend den in der Literatur berichteten Fällen [1, 4, 13]. Männer und Frauen sind etwa gleichmäßig betroffen [1]. Sinubronchopulmonale Infektionen herrschen ganz eindeutig vor [1]. Die Hälfte der Patienten leidet unter gastrointestinalen Beschwerden, wobei Durchfälle, Malabsorption, Lambliasis und follikuläre Hyperplasie besonders oft vorkommen. Verschiedene Anämieformen wurden ebenso im Rahmen des Krankheitsbildes berichtet [1, 14], wie die gelegentliche Assoziation mit Autoimmunphänomenen, Thymomen und das gehäufte Vorkommen von malignen Tumoren [1].

Bei den immunologischen Parametern fiel eine in hohem Maße verminderte Spättyphauttestreaktivität auf, ein Hinweis darauf, daß beim CVID nicht nur humorale, sondern auch zelluläre Immunparameter gestört sind. Unterstützt wurde diese Vermutung durch verminderte, wenn auch nicht fehlende Mitogenstimulierbarkeit der Patientenlymphozyten. Der prozentuale Anteil der zirkulierenden B-Lymphozyten war bei unseren Patienten ebenso normal wie in früher berichteten Kollektiven [1, 4, 5, 7]. Bisher noch nicht in der Literatur erwähnt wurde das Verhalten von CVID-Lymphozyten in der ANAE-Färbereaktion. Grossi et al. [15] hatten zunächst berichtet, daß eine intensive punktförmige ANAE-Färbung ein Marker für T_M-Zellen sei. Neuere Befunde zeigen eher, daß der Esterase-Marker ruhende (ANAE-positiv) von aktivierten Lymphozyten (ANAE-negativ) unterscheidet [16]. Für Fc_{IgG}-Rezeptor-positive T-Zellen (T_S) und NK-Zellen konnte nachgewiesen werden, daß sie entweder ANAE-negativ sind oder mehrere schwache Reaktionsprodukte im Zytoplasma aufweisen (granuläres Färbemuster) [9, 15]. Der bei CVID-Patienten im Durchschnitt stark erhöhte Prozentsatz an ANAE-negativen Lymphozyten korreliert insofern mit der normalen bis oft erhöhten SCMC-Aktivität dieser Patienten. Weiterhin paßt der ANAE-Befund zu dem von Waldmann et al. [4] berichteten Überwiegen von T_S-Zellen im peripheren Blut eines Teils der CVID-Patienten. Ob allerdings die Patienten mit erhöhten Prozentsätzen ANAE-negativer Lymphozyten auch eine vermehrte Suppressoraktivität für die B-Zellreifung vermitteln, wird gegenwärtig noch untersucht. Vermutlich dürften andere Ursachen für die Störung der B-Zellreifung ebenfalls eine Rolle spielen, da fast alle bisher getesteten CVID-Patienten schlechte IgG-Produzenten in vitro waren, aber nur etwa zwei Drittel der Patienten einen erhöhten Prozentsatz ANAE-negativen peripherer Blutlymphozyten aufwies.

Zusammenfassung

Rezidivierende sinu-broncho-pulmonale Infekte, Durchfälle und Anämie sind die häufigsten Symptome beim „variablen Immundefektsyndrom" (CVID). Männer und Frauen sind gleichmäßig betroffen. Altersgipfel liegen zwischen 20−30 und 40−60 Jahren. Neben einer Hypogammaglobulinämie findet sich vielfach auch eine Störung der Immunität vom verzögerten Typ. Im peripheren Blut fallen oft numerische Verschiebungen von Lymphozytensubpopulationen auf, wobei besonders das T-Zellkompartiment betroffen ist. E-Rosetten und ANAE-positive Lymphozyten sind signifikant vermindert, während Fc_{IgG}-Rezeptor-positive Zellen und ANAE-negative Lymphozyten signifikant vermehrt sind. Die Mitogenstimulierbarkeit (PHA, ConA, Pokeweed) der Lymphozyten ist leicht vermindert, ihre Ig-Synthesefähigkeit in vitro nach polyklonaler Aktivierung ist stark gestört. SMC und ADCC, beides Funktionen von Fc-Rezeptor-positiven Zellen, sind normal.

Literatur

1. Hermans PE et al. (1976) Idiopathic late-onset immunoglobulin deficiency. Clinical observations in 50 patients. Am J Med 61: 221 − 2. Broder S, Waldmann TA, (1978) The suppressor-cell network in cancer (part one and two). N Engl J Med 299: 1281, 1335 − 3. Waldmann TA et al. (1978) Disorders of suppressor immunoregulatory cells is the pathogenesis of immunodeficiency and autoimmunity. Ann Intern Med 88: 226 − 4. Waldmann TA et al. (1976) The role of suppressor cells in the pathogenesis of common variable hypogammaglobulinemia and the immunodeficiency associated with myeloma. Fed Proc 35: 2067 − 5. Siegal et al. (1978) Role of helper, suppressor and B-cell defects in the pathogenesis of the hypogammaglobulinemias. N Engl J Med 299: 172 − 6. WHO Scientific Group On Immunodeficiency (1979) Clin Immunol Immunopathol 13: 296 − 7. Wu LYF et al (1973) J Clin Invest 52: 3180 − 8. Peter HH et al. (1975) Cell-mediated cytotoxicity in vitro of human lymphocytes against a tissue culture melanoma cell line (IGR3). J Immunol 115: 539 − 9. Rajvanshi et al. (1979) Spontaneous cell-mediated cytotoxicity (SCMC) associated with lymphocytes negative for acid a-Naphthyl acetate esterase (ANAE) activity. Z Immunitaetsforsch 155: 330 − 10. Kalden JR et al. (1977) Human peripheral Null lymphocytes. I. Isolation, immunological and functional characterization. Eur J Immunol 7: 537 − 11. Burmester GR et al. (1978) Immunological and functional characteristics of peripheral blood and synovial fluid lymphocytes from patients with rheumatoid arthritis. Scand J Immunol 7: 405 − 12. Peter et al. (1979) Combined immune deficiency syndrome with Coombs positive anemia, thrombocytopenia and splenomegaly. Immunobiology 156: 281 (Abstract) − 13. Barandun S et al. (1958) Klinische Erscheinungsformen des Antikörpermangelsyndroms. Schweiz Med Wochenschr 88: 78 − 14. Twomey et al. (1969) The syndrome of immunoglobulin deficiency and pernicious anemia. Am J Med 47: 340 − 15. Grossi CE et al. (1978) Morphological and histochemical analysis of two human T-cell subpopulations bearing receptors for IgM and IgG. J Exp Med 147: 1405 − 16. Manconi PE et al. (1979) Alpha-naphthyl acetate esterase activity in human lymphocytes: Distribution in lymphocyte subpopulations and in mitogen activated cells. Scand J Immunol 9: 99

Intorp, H. W., Leyssens, H. (Med. Univ.-Poliklinik Münster):
Anti-γ-Globulinfaktoren bei monoklonalen Gammapathien*

Einleitung

In früheren Untersuchungen von Deaton et al. [2], Killingsworth et al. [6], Töpel et al. [10] sowie Intorp et al. [4] konnte nachgewiesen werden, daß die Lasernephelometrie eine empfindliche und verläßliche Methode zur quantitativen Bestimmung von Immunglubolinen und anderen Serumproteinen darstellt. Dieses Verfahren beruht auf der Reaktion von monospezifischen Antiseren gegen Immunglobuline und andere Proteine mit den korrespondierenden Antigenen. Unter entsprechenden Voraussetzungen werden Immunkomplexe in vitro gebildet. Diese rufen die Streuung eines Laserstrahls hervor, die mit einem empfindlichen photometrischen System gemessen werden kann (Killingsworth et al. [6]; Lizana et al. [7].

Kürzlich wurde ein neues lasernephelometrisches Testverfahren entwickelt, das die Bestimmung von Anti-γ-Globulinfaktoren im Serum und anderen Körperflüssigkeiten ermöglicht. Dabei handelt es sich um eine Modifikation des ursprünglichen Testprinzips. Die Konzentration von Anti-γ-Globulinfaktoren im Serum wird durch die Verwendung gereinigten hitzeaggregierten IgGs des Menschen bestimmt. Dieses von den Hyland-Laboratories (Costa Mesa, Californien, USA) entwickelte Testverfahren wurde von Schmolke et al. [9] sowie von Husmann et al. [3] geprüft und als verläßliche Methode zur Bestimmung von Anti-γ-Globulinfaktoren beschrieben. Dabei zeigten die erhobenen Befunde, daß dieses Testverfahren eine höhere Empfindlichkeit als alle bisherigen Untersuchungsverfahren besitzt (Jones et al. [5]).

Schedel et al. [8] haben berichtet, daß Seren von Patienten mit monoklonalen Gammopathien Anti-γ-Globulinfaktoren enthalten. Um festzustellen, ob diese mit den Rheumafaktoren bei rheumatischen Erkrankungen identisch sind, wurden Seren von Patienten mit klinisch gesicherten monoklonalen Gammapathien lasernephelometrisch untersucht. Außerdem wurde versucht diese Rheumafaktoren immunologisch zu charakterisieren.

Material und Methoden

Für alle Untersuchungen wurde das Lasernephelometer PDQ der Firma Hyland verwandt. Der Laserstrahl der Helium-Neonlichtquelle hatte eine Wellenlänge von 632,8 µm. Der Winkel von 31,8° des Lichtstrahles hat sich bei der Messung der Lichtstreuung durch Immunkomplexe als besonders empfindlich und störungsfrei erwiesen. Die Ergebnisse wurden direkt von der Digitalanzeige des Lasernephelometers abgelesen. Monospezifische Antiseren, Pufferlösungen, Reagenzien und die erforderlichen Glasküvetten wurden von der Firma Hyland zur Verfügung gestellt.

Zunächst wurden die Seren von 69 Patienten mit klinisch gesicherter chronischer Polyarthritis auf ihren Gehalt an Rheumafaktoren untersucht. Außerdem wurde versucht, die Rheumafaktoren in den Seren von 175 Patienten mit der immunochemisch gesicherten Diagnose einer monoklonalen Gammapathie lasernephelometrisch zu erfassen. Die klinische Diagnose lautete entweder Plasmozytom oder Morbus Waldenström. Die Reaktionen der Patientenseren mit IgG-, IgM-, IgA- und IgD-Paraproteinämien wurden mit denen von 20 normalen Kontrollseren verglichen. Nach Hitzeinaktivierung wurden alle Patientenseren mit Hilfe einer gefilterten 0,15 molaren NaCl-Lösung im Verhältnis von 1:10 verdünnt. Nach Zugabe des Antigens wurde die Lösung 20 min bei Zimmertemperatur inkubiert. Danach wurde die Lichtstreuung im Lasernephelometer PDQ gemessen. Zum Vergleich wurden alle Seren mit dem Latexagglutinationstest (Behringwerke, Marburg) und dem von Bandilla et al. [1] beschriebenen, modifizierten Waaler-Rose-Test (Rheumaton-Test, Byk-Mallinckrodt, Dietzenbach) auf Anti-γ-Globulinfaktoren untersucht.

---

* Herrn Professor Dr. med. H. Losse zum 60. Geburtstag gewidmet

Tabelle 1. Bestimmung von Anti-γ-Globulinfaktoren bei chronischer Polyarthritis ($n = 69$)

	Waaler-Rose-Test, positiv	Waaler-Rose-Test, negativ	Gesamt
Laser-RA-Test, positiv	54	10	64 (92%)
Laser-RA-Test, negativ	3	2	5 (8%)
Gesamt	57 (82%)	12 (18%)	69

Ergebnisse

Wie in Tabelle 1 dargestellt ist, waren Rheumafaktoren lasernephelometrisch bei 64 von 69 Patienten mit klinisch gesicherter chronischer Polyarthritis nachweisbar. Wurde der Rheumafaktor mit Hilfe von zwei verschiedenen Agglutinationstests bestimmt, so lag der Prozentsatz mit 57 von 69 Fällen deutlich niedriger. Interessanterweise gelang in zehn Waaler-Rose-Test-negativen Fällen der lasernephelometrische Rheumafaktornachweis, während nur in drei von 69 Fällen der Waaler-Rose-Test positiv ausfiel obwohl der lasernephelometrische Rheumafaktornachweis nicht gelang.

Untersuchungen an 175 Seren von Patienten mit verschiedenen Paraproteinämien ergaben bei Verwendung der Lasernephelometrie und zwei verschiedenen Agglutinationstests in mehr als 30% einen positiven Rheumafaktornachweis. Wie in Tabelle 2 dargestellt ist, waren in den meisten Fällen Laser-RA-Test-positive Reaktionen von positiven Agglutinationsreaktionen begleitet. In einigen Fällen fiel jedoch der Laser-RA-Test negativ aus, während die Agglutinationstests positive Befunde ergaben. Die Prozentzahl der positiven Ergebnisse lag jedoch bei der lasernephelometrischen Bestimmung der Anti-γ-Globulinfaktoren deutlich höher.

Vergleichbare Ergebnisse wurden auch erzielt, wenn diese Befunde entsprechend den einzelnen Immunglobulin-Klassen aufgeschlüsselt wurden. So konnten in 27 von 100 Fällen einer IgG-Paraproteinämie lasernephelometrisch Anti-γ-Globulinfaktoren nachgewiesen werden. Im Gegensatz dazu waren im Waaler-Rose Test nur 15mal positive Reaktionen zu beobachten. Ein ähnliches Reaktionsmuster kam auch in 35 Fällen einer IgM-Paraproteinämie und in 25 Fällen einer IgA-Paraproteinämie zur Darstellung. Bei Doppelparaproteinämien waren in allen vier untersuchten Fällen Rheumafaktoren lasernephelometrisch nachweisbar. Bei drei IgD-Paraproteinämien gelang in einem Fall der Rheumafaktornachweis. Im Gegensatz dazu waren in keinem der acht untersuchten Fälle mit Leichtkettenplasmozytom

Tabelle 2. Bestimmung von Anti-γ-Globulinfaktoren bei monoklonalen Gammopathien ($n = 175$)

	Waaler-Rose-Test, positiv	Waaler-Rose-Test, negativ	Gesamt
Laser-RA-Test, positiv	18	34	52 (30%)
Laser-RA-Test, negativ	9	114	123 (70%)
Gesamt	27 (15%)	148 (85%)	175

Anti-γ-Globulinfaktoren zu erfassen, weder mit Hilfe der Lasernephelometrie noch mit zwei verschiedenen Agglutinationsverfahren.

Diskussion und Zusammenfassung

Die im Rahmen dieser Studie erhobenen Befunde lassen in Übereinstimmung mit den Ergebnissen von Schmolke et al. [9] sowie Husmann et al. [3] erkennen, daß der Laser-RA-Test eine empfindliche und verläßliche Methode zum Nachweis von Anti-γ-Globulinfaktoren bei Patienten mit rheumatoider Arthritis darstellt. Dieses Untersuchungsverfahren ist dem Waaler-Rose-Test hinsichtlich seiner Empfindlichkeit noch überlegen. Da die Lasernephelometrie in einigen Waaler-Rose-Test-negativen Fällen positive Resultate ergab, ist anzunehmen, daß mit Hilfe des Laser-RA-Tests nicht nur Rheumafaktoren der IgM- sondern auch der IgG-Klasse erfaßt werden. Untersuchungen von Schedel et al. [8] weisen darauf hin, daß nicht nur bei der chronischen Polyarthritis sondern auch bei Paraproteinämien Anti-γ-Globulinfaktoren im Serum vorhanden sind. Diese Befunde konnten an Hand weiterer Untersuchungen bei Paraproteinämien bestätigt werden. So waren bei 175 Fällen mit monoklonalen Gammopathien in mehr als 30% Anti-γ-Globulinfaktoren lasernephelometrisch nachweisbar, während mit dem Waaler-Rose-Test nur in 15% der Fälle positive Befunde zu erheben waren. Dies legt wiederum die Vermutung nahe, daß damit nicht nur Rheumafaktoren der IgM-Klasse sondern auch andere Immunglobulinklassen erfaßbar sind. Diese Anti-γ-Globulinfaktoren sind wahrscheinlich gegen IgG- wie auch gegen IgA- und IgD-Determinanten gerichtet. Interessanterweise konnte in einigen Fällen der Nachweis von Rheumafaktoren im Serum von Patienten mit monoklonalen Gammopathien mit der klinischen Symptomatik einer Arthritis korreliert werden.

Literatur

1. Bandilla KK, Müller U (1976) Suchtest für Rheumafaktor. Med Welt 27: 2141 – 2. Deaton CD, Maxwell KW, Smith RS, Greveling RH (1976) Use of Laser-nephelometry in the measurement of serum proteins. Clin Chem 22: 1465 – 3. Husmann K, Richter O, Jakobi E, Lakomek H-J, Krüskemper H-L (1979) Quantitative Messung von Antigammaglobulinfaktoren (Rheumafaktoren) mittels der Laser-Nephelometrie im Vergleich zum Latex-Agglutinationstest und Waaler-Rose-Test. Med Welt 30: 611 – 4. Intorp HW, Leyssens H, Gruber H, Hiddemann W (1978) Die Laser-Nephelometrie, ein Verfahren zur quantitativen Bestimmung von Serumproteinen und Immunkomplexen. Verh Dtsch Ges Inn Med 83: 1590 – 5. Jones CE, Rousseau RJ, Maxwell KW (1977) Feasibility of a nephelometric assay for rheumatoid factor. Protides of Biological Fluids 25: 219 – 6. Killingsworth IM, Savory J (1972) Manual nephelometric methods for immunochemical determination of immunoglobulins IgG, IgA and IgM in human sera. Clin Chem 18: 335 – 7. Lizana J, Hellsing K (1974) Manual immunonephelometric assay of proteins with the use of polymer enhancement. Clin Chem 20: 1181 – 8. Schedel I, Schöner W, Fink PC, Kalden J, Deicher H (1977) Serum anti-immunoglobulins in multiple myeloma and benign hyperglobulinemia. Z Immunitaetsforsch 152: 94 – 9. Schmolke B, Leyssens H, Vorländer KO (1977) Nachweis von Antigammaglobulinfaktoren mit Hilfe der Laser-Nephelometrie. Diagnostik 10: 865 – 10. Töpel U, Abraham K, Rösler-Engelhardt A (1979) Erfahrungen mit der kinetischen Nephelometrie bei der Bestimmung von Serumproteinen. Lab Med 3: 176

Cassuto, J.-P. (Clinique Médicale, Hôpital de Cimiez, 4, Nizza), Kövary, P. M. (Univ.-Hautklinik, Münster), Opferkuch, W. (Inst. für Med. Mikrobiologie und Immunologie der Univ. Bochum), Maiolini, R. (Laboratoire d'Immunologie, UER Nizza), Herzberg, J. (Dermatolog. Klinik, Städt. Krankenanstalten Bremen), Schwartzkopff, W. (Fett- und Stoffwechselambulanz am Klinikum Charlottenburg der FU Berlin):
Verminderung früher Komplementkomponenten bei paraproteinämischer Xanthomatose

Bei generalisierten planen Xanthomen besteht häufig eine Paraproteinämie, meist läßt sich auch ein Plasmozytom nachweisen [14]. Ein abnormes Komplementprofil wurde bei einem derartigen Fall beschrieben [10, 12]. Die hämolytische Aktivität (CH 50) des Serums war stark herabgesetzt. Die Komplentkomponenten C1, C1INH, C1q, C4 und C2 waren vermindert, während C3-7 im Normbereich lagen und C8 und C9 sogar vermehrt gefunden wurden. Wir sind diesem Hinweis nachgegangen und haben fünf Fälle mit normolipämischen Xanthomen bei IgG-Paraproteinämie untersucht. Eine Kryoglobulinämie hatte in keinem Fall bestanden. Auch lagen keine klinische Zeichen eines angioneurotischen Ödems vor. Jedesmal fand sich eine auffällige Verminderung früher Komplementkomponenten (Tabelle 1). Eine Bindung von C1INH an andere Serumproteine war mit der zweidimensionalen Immunelektrophorese nicht nachweisbar. Auch eine signifikante C3-Konversion ließ sich mit dieser Technik nicht nachweisen. Mit einem Enzymimmunoinhibitionstest [15] ergab sich kein Hinweis auf das Vorliegen löslicher Immunkomplexe in den Seren der Patienten.

IgG-Paraproteinämien können inkonstant mit Verminderungen von C1, C4, C2 und C3 im Serum einhergehen [2, 7, 19]. Bei Seren mit antikomplementärer Aktivität hat man die Komplementverminderungen auf eine Aggregatbildung der monoklonalen Immunglobuline mit nachfolgender Komplementaktivierung zurückgeführt [17]. Unter 77 Fällen mit IgG-Paraproteinämie ohne Xanthomatose fanden

Tabelle 1. Verminderung früher Komplementkomponenten bei paraproteinämischer Xanthomatose. HT = hämolytischer Test, RID = radiale Immundiffusion, IC (ELISA) = Immunkomplexnachweis nach [15]

Paraprotein	Patient				
	Ra. IgG_1-λ	Ku. IgG_1-$\varkappa$	Ca. IgG_1-λ	Ju. IgG_1-$\varkappa$	Be IgG_1-$\varkappa$
Ch50 (normal: 16,5–60 E/ml)	10,1	7,5	44,6	7,2	14,5
C1 (HT) (normal: 1,15–4,0 × 10^{13} Mol/ml)	0,1	0,1	2,0	0,2	0,1
C2 (HT) (normal: 1,75–9,0 × 10^{13} Mol/ml)	1,1	1,6	10,6	1,1	0,7
C4 (HT) (normal: 0,7–3,6 × 10^{13} Mol/ml)	0,01	0,04	1,2	0,06	0,13
C1INH (Aktivität) (normal: 12–60 E/ml)	24,0	23,0	25,0	9,0	11,0
C1INH (RID) (normal: 17–44 mg/100 ml)	24,8	19,8	44,2	9,0	10,2
C4 (RID) (normal: 11,5–57,5 mg/100 ml)	< 1,0	< 1,0	7,4	< 1,0	< 1,0
C3c (RID) (normal: 55–135 mg/100 ml)	74,0	66,0	60,0	50,0	65,0
C3PA (RID) (normal: 11–37 mg/100 ml)	15,0	17,2	19,8	12,0	16,8
IC (ELISA) (normal: < 14%)	3,3	6,7	12,9	11,7	8,9
C3-Konversion	–	–	–	–	–

wir mit der radialen Immundiffusion keine Verminderung von C1INH ($\bar{x}$ = 33,9 mg/100 ml; niedrigster Wert: 25 mg/100 ml; normal: 17–44 mg/100 ml) und C4 ($\bar{x}$ = 34,5 mg/100 ml; niedrigster Wert: 15,2 mg/100 ml; normal 11,5–57,5 mg/100 ml) und nur vereinzelt reduzierte C3c-Spiegel ($\bar{x}$ = 107 mg/100 ml; niedrigster Wert: 32 mg/100 ml; normal: 55-135 mg/100 ml).

Die von uns beobachtete Abnormität erinnert zunächst an Komplementveränderungen bei Kryoglobulinämie, die jedoch bei unseren Patienten nicht bestanden hatte. Kryoglobuline können Komplement aktivieren [6, 13, 16]. Auch lösliche Immunkomplexe anderer Genese führen zu entsprechenden Veränderungen im Komplementprofil. Es ist bekannt, daß die monoklonalen Immunglobuline bei paraproteinämischer Xanthomatose mit Lipoproteinen reagieren können [20]. Wir haben eine entsprechende Aktivität der Paraproteine bei unseren Patienten bislang noch nicht nachweisen können (Immunelektrophorese, Doppeldiffusion), halten es aber nicht für ausgeschlossen, daß dies mit empfindlicheren Methoden (passive Hämagglutination, ELISA) gelingt. Bei derartig auffälligen Komplementveränderungen hätte man allerdings im Falle einer Komplexbildung im Serum auch eine C3-Konversion oder lösliche Immunkomplexe erwartet. Auch bestand in der Lipidelektrophorese im Bereich des Paraproteins keine vermehrte Bindung von sudanschwarzfärbenden Substanzen. Verminderungen von C1, C4 und C3-Beteiligung findet man auch beim hereditären angioneurotischen Ödem [1, 8]. Die C1INH-Spiegel und -Aktivitäten waren bei unseren Patienten jedoch nicht im gleichen Maße betroffen. Dies spricht auch gegen einen erworbenen C1INH-Mangel, wie er bei Paraproteinämien beschrieben ist [3, 4, 9]. Ein derartiger erworbener C1INH-Mangel geht mit den klinischen Zeichen eines angioneurotischen Ödems einher. Die dabei beschriebene Kryoglobulinämie [3, 9] kann auch fehlen [4, 9]. Unsere Patienten boten bisher keine entsprechende Symptomatik.

Die Ursache der Verminderung früher Komplementkomponenten könnte auch in einer verminderten Synthese dieser Proteine zu suchen sein. Es sei hier an den systemischen Lupus erythematodes erinnert, bei dem als Ursache verminderter C4- [21] und C3-Spiegel [1, 18, 21] nicht nur eine Komplementaktivierung durch Immunkomplexe sondern wegen des inkonstanten Nachweises von C3-Spaltprodukten auch eine Synthesestörung dieser Komponenten angenommen wird [1, 18, 21]. Zu einer Synthesestörung von C4, C2 und möglicherweise auch anderer Komplementkomponenten, deren Bildungsstellen weniger genau bekannt sind, dürfte bei paraproteinämischer Xanthomatose auch die Fettspeicherung in Makrophagen (Histiozyten) beitragen, da diese Komponenten in Makrophagen gebildet werden [5]. Von C3 weiß man, daß es auch in Makrophagen gebildet wird [5]. Die C3-Spiegel lagen jedoch mit einer Ausnahme immer im Normbereich. Gegen diese Argumentation sprechen schließlich die bei zwei Patienten beobachteten Verminderungen von C1INH, da diese Komponente nicht aus Makrophagen sondern aus Hepatozyten stammt [11].

Literatur

1. Alper CA, Rosen FS, Watson L (1967) J Clin Invest 46: 2021–2034 – 2. Augener W, Cohenen G, König E, Brittinger G (1973) Verh Dtsch Ges Inn Med 79: 342–345 – 3. Caldwell JR, Ruddy S, Schur PH, Austen KF (1972) Clin Immunol Immunopathol 1: 39–52 – 4. Cheesbrough MJ, Kinmont PDC (1978) Br J Dermatol Suppl 16, 99: 39 – 5. Colten HR (1977) In: Good RA, Day SB (eds) Comprehensive immunology. Plenum Medical Book Comp., pp 47–67 – 6. Costanzi JJ, Coltman CA, Donaldson VH (1969) J Lab Clin Med 74: 902–910 – 7. Fateh-Moghadam A, Lamerz R, Knedel M,

Bauer B (1973) Dtsch Med Wochenschr 98: 309–318 – 8. Frank MM, Gelfand JA, Atkinson JP (1976) Ann Intern Med 84: 580–593 – 9. Hauptmann G, Lang J-M, North M-L, Oberling F, Mayer G, Lachmann P (1976) Blut 32: 195–206 – 10. Hu C-H, Winkelmann RK (1977) Acta Derm Venerd 57: 421–429 – 11. Johnson AM, Alper CA, Rosen FS, Craig JM (1971) Science 173: 553–554 – 12. Jordon RE, McDuffie FC, Good RA, Day NK (1974) Clin Exp Immunol 18: 407–415 – 13. Müller S, Rother U, Westerhausen M (1976) Clin Exp Immunol 23: 233–241 – 14. Rivat M-H, Colomb D, Normand J, Cavailles M (1979) Ann Derm Venereol 106: 755–766 – 15. Roda L, Maiolini R, Ferrua B, Masseyeff R (1979) J Immunol Methods 29: 207–220 – 16. Rother U, Rother K, Flad HD, Miescher PA (1972) Eur J Clin Invest 2: 59–65 – 17. Schultz DR, Holm S (1972) Prot Biol Fl 20: 239–244 – 18. Sliwinski AJ, Zvaifler NJ (1972) Clin Exp Immunol 11: 21–29 – 19. Spitler LE, Spath P, Petz L, Cooper N, Fudenberg HH (1975) Br J Haematol 29: 279–292 – 20. Taylor JS, Lewis LA, Battle JD, Butkus A, Robertson AL, Deodhar S, Roenigk HH (1978) Arch Dermatol 114: 425–431 – 21. Teisberg P (1975) Acta Med Scand 197: 131–134

Müller, O. A., Horn, K., Schramm, W., Scriba, P. C., Thoenes, G. (Med. Klinik Innenstadt der Univ. München):
Eine seltene Kombination organspezifischer Autoimmunerkrankungen

Der Nachweis organspezifischer Autoimmunerkrankungen gelingt heute durch die methodischen Fortschritte der Immunologie leichter und ist sicherer geworden [4]. Es wird über eine jetzt 22jährige Patientin mit der Kombination von zumindest vier organspezifischen Autoimmunerkrankungen berichtet, die für sich allein gesehen nicht sehr selten vorkommen, aber in dieser Kombination noch nicht publiziert sind: Myasthenia gravis, Thrombozytopenie, Autoimmunthyreoiditis und Anazidität.

Im folgenden werden zunächst die klinischen Symptome und die objektiven Befunde der einzelnen Krankheitsbilder zusammengestellt:

Myasthenia gravis: Seit Anfang 1977 zunehmende, belastungsabhängige Muskelschwäche und intermittierend auftretende Doppelbilder. Es fanden sich um mehr als eine Zehnerpotenz erhöhte Antikörper gegen Acetylcholinrezeptoren (Bungarotoxinbindung, A. Fateh, [14]). Auch fand sich ein positiver neurophysiologischer Befund. Bei repetitiver Nervenstimulation im Bereich des Musculus deltoideus mit einer Frequenz von 5/s zeigte sich ein deutlicher Amplitudenabfall von ca. 50%. Nach 0,4 ml des Cholinesterasehemmers Tensilon i.v. wurde dieser Amplitudenabfall weitgehend kompensiert. Ein Thymom bzw. Skelettmuskelantikörper waren nicht nachweisbar.

Thrombozytopenie: Erstmals 1978 eine Makrohämaturie, auch wurde häufigeres Nasenbluten bemerkt. Es fand sich ein deutlich positiver Rumpel-Leede. Die Thrombozytenwerte lagen zwischen 20 000 und 30 000. Die Annahme eines Autoimmunprozesses wird durch drei Befunde gestützt: 1. eine vermehrte Megakaryopoese im Knochenmark; 2. eine deutlich vermehrte IgG-Beladung der autologen Thrombozyten (C. Mueller-Eckhardt [12]). Allerdings ließen sich keine freien thrombozytären Allo- oder Autoantikörper nachweisen. 3. Anstieg der Thrombozytenwerte auf ca. 100 000 unter einer immunsuppressiven Corticoidtherapie.

Autoimmunthyreoiditis: Klinisch keinerlei diesbezügliche Zeichen, lediglich eine kleine Struma diffusa seit dem 15. Lebensjahr. Szintigraphisch ebenfalls keine

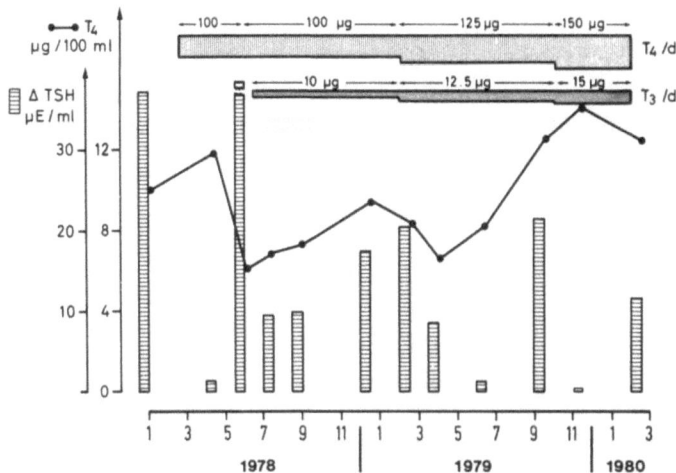

Abb. 1. Schilddrüsenfunktionsparameter (T_4, TSH-Anstieg nach TRH) unter einer Schilddrüsenhormontherapie. Es ist eine ansteigende Schilddrüsenhormondosis notwendig, um den euthyreoten Funktionszustand aufrecht zu erhalten

Auffälligkeiten. Die Schilddrüsenhormonwerte lagen mit einem Thyroxin von 10,0 µg% und einem Trijodthyronin von 116 ng% im Normbereich, TSH war aber bereits basal mit 5,4 µE/ml erhöht und durch TRH überschießend auf 37,3 µE/ml zu stimulieren. Es lag also eine präklinische Hypothyreose vor. Der Nachweis von Thyreoglobulin- und mikrosomalen Schilddrüsenantikörpern erlaubte die Diagnose einer Autoimmunthyreoiditis. Die Patientin wurde daraufhin mit Schilddrüsenhormonpräparaten behandelt. Den weiteren Verlauf der Schilddrüsenfunktionsparameter bei deutlich zunehmendem Schilddrüsenhormonbedarf zeigt die Abb. 1.

Histologische Sicherung der Diagnose „Autoimmunthyreoiditis" durch eine Probeexzision im Rahmen einer Thymusoperation zur Therapie der Myasthenia gravis. Es fand sich Schilddrüsengewebe, das mit lymphatischem Gewebe durchsetzt war, was mit der Diagnose einer Hashimoto-Thyreoiditis vereinbar war (Pathologisches Institut der Univ. München, Direktor: Prof. M. Eder).

Anazidität: Zufallsbefund bei der immunologischen Durchuntersuchung (positive Antikörper gegen die Parietalzellen des Magens), auch retrospektiv durch keinen entsprechenden klinischen Befund zu sichern. Dieser Befund ist als Begleitphänomen bei Myasthenia gravis und bei Hypothyreosen beschrieben [4, 7]. Es fanden sich aber zusätzlich ein massiv erhöhter Gastrinspiegel sowie eine Anazidität in der Magensekretionsanalyse nach Pentagastrinstimulation. Eine perniziöse Anämie bestand nicht (normaler Färbeindex, unauffälliger Schilling-Test).

Zusätzlich fanden sich seit Anfang 1979 konstant niedrige Leukozytenwerte zwischen 2000 und 3000 und eine *Granulozytopenie* von 40−50 rel. %. Histologisch fand sich in einer Myelotomie hierfür bisher kein wesentlicher pathologischer Befund, der Nachweis von Leukozytenantikörpern gelang nicht.

Auch besteht seit Jahren eine relativ geringgradige und klinisch derzeit nicht relevante Hypokaliämie mit Serumkaliumspiegeln zwischen 3 und 4 mval/l, es konnte eine Hyperkaliurie nachgewiesen werden. Die Ursache dieser offensichtlich renal bedingten Hypokaliämie konnte bisher nicht geklärt werden. Es fanden sich

Normalwerte für die Nierenfunktion (Kreatininclearance), tubuläre Phosphatrückresorption, Renin- und Aldosteronsekretion und für die Konzentrierfähigkeit der Niere. Auch konnte kein Eiweißverlust oder ein entzündlicher Urinbefund festgestellt werden. Spekulativ läßt sich auch dieser Befund als ein Autoimmunprozeß, der sich am Nierentubulus manifestiert, interpretieren, ohne einen immunologischen Beweis.

Daneben bestehen immunologisch bei der Patientin noch positive Zellkernantikörper und positive Antikörper gegen glatte Muskulatur ohne Nachweis einer Leberfunktionsstörung.

Therapie der Myasthenia gravis [1, 7]: Eine Substitution mit einer mittleren Mestinondosis führte in der Regel zur völligen klinischen und elektromyographischen Kompensation. Im März 1979 wurde eine Thymektomie durchgeführt. Histologisch fand sich kein Thymom, aber ein zumindest für das Lebensalter der Patientin vermehrtes Thymusgewebe (Pathologisches Institut der Univ. München, Direktor: Prof. M. Eder). Diese Maßnahme führte zu keiner Verminderung des Bedarfs an Cholinesterasehemmern. Seit Ende 1979 wurde wegen einer Verschlechterung der Myastheniesymptomatik und wegen der ebenfalls auf Autoimmunprozessen beruhenden Blutbildveränderungen eine Azathioprintherapie eingeleitet (s. Abb. 2). Auch unter 150 mg Azathioprin findet sich keine signifikante Knochenmarkdepression. Die Myasthenia gravis ist mit der gleichen Mestinondosis jetzt wieder befriedigend eingestellt.

Diese geschilderte Kasuistik mit der Kombination von zumindest vier organspezifischen Autoimmunerkrankungen stellt sicherlich eine Rarität dar. Diese Patientin weist im übrigen eine HL-A-Typisierung auf, nähmlich A2, 15, 22, 28, von der keine stärkere Assoziation zu diesen Erkrankungen [2, 13] bekannt ist. Es sollte allerdings beim Nachweis einer einzelnen organspezifischen Autoimmunerkrankung nach weiteren diesbezüglichen Erkrankungen gefahndet werden, da die klinische Symptomatik, wie auch bei dieser Patientin, sehr gering ausgeprägt sein oder sogar fehlen kann. Zahlreiche Kombinationen organspezifischer Autoimmunerkrankungen sind beschrieben [4, 15], z. B. autoimmune hämolytische Anämie,

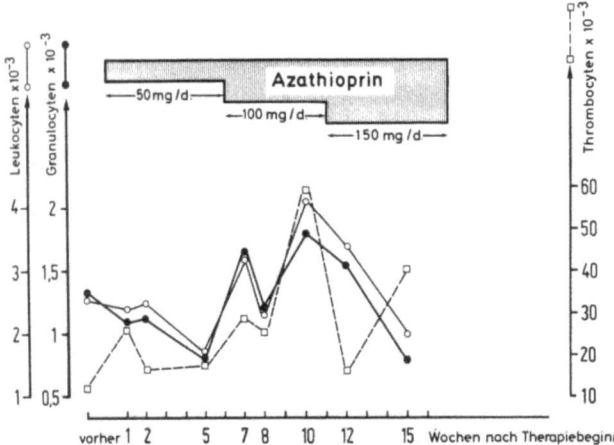

Abb. 2. Blutbildparameter (Gesamtleukozyten, Granulozyten, Thrombozyten) unter einer steigenden Azathioprintherapie. Es kommt zu keiner zusätzlichen Knochenmarkdepression

Thrombozytopenie und Thyreoiditis [5], Hyperthyreose vom Typ des Morbus Basedow mit Thrombozytopenie [6] sowie eine Koinzidenz der Myasthenia gravis mit anderen Autoimmunerkrankungen, sogenannten parathymischen Syndromen [7, 8, 10, 11, 13]. Auch ist eine Assoziation der Hashimoto-Thyreoiditis mit zahlreichen anderen Autoimmunprozessen bekannt [2, 3, 11, 15]. Hypothetisch können diese verschiedenen Kombinationen organspezifischer Autoimmunerkrankungen einer gemeinsamen Störung zugeordnet werden. Die auslösende Ursache liegt in einem eventuell genetisch bedingten Defekt, der dazu führt, daß bestimmte sogenannte Suppressorlymphozyten ihre Immunüberwachung nicht mehr richtig wahrnehmen [9, 15]. Dadurch überleben Lymphozytenmutanten, sog. „forbidden clones" [9, 15] und führen im Rahmen einer Antigenantikörperreaktion zur Organschädigung und zur Antikörperproduktion. Eine Kombination solcher Reaktionen könnte dann zu mehreren organspezifischen Autoimmunprozessen, wie in der geschilderten Kasuistik, führen und wäre durch einen ausgeprägteren Defekt der Immunüberwachung erklärbar.

Literatur

1. Birnberger KL, Struppler A (1976) Therapie der Myasthenie. Münch Med Wochenschr 118: 1653–1656 – 2. Doniach D, Bottazzo GF, Russell RCG (1979) Goitrous autoimmune thyroiditis (Hashimoto's disease). Clin Endocrinol Metabol 8: 63–80 – 3. Eisenbarth G, Wilson P, Ward F, Lebovitz HE (1978) HLA type and occurrence of disease in familial polyglandular failure. N Engl J Med 298: 92–94 – 4. Gell PGH, Coombs RRA, Lachmann PJ (eds) (1975) Clinical aspects of immunology, 3. ed. Blackwell Scientific Publ., Oxford – 5. Hennemann HH, Klöss A (1978) Autoimmune hämolytische Anämie, Thrombozytopenie und Thyreoiditis: eine immunpathologische Trias. Dtsch Med Wochenschr 103: 609–612 – 6. Herman J, Resnitzky P, Fink A (1978) Association between thyrotoxicosis and thrombocytopenia. Isr J Med Sci 14: 469–475 – 7. Hertel G, Mertens HG, Ricker K, Schimrigk K (Hrsg) (1977) Myasthenia gravis und andere Störungen der neuromuskulären Synapse. Thieme, Stuttgart – 8. Janzen RWCh, Lachenmayer L, Fischer K (1977) Probleme der Postthymektomiesyndrome am Beispiel der myasthenischen Reaktion. Med Klin 72: 1931–1937 – 9. Kidd A, Okita N, Row VV, Volpè R (1980) Immunologic aspects of Graves' and Hashimoto's diseases. Metabolism 29: 80–99 – 10. Korz R, Klein H, Genth E (1978) Myasthenia gravis und Lupus-erythematodes-Nephritis. Dtsch Med Wochenschr 103: 1–4 – 11. Krol TC (1979) Myasthenia gravis, pernicious anemia and Hashimoto's thyreoiditis. Arch Neurol 36: 594–595 – 12. Mueller-Eckhardt C, Mahn I, Schulz G, Mueller-Eckhardt G (1978) Detection of platelet autoantibodies by a radioactive antiimmunoglobulin-test. Vox Sang 35: 357–365 – 13. Oosterhuis HJGH (1976) HL-A antigens, autoantibody production, and associated diseases in thymoma patients, with and without myasthenia gravis. Ann NY Acad Sci 274: 468–474 – 14. Toyka KV, Becker T, Fateh-Moghadam A, Besinger UA, Brehm G, Neumeier D, Heininger K (1979) Die Bedeutung der Bestimmung von Antikörpern gegen Acetylcholin-Rezeptoren in der Diagnostik der Myasthenia gravis. Klin Wocheschr 57: 937–942 – 15. Volpè R (1977) The role of autoimmunity in hypoendocrine and hyperendocrine function. Ann Intern Med 87: 86–99

Maisch, B., Schubert, U. (Med. Univ. Klinik, Abt. III, Tübingen), Grauer, W., Schuff-Werner, P., Berg, P. A. (Med. Univ.-Klinik, Abt. II, Tübingen):
Nachweis von Seruminhibitions (SIF)- und Rosetteninhibitionsfaktoren (RIF) bei Myokarditis, Endokarditis und Postperikardiotomiesyndrom

Der Nachweis immunregulativer Proteine hat bei der prognostischen Beurteilung viraler, autoimmuner und neoplastischer Prozesse in letzter Zeit besondere

Beachtung gefunden [4–9, 11]. Dies gilt insbesondere auch für die Faktoren vom Alpha-Globulintyp, worunter der von Brattig und Berg [1] bei Virushepatitis beobachtete Seruminhibitionsfaktor (SIF) zu rechnen ist, sowie für den Rosetteninhibitionsfaktor (RIF), der sich als low density-Lipoprotein [2, 3] eindeutig von den immunregulativen Alpha-Globulinen unterscheidet. Er wird wahrscheinlich ebenso bei der primären Immunantwort gebildet und gilt deshalb als sensibler Indikator für die im Organismus ablaufende Immunprozesse.

1. Methoden

Wir bestimmen deshalb diese Faktoren bei Patienten mit entzündlichen Herzerkrankungen, so bei elf Patienten mit viraler und 17 Patienten mit ätiologisch nicht definierter Myokarditis, bei 65 Patienten vor und nach kardiochirurgischen Eingriffen und 27 Patienten mit gesicherter bakterieller Endokarditis. Es war das Ziel unserer Untersuchungen festzustellen, ob SIF und RIF als Parameter für die Beurteilung des klinischen Verlaufs und den Ausgang der Erkrankung von Bedeutung sind.

Die inhibitorische Aktivität des Patientenserums wurde an normalen, phytohämagglutininstimulierten Spenderlymphozyten gemessen, wobei das Ausmaß der Proliferation in Gegenwart von Patientenserum mit der Mitoserate derselben Lymphozyten in Gegenwart von Kontrollserum verglichen und als Index ausgedrückt wurde [1, 10]. Eine inhibitorische Aktivität wurde bei einem Index < 0,65 angenommen. Bei der Bestimmung des E-Rosetteninhibitionsfaktors wurde gemessen, inwieweit die Patientenseren nach Inkubation die Rosettenbildung der T-Zellen mit Schafserythrozyten unterdrücken [2, 3]. Eine Inhibition der Rosettenbildung wurde angenommen, wenn sich weniger als 60% T-Rosetten nachweisen ließen.

2. Ergebnisse

In den Seren aller Patienten mit viraler Myokarditis vom Coxsackie- und Influenzatyp sowie den Perimyokarditiden unklarer Ätiologie konnten wir eine

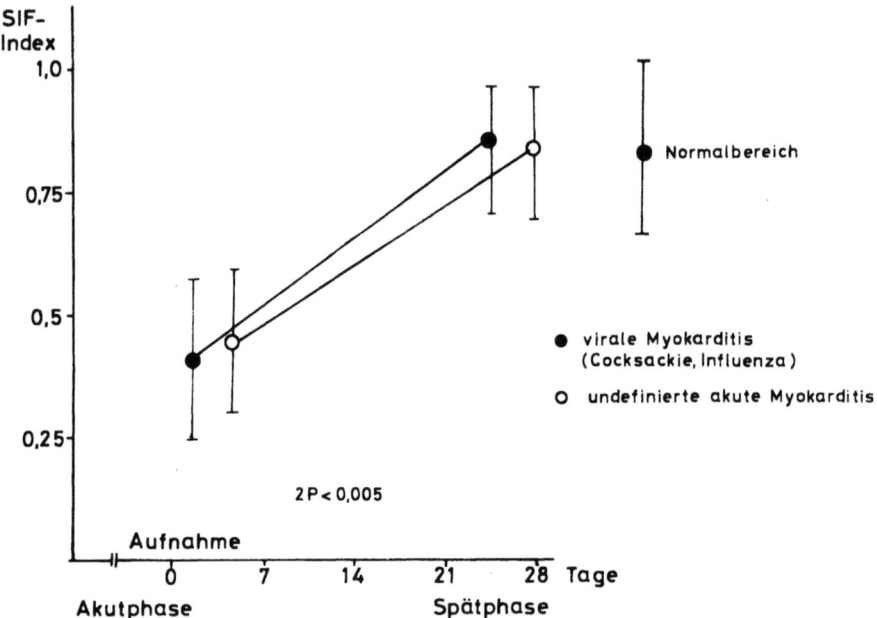

Abb. 1a

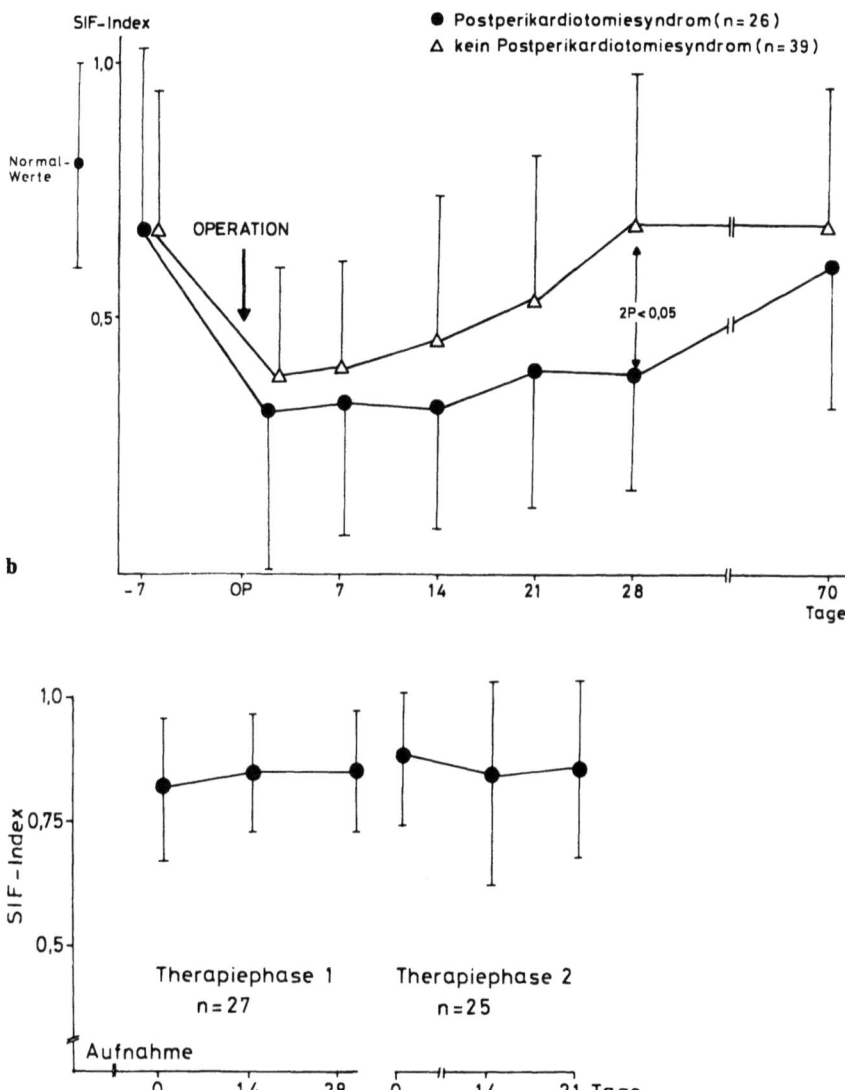

Abb. 1a–c. Immunsuppressive Serumfaktoren bei viraler ($n = 11$) und definierter ($n = 17$) Myokarditis (a), nach Kardiotomie (b) und bei bakterieller Endokarditis (c)

signifikante Inhibition der PHA-induzierten Lymphozytentransformation mit einem SIF-Index zwischen 0,3 und 0,4 in der Frühphase nachweisen. Mit der Rückbildung der klinischen Symptomatik normalisierte sich die immunsuppressive Aktivität, so daß in der Spätphase nach 3–4 Wochen die Seruminhibitionsfaktoren nicht mehr nachweisbar waren (Abb. 1a). In den Seren zweier Patienten persistierte die immunsupressive Aktivität, so daß wir analog zu den Verläufen bei viraler oder chronisch aktiver Hepatitis für diese Patienten eine Persistenz oder Progredienz der entzündlichen Myokarderkrankung annehmen.

Auch bei Patienten nach thoraxchirurgischen Eingriffen ließen sich Seruminhibitionsfaktoren mit Indices zwischen 0,3 und 0,4 in der ersten postoperativen Woche nachweisen, während die präoperativen Indices zwischen 0,68 und 0,8 im Bereich der Normalwerte lagen (2 p < 0,005, Abb. 1b). In der ersten und zweiten postoperativen Woche ließ sich zwischen Patienten mit und ohne Postkardiotomiesyndrom keine Differenzierung in der seruminhibitorischen Aktivität nachweisen. Interessanterweise persistierten die Seruminhibitionsfaktoren bei den Patienten, deren postoperativer Verlauf durch ein Postperikardiotomiesyndrom mit der Symptomentrias Fieber, Leukozytose und Perikardreiben kompliziert war, während bei den übrigen Patienten bereits 3 Wochen nach dem thoraxchirurgischen Eingriff präoperative SIF-Indices erreicht waren. Bei Patienten mit Postperikardiotomiesyndrom kann der Nachweis seruminhibitierender Faktoren als zusätzliches Kriterium für ein Postperikardiotomiesyndrom herangezogen werden. Dies ist besonders für jene Patienten von Bedeutung, bei denen sich nicht alle Symptome eines Postperikardiotomiesyndroms erfassen ließen. Berechnet man die durchschnittliche Dauer des Krankenhausaufenthalts bei den Patienten, die Seruminhibitionsfaktoren nach der 3. postoperativen Woche aufwiesen, dann liegt sie bei diesen Patienten mit 51 ± 33 Tagen signifikant über der Zeit stationären Aufenthalts SIF-negativer Patienten mit 38 ± 40 Tagen.

Dagegen ließen sich bei 27 Patienten mit bakterieller Endokarditis keine immunsuppressiven Faktoren nachweisen, auch nicht bei denen, die noch nicht therapiert waren (Abb. 1c).

Diese Befunde unterstreichen die Beobachtung, daß die immunregulativen Faktoren, insbesondere bei viralen Erkrankungen, auftreten [1, 4, 6, 7, 9].

Eindeutig positive Rosetteninhibitionsfaktoren konnten bei keiner der untersuchten Patientengruppe nachgewiesen werden. Nur bei fünf der untersuchten Patienten mit Postperikardiotomiesyndrom konnte eine Inhibition der T-Rosettenbildung nachgewiesen werden (Abb. 2). Zwei dieser Patienten entwickelten eine B-Hepatitis. Bisherige Untersuchungen [2, 3] weisen darauf hin, daß RIF vorwiegend bei der Virushepatitis vorkommt.

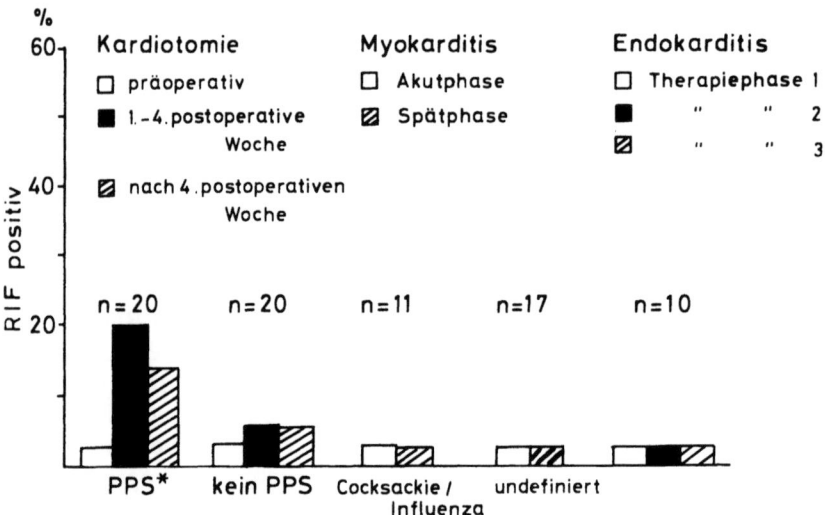

Abb. 2. Nachweis von Rosetteninhibitionsfaktoren bei Herzerkrankungen

Unter den Serumfaktoren und Mediatoren der Immunregulation kommt deshalb für ein kardiologisches Krankengut den Seruminhibitionsfaktoren (SIF) die größte Bedeutung zu. SIF-Bestimmungen sind nach diesen Untersuchungen vor allem bei der viralen Myokarditis indiziert, bei der ein positiver Befund selbst bei negativen virologischen Untersuchungen auf eine virale Ätiologie hinweist. Bei Patienten nach thoraxchirurgischen Eingriffen stellt der Nachweis von SIF nach der 3. postoperativen Woche einen zusätzlichen diagnostischen Parameter für ein Postperikardiotomiesyndrom dar.

Einschränkend muß berücksichtigt werden, daß auch andere Serumfaktoren wie Immunkomplexe, C-reaktives Protein und das Alpha$_2$-Makroglobulin und das Alpha-Fetoprotein [4, 5, 8, 11] und die Lipoproteine eine immunsuppressive Aktivität vortäuschen können. Vergleichende Untersuchungen im Ablauf der akuten und chronischen Hepatitis haben gezeigt, daß sie von untergeordneter Bedeutung sind. Mit Hilfe der Präzipitation von Immunglobulinen und Säulenchromatographie gelingt es, den Seruminhibitionsfaktor von anderen Faktoren zu trennen und die immunsuppressive Aktivität einen im Albumin- und Alpha-Globulinanteil wandernden Protein zuzuordnen [1].

Die Charakteristik der Seruminhibitionsfaktoren bei Patienten mit viraler Myokarditis und Postperikardiotomiesyndrom ähnelt dem immunregulatorischen Alpha-Globuline (IRA), das von Cooperband et al. [5] beschrieben wurde. SIF ist mit der Erhöhung der Alpha-Globuline assoziiert, die bei Patienten mit akuter Myokarditis und nach thoraxchirurgischen Eingriffen vermehrt nachweisbar sind. Bei der akuten Myokarditis und beim Postperikardiotomiesyndrom kommt dem Nachweis und dem Verschwinden der Seruminhibitionsfaktoren deshalb eine diagnostische und prognostische Bedeutung zu.

Literatur

1. Brattig N, Berg PA (1976) Serum inhibitory factors (SIF) in patients with acute and chronic hepatitis and their clinical significance. Clin Exp Immunol 25: 40–49 – 2. Chisari FV, Edgington TS (1974) Human T lymphocyte "E" rosette function. I. A process modulated by intracellular cyclic AMP. J Exp Med 140: 1122–1126 – 3. Chisari FV, Edgington TS (1975) Lymphocyte E rosette inhibitory factor: A regulatory serum lipoprotein. J Exp Med 142: 1092–1107 – 4. Cooperband SR, Niberg R, Schmid K, Mannick JA (1976) Humoral immunosuppressive factors. Transplant Proc 8: 225–242 – 5. Cooperband SR, Badger AM, Mannick JA (1976) Non-hormonal serum suppressive factors. In: Oppenheim JJ, Rosenstreich DL (eds) Mitogens in immunobiology. Academic Press, London New York, pp 555–572 – 6. Fitzgerald MG, Hoskiny CS (1976) Plasma inhibitors of lymphocyte response to phytohaemagglutinin in children with recurrent infections. Immunology 30: 33–42 – 7. Maisch B, Berg PA, Kochsiek K (1980) Autoantibodies and serum inhibition factors (SIF) in Patients with myocarditis. Klin Wochenschr 58: 219–225 – 8. Nelson DS, Gatti RA (1976) Humoral factors influencing lymphocyte transformation. Prog Allergy 21: 261–341 – 9. Newble, DI, Holmes KT, Wangel AG, Forbes IJ (1975) Immune reactions in acute viral hepatitis. Clin Exp Immunol 20: 17–28 – 10. Penhale WJ, Farmer A, Maccuish AC, Irvine WJ (1974) A rapid micro-method for the phytohaemagglutinin-induced human lymphocyte transformation test. Clin Exp Immunol 18: 155–167 – 11. Tomasi TB (1977) Serum factors which suppress the immune response. In: Lucas DO (ed) Regulatory mechanisms in lymphocyte activation. Academic Press, London New York, pp 219–250

Manns, M., Meyer zum Büschenfelde, K. H., Hütteroth, T. H., Hess, G. (Klinikum Charlottenburg, Abteilung Innere Medizin und Poliklinik der FU Berlin):
Heterogenität von Lebermembranautoantikörpern

Einleitung

Lebermembranautoantikörper (LMA) wurden erstmals 1976 von Hopf et al. [4] mit der indirekten Immunfluoreszenz an isolierten Kaninchenhepatozyten nachgewiesen. Mit dieser als „LMA-Test" bekannt gewordenen Methode lassen sich zirkulierende LMA durch eine charakteristische lineare Membranfluoreszenz an isolierten Kaninchenhepatozyten in vitro nachweisen, vornehmlich bei HB_SAg-negativer, chronisch aggressiver Hepatitis (CAH). Untersuchungen von Cochrane et al. [3], Kawanishi und McDermott [6] und kürzlich Behrens et al. [2] deuten auf eine durch Lebermembranautoantikörper vermittelte zelluläre Immunität als möglichen pathogenetischen Mechanismus der Leberzellzerstörung hin. Diese LMA ließen sich durch 100000 g-Überstände von Leberhomogenaten, nicht jedoch durch das bekannte Membranantigen LSP absorbieren. Affinitätschromatographische Untersuchungen führten ferner zur Isolierung des Lebermembranantigens LM-Ag, eines weiteren Membranantigens der Leberzelle, das von LSP verschieden ist [7]. Die im folgenden dargestellten Untersuchungen beschreiben einen Solid-Phase-Radio-immunoassay (S-p-RIA) zum Nachweis von LMA und der entsprechenden Targetantigene der Leberzellmembran.

Methodik

Mittels Ammoniumsulfatfällung wurde die Gammaglobulinfraktion von Patientenseren hergestellt. Dyna-Tech-Hütchen wurden zunächst mit 75 µl der Gammaglobulinfraktion für 4 Std bei 25° C inkubiert. Nach einer Inkubation mit 0,1% Rinderserumalbumin in PBS für 16 Std bei 4° C wurden im nächsten Schritt als Antigen 50 µl eines 100000 g-Überstandes (10 mg/ml) von Leberhomogenaten für wiederum 16 Std bei 4° C aufgetragen. Schließlich wurden 50 µl markiertes Patientenserum, 300000 cpm, aufgetragen. Markiert wurde die Gammaglobulinfraktion der Patientenseren nach der Chloramine-T-Methode mit I^{125} [5]. Nach Inkubation für 4 Std bei 25° C Abheben des Überstandes und Counten der Hütchen in einem Beckman-Gammacounter im Vergleich zu PBS-Kontrollen. Positiv/Negativ-Quotienten wurden ermittelt, P/N-Werte über 2,1 galten als positiv. Die Gammaglobulinfraktion wurde von 36 Patientenseren und von zehn gesunden Kontrollpersonen markiert und mit dem beschriebenen S-P-RIA auf LMA getestet.

Leberzellmembranfraktionen wurden aus Kaninchenlebern nach der von Ray [8] angegebenen Methode in einer Modifikation von Behrens und Hollander [1] im Sucrosegradienten präpariert. Als Qualitätskontrolle der Membranpräparation dienten elektronenmikroskopische Untersuchungen und die Bestimmung von Markerenzymen in der Membranpräparation und im Organhomogenat, dem Ausgangssubstrat.

Ergebnisse

Autoantikörper wurden bei zehn von 14 Patienten mit Hb_sAg-negativer CAH gefunden, nicht jedoch bei Patienten mit akuter Virushepatitis, chronisch persistierender Hepatitis, HB_sAG-positiver CAH, Patienten mit verschiedenen Lebererkrankungen, Patienten mit primär nichthepatischen Immunopathien und gesunden Kontrollpersonen (Tabelle 1). Die Patienten mit verschiedenen Lebererkrankungen litten an extrahepatischer Cholostase bei Pankreaskopfcarcinom, alkoholbedingter Zirrhose, Fettleberhepatitis und Amyloidose der Leber bei Plasmocytom. Zu der Gruppe von Patienten mit primären Immunopathien gehörten

Tabelle 1. Leber-Membran-Autoantikörpernachweis mittels Solid-Phase-Radioimmunoassay (RIA) und indirekter Immunfluoreszenz an isolierten Kaninchenhepatozyten (LMA-Test)

	N	RIA	LMA
Akute Virushepatitis (A, B, Non-A/Non-B)	6	0	0
HB_sAg-positive chronisch persistierende Hepatitis	2	0	0
HB_sAg-positive chronisch aktive Hepatitis	3	0	0
HB_sAg-negative chronisch aktive Hepatitis	14	10	9
Verschiedene Lebererkrankungen	4	0	0
Nichthepatische Immunopathien	7	0	0
Gesunde Kontrollpersonen	10	0	0

zwei Patienten mit Morbus Crohn, zwei Patienten mit systemischem Lupus erythematodes und drei Patienten mit rheumatoider Arthritis. Die Ergebnisse, die mit dem S-P-RIA erzielt wurden, korrelierten gut mit dem „LMA-Test", nicht jedoch mit dem Nachweis organunspezifischer Autoantikörper wie Antikörper gegen glatte Muskulatur (SMA), antinukleäre Antikörper (ANF) und antimitochondriale Autoantikörper (AMA).

Die beobachtete gute Korrelation zu LMA, die fehlende zu SMA, ANF oder AMA legen nahe, daß mit dem beschriebenen S-P-RIA Autoantikörper gegen Lebermembranantigene erfaßt werden. Zur weiteren Bestätigung der Membranlokalisation der nachgewiesenen Antikörper und ihrer Targetantigene wurden Absorptionsversuche mit isolierten Leberzellmembranfraktionen durchgeführt. 1 ml markierten Patientenserums wurde mit 25 mg lyophilisierter Plasmazellmembranfraktion zweimal bei 37° C für 30 min absorbiert. Absorbierte und unabsorbierte Seren wurden auf 300000 cpm/50 µl eingestellt und im RIA getestet mit der löslichen Leberproteinfraktion, 100000 g-Überstand, von Kaninchenleber als Antigen.

Die Antikörperaktivität konnte komplett absorbiert bzw. deutlich reduziert werden. Mit dem S-P-RIA lassen sich somit Autoantikörper gegen Leberzellmembranantigene nachweisen, die im 100000 g-Überstand von Leberhomogenaten enthalten sind.

Ziel weiterer Untersuchungen war die nähere Identifizierung der Targetantigene. Dazu wurde die lösliche Leberproteinfraktion (100000 g-Überstände) chromatographisch an einer Sepharose 6 B-Säule aufgetrennt. Diese Säule trennt Proteine im Molekulargewichtsbereich zwischen 30000 und 2 Mio.

Gesammelt wurden 41 Fraktionen zu je 8,2 ml, eluiert wurde mit einem Tris/EDTA-Puffer, pH 8,0. Der erste der drei Peaks enthält das leberspezifische Membranprotein LSP. Alle 41 Fraktionen der Sepharose 6 B-Säule wurden anschließend im beschriebenen S-P-RIA unverdünnt als Antigen getestet, um die korrespondierenden Targetantigene im Bereich der Sepharose 6 B-Säule zu lokalisieren. Dabei zeigte sich, daß die Targetantigene der zehn positiven Patientenseren mit drei verschiedenen Antigenbereichen der Sepharose 6 B-Säule reagierten. Ergebnisse von drei repräsentativen Patientenseren sind in Abb. 1 dargestellt. Insgesamt reagierten drei von zehn Seren im LSP-Bereich, drei von zehn im Antigenbereich der Fraktionen 15–19 und sechs von zehn Seren mit einem Antigenbereich, der den Charakteristika des bereits beschriebenen LM-Ag entspricht. Ein Patient (Abb. 1A) zeigte Antikörper gegen zwei verschiedene Membranantigene: LSP und LM-Ag.

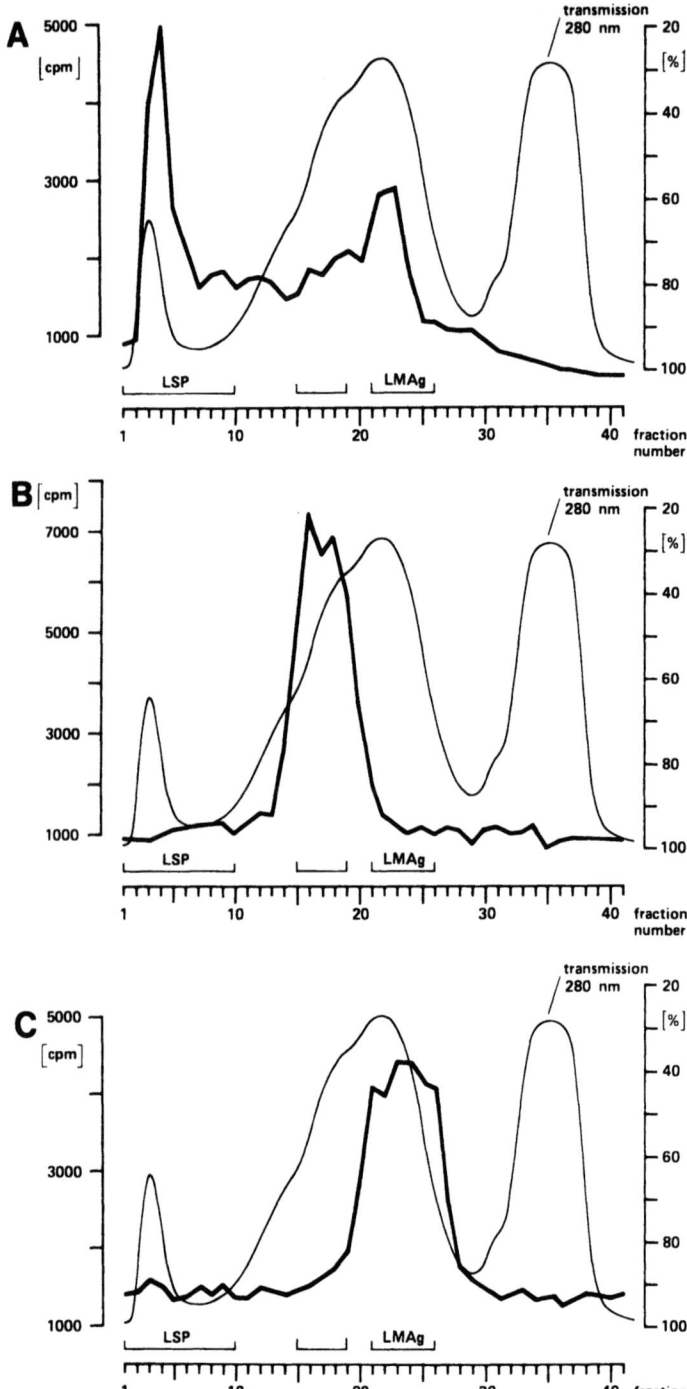

Untersuchungen zur Speziesspezifität zeigten, daß die Lebermembranautoantikörper in sieben von zehn Fällen mit specieskreuzreagierenden Antigenen reagierten, drei Antikörper reagierten mit humanspezifischen Determinanten. Erste Untersuchungen zur Organspezifität zeigten, daß nur Antigene des 1. Peaks der Sepharose 6 B-Säule, entsprechend LSP, komplett organspezifisch sind, die anderen Autoantikörper kreuzreagierten mit entsprechenden Antigenpräparationen der Niere, wobei offen bleibt, welchem Typ von Nierenzellen diese Antigene zuzuordnen sind und ob diese kreuzreagierenden Antigene membranexprimiert sind.

Schlußfolgerungen

1. Ein Solid-Phase-Radioimmunoassay wurde entwickelt zur Bestimmung von Autoantikörpern gegen Lebermembranantigene.
2. Lebermembranautoantikörper waren gegen drei verschiedene Antigenbereiche der Sepharose 6 B-Säule gerichtet, darunter die bisher bekannten Membranantigene LSP und LM-Ag.
3. Lebermembranautoantikörper, nachgewiesen mit dem beschriebenen Testsystem, waren bisher krankheitsspezifisch für HB_sAg-negative CAH.
4. Organspezifisch waren Autoantikörper gegen LSP, übrige Autoantikörper kreuzreagierten mit äquivalenten Nierenproteinfraktionen.
5. Da gleiche Ergebnisse mit Lebern von unterschiedlichen Individuen erzielt wurden, scheint eine Verwechselung mit HLA-Antikörpern ausgeschlossen.

Literatur

1. Behrens UJ, Hollander VP (1976) Cell membrane sialogylcopeptides of corticoid-sensitive and -resistent lymphosarcoma P 1798. Cancer Res 36: 172–180 – 2. Behrens UJ, Vernace S, Paronetto F (1979) Studies on "liver-specific" antigens. II. Detection of serum antibodies to liver and kidney cell membrane antigens in patients with chronic liverdisease. Gastroenterology 77: 1053–1061 – 3. Cochrane AMG, Moussouros A, Thomson AD, Eddleston ALWF, Williams R (1976) Antibody-dependent cell-mediated (K cell) cytotoxicity against isolated hepatocytes in chronic active hepatitis. Lancet 1: 441–444 – 4. Hopf U, Meyer zum Büschenfelde KH, Arnold W (1976) Detection of a liver membrane autoantibody in HB_sAg negative chronic active hepatitis. N Engl J Med 294: 578–582 – 5. Hunter WM, Greenwood FC (1962) Preparation of iodine-131 labelled human growth hormone of high specific activity. Nature 194: 495–496 – 6. Kawanishi H, MacDermott RP (1979) K-cell-mediated antibody-dependent cellular cytotoxicity in chronic active liver disease. Gastroenterology 76: 151–158 – 7. Meyer zum Büschenfelde KH, Manns M, Hütteroth TH, Hopf U, Arnold W (1979) LM-Ag and LSP – two different target antigens involved in the immunopathogenesis of chronic active hepatitis? Clin Exp Immunol 37: 205–212 – 8. Ray TK (1970) A modified method for the isolation of the plasma membranes from rat liver. Biochim Biophys Acta 196: 1–9

Abb. 1. Sepharose 6 B-Chromatographie der humanen löslichen Leberproteinfraktion. Fraktion 1 repräsentiert die erste Fraktion nach dem Ausschlußvolumen der Säule. ———: Ergebnis des Radioimmunoassays zur Bestimmung von Lebermembranantigenen, dargestellt als counts pro minute (cpm). ———: Proteingehalt der Fraktionen, dokumentiert als optische Transmission bei 280 nm (%). **A** Serum eines Patienten, das mit der LSP- und LM-Ag-Fraktion reagiert. **B** Serum eines Patienten, das mit der dritten Antigenfraktion reagiert. **C** Ergebnis eines Patientenserums, das mit der LM-Ag-Fraktion reagiert

Botzenhardt, U. (I. Med. Klinik und Poliklinik der Univ. Mainz), Stockinger, B. (Inst. für Med. Mikrobiologie, SFB 107, Univ. Mainz), Lemmel, E.-M., Siegmund, V., Staneczek, J. (I. Med. Klinik und Polyklinik der Univ. Mainz):
Weitere Untersuchungen zur T-Zellhyperreaktivität in NZB-Mäusen

NZB-Mäuse entwickeln spontan eine Autoimmunerkrankung, die in ihrer Symptomatik dem humanen SLE in vieler Hinsicht entspricht. Sowohl aus rein immunologischen als auch aus klinischem Interesse ist eine Vielzahl von Untersuchungen an diesem Mäusestamm durchgeführt worden. Diese haben bemerkenswerte Parallelen in den Symptomen, der Pathophysiologie und den Behandlungsmöglichkeiten zwischen dem murinen Modell und der humanen Erkrankung ergeben. Dies läßt es möglich erscheinen, daß weitere am Tiermodell gewonnene Resultate zum Verständnis und zur effektiven Behandlung humaner Autoimmunerkrankungen beitragen könnten.

Sowohl beim SLE als auch im murinen Modell besteht kein Zweifel über die pathogenetisch wichtige Rolle humoraler Autoimmunphänomene am Krankheitsgeschehen. Ein primärer B-Zelldefekt läßt sich bereits in NZB-Embryonen nachweisen, und so auch eine überschießende Plasmazellaktivierung in SLE-Patienten. Inwieweit aber auch das T-Zellsystem zum Prozeß der Autoaggression beiträgt, ist nicht geklärt. Eine solche Beteiligung ist einmal denkbar als direkte Schädigung körpereigener Gewebe durch zytotoxische T-Killerzellen, Befunde bei Patienten mit Dermatomyositis können in diese Richtung interpretiert werden. Zum anderen ist bekannt, daß das T-Zellsystem in vielfältiger Weise die Leistungen des B-Zellsystems regulierend beeinflußt, Anomalien in T-Zellregulationsmechanismen, für welche es Hinweise bei SLE-Patienten und im Tiermodell phänomenologisch bereits gibt, könnten die Krankheitsausprägung wesentlich beeinflussen. Eine wirklich gesicherte Beteiligung von Anomalien des T-Zellsystems an dem Krankheitsgeschehen ist aber bis heute weder beim Menschen noch im Tiermodell nachgewiesen worden.

In unseren Untersuchungen zur T-Zellfunktion in NZB-Mäusen waren wir zunächst der Frage nachgegangen, ob eine direkte T-Zellautozytotoxizität in NZB-Mäusen vorliegt. Die Ergebnisse dieser früheren Versuche sind im ersten Dia zusammengefaßt. Diese Versuche wurden im klassischen primären in vitro-System zum Nachweis zytotoxischer Killerzellen durchgeführt; Hinweise für eine zytotoxische T-Zellreaktion zwischen NZB-Mäusen ergaben sich dabei nicht. Es ergab sich aber der überraschende Befund einer primären in vitro zytotoxischen Reaktion von NZB-Mäusen gegenüber Zielzellen anderer Mäusestämme, welche in den Antigenen des Major Histocompatibility Complex mit NZB übereinstimmen. (Spez. Lyse NZB versus BALB/c 42,0%). Eine solche primäre in vitro zytotoxische Reaktion von MHC identischen Mäusestämmen untereinander wie hier von NZB gegen BALB/c wird normalerweise nicht beobachtet. Dementsprechend finden auch wir in unseren Experimenten keine Lyse von NZB-Zellen durch BALB/c. (Spez. Lyse BALB/c versus NZB: 0,3%.) Diese Befunde wurden inzwischen publiziert [1] und von anderen Gruppen [2, 3] bestätigt. Die Experimente, über die ich an dieser Stelle berichten will, sollen dazu beitragen, die mögliche Rolle der NZB-Hyperreaktivität im Rahmen der Autoimmunerkrankung dieser Tiere weiter zu definieren.

Wie das nächste Dia zeigt, ist die NZB-T-Zellhyperreaktivität bereits im Alter von wenigen Wochen nachweisbar. Parallel getestete BALB/c-Mäuse gleichen

Alters als Repräsentanten eines normalen Mäusestammes zeigen zu keinem Zeitpunkt ähnliche Reaktionen. Wie die B-Zellüberaktivierung ist also auch die T-Zellhyperreaktivität in NZB-Mäusen lange vor jeglichen klinischen Erkrankungssymptomen faßbar.

Das nächste Dia vergleicht die Reaktionsbereitschaft weiblicher und männlicher NZB-Mäuse gegenüber MHC-identischen wie auch gegenüber MHC-differenten Zielzellen. In beiden Geschlechtern zeigt sich die T-Zellhyperreaktivität. Wäre diese Hyperreaktivität eine sekundäre Krankheitsfolge, so würde man erwarten, sie in den klinisch stärker betroffenen weiblichen Tieren stärker ausgeprägt zu finden; dies ist nicht der Fall.

Während die bisherigen Resultate aus in vitro-Versuchen stammen, möchte ich jetzt zu Ergebnissen aus in vivo-Systemen kommen. Wie Tabelle 1 zeigt, resultiert die Gabe von NZB-Zellen in neugeborene BALB/c-Tiere nach der Technik des Simonsen graft versus host assay in einer signifikanten Milzvergrößerung bei den Empfängertieren, während die Gabe von autologen Zellen und auch von MHC-identischen Zellen eines anderen, aber nicht autoimmunen Stammes wie B10.D2 zu keiner entsprechenden Reaktion führt.

Diese Resultate werden bestätigt durch die im nächsten Dia gezeigten Versuche im Popliteal lymph node assay. Gabe von NZB-Zellen in die Hinterfüße von NZB × BALB/c F1-Hybriden führt zu einer hochsignifikanten Vergrößerung des regionalen Lymphknotens (LN-Index 2,60). Dieses ist nach der Gabe von BALB/c-Zellen auf die gleichen Hybriden nicht zu beobachten. (LN-Index 1,27). Die Lymphknotenvergrößerung nach Gabe von NZB-Zellen wird durch die Behandlung des Inokulats mit Anti-T-Zellserum völlig verhindert (LN-Index 1,01), was beweist, daß tatsächlich NZB-T-Zellen die Ursache dieser Reaktion sind. In beiden getesteten in vivo-Systemen werden also die in vitro-Befunde voll bestätigt.

Die letzte Abbildung zeigt (Tabelle 2), daß die NZB-T-Zellhyperreaktivität auch in den F1-Hybriden von NZB mit anderen Mäusestämmen gefunden wird, was auch auf Krankheitssymptome wie z. B. die hämolytische Anämie zutrifft. Alle von uns untersuchten Hybriden von NZB, einschließlich der hier nicht aufgeführten NZB × NZW-Tiere, weisen eine Hyperreaktivität gegenüber MHC-identischen Zielzellen auf, welche, da der andere Elternteil jeweils normal reagiert, von NZB auf die Hybriden vererbt worden sein muß.

Zusammenfassend zeigen also unsere Resultate, daß die von uns entdeckte T-Zellhyperreaktivität von NZB-Mäusen aufgrund ihrer Unabhängigkeit von Alter und Geschlecht der Tiere nicht eine sekundäre Folge der Erkrankung sein kann. Auch in in vivo-Systemen ist die T-Zellhyperreaktivität nachzuweisen, und

Tabelle 1. NZB-T-Zellhyperaktivität, nachgewiesen im Simonsen-Graft-versus-host-assay. 1–2 Tage alte Empfängertiere erhielten 3×10^6 Milzzellen vom Spender i.p. pro g Körpergewicht. 10 Tage später wurden die Milzindices bestimmt

Empfänger	Spender	Milzindex
BALB/c	BALB/c	1,04 ± 0,05
BALB/c	B10.D2	1,25 ± 0,09
BALB/c	NZB	1,80 ± 0,32

Tabelle 2. T-Zellhyperaktivität in F1-Hybriden von NZB-Mäusen gegen H-2-identische Zielzellen. Milzzellen als Effektoren wurden 5 Tage mit mitomycinbehandelten Stimulatorzellen cokultiviert und auf ^{51}Cr-markierten P815 Zielzellen getestet

Effektor	Stimulator	Spez. Lyse %
NZB	BALB/c	42,8
NZB × C57B1/10	BALB/c	25,1
NZB × B10.D2	BALB/c	22,3
NZB × Balb/c	B10.D2	21,0

F1-Hybriden von NZB-Mäusen und normalen Stämmen ererben die Hyperreaktivität vom NZB-Elternteil.

Die Frage, ob und in welcher Weise die beobachtete Hyperreaktivität für die Autoimmunerkrankung von Bedeutung ist, ist gegenwärtig offen. Da sie aber nur in der autoimmunen NZB-Maus und ihren Hybriden vorkommt, liegt es nahe, einen Zusammenhang dieses Phänomens mit der Autoimmunerkrankung zu vermuten. Eine direkte T-Zell-zytotoxische Autoaggression ist nach unseren Resultaten nicht nachweisbar, eine lediglich sekundäre Folge der Autoimmunerkrankung kann die T-Zellhyperreaktivität aber, wie oben ausgeführt, ebenfalls nicht sein.

Nach unserer derzeitigen Auffassung ist die beobachtete T-Zellhyperaktivität der Ausdruck gestörter Immunregulationsmechanismen auch im T-Zellsystem dieser autoimmunen Maus.

Unterstützt durch die Deutsche Forschungsgemeinschaft (SFB 107).

Literatur

1. Botzenhardt U, Klein J, Ziff M (1978) Primary in vitro cell-mediated lympholysis reaction of NZB mice against unmodified targets syngeneic at the major histocompatibility complex. J Exp Med 147: 1435 – 2. Theofilopoulos A, Shawler DL, Katz DH, Dixon FJ (1979) Patterns of immune reactivity in autoimmune murine strains. I. Cellmediated immune responses induced by H-2 identical and H-2 incompatible stimulator cells. J Immunol 122: 2319 – 3. Rich RR, Sedberry DA, Kastner DL, Chu L (1979) Primary in vitro cytotoxic response of NZB spleen cells to Qa-1^b-associated antigenic determinants. J Exp Med 150: 1555

Psychosomatik

Gaus, E., Klingenburg, M., Simons, C., Westphale, C., Köhle, K. (Abt. Psychosomatik der Univ. Ulm):
Die Funktion von Stationskonferenzen im Rahmen eines internistisch-psychosomatischen Stationskonzeptes. Entwicklung und Verarbeitung der emotionalen Belastung der Mitarbeiter*

I. Einleitung

Die zunehmende Konfrontation der klinischen Medizin mit todkranken und sterbenden Patienten im Krankenhaus und mit den Problemen, die sich aus den Auswirkungen psychosozialer Faktoren auf Entstehung und Verlauf von Erkrankungen, auf Krankheitsreaktion, Krankheitsverarbeitung und Krankheitsverhalten der Patienten ergeben, macht den Versuch erforderlich, psychosomatische Arbeitsansätze im Routinebetrieb von Krankenhäusern zu verankern (Deter 1979; Kahleyss 1979; Köhle 1977, 1979).

II. Voraussetzungen

Seit 1972 versuchten wir in Ulm, im Rahmen einer internistisch-psychosomatischen Station einen solchen Ansatz modellhaft zu erproben. Sein Ziel war es, die psychosomatische Betrachtungsweise gemeinsam mit einer qualifizierten internistischen Versorgung zu verwirklichen. Wir berichten über den Zeitraum von 1972–1978.

Die Patienten der dem Zentrum für Innere Medizin angegliederten 15-Betten-Station entsprachen in etwa den Patienten auf anderen Allgemeinstationen mit ca. 30% zum Tode kranken Patienten[1], einer Mortalität von ca. 12% und einer im Vergleich zur Gesamtklinik nur wenig längeren Liegedauer der Patienten. Die meisten Ärzte befanden sich gleichzeitig in internistischer und psychotherapeutischer Weiterbildung; die Schwestern nahmen seit 1975 an einem 1jährigen, in Ulm entwickelten Weiterbildungskurs für patientenzentrierte Medizin teil. Durch Umstrukturierung bestehender Veranstaltungen, z. B. der Visite, und Neuansätze, z. B. ein zusätzliches Schwesternerstgespräch mit jedem neu aufgenommenen Patienten, und tägliche Teambesprechung sollte den Interaktionsgängen zwischen Patienten und Personal und der Fülle von Beobachtungen und Erlebnissen im gegenseitigen Umgang vermehrt Beachtung geschenkt, und sie für die Behandlung der Patienten und Lösungsversuche in den eingangs umrissenen Problembereichen nutzbar gemacht werden.

Aus dem beschriebenen patientenzentrierten Vorgehen können sich aber auch Schwierigkeiten ergeben, die aus der begrenzten emotionalen Belastbarkeit des Teams, dem nicht optimalen Ausbildungsstand des Personals und Konflikten wegen veränderter Arbeitsabläufe, neuer Rollenzuweisungen und Veränderungen hierarchischer Strukturmerkmale resultieren. Wir hofften daher auch, daß regelmäßig

---

* Gefördert aus Mitteln der Deutschen Forschungsgemeinschaft, Bonn-Bad Godesberg (SFB 129, Projekt B5: „Therapeutische Beziehungen auf einer internistisch-psychosomatischen Modellstation")
1 Mittlere Überlebenszeit 2 Jahre oder hohes akutes Mortalitätsrisiko (mindestens 30%)

stattfindende Stationsbesprechungen, zu der alle an der Patientenversorgung Beteiligten eingeladen waren, neben den diagnostischen, therapeutischen und auf die Identität als Gruppe bezogenen Implikationen der Bearbeitung emotionaler Belastungen des Teams förderlich sein könnten. Die Stationsbesprechungen fanden einmal wöchentlich statt mit $1^1/_2$ Std Dauer. Ein außerhalb der Stationsgruppe tätiger psychosomatischer Konsiliarius nahm in einer Supervisorfunktion teil. Die Besprechungen orientierten sich methodisch an der Balint-Gruppenarbeit. Solche Stationskonferenzen wurden in den letzten Jahren im deutschen und internationalen Schrifttum mehrfach beschrieben (Deter 1979; Hahn 1975; Klagsbrun 1970; Köhle 1977; Stephanos 1972) und haben sich in der Liaison-Psychosomatik bewährt.

III. Fragestellung

In den Stationskonferenzen diskutierten die Mitarbeiter der Station über einen als schwierig erlebten Patienten. Es war vereinbart, daß jeweils ein Teilnehmer der Gruppe ein Gedächtnisprotokoll anfertigte, für das wir seit 1973 inhaltlich und formale Kriterien erstellt hatten. Wir hofften, durch die Auswertung der Protokolle zu vorläufigen Aussagen über die vorherrschenden emotionalen Probleme und Konfliktbereiche, mit denen die Stationsgruppe konfrontiert wurde, und deren Entwicklung im zeitlichen Verlauf zu gelangen und Hinweise für Ausmaß und Art der Belastungen, das Verständnis psychodynamischer Vorgänge, Lösungsversuche und Aufschlüsse über Gruppenprozesse im Team zu gewinnen.

IV. Untersuchung und Methode

Wir haben 208 vorliegende Protokolle von Stationskonferenzen des Zeitraums von Mitte 1972 bis Herbst 1978 ausgewertet. Wir interessierten uns insbesondere dafür, welche Patienten aus dem Gesamtpatientengut ausgewählt wurden, welches die vorherrschenden Probleme waren und wie sich die Beteiligung der Mitarbeiter und die Gruppenprozesse entwickelten.

V. Ergebnisse

In den 208 vorliegenden Protokollen wurden insgesamt 207 Patienten ausführlich diskutiert, z. T. mehr als ein Patient pro Besprechung. 22 Besprechungen dienten vornehmlich oder ausschließlich der Diskussion allgemeiner Probleme, z. B. Organisationsproblemen oder Teamkonflikten. Die gesamten Patienten zwischen 1975 und 1978 verteilten sich gleich auf beide Geschlechter, unter den in

Tabelle 1. Verteilung der Patienten auf Fachgebiete. A: in Stationskonferenzen vorgestellte Patienten ($n = 207$), B: Gesamtheit der Patientenaufenthalte 1975–1978 ($n = 995$)

	A %	B %
Psychosomatik	28,7	16,4
Hämatologie/Onkologie	21,5	20,3
Kardiologie/Angiologie/Pulmonologie	18,7	38,8
Gastroenterologie	12,9	9,8
Nephrologie	6,2	3,9

Tabelle 2. Hauptprobleme der vorgestellten Patienten

Reaktion auf Krankheit	
Depression	51
Angst	17
Explizite Auseinandersetzung mit Sterben und Tod	
Besonderheiten des Krankheitsverhaltens	
Beziehungsprobleme des Patienten auf Station und/oder in Familie	110
Aggression	46
Mangelnde Kooperation	35
Zurückgezogene Patienten	20
Konflikte mit Angehörigen	37

Stationskonferenzen Vorgestellten überwog geringfügig das weibliche Geschlecht. Die vorgestellten Patienten waren im Durchschnitt erheblich jünger als die Gesamtheit der auf Station Behandelten. Ordnet man die in Stationskonferenzen vorgestellten Patienten Fachgebieten zu, fällt die relative Bevorzugung psychosomatischer Erkrankungen[1] und hämatologisch-onkologischer Erkrankungen auf, die häufig jüngere Altersgruppen betreffen, zuungunsten von Patienten aus dem Fachgebiet Kardiologie-Angiologie-Pulmonologie (Tabelle 1). Wenn man sich die Patientenzahlen aus den Fachgebieten Psychosomatik und Hämatologie-Onkologie im zeitlichen Verlauf ansieht, fällt eine besondere Häufung der Vorstellung von Patienten mit hämatologisch-onkologischen Erkrankungen in den „Gründerjahren" der Station auf, in den letzten Jahren eine Zunahme der Patienten mit psychosomatischen Erkrankungen, was nicht dem allgemeinen Trend der Stationsbelegung entspricht. Sterben und Tod tauchten als Kardinalproblem bei Besprechungen häufiger in den Anfangsjahren des Bestehens der Station auf. Summarisch konnten wir folgende Zusammenstellung der Hauptprobleme feststellen (Tabelle 2). Was die Aktivität der Gruppenteilnehmer nichtsichtlich des Vorschlagens von Patienten anlangt, sind mit 99 Patienten mehr als doppelt soviele Patienten von Schwestern vorgeschlagen worden als von Ärzten (40 Patienten). Im Verlauf der Zeit läßt sich eine Abnahme der Aktivität der Teilnehmer mit Spezialfunktionen im psychosomatischen Bereich und eine deutliche Zunahme der Aktivität der übrigen Teilnehmer feststellen. Die Besprechung von Teamkonflikten wird im Laufe des Bestehens der Station zunehmend seltener.

VI. Diskussion

Aus unseren Befunden möchten wir eine Reihe vorläufiger Aussagen ableiten. Unter der Voraussetzung, daß der Vorschlag, einen bestimmten Problempatienten zu besprechen, dem Bedürfnis bzw. dem Leidensdruck eines an der Behandlung Beteiligten entspricht – ähnlich wie das Akzeptieren des Vorschlags durch die Gruppe – lassen sich aus den vorgeschlagenen Patienten und ihren Problemen Rückschlüsse auf Interaktionsphänomene und Konfliktbereiche, die das Team emotional stark bewegen, ziehen.

---

[1] „Klassische" psychosomatische Erkrankungen, funktionelle körperbezogene Beschwerden, sonstige seelische Störungen

Wie erwartet, wird der Umgang mit schwerkranken, z. T. todkranken Patienten und das Problem von Sterben und Tod besonders häufig diskutiert *(emotionale Probleme bei der Krankheitsverarbeitung)*. Sieht man sich die Probleme der Patienten an, die mehrfach, z. T. bis zu viermal, in der Stationskonferenz vorgestellt wurden, so handelt es sich zumeist um schwerkranke Patienten mit relativ längerer Liegedauer, an denen sich die Ohnmacht der therapeutischen Bemühungen in z. T. krasser Form zeigte. Auffallend ist, daß im Verlauf des Bestehens der Station zunehmend häufiger Patienten mit psychosomatischen Erkrankungen als Problemfälle vorgestellt wurden und weniger häufig Todkranke. Dies entspricht u. E. möglicherweise den im Lauf der Jahre gewachsenen Fähigkeiten des Teams, mit vorweggenommenen oder eingetretenen Verlusterlebnissen und Trauer umzugehen.

Bei Patienten mit psychosomatischen Erkrankungen dominierten als spezielle Probleme Beziehungsprobleme, z. B. mangelnde Kooperation, Aggressionsinhalte oder aber andere Phänomene als Ausdruck einer Beziehungsstörung wie trotziger Rückzug aus der Kommunikation. Häufig erwiesen sich einzelne Störungen und Konflikte der Patienten bzw. der Stationsgruppe mit den Patienten als für die jeweiligen Patienten typische Wiederholungen früherer im Laufe der Persönlichkeitsentwicklung relevanter bzw. aktuell bedeutsamer Konflikte oder Störungen. Dies zu verstehen bedeutet meist eine emotionale Entlastung für das Team und eine Erleichterung für den Umgang mit einem als schwierig erlebten Patienten *(Beziehungsklärung)*.

Teamkonflikte lassen sich oft auf folgendes Grundmuster reduzieren, daß sich Mitglieder der Stationsgruppe mit einem Patienten oder Anteilen seines Verhaltens oder seiner Biographie identifizieren und sich zum Anwalt seiner Sache gegen die übrige Gruppe machen; ein Prozeß, der dadurch, daß es sich häufig um jüngere Patienten handelt, sicherlich gefördert wird. Besonders gehäuft schienen uns solche Konfliktmuster im Umgang mit todkranken Patienten und mit Patienten mit psychosomatischen Erkrankungen *(beziehungsorientierte Selbsterfahrung)*.

Die Abnahme der Häufigkeit von Teamkonflikten im zeitlichen Verlauf, die wachsende Übernahme der Aktivität in der Gruppe durch diejenigen, die keine psychosomatische Spezialfunktion versehen, ebenso wie die im Lauf der Zeit in „Organisationsbesprechungen" zunehmend intensivere Diskussion um die psychotherapeutische Funktion der Schwestern- und Pflegergruppe unterstützten u. E. den Eindruck eines sich entwickelnden Identitätsgefühls der Gruppe, zunehmender Fähigkeiten, Probleme zu bewältigen und psychosomatische Arbeitsweisen in den Routineablauf zu integrieren und eine Umdefinition der Schwestern- und Pflegerrolle mit dem Gefühl wachsender Verantwortlichkeit vorzunehmen *(Rückhalt in der Gruppe)*.

Wir halten Stationsbesprechungen als Hilfsmittel beim Integrationsversuch psychosomatischer Arbeitsweisen in andere Bereiche für übertragbar. Eminent wichtig erscheint uns eine gemeinsame Teilnahme von Ärzten und Schwestern bzw. Pflegern, da nur dadurch eine enge Kooperation und die notwendige Mitarbeit aller Beteiligten gewährleistet scheint. Unabdingbar sind adäquate Rahmenbedingungen hinsichtlich Zeit, Arbeitsorganisation und Dauer des Modellversuchs.

Literatur

Deter HC, Lenkeit ST, Becker-von Rose P, Rapp W (1979) Die Bedeutung des psychosozialen Hintergrundes für Diagnose und Therapie von Patienten einer allgemein-internistischen Station. Prax

Psychother 24: 213–230 – Hahn P, Vollrath P, Petzold E (1975) Aus der Praxis einer klinisch-psychosomatischen Station. Prax Psychother 20: 66–87 – Kahleyss M (1979) Zur Supervision der Arzt-Patient-Beziehung an einer internen Fachklinik. Prax Psychother 24: 135–148 – Klagsbrun SC (1970) Cancer, emotions und nurses. Am J Psychiat 126: 1237–1244 – Köhle K, Böck D, Grauhan A (1977) Die internistisch-psychosomatische Krankenstation – Ein Werkstattbericht – Rocom – Köhle K (1979) Die Institutionalisierung der psychosomatischen Medizin im klinischen Bereich – Klinisch-psychosomatische Krankenstationen. In: Uexküll Th v (Hrsg) Lehrbuch der Psychosomatischen Medizin. Urban & Schwarzenberg, München – Stephanos S (1973) Analytisch-psychosomatische Therapie. Jahrbuch der Psychoanalyse, Beiheft Nr. 1. Huber, Bern

Kubanek, B. (Abt. für Transfusionsmedizin der Univ. Ulm), Simons, C., Köhle, K. (Abt. Psychosomatik der Univ. Ulm):
Informed Consent in onkologischen Therapiestudien

1. Einleitung

Das Vorgehen beim Einholen eines „Informed Consent" kann unter zwei Gesichtspunkten betrachtet werden. 1. Der Patient wird vom Arzt über das Wesen, das Risiko und die Konsequenzen einer diagnostischen und therapeutischen Maßnahme informiert und gibt danach seine Einwilligung zu dem vorgeschlagenen Vorgehen. Hierdurch wird ein Behandlungsvertrag herstellt, der juristisch den medizinischen Eingriff von einer strafbaren Körperverletzung unterscheidet. 2. Der Arzt versucht ein tragfähiges, partnerschaftliches Arbeitsbündnis mit dem vollinformierten und weitgehend autonomen Patienten herzustellen. Beide Gesichtspunkte, die juristische Absicherung und der Versuch einer partnerschaftlichen Zusammenarbeit zwischen Arzt und Patient haben besondere Bedeutung im Rahmen experimenteller Therapieansätze. Seit der Deklaration von Helsinki wurden für die klinische Forschung Richtlinien ausgearbeitet, die es ermöglichen sollen, daß die „Versuchsperson" nach ausreichender und relevanter Information auch über die zu erwartenden Risiken und Unbequemlichkeiten bewußt und freiwillig über ihre Teilnahme an einer Studie entscheidet, wobei sie die Möglichkeit haben sollte, ihre Entscheidung jederzeit zurückzuziehen. In der therapiebezogenen Forschung wird dieses Vorgehen zwar als selbstverständlich vorausgesetzt, es stößt in der Praxis jedoch auf nicht unerhebliche Schwierigkeiten, die u. a. mit dem Abhängigkeitsverhältnis des oft schwerkranken Patienten vom behandelnden und forschenden Ärzteteam zusammenhängen. Wir stellen unsere eigenen Erfahrungen bei der Vermittlung eines „Informed Consent" im Rahmen einer experimentellen Therapiestudie mit Patienten mit akuter Leukämie dar.

2. Ablauf des experimentellen Behandlungsansatzes

Überprüft werden sollte die Verminderung einer Infektgefährdung bei Patienten mit akuter Leukämie während intensiver Chemotherapiephasen durch die Anwendung eines Isolierbettsystems als supportive Therapiemaßnahme. Alle Teilnehmer an der Studie waren selbstverständlich offen und möglichst vollständig über das Wesen und die Bedrohlichkeit ihrer Erkrankung informiert worden. Die Zustimmung zur Teilnahme an dem Forschungsprojekt wurde kurze Zeit nach der Diagnosemitteilung und nach einer sehr sorgfältigen Information des Patienten über Gründe und

Rationale der Studie und ihren Ablauf eingeholt; dabei wurde dem Patienten in der Regel das Isolationssystem eingehend demonstriert und erklärt. Weiter wurden die Patienten über das Design der Studie, einschließlich Randomisationsprozesses informiert. Sie konnten in Gruppe A (Isolation und prophylaktische Darmsterilisation), Gruppe B (Isolation) und Gruppe C (Behandlung auf einer normalen Station) randomisiert werden. Hinzu kam die Möglichkeit der Zuordnung zu einer vierten Gruppe: im Falle, daß kein Isolator frei war, konnte nicht randomisiert werden, so daß der Patient in diesem Falle wieder aus der Studie ausgeschlossen werden mußte. Die Zustimmung zur Teilnahme wurde von dem betreuenden Hämatologen meist gemeinsam, immer jedoch in Übereinstimmung mit dem Leiter des Projektes eingeholt. Der Entscheidungsprozeß bei dem Patienten mußte im allgemeinen innerhalb von 1–2 Tagen erfolgen. Die meist schwerkranken Patienten waren zu diesem Zeitpunkt oft noch im ersten Stadium der seelischen Auseinandersetzung mit der unheilbaren Krankheit.

3. Beobachtete Patienten, methodisches Vorgehen, Fragestellungen

Von 1971–1974 wurden insgesamt 97 Patienten mit akuter Leukämie in die Studie aufgenommen. Bei 36 Patienten konnten die Interaktionsprozesse bei der Einholung des Informed Consent und der Verarbeitungsprozeß der Patienten mit Hilfe semistrukturierter Interviews genauer geklärt werden. In diesen Interviews interessierte uns u. a.:
1. inwieweit hat der Patient die mit dem „Informed Consent" verbundenen Erklärungen verstanden, d. h. inwieweit kann er sie reproduzieren?;
2. fühlt er sich damit ausreichend informiert?;
3. wie lief der Entscheidungsprozeß ab?

4. Ergebnisse und Diskussion

4.1. Ablehnung der Teilnahme an der Studie

Von den 97 Kranken lehnten 19% eine Isolationsbehandlung und damit die Teilnahme an der Studie ab. Die Ablehnerquote entspricht derjenigen im Rahmen der gesamten multizentrisch durchgeführten Studie (20%) (Dietrich 1977). Sie war in dieser randomisierten Studie doppelt so hoch wie im Rahmen eines Vorprojektes, bei denen die Patienten nur um ihre Zustimmung oder Ablehnung zur Isolationsbehandlung gefragt wurden. Dies weist auf die Bedeutung des Randomisationsverfahrens für die Häufigkeit der Ablehnung hin. Die Ablehnerquote war bei Privatpatienten (33%) deutlich höher als bei der Gesamtgruppe. Unserem Eindruck nach dürfte hierfür die im Vergleich zum Projektleiter distanziertere und der Studie gegenüber kritischere Einstellung der die Privatpatienten behandelnden Ärzte die entscheidende Rolle gespielt haben. Dabei bleibt offen, ob dem Patienten hierdurch öfter Ablehnung „ermöglicht" wurde oder ob ihnen weniger „Führung" und damit weniger Sicherheit angeboten wurde.

4.2. Verständlichkeit der Information

Trotz der sehr sorgfältigen und aufwendigen Aufklärung wurde das Randomisationsverfahren nur etwa von der Hälfte der Patienten reproduzierbar verstanden. Dies entspricht Angaben der Literatur in ähnlichen Therapiestudien. Bei den von uns untersuchten Patienten spielte das Wort vom „Zufall" eine wesentliche Rolle. Ein Teil der Kranken schien hierdurch in seinen Verständnismöglichkeiten emotional überfordert und damit blockiert worden zu sein.

4.3. Wahrnehmung der angebotenen Information

Bei den untersuchten Patienten beobachteten wir regelmäßig eine Vermischung – wenn auch in unterschiedlichem Ausmaß – zwischen der Diagnose und Prognose ihrer Erkrankung angebotenen Information und der Information zum experimentellen Charakter der Studie. Wir führen dies sowohl auf die zeitliche Nähe beider Vorgänge als auch auf die erhebliche emotionale Belastung, unter der die Patienten zum Zeitpunkt der Information standen, zurück. Regelmäßig wurde von den Patienten, der mit der Isolation verbundene technische und personelle Aufwand so verarbeitet, daß sie die Isolationsbehandlung für die bessere Behandlung hielten und mit ihr höhere Überlebenschancen verbanden. Hierzu trug wohl auch der Einfluß des Leiters der Studie bei, auch wenn dies in seinen verbalen Äußerungen nicht im Vordergrund stand.

4.4. Zum Ablauf des Entscheidungsprozesses

Auch nach der eigentlichen Zustimmung laufen weiter kognitive und emotionale Prozesse ab, die im allgemeinen zu einer stark positiven Bewertung der Isolationsbehandlung beitragen. Wurden die Patienten nicht in eine der beiden isolierten Gruppen randomisiert, oder ganz von der Studie zurückgewiesen (bei $2/5$ der Patienten war dies der Fall), traten häufig Enttäuschungsreaktionen auf. Die positive Wahrnehmung der Isolationsbehandlung wurde durch den personellen und technischen Aufwand ebenso gefördert, wie die Tatsache, daß die Patienten sonst fast nur mit negativen Alternativen konfrontiert werden. Das erhöhte Infektionsrisiko auf der Allgemeinstation steht in der Isolation erhöhte Einschränkung gegenüber. Dieser positiven Wahrnehmungen trägt auch der psychische Mechanismus der „kognitiven Dissonanz" (Festinger) bei, die auch aus dem Ablauf von Alltagsentscheidungen bekannt ist: das Fortbestehen von Gegenargumenten nach einer Entscheidung wird dadurch reduziert, daß neue Argumente für die Stützung der einmal getroffenen Entscheidung gesammelt werden.

4.5. „Informed Consent" – Einholen einer rationalen Entscheidung
oder Instrument im Rahmen der Entwicklung einer tragfähigen Beziehung zwischen Arzt und Patient?

Unsere Beobachtungen zeigen, daß die untersuchten Patienten durch das beschriebene Vorgehen in einem hohen Prozentsatz überfordert waren. Die Schwere der Erkrankung und die extreme Behandlungssituation haben hierzu sicher beigetragen. Das beschriebene Vorgehen verliert hierdurch jedoch keinesfalls seinen Sinn. Es erwies sich vielmehr als ausgezeichneter Ansatz im Rahmen des Versuches, eine möglichst tragfähige, partnerschaftliche Beziehung zwischen dem Arzt und seinem sich aktiv an den Entscheidungsprozessen und an der Behandlung beteiligenden Patienten herzustellen. Der Vorteil dieses Vorgehens wurde gerade am Beispiel der Enttäuschungsreaktionen der nicht in die Isolation randomisierten und der aus der Studie zurückgewiesenen Patienten deutlich. Auf längere Sicht bleiben dem unheilbar Kranken Enttäuschungen nicht erspart; wird der Patient so eingehend wie möglich über die Behandlungsmöglichkeiten informiert und an allen Entscheidungen beteiligt, so ist es im weiteren Verlauf auch leichter möglich, mit ihm den eigentlichen Grund der Enttäuschungsreaktionen, nämlich seine Depression über die Unheilbarkeit der Erkrankung zu bearbeiten und ihn in seinem Trauerprozeß zu unterstützen.

Als behandelnden Ärzten wurde uns bewußt, daß es nicht ausreicht, einen „Informed Consent" einzuholen, um „dem Gesetz genüge zu tun" und dem Patienten mit der Gesamtheit aller wahrscheinlichen und unwahrscheinlichen Risiken zu überschwemmen, oft in einer Sprache, die ihm eigentlich nicht verständlich ist. In diesem Falle unterschreibt der Patient – fügsam und verständnisvoll, wie er in seiner Lage meist nur sein kann – den „Informed Consent" häufig in dem Gefühl „was bleibt mir ja anderes übrig". Im Rahmen des Versuchs, eine partnerschaftliche Beziehung mit dem informierten Kranken zu entwickeln, kommt dem Einholen eines „Informed Consent" dagegen neben der Information des Kranken die Aufgabe zu, ihm auch die Begrenztheit unserer therapeutischen Möglichkeiten zu vermitteln und damit die Auseinandersetzung mit seiner eigenen Begrenztheit in der Beziehung zum Arzt zu ermöglichen. Der Arzt muß dann allerdings gleichzeitig seine Rolle als omnipotenter Heiler aufgeben; er stellt sich dem Patienten dafür als mit Entscheidungshilfen beratender Partner zur Verfügung. Dies setzt voraus, daß der Arzt erst einmal dem Patienten zuhört, auf seine Befürchtungen und Nöte eingeht, also sich erst einmal in eine Beziehung auch zum Todkranken einläßt, in der es dem Patienten möglich wird, seine Lebenswirklichkeit und seine individuellen Bedürfnisse darzustellen. Eine solche Beziehung zum Kranken setzt eine innere Freiheit, oft einen Abbau von Abwehrhaltungen und eigenen Ängsten beim Arzt voraus. Bei uns hat sich gerade unter diesen Gesichtspunkten die kontinuierliche Zusammenarbeit zwischen Onkologen und Psychosomatikern bzw. Psychologen bewährt.

Maass, G. (Deutsche Klinik für Diagnostik Wiesbaden):
Die psychosomatische Untersuchung in der internistischen Praxis

Der Anteil psychosomatischer Störungen in der internistischen Praxis wird auf etwa 30–50% geschätzt. In 10 Jahren ist an der Deutschen Klinik für Diagnostik Wiesbaden konstant jeder zweite Problemfallpatient der Meinung, daß es sich bei seinen Beschwerden um nervöse Störungen handeln könnte. Die Bereitschaft der Patienten, die Bedeutung seelischer Faktoren anzuerkennen, ist also größer als wir zunächst vermutet haben. Wie können wir nun mit diesem Angebot dieser Bereitschaft unseres Patienten zum Gespräch umgehen?

Viele Ärzte sind zu einem Gespräch mit dem Patienten bereit. Sie verfügen oft über wertvolle Informationen, bewußte und unbewußte Wahrnehmungen aus dem psychosozialen Umfeld der Familie und des Berufes gerade durch ihre Hausbesuche und sind somit oft in der Lage, psychosomatische Zusammenhänge zu erkennen. Dabei geht es nicht in erster Linie um die Erarbeitung einer psychopathologischen oder psychosomatischen Diagnose, sondern um den *psychosomatischen Zugang* zum Kranken, der sowohl die körperlichen Symptome als auch die seelische und soziale Situation des Kranken mit ihren Konflikten und Zusammenhängen berücksichtigt. Die Frage, ob eine Krankheit körperlich oder seelisch bedingt ist, ist wissenschaftlich überholt, da sie von einem alten dualistischen Konzept ausgeht, das einem neuen Konzept vom mehrdimensionalen Bedingungsgefüge der Krankheiten gewichen ist, das von der Bedeutung hereditärer Faktoren bis zum psychischen Trauma reicht. Der Ausschluß einer „organischen Ursache" ist nicht gleichzusetzen mit einer

„psychosomatischen Diagnose": für die Annahme seelischer Mitursachen bei Krankheiten ist eine *positive* Diagnose notwendig, die einen zeitlichen und verstehbaren Zusammenhang zwischen dem Beginn körperlicher Beschwerden einerseits und konflikthaften traumatischen Erlebnissen, Belastungen oder Krisen andererseits herstellt. Gelingt dies nicht, so ist ein psychosomatischer Zusammenhang in Frage zu stellen.

Die *Voraussetzungen* für ein psychosomatisches Gespräch:
1. Die Bereitschaft von Patient und Arzt, eine gefühlsmäßige Beziehung miteinander einzugehen und daran zu arbeiten.
2. Gespräch unter vier Augen, das nicht durch Störungen unterbrochen wird.
3. Die im Arzt entstehenden Gefühle und Phantasien sind ein wichtiger Bestandteil der Arzt-Patientbeziehung und damit des Verständnisses der Krankheit der Patienten.
4. Grundkenntnisse des psychosomatischen Bedingungsgefüges der Krankheit sind erforderlich: die (chronischen) Ambivalenzkonflikte zwischen Liebe und Haß gegenüber wichtigen Menschen seit der frühen Kindheit (Freud, Mitscherlich), in einer Stimmung der Hilf- und Hoffnungslosigkeit (Engel und Schmale), der reale, drohende, phantasierte oder symbolische Objektverlust, der zu Ängsten und damit zu einem Rückzug auf frühe schutzgebende Verhaltensmuster führt (Regression), die alte unreife Ausdrucksformen körperlichen Ausdrucks von Affekten wiederbelebt („Resomatisierung der Affekte", Schur), die sich in psychosomatischen Störungen äußern (Abb. 1).
5. Von zentraler Bedeutung ist das Auffinden *un*bewußter pathogener Konflikte bei Symptombeginn. Der Patient kann die Ursachen seiner psychosomatischen Störungen nicht angeben, da sie ihm nicht bewußt sind. Es ist die lohnende und oft interessante und spannende Aufgabe des Internisten, die hinter den Symptombildungen verborgenen und abgewehrten Konflikte zwischen Liebe und Haß gegenüber wichtigen Menschen, die Ängste vor dem Verlust wichtiger Angehöriger, bei Trennungskonflikten und Selbstwertkrisen im einfühlenden Dialog mit dem Patienten gemeinsam herauszuarbeiten.

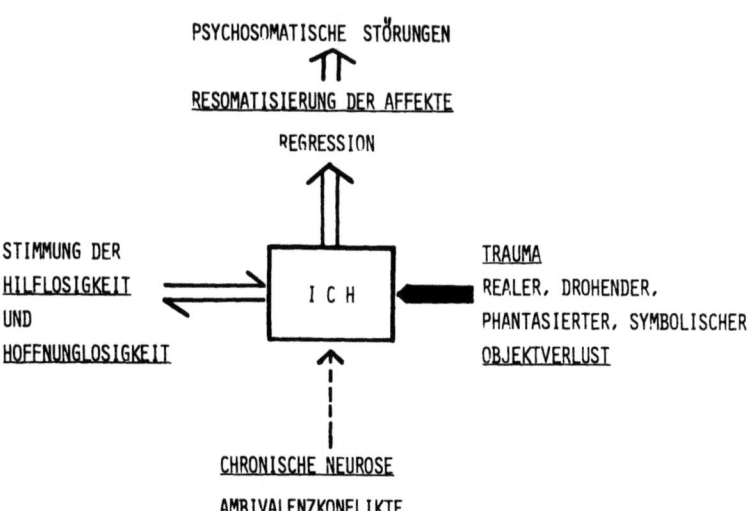

Abb. 1. Auslösende Faktoren psychosomatischer Störungen

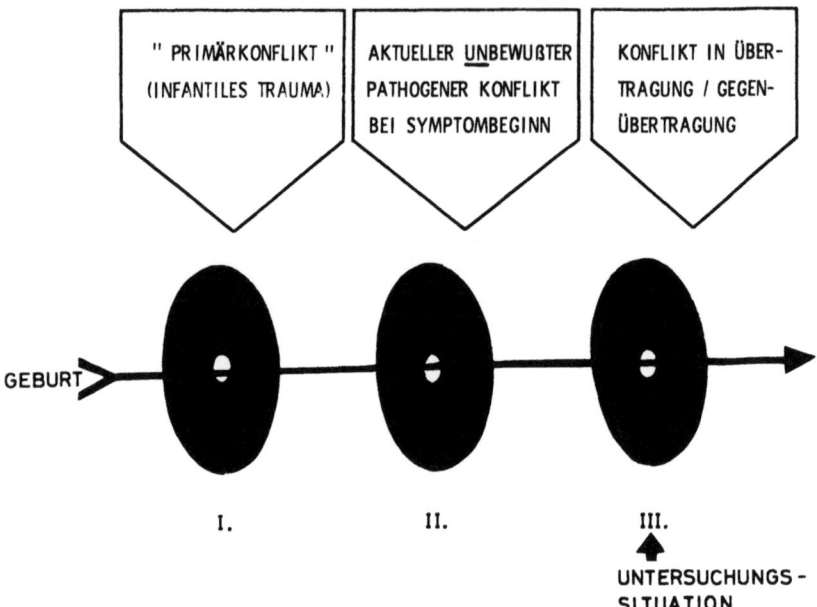

Abb. 2. Konfliktebenen und Stufen der psychosomatischen Untersuchung

6. Der Untersucher sollte soweit wie möglich frei von Wert- oder Vorurteilen gegenüber seinen Patienten sein. Die notwendige „Ich-psychologische Grundeinstellung" geht von der Vorstellung und Erfahrung aus, daß jede neurotische Störung unbewußt motiviert und determiniert ist und im Kompromiß zwischen pathogenen Konflikten und Symptombildungen einen – oft verzweifelten – Anpassungs- und Bewältigungsversuch des Patienten darstellt, den es zu verstehen gilt. Voreilige Ratschläge, Veränderungen äußerer Lebensbedingungen herbeizuführen (Heirat oder Scheidung, Umzug, Aufgabe des Berufes oder der Erwerbstätigkeit), sind nicht Aufgabe des Arztes, sondern Konsequenzen, die der Patient aus den Gesprächen ziehen *kann,* nicht muß.

In Abhängigkeit vom Mut, Interesse und der Bereitschaft zu emotionalen Beziehungen sowie dem Weiterbildungsstand des untersuchenden Internisten gibt es für ihn drei Stufen und Ebenen der psychosomatischen Untersuchung und Konfliktbearbeitung (Abb. 2).

1. Aktualkonflikt (= pathogener Konflikt bei Symptombeginn)

Der Einstieg in die Technik der psychosomatischen Untersuchung gelingt am leichtesten durch ein locker strukturiertes Interview. Nach der Eröffnungsfrage „Was fehlt Ihnen?" oder noch offener „worum geht es?" läßt man den Patienten ein Bild seiner Beschwerden und seiner Vorstellungen über seine Krankheit entwickeln, wobei der Patient selbst oft schon wichtige Hinweise liefert. Durch zusätzliche Fragen macht sich der Untersucher ein Bild von der Art, Intensität und Lokalisation der Beschwerden. Dann folgt das „Mikroskopieren" der auslösenden Konfliktsituation

bei Symptombeginn: „Wann haben die Beschwerden begonnen?" Der Patient wird
dabei ermutigt, sich möglichst genau – manchmal kann Tag und Stunde wichtig sein
– an das erste Auftreten der Beschwerden zu erinnern.

Eine 25jährige Patientin berichtete, daß sie „vom Unterleib abwärts bis in die Füße" häufig starke Schwellungen habe, so daß sie manchmal das Gefühl habe, daß die Beine „*platzen*". Begonnen habe alles am 22. 4. 1979, einen Tag nach ihrem 24. Geburtstag. Sie war damals seit 2 Tagen an Bord eines Schiffes auf einer Kreuzfahrt.

Nun folgt die Suche nach pathogenen Konflikten mit Fragen wie: „In welcher Situation waren Sie damals, als Sie krank wurden?" oder „Was war damals los?" oder noch genauer: „Was hat Sie damals bedrückt oder geängstigt?" An diesem Punkt des Dialogs ist häufig mit Widerständen der Patienten zu rechnen, die ihre Not aus Scham oder Schuldgefühl nicht preisgeben können. Hier hilft geduldiges Abwarten und oft das Einschalten der körperlichen Untersuchung, um die Ängste der Patienten vor peinlichen Erlebnissen oder Phantasien zu verringern.

Unsere Patientin erinnert sich, daß sie damals (bei Symptombeginn) drei Mitfahrer zu ihrer kleinen Geburtstagsfeier eingeladen hatte. Kurz zuvor dachte sie über die zurückliegenden Jahre in ihrem Leben nach. Sie hatte 3 Jahre vorher geheiratet. 1 Jahr nach der Heirat sei ihr anfänglich guter Mann dann mit einer anderen Seite „*herausgeplatzt*": er habe sich in Kneipen und mit anderen Frauen herumgetrieben und hohe Schulden gemacht. 1 Jahr vor Symptombeginn kam es dann zum „*Knall*": während sie (zur Information als Mitarbeiterin eines Reisebüros) auf einer *Kreuzfahrt* war, sei er aus ihrer gemeinsamen Wohnung ausgezogen. Die Patientin weint an dieser Stelle ihres Berichtes, was etwas von der traumatischen Natur dieses Erlebnisses mit ihrem Mann deutlich macht. Als die Patientin darauf angesprochen wird, daß sie vermutlich verzweifelt darüber sei, einen Mann nicht halten zu können, reagiert sie mit Traurigkeit und hilf- und hoffnungsloser Verzweiflung: sie sei so schrecklich dick geworden und müsse manchmal Hüftgürtel tragen, damit die Kleider nicht *platzen* oder sie nicht aus den Nähten *platzt*. Sie hat Angst, dadurch nicht liebenswert, sondern eher häßlilch zu sein und abgelehnt zu werden. Schließlich kommt die Karzinophobie der Patientin zum Vorschein. Sie hat Angst, eine bösartige Krankheit zu haben und daran sterben zu müssen.

Die Erfahrungstatsache, daß neurotische Konflikte und Symptombildungen niemals allein durch aktuelle rezente Konflikte bei Symtombeginn entstehen, sondern nur eine Wiederbelebung früher infantiler Konflikte in der Beziehung meistens zu Elternobjekten sind, folgt in der zweiten Stufe und Ebene die Suche nach dem

2. Primärkonflikt (= traumatische Konflikte mit den Eltern in der Kindheit)

Hier sind Fragen nach der Art der Beziehungen zu den Eltern oft hilfreich, wenn sie von den Patienten nicht spontan dargestellt werden: „Wie haben Sie Ihre Eltern erlebt?" oder „Wie war Ihre Kindheit im Elternhaus?"

Unsere Patientin gab an, daß sie mit ihrer Großmutter, Mutter und Schwester ein sehr enges zärtliches Verhältnis verband. Alle hätten „furchtbar" aneinander gehangen. Aber vielleicht liege ein Fluch über den Frauen der Familie: die Großmutter starb an einer Lungenentzündung, die Mutter früh an einer Lungenentzündung bei Leukämie, an der die Schwester ebenfalls starb (einen Monat vor Symptombeginn!). Offensichtlich ist der Patientin die Loslösung aus der symbiotischen Beziehung zur Mutter nicht geglückt. Sie hat diese Abhängigkeitswünsche auf die Männer übertragen, die sich diesen infantilen Wünschen entzogen haben durch eine Trennung, die die Patientin unbewußt provoziert hat. Ihr Anpassungs- und Selbstheilungsversuch besteht darin, in den Beziehungen zu Männern jene Trennung nachzuvollziehen, die sie in der Beziehung zu ihrer Mutter nicht leisten konnte. Die Abhängigkeit von Mutter und Männern führte bei ihr zur Wut auf sich selbst und die Männer, von denen sie verlassen wurde. Diese Wut mußte aber abgewehrt werden, weil sie von diesen Menschen abhängig war, deren Beziehung sie nicht durch ausgedrückte Wut gefährden wollte. Die abgewehrte gestaute Wut richtet sich gegen sie selbst und ihren Körper: sie hat Angst, zu „platzen". Hinter ihrer Karzinophobie stecken aber unbewußt Todeswünsche: wenn sie wie die Mutter an einer bösartigen Krankheit sterben würde, wäre sie mit der

Mutter wiedervereint und nicht mehr der narzißtischen Kränkung scheiternder Partnerbeziehung ausgeliefert. Sie hat die Trennung von der früher so adipösen Mutter durch Identifizierung zu bewältigen versucht: so hat sie jetzt Angst, so dick wie die Mutter zu werden, die kachektisch starb. Mit dem Dickwerden versucht sie, der Angst, auch kachektisch zu werden, zu entgehen.

Durch die Teilnahme an einem Wahrnehmungs- und Explorationstraining oder an einer Balint-Gruppe über einen längeren Zeitraum (wie es in manchen Städten mit psychotherapeutischen Weiterbildungsmöglichkeiten oder den Lindauer Psychotherapiewochen möglich ist) gibt es dann noch die Möglichkeit der Arbeit am

3. Übertragungskonflikt („Übertragung" = Wiederholung unbewußter Gefühlseinstellungen und Konflikte aus einer traumatischen Beziehung zu „Primärobjekten" – meistens den Eltern – an späteren Menschen wie Lehrer, Freunde, Vorgesetzte, Partner, also auch den dem untersuchenden Arzt)

Unsere Patientin hatte bei der Begrüßung in dem Untersucher (der noch nichts über die Symptomatik und Biographie der Patientin wußte) die Vorstellung durch ihr düsteres, dumpf-mißgestimmtes Gesicht ausgelöst, daß die Patientin gleich vor Wut *platze*. Unmittelbar darauf berichtete die Patientin spontan, daß sie das Gefühl habe, ihre Beine würden *„platzen"* (s. oben), um diese unbewußte pathogene Phantasie des „Platzens" noch in mehreren Variationen und Beziehungen zu wiederholen.

Die Wiederholungen unbewußter Einstellungen und Konflikte in der Übertragung auf den internistischen Untersucher geben wichtige Hinweise auf die Persönlichkeit des Patienten, die oft über pathologische Konfliktlösungen entscheidet. Zentraler Fokus der ärztlichen Aufmerksamkeit ist in der internistisch-psychosomatischen Untersuchung immer der pathogene *un*bewußte Konflikt zwischen libidinösen und aggressiven Impulsen in der Beziehung zu wichtigen Menschen, die durch Verlust oder Trennung bedroht oder belastet sind und/oder gravierende Selbstwertkonflikte bei Symptombeginn, auf dem Hintergrund der biographischen und Persönlichkeitsentwicklung des Patienten sowie ihrer Übertragung auf die Patienten-Arztbeziehung. Können die drei Konfliktebenen in der psychosomatischen Untersuchung zur Deckung gebracht werden, so ist die Bedeutung auslösender seelischer Faktoren sicher, bei nur ein oder zwei Konfliktebenen möglich, bei keinen auffindbaren Konflikten abzulehnen. Die Wahrnehmung der pathogenen Konflikte setzt jedoch die Erlernung des psychosomatischen Zugangs zum Patienten voraus.

Literatur

Balint M (1957) Der Arzt, sein Patient und die Krankheit. Klett, Stuttgart – Freud S (1952) Studien über Hysterie. Gesammelte Werke. Imago Publ., London – Mitscherlich A (1967) Krankheit als Konflikt. edition suhrkamp, Frankfurt – Engel GL, Schmale AH (1969) Eine psychoanalytische Theorie der somatischen Störung. Psyche 23: 241–261 – Schur M (1974) Zur Metapsychologie der Somatisierung. In: Brede K (Hrsg) Einführung in die Psychosomatische Medizin. Athenäum Fischer, Frankfurt

Klapp, B. F., Laubach, W. (Zentrum für Innere Medizin an der Univ. Gießen), Scheer, J. W. (Zentrum für Psychosomat. Medizin, Abt. Med. Psychologie, Univ. Gießen):
Die Intensivbehandlung als psychosomatisches Aufgabengebiet — Probleme und Konfliktmomente im Behandlungsteam

Schon bald nach Errichtung der ersten Intensivstationen wurde auf psychologische Probleme auf diesen hingewiesen, die sich jedoch primär auf die Patientensituation bezogen.

Zwar wurde auch wiederholt auf die außergewöhnlichen Belastungen des Personals auf Intensivstationen aufmerksam gemacht, bislang liegen jedoch nur vereinzelte systematische Untersuchungen vor [2–4, 6, 8, 9, 11, 12, 19].

Als belastende Momente für das Behandlungsteam, insbesondere dabei der Pflegekräfte, werden herausgestellt: Die Wahrnehmung von behandlungsbedingten Verunstaltungen der Patienten, Kontaktbehinderungen, ständige Konfrontation mit schwerem Leiden, Mangel an Erfolgserlebnissen sowie besonders auch die hohe Mortalitätsrate verbunden mit häufigem Objektverlust u. a.

Hier soll berichtet werden über einige, die Schwestern-Pflegergruppe betreffende Ergebnisse mehrerer Untersuchungen zu psychosozialen Problemen auf einer allgemeinen internistischen Intensivstation. Die Station wurde bereits andernorts beschrieben [14]. Hier sei noch vermerkt, daß die Betten-Personalrelation 1:2,5 zuzüglich studentischer Nachtwachen beträgt.

Zum Untersuchungsgang: Ausgehend von der sogenannten teilnehmenden Beobachtung wurden 1977 Patienten, Pflegekräfte und Ärzte anhand eigens entwickelter Interviewbögen untersucht. In Weiterentwicklung und Spezialisierung des ersten Pflegepersonalbogens mit einem Umfang von ca. 120 Variablen wurde 1979 anhand eines 150 Variablen umfassenden Interviewbogens eine weitere Untersuchung vornehmlich zur Situation der Pflegekräfte durchgeführt. Verwendet wurden nahezu ausschließlich geschlossene Fragen mit fünf Antwortmöglichkeiten.

An den Untersuchungen beteiligten sich 1977 33, 1979 27 Pflegekräfte, wobei 1977 die studentischen Nachtwachen miteinbezogen waren, was die unterschiedliche Größe und Geschlechtsverteilung der beiden Kollektive (1977 mehr Männer als 1979) erklärt. Die zweite Untersuchung, die auch einen deutlichen Schwerpunkt im professionellen Selbstverständnis der Pflegekräfte hatte und deshalb auf die Angehörigen der Pflegeberufe beschränkt wurde, umfaßte noch eine testpsychologische Erhebung mit dem Gießen-Test a) zum realen Selbstbild und b) zur idealen Pflegekraft, an der sich elf Schwestern und neun Pfleger beteiligten.

Ergebnisse

1. Selbsteinschätzung der pflegerischen Betreuung versus Patienteneinschätzung: Nur sechs von 33 Pflegekräften beurteilten die pflegerische Betreuung als „sehr gut", acht dagegen schätzten sie als „mittelmäßig bis schlecht" ein. Gleichzeitig erwarteten aber 31 die Patientenurteilung „gut bis sehr gut". Gaben 27 an, sich selbst gern mit den Patienten zu befassen, so glaubten sie andererseits nicht, daß dies von den Patienten so gesehen werde: Nur eine meinte, die Patienten glaubten, daß sich das Pflegepersonal gern mit ihnen befasse, 13 eher gern, während zehn die neutrale Position „weder noch" bezogen und sogar sieben als Patienteneinschätzung eher ungern annahmen. Die Möglichkeiten für die Patienten, mit den Schwestern und Pflegern zu sprechen, schätzte nur eine Pflegekraft als „sehr gut" ein, 16 für „mäßig" und sechs sogar für eher bis ziemlich schlecht. Eine nur geringfügig bessere Einschätzung erwarteten sie seitens der Patienten, keine Pflegekraft gab an zu glauben, daß die Patienten bedauern könnten, von der Intensivstation verlegt zu werden. Demgegenüber bezeichneten die Patienten ($n = 140$) die pflegerische Betreuung zu 62% als sehr gut, die Kommunikationsmöglichkeiten mit den Pflegekräften zu 96% als gut bis sehr gut, 89% der Patienten gaben das Empfinden an, daß sich die Pflegekräfte gern mit ihnen befaßten und immerhin 10% äußerten Bedauern über ihrer Verlegung.

2. *Kooperationsprobleme und Spannungen im Behandlungsteam:* Mittlere bis große Spannungen innerhalb der Schwestern-Pflegergruppe bzw. zwischen Ärzten und Pflegepersonal sahen 21 bzw. 19 der Pflegekräfte, wobei jeweils acht bzw. elf dabei das Empfinden äußerten, daß die Patienten darunter litten, für sich selbst gaben 19 der 34 Schwestern und Pfleger an, unter den Spannungen zu leiden.

Die Zusammenarbeit im Stationsteam wurde für die einzelnen Funktionskreise sehr unterschiedlich beurteilt. So wurde sie für die Schwestern-Pflegergruppe selbst 25mal als gut bis sehr gut angegeben, zwischen Ärzten und Pflegerpersonal 15mal, unter den Ärzten 11mal, mäßig bis schlecht entsprechend in der gleichen Reihenfolge 7-, 18- und 21mal. Dabei sei angemerkt, daß auch von der Ärzten selbst vornehmlich Mängel in der ärztlichen Zusammenarbeit gesehen wurden.

3. *Motivationen zum Pflegeberuf und speziell zur Arbeit auf der Intensivstation:*
3.1. Trotz dieser vorgenannten Einschätzungen gaben 215 Pflegekräfte an, gern bis sehr gern auf der Intensivstation zu arbeiten, nur sechs machten Einschränkungen, keiner äußerte ein auch nur eingeschränktes „ungern".
3.2. Die Ranglistung der Motivationen zum Pflegeberuf nach der Häufigkeit der Angabe „sehr wichtig" zeigte sowohl für den Idealfall, also wie sie nach Meinung der Schwestern und Pfleger sein sollte, wie auch bezüglich der eigenen Motive auf den ersten drei Positionen die Wünsche nach Arbeit am Patienten, Dienst am Patienten, Menschen helfen zu wollen mit jeweils 75% und mehr der Nennungen. Die Vorstellung ein einer selbständigen Arbeit an 4. Stelle dieser Ranglistung wurde nur noch 10mal als sehr wichtig angegeben, Motive der eigenen Existenzsicherung hingegen erschienen ganz im Hintergrund.

Die analoge Ranglistung der Motivationen für die Arbeit auf der Intensivstation zeigte mit jeweils $^2/_3$ und mehr der Nennungen intensive Patientenpflege, Sammlung von Erfahrungen in Notfallmedizin und die Möglichkeit zu selbständiger Arbeit sowie mit 50% die Erwartung des Umganges mit Schwerstkranken als die vorrangigen Motive.
3.3. In der Einschätzung der für den Pflegeberuf wichtigen Eigenschaften und Fähigkeiten (speziell im Hinblick auf die Arbeit auf Intensivstationen) erschienen ganz zu vorderst Kooperationsfähigkeit, Selbständigkeit und Auseinandersetzungsbereitschaft mit $^2/_3$ bzw. jeweils ca. 50% der Angaben sehr wichtig.

4. *Enttäuschungs- und Konfliktmomente:* Hier erschien vordergründig, entsprechend der Ranglistung nach der Angabe „sehr" die Personalknappheit an vorderster Stelle. Bei genauerer Betrachtung, insbesondere bei Berücksichtigung der Klassi-

fikationsmittelwerte, die zudem wegen der wesentlich selteneren Benennung der Extremposition „sehr" den Bewertungen gerechter wird, stellten Kooperationsprobleme zwischen den zwei Schichten des Pflegepersonals, zwischen Ärzten und Pflegepersonal sowie Mängel in der Betreuung neuer Pflegekräfte, verbunden mit dem Entbehren von Anerkennung, die bedeutsamsten Enttäuschungs- und Konfliktmomente dar, vorrangig vor Personalknappheit und -Räumlichkeiten. Hinzu kommen Enttäuschungen aus dem Umgang mit den Patienten, der sich für die Pflegekräfte offenbar problematischer gestaltet, als es vielleicht primär den Anschein hatte und von ihnen selbst erwartet wird: Von der Erwartung eines engen Patientenkontaktes, 9mal als sehr wichtiger Grund zur Arbeitsplatzwahl bezeichnet, meinte nur noch eine Pflegekraft uneingeschränkt, sie realisieren zu können, zwölf nur teilweise, während neun sie als kaum bzw. gar nicht (eine) erfüllbar ansahen. Nur sechs Pflegekräfte meinten uneingeschränkt, daß auf die seelische Situation der Patienten Rücksicht genommen werden könne, die übrigen sahen dies enttäuscht als nicht oder nur teilweise gewährleistet an. Sechs gaben an, daß die gefühlsmäßige Zuwendung zum Patienten schwerfalle, nur 13, also etwa die Hälfte, hielten sie für eher problemlos. Befangenheit, unter Umständen Hilflosigkeit in bestimmten Situationen auf der Station gaben acht mit häufig, 15 mit manchmal an. Eine zentrale Position unter diesen Situationen nahm das Sterben, insbesondere länger liegender Patienten ein.

5. An *Gründen für Kooperationsprobleme und Spannungen* in der Schwestern-Pflegergruppe, die so vorrangig unter den Enttäuschungs- und Konfliktmomenten rangierten, wurden ungenügende Absprachen, dominierendes Verhalten Einzelner, Hierarchieprobleme sowie Konkurrenzdenken mit jeweils 33–50% als sehr wichtig angegeben. Analoges gilt mit Nuancierungen für das Verhältnis zwischen Ärzten und Pflegepersonal.

6. Im *Gießen-Test* unterscheidet sich die Schwestern-Pflegergruppe ihrem realen Selbstbild von der Normalpopulation signifikant auf vier von sechs Skalen, entsprechend der statistischen Überprüfung mit dem t-Test für unabhängige Gruppen ($p = 0,05$). Danach stellten sich die Intensivpflegekräfte dar als eher ängstlich-depressive Personen, die sich zwar als eher sozial potenter, jedoch negativer sozial resonant und unterkontrollierter als der Durchschnitt der Bevölkerung erleben. Bei der Analyse der Einzelitems, insbesondere der mit Relevanz für den Arbeitsbereich, fielen, wenn auch mit Nuancierungen zwischen Schwestern und Pflegern, folgende signifikante Abweichungen vom Bevölkerungsdurchschnitt auf: Die Intensivpflegekräfte haben den Eindruck, daß andere mit ihrer Arbeitsleistung unzufriedener sind, sehen sich häufiger in Auseinandersetzungen mit anderen, sind darauf eingestellt, daß man sie für minderwertiger hält und glauben, sich im Vergleich zu anderen eigensinniger zu benehmen.

Demgegenüber sollte die ideale Intensivpflegekraft nach den Vorstellungen der Schwestern-Pflegergruppe positiver sozialresonant, weniger dominant, kontrollierter, selbstsicherer und weniger ängstlich-depressiv sein. Es zeigt sich eine nahezu polare Gegenüberstellung von Selbst- und Idealbild.

Diskussion

An den hier dargestellten Befunden fällt auf, daß die Pflegekräfte, die unseres Erachtens zurecht oft als die Schlüsselfiguren der Intensivbehandlung bezeichnet werden [2, 7], sich selbst bzw. ihre Arbeit eher negativ einschätzen. Es zeigen sich deutliche Diskrepanzen zwischen ihren Idealen bezüglich Berufs- wie Arbeitsplatzwahl, ihren Vorstellungen wie sie sein sollten und dem, wie sich bzw. einander in der konkreten Situation auf der Station sehen und erleben. Unter den Enttäuschungsmomenten fällt neben den auf die Pflegergruppe selbst bezogenen Kooperationsproblemen ein Konfliktfeld mit der Ärztegruppe auf, das auch andernorts beschrieben bzw. als mögliche Gefahr für das Intensivbehandlungsteam herausgestellt wurde [3]. Besonders auffällig sind die vom Pflegepersonal empfundenen Diskrepanzen im Umgang mit den Patienten, zwischen ihren Wünschen und deren subjektiver Realisierung, sowie zwischen ihrer Meinung, wie sie von den Patienten wahrgenommen werden, und dem, wie sich die Patienten selbst äußern. Die Selbstsicht einer negativen sozialen Resonanz wird von den Patienten in Übereinstimmung mit den Angaben in der Literatur [2, 5] keineswegs bestätigt. Die im Gießen-Test sich darstellende Depressivität stimmt überein mit den Befunden von Beckmann und Richter [1] bei Schwesterschülerinnen und Schwesternschülern sowie von Vollrath et al. [18] bei Dialyseschwestern, was von diesen Autoren dahingehend interpretiert wird, daß der Beruf der Schwester vornehmlich von Menschen mit depressiver Persönlichkeitsstruktur gewählt werde. Selbst oder besser gerade bei Aufgreifen dieser Interpretation sind die Störmomente für befriedigendere Arbeitsmöglichkeiten aufzuspüren und zu eliminieren. Offenbar leidet der insbesondere von Freyberger [7] so eindrucksvoll beschriebene Arbeitsenthusiasmus, der sich ja auch in den Erwartungen der hier beschriebenen Schwestern-Pflegergruppe kundtut, tiefgreifend unter Kommunikationsproblemen unter den verschiedenen Funktionskreisen. Die Spannung zwischen den ja auch sozial gewünschten hohen Normen der Pflegekräfte und dem was ihnen realisierbar scheint, der empfundene Mangel an Kooperation, wechselseitiger Hilfe und Anerkennung läßt immer wieder Gefühle der Inadäquanz, des Versagens, der Ängstlichkeit und Depressivität aufkommen, wie sie auch von anderen Autoren [6, 13] beschrieben wurde und von Levison [15] als beruflicher Streß unter psychoanalytischen Gesichtspunkten für verschiedene Institutionen untersucht wurde. Berücksichtigt man die Bedeutung sozialer Interaktionen besonders für vital bedrohte Patienten [16, 17] so wird deutlich, wie wichtig die Gestaltung eines positiven affektiven Klimas nicht zuletzt über befriedigende Arbeitsmöglichkeiten für das Stationsteam auch für die Patienten ist. Dies setzt voraus: a) die Erkenntnis besonders aber die affektive Annahme der Problematik des Pflegeteams, d. h. eigentlich des gesamten Intensivbehandlungsteams, und b) die Schaffung eines Raumes, in dem relativ frei Ängste, Schuldgefühle, Aggressionen o. a. artikuliert werden können.

Aus den Erfahrungen der Station, auf der die vorliegenden Befunde erhoben wurden, läßt sich folgern: 1. Allgemeine Stationsbesprechungen reichen zur Bewältigung tiefgreifender affektiver Spannungen offenbar nicht aus, 2. die „Selbsthilfe-Kapazitäten sind infolge der großen emotionalen Belastung und die Gefahr der Konfliktverschiebung sehr begrenzt, 3. sporadische psychosomatische Interventionen reichen nicht aus, sondern führen evtl. noch zu zusätzlicher Gefährdung einer noch kompensierten Situation. Entscheidende Voraussetzung für eine nachhaltige Besserung der Situation, insbesondere auf universitären Intensivstationen mit ihren vielfältigen Aufgaben, ist die Anbindung eines Psychosomatikers an die Station, dem eine klare, umschriebene Rolle und Kompetenz im Intensivbehandlungsteam zuerkannt wird. Als Voraussetzung seitens des Psychosomatikers erscheinen bedeutungsvoll: 1. Seine Identifizierung mit den primären Zielen und damit auch Konflikten der Intensivmedizin und 2. die Fähigkeit und Bereitschaft sich mit den zu Beratenden zumindest ansatzweise identifizieren zu können [10]. Die für die Beratungen und Interventionen des Psychosomatikers adäquate Form scheint eine streng Patienten-zentrierte Arbeit zu sein, wobei wesentlich ist, daß diese vom gesamten Team, also Schwestern-Pflegergruppe und Ärzten einschließlich der Kliniksleitung getragen werden.

Literatur

1. Beckmann D, Richter HE (1975) Gießen-Test (GT) Handbuch. Bern – 2. Cassem NH, Hackett TP et al. (1970) Reactions of coronary patients to the CCU nurse. Amer J Nurs 70: 319–324 – 3. Cassem NH, Hackett TP (1972) Sources of tension for the CCU nurse. Amer J Nurs 72: 1426 – 4. Cassem NH, Hackett TP (1975) Stress on the nurse and the therapist in the Intensive Care Unit and the Coronary Care Unit. Heart Lung 4: 252–259 – 5. Cay EL et al. (1972) Psychological Reactions to a CCU. J Psychosom Res 16: 437–447 – 6. Eisendrath SJ et al. (1979) Psychological issues in intensive care unit staff. Heart Lung 8: 751–758 – 7. Freyberger H (1971) Psychosomatische Aufgabenbereiche. In: Lawin P (Hrsg) Praxis der Intensivbehandlung. Thieme, Stuttgart – 8. Freyberger H et al. (1972) Das Berufsbild der Intensivschwester und des Intensivpflegers. Z Prakt Anaesth 7: 134–140 – 9. Freyberger H et al. (1972) Spezialprobleme der Schwestern-Pflegergruppe in internmedizinischen Intensivbehandlungs- und Dialyseeinheiten. In: Pinding M (Hrsg) Krankenpflege in unserer Gesellschaft. Thieme, Stuttgart – 10. Vergl. hierzu Fürstenau P (1979) Institutionsberatung. Ein neuer Zweig angewandter Sozialwissenschaft. In: Fürstenau P (Hrsg) Zur Theorie psychoanalytischer Praxis. Klett-Cotta, Stuttgart – 11. Gaus E, Köhle K (1979) Intensivmedizin aus psychosomatischer Sicht. In: Uexküll Th v (Hrsg) Lehrbuch der psychosomatischen Medizin. München – 12. Hay D, Oken D (1972) The psychological stresses of intensive care nursing. Psychosom Med 34: 109 – 13. Kahn A (1975) Stranger in the world of ICU. Am J Nurs 75: 2022 – 14. Klapp BF, Scheer JW (1978) Das Intensivbehandlungssyndrom. – Eine neue Erkrankung durch den medizinischen Fortschritt? Med Welt 29: 819 – 15. Levinson H (1973) A psychoanalytical view of occupational stress. Occup Ment Health 3: 2 – 16. Leigh H et al. (1972) A psychological comparison of patients in "open" and "closed" CCU. J Psychosom Res 16: 449 – 17. Lynch J et al. (1977) Human contact and cardial arrhythemia in a CCU. Psychosom Med 39: 188 – 18. Vollrath P et al. (1977) Interaktionsverhalten zwischen Patienten und Schwestern auf einer Dialysestation. Inn Med 4: 169 – 19. Vreeland R, Ellis GL (1969) Stresses on the Nurse in an intensive care unit. JAMA 208: 322

Speidel, H. (Psychosomat. Abt., II. Med.-Klinik Univ. Krankenhaus Eppendorf, Hamburg):
Konsultations- und Liaisondienste

Der in unseren Kliniken übliche Konsiliardienst als die traditionelle Form der interdisziplinären, ärztlichen Kommunikation ist ein Kind der Organmedizin und in ihrem Rahmen auch ein bewährtes diagnostisch-therapeutisches Hilfssystem. Weil er für die fachliche Interaktion zum Wohle der Patienten stilbildend war und ist, funktioniert auch die gängige Konsiliarbeziehung zwischen organmedizinischen und psychologisch orientierten Institutionen (psychiatrische, psychosomatische, psychotherapeutische Abteilungen) nach diesem Muster.

Diese Beziehungsform ist aber aus der Sicht der psychologisch orientierten Medizin grundsätzlich problematisch, und zwar aus folgenden Gründen:
1. Die psychologische Medizin hat im wesentlichen Beziehungen und deren vielfältige Störungen zum Gegenstand bzw. Störungen, deren wesentlicher, aktuell sichtbarer Aspekt Verhaltensweisen sind, die ihrerseits Relikte alter Beziehungen

darstellen und sich wiederum in Beziehungen, u. a. denen zum ärztlichen und pflegerischen Personal, realisieren. Damit ist ein wesentliches diagnostisches Hilfsmittel die Reflektion über die (u. a. Beziehungs-)Problematik des Patienten in dem aktuellen Beziehungsfeld der klinischen Institution, in der sich der Patient befindet. Die traditionelle Form des Konsiliarbesuches erschwert oder verhindert die Nutzung dieses diagnostischen Potentials.
2. Die psychologischen Vorstellungsweisen über intrapsychische und interaktionelle Aspekte von Kranksein sind häufig Ärzten, Schwestern und Pflegern fremder als (andere) organmedizinische Bereiche. Die traditionellen Konsiliarbeziehungen bieten wenig Anhaltspunkte für die Herstellung einer gemeinsamen Verständnisebene. Diese wäre aber eine wichtige Voraussetzung für die wirkliche Integration psychosomatischer Gesichtspunkte in die Medizin und speziell für die sinnvolle und umfassende Anwendung der therapeutischen Möglichkeiten des Konsiliardienstes.
3. Ein wesentlicher Teil dieser Möglichkeiten ist die Nutzung des therapeutischen Potentials, das in einem therapeutisch wirksamen Angebot des ärztlichen und pflegerischen Personals der Station an die Patienten liegt. Dieses Potential kann im Rahmen des traditionellen Konsiliardienstes kaum genutzt oder vermehrt werden.

Im Sinne der psychologischen Medizin kann der Konsiliardienst allerdings verbessert werden, wenn die persönlichen, fachlichen Kontakte zum anfordernden Arzt und zum Pflegepersonal intensiviert werden. Dies ist aber wegen der fehlenden Systematik und Kontinuität nur beschränkt möglich. Neben den Nachteilen sind die Vorteile dieser ärztlichen Kommunikationsform rasch aufgezählt:

Der Konsiliardienst fügt sich am besten in die üblichen ärztlichen Beziehungsmuster ein, was für das Funktionieren einer klinischen Institution nicht bedeutungslos ist, und 2. handelt es sich um ein rationelles, relativ wenig arbeitsaufwendiges Verfahren. Stellt man das Beharrungsvermögen tradierter klinischer Beziehungsformen und die Notwendigkeit einer reibungsarmen Routine in Rechnung, so ist klar, daß die traditionelle Konsultation eine erhebliche Bedeutung behalten muß. Es ist aber auch deutlich, daß aus der Sicht des an psychischen (Krankheits-)Aspekten engagierten klinischen Partners diese tradierte Form professioneller Beziehung vergleichsweise unbefriedigend und dem Gegenstand nur sehr eingeschränkt angemessen ist.

Als Alternative läßt sich eine ganze Reihe von Beziehungsformen aufführen, welche den von Seiten des psychosomatischen Klinikers wünschenswerten Zielen, nämlich einer umfassenden, die Beziehungsaspekte voll einbeziehende Diagnostik und der Verbesserung der therapeutischen Kompetenz der behandelnden Institutionen, besser dient. Solche Alternativen sind u. a. die verschiedenen Formen systematischer und kontinuierlicher Gruppenarbeit, z. B. Schwestern-Pflegergruppen oder Balint-Gruppenarbeit mit Ärzten.

Die Gruppenarbeit mit Schwestern-Pflegergruppen läßt sich vor allem in Intensivstationen institutionalisieren, weil das Pflegepersonal in diesen Abteilungen besonders starken emotionalen Belastungen ausgesetzt ist und sich nach eigenen Erfahrungen typischerweise dabei von den Ärzten im Stich gelassen fühlt. Der Nachteil solcher Gruppenarbeit ist aber gerade die fehlende Beteiligung der Ärzte. Weil sie die wesentlichen Entscheidungsfunktionen haben und in der Regel den Stil der Institutionsarbeit prägen, scheitert an ihrer Nichtbeteiligung oft die Gruppenarbeit, u. a. weil sich geheime Konkurrenzbeziehungen zwischen dem Leiter der

Gruppenarbeit und dem Leiter der Institution bzw. zwischen den Gruppenmitgliedern und den Ärzten herstellen. Letztere können sich durch die vermutete, geheime Macht des Gruppenleiters und die gewachsene psychologische Kompetenz der Gruppe zu sehr in Frage gestellt sehen. Da diese Konkurrenzsituation aber in der Regel nicht offen angesprochen und ausgetragen werden kann, dienen Rationalisierungen wie das Argument von Zeit- und Personalmangel als unreflektiertes Kampfmittel, mit dem die Gruppenarbeit behindert oder von Anfang an verhindert wird.

Balint-Gruppen dagen sind ein bewährtes und eingeführtes Verfahren der praktischen psychologischen Fortbildung ursprünglich für niedergelassene Ärzte, prinzipiell aber auch für alle anderen Berufsgruppen, die es mit der Betreuung und Versorgung von Patienten zu tun haben, also auch für Schwestern, Pfleger, Sozialarbeiter etc. [7, 8]. Diese Art von Gruppenarbeit leistet zwar Hervorragendes für die Vermehrung der psychologischen Kompetenz ihrer Mitglieder, aber nicht von vornherein für die Kompetenz einer Institution, weil in der klassischen Balint-Gruppenkonstellation die Teilnehmer aus verschiedenen Institutionen bzw. Praxen kommen, und die Patienten nur jeweils einem der Teilnehmer persönlich bekannt sind [7, 8]. Grundsätzlich läßt sich dieses Modell auch auf Institutionen übertragen, und zwar dann berufsgruppenübergreifend als Arbeit mit einem Team, d. h. einer durch die gemeinsame Funktion in einer Institution verbundenen Gruppe, wie den Ärzten, Schwestern und Pflegern einer Station. Diese Form der Gruppenarbeit hat den Vorteil, daß sie nicht nur die Kompetenz der Teilnehmer, sondern die des ganzen Teams vermehrt und überdies die Funktion des Konsiliardienstes erfüllen kann. Diese Arbeit unterscheidet sich von der Balintgruppe dadurch, daß die jeweiligen Patienten allen Gruppenteilnehmern außer dem Gruppenleiter bekannt und die Gruppenteilnehmer durch gemeinsame sachliche und emotionale Beziehungen miteinander verbunden sind. Eine solche Zusammenarbeit ist nur möglich, wenn bei den beteiligten Ärzten, insbesondere dem die Institution leitenden, eine hohe Motivation vorliegt. Deshalb wird sie relativ selten verwirklicht werden können. Sie ist überdies instabil, weil nach eigenen Erfahrungen die Tatsache der gemeinsamen institutions- und funktionsbedingten emotionalen Probleme häufig oder in der Regel bewirkt, daß zunehmend diese gemeinsamen Probleme der Teilnehmer anstelle der Probleme mit den Patienten in den Vordergrund rücken bzw. diese sogar ablösen [5, 8]. Es entsteht dann eine funktionsbezogene Selbsterfahrungsgruppe [7, 8]. Diese kann sehr fruchtbar sein und deutliche, positive Rückwirkungen auf die Arbeit mit den Patienten wie auf die Qualität der Zusammenarbeit des Personals der Institution haben [5]. Sie kann nur bei hoher Motivation aller Beteiligten, insbesondere des für die Institution verantwortlichen Arztes stattfinden, dessen Teilnahme unerläßlich ist.

Eine weitere Form der Konsiliartätigkeit ist die besonders in den USA entwickelte Consultation-Liaison-Psychiatry [2–4]. Sie stellt eine Kombination verschiedener Kooperationsformen dar. Die Bedingung ihres Funktionierens ist die durch verabredete organisatorische Voraussetzungen [6] ermöglichte kontinuierliche Präsenz des Psychiaters bzw. Psychosomatikers in der Station. Er leistet sowohl diagnostische Arbeit im Sinne traditioneller Konsiliartätigkeit als auch therapeutische Arbeit im Sinne von Notfallpsychotherapie. Darüber hinaus arbeitet er auch mit den ärztlichen und pflegerischen Mitgliedern der Station und gegebenenfalls auch mit den Angehörigen der Patienten. Diese Form der Zusammenarbeit, welche eine besonders konsequente Form der Integration psychosomatischer Orientierung in die Klinik darstellt [3], setzt eine geringere Motivation der klinischen Partner voraus als die o. g. Formen der Gruppenarbeit. Vielmehr wird diese Motivation durch die Zusammenarbeit, die in ihrer Struktur flexibler ist als andere Formen, erzeugt. Voraussetzung ist ein erheblicher personeller Aufwand auf beiden Seiten. Wird er geleistet, so können vermutlich die Schwierigkeiten der Zusammenarbeit zwischen organmedizinisch und psychologisch orientierten Institutionen leichter überwunden werden als bei anderen Kooperationsformen. Darüber hinaus kann in eine solche Arbeit sogar eine besonders wertvolle didaktische Funktion eingeführt werden in Gestalt der supervidierten studentischen Beteiligung an der Patientenbetreuung [1].

Die Schwierigkeiten der Zusammenarbeit sind, darüber dürfen Berichte über erfolgreich verlaufene Beispiele der Kooperation nicht hinwegtäuschen, beträchtlich. Sie sind auf beiden Seiten zu suchen. Auf der Seite der Organmediziner findet sich fast regelhaft entweder eine vorwiegend feindselig-ablehnende Haltung gegenüber psychosomatischen Aspekten, oder die Haltung ist ambivalent mit einer vordergründig einladenden und einer hintergründig ablehnenden Haltung. Diese Ambivalenz äußert sich in vielfältiger Weise, z. B. in dem Angebot unbehandelbarer Patienten. Der Zwiespalt ist verständlich, denn würden psychologische Gesichtspunkte in die Arbeit integriert, so würde diese erheblich verändert werden. Gegen Veränderungen gelernter Methoden und Verhaltensweisen zu Gunsten unbekannter Erfahrungen entwickelt aber jeder Mensch zunächst Angst, die im Falle medizinischer Institutionen sich hinter vielerlei scheinbar sachlichen Argumenten versteckt. Dies ist für psychologisch geschulte Ärzte und Psychologen leicht durchschaubar, viel leichter als deren eigene Angst vor der Berührung mit Problemen körperlicher, evtl. sogar unheilbarer Krankheit, die sehr oft eine wesentliche Ursache für mißlungene Kooperation ist. Die Überwindung solcher Ängste kann, wie zahlreiche Beispiele zeigen, für Patienten und ihre medizinischen Partner eine wertvolle Erfahrung bedeuten.

Literatur

1. Freyberger H (1980) Consultation-liaison activities in Intensive Care Units. In: Becker R, Katz J, Polonius M-J, Speidel H (eds) Second International Symposium on Psychopathological and Neurological Dysfunctions following Open-Heart Surgery, March 5–7, 1980. Springer, Berlin Heidelberg New York – 2. Kimball ChP (1980) Consultation-liaison activity with patients undergoing open-heart surgery. In: Speidel H, Rodewald G (eds) Psychic and neurological dysfunctions following open-heart surgery. First International Symposium, March 3–4, 1978. Thieme, Stuttgart New York – 3. Krakowski AJ (1975) Consultation-liaison psychiatry: a psychosomatic service in the general hospital. Int J Psychiatry Med 6: 283–292 – 4. Pasnau RO (eds) (1975) Consultation-liaison psychiatry. Grune & Stratton, New York – 5. Ramb W, Speidel H (1977) Team-Gruppenarbeit an einer psychiatrisch-psychosomatischen Klinik für Kinder und Jugendliche. Therapiewoche 27: 7030–7033 – 6. Schüffel W Persönliche Mitteilung – 7. Speidel H (1975) Die Balint-Gruppe; Möglichkeiten zum kontrollierten Erwerb psychosomatischen Verständnisses. Therapiewoche 25: 3696–3700 – 8. Speidel H (1977) Die Balint-Gruppe. Voraussetzungen, Theorie und Methodik. Therapiewoche 27: 6946–6961

Koch, U. (Psycholog. Inst., Freiburg), Kahlke, W. (Didaktik der Medizin, Univ. Klinik Hamburg-Eppendorf), Gromus, B. (Psycholog. Inst., Freiburg):
Langzeitergebnisse der Behandlung adipöser Patienten nach einem interdisziplinären gruppentherapeutischen Modell

Dargestellt werden Ergebnisse der Behandlung adipöser Patienten nach einem seit 4 Jahren in der Universitätsklinik Hamburg-Eppendorf und seit 1 Jahr auch an der Universität Freiburg praktizierten Behandlungskonzept. Dieses ist durch folgende Komponenten gekennzeichnet: interdisziplinäre Zusammenarbeit dreier Berufsgruppen (Psychologen, Internisten und Diätassistenten), ein gruppentherapeutisches Vorgehen, eine verhaltenstherapeutische Orientierung (Schwerpunkt Selbstmodifikation) und eine zumindest ansatzweise Einbeziehung des Partners des Patienten in die Therapie (vgl. Gromus et al. 1978; Kahlke et al. 1978). Der Therapieablauf läßt sich in vier Phasen unterteilen, an die sich die Nachversorgung anschließt (s. Tabelle 1).

Abgeschlossen wurden bisher sieben Therapiegruppen mit insgesamt 100 Patienten.

Bei den Patienten dominieren die Frauen (ca. 75%), das Alter variiert zwischen 20−55 Jahren, der Mittelwert liegt bei 40 Jahren. Aus der unteren Mittelschicht und der oberen Unterschicht kommen etwa zwei Drittel der Patienten. Das durchschnittliche Übergewicht liegt bei Therapiebeginn 40% über dem Normalgewicht (Broca-Index), variierend zwischen 20−150%. Das Übergewicht besteht bei den meisten Patienten bereits längere Zeit, nur ein Viertel hat es in den letzten 5 Jahren erworben. Die Patienten erweisen therapeutische Vorerfahrungen auf, im Durchschnitt zwei bis drei Behandlungsversuche.

Hauptmotive für die Teilnahme an der Gruppentherapie sind Unzufriedenheit mit dem jetzigen Aussehen und der Wunsch, nach der Therapie wieder andere Kleidungsstücke tragen zu können (90%). Dieser Beweggrund scheint subjektiv gewichtiger zu sein als die Angst um die eigene Gesundheit (70%).

Gefragt wurden die Patienten auch nach der Ursache ihres Übergewichts. 88% halten sich für ‚gute Kostverwerter', 80% geben an, zuviel zu essen, 60% bezeichnen sich als Feinschmecker, 40% halten ihr Übergewicht für erblich bedingt. Das Argument ‚die Drüsen sind schuld' wird nur von einer kleinen Minorität (9%) in Anspruch genommen.

Therapieerfolg

Die Analyse von im Adipositasbereich berichteten Therapieerfolgen macht die Problematik des Begriffes Therapieerfolg deutlich. Die Untersuchungsergebnisse lassen sich häufig nicht miteinander vergleichen, da
− es sich um unterschiedliche Patientengruppen handelt (unterschiedliches Ausgangsgewicht, unterschiedliche Anzahl von früheren Behandlungsversuchen, unterschiedliche Therapiemotivation und unterschiedliche soziodemographische Variablen),
− sich die Erfolgsangaben auf unterschiedliche Zeitpunkte beziehen (am Ende der Therapie verschiedene follow up-Zeiten),
− in Abhängigkeit vom therapeutischen Verständnis unterschiedliche Erfolgskriterien verwandt werden (Gewichtsabnahme, Änderung des Eßverhaltens, Veränderung von Persönlichkeitsmerkmalen).

Tabelle 1. Phasen des Therapieablaufs

Phase	Funktion	Therapeutische Maßnahmen	Zahl der Sitzungen
1	Adaption an die Therapiesituation Aufbau und Stärkung der Motivation	Gruppendynamische Kontaktübungen Exploration der individuellen Motivation Informationen über verschiedene Therapieansätze und ihre Risiken (paper für Partner)	1–2
2	Base-line-Erstellung Vermittlung von Einsicht über die Ursachen des individuellen Übergewichts	Exakte Registrierung der Umstände der Nahrungsaufnahme Einführung in die Ernährungslehre (z. B. Berechnung der Nahrungszufuhr bei vorgegebenem/angestrebtem Körpergewicht)	1–2
3	Therapieplanerstellung	Therapievertrag	1
4	Aufrechterhaltung der Motivation Erkennen der Bedeutung des Übergewichts im Rahmen der psychosozialen Gesamtsituation des Individuums Erwerben von Fähigkeiten zum aktiven Gestalten der (gemeinsamen) Nachversorgung	U. a. Graphiken über den Gewichtsverlauf Diskussion der Schwierigkeiten und der Erfolge bei der Einhaltung der einzelnen Regeln des Therapievertrages Bearbeitung individueller Probleme Diätetische Informationen Internistische Beratung in der Gruppe Kochabende (mit Partnern) Planung individueller Bewegungsprogramme	15–20
5	Nachversorgung zur Stabilisierung des Therapieerfolges	Z. B. durch: Therapeutische Sitzungen in größeren zeitlichen Abständen Überführung in Selbsthilfegruppen Briefkontakte	

In dieser Studie wurden Erfolgsparameter auf verschiedenen Meßebenen berücksichtigt.

a) Drop out-Quote. In den bisher behandelten Gruppen beendeten 13% der Patienten die Therapie nicht.

b) Gewichtsentwicklung. Die durchschnittliche Gewichtsabnahme am Ende der Therapie variierte in den sieben Gruppen zwischen 9,5–20,5 kg. Die Gewichtsverläufe der ersten drei nach dem dargestellten Konzept behandelten Gruppen mit insgesamt 34 Patienten ergeben sich aus Abb. 1. Am Ende der Therapie lagen die durchschnittlichen Abnahmen bei 20,5, 15 und 16,5 kg, entsprechend 18, 19 und 17% des Ausgangsgewichts. Bei allen drei Gruppen kommt es zu einem leichten Gewichtsanstieg in den folgenden 12 Monaten zwischen 1,5–2,5 kg. Solche Entwicklungen beobachteten wir auch bei den anderen Gruppen, mit Ausnahme einer Gruppe, bei der es gelungen war, ein besonders gut funktionierendes Nachversorgungskonzept zu organisieren.

c) Weitere somatische Parameter. Deutliche Änderungen ergaben sich auch am Ende der Therapie bezüglich der Glucose-, Blutfett-, Harnsäure- und Blutdruckwerte. In jeweils 50% der hinsichtlich dieser Risikofaktoren behandlungsbedürftigen Patienten waren am Ende der Therapie keine Maßnahmen mehr notwendig. Dabei ist anzumerken, daß keine gezielten diätetischen Maßnahmen auf diese bei dem Patientenkollektiv zusätzlich zur Adipositas auftretenden Belastungsfaktoren eingeleitet wurden.

d) Änderung des Eßverhaltens. Der verhaltenstherapeutische Ansatz zielte auf eine Änderung, nicht nur des Gewichts, sondern auch des Eßverhaltens. Die Patienten

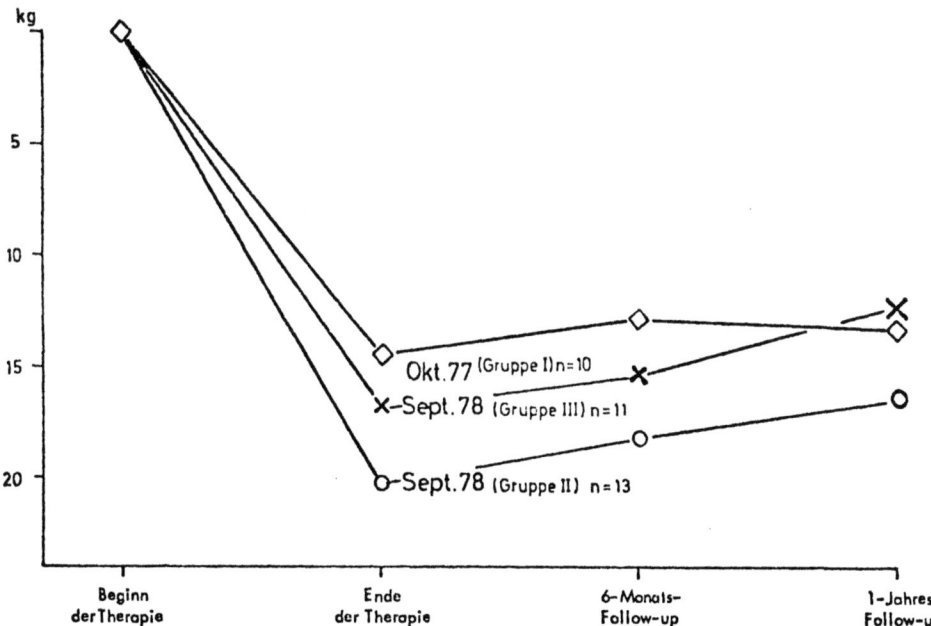

Abb. 1. Verhalten des durchschnittlichen Körpergewichts der ersten drei Gruppen während der Therapie- und der follow up-Phase

nahmen am Anfang und am Ende der Therapie anhand von Registrierbögen, jeweils über einen Zeitraum von 14 Tagen, für jede Mahlzeit eine Beobachtung ihres Eßverhaltens vor. Dabei zeigte sich bei gewichtsmäßig erfolgreich behandelten Patienten, daß sich die als unangemessen definierten Eßverhaltensweisen (schnelles Essen, Schlingen, im Stehen essen, Nebentätigkeit während des Essens) um 40% reduzieren ließen.

e) Veränderungen in psychologischen Fragebogen. Im Präposttestvergleich wurden die Ergebnisse verschiedener psychologischer Fragebogen gegenübergestellt. Dabei zeigten sich folgende signifikanten Veränderungen am Ende der Therapie:
- Mehr Bereitschaft zur Übernahme von Verantwortung am Arbeitsplatz ($p \leq 0{,}05$), Steigerung des Selbstwertgefühls ($p \leq 0{,}01$), bessere Einschätzung der eigenen Leistung ($p \leq 0{,}02$), Abnahme von Kontaktangst ($p \leq 0{,}01$).
- Im Freiburger Persönlichkeitsinventar (FPI) ließ sich eine Abnahme der Reizbarkeit, Gehemmtheit sowie eine Zunahme der Gelassenheit registrieren (p jeweils $\leq 0{,}05$).

Insgesamt belegen diese Ergebnisse, daß die Therapie nicht nur Gewichtserfolge, sondern auch zu einer deutlichen Stärkung des Sozialverhaltens der Gruppenteilnehmer geführt hat.

Literatur

Gromus B, Grube G, Heddrich M, Kahlke W, Koch U, Rüther G, Wilke H (1978) Erfahrungen mit einer interdisziplinären Behandlung der Adipositas – Modell einer Gruppen-Therapie. Verh Dtsch Ges Inn Med 84: 1567–1569 – Kahlke W, Gromus B, Koch U, Wilke H (1978) Kooperation von Internisten, Psychologen und Ernährungsberatern bei der Adipositas-Behandlung – Ein gruppentherapeutisches Modell. Therapiewoche 28: 8144–8162

Jörgens, V. (Med. Klinik E Univ. Düsseldorf), Pavlovic, M., Greßnich, P. (Univ. Düsseldorf), Berger, M., Zimmermann, H. (Med. Klinik E der Univ. Düsseldorf):

Katamnestische Untersuchungen an 138 Patientinnen mit Anorexia nervosa

Die Behandlung der Anorexia nervosa stellt nach wie vor ein therapeutisches Problem dar. Häufig werden die Patientinnen zum Ausschluß einer organischen Ursache und zur Behandlung in internistischen Kliniken eingewiesen. In unserer Klinik wurden zwischen 1957 und 1975 insgesamt 162 Patientinnen wegen einer Anorexia nervosa stationär behandelt. Während des stationären Aufenthaltes wurden 28 Patientinnen zeitweise mit einer Sonde ernährt, die übrigen wurden lediglich diätetisch behandelt. Um Aussagen über den Krankheitsverlauf machen zu können, wurden die 162 Patientinnen im Jahr 1978 zu einer Nachuntersuchung einbestellt. Es galt, die Zahl der im Nachuntersuchungszeitraum verstorbenen Patientinnen festzustellen und wenn möglich die Todesursachen zu ermitteln; es galt festzustellen, wie viele der Patientinnen als genesen, wie viele als mehr oder weniger chronisch erkrankt einzustufen waren; und es galt zu prüfen, ob sich Einflüsse der im Nachuntersuchungszeitraum durchgeführten Behandlung nachweisen ließen. Weiterhin sollte untersucht werden, ob sich bei Vergleich von Daten der Erst- und der Nachuntersuchung evtl. prognostisch bedeutsame Befunde ergäben.

89 Patientinnen konnten wir nachuntersuchen, 24 waren nicht zu ermitteln, elf waren verstorben, von 38 Patientinnen wissen wir, sei es durch Einwohnermeldeämter, sei es durch Briefe der Patientinnen, daß sie noch leben.

Mit elf verstorbenen Patientinnen lag die Sterblichkeit des untersuchten Kollektivs im Nachuntersuchungszeitraum bei 8%.

Soweit möglich, versuchten wir, die Todesursachen zu ermitteln: Zwei Patientinnen waren durch Suizid verstorben, beide durch Einnehmen von Gift in einem Waldgebiet. Acht starben in Krankenhäusern, wobei die Arztbriefe wegen ihrer Unvollständigkeit keinen sicheren Schluß auf die Todesursache zulassen; soweit beurteilbar stand bei einer Patientin eine extreme Hypokaliämie durch Laxantienabusus im Vordergrund, eine Patientin starb in einer Urämie, bei zwei Patientinnen bestand präfinal eine Pneumonie und alle acht hatten ein extremes Untergewicht.

Nur eine Patientin war nicht an den Folgen der Anorexia nervosa, sondern an einem Mammacarzinom verstorben.

Die hohe Sterblichkeit unterstreicht die Gefährlichkeit der Erkrankung. Sowohl durch psychiatrische Komplikationen, wie die Suizidgefahr, als auch durch internistische Komplikationen, wie Inanition, Infektgefährdung und Hypokaliämie ist das Leben der Patientinnen gefährdet. Bei einer einseitig psychiatrischen oder einseitig internistischen Behandlung könnte die Gefahr bestehen, die gleichermaßen gefährlichen Komplikationen des anderen Fachgebiets zu verkennen.

Bei Nachuntersuchung waren 28 Patientinnen gesund, 25 Patienten gebessert mit geringer Restsymptomatik, 14 waren gebessert mit jedoch noch erheblichen Auffälligkeiten, 22 Patientinnen stuften wir als chronisch krank ein. Entsprechend lag das relative Körpergewicht nach Broca in Gruppe 1 bei 95%, in Gruppe 2 bei 87%, in Gruppe 3 bei 81% und in Gruppe 4 bei 75% des Normalgewichts. Diese Verlaufsbefunde entsprechen im wesentlichen den von Theander und Crisp erhobenen Daten. Bei der Untersuchung der Frage, ob prognostische Kriterien für den Langzeitverlauf der Anorexia nervosa in unserem Kollektiv nachweisbar wären, zeigten sich folgende Ergebnisse:

Das Alter beim ersten Auftreten der Erkrankung lag in Gruppe 1 im Mittel bei 19,3 Jahren, in Gruppe 2 bei 18,2 Jahren, in Gruppe 3 bei 21,3 Jahren, in Gruppe 4 bei 22,5 Jahren. Die verstorbenen Patienten hatten mit 26,5 Jahren im Mittel bei erstem Auftreten der Erkrankung das höchste Lebensalter.

Bezüglich der Krankheitssymptome kam lediglich dem Erbrechen eine prognostische Bedeutung zu. Signifikant häufiger hatte in den schlechteren Verlaufsgruppen während der damaligen Behandlung Erbrechen bestanden.

Das relative Körpergewicht zu Beginn der stationären Behandlung korrelierte nicht mit dem Langzeitverlauf. Auch das Ausmaß der Gewichtszunahme im Krankenhaus korrelierte nicht mit dem Langzeitverlauf, diese Beobachtung war für uns unerwartet, zumal gerade der Gewichtsverlauf während der stationären Behandlung in einer internistischen Klinik mit Akribie dokumentiert und die Gewichtszunahme mit Stolz im Arztbrief berichtet wird.

Der Einfluß verschiedener Behandlungsformen der Anorexia nervosa auf den Langzeitverlauf läßt sich in unserer retrospektiven Studie nicht sicher beurteilen, ein Unterschied zwischen den 28 mit Sonde ernährten und den übrigen Patientinnen ließ sich jedenfalls nicht nachweisen.

Eine psychotherapeutische Behandlung war bei 24 von 89 Patientinnen erfolgt. In den günstigeren Verhandlungsgruppen war seltener eine Psychotherapie erfolgt als in den Gruppen mit ungünstigerem Verlauf. So wurden in der ersten Gruppe lediglich sechs von 28 Patientinnen psychotherapiert, während acht von 22 Patientinnen der Gruppe 4 psychotherapeutisch behandelt worden waren. Auf die Frage, ob die Psychotherapie von ihnen als nützlich oder als unnötig erachtet werde, beurteilten fast alle psychotherapierten Patientinnen der ersten Gruppe die Behandlung negativ, während die Patientinnen der schlechten Verlaufsgruppen die Psychotherapie überwiegend als nützlich beurteilten. Dementsprechend lag die mittlere Zahl der erfolgten Therapiestunden in der Gruppe 1 bei 16 und in der Gruppe 4 bei 84 Std.

Auffällig war bei der Nachuntersuchung die Häufigkeit einer depressiven Symptomatik der Patientinnen und die hohe Zahl von Suizidversuchen. In den ersten beiden Verlaufsgruppen war es zu je einem Suizidversuch gekommen, in der Gruppe 3 in einem Fall zu einem, in einem anderen Fall zu drei Suizidversuchen, in der 4. Gruppe unternahmen sieben Patientinnen insgesamt 17 Suizidversuche. Offensichtlich ist das Bild einer neurotischen Depression im Langzeitverlauf einer Anorexia nervosa häufig; die Patientinnen sind in hohem Maße durch Suizide gefährdet.

Zusammenfassend kann gesagt werden, daß die hohe Mortalität und die Häufigkeit von Suizidversuchen im Krankheitsverlauf der Anorexia nervosa intensive therapeutische Bemühungen rechtfertigen. Der fehlende Einfluß einer rein somatisch orientierten Behandlung der Anorexia nervosa zeigt die Unzulänglichkeit einer rein internistischen Therapie. Obwohl durch unsere Daten ein die Lebenserwartung und die Heilungsrate beeinflussender Erfolg einer psychotherapeutischen Behandlung nicht zu belegen ist, wäre zu hoffen, daß sich Lebenserwartung und Heilungschancen durch eine intensive Zusammenarbeit zwischen Internisten und Psychiatern bessern lassen.

Literatur

Crisp AH et al. (1977) The long-term prognosis in anorexia nervosa, some factors predicitive of outcome. In: Vigersky V (ed) Anorexia nervosa. Raven Press, New York

Kallinke, D., Heim, P., Kulick, B. (Forschungszentrum für Rehabilitation und Prävention Heidelberg):
Psychologische Behandlungsansätze bei essentiellen Hypertonikern*

In jüngerer Zeit mehren sich Hinweise dafür, daß Hypertoniker durch Entspannungsverfahren lernen können, ihren Blutdruck in klinisch bedeutsamer Weise selbst zu senken und über Nachuntersuchungszeiträume von bis zu einem Jahr gesenkt zu halten (Patel 1977; Taylor et al. 1977; Zusammenfassung: Kallinke 1978; Frumkin et al. 1978).

Bei einer eigenen Serie von 25 individuell behandelten männlichen, normalgewichtigen essentiellen Hypertonikern, die in 8–12 Sitzungen die Methode der progressiven Muskelentspannung erlernten, konnten bei gelegentlichen Blutdruckmessungen durchschnittliche Senkungen von 20/10 mm Hg erzielt werden. Auch bei

---

* Aus der Arbeit eines Forschungsprojekts in der Stiftung Rehabilitation, gefördert vom Bundesministerium für Forschung und Technologie

Verwendung eines „härteren" Erfolgskriteriums, nämlich Blutdruckreaktionen unter psychischen Belastungensbedingungen (Streßtests: Rechnen unter Zeitdruck, ungerechte Kritik von seiten eines Vorgesetzten, Rede halten) waren nach der Behandlung signifikante, wenn auch weniger eindrucksvolle Blutdruck- und Herzfrequenzsenkungen zu beobachten. Allerdings wurden erhebliche interindividuelle Unterschiede im Behandlungserfolg deutlich (Abb. 1). Es ist zu erwarten, daß sich die Behandlungsergebnisse wesentlich verbessern lassen, wenn man nicht alle essentiellen Hypertoniker in einen Topf wirft, was angesichts der Heterogenität

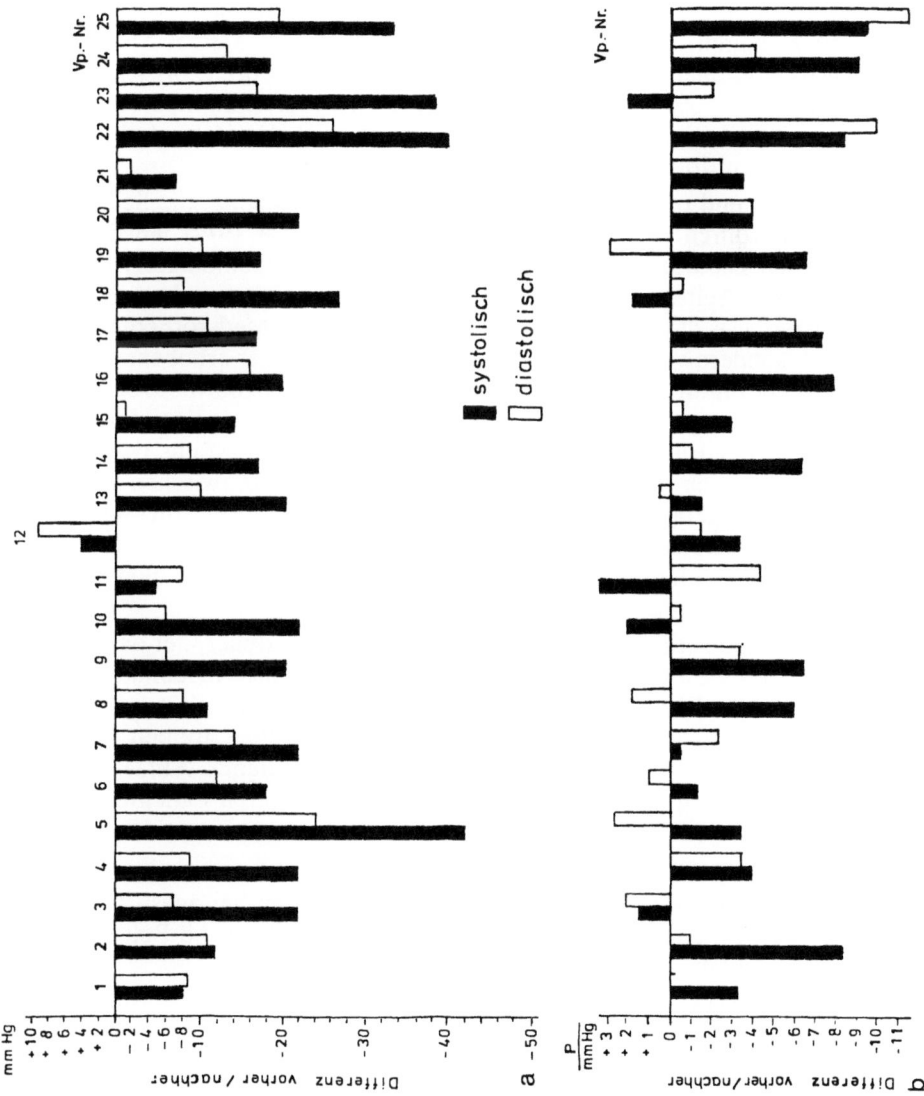

Abb. 1. Individuelle Meßveränderungen im systolischen und diastolischen Blutdruck nach der Behandlung ($n = 25$). **a** Gelegentliche Blutdruckmessungen (Prä/Post-Differenz aus wiederholten Messungen an je drei Terminen). **b** Belastungstest (Prä/Post-Differenz der mittleren Blutdruckreaktionen unter psychischem Streß)

psychischer und somatischer Erkrankungsursachen und psychophysischen Reaktionsweisen ohnehin fragwürdig ist. Vielmehr sollte man Kriterien dafür entwickeln, *welche* Individuen auf eine psychologische Behandlung am besten ansprechen.

Unsere eigenen verhaltenstherapeutisch orientierten Untersuchungen zogen dabei aktuelle Auslösebedingungen von Blutdruckanstiegen bzw. die Einbettung der Blutdruckanstiege in unterschiedliche autonom nervöse Aktivierungsmuster als Indikationskriterien in Betracht, denen differentialdiagnostisch und -therapeutisch Rechnung getragen werden sollte. Dieser Ansatz dürfte gerade jenen Somatikern entgegenkommen, die mit Früherkennung und Frühbehandlung ernst zu machen versuchen, dabei aber mit der gebräuchlichen statischen Konzeption des Blutdrucks als eines Risikoindikators in Schwierigkeiten geraten. Denn was ist von einem Indikator zu halten, der die Frage nach der Notwendigkeit einer Medikation im gleichen Falle einmal mit „ja", einmal mit „nein" beantwortet, bis schließlich die meisten jener 30–50% von erwachsenen Grenzwerthypertonikern, die nach einigen Jahren tatsächlich eine dauerhafte Hypertonie entwickeln (Held et al. 1979), der langwierigen Blutdruckkontrollen müde geworden sind?

Der zunehmend propagierte Ausweg aus diesem Dilemma, die Selbstmessung des Blutdrucks durch den Patienten (Krönig 1978; Held et al. 1979), läßt das Problem der statischen Blutdruckbetrachtung (Blutdruck als Risikoindikator) im Grunde bestehen. Denn Selbstmessungen liefern nicht einfach *mehr*, sondern in der Regel *andere* Daten, was die Entscheidung für oder gegen eine Medikotherapie oft nicht erleichtert, sondern vielmehr die Frage aufwirft, welche der erhobenen Meßwerte für den Alltagsblutdruck repräsentiv sind (Perloff und Sokolow 1978; Held et al. 1979). Die Richtung der Antwort wird aus ersten Ansätzen zu einer fortlaufenden Registrierung des Blutdrucks im Alltagsleben erkennbar (Krönig 1976; Sokolow 1979). Hier hat sich nämlich gezeigt, daß die Diskrepanz zwischen Praxis- und Alltagsblutdruck gerade im Bereich leichter und mittlerer Blutdruckwerte besonders groß ist, wobei vaskuläre Komplikationen weitaus stärker mit den außerhalb der Praxis gemessenen Blutdruckwerten assoziiert zu sein scheinen (Sokolow 1979; Rose et al. 1979).

Solche Befunde ermutigen den psychosomatischen Forscher, der den Blutdruck als eine dynamische und reaktive Größe versteht und folglich ein lebhaftes Interesse an jenen Alltagsbedingungen hat, die den Blutdruck eines disponierten Individuums immer wieder und auf die Dauer dauerhaft in die Höhe treiben können. In Ermangelung von technischen Mitteln, die eine fortlaufende Aufzeichnung des Blutdrucks im Alltag ermöglichen, erproben wir bei unseren Patienten möglichst simultan folgende Meßansätze:

1. Häufige „gelegentliche" Messungen.
2. Verhaltensanalytische Interviews, bei denen Patienten bei quasi-fortlaufender Aufzeichnung des Blutdrucks angeregt werden, über alltägliche Belastungssituationen zu berichten.
3. Selbstmessung des Blutdrucks durch Patienten bei gleichzeitiger Protokollierung von Blutdruckwerten und Beobachtungen über Befinden und Erleben zur Zeit der Blutdruckmessung.
4. Registrierung von Blutdruck, Herzrate, EMG und PGR unter den bereits erwähnten standardisierten Belastungsbedingungen (s.o.), wodurch wir das Blutdruckverhalten in Verbindung mit den anderen Aktivierungsparametern unter im Labor simulierten Alltagsbelastungen zu beobachten versuchen (Abb. 2).

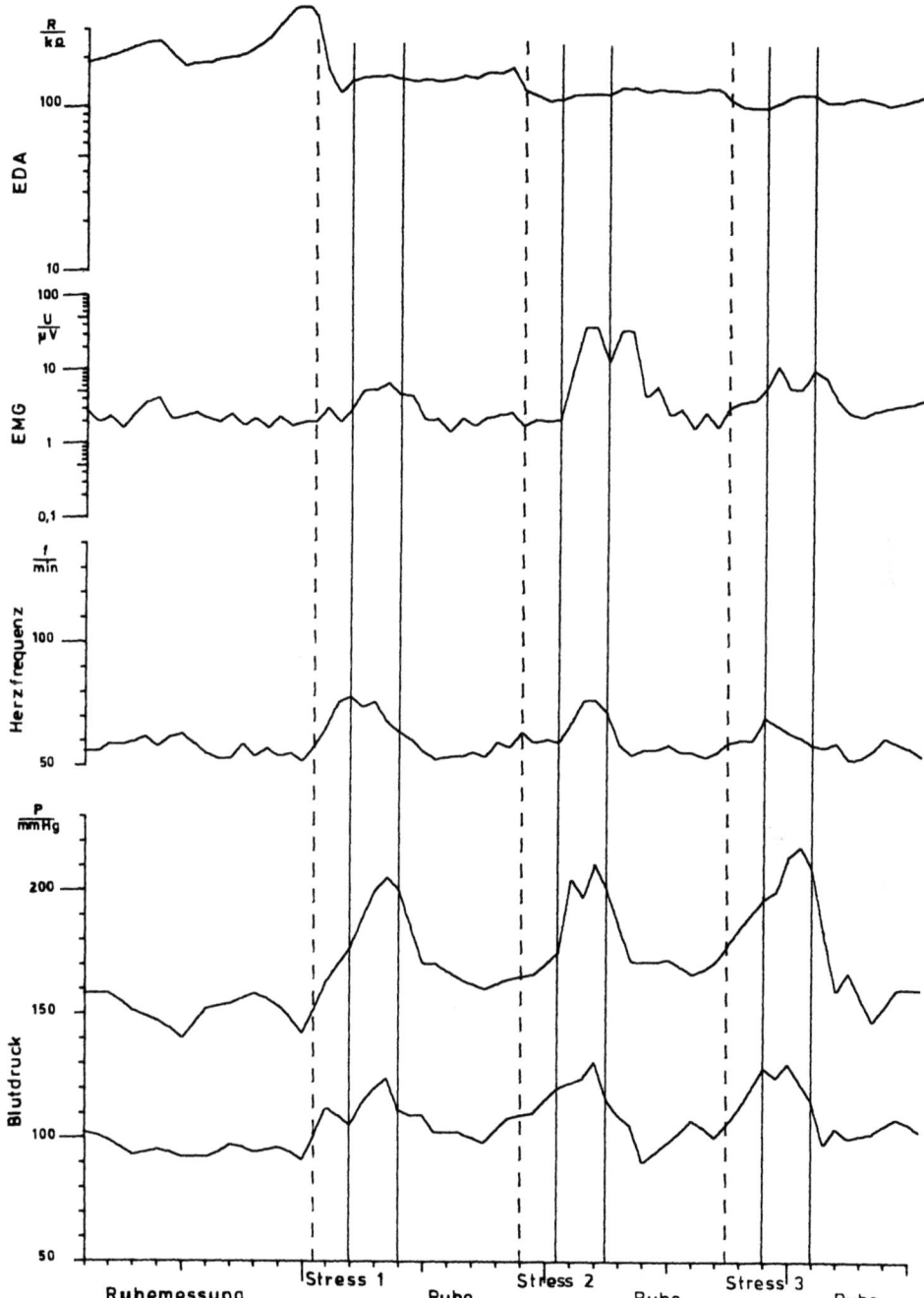

Abb. 2. Meßwertverläufe eines 50jährigen antihypertensiv medizierten Patienten unter psychischer Belastung, Streß 1: Kopfrechnen, Streß 2: Rollenspiel, Streß 3: Rede halten

Ergebnisse

Unsere bisherigen Ergebnisse, die noch weiterer Validierung bedürfen, legen einige vorläufige Schlußfolgerungen nahe:
1. Die essentiellen Hypertoniker stellen psychophysiologisch (wie wahrscheinlich auch biochemisch) keine homogene Population dar, die sich mit einem einzigen Behandlungsansatz optimal beeinflussen läßt.
1.1. Bei 18 unserer 75 Patienten konnten wir – erkennbar vor allem in Interview- und Selbstmessungsprotokollen – eine umschriebene, reaktive oder neurotische, von erhöhten Blutdruckwerten begleitete Problematik feststellen. Eine solche Konfliktkonstellation kann sich von allein auflösen (vergl. Üexkülls Prüfungskandidaten), oder aber durch eine Beratung (z. B. bei einer Ehekrise) bzw. intensive Psychotherapie (z. B. bei Aggressionskonflikt) gelöst werden, ohne die sie möglicherweise fortbesteht und zu einer dauerhaften Blutdruckerhöhung führt.
1.2. Bei 46 von 75 Patienten fanden wir keine Hinweise für umschriebene Verhaltensprobleme; stattdessen standen Blutdrucksteigerungen in einer Vielzahl von Alltagssituationen im Vordergrund. Außerdem wiesen diese Patienten im Belastungstest neben Blutdruckanstiegen häufig weitere Zeichen einer allgemein gesteigerten Erregbarkeit auf. Diese Merkmale schienen uns eine geeignete Indikation für eine Entspannungsbehandlung darzustellen.
1.3. Elf von 75 Patienten zeigten unter den von uns erfaßten situativen Belastungen keine oder nur geringgrade Blutdruckveränderungen und qualifizierten sich damit am ehesten für eine reine Medikotherapie.
2. Alle Untersuchungs- und Behandlungsansätze, die den Patienten an der Untersuchung beteiligen und ihm ein Gespür für die Dynamik des Blutdruckverhaltens vermitteln, sind geeignet, ihn zu einem kooperativen Sachverständigen für seine Krankheit zu machen.
3. Die Bedeutung der situativen Variabilität des Blutdrucks und einer psychosomatischen Untersuchung ihrer Bedingungen wird zunehmend als wichtige Voraussetzung für Prävention und Therapie bei essentiellen Hypertonikern erkennbar.

Literatur

Frumkin K, Nathan RJ, Prout MF, Cohen MC (1978) Nonpharmacologic control of essential hypertension in man: a critical review of the experimental literature. Psychosom Med 40: 294–319 – Held E, Scherer B, Weber PC (1979) Grenzwerthypertonie – maximale Diagnostik und Therapie? Internist 20: 102–108 – Kallinke D (1979) Psychologische Methoden zur Hochdrucktherapie. In: Bock KD, Haehn KD, Vaitl D (Hrsg) Arzt und Hypertoniker. Allgemeinärztliche Aspekte der Zusammenarbeit. Vieweg, Braunschweig Wiesbaden, S 157 – Krönig B (1976) Blutdruckvariabilität bei Hochdruckkranken. Hüthig-Verlag, Heidelberg – Krönig B (1979) Selbstmessung des Blutdrucks. In: Bock KD, Haehn KD, Vaitl D (Hrsg) Arzt und Hypertoniker. Allgemeinärztliche Aspekte der Zusammenarbeit. Vieweg, Braunschweig Wiesbaden, S 30 – Patel Ch H (1977) Biofeedback-aided relaxation and meditation in the management of hypertension. Biofeedback Self Regul 2: 1–41 – Perloff D, Sokolow M (1978) The representative blood pressure: usefulness of office, basal, home, and ambulatory readings. Cardiovasc Med June: 655–668 – Rose RM, Hurst MW, Herd JA (1979) Cardiovascular and endocrine responses to work and the risk for psychiatric symptomatology among air traffic controlllers. In: Barret JE et al. (eds) Stress and mental disorder. Raven Press, New York, p 237 – Sokolow M (1979) Data obtained with the ambulatory blood pressure recorder. In: Clement DL (ed) Blood pressure variability. MTP Press Ltd., Lancaster, p 19 – Taylor CB, Farquhar JW, Nelson E, Agras S (1977) Relaxation therapy and high blood pressure. Arch Gen Psychiatry 34: 339–342

Reimer, C. (Psychiatr. Univ.-Klinik, Hamburg-Eppendorf), Flemming, B. (Sonderforschungsbereich 115, Projekt A 3, Hamburg-Eppendorf), Götze, P. (Psychiatr. Univ.-Klinik, Hamburg-Eppendorf), Huse-Kleinstoll, G. (II. Med. Klinik, Abt. Med. Psychiatrie, Univ.-Krankenhaus Hamburg-Eppendorf), Meffert, H.-J. (Sonderforschungsbereich 115, Projekt A 3, Hamburg-Eppendorf), Speidel, H. (Psychosomat. Abt. des Univ.-Krankenhauses, Hamburg-Eppendorf)
Zur Psychodynamik der Verarbeitung von Herzoperationen

Nachdem sich unsere Hamburger Projektgruppe im Rahmen eines DFG-Sonderforschungsbereichs mehrere Jahre mit der Erforschung von psychischen und neurologischen Störungen kurz vor und nach der Operation am offenen Herzen befaßt hatte, interessierte uns jetzt besonders die Psychodynamik der Verarbeitung der Operation und ihrer Folgen. Dabei waren für uns die möglichen dynamischen Parameter für die häufig anzutreffende mangelhafte Rehabilitation dieser Patientengruppe von besonderem Interesse. Dieses um so mehr, als wir von den Herzchirurgen öfter gehört hatten, daß die schlechte Rehabilitation vieler herzoperierter Patienten, z. B. bezüglich des Wiedereintritts in das Arbeitsleben, von ihrer Seite nicht verständlich sei.

Es wird hier von einer erhebungstechnisch gerade abgeschlossenen katamnestischen Studie an herzoperierten Patienten berichtet, die zwischen 2 und 4 Jahren nach der Operation am offenen Herzen einer somatischen und psychologischen Nachuntersuchung unterzogen wurden. 50 Patienten (33 Männer, 17 Frauen) im Alter von 23–63 Jahren erhielten im Rahmen dieser Studie ein etwa $1^1/_2$stündiges psychoanalytisch orientiertes Interview zur Erfassung ihrer psychosozialen Rehabilitation und zur Beurteilung ihrer Persönlichkeitsstruktur. Diese Interviews wurden unter vier im Team arbeitende Psychoanalytiker aufgeteilt, welche versuchten, ein möglichst wenig strukturiertes Gespräch zu führen, das aber doch bestimmte Bereiche umfassen sollte: So z. B. die Beschreibung der prä- und postoperativen Zeit im Hinblick auf Umgang mit Krankheit und Krankheitseinsicht, Erleben des somatischen Zustandes, Einstellung zur Arbeit und Arbeitsverhalten, Veränderungen in den wichtigsten zwischenmenschlichen Beziehungen und im psychosozialen Umfeld, Zukunftsfantasien und Einstellung zu Alter und Tod.

In die Nachuntersuchung gingen 20 Patienten mit koronarer Herzkrankheit (17 Männer und drei Frauen) und 30 Patienten mit kongenitalen und Herzklappenvitien ein, davon 16 Männer und 14 Frauen.

Zwischen diesen beiden Gruppen waren einige generelle Unterschiede zu verzeichnen: So klagten z. B. doppelt so viele Koronar- als Klappenpatienten über längerfristige psychische Veränderungen mit oder ohne hirnorganische Störungen nach der Operation. Zu den am häufigsten berichteten Veränderungen gehörten überwiegend anhaltende psychische Labilisierungen mit Depressivität, Sensitivität und Reizbarkeit. Vor allem einige der Koronar-Patienten waren über diese Entwicklung so erschrocken, daß sie im Interview meinten, man hätte sie vor der Operation über diese möglichen Nebenwirkungen aufklären müssen.

Noch deutlicher wurde der Unterschied zwischen beiden Gruppen bei den Ergebnissen der Fragen nach dem Lebensgefühl bzw. der Zufriedenheit nach der Operation im Vergleich zur prä-operativen Zeit: Während die überwiegende Mehrheit der Patienten mit kongenitalen und Klappenvitien sich postoperativ zufriedener fühlte, war es bei den Patienten mit koronarer Herzkrankheit genau umgekehrt.

Knapp die Hälfte unserer Patienten war überwiegend nach der Operation vorzeitig berentet worden. Dabei fällt bei den Patienten mit kongenitalen und Klappenvitien auf, daß mehr Männer als Frauen berentet worden waren; bei den Koronarpatienten ist die Feststellung eines Geschlechtsunterschiedes wegen der geringen Fallzahl der Frauen nicht sinnvoll. Allerdings wiesen auch deutlich mehr Koronar- als Klappenpatienten ein hohes Ausmaß an Leistungsmotivation auf, hatten nach der Operation oft selbst sehr darauf gedrängt, wieder arbeiten zu können oder hatten sich gegen den Vorschlag einer vorzeitigen Berentung gewehrt.

Nach diesem Ergebnis könnte man vermuten, daß die Patienten mit koronarer Herzkrankheit mit der Operation selbst auch zufriedener gewesen sind als die Klappenpatienten, da sie oft unbedingt wieder arbeiten wollten; eher das Gegenteil war der Fall: Nur $1/4$ von ihnen war mit dem Operationsergebnis zufrieden, während knapp $2/3$ der Klappenpatienten Zufriedenheit angaben. Die meisten Koronarpatienten waren nicht oder nur teilweise zufrieden; einmal wegen der schon erwähnten längerfristig anhaltenden psychischen und/oder hirnorganischen Störungen, zum anderen auch wegen erlebter sexueller Probleme nach der Operation: Vor allem die Männer klagten in beiden Gruppen anteilmäßig etwa gleich über anhaltende sexuelle Störungen; entweder waren sie impotent geworden oder hatten eine deutliche Libidominderung erfahren. Entsprechende Ergebnisse gab es bei den Frauen praktisch nicht.

Diese Daten sind lediglich als erste Befunde zu verstehen, die einer weiteren vertieften psychoanalytischen Aufarbeitung bedürfen. Trotzdem scheinen die bisherigen Ergebnisse folgende Schlüsse zuzulassen: Die Tatsache einer Herzschädigung und Herzoperation scheint von Frauen insgesamt besser verarbeitet zu werden, und hier besonders von Patientinnen mit kongenitalen und Klappenvitien; vermutlich dürfte dies eine Folge der längeren Adaptationszeit an die Begleiterscheinungen der Störungen sein. Die deutlich schlechtere Anpassungsleistung der Männer, besonders der Koronar-Patienten, läßt sich nicht zuletzt mit ihrem Rollenverständnis erklären: Die gravierende körperliche Symptomatik bzw. auch der körperliche Eingriff selbst haben sie besonders verunsichert. Vor der Operation jedoch neigen sie zur Verleugnung ihrer Beschwerden und der daraus resultierenden Gefühle wie z. B. Angst. Wenn man zudem bedenkt, daß in der Sozialisation von Männern besonderer Wert auf Leistungsmotivation gelegt wird, mag verständlich erscheinen, daß die narzißtische Regulation weitgehend über die Gratifikation der Arbeitsleistung erfolgt. Dementsprechend stellt die Herzsymptomatik und die nachfolgende Operation für diese Patienten eine narzißtische Labilisierung im Sinne einer Krise ihres Selbstwertsystems dar, was sich in einer allgemeinen Unzufriedenheit mit dem Operationserfolg und langanhaltenden psychischen Irritationen wie z. B. Depressivität und Reizbarkeit und in verschiedenen Sexualsymptomen bemerkbar macht. Die Tatsache, daß die Operation viele dieser Männer nicht wieder 100%ig leistungsfähig gemacht hat, scheint eine schwere Kränkung für sie darzustellen, für die es prinzipiell zwei Bewältigungsmuster zu geben scheint: Entweder wird so rasch wie möglich versucht, wieder ein möglichst hohes Leistungsniveau zu erreichen, um auf der bewährten Schiene stabiler zu werden, oder die Kränkung wird ausgebaut und regressiv verarbeitet, indem die Patienten sich berenten lassen, d. h. eine primärprozesshafte staatlich-mütterliche Versorgung zum Ausgleich der Kränkung erstreben. Leider − so scheint uns − kommt unser Sozialversicherungssystem solchen Bestrebungen sehr entgegen, indem es Herzpatienten oft vorschnell berentet und so auch sehr arbeitsmotivierte Patienten zu Regression und Resignation zwingt.

Weltner, C. (Akadem. Lehrkrankenhaus, Wetzlar), Heckers, H., Klapp, B. F. (Zentrum für Innere Medizin an der Univ. Gießen), Scheer, J. W. (Zentrum für Psychosomatik, Abt. Med. Psychologie an der Univ. Gießen):
**Fettstoffwechselstörung Typ IIa als hoher Risikofaktor für den Myocardinfarkt —
Studie zu Krankheitseinsicht und -verhalten**

Gegenstand der vorliegenden Untersuchung ist eine Patientengruppe, die durch ein genetisch bedingtes Leiden mit autosomal dominantem Erbgang ein familiär gehäuftes Vorkommen von vorzeitiger coronarer Herzerkrankung aufweist, wobei der Myocardinfarkt nur als besonders eindrucksvolle Symptomenkonstellation bei allgemeiner Arteriosklerose zu betrachten ist.

Im Hinblick auf medizinische Präventionsbemühungen [8] ist daher eine solche Gruppierung, die a) ein hohes, früh feststellbares Risiko hat, das zudem noch therapeutisch beeinflußbar erscheint [15] und b) sehr gut selektioniert ist, relevant untersucht zu werden hinsichtlich Krankheitseinsicht, Einstellung auf die vorliegende Stoffwechselstörung und die konsekutiven Implikationen, sowie auf die Bereitschaft, notwendige Konsequenzen einzugehen und einzuhalten.

Es wurden $n = 308$ Personen mittels eines Fragebogens angeschrieben, die sich nach entsprechenden biochemischen, klinischen und familiären Untersuchungsverfahren [3, 6, 12] als Träger der familiären Hyper-β-Lipoproteinämie identifizieren ließen, die in der klassischen Nomenklatur der WHO auch als Fettstoffwechselstörung Typ IIa nach Fredrickson benannt wird.

Methodisch wurde die Untersuchung mittels eines Fragebogens gewählt, weil a) dadurch zahlenmäßig mehr Aussagen zu Beschwerden zu erhalten sind, wie auch mehr Beschwerden genannt werden und b) auf diesem Wege verläßlichere Angaben bezüglich nicht oder nur teilweise eingehaltener Empfehlungen und Therapien zu erhalten sind [5], als dies in der direkten Konfrontation mit einem befragenden Arzt von den Patienten eingeräumt wird.

Untersuchungsinstrumentarium war

1. Ein speziell entwickelter Fragebogen für diese Patientengruppe, bestehend aus 83 Fragen, der offene Fragen (10), geschlossene Alternativfragen (11), geschlossene Fragen mit vier Klassifikationsmöglichkeiten (46) und geschlossene Fragen mit einfach oder mehrfach wählbaren Antworten (16) enthielt.
2. Wurden die Patienten aufgefordert, den verkürzten Beschwerdebogen nach Brähler und Scheer [2] zu beantworten, bei dem 24 Items zu körperlichen und psychosomatischen Beschwerden mit fünf Abstufungen von „nicht vorhanden" über „kaum" bis „stark" angegebenen werden konnten.

Die Fragen des speziell entwickelten Fragebogens waren folgenden Themenkreisen zuzuordnen:
1. Diagnosestellungen (4)
2. Stoffwechselerkrankung in Familie (3)

3. Todesfälle an Herzerkrankungen in Familie (3)
4. Aufklärung (8)
5. Infarktanamnese (8)
6. Vertrauen zum behandelnden Arzt (3)
7. Vertrauen zur Therapie (4)
8. Therapieempfehlungen (4)
9. Diätverhalten (12)
10. Begleiterkrankungen und Leistungsfähigkeit (5)
11. Persönliche Einschränkungen und Schonverhalten (3)
12. Auswirkungen der Krankheit auf das Berufsleben (12)
13. Interaktionen mit der Umwelt (12)
14. Psychische Einstellung zur Erkrankung (8)

Vorauszuschicken ist noch, daß 80% des Patientenkollektivs zu verschiedenen Zeiten vor der Befragung vom Leiter der Fettstoffwechselambulanz eingehend über die Bedeutung der Erkrankung, Ätiologie, Zusammenhang mit evtl. klinischer Symptomatik, Prognose und Behandlungsmöglichkeiten informiert worden war.

Der Rückfluß betrug $n = 119$ vollständig ausgefüllte Fragebogen, entsprechend 38,6% der angeschriebenen Personen mit einer nahezu gleichen Geschlechtsverteilung.

62,7% der Männer und 45% der Frauen waren unter 50 Jahre alt.

Zu Punkt 1 Diagnosestellung: Entsprechend der Patientenangaben fanden sich folgende Ergebnisse: Die primäre Feststellung der Diagnose einer Fettstoffwechselstörung Typ IIa wurde zum überwiegenden Teil in der Klinik gestellt, bzw. dort den Patienten mitgeteilt.

Zu Punkt 2 und 3 Stoffwechselerkrankung und Todesfälle in der Familie: Obwohl nur jeder zweite der Befragten angab, daß im Anschluß an die Diagnosestellung ein Familienscreening durchgeführt wurde, wurde das Vorkommen dieser Erkrankung innerhalb der eigenen Familie von 46% des Kollektivs bejaht und das Vorkommen von plötzlichen Todesfällen an Herzerkrankungen mit 43%, entsprechend dem statistischen Erwartungswert einer autosomal dominanten Erkrankung, angegeben.

Zu Punkt 4 Aufklärung: 88% der Befragten geben an, über die Bedeutung ihrer Krankheit aufgeklärt worden zu sein. Im Gegensatz zu diesem hohen subjektiven Aufklärungsgrad steht die große Zahl derer, die die Erkrankung ausschließlich auf Lebensgewohnheiten (10%), Schicksal (24%), oder beides zusammen (10%) zurückführen. Nur 48% geben die Vererbung als Haupt- oder Teilursache an.

Zu Punkt 5 Infarktanamnese: Besonders auffällig erscheint in diesem Zusammenhang die Beantwortung folgender Frage: „Ich glaube, daß ich durch meine Krankheit eher gefährdet bin, einen Herzinfarkt zu bekommen, als andere". Hier geben 50% aller Befragten und 48% der Infarktpatienten an, keine eindeutige Infarktgefährdung durch die Hypercholesterinämie zu sehen.

Zu Punkt 6 und 7 Vertrauen zum behandelnden Arzt und zur Therapie: Trotz dieser Zahlen, nach denen nur jeder zweite eine eindeutige Gefährdung für einen Myocardinfarkt sieht, muß ein besonderes Risikobewußtsein angenommen werden, da der regelmäßige Arztbesuch seit Diagnosestellung bei 68% des Gesamtkollektivs und 89% der Infarktpatienten ausdrücklich bejaht wird; nur 13% aller Befragten und 3% der Infarktpatienten verneinen diese Frage. Erstaunlich ist weiterhin in welch hohem Maß Vertrauen sowohl zur Person des Arztes, wie auch zur Therapie bekundet wird. Dem entsprechen aber die Angaben über regelmäßige Einhaltung der Therapie keineswegs. Obwohl 96% Vertrauen zu ihrem Arzt und immerhin 85% Vertrauen zur Therapie haben, hält nur etwa $^1/_4$ der Patienten die Diät und etwas mehr als die Hälfte eine medikamentöse Therapie ein.

Bei einer vom Hartmann-Bund in Auftrag gegebenen Untersuchung über die Diätgewohnheiten der Bevölkerung, durchgeführt vom Institut für Demoskopie Allensbach, wurden bezüglich Diäteinhaltung bzw. Nichteinhaltung fast identische Zahlen gefunden [11].

Zu Punkt 8 und 9 Therapieempfehlungen und Diätverhalten: Einer der Gründe für die Nichteinhaltung dürfte in den von den Patienten angegebenen, recht einschneidenden Veränderungen der bisherigen Eßgewohnheiten zu sehen sein, die zu 70% genannt werden. Äußere Gründe, wie z. B. Unverständnis der Familie oder sogenannte „technische" Probleme der Diäteinhaltung und Essen in einer Kantine etc., werden nämlich nur von 2–3% als Gründe genannt, und nur 1% meint, daß die Diät eher nicht gut gegen die Krankheit sei.

Zu Punkt 12 Auswirkungen der Krankheit auf das Berufsleben: Vielschichtig erscheint auch der Einfluß der Erkrankung auf den Beruf zu sein.

Er zeigt sich nach Angaben der Befragten in hohen Fehlzeiten am Arbeitsplatz (monatelanges Fehlen bei 19% der Gesamtbefragten und bei 61% der Infarktpatienten), Arbeitsplatzverlust (bei 11% der Befragten und 41% der Infarktpatienten), frühzeitiger Berentung und damit volkswirtschaftlich wirksamen Ausfällen, aber auch in hohen Einkommensverlusten für den Einzelnen (23% der Gesamtbefragten und 60% der Infarktpatienten hatten durch ihre Krankheit starke Einkommensverluste). Vorstehende Daten zeigen aber auch, daß erst mit Auftreten eines Infarktes oder sonstiger coronarer Symptome, schwerwiegende Folgen für das Berufsleben entstehen. Trotzdem verneinen nur knapp die Hälfte des Gesamtkollektivs und nur 12% der Infarktpatienten eine starke Beeinflussung ihres Berufslebens.

Die niedrigen Zahlen diesbezüglich bei Frauen sind wohl damit zu erklären, daß viele Frauen (41%) im Haushalt tätig sind, dabei zwar ihre Ausfallzeiten z. T. berücksichtigt haben, aber dadurch keinen sichtbaren Einkommens- oder gar Arbeitsplatzverlust in Kauf nehmen mußten. Außerdem betrug der Anteil der Frauen an den Infarktpatienten nur 23%, was sich mit den Angaben anderer Autoren [1] deckt.

Zu Punkt 13 und 14 Interaktionen mit der Umwelt und psychische Einstellung zur Erkrankung: Die sich aus den obengenannten Zahlen ergebenden sozialen Probleme, wie finanzielle Verluste, Kontaktstörungen, Kommunikationsverluste bzw. Kommunikationseinbußen als zusätzliche Bedrohung zu der körperlichen Gefährdung durch die Krankheit, die als Beeinträchtigung der Lebensqualität empfunden wird, tragen sicherlich nicht positiv zum Rehabilitationsprozeß und zur Präventionsmotivierung der Patienten bei. Hinsichtlich der sozialen Beziehungen

Tabelle 1. Therapievertrauen und Therapieadhärenz, Angaben in Prozent

	Gesamt (n = 119)	♂ (n = 59)	♀ (n = 60)	Infarktpatienten (n = 35)
Vertrauen zum behandelnden Arzt	86	87	84	91
Vertrauen zur Therapie	85	87	84	94
Einhaltung der Diät	26	19	39	45
Einhaltung der medikamentösen Therapie	58	63	55	94

aus der Patientensicht gibt die folgende Tabelle 1 zu einigen Aspekten zahlenmäßig Aufschluß:

Knapp $^1/_5$ der Gesamtbefragten und $^1/_3$ der Infarktpatienten geben an, seit der Diagnosestellung, bzw. seit der Krankheit mit Auftreten von Symptomen, mehr Konflikte mit den Angehörigen zu haben als vorher. Daraus ergeben sich besondere Schwierigkeiten und Zwiespälte, da 40% der Gesamtbefragten und 61% der Infarktpatienten das Gefühl haben, jetzt auf mehr Zuwendung von Seiten ihrer Familie angewiesen zu sein. Eine Kontaktverschlechterung nach außen war laut Antworten des Gesamtkollektivs zu 15% und bei den Infarktpatienten zu 21% spürbar.

Zu den Ergebnissen des Beschwerdebogens: Die Ergebnisse des Beschwerdebogens liegen in ihrer Auswertung noch nicht vollständig vor.

Zum Faktor „Erschöpfbarkeit", der nach den Autoren als „Spannkraftverlust" und „allgemeine Hilfsbedürftigkeit signalisierend" zu interpretieren ist, werden die zugehörigen sieben Items von den Patienten zwischen 53,4% und 72% bejaht.

Beschwerden zum Faktor „Herz-Kreislaufsymptomatik" werden zwischen 47,8% und 65% angegeben, worunter das Vorhandensein von „anfallsweisen Herzbeschwerden" mit 63,5% recht alarmierend erscheint.

Diskussion

Nach diesen Ergebnissen zeigt sich ein deutliches Versagen der bisherigen Präventionsvwuche. Dies ist eine Erfahrung, die sich auch bei anderen präventiv angehbaren Erkrankungen (wie z. B. bei alkoholtoxischen Krankheiten) beobachten läßt.

Bei Aufklärung und Behandlung dieser, besonders myocardinfarktgefährdeten Personengruppe, sollte, auch nach noch so ausführlicher und eindrücklicher Aufklärung berücksichtigt werden, daß, sowohl bei Patienten ohne coronare Beeinträchtigung, wie aber auch bei solchen mit bereits erlittem Infarkt, ein aktives Therapiekonzept [10], das eine fettmodifizierte Diät, und/oder lipidsenkende Medikamente [9], einschließlich körperlicher Aktivität und Gewichtsreduktion beinhalten sollte, oft an der subjektiven Krankheitskonzeption des Einzelnen scheitert, worauf auch ähnliche Befunde bei Dunn [4] hinweisen.

Der behandelnde Arzt muß den Patienten dahingehend motivieren, daß er nicht nur wohlwollendes Vertrauen bekundet, zu dem, was er ihm vorschlägt, sondern er benötigt auch dessen aktive Mitarbeit [7]. Die Überzeugung, daß mit körperlichem Schonverhalten, Kuren etc. wirksamer an das Leiden gegangen werden kann, als mit Maßnahmen, die die Bequemlichkeit einschränken oder in anderer Weise restriktiv wirken, wird auch in der vorliegenden Studie aus den Patientenangaben ersichtlich.

Hauptursache der geringen Therapieadhärenz bei ausgeprägten Vertrauensbekundungen zu sowohl Therapie wie Therapeuten, scheint die herkömmliche Struktur der Arzt-Patientinteraktion zu sein.

Je mächtiger der Arzt auftritt, desto größer erscheint dem Patienten die Garantie zu überleben. Dem omni-potenten, wortreich agierenden Vater kann der Patient seine Verantwortung bequem delegieren.

Ein besonderer Krankheitsgewinn in Form der Realisierung von Infantilisierungswünschen, wird hierbei vom Arzt noch gefördert, dem solche vertrauensvollen, unselbständigen und abhängigen Patienten für seine eigenen narzißtischen Bedürfnisse unverzichtbar erscheinen. Hier zeigt sich eine duale „Psychopathologie", die sich umschreiben läßt, als spezifische Form einer „Folie á deux".

Eine andere Form der Prävention scheint noch am ehesten erfolgversprechend zu sein: Nämlich die Einrichtung von den Sozialversicherungen geförderter Gruppenstrukturen, ähnlich denen der Anonymen Alkoholiker oder denen der Selbsthilfegruppen bei Carcinomen. Krasemann [13] schlägt die Organisation von sogenannten [14] „präventiven Coronargruppen" in Sportvereinen, Antiraucherklubs, Diätvereine etc. einzeln oder übergreifend vor, die eine aktive Eigenverantwortlichkeit fördern, Aufklärungs- und Verhaltenskurse in und aus den eigenen Reihen bestreiten und innerhalb deren das Gespräch mit einem beratenden Arzt eine ganz andere Wertigkeit bekommt.

Literatur

1. Beaumont V, Jacotot B, Beaumont JL (1976) Atherosclerosis 24: 441–450 – 2. Brähler E, Scheer JW (1979) Z Psychother Med Psychol 29: 14–27 – 3. Brown MS, Goldstein JL (1975) Adv Intern Med 20: 173–196 – 4. Dunn K, Orchard TJ (1978) Practitioner 221: 401 – 5. Faby A, Watson BG, Marshall M (1969) Br J Anaesth 41: 439 – 6. Fredrickson DS (1965) Circulation 31: 321 – 7. Gotto AM, Foreyt JP, Scott LW (1978) Compr Ther 4: 40–48 – 8. Hayflick L (1976) N Engl J Med 295: 85 – 9. Herbert PN, NIH Conference (1979) Ann Intern Med 77: 267 – 10. Hulley SB (1978) Am J Epidemiol 108: 85 – 11. Institut f. Demoskopie Allensbach (1980) Manuskript d. Untersuchung f. d. Hartmannbund (Pressekonferenz Jan. 80) – 12. Khachadurian AK (1964) Am J Med 37: 402–407 – 13. Krasemann EO (1979) Münch Med Wochenschr 121: 383–386 – 14. Siegrist J (1980) Bild Wiss 1: 50–60 – 15. Whyte HM (1975) Lancet 1: 906–910

Huebschmann, H. (Abt. Psychotherapie, Univ. Heidelberg):
„Da es mich stach in meinen Nieren" (Psalm 73, 21)
Über die Bedeutung psychosozialer Bedingungen
für den Verlauf von Nierenerkrankungen. Ein Behandlungsversuch

Die Nierenerkrankungen sind ein Hauptthema des diesjährigen Internistenkongresses, es wird an diesem gleichen Vormittag behandelt. Aber in einem anderen Saal. Denn Nieren und Seele – was hat das schon miteinander zu tun? Wir kennen alle den sprachlichen Ausdruck: Es ging ihm an die Nieren. Aber solch ein Satz ist für Schriftsteller da, er gilt nichts in der Wissenschaft.

Unser Thema ist jedoch auch für die Medizin nicht so fernliegend wie es zunächst erscheint, nämlich dann, wenn wir uns erstens der Aporien der reinen Somatik bewußt werden, und zweitens, wenn wir neue Beobachtungen machen.

Zu 1. Viele große Erkrankungen der inneren Medizin heilen nicht aus, sondern werden, wie wir sagen, chronisch. Gründe dafür können wir oft keine angeben, und wir wissen nicht, wie wir das Chronischwerden verhindern sollen.

Wir können aber oft auch noch nicht einmal genauer sagen, warum es überhaupt zu einem bestimmten Zeitpunkt zur Erkrankung gekommen ist. Erreger? Ja, aber wie steht es mit der Immunität? Kurz: Vieles ist trotz unübersehbarer Mühen der Somatik nach wie vor ungeklärt. Wir beruhigen uns mit bloßen Worten – Myocarditis, Hepatitis, Nephritis – begnügen uns also mit Wortmystik, und wenn wir auf Deutsch „Entzündung" sagen, wird die Sache nur noch mystischer. „Entzündung", „Inflammation"? Wo ist die Flamme?

Zu 2. Neue Beobachtungen. Ein 24jähriger Mann findet Aufnahme in der Klinik wegen eines Nierenleidens. Der Harn ist blutig, es finden sich darin massenhaft rote und weiße Blutkörperchen sowie granulierte Zylinder und Protein (Esbach 3,5%). Die Clearance mit Inulin ergibt erniedrigte Werte. Im Augenhintergrund finden sich Zeichen einer abgelaufenen Retinopathia angiospastica. Diagnose also nach unserer Sprachregelung: subchronische Glomerulonephritis. Dafür sprach auch der Beginn der Erkrankung vor 10 Monaten nach einer Angina tonsillaris. Zu uns kam der Kranke wegen eines zweiten Schubs.

Der junge Mann hatte schon mehrere Monate in anderen Krankenhäusern verbracht. Interesse hatten dort nur die Organdaten gefunden. Auch in unserer Klinik war das 4 Wochen lang so. Ich war der erste, der sich Zeit nahm für ein Gespräch mit ihm. Das Ergebnis war überraschend. Es war wie ein Vulkanausbruch. Der Kranke sprach unaufhörlich, leidenschaftlich erregt, 3 Std lang. Die Schwester rief zum Essen, er überhörte das. Er verschwieg nichts, nicht die verrückten Verhältnisse in seinem Geschäft, nicht die sich hinter großer Fürsorglichkeit verbergende Lieblosigkeit der Mutter, nicht die gescheiterten Heiratspläne, nicht seine sexuellen Nöte. Aber er verschwieg auch nicht seine Hoffnungslosigkeit. Er empfand das Gespräch als Erleichterung und Geschenk, faßte aber nach 4 Tagen dessen Fazit in die Formel zusammen: „Das Gespräch ist unrentabel". Denn man könne ja doch nichts ändern.

Ich habe mich dadurch nicht beirren lassen und weitere 17 intensive Gespräche mit dem Kranken geführt. Er war imstande, sachlicher zu berichten, aber Grundelemente der ersten Eruption kehrten immer wieder: Haßgefühle gegen alles, was ihn im Leben begleitete, gegen seinen Beruf, seine Mitarbeiter, seine Eltern, seine Schwester, seine Freunde und Freundinnen, aber dieser Haß war blind, unüberlegt, er wurde abgebrochen, erstickt und machte unvermittelt entgegengesetzten Empfindungen Platz: Befriedigung über ein komfortables Dasein, Freude über Erfolge oder über das, was er für Erfolge hielt, Leichtsinn, oder der Haß versandete in Niedergeschlagenheit und Traurigkeit. Eine verzweifelte Existenz ohne Hoffnung auf eine sinnerfüllte Zukunft. Auf der Krankenstation verbarg sich das freilich hinter einer Fassade von Munterkeit und oft schnoddrigen Bemerkungen.

So bemühte er sich auch zu Hause, stets das Bild eines tüchtigen, strebsamen, optimistischen, erfolgsicheren Mannes zu bieten. Dies Zuhause ist eine Kreuzung von Handwerkerbetrieb und Arztpraxis: ein Friseurgeschäft.

In dem Städtchen gebe es noch weitere 24 Friseurgeschäfte. Beherrschendes Gesetz ist der Kampf um die Kunden. Die ganze Familie steht unter diesem Terror: Der Vater, Gründer und Inhaber des Geschäfts, die Mutter, ebenfalls Friseuse, die Schwester, die mithilft, der Meistergehilfe Max. Der Patient ist Angestellter des Vaters, er wird das Geschäft später übernehmen.

Unten ist der „Salon", oben wohnt man. Aber für private Bedürfnise ist kein Raum, äußerlich und bildlich. Das Essen wird vom Hotel gegenüber gebracht. Der Vater wacht darüber, daß die Kunden so schnell und zuvorkommend wie möglich „bedient" werden, damit sie nicht zur Konkurrenz gehen. „Man ist der Lakai der Damen", flucht unser Patient, und er fühlt sich ausgebeutet. Abends flieht er ins Wirtshaus, zum Vergessen beim Bier, zum Lethetrank. Die Mutter befürchtet Alkoholismus, ihr verzweifelter Rat: „Heinz, trink Saft!" Aber das Wirtshausgehen dient dem Geschäft, dient der Werbung: „Kundschafttrinken"!

In der achten Woche stationären Aufenthaltes kamen die Eltern zu Besuch, „die Invasion", sagte der Patient nachher. Der Vater bestätigte die Drangsal des Geschäftsbetriebs. Aber man müsse eben schaffen, bis es nicht mehr ginge. Die Mutter sprach von eigenen Krankheiten und Nervenzusammenbrüchen. Sie erging sich in Klagen über den eigenwilligen und schwer erziehbaren Sohn. Und daß man sich so sehr dem Geschäft opfere, geschehe doch nur zur Zukunftssicherung des Sohnes.

Ich versuchte den Eltern verständlich zu machen, daß man sein Kind nicht nur als Angestellten betrachten dürfe und daß auch Angestellte ein Recht auf Eigenexistenz hätten.

Der Patient dankte mir hinterher sehr, daß ich für ihn eingetreten war. Noch nie sei ihm so etwas begegnet. Er selbst habe sich nie offen zu behaupten gewagt, weil er dann ein schlechtes Gewissen bekommen habe und sich geschäftsschädigend vorgekommen wäre.

Nach 3 Monaten wurde er entlassen. $^3/_4$ Jahre später mußte er wegen eines dritten Krankheitsschubes 2 Monate bei uns aufgenommen werden, zwischendurch war er mehrmals ambulant behandelt worden. Es fanden 20 weitere Gesprächssitzungen statt.

Dann verlor ich den Patienten aus den Augen. Er lebt 200 km weit entfernt.

Inzwischen sind seit Krankheitsbeginn 20 Jahre vergangen. Vor 3 Tagen rief ich bei ihm an, in Sorge, ob er noch lebe, denn die Prognose war dubiös gewesen. Es meldete sich eine kräftige Stimme. Vor 5 Jahren habe er das Geschäft vom Vater übernommen. Seit 16 Jahren sei er verheiratet – mit einer Friseuse. Kinder? Leider keine. Wie er sich fühle? „Frisch, fromm, fröhlich, frei! Aber Streß, Streß, Streß!" Gerade säße eine reiche Kundin im Stuhl, die er nicht warten lassen könne. Das Nierenleiden? Er habe noch mehrfach Schübe mit blutigem Harn gehabt und Arbeitsausfall. Jetzt gehe es ihm gut. Freilich sei die Harnsäure im Blut manchmal erhöht, dagegen nehme er Allopurinol. Und der Blutdruck, der früher immer normal war, sei etwas gestiegen, 150/110.

Epikrise

a) Somatisch. Bei uns war im Harn Staphylococcus aureus haemolyticus gefunden worden. Er hatte hohe Dosen von Antibiotica erhalten, 144 g, also über ein Viertel Pfund. Der Harnbefund normalisierte sich nur vorübergehend. Fokalsanierung? $3^1/_2$ Wochen nach einer Tonsillektomie kam es trotz Supracillinschutz zu einem dritten Krankheitsschub. Es blieb nur der Rat, salzfrei zu essen und sich vor nassen Füßen zu hüten.

b) Psychisch. Ich hatte bei dem Patienten versucht, was man eine Ich-Stärkung nennt. Denn er litt an erheblicher Ich-Schwäche.

Dazu die Situationen zur Zeit des ersten und des dritten Krankheitsschubes.

Zum Erkrankungsbeginn: Der junge Mann hatte viele Freundinnen gehabt. Meist waren es flüchtige „Objektbeziehungen" gewesen, zur Triebbefriedigung. Eines Abends lernt er ein Mädchen kennen, die ihm wirklich gefällt. Man sitzt im Tanzlokal, er unterhält sich glänzend mit ihr. Kurz vor Mitternacht tritt sein Freund herein. „Ein Mann, wie er sein muß. Mit breiten Schultern. Ein Meter Achtzig, 170 Pfund" – unser Patient hat nur 165 Zentimeter und 108 Pfund aufzuweisen. Der Freund ist Korpsstudent, hat „Geld wie Dreck", einen Opel Kapitän, erbt von seinem Vater, der Stadtrat ist, vier Häuser. Dieser Freund blickt das Mädchen an, und von da an hat das Mädchen nur noch Interesse für den Freund.

Und unser Patient? Er kämpft nicht um das Mädchen, greift den Freund nicht an. Er fühlt sich unterlegen.

Nach 4 Tagen bekommt er Fieber und Halsschmerzen: Die Angina tonsillaris. Und am fünften Tag ist sein Harn zum ersten Mal blutig. Es „stach ihn in die Nieren".

Zum dritten Krankheitsschub: Der Vater hatte zwei Kundinnen bestellt, die bis dahin immer vom Patienten bedient worden waren. Ohne Erklärung teilte der Vater die eine Kundin dem Meistergehilfen zu, die andere übernahm er selbst. Unser Patient fühlte sich in aller Öffentlichkeit vom Vater desavouiert. Aber er verbiß die in ihm aufsteigende Wut und schwieg, obwohl er Grund gehabt hätte, dem Vater vorzuhalten, daß er, der Sohn, immer gute Arbeit geleistet hätte, sogar besser als der Vater. Tatsächlich mußte die Kundin, die der Vater übernommen hatte, wieder einbestellt werden und sich vom Sohn „den versauten Haarschnitt wieder in Ordnung bringen lassen".

Es herrschte eine morose Stimmung, man ging aber zur Tagesordnung über und bemühte sich, zu vergessen.

Am 5. Tag Halsschmerzen, am 6. Tag Harnbluten.

Für eine Psychotherapie ist entscheidend die Mitarbeit des Kranken. Er muß von ihm bis dahin nicht bewußten Zusammenhängen überzeugt werden. Unserem Patienten begann etwas davon zu dämmern, was den Erkrankungsbeginn betrifft. Er sagte: „Sie glauben wohl, daß meine Erkrankung mit meinem" – er suchte nach einem Wort – „Liebesunfall zu tun hat?" Er hatte also etwas dazugelernt. Aber zu einer eigentlichen Befreiung von den ich-feindlichen Mächten, vor denen er kapituliert, an die er sich angepaßt, mit denen er sich identifiziert hatte, kam es nicht.

Die Gründe? Unzureichende Methode? Stundenzahl? Ich möchte eines hervorheben: meine Position in der Klinik. Ich war nur wissenschaftlicher Mitarbeiter, hatte keine Verantwortung. Ich war nicht Stationsarzt. Dieser und alle Klinikkollegen waren von der rein körperlichen Natur des Nierenleidens überzeugt, so wie wahrscheinlich die Kollegen heute in Saal A. Das bestärkte meinen Patienten in seinem Zweifel an meinen Bemühungen um ihn, denn er sucht nicht nur bei mir Rat, sondern bei jedem anderen Arzt, dessen er habhaft werden konnte.

Ich halte es für wahrscheinlich, daß man hier erfolgreicher ist, wenn der Kranke es mit mehreren Therapeuten zu tun hat, die im gleichen Sinne arbeiten. Voraussetzung dafür ist, daß diese Therapeuten selber eine Revision des üblichen Krankheitsbegriffes vorgenommen haben.

„Nephritis"? – eine „Entzündung"? Der Pathologe Rößle hat die Entzündung eine Fehlleistung des Gewebes genannt. Erkrankung also kein naturkausales, mechanisches Geschehen, sondern ein verborgen sinnvolles, situationsbezogenes Verhalten des Körpers.

Beobachtungen, wie die von mir beschriebenen, bestätigen dies: Die Erkrankung erscheint als ein Protest des Körper-Ich gegen Unzumutbares, wenn das Bewußtseins-Ich wehrlos, schwach ist.

Ich habe vorgeschlagen, den Vergleich mit einem Streik heranzuziehen. Unser Patient hat tatsächlich mit seiner Nierenerkrankung das väterliche Geschäft über viele Monate hin wirksam bestreikt – mit dem ihm selbst freilich nicht klaren Ziel einer Veränderung seiner Arbeits- und Lebensbedingungen.

Ich halte es für wahrscheinlich, daß eine Therapie, die dies im Auge hat, und überzeugend vertritt, die körperlichen Heilmaßnahmen wirksam ergänzen würde. Was unseren Patienten betrifft, so ist er immerhin von der künstlichen Niere verschont geblieben.

Die Gespräche mit mir waren vielleicht doch nicht so ganz „unrentabel" gewesen.

Eine Schlußbemerkung. Therapeutische Aktivität wie hier angedeutet bei chronisch internistischen Leiden „rentiert" sich auch für den Arzt. Sie ist ein Mittel gegen die Langeweile.

Symposium:
Schmerzentstehung und Schmerzbehandlung

Schmerzsyndrome in der Inneren Medizin und Neurologie

Struppler, A. (Neurolog. Klinik der TU München)

Referat

Zunächst möchte ich der Deutschen Gesellschaft für Innere Medizin und ihrem Tagungspräsidenten, Prof. Buchborn, herzlich für die ehrenvolle Aufforderung danken, ein Symposion über mein Arbeitsgebiet zu organisieren. Vor 15 Jahren wurde mir die gleiche Aufgabe gestellt, als mein verehrter Lehrer Gustav Bodechtel das Thema „Schmerz" als damaliger Tagungspräsident auswählte. Dieses Symposion bietet Gelegenheit, die rasche Entwicklung der Schmerzforschung zu verfolgen. So konnten wir damals unter anderem die ersten Befunde über die kontrollierenden Systeme des Schmerzes diskutieren.

Das Ziel dieses Symposions besteht darin, neuere Befunde und Vorstellungen über die Pathogenese von Schmerzsyndromen zu diskutieren, um hierdurch eine Basis für eine möglichst gezielte Behandlung zu vermitteln und Anregungen zu weiteren klinisch-experimentellen Arbeiten auf diesem Gebiet zu geben.

Wie neurophysiologische Forschungen zeigten, ist Schmerz das Ergebnis einer gestörten Balance zwischen schmerzerzeugenden und schmerzhemmenden Impulsen. Dies soll ein einfaches Blockschaltbild veranschaulichen (Abb. 1).

Das Zustandekommen von Schmerz ist an bestimmte neuronale Leitungs- und Schaltsysteme gebunden. Wir haben deshalb zu unterscheiden:
1. Aufnahme und periphere Weiterleitung schmerzerzeugender Impulse in somatischen bzw. visceralen Nervenfasern,
2. die Verarbeitung an der strategisch wichtigen ersten zentralen Schaltstelle auf spinaler bzw. bulbärer Ebene und die zentrale Weiterleitung zu Thalamus und Hirnrinde und
3. kontrollierende Systeme, welche die Aufgabe haben, den nociceptiven Einstrom entweder durch eine Interaktion z. B. mit Afferenzen aus den Mechanorezeptoren zu kontrollieren oder eben über absteigende Bahnen, z. B. aus mesencephalen Strukturen (Abb. 2).

Chronisch bedingte Schmerzsyndrome, und nur diese wollen wir heute behandeln, können theoretisch bedingt sein durch einen vermehrten nociceptiven Einstrom oder durch eine verminderte Kontrolle. Wohl bei allen klinischen Schmerzsyndromen liegt beides nebeneinander vor, entsprechend der Pathogenese. Schmerz kann hervorgerufen werden im rezeptiven Bereich, sozusagen der Schmerz der Inneren Medizin, oder innerhalb schmerzleitenden bzw. kontrollierender Systeme, also Schmerzen, mit denen sich mehr der Neurologe zu beschäftigen hat.

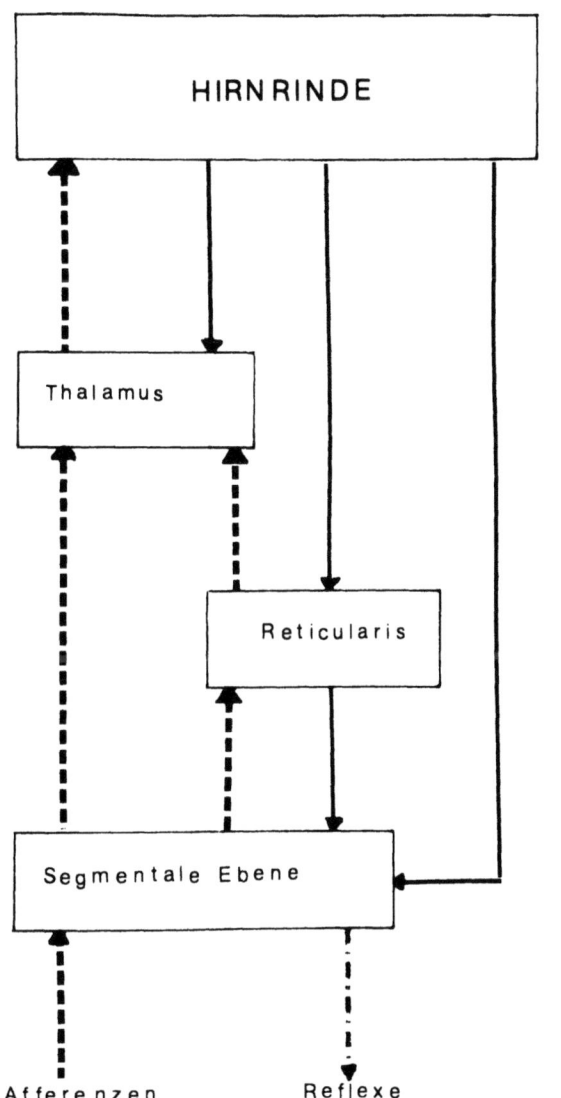

Abb. 1

Schmerzsyndrome, die im *Rezeptor*bereich ausgelöst werden, werden im allgemeinen durch eine Sensibilisierung bzw. Aktivierung von Schmerzrezeptoren ausgelöst (Abb. 3. u. 4).

Schmerzen, die durch Affektionen des *peripheren Nerven* entstehen, können verschiedene Ursachen haben. Bei einer Neuropathie, gleichgültig welcher Genese, haben wir zumindest im chronischen Stadium an mehrere schmerzverursachende Veränderungen zu denken (s. Abb.).

Sicher beruhen Schmerzen bei einer Neuropathie nicht nur auf den in der Abb. dargestellten Veränderungen, sondern es gibt zweifellos Überschneidungen, wenn man z. B. an den Schmerz bei der Anästhesia oder Dysästhesia dolorosa denkt. Im wesentlichen darf man aber beim sog. Neuralgieschmerz eine Fehlsprossung nach

AM SCHMERZ BETEILIGTE **NEURONALE SYSTEME** FÜR:

1. RECEPTION UND PERIPHERE WEITERLEITUNG

2. VERARBEITUNG AUF SEGMENTALER EBENE UND
   ZENTRALE WEITERLEITUNG

3. KONTROLLE DER NOCICEPTIVEN AFFERENZEN
   A. DURCH INTERAKTION MIT ANDEREN
      AFFERENZEN
   B. DURCH DESCENDIERENDE BAHNEN   Abb. 2

Regeneration von peripheren nociceptiven Afferenzen denken. Nach einer partiellen Denervierung überwiegt aber häufig die Anzahl der dünnkalibrigen gegenüber den dicken markhaltigen Nervenfasern, wodurch der nociceptive Einstrom erhöht und die Kontrolle durch dickkalibrige Nervenfasern vermindert werden kann. Bei schweren chronischen Denervierungen, vor allem im Bereich des

CHRONISCHE, ORGANISCH BEDINGTE SCHMERZ-SYNDROME
ENTSTEHEN MEIST DURCH

VERMEHRTEN NOCICEPTIVEN EINSTROM ÜBER SCHMERZ-LEITENDE BZW. -VERARBEITENDE SYSTEME	UND/ODER	VERMINDERTE KONTROLLE ÜBER DESCENDIERENDE, SCHMERZ-HEMMENDE SYSTEME

1. IM REZEPTOR-BEREICH - Z. B. ARTHROGEN, MYOGEN, VISCERAL

2. INNERHALB LEITENDER SYSTEME DURCH -
   IRRITATION DES PERIPHEREN NERVEN
   PARTIELLER LÄSION DES PERIPHEREN
   NERVEN. (DENERVIERUNGS-SCHMERZ)
   AUSFALL IM LEMNISKALEN SYSTEM
   (Z. B. MEDULLÄRER UND THALAMISCHER
   SCHMERZ)   Abb. 3

STÖRUNG IM RECEPTOR-BEREICH	PATHOGENESE
INNERE ORGANE	SENSIBILISIERUNG BZW. AKTIVIERUNG
STÜTZ- UND BEWEGUNGS-APPARAT	VON NOCICEPTOREN
KÖRPEROBERFLÄCHE	METABOLISCH (Z. B. DURCH ISCHÄMIE
	UND ENTZÜNDUNG), MECHANISCH

Abb. 4

Spinalganglions, wie z. B. bei der Zosterneuralgie, muß man auch an eine Störung der zentralen Hemmung an der ersten zentralen Schaltstelle im Hinterhorn denken, möglicherweise als Folge einer transneuronalen Degeneration.

Bei der Kausalgie, die nach partieller Denervierung vorwiegend im Medianus- und Tibialisgebiet auftritt, und auch beim Quadrantensyndrom, bei dem eine periphere Denervierung im somatischen Gebiet nicht nachweisbar ist, darf eine Störung der Sympathicusaktivität angenommen werden (Abb. 5 u. 6).

Der durch Affektionen in *zentralen* schmerzleitenden, -verarbeitenden und -kontrollierenden Systemen verursachte Schmerz kann auf verschiedenen Ebenen des ZNS entstehen (s. Abb.), sei es als Folge einer Durchblutungsstörung, einer Entmarkung oder evtl. eines Tumors. Faserausfälle im lemniscalen System, also im schnelleitenden neo-spino-thalamischen System, das vermutlich der Schmerzkontrolle dient, führt durch Enthemmung des phylogenetisch alt angelegten Systems zu einem zentralen Schmerz. Ob beim Phantomschmerz als Folge einer transneuronalen Degeneration absteigende zentrale schmerzhemmende Systeme ausgefallen sind, ist bis heute noch nicht geklärt.

Dieser kurze Überblick kann selbstverständlich nur als Basis für unser Gespräch dienen und wir wollen jetzt mit den peripheren Faktoren der Schmerzentstehung beginnen!

STÖRUNG IM PERIPHEREN NERV		PATHOGENESE
	TOXISCH	REGENERATION UND FEHLSPROSSUNG VON PERIPHEREN Aδ + C FASERN
NEUROPATHIE	METABOLISCH	ERREGBARKEITSZUNAHME VON REGENERIERTEN NOCICEPTOREN
	TRAUMATISCH	KÜNSTLICHE SYNAPSE
ANAESTHESIA DOLOROSA		DISSOCIATION IM FASERSPEKTRUM ZWISCHEN DICKEN UND DÜNNEN NERVENFASERN
ZOSTER-NEURALGIE		VERMINDERTE ZENTRALE HEMMUNG (KONTROLLE), BESONDERS IN
TRIGEMINUS-NEURALGIE SYMPTOMATISCH		SPÄT-STADIEN, DA CHRONISCHE S-SYNDROME DYNAMISCHE
TRIGEMINUS-NEURALGIE IDIOPATHISCH ?		PROZESSE SIND
CAUSALGIE		
QUADRANTEN-SYNDROM		STÖRUNG IN DER SYMPATICUS-AKTIVITÄT

Abb. 5

ZENTRAL BEDINGTE STÖRUNGEN	PATHOGENESE
MEDULLÄR	LÄSION IM LEMNISCALEN SYSTEM ⟶
MESENCEPHAL-DIENCEPHAL	ENTHEMMUNG DES EXTRALEMNISCALEN
THALAMISCH	(PALAEO-SPINO-RETICULO-THALAMISCHEN)
	SYSTEMS
PHANTOM-S	TRANSNEURONALE DEGENERATION ?

Abb. 6

Literatur

Hiedl P, Struppler A, Gessler M (1979) Local analgesia by percutaneous electrical stimulation of sensory nerves. Pain 7: 129–134 – Struppler A (1980) Entstehung und Kontrolle des Schmerzes. Med Klin 75: 90–97

Schmerzentstehung in Muskeln, Sehnen, Gelenken und Eingeweiden

Schmidt, F. (Physiolog. Inst. der Univ. Kiel)

Referat

Der gegenwärtige Erkenntnisstand über den Mechanismus der Schmerzentstehung in Skeletmuskeln, ihren Sehnen, den Gelenken und in den Eingeweiden läßt sich wie folgt zusammenfassen:

1. Dünne markhaltige Nervenfasern (Gruppe III oder Aδ-Fasern, mittlerer Durchmesser 3 µm, mittlere Leitungsgeschwindigkeit 11 m/s) und marklose Nervenfasern (Gruppe IV oder C-Fasern, mittlerer Faserdurchmesser 1µm, mittlere Leitungsgeschwindigkeit 1 m/s) stellen die Mehrheit oder die überwiegende Mehrheit aller afferenten Nervenfasern in Muskeln, Sehnen, Gelenken und Eingeweiden dar. Diese feinen afferenten Nervenfasern enden als „freie" Nervenendigungen im Gewebe. Die Ultrastruktur dieser Nervenendigungen und ihre Beziehungen zum umgebenden Gewebe sind weitgehend unbekannt. Erste Untersuchungen unserer Arbeitsgruppe zeigen, daß die lichtmikroskopisch als freie Nervenendigungen imponierenden Strukturen in vielfältige aber regelmäßige Beziehungen zu ihrer Umgebung treten. Den strukturell unterschiedlichen Endformationen entsprechen wahrscheinlich funktionell verschiedene receptive Aufgaben.

2. In den Skeletmuskeln und den anderen oben genannten Strukturen hat ein Teil oder der überwiegende Teil der rezeptiven Endigungen der Gruppe III und IV

Afferenzen so hohe Schwellen, daß diese Rezeptoren nur durch gewebsschädigende oder potentiell gewebsschädigende Reize („Noxen") erregt werden. Neben starken mechanischen (Zug, Druck, Quetschen) und Hitzereizen (Temperaturen über 40° C) zählen zu den noxischen Reizen insbesondere physikalisch-chemische (Hyperosmolalität, saures pH) und chemische Reize (algetische Substanzen wie Bradykinin, Serotonin, Histamin, Kaliumionen).

3. Die eben angesprochenen hochschwelligen Rezeptoren sind als Nociceptoren im engeren Sinne anzusehen. Ihre Erregung in hinreichender Anzahl und für eine genügend lange Zeit führt beim Menschen zu Schmerzempfindungen und bei diesen wie bei Tieren zu pseudoaffektiven Reaktionen (zum Beispiel Vokalisationen, Flucht- und Abwehrreflexen, Blutdruck- und Herzfrequenzssteigerungen, Schweißsekretion, etc.). Die (Mit)Erregung anderer, nicht-nociceptiver Rezeptoren mit feinen wie mit dicken afferenten Nervenfasern durch noxische Reize, die auch beobachtet wird, löst weder subjektiv Schmerzempfindungen noch objektiv pseudoaffektive Reaktionen aus. Der Schmerz ist also eine eigenständige und spezifische Sinnesmodalität. Der Tiefen- und der Eingeweideschmerz aus den hier betrachteten Geweben sind Qualitäten der Gesamtmodalität Schmerz.

4. Die meisten Nociceptoren antworten auf mehr als eine Reizmodalität, d. h. sie können sowohl durch mechanische, wie chemische und thermische noxische Reize erregt werden. Außerdem läßt sich vor allem innerhalb der chemischen Reizmodalität meist nachweisen, daß die Nociceptoren auf verschiedenste algetische Substanzen (s. 2.) reagieren. Diese Polymodalität der Nociceptoren ist aber weder ubiquitär noch uniform. Untersuchungen unserer Arbeitsgruppe zeigen vielmehr, daß Nociceptoren in aller Regel eine „dominierende Empfindlichkeit" gegenüber dem einen oder anderen noxischen Reiz besitzen. So gibt es in der Sehne Nociceptoren, die vorwiegend oder ausschließlich auf lokales Quetschen oder starken Zug antworten und im Muskel ließen sich durch S. Mense Nociceptoren zeigen, die am besten durch ischämische Kontraktionen aktiviert werden konnten (diese Nociceptoren vermitteln wahrscheinlich den Schmerz bei der Claudicatio intermittens).

5. Die Polymodalität der Nociceptoren weist darauf hin, daß ihre Terminalstrukturen (Nervenendigungen plus perineurales Gewebe) unterschiedliche Membranareale für die Umwandlung oder Transduktion der verschiedenen noxischen Reize in Rezeptorpotentiale samt deren nachfolgender Transformation in zentripetale Impulssalven besitzen muß (s. dazu auch 6. und 7.). Diese mechanosensitiven, thermosensitiven und chemosensitiven Transduktionsareale sind möglicherweise in engster, submikroskopischer, räumlicher Nachbarschaft mosaikartig über die Nervenendigungen angeordnet. Es ist aber auch denkbar, daß größere, schon ultrastrukturell identifizierbare Anteile der Terminalstrukturen für die Transduktion der einen oder anderen Reizmodalität zuständig sind. Vergleichende elektronenmikroskopische Untersuchungen sollten es dann ermöglichen, die Modalität solcher Transduktionsareale eindeutig zu identifizieren.

6. Die Empfindlichkeit von Nociceptoren hängt im weiten Umfang von der Vorgeschichte ab. Beispielsweise führt die lokale intraarterielle Injektion einer überschwelligen Dosis von Serotonin (Größenordnung in Versuchen unserer Arbeitsgruppe am Musculus gastrocnemius soleus der Katze 100 µg) zu einer langanhaltenden Tachyphylaxie gegenüber weiteren Serotonininjektionen. Gleichzeitig ist aber in den meisten Fällen die Empfindlichkeit gegenüber Bradykinin deutlich gesteigert, in den anderen zumindest unverändert. Auch lokale Applikation

von Prostaglandin E2 erhöht die Empfindlichkeit muskulärer, übrigens auch cutaner Nociceptoren gegenüber Bradykinin. Es erscheint wahrscheinlich, daß der peripheren Hyperalgesie (z. B. bei Entzündungen) und der Überempfindlichkeit beim Muskelkater solche Empfindlichkeitssteigerungen der Nociceptoren durch Freisetzung oder erhöhte lokale Produktion von Prostaglandinen und anderen Stoffen (Serotonin, Histamin, Kaliumionen) zugrunde liegen. Beim Muskelkater ist allerdings die weitverbreitete Auffassung nicht haltbar, daß er durch die Anhäufung kleinmolekularer Metabolite (Laktat, Phosphat) verursacht wird. Diese sind nämlich aus dem Gewebe wie dem zirkulierenden Blut nach kurzer Zeit verschwunden, während typischerweise eine Latenzzeit von 24–48 h zwischen dem Ende der intensiven Muskelbeanspruchung und dem Auftreten des Muskelkaters vergeht. Möglicherweise ist der Muskelkater die Folge von Mikrotraumata des Muskel- und Bindegewebes. Aber die Frage bleibt offen, welche der zwischen Verletzung und Muskelkater liegenden Prozesse zu einer Sensibilisierung der Nociceptoren führt, so daß diese zwar nicht spontan entladen (also kein Ruheschmerz auftritt), ihre Schwelle auf Bewegungsreize oder lokalen Druck jedoch weit gesenkt ist.

7. Schmerz, der nicht entsteht, braucht anschließend nicht bekämpft zu werden. Aus dieser Sicht wären besonders solche Pharmaka sehr wertvoll, die die Entstehung von afferenten nociceptiven Salven direkt an den Nociceptoren blockieren. Diese Pharmaka gibt es leider (noch) nicht. Eine Ausnahme macht die Acetylsalicylsäure. Von ihr ist seit langem bekannt, daß sie einen mindestens teilweisen peripheren Angriffspunkt besitzt: sie hemmt die Biosynthese von Prostaglandinen und könnte auf diese Weise die Empfindlichkeit von Nociceptoren auf Bradykinin herabsetzen. Eine solche, durch Aspirin verursachte Empfindlichkeitsabnahme auf Bradykinin ließ sich in unserer Arbeitsgruppe am einzelnen muskulären Nociceptor nachweisen. Dabei blieb die Empfindlichkeit der untersuchten Rezeptoren gegenüber Serotonin unverändert. Neben dem eben erwähnten indirekten Wirkmechanismus des Aspirin über die Hemmung der Prostaglandinsynthese ist daher auch eine direkte Interaktion zwischen dem Aspirin und dem Bradykinin am pharmakologischen Receptor der nociceptiven Endigung denkbar, die das „Serotonin-Receptor-Areal" (und die eventuellen anderen Transduktionsareale, s. 5.) unbeeinflußt läßt. Die schwache analgetische Wirkung der Acetylsalicylsäure ist mit beiden Mechanismen vereinbar, denn sie beruht anscheinend darauf, daß durch Aspirin nicht alle Transduktionsprozesse gleich stark geblockt werden. In jedem Falle zeigen die Befunde, daß die periphere pharmakologische Blockierung der Nociceptoren möglich ist. Die systematische Erschließung dieses wertvollen therapeutischen Prinzips steht aber noch aus.

Literatur

Beim Verfasser

The Problem of Central Pain

Bowsher, D. (Neurobiology Laboratory, Dept. of Anatomy, The University of Liverpool)

Referat

Central or spontaneous pain seems only to be produced by highly restricted lesions. These may be in the somatosensory thalamic relay (Dejerine and Roussy 1906; Monnier 1955), but never in the intralaminar nuclei (Cassinari and Pagni 1969); in the lateral mesencephalon (Nashold et al. 1977), and in the lateral medulla oblongata, where according to White and Sweet (1955), 26 out of 32 cases of Sjöqvist tractotomy developed contralateral spontaneous pain. Pagni (1977), after reviewing this literature states that "pure damage to the neospinothalamic pain pathways in the spinothalamic tract area can give rise to central pain". The fact that only restricted brainstem leasions produce central pain is further emphasized by the conclusion of Cassinari and Pagni (1969) that "the more the lesion spares the palaeospinothalamic afferents, the greater the chances of occurrence of central pain". To this must be added two further considerations which are too frequently taken for granted and so overlooked that (a) restricted cortical lesions never cause loss of true pain sensation, and (b) lesions of the anterolateral quandrant of the spinal cord relieve and do not cause pain. In this latter context, it will be recalled that anterolateral cord stimulation can elicit painful sensation (Mayer and Price 1975).

These facts must be reconciled with notion of dual "palaeospinothalamic" and "neospinothalamic" pathways (Mehler 1957), otherwise known as spinoreticulo-thalamic and (neo)spinothalamic systems (Bowsher 1957). While the existence of these two systems has been recognized for over two decades, it is only recently that it has been realized that they are largely independent of one another. A whole series of experiments exploiting the retrograde transport of horseradish peroxidase (HRP) may be said to have culminated in the experiments of Willis et al. (1979) in the monkey. This work showed that the cells of origin of axons projecting to the lateral (ventrobasal) thalamus were mostly to be found in the first and fifth Rexed laminae of the contralateral spinal grey matter, while fibres terminating in the medial (intralaminar) thalamus arise mainly from cells in deeper laminae (V through VIII) as well as I. Injections of HRP into the gigantocellular reticular formation of the monkey brainstem (in which the majority of 'palaeospinothalamic' axons terminate) shows retrograde filling of two widely separated groups of cells, in lamina V and in laminae VII and VIII respectively (Haber 1978).

While there is some overlap in the laminar origins of these two pathways, it must be recalled that each lamina contains several cell types. Our own work (Abdel-Maguid and Bowsher, unpublished) indicates that in man there are at least six different cell types in lamina IV, eight in lamina V, and seven in lamina VI. Thus even when HRP studies show a common laminar origin (e.g., lamina V) it does not necessarily imply that the two pathways arise from the same cells.

In contrast to the dense termination seen in the brainstem reticular formation following anterolateral cordotomy (Bowsher 1957, 1962; Mehler et al. 1960), Kerr and Lippman (1974) showed that midline myelotomy in the monkey spinal cord caused extensive terminal degeneration in the ventrobasal thalamus and mesencephalic periaqueductal grey matter, but "does not provide a significant input into the reticular substance of the brainstem". Kerr (1975) had shown an essentially similar distribution of axon terminals following ventral funiculotomy in the monkey, again remarking that "input to reticular nuclei of medulla and pons . . . is of minor proportions".

Kerr argues from this that the spinoreticulothalamic pathways cannot be involved in pain transmission because he assumes it to be uncrossed in the cord, while pain suppression by anterolateral cordotomy is of course crossed. Certainly many spinoreticular fibres are uncrossed in the spinal cord, but they decussate in the medulla oblongata before reaching their destination (Bowsher 1962); and thus are satisfactory candidates for the vehiculation of pain sensation.

The termination and sensory functions of the two ascending systems in the anterolateral funiculus of the spinal cord may be restated in the following terms:

a) Neospinothalamic fibres, arising form cell bodies in laminae I and V terminating in the mesencephalic periaqueductal grey matter (PAG) and ventrobasal thalamus; projecting thence to the primary somatosensory cortex, and vehiculating temperature and pinprick sensation, but not true pain (as in the case reported by Bowsher 1976).

b) Spinoreticulothalamic axons, arising mainly from cells in the deep grey laminae of the spinal cord, mostly terminating in the pontomedullary reticular formation, whence further projections join the small number of direct 'palaeospinothalamic' fibres to reach the intralaminar nuclei of the thalamus, which in their turn project diffusely to the whole cortex (Adrianov 1960; Bowsher 1965; Jones and Leavitt 1974).

It is interesting to look at these two systems in relation to opiates. Lamotte et al. (1978) quantified opiate binding sites in the brain of the rhesus monkey. As a standard for comparison, they found the binding density of the amygdala to be 100 fmol/mg of protein. Within the spinoreticulothalamic system, the reticular formation showed a binding density of between 40 and 60, and the intralaminar thalamus between 90 and 106. In the neospinothalamic system, on the other hand, the ventrobasal thalamus shows a binding density of only 21 though the periaqueductal grey matter (which is not a sensory relay) has a value of 67. This correlates well with the effect of microinjections of morphine in the primate thalamus (Pert and Yaksh 1974); in the ventrobasal complex there is no effect, while in the intralaminar nuclei there is an analgesic effect.

Of course, it is well known that morphine microinjection into the PAG has a very marked analgesic effect (Tsou and Jang 1974), as does electrical stimulation (Reynolds 1969; Mayer et al. 1971), it may thus be speculated that an excitatory input to the PAG from the neospinothalamic tract may activate a descending analgesic system. The cells of origin of the neospinothalamic systems, especially in lamina I, are excited by $A\delta$ and C input (Kumazawa and Perl 1978) from peripheral nociceptors.

The hypothesis, based on the evidence enunciated above, that can be put forward with respect to central pain is as follows:

a) Noxious stimulation activates both neospinothalamic and spinoreticulothalamic systems, both of which ascend in the anterolateral funiculus of the spinal white matter.

b) The spinoreticulothalamic systems, which above, the spinomedullary junction lies medial to the neospinothalamic, is responsible for conscious pain sensation, through the diffuse projection from the intralaminar thalamus to the whole cortex.
c) The laterally-placed neospinothalamic system, projecting through the ventrobasal thalamus to the primary somatosensory cortex, is responsible for conscious sensation of temperature and pinprick.
d) Neospinothalamic collaterals to the PAG activate a descending inhibitory system which has an analgesic effect.
e) Destruction of the neospinothalamic alone inactivates these collaterals; if the spinoreticulothalamic system is unaffected this leads to the appearance of 'spontaneous' central pain. This is what seems to occur in the case of small circumscribed vascular or iatrogenic painproducing lesions in the brainstem or thalamus.

References

Adrianov OS (1960) Sur les liaisons et les fonctions des noyaux thalamiques du système "non-spécifique". Arch Neurol Psychiatr (Belg) 60: 704–722 – Bowsher D (1957) Termination of the central pain pathway in man: the conscious appreciation of pain. Brain 80: 606–622 – Bowsher D (1962) The topographical projection of fibres from the anterolateral quadrant of the spinal cord to the subdiencephalic brainstem in man. Psychiatr Neurol (Basel) 143: 75–99 – Bowsher D (1965) Some afferent and efferent connections of the parafascicularcentromedian complex. In: Purpura DP, Yahr MD (eds) The thalamus. Columbia University Press, New York, pp 99–108 – Bowsher D (1976) Role of the reticular formation in responses to noxious stimulation. Pain 2: 361–378 – Cassinari V, Pagni CA (1969) Central pain: a neurosurgical survery. Harvard University Press, Cambridge, Mass. – Dejerine J, Roussy G (1906) Le syndrome thalamique. Rev Neurol (Paris) 14: 521–532 – Jones EG, Leavitt RY (1974) Retrograde axonal transport and the demonstration of non-specific projections to the cerebral cortex and striatum from thalamic intralaminar nuclei in the rat, cat and monkey. J Comp Neurol 154: 349–377 – Kerr FWL (1975) The ventral spinothalamic tract and other ascending systems of the ventral funiculus of the spinal cord. J Comp Neurol 159: 335–356 – Kerr FWL, Lippman HH (1974) The primate spinothalamic tract as demonstrated by anterolateral cordotomy and commissural myelotomy. In: Bonica JJ (ed) Pain. Adv neurol 4: 147–156 – Kumazawa T, Perl ER (1978) Excitation of marginal and substantia gelatinosa neurons in the primate spinal cord: Indications of their place in dorsal horn functional organization. J Comp Neurol 177: 417–434 – Lamotte CC, Snowman A, Pert CB, Snyder SH (1978) Opiate receptor binding in rhesus monkey brain: association with limbic structures. Brain Res 155: 374–379 – Mayer DJ, Price DP, Becher DP (1975) Neurophysiological characterization of the anterolateral spinal cord neurons contributing to pain perception in man. Pain 1: 51–58 – Mayer DJ, Wolfle TL, Akil H, Carder B, Liebeskind JC (1971) Analgesia from electrical stimulation of the brainstem of the rat. Science 174: 1351–1354 – Mehler WR (1957) The mammalian "pain tract" in phylogeny. Anat Rec 127: 332 – Mehler WR, Feferman ME, Nauta WJH (1960) Ascending axon degeneration following anterolateral cordotomy. An experimental study in the monkey. Brain 83: 718, 750 – Monnier M (1955) Les résultats de la coagulation du thalamus chez l'homme. Acta Neurochir (Suppl) 3: 291–307 – Nashold BS, Slaughter DG, Wilson WP, Zorub D (1976) Stereotaxic mesencephalotomy. Prog Neurol Surg 8: 35–49 – Pagni CA (1976) Central pain and painful anesthesia. Prog Neurol Surg 8: 132–257 – Pert A, Yaksh T (1974) Sites of morphine induced analgesia in the primate brain: relation to pain pathways. Brain Res 80: 135–140 – Reynolds DV (1969) Surgery in the rat during electrical analgesia induced by focal brain stimulation. Science 164: 444–445 – Tsou K, Jang CS (1964) Studies on the site of analgesic action of morphine by intracerebral microinjection. Sci Sin 13: 1099–1109 – White JC, Sweet WH (1955) Pain and the neurosurgeon. CC Thomas, Springfield, Ill. – Willis WD, Kenshalo DR, Leonard RB (1979) The cells of origin of the primate spinothalamic tract. J Comp Neurol 188: 543–574

Sympathisches Nervensystem und Schmerz*

Jänig, W. (Physiolog. Inst. der Univ. Kiel)

Referat

1. Klinische Beobachtungen

Seit langer Zeit wird vermutet, daß das sympathische Nervensystem an der Erzeugung und Aufrechterhaltung einiger klinisch wichtiger peripherer Schmerzzustände beteiligt ist. Diese Vermutung basiert auf vielen klinischen Beobachtungen und vor allem auf der zum Teil erfolgreichen Behandlung solcher Schmerzzustände durch chirurgische oder pharmakologische Sympathektomie. Experimentelle physiologische und morphologische Daten über die Interaktion von sympathischem Nervensystem und afferenten Fasern in Haut und Muskulatur gibt es praktisch nicht.

Folgende klinischen Argumente sprechen für die (z. T. wesentliche) Beteiligung des sympathischen Nervensystems an der Genese der verschiedensten peripheren Schmerzzustände: Seit dem ersten Weltkrieg werden diese Schmerzzustände als ultima ratio durch Sympathektomie behandelt. Die Sympathektomie wird entweder chirurgisch (Herausnahme der entsprechenden Grenzstrangganglien; Durchtrennung der entsprechenden weißen Rami) oder pharmakologisch (Zerstörung der Ganglien durch Injektion von Alkohol oder anderer Substanzen; temporäre Blockade der sympathischen Impulsübertragung durch Lokalanästhetika) durchgeführt [14, 16, 33]. Diese Therapie wurde besonders von der französischen Schule um Leriche [14] eingeführt. Periphere Schmerzzustände, die durch Unterbrechung der sympathischen Aktivität behandelt werden können, sind recht gut charakterisierbar durch den Begriff *sympathische Reflexdystrophie* [7]: *Sympathisch*, weil die neuronale Kontrolle von Hautgefäßen und Schweißdrüsen nicht normal erscheint. Die Haut der befallenen Extremität ist kalt oder warm (Vasokonstriktion, Vasodilation) und feucht oder trocken (übermäßige oder keine Schweißdrüsenaktivität). *Dystrophie*, weil sich die Gewebe der betroffenen Region, wie Haut, subkutanes Gewebe, Muskulatur, Gelenke und Knochen, trophisch verändern (dünne, glänzende Haut; rissige und brüchige, verstärkt wachsende Nägel, Hypertrichosis; atrophische Muskulatur; Demineralisation der Knochen). *Reflex*, weil angenommen wird, daß die trophischen und vegetativen Veränderungen und der auftretende Schmerz ganz oder teilweise reflektorisch über das sympathische Nervensystem erzeugt werden. Die klinischen Symptome können sehr diskret sein und treten je nach Krankheitsstadium in verschiedenen Kombinationen auf [7, 16]. Periphere Schmerzzustände mit den obigen Merkmalen treten bevorzugt nach Läsionen des N. medianus und des N. ischiadicus auf [26, 27]. Sie können nach folgenden Ereignissen entstehen: periphere Nervenläsionen (Schußverletzungen, Kompressionen, Zerreißungen usw.), digitale Traumen oder Amputationen, Amputationen einer Extremität, Narbenbildungen an den Extremitäten, Frakturen, Dislokationen, Operationen, Phlebitiden, Weichteiltraumen usw. [7, 14, 16, 17, 33].

---

* Unterstützt durch die Deutsche Forschungsgemeinschaft

Es ist nicht überraschend, daß diese Schmerzzustände bevorzugt während und nach Kriegen auftreten. Der Prototyp dieser Zustände ist die *Causalgie* [16, 26], die zuerst von Mitchell während des amerikanischen Bürgerkrieges im vorigen Jahrhundert beschrieben wurde [18, 19]. Die causale Beziehung zwischen sympathischem Nervensystem und diesen Schmerzzuständen wurde zuerst von Leriche während des ersten Weltkrieges vermutet. In der Folgezeit wurden deshalb viele peripheren Schmerzzustände mit den Merkmalen der sympathischen Reflexdystrophie durch Unterbrechung der Impulsaktivität in den sympathischen Fasern zu den entsprechenden Extremitäten behandelt.

Nach neueren Untersuchungen des englischen Neurologen Nathan [17] können meist nur diejenigen chronischen peripheren Schmerzzustände, bei denen eine *Hyperpathie* auftritt, durch Unterbrechung der sympathischen Aktivität gelindert oder beseitigt werden. Die Sympathikusblockade wurde in diesen Untersuchungen entweder durch Lokalanästhesie der entsprechenden sympathischen Grenzstrangabschnitte oder durch intravenöse Injektion von Guanethidin in die entsprechende Extremität erzeugt. Dabei wurde die Guanethidinwirkung durch temporäres Abbinden der Extremität lokal begrenzt. Das Leitsymptom Hyperpathie war durch brennende Schmerzen und schmerzhafte elektrische Empfindungen charakterisiert. Diese abnormen schmerzhaften Empfindungen überdauern die Hautreizung, strahlen vom Reizort auf die Nachbargebiete aus, treten mit Verzögerung auf und sind durch alle Arten cutaner Reize auslösbar. War die Hyperpathie bei den Patienten nicht nachweisbar, so konnten in den meisten Fällen die Schmerzen durch Blockade des Sympathikus nicht beseitigt werden. Nathans Befunde belegen, daß das Noradrenalin aus den postganglionären Neuronen die abnormen Schmerzen verursachen kann.

Obwohl die klinischen Erfolge in der Behandlung dieser Schmerzzustände durch permanente oder temporäre Unterbrechung der sympathischen Aktivität sehr groß erscheinen [14, 16, 17, 33], gibt es auch sehr skeptische Berichte über die Langzeiterfolge solcher Therapie. Darüber hinaus äußert sich das Rätselhafte dieser peripheren Schmerzzustände in folgenden Fragen, die man zur Zeit nicht beantworten kann: 1. Warum treten diese Schmerzzustände nur bei relativ wenigen Patienten mit Nerventraumen auf? 2. Warum treten diese Schmerzzustände praktisch nur an den Extremitäten auf und hier bevorzugt im Innervationsgebiet des N. medianus und des N. ischiadicus? 3. Warum genügen bei manchen Patienten vorübergehende Blockaden der sympathischen Aktivitäten, um die Schmerzen permanent zu beseitigen? 4. Welche Beziehung besteht – wenn überhaupt – zwischen den sympathischen postganglionären Fasern und den trophischen Störungen?

2. *Hypothesen* (Abb. 1)

Welche Wirkungen haben die sympathischen postganglionären Fasern auf die afferenten Fasern und was sind die Mechanismen dieser Wirkungen? Unter physiologischen Bedingungen scheinen bei Säugern Haut- und Muskelreceptoren und deren (myelinisierte und unmyelinisierte) Afferenzen nicht durch die Aktivität in sympathischen Efferenzen beeinflußt zu werden [20]. Das Fehlen dieser efferenten Beeinflussung afferenter Aktivität ist allerdings bisher explizit nicht bewiesen worden.

Unter pathophysiologischen Bedingungen, wie z. B. den Zuständen nach Nervenläsionen, verlieren die postganglionären Fasern ihre Zielorgane (glatte Muskulatur der Gefäße und Haarbälge, Schweißdrüsen). Nach neurobiologischen Untersuchungen sollten die meisten betroffenen postganglionären Neurone dege-

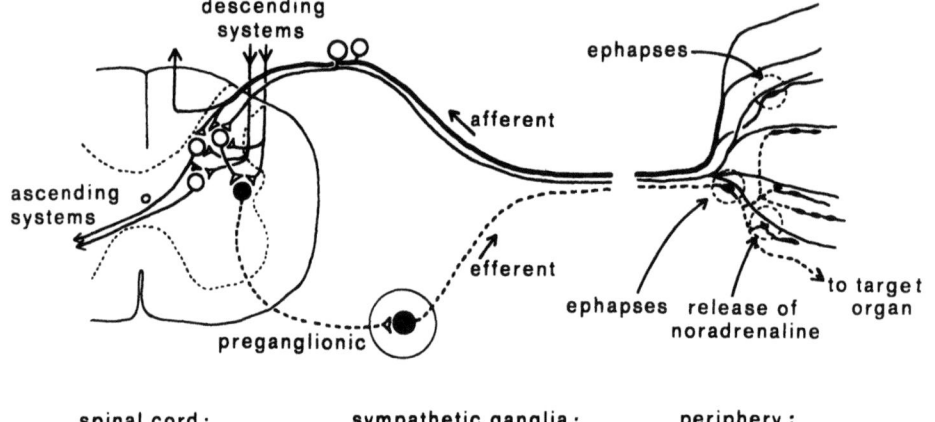

Abb. 1. Mögliche Störungen der Impulsmuster in afferenten Fasern, der Impulsverarbeitung im Rückenmark und der sympathischen Innervation. Vereinfachte hypothetische Darstellung

nerieren, wenn die Reinnervation der Zielorgane verhindert wird [22, 23]. In diesem Zusammenhang stellt sich auch die Frage, ob und zu welchem Grade Spezifität zwischen den verschiedenen postganglionären Neuronen und ihren Zielorganen besteht. Das heißt, innerviert ein postganglionäres Axon nach seiner Regeneration sein ursprüngliches Zielorgan oder nicht? Die Beantwortung dieser Frage könnte vielleich einige vegetative Fehlregulationen – vornehmlich in der Haut – unter pathophysiologischen Bedingungen erklären.

Theoretisch können unter pathophysiologischen Bedingungen die postganglionären sympathischen Axone die afferente Aktivität auf folgende Art und Weise beeinflussen: durch Ephasenbildung zwischen efferenten sympathischen Fasern und afferenten Fasern [6, 20], durch freigesetztes Noradrenalin [31] oder mehr indirekt durch Änderungen des Mikromilieus der rezeptiven Endigungen der afferenten Axone. Keine dieser Möglichkeiten ist bisher eindeutig und zwingend nachgewiesen worden.

Wall und Gutnik [31] konnten nachweisen, daß afferente Fasern aus experimentell erzeugten Stumpfneuromen des N. ischiadicus bei Ratten durch i.v. injiziertes Noradrenalin erregt werden. Darüber hinaus konnten Wall et al. [30, 32] folgendes zeigen: Ratten verstümmeln sich 1–10 Wochen nach Durchtrennung des N. ischiadicus bei Verhinderung einer geordneten Regeneration in den distalen Stumpf der denervierten Extremität. Die *Autotomie* der Ratten kann durch Blockade der Übertragung der sympathischen Aktivität auf die Effektororgane mit chronisch verabreichtem Guanethidin verhindert werden und soll deshalb durch die Einwirkung sympathischer Axone auf die aussprossenden afferenten Axone zustande kommen. Die Autoren sehen die Autotomie als ein experimentelles Modell der *Anaesthesia dolorosa* an. Beide experimentellen Ansätze sprechen zwar dafür, daß die sympathische Aktivität zur Erregung afferenter Fasern führen kann, sind aber keineswegs beweisend.

Es wird angenommen, daß die pathologischen Schmerzzustände, die durch Unterbrechung der sympathischen Aktivität permanent oder temporär gelindert oder beseitigt werden können, durch abnorme Impulsmuster in dicken und dünnen somatischen Afferenzen hervorgerufen werden. Diese abnormen, chronisch wirksamen Impulsaktivitäten sollen zu Störungen der Impulsverarbeitung im Rückenmark und supraspinal führen und damit zu gestörten Reflexwegen (s. [16]; s. Turbulenzhypothese von Sunderland [26, 27]). Die Störungen der zentralen Impulsverarbeitung, die auf dem Boden einer teilweisen oder vollständigen afferenten Denervierung entstehen mag [5], könnte zu Änderungen der Reaktionsmuster [12] in den sympathischen prä- und postganglionären Neuronen führen. Auf diese Weise könnte sich ein positives Rückkopplungssystem zwischen afferenten Fasern, Rückenmark und sympathischer efferenter Innervation etablieren, welches die Schmerzzustände aufrecht erhält und erzeugt. Unterbrechung der sympathischen Aktivität würde diesen Circulus vitiosus unterbrechen. Es muß betont werden, daß diese Hypothese bisher experimentell nicht belegt ist.

Des weiteren mögen die pathologischen chronischen Schmerzzustände der Extremitäten, die durch Sympathektomie gelindert oder geheilt werden, z. T. durch die Impulsaktivität in afferenten Fasern entstehen, die von den Extremitäten über Gefäße und Grenzstränge zum Rückenmark laufen. Diese Möglichkeit wird immer wieder von Klinikern betont. So basiert z. B. die Vasculozonentheorie von Gross [8] auf dieser Annahme. Eindeutige morphologische und neurophysiologische Belege über die Existenz solcher Afferenzen gibt es bisher nicht.

3. Experimentelle Ansätze zur Erforschung der neuronalen Organisation des sympathischen Nervensystems (Abb. 2)

Obwohl die klinische Evidenz für die Beteiligung des sympathischen Nervensystems an der Erzeugung bestimmter Schmerzzustände überwältigend ist, sind die neuronalen Mechanismen, die diesem Geschehen zugrunde liegen, nahezu völlig unbekannt. Das scheint zwei Ursachen zu haben: 1. Das sympathische Nervensystem wurde und wird − cum grano salis − funktionell als ein System betrachtet, welches einheitlich im Rahmen der verschiedenen homöostatischen Regulationen reagiert [3, 4]. Diese konzeptuelle Sicht, die − unausgesprochen − eine einfache zentrale und periphere Organisation implizieren mag, schlägt sich in der Begriffssprache, in der dieses System in den gängigen Lehrbüchern beschrieben wird, nieder und mag analytische Ansätze behindert haben. 2. Die technischen Schwierigkeiten bei der Analyse der peripheren und zentralen Organisation des sympathischen Nervensystems erschien lange Zeit unüberwindbar. So haben sich z. B. unsere Kenntnisse und Konzepte über die sensorischen Systeme, das somatomotorische System und die neuroendokrinen Systeme in den letzten Jahren erheblich erweitert und gewandelt, während unser Denken über das sympathische Nervensystem im Grunde auf dem Vorkriegsstand stehen geblieben ist.

Neuere experimentelle Ansätze zur Erforschung des sympathischen Nervensystems in den letzten 10 Jahren [1, 2, 24] deuten darauf hin, daß sich unsere Vorstellungen über dieses System in Zukunft sehr stark wandeln werden. Diese experimentellen Ansätze bei Tier und Mensch wurden durch die Anwendung moderner Technologien ermöglicht und erstrecken sich auf die Analyse post- und präganglionärer Neurone und zentraler Integrationsprozesse im Rückenmark und Hirnstamm. Dabei sind besonders die neurophysiologische Analyse einzelner Neurone und die Mikroneuronographie beim Menschen hervorzuheben [28].

Die wesentlichen Ergebnisse dieser vielfältigen Untersuchungen zeigen, daß der Vielfalt der Effektororgane des sympathischen Nervensystems eine ebensolche Vielfalt post- und präganglionärer Neurone mit recht komplexen zentralnervösen

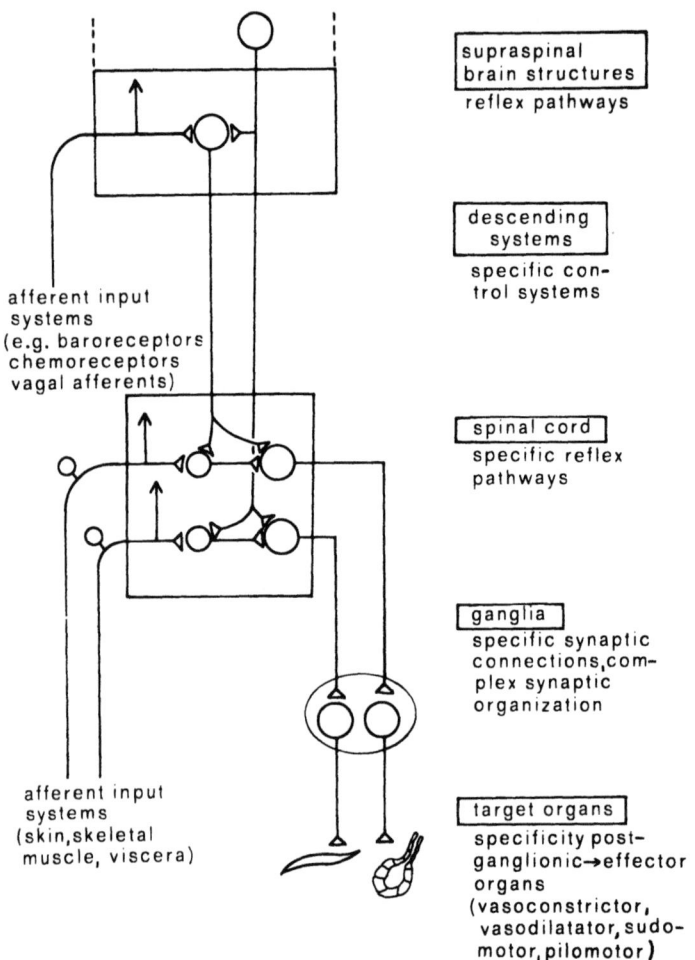

Abb. 2. Vereinfachte hypothetische Darstellung der peripheren und zentralen Organisation des sympathischen Nervensystems und seiner Beziehung zu afferenten Systemen aus dem inneren Milieu und von der Körperoberfläche

Organisationen entspricht. Bei der Katze kann z. B. nachgewiesen werden, daß die verschiedenen Typen postganglionärer Neurone zur Skeletmuskulatur und zur Haut (wie z. B. Vasokonstriktorneurone, Vasodilatatorneurone, Pilomotorneurone, Sudomotorneurone) unter standardisierten experimentellen Bedingungen auf Reizung afferenter Systeme von der Haut (z. B. Nozizeptoren, Vibrationsrezeptoren) und aus dem inneren Milieu (z. B. arterielle Chemo- und Barorezeptoren) ganz charakteristische *Reaktionsmuster* zeigen [11, 12]. Man ist im Prinzip in der Lage, die Neurone funktionell an Hand dieser Reaktionsmuster zu erkennen. Die Muster können auch präganglionär nachgewiesen werden [13]. Diese Befunde können im Grunde nur dahingehend interpretiert werden, daß die sympathischen Subsysteme im Rückenmark und Hirnstamm je nach ihrer Funktion unterschiedlich organisiert sind und daß die präganglionären Neurone weitgehend selektiv mit den entsprechenden postganglionären Neuronen synaptisch verschaltet sind. Welche

Rolle die recht komplexe synaptische Organisation in den sympathischen Ganglien spielt, ist unbekannt [15, 21]. Es ist aber nicht unwahrscheinlich, daß – in Analogie zur motorischen Vorderhornzelle – nicht nur das präganglionäre Neuron, sondern im beschränkten Maße auch das postganglionäre Neuron die gemeinsame Endstrecke für die Integration zentralnervöser Prozesse im sympathischen Nervensystem ist.

4. Modelle zur Erforschung der Problematik „Sympathisches Nervensystem und Schmerz"

Die langjährigen und in der Literatur zahlreich dokumentierten klinischen Beobachtungen und Messungen an Patienten mit peripheren Schmerzzuständen, die durch Unterbrechung der (efferenten) sympathischen Impulsaktivität behandelt werden können, ergeben trotz vieler Differenzen zwischen verschiedenen Autoren ein recht vollständiges Bild über die Phänomenologie dieser Krankheitsbilder. Diese Beobachtungen liefern aber außer einigen vagen hypothetischen Vorstellungen keine Hinweise auf die Mechanismen, die den Wirkungen der sympathischen Innervation zu Grunde liegen. Man kann deshalb auch erwarten, daß diese Problematik ohne die Entwicklung spezieller Methoden und Tiermodelle von klinischer Seite nicht gelöst werden kann. Die Bearbeitung dieses Problemkreises scheint, über den Erkenntniszuwachs hinaus, besonders deshalb wünschenswert, weil sie zu neuen therapeutischen Ansätzen führen mag. Aber schon der Erkenntniszuwachs alleine würde Hauptanstrengungen zur Lösung der Problematik voll rechtfertigen, weil sie wahrscheinlich sowohl für den *Kliniker,* als auch für den experimentell arbeitenden *Physiologen* bessere Einsicht in die peripheren und zentralen Strukturen des sympathischen Nervensystems und der somatosensorischen Systeme unter gesunden und pathophysiologischen Bedingungen geben würde.

Vier Punkte sollten grundsätzlich berücksichtigt werden: 1. Die Analyse der peripheren und zentralen Organisation des sympathischen Nervensystems bei Tieren (Ratten, Katze, Hund) mit verschiedensten Methoden muß intensiviert werden. Dabei ist *nicht* zu erwarten, daß die Ergebnisse dieser, unter standardisierten Bedingungen durchgeführten Untersuchungen ohne weiteres auf den (unanästhesierten) Menschen übertragbar sind und daß die Ergebnisse ohne weiteres im Rahmen der verschiedensten Regulationen interpretierbar sind. 2. Gleichberechtigt neben dem Tierexperiment sollten Untersuchungen am Menschen, bevorzugt mit der Methodik der Mikroneuronographie, stehen [28]. Diese Untersuchungen können auch bei Patienten mit peripheren Schmerzzuständen, die die Symptome der sympathischen Reflexdystrophie haben, durchgeführt werden [10]. Wenn möglich, sollten psychophysische Parameter mit neuronalen Parametern korreliert werden [9]. 3. Die tierexperimentellen Untersuchungen sollten auf pathologisch veränderte Strukturen ausgedehnt werden. Dabei sind die von Wall initiierten Untersuchungen der afferenten Fasern aus experimentell erzeugten Neuromen bei Ratten und der dabei entstehenden Veränderungen neuronaler Integrationsprozesse im Rückenmark sicherlich wegweisend [5, 25, 29, 31]. Es wäre wünschenswert, nach einem Tiermodell für die sympathische Reflexdystrophie zu suchen, um die Interaktion zwischen sympathischer Innervation, afferenter Innervation und trophischen Störungen zu studieren. 4. Am schwierigsten erscheint der Entwurf von Modellen, an denen das Verhalten von Tieren bei chronischen peripheren Schmerzzuständen untersucht werden kann. Das Autotomieverhalten von Ratten mit experimentell erzeugten Stumpfneuromen könnte ein solches Modell für die Anäesthesia dolorosa sein [30, 32].

Zusammenfassung

Chronische periphere Schmerzzustände mit den Merkmalen der sympathischen Reflexdystrophie, die bevorzugt nach peripheren Nervenläsionen auftreten, können häufig durch chirurgische oder pharmakologische Sympathektomie therapiert werden. Es wird deshalb angenommen, daß die Aktivität in den (efferenten) sympathischen Fasern an der Erzeugung und Aufrechterhaltung der Schmerzen beteiligt sind. Die Genese dieser Schmerzen hat eine periphere und eine zentrale (im wesentlichen spinale) Komponente. Die Aktivität in den sympathischen Fasern soll zur Erregung afferenter Fasern und die Schädigung afferenter Fasern zu Störungen der zentralnervösen Informationsverarbeitung führen. Die neuronalen Mechanismen, die diesem Geschehen zu Grunde liegen, sind nahezu unbekannt. Zukünftige Forschung zur Aufklärung dieser klinisch wichtigen Krankheitsbilder muß sich auf folgende Punkte konzentrieren: die Analyse der peripheren und zentralen Organisation des sympathischen Nervensystems im Tierversuch; die mikroneuronographische Untersuchung sympathischer Aktivität in postganglionären Fasern beim Menschen; die Entwicklung von Tiermodellen zur Erforschung der Pathophysiologie der verschiedenen peripheren Schmerzzustände.

Literatur

1. Brooks CMcC (1979f) Journal of the autonomic nervous system. Elsevier North-Holland − 2. Brooks CMcC, Koizumi K, Sato A (eds) (1979) Integrative functions of the autonomic nervous system. University of Tokyo Press, Elsevier, North-Holland, Biomedical Press − 3. Cannon WB (1929) Bodily changes in pain hunger, fear and rage, 2nd ed. D. Appleton & Co., New York − 4. Cannon WB (1932) The wisdem of the body. W. W. Norton & Co., New York (revised 1939) − 5. Devor M, Wall PD (1978) Reorganisation of spinal cord sensory map after peripheral nerve injury. Nature 227: 75−76 − 6. Doupe J, Cullen CR, Chance GQ (1944) Post-traumatic pain and the causalgic syndromes. J Neurol Neurosurg Psychiatry 7: 33−48 − 7. Evans JA (1947) Reflex sympathetic dystrophy: a report on 57 cases. Ann Intern Med 26: 417−426 − 8. Gross D (1974) Pain and the autonomic nervous system. Adv Neurol 4: 93−104 − 9. Gybels J, Handwerker HO, van Hees J (1979) A comparison between the discharges of human nociceptive nerve fribres and the subject's ratings of his sensations. J Physiol 292: 193−206 − 10. Hallin RG, Torebjörk HE (1976) The role of peripheral thin nerve fibres in pain perception. Excerpta Medica International Congress Series No. 399, Anaesthesiology Proc. VI World Congress of Anaesthesiology, pp 341−345 − 11. Jänig W (1975) Central organization of somatosympathetic reflexes in vasoconstrictor neurones. Brain Res 87: 305−312 − 12. Jänig W (1979) Reciprocal reaction patterns of sympathetic subsystems with respect to various afferent inputs. In: Brooks CMcC, Koizumi K, Sato A (eds) Integrative functions of the autonomic nervous system. University of Tokyo Press, pp 263−274 − 13. Jänig W, Szulczyk P (1980) Functional properties of lumbar preganglionic neurones. Brain Res 186: 115−132 − 14. Leriche R (1949) La chirurgie de la douleur, 3rd ed. Masson & Cie, Paris − 15. Libet B, (1979) Slow postsynaptic actions in ganglionic functions. In: Brooks CMcC, Koizumi K, Sato A (eds) Integrative functions of the autonomic nervous system. University of Tokyo Press, Elsevier, North-Holland, Biomedical Press, pp 197−222 − 16. Livingston WK (1976) Pain mechanisms. Plenum Press, New York London (Reprint of the 1943 ed., published by Macmillan, New York) − 17. Loh L, Nathan PW (1978) Painful peripheral states and sympathetic blocks. J Neurol Neurosurg Psychiatry 41: 664−671 − 18. Mitchel SW (1872) Injuries of nerves and their consequences. J. B. Lippincott & Co., Philadelphia − 19. Mitchel SW, Morehouse GR, Keen WW (1864) Gunshot wounds and other injuries of nerves. J. B. Lippincott & Co., Philadelphia − 20. Nathan PW (1947) On the pathogenesis of causalgia in peripheral nerve injuries. Brain 70: 145−171 − 21. Nishi S (1976) Cellular pharmacology of ganglionic transmission. In: Narahashi T, Bianchi CP (eds) Advances in general and cellular

pharmacology. Plenum Press, New York London, pp 179–245 – 22. Purves D (1976) Longterm regulation in the vertebrate peripheral nervous system. In: Porter R (ed) Neurophysiology II. Int Rev Physiol 10: 125–177 – 23. Purves D, Lichtmann JW (1978) Formation and maintenance of synaptic connections in autonomic ganglia. Physiol Rev 58: 821–862 – 24. Sato A (ed) (1975) Central organization of the autonomic nervous system. Brain Res 87: 137–448 – 25. Seltzer Z, Devor M (1979) Ephaptic transmission in chronically damaged peripheral nerves. Neurology 29: 1061–1064 – 26. Sunderland S (1976) Pain mechanisms in causalgia. J Neurol Neurosurg Psychiatry 39: 471–480 – 27. Sunderland S (1978) Nerves and nerve injuries, 2nd ed. Churchill, Livingstone, Edinburgh London New York – 28. Vallbo AB, Hagbarth K-E, Torebjörk HE, Wallin BG (1979) Somatosensory, proprioceptive, and sympathetic activity in human peripheral nerves. Physiol Rev 59: 919–957 – 29. Wall PD (1979) Changes in damaged nerve and their sensory consequences. In: Bonica J (ed) Advances in pain research and therapy. Raven Press, New York, pp 39–52 – 30. Wall PD, Devor M, Inbal R, Scadding JW, Schonfeld D, Seltzer Z, Tomkiewicz MM (1979) Autotomy following peripheral nerve lesions: experimental anaesthesia dolorosa. Pain 7: 103–113 – 31. Wall PD, Gutnick M (1974) Ongoing activity in peripheral nerves: the physiology and pharmacology of impulses originating from a neuroma. Exp Neurol 43: 580–593 – 32. Wall PD, Scadding JW, Tomkiewicz MM (1979) The production and prevention of experimental anesthesia dolorosa. Pain 6: 175–182 – 33. White JC (1974) Sympathectomy for relief of pain. Adv Neurol 4: 629–638

Experimental Model of Pain and Pain Provoked in Human by Convergence

Albe-Fessard, D., Willer, J. C. (Université de Paris IV, Laboratoire de Physiologie des Centraux Nerveux, Paris)

Referat

Manuskript nicht eingegangen.

Mechanisms of Neurologic Pain and Measurements of Sensibility

Lindblom, U. (Dept. of Neurology, Karolinska Sjukhuset, Stockholm)

Referat

In acute organic pain the nervous system is intact and the pain is mediated by the normal physiolocigal processes of nociception (Fig. 1). In chronic pain of usual organic type, the nervous system should be morphologically intact except for changes that hypothetically may occur peripherally in the form of nerve sprouts into tumours or proliferative tissue in spondylosis and arthrosis. Such sprouts might have a

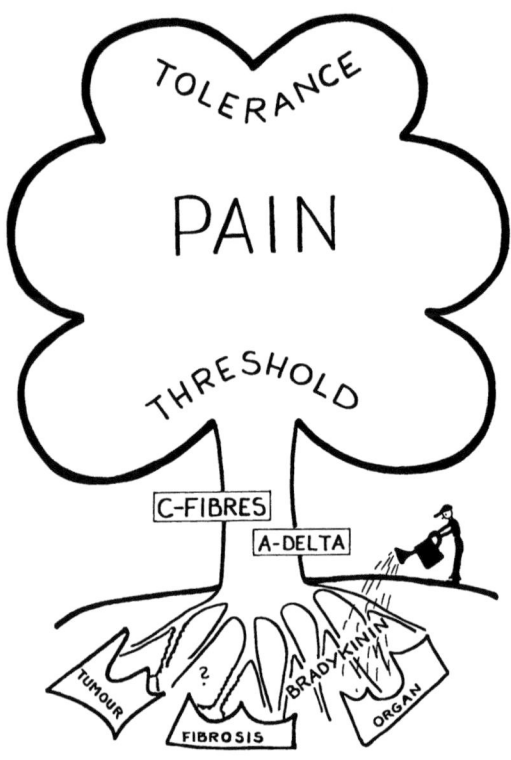

Fig. 1. The pain tree, *Arbor dolorosa*, illustrating pain mechanisms; the roots symbolize the nerve endings, the stem the afferent fibres, and the branch work the central nervous system. Acute organic pain is initiated at the nociceptors of the diseased organ (by means of algogenic substances like bradykinin), mediated by afferent A δ, and C fibres, and processed centrally to a sensation and associated reactions. The nervous system is normal but pathological processes may be involved at the receptor level in pain states with tissue changes like tumour growth or fibrosis

nociceptive function and be very sensitive in analogy with nerve sprouts in a neuroma. Among the mechanisms of chronic pain we have also to consider the possibility that a longlasting barrage of nociceptive impulses may create a central neuronal dysfunction. It may be assumed that such functional changes can outlast the period of afferent activity originating in the diseased organ and act as autonomous pain-producing foci after the peripheral lesion has healed.

Neurologic pain conditions differ significantly in that the nervous system itself is the site of a lesion which may give rise to pain by various mechanisms (Fig. 2). One probable mechanism is ectopic impulse formation in nociceptive fibres at the lesion. In normal nerve fibres, injury discharges are characteristically only shortlasting, but in a compressed nerve with fibrosis and other changes, the excitability of the fibres becomes abnormal so that discharges may occur spontaneously or be evoked by light stimuli of mechanical or other type which ordinarily are harmless. This mechanism is evidently the basis of the common radicular pain following disc degeneration and spondylosis [5]. Ectopic impulse formation may occur in neuroma sprouts [3], but apparently not in regenerated endings which have reestablished receptor connections. Such endings may, however, be hyperexcitable and responsible for hyperalgesia on touch or pressure.

Another possible mechanism of neurologic pain may be ephaptic transfer of impulses to nociceptive afferents from neighbouring fibres of other type. Experimentally, ephaptic transmission has been demonstrated long ago [4] and recent experiments in dystrophic mice with dysmyelination [9] has reinforced the assumption of this mechanism as being clinically relevant. In trigeminal neuralgia,

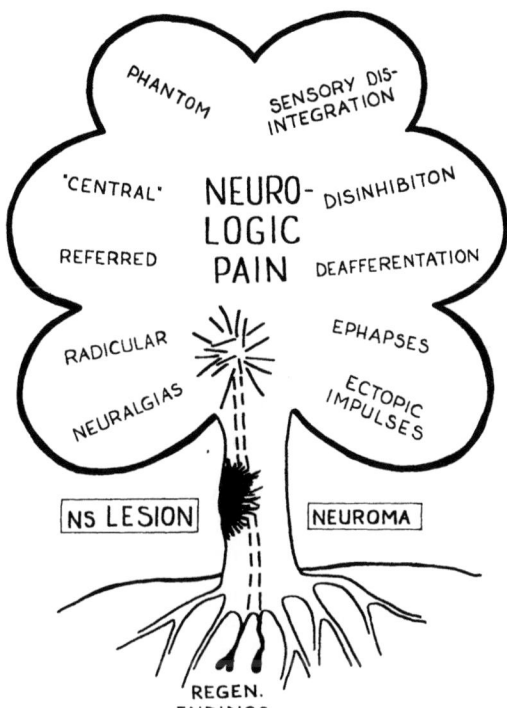

Fig. 2. In neurological pain types (neuralgias, etc.), the nervous system is the site of a lesion and several special mechanisms may be involved in pain production

the pain attacks are exclusively triggered by stimuli of non-noxious type [6] so it is evident that the pathologic process in this condition involves impulse transmission to pain-mediating fibres or tracts. This process may very well be of ephaptic nature. A similar phenomenon occurs in peripheral neuralgia but in this case various types of stimuli usually produce a painful response.

The wellknown syndrome of sensory abnormalities which often is present in the painful skin area in patients with neuralgia, and which is called hyperpathia (after Foerster [2]), includes painful responses to touch, slight pressure and non-noxious temperatures.

These responses may be explained on the basis of ephaptic spread of impulses from mechanoceptive and thermoceptive afferents to nociceptive fibres at the site of the lesion in the peripheral nerve. There is, however, the possibility of a third mechanism, as is indicated by sensibility measurements by quantitative techniques. If the painful skin area is stimulated with discrete mechanical pulses, a tactile sensation is produced provided that the sensory loss is not too pronounced. The latency of the tactile sensation, or the reaction time, is of the order of 0.2–0.3 s. This is in agreement with the fact that the touch receptors are supplied by the large and most rapidly conducting afferent fibres from the skin. When the amplitude of the mechanical pulses is increased, the tactile sensation evoked from the hyperpathic skin may change to pure pain. If this were due to ephaptic transfer in the periphery to nociceptive afferents, which are more slowly conducting, the latency should be prolonged. This is not the case, however. The latency of the painful response to tactile stimulation is of the same order as that of the tactile sensation below the pain threshold [8]. This suggests that the afferent pathway in both instances consists of large afferent fibres of non-nociceptive type. The conclusion will be that the abnormal painful response is dependent on a central mechanism, which might be disintegration of a sensory relay. It is known from animal experiments that a large population of interneurons in the dorsal horn of the spinal cord, some of which project to higher levels, responds both to nociceptive and to low threshold mechanoceptive input. The two types of input are subjected to differential inhibitory and excitatory influences both from the periphery and from the cortex and brainstem in a way that may explain the clear separation at the perceptual level that normally occurs for touch and pain [1, 10]. A simple disinhibition, imitating for instance the situation of a suprasegmental spinal block [1, 10], would result in a heightened response to noxious stimulation and explain a corresponding type of hyperalgesia. To account for the painful response to light touch, or non-noxious temperatures, however, one seemingly has to presuppose a more qualitative type of disturbance of the relay function, such as a break down of the differential modulation referred to above.

The above-mentioned pain mechanisms are more or less hypothetical and it is difficult to explore the nervous system to obtain direct evidence. Some data on peripheral mechanisms will probably be possible to get by means of microneurography in awake patients, while evidence on central mechanisms will have to be collected from animal pain models, or indirectly from clinical observations [7]. A prerequisite for the latter approach is a precise description of the pain of various syndromes with regard to precipitating factors, temporal course, associated sensory disturbances etc. Clinical experiments with pharmacological blocking agents, electrostimulation and other procedures may yield further valuable information.

Considering the variety and speciality of pain mechanisms which probably operate in neurologic pain conditions, it is no wonder that common analgesics, including narcotic ones, which all have been developed for usual organic types of pain, are relatively ineffective. In the treatment of neurologic pain conditions, specific medication can sometimes be offered, such as carbamazepine for trigeminal neuralgia. Other resorts are the analgesic effects of psychotropic drugs, psychological methods for pain treatment, and electrostimulation and neurosurgical procedures.

References

1. Besson JM, Guilbaud G, Le Bars D (1975) Descending inhibitory influences exerted by the brain stem upon the activities of dorsal horn lamina V cells induced by intra-arterial injection of bradykinin into the limbs. J Physiol 248: 725–739 – 2. Foerster O (1927) Die Leitungsbahnen des Schmerzgefühls. Urban & Schwarzenberg, Wien – 3. Gorwin-Lippman R, Devor M (1979) Ongoing activity in severed nerves: source and variation with time. Brain Res 159: 400–410 – 4. Granit R, Skoglund CR (1945) Facilitation, inhibition and depression at the „artificial synapse" formed by the cut end of a mammalian nerve. J Physiol (Lond) 103: 435–448 – 5. Howe JF, Loeser JD, Calvin WH (1977) Mechanosensitivity of dorsal root ganglia and chronically injured axons: A physiological basis for the radicular pain of nerve root compression. Pain 3: 25–41 – 6. Kugelberg E, Lindblom U (1959) The mechanism of the pain in trigeminal neuralgia. J Neurol Neurosurg Psychiatry 22: 36–43 – 7. Lindblom U (1979) Sensory abnormalities in neuralgia. In: Bonica JJ et al. (eds) Advances in pain research and therapy, vol 3. Raven Press, New York – 8. Lindblom U, Verrillo RT (1979) Sensory functions in chronic neuralgia. J Neurol Neurosurg Psychiatry 42: 793–803 – 9. Rasminsky M (1978) Ectopic generation of impulses and cross-talk in spinal nerve roots of „dystrophic" mice. Ann Neurol 3: 351–357 – 10. Zimmermann M (1977) Encoding in dorsal horn interneurons receiving noxious and non noxious afferents. J Physiol (Paris) 73: 221–232

Probleme der Schmerzmessung

Handwerker, H. O. (II. Physiolog. Inst. der Univ. Heidelberg)

Referat

In fast allen Bereichen von Klinik und Praxis ist die Schmerzbekämpfung eine wesentliche Aufgabe des Arztes. Schmerzbekämpfung setzt zunächst voraus, daß der Arzt die Kausalkette, die zur Schmerzentstehung geführt hat, möglichst gut versteht, da die Glieder dieser Kette die Angriffstellen seiner Therapie sind. Darüber hinaus scheint es wünschenswert, den Schmerz möglichst objektiv und quantitativ zu erfassen, also zu „messen". Schmerzmessung kann zweierlei zum Ziel haben:
  1. Die möglichst objektive Erfassung der aktuellen Schmerzen eines Patienten mit den modernen Methoden der Psychometrie.
  2. Die Erfassung der Reaktion eines Patienten oder eines gesunden Probanden auf experimentell gesetzte „Schmerzreize".

Ich werde mich in diesem Referat nur mit der zweiten Fragestellung befassen. Diese Fragestellung ergibt sich immer dann, wenn die Intaktheit des nociceptiven Systems geprüft werden soll, z. B. in der Neurologie, oder wenn der Einfluß therapeutischer Maßnahmen auf die Schmerzempfindung geprüft werden soll, in der klinischen Pharmakologie. Wir sprechen bei dieser experimentellen Schmerzmessung von „Algesimetrie". Sie haben im vorhergehenden Referat von Prof. Lindblom elegante Beispiele der Anwendung algesimetrischer Methoden in der klinischen Forschung erfahren. Die Aufgabe meines Referates besteht nicht darin, einen möglichst vollständigen Überblick über algesimetrische Methoden zu geben [1–5], sondern die Problematik der „Schmerzmessung" anhand unserer derzeitigen Kenntnisse der Physiologie und Psychophysiologie der Nociception zu diskutieren.

Experimentelle Algesimetrie betreibt – üblicherweise ohne es sich klar zu machen – jeder Arzt, wenn er bei der neurologischen Untersuchung eines Patienten eine Nadel verwendet, um die Empfindung für Stichreize zu prüfen. Die geforderte Unterscheidung zwischen Nadelspitze und Nadelkopf setzt die Aktivierung von zwei verschiedenen peripheren Rezeptorklassen voraus, der Nociceptoren und der empfindlichen Mechanorezeptoren. Interessanterweise fragt der untersuchende Arzt meist nicht ob der Nadelstich schmerzhaft sei, sondern er fragt ob er als „spitz", d. h. als Stich, oder als „stumpf", d. h. als Druck, empfunden wurde. Das Wort „Schmerz" wird in der experimentellen oder explorativen Algesimetrie gerne vermieden, da es neben einer sensorisch diskriminativen noch eine emotionale Bedeutung hat. Umgangssprachlich beinhaltet Schmerz immer Leiden und daher werden die durch kurz dauernde und wenig bedrohliche Noxen ausgelösten Empfindungen von vielen Menschen nicht als „schmerzhaft" bezeichnet, sondern mit anderen Adjektiven wie „brennend" oder „stechend" belegt.

Die klinisch neurologische Untersuchung mit der Nadel erlaubt natürlich keine quantitativen algesimetrischen Aussagen. Sie zeigt uns aber die Zielsetzung der Algesimetrie: Untersuchung der Funktion des peripheren und zentralen nociceptiven Systems mit psychophysischen Methoden. Die Testreize bei algesimetrischen Methoden müssen daher Nociceptoren erregen. In seltenen Fällen der Hyperpathie können auch nicht-noxische Testreize zur Untersuchung des zentralen nociceptiven Systems verwandt werden (siehe Referat Lindblom in diesem Symposium).

Wie gut sind nun beim intakten System Nociceptorerregung und Auftreten von Schmerzempfindungen (d. h. von Empfindungen, die als „stechend", „brennend", „bohrend" usw, bezeichnet werden) miteinander korreliert? Ich möchte diese Frage anhand des in der Algesimetrie am häufigsten verwendeten Reizes, des Hitzereizes, diskutieren.

Abb. 1 zeigt schematisch die physiologischen Gegebenheiten. Erhöht man die Hautoberflächentemperatur, dann werden zunächst nicht-nociceptive Warmrezeptoren erregt, bei höheren Temperaturen werden diese Warmrezeptoren aber wieder gehemmt und Nociceptoren werden erregt. Auch die Empfindung ändert sich beim Übergang zu immer höheren Temperaturen. Bei Temperatursprüngen auf etwa 40° C haben wir eine Warmempfindung, bei höheren Temperaturen wird ein Proband die Temperatur als „heiß" und schließlich als „brennend" oder „stechend" bezeichnen. Wie gut ist nun der Übergang zur Empfindung „brennend, stechend" mit einem Übergang von der Erregung der Warmrezeptoren zu der von Nociceptoren korreliert?

Man kann solche Fragen heute direkt experimentell angehen mit der Methode der transkutanen Neurographie, die 1967 von den skandinavischen Forschern Hagbarth und Vallbo eingeführt wurde [6].

Abb. 2 zeigt anhand eines Experiments, bei dem drei verschieden starke Hitzereize in randomisierter Folge auf die Haut einer Versuchsperson appliziert wurden, daß Reize von dieser Versuchsperson nur dann mit größerer Wahrscheinlichkeit als stechend bezeichnet wurden, wenn die gleichzeitig abgeleitete nociceptive Nervenfaser mit einer höheren Aktionspotentialfrequenz antwortete. Aus solchen Experimenten läßt sich schließen, daß ein Reiz nur dann als schmerzhaft empfunden wird, wenn eine gewisse räumliche und zeitliche Summation der Impulse

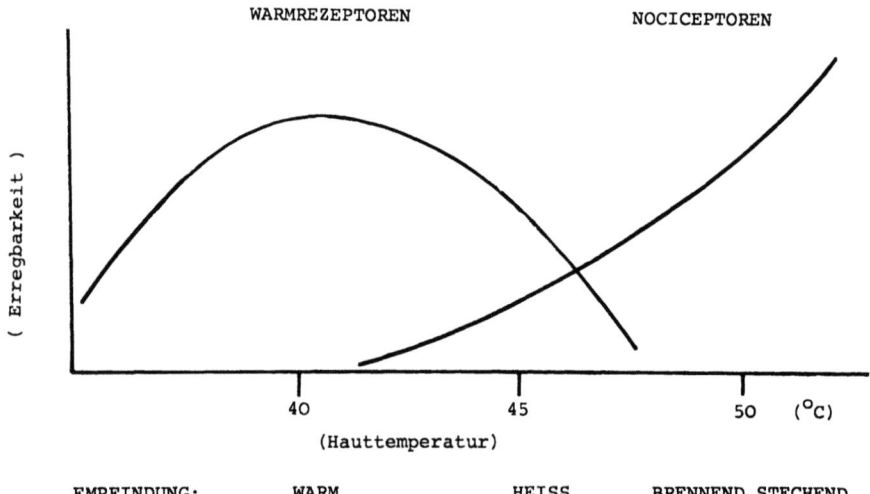

Abb. 1. Schematische Darstellung der Aktivierung verschiedener Klassen von Hautrezeptoren und des Auftretens von Empfindungen bei Temperaturerhöhung an der Hautoberfläche

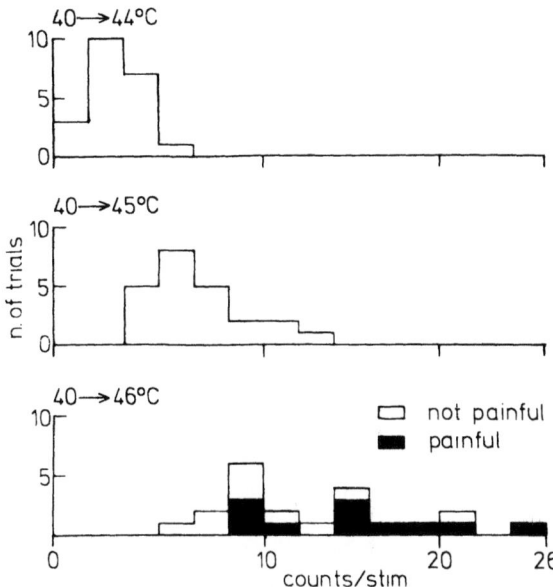

Abb. 2. Percutane Ableitung einer einzelnen nociceptiven Nervenfaser während Reizung des Rezeptors mit Strahlungshitze bei einem wachen, gesunden Probanden. – Ableitung aus dem linken N. radialis superficialis. Der Rezeptor wurde mit geregelter Strahlungshitze gereizt, wobei die Temperatur von der Adaptationstemperatur 40° C auf drei verschiedene Zieltemperaturen: 44, 45 und 46° C angehoben wurde. Jeder Reiz dauerte 15 s, danach kehrte die Temperatur zum Ausgangsniveau zurück. Verschiedene Temperatursprünge wurden in randomisierter Reihenfolge appliziert. Die Abb. zeigt Häufigkeitshistogramme der Zahl der Aktionspotentiale pro Reiz. Schwarz markierte Reize wurden vom Probanden als „stechend" bezeichnet, die übrigen Reize als „nichtstechend" (unveröffentlichte Ergebnisse von Adriaensen H, Gybels J, Handwerker HO und Van Hees J)

aus Nociceptoren an den zentralen Neuronen des nociceptiven Systems erfolgt ist.

Der gleiche Sachverhalt läßt sich noch eindrucksvoller bei chemischen Reizen dokumentieren. Die Abb. 3 zeigt die Ergebnisse eines Experiments, bei dem auf die rezeptiven Felder von Nociceptoren in der Haut menschlicher Versuchspersonen

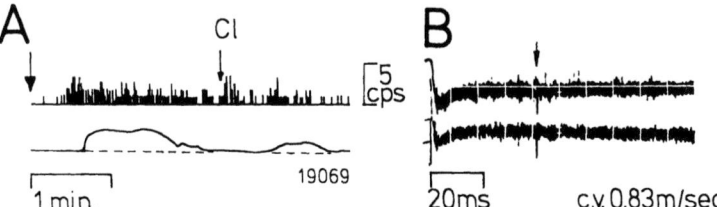

Abb. 3. Percutane Ableitung einer einzelnen nociceptiven Nervenfaser an einem wachen Probanden während Reizung des Rezeptors mit einem chemischen Irritans. **A** Pulsdichtehistogramm der Entladung einer nociceptiven Nervenfaser aus dem N. radialis superficialis. Der erste Pfeil markiert Aufbringen eines chemischen Irritans auf die Haut in Rezeptorgegend. Der zweite Pfeil (cl) das Abwaschen der Substanz mit Äther. Untere Kurve: Wiedergabe der Bewegung eines Drehknopfes, mit dem der Proband die Intensität eines Brennens angab, das durch die Substanz ausgelöst wurde (gestrichelte Linie: keine Empfindung). **B** Identifizierung dieser Nervenfaser (Originalaufzeichnung der Ableitung) durch elektrische Reize im rezeptiven Feld als C-Faser (unveröffentlichte Ergebnisse von Adriaensen H, Gybels J, Handwerker HO und Van Hees J)

irritierende chemische Substanzen aufgebracht wurden, was bei der Versuchsperson eine Empfindung des „Brennens" auslöste. Wie in der Abbildung zu sehen ist, wird die gleichzeitig abgeleitete nociceptive Nervenfaser meist bereits beträchtliche Zeit vor Einsetzen der Schmerzempfindung aktiviert.

Die Schwelle für Schmerzempfindungen – worunter wir, wie oben ausgeführt, bei experimentellen algesimetrischen Untersuchungen immer die Schwelle für Empfindungen wie „stechend" u. ä. verstehen – ist also nicht identisch mit der Schwelle der Erregung von Nociceptoren. Das läßt sich wahrscheinlich schon daraus schließen, daß der Arbeitsbereich der Nociceptoren und der anderer Rezeptoren, z. B. der empfindlichen Warmrezeptoren überlappt.

Wieviel Summation von Nociceptorimpulsen ist nötig, um Schmerzempfindungen hervorzurufen? Diese Frage läßt sich nicht mit einer einzigen quantitativen Angabe beantworten. Die neurophysiologische Forschung der letzten Jahre hat gezeigt, daß das zentrale nociceptive System mehr als alle anderen Sinnessysteme der Bahnung und der Hemmung unterworfen ist. Über diese zentralen Hemmvorgänge wird in dem Referat von Dr. Zieglgänsberger genaueres zu hören sein. Ich möchte nur als Beispiel ein System erwähnen, das die Erregbarkeit zentraler nociceptiver Neurone beeinflußt: das zentrale Höhlengrau des Mittelhirns. Prof. Gybels wird über Versuche berichten, elektrische Mittelhirnreizung therapeutisch zu nutzen.

Da Aufmerksamkeit, Affekte und humorale Einflüsse an diesem zentralen Schmerzhemmsystem angreifen können, muß man annehmen, daß die Schmerzschwelle beträchtlichen Fluktuationen unterworfen ist. Ein Problem psychophysischer algesimetrischer Forschung besteht also darin, Methoden zu finden, die es z. B. erlauben, emotionale Einflüsse auf die Schmerzempfindung abzuschätzen. Einen Ansatz in dieser Richtung bietet die Anwendung der „Sensory Decision Theory" [7, 8] in der experimentellen Algesimetrie. Die Methoden dieser Theorie erlauben es, neben einem sensorischen Diskriminationsfaktor einen zweiten Faktor zu bestimmen, der meist als „bias" bezeichnet wird. Man versteht unter „bias" die Neigung eines Probanden, unabhängig von der Reizgröße eine größere oder kleinere Einschätzung seiner Empfindungen vorzunehmen. Wie bei vielen experimentalpsychologischen Konstrukten ist die Interpretation der mit SDT-Methoden gewonnenen Faktoren nicht immer einfach [9–11]. Die Einführung dieser Theorie zeigt aber, daß die simplistische Annahme einer einfachen „Schmerzschwelle" sich in realistischere, mehrdimensionale Modelle aufzulösen beginnt.

Danksagung: Die in diesem Vortrag erwähnten eigenen experimentellen Untersuchungen wurden von der Deutschen Forschungsgemeinschaft unterstützt (Az. Ha 831/6) und vom European Training Program der European Science Foundation.

Literatur

1. Beecher HK (1957) The measurement of pain. Pharmacol Rev 9: 59–209 – 2. Fruhstorfer H, Lindblom U, Schmidt WG (1976) Method for quantitative estimation of thermal threshold in patients. J Neurol Neurosurg Psychiatry 39: 1071–1075 – 3. Wolff BB (1978) Behavioural measurement of human pain. In: Sternbach RA (ed) The psychology of pain. Raven Press, New York – 4. Moore PA, Duncan GH, Scott DS, Gregg JM, Ghia JN (1979) The submaximal effort tourniquet test: its use in evaluating experimental and chronic pain. Pain 6: 375–382 – 5. Chapman CR (1979) Dental dolorimetry for human pain research. Pain 6: 349–364 – 6. Hagbarth KE, Vallbo AB (1967) Mechanoreceptor activity recorded percutaneously with semimicroelectrodes in human peripheral nerves. Acta Physiol Scand 69: 121–122 – 7. Green DM, Swets JA (1966) Signal detection theory and psychophysics. J. Wiley, New York – 8. Chapman CR (1978) Pain: The perception of noxious events. In: Sternbach RA (ed) The

psychology of pain. Raven Press, New York − 9. Rollman GB (1977) Signal detection theory measurement of pain: A review and critique. Pain 3: 187−211 − 10. Chapman CR (1977) Sensory decision theory methods in pain research. A reply to Rollman. Pain 3: 295−305 − 11. Jones B (1979) Signal detection theory and pain research. Pain 7: 305−312

Electrical Stimulation of the Brain for Pain Control in Human

Gybels, J. (Dept. of Neurology and Neurosurgery, University of Leuven, Leuven, Belgien)

Referat

Introduction

At the present time, there are two main neural systems which are stimulated in the brain for pain relief, the primary sensory relay nuclei of the thalamus and their afferent and efferent pathways (L. Th.) and the periaqueductal and periventricular gray substance (PV + PAG). The rationale for the choice of these two systems is based respectively on the gate theory of pain perception [15] and the discovery, mainly by Mayer et al. [11] of a medial brain system with the specific and apparently endogenous property of pain inhibition.

In Fig. 1, a schematic representation is given of the ascending pathways, conducting nociceptive input, and the ascending and descending pathways which modulate this nociceptive input. It is to be observed here that there is a lateral and a medial afferent system subserving pain. The lateral pathway which has been described since a long time is composed of the neo-spinothalamic tract, and projects largely controlaterally in a somato-topically organized manner to the somato-sensory cortex; it is suggested that this pathway conditions the "epicritic" quality of pain. It is only in recent years that knowledge has accumulated concerning the medial pathways; these pathways, composed of the paleo-spinothalamic and spino-reticulo-thalamic fibres project diffusely and bilaterally to many subcortical and cortical non-specific areas; it is suggested that this medial system conditions the "protopathic" quality of pain.

Before discussing brain stimulation for the control of pain, two preliminary remarks need to be made:
1. It is important to realize that almost all experimental work on pain, either physiological, biochemical or pharmacological, is concerned with nociception, in which the stimulus is equivalent to these stimuli which in the human give rise to acute pain. In the clinical situation however, most pain syndromes are of a chronic nature, and there are many reasons to believe that the nervous mechanisms, underlying both types of pain, are not necessarily always identical.
2. In clinical chronic pain itself, a distinction must be made between a) "somatic" pain, where the noxious stimulus is detected by nociceptors, and transmitted over so-called "pain" fibres to the dorsal horns and relayed over the spinothalamic and spinoreticular system to appropriate nuclei in the brainstem and thalamus, and b)

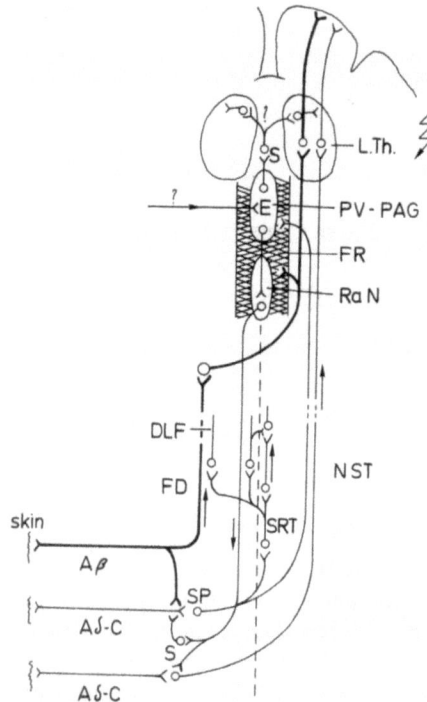

Fig. 1. Schematic representation of the pathways, conducting nociceptive input, and the pathways modulating nociceptive input. Some of the presumed neurotransmitters are indicated. L. Th.: primary somato-sensory relay nuclei of the thalamus and their afferent and efferent pathways; PV-PAG: periventricular and periaqueductal gray substance; FR: formatio reticularis; RaN: Raphé nuclei; NST: Neo-spinothalamic tract; SRT: spino-reticulo-thalamic tract; FD: fasciculus dorsalis; DLF: dorsolateral funiculus; E: Endorphine; S: Serotonine; SP: Substance P

"dysesthetic" pain, where the sensation is not conditioned by activation of nociceptors, but due to central perturbation, caused by deafferentation. Cancer commonly causes "somatic" pain by tissue stretch, inflammation and chemical stimuli but also "dysesthetic" pain through destruction of nerve elements.

Stimulation of the Lemniscal System at the Thalamic Level

In 1973, two papers were published in which the somatosensory relay nucleus of the thalamus were stimulated chronically in order to suppress intractable pain.

The first paper, by Mazars et al. [13] reported that intermittent electrical stimulation of the posterior thalamus brought about complete relief of pain in 13 out of 14 cases of painful syndromes resulting from what they called "lack of proprioceptive information" such as phantom limb pain, zoster pain, atypical facial pain and pain caused by peripheral nerve lesions. The same stimulation was ineffective in cases of neoplastic pain and essential facial neuralgia in which, in their opinion, excessive nociceptive stimuli may be to blame. Six patients reported a lasting disappearance of pain after a few sessions of stimulation and it was then possible to discontinue the use of the electric stimulator. It is interesting to note that Mazars et al. [13] made the first thalamic implantation for pain as early as 1962, long before the publication of the gate theory. As a theoretical frame-work for this thalamic stimulation, Mazars et al. refer to the notions of Head and Holmes who from clinical observations implicated two different mechanisms for the generation of pain: one by which pain occurs as the result of intense nociceptive stimulation, leading to excessive activation of the protopathic system, and one where there is insufficient inhibition of the protopathic system by the epicritic system. Conceptually, Head and Holmes notions can be considered as the forerunners of the gate theory, which was formulated mainly on electrophysiological evidence.

In the second paper, Hosobuchi et al. [5] noted that since the development of implanted peripheral nerve and dorsal column stimulators, which were introduced mainly on the base of the gate theory, their clinical application had provided alleviation for many previously tenacious pain syndromes and that conceivably facial anesthesia dolorosa, in which dorsal column stimulation for anatomical reasons is impossible, might be controlled with an adaptation of the stimulator implant technique. They treated five patients with facial anesthesia dolorosa with stimulation of the contralateral thalamic sensory nucleus: in four patients, facial pain was masked by the electrically induced paresthesia. Hosobuchi et al. postulated that the mechanism of pain control in these cases is a suppression at the thalamic level of neuronal hyperactivity projected from the deafferented trigeminal system.

What do we know now about the clinical results of stimulation of the lemniscal system at the thalamic level?

In March 1979, a European cooperative study group surveyed the results of deep brain stimulation for pain. The data were collected and analysed by B. Meyerson [17]. The data were obtained from eleven European, one North American and one South African Clinic, and the study comprised 324 patients. In this cooperative study, the results were analysed according to pain diagnosis. Table 1 shows the grouping of pain diagnosis.

Under the heading of anesthesia dolorosa is also included atypical trigeminal neuralgia and similar conditions of facial pain with signs of disturbed sensitivity within the trigeminal region. Brachial plexus lesion also stands for avulsions of the plexus. Under the heading of "Neurogenic pain" are included various types of low back pain and this is of course a heterogeneous group of patients. In cancer pain it has often not been possible to differentiate clearly visceral and metastatic pain.

The outcome of stimulation of the somato-sensory nuclei of the thalamus and their afferent (medial lemniscus) and efferent (in the C.I.) pathways for the various diagnostic group is given in Table 2.

In this table and the table to follow, it is to be noted that the results obtained during short-term test stimulation are included. Since test stimulation in several patients has been performed in more than one target, data are given in a larger number of cases (346) than the total 324 patients. The rate of success/failure has been arbitrarily expressed in degree of pain relief, more or less than 50%. Numbers given within parenthesis represent initial pain relief more than 50%, but with a failing effect

Table 1

Deafferentation pain	Neurogenic pain	Cancer pain
Anesthesia dolorosa	Arachnoiditis	Visceral
Phantom limb	Failed disc surgery	Metastatic
Brachial plexus lesion	Cervical rhizopathy	
Thalamic	Peripheral nerve lesion	
Paraplegia, cord injury		
Post-herpetic		
Post-cordotomy dysesthesia		

Table 2. Results of stimulation in VPM, VPL and their afferent and efferent pathways

	Success	Failure
Deafferentation pain	106 (4)	76
Neurogenic pain	(1)	5
Cancer pain	0	17

during the follow-up. In the majority of these cases the decrease in pain relief is reported to have occurred during the first month after implantation, but there are some exceptional cases in whom failure of the stimulation has been observed not until after 1–2 years of implantation. The table shows that the success is about 50% and that deafferentation pain responds better to stimulation of the lemniscal system at the thalamic level than does cancer pain.

The mechanism by which the specific somato-sensory system stimulation at the thalamic level blocks the pain is not clear. It probably is not due to functional blocking of this system since lesioning of this system induces paresthesias and yet does not stop the pain. Activation of an endogenous "opiate" system (see infra) seems not to be the case since the analgesic effect of the stimulation is always restricted to the contralateral side, its effect is not reversed by naloxone [6] and is not accompanied by increased β-endorphin levels in cerebro-spinal fluid. There are no animal experiments in which stimulation of the lemniscal system of the thalamic level was evaluated in an animal with a chronic "pain behaviour" provoked by deafferentation, although studies of deafferentation models have recently been initiated.

According to Mazars [14] who has by far the largest series, within 2 or 3 min of low frequency stimulation (5–20 cs) hyperpathia and pain vanish, and the recurrence of pain takes place only after several hours or occasionly 1 or more days: only two to four sequences of 3 min of stimulation in a day are necessary in the majority of the cases. At the moment there is no physiological explanation to understand this very long lasting effect.

Stimulation of Periaqueductal and Periventricular Gray

It is now well known that electrical stimulation of periaqueductal and periventricular gray has a potent analgesic effect on acute pain in animals by activating an endogenous "opiate" system. Since the first publication by Richardson and Akil [18] and Hosobuchi et al. [6], reporting that intractable clinical pain states in humans, in addition to normal pain perception, can be blocked by electrical stimulation of periaqueductal and periventricular gray matter, the European study group collected data on 143 cases. These data are summarized in Table 3.

This table shows that success is less than 50% and that deafferentation pain responds poorly to PVG stimulation.

In the animal, the discovery of an endogenous substance in the nervous system with opiate properties and the demonstration that both morphine analgesia and analgesia, elicited by PVG and PAG stimulation, depend on the integrity of cerebral monoamine system (for the evidence, the reader is referred to a recent review [12],

Table 3. Results of stimulation in PV + PAG

	Success	Failure
Deafferentation pain	19 (1)	57
Neurogenic pain	24 (3)	7
Cancer pain	17 (4)	19

provide a powerful tool for the understanding of how this stimulation might produce analgesia.

In man, similar mechanisms might be involved, but direct evidence is lacking. Elements of direct evidence, based on very few data indeed, can be listed as follows: as in the animal, the density of opiate receptors varies throughout the human brain [10] with the highest concentration in the limbic system: it has been shown in some patients that after stimulation in periventricular grey there is an increase of endorphin content in the ventricular [2, 8] and spinal fluid [16]; in patients with chronic pain, cross-tolerance has been mentioned between stimulation-produced pain relief and narcotic-induced analgesia [7]; there are several reports indicating that a decrease of chronic pain by periventricular stimulation can be reversed by naloxone [1, 6, 16]; the analgesic effect of the stimulation can be potentiated by disulfiram [9]: disulfiram induces a selective reduction in the concentration of the central norepinephrine by inhibition of dopamine β-hydroxylase, which converts central dopamine to norepinephrine; and finally, tolerance of periventricular stimulation induced analgesia is said to be reversed rapidly with a daily 3 g dietary supplement of L-tryptophan [7]: a dietary intake of L-tryptophan maintains the brain serotonin level.

These data seem very convincing, but they should be interpreted with caution. We will mention only two examples:

1. The observations that the morphine-antagonist, naloxone, may reverse the effect of periventricular stimulation has become the keystone in postulating common mechanisms for stimulation produced pain relief and morphine-analgesia. However, the effects of naloxone are very complex and has been pointed out by Hayes et al. [4]; this test is not conclusive, since naloxone might produce pharmacological effects that are not related to competitive blockade of opiate receptors.

2. The endorphines determinations in cerebrospinal fluid of patients undergoing periventricular stimulations were all carried out only in patients who had good pain relief with the stimulation, and therefore, the increase of the endorphines may be related to the stimulation in this region, and not necessarily related to the pain relief. This is particularly true since not any dose-response relationship has been established, and since we know nothing about the return after stimulation to the baseline of the endorphines with the reappearance of pain.

Discussion and Conclusion

At a first glance, deep brain stimulation appears as an important new therapeutic procedure: by definition, it directs itself to these conditions for which there is no alternative treatment with present techniques; it is a comparatively simple procedure that carries little risks of complications; there is an important theoretical and experimental frame-work on which the procedure is based, and substantial results can be achieved.

Let us now examine more closely some of the above mentioned statements.

1. Since, in contradiction to classical pain surgery, the goal of the procedure is not to interrupt by a lesion a so-called "pain pathway", harmful side-effects inherent to a deliberate placed lesion in the nervous system, are avoided. There remain then, as possible causes of complications, the introduction of the electrodes, and the reaction of the brain to the presence of an electrode and to chronic stimulation. From a study of five autopsy cases [3], we concluded that PtIr (90/10) electrodes cause little tissular reaction and that chronic stimulation (biphasic, 10–120 cs, 0.1–1 ms, 0.2–2 mA, 20 min, 4 times a day) does not provoke lesions observable by light microscopy.

2. We already mentioned in the introduction that almost all experimental work on pain is concerned with nociception, and the question of what this work contributes to the knowledge of chronic pain is a pertinent one. There exist now a few animal models of chronic pain, but these models are as yet not well worked out and there are no data of deep brain stimulation in these models.

3. As we have seen, deep brain stimulation can achieve pain relief in about 50% of the cases. It should be noted, however, that examination of the individual reports of the European Study of deep brain stimulation [17] reveals that the results varie considerably. In this study there is a tendency that those reporting a small series have less favourable results than those who have larger series. In some of the smaller series almost all patients were classified as failures whereas the success rate in some of the larger series is very high. How to explain these different results?

a) The most plausible explanation for this discrepancy between "good" series and "bad" series would be that in both series of patients not the same structures were being stimulated. The only way to make certain of target localization is through autopsy material. In a series of eight patients in which we stimulated the PVG and PAG, we obtained one good result in these eight patients. We obtained an autopsy in five of these eight patients. Comparison between the intended target and autopsy findings showed that the intended target was reached in four of the five autopsy cases.

b) It is very difficult to decide wether the patients described by various authors can be treated as a homogenous population. This is particularly so because very few in detail documented case histories are published, and since many of the patients have had previous operations in the nervous system to relieve their pain; therefore, they present a complex neuronal deficit on which the stimulation is superimposed.

c) Which target is suitable for a particular pain problem? There is a trend that indicates that L. Th. stimulation is indicated for deafferentation pain, and PVG-PAG stimulation for cancer pain. To select the patients it may be that besides acute testing stimulation some pharmacological manipulation may be of help, but this certainly needs further evaluation.

d) The intensity of the pain experience is, within the limits of plausibility, manipulable not only by manipulating the physiological factors, but also by manipulating systematically cognitive factors [19]. Intracerebral stimulation can evoke particular bodily states, which can be differently interpreted by the patient according to explanations by the therapeutic teams about what happens or expected to happen. This may possibly contribute to the outcome, success or failure of central stimulation for pain.

For deep brain stimulation to become an established advance in chronic pain treatment, several important goals remain still to be pursued such as the biology of chronic pain, autopsy verification of target localization, quantitative and uniform methods for evaluation of the results, and appropriate criteria for patient selection.

Acknowledgements. The author is indebted to Mrs. Feytons-Heeren for expert technical assistance. This work was supported by the F.G.W.O. (grant 3.0045.79) of Belgium and the Onderzoeksfonds K. U. Leuven (grant OT/VII/34).

References

1. Adams JE (1976) Naloxone reversal of analgesia produced by brain stimulation in the human. Pain 2: 161–166 – 2. Akil H, Richardson DE, Barchas JD, Hi CH (1978) Appearance of β-endorphin-like immunoreactivity in human ventricular cerebrospinal fluid upon analgesic electrical stimulation. Proc Natl Acad Sci USA 75: 5170–5172 – 3. Gybels J, Dom R, Cosyns P (1980) Electrical stimulation of the central gray for pain relief in human: autopsy data (accepted for publication in Acta Neurochir) – 4. Hayes R, Price DD, Dubner R (1977) Naloxone antagonism as evidence for narcotic mechanisms. Science 196: 600 – 5. Hosobuchi Y, Adams JE, Rutkin B (1973) Chronic thalamic stimulation for the control of facial anesthesia dolorosa. Arch Neurol 29: 158–161 – 6. Hosobuchi Y, Adams JE, Linchitz R (1977) Pain relief by electrical stimulation of the central gray matter in humans and its reversal by naloxone. Science 197: 183–185 – 7. Hosobuchi Y (1978) Tryptophan reversal of tolerance to analgesia induced by central gray stimulation. Lancet 2: 47 – 8. Hosobuchi Y, Rossier J, Bloom FE, Guillemin R (1979) Stimulation of human periaqueductal gray for pain relief increases immunoreactive β-endorphin in ventricular fluid. Science 203: 279–281 – 9. Hosobuchi Y, Rossier J, Bloom FE, Guillemin R (1979) Periaqueductal gray stimulation for pain suppression in humans. In: Bonica JJ, Liebeskind JC, Albe-Fessard DG (eds) Advances in pain research and therapy, vol 3. Raven Press, New York, pp 515–523 – 10. Kuhar MJ, Pert CB, Snyder SH (1973) Regional distribution of opiate receptor binding in monkey and human brain. Nature 245: 447–450 – 11. Mayer DJ, Wolfle TL, Akil H, Carder B, Liebeskind JC (1971) Analgesia from electrical stimulation in the brainstem of the rat. Science 174: 1351 – 12. Mayer DJ, Price DD (1976) Central nervous system mechanism of analgesia. Pain 2: 379–404 – 13. Mazars G, Mérienne L, Cioloca C (1973) Stimulations thalamiques intermittentes antalgiques. Note préliminaire. Rev Neurol (Paris) 128: 273–279 – 14. Mazars GJ, Mérienne L, Cioloca C (1979) Comparative study of electrical stimulation of posterior thalamic nuclei, periaqueductal gray, and other midline mesencephalic structures in man. In: Bonica JJ, Liebeskind JC, Albe-Fessard DG (eds) Advances in pain research and therapy, vol 3. Raven Press, New York, pp 541–546 – 15. Melzack R, Wall PD (1965) Pain mechanisms: A new theory. Science 150: 971–978 – 16. Meyerson BA, Boëthius J, Carlsson AM (1977) Percutaneous central gray stimulation for cancer pain. Meeting of the European Society for Stereotactic and Functional Neurosurgery (abstr). Freiburg i. Br. Sept. 19–21, 1977 – 17. Meyerson B (1979) European cooperative study on deep brain stimulation for pain. Resume of the 3RD European Workshop on Electrical Neurostimulation, pp 26–33. Mégève, March 30–31, 1979 – 18. Richardson DE, Akil H (1977) Long term results of periventricular gray self-stimulation. Neurosurgery 1: 199–202 – 19. Schachter S (1971) Emotion, obesity and crime. Academic Press, New York

Die Rolle der Neuropeptide in der spinalen Kontrolle des Schmerzes

Zieglgänsberger, W. (Max-Planck-Inst. für Psychiatrie, München)

Referat

Manuskript nicht eingegangen.

Prinzipien der Schmerzbehandlung

Struppler, A. (Neurolog. Klinik der TU München)

Referat

Sie haben nun eine Reihe von interessanten Befunden und Vorstellungen gehört, wie man sich das Entstehen von Schmerzen vorstellen kann, von der Peripherie bis zu den höchsten Ebenen des ZNS. Lassen Sie mich nun aus dem eben Gehörten einige prinzipielle Überlegungen zur Behandlung chronischer Schmerzsyndrome zusammenfassen:

An therapeutischen Möglichkeiten stehen uns heute zur Verfügung:

Medikamente, die Elektrostimulation und die operative Unterbrechung schmerzleitender und -verarbeitender Systeme (Abb. 1).

Medikamentös können wir die Erregbarkeit der Nociceptoren hemmen, wie z. B. bei Schmerz in tiefen Geweben. Eine Leitungsblockade wird sich bei all den Schmerzsyndromen bewähren, bei denen Schmerzreflexe im Vordergrund stehen, wie z. B. der schmerzreflektorische Muskelhartspann. Wir können versuchen, den Patienten von Schmerz zu distanzieren, z. B. durch eine Behandlung mit Psychopharmaka und wir werden bei chronischen Schmerzen u. U. versuchen, durch Sympathikolytika die schmerzmodulierende Wirkung des Sympathicus zu dämpfen. Bei der *Elektrostimulation* können Abhängigkeit und Nebeneffekte von Medikamenten vermieden werden oder ein Defizit in Sensibilität oder Motorik bei destruktiven chirurgischen Eingriffen. Durch die transkutane Nervenstimulation (TNS) lassen sich Neuralgien nach partieller Denervierung, wie z. B. nach einer Wurzelschädigung, in ca. 40% deutlich beeinflussen, nicht dagegen viscerale Schmerzen, also Schmerzen, die in den Organen des Brust- oder Bauchraumes

MÖGLICHKEITEN ZUR SCHMERZTHERAPIE

MEDIKAMENTÖS	ELEKTRO-STIMULATION		CHIRURGISCH
REZEPTOR-BLOCKADE	TRANSCUTANE STIMULATION	(TNS)	CHORDOTOMIE
LEITUNGSBLOCKADE	PERCUTANE STIMULATION	(PNS)	THALAMOTOMIE
REFLEXHEMMUNG	HINTERSTRANG STIMULATION	(DCS)	
DISSOCIATION VOM SCHMERZ-ERLEBNIS	DIENCEPHALE MESENCEPHALE STIMULATION	(DBS)	
SYMPATHICOLYSE			

Abb. 1

entstehen. Die intracerebrale Stimulation wird jetzt wohl nur bei unerträglichen, vorwiegend zentralen Schmerzsyndromen angewendet werden, bei denen alle anderen Methoden versagt haben.

Bei der medikamentösen Therapie (Abb. 2) kann man verschiedene Schwerpunkte unterscheiden, nämlich Präparate, die vorwiegend im *rezeptiven* Bereich wirken oder in der peripheren Schmerz*leitung*, Medikamente, die die Schmerz*verarbeitung* beeinflussen, z. T. im Sinne einer Hemmung von Schmerzreflexen und solche, die auf kortikaler oder subkortikaler Ebene die Schmerz*wertung* verändern.

Psychopharmaka sind heute aus der Behandlung chronischer Schmerzsyndrome nicht mehr wegzudenken. Bei der Anwendung von Psychopharmaka haben wir zu unterscheiden zwischen Substanzen, die mehr auf den Schmerz oder mehr auf das psychische Verhalten einwirken und wir müssen prüfen, ob wir mehr eine sedierende oder mehr eine anxiolytische Wirkung erzielen wollen (Abb. 3).

In dieser prinzipiellen Übersicht wurde der pathogenetisch so vielschichtige Kopfschmerz ausgeklammert, denn über dieses Thema gab es in letzter Zeit zahlreiche Übersichten. Diese Zusammenfassung der verschiedenen therapeutischen Prinzipien kann selbstverständlich nur als Grundlage für weitere Diskussionen dienen.

MEDIKAMENTÖSE THERAPIE CHRONISCHER SCHMERZSYNDROME

	VORWIEGENDER ANGRIFFSPUNKT: SCHMERZ-			
	REZEPTION	LEITUNG	VERARBEITUNG	WERTUNG
ANALGETIKA MIT ANTIPHLOG. U. ANTIRHEUMA-TISCHER WIRKUNG: z.B. SALIZYLATE (ASPIRIN®), PYRAZOLDERIVATE	++			
SYMPATHOLYTIKA: z.B. ERGOTAMIN, MOXISYLYT (VASOKLIN®)	++			
SEROTONIN- UND HISTAMIN-ANTAGONISTEN: z.B. SANDOMIGRAN®, PERIACTINOL®, MIGRISTENE®, DESERIL-RET.®	++			
OBERFLÄCHEN-, INFILTRATIONS- U. LEITUNGS-ANÄSTHESIE: z.B. COCAIN, PROCAIN, ALKOHOL, PHENOL USW.	++	++		
ANTIEPILEPTIKA: z.B. TEGRETAL® UND HYDANTOINE		+	++	
PSYCHOPHARMAKA: 1. NEUROLEPTIKA WIE LEVOPROMAZIN (NEUROCIL®) 2. TRANQUILIZER WIE CHLORDIAZEPOXID (LIBRIUM®) 3. THYMOLEPTIKA WIE AMITRIPTYLIN, IMIPRAMIN			+	++

Abb. 2

PSYCHOPHARMAKA IN DER BEHANDLUNG CHRONISCHER SCHMERZZUSTÄNDE

SUBSTANZGRUPPEN	WIRKEIGENSCHAFTEN
1. THYMOLEPTIKA	
IMIPRAMIN	ANTIDEPRESSIV
AMYTRYPTILIN	ANALGETISCH (NUR TIEFENSCHMERZ)
2. TRANQUILIZER	
MEPROBAMAT	SEDIEREND
BENZODIAZEPINE	MUSKELRELAXIEREND, ANXIOLYTISCH
3. NEUROLEPTIKA	
PHENOTHIAZINE	NEUROLEPTISCH, MUSKELRELAXIEREND,
BUTHYROPHENONE	LOKALANÄSTHETISCH, ANTIHISTAMINISCH
A) SCHWACHE NEUROLEPTIKA	SCHLAFFÖRDERND, VEGETATIV STABILI-
Z. B. NEUROCIL	SIEREND
B) STARKE NEUROLEPTIKA	NEUROLEPTISCH OHNE WESENTLICHE
Z. B. HALOPERIDOL	MOTORISCHE, VEGETATIVE UND SEDIEREN-
	DE NEBENWIRKUNG

Abb. 3

Anhang

Pathophysiologische Grundlagen der Neuroendokrinologie*

Pfeiffer, E. F. (Abt. für Innere Medizin I, Zentrum der Inneren Medizin der Univ. Ulm)

Referat

A. Einleitung

Dieser Vortrag ist als Überblick über unser Thema gedacht. Er soll die Einordnung neuer Resultate erlauben und das Verständnis der folgenden Spezialreferate erleichtern.

Dies ist eine schwierige Aufgabe. Zwar haben die Neurobiologen bei ihren Vorstößen in die Biochemie des Gehirns nicht die Büchse der Pandora geöffnet, aber doch einen scheinbar endlosen Strom von unbekannten oder anderweitig beheimatet geglaubten Peptiden in Freiheit gesetzt (Marx 1979). Wichtiger als das Zitieren ist das Weglassen.

Fünf Abschnitte werde ich behandeln: Zunächst die Entwicklung von der Neurosekretion zur heutigen klinischen Neuroendokrinologie, dann die für das Thema interessierenden Opiocorticotropine, anschließend das gemeinsame Vorkommen von Peptidhormonen in Darm und Gehirn sowie schließlich die Erörterung der allgemeinen Kriterien der peptidergen Innervation dieser „Neuen Endokrinologie" aus der Sicht des Jahres 1980.

Einer Reihe von Kollegen aus meiner Klinik und dem Sonderforschungsbereich Endokrinologie der Universität Ulm, den Herren H. Etzrodt, H. L. Fehm, D. Grube, W. D. Hetzel, V. Schusdziarra und K. H. Voigt, aber auch aus anderen Universitäten und Instituten, den Herren R. Guillemin (The Salk Institute, La Jolla, USA), A. V. Schally (Veterans Administration, New Orleans, USA), A. G. E. Pearse (Hammersmith Hospital, London, England) sowie meinem Sohn, A. Pfeiffer (Max-Planck-Institut für Psychiatrie, München) bin ich für Hilfe und Rat bei der Abfassung des Manuskriptes zu Dank verpflichtet.

B. Die Pathophysiologie der Neuroendokrinologie

I. Von der Neurosekretion zur klinischen Neuroendokrinologie

1. Die klassische Neurosekretion.
2. Die hypothalamischen Releasing-Hormone.
3. Die Über- und Unterfunktionszustände von Hypothalamus und Hypophysenvorderlappen.

---

* Referat anläßlich der gemeinsamen Sitzung der Deutschen Gesellschaft für innere Medizin und der Deutschen Gesellschaft für Neurologie

1. Beginnen wir mit Abschnitt I. Sicher kann von einer *klinischen Neuroendokrinologie* im engeren Sinne erst gesprochen werden, seitdem Anfang der 70er Jahre die ersten hypothalamischen Releasing-Hormone oder Faktoren zur Verfügung standen (Besser u. Mortimer 1976). Aber schon Anfang der 30er Jahre hatte das Ehepaar Ernst und Berta Scharrer am Edinger-Institut in Frankfurt/M. das Prinzip der Neurosekretion entwickelt. Sie verstanden darunter die Hormonsekretion durch eine Nervenzelle, die sie zuerst am Modell des hypothalamo-neurohypophysären Systems oder der kontinuierlichen neurohypophysären Verbindung zwischen supraoptischen und paraventrikulären Kernen des Zwischenhirns und dem

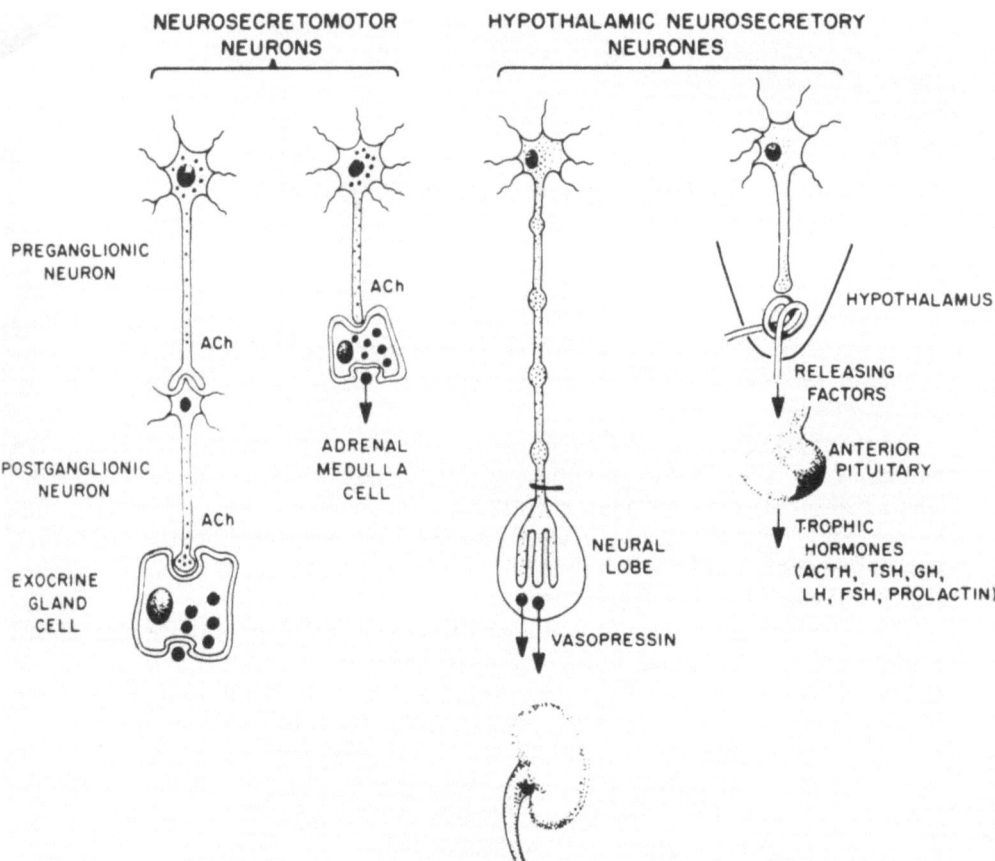

Abb. 1. Verschiedene Wege der neuralen Regulation exokriner und endokriner Drüsen. In der Regel werden exokrine Drüsen durch den Überträgerstoff Acetylcholin an den Präsynapsen des motorischen und des gesamten vegetativen Nervensystems aktiviert und ebenso durch Bindungen des an den Nervenenden freigesetzten Acetylcholins an Rezeptoren der Zellmembranen der exokrinen Drüsen. Der gleiche Mechanismus bewirkt auch die Freisetzung des Sympathomimeticums Adrenalin aus dem Nebennierenmark. Die Neurone der Neurohypophyse und des tubero-hypophysären Systems des Hypothalamus werden hingegen als neuroendokrine Zellen angesehen. Neuropeptide werden von diesen Zellen gebildet, entlang den Axonen zu den Nervenendigungen transportiert und dort entweder in die allgemeine Zirkulation in Freiheit gesetzt, um ihr Zielorgan zu erreichen, oder auf dem Wege komplizierter Spezialgefäße mit besonderer Versorgung des Hypophysenvorderlappens. Wegen des Transportes dieser größeren molekularen Peptide werden diese Neurone „peptiderge Neurone" genannt [aus Reichlin S (1978)]

Hypophysenhinterlappen darstellten (vgl. Scharrer u. Scharrer 1940). Spätestens 1939, seit dem Treffen der angesehenen „Association of Research in Nervous and Mental Diseases" war nach ihrem Vortrag die Vorstellung von der „Zwischenhirndrüse" mit neurosekretorischen Neuronen, die ihr Neurosekret in die periphere Zirkulation abgeben konnten, offiziell geworden (Abb. 1). Sie stand nun neben der klassischen Neurotransmittertheorie von Loewi, Dale und Nachmansohn mit dem Überträgerstoff Acetylcholin an den Präsynapsen des motorischen und des gesamten vegetativen Nervensystems sowie der Freisetzung von Adrenalin aus der damals allein bekannten Sympathicusdrüse, dem Nebennierenmark. Nach dem neuen Konzept unterschied sich die neurosekretorische Zelle von der gewöhnlichen Nervenzelle nur dadurch, daß sie größere chemische Überträgerkomplexe zu bilden in der Lage war und diese Informationsüberträger entlang dem Axon bis zur Nervenendigung wandern und in den Blutkreislauf abzugeben vermochte (Abb. 1).

Primär war die Entdeckung der Scharrers und von Wolfgang Bargmann eine ausschließlich morphologische Leistung gewesen. Es dauerte bis Mitte der 50er Jahre, bis mit der Aufklärung der Struktur von Oxytocin und Vasopressin die identifizierbare Existenz eines hypothalamischen Peptides tatsächlich bewiesen werden konnte (Pierce u. du Vigneaud 1950; Popenoe u. du Vigneaud 1954). Die Explosion sollte aber erst noch kommen.

2. Zunächst erscheinen die Verhältnisse noch übersehbar. Das Konzept der Neurosekretion ließ ursprünglich die hypothalamische Steuerung des Hypophysenvorderlappens (HVL) offen. Hier entwickelte Geoffry Harris (1955) das ebenfalls in Abb. 1 angedeutete Konzept der „tubero-hypophysären" Neurone, die ihr Neurosekret in das besondere portale Gefäßsystem der Hypophyse abgaben, wenn es sich um Substanzen mit Steuerungsfunktion auf den HVL handelte. Verschiedene Typen von neurosekretorischen Neuronen waren nunmehr zu unterscheiden (Abb. 2). Das Neuron Nr. 1 wirkt z. B. via elektrischer und monoaminerger Reizübertragung auf das peptiderge Neuron Nr. 3, das elektrisch via Potentialdifferenz sein Neurosekret im Axon transportiert und an der Präsynapse durch Depolarisierung der Plasmamembran der Nervenzelle unter Einschaltung von Kalzium, wie wir heute wissen, das Aktionspotential erhält, das die Exocytose des Neuropeptides oder neuroendokrinen „Transducers" erlaubt.

Das Neurosekret tritt in das spezielle Gefäßsystem des HVL oder direkt in einen allgemeinen Kreislauf ein. Verschiedene Möglichkeiten dieser neural-vaskulären oder einseitig neuralen, durch Neurotransmitter und Neurosekret zustande gekommenen Informationsübertragung sind denkbar und nachgewiesen. Entgegen der ursprünglichen Vorstellung geht die *Transportrichtung* nicht nur vom Zentrum in die von dieser Position aus gesehene periphere Hypophyse, sondern eine ganze Reihe vaskulär-neuraler Verbindungen existieren auch von der Hypophyse zum Hypothalamus hin.

Es muß als glänzende Bestätigung dieser These angesehen werden, daß Saffrans geniale Mitarbeiter Guillemin (1973/74) und Schally (1973) nach einem dramatischen Wettlauf tatsächlich drei hypothalamische Releasing- und Hemmungsfaktoren oder -hormone aus Tausenden von Schafs- und Schweinehypothalami isolieren, identifizieren und schließlich auch synthetisieren konnten. Tabelle 1 führt die heute bereits klassischen hypothalamischen Hormone auf, deren Struktur und Funktion

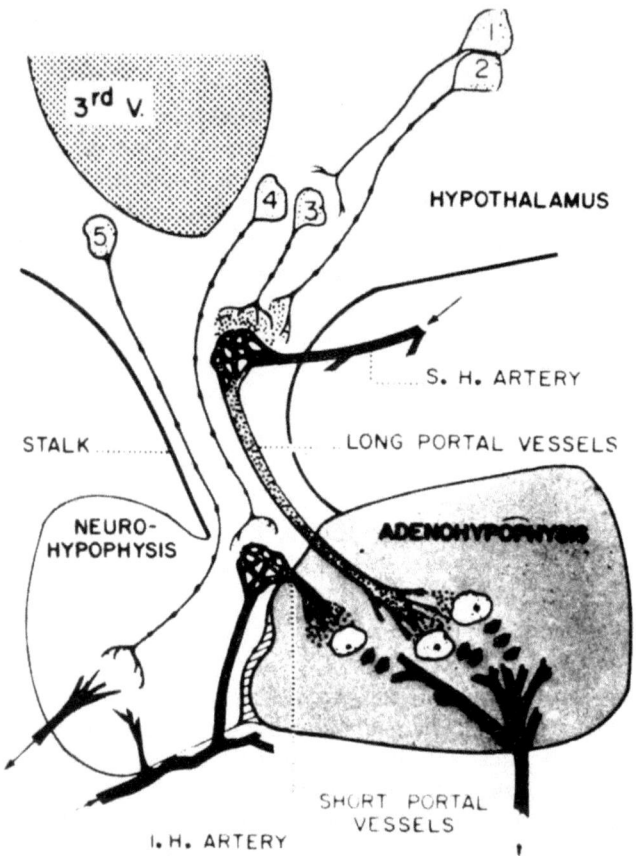

Abb. 2. Schematische Darstellung der hypothalamo-hypophysären Funktionseinheit. Verschiedene Arten der neurosekretorischen Innervation des Hypophysenvorderlappens sind hier angedeutet. So stellt das Neuron Nr. 5 z. B. den typischen Verlauf der supraoptischen hypophysären Regulation der Neurohypophyse dar. Die Neurone 3 und 4 repräsentieren hingegen die tubero-hypophysären Neurone, die ihr Neurosekret in die sog. mediane Eminenz oder direkt in den Hypophysenstiel abgeben. Diese Neuropeptide werden dann vom portalen Spezialgefäßsystem aufgenommen und in hoher Konzentration in den Hypophysenvorderlappen an die Zielzellen gebracht. Die hypophysiotropen Neurone werden hingegen wieder von anderen Neuronen reguliert, in diesem Falle via elektrischer und monoaminerger Reizübertragung, z. B. durch das Neuron Nr. 1 [nach Gay VL (1972) Fertil Steril 23:50–60; übernommen in Reichlin S (1979) In: Central regulation of the endocrine System. Plenum Press, New York London]

bekannt ist. Ihre einfache chemische Struktur stellt sie uns in praktisch unbegrenzter Menge zur Verfügung.

Bemerkenswerterweise konnte der erste hypothalamische Faktor, auf den sich bereits vor 20 Jahren das Interesse konzentrierte, der ACTH-Releasing-Faktor, bis heute noch nicht identifiziert werden. Das Gleiche gilt von einigen anderen, wie sie Tabelle 2 aufführt. Es handelt sich um hochspezifische Faktoren, die z. B. Wachstumshormon und Prolaktin stimulieren müssen, oder auch hemmen. Vom Prolaktinhemmer wissen wir ja inzwischen, daß es sich in erster Linie um Dopamin handeln muß.

Vasopressin Oxytocin Thyrotropin-Releasing Hormon (TRH) Gonadotropin-Releasing Hormon (LHRH) Somatostatin	**Tabelle 1.** Hypothalamische Peptide mit bekannter Struktur und Funktion
Corticotropin Releasing Factor (CRF) Growth Hormone Releasing Factor (GRF) Prolactin Releasing Factor (PRF) Prolactin Inhibitory Factor (PIF) Melanocyte Stimulating Hormone Releasing Factor (MSH-RF) Melanocyte Stimulating Hormone Inhibiting Factor (MSH-IF)	**Tabelle 2.** Hypophysiotrope Hormone mit bekannter Funktion aber unbekannter Struktur

3. In der Klinik war nunmehr auch die tertiäre Stufe der Regulationskette einer glandotrop gesteuerten Drüse vom Zielorgan angefangen bis hinauf zum Hypothalamus der Diagnostik zugänglich geworden (Abb. 3). Das Schema zeigt dies am Beispiel der Steuerung des Systems CRF-ACTH-Cortisol. Auch wenn wir das hypothalamische Hormon im peripheren Blut noch nicht bestimmen können, so können wir doch sein Fehlen aus dem Anstieg der erniedrigten Spiegel des Hypophysenhormones mit einiger Wahrscheinlichkeit ablesen, während die klinische Symptomatologie immer von dem Fehlen des Hormons der peripher gesteuerten Drüse bestimmt wird. Mittels sog. Hypophysenkombinationsteste können wir innerhalb des 2-Std-Zeitraums in der Ambulanz oder in der Sprechstunde die wesentlichen Parameter mit Hilfe der Gabe der hypothalamischen Releasing-Faktoren und der Bestimmung der HVL-Hormone im Blut erfassen (Voigt et al. 1974). Stehen die Releasing-Hormone noch nicht zur Verfügung, dann helfen wir uns dadurch, daß wir z. B. CRF durch Vasopressin, SRF durch Arginin ersetzen oder uns die doppelte Fähigkeit von TRH, TSH *und* Prolaktin zur Ausschüttung zu bringen, ausnutzen, oder ebenso die gleichartige Fähigkeit des Gonadotropin-Releasing-Hormones, die Sekretion von LH *und* FSH zu stimulieren. Die *klinischen Referate* werden den praktischen Nutzen dieser neuen Verfahren behandeln. Ich möchte hier lediglich auf zwei Dinge eingehen. Einerseits auf die immer noch umstrittene Möglichkeit des isolierten Ausfalles einzelner hypothalamischer Releasing-Hormone. Zum anderen die mögliche therapeutische Verwendung dieser Hypothalamuspeptide.

Zunächst einmal muß die Frage, ob es eine tertiär bedingte Schilddrüsen-, Gonaden- und Nebennierenrindeninsuffizienz überhaupt gibt, sicher bejaht werden. Über hypothalamischen Hypothyroidismus wurde bereits 1971 berichtet (Pittman et al. 1971). Trotzdem sind derartige Fälle sicher Rarität und die Unterscheidung von hypophysär bedingten Schilddrüsenunterfunktionszuständen ist immer noch schwierig. Von einer sehr großen Zahl von Fällen, die dem standardisierten TRH-Test unterworfen wurden, haben wir nur einige wenige Patienten in diese Gruppe einordnen können. Dies steht ganz im Gegensatz zu der Feststellung, daß

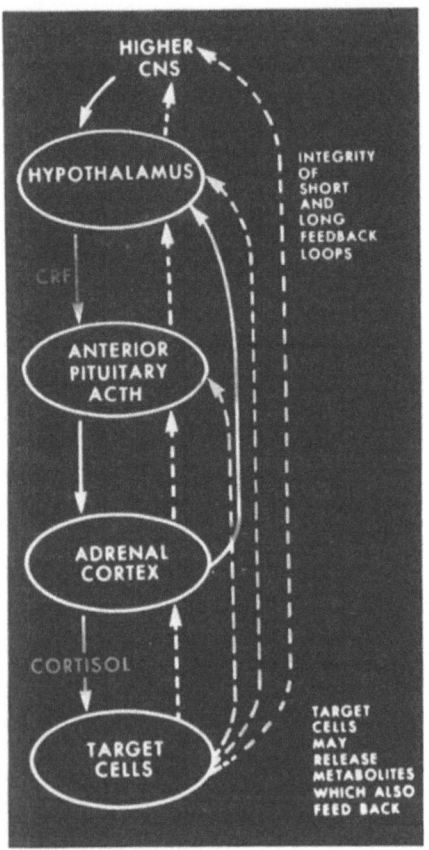

Abb. 3

wahrscheinlich die Masse der hypophysären Zwerge einer hypothalamischen Störung ihr Krankheitsbild verdankt (Costom et al. 1971). In der Regel liegt ja bei diesen Fällen eine Zweihormonstörung vor, indem Wachstumshormon oder STH-Releasing-Faktor plus dem Gonadotropin-Releasing-Faktor fehlen (Pfeiffer u. Melani 1972). Hier fehlt nun tatsächlich das isolierte Hypothalamushormon, um klare Verhältnisse zumindest anzustreben.

Auch isolierte Ausfälle des CRF als Ursache einer tertiär bedingten Nebennierenrindeninsuffizienz haben wir mehrfach beobachten können (Fehm et al. 1973, 1976).

In einem Fall konten wir einen 34jährigen Mann beobachten, bei dem es etwa 10 Jahre vor der Beobachtung in der Klinik als Folge über Jahre chronisch rezidivierender tuberkulöser Meningoenzephalitiden zur symptomatischen Epilepsie und hochgradigen Hirnleistungsschwäche gekommen war. Schwerste Hypoglykämien führten zur Aufnahme. Die Laboratoriumsdiagnostik ergab den eindeutigen Hinweis auf eine Nebennierenrindeninsuffizienz, die Prüfung der Hypophysenfunktion für STH, TSH und LH Normalwerte (Abb. 4). Cortisol zeigte im Plasma erst nach mehrtägiger Stimulierung einen mäßigen Anstieg. Im Lysin-Vasopressintest hingegen ließ sich bei unverändert niedrigen Cortisolwerten ein eindeutiger Anstieg der ACTH-Spiegel radioimmunologisch messen.

Isolierter Ausfall von LH-RH als Ursache eines ebenfalls isolierten Gonadotropindefizits stellt sicher eine seltene Krankheit dar. Ohne auf die Fragen der durch *ein* hypothalamisches Hormon ausgeübten Regulation der beiden Gonadotropine

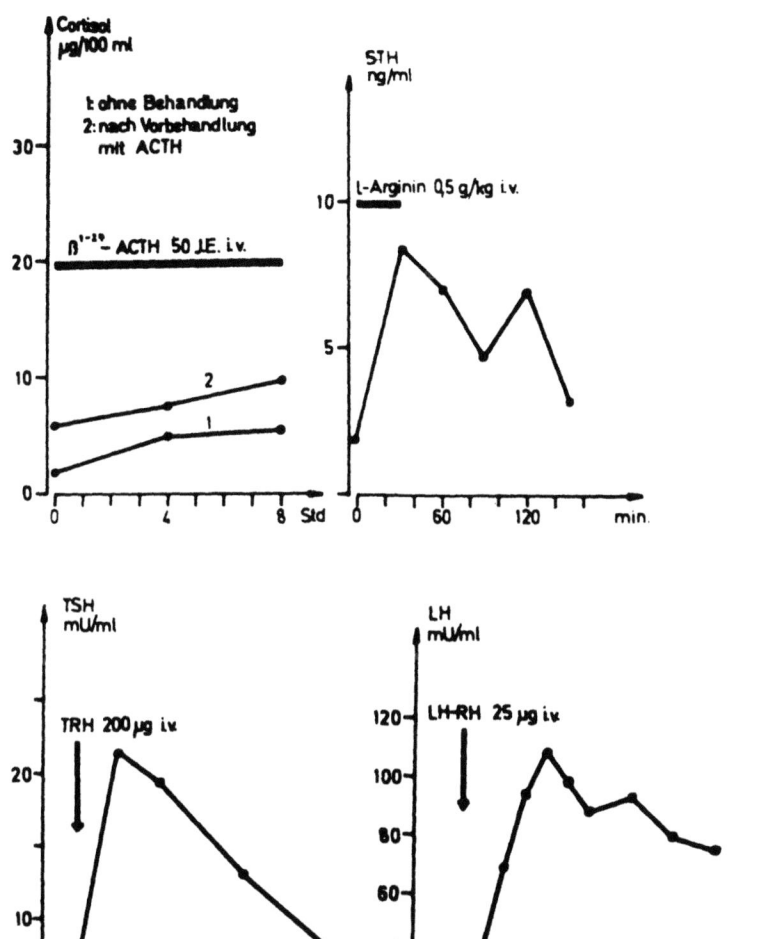

Abb. 4. Verhalten des Plasmacortisol, des STH, TSH und LH im Plasma während entsprechender Stimulationstests [aus Fehm et al. (1973)]

näher einzugehen (Schally et al. 1971), bleibt die Feststellung, daß in einer recht großen andrologischen Sprechstunde unserer endokrinologischen Ambulanz über den Zeitraum einiger Jahre *nur acht Fälle* mit *isoliertem Gonadotropinmangel* beobachtet wurden und hierunter wiederum nur vier, die auf LH-RH mit einem Anstieg der Gonadotropine reagierten (Tabelle 3). Mehrmonatige Behandlung mit LH-RH zeigte keinen Erfolg. Bei einem der Fälle mit Azoospermie und sehr niedrigen Testosteronwerten sowie allen Folgen des Androgendefizits führte dann Dr. Hetzel bei uns nach deutlich meßbarem Anstieg der beiden Gonadotropine unter LH-RH und des Testosterons unter HCG eine Dauertherapie von 2 Jahren mit

Tabelle 3. Patienten mit isoliertem Gonadotropinmangel am Zentrum für Innere Medizin der Universität Ulm in den Jahren 1976–1979

Name	LH-RH 8 Std	LH-RH 5 Tage	Clomiphen Test	HCG-Test (Leydig-Zell-Funktion)	Therapie-Versuch (LH-RH; HCG/HMG)	Langzeit-Therapie-erfolg	Endgültige Therapie
B. F.	−	−	n.d.	−	n.d.	−	Testoviron
B. R.	−	−	n.d.	−	n.d.	−	Testoviron
A. W.	+	+	+	+	LH-RH 6 Monate	−	HCG/HMG
A. M.	+	+	+	+	LH-RH 2 Monate		Testoviron
P. E.	−	−	n.d.	+	HCG/HMG 6 Monate	−	Testoviron
E. P.	+	+	+	+	HCG/HMG 2 Jahre	+	HCG/HMG
S. D.	−	−	−	−	n.d.		Testoviron
G. J.	+	+	n.d.	+	HCG/HMG 6 Monate	+	Testoviron

n.d. = Nicht durchgeführt
Clomiphen-Test ist nur sinnvoll, wenn LH-RH-Test positiv ausfällt

Chorion- und Menopausengonadotropinen durch. Die Azoospermie konnte vollständig beseitigt werden.

Im allgemeinen sind die Hypothalamushormone zur Diagnose von Überfunktionszuständen entbehrlich. Eine Ausnahme macht hier lediglich der TRH-Test, der inzwischen sowohl für die Diagnose der Unter- als auch der Überfunktion der Schilddrüse den Radiojodtest verdrängt hat. Beobachtungen von meinem Mitarbeiter Dr. Fehm hingegen weisen auf eine primäre Störung im Hypothalamus als Ursache des sog. hypophysären, durch bilaterale Nebennierenrindenhyperplasie gekennzeichneten Morbus Cushing im klassischen Sinne hin.

Therapeutisch haben bisher nur zwei Hypothalamushormone Bedeutung gewinnen können. Bei dem einen handelt es sich um den Prolaktinhemmfaktor, das Dopamin, das wir jedoch nicht selbst anwenden. Hier wirkt das Ergotaminderivat, das Bromocryptin, als echter Dopaminagonist. Seine nützliche Verwendung beim Hypogonadismus-Galaktorrhoesyndrom wird noch eingehend diskutiert werden (vgl. Besser et al. 1979; Reichlin 1979; Edwards et al. 1979; Sherman et al. 1978; Bohnet u. McNeilly 1979).

Einen besonderen Platz beansprucht aber sicher die therapeutische Verwendung von Somatostatin. Auch seine Isolierung, Identifizierung und schließlich Synthese ist als eine glänzende Frucht der systematischen Auswertung biologischer Experimente zu betrachten (Brazeu et al. 1973, 1974; Schally et al. 1975, 1976). Über die vielfältigen Wirkungen des hypothalamischen Hormons gibt die folgende Abbildung Aufschluß (Abb. 5).

Eindrucksvoll ist die generell hemmende Wirkung des hypothalamischen Hemmstoffes auf alle hypophysären Hormonaktivitäten mit Ausnahme der Gonadotropine. Den stärksten Effekt übt das natürliche Hormon sicher auf die Hemmung der Abgabe des Wachstumshormons aus, aber auch ACTH wird bei

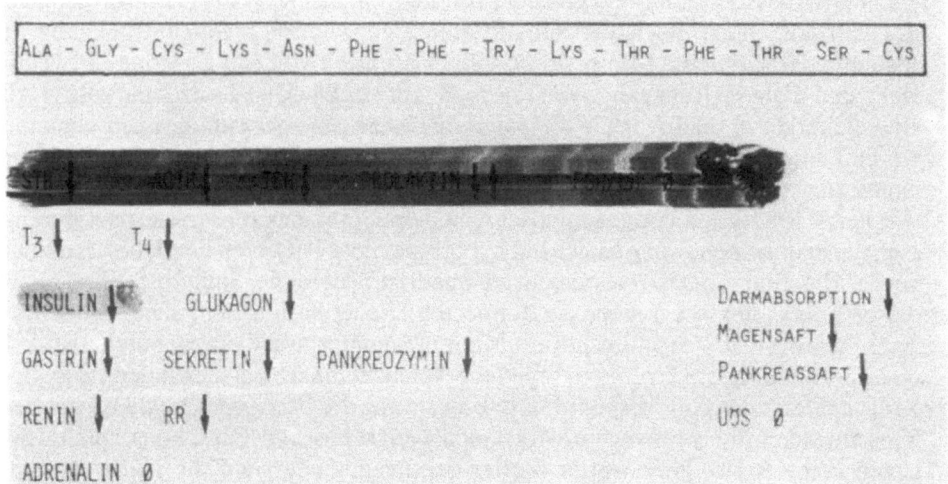

Abb. 5. Effekte von Somatostatin auf die Sekretion verschiedener hypophysärer und intestinaler Hormone, ebenso wie von Schilddrüsenhormonen, Renin sowie der Produktion von Magen- und Pankreassaft sowie der Resorption

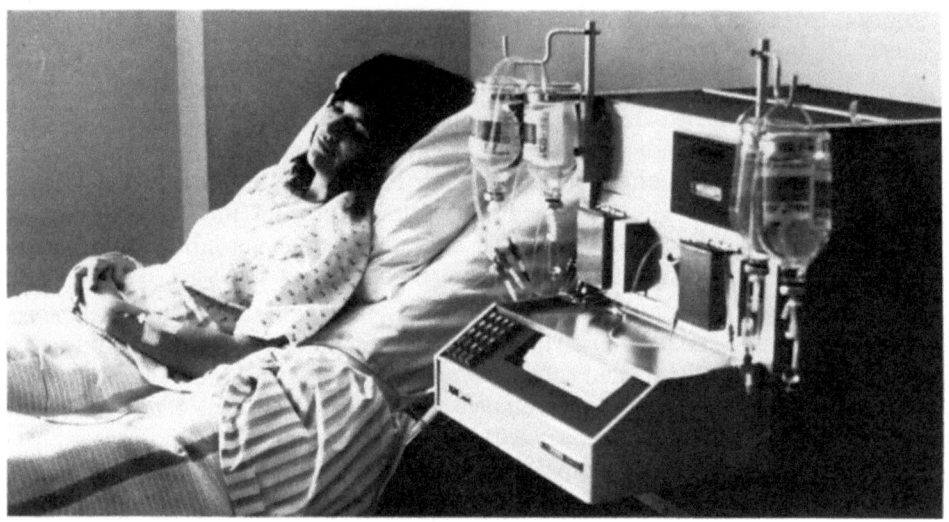

Abb. 6. Das in Ulm zusammen mit Life Science Instruments, Miles Laboratories, Inc., Elkart/Ind. entwickelte künstliche endokrine Pankreas, das auf der automatisch regulierten Insulinabgabe anhand des kontinuierlich gemessenen Blutzuckerspiegels beruht

Nebennierenrindeninsuffizienz sicher erniedrigt (Fehm et al. 1976) und schließlich auch die durch Tumorwachstum erhöhten Werte beim *Insulinom*. Der Abfall von Insulin und C-Peptid im Blut hat prompt einen Anstieg des erniedrigten Zuckers zur Folge.

Fehlt körpereigenes Insulin, wie beim Insulinmangeldiabetes, dann muß der Hemmeffekt von Somatostatin sich nur auf die kontrainsulären diabetogenen Hormone und die Resorption der Nahrungsbestandteile aus dem Darm auswirken können. Diesen Effekt haben wir mit Hilfe des künstlichen Pankreas gemessen (Abb. 6) (Meissner et al 1975; Pfeiffer et al. 1978). Im Kurzversuch hatte die Infusion des Hormons auch in kleinen Quantitäten einen eindrucksvollen Rückgang des Insulinbedarfs, der zur Kompensation einer Mahlzeit von 800 Kalorien notwendig war, zur Folge (Rückgang von 76,5 E auf 17,08 E). Trotzdem verlief die Blutzuckerkurve niedriger als diejenige, die ohne Somatostatininfusion gemessen werden konnte (Abb. 7). Trotzdem wurde mehr Glukose von dem Apparat angefordert, um hypoglykämische Werte zu verhindern. Bemerkenswerterweise war keine Reduktion der automatisch von dem Gerät angeforderten Insulinmenge mehr zu beobachten, wenn es sich um hypophysenlose Patienten handelte. Trotzdem verlief die Blutzuckerkurve wiederum niedriger als ohne Somatostatin. Da wir diesen Effekt nur bei hypophysektomierten Diabetikern sahen, scheint doch die Ausschaltung des Wachstumshormons durch Somatostatin die wesentliche Rolle in diesem Wirkungsspektrum zu spielen. Nach seinem Verschwinden aus dem Kreislauf fehlt der Angriffspunkt. Die Entfernung der Bauchspeicheldrüse mit dem Verschwinden des stoffwechselwirksamen pankreatischen Glucagons spielte hingegen keine Rolle. Hier wurde wieder der Insulinbedarf um die Hälfte halbiert (Pfeiffer et al. 1978).

Im Gegensatz zu vielen anderen halten wir daher das Somatostatin für die Möglichkeit einer echten adjuvanten Therapie beim Insulinmangeldiabetes. Die

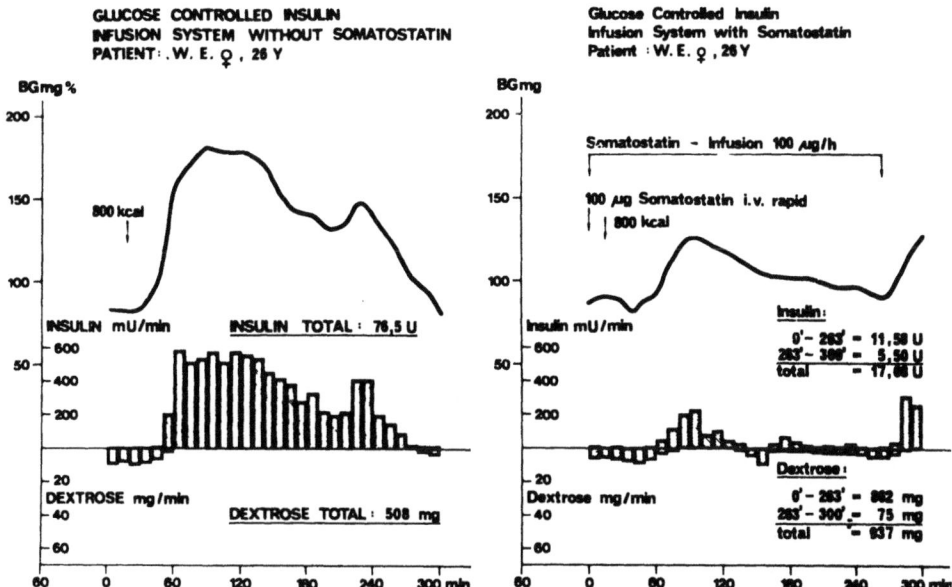

Abb. 7. Objektivierung des insulinsparenden Effektes von Somatostatin mit Hilfe des künstlichen endokrinen Pankreas (GCIIS-Biostator). Bei einem Einsatz von Somatostatin liegen die Blutzuckerspiegel nach einer 800-Kalorienmahlzeit deutlich niedriger und trotzdem wird nur ein Bruchteil des Insulins zur Kompensation der Nahrungskalorien benötigt wie ohne Zufuhr von Somatostatin

Hoffnung richtet sich auf *Analoge* mit selektiver Hemmwirkung auf die Abgabe des Wachstumshormons.

Zusammenfassend kann man sagen, daß die bisherige Verwendung der hypothalamischen Hormone uns einerseits von der ständigen tonischen oder nichttonischen Wirkung auf die Funktion der Gesamthypophyse überzeugt haben. Die Existenz mehrerer Funktionskreise im Sinne von Ferdinand Hoff und ihre Beeinflußbarkeit durch die übergeordneten hypothalamischen Faktoren wurde nachgewiesen und quantitativ abschätzbar gemacht.

Diagnostische Bedeutung kommt andererseits den zur Verfügung stehenden Substanzen für die Erkennung von Partialinsuffizienzen von Hypothalamus und HVL-Funktionen zu.

Der sog. hypophysäre Zwergwuchs und das sog. hypophysäre Cushing-Syndrom sind wahrscheinlich auf primär hypothalamische Funktionsstörungen zurückzuführen. Somatostatin und dem Ergotaminderivat Bromocryptin als Dopaminantagonisten kommen echte therapeutische Bedeutung zu.

II. Opiate, Opioide, Endorphine und Enkerphaline (Tabelle 4)

Auf der Suche nach hypothalamischen Releasing-Faktoren oder -Hormonen resultierte die Isolierung, chemische Identifizierung und teilweise auch Synthese einer Reihe von Peptiden, deren physiologische Funktion bis heute noch unbekannt oder erst in Ansätzen erkennbar geworden ist. Für den Endokrinologen am

Substance P
Neurotensin
Angiotensin II
Leu-Encephalin
Meth-Encephalin
α-Endorphin
β-Endorphin
γ-Endorphin
Vasoactive inhibitory peptide

Tabelle 4. Hypothalamische Peptide mit *bekannter Struktur und Wirkung,* aber *unbekannter physiologischer Funktion*

interessantesten schienen Substanzen mit eigentümlichen opiatähnlichen Eigenschaften zu sein, die sog. Encephaline und Endorphine, da sie enge strukturelle Beziehungen zu den Lipotropinen, dem ACTH, dem MSH sowie schließlich dem CLIP erkennen ließen (Abb. 8). Hierbei verdankte die Muttersubstanz gewissermaßen ihre Existenz dem glücklichen Griff von Li, der auf der Suche nach dem lipolytischen oder Fettstoffwechselhormon des HVL ein aus 91 Aminosäuren bestehendes Peptid isolierte (Li et al. 1965). Dieses Peptid diente dann mehreren Gruppen (Guillemin et al. 1976; Ufnaes et al. 1975) als Ausgangssubstanz.

Die gemeinsame Vorstufe wies ein Molekulargewicht von 31000 Dalton oder 31 K auf. Die ersten 39 Aminosäuren deckten sich mit der schon bekannten Struktur des ACTH und zeigten die immer an einige Teile des Peptids gebundenen spezifischen

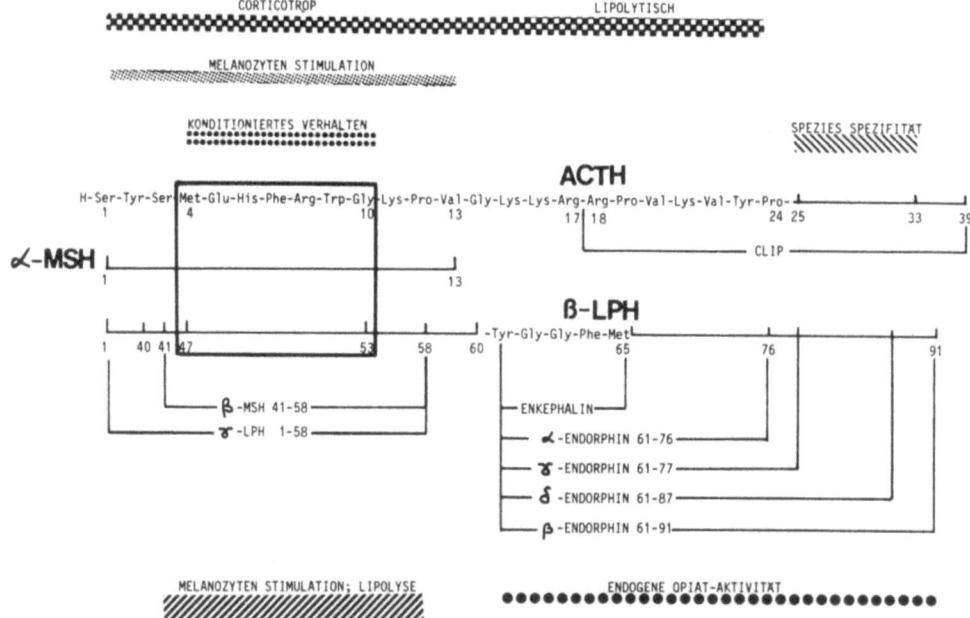

Abb. 8. Struktur und Funktion der verschiedenen Fragmente des aus 91 Aminosäuren bestehenden Fettstoffwechselhormons des Hypophysenvorderlappens. Beachte die weitgehende Identität von corticotroper und lipolytischer Funktion und die davon abtrennbare Opioidaktivität. (Herrn Priv.-Doz. Dr. K. H. Voigt sei für die Abbildung herzlich gedankt)

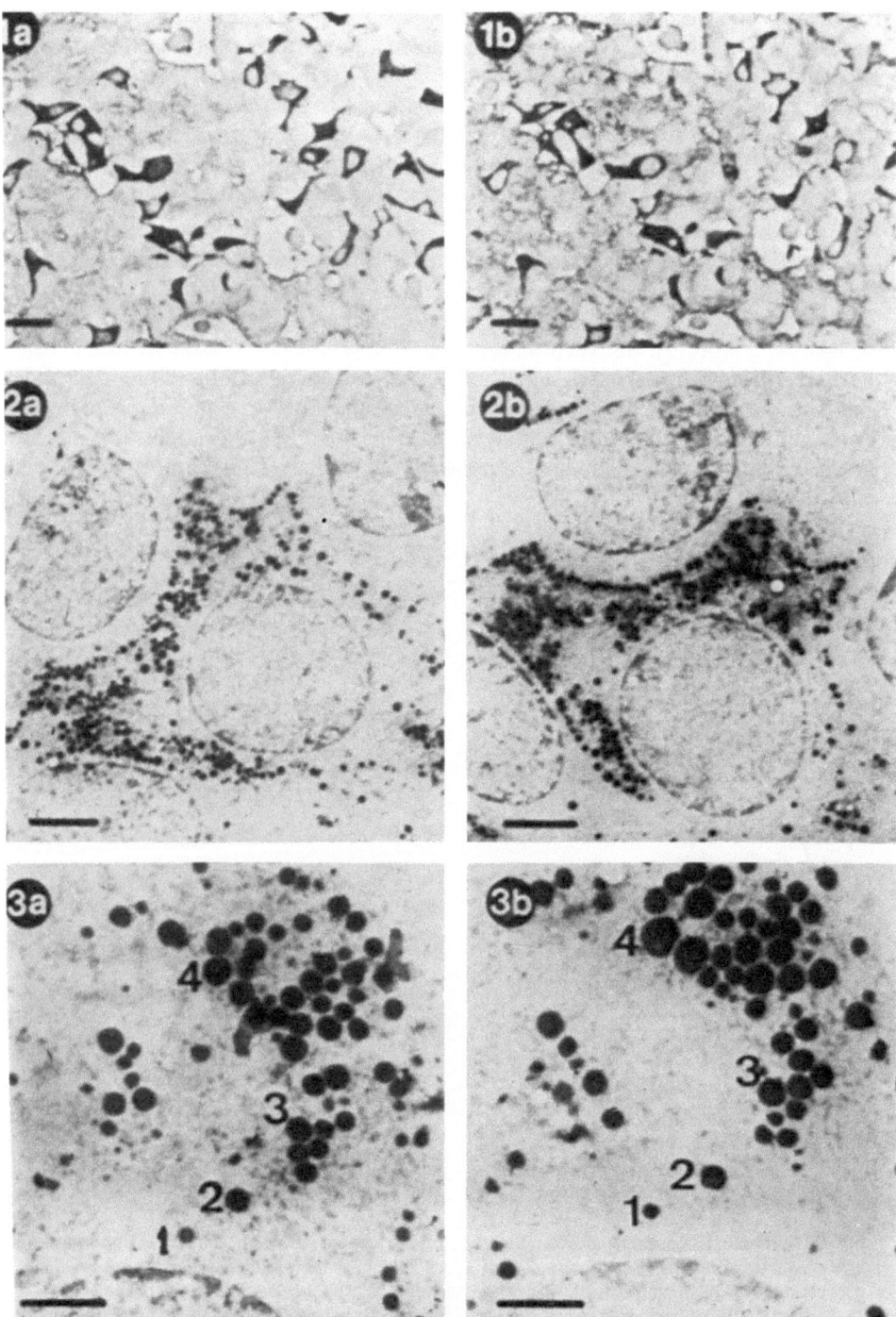

Abb. 9. Semidünnschnitte durch den Hypophysenvorderlappen der Ratte, die mit Antiserum gegen ACTH (linke Seite der Abb. 1a, 2a, 3a) und mit Antiserum gegen β-Endorphin-β-LPH vorbehandelt worden waren (rechte Seite der Abb. 1b, 2b, 3b). Nicht nur dieselben Zellen, sondern auch dieselben Granula, erkennbar in der elektronenmikroskopischen Aufnahme, enthalten die mit der immuncytochemischen Peroxydase-Antiperoxydasemethode dargestellten Hormone bzw. Hormonfragmente [aus Voigt et al. (1979)]

Eigenschaften, wie corticotrope, lipolytische, melanocytenstimulierende Funktionen. Hieraus ergäben sich dann die Verwandtschaften primär zum α-MSH mit seinen 13 Aminosäuren und dann auch zu einem Teil der Sequenzen von β-MSH und γ-LPH. Zum N-terminalen Ende hin, d. h. also bei den Aminosäuren 60—91, fanden sich dann die Substanzen mit endogener Opiataktivität, die verschiedenen Endorphine und Encephaline, die den Neuropharmakologen, in unserem Falle Professor Herz aus München als nächster Vortragender, besonders beschäftigen.

Die offensichtlich gleichartige Herkunft und Regulation dieser Neuropeptidgruppe ergibt sich aus Experiment und Klinik. Zum einen konnten Weber et al. (1979) in Ulm ACTH und Endorphin in denselben Zellen des HVL der Ratte nachweisen (Abb. 9). Sie verwandten Semidünnschnitte und immuncytochemisch die Peroxydase-Antiperoxydasemethode. Die gleichartige Behandlung des Materials und die Untersuchung mit dem Elektronenmikroskop ergab dann sogar das Vorkommen von ACTH und Endorphin in denselben Sekretgranula. Ein uns von Herrn Fahlbusch aus München zugeschickter sog. Nelson-Tumor, d. h. eine

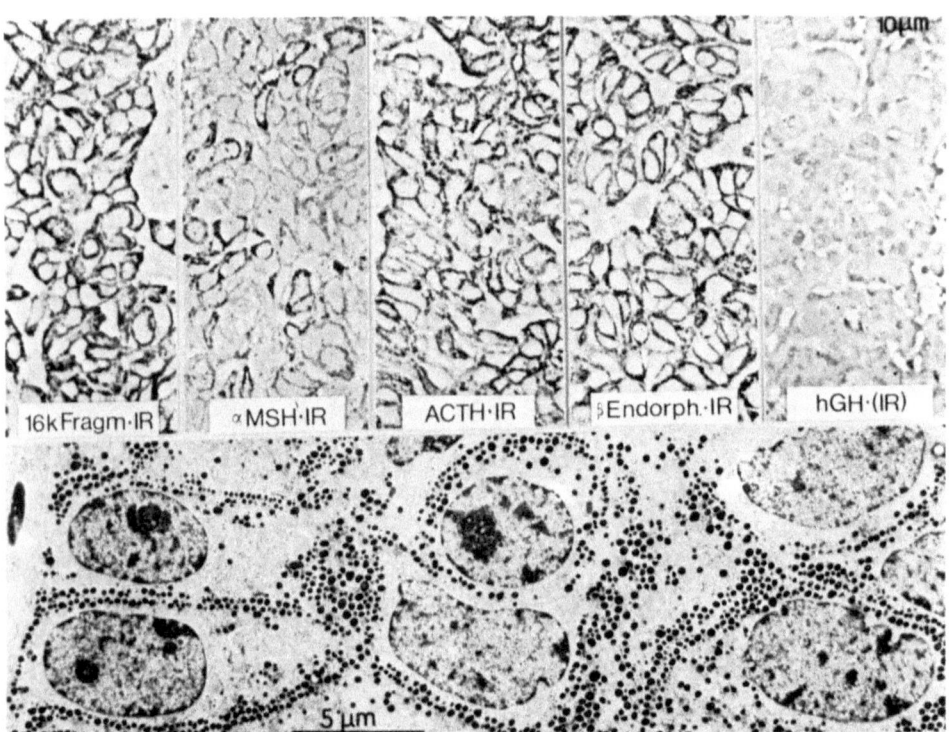

Abb. 10. Immuncytochemische Darstellung von 16 K-Fragment, α-MSH, ACTH, β-Endorphin und humanem Wachstumshormon in den Zellen eines hypophysären Adenoms, das nach bilateraler Adrenalektomie wegen eines Morbus Cushing besondere Wachstumstendenzen entwickelt hatte (sog. Nelson-Tumor). Wiederum lassen sich die verschiedenen Fragmente in denselben Zellen darstellen, während menschliches Wachstumshormon überhaupt nicht immunhistologisch anfärbbar ist. Das elektronenmikroskopische Bild im unteren Teil der Abb. enthält dasselbe hypophysäre Gewebe, aber ohne Vorbehandlung mit Peroxydase. Herrn Priv.-Doz. Dr. Fahlbusch von der Neurochirurgischen Universitätsklinik München sind wir für die Überlassung des Tumormaterials zu besonderem Dank verpflichtet. Den Herren Martin, Fehm und Voigt danke ich für die Überlassung der Abb.

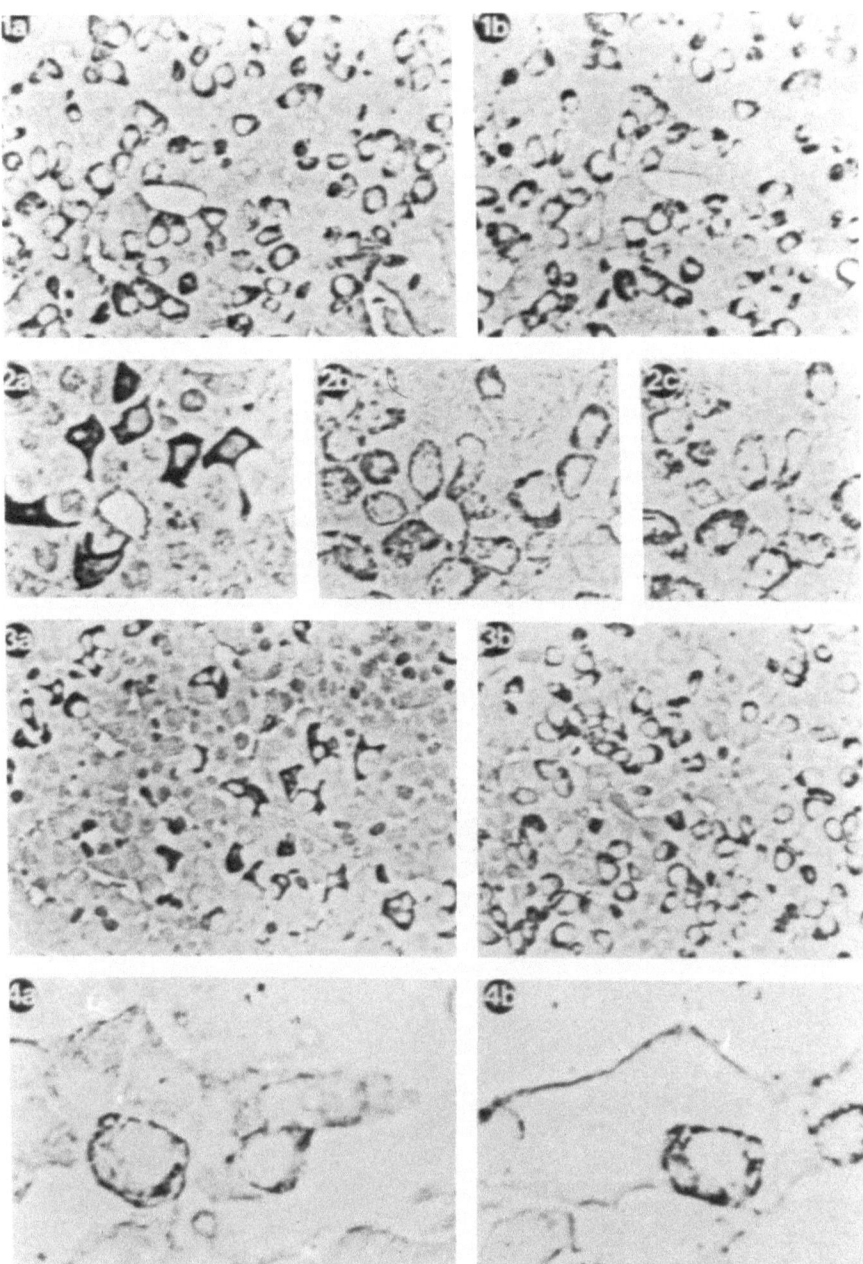

Abb. 11. Immuncytochemische Darstellung von menschlichem Wachstumshormon und Met-Encephalin in Hypophysenvorderlappenzellen des Menschen. Peroxydase-Antiperoxydasemethode zur immuncytochemischen Demonstration. Auf der linken Seite der Abb. Nachweis des Wachstumshormons, auf der rechten Seite der Abb. der wiederum an identischen Zellen geführte Nachweis des Met-Encephalins. In der untersten Reihe der Abb. 4a und b sind Hypophysenzellen dargestellt, die über längere Zeit in der Monolayerkultur aufbewahrt worden waren. Auch hier gelingt die identische Demonstration von Met-Encephalin und Wachstumshormon. Die Darstellung von Endorphin war mit dem gleichen Versuch mißlungen [aus Voigt et al. (1979)]

Vergrößerung der Hypophyse nach bilateraler Adrenalektomie beim Cushing-Syndrom, zeigte ähnliches Verhalten (Abb. 10). Die Zellen des Tumors wiesen die drei Pro-Opiocortinfragmente 16 K, ACT und β-Endorphin auf, während nur vereinzelt α-MSH und überhaupt nicht menschliches Wachstumshormon dargestellt werden konnte.

Schließlich konnte die gleiche Gruppe mit derselben Technik auch zeigen, daß die gleichen Hypophysenzellen, die Wachstumshormon enthalten, auch Met-Encephalin-ähnliche Aktivität nachweisen lassen (Abb. 11).

Endorphin fand sich niemals in den Zellen, die Met-Encephalinaktivität enthielten.

Wie sieht es aber nun im organnahen Gefäßgebiet oder gar im peripheren Blut aus? Hier konnte man eine klare Korrelation zwischen ACTH und Endorphinen im Rattenplasma finden. Wie mein früherer Mitarbeiter Laube, jetzt Gießen, zeigen konnte, hat die Stimulierung der ACTH-Sekretion nach Gabe von Leucin-Vasopressin bei Addison-Patienten einen gleichartigen Anstieg von β-Endorphin und ACTH zur Folge.

All dies weist darauf hin, daß tatsächlich in denselben Zellen des HVL entgegen der Lehre mehrere Hormone, oder zumindest identifizierbare Hormonfragmente, mit verschiedenartigen Eigenschaften gebildet werden können. Noch verblüffender ist jedoch der Nachweis dieses gleichen HVL-Hormons ACTH außerhalb der Hypophyse im Hypothalamus, aber auch im Hirnstamm und der Hirnrinde (Powell u. Skrabanek 1979). So konnte Herr Grube aus Ulm eindeutig ACTH-haltige Neuronen im Gehirn der Ratte finden (Abb. 12).

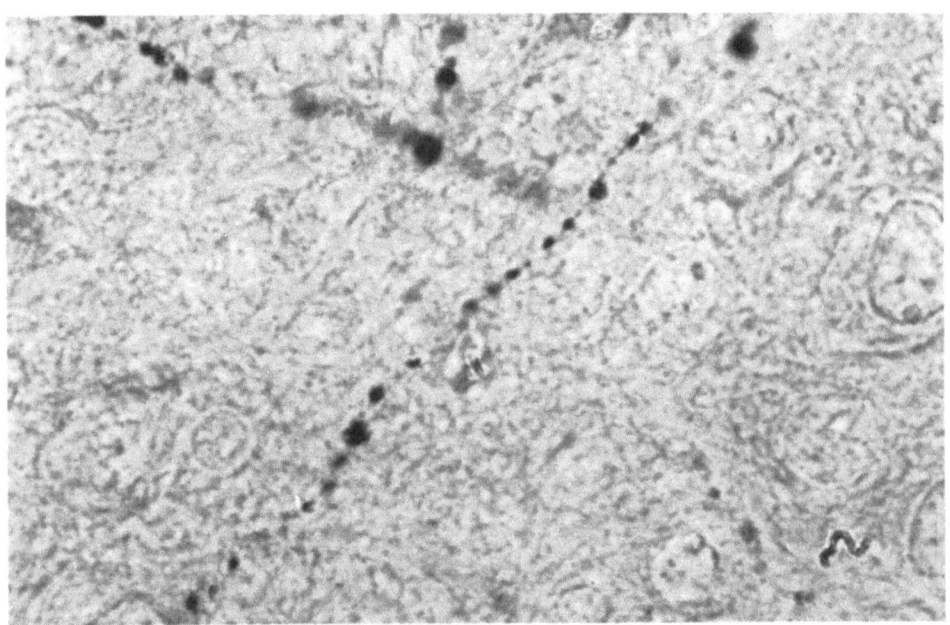

Abb. 12. Immuncytochemische Darstellung mittels der Peroxydase-Antiperoxydasemethode an ACTH-haltigen Neuronen im Gehirn der Ratte. Herrn Professor Grube, Ulm, danke ich für die Überlassung der Abb.

III. Peptidhormone in Darm und Gehirn

1. Das „Gastro-Entero-Pankreatische Hormonsystem": Seine Funktion bei Nahrungsaufnahme und Verdauung.
2. Von den „Hellen Zellen" über „APUD" zum „Diffusen Neuroendokrinen System" (DNES).
3. Tumorpathologie und Somatostatin (Kasuistik und Therapie).

Noch erstaunlicher muß jedoch anmuten, daß im Semidünnschnittverfahren mit der Peroxydasemethode der gemeinsame Nachweis von Gastrin und ACTH in den gleichen Zellen des Pylorus der Ratte gelang (Abb. 13) (Grube u. Weber 1979). Ferner konnte man im Pankreas des Hundes ACTH in den gleichen Zellen finden, die pankreatisches Polypeptid enthielten (Abb. 14). Schließlich ließ sich auch das eben gezeigte Endorphin in den α-Zellen der Ratteninseln zusammen mit Glucagon finden (Abb. 15). Wie die Abbildung zeigt, haben meine Kollegen Grube, Voigt und Weber (1978) diese Untersuchungen dann auf den elektronenmikroskopischen Nachweis der beiden Hormone sogar in den gleichen Granula der α-Zellen ausdehnen können (untere Reihe von Abb. 15).

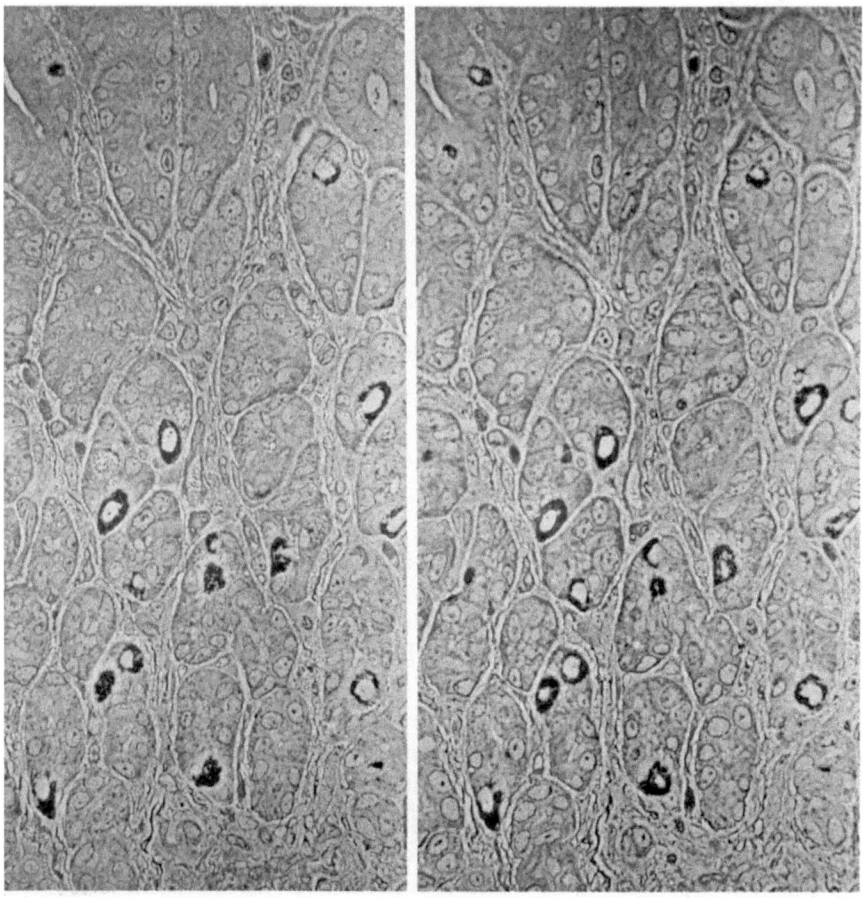

Abb. 13. Darstellung von Gastrin und ACTH in den gleichen Zellen des Pylorus der Ratte. Peroxydase-Antiperoxydasemethode, Semidünnschnittverfahren [aus Grube u. Weber (1979)]

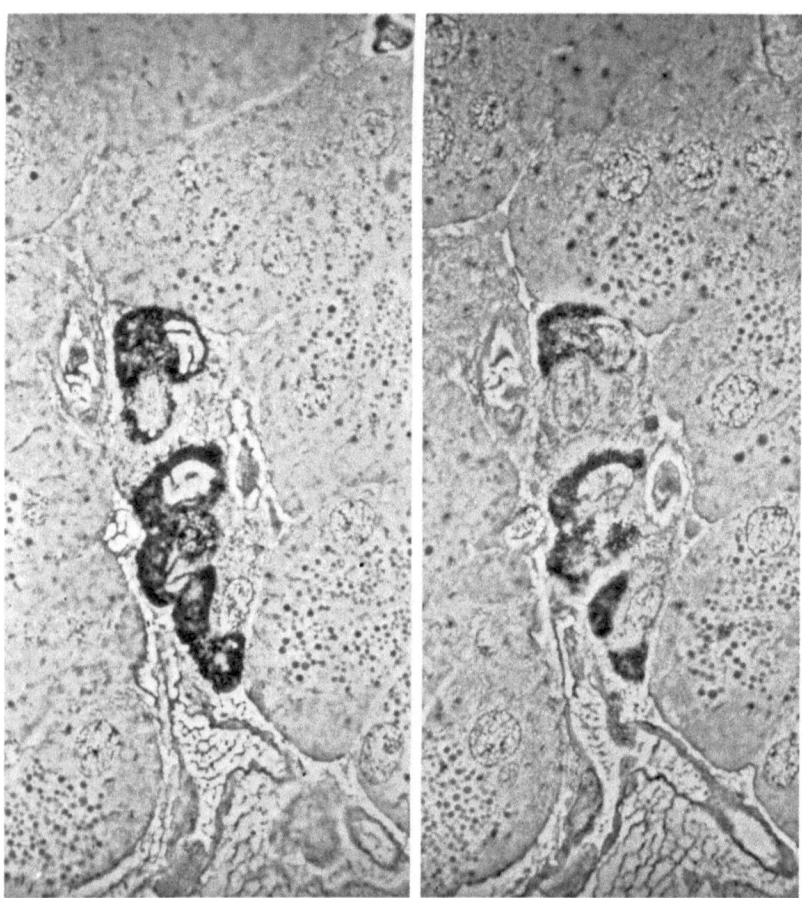

Abb. 14. Immuncytochemische Darstellung von ACTH und pankreatischem Polypeptid in den gleichen Zellen der Langerhansschen Insel des Hundepankreas. Peroxydase-Antiperoxydasemethode, Semidünnschnitte [aus Grube u. Weber (1979)]

Freilich sind derartige Befunde noch keine Beweise. Die Immunhistologie bietet viele Möglichkeiten des Irrtums. Man muß daher auch hier den Nachweis der Hormone in der peripheren Zirkulation oder in den Gefäßen verlangen, die die angeblichen geweblichen Bildungsstätten dieser Hormone außerhalb des Zentralnervensystems drainieren. Das Gleiche gilt für den Nachweis der Freisetzung in vitro.

Tatsächlich wurde die Freisetzung von Somatostatin aus Inselzellen in vitro nach Stimulierung der Insulin- und Glucagonsekretion ebenso beobachtet (Yoshioka et al. 1980) wie die von Endorphin im Perfusat des isolierten Rattenpankreas nach Arginin (Abb. 16) (Laube et al. 1980).

Nach Eiweiß-Fettmahlzeiten oder nach Kaseinhydrolysaten konnte Dr. Schusdziarra von meiner Abteilung in der Pankreasvene des Hundes Ausschüttungen von Somatostatin sowohl aus dem Pankreas als auch aus dem Magen messen (Schusdziarra et al. 1978).

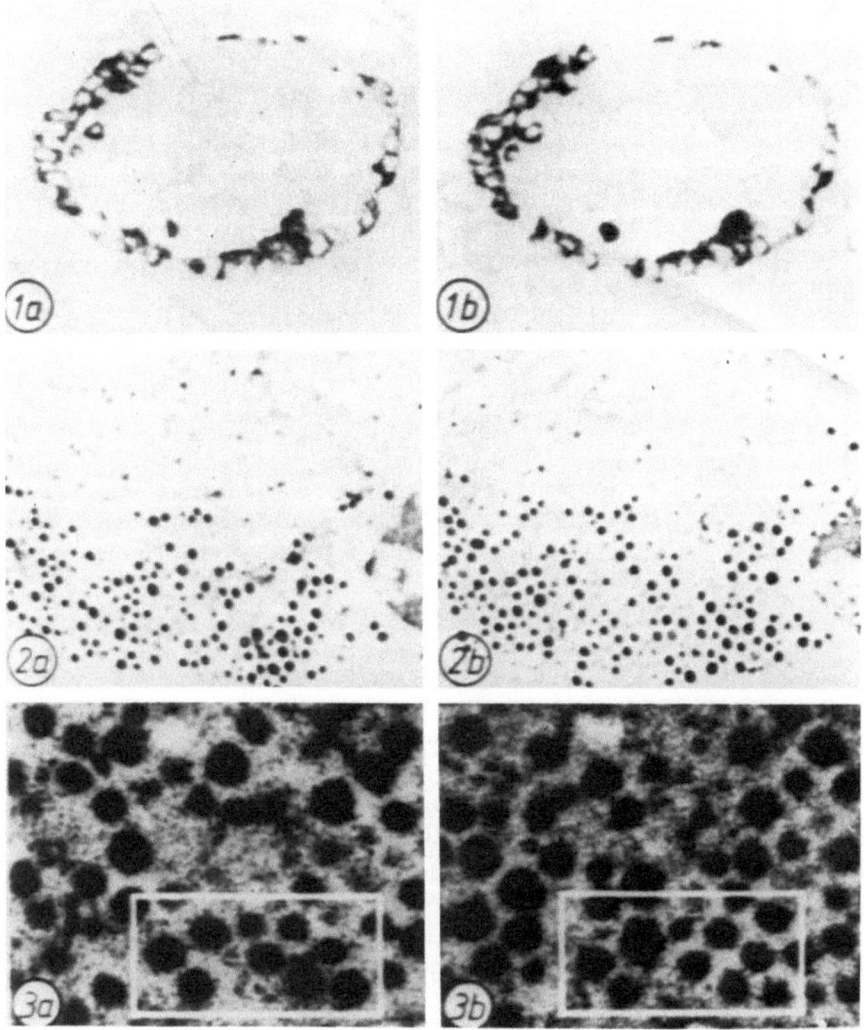

Abb. 15. Darstellung von Endorphin-ähnlicher Immunreaktivität und Glucagon in den α-Zellen der Langerhansschen Inseln der Bauchspeicheldrüse der Ratte. Die Identität der Herkunft beschränkt sich nicht nur auf die Zelle, sie ist auch in den Granula der α-Zellen enthalten. Darstellung von Glucagon auf der linken Seite der Abb., von Endorphin auf der rechten Seite [aus Grube et al. (1978)]

In die Liste der klassischen intestinalen Hormone gehört das Somatostatin in jedem Fall schon hinein. Diese Liste ist aber bereits heute überholt. Die viel weitergehende Verteilung der zellulären Bildung von Hormonen des ZNS und des Hypophysenvorderlappens auf den Intestinaltrakt und umgekehrt von Hormonen des Intestinaltrakts auf das ZNS muß als gesichert angesehen werden. Zu den klassischen hypothalamischen Hormonen und den Releasing-Faktoren der Hypophyse haben wir die Hormone der Opiocortingruppe schon hinzuaddieren müssen, darüber hinaus eine Reihe von Peptiden, die primär in der Niere oder im Darm gebildet worden sind; insbesondere hervorzuheben ist das Cholecystokinin. Die

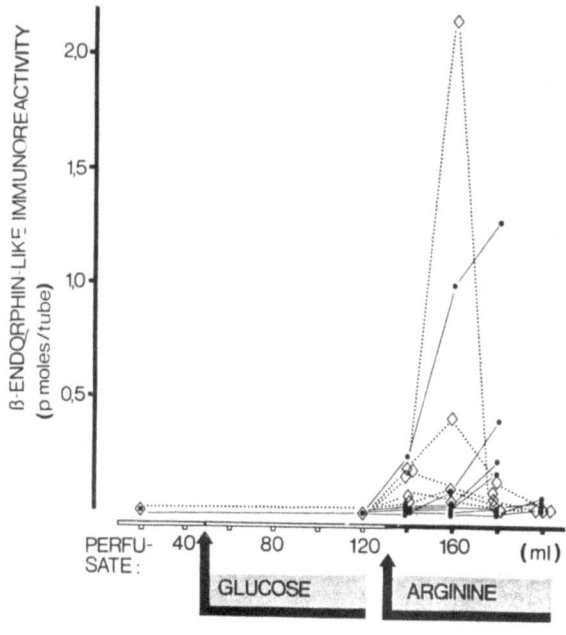

Abb. 16. Anstieg von β-Endorphin-ähnlicher Immunreaktivität nach Arginin-Stimulierung der Sekretionsleistung des perfundierten Pankreas der Ratte

Liste der hormonartigen Peptide, die in Hypophyse, Hypothalamus und Gastrointestinaltrakt plus Pankreas gefunden werden konnten, weist damit eine ganze Reihe von Substanzen auf, die *gemeinsam* im ZNS, Gastrointestinaltrakt und Pankreas gefunden werden können (Tabelle 5).

Schon diese Aufstellung basiert auf der historischen primären Darstellung des jeweiligen Hormons. Wenn aber β-Endorphin und Somatostatin z. B. auch im Gastrointestinaltrakt, das letztere sogar in größeren Quantitäten, nachgewiesen werden können, dann mag ihre Biosynthese dort von größerer Bedeutung sein als im ZNS selbst. Und es könnte sich weiter *primär* um eine Produktion im Gastroin-

Tabelle 5. *Gemeinsame Peptide* im Zentralnervensystem, Gastrointestinaltrakt und Pankreas

Hypophyse/Hypothalamus		Gastrointestinum/Pankreas
ACTH	*TRH*	*Insulin*
MSH	*LH-RH*	*Glucagon*
β-Endorphin	*Somatostatin*	*Gastrin*
Encephalin	*Substance P*	*CCK*
β-LPH	*Neurotensin*	*Bombesin*
		Calcitonin
FSH	Vasopressin	VIP
LH	Oxytocin	
TSH	CRH	Secretin
GH	GRH	Glicentin
PRL	PIF	GIP
	MIF	Motilin
		PP

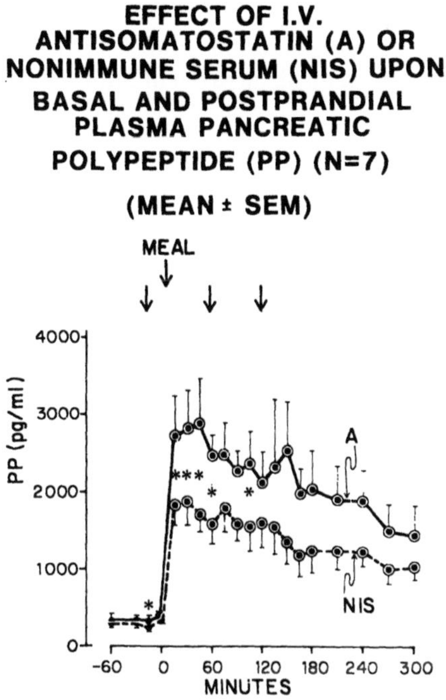

EFFECT OF I.V. ANTISOMATOSTATIN (A) OR NONIMMUNE SERUM (NIS) UPON BASAL AND POSTPRANDIAL PLASMA PANCREATIC POLYPEPTIDE (PP) (N=7)

(MEAN ± SEM)

Abb. 17. Nachweis der hemmenden Wirkung von Somatostatin auf die Freisetzung von pankreatischem Polypeptid postprandial aus dem Pankreas des Hundes. Pankreatisches Polypeptid steigt nach der Gabe eines den Somatostatineffekt neutralisierenden Antiserums gegen Somatostatin zu wesentlich höheren Spiegeln an als wenn ein Nichtimmunserum gegeben wurde [aus Schusdziarra (1980)]

testinaltrakt und erst *sekundär* um ein Einwandern in das ZNS gehandelt haben.

Bei einigen dieser im ZNS und im Darm vorkommenden Neuropeptide ist eine lokale Funktion wahrscheinlich. Und sie hat biologische Wirkung!

Die schon erwähnte Freisetzung von pankreatischem Somatostatin nach einer Mahlzeit beeinflußt offensichtlich die Abgabe der anderen Pankreashormone. Verfolgt man den Spiegel von pankreatischem Polypeptid im Blute von Hunden, bei

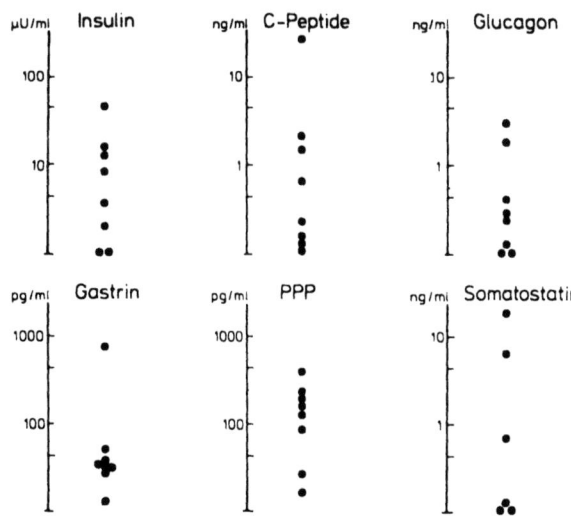

Abb. 18. Konzentrationen von verschiedenen Pankreashormonen in acht bzw. sechs Proben eines durch Katheterisierung gewonnenen reinen Pankreassaftes des Menschen. Die gemeinhin nur als Hormone angesehenen und damit für den Eintritt in den Blutkreislauf bestimmten Wirkstoffe werden somit zusammen mit den exokrinen Pankreasfermenten in den Darm hinein ausgeschieden. Somatostatin scheint in diesem Prozeß grundsätzlich beteiligt zu sein [aus Bieger et al. (1979)]

denen die biologische Wirkung des Somatostatins durch die Gabe von Antisomatostatinserum ausgeschaltet worden war, dann werden deutlich höhere Polypeptidwerte gemessen (Abb. 17). Für das Insulin konnte Schusdziarra bei uns mit seinen Kollegen die gleiche Beobachtung machen.

Diese und eine Reihe von anderen Beobachtungen berechtigen zu dem Schluß, daß auf dem Wege über die Mobilisierung der eigentlichen Pankreashormone eine Freisetzung von Somatostatin aus den D-Zellen des Inselapparates erfolgt, die wiederum die Sekretion der intestinalen Hormone negativ beeinflußt. In die gleiche Richtung geht die Beobachtung von Dr. Bieger und seinen Kollegen bei uns, die im menschlichen Pankreassaft die Inselhormone der Bauchspeicheldrüse plus Gastrin bestimmten und gewissermaßen die exokrine Abgabe dieser Hormone *in den Darm hinein* (intraluminal) verfolgen konnten (Abb. 18). Eine Freisetzung von Pankreashormonen ohne gleichzeitige Beteiligung von pankreatischem Somatostatin scheint es nicht zu geben.

Die gleiche Parallele läßt sich aber auch herstellen, wenn man mit Arginin bewußt die Sekretion von Wachstumshormon anregt (Abb. 19) (Etzrodt u. Rosenthal 1980). Die Spiegel von Wachstumshormon und Somatostatin verlaufen völlig parallel. Das gleiche läßt sich auch bei Akromegalen beobachten. Freilich bleibt es noch offen, ob man bei den Messungen von Somatostatin im Blut, die gewiß nicht leicht sind, nun den pankreatischen oder den hypothalamischen Wachstumshormonhemmer bestimmt.

Auf jeden Fall weisen diese Beobachtungen darauf hin, daß das Vorkommen der Neuropeptide im Darm eine Bedeutung wahrscheinlich bei der Nahrungsaufnahme hat, so wie wir schon früher die intestinalen Hormone im engeren Sinne mit der Nahrungsaufnahme und mit der Regulation der Insulinsekretion in Verbindung brachten (Pfeiffer et al. 1973, 1975). Es nimmt daher nicht wunder, daß zur Zeit eine Fülle von Mitteilungen zu finden ist, die sich mit der Rolle der Neuropeptide und

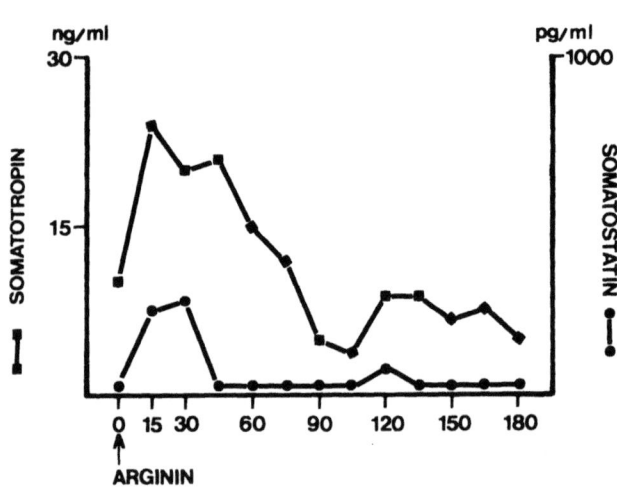

Abb. 19. Paralleler Anstieg von Wachstumshormon und Somatostatin nach Argininstimulierung der Wachstumshormonabgabe beim gesunden Menschen. Völlige Parallele des Verlaufs von Wachstumshormon- und Somatostatinspiegeln im Blute. Radioimmunologische Messung von Wachstumshormon und Somatostatin. Somatostatindarstellung nach Extraktion [aus Etzrodt u. Rosenthal (1980)]

gastrointestinalen Hormone bei der Nahrungsaufnahme, der Regulation des Appetites und schließlich der Pathogenese der Fettsucht beschäftigen. Wesentlich erscheinen uns hier die Hinweise auf eine ganz besondere Rolle auch der Neuropeptide in ihrer intestinalen Region.

Offenbar müssen diese neuralen und gastrointestinalen Zellen, die Peptide und Amine enthalten, auch noch mit gleichartigen Zelltypen im Bronchialsystem, in der Haut, im Urogenitaltrakt und in anderen Organen in Beziehung gebracht werden. Sie müssen letzten Endes auf den Pathologen Feyrter zurückgeführt werden, der sie 1938 als „Helle Zellen" beschrieben und in seine Lehre von den „Diffusen Endokrinen Epithelialen Organen" eingebaut hat. Diesen verstreut liegenden Zellen und Zellkomplexen schrieb er eine vorwiegend „parakrine" oder „lokale" Wirkung zu. Der Prototyp im pathologischen Bereich wurde für ihn das Carzinoid. Anfang der 50er Jahre konnte Erspamer (1954) für diese Zellen eine besondere färberische Darstellung, die Chromaffinität nachweisen. Er nannte sie „Entero-chromaffine Zellen".

Das zuerst von ihm „Enteramin" genannte Amin wurde als 5-Hydroxytryptamin identifiziert. Es fand sich auch in der Haut von Amphibien und bei einer Reihe von anderen Spezies.

Lichtmikroskopisch sehen derartige „Helle Zellen" im Bereich des Pylorus des Hundes relativ typisch aus. Die heute mögliche elektronenmikroskopische Darstellung (Abb. 20) zeigt am Beispiel der gastrinproduzierenden „Hellen Zelle"

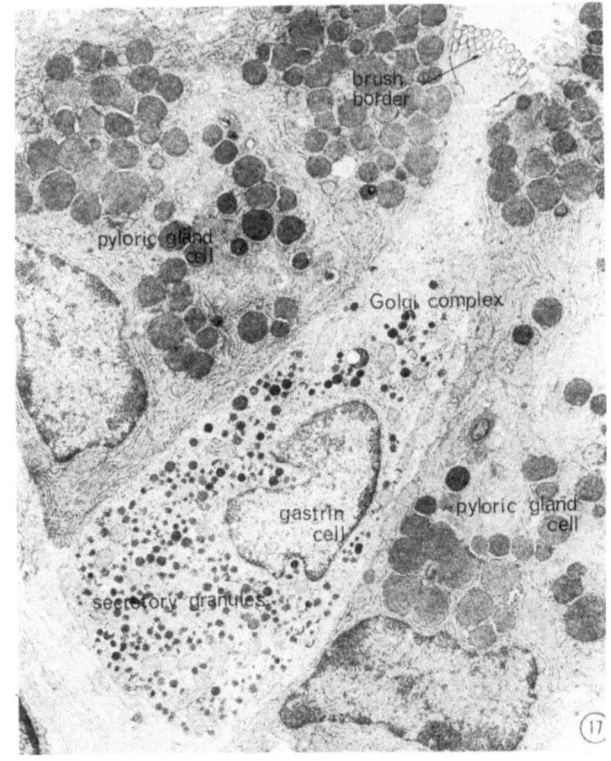

Abb. 20. Darstellung der gastrinproduzierenden „hellen Zellen" des Pylorus von Tupaia belangeri (Spitzhörnchen). Die endokrinen Granula können sich auf der einen Seite nach dem Lumen des Magenausgangs hin bewegen („brush border"), auf der anderen Seite interzellulär die umliegenden Gewebe erreichen bzw. in die dort mündenden Venen und Venolen eintreten. Der Golgi-Komplex findet sich bei diesem Zelltyp intraluminal lokalisiert, basal finden sich die Sekretionsgranula. Dies ist als Beispiel des sog. „Offenen Typs" der entero-endokrinen Zelle anzusehen [aus Grube u. Forssmann (1979)]

des Pylorus von *Tupaia belangeri* die bekannten endokrinen Granula, und dann auf der anderen Seite einen Bürstensaum, der sich nach dem Lumen des Magenausgangs öffnet. Es muß die Gegenseite im Falle der Abgabe der Granula auf dem Wege der Exozytose unmittelbar die Verbindung zu den umliegenden Geweben, den Kapillaren, dem Bindegewebe, Arteriolen, Nerven, der glatten Muskulatur aufnehmen können (Grube et al. 1977). In einer rasterelektronenmikroskopischen Aufnahme hat Herr Fujita besonders schön den Bürstensaum in der Aufsicht von oben zur Darstellung gebracht (Abb. 21).

Die Vielzahl der Zelltypen, ihre Lokalisation und die Form ihrer Granula veranlaßten Grube u. Forssmann (1979) zu einer Gesamtdarstellung dieser hormonproduzierenden Zellen im Intestinaltrakt (Abb. 22). Die Liste der Amine entspricht den bekannten Neurotransmittern, diejenige der Peptide führt auch diejenigen Peptide auf, die wir bereits im Hypothalamus und im ZNS kennengelernt haben.

An dieser Stelle muß Pearse genannt werden, der ebenfalls auf histochemischer Basis eine Ordnung der Systeme vornehmen wollte. Er ging von der Überlegung aus, daß Zellen dieses von ihm einheitlich „APUD-System" genannten Zellsystems die besondere Eigenschaft haben, Aminvorläufer wie 5-Hydroxytryptophan oder L-Dopa aufzunehmen und dann durch Decarboxylierung in biogene Amine

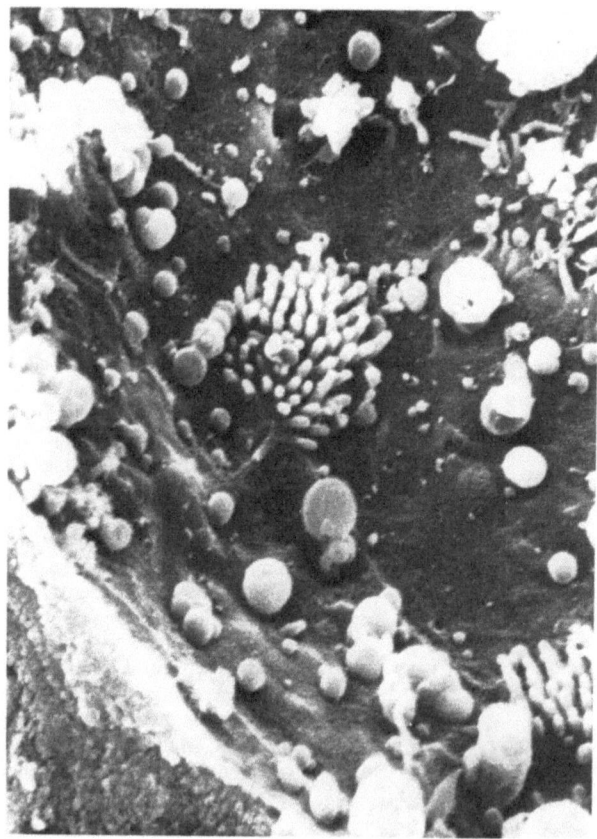

Abb. 21. Herrn Fujita danken wir für die Überlassung der Abbildung

CELLTYPE	LOCALIZATION	SECRETION GRANULES (size in nm)		AMINES	PEPTIDES
EC_1	Small intestine Large intestine (Pancreas)		300	Serotonin	Substance P
EC_2	Small intestine (Pancreas)		350	Serotonin	Motilin (?)
EC_n	Stomach (Small intestine)		200	Serotonin	?
ECL	Stomach		450	(Histamin) (Serotonin?)	?
G	Stomach (Duodenum) (Pancreas)		300	(Tryptamin?) (Dopamin?)	Gastrin ACTH-and Lipotropin-related peptides ?
D	Stomach Small intestine Pancreas		350		Somatostatin Met-Enkephalin ? Gastrin (Pancreas) ?
D1 (H)	Stomach Small intestine Large intestine Pancreas		160		VIP
A	Pancreas (Stomach) (Small intestine?)		250		Glucagon, GLI Pancreas: Glucagon, GLI, CCK-PZ, Endorphin
L (EG)	Small intestine Large intestine		400		GLI Glicentin ?
X (AL)	Stomach (Small intestine) (Large intestine) (Pancreas)		300		?
S	Small intestine		200	(Dopamin?)	Secretin
I (M)	Small intestine		250		Cholecystokinin - Pancreozymi
K	Small intestine		350		GIP
N (L)	Small intestine		300		Neurotensin
PP (F)	Pancreas (Stomach) (Small intestine) (Large intestine)		180		Pancreatic Polypeptide Met-Enkephalin ?
P	Stomach Small intestine (Pancreas)		120		Bombesin ?

Abb. 22. Synopsis der entero-endokrinen Zellen: Nomenklatur, Verteilung, Ultrastruktur der spezifischen Sekretionsgranula und Gehalt an nachgewiesenen biogenen Monoaminen und Polypeptidhormonen, die in der Literatur sowie in den eigenen Untersuchungen mit den verschiedenen Zelltypen in Verbindung gebracht werden konnten [aus Grube u. Forssmann (1979)]

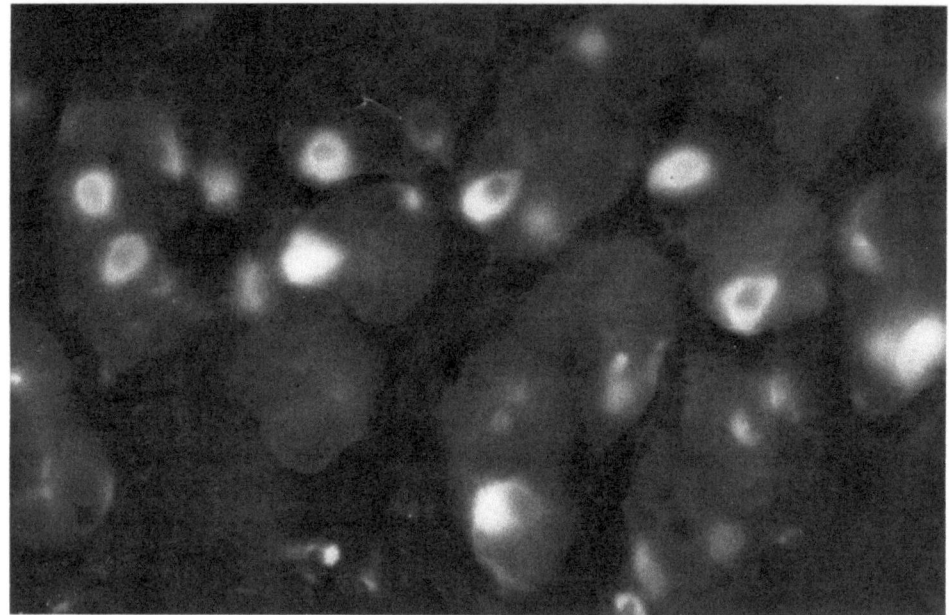

Abb. 23. Umwandlung von Dihydroxyphenilalanin (Dopa) in Dopamin durch gastrinproduzierende Zellen im Pylorusgebiet der Ratte. Die normalerweise nicht fluoreszierenden Zellen stellen sich mit brillanter Fluoreszenz dar. Sie zeigen damit im Sinne des APUD-Konzeptes von Pearse ihre endokrine Aktivität an. Das Dopa war 90 s vor der Tötung i.p. gegeben worden (Herrn Professor Grube, Ulm, danken wir für die Erlaubnis zur Veröffentlichung dieser Abbildung)

umzuwandeln. Daher der Name APUD = „Amin-Precursor-Uptake-and-Decarboxylation".

Wie so etwas aussieht, zeigt ein Versuch, bei dem einer Ratte 90 s vor der Tötung Dopa i.p. gegeben worden war: Im Pylorusgebiet, wo normalerweise keine Fluoreszenz zu sehen ist, stellt sich das Umwandlungsprodukt des Dopa, das Dopamin, in brillanter Fluoreszenz dar (Abb. 23). Es zeigt damit die endokrine Aktivität der Zellen an, die Gastrin und wahrscheinlich auch andere Peptide produzieren können.

In kurzer Zeit konnte Pearse etwa 40 Zelltypen, die in HVL, Schilddrüse, Magen-Darmtrakt, Bronchialsystem, Pankreas usw. gefunden und dem System zugeordnet worden waren, anhand embryologischer Untersuchungen klassifizieren.

Tabelle 6. Monoaminerge und peptiderge Tumoren des diffusen endokrinen Systems

Phaeochromocytom	Hochdruck
Carcinoid	Flush
Insulinom	Hypoglykämie
Gastrinom	Ulcus pepticum
Glucagonom	Diabetes, Dermatitis
Vipom	Diarrhoe
Somatostatinom	Diabetes, Malabsorption
Multiple endokrine Adenomatose	variabel
Ektopische Hormonproduktion	variabel

Sie sollten alle aus der Neuralleiste abstammen. Sekundär sollten sie in die entsprechenden Organe einwandern. Heute unterscheidet er einerseits einen zentralen Typ des nunmehr „Diffuses Neuroendokrines" (DNES) genannten „Systems", andererseits den sog. peripheren Anteil des gleichen Zellkaders. Jedem Zelltyp wurde dabei ein Peptid und, wenn vorhanden, auch eines der biogenen Amine zugeordnet (Pearse 1979).

Auf jeden Fall hat der von der Pearseschen Vorstellung abgeleitete Ausdruck APUDOM für alle zu diesen Zelltypen gehörenden malignen Neoplasien allgemein Anklang gefunden (Bloom u. Polak 1979). Heute werden wir die APUDOME wohl besser als monoaminerge und peptiderge Tumoren des „Diffusen Neuroendokrinen Systems" bezeichnen (Tabelle 6).

Auch wenn wir die multiple endokrine Adenomatose und die ektopische Überproduktion von Hormonen durch Gewebe, die primär nicht zum endokrinen System gerechnet werden, wegen ihrer wenig spezifischen Symptomatologie außer Betracht lassen, so ergibt sich aus der Liste die Zusammenstellung einer echten endokrinen Überfunktion. Nachdem die Möglichkeit, *Unterfunktionszustände* des „Diffusen Neuroendokrinen Systems" nachzuweisen, praktisch nicht gegeben ist, führt uns die Überfunktion die klinische Relevanz und Realität des Systems vor Augen.

Aus der Gruppe der in Tabelle 6 aufgeführten Krankheitsbilder möchte ich nur *ein* Krankheitsbild als typisch dafür vorstellen, welch eindrucksvolle Krankheitssymptome bei derartigen Fällen beobachtet und heute klinisch nach eindeutiger Diagnose einer erfolgversprechenden Therapie zugeführt werden können:

Es handelt sich um ein kürzlich bei uns beobachtetes *Glucagonom* bei einer 67jährigen Frau, die seit 1950 Depressionen bei Verdacht auf Schizophrenie aufwies. Sie war deswegen in regelmäßiger psychiatrischer Betreuung mit stationären Aufenthalten in dem der Universität angeschlossenen Psychiatrischen Landeskrankenhaus in Günzburg (1971 und Dezember 1976/Februar 1977). Am 27. Oktober 1979 fielen Schwellung und Rötung des rechten Unterarms auf, 2 Tage später kam es zur Blasenbildung, zu Temperaturen um 39° C, darauf Verlegung zuerst in ein auswärtiges kommunales Krankenhaus und dann auf die Intensivstation unserer Klinik unter der Verdachtsdiagnose „Epidermiolyse des rechten Arms mit beginnendem septischem Schock". Es war bereits zu tiefen Nekrosen bis zur Freilegung der Sehnenscheiden als Folge der Epidermiolyse als führendem Symptom gekommen (Abb. 24 a, b). Klinisch fand sich gleichzeitig ein mit geringen Mengen Insulin oder Tabletten zu behandelnder *Diabetes*. Die Diagnose war gestellt, als sich ein Spiegel von über 3000 pg Glucagon pro ml im Serum nachweisen und durch Somatostatininfusion auch unterdrücken ließ (Abb. 25). Zwar waren auch die Werte für C-Peptid, das pankreatische Polypeptid sowie Gastrin erhöht, sie waren aber mit der massiv gesteigerten Sekretion des Glucagons nicht zu vergleichen. Schon die Dauerbehandlung mit Somatostatin hatte eine weitgehende Besserung der Hauterscheinungen zur Folge (Abb. 26 a, b).

Nach der Teilpankreatektomie hielt sich der Glucagonspiegel konstant um 1000 pg/ml, die Somatostatinbehandlung mußte nicht mehr weiter fortgeführt werden. Die Läsionen sind praktisch abgeheilt (Abb. 27 a, b).

Bei der Operation fand sich nun *kein Tumor,* sondern nur eine relativ unspezifische Vermehrung der Glucagon-produzierenden Inselzellen im Corpusteil der Bauchspeicheldrüse. Eine atypische Häufung von wahrscheinlich glucagonproduzierenden Zellen lag im nichtinselhaltigen Teil des Organs vor. Auch die Silberimprägnation nach Grimelius ergab kein besonders eindrucksvolles Bild. Immunhistologisch waren die Glucagonzellen der Inseln vielleicht in mäßigem Umfang vermehrt (Abb. 28a), eine Einschränkung des Insulinanteils lag nicht vor (Abb. 28b), und auch pankreatisches Polypeptid war in normaler Quantität vorhanden (Abb. 28c). Im Elektronenmikroskop ergab sich ebenfalls nur eine unsichere Diagnose, nämlich die Art von Granula, die zum Teil dem Bilde der glucagonbildenden Zellen entsprechen, zum Teil ein atypisches Verhalten aufweisen (Abb. 28d) (vgl. auch Schusdziarra et al. 1980).

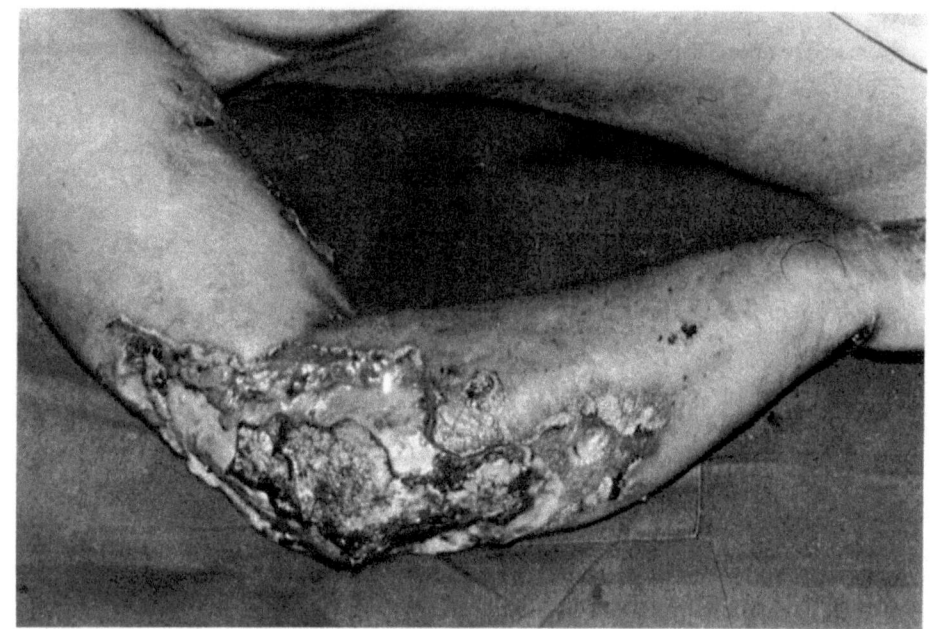

Abb. 24 a und b. „Epidermiolyse" mit tiefen Nekrosen und Freilegung der Sehnenscheiden bzw. nahezu Eröffnung des Ellenbogengelenks (vor Beginn der Therapie)

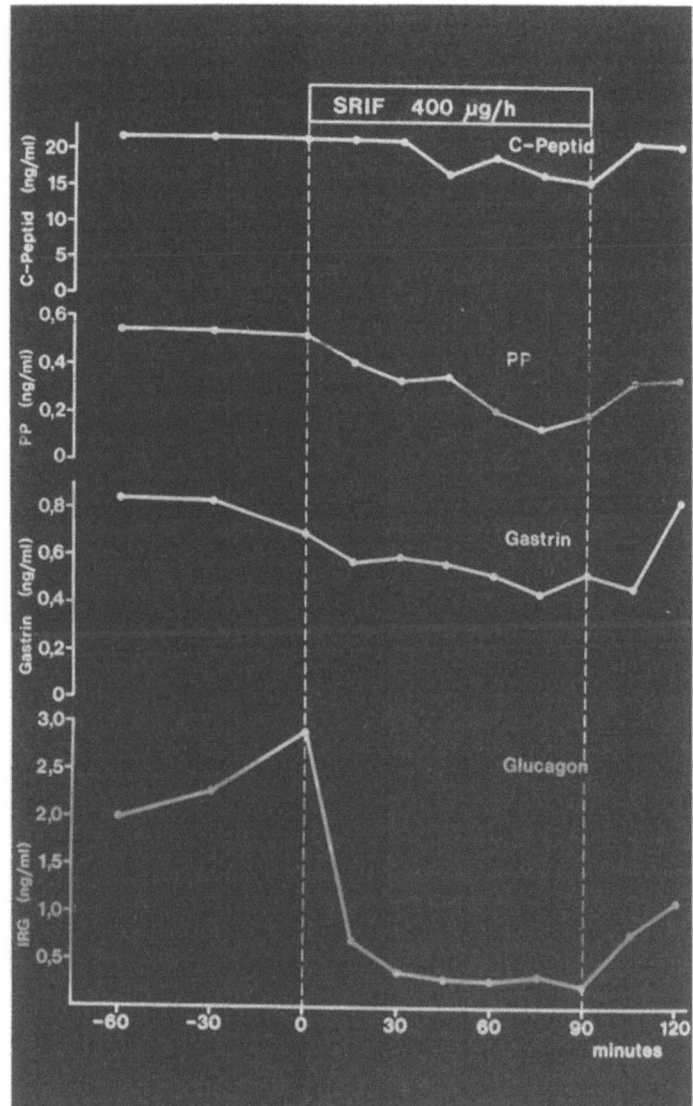

Abb. 25. Konzentrationen von Pankreashormonen im Blute einer 67jährigen Frau (M. F.) vor und unter dem Einfluß von 400 μg Somatostatin i.v. pro Stunde. Zwar sind auch die Spiegel von Gastrin und C-Peptid eindeutig erhöht; sie lassen sich jedoch quantitativ nicht mit der massiven Erhöhung der Glucagonspiegel vergleichen, die bis zu 3000 pg/ml bis über das zehnfache über den Normalwerten liegen. Unter dem Einfluß von Somatostatin erfolgt ein Rückgang der Glucagonspiegel bis in den Bereich des Normalen. Die Messung der Hormone erfolgte radioimmunologisch mi Hilfe kommerzieller Kits mit Ausnahme der Bestimmung des C-Peptids, das mit einem eigenen Antiserum von Ziegen gemessen wurde

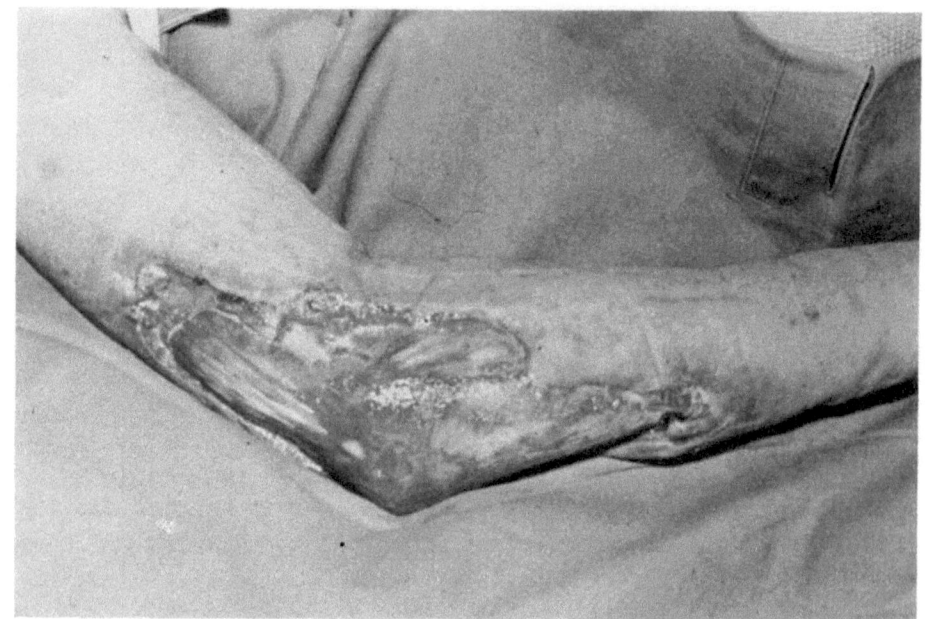

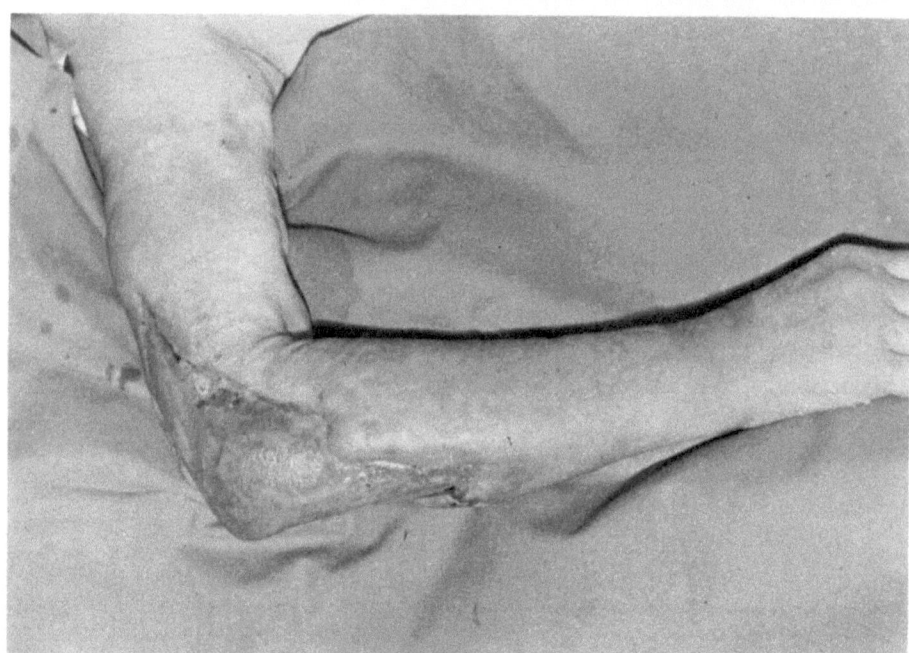

Abb. 26 a und b. Deutliche Besserung der Hauterscheinungen unter Dauerbehandlung mit Somatostatin i.v. als Tropfinfusion über die Dauer von 2 bzw. 3 Wochen

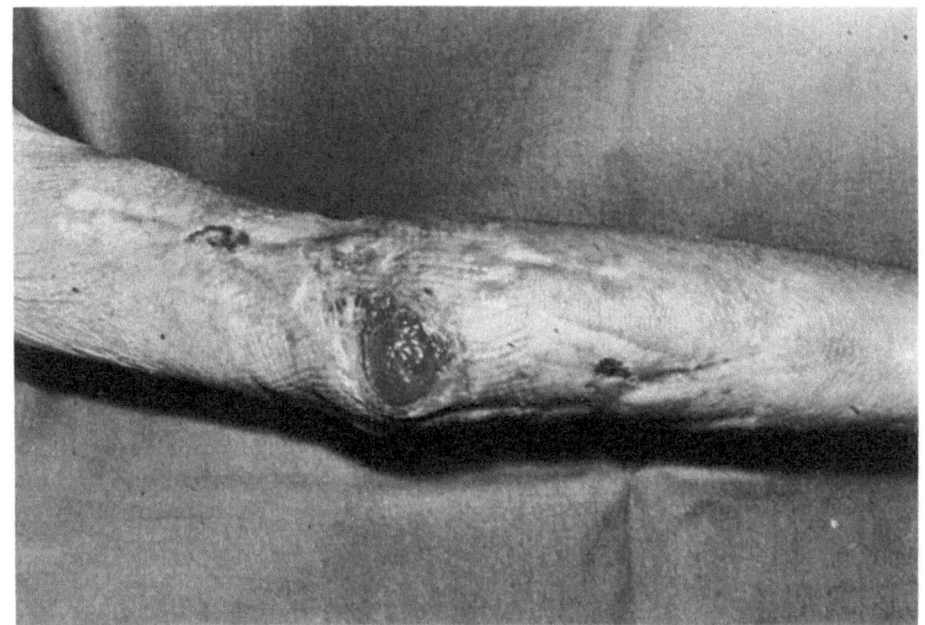

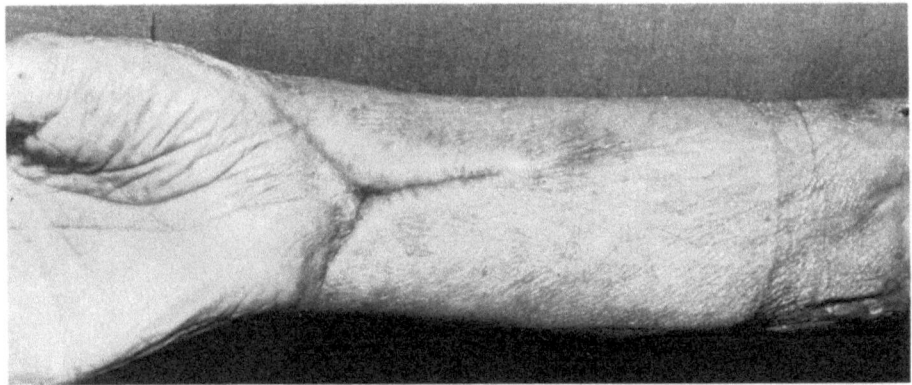

Abb. 27a und b. Praktisch Abheilung der Hautveränderung mit Vernarbung im Bereich von Ellenbogen- und Handgelenken nach Teilpankreatektomie, Senkung des Glucagonspiegels auf 1000 pg/ml. Weitere medikamentöse Therapie mit Somatostatin wurde nicht angewandt

Ob nun auch hier eine *abnorme Anhäufung von Hormonvorstufen* oder *abnormen Hormonen* vorlag, die biologisch und immunologisch sich dann von den normalen Polypeptidhormonen unterschieden, steht noch dahin. *Ohne die Messung des erhöhten Hormonspiegels* im Blut und ohne das eindrucksvolle klinische Korrelat wäre die Diagnose nicht zu stellen gewesen. Am meisten beeindruckte schließlich die weitgehende Rückbildung der Hautveränderungen, das Verschwinden der Zuckerkrankheit zusammen mit einem Rückgang der bisher als Schizophrenie gedeuteten

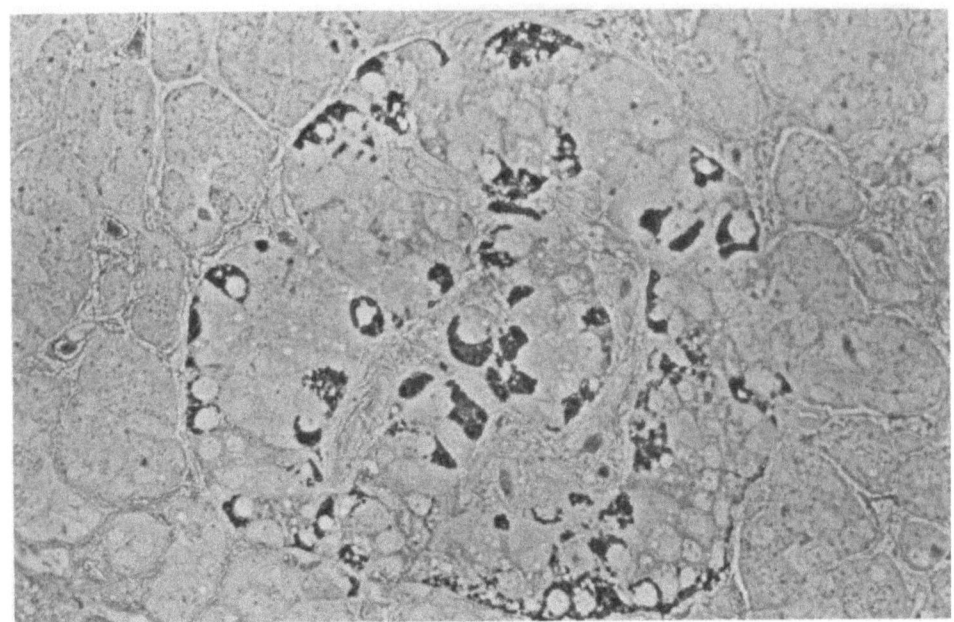

Abb. 28a. Immunhistologische Darstellung der Glucagonzellen einer Insel bei einem Fall von Glucagonom mit deutlich erhöhtem Glucagonspiegel und schwerwiegenden klinischen Symptomen (Pat. M. F., 67 J.). Es ist keine sichere Vermehrung der Glucagonanteile der Langerhansschen Inseln im entfernten Pankreas festzustellen

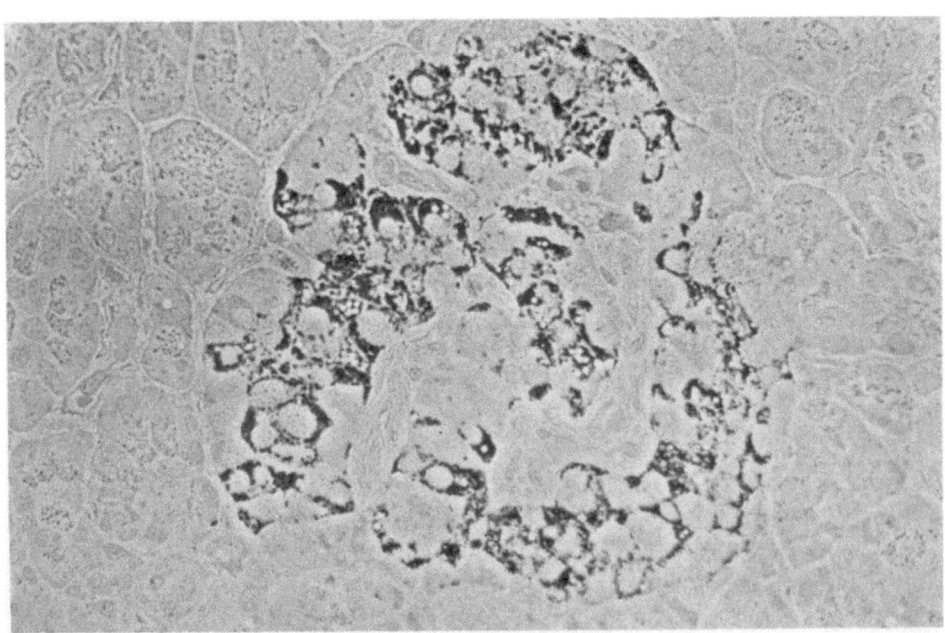

Abb. 28b. Darstellung der insulinproduzierenden β-Zellen in einer Langerhansschen Insel der an Glucagonom erkrankten Patientin (M. F., 67 J.), deren α-Zellen in Abb. 28a dargestellt worden waren. Es liegt keine Abweichung von der Norm vor

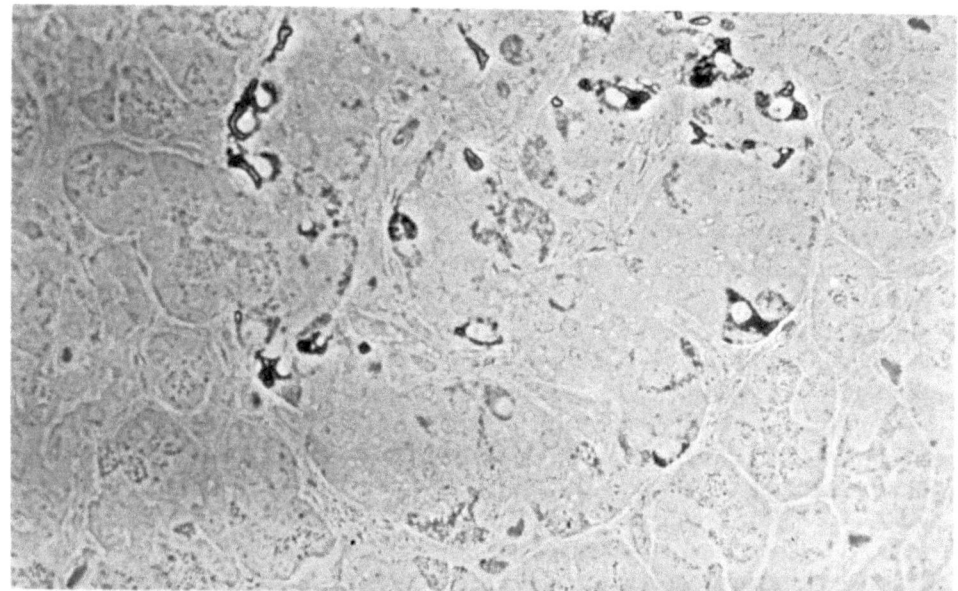

Abb. 28c. Immunhistologische Darstellung von pankreatischem Polypeptid produzierenden Zellen einer an Glucagonom leidenden Patientin (M. F., 67 J.), die mit Teilpankreatektomie behandelt worden war. Es handelt sich um die gleiche Patientin wie in Abb. 28a und b. Es liegt keine Abweichung von der Norm vor

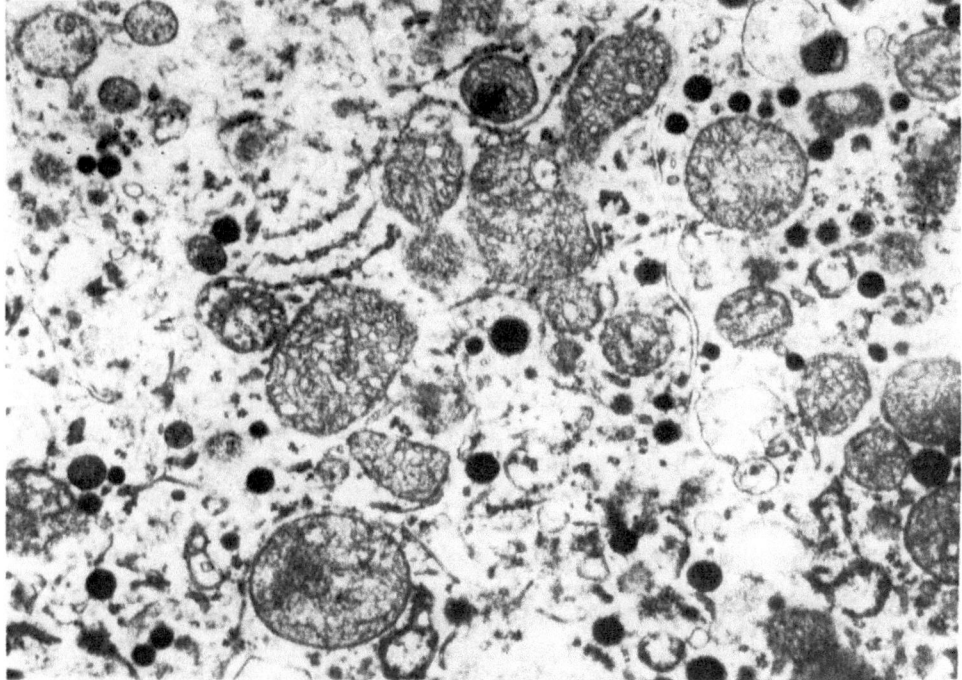

Abb. 28d. Die elektronenmikroskopische Untersuchung von A-Zellen aus den Langerhansschen Inseln der an Glucagonom leidenden Patientin (vgl. Abb. 28a–c) ergibt Sekretgranula, die zum Teil dem Bilde der glucagonbildenden Zellen entsprechen, zum Teil Atypien aufweisen. Auffallend die unterschiedliche Größe der Sekretgranula

psychiatrischen Erkrankung. Sie hatte seinerzeit – und dies läßt mit aller Vorsicht an die Möglichkeit eines kausalen Zusammenhangs denken – die Erkrankung in die Wege geleitet.

IV. Peptiderge Innervation (Neurosekretion, Neurokrinie, Neurotransmission, Neuromodulation)

Entsprechend einem Wort unseres Herrn Vorsitzenden ist es die Aufgabe des Internisten, unter allen Umständen die Übersicht zu behalten und trotz größter Verschiedenartigkeit der Phänomene das zu sehen, was „die Welt im einzelnen zusammenhält". Versuchen wir diese Übersicht für das gemeinsame Vorkommen von hormonalen Peptiden im Gehirn und in der Peripherie zu finden, so ergibt sich das Ende eines Dualismus: Mit Loewi und Dale waren wir gewöhnt, das autonome Nervensystem entsprechend Langley (1898) in ein parasympathicotones und ein sympathicotones in Anpassung an die klassischen Neurotransmitter zu unterteilen. Diese Einteilung trägt nicht der Fülle der heute bekannten Transmitter Rechnung (Abb. 29). Ebensowenig berücksichtigt sie die Tatsache, daß das einzelne Neuron mehrere Transmitter in verschiedener Geschwindigkeit und in verschiedenen Richtungen transportieren kann. Die „Ein-Neuron" = „Ein-Transmitter-Theorie" (Dale) muß daher heute aufgegeben werden.

Ebenso fallen lassen müssen wir die Theorie der Exklusivität des cholinergen und adrenergen autonomen Nervensystems. Bereits 1931 beschrieben von Euler und Gaddum im Darm eine acetylcholinartig wirkende Substanz, die durch Atropin nicht zu neutralisieren war. Sie nannten sie Substanz P. Dieses Polypeptid wurde später zusammen mit den Hypophysenhormonen und hypothalamischen Releasing-Hormonen aus Hypothalamus- und Gehirngewebe isoliert, mit deren Besprechung wir diesen Vortrag begonnen hatten (Abb. 30). Da die Zellen in Gehirn, Nerven, Peripherie und besonders im Intestinum und endokrinen Gewebe, die Substanz P enthalten, besondere morphologische Besonderheiten aufweisen, nannte Baumgarten (1970) diese Nervenzellen „P"- oder „peptiderge Neurone".

Mittels Radioimmunologie und Immunhistologie oder -cytochemie (mit und ohne Elektronenmikroskop) wurden diese Zellen weiter untersucht und nach ihrer Funktion weiter klassifiziert (Abb. 31): In Analogie zur endokrinen Zelle des „Diffusen Neuroendokrinen Systems" wurden die peptidergen Neurone, die ihr Produkt direkt ins Blut abgeben, „neuroendokrine" Neurone genannt. Diejenigen, die mit anderen Neuronen via neurosekretorischer Synapsen verbunden waren, nannte man „neurokrine" oder „Neurotransmitter"-Neurone. Diejenigen Neurone schließlich, die mit ihren Peptiden mit anderen endokrinen Zellen in Verbindung standen, bezeichnete man in Analogie zu den sog. parakrinen Zellen des diffusen neuroendokrinen Systems „neuroparakrine" Neurone. Hierbei ging man davon aus, daß dasselbe Peptid in verschiedenen Zellen in verschiedenen Regionen des Organismus gebildet werden und alle eben genannten verschiedenen Funktionen erfüllen kann. Wirkt das Neuropeptid auf andere Neuropeptide oder Neurotransmitter an Synapsen, dann fungiert es als *Neuromodulator.*

Von diesen neueren Vorstellungen ausgehend schlugen japanische Autoren vor, das gesamte „Diffuse Neuroendokrine System" wegen seiner starken Anklänge an das Nervensystem als „System der Paraneurone" aufzufassen (Fujita u. Kobajashi, 1974). Die Kriterien ihrer „paraneuronen" Zellen bestehen im wesentlichen aus einer gewissen Ähnlichkeit mit Nervenzellen. Das heißt also, daß sie biogene Amine

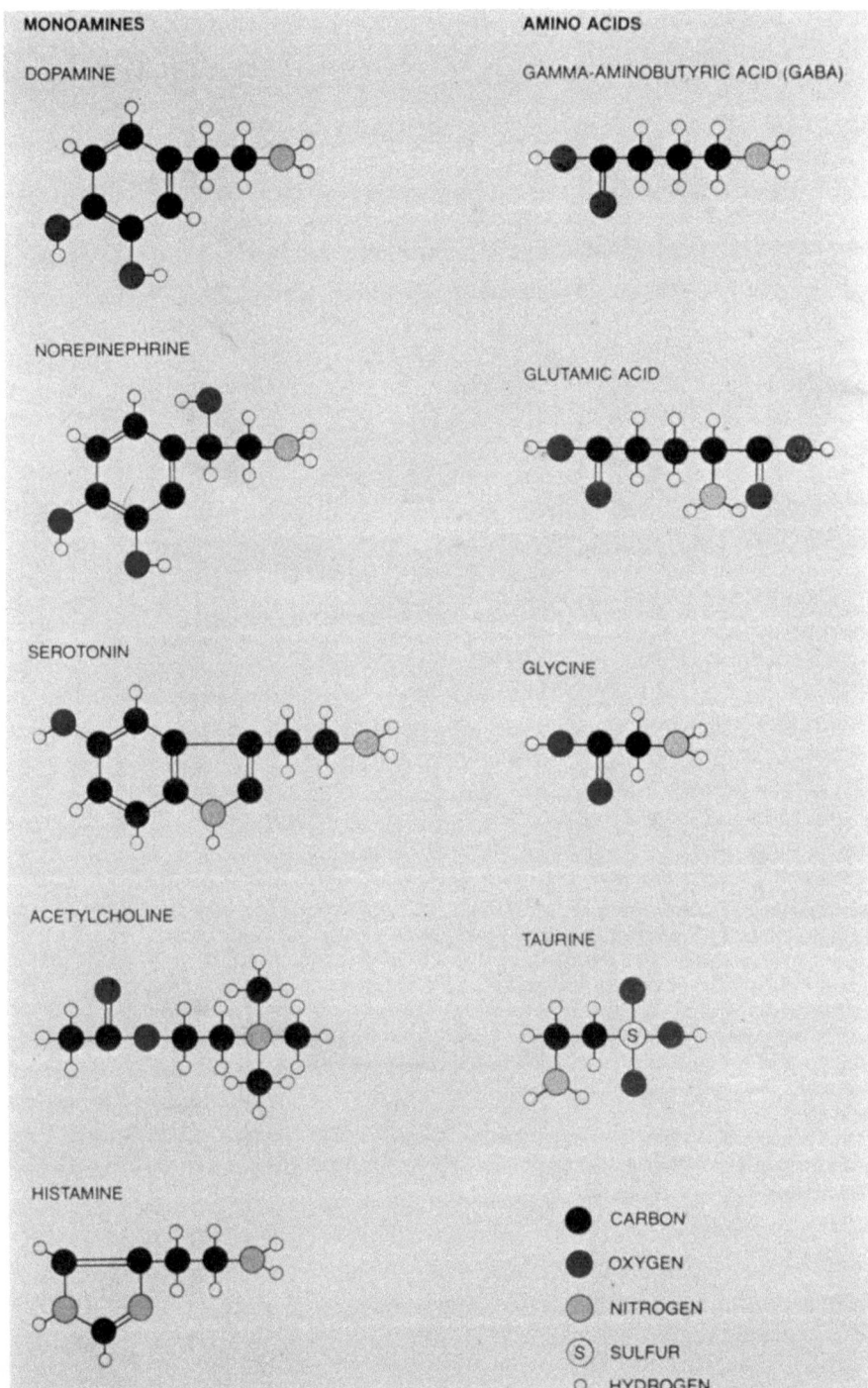

Abb. 29. Übersicht über verschiedene Transmitter, deren Existenz und Funktion überwiegend klargestellt werden konnte (mit Ausnahme von Histamin und Taurin). Sie sind charakteristischerweise in der Lage, im einen Teil des Gehirns anregend, im anderen Teil hemmend zu wirken. Es handelt sich bei allen um kleine Moleküle, die ein positiv geladenes Stickstoffatom aufweisen [aus Iversen LL (1979) The chemistry of the brain. Sci Am 241:118–129]

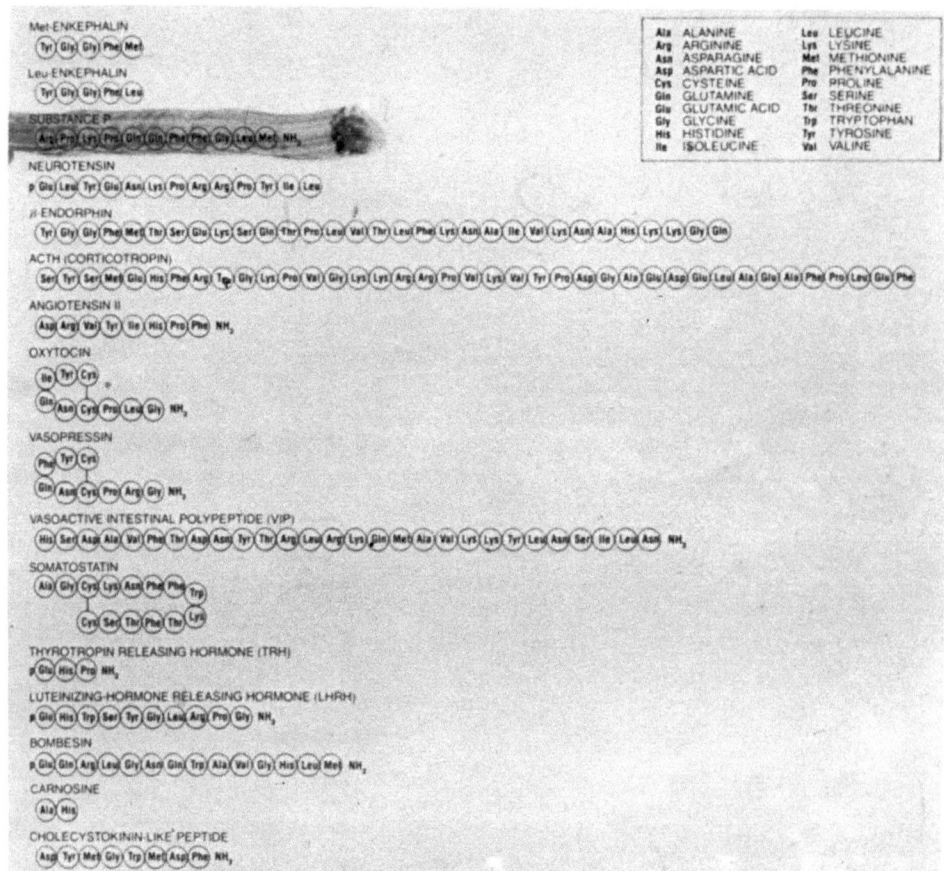

Abb. 30. Chemische Zusammensetzung der Neuropeptide, die im Gehirn, in der Hypophyse und zum Teil auch in peripheren Geweben, wie sie im intestinalen Gewebe, gefunden werden konnten. Von besonderem Interesse sind z. Z. die Substanz P, das Cholecystokinin und das vasoaktive intestinale Polypeptide (VIP). Sie finden sich in den Axonen, den Terminalen der Axone, und werden durch einen kalziumabhängigen Prozeß in Freiheit gesetzt (sog. Transmitter). Sie unterscheiden sich von den klassischen Transmittern (Abb. 29) durch die Vielfältigkeit ihrer Wirkungen auch auf übergeordnete Funktionen, wie z. B. Durst, Gedächtnis und Sexualverhalten. Verschiedene Wirkungen in verschiedenen Teilen des Körpers sind nachgewiesen. So ist z. B. Somatostatin in der Lage, die Freisetzung von menschlichem Wachstumshormon aus der Hypophyse zu hemmen, die Sekretion von Insulin und Glucagon aus der Bauchspeicheldrüse zu beeinflussen und trotzdem als Transmitter im Rückenmark und im Gehirn zu wirken [vgl. Luft et al. (1978)] [aus Iversen LL (1979) The chemistry of the brain. Sci Am 241:118–129]

oder ein Peptidhormon produzieren können, diese Substanzen sich dann in Form von Vesicae oder Granulae nachweisen lassen, die Zellen zur Emiozytose oder Exozytose, d. h. zur Freisetzung der Substanzen, fähig sind, und schließlich vorwiegend von der Neuralleiste abstammen (Abb. 32). Wesentlich erscheint es, daß nach dieser Auffassung die gleichzeitige rezeptorsekretorische Funktion der Paraneuronzelle vertreten wird. Damit handelt es sich um den Versuch, die Chemorezeptorfunktion der Zellsysteme mit in die Betrachtungen einzubeziehen. Bei einem Teil dieser Zellen kann dann die Rezeptorfunktion dominieren, bei einem

PARACRINE   ENDOCRINE

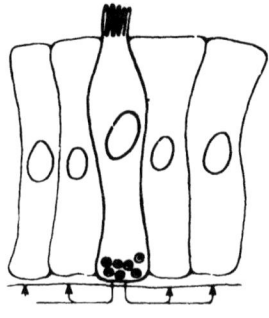 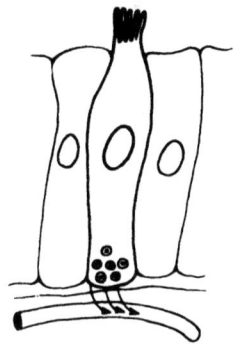

NEUROTRANSMITTER   NEUROENDOCRINE

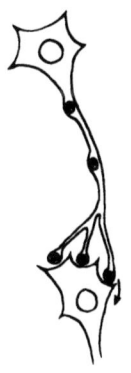 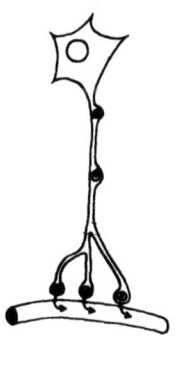

Abb. 31. Verschiedene Arten der Freisetzung von Peptiden, die als Darmhormone wirken mögen (oben rechts), als Neurotransmitter (unten links), als Neurohormone (unten rechts) und schließlich als parakrine Sendboten im intestinalen Gewebe (oben links). Dieselbe Substanz kann in einem einzigen Organismus in jeder dieser Funktionen wirksam werden [aus Dockray (1979)]

anderen die sekretorische Informationsleistung. Der erste Typ wäre somit vorwiegend dem nervösen, der zweite dem endokrinen System zuzuordnen.

Damit gewinnt das gemeinsame Vorkommen von Neuropeptiden im Zentralnervensystem und vornehmlich im Verdauungstrakt ein anderes Gesicht (s. Tabelle 5). Das gleiche Peptid kann als Neurotransmitter wirken, als Neuromodulator die Übertragerfunktion anderer Transmitter oder Peptide modifizieren, in streng lokaler Funktion „parakrin" im Sinne Feyrters die Zellen der Nachbarschaft beeinflussen, und schließlich via Kreislauf Informationen an weit entfernter liegende Zellgebiete weitergeben.

Einzelbeispiele dieser Art sind, daß bei Gastrin, CCK-Pankrezymin und Neurotensin eine allgemeine Wirkung nachweisbar ist, aber hauptsächlich die lokale Funktion entsprechend der Herkunft aus den Mucosazellen des Darmes im Vordergrund steht. Hiervon ist aber schon wieder die Ausnahme zu nennen, daß das CCK-Pankrezymin in relativ großer Quantität im Gehirn vorkommen und Nervenfasern des Vagus in der Peripherie das Hormon transportieren und freisetzen (Rehfeld et al. 1980). Ihm wird eine Rolle bei der Sättigung zugesprochen (Stacher et al. 1979).

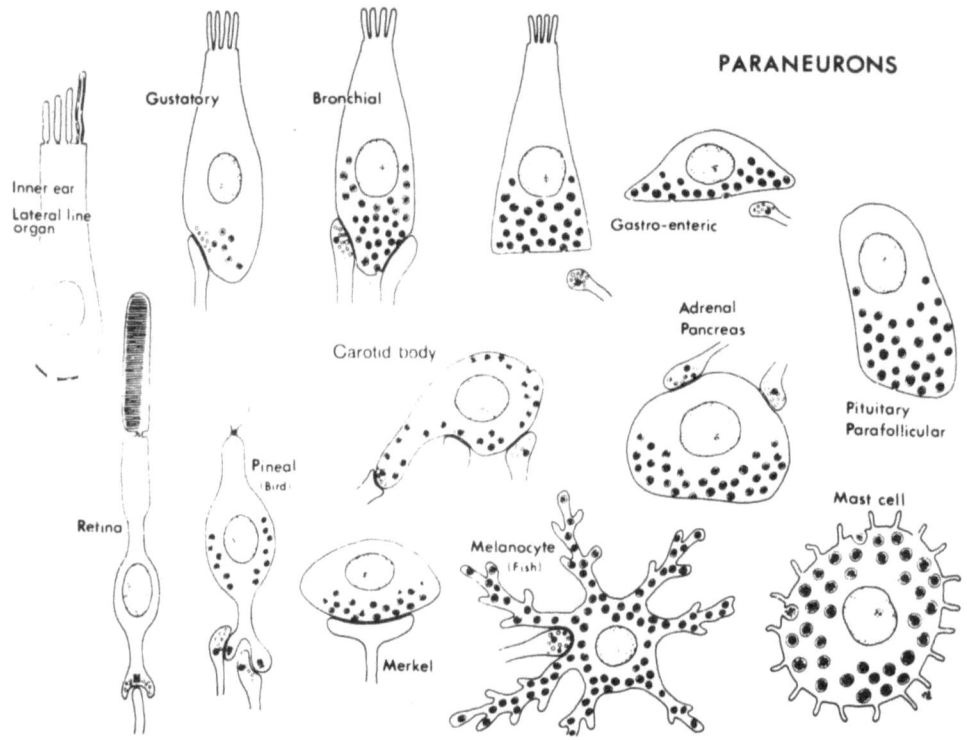

Beim Somatostatin und beim Bombesin stehen lokale und parakrine Funktionen zeitweise im Vordergrund, aber ebenso wie bei VIP und Substanz P sowie Encephalin liegen Neurotransmitter- und Neuromodulatorfunktionen vor. Sie können sich sowohl im Sinne der Rezeptoreigenschaft als auch im Sinne der Hemmung eines anderweit ausgelösten Stimulus auswirken (Hökfelt et al. 1980).

Es ist somit tatsächlich an der Zeit, eine Reihe von traditionellen Vorstellungen zu modifizieren, wenn nicht gar aufzugeben:

1. Eine absolute Hierarchie des Zentralnervensystems und seiner Peptide kann nicht mehr als gegeben vorausgesetzt werden.
2. Die Vorstellung von Dale, daß *eine* Zelle einen Neurotransmitter oder *eine* Zelle *ein* Hormon produziert und sezerniert, ist nicht mehr haltbar.
3. Prinzipiell bestehen zwischen der neuralen Reizübertragung und der endokrinen keinerlei Unterschiede. Ebenso verwischen sich die Begriffe hormonal und humoral bis zur Unkenntlichkeit, ja noch nicht einmal hinsichtlich der Geschwindigkeit der Einwirkung lassen sich prinzipielle Unterschiede vertreten (Bloom 1980).
4. Berücksichtigen wir schließlich die neueren Resultate der vegetativen und peptidergen Innervation endokriner Drüsen (Fuxe et al. 1979), dann ist die *Einheit von nervösem und endokrinem System* tatsächlich komplett. Diese Schlußfolgerung stellt eine glänzende Bestätigung der Auffassung meines verehrten Lehrers, F. Hoff,

vom Vegetativen System dar, ja sie kommt einer *Renaissance* dieses vereinheitlichenden Begriffs gleich.

V. Die „Neue Endokrinologie"

1. Die Evolution als Schlüssel zum Verständnis.
2. Die Renaissance der Einheit des „Vegetativen Systems".

Mit diesem Bekenntnis zur Einheit des „Vegetativen Systems" ist der zweite der in diesem letzten Abschnitt zu besprechenden Punkte angeschnitten. Es bleibt die Abhandlung der *evolutionären Aspekte* der „Neuen Endokrinologie" zum Verständnis der mitunter fremdartig anmutenden Zusammenhänge.

So konnten in meinem Laboratorium Ammon et al. bereits 1964 Insulin aus dem Hepatopankreas und den Fußfortsätzen von Schnecken extrahieren und isolieren. 1979 konnten wir Insulin, Glucagon und Somatostatin aus dem Gesamtextrakt von Bienen gewinnen (Maier et al. 1979). Es muß sich also um sehr alte, gewissermaßen „archaische" Hormone handeln. Diesen Eindruck vermittelt auch Abb. 33. Somatostatinaktivitäten, CCK/Gastrin finden sich in endokrinartigen Zellen des Darmes der Protochordaten, Ciona und Amphioxus, Insulin und Glucagon kommen bei Acrania und den primitiven Vertretern der Wirbeltiere, den Agnaten oder Cyclostomen, bei den Angelsachsen Lamprey, bei uns Neunaugen genannt, vor.

Das gemeinsame Vorkommen bestimmter Peptide im ZNS und im Darm erscheint für die vergleichende Endokrinologie verständlich. Endokrine Drüsen gibt es bei den niedrigen Vielzellern noch nicht (Scharrer 1976). Die regulative Verbindung zwischen den Zellen wird durch Nervengewebe hergestellt. Nervenzellen scheinen somit vorgesehen, durch bestimmte, einfach konstruierte Peptide die extrazelluläre Kommunikation zu ermöglichen.

Wachstum und Differenzierung sind bei den Coelenteraten zumindest teilweise neurosekretorisch aktiven Nervenfasern anvertraut. Einige dieser Neuropeptide finden sich (später) in Gehirn und Darm von Säugetieren (Schaller et al. 1977). Da

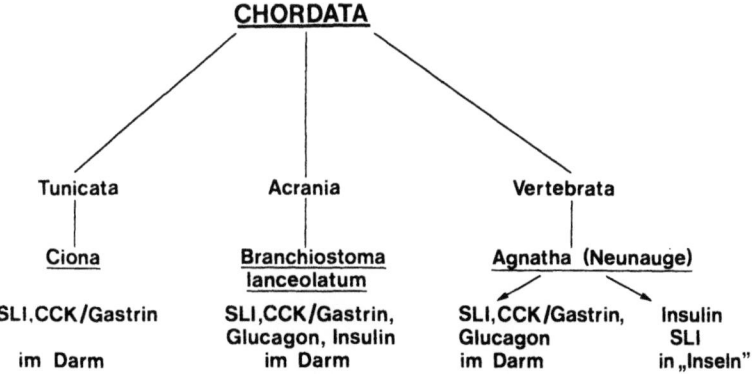

Abb. 33. Vorkommen von Neuropeptiden im Darm und in differenzierten Inseln bei primitiven Tieren der unteren Entwicklungsstufen wie Tunicaten, Acranien und ersten Vertretern der Wirbeltiere. Somatostatin-„like activity" finden sich ebenso wie Insulin bereits im Darm bevor differenzierte Inseln entwickelt wurden

die Coelenteraten noch kein Kreislaufsystem haben, kann nur die neuroparakrine Diffusion durch den Extrazellulärraum die Information weitergeben (Dockray 1979).

Diese parakrine Funktion in einer primär chemorezeptiven Zelle mag durch die Herkunft der Zellprodukte dieser Zellen gefördert werden. Nahrungsaufnahme setzt Verdauung voraus. Sie ist Zellenzymen anvertraut. Sie werden von Zellen entlang der Straße des Nahrungseintrittes gebildet. Die gleiche Zelle, die das nahrungsspaltende Enzym im Darmepithel produziert und in den Darm „exokrin" sezerniert, kann „luminal" und „parakrin" als ein hormonwirkendes Peptid emittieren (Barrington 1964, Steiner et al. 1969). Die verschiedenen Möglichkeiten der Hormonabgabe und Funktion aus derartigen Zellkomplexen (parakrin, endokrin, neurotransmittorisch und neuroendokrin) nimmt dort ihren Anfang (s. o.)

Der Beitrag der *vergleichenden Chemie* zu diesem Konzept ist dreifach: Einerseits existieren Ähnlichkeiten zwischen den Aminosäuresequenzen von bestimmten Enzymen und Hormonen (Weinstein 1972). Nach Dockray (1977) ist diese strukturelle Ähnlichkeit nicht erstaunlich. Enzyme seien auch an der Umwandlung von Prohormonen in die aktiven Hormone beteiligt. Sie ähnelten oft den eigentlichen, ebenfalls proteolytisch wirkenden Enzymen des Darmtraktes (s. dort).

Andererseits läßt sich eine bemerkenswerte Tendenz nachweisen, bestimmte Aminosäurensequenzen in einer Reihe von Peptidhormonen über lange Perioden der Evolution hinweg mit durchaus verschiedenen Funktionen in verschiedenen Spezies zu konservieren (Stewart u. Channabasavaiah 1979).

Dies läßt die Existenz bestimmter *Peptidfamilien* verstehen, die aus einer bestimmten genetischen Codierung der Vorzeit als Folge kontinuierlicher Genduplikation und Modifikation entstanden sein müssen (Dockray 1979): Einerseits die Gastrin/Cholezystokinin (CCK)-, andererseits die Sekretin, Glucagon, „Vasoactive Intestinal Polypeptide" (VIP) und „Gastric Inhibitory Peptide" (GIP)-„Familien". Über alle Spezies hinweg enthalten die dem COOH-Terminal anliegenden fünf Aminosäuren von Gastrin und Cholezystokinin das wesentliche biologisch aktive Fragment.

Sekretin und VIP können als Zeichen der evolutionären Veränderungen der Rezeptoren ihre Funktion bei verschiedenen Spezies vertauschen; Gastrin und CCK-Pankreozymin scheinen auf der Stufe der Trennung von Reptilien und Amphibien ihren Effekt zu ändern. Mitunter lassen sich bei Amphibien (Fröschen) eine Reihe bekannter neuro- und intestinaler Peptide in Hautdrüsen nachweisen, ohne daß für jedes dieser Peptide primär auch im Säugetierorganismus der Nachweis gelang (Bombesin, Caerulein, CCK-Pankreozymin, Tachykinin mit struktureller Verwandtschaft zu Substanz P und Neurotensin).

Schließlich treten offensichtlich, ebenfalls wieder durch Codierung bedingt, Funktionswandlungen im Laufe der Entwicklung auf. So scheint ACTH über lange Perioden hinweg Funktionen bei der Vermehrung erfüllt zu haben. Durch Austausch eines Tripeptids in der Struktur des ACTHs durch vier Aminosäuren kam die Vorstufe von LH-RH zustande (Dockray, 1979). Der gewissermaßen „harte Kern" der ACTH-Moleküls zeigt ja dann die verschiedenartigsten Verwandtschaften zu einer Reihe von Hormonen, wie Parathormon und anderen, andererseits aber auch zu den weiter vorne besprochenen Endorphinen und Enkephalinen. Schließlich ist immer zu bedenken, daß im Zuge der Evolution schon vorhandene Neurotransmitter oder -hormone auch neue Aufgaben zugewiesen bekommen haben mußten, wenn sie dafür freie Valenzen hatten.

Derartige Bezüge mögen dem nicht spezialisierten Mediziner fern liegen. Er mag mehr die Bedeutung verstehen, die die Ausbildung des Informations- und Kommunikationsanteils allein bei den Primaten in den letzten 10 Millionen Jahren gehabt hat. Aus der gemeinsamen Vorstufe entwickelte sich der Mensch über die Entwicklung der Greifhand zu den Hominiden mit ihrem aufrechten Gang und der sprachlichen Kommunikation durch die überragende Entwicklung des Gehirns (Abb. 34). Neurophysiologisch und neuroanatomisch stellte die Voraussetzung die geradezu unglaubliche quantitative Zunahme der mit assoziativen Funktionen verknüpften Anteile des Gehirns dar (Abb. 35). Allein die Entwicklung der Sprache mit ihren „deskriptiven und argumentativen Funktionen" (Popper) mußte sämtliche „technischen" Hilfsmittel der Assoziation und Kommunikation der über- und untergeordneten Großhirnanteile für sich in Anspruch nehmen.

Es ist beinahe banal, noch einmal darauf zu verweisen, daß die vorhandenen Neuropeptide mit und ohne echte Hormonfunktion für derartige Zwecke genutzt werden mußten. Und es scheint nicht zu absurd, daß die Einwirkung des Geistes auf die Entwicklung des Organs, dem er seine Existenz verdankte, ganz im Sinne von Eccles (1973/1975) unserem Bestreben nach einer Erklärung für diesen Evolutionsdruck entgegenkommt.

Es ist ein merkwürdiges Zusammentreffen, daß diese Entwicklung zumindest teilweise durch Neuropeptide zustande kam, die der Funktion der Nahrungsauf-

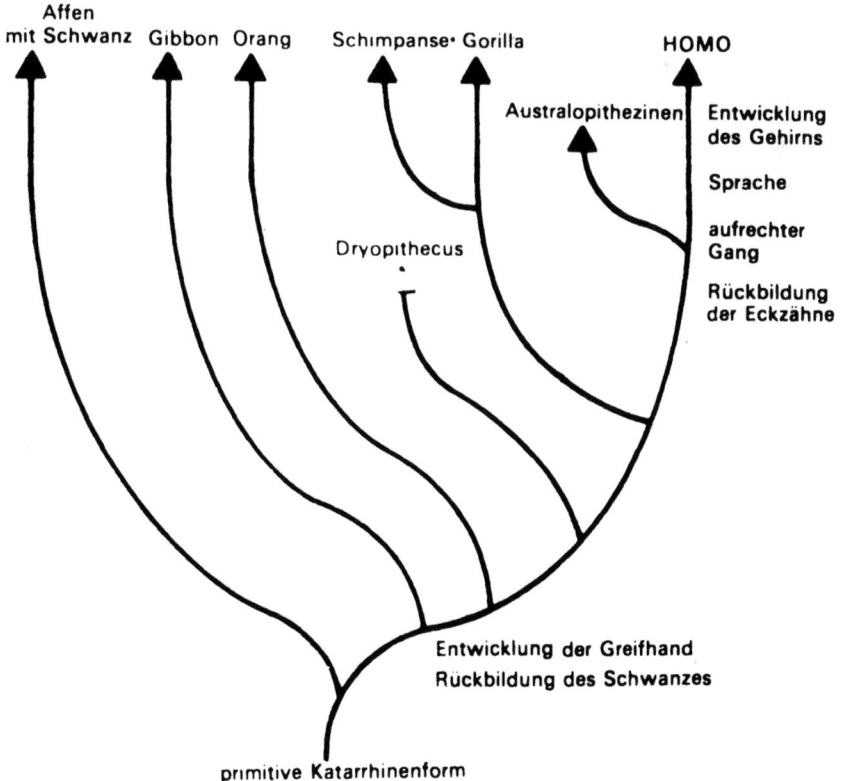

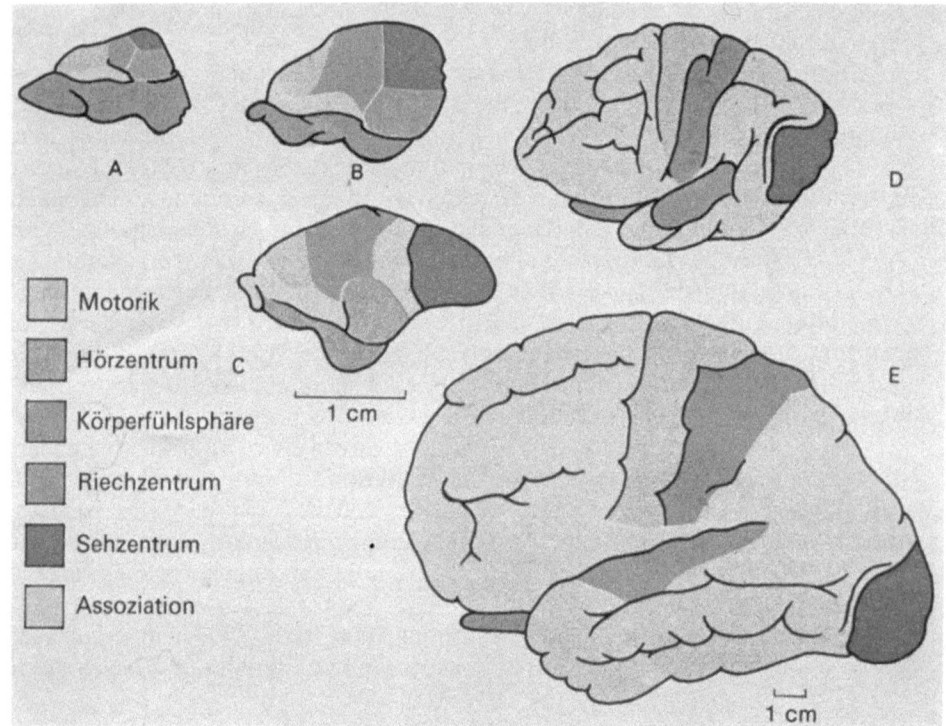

Abb. 35

nahme ihre Existenz verdankten. Die neuroendokrine Regulation von Ernährung und Verdauung ist für das Überlegen aber zumindest so bedeutungsvoll wie die Regulation von Wachstum und Vermehrung. Die Austauschbarkeit der Hilfsmechanismen der Gehirn- und Darmfunktion mögen den denkenden Menschen ermöglicht haben – und damit soll dieser bis zur modernen Philosophie reichende Exkurs beendet werden –, der aber als Individuum immer entscheiden kann „(whether) he wears his wit in his belly or his guts in his head" (Shakespeare: Troilus und Cressida, 2. Aufz.).

Zusammenfassung

Die *Neuroendokrinologie* hat in den letzten Jahren wesentliche Wandlungen erfahren. Die klassische Definition deckte sich praktisch mit der der *Neurosekretion* (B. u. E. Scharrer, W. Bargmann u. G. Harris). Sie umfaßte die Wanderung des Neurosekretes entlang der Axone der Neurone (mit oder ohne Vermittlung spezialisierter anatomischer Gefäßversorgungen) bis zur gezielten Stimulierung der hormonproduzierenden Zellen in hirnnahen oder direkt zum ZNS gehörenden Geweben. Den vorläufigen Höhepunkt dieser dramatisch verlaufenden Forschungen stellten Nachweis, Strukturanalyse und Synthese von Releasing- bzw. Inhibiting-Faktoren oder -Hormonen (z. B. TRH, LH-FSH-RH, S-RIF oder Somatostatin, P-IF, M-IF) aus dem Hypothalamus dar (R. Guillemin, A. Schally). Funktionsanalysen von Hypothalamus und Hypophysenvorderlappenaktivität wurden klinisch möglich und auch partielle Über- und Unterfunktionszustände ließen sich erkennen. Immer entsprach diese Lehre jedoch dem ursprünglichen Scharrerschen Konzept der Herkunft der Neurosekrete aus dem ZNS und ihrer Einflüsse auf endokrine Systeme oder Stoffwechselvorgänge *außerhalb* des Gehirns (z. B. Regulation des Flüssigkeitsstoffwechsels durch Hypophysenhinterlappenhormone oder Steuerung der an das Portalgefäßsystem angeschlossenen Hypophysenvorderlappenzellen durch Releasing-Faktoren etc.).

Überraschung rief daher die jüngste Entwicklung hervor. Neurosekretorische Mechanismen *innerhalb* des Gehirns mit regulatorischen Einflüssen auf das Nervensystem *selbst* wurden gefunden. *Peptidergische Neurone* ließen sich nicht nur im Hypothalamus als Bildungsstätten von Oxytocin und Vasopressin nachweisen. Sie fanden sich auch im gesamten ZNS mit synaptischen und/oder gleichzeitigen parakrinähnlichen Aktivitäten. β-Endorphin, Somatostatin und TRH hemmen, Substanz P, VIP oder Angiotensin verstärken den spontanen Aktionsstrom von Neuronen.

Damit waren diese Neuropeptide nicht mehr nur *Neurotransmitter*. Sie wiesen die Eigenschaften von sog. *Neuromodulatoren* auf. Die Beziehungen der Neuropeptide zu den klassischen Neurotransmittern wie Dopamin, Noradrenalin, Serotonin, Gamma-Aminobuttersäure (GABA), Acetylcholin und Histamin sind Gegenstand der Forschung.

Eine weitere Entdeckung stellt die Reaktion von Opiatrezeptoren im ZNS mit endogenen Opioiden, den Endorphinen, dar. Diese Neuropeptide, ebenso wie die Enkephaline, modifizieren die Schmerzempfindung im Sinne einer Erhöhung der Schmerzwelle. Sie tragen zum Verständnis der biochemischen Einflüsse auf das afferente Verhalten, das Bewußtsein und das Problem der Sucht bei. Beziehungen zur Pathophysiologie von Schizophrenie und anderen psychischen Störungen werden diskutiert. Ihre Freisetzung unter verschiedenartigsten Belastungen, generalisierten und lokalen Schmerzreizen und elektrischen Reizungen größerer Hirngebiete, ebenso wie ihre Neutralisierung durch spezifische Opiatantagonisten (Naloxon), stellen handfeste Befunde dar.

Die *Renaissance der gastrointestinalen Hormone* erfuhr durch den Nachweis des gleichzeitigen Vorkommens von Peptiden in Zellen des Gehirns und des Intestinums (z. B. CCK-Cholecystokinin, Gastrin, VIP, Bombesin, ACTH, MSH, Endorphine, Enkephaline, Substanz P, TRH, β-LPH) eine weitere Belebung. Diese „Diffusen endokrinen epithelialen Organe" (Helle Zellen) von F. Feyrter (1938) sind als Vorläufer des APUD *A*min-*P*recursor-*U*ptake-and-*D*ecarboxylation)-Systems von A. G. E. Pearse anzusehen. *Parakrine* und *luminale* Sekretionsmodus sind wahrscheinlich. Die Pathophysiologie dieses modernen „Diffusen endokrinen oder neuroendokrinen Systems" läßt sich aus Tumorpathologie (Somatostatinom, Vipom, Gastrinom, Glucagonom u. a.) sowie vielfältigen Wirkungen z. B. von Somatostatin und seinen Analogen ablesen. Hier sieht die praktische Therapie Ansätze.

Diese Dritte oder „Neue Endokrinologie" wird erst in Umrissen erkennbar. Der evolutionäre Aspekt (onto- und phylogenetisch, im biologischen und strukturchemischen Sinn) ist für das Verständnis unerläßlich. Ob die gemeinsame neuroektodermale Herkunft dieser Zellsysteme tatsächlich bewiesen werden kann, steht noch dahin: Deutlich ist jedoch bereits heute das Ende der Trennung der beiden großen Informationssysteme des Vielzellerorganismus, des neuralen und des hormonalen; sie stellen, ganz in Übereinstimmung mit F. Hoff, die *Einheit des Vegetativen Systems* dar.

Literatur

A. Sammelwerke, Monographien und Symposien

Bargmann W, Oksche A, Polenov A, Scharrer B (eds) (1978) Neurosecretion and neuroendocrine activity – evolution, structure and function. Proceedings of the VIIth Internat. Symp. on Neurosecretion, Leningrad, August 15–21, 1976. Springer, Berlin, Heidelberg, New York – Bloom SR (ed) (1978) Gut hormones. Churchill Livingstone, Edingburgh, London, New York – Buchanan KD (ed) (1979) Gastrointestinal hormones. In: Clinics in endocrinology and metabolism, vol 8, no. 2. W. B. Saunders Comp. Ltd., London Philadelphia Toronto – Eccles C (1973) The understanding of the brain. McGraw-Hill Book Company, New York (Das Gehirn des Menschen. R. Piper und Co. Verlag, München Zürich (1975) – Federman DD (ed) (1979) Endocrine manifestations of systemic disease. In: Clinics in endocrinology and metabolism, vol 8, no. 3. W. B. Saunders Comp. Ltd., London Philadelphia Toronto – Feyrter F (1953) Über die peripheren, endokrinen und parakrinen Drüsen des Menschen, 2. Aufl. Verlag Wilhelm Maudrich, Wien Düsseldorf – Fujita T (1976) Endocrine gut and pancreas. Elsevier, Amsterdam – Fuxe K, Hökfelt T, Luft R (eds) (1978) Central regulation of the endocrine system. Nobel Foundation Symposium. Plenum Publ. Corp., New York London – Ganong WF, Martini L (eds) (1978) Frontiers in neuroendocrinology, vol 5. Raven Press, New York – Gerich JE, Raptis S, Rosenthal J (eds) (1978) Somatostatin-Symposium. Metabolism (Suppl 1) 27: 9 – Gotto AM, Jr, Peck EJ, Boyd AE (eds) (1979) Brain peptides: a new endocrinology. Elsevier/North-Holland Biomedical Press – Greep RO (ed) (1978) Recent progress in hormone research. Proceedings of the 1977 Laurentian Hormone Conference, vol 34. Academic Press, New York San Francisco London – Greep RO (ed) (1975) Recent progress in hormone research. Proceedings of the 1974 Laurentian Hormone Conference, vol 31. Academic Press, New York San Francisco London – Gual C, Rosemberg E (eds) (1973) Hypothalamic hypophysiotropic hormones – physiological and clinical studies. Proc. of the Serono Research Foundation Conf., Acapulco, Mexico, June 1972. Excerpta Medica, Amsterdam – Gupta D, Voelter W (eds) (1975) Hypothalamic hormones – structure, synthesis and biological activity. Proceedings of the Europ. Colloquium on Hypothalamic Hormones, Tübingen, February 1974. Verlag Chemie, Weinheim – Gupta D, Voelter W (eds) (1975) Hypothalamic hormones – structure, synthesis, and biological activity. Proceedings of the Europ. Colloquium on Hypothalamic Hormones, Tübingen, February 1974. Verlag Chemie, Weinheim – Harris GW (1955) Neural control of the pituitary gland. Edward Arnold, London – Knowles F, Vollrath L (eds) (1974) Neurosecretion – the final neuroendocrine pathway. VI. Internat. Symp. on Neurosecretion, London 1973. Springer, Berlin Heidelberg New York – Kosterlitz HW (ed) (1976) Opiates and endogenous opioid peptides. Proceedings of the Internat. Narcotic Research Club Meeting, Aberdeen, UK., July 1976. North-Holland Publ. Comp., Amsterdam New York Oxford – Krieger DT (ed) (1979) Endocrine rhythms. Comprehensive endocrinology series. Raven Press, New York – Martini L, Besser GM (eds) (1977) Clinical neuroendocrinology. Academic Press, New York – Martini L, Ganong WF (eds) (1966) Neuroendocrinology, vol I. Academic Press, New York – Martini L, Ganong WF (eds) 1967) Neuroendocrinology, vol II. Academic Press, New York – Martini L, Ganong WF (eds) (1969) Frontiers in neuroendocrinology, vol 1. Oxford University Press, London – Martini L, Ganong WF (eds) (1971) Frontiers in neuroendocrinology, vol 2. Oxford University Press, London – Martini L, Ganong WF (eds) (1973) Frontiers in neuroendocrinology, vol 3. Oxford University Press, London – Martini L, Ganong WF (eds) (1976) Frontiers in neuroendocrinology, vol 4. Raven Press, New York – Martini L, Meites J (1970) Neurochemical aspects of hypothalamic function. Academic Press, New York London – Motta M, Crosignani PG, Martini L (1975) Hypothalmic hormones – chemistry, physiology, pharmacology and clinical uses. Proceedings of the Serono Symposia, vol 6. Academic Press, London New York San Francisco – Polleri A, McLeod RM (eds) (1979) Neuroendocrinology: Biological and clinical aspects. Proceedings of Serono Symposia, vol 19. Academic Press, London New York San Francisco – Popper KR (1979) Objective knowledge – an evolutionary approach (revised edition). Clarendon Press, Oxford – Reichlin S, Balderassi RJ, Martin JB (eds) (1978) The hypothalamus. Research publications: Association for research in nervous and mental disease, vol 56. Raven Press, New York – Tobis G, Martin JB, Labrie F, Naftolin F (eds) (1979) Clinical neuroendocrinology – a pathophysiological approach. Raven Press, New York – Wuttke W, Weindl A, Voigt KH, Dries R-R (eds) (1980) Brain and pituitary peptides. Ferring Symposium on Brain and Pituitary Peptides, Munich 1979. Karger, Basel München Paris London New York Sydney

B. Einzelarbeiten

Ammon I, Melani F, Gröschel-Stewart U (1966) Insulinaktivität bei Schnecken (Helix pomatia, L.) In: Klein E (Hrsg) Die Pathogenese des Diabetes mellitus. Die endokrine Regulation des Fettstoffwechels.

2. Tagg Dtsch. Diab. Ges., Wiesbaden, 1966. Springer, Berlin, S. 96–98 – Arimura A, Schally AV (1976) Increase in basal and thyrotropin-releasing hormone (TRH)-stimulated secretion of thyrotropin (TSH) by passive immunization with antiserum to somatostatin in rats. Endocrinology 98: 1069–1072 – Bargmann W (1966) International review. Zytology 19: 183–201 – Bargmann W, Scharrer E (1951) The site of origin of the hormones of the posterior pituitary. Am Sci 39: 255–259 – Bajusz E (1967) Modern trends in neuroendocrinology with special reference to clinical problems. A concluding review. In: Bajusz E (ed) An introduction to clinical neuroendocrinology. Karger, Basel New York, pp 428–534 – Besser GM, Mortimer CH (1974) Hypothalamic regulatory hormones – a review. J Clin Pathol 27: 173–184 – Besser GM, Mortimer CH (1976) Clinical neuroendocrinology. In: Martini L, Ganong WF (eds) Frontiers in neuroendocrinology, vol. 4. Raven Press, New York, pp 227–254 – Besser GM, Yeo T, Delitala G, Jones A, Stubbs WA, Wass JAH, Thorner MO (1979) Clinical neuroendocrine relationships in normal and disordered prolactin secretion. In: Fuxe K, Hoekfelt T, Luft R (eds) Central regulation of the endrocrine system. Plenum Press, New York London, pp 457–472 – Bieger W, Weicker H, Haymovits A (1979) Amino acid transport in the exocrine pancreas. IV. Do glucagon or insulin mediate the in vivo effect of caerulein on amino acid transport and incorporation? Horm Metab Res 11: 352–358 – Bloom SR (1980) Gut and brain – endocrine connections. The Goulstonian Lecture 1979. JR Coll Physicians Lond 14: 51–57 – Bloom SR, Polak JM (1979) Neuropeptides in the gut and other peripheral tissues. In: Gotto AM, Peck EJ, Boyd AE (eds) Brain peptides – a new endocrinology. Elsevier/North-Holland Biomedical Press – Bohnet HG, McNeilly AS (1979) Prolactin: Assessment of its role in the human female. Horm Metab Res 11: 533–546 – Brazeau P, Rivier J, Vale W, Guillemin R (1974) Inhibition of the growth hormone secretion in the rat by synthetic somatostatin. Endocrinology 94: 184–187 – Brazeau P, Vale W, Burgus R, Ling N, Butcher M, Rivier J, Guillemin R (1973) Hypothalamic peptide that inhibits the secretion of immunoreactive growth hormone. Science 179: 77–79 – Costom BH, Grumbach MM, Kaplan SL (1971) Effect of thyrotropin-releasing factor on serum thyroid stimulating hormone. J Clin Invest 50: 2219–2225 – Dale HH (1933) J Physiol (Lond) 80: 10–11 – Dobbs RE, Unger RH (1979) Glucagon and somatostatin. Contemp Metabolism 1: 307–350 – Dockray GJ (1977) Molecular evolution of gut hormones: Application of comparative studies on the regulation of digestion. Gastroenterology 72: 344–358 – Dockray GJ (1979) Comparative biochemistry and physiology of gut hormones. Annu Rev Physiol 41: 83 – Dockray GJ (1979) Evolutionary relationship of the gut hormones. Fed Proc 38: 2295–2301 – Edwards CRW, Besser GM, Thorner MO (1979) Bromocriptin-responsive form of idiopathic oedema. Lancet 1: 94 – Erspamer V (1971) Biogenic amines and active polypeptides of the amphibian skin. Pharmacol Rev 3: 327–350 – Etzrodt H, Rosenthal J (1980) Stimulation of somatostatin secretion by arginin. Acta Endocrinol (Suppl 234) 94: 50–51 – Euler US von, Gaddum JH (1931) An unidentified suppressor substance in certain tissue abstracts. J Physiol 72: 74–87 – Fehm HL, Voigt KH, Pfeiffer EF (1973) Nebennierenrindeninsuffizienz als Folge eines isolierten Mangels an Corticotropin-Releasing-Hormon (CRH) Dtsch Med Wochenschr 98: 2066–2068 – Fehm HL, Voigt KH, Lang R, Hetzel WD, Pfeiffer EF (1976) Adrenal insufficiency secondary to hypothalamic Corticotropin-Releasing-Factor (CRF) insufficiency with hyperpigmentation: A case report. Horm Metab Res 8: 470–474 – Fehm HL, Voigt KH, Kummer G, Pfeiffer EF (1979) Positive rate-sensitive corticosteroid feedback mechanism of ACTH-secretion in Cushing's disease. J Clin Invest 64: 102–108 – Fisher DA, Dussault JH, Sack J, Chopra IJ (1977) Ontogenesis of hypothalamic-pituitary-thyroid function and metabolism in man, sheep and rat. In: Recent progress in hormone research. Proc. of the 1976 Laurentian Hormone Conference, vol 33. Academic Press, New York San Francisco London, pp 59–116 – Floyd JC, Jr, Fajans SS, Pek S, Chance RE (1977) A newly recognized pancreatic polypeptide; plasma levels in health and disease. In: Recent progress in hormone research. Proc. of the 1976 Laurentian Hormone Conference, vol 33. Academic Press, New York San Francisco London, pp 519–570 – Fujita T, Kobayashi SA (1971) Experimentally induced granule release in the endocrine cells of dog pyloric antrum. Z Zellforsch 116: 52–60 – Fujita T, Kobayashi SA (1979) Current views on the paraneurone concept. Trends NeuroSci 2: 27–30 – Fuxe K, Andersson K, Hökfelt T, Mutt V, Ferland L, Agnati LF, Ganten D, Said S, Eneroth P, Gustafsson J-A (1979) Localization and possible function of peptidergic neurons and their interactions with central adrenaline neurons, and the central actions of gut hormones. Fed Proc 38: 2333–2340 – Grube D, Helmstaedter V, Feuerle G, Yanaihara N, Forssmann WG (1977) Die entero-endokrinen Zellen des Spitzhörnchens (Tupaia belangeri). Verh Anat Ges 71: 1137–1143 – Grube D, Voigt KH, Weber E (1978) Pancreatic glucagon cells contain endorphin-like immunoreactivity. Histochemistry 59: 75–79 – Grube D, Weber E (1979) Hypophysäre Hormone im Gastro-Entero-Pankreatischen (GEP) Endkrinen System. Verh Anat Ges 73: 979–981 – Grube D, Weber E (1979) Corticotropin-lipotropin-related peptides in the GEP-endocrine system of rat, dog and man. Hiroshima Symposium on Gut Hormones (in press) – Grube D, Forssmann WG (1979) Morphology and function of the entero-endocrine cells. Horm Metab Res 11: 589–606 – Guillemin R

(1968) Hypothalamic control of concomitant secretion of ACTH and TSH. Mem Soc Endocrinol 17: 19–26 – Guillemin R, Ling N, Burgus R (1976) Endorphines: Hypothalamic and neurohypophysiopeptides with morphinomimetric activity. Isolation and primary structure of alpha-endorphin. O R Acad Sci [D] (Paris) 282: 783–786 – Guillemin R (1977) The expanding significance of hypothalamic peptides, or, is endocrinology a branch of neuroendocrinology? – The Gregory Pincus memorial lecture. In: Recent progress in hormone research. Proc. of the 1976 Laurentian Hormone Conference, vol 33. Academic Press, New York San Francisco London, pp 1–28 – Guillemin R (1978) Biochemical and physiological correlates of hypothalamic peptides. The new endocrinology of the neuron. In: Reichlin S, Baldessarini RJ, Martin JB (eds) The hypothalamus. Raven Press, New York, pp 155–194 – Harris GW (1971) Humours and hormones: The Sir Henry Dale lecture for 1971. J Endocrinol 53: 1–23 – Herz A (1979) Die Endorphine: Ein Schlüssel zum Verständnis von Schmerzsucht und psychischen Störungen? Dtsch Med Wochenschr 104: 371–373 – Hökfelt T, Johansson O, Ljungdahl A, Lundberg JM, Schultzberg M (1980) Peptidergic neurons. Nature 284: 515–521 – Laube H, Sachse G, Breidenbach Th, Teschemacher H (1980) Das Verhalten von β-Endorphin im Plasma nach Gabe verschiedener Releasinghormone. Verh Ges Dtsch Ges Endokrinologie, 24. Symp. Berlin – Laube H, Sachse G (1980) Zur Bedeutung der endogenen Opiate für die Glukohomöostase (Abstracts). 15. Jahrestagg Dtsch Diab Ges, Gießen, Mai 1980. Akt Endokrin 1: 187 – Li Ch (1964) Lipotropin, a new active peptide from pituitary glands. Nature 201: 924–925 – Luft R, Efendic CS, Hoekfelt T (1978) Somatostatin: both hormone and neurotransmitter? Diabetologia 14: 1–13 – Maier V, Witznick G, Keller L, Pfeiffer EF (1978) Insulin- and glucagon-like immunoreactivities in Apis mellifera (Honeybee). Acta Endocrinol [Suppl] (Kbh) 215: 69 – Marx JL (1979) Neurobiologists looking into the brain opened. A box that released not all the evils of the World but a seemingly never-ending stream of peptides. Science – Meissner C, Thum Ch, Beischer W, Winkler G, Schröder KE, Pfeiffer EF (1975) Antidiabetic action of somatostatin – assessed by the artificial pancreas. Diabetes 24: 988–996 – Pearse AGE (1968) Common cytochemical and ultrastructural characteristics of cells producing polypeptide hormones (the APUD series) and their relevance to thyroid and ultimobranchial cells and calcitonin. Proc R Soc Med 2: 170–171 – Pearse AGE (1974) The APUD cell concept and its implications in pathology. Pathol Annu 9: 27–41 – Pearse AGE, Polak JM (1974) Endocrine tumors of neural crest origin: Neurolophomas, APUDomas and the APUD concept. Med Biol 52: 3–11 – Pearse AGE, Polak JM, Bloom SR (1977) The newer gut hormones – cellular sources, physiology, pathology and clinical aspects. Gastroenterology 72: 746–761 – Pearse AGE (1979) The APUD concept and its relationship to the neuropeptides. In: Gotto AM, Jr, Peck EJ, Boyd AE (eds) Brain peptides: a new endocrinology. Elsevier/North-Holland Biomedical Press, pp 89–101 – Pearse AGE (1979) The endocrine division of the nervous system: a concept and its verification. In: MacIntyre, Szelke (eds) Molecular endocrinology. Elsevier/North-Holland Biomedical Press, pp 3–18 – Pfeiffer EF, Raptis S, Fussgänger R (1973) Gastrointestinal hormones and islet function. In: Jorpes JE, Mutt V (Hrsg.) Handbuch der experimentellen Pharmakologie, Springer, Berlin Heidelberg New York, S. 259–310 – Pfeiffer EF, Raptis S, Ziegler R (1976) Wechselbeziehungen zwischen gastrointestinalen Hormonen und endokriner Regulation. Z Gastroenterol (Sonderheft) 14 – Pierce JG, DuVigneaud V (1950) Preliminary studies on amino acid content of a high potency preparation of the oxytocic hormone of the posterior lobe of the pituitary gland. J Biol Chem 182: 359–366 – Pittmann JA, Jr, Haigler ED, Hershman JM, Pittmann CS (1971) Hypothalamic hypothyroidism. N Engl J Med 285: 844–845 – Popenoe NA, DuVigneaud V (1954) A partial sequence of amino acids in performic acid-oxidized vasopressin. J Biol Chem 206: 353–360 – Raptis S, Schlegel W, Pfeiffer EF (1978) Effects of somatostatin on gut and pancreas. In: Bloom SR (ed) Gut hormones. Churchill Livingstone, Edingburgh London New York, pp 446–452 – Rehfeld JF, Larsson L-I, Goltermann NR, Schwartz TW, Holst JJ, Jensen SL, Morley JS (1980) Neural regulation of pancreatic hormone secretion by the C-terminal tetrapeptide of CCK. Nature 284: 33–39 – Reichlin S (1978) Introduction. In: Reichlin S, Baldessarini R, Martin JB (eds) The hypothalamus. Raven Press, New York, pp 1–14 –Reichlin S (1978) Discussion of clinical neuroendocrinology section. In: Fuxe K, Hökfelt T, Luft R (eds) Central regulation of the endocrine system. Plenum Press, New York London, pp 521–533 – Saffran M (1974) Chemistry of hypothalamic hypophysiotropic factors. In: Handbook of physiology, vol. IV, part 2. Greep RO, Astwood EB (eds) Americ. Physiol. Soc., Washington, DC, pp 563–586 – Schaller HC, Flock K, Darai G (1977) A Neurohormone from hydra is present in brain and intestine of rat embryos. J Neurochem 29: 393 – Schally AV, Arimura A, Kastin AJ, Matsuo H, Baba Y, Redding TW, Nair RMG, Debeljuk L (1971) Gonadotropin-releasing-hormone. One polypeptide regulates secretion of luteinizing and follicel stimulating hormones. Science 173: 1036–1037 – Schally AV, Arimura A, Kastin AJ (1973) Hypothalamic regulatory hormones. Science 179: 341–350 – Schally AV, Dupont A, Arimura A, Redding TW, Linthicum GL (1975) Isolation of porcine GH-release inhibiting hormone, GH-RIH: the experience of 3 hours of GH-RIH. Fed Proc 34: 584 – Schally AV, Arimura A, Coy DH,

Kastin AJ, Meyers CA, Redding TW, Chihara K, Huang WY, Chang RCC, Pedroza E, Vilchez-Martinez J (1979) Hypothalamic hormones regulating pituitary (and other) functions: their physiology and biochemistry as well as recent studies with their synthetic analogues. In: Fuxe K, Hoekfelt T, Luft R (eds) Central regulation of the endocrine system. Plenum Press, New York London, pp 9–29 – Scharrer E, Scharrer B (1940) Secretory cells within the hypothalamus. In: The hypothalamus, vol XX. Publication of the ARNMD, Hafner Publ. Co., New York, pp 170–174 – Scharrer E, Scharrer B (1954) Hormones produced by neurosecretory cells. Recent Prog Horm Res 10:183–240 – Schusdziarra V, Harris V, Conlon JM, Arimura A, Unger R (1978) Pancreatic and gastric somatostatin release in response to intragastric and intraduodenal nutrients and HCl in the dog. J Clin Invest 62:509–518 – Schusdziarra V, Zyznar E, Rouiller D, Boden G, Brown JC, Arimura A, Unger RH (1980) Splanchnic somatostatin: a hormonal regulator of nutrient homeostasis. Science 207:530–532 – Schusdziarra V (1980) Role of somatostatin during the gastric phase of a meal. Acta Hepato gastroenterol (Stuttg.) 27:240–246 – Shermann BM, Schlechte J, Halmi NS, Chapler FK, Harris CE, Duello TM, VanGilder J, Granner DK (1978) Pathogenesis of prolactin-secreting pituitary adenomas. Lancet 2:1019 – Stacher G, Bauer H, Steinringer H (1979) Cholecystokinin decreases appetite and activation evoked by stimuli arising from the preparation of a meal in man. Physiol Behav 23:325–331 – Stewart JM, Channabasavaiah K (1979) Evolutionary aspects of some neuropeptides. Fed Proc 38:2302–2308 – Straus E, Yalow RS (1979) Gastrointestinal peptides in the brain. Fed Proc 38:2320–2324 – Teuscher A, Studer PB, Krebs A, Berger M, Eberhard P (1980) Diabetesverlauf und klinisches Bild bei Glucagonom. Schweiz Med Wochenschr 109:1273–1280 – Ufnaes J, Hughes J, Smith TW, Kosterlitz HW, Fothergill LA, Morgan BA, Morris HR (1975) Identification of two related pentapeptides from the brain with potent opiate agonist activity. Nature 258:577–579 – Unger RH, Dobbs RE (1978) Insulin, glucagon and somatostatin secretion in the regulation of metabolism. Ann Rev Physiol 40:307–343 – Voigt KH, Dahlen HG, Fehm HL, Birk J, Schröder KE, Schneider HPG, Rothenbuchner G, Pfeiffer EF (1974) Simultaneous stimulation test for the anterior pituitary hormones. Horm Metab Res 6:436–437 – Voigt KH, Weber E, Fehm HL, Martin R (1980) The concomitant storage and simultaneous release of ACTH and β-endorphin. In: Wuttke W, Weindl A, Voigt KH, Dries R-R (eds) Brain and pituitary peptides. Karger, Basel, pp 54–64 – Weber E, Voigt KH, Martin R (1978) Pituitary somatotrophs contain met-enkephalin-like immunoreactivity. Proc Natl Acad Sci USA 75:6134–6138 – Weber E, Martin R, Voigt KH (1979) Corticotropin/β-endorphin precursor: Concomitant storage of its fragments in the secretory granules of anterior pituitary corticotropin/endorphin cells. Life Sci 25:1111–1118 – Woodtli W, Hedinger CHR (1977) Inselzelltumoren des Pankreas und ihre Syndrome. I. Insulinome, organischer Hyperinsulinismus. Schweiz Med Wochenschr 107:685–693 – Yoshioka M, Tanaguchi H, Kawaguchi A, Tsutuo A, Murakami K, Tamagawa M, Ejiri E, Utsumi M, Morita S, Baba S (1978) Release of somatostatin, glucagon and insulin from cultured rat islets during a three days period. Horm Metab Res 12:341–342

Namenverzeichnis

der Vortragenden und Diskussionsredner

(Die Seitenzahlen der Referate sind halbfett, die der Vorträge gewöhnlich und die der Aussprachen kursiv gesetzt)

Abel, C. A. 479
Abendroth, R.-R. 606, 613
Adam, O. 902
Adami, B. 749
Agrawal, B. 905
Aigner, K. 202
Alavi, M. 919
Al Badavi, K. 867
Albe-Fessard, D. 1545
Albrecht, M. 1222
Alexander, M. 749, 1353
Alken, R. G. 1276
Alle, M. 749
Alt, J. 232
Anders, E. 731
Anger, K. 1406
Anlauf, M. 205
Appenheimer, M. 256
Arglebe, C. 1014
Arlart, I. 722
Arnold, H. 467, 484
Arnold, R. 849, 851
Arnold, W. 744, 749, 756, 758
Atzpodien, W. 1000
Augener, W. 479
Augustin, J. 889, 1249

Back, P. 793
Backs, C. 931, 933
Baggio, G. 889
Bahlmann, J. 703
Baier, R. 1066
Bak, M. 1423
Balcke, P. 190
Baltzer, J. 225
Banholzer, P. 928
Barcos, M. 1070
Bardos, P. 603
Bartholomäus, C. 1458
Batsford, S. 761
Baumgärtner, A. 1123
Baur, X. 1145, 1161
Beck, C. 1219
Beck, J. 496
Beckenbach, H. 749

Becker, H. D. 849, 851
Becker, H. M. 1035
Beckh, B. 239
Begemann, M. 1055
Behrenbeck, D. W. 593, 656
Beil, F. U. 886
Belmega, G. 1189
Bender, F. 609
Bender, N. 1050
Benker, G. 1384, 1387
Benöhr, H. C. 1076
Berdel, W. E. 1084
Berg, P. A. 765, 795, 799, 1475
Berger, M. 1510
Berger, W. 959
Berges, W. 878, 882, 1219
Berthold, H. 222, 761
Besinger, U. A. 1097
Bethge, C. 590
Bette, L. 580, 1280
Betteridge, D. J. 914
Betzler, M. 1436
Beyer, J. 636, 1000
Beyer, J.-H. 454, 470
Bierbach, H. 922
Bierbaum, W. 464, 1149
Bierman, E. L. 917
Bircks, W. 599
Biro, G. 1426
Biswas, R. 744, 749
Blanke, H. 577, 597, 629
Blum, A. L. 882
Blume, K. G. 1080
Blümel, G. 859
Bock, K. D. 205, **303**
Bode, C. 899, 1009
Bode, J. C. 786, 1009
Bodem, G. 1231, 1240
Boesken, W. H. 235
Bohle, A. **152**, 239
Bohner, J. 1406
Bolte, H.-D. 536
Borchard, F. 1228
Börger, H. W. 851
Borgmeier, B. 1272

Born, M. 756
Bornheimer, J. 744
Bornikoel, K. 470
Böselt, G. 1152
Böttcher, U. 744, 749
Bottermann, P. 211, 967
Böttger, I. 981, 988
Botzenhardt, U. 1206, 1484
Bowsher, D. 1535
Brabant, G. 83
Brachthäuser, R. 889
Bramann, H. 609
Brandt, H. 205
Braun, B. 1430
Braun, D. G. 1451
Braun, W. 1261
Breddin, H. K. 1338
Breddin, K. 1050
Breidenbach, T. 1378
Breimer, D. D. 814
Breithardt, G. 606, 613
Bremer, G. 460, 1063
Bremer, K. 1072
Bretzel, R. G. 1003
Brill, G. 1280
Brisse, B. 609, 683
Brittinger, G. 479, 1072, 1108
Britzelmeier, C. 1084
Brod, J. 703
Brodersen, M. 749
Bross, K. J. 1080
Brückner, O. 749
Brügmann, L. 749
Bruhn, H. D. 1120
Brunner, H. 270
Brunner, K. W. 527
Buchborn, E. 1
Bucher, B. 805
Büchner, T. 1296
Büchner, Th. 683
Büll, U. 633
Bünting, C. 896
Burchardi, H. 187
Burckhardt, D. 771
Burkhard, G. P. 646

Buschhaus, M. 588

Cachovan, M. 703
Canzler, H. 896, 1027
Carstens, V. 656
Caspary, W. F. 1017
Cassuto, J.-P. 1470
Castro, L. A. 225
Chait, A. 917
Chalmers, R. A. 1090
Christophers, E. 1120
Claas, G. 1055
Clasen, R. 192, 1365
Claus, O. 377
Comberg, U. 1249
Common, H. H. 484
Conrad, A. 1426
Cordes, U. 738, 1000, 1430
Costabel, U. 1173
Cramer, P. 830
Crepaldi, G. 889
Creutzfeldt, W. 744, 749
Czygan, P. 765, 784, 790
Czyżyk, A. 1423

Dahlheim, H. 1145
Debus, M. 1209
Deicher, H. 749, 1458
Deinhardt, F. 749
Dengler, H. J. 1201, 1240
De Quattro, V. 744
Desaga, U. 1390
Deutsch, E. 190
Diehl, V. 399
Diehm, C. 962
Dienst, C. 216
Dietz, R. 639, 642
Dietze, G. 981, 988
Distler, A. 295, 738
Ditschuneit, H. 718, 899, 919, 936
Ditschuneit, H. H. 718, 936
Dobroschke, J. 1003
Doenecke, P. 580
Dölken, G. 1439
Domschke, W. 826, 873, 1021
Dormeyer, H. H. 744, 749, 756
Drasch, G. 209
Dreher, R. 1206, 1209
Dreyer, M. 955
Drings, P. 467, 1442
Drost, H. 978
Dubach, U. C. 166
Dudda, G. 1139
Dudeck, J. 1009
Dürr, H. K. 1009
Düsing, R. 251, 256, 261, 689

Dutz, H. 214

Ebel, H. 708
Ebeling, J. 1390
Eder, M. 323
Effert, S. 603, 649
Egberts, E.-H. 808
Eggstein, M. 939, 1373
Eichelbaum, M. 1201, 1222
Eichhorn, T. 827
Eichstätt, H. 573, 583
Eickenbusch, W. 1413
Eigler, J. 173, 208
Eisenburg, J. 1454
Emmerich, B. 1066, 1084
Emrich, D. 629
Engel, J. M. 1214
Engelhardt, R. 964, 1080
Epping, J. 814, 1224, 1236
Erbel, R. 603, 649
Erfle, V. 482
Ermler, R. 967
Essers, U. 270, 1087, 1112
Etzrodt, H. 722
Ewe, K. 519, 827, 875, 1327
Ewers, M. 1112
Eysselein, V. 1025

Fabel, H. 1152
Faber, M. 1218
Fackler, O. 824
Fahlbusch, R. 51, 73
Fahr, C. 1044
Falke, H. 1055
Falkenstein, U. 1268
Farack, U. 840
Fateh-Moghadam, A. 1097
Federlin, K. 953, 1003, 1206, 1209, 1399
Fehm, H. L. 60
Feine, U. 573
Feldhoff, K. H. 590
Felix, R. 573
Felgenhauer, K. 229
Fellin, R. 889
Feltkamp, H. 694
Femppel, J. 826
Feurle, G. E. 867
Fiebig, H. H. 472
Fiek, T. 1397
Fischer, J. Th. 1063
Flad, H. D. 1436
Flemig, B. 222
Flemming, B. 1517
Forssmann, W. G. 867
Förster, S. 821
Fraedrich, G. 183
Frahm, H. 1390
Franke von M. 1214
Franken, G. 590

Freise, J. 1027
Frenzel, H. 802
Freund, M. 1076
Frey, K. W. 708
Freyberger, H. 399
Freyschmidt, J. 1458
Fricke, G. 651, 726
Friedhoff, G. 972
Friedrich, B. 1035
Fritsch, W.-P. 855, 1228
Fritze, D. 467, 1123
Frösner, G. 749
Fruhmann, G. 1145, 1161
Fuchs, P. 511
Fuhrmann, W. 889
Fußgänger, R.-D. 936

Galton, D. J. 914
Gamm, H. 1365
Gärtner, U. 819
Gatmaitan, Z. 819
Gaus, E. 1487
Gehrig, T. 1445
Geldmacher, J. 467
Gellert, J. 802
Gendvilis, S. 1458
Georgi, M. 846, 1000
Gerhardt, P. 1053
Gerlich, W. 744, 749
Gerok, W. 780, 805, 824
Gessler, U. 711
Gierlich, P. 978
Gilfrich, H. J. 1243, 1265 1358
Girmann, G. 1059
Gise, H. v. **152**, 239
Gissmann, L. 761
Glänzer, K. 256, 261
Gliszczinski, V, C. 651
Gläckner, W. M. 216
Goebell, H. 821, 1025
Goeckenjan, G. 460
Goldmann, F. L. 1012
Görlt, H. 715
Gottwik, M. G. 560, 561
Götz, R. 790
Götze, P. 1517
Gotzen, R. 731
Grabensee, B. 1268
Grabner, W. 1031
Grafen, K. 192
Grauer, W. 765, 1475
Grebe, S. F. 1399
Greßnich, P. 1510
Greten, H. 889, 912
Griebenow, R. 625
Gries, F. A. 896, 964
Grisar, T. 1072
Gröbner, W. 926, 928
Grol, M. 1436

1611

Gromus, B. 1507
Gröne, H. J. 187
Gropp, C. 1380
Gröschel, G. 1409
Gross, R. 377
Gross, W. L. 1451
Gross-Fengels, W. 588
Grosse-Vorholt, R. 711
Groote, A. Ch. 964
Grün, R. 768, 1397
Grund, K. E. **152**
Grüner, S. 239
Grunst, J. 1126
Grundmann, E. 329
Grundy, S. M. 886
Gugler, R. 1228
Günter, R. 1000
Günther, R. 1430
Gurland, H. J. 225
Gutensohn, W. 1084
Gybels, J. 1553
Gyr, K. 771

Haas, R. 1123
Haberland, G. L. 698
Haberland, H. 1012
Hackenberg, K. 821, 1387
Hadam, M. R. 1454
Hager, W. 627
Hahn, G. 1451
Hain, P. 846
Halbfass, H. J. 780
Halbritter, R. 1369
Halves, E. 37
Hampel, B. 1186
Handwerker, H. O. 1549
Hannich, M. 198
Hansen, W. 1012
Happ, J. 1000
Happle, R. 432
Harenberg, J. 1053, 1123
Häring, H. U. 981
Hartlapp, J. H. 1115
Hartmann, I. 821
Hartmann, W. 1152
Hartwich, H. 467
Haßkamp, T. 1198
Hasslacher, C. 1007
Hausen, M. 1246
Hausmann, L. 972
Haux, R. 731, 744, 749
Havemann, K. 749, 1316, 1380
Haydn, M. 802
Hayduk, K. 635, 1448
Heck, I. 651, 726, 1149
Heckers, H. 889, 1519
Hehlmann, R. 482
Heidenreich, U. 1129
Heidenreich, W. 1218

Heilmann, E. 1087
Heim, P. 1512
Hein, D. 1228
Heise, D. 1136
Helbig, W. 428
Held, E. 310
Helmke, K. 1209, 1399
Helmstaedter, V. 867
Hengels, K.-J. 855
Henning, H. V. 265
Henze, K. 917
Hepp, A. 636
Hepp, K. D. 945
Herb, H. M. 222
Herfarth, C. 1327
Herfarth, Ch. 1436
Herrmann, D. 780
Herrmann, J. 25
Herrmann, R. 261, 1070
Herrmann, U. 1116
Herz, A. 4
Herz, R. 780
Herzberg, J. 1470
Hesch, R. D. 1458
Hess, G. 744, 749, 758, 1480
Hess, W. 826
Hesse, R. 744
Heusler, H. 814, 1224
Heyde, D. v. d. 232
Heyden, H. W. v. 454, 470
Hidajat, H. C. 660
Hieronymus, K. 1249
Higi, M. 457, 450
Hilger, H. H. 550, 593
Hiller, E. 1126
Hillert, U. 830
Himmler, F. C. 677
Ho, A. D. 1105
Hodenberg, E. v. 889
Hoenle, R. 905
Hoff, H.-G. 627, 1387
Höffken, G. 1233
Hoffmann, H. G. 749
Hofschneider, P.-H. 1454
Hoge, R. 830
Holle, A. 955
Holm, E. 775
Holzberg, R. 749
Holzgreve, H. 708
Hombach, V. 593
Hopf, U. 1397
Hoppe-Seyler, G. 1257
Horbach, L. 808
Horn, K. 1409, 1472
Horster, F. A. 1413
Hotz, J. 821
Huber, A. 1182
Huber, L. 1170

Hubrich, W. 703
Huebschmann, H. 1523
Hufnagel, H. 830
Hüllemann, K. D. 931, 933
Hülst, M. von Minana, I. 849
Hultsch, E. 1093
Hummerich, W. 734
Hundeshagen, H. 703
Hunstein, W. 1105
Huse-Kleinstoll, G. 1517
Hütteroth, T. H. 744, 749, 1480

Illiger, H. J. 1094, 1115
Immich, H. 744, 749
Ingrisch, H. 708
Intorp, H. W. 1467
Ising, H. 1448

Jacobi, E. 1219
Jäger, H. 722
Jäger, R. 211
Jahnke, K. 978
Jahrmärker, H. 1369
Jänig, H. 232
Jänig, W. 1538
Janka, H. U. 944, 1041
Janning, G. 1093
Jansen, H. 1072
Jansen, W. 593, 656
Jehle, J. 599
Jendroschek, T. 1189
Jesdinsky, H. J. 1349
Jontofsohn, R. 222, 761, 1218
Jörgens, V. 1510
Jungblut, R. M. 1063
Jungblut, R. 460
Jungmann, R. 1393
Just, H. 664

Kaboth, U. 744, 749
Kaffarnik, H. 972
Kahl, M. Ch. 805
Kahlke, W. 1507
Kaindl, F. 563
Kalbfleisch, H. 1380
Kallee, E. 1406
Kallinke, D. 1512
Karsch, K. R. 577, 597, 629
Kaschell, H. J. 198
Kasper, W. 664
Kather, H. 871, 943
Kattermann, R. 775
Kaufhold, G. 187, 188
Kaufmann, W. 194, 734
Kazner, E. 37
Keck, E. 1436
Keller, E. 1257

Keller, H. 851
Keller, U. 771, 959
Kemkes, B. 1116
Kemmerich, B. 1189
Kempf, P. 467
Kersting, F. 664
Kindler, J. 216
Kipnowski, J. 251, 689
Kirch, W. 1261
Kirchhoff, M. 795, 799
Kirchmaier, C. M. 1050
Kirchner, H. 496
Kissel, H. 1097
Klapp, B. F. 1499, 1519
Klee, M. 470
Klehr, H. U. 198
Klein, C.-P. 1280
Klein, G. 677
Klepzig, M. 633
Kleist, S. v. 503
Kleuser, D. 235
Kley, H. K. 25
Kliems, G. 1222
Klinge, O. 744, 749, 756
Klingenburg, M. 1487
Klöppel, G. 795, 799
Klör, H.-U. 899
Klose, G. 912
Klose, K. 192
Kment, A. 633
Knapp, W. H. 569, 675
Knauf, H. 1257, 1264
Knechten, H. 1112
Knolle, J. 744, 749, 756
Kobayashi, K. 744
Koch, G. 905, 1380
Koch, H. 791
Koch, U. 985, 1507
Koch, W. 836
Kochsiek, K. 573, 583, 636, 1139, 1448
Koeppe, H. 1189
Kohl, F.-V. 680
Köhle, K. 1487, 1491
Köhler, H. 192, 1261, 1365
Kölle, W. 1139
Kolloch, R. 744
Komerell, B. 765, 766, 784, 790, 834, 871, 1024
Kömpf, J. 1133
König, E. 1108
König, G. 1145, 1161
Königshausen, T. 1228
Konrads, A. 734
Koop, H. 849, 851, 1014, 1017
Kopp, K. F. 211
Köppe, P. 1186, 1233
Koprowski, H. 506

Kopsa, H. 191
Kornitzer, M. 310
Koschinsky, T. 896
Köstering, H. 597
Kotulla, P. 1402
Kövary, P. M. 1093, 1470
Kozlowski, S. 1423
Kramer, H. J. 251, 256, 261, 689
Kramer, P. 187
Kramer, W. 671
Krause, D. K. 734
Krause, U. 1000
Krell, W. 1118
Kreußer, W. 248, 1249
Kreuzer, H. 629
Krokou, J. 1268
Krone, W. 914
Kronenberger, H. 1155
Kröhnke, I. 1118
Krönke, H. 1387
Krück, F. 256, 698, 726, 1149
Krüskemper, H. J. 25, 428
Kubanek, B. 1491
Kübler, W. 569, 639, 642, 668, 675, 1246
Kuhn, H. M. 1053
Kühnau, J. 955
Kuhnert, H. 878
Kuhs, H. 609
Kulick, B. 1512
Kümmerle, F. 1000, 1430
Küppers, H. 686
Kutz, K. 1228

Labedzki, L. 1115, 1436
Land, W. 225
Landgraf, R. 997
Landgraf-Leurs, M. M. C. 997
Lang, R. 194
Lange, J. 1035
Langenbeck, U. 265
Langhans, W. 775
Lankisch, P. G. 1014, 1017
Laubach, W. 1499
Laube, H. 985, 1378
Leber, H. W. 183
Lederer, P. 826
Lehmann, F.-G. 768, 830
Lehy, T. 867
Leicht, E. 1426
Leinberger, H. 639, 675
Lemmel, E.-M. 1206, 1484
Lenhard, V. 1442
Lepsien, G. 882
Leweling, H. 786
Leyssens, H. 1467
Liebau, G. 220, 636, 1448

Lieber, C. S. 834
Liebig, R. 713
Lilienfeld-Total, H. v. 1436
Limberg, B. 766, 1024
Limbourg, P. 664
Lindblom, U. 1545
Lindemaier, G. 454
Lindstaedt, H. 1228
Linfante, A. 1365
Linke, R. P. 239
Lison, A. E. 1198
Lode, H. 1186, 1189, 1233
Loeschke, K. 840
Löffler, W. 926
Loh, S. von 749
Lohmann, D. 715
Lohmann, F. W. 905
Löhr, G. W. 472, 484, 1080, 1439
Löllgen, H. 664
Londong, V. 863
Londong, W. 863
Loogen, F. 599
Lorenz, R. 692
Löser, R. 599
Lübbing, H. 656
Lüderitz, B. 615, 621
Ludwig, H. 1101, 1402
Luer, W. 749
Luerßen, K. 1014
Luft, D. 939, 1373
Luig, H. 629
Lüth, B. 738
Lüthy, R. 511
Lux, E. 711
Lux, G. 826
Luz, A. 482

Maack, P. 680, 955
Maass, G. 1494
Macher, E. 432
Mackensen-Haen, S. **152**
Magnet, W. 1393
Mahn, I. 1116, 1118
Maiolini, R. 1470
Maisch, B. 573, 583, 1475
Malchow, H. 808, 1327
Malfertheiner, P. 718
Mamier, A. 235
Mangels, W. 955
Manke, H. G. 1442
Mann, H. 270
Männer, Ch. 765, 790
Manns, M. 1480
Manthey, J. 639, 642
Marklewitz, F. 698
Martini, G. A. 749
Mäser, E. 1399
Matern, S. 824
Mathias, K. 713, 780

Mattern, H. 651, 726
Matthaei, D. 265
Mattheuser-Selter, I. 1072
Matthys, H. 1173
Matussek, N. 100
Maug, A. 896
Maurer, P. C. 1035
Mäurer, W. 1246
Maurer, R. 1066
Mayr, H. 962, 1369
Medina, R. 926
Meffert, H.-J. 1517
Mehmel, H. 668
Mehnert, H. 945, 988, 994
Meier, A. 482
Meier-Sydow, J. 1155, 1179
Meinertz, T. 664
Meiser, R. J. 467
Mertens, H. G. 1
Merx, W. 590
Messmer, B. J. 603
Metzger, B. 1436
Meurer, K. A. 694
Meusers, P. 1108
Meuthen, I. 1129
Meyer, J. 603
Meyer zum Büschenfelde, K. H. 744, 749, 756, 758, 1397, 1480
Meyer zu Schwabedissen, H. 1458
Michel, M. 1170
Middeke, M. 708
Middelhoff, G. 912
Miederer, S. E. 1228
Miller, A. 1276
Milstein, C. 1084
Möbus, H. 1206
Möckel, G. 826
Mödder, B. 1129
Möhlenkamp, H. 1198
Möhring, K. 1196
Morgenroth, L. 1155
Mörl, H. 1053, 1249
Mouratidou, D. 450, 464
Mühlhauser, I. 563, 991
Mulch, J. 183
Müller, C. 1133, 1448
Müller, G. 220, 1133, 1448
Müller, J. E. 855
Müller, K. M. 1198
Müller, M. 991, 1249
Müller, O. A. 51, 1472
Müller, P. 871
Müller, P. H. 808, 1139
Müller, R. 225, 744, 749, 1458
Müller-Berghaus, G. 1116, 1118

Munzinger, R. 836
Murr, H. 1126
Musch, E. 1201
Mutschler, E. 1264

Nagel, G. A. 388, 454, 470
Nagel, R. 1304
Nagel-Studer, E. 388
Natusch, R. 214
Naumann d'Alnoncourt, C. 621
Nedden R. 467
Neef, P. 718
Nell, G. 840
Neuhaus, G. A. 1288
Niebel, J. 1369
Niederle, N. 457, 464, 1149, 1436
Niehues, B. 593, 656
Niemeier, G. 627
Niemeyer, E. 1264
Nieschlag, E. 83
Niese, D. 1094
Nitzsche, T. 205
Novotny, A. 1373
Nowrousian, R. 744, 749

Oberhausen, E. 1280
Ochs, H. R. 1231, 1240
O'Donnel, M. D. 1014
Oettgen, H. F. 506
Ogrzewalla, W. 583
Okonek, N. 1361
Olbricht, C. 232
Oldershausen, H. F. v. 467
Oldiges, H. 802
Opferkuch, W. 1470
Ortmans, H. 749
Ostendorf, P. 1076, 1084, 1133
Otten, H. 1231
Otto, J. 1017
Overlack, A. 698
Owen, O. E. 959

Paar, D. 205
Paul, P. 959
Paumgartner, G. 816
Pape, G. R. 1454
Pappas, A. 467
Pausch, J. 805
Pavlovic, M. 1510
Pees, H. 1059
Person, B. 873
Peter, H. H. 1458
Petermann, W. 1176
Peters, U. 1268
Petrides, A. S. 811
Pfeiffer, E. F. 4, 60, 1563
Pfeifer, U. 744, 749

Phillip, J. 1031
Philipp, Th. 738
Pichl, J. 1031
Pichler, W. J. 1458
Pickardt, C. R. 1409
Pitz, H. 1365
Ploog, D. 106
Pohl, J. 1120
Poli, A. 889
Pongratz, D. E. 439
Prager, P. 1053
Prager, R. 991
Preclik, G. 919
Preisig, R. 816
Prestele, L. 808
Pretschner, D. 703
Pretschner, D. P. 1044
Preugschat, I. 1196
Pries, J. 943

Queißer, W. 467

Rackwitz, R. 1369
Raedsch, R. 790
Rakette, S. 859
Raqué, B. 198
Rasche, B. 1165
Rastetter, J. 1066
Rath, N. F. 1044
Rauen, J. 811
Rauterberg, E. W. 1445
Reinfelder, G. 1050
Reimann, H.-J. 859
Reimer, C. 1517
Reimer, F. 1035
Reinhard, U. 1139, 1182
Reinwein, D. 627, 1025, 1384, 1387
Reiss, M. 854
Reiter, H.-J. 786
Renner, E. **139**
Renner, R. 945
Renschler, H. E. 646
Rentrop, K. P. 597
Rentrop, P. 577, 629
Ressel, C. 698
Rettig, G. 580
Reuss, M. 749
Rey, C. 1358
Richert, J. 208
Richter, D. 846
Richter, E. 814, 1224
Richter, H. A. 649
Richter, W. 909
Riecker, G. 507
Riedasch, G. 1196
Riegger, A. J. G. 220, 636
Riemann, J. F. 791, 842
Rietbrock, I. 814
Rietbrock, N. 1276

Riethmüller, G. 239, 1454
Rindfleisch, G. E. 1126
Ring, I. 943
Rinke, H. 1409
Risler, T. 1268
Ritz, E. 244, 248, 1196
Rjosk, H. K. 73
Robert, A. 873
Röbe-Oltmanns, B. 1206
Roemeling, V. 467
Roggendorf, M. 749
Rohde, H. J. 1265
Rohner, H. G. 878
Röllinghoff, W. 816
Rosanowski, C. 1384
Rösch, W. 791, 826
Rosenberger, W. 615
Rosenthal, J. 722
Rössle, U. 780
Rössler, R. 1133
Roth, P. 567
Roth, W. 220
Rother, K. O. 115
Rüdiger, H. W. 680, 955
Ruffmann, K. D. 668
Rumpf, H. D. 1027
Ruppin, H. 873
Rust, M. 1179

Saborowski, F. 625
Sachse, G. 953, 975, 985, 1378
Sadowski, B. 1420
Sailer, D. 1031
Samizadeh, A. 839
Samtleben, W. 225
Sandritter, W. 484
Sanwald, R. 749
Sassen, von, W. 1201
Sattel, M. 744, 749
Satter, P. 664
Sauer, H. 475, 1284
Sayers, T. J. 795, 799
Schaede, A. 588
Schäfer, C. 1264
Schaefer, H. E. 1436
Schäfer, K. 786, 1222
Schalhorn, A. 475, 1284
Schaper, J. 560
Schaper, W. 561
Schauder, P. 265
Scheer, J. W. 1499, 1519
Scheidt, E. 875
Scheler, F. 187, 265
Schellenberg, B. 244
Schenk, J. 791, 826, 1021
Scherer, B. 285, 567, 741
Schernthaner, G. 563, 991, 1402
Schetters, H. 482

Schettler, G. **276**
Scheuer, A. 768, 1380
Scheulen, M. E. 450, 457
Schicha, H. 577, 629
Schieck, C. 1445
Schifmann, R. 981, 988
Schilcher, R. B. 450, 457, 464
Schiller, U. 470
Schilling, G. 588
Schlaak, M. 1176, 1193, 1451
Schlegel, W. 569
Schlepper, M. 660, 671
Schleusener, H. 1402
Schlierf, G. 546, 962
Schmack, B. 791, 826, 1021
Schmalhorst, U. 1072
Schmid, A. 1373
Schmid, W. 1105
Schmidt, C. G. 337, 450, 457, 464
Schmidt, F. 1532
Schmidt, G. 677
Schmidt, G. M. 1080
Schmidt, H. 842
Schmidt, P. 190
Schmidt, R. E. 1094
Schmidt, U. 859
Schmidt-Gayk, H. 639
Schmidt-Gräff, A. 460
Schmengler, K. 580
Schmülling, R.-M. 939, 1139
Schmutzler, H. 573
Schneider, A. 919
Schneider, J. 1003
Schneider, N. 625, 1066, 1155
Schnitzler, G. 467
Schnurr, E. 686
Schober, A. 744, 749
Schoeller, R. 1353
Schöffling, K. 1393, 1415
Schölmerich, P. 1243
Schollmeyer, P. 156, 1218, 1257, 1264
Scholten, T. 855
Scholz, R. 183
Schomerus, H. 1182
Schömig, A. 639, 642, 1249
Schönborn, H. 744, 749, 756
Schoppe, W. D. 460, 1063
Schrader, V. 943
Schramm, W. 1409, 1472
Schreiber, A. 1017
Schubert, U. 1475
Schuff-Werner, P. 1475
Schuler, B. 939
Schuler, G. 569
Schultz, H. 749

Schulz, F. 1415
Schumacher, K. 418, 1436
Schumann, J. 1415
Schumm, P.-M. 1415
Schuppan, D. 1236
Schuster, C. J. 1243
Schuster, H. P. 1243, 1358
Schuster, R. 470
Schütterle, G. 183
Schwab, M. 731
Schwamborn, J. 580
Schwandt, P. 909, 931, 933
Schwartzkopff, W. 1470
Schwarz, F. 639
Schweigart, U. 211
Schweizer, P. 603, 649
Schwemmle, K. 1003
Schwick, H. G. 1406
Schwille, P. O. 1031
Schwippe, G. 609
Schwippert, B. 896
Scriba, P. C. 51, 1472
Seeber, S. 367, 450, 457, 464
Sehrbrock, M. 1050
Seige, K. 67
Seipel, L. 606, 613
Seitz, H. 834
Semjan, R. 1276
Seybold, D. 711
Seyfeddinipur, S. 1361
Sibum, B. 1198
Sieberth, H. G. 216
Sieg, A. 784
Siegenthaler, W. 511
Siegert, W. 1084, 1284
Siegmund, V. 1484
Siemers, U. 955
Siess, W. 567, 692
Sievers, R. 467
Siewert, J. R. 882
Silberbaucher, K. 563
Simon, B. 871, 943
Simon, H. 588
Simons, C. 1487, 1491
Singer, M. 1025
Smidt, U. 1142
Sobocińska, J. 1420, 1423
Sodomann, C. P. 749
Sofroniew, M. V. 12
Solbach, H. G. 25
Somogyi, A. 1222
Sonnenberg, A. 771, 882, 959
Sostmann, H. 1380
Speich, T. 1198
Speidel, H. 1503, 1517
Spelsberg, F. 997
Spengler, M. 978

Spengler, U. 692
Spilker, G. 1149
Spiller, P. 599
Spohr, U. 1249
Sprandel, U. 1090
Staib, A. H. 1236
Staiger, C. 1253
Stamm, B. 744, 749
Standl, E. 994, 1041
Staneczek, J. 1484
Stange, E. F. 919
Staus, J. 1451
Stechemesser, E. 795, 799
Steilner, H. 636
Stein, W. 1373
Steinbeck, G. 615
Steinhoff, H. 37
Stenglein, B. 205
Stiehl, A. 765, 784, 790
Stock, K. P. 1021
Stockinger, B. 1484
Stokke, T. 187
Stolte, H. 232
Strasser, R. 642
Strauer, B. E. 633
Striebel, J.-P. 775
Ströbel, G. 1214
Stroehmann, I. 1094
Strohmeyer, G. 802
Strunz, U. 854, 886
Struppler, A. 1528, 1560
Stumpe, K. 1149
Stumpe, K. O. 698, 726
Stutzmann, L. 1070
Swoboda, K. 859
Szczepańska-Sadowska, E. 1420, 1423

Tauchert, M. 550, 593
Teschemacher, H. 802, 811
Teschke, R. 802, 811
Teuber, J. 1209, 1399
Thamer, G. 749
Tharandt, L. 821, 1384
Thelen, M. 192, 1000
Theml, H. 1084
Thiel, E. 1066, 1084
Thiel, H. 1165
Thoenes, G. 1472
Thoenes, G. H. 125
Thoenes, W. 125
Thomas, I. 1246
Thomas, L. 239
Thomssen, R. 744, 749
Thormann, J. 660, 671
Till, G. 1442
Tillmanns, H. 569, 675
Tischbirek, K. 867
Toeller, M. 964
Török, M. 703

Toyka, K. V. 1097
Tralle, S. 749
Trapp, V. E. 959
Trautmann, P. 1050
Treese, N. 1038
Trendelenburg, F. 1136
Trobisch, H. 1228
Tschöpe, W. 244
Tuengerthal, S. 1155

Überla, A. K. 1338
Überla, K. K. 1291
Uhlich, R. 84
Ukida, M. 786
Ulmer, A. J. 1436
Ulmer, W. T. 1165
Ulrich, F. E. 67
Ultsch, B. 859
Unger, H. 975
Ungern-Sternberg, A., von 1038
Unterholzer, H. 1409
Urbanitz, D. 683, 1296
Usadel, K.-H. 1415

Valenzuela, A. 1165
van Dyck, J. 642
Vescei, P. 827
Vetter, H. 251, 256, 261
Vlaho, M. 194, 273, 694
Voigt, K. H. 60
Volger, E. 677
Volz, H. J. 202
de Vries, J. 1249

Wachter, W. 1009
Wacker, B. 235
Wagner, H. 488
Wagner, J. 1186, 1189
Wahl, P. 1007, 1053
Wahl, R. 1406
Wahrendorf, J. 467
Wais, U. 1264
Walker, S. 784, 790
Waller, H. D. 1076, 1084
Walter, E. 1253
Walter, K. 793
Wambach, G. 625
Wang, J. K. 1201
Wanitschke, R. 827
Weber, H. 1249, 1253
Weber, J. 660
Weber, P. C. 285, 567, 692, 741
Weber, T. 863
Wechsler, J. G. 718, 936
Wecker, E. 488
Weihrauch, T. R. 875
Weilemann, L. S. 1358
Weindl, A. 12

Weinstock, N. 454
Weißhaar, D. 744
Weisweiler, P. 909, 931, 933
Weltner, C. 1519
Wendt, P. 859
Wenzel, B. 1402
Wenzel, H. 718
Wepler, W. 744, 749
Werder, K. v. 73, 863
Werner, B. 775
Werner, W. 1426
Wernet, P. 221, 1084, 1133, 1448
Wernheimer, D. 1035
Wesch, H. 244
Westerhausen, M. 467
Westphale, C. 1487
Weyer, F. G. 1093
Wicklmayr, M. 981, 988
Wiedmann, K. H. 799
Wiegelmann, W. 25
Wienbeck, M. 878, 882, 1219
Wieser, T. 922
Wigger, W. 187
Wildhirt, E. 749
Wilhelms, O.-H. 248
Wilke, J. 1272
Willer, J. C. 1545
Wilmanns, W. 1284
Willms, B. 975
Wilms, K. 1076, 1084
Wilmsmeier, R. 683
Windeck, R. 1025
Wingert, F. 1296
Winther, M. B. 786
Wirsching, R. 997
Wirth, A. 962
Wirtzfeld, A. 677
Witte, W. 467
Witzgall, H. 741
Wizemann, V. 202
Wolfram, G. 407, 902
Wolkoff, A. W. 819
Wollheim, E. 319
Worth, H. 1142
Wrabetz, W. 1458
Wucherer, G. 738
Wuppermann, T. 1044
Würkert, B. 1265
Wüsten, B. 560, 561

Yanaihara, N. 967

Zabel, P. 1193
Zahn, G. 202
Zapletal, A. 1142
Zapp, B. 625
Zazgornik, J. 190
Zebe, H. 675

Zehner, J. 708
Zeitler, E. 711
Zick, R. 1027
Ziegler, A. 1084
Zieglgänsberger, W. 1559

Zielonka, J. 1044
Zilker, G. A. 967
Zilker, T. 967
Zilly, W. 749, 1224, 1236, 1272

Zimmermann, H. 1510
Zimmermann, R. 1053, 1076, 1123, 1253
Zöllner, N. 902, 926, 928
Zschiedrich, H. 738

Sachverzeichnis

(Die Seitenzahlen der Referate sind halbfett, die der Vorträge gewöhnlich und die der Aussprachen kursiv gesetzt)

AB-Fibrin 1116
^{125}I-des-AB-Fibrin, Interaktion 1118
Adipositas, Therapie, Langzeitergebnisse 936, 1507
Äthanol 834
A-Fibrin 1116
Akromegalie **67**
Aldosteron, adrenale Insuffizienz 1393
Alkoholabusus, HDL-Komposition 912
Alkoholkonsum, intestinale Absorption 836
Alveolitis, exogen-allergische 1161, 1173
Amoxicillinresorption 1233
Amyloidose, sekundäre 1218
Analgetikanephropathie 205
Angiologie 1035ff
Anorexia nervosa 1510
Anorexia nervosa, Psychosomatik **106**
Anti-HBc-Ig-M 761
Arginin-Vasopressin, renale Konzentrationsfähigkeit 256
ARL-115 668
Arteria circumflexa, Stenose 561
Arteriosklerose, Diabetiker 994
Asbestose, Lungenbioptat 1155
Atemwege, Infektion 1353
Autoantikörper, Schilddrüsen-„stimulierende" 1402
Autoimmunerkrankungen, organspezifische 1472
Azetylsalizylsäure, Thrombosehemmung 1050

Basalmembransynthese, Stoffwechselparameter 1007
Beinvenenthrombose, Frühdiagnose 1044
Bleomycin-Toxizität 460
β-Acetyldigoxin, zytostatische Therapie 1272
Beta-Zell-Sekretion, C-Peptid 967
Bewegungstherapie, Pulskontrolle 590
Bisacodyl, Wirkungsmechanismen 840
Bleivergiftung, chronische, Niereninsuffizienz 208
Blutdruckanstieg, Mineralcorticoid-induzierter 738
Bluthochdruck, Therapie 715
Bronchialkarzinom, ACO II-Protokoll 464
Bronchialkarzinom, Converting-Enzymaktivität 1149

Bypass-Operation, koronare 603

Calciumantagonist Ro 11-1781 609
Ca-Steinträger, Hypophosphatämie 244
Cascara-Salax 846
Cefadroxil 1186
Central Pain **1535**
Cephalosporine, pharmakokinetische Untersuchungen 1189
Chemotherapie, aggressive 1115
Chemotherapie, akuter myeloischer Leukämie **1296**
Chemotherapie, Metastasenprophylaxe **527**
Chemotherapie, Tumoren **323**
Chinidin 1268
Cholestase, Gallensäurenstoffwechsel 793
Cholesteringallensteine, Ursodeoxycholsäure 790
Cholesterinsynthese, Plasmalipoproteine 919
Cimetidin 863
Clonidin, Plasmakatecholaminspiegel 1246
Colon, Streßbedingungen 827
Consent, informed, Onkologie 1491
Coronarstenose 560
Cushing-Syndrom **51**
Cushing-Syndrom, Adrenalektomie 1387

Dane-Partikel, Nachweis 758
Daunorubicin (DNR), Kardiotoxizität 683
Dermatosen, paraneoplastische **432**
Desmethyldiazepam, Kinetik 1231, 1240
Des-Phe-Insulin-haltige Insuline 953
Diabetes 945ff
Diabetes insipidus **94**
Diabetestyp, HDL-Cholesterin 991
Diabetiker, jugendliche 964
Dialyseindikation 190
Diazepam, Kinetik 1231, 1240
Dickdarmkarzinom, Xenotransplantation 472
Dickdarmperfusion, intraluminale 202
Digitoxin 1268
Digoxinplasmaspiegel, D-Penicillamin 1265
Digoxintherapie, Farbsehstörungen 1276
Dihydralazininfusion, koronare Hämodynamik 633
Dihydrofolatreduktase, Leukocyten 1284
Dimethylnitrosamin-Leberschädigung, Alkohol 802

Dipyridamol, Thrombosehemuung 1050
Disopyramid, antiarrhythmische Wirksamkeit 606
Domperidon, Ulcus ventrikuli 875
Doppelparaproteinämie 1093
Dünndarmphosphatase, alkalische 830
Duodenopankreatektomie, partielle 1027

E. coli, Uroepithelien 1196
Elektrostimulation, diagnostische, therapeutische 621
Endokarditis 1475
Endokrinologie 1378ff
Endorphine **4**
β-Endorphin, Bronchialkarzinom 1380
β-Endorphinspiegel, Hypophysenfunktion 1378
Erythrocytenschatten, Trägersysteme 1090

Fasten, Leber 819
Fettsäure, langkettig, CoA-Ligase 922
^{131}I-Fibrinogen, Interaktion 1118
Fibroblasten, Gerinnungsfaktoren 1120
Flecainid, elektrophysiologische Effekte 613
Furosemid, Leberzirrhose, Niereninsuffizienz 1257

Gammopathien, monoklonale, Neuropathie 1097, 1467
Ganzkörperplethysmographie, rechnerunterstützte 1136
Gastrin, Sekretionsmechanismus 855
Gastroenterologie 821ff
Gastroenterologie, Prophylaxe **519**
Gefäßalterung 1038
Gehirn, Elektrostimulation, Schmerz **1553**
Gilbert-Syndrom 816
Globalfunktion, linksventrikuläre 629
Glomeruläre Filtration, Blut-Liquorschranke 229
Glomerulonephritis, HLA-DR 3 1448
Glomerulonephritis, chronische, Langzeitverlauf 214
Glomerulonephritis, Klinik **139**
Glomerulonephritis, Pathomorphologie, Immunhistologie **125**
Glucagon, Glucoseabgabe 981
Glycosidhydrolasenhemmer, Acarbose 975
Gradientengelelektrophorese, Urinproteine 232
Grenzhypertonie 310
Guanfacin, Nierenfunktion 1261

Haarzell-Leukämie, Immunologie 1080
Hämatologie 1055ff
Hämodialysepatienten, kolloidosmotischer Druck 192
Hämostasiologie 1116ff
Harnsäurestoffwechsel 926

Harnstoffzyklusenzyme, Niereninsuffizienz 273
HbA_{Ia-c}-Konzentration 985
HBs-Ag-Träger (DFG), Immunhistologie 745, 756
Hepatitis, akute, Somatostatin 766
Hepatitis-B-Virus-Infektion, Nierentransplantation 222
Hepatologie 744ff
Herzauskultation 646
Herzinfarkt, Sekundärprophylaxe **1338**
Herzinsuffizienz 677
Herzkrankheit, koronare, Prophylaxe 550
Herzoperation, Psychodynamik 1517
Herzrhythmusstörungen, Diabetes mellitus 627
Hinterwandinfarkt, akuter 580
Hochdruck, essentieller, Frühdiagnose 319
Hochdruck, hormonelle Regulation 905
Hochdruck, renaler 703, 713
Hochdruckentstehung, genetische Disposition **285**
Hochdruckprävention **303**
Hodgkin 1439
Hydroxyäthylstärke 200/0,5
Hydrochlorothiazid, Pharmakokinetik 1264
Hyper-alpha-Lipoproteinämie, familiäre 889
Hyperinsulinämie, Lebercirrhose 771
Hyperinsulinismus, organischer 997
Hyperlaktatämie, klinische Bedeutung 1373
Hyperlipidämie 886
Hyperlipoproteinämie, familiäre 896
Hyperparathyreoidismus (PHPT), primärer 1025
Hyperprolaktinämie **73**
Hypertonie 668ff
Hypertonie, Captopril-Behandlung 722
Hypertonie, Diabetiker 994
Hypertonie, pulmonale, Bumetanid 680
Hypertonie, essentielle, Pathobiochemie **295**, 726
Hypertonie, renovaskuläre 708, 711
Hypertoniebehandlung 718
Hypertoniker, essentielle, Psychologie 741, 1512
Hypertoniker, Plasmareninaktivität (PRA) 731
Hyperthyreose, konservative Therapie 1415
Hypogonadismus **83**
Hypophysenvorderlappenfunktion, Pankreatektomie 1031
Hypophysenvorderlappeninsuffizienz **25**

Ileitis terminalis, Gallensäuremetabolismus 824
Immundefektsyndrom 1458
Immunoglobuline 1193
Immunkomplexe, zirkulierende 1209
Immunpathogenese, Nierenerkrankung **115**

1619

Immunologie, klinische 1436ff
Immunreaktion, Streptokokkenantigen, Glomerulonephritis 1451
Immunreaktivität, zellvermittelte 1442
Immuntherapie, akuter myeloischer Leukämie **1296**
Infarkt, Koronarkatheter 597
Infektionen, bakterielle, Prophylaxe **511**
INH-Hepatitis 1201
INH-Vergiftung, Therapie 1358
Insulin, C-Peptide 972
Insulin, Glucoseabgabe 981
Insulin, intracranial Injection, Durst 1423
„Insulin Like Aktivity", Bradykinin 988
Insulinmetabolismus 962
Insulinomen, Lokalisationsdiagnostik 1000
Insulinrezeptorbestimmungen 955
Insulinsteuergerät 945
Intensivbehandlung, Psychosomatik 1499
Intensivmedizin 1353ff
Interferone 496
Isoamylasemuster 1009
Isosorbiddinitrat 1280

Kallikreinaktivität, Blutdruckverhalten 698
Kallikreinausscheidung 694
Kardiologie 560ff
Kardiotonikum, nichtglykosidartig 671
Kardiovaskuläre Erkrankungen, Prävention **546**
Katecholaminstoffwechsel, Hämodialyse 194
Katecholaminwirkung, Dualismus 943
Ketonkörperbildungsrate, Insulinentzug 959
Klappenersatz 664
Klappenprothese, (SJM) 656
Klinische Pharmakologie 1222ff
Knochenmark, paraneoplastisches **428**
Kolonkarzinom, metastasierendes, Chemotherapie 470
Komata, cerebrale Spätfolgen 1361
Komplementkomplexe, Glomerulonephritis 1445
Konsultationsdienste 1503
Koronarchirurgische Eingriffe, Langzeitergebnisse 599
Koronare Herzkrankheit, β-Thromboglobulin 563

Lebercirrhose 768
Lebercirrhose, Aminosäurebehandlung, Shunt 784
Lebercirrhose, Enzephalopathie 786
Lebercirrhose, Leistungsfähigkeit 1182
Lebercirrhose, Parameter 775
Lebercirrhose, Stoffwechsel 808
Leberfunktionsprüfung, Methohexital-Belastung 814
Leberkarzinom 768
Leberkrankheiten, cholestatische, Klassifizierung 799

Leberkrankheiten, Orotsäurestoffwechsel 805
Lebermembranautoantikörper 1480
Leberschäden, alkoholische, GGT 811
Leberzerfall, toxischer, Carbromalvergiftung 1228
Leukämie, chronische-lymphatische, Stadieneinteilung 1072
Leukämie, Glucocorticoidrezeptoren 1105
Leukämie, maligne Zweiterkrankung 1076
Leukämie, prolymphozytäre 1108
Le Ven-Shunt-Implantation, Gerinnung 1126
Liaisondienste 1503
Lidocain, Serumhalbwertszeit 625
Linksherzinsuffizienz, Therapiekontrolle 1152
Lipide, HDL 902
Lipoproteine, Morphologie 899
Lipoproteinlipide, Sojabohnen-Pektin-Gemisch 909
Lisurid, Prolaktinom, Akromegalie 1390
Lithiumlangzeitbehandlung 1426
Litholyse, Capmul 8210 791
Low-Density-Lipoprotein, Steroidhormone 917
Lungenemphysem, Partialdruckkurven 1142
Lungenfunktion, anaerobe Schwelle 1139
Lungenfibrose, idiopathische 1179
Lungenfibrose, immunsuppressive Therapie 1176
Luteinisierungshormon. Releasinghormon, Serumclearancerate 1384
Lymphome, maligne, Glucocorticoidrezeptoren 1105
Lymphogranulomatose, Lymphographie 1063
Lymphogranulomatosis X, Diagnostik, Therapie 484

Magenschleimhaut, HDC-Blocker (+)-Catechin 859
Makrelendiät, Thrombocytenaggregation 567
Mammakarzinom, Gerinnung, Corynebacterium parvum 1123
Meproscillarin 1243
Metastasierung 329
Methotrexat-Therapie, Leucovorin-Schutz 475
Mexiletin, antiarrhythmische Wirksamkeit 606
Mitralklappe, Operation 651
Mitralklappenringverkalkung 649
Monocytenkinetik, rheumatoide Arthritis 1206
Morbus Basedow, Membranantigene 1397
Morbus Crohn, Gallensäuremetabolismus 824
Morbus Crohn, endokrinologische Funktionsuntersuchungen 821
Morbus Cushing, Zentralnervensystem **60**

Morbus Hodgkin, Fibrinogenspaltprodukte 1059
Morbus Hodgkin, Lymphocytenkultur 1055
Morbus Hodgkin, maligne Zweiterkrankung 1076
Morbus Reiter 1218
Myeloblastenleukämie, cytostatische Therapie 1112
Myelom, Therapie 1101
Myelomniere 190
Myokardinfarkt, Fettstoffwechselstörung Typ Ha 1519
Myokarditits 1475
Myokardperfusion, Thallium-201-Kinetik 569
Myokardszintigraphie, Thallium 201 577
Myoglobinspiegel, Serum 583

Nephritis, bakterielle interstitielle 1198
Nephritis, chronisch-interstitielle, primär abakterielle 173
Nephritis, interstitielle, Stoffwechselerkrankungen 156
Nephritis, chronisch-interstitielle, toxische 166
Nephrologie 188ff
Nervensystem, intestinales autonomes 842
Neuroendokrine Erkrankungen 1ff
Neuroendokrine Systeme, funktionelle Anatomie 12
Neuroendokrinium, Psychopharmaka 100
Neuroendologie, pathophysiologische Grundlagen 1563
Neurologic Pain 1545
Nierenerkrankungen, psychosoziale Bedingungen 1523
Niereninterstitium, Pathomorphologie, Nierenfunktion 152
Nierentransplantation, Abstoßungsreaktion, Behandlung 220
Nierentransplantation, Gravidität 225
Nierenversagen, Phosphatsubstitution 211
Nikotinwirkungen, Verapamil 1249
Nitroglycerin 1280
Nitrolingual, Koronardurchblutung 593
Non-Hodgkin-Lymphom, Behandlungserfolg 1070
Non-Hodgkin-Lymphome, Proteinsynthese 1066, 1439
Nulldiät, klinisch-chemische Parameter 939

Onkologie 450ff
Onkologie, klinische 323ff
Onkologie, prospektive Studien 1316
Osmoregulation 94
Ösophagusmotilität, rheumatoide Arthritis 1219
Ösophagusgeschwüre, medikamentös bedingt 878

Palatinit, Blutglucose 978

Pankreas 1009ff
Pankreasinseln, Gefrierkonservierung 1003
Pankreatitis, chronische, Diagnostik 1014
Pankreatitis, Somatostatin 1024
Pancreolauryltest 1017
Paramyeloblasten, Fucosyltransferase 479
Paraneoplastische Syndrome 407ff, 439
Parenchymatöse Nierenerkrankungen 113ff
Peritonealdialyse, akutes Nierenversagen 183
Phäochromozytom, Ultraschalltomographie 1430
Pirenzepin 863, 867
Plasmafiltration 198
Plasmakallikrein 694
Plasmapherese, thyreotoxische Krise 1409
Plasmaseparation 216
Plasmocytom, maligne Zweiterkrankung 1076
Polychemotherapie **377**
Polycythämia vera 1087
Postperikardiotomiesyndrom 1475
Prävention, epidemiologische Fakten **276**
Präventivmedizin, Hochdruck 276ff
Prazosin 677
Prophylaxe 507ff
Prostaglandin E_2 686, 873
Prostaglandin F_{2a} 686
Prostaglandin, renales 261
Prostaglandin-Analog, Säuresekretion 871
Prostaglandinbildung, Blutdruckregulation 692
Prostaglandinsystem, Diuretika, Antiphlogistika 689
Provokationstest, Getreideallergene 1165
Pruritus, Hyperparathyreoidismus 248
Pseudohyperkaliämie 1129
Psychosomatik 1487ff
Psychosomatik, internistische Praxis 1494
Purpura, thrombozytopenische 1133
Pyrimidinstoffwechsel, Lymphozytenkulturen 928

Refluxösophagitis 882
Renin, adrenale Insuffizienz 1393
Renin-Angiotensin-System (RAS), pathophysiologische Rolle 636
Reninstimulation 734
Resorption, renal-tubuläre 235
Respirationsallergien 1170
Rheumafaktor 1209
Rheumatoide Arthritis, Basisdokumentation 1214
Rheumatologie 1206ff
Rhythmusstörungen, Myocardinfarkt 588
Rifampicin, Theophyllin 1236
Risikofaktoren, Umwelteinflüsse **303**

Sarkoidose 1145
Sarkom, Früherkennung 482
Saunabelastung 642
Schleifendiuretika 734

1621

Schilddrüse, autonomes Adenom 1413
Schilddrüsenhormon, Autoantikörper 1399
Schmerz, sympathisches Nervensystem **1538**
Schmerzbehandlung 1528ff, **1560**
Schmerzentstehung 1528ff, **1532**
Schmerzmessung **1549**
Schmerzsyndrome, Inneren Medizin, Neurologie **1528**
Schockleber 1369
Sekretion-Pankreozymintest 1021
Sellaregion, raumfordernde Prozesse **37**
Serum-Amyloid-A (SAA) 239
Serumlipoproteine, Ausdauertraining 931, 933
Serumtrypsintest 1012
Shunt, mesocavaler 780
Sinusknotensyndrom, Schrittmachertherapie 615
SJM-Klappe, Funktionsdiagnostik 660
Somatostatin 867
Stationskonzepte, internistisch-psychosomatisch 1487
Sterin-Synthese, Leukocyten 914
Stoffwechsel 886ff
Sulfinpyrazon 1253
Syndrom, nephrotisches, Renin-Angiotensin-Aldosteron-System 251

Tenormin, Koronardurchblutung 593
Thallium-Myokardszintigraphie 573
Therapiebeurteilung 1291, **1349**
Therapieprüfung, klinische 1288ff
Therapiestudie, Morbus Crohn **1327**
Therapiestudien, Prostatakarzinom **1304**
Thrombocytenaggregation, Verschlußkrankheit 1041
Thromboembolie, Prophylaxe 536
Thromboxan B$_2$ 686
Thyreotoxikose, Therapie 1406
Transitzeiten (MTT), kardiale 675
Tumoren, gastrointestinale, Chemotherapie 467

Tumoren, lokalisierte 407
Tumoren, solide, Therapie **457**
Tumoren, therapierefraktäre, Therapie 454
Tumorabwehr 488
Tumordiagnostik, tumorassoziierte Antigene **503**
Tumorinvasion **329**
Tumorkranke, Immundefektzustände **418**
Tumortherapie **367, 388**
Tumortherapie, Onkologen, Psychosomatiker **399**
T-Zellhyperreaktivität 1484
T-Zellkolonienbildung, maligner Tumor 1436

Überwässerung, Diuretica-resistente 187
Ulkuskrankheit 851
Ultraschall-Doppler-(USD)-Sonographie 1035
Urämie, Ketosäuren 265
Urämietoxine 270
Urokinase, Thrombolyse 1053

Vagotomie, selektive proximale 849
Vasopressin, Dipsogenic Effect 1420
Ventrikel, linke, Pumpfunktion 639
Verapamil, Lebererkrankungen, mesocavaler Shunt 1222
Verschlußkrankheit, arterielle, Prophylaxe 550
Virushepatitis, akute 749
Virushepatitits, akute, HBsAG-Elimination 765

Wachstum, malignes 323

Xanthomatose, paraproteinämische 1470
X-Prep 846

Zirrhose, primär-biliäre 793
Zirrhose, primär biliäre, Arzneimittelelimination 1224
zytostatische Behandlung, Basisprinzipien, Pharmakologie **337**

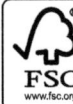

MIX
Papier aus verantwortungsvollen Quellen
Paper from responsible sources
FSC® C105338

If you have any concerns about our products,
you can contact us on
ProductSafety@springernature.com

In case Publisher is established outside the EU,
the EU authorized representative is:
**Springer Nature Customer Service Center GmbH
Europaplatz 3, 69115 Heidelberg, Germany**

Printed by Libri Plureos GmbH
in Hamburg, Germany